Diagnostic Imaging

Chest

胸部影像诊断学

原著第 3 版

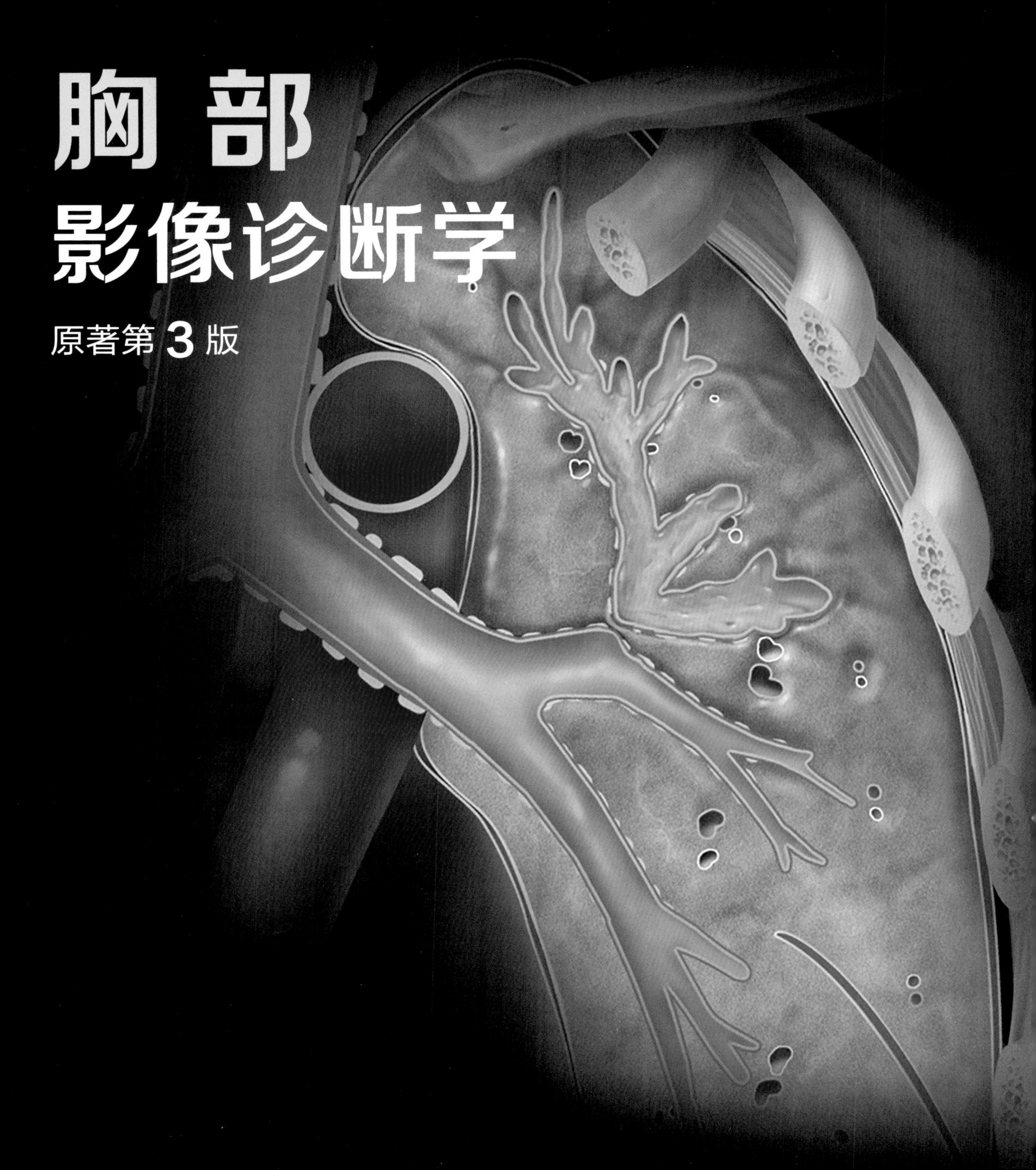

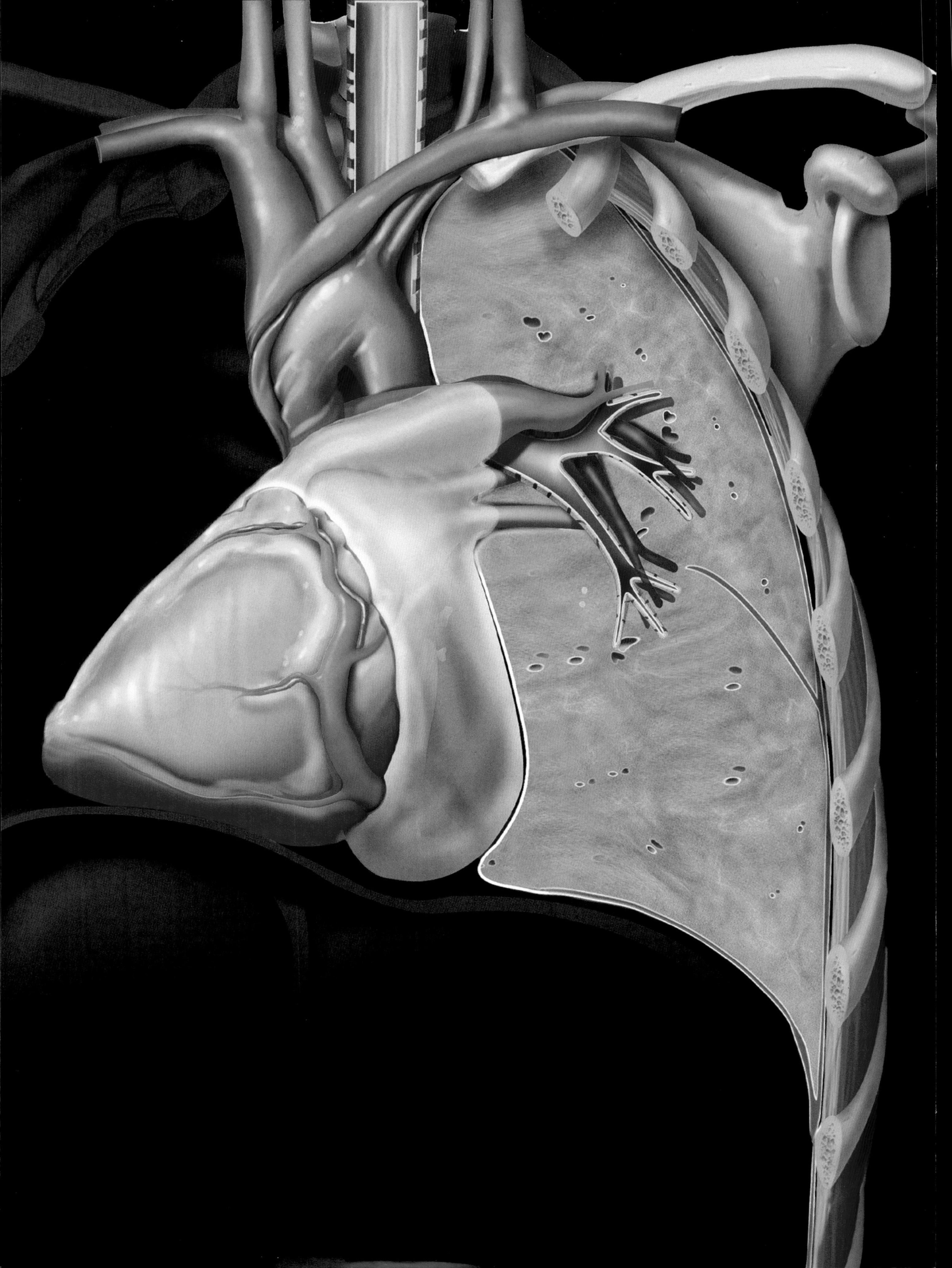

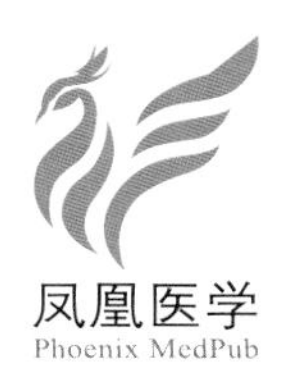

Diagnostic Imaging

Chest

胸部影像诊断学

原著第 3 版

原著者 ［美］梅丽莎·L. 罗莎多－德－克里斯滕森
（Melissa L. Rosado-de-Christenson, MD, FACR）
［西］圣地亚哥·马丁内斯－希门尼斯
（Santiago Martínez-Jiménez, MD）

顾　问 郭启勇

主　审 刘士远　陈　敏

主　译 侯　阳　张　伟

副主译 王怡宁　赵绍宏　于　红　于　晶　刘　敏

译　者（按姓氏笔画排序）

于　红　于　兵　于　晶　马　跃　王怡宁　朴成浩
刘　敏　刘　鑫　李智勇　沈　晶　宋　扬　张　伟
陈　婧　岳　勇　周　军　赵绍宏　钟飞扬　侯　阳
党玉雪　黄振国　曹　剑　鞠蓉晖

秘　书 李可心　兰　雨　张　倩

江苏凤凰科学技术出版社 · 南京

图书在版编目（CIP）数据

胸部影像诊断学: 原著第3版 / (美) 梅丽莎 · L. 罗莎多–德–克里斯滕森, (西) 圣地亚哥 · 马丁内斯–希门尼斯著; 侯阳, 张伟主译. —南京: 江苏凤凰科学技术出版社, 2024. 11. — ISBN 978-7-5713-4738-3

Ⅰ. R560.4

中国国家版本馆 CIP 数据核字第 2024LW2183 号

江苏省版权局著作合同登记号　图字：10–2024–182 号

胸部影像诊断学（原著第 3 版）

原 著 者	［美］梅丽莎 · L. 罗莎多 – 德 – 克里斯滕森 （Melissa L. Rosado-de-Christenson） ［西］圣地亚哥 · 马丁内斯 – 希门尼斯 （Santiago Martínez-Jiménez）
主　　译	侯　阳　张　伟
策　　划	傅永红
特约编辑	高爱英
责任编辑	李　鑫　赵晶晶　杨　淮
责任校对	仲　敏
责任监制	刘文洋
责任设计	孙达铭
出版发行	江苏凤凰科学技术出版社
出版社地址	南京市湖南路 1 号 A 楼，邮编：210009
出版社网址	http://www.pspress.cn
印　　刷	徐州绪权印刷有限公司
开　　本	889 mm × 1194 mm　1/16
印　　张	65.5
插　　页	4
字　　数	1 800 000
版　　次	2024 年 11 月第 1 版
印　　次	2024 年 11 月第 1 次印刷
标准书号	ISBN 978-7-5713-4738-3
定　　价	528.00（精）

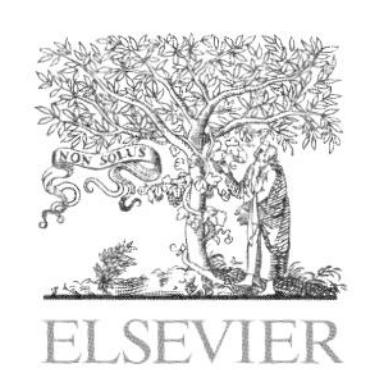

Elsevier (Singapore) Pte Ltd.
3 Killiney Road
#08-01 Winsland House I
Singapore 239519
Tel: (65) 6349-0200;Fax: (65) 6733-1817

DIAGNOSTIC IMAGING: CHEST, THIRD EDITION

ISBN: 978-0-323-79663-7

This translation of Diagnostic Imaging: Chest ,third edition by Melissa L. Rosado-de-Christenson and Santiago Martínez-Jiménez was undertaken by Phoenix Science Press Ltd. and is published by arrangement with Elsevier (Singapore) Pte Ltd.
Diagnostic Imaging: Chest, third edition by Melissa L. Rosado-de-Christenson and Santiago Martínez-Jiménez 由江苏凤凰科学技术出版社进行翻译，并根据江苏凤凰科学技术出版社与爱思唯尔（新加坡）私人有限公司的协议约定出版。

《胸部影像诊断学（原著第 3 版）》（侯阳，张伟主译）
ISBN: ISBN 978-7-5713-4738-3

献　辞

献给我亲爱的家人们——Paul、Jennifer、Heather、David、Mike 和 Juniper，
感谢你们无条件的爱和支持，你们是我的一切。
——Melissa L. Rosado-de-Christenson

献给 Isabela 和 Lucas，你们是最棒的。
一直保持微笑，并请记住：怪物从未藏在床下。
——Santiago Martínez-Jiménez

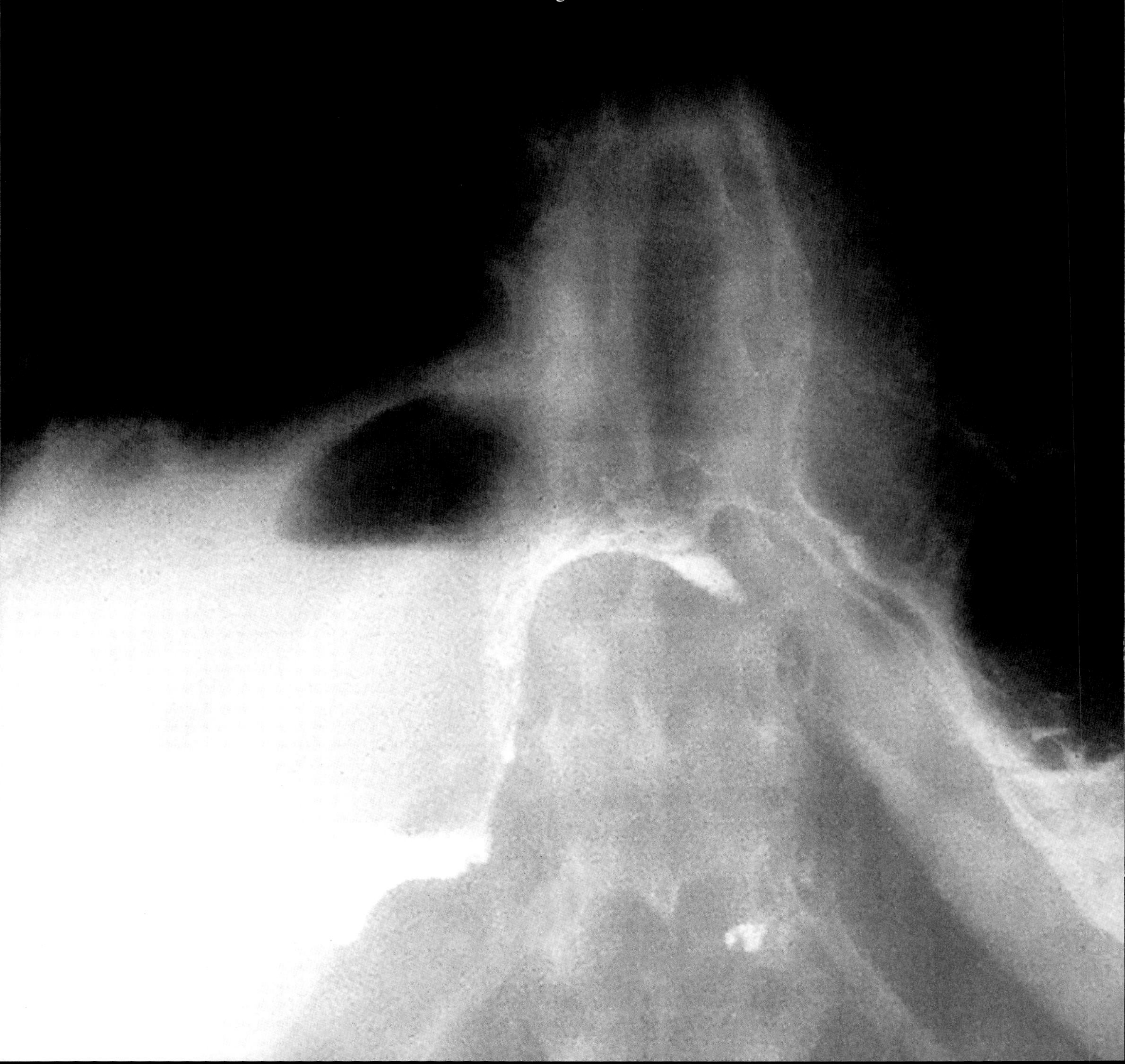

编者列表

Carlos S. Restrepo, MD
Professor of Radiology
Director of Cardiothoracic Imaging
Department of Radiology
The University of Texas
Health Science Center at San Antonio
San Antonio, Texas

Sonia L. Betancourt-Cuellar, MD
Professor of Thoracic Imaging
Department of Thoracic Imaging
The University of Texas MD Anderson Cancer Center
Houston, Texas

Brett W. Carter, MD, CPPS
Director of Clinical Operations
Chief Patient Safety and
Professor of Thoracic Imaging
The University of Texas MD Anderson Cancer Center
Houston, Texas

John P. Lichtenberger, III, MD
Chief of Thoracic Imaging
Associate Professor of Radiology
Department of Radiology
George Washington University Medical
Faculty Associates
Washington, D.C.

Allen Heeger, DO
Thoracic Radiologist
West County Radiological Group
Mercy Hospital
St. Louis, Missouri

Tyler H. Ternes, MD
Section Chief, Thoracic Imaging
Clinical Assistant Professor
University of Kansas School of Medicine
Wichita Diagnostic Radiology
Wichita, Kansas

Jorge Alberto Carrillo-Bayona, MD
Professor of Radiology
Universidad Nacional de Colombia
Hospital Universitario Mayor Mederi
RIMAB
Bogotá, Colombia

Aletta Ann Frazier, MD
Section Chief, Cardiothoracic Imaging
ACR Institute for Radiologic Pathology (AIRP)
Silver Spring, Maryland
Professor of Diagnostic Radiology
University of Maryland School of Medicine
Baltimore, Maryland

Claudio Silva, MD, MSc, MBA
Associate Professor of Radiology
Clínica Alemana - Universidad del Desarrollo
School of Medicine
Cardiothoracic Imaging Division, Radiology Department
Clínica Alemana de Santiago
Santiago, Chile

Sherief H. Garrana, MD
Assistant Professor of Radiology
Department of Radiology
Saint Luke's Hospital of Kansas City
University of Missouri-Kansas City School of Medicine
Kansas City, Missouri

Julia Alegría, MD
Chief, Cardiothoracic Imaging Division
Radiology Department
Clínica Alemana de Santiago
Santiago, Chile
Assistant Professor of Radiology
Clínica Alemana - Universidad del Desarrollo School of
Medicine

Cristina Fuss, MD
Associate Professor and Section Chief
Cardiothoracic Imaging
Department of Diagnostic Radiology
Oregon Health & Science University
Portland, Oregon

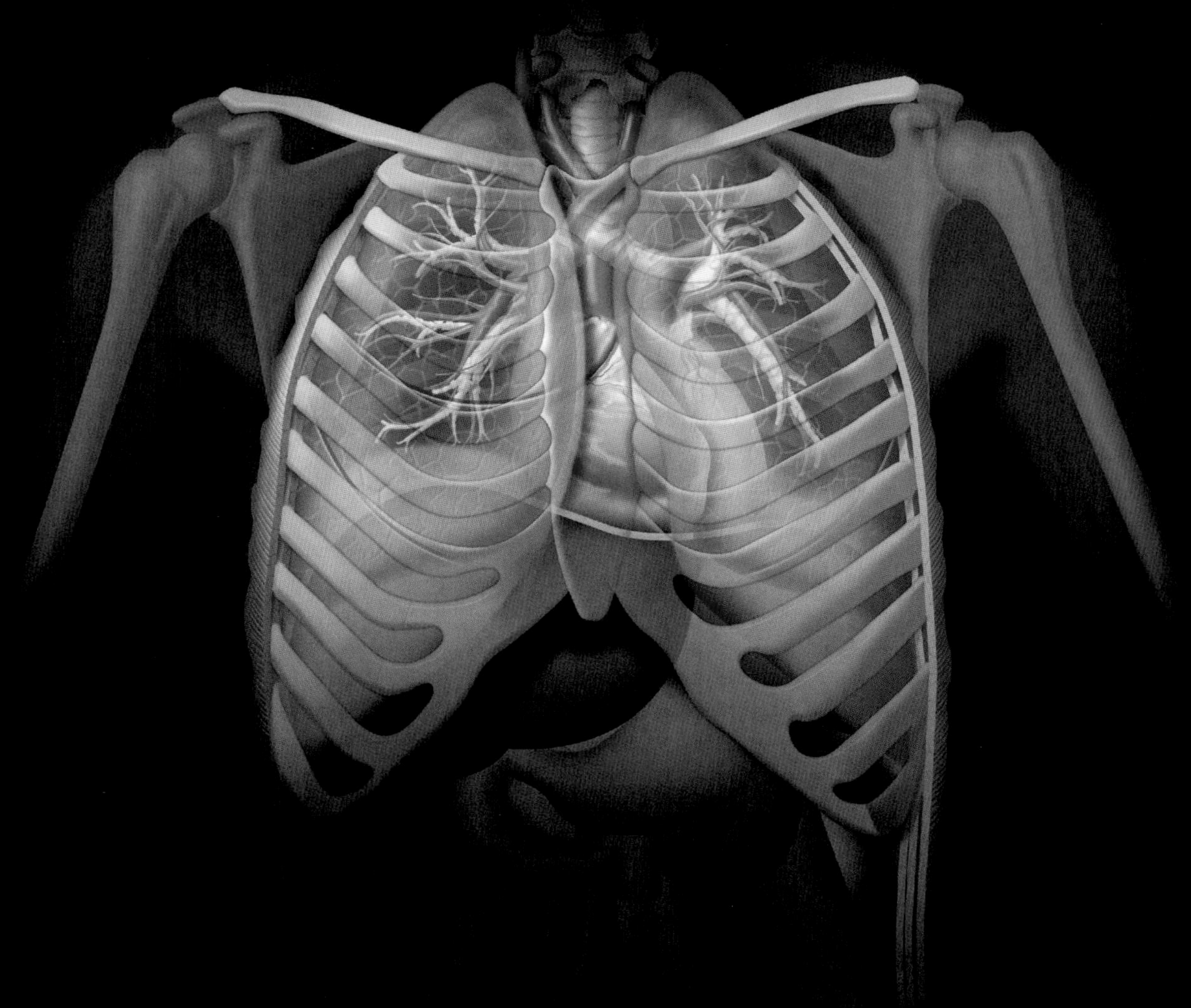

为本书出版做出贡献的其他作者

Gerald F. Abbott, MD, FACR
Jonathan Hero Chung, MD
Florian J. Fintelmann, MD, FRCPC
Tomás Franquet, MD, PhD
Terrance Healey, MD
Laura E. Heyneman, MD
Jeffrey P. Kanne, MD
Kyung Soo Lee, MD
Diane C. Strollo, MD, FACR
Christopher M. Walker, MD
Helen T. Winer-Muram, MD
Carol C. Wu, MD

主译简介

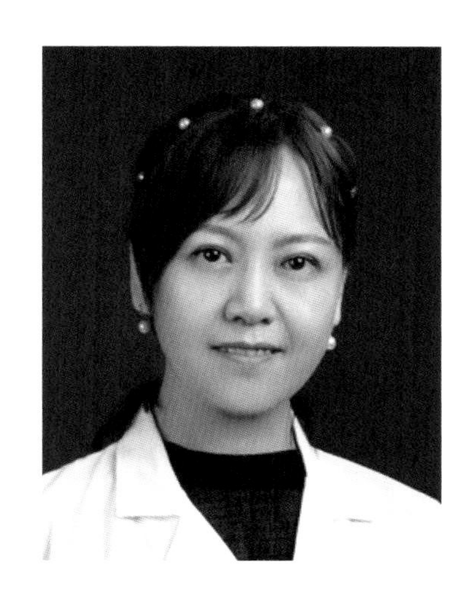

侯 阳

中国医科大学附属盛京医院放射科

教授，主任医师，博士生导师

中国医科大学附属盛京医院放射教研室主任，放射科主任。国内知名心胸放射学专家，辽宁省青年名医，辽宁省学术头雁，辽宁省普通高等学校本科教学名师。

现任中华医学会放射学分会第十六届委员会委员及出版与宣传工作组组长、中国老年医学学会放射学分会第二届委员会副会长、辽宁省医学会放射学分会第十三届委员会主任委员、辽宁省医学影像质量控制中心主任。带领研究团队在能谱CT新技术开发与应用、肺癌早期精准诊断、无创心血管疾病影像诊断领域成绩斐然。承担科技部重点研发课题1项，国家自然科学基金及部省级课题14项；获得部省级科技进步奖4项；副主编及参编专著、教材7部，发表论文188篇（其中89篇被SCI收录），先后参与18部中国专家指南（共识）的编撰，其中执笔3部。

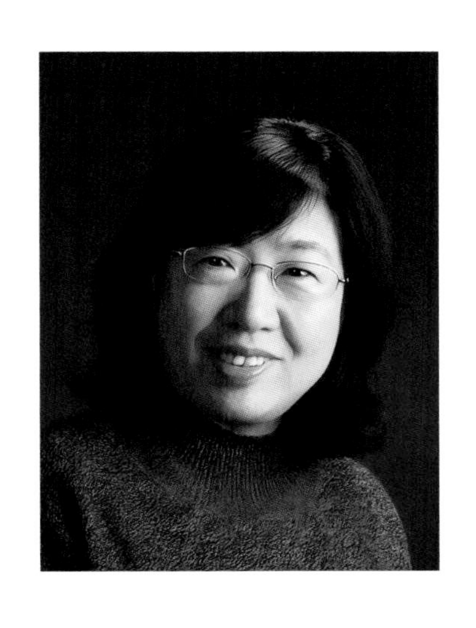

张 伟

中国医科大学附属盛京医院放射科

副教授，副主任医师，硕士生导师

国内知名胸部及乳腺影像诊断专家，从事胸部影像相关的临床、教学及科研工作30余年，擅长胸部疾病的影像诊断，对呼吸系统复杂病变及乳腺疾病的影像诊断造诣深厚。

现任中华放射学会乳腺影像专业委员会委员、中国医师协会放射分会乳腺影像专业委员会委员、中国医疗装备协会普通X线/乳腺外科专业委员会委员、中国抗癌协会肿瘤影像乳腺专业委员会委员、辽宁省抗癌协会肿瘤影像专业委员会委员。

中文版序一

在医学影像学的浩瀚海洋中，胸部影像学始终占据着举足轻重的地位。它不仅是诊断胸部疾病的“金标准”，更是连接临床与科研的桥梁。随着医学影像技术的不断进步，我们对胸部影像学的认识也在不断深化。在这样的大背景下，《胸部影像诊断学》（原著第3版）中文版的问世，无疑是我国医学影像学领域的一件大事。

本书原著由美国放射学院院士、圣卢克医院胸部放射学科主任 Melissa L. Rosado-de-Christenson 教授领衔主编，由爱思唯尔出版集团出版。该书囊括了心胸影像学常见病及罕见病的影像诊断，针对每种疾病提供包括 X 线、CT、MR 和 PET/CT 在内的多模态典型影像病例，内容涵盖诊断方法、技术流程、诊断思路、临床要点、病理特点等相关知识。该书经过二次修订后再次问世，新版对疾病种类、影像图片和参考文献进行了全面更新，全书共计 13 部分、344 章，整体内容更加适应影像技术的发展和疾病谱的变化。

《胸部影像诊断学》（原著第3版）中文版的译者团队由中国医科大学附属盛京医院放射科中青年心胸专家侯阳主任、张伟教授领衔，副主译为王怡宁、赵绍宏、于红、于晶及刘敏教授，他们均为国内心胸影像学领域的资深专家。译者团队将自己的丰富经验和专业知识融入书籍的译校过程中，以“信、达、雅”为原则，确保内容的科学性、准确性及语言的流畅性，旨在通过本书普及影像学知识、提高专业读者的胸部影像诊断水平。

在审阅这部译著的过程中，我被译者团队的专业精神和敬业态度深深打动。他们不仅对原著进行了深入的理解和精准的翻译，更在翻译过程中加入了自己的见解和经验，使得这部译著在保持原著精髓的同时，更具有中国特色和实践价值。我相信，这部译著的出版，将极大地促进我国心胸影像学的发展，提高广大医务工作者的诊断水平，为患者提供更精准的医疗服务。

在此，我对所有参与翻译和校对工作的专家表示衷心的感谢和崇高的敬意。同时，我也期待这部译著能够成为国内心胸影像学领域的重要参考资料，为推动我国医学影像学的进步和发展做出贡献。

最后，我衷心希望广大读者能够通过阅读这部译著，获得宝贵的知识和经验，不断提升自己的专业水平，为我国的医学影像学事业做出更大的贡献。

郭启勇

（郭启勇）

2024 年 10 月 10 日

中文版序二

胸部疾病种类多、危害大、诊断难，根据《中国居民营养与慢性病状况报告（2020年）》，胸部重大疾病占全部慢性疾病死因的60%以上，因此做好胸部重大慢性疾病的早发现、早诊断、早治疗，对于提高全民健康水平，降低慢性疾病死亡率有着重要的临床意义。影像学是胸部疾病的主要诊断手段，由于呼吸系统是开放性器官，因此产生的疾病常常没有规律性，临床诊断难度非常巨大。在过去几十年间，影像技术发展突飞猛进，从传统的X线摄影到CT、MR、PET/CT（MR）以及分子成像技术等，这些技术的进步和广泛应用，极大地推动了心胸疾病影像诊断和治疗的进步，带动了精准医疗的发展。随着人工智能和机器学习技术的不断成熟和应用，病灶漏诊和错诊进一步减少，工作效率也大幅提升，影像诊断自动化、智能化，报告结构化成为未来趋势。即便如此，影像学的根本是医师基于图像的判读，影像科医师依然要立足于专业本身、深入理解疾病机制，以更好地应用技术为医疗服务，应对未来人工智能可能带来的工作模式的转变。

胸部影像学专著比较多，内容全面、逻辑清楚、方便易读、启发拓展成为读者主要诉求。原著 *Diagnostic Imaging: Chest, 3rd edition* 由全球权威胸部放射学专家 Melissa L. Rosado-de-Christenson 领衔主编，涵盖了胸部影像学常见病及罕见病的影像诊断。本书针对每种疾病提供典型影像病例，为读者提供全方位的知识参考，以便更深入地理解和应用胸部影像学知识。从编写方式上注重鉴别诊断和每种征象的常见、罕见病种，并采取条目式罗列，配上典型病例，非常方便读者快速查找和掌握。

本书译者团队由资深胸部影像学专家和临床医师组成，团队成员将自己的丰富经验和专业知识融入书籍的译校过程中，确保了内容的权威性和可靠性。

衷心感谢侯阳主任组织专家将这本好书翻译介绍给国内读者，从书稿看，翻译准确，版面清晰，图文并茂，是一本优秀的译著！感谢所有译者和参与者为本书所付出的辛勤劳动。相信本书将会成为胸部影像诊断领域中具有宝贵价值的参考书，为全国的影像医师及相关临床医师提供重要帮助，从而推动胸部影像学知识的普及，提高胸部重大疾病诊断水平，造福更广大患者。

（刘士远）

2024年4月于上海

中文版序三

在审阅《胸部影像诊断学》（原著第 3 版）中文版的过程中，我非常高兴能够参与这样一部专业巨著的本土化工作。原著 *Diagnostic Imaging: Chest, 3rd edition* 由 Melissa L. Rosado-de-Christenson 教授和 Santiago Martínez-Jiménez 教授主编，他们在心胸影像学领域的权威性不言而喻。本书不仅涵盖了心胸影像学常见病及罕见病的影像诊断，还提供了多模态的典型影像病例，为读者提供了一个全面而深入的学习资源。

在本书翻译过程中，中国医科大学附属盛京医院放射科侯阳主任和张伟教授带领的编译团队，以其丰富的临床经验和深厚的专业知识，确保了译著的科学性和准确性。团队成员王怡宁、赵绍宏、于红、于晶及刘敏教授等资深胸部影像专家的加入，更是为译著的质量提供了强有力的保障。他们不仅精通专业知识的翻译，更注重语言的流畅性和表达的清晰度，力求在“信、达、雅”的原则下，使译著既忠实于原文，又符合中文读者的阅读习惯。

本书原著已更新至第 3 版，新版全面更新了疾病种类、影像学图片和参考文献，使其更加贴合当前影像技术的发展和疾病谱的变化。我相信，这部译著的出版，将极大地促进我国心胸影像学的发展，提高广大医务工作者的诊断水平，为患者提供更精准的医疗服务。在此，我向所有参与翻译和校对工作的专家致以崇高的敬意，并期待这部译著能够成为国内心胸影像学领域的重要参考资料。

（陈　敏）

2024 年 10 月于北京

译者序

从传统X线检查到高分辨率计算机断层扫描（CT），再到正电子发射断层扫描（PET）及人工智能辅助诊断，胸部影像学的技术边界持续拓展，为胸部疾病的精准诊疗提供了强有力的支持。然而，影像诊断工作的核心始终是诊断本身，影像科医师需不断夯实专业基础，方能善用先进技术，紧跟时代步伐。

在此背景下，我们致力于推动胸部影像学技术的交流与融合，旨在为国内胸部影像领域的专业人士提供权威、实用且易懂的参考书籍。原著 *Diagnostic Imaging: Chest, 3rd edition* 凭借其深入浅出的叙述风格、丰富全面的内容、前沿的学术观点及对临床实践的密切关注，赢得了国内外专家学者的广泛赞誉。该书系统阐述了胸部疾病的影像学表现与鉴别诊断，详尽解析了最新的成像技术和诊断方法，并探讨了胸部影像学的最新进展与未来趋势，为医学生、影像科医师、呼吸科医师及相关领域专业人士提供了珍贵的学习与参考资源。

在翻译过程中，我们的译者团队秉持对医学的敬畏之心和对知识的严谨态度，力求精准传达原著精髓，同时兼顾中文读者的阅读习惯与理解需求。他们不仅精通医学影像学领域的知识，更具备深厚的语言功底和丰富的翻译经验，使得这部译作既准确保留了原著的学术价值，又易于为广大读者所接受和理解。《胸部影像诊断学》（原著第3版）中文版的出版，不仅有助于读者更好地掌握胸部影像学的知识和技能，还将激发更多医学研究者对胸部影像学领域的兴趣与热情，从而推动该领域的持续创新与发展。

在此，我们向原作者致以衷心的感谢和崇高的敬意，感谢他们为我们奉献了这样一部卓越的专著。同时，我们也向译者团队表达诚挚的谢意，感谢他们的辛勤付出与无私奉献。正是有了他们的共同努力，这部译作才得以顺利面世，为影像学科的发展增添了又一宝贵的学术资源。

尽管我们在翻译和审校过程中力求尽善尽美，但仍难免存在疏漏与不足之处。我们诚挚地邀请广大读者不吝赐教，提出宝贵的批评与建议。最后，我们衷心希望广大读者能够学有所获，与我们携手共进，共同推动胸部影像学领域的繁荣与发展。

侯阳 張伟

（侯 阳 张 伟）

2024年10月

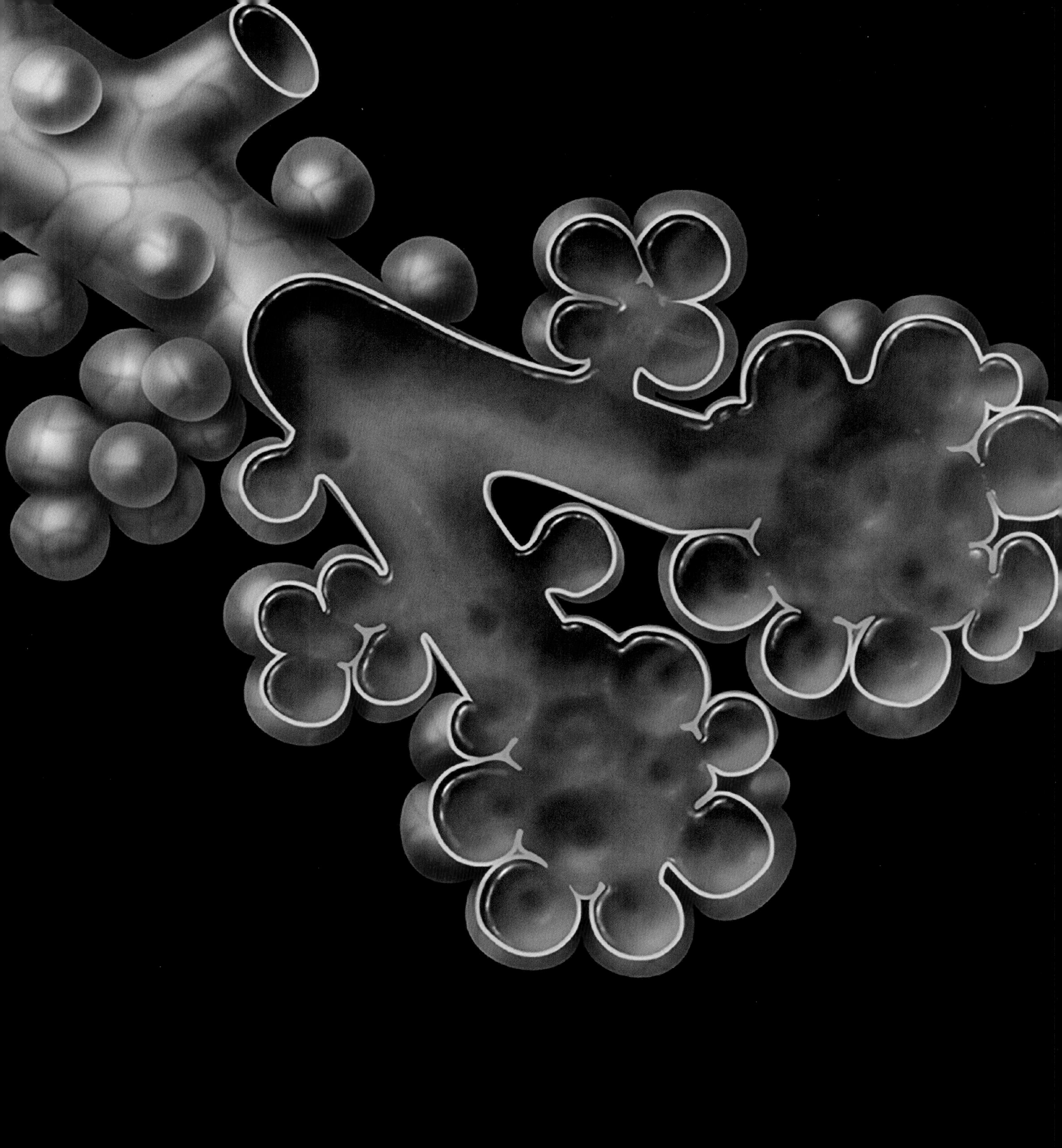

前　言

距《胸部影像诊断学》第2版出版时隔9年之后，我们再一次荣幸地推出了《胸部影像诊断学》第3版。非常感激 Elsevier 团队再次给我担任本书主编的机会，同时也要感谢我的好朋友、同事和合作伙伴 Santiago Martínez-Jiménez，与我共同担任联合主编。《胸部影像诊断学》第3版与第2版在风格和版式上相似，继续采用简洁、条目式的排版布局，以及应用丰富的影像资料反映大量心脏及胸部疾病。本书内容根据疾病的解剖位置和类别进行分类。本次修订也对大量新内容进行了更新和丰富，主要包括：

- 在13个部分中增加了附插图的章节介绍，为后续的具体诊断解读做铺垫。
- 定义并解析了大量的胸部影像学术语，包括来自 Fleischner 学会术语表的新内容以及诸多胸部影像学中的典型特征。
- 新增涉及胸部手术、放疗、化疗、免疫治疗和射频消融等治疗方法引起的影像学改变。
- 新增介绍新疾病的章节，包含新型冠状病毒（COVID-19）肺炎和电子烟使用相关的肺损伤（e-cigarette or vaping product use-associated lung injury, EVALI）。
- 本书共344章，均对文字图片资料和参考文献进行了更新。
- 补充了包括 X 线、CT、MR 和 PET/CT 在内的2640张影像图片，以及部分必要的大体照片和镜下组织病理图片。
- 更新了许多影像资料，用于更好地说明影像异常的解剖或病理基础。

我们很幸运能够招募到一支世界一流的编写团队，他们在本书编写过程中的诸多方面提供了细致的研究内容。本书编者包括第2版的资深专家以及杰出的心胸专业放射科青年医师，他们有潜力成为未来心胸放射学领域的领军者。我们有幸与 Terry W. Ferrell 合作，他是一位杰出的首席编辑，他的建议和编辑提升了每一章的质量；感谢与 Lane R. Bennion 的合作，他是一位才华横溢的医学插画师，他的艺术作品极大提升了图像的美感。我们由衷感谢 Elsevier 制作团队的不懈工作，他们对每一个工作环节都提供了大力支持。最后，我们要衷心感谢 Karen E. Concannon，他作为本书的高级顾问对整个编写过程进行了耐心细致的指导工作。

Melissa L. Rosado-de-Christenson, MD, FACR
Section Chief, Thoracic Radiology
Department of Radiology
Saint Luke's Hospital of Kansas City
Professor of Radiology
University of Missouri-Kansas City School of Medicine
Kansas City, Missouri

致 谢

首席编辑
Terry W. Ferrell, MS

首席插画师
Lane R. Bennion, MS

文字编辑
Arthur G. Gelsinger, MA
Rebecca L. Bluth, BA
Nina Themann, BA
Megg Morin, BA
Kathryn Watkins, BA

插图
Richard Coombs, MS
Laura C. Wissler, MA

图片编辑
Jeffrey J. Marmorstone, BS
Lisa A. M. Steadman, BS

艺术指导
Tom M. Olson, BA

制作编辑
Emily C. Fassett, BA
John Pecorelli, BS

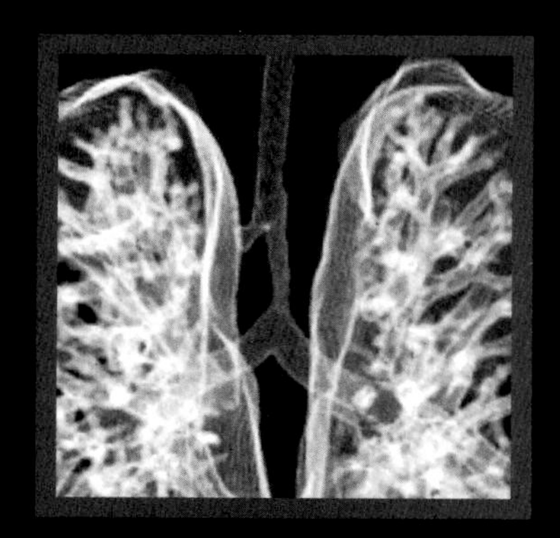
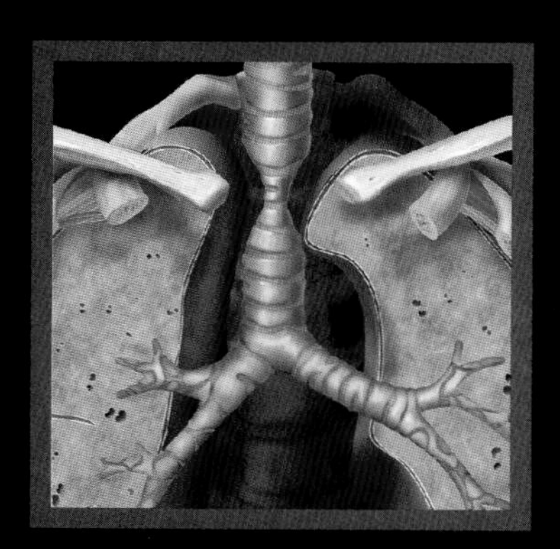
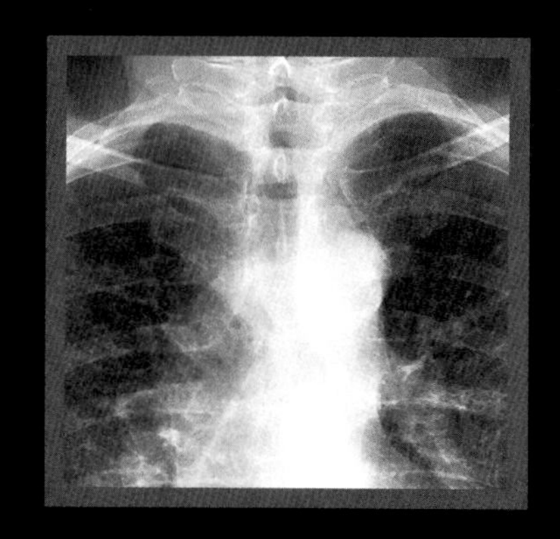

章　节

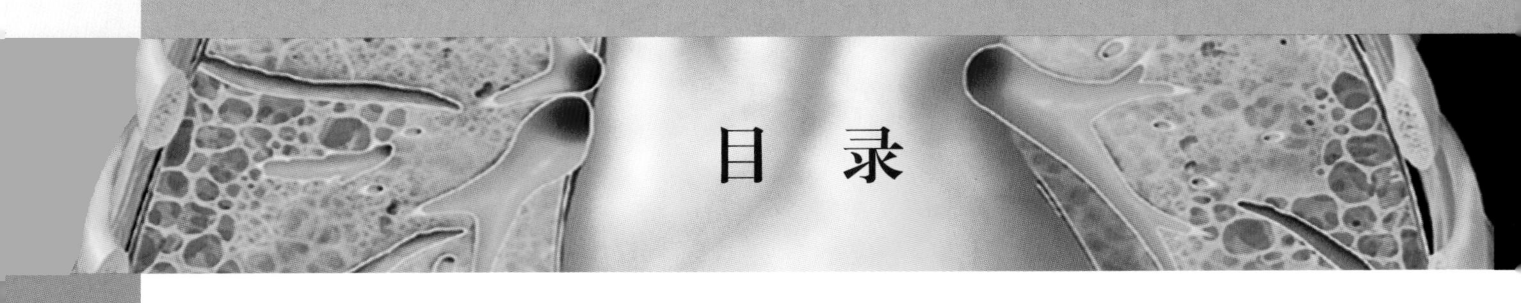

目 录

第一部分 胸部影像学概述

气道狭窄和气道壁增厚

支气管扩张和阻塞

肺气肿和小气道病变

第四部分 感染

简介及概述

综合疾病

细菌

病毒

真菌

寄生虫

第五部分 肺肿瘤

简介及概述

肺癌

罕见肺肿瘤

淋巴瘤和淋巴增生性疾病

转移性疾病

第六部分 间质性、弥漫性和吸入性肺疾病

简介及概述

特发性间质性肺疾病

吸烟相关肺病

尘肺病

第九部分 心血管疾病

Diagnostic Imaging

Chest

胸部影像诊断学

原著第3版

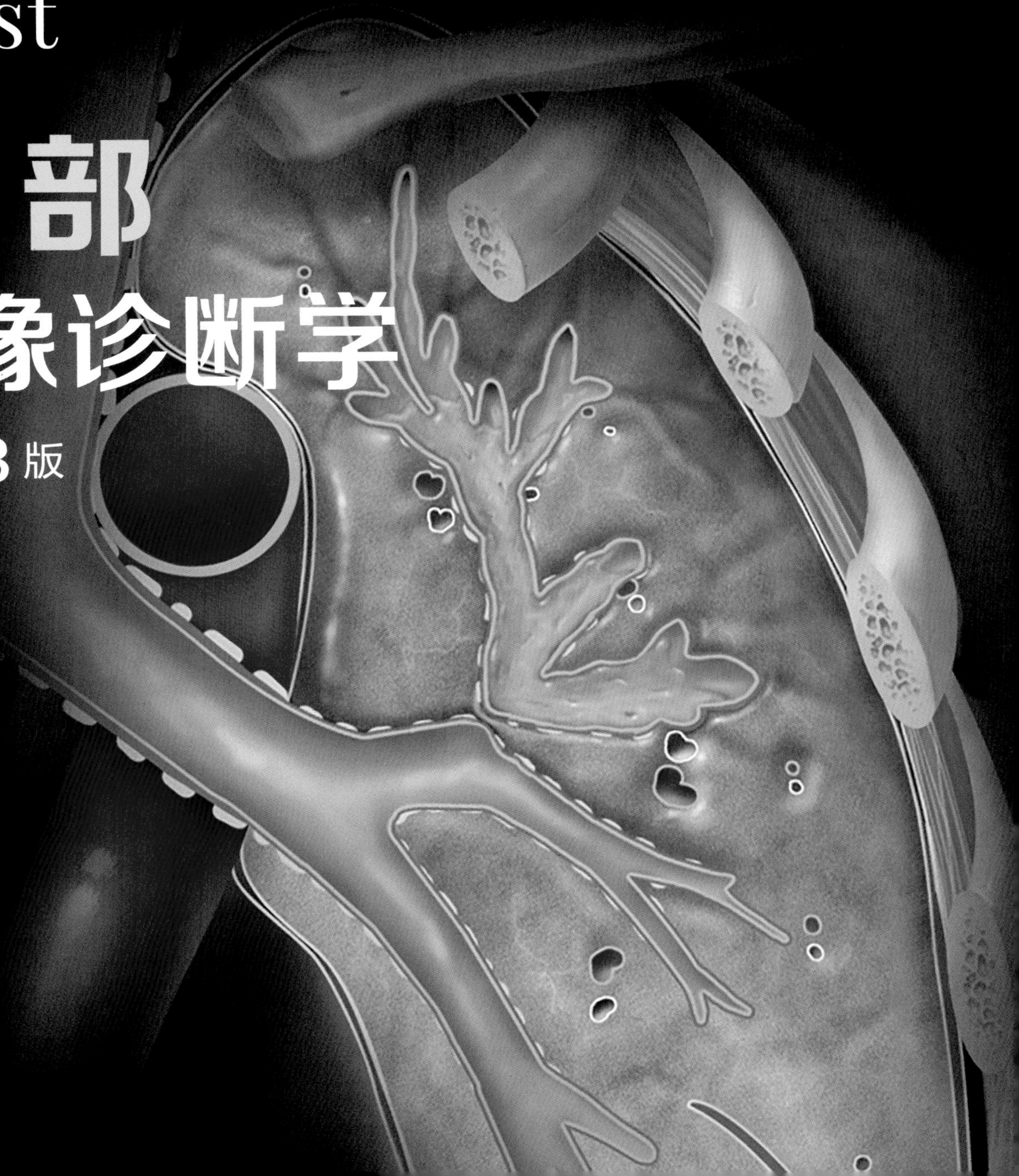

第一部分

胸部影像学概述

简介及概述

胸部影像专业术语

胸片及 CT 征象

肺不张及肺容量减少

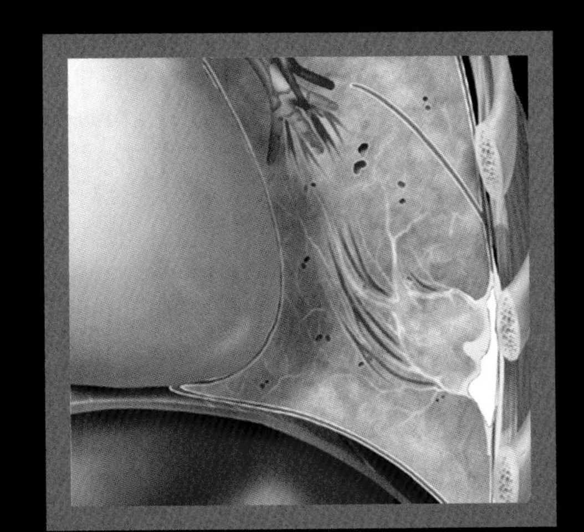

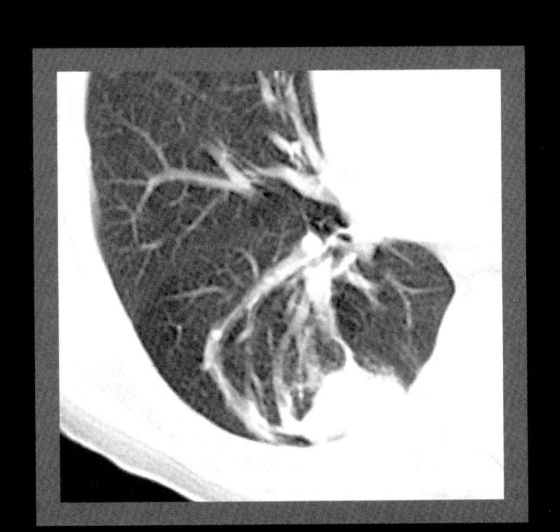

简介

胸部疾病在世界范围内非常普遍，它与心脏病、恶性肿瘤和慢性下呼吸道疾病在美国被列为前四大死因。胸部疾病可根据解剖位置进行分类，如累及气道、肺、胸膜、纵隔、胸壁或横膈等。胸部的每个区域都可能出现发育异常、肿瘤或感染。此外，特发性、炎症性、结缔组织来源、自身免疫性和淋巴组织增生性疾病也可能影响胸部。肺通气和肺换气功能为各种吸入性疾病提供了入口，其中一些与患者所处的环境和职业相关。胸部疾病还可根据其生理效应分类，如阻塞性或限制性疾病。最后，胸部的不同器官和解剖区域可能会受到创伤或医源性损伤的影响。

临床表现

胸部疾病的患者通常会出现胸痛、呼吸困难和(或)咳嗽等症状，这些症状可急性或慢性发作。此外，患者还可能出现全身症状，如身体不适、疲劳和体重减轻等。对于胸部恶性肿瘤患者而言，由于肿瘤的全身性影响，他们可能会表现出与肿瘤全身转移无关或相关的症状。

胸部疾病的评估

了解患者的主诉、既往史和手术史非常重要，包括相关的习惯，如吸烟、使用处方药或违禁药物，以及环境或职业暴露等信息。确定患者的免疫状态也非常重要，因为免疫功能的改变可能会导致各种感染性、炎症性和肿瘤性疾病的出现。此外，体格检查、实验室检查以及肺功能检查可以为诊断提供重要线索。

影像学检查在有胸部症状患者的评估中起着关键作用，通常在初诊时进行。影像科医师通过识别异常图像，为临床医师提供有针对性的诊断、鉴别诊断及患者管理建议，为患者的相关治疗提供帮助。在某些病例中，影像科医师可以在图像引导下对特定病变进行组织采样，或通过各种介入措施（例如，积液引流、消融术）为患者提供明确的治疗。

胸部影像

胸片

胸片通常是有胸部症状患者的初步检查，也可能是无胸部症状患者体检或术前评估的一部分。它可以评估气道、肺部、心血管系统、胸膜、横膈和胸壁骨结构和软组织。胸片的解读具有挑战性，因为胸部各种器官和组织重叠产生了密度的叠加，且许多异常与正常胸片仅有细微差别。因此，准确地解读需要熟练掌握影像解剖学、完美的成像技术，以及最佳的可视角度和工作条件。此外，来自受检者的挑战还包括患者体型大、严重呼吸困难或无法理解或遵循影像技师的指令。

后前位和侧位胸片　对非卧床患者进行正交后前位（posteroanterior, PA）和侧位胸片成像，以便识别病灶和定位病灶。最佳成像位置是直立位，患者充分吸气且没有运动或旋转，以最大程度减少胸片各区域与上肢、头、颈及肩胛骨的重叠。在PA成像中，X射线束穿过患者投射到图像感受器的方向是后前方。此时，靶－片距离（source-image distance, SID）为182.9 cm（72英寸），并使用高千伏技术（120~150千伏）。侧位胸片摄片时，患者左侧紧贴图像感受器。

床旁（便携式）胸片　新生儿和婴儿、虚弱和躁动及遭受重大创伤、严重疾病或卧床不起的患者接受便携式前后位（anteroposterior, AP）胸片检查，X射线束使用101.6 cm（40英寸）的SID和相对较低的千伏技术从前向后穿过患者以获得图像，从而导致前部结构放大和图像清晰度降低。便携式胸片检查在评估医疗生命支持设备及识别其使用相关并发症方面发挥着重要作用。

卧位X线摄影　有时被用于评估胸腔积液或气胸。前凸位X线摄影（曾用于评估肺尖）现在已很少使用。吸气相和呼气相胸片也很少用于识别气胸，因为已经证明它在显著增加双倍辐射剂量的同时并不能改善气胸的检出率。

计算机断层扫描

计算机断层扫描（computed tomography, CT）是一种简单快捷的成像方法。它可以对平片异常进行准确的解剖定位和定性，并有助于检测出其他异常，从而进行诊断和治疗。

由于多层螺旋CT使用率的增长导致人群的辐射剂量大幅增加，影像科医师和设备商应继续实施减少辐射剂量的措施。据推测，未来高达2%的癌症将与医学成像应用的增加有关。因此，影像科医师与主诊医师应该积极沟通和培训，共同努力减少不必要的检查。使用循证准则和适当性标准的电子决策支持系统有助于减少不适当检查。

影像科医师可以采取其他措施来减少辐射剂量，例如通过采用屏蔽措施、管电流调解和自适应统计迭代重建技术。已证明CT成像中的辐射剂量与管电流成正比，减小管电流时间乘积（mAs）可以实现低剂量胸部CT检查，并保持满意的图像质量。体型小的患者和将接受系列CT检查的患者应常规使用低剂量CT成像技术，如为恶性肿瘤重新分期的年轻患者成像，以及为评估不确定肺结节或弥漫性浸润性肺疾病的年轻患者成像。

胸部平扫CT　肺和气道的评估不需要使用静脉对比剂。胸部平扫CT非常适用于肺癌筛查，识别病灶内钙化，以及评估不确定结节、弥漫性浸润性肺部疾病和气道疾病。

胸部增强CT　静脉注射对比剂对血管成像和评估肺门淋巴结有很大帮助。胸部增强CT检查对胸部恶性肿瘤的评估也很有价值，可以帮助识别和描述周围伴有肺不张或实变的肿瘤。CT主动脉造影是排除创伤性血管损伤和肺血栓栓塞症必要的检查方法。使用平扫和增强主动脉 CT 对急性主动脉综合征进行评估，以诊断动脉壁内血肿。

后处理 不同平面（冠状位、矢状位、斜位）的图像重建有助于确定肺部疾病的分布。因为有些疾病弥漫累及肺部，而另一些疾病则偏向于上肺野或肺底部，识别其分布方式可帮助影像科医师做出合理的鉴别诊断。例如，淋巴管平滑肌瘤病（lymphangioleiomyomatosis, LAM）和肺朗格汉斯细胞组织细胞增生症（pulmonary Langerhans cell histiocytosis, PLCH）都表现为肺囊腔。然而，LAM 在肺内是弥漫性分布的，而 PLCH 典型地不累及肺底部。此外，由于肿瘤可以向各个方向生长，多平面成像可以记录肿瘤在横断位成像上看似稳定的头足方向的生长。

最大密度投影（maximum intensity projection, MIP）和最小密度投影（minimum intensity projection, MinIP）图像 MIP 图像保留每条射线路径的相对最大值，优先显示对比剂充盈和高密度的结构，且可以检测细小的肺结节和评估血管结构。MinIP 图像显示沿射线路径的相对最小值，可以评估气道、肺气肿和空气潴留。

容积和表面渲染重建 这些技术并不总是增加诊断的价值，但往往受到主诊医师的喜欢。容积重建可以显示血管的 3D 图像。表面渲染重建非常适用于描绘管状结构，如气道，并用于仿真支气管镜检查，模拟支气管镜下的气道可视化。

高分辨率 CT（high-resolution CT, HRCT） HRCT 是评价弥漫性浸润性肺疾病的首选方法。它使用薄层（1~2 mm）和高空间分辨率的图像重建算法，能够分析弥漫性肺疾病受累肺组织与次级肺小叶的解剖关系，可准确、重复地描述疾病特征，并给出适当的鉴别诊断。

磁共振成像

磁共振（magnetic resonance, MR）成像通常用于心血管系统的诊断，也是评估心肌灌注以及心室和瓣膜功能的首选方法。MR 有助于评估局部侵袭性胸部肿瘤，特别是确定心血管结构的侵犯，以及肺上沟癌评估臂丛神经。MR 是特别有价值的胸腺异常的无创性评估方法，可以区分胸腺增生和胸腺肿瘤。

正电子发射断层扫描

正电子发射断层扫描（positron emission tomography, PET）和融合 PET/CT 检查对恶性肿瘤的分期有价值。一次成像获得的 PET 和 CT 图像被融合到共同配准的图像中，可以将异常代谢活性与 CT 异常相关联。它是淋巴瘤和其他恶性肿瘤分期和再分期的影像方式。可定位治疗后代谢活性异常的区域并作为组织采样的靶区。正常代谢活性的增加可见于某些特定的解剖区域（如与棕色脂肪沉积相对应的房间隔）。感染或炎症可能会出现假阳性的 PET/CT 检查结果，而假阴性结果可能会在惰性恶性肿瘤中出现。

通气－灌注显像

在评价肺血栓栓塞方面，虽然 CT 肺血管造影（CT pulmonary angiography, CTPA）和通气－灌注（ventilation-perfusion, V/Q）显像有相似的阳性预测价值，但 CTPA 已在很大程度上取代了 V/Q 显像。CTPA 在评价影像上有肺部疾病的患者方面具有优势，并有显示患者症状的各种病因的优势。

然而，越来越多的文献认为，对胸片正常且无其他诊断的妊娠病例进行肺血栓栓塞评价时，应该进行灌注显像而不是 CTPA。在妊娠患者，CTPA 可能会产生不确定的结果，这是由于对比剂的生理性血液稀释和对比剂被下腔静脉回流的无对比剂的血液中断。应该注意的是，与 V/Q 显像相比，CTPA 对母体乳腺有更高的辐射剂量。孕妇接受 V/Q 显像时，必须采取适当的措施（如水化）以减少对胎儿的辐射剂量。

了解胸部影像

胸片是临床上最常用的影像检查方法，解读也是最具挑战性的。诊断影像异常必须与其特定的解剖位置相关联，以便提供准确的鉴别诊断。识别伴发表现，如病变钙化或空洞、淋巴结增大和（或）胸腔积液，有助于缩小鉴别诊断。与以前的检查进行比较是非常重要的，因为病灶稳定性的记录通常会支持良性病变的诊断。

影像学报告可以将影像学表现传递给主诊医师。影像科医师必须努力写出简明、清晰和明确的报告并“回答问题”，包括对异常的描述、鉴别诊断、最有可能的诊断及处理建议包括进一步的检查方法（如 CT、HRCT、MR、核素成像等）、治疗周期、组织采样或急诊内科 / 外科干预。任何关键和意外的发现都需要及时与医疗团队中相关成员沟通。

简介

影像诊断的进步不仅包括不断发展的技术、最新的最先进的成像设备，还有影像科医师浏览和解析图像的方式以及完成影像学报告的方式。图像存储和通信系统（picture archiving and communication systems, PACS）便于存储大型图像数据集，影像科医师和主诊医师可以很容易地访问这些数据集以进行分析和会诊。影像科医师可以查阅更早的图像和报告，以便记录异常图像的变化或稳定性。语音识别技术可以快速生成影像学报告，在提交之前可以对报告的准确性进行审查。电子病历是及时获得相关临床和实验室数据的途径，有利于分析鉴别诊断并缩小其范围。

工作站的广泛使用也影响了影像科医师和临床医师之间的交流，这种交流经常通过安全的电子邮件或电话进行。事实上，临床医师和影像科医师之间的面对面交流已大大减少，这减少了获取额外病史的机会，而这些病史可能无法在申请单或电子病历上获得。

目前，影像学报告是影像科医师传达影像诊断结果的主要方法。危急重症病例应及时口头传达给相关医师，其余大多数异常表现都是通过影像学报告传达。此外，医疗透明度的提高使患者可以访问成像报告，这给影像科医师带来了额外的挑战，为此他们正在努力简化报告用语并阐明报告表述。因此，影像科医师必须努力生成简明、清晰和明确的报告，不仅包含相关发现，还包括重点鉴别诊断和进一步成像和（或）未来处理的具体建议。

规范的语言

作为影像专家，我们必须努力在口头交流和报告中使用适当和正确的语言。例如，“胸部 X 线”可能只存在于口语交流中，因为它是一个不正确的成像检查的描述。由于 X 线是看不见的，影像科医师不会解释胸部 X 线，而是胸片。同样，现代影像科医师很少浏览或解读胶片或类似图像，因为 PACS 的广泛应用，他们可以浏览数字化图像。

浸润这个术语，以前用来描述胸片或 CT 上的肺泡和（或）间质性疾病所产生的任何肺部阴影。在医学上，“浸润”一词用来描述异常或过量的正常物质在组织中的积聚。这个术语的使用是有争议的，有不同的含义，其含义不准确，不再推荐用于描述胸部影像异常。相反，“阴影”一词加上适当的描述词（气腔、网状、结节状）较为可取。

胸部影像术语

近年来，胸部影像有了巨大的发展和技术进步。胸部 CT 和 HRCT 可以识别和描述以前只有解剖学家和病理学家才能看到的细微异常。如今，影像科医师可以根据肺组织的基本单位，如次级肺小叶和肺腺泡，深入分析肺部的异常。将影像学异常与受影响的肺解剖部分相关联的能力使影像科医师能够对疾病做出可靠的诊断，如肺纤维化、结节病、间质水肿和肺气肿。事实上，胸部成像设备在间质性肺疾病和肺腺癌多学科诊断中发挥着不可或缺的作用。此外，随着定量肺成像领域的不断发展，影像科医师可以在弥漫性肺部疾病方面对整个肺进行无创性评估，并将这些发现与肺功能异常联系起来。

胸部成像设备能够评估一系列累及胸部的复杂影像异常，并与临床医师合作，以实现快速诊断和处理。胸部 CT 和 HRCT 发现的多变和复杂的表现，以及我们对肺部疾病理解的进步，要求我们一致使用正确的术语来描述异常。2008 年，Fleischner 协会发布了胸部影像报告推荐的术语词汇，该词汇表展示了新术语和其他过时的术语。

Fleischner 术语表不仅列出了胸部影像中的适当术语，还包括胸部解剖位置、胸部影像中的征象、特定疾病过程（如肺气肿和球形肺不张）以及许多间质性肺炎的定义和插图。

肺炎的定义是肺泡和间质的炎症。这个词主要用来指肺部的感染过程。诊断可以是临床上的，也可以由影像科医师根据影像表现与临床病史的相关度提出。然而，“肺炎”一词也用于一些与炎症和纤维化有关的非传染性肺部疾病（例如，特发性间质性肺炎）。

小结

使用简明清晰的词汇有助于与其他影像科医师、临床医师及更多的患者进行交流。解读胸部影像检查需要具备影像解剖学知识和对影像异常的准确描述。在许多情况下，异常的描述有助于影像科医师提出正确的诊断建议，并制订适当的下一步患者处理方案。

细菌性肺炎

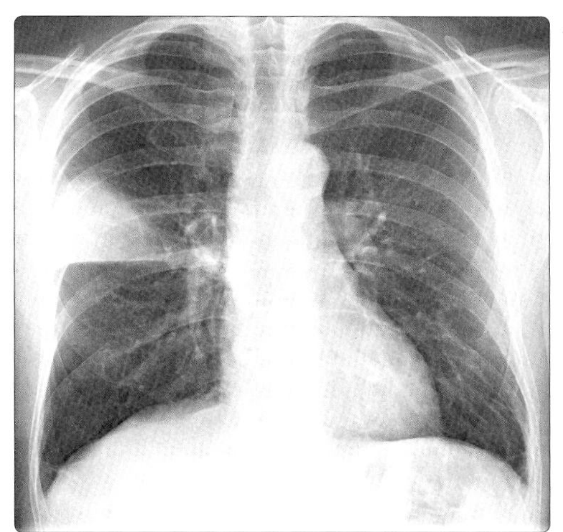

细菌性肺炎

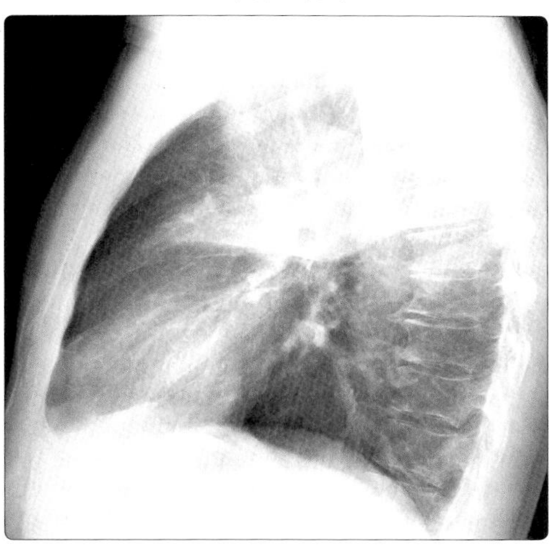

（左图）一名54岁咳嗽、发热伴白细胞升高的男性患者，后前位胸片显示水平裂上方的右肺上叶实变，为累及右肺上叶前段。

（右图）同一患者的侧位胸片显示实变在右肺上叶前段及后段。根据影像学和临床表现，最终的诊断是右肺上叶肺炎，在这个病例，肺炎一词代表细菌性肺部感染。

寻常性间质性肺炎

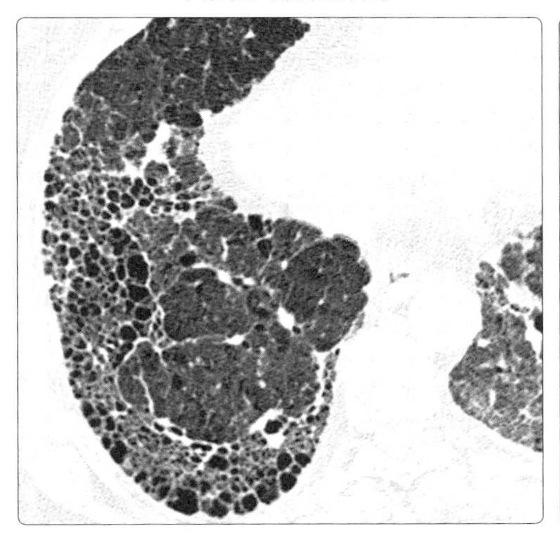

非特异性间质性肺炎

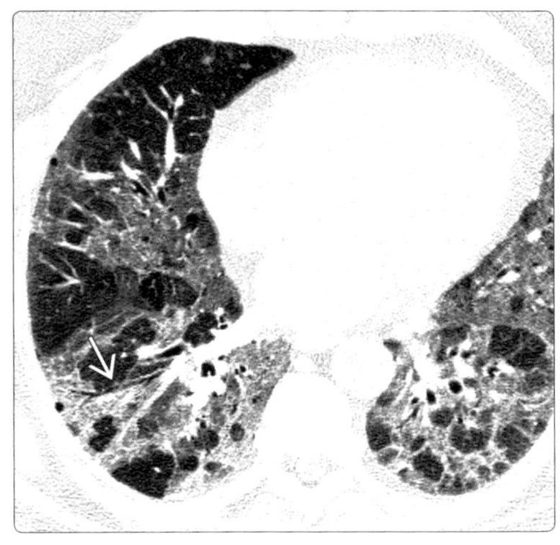

（左图）一名患有特发性肺纤维化的83岁女性患者的横断位高分辨率图像显示一种纤维化的寻常性间质性肺炎（nterstitial pneumonia, UIP）模式，以肺底部胸膜下多层排列蜂窝囊肿为特征。

（右图）一名非特异性间质性肺炎（interstitial pneumonia, NSIP）患者的横断位平扫CT图像显示斑片状、基底部磨玻璃影和轻度牵拉性支气管扩张➔。非感染性弥漫性纤维化肺疾病是特发性间质性肺炎的一部分。

慢性嗜酸性粒细胞肺炎

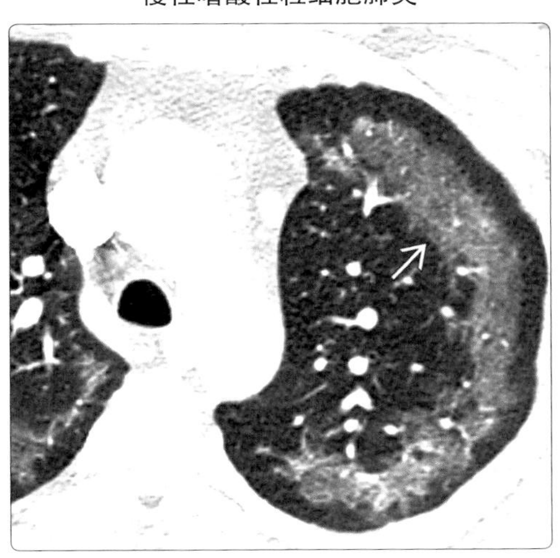

脂质性肺炎

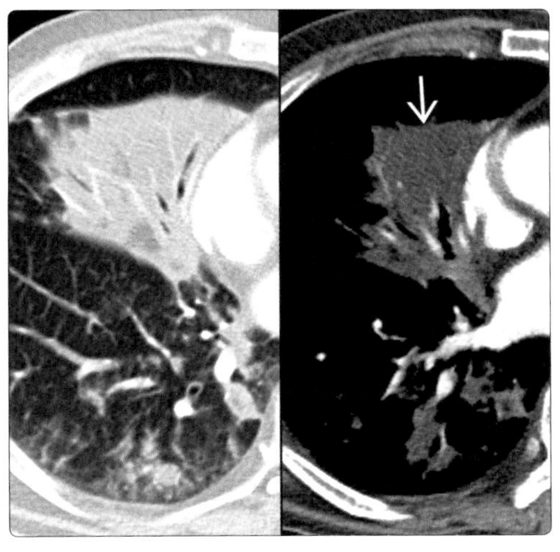

（左图）一名慢性嗜酸性粒细胞肺炎患者的横断位平扫CT图像显示外周胸膜下磨玻璃影➔，这种描述优于“浸润”一词，虽然这种非感染性疾病的特点是肺泡和间质嗜酸性粒细胞浸润。

（右图）肺窗（左）和软组织窗（右）横断位增强CT组合图像显示多发实变伴内部脂肪密度➔，为矿物油误吸继发的外源性类脂性肺炎。

腺泡结节

关键要点

术语

- 腺泡结节（肺腺泡内病理物质积聚）
  - 呈簇状、圆形、边缘模糊的阴影
  - 典型的呈多灶性
  - 大小：直径 5~8 mm
- 腺泡
  - 所有气道参与气体交换的最大肺单位
    - 终末细支气管远端的结构性肺单位
    - 源于一级呼吸性细支气管
    - 包含肺泡管和肺泡
  - 大小：直径 6~10 mm
- 次级肺小叶
  - 含有 3~25 个腺泡

影像学表现

- 平片
  - 多灶性、边缘模糊、小的圆形阴影
- CT/HRCT
  - 多灶磨玻璃或部分实性结节状阴影
  - 大小 5~8 mm

病理学表现

- 病因
  - 感染
  - 误吸
  - 水肿
  - 出血
  - 肺血管炎
  - 肺挫伤
  - 肺癌：浸润性黏液腺癌

诊断要点

- 痰液分析用于感染的诊断
- 诊断血管炎或恶性病变可能需要行支气管镜下活检或开放式肺活检
- 肺挫伤，有钝性创伤史

（左图）一名发热伴咳嗽患者的横断位平扫 CT 显示支气管肺炎以腺泡结节为特征↪，表现为多灶性、圆形、边界不清、磨玻璃状和部分实性右肺上叶结节。

（右图）一名中度食道裂孔疝（图中未显示）伴误吸性细支气管炎患者的横断位平扫 CT 显示左肺下叶腺泡结节，表现为圆形结节状实变↪，周围有磨玻璃样晕征→。

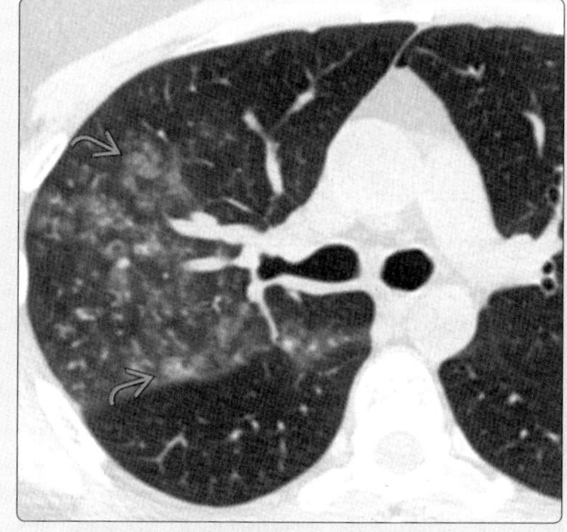

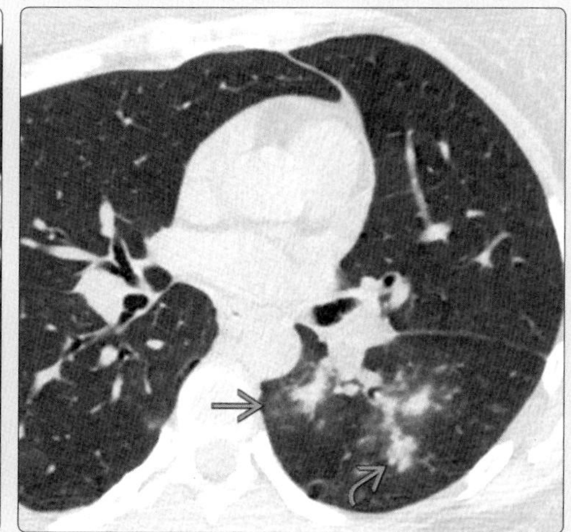

（左图）一名咳血的肺出血患者横断位增强 CT 显示多灶性磨玻璃样腺泡影→，靠近内侧表现为“铺路石”征的结节影↪，前者对应肺腺泡内肺泡出血。

（右图）一名多中心浸润性黏液腺癌患者的冠状位增强 CT 显示多灶性双肺下叶实变和右肺上叶不均匀的部分实性腺泡结节，其内存在透光区→。

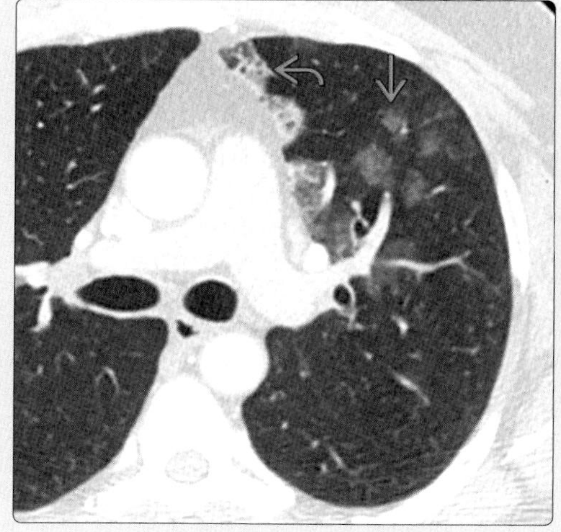

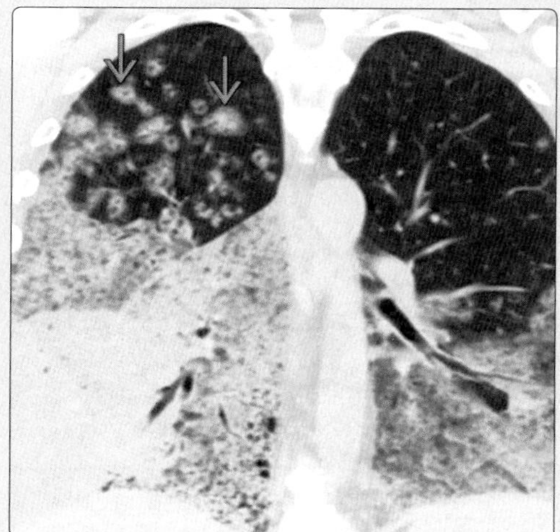

空气支气管征

关键要点

术语
- 空气支气管征
  - 定义：密度增高的肺实质背景内可见充气的支气管
  - 提示近端气道通畅
  - 中央阻塞可能性小
  - 可能发生在融合性间质性疾病
- 支气管正常在肺野外 1/3 不可见

影像学表现
- 平片
  - 充气的分支状透明影代表通畅的支气管
  - 周围气腔样病变
  - 提示异常位于肺内
- CT
  - 充气的分支状逐渐变细的支气管
  - 周围实变的肺实质

主要鉴别诊断
- 间质性肺气肿

病理学表现
- 肺泡被脓液、水肿液、血液、肿瘤充填
- 病因
  - 肺炎：感染性、类脂性、误吸性
  - 肿瘤：
    - 肺癌，特别是贴壁型腺癌
    - 淋巴瘤
  - 肺泡水肿
  - 肺泡出血
  - 纤维化：辐射，结节病

诊断要点
- 发热患者实变伴空气支气管征，与肺炎相符
- 成人的实变应随访到影像吸收，以排除潜在的恶性肿瘤

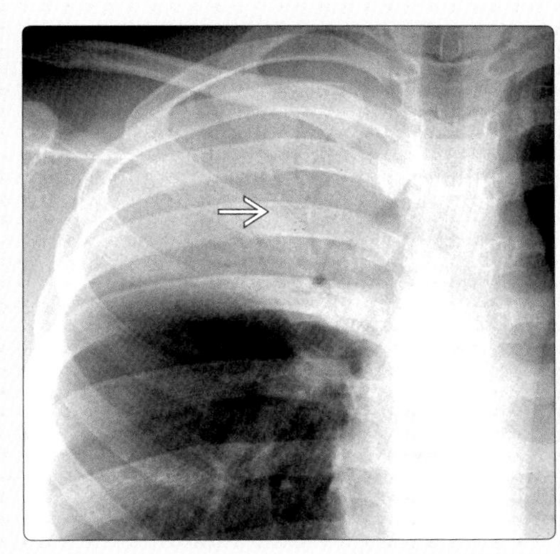

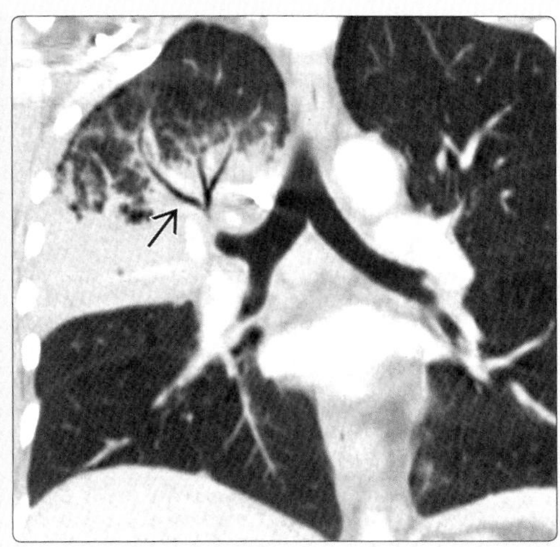

（左图）一名右肺上叶肺炎患者的后前位胸片显示致密实变伴内部空气支气管征➡，空气支气管征的存在排除了中央阻塞性病变；然而，成人肺实变应随诊到完全吸收，以排除潜在的恶性肿瘤。

（右图）一名肺炎患者冠状位增强 CT 显示右肺上叶致密实变伴内部空气支气管征➡，表现为实变肺内的分支状透亮影。

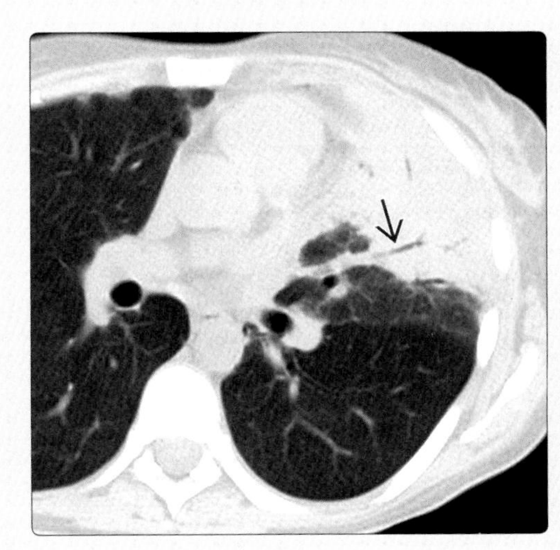

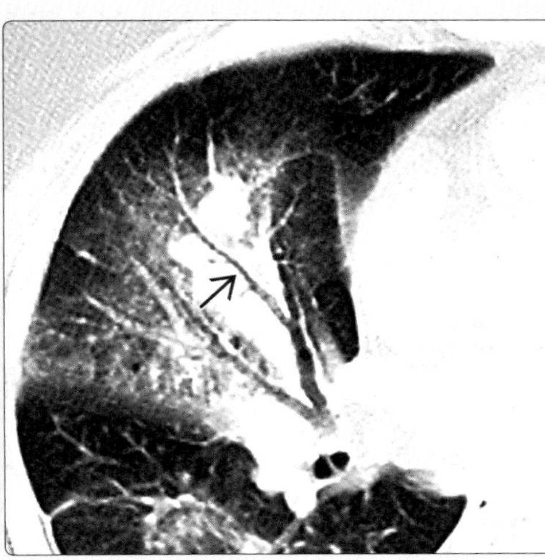

（左图）一名肺炎患者横断位平扫 CT 显示舌段实变伴内部空气支气管征➡，表现为周围气腔疾病内分支状充气的管状透亮影。

（右图）一名慢性咳嗽和外源性脂质性肺炎患者横断位平扫 CT 显示中叶和右下叶不均质实变，中叶空气支气管征➡。各种肺泡充盈的疾病过程都可能在影像上产生空气支气管征。

空气潴留

关键要点

术语
- 空气潴留
  - 呼气相 CT 上支气管阻塞远端的肺空气滞留

影像学表现
- 平片：呼气相肺透过度增高
- CT
  - 吸气相
    - 正常肺均匀透亮
    - 马赛克密度：不同密度区域的拼接
  - 呼气相
    - 正常肺组织密度增加
    - 空气潴留：边界清晰的低密度区域；依照次级肺小叶的轮廓；影响超过 25% 的肺容量；不局限于下叶背段或舌叶
    - 小于 3 个相邻小叶的空气潴留是正常的

病理学表现
- 病因
  - 缩窄性细支气管炎：膜性细支气管和呼吸性细支气管的周围纤维化
    - 感染、移植的慢性排斥反应、结缔组织疾病、吸入性肺病、过敏性肺炎、弥漫性特发性肺神经内分泌细胞增生
  - 细胞性细支气管炎："树芽"状结节 + 马赛克密度
    - 感染、误吸、呼吸性细支气管炎、滤泡性细支气管炎、泛细支气管炎
  - 哮喘
  - 管腔内异物或肿瘤

推荐的影像学检查方法
- 马赛克密度或疑似缩窄性细支气管炎患者应考虑呼气相 HRCT

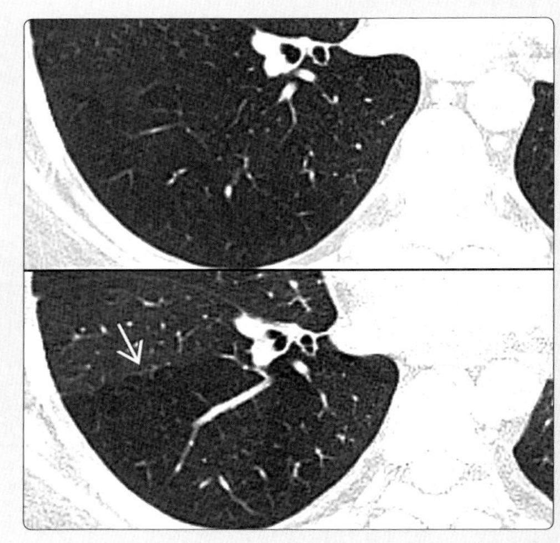

（左图）一名缩窄性细支气管炎患者的横断位 HRCT 组合图像吸气相（上）和呼气相（下）显示呼气相空气潴留区域，表现为区域性的肺透过度增高➡。

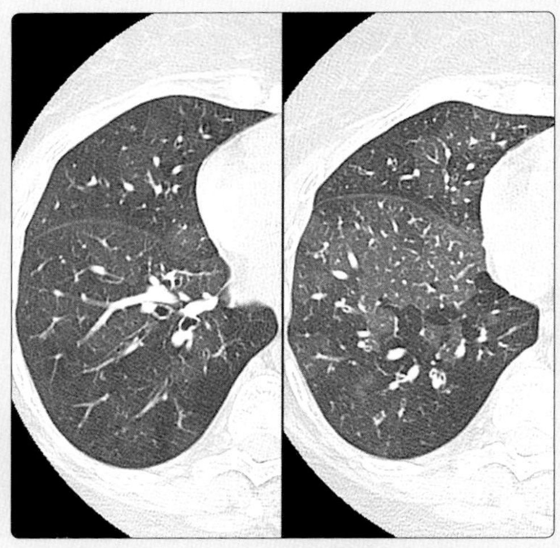

（右图）一名缩窄性细支气管炎患者的横断位 HRCT 融合图像吸气相（左）和呼气相（右）显示吸气相马赛克密度和呼气相空气滞留，伴有血管减少。怀疑空气潴留需呼气相 CT 成像证实。

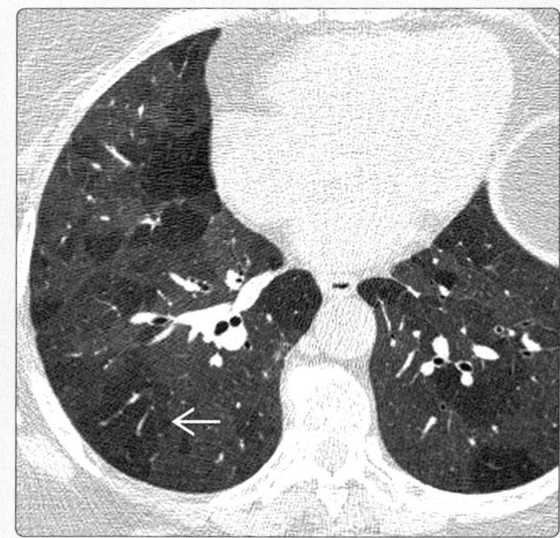

（左图）一名过敏性肺炎患者的横断位平扫 CT 显示，由于呼气相空气潴留，肺内多发透过度增高区域➡。在过敏性肺炎患者，空气潴留区域会因为周围正常肺组织和磨玻璃影的衬托更显突出。

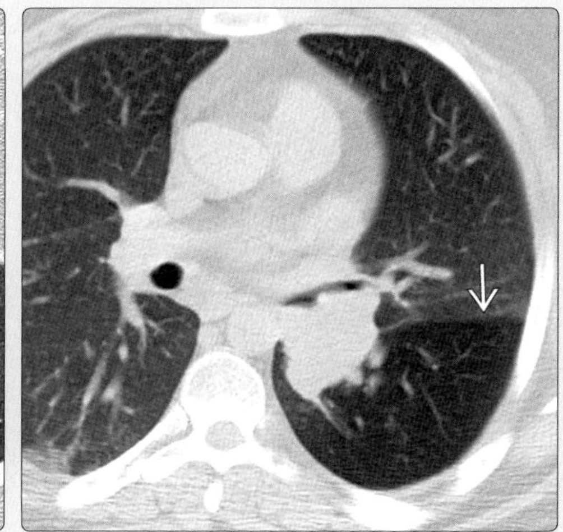

（右图）一名中央型部分阻塞肺类癌患者的横断位平扫 CT 显示，由于肿瘤的阻塞和由此产生的空气潴留，可见左肺下叶透过度增高➡。

关键要点

术语
- 气腔
  - 肺部含气部分：呼吸性细支气管、肺泡管、肺泡囊和肺泡
  - 不包括纯传导性气道
- 气腔疾病：气腔密度增加
  - 气体丢失（肺不张）；气体被液体、脓液、血液、细胞、脂肪和其他物质取代

影像学表现
- 平片
  - 实变、肿块、结节；局灶性或多灶性，可能是不均匀的
- CT
  - 气腔实变：肺部密度增加，正常结构模糊
  - 肿块
  - 结节
    - 实性或亚实性

病理学表现
- 病因
  - 肺炎
    - 细菌、病毒、真菌
    - 误吸
  - 肺泡性水肿
  - 肺泡出血
  - 肺泡蛋白沉着症
  - 肿瘤：肺癌、淋巴瘤、转移
  - 炎症 / 纤维化
    - 结节病、嗜酸粒细胞性肺炎、机化性肺炎、脂质性肺炎、血管炎、间质性肺疾病、药物毒性、放射性肺炎 / 纤维化

诊断要点
- 对于没有感染征象或症状的患者，在气腔疾病的鉴别诊断中，应考虑可导致气腔填充的多种病因

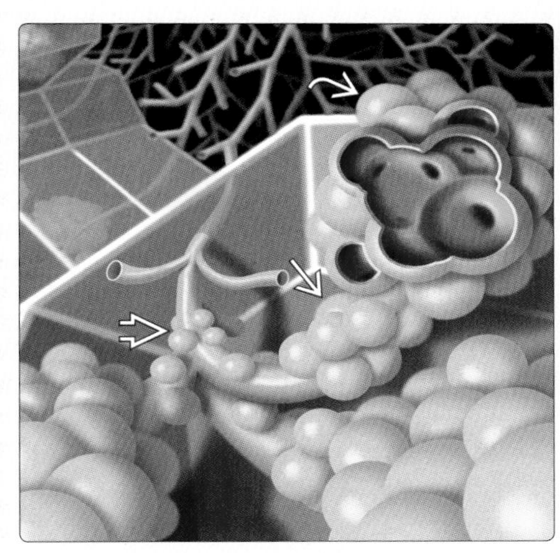

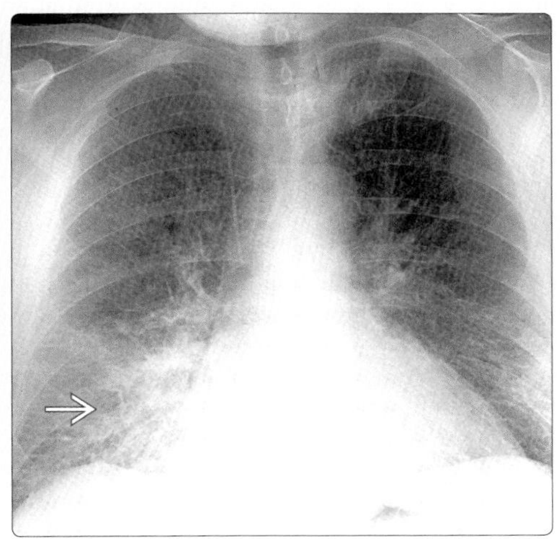

（左图）示意图显示了肺的气腔，由参与气体交换的小气道（呼吸性细支气管➡、肺泡管➔及肺泡囊➚）和肺泡组成，不包括纯传导气道。

（右图）一名间质性肺水肿患者的后前位胸片显示，由于肺泡水肿液的充填，右肺下叶小叶间隔增厚、肺门周围模糊和局灶性气腔影➔。

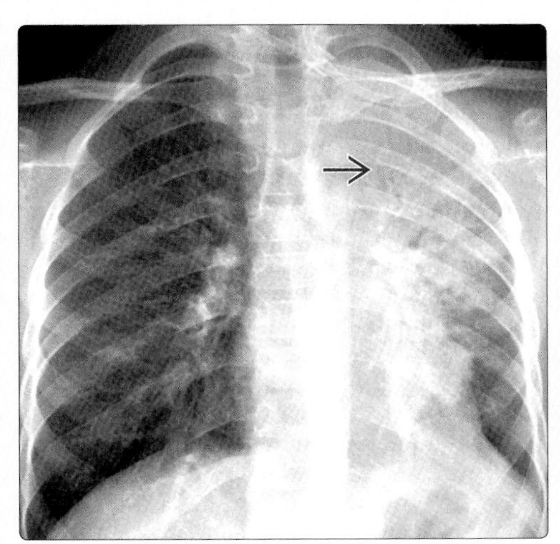

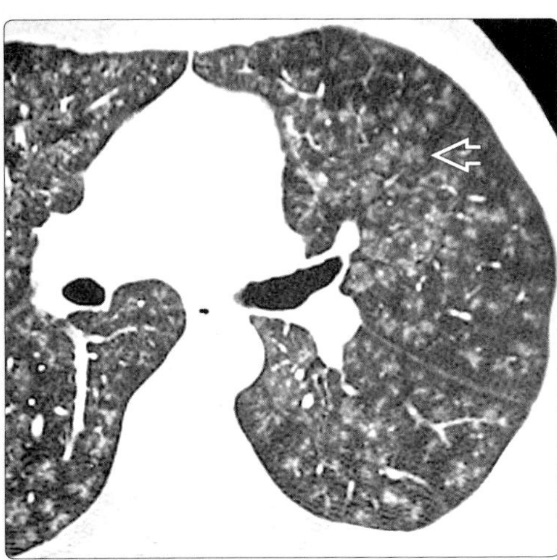

（左图）一名发热伴咳嗽患者的后前位胸片显示肺炎，表现为左肺上叶及下叶广泛的气腔实变，伴内部空气支气管征➔。肺部感染是气腔疾病的常见病因。

（右图）一名亚急性（非纤维性）过敏性肺炎患者的横断位平扫 CT 显示无数亚实性小腺泡结节➡，小叶中央分布。这种气腔疾病结节形式也被称为腺泡结节。

结构扭曲

关键要点

术语

- 结构扭曲
  - 继发于肺弥漫性或局限性收缩性纤维化的支气管、血管、叶间裂或间隔的异常移位
  - 特征性的结构扭曲与间质纤维化相关

影像学表现

- 平片
  - 网状阴影；结节状和肿块状阴影
  - 肺体积缩小
  - 与肺体积缩小相关的肺门移位
  - 与肺体积缩小相关的支气管扩张
- CT
  - 与肺纤维化相关的肺血管和支气管异常移位
  - 网状阴影伴小叶间隔增厚和小叶内线
  - 牵拉性支气管扩张，蜂窝
  - 瘢痕性肺不张；可能是结节状或肿块状

病理学表现

- 间质纤维化，蜂窝
- 病因
  - 纤维化性间质性肺疾病（如特发性肺纤维化、纤维化性非特异性间质性肺炎）
  - 结节病终末期
  - 放射导致的纤维化
  - 肺尘埃沉积病
  - 慢性（纤维化性）过敏性肺炎
  - 感染后遗症（如结核病、新冠肺炎）
  - 急性呼吸窘迫综合征后遗症

诊断要点

- 结构扭曲是一个不可逆转的过程，提示肺纤维化
  - 通常伴有肺体积缩小、网状阴影、牵拉性支气管扩张/细支气管扩张和肺蜂窝

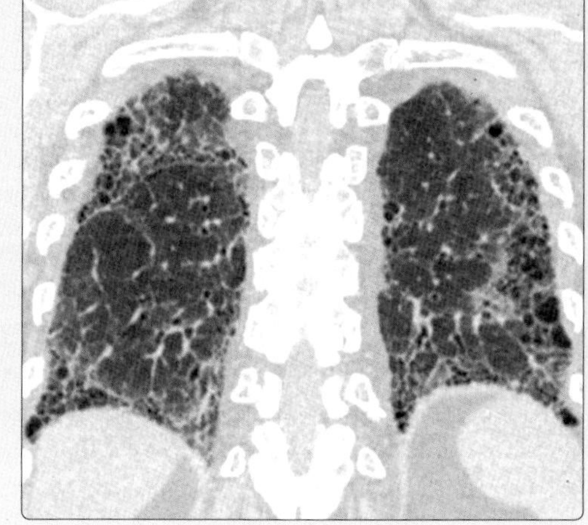

（左图）一名特发性肺纤维化的 87 岁男性患者的冠状位平扫 CT 显示基底部和胸膜下区网状影、结构扭曲和蜂窝，CT 表现与寻常性间质性肺炎（UIP）一致。

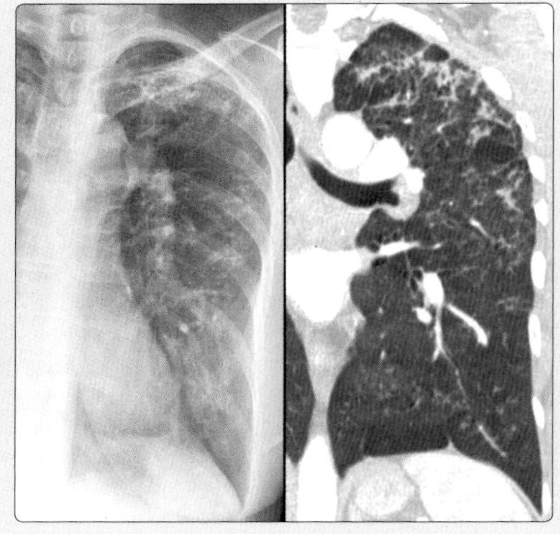

（右图）一名慢性结节病的 66 岁女性患者的后前位胸片（左）和冠状位增强 CT（右）的组合图像显示，上肺叶体积缩小和上肺为著的支气管血管周围纤维化和结构扭曲，是终末期病变的典型表现。

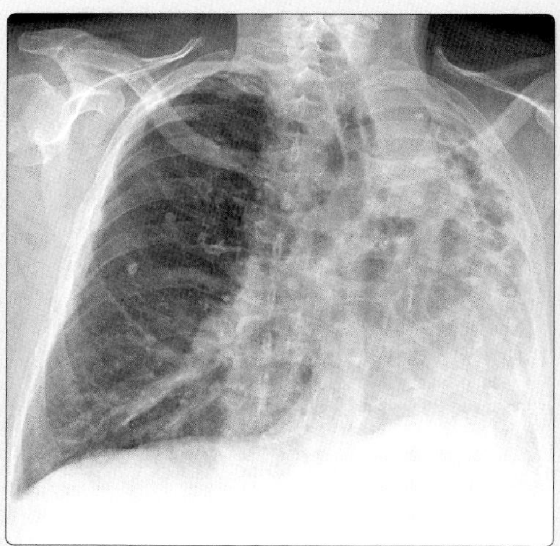

（左图）一名有肺结核病史的 78 岁女性患者的后前位胸片显示，整个左肺结构扭曲，伴有严重的肺体积缩小和支气管扩张。注意纵隔向左移位。

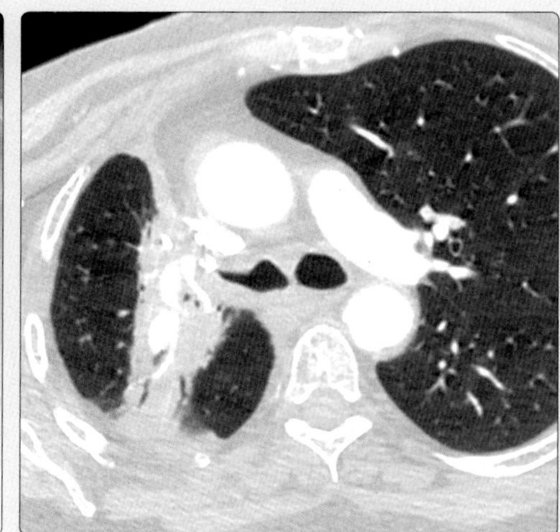

（右图）一名 62 岁右肺上叶肺癌男性患者接受立体定向体部放射治疗，横断位增强 CT 显示右上叶体积明显减少，伴内部血管聚集和支气管扩张。结构扭曲可表现为瘢痕性肺不张。

肺大疱（Bulla/Bleb）

关键要点

术语

- 肺大疱（Bulla）
  - 定义：>1 cm 的含气空腔
  - 有厚度 <1 mm 的薄壁
  - 胸膜下区多见，最大者常出现在肺尖
  - 与肺气肿伴发：通常为间隔旁，但也可为小叶中央性
- 肺疱（Bleb）
  - 定义：脏层胸膜或胸膜下肺内含气小间隙，直径 <1 cm
  - 当两者都位于外围时，难以区分肺大疱（Bulla）和肺疱（Bleb）
  - 此术语也被用来描述小于 1cm 的含气空腔

影像学表现

- 平片
  - 薄壁透光区（通常位于肺尖）
  - 当有液体充填时可类似实性病灶
- CT
  - 外周胸膜下充气间隙
  - 壁薄而光滑
  - 通常为多发
  - 厚壁、内含液体、气 – 液平面或软组织提示继发性感染，但也可能与出血或肿瘤有关

病理学表现

- 间隔旁型 / 小叶中央型肺气肿
- 急性呼吸窘迫综合征伴有间质性肺气肿和继发性胸膜下肺大疱

推荐的影像学检查方法

- 肺大疱是间隔旁肺气肿的典型表现
- 肺大疱是继发性自发性气胸公认的病因

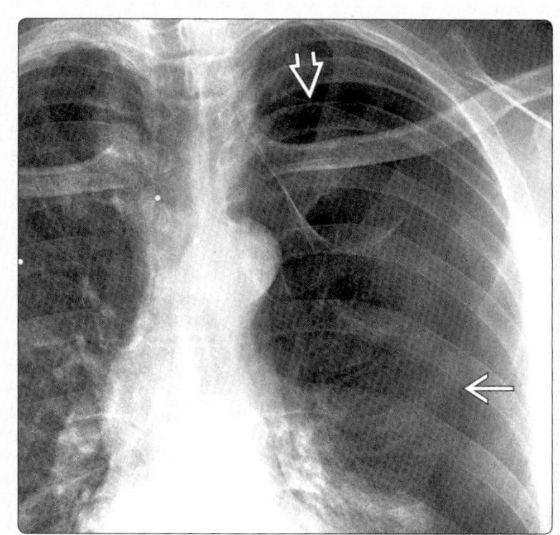

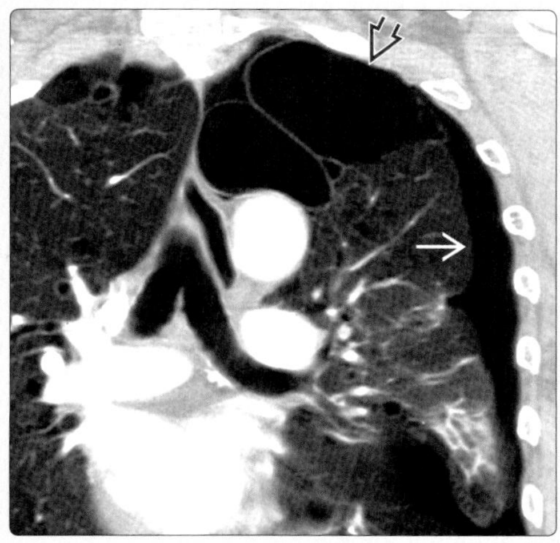

（左图）一名急性左胸痛和自发性左侧气胸患者的后前位胸片显示可见的胸膜线➡和左肺尖一个大的肺大疱➡，可能是气胸的原因。

（右图）同一患者的冠状位增强 CT 显示左侧气胸➡和左肺尖簇状大的肺大疱➡。间隔旁肺气肿合并巨大的大疱性疾病是继发性自发性气胸的原因之一。

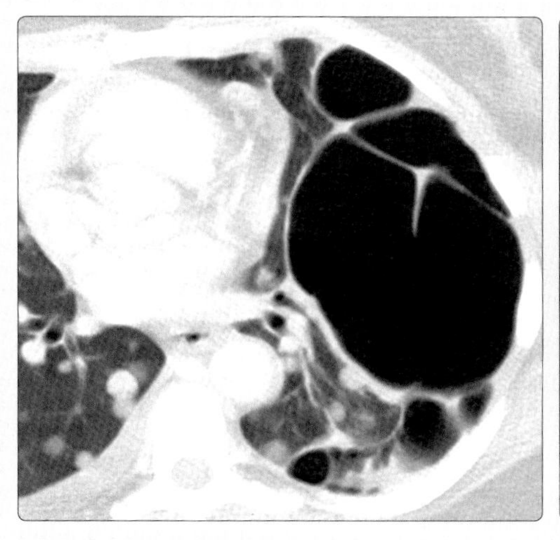

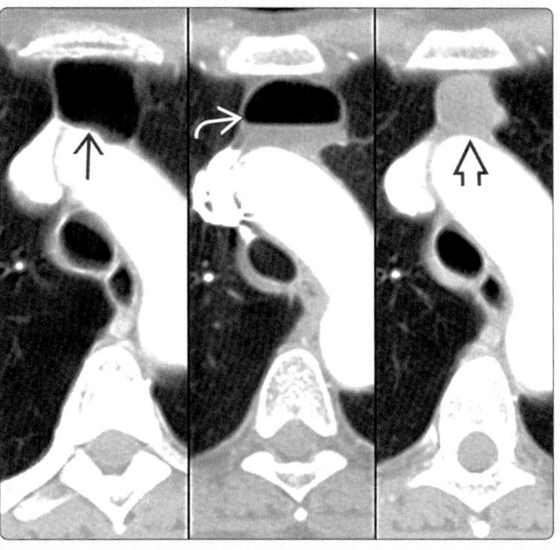

（左图）一名良性转移性子宫肌瘤和左肺上叶巨大大疱性病变患者的横断位平扫 CT 显示大的左肺尖充气腔隙并有内部间隔。

（右图）一名左肺上叶肺大疱继发感染患者的横断位增强 CT 组合图像显示，胸骨后薄壁完全充气的大疱➡。后续检查显示，有内部气 – 液平面➡的肺大疱继发感染而进展为完全充满液体的大疱➡。

空洞

关键要点

术语

- 空洞
  - 含气腔隙；结节、肿块或实变内透光影或空气密度
  - 提示肺组织坏死和坏死性物质通过气管支气管通道排出

影像学表现

- 平片
  - 结节、肿块或实变内的透亮影
  - 可表现气 - 液平面
  - 光滑或结节状洞壁，厚度 >4 mm
- CT
  - 识别和（或）评估空洞的范围
  - 排除假性空洞：囊肿、肺大疱
  - 对空洞壁的评价
  - 恶性肿瘤：其他病变的识别，分期
  - 感染：伴发小叶中央结节提示支气管播散

主要鉴别诊断

- 感染
  - 坏死性肺炎，脓肿，脓毒性栓子
  - 微生物：细菌、分枝杆菌、真菌、原核生物、病毒
- 恶性肿瘤：肺癌，转移性肿瘤
- 自身免疫性疾病
  - 血管炎：肉芽肿性多血管炎
  - 类风湿关节炎
  - 继发于肺血栓栓塞的肺梗死

诊断要点

- 空洞伴小叶中央结节提示活动性肺结核
- 感染条件下的多灶性空洞结节应提示脓毒性栓子
- 实变进展为肿块样病变伴空洞提示脓肿形成

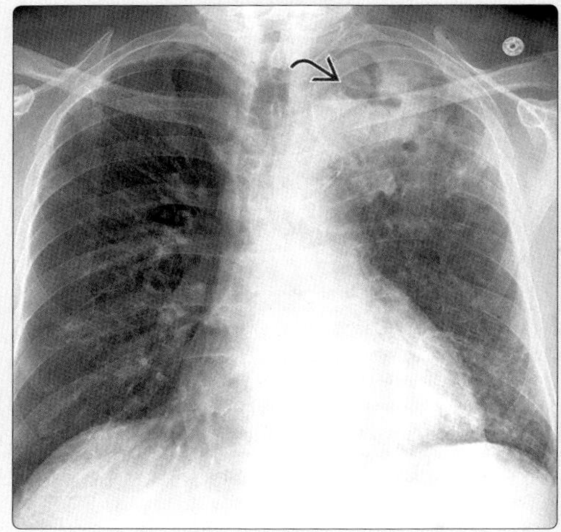

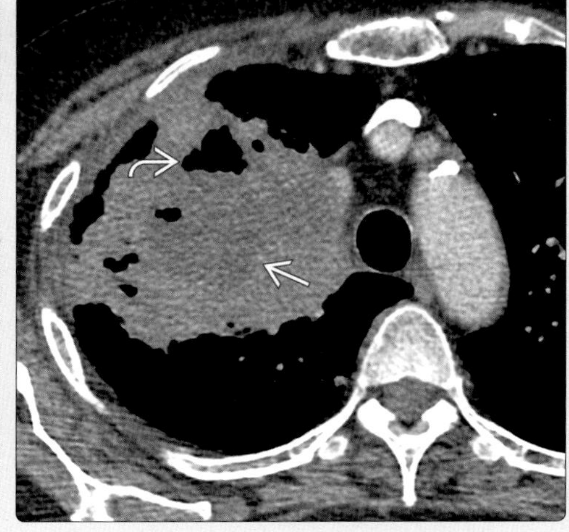

（左图）一名咳嗽和体重减轻的 58 岁男性患者，后前位胸片显示左肺上叶肿块样实变，其内多发空洞，大小不一，为继发于原发性鳞状细胞肺癌。

（右图）一名右肺上叶鳞状细胞肺癌的 64 岁男性患者，横断位平扫 CT 显示带毛刺的软组织肿块，内含空洞，空洞表现为低密度区，内含气体，鳞状细胞癌是肺癌中最常出现空洞的细胞类型。

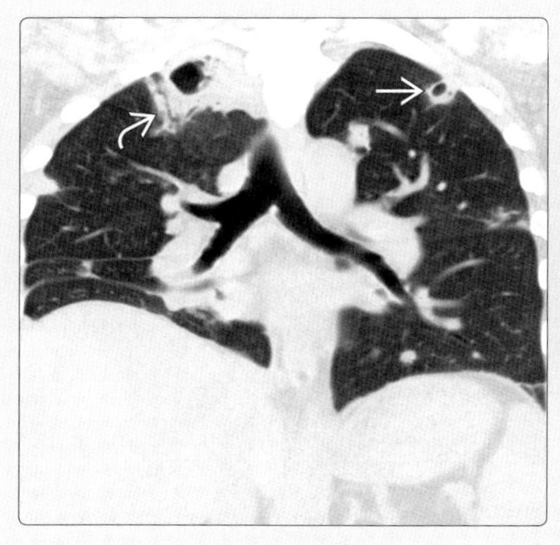

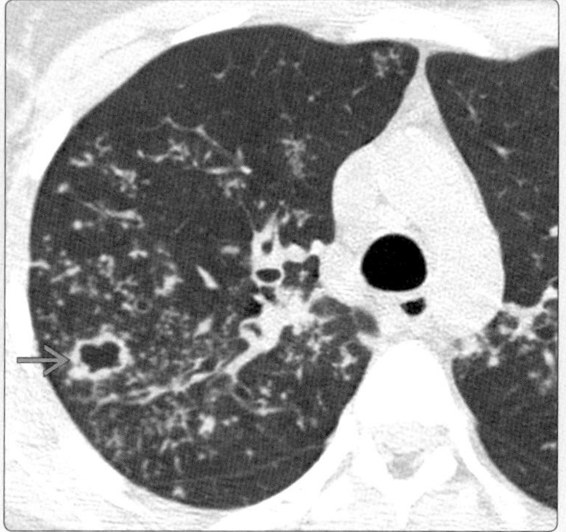

（左图）一名发热伴呼吸困难的 49 岁静脉吸毒者，冠状位平扫 CT 显示双侧肺野外带多发结节和实变，部分表现为内伴空洞的脓毒性栓子特征。

（右图）一名咳嗽伴盗汗的 40 岁女性患者，横断位平扫 CT 显示右肺上叶空洞样结节，伴壁结节和周围小叶中央结节以及“树芽”征，为典型的结核，经痰培养诊断。

小叶中央性病变

关键要点

术语
- 位于次级肺小叶细支气管血管轴心中央的异常

影像学表现
- 平片：可表现为正常
- CT：细支气管炎和血管结节
  - 小叶中央微结节
    - 实性或磨玻璃样
    - “树芽”状影
    - 胸膜下不受累
  - 细支气管炎的附加表现：马赛克密度，空气潴留，支气管壁增厚，支气管扩张
  - 血管结节的附加表现：肺动脉干扩张，右心负荷增加
  - 多平面重建图像是判断结节与叶间裂关系的理想方法
    - 胸膜或肺叶间裂无受累

病理学表现
- 病因
  - 细支气管炎
    - 感染性细支气管炎
    - 误吸性细支气管炎
    - 呼吸性细支气管炎
    - 过敏性肺炎
    - 滤泡性细支气管炎
  - 血管：赋形剂肺病，肿瘤栓子
  - 其他：胆固醇肉芽肿、肺毛细血管瘤病
- 组织学
  - 细支气管炎：管腔或黏膜下细胞浸润，细支气管狭窄
  - 赋形性肺病：小叶中央小动脉内见双折射晶体
  - 胆固醇肉芽肿：星状病变、胆固醇裂隙、多核巨细胞、淋巴细胞

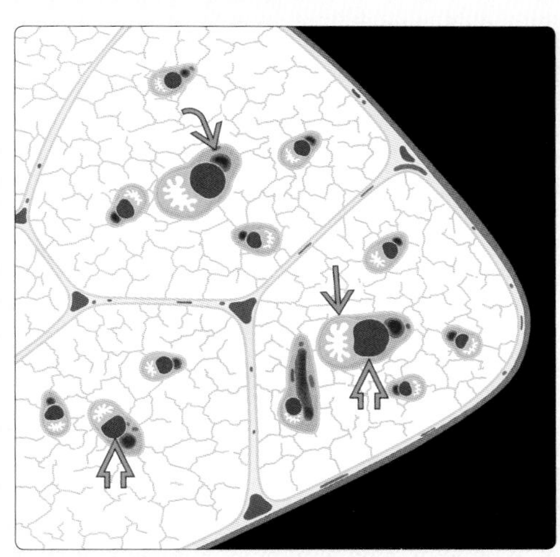

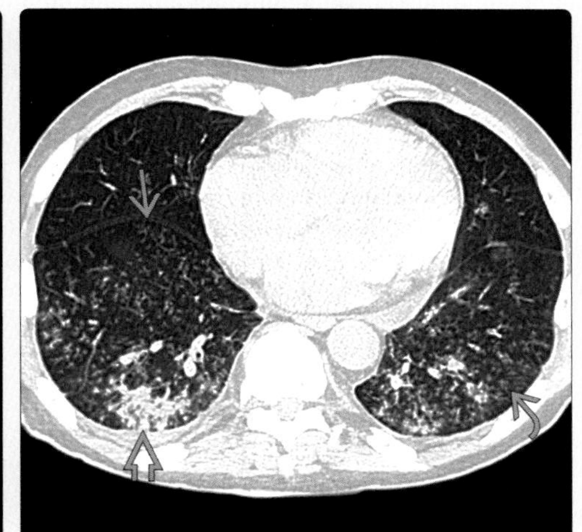

（左图）示意图显示次级肺小叶中央的小叶中央结节的解剖分布⇒，可累及小叶细支气管→或动脉↗，次级肺小叶周边、叶间裂或小叶间隔未受累。

（右图）一名喉切除术后伴误吸性细支气管炎患者的横断位平扫 CT 显示基底小叶中央微结节↗、“树芽”征→和实变⇒，胸膜下和叶间裂未受累。

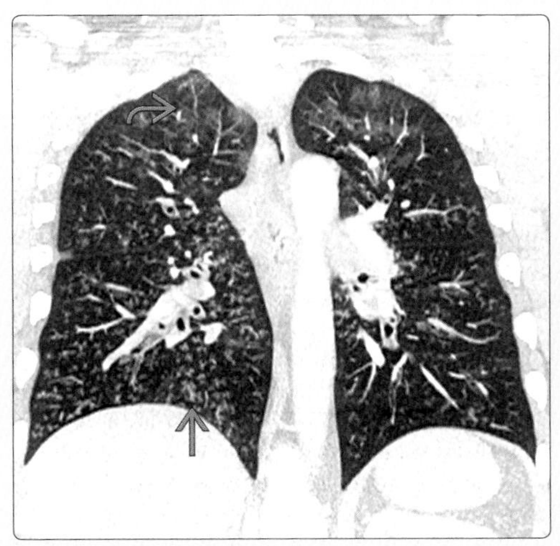

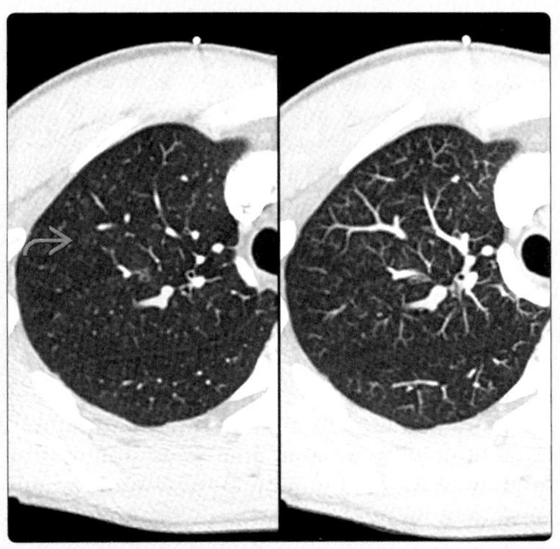

（左图）一名呼吸道合胞病毒感染引起的急性细支气管炎患者，冠状位 HRCT 显示弥漫性“树芽”状结节→和上叶磨玻璃影↗。

（右图）呼吸性细支气管炎患者横断位胸部增强CT（左）和 MIP 重建（右）的组合图像显示淡的小叶中央磨玻璃结节↗，在 MIP 重建图像上更为明显。结节不累及胸膜下肺组织，提示位于小叶中央。

实变

关键要点

术语
- 肺泡内气体被水肿液、脓液、血液、肿瘤细胞或其他物质（如脂蛋白）取代
  - 通常提示感染（肺炎）
- 同义词：气腔 / 肺泡实变
- 局灶性、斑片状、多灶性或弥漫性
- 局灶性实变
  - 非肺段性、肺段性、大叶性
  - 肿块样或肿瘤样

影像学表现
- 平片
  - 肺实质密度增加
  - 模糊基础的正常结构（如支气管、血管）
  - 模糊邻近结构
    - 轮廓征
  - 可出现内部空气支气管征
  - 可为球形、亚叶性，或大叶性
- CT
  - 肺密度增加；模糊基础的肺部结构
  - 可出现内部空气支气管征和（或）邻近腺泡或小叶中央结节

病理学表现
- 病因
  - 感染：细菌，分枝杆菌，病毒，真菌
  - 肺泡水肿或出血
  - 肿瘤：肺癌，肺淋巴瘤
  - 炎症：机化性肺炎、肺泡结节病、嗜酸粒细胞性肺炎、肺泡脂蛋白沉着症、脂质性肺炎
  - 治疗后：放射或药物性肺炎

诊断要点
- 成人的肺实变应随诊至影像学完全吸收，以排除潜在的恶性肿瘤

（左图）一名发热伴白细胞增多患者的后前位胸片显示右肺大的肿块样实变。

（右图）同一患者横断位平扫 CT 显示右肺上叶致密实变，内见空气支气管征➡，邻近肺野出现伴有小叶间隔增厚和小叶内线的磨玻璃影↪（所谓的“铺路石”征）。诊断为社区获得性肺炎，治疗后随访影像吸收。

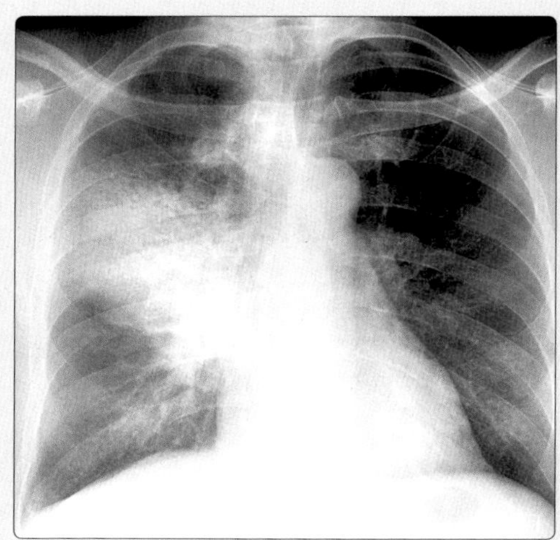

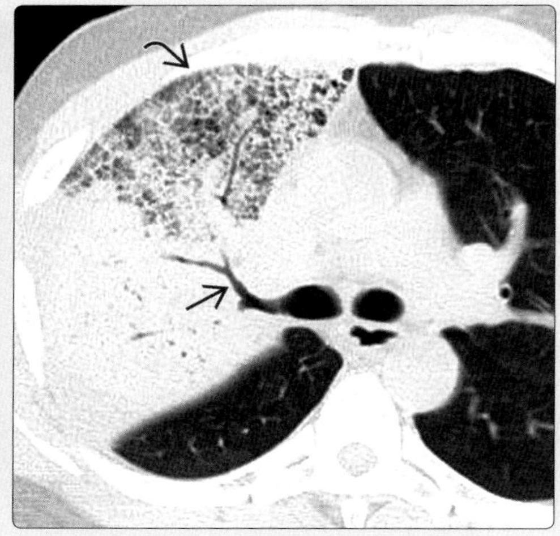

（左图）横断位增强 CT 显示球形肺炎，表现为肿块状实变，周围见磨玻璃影↪，药物治疗后吸收。成人肺实变应随诊到吸收，以排除潜在的恶性肿瘤。

（右图）一名蝶翼状肺水肿的 71 岁男性，横断位增强 CT 显示双肺实变↪，代表肺泡性肺水肿，相邻双侧小叶间隔增厚➡，与同时存在的间质性肺水肿一致。

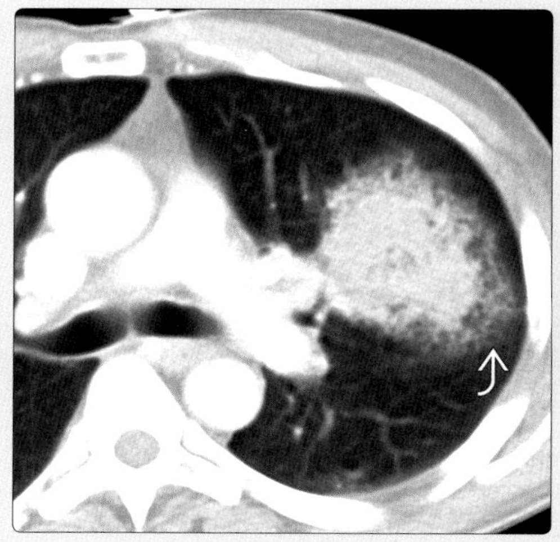

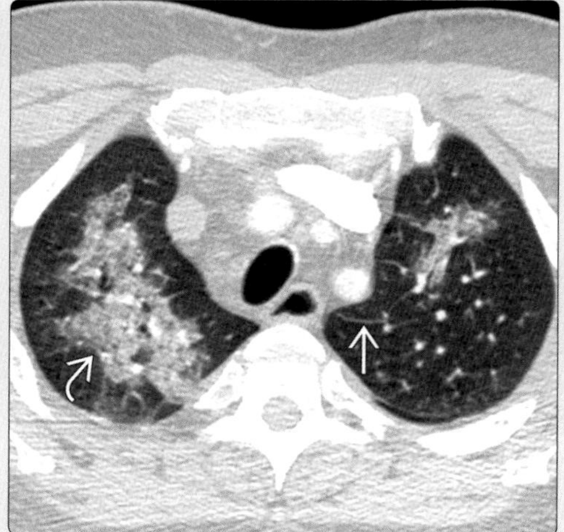

关键要点

术语
- 囊肿：衬以薄的纤维或上皮壁的局限球形腔隙，通常壁厚度 <2 mm
- 肺囊肿：肺部的薄壁腔隙，内含气体，但也可能包含液体、气 - 液平面或固体物质
  - 囊性肺疾病：以薄壁含气圆形腔隙为特征的一系列疾病
- 纵隔囊肿：前肠发育异常、胸腺或心包起源的先天性异常；获得性囊肿与囊性肿瘤
  - 单房或多房

影像表现
- 平片
  - 肺囊肿：不可见或表现为线样影；较大的囊肿可表现为薄壁球形透亮影
  - 纵隔囊肿：典型的表现为中纵隔或心膈角的纵隔轮廓异常
- CT
  - 适合评估肺囊肿的大小、形状、数量、壁特征和分布
  - 增强 CT 用于评估纵隔囊肿，以及评估囊壁、囊内容物、有无软组织间隔或壁结节

病理学表现
- 病因
  - 囊性肺疾病：淋巴管平滑肌瘤病，朗格汉斯细胞组织细胞增多症，淋巴细胞间质性肺炎，Birt-Hogg-Dubé（BHD）综合征，轻链沉积病，肺孢子菌肺炎，转移
  - 先天性肺囊肿：肺内支气管囊肿，肺气道畸形
  - 纵隔先天性囊肿：支气管囊肿，肠 / 神经管原肠囊肿，心包囊肿，胸腺囊肿
  - 纵隔囊性病变：成熟畸胎瘤，淋巴管瘤，囊性胸腺肿瘤

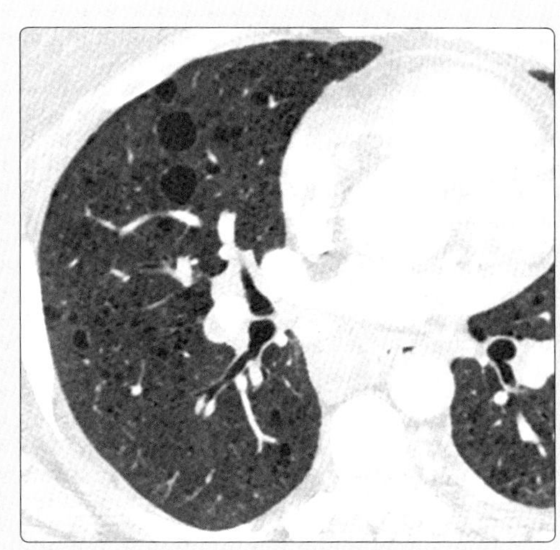

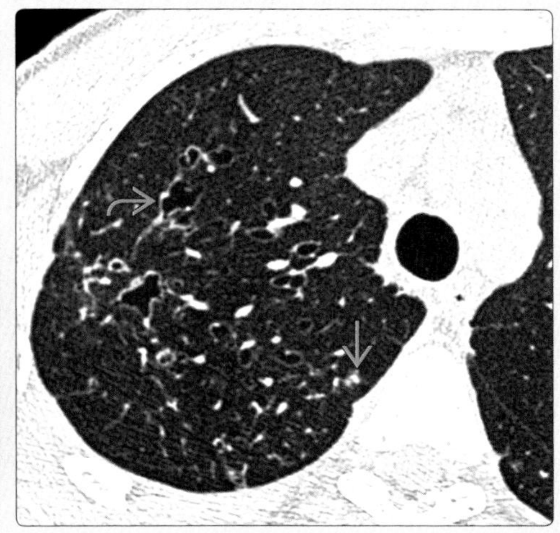

（左图）横断位增强 CT 显示淋巴管平滑肌瘤病，表现为大小不一的多灶性肺囊肿，间隔正常肺实质。囊肿弥漫性分布于双肺，囊肿壁薄仍见显示，但无相关肺结节显示。

（右图）一名吸烟患者伴肺朗格汉斯细胞组织细胞增多症，横断位平扫 CT 显示肺上叶为著的结节→和囊肿↪，囊肿有较厚的结节状壁和怪异形状。

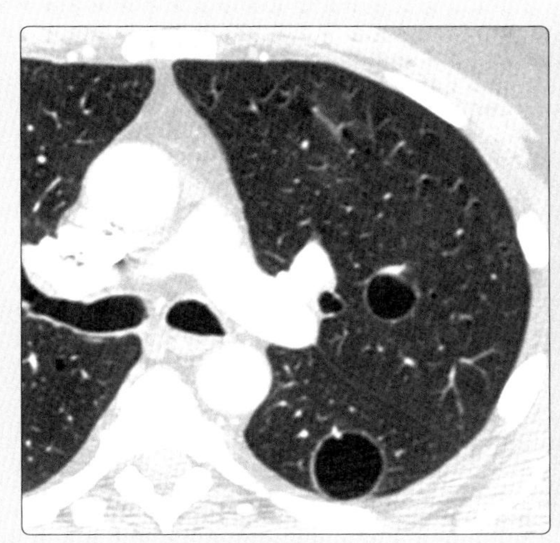

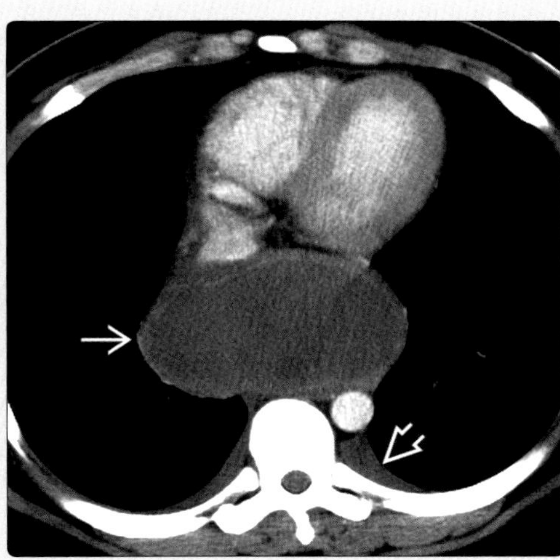

（左图）一名淋巴细胞间质性肺炎患者横断位增强 CT 显示左肺有薄壁肺囊肿。这种囊性肺疾病的鉴别诊断还应包括 Birt-Hogg-Dubé 综合征、轻链沉积病和囊性转移。

（右图）一名 31 岁男性胸痛患者的横断位增强 CT 显示后纵隔有水样密度肿块→，并有薄的壁强化。这种影像学表现是支气管源性囊肿的特征。注意少量双侧胸腔积液⇨。

磨玻璃影

关键要点

术语

- 磨玻璃影：肺密度增加，但不掩盖基础的肺结构（即支气管、血管）
- 机制
  - 肺泡充盈和（或）塌陷
  - 间质增厚
  - 血容量增加
  - 上述机制的结合

影像学表现

- 平片
  - 模糊的肺密度增加，不会掩盖基础的肺结构
  - 尽管该术语可用于描述平片表现，但通常用于描述 CT 表现
- CT
  - 肺部密度增加，不会掩盖基础的支气管血管结构

病理学表现

- 病因
  - 急性
    - 肺炎（包括耶氏肺孢子菌、病毒、支原体），出血，水肿，急性间质性肺炎（acute interstitial pneumonia, AIP），急性呼吸窘迫综合征（acute respiratory distress syndrome, ARDS），嗜酸性粒细胞性肺疾病，放射性肺炎，药物毒性，电子烟或电子烟产品使用相关肺损伤（E-cigarette or vaping product use-associated lung injury, EVALI）
  - 慢性
    - 间质性肺炎：非特异性间质性肺炎，脱屑性间质性肺炎，呼吸性细支气管炎，呼吸性细支气管炎相关的间质性肺疾病
    - 过敏性肺炎，药物毒性，放射性肺炎，嗜酸粒细胞性肺疾病，血管炎（伴有肺出血或嗜酸粒细胞性肺疾病），脂质性肺炎，腺癌（浸润前、微浸润、浸润性）

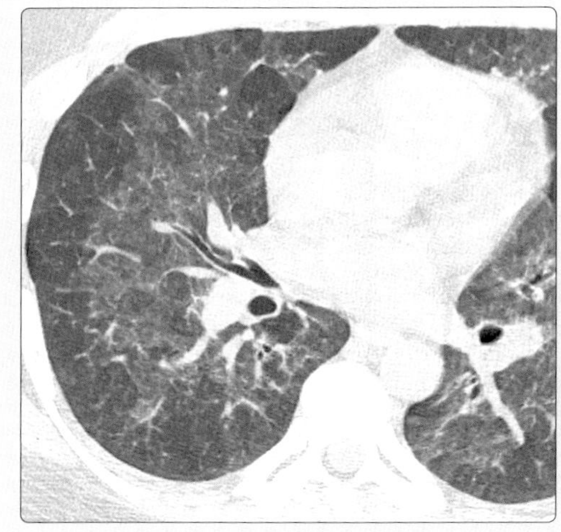

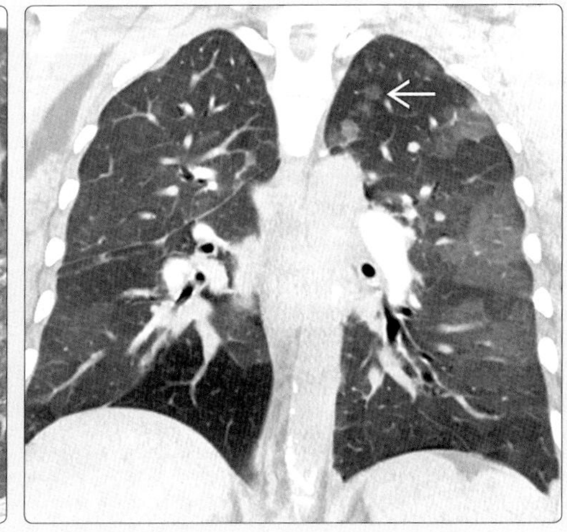

（左图）一名获得性免疫缺陷综合征患者，出现咳嗽和发热数天，横断位平扫 CT 显示继发于耶氏肺孢子菌肺炎的双肺斑片状磨玻璃影。

（右图）一名二尖瓣疾病患者，出现急性呼吸困难，冠状位平扫 CT 显示由肺水肿引起的双肺磨玻璃影和腺泡性磨玻璃结节 ➡。感染、出血和水肿均可表现为磨玻璃影。

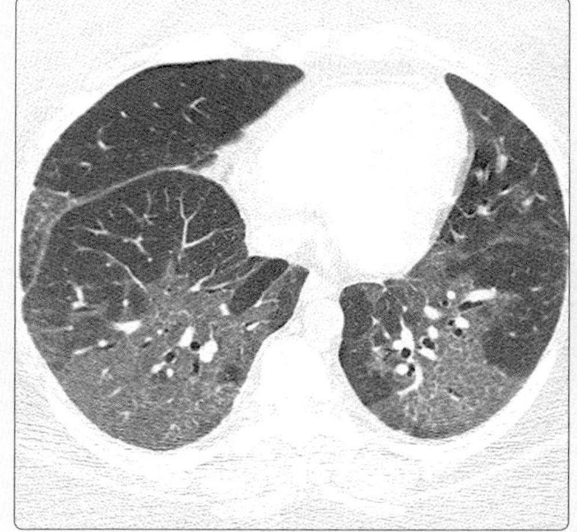

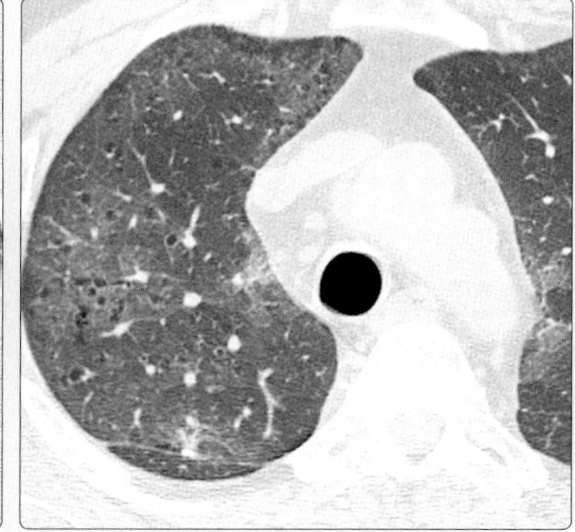

（左图）一名慢性呼吸困难患者，横断位平扫 CT 显示双肺下叶磨玻璃影。活检显示非特异性间质性肺炎。

（右图）一名慢性呼吸困难和咳嗽的吸烟患者，横断位平扫 CT 显示继发于脱屑性间质性肺炎的双肺斑片状磨玻璃影和囊性改变。表现为磨玻璃影的慢性肺部疾病包括特发性间质性肺炎和慢性嗜酸粒细胞性肺炎。

蜂窝

关键要点

术语

- 定义：伴纤维化及纤维壁囊肿的毁损肺
- 术语用于描述 CT 和病理特征

影像学表现

- 平片
    - 近似环形阴影
        - 囊肿 3～10 mm
        - 壁厚 1～3 mm
    - 胸膜下网状阴影
- CT
    - 共壁的簇状肺囊肿
    - 囊肿：胸膜下和多层 / 堆积的
    - 类似的囊肿直径
        - 平均大小：3～10 mm
        - 可能大至 25 mm
    - 纤维化的特异性表现；寻常性间质性肺炎（UIP）的诊断标准

病理学表现

- 病因
    - 纤维化性间质性肺疾病：基底部、胸膜下
        - 寻常性间质性肺炎（usual interstitial pneumonitis, UIP）
        - 非特异性间质性肺炎
    - 其他：结节病（支气管血管周围），慢性（纤维化性）过敏性肺炎（上肺），急性呼吸窘迫综合征（前部，胸膜下）
- 组织学表现：伴囊性气腔和正常肺结构的丧失的重构的纤维性肺
    - 囊肿：数毫米至数厘米，囊壁厚度不一，衬以化生的细支气管上皮

诊断要点

- 胸膜下蜂窝在 CT 上可能类似间隔旁肺气肿
    - 蜂窝：堆积的多层胸膜下囊肿
    - 间隔旁肺气肿：单层胸膜下囊肿

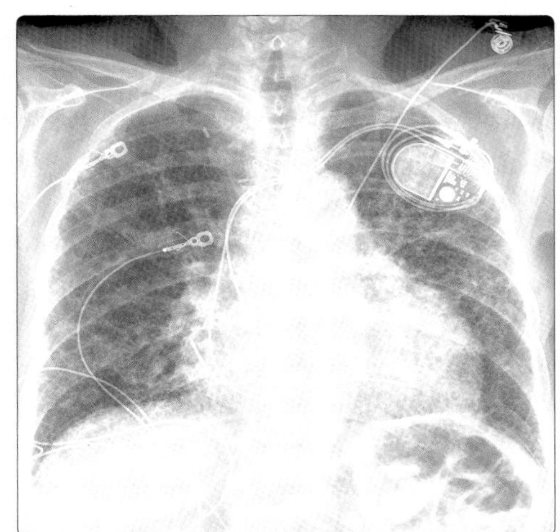

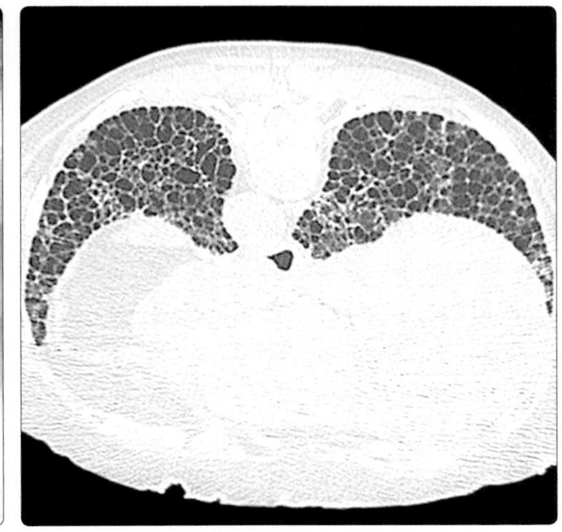

（左图）一名寻常性间质性肺炎患者，后前位胸片显示肺体积缩小、双肺广泛的粗网状影，提示有圆形囊腔，壁可见。

（右图）一名寻常性间质性肺炎患者，俯卧位横断位 HRCT 显示大小相似的堆积的多层共壁囊肿，典型的下叶和胸膜下分布。如果无其他伴发疾病，无需活检就可以确诊特发性肺纤维化。

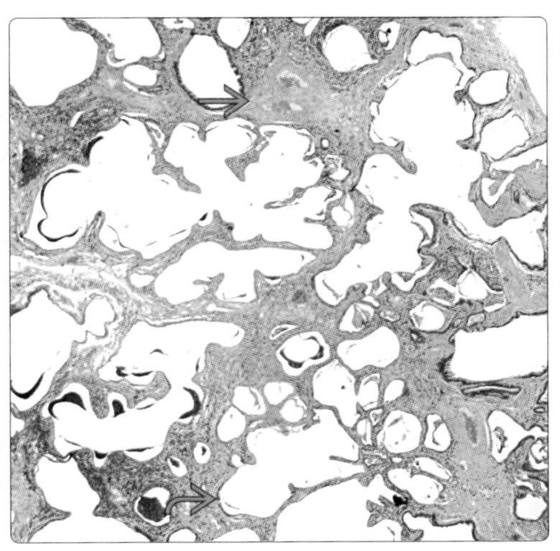

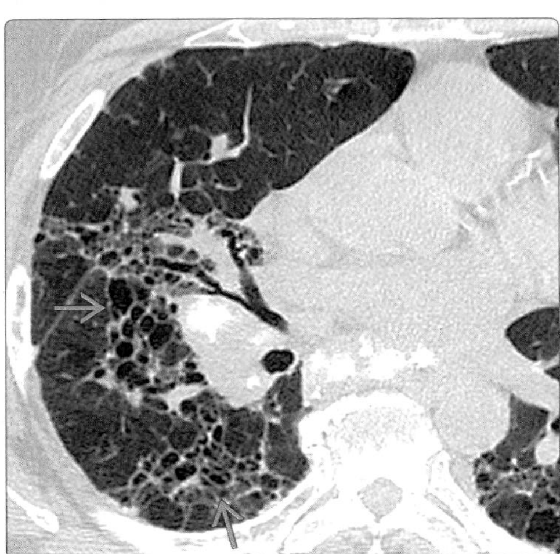

（左图）寻常性间质性肺炎标本的低倍显微照片（HE 染色），显示致密性纤维化 ⇒ 和蜂窝囊肿 ➩，与 CT 上的层状囊腔相关。

（右图）一名终末期结节病患者的横断位 HRCT 显示广泛的蜂窝 ⇒ 伴支气管血管周围分布。这种分布可能发生在终末期结节病和纤维化性过敏性肺炎中。

小叶间隔增厚

关键要点

术语
- 小叶间隔膜增厚，勾勒出次级肺小叶
- 影像学上看不到正常的小叶间隔

影像学表现
- 平片
  - 小叶间隔增厚表现为 Kerley 线
  - Kerley B 线：垂直于胸膜的短水平线（1.5~2 cm 长）
  - Kerley A 线：2~6 cm 长线，上肺野，自肺门向外周斜向走行
  - Kerley C 线：肺基底处的网状分支状线样影，正面可见 Kerley B 线
- CT/HRCT
  - 增厚的小叶间隔
  - 环绕和勾勒出次级肺小叶
  - 光滑或结节状增厚
  - 肺纤维化中的不规则间隔增厚

病理学表现
- 病因
  - 光滑小叶间隔增厚
    - 间质性水肿
    - 癌性淋巴管炎
    - 肺泡蛋白沉着症
    - 其他间质性肺疾病
  - 结节样小叶间隔增厚
    - 癌性淋巴管炎
    - 淋巴组织增生性疾病
    - 结节病、矽肺和煤工尘肺
  - 不规则小叶间隔增厚
    - 肺纤维化，终末期结节病

诊断要点
- 间质性水肿是小叶间隔增厚的最常见原因
- 结节性小叶间隔增厚应提示恶性肿瘤

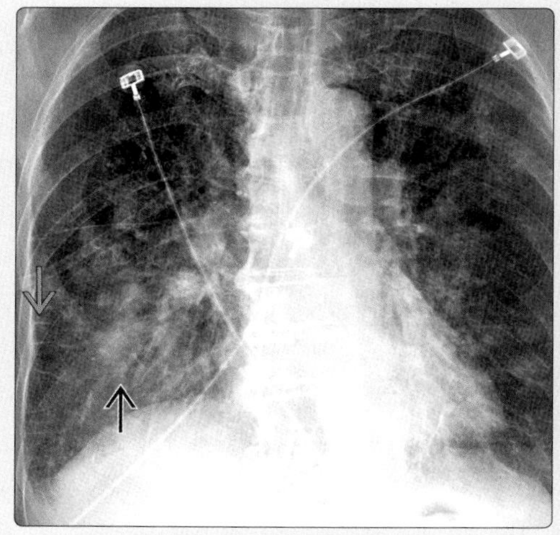
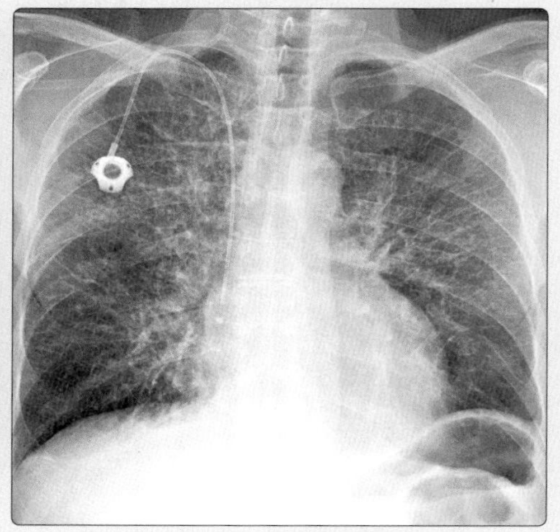

（左图）聚焦前后位胸片显示不对称性肺泡和间质水肿，分别表现为边界不清的气腔疾病➡和 Kerley B 线→，肺门周围模糊、支气管周围增厚和右侧胸腔积液是水肿的其他表现。

（右图）一名 57 岁男性晚期恶性肿瘤患者的后前位胸片显示癌性淋巴管炎，表现为不对称的双侧间质阴影，伴有小叶间隔增厚和 Kerley A 和 C 线。

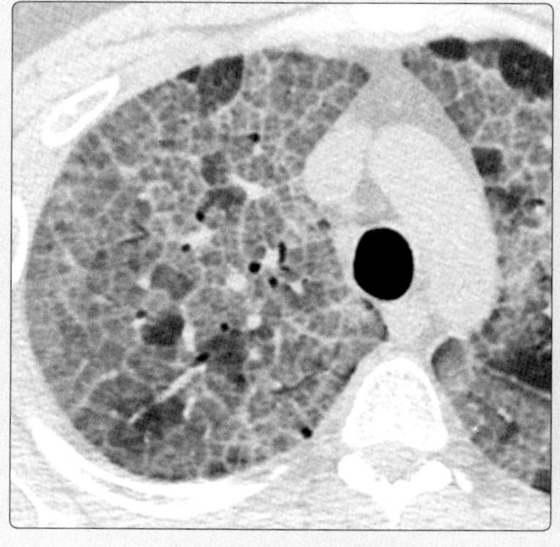
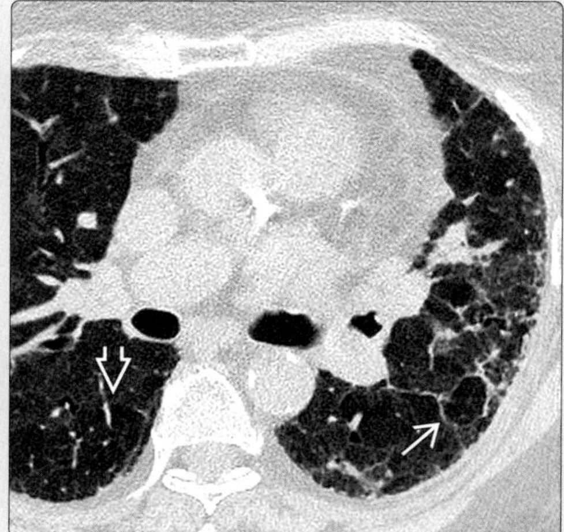

（左图）一名 43 岁肺泡蛋白沉着症患者的横断位平扫 CT 显示在磨玻璃影背景下弥漫光滑的小叶间隔增厚和小叶内线，产生了特征性的"铺路石"征。

（右图）一名慢性或纤维化性过敏性肺炎的 52 岁女性，横断位平扫 CT 显示胸膜下网状影、散在的小叶间隔增厚➡和马赛克密度⇨，与纤维化性间质性肺病一致。

小叶内线

关键要点

术语

- 在次级肺小叶范围内细线样影
- 没有小叶内间隔：术语“小叶内间隔增厚”是错误的

影像学表现

- 平片
  - 小叶内线不可见
- CT/HRCT
  - 细的不规则网状阴影，间隔几毫米
  - 位于次级肺小叶内
  - 数量众多时：细网状影

病理学表现

- 病因
  - 特发性肺纤维化
  - 非特异性间质性肺炎
  - 终末期结节病
  - 结缔组织疾病相关的间质性肺疾病
  - 慢性（纤维化性）过敏性肺炎
  - 石棉肺
  - 其他弥漫纤维化性间质性肺疾病
  - 肺泡蛋白沉着症
- 肺实质内（小叶内）间质：肺泡壁内薄的结缔组织纤维的间质网；支持次级肺小叶
- 小叶内线：小叶内间质增厚，通常由纤维化引起

诊断要点

- 小叶内线提示间质纤维化
- 小叶间隔增厚伴小叶内线：网状影
- 薄层 CT 上小叶内线的识别：观察者间一致性低

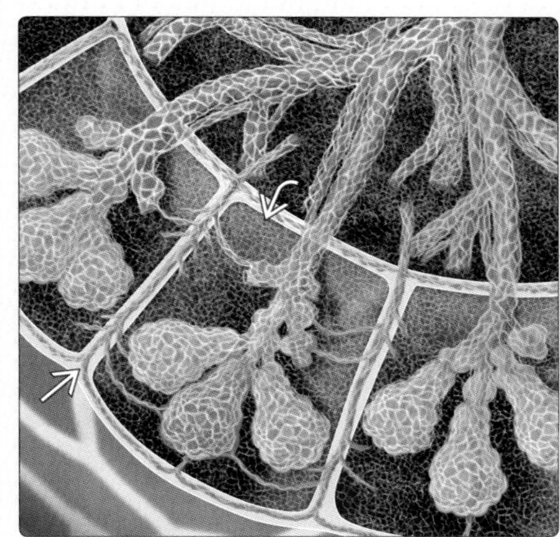

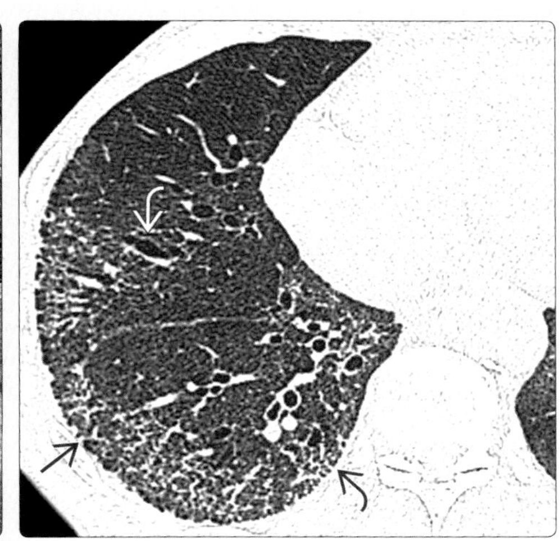

（左图）示意图显示次级肺小叶的实质和外周间质。外周间质沿着小叶间隔→和胸膜下区域延伸，而实质间质↪在次级肺小叶内的肺泡和肺泡囊周围形成网状结构。

（右图）一名硬皮病和纤维化性非特异性间质性肺炎患者，横断位 HRCT 显示大量小叶间隔增厚→、小叶内线↪和牵拉性支气管扩张↪。

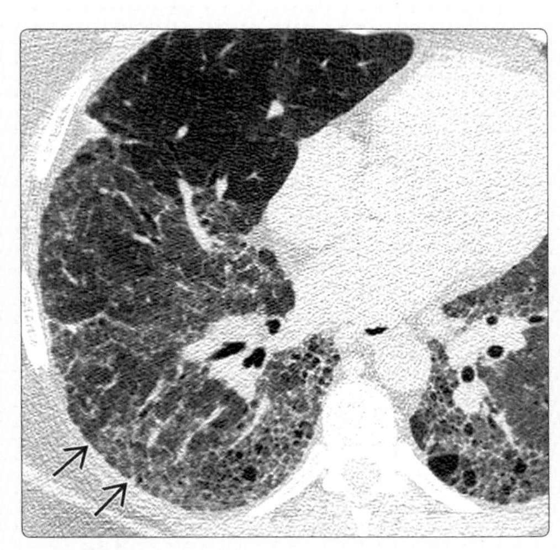

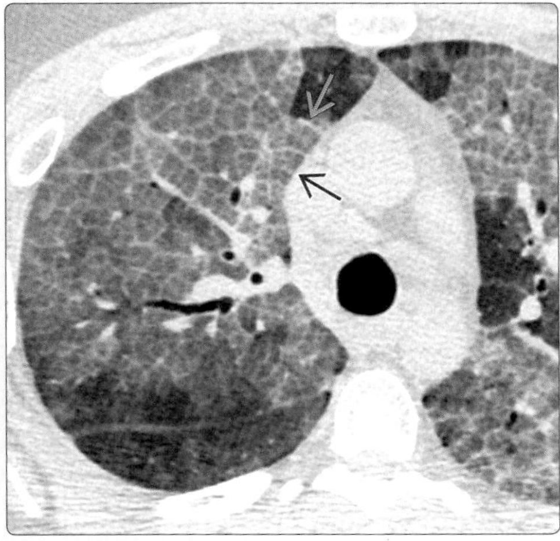

（左图）一名特发性肺纤维化患者，横断位 HRCT 显示在由增厚的小叶间隔→勾勒的次级肺小叶内有细线影和磨玻璃影，注意双侧胸膜下蜂窝囊肿。

（右图）一名 43 岁肺泡蛋白沉着症患者，横断位平扫 CT 显示特征性的“铺路石”征，该征象由小叶间隔增厚→和小叶内线→背景下的双肺弥漫斑片状磨玻璃影组成。

肿块

关键要点

术语
- 最大直径 >3 cm 的胸部病变
  - 通常为实性，但可能有坏死和（或）空腔形成
- 可位于任何一个胸部解剖部位
  - 肺，胸膜，纵隔，胸壁，横膈

影像学表现
- 平片
  - 识别病变和定位到特定的胸部解剖部位
  - 肺肿块：被肺组织包绕，边界清楚或不清楚，毛刺或分叶状边界
  - 胸膜肿块：与邻近胸膜成钝角，边界不完整
  - 纵隔肿块：纵隔轮廓改变，局限或弥漫；侧位平片可以定位到特定的纵隔区域
  - 胸壁肿块：边界不完整，可能表现为骨骼侵蚀/破坏和（或）软组织受累
- CT
  - 肺肿块：形态特征和临床分期（局部侵犯、淋巴结增大、转移）
  - 胸膜肿块：孤立或多发；评估局部侵犯，淋巴结增大，胸腔积液
  - 纵隔肿块：评估病变的形态和密度，识别淋巴结肿大，评估局部侵犯
  - 胸壁肿块：骨骼和（或）软组织受累程度的评估和特征分析

病理学表现
- 病因
  - 肺：肺癌，肺脓肿，转移
  - 胸膜：胸膜局限纤维性肿瘤，转移
  - 纵隔：胸腺肿瘤，神经源性肿瘤，淋巴结增大，先天性囊肿，血管病变
  - 胸壁：转移，软骨肉瘤，骨髓瘤

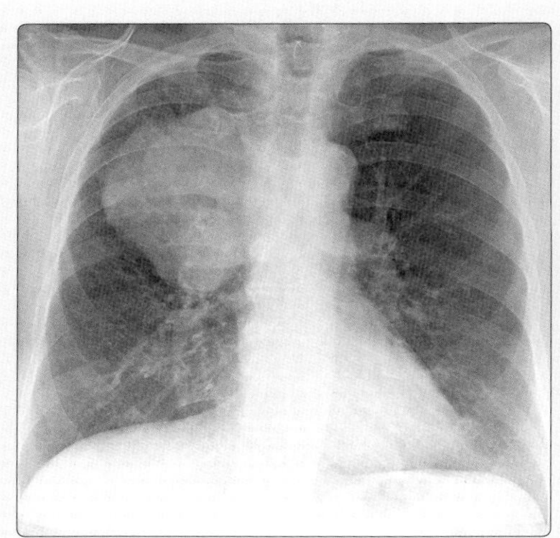

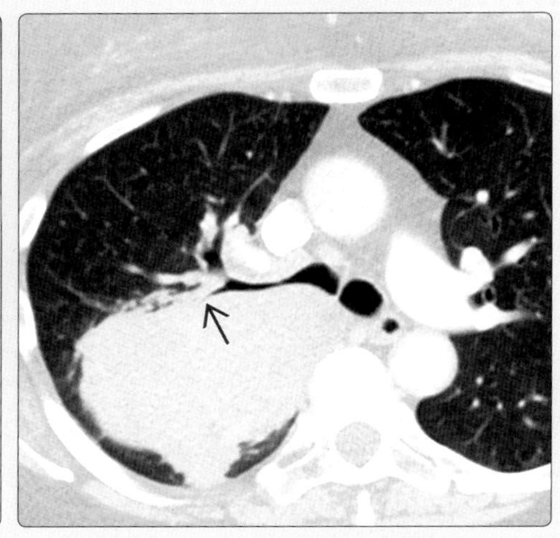

（左图）一名 65 岁男性伴咳嗽和体重减轻，后前位胸片显示右肺上叶巨大分叶状肿块。

（右图）同一患者的横断位增强 CT 显示右上叶软组织肿块侵犯邻近纵隔，对右上叶支气管产生压迫，后段支气管管腔闭塞→。肺肿块通常代表恶性肿瘤，最常见的是原发性肺癌。

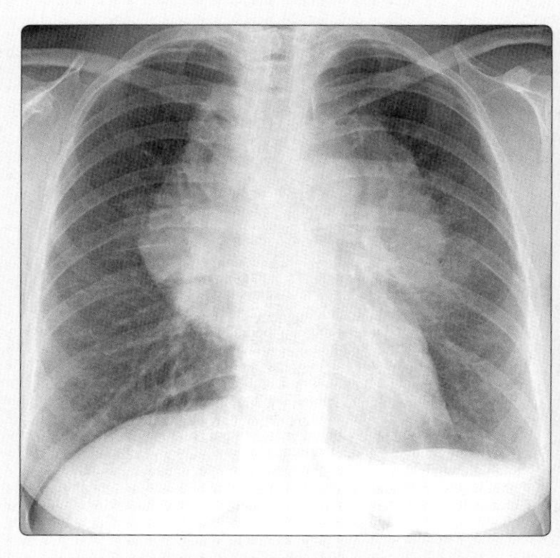

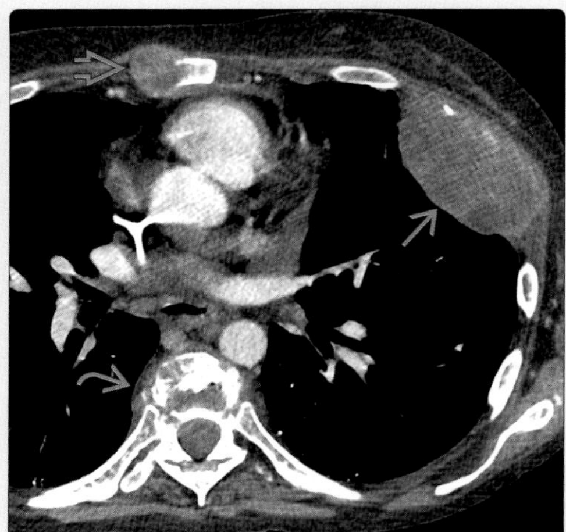

（左图）一名 24 岁女性患者伴面部肿胀和不适，后前位胸片显示一个巨大的分叶状纵隔肿块，延伸至中线两侧，侧位片显示位于前纵隔（未展示图片）。

（右图）一名 30 岁转移性妇科恶性肿瘤女性患者，横断位增强 CT 显示左侧前胸壁有一个巨大的肿块→并伴有肋骨破坏。另外胸骨⇒和椎体↗骨破坏与胸壁转移瘤一致。

关键要点

术语

- 粟粒影
  - 大小均匀的肺内微小结节，直径≤3 mm
  - 分散的、圆形、边界清晰
  - 多发、双侧
- 同义词
  - 粟粒结节
- 术语“粟粒”
  - 源自“小米”种子
  - 大小和形态酷似小米种子的肺结节

影像学表现

- 平片
  - 双侧、微小、分散，常有大量肺微小结节
  - 弥漫性分布
  - 可能不易发现病变
  - 肺癌患者可见肿块
- CT/HRCT
  - 大量、双侧、分散的、边界清晰的肺微小结节
  - 随机（弥散、均匀）分布，与次级肺小叶结构无特异性关系

主要鉴别诊断

- 淋巴管周围分布结节（如结节病）有时难以与粟粒性微小结节鉴别
- 小叶中心性结节（如细胞性细支气管炎）不累及胸膜/叶间裂

病理学表现

- 病因
  - 血源性转移瘤：甲状腺癌、肾细胞癌、黑色素瘤和肺腺癌
  - 血源性感染：结核，真菌感染
  - 肺腺癌，伴有 *EGFR* 突变/第 19 外显子缺失

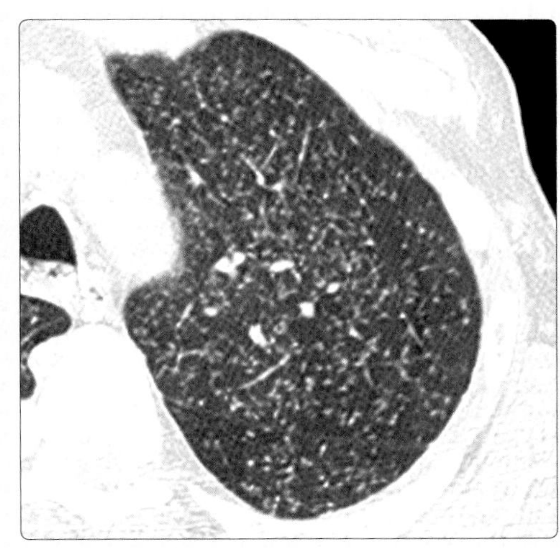

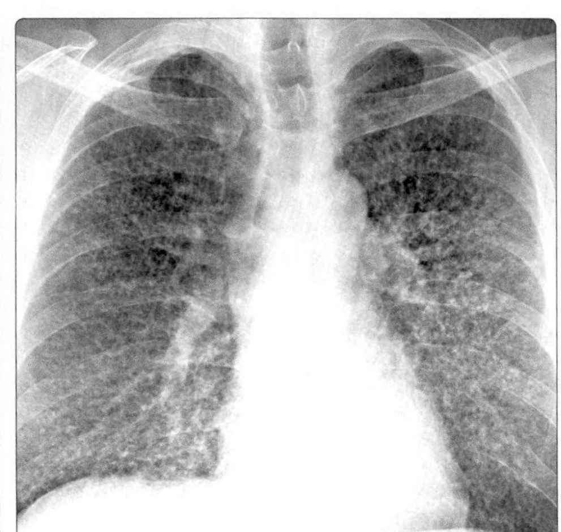

（左图）一名伴发粟粒性肺结核的免疫功能低下患者的横断位平扫 CT 示肺内大量微小结节，呈粟粒样和随机分布。粟粒表现与疾病血源性播散一致，本病例中为感染。

（右图）一名伴发播散型球孢子菌病免疫功能低下患者的后前位胸片显示双肺大量粟粒性微结节，与真菌感染血源性播散一致。

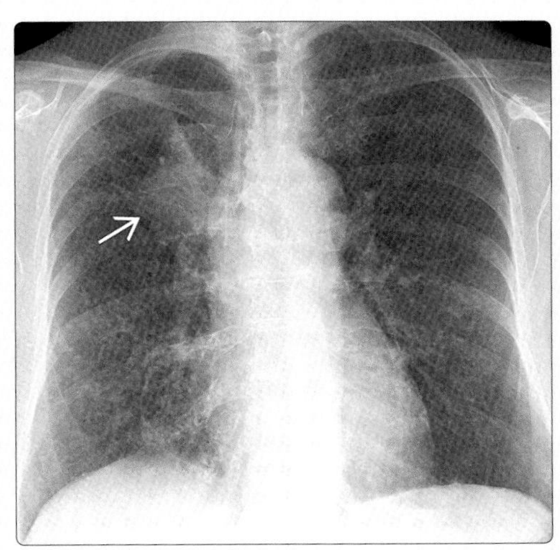

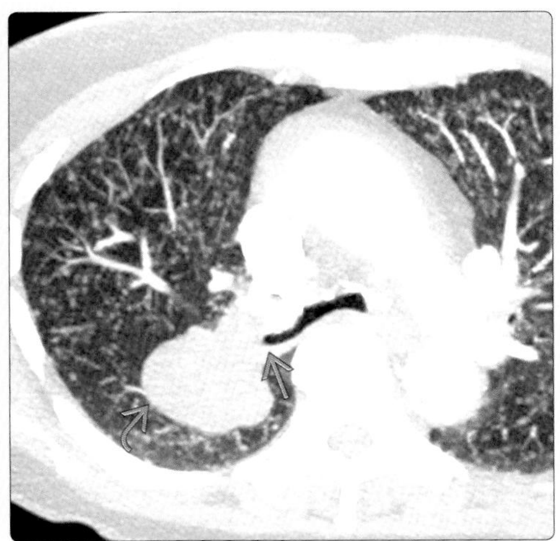

（左图）一名晚期肺腺癌患者的后前位胸片显示右肺上叶肿块➡和双肺多灶性微小结节，表现为粟粒样转移。

（右图）同一患者横断位增强 CT 显示右肺上叶分叶状肿物➡（原发性肺癌）包绕右肺上叶支气管➡。双肺粟粒样转移与腺癌伴 *EGFR* 突变和外显子 19 缺失一致。

马赛克密度

关键要点

术语
- 马赛克密度
  - CT 上表现为肺野密度不均匀，低密度区与高密度区夹杂相间
- 同义词：马赛克灌注，马赛克肺血减少
- 马赛克密度是更全面的首选术语

影像学表现
- 平片
  - 典型的正常胸片
  - ± 伴发表现，如支气管扩张
- CT/HRCT
  - 不均匀拼图样肺密度
  - 低密度和较高密度交替区
  - ± 肺野透过度增高区内血管影变细
  - 支气管扩张、支气管壁增厚、黏液栓应提示气道疾病
  - 呼气相薄层 CT：确定继发细支气管阻塞引起的空气潴留

病理学表现
- 病因
  - 斑片状间质性肺疾病：过敏性肺炎，支气管扩张
  - 缩窄性细支气管炎
    - 特发性
    - 移植并发症
    - 自身免疫：类风湿关节炎，干燥综合征
    - 毒气吸入性损伤
    - 其他：药物引起的肺部疾病，复发性感染/误吸，Swyer-James-MacLeod 综合征，弥漫性特发性肺神经内分泌细胞增生（DIPNECH），炎性肠病，副肿瘤性天疱疮
  - 闭塞性血管疾病：慢性肺血栓栓塞，肺动脉高压

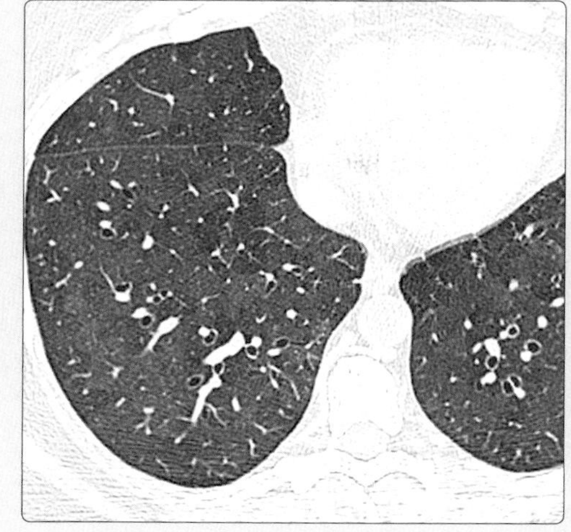

（左图）一名亚急性（非纤维化）过敏性肺炎患者横断位平扫 CT 显示肺实质轻度弥漫性马赛克密度。这种马赛克密度在呼气相时加重。

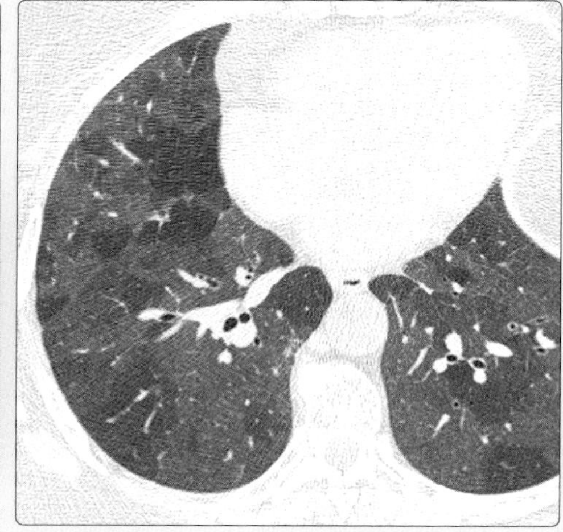

（右图）一名亚急性（非纤维化）过敏性肺炎患者横断位平扫 CT 显示肺野密度不均匀，肺高密度与低密度区夹杂相间呈不规则的拼图状。在此例中，斑片状磨玻璃影加重了密度不均匀。

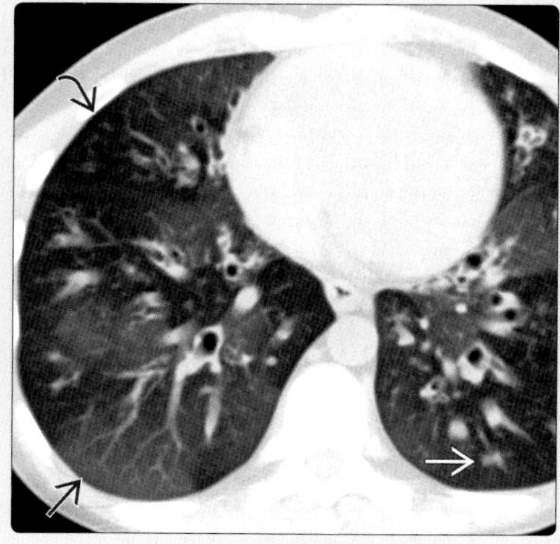

（左图）一名肺囊性纤维化患者的横断位平扫 CT 显示双侧马赛克密度/灌注，低密度区➔与较高密度区➔交替。注意支气管扩张、支气管壁增厚和黏液栓➔。

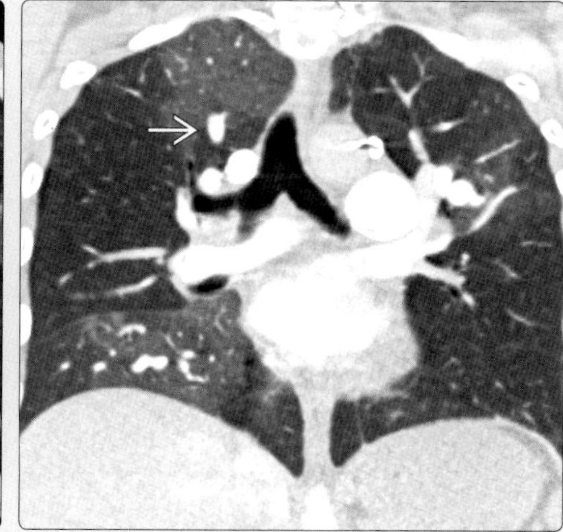

（右图）一名慢性肺血栓栓塞症患者的冠状位增强 CT，病变表现为马赛克密度/灌注。注意高密度区血管增粗➔。马赛克密度可发生于小气道或闭塞性血管疾病。

结节

关键要点

术语

- 结节
  - 多种边界特征的圆形密度增高影
  - 直径≤3 cm
- 微结节
  - 直径 <3 mm 的圆形密度增高影

影像学表现

- 平片
  - 肺内圆形密度增高影（≤3 cm）
  - 可有钙化或空洞
- CT
  - 圆形密度增高影（≤3 cm），边缘有多种形态
  - 以实性或亚实性为特征的结节
    - 实性结节为软组织密度
    - 亚实性结节
      - 磨玻璃（非实性）密度
      - 部分实性，含有磨玻璃和实性成分

病理学表现

- 病因
  - 孤立性肺结节
    - 肉芽肿
    - 肺癌，浸润前病变
    - 类癌
    - 错构瘤
  - 多发弥漫性微结节
    - 分布特点：小叶中央，淋巴管周围，或随机分布

诊断要点

- 可能良性、可能恶性或不确定的孤立性结节
  - 不确定的结节需要随访影像学和（或）组织活检进一步评估
- 根据风险因素和大小（包括实性和非实性成分的大小），根据 Fleischner 协会指南对实性和亚实性结节进行随访

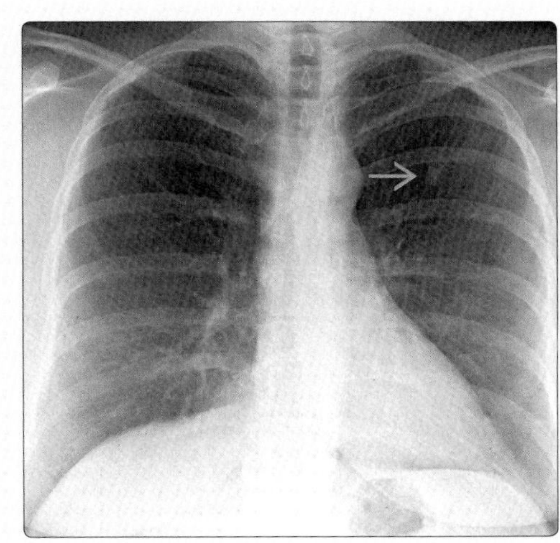

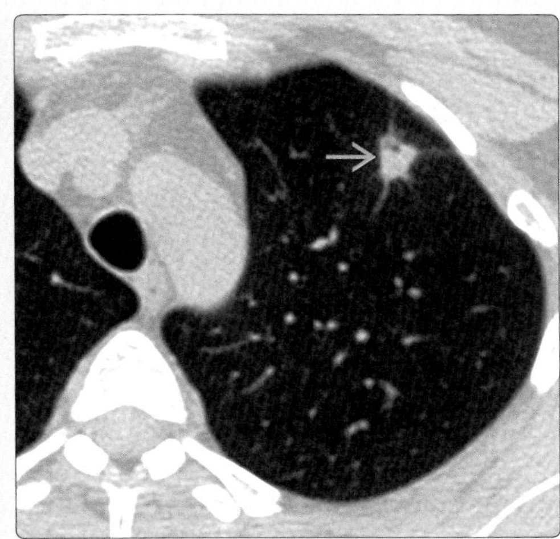

（左图）一名无症状 72 岁女性的后前位（PA）胸片显示一个偶发的左肺上叶毛刺样孤立性肺结节→。无其他影像学异常。

（右图）同一患者的横断位平扫 CT 显示左肺上叶毛刺样实性结节→伴胸膜凹陷和前部小的偏心空洞。这些征象高度怀疑原发性肺癌。该结节适合 CT 引导下穿刺活检。

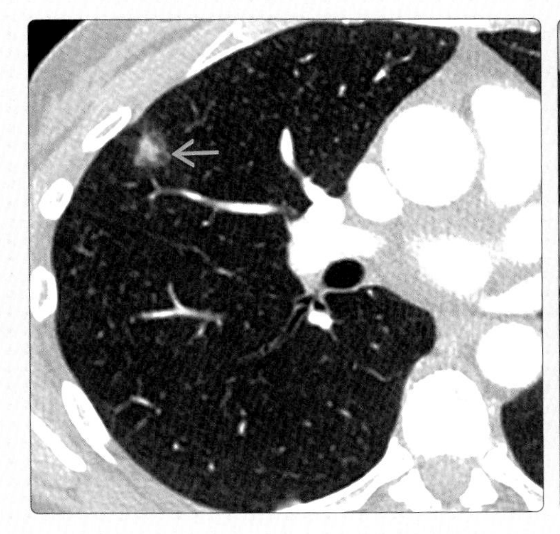

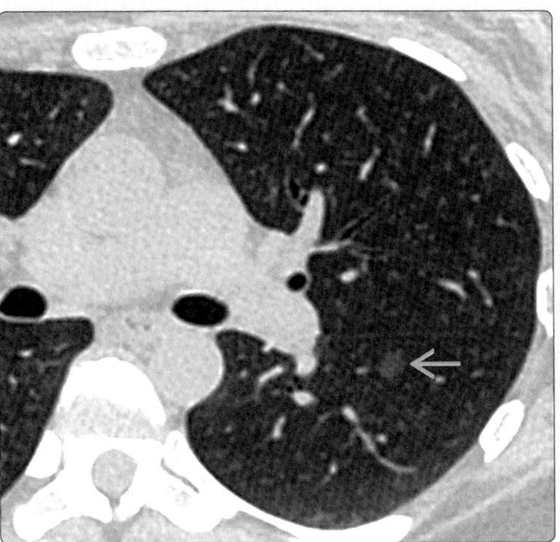

（左图）一名无症状 80 岁女性的横断位增强 CT 显示一个偶发的右肺上叶部分实性结节→，边缘毛刺、胸膜牵拉凹陷和大部分实性成分。手术切除诊断为浸润性腺癌。

（右图）一名无症状 40 岁女性的横断位平扫 CT 显示一个偶发的左肺下叶亚实性磨玻璃结节→，该结节在影像学随访中持续存在。手术切除诊断为不典型腺瘤样增生。

支气管血管周围性

关键要点

术语

- 以支气管血管周围间质受累为特征的病变
- 鉴于淋巴管解剖结构的连续性，支气管血管周围和淋巴管周围分布经常共存

影像学表现

- 平片
  - 中央性肺部阴影
  - 支气管周围“袖套”征
- CT
  - 支气管壁增厚，呈结节状
  - 血管周围间质增厚（以增强时显示最佳）
  - 血管周围结节
  - 支气管血管束实变
  - 支气管周围 / 血管周围透亮影
  - 淋巴管周围的表现常伴发：胸膜及肺裂增厚和（或）结节

病理学表现

- 支气管血管周围浸润
  - 血管外水和血液
  - 感染，肉芽组织
  - 肿瘤
  - 气体
- 病因
  - 静水压性肺水肿
  - 机化性肺炎
  - 支气管肺炎
  - 卡波西肉瘤
  - 黏膜相关淋巴组织淋巴瘤（MALToma）
  - 间质性肺气肿
  - 间质性肺动脉出血

诊断要点

- 识别支气管血管周围病变需要了解次级肺小叶的解剖结构

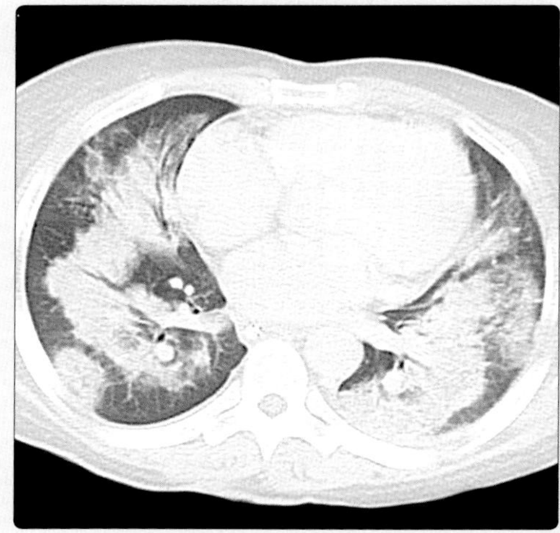

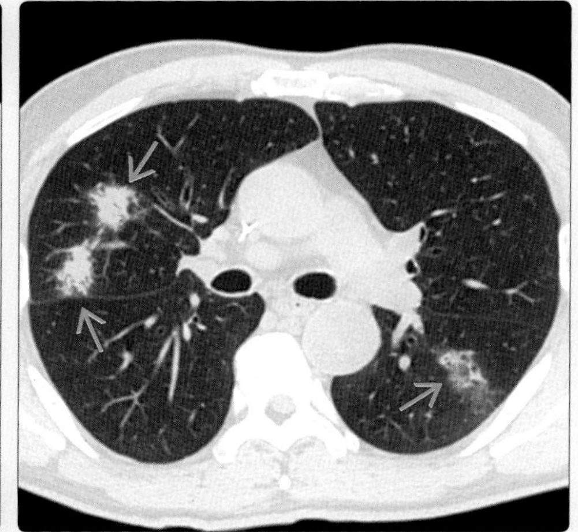

（左图）一名心源性肺水肿患者横断位平扫 CT 显示双侧支气管血管周围实变，不累及胸膜下。该过程通常发生在支气管血管周围，后期发展为周围间质受累。

（右图）一名金黄色葡萄球菌肺炎患者的横断位平扫 CT 显示双侧支气管血管周围斑片状实变→。后期可进展为双肺广泛受累。

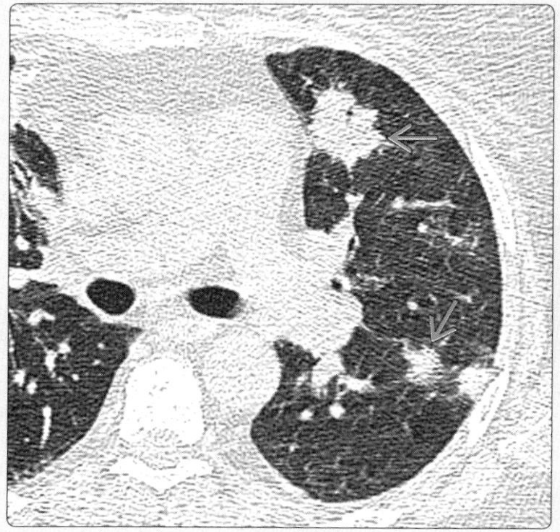

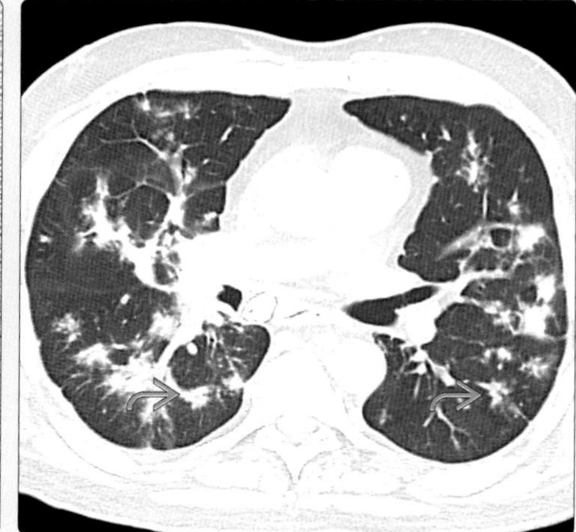

（左图）一名隐源性机化性肺炎患者横断位 HRCT 显示左肺支气管血管周围多灶性不规则结节→。机化性肺炎的常见影像学表现为支气管血管周围结节，如本病例所示。

（右图）一名艾滋病相关卡波西肉瘤患者的横断位增强 CT 显示双侧支气管血管周围多灶性边界不清的带毛刺结节，表现为特征性火焰状形态↱，不累及胸膜下肺实质。

关键要点

术语

- 分布于 1 个或多个受累或正常次级肺小叶周围的气腔样病变
  - 反晕征可能代表小叶周围模式 / 分布
  - 产生肺坏死的过程可能表现出相似的形态学表现

影像学表现

- 平片
  - 边界不清的肺部阴影，小叶周围分布不能确定
- CT
  - 1 个或多个次级肺小叶周围分布的实变和（或）磨玻璃密度影
  - 斑片状支气管血管周围阴影；相邻的次级肺小叶通常不受累
  - 反晕征：实变包绕着磨玻璃密度影或正常 / 相对正常的肺组织

病理学表现

- 小叶周围模式被认为与机化性肺炎有关，缺乏组织学证实，因为大多数病例不活检
- 病因
  - 机化性肺炎
    - SARS-CoV-2（COVID-19）引起的急性肺损伤
    - 病毒、细菌、真菌（流感）、军团菌等感染
    - 特发性
  - 与电子烟相关的肺损伤
  - 肺梗死：血栓栓塞性疾病，血管炎
  - 嗜酸性粒细胞肺炎

临床要点

- 小叶周围模式常见于机化性肺炎
- 小叶周围模式的确定是否为类固醇治疗的适应证仍有待确定

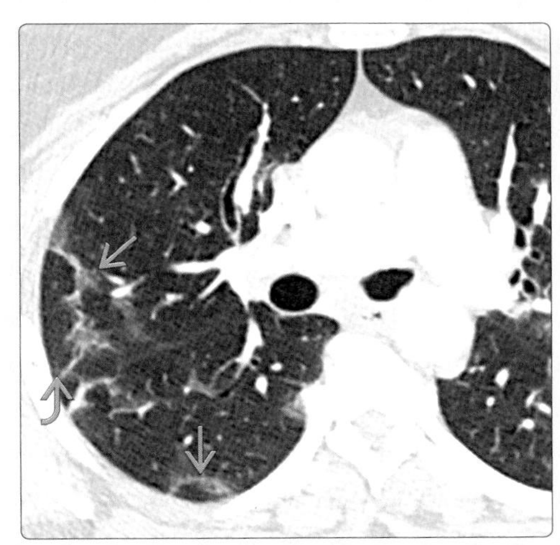

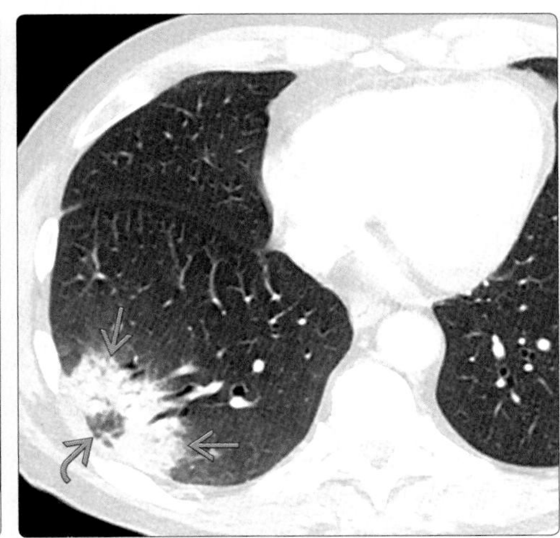

（左图）一名 COVID-19 相关急性肺损伤患者的横断位增强 CT 显示斑片状肺外周分布的磨玻璃影➡，不累及邻近的次级肺小叶➡，即所谓的小叶周围模式。

（右图）一名隐源性机化性肺炎患者的横断位增强 CT 显示右肺下叶外周实变➡，其内存在透光区，对应为相对未受损的次级肺小叶➡。

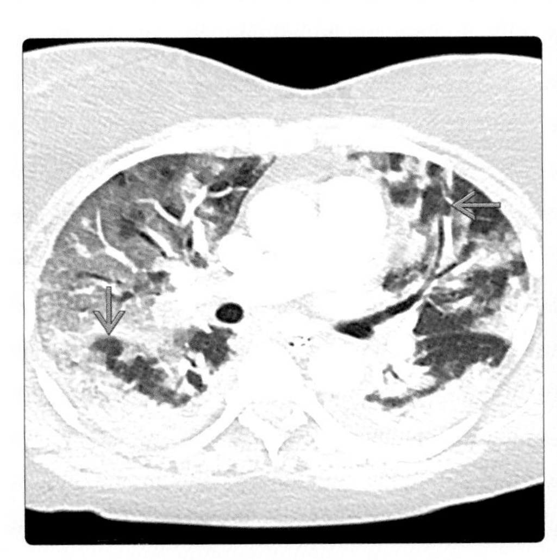

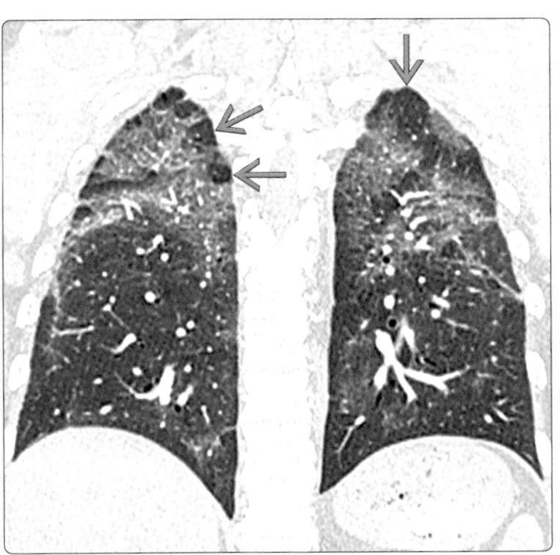

（左图）一名甲流感染急性肺损伤患者的横断位增强 CT 显示双肺广泛分布的磨玻璃密度影及实变，几个次级肺小叶未受累➡。

（右图）一名鼻病毒感染患者的冠状位增强 CT 显示双肺上叶广泛的磨玻璃影，胸膜下次级肺小叶未受累➡，虽然小叶周围模式可能是非特异性的，但在鉴别诊断中应重点考虑机化性肺炎。

淋巴管周围性

关键要点

术语

- 沿周围间质（即胸膜下和小叶间隔）和中轴间质（即支气管血管周围和小叶中央）分布的病变

影像学表现

- 中轴间质增厚
  - 支气管血管周围间质
    - 支气管周围（支气管壁）增厚
    - 血管周围增厚/结节样改变：通条征（"串珠"状支气管血管束）
    - 血管周围增厚
  - 小叶中央间质
    - 小叶中央结节/微结节
- 外周间质增厚
  - 胸膜下：胸膜和叶间裂
    - 结节状
    - 胸膜增厚
    - 胸膜假性斑块（聚集的微结节）
  - 小叶间隔
    - 结节状（"串珠"状）和（或）光滑的间隔线（平片上的 Kerley B 线）

病理学表现

- 病因
  - 癌性淋巴管炎
  - 结节病
  - 肺尘埃沉着症（矽肺和煤工肺）
  - 淀粉样变（肺泡间隔）
  - 肺水肿（间质性）
- 组织学特征
  - 淋巴管周围分布与肺淋巴管的解剖分布相关
    - 肺淋巴管沿中轴间质和外周间质走行
  - 镜下为肉芽肿、细胞浸润、肿瘤形成过程、水肿液（血管外水）的分布

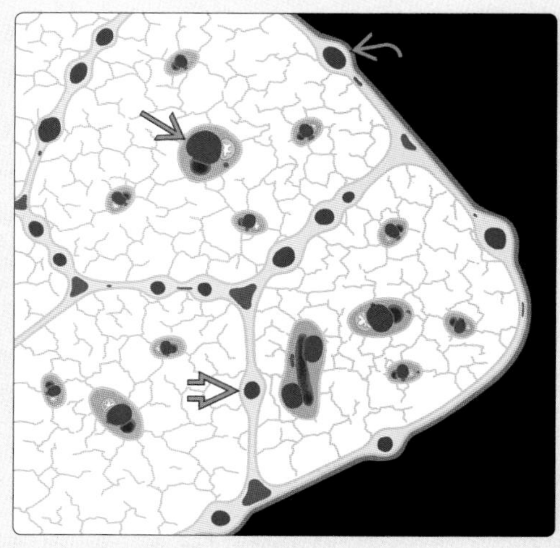

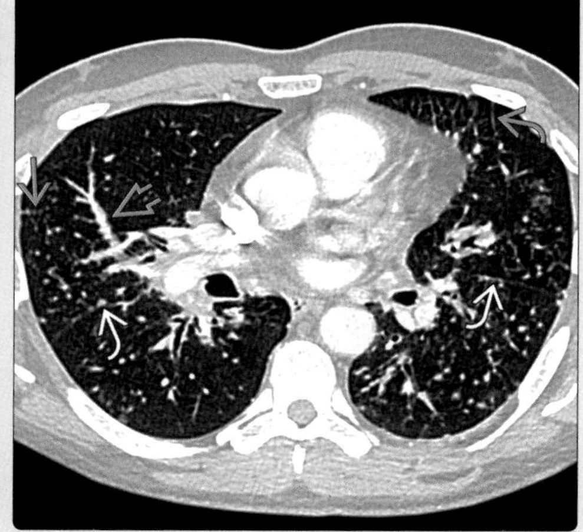

（左图）示意图显示淋巴管周围结节的解剖分布，沿肺淋巴管的支气管血管束➡（即中轴间质）、小叶间隔⇨和胸膜下区域↗（即外周间质）。

（右图）一名结节病患者横断位增强 CT 显示双侧淋巴管周围微小结节，表现为结节状➡和光滑的↗间隔线，通条征⇨（即支气管血管周围增厚伴结节），以及叶间裂结节↗。

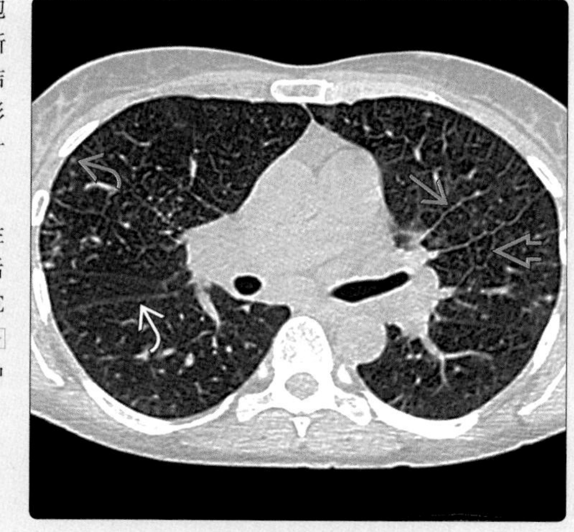

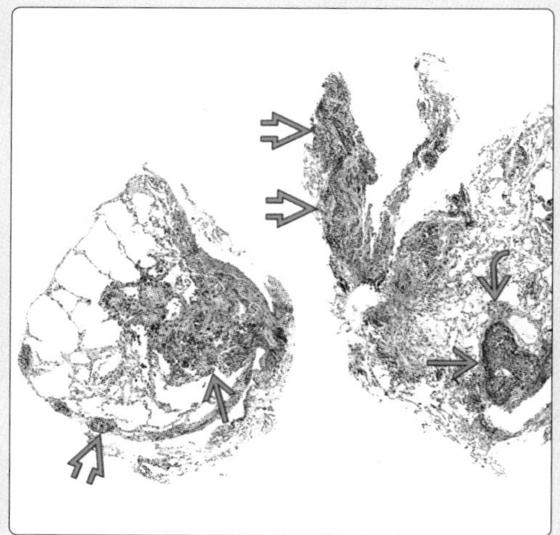

（左图）一名阴道透明细胞腺癌伴淋巴管炎患者的横断位平扫 CT 显示光滑的及结节状的间隔线➡，多边形⇨，以及小叶中央↗和叶间裂微小结节↗。

（右图）一名乳腺癌伴癌性淋巴管炎患者的支气管镜活检标本低倍镜下图片（HE 染色），显示沿血管周围↗和小叶间隔淋巴管⇨的肿瘤细胞的结节➡。

肺气囊

关键要点

术语

- 肺气囊：被肺实质包围的薄壁含气腔隙，可单发或多发

影像学表现

- 平片
  - 肺实质内薄壁含气结构
  - 平片上可能不可见
- CT
  - 局灶或多灶性薄壁含气囊腔
    - 可能与囊肿或肺大疱难以区别
  - 可辨认细微的肺气囊
  - 评估伴发异常：磨玻璃影，实变，气胸

病理学

- 病因
  - 感染：肺孢子虫，金葡菌，COVID-19
  - 创伤（儿童、年轻人）：伴发挫伤、撕裂伤、气胸、纵隔气肿
  - 碳氢化合物吸入 / 误吸
  - 手术，机械通气，支气管内瓣膜
  - 其他：烧伤，间质性肺气肿
- 可能机制
  - 活瓣性气道阻塞伴外周过度充气
  - 坏死肺组织排出导致的活瓣性气道梗阻和外周过度充气
  - 因气道壁炎症 / 坏死而导致间质气体进入邻近肺组织

临床要点

- 并发症
  - 感染：其内见气 – 液平面
  - 破入胸腔：形成气胸
- 自然病史：大小可能增加（数天到数周），通常可完全消退（数月到数年）

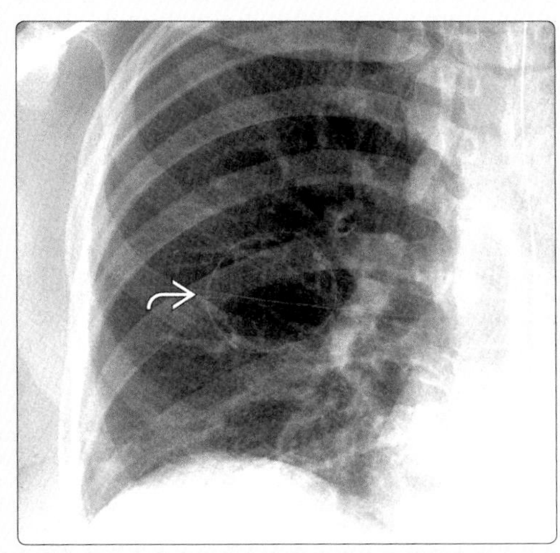

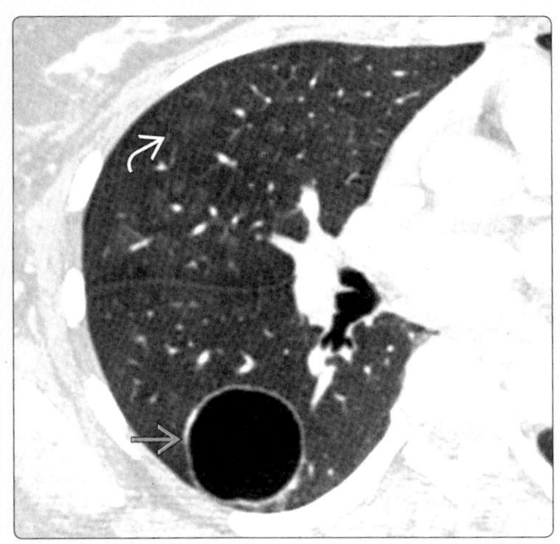

（左图）为了评估肺部感染的吸收情况，一名无症状患者的后前位胸片显示右肺下叶有一个边界清晰的、薄壁的、充气的囊性结构➡。根据病变的演变，得出肺气囊的初步诊断。

（右图）同一患者横断位平扫 CT 显示右肺下叶肺气囊➡，特征为内部气体和薄壁。注意斑片状右肺中叶小叶中央型磨玻璃影➡，符合肺部感染消退期改变。

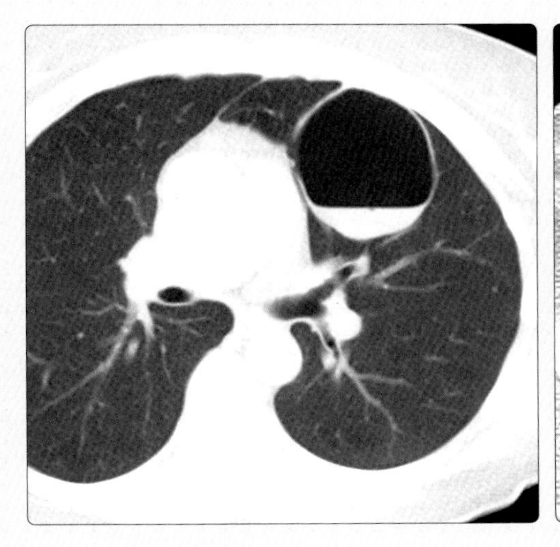

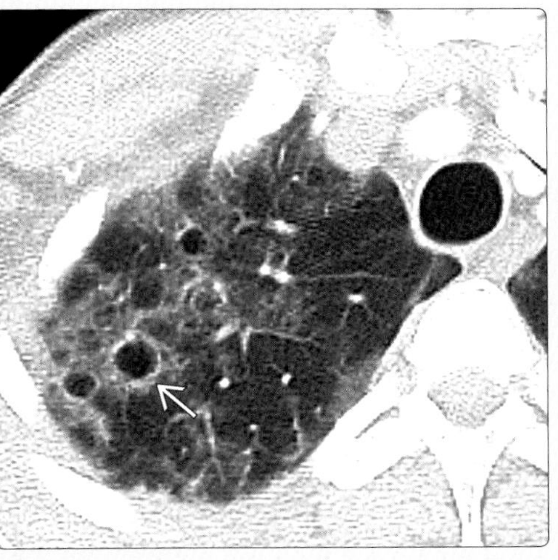

（左图）横断位平扫 CT 显示左肺上叶肺气囊，表现为一个大的、薄壁的、伴有气 – 液平面的肺囊肿。肺气囊在影像学上与肺大疱难以区分，但通常随着时间的推移而消退。

（右图）一名人类免疫缺陷病毒（HIV）相关肺孢子菌肺炎患者的横断位平扫 CT，可见右肺上叶磨玻璃影和多个薄壁充气囊性结构➡，与肺气囊一致。患者有自发性气胸的风险。

网状影

关键要点

术语
- 网状影
  - 大量交错的不规则线状影
  - 细、中、粗网状结构
  - 提示间质纤维化

影像学表现
- 平片
  - 多发不规则线状影，类似渔网
  - 伴或不伴肺体积减小
  - 肺囊性疾病，囊壁叠加可能会产生相似影像
- CT/HRCT
  - 小叶内线
  - 小叶间隔不规则增厚
  - 牵拉性支气管 / 细支气管扩张
  - 结构扭曲
  - 蜂窝
  - 网状结节影：网状影及微小结节的叠加

病理学表现
- 病因
  - 特发性肺纤维化
  - 非特异性间质性肺炎
  - 结缔组织病相关性间质性肺疾病
  - 慢性（纤维化性）过敏性肺炎
  - 终末期结节病
  - 石棉肺
- 网状影与组织学上肺间质纤维化相关
- 网状影并不提示蜂窝

诊断要点
- HRCT：评估平片显示网状阴影有症状患者的理想方法

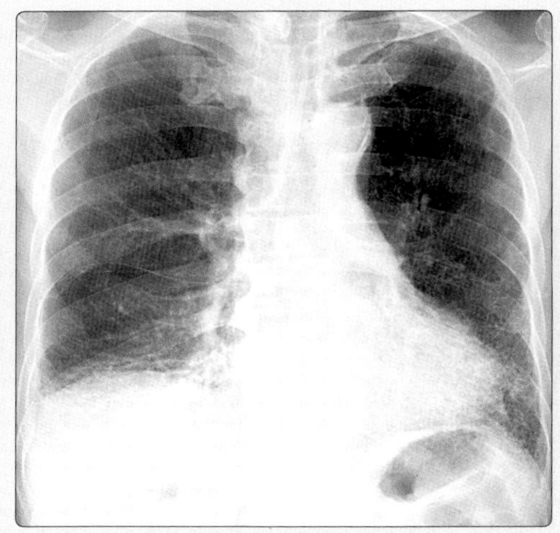

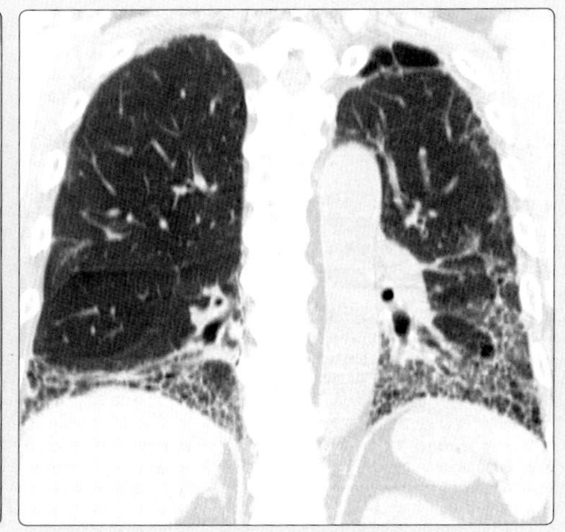

（左图）一名特发性肺纤维化老年患者的后前位胸片显示右肺体积减小，双肺基底部细网格状阴影。

（右图）同一患者的冠状位平扫 CT 显示，胸片上的基底部网状影对应的是肺基底部胸膜下网状影、蜂窝状囊肿和牵拉性支气管扩张。虽然看到网状影不一定与蜂窝影相关，但本病例中，一些网状影是与纤维化和蜂窝影相对应。

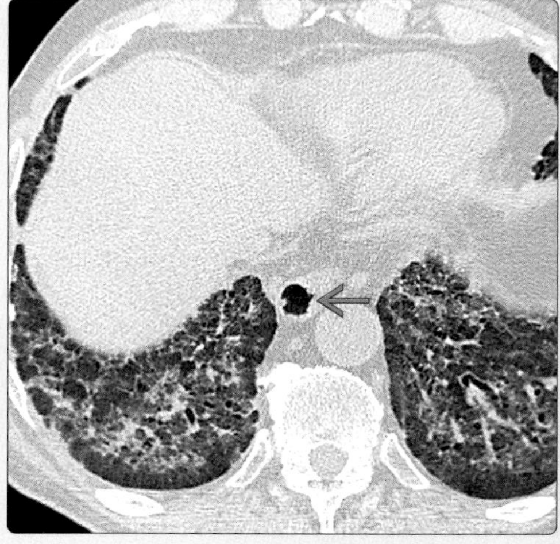

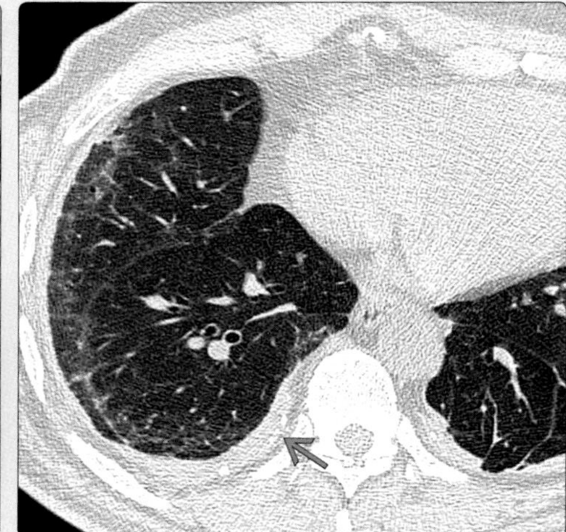

（左图）一名硬皮病患者的横断位锥束 HRCT 显示为非特异性间质性肺炎，表现为双肺基底部且胸膜下肺不受累的网状阴影，以及牵拉性支气管扩张。注意伴发的扩张食道→。

（右图）一名石棉肺患者的横断位 HRCT 显示双侧胸膜下网状影和牵拉性细支气管扩张，提示间质纤维化。注意伴发的胸膜增厚及钙化→，符合石棉相关的胸膜疾病。

次级肺小叶

关键要点

术语

- 次级肺小叶（SPL）：以结缔组织间隔为边界，由小叶细支气管组成和小叶动脉供应的肺结构的最小独立单位
- 组成
  - 小叶核心：小叶细支气管、动脉和淋巴管
  - 通常包含≤12 个腺泡（范围：3～24）
- 大小：1～2.5 cm
- 形态学
  - 肺外周呈立方形或锥形
  - 肺中央呈六角形或多角形
- 边界：小叶间隔

影像学表现

- 平片：次级肺小叶结构在正常人的平片上不可见
- CT/HRCT
  - 正常的小叶动脉位于次级肺小叶的中央
  - 通过周围肺静脉可推断正常小叶间隔的位置
- 异常 SPL 的影像学表现
  - 小叶间隔增厚
    - 光滑
      - 间质水肿，癌性淋巴管炎
    - 结节状
      - 癌性淋巴管炎、结节病、矽肺
    - 不规则性：间质纤维化
    - 均可出现小叶中央间质增厚
  - 小叶中央异常
    - 密度增高：细胞性细支气管炎
    - 密度减低：小叶中央性肺气肿
  - 全小叶异常
    - 密度增高：小叶性肺炎
    - 密度减低：过敏性肺炎、缩窄性细支气管炎、全小叶 / 间隔旁肺气肿
  - 弥漫性肺微小结节：以 SPL 分布为特征，如小叶中央型、淋巴周围型或随机型

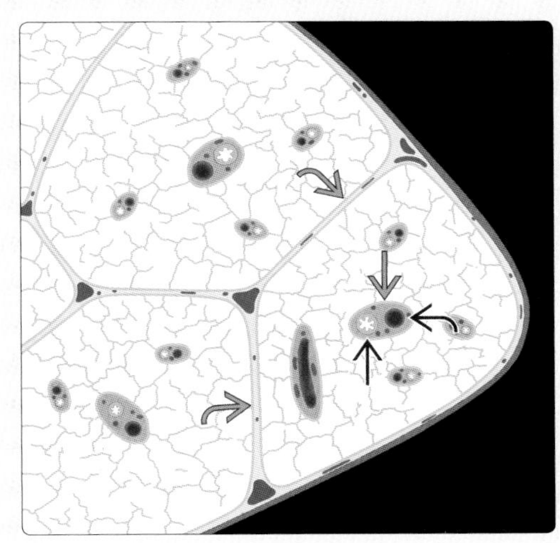

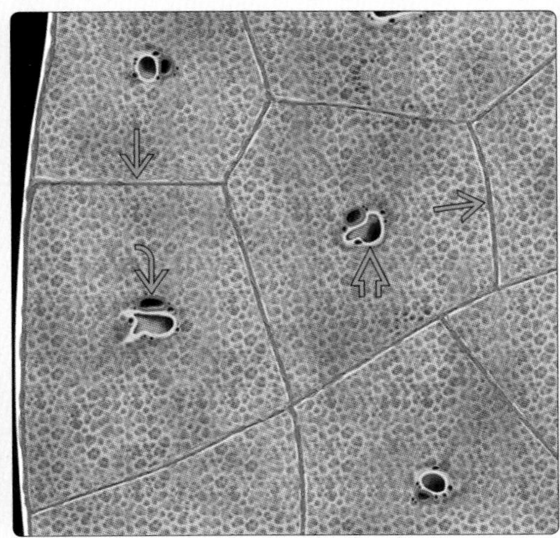

（左图）示意图显示以小叶间隔为界的次级肺小叶➡。小叶核心的细支气管➡、肺动脉➡和肺淋巴管被结缔组织鞘➡包绕。

（右图）示意图显示薄层 CT 上的次级肺小叶。通过对肺静脉➡和点状小叶动脉➡的识别，分别推断小叶间隔和小叶中央的位置。小叶细支气管➡在 CT 上通常不可见。

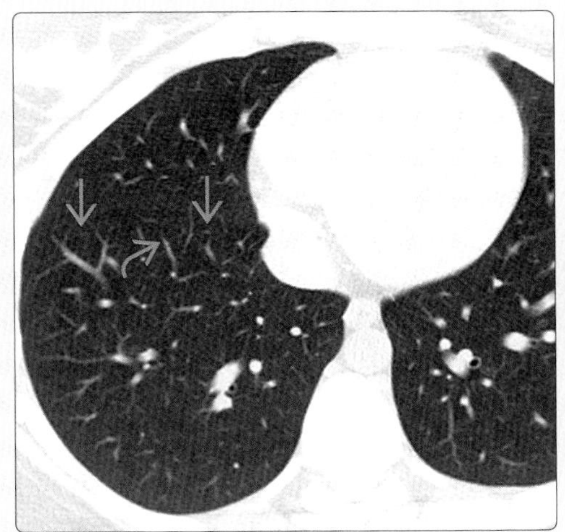

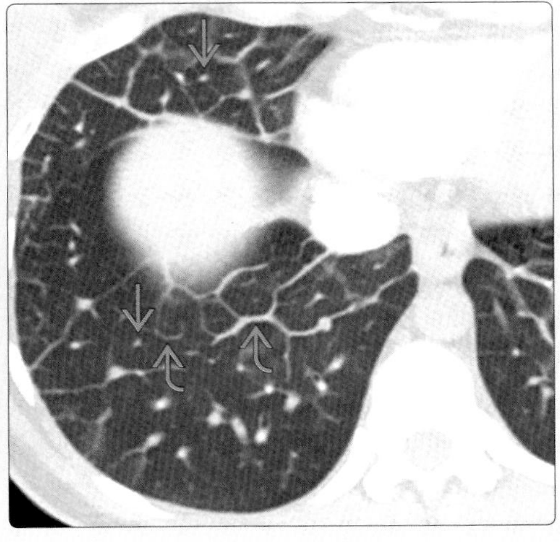

（左图）横断位平扫 CT 显示正常的次级肺小叶，包括点状小叶中央动脉➡和位于小叶间隔内的外周肺静脉➡。

（右图）间质性肺水肿的 37 岁女性，横断位增强 CT 显示小叶间隔光滑增厚，水肿表现为小叶间隔增厚➡，勾勒出基底部的次级肺小叶轮廓，由于小叶中央间质增厚，使小叶中央动脉➡更加明显。

牵拉性支气管扩张

关键要点

术语

- 牵拉性支气管扩张：纤维化引起的不均匀支气管扩张
- 牵拉性细支气管扩张：继发于纤维化的不均匀细支气管扩张

影像学表现

- 平片
  - 对支气管扩张的显示不敏感
  - 聚集的环状阴影和（或）轨道状阴影，伴有结构扭曲
- CT/HRCT
  - 不规则支气管扩张 ± 支气管壁增厚
    - 牵拉性细支气管扩张：位于距胸膜表面 1~2 cm 内的胸膜下小气道扩张
  - 可能表现为囊肿或小囊肿，难以与蜂窝鉴别
  - 可评估伴发的结构扭曲、网状阴影、蜂窝

主要鉴别诊断

- 特发性肺纤维化
- 非特异性间质性肺炎
- 终末期结节病
- 慢性（纤维化性）过敏性肺炎
- 放射性纤维化
  - 放疗后超过 12 个月产生
  - 病变通常与放疗部位相符
- 急性呼吸窘迫综合征的晚期后遗改变

病理学

- 支气管 / 细支气管周围的收缩性纤维化与细支气管壁增生

诊断要点

- 无蜂窝时，牵拉性支气管扩张可诊断纤维化
- 纤维化性间质性肺疾病预后差
- 观察者间一致性中等

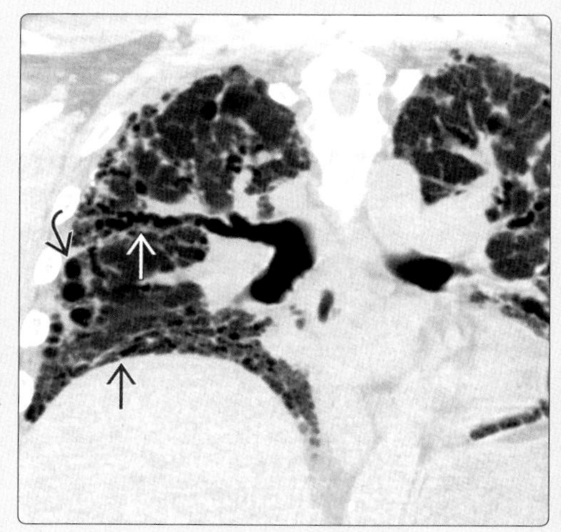

（左图）一名特发性肺纤维化患者的冠状位平扫 CT 显示肺结构扭曲、蜂窝↷、右肺中部牵拉性支气管扩张→和右肺基底部牵拉性细支气管扩张→。

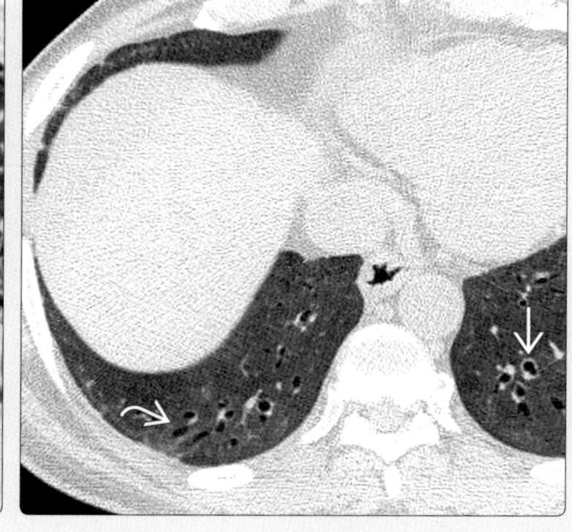

（右图）一名硬皮病伴非特异性间质性肺炎患者的横断位平扫 CT，显示双肺轻度弥漫性磨玻璃影、基底部牵拉性支气管扩张→和牵拉性细支气管扩张↷，后者表现为在距胸膜表面 1~2 cm 内的气道扩张。

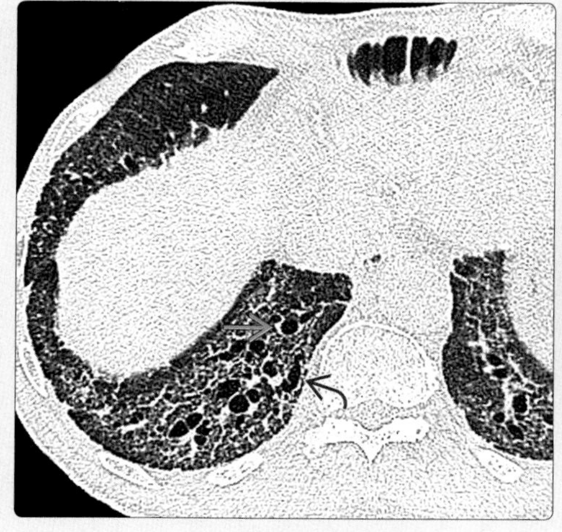

（左图）一名硬皮病伴纤维化性非特异性间质性肺炎患者的横断位平扫 CT，显示双肺基底部牵拉性支气管扩张→和细支气管扩张↷伴邻近网状阴影，提示纤维化。

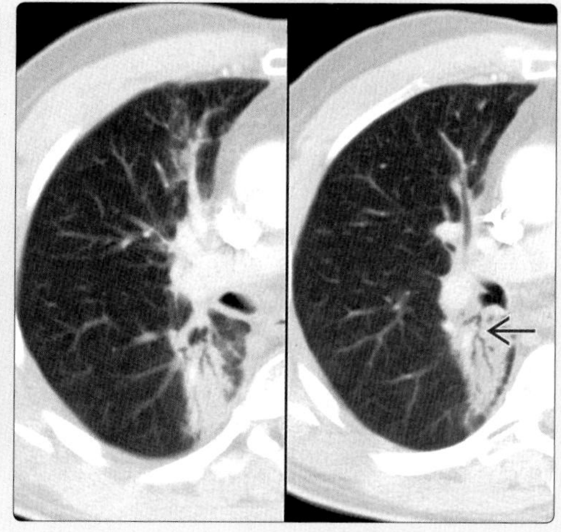

（右图）接受立体定向体部放射治疗 24 个月后的肺癌患者，横断位增强 CT 组合图像显示右肺纵隔旁瘢痕性肺不张，内伴有不规则支气管扩张→。放射性纤维化的位置通常与治疗区域一致。

“树芽”影

关键要点

术语

- 小叶中央微小结节和树枝状阴影的 CT 表现，类似于发芽的树枝

影像学表现

- CT/HRCT
  - 小叶中央小结节和分支阴影
    - 呈 Y 形或 V 形
  - 特点为胸膜下肺实质不受累

主要鉴别诊断

- 淋巴管周围结节（如结节病）累及叶间裂
- 粟粒结节（如粟粒型感染）：随机分布

病理学

- 病因
  - 小气道疾病
    - 感染性细支气管炎
      - 急性：病毒性、细菌性（如支原体）、真菌性
      - 慢性：结核、非结核分枝杆菌感染
    - 误吸性细支气管炎
      - 食道运动障碍、裂孔疝、食道 / 胃介入治疗、头颈部癌
      - 扁豆（豆科蔬菜）误吸性肺炎
    - 滤泡性细支气管炎
      - 免疫缺陷、结缔组织病（如类风湿关节炎）
    - 弥漫性泛细支气管炎
      - 亚裔人群
  - 血管疾病
    - 赋形剂肺病：静脉注射粉碎的口服片剂
    - 肿瘤栓子或血栓性微血管病变
- 小叶中央分布：发生在次级肺小叶的中心

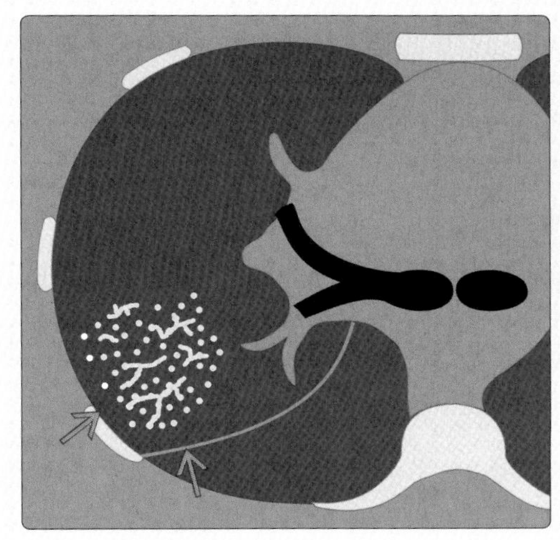

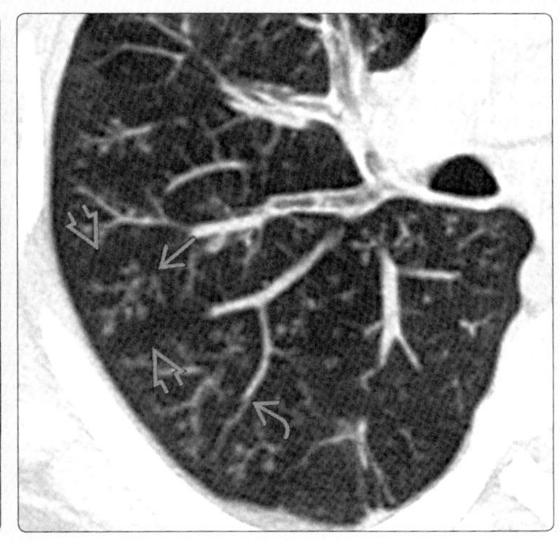

（左图）示意图显示小叶中央微小结节和“树芽”状分枝影的形态和分布，不累及胸膜下肺组织➡，是小叶中央受累的典型特征，如感染性或误吸性细支气管炎。

（右图）横断位平扫 CT 的 MIP 重建图像显示感染性细支气管炎，表现为小叶中央微小结节和“树芽”状分枝影➡。肺静脉➡在表现为低密度带的小叶间隔➡内走行。

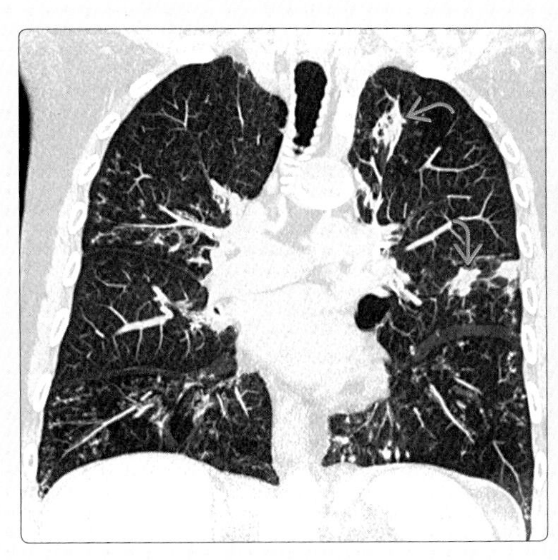

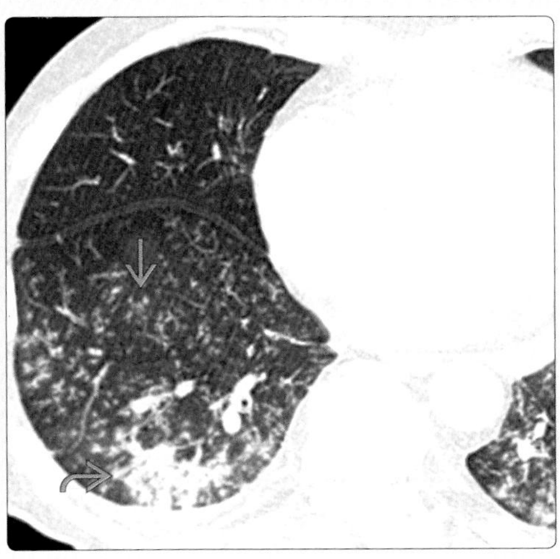

（左图）一名感染性细支气管炎患者的冠状位平扫 CT 的 MIP 重建图像显示双侧树芽影和多灶性左肺上叶小叶实变➡，代表伴发的支气管肺炎区域。

（右图）一名误吸性细支气管炎患者的横断位平扫 CT 显示双肺下叶为主的小叶中央微小结节和“树芽”影➡，不累及胸膜下及间隔的肺实质。注意伴有右肺下叶的结节性实变➡。

引言

“Aunt Minnie” 一词由 Ed Neuhauser 博士发明，经由 Benjamin Felson 推广使用，是指一组被格式塔理论认为几乎是病理的影像特征（即我的 Minnie 阿姨也能做出诊断）。在心理学上，格式塔理论是一个整体感观，精神整体大于各个成分的组合。例如，脸是一个整体，而不是眼、鼻、口的总和。认识平片和 CT 征象作为已知疾病的特征是认识 “Aunt Minnie” 的最典型例子。通过格式塔理论对这些征象的感知有助于正确诊断。影像科医师熟悉各种影像学征象，以便加快诊断，对患者的诊疗产生积极影响。

CT 血管造影征

CT 血管造影征象是指增强 CT 上在肺实质内看见强化的肺血管影。此征最初被认为在贴壁型腺癌（旧称细支气管肺泡癌）比较特异，但也可见于多种肺疾病（例如，肺炎、肺水肿、阻塞性肺炎、淋巴瘤、转移瘤）。缺少血管造影征提示背景肺实质结构的紊乱。

横膈连续征

纵隔气肿的横膈连续征是指横膈上方中线区连续的线状透亮影，该征象由纵隔积气蔓延到心后间隙所致，用于鉴别纵隔气肿与气腹。

“铺路石”征

“铺路石”征是指薄层 CT 上小叶间隔增厚和小叶内线叠加在磨玻璃影上，常被正常肺勾画呈地图样分布。最初被描述为肺泡蛋白沉积症的特征，后来也见于其他疾病，包括肺水肿、肺泡出血、感染（即肺孢子菌肺炎）、类脂性肺炎。

双重密度征

双重密度征是指胸部正位片上右心后密度增加，与邻近肺组织形成凸出的界面，提示左心房增大。当这个界面距离左侧主支气管 >7 cm 时，可以确定。

“甜甜圈”征

正常情况下，主动脉弓和左、右肺动脉的重叠影在胸部侧位片上呈马蹄形。当隆突下淋巴结肿大时，马蹄形在下方形成，类似围绕中央气道的甜甜圈形状。

滋养血管征

滋养血管征是指向结节或肿块走行的肺动脉小分支，常提示疾病的血行播散（例如，脓毒性栓塞、转移、动静脉畸形及偶尔的肺癌和肉芽肿）。

Fleischner 征

Fleischner 征是指正位胸片上近端肺动脉的扩大，常见于大面积单侧肺栓塞。

“驼峰”征

“驼峰”征是指下叶三角形或圆形胸膜下阴影，其尖端朝向同侧肺门，是外周肺梗死的影像表现。

膈上尖峰征

膈上尖峰征是与上叶肺不张相关的一种征象，呈尖端朝上三角形阴影，基底位于或近于同侧横膈上方最高点，可能由下副裂、脏层胸膜和膈膜及胸膜下脂肪向上收缩引起。

胸膜分离征

非叶间裂区的胸膜表面很少能在 CT 上发现。增厚强化的脏层和壁层胸膜之间被液体分离就是胸膜分离征，“分离胸膜”的显示多见于脓胸，也可见于其他渗出性胸腔积液（例如，恶性胸腔积液、血胸、术后胸膜渗出和慢性胸腔积液的其他病因）。

胸膜下曲线征

胸膜下曲线征是指厚度为 1～3 mm、平行于胸膜且距胸膜 1 cm 内的线影。该征常见于坠积性肺不张、肺水肿、肺纤维化或石棉肺。当孤立时，这种异常应怀疑石棉肺，推荐仔细寻找石棉暴露的其他表现。

“树芽”征

“树芽”征是指薄层 CT 上小叶中央实性结节伴连续短的分支样线状影，典型病例不累及胸膜下和小叶间隔。常见于细支气管炎，特别是感染性细支气管炎，但少见于小动脉疾病（例如，瘤栓、滑石粉或纤维素引起的肉芽肿等）。

Westermark 征

Westermark 征是指胸片上单侧肺透过度增高，或 CT 上单侧密度减低，对应的是闭塞性肺栓塞远端的肺少血。

CT 血管造影征

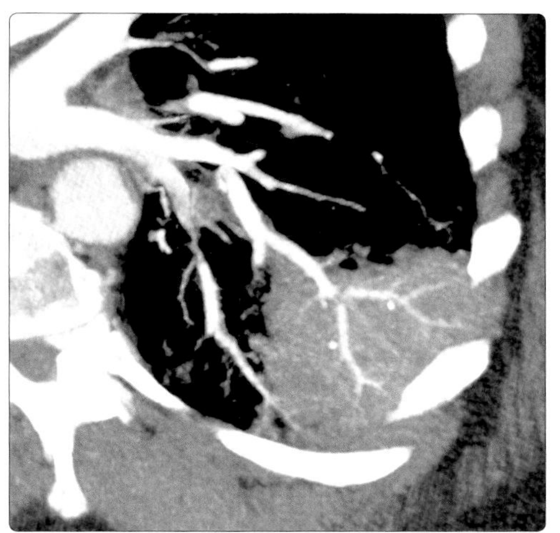

CT 血管造影征

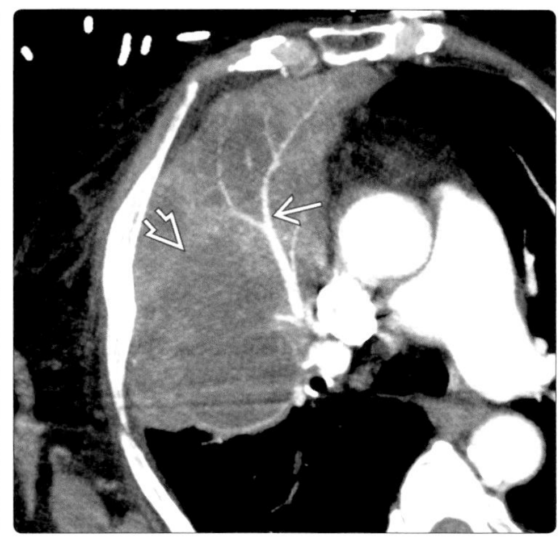

（左图）一名肺腺癌患者斜横断位增强 CT 显示 CT 血管造影征，表现为走行在肺肿块内强化的分支血管，提示浸润肿瘤内肺结构保留。

（右图）一名克雷伯菌肺炎患者斜位增强 CT 显示 CT 血管造影征➔，在实变的内侧部分，由于组织坏死➩的低强化区未见该征象。

横隔连续征

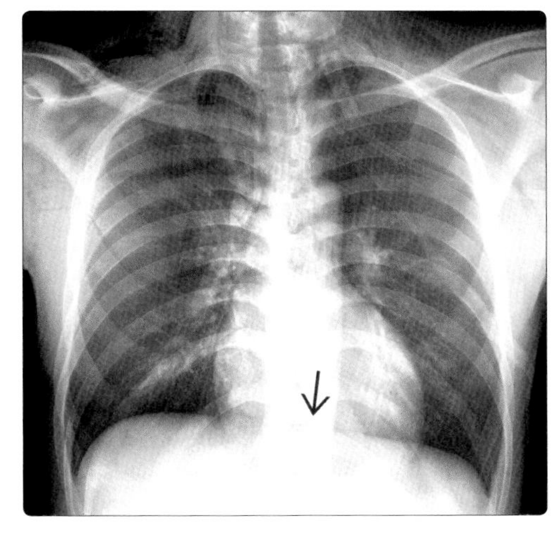

横隔连续征

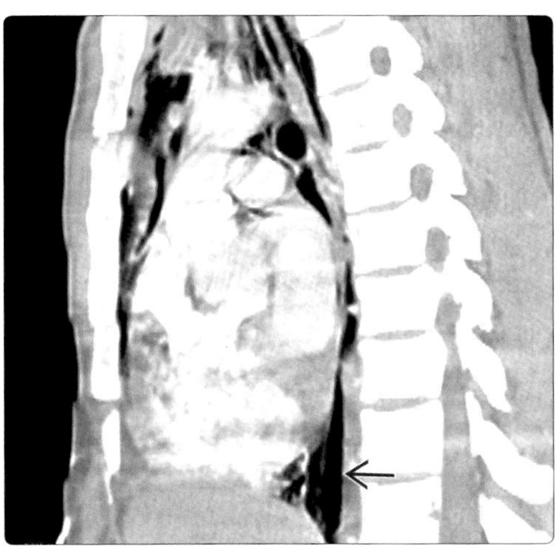

（左图）一名胸痛和纵隔气肿患者后前位胸片显示为膈上一条水平线样透亮线➔并跨越中线，即所谓的横膈连续征。注意双侧锁骨上皮下气肿。这应该与气腹的圆顶征鉴别，气腹表现为上腹部的弧形影。

（右图）同一患者的矢状位增强 CT 显示广泛的纵隔气肿，累及心后间隙➔。

横隔连续征

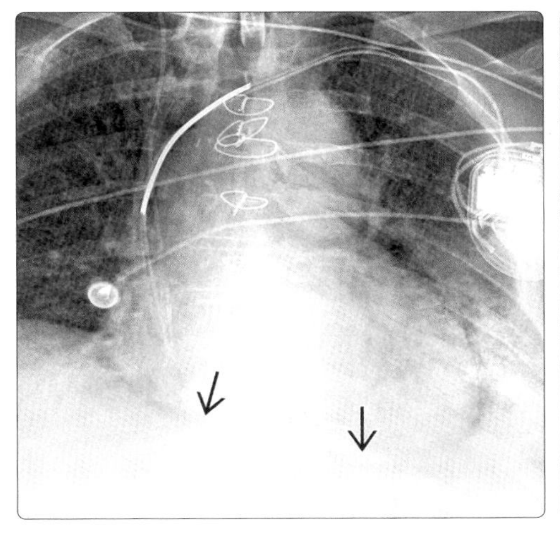

横隔连续征

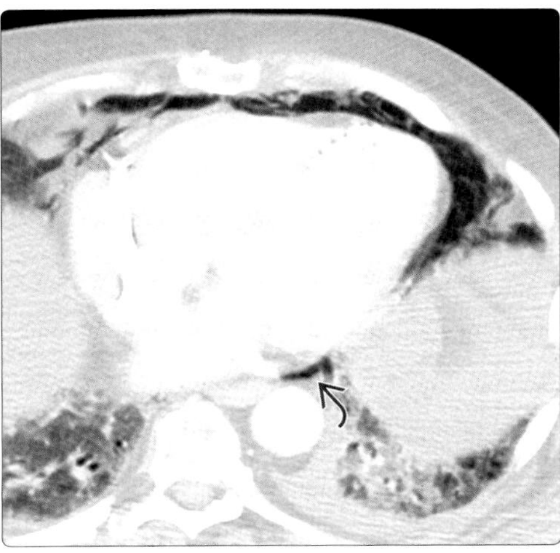

（左图）一名车祸伤患者的后前位胸片显示纵隔气肿。表现为心脏周围的线影以及横膈连续征➔。

（右图）同一患者的横断位增强 CT 显示纵隔气肿，前部为著，对应为胸片上心脏周围透亮影。纵隔气肿↱位于心脏后方，胸片中表现为横膈连续征。

“铺路石”征

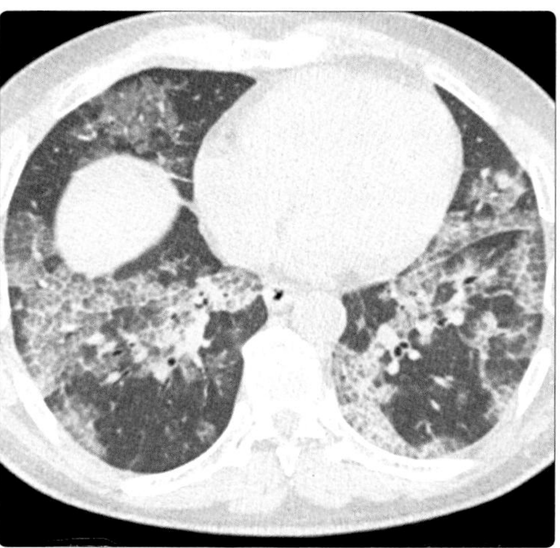

“铺路石”征

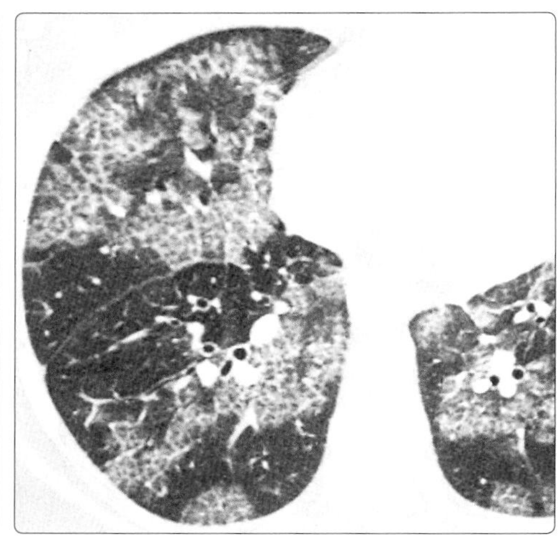

（左图）一名肺泡蛋白沉积症患者横断位HRCT显示，在增厚的小叶间隔和小叶内线背景上，出现双侧地图样分布磨玻璃影，即“铺路石”征。

（右图）一名外源性脂质性肺炎患者横断位HRCT显示，在增厚的小叶间隔和小叶内线背景上，有双肺多发地图样分布的磨玻璃影，即“铺路石”征，是脂质性肺炎一种不典型表现。

双重密度征

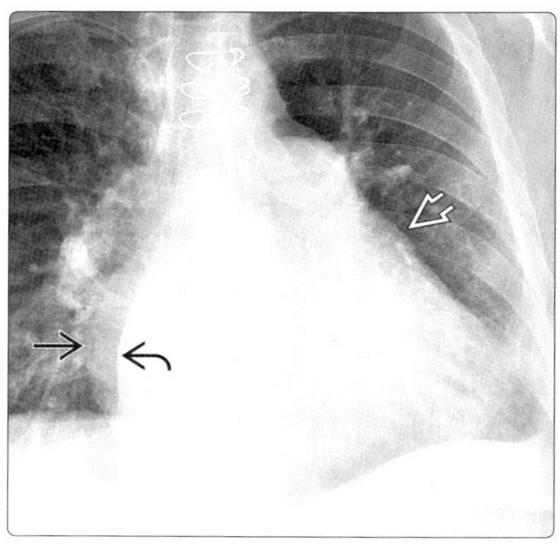

双重密度征

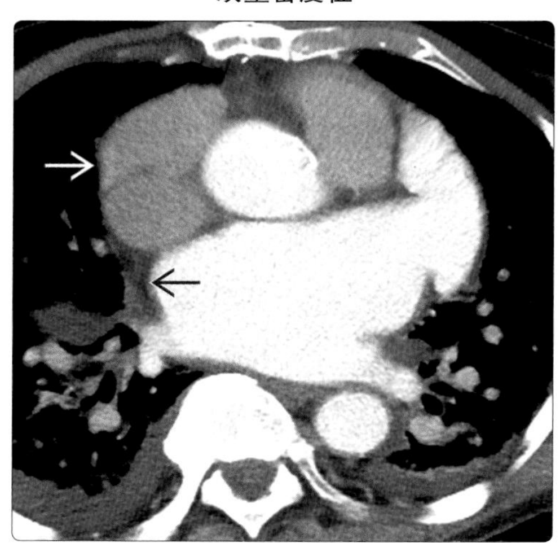

（左图）一名重度二尖瓣狭窄患者，后前位胸片显示心脏增大和双重密度征，由于左心房增大，右心缘内侧→出现外侧凸出的心后界面↷。注意伴发的左心耳增大➡，表现为左心缘上部凸出。

（右图）同一患者的横断位增强CT示左心房明显扩张，其右外缘→位于右心房外侧壁➡的后内侧。

“甜甜圈”征

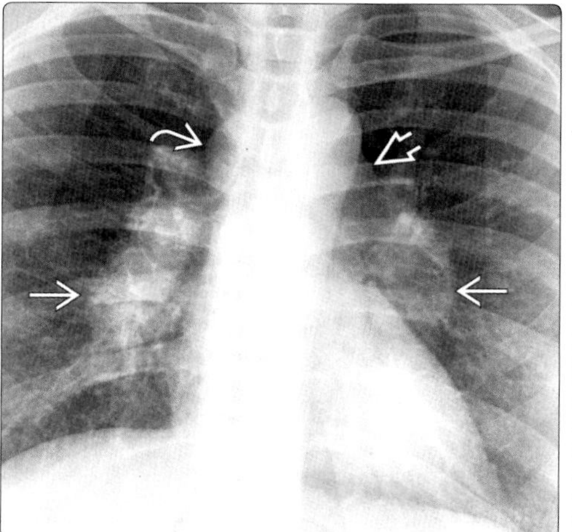

“甜甜圈”征

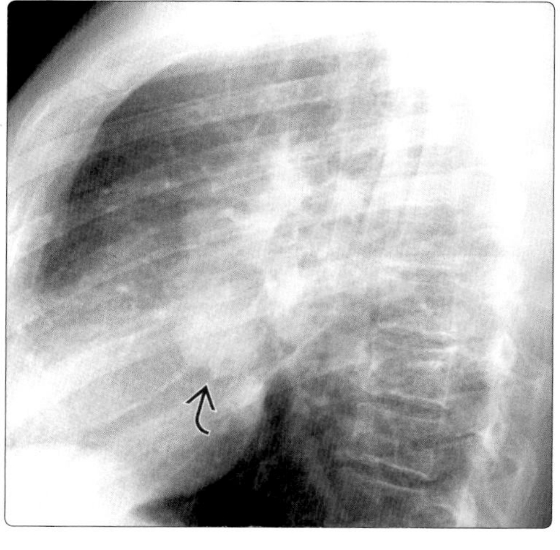

（左图）一名结节病患者后前位胸片显示双侧肺门➡、右侧气管旁↷和主肺动脉窗➡淋巴结增大。

（右图）同一患者侧位胸片示隆突下淋巴结增大↷，表现为肺门下方阴影，形成“甜甜圈”征。“甜甜圈”的上部为主动脉弓，前部为右肺门，后部为左肺门，下部为隆突下肿大淋巴结。

“甜甜圈”征

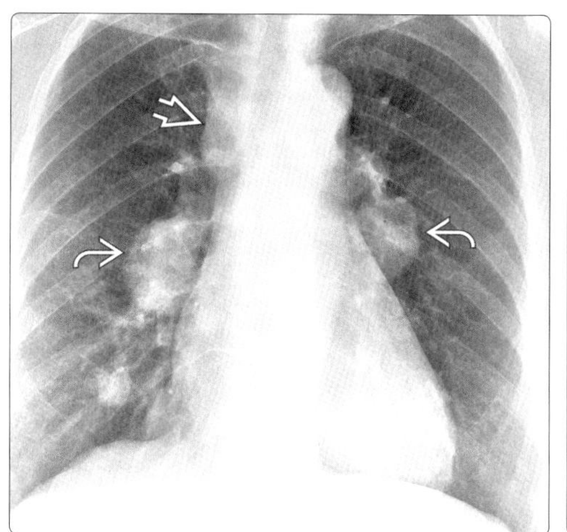

“甜甜圈”征

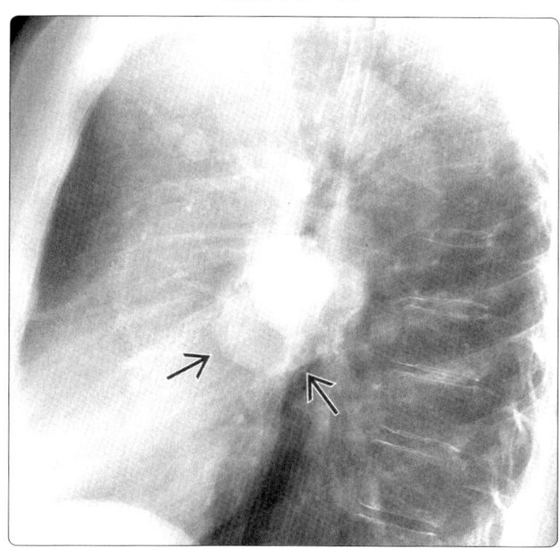

（左图）一名肾细胞癌转移患者后前位胸片显示双侧肺门➡及右侧气管旁➡肿大的淋巴结。

（右图）同一患者侧位胸片显示隆突下淋巴结肿大➡，表现为肺门下方阴影，形成“甜甜圈”征。非特异性、对称的纵隔和肺门淋巴结肿大是肾细胞癌转移的常见表现。

滋养血管征

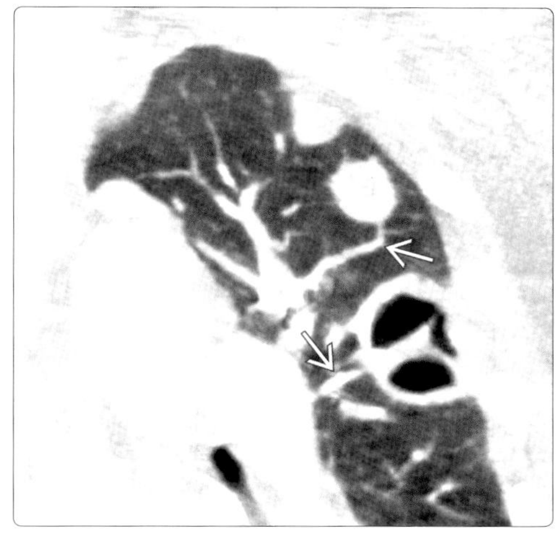

滋养血管征

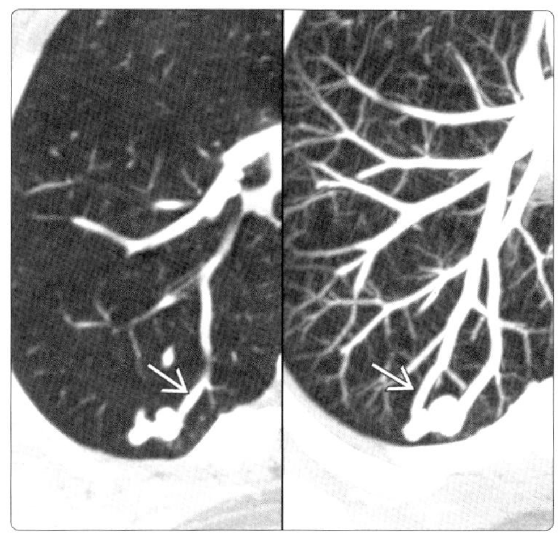

（左图）一名脓毒性栓子患者冠状位增强 CT 示多发空洞和实性肺结节共存，很多肺动脉分支直接进入结节，即所谓滋养血管征➡。

（右图）一名肺动静脉畸形患者增强 CT 横断位（左）和 MIP 重建（右）组合图示右肺下叶结节，可见滋养血管征象➡。MIP 图像可见流入和流出血管，证实诊断。

“驼峰”征

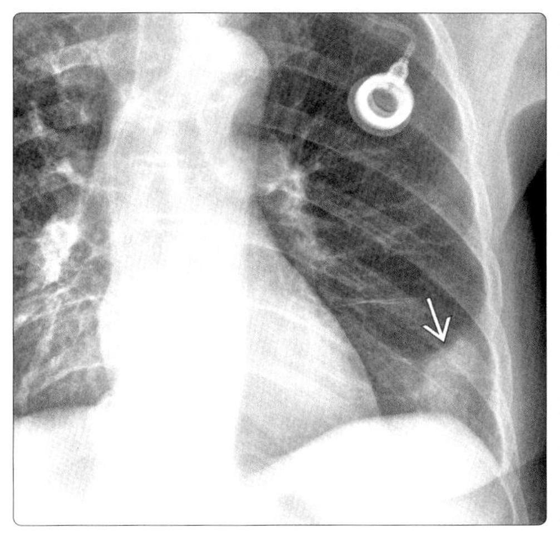

“驼峰”征

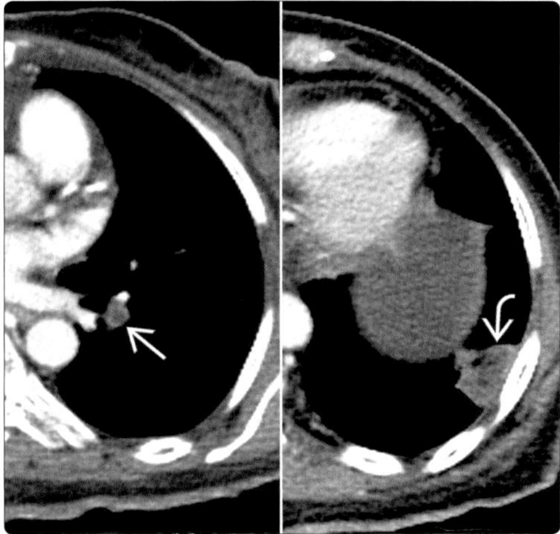

（左图）一名肺血栓栓塞患者后前位胸片示左肺下叶“驼峰”征，表现为外周胸膜下阴影➡，对应是肺梗死。

（右图）同一患者的横断位增强 CT 组合图示阶段性左肺下叶肺动脉血栓➡和外周胸膜下三角状影➡，其尖部朝向肺门和中央低密度区，后者提示坏死，是肺梗死的特征。

膈上尖峰征

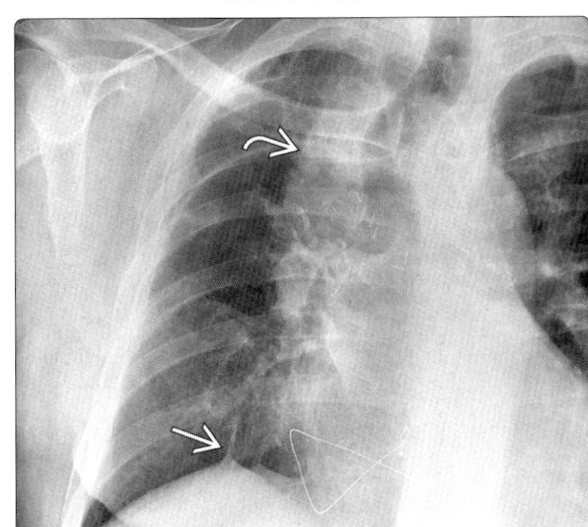

膈上尖峰征

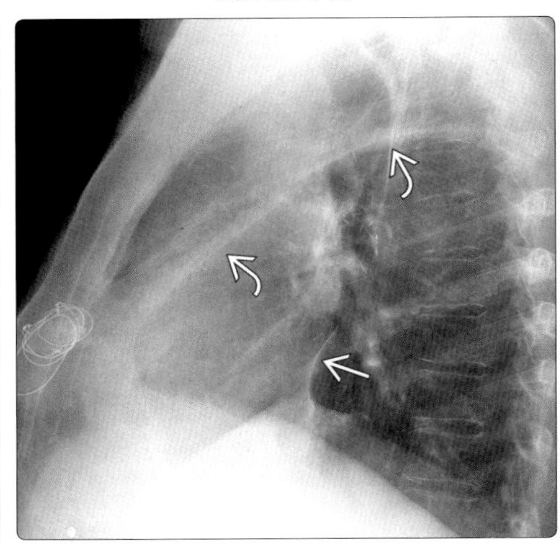

（左图）一名原发性肺癌继发完全右上叶肺不张➡患者，后前位胸片显示膈上尖峰征➡，可能由下副裂、脏层胸膜、膈胸膜及胸膜下脂肪向上收缩所致。

（右图）同一患者侧位胸片显示斜裂➡向前上移位，提示右肺上叶肺不张，注意膈上尖峰征➡。

膈上尖峰征

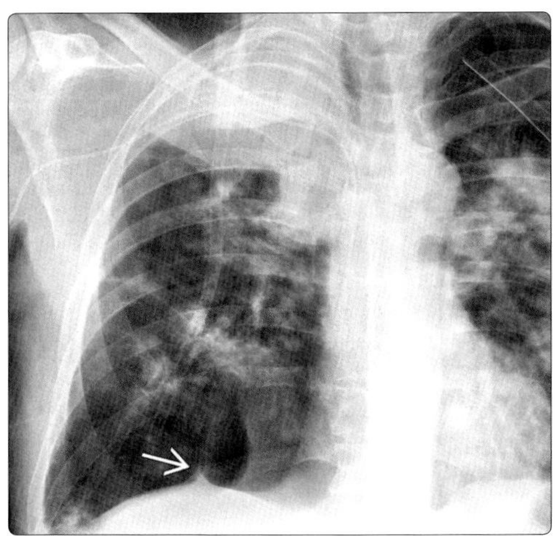

膈上尖峰征

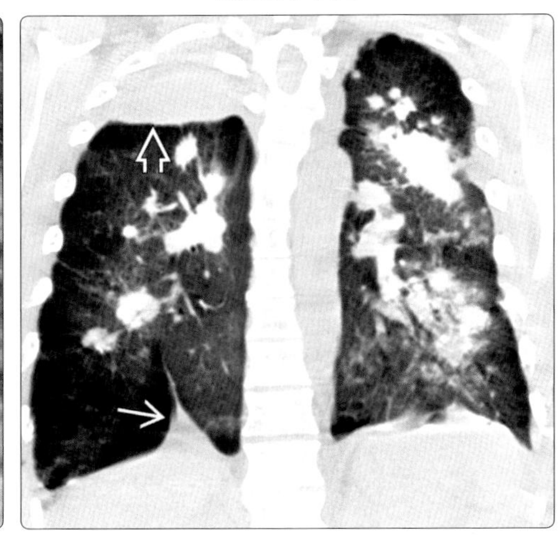

（左图）一名肺癌伴肺内转移、右肺上叶肺不张患者的后前位胸片显示膈上尖峰征➡，多见于右上叶肺不张，也见于左上叶、右肺中叶肺不张。

（右图）同一患者冠状位增强 CT 示膈上尖峰征的形态特征➡，为右上叶肺不张➡继发下副裂收缩形成。注意双肺多发转移。

胸膜分离征

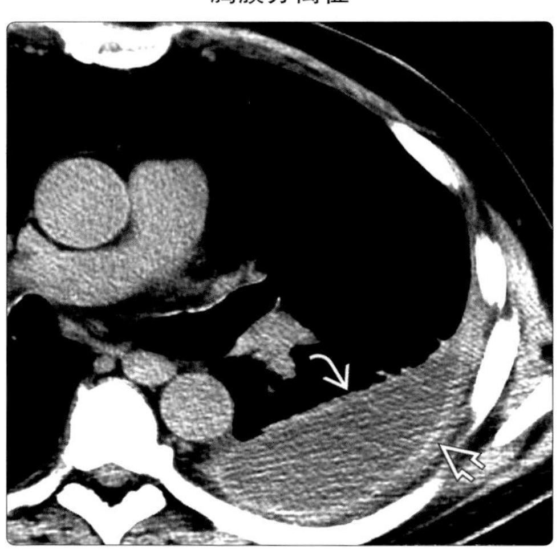

胸膜下曲线征

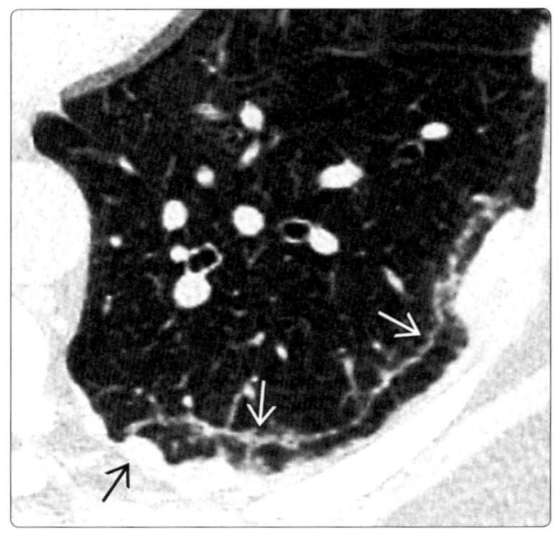

（左图）一名脓胸致发热患者横断位平扫 CT 示左侧基底部包裹性胸腔积液。注意增厚并强化的脏层胸膜➡和壁层胸膜➡，形成所谓的胸膜分离征。虽然这种征象总是与脓胸有关，但也可见于慢性胸腔积液。

（右图）一名石棉肺患者横断位 HRCT 示胸膜下曲线征，表现为平行于胸膜的薄的实质线样影➡及胸膜斑块➡。

“树芽”征

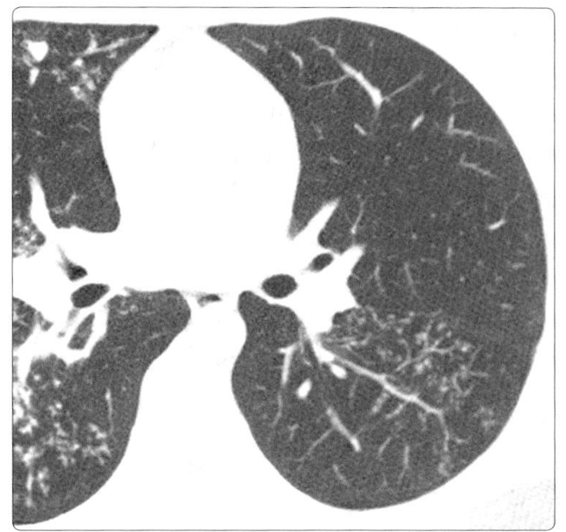

“树芽”征

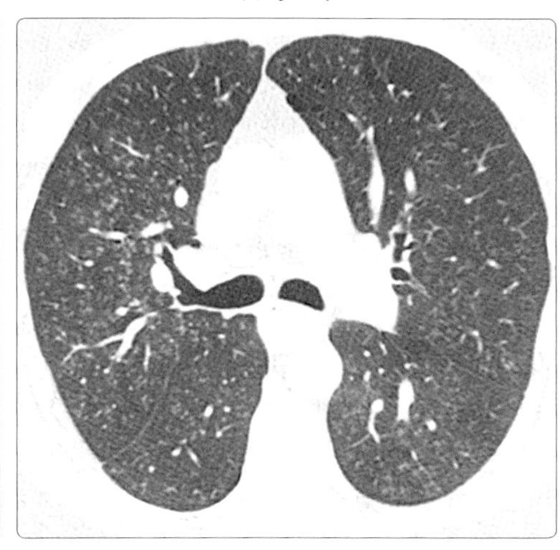

（左图）一名活动性肺结核患者横断位 HRCT 示双肺下叶、右肺上叶呈簇状分布的实性小叶中央微小结节、分支状“树芽”征，与感染的支气管播散一致。“树芽”征是活动性肺结核常见 CT 征象。

（右图）扁豆误吸性细支气管炎患者横断位 HRCT 示双肺小叶中央结节和“树芽”征，右上肺叶更为明显。

“树芽”征

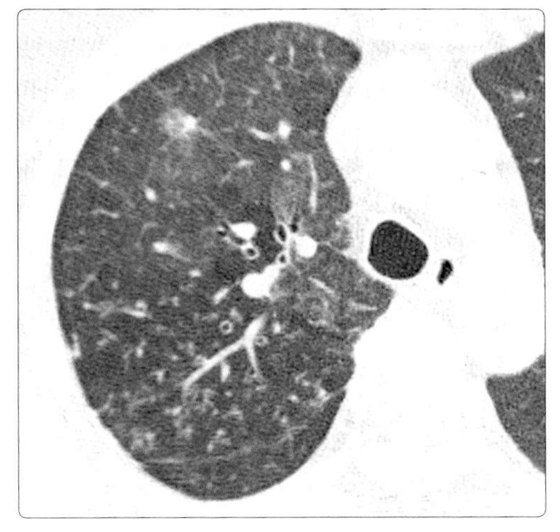

“树芽”征

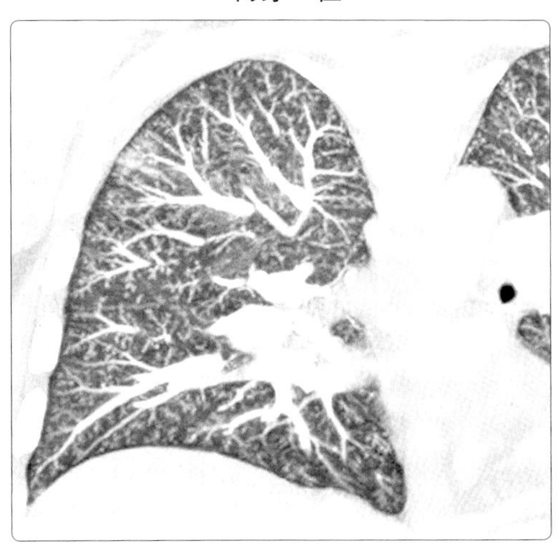

（左图）一名泛细支气管炎的亚洲患者横断位 HRCT 示多发“树芽”征、右肺上叶支气管壁增厚和马赛克密度。泛细支气管炎典型表现为“树芽”征。

（右图）一名肺纤维性肉芽肿病患者冠状位增强 CT 示广泛的“树芽”征。本例中继发于小动脉病变的“树芽”征少见。

Westermark 征

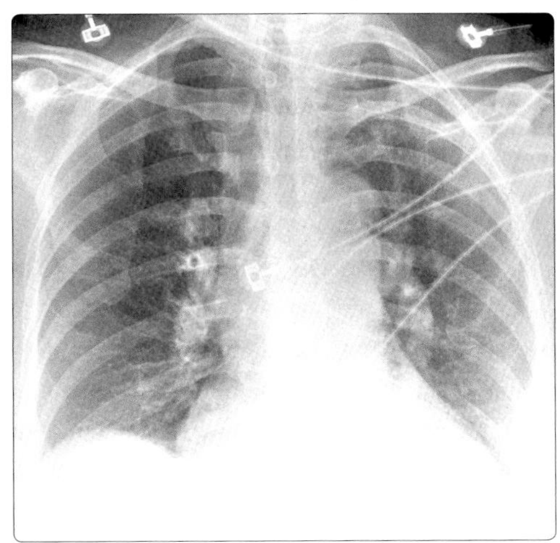

Westermark 征

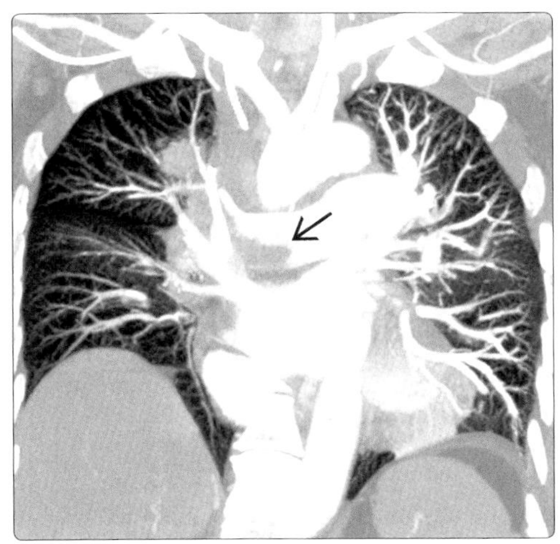

（左图）一名胸痛和呼吸困难的肺栓塞患者，后前位胸片示与左胸相比右半胸相对透亮，这是由于右侧肺血减少所致，即所谓 Westermark 征。

（右图）同一患者冠状位增强 CT 的 MIP 重建图像更好地显示右肺血少并显示右肺动脉内大的栓子➡。Westermark 征常很轻微，难以在平片中发现。

"空气新月"征

关键要点

术语

- 定义：围绕结节或肿块的新月形或圆形透亮区
- 同义词
  - "半月"征
  - "新月"征：通常见于真菌球或曲菌球

影像学表现

- 围绕结节或肿块的新月形透亮区
- 肺空洞内肿块或结节

主要鉴别诊断

- 脓肿：常完全充气或伴气 - 液平面
- 梗死：可出现空洞，伴气体或气 - 液平面
- 感染：肺结核、努卡菌病
- 恶性肿瘤：空洞坏死性肿瘤

病理学表现

- 病因：血管侵袭性曲霉菌病，原有空洞内形成曲菌球（例如，肺结核、结节病、支气管扩张、肺癌），包虫病
  - 血管侵袭性曲霉菌病：动脉血栓和肺梗死
  - 已存在空腔：腐生菌 / 真菌球
  - 包虫病：包虫病引起的气道侵蚀

临床要点

- 经典见于血管侵袭性曲霉菌病的恢复期
- 原有空洞内形成曲菌球

诊断要点

- 临床常见的"空气新月"征征多为继发于已存在空洞的曲菌球

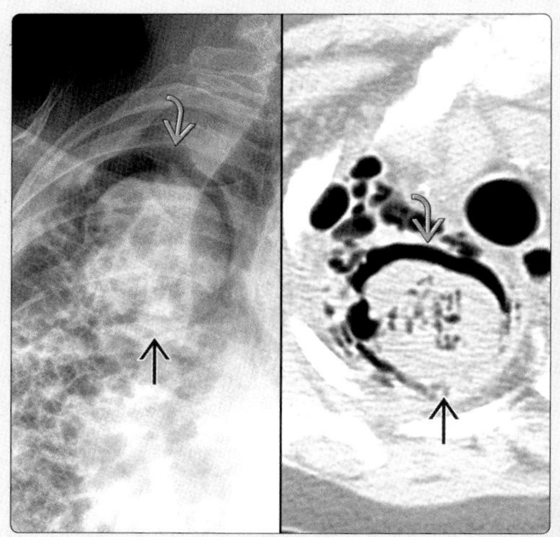

（左图）结节病患者后前位胸片（左）和横断位平扫 CT（右）组合图示右肺上叶曲菌球➡，在原有空洞内形成并表现为"空气新月"征↷。

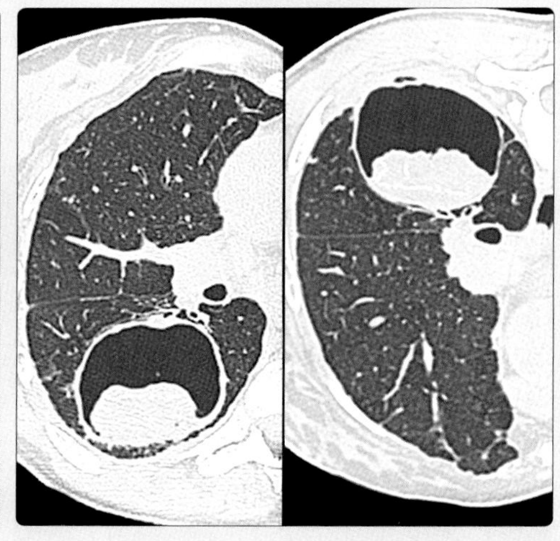

（右图）仰卧位（左）和俯卧位（右）平扫 CT 组合图示患者右肺下叶曲菌球，继发非结核分枝杆菌感染。注意不随体位变化的"空气新月"征和真菌球移动至空洞的重力依赖部分。

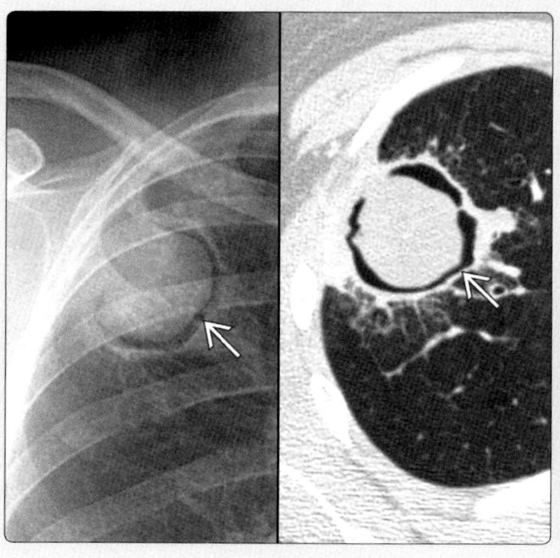

（左图）一名右肺上叶空洞性肺癌患者，后前位胸片（左）和横断位平扫 CT（右）组合图示空洞内曲菌球和"空气新月"征➡。

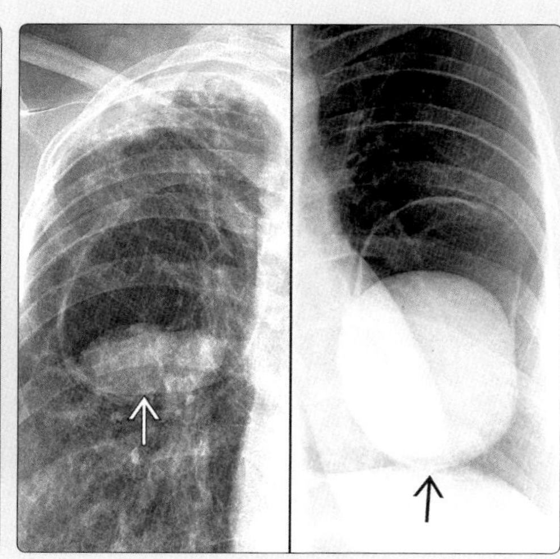

（右图）两例不同患者的后前位胸片组合图显示空洞内曲菌球➡，继发于非结核分枝杆菌感染（左）和趋于破裂的复杂性包虫囊肿➡，两个病变显示"空气新月"征（感谢 P. Boiselle 博士供图）。

颈胸征

关键要点

术语
- 异常纵隔或纵隔旁轮廓的模糊，正位胸片上延伸至锁骨上方进入颈部
- 提示病变位于胸部和颈部
- 推论 1：任何延伸至颈部的纵隔肿块，通常表现出颈胸征
- 推论 2：后上纵隔或椎旁肿块完全位于胸部，不表现颈胸征

影像学表现
- 后前 / 前后位胸片
  - 病灶向头侧延伸至锁骨上方时轮廓模糊
- CT
  - 纵隔或纵隔旁病变的定位
  - 记录纵隔区域受累
  - 确定肿块伸入颈部的范围

主要鉴别诊断
- 完全位于胸上部的胸椎旁肿块（无颈胸征）
  - 后前 / 前后位胸片示锁骨上方病灶轮廓清晰
  - 神经源性肿瘤常见

诊断要点
- 充气的肺组织勾勒出肿块足侧的轮廓
- 周围颈部软组织掩盖肿块头侧的轮廓
- 病因
  - 胸内甲状腺肿物（常见）
  - 迂曲的头 / 颈部血管（常见）
  - 淋巴瘤
  - 淋巴管瘤
  - 纵隔血肿
  - 头 / 颈部动脉瘤
  - 肺上沟瘤

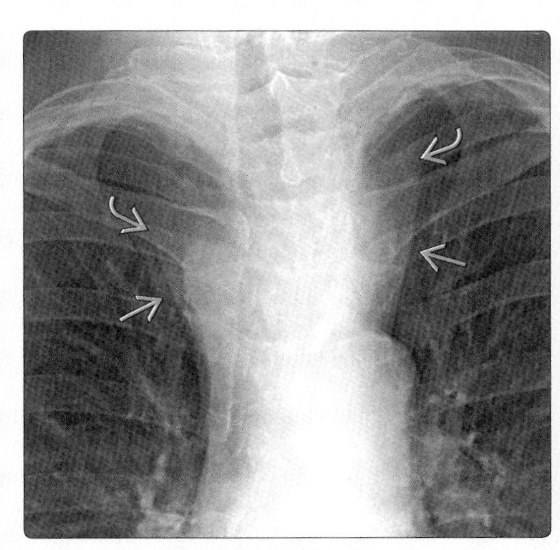

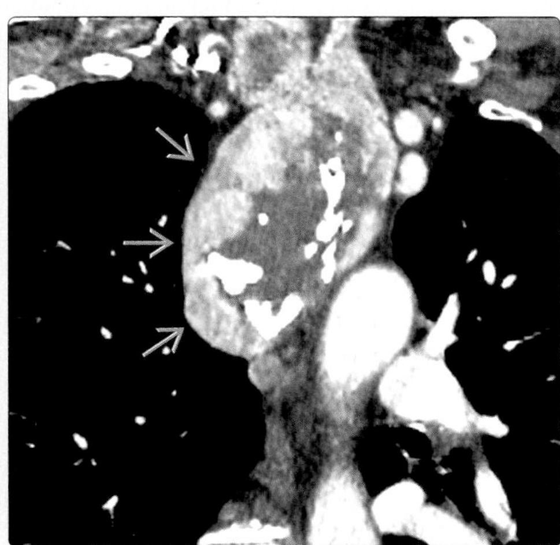

（左图）一名巨大甲状腺肿突入胸内患者，聚焦胸片示上纵隔增宽。注意病变双侧清晰的边界→于锁骨上方水平“消失”↪，因为肿块失去了与肺组织的界面进入颈部，即所谓颈胸征。

（右图）同一患者斜冠状位增强 CT 重建示巨大的胸内甲状腺肿→和与肺组织的关系。

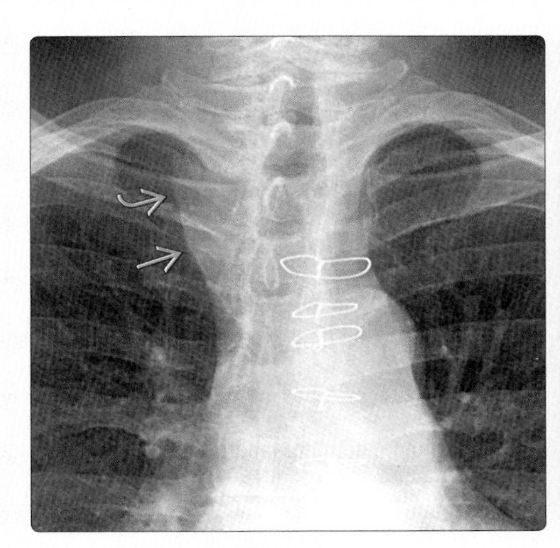

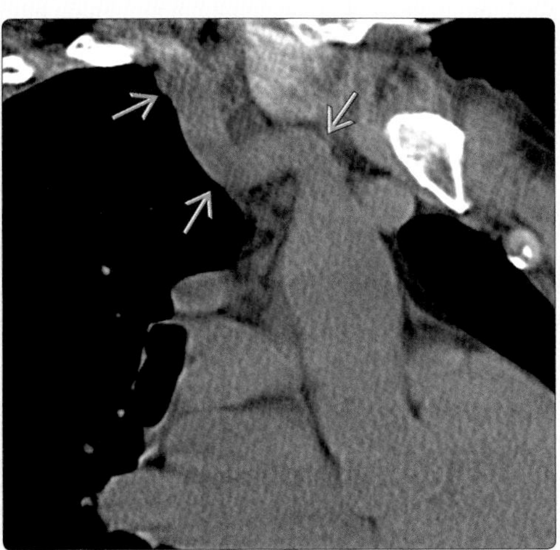

（左图）一名头臂干迂曲的患者，聚焦胸片示右上纵隔出现异常凸出→，至同侧锁骨上方消失↪。

（右图）同一患者斜冠状位平扫 CT 示右头臂干迂曲→，被充气的肺组织勾勒，后前位胸片上形成血管清晰的边界。当血管进入颈部时异常凸出消失，不再被肺勾勒。

“彗星尾”征

关键要点

术语

- 定义：CT 征象，外周胸膜下肺肿块向肺门延伸的弧线状阴影
  - 球形肺不张的典型表现

影像学表现

- 平片
  - 外周胸膜下肺肿块
  - 邻近胸膜异常（如积液、增厚）
  - 后前位胸片可显示同侧肺门影增浓
- CT
  - 球形肺不张诊断标准
    - 边界清晰的 2～7 cm 胸膜下肿块
    - 与邻近胸膜形成锐角
    - 外周边界清晰，肺门侧边界欠清晰、不规则
    - “彗星尾”征
    - 下叶为著，后部远大于前部
    - 内部点状钙化（1/3）
  - “彗星尾”征：胸膜下肺肿块向同侧肺门走行的卷曲或弧状血管和支气管影
- PET/CT
  - 常无 PDG 活性
  - 在没有以往检查时，PET/CT 有助于记录缺少代谢活性
  - FDG 活性：考虑活检或切除

病理学

- 慢性胸膜反应
- 病因：石棉相关胸膜疾病、术后（如冠状动脉搭桥术）、慢性心力衰竭、肝性胸水、肺梗死、间质性肺疾病、感染后胸膜炎、胸膜结核、终末期肾病

诊断要点

- 外周胸膜下肿块伴邻近胸膜增厚，CT 呈“彗星尾”征，诊断为球形肺不张

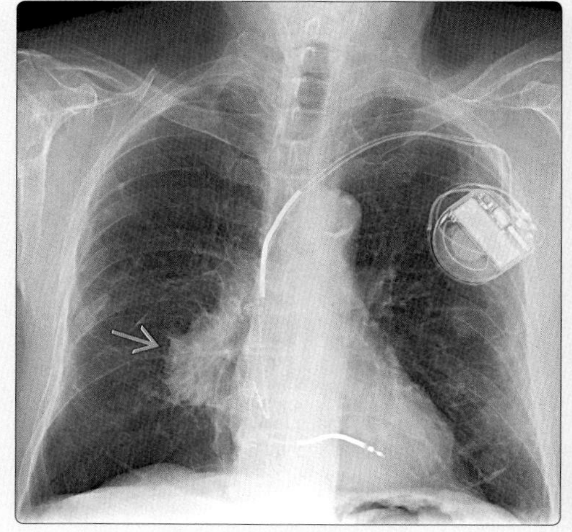

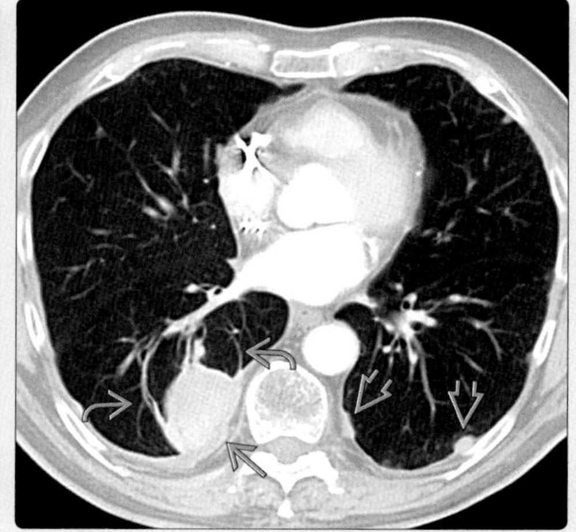

（左图）无症状患者后前位胸片示右肺门下方一密实肿块➡，边界不规则，类似原发性肺癌。

（右图）同一患者的横断位平扫 CT 示右肺下叶胸膜下肿块➡，位于右肺门下区后部，注意曲线状支气管血管结构↗，呈“彗星尾”征的形态特点，与球形肺不张一致。注意双侧胸膜斑⇨，与石棉相关胸膜疾病一致。

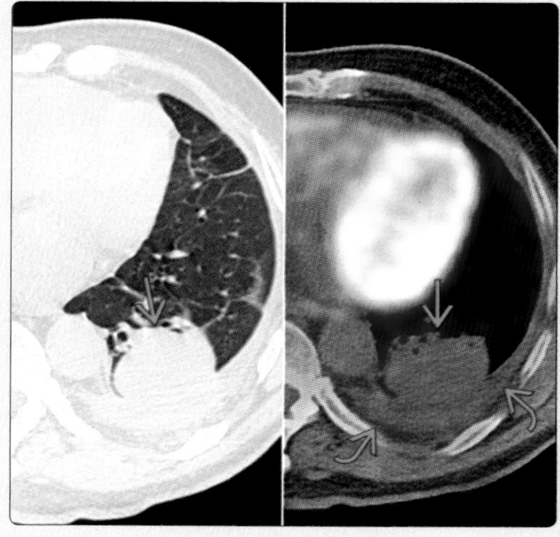

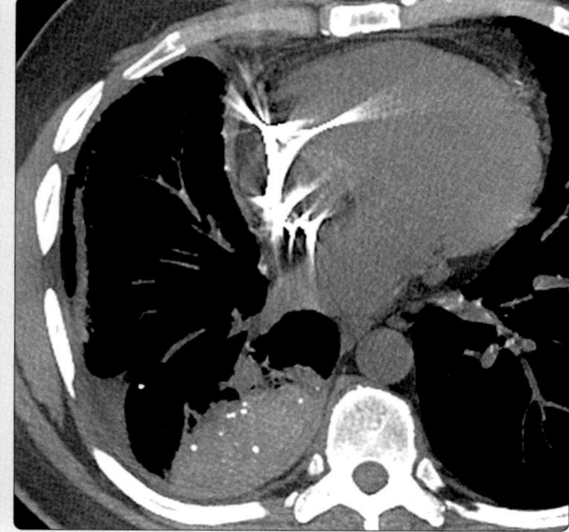

（左图）冠状动脉搭桥术后患者，横断位平扫 CT（左）和 FDG PET/CT（右）组合图像示球形肺不张，表现为左下肺胸膜下肿块➡，无 FDG 摄取，有助于排除恶性肿瘤，注意邻近左侧胸膜增厚和积液↗。

（右图）一名球形肺不张患者，横断位平扫 CT 的 MIP 重建图像示右肺下叶肿块伴点状钙化，钙化见于所有球形肺不张的近 1/3。

CT 晕征

关键要点

术语

- 定义：肺内软组织结节、肿块或实变病灶周围的磨玻璃密度区

影像学表现

- CT
  - 结节、肿块或实变，周围伴不同数量的磨玻璃密度影
  - 磨玻璃密度影：不遮蔽肺血管的阴影
  - 磨玻璃密度影在 HRCT 上显示最佳

主要鉴别诊断

- 反晕征
  - 中央呈磨玻璃密度影，边缘呈新月形或环状实变
  - 鉴别诊断
    - 机化性肺炎
    - 感染
    - 肉芽肿性多血管炎、梗死、结节病、射频消融术、COVID-19

病理学

- 磨玻璃密度影常为出血，也可为炎症或肿瘤
- 病因
  - 感染性：血管侵袭性真菌（常为曲霉菌，也可为念珠菌、毛霉菌等）、分枝杆菌、立克次体、病毒、脓毒性栓塞
  - 炎症性：肉芽肿性多血管炎、嗜酸性粒细胞性肺炎、隐源性机化性肺炎、子宫内膜异位症
  - 肿瘤性：卡波西肉瘤、肺腺癌、转移瘤（如血管肉瘤、绒毛膜癌、骨肉瘤、胰腺癌）
  - 创伤：挫裂伤、活检后、导管引起的肺假性动脉瘤

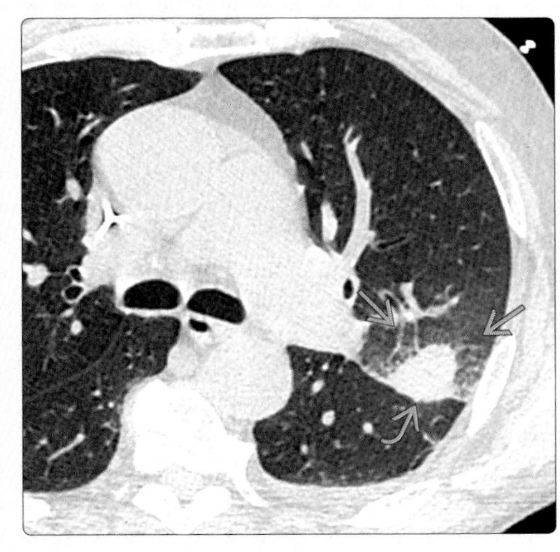
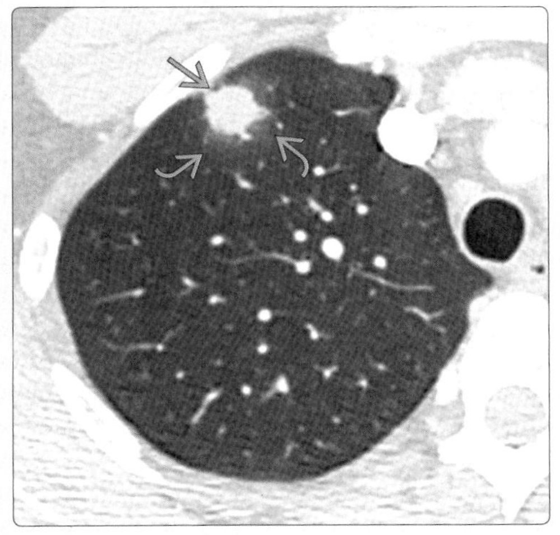

（左图）一名血管侵袭性曲霉菌病患者，横断位平扫 CT 示左肺上叶软组织结节➡，周围伴磨玻璃密度影➡，即 CT 晕征。此征象非特异性，常见于血管侵袭性真菌感染，尤其是免疫抑制患者。

（右图）一名急性组织胞浆菌病患者横断位平扫 CT 示右肺上叶软组织结节➡，周围伴磨玻璃密度影➡，即 CT 晕征。

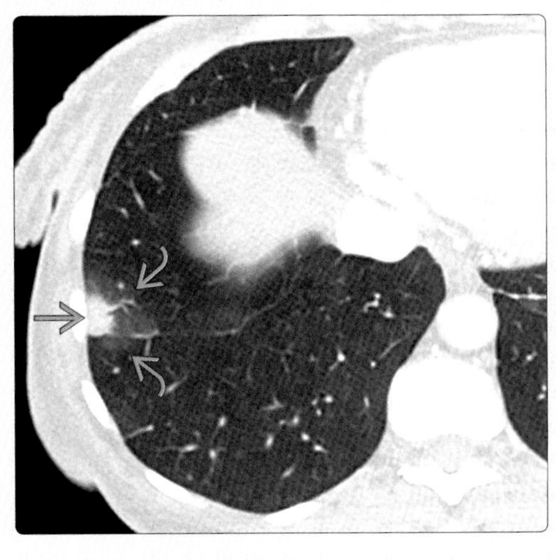
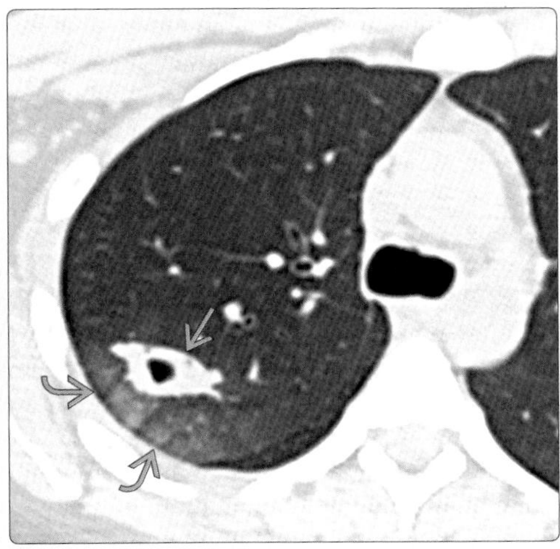

（左图）一名胰腺癌肺转移患者横断位平扫 CT 示右肺下叶胸膜下软组织结节➡，周围有磨玻璃影➡。部分实性肺转移常见于胰腺癌转移患者，类似原发性肺腺癌。

（右图）一名胸部钝伤患者横断位平扫 CT 示右肺上叶空洞结节（肺撕裂伤）➡，周围伴磨玻璃影（肺挫伤）➡。

深沟征

关键要点

术语
- 定义：继发于气胸的肺底透过度增高和外侧肋膈角加深

影像学表现
- 平片
  - 从外侧肋膈角延伸到季肋部的透亮带
  - 与对侧相比，同侧横膈凹陷
  - 辅助表现：可见胸膜线确定气胸，纵隔轮廓清晰度增加，纵隔脂肪的清晰度增加，横膈清晰度增加，双横膈征（气胸勾勒横膈的中央和前部）
- CT
  - 在可疑病例确诊气胸
  - 当平片上不清楚时，帮助确定病因

主要鉴别诊断
- 气腹
  - 左上区分房样气腹：在直立或侧卧位腹平片确定
- 慢性阻塞性肺疾病
  - 过度通气可加深外侧肋膈角，需 CT 排除气胸
  - 肺消失综合征（大且广泛的肺大疱），可类似气胸

临床要点
- 30% 的气胸在仰卧位胸片上容易漏诊
- 该征象适用于卧床患者和胸膜粘连使气胸不典型时

诊断要点
- 深沟征提示大面积气胸

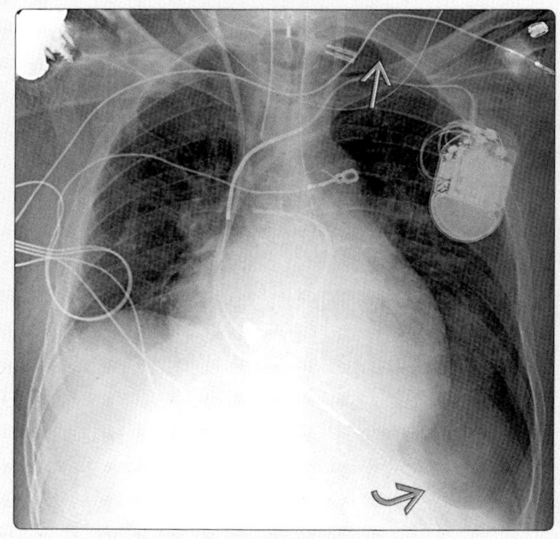

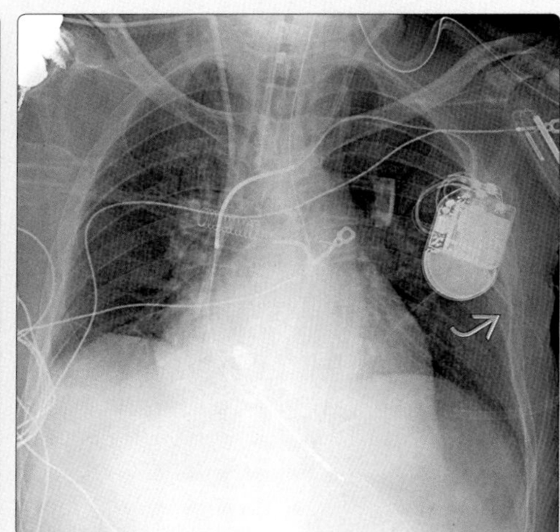

（左图）一名中心静脉导管置入后左侧气胸患者，仰卧前后位胸片示深沟征，特征为左侧肋膈角加深、左基底部透亮影和肺纹理缺失，注意隐约的左肺尖胸膜线。

（右图）同一患者左胸插入引流管后的前后位胸片示左侧气胸改善后，深沟征明显减轻。

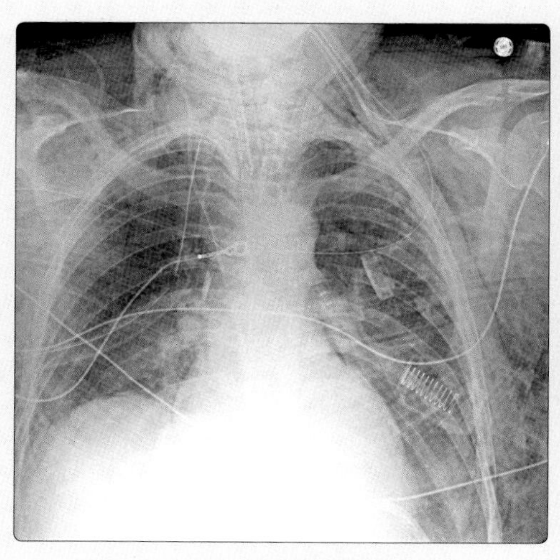

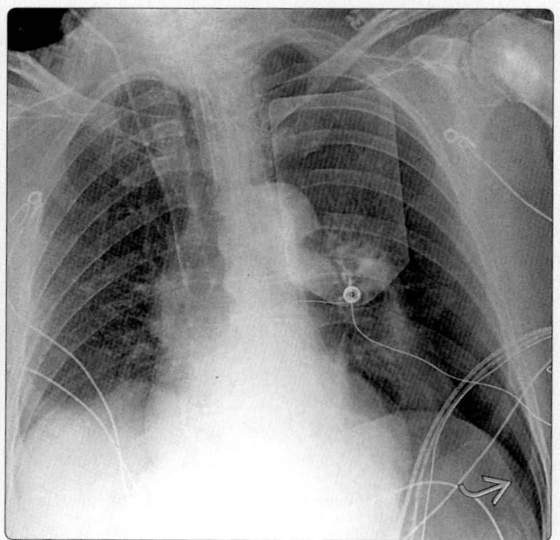

（左图）一名钝伤后左侧气胸伴气管插管患者前后位胸片示左侧深沟征，未见胸膜线。注意气胸容易被肺部阴影和皮下积气掩盖，此时深沟征可能是胸片上唯一识别气胸的征象。

（右图）一名需心肺复苏心律失常患者，前后位胸片示中到大量左侧气胸，表现为深沟征。

脂肪垫征

关键要点

术语
- 定义：平片上心包积液形成的水样密度带（>2 mm）将纵隔和心外膜下脂肪条纹分开
- 同义词："三明治"征、"奥利奥饼干"征、"发髻"征

影像学表现
- 平片
  - 侧位胸片上胸骨后方两条脂肪密度条纹勾勒出的水样密度带
  - 如果调窄窗宽（增加对比度）观察图像更显著
  - 在后前位胸片也可看到，为心脏边缘透亮带
  - 与旧片对比可发现一过性心脏和纵隔轮廓增大
- CT
  - 纵隔和心外膜下脂肪间的液体

主要鉴别诊断
- 纵隔气肿
  - 胸骨后区可见线状气体聚集，而无明显水样密度成分
- 胸骨后疝
  - 胸骨后密度增高影，可见内部透亮影，偶尔见充气肠袢
- 纵隔脂肪
  - 胸骨后密度增高影，内部呈脂肪密度

诊断要点
- 高度怀疑和窗宽调节（即窄窗宽）对于确定脂肪垫征很重要
- 前片有助于确诊心脏轮廓大小一过性增加
  - 快速变化总是与心包积液有关
- 如果平片不能确诊，可考虑行心脏超声进一步评估

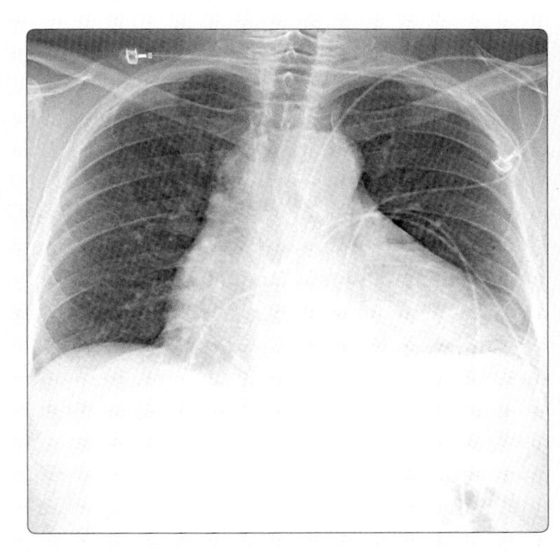

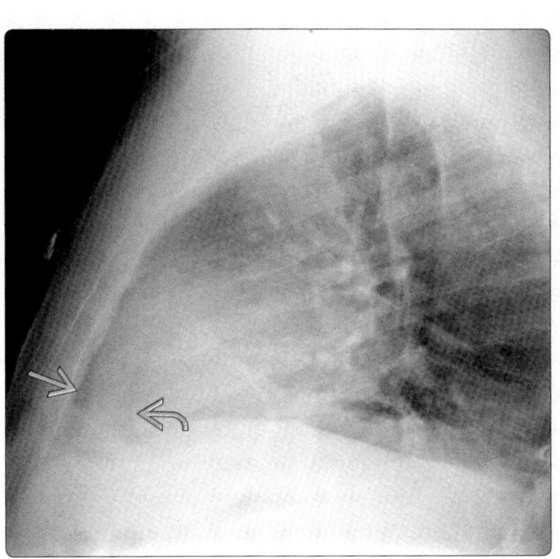

（左图）一名中等量心包积液患者，后前位胸片示心脏轮廓弥漫性球状增大，为心包积液的"水瓶"征。

（右图）同一患者侧位胸片示前→和后↩脂肪密度带纹勾勒的水样密度带，即脂肪垫征或"奥利奥饼干"征。虽然并不常见，但出现此征象时对心包积液的诊断非常特异。

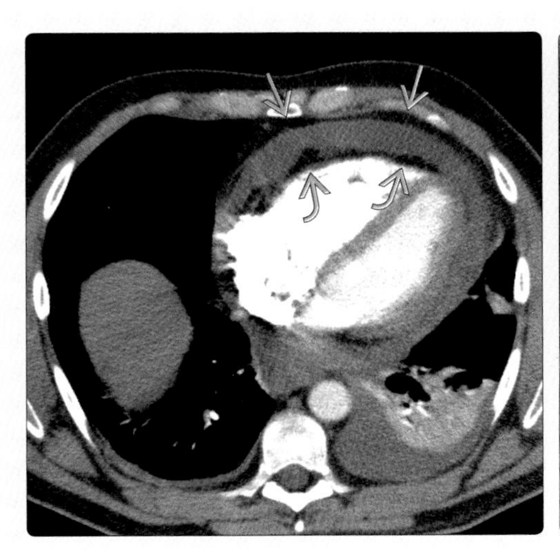

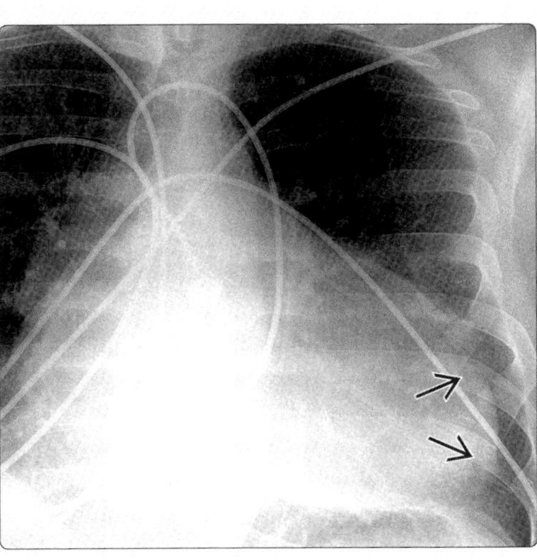

（左图）同一患者横断位增强CT确诊中等量心包积液，被前方的纵隔脂肪→和后方的心外膜下脂肪↩勾勒出来。注意双侧少量胸腔积液。

（右图）一名心包中等量积液患者，后前位胸片显示心脏轮廓增大和淡的外侧弧形透亮影→，表示邻近心包积液的心外膜下脂肪。虽然不常见，但正位片上也可显示脂肪垫征。

"指套"征

关键要点

术语

- "指套"征
  - 也被称为戴手套的手指征
  - 扩张的支气管内的黏液嵌塞或浓缩物
  - 影像表现类似手指在手套内
  - 适用于平片和（或）CT 表现

影像学表现

- 平片
  - 分支形管状软组织密度影
    - 指向同侧肺门
  - 可表现为结节或肿块
    - 圆形、椭圆形或分叶状
- CT
  - 支气管内软组织或水样密度分泌物
    - 在变应性支气管肺曲霉病高密度黏液栓常见
  - 可能与腔内肿瘤无法区别

主要鉴别诊断

- 变应性支气管肺曲霉病
  - 是"指套"征最常见的疾病
  - 有哮喘或肺囊性纤维化病史
  - 血中嗜酸性粒细胞增多、血清 IgE 升高、曲霉菌沉淀素
  - 因钙盐沉积黏液呈高密度
- 支气管闭锁
  - 无症状（大多数）
  - CT 上病变周围过度充气、肺血减少
  - 反复感染（约 20%）；结节或肿块增大
- 恶性肿瘤
  - 中央型肺癌该征象罕见；若发现"指套"征需要排除肺癌
  - 支气管内转移：乳腺、肾脏、结肠、直肠、子宫和皮肤原发恶性肿瘤
- 少见：类癌、脂肪瘤、错构瘤、异物

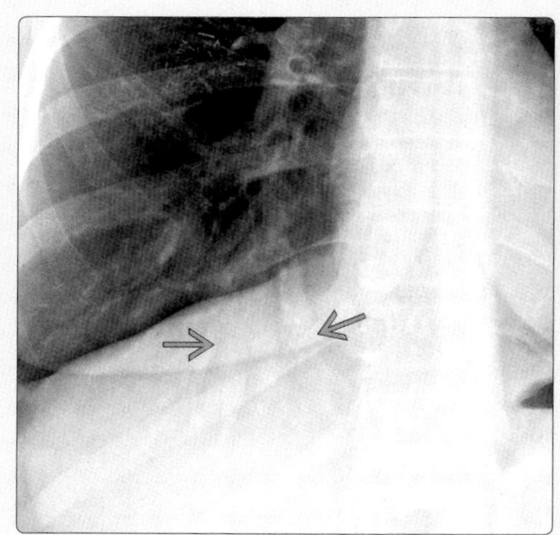

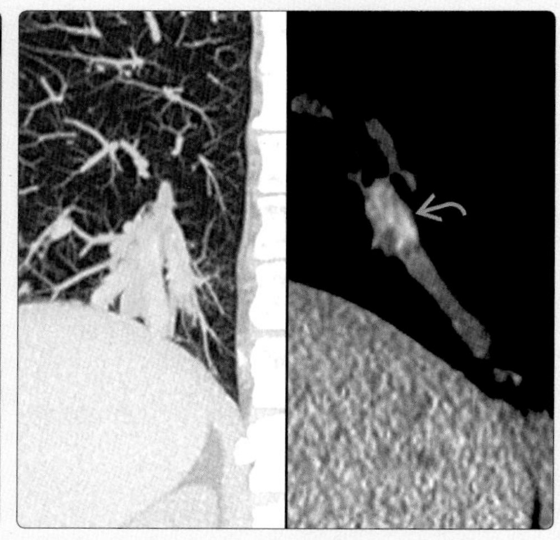

（左图），一名 42 岁变应性支气管肺曲霉病女性患者，后前位胸片示右肺下叶分支形管状影➡，表现为"指套"征。

（右图）同一患者冠状位平扫 CTMIP 重建（左）和矢状位平扫 CT（右）组合图像显示右肺下叶"指套"征。高密度的黏液↪是变应性支气管肺曲霉病的特征。"指套"征用于描述平片和 CT 异常。

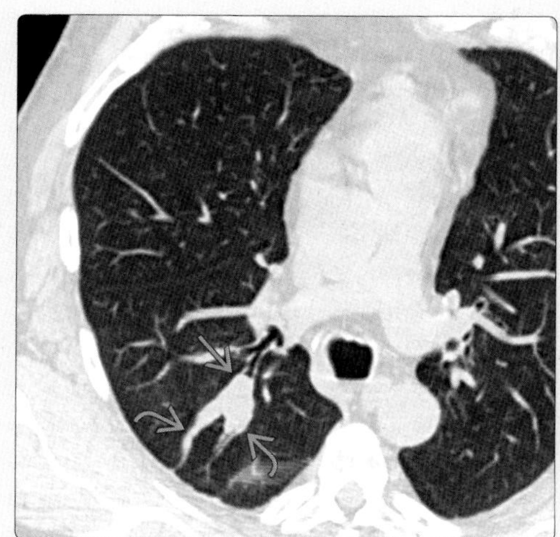

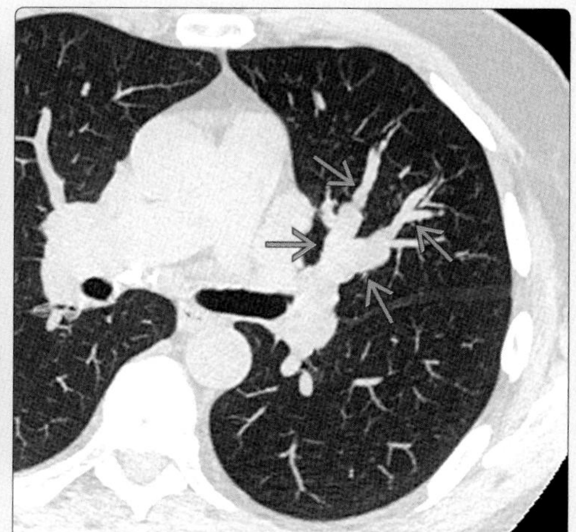

（左图）一名类癌患者横断位增强 CT 的 MIP 重建图像显示支气管中央肿瘤的腔内部分➡，远端扩张支气管内分支形浓稠黏液↪。

（右图）一名肾透明细胞癌支气管内转移患者横断位增强 CT 的 MIP 重建图像显示左肺上叶支气管阻塞，外周分支状影源于支气管内肿瘤阻塞伴远端黏液浓缩➡。

肺门聚集征

关键要点

术语
- 定义：肺动脉分支向其“聚集”的肺门“肿块”代表扩大的肺动脉

影像学表现
- 后前位胸片
  - 右或左肺动脉分支汇聚至肺门“肿块”
  - 肺动脉高压：肺动脉干扩张，左、右肺动脉扩张
  - 肺动脉狭窄：肺动脉干扩张，左肺动脉扩张
- 侧位胸片
  - 肺动脉干增宽
  - 无前、后纵隔肿块
- CT
  - 扩张的肺动脉干（>3 cm）
  - 肺动脉高压
    - 肺动脉干扩张
    - 左、右肺动脉扩张
  - 肺动脉狭窄
    - 肺动脉干扩张
    - 左肺动脉扩张

主要鉴别诊断
- 肺门重叠征
  - 在代表纵隔轮廓的凸面外缘 >1cm 处看到肺动脉
- 左心耳增大
  - 左主支气管下方肺门异常
- 心脏增大和心包积液
  - 增大的肺门阴影中仍可见肺动脉影

病理学
- 病因：肺动脉高压，肺动脉狭窄

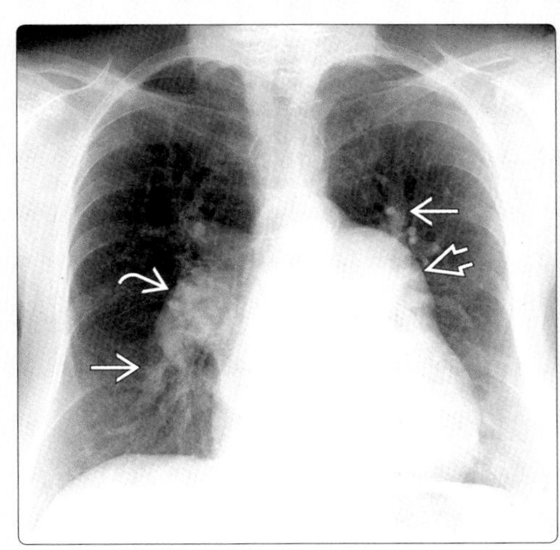

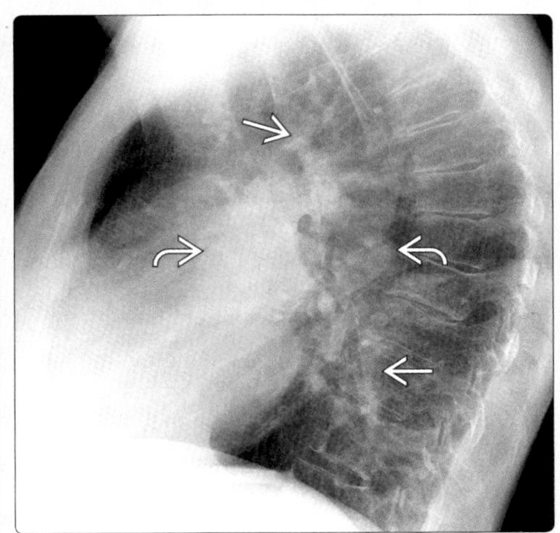

（左图）76 岁女性，长期肺动脉高压，后前位胸片示双侧肺门增大，大的肺动脉分支→“聚集”向增大的肺门→，即肺门聚集征。注意明显扩张的肺动脉干→。

（右图）同一患者的侧位胸片示大的肺动脉分支→“聚集”向双侧增大的肺门→，继发于肺动脉高压引起的肺动脉扩张。

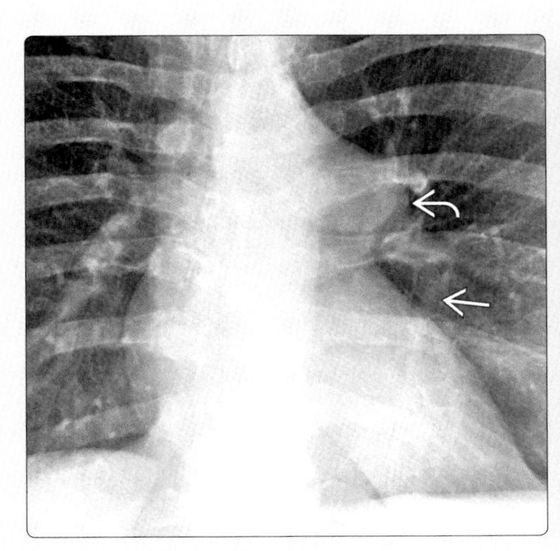

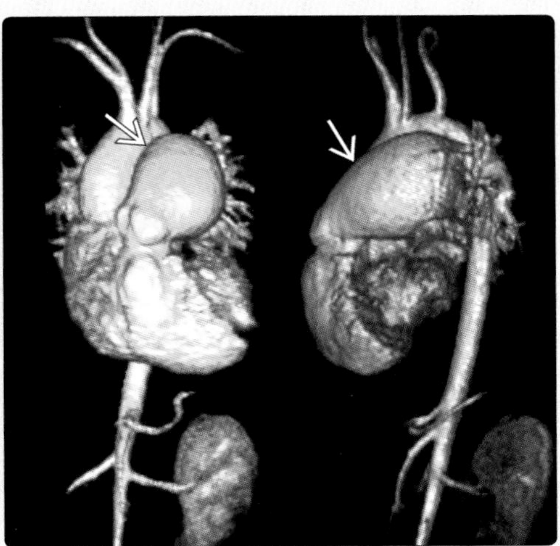

（左图）一名肺动脉狭窄患者后前位胸片示左肺门肿块→，肺动脉分支→向其“聚集”。左肺门肿块代表左肺动脉扩张。与肺门重叠征不同，增大的左肺门对应的是增大的左肺动脉，而不是通过它可见。

（右图）同一患者的 3D MR 显示肺动脉干扩张→，是血液流经狭窄的肺动脉瓣产生的收缩喷射所致。

肺门重叠征

关键要点

术语
- 凸起或肿块影与肺门重叠，其内仍可见同侧肺动脉

影像学表现
- 后前位胸片
  - 肺动脉界面到异常凸起界面的内侧距离 >1 cm
  - 血管性肿块边缘常见钙化
  - 缺点：旋转后前位胸片可能会模拟出异常凸起投射到肺门
- 侧位胸片
  - 病变位于肺门前方或后方，通常在纵隔内
- CT
  - 肿块位于肺门前方或后方
  - 增强检查有助于明确血管性病变
  - 血管病变常对比剂强化，血栓形成时可表现为软组织密度肿块

主要鉴别诊断
- 肺门聚集征
  - 肺动脉分支发自肺门凸起的外缘
  - 提示肺动脉扩张
- 左心耳增大
  - 左主支气管下方异常凸起
- 心影增大和心包积液
  - 肺动脉位于异常凸起的外侧

病理学
- 经典描述是前纵隔肿块，也可见于中、后纵隔肿块
- 病因
  - 肿瘤：胸腺肿瘤、淋巴瘤、生殖细胞肿瘤、纵隔淋巴结肿大
  - 血管病变：假性动脉瘤、动脉瘤
  - 类似病变：包裹性胸腔积液，肺实质气腔病变

（左图）一名胸腺瘤患者后前位胸片示左肺门异常凸起/肿块➡，透过该肿块仍见左肺门血管影，即肺门重叠征，提示肿块位于肺门前方或后方，本例中为前纵隔。

（右图）同一患者横断位增强CT示左侧纵隔血管前软组织肿块➡。前/血管前纵隔肿块是肺门重叠征中最常见的原因。

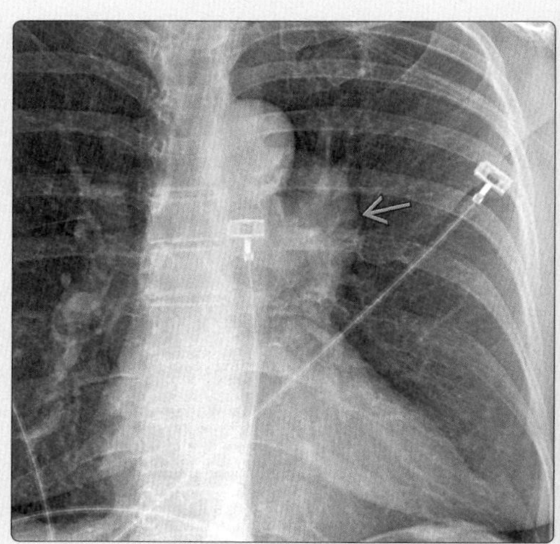

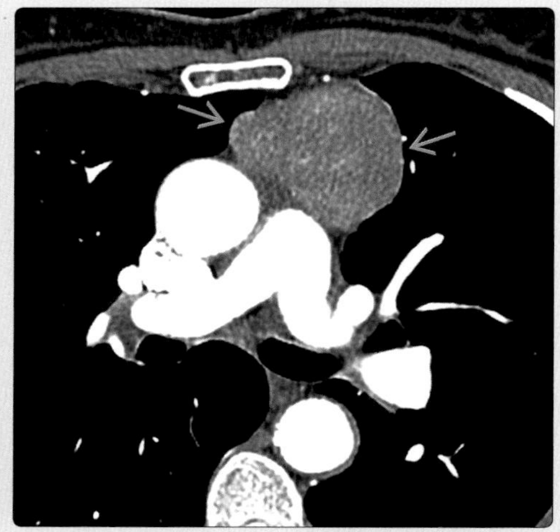

（左图）一名纵隔淋巴瘤患者后前位胸片示右肺门肿物➡，透过肿物见右肺动脉⇨，即肺门重叠征。

（右图）一名冠状动脉搭桥术后并发动脉瘤患者后前位胸片示左侧肺门凸起/肿块➡，透过它仍可见肺门血管影，为肺门重叠征。血管病变可产生该征象，仔细观察是鉴别诊断的关键。

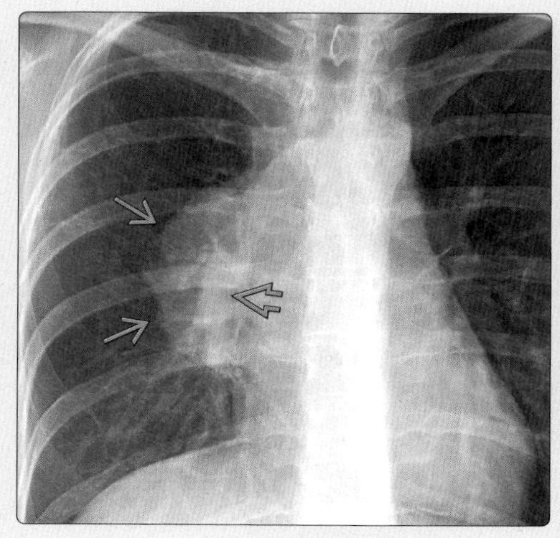

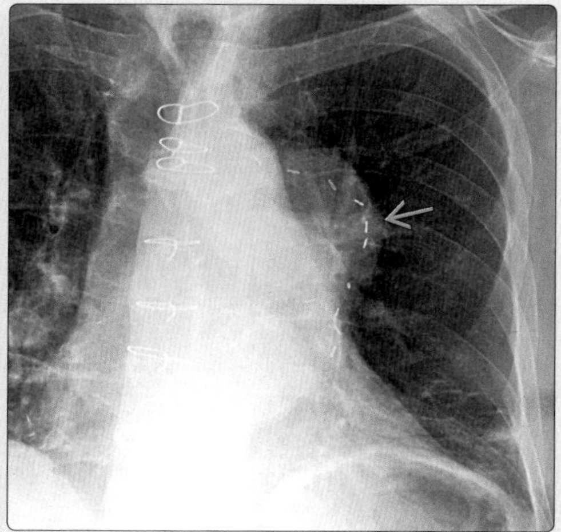

不完全边界征

关键要点

术语
- 基于病灶边界特征的平片征象
  - 病灶边界清晰（由肺或周围气体勾勒）和边界不清晰（与邻近胸膜、纵隔、胸壁延续）的结合
  - 在单体位或两个垂直体位投照上显示
  - 提示肺外病变

影像学表现
- 平片
  - 清晰和不清晰（“不完全”）边界共存的阴影
  - 肺外病变
  - 不能区分胸壁与皮肤病变
  - 与相邻胸膜 / 胸壁成钝角
- CT
  - 确定病变位置
    - 胸膜
    - 胸壁、皮肤

病理学
- 病因
  - 胸膜病变：包裹性积液、胸膜斑块、转移、局限性纤维性肿瘤、间皮瘤、钙化纤维性肿瘤
  - 胸壁病变：脂肪瘤、转移、浆细胞瘤、原发性骨恶性肿瘤
  - 乳头和皮肤结节 / 附属物
- 清晰边界对应为病变与气体（肺和周围）接触的切线图像
- 不清边界对应为病变与胸膜和（或）胸壁延续，缺少周围气体
- 与胸膜 / 胸壁界面成钝角，不能与 X 线束呈切线关系

诊断要点
- 胸片上显示不完全边界征，考虑肺外病变

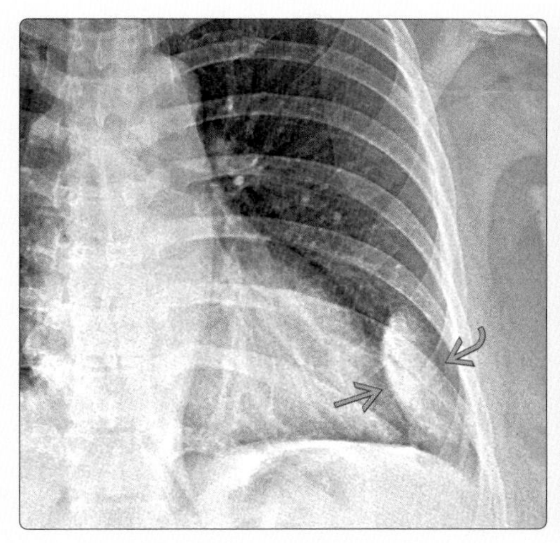
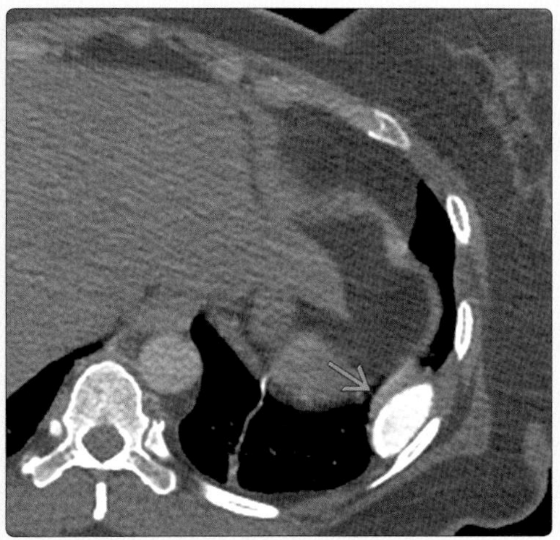

（左图）一名钙化的胸膜纤维性肿瘤患者后前位胸片示左下胸部钙化的椭圆形肿块，内缘边界清晰➡，外缘边界不清（不完整）➡。不完全边界征提示肺外病变，可位于胸膜、胸壁或皮肤。少见情况肺内病变也表现出这种征象。

（右图）同一患者横断位平扫 CT 示左基底部椭圆形致密钙化的胸膜肿块➡。

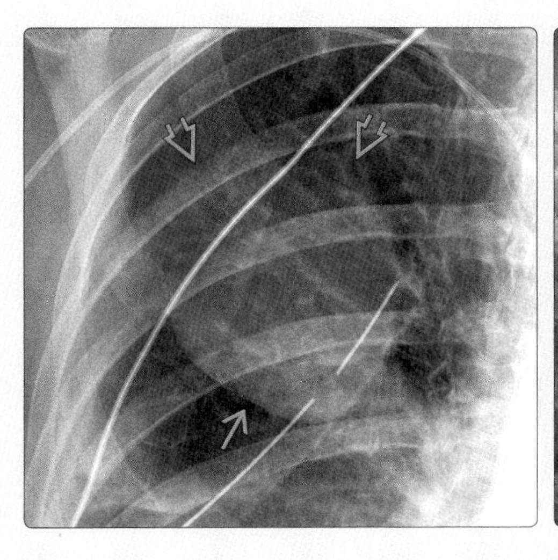
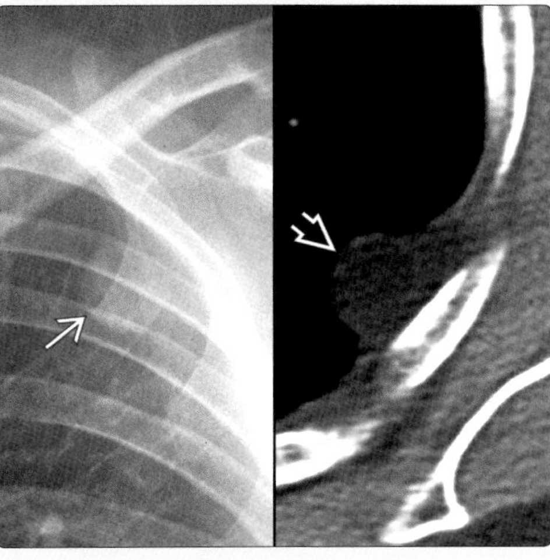

（左图）一名右斜裂处叶间积液患者后前位胸片显示，随着积液增多，接近胸壁和（或）叶间裂边界的积液边缘变钝，边界清晰➡和模糊➡。

（右图）后前位胸片（左）和横断位平扫 CT（右）组合图像示胸壁脂肪瘤。胸片上表现为不完全边界征➡，CT 上为弥漫性脂肪密度➡。病变内下缘边界清晰源于被肺包绕的病变边缘切线成像。

"空气镰刀"征

关键要点

术语

- "空气镰刀"征：正位胸片上继发于左上叶肺不张勾勒出主动脉弓的新月形透亮影
- "Luftsichel"来自德语，意为空气"镰刀"或空气"新月"

影像学表现

- 后前位胸片
  - 左主动脉旁新月形透亮影，从左肺尖延伸至左上肺静脉；代表邻近主动脉弓充气的左肺下叶背段（被左肺下叶过度膨胀勾勒）
  - 肺门周围模糊影，向上方、外侧和下方逐渐变淡，代表不张的左肺上叶
- 侧位胸片
  - 左肺斜裂前移
- CT
  - 不张的肺叶向前胸壁延伸，后缘呈 V 形指向肺门
  - 可见引起阻塞的支气管内病变
- PET/CT：在肺叶不张内确定 FDG 活性的中央性肿瘤

主要鉴别诊断

- 右肺过度膨胀，向前疝出，越过中线，前联合线向左移位
- 内侧气胸：不一定与其他体积减小的征象相关
- 主动脉弓附近的大疱性疾病：无其他肺体积减小的征象

病理学表现

- 主动脉弓和不张的左上叶之间间杂过度膨胀和移位的左肺下叶背段
- 病因
  - 支气管内阻塞性病变：常为肺癌、支气管内转移瘤、肺淋巴瘤（少见）
  - 非肿瘤性支气管狭窄：肺静脉消融术的并发症，支气管内活瓣

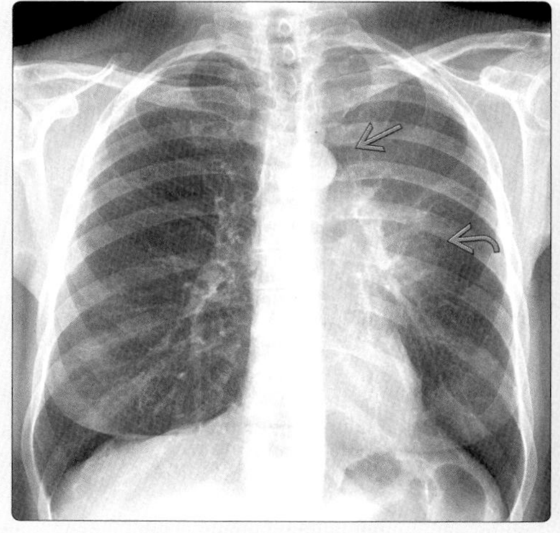

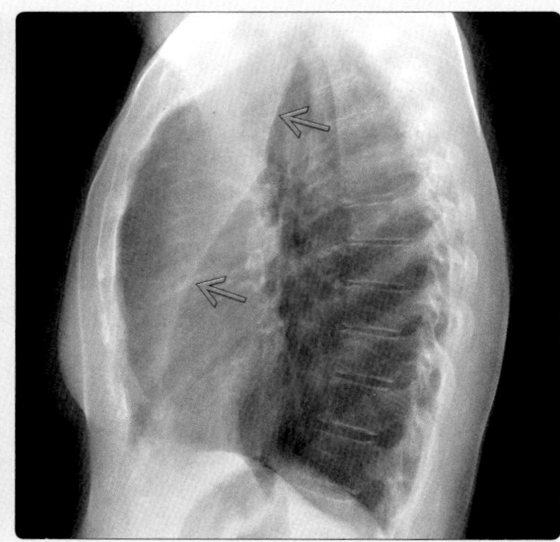

（左图）一名中央阻塞性左肺上叶鳞状细胞癌患者，后前位胸片显示左肺上叶完全不张和"空气镰刀"征。前者表现为左肺中、上野模糊阴影➩，后者表现为镰刀状透亮影（左肺下叶过度膨胀），勾勒出主动脉弓的轮廓➩。

（右图）同一患者的侧位胸片显示左肺上叶完全不张，其后方被前移的左肺斜裂➩勾勒。

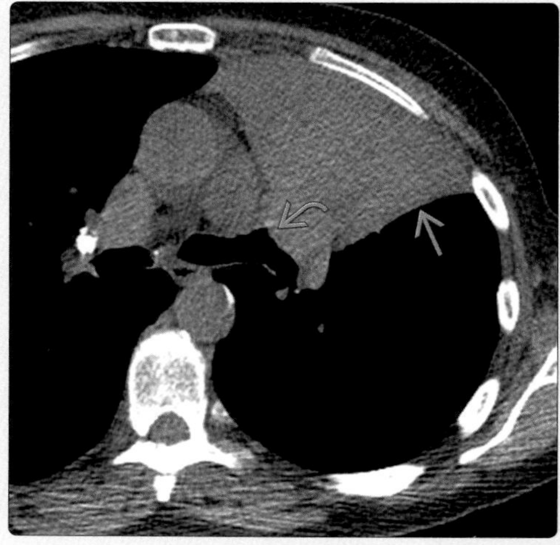

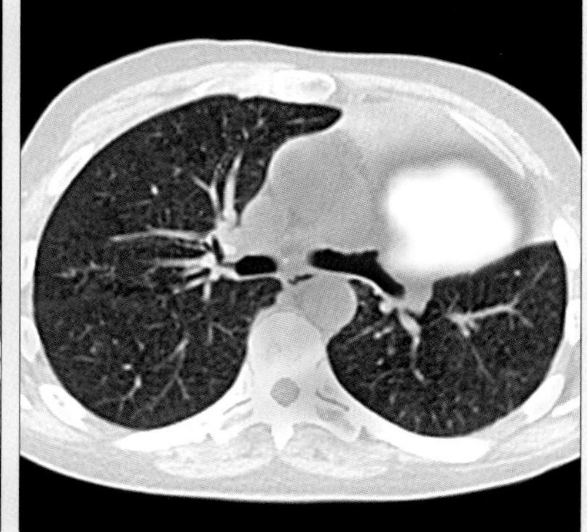

（左图）同一患者的横断位平扫 CT 显示左肺上叶完全肺不张➩继发于阻塞左肺上叶近端支气管的中央型肿块➩。"空气镰刀"征通常与中央阻塞型原发性肺癌有关。

（右图）同一患者横断位融合 FDG PET/CT 显示完全不张的左肺上叶内有一个大的中央型 FDG 活性肿块。注意该原发性肺癌患者伴有弥漫性小叶中央型肺气肿。

反晕征

关键要点

术语

- 定义：CT 显示中心为磨玻璃影，周围由同心圆或新月形的实变环绕
- 同义词："环礁"征
  - 环礁：带有中央火山口的珊瑚岛

影像学表现

- 平片
  - 结节、肿块或实变
- CT
  - 结节或肿块；圆形，卵圆形，略分叶
  - 中央为磨玻璃影，边缘为环形或新月形实变

主要鉴别诊断

- 机化性肺炎（特发性或任何病因）
- 真菌感染：血管侵袭性曲霉病、接合菌病
- 其他感染：细菌性肺炎、副球孢子菌病、结核
- COVID-19 继发的急性肺损伤
- 结节病，淋巴瘤样肉芽肿病，肉芽肿性多血管炎
- 肿瘤，梗死
- 射频消融术
- 与 CT 晕征的区别：实变周围见磨玻璃影环绕

病理学表现

- 机化性肺炎
  - 环状或新月形的周围实变与机化性肺炎对应
  - 中央磨玻璃影与肺泡间隔炎症和肺泡内细胞碎片对应

诊断要点

- 反晕征的出现可提示机化性肺炎的诊断
- 鉴别诊断中的其他病变也需要考虑

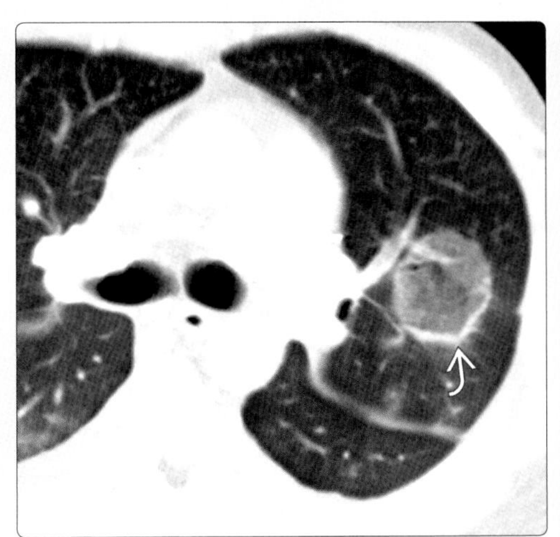

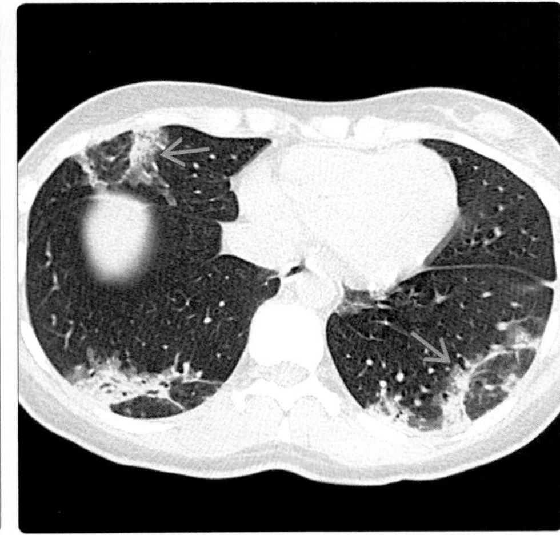

（左图）一名双侧肺移植后并发毛霉菌病的患者，横断位增强 CT 显示左肺上叶磨玻璃密度肿块，其边缘为新月形实变环➡，即反晕征或"环礁"征。

（右图）一名系统性红斑狼疮伴机化性肺炎的 25 岁女性患者，横断位平扫 CT 显示胸膜下实变，表现为反晕征➡。当边缘实变呈新月形而不是同心圆时，它通常被称为"环礁"征。

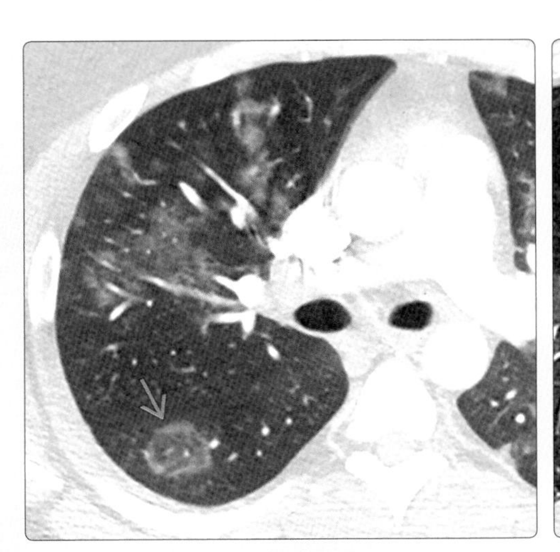

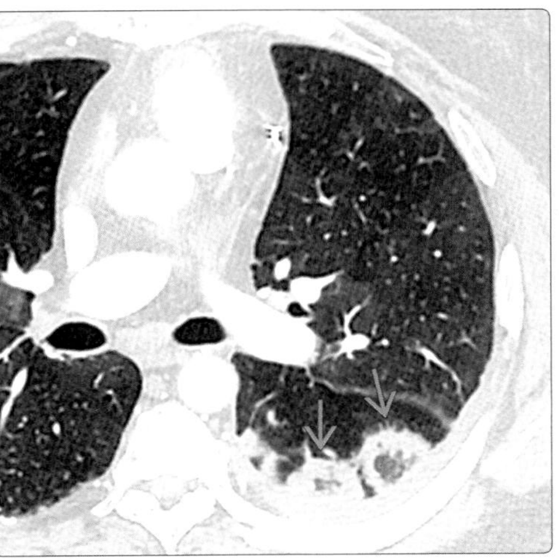

（左图）一名 COVID-19 感染肺部受累患者，横断位增强 CT 显示支气管血管周围的磨玻璃影，右肺下叶结节表现为反晕征➡。

（右图）一名急性肺血栓栓塞的 51 岁男性患者，横断位增强 CT 显示胸膜下结节样实变➡，表现为反晕征。反晕征应与 CT 晕征进行区分，后者的特征是中心呈软组织密度，周围环绕磨玻璃影。

双壁征和圆顶征

关键要点

术语
- 双壁征：气腹时，能看到肠壁的两侧
- 圆顶征：气腹时，气体聚集于膈肌中央肌腱下

影像学表现
- 胸片
  - 正常情况下，仅内侧肠壁能被气体勾勒出来
  - 双壁征：可见肠壁，被腔内气体（内侧肠壁）和游离的腹腔气体（外侧肠壁）勾勒出来
  - 圆顶征：弧形透亮影位于下胸椎处，尾部至心脏；上缘清晰，下缘模糊；常呈上凹形
  - 适用于仰卧位患者，因为膈下气体可能不明显
  - 当怀疑时，直立位或左侧卧位平片可能有助于确诊气腹

主要鉴别诊断
- 纵隔积气
  - 横膈连续征（倾向于线性）可能类似于圆顶征（倾向于弯曲）
- 正常肠袢
  - 邻近的肠袢可能类似于双壁征
  - 横结肠、小网膜囊或心包内的气体可能类似于圆顶征
- 口服对比剂
  - 近期 CT 的残留对比剂可能增加肠壁密度，并可能类似于双壁征
- 马赫带：夸大了不同密度的相邻结构之间对比的一种视错觉

诊断要点
- 对仰卧位患者气腹的识别可能具有挑战性
- 考虑直立位或左侧卧位平片进行确认

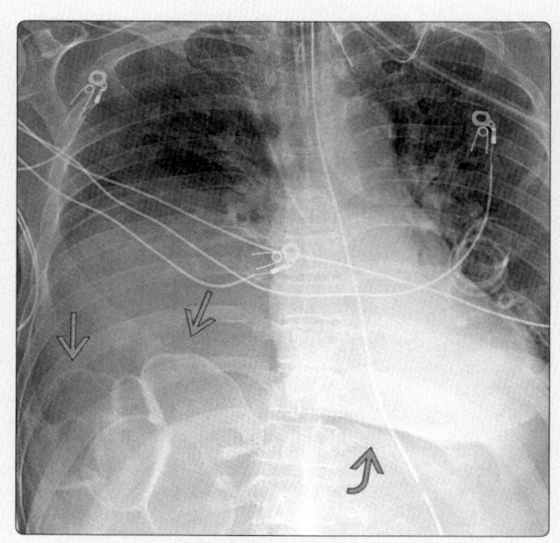
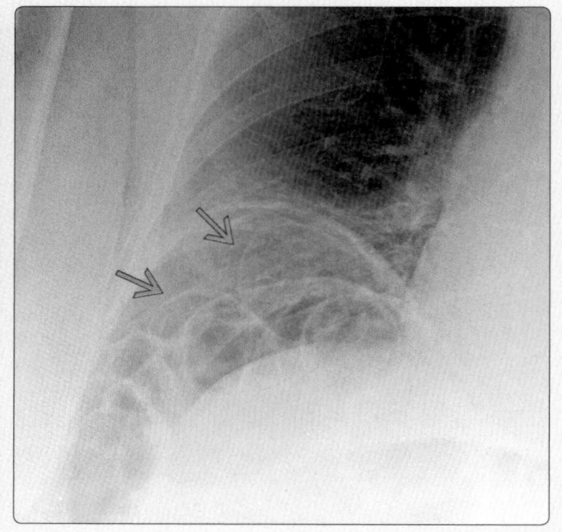

（左图）一名因中空内脏穿孔导致大面积气腹的患者，前后位仰卧位胸片显示右上象限两侧肠壁可见（即双壁征）→且气体沿横膈的中央肌腱聚集，呈现一条曲线影（即圆顶征）⤻。

（右图）聚焦后前位胸片显示右上象限气腹。注意由于腔内和腔外气体的存在，肠壁两侧→被勾勒出来。

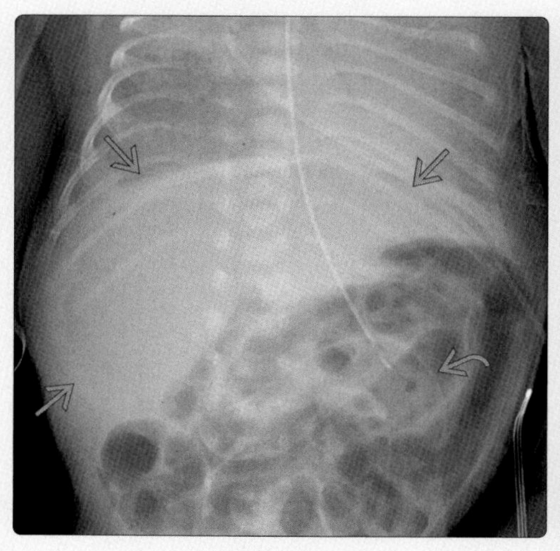
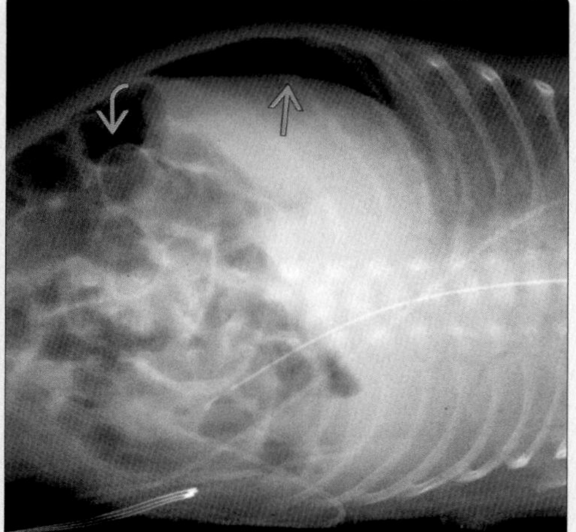

（左图）一名急性坏死性小肠结肠炎的新生患儿，后前位胸部和腹部平片显示大量气腹，表现为腹部轻微透亮影（有时因其形态被称为“足球”征→）。注意轻微的双壁征⤻。

（右图）同一患儿的左侧卧位片显示腹腔游离气体→勾勒出肝表面，在右中腹可见肠壁（即双壁征）⤻。

反S征

关键要点

术语
- 定义：右肺上叶肺不张时，水平裂向上内侧移位和肺门肿块共同存在

影像学表现
- 后前位胸片
  - 水平裂向上内侧移位
  - 水平裂的中央或内侧突出
  - 右肺门肿块
- 侧位胸片
  - 斜裂向前上方移位
- CT
  - 支气管内阻塞性病变的识别和特征
  - 恶性肿瘤分期
  - 很少需要静脉对比剂，但可帮助显示中央型阻塞性病变

主要鉴别诊断
- 右肺上叶肺不张无中央型肿块
  - 可能表现为水平裂的向内上方移位
  - 无内侧凸面（来自中央肿块）

病理学表现
- 反S征
  - 以Golden的名字命名，他描述了典型的反S征
  - 反S征由向内侧上方移位的水平裂和源于中央型肿块的肺门凸面构成
- 病因
  - 肺癌（最常见病因）
  - 淋巴结增大
  - 纵隔肿瘤（伴支气管阻塞）
  - 支气管内转移
  - 感染，如支气管侵袭性曲霉病（罕见）

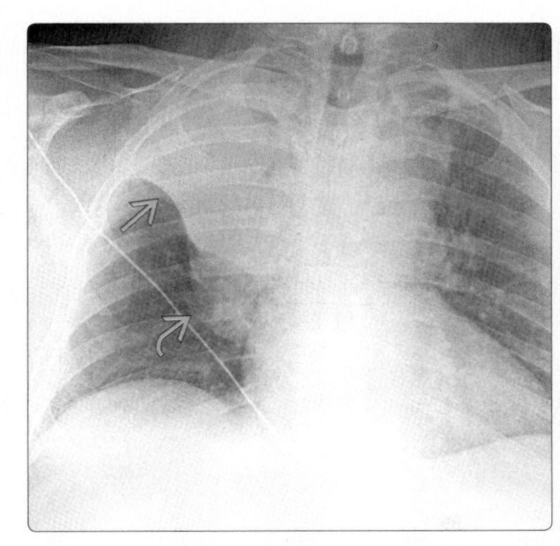

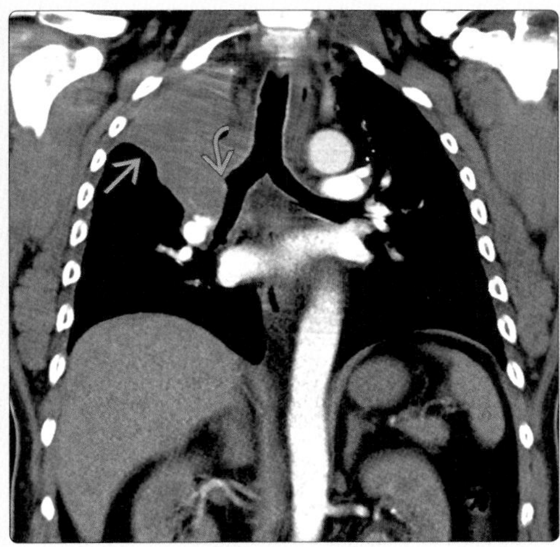

（左图）一名右肺上叶中央型肺癌患者，后前位胸片显示右上肺不张合并水平裂向上移位→和由中央肿块产生的内侧凸面↷，即反S征。同样的原则也可适用于任何中央型阻塞性肿块伴肺不张。

（右图）同一患者的冠状位增强CT显示由右肺上叶支气管完全阻塞↷导致水平裂上移→和继发肺不张。

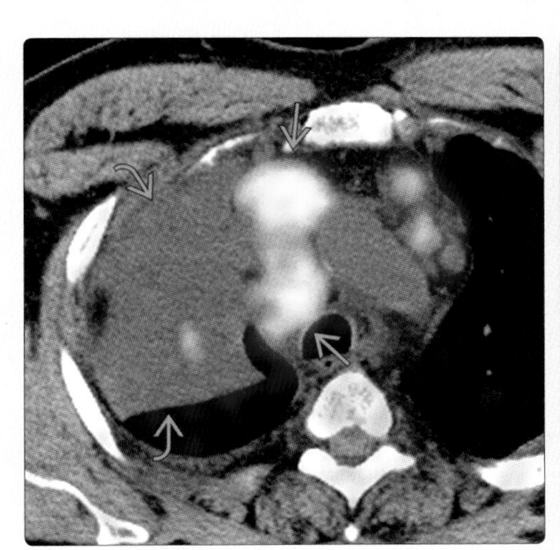

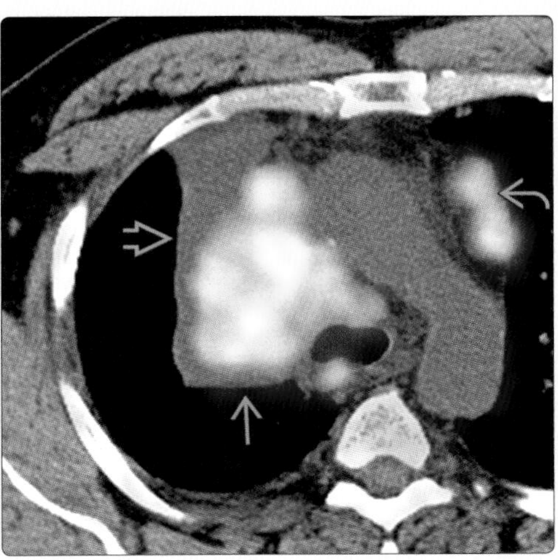

（左图）同一患者的横断位FDG PET/CT显示FDG活性的纵隔淋巴结肿大→，而不张的右肺上叶↷内无FDG活性，未见肿瘤累及。在本病例，PET/CT帮助确定最佳的活检部位。

（右图）同一患者的横断位FDG PET/CT显示FDG活性的纵隔和右肺门淋巴结↷以及右肺上叶中央型肿块→。注意水平裂明显向上内侧移位⇨。

印戒征

关键要点

术语

- 印戒征：扩张的气道和邻近肺动脉（横断面）的特异性 CT 形态
  - 扩张的气道代表“戒指环”
  - 邻近的肺动脉代表“宝石”
- 支气管扩张且支气管 / 动脉比 >1
  - 支气管 / 动脉比 =1.5 在老年无症状患者和高海拔地区可为正常
- 支气管扩张通常是不可逆的

影像学表现

- 平片
  - 支气管扩张可轻微或不可见
  - “轨道”征：平行增厚的支气管管壁
  - 气 – 液平面提示合并感染
- CT
  - 扩张的支气管（横断面）> 邻近动脉
  - 无支气管变细
  - 马赛克征和呼气相空气潴留

病理学表现

- 病因
  - 先天性（原发性纤毛运动障碍、囊性纤维化、Williams-Campbell 综合征）
  - 免疫缺陷（常见的各种免疫缺陷）
  - 感染（肺炎、非结核分枝杆菌感染）
  - 炎症（变应性支气管肺曲霉病）
  - 近端气道阻塞（肺癌）
  - 间质性肺疾病（牵引性支气管扩张）
- 炎性的支气管壁
- 腔内黏液脓性渗出物：中性粒细胞、巨噬细胞
- 支气管壁破坏，纤维肌肉组织丧失，支气管壁软骨侵蚀 / 丧失
- 黏膜下腺体减少
- 支气管上皮鳞状化生
- 因支气管周围纤维化累及邻近肺实质导致薄的支气管壁变厚

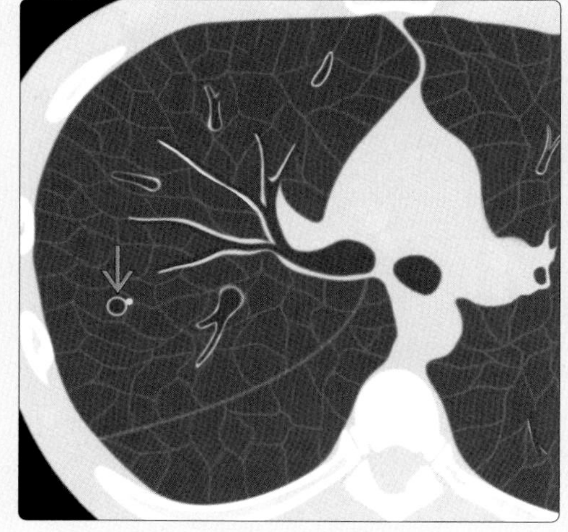

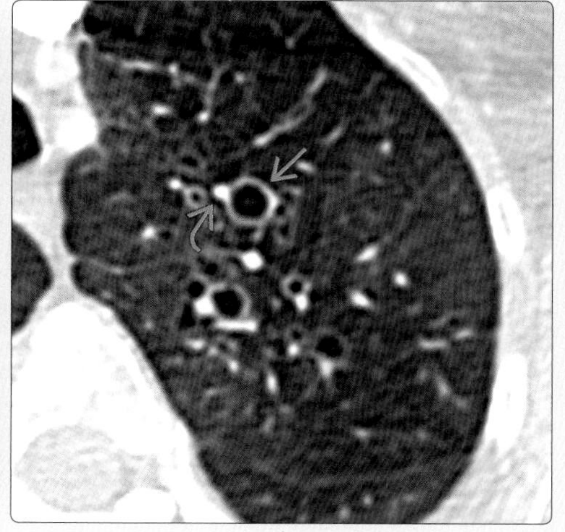

（左图）示意图示印戒征→定义为在横断面上支气管直径较相邻肺动脉直径大（支气管 / 动脉比 >1）。

（右图）一名慢性阻塞性肺疾病并发反复感染患者，横断位增强 CT 显示左肺上叶支气管扩张，即印戒征：扩张的支气管→及其邻近肺动脉↷。扩张的支气管代表“戒指环”，相邻的血管代表“宝石”。

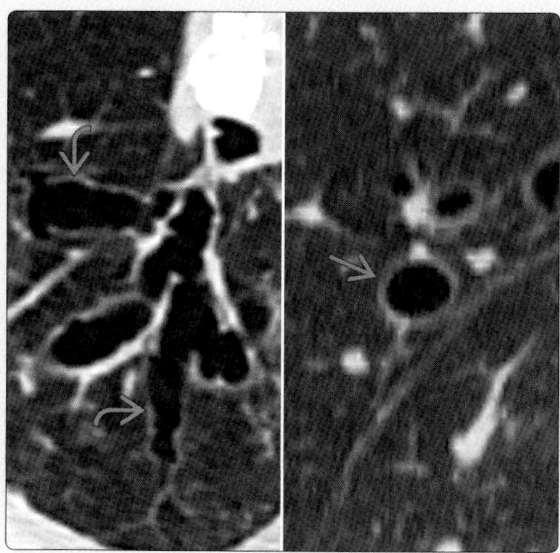

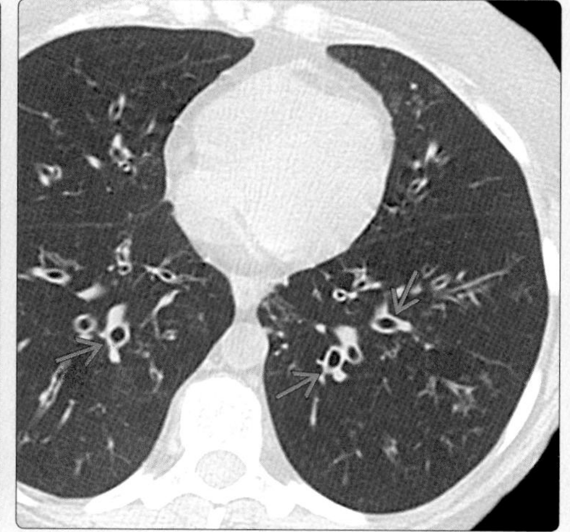

（左图）一名感染后支气管扩张的患者，横断位（左）和矢状位（右）增强 CT 的组合图像显示曲张性支气管扩张↷，在横断面观察为印戒征→。

（右图）一名溃疡性结肠炎伴支气管扩张的 34 岁男性患者，横断位平扫 CT 显示弥漫性柱状支气管扩张和支气管壁增厚，横断面上观察时异常支气管动脉伴行表现为印戒征→。

边缘轮廓征

关键要点

术语
- 定义
  - 由充气肺组织勾勒出的心脏纵隔轮廓或膈肌界面模糊
  - 由于邻近充气肺泡被水样密度物质（如脓液、肺不张、肿瘤、液体、血液）替代而导致的对比度丧失导致

影像学表现
- 平片
  - 中叶或右肺上叶前段异常可使右心缘模糊
  - 舌叶或左肺上叶前段异常可使左心缘模糊
  - 左肺上叶尖后段异常可使主动脉弓模糊
  - 下叶基底段异常可使邻近横膈模糊
  - 胸腔积液可使同侧横膈模糊
  - 纵隔肿块延伸至颈部时，由于邻近无充气的肺组织，而使肿块在锁骨上方的部分边缘模糊（即颈胸征）
  - 纵隔肿块边缘延伸至腹部，由于邻近无充气的肺组织，而使肿块膈肌下方部分的边缘模糊（即胸腹征）
- CT
  - 能够对产生边缘轮廓征的不确定病变进行进一步特征显示（例如，实变需要平片进行随访至吸收，持续存在的实变需要 CT 排除潜在恶性肿瘤或其他病变）

病理学表现
- 病因
  - 实变（如肺炎）
  - 肺不张
  - 肿瘤（如癌）
  - 胸腔积液

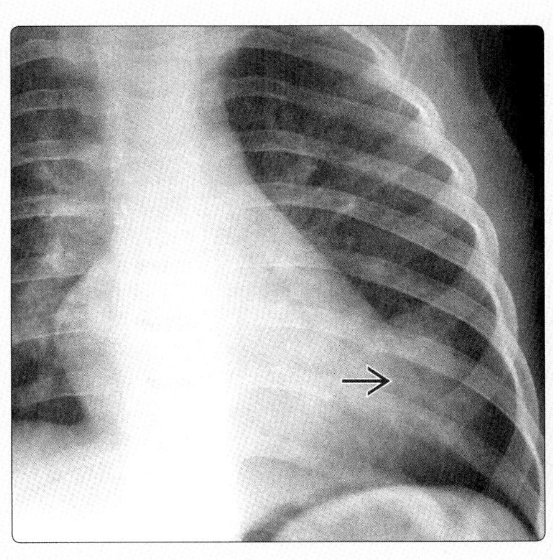

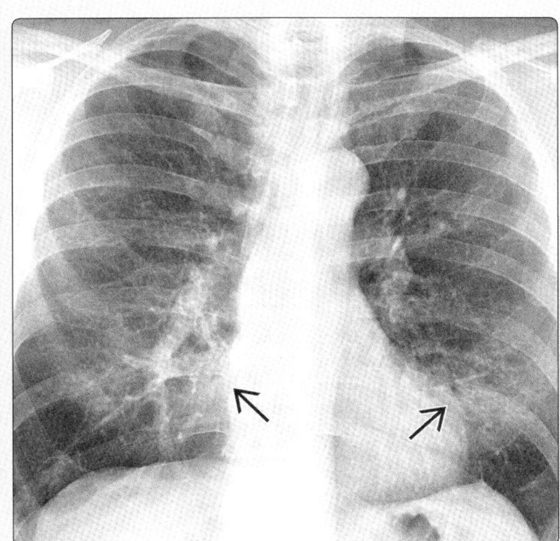

（左图）一名舌段肺炎的儿童，后前位胸片显示邻近气腔病变使左心缘模糊➡。左肺下叶实变尽管可表现为在上述类似位置出现异常，但左心缘是清晰的。

（右图）一名非结核分枝杆菌感染累及右肺中叶和左肺上叶舌段患者，后前位胸片显示左右心缘受邻近气腔病变和（或）肺不张的影响，显示略模糊➡。

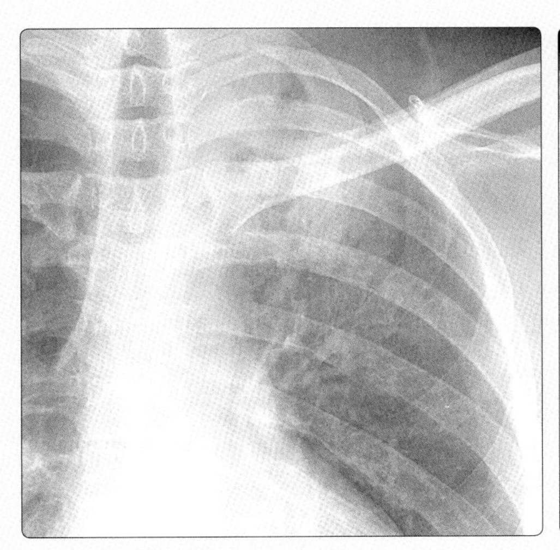

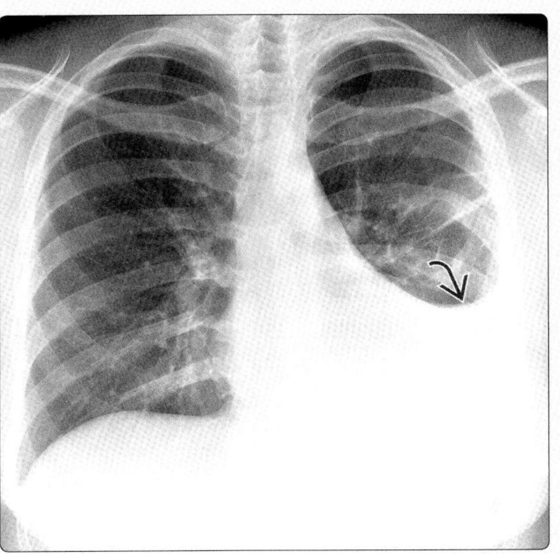

（左图）一名获得性免疫缺陷综合征合并金黄色葡萄球菌肺炎患者，后前位胸片显示左肺尖实变，邻近主动脉弓模糊，因此实变位于左肺上叶尖后段。

（右图）一名系统性红斑狼疮患者，后前位胸片显示中等量左侧胸腔积液，呈"半月"征➡，由于胸腔积液导致肺组织移位，从而使左侧膈肌和左心缘模糊。

介绍

肺容量

肺总量（TLC）的定义为最大吸气末肺内气体总容量。健康成人的平均肺总量约为6 L，但可因年龄、性别和体位而不同。胸片在最大吸气末时拍摄可提供受试者肺总量的视觉估计。平片对肺容量的估计可能受成像技术和患者体位、一般状态和体型的影响。

肺容量减少

肺不张一词来源于希腊单词ateles和ektasis，分别意味着不完善和扩张。塌陷一词与肺不张同义，表示完全或部分（通常是可逆的）肺膨胀不全、肺塌陷和伴随的肺容量减少。肺不张累及的肺容量范围从整个肺的完全性肺不张到大叶性、节段性和（或）亚节段性肺膨胀不全。

影像学评价

基于膨胀不全的程度、容量损失机制和肺不张类型，肺不张可表现多种多样影像学特征。肺不张和肺容量减少是影像学异常的常见表现，常见于危重住院患者，特别是接受外科手术的患者。住院患者的肺不张通常通过便携式平片确诊，可能继发于气管插管位置不当或中央阻塞性黏液栓塞，呼吸疗法和（或）支气管镜处理通常有效。肺不张导致CO_2和O_2的气体交换受损，并产生不同程度的肺内分流。受累患者可主诉呼吸困难、呼吸急促、咳嗽和咯痰。体格检查和听诊可显示肺部爆裂音、呼吸音减少或消失，和（或）胸部扩张减少。在门诊患者的平片上发现肺不张更不乐观，因为在许多病例中，它是由中央阻塞性病变产生的，通常是恶性肿瘤。受累患者应进行胸部CT检查，以便直接显示和评估阻塞性病变，识别伴发异常（如局部侵袭性、转移性疾病和淋巴结肿大），并进行临床分期。支气管镜检查可对这些中央性病变进行组织采样并做出明确诊断。

肺不张的主要类型和机制

肺不张的2种主要类型是阻塞性和非阻塞性，两者也可能同时发生。非阻塞性肺不张包括以下亚型：压迫型、松弛型、粘连型、瘢痕型和替代型。其他类型的肺不张包括中叶综合征、依赖性肺不张、骨赘诱发的肺不张和球形肺不张。术后肺不张的发生频率及其对患者康复的影响非常重要。

阻塞性肺不张，也称为吸收性肺不张，发生在气管和肺泡之间某处气道腔阻塞，从而使远端气体被吸收。由于肺灌注没有受损，气体继续进入血液，而没有额外的气体进入受累的气腔。当所有的气体被完全吸收后，就会导致完全性肺不张。产生阻塞性肺不张的疾病包括肿瘤和新生物（可产生腔内或外源性气道阻塞）、黏液栓、气管插管位置不当、支气管结石和误吸异物，所有这些都可能同时伴有不同程度的气道狭窄。由于氧被迅速吸收，给予高吸氧浓度会加剧这一过程。室内空气含有高比例的氮气，被血液吸收缓慢，因此尽管近端阻塞，仍有助于气道通畅。因而，吸入室内空气的患者在18~24小时内发生完全性气道阻塞，而吸入100% O_2的患者可能在1小时内（通常在5分钟内）发生类似的完全性气道阻塞。

压迫性肺不张是由于肺部压力增加导致肺泡塌陷。在正常呼吸过程中，膈肌运动导致胸膜腔内和肺泡内压降低，促进空气被动进入肺部。仰卧位住院患者和全身麻醉患者会经历膈肌向头侧移位，这缩小了肺内外的压力梯度差异，易导致肺不张。

松弛（被动）性肺不张继发于胸膜占位，导致正常贴近的壁层胸膜和脏层胸膜之间失去接触。如气胸和胸腔积液，这两种情况都可能导致邻近的肺容量被动减少。

粘连性肺不张与表面活性物质缺乏有关，无论是表面活性物质本身异常、局部可用性和分布异常，还是表面活性物质产生不足都可导致粘连性肺不张。表面活性物质的改变表现为肺泡表面张力的增加，导致肺泡塌陷。粘连性肺不张的病因包括早产儿呼吸窘迫综合征（RDS）和成人急性呼吸窘迫综合征（ARDS）。其他病因包括肺炎、烟雾吸入、长时间浅呼吸、肺血栓栓塞和急性放射性肺炎。

瘢痕性肺不张继发于纤维化，可引起肺收缩和容量损失。牵拉力可作用于气道，引起牵拉性支气管扩张和（或）细支气管扩张。瘢痕性肺不张可能为局限性或多灶性，其特征是伴发结构扭曲。病因包括导致肺纤维化和肺破坏的病变过程，包括慢性感染、慢性炎症过程和辐射。

替代性肺不张是一种不常见的疾病，其主要表现为大量的肺泡被肿瘤取代。原发性肺浸润性黏液腺癌是可能引起替代性肺不张的典型恶性肿瘤。

肺不张的其他重要类型

亚段性肺不张也被称为线性、盘状或层状肺不张，曾被称为“Fleischner线”，病因为小黏液栓阻塞外周气道。亚段性肺不张可能是水平的、斜的或接近垂直的，最常发生在肺中下部。肺门周围亚段性或线性肺不张被认为是原发局限性中央型肺癌的早期征象。

重力依赖性或依赖性肺不张是常见的，通常发现于常规胸部CT上。它累及仰卧位成像肺后部的重力依赖区，由肺泡体积减小和灌注增加并存所致。依赖性肺不张可能掩盖基底胸膜下纤维化间质性肺疾病的早期发现，但通常通过俯卧位CT成像可以解决该问题。

骨赘引起的肺不张和纤维化常在无症状的老年受检者的胸部CT上被发现，通常累及椎旁右下叶。它表现为与肥厚骨赘相邻的胸膜下肺实质的局灶性间质异常和密度增加，并是几种公认的与年龄相关的肺部改变之一。

术后肺不张值得特别提及，因为它是一种众所周知的手术并发症，在未经治疗时具有显著的发病率和死亡率。术后肺不张影响近 90% 的全身麻醉患者，并发生在 72 小时内，通常认为是由吸收性和压迫性肺不张共同作用引起的，在腹部和胸部手术中最常见，特别是心脏手术和需要体外循环的手术。其他影响因素包括肥胖、高龄、分泌物潴留和并发肺水肿。降低术后肺不张风险的因素包括非腹部手术、正常体重、日间手术、短效麻醉药、充分的疼痛控制以及避免使用长效阿片类药物和神经肌肉阻滞剂。术后患者可采用特殊的通气练习，以及直立体位、早期下床活动、激励性肺活量测定法和呼吸疗法，来预防或缓解肺不张。

球形肺不张的特点是与邻近胸膜增厚有关，可能由石棉相关的胸膜疾病或既往胸外科手术引起，特别是易累及既往冠状动脉搭桥术患者的左半胸。它表现为不同大小的胸膜下肺肿块，可能类似于肺癌。通过影像学识别的典型形态学特征，如稳定的大小、胸膜下位置、邻近的胸膜增厚和“彗星尾”征，可得到一个有把握的前瞻性影像学诊断。

中叶综合征是指慢性或复发性中叶肺不张，类似的过程也可能影响左肺上叶舌段。与其他类型的肺不张一样，阻塞性（腔内和腔外）和非阻塞性病因已被描述。阻塞性中叶综合征通常由邻近淋巴结肿大引起，而非阻塞性病因有炎症和解剖异常。慢性肺不张的肺可能会发展为内部支气管扩张。

肺不张的影像学表现

肺不张的直接和间接征象最初被描述并应用于胸片解读。胸部 CT 的使用增加可以使这些平片异常征象与横断位影像学表现相关联，并能更好地理解肺不张和肺容量减少的影像学特征。

肺不张的直接征象

肺不张的直接征象包括叶间裂移位和支气管血管束聚拢。随着肺容量的减少，同侧叶间裂可能向肺叶塌陷的方向移位。识别叶间裂形态和位置的变化对肺不张的早期诊断很重要。叶间裂移位的方向和表现取决于肺受累的部分，并经常产生特征性和可识别的影像学表现。同样，肺泡体积减小可能会使相邻的支气管血管结构聚集在一起，并产生所谓的支气管血管束聚拢。肺不张的直接症状可能是轻微的，与先前的影像学检查相比较，可以加强对异常表现的认知，有助于早期诊断。

肺不张的间接征象

肺密度增高是由于肺泡内气体的缺失，导致肺组织在平片上水样密度，CT 上呈软组织密度。移动肉芽肿征是指由于邻近或周围的肺体积减小导致的可见肺部标志物（如钙化肉芽肿、结节或手术夹）的影像学位置的改变。代偿性扩张或肺过度膨胀是对邻近或对侧肺不张的反应。正常结构的解剖性移位，如纵隔、心脏、气管、半侧膈肌和（或）肺门，可能产生邻近或对侧肺不张。这些正常的结构将会特征性地向体积减小的一侧移位。肋骨辐辏是发生于同侧肺体积缩小的另一个间接征象。

肺不张的典型征象

反 S 征是右肺上叶肺不张的典型征象，其特征是水平裂外侧向上和向内侧移位伴有由中央阻塞型肿块引起的内侧凸起。这一发现与原发性肺癌密切相关，出现该征象的患者应及时进行胸部增强 CT 评估。“空气镰刀”征是左肺上叶肺不张的典型表现，由左下叶代偿性扩张引起，左下叶向上移动，毗邻主动脉弓，并产生典型的邻近主动脉弓的镰刀状透亮影。它可发生于良性或恶性支气管阻塞。膈上尖峰征常与上叶体积缩小有关，表现为与下副裂相关的同侧膈肌向上隆起。

（左图）示意图显示进行性右肺上叶肺不张的影像学表现，后前位上水平裂抬高、向内侧移位，侧位显示斜裂和水平裂向上移位。不张肺叶的密度增高，体积逐渐减小。

（右图）后前位（左）和侧位（右）胸片组合图像显示继发于阻塞性右肺上叶肺癌的右上肺不张。

右肺上叶肺不张

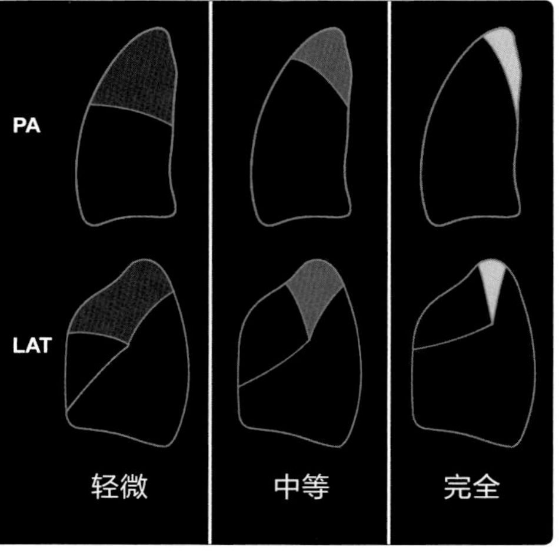

右肺上叶肺不张

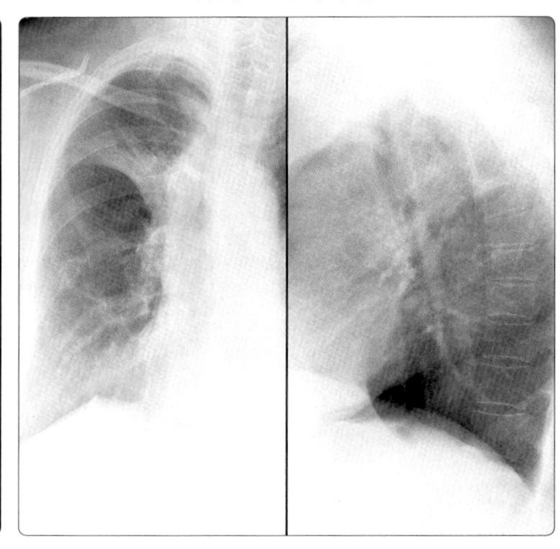

（左图）示意图显示进行性右肺中叶肺不张伴水平裂下移和斜裂下部前移，在侧位片上形成三角形阴影，逐渐变细向右肺门靠拢。

（右图）后前位（左）和侧位（右）胸片的组合图像显示后前位片上可见右心缘模糊，侧位片上显示不张的肺中叶呈三角形密度增高影。

右肺中叶肺不张

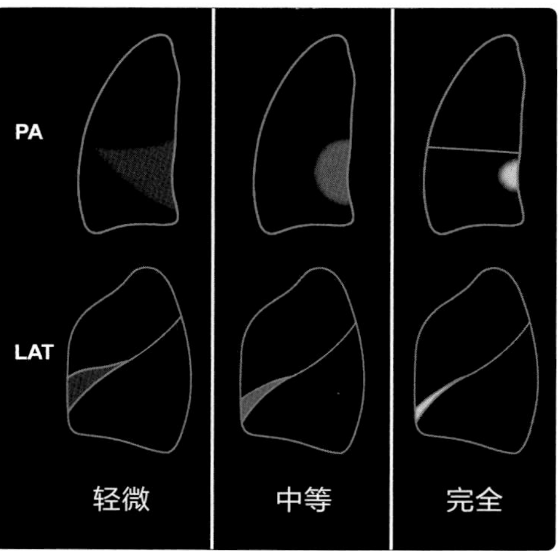

右肺中叶肺不张

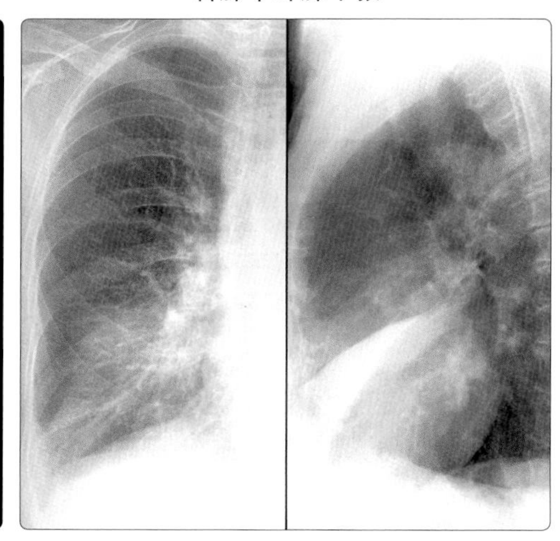

（左图）示意图显示进行性右肺下叶肺不张，后前位片可见斜裂向内侧移位，形成三角形密度增高影，水平裂向下移位，下叶的密度增高，投影至下胸椎上。

（右图）后前位（左）和侧位（右）胸片的组合图像显示右肺下叶肺不张伴斜裂↗和水平裂→移位，右侧膈肌后部模糊。

右肺下叶肺不张

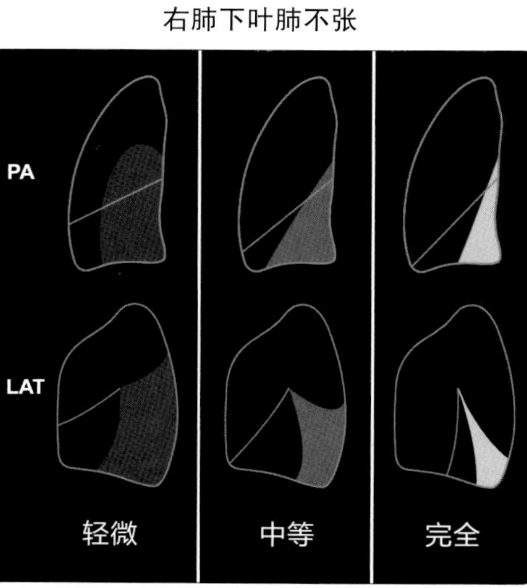

右肺下叶肺不张

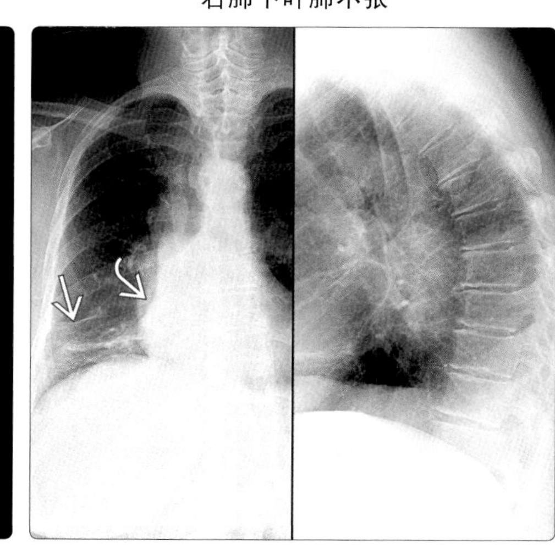

右肺中、下叶肺不张

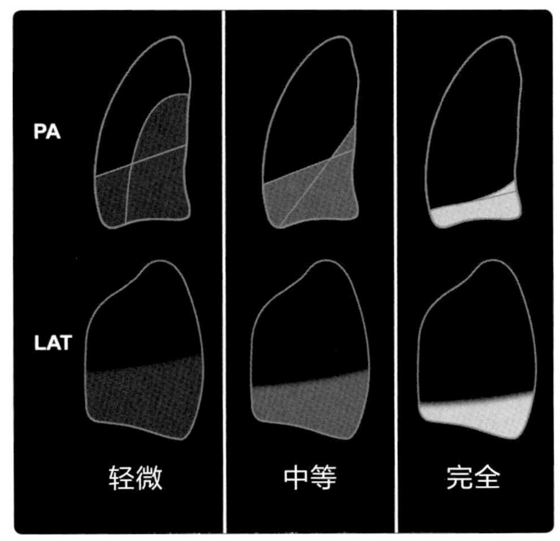

右肺中、下叶肺不张

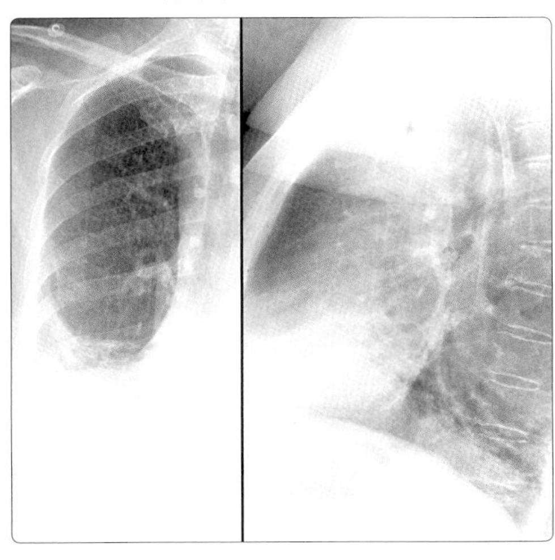

（左图）示意图显示进行性右肺中、下叶肺不张，通常由中间段支气管阻塞引起。后前位和侧位片上均显示沿整个肺底部的条带状密度增高影。

（右图）后前位（左）和侧位（右）胸片的组合图像显示两个体位上右肺底部的密度增高影，右肺门向下移位，这是由右肺中间段支气管类癌引起。

左肺上叶肺不张

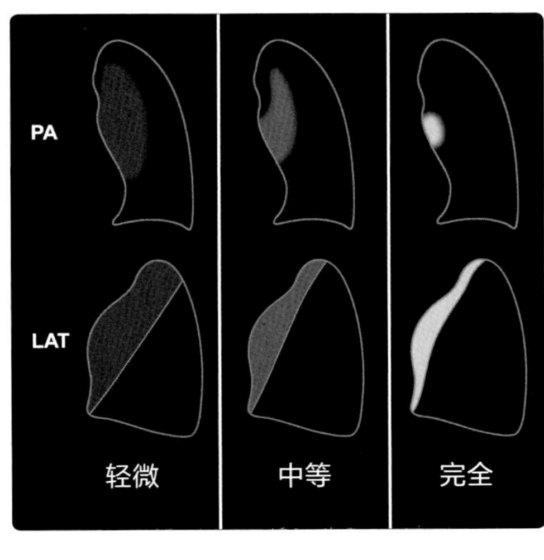

左肺上叶肺不张

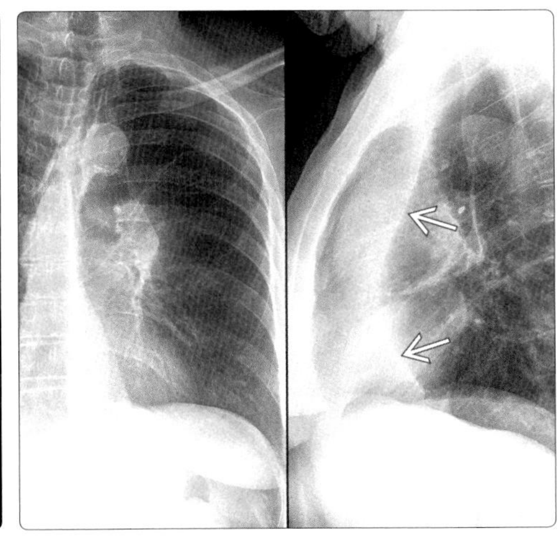

（左图）示意图显示进行性左肺上叶肺不张伴肺门周围和胸骨后区密度增高，左肺下叶过度膨胀，侧位上斜裂向前移位。

（右图）后前位（左）和侧位（右）胸片的组合图像显示左肺上叶肺不张。移位的斜裂沿不张的左肺上叶后缘形成一个清晰的界面➡。支气管镜检查证实为原发性肺癌。

左肺下叶肺不张

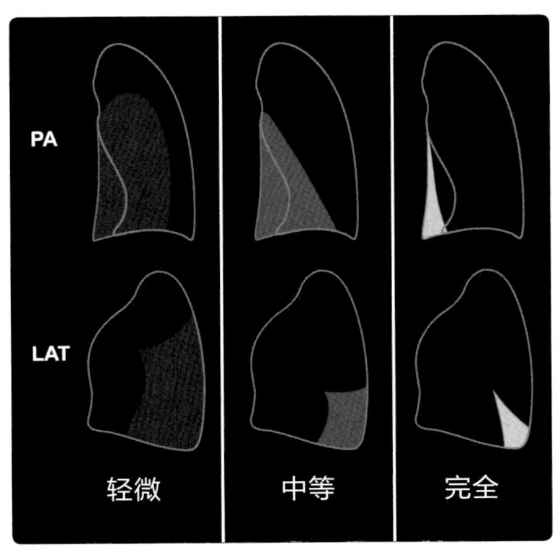

左肺下叶肺不张

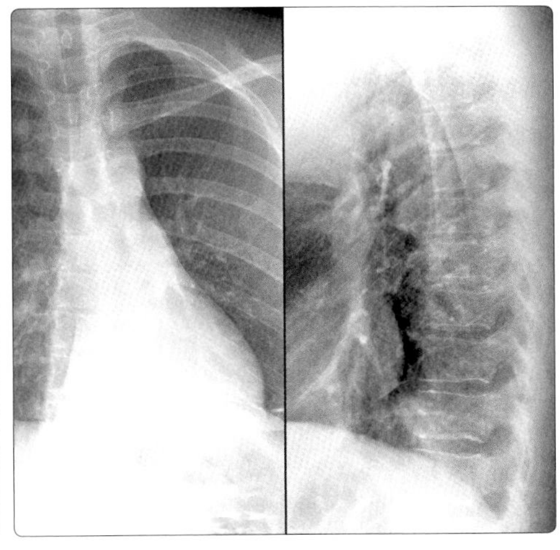

（左图）示意图显示后前位胸片上可见进行性左肺下叶肺不张，伴斜裂向内侧移位，形成三角形的密度增高影。侧位片上可见，下肺的密度增高，投影于下胸椎处。

（右图）后前位（左）和侧位（右）胸片的组合图像显示左肺下叶肺不张，表现为下胸椎投影区有轻微的密度增高影，致邻近的左侧抬高的膈肌模糊。

鉴别诊断

常见

- 肺癌
- 支气管内分泌物
- 气管内插管位置不当
- 胸腔积液 / 气胸 / 胸膜增厚

不常见

- 异物
- 放射治疗

少见但重要

- 支气管内肿瘤

基本信息

关键的鉴别诊断思路

- 肺不张
  - 全肺或部分肺不完全扩张，肺容积相应减少
    - 塌陷通常是完全性肺不张的表现
- 机制
  - 阻塞性（吸收性）
    - 黏液栓，气管内插管位置不当，异物，肿瘤，气道破裂，支气管狭窄
    - 空气的吸收
      - 在 24 小时内完全吸收；无空气支气管征
      - 阻塞性肺炎：实变限制肺容积减少
  - 松弛性 / 被动性
    - 继发于占位病变的肺体积减小
      - 胸腔积液，气胸，胸膜肿块
  - 粘连性
    - 表面活性物质缺乏
      - 肺泡表面张力降低
    - 放射性肺炎
      - 仅限于照射区域的肺组织
      - 放射治疗结束后 1~6 个月发生
    - 血栓栓塞远端的缺血
      - 亚段性，段性
  - 瘢痕性
    - 容积减小伴纤维化肺回缩（不可逆）和牵拉性支气管扩张
      - 结核病，特发性肺纤维化，放射性纤维化
- 肺不张的平片表现
  - 直接征象
    - 叶间裂移位
    - 血管和支气管束聚拢
  - 间接征象
    - 局限性密度增高
    - 纵隔移位，肺门移位，一侧膈肌抬高
    - 移位肉芽肿征
    - 未受累的肺组织代偿性扩张
    - 肋骨辐辏
- 类型
  - 大叶性肺不张
    - 右肺上叶
      - 右肺上部及内侧塌陷
      - 右上纵隔轮廓模糊
      - 水平裂上移
      - 完全不张：肺叶边缘紧贴纵隔
      - 膈上尖峰征：从膈肌向患者头侧的三角形阴影
      - 反 S 征：中央阻塞性肿块，外侧水平裂向下凹，内侧水平裂向下凸，正位胸片上呈反 S 形
    - 左肺上叶
      - 过度膨胀的左肺下叶上段向胸壁前上方移位，上移至上叶后方
      - “空气镰刀”征：左上叶塌陷，过度膨胀的左肺下叶背段在主动脉弓和塌陷的肺叶间向上、内侧移位所致
    - 中叶
      - 内侧向心脏方向塌陷，水平裂下移，斜裂上移
      - CT：三角形或梯形密度增高影，尖端朝向肺门
      - 中叶综合征：复发性或慢性肺不张（肿瘤、炎症、感染）
    - 下叶
      - 由于解剖结构对称，所以左右两侧相似
      - 左肺下叶：左侧膈面模糊，心影后密度增高影
      - CT：肋脊角处三角形或圆形密度增高影
  - 线性（盘状）肺不张
    - 呈线状的亚段性肺不张，几乎总是紧贴胸膜
      - 朝向各异
      - 厚度不同：从几毫米（mm）到厘米（cm）
  - 球形肺不张
    - 不张肺组织邻近胸膜增厚或胸膜内陷伴胸膜沟形成
    - 慢性外周胸膜下肺容积减少
      - 邻近胸膜异常：增厚（88%）、积液（60%）、钙化（40%）
      - 石棉相关性胸膜病变
      - 可类似肺癌
  - 完全性肺不张
    - 一侧胸腔不透明，同侧纵隔移位
    - 肺门肿物 + 肺叶不张：高度提示原发性肺癌
  - 瘢痕性肺不张
    - 肺容量减少伴纤维化肺实质收缩
      - 弹性反冲力的增加：牵拉性支气管扩张和细支气管扩张

- 伴发疾病
  - 肉芽肿性感染
  - 非感染性肉芽肿性疾病
  - 放射性纤维化

对常见诊断有用的线索

- 肺癌
  - 鳞状细胞癌：引起大气道阻塞的最重要的肿瘤性原因
    - 2/3 的鳞状细胞癌表现为支气管内肿块
  - 中央阻塞型支气管内肿块
    - 肺叶或肺段性肺不张 ± 实变
      - 增强 CT：典型表现为中央区的低密度肿瘤伴增强的肺不张
  - 门诊患者肺叶塌陷的识别
    - 应及时排除中央阻塞型肺癌
    - 胸部增强 CT 进一步评估
- 支气管内分泌物
  - 住院患者肺不张的常见病因
    - 突然发生的肺叶或全肺塌陷，通常通过平片检查发现
    - 通常通过呼吸疗法和（或）支气管镜检查得到缓解
- 气管内插管位置不当
  - 危重症患者发生肺容量减少和肺不张的常见原因
  - 经便携式平片确诊
  - 通常通过气管插管复位或更换插管来缓解
- 胸腔积液 / 气胸 / 胸膜增厚
  - 大量胸腔积液应警惕恶性肿瘤
    - 半侧胸腔密度增高，不同程度纵隔移位
    - 增强 CT：恶性积液中的胸膜增厚、结节或肿块；肺不张的评估
  - 大量气胸可引起邻近肺组织的被动不张
  - 球形肺不张
    - 外周胸膜下肿块样病变
      - "彗星尾"征：支气管和血管结构向病变处聚拢
    - 高特异性：达 92%

对少见诊断有用的线索

- 异物
  - 儿童时期支气管异常最常见的原因
    - 食物、牙齿碎片
      - 只有 5%~15% 的病例为不透光异物
    - 儿童可早期诊断，成人可能会延迟
  - 影像学表现：慢性肺容积减少，反复发作的肺炎，支气管扩张
    - 异物导致的慢性炎症反应；支气管内病变伴肺叶或肺段性肺不张
    - 必须与肺癌鉴别
- 放射治疗
  - 胸部恶性肿瘤治疗史
  - 实变 ± 体积减小，界限清楚的弧线轮廓与照射野一致，带状密度增高影
    - 治疗结束后 12 个月：演变为瘢痕性肺不张
    - 结构扭曲伴牵拉性支气管扩张

对罕见诊断有用的线索

- 支气管内肿瘤
  - 恶性
    - 类癌：完全或部分支气管内，可表现为增强 ± 钙化
    - 黏液表皮样癌
    - 转移癌
      - 尸检患者中 2% 见实体瘤
      - 最常见于肾癌和结直肠癌
      - 无蒂或息肉样支气管内病变，气道管腔狭窄或不规则，叶 / 段 / 亚段肺不张，阻塞性肺炎
  - 良性：错构瘤，脂肪瘤，神经纤维瘤，纤维上皮样息肉

肺癌

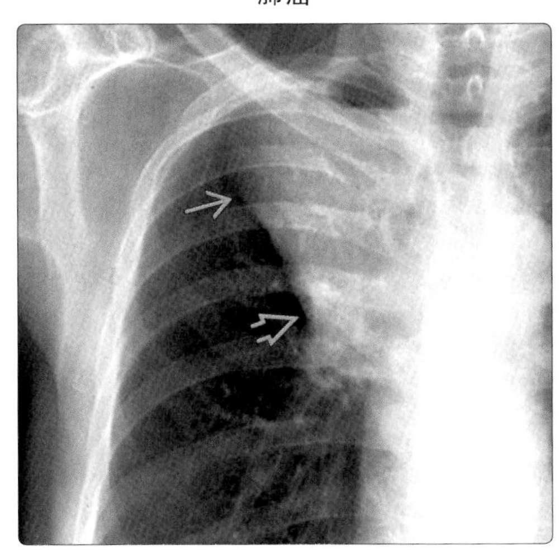

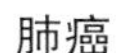

肺癌

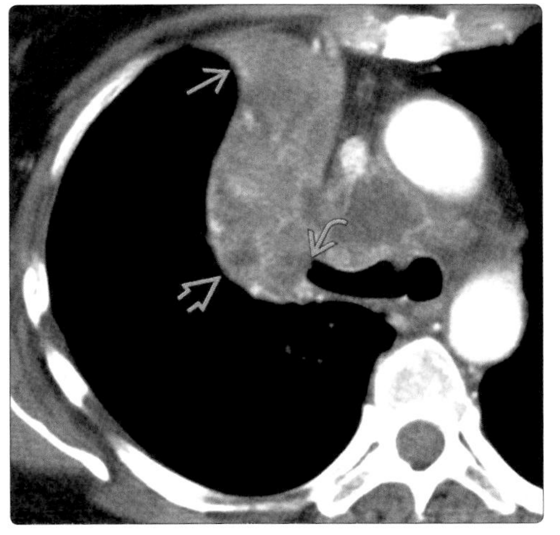

（左图）50 岁男性的后前位聚焦胸片显示右肺上叶中央阻塞性鳞状细胞癌导致上叶塌陷，其影像学表现为反 S 征，水平裂向上移位→，而中央肿块外凸⇨。

（右图）同一患者横断位增强 CT 显示一个右肺门不均匀强化的肿块→，阻塞右肺上叶支气管。水平裂邻近肺不张部分向内凹陷→，邻近肿块部分外凸⇨。

（左图）一名小细胞肺癌的73岁男性患者，后前位胸片显示由于肺门处的中央型肿块➝导致左肺上叶肺不张，产生肺门处外凸的界面，而过度膨胀的左肺下叶背段形成新月形透亮影➝，勾勒出主动脉弓，表现为“空气镰刀”征。

（右图）同一患者的冠状位增强CT显示左肺上叶肺不张➝伴有阻塞性中央型肿块➝，过度膨胀的左肺下叶➝位于主动脉弓和塌陷肺之间。

肺癌

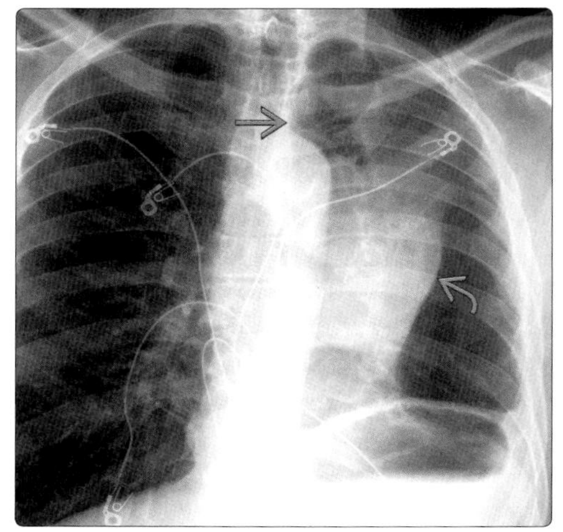

肺癌

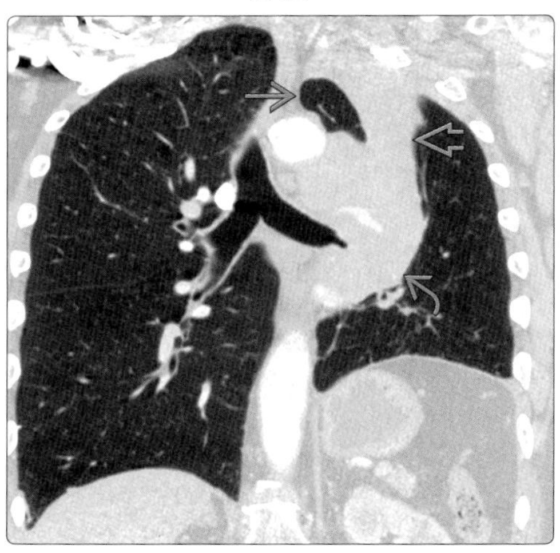

（左图）一名支气管内分泌物阻塞患者，后前位胸片显示右肺中、下叶肺不张伴其内支气管扩张➝，右心缘及右膈面内侧模糊，斜裂及水平裂向下移位➝。

（右图）前后位胸片显示气管内插管的位置不当➝，导管尖端位于右主支气管隆突以远处，导致左肺不张改变➝。

支气管内分泌物

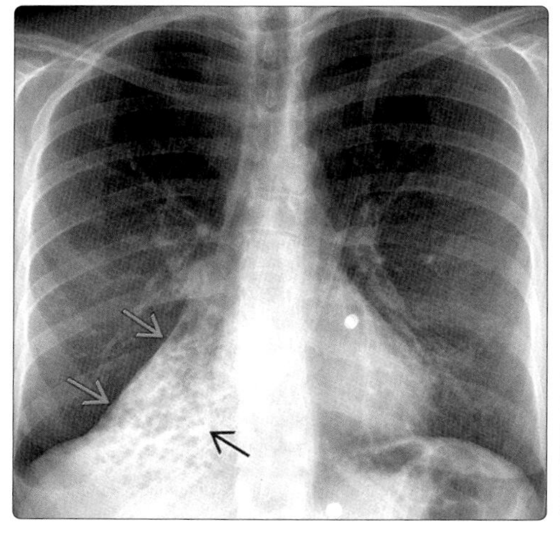

气管插管位置不当

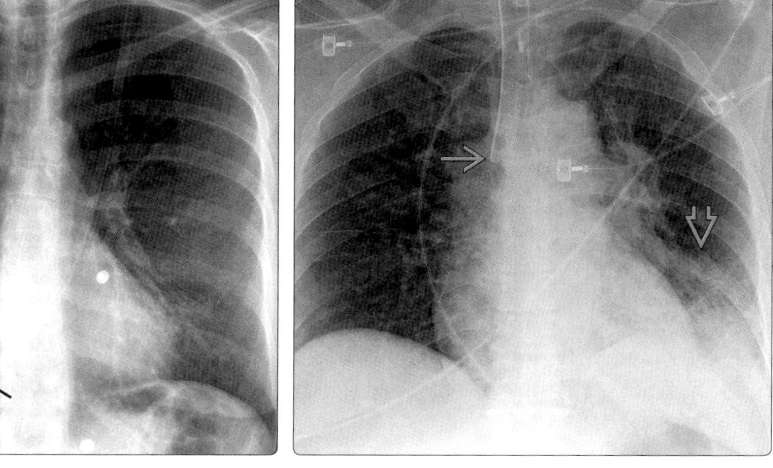

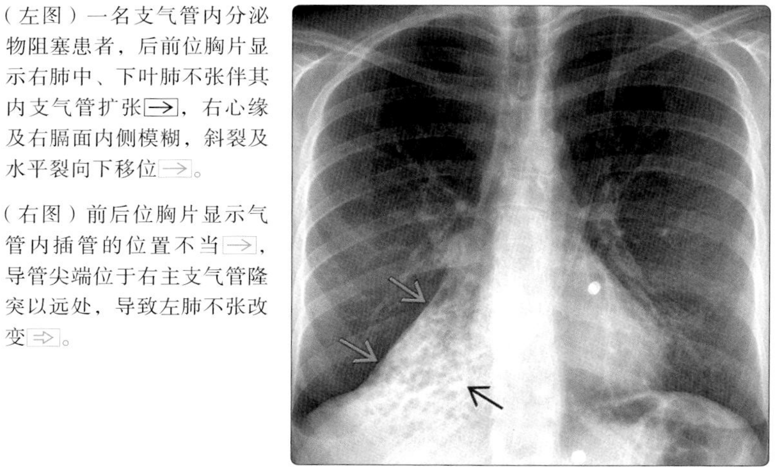

（左图）前后位胸片显示右半胸腔不透光，继发于大量右侧恶性胸腔积液所致完全性右肺不张。注意由于肿块效应导致纵隔向对侧移位➝。

（右图）一名急性胸痛和呼吸困难患者，聚焦前后位胸片显示大的左侧张力性气胸，左肺明显不张➝，并对纵隔有肿块效应。虽然在影像学上有所提示，但张力性气胸其实是一种临床诊断。

胸腔积液 / 气胸 / 胸膜增厚

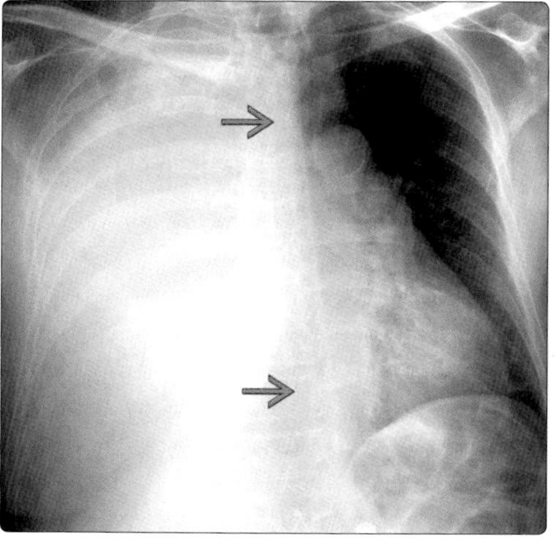

胸腔积液 / 气胸 / 胸膜增厚

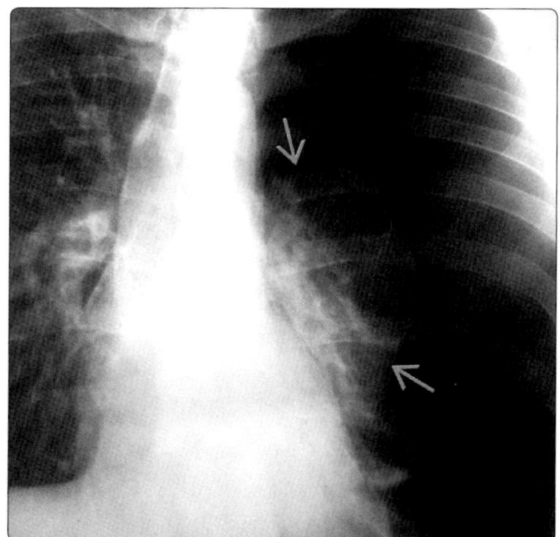

胸膜积液 / 气胸 / 胸膜增厚

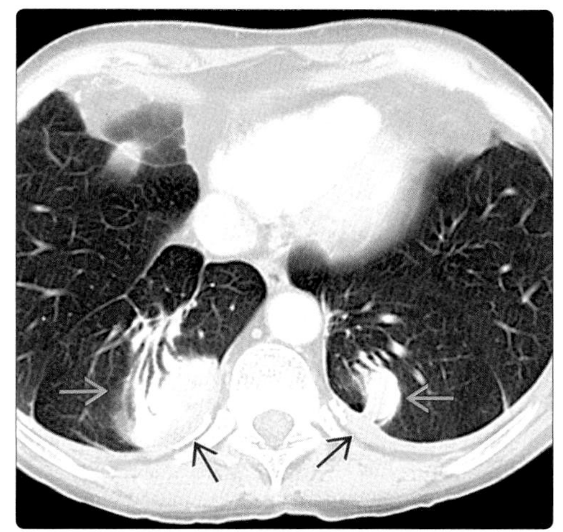

支气管异物

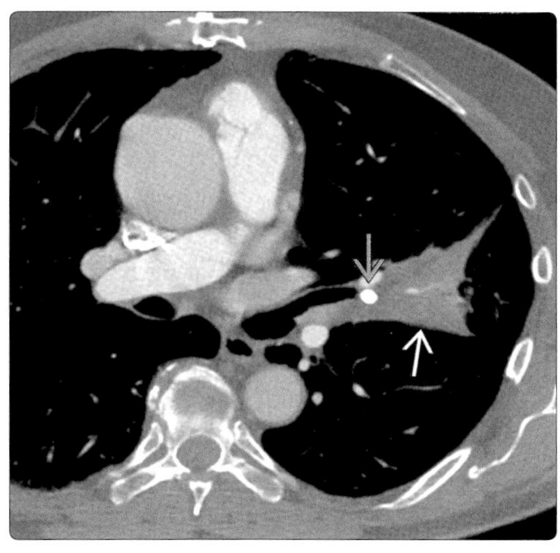

（左图）一名石棉相关胸膜疾病的患者，横断位增强CT显示双肺下叶球形肺不张➡，表现为"彗星尾"征，其特征是支气管血管束弧线形状。注意邻近钙化的胸膜斑➡。

（右图）一名80岁男性患者误吸牙科填充物后，新发左肺上叶密度增高影，横断位增强CT（骨窗）显示上舌段支气管腔内金属异物➡，伴周围肺不张➡。

支气管异物

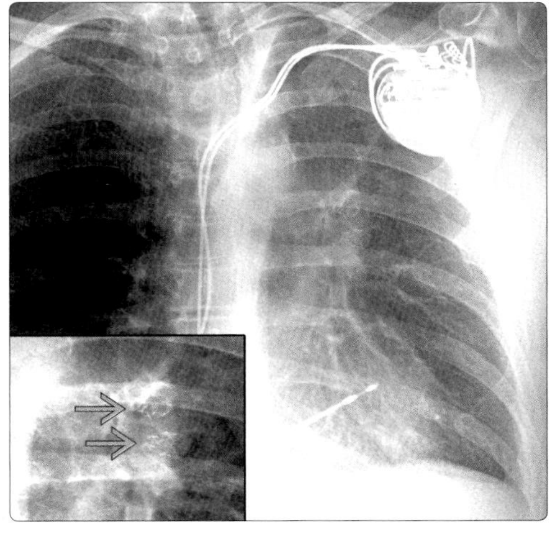

放疗

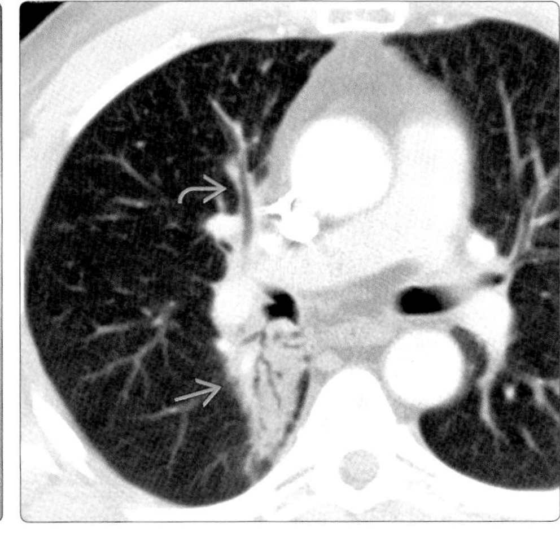

（左图）61岁女性，接受支气管内活瓣减容治疗（插图显示支气管内活瓣➡），聚焦后前位胸片显示继发的左肺上叶不张。支气管活瓣起到阻塞异物的作用，达到减容目的。

（右图）接受原发性肺癌放射性治疗后的58岁男性，横断位增强CT显示累及右肺下叶背段➡和中叶内侧段➡的瘢痕性肺不张。

支气管肿物

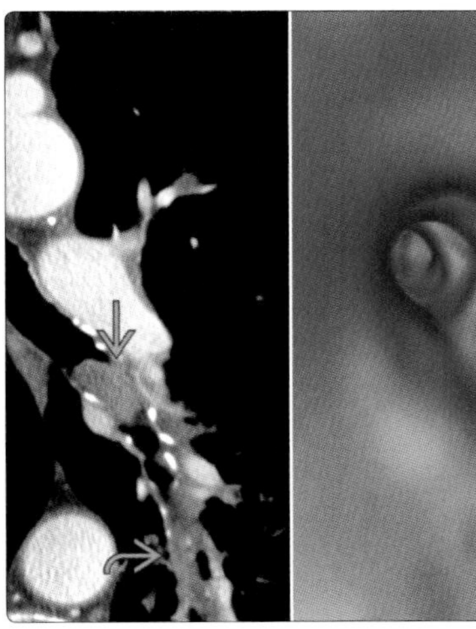

支气管肿物

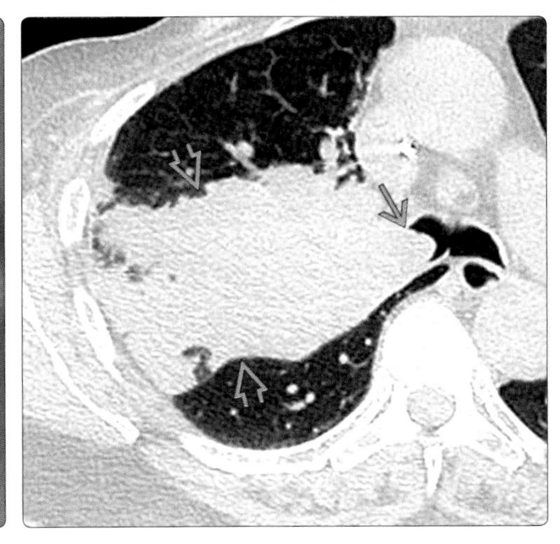

（左图）冠状位增强CT（左）和仿真支气管镜（右）的组合图像显示中央型阻塞性左肺下叶类癌➡伴继发远端左肺下叶不张➡。类癌可完全位于气管内，正如本例。

（右图）一名肾细胞癌的63岁女性，横断位平扫CT显示继发于中央型支气管内转移➡的右肺上叶实变和体积缩少➡，右主支气管完全闭塞。

瘢痕性肺不张

关键要点

术语
- 肺纤维化时肺泡气体容积减少

影像学表现
- 平片
  - 局灶或多灶受累
  - 受累肺部密度增高
  - 受累肺不同程度容量减少；± 未受累肺容量增大，纵隔移位
  - 肿块样、结节样、实变样或带状阴影 ± 结构扭曲
  - 其内支气管扩张
- CT
  - 评价受累范围
  - 显示肿块样影的特点；识别伴发的结构扭曲、内部牵拉性支气管扩张和（或）细支气管扩张

病理学表现
- 肺纤维化，通常是局灶性
- 病因
  - 放疗引起的纤维化
  - 终末期结节病
  - 感染后遗改变（如结核、组织胞浆菌病、坏死性肺炎）
  - 肺尘埃沉着症病（如进展性大块纤维化）

临床要点
- 最常见症状
  - 无症状
  - 气短，呼吸困难
  - 咳嗽

诊断要点
- CT 可以评估结节样或肿块样放疗引起的瘢痕性肺不张是否有肿瘤复发的迹象（如先前可见的支气管扩张闭塞）

（左图）横断位增强 CT 显示右肺上叶肺不张伴有致密纤维化、牵拉性支气管扩张[弯箭头]，符合瘢痕性肺不张的表现。注意由于邻近肺容积减少，上纵隔轻度向右移位。

（右图）一名肺结核治愈患者，后前位胸片显示不均匀右肺上叶密度增高影，伴肺容积减少和肺门回缩、内部结构扭曲、牵拉性支气管扩张[弯箭头]，是瘢痕性肺不张的典型表现。

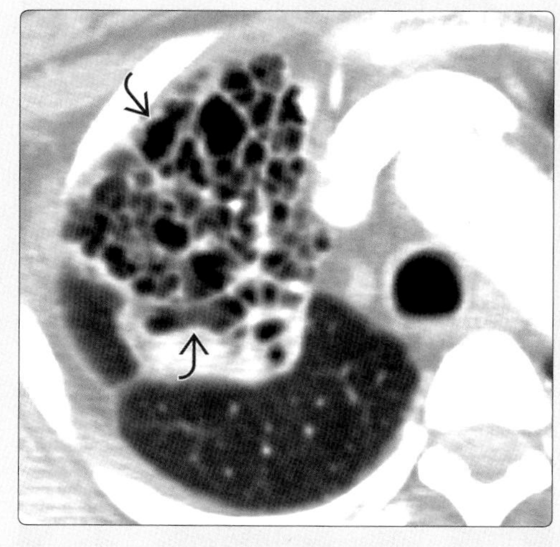

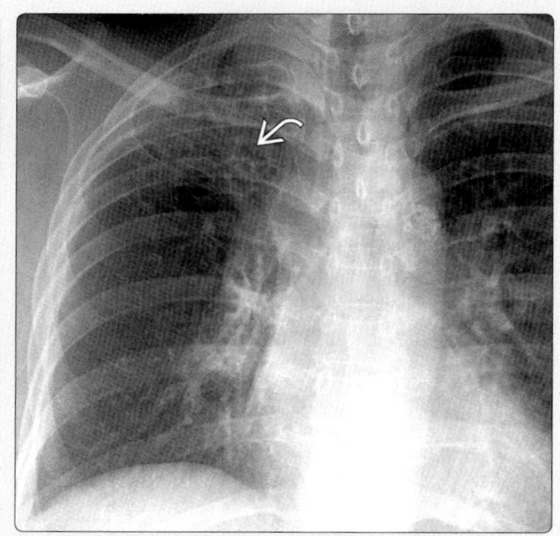

（左图）一名右肺放射治疗 3 年后患者，后前位胸片显示右纵隔旁致密影、肺容积减少、结构扭曲和纵隔向右移位。

（右图）同一患者的横断位增强 CT 显示右侧肺门周围致密影，伴其内牵拉性支气管扩张[弯箭头]和结构扭曲。沿实变边缘的平直界面是放疗纤维化的特征，代表治疗靶区的边界。

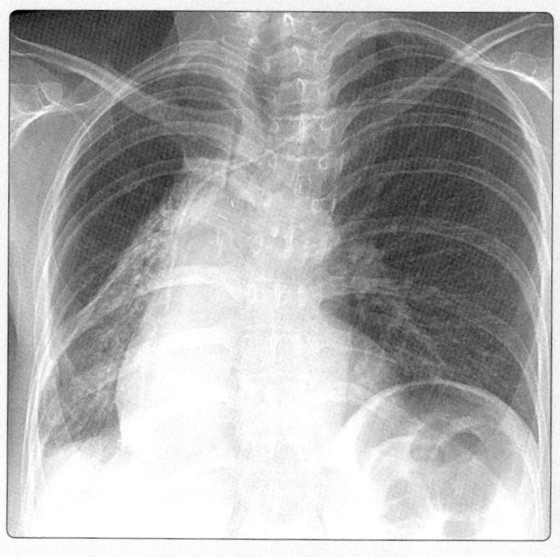

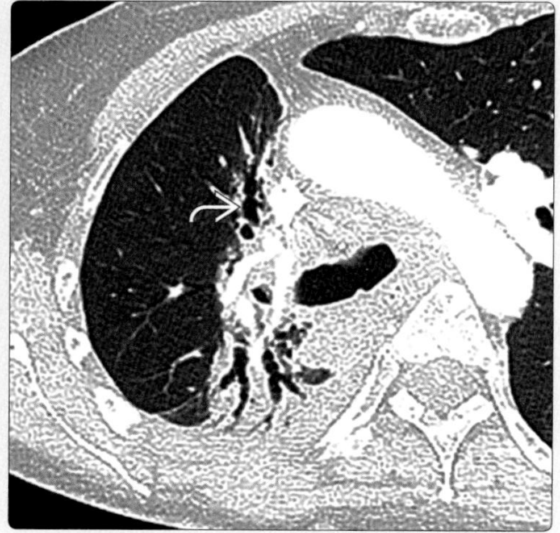

球形肺不张

关键要点

术语
- 典型的局灶性胸膜下肺容积减少

影像学表现
- 平片
  - 胸膜下肿块样阴影
  - 支气管血管结构聚集至病变处
  - 胸膜增厚和（或）钙化
  - ± 肋膈角变钝
- CT
  - 楔形或圆形外周胸膜下密度增高影，下叶为主，可为多灶性
  - 邻近胸膜增厚 ± 钙化
  - “彗星尾”征：支气管血管结构向病变处聚集
  - 受累肺叶体积缩少；正常肺叶透过度增高
  - 外周密度增高影的肺门侧见空气支气管征
- FDG PET/CT：无 FDG 活性

主要鉴别诊断
- 肺癌
- 肺梗死
- 胸膜局限性纤维性肿瘤

病理学表现
- 胸膜斑、胸膜纤维化；石棉相关的胸膜疾病
- 胸腔积液

临床要点
- 典型无症状，影像学上偶然发现
- 男性 > 女性
- 年龄范围为 59~65 岁

诊断要点
- 下叶外围肿块样密度增高影伴“彗星尾”征，邻近胸膜增厚 ± 钙化的无症状患者可考虑为球形肺不张

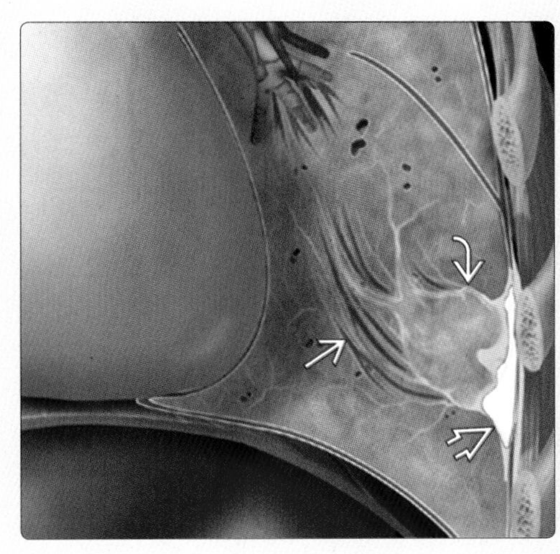
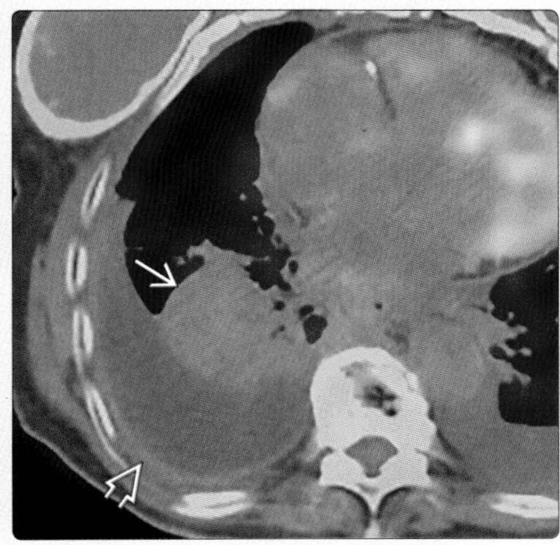

（左图）示意图显示球形肺不张的形态学特征，其特征是局限性胸膜下肿块影➡，可见“彗星尾”征➡，且邻近胸膜增厚➡。

（右图）一名长期右侧胸腔积液患者，横断位 FDG PET/CT 融合图像显示右肺下叶出现肿块样密度增高影➡，无 FDG 活性，代表球形肺不张。注意邻近的右侧胸腔积液和胸膜增厚➡。

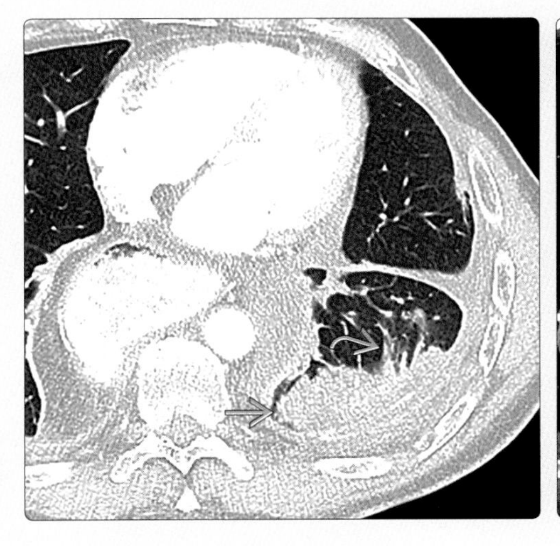
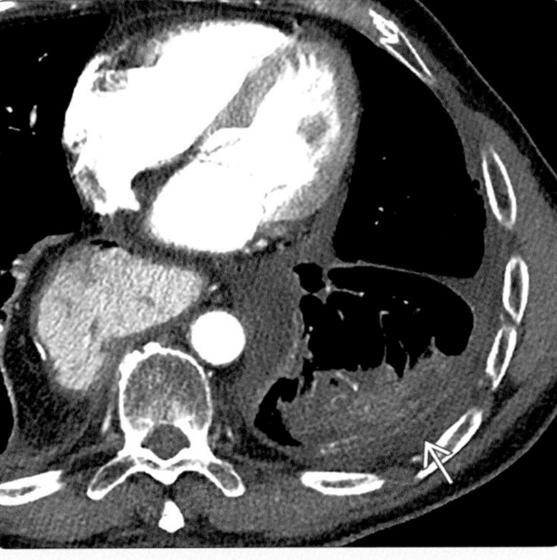

（左图）横断位增强 CT（肺窗）显示左肺下叶后部外周胸膜下圆形肿块样病变➡，表现为“彗星尾”征➡。球形肺不张常在胸部 CT 上偶然发现。

（右图）同一患者的横断位增强 CT（软组织窗）显示邻近胸膜增厚和高密度影➡，后者继发于以前的滑石胸膜固定术。球形肺不张的常见原因包括石棉相关的胸膜疾病和胸腔积液。

第二部分

发育异常

简介及概述

气道

肺

肺循环

体循环

心脏、心包及瓣膜缺损

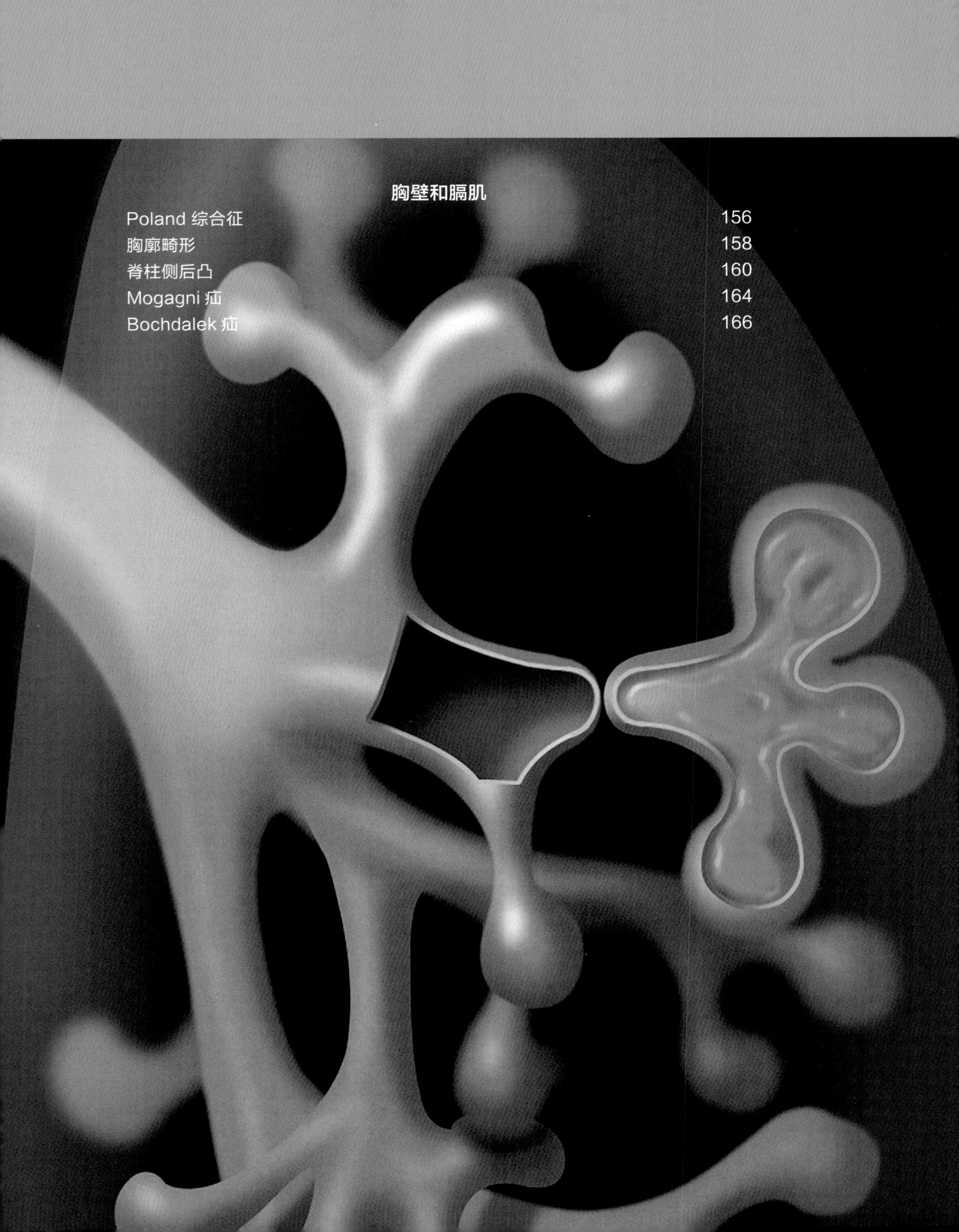

胸壁和膈肌

简介

胸部发育异常常见于新生儿、婴儿和儿童，可通过产科超声进行产前诊断，也可在有症状或无症状的成人中发现。识别典型的横断位影像学特征可以将发育性病变同其他胸部病变区别开来。

发育异常谱系

胸部发育性病变可影响任何解剖区域，包括气道、肺、纵隔、心脏、体循环及肺血管、膈肌和（或）胸壁。

气管支气管树

气管和支气管起源于原始肺芽，肺芽经过连续分支形成发育中的气道。它们与原始间充质接触，诱导肺实质发育。气管支气管异常可能包括变异性气管支气管分支、先天性肺叶过度膨胀（congenital lobar overinflation, CLO）、先天性肺气道畸形（congenital pulmonary airway malformation, CPAM）和先天性支气管闭锁（congenital bronchial atresia, CBA）。后者的特征是节段性气道腔的局灶性中断、远端黏液囊肿和周围肺野透过度增高。明确的前瞻性诊断对 CBA 至关重要，因为本病基本不需要手术治疗。支气管分支异常是胸部 CT 常见的意外发现，通常没有临床意义。但是，识别变异的气管支气管分支可以改变放射科医师在特定的情况下对支气管镜检的计划。

肺

肺发育与气管支气管发育同步发生，并且难以将气道异常（如 CPAM）与肺异常分开。CPAM 累及肺部，表现为镜下囊肿、小囊肿或大囊肿。其中最具争议且了解甚少的发育异常是肺隔离症。隔离肺与正常气管支气管树不相通，由体循环的血液供应。叶外型肺隔离症（extralobar sequestration，ELS）是由于异常的原始前肠芽诱导实质发育而形成肺外肺组织。叶内型肺隔离症（intralobar sequestration，ILS），顾名思义，发生在正常肺叶的范围内。ILS 对男性和女性的影响相同，与其他先天性异常没有太大的相关性，通常在成年后被诊断。由于患者常出现肺部感染的症状及体征，且常表现为慢性炎症，故一直认为 ILS 可能是后天的病变。无论病因如何，ILS 的诊断都需要高度怀疑和识别所受累肺部的体循环血供。

肺循环

部分肺静脉异常回流（partial anomalous pulmonary venous return, PAPVR）常在胸部增强 CT 上偶然发现。受影响的患者可能由于左向右分流或静脉窦心房中隔缺损而出现症状，这与右侧的 PAPVR 有关。动静脉畸形（arteriovenous malstitutional, AVM），肺动脉和肺静脉直接连通，无毛细血管床连接，受累的患者存在体循环栓塞事件的风险，并可能出现脑卒中或周围性梗死和脓肿，治疗上通常用选择性导管血管造影和栓塞以闭塞分流。

体循环

体循环发育异常很常见，其横断位影像特征具有诊断性意义。动脉异常包括锁骨下动脉异常、左椎动脉起源异常和主动脉弓异常（右位主动脉弓、双主动脉弓、主动脉缩窄）。静脉异常包括奇静脉裂、永存左上腔静脉（persistent left superior vena cava, PLSVC）和肺静脉迂曲。PLSVC 很少通过影像学前瞻性诊断，但可以在放置中心血管导管或起搏器后确诊，导管或起搏器特征性地纵向沿纵隔左侧下行进入冠状窦和右心房。

心脏和瓣膜

严重的先天性心脏病通常见于新生儿，但有些病变可能无法早期发现，而是成年后才发现。房间隔缺损是成人最常见的分流病变，由于慢性左向右分流和由此导致的肺动脉高压，患者症状可能会加重。

肺动脉狭窄可因肺动脉主干扩张伴左肺动脉扩张引起的纵隔轮廓异常而被偶然发现。二叶式主动脉瓣可能表现为瓣膜钙化，提示主动脉瓣狭窄，并可表现出相关的心室肥大和升主动脉扩张。

膈肌

先天性膈疝（congenital diaphragmatic hernia, CDH）是最严重的先天性膈肌异常，是由于一侧或双侧部分膈肌发育不全而导致腹部脏器、胃和（或）肠管疝入胸腔所致。CDH 可以在产前诊断，常见于新生儿和婴儿。其预后与有无相关的先天性异常、膈肌缺损的大小和疝的程度有关。Bochdalek 疝是指腹腔内容物（通常是脂肪）通过 Bochdalek 孔疝入，该孔是胸膜腹膜管的正常残余。好发于无症状的成人，可能与胸内肿块相似，在横断位影像学检查中易于诊断。Morgagni 疝也可见于无症状的成人，表现为心膈角病变，可能含有不同数量的腹膜脂肪和肠管。

胸壁

先天性胸壁畸形包括脊柱侧凸、Poland 综合征和胸壁畸形（漏斗胸、鸡胸）。受累的患者可能有症状，或转诊接受整形手术。漏斗胸畸形是胸骨下段凹陷，对心脏和心脏旋转产生占位效应，在胸部正位片上可见右心缘模糊，可与中叶肺不张或肺炎混淆。

气管支气管树异常

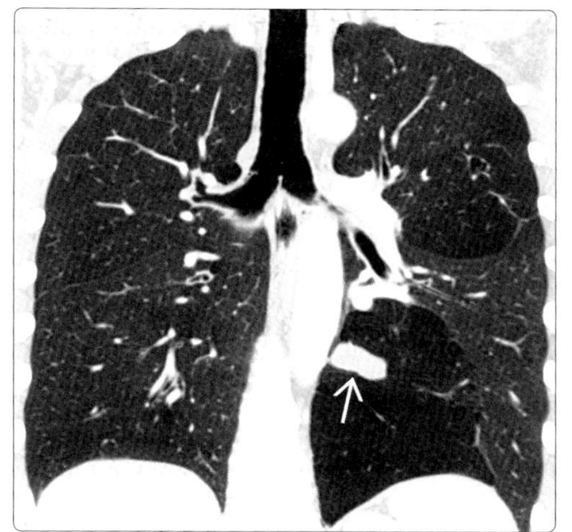

肺异常

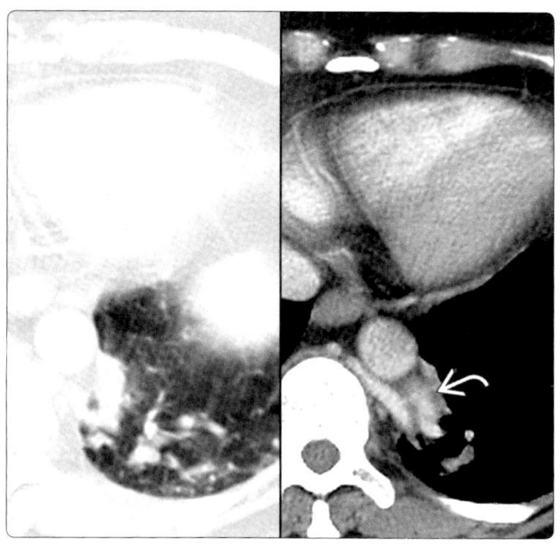

（左图）一名 43 岁男性因影像学异常进行冠状位增强 CT（肺窗）检查，图像显示左肺上叶和下叶大面积透过度增高，左肺下叶无强化的管状阴影➡，提示先天性支气管闭锁继发黏液囊肿。

（右图）肺窗（左）和软组织窗（右）的增强 CT 图像显示左肺下叶透过度不均匀减低伴体循环血管供血↪，诊断为叶内型肺隔离症。

肺循环异常

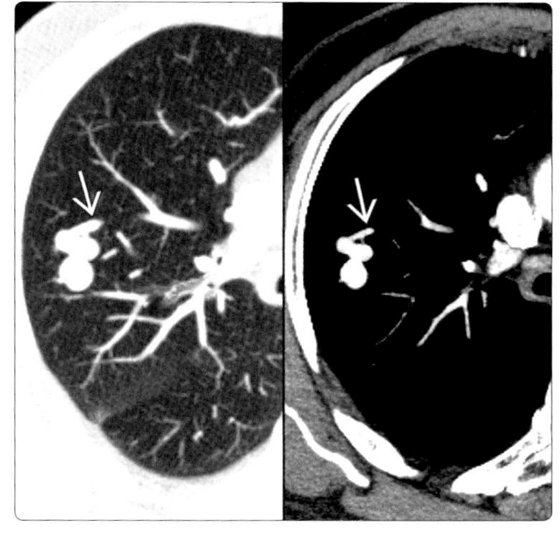

体循环异常

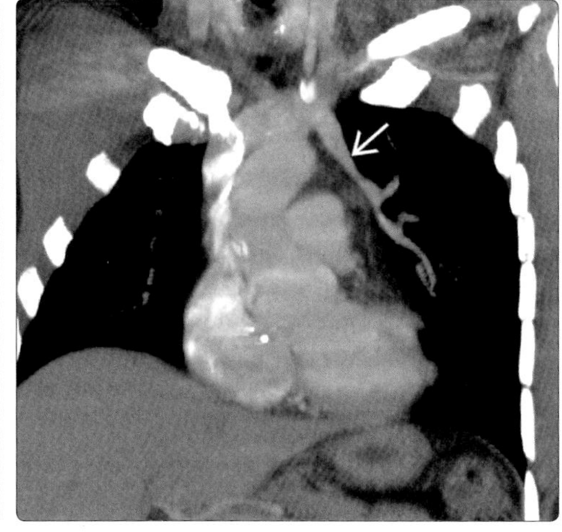

（左图）肺（左）窗和软组织（右）窗的横断位增强 CT 图像显示右肺上叶分叶状结节明显增强，可见其供血动脉➡，符合动静脉血管畸形。栓塞治疗可以预防体循环栓塞。

（右图）斜冠状位 CTA MIP 图像显示左肺上叶部分肺静脉异常回流➡，通常为偶然发现。然而，由此产生的左向右分流可能会产生症状。

体循环异常

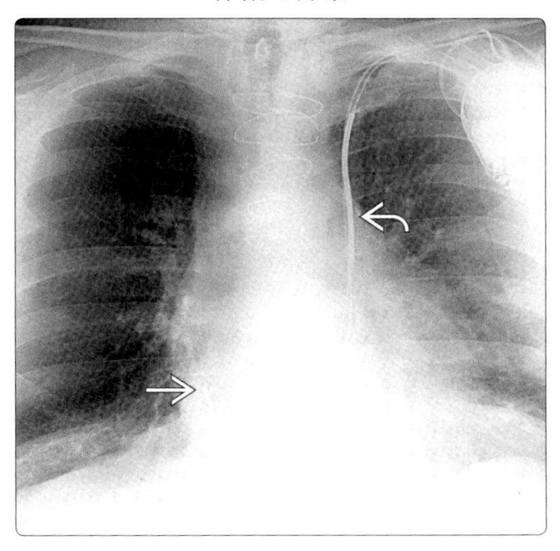

先天性主动脉弓异常

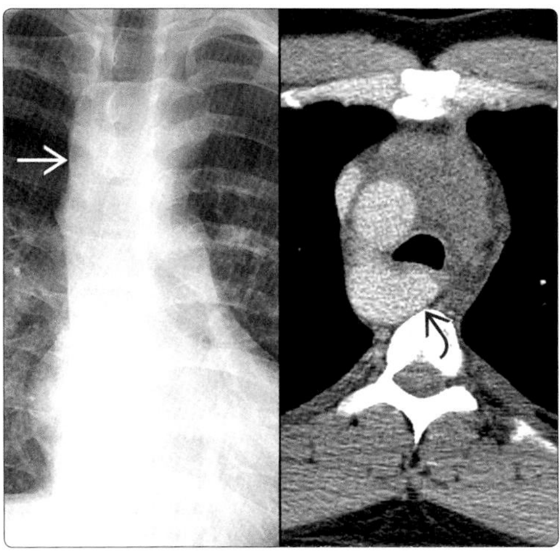

（左图）一名胸痛患者的前后位胸片显示左胸双腔起搏器或植入型心律转复除颤器（implantable cardioverter defibrillator，ICD）的导线通过汇入冠状窦的永存左上腔静脉↪进入右心➡。

（右图）后前位胸片（左）和增强 CT（右）图像显示继发于右位主动脉弓的上纵隔轮廓异常➡，伴发食管后左锁骨下动脉↪典型表现。

气管性支气管和其他异常支气管

关键要点

术语
- 支气管数量和位置的变异

影像学表现
- 异常支气管起源于气管
  - 气管性支气管：右侧、左侧、双侧
- 异常支气管起源于支气管树
  - 右动脉前上支气管
  - 右动脉后上支气管
  - 左动脉前上支气管
  - 左动脉前下支气管
- 内脏反位：右动脉下支气管、左动脉上支气管
- 异位综合征
  - 支气管异构
    - 双侧动脉下支气管（双侧左侧）
    - 双侧动脉上支气管（双侧右侧）

主要鉴别诊断
- 气管旁含气囊肿
- 内脏反位
- 内脏异位

临床要点
- 通常无症状
- 气管性支气管、副心支气管
  - 感染、咯血、肺不张、支气管扩张

诊断要点
- 考虑儿童复发性肺炎和（或）肺不张支气管异常的诊断
- 支气管分支异常是成人胸部 CT 常见的偶然发现
- 在临床医师进行支气管镜检查、支气管内治疗、插管和需要单肺通气的手术之前，识别和鉴定支气管分支异常是有价值的

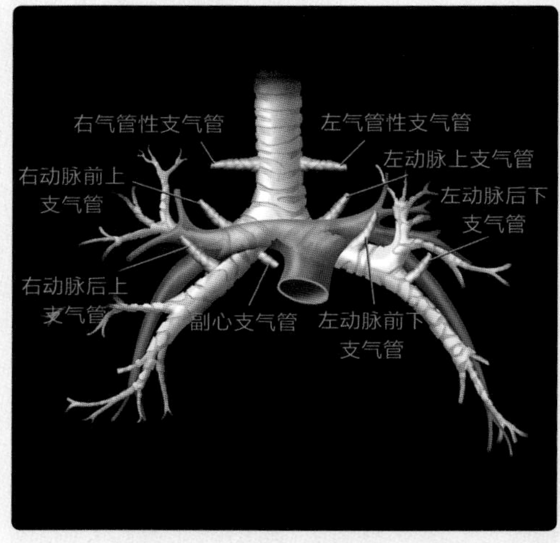

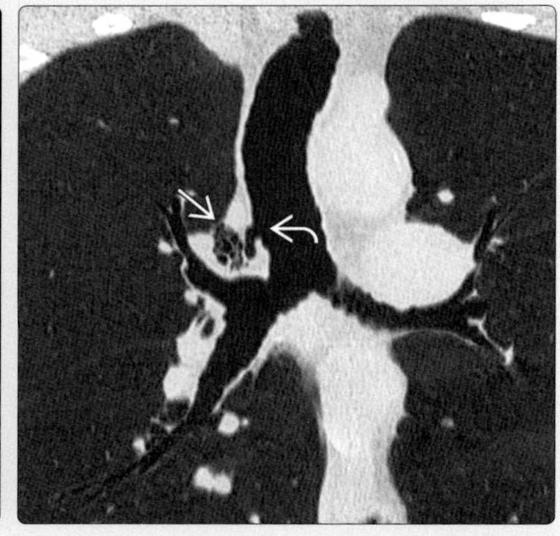

（左图）图示变异支气管。最常见的支气管分支变异是右动脉前上支气管、右气管性支气管和副心支气管。

（右图）横断位 CT MinIP 重建图像显示起源于右侧支气管壁的异常右气管性支气管 ↪。在这种情况下，注意支气管远端是否存在小气泡 ➡。气管性支气管几乎全部起源于右侧。

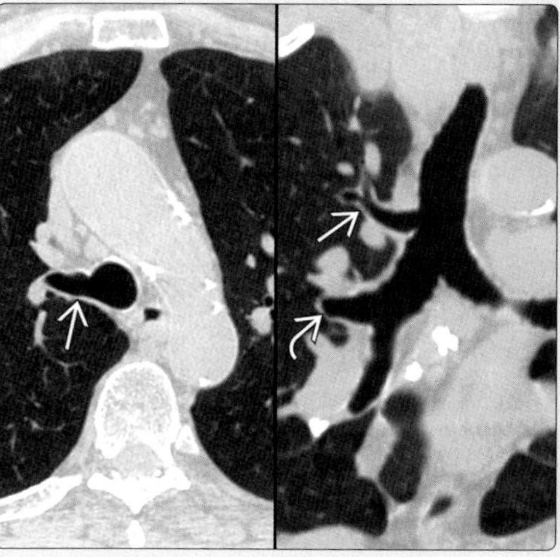

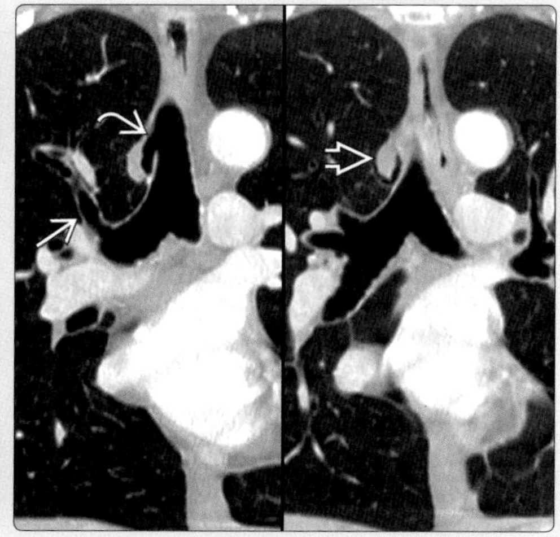

（左图）横断位（左）和冠状位（右）平扫 CT 图像显示起源于右侧气管壁的右肺尖段气管性支气管移位 ➡。右肺上叶支气管 ↪ 缺少一个尖段分支。

（右图）冠状位增强 CT 图像显示额外型右肺上叶尖段气管性支气管 ↪，起源于右侧气管壁，在奇静脉弓 ⇨ 下方向右肺尖走行。注意正常的右肺上叶尖段支气管 ➡。

气管性支气管和其他异常支气管

术语

同义词

- 先天性支气管异常
- 气管支气管分支异常
- 变异性气管支气管分支
- 气管憩室：气管膨出、气管旁含气囊肿
- 气管性支气管："猪支气管"（注：猪等分蹄类动物支气管分支为右上叶支气管起自气管下段，中间段支气管与左主支气管构成隆突，因此人的右上叶气管支气管畸形又称"猪支气管"）
  - 移位的右肺上叶（right upper lobe, RUL）气管性支气管；"猪支气管"分支的正常解剖形态

定义

- 气管憩室：气管旁盲端充气结构
- 气管性支气管：支气管起自气管
- 额外型支气管：与正常支气管分支共存
- 支气管移位：大叶或节段性支气管移位至异常位置

影像学表现

基本表现

- 最佳诊断思路
  - 支气管数目和位置的变异；CT 上典型的偶然发现
- 位置
  - 异常支气管起源于气管
    - 气管性支气管：右侧、左侧、双侧
  - 异常支气管起源于支气管树
    - 气管性支气管：右侧、左侧、双侧
    - 中叶支气管向上移位
    - 亚上段支气管
    - 亚下段支气管
    - 副心支气管
    - 支气管桥

X 线表现

- 鉴别典型的正常肺叶支气管分支
  - 右肺上叶支气管：动脉上
    - 起源于右肺动脉上方（近端）的主支气管
  - 左肺上叶支气管（left upper lobe, LUL）：动脉下
    - 起源于左肺动脉下方（近端）的主支气管
- 平片很少发现支气管解剖结构变异

CT 表现

- 气管支气管树和支气管分支类型的最佳评估方法
- 气管性支气管：气管起源；指向上叶
  - 大部分位于右侧，很少发生在左侧或双侧
  - 远端气管；隆突以上 <2 cm
  - 类型
    - 移位：叶或段支气管从正常位置移位至气管
      - 真气管（"猪"）支气管：RUL 支气管的气管起源
    - 额外型：叶或段支气管与正常上叶的支气管共存
    - 盲端
- 右动脉前上支气管
  - 起源于右主支气管近端的右肺上叶支气管；指向右肺上叶支气管
  - 大多数（82%）是移位的段支气管
  - 最常见的变异是动脉前上尖段支气管
- 右动脉后上支气管
  - 起源于右肺上叶支气管远端；指向右肺上叶支气管
  - 节段性或亚节段性
- 左动脉前上支气管
  - 最常见的是左侧变异
  - 起源于左肺动脉近端的左主支气管
  - 大多数是移位的支气管
- 左肺前下支气管
  - 起源于左肺动脉下方（远端）的左主干支气管，靠近左肺上叶支气管；指向左肺上叶支气管
- 左肺动脉后下支气管
  - 起源于左肺上叶支气管下方
  - 英文文献中无报道病例
  - 未纳入某些分类
- 中叶支气管向上移位
  - 中叶支气管起源于右肺上叶支气管水平；可能起源于右肺上叶支气管
  - 英文文献中无报道病例
- 亚上段支气管
  - 移位的右肺下叶上段（right lower lobe, RLL）的亚段支气管
  - 起源于主支气管或中间支气管
- 亚下段支气管
  - 额外型支气管指向上段
  - 起源于上段支气管下方
- 副心支气管
  - 额外型支气管
  - 起源于右主支气管或中间支气管内侧
  - 尾端和内侧朝向心脏走行
  - 盲端或伴有肺实质 ± 副裂
  - 起点向中叶支气管起始部位走行
  - 类型
    - 短憩室
    - 中间型；长憩室，无分支
    - 长；供应发育不良的小叶
- 支气管桥
  - 异位支气管
  - 起源于左主支气管；供应右肺
  - 1 型：右主干支气管止于右肺上叶支气管；中间支气管起源于左主支气管
  - 2 型：右主支气管盲端；右肺由起源于左主支气管移位的右主支气管供应

气管性支气管和其他异常支气管

推荐的影像学检查方法

- 最佳影像检查方法
  - MDCT：多平面重组图像
  - MDCT：提高对轻度和复杂气管性支气管异常的认识和鉴别
- 推荐的检查序列与参数
  - 表面遮盖显示
  - 仿真支气管镜检查
  - MinIP 图像显示数据集内的最低衰减值：气道可视化的理想选择

鉴别诊断

气管旁含气囊肿

- 气管憩室；气管膨出
- 小圆形薄壁含气囊肿
- 右后外侧气管壁靠近胸廓入口
- 气管连通不明显

内脏反位

- 右动脉下支气管
- 左动脉上支气管
- 右位心，右位主动脉弓，右胃泡

异位综合征

- 左侧支气管异构（多脾）
  - 成人无症状，± 先天性心脏病
  - 双侧动脉下支气管；双侧左侧样改变
  - ± 奇静脉代偿引流至下腔静脉，永存左上腔静脉
- 右侧支气管异构（无脾）
  - 患儿有重度发绀型先天性心脏病
  - 双侧动脉上支气管；双侧右侧样改变

支气管闭锁

- 支气管分支类型可能正常
- 管状、圆形、分支黏液性囊肿；周围性透明肺

病理学表现

基本表现

- 病因
  - 先天性；解剖变异
  - 发病机制
    - 尚不清楚
    - 各种发育理论
      - 复位：原始支气管分布的退化和抑制
      - 迁移（扩展）：双侧动脉下基本形态，随后支气管移动或迁移到新的位置
      - 选择：局部形态发生紊乱
    - 气管性支气管：发生于肺叶支气管分化开始后 29～30 天
- 相关疾病
  - 其他气管支气管分支异常
  - 先天性气管狭窄、肺动脉吊带
  - 先天性心脏病：室间隔缺损、圆锥动脉干畸形、主动脉缩窄、房室管缺损
  - 唐氏综合征
  - 内脏反位：先天性心脏病，原发性纤毛运动障碍
  - 异构：先天性心脏病；广泛的异构相关的异常

临床要点

临床表现

- 最常见的症状 / 体征
  - 通常无症状，影像学上偶然发现
  - 气管性支气管、副心支气管
    - 感染、咯血
    - 肺不张、支气管扩张
- 其他症状 / 体征
  - 气管性支气管插管患者可能有复发或慢性部分上叶肺不张

人口统计学表现

- 年龄
  - 任何年龄
- 流行病学
  - 10% 的人近端或远端段或亚段支气管移位
  - 右气管性支气管
    - 成人：0.1%～1.3%；儿童：1.5%～2%
    - 肺不张、支气管扩张
  - 副心支气管
    - 占总人口的 0.07%～0.5%

自然病史和预后

- 预后好

治疗

- 通常无需治疗
- 处理并发症

诊断要点

考虑的诊断

- 儿童复发性肺炎和（或）肺不张的异常支气管
- 支气管分支异常是成人胸部 CT 常见的偶然发现

影像解读要点

- MDCT 是鉴别异常支气管（尤其是影响中心气道的支气管）的首选方法

报告要点

- 在临床医师进行纤维支气管镜检查、支气管内治疗、气管内插管、需要单肺通气的手术（视频辅助胸腔镜手术）之前，识别和鉴定支气管分支异常是有价值的

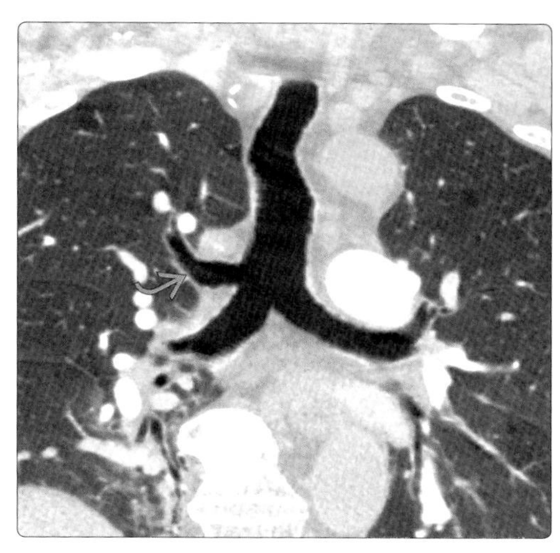

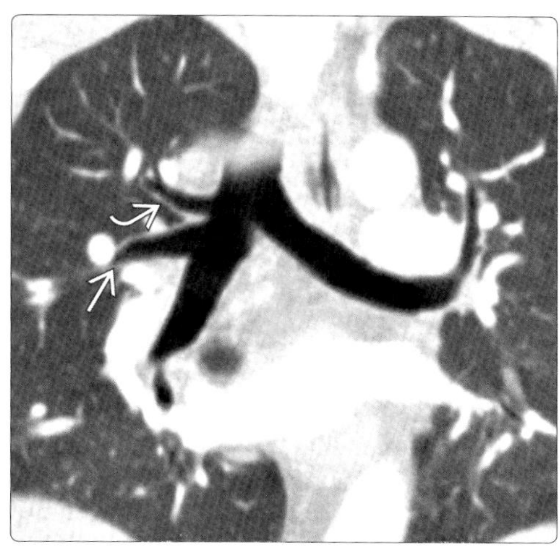

（左图）一名 84 岁男性的冠状位增强 CT 图像显示偶然发现的右肺尖段气管支气管移位➡。右肺上叶支气管（未显示）仅显示前段和后段分支。

（右图）冠状位增强 CT 图像显示移位的右肺上叶尖段动脉前上支气管➡起源于右主支气管。右肺上叶支气管➡尖段分支缺失，这是最常见的变异。

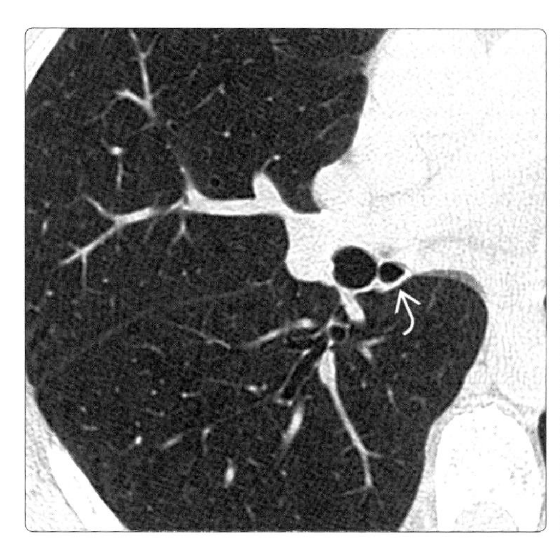

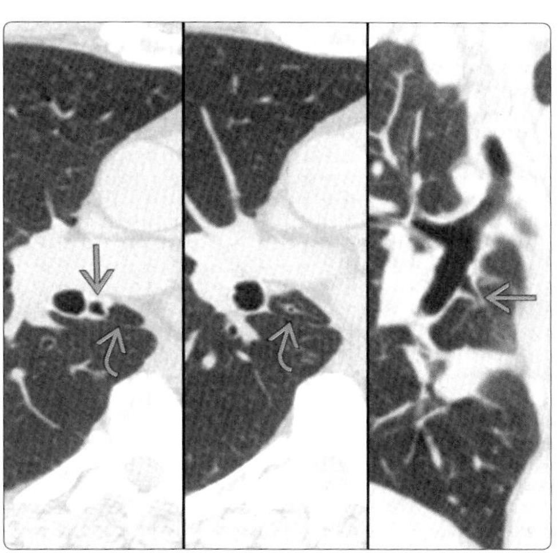

（左图）横断位增强 CT 图像显示副心脏支气管➡起源于中间支气管的内侧壁。副心支气管可伴有吸入性肺炎或咯血。

（右图）一名 67 岁男性的横断位（左和中）和冠状位（右）增强 CT 重建图像显示一个偶然发现的副心支气管➡，起源于中间支气管的内侧，供应一个小肺叶，由副裂➡分隔。

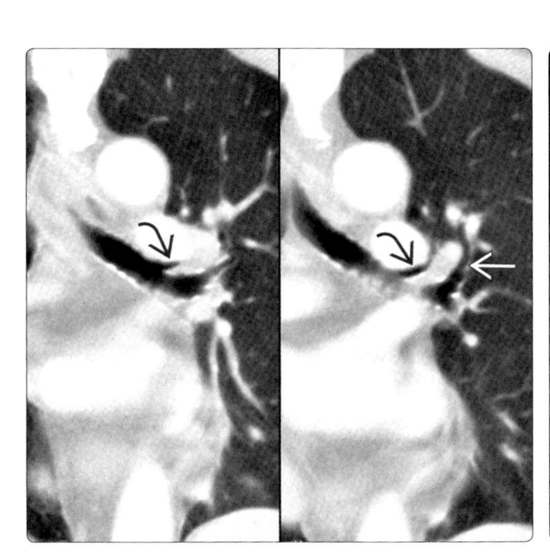

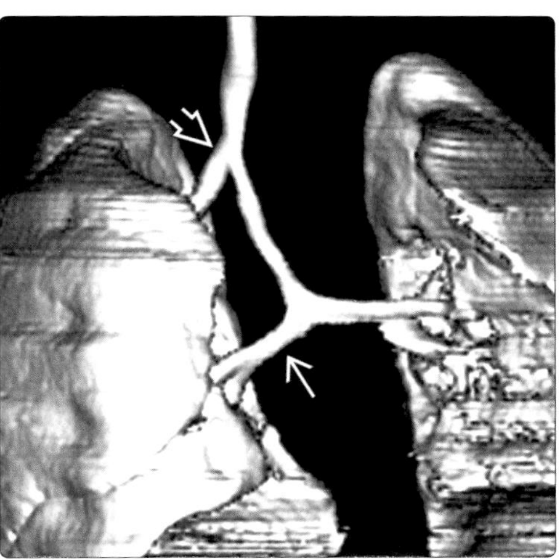

（左图）冠状位增强 CT 重建图像显示额外的左肺上叶尖后段支气管前下支气管➡起源于左肺上叶支气管➡近端和左肺动脉远端。均向头侧走行，供应左肺上叶。

（右图）容积 3D 重建图像显示支气管桥。右主支气管➡供应右肺上叶支气管。中间支气管起自左主支气管远端➡（感谢 J. Kim 博士供图）。

气管旁含气囊肿

关键要点

术语
- 气管壁黏膜膨出
- 同义词
  - 气管憩室
  - 气管黏膜疝样突出
  - 淋巴上皮囊肿

影像学表现
- 平片
  - 极少可见；支气管旁右侧透亮影
- CT
  - 小圆形薄壁充气囊肿
  - 无钙化、气－液平面或肺纹理
  - 95% 以上病例出现在胸廓入口气管旁右后区域
  - 胸廓入口气管壁的右后外侧
  - 仅 35% 的病例可见与气管相通

主要鉴别诊断
- 纵隔积气
- 纵隔旁肺气肿
- 肺尖疝
- 岑克尔憩室
- 喉气囊肿

病理学表现
- 囊壁内衬正常纤毛柱状上皮；与气管相通

临床要点
- 通常无症状
- 偶见于慢性咳嗽与呼吸困难者
- 通常在 CT 检查时偶然发现

诊断要点
- 胸廓入口处气管旁右侧边界清晰的透亮区考虑气管旁含气囊肿

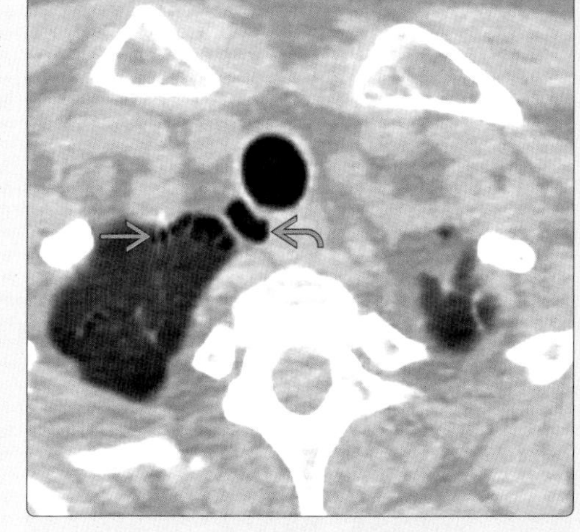

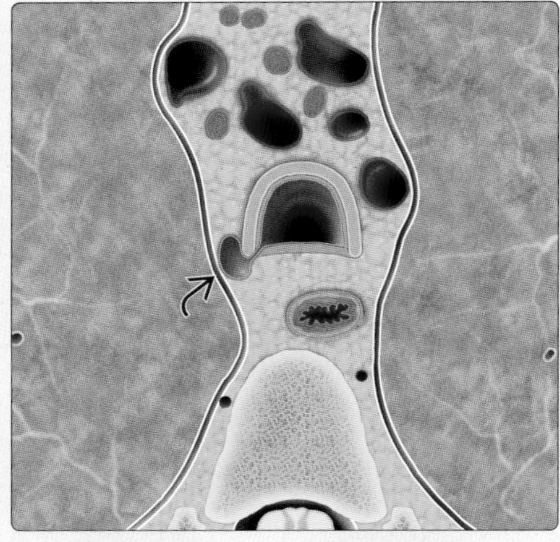

（左图）一名 56 岁男性患者横断位平扫 CT 图像显示轻度肺尖纵隔旁肺气肿➡和一处偶发性气管旁含气囊肿↪被胸膜隔开。气管旁含气囊肿有时会与纵隔旁肺气肿混淆。多平面重建可能有助于区分。

（右图）图示为右侧气管旁含气囊肿↪与气管有纤细通道相连。气管旁含气囊肿最常见于胸廓入口的右侧，也可以发生在气管周围的任何部位。

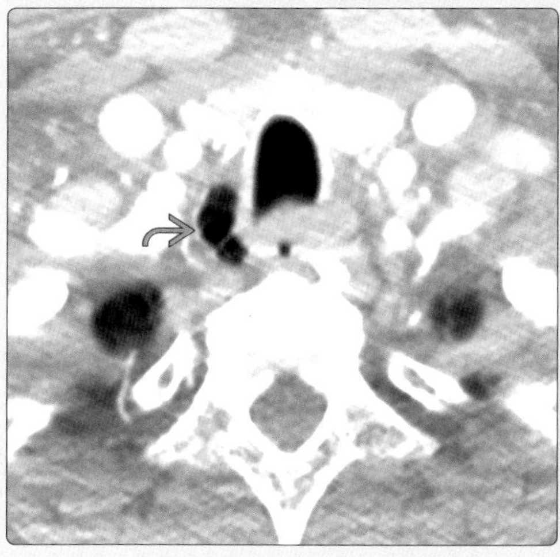

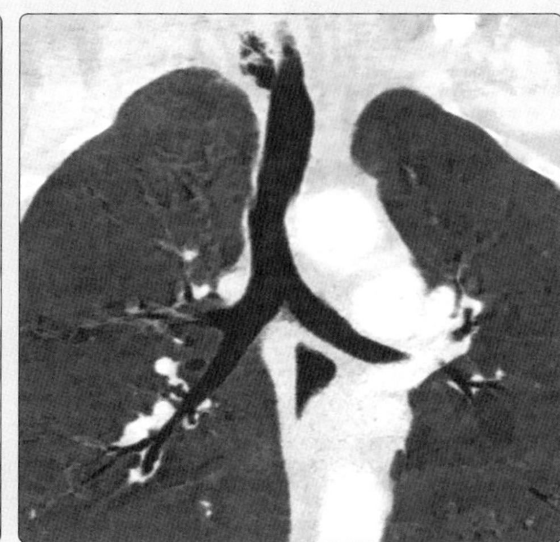

（左图）横断位平扫 CT 图像显示右侧气管旁含气囊肿内少量分泌物↪。囊肿内通常不含物质，与气管管腔相通可能会导致一些分泌物或碎屑的堆积。

（右图）一名胸部创伤后患者的增强 CT MinIP 重建图像显示，右侧气管旁含气囊肿内部有分泌物填充。特征性定位和纵隔内未见积液积气是气管旁含气囊肿与创伤性损伤的可靠鉴别。

气管旁含气囊肿

术语

同义词

- 气管憩室
- 气管黏膜疝样突出
- 淋巴上皮囊肿

定义

- 气管壁黏膜膨出

影像学表现

基本表现

- 最佳诊断思路
  - 气管后小圆形薄壁充气囊肿
- 部位
  - 胸廓入口气管旁右后区域
    - >95%
  - 软骨环与膜性气管连接部
    - 食管在左侧加强这种连接
- 大小
  - 直径通常 <2 cm，纵径通常为最大径
  - 动态变化
    - 呼气时变大，吸气时减小
- 形态学表现
  - 无钙化、气 – 液平面或肺纹理
    - 可能含分泌物 / 碎屑
  - 囊壁增厚不常见（33%）
  - 单发典型，多发罕见

推荐的影像学检查方法

- 最佳影像检查方法
  - CT 是评估气道的首选方式
- 推荐的检查序列与参数
  - 通过多平面重建发现与气道相通；与其他诊断相鉴别

X 线表现

- 平片
  - 极少可见；支气管旁右侧透亮影

CT 表现

- 平扫 CT
  - 右后外侧气管附近的充气囊肿
  - 仅 35% 的病例可见与气管相通

超声表现

- 灰阶超声
  - 由于位置和空气回声，可能被误认为是钙化的甲状旁腺肿块

鉴别诊断

纵隔积气（纵隔气肿）

- 典型多灶性；纵隔结构间隙内的气体
  - 气管后小圆形薄壁充气囊肿

间隔旁型肺气肿

- 肺内胸膜下排列的多个含气囊肿

岑克尔憩室

- 多偏向头侧分布；其内常见液体

喉气囊肿

- 偏向头侧分布；声门旁含气或含液囊肿

肺尖（西布逊）疝

- 通常更大；含肺实质结构

病理学表现

基本表现

- 病因
  - 先天性
    - 气管膜部或气管软骨内胚层分化缺陷
  - 后天性
    - 胸内压增高：慢性咳嗽、慢性阻塞性肺疾病
    - 反复性呼吸道感染→气管肌肉组织薄弱
    - 囊肿大小常大于先天型

大体病理和手术所见

- 囊肿与气管相通，管道长 1.5~2 mm，直径 1 mm
- 通常位于胸内与胸外气管过渡的位置

镜下表现

- 囊壁内衬正常纤毛柱状上皮

临床要点

临床表现

- 最常见的症状 / 体征
  - 通常无症状
  - 慢性咳嗽和呼吸困难
- 其他症状 / 体征
  - 囊肿占位效应压迫邻近喉返神经引起发音困难

人口统计学表现

- 任何年龄
- 常在 CT 检查中偶然发现；高达 3.7% 的病例

治疗

- 无症状不予治疗
- 有症状手术切除

诊断要点

考虑的诊断

- 当在胸廓入口处气管旁右侧发现边界清晰的透亮区时，考虑气管旁含气囊肿

影像解读要点

- 绝大多数气管旁含气囊肿是偶然发现的
- 不应误诊为纵隔积气或气胸

支气管闭锁

关键要点

术语
- 支气管闭锁（bronchial atresia, BA）
- 先天性局灶性亚段、段或叶支气管闭锁

影像学表现
- 平片
  - 清晰的圆形、卵圆形、管状或分支状黏液囊肿
  - 被过度透亮的肺组织包围
  - 受累肺组织呼气相空气潴留
- CT
  - 圆形、卵圆形、管状或分支状黏液囊肿
  - 无强化、低密度黏液囊肿
  - 周围过度透亮的楔形肺组织
  - 其内有空气或气 - 液平面提示感染
  - 排除气道内肿瘤引起的梗阻和气肿
- V/Q 闪烁扫描：受累肺段低灌注和无或延迟通气

主要鉴别诊断
- 黏液嵌塞的病因：变应性支气管肺曲霉病、支气管内肿瘤、支气管扩张
- 动静脉畸形
- 叶内型肺隔离症
- 肺内支气管源性囊肿
- 先天性肺气肿

临床要点
- 症状 / 体征
  - 无症状成人（60%）
  - 咳嗽、反复感染、呼吸困难、胸痛

诊断要点
- 无症状患者伴有被过度透亮的肺组织包绕的中央结节状、管状、分支状阴影，考虑支气管闭锁
- 前瞻性影像学诊断允许对无症状患者进行保守治疗

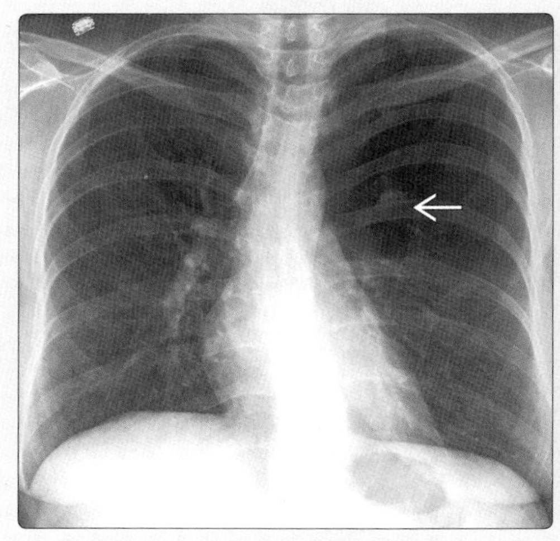

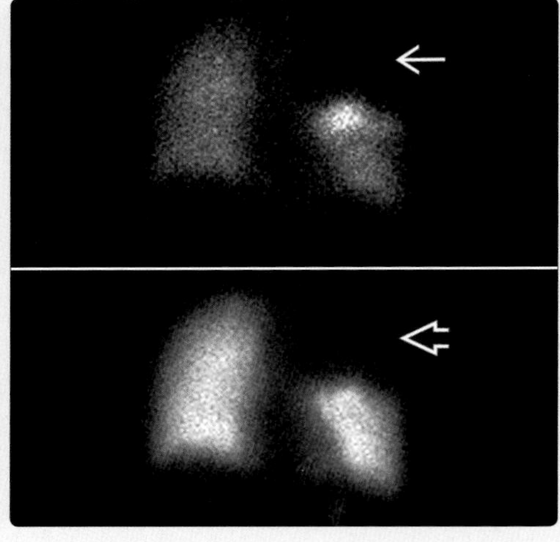

（左图）一名支气管闭锁的41岁无症状女性患者，后前位胸片显示左上肺野透过度增高和过度充气区包围管样分支状阴影➡，这代表闭锁处远端的黏液囊肿。

（右图）同一患者的通气（上）和灌注（下）闪烁扫描的复合图像符合左上肺通气➡灌注⇨缺陷。延迟成像可能表明受累的肺部通气延迟。

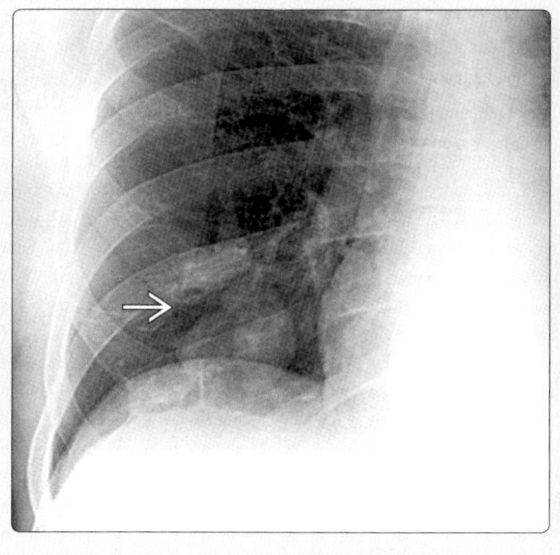

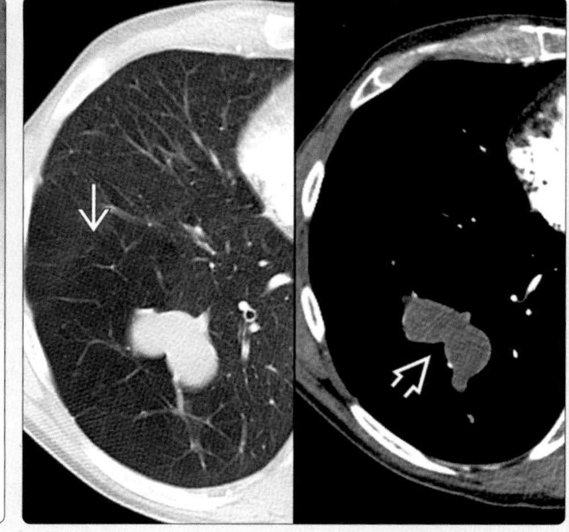

（左图）支气管闭锁患者右肺底部后前位锥形束胸片显示右肺下叶分支状阴影➡符合黏液嵌塞。

（右图）同一患者的横断位增强CT肺窗（左）和软组织窗（右）图像显示右肺下叶低密度分支状黏液囊肿⇨被过度透亮的肺组织包围➡。在排除了管腔肿瘤引起的中央型阻塞后，影像学表现可以诊断为支气管闭锁。

支气管闭锁

术语

缩写

- 支气管闭锁（BA）

同义词

- 先天性气管闭锁（congenital bronchial atresia，CBA）

定义

- 先天性局灶性亚段、段或叶支气管闭锁
  - 正常远端支气管树
- 黏液囊肿：支气管闭锁远端的黏液嵌塞
  - 同义词：支气管囊肿

影像学表现

基本表现

- 最佳诊断思路
  - 圆形、卵圆形、管状或分支状阴影伴周围过度透亮的肺组织环绕
- 好发部位
  - 按降序排列
    - 左肺上叶
      - 尖后段最常受累
    - 右肺上叶
    - 左肺下叶
    - 右肺中叶
    - 右肺下叶
  - 段支气管型常见；叶型或亚段型罕见
- 大小
  - 多变性
- 形态学表现
  - 黏液囊肿
    - 圆形、卵圆形
    - 管状
    - 可能表现出分支状形态

X 线表现

- 平片
  - 黏液囊肿被过度透亮肺组织包围
  - 黏液囊肿的外观和特征
    - 清晰的圆形、卵圆形、管状或分支状形态
    - 位置居中
    - 黏液囊肿的纵轴朝向同侧肺门
    - 黏液囊肿内气－液平面提示合并感染
  - 过度透亮的肺实质
    - 包围黏液囊肿
    - 肺纹理和血管减少
  - 呼气相空气潴留，局部透明肺

CT 表现

- 平扫 CT
  - 黏液囊肿的确认和特征
    - 边界清晰的圆形、卵圆形、管状或分支状
    - 纵轴朝向同侧肺门
    - 低密度：-5～15 HU；可能极少出现高密度或钙化
    - 间歇增大、内有气体或气－液平面提示感染
      - 曲霉菌属隐性感染可能引起囊肿的间歇性生长
  - 评估支气管树的状态以确定正常支气管和黏液囊肿的关系
  - 过度透亮肺实质评估
    - 楔形过度透亮的肺组织；包绕黏液囊肿
    - 高透亮性与侧支通气、空气潴留及低灌注有关
  - 高达 83% 的支气管闭锁病例中发现黏液囊肿和周围肺组织充气过度
- 增强 CT
  - 黏液囊肿
    - 低密度
    - 增强扫描无强化；与血管病变相区别，如动静脉畸形
    - 黏液囊肿钙化极少见报道
  - 排除管腔内肿瘤引起的中央型阻塞
- 动态氙增强双能量 CT
  - 描述闭锁段的局部侧支通气状况
  - 低水平渗入，延迟廓清

核医学表现

- V/Q 扫描
  - 受累肺段低灌注
  - 受累肺段无或延迟通气
  - 受累肺段可能因空气潴留而出现延迟廓清

MR 表现

- 黏液囊肿的确认与评估
  - 黏液囊肿在 T_1WI 和 T_2WI 呈高信号
- 胎儿 MR 成像
  - 肺部过度扩张；T_2WI 上的高信号
  - 除了中央型，黏液囊肿的外观并不一致

超声表现

- 产前诊断：闭锁支气管内液体充盈

推荐的影像学检查方法

- 最佳影像检查方法
  - 平片疑似诊断
  - CT 是诊断疑似 BA 的首选影像学检查方法
    - 鉴别黏液囊肿与周围透明肺
    - 排除中央阻塞性肿瘤
- 推荐的影像学检查方法
  - 多平面重建图像用于评估支气管解剖和受累范围
  - 呼气相平片或 CT 捕获黏液囊肿远端空气潴留

鉴别诊断

黏液嵌塞的其他原因

- 变应性支气管肺曲霉病
  - 哮喘病史
  - 上叶支气管扩张

- 与腔内黏液栓相对应的指套状分支影，可能在平扫 CT 上呈高密度影
- 支气管内肿瘤
  - 可能出现周围黏液栓
  - 可能出现周围过度透亮的肺组织
  - 增强 CT 能区分管腔内肿瘤与黏液栓
- 支气管扩张
  - 可能出现黏液栓和叠加感染
  - 典型多灶性

动静脉畸形

- 供血肺动脉与引流静脉直接相通
- 增强扫描见强化
- 无支气管阻塞、过度透亮、过度充气

叶内型肺隔离症

- 密度不均
- 可能出现过度透亮区
- 起源于降主动脉的异常供血血管
- 下叶为特征位置

肺内支气管囊肿

- 下叶肺内侧 1/3 常见
- 其内可充满液体、气体或两者兼有（气 – 液平面）

先天性肺气肿

- 患有呼吸窘迫的新生儿和婴儿
- 通常累及整个肺叶，不是肺段
- 左肺上叶最常受累
- 由于单向阀支气管阻塞而导致进行性肺叶过度充气伴占位效应

病理学表现

基本表现

- 病因
  - 2 种发病机制理论
    - 支气管细胞从支气管芽中脱离
      - 推测发生在妊娠的第 4~6 周
      - 脱离的细胞进行正常分裂，产生正常的支气管分支
    - 子宫内血管损伤
      - 妊娠 16 周后局部缺血
      - 局灶性支气管损伤导致闭锁，远端支气管发育正常
      - 近端引流受阻形成黏液囊肿
- 相关异常
  - 儿科患者
    - 支气管源性囊肿
    - 先天性肺气道畸形
    - 肺隔离症
    - 体循环动脉供血的报道

大体病理和手术所见

- 局灶性短节段支气管闭锁；远端闭锁支气管与近端支气管之间无相关性
- 闭锁远端黏液囊肿
- 闭锁远端肺组织过度膨胀；可能来源于侧支通气
  - 孔氏（Kohn）孔、兰勃（Lambert）管
- 细菌、分枝杆菌、病毒和真菌感染有报道

镜下表现

- 肺泡过度扩张
- 支气管闭锁并发感染 / 炎症
- 气道被黏液阻塞
- 无肺损伤迹象

临床要点

临床表现

- 最常见的症状 / 体征
  - 无症状成人（60%）；影像学检查偶然发现
  - 咳嗽、反复感染、呼吸困难
- 其他症状 / 体征
  - 气喘、咯血
  - 受累肺部呼吸音减弱

人口统计学表现

- 年龄
  - 年龄分布范围广
  - 诊断时平均年龄：17 岁
- 性别
  - 男性：女性 =16：9

自然病史和预后

- 预后极佳

诊断

- 排除管腔阻塞性病变后的影像学诊断
- 支气管镜检查显示正常或可能显示盲端支气管

治疗

- 无症状患者不予治疗
- 顽固性或反复感染予以手术切除
- 有经支气管镜进行囊肿抽吸和与中央支气管建立开放的腔内治疗报道

诊断要点

考虑的诊断

- 无症状支气管闭锁的患者伴有被过度透亮的肺组织包围的中央结节状、管状、分支状阴影

影像解读要点

- 前瞻性影像学诊断允许对无症状患者进行保守治疗

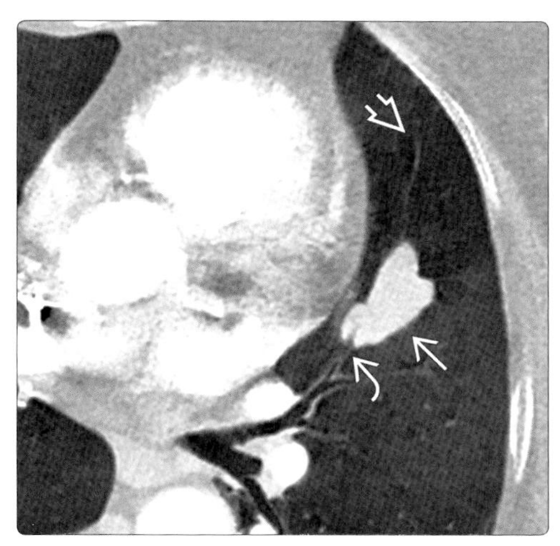

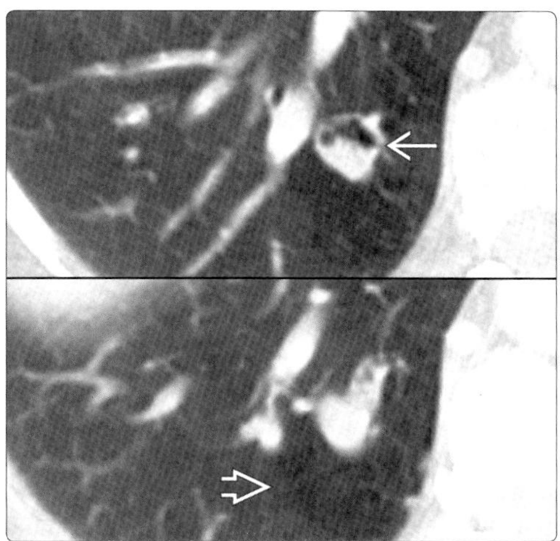

（左图）支气管闭锁患者的横断位增强 CT MinIP 图像显示舌段分支液囊肿➡周围过度透亮肺组织影⇨并能识别相邻受累支气管↪。

（右图）持续发热患者的横断位增强 CT 图像显示右肺下叶内含气－液平面的分支状影➡周围过度透亮肺组织影⇨，符合支气管闭锁伴黏液囊肿感染。

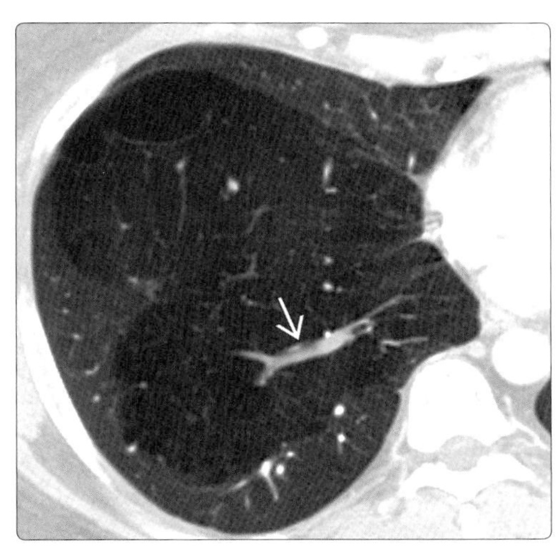

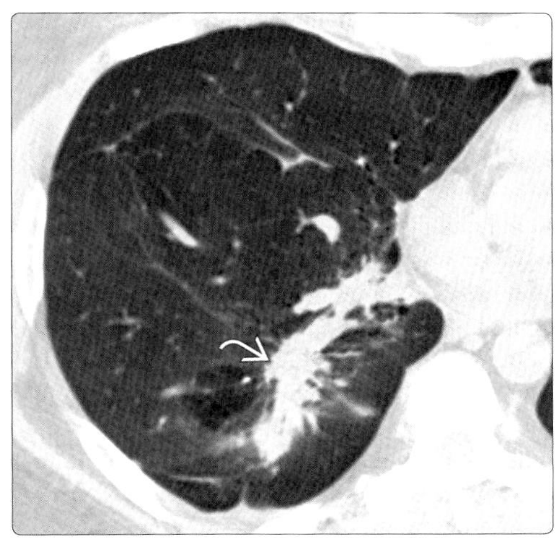

（左图）横断位增强 CT 图像显示右肺下叶广泛的高透亮区和其中一个受累的分支状黏液囊肿➡。该患者被预诊断为支气管闭锁。

（右图）由于咳嗽和发热，该患者后来的横断位增强 CT 图像显示该右肺下叶新增不规则实变影↪。对抗生素治疗无效，可能需要手术切除受累肺组织。

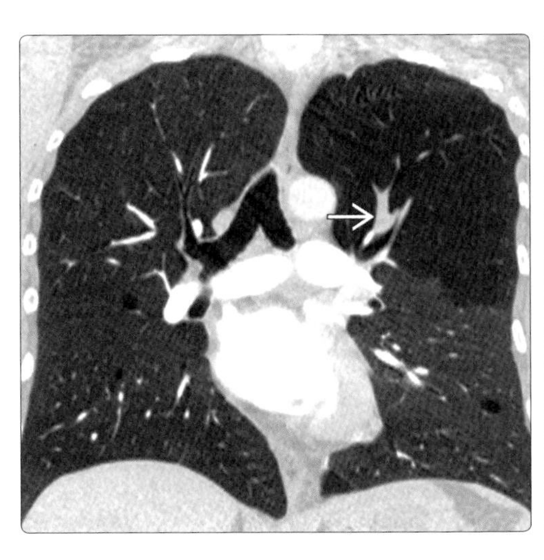

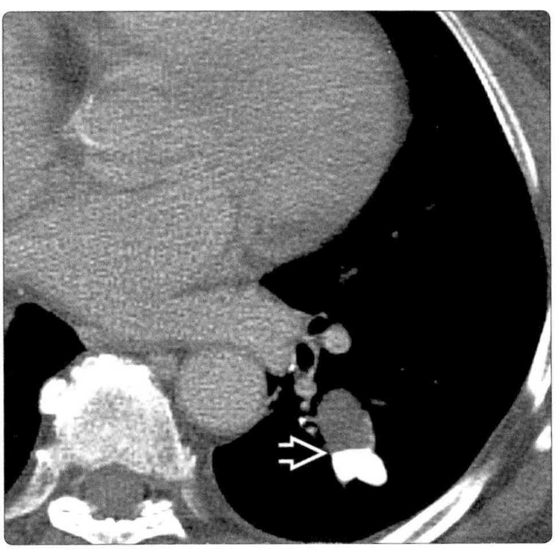

（左图）一名 66 岁无症状女性患者的冠状位增强 CT 图像显示一处无强化的分支状黏液囊肿➡被过度透亮的左肺上叶包绕，具有典型支气管闭锁特征。无需进一步影像检查与处理。

（右图）左肺下叶支气管闭锁患者的横断位平扫 CT（软组织窗）图像显示分支状黏液囊肿内黏液与钙化分层征象⇨，尽管这是支气管闭锁的非典型表现，但其他的形态学特征仍具有诊断意义。

叶外型肺隔离症

关键要点

术语

- 叶外型肺隔离症（extralobar sequestration, ELS）
- 隔离肺
  - 不与支气管树相通
  - 体循环供血

影像学表现

- 平片
  - 下叶基底段密度均匀、边界清晰的团块影
  - 靠近膈肌后内侧
  - 较大病变可能会导致单侧肺野密度增高
- CT
  - 均匀或不均匀的软组织团块影
  - 可能表现出固有气道畸形引起的囊性变化
  - 可见体循环血管供血
- MR：由体循环供血的均匀或不均匀软组织团块 ± 囊腔
- 超声和（或）MR 的产前诊断

主要鉴别诊断

- 先天性肺气道畸形
- 神经母细胞瘤

病理学表现

- 由体循环供血的明确的多余肺组织
- 相关先天畸形（>50%）：先天性膈疝、Ⅱ型肺气道畸形

临床要点

- 新生儿、婴儿；男性：女性＝4：1；在无症状成年人中罕见
- 症状 / 体征：呼吸窘迫、进食困难
- 手术切除

诊断要点

- 新生儿伴有由体循环供血的胸内软组织肿块考虑叶外型肺隔离症（ELS）

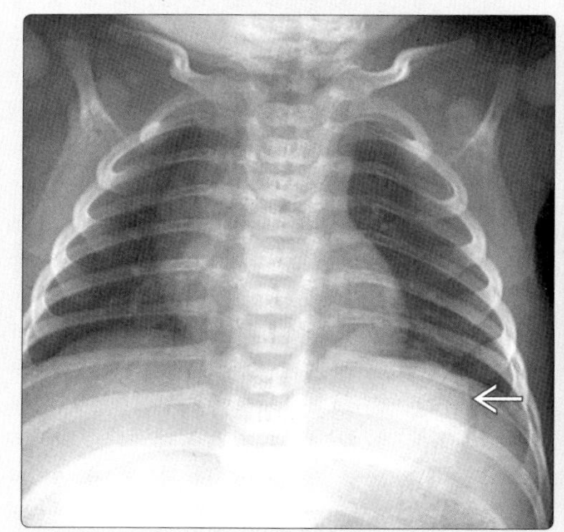

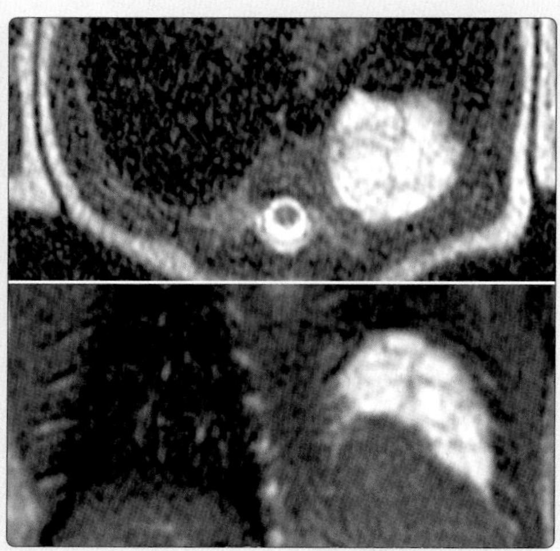

（左图）经产前超声诊断为左肺基底部囊性病变的新生儿前后位胸片显示密度均匀的分叶状球形肿块➡。

（右图）横断位（上）与冠状位（下）T_2WI FS MR 图像显示左胸腔后下部高信号多房囊性病变，伴有低信号组织间隔。体循环供血血管未见显示，术中确诊为Ⅱ型肺气道畸形的叶外型肺隔离症。

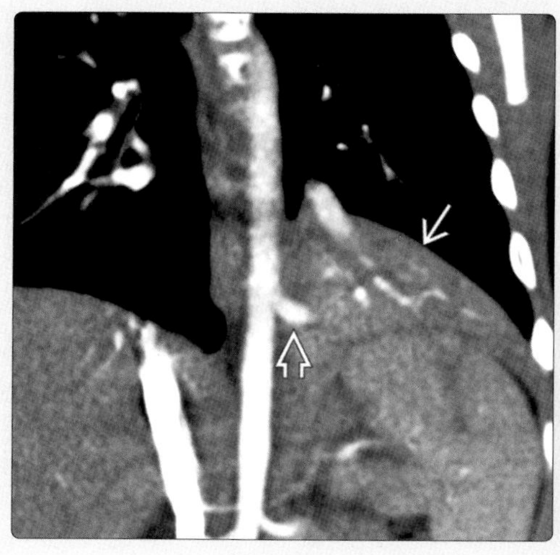

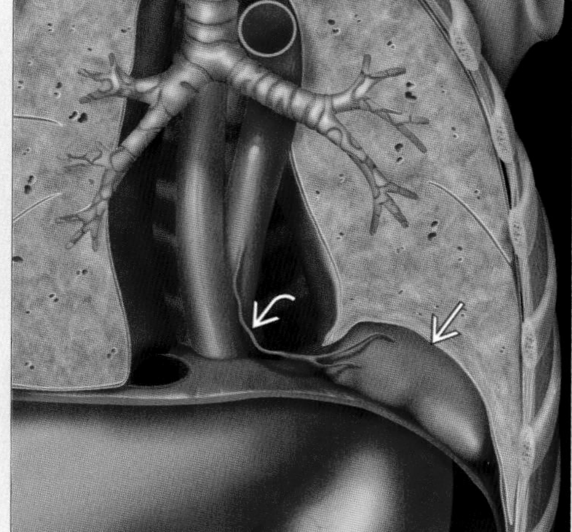

（左图）叶外型肺隔离症的婴儿冠状位增强 CT 图像显示左后下胸腔内边缘清晰的三角形肿块➡，由一支起源于降主动脉异常血管供血⇨（感谢 D. Frush 博士供图）。

（右图）图示说明了叶外肺隔离症的形态特征，多余肺组织位于左下胸腔内➡，由体循环供血↪。

叶外型肺隔离症

术语

缩写

- 叶外型肺隔离症（ELS）

定义

- 隔离肺
  - 不与支气管树相通
  - 体循环供血
- ELS
  - 多余肺组织通常被胸膜覆盖，与邻近的肺分离

影像学表现

基本表现

- 最佳诊断思路
  - 新生儿左下胸腔肿块由体循环供血
- 好发部位
  - 靠近膈肌的胸腔基底处
- 大小
  - 范围广；可能占据单侧胸腔
- 形态学表现
  - 卵圆形、球形、锥形

X 线表现

- 基底部三角形阴影，边界清晰
- 靠近膈肌后内侧
- 其内不含气体、气－液平面、充气支气管影
- 较大病变可能会导致单侧肺野密度增高

CT 表现

- 增强 CT
  - 均匀或不均匀的边界清晰的软组织团块影
    - 也可能表现为充满液体的囊肿；病灶内无空气
  - 可见体循环供血血管
    - 单支或多支供血动脉

MR 表现

- 均匀或不均匀的软组织团块影
- 其内囊肿的存在
- 体循环供血动脉的确认

血管造影表现

- 很少做该种检查
- 供血动脉的确认
  - 胸主动脉或者腹主动脉（80%）
  - 其他供血动脉（15%）：脾动脉、胃动脉、锁骨下动脉、肋间动脉
  - 多支动脉供血（20%）

产前超声检查

- 边界清晰的均质回声团块
  - 较大病变引起占位效应影响纵隔
  - 病灶内囊肿的确认
  - 体循环供血血管的确认

推荐的影像学检查方法

- 最佳影像检查方法
  - 产前超声早期诊断
  - 用于手术计划和供应血管确认的多层螺旋 CT 血管造影

鉴别诊断

先天性肺气道畸形（congenital pulmonary airwaymalformation, CPAM）

- 新生儿和婴儿的先天性肺部病变
- 微囊型 CPAM（实性表现为主）与 ELS 相似
  - 正常的供血动脉和静脉回流

神经母细胞瘤

- 交感神经恶性肿瘤
- 可能为先天性
- 细长的椎旁软组织肿块

病理学表现

基本表现

- 相关异常
  - 相关先天性畸形（>50%）
    - 先天性膈疝（最常见）
    - Ⅱ型 CPAM

大体病理和手术所见

- 卵圆形、球形、锥形软组织团块
- 胸腔内胸膜包裹
- 特征性体循环供血和静脉引流
- 可能出现内部囊性变化

镜下表现

- 与正常肺组织相似，伴有支气管、细支气管、肺泡扩张
- Ⅱ型先天性气道畸形（50%）

临床要点

临床表现

- 最常见的症状 / 体征
  - 呼吸窘迫、进食困难
  - 可能无症状

人口统计学表现

- 年龄
  - 新生儿、婴儿；大多数在 6 个月前确诊
  - 在无症状的成人中罕见
- 性别
  - 男性：女性＝4：1

自然病史和预后

- 无先天性异常或肺发育不全的患者预后极好

治疗

- 手术切除

叶内型肺隔离症

关键要点

术语

- 叶内型肺隔离症（intralobar sequestration, ILS）
- 肺隔离症：与气管支气管树不相通 + 体循环供血
- ILS：与受累肺叶共享脏层胸膜

影像学表现

- 平片
  - 下叶肺内团块状阴影或实变
  - 边界清晰、分叶状、不规则或边缘模糊
  - 密度均匀或不均匀
- CT
  - 病灶易识别，具有特征性
  - 基底实变或团块状阴影
  - 实性和（或）囊性成分
  - 可能内含液体密度、气体密度、气 – 液平面
  - 确认体循环血供
- MRA：确认体循环供血血管

主要鉴别诊断

- 肺炎
- 肺脓肿
- 肺癌
- 叶外型肺隔离症

病理学表现

- 体循环动脉供血，肺静脉回流
- 慢性炎症、囊性变、大面积纤维化

临床要点

- 症状 / 体征：发热、咳嗽咳痰、胸痛
- 治疗：肺叶切除术

诊断要点

- 有下叶持续性反复异常感染病史的患者考虑叶内型肺隔离症
- 诊断叶内型肺隔离症的最佳影像学检查是 CTA，并且可以辨别体循环供血

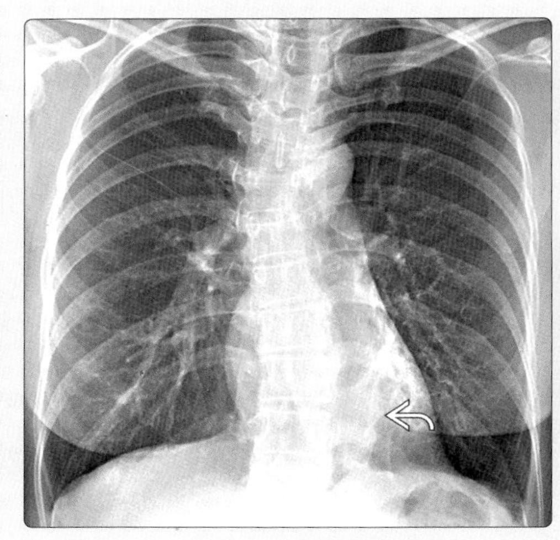

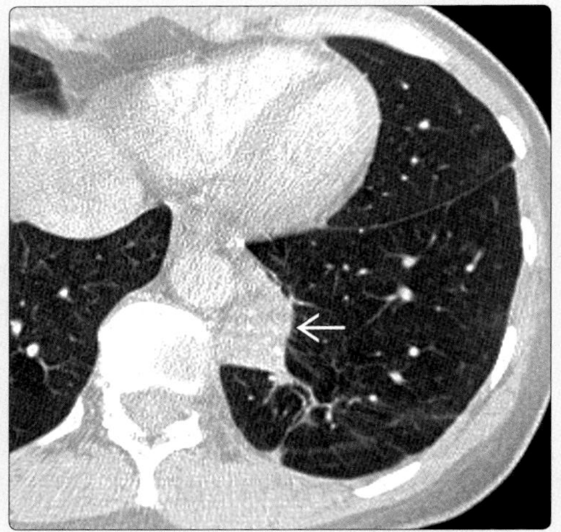

（左图）42 岁女性，因出现反复肺内感染确诊为叶内型肺隔离症，后前位胸片显示左肺下叶心影后边缘模糊的透过度减低区➡。该患者应用抗生素治疗后病灶未见好转。

（右图）同一患者的横断位增强 CT 图像显示左肺下叶三角形软组织团块影➡，相邻肺组织变形，病灶在软组织窗的同层中表现出不均匀密度减低（未显示）。

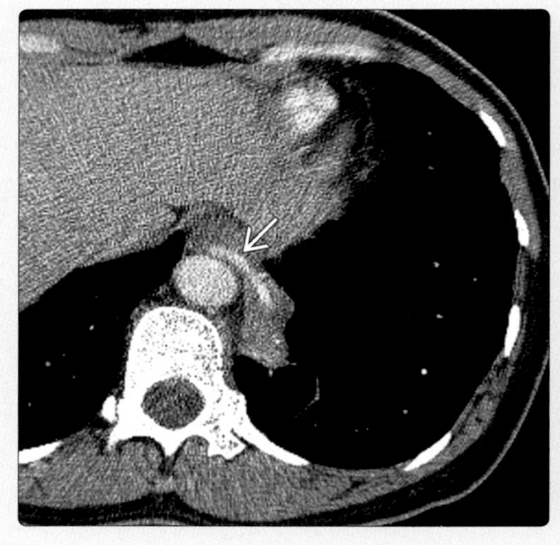

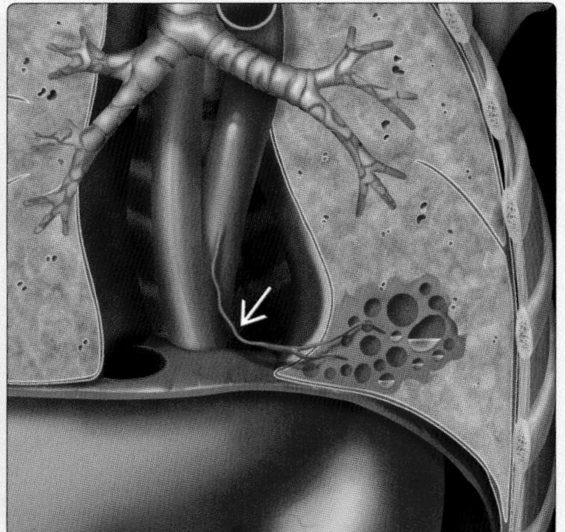

（左图）同一患者的横断位增强 CT 图像显示供给叶内型肺隔离病灶的主动脉分支➡，这些血管走行在肺韧带内。

（右图）示意图显示叶内型肺隔离病灶的形态特征，典型表现是左肺下叶不均质病灶，边界不规则、内有囊实混合成分，后者可能包括气体、液体成分和（或）气 – 液平面。主动脉的一根异常分支血管➡供养该病灶。

叶内型肺隔离症

术语

缩写
- 叶内型肺隔离症（ILS）

定义
- 源自拉丁语“sequestrare”（被隔离）
- 叶内型肺隔离症（约占 75%）
  - 与受累肺叶共享脏层胸膜
- 肺隔离症
  - 与气管支气管树不相通
  - 体循环供血
- 叶外型肺隔离症（约占 25%）
  - 多余的肺组织
  - 在胸腔内有独立的胸膜包裹
- 支气管肺前肠畸形
  - 肺隔离病灶（叶外型肺隔离病灶或叶内型肺隔离病灶）与胃肠道（食管、胃）交通（少见）

影像学表现

基本表现
- 最佳诊断思路
  - 持续存在的基底部团块、实变或囊性病灶的反复肺内感染患者
- 好发部位
  - 下叶，左肺稍常见（55%~64%）
    - 后基底段多于内侧基底段
- 大小
  - 大小不一
- 形态
  - 边界不规则
  - 通常实性和（或）囊性成分不均

X 线表现
- 肺下叶团块状阴影或实变（持续存在）
- 边界清晰、分叶状、不规则或边缘模糊
- 密度均匀的病灶
  - 可能表现为团块状或实变
- 密度不均匀的病灶
  - 可能表现为囊性，内含气体或气 – 液平面
  - 出现以囊性变为主的病灶
- 较大的病灶可能对邻近的肺组织和纵隔产生挤压效应

CT 表现
- 病灶易识别，具有特征性
- 基底段实变或团块状阴影
- 与邻近非隔离肺组织边界不清
  - 可能病灶边界显示清晰
  - 可能与肿瘤相似
- 周围肺组织可能出现透光度明显增高或气肿，类似气体潴留
- 增强 CT
  - 病灶实变区的强化突显了密度不均匀
    - 内含气体、液体和软组织成分
    - 单发或多发的病灶内囊性变：可能含有气体、液体和（或）气 – 液平面
    - 实性病灶可能与实变类似
      - 可能出现病灶内分支血管
  - 确定体循环供血
    - 约 80% 的病例在增强 CT 或 CT 造影上可见
    - 供血血管从降主动脉远端或腹主动脉上段发出
      - 异常动脉通常粗大（在先天性病例中直径 6~7 mm），而小的、不规则的动脉通常在后天获得性病例中
    - 约 20% 的病例有多条供血动脉
    - 供血动脉通常走行在肺韧带内
    - 未发现供血动脉也不能排除诊断

MR 表现
- MR 不是常规检查
- 病灶特点
  - 囊性成分表现为多种信号
    - 在 T_2WI 上表现为典型的高信号
- MRA
  - 体循环供血血管的确认

超声表现
- 胎儿超声
  - 边界清晰、回声均匀的实性肿块
  - 混合性回声的囊性病变
  - 多普勒显像用于确认供血动脉

造影表现
- 导管造影很少推荐
- 确认供血血管
  - 胸主动脉（75%）
  - 腹主动脉（20%）
  - 肋间动脉（5%）
  - 其余动脉（16%）
- 可能有利于识别静脉回流
  - 95% 的病例通过肺静脉回流
  - 5% 的病例通过体循环静脉回流，通常为奇静脉、半奇静脉、上腔静脉或者肋间静脉

推荐的影像学检查方法
- 最佳影像检查方法
  - 诊断叶内型肺隔离症的最佳影像学方法是 CTA，并且可以证实体循环供血
- 推荐的检查序列与参数
  - 多平面重组图像和最大密度投影图像是识别和判断供血血管和回流静脉的最佳方法

鉴别诊断

肺炎
- 实变，肿块样实变
- 没有体循环供血
- 抗生素治疗后吸收

肺脓肿
- 肿块或肿块样实变
- 内见空洞
- 没有体循环供血
- 抗生素治疗起效慢
- 少部分病例可能需要体外引流

肺癌
- 上叶病变常见
- 肿块或肿块样实变
- 可能出现空洞
- 局部侵袭性
- 没有体循环供血

阻塞性肺炎
- 腔内肿瘤 / 阻塞性病变
  - 肺容积变小
  - 周围实变
- 没有体循环供血

叶外型肺隔离症
- 多余的肺组织
- 基底部边界清晰的锥形软组织肿块
  - 其内可能见含液囊肿
- 90% 的病例在左侧胸腔后下部
  - 其他位置
    - 横膈
    - 腹部
    - 纵隔
- 体循环动脉供血
- 典型的体循环静脉回流

病理学表现

基本表现
- 病因
  - 病因有争论
  - 可能的先天性病因
    - 伴随着胎儿超声的广泛应用，新生儿和婴儿的叶内型肺隔离症报道有所增加
    - 有婴儿同时存在叶内型和叶外型肺隔离症的报道
  - 可能的后天获得性病因
    - 大部分病灶最初在成人中发现
    - 很少与其他先天性异常相关
    - 正常的肺静脉回流
    - 可能慢性下叶肺炎导致失去正常肺动脉供血和气道相通，从肺韧带动脉侧支来源的体循环供血致隔离病灶的发生

大体病理和手术所见
- 98% 的病例在下叶
  - 左肺较右肺稍常见
- 叶内定位
  - 与气管支气管树不相通
- 病灶被增厚的纤维化脏层胸膜包裹
- 切片
  - 实性和（或）囊性成分
    - 致密纤维化实变肺
    - 囊内包括血、脓或胶冻样物质
    - 囊腔类似扩张支气管
- 叶内型肺隔离症病灶周围都是正常的肺组织
- 体循环动脉供血
- 肺静脉回流

镜下表现
- 慢性炎症、血管硬化、囊性变、广泛纤维化
- 异常供血动脉的动脉粥样硬化

临床要点

临床表现
- 最常见的症状 / 体征
  - 肺内感染的症状和体征
  - 发热
  - 咳嗽、咳痰
  - 胸痛，亦可能胸膜炎
- 其他的症状 / 体征
  - 咯血
  - 15%~20% 无症状：影像检查意外发现异常

人口统计学表现
- 年龄
  - 任何年龄
    - 婴儿
    - 大龄儿童
    - 青少年
    - 成人
  - 超过 20 岁的占 50%
- 性别
  - 无性别差异

自然病史和预后
- 手术治疗预后良好

治疗
- 肺叶切除术
  - 有症状、反复感染的病灶
  - 术前影像学检查用于确定体循环供血血管
  - 术前对供血动脉的血管内栓塞有助于减少术中出血

诊断要点

考虑的诊断
- 有下叶持续性反复异常感染病史的患者考虑叶内型肺隔离症

影像解读要点
- 诊断叶内型肺隔离症的最佳影像学方法是 CTA，可以显示体循环供血

叶内型肺隔离症

报告要点

- 多平面重组图像和最大密度投影图像是识别和判断供血血管和回流静脉的最佳方法

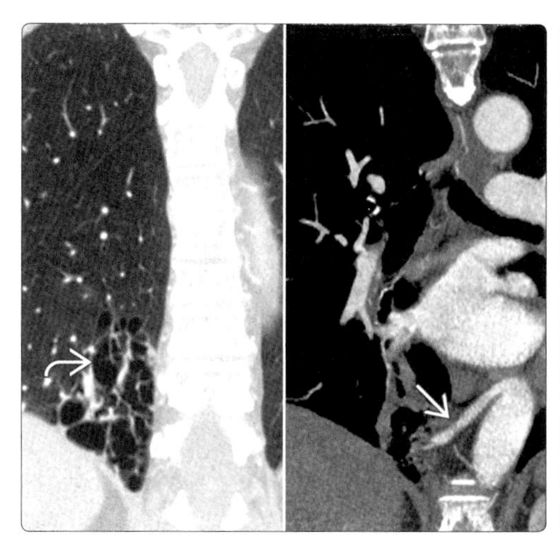

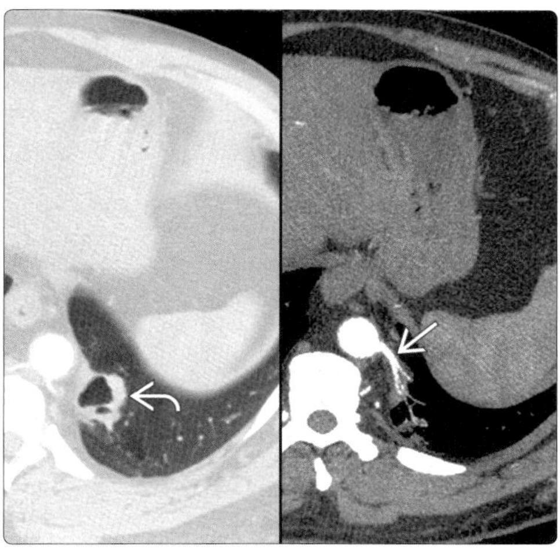

（左图）65岁女性患者，冠状位增强CT图像显示右肺下叶叶内型肺隔离症，主要表现为肺内多囊性病灶及来自降主动脉的供血血管。

（右图）41岁男性横断位增强CT图像显示左肺下叶一空洞型结节和囊腔壁，以及来自降主动脉的供血血管，形成叶内型肺隔离症。叶内型肺隔离病灶可与原发性肺癌类似。

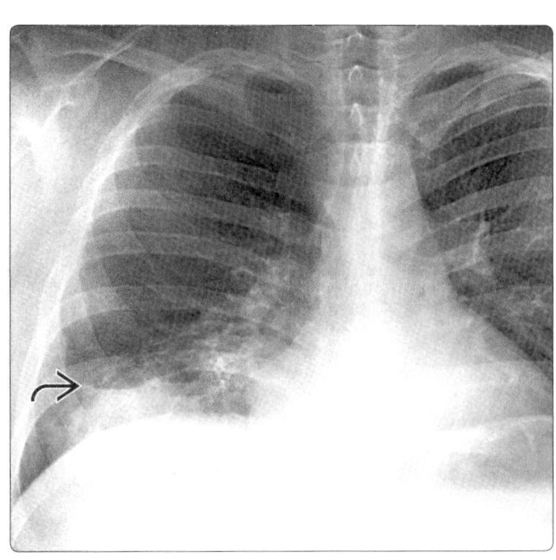

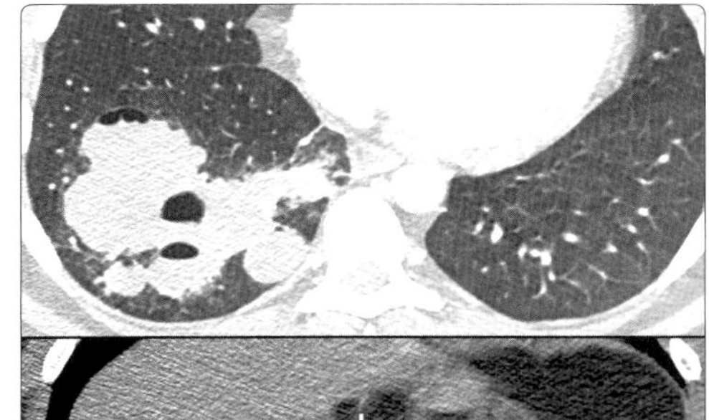

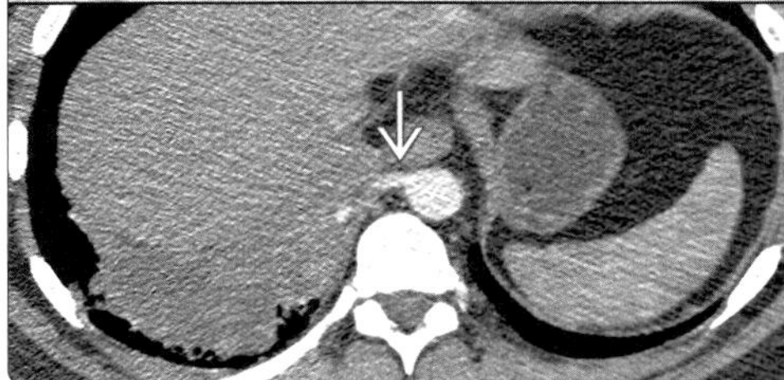

（左图）反复肺内感染患者的后前位胸片显示右肺下叶混杂密度肿块样实变区，合并囊性空洞成分，且内含气－液平面。

（右图）横断位增强CT图像肺窗（上）和软组织窗（下）图像显示右肺下叶分叶状病灶，内含液体、软组织和气－液平面，由降主动脉发出一支异常动脉供血。

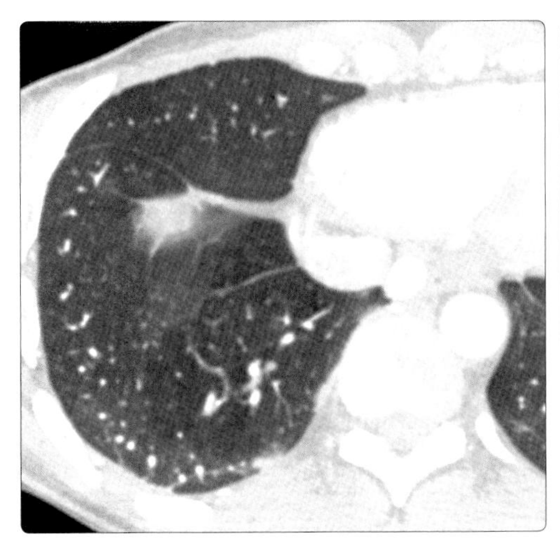

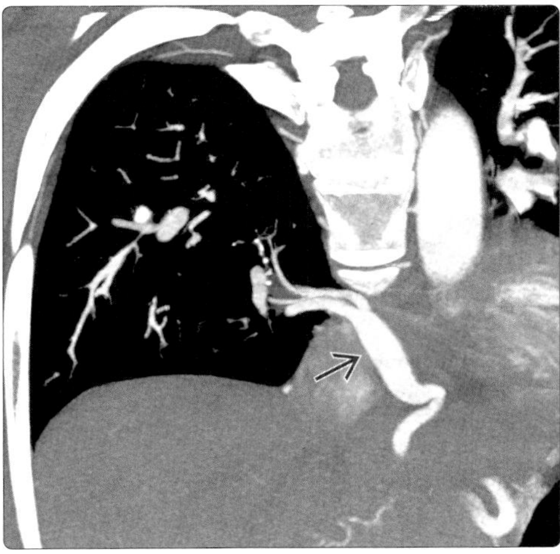

（左图）28岁女性患者，叶内型肺隔离症横断位平扫CT图像显示右肺下叶后基底段透过度明显增高区，内有扩张血管，邻近纵隔内见异常血管。

（右图）该患者的斜冠状位增强CT图像显示起源于腹腔干供给隔离病灶的体循环动脉。叶内型肺隔离症可能表现为稍低软组织密度、囊性变和（或）肺气肿。

弥漫性肺淋巴管瘤病

关键要点

术语

- 弥漫性肺淋巴管瘤病（diffuse pulmonary lymphangiomatosis, DPL）
- 先天性疾病：淋巴管的数量和复杂性增加
- 涉及小叶间隔、胸膜和支气管血管周围区域的淋巴管

影像学表现

- 平片
  - 双侧弥漫性网状阴影
  - 单侧或双侧胸腔积液
  - 心包积液致心影增大
- CT
  - 小叶间隔均匀增厚
  - 斑片状磨玻璃密度影
  - 胸腔积液，胸膜增厚
  - 纵隔软组织浸润 / 淋巴结增大
  - 心包积液
- 直接淋巴管造影后行 CT 检查可能有助于诊断

主要鉴别诊断

- 肺淋巴管扩张
- 肺水肿
- 癌性淋巴管炎
- Erdheim-Chester 病

临床要点

- 症状 / 体征
  - 呼吸困难、喘息
  - 胸腔积液，乳糜胸
  - 限制性和阻塞性肺通气功能异常
- 儿童和青年人
- 治疗：饮食治疗、手术、放疗
- 病情逐渐进展，常常危及生命

诊断要点

- 在儿童或成人中不明原因的弥漫性小叶间隔增厚和乳糜性胸腔积液应考虑弥漫性肺淋巴管瘤病

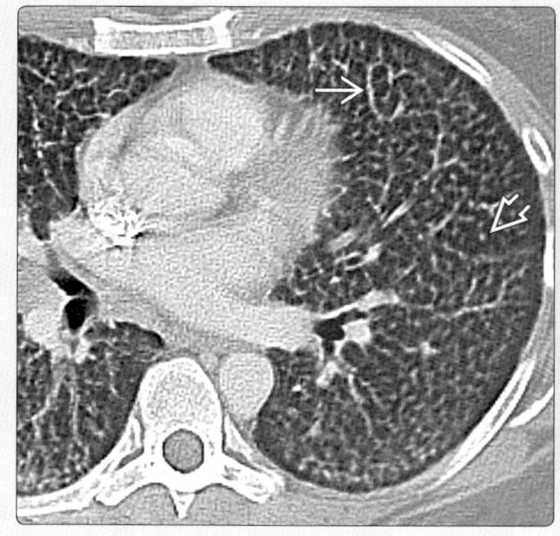

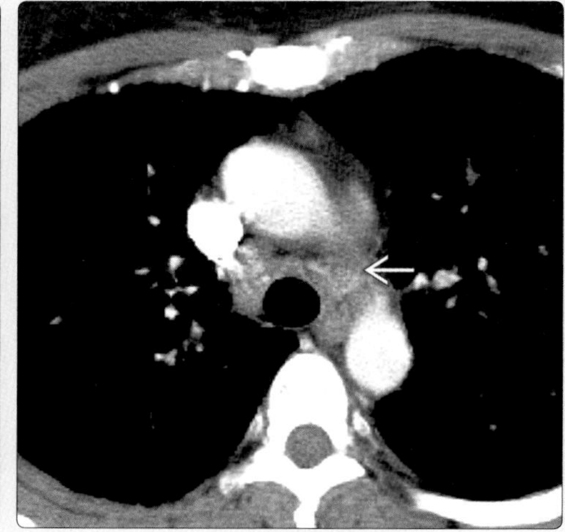

（左图）弥漫性肺淋巴管瘤病患者的横断位增强 CT 图像显示典型的 CT 特征包括小叶间隔的均匀增厚➡和小叶中央微小结节⇨，后者可能是支气管血管周围较粗的淋巴管。

（右图）同一患者的横断位增强 CT 图像显示因淋巴组织的异常增生导致纵隔软组织浸润➡。纵隔软组织浸润在弥漫性肺淋巴管瘤病中常见。

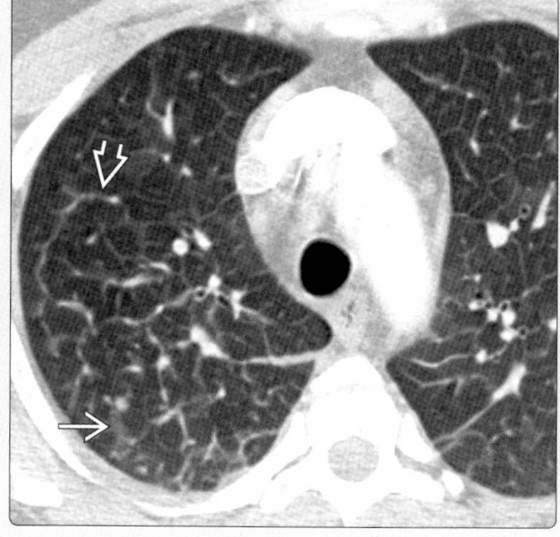

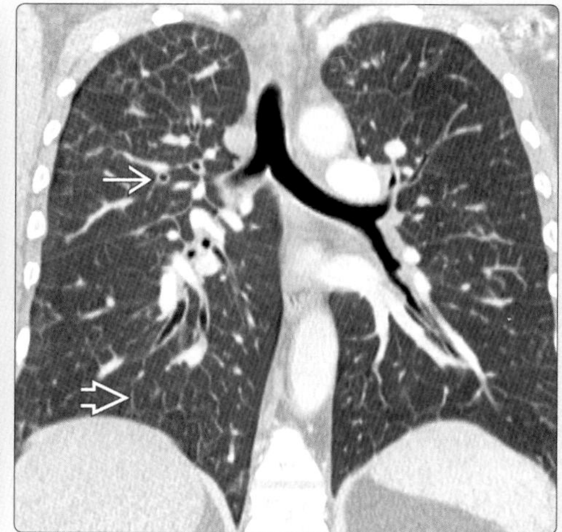

（左图）一名呼吸困难患者的横断位增强 CT 图像显示因弥漫性肺淋巴管瘤病致双侧弥漫性小叶间隔均匀增厚⇨，并且有散在的磨玻璃密度影➡，这可能意味着肺泡水肿或出血。

（右图）同一患者的冠状位增强 CT 图像显示双侧弥漫性小叶间隔均匀增厚⇨。支气管血管周围的间质增厚➡可能与淋巴组织的增生有关。

弥漫性肺淋巴管瘤病

术语

缩写

- 弥漫性肺淋巴管瘤病（DPL）

定义

- 先天性疾病：网状淋巴管的数量和复杂性增加
- 小叶间隔、胸膜和支气管血管周围区域的淋巴管

影像学表现

基本表现

- 最佳诊断思路
  - 小叶间隔和支气管血管结构弥漫性增厚，纵隔脂肪浸润

X 线表现

- 双侧弥漫性网状阴影
- 单侧或双侧胸腔积液，乳糜胸
- 心包积液致心影增大

CT 表现

- 小叶间隔均匀增厚，支气管血管周围间质增厚
- 斑片状磨玻璃密度影
- 胸腔积液，胸膜增厚
- 纵隔软组织浸润
- 心包积液
- 淋巴结异常增大
- 淋巴管造影后 CT 显示：淋巴管在肺间质、胸壁、纵隔、心包异常分布；淋巴管扩张

MR 表现

- 胸腔积液，心包积液
- T_2WI 上纵隔和脊柱旁区域有不均一的长信号：异常淋巴组织

推荐的影像学检查方法

- 最佳影像检查方法
  - CT 和 HRCT 显示支气管血管周围、小叶间隔增厚和纵隔脂肪浸润为最佳
  - 直接淋巴管造影后 CT 检查可能有助于诊断

鉴别诊断

肺淋巴管扩张

- 肺淋巴管扩张，但数量不增加
- 新生儿呼吸窘迫
- 小叶间隔增厚，乳糜性胸腔积液

肺水肿

- 心源性和非心源性
- 间隔和支气管血管周围均匀增厚
- 斑片状磨玻璃密度影，胸腔积液

癌性淋巴管炎

- 之前存在恶性病变，腺癌常见
- 肺小叶间隔均匀或结节状不对称增厚
- 胸腔积液，淋巴结增大

Erdheim-Chester 病

- 淋巴管周围细胞浸润
- 小叶间隔和胸膜均匀增厚
- 对称性骨质硬化

病理学表现

基本表现

- 病因
  - 不明确
- 相关异常表现
  - 乳糜胸
  - 乳糜性心包积液
  - 乳糜性腹水
  - 也有蛋白质消耗相关性肠病和淋巴细胞减少症的报道

大体病理和手术所见

- 小叶间隔、支气管血管周围间质、胸膜增厚

镜下表现

- 间质淋巴管直径、数量和复杂性增加
- 有其他器官受累的报道（所有存在淋巴管的组织）

临床要点

临床表现

- 最常见的症状 / 体征
  - 呼吸困难、喘息、咯血、乳糜痰、支气管铸型痰
- 其他的症状 / 体征
  - 限制性和阻塞性肺功能异常
  - 胸腔积液，乳糜胸

人口统计学表现

- 年龄
  - 儿童和青年人
- 性别
  - 无差异

自然病史和预后

- 病情逐渐进展，常常危及生命

治疗

- 饮食治疗
- 手术治疗胸腔积液
- 结扎胸导管
- 放疗疗效不确定

诊断要点

考虑的诊断

- 在儿童或成人中不明原因的弥漫性小叶间隔增厚和乳糜性胸腔积液应考虑弥漫性肺淋巴管瘤病

肺尖疝

关键要点

术语
- 肺上叶尖段通过 Sibson 筋膜（包裹肺尖）缺损突入颈部

影像学表现
- 平片
  - 肺尖延伸至颈底部
  - 气管横向偏移
  - 如果不是在吸气状态下或做 Valsalva 动作时很难被发现
- CT
  - 颈部透过度增高影与邻近肺组织是延续的
  - 疝口处肺组织被压缩

主要鉴别诊断
- 气管旁含气囊肿
- 食管憩室
- 喉气囊肿

病理学表现
- 前斜角肌和胸锁乳突肌之间的 Sibson 筋膜前内侧薄弱或撕裂
- 病因
  - 出现在婴儿和儿童通常是先天性的
  - 出现在成人通常是后天获得的
- 持续反复做 Valsalva 动作

临床要点
- 症状 / 体征
  - 锁骨上区质软隆起肿块
  - 咳嗽、声音嘶哑、吞咽困难
- 男性多于女性
- 治疗
  - 无需处置
  - 通常容易还纳
  - 如果嵌顿、出现症状或影响外观可手术治疗

（左图）示意图显示肺尖疝的解剖机理，肺尖通过 Sibson 筋膜缺损→突入相邻颈部从而形成肺尖疝↪。

（右图）胸部后前位胸片显示右肺尖→突入右侧颈部软组织，符合肺尖疝的表现。在儿童，肺尖疝通常是先天性异常，有自愈倾向。大部分肺尖疝无症状、间断出现并且可还纳。

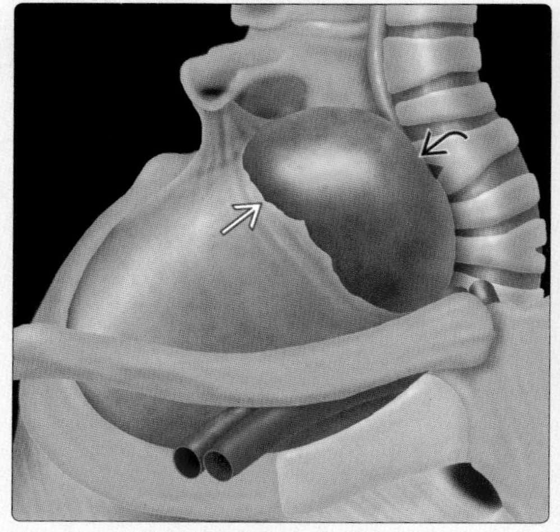

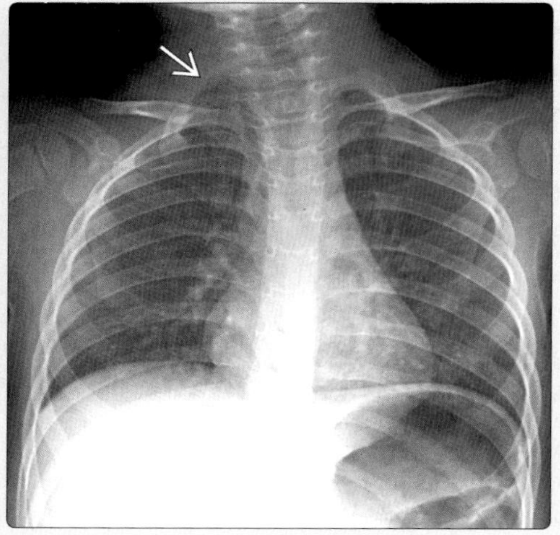

（左图）后前位胸片显示右侧颈部透过度增高影且合并气管向左轻度偏移，符合肺尖疝→的表现。

（右图）同一患者平卧做 Valsalva 动作时的胸部侧位平片显示肺尖疝局部膨胀。在成人，肺尖疝通常是后天获得的，与既往手术史和外伤有关，在音乐演奏家、举重运动员和慢性咳嗽、肺气肿患者中也有报道。

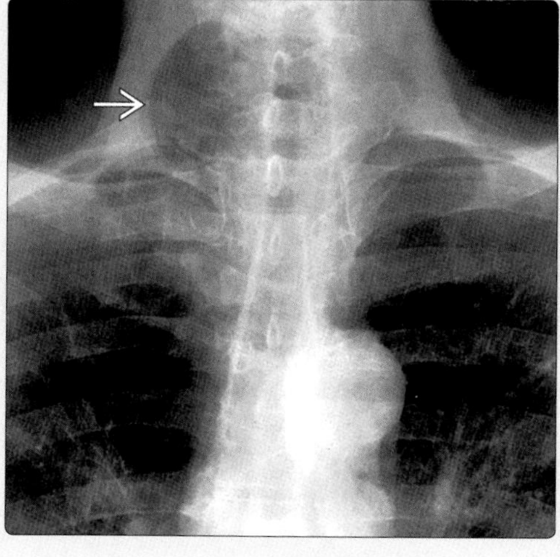

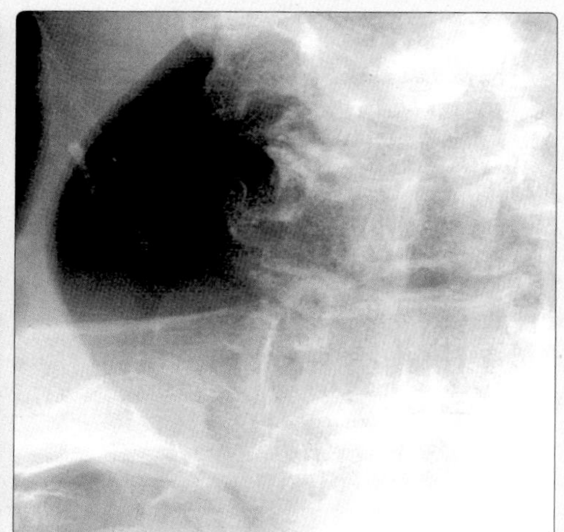

术语

同义词
- 颈肺疝

定义
- 肺上叶尖段通过 Sibson 筋膜（包裹肺尖）缺损突入颈部
- Sibson 筋膜也称为颈深筋膜或胸膜上筋膜

影像学表现

基本表现
- 部位
  - 常为单侧，也可能为双侧
  - 右肺多于左肺
- 大小
  - 大小不一

推荐的影像学检查方法
- 最佳影像检查方法
  - X 线透视
    - 当做 Valsalva 动作、咳嗽、深吸气时疝易出现或加重
    - 疝的还纳性可动态评估
- 推荐的检查序列与参数
  - 冠状位和矢状位 CT 重建图像更有利于从解剖上确定肺尖疝

X 线表现
- 肺尖延伸至颈底部
- 气管横向偏移
- 深吸气或做 Valsalva 动作时更易发现

CT 表现
- 颈部透过度增高影与邻近肺组织是延续的
- 疝口处肺组织被压缩
- 肺组织位于前斜角肌与胸锁乳突肌之间
- 气管偏移
- 有一些肺尖疝间断出现导致 CT 假阴性
  - 深吸气时采集图像更易确诊

鉴别诊断

气管旁含气囊肿
- 黏膜从气管壁疝出

食管憩室
- 通常不引起气管横向偏移
- 与肺尖疝不同，可出现气 - 液平面
- 食管造影有助于诊断

喉气囊肿
- 喉室小囊扩张

咽侧憩室
- 黏膜从甲状舌骨膜疝出

肺尖大疱
- 与间隔旁肺气肿有关
- 无占位效应

病理学表现

基本表现
- 病因
  - 出现在婴儿和儿童通常是先天性的
    - 60% 的先天性肺疝发生在肺尖
    - 与其他部位的疝相关（脐、腹股沟）
  - 出现在成人通常是后天获得的
    - 贯穿伤
    - 手术史
    - 胸壁肿瘤、感染
    - 胸腔内压力升高
      - 乐器演奏家
      - 肺气肿、慢性咳嗽
      - 举重运动员
      - 长期持续做 Valsalva 动作

大体病理和手术所见
- 包裹肺尖的 Sibson 筋膜薄弱或撕裂
  - 通常位于前斜角肌与胸锁乳突肌之间的前内侧
  - 缺损通常较大，疝易还纳

临床要点

临床表现
- 最常见的症状 / 体征
  - 无症状
- 其他的症状 / 体征
  - 锁骨上区质软隆起肿块
  - 颈部疼痛
  - 咳嗽、声音嘶哑、吞咽困难
  - 压迫神经根时引发神经痛

人口统计学表现
- 年龄
  - 儿童及成人均可出现
- 性别
  - 男性多于女性
- 流行病学
  - 非常罕见
  - 肺疝中肺尖疝约占 33%
    - 约 65% 的肺疝是胸廓型，穿过肋间发生在胸腔侧缘
    - 膈肺疝最罕见

自然病史和预后
- 先天性肺尖疝有自愈倾向
- 嵌顿罕见
- 同时伴有留置中心静脉插管或气管切开的，气胸的风险增加

治疗
- 无需治疗，通常易还纳
- 如果嵌顿、出现症状或影响外观可手术治疗

肺动脉近端离断

关键要点

术语

- 肺动脉近端离断（proximal interruption of pulmonary artery, PIPA）：肺动脉近端发育不良
  - 用“离断”形容比“缺失”更适合：肺动脉干和对侧肺动脉是完好的

影像学表现

- 平片
  - 同侧肺和肺门变小
  - 主动脉弓骑跨过离断的肺动脉
- CT
  - 单侧肺动脉缺失
  - 主动脉弓骑跨
  - 支气管分支结构正常
  - 反复感染致支气管扩张
  - 各种灌注检查呈现马赛克衰减
  - 肺实质和胸膜下蜂窝状囊肿
  - 可见同侧体循环侧支动脉

主要鉴别诊断

- Swyer-James-MacLeod 综合征
- 纵隔纤维化
- 弯刀综合征

病理学表现

- 左侧肺动脉近端离断：先天性心血管畸形的发病率高

临床要点

- 症状 / 体征
  - 可能在无症状患者中偶然发现
  - 反复肺内感染、呼吸困难、咳血
  - 肺动脉高压
- 预后：取决于相关心脏异常情况和肺动脉高压
- 许多患者可以保守治疗，尽管血管栓塞和（或）肺切除术可能也有必要

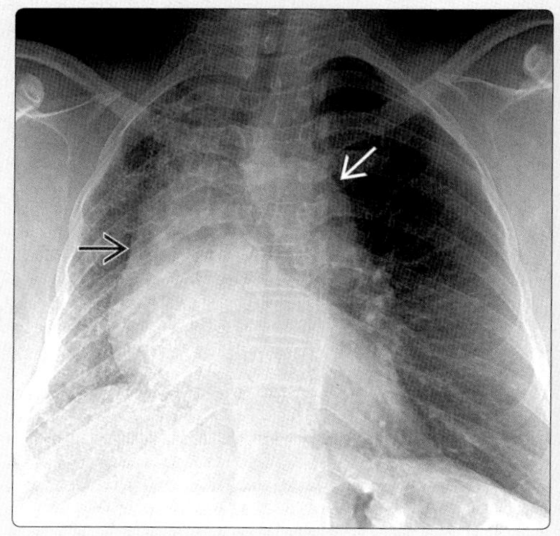

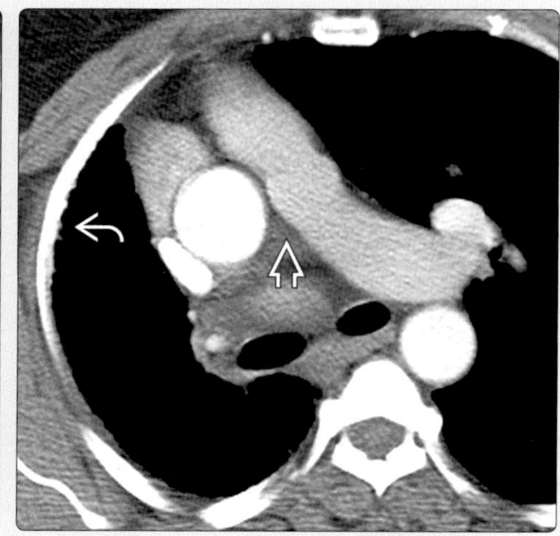

（左图）右肺动脉近端离断的患者胸部后前位片显示右肺和右肺门→变小，而且左肺代偿性膨胀。在这个病例中，主动脉弓→典型骑跨过离断的肺动脉。

（右图）同一患者的横断位增强 CT 图像显示右肺动脉在其起始部→离断，因体循环侧支血管供养右肺导致右侧胸膜表面→锯齿样改变。

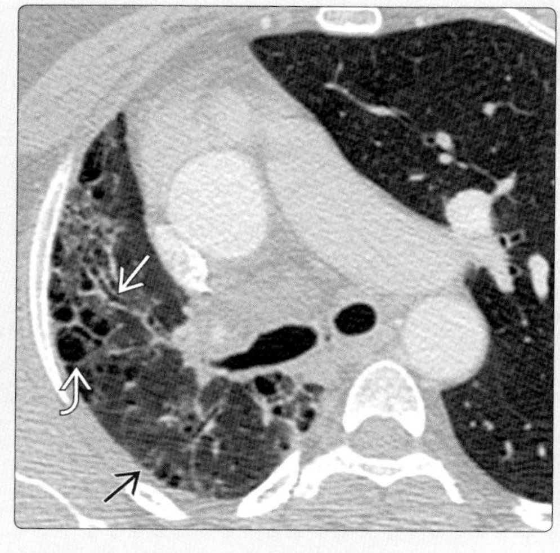

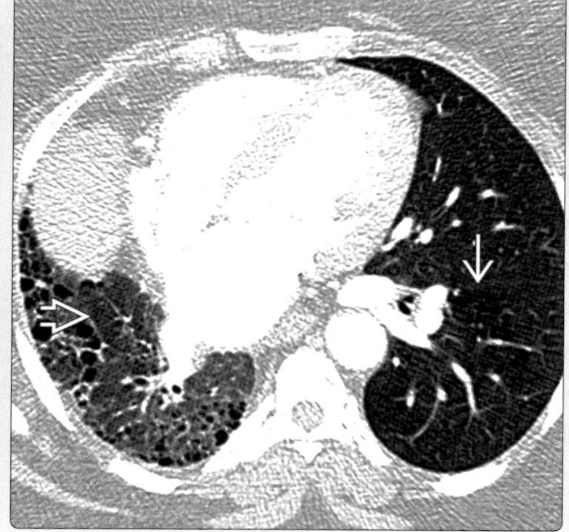

（左图）同一患者的横断位增强 CT 图像显示一个发育不全的小右肺，内含囊性变→和与供养病肺的体循环侧支血管相关的周围微小网状阴影→。由慢性肺内感染引起的支气管扩张→较为常见。

（右图）同一患者的横断位增强 CT 图像显示双侧马赛克衰减区域。同侧低衰减区→可能是由于低灌注，而对侧低衰减区→可能是因为周围过度灌注。

肺动脉近端离断

术语

缩写

- 肺动脉近端离断（PIPA）

同义词

- 单侧肺动脉缺如（unilateral absence of pulmonary artery, UAPA）
  - 用“离断”形容比“缺如”更适合：肺动脉干和对侧肺动脉是完好的

定义

- 肺动脉近端发育不良

影像学表现

基本表现

- 最佳诊断思路
  - 同侧肺和肺门变小
  - 主动脉弓骑跨
- 部位
  - 右肺多于左肺

X 线表现

- 平片
  - 受累侧胸部
    - 肺体积缩小，纵隔向同侧偏移，同侧膈肌抬高
    - 同侧肺门变小或模糊
    - 周围清晰的线性阴影：供养发育不良肺的体循环侧支血管
    - 肋骨压迹（肋间侧支）
  - 未受累侧胸部
    - 肺代偿性过度膨胀
    - 血流增加导致肺门变大
  - 主动脉弓典型骑跨过离断的肺动脉
  - 心脏增大：相关心脏异常，肺动脉高压

CT 表现

- CTA
  - 肺动脉近端：完全缺如或距起始部 1 cm 内离断
  - 主动脉弓骑跨
  - 支气管分支结构正常，反复感染致支气管扩张
  - 马赛克衰减
    - 患肺：缺氧性血管收缩
    - 健肺：过度膨胀
    - 呼气困难致气体潴留
  - 肺实质和胸膜下蜂窝状囊肿
  - 侧支循环
    - 血管扩张：支气管、乳腺内和肋间动脉
    - 周围清晰的网状阴影
    - 胸膜增厚和肋骨压迹

MR 表现

- 相关先天性心脏异常的评估

血管造影表现

- 明确肺动脉缺如和体循环侧支血管

核医学表现

- V/Q 扫描
  - 患侧无灌注
  - 患侧通气功能正常

推荐的影像学检查方法

- 最佳影像检查方法
  - CTA 是最佳选择

鉴别诊断

Swyer-James-MacLeod 综合征

- 婴儿或儿童的闭塞性支气管炎
- 单侧肺透过度增加伴同侧肺动脉纤细
- 呼气性气体潴留

纵隔纤维化

- 肺门或纵隔（常有钙化）软组织合并邻近气道和血管狭窄
- 局灶型和弥漫型

弯刀综合征

- 右肺发育不全
- 右肺异常静脉回流，异常静脉类似弯刀状（土耳其刀）

病理学表现

基本表现

- 病因
  - 第 6 原始主动脉弓近端退化
    - 肺内血管完整
- 相关异常
  - 左侧肺动脉离断先天性心血管异常发生率更高
    - 法洛四联症最常见

临床要点

临床表现

- 最常见的症状 / 体征
  - 可能在无症状患者中偶然发现
  - 反复肺内感染、呼吸困难、咳血
- 其他症状 / 体征
  - 肺动脉高压
- 罕见，青年人发病率为 1/200 000

自然病史和预后

- 取决于相关心脏异常情况和肺动脉高压
- 许多可以保守治疗

治疗

- 对婴儿离断动脉的血管重建或许能够一定程度上预防肺发育不良
- 咯血：造影栓塞体循环侧支血管，肺切除术可能有必要

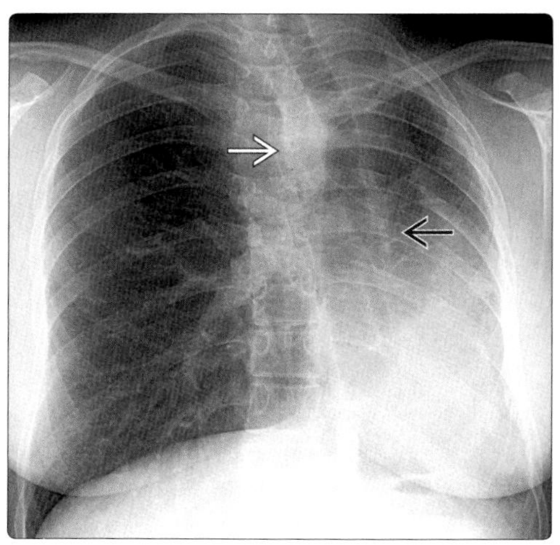

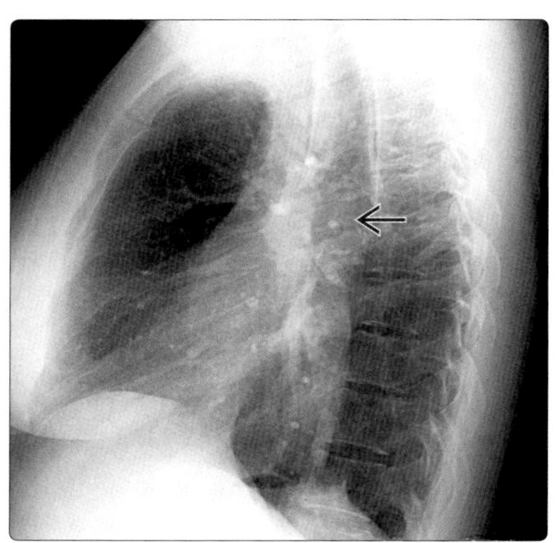

（左图）一名无症状左肺动脉近端离断患者的后前位胸片显示左肺和左肺门→变小，右位主动脉弓➡，并且纵隔结构向左移位。

（右图）同一患者的胸部侧位片印证左肺动脉缺如→。由于左肺发育不良，加之右肺代偿性过度膨胀向前疝出导致纵隔向后移位。

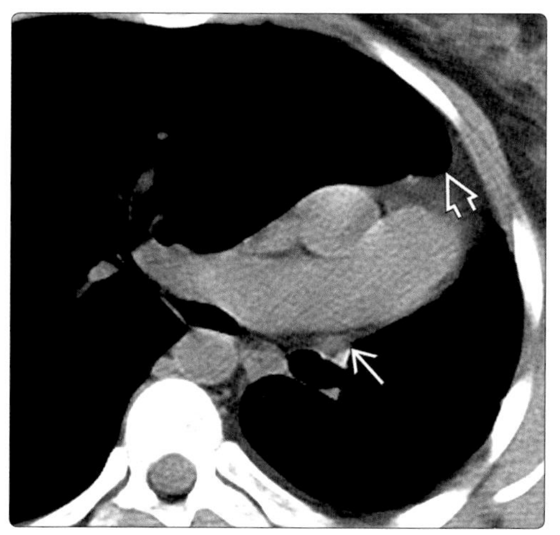

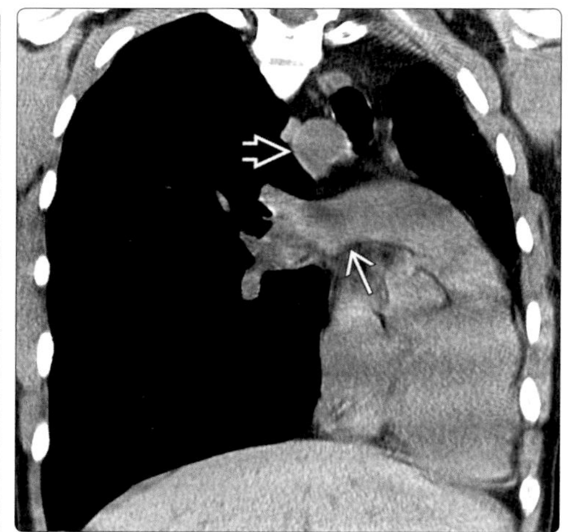

（左图）同一患者的横断位平扫 CT 图像显示因左肺发育不良纵隔显著向左移位。左肺动脉离断➡，因右肺代偿性过度膨胀致其向前疝出超越中线➡。

（右图）同一患者的冠状位平扫 CT 图像显示由于肺动脉高压导致右肺动脉➡较主动脉弓➡更粗，这种情况常与肺动脉近端离断相关。

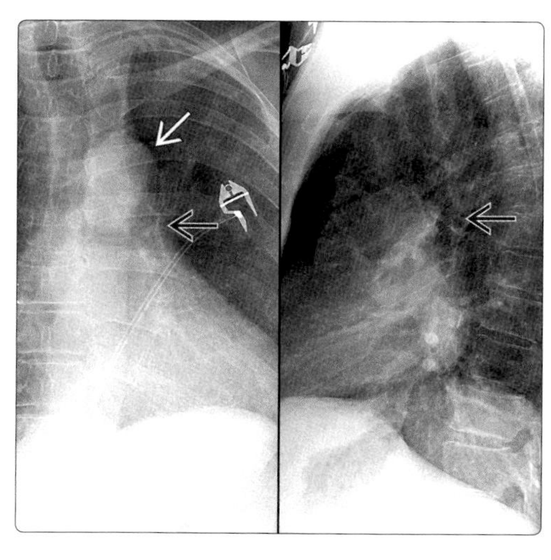

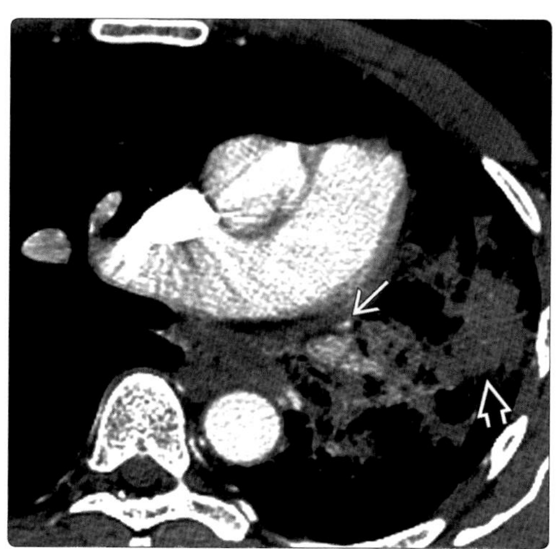

（左图）一名左肺动脉近端离断患者后前位胸片（左）和侧位（右）图像显示左肺动脉缺如→。此病例展现了一种不常见的变异，即主动脉弓➡和离断的动脉位于同侧。

（右图）同一患者，为明确肺炎情况行横断位增强 CT 检查，图像显示左肺动脉离断➡和左肺实变➡。发育不良的肺常会出现肺炎。

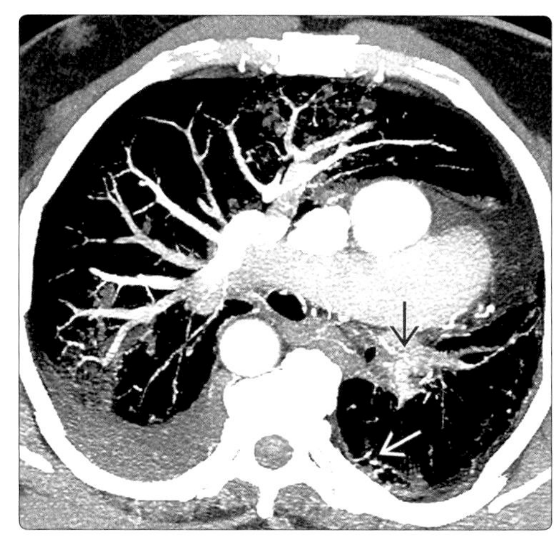

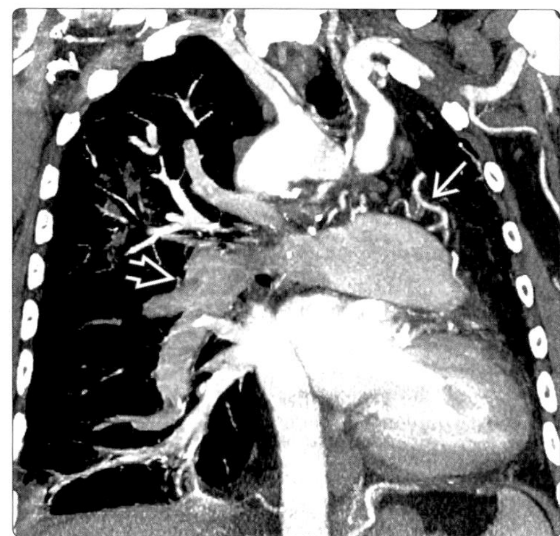

（左图）一名左肺动脉近端离断患者的横断位增强 CT MIP 图像显示双肺供血不对称，左肺由支气管→和肋间➡侧支血管供血。

（右图）同一患者的冠状位增强 CT MIP 图像显示由于左侧肺动脉近端离断导致扩张的支气管动脉➡供养发育不良的左肺。明显扩张的右侧肺动脉⇨可能会引发肺动脉高压。

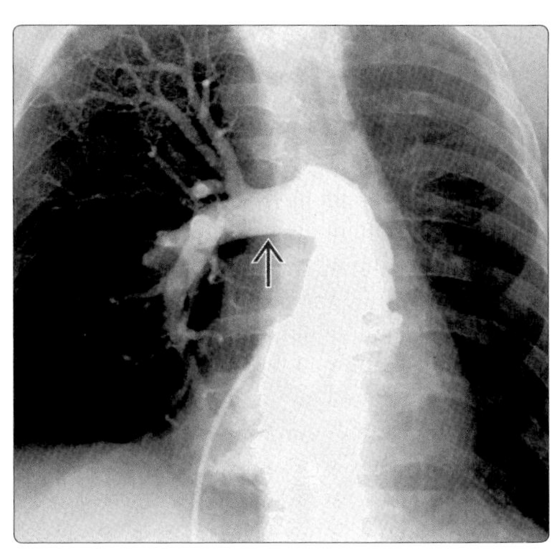

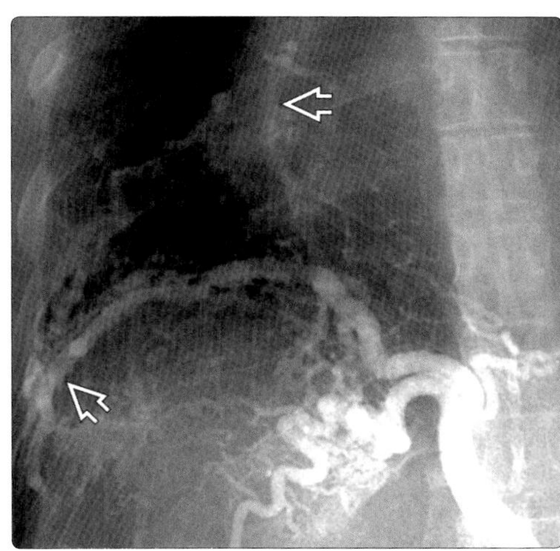

（左图）左肺动脉近端离断患者的肺动脉造影正位图像显示左肺变小，右肺动脉→扩张，且左肺动脉未显影。

（右图）一名咯血的右肺动脉离断患者的血管造影正位图像显示多条扩张的体循环侧支动脉➡供养右肺。造影栓塞术可用来治疗反复或严重的咯血。

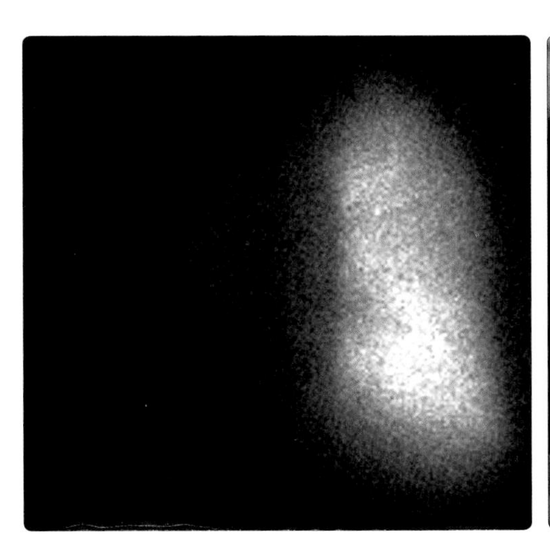

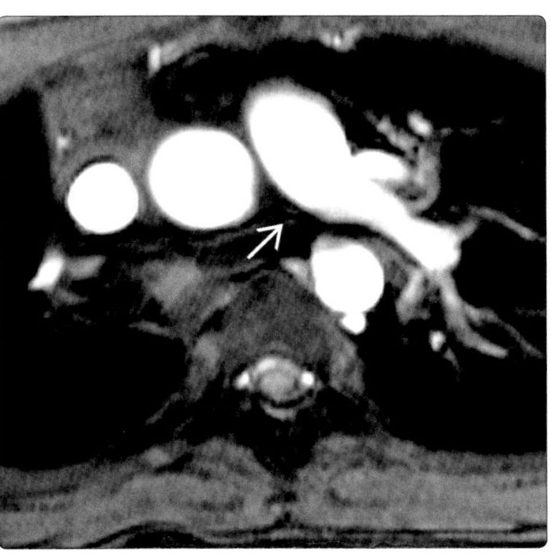

（左图）灌注扫描的前投射图像显示继发于右肺动脉近端离断的右肺灌注缺失。

（右图）横断位 MR T_2WI 上显示正常肺动脉干、正常左肺动脉，右肺动脉➡近端离断。MR 可用于评估肺动脉近端离断患者相关先天性心脏异常。

迷走左肺动脉

关键要点

术语
- 缩写
  - 迷走左肺动脉（aberrant left pulmonary artery, ALPA）
  - 肺动脉吊带（pulmonary artery sling, PAS）
- 定义
  - 起源于右肺动脉后方，在气管和食管之间向左肺门方向走行

影像学表现
- 平片
  - 气管下段右侧“肿块样病变”
  - 右肺过度充气/肺不张
  - 胸部侧位片示气管和食管之间的卵圆形致密影
- CT/MR
  - 左肺动脉起源于右肺动脉远端后方
  - ALPA 在气管和食道之间走行

鉴别诊断
- 血管环
- 纵隔肿块
- 先天性肺动脉近端离断

临床要点
- 症状/体征
  - 喘鸣、喘息、复发性肺炎
  - 吞咽困难，生长发育迟缓
- 相关表现
  - 气管支气管异常（40%～60%）
  - 先天性心脏病（15%～85%）
- 人口统计学表现
  - 2/3 的患者出生即出现症状
  - 孤立性 ALPA 在无症状成人中有报告
- 治疗
  - ALPA 的手术结扎再吻合
  - 相关气管异常气管成形术

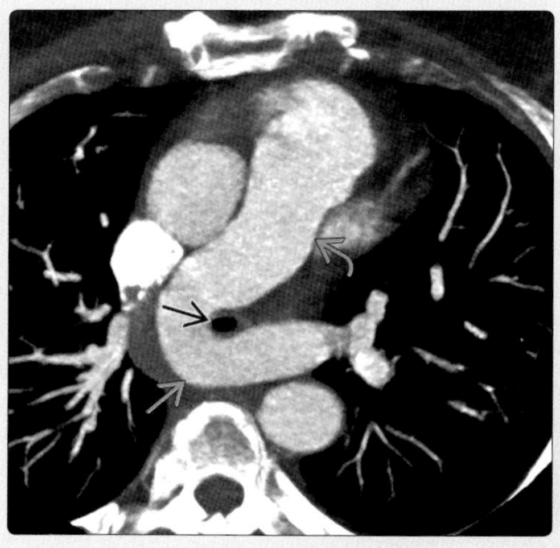

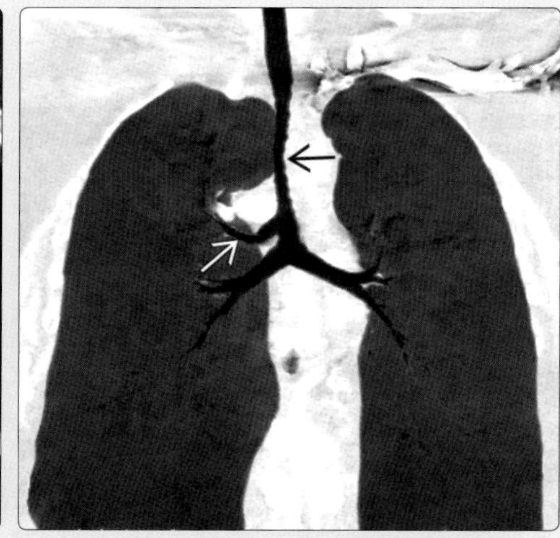

（左图）48 岁女性患者，横断位增强 CT MIP 重建图像显示左肺动脉异常（ALPA），左肺动脉➡起源于右肺动脉➡。异常血管部分包绕下段气管致其狭窄➡。

（右图）同一患者的冠状位增强 CT MinIP 重建图像显示，由完整软骨环和右上叶气管性支气管➡引起的长段气管狭窄➡。这些气管支气管异常通常与 ALPA 有关。

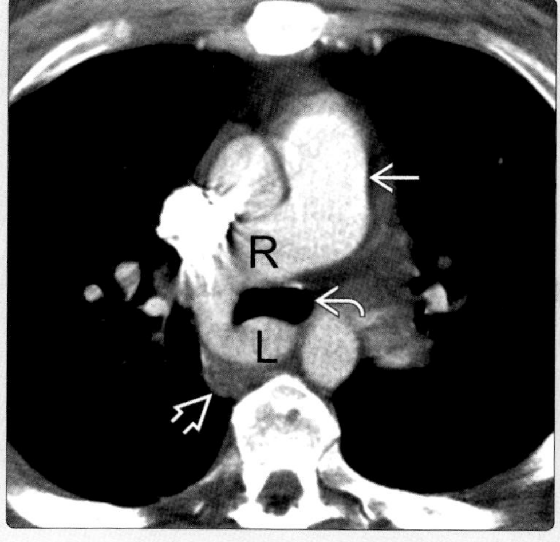

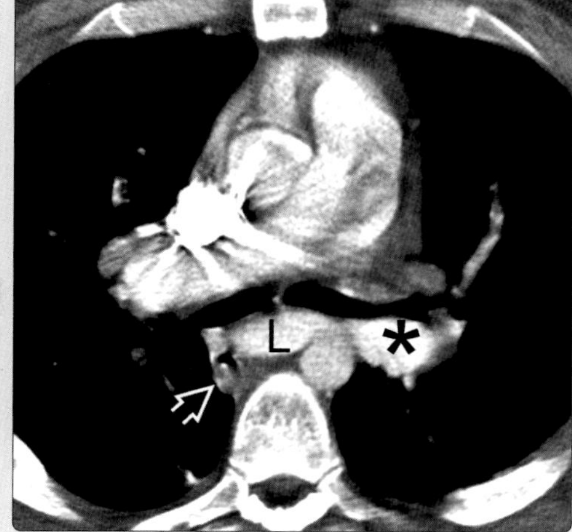

（左图）ALPA 患者的横断位增强 CT 图像显示肺动脉干➡、右肺动脉（R）和异位左肺动脉（L），异位左肺动脉起源于右肺动脉后方，在隆突➡和食管➡之间走行。

（右图）同一患者的横断位增强 CT 图像显示 ALPA（L）在前方主支气管和后外侧偏曲的食管➡之间向左肺门（*）方向走行。ALPA 能对气道产生压迫，导致气管软化和（或）阻塞。

迷走左肺动脉

术语

缩写

- 迷走左肺动脉（ALPA）
- VACTERL：椎骨畸形、肛门闭锁、心脏畸形、气管-食管瘘/闭锁、肾脏和肢体异常的非随机关联综合征

症状

- 肺动脉异常
- 肺动脉吊带（PAS）

定义

- 起源于右肺动脉后方，在气管和食管之间向左肺门方向走行

影像学表现

基本表现

- 最佳诊断思路
  - 左肺动脉位于气管和食管之间
- 好发部位
  - 中纵隔
- 大小
  - ALPA 可能小于正常左肺动脉

X 线表现

- 气管下段右侧“肿块样占位”
- 气管下段左偏
- 右肺过度膨胀或肺不张
  - 血管压迫气管和右主支气管
- 胸部侧位片显示气管和食管之间的类圆形阴影

透视表现

- 上消化道造影
  - 食管中段前方压迹
  - 食管右偏

CT 表现

- 增强 CT
  - 左肺动脉起源于右肺动脉远端后方
  - 在气管和食道之间向左肺走行
  - 肺动脉分支正常
  - 肺动脉干与左肺无正常血管连接
  - 相关表现
    - 气管支气管异常（40%~60%）
    - 完整的气管软骨环
    - 气管软化、肺不张或过度充气
    - 气管性支气管
    - 儿童先天性心脏病（15%~85%）

推荐的影像学检查方法

- 最佳影像检查方法
  - 横断位 CT 或 MR 成像评估血管解剖结构
- 推荐的检查序列与参数
  - 对比增强 CT
  - MR 黑血或者亮血序列

鉴别诊断

血管环

- 食管后方

纵隔占位

- 很少位于气管和食道之间

先天性肺动脉近端离断

- 单侧胸腔及相应肺门较小

病理学表现

基本表现

- 病因
  - 第 6 主动脉弓胚胎发育不全导致左肺动脉起源异常
- 相关异常
  - 常与气管支气管异常相关（环-吊索复合体）
  - 与先天性心脏病（15%~85%）和其他异常相关联
  - 其他相关异常：与肛门闭锁、椎体异常、VACTERL 等相关

临床要点

临床表现

- 最常见的症状/体征
  - 婴儿呼吸系统症状
    - 喘鸣最常见，偶尔呼吸暂停
    - 喘息、反复发生的肺炎
- 其他症状/体征
  - 吞咽困难，生长发育迟缓

人口统计学表现

- 年龄
  - 2/3 的患者在出生即出现症状
  - 无症状成人中有孤立性 ALPA 报告

治疗

- ALPA 手术结扎，再吻合至正常位置
- 气管成形术治疗相关气管狭窄

诊断要点

考虑的诊断

- 无症状成人 ALPA，侧位片上气管和食管之间的卵圆形阴影

影像解读要点

- 食管造影显示食管前压迹
- CT 或 MR 显示 ALPA 走行于气管和食管之间

肺动静脉畸形

关键要点

术语

- 肺动静脉畸形（pulmonary arteriovenous malformation, PAVM）
- 肺动脉和肺静脉之间的交通，右向左分流

影像学表现

- 平片
  - 有供血动脉和引流静脉的结节
- CT/MR
  - 轮廓清晰的圆形或卵形结节，有供血动脉和引流静脉
  - 单纯型（80%）：同一肺段动脉有 1 条或多条供血动脉
  - 复杂型（20%）：来自不同肺段动脉的多条供血动脉
- 经胸超声造影：评估心脏和肺内血液分流情况
- 核医学（^{99m}Tc）：评估右向左分流的大小

主要鉴别诊断

- 肺静脉迂曲
- 肺静脉曲张
- 肺动脉假性动脉瘤
- 孤立性肺结节

病理学表现

- 多发动静脉畸形高度提示遗传性出血性毛细血管扩张症

临床要点

- 无症状型：单个 PAVM 供血动脉 <2 mm
- 有症状型：40~60 岁
  - 出血，反常性栓塞

诊断要点

- 当肺结节伴有代表供血动脉和引流静脉的管状阴影时，考虑 PAVM

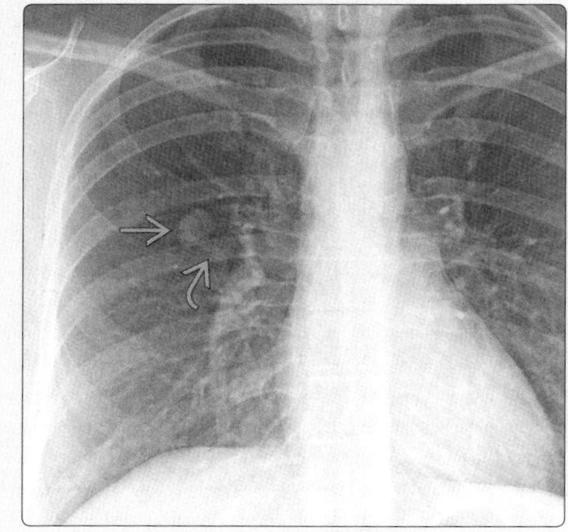

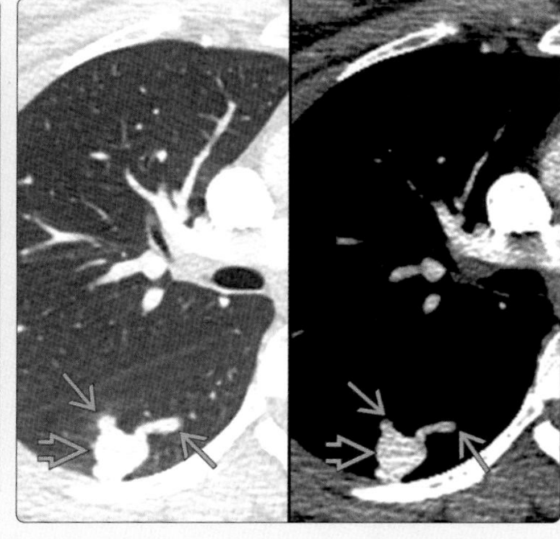

（左图）34 岁女性患者，胸片显示右肺中野肺门旁结节➡，可见从结节到肺门的管状影↗。

（右图）同一患者横断位增强 CT 肺窗（左）和软组织窗（右）组合图像，显示右肺下叶一分叶状明显强化结节➡，伴供血和引流血管➡，符合肺动静脉畸形。

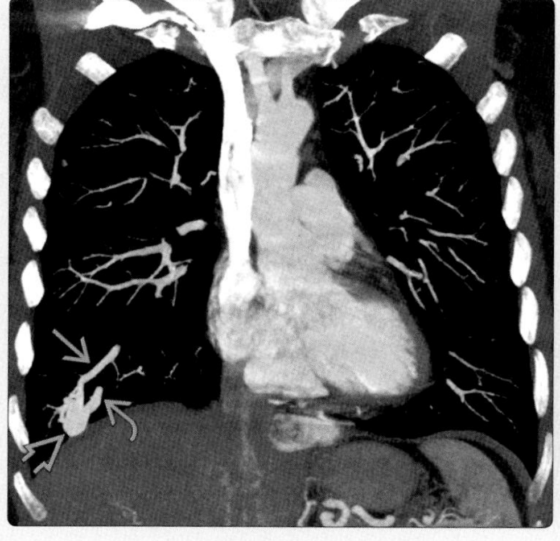

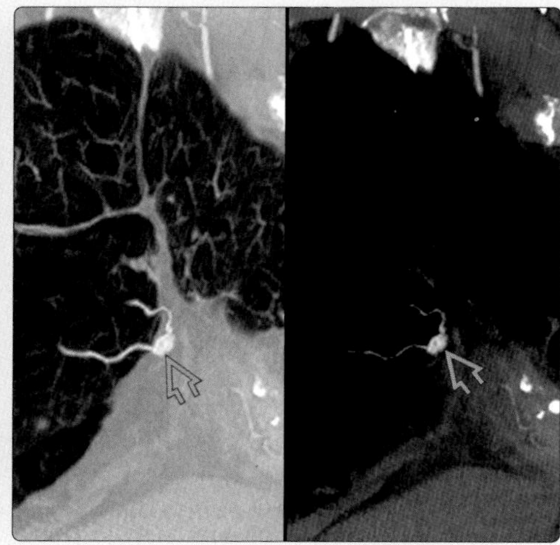

（左图）50 岁女性患者，冠状位 CTA MIP 重建图像显示右肺下叶肺动静脉畸形（病灶）➡，有一条供血动脉➡和引流静脉↗。引流静脉通常比供血动脉大。

（右图）85 岁女性患者，冠状位增强 CT MIP 重建的肺窗（左）和软组织窗（右）组合图像显示肺中叶小的动静脉畸形➡，有一条供血动脉和引流静脉。

术语

缩写

- 肺动静脉畸形（PAVM）

定义

- 肺动脉与肺静脉直接相通，右向左分流
  - 先天性（80%~90%）：孤立性或与遗传性出血性毛细血管扩张症（hereditary hemorrhagic telangiectasia, HHT）/Osler-Weber-Rendu 综合征有关
  - 获得性（10%~20%）：肝肺综合征、手术后、创伤后、感染后（放线菌病、血吸虫病）、转移、复杂青紫型先天性心脏病手术后

影像学表现

基本表现

- 最佳诊断思路
  - 有供血动脉和引流静脉的结节
- 部位
  - 下叶外带、中叶、舌叶（50%~70%）
- 大小
  - 变化范围：直径 1~5 cm

X 线表现

- 平片
  - 对 PAVM 的敏感度：50%~70%
  - 卵圆形或圆形结节，有供血和引流血管
  - 复杂的 PAVM 可能类似肺实变

CT 表现

- 圆形或卵形结节，有供血动脉和引流静脉
  - 单纯型（80%）：同一节段动脉有 1 条或多条供血动脉
  - 复杂型（20%）：来自不同节段动脉的多条供血动脉
    - 弥漫性 PAVM（5% 的复杂 PAVM）：不可计数的供血血管，经常是肺叶受累

MR 表现

- MRA：对于疾病检测的作用类似 CT，可以作为栓塞前计划的辅助

超声心动图表现

- 经胸超声造影（transthoracic contrast echocardiography, TTCE）：筛查 PAVM 的首选方法；评估心脏和肺内分流情况；气泡在右心首次出现 3 个或以上心动周期后出现在左心

核医学表现

- ^{99m}Tc MAA：右向左分流大小的评估

推荐的影像学检查方法

- 最佳影像检查方法
  - 进行 MIP 重建的增强 CT 图像；双源 CT
- 肺血管造影用于治疗，而非诊断

鉴别诊断

肺静脉迂曲

- 经常被误诊为 PAVM
- 缺乏病灶或扩张的肺动脉；迂曲的血管与走行异常的肺静脉相对应；没有分流

肺静脉曲张

- 肺静脉扩张；无动脉交通

肺动脉假性动脉瘤

- 通常在分叉处；无引流静脉

孤立性肺结节

- 常见于肺癌、肉芽肿、错构瘤

病理学表现

基本表现

- 遗传学表现
  - HHT：常染色体显性遗传病，*ENG* 基因突变（HHT 1 型）和 *ACVRL1* 基因突变（HHT 2 型）

大体病理和手术所见

- 引流静脉通常比供血动脉大 1~2 mm

临床要点

临床表现

- 最常见的症状 / 体征
  - 无症状型：单个 PAVM 供血动脉 <2 mm
  - 有症状型：40~60 岁喘息、反复肺炎
    - 出血：肺出血或血胸（10%），95% 的 HHT 患者因鼻毛细血管扩张导致鼻出血（中位年龄：12 岁）
    - 中枢神经系统并发症（40%）：反常性栓塞、脑脓肿
- 其他症状 / 体征
  - 血氧饱和度减低、运动不耐受、发绀、大的 PAVM 所致杵状指

人口统计学表现

- 年龄：10% 的病例为婴儿期或儿童期
- 男女比例为 1 ：2

诊断

- 血液检测确定突变（80% 的患者）；遗传筛查
- 筛查有 TTCE 风险的患者；增强 CT 用于阳性筛查

自然病史和预后

- 在青春期和怀孕期间生长

治疗

- 导管栓塞：供血动脉≥3 mm 的无症状或有症状患者
  - 治疗后每 3~5 年行增强 CT 随访

部分肺静脉异位引流

关键要点

术语

- 部分肺静脉异位引流（partial anomalous pulmonary venous return, PAPVR）
- 先天性异常：1~3 支肺静脉流入体循环静脉或右心房；左向右分流

影像学表现

- 成人中分布
  - 左肺上叶（47%）、右肺上叶（38%）
  - 右肺下叶（13%）、左肺下叶（2%）
- 平片
  - 左肺上叶 PAPVR：主肺动脉反射偏侧化
- CT
  - 左肺上叶 PAPVR 经垂直静脉引流至左头臂静脉
  - 右肺上叶 PAPVR 引流至上腔静脉
- MR
  - 识别 PAPVR 和静脉窦 ASD
  - 实现分流量化（QP/QS）

主要鉴别诊断

- 永存左上腔静脉
  - 类似垂直静脉
  - 常伴有冠状窦扩张
  - 左上肺静脉位于左心耳后方
- 主肺动脉反射偏侧化
  - 纵隔脂肪瘤
  - PAPVR 垂直静脉，永存左上腔静脉
  - 纵隔淋巴结增大

临床要点

- 通常无症状，只有 1 条异常静脉
- 症状与分流大小相关：呼吸困难、心悸、胸痛、心动过速、水肿、收缩期杂音
- 手术矫正适用于：有症状的 PAPVR 和（或）QP/QS>2 ：1，血管环，先天性心脏病
- 预后取决于相关情况（如静脉窦型房间隔缺损）

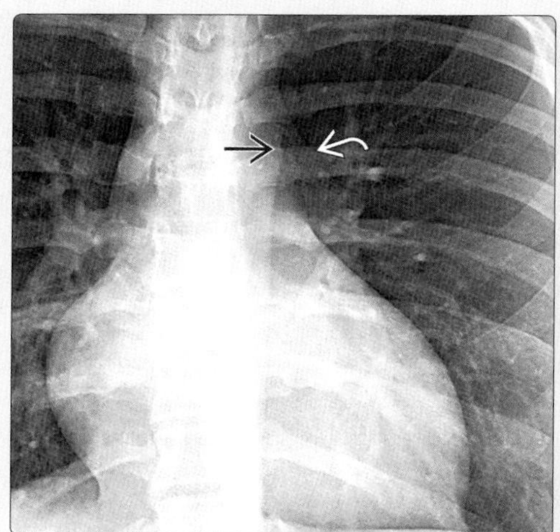

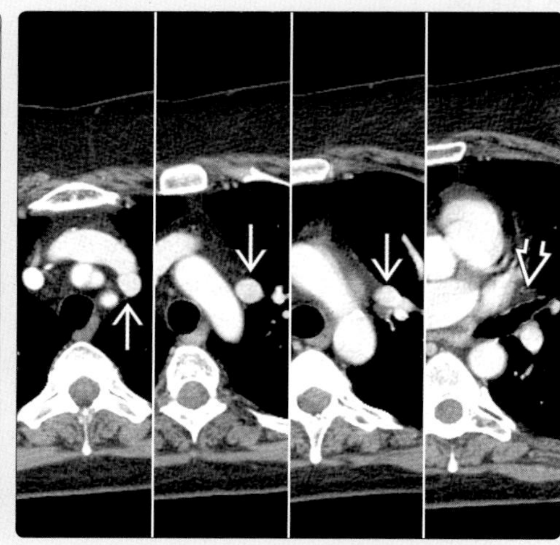

（左图）左肺上叶部分肺静脉异位引流患者的胸片，显示主动脉弓➡外侧可见软组织密度影➡，主肺动脉反射偏侧化，这是一种细微但异常的表现。

（右图）同一患者横断位增强 CT 组合图像，显示垂直静脉➡沿主动脉弓外侧走行。注意左上肺静脉不在正常位置➡，而在左主干支气管的前方，左心耳后方。

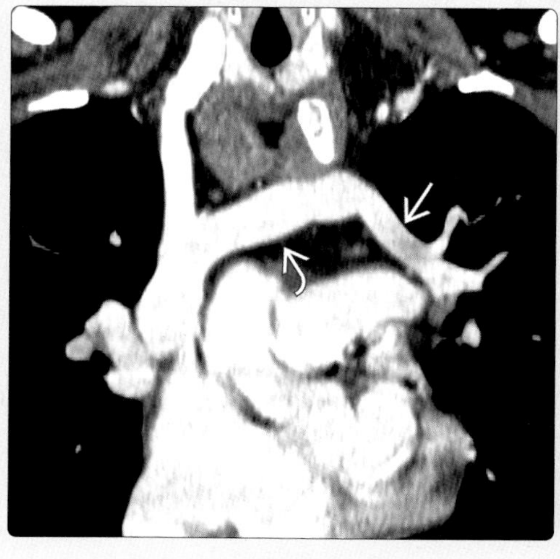

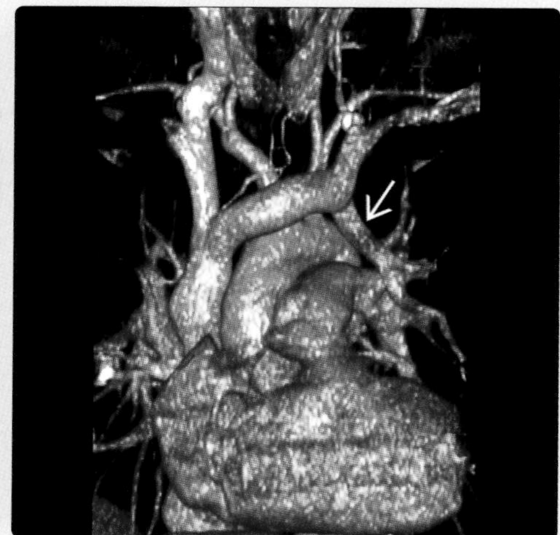

（左图）同一患者冠状位增强 CT 曲面重建图像，显示一条垂直静脉➡，起源于节段性左肺上叶肺静脉，流入同侧左头臂静脉➡。

（右图）同一患者冠状位增强 CT 3D SSD 重建图像，显示左上叶部分肺静脉异常引流➡，这是左半胸部分肺静脉异常引流最常见的形式。左向右分流单独发生时很小，通常无症状。

术语

缩写

- 部分肺静脉异位引流（partial anomalous pulmonary venous retrum, PAPVR）

同义词

- 左上叶垂直静脉：左肺上叶 PAPVR 引流至左头臂静脉

定义

- 先天性异常：1~3 支肺静脉流入体循环静脉或右心房；左向右分流

影像学表现

基本表现

- 最佳诊断思路
  - 肺静脉直接引流至上腔静脉、下腔静脉、右心房或左头臂静脉
- 部位
  - 成人中分布
    - 左肺上叶，最常见（47%）
    - 右肺上叶（38%）
    - 右肺下叶（13%）
    - 左肺下叶（2%）

X 线表现

- 平片
  - 通常无明显异常
  - 左肺上叶 PAPVR：垂直静脉可导致主肺动脉反射偏侧化
  - 如果分流明显
    - 心脏增大，右心增大为主
    - 肺动脉扩张
    - 肺血管数量和管径增加（分流型血管分布）

CT 表现

- 增强 CT
  - 左肺上叶 PAPVR
    - 经垂直静脉引流至左头臂静脉，也可流入冠状窦、半奇静脉、锁骨下静脉或膈下静脉
    - 左上肺静脉不在正常位置（即左心耳后方）
  - 右肺上叶 PAPVR
    - 中叶肺静脉通常受累
    - 流入上腔静脉，偶尔流入奇静脉、右心房、下腔静脉、肝静脉或门静脉
    - 常与静脉窦型房间隔缺损（atrial septal defect, ASD）相关，很少与原发孔型 ASD 相关
  - 右肺下叶 PAPVR
    - 弯刀综合征：右肺下叶，偶尔中叶或上叶肺静脉流入下腔静脉
    - 与静脉窦型 ASD 相关时，可能直接流入右心房（罕见）
  - 双侧上叶 PAPVR 不常见（4%）
  - 如果明显左向右分流
    - 右心增大
    - 肺动脉 >3 cm（肺动脉高压）
  - 附加表现：永存左上腔静脉，奇静脉延续下腔静脉

MR 表现

- MR 对 PAPVR 特征的描述等效于 CT
- MR 对 ASD 的诊断优于 CT
- 可实现分流量化（QP/QS）
  - 2 个或 2 个以上的异常肺静脉和（或）静脉窦型 ASD 可导致明显的左向右分流

超声心动图表现

- 超声心动图常用于诊断
- 对于不明确的病例，可以考虑心脏 MR 或 CT

推荐的影像学检查方法

- 最佳影像检查方法
  - CT 和 MR 对 PAPVR 的检测等效

鉴别诊断

永存左上腔静脉

- 类似垂直静脉
- 常伴有冠状窦扩张
- 左上肺静脉位于左心耳后方

主肺动脉反射偏侧化

- 纵隔脂肪瘤，最常引起
- 血管性：垂直静脉（PAPVR），永存左上腔静脉
- 纵隔淋巴结增大

病理学表现

分期、分级和分类

- 部分肺静脉异位连接：与体循环静脉的异位静脉连接
- 部分肺静脉异位引流：异位静脉通过静脉窦型 ASD 将含氧血液输送到右心房

临床要点

临床表现

- 最常见的症状 / 体征
  - 通常无症状，只有 1 条异常静脉
  - 症状与分流大小相关：呼吸困难、心悸、胸痛、心动过速、水肿、收缩期杂音

自然病史和预后

- 预后取决于相关情况（如静脉窦型房间隔缺损）

治疗

- 手术矫正适用于：有症状的 PAPVR 和（或）QP/QS>2∶1，血管环，合并先天性心脏病

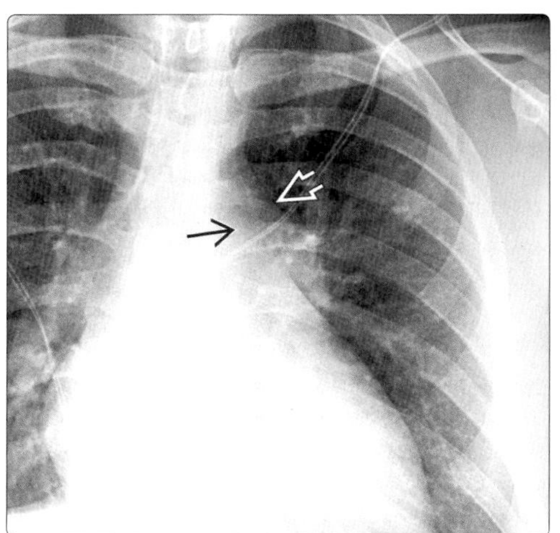

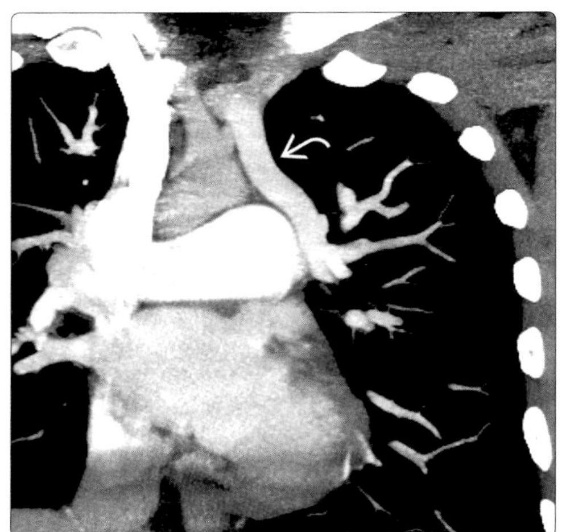

（左图）左肺上叶部分肺静脉异位引流（PAPVR）患者胸部正位片显示邻近的垂直静脉➡遮蔽主动脉弓→。

（右图）同一患者冠状位CTA MIP图像，显示左肺上叶PAPVR流入垂直静脉↪。这需要与永存左上腔静脉相鉴别，后者的左上肺静脉走行于左主支气管前、左心耳后。

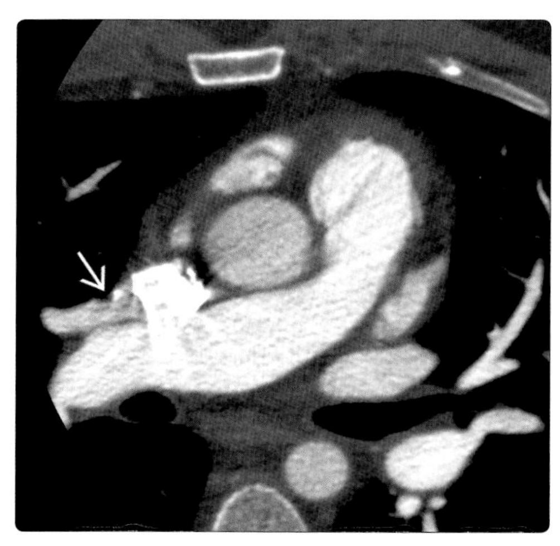

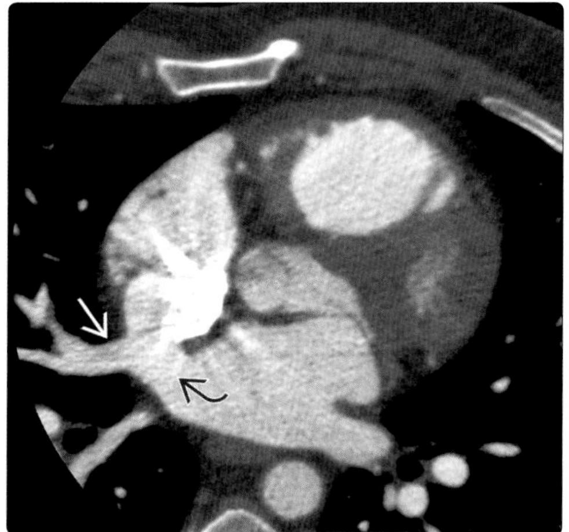

（左图）右肺上叶PAPVR合并静脉窦型房间隔缺损（ASD）患者横断位CTA显示右肺上叶肺静脉➡异位引流至上腔静脉。

（右图）同一患者横断位CTA显示静脉窦型ASD↪。注意中叶肺静脉➡直接引流至右心房，并促使左向右分流。与静脉窦型ASD相关的典型表现为右上叶PAPVR。

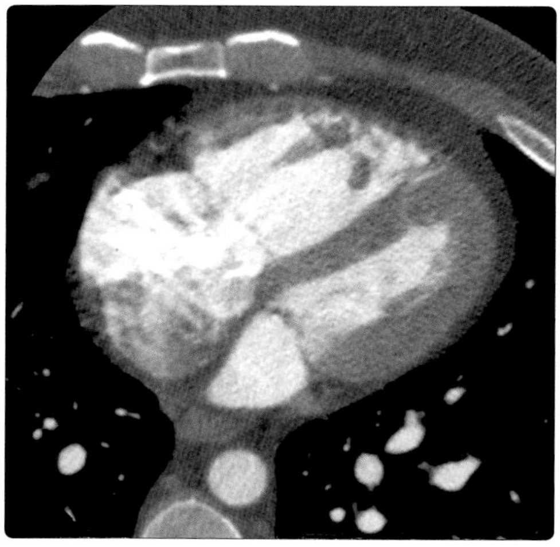

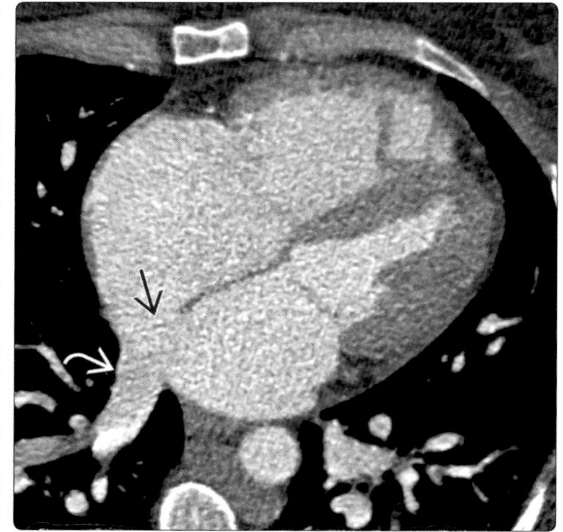

（左图）同一患者的横断位CTA显示右心腔扩大和室间隔反转，与显著左向右分流导致的右心压力升高相符。

（右图）横断位CTA显示静脉窦型ASD→和右肺下叶肺静脉↪流入左心房，并促使由静脉窦型ASD产生的左向右分流（感谢S. Abbara博士供图）。

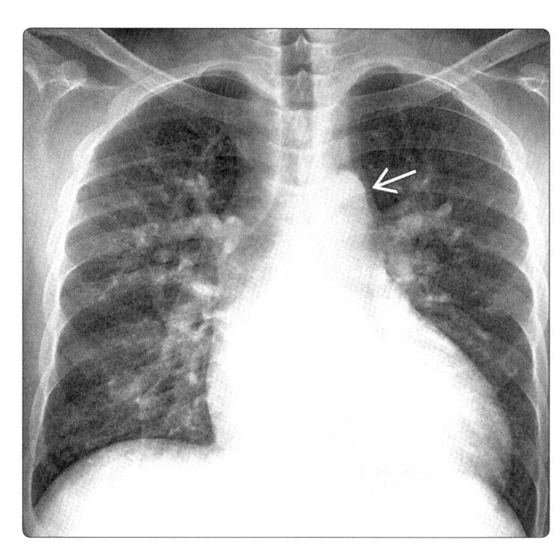

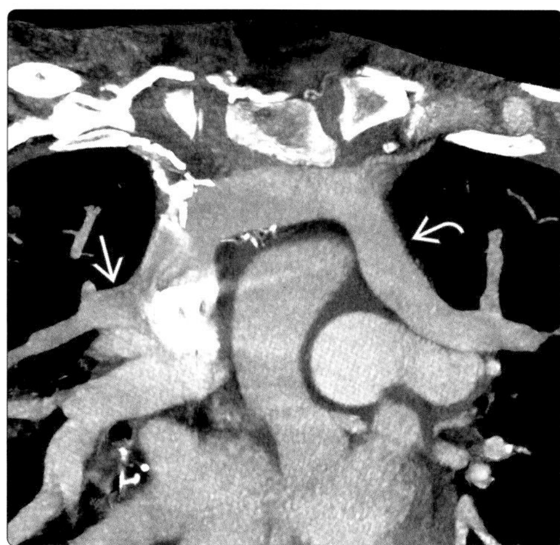

（左图）双肺上叶 PAPVR 但无静脉窦型 ASD 患者的胸片，显示心脏增大，肺血管（分流型血管分布）明显增加。主动脉弓➡外侧有异常软组织边缘。

（右图）同一患者冠状位 CTA MIP 重建图像，显示左肺上叶肺静脉↪和右肺上叶肺静脉➡分别流入左头臂静脉和上腔静脉。

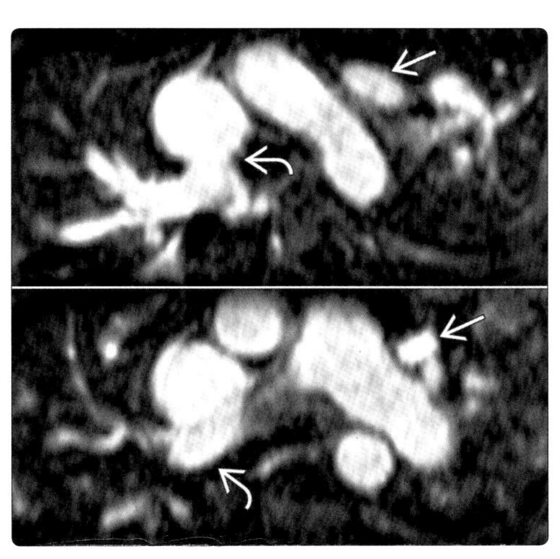

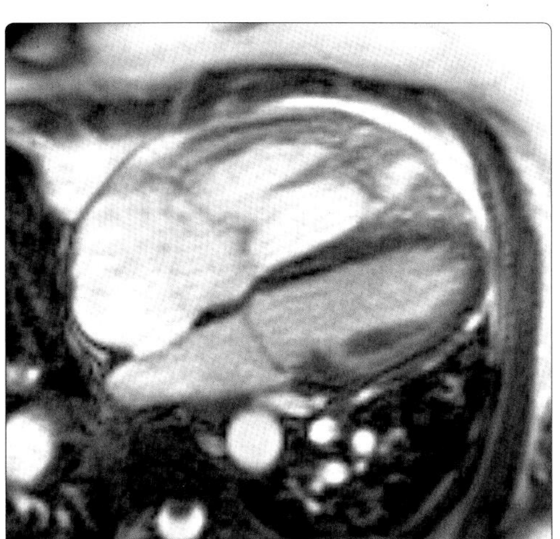

（左图）横断位 MRA 组合图像显示双肺上叶 PAPVR。注意左垂直静脉➡，以及右肺上叶肺静脉↪直接引流到上腔静脉。

（右图）同一患者的 SSFP 电影 MR 四腔图，显示右心腔扩张，室间隔变平，伴有明显的左向右分流。心脏 MR 能够通过速度编码成像对分流进行定量。

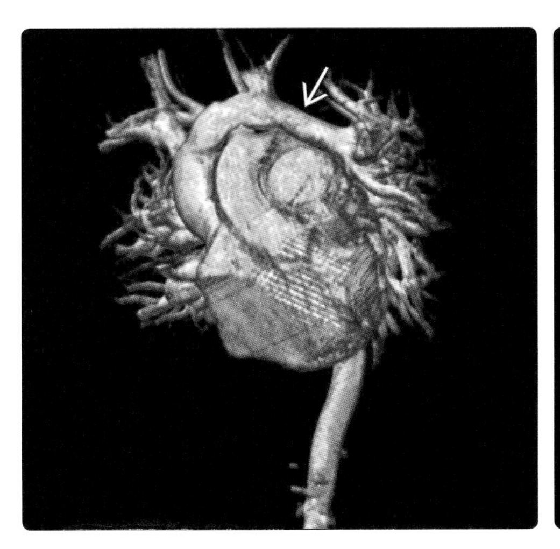

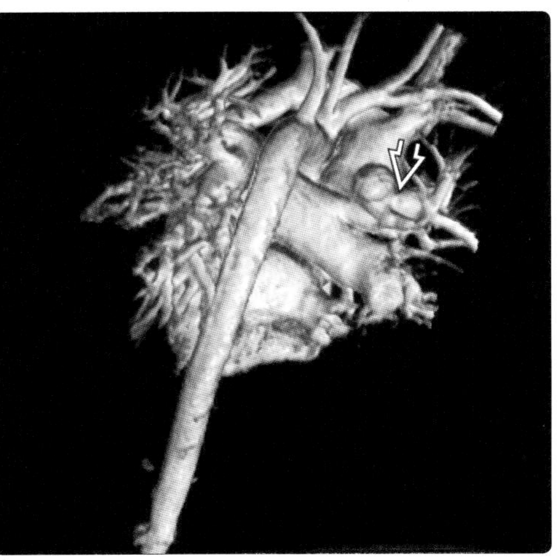

（左图）同一患者三维重建 MRA 冠状位图像前面观，显示所有左肺上叶肺静脉分支均流入垂直静脉➡。

（右图）同一患者三维重建 MRA 冠状位后面观，显示右肺上叶肺静脉⇨流入上腔静脉。虽然 PAPVR 通常无症状，但症状的出现可能与分流的血液量成正比，正如这名双侧 PAPVR 患者。

弯刀综合征

关键要点

术语
- 同义词：肺发育不良综合征，肺静脉叶综合征
- 右肺部分或全部异常肺静脉回流至膈上方或下方的腔静脉

影像学表现
- 平片
    - 弯曲的管状阴影（弯刀静脉）向下至中线，平行于右心缘
    - 右肺门小
    - 右半胸腔较小，肺透过度增高
- CT
    - 可见肺静脉异位走行及引流
    - 引流至膈下下腔静脉
- MR
    - 对弯刀静脉的表征相当于CT，能够实现分流的量化

主要鉴别诊断
- 肺动脉近端离断
- 肺隔离症
- 肺静脉迂曲
- Swyer-James-MacLeod 综合征

病理学表现
- 先天性，零星散发

临床要点
- 婴儿型：合并心血管畸形
- 儿童/成人型：可能无症状
- 手术治疗：有症状的患者，明显分流，合并其他畸形

诊断要点
- 呼吸窘迫、右肺发育不全和心脏旋转不良（右旋）三联征提示弯刀综合征

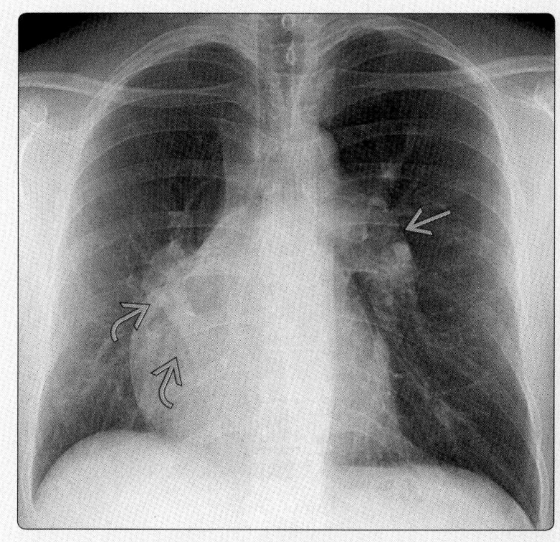

（左图）弯刀综合征患者的正位胸片显示右肺小（发育不全），右基底曲线阴影（弯刀静脉）⤳和继发于肺动脉高压的肺动脉扩张→。

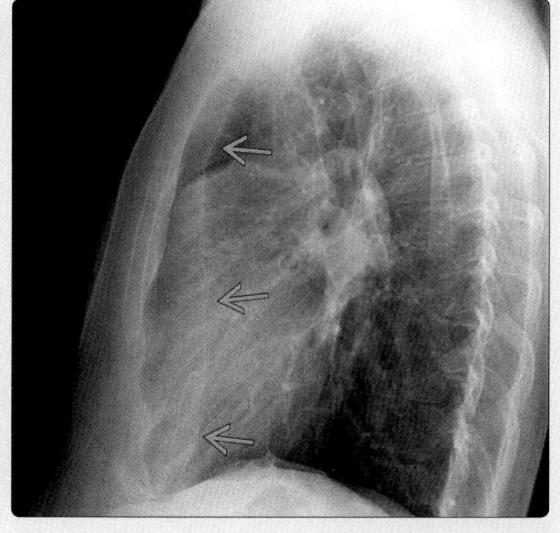

（右图）同一患者的侧位胸片显示由于心脏向右移位和旋转而产生的胸骨后带状阴影→，这是弯刀综合征患者侧位胸片常见的补充表现。

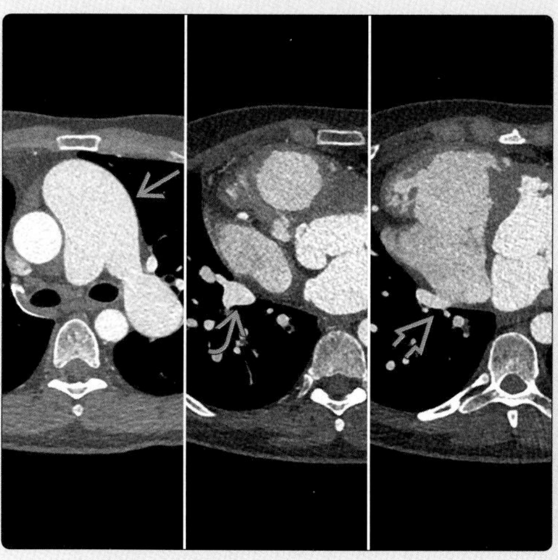

（左图）同一患者不同层面的横断位增强CT组合图像，显示肺动脉高压→，可见一条异常静脉向内下方走行⤳并流入右心房下部⇨。大多数情况下，弯刀静脉流入下腔静脉。

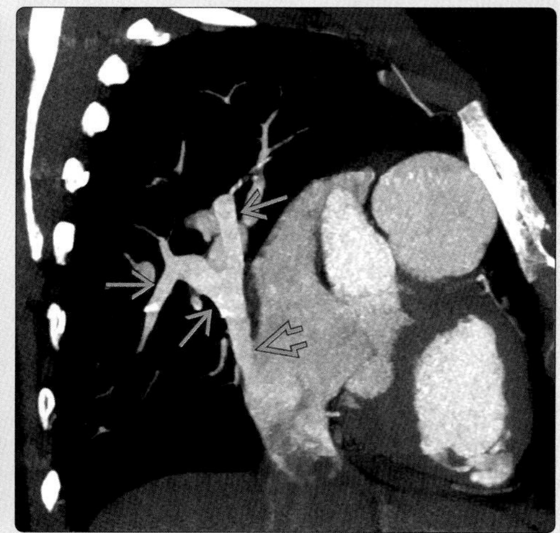

（右图）同一患者的斜冠状位增强CT MIP重建图像，显示异常（“弯刀”）静脉向下方和内侧走行→，并流入右心房⇨，这是弯刀综合征的典型表现。

术语

同义词

- 肺发育不良综合征
- 肺静脉叶综合征

定义

- 右肺部分或全部肺静脉异常回流至膈上方或下方的下腔静脉
- 婴儿和儿童/成人不定
- 相关异常发生率由高到低
  - 右肺分叶异常、右肺发育不良（约100%）
  - 心脏旋转不良（右旋）；右肺动脉发育不良（60%）
  - 右肺下叶体循环动脉化（60%）
  - 继发性房间隔缺损（总体40%，婴儿型80%~90%）
  - 右侧膈疝（15%）
  - “马蹄”肺
  - 婴儿：室间隔缺损，导管未闭，主动脉弓发育不良，主动脉缩窄，法洛四联症，左冠状动脉异常起源，永存动脉干

影像学表现

基本表现

- 最佳诊断思路
  - 弯曲的垂直静脉平行于右心缘，指向中线
  - 外形酷似土耳其军刀（“弯刀”）
- 部位
  - 大多数发生在右侧
  - 左侧（非常罕见）；引流至下腔静脉
- 大小
  - 多变

X线表现

- 平片
  - 部分型肺静脉异位引流（75%）
    - 轻微弯曲的管状阴影（“弯刀”静脉），从右肺中叶中线向下，平行于右心边界
    - 静脉扩张、向横膈走行
    - “弯刀”静脉出现在50%的患者中，70%的儿童/成人，10%的婴儿
      - 静息状态下不明显的小、多或模糊的静脉
  - 心血管表现
    - 右肺门小
    - 心脏纵隔向右移位
    - 心脏向右旋转；胸部侧位片上胸骨后可见带状界面
  - 肺部表现
    - 无肺部异常（10%）
    - 右胸腔容积减小（肺发育不良），肺透过度可增高
    - 网状阴影伴反复感染和支气管扩张
  - 其他：膈肌抬高

CT表现

- 增强CT
  - PAPVR
    - 肺静脉异位走行及引流影
    - 引流至膈下下腔静脉（更常见）
    - 不常见引流：肝静脉、门静脉、奇静脉、冠状窦、右心房
  - 心血管表现
    - 肺动脉：正常、发育不良或缺如
    - 右心扩张伴左向右分流
    - 肺动脉干增粗（肺动脉高压）
    - 由降主动脉或腹主动脉上段引起的肺体循环动脉化
  - 肺部表现
    - 右肺发育不良
    - 发育不良肺的马赛克灌注
    - 反复感染引起的支气管扩张
    - 无叶间裂，左侧支气管异构
    - “马蹄”肺：肺桥跨后纵隔融合两肺；与致命性心脏异常相关
  - 其他表现：支气管憩室，支气管囊肿，副膈，膈疝

MR表现

- 对“弯刀”静脉特征的显示等同于CT
- 在评估先天性心脏病和主动脉发育不良方面优于CT
- 能够用速度编码序列量化分流、QP：QS
- 缺点：对肺或支气管解剖的评估作用不大

超声心动图表现

- 首选诊断方法，术后随访方法
- 分流的评估和肺动脉压力的估算

血管造影表现

- 诊断、压力测量、左向右分流大小测定的金标准

推荐的影像学检查方法

- 最佳影像检查方法
  - CT和MR用于评估包括肺部异常在内的形态学特征
- 推荐的检查序列与参数
  - MR必须包括MRA和用来量化分流的速度编码成像
  - CTA能够全面反映形态学特征

鉴别诊断

肺动脉近端离断

- 也与肺发育不全相关
- 没有垂直（“弯刀”）静脉
- 正常支气管分支

肺隔离症

- 隔离肺的体循环供血，通常来自胸降主动脉或腹主

动脉上段
- 没有垂直（“弯刀”）静脉
- 叶内隔离症的静脉回流正常

肺静脉迂曲
- 解剖变异
- 肺静脉在肺内“蜿蜒”，但正常流入左心房

Swyer-James-MacLeod 综合征
- 没有垂直（“弯刀”）静脉
- 受累肺容量丢失
- 正常肺静脉解剖

病理学表现

基本表现
- 病因
  - 先天性
- 遗传学
  - 散发（大部分）
  - 常染色体显性（部分病例）
- 相关异常
  - 婴儿型的心血管异常
    - 房间隔缺损（80%）
    - 动脉导管未闭（75%）
    - 室间隔缺损（30%）
    - 肺狭窄（20%）
    - 主动脉缩窄
    - 主动脉下狭窄
    - 主动脉弓发育不良
    - 法洛四联症
    - 永存左上腔静脉
  - 儿童 / 成人型心血管异常
    - 房间隔缺损，继发孔型（20%）
    - 动脉导管未闭
    - 其他：永存左上腔静脉、冠状动脉瘘、下腔静脉中断奇静脉延续、三房心
  - 气道异常：支气管扩张、左侧支气管异构、右侧支气管树发育不全 / 分段异常
  - 椎体异常：半椎体、脊柱侧弯
  - 其他：支气管源性囊肿、副膈、膈疝、“马蹄”肺

大体病理和手术所见
- 典型的“弯刀”静脉单发，偶尔多发
- “弯刀”静脉引流右肺
  - 全肺（2/3）
  - 右肺下叶（1/3）
- “弯刀”静脉走向：右肺门前
- “弯刀”引流
  - 膈下下腔静脉（最常见）
  - 较少见：肝静脉、门静脉、奇静脉、冠状窦、右心房
- 肺的形态
  - 大叶发育不全至局灶性发育不良：右肺单叶、双叶、三叶的发生率相同
- 肺动脉供血
  - 右肺动脉缺失、发育不良或正常
  - 右肺下叶体循环供血

临床要点

临床表现
- 最常见的症状 / 体征
  - 婴儿型
    - 严重呼吸急促、发绀、左向右分流型心力衰竭、由此导致的发育不良
    - 在出生后 1 个月内确诊
  - 儿童 / 成人型
    - 无症状或轻微症状
      - 经常无症状
      - 反复肺炎、轻度呼吸困难、乏力
    - 由于支气管壁静脉曲张，左向右分流可发生咯血
    - 30 岁之前诊断
- 其他症状 / 体征
  - 婴儿型
    - 平均 QP ：QS>3.0
  - 儿童 / 成人型
    - 肺活量和 FEV1 轻度不足（约为预测值的 80%）
    - 平均 QP ：QS = 2.0

人口统计学表现
- 年龄
  - 双峰：婴儿型和儿童 / 成人型
- 性别
  - 男性：女性 = 1 ：2
- 流行病学
  - 每 10 万新生儿中有 1~3 例

自然病史和预后
- 婴儿型：死亡率高，未经治疗预后差
- 小儿 / 成人型：病情较轻，预后良好

治疗
- 在没有肺动脉高压的情况下，婴儿期药物治疗可使患儿在手术修复前生长发育
- 手术指征
  - 合并房间隔缺损、肺动脉高压、“弯刀”静脉狭窄
  - 患者有症状或无症状，但 QP ：QS > 1.5

诊断要点

影像解读要点
- 呼吸窘迫、右肺发育不良和心脏旋转不良三联征提示弯刀综合征
- “弯刀”静脉可能很细微，需要仔细评估较小的且透过度增高的右半肺

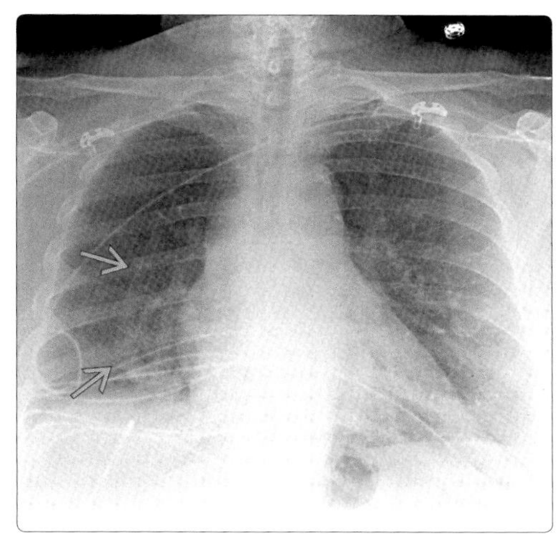

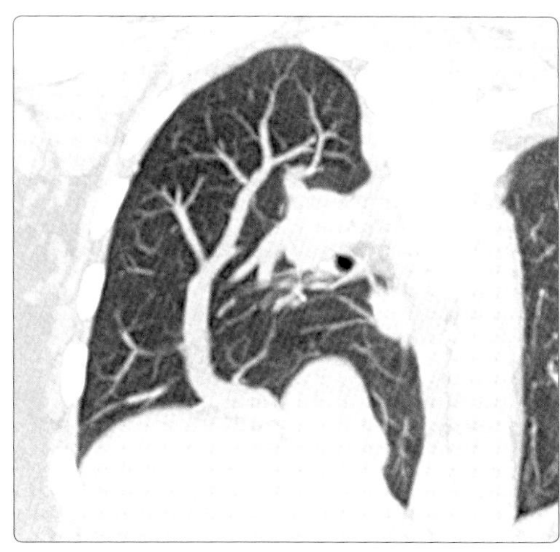

（左图）弯刀综合征患者胸片显示右肺中下野异常管状结构（“弯刀”静脉）➡，向内下方走行，从形态上看很像一种土耳其军用弯刀。

（右图）同一患者的斜冠状位平扫CT MIP重建图像，显示异常肺静脉弯曲向内下方走行，即与弯刀综合征相关的“弯刀”静脉形态。

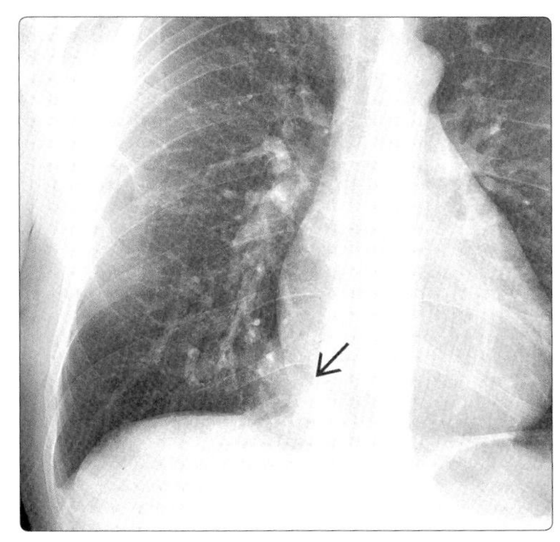

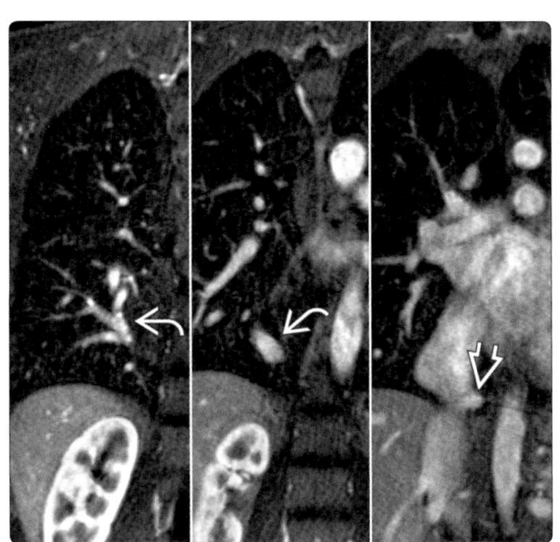

（左图）弯刀综合征成人患者的局部放大胸片显示“弯刀”静脉➡，但未见右肺发育不良。

（右图）同一患者不同层面冠状位MRA组合图像，显示异常肺静脉➡，该静脉流出右下叶，并与膈下下腔静脉➡汇合。虽然常与肺发育不良相关，但轻度弯刀综合征无相关的右肺发育不良。

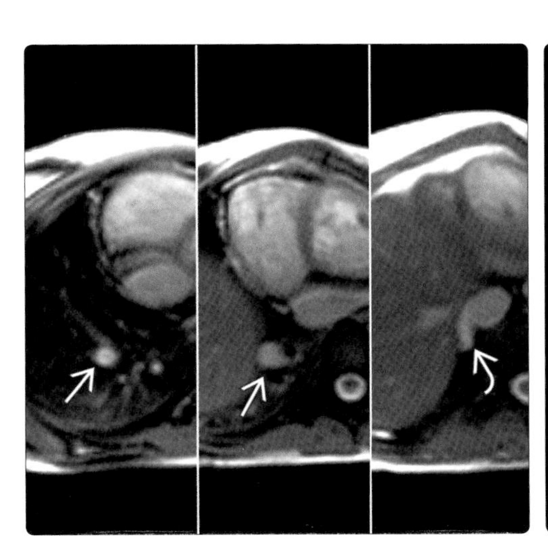

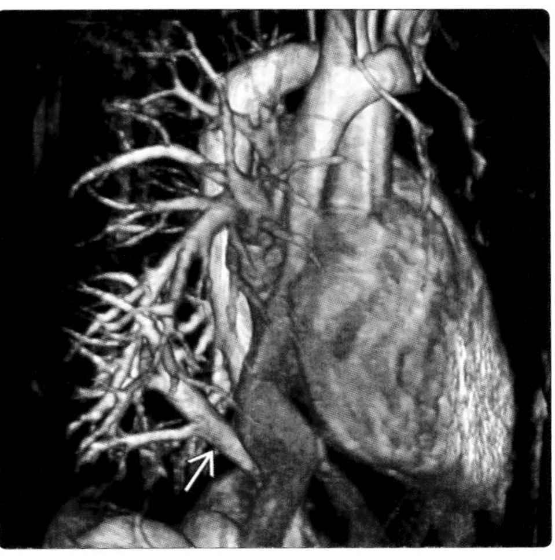

（左图）弯刀综合征患者不同层面横断位SSFP（亮血）MR组合图像，显示“弯刀”静脉➡流入膈下下腔静脉➡。

（右图）同一患者的冠状位MRA三维重建图像，显示右肺下叶“弯刀”静脉➡向内下方走行流入下腔静脉。血管造影都能出色地描绘弯刀综合征的形态学特征。

肺静脉曲张

关键要点

术语

- 同义词
  - 肺静脉动脉瘤
- 定义
  - 一条或多条肺静脉进入左心房时的非阻塞性扩张
  - 可能仅有影像学表现

影像学表现

- 平片
  - 左心房扩大
  - 靠近扩大左心房的肺静脉位置出现斑片影
- CT
  - 肺静脉扩张
  - 增强肺静脉期明显
  - 扩张程度为正常静脉直径的 2～3 倍
  - 无软组织肿块
- 增强 CT 是首选的成像方式

主要鉴别诊断

- 单侧肺总静脉
- 动静脉畸形
- 部分肺静脉回流异常
- 肺静脉迂曲
- 叶内型肺隔离症
- 门静脉 – 肺静脉吻合

临床要点

- 症状 / 体征
  - 大多数患者无症状
  - 或与二尖瓣病变和肺静脉高压相关
  - 影像检查偶然发现
- 治疗
  - 无临床意义
  - 通常不需要治疗或随访
  - 进行性增大需要手术修复

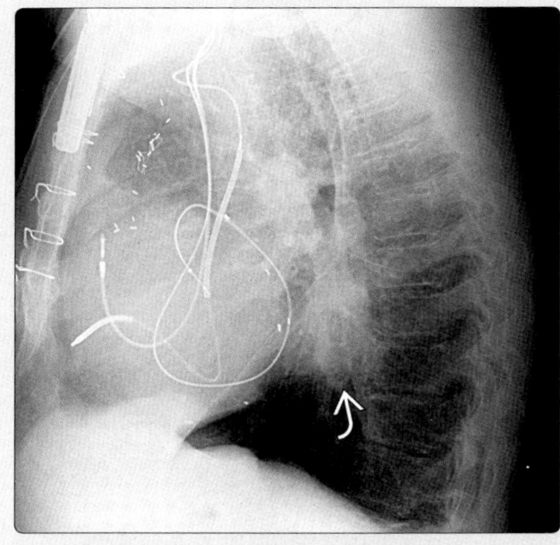

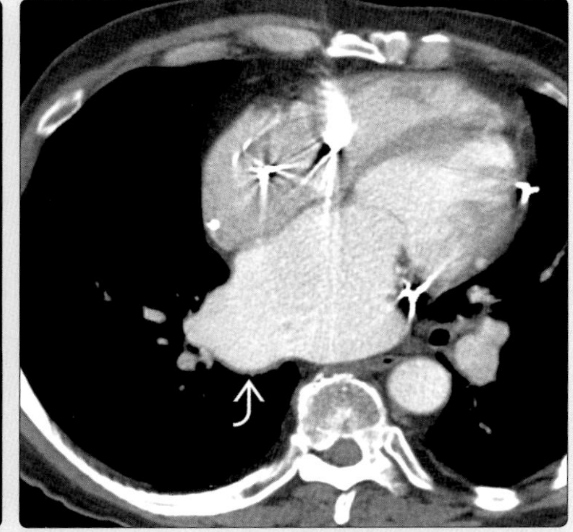

（左图）男性患者，65 岁，已知患有冠状动脉疾病和缺血性心肌病，冠状动脉旁路移植术和双心室心脏除颤器术后改变，侧位胸片显示致密的心后阴影→，可能代表扩大左心房和扩张的下肺静脉回流处的重叠影。

（右图）同一患者的横断位增强 CT 图像显示左心房扩大和右下肺静脉曲张→。

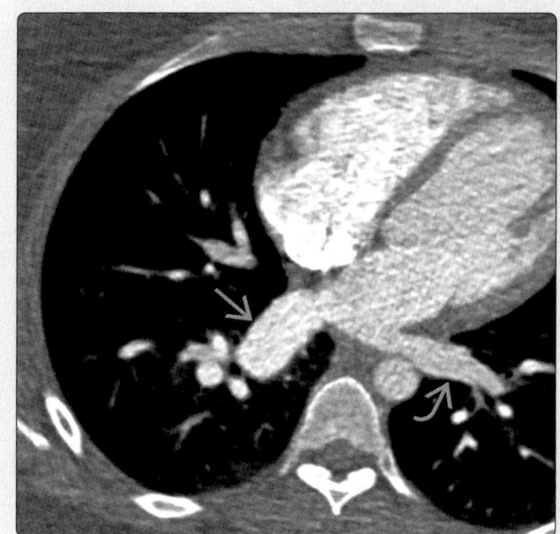

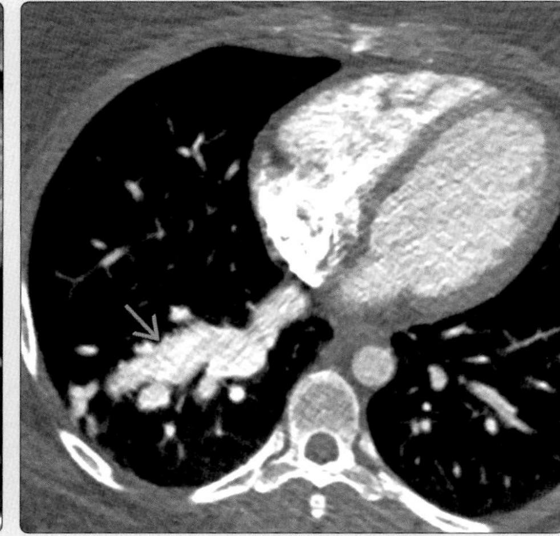

（左图）无症状肺静脉曲张患者的横断位增强 CT 图像显示右下肺静脉位曲张→。注意左下肺静脉直径正常→。

（右图）同一患者在不同水平横断位增强 CT 图像显示右下叶静脉分支的静脉曲张→。

肺静脉曲张

术语

同义词
- 肺静脉动脉瘤

定义
- 一条或多条肺静脉进入左心房时的非阻塞性扩张
- 可能仅有影像学表现
- 可能与先天性或获得性心脏病有关（如二尖瓣狭窄 ± 反流）
- 没有扩张的供血动脉或动静脉交通
- 可能被误认为纵隔、肺门或肺部肿块

影像学表现

基本表现
- 最佳诊断思路
  - 左心房扩大 + 肺静脉汇合部增大
- 部位
  - 通常影响下肺静脉
- 大小
  - 可扩张为正常静脉直径的 2~3 倍
- 形态
  - 一条主要中央肺静脉梭形扩张
    - 在左心房汇入点

X 线表现
- 靠近扩大左心房部分软组织密度影
- 在肺静脉正常走行部位出现

CT 表现
- 增强 CT
  - 增强肺静脉期增粗显著
  - 无动静脉连通
    - 以流入、流出血管及病灶为特征的动静脉畸形
  - 无软组织肿块

推荐的影像学检查方法
- 最佳影像检查方法
  - 增强 CT 是首选的影像评估方法
- 推荐的检查序列与参数
  - 使用造影剂评估左右心腔

鉴别诊断

单侧肺总静脉
- 解剖学上的变异，上肺静脉和下肺静脉共同汇入左心房

动静脉畸形
- 肺动脉供血，肺静脉引流

部分肺静脉回流异常
- 异常肺静脉引流至体循环
- 左向右分流

肺静脉迂曲
- 典型的单侧单肺静脉，肺内迂曲走行
- 正常汇入左心房

叶内型肺隔离症
- 体循环动脉供血
- 典型肺静脉引流
- 引流静脉不一定扩张

门静脉 – 肺静脉吻合
- 门静脉高压症异常侧支循环
- 食管旁静脉曲张与左心房经肺静脉分流

病理学表现

分期、分级和分类
- 组织学良性

大体病理和手术所见
- 扩张的肺静脉汇入左心房

临床要点

临床表现
- 最常见的症状 / 体征
  - 大多数患者无症状
  - 影像学偶然发现
- 其他症状 / 体征
  - 与获得性心脏病有关
    - 二尖瓣疾病，最常见的是二尖瓣狭窄
    - 肺静脉高压
  - 先天性少见

自然病史和预后
- 无临床意义
- 不要与纵隔、肺门或肺结节 / 肿块混淆
- 破裂罕见
- 肺静脉高压症治疗后可能会缩小

治疗
- 通常不需要治疗
- 进行性增大的外科修复

诊断要点

影像解读要点
- 肺静脉扩大 ± 获得性心脏病
- 在 Valsalva 试验时可减小，在 Müller 试验时可增大

报告要点
- 大多数病例无临床意义

肺静脉迂曲

关键要点

术语

- 肺静脉迂曲（meandering pulmonary vein，MPV）：肺静脉迂曲走行，引流部分肺血，回流至左心房

影像学表现

- 平片
  - 迂曲的管状肺阴影
  - 右侧 MPV 可产生“弯刀”征，类似弯刀综合征
- CT
  - 肺静脉异常血管的识别与定性；左心房静脉引流表现
  - MVP 右侧 > 左侧
- MRA
  - 肺静脉异常血管的识别与定性；左心房静脉引流表现

主要鉴别诊断

- 弯刀综合征
- 部分肺静脉回流异常
- 肺动静脉畸形
- 肺静脉曲张

临床要点

- 症状 / 体征
  - 在无症状患者中偶然发现
  - 无血流动力学异常或分流
- 年龄范围：婴儿期至老年人
- 性别：女性略多

诊断要点

- 肺内迂曲的管状阴影
- CT 用于 MPV 的识别和定性，并排除相关异常

（左图）一名无症状的 35 岁女性的后前位胸片显示左侧肺门周围心影后结节性阴影→，这最初被认为一个肺结节。

（右图）同一患者横断位增强 CT 图像显示结节性病变对应的是迂曲的肺静脉→，该肺静脉穿过叶间裂↷并通过左下肺静脉⇨流入左心房。肺静脉沿着迂回的路线流入左心房。

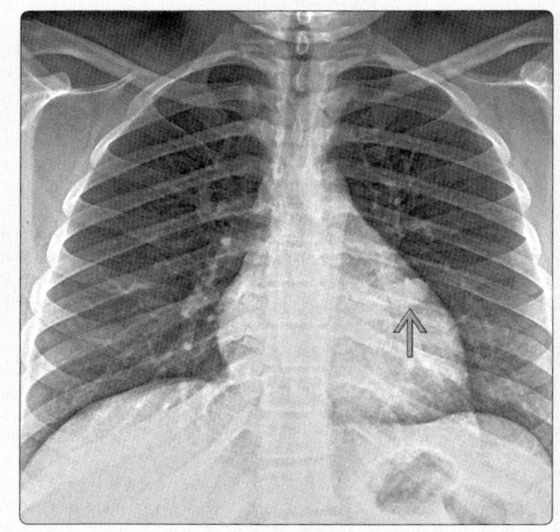

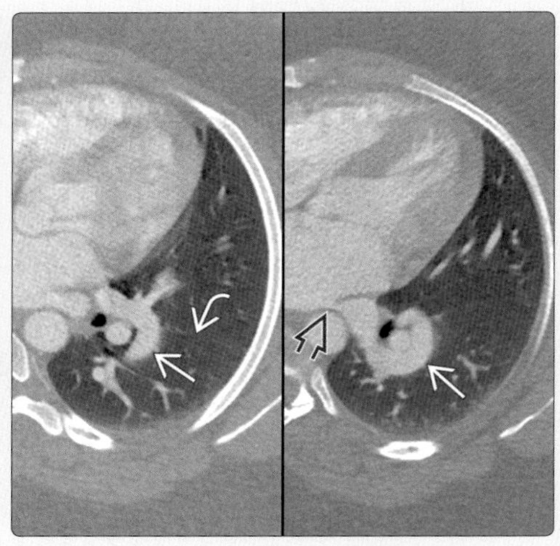

（左图）一名无症状的 64 岁女性，后前位胸片（左）和增强 CT（右）图像显示左肺上叶管状阴影→，对应于引流到左心房的迂曲肺静脉↷（引流未显示）。

（右图）一名 68 岁女性的冠位增强 CT MIP 重建图像显示右下叶迂曲肺静脉→流入左心房→。注意静脉下部的“弯刀”状形态⇨。

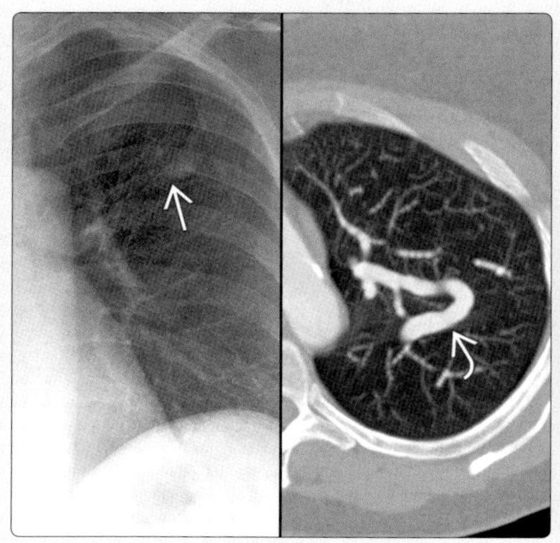

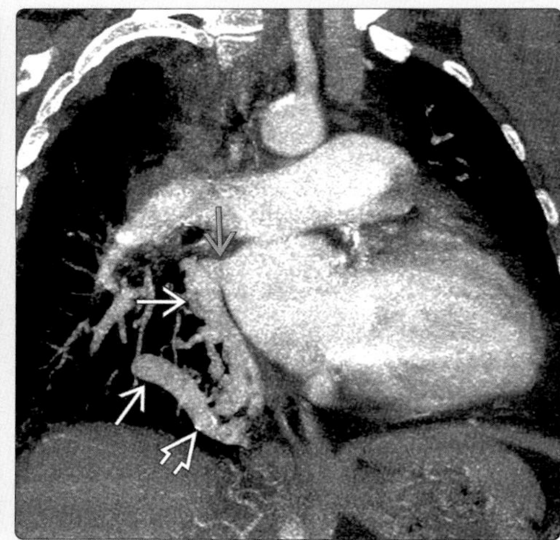

术语

缩写

- 肺静脉迂曲（meandering pulmonary vein, MPV）

同义词

- 假性弯刀综合征

定义

- 肺静脉走行异常，引流部分肺血，回流至左心房
- 单侧单肺静脉异常（anomalous unilateral single pulmonary vein, AUSPV）：单肺静脉引流整个肺血

影像学表现

基本表现

- 部位
  - MVP：右侧（3/4）> 左侧
  - >50% 累及右下肺静脉
  - 双侧 MPV 有报道
- 大小
  - 血管扩张，大小不一
- 形态
  - 迂曲管状阴影

X 线表现

- 肺管状或结节状阴影
- 右侧 MVP 可似“弯刀”状，类似弯刀综合征
- 血管扩张，走行迂曲

CT 表现

- 将异常血管定性为肺静脉
- MPV 引流至左心房，可穿过叶间裂

MR 表现

- MRA
  - 识别异常血管为肺静脉
  - 迂曲血管走行，回流至左心房

推荐的影像学检查方法

- 最佳影像检查方法
  - 增强 CT 是首选的成像方式
- 推荐的检查序列与参数
  - 容积及 MIP 重建

鉴别诊断

弯刀综合征

- 右肺通过弯曲的“弯刀”静脉汇入下腔静脉的异常引流
- 相关疾病：右肺发育不全、心脏右旋、右肺动脉发育不全、右肺体循环动脉供应异常
- 左向右分流

部分性肺静脉回流异常

- 肺静脉异常回流至右心房
  - 左侧头臂静脉引流
  - 右侧腔静脉引流
- 左向右分流

肺动静脉畸形

- 肺动脉与肺静脉直接连通，无毛细血管床介入
- 右向左分流

肺静脉曲张

- 局部肺静脉扩张；无分流
- 平片上类似肺结节

病理学表现

基本表现

- 病因
  - 肺分割完成前肺静脉闭锁 / 发育不全；大部分经剩余的“曲折”静脉引流
  - 胚胎期肺静脉与左心房的交通中断→肺动脉与体循环的原始连接持续存在→肺静脉与体循环的连接消失
- 相关异常
  - 可为偶然发现，无相关异常
  - 相关疾病：右肺发育不全，肺动脉发育不全，心脏右旋；“弯刀”静脉并存，先天性心脏病

临床要点

临床表现

- 最常见的症状 / 体征
  - 在无症状患者通常偶然发现
  - 无血流动力学异常或分流

人口统计学表现

- 年龄
  - 年龄范围：婴儿期至老年人
- 性别
  - 女性略占优势
- 流行病学
  - 罕见疾病，病例少

治疗

- 如果单独发生，则不需要治疗

诊断要点

考虑的诊断

- 无症状患者肺内出现迂曲管状肺阴影

图像解读要点

- CT 用于确认 MPV 异常血管和特征改变，并排除相关异常

奇静脉裂

关键要点

术语
- 右肺上叶内出现的副裂（奇静脉裂）

影像学表现
- 平片
  - 奇静脉裂：纤细的向胸壁方向凸出的曲线状阴影；从右气管支气管角延伸至右肺尖
  - 奇静脉：卵圆形，奇静脉裂下方泪滴状阴影
  - 三角形影：奇静脉裂上方的三角形阴影
- CT
  - 上部胸椎后外侧延伸至上腔静脉（superior vena cava, SVC）的弓形阴影
  - 进入上腔静脉前先穿过肺部

主要鉴别诊断
- 气管周围淋巴结肿大
- 主动脉上血管迂曲（头臂干）
- 右上叶肺不张

病理学表现
- 奇静脉于右肺尖区移行异常

临床要点
- 奇静脉裂：发生率 1%

诊断要点
- 奇静脉裂内侧致密的肺组织影并不意味着潜在的疾病
- 奇静脉增粗应及时评估
  - 中心静脉压升高和可能的病因
  - 上腔静脉和（或）下腔静脉阻塞

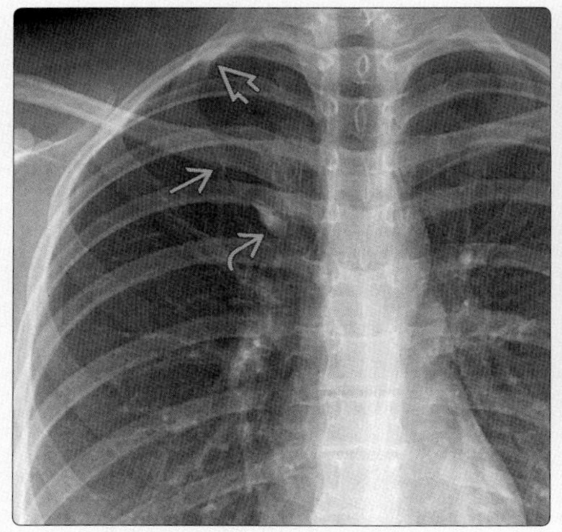
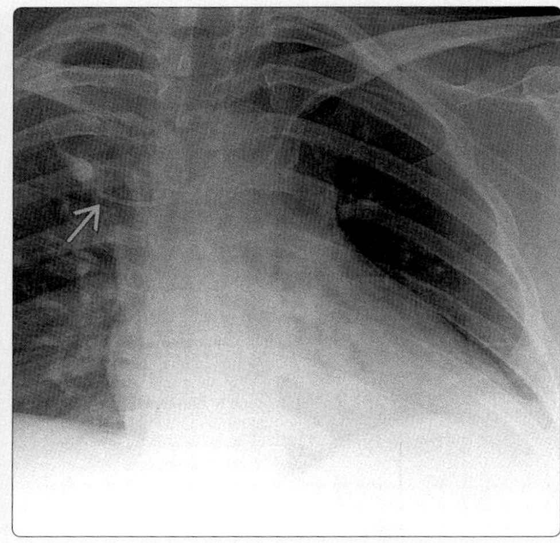

（左图）后前位胸片显示奇静脉裂，表现为纤细弓形线样➡，斜穿过右肺尖，在下方终止于奇静脉弓的泪滴状阴影↷。注意裂隙上部的“三角区”⇨。

（右图）前后位胸片显示左上肢 PICC 穿过中线，尖端在奇静脉弓下侧的奇静脉中➡。

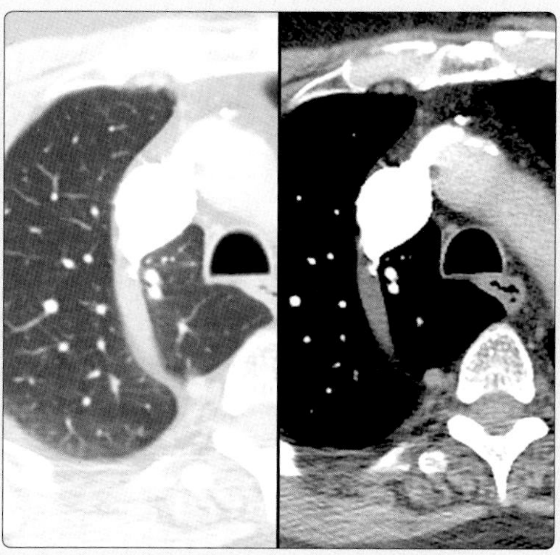
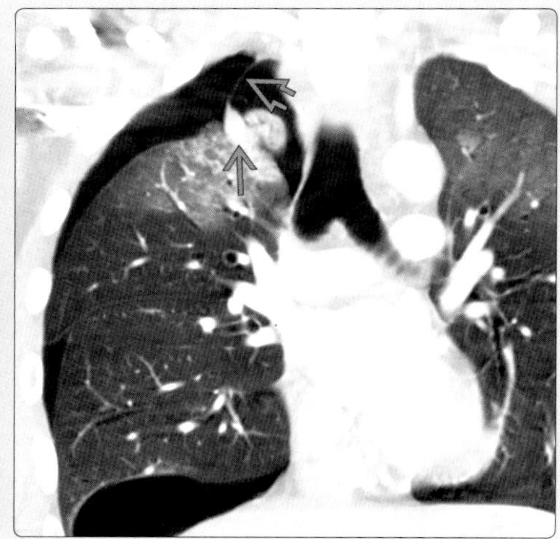

（左图）肺窗（左）和软组织窗（右）横断位增强 CT 图像显示奇静脉弓在副奇静脉裂的下侧走行并流入上腔静脉的后侧。

（右图）右侧气胸患者，冠状位增强 CT 图像显示两层壁胸膜⇨周围有气体，副奇静脉裂和其下侧的奇静脉弓➡。脏胸膜已经从裂中“剥离”。

术语

同义词
- 奇裂

定义
- 奇静脉在肺内异常移行，形成多余的裂隙，也叫奇副裂
  - 位于右肺上叶内（RUL），包含4层未融合的壁层胸膜和脏层胸膜
  - 垂直或弯曲叶间裂隙
  - 裂隙下缘内的奇静脉呈泪滴状
  - 三角区
    - 头侧胸膜顶裂隙起始部位置（三角区）决定裂隙内侧肺组织的大小
    - 三角区的位置决定裂隙内肺组织形状分类
      - A型：三角区位于肺尖外侧
      - B型：三角区位于肺尖的中点，奇裂相对垂直
      - C型：三角区位于内侧，奇裂向纵隔弯曲
    - 裂隙长度因类型而异：A型较长，B型和C型较短
- 不同大小的副裂构成右肺上叶内侧部分的边缘

影像学表现

推荐的影像学检查方法
- 特殊的平片及CT表现

X线表现
- 奇静脉裂：右肺上叶内右上叶支气管夹角至肺尖薄的弓形线状阴影
- 奇静脉：奇裂下部泪滴状阴影
- 三角区：肺尖部奇裂起始处三角形影
- 被奇裂包绕的肺组织正常充气
  - 血供来自右肺上叶尖段和后段分支的支气管动脉
- 奇裂内侧的阴影密度可能增加
  - 主动脉上血管迂曲（头臂干）
  - 纵隔脂肪增多症
  - 胸腺增大（幼儿）

CT表现
- 从上胸椎T4水平处后外侧延伸至上腔静脉的曲线状阴影
- 进入上腔静脉前先穿过右肺上叶
- 排除奇裂内侧肺部病变
- 奇静脉可钙化
- 奇静脉移至纵隔
  - 既往气胸可能是致病因素
  - 伴有胸内压力升高和肺裂变短
- 奇裂消失
  - 奇静脉移位
  - 肺尖纤维化

鉴别诊断

气管右侧淋巴结肿大
- 气管右侧肺纹理增粗

主动脉上血管迂曲（头臂干）
- 纵隔增宽，气管不变窄或移位

右上叶肺不张
- 直接和间接的体积缩小

病理学表现

基本表现
- 病因
  - 右肺尖奇静脉移行异常
- 相关异常
  - 奇裂内侧致密肺组织
    - 类似于病理改变而容易误诊
  - 奇静脉扩张
    - 中心静脉压升高：心脏代偿失调、三尖瓣狭窄、急性心包填塞、缩窄性心包炎
    - 获得性上腔静脉或下腔静脉阻塞
    - 肝内和肝外门静脉阻塞
    - 肺静脉异常引流
    - 内脏异位综合征伴多脾
      - 多脾、下腔静脉奇静脉交通、左上腔静脉、左胸腔异位症、腹部脏器异位、胰腺截断
  - 奇静脉移位至纵隔正常位置
  - 奇裂消失
    - 肺尖纤维化可使奇裂向上回缩（奇裂变短）

临床要点

临床表现
- 最常见的症状/体征
  - 无症状，影像学检查偶然发现

人口统计学表现
- 流行病学
  - 发生率1%

诊断要点

图像解读要点
- 肺裂内侧致密影不一定表示有潜在疾病
- 奇静脉扩张应及时评估中心静脉压升高和潜在病因

下腔静脉与奇静脉或半奇静脉异位连接

关键要点

术语

- 下腔静脉（inferior vena cava, IVC）在肾静脉上方中断，肝静脉引流至右心房，下腔静脉需经奇静脉引流到上腔静脉

影像学表现

- 平片
  - 奇静脉弓在右侧气管支气管角区增大
    - 奇静脉弓扩张：直立位 >10 mm，仰卧位 >15 mm
  - 奇静脉可见
  - ± 内脏异位综合征合并左侧异构
- CT
  - 无肾上和肝内下腔静脉
  - 肝静脉直接流入右心房
  - 扩张的奇静脉向头部走行，引流至上腔静脉
  - 在半奇静脉异位连接时，半奇静脉扩张
  - 内脏异位综合征伴左侧异构

主要鉴别诊断

- 上腔静脉阻塞
- 肺动脉高压
- 高容量状态
- 淋巴结肿大
- 肿瘤 / 血栓导致肝内下腔静脉闭塞

临床要点

- 通常无症状
- 合并先天性心脏病，产生相关症状
- 预后与合并的其他异常情况相关
- 手术误伤、结扎可能致命

诊断要点

- 通过下腔静脉进行导管介入治疗（如右心导管插入术）诊断奇 / 半奇异位连接具有重要意义

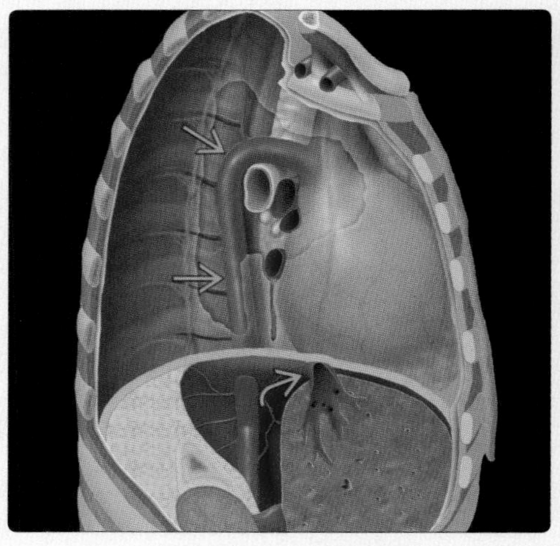

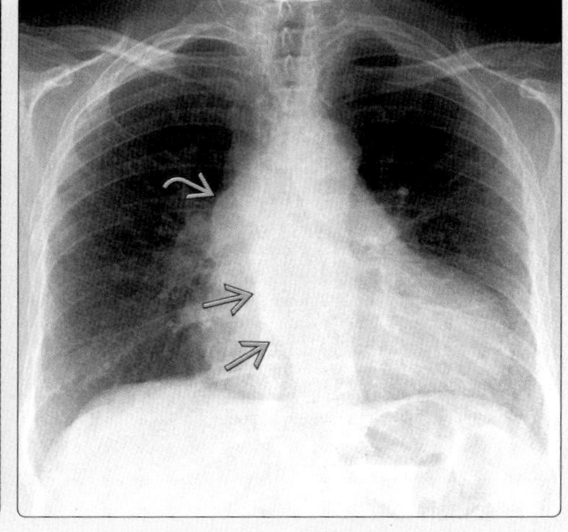

（左图）图示奇静脉异常连接的典型解剖特征，包括下腔静脉缺失，肝静脉直接引流至右心房➡，奇静脉扩张➡引流腹部静脉。

（右图）65 岁女性，内脏异位综合征患者，后前位胸片显示斜向阴影➡使奇食管隐窝模糊，明显扩张的奇静脉弓➡和双侧动脉下支气管，伴随左侧异构。

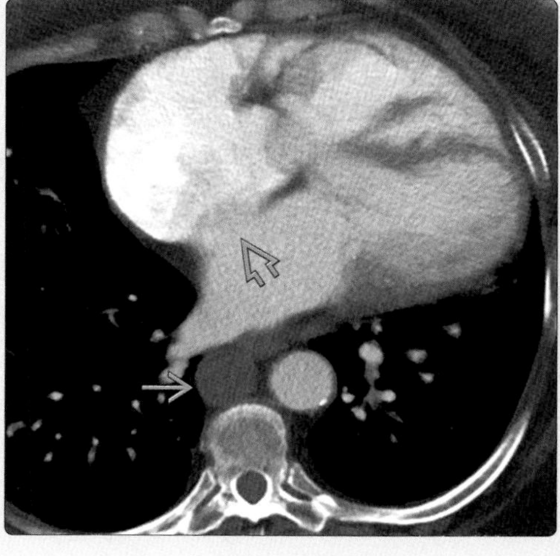

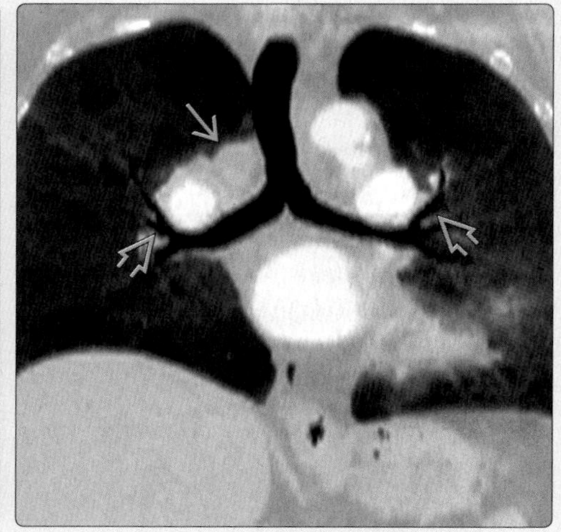

（左图）同一患者的横断位增强 CT 图像显示奇静脉明显扩张➡，心脏增大伴右心腔扩张，房间隔缺损➡。房间隔缺损是内脏异位综合征患者中常见的先天性心脏异常之一。

（右图）同一患者的冠状位增强 CT MinIP 重建图像显示双侧动脉下支气管➡和扩张的奇静脉弓➡，伴随左侧异构。

下腔静脉与奇静脉或半奇静脉异位连接

术语

同义词
- 奇静脉与下腔静脉连接
- 下腔静脉中断
- 下腔静脉肝段缺失伴奇静脉连接

定义
- 胚胎性右上主静脉永存和肾上段下主静脉发育不全所致
  - 肾静脉上方下腔静脉中断
  - 肝静脉直接引流入右心房
- 肝静脉直接引流入右心房
  - 奇静脉扩张
  - 偶见半奇静脉扩张
  - 奇静脉和半奇静脉均可将静脉引流入右心房
- 与先天性心脏病和内脏异位相关，尤其是伴有多脾的内脏异位综合征

影像学表现

基本表现
- 最佳诊断思路
  - 奇静脉或半奇静脉扩张伴肾静脉上方下腔静脉中断
- 大小
  - 奇弓位于右气管支气管角
    - 奇静脉扩张
      - 直立位短轴直径 >10 mm
      - 仰卧位短轴直径 >15 mm

X 线表现
- 后前位片
  - 右侧气管支气管夹角奇静脉弓局灶性扩大
    - 圆形或卵圆形
    - 直立位直径 >10 mm，仰卧位 >15 mm，考虑为扩张
  - 奇静脉胸片可见
  - 半奇静脉异常连接下腔静脉时可出现主动脉乳头显像
  - 内脏异位综合征伴左侧异构和多脾
    - 发现
      - 双侧双叶肺
      - 双侧动脉下支气管
      - 中线或横位肝
- 侧位片
  - 气管后密度增高和（或）气管食管间隙增厚
  - ± 心脏后下腔静脉界面缺失
  - 可能存在肝上段下腔静脉

CT 表现
- 增强 CT
  - 无肾上肝内段下腔静脉
  - 肝静脉直接引流入右心房
  - 椎旁奇静脉（右）或半奇静脉（左）扩张增粗
  - 奇静脉扩张向上流入上腔静脉后侧
    - 奇静脉弓扩张
  - 半奇静脉扩张向上走行
    - 通常引流入左上腔静脉，合并冠状窦扩张
    - 可以穿过中线汇入奇静脉
    - 很少引流入副半奇静脉、左上肋间静脉和左头臂静脉
    - 典型静脉引流方式，为主动脉外侧扩张的左侧静脉弓
  - 内脏异位综合征伴左侧异构表现
    - 心房不定位
    - 双侧双叶肺特征（左侧异常）
    - 双侧的动脉下支气管（左侧异常）
    - 先天性心脏病
      - 部分肺静脉回流异常
      - 房间隔缺损
      - 房室管缺损
    - 腹部异常
      - 多脾
      - 中位或异位腹部脏器
      - 肠旋转不良
      - 十二指肠前门静脉
      - 胰腺截断
      - 胆道闭锁

MR 表现
- T_1WI
  - 无肾上和肝内段下腔静脉
  - 肝静脉直接引流入右心房
  - 椎旁扩张奇静脉（右）或半奇静脉（左）
  - 奇静脉扩张，向上流入上腔静脉后侧
    - 奇静脉弓扩张
  - 扩张的半奇静脉沿脊柱左侧上行
    - 通常引流至左上腔静脉，可合并冠状窦扩张
    - 可以穿过中线汇入奇静脉
    - 很少引流至副半奇静脉、左上肋间静脉和左头臂静脉
    - 典型静脉引流方式，为主动脉外侧扩张的左侧静脉弓
  - 内脏异位综合征，左侧异构/多脾
- MRA
  - 静脉期观察到下腔静脉中断连接到奇静脉

推荐的影像学检查方法
- 最佳影像检查方法
  - 胸片、超声心动图和腹部超声组合是最佳的初始成像方式，尤其是在儿童患者
  - 增强 CT 或 MR 是评价奇静脉连接的首选检查

鉴别诊断

上腔静脉阻塞

- 上腔静脉远端肿块或血栓闭塞
- 奇静脉作为侧支通路
  - 奇静脉弓和奇静脉扩张
- 下腔静脉正常

肺动脉高压

- 右室心腔和上腔静脉扩张
  - 奇静脉弓增大
- 肺动脉干和中央肺动脉扩张
- 下腔静脉正常

高容量状态

- 心脏增大，肺血管增粗
  - 奇静脉弓增大
- 下腔静脉正常或扩张
- 妊娠、镰状细胞性贫血、肾病

淋巴结肿大

- 右气管旁淋巴结肿大
- 奇静脉弓正常，局部显示为淋巴结增大
- 下腔静脉正常

肿瘤或血栓所致肝内下腔静脉闭塞

- 血管内生长的肿块，尤其是肝细胞癌
- 肝段下腔静脉正常

双主动脉弓

- 可能在平片上类似增大的奇静脉弓和静脉
- 双主动脉弓不同于正常奇静脉弓和静脉
- 下腔静脉正常

病理学表现

基本表现

- 病因
  - 胚胎右上主静脉永存
  - 肾上段下主静脉发育不全
- 遗传学
  - 可能是散发的，可单独发生不伴有其他异常
  - 当合并内脏异位综合征，研究提示可能为多因素遗传模式：散发、常染色体显性、常染色体隐性和 X 连锁隐性
- 相关异常
  - 内脏异位综合征伴左侧异构表现
    - 双侧双叶肺和动脉下支气管
    - 肝脏 / 腹脏器中位或移位、肠旋转不良、十二指肠前门静脉、胰腺截断
    - 多脾
    - 先天性心脏病（50%）
  - 在无脾症中，罕见奇静脉与半奇静脉与下腔静脉异位连接

大体病理和手术所见

- 可使得手术复杂
  - 食管切除术
  - 肝移植
  - IVC 滤器位置
  - 腹主动脉瘤修复术
  - 导管插入术

临床要点

临床表现

- 最常见的症状 / 体征
  - 常无症状
- 其他症状 / 体征
  - 与先天性心脏病相关的症状
  - 可能与病态窦房结综合征有关

人口统计学表现

- 年龄
  - 各个年龄段均可发现，常为偶然发现
  - 伴有严重先天性心脏病，则可在低年龄段发现
- 性别
  - 无明显性别倾向
- 流行病学
  - 患病率约为 0.6%
  - 先天性心脏病心导管检查时，发现患病率为 0.2%~4.3%

自然病史和预后

- 与合并的畸形相关，特别是先天性心脏病
- 术中不慎损伤或结扎可能致命

治疗

- 与相关异常有关，特别是先天性心脏病

诊断要点

考虑的诊断

- 在通过下腔静脉进行导管介入治疗之前（如右心导管检查），诊断奇静脉 / 半奇静脉异位连接具有重要意义

图像解读要点

- 侧位胸片可能未显示心脏后下腔静脉缺失，原因是该部位有肝静脉

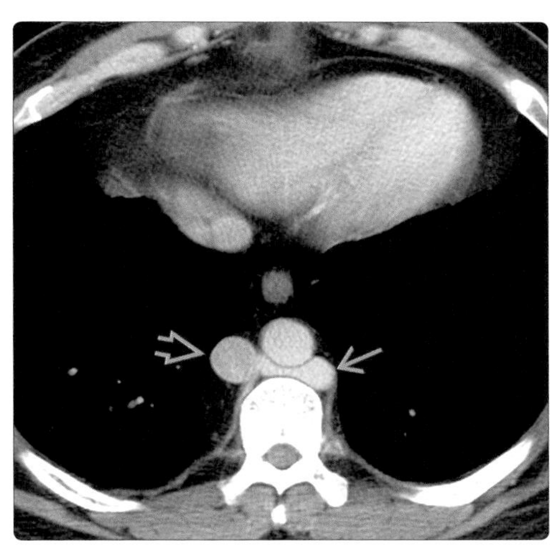

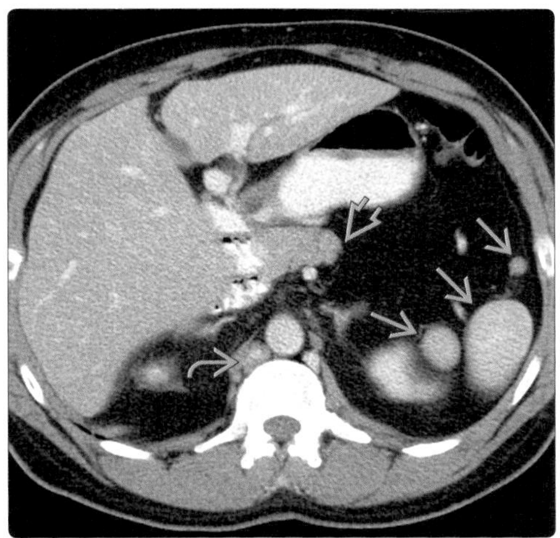

（左图）患者男性，39岁，奇静脉与下腔静脉异常连接，左侧异构，横断位增强CT图像显示扩张的半奇静脉→穿过中线与扩张的奇静脉⇒汇合。

（右图）同一患者的横断位增强CT图像显示奇静脉扩张↷，左上腹可见多个脾脏→，胰腺截断⇒，这些都属于内脏异位综合征和左侧异构患者的表现。

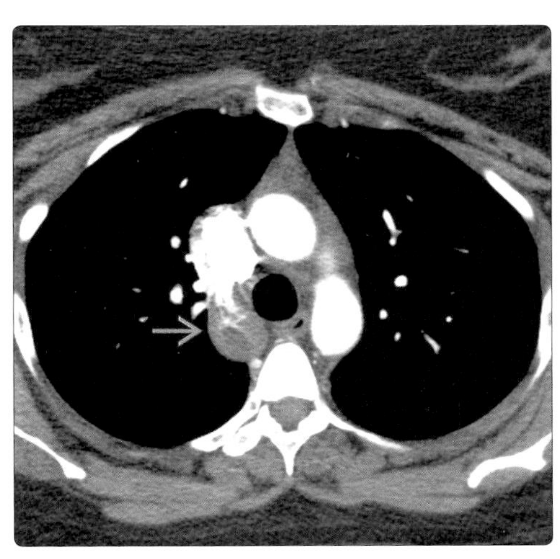

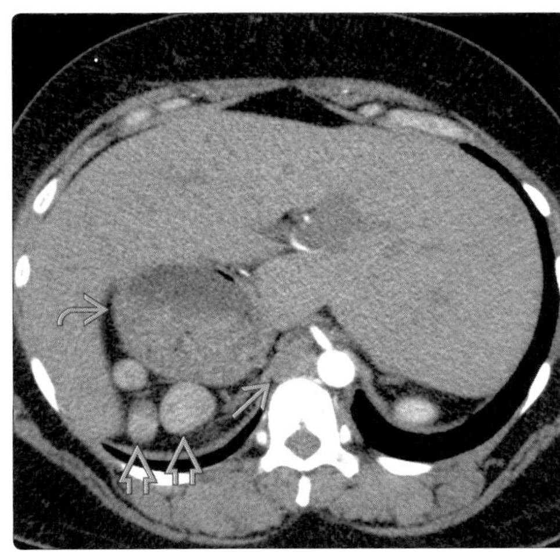

（左图）奇静脉与下腔静脉连接和内脏异位综合征患者的横断位增强CT图像显示奇静脉弓明显增大→。

（右图）同一患者的横断位增强CT图像显示奇静脉扩张→、肝脏转位、右侧胃泡↷和多脾⇒。内脏异位和多脾患者的多脾总是与胃在身体的同一侧，并且通常沿着胃大弯排列。

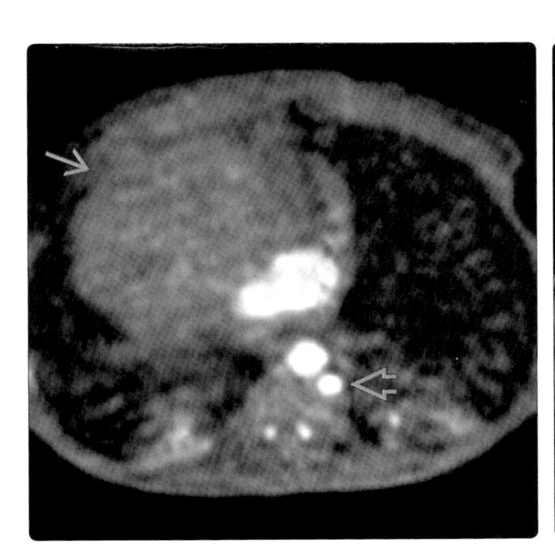

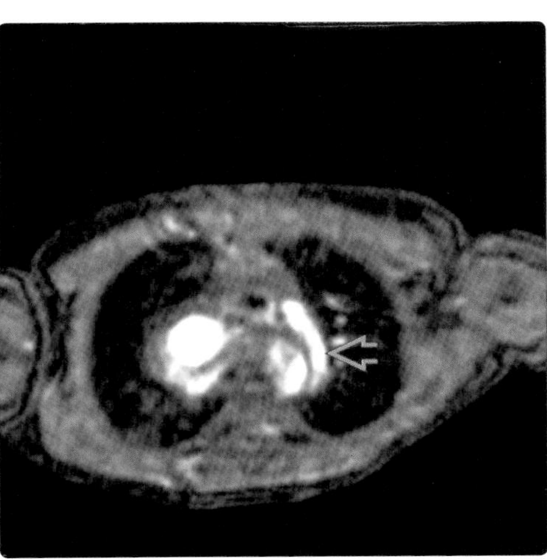

（左图）横断位MR电影显示内脏异位综合征患者的半奇静脉扩张⇒，下腔静脉半奇静脉异常连接。注意右位心→，这是可能与内脏异位综合征一起发生的先天性异常的一种。

（右图）同一患者的横断位MR电影显示半奇静脉弓⇒连接半奇静脉和永存左上腔静脉。

永存左上腔静脉

关键要点

术语

- 永存左上腔静脉（persistent left superior vena cava, PLSVC）
- 左上腔静脉（left superior vena cava, SVC）起自同侧锁骨下静脉和颈内静脉汇合处
- 汇入冠状窦，偶尔汇入左心房 ± 无顶冠状窦［即冠状窦房间隔缺损（atrial septal defect, ASD）］

影像学表现

- 平片
  - 主肺动脉窗外突
  - 左侧垂直走行的导管和起搏器导联线
- CT/MR
  - 位于左上纵隔的垂直血管
  - 起自左侧颈内静脉和锁骨下静脉汇合处
  - 通常汇入扩张的冠状窦
  - 右上腔静脉可正常、较小或缺失

主要鉴别诊断

- 左上叶部分肺静脉异常回流
  - 异常的左上叶静脉与垂直静脉相连
  - 垂直静脉走行于左纵隔 – 主动脉弓的血管前间隙内
  - 冠状窦无扩大

临床要点

- 通常无症状
- 发绀：永存左上腔静脉汇入左心房和（或）ASD
- 最常见的先天性胸腔静脉畸形
  - 普通人群发病率为 0.3%~0.5%
- 治疗：如单独出现，无需处置；如出现严重分流，需手术治疗

诊断要点

- 如发现中心置管或起搏器导联管沿主动脉弓左侧垂直走行，可考虑诊断为永存左上腔静脉

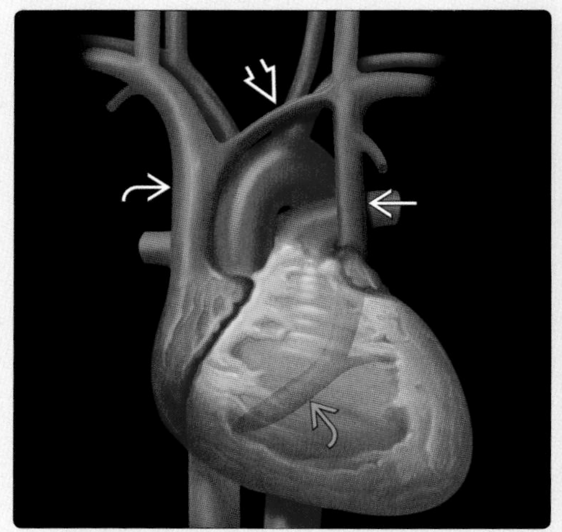

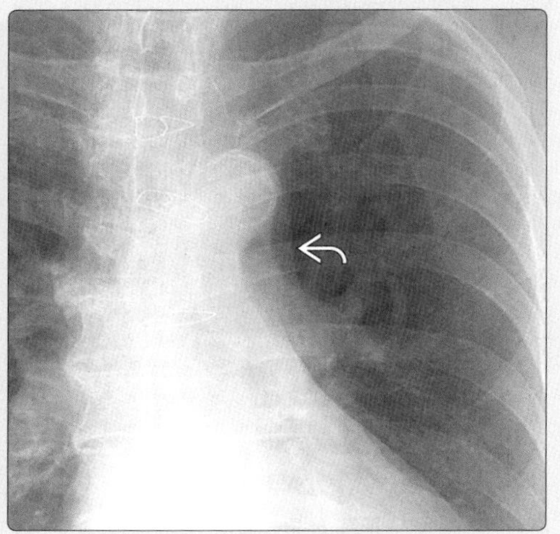

（左图）图示典型的永存左上腔静脉➡垂直走行并汇入冠状窦➡，连接右上腔静脉➡和桥接静脉➡。

（右图）一名无症状的永存左上腔静脉患者胸片显示，主肺动脉窗外突➡，这是一种非特异性的表现，也可见于部分肺静脉回流异常、淋巴结肿大以及纵隔脂肪瘤。

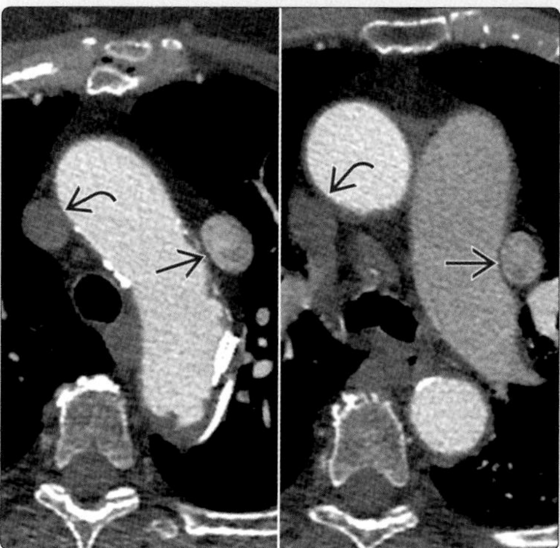

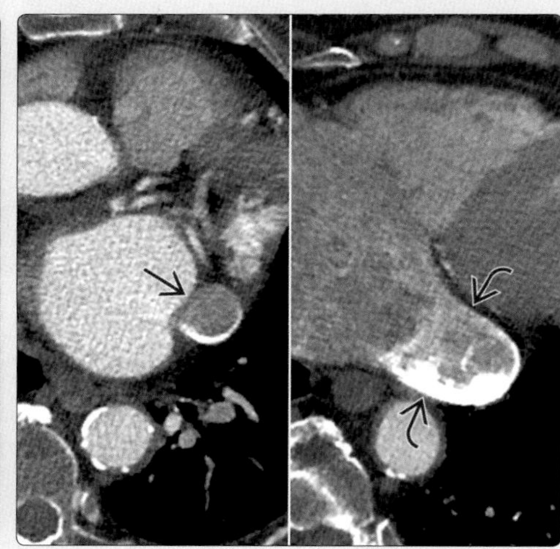

（左图）多层面横断位 CTA 显示，永存左上腔静脉➡沿纵隔左缘走行，还可见右上腔静脉➡。通常两者之间没有连通（如桥接静脉）。

（右图）同一患者横断位 CTA 显示，永存左上腔静脉➡沿纵隔左缘走行于左心耳和上肺静脉之间。这些病例中的冠状窦➡通常扩张。

永存左上腔静脉

术语

缩写

- 永存左上腔静脉（PLSVC）

定义

- 左上腔静脉（SVC）起自同侧锁骨下静脉和颈内静脉汇合处
- 通常汇入冠状窦，偶尔汇入左心房 ± 无顶冠状窦[即冠状窦房间隔缺损（ASD）]

影像学表现

基本表现

- 最佳诊断思路
  - 位于主动脉弓外侧的垂直走行静脉，同时合并冠状窦的扩张
- 大小
  - 可变

X 线表现

- 平片
  - 可能为正常
  - 主肺动脉窗的外突
    - 正常情况下，主动脉弓外侧没有软组织结构
    - 也可能发生于左上叶部分肺静脉异常回流，或无法区分的软组织包块
  - 中心导管或起搏器/除颤器导联管垂直走行于主动脉弓左侧

CT 表现

- 增强 CT
  - 沿左上纵隔垂直走行的静脉
    - 起自左锁骨下静脉和颈内静脉汇合处
    - 接收左上肋间静脉的回流
    - 血管前间隙内向下走行
      - 位于主动脉弓和肺动脉干外侧
      - 左主干支气管前方
      - 因其走行于后方并汇入左房，可能难以识别
  - 引流
    - 多数汇入冠状窦，且通常伴有扩张
    - 少数汇入左心房
      - 通常形成大小可变的右向左分流
      - 可伴有无顶冠状窦；冠状窦 ASD，左向右分流
  - 右 SVC 可能正常、较小或缺失
  - 左头臂静脉（桥接静脉）通常缺失（65%）
  - 可接受左半奇静脉系统的回流，特别是半奇静脉的接续

MR 表现

- 形态学评估与 CT 相当
  - 与 CT 结果相同
- 可对汇入左房和（或）冠状窦 ASD 进行分流的定量化分析
  - 流速编码序列
- 在评估先天性心脏病方面优于 CT

血管造影表现

- DSA
  - 通过左侧导管注射对比剂，可使向下汇入冠状窦和右房的静脉显影

推荐的影像学检查方法

- 最佳影像检查方法
  - CT 和 MR 对形态学的评估效果相当
- 推荐的检查序列与参数
  - 左臂注射可达到最佳的静脉显影效果

心脏超声表现

- 冠状窦扩张
- 利用盐水对比剂确诊（气泡实验）
- 标准
  - 二维心脏超声显示扩张的冠状窦，不伴有右侧充盈压的升高
  - 通过左臂静脉注射盐水对比剂后，扩张冠状窦先于右房增强显影
  - 通过右臂静脉注射后，右心房通常先于冠状窦增强显影

鉴别诊断

扩张的冠状窦

- 其他病因
  - 右心房压力升高（最常见）
  - 冠状动静脉瘘
  - 左上叶部分肺静脉异常回流
  - 冠状窦 ASD（无顶冠状窦）

左上叶部分肺静脉异位回流

- 左上肺静脉与垂直静脉的异常连接
- 垂直静脉沿纵隔－主动脉弓左缘血管前间隙的向头侧走行
- 正常位于左主干支气管前方的左上肺静脉缺如
- 冠状窦无扩大
- 左头臂静脉和右上腔静脉正常或增粗
- MRV 上血流方向为头侧（非尾侧）

主肺动脉窗的外突

- 其他病因
  - 纵隔脂肪瘤（最常见）
  - 左上叶部分肺静脉异常回流（即垂直静脉）
  - 淋巴结肿大
  - 肿瘤（如肺癌）

扩张的左上肋间静脉

- 沿主动脉外缘水平走行
- 通常小于左上腔静脉
- 提供左侧头臂静脉和副半奇静脉之间的吻合支

淋巴结

- 在连续图像上呈非管状

病理学表现

基本表现

- 病因
  - 永存的左上腔静脉
- 遗传学
  - 遗传易感性尚未可知
  - 先天性心脏病患者的发生率较高
- 相关异常
  - 先天性心脏病
    - 在所有 PLSVC 病例中占 40%
    - 右侧 SVC 缺如时更多见
      - □ ASD
      - □ 二尖瓣主动脉瓣
      - □ 主动脉缩窄
      - □ 冠状静脉窦口闭锁
      - □ 三房心
  - PLSVC 出现在 30~50% 的异位综合征患者中

分期、分级和分类

- 无顶冠状窦房间隔缺损（ASD）的分类
  - Ⅰ型：存在 PLSVC，且完全无顶
  - Ⅱ型：完全无顶，但不存在 PLSVC
  - Ⅲ型：部分中段无顶
  - Ⅳ型：部分顶端无顶

大体病理和术中表现

- 亚型
  - 右侧和左侧 SVC
    - 最常见
    - 桥接静脉可能存在或不存在（65% 不存在）
  - PLSVC 和右侧 SVC 缺失
    - 与尾侧右上腔静脉退化有关
- 汇入处：右心房（80%~90%），左心房（约 10%）

临床要点

症状

- 最常见的症状 / 体征
  - 通常无症状
- 其他症状 / 体征
  - 引流至左心房的 PLSVC 和（或）ASD 可能会出现发绀
  - 出现异常栓塞或脑脓肿风险的相关因素有 ASD、无顶冠状窦或静脉与左房的直接连通
  - 置管过程中牵拉房室结引起的心律失常，罕见
  - 因二尖瓣关闭不全而导致的左室流出道阻塞，罕见
  - 先天性心脏病
    - 可能出现与 ASD 或异位性综合征相关的症状
  - 肺动脉导管放置困难时，可在影像引导下进行
  - 心脏起搏器和植入式心脏除颤器的放置难度加大
    - 并发症：心律失常、心源性休克、心脏填塞、冠状窦血栓形成
  - PLSVC：逆行性心肌麻痹的相对禁忌证

人口统计学表现

- 年龄
  - 任何年龄段均可发现
  - 伴有复杂相关先天性畸形患者可能在青少年发现
- 性别
  - 无差别
- 流行病学
  - 最常见的先天性胸静脉畸形
  - 左侧 SVC 发生率为普通人群的 0.3%~0.5%
  - 患病率：先天性心脏病儿童为 3%~10%
    - 在先天性心脏病中，PLSVC 通常直接汇入左房
    - 汇入位于左心耳和肺静脉之间的左房顶部
    - 冠状窦通常缺失或无顶，导致心房间连通

自然病史和预后

- 与先天性异常相关

治疗

- 如单独出现，无需处置；如出现严重分流，需手术治疗

诊断要点

考虑的诊断

- 左臂注射对比剂可最优化显示 PLSVC
- 评估 PLSVC 患者的其他相关先天性异常

影像解读要点

- 如发现中心置管或起搏器导联管沿主动脉弓左侧垂直走行，可考虑诊断为 PLSVC

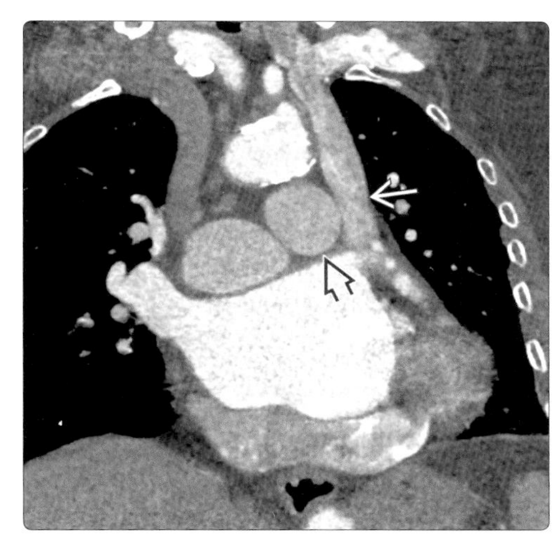

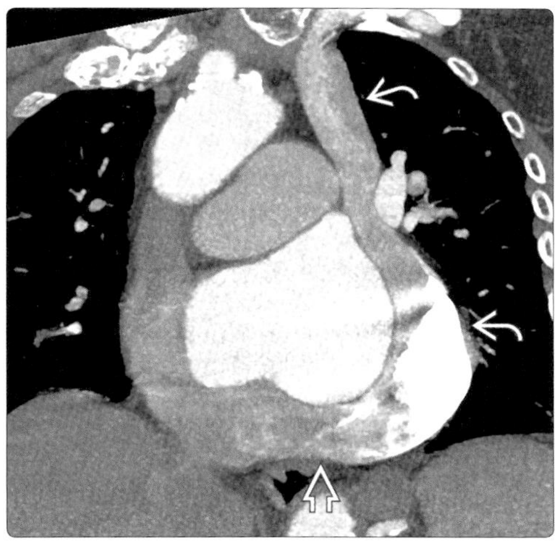

（左图）患者的冠状位 CTA 显示永存左上腔静脉➡和左肺动脉⇨的关系。正常情况下，主动脉弓或肺动脉外侧不会出现软组织影。

（右图）同一患者的斜冠状位 CTA 显示永存左上腔静脉↪的整个走行路径。扩张的冠状窦➡是鉴别永存左上腔静脉与左上叶部分异常肺静脉回流的特征性发现。

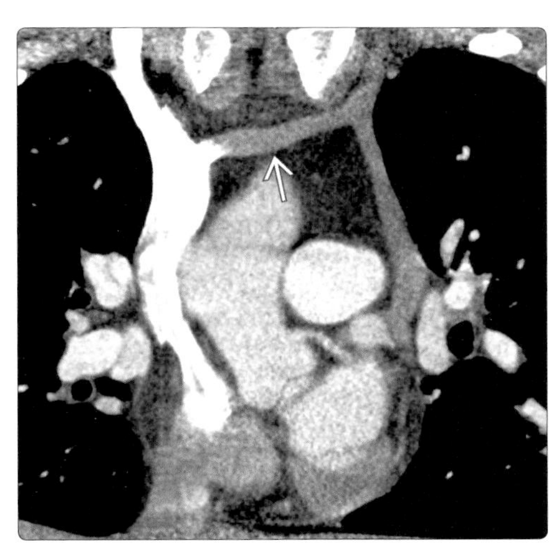

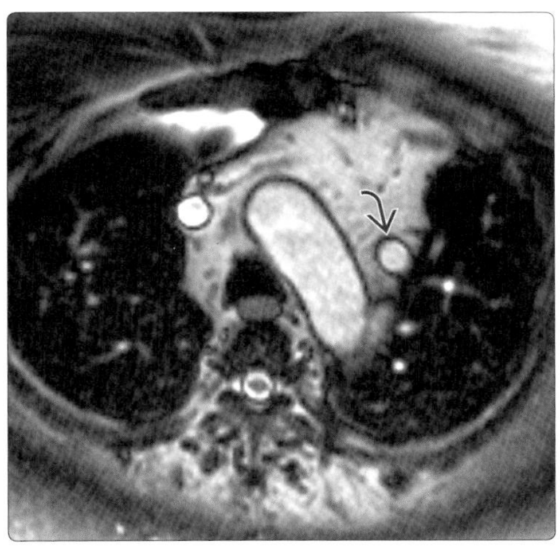

（左图）斜冠状位 CTA 显示永存左上腔静脉的桥接静脉➡，连接左上腔静脉与右上腔静脉。永存左上腔静脉患者中约 65% 未发现连接左右上腔静脉的桥接静脉。

（右图）横断位增强 MR 显示永存左上腔静脉↪位于主动脉弓外侧。在这一病例中，左上腔静脉汇入冠状窦房间隔缺损（即无顶冠状窦）的左心房。

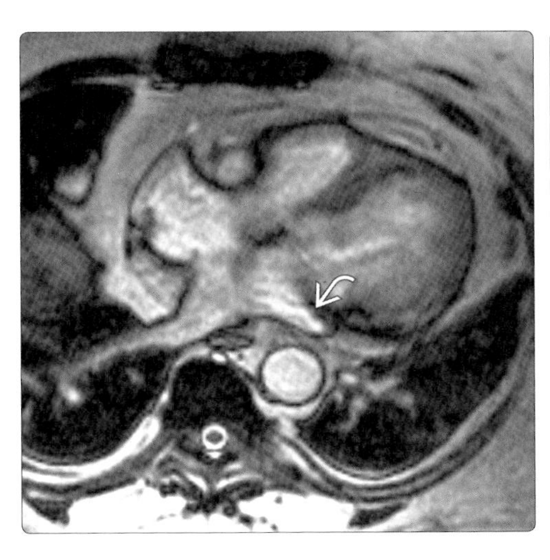

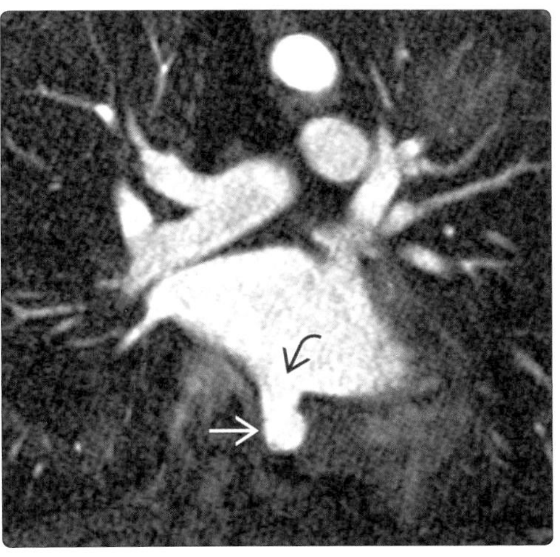

（左图）同一患者的横断位增强 MR 显示正常大小的冠状窦↪。建议通过多平面成像来确认是无顶冠状窦。速度编码序列可用于发现从右向左的分流。

（右图）同一患者的斜冠状位 MRA 显示冠状窦的短轴➡，可见无顶冠状窦及其与左心房的连接通道↪。MR 在诊断和量化右向左分流时要优于 CT。

迷走锁骨下动脉

关键要点

术语

- 迷走右锁骨下动脉（aberrant right subclavian artery, ARSA）：起自主动脉弓远端，经气管和食管后方向右侧走行

影像学表现

- 平片
  - 一般正常
  - 前后位胸片：主动脉弓左侧及其右上方密度增高影（60%）
  - 侧位胸片：Raider 三角间隙密度增高；气管后壁凹陷
- 食管造影：食道出现斜后压迹
- CT
  - 主动脉弓左侧壁发出，四个分支血管中的最后一个分支
  - 经气管和食管后方走行，向上方延伸，并从左到右穿过中线
  - Kommerell 憩室：ARSA 起始部管腔扩张

主要鉴别诊断

- 右位主动脉弓
- 双主动脉弓
- 前肠重复囊肿
- 食管异常：肿瘤、贲门失弛缓症、异物
- 胸骨后甲状腺肿或异位甲状腺

临床要点

- 最常见的先天性主动脉弓异常
- 多数无症状；一般症状包括吞咽困难、咳嗽、气管/食管压迫引起的呼吸困难
- 治疗
  - 无症状者无需治疗
  - 症状严重者可能需要手术

诊断要点

- ARSA 的诊断对手术计划很重要，特别是甲状腺/甲状旁腺手术

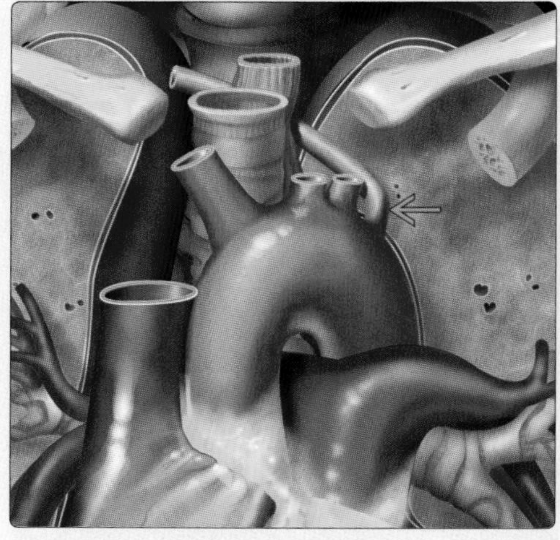

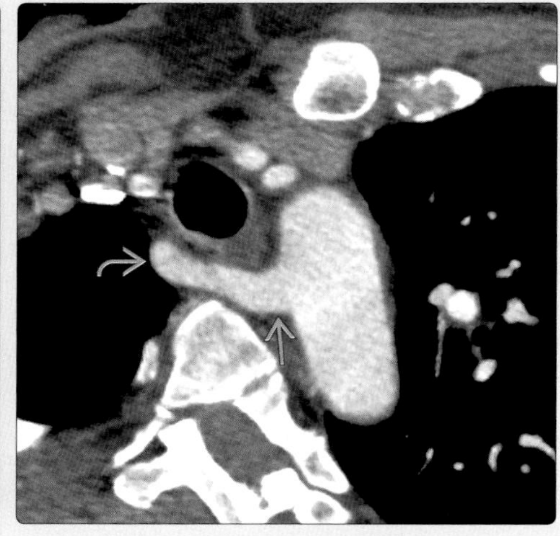

（左图）迷走右锁骨下动脉→的解剖学示意图，起自主动脉弓左侧壁的最后一个分支，经气管和食道后方，穿过中线继续向右走行。

（右图）一名 55 岁无症状女性的斜横断位增强 CT 图像显示，迷走右锁骨下动脉↗起自 Kommerell 憩室→，后者开口于降主动脉，并特征性地走行于食管后方。

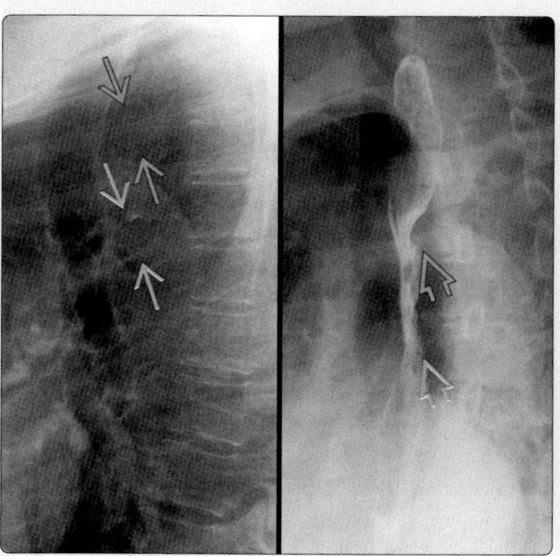

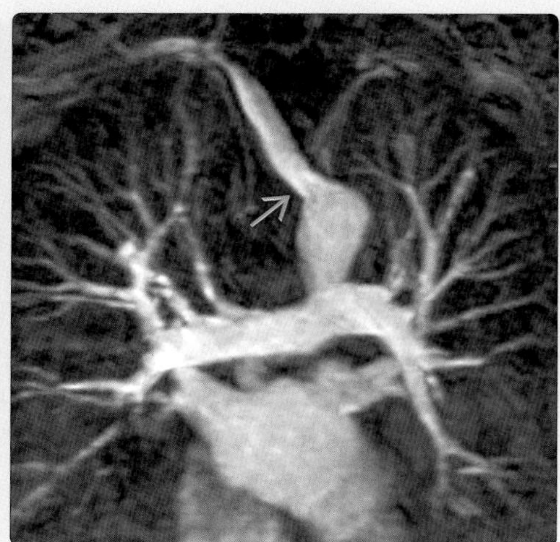

（左图）同一患者的侧位胸片（左）和左前斜位食管造影（右）显示，气管后间隙密度增高→，对应食管后壁压迹⇒。

（右图）冠状位增强 MRA 显示，迷走右锁骨下动脉→起自降主动脉的近端，穿过中线向右上肢供血。

迷走锁骨下动脉

术语

同义词

- 迷走右锁骨下动脉（aberrant right subclavian artery，ARSA）

影像学表现

基本表现

- 最佳诊断思路
  - 起自主动脉弓左侧远端的动脉分支，经气管和食道后方向右侧走行
- 部位
  - 最常见的是食管后和脊柱前方
  - 食道和气管之间（15%）
  - 气管前部（5%）

X 线表现

- 胸片
  - 胸片多数正常
  - 正位胸片
    - 主动脉弓左侧密度增高，并向右上方延伸（60%）
    - 右锁骨下内侧区显示模糊
  - 侧位胸片
    - Raider 三角间隙模糊（气管后间隙）
    - 主动脉弓边界模糊（60%）
    - 气管后壁压迹（50%）

透视表现

- 食管造影
  - 食管斜后方出现压迹，向上朝向右肩

CT 表现

- ARSA：为主动脉弓左侧四大分支中的最后一个分支
  - 经气管和食管后方向上走行，并从左到右穿过中线
    - 食管明显受压
  - 无头臂动脉
  - Kommerell 憩室
    - 扩张的 ARSA 起始段，为起自主动脉弓后侧的锥形管状结构
    - 可伴血栓或钙化

推荐的影像学检查方法

- 最佳影像检查方法
  - 增强 CT 或 MRA 是显示 ARSA 及其特征的最佳方法

鉴别诊断

气管后间隙肿块

- 脉管源性
  - 右位主动脉弓
  - 双主动脉弓
- 前肠重复囊肿
- 食管异常
  - 肿瘤（良性或恶性）
  - 贲门失弛缓症
  - 异物
- 纵隔内甲状腺肿或异位甲状腺

病理学表现

基本表现

- 病因
  - 位于左颈动脉和左锁骨下动脉间的胚胎性主动脉弓右侧第 4 支的退化所致
- 相关联的异常
  - 先天性心脏病
  - 唐氏综合征（21 三体）、爱德华兹综合征（18 三体）
  - 右喉神经异常（非复发性喉神经，直接进入喉部）
  - 胸导管可能终止于右侧

大体病理和手术所见

- ARSA 走行的病理学分类
  - 食管后（80%）、气管后（15%）、气管前（5%）
- Kommerell 憩室（60%）
- 迷走左锁骨下动脉
  - 右位主动脉弓
  - 非镜像分支：主动脉最后分支，先天性心脏病发病率不增加
- 镜像分支：左锁骨下动脉为主动脉弓的第一分支；先天性心脏病的发病率升高
  - 最常见的先心病：法洛四联症、室间隔缺损（VSD）、永存动脉干

临床要点

临床表现

- 最常见的症状 / 体征
  - 多数无症状
- 其他症状 / 体征
  - 食管压迫引起的吞咽困难
  - 气管压迫引起的呼吸困难和咳嗽

人口统计学表现

- 流行病学
  - 最常见的主动脉弓异常；发病率为 0.5%~2%

自然病史和预后

- 发病率和死亡率与手术修复相关

治疗

- 无症状者无需处置
- 轻症者：饮食调整
- 症状严重者可能需要手术

诊断要点

考虑的诊断

- 识别 ARSA 对手术计划很重要，尤其是在甲状腺 / 甲状旁腺手术期间
  - 注意非复发性右侧喉神经
  - 迷走动脉可能对左侧喉返神经造成的压迫（如特纳综合征）

右位主动脉弓

关键要点

术语
- 右位主动脉弓（right aortic arch, RAA）
  - 主动脉弓位于气管右侧
- 常见变异
  - RAA 伴迷走左锁骨下动脉（aberrant left subclavian artery, ALSA）± Kommerell 憩室（Kommerell diverticulum, KD）
  - RAA 伴镜像分支

影像学表现
- 平片
  - 正位胸片：气管右侧密度增高，伴右侧管壁压迹
  - KD：侧位胸片食管后方密度增高，伴气管后壁压迹
- CT
  - RAA 伴食管后走行的 ALSA，可伴 KD
  - RAA 伴镜像分支
  - RAA 伴左降主动脉和食管后主动脉段

主要鉴别诊断
- 双主动脉弓
- 纵隔肿块

临床要点
- RAA 伴 ALSA
  - 多数无症状
  - 部分合并 KD 者可出现吞咽困难或喘鸣
- RAA 伴镜像分支
  - 发绀型先天性心脏病
- RAA 伴左侧降主动脉（回旋主动脉）
  - 肺动脉和 ALSA 之间的导管韧带构成血管环
- 治疗
  - RAA 伴 ALSA/KD 且出现症状者可通过左侧开胸分割韧带手术

诊断要点
- RAA 伴 ALSA 但不伴 KD 多为偶然发现

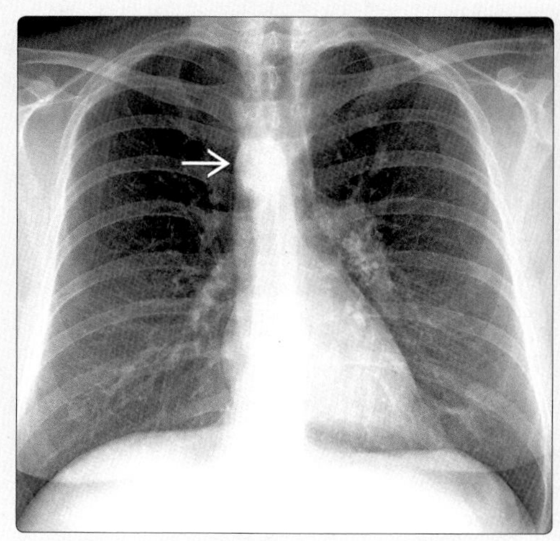

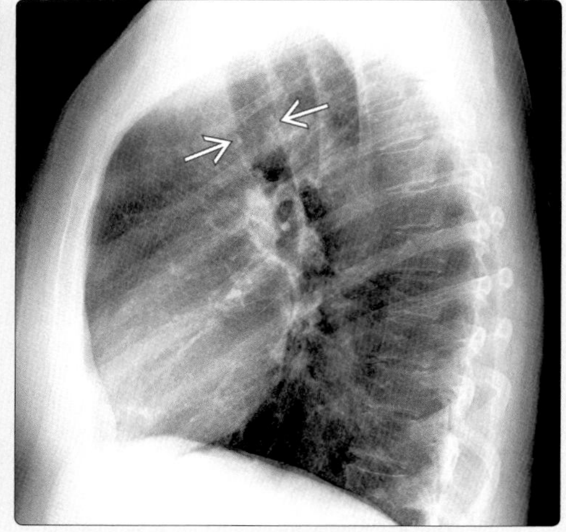

（左图）一名右位主动脉弓伴迷走左锁骨下动脉患者的正位胸片显示，右位主动脉弓在气管右侧表现为类圆形高密度影➡，同时压迫气管右侧壁。

（右图）同一患者的侧位胸片显示，气管后部形态正常➡。迷走左锁骨下动脉未合并 Kommerell 憩室，侧位胸片气管后部未出现压迹可作为诊断依据。

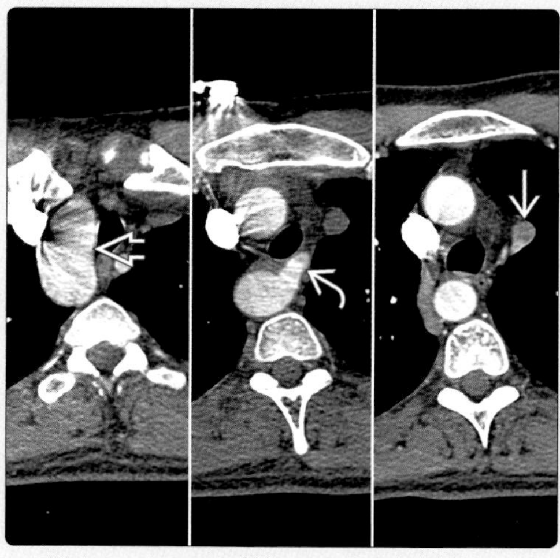

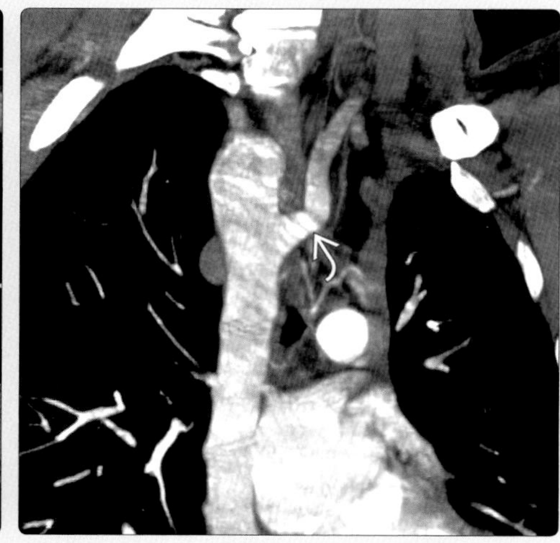

（左图）横断位 CTA 多层面合并显示，右位主动脉弓➡、迷走左锁骨下动脉↪、右降主动脉以及偶发的永存左上腔静脉➡，后者汇入冠状窦（图中未显示）。

（右图）同一患者的冠状 CTA 显示，迷走左锁骨下动脉↪起自主动脉弓的最后一个分支。该患者并未发现 Kommerell 憩室和导管韧带，因此也未发现异常构成的血管环。

术语

缩写

- 右位主动脉弓（right aortic arch, RAA）
- 左位主动脉弓（left aortic arch, LAA）

定义

- 主动脉弓位于气管右侧
- 主要变异
  - RAA 伴迷走左锁骨下动脉（ALSA）± Kommerell 憩室
    - 分支：左颈总动脉、右颈总动脉、右锁骨下动脉、迷走左锁骨下动脉
    - KD
      - ALSA 起始处囊状扩张
      - 提示存在动脉韧带和血管环
  - RAA 伴镜像分支：左头臂动脉、右颈总动脉、右锁骨下动脉
- 不常见的变异
  - RAA 伴左降主动脉（回旋主动脉）
  - RAA 伴独立的左锁骨下动脉
  - RAA 伴迷走头臂动脉
  - RAA 伴单侧肺动脉缺如

影像学表现

基本表现

- 最佳诊断思路
  - RAA 压迫气管右侧壁

X 线表现

- 平片
  - 一般表现
    - 气管右侧密度增高
    - 气管右侧壁压迹
  - RAA 伴 ALSA
    - 合并 KD
      - 食管后间隙密度增高
      - 气管后壁出现压迹
      - 正位胸片上可近似于 LAA
  - RAA 伴镜像分支
    - 可伴右旋心动过速
    - 与先天性心脏病高度相关
  - RAA 伴单侧肺动脉缺如
    - 同侧肺部发育不良，对侧肺部过度充气
    - 肺血管影缺失或明显减少

CT 表现

- RAA 伴 ALSA
  - 四大分支按以下顺序排列：左颈总动脉、右颈总动脉、右锁骨下动脉、ALSA
  - ALSA 走行于食管后方
  - KD：ALSA 起始部囊状扩张
- RAA 伴镜像分支
  - 三大分支按以下顺序排列：左头臂动脉、右颈总动脉、右锁骨下动脉
  - 主动脉盲端憩室（类似于 KD），罕见
- RAA 伴左侧降主动脉（回旋主动脉）
  - 主动脉部分走行于食管后
- RAA 伴独立左锁骨下动脉
  - 三大分支按以下顺序排列：左颈总动脉、右颈总动脉、右锁骨下动脉
  - 左锁骨下动脉起始于盲端，通过导管韧带连接到主动脉弓

MR 表现

- 评估解剖结构变异的准确性与 CT 相同

鉴别诊断

双主动脉弓

- 可能无法通过胸片鉴别；KD 可近似于 LAA
- CT 和 MR 诊断
  - 形态学上：RAA 较粗，LAA 较细
  - 双主动脉弓伴 LAA 闭锁
    - 左锁骨下动脉下闭锁
    - 主动脉憩室在 DAA 中更常见

纵隔肿块

- 气管右侧肿大淋巴结和（或）在胸片中近似于 RAA 的肿块

病理学表现

基本表现

- 病因
  - 胚胎学说
    - RAA 伴 ALSA：左颈总动脉和左锁骨下动脉之间的血管中断
    - RAA 伴镜像分支：左锁骨下动脉远端血管中断
- 相关异常
  - RAA 伴 ALSA ± KD：先天性心脏病发病率低
  - RAA 伴镜像分支：先天性心脏病发病率高（约 98%）

临床要点

症状

- 最常见的症状 / 体征
  - RAA 伴 ALSA
    - 伴有 KD 的患者可能出现吞咽困难或喘鸣

自然病史与预后

- 主要由合并的先天性心脏病所决定

治疗

- RAA 伴 ALSA/KD 且有症状者
  - 需要通过左侧开胸手术分割韧带
- 伴镜像分支 RAA
  - 相关先天性心脏病的治疗

诊断要点

考虑的诊断

- RAA 伴 ASLA 但不伴 KD 通常为偶然发现

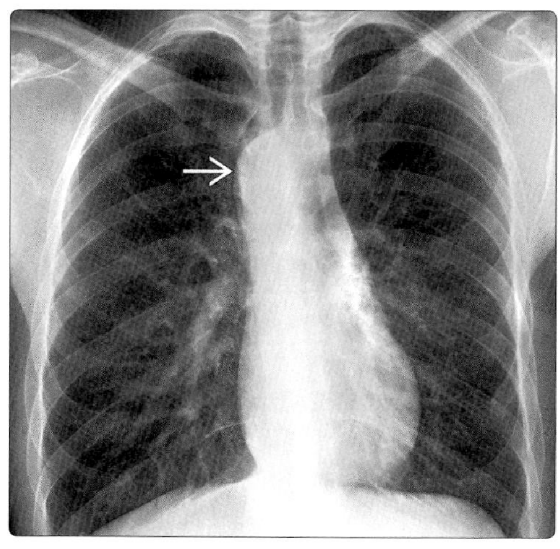

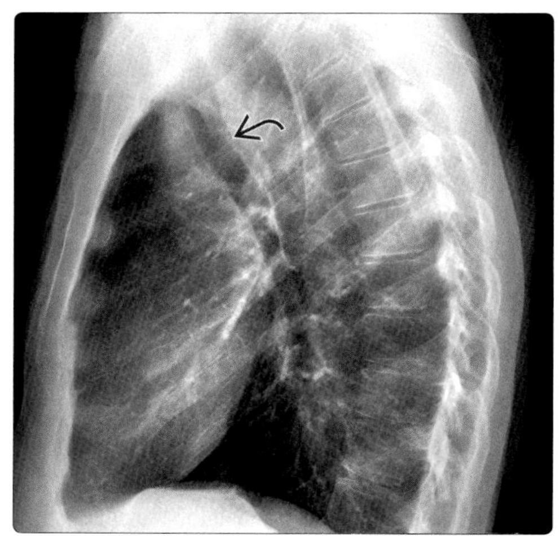

（左图）一名无症状患者的正位胸片显示，右位主动脉弓表现为气管右侧的密度增高影➡，同时压迫气管右侧壁。

（右图）同一患者的侧位胸片显示，气管后壁出现的压迹↪与 Kommerell 憩室有关，这表明不存在镜像分支但存在血管环，症状可有可无。

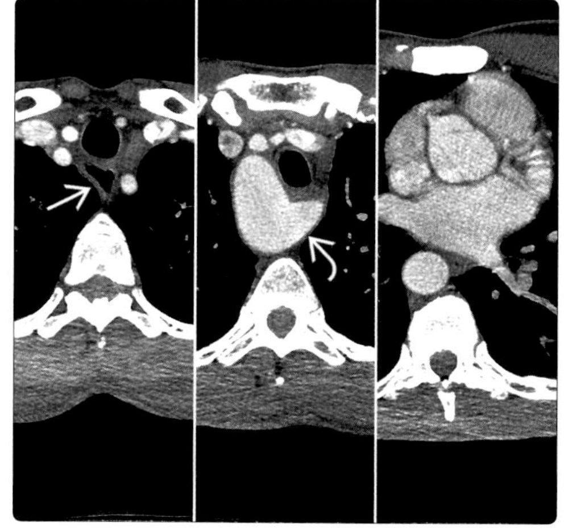

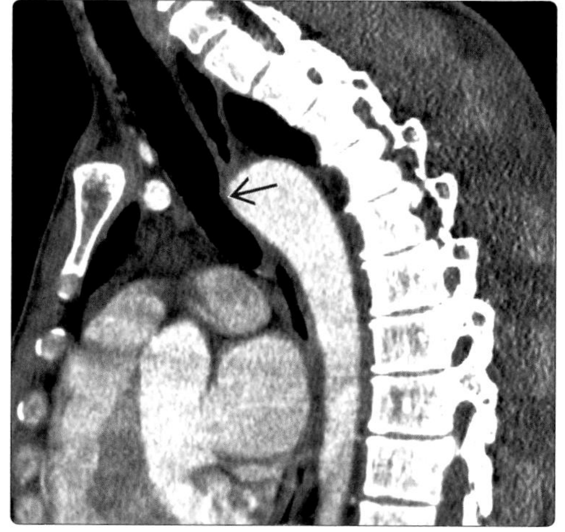

（左图）多层面横断位 CTA 显示，右位主动脉弓、右位降主动脉、迷走左锁骨下动脉和 Kommerell 憩室↪。注意轻度扩张的食管➡与 Kommerell 憩室关系密切。

（右图）同一患者的矢状位 CTA 显示，Kommerell 憩室→压迫气管后壁，提示存在导管韧带和血管环。虽然大多数患者无症状，但 Kommerell 憩室可能与吞咽困难相关。

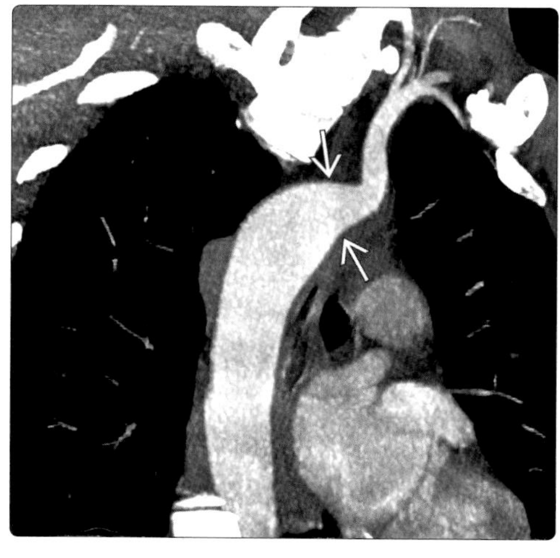

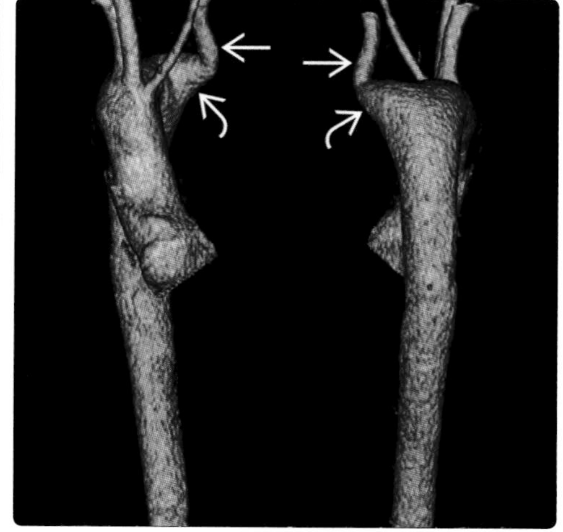

（左图）同一名患者斜冠状位 CTA 显示，迷走左锁骨下动脉起始部出现球形扩张➡的 Kommerell 憩室。后者由相关的动脉韧带所致。由此产生的血管环可能与吞咽困难有关。

（右图）同一患者 3D CTA 重建后的正面观（左）和后面观（右）图像显示，右位主动脉弓、迷走左锁骨下动脉➡和球状的 Kommerell 憩室↪。

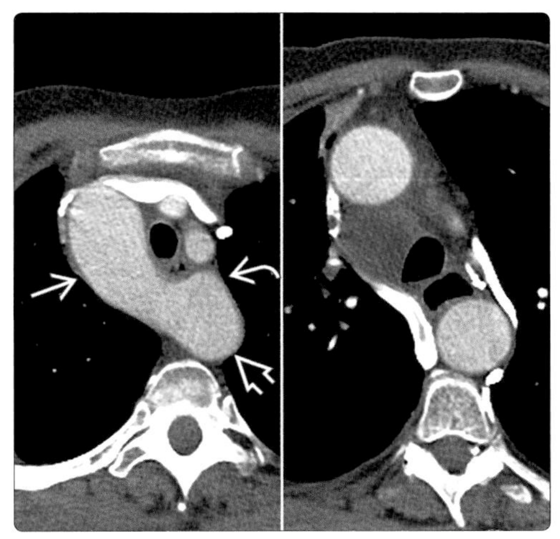

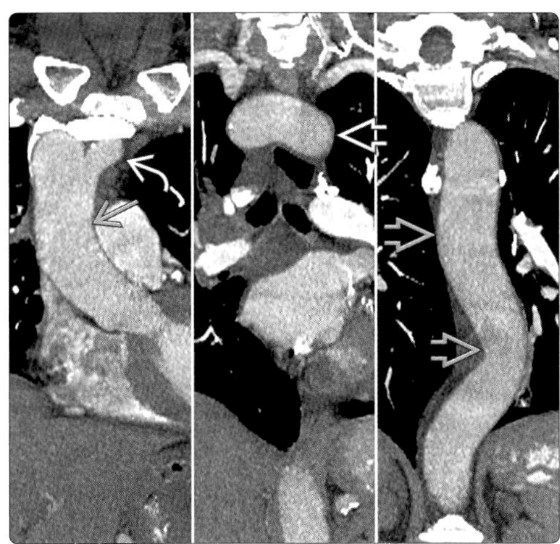

（左图）多层面横断位 CTA 显示右位主动脉弓➡，位于食管后方的左降主动脉（回旋主动脉）➡、主动脉憩室盲端➡伴镜像分支。

（右图）同一患者多层面冠状位 CTA 显示右位主动脉弓➡、左头臂干➡、主动脉憩室盲端➡和左位降胸主动脉➡。回旋主动脉提示存在松散的血管环，可出现症状。

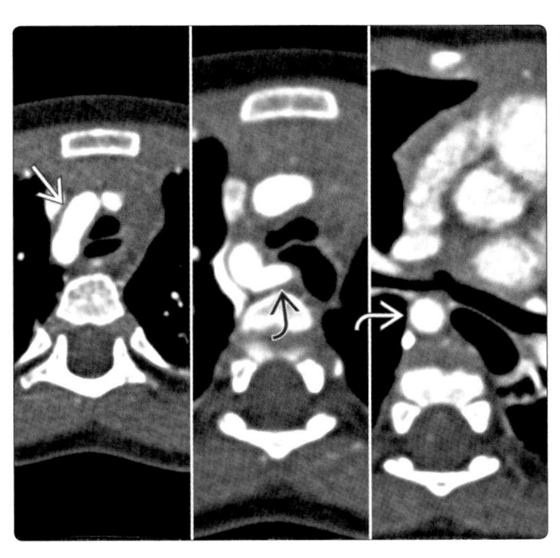

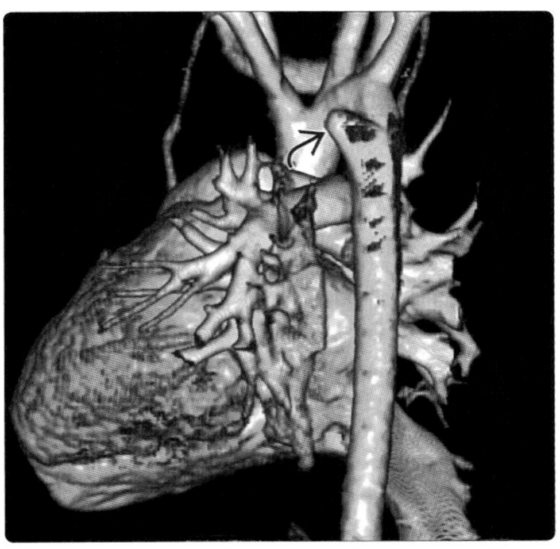

（左图）一名伴有喘鸣患者的横断位 CTA 显示，右位主动脉弓➡伴镜像分支，主动脉憩室盲端➡和右位胸降主动脉➡。

（右图）同一患者 CTA 三维重建后面观图像显示，主动脉憩室盲端➡合并右位主动脉弓。这一变异可类似于双主动脉弓伴左主动脉弓闭锁。由于左锁骨下动脉无下闭锁，故可以排除后者（感谢 R. Reina 博士供图）。

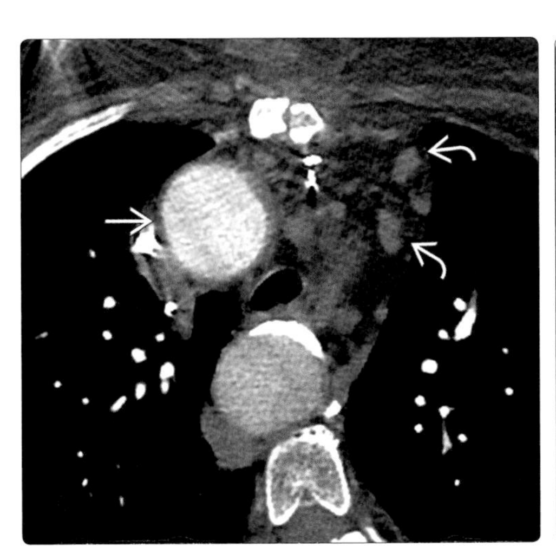

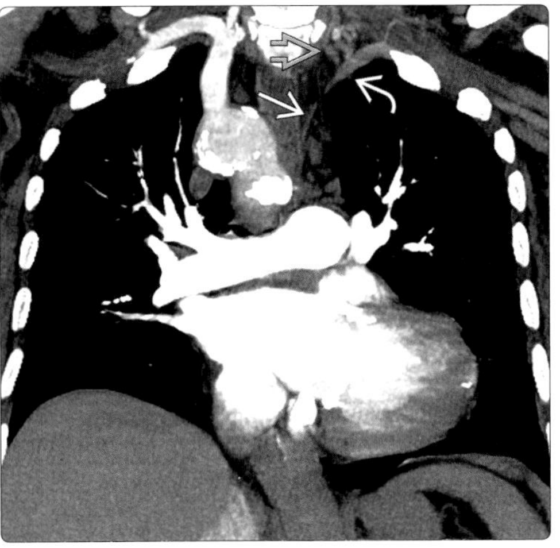

（左图）横断位增强 CT 图像显示右位主动脉弓➡伴左锁骨下动脉分离和扩张的侧支血管➡。

（右图）同一患者冠状位增强 CT 图像显示，左锁骨下动脉的起始盲端➡及从它延伸到主动脉壁的索状结构，提示为导管韧带➡，形成松散的血管环。广泛的动脉侧支血管➡为左锁骨下动脉供血。

双主动脉弓

关键要点

术语

- 先天性主动脉弓异常
- 最常见的有症状的血管环症

影像学表现

- 平片
  - 双侧支气管压迹
  - 右弓压迹比左弓深大且位置高
  - 侧位胸片：平主动脉弓水平，气管前后壁压迹
- CT/MR
  - 4 动脉征：横断位上胸口入口层面可见主动脉弓上对称地发出 4 支动脉
  - 2 弓环绕气管和食管
  - 主动脉右弓优势，靠近头侧
  - 在双弓的水平上气管明显受压
  - 降主动脉常在左侧

主要鉴别诊断

- 右位主动脉弓合并迷走左锁骨下动脉和其他弓结构异常
- 迷走左肺动脉
- 无名动脉压迫综合征
- 非血管性肿物

临床要点

- 症状 / 体征
  - 典型表现出现在青少年时期
  - 吸气性喘鸣，进食时加重
  - 可无症状，偶然发现
- 治疗：外科切除 2 个动脉弓中较小的

诊断要点

- 横断位图像上，胸腔入口处有 4 条动脉征象，应提示双主动脉弓

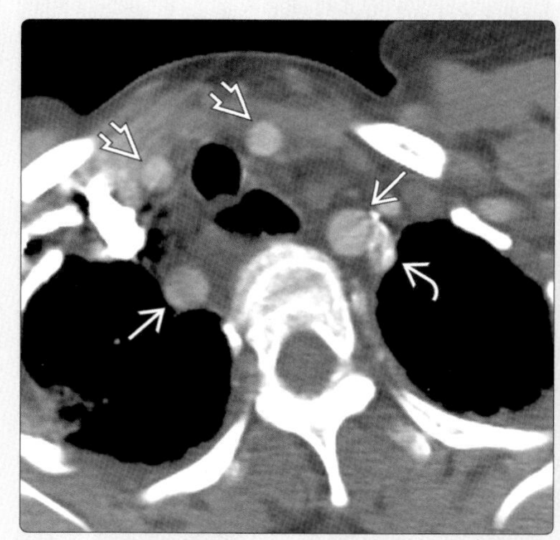

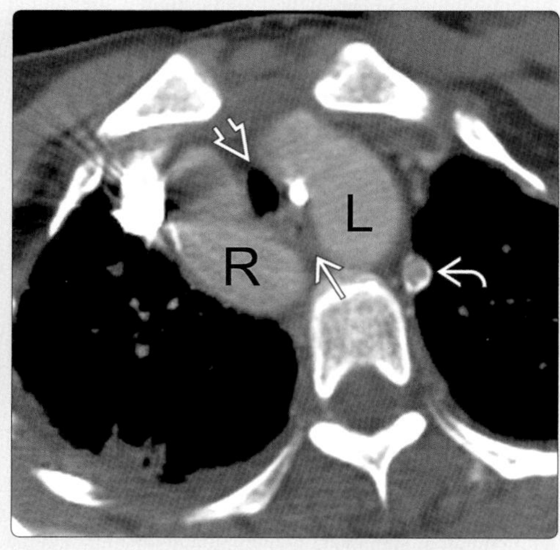

（左图）一名先天性心脏病修复后的双主动脉弓成人患者，其横断位增强 CT 图像显示颈总动脉⇨和锁骨下动脉→来自各自的弓（4 动脉征），Blalock-Taussig 吻合术从左锁骨下动脉 - 肺动脉吻合↪。

（右图）同一患者的横断位增强 CT 图像显示右（R）和左（L）弓大小一样，气管⇨和食管→被血管环包绕变窄。Blalock-Taussig 导管↪末端吻合。

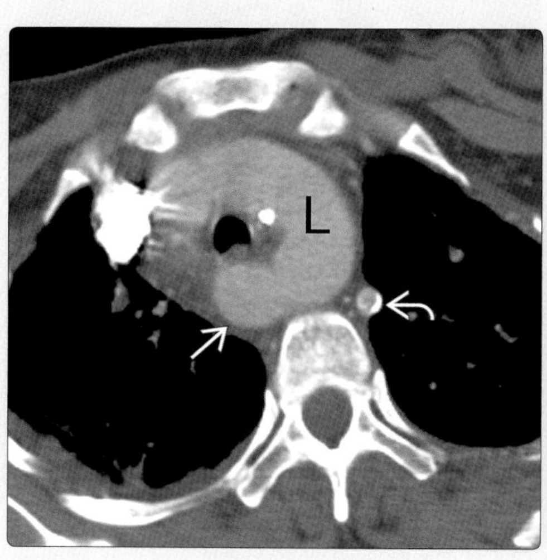

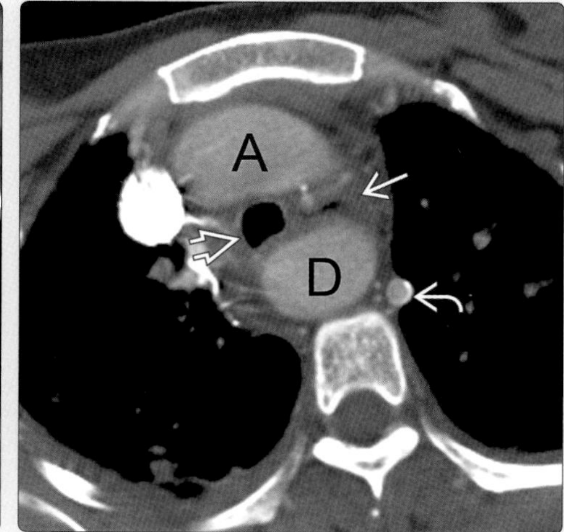

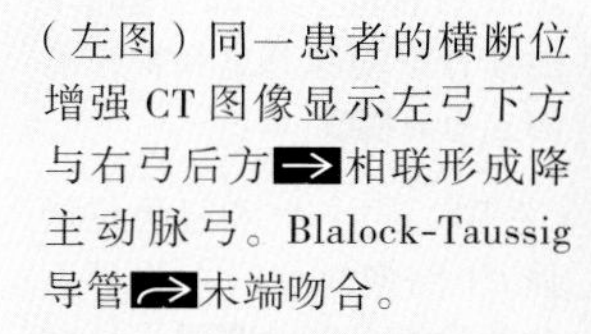

（左图）同一患者的横断位增强 CT 图像显示左弓下方与右弓后方→相联形成降主动脉弓。Blalock-Taussig 导管↪末端吻合。

（右图）同一患者的横断位增强 CT 图像显示升主动脉（A）头侧分为右和左主动脉弓。降主动脉（D）在中线向下延伸。气管⇨和食管→在中线下方被环绕和挤压。Blalock-Taussig 导管↪在末端通向左肺动脉。

双主动脉弓

术语

定义

- 先天性主动脉弓异常
  - 第 4 对主动脉弓持续存在
  - 血管环紧压气管和食管
- 最常见有症状的血管环症（55%）
- 可能伴或不伴其他先天性畸形
- 在成人中常独立存在

影像学表现

基本表现

- 最佳诊断思路
  - 气管旁双阴影，使气管中段向心性狭窄
- 好发部位
  - 升主动脉分为左弓和右弓
  - 主动脉右弓明显更大，更靠近头侧
  - 每个弓各自发出颈动脉和锁骨下动脉
    - 对称性 4 动脉征
    - 无头臂动脉
  - 走行于食管后方
    - 右弓在食管后方走行到左弓
  - 降主动脉通常位于优势弓的对侧
    - 优势弓在右弓：降主动脉在左侧
    - 优势弓在左侧：降主动脉在右侧
- 部分左弓闭锁；开放部分仍由纤维束带连接

X 线表现

- 平片
  - 气管旁两侧阴影
    - 气管旁轮廓畸形
  - 双侧气管凹陷，气管中段狭窄
    - 气管可能因优势弓而偏移
    - 气管可能处于异常的中线位置
  - 主动脉右弓通常较左弓位置更高且深
  - 侧位：主动脉弓水平气管前后壁压迫
  - 对称的肺部通气；没有单侧的空气潴留

钡餐透视表现

- 食道造影
  - 正位：对比剂的食管两侧存在压迹，一般高度不同
  - 侧位：斜位或水平位的气管后壁压迹

CT 表现

  - CT 血管造影（computed tomography angiography, CTA）
  - 4 动脉征：横断位图像上，在胸腔入口水平有 4 条主动脉分支对称性发出
    - 2 条颈总动脉
    - 2 条锁骨下动脉
  - 2 支环绕气管和食管
  - 2 个弓中较小的弓可能是部分闭锁的
    - 难与右位主动脉弓合并迷走左锁骨下动脉（left subclavical artery, LSA）鉴别
  - 在双弓的水平上严重的气管压迫

MR 表现

- 与 CTA 一样特异的形态学特征
- 其他好处是无电离辐射
- 横断位和冠状位图像是最有帮助的
  - 影像序列
    - 黑血图像
    - 三维钆剂磁共振血管成像（magnetic resonance angiography, MRA）
    - 心电图和呼吸门控的三维稳态自由进动（steady state-free precession, SSFP）

超声心动图检查

- 超声心动图
  - 胸骨上切面显示 2 个主动脉弓，每个主动脉弓都有独立的颈动脉和锁骨下动脉
  - 不足以成为术前诊断
- 彩色多普勒
  - 在有良好产前护理的国家：产前诊断血管环 <25%

血管造影检查

- 传统的血管造影
  - 使用 CT 和 MR 时很少需要

推荐的影像学检查方法

- 最佳影像检查方法
  - 影像学检查仍然是评估疑似血管环的患者的主要初始步骤
    - 没有气管压迫的情况下，排除了血管环
  - 食道造影后通常仍需要进一步 CT 或 MR 检查
    - 一些无症状的双弓畸形最初是通过食道造影诊断的
  - MR 和 CT：明确诊断，显示解剖变异
- 推荐的检查序列与参数
  - 横断位和冠状位重建
  - 多探测器 CTA 比 MR 执行得更快；通常不需要镇静和（或）插管
  - CT 比 MR 更能显示气道受损情况

鉴别诊断

右弓合并左锁骨下动脉畸形及其他弓形异常

- 若合并 Kommerell 憩室，则难以从影像学角度进行区分
- 鉴别需要横断位图像

左肺动脉畸形

- 影像学上压迫食管前部和气管后部
- 经常与气管软化症和先天性心脏病（congenital heart disease, CHD）有关

无名动脉压迫综合征

- 气管前部受压

- 没有食管受压

非血管性肿物

- 肿瘤或前肠囊肿可能压迫气管
- 淋巴结肿大：良性病变（如结节病）或恶性病变（转移性淋巴结肿大，恶性淋巴组织增生性疾病）
- 前肠源性囊肿、胸腺和支气管囊肿
  - 不压迫气管
  - 密度低，接近水的密度
  - 增强 MR 显示囊内液性成分和强化的囊壁

下腔静脉离断与奇静脉异位连接

- 气管右侧旁轮廓异常（奇静脉）和纵隔增宽
- 不压迫气管
- 伴随异位综合征

病理学表现

基本表现

- 病因
  - 支气管弓的发育在孕期第 2 周开始持续到第 7 周
  - 6 个成对的弓连接成对的背侧和腹侧动脉
  - 所有的弓不是同时出现
  - 正常的左主动脉弓由右主动脉弓的萎缩形成。正常左主动脉弓由主动脉弓、右侧导管和右背侧动脉的萎缩形成
  - 节段异常持续或萎缩导致各种畸形
  - 双主动脉弓：第 4 支气管左右两边都存在
- 遗传学
  - 1/3 的血管环与遗传性疾病有关
  - 22q11 微缺失、21 三体、CHARGE 综合征（大眼症、心脏异常、胆道闭锁、生长受限、生殖器和耳朵异常）、VACTERL 联合征（椎体缺陷、肛门闭锁、心脏缺陷、气管 - 食管瘘、肾脏畸形和肢体异常）
  - 1/2 有额外的先天性心脏病变
    - 室间隔缺损（最常见）
    - 法洛四联症
    - 房室间隔缺损
    - 右室双出口
    - 左心发育不良综合征
  - 10%~15% 的双主动脉弓患者有染色体 22q11 缺失
- 相关的异常情况
  - 通常是孤立的病变
  - 20% 有额外的 CHD
- 病理生理学
  - 严重的气道和食管压迫
  - 常见气管痉挛
- 无血流动力学后遗症，除非伴有 CHD

大体病理和手术所见

- 完整的血管环环绕着气管和食管
  - 右弓优势，左降主动脉：75%
  - 左弓优势，右降主动脉：20%
  - 弓的大小一致：5%
- 2 个弓中较小的可能部分闭锁

临床要点

临床表现

- 最常见的症状 / 体征
  - 吸气性喘息（60%）
  - 复发性上呼吸道感染（27%）
  - 咳嗽（20%）
  - 一旦小孩开始吃固体食物，就会出现吞咽困难（15%）
  - 也可能症状极轻，影像学检查偶然发现
- 其他症状 / 体征
  - 窒息发作
  - “海豹吠”样咳嗽

人口统计学表现

- 年龄
  - 患者通常出现在生命早期，即出生后不久
  - 其他血管环可能更常见，但症状较少（例如，与主动脉憩室有关的主动脉异常、主动脉憩室、Kommerell）

治疗

- 外科切除 2 个弓中较小的或闭锁的动脉弓及动脉韧带
  - 罕见的并发症：主动脉食管瘘
    - 可能与长时间留置食道引流导管有关
- 不到 30% 的人术后有持续的症状
  - 气管支气管畸形 ± 外在的压迫
    - 中线 / 环状降主动脉
    - 以前结扎过的动脉弓
- 11% 的患者需要第 2 次手术来修复气道
  - 主动脉切除术或其他血管悬吊手术
  - 气管环切除术和气道重建术
- 影像学在手术计划中起着关键作用
- 手术方法取决于优势主动脉弓的位置
  - 右主动脉弓优势通过左胸切口修复
  - 左主动脉弓优势通过右胸切口修复

诊断要点

考虑的诊断

- 寻找闭锁性弓段的迹象：在 CTA 或 MRA 上不显影，在 MR 上不显示流空信号

影像解读要点

- 在横断位图像上胸腔入口处有 4 条动脉征，应提示双主动脉弓

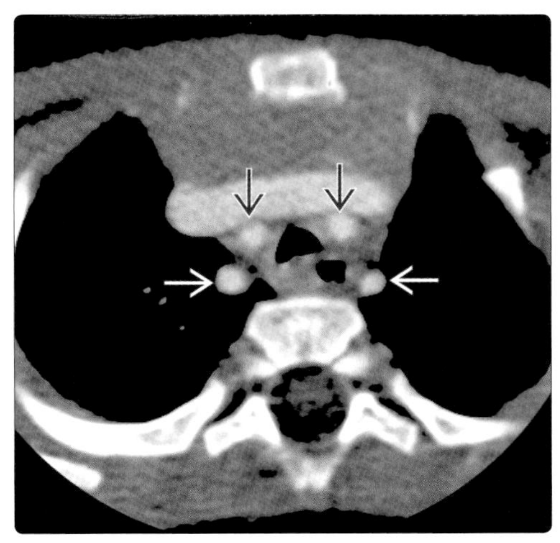

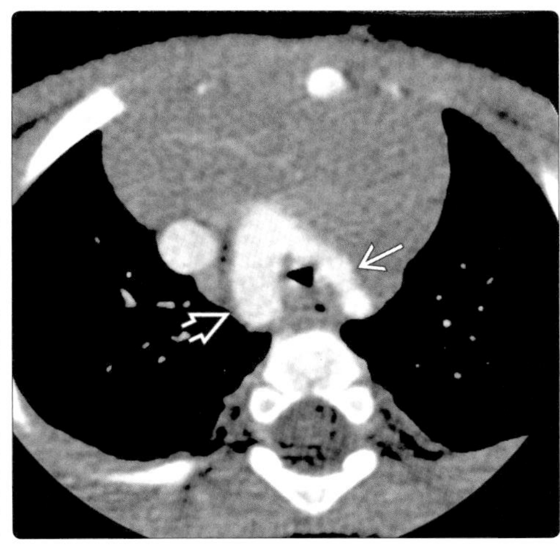

（左图）一名喘鸣的新生儿患者，继发于双主动脉弓，显示颈总动脉→和锁骨下动脉→对称地从各自的主动脉弓发出（4 动脉征），并环绕着气管和食管。

（右图）同一患儿的横断位 CTA 图像显示右弓优势→和一个较小的左弓→。动脉弓环绕气管和食管，使气管狭窄导致喘鸣。前纵隔胸腺组织对患儿年龄来说是正常结构。

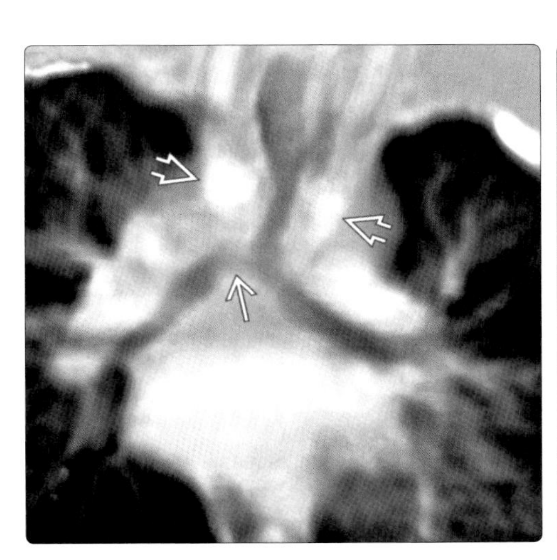

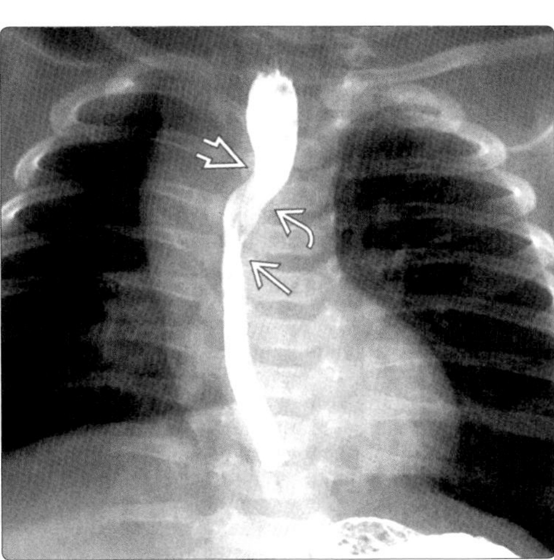

（左图）同一患儿的冠状 CTA 显示双主动脉弓导致气道中度受压→，右主支气管→的中度狭窄与血管环无关，可能表示支气管软化。

（右图）同一患儿的食管造影正位图像更好地显示气管狭窄自位置较高的优势右弓→、位置较低的左弓↷和左侧降主动脉→。受影响的患儿可能表现为喂养困难。

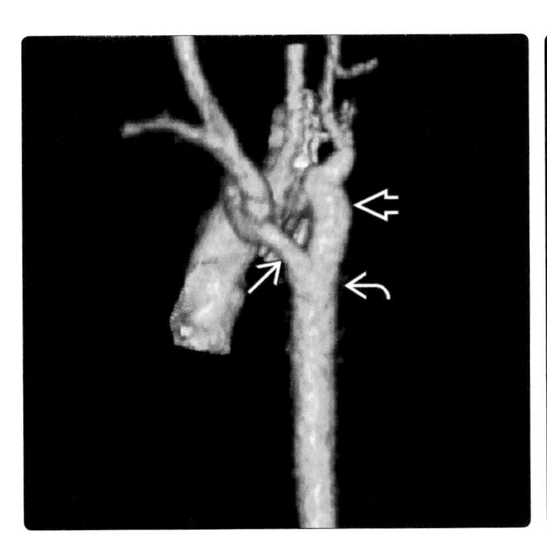

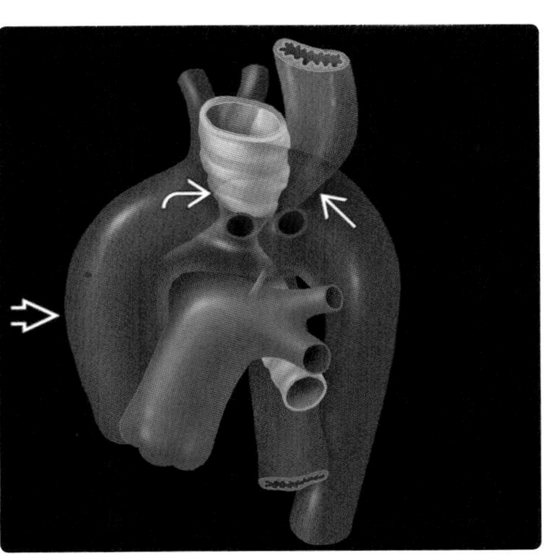

（左图）同一患儿的冠状 3D 重建图像（后视图）显示右弓→位置高于较小的左弓→。这两个弓在后方相连接，形成降主动脉↷。双主动脉弓可能是一种独立的异常现象。

（右图）图像显示双主动脉弓的弓形结构，起源于升主动脉→，形成完整的血管环，包围并压迫气管↷和食管→。右弓通常更大且位置更靠近头侧。

主动脉缩窄

关键要点

术语

- 主动脉先天性狭窄，最常位于左锁骨下动脉开口远侧节段
- 源于拉丁文术语缩窄：收缩或紧缩

影像学表现

- 平片
  - 肋骨下缘压迹，“3”字征
  - 边界不清晰或模糊的主动脉弓
  - 左心室肥大 ± 二尖瓣钙化
- 食道钡餐：反“3”字征
- CTA
  - 识别狭窄的位置和严重程度
  - 局灶性主动脉后壁/侧壁狭窄，紧邻左锁骨下动脉根部远侧
  - 扩张的侧支血管
- MR
  - 增强的三维 MRA 用于评估血管形态

主要鉴别诊断

- 假性缩窄
- 大动脉炎
- 主动脉弓离断
- 创伤性假性动脉瘤

病理学表现

- 关联性：二叶式主动脉瓣，室间隔缺损（ventricular septal defect, VSD），动脉导管未闭（patent ductus arteriosus, PDA），特纳综合征

临床要点

- 婴儿需要外科手术矫正
- 球囊血管成形术用于儿童和成人患者
- 支架置入术适用于复发患者

诊断要点

- 有高血压的年轻患者，需要寻找主动脉缩窄的细微征象
- 扩张侧支血管意味着显著的血管狭窄

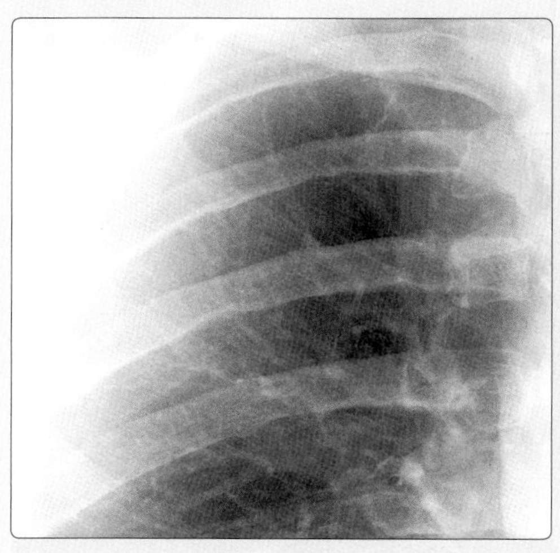

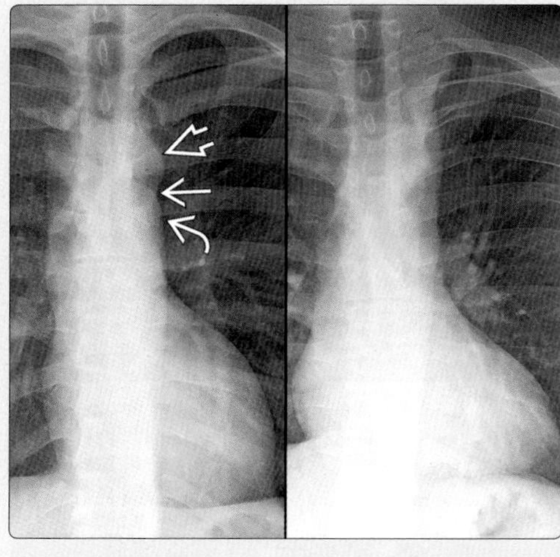

（左图）胸片显示肋骨下缘切迹，是主动脉缩窄继发侧支血管形成，造成良性压力侵蚀的典型胸片征象（感谢 L. Heyneman 博士供图）。

（右图）两个主动脉缩窄患者的正位胸片，纵隔轮廓异常增宽，可见经典“3”字征（左）由左锁骨下动脉迂曲产生的上凸、主动脉缩窄的压痕及主动脉窄后扩张所致的凸起组成，主动脉弓轮廓模糊（右）。

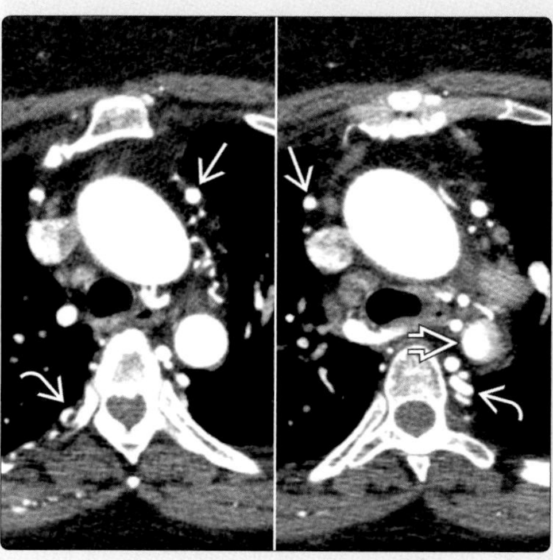

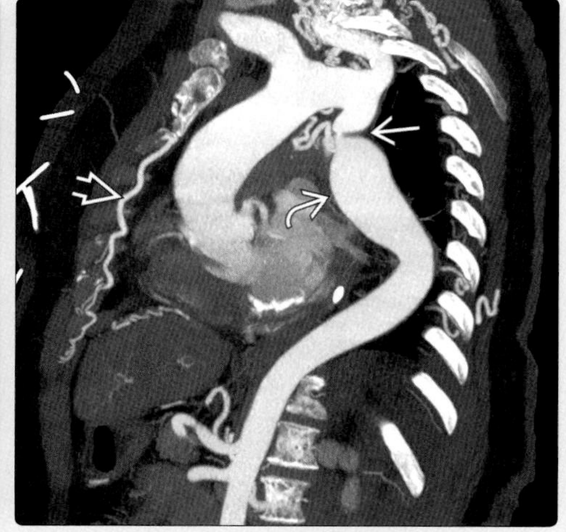

（左图）狭窄前节段（左）及缩窄处（右）CTA 横断位图像显示典型的特征，包括缩窄处局限性狭窄、扩张的内乳动脉、肋间动脉形成侧支循环。

（右图）同一患者 CTA MIP 斜位重建图像更好地显示了主动脉缩窄、降主动脉狭窄后扩张、迂曲扩张的内乳动脉，以及肋间侧支血管。

术语

缩写

- 主动脉缩窄（coarctation of aorta, CoA）

定义

- 主动脉先天性狭窄，最常位于左锁骨下动脉开口的远侧节段
- 源于拉丁文缩小（coarctatus）

影像学表现

基本表现

- 最佳诊断思路
  - 平片显示肋骨下缘压迹
- 好发部位
  - 可发生在主动脉的任何部位或多个部位
  - 弓前、弓中、管下
- 大小
  - 长节段狭窄被称为管状发育不良
  - 局部和（或）弥漫性

X 线表现

- 平片
  - 肋骨下缘弓形压迹
    - 与参与侧支循环并扩张的肋间动脉相关：压力侵蚀
    - 5 岁前罕见
    - 累及第 3~8 肋；第 1~2 肋不累及，因为其肋间动脉起自肋颈干；不与远端主动脉吻合
    - 修复后可能出现退化
    - 单侧肋骨弓形缺损可能提示异常发生在锁骨下动脉
  - 50% 的患者存在“3”字征
    - 扩张的左锁骨下动脉构成“3”的上半部
    - 缩窄部凹陷
    - 狭窄后的降主动脉扩张构成“3”的下半部
  - 边界不清晰或模糊的主动脉弓
  - 左心室肥大伴或不伴二尖瓣钙化
- 食道钡餐
  - 反“3”征：扩张的左锁骨下动脉和扩张的降主动脉压迫食道

CT 表现

- CTA
  - 多平面重建图像（斜矢状位）、3D 容积再现图像
  - 识别狭窄位置和严重程度
  - 左锁骨下动脉以远端降主动脉后方 / 侧方局灶性狭窄
  - 侧支动脉扩张：乳内动脉、肋间动脉、甲状颈动脉、甲状肩峰动脉

MR 表现

- 增强 MRA
  - 评估血管形态；识别扩张的侧支动脉
- 相位编码速度标识（VENC）
  - 流动敏感相位对比技术和时间分辨速度编码三维相位对比技术（4D 流动 MR）
  - 评价压力差和血流量
- 心脏 MR
  - 诊断相关的心脏畸形
  - 评估二尖瓣主动脉瓣；量化狭窄和（或）反流的程度

血管造影表现

- 显示主动脉缩窄与侧支血管形态并直接测量压力差
  - <20 mmHg：提示轻度缩窄
  - >20 mmHg：提示需要干预
  - 在治疗中的作用，而不是在诊断中的作用

推荐的影像学检查方法

- 最佳影像检查方法
  - 婴儿期：超声心动图
  - 较大儿童或成人：CTA 或 MR
  - 追踪评估：MR

鉴别诊断

假性缩窄

- 老年人，因动脉粥样硬化，主动脉延长迂曲
- 无血流动力学上的显著狭窄，无侧支血管形成

大动脉炎

- 病因不明的炎症性狭窄
- 主动脉及分支狭窄或闭塞，罕见发于主动脉弓峡部

主动脉弓离断

- 两节段主动脉段之间不连续
- 几乎总在新生儿出现

创伤性假性动脉瘤

- 有外伤、肋骨愈合和其他骨折的病史
- 降主动脉狭窄合并假性动脉瘤

肋骨下缘压迹

- 神经纤维瘤病
- 静脉侧支血管（上腔静脉阻塞）
- 肺血流减少（法洛四联症，肺动脉闭锁）
- 布莱洛克 – 陶西格分流术（Blalock-Taussig shunt）（第 1、2 肋骨）

病理学表现

基本表现

- 病因
  - 胚胎期左侧第 4 和第 6 主动脉弓的发育不正常
  - 肌肉理论：动脉导管组织迁移到主动脉壁收缩所致狭窄
  - 血流动力学理论
    - 胎儿发育期，主动脉血流降低妨碍主动脉的正常生长导致缩窄

  - 左心室流出道阻塞使得主动脉血流减少导致缩窄发生率升高
  - 动脉导管血流降低（如法洛四联症），缩窄发生率减低
- 遗传
  - 特纳综合征，主动脉缩窄发生率达 20%
- 相关畸形
  - 二叶式主动脉瓣（占 50%~85%）
  - 室间隔缺损
  - 动脉导管未闭
  - 房间隔缺损（atrial septal defect, ASD）
  - Shone 综合征：主动脉扩张，主动脉瓣下狭窄，降落伞型二尖瓣，二尖瓣膜上狭窄
  - 脑动脉瘤

分期、分级和分类

- 无一致分类；以往分类有重叠，不鼓励分类
- 单纯性缩窄：单独病变；在左锁骨下动脉远端起源（导管后）
- 复杂性缩窄：伴有其他心脏畸形；表现在婴儿期，多位于导管前

大体病理和手术所见

- 近主动脉峡部的阻塞性隔膜或脊状组织
- 邻近缩窄处可发展成中层囊性坏死，易发生动脉瘤或夹层

临床要点

临床表现

- 最常见的症状 / 体征
  - 新生儿
    - 如缩窄不严重或动脉导管未闭可无症状
    - 严重缩窄或动脉导管闭塞后可有心力衰竭表现
    - 股动脉搏动弱，合并杂音
  - 儿童和成人
    - 除非严重高血压，否则一般无症状
    - 运动时可跛行和心绞痛
    - 上肢和下肢的血压差异，股动脉搏动减弱
    - 合并主动脉二尖瓣畸形时闻及杂音
  - 特纳综合征：颈短、宽胸，面部色素痣，第 4 掌骨短

人口统计学表现

- 年龄
  - 根据狭窄程度和相关的异常
- 性别
  - 男性：女性 = 2 ∶ 1
- 流行病学
  - 发生率：每 10000 个新生儿中 2~6 例
  - 占先天性心脏病的 5%~10%

自然病史和预后

- 未治疗
  - 平均死亡年龄：35~42 岁
  - 46 岁前死亡率为 75%
  - 主动脉夹层 / 破裂、心力衰竭、心肌梗死、脑出血
- 经治疗
  - 20 岁生存率为 90%，治疗越迟，生存机会越低
  - 再缩窄发生率（2%~14%）：与手术时年龄较小有关系
  - 手术后动脉瘤（主动脉修补成形术后风险升高）
  - 高血压、冠心病、主动脉夹层的发生降低长期生存率
- 妊娠相关问题
  - 不予治疗：主动脉夹层和颅内出血风险升高
  - 经治疗：流产和先兆子痫概率升高

治疗

- 治疗指征
  - 严重狭窄并心力衰竭的婴儿
  - 长期高血压
  - 血流动力学上存在严重狭窄（压力 >20 mmHg）
  - 广泛侧支循环
  - 女性患者需要考虑妊娠因素
- 外科治疗：婴儿患者的一线治疗方法
  - 端端吻合：高危脊髓动脉损伤和再狭窄
  - 左锁骨下动脉瓣成形术：牺牲左锁骨下动脉和椎动脉（避免锁骨下动脉盗血）
  - 旁路移植：端 – 端修复用于狭窄区域太长
  - 急性并发症
    - 矛盾性高血压、主动脉再缩窄、高血压、脊髓动脉损伤导致截瘫、反复发作喉神经或膈神经损伤、锁骨下动脉盗血
  - 迟发性并发症：主动脉瘤、复发主动脉缩窄、高血压
- 球囊血管成形术
  - 对于原发性主动脉缩窄或年龄较大的儿童和成人再缩窄是一线治疗
  - 婴儿不适合，因为复发率高
  - 罕见的急性并发症：夹层、卒中
  - 晚期并发症：主动脉再缩窄，动脉瘤，心内膜炎，高血压
- 支架治疗：一般用于主动脉再缩窄
  - 并发症：急性破裂、剥离、支架断裂或移位、动脉瘤

诊断要点

考虑的诊断

- 对于有高血压的年轻患者，需要寻找主动脉缩窄的细微征象

影像解读要点

- 扩张的侧支血管提示严重的狭窄

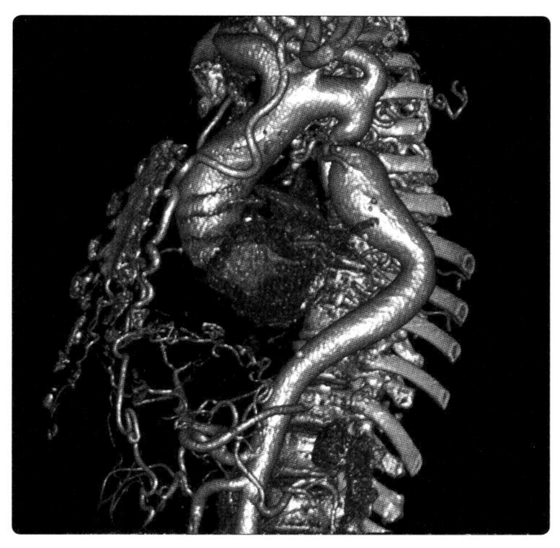

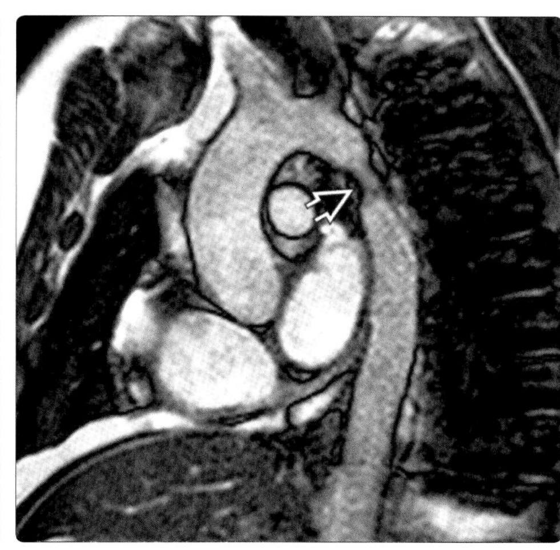

（左图）患者的主动脉缩窄 CT 血管造影（computed tomography angiography, CTA）三维容积重建显示主动脉缩窄形态学改变，便于整体观察侧支血管范围。三维重建有助于临床医师或外科医师掌握主动脉缩窄的整体三维形态。

（右图）斜矢状位 MR 三维稳态进动快速成像（steady-state free-precession, SSFP）（亮血）序列显示主动脉形态学和狭窄区域➡。可在狭窄区域看到自旋失相位射流。

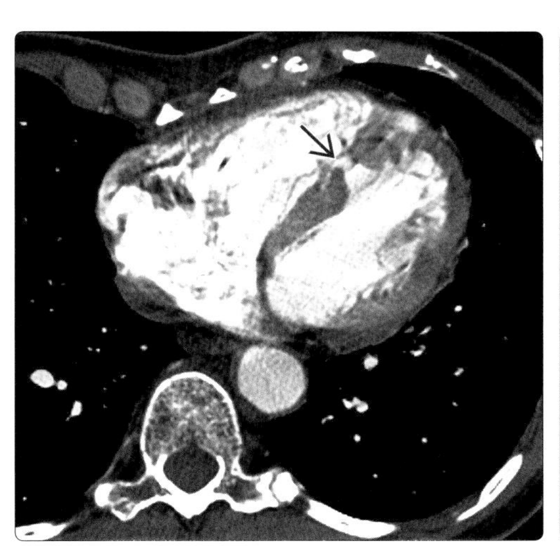

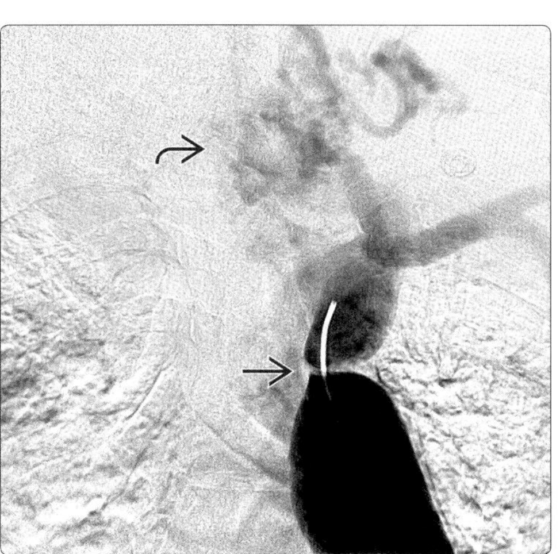

（左图）一名主动脉缩窄（没有显示）患者横断位增强 CT 图像显示室间隔缺损➡，这是一个已知的相关异常。

（右图）一名蛛网膜下腔出血患者行数字减影血管造影（digital subtraction angiography, DSA）检查时，意外发现主动脉缩窄，图示导管尖位于缩窄近端➡，同时注意到甲状颈干和肋颈干动脉的扩张↪。

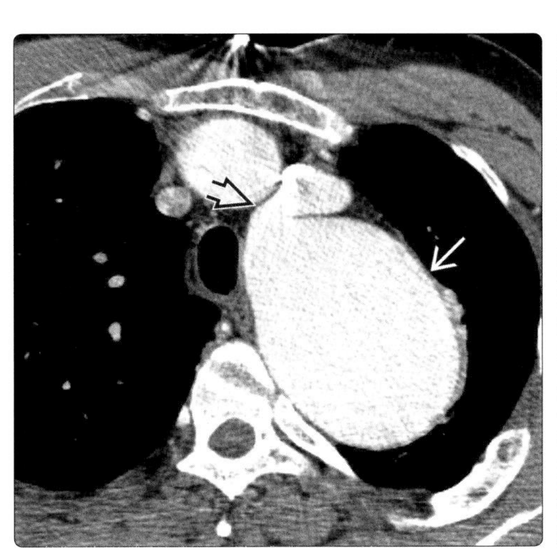

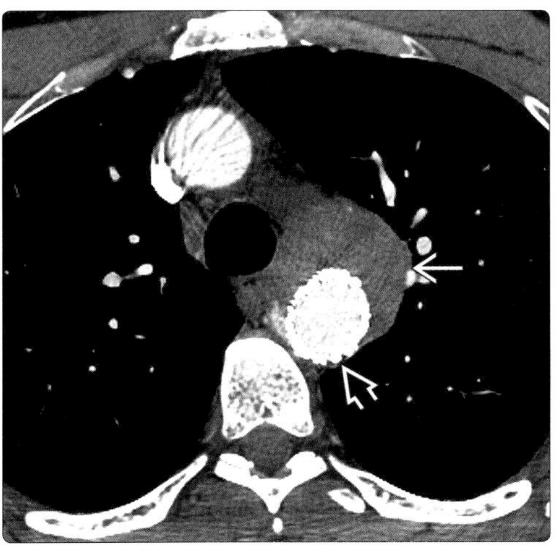

（左图）一名因主动脉缩窄接受手术修补的患者横断位 CTA 显示术后再缩窄➡及狭窄后动脉瘤➡。

（右图）因主动脉缩窄接受手术修补患者的横断位增强 CT 图像显示术后假性动脉瘤➡。这类假性动脉瘤随后可通过植入血管支架解除➡，如本病例。

房间隔缺损

关键要点

术语
- 房间隔缺损（atrial septal defect, ASD）

影像学表现
- 平片
  - 心脏轮廓通常正常
  - 血液分流
  - 肺水肿和胸腔积液
  - 肺动脉高压
- 心电门控 CTA
  - 直接观察 ASD 的情况
  - 确定分流的方向和范围
  - 显示其他相关异常
- MR
  - 评价分流量和分流方向
  - 评价瓣膜功能
  - 显示其他异常畸形

主要鉴别诊断
- 室间隔缺损
- 动脉导管未闭
- 肺动脉高压

临床要点
- 早期通常无症状
- 随着年龄增加而出现症状
- 90% 的患者在 40 岁后出现症状
  - 劳力性呼吸困难、乏力、心悸和心力衰竭
- 手术修复
  - 体外循环支持下开放性修补是最常用的手术方法
  - 微创治疗
- 经皮经导管治疗
  - 用封堵器修补较小继发孔型房缺损
  - 与外科修补相比并发症更少

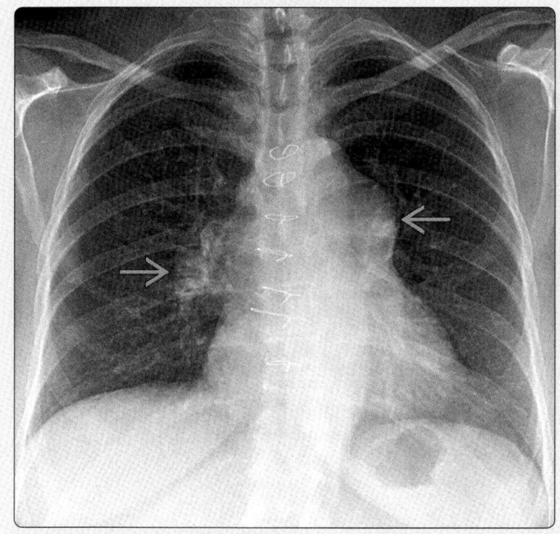

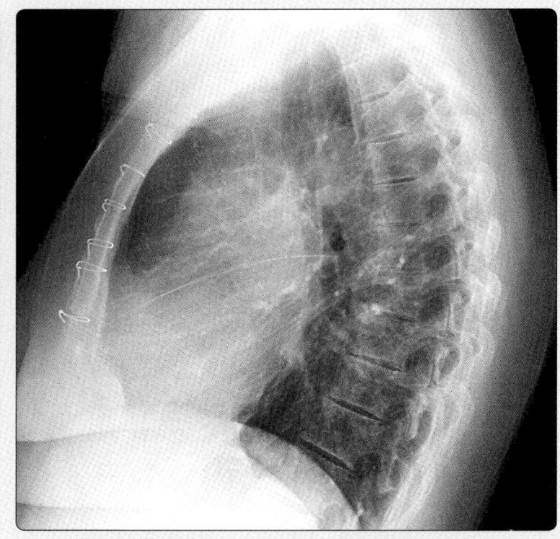

（左图）ASD 患者前后位胸片显示双侧肺动脉增粗→。

（右图）同一患者侧位胸片显示由于肺动脉扩张所致的肺门影增大。ASD 患者可能出现肺动脉高压，表现为肺动脉主干及主肺动脉扩张，外周肺动脉纤细，右心房和右心室增大。

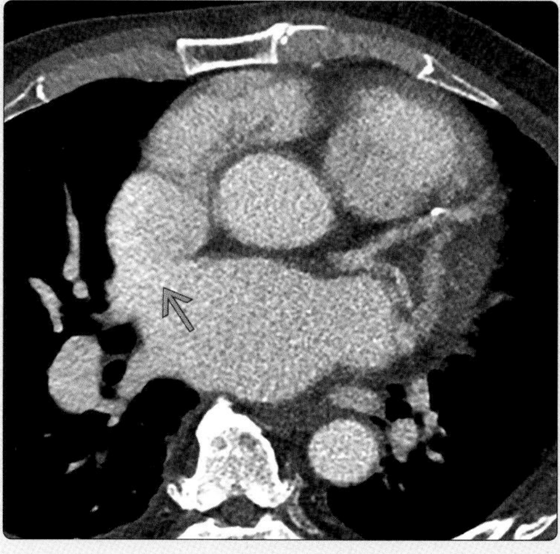

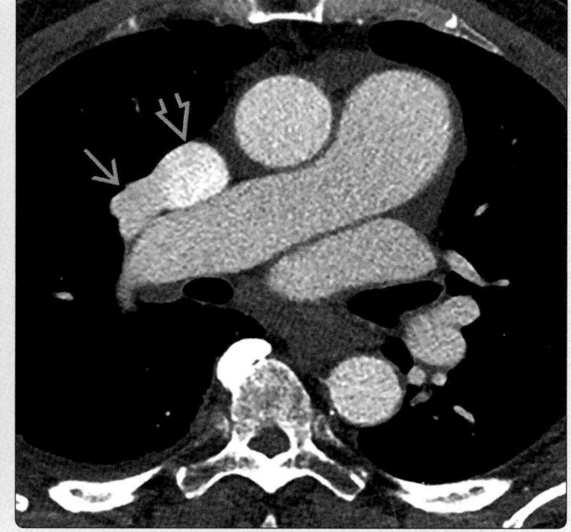

（左图）同一患者的横断位增强 CT 图像显示静脉窦型 ASD 患者在右心房和左心房之间的相通→。静脉窦型是最不常见的 ASD 类型，少于继发孔型和原发孔型。

（右图）同一患者横断位增强 CT 图像显示部分完全性肺静脉异位回流至上肺静脉→汇入上腔静脉⇨。异常的肺静脉回流至心房是 ASD 最常见的表现之一。

术语

缩写

- 房间隔缺损（atrial septal defect，ASD）

影像学表现

基本表现

- 最佳诊断思路
  - 胸部影像学可见正常的心脏轮廓及分流
- 好发部位
  - 继发孔（75%）
    - 房间隔中部
    - 卵圆形缺陷，以卵圆窝为界
  - 原发孔型（15%~20%）
    - 房间隔前下部
    - 紧邻房室瓣
  - 静脉窦型（5%~10%）
    - 靠近上腔静脉的房间隔上部
    - 卵圆窝后方
  - 冠状静脉窦型（<1%）
    - 由于冠状静脉无顶导致
    - 永存左上腔静脉

X 线表现

- 平片
  - 心脏轮廓通常正常
    - 左心房大小正常
      - 鉴别房间隔缺损、室间隔缺损、动脉导管未闭
    - 严重的二尖瓣反流可能会导致左心房增大
    - 右心房和右心室增大可见于肺动脉高压
  - 血液分流
  - 肺水肿和胸腔积液
  - 肺动脉高压
    - 肺动脉干和肺动脉增宽
    - 外周肺动脉分支逐渐变细，“外周肺动脉剪枝”征
    - 右心房和右心室增大

CT 表现

- 心电门控 CTA
  - 直接显示房间隔缺损
  - 确定分流的方向和范围
  - 相关的异常
    - 部分异常的肺静脉回流
      - 肺静脉引流至上腔静脉
      - 通常累及右肺上叶
      - 与静脉窦型房间隔缺损最相关
      - 冠状静脉窦型 ASD 伴永存左上腔静脉和无顶的冠状静脉窦（根据增强扫描时期不同，可以看到实际的 ASD。例如，造影剂从强化的冠状窦流向较低强化的左心房）

MR 表现

- MR 相位对比和电影成像
  - 评估分流体积和方向
  - 评估瓣膜功能
  - 跨瓣压力梯度

超声心动图表现

- 超声心动图
  - 直接显示房间隔缺损：经心尖四腔心截面的二维（2-dimensional，2D）图像
  - 二尖瓣脱垂可能被观察到
  - 室间隔收缩期前向运动
  - 原发孔型 ASD：剑突下长轴平面观察到的左心室流出道（left ventricular outflow tract，LVOT）表现为鹅颈样畸形
  - 肺动脉高压，肺动脉干和右心室增大
- 彩色多普勒
  - 直接显示房间隔缺损

血管造影表现

- 心脏导管
  - 当超声心动图检查没有发现明确结构异常或对相关异常进行评估时，可行心导管造影
  - 导管可通过缺损处
- 左心室血管造影
  - 评价二尖瓣脱垂和二尖瓣反流的程度
  - 原发孔型房间隔缺损的鹅颈状畸形
    - 右前斜位（right anterior oblique，RAO）中看到的效果最好

推荐的影像学检查方法

- 最佳影像检查方法
  - 采用心电门控 CTA 或 MR 直接观察

鉴别诊断

室间隔缺损

- 左向右分流
- 心脏轮廓增大
  - 左心房和左心室增大
- 血液分流
- 肺水肿
- 肺动脉高压
  - 肺动脉干和肺动脉主干扩张
  - 外周肺动脉分支逐渐变细，“外周肺动脉剪枝”征
  - 右心室扩大

动脉导管未闭

- 降主动脉和左肺动脉近端的持续性交通
- 左向右的心内分流
- 心影增大
  - 左心房及左心室增大
- 主动脉弓增宽
  - 鉴别动脉导管未闭和室间隔缺损
- 血液分流
- 肺水肿
- 肺动脉高压

- 主肺动脉和肺动脉干扩张增粗
- 外周肺动脉分支逐渐变细，“外周肺动脉剪枝”征
- 右心室扩大

肺动脉高压

- 主肺动脉和肺动脉干扩张
- CTA：主肺动脉扩张 >30 mm
- HRCT
  - 毛细血管前病因：肺气肿，纤维化，蜂窝肺
  - 毛细血管后病因：小叶中央磨玻璃密度结节，肺水肿，胸腔积液
  - 慢性肺动脉高压：斑点影、磨玻璃密度片影
- 毛细血管前病因：慢性肺栓塞，先天性左向右分流，肺疾病，特发性肺动脉高压
- 毛细血管后病因：左心衰和二尖瓣狭窄

病理学表现

基本表现

- 病因
  - 以房间隔缺损为特征的先天性心脏异常
  - 继发孔型
    - 原发房间隔和继发房间隔在卵圆窝处不完全融合
  - 原发孔型
    - 原发房间隔、继发房间隔和心内膜垫不完全融合
  - 静脉窦型
    - 静脉窦和右心房的异常融合
  - 冠状静脉窦型
    - 无顶冠状静脉窦
- 遗传学
  - Ellis van Creveld 综合征
    - 骨骼发育不良伴单心房畸形
    - 常染色体隐性遗传
  - Holt-Oram 综合征
    - 房间隔缺损和上肢异常
    - 常染色体显性遗传
  - 21- 三体综合征
    - 伴发原发孔型房间隔缺损
  - 其他综合征
    - 家族性房间隔缺损伴进行性房室传导阻滞
      - 常染色体显性遗传
- 相关畸形
  - 二尖瓣异常
    - 双孔二尖瓣
      - 占原发孔型 ASD 患者的 2%
  - 右肺上叶肺静脉回流异常
    - 与静脉窦型房间隔缺损最相关

临床要点

临床表现

- 最常见的症状 / 体征
  - 在早期通常无症状
    - 部分患者可有如下症状
      - 劳力性呼吸困难
      - 易疲劳
      - 反复呼吸道感染
      - 心力衰竭
  - 典型表现为随年龄增大而出现临床症状
    - 90% 的房间隔缺损患者发病年龄为 40 岁
    - 劳累性呼吸困难
    - 易疲劳
    - 心悸
    - 充血性心力衰竭
  - 肺动脉高压
    - 劳力性呼吸困难，乏力，眩晕，胸痛
  - 艾森曼格综合征
    - 与红细胞增多症有关
    - 头疼、乏力和明显的呼吸困难

人口统计学表现

- 性别
  - 女性：男性 = 2：1
- 流行病学
  - 占先天性心脏异常的 10%
  - 为成人最常见的先天性心脏病

自然病史和预后

- 出生后第 1 年约 20% 自发性闭合
- 成人不能自发性闭合
- 出生后第 1 年约 1% 的患者有临床症状
  - 死亡率为 0.1%
- 房间隔缺损可导致肺动脉高压
  - 若早期治疗，肺动脉高压可逆转
  - 可进展为艾森曼格综合征
    - 逆转左向右分流
- 如不修复，死亡率为 25%

治疗

- 内科治疗
  - 限于房性心律不齐和容量过负荷
- 外科修复
  - 适应证：右心室过负荷，肺循环：体循环血流量 >1.5
  - 禁忌证：肺循环：体循环血流量 <0.7，严重的肺动脉高压
  - 体外循环支持下行开放性修补
    - 直接闭合和补片修补
  - 微创性手术方法
    - 类型
      - 部分胸廓切开
      - 半胸骨切开
      - 乳下切开
    - 发病率和死亡率没有区别

- 经皮导管介入治疗
  - 应用房间隔封堵器
  - 小的继发型室间隔缺损最适用
  - 成功率接近 96%
  - 与手术修复相比，并发症少，住院时间短

诊断要点

考虑的诊断

- 房间隔缺损：胸部影像学提示心脏轮廓正常及血液分流

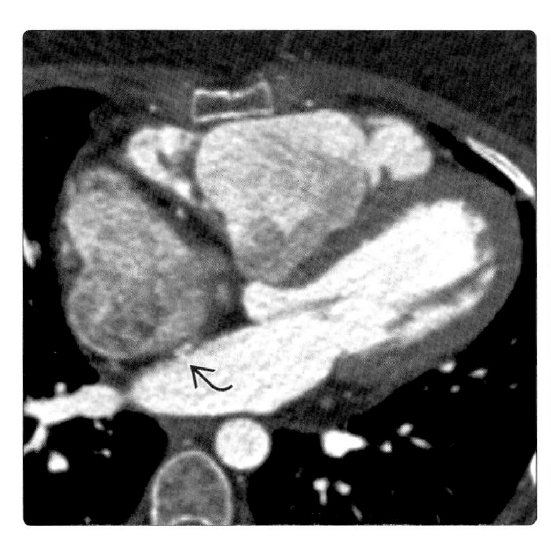

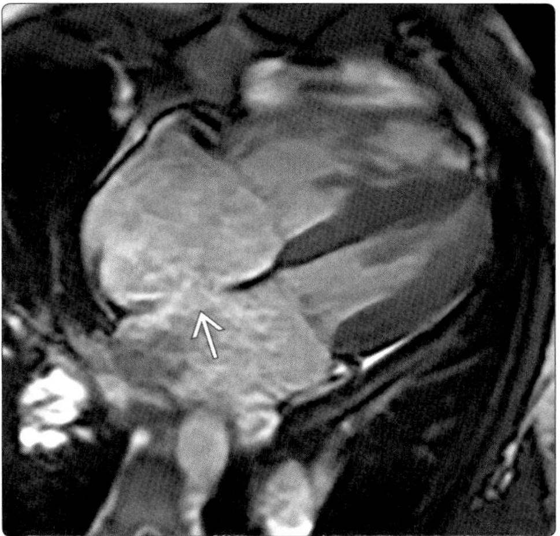

（左图）横断位心脏门控 CTA 图像显示房间隔内有一个小的缺损，符合 ASD。心脏门控 CTA 不仅可以直接观察到 ASD，而且可以提供有关 ASD 的分流方向和程度信息。

（右图）横断位 MR 显示静脉窦型房间隔缺损。ASD 占所有先天性心脏病畸形的 10%，但却是成人最常见的先天性心脏病。

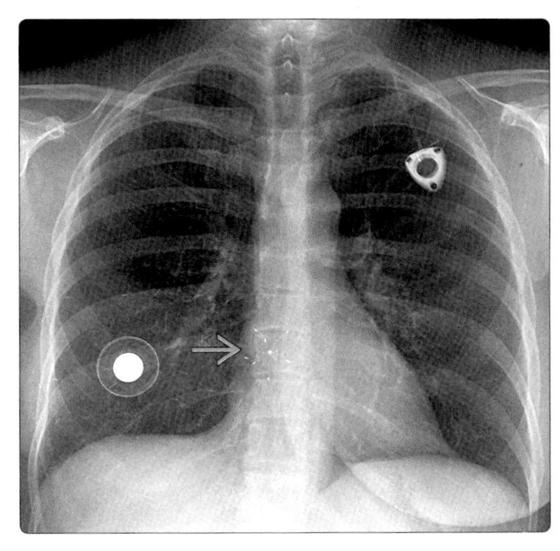

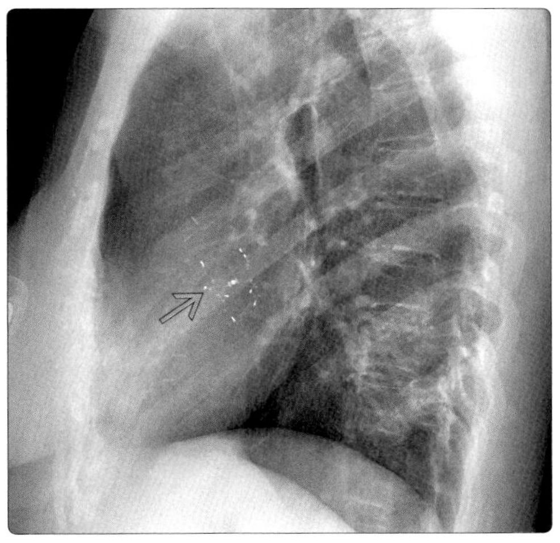

（左图）一名接受治疗的 ASD 患者的后前位胸片，显示房间隔封堵器装置在房间隔的解剖学位置上。

（右图）同一患者的胸部侧位片证实了封堵器在房间隔内的位置。封堵器通过经皮方式放置，与手术修复相比，能够减少并发症和住院时间。

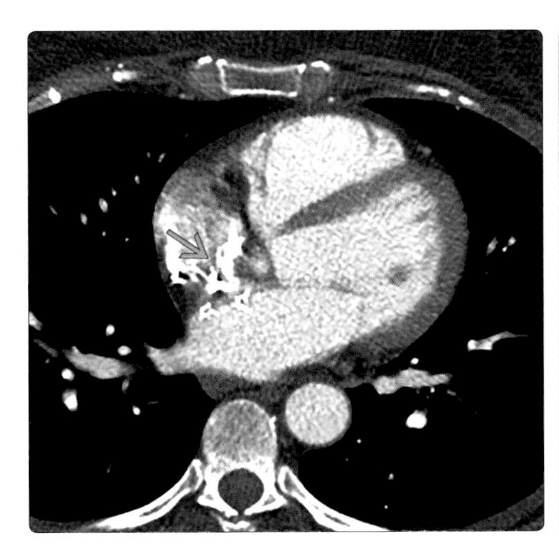

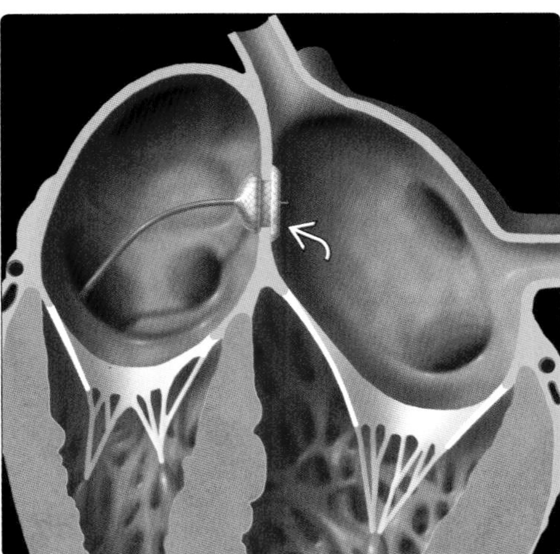

（左图）一名 ASD 患者的横断位增强 CT 图像显示封堵器在房间隔内。小的 ASD 是最适合经皮经导管治疗的，如本病例。

（右图）模式图显示房间隔封堵器经下腔静脉进入右心房，该装置在 ASD 内展开，通过其双盘型结构将其固定到位并闭合 ASD。

室间隔缺损

关键要点

术语
- 室间隔缺损（ventricular septal defect, VSD）

影像学表现
- 平片
  - 缺损较小时胸片多表现为正常
  - 缺损较大时心脏增大
    - 左心房增大：VSD与动脉导管未闭（patent ductus arteriosus, PDA）、房间隔缺损（atrial septal defect, ASD）的鉴别点
  - 主动脉弓大小正常：VSD和PDA的鉴别点
  - 肺部血管增宽
  - 肺动脉高压表现
- CT和MR：可直接显示室间隔的缺损
- MR
  - 心室容积、质量、功能
  - 分流量和方向
  - 瓣膜功能
  - 跨瓣压力梯度

主要鉴别诊断
- 房间隔缺损
- 动脉导管未闭
- 肺动脉高压

病理学表现
- 病因多为先天性

临床要点
- 缺损较小的患者可能无症状
- 小的室间隔缺损通常会自发闭合
- 大的室间隔缺损需要手术治疗
- 缺损可能导致肺动脉高压和艾森曼格综合征
- 治疗
  - 充血性心力衰竭和艾森曼格综合征的药物治疗
  - 手术治疗：外科修补或经皮介入封堵术

（左图）横断位心电门控CTA图像显示室间隔高位缺损➡，左心室和右心室相通。

（右图）同一患者的横断位GRE MR图像显示该缺损➡类型为膜周型室间隔缺损。膜周型室间隔缺损是最常见的室间隔缺损类型，约占75%。

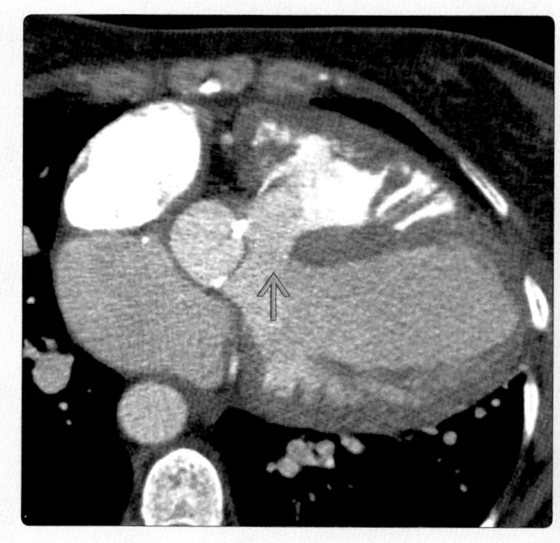

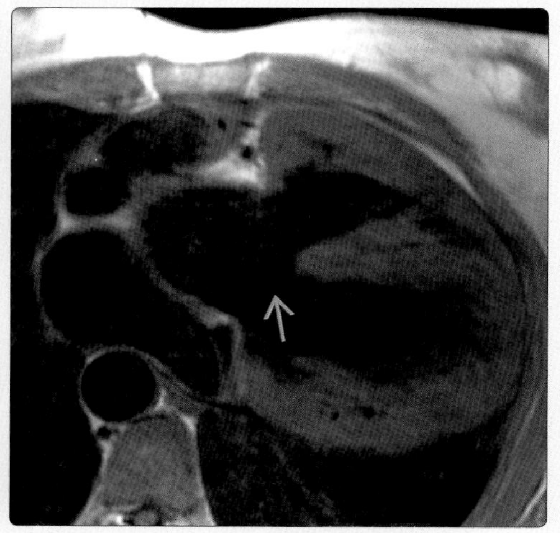

（左图）胸部侧位片显示左心房增大➡，向后压迫气管支气管树前部。

（右图）心电门控CTA的矢状位重建图像提示为嵴上型室间隔缺损➦。室间隔缺损约占先天性心脏畸形的20%。

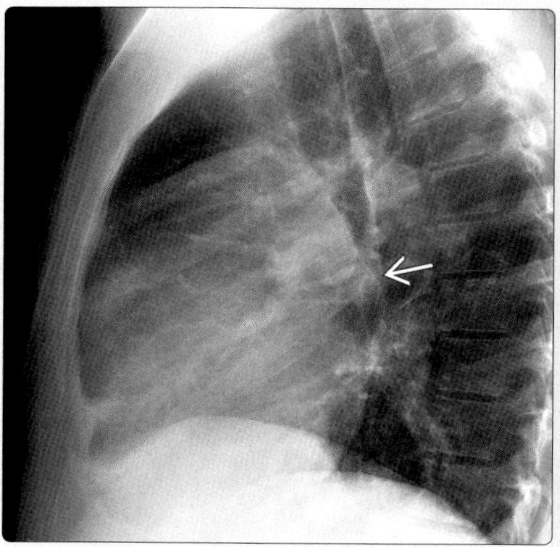

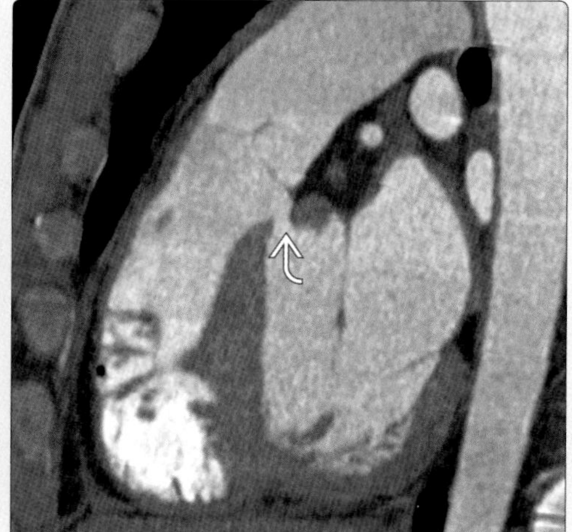

术语

缩写

- 室间隔缺损（ventricular septal defect, VSD）

影像学表现

基本表现

- 最佳诊断思路
  - 胸片提示左心房、左心室增大，肺血管增宽
- 位置
  - 膜周型室间隔缺损（75%）
  - 流入道型室间隔缺损（8%～10%）
  - 肌部或小梁型室间隔缺损（5%～10%）
  - 流出道型或嵴上型室间隔缺损（5%）
- 形态
  - 多种缺损可能同时出现
    - 肌部或小梁型室间隔缺损更常见

X 线表现

- 平片
  - 小型室间隔缺损胸片可表现为正常
  - 中型室间隔缺损
    - 心脏轮廓轻度扩大
    - 肺血管增宽
  - 大型室间隔缺损
    - 心脏轮廓扩大
      - 左心室增大
      - 左心房增大：是 VSD 和动脉导管未闭（PDA）房间隔缺损（ASD）的鉴别点
    - 主动脉弓大小正常：VSD 与 PDA 的鉴别点
    - 肺部血管增宽
    - ± 肺水肿
    - ± 胸腔积液
    - 肺动脉高压（pulmonary artery hypertension, PAH）
      - 肺动脉干增宽
      - 中央肺动脉增宽
      - 外周肺动脉逐渐变细，即“外周肺动脉剪枝”征
      - 右心室增大

CT 表现

- 心电门控 CTA
  - 直接显示室间隔缺损
  - 确定分流的方向和严重程度

MR 表现

- 心脏电影及相位对比扫描
  - 心室容积
  - 心室质量、心室功能
  - 分流量和方向
  - 瓣膜功能
  - 跨瓣压力梯度

超声表现

- 超声心动图
  - 大多数 VSD 通过超声心动图确诊
  - 可直接观察到缺损
- 彩色多普勒
  - 有助于发现小的缺损
  - 分流的方向和速度

心血管造影表现

- 小缺损
  - 右心压力正常
  - 肺血管阻力正常
- 大缺损
  - 肺循环血流量 > 体循环血流量
  - 肺动脉收缩压等于体循环收缩压
- 艾森曼格综合征
  - 肺动脉收缩压和舒张压升高
  - 左心室血氧含量减低
  - 左至右分流极少

推荐的影像学检查方法

- 最佳影像检查方法
  - 心电门控 CTA 或心脏 MR

鉴别诊断

房间隔缺损

- 左至右的心内分流
- 左心房大小通常正常：ASD 与 VSD 的鉴别点
- 肺部血管增宽
- 肺水肿
- PAH
  - 肺动脉干、中央肺动脉增宽
  - 外周肺动脉剪枝征
  - 右心室增大

动脉导管未闭（PDA）

- 降主动脉和肺动脉近端之间的异常管道交通
- 左至右的心内分流
- 心脏轮廓扩大
  - 左心房、左心室增大
- 主动脉弓增宽：PDA 与 VSD 的鉴别点
- 肺血管增宽
- 肺水肿
- 肺动脉高压
  - 肺动脉干、中央肺动脉增宽
  - “外周肺动脉剪枝”征
  - 右心室增大

肺动脉高压

- 肺动脉干、中央肺动脉增宽
- CTA：增宽的肺动脉干 >30 mm
- 影像学
  - 增强 CT

- 肺动脉增宽：肺动脉干 >30 mm；右肺叶间肺动脉：男性 >16 mm，女性 >14 mm
- 外周肺动脉狭窄或扩张
- 肺动脉充盈缺损，动脉内软组织密度影
- 支气管动脉增生
- CT/HRCT
  - 小叶中心性结节、马赛克征、小叶间隔增厚、支气管扩张、胸膜下透过度减低、磨玻璃密度影、弥漫性实性小结节

病理学表现

基本表现

- 病因
  - 先天性
    - 最常见的病因
    - 根据室间隔缺损的部位分为 4 种类型
  - 外伤
    - 钝性或贯穿性胸外伤
  - 心肌梗死后改变
- 相关异常
  - 法洛四联症，永存动脉干，右心室双出口
  - 主动脉缩窄、三尖瓣闭锁较少见

分期、分级和分类

- 室间隔分为 2 个部分
  - 膜部
    - 通过三尖瓣室间隔小叶的顶端连接，分为房室部和室间部 2 个部分
  - 肌部
    - 分为入口部、小梁部和出口部

临床要点

临床表现

- 最常见的症状 / 体征
  - 小型室间隔缺损可无症状
    - 罗杰病（Maladie de Roger）
      - 无症状的小型室间隔缺损
  - 是否存在症状取决于以下因素
    - 缺损的大小和位置
    - 肺动脉压力
    - 左心室流出阻力
  - 最常见的症状
    - 呼吸浅短
    - 呼吸急促
    - 发育迟缓
    - 心动过速
  - 肺动脉高压
    - 劳力性呼吸困难
    - 乏力
    - 晕厥
    - 胸痛
  - 艾森曼格综合征
    - 与红细胞增多症有关的症状
    - 头痛
    - 疲劳
    - 明显的呼吸困难
  - 体格检查
    - 全程或泛收缩期杂音
- 其他症状 / 体征
  - 反复呼吸道感染

人口统计学表现

- 性别
  - 男性：女性 = 1 ∶ 1
- 流行病学
  - VSD 占所有先天性心脏畸形的 20%
  - 发病率：每 1000 名存活新生儿中有 2~6 人

自然病史和预后

- 在生命早期自动闭合或缩小的缺损通常不需要治疗
- 小的室间隔缺损通常会自发闭合
  - 流入道型室间隔缺损很少自发闭合
- 大的 VSD 需要手术矫正
- 可能导致肺动脉高压
  - 如果早期治疗，可能是可逆的
  - 出现艾森曼格综合征
    - 左至右分流的逆转

治疗

- 内科治疗
  - 充血性心力衰竭
    - 利尿剂
    - 降低后负荷
  - 艾森曼格综合征的治疗
    - 部分交换输血
  - 预防心内膜炎
  - 复发性呼吸道感染的治疗
- 外科手术
  - 肺动脉束带术
    - 肺动脉干和（或）分支血管的可扩张束带术
    - 可作为姑息性治疗，推迟修补手术
    - 可能使 VSD 缩小
  - 手术封堵
    - 适应证
      - 有症状的患者
      - 大的缺损
      - 肺血管阻力增大
  - 微创手术封堵
    - 通常适用于膜周型 VSD
  - 经皮经导管装置封堵术
    - 使用间隔封堵器装置
    - 通常适用于膜周型 VSD

- 并发症
  - 完全性心脏传导阻滞
  - 主动脉反流
  - 三尖瓣反流

诊断要点

考虑的诊断

- 胸片提示左心房、左心室增大和肺血管突出时，应考虑 VSD

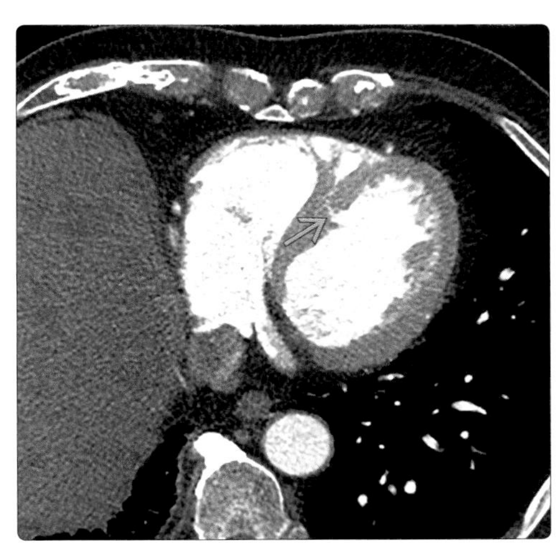

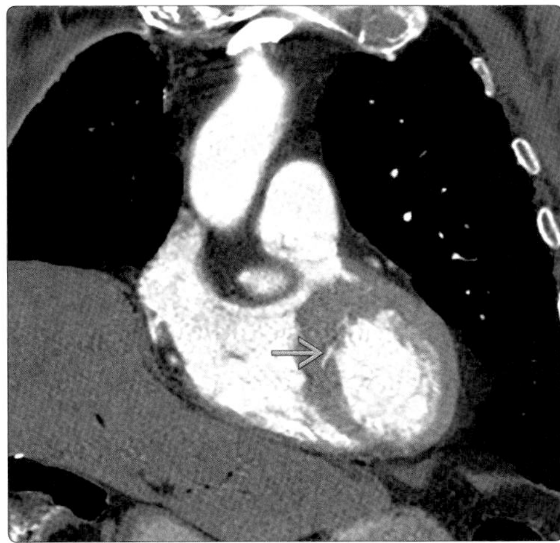

（左图）横断位增强 CT 图像显示室间隔有一个小的线样缺损→，为小型室间隔缺损。

（右图）同一患者的冠状位增强 CT 图像显示左、右心室之间的线样缺损→。尽管常规胸部 CT 可以显示室间隔缺损，但心电门控 CTA 可提供有关心内分流方向和严重程度等其他信息。

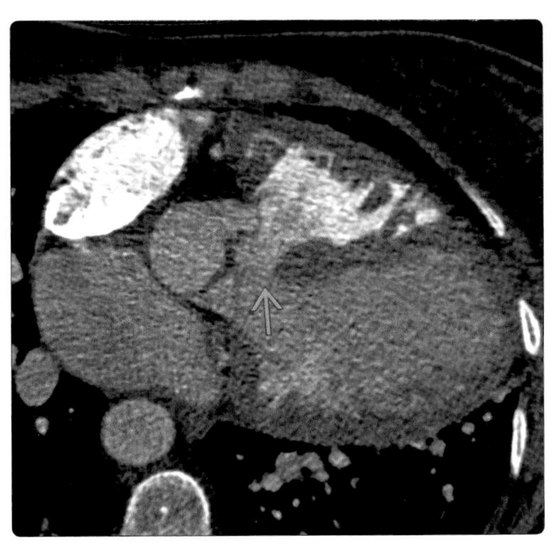

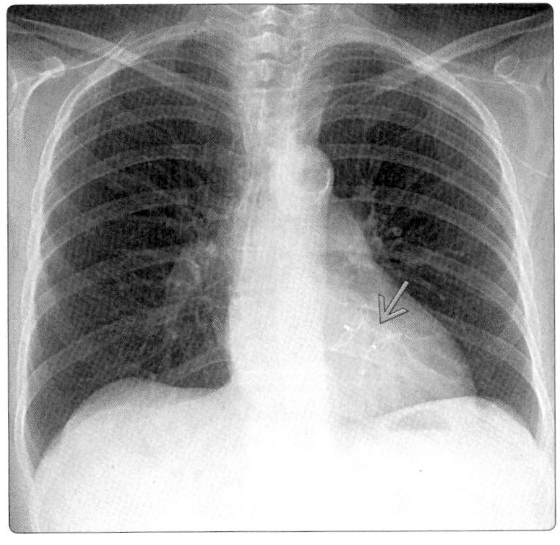

（左图）横断位心电门控 CTA 显示室间隔较高处左、右心室之间相互沟通→，即膜周型室间隔缺损，这是最常见的室间隔缺损类型。

（右图）一名有室间隔缺损病史患者的后前位胸片显示，在左、右心室之间缺损的相应位置有一个室间隔封堵器→，值得注意的是，心脏大小未见异常。

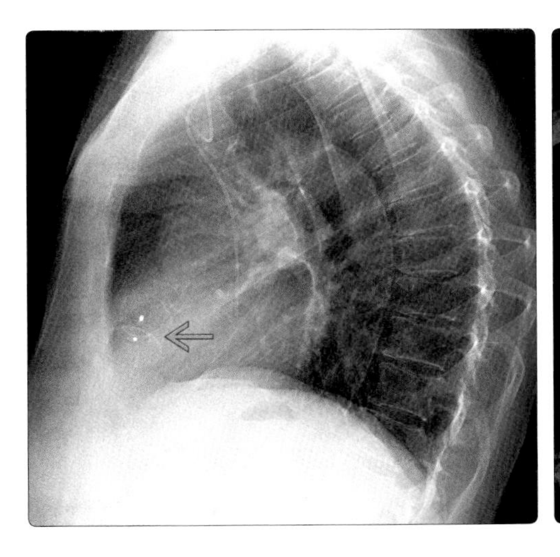

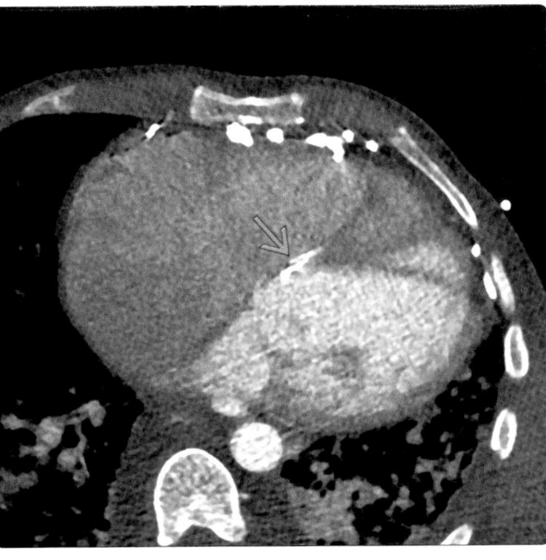

（左图）同一患者的侧位胸片显示封堵器的位置→。经皮经导管装置封堵术通常用于膜周型室间隔缺损的处置。

（右图）有室间隔缺损手术修复史患者的横断位增强 CT 图像显示封堵部位的手术缝线→。室间隔缺损的手术指征包括临床症状、大型缺损、肺血管阻力升高。

二叶式主动脉瓣

关键要点

术语
- 二叶式主动脉瓣（bicuspid aortic valve, BAV）
- 二叶式主动脉瓣病变
- BAV 综合征

影像学表现
- 平片：升主动脉扩张——纵隔右侧缘轮廓异常
- CT 和 MR：对主动脉的测量优于超声心动图

主要鉴别诊断
- 三叶式主动脉瓣的主动脉瓣狭窄
  - 3 个半月瓣，瓣膜关闭线呈 Y 形
- 马方综合征
  - 窦管连接部消失
- 主动脉瘤
  - 多见于主动脉弓和降主动脉

病理学表现
- 1 型（约 80%）：左冠窦、右冠窦融合（前后型 BAV）
- 2 型（约 20%）：右冠窦、无冠窦融合（右左型 BAV）

临床要点
- 1 型 BAV
  - 主动脉形态正常，主动脉根部直径增宽
  - 与主动脉缩窄有关，主动脉瓣膜病变较少
  - 男性：女性 = 2.7：1
- 2 型 BAV
  - 瓣膜功能障碍进展更快，升主动脉扩张，主动脉弓部直径更大
  - 二尖瓣黏液样变患病率更高
  - 男性：女性 = 1.3：1
- 当直径 >4.5 cm 时，行主动脉重建术

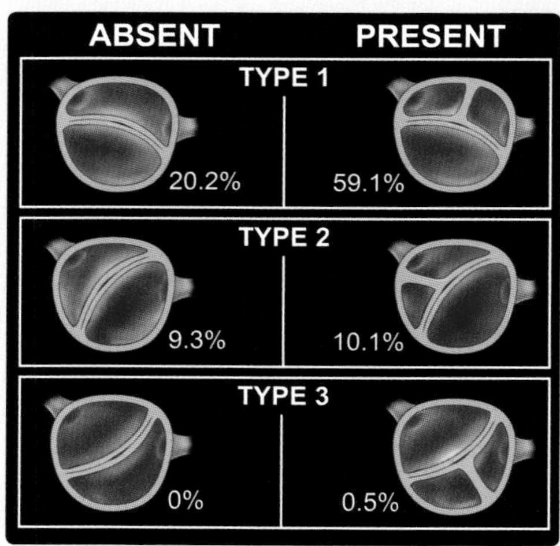

（左图）不同类型的二叶式主动脉瓣的形态特征：约 80% 为 1 型，20% 为 2 型，3 型非常罕见。

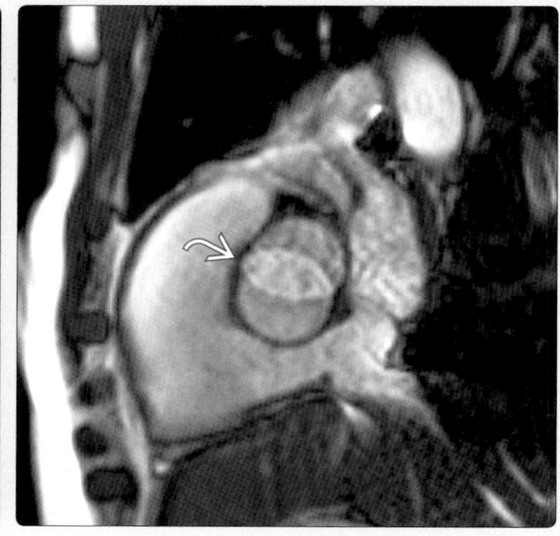

（右图）1 型无嵴 BAV 患者的短轴 SSFP 心脏 MR 图像显示收缩期主动脉瓣口呈鱼嘴状开放➜。该病例主动脉瓣没有明显狭窄，2 条冠状动脉主干均发自左、右冠状动脉窦融合而成的前冠窦。

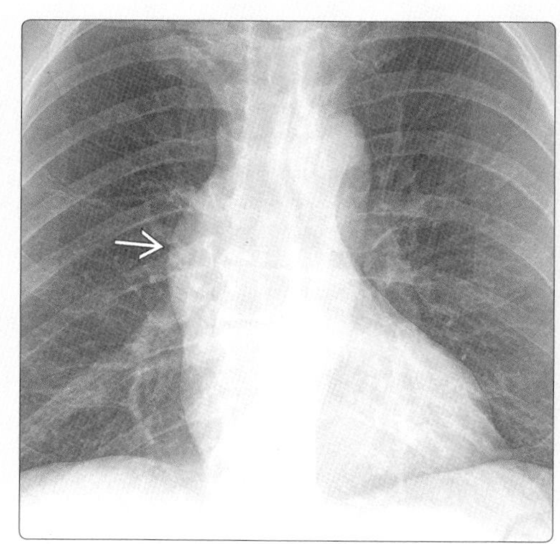

（左图）一名二叶式主动脉瓣患者的后前位胸片提示升主动脉动脉瘤，表现为纵隔右上缘特征性的轮廓膨隆➜，即扩张的升主动脉。该征象也见于其他病因的升主动脉瘤，如马方综合征、动脉硬化。

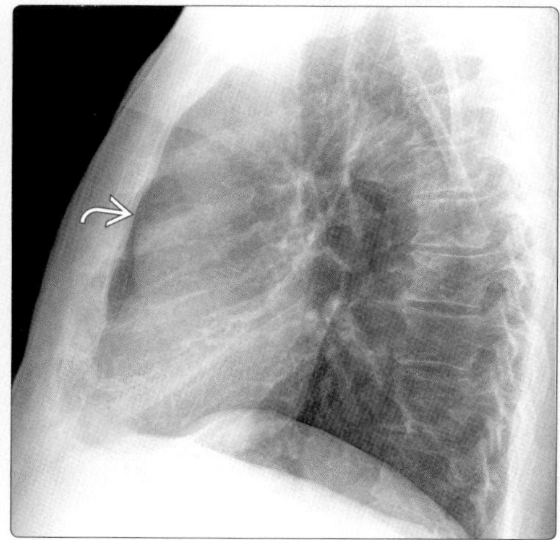

（右图）同一患者的侧位胸片显示胸骨后间隙减小➜，为升主动脉扩张所致。

术语

缩写

- 二叶式主动脉瓣（bicuspid aortic valve, BAV）

同义词

- 二叶式主动脉瓣病变
- BAV 综合征

定义

- 主动脉瓣只有两个瓣膜小叶，两个瓣膜小叶通常大小不等，其中较大的瓣叶由两个原始瓣膜融合而成，即融合瓣，其融合处形成界嵴

影像学表现

基本表现

- 最佳诊断思路
  - 无马方综合征的年轻患者胸片提示升主动脉瘤

X 线表现

- 间接表现
  - 瓣膜界嵴处钙化具有诊断意义，但难以确诊
  - 升主动脉瘤：纵隔右上缘轮廓膨隆

CT 表现

- CTA
  - 钙化局限于瓣膜的基底部及界嵴部
  - 通常能准确显示主动脉瓣瓣膜的个数
  - 使用心电门控和多平面重建进行评估是最理想的
  - 在舒张期的短轴重建中可区分有嵴型 BAV、无嵴型 BAV
  - 有嵴型 BAV 在收缩期短轴上能更好地显示（如鱼嘴状开放）
    - 正常的三瓣式瓣膜呈 Y 形
  - 根据收缩中期的平面测量（最大孔径）可对主动脉瓣狭窄程度进行分级
- 心电门控 CTA
  - 有助于术前评估冠状动脉的形态

MR 表现

- 心电门控 MR 与超声心动图、CTA 均可准确评估其形态学变化（包括平面测量）
- 可计算主动脉瓣狭窄的额外功能性参数
  - 例如，峰值速度
- 有助于确定是否存在主动脉反流，并对其量化
- 四维 MR 评估有望评估瓣口血流模式

超声心动图表现

- 特异性 96%，敏感性 78%，准确性 93%
- 短轴切面上有 2 个瓣膜、2 个瓣膜结合点
- 瓣膜大小不一，呈偏心性关闭
- 舒张期瓣口呈一条闭合线
- 瓣膜严重纤维化或钙化可能使二叶式瓣膜显示不清；明显而突出的界嵴可能导致假阴性结果

推荐的影像学检查方法

- 最佳影像检查方法
  - 超声心动图
- 美国心脏病学会（ACC）/ 美国心脏协会（AHA）的随访建议
  - 超声心动图复查
    - 如果 Valsalva 窦、窦管交界处、升主动脉显示不佳，则建议 CT 或 MR 检查
  - 复查间隔
    - 严重狭窄或严重反流者应每年都复查
    - 中度主动脉瓣狭窄或中度主动脉瓣反流者应每 1~2 年复查一次
    - 轻度主动脉瓣狭窄或轻度主动脉瓣反流者应每 3~5 年复查一次
    - 若主动脉根部 >4 cm，则应每年复查一次

鉴别诊断

三叶式主动脉瓣狭窄

- 3 个瓣膜，Y 形闭合孔径
- 严重钙化或狭窄的主动脉瓣则很难区分
- 钙化通常延伸到瓣膜结合处

马方综合征

- 升主动脉扩张，主动脉瓣有 3 个瓣膜
- 窦口连接处膨大

主动脉瘤

- 主动脉弓和降主动脉更为常见
- 通常与广泛的动脉粥样硬化有关

病理学表现

基本表现

- 病因
  - 动脉瘤形成的病因
    - 血流动力学假说
      - □ BAV 收缩期血流喷射方向可能导致血管壁应力不同，导致血管壁重塑
      - □ 收缩期异常的螺旋形血流
      - □ 2 型 BAV 更容易出现明显的主动脉狭窄
    - 先天性假说：血管结缔组织的先天性异常
- 遗传学
  - 确切的遗传原因和遗传模式仍不确切
  - 10%~30% 的 BAV 具有家族性或遗传性
  - *NOTCH1* 基因突变导致心脏异常，包括伴严重钙化的 BAV
  - 咽弓外胚层和内胚层中成纤维细胞生长因子 8 表达中断可导致 BAV 和其他血管畸形
  - 与特纳综合征、Loeys-Dietz 综合征有关
- 相关异常
  - 主动脉缩窄

- 50% 的主动脉缩窄病例存在 BAV
- 左心发育不良综合征
- 主动脉弓离断：27% 的病例存在 BAV
- 主动脉扩张（20%~85%）
- 颅内动脉瘤（10%）

分期、分级和分类

- 根据 BAV 瓣膜形态分类
  - 1 型（约 80%）：左冠窦、右冠窦融合（前后型 BAV）
    - 无界嵴（20.2%）
    - 存在界嵴（59.1%）
  - 2 型（约 20%）：右冠窦、无冠窦融合（右左型 BAV）
    - 无界嵴（9.3%）
    - 存在界嵴（10.1%）
  - 3 型：无冠窦、左冠窦融合
    - 无界嵴（0.5%）
- 根据主动脉根部形态分类
  - 正常（N 型）
    - Valsalva 窦直径 > 窦管交界处直径，Valsalva 窦直径≥升主动脉中部直径
    - 1 型 BAV 更常见
  - 升主动脉扩张（A 型）
    - Valsalva 窦直径 > 窦管交界处的直径，Valsalva 窦直径 < 升主动脉中部直径
    - 2 型 BAV 更常见
  - 窦管交界处消失（E 型）
    - Valsalva 窦直径≤窦管交界处的直径
    - BAV 中升主动脉扩张者罕见
    - 马方综合征升主动脉扩张者常见

大体病理和手术所见

- 钙化随年龄增长而增加，主要局限于界脊处
- BAV 中左冠脉优势型更常见
- 左主干较短
- 大小不等的两个瓣膜更易快速钙化
- 单叶式或四叶式主动脉瓣较少见

临床要点

临床表现

- 最常见的症状 / 体征
  - 无症状，直到出现主动脉瓣狭窄时才有症状（20~30 岁）
    - 主动脉喷射音 ± 收缩期射血杂音
  - 主动脉狭窄或反流
    - 主动脉狭窄的发生率：15%~71%
    - 主动脉反流的发生率：1.3%~3%
    - 心绞痛、晕厥和心力衰竭（50~60 岁发病率最高）
    - 出现症状后生存期 <5 年
      - 猝死的发生率增加（15%~20%）
  - 主动脉夹层（9 倍风险）：胸痛
    - 发病率：5%
  - 主动脉瘤（风险比一般人高 80 倍）
    - 夹层和破裂的风险增加
  - 感染性心内膜炎
    - 发病率 9.5%~40%
  - 猝死
- 临床特征
  - 1 型 BAV
    - 主动脉形态正常，主动脉根部直径增宽
    - 与主动脉夹层有关，主动脉瓣病变较少
  - 2 型 BAV
    - 与瓣膜功能障碍（即主动脉瓣狭窄和反流）的快速发展有关，升主动脉扩张，主动脉弓直径增大
    - 二尖瓣黏液样变患病率更高
  - 3 型 BAV：不常见

人口统计学表现

- 年龄
  - 症状及 BAV 狭窄导致的并发症随年龄增长而加重
- 性别
  - 1 型 BAV：男性 : 女性 = 2.7 : 1
  - 2 型 BAV：男性 : 女性 = 1.3 : 1
- 流行病学
  - 最常见的先天性心脏病（发病率：0.5%~2%）
  - 主动脉瓣置换术最常见的病因
  - 50% 主动脉瓣狭窄的成年人患有 BAV

治疗

- 扩张的升主动脉直径 >4.5 cm 时应密切随访

诊断要点

考虑的诊断

- 升主动脉瘤在马方综合征和 BAV 年轻患者中很常见
- 胸片检查对升主动脉瘤的检测不敏感
- 超声心动图：标准的初步评估，具有高敏感性和高特异性
- CT 和 MR
  - 有助于评估并发症
  - 如需对主动脉瓣进行评估，可采用心电门控

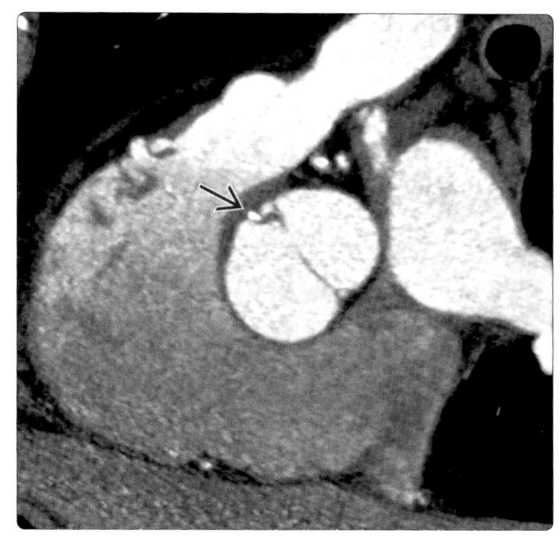

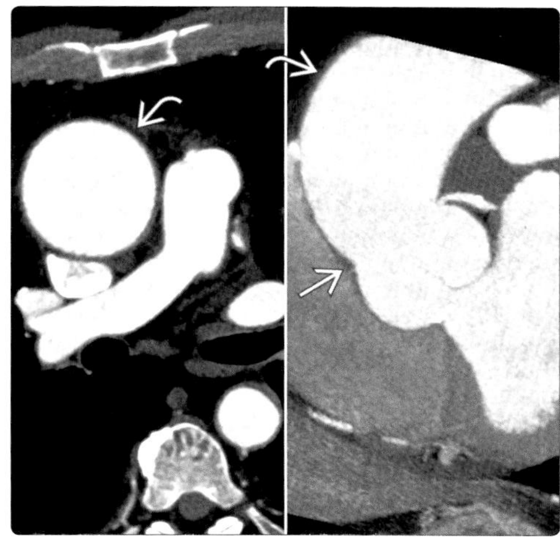

（左图）舒张期短轴 CTA 图像显示 1 型二叶式主动脉瓣（无界嵴），沿瓣膜结合处的钙化→最终会导致主动脉瓣狭窄。

（右图）同一患者的横断位及斜矢状位 CTA 图像显示升主动脉扩张↪、窦管交界处显示清晰→，为 A 型二叶式主动脉瓣。1 型二叶式主动脉瓣患者升主动脉形态往往正常（N 型主动脉形态），Valsalva 窦较大。

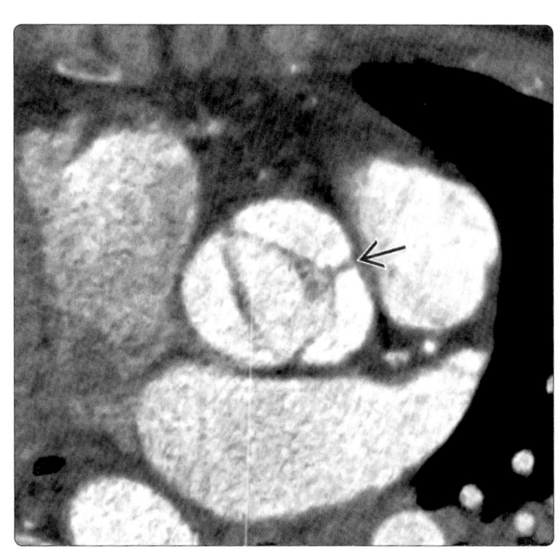

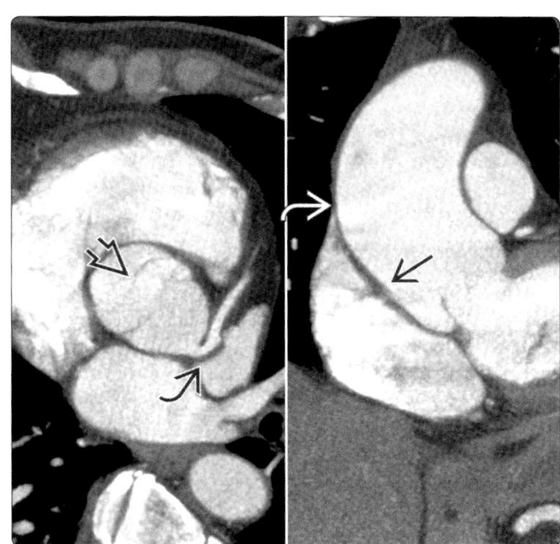

（左图）1 型二叶式主动脉瓣患者的短轴心脏 CTA 舒张中期重建 MIP 图像显示主动脉瓣孔径正常，并可见界嵴→。

（右图）无界嵴的 2 型二叶式主动脉瓣患者，短轴（左）和长轴（右）心脏 CTA 图像显示左冠状动脉发自左冠窦↪，升主动脉扩张↪，未见界嵴⇨，窦管连接处显示不清→（E 型主动脉形态）。

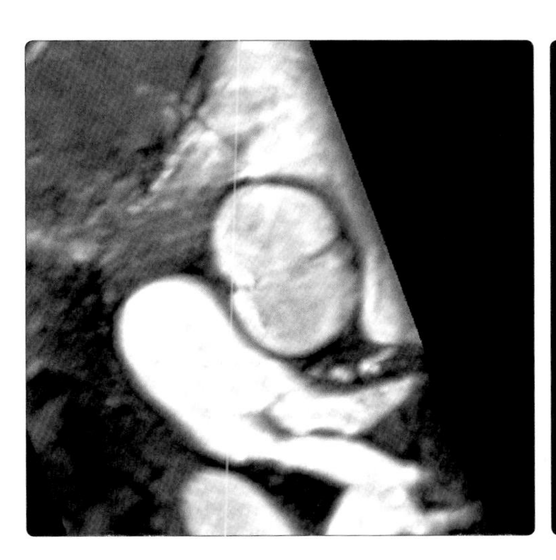

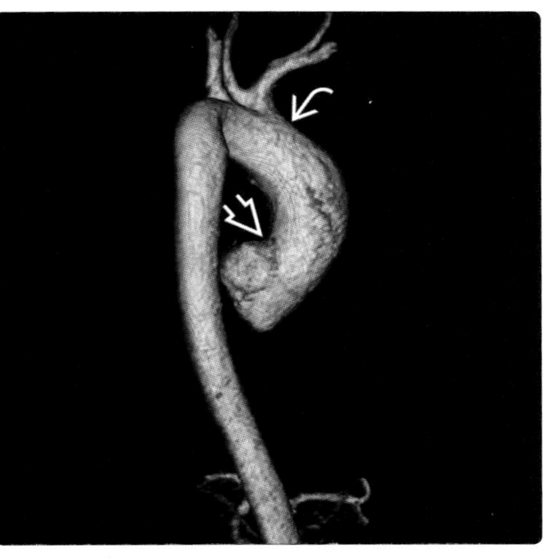

（左图）静脉注射钆后的短轴 MR 图像显示 2 型二叶式主动脉瓣，无界嵴，冠状窦扩张。

（右图）同一患者的增强 MRA 三维重建图显示升主动脉、主动脉弓扩张↪，并保留了窦管交界处⇨（A 型主动脉形态）。2 型二叶式主动脉瓣以女性居多，主动脉弓直径更大，瓣膜黏液样变性更常见。

肺动脉狭窄

关键要点

术语
- 肺动脉狭窄（pulmonic stenosis, PS）
- 导致右室流出道（right ventricular outflow tract, RVOT）梗阻

影像学表现
- 平片：肺动脉主干及左肺动脉增宽
- CT
  - 狭窄远端肺动脉主干及左肺动脉增宽
  - 肺动脉瓣膜增厚、活动受限 ± 钙化
  - 小瓣膜环
  - 累及主动脉及肺动脉主干的心包钙化很少导致获得性肺动脉狭窄
- MR
  - 诊断肺动脉狭窄以及测量狭窄范围
  - 肺动脉瓣成圆顶状或风向标状
  - 肺动脉瓣膜孔狭窄

主要鉴别诊断
- 肺动脉高压
- 特发性肺动脉干扩张
- 肺动脉近端离断

病理学表现
- 大多数病因为先天性
- 获得性病因包括风湿性心脏病、类癌综合征、感染性心内膜炎
- 肺动脉狭窄的严重程度取决于横跨肺动脉瓣及肺动脉瓣膜区域的压力差

临床要点
- 治疗
  - 轻微和轻度 PS：观察和预防心内膜炎，暂不考虑手术
  - 中度和重度 PS：球囊瓣膜成形术或瓣膜切开术

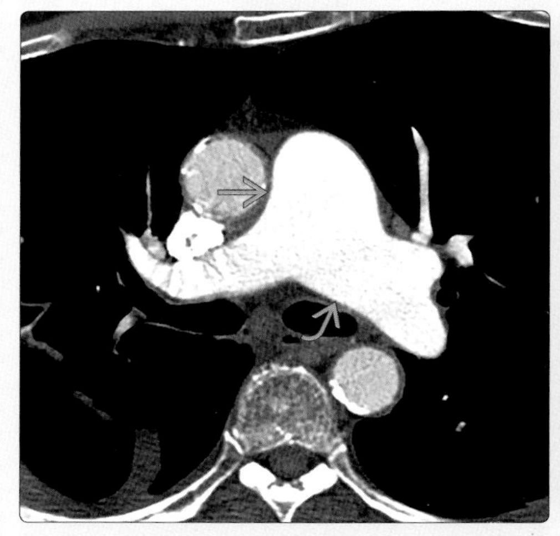

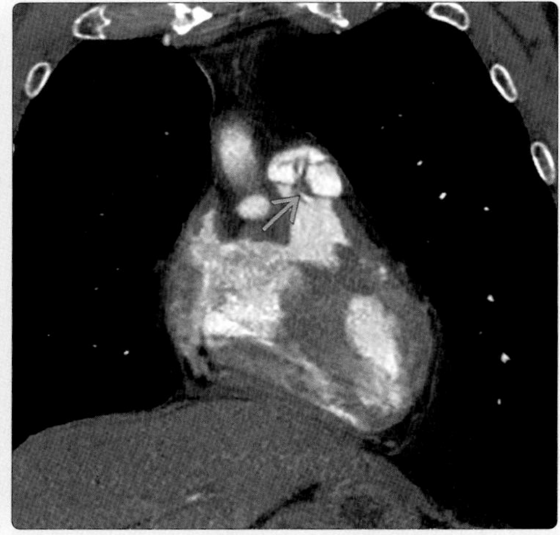

（左图）一名先天性肺动脉瓣狭窄患者的横断位增强 CT 图像显示肺动脉主干→和左侧肺动脉→扩张，这是诊断肺动脉狭窄的最常见影像征象。

（右图）同一患者的冠状位增强 CT 图像显示肺动脉瓣增厚→。尽管瓣膜小叶增厚和钙化在心脏门控 CTA 显示最清晰，但在一些常规胸部 CT 上也可以看到，如本例。

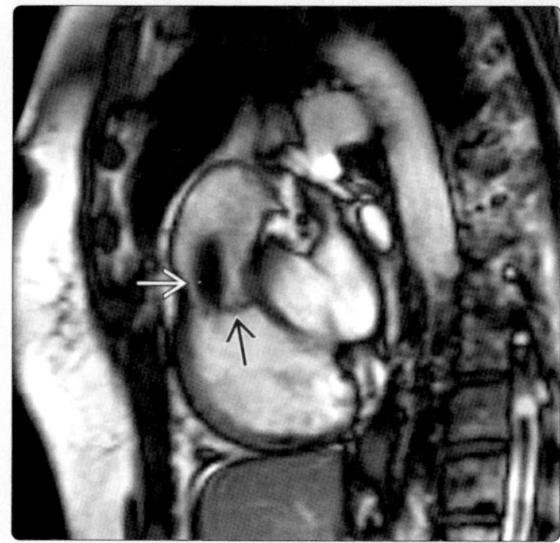

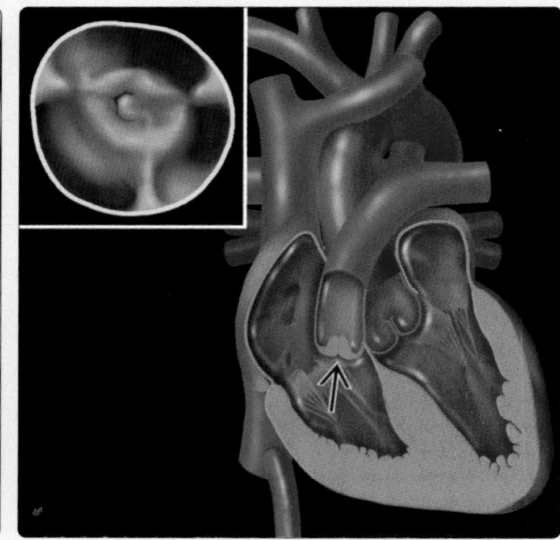

（左图）斜矢状位 RVOT SSFP 心脏 MR 显示在肺动脉瓣上方低信号区域➡，与严重的肺动脉狭窄相关。还能观察到肺动脉瓣增厚→。中度和重度肺狭窄患者通常采用球囊瓣膜成形术或手术瓣膜切开术治疗。

（右图）示意图显示肺动脉狭窄的形态学特征，为弥漫性肺动脉瓣增厚→和明显的瓣口狭窄（插图）。

术语

缩写

- 肺动脉瓣狭窄（PS）

定义

- 导致右室流出道（RVOT）梗阻 + 肺动脉干及左肺动脉狭窄后扩张的病变

影像学表现

基本表现

- 最佳诊断思路
  - 肺动脉干及左肺动脉增粗
- 部位
  - 瓣膜（90%）
  - 瓣膜下区
  - 瓣膜上区

X 线表现

- 平片
  - 最常见的异常为肺动脉干增粗
    - 主动脉弓下方纵隔左缘突出
  - 左肺动脉可能增宽
  - 右心室增大

CT 表现

- 增强 CT
  - 狭窄远端肺动脉干和左肺动脉扩张
  - 右心室增大
  - 肺动脉瓣增厚 ± 钙化
  - 累及主动脉及肺动脉的局灶性心包钙化为获得性肺动脉干狭窄的少见病因
- 心电门控 CTA
  - 肺动脉瓣增厚，活动受限
    - 可能伴钙化
  - 小瓣膜环
  - 可能存在肺动脉瓣上方肺动脉主干发育不全

MR 表现

- MRA
  - 肺动脉干和左肺动脉扩张
- 心脏电影 MR
  - 评价肺动脉瓣形态
    - 肺动脉瓣膜增厚 ± 融合
    - 肺动脉瓣口狭窄
    - 肺动脉瓣形态呈圆顶状或风向标状
- 相位对比成像
  - 诊断肺动脉狭窄及狭窄程度的评估
  - 测量肺动脉瓣区血液的流动速率

超声心动图表现

- 超声心动图
  - 肺动脉瓣增厚
  - 肺动脉瓣收缩受限以及瓣膜活动度降低
  - 肺动脉瓣形态呈圆顶状或风向标状形态
  - 狭窄远端的肺动脉扩张
- 彩色多普勒
  - 肺流出道收缩期高速射流

血管造影表现

- 常规表现
  - 轻度及中度的肺动脉狭窄没有检查指征
  - 严重肺动脉狭窄患者通常行心导管检查来进行压力评估
    - 可同时进行球囊瓣膜成形术
  - 用于评价肺流出道、肺动脉和右心室的形态

鉴别诊断

肺动脉高压（PAH）

- 肺动脉主干和中央肺动脉增宽
- CTA：肺干增宽 >30 mm
- HRCT
  - 毛细血管前肺动脉高压
    - 肺气肿
    - 肺纤维化
    - “蜂窝”肺
  - 毛细血管后肺动脉高压
    - 小叶中央磨玻璃结节
    - 肺水肿
    - 胸腔积液
  - 慢性肺动脉高压
    - 磨玻璃密度斑片影
- 毛细血管前性肺动脉高压的病因
  - 慢性肺栓塞
  - 先天性左向右分流
  - 原发性肺动脉高压
- 毛细血管后性肺动脉高压的病因
  - 左心衰和二尖瓣狭窄

特发性肺动脉干扩张

- 先天性肺动脉干扩张 ± 累及左右肺动脉
- 需要排除肺源性和心源性的动脉扩张
- 肺动脉和右心室压正常
- 肺动脉增宽可以表现为左侧纵隔边缘的圆形凸起
  - 可能类似纵隔肿块

肺动脉近端离断

- 肺动脉近端未发育
- 胸片显示同侧肺组织和肺门影缩小
- CT 上肺动脉缺失
- 可见同侧起自体循环和支气管动脉的侧支循环开放
- HRCT 可以显示马赛克样密度

迷走左肺动脉

- 又称肺动脉吊带
- 左肺动脉起源于右肺动脉的先天性畸形
- 在气管和食道之间形成“吊带”环绕气管

- 可能伴随气管支气管树及心血管系统异常有关
- 在胸片侧位相上可表现为气管前方及食管后方之间的高密度结节
- CT 和 MR 通常可以明确诊断

病理学表现

基本表现

- 病因
  - 先天性
    - 肺动脉狭窄最常见病因
    - 80% 的病例为孤立性
    - 20% 的病例可伴随其他先天性心脏疾病
  - 获得性
    - 风湿性心脏病
      - 与二尖瓣和主动脉瓣疾病有关
    - 类癌综合征
      - 与三尖瓣疾病有关
    - 感染性心内膜炎
- 遗传学
  - 通常认为起源是多因素
  - 已有家族性病例报道
  - 可能与遗传疾病有关
    - 瓣膜区的肺动脉狭窄
      - 努南综合征（Noonan syndrome）
    - 瓣膜上方肺动脉狭窄
      - 先天性风疹综合征
      - 威廉姆斯综合征（Williams syndrome）
- 相关的异常
  - 房间隔缺损（atrial septal defect, ASD）
  - 室间隔缺损（ventricular septal defect, VSD）
  - 卵圆孔未闭（patent foramen ovale, PFO）
  - 法洛四联症

分期、分级和分类

- 通过肺动脉瓣的压力梯度对严重程度进行分类
  - 轻微狭窄（梯度 <25 mmHg）
  - 轻度狭窄（梯度 25～50 mmHg）
  - 中度狭窄（梯度 50～80 mmHg）
  - 严重狭窄（梯度 >80 mmHg）
- 按肺瓣面积进行严重程度分类
  - 正常范围：2.5～4.0 cm^2
  - 轻度 PS：<1 cm^2
  - 严重 PS：<0.5 cm^2

大体病理和手术所见

- 肺动脉瓣增厚
  - 可能存在钙化
- 肺动脉瓣部分融合
- 肺动脉瓣典型表现为圆顶或圆锥形
- 中心孔狭窄

镜下表现

- 肺动脉瓣增厚
- 发育不良的瓣膜可能由黏液性组织组成：在 10%～15% 的瓣膜性 PS 患者中存在

临床要点

临床表现

- 最常见的症状 / 体征
  - 临床表现取决于症状的严重程度
    - 轻度 PS：典型无症状
    - 中度或重度 PS
      - 体循环静脉淤血的症状及体征
      - 类似心脏衰竭的症状
- 其他症状 / 体征
  - 伴有 PFO 或 ASD 的患者会出现发绀

人口统计学表现

- 年龄
  - 发病年龄取决于梗阻的严重程度
- 性别
  - 男性：女性 = 1 ∶ 1
- 流行病学
  - 占先天性心脏疾病的 10%
  - 占儿童先天性心脏疾病的 8%～12%
    - 室间隔完整的孤立型肺动脉狭窄第二常见

自然病史和预后

- 狭窄的严重程度决定发病率和死亡率
  - 轻度到中度的 PS 通常耐受较好
  - 严重的 PS
    - 心脏输出量减低
    - 右心室肥厚
    - 心脏衰竭
    - 可能会出现发绀

治疗

- 轻微和轻度 PS：观察和预防心内膜炎，暂不考虑手术
- 中度和重度 PS：球囊瓣膜成形术或瓣膜切开术
  - 轻度肺动脉瓣反流和右心室扩张可行瓣膜成形术

诊断要点

考虑的诊断

- 肺动脉瓣狭窄患者的肺动脉主干和左肺动脉增宽

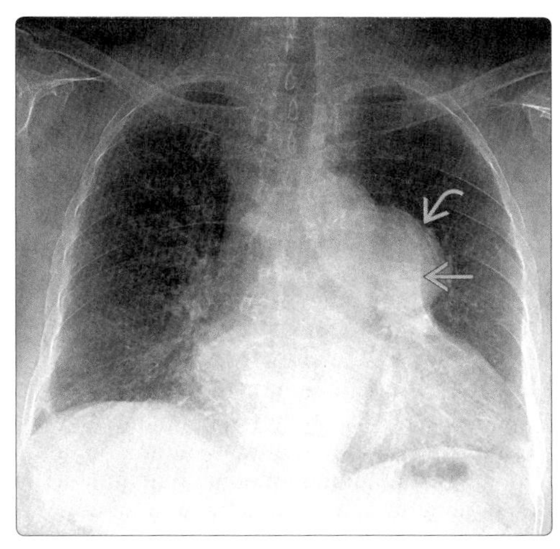

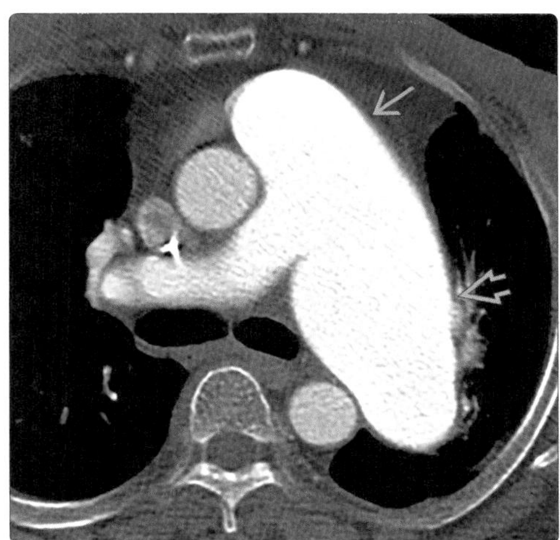

（左图）一名先天性肺动脉瓣狭窄患者的后前位胸片显示肺动脉主干→及左肺动脉↷增宽。

（右图）同一患者的横断位增强 CT 图像显示肺动脉主干→及左肺动脉增宽↷，提示狭窄部位远端的血管扩张。这些征象都是平片及横断位成像的典型表现。

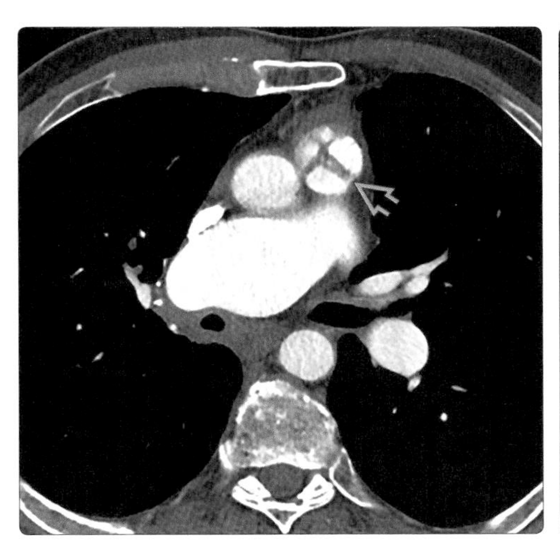

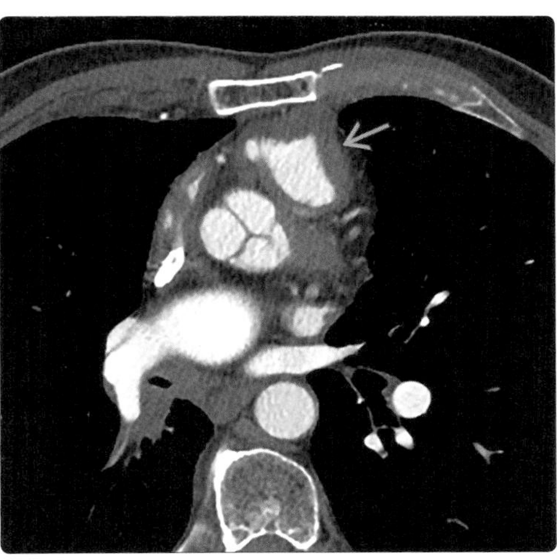

（左图）一名先天性肺动脉瓣狭窄患者的横断位增强 CT 图像显示肺动脉瓣膜增厚⇒。尽管常规 CT 上就可以看到瓣膜增厚和钙化，但应用心脏门控 CT 或 MR 检查评估瓣膜的活动性仍是非常必要的。

（右图）同一患者的横断位增强 CT 图像显示右心室流出道管壁增厚→，这一征象可以在 CT 或是 MR 检查中观察到。

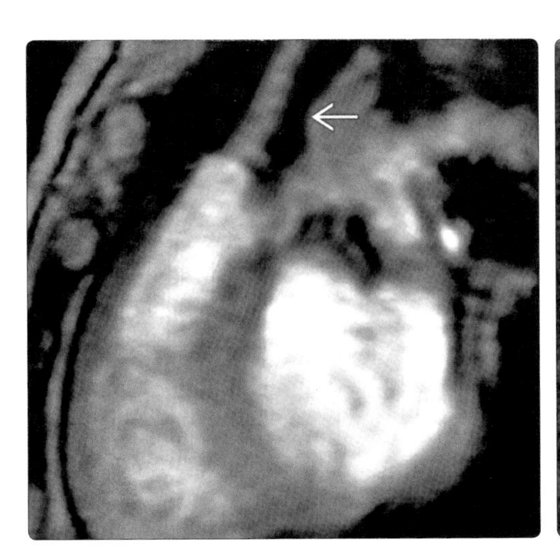

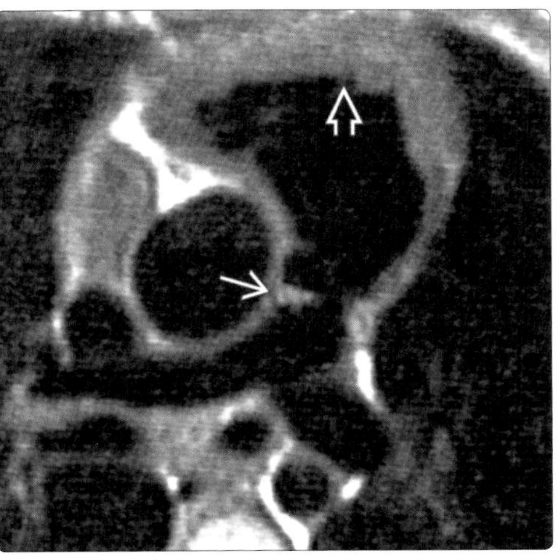

（左图）矢状位 RVOT 磁矩 MR 显示起自肺动脉瓣的线性低信号➡，这一表现与严重的肺动脉狭窄是一致的。肺动脉狭窄的严重程度可以通过肺动脉瓣的压力梯度或是肺动脉瓣面积进行分级。

（右图）斜横断位的黑血 FSE STIR MR 序列通过肺动脉主干层面显示继发于肺动脉狭窄的肺动脉瓣膜增厚➡及右心室肥厚⇒。

内脏异位

关键要点

术语
- 异位综合征：胸腹脏器跨越左右轴线的异常排列的畸形——心耳异构

影像学表现
- 最佳思路：心尖指向胃泡对侧
- 两种经典的形式，但是互有重叠
  - 右房异构：双侧均呈正常右侧结构（无脾综合征）
  - 左房异构：双侧均呈正常左侧结构（多脾综合征）
- 平片：胸片可作初步检查；评估中央气管支气管树形态
  - 观察双侧上叶支气管开口高位 / 低位：能可靠地预测变异
- CT：直观显示心耳形态和内脏位置异常
- 超声心动图和 MR：评估心脏结构的异常
- 上消化道造影：排除内脏异位婴儿的肠旋转不良

主要鉴别诊断
- 内脏反位
- 图像标记错误

临床要点
- 通常心血管异常的严重程度决定患者的长期预后情况

诊断要点
- 分级方案
  - 报告异位综合征及特定解剖异常的描述
  - Van Praagh 分型
- 在无症状或轻微症状且平片提示双侧动脉下支气管合并下腔静脉延续为奇静脉的患者考虑左房异构的异位综合征
- 心耳结构通常很难分辨，可以依靠气管支气管形态来诊断

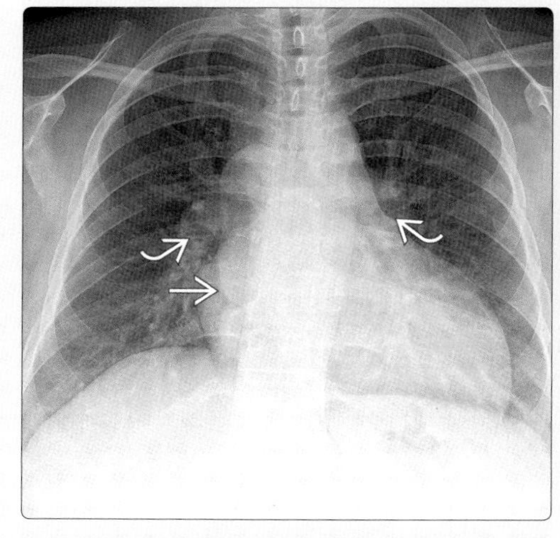

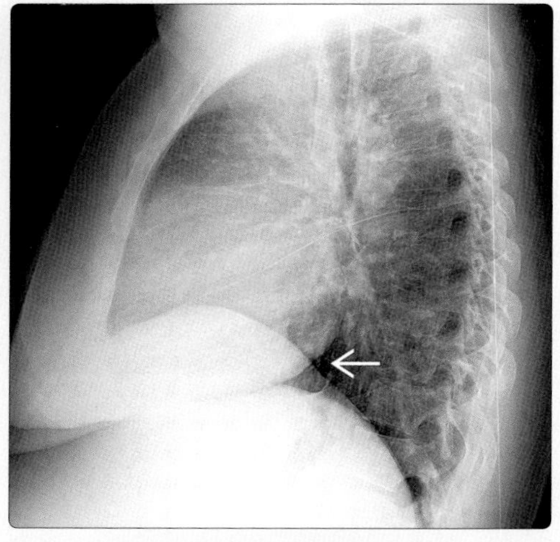

（左图）一名内脏异位综合征患者的胸部正位图像显示下腔静脉与奇静脉延续导致右侧纵隔边缘异常突起➡。注意双侧动脉下支气管符合左房异构↪。

（右图）同一患者的胸部侧位图像未见正常下腔静脉截面➡。这是内脏异位最常见的影像表现，也是左侧型异构的常见并发症。右肺水平裂同样缺失，伴随双侧双叶肺。

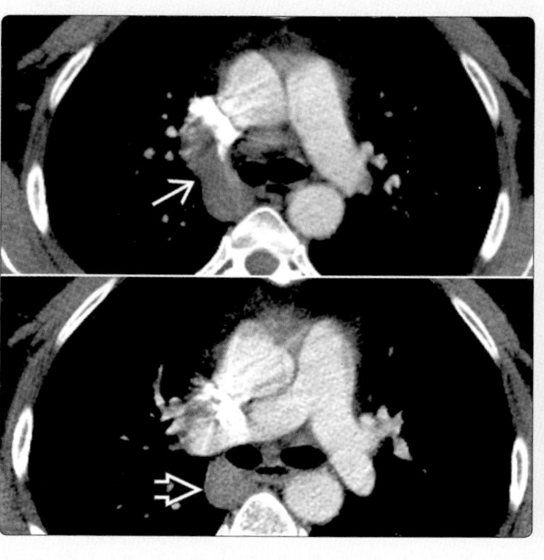

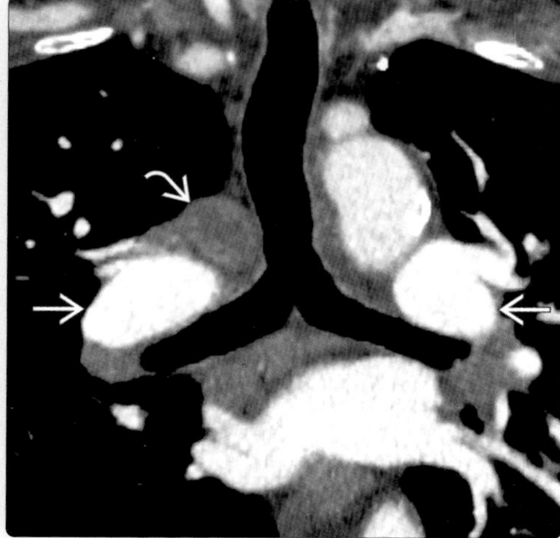

（左图）同一患者横断位增强 CT 图像显示奇静脉弓扩张➡（上方）和奇静脉扩张⇨（下方）。奇静脉与下腔静脉延续是异位综合征的常见影像表现。

（右图）同一患者的冠状位增强 CT 图像显示动脉下支气管。上叶支气管位于相应肺动脉下方➡，符合左房异构。奇静脉弓扩张符合下腔静脉延续为奇静脉的表现↪。

内脏异位

术语

同义词
- 心耳异构
- 内脏异位（不推荐使用，无解剖定位提示）

定义
- 位置
  - 心脏心房与内脏相对中线位置
  - 与心尖位置无关
- 正位
  - 心脏心房及脏器位置正常
- 反位
  - 与正常位置呈镜像
- 异构
  - 相同结构（双侧心房呈左房形态或双侧心房呈右房形态）
- 内脏异位
  - 胸腹部脏器跨越左 - 右轴线的异常分布
- 心脏位置
  - 指整个心脏整体在胸部的位置
  - 左侧（左旋位）、中线（居中位置）、右侧（右旋位）
- 左位心和右位心：心尖位置定位
  - 左旋：内脏转位伴左位心
  - 右旋：内脏正位伴右位心

影像学表现

基本表现
- 最佳诊断思路
  - 如果心尖位于胃泡对侧需要怀疑内脏异位

X 线表现
- 气管支气管形态（动脉上或动脉下的支气管）：在缺乏最佳心房形态图像时可以可靠地预测异构
- 心尖可以位于胃泡的同侧或是对侧
  - 左位心或右位心
- 来自下腔静脉延续的奇静脉扩张
- 胸片侧位相可能或不能显示下腔静脉截面的缺失

CT 表现
- 内脏正位
  - 右侧：体循环性心房、三叶肺、肺动脉上支气管、肝脏
  - 左侧：肺循环性心房、两叶肺、肺动脉下支气管、主动脉、心尖、单脾、胃泡
- 内脏反位
  - 左侧：体循环性心房，三叶肺，动脉间支气管、肝脏
  - 右侧：肺循环性心房、两叶肺、动脉下支气管、主动脉、心尖、单脾、胃
- 内脏异位
  - 2 种经典形式：无脾和多脾；表现不一致
  - 右侧异构（无脾典型）
    - 双侧右心耳
      - 三角形 / 金字塔形宽基底，界嵴，梳状肌延伸至房室联结部
    - 冠状窦缺失
    - 双侧水平裂
    - 双侧三叶肺
    - 双侧动脉上支气管：上叶支气管在同侧肺动脉上方
  - 左侧异构（多脾典型）
    - 双侧左心耳
      - 窄基底、管状、附着于心耳部的梳状肌
    - 冠状窦存在
    - 无水平裂
    - 双侧双叶肺
    - 双侧动脉上支气管：上叶支气管在同侧肺动脉下方
    - 下腔静脉中断，延续为奇静脉 / 半奇静脉
  - 肝横跨中线，胃与心尖位置多变

MR 表现
- 可以很好地评估内脏异位患者形态：无电离辐射
- 直观地评价心房形态（位置）
- 评估其他先天性心脏病

透视表现
- 上消化道造影
  - 旋转不良
    - 多见于内脏异位
    - 十二指肠 / 空肠交界处移位至十二指肠球下方

超声心动图表现
- 心血管异常的诊断和分类

推荐的影像学检查方法
- 最佳影像检查方法
  - 胸片可作为初步调查
  - CT 可以发现内脏位置异常的典型特征
  - 超声心动图和磁共振评价心血管异常
  - 上消化道造影可以排除内脏异位婴儿的肠道旋转不良

鉴别诊断

内脏反位
- 胸腹器官完全反转
- 3%~5% 的患者合并先天性心脏病
- Kartagener 综合征（20%）
  - 纤毛结构异常
  - 支气管扩张、慢性鼻窦炎、反位

图像标签错误标注
- 最常见的错误原因
- 在诊断位置异常之前，与技术人员确认图像标记的准确性

病理学表现

基本表现

- 遗传学
  - 大多数是偶发性的
  - 常染色体和 X 染色体遗传均有发现，可能是多基因的
- 相关异常
  - 内脏异位
    - 经典的无脾和多脾分类具有误导性
    - 不同类型的内脏异位患者间的异常临床表现可广泛重叠
      - >20% 的内脏异位患者与典型表现不一致
    - 右房异构（无脾）
      - 较严重（发绀型）的先天性心脏病：动脉导管未闭、大动脉转位、完全肺静脉异位引流、单心室、右室双出口
      - 右主动脉弓，右位心
      - 肝脏及胆囊居中
      - 胃肠旋转不良
    - 左房异构（多脾）
      - 不严重的先天性心脏病：左向右分流（房间隔缺损、室间隔缺损）、部分肺静脉异位引流、大动脉转位
      - 下腔静脉中断，奇静脉 / 半奇静脉延续
      - 胆道闭锁
      - 肝脏及胆囊居中
      - 胃肠旋转不良
      - 胰腺截断

分期、分级和分类

- 报告异位综合征及特定解剖异常的描述
  - 例如，异位综合征（双侧三叶肺、右位心、无脾）
- 先天性心脏病 Van Praagh 分型
  - 三步法
    - ① 内脏心房位置的测定：S（正位）、I（反位）、A（不定位）
    - ② 心室环方位测定：D（右旋；正常）、L（左旋；转位）
    - ③ 大血管方位的确定：S（正位）、I（反位）、D-大动脉转位、L-大动脉转位
  - 用 3 个字母编码的分步分析，逐个定义 3 个步骤（例如，正常值为 S、D、S）
  - 房室和心室动脉连接以及其他畸形也有报道

临床要点

临床表现

- 最常见的症状 / 体征
  - 累计范围：严重心脏异常可出现在婴幼儿至无症状成人
  - 内脏异位所致的肠道旋转不良会导致中肠扭转
- 其他症状 / 体征
  - 无脾：血液涂片可见豪焦小体（Howell-Jolly bodies）

人口统计学表现

- 年龄
  - 右房异构很有可能在婴儿期出现严重先天性心脏病
  - 左房异构可能在成人偶然发现
- 流行病学
  - 内脏异位：1/10 000 活胎发生率
  - 内脏反位：0.01%

自然病史和预后

- 无脾：对荚膜菌免疫抑制
- 长期预后通常取决于心脏畸形严重程度
- 先天性心脏病的发病率
  - 正位：<1%
  - 正位 + 右位心（右旋位）：95%
  - 内脏反位：3%~5%
  - 内脏反位 + 左位心（左旋位）：99%
  - 左房异构：90%
  - 右房异构：99%

治疗

- 心脏异常需要外科修复
- 预防性 LADD 手术对预防中肠扭转是有争议的
- 针对无脾患者预防性地应用抗生素
- 无脾患者预防性接种肺炎链球菌疫苗

诊断要点

考虑的诊断

- 在无症状或轻微症状且平片提示双侧动脉下支气管合并下腔静脉延续为奇静脉的患者考虑左房异构的异位综合征

影像解读要点

- 心尖与腹部脏器位置异常提示先天性心脏病
- 内脏心房一致性原则
  - 肝脏应该在右心房的同侧
  - 胃与左心房同侧，但不能与肝脏和右心房同侧
- 观察心耳形态通常很困难，可以应用气管支气管形态分辨

报告要点

- 由于表现重叠较多，所以不建议使用无脾或多脾的分类方法
- 替代方案
  - 报告异位综合征及特定的解剖异常的描述
    - 例如，异位综合征（双侧三叶肺、右位心、无脾）
  - Van Praagh 分型法

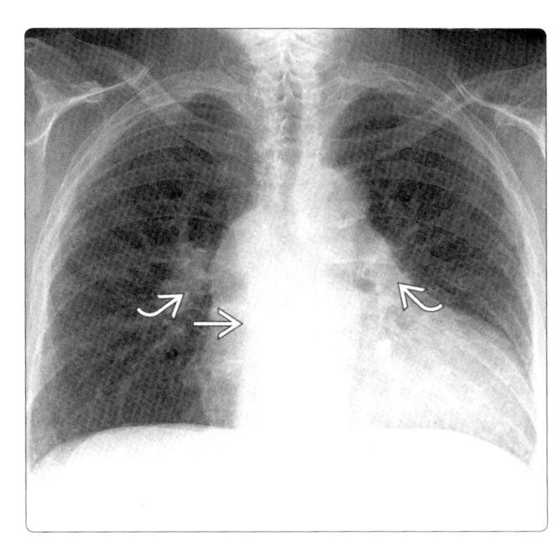

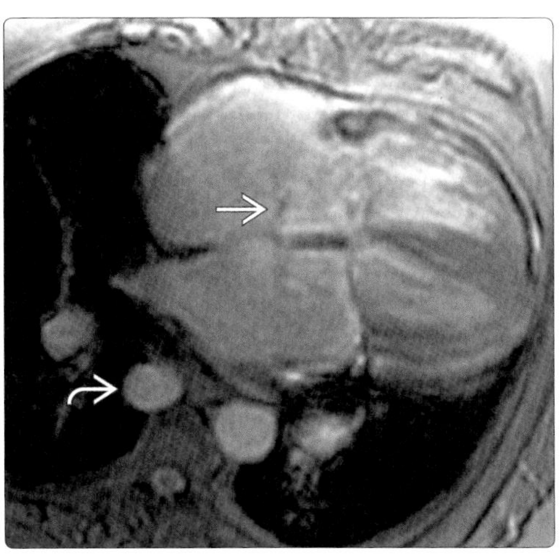

（左图）胸部正位图像显示双侧气管上肺动脉➡与下腔静脉延续为奇静脉➡，合并肺动脉增宽。

（右图）同一患者的水平长轴位（四腔心层面）亮血MR序列显示奇静脉➡与下腔静脉延续，并双侧心房扩大。由于小的房间隔缺损➡，右心房出现自旋失相射流。内脏异位患者的先天性心脏病发病率增高。

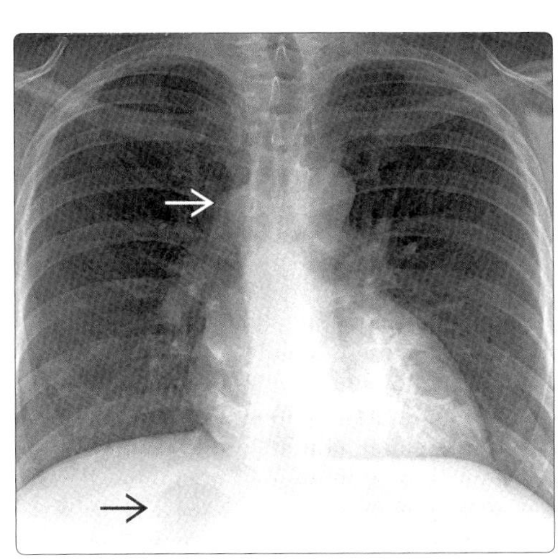

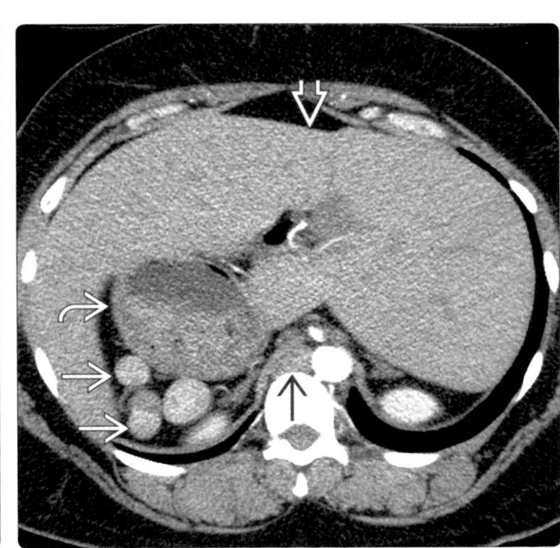

（左图）一名无症状患者的胸部正位图像显示心尖和胃泡位置异常➡，高度提示内脏异位综合征。奇静脉弓来自下腔静脉延续的奇静脉➡。

（右图）同一患者的横断位增强CT图像显示主要的肝叶位于左侧，明显增大的肝脏横跨中线➡，一个位于右侧的胃➡，多脾➡，并且奇静脉➡与下腔静脉相延续。

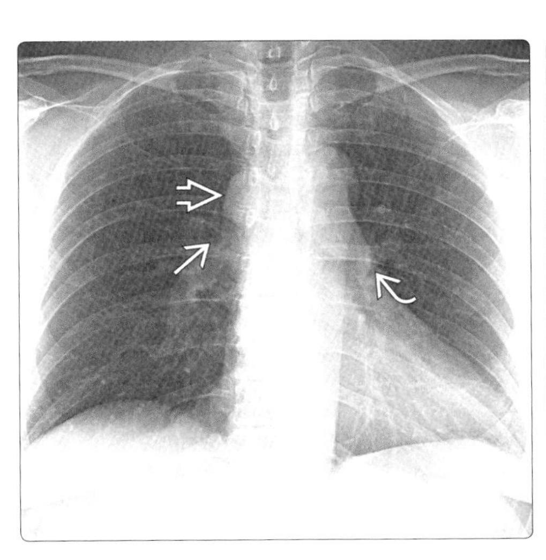

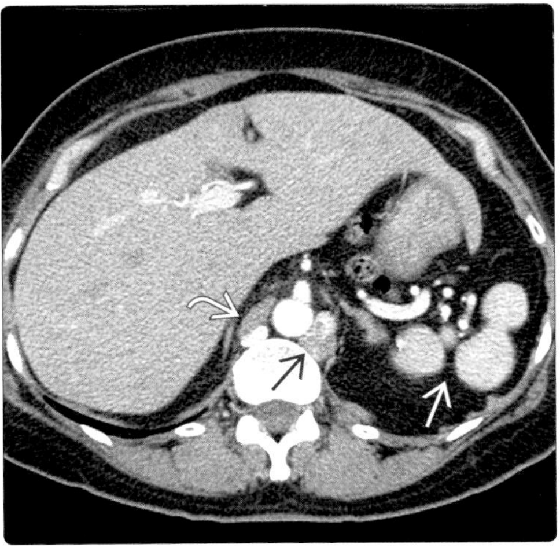

（左图）胸部正位像显示右侧动脉上支气管➡及左侧动脉下支气管➡，内脏位置正常。奇静脉弓增宽➡及轻度的心脏增大。

（右图）同一患者的横断位增强CT图像显示多脾➡及奇静脉➡和半奇静脉➡与下腔静脉延续。奇静脉与下腔静脉延续通常伴随多脾，但是多脾异常不一定与胸部左侧异构相关。

心包缺损

关键要点

术语
- 先天性心包缺损，可能是部分性或是完全性

影像学表现
- 平片
  - 肺组织插入肺动脉主干与主动脉弓之间
  - 肺组织插入心脏底部与左侧膈肌之间
  - 明显的左心耳
  - 心影左移
- CT：心脏向左移位或旋转
  - 患区未见心包膜
- MR：心包区未见线样低信号
  - 心肌活动度增大
  - 患者收缩末期和舒张末期的心脏容量差异较大

主要鉴别诊断
- 心包囊肿
- 心包积液
- 局限性胸腔积液
- 左心室动脉瘤

病理学表现
- 胚胎发育过程中心包供血中断

临床要点
- 大多数的完全性心包缺损临床表现不明显
- 部分性缺损的亚型（孔型缺陷）可能是致命的
- 治疗方法：手术封闭或扩大缺损

诊断要点
- 肺组织插入肺动脉主干与主动脉弓之间的病例要考虑心包缺损

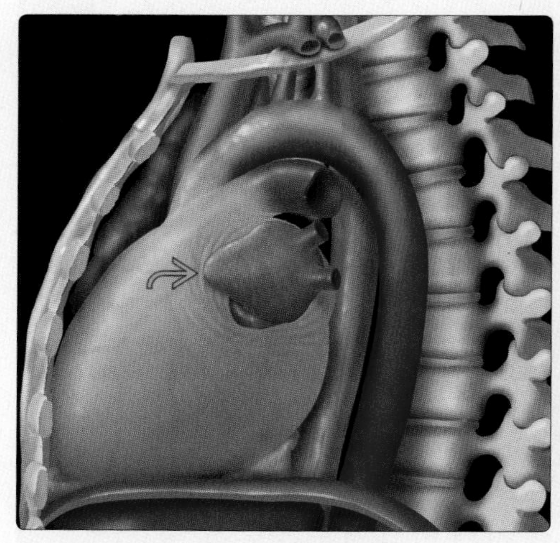

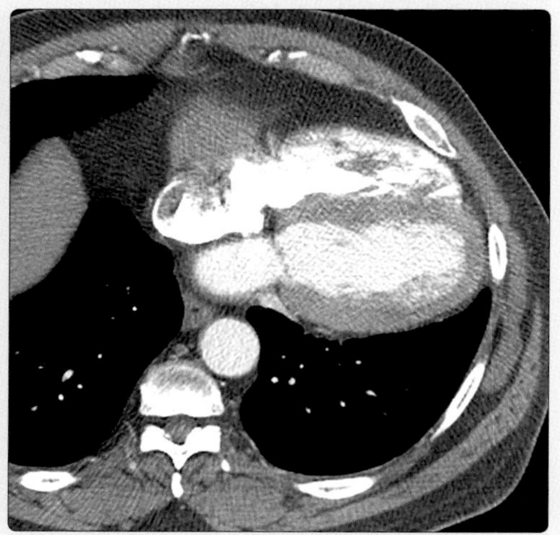

（左图）矢状位示意图显示左心耳通过部分心包缺损突出。通常是偶然发现的，但是疝出结构可能会坏死。

（右图）横断位增强 CT 图像显示心脏完全移位至左侧胸腔，未见心包。心脏左移、左旋和受累区可见心包的缺失是先天性心包缺失的特征性表现。

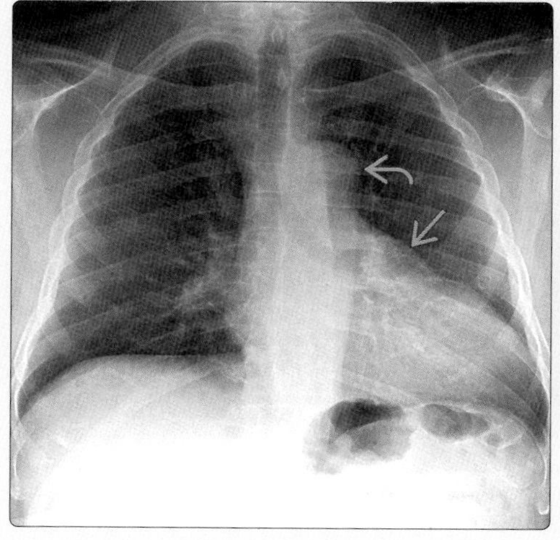

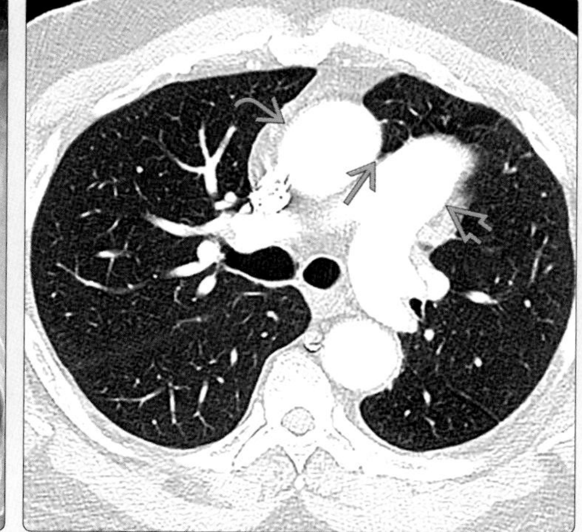

（左图）心包部分缺失患者的胸片正位像显示心影左移（“史努比的鼻子，Snoopy's nose”），少量肺插入主动脉弓与肺动脉主干之间。

（右图）同一名患者的横断位增强 CT 图像显示肺动脉干和升胸主动脉之间有肺组织插入。偶然发现左侧水平裂。

心包缺损

术语

定义

- 先天性心包缺损，可能是部分性或是完全性

影像学表现

基本表现

- 部位
  - 部分性心包缺损常沿左侧心室壁走行区发生

X 线表现

- 平片
  - 肺组织插入肺动脉干与主动脉弓之间
  - 肺组织插入心脏底部与左侧膈肌之间
  - 心影左移（“史努比的鼻子，Snoopy's nose”）
    - 完全性心包缺损的表现
      - 在完全性心包缺损的年轻患者中可能看不到
      - 也可见左心包部分缺失
  - 左心耳显示明显（“史努比的耳朵，Snoopy's ear”）
    - 常见于左心包部分缺失

CT 表现

- 平扫 CT
  - 肺组织插入肺动脉干与主动脉之间
  - 心脏向左移位或旋转
  - 患区未见心包膜

MR 表现

- 心包区未见线样低信号
- 心肌过度活动
- 患者收缩末期和舒张末期的心脏容量差异较大

超声心动图表现

- 超声心动图
  - 左心耳增大
  - 心脏过度活动
  - 室间隔运动异常
  - 心脏摆动征

推荐的影像学检查方法

- 最佳影像检查方法
  - 应用 CT 和 MR 进行诊断

鉴别诊断

心包囊肿

- 紧邻心膈角的肿块
- 囊肿壁不可见
- 在 CT 上可见水样密度
- 在 MR 上可见液体信号强度

心包积液

- 胸片正位像显示心包轮廓呈球状对称增大：“烧瓶”征
- 胸片侧位像显示胸骨后与心包前缘脂肪间隙的水样密度条带 >2 mm
  - 脂肪垫征，“夹心饼干”征

局限性胸腔积液

- 心包未受累时通常与积液分离
- CT 上通常显示为水样密度

左心室室壁瘤

- 心肌梗死的罕见并发症
- 伴或不伴钙化

病理学表现

基本表现

- 病因
  - 胚胎发育过程中，正在发育的心包供血中断
- 相关异常
  - 房间隔缺损、动脉导管未闭、二尖瓣狭窄、法洛四联症

临床要点

临床表现

- 最常见的症状 / 体征
  - 完全性心包缺失：通常无临床表现
  - 部分性心包缺失：非劳力性阵发性胸痛、心动过速、心悸

人口统计学表现

- 流行病学
  - 患病率：0.002%~0.004%

自然病史和预后

- 大多数完全性心包缺损临床症状不显著
- 部分性心包缺损亚型可能是致命的
  - 孔型缺损可导致左心耳或左心室疝出，进而导致心肌梗死

治疗

- 外科手术
  - 封闭心包缺损，扩大心包缺损以防止心肌梗死，心包切除术，心包成形术

诊断要点

考虑的诊断

- 当肺动脉干和主动脉弓之间有肺组织插入时，特别是伴随心脏左移时要考虑心包缺损

Poland 综合征

关键要点

术语

- 定义
  - 胸肌发育不全 - 并指综合征
  - 先天性的单侧或者完全的胸大肌缺失

影像学表现

- 平片
  - 单侧肺野透过度增加
  - 患侧腋窝褶皱缺如
  - 肋骨发育不全至肋骨缺如畸形（约占 60%）
- CT/MR
  - 胸带肌肉发育不全或缺失
- 相关异常
  - 患侧手部发育不全
  - 中指指骨发育不良
  - 肋骨畸形

主要鉴别诊断

- 影像检查技术因素及伪影
- Swyer-James-MacLeod 综合征
- 根治性乳腺切除 / 假体
- 胸壁软组织肿块

临床要点

- 无症状的外观畸形
- 白血病、非霍奇金淋巴瘤、肺癌、乳腺癌、平滑肌肉瘤的发病率增加

诊断要点

- 患者胸部单侧肺野透过度增高需要考虑的因素包括肺实质、气道、肺血管、胸膜间隙、胸壁和技术因素
- 评估 Poland 综合征患者的隐匿性肺癌（报告发病率增加）

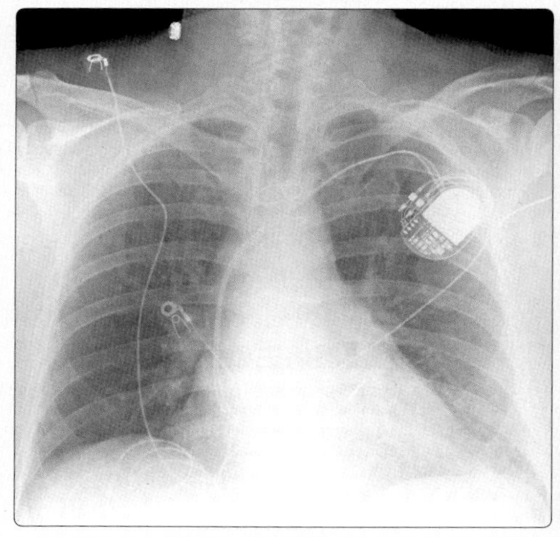

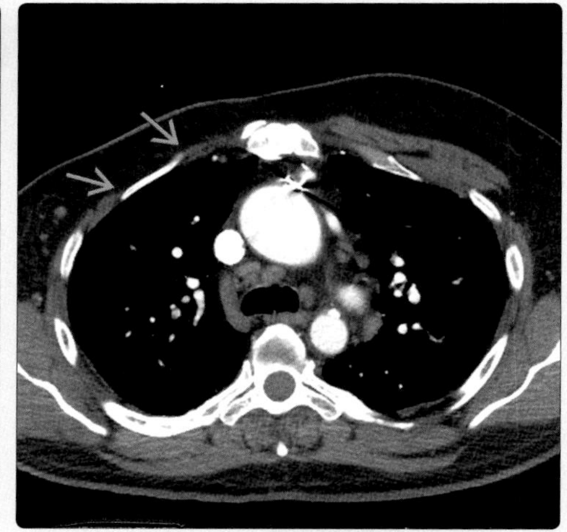

（左图）一名 64 岁男性患者的胸部正位像显示右侧肺野透过度不对称增高。这一征象很细微并且没有特异性，容易被忽视。

（右图）同一患者的横断位增强 CT 图像显示右侧胸大肌和胸小肌不对称的完全发育不良➡，这是 Poland 综合征的典型表现。

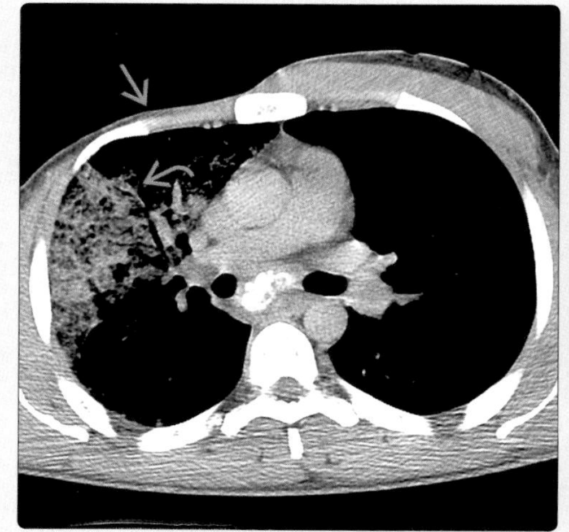

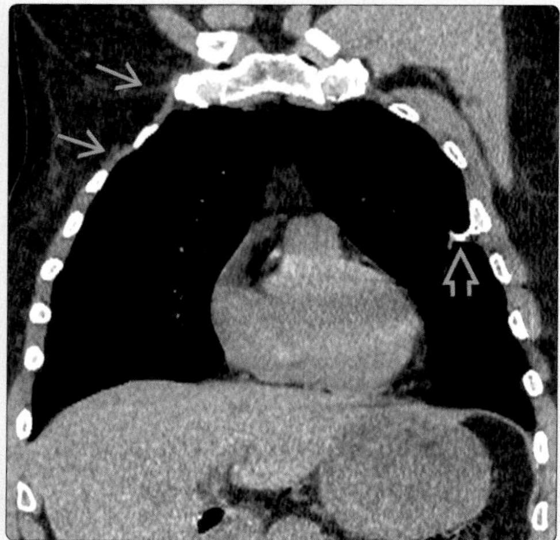

（左图）一名肺炎➡患者的横断位平扫 CT 图像显示右侧胸壁肌肉完全缺失➡，从而考虑为 Poland 综合征。CT 和 MR 成像对于评估胸壁软组织异常非常敏感。

（右图）一名 63 岁 Poland 综合征患者的冠状位平扫 CT 图像显示右侧胸大肌和胸小肌的发育不全➡。注意同时发现左侧肋骨骨软骨瘤突入胸腔➡。

术语

同义词
- 胸肌发育不全 – 并指综合征

定义
- 先天性单侧部分性或完全性胸大肌缺失（双侧罕见）

影像学表现

基本表现
- 最佳诊断思路
  - 临床疑诊：并指畸形 + 胸肌畸形

X 线表现
- 单侧肺野透过度增高
- 患侧腋窝褶皱缺如
- 从发育不全到缺如（约占 60%）的肋骨畸形
- 同侧从指骨发育不全到并指的手部畸形

CT 表现
- 单侧胸带肌肉发育不全或缺失
- 同侧乳房发育不良

推荐的影像学检查方法
- 最佳影像检查方法
  - 胸片通常可以发现胸部异常
  - CT 和 MR：对于诊断软组织异常更敏感

鉴别诊断

技术因素和人为因素
- 滤线栅未校准
- 胸廓外异常密度影

Swyer-James-MacLeod 综合征
- 单侧肺野透过度增高
- 患侧肺内小血管受累
- CT 吸气相显示马赛克征和患侧肺组织空气潴留

根治性乳腺切除 / 假体
- 乳腺影像缺失或改变
- 通常腋窝可见手术夹
- 乳腺癌病史

胸壁软组织肿块
- 患侧密度增高，通常不对称

病理学表现

基本表现
- 病因
  - 病因不明的非遗传性先天异常
    - 最流行的假设理论：继发于单侧锁骨下动脉发育不良的胸壁发育异常
- 相关疾病
  - 手部骨骼发育异常
    - 从指骨短缩到并指
  - 漏斗胸畸形
  - 同侧上肢异常
  - 其他异常
    - 胸小肌缺失
    - 背阔肌和前锯肌发育不全
    - 乳头和（或）乳房发育不全或发育不良
    - 肺疝
    - 半胸或肋骨发育不全
    - 右位心

临床要点

临床表现
- 最常见的症状 / 体征
  - 无症状的胸部外观畸形
- 其他症状 / 体征
  - 白血病、非霍奇金淋巴瘤、肺癌、乳腺癌、平滑肌肉瘤的发病率增加

人口统计学表现
- 性别
  - 男 > 女（3 ∶ 1）
- 流行病学
  - 真实发病率 / 流行率难以预测
    - 存在组间差异（男性 *vs.* 女性）
    - 存活新生儿患病率为 1/（7000~100 000）

治疗
- 肌肉皮瓣和乳房假体植入：矫正肌肉缺乏和乳房发育不良
- 如果累及胸廓骨架可进行胸壁重建
  - 保存同源肋软骨：提高胸壁稳定性
  - 骨移植或假体网：重建发育不全的肋骨

诊断要点

考虑的诊断
- 单侧肺野透过度增高的病因
  - 需要考虑的条件包括肺实质、气道、肺血管、胸膜间隙、胸壁
    - 成年女性需要考虑乳腺手术病史
    - 需要排除影像检查技术因素及伪影

影像解读要点
- 评估 Poland 综合征患者的隐匿性肺癌（报告发病率增加）
- 胸片、CT 和 MR 可用于诊断同侧肋骨发育不良或缺失、脊柱侧弯

胸廓畸形

关键要点

术语

- 漏斗胸：胸骨凹陷；前肋骨较胸骨向前突出
- 鸡胸：胸骨前突；先天性或后天性

影像学表现

- 右心边界经常模糊；右心边界胸骨凹陷替代充气的肺组织
- 心脏向左移位并旋转（二尖瓣构型），可能导致假性心脏肥大
- 胸骨凹陷的程度用侧位胸片评估最佳

主要鉴别诊断

- 右肺中叶肺不张
- 右肺中叶肺炎
- 心膈角肿块

病理学表现

- 漏斗胸：二尖瓣脱垂（20%~60%）
- 鸡胸：发绀型先天性心脏病

临床要点

- 漏斗胸和鸡胸：常无症状
- 漏斗胸：300~400 个新生儿中就有 1 个；最常见的胸壁异常（90%）
- 20%~40% 的病例有胸廓畸形家族史
- 21% 的漏斗胸患者和 11% 的鸡胸患者有脊柱侧弯
- 男性：女性＝4：1

诊断要点

- 后前位胸片显示右心边界模糊的无症状患者，考虑漏斗胸
- 侧位胸片显示胸骨凹陷程度最佳

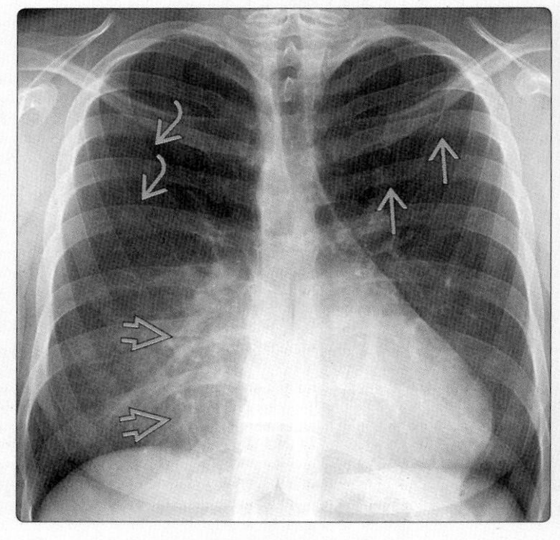

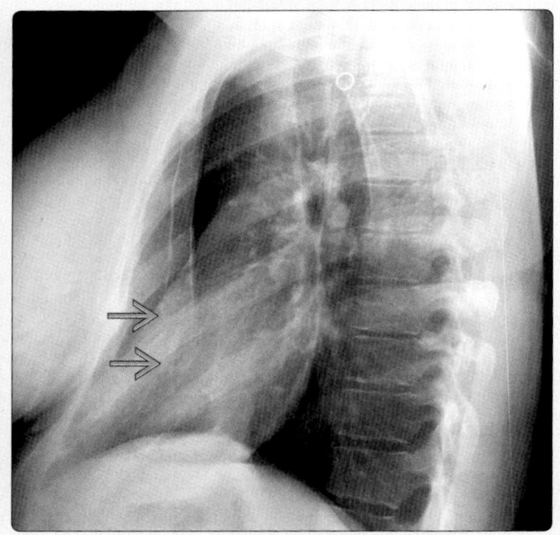

（左图）一名 29 岁漏斗胸女性患者的后前位胸片显示右心边界模糊⇨，这可能被误认为中叶肺炎。水平→后肋和垂直或陡然斜向下⤻的前肋是典型相关表现。

（右图）同一患者的侧位胸片显示没有中叶实变，这证实了没有肺炎，并最佳地显示了胸骨向后凹陷的程度→。

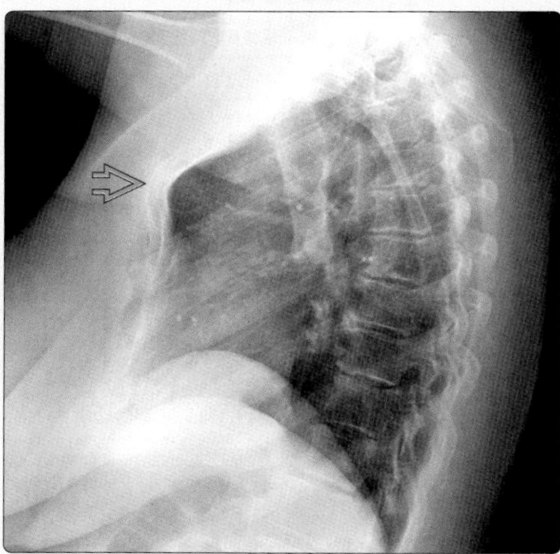

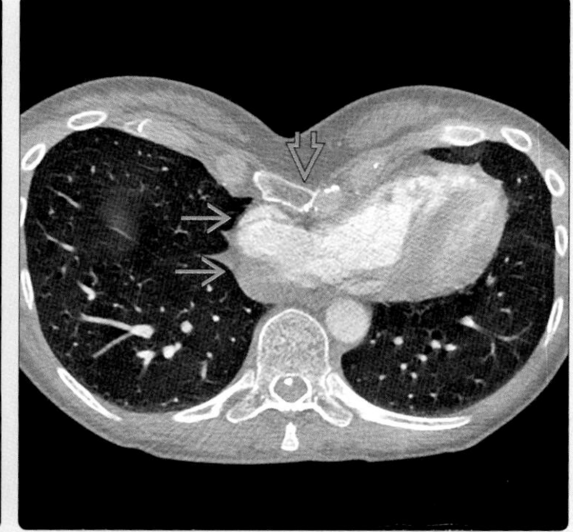

（左图）一名 59 岁女性的侧位胸片显示胸骨前突为鸡胸的特征⇨。矢状位和冠状位 CT 重建图像可用于评估胸骨和肋软骨的异常。

（右图）一名 59 岁女性的横断位增强 CT 图像显示胸骨凹陷⇨导致心脏受压和移位→。这些表现与正位胸片中右心边界的模糊相关。

术语

同义词
- 漏斗胸：漏斗形胸
- 鸡胸：乳鸽胸

定义
- 胸骨凹陷；前肋骨较胸骨向前突出
- 鸡胸：胸骨前突；先天性或后天性

影像学表现

X 线表现
- 平片
  - 漏斗胸
    - 右心边界经常模糊不清；右心边界胸骨凹陷替代充气的肺组织
    - 水平后肋和垂直或陡然斜向下的前肋
    - 心脏向左移位并旋转（二尖瓣构型），可能导致假性心脏肥大
    - 胸骨凹陷程度在侧位胸片上显示最佳
  - 鸡胸：3 种不同类型
    - 胸骨前凸畸形（鸡胸）：胸骨前移位和肋软骨对称凹陷（最常见）
    - 胸骨一侧或两侧肋骨侧面凹陷（常与波伦综合征有关）
    - 胸骨柄前凸畸形（乳鸽胸）：胸骨柄上端向前凸起和胸骨体凹陷（最不常见）

CT 表现
- CT 或 MR 评价缺陷严重程度（Haller 指数）
  - Haller 指数＝凹陷最低点的胸部横径 / 凹陷最低点到椎体前的距离
  - Haller 指数 >3.25 考虑手术矫正

鉴别诊断

右肺中叶肺不张
- 右心边界模糊，无心脏向左移位
- 体积减小的其他迹象

右肺中叶肺炎
- 侧位胸片上显示实变

心膈角肿块
- 明确的心脏膈肌肿块

病理学表现

基本表现
- 病因
  - 发病机制尚不清楚
- 遗传学
  - 漏斗胸：家族史（40%）
  - 鸡胸：家族史（26%）
- 相关异常
  - 肌肉骨骼异常：马方综合征、埃勒斯－当洛综合征（Ehlers-Danlos syndrome, EDS）、努南综合征、成骨不全
  - 脊柱侧弯（15%~20%）
  - 漏斗胸：二尖瓣脱垂（20%~60%）；非结核性的分枝杆菌感染累及右肺中叶和舌段受累（温夫人综合征）
  - 鸡胸：发绀型先天性心脏病

临床要点

临床表现
- 最常见的症状 / 体征
  - 漏斗胸和鸡胸：常无症状
- 其他症状 / 体征
  - 漏斗胸和鸡胸：非特异性胸痛或背痛
  - 漏斗胸：运动引起的呼吸储备减少或肋软骨疼痛
  - 漏斗胸：偶尔出现心脏症状 / 体征（肺杂音、二尖瓣脱垂、预激综合征）

人口统计学表现
- 性别
  - 男性：女性＝4：1
- 流行病学
  - 20%~40% 的病例有胸廓畸形家族史
  - 漏斗胸：300~400 个新生儿中就有 1 个；最常见的胸壁异常（90%）
  - 鸡胸：发生率相对低，比例约为 1：5；占胸壁畸形的 5%~7%

自然病史和预后
- 21% 的漏斗胸患者和 11% 的鸡胸患者有脊柱侧弯

治疗
- 外科矫正
  - Haller 指数 >3.25
  - 心肺功能损害
  - 心理因素或美容
- Nuss 手术是首选的手术矫正，1~3 根弯曲的金属条插入胸骨后，将其推到正常位置

诊断要点

考虑的诊断
- 后前位胸片显示右心边界模糊的无症状的患者，考虑漏斗胸可能

影像解读要点
- 侧位胸片最佳显示胸骨凹陷程度

脊柱侧后凸

关键要点

术语
- 脊柱复杂的三维旋转曲度

影像学表现
- 脊柱侧弯：脊柱偏离中轴线 >10°
- Cobb 角：脊柱侧弯的角度
- 特发性脊柱侧后凸
  - 通常向右凸出
  - 大多数情况下，无后凸（平背畸形）
  - 严重病例因胸部和心脏旋转而导致胸部影像学解释困难
- 1 型神经纤维瘤病（NF1）
  - 胸腰椎交界处锐角
  - 胸外侧脊膜膨出
  - 神经纤维瘤可延伸至椎管
- Pott 病
  - 椎体前外侧扇形侵蚀性骨缺损
  - 椎间盘间隙塌陷
  - 成角后凸畸形和驼背
- 强直性脊柱炎
  - 脊柱后凸，方形椎体
  - 椎体韧带骨赘，通常为 T9 至 T12
- 二尖瓣脱垂
  - 特发性脊柱侧弯（25%）
  - 直背综合征（33%）

主要鉴别诊断
- NF1
- 感染性脊柱炎
- 神经肌肉病因

临床要点
- 限制性肺病
- 肺动脉高压；肺心病
- 呼吸衰竭
- 脊柱侧弯的治疗
  - 观察，矫形器
  - 手术矫正和稳定

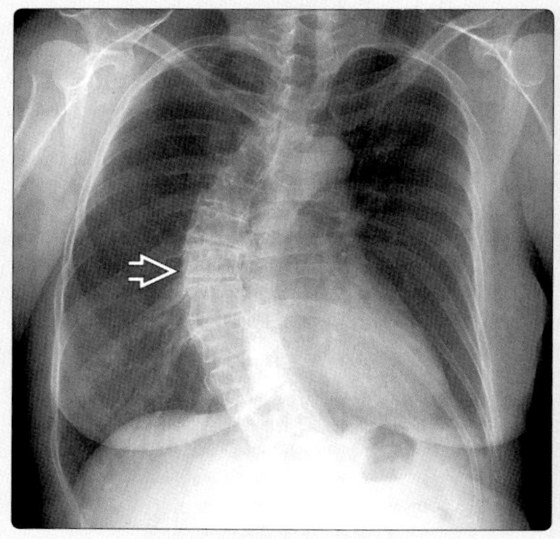
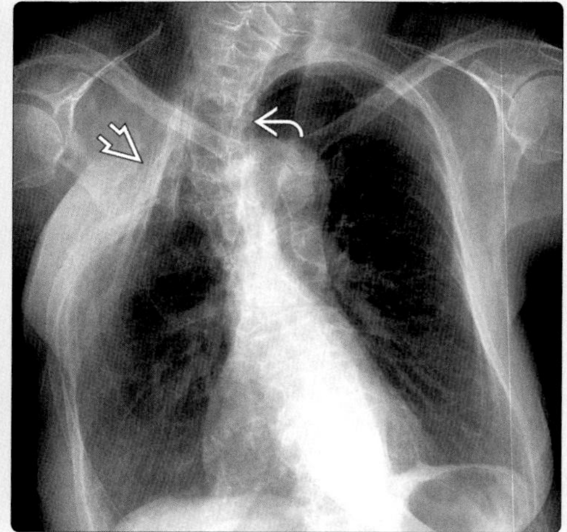

（左图）一名 51 岁女性的后前位胸片显示特发性脊柱侧弯的典型特征，表现为右凸型脊柱侧弯➡。侧位胸片（未展示）显示脊柱后平背畸形。

（右图）一名 73 岁女性因肺结核行胸廓成形术后➡，后前位胸片显示由于胸壁手术导致颈胸椎右凸↪。

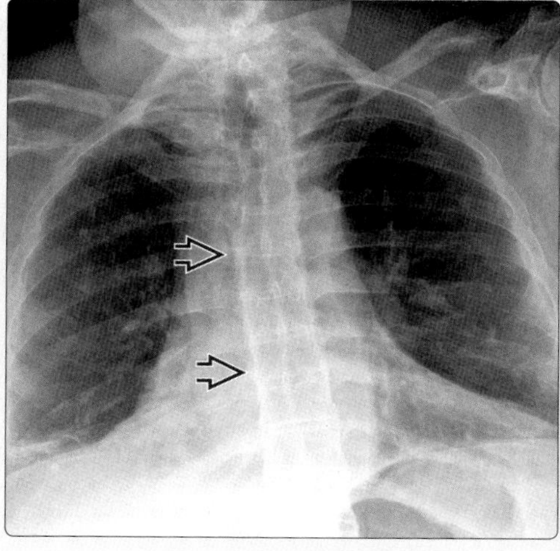
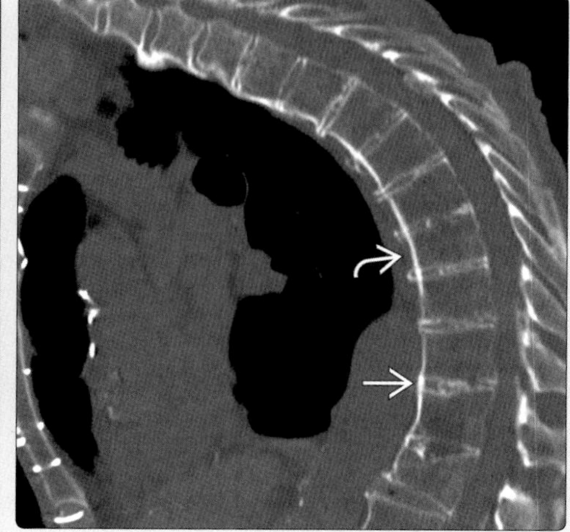

（左图）一名 63 岁男性强直性脊柱炎患者后前位胸片显示由脊柱强直引起的典型竹节样脊柱➡畸形。

（右图）强直性脊柱炎患者的矢状位平扫 CT 图像显示脊柱后凸、方形椎体↪、韧带骨赘➡和脊柱强直的典型表现。

术语

缩写
- 1 型神经纤维瘤病（neurofibromatosis type 1, NF1）

同义词
- 脊柱侧凸
- 驼背
- Gibbus 畸形

定义
- 脊柱复杂的三维旋转曲度

影像学表现

基本表现
- 最佳诊断思路
  - 脊柱后前位和侧位平片曲度异常
- 部位
  - 颈椎和胸椎更常见
- 大小
  - 部分或全部脊柱受累
- 形态学
  - 脊柱侧弯：脊柱偏离中轴线 >10°
  - Cobb 角：脊柱侧弯的角度
    - 通过选择侧弯的上、下端椎计算
    - 垂直于其横轴画线
    - 在它们的交点处，测量角度

X 线表现
- 特发性脊柱侧后凸
  - 通常向右凸出
  - 大多数情况下，无后凸（平背畸形）
  - 严重病例因胸部和心脏旋转而导致胸部影像学解释困难
- 1 型神经纤维瘤病（冯雷克林豪森病，von Recklinghausen disease）
  - 短节段角脊柱侧弯
    - 脊柱后凸比脊柱侧弯更明显
    - 在主曲线中累及 5 块或更少的椎骨
    - 胸腰椎交界处锐角
  - 椎间孔增大
    - 脊膜膨出，延伸至椎管内神经纤维瘤
  - 脊膜膨出
    - 脊膜通过椎间孔疝出
    - 脊柱后凸畸形伴凸侧脊膜膨出
    - 圆形、边界清晰的椎旁肿块
    - 右侧 > 左侧
    - 肋骨侵蚀和邻近神经孔的侵蚀
    - 10% 多发性脊膜膨出
  - 扇形椎体
    - 前、后、外侧
  - 楔形椎体
  - 椎弓根发育不良或压力重塑
  - 横突细长
  - 椎体滑脱、脊柱裂、骨溶解
  - 脊柱不稳定，导致半脱位或脱位
  - 脊柱融合术并发假关节病、曲度增大
  - 下肋骨切口；扭曲的带状上肋骨
  - 漏斗胸
- 感染性脊柱炎：脊柱后凸、椎旁肿块、骨质破坏、椎间盘消失
- Pott 病（脊柱结核）
  - L1 椎体是最常见的部位；3 个或更多连续椎体
  - 椎体前外侧表面扇形腐蚀性凹陷（凿痕缺陷）
  - 椎间盘间隙塌陷
  - 进行性椎体塌陷伴前缘楔形变
  - 成角后凸畸形和驼背
  - 椎旁“冷”脓肿，可能钙化
- 先天性：半椎骨，肋骨融合，可能导致脊柱侧弯
- 老年骨质疏松性后凸：多节椎骨压缩性骨折和皮质变薄
- 强直性脊柱炎
  - 脊柱后凸，方形椎体
  - 椎体韧带骨赘，通常为 T9 至 T12
  - 棘突间骨化
  - 肋横关节骨化
  - 胸骨柄胸骨关节侵蚀或融合

CT 表现
- 增强 CT
  - 脊膜膨出
    - 边界清晰的椎旁低密度肿块
    - 可能会出现边缘环形强化
    - CT 脊髓造影：造影剂填充
  - 神经纤维瘤
    - 可能显示非常低的密度（10～20 HU）

MR 表现
- NF1
  - 脊膜向外侧膨出，硬脊膜扩张
    - 显示脊膜膨出的脑脊液含量
  - 神经纤维瘤
    - T_1WI：低至中等信号；T_1+C（对比度增强）
    - T_2WI：由于黏液样组织或囊性变，通常为不均匀高信号；由于胶原蛋白和纤维组织，中心呈低信号

超声心动图表现
- 超声心动图
  - 特发性脊柱侧弯患者的二尖瓣脱垂（25%）和直背综合征（33%）

推荐的影像学检查方法
- 最佳影像检查方法
  - 平片：用于系列评估进展情况

- 骨成熟度评估
  ○ 复杂病例：MR 或 CT 多平面重建
- 推荐的检查序列与参数
  ○ 直立后前位和侧位平片，全脊柱
    - 不能站立的患者行坐位平片
    - 不能坐的患者行仰卧位平片
  ○ 在发育最快时期（青春期、青春期早期）进行密切监测
- 核磁共振发现椎管周围 / 椎管内异常

鉴别诊断

NF1

- 红斑神经纤维瘤病

感染性脊柱炎

- 椎间盘受累、椎体破坏、败血症

神经肌肉病因

- 上运动神经元病变：脑瘫、脊髓空洞症、脊髓创伤
- 下运动神经元病变：脊髓灰质炎、脊髓性肌萎缩
- 肌病：关节炎、肌营养不良，其他肌病

先天性

- 半椎骨、融合肋骨、脊柱裂、先天性短颈综合征
- VATER 联合征（椎体、肛门直肠、气管、食管、肾脏异常）

胸廓成形术后

- 胸壁畸形、手术史

儿童恶性肿瘤的放射治疗

- 放射治疗同侧椎弓根发育不全

病理学表现

基本表现

- 病因
  ○ 大多数是特发性的
- 遗传学
  ○ 与脊柱侧弯相关的各种疾病：家族性遗传性共济失调、黏多糖贮积症Ⅳ型、埃勒斯 – 当洛综合征、马方综合征、肌营养不良
  ○ NF1：常染色体显性
- 相关异常
  ○ 与漏斗胸或鸡胸相关的脊柱侧弯

临床要点

临床表现

- 最常见的症状 / 体征
  ○ 大多数患者没有症状，许多是在学校筛查时发现的
  ○ CT 和 MR 检查指征
    - 神经系统检查异常
    - 疼痛的脊柱侧弯、颈部疼痛和头痛
    - 脊髓栓系的临床症状；虚弱、弓形足、共济失调
  ○ 神经肌肉疾病：咳嗽反射差
    - 易患肺炎
- 心脏症状
  ○ 肺动脉杂音、二尖瓣脱垂、晕厥、预激综合征
  ○ 强直性脊柱炎：主动脉瓣狭窄
  ○ NF1
    - 高血压、主动脉缩窄、冠状动脉疾病
    - 肺动脉瓣狭窄、房间隔缺损、室间隔缺损、肥厚性心肌病
- 呼吸道症状
  ○ 后侧凸畸形
    - 肺和胸壁顺应性降低
    - 通气不足、缺氧性血管收缩、高碳酸血症
    - 肺动脉高压、肺心病
    - 限制性肺病、呼吸衰竭
  ○ NF1
    - 间质性肺病，双肺底分布为主
    - 肺动脉高压
    - 上叶肺大疱、蜂窝肺、肺气肿
  ○ 强直性脊柱炎

人口统计学表现

- 年龄
  ○ 发病年龄
    - 先天性
    - 婴儿（小于 3 岁）
    - 少年（3~10 岁）
    - 青少年（大于 10 岁）
- 性别
  ○ 特发性脊柱侧弯：男性：女性 = 1 : 4
- 流行病学
  ○ 特发性脊柱侧弯
    - 曲线 >10° 的患病率 1%~3%
    - 80% 的重症病例为特发性
  ○ NF1（50% 脊柱后凸）
  ○ 神经肌肉疾病
    - 90% 的男性患有进行性假肥大性肌营养不良
    - 60% 的脊髓发育不良
    - 20% 的儿童脑瘫

自然病史和预后

- 制动者最严重；神经肌肉疾病会发生进展
- 青少年特发性脊柱侧弯：近 90% 的曲度进展，近 70% 需要手术
- 长期严重侧后凸畸形
  ○ 肺动脉高压
  ○ Cobb 角 >100° 引起的呼吸衰竭

治疗

- 脊柱侧弯：观察、矫形器、手术矫正、稳定

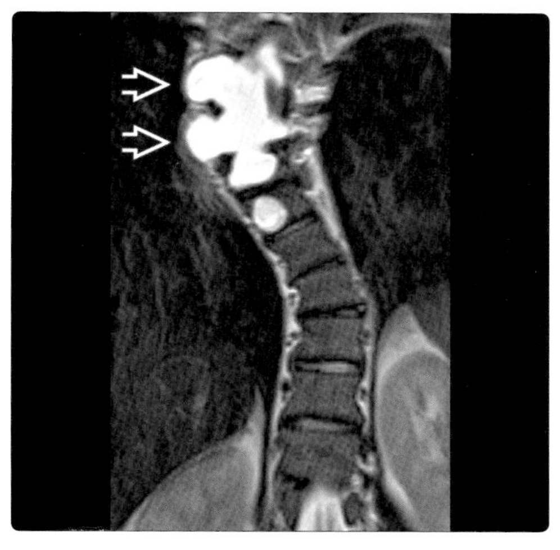

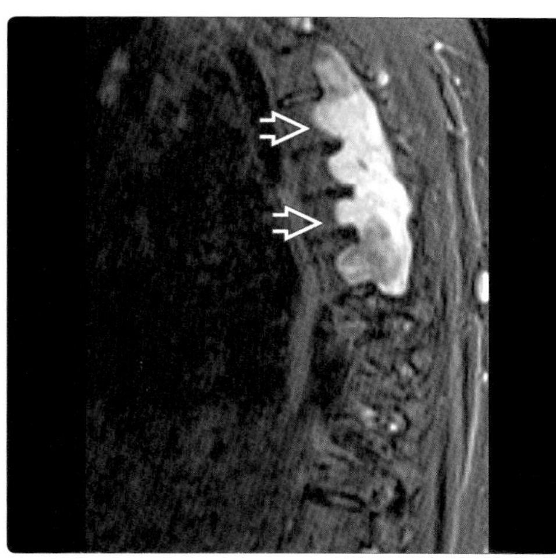

（左图）一名 20 岁 1 型神经纤维瘤病患者的冠状位 T_2 序列 MRI 图像表现为从 T3 延伸至 T7 的右侧脊柱侧凸和右侧脊膜膨出➡。这种情况下的脊膜膨出发生在脊柱侧弯的凸面。

（右图）同一患者的矢状位 MR 短时反转恢复（short TI inversion recovrey, STIR）序列显示硬脊膜扩张伴 T3 至 T7 椎体后部呈扇形➡，这是 1 型神经纤维瘤病患者的典型影像学特征。

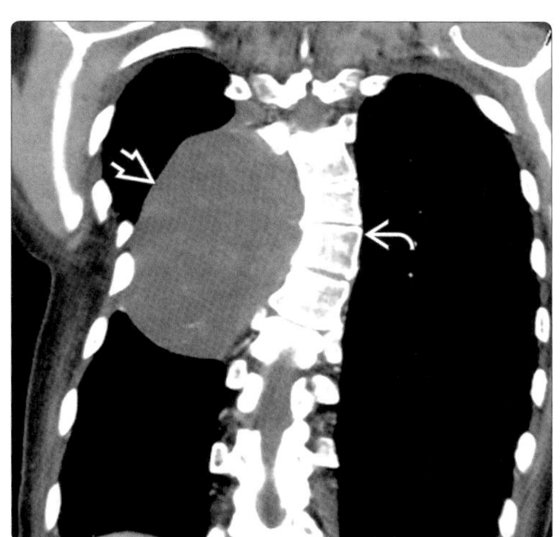

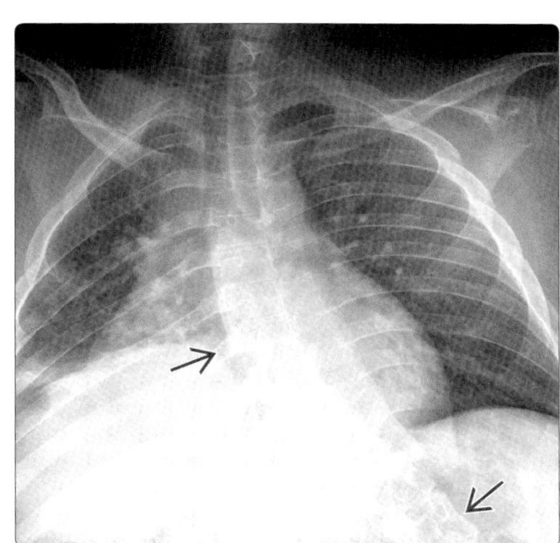

（左图）一名 30 岁的神经纤维瘤病患者的冠状位增强 CT 图像显示右侧椎体旁巨大肿块➡，被证明是神经纤维瘤。病变延伸至 T7 神经椎间孔（未显示）。神经纤维瘤通常发生在脊柱侧弯的凹侧↪。

（右图）一名 23 岁进行性假肥大性肌营养不良男性患者的后前位胸片显示，肌肉萎缩导致胸椎和腰椎出现 S 形脊柱侧弯→。

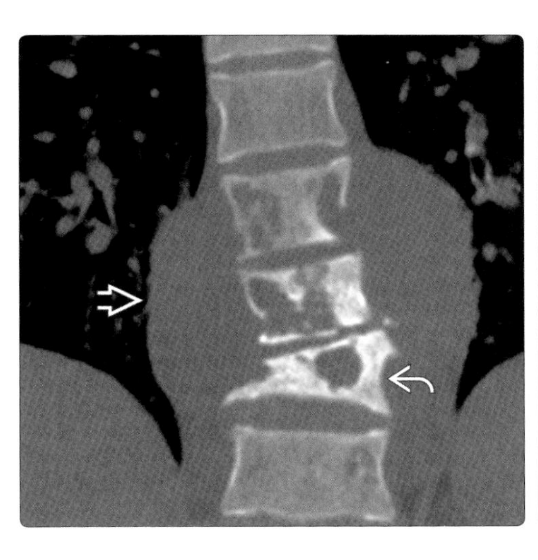

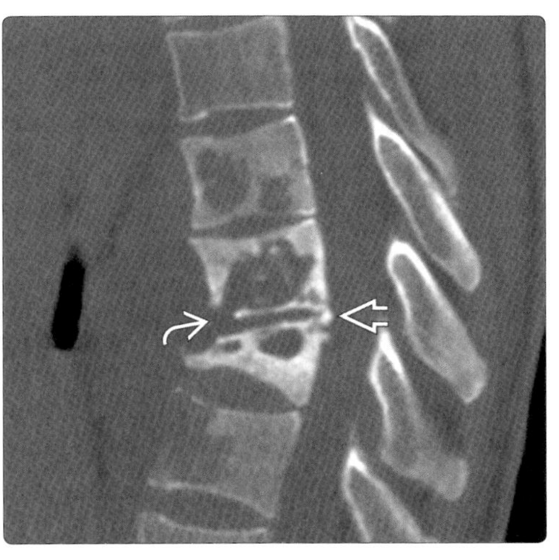

（左图）一名 29 岁感染 HIV 和 Pott 病的女性患者冠状位平扫 CT 图像显示双侧巨大的椎旁软组织肿块➡，T8~T10 处有骨质密度减低区和硬化，T10 处有受压畸形↪。

（右图）同一患者的矢状位平扫 CT 图像显示 T9~T10 水平的椎间盘间隙变窄➡和驼背畸形，T9 的前下终板侵蚀↪与骨髓炎和椎间盘炎一致。经皮穿刺活检培养出结核分枝杆菌。

Mogagni 疝

关键要点

术语
- 前膈疝
- 腹腔内容物经胸骨后缺损疝入胸腔

影像学表现
- 平片
  - 边界清晰的右心膈角包块 ± 充气肠管
  - 侧位胸片确认胸骨后位置
- CT
  - 疝囊包含肠系膜血管、脂肪 ± 肠管、脏器
  - 冠状位和矢状位显示最佳
  - 评估并发症
- MR
  - 直接多平面重建
  - 膈和缺损显示分辨率最佳

主要鉴别诊断
- 纵隔脂肪（常见）
- 心膈角肿块

病理学表现
- 横膈发育不良相关缺损（膈的前身）
- 大多数缺损较小，仅含网膜脂肪
- 疝内容物被胸腹膜覆盖（>90%）

临床要点
- 通常无症状
- 有肠道疝入时，可发生嵌顿或绞窄

诊断要点
- 患者平片显示心膈角包块内肠管影，或者在 CT/MR 图像显示含肠系膜血管的肠系膜脂肪 ± 脏器，考虑胸骨后膈疝

（左图）一名胸骨下段不适感年轻女性的后前位胸片显示右侧心膈区一边界清晰大肿块，右心边界显示不清。

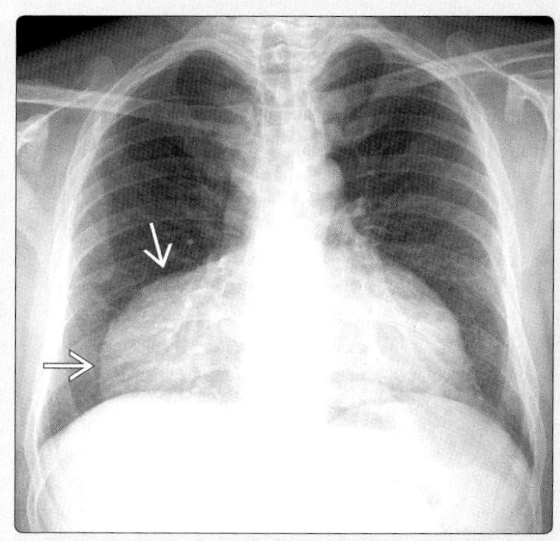

（右图）同一患者的侧位胸片（左）和矢状位平扫 CT 图像（右）显示肿块位于胸骨后、膈肌缺损及疝入胸腔的脂肪和肠系膜血管，与胸骨后膈疝一致。

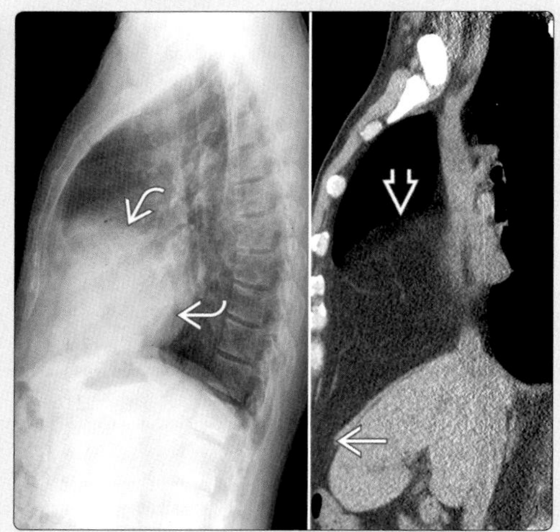

（左图）一名巨大胸骨后膈疝患者的横断位增强 CT 图像显示肠系膜脂肪、血管和横结肠疝入心膈角。巨大的胸骨后膈疝可能会对邻近的结构产生占位效应，该病例心脏受压移位。

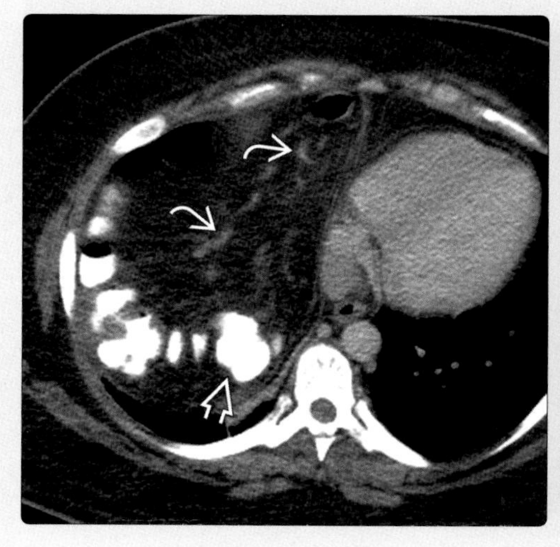

（右图）同一患者的冠状位增强 CT 图像显示右前膈肌缺损，与腹部脂肪、血管和横结肠向上方突出有关。该病例进行了疝修补术。

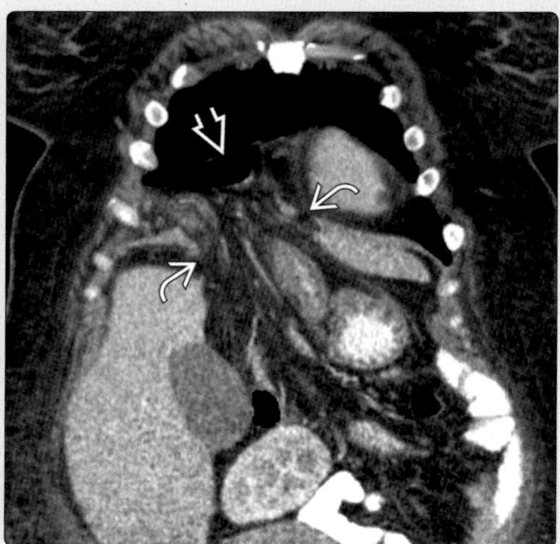

术语

同义词

- 前膈疝

定义

- 膈肌（膈肌的胚胎性中央肌腱）与前体壁的结合不良
- 以 Morgagni 孔为中心（横膈膜缺损在胸肋三角）
- 腹腔内容物经胸骨后缺损疝入胸腔

影像学表现

基本表现

- 最佳诊断思路
  - 胸骨后横膈缺损，疝囊内包含网膜脂肪 ± 肠管
- 部位
  - 胸骨后膈肌
  - 约 90% 为右侧、5% 为左侧、5% 为双侧

X 线表现

- 平片
  - 右心膈角包块 ± 充气肠管
    - 肺部边缘光滑，心脏边界模糊
    - 侧位片确认胸骨后位置

CT 表现

- 胸骨后横膈膜缺损
- 疝囊包含肠系膜血管、脂肪 ± 肠管、脏器
  - 大多数只含有网膜脂肪
  - 其他内容：横结肠（最常见）、肝脏、小肠、胃、肾脏
- 冠状位和矢状位显示膈肌缺损最佳
  - 疝囊内腹部血管、网膜或肠系膜脂肪和脏器
- 伴随心包缺损，疝囊可能突出到心包间隙
- 增强 CT 用于评估并发症（嵌顿、绞窄、穿孔）

MR 表现

- 直接多平面重建
- 呼吸门控技术和单次激发快速自旋回波序列消除运动伪影
- 横膈和缺损的显示分辨率提高（与 CT 相比）
- 信号特征取决于疝囊内容物
  - T_1 序列和 T_2 序列含有脂肪，呈高信号

推荐的影像学检查方法

- 最佳影像检查方法
  - CT 多平面重建或 MR

鉴别诊断

纵隔脂肪

- 完整的膈肌
- 脂肪密度均匀；没有肠内容物或血管

心膈角肿块

- 心包囊肿、纵隔脂肪瘤 / 脂肪肉瘤、局限性胸膜疾病、胸腺瘤、淋巴结肿大
- 膈肌完整

病理学表现

基本表现

- 病因
  - 与上腹血管通过有关的前内侧膈肌的先天性薄弱
  - 由于横膈（横膈膜的前体）发育不良而造成的先天性缺损
  - 创伤后（不常见）
  - 腹腔压力增高可能促使腹腔内容物（包括内脏）进入疝囊。

大体病理和手术所见

- 疝内容物被胸腹膜包裹（>90%）
- 大多数缺损较小，仅含网膜脂肪

临床要点

临床表现

- 最常见的症状 / 体征
  - 约 50% 的成年患者无症状
  - 上腹部或胸骨后不适、腹胀、呼吸困难
- 其他症状 / 体征
  - 腹痛：嵌顿 / 绞窄、疝囊内脂肪梗死或肠管梗死（10% 的病例）

人口统计学表现

- 年龄
  - 大多数病例是成年时诊断
  - >50% 的先天性病例 5 岁后诊断
- 流行病学
  - 罕见（占所有先天性膈疝的 2%~10%）
  - 70% 为女性

自然病史和预后

- 肠管疝入增加了绞窄、局部缺血和穿孔的风险
- 腹内压增高（肥胖、妊娠、慢性咳嗽、钝性损伤）可导致疝进展

治疗

- 建议手术修复，特别是当疝囊内包含肠管时（有绞窄的风险）

诊断要点

考虑的诊断

- 平片显示心膈角包块中含有肠管或 CT/MR 上显示脂肪和肠系膜血管，考虑胸骨后膈疝的可能

Bochdalek 疝

关键要点

术语
- 经由膈肌后部缺损的腹腔或腹膜后内容物疝入胸腔

影像学表现
- 平片
  - 边界清楚的后基底部包块，遮盖膈肌
  - 80% 为左侧
- CT
  - 膈肌后部缺损
  - 鉴别疝入的腹膜后脂肪 ± 内脏
  - 评估罕见并发症（嵌顿、绞窄、穿孔）
- MR
  - 分辨膈肌和缺损能力较佳
  - 腹膜后脂肪：T_1 序列和 T_2 序列上呈高信号
- 最佳影像检查方法：CT 多平面重建或 MR

主要鉴别诊断
- 膈膨升
- 椎旁肿块
- 膈肌破裂
- 先天性膈疝

病理学表现
- 疝囊通过发育不良胸腹膜裂孔
- 没有腹膜包裹疝囊

临床要点
- 无症状成人偶然发现
  - 在患有慢性阻塞性肺病的老年患者中更常见

诊断要点
- 无症状成人平片示肺后基底部阴影，遮蔽单侧膈肌，考虑胸腹膜裂孔疝

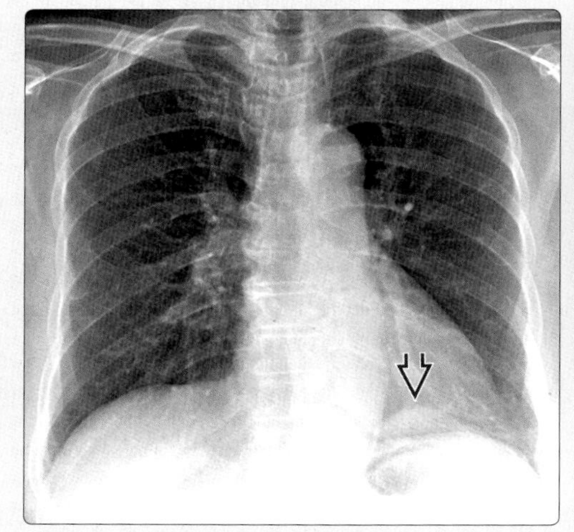

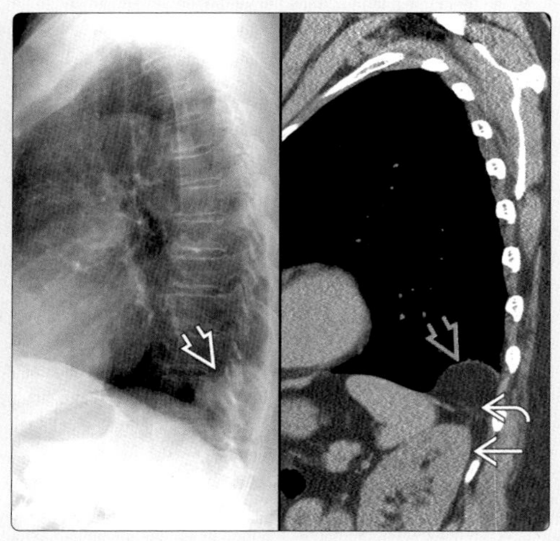

（左图）一名无症状的 45 岁女性的后前位胸片显示左肺基底部边界清楚的包块⇨，左侧膈肌部分受遮挡显示不清。

（右图）同一患者的侧位胸片（左）和矢状位平扫 CT（右）的重组图像显示后部异常病变的位置⇨，对应于腹膜后脂肪⇨通过左侧胸腹膜裂孔疝出。注意腹膜后血管↷和左肾向膈肌缺损处上移→。

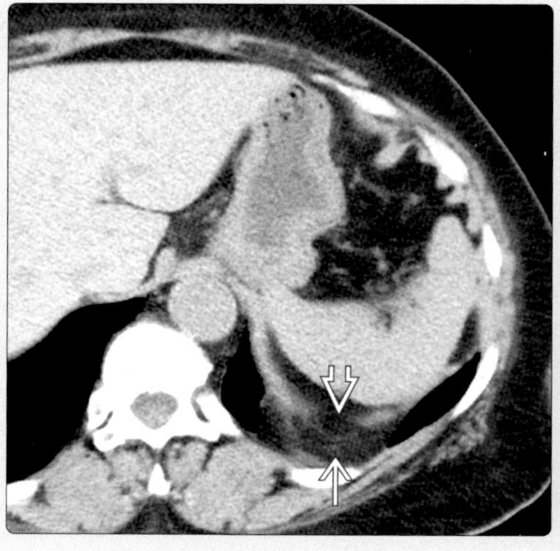

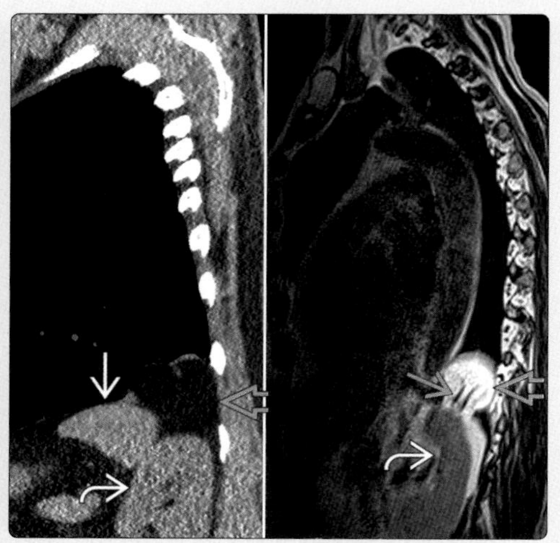

（左图）胸腹膜裂孔疝患者的横断位平扫 CT 图像显示膈肌后部缺损⇨和疝囊脂肪内的细线样模糊影和腹膜后血管→。

（右图）矢状位平扫 CT（左）和 MR T_2 序列矢状位（右）图像显示左侧胸腹膜裂孔疝，包含腹膜后脂肪⇨（T_1 序列和 T_2 序列 MR 上呈高信号）和血管流空信号→。注意左肾↷和脾脏→的上移（感谢 L. Chelala 博士供图）。

术语

同义词
- 后膈疝

定义
- 胸腹膜裂孔：后膈缺损
  - 在外侧弓形韧带和后外侧第 12 根肋骨附着点之间
- 腹腔内容物疝入胸腔
  - 年龄、慢性阻塞性肺部疾病和肥胖可能加速疝的发生

影像学表现

基本表现
- 最佳诊断思路
  - 腹膜后脂肪通过膈肌后部缺损疝出
- 部位
  - 膈肌后部，外侧或内侧
  - 80% 为左侧，15% 为双侧
- 大小
  - 不确定，通常比较小
- 形态学
  - 内容物：通常是腹膜后脂肪；较大的缺损可能包含肾上腺、肾脏、肠道、胃、脾脏、胰腺尾部、肝脏

X 线表现
- 后部肿块；横膈膜部分被遮挡
- 边界清楚

CT 表现
- 膈肌后部缺损
- 鉴别疝入的腹膜后脂肪 ± 内脏
- 评估罕见并发症（嵌顿、绞窄、穿孔）

MR 表现
- 分辨膈肌和缺损能力较佳
- 腹膜后脂肪：T_1 序列和 T_2 序列上呈高信号

推荐的影像学检查方法
- 最佳影像检查方法
  - CT 多平面重建或 MR 评估膈肌缺陷和疝内容物最佳
  - 呼吸门控技术和单次激发快速自旋回波序列消除运动伪影

鉴别诊断

膈膨升
- 横膈薄但完整
- 常见于左侧；“扇形”的膈肌轮廓

椎旁肿块
- 神经源性肿瘤、淋巴结病、椎间盘炎 / 骨髓炎、动脉瘤、髓外造血

膈肌破裂
- 穿透性或钝性损伤造成的创伤性破裂
- 穿透性损伤左右侧均可发生；钝性损伤左侧 > 右侧
- 潜在的并发症：内脏疝和绞窄

先天性膈疝
- 膈肌部分缺失；新生儿和婴儿
- 关联性：肺发育不全、先天性心脏病；可能是外科急症

病理学表现

基本表现
- 病因
  - 膈肌缺损（胸腹膜管发育的残留）引起的腹部内容物疝 ± 腰椎后肋三角的肌纤维薄弱
  - 促成因素：腹腔内压力增高（如肥胖、怀孕、外伤）
- 相关异常
  - 慢性阻塞性肺疾病

大体病理和手术所见
- 无腹膜包裹疝囊（>90%）
- 与邻近胸膜表面粘连

临床要点

临床表现
- 最常见的症状 / 体征
  - 通常无症状，偶然发现
  - 非特异性胸痛或消化道症状

人口统计学表现
- 流行病学
  - 90% 的先天性膈疝
  - 患病率在成人中占 6%
  - 70 岁时发病率高达 20%。

自然病史和预后
- 通常没有临床意义
  - 在老年患者和慢性阻塞性肺病患者更为常见
- 如果腹腔内有腹部脏器（即使没有症状），可考虑手术

诊断要点

考虑的诊断
- 无症状成人平片显示后基底部阴影，遮蔽膈肌，考虑胸腹膜裂孔疝的可能

影像解读要点
- 识别后膈肌缺损和疝入的腹膜后脂肪
- 内脏、血管有助于识别腹膜后内容物

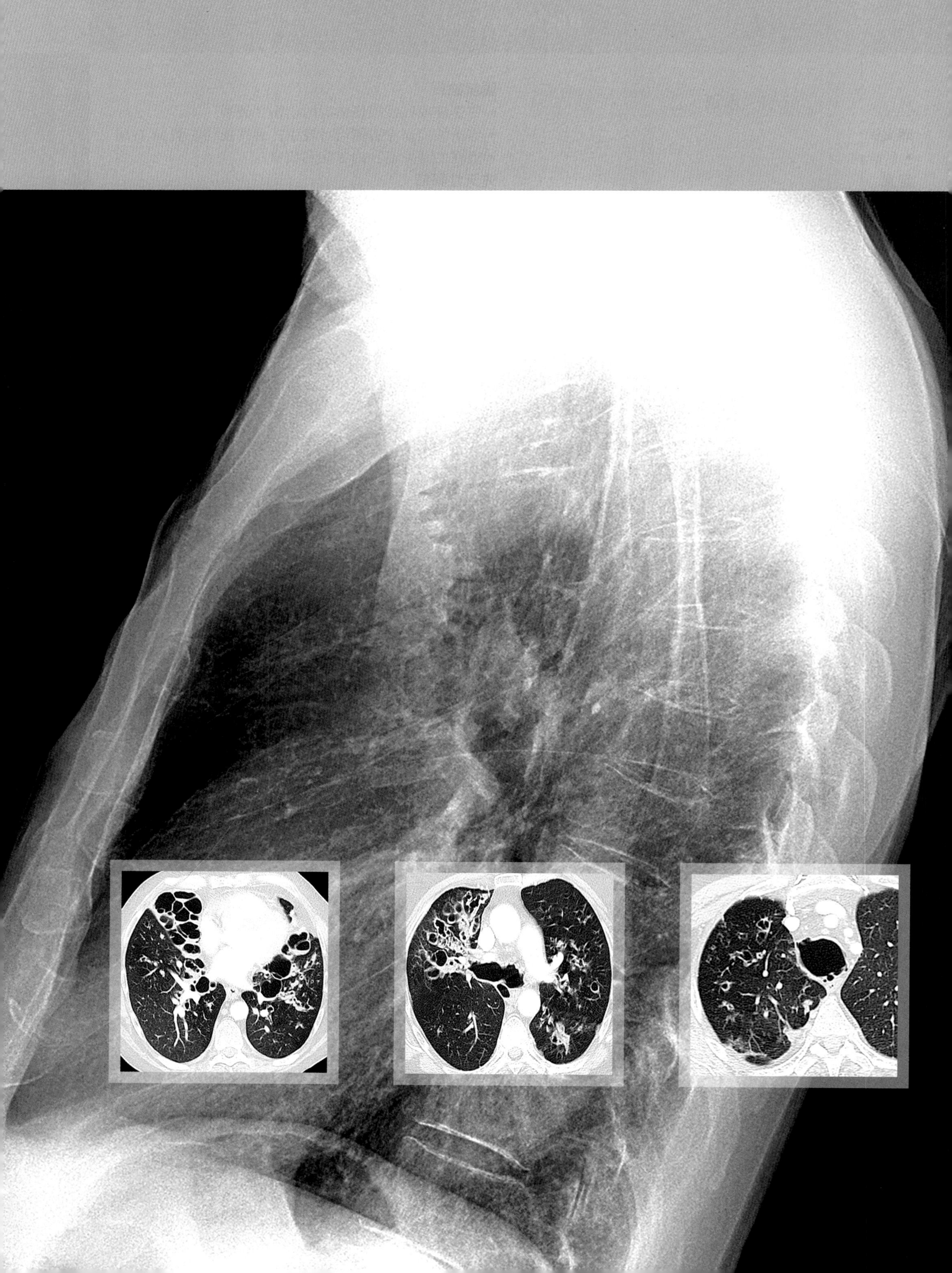

第三部分

气道疾病

简介及概述

良性肿瘤

恶性肿瘤

气道狭窄和气道壁增厚

支气管扩张和阻塞

肺气肿和小气道病变

简介

气道是管状结构，通过其管腔传导空气，共分为24级，主要分为大气道（气管、支气管）和小气道（细支气管、终末细支气管、呼吸性细支气管和肺泡管）。气道在功能上也可以分为3个区域：①传导性（仅传导空气）由气管、支气管和膜性细支气管组成；②过渡性（兼具传导性和呼吸性）由呼吸性细支气管和肺泡管组成；③呼吸性（仅有呼吸性）由肺泡和肺泡囊组成。

先天性、肿瘤性、感染性和炎症过程均可能累及气道，气道疾病可根据累及大气道或小气道进行分类。大气道疾病可表现为气道狭窄、扩张和（或）管壁增厚。小气道疾病包括以次级肺小叶内结构破坏为特征的肺气肿以及细胞性和闭塞性细支气管炎。

肿瘤

肺癌（鳞状细胞癌和小细胞癌）可能表现为中心型肿块，即肿块位于气道腔内或包绕气道和（或）出现气道狭窄。少见的气道恶性肿瘤包括支气管类癌、腺样囊性癌和黏液表皮样癌。气道转移可能是隐匿性恶性肿瘤的首要表现。气管肿瘤可导致阻塞性肺不张或肺炎。气道肿瘤可直接侵犯邻近组织，可表现为腔内结节或肿块，也可能表现为包绕并缩小气道腔。CT是评估气道肿瘤的首选影像学检查方式，可以评估邻近结构以确定局部侵犯和（或）淋巴结病变。容积再现技术和仿真内镜检查可以为手术规划提供有价值的信息。

气道管腔的形态学改变

气道狭窄

剑鞘状气管与慢性阻塞性肺疾病（chronic obstructive pulmonary disease, COPD）有关，其特征是气管冠状径缩小，矢状径增加。

气管狭窄通常是气管插管的并发症，可能是局灶性或弥漫性的。先天性气管狭窄较少见，可能与其他先天性异常相关，多见于新生儿和婴儿。

气管软化症和气管支气管软化症的特点为气管和（或）支气管软骨无力导致呼气时管腔塌陷，可以通过动态呼气CT进行评估。

炎症状态，如多发性血管炎和肉芽肿病、淀粉样变和复发性多软骨炎，可能产生局限性或弥漫性气管壁增厚，也可能累及中央支气管。

中叶综合征是一种常见的支气管狭窄表现，特点为多种病因引起的慢性中叶肺不张，病因包括肿瘤、支气管结石、慢性感染性和非感染性炎症。

气道扩张

支气管扩张是指不可逆的支气管扩张，可分为圆柱状、囊柱状或囊状（严重程度依次递增）。虽然它可以在平片中诊断，但CT的评估效果最佳。正常的支气管直径通常等于其邻近的成对肺动脉支的直径。支气管直径大于邻近肺动脉则符合支气管扩张。支气管扩张可由感染或炎症引起，并可能与纤维化的收缩效应（即牵拉性支气管扩张）有关。其他病因包括真菌过敏、黏膜纤毛清除障碍、结构性气道异常、全身性疾病以及原发性和继发性免疫缺陷。

小气道病变

肺气肿可分为小叶中心型、间隔旁型或全小叶型。可以通过视觉和计算机辅助无创定量肺气肿的严重程度。肺气肿患者通常有吸烟史，且该类患者原发性肺癌的风险增加。

细胞性细支气管炎的CT表现为小叶中心软组织密度或磨玻璃密度结节影。它可能与"树芽"征（类似于树出芽的形态）有关，其中线样成分对应受黏液、液体或脓液影响而扩张的小叶中心细支气管，结节样成分对应细支气管周围炎症。其通常继发于感染或误吸，其他病因包括呼吸性细支气管炎（respiratory bronchiolitis, RB）、呼吸性细支气管炎相关性间质性肺病（respiratory bronchiolitisassociated interstitial lung disease, RB-ILD）、过敏性肺炎、滤泡性细支气管炎和弥漫性泛细支气管炎。

缩窄性细支气管炎特征性表现为肺内马赛克征，肺密度增高区与减低区相间，呈地图状改变，在呼气相的高分辨率CT（high resolution computed tomography, HRCT）上表现更加明显，可能与支气管扩张和支气管壁增厚有关。缩窄性细支气管炎可能是感染性、结缔组织性或吸入性肺部疾病的一个表现，也可能是移植的并发症。

总结

气道疾病可有各种间接和直接的影像学表现。影像学诊断要求对大气道和小气道进行系统评估，并仔细描述影像学上所见的特定气道的异常。CT和HRCT是有价值的影像学评估工具。

气道肿瘤

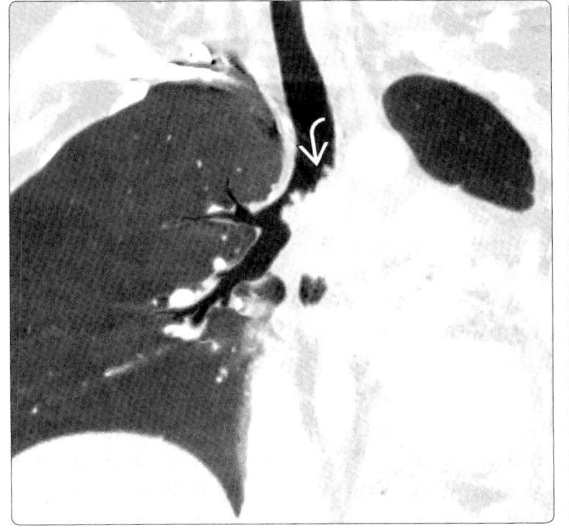

支气管狭窄

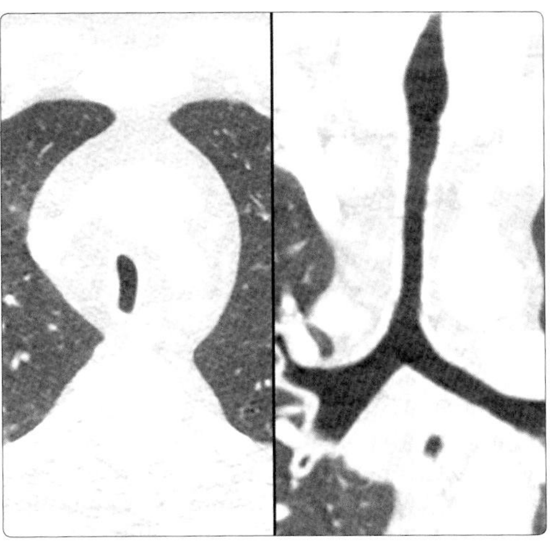

（左图）一名腺样囊腺癌患者胸部增强 CT 气管冠状位最小密度投影重建图像显示气管内不规则分叶状肿块，侵犯纵隔及导致左肺不张。

（右图）横断位（左）和冠状位（右）平扫 CT 图像显示胸内气管冠状位管腔狭窄，而胸外气管的口径正常，中央支气管呈剑鞘状改变，这正是慢性阻塞性肺病患者气管狭窄的常见原因。

支气管扩张

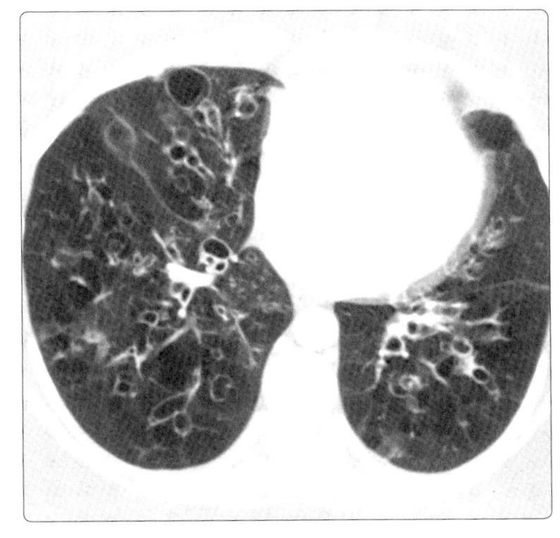

肺气肿

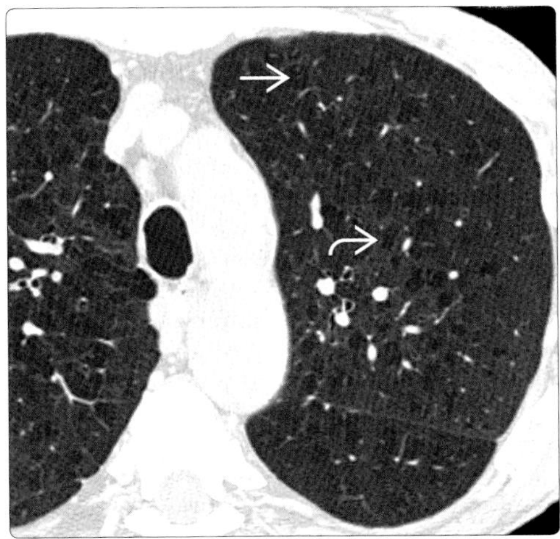

（左图）一名自幼反复呼吸道感染的年轻女性横断位平扫 CT 图像显示双侧严重支气管扩张、支气管管壁增厚、黏液栓和肺内马赛克征。该患者被诊断为 IgA 缺乏症。

（右图）横断位平扫 CT 图像显示小叶中心型肺气肿，表现为次级肺小叶中心见多发局灶透亮区，壁几乎不可见。其特征性的中央点状结构为小叶动脉。

支气管扩张

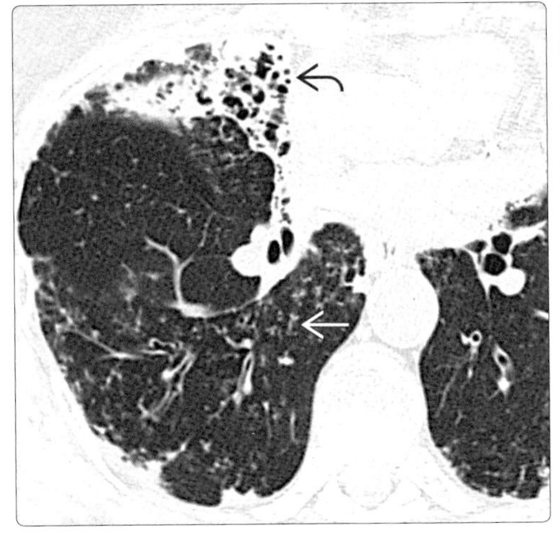

小气道疾病

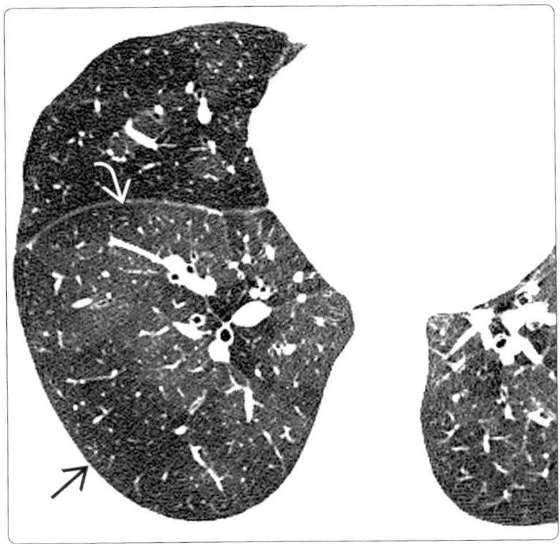

（左图）非结核性分枝杆菌感染患者的横断位平扫 CT 图像显示多灶性小叶中心结节和“树芽”征，与支气管壁增厚和特征性中叶体积减小伴支气管扩张相关。

（右图）一名继发于移植物抗宿主病（graft- vs. -host disease, GVHD）的缩窄性细支气管炎患者横断位平扫 CT 图像显示，肺内呈马赛克征表现的透过度异常增高区，邻近为正常透过度肺实质，在呼气时显示更加明显。

气管支气管错构瘤

关键要点

定义

- 由不同比例的间叶组织构成的良性肿瘤

影像学表现

- 平片
  - 阻塞后表现（最常见）：肺不张、实变、支气管扩张
  - 中央气道内结节
  - 有时表现为正常
- CT
  - 中央气道腔内局灶性病变
  - 内部合并脂肪和（或）钙化有助于诊断
  - 管腔内含脂肪结节只见于错构瘤或脂肪瘤
  - 阻塞后表现：肺不张、实变、支气管扩张
  - 在 FDG PET/CT 上基本没有异常摄取

主要鉴别诊断

- 鳞状细胞癌
- 转移
- 脂肪瘤
- 软骨瘤
- 类癌

临床要点

- 年龄：50～70 岁
- 症状 / 体征
  - 哮喘样症状
  - 咳嗽，呼吸困难，喘鸣，肺炎
- 治疗：支气管镜或手术切除

诊断要点

- 气道错构瘤占所有肺部错构瘤的 1.4%～13%
- 腔内结节合并脂肪和（或）钙化可考虑为气道错构瘤

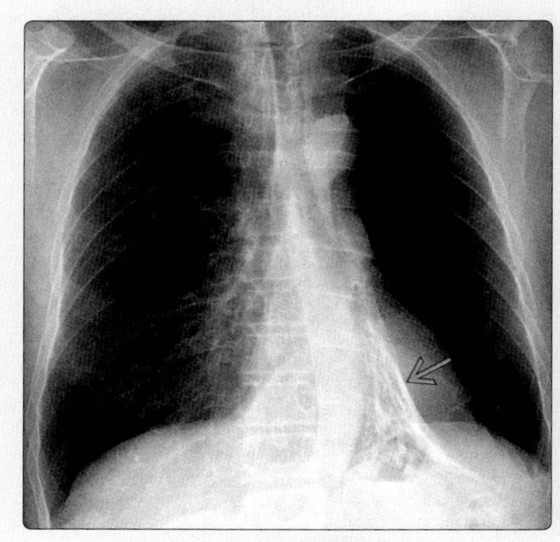

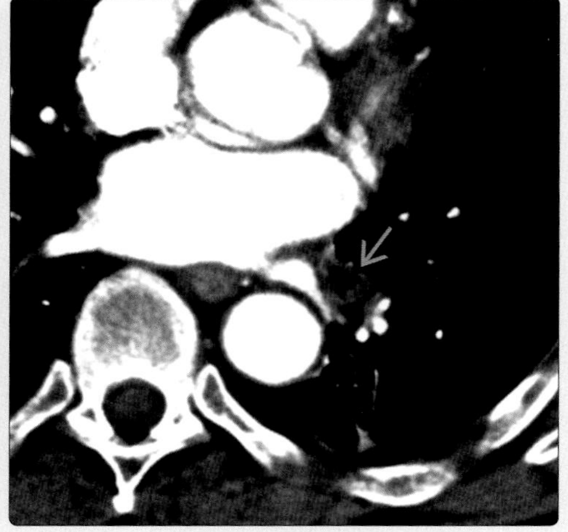

（左图）支气管内错构瘤患者后前位胸片显示左肺下叶肺不张→。注意左肺下叶不张肺组织内支气管扩张，提示慢性肺体积缩小。

（右图）同一患者横断位增强 CT 图像显示左肺下叶支气管内结节→可见脂肪密度，经手术证实为支气管内错构瘤。支气管内脂肪瘤也需要与其鉴别，但脂肪瘤在 CT 上仅显示为脂肪密度。

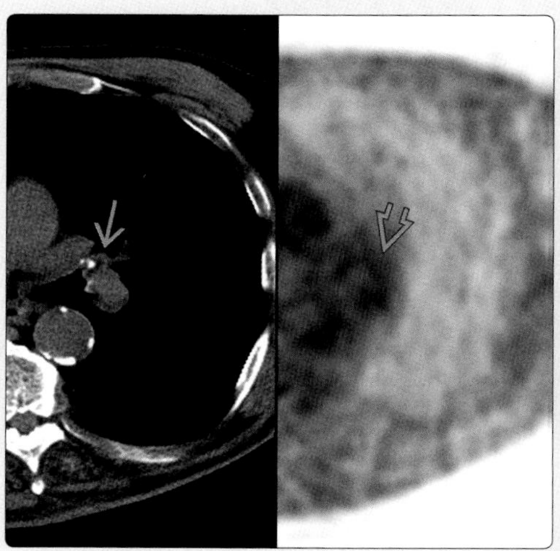

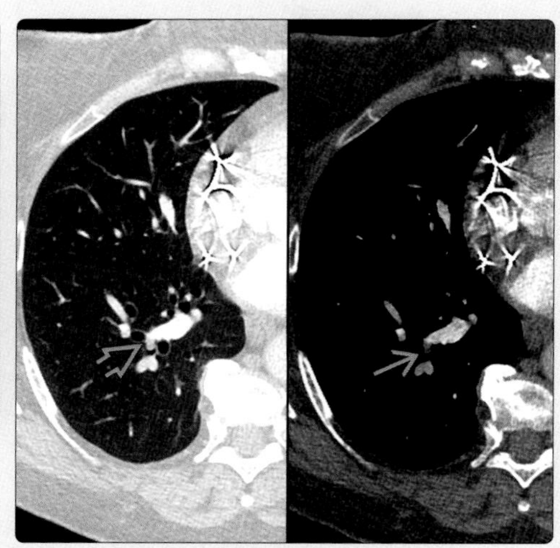

（左图）一名 79 岁男性的横断位平扫 CT 显示左肺上叶支气管内部分钙化结节→，内见脂肪密度，无 FDG 的摄取⇒。经内镜切除后证实为支气管内错构瘤。

（右图）肺窗（左）和纵隔窗（右）横断位增强 CT 图像显示右肺下叶支气管内结节⇒，内见脂肪密度→。手术切除后证实为错构瘤。

气管支气管错构瘤

术语

同义词
- 支气管内错构瘤

定义
- 由不同比例的间叶组织构成的良性肿瘤

影像学表现

基本表现
- 最佳诊断思路
  - 无痛或生长缓慢的支气管内病变，伴有内部脂肪和（或）钙化
- 部位
  - 多位于主支气管，气管内较少
- 大小
  - 通常 <2 cm；较大的病变可完全阻塞气道
- 形态
  - 光滑或呈分叶状，边缘光滑

X 线表现
- 平片
  - 阻塞后改变（最常见）
    - 肺不张，通常为肺叶性
    - 阻塞性肺炎后实变
    - 慢性气道梗阻的远端支气管扩张
  - 中央气道腔内结节不常见
  - 有时表现为正常

CT 表现
- 平扫 CT
  - 中心气道腔内局灶性病变，通常单发
  - 内部脂肪和（或）钙化有助于诊断
    - 腔内结节含有脂肪：气道错构瘤或脂肪瘤
    - 支气管内错构瘤比肺错构瘤含有更多肉眼可见的脂肪
  - 阻塞后改变
    - 肺不张，通常为肺叶性
    - 实变、细支气管炎、磨玻璃密度影
    - 慢性阻塞致远端支气管扩张伴实质破坏及纤维化
- PET
  - 通常很少或没有 FDG 摄取
  - 如果有很少量 FDG 摄取但高于纵隔血池，则可能是慢性炎症

MR 表现
- 病灶内见脂肪可明确诊断
  - ± T_1WI、T_2WI 呈高信号的脂肪灶

推荐的影像学检查方法
- 最佳影像检查方法
  - CT 是评价腔内病变的首选影像学检查

鉴别诊断

鳞状细胞癌
- 有吸烟史的中老年患者
- 腔内病变伴腔外生长和周围气道受累
- 淋巴结转移

转移
- 腔内病变大小不等；通常为多发
- 血性播散来源：乳腺癌、结肠癌、肾癌、甲状腺癌、黑色素瘤

脂肪瘤
- 含脂肪的腔内病变，无软组织成分

软骨瘤
- 腔内病变伴钙化
- 恶性病变也可能发生钙化

支气管类癌
- 25%~30% 含有钙化，增强可见强化

病理学表现

基本表现
- 病因
  - 良性肿瘤

镜下表现
- 多种组织成分
  - 软骨（最多）、脂肪、骨

临床要点

临床表现
- 最常见的症状 / 体征
  - 哮喘样症状
  - 咳嗽、呼吸困难、喘鸣、肺炎
  - 无症状少见

人口统计学表现
- 年龄
  - 50~70 岁
- 性别
  - 据报道男女患病率比为（2~4）：1
- 流行病学
  - 罕见的良性气道肿瘤
  - 占肺内错构瘤的 1.4%~13%

治疗
- 体积小时可支气管镜下切除
- 较大的病变可能需要外科手术切除

诊断要点

考虑的诊断
- 腔内结节伴有脂肪和（或）钙化，则考虑诊断为气道错构瘤

气管支气管乳头瘤病

关键要点

术语

- 人乳头状瘤病毒（human papilloma virus, HPV）感染引起气道结节（乳头状瘤）
- 侵袭性乳头状瘤病：肺内播散

影像学表现

- 气道壁增厚或形成结节
- 肺内多发结节或肿块
  - 大结节更容易产生空洞
  - 重力依赖性肺后部播散
- 生长速度
  - 大多数结节生长缓慢
  - 快速生长则怀疑为鳞状细胞癌
- 并发症
  - 鳞状细胞癌
  - 继发感染
  - 气道阻塞：肺不张，阻塞性肺炎

主要鉴别诊断

- 气管支气管骨软骨病
- 肉芽肿性多血管炎
- 气管支气管淀粉样变性
- 复发性多软骨炎

病理学表现

- 感染 HPV：6 型和 11 型最常见
- 喉部最常被感染
- 诊断依赖喉镜及活检

临床要点

- 轻度受累可能无症状
- 喉部受累导致声音嘶哑
- 出现症状时可能被误认为哮喘
- 治疗
  - 自限性疾病通常不需要治疗
  - 病灶引起气道阻塞可外科及药物治疗

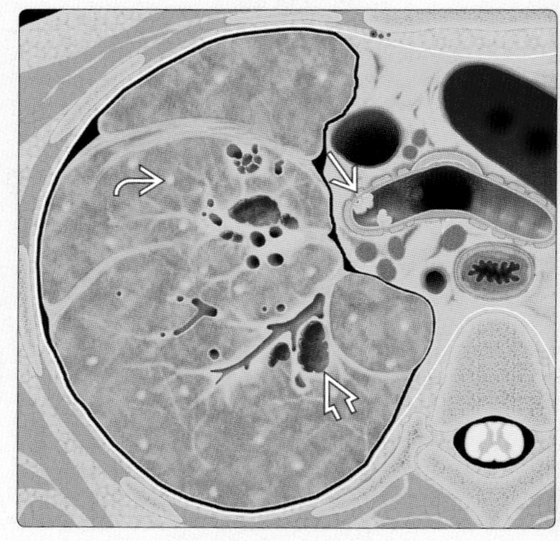

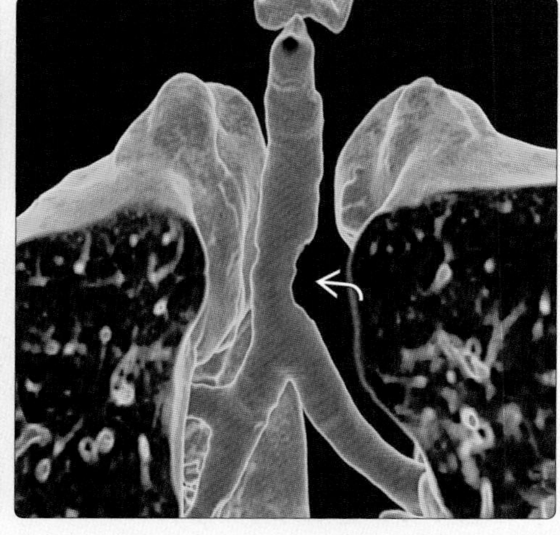

（左图）图示侵袭性气管支气管乳头状瘤病的形态学特征，为特征性的中央气道结节➡、支气管血管周围空洞病变➡和散在小实性结节➡。

（右图）气管支气管乳头状瘤患者的三维重建冠状位图像显示气管乳头状瘤导致气道壁轮廓不规则➡，中央气道管壁结节为典型影像学特征。

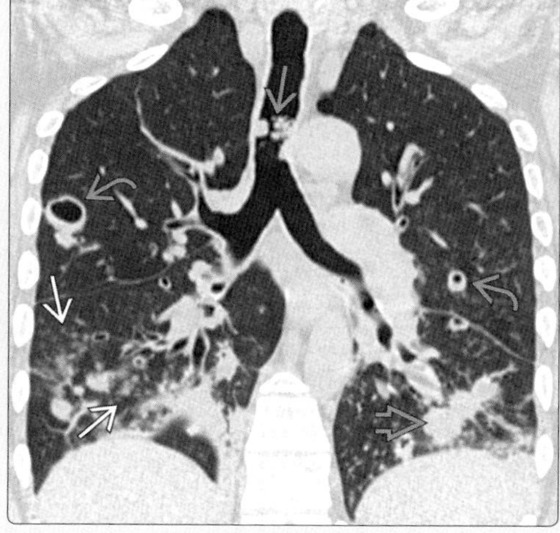

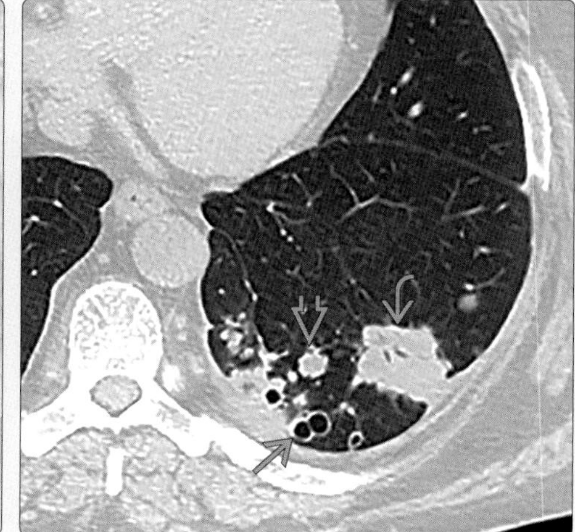

（左图）冠状位平扫 CT 图像显示气管支气管乳头状瘤病患者气管中段乳头状瘤➡，多发实性➡和空洞性➡结节，可见“树芽”征➡。

（右图）一名因乳头状瘤病而长期存在实性➡和空洞性➡肺结节的患者横断位平扫 CT 图像显示左肺下叶新增一结节➡，周围多发毛刺。后活检显示为鳞状细胞癌。大多数乳头状瘤病的肺结节生长缓慢。快速生长提示鳞状细胞癌。

术语

同义词

- 复发性呼吸道乳头状瘤病（recurrent respiratory papillomatosis, RRP）

定义

- 继发于人乳头状瘤病毒（HPV）感染的气道结节（乳头状瘤）
  - 上呼吸道较下呼吸道多发
- 侵袭性乳头状瘤病
  - 扩散至肺

影像学表现

基本表现

- 最佳诊断思路
  - 气管壁增厚或形成结节
  - 多发实性和空洞性肺结节和（或）肿块
- 部位
  - 喉是最常见的感染部位
    - 下呼吸道不同程度受累
      - 占病例的 5%～29%
  - 侵袭性乳头状瘤病
    - 冠状位显示病灶多位于肺门周围及中心位置
    - 横断位显示病灶多分布于肺后部
- 大小
  - 侵袭性乳头状瘤病
    - 大小不等
    - 大多数结节直径为 1～3 cm
- 形态
  - 侵袭性乳头状瘤病
    - 小结节通常是实性的
    - 大结节更容易出现空洞

X 线表现

- 平片
  - 气道
    - 气道壁增厚和（或）形成结节
      - 平片上可能不可见
  - 肺多发结节和（或）肿块
    - 可显示空洞

CT 表现

- 平扫 CT
  - 气道
    - 气管壁增厚或形成结节
      - 上呼吸道比下呼吸道好发
      - 无钙化
    - 孤立性乳头状瘤
      - 较多发乳头状瘤少见
      - 通常位于肺叶或肺段支气管内
    - “树芽”征
    - 支气管扩张
      - 复发性感染
      - 气道阻塞
  - 多发肺结节
    - 大结节更容易出现空洞
      - 空洞壁薄厚不等且不规则
    - 肺后部受累可能与重力有关
      - 提示重力依赖性肺内播散
    - 结节可与相邻气道相连
    - 结节生长表现
      - 磨玻璃密度
      - 实性
    - 生长速率
      - 大多数肺结节生长缓慢
      - 快速生长的结节应该高度怀疑为鳞状细胞癌
      - 怀孕期间生长速度可能会增加
  - 并发症
    - 鳞状细胞癌
    - 继发感染
      - 空洞内出现气－液平面
    - 肺不张
      - 通常继发于腔内乳头状瘤
      - 出现或不出现阻塞性肺炎

推荐的影像学检查方法

- 最佳影像检查方法
  - CT 是确认气道结节、评估肺部侵袭性乳头状瘤病和明确鳞状细胞癌发展的最佳成像方式

鉴别诊断

气管支气管骨软骨病变

- 气道多发小结节；有或没有钙化
- 累及气管前外侧和近端支气管壁
- 不累及气道后方膜部
- 气道不对称狭窄

肉芽肿性血管炎

- 肺部多发空洞性结节或肿块
- 声门下狭窄
- 气道壁增厚

气管支气管淀粉样变性

- 黏膜下钙化或非钙化结节伴气管腔狭窄
- 后方膜部亦可累及

复发性多软骨炎

- 气管和主支气管的非钙化弥漫性壁增厚和管腔狭窄
- 气管前壁和侧壁；气管软骨

结节病

- 气道变形或狭窄
  - 可能引起肺不张
- 气道壁结节样增厚
- 马赛克征，呼气相空气潴留征

鳞状细胞癌
- 最常出现空洞的肺癌
  - 空洞占病例的 15%
- 与吸烟密切相关
- 侵袭性乳头状瘤病会增加患癌风险

肺转移
- 肺内多发结节和（或）肿块
- 鳞状细胞癌和肉瘤可出现空洞
- 气道不一定受累

脓毒性肺栓塞
- 肺内结节或肿块边界不清
- 不同程度的空洞

病理学表现

基本表现
- 病因
  - 呼吸道感染 HPV
    - 围生期 HPV 性传播
      - 危险因素：初产，阴道分娩，母亲年龄 <20 岁
    - HPV 6 型和 11 型最常见
    - 任何节段的呼吸道均可受累
      - 95% 的病例累及喉部
      - 孤立性乳头状瘤多见于中年男性吸烟者
    - 气道播散（侵袭性乳头状瘤病）
      - 小于 1% 的播散至肺
      - 手术治疗喉乳头状瘤会增加播散风险
      - 肺播散通常见于儿童或青年人
- HPV 感染
  - 皮肤疣和生殖器疣
  - 角化上皮倾向
  - 宫颈癌

大体病理和手术所见
- 无蒂或乳头状病变伴血管核心形成一层鳞状上皮
- 气道乳头状瘤可为外生或内生
- 呈菜花样

镜下表现
- 喉部和肺部的病变由鳞状细胞组成
- 空腔内衬鳞状上皮
  - 鳞状上皮可通过 Kohn 孔跨越肺泡囊

临床要点

临床表现
- 最常见的症状 / 体征
  - 轻度感染可没有症状
  - 喉部受累最常见的症状是声音嘶哑
  - 气喘和喘鸣可能被误认为是哮喘
  - 其他症状取决于乳头状瘤的大小、数量和位置
    - 呼吸困难、咳血
    - 阻塞性肺炎
- 肺功能检查
  - 上呼吸道阻塞方式
- 喉镜检查
  - 直接发现乳头状瘤
  - 活检确认 HPV 分型

人口统计学表现
- 年龄
  - 成人：2 例 /10 万人
  - 年龄双峰分布
    - 儿童：18 个月 ~3 岁
    - 成人：30~40 岁
- 性别
  - 儿童：男女相近
  - 成人：男性患病率高于女性

自然病史和预后
- 对于年轻患者通常是自限性疾病
- 肺结节通常生长非常缓慢
  - 快速生长则怀疑为鳞状细胞癌
- 侵袭性乳头状瘤病
  - 死于呼吸衰竭
  - 死亡率高达 50%
  - 鳞癌的发病率占 2%
    - 通常是乳头状瘤 15 年后发展
    - 常为多中心癌

治疗
- 自限性疾病通常不需要治疗
- 病变引起气道阻塞可手术及药物治疗
  - 气道病变可激光消融
    - 通常需要很多步骤
    - 激光技术很难治疗下呼吸道病变
    - 对于医疗服务的提供者来说，预防病毒性呼吸道疾病非常重要
      - 病毒气溶胶化
  - 气管造瘘术
    - 治疗气道阻塞
    - 年轻患者中更常应用
  - 抗病毒药物可能减缓病灶生长
  - 干扰素可能减缓病灶生长
    - 全身注射或病灶内直接注射
- 戒烟
  - 降低患鳞状细胞癌的风险
  - 烟草致癌物与乳头状瘤起协同作用

诊断要点

诊断考虑
- 患者气道内多发结节，考虑气管支气管乳头瘤病

影像解读要点
- 评估肺部侵袭性乳头状瘤和可疑鳞状细胞癌的病灶

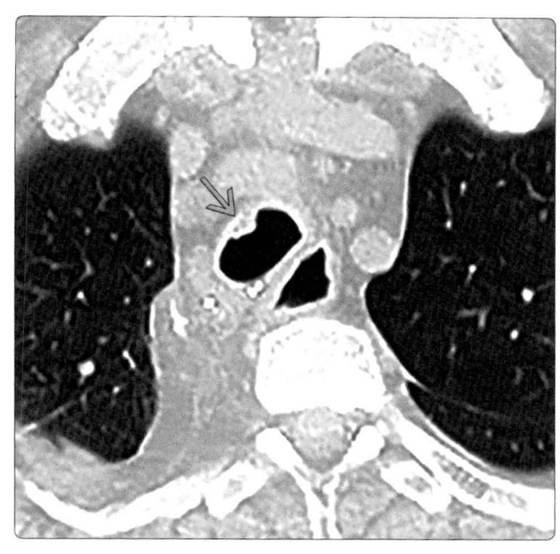

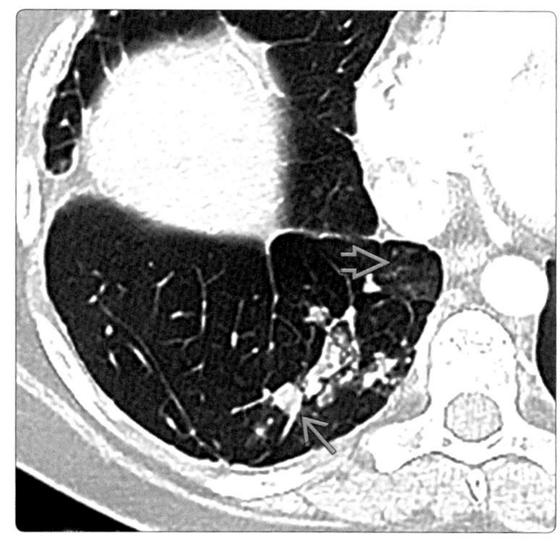

（左图）一名孤立性气管乳头状瘤患者治疗后横断位平扫CT图像显示，在气管前壁见一不规则的结节→，考虑复发。孤立性乳头状瘤不如多发性乳头状瘤常见，通常位于肺叶或肺段支气管。

（右图）一名气管支气管乳头状瘤病患者横断位增强CT图像显示右肺下叶见多发簇状实性结节→，邻近的斑片状磨玻璃样影⇒代表吸入性肺炎。

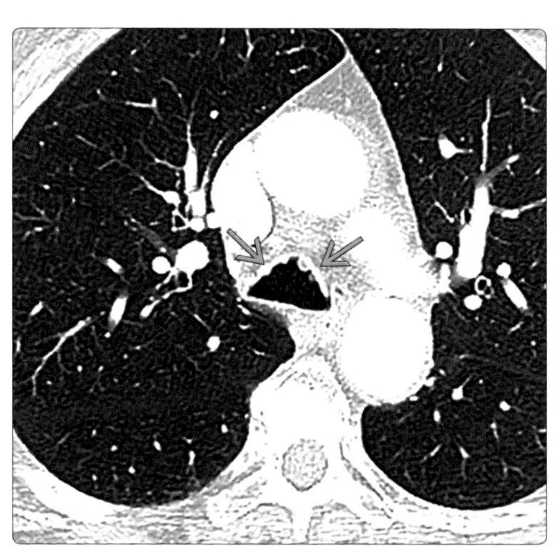

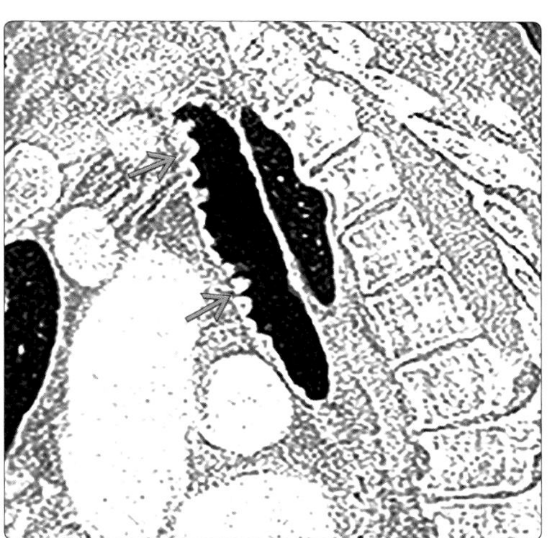

（左图）横断位增强CT图像显示气管隆突前外侧壁见多个壁结节→。气管支气管乳头状瘤病表现为气道壁增厚或结节形成，无钙化。

（右图）同一患者的矢状位增强CT图像显示沿气管前壁见多个软组织结节→。CT是显示气道结节以及明确诊断侵袭性乳头状瘤病和鳞状细胞癌的最佳成像方式。

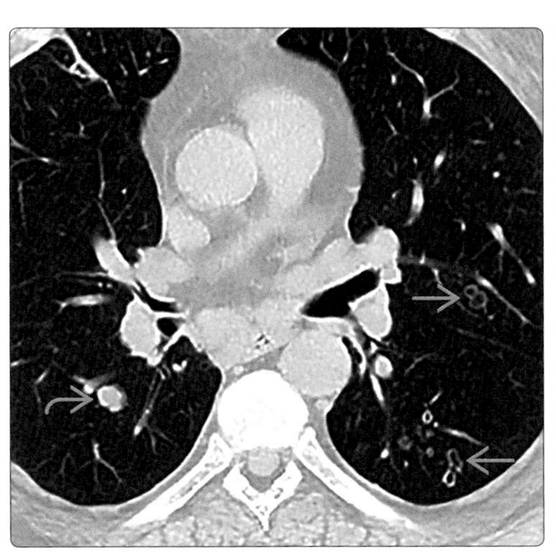

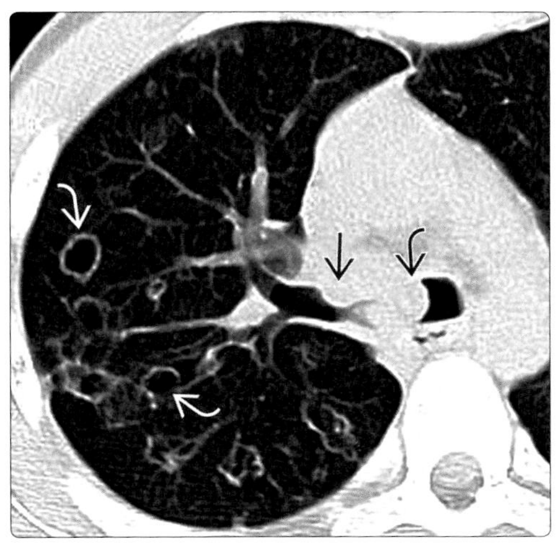

（左图）一名气管支气管乳头状瘤病患者横断位平扫CT图像显示下叶见多发厚壁空洞→和实性结节↗。相关并发症，如继发感染、肺不张、有或无阻塞性肺炎以及肺癌也可明确诊断。

（右图）同一患者的横断位平扫CT图像显示气管隆突内见分叶状结节↪，向右肺上叶支气管→内延伸，右肺可见多发不规则薄壁囊肿↪。

气道鳞状细胞癌

关键要点

术语
- 鳞状细胞癌（squamous cell carcinoma，SCC）
- 最常见的原发性气管恶性肿瘤

影像学表现
- 多位于气管或主支气管的远端 1/3
- 平片
  - 通常需要仔细观察胸部正侧位片来发现不明显的病变
  - 局部气管腔内的结节或肿块
  - 胸片检查正常但仍有咯血的吸烟者有必要采用横断位成像
- CT
  - 与其他恶性肿瘤难以鉴别
  - 结节或小叶性气管结节或肿块，气管腔变窄
  - 腔外生长和周围结构受累提示为恶性肿瘤
- FDG PET/CT：大多数病灶表现为 FDG 摄取增加

主要鉴别诊断
- 腺样囊性癌
- 黏液表皮样癌
- 类癌
- 良性气管及支气管肿瘤
- 气道转移
- 肉瘤

临床要点
- 非特异性的症状；可能与哮喘相似
- 呼吸困难、咳嗽、咯血、喘息、喘鸣
- 年龄：50~60 岁
- 男性患病率是女性的 4 倍
- 与吸烟密切相关
- 预后比腺样囊性癌差

诊断要点
- 有吸烟史的中老年男性发生气管肿瘤应考虑鳞状细胞癌

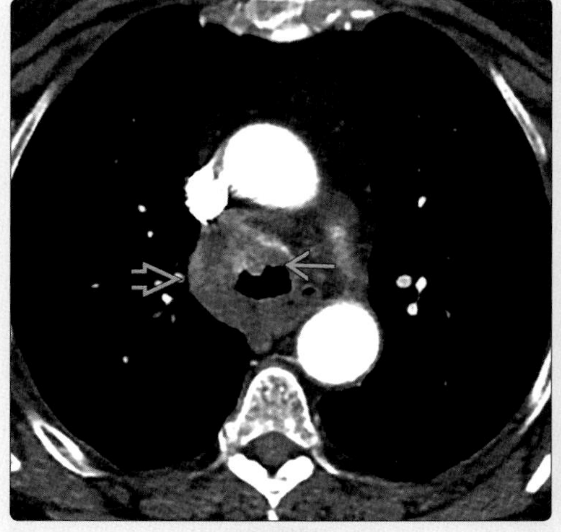

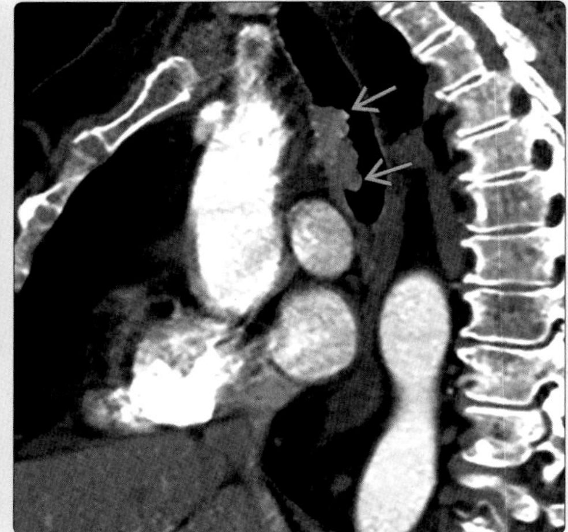

（左图）66 岁女性气管鳞状细胞癌患者，横断位增强 CT 图像显示肿块⇨部分位于腔内→，使气管腔变窄。活检结果显示为鳞状细胞癌，即最常见的气管恶性肿瘤，其与吸烟密切相关。

（右图）同一患者的矢状位增强 CT 图像见一细长分叶状肿块→突出于气管腔内。重建图像对于评估肿瘤长度非常有用。

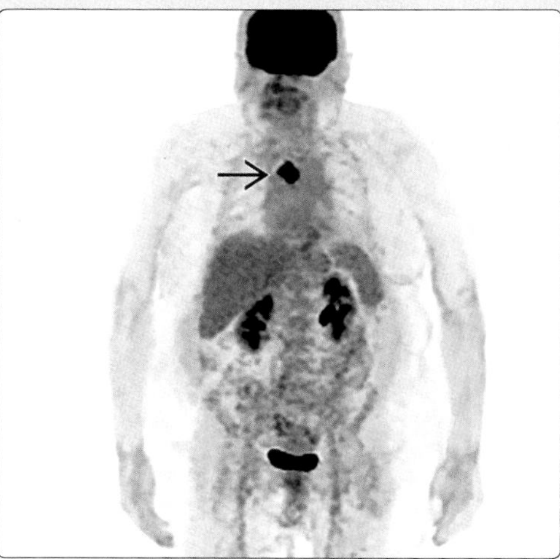

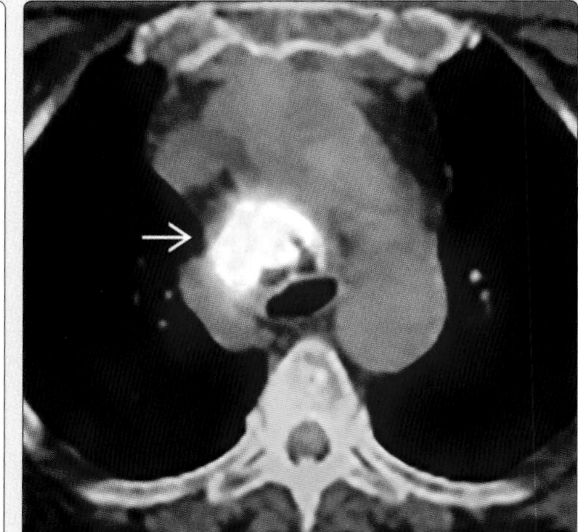

（左图）同一患者的冠状位 FDG PET 图像显示纵隔局灶性代谢活动增加→，符合原发性气管恶性肿瘤。FDG PET 和 PET/CT 对早期诊断远处转移具有价值。

（右图）同一患者的横断位 FDG PET/CT 图像显示肿瘤 FDG 摄取显著增加→。一般来说，气管鳞状细胞癌在 PET/CT 上表现为 FDG 高摄取，但小肿瘤可能低于 FDG PET/CT 的分辨率。

术语

缩写

- 鳞状细胞癌（squamous cell carcinoma, SCC）

定义

- 最常见的原发性气管恶性肿瘤
- 起源于气道上皮细胞

影像学表现

基本表现

- 最佳诊断思路
  - 息肉样肿块或结节伸入气管腔内，经常溃烂
  - 浸润或侵袭邻近纵隔结构
  - 常出现局部淋巴结转移
- 部位
  - 好发于气管远端 1/3 处或支气管近端
- 大小
  - 多变；通常最大直径小于 2.5 cm

X 线表现

- 平片
  - 气管是影像科医师的典型诊断盲区
  - 局灶性气管腔内结节或肿块
  - 气管壁不对称性增厚
    - 可能累及气管后壁
    - 外生性生长
      - 可能压迫 / 侵犯食道和（或）邻近结构
  - 气管旁和（或）气管食管条带样局灶性增厚
  - 中间支气管后壁增厚
  - 局部纵隔和（或）肺门淋巴结转移
  - 肺不张
    - 肺段，肺叶
  - 阻塞性肺炎
    - 反复肺炎发作应怀疑支气管内病变，特别是对吸烟者

CT 表现

- 平扫 CT
  - 与其他气管肿瘤难以鉴别
  - 结节或气管腔内息肉样结节或肿块
  - 病变经常出现溃疡
    - 表面轮廓不规则
  - 气管壁不对称增厚
    - 轮廓不规则
    - 气管周围脂肪密度增高提示局部浸润
  - 腔外延伸和周围受累
    - 如果发生局部侵犯，邻近纵隔结构显示不清
  - 可能是多灶性（10%）
  - 表现为严重气道管腔狭窄
    - 气道阻塞超过 50% 仍可能表现为无症状
  - 阻塞性肺炎
    - 主支气管受累和闭塞
    - 阻塞气道区域或出现实变和体积减小
    - 原发性支气管内病变可被周围气道疾病掩盖
  - 局部淋巴结转移
    - 纵隔和肺门淋巴结常受累
- 增强 CT
  - 经静脉增强造影有助于评估局部浸润
    - 有助于对血管浸润进行评估
      - 血管壁不规则和（或）变窄提示浸润
    - 更好地显示肿瘤和邻近纵隔结构
  - 较大的病变可表现为不均匀强化
  - 30% 的病例出现淋巴结和（或）远处转移
    - 常见转移淋巴结内低密度区，提示坏死
    - 除纵隔淋巴结外，也可累及其他部位淋巴结，如锁骨上淋巴结、腋窝淋巴结等
  - 可能侵犯喉返神经
    - 可能导致声带麻痹
  - 除肺转移外，很少出现全身性转移
    - 转移性肺结节常出现空洞

推荐的影像学检查方法

- 最佳影像检查方法
  - CT 是评估气管和支气管肿瘤的最佳成像方式
  - CT 是评估和随访姑息性气道支架的首选成像方法
    - 评估支架的完整性、位置和通畅性
- 推荐的检查序列与参数
  - 薄层 CT 有助于发现及鉴别小病变
  - 经静脉增强造影有助于鉴别病变与邻近血管结构
    - 便于评估血管侵犯
  - 横断位 CT 图像可能低估病变的纵向范围
  - 多平面重建图像可以确定病变累及长度
    - 有助于手术规划

核医学表现

- PET/CT
  - SCC 典型表现为 FDG 摄取增加
    - 小病变可能比大病变摄取的 FDG 少
  - 可以用于肿瘤分期
    - 对 FDG 异常摄取淋巴结及转移灶进行引导活检
    - 发现远处转移可能排除手术治疗

鉴别诊断

腺样囊腺癌

- 男性、女性发病率相等（与 SCC 男性多于女性不同）
- 好发于年轻群体（30~40 岁）
- 与吸烟无关
- 累及远端气管和主支气管
- 可能累及长段的气管
- 沿黏膜下层和神经周围结构生长
- PET/CT 中 FDG 摄取表现多种多样

黏液表皮样癌
- 好发于儿童及年轻人
- 主要发生于叶、段支气管
- 腔内息肉样病变或壁内结节
- 可能适应气道形态生长
- 可能局部含有钙化灶
- 与吸烟无关
- PET/CT 中 FDG 摄取表现多种多样

类癌
- 常累及主支气管和叶支气管
- 支气管内结节边界清晰
- 明显强化的富血供病灶
- 阻塞性肺不张或阻塞性肺炎
- PET/CT 中几乎没有 FDG 异常摄取
    - 非典型类癌比典型类癌更容易出现 FDG 摄取

良性肿瘤
- 错构瘤和脂肪瘤
    - 内见脂肪成分即可诊断
- 软骨瘤：内部软骨样钙化
    - 钙化不代表是良性
- 乳头状瘤
    - 通常较小且多发
    - 累及喉部
    - 合并空洞性肺结节和囊性肺病变

气道转移
- 肺癌或食管癌直接侵犯气管
- 淋巴或血行播散
- 任何原发性恶性肿瘤的血行转移，最常见为
    - 肾细胞癌
    - 黑色素瘤
    - 结肠癌
    - 乳腺癌

肉瘤
- 少见，软骨肉瘤是最常见的气管肉瘤
    - 不规则钙化（软骨样基质）
    - 由于气管后壁软骨缺失，不侵袭气管后壁

临床要点

临床表现
- 最常见的症状 / 体征
    - 非特异性的症状；可能与哮喘相似
        - 呼吸困难
        - 咳嗽
        - 喘息
        - 喘鸣
    - 吸烟者新发声音嘶哑
    - 吸烟者咯血应怀疑为恶性肿瘤
    - 上气道梗阻症状常在气管狭窄超过 50% 时才会出现

人口统计学表现
- 年龄
    - 60~70 岁
- 性别
    - 男性是女性的 4 倍
- 流行病学
    - 罕见的呼吸道肿瘤，却是成人最常见的气管恶性肿瘤
    - 与吸烟相关
        - 同时或不同时出现口咽部、喉部和肺部的肿瘤

自然史和预后
- 预后较腺样囊性癌差
    - 通常表现为局部进展性
- 1/3 在初诊时有肺部或纵隔淋巴结转移
- 5 年生存率：39%~73%
- 10 年生存率：18%~53%

治疗
- 手术是唯一的根治方法
- 在手术不可行的情况下进行放射治疗，或作为辅助或姑息治疗措施
- 激光，气管或支气管支架可作为姑息治疗措施
- 化疗效果目前不确定

诊断要点

考虑的诊断
- SCC 见于有吸烟史的中老年男性气管肿瘤患者
- SCC 见于在新发哮喘或嘶哑的吸烟者中

影像解读要点
- 胸片正常的吸烟者咯血应怀疑呼吸道恶性肿瘤，并尽快采用 CT 进一步评估
- 气道是平片检查常见的诊断盲区
- 疑似 SCC 病例
    - 局灶性不对称气管壁增厚
    - 外生性气管腔内结节
    - 即使没有症状，但有严重的气道狭窄
    - 评估鳞状细胞癌患者的局部浸润征象
- 多灶性原发性气管肿瘤在 SCC 患者中并不少见
- 淋巴结转移通常是坏死性的

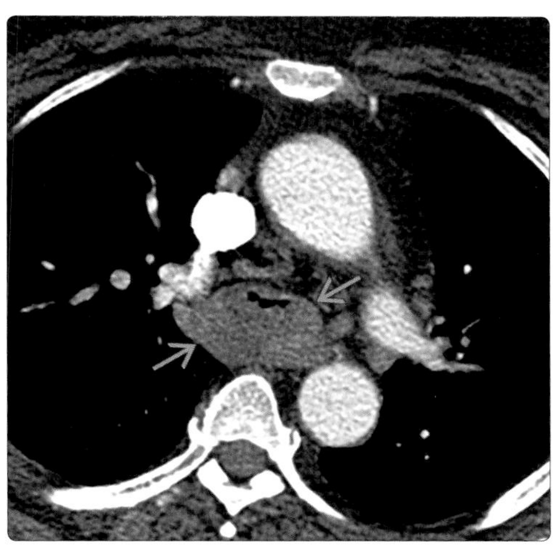

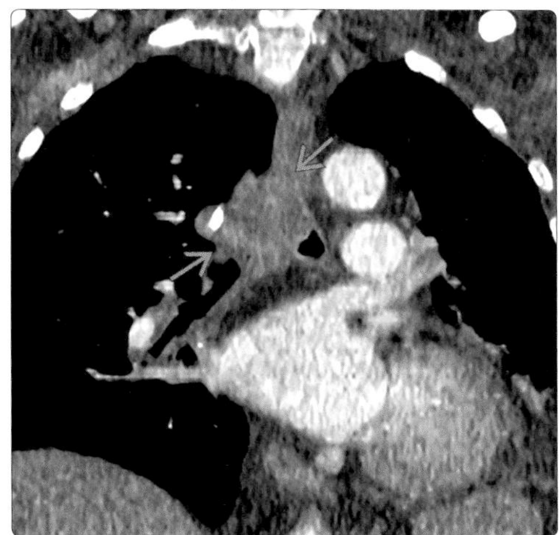

（左图）57 岁女性气管鳞状细胞癌患者，横断位增强 CT 图像显示气管内见较大肿块→，几乎完全阻塞气管。

（右图）同一患者的冠状位增强 CT 图像显示一个大肿块→，气管腔闭塞。根据梗阻程度，选择采取紧急气管造瘘术，随后进行肿瘤减容以临时缓解梗阻。放化疗、激光治疗和支架治疗是不能切除肿瘤的保守治疗方法。

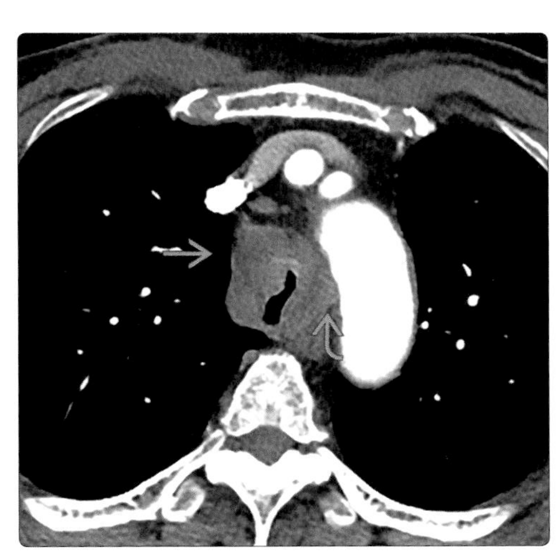

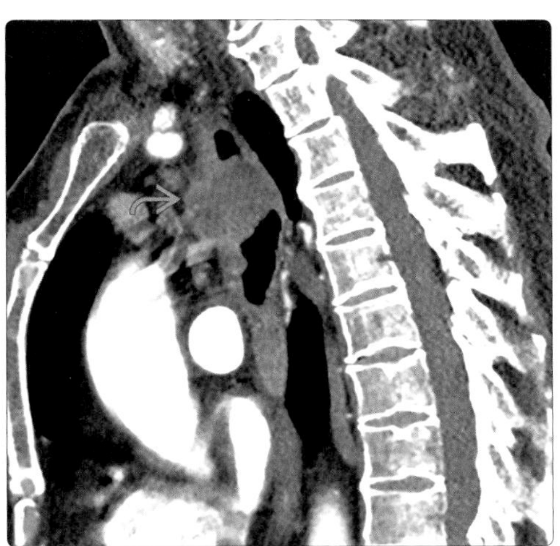

（左图）一名 65 岁男性的横断位增强 CT 图像显示鳞状细胞癌导致环壁增厚→及气管严重狭窄↪，病灶与主动脉相邻，可能引起纵隔浸润。

（右图）同一患者的矢状位增强 CT 图像显示肿瘤直接侵犯纵隔↪。气管肿瘤治疗首选手术切除，但侵犯邻近器官、广泛淋巴结病变和转移为手术禁忌证。

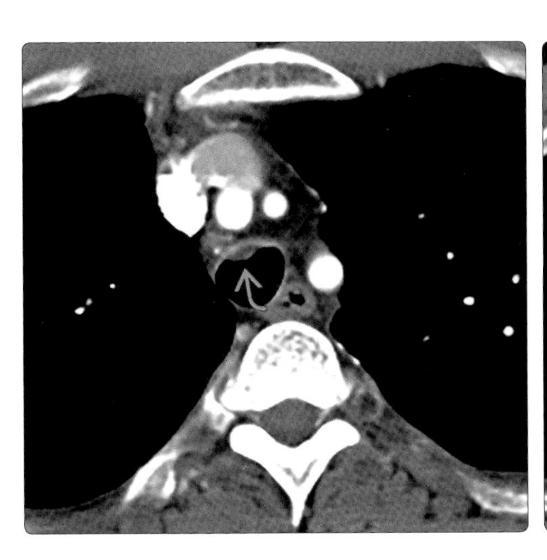

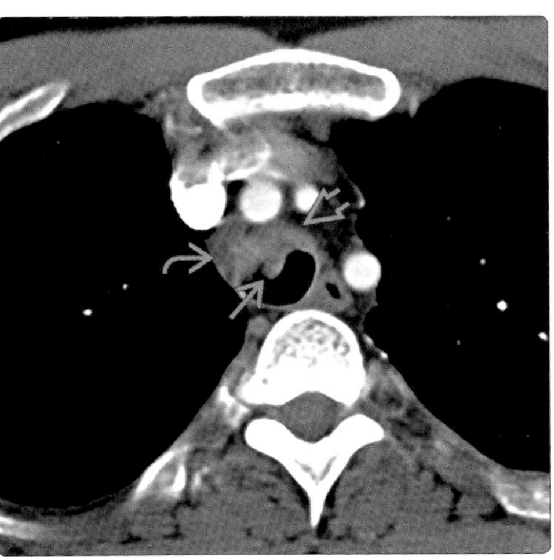

（左图）一名 41 岁男性气管鳞状细胞癌患者，横断位增强 CT 图像显示气管前部见小结节↪。

（右图）同一患者 5 个月后复查显示气管肿物进展，突入管腔→，气管前壁不均匀增厚⇒。邻近脂肪组织见软组织密度↪，与纵隔浸润密切相关。高达 30% 的患者在早期就有淋巴结或肺转移。

腺样囊性癌

关键要点

术语
- 腺样囊性癌（adenoid cystic carcinoma, ACC）
- 起源于黏膜下腺体的罕见原发性气管恶性肿瘤

影像学表现
- 平片
  - 气管是影像科医师常见的诊断盲区
  - 气管或支气管内的结节或肿块
  - 气管或支气管不同程度狭窄
  - 肺不张、复发性肺炎
- CT
  - 气道管壁环形增厚
  - 常累及长段远端气管或主支气管
  - 气管息肉样结节或肿块，可能累及支气管
  - 邻近纵隔脂肪局部浸润
  - 纵隔淋巴结肿大

主要鉴别诊断
- 鳞状细胞癌
- 黏液上皮样癌
- 转移瘤
- 肉瘤
- 良性肿瘤

病理学表现
- 沿神经延伸是 ACC 的组织学特征

临床要点
- 症状 / 体征：呼吸困难，咳嗽，喘鸣，喘息，咯血
- 治疗：手术切除伴气管端 - 端吻合术，± 辅助放疗

诊断要点
- 气管肿瘤的鉴别诊断应考虑 ACC，特别是那些累及长段气道的肿瘤

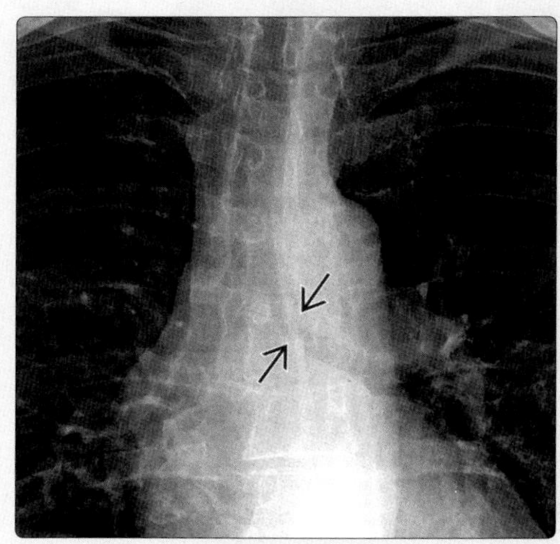

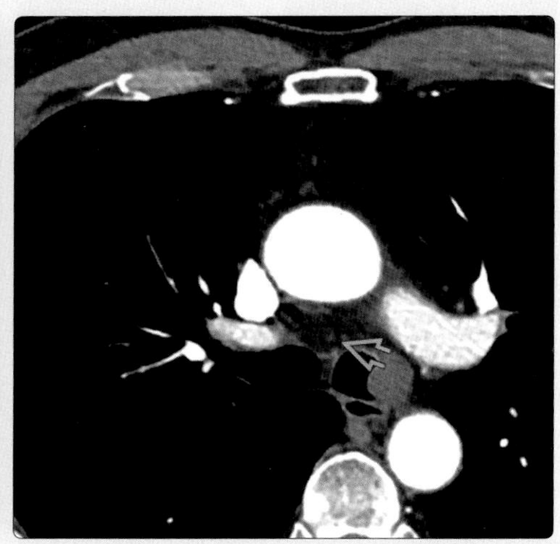

（左图）一名 62 岁女性患者锥形后前位胸片显示左主支气管近端局灶性狭窄➡，最初未被发现。气道中心是影像科医师常见的诊断盲区，应仔细评估。

（右图）同一患者横断位增强 CT 图像显示左侧主支气管➡壁厚伴腔内软组织结节。活检证实为腺样囊性癌，常累及远端气管和近端主支气管。

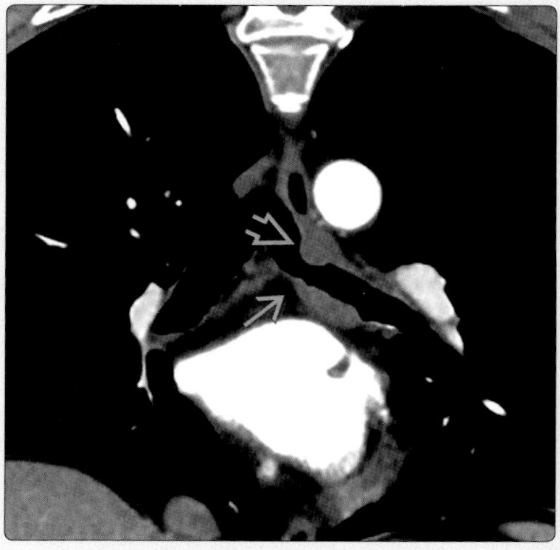

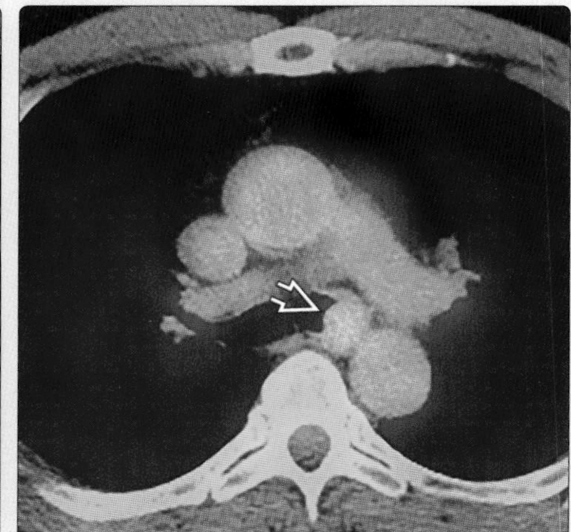

（左图）同一患者冠状位增强 CT 图像显示支气管腔内的肿瘤结节➡，左主支气管长段管壁增厚➡。多平面重建图像可评估受累气道的长度。

（右图）同一患者横断位 FDG PET/CT 显示代谢活性➡与纵隔背景活性相似，提示为低级别肿瘤。这些病灶的 FDG 代谢活性与淋巴结及远处转移高度相关。

术语

缩写
- 腺样囊性癌（adenoid cystic carcinoma，ACC）

同义词
- 圆柱瘤，目前不再使用的术语

定义
- 起源于黏膜下（气管支气管）腺体的罕见中央气道恶性肿瘤
- 第二常见的气管恶性肿瘤

影像学表现

基本表现
- 最佳诊断思路
  - 气管壁弥漫光滑或结节状增厚
    - 肿瘤纵向范围通常大于横向范围
  - 起源于中央气道壁的息肉样或宽基底的肿块
- 定位
  - 多见于远端 2/3 的气管
  - 可累及主支气管
  - 由于在黏膜下生长，累及节段一般较长
- 形态学改变
  - 均匀的软组织密度病变
  - 边界清晰或边缘不规则
    - 溃疡不常见（不像鳞状细胞癌）
  - 气管壁环形增厚、气管内息肉样病变
  - 邻近纵隔结构浸润

X 线表现
- 平片
  - 气管经常是影像科医师的诊断盲区
  - 气管内局灶性结节或肿块
  - 气管或主支气管管腔节段性狭窄
  - 肺不张
    - 体积减小程度取决于病变在气道内的位置
    - 一个肺叶、多个肺叶或全肺
  - 远端气道阻塞引起的过度通气
  - 阻塞性肺泡炎或肺炎
    - 肺炎复发或未经治疗的肺炎
  - 纵隔淋巴结肿大
    - 气管旁结节性增厚或气管和食管呈条带样增厚（大于 4 mm）

CT 表现
- 增强 CT
  - 累及气管或主支气管的环绕性或结节样软组织
    - 常出现均匀一致的软组织壁增厚
      - 由于黏膜下的延伸性，常累及长段的气管
    - 可能会出现环形气道受累
    - 不同程度的气道腔狭窄
    - 局部侵犯征象
      - 相邻纵隔脂肪受累或消失
      - 直接侵袭邻近结构
    - 转移性纵隔淋巴结肿大
    - 肺和胸膜转移较唾液腺转移少见
      - 10% 的病例有淋巴结或远处转移
      - 出现转移性疾病时，通常累及肺部
  - 纵向延伸在冠状位重建图像上显示最佳
  - 息肉样或宽基底的软组织结节或肿块
    - 累及气管远端或主支气管腔内
    - 浸润受累的气管壁
- PET/CT 表现
  - 病灶内 FDG 不均匀摄取
  - 标准摄取值（standard uptake values，SUV）范围：1.5～17.6
  - SUV 高的肿瘤常伴淋巴结及远处转移
  - 检测远处转移
  - 当肿瘤毗邻肺不张时，有助于放疗计划的制订

推荐的影像学检查方法
- 最佳影像检查方法
  - CT 是评估气管肿瘤的首选影像方式
- 推荐的检查序列与参数
  - 薄层成像（小于 2 mm）
  - 大气道的小 FOV（field of view，FOV）成像
  - 多平面重建图像
    - 评估气道受累和局部侵犯的长度
    - 有助于手术计划的制订
    - 仿真内镜可能有助于指导支气管内活检

鉴别诊断

鳞状细胞癌
- 最常见的原发性气管恶性肿瘤
- 平均年龄：60～70 岁
- 男性发病率高于女性
- 与吸烟密切相关
- 息肉样腔内肿块，边界不规则或分叶状
  - 肿瘤向腔外生长
- 可能是多灶性
- 可发生淋巴结转移和或远处转移
- 有或无合并头颈部恶性肿瘤

黏液表皮样癌
- 罕见肿瘤
- 年轻人，通常小于 30 岁
- 起源于气管支气管的黏膜下腺
- 多见于叶支气管和段支气管
- 腔内结节伴或不伴有远端支气管黏液栓

支气管类癌
- 气管支气管类癌是最常见的典型类癌
- 年轻的成人，男女相差不大
- 受累患者常表现为反复发作的阻塞性肺不张或肺炎

- 5% 的病例出现类癌综合征（如腹泻、心悸、腹痛、潮红）
- 主支气管、叶支气管及段支气管比气管更易受累
- 边界清晰的实性结节，腔内成分不同
- 因肿瘤内含血管，增强扫描强化明显
- 26% 的病例有钙化

转移瘤

- 甲状腺癌、肺癌或食管癌直接侵犯气管
- 气管或支气管壁的血行转移或淋巴转移
- 任何原发性恶性肿瘤的血行转移，但最常见为
  - 肾细胞癌
  - 黑素瘤
  - 结肠癌
  - 乳腺癌
- 突向主要气道管腔的实性结节或息肉

肉瘤

- 极罕见
- 纤维肉瘤，滑膜肉瘤，软骨肉瘤

良性肿瘤

- 错构瘤和脂肪瘤：内部脂肪成分具有诊断意义
  - 最常见的气管良性肿瘤
  - 患者多表现为反复感染或咯血
  - 可表现为内含脂肪、软骨、纤维组织
  - 诊断性的爆米花样钙化和肉眼可见的脂肪
- 鳞状乳头状瘤和乳头瘤病
  - 复发性腔内病变
  - 出生时 HPV 6 型和 11 型的传播
  - 10% 的病例恶变，转化为鳞状细胞癌
  - 喉部最常受累
  - 结节可有蒂
  - 肺部受累：空洞性肺结节
- 软骨瘤：内部钙化（点状或无定形）
  - 通常与错构瘤难以区分
- 血管瘤：儿童多发
- 其他良性肿瘤：平滑肌瘤，神经鞘瘤，神经纤维瘤

病理学表现

基本表现

- 组织学亚型：筛状（预后最佳）、小梁型和实性（预后较差）
- ACC 无被膜，位于黏膜下层，朝黏膜方向生长
- 沿神经延伸是 ACC 的组织学特征

临床要点

临床表现

- 最常见的症状 / 体征
  - 患者在肿瘤发展到进展期前可无症状
  - 症状隐匿
  - 常被误诊为成人哮喘
  - 非特异性呼吸道症状
    - 呼吸困难
    - 咳嗽
    - 喘鸣
    - 咯血
  - 同一解剖部位复发性肺炎
- 临床特征
  - 平均年龄：40~50 岁
  - 男女发病率一致
  - 与吸烟、饮酒无关

自然病史和预后

- 5 年生存率：65%~100%
- 10 年生存率：50%~60%
- 有发生气管 – 食管瘘的危险，特别是在放射治疗后

治疗

- 手术切除伴气管端 – 端吻合术，伴或不伴有辅助放疗
  - 即使在切缘阴性的情况下也有复发的可能
  - 肿瘤累及超过一半的气管时不能手术切除
- 非手术病例行姑息性放疗
- 一般不推荐化疗
- 气管支气管支架
  - 姑息性治疗

诊断要点

考虑的诊断

- 实性气管肿瘤的鉴别诊断应考虑 ACC 的可能

影像解读要点

- 弥漫性光滑或结节状气管壁增厚（长段）

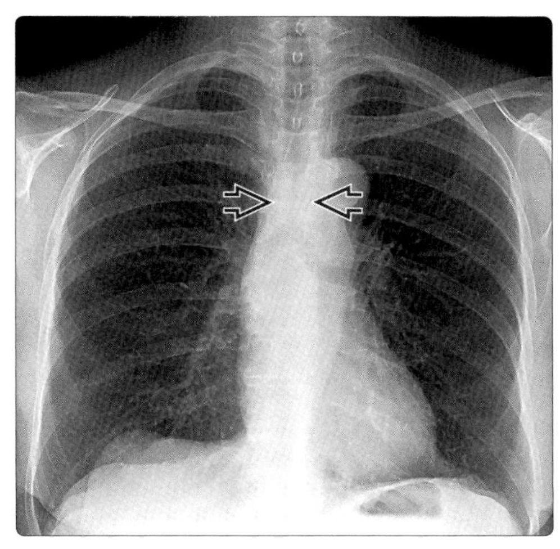

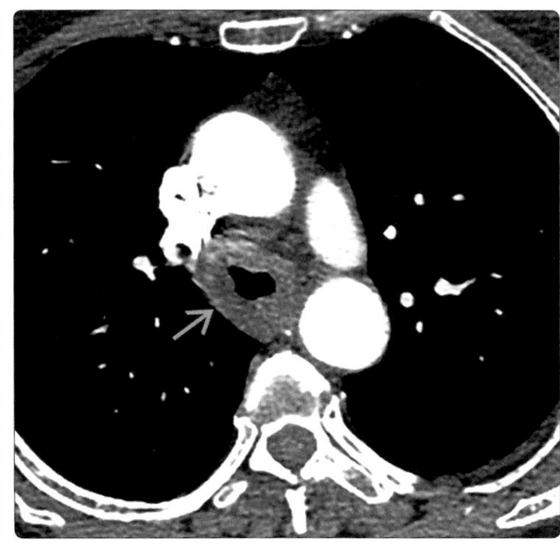

（左图）一名 58 岁女性腺样囊性癌患者，后前位胸片显示长段气管狭窄⇨。腺样囊性癌是气管第二常见的恶性肿瘤，患者平均年龄为 40~50 岁。

（右图）同一患者横断位增强 CT 图像显示，由于肿瘤在黏膜下生长，气管严重狭窄，气管壁周围明显结节样增厚→，这是腺样囊性癌的典型影像学表现。

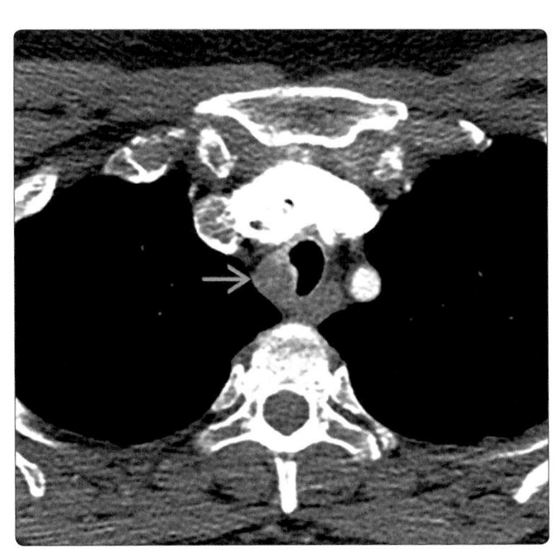

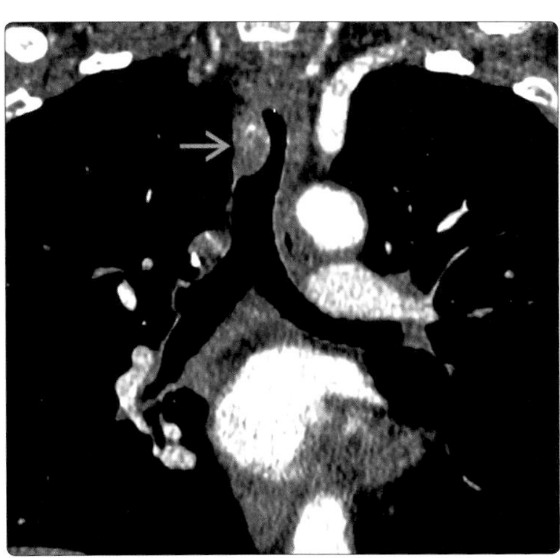

（左图）一名 62 岁女性腺样囊性癌患者，横断位增强 CT 图像显示上段气管壁局灶结节样增厚→。

（右图）同一患者的冠状位增强 CT 图像明确证实局灶性气管壁结节样增厚→、突向气管腔内，这是腺样囊性癌常见的影像学表现。治疗包括手术切除和气管端－端吻合。手术不能完全切除的患者建议术后放疗。

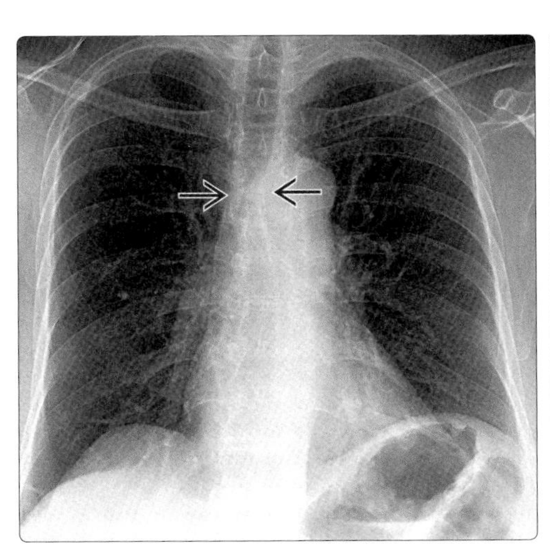

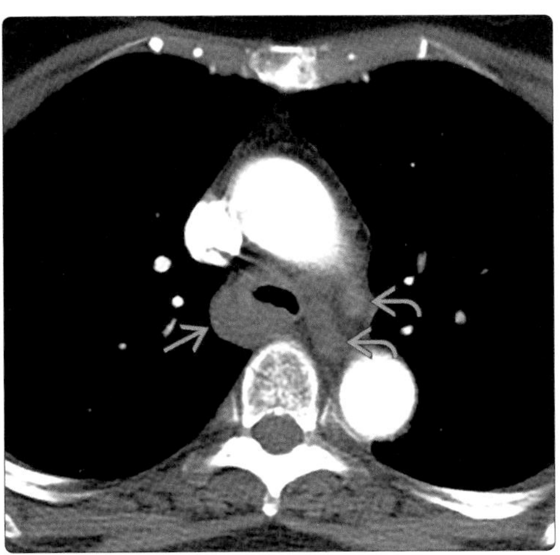

（左图）一名 69 岁女性腺样囊性癌患者，后前位胸片显示隆突上方气管局限狭窄→。

（右图）同一患者的横断位增强 CT 图像显示，由于肿瘤位于黏膜下，气管壁呈不对称增厚→。注意：初次诊断时，10% 的腺样囊性癌患者伴有纵隔淋巴结肿大↩。对于广泛生长、不可切除的肿瘤，推荐姑息性放射治疗作为治疗方案。

黏液表皮样癌

关键要点

术语

- 黏液表皮样癌（mucoepidermoid carcinoma, MEC）
- 原发性肺唾液腺型肿瘤
- 起源于大气道支气管腺：功能相当于口咽唾液腺

影像学表现

- 平片
  - 梗阻性肺炎或肺不张
  - 腔内可见的结节或肿块罕见
  - 边界清楚的肺结节或肿块
- CT
  - 边界清晰的支气管内病变
    - 可能与气道形态一致
    - 卵球形或球形，常呈分叶状
  - 最常累及段支气管和叶支气管
  - 远端阻塞性肺炎或肺不张
  - 25%～50% 可见点状或粗糙钙化
  - 增强扫描不均匀强化

主要鉴别诊断

- 类癌
- 鳞状细胞癌
- 腺样囊性癌
- 气道转移
- 支气管内错构瘤

临床要点

- 气道梗阻症状
- 大约 50% 的患者小于 40 岁
- 用 TNM 系统对 MEC 分期
- 治疗方式为手术切除
- 预后与肿瘤分级和分期相关

诊断要点

- 年轻患者有气道腔内节段性病变，应考虑 MEC 的可能
- 原发性肺癌比 MEC 更常见，应纳入鉴别诊断

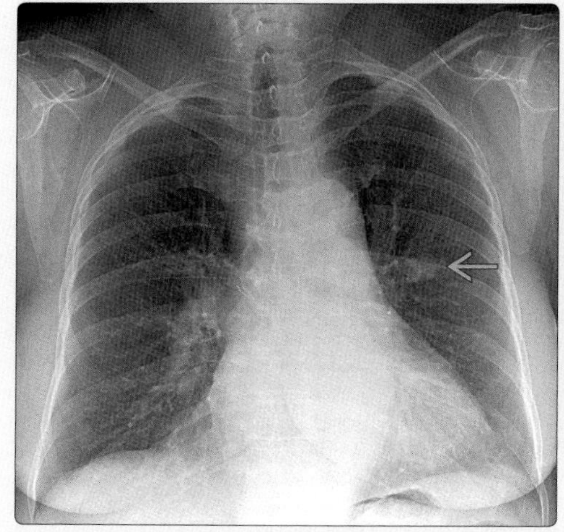

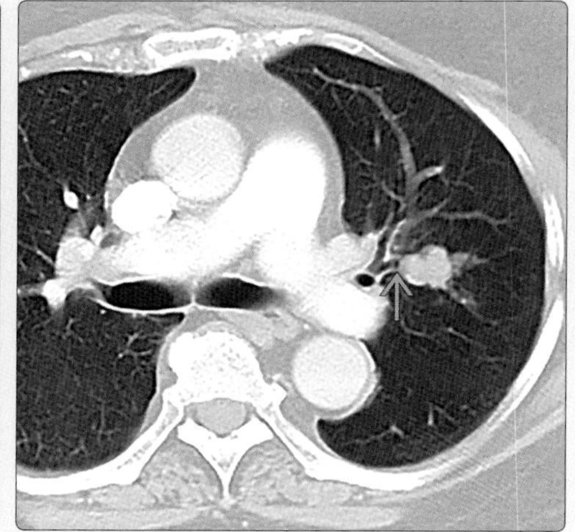

（左图）一名 62 岁无症状女性患者，后前位胸片显示左肺中野偶然发现结节→，突出于左侧肺门周围区。

（右图）同一患者的横断位增强 CT 图像显示，左肺上叶结节与支气管关系密切→，即支气管征，这是类癌的典型表现形式。手术切除时确诊黏液表皮样癌，其最常发生于叶支气管或段支气管。

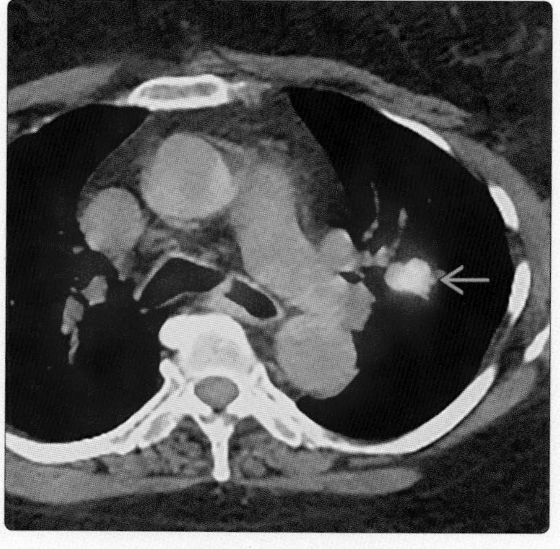

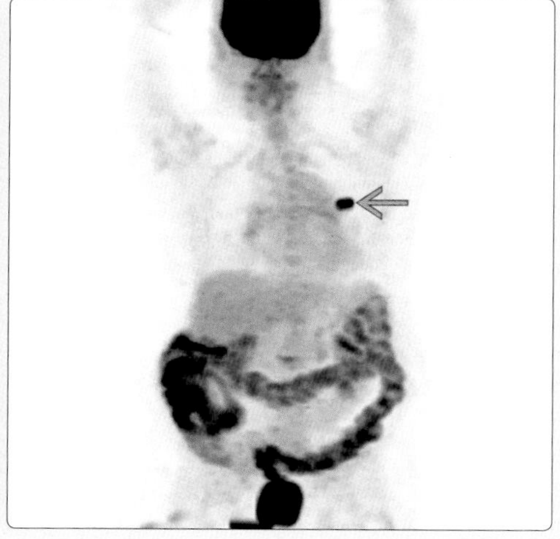

（左图）同一患者横断位 FDG PET/CT 图像，显示边界清晰的 FDG 高代谢结节→。高标准摄取值（SUV）与较高的肿瘤分级、淋巴结转移、远处转移和较差的远期预后相关。

（右图）同一患者冠状位 FDG PET 图像显示，左肺上叶结节呈 FDG 高代谢→。未见淋巴结或远处转移。对于黏液表皮样癌的治疗，可以选择手术切除。疾病进展时推荐辅助放化疗。

黏液表皮样癌

术语

缩写

- 黏液表皮样癌（mucoepidermoid carcinoma, MEC）

定义

- 原发性肺唾液腺型肿瘤：MEC 和腺样囊性癌
  - 起源于大气道支气管腺：功能相当于口咽唾液腺
  - 占所有肺癌的比例小于 1%
  - MEC 和腺样囊性癌是最常见的唾液腺型肿瘤

影像学表现

基本表现

- 最佳诊断思路
  - 位于段或叶支气管腔内，光滑或小叶状、卵圆形或球形的结节或肿块
  - MEC 最常见于叶或段支气管
- 部位
  - 中央气道：约 45%（主支气管多于气管）
  - 外周肺：约 55%（段和叶支气管）
- 大小
  - 平均：3 cm
- 形态学改变
  - 边界清楚的腔内结节
  - 卵球形或球形，常呈分叶状
  - 长径与气道走行一致

X 线表现

- 阻塞性肺炎或肺不张常见
- 边界清晰的肺结节或肿块
- 腔内可见的结节或肿块少见

CT 表现

- 界限清晰的支气管内病变
  - 可能符合气道形态；长轴与气道腔平行
  - 卵形或球形，常呈分叶状
- 远端阻塞性肺炎或肺不张
- 远端支气管扩张，支气管黏液阻塞
- 25%~50% 的病灶伴有点状或粗糙钙化
- 增强扫描不均匀强化
- 转移通常仅发生在高级别的 MEC
  - 淋巴结（同侧肺门多于纵隔）
  - 远处转移：胸膜、骨骼、肝脏
- 核医学表现
  - SUV 越高，肿瘤分级越高，淋巴结转移越严重，长期预后越差

推荐的影像学检查方法

- 最佳影像检查方法
  - CT 是评估气道的首选方式

鉴别诊断

气道鳞状细胞癌

- 最常见的原发性气道恶性肿瘤
- 经常累及气管：边缘不规则，常延伸至腔外

类癌

- 比 MEC 更常见
- 常累及叶支气管
- 增强扫描明显强化，1/3 的病灶可见钙化

腺样囊性癌钙化

- 多见于气管，特别是隆突附近
- 边缘不规则，常向腔外延伸

气道转移

- 已知其他部位有原发性恶性肿瘤

支气管内错构瘤

- 边界清晰的支气管内结节；可能含有肉眼可见的脂肪或爆米花样钙化

病理学表现

基本表现

- 用 TNM 系统对 MEC 分期

分期、分级和分类

- 组织病理学分为低级别或高级别
- 高级别 MEC：有壁侵犯和淋巴结转移倾向

镜下表现

- 与原发性唾液腺 MEC 难以区分
- 高级别 MEC 类似腺鳞肺癌
  - 对于诊断困难的可以用分子技术
    - *MAML2* 基因（易位 11；19）

临床要点

临床表现

- 最常见的症状 / 体征
  - 梗阻性气道症状：咳嗽、咯血、喘息、喘鸣、复发性肺炎
  - 少数患者无症状

人口统计学表现

- 年龄
  - 约 50% 的患者小于 40 岁
- 流行病学
  - 与吸烟无显著相关性

自然病史和预后

- 预后通常良好，与肿瘤分级相关
  - 对于低级别 MEC，完全切除通常可以治愈
- 对于高级别的 MEC，约 10% 的患者可发生转移

治疗

- 手术切除

诊断要点

考虑的诊断

- 年轻患者段支气管出现支气管内病变，应考虑此病的可能

(左图)一名32岁持续咳嗽、咯血的男性患者后前位胸片显示左肺下叶一不规则肿物➡，突出于左心后区。超过50%的黏液表皮样癌患者的年龄小于40岁。

(右图)同一患者的横断位增强CT图像显示左侧下叶肿物⇨为巨大支气管内肿物，几乎阻塞整个气道，其旁见新月形气体密度影→部分勾勒出肿物轮廓。

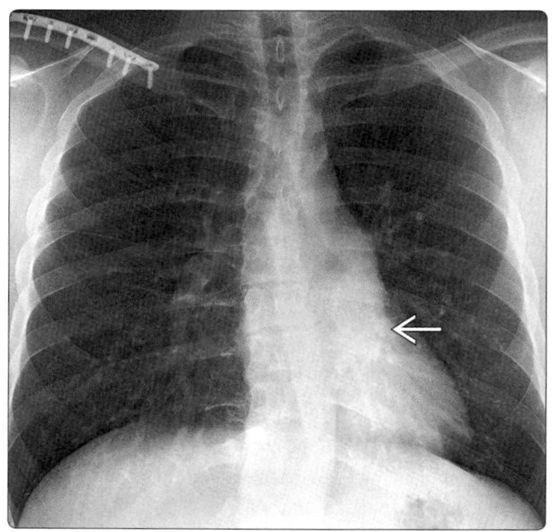

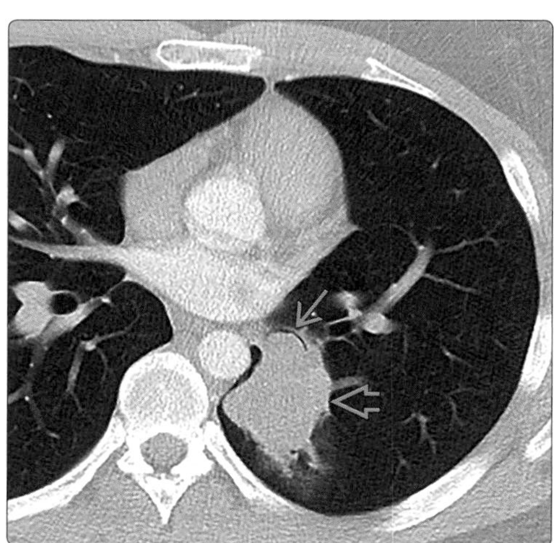

(左图)同一患者的冠状位增强CT图像显示左下叶肿块⇨，下方见继发于中央型肺癌梗阻性作用的支气管扩张→。

(右图)同一患者横断位FDG PET/CT图像显示左下叶肿块见代谢活性。尽管高SUV与淋巴结和远处转移有关，但只有不到10%的黏液表皮样癌患者在发病时发生转移。

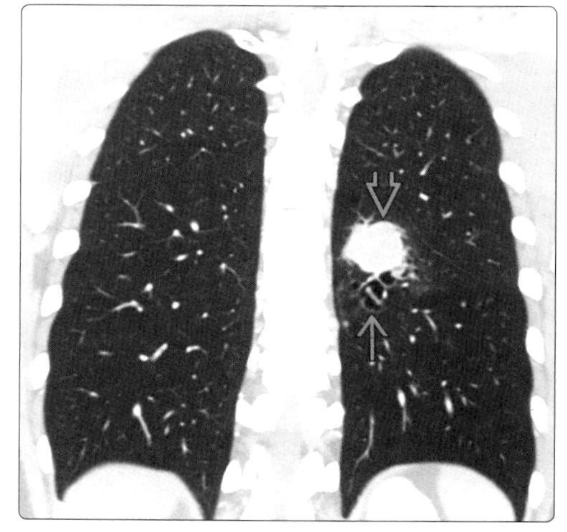

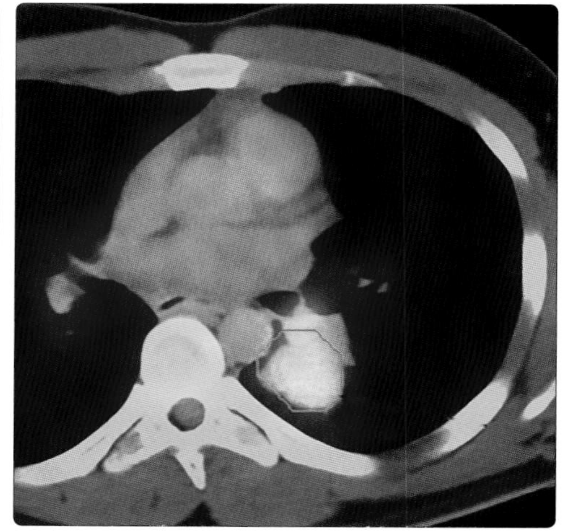

(左图)一名32岁女性患者的横断位增强CT图像显示，右肺中叶有一边界清晰的分叶状肿物⇨，支气管内可见肿物成分→。

(右图)同一患者横断位增强CT图像(软组织窗)显示，中叶肿块不均匀强化。大多数黏液表皮样癌表现为中度至明显强化，典型表现为边缘分叶状的球形或卵形。

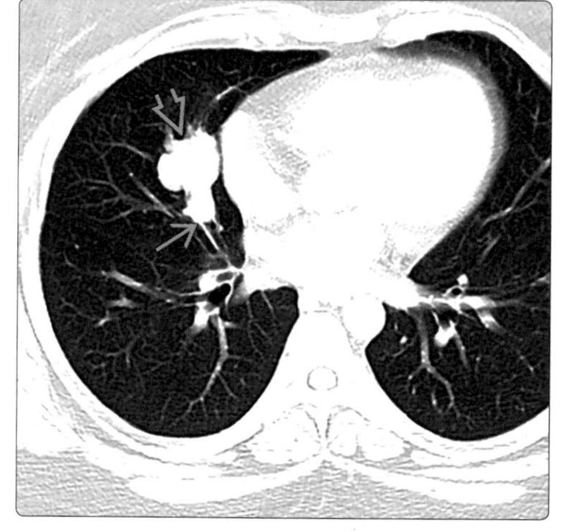

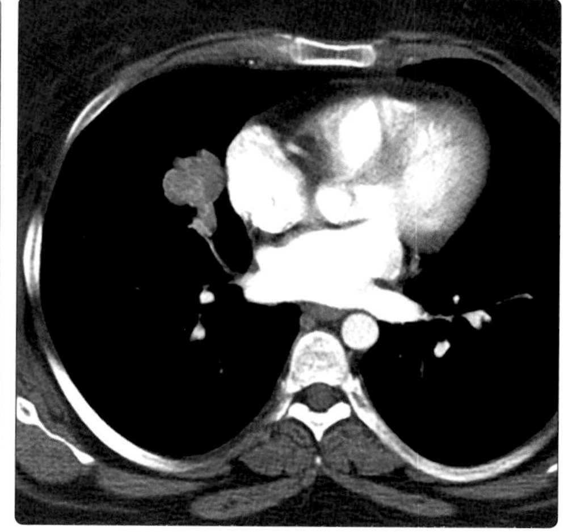

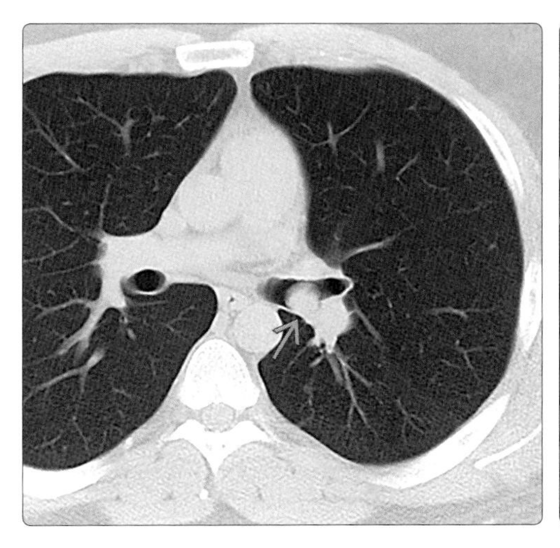

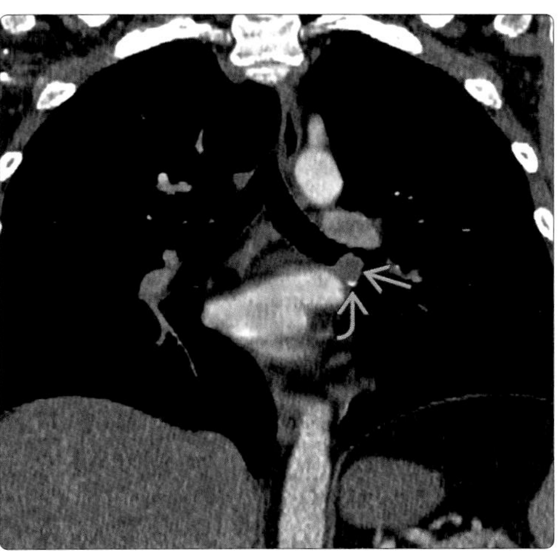

（左图）一名 36 岁咯血中央型黏液表皮样癌患者横断位增强 CT 图像显示左主支气管内见边界清晰的腔内结节→。

（右图）同一患者的冠状位增强 CT 图像显示支气管内见软组织结节→，其下部见偏心点状钙化↗。25%~50% 的黏液表皮样癌有点状或粗糙钙化。

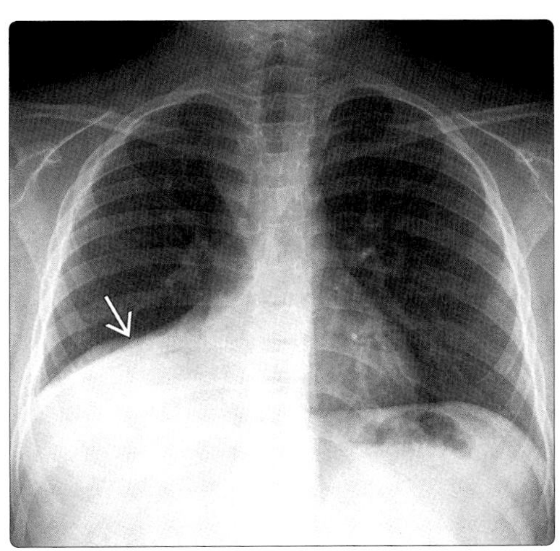

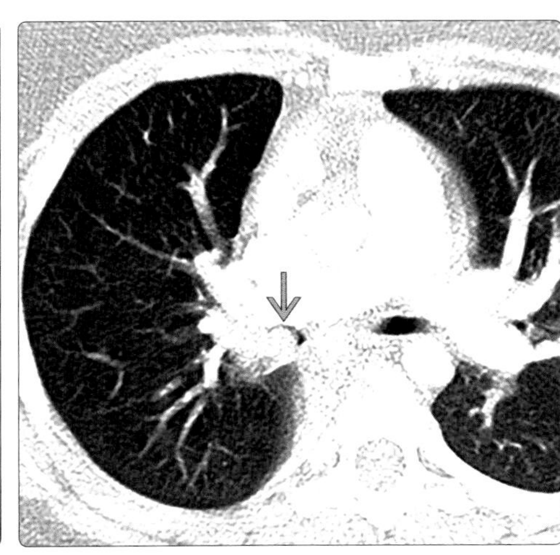

（左图）一名 19 岁黏液表皮样癌患者，持续咳嗽 10 个月，胸片显示右肺中、下叶完全不张→。

（右图）同一患者横断位增强 CT 图像显示支气管内结节→，位于中间段支气管腔内，导致右肺中、下叶肺不张（图中未显示）。梗阻性肺不张和（或）阻塞性肺炎是中央型气道梗阻性肿瘤常见的影像学表现。

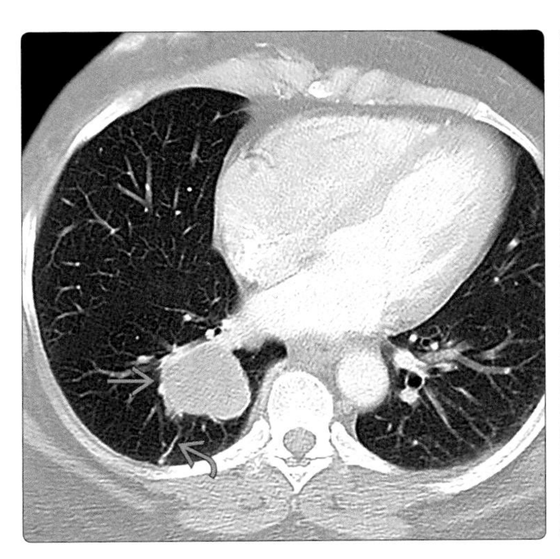

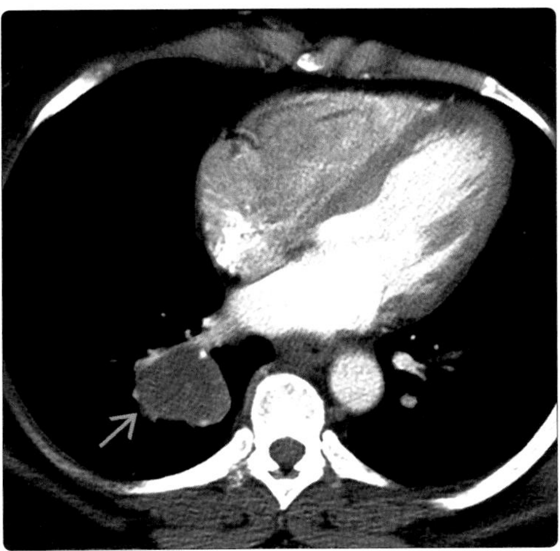

（左图）一名 57 岁黏液表皮样癌患者横断位增强 CT 图像显示右肺下叶见边界清晰的分叶状软组织肿块→，伴邻近肺段肺不张↗。

（右图）同一患者的横断位增强 CT 图像（软组织窗）显示右下叶肿块呈不均匀强化→。活检显示为低级别黏液表皮样癌，预后良好。

气道转移瘤

关键要点

术语
- 恶性肿瘤向气道扩散
  - 肿瘤细胞在气道、淋巴或血源性播散

影像学表现
- 平片
  - 肺不张：全肺、肺叶、肺段
  - 阻塞性肺炎
  - 气管或支气管内病变很少出现
- 增强 CT
  - 腔内软组织结节或肿块
  - 阻塞性肺炎
  - 沿受累气道分布的实变
  - 病灶远端阻塞性支气管黏液嵌塞
  - 病灶远端阻塞性肺不张
  - 肺不张伴肺裂移位
  - 全身性转移

主要鉴别诊断
- 非小细胞肺癌
- 类癌
- 气管肿瘤
- 错构瘤

病理学表现
- 肾细胞癌和结肠癌最常见

临床要点
- 症状或体征：咳嗽、咯血、喘息、肺炎、肺不张
- 由于其他部位有播散性肿瘤转移，预后通常较差

诊断要点
- 合并阻塞性肺炎或肺不张的恶性肿瘤和支气管内病变患者要考虑气道转移

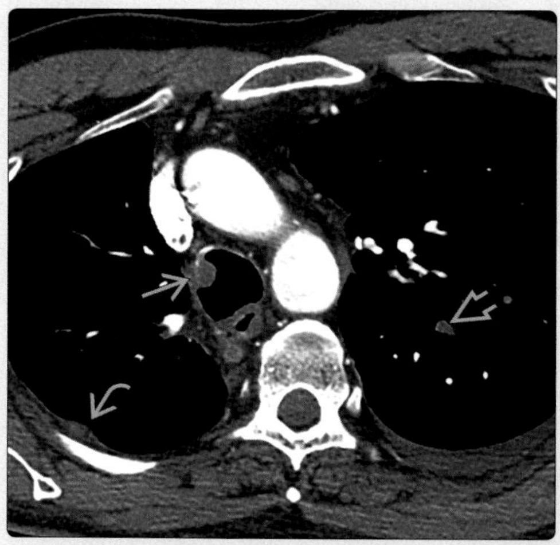

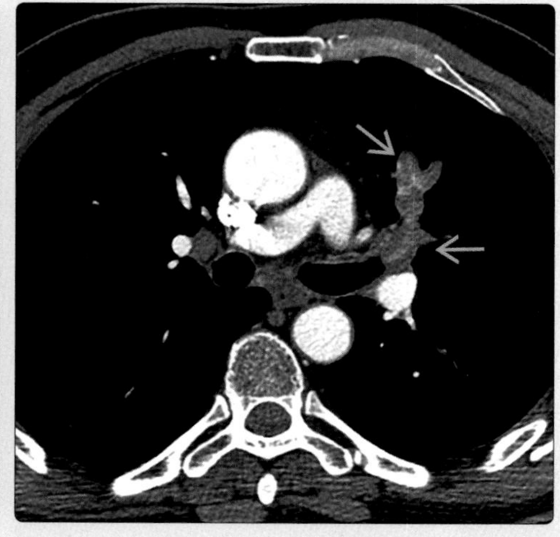

（左图）一名 46 岁女性甲状腺癌患者，横断位增强 CT 图像显示气管内一个小转移灶→及肺转移⇨和胸膜转移↗。气道转移患者通常有广泛转移。

（右图）一名 70 岁男性肾细胞癌患者，横断位增强 CT 图像显示左肺上叶支气管及其段支气管内充满软组织密度肿物并向外膨胀性生长→，活检显示为转移瘤。肾癌和结肠癌是最常见的气道转移瘤的来源。

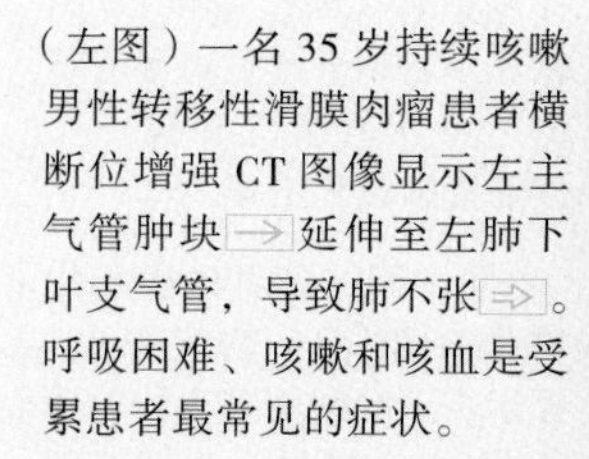

（左图）一名 35 岁持续咳嗽男性转移性滑膜肉瘤患者横断位增强 CT 图像显示左主气管肿块→延伸至左肺下叶支气管，导致肺不张⇨。呼吸困难、咳嗽和咳血是受累患者最常见的症状。

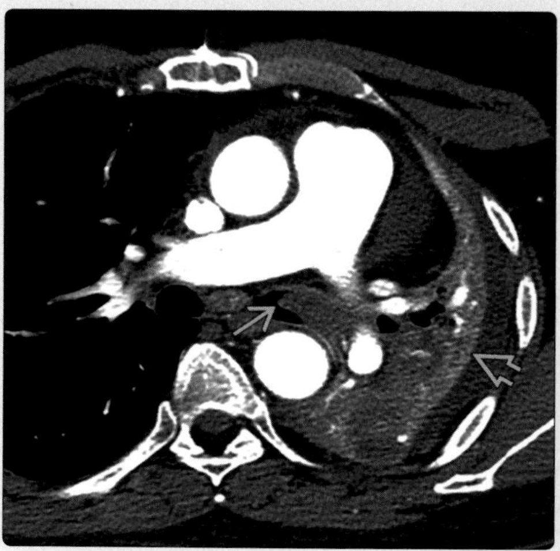

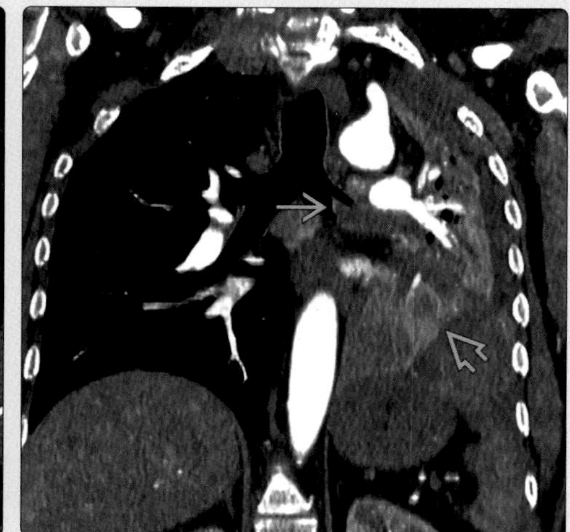

（右图）同一患者冠状位增强 CT 图像显示肿块阻塞支气管→，引发左肺不张⇨。对于严重的气道阻塞，可以用支架和激光消融来缓解。

气道转移瘤

术语

缩写

- 支气管转移（endobronchial metastasis）
- 气管内转移（endotracheal metastasis）

定义

- 恶性肿瘤扩散至气道
- 最常见于肾癌、结肠癌、乳腺癌、子宫内膜癌和黑色素瘤患者

影像学表现

基本表现

- 最佳诊断思路
  - CT 表现为支气管或气管内结节或肿块
  - 通常合并广泛的全身转移性疾病
- 部位
  - 气管和主支气管
- 大小
  - 范围从小的壁内结节到大的梗阻性肿块
- 形态
  - 光滑或息肉样的腔内病变

X 线表现

- 肺不张：全肺、肺叶、肺段
- 气管内或支气管内的病变在平片检查中几乎无法显示

CT 表现

- 增强 CT
  - 腔内软组织结节或肿块，可能阻塞气道：梗阻远端支气管内黏液嵌塞（“指套”征）
  - 阻塞性肺炎
    - 沿着受累气道分布的实变
  - 梗阻性病灶引起远端肺不张
    - 体积减小，肺裂移位
  - 全身性转移
- FDGPET/CT
  - 与阻塞性肺不张或肺炎相关的腔内病变鉴别

推荐的影像学检查方法

- 最佳影像检查方法
  - 增强 CT：优于平片
    - 评估气道肿瘤的最佳成像方式
- 推荐的检查序列与参数
  - 薄层增强 CT：用于描述肿瘤范围的多平面重建图像
  - 三维成像（仿真内镜）可能有助于手术计划的制订

鉴别诊断

非小细胞肺癌

- 没有明确的肺外原发恶性肿瘤
- 通常好发于正在或曾经的吸烟患者

类癌

- 常为富血供
- 没有明确的肺外原发恶性肿瘤

气管肿瘤

- 原发性气管肿瘤比转移瘤更常见
- 最常见的原发肿瘤：鳞状细胞癌和腺样囊性癌

错构瘤

- 没有明确的肺外原发恶性肿瘤
- 密度不均伴有退行性钙化
- 明显的脂肪成分通常能确诊

病理学表现

基本表现

- 肾细胞癌和结肠癌最常见
- 可能的转移途径包括肿瘤细胞的支气管播散、淋巴或血液播散

临床要点

临床表现

- 最常见的症状 / 体征
  - 咳嗽
  - 咯血：肾细胞癌、黑素瘤等高血管肿瘤
  - 喘息
  - 肺炎
  - 肺不张
- 其他的症状 / 体征
  - 极少数情况下，患者可能会咳出组织碎片

人口统计学表现

- 流行病学
  - 4% 的患者存在肺外恶性肿瘤

自然病史和预后

- 由于为肿瘤播散性疾病，预后通常较差
- 慢性梗阻可导致复发性肺炎

治疗

- 取决于原发肿瘤的部位和状态
  - 支气管内冷冻消融或激光姑息治疗
  - 化疗和姑息性放疗
  - 如果其他部位没有活动性恶性肿瘤，可考虑手术

诊断要点

诊断考虑

- 腔内气道阻塞性病变须与原发性气道肿瘤进行鉴别

图像解读要点

- 已知恶性肿瘤患者的支气管内病变伴阻塞性肺炎或肺不张

剑鞘样气管

关键要点

术语
- 胸廓内气管异常形态：冠状径≤2/3 矢状径

影像学表现
- 最佳诊断思路：胸廓内气管左右径狭窄
- 平片
  - 侧位胸片：胸内气管矢状径变宽
  - 后前位胸片：胸内气管冠状径变窄
  - 正位气管直径（frontal tracheal diameter, FTD）与侧位气管直径（lateral tracheal diameter, LTD）的比值＜2/3
    - 特异性：95%；灵敏度：＜10%
- CT
  - 胸廓内气管左右狭窄
  - 呼气或做 Valsalva 动作时气管侧壁向内弯曲

主要鉴别诊断
- 气管狭窄
- 支气管软化症
- 巨气管支气管症
- 弥漫性气管狭窄

病理
- 最常与肺气肿、慢性阻塞性肺疾病相关

临床要点
- 预后取决于气管狭窄和气管软化的严重程度
- 针对肺气肿的治疗
- 气管支架置入术和手术不常见

诊断要点
- 影像学上有特征性气管畸形的吸烟者要考虑剑鞘样气管

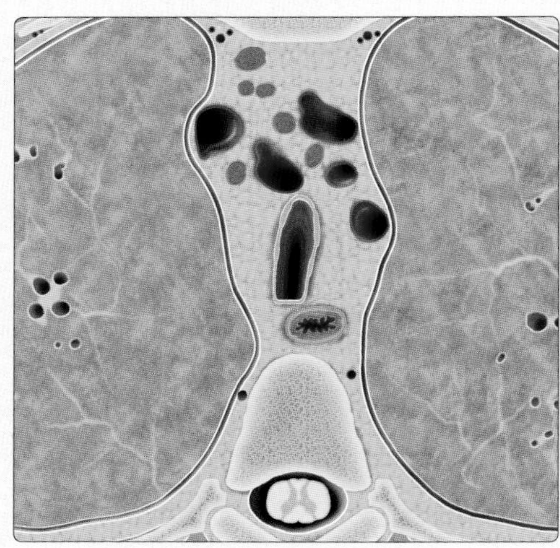

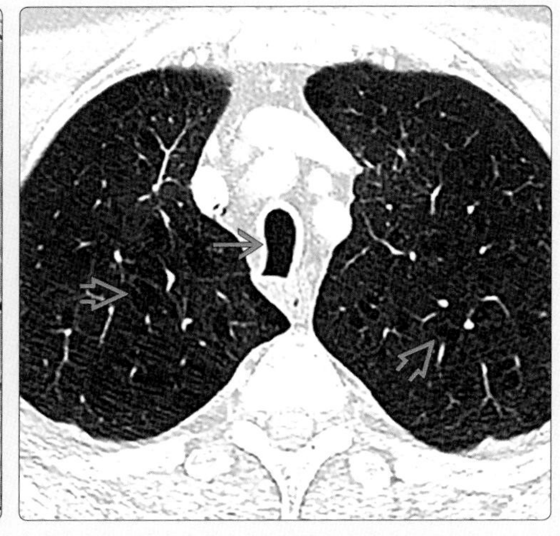

（左图）示意图显示胸廓内气管形态异常，冠状径变窄，矢状径变宽。形状和结构是剑鞘样气管的特征性表现。

（右图）横断位增强 CT 图像显示气管冠状径变窄→，形成剑鞘样结构。注意双侧边界不明显的透过度增高影⇒，符合小叶中心型肺气肿。剑鞘样气管最常与肺气肿相关。

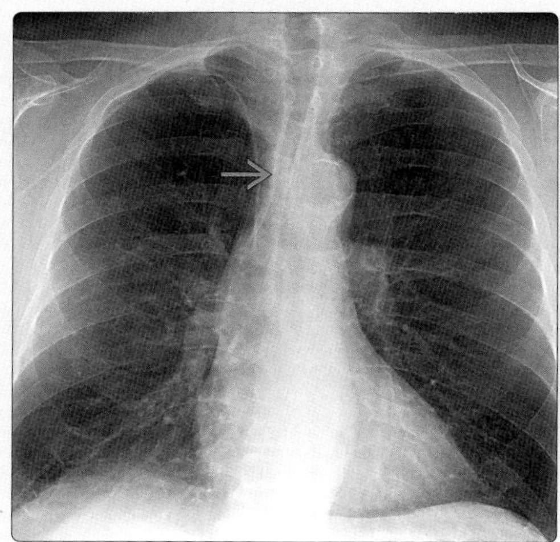

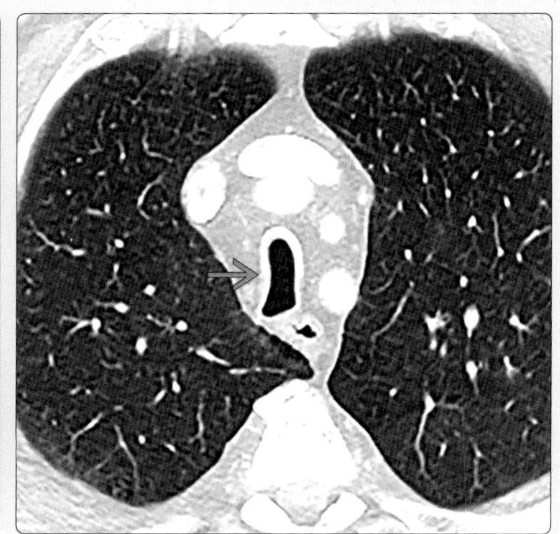

（左图）一名慢性阻塞性肺疾病患者的后前位胸片显示，胸内气管冠状径变窄→，符合剑鞘样气管。

（右图）同一患者横断位增强 CT 图像显示，胸内气管冠状径变窄→，符合剑鞘样气管。其他 CT 可识别的征象包括呼气或做 Valsalva 动作时气管外侧壁向内弯曲。

术语

定义
- 胸廓内气管异常形态：冠状径≤2/3 矢状径

影像学表现

基本表现
- 最佳诊断思路
  - 气管胸廓内段冠状径变窄，起始自胸廓入口
- 定位
  - 胸廓内气管
    - 早期：胸廓入口处气管
    - 晚期：整个胸廓内气管
  - 主支气管和胸外气管正常
- 大小
  - 正常气管尺寸
    - 矢状径：男性 13～27 mm，女性 10～23 mm
    - 冠状径：男性 13～25 mm，女性 10～21 mm
  - 剑鞘状气管
    - 冠状直径男性小于 13 mm，女性小于 10 mm
    - 正位气管直径（FTD）与侧位气管直径（LTD）的比值 <2/3

X 线表现
- 正位胸片：胸内气管冠状径变窄
- 侧位胸片：胸内气管矢状径变宽
- FTD/LTD 小于 2/3
  - 肺气肿的特异性：95%
  - 肺气肿的敏感性：<10%

CT 表现
- 胸廓内气管冠状径变窄
- 呼气或做 Valsalva 动作时气管侧壁向内弯曲

推荐的影像学检查方法
- 最佳影像检查方法
  - CT 多平面重建成像
- 推荐的检查序列与参数
  - 强制呼气或做 Valsalva 动作时的 CT

鉴别诊断

气管狭窄
- 呼气时 CT 胸廓内气管节段性狭窄

支气管软化症
- 中央气道壁无力
- 呼气时的 CT 检查中，至少 70% 的气管塌陷

巨大气管支气管症
- 又名 Mounier-Kuhn 综合征
- 气管和主支气管明显扩张

弥漫性气管狭窄
- 感染：细菌、真菌和病毒
- 骨软骨发育不良性气管支气管病
  - 骨软骨病变累及气管前壁和侧壁，不累及后壁
- 肉芽肿伴多血管炎
  - 累及上呼吸道和下呼吸道
- 淀粉样变
  - 累及气管壁任何部分的黏膜下结节或肿块
- 复发性多软骨炎
  - 罕见的自身免疫性结缔组织疾病
  - 软骨组织炎症和破坏
- 结节病
  - 管腔内肉芽肿病变
  - 来自淋巴结或纤维化的外在压迫

病理学表现

基本表现
- 病因
  - 由于肺上叶空气潴留导致气管旁纵隔大小受限
  - 慢性咳嗽损伤后继发的软骨环钙化
- 相关异常
  - 最常与肺气肿、慢性阻塞性肺疾病相关
  - 骨软骨发育不良性气管支气管病不常见

大体病理和手术所见
- 气管软骨畸形导致的狭窄
- 软骨环钙化

临床要点

临床表现
- 最常见的症状 / 体征
  - 呼吸困难、气短，慢性咳嗽

人口统计学表现
- 年龄
  - 伴有肺气肿的老年患者（大于 50 岁）

自然病史和预后
- 取决于狭窄的严重程度和有无气管软化

治疗
- 针对肺气肿
- 气管支架和手术不常见

诊断要点

注意
- 影像学上有特征性气管畸形的吸烟者要考虑剑鞘样气管

气管狭窄

关键要点

术语
- 局灶性或弥漫性气管狭窄

影像学表现
- 平片
  - 局灶性或弥漫性气管狭窄
  - 钙化的气管软骨环可以显示
- CT
  - 软骨环狭窄，膜性后壁受累或不受累
  - 多平面重建、容积成像、仿真内镜有助于病变评估
  - 评估外源性压迫因素
  - 呼气相可以显示相关软化
- MR
  - 对儿科患者应用价值最大
  - 识别邻近的软组织肿块及血管

主要鉴别诊断
- 插管后狭窄
- 气管肿瘤
- 刀鞘样支气管
- 感染或炎症相关性狭窄

临床要点
- 与慢性阻塞性疾病临床表现相似
  - 先天性狭窄罕见，患者较早出现症状

诊断要点
- 评估狭窄的位置、范围、严重程度和形态
- 寻找与狭窄相关的软组织成分、肿大淋巴结、异常血管、纵隔肿块
- 包含喉部以评估声门下狭窄
- 分类系统
  - 气道狭窄的位置、程度及移行带

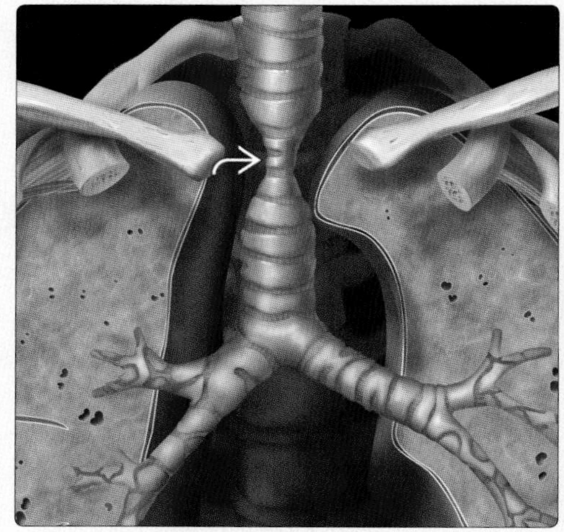

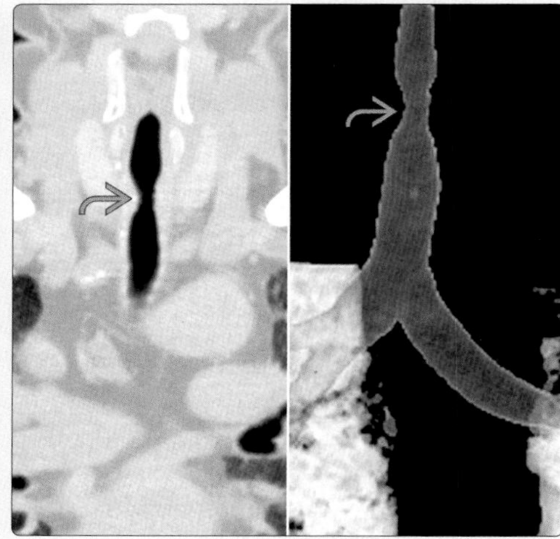

（左图）示意图显示长期气管插管后获得性局灶性气管狭窄的特征➦。

（右图）一名插管后狭窄患者冠状位平扫 CT 图像和容积再现技术显示局灶沙漏状气管狭窄➦。病变位置、严重程度和移行带边缘需重点描述［经美国放射-病理研究所（The American Institute for Radiologic Pathology，AIRP）许可使用］。

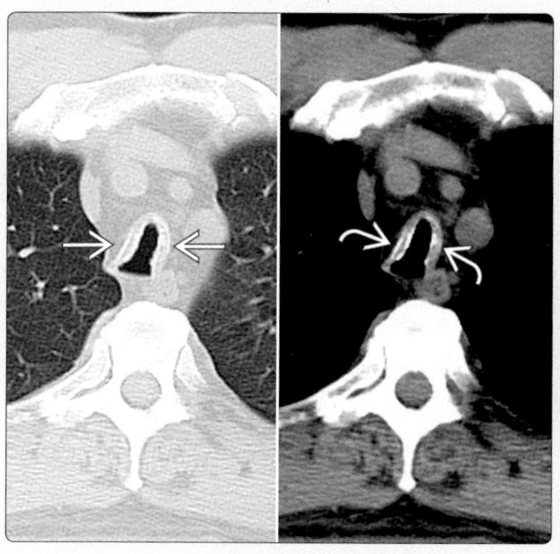

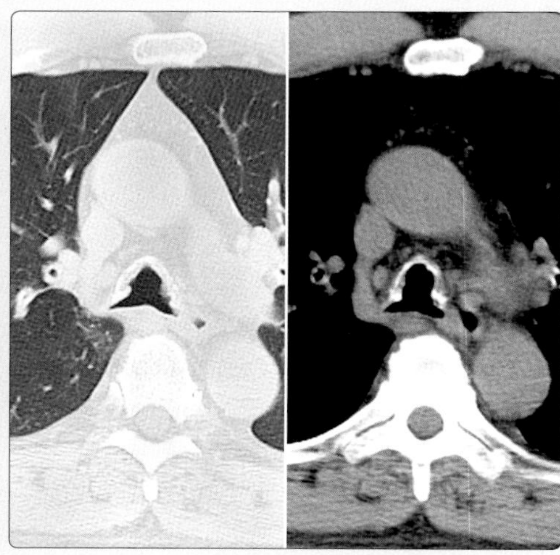

（左图）一名骨化性气管支气管病患者的肺窗（左）和纵隔窗（右）的横断位平扫 CT 图像显示气管的前外侧壁增厚➡和钙化结节➦，气管后壁膜部未受累（经 AIRP 许可使用）。

（右图）同一患者的肺窗（左）和纵隔窗（右）横断位平扫 CT 图像显示气管分叉水平上方气管轻度狭窄（经 AIRP 许可使用）。

气管狭窄

术语

定义

- 局灶性或弥漫性气管狭窄

影像学表现

基本表现

- 最佳诊断思路
  - 气管狭窄是指相对于近段或者远段的气管
- 位置
  - 可以发生在气管的上、中、下 1/3 的位置
- 形态
  - 约 30% 为弥漫性，20% 为漏斗形，50% 为节段性
  - 插管后的狭窄常呈沙漏状

X 线表现

- 气管管腔局灶性或弥漫性狭窄
- 钙化的气管软骨环可以显示

CT 表现

- 多平面重建、三维容积成像、仿真内镜，能够显示病变的位置、长度、形态及管腔的通畅程度
- 评价气管软骨伴或不伴后壁膜部受累
- 评估潜在外部压迫病因
- 吸气和呼气成像能够鉴别气管狭窄（病灶固定）和气管软化症（动态变化）

MR 表现

- 静息态及动态 MRI 在儿科患者中的应用
- 识别邻近的软组织肿块及血管

推荐的影像学检查方法

- 最佳影像检查方法
  - CT 多平面重建和 3D 容积成像：解剖细节和病变程度的评价
- 推荐的检查序列与参数
  - 动态呼气相成像能够检出气管软化症
  - 扫描包括喉部以排除声门下狭窄
  - 增强 CT 检查识别血管压迫

鉴别诊断

气管插管后或气管造口术狭窄

- 通常长度 1.5~2.5 cm
- 偏心或环状狭窄
- 纤维化畸形固定或薄膜样改变

感染性或炎性气管狭窄

- 病毒、真菌、细菌、结核
- 结节病、IGg4 相关性疾病

自身免疫性疾病

- 肉芽肿性多血管炎、复发性多软骨炎、溃疡性结肠炎、克罗恩病

气管肿瘤

- 鳞状乳头状瘤（良性）
- 鳞状细胞癌、腺样囊性癌、黏液表皮样癌、类癌
- 邻近恶性肿瘤的侵袭，气道转移瘤

骨化性气管支气管病

- 黏膜下骨软骨结节
- 膜部不易受累
- 特发性，老年患者，可伴或不伴咳嗽

气管支气管淀粉样变性

- 黏膜下淀粉样物质沉积，呈结节状，伴或不伴钙化
- 通常呈弥漫性，累及后方膜部
- 罕见，发病率约 1%

先天性气管狭窄

- 罕见，临床症状明显
- 50% 以上有“餐巾环”样狭窄
- 可由邻近支气管肺部畸形或血管畸形的压迫引起

刀鞘样气管

- 与慢性阻塞性肺病相关，几乎全为男性
- 胸腔内气管狭窄（冠状直径）

病理学表现

分期、分级和分类

- 气管分为上、中、下 1/3 段
- 横断位上狭窄程度分级
  - ≤ 25%，26%~50%，51%~75%，76%~90%，>90%
- 与临床相关的变化（突发或缓慢）

大体病理和手术所见

- 气管管壁增厚：向心性或偏心性，结节样或边缘光整，局灶性或弥漫性
- 黏膜、黏膜下、软骨部或膜部病变因病理谱系不同而表现各异

临床要点

临床表现

- 常见的症状 / 体征
  - 进行性呼吸困难，咳嗽
  - 喘息、喘鸣、声音嘶哑
- 其他症状
  - 与慢性阻塞性疾病临床表现相似

治疗

- 非手术适应证患者可行气管扩张术或支架植入术
- 手术适应证患者切除病变后行端 - 端吻合

诊断要点

影像解读要点

- 寻找相关软组织成分，肿大淋巴结，外源性肿块或血管压迫
- 包含喉部以评估声门下狭窄情况

报告要点

- 分类系统：气道狭窄的位置、程度及移行带

气管支气管软化

关键要点

术语
- 气管或支气管顺应性增加和过度塌陷

影像学表现
- 透视
  - 呼气或咳嗽时气管管腔萎陷大于 50%
- CT
  - 吸气末或动态呼气 CT
  - 软化症定义为呼气时气管腔萎陷大于 70%
  - 动态呼气成像最常见的征象是气管萎陷呈“新月”形的“皱眉”征
  - 咳嗽动作是 CT 检出气管塌陷最敏感的方法
  - 显示气管长期外源性压迫原因（如甲状腺肿，异常血管）

主要鉴别诊断
- 慢性阻塞性肺疾病
- 气管狭窄
- 复发性多软骨炎
- 慢性气管炎或感染
- 长期外源性压迫
- 放射损伤

病理学表现
- 软骨弱化伴或不伴气管膜后壁张力减退，伴纵向弹性纤维的蜕变和萎缩

临床要点
- 顽固性咳嗽、呼吸困难、哮鸣、反复呼吸道感染
- 目前诊断不足
- 继发性气管软化成人多见，发病率随着年龄增大而增加

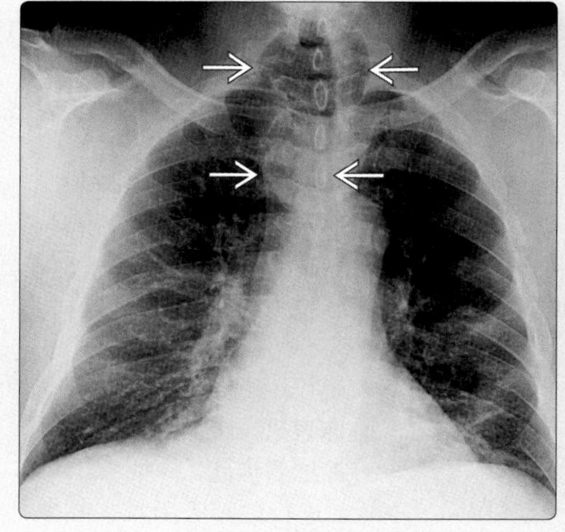

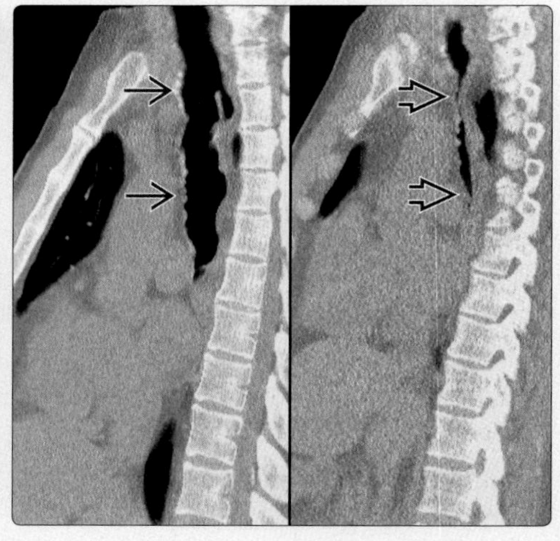

（左图）一名 57 岁的男性 Mounier-Kuhn 综合征（气管支气管巨大症）患者后前位胸片显示气管明显扩张➡。尽管 Mounier-Kuhn 综合征被认为是先天性疾病，但它的发病年龄在 45~50 岁。

（右图）同一患者组合吸气（左）和呼气（右）矢状位重建平扫 CT 图像显示气管弥漫性扩张➡，用力呼气时气管管腔塌陷⇨，提示气管软化。

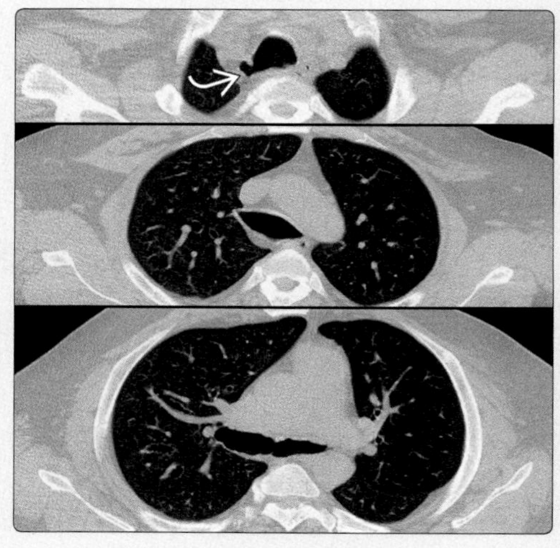

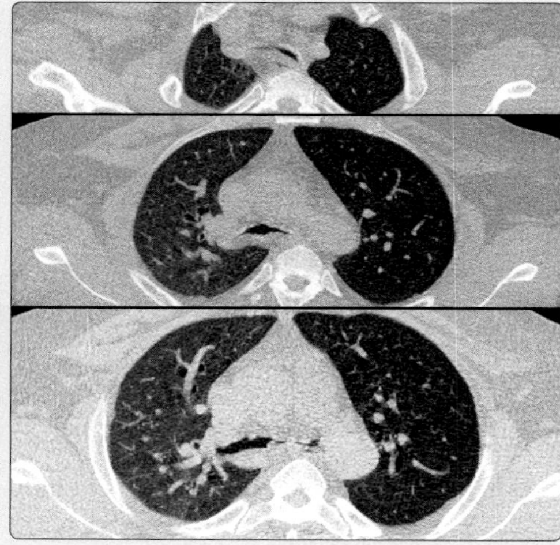

（左图）同一患者吸气末横断位平扫 CT 图像（肺窗）组合图像显示气管及主支气管明显畸形扩张，合并气管憩室↗

（右图）同一患者用力呼气相横断位平扫 CT 图像显示气管及中央支气管管腔严重塌陷，诊断为气管支气管软化。

术语

同义词

- 气管软化，支气管软化

定义

- 气管或支气管的顺应性增加及过度塌陷

影像学表现

基本表现

- 最佳诊断思路
  - 呼气相时“皱眉”征：气管管腔狭窄呈新月形，类似于皱眉
- 部位
  - 弥漫性：可累及全部气管或支气管
  - 局灶性：插管后，局灶性狭窄，长期压迫
- 大小
  - 吸气末气管管腔可以正常，冠状径（“新月”形气管）或矢状径（“剑鞘”样气管）增大，或局灶性狭窄（软化可伴局灶性狭窄）
  - 呼气相 CT 气管腔萎陷大于 70%
- 形态学
  - 胸段气管：呼气时气管腔外正压导致管腔塌陷
  - 胸外段气管：吸气时气管腔内负压导致管腔塌陷

X 线表现

- 平片
  - 通常吸气末影像检查无法检出

透视表现

- 胸部透视
  - 气道透视过去用于评估吸气和用力呼气或咳嗽时气道壁的活动度
  - 呼气或咳嗽时气管管腔狭窄大于 50%
  - 局限性：主观性，操作者依赖，无法同时评估气管前后壁及侧壁，气管解剖和邻近纵隔结构观察受限

CT 表现

- 平扫 CT
  - 吸气 – 动态呼气 CT
    - 吸气 CT：综合评估气道的解剖结构，包括大小、形状、管壁厚度及其与邻近结构的关系
    - 动态呼气 CT：一次螺旋扫描评估中央气道塌陷程度
    - 软化症：呼气时气管腔横截面积萎陷大于 70%
    - 动态呼气相最常见的征象：气管塌陷，管腔狭窄呈“新月”形（“皱眉”征）
    - 多平面重建和 3D 重建（包括仿真内镜）不是诊断必需的
      - 显示气管范围及气管形态学异常
  - 重复咳嗽动作的 CT 电影显像
    - 咳嗽：诱发气管塌陷最敏感的方法
    - 可使用电子束 CT 或多排 CT
    - 需要多发采集来覆盖中央气道

MR 表现

- 50~100 ms 的成像时间来评估咳嗽时引发的气管塌陷
- 动态超短回波时间近来应用于婴儿患者
  - 计算流体动力学用于评估气管阻力和呼吸情况
- 这些技术的公开数据有限

推荐的影像学检查方法

- 最佳影像检查方法
  - 吸气 – 动态呼气螺旋 CT 成像
- 推荐的检查序列与参数
  - 螺旋 CT 准直范围为 2.5~3.0 mm
    - 多平面重建和 3D 重建有 50% 的重叠间隔
  - 吸气屏气和动态用力呼气时扫描
    - 强迫呼气或咳嗽动作引起比呼气末更大的塌陷
  - 动态呼气相和电影成像时推荐低剂量 CT（40 mAs）以降低辐射

鉴别诊断

慢性阻塞性肺疾病（chronic obstructive pulmonary disease, COPD）

- 肺气肿
- 剑鞘样气管

气管狭窄

- 插管后气管狭窄

复发性多软骨炎

- 管壁增厚，伴或不伴钙化，后方膜部罕见受累
- 呼吸道复发性软骨炎（约 50%），耳、鼻、关节
- 可以引起气管软化伴或不伴气管狭窄

长期外源性压迫

- 邻近气管的肿块
  - 甲状腺肿
  - 扩张、异常的血管
  - 食管贲门失弛缓或支架植入术

放射损伤

- 纵隔旁纤维化伴牵拉性支气管扩张

Mounier-Kuhn 综合征

- 先天性气管支气管巨大症

病理学表现

基本表现

- 病因
  - 由于气管软骨环弱化，引起气道顺应性增加和过度塌陷
  - 原发性气管软化：先天的气管软化
    - 软骨基质异常（如软骨软化、黏多糖病、Hurler 综合征）
    - 软骨发育不成熟（如早产儿）
    - 先天性气管食管瘘或食道闭锁

    - Mounier-Kuhn 综合征（先天性气管支气管巨大症）
  - 继发性（获得性）气管支气管软化
    - COPD（通常与肺气肿的严重程度相关）
    - 既往长期插管史或气管切开置管
    - 既往手术史（如肺切除或移植）
    - 慢性炎症（如复发性多软骨炎或电子烟引起）
    - 长期外源性压迫（如甲状腺肿、血管环、动脉瘤）
    - 放射治疗
    - 气管食管瘘
    - 特发性
- 相关异常表现
  - 先天性：常与心血管异常、多软骨炎、支气管肺发育不良、胃食管反流有关
  - 软骨营养不良、Larsen 综合征、21 三体综合征
- 软骨弱化和（或）气管膜后壁张力减退，伴纵向弹性纤维的蜕变和萎缩

临床要点

临床表现

- 常见的症状 / 体征
  - 难治性咳嗽、呼吸困难、喘息、哮鸣、呼吸道反复感染
  - 先天性气管软化在前几周到数月的典型表现为呼气性喘鸣、咳嗽和进食困难
  - 麻醉诱导可能引起病情突然加重
- 普遍认为诊断不足
- 患者经常被误诊为哮喘
  - 如果影像申请单提示哮喘，一定要寻找气管狭窄、气管肿瘤或气管软化等病因
- 胸外病变为吸气性喘息，胸内病变为呼气性喘息
- 插管后：症状出现在插管后数周至数年
- 气管软化症纤维支气管镜表现
  - 管腔前后径狭窄大于 50%
    - 正常：小于 40%
  - 在儿童中，呼气 - 吸气横截面积比小于 0.35（正常为 0.82）

人口统计学表现

- 年龄
  - 新生儿至老年人
- 性别
  - 继发性以男性患者居多
- 流行病学
  - 先天性气管软化在早产儿中最多见
  - 继发性气管软化在成人中相对多见，发病率随年龄的增长而增加
  - 7%～53% 的患者有 COPD
  - 15% 的儿童和高达 70% 的成人患有囊性纤维化
  - 5%～23% 的患者因呼吸道症状行支气管镜检查
  - 5%～10% 的患者因慢性咳嗽而转到呼吸科
  - 10% 的患者因怀疑肺动脉栓塞行 CTA 检查

自然病史和预后

- 继发性气管软化在没有治疗的情况下通常随着时间的推移而进展
- 先天性气管软化有时是自限性的（尤其在早产儿中，由不成熟的软骨造成）

治疗

- 轻症患者保守治疗
- 经鼻持续气道正压通气可以缓解夜间症状
- 硅树脂支架适合症状严重又不能手术的患者
- 气管成形术适合症状严重的弥漫性软化症患者
- 主动脉固定术适合因血管病变导致长期外源性压迫的患者

诊断要点

影像解读要点

- 识别呼气 CT 的特点，确保呼气影像的诊断效能
  - 肺野透过度减低
  - 胸腔前后径减小
  - 气管后壁平坦或前弓
- 气管软化症的诊断基于吸气和呼气时气管管腔的百分比变化
  - 正常呼吸时如果没有采集到任何一个 CT 时相，可能会诊断错误
  - 仔细指导患者控制呼吸，以确保诊断

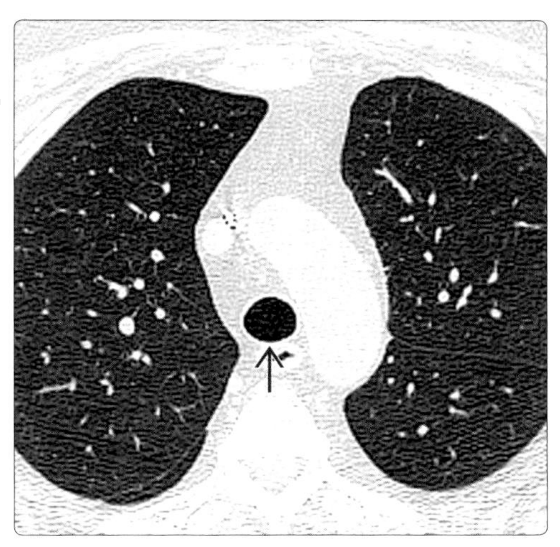

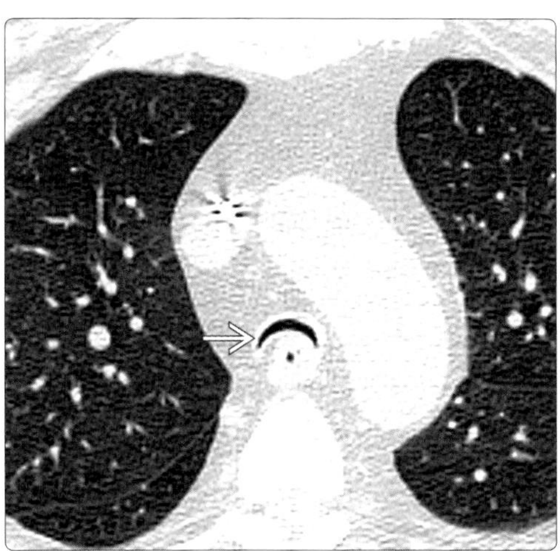

（左图）吸气末横断位平扫CT图像显示正常气管直径。气管后壁（主要由气管肌组成）向外弯曲➡，表明这是一个吸气图像。

（右图）同一患者呼气末横断位平扫CT图像显示严重的气管狭窄➡，呈“皱眉”征结构，高度提示气管软化。吸气CT对气管软化症的检测不敏感。

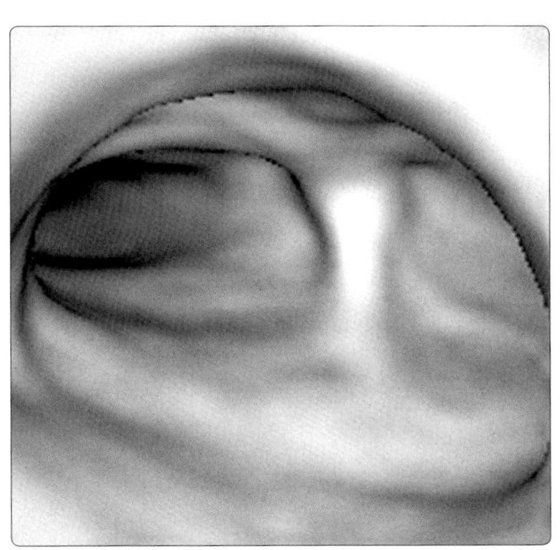

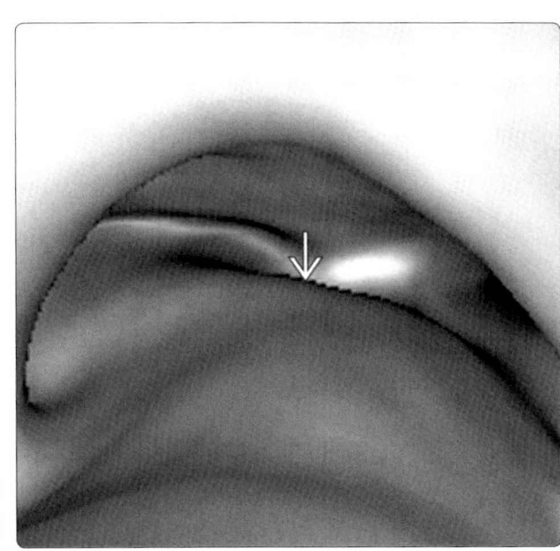

（左图）在吸气末平扫CT图像仿真内镜图像显示隆突水平的正常气管腔外观。

（右图）在隆突水平动态呼气时的平扫CT图像仿真内镜图像显示气管后壁过度向前弯曲➡，与气管软化的特征一致。

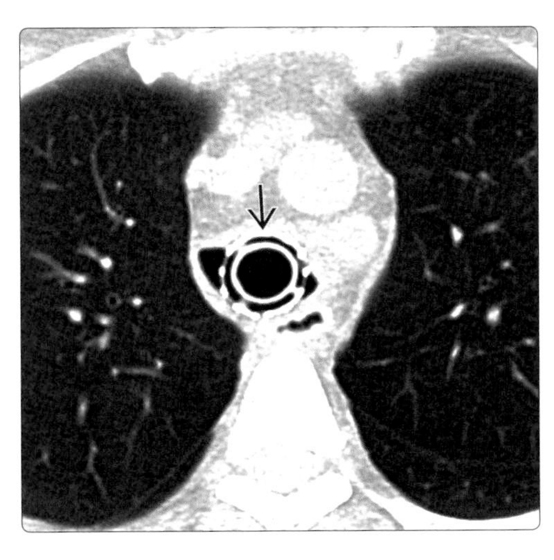

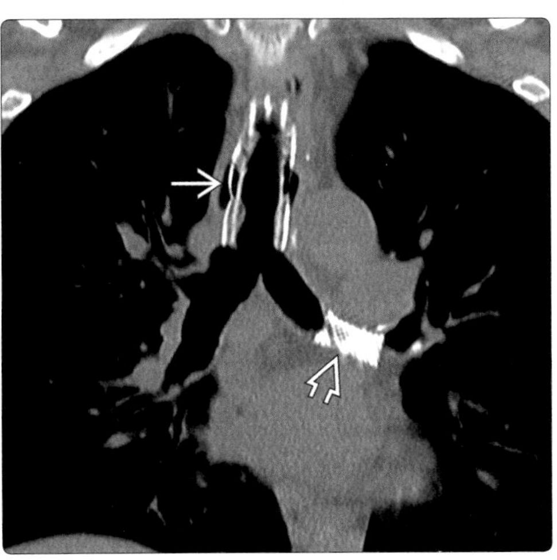

（左图）一名有症状的气管支气管软化患者横断位平扫CT图像显示置入支架➡治疗新月形狭窄气管。

（右图）同一患者冠状位平扫CT图像显示气管及左主支气管行内镜下支架置入治疗气管支气管软化症后。当患者无手术禁忌证和（或）未拒绝手术时，支架对气管支气管软化症患者的症状有良好疗效。

中叶综合征

关键要点

术语
- 中叶综合征（middle lobe syndrome, MLS）
- 右肺中叶（right middle lobe, RML）
- 慢性或复发性非阻塞性中叶不张或实变

影像学表现
- 平片
  - 持续性或复发性右肺中叶致密影
  - 肺不张、实变，遮掩心脏右缘
- CT
  - 腔内性、外源性或混合性病因
  - 阻塞性（肺不张）
    - 支气管腔内肿瘤（如类癌）
    - 支气管腔内非肿瘤性病变（如支气管狭窄）
    - 外源性（如淋巴结肿大）
  - 非阻塞性：迁延性感染、哮喘
  - 阻塞性和非阻塞性（如结节病）

主要鉴别诊断
- 细菌性肺炎
- 漏斗胸

病理学表现
- 支气管扩张、支气管炎、毛细支气管炎和机化性肺炎

临床要点
- 经常因其他原因检查偶然发现无症状患者
- 发病年龄均取决于病因，女性多于男性
- 症状和体征
  - 慢性咳嗽、咯血
  - 复发性肺部感染
- CT 表现不明显时，支气管镜是确诊病因的最佳选择
- 治疗
  - 很大程度上取决于病因

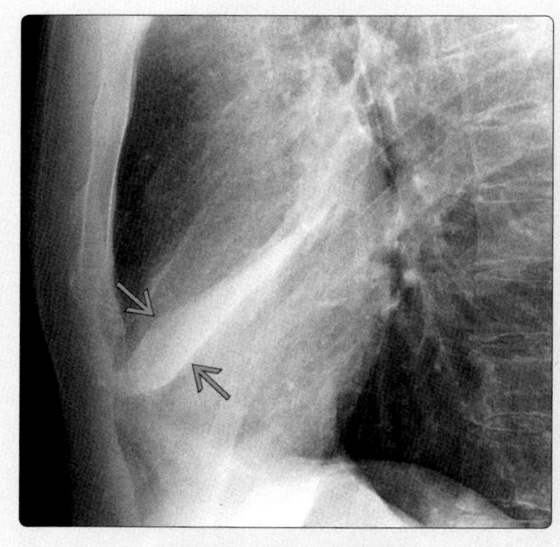
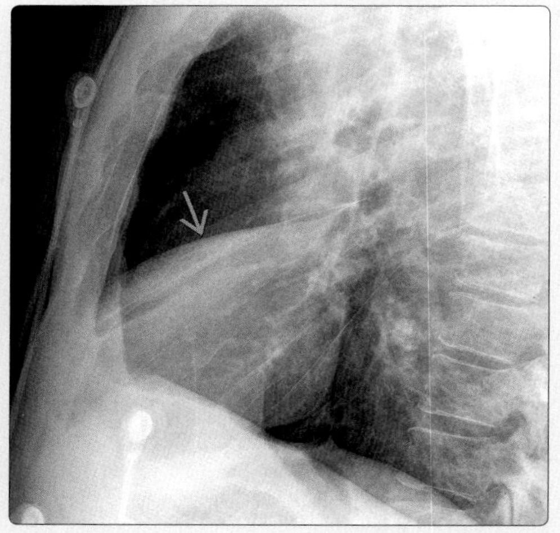

（左图）一名右肺中叶综合征患者的侧位胸片显示整个中叶密度增高，叶间裂相靠近→，提示肺不张。

（右图）一名中叶肺炎患者侧位胸片显示相似的中叶高密度影→，然而在这种情况下，水平裂的移位不明显。中叶综合征是指由于体积缩小或气道疾病而引起的慢性或复发性中叶高密度影。

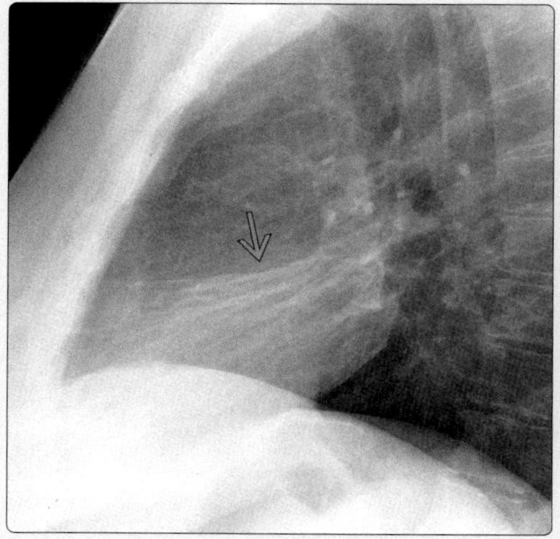
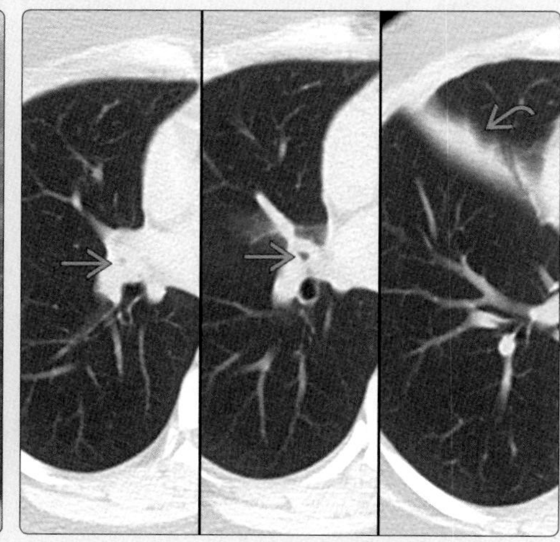

（左图）一名右中叶支气管类癌患者的侧位胸片显示中叶线样阴影和体积缩小→。

（右图）同一患者不同连续层面的横断位平扫CT组合图像显示中叶支气管闭塞→及中叶阻塞性肺不张↗，需要注意的是，阻塞的原因在影像学上并不总是很明显，经常需要进行支气管镜检查来排除恶性肿瘤。

术语

缩写
- 中叶综合征（middle lobe syndrome, MLS）
- 右肺中叶（right middle lobe, RML）

同义词
- 右侧中叶综合征（right MLS）

定义
- 慢性或复发性非阻塞性中叶不张或实变
  - 连续层面识别病灶
  - 右肺中叶易发生肺不张及气道疾病
    - 支气管细长
    - 与中间支气管角度较小
    - 右肺中叶有淋巴结包绕，并与上叶和下叶淋巴管汇合
    - 水平裂阻碍侧支通气

影像学表现

基本表现
- 最佳诊断思路
  - 慢性中叶肺不张或致密影
- 部位
  - 中叶最常见，其次是舌叶

X 线表现
- 平片
  - 连续的胸片显示持续或复发性 RML 受累
  - 阴影遮挡心脏右缘
  - 侧位胸片楔形阴影，斜裂和水平裂处边界清晰
  - 有或无空气支气管征
  - 肺不张相关的叶间裂移位
  - 很少能够诊断病因

CT 表现
- 阻塞性（肺不张）
  - 腔内性、外源性或混合性
    - 腔内肿瘤
      - 类癌：支气管血管周围伴管腔内浸润
      - 肺癌：结节或肿块，可能被阻塞性肺炎掩盖
      - 支气管内转移：结肠、肾、乳腺、黑色素瘤等
  - 腔内非肿瘤性
    - 支气管结石
      - 周围淋巴结对支气管的侵蚀，腔内钙化，与外源性钙化的支气管血管束周围淋巴结导致的肿块效应难以区分（常见于尘肺）
      - 肺癌：结节或肿块，可能被阻塞性肺炎掩盖
    - 异物
      - 老年患者常见，不透光的异物容易识别，透光的异物可能无法识别，阻塞性肺炎通常没有肺体积的损失
  - 外源性
    - 任何病因导致的淋巴结肿大，平扫 CT 图像难以识别
    - 增大的右心房可压迫 RML 支气管，导致慢性中叶肺不张
  - 狭窄
    - 炎症或感染后遗症，通常与辐射后的变化有关
- 非阻塞性
  - 迁延性感染
    - 非结核分枝杆菌感染：Lady Windermere 综合征（支气管扩张），通常同时累及 RML 和舌叶，其他肺叶的细胞性毛细支气管炎和支气管扩张，但范围较小
    - 慢性假单胞菌感染：与非结核分枝杆菌感染难以区分
  - 哮喘
    - 单纯肺不张
    - 较小、不成熟的气道更容易塌陷，其周围气道阻力较大，胸壁顺应性增加，侧支通气不完全
- 混合性
  - 炎性
    - 结节病
      - 双侧肺门及纵隔淋巴结肿大，伴或不伴钙化
      - 与腔内病变并存（支气管狭窄和微小结节）
  - 尘肺
    - 与结节病相似，同时存在淋巴结肿大（通常钙化）、支气管狭窄和微结节
    - 硅沉着病与煤工肺尘埃沉着症的其他表现：实性或钙化的淋巴周围结节，淋巴结蛋壳样钙化
- 中叶肺不张
  - 后部斜裂和前部水平裂间的三角形的致密影
  - 叶间裂的移位是与实变鉴别的重要征象
- 支气管扩张
  - 支气管分支低密度影：扩张支气管腔内的黏液栓和空气
- 胸膜增厚
- ± 与既往肉芽肿性病变相关的周围钙化淋巴结或肺内结节

推荐的影像学检查方法
- 最佳影像检查方法
  - CT 是评估支气管扩张和支气管腔内阻塞的最佳成像方法

鉴别诊断

细菌性肺炎
- 急性疾病，4~6 周内痊愈

漏斗胸
- 正位胸片中叶模糊阴影
- 侧位片显示特征性的胸骨凹陷，无中叶气道病史

中叶综合征

右肺中叶综合征的病因分析

发病机制	病因	疾病过程
阻塞性		
腔内性	肿瘤性	类癌 肺癌 支气管内转移
	非肿瘤性	支气管结石 支气管异物
外源性	淋巴结肿大	良性病变 淋巴结转移
	解剖因素	右房增大
狭窄	支气管狭窄	炎症后 感染后
	医源性	放射损伤
非阻塞性		
感染	惰性感染	非结核分枝杆菌 假单胞菌
气道不成熟	儿童哮喘	
炎症后	支气管扩张	纤毛运动障碍 囊性纤维化 变应性支气管肺曲霉病
混合性		
炎症	结节病	
尘肺症	尘肺	硅沉着病与煤工肺尘埃沉着症
感染	结核	结核性淋巴结炎 ± 支气管受累

病理学表现

基本表现

- 病因
  - 慢性炎症过程，伴有肺组织损坏和纤维化
  - 斜裂和水平裂阻碍侧支通气，容易出现引流不畅、分泌物潴留
  - ± 邻近肿大淋巴结压迫支气管
  - 相关病因
    - 结核和非典型分枝杆菌感染
    - 真菌感染
    - 结节病
    - 囊性纤维化
    - 哮喘、变应性支气管肺曲霉病

大体病理和手术所见

- 支气管扩张、支气管炎、毛细支气管炎和机化性肺炎

临床要点

临床表现

- 最常见的症状 / 体征
  - 经常在因其他原因就诊的无症状患者中偶然发现
  - 慢性咳嗽、咯血
  - 复发性肺部感染
- 其他症状 / 体征
  - 呼吸困难、胸痛、喘息

人口统计学表现

- 年龄
  - 任何年龄段均可见，取决于病因
- 性别
  - 女性多于男性

诊断

- CT 可以进行病因诊断，但通常不能确诊
- CT 表现不明显时，支气管镜检查是确定病因的最佳选择

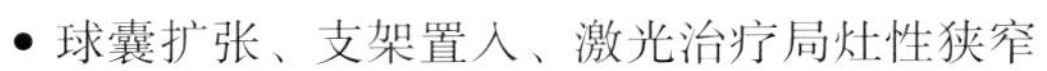

- ○ 经常需要行支气管镜检查排除恶性肿瘤

治疗

- 取决于病因
- 长期抗生素治疗
- 球囊扩张、支架置入、激光治疗局灶性狭窄
- 外科肺叶切除术适用于复发性肺炎和药物治疗失败的患者

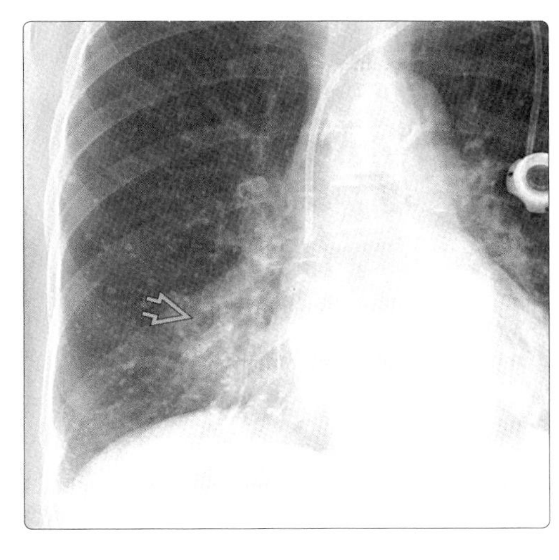

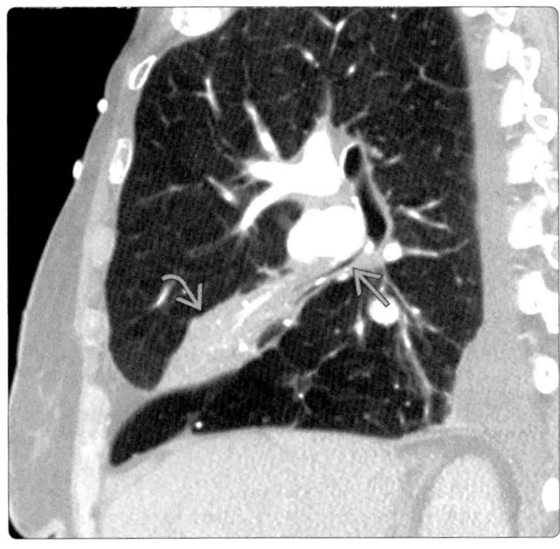

（左图）一名右肺中叶肺癌患者的后前位胸片显示边界不清的阴影，右心边界模糊。

（右图）同一患者的矢状位平扫 CT 图像显示右肺中叶支气管起始处狭窄和阻塞后体积缩小。虽然没有确切肿块，但支气管镜活检显示为肺癌。支气管镜检查对于排除右肺中叶综合征中的恶性肿瘤至关重要。

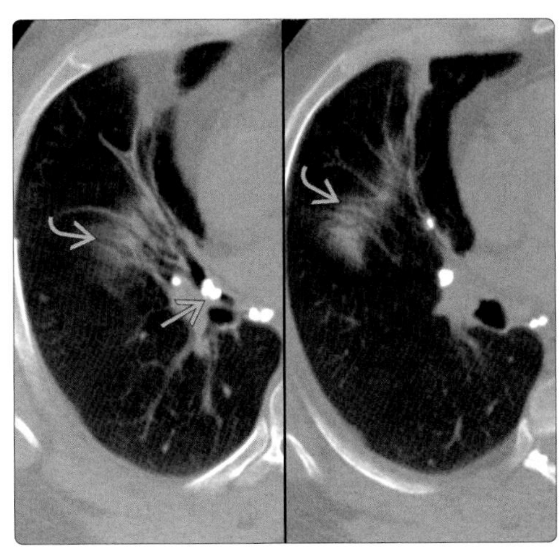

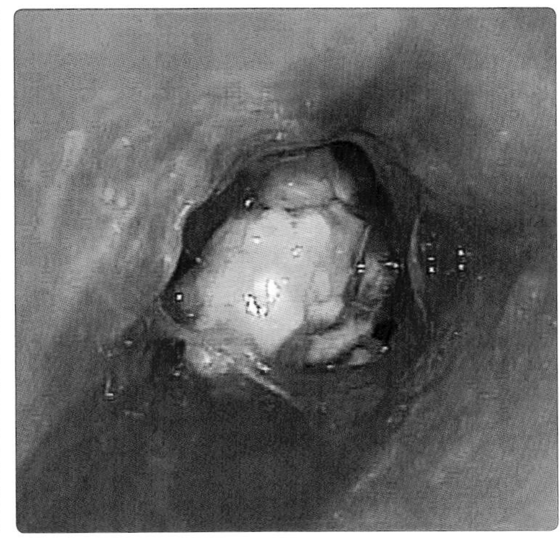

（左图）一名因支气管结石引起的右肺中叶综合征患者的横断位平扫 CT 组合图像显示右肺中叶支气管起源处有支气管内结石，右肺中叶完全性肺不张。支气管结石是由肉芽肿性淋巴结（通常是由组织胞浆菌病引起）侵蚀到邻近气道造成的。

（右图）同一患者的支气管镜照片显示不规则的阻塞性支气管结石。

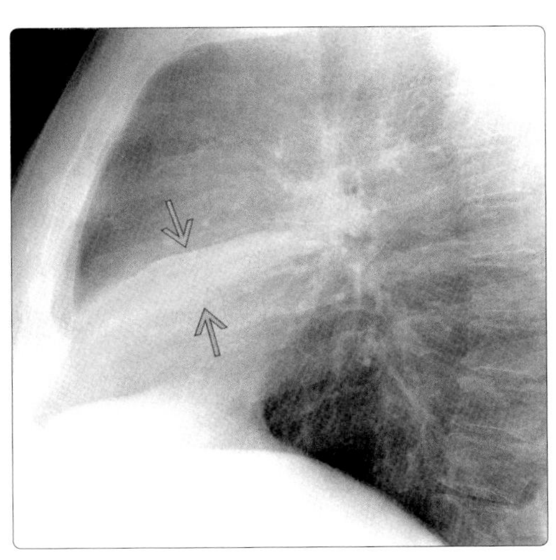

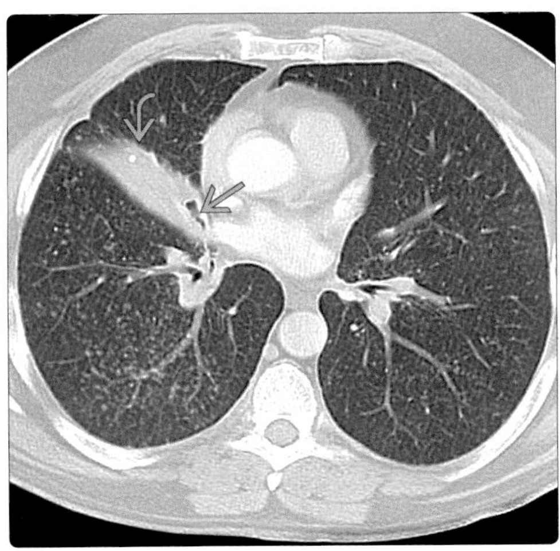

（左图）一名患有硅沉着病的右肺中叶综合征患者侧位胸片显示右肺中叶肺不张，在连续影像学检查中持续存在。

（右图）同一患者的横断位平扫 CT 图像显示双肺弥漫的淋巴周围微结节，右肺中叶肺不张，右肺中叶支气管非特异性结节性狭窄。在硅沉着病和结节病中，肺不张可能是由淋巴结的外源性压迫和肉芽肿累及腔内引起。

（左图）一名结节病患者的后前位胸片显示右肺中叶和舌叶更小范围的细微网状阴影→。注意左心边界模糊⇨。

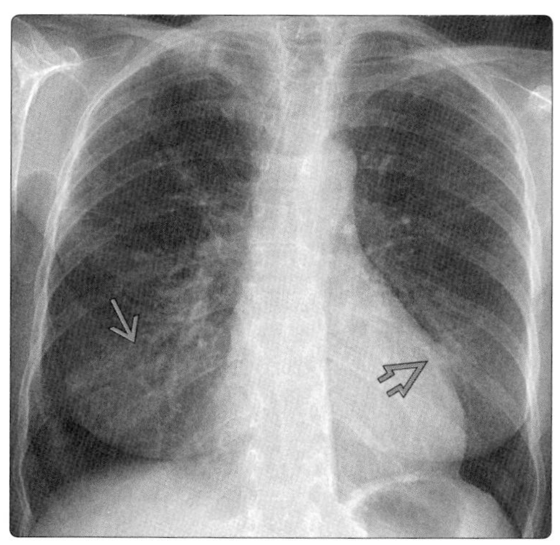

（右图）同一患者的横断位平扫 CT 图像（左）和 MIP 重建图像（右）的组合图像显示中叶体积缩小→和广泛的支气管扩张↗。注意由于腔内肉芽肿导致右肺中叶支气管起源处不规则和结节性狭窄⇨。

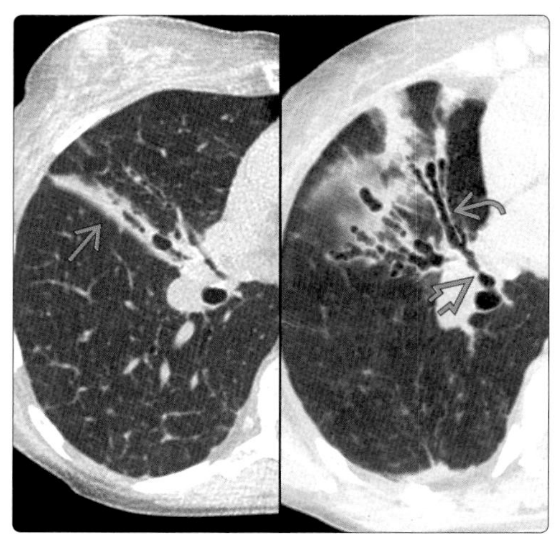

（左图）一名迁延性非结核分枝杆菌感染患者的后前位胸片显示右肺中叶→和舌叶↗边界模糊的阴影。

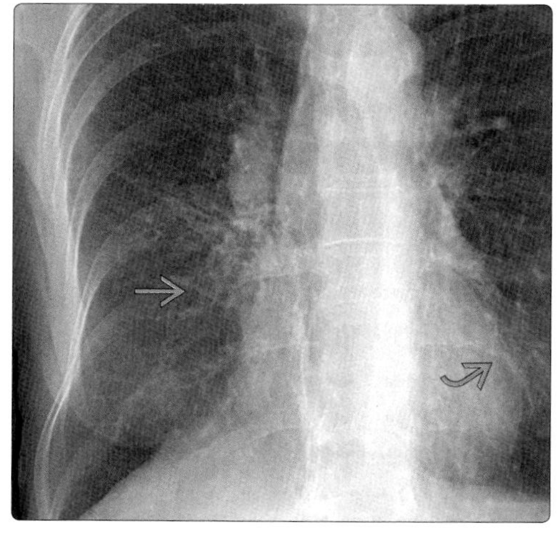

（右图）同一患者的横断位增强 CT 图像（左）和增强 CT MinIP 重建图像的组合图像显示中叶体积缩小和广泛的支气管扩张。注意在其他地方有广泛的马赛克征。这是一名诊断为非结核分枝杆菌感染的老年白种人女性。

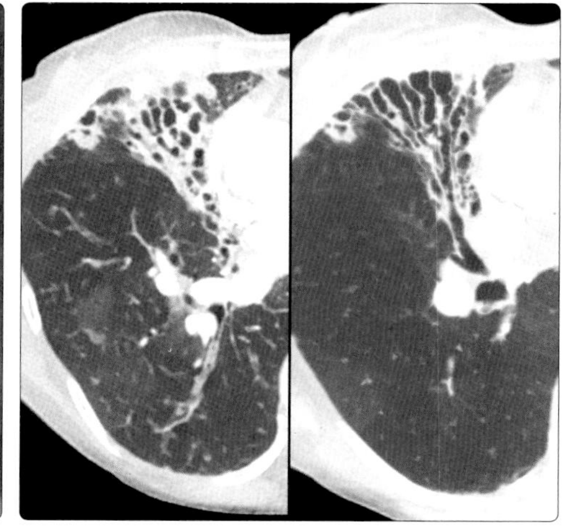

（左图）一名患有哮喘的年轻女性后前位胸片显示中叶区域的模糊阴影→，这种表现很细微，很容易被忽视。

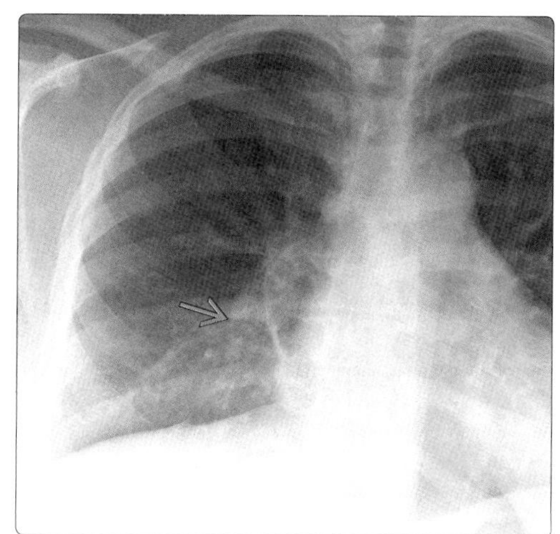

（右图）同一患者连续层面的横断位平扫 CT 组合图像显示完全性右肺中叶肺不张→。哮喘是年轻人群中叶综合征的常见原因，其假说包括较小和较不成熟的气道和发育不良的侧支通气途径。

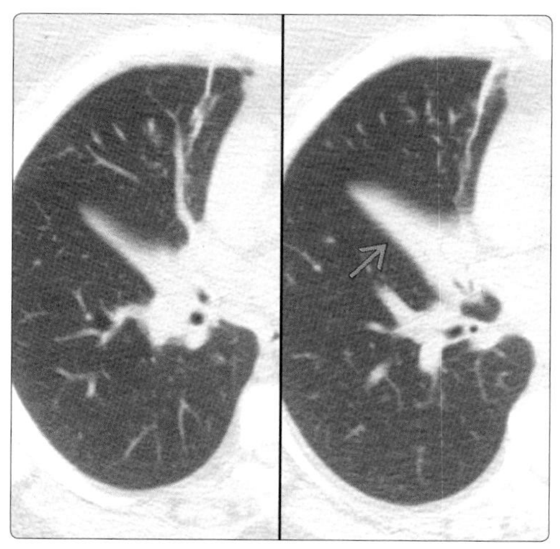

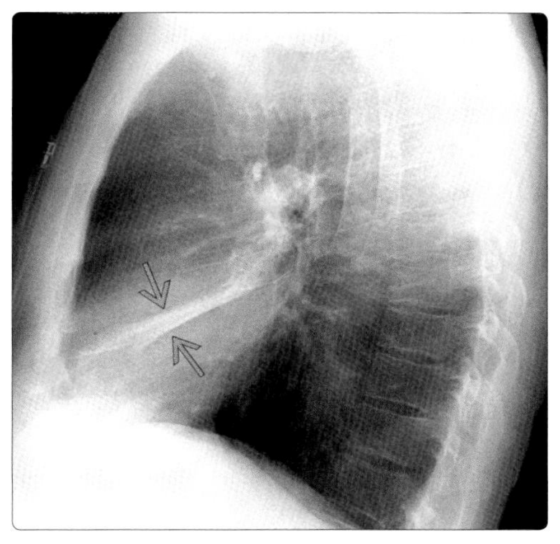

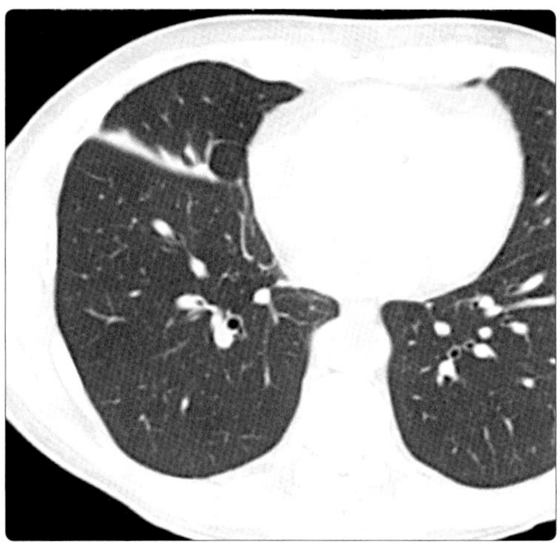

（左图）一名有组织胞浆菌病病史的患者侧位胸片显示完全性右肺中肺不张→。

（右图）同一患者的横断位平扫CT图像显示右肺中叶完全肺不张。支气管镜检查显示右肺中叶支气管起源处良性狭窄。在长期治疗的结核病中也可以看到类似表现。

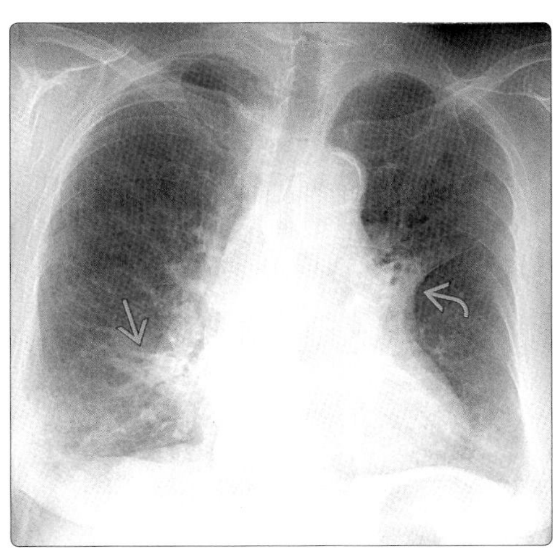

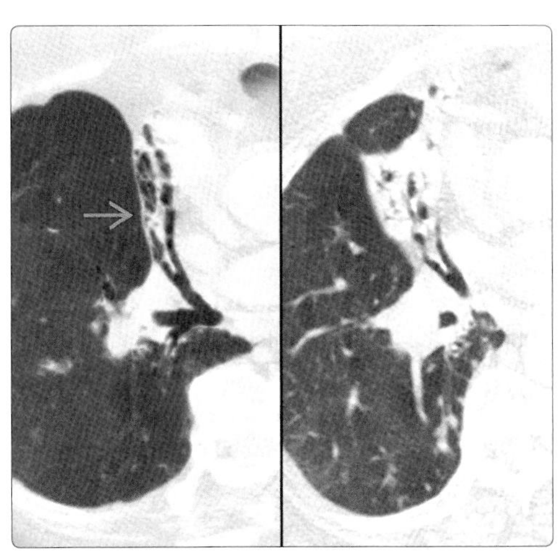

（左图）一名接受纵隔放疗患者的后前位胸片显示右肺中叶→和左侧肺中野↪放疗后改变，心脏边界模糊。

（右图）同一患者的横断位平扫CT MinIP重建图像（左）和横断位平扫CT图像（右）组合图像显示右中叶肺不张→伴散在支气管狭窄灶。

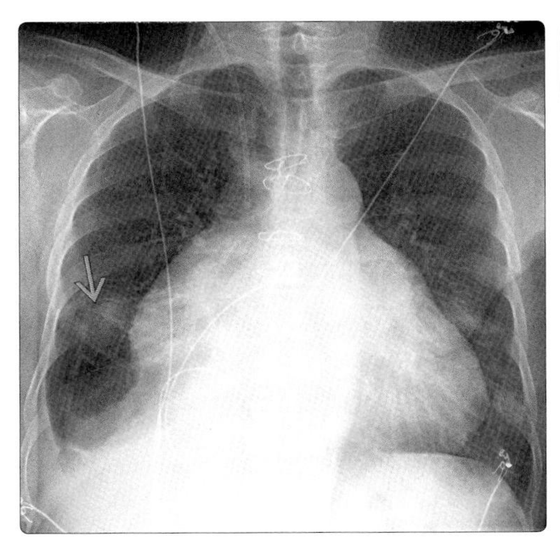

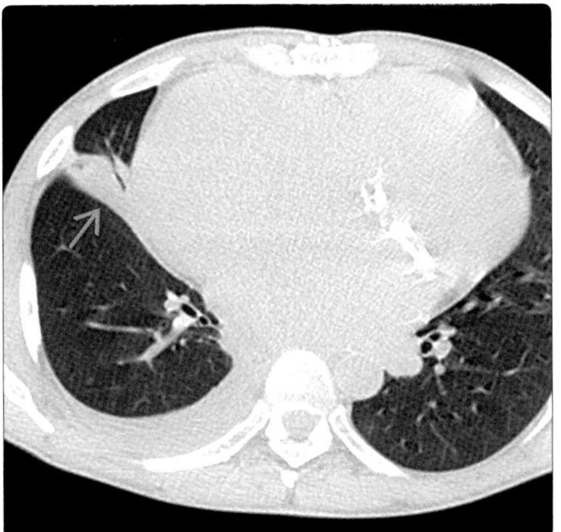

（左图）一名严重心脏增大患者的后前位胸片连续成像（未显示）显示右肺中叶持续存在的阴影→。

（右图）同一患者的横断位平扫CT图像显示右侧中叶肺不张→，右肺中叶支气管显示不清。患者进行支气管镜检查，发现病变继发于邻近明显增大的右心房的压迫。支气管镜是排除支气管内恶性肿瘤的重要检查。

气道肉芽肿性多血管炎

关键要点

术语

- 肉芽肿性多血管炎（granulomatosis with polyangiitis, GPA）
- 抗中性粒细胞胞浆抗体相关性血管炎（ANCA-associated vasculitis, AAV）
- 以中小血管坏死性血管炎伴炎性肉芽肿为特征的多系统疾病

影像学表现

- 气管壁增厚
  - 管壁光滑或呈结节样增厚
  - 环形增厚（累及气管后膜部）
- 气管狭窄
  - 声门下部比气管远端更多见
- 气管软化
  - 与气管狭窄及软骨损伤有关
- 支气管扩张、肺不张和（或）肺炎
  - 与远端气道受累有关

主要鉴别诊断

- 气管插管 / 切开术后狭窄
- 气管支气管淀粉样变性
- 复发性多软骨炎
- 气管支气管骨化症

病理学表现

- 肉芽肿性多血管炎（GPA）是抗中性粒细胞胞浆抗体相关性血管炎（AAV）的临床表型

临床要点

- 呼吸困难、声音嘶哑和喘鸣
- 气管支气管受累常见（15%～55%）
- 气管受累常见于多系统疾病

诊断要点

- 气道肉芽肿性多血管炎（GPA）应与气管壁环形增厚和（或）声门下狭窄相鉴别

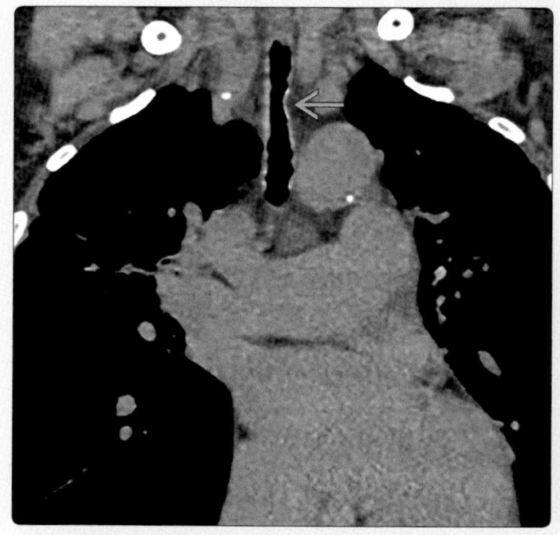

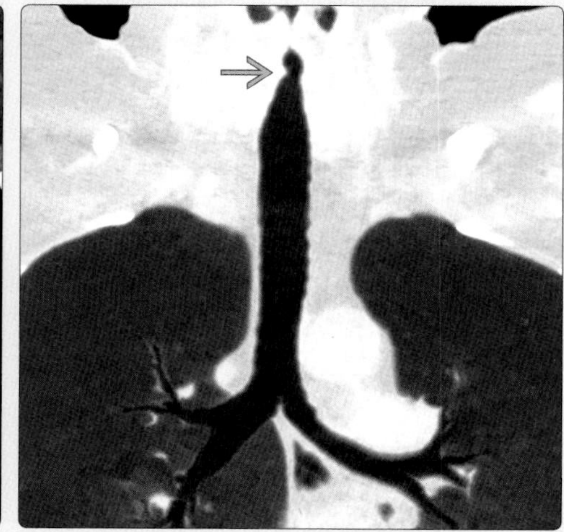

（左图）肉芽肿性多血管炎累及气道患者的冠状位平扫CT图像显示，气管内可见弥漫性分布的黏膜结节伴轻度节段性气管狭窄→。

（右图）肉芽肿性多血管炎累及气道患者的冠状位MinIP重建图像显示声门下气管局限性重度狭窄→，这是气道受累的常见表现。

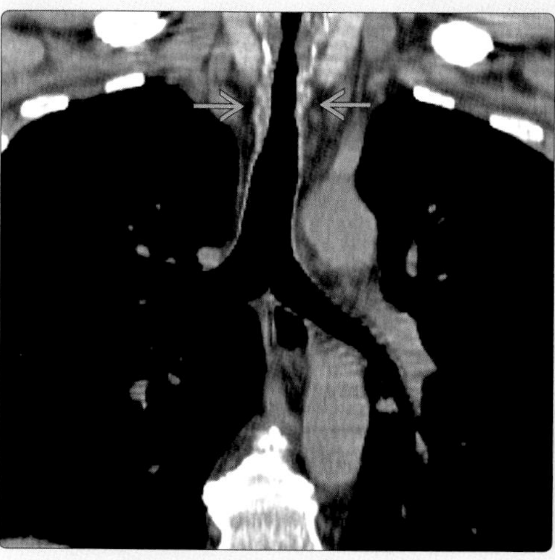

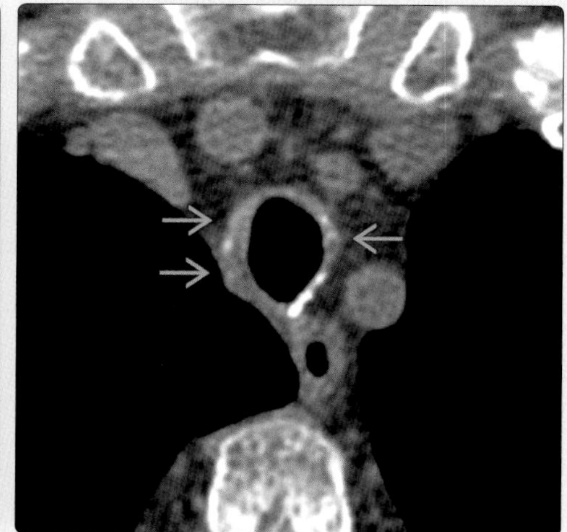

（左图）肉芽肿性多血管炎累及气道患者的冠状位CT显示，气管长节段管壁增厚伴继发性气管狭窄→。

（右图）肉芽肿性多血管炎累及气道患者的横断位CT显示，气管右侧壁软组织较左侧呈偏心性不对称增厚→。

气道肉芽肿性多血管炎

术语

缩写

- 气道肉芽肿性多血管炎（granulomatosis with polyangiitis, GPA）
- 抗中性粒细胞胞浆抗体相关性血管炎（ANCA-associated vasculitis, AAV）

同义词

- 韦格纳肉芽肿病（wegener granulomatosis, WG）

定义

- 以中小血管坏死性血管炎伴肉芽肿性炎症为特征的多系统疾病

影像学表现

X 线表现

- 气道受累引起的肺叶、段性肺不张

CT 表现

- 气管壁增厚
  - 表面光滑或呈结节状
  - 呈节段性和局灶性（长度 2～4 cm）
  - 环形（累及后部膜部气管）
- 气管狭窄
  - 声门下部狭窄比远端支气管受累更常见
- 气管软化
  - 与管腔狭窄和（或）软骨损伤有关
- 支气管扩张、肺不张及肺炎
  - 与远端气道受累有关

推荐的影像学检查方法

- 推荐的检查序列与参数
  - 动态平扫 CT（吸气相及呼气相）
    - 多平面重建
    - 扫描范围应包括胸部和颈部（声门水平）

鉴别诊断

气管插管 / 切开术后狭窄

- 在气管切口处或插管球囊处
- 对称性变窄，长度小于 2 cm
- 管腔呈“沙漏”形

气管支气管淀粉样变性

- 局灶性或弥漫性管壁软组织结节样增厚
  - 可出现管壁钙化 / 骨化
- 累及后部膜部气管

复发性多软骨炎

- 长节段的气管支气管狭窄
- 后部膜部气管不受累
- 胸外软骨受累

气管支气管骨化症

- 局灶或弥漫性的软组织密度及钙化密度管壁结节
- 气管后壁不受累

病理学表现

基本表现

- 病因
  - GPA 是 AAV 的临床表型
  - 免疫测定技术定义了 2 种主要的 ANCA 血清型：蛋白酶 3（PR3）-ANCA 和髓过氧化物酶（MPO）-ANCA
  - AAV 的发病机制涉及遗传学和表观遗传学因素（调节 MPO 和 PR3 转录的 DNA 甲基化程度低）
  - 炎性黏膜糜烂（黏膜溃疡）
- 遗传学
  - PR3-ANCA 血管炎与 *SERPINA1* 基因（编码 α1-抗胰蛋白酶）、*PRTN* 基因（编码 PR3）和人类白细胞抗原（*HLA*）位点（HLA-DP4）相关
  - 报道 MPO-ANCA 血管炎与 HLA-DQ 相关

临床要点

临床表现

- 最常见的症状 / 体征
  - 呼吸困难、声音嘶哑和喘鸣
- 其他症状 / 体征
  - 肺和肾脏疾病表现
- 气管支气管受累常见（15%～55%）
- 气管受累通常伴发多系统疾病
- 有孤立性大气道受累的病例报道

人口统计学表现

- 年龄
  - 任何年龄；确诊平均年龄：40～55 岁
- 性别
  - 气道受累在女性患者中更为常见
- 流行病学
  - 患病率：21.8/10 万

自然病史和预后

- 气道狭窄应被视作 GPA 的重度表现

治疗

- 气管狭窄需要使用大剂量全身性糖皮质激素和环磷酰胺或利妥昔单抗治疗

诊断要点

考虑的诊断

- 气道 -GPA 和气管壁环形增厚或声门下狭窄的鉴别诊断

气管支气管淀粉样变性

关键要点

术语

- 淀粉样蛋白在气管支气管树黏膜下呈局灶或弥漫性沉积
  - 以淀粉样轻链（amyloid light chain, AL）蛋白为特征

影像学表现

- 气道壁软组织结节样增厚
  - 多发性黏膜下斑块（最常见）
  - 可累及气管后壁
  - 局灶性气道结节
  - 可出现钙化
- 可影响喉部、气管、支气管主干及分支
- 阻塞性改变
  - 支气管扩张
  - 肺不张
  - 肺组织实变
  - 过度充气

主要鉴别诊断

- 获得性气管狭窄
- 气管支气管骨化症
- 肉芽肿性多发血管炎
- 复发性多软骨炎
- 气管肿瘤

病理学表现

- 气管壁黏膜下的异常蛋白质沉积

临床要点

- 症状 / 体征（数年内逐渐发作）
  - 慢性咳嗽、呼吸困难、喘息、咯血
- 发病年龄范围较广：16~85 岁（平均发病年龄：53 岁）
- 5 年生存率：30%~50%
- 治疗：支气管镜 / 手术切除，进展性病变需放射治疗

（左图）胸片（聚焦气管）显示，双侧气管旁可见光滑增厚条状影→，提示气管壁增厚。

（右图）胸部冠状位增强 CT 图像显示气管支气管壁弥漫性增厚→，伴有明显管腔狭窄⇨，增厚气道管壁内散在不整形钙化↪。气道壁弥漫性、波浪形增厚伴或不伴钙化，是气管支气管淀粉样变性的典型表现。

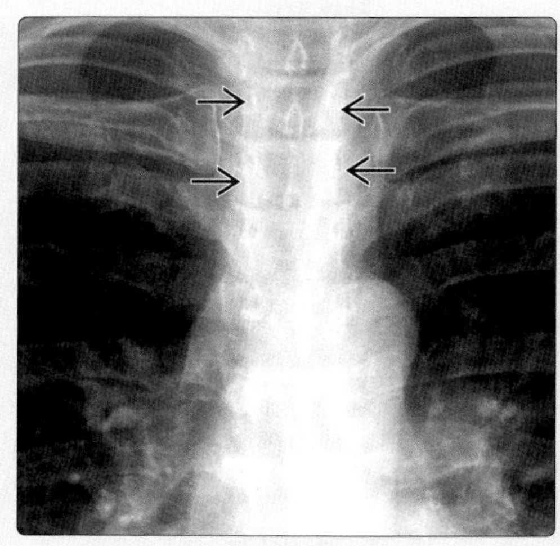

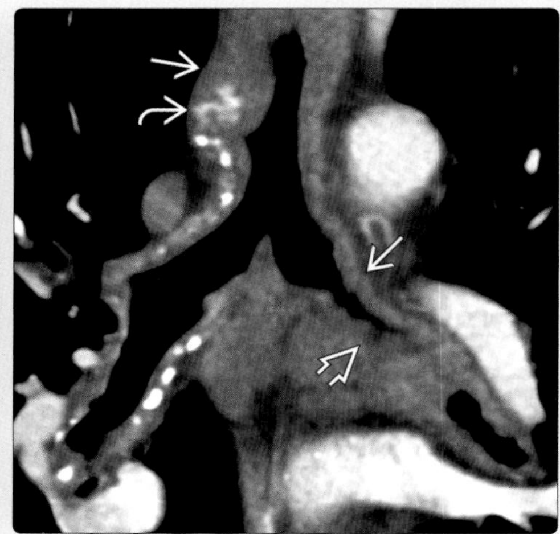

（左图）局灶性气管淀粉样变性患者横断位增强 CT 图像显示气管外前上壁增厚→。病变可以是偏心性或环形，最常累及颈段气管。

（右图）横断位增强 CT 图像显示右肺上叶及双侧主支气管管壁光滑、环形增厚伴管腔狭窄→，或伴钙化。

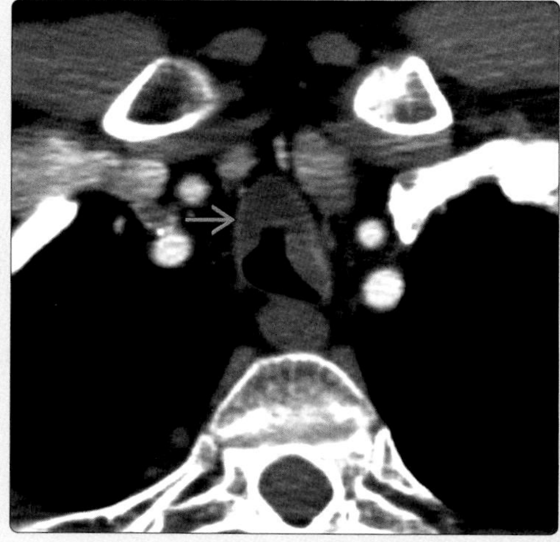

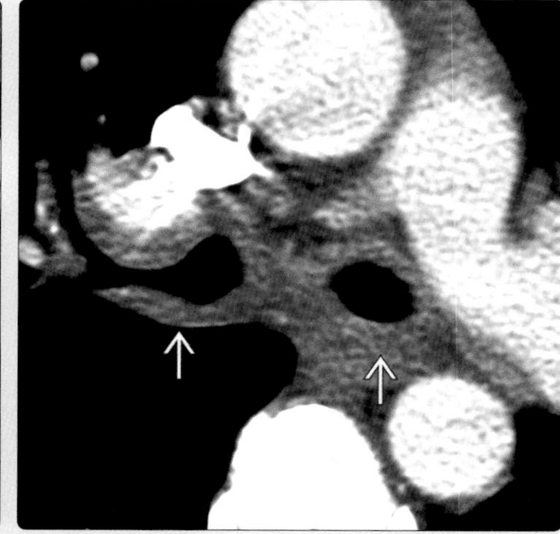

气管支气管淀粉样变性

术语

同义词
- 气道淀粉样变性

定义
- 淀粉样蛋白在气管支气管树黏膜下呈局灶或弥漫性的沉积
  - 以淀粉样轻链（AL）蛋白为特征

影像学表现

基本表现
- 最佳诊断思路
  - 气道管壁局灶或弥漫性结节样增厚，伴或不伴钙化

X 线表现
- 胸部 X 线检查通常无异常表现
- 气道阻塞引起的肺不张和（或）实变

CT 表现
- 气道壁软组织结节样增厚
  - 散在黏膜下斑块：最常见于颈段气管，偏心性或环形，可累及气管后壁
  - 局灶性气管结节（单发或多发）
  - 可出现钙化
  - 可引起管腔狭窄和阻塞
- 可累及喉部、气管、支气管主干及分支
  - 梗阻后相关表现：肺不张、实变、支气管扩张、过度充气

MR 表现
- 局灶性或弥漫性气道管壁增厚
- ± 管腔狭窄及阻塞
- T_2WI 序列信号低于骨骼肌
- ± 强化

核医学表现
- 骨扫描显示淀粉样蛋白沉积物摄取 ^{99m}Tc 二膦酸盐
- 淀粉样蛋白沉积物对焦磷酸锝有摄取

推荐的影像学检查方法
- 最佳影像检查方法
  - 薄层 CT：显示黏膜下层的异常，确定受累程度，评估气道阻塞的继发性改变
- 推荐的检查序列与参数
  - 多平面重建图像以评估气道受累的纵向范围

鉴别诊断

获得性气管狭窄
- 长期插管史
- 气管壁软组织局灶性、环形或偏心性增厚
- 在气管造口处或插管球囊处

气管支气管骨化症
- 气管支气管壁结节样骨 / 软骨病变
  - 典型钙化
  - 累及气管前外侧壁，气管后壁不受累

肉芽肿性多血管炎
- 声门下受累：气管壁软组织增厚和管腔狭窄
- 可累及气管支气管后壁
- 可影响气管支气管树远端分支

复发性多软骨炎
- 气道壁软组织增厚：不累及气管后部，伴或不伴钙化，通常局限于气道软骨

气管肿瘤
- 通常表现为气道局限性软组织结节
- 可表现局部浸润或纵隔淋巴结肿大

病理学表现

基本表现
- 病因
  - 病因尚不明确
- 异常嗜酸性粒细胞蛋白的胞外沉积

大体病理和手术所见
- 不规则增厚的气道管壁，有蜡状或坚硬的沉积物

镜下表现
- 气道黏膜下异常的蛋白质沉积
- 刚果红染色
  - 偏光显微镜下可见特征性的苹果绿双折射现象

临床要点

临床表现
- 最常见的症状 / 体征
  - 症状（多年逐渐发作）：慢性咳嗽、呼吸困难、喘息、咯血
    - 可被误诊为哮喘

人口统计学表现
- 年龄
  - 发病年龄范围较广：16~85 岁（平均年龄：53 岁）
- 性别
  - 患病男女比例：2 ∶ 1

自然病史和预后
- 5 年生存率：30%~50%

治疗
- 支气管镜下治疗阻塞性气道病变
- 手术切除，通常适用于广泛受累
- 药物治疗，成功率有限
- 进展性疾病需放射治疗

气管支气管骨化症

关键要点

术语
- 气管支气管骨化症（tracheobronchopathiaosteochondroplastica, TO）
- 罕见的特发性良性疾病，其特征是主要气道（气管和近端支气管）黏膜下多发的骨软骨结节

影像学表现
- 平片
  - 胸片可无异常
  - 气管壁不规则结节
  - 气管非对称性狭窄
  - 主支气管狭窄 / 梗阻
- CT
  - 管壁多发小结节 ± 钙化
  - 累及气管和近端支气管前外侧壁
  - 不累及气管膜部
  - 阻塞后的肺不张 / 实变

主要鉴别诊断
- 气管支气管淀粉样变性
- 复发性多软骨炎
- 肉芽肿性多血管炎
- 喉 – 气管乳头瘤

病理学表现
- 气管和支气管多发黏膜下结节
- 黏膜完整
- 透明纤维胶原组织纤维化、钙化

临床要点
- 通常无症状
- 呼吸困难、咳嗽、喘息、咯血、复发性肺炎
- 治疗
  - 阻塞性病变须内镜 / 手术切除或置入支架

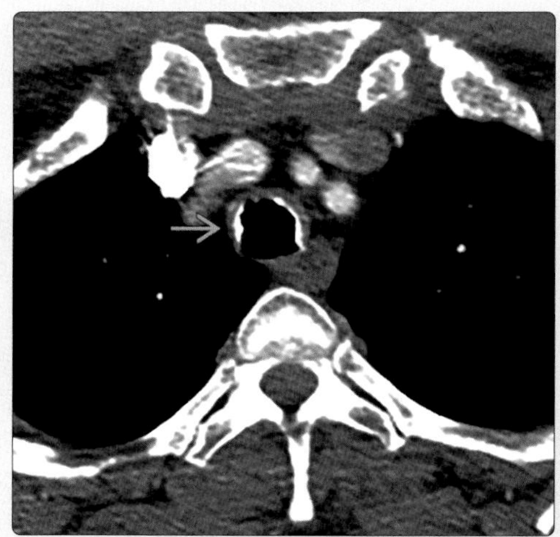

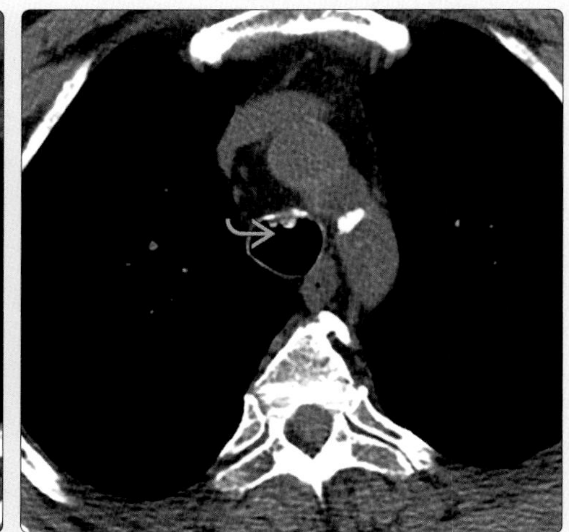

（左图）一名 57 岁女性气管支气管骨化症患者，胸部横断位增强 CT 图像显示沿气管前外侧壁可见钙化斑块样结节→，后部膜部气管未受累（特征性表现）。

（右图）一名 67 岁男性气管支气管骨化症患者，横断位平扫 CT 图像显示气管前壁钙化结节↗。这是一种特发性良性疾病，通常影响气管和主支气管。

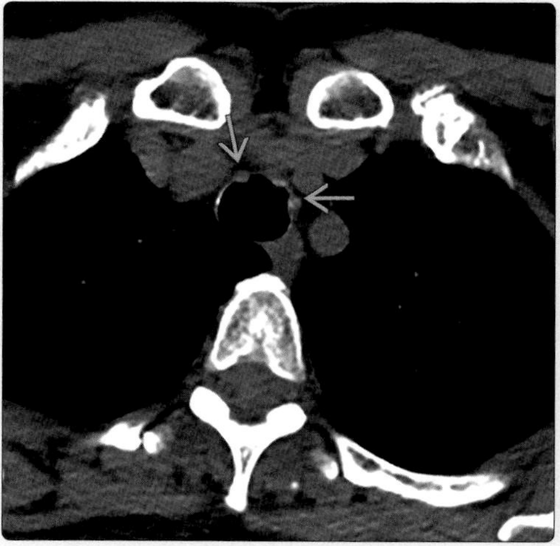

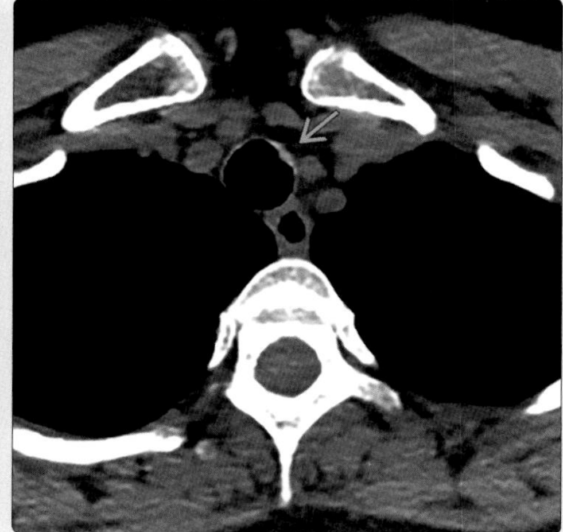

（左图）一名 61 岁女性气管支气管骨化症患者，横断位平扫 CT 图像显示气管前外侧壁黏膜下见钙化及非钙化结节→。大多数患者无症状，为偶然发现。

（右图）一名 63 岁女性患者横断位平扫 CT 图像显示，气管左前外侧壁结节，符合气管支气管骨化症，表现为钙化或非钙化的圆形、斑块状管壁结节。

气管支气管骨化症

术语

缩写
- 气管支气管骨化症（tracheobronchopathiaosteochondroplastica, TO）

同义词
- 气管骨化症
- 气管骨软骨增生

定义
- 罕见的特发性良性疾病：主要气道（气管和近端支气管）多发黏膜下骨软骨结节

影像学表现

基本表现
- 最佳诊断思路
  - 气管前外侧壁结节
  - 后部膜部气管壁不受累
- 部位
  - 气管前外侧壁，通常位于气管远端 2/3 处
  - 近端支气管壁
- 大小
  - 均匀的小结节，直径 1～5 mm
- 形态学
  - 圆形，斑块状，息肉状；可融合

X 线表现
- 平片
  - 胸片通常未见异常
  - 气管壁不规则结节
  - 气管非对称性狭窄
  - 主要支气管狭窄 / 梗阻：肺叶塌陷，阻塞性肺炎

CT 表现
- 多发气管壁结节，突出至管腔内
  - 钙化或非钙化
- 气管和近端支气管前外侧壁受累
- 后部膜部气管壁不受累（无软骨）
- 气道不同程度狭窄
- 部分患者气管呈“剑鞘”样改变
- 直接观察和评估气管阻塞表现
  - 肺不张
  - 阻塞性肺炎
- 偶尔累及喉部及声门下气管

推荐的影像学检查方法
- 最佳影像检查方法
  - 胸部 CT 是气管支气管骨化症的首选影像学检查
- 推荐的检查序列与参数
  - 无需静脉注射造影剂

鉴别诊断

气管支气管淀粉样变性
- 气管 / 支气管壁环形增厚、钙化或非钙化性黏膜下结节
- 累及后部膜部气管
- 气管腔变窄

复发性多软骨炎
- 气管及主支气管软骨增厚
- 气管前外侧壁受累，不累及膜部气管
- 影响其他软骨结构：耳部和关节

肉芽肿性多血管炎
- 非钙化、弥漫性、结节状或光滑环状的气管壁增厚
- 段支气管和亚段支气管管壁增厚
- 与肺多发结节、肿块或实变伴多发空洞相关

喉 – 气管乳头瘤
- 非钙化黏膜结节；喉部亦可受累
- 儿童期或青年期发病
- 远端播散可导致空洞性肺结节

病理学表现

大体病理和手术所见
- 气管和支气管多发黏膜下结节；黏膜完整

镜下表现
- 透明纤维胶原组织纤维化、钙化、坏死
- 软骨、骨和造血组织
- 表面黏膜的鳞状化生

临床要点

临床表现
- 最常见的症状 / 体征
  - 通常无症状
  - 呼吸困难、咳嗽、喘息、咯血、复发性肺炎
  - 在插管或支气管镜检查时发现

人口统计学表现
- 年龄
  - 发病年龄通常大于 50 岁
- 性别
  - 男性多于女性
- 流行病学
  - 特发性
  - 尸检检出率为 0.5%

自然病史和预后
- 进展缓慢
- 通常是偶然发现、诊断

治疗
- 阻塞性病变需内镜 / 手术切除或置入支架

复发性多软骨炎

关键要点

术语
- 复发性多软骨炎（relapsing polychondritis, RPC）
- 以软骨结构复发性炎症为特征的自身免疫性疾病

影像学表现
- 气管壁增厚
  - 气管壁增厚大于 2 mm，伴或不伴钙化
  - 膜部气管不受累
- 气道壁薄弱处增多
- 软骨环破坏
- 气管或气管支气管狭窄（发现较晚）
- 马赛克征
- 空气潴留（呼气相 CT）

主要鉴别诊断
- 肉芽肿性多血管炎
- 气管骨化症
- 淀粉样变性

病理学表现
- RPC 病因不明
- Ⅱ型胶原蛋白（软骨和巩膜中含量丰富）自身免疫反应假说

临床要点
- 耳软骨炎
- 眼部表现（巩膜炎、巩膜表层炎或结膜炎）
- 鼻软骨炎（鼻软骨疼痛性炎症）
- 肋软骨炎（胸骨后胸痛）
- 喉气管和肺部受累（病程中发生率为 50%）
- 呼吸系统并发症和下呼吸道感染是最常见的死亡原因

诊断要点
- 对于气管壁增厚（大于 2 mm）且气管膜部不受累的患者，考虑 RPC

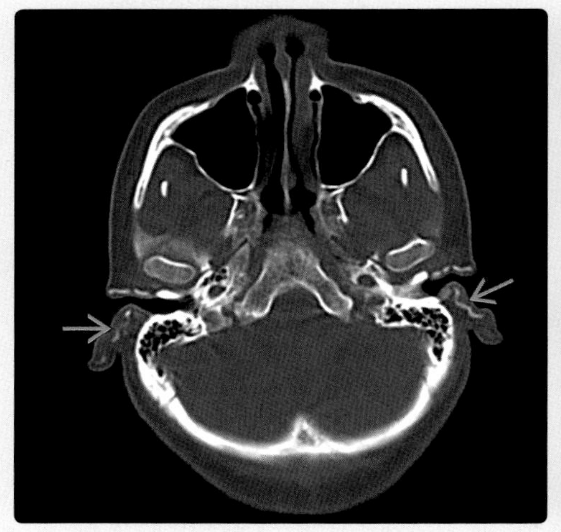

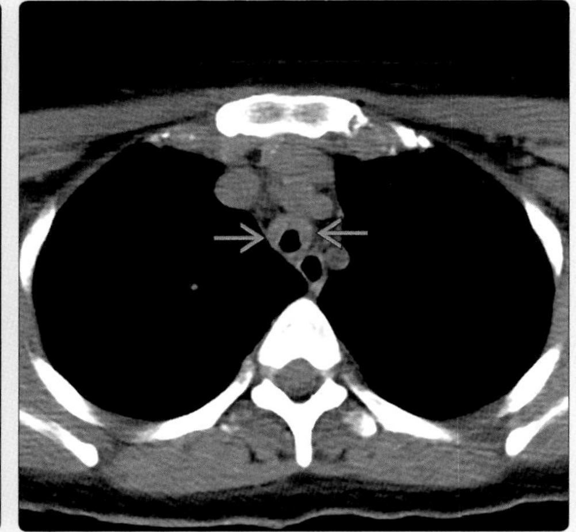

（左图）一名复发性多软骨炎患者的头部横断位平扫 CT 图像示外耳软骨的广泛钙化→。除耳软骨外，许多其他软骨也可能受累，包括鼻软骨、肋软骨和喉部软骨。

（右图）同一患者的横断位平扫 CT 图像示气管壁明显均匀光滑增厚→，未累及膜部气管。

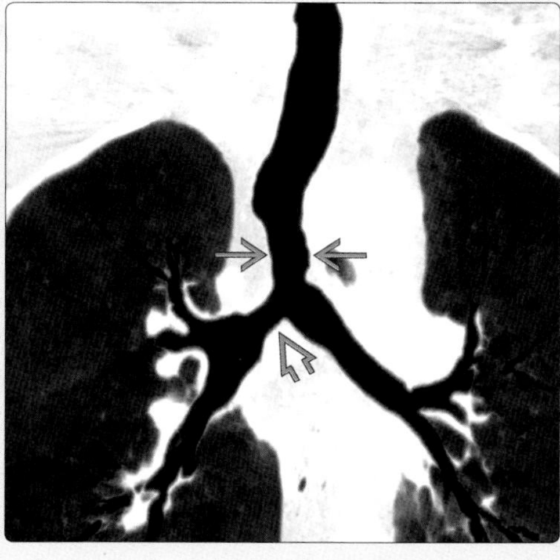

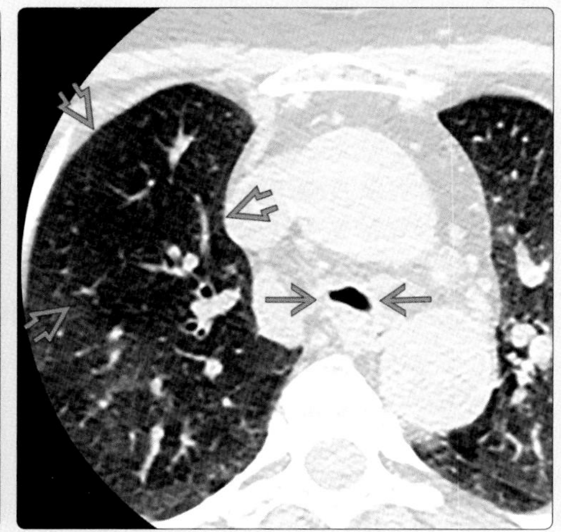

（左图）一名复发性多软骨炎患者的冠状位平扫 CT MinIP 重建图像示气管远端→和右主支气管⇨变窄。

（右图）同一患者的呼气相横断位平扫 CT 图像示气管远端呼气性萎陷→、肺内空气潴留区⇨。气管支气管软化症是一种常见的后遗症，与气管软骨复发性炎症有关，常伴马赛克征和空气潴留。

复发性多软骨炎

术语

缩写

- 复发性多软骨炎（relapsing polychondritis, RPC）

定义

- 以软骨结构复发性炎症为特征的自身免疫性疾病

影像学表现

基本表现

- 最佳诊断思路
  - 气管壁增厚，不累及膜部气管

X 线表现

- 平片
  - 气管和主支气管
    - 弥漫管壁增厚
    - 侧位像上可见气管后条纹
    - 固定性或可变性狭窄
  - 肺
    - 阻塞性肺不张或肺炎
    - 支气管扩张（发生率 25%）
    - 空气潴留（发生率 50%）
  - 心血管
    - 动脉瘤，升主动脉受累为著
    - 主动脉瓣、二尖瓣反流或心包炎引起的心脏增大

CT 表现

- 平扫 CT
  - 气管壁增厚
    - 管壁增厚大于 2 mm，伴或不伴钙化
    - 不累及膜部气管
  - 气道壁薄弱处增多
  - 软骨环破坏
  - 气管或气管支气管狭窄（发现较晚）
  - 马赛克征
  - 支气管扩张
- 呼气相 CT
  - 气管支气管软化：气管支气管呼气相塌陷
  - 空气潴留
    - 正常高透过度肺野背景下的低透过度区（呼气相 CT）
    - 软化或固定性的气管支气管狭窄

推荐的影像学检查方法

- 最佳影像检查方法
  - 胸部动态平扫 CT（吸气相和呼气相）

鉴别诊断

肉芽肿性多血管炎

- 气管壁向心性不规则增厚
- 空洞结节 / 实变和磨玻璃征
- 声门下部狭窄，表面光滑
- 胞浆型抗中性粒细胞胞浆抗体（c-ANCA）阳性（+）

气管支气管骨化症

- 气管壁增厚，不累及膜部气管
- 突出至气管腔内的结节
- 发病人群年龄较大

淀粉样变性

- 气管壁向心性不规则增厚伴管腔狭窄
- 偶有钙化

病理学表现

基本表现

- 病因
  - RPC 病因不明
  - Ⅱ型胶原蛋白（软骨和巩膜中含量丰富）自身免疫反应假说
  - 3 种独立的表型：血液型（10%），呼吸型（25%），温和型（65%）
- 相关异常
  - 其他自身免疫性疾病

临床要点

临床表现

- 最常见的症状 / 体征
  - 耳软骨炎（最常见表现）
  - 眼部表现（巩膜炎、巩膜表层炎、结膜炎）
  - 鼻软骨炎（鼻软骨疼痛性炎症）
  - 肋软骨炎（胸骨后胸痛）
  - 喉气管和肺部受累（病程中发生率为 50%）
    - 喉软骨炎（声音嘶哑、喘鸣）
- 其他症状 / 体征
  - 心血管受累（主动脉瓣反流、动脉瘤）
  - 皮肤症状（紫癜、丘疹、结节）
  - 循环免疫复合物引起的肾小球肾炎

人口统计学表现

- 年龄
  - 中年发病
- 性别
  - 女性患者略多
- 流行病学
  - 发病率：每年 3.5/100 万
  - 呼吸系统损伤患病率：20%～50%

自然病史和预后

- 5 年生存率：75%
- 呼吸系统并发症和下呼吸道感染是最常见的死亡原因
- 心血管受累是第二常见的死亡原因

诊断要点

考虑的诊断

- RPC 患者常伴有不累及膜部气管的气管壁增厚（管壁增厚大于 2 mm）

鼻硬结病

关键要点

术语

- 硬结病
- 由鼻硬结克雷伯杆菌引起的上呼吸道肉芽肿性感染

影像学表现

- 最佳诊断思路：声门下黏膜不规则增厚伴隐窝状间隙
- 气管壁增厚
  - 向心性、对称或非对称性增厚，无钙化
  - 隐窝状间隙
- 气管狭窄
  - 声门下部狭窄伴气管支气管远端受累
- 气管黏膜结节
- 会厌、杓会厌皱襞和声带增厚
- 双侧对称或非对称性鼻肿块
- 鼻息肉和鼻甲增大

主要鉴别诊断

- 喉 – 气管乳头状瘤
- 肉芽肿性多血管炎
- 复发性多软骨炎
- 淀粉样变性

病理学表现

- 米库利奇细胞（增殖 / 肉芽肿期）
  - 含有大量革兰阴性杆菌的大型泡沫状单核细胞

临床要点

- 鼻塞、流涕、鼻衄和喘鸣
- 流行于中美洲、埃及、非洲热带和印度
- 女性易感
- 风险因素：卫生条件差、营养缺乏、生活在人口密集和农村地区

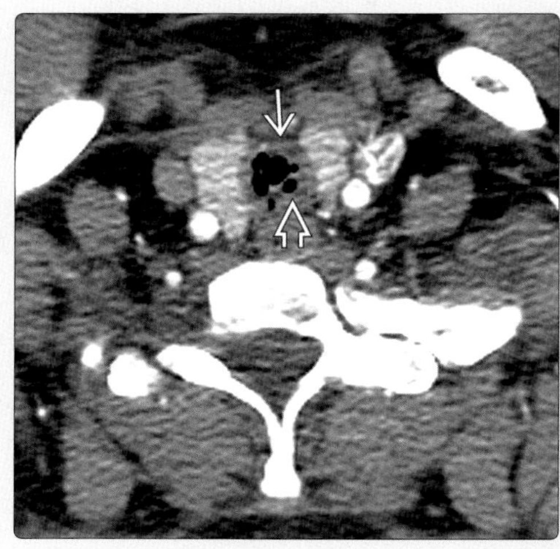

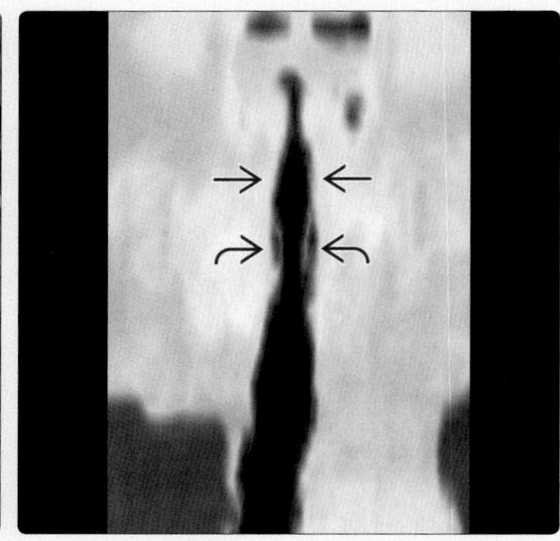

（左图）横断位平扫 CT 图像示声门下环状狭窄和黏膜增厚→伴隐窝样气腔⇨，这是鼻硬结病的特征性表现，与引起声门下气管狭窄的其他病因无关。隐窝状间隙代表纤维化气管壁上杯状细胞的扩张孔。

（右图）平扫 CT MinIP 冠状位重建图像示声门下局灶狭窄→和充气的黏膜下隐窝↷，是鼻硬结病的特征性表现。

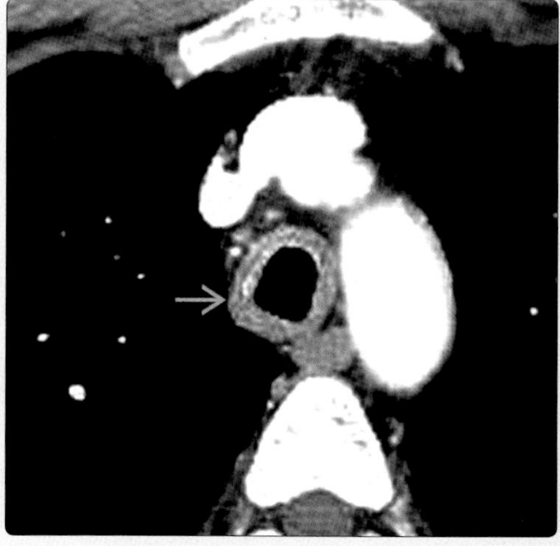

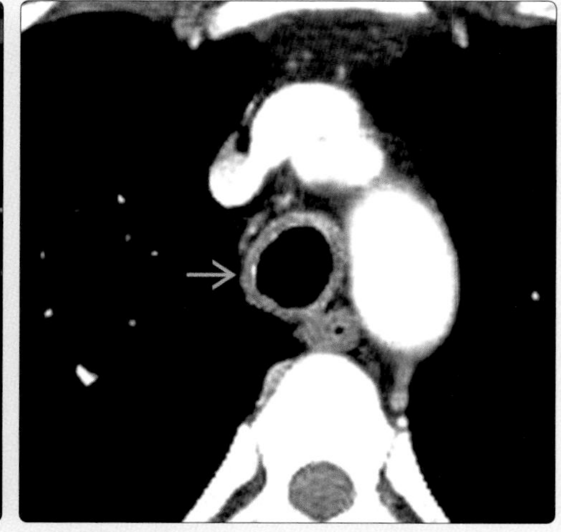

（左图）一名鼻硬结病患者的增强 CT 图像示气管壁弥漫、光滑、环形增厚→，累及气管壁中层。

（右图）同一患者抗生素治疗 6 个月后复查，横断位增强 CT 图像示增厚气管壁间隔明显减少→。总体而言，长期抗生素治疗（疗程 3 个月）有良好疗效，但短期或过早中断的治疗可能会导致复发。

鼻硬结病

术语

同义词

- 硬结病

定义

- 由鼻硬结克雷伯杆菌引起的上呼吸道肉芽肿性感染

影像学表现

基本表现

- 最佳诊断思路
  - 声门下黏膜不规则增厚伴隐窝状间隙

CT 表现

- 气管壁增厚
  - 向心性、对称或非对称性
  - 无钙化
  - 隐窝状间隙代表纤维化气管壁上杯状细胞的扩张孔
- 气管狭窄
  - 声门下部狭窄伴气管支气管远端受累
  - 局灶性或弥漫性
- 气管黏膜结节
- 会厌、杓会厌皱襞和声带增厚
- 双侧对称或非对称性鼻肿块
- 鼻息肉和鼻甲增大

MR 表现

- 肉芽肿期
  - T_2WI 序列呈高信号或混杂信号，增强扫描均匀强化或混合不均匀强化
- 纤维化期
  - T_2WI 序列呈低信号，增强扫描轻微强化

鉴别诊断

喉－气管乳头状瘤

- 喉－气管黏液样结节伴腔内延伸
- 实性 / 空洞性肺结节

肉芽肿性多血管炎

- 气管壁同心不规则性增厚
- 声门下部狭窄
- 空洞结节 / 实变和磨玻璃征

复发性多软骨炎

- 复发性软骨炎症（耳、鼻、关节、喉、气管支气管树）
- 气管壁增厚，不累及膜部气管

淀粉样变性

- 气管壁向心性、不规则性增厚，伴管腔继发性狭窄
- 偶有钙化

病理学表现

基本表现

- 病因
  - 鼻硬结克雷伯杆菌：革兰阴性双杆菌
  - 感染途径：飞沫传播（吸入受污染的飞沫）；始于鼻咽，扩散到相邻结构
  - 50% 病例细菌培养阳性

分期、分级和分类

- Ⅰ期：萎缩性 / 卡他性
  - 持续性恶臭脓涕
- Ⅱ期：增殖性 / 肉芽肿性
  - 肿块形成伴组织破坏
- Ⅲ期：硬化
  - 广泛的瘢痕、纤维化和慢性炎细胞浸润

镜下表现

- 米库利奇细胞（增殖 / 肉芽肿期）
  - 含有大量革兰阴性杆菌的大型泡沫状单核细胞

临床要点

临床表现

- 最常见的症状 / 体征
  - 鼻塞（100%）
  - 流涕（46%）
  - 鼻衄（29%）
  - 嗅觉丧失或嗅觉异常（32%）
  - 喘鸣（15%）
  - 症状持续 1.5~8 年

人口统计学表现

- 年龄
  - 发病年龄：10~57 岁（平均年龄：35 岁）
- 性别
  - 女性易感
- 流行病学
  - 流行于中美洲、埃及、非洲热带、印度和印度尼西亚
  - 危险因素
    - 卫生条件差、营养缺乏、生活在人口密集和农村地区

自然病史和预后

- 复发率：27%
  - 与治疗期短或暂停治疗有关
- 呼吸系统并发症和下呼吸道感染是最常见的死亡原因
- 心血管受累是第二常见的死亡原因

治疗

- 抗生素（利福平、磺胺甲噁唑－甲氧苄啶和喹诺酮类）治疗至少 2~3 个月
- 特定患者需外科手术和激光手术治疗

支气管炎

关键要点

术语
- 慢性支气管炎（chronic bronchitis, CB）
- 慢性阻塞性肺病（chronic obstructive pulmonary disease, COPD）
- 连续2年，无其他病因的咳嗽、咳痰，持续时间超过3个月

影像学表现
- 平片
  - 大多数患者胸片未见异常
  - 支气管壁增厚："轨道"征、支气管周围"套袖"征、肺间质纹理增多
  - 过度充气膨胀
- CT
  - 支气管壁增厚
  - 马赛克征，呼气相空气潴留
  - 气管支气管树黏液栓
  - 支气管憩室
  - 肺心病：肺动脉干增粗、右心室增大

主要鉴别诊断
- 小叶中心性肺气肿
- 哮喘
- 急性支气管炎
- 慢性阻塞性肺病恶化加重

病理学表现
- 病因：吸烟、职业暴露、空气污染
- 症状：咳痰、呼吸困难、喘息
- 美国4%的成人（年龄大于18岁）确诊为慢性支气管炎
- 治疗：支气管扩张剂、类固醇

诊断要点
- 诊断必须满足临床标准，影像学表现仅作为支持性参考

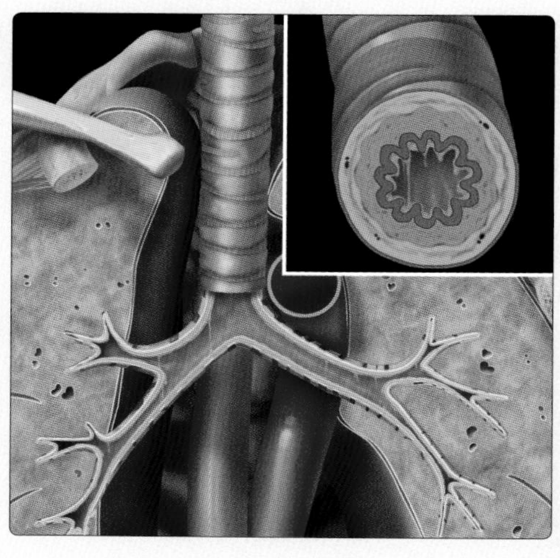

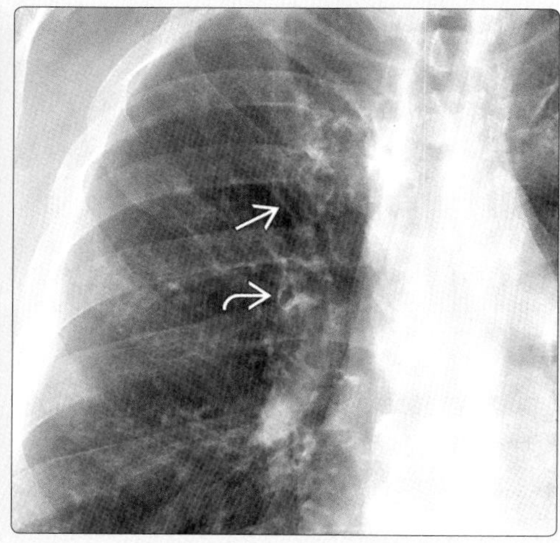

（左图）图片显示慢性支气管炎形态学特征，包括气管和主支气管的普遍增厚，以及主气道壁上覆盖的厚层黏液。插图展示了细支气管增厚管壁的横截面，伴有腔内黏稠黏液。

（右图）重度吸烟者胸片显示"轨道"征➡和支气管周围"套袖"征↪，符合慢性支气管炎特征性的气道壁增厚改变。

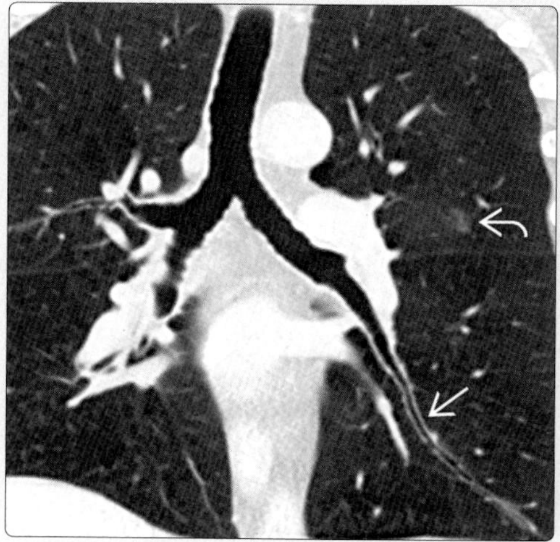

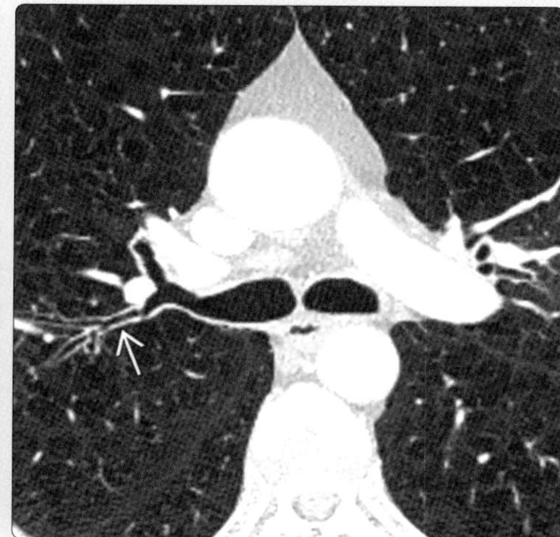

（左图）咳痰吸烟者冠状位增强CT图像示轻至中度弥漫性支气管壁增厚➡，偶然发现左肺上叶磨玻璃密度结节↪。由吸烟引起的慢性支气管炎患者也有患肺癌的风险。

（右图）临床确诊慢性阻塞性肺病的吸烟者横断位增强CT图像示双肺重度小叶中心性肺气肿和主支气管管壁增厚➡，这些表现通常并存。

支气管炎

术语

缩写

- 慢性支气管炎（chronic bronchitis, CB）
- 慢性阻塞性肺病（chronic obstructive pulmonary disease, COPD）

定义

- 慢性支气管炎（CB）根据临床定义，而不是解剖学定义
  - 连续 2 年，无其他病因的多日咳嗽、咳痰，持续时间超过 3 个月
  - 慢性阻塞性肺病（COPD）包括慢性支气管炎（CB）、肺气肿和两者兼有的患者

影像学表现

X 线表现

- 平片
  - 大多数单纯性慢性支气管炎患者胸片未见异常
  - 支气管壁增厚
    - "轨道"征或"双轨"征
      - 纵行支气管管壁增厚
    - 支气管周围"套袖"征，环形阴影
      - 支气管末端管壁增厚，与毗邻肺动脉形成印戒征
    - 肺纹理增多；"脏肺"征
  - 过度充气，可能与并发肺气肿有关
  - 肺心病
    - 右心室扩大，肺动脉干增宽，外周肺动脉减少

CT 表现

- 支气管壁增厚
  - 管壁厚度与支气管直径比率增大
  - 多见于重度吸烟者
  - 与气道阻塞相关
- 气管支气管树黏液栓
- 马赛克征，呼气相空气潴留
- 支气管憩室
- 肺心病
  - 肺动脉干增宽，右心室扩大

鉴别诊断

小叶中心型肺气肿

- 通常与慢性支气管炎（CB）共存
- 吸烟者中也可见
- 胸片显示肺过度充气
  - 肺气肿特征性表现：上肺野透过度相对增高，在单纯性慢性支气管炎中并不常见
- HRCT 可明确诊断

哮喘

- 可与慢性支气管炎（CB）共存
- 可出现支气管壁增厚和过度充气
- 支气管扩张剂治疗可逆转气道阻塞

急性支气管炎和慢性阻塞性肺病恶化加重

- 通常合并慢性支气管炎（CB）
- 急性发作，通常在病毒性上呼吸道感染之后

病理学表现

基本表现

- 病因
  - 吸烟
  - 职业环境：采矿、纺织业
  - 空气污染
  - 遗传学：与 22 号和 12p 染色体 / 连锁

大体病理和手术所见

- 支气管黏膜炎症、红斑，表面黏液增多

镜下表现

- 黏液腺肥大和增生
- 杯状细胞增生

临床要点

临床表现

- 最常见的症状 / 体征
  - 咳痰
- 其他症状 / 体征
  - 呼吸困难、喘息、胸闷、咯血
  - 肺心病：外周水肿
  - 紫肿型阻塞性肺气肿（支气管炎型）
    - 与低氧血症有关的发绀
    - 右心衰竭引起的外周水肿
- 单纯慢性支气管炎（CB）患者的肺功能检查一般正常

人口统计学表现

- 性别
  - 男性多于女性
- 流行病学
  - 美国 4% 的成人（年龄大于 18 岁）确诊为慢性支气管炎
  - 慢性支气管炎发病率与吸烟量成正比

自然病史和预后

- 下呼吸道感染可引起病情急剧加重、恶化

治疗

- 戒烟
- 支气管扩张剂、类固醇
- 肺复健、辅助吸氧
- 流感和肺炎疫苗接种

诊断要点

考虑的诊断

- 诊断必须满足临床标准，影像学表现仅作为支持性参考

支气管扩张症

关键要点

术语

- 不可逆的支气管扩张，通常与支气管壁炎症有关

影像学表现

- 平片
  - 与扩张的气道和增厚的气道壁范围一致的线状影；“轨道”征
  - 圆形或分支管状透亮区和囊状影表示扩张的气道；伴或不伴气 - 液平面
- HRCT/ 薄层 CT
  - 支气管动脉比率（B/A）增高；印戒征
    - B/A 大于 1.5：提示支气管扩张症
  - 支气管远端未逐渐变细：支气管扩张的最早和最敏感的体征
  - 支气管扩张：肋胸膜或邻接纵隔胸膜 1 cm 以内可见气道
- MR：越来越多地用于年轻患者以避免电离辐射

主要鉴别诊断

- 支气管炎
- 支气管闭锁
- 囊性肺病

病理学表现

- 病因：感染（最常见）、囊性纤维化、变应性支气管肺曲霉病、慢性吸入、中央气道阻塞

临床要点

- 美国估计患病率为 139/10 万，发病率随年龄增长而增加
- 体征和症状：慢性咳嗽、黏脓性痰、呼吸困难、咯血，可能无症状

诊断要点

- 支气管扩张的分布和辅助发现有助于缩小鉴别诊断范围

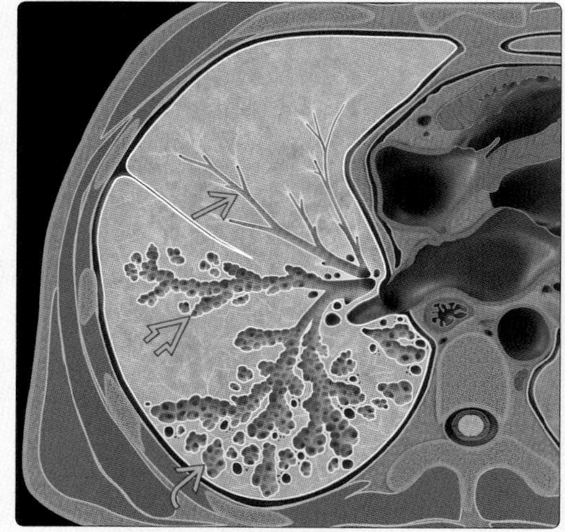

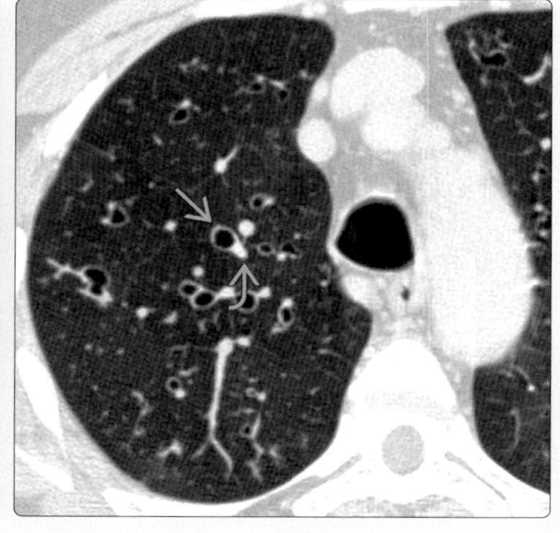

（左图）图示支气管扩张的严重程度。柱形支气管扩张为最轻微的支气管扩张形式，表现为均匀的支气管扩张和无气道变细。曲张型支气管扩张表现为“串珠”状支气管。当扩张的支气管呈现圆形囊性形态时会导致囊状支气管扩张。

（右图）囊性纤维化患者横断位平扫 CT 图像显示支气管扩张，可见印戒征：“环”代表扩张的气道，“戒石”代表着相邻的动脉。

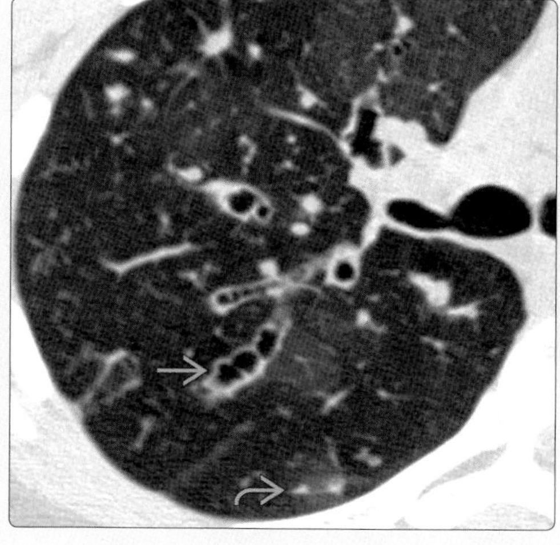

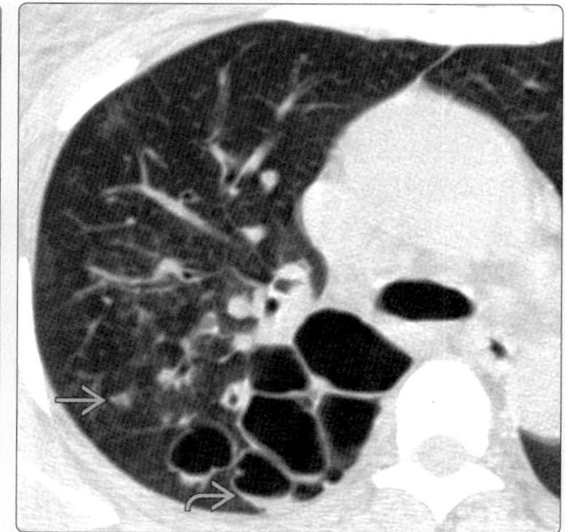

（左图）同一患者的横断位平扫 CT 图像显示曲张型支气管扩张，以气道“串珠”状扩张为特征。注意气道壁增厚、簇状小叶中心结节和磨玻璃密度影（源于相关的缩窄性细支气管炎）。

（右图）有慢性吸入病史患者的横断位平扫 CT 显示严重的右肺下叶囊状支气管扩张，在扩张的气道内可见气 - 液平面。注意相邻的小叶中心结节和“树芽”征。

术语

定义

- 含软骨的支气管不可逆扩张

影像学表现

基本表现

- 最佳诊断思路
  - 支气管扩张；支气管腔未逐渐变细
- 部位
  - 局灶性
    - 局限于一个肺叶或肺段，通常继发于感染后或误吸
    - 支气管内病变引起的阻塞性支气管扩张（缓慢生长的肿瘤、支气管结石、异物）
    - 肿块或淋巴结肿大的外在压迫，近端支气管狭窄，远端狭窄后扩张
  - 弥漫性
    - 中心型
      - 变应性支气管肺曲霉病（allergic bronchopulmonary aspergillosis, ABPA），气管支气管巨大症，支气管软骨发育不全
    - 外周型：上叶为主
      - 囊性纤维化（cystic fibrosis, CF），分枝杆菌感染，结节病
    - 外周型：下叶为主
      - 肺纤维化（普通间质性肺炎、非特异性间质性肺炎），慢性吸入，免疫缺陷，自身免疫/胶原血管疾病，α1-抗胰蛋白酶缺乏症
    - 外周型：中叶/舌段为主
      - 非典型分枝杆菌感染，原发性纤毛运动障碍（primary ciliary dyskinesia, PCD），急性呼吸窘迫综合征（acute respiratory distress syndrome, ARDS）
    - 外周型：弥漫性受累
      - 闭塞性细支气管炎综合征（移植后）
- 支气管扩张的严重程度（1950 Reid 分类）
  - 圆柱形：轻微的；均匀增加的支气管直径
  - 曲张型：轻度的；蛇形或“串珠”状外观；交替扩张和狭窄
  - 囊状/囊性：严重的；葡萄串外观；圆形、球形扩张伴或不伴管腔内积液或气-液平面

影像学表现

- 与扩张的气道和增厚的气道壁范围一致的线状影；“轨道”征
- 圆形或分支管状透亮区和囊状影表示扩张的气道；伴或不伴气-液平面

CT 表现

- 直接征象
  - 支气管扩张
    - 支气管动脉比率（B/A）增高；管腔内径（B）除以相邻肺动脉的外径（A）
    - B/A 大于 1.5：提示支气管扩张
    - 印戒征：“环”代表扩张的气道，“戒石”代表邻近的动脉
  - 支气管未逐渐变细：支气管扩张的最早和最敏感的体征
  - 支气管扩张：肋胸膜或邻近纵隔胸膜 1cm 以内可见气道
- 间接征象（可能存在也可能不存在）
  - 支气管壁增厚，伴或不伴黏液栓，支气管管腔充满液体
  - 小叶中心结节（“树芽”征）
  - 缩窄性细支气管炎引起的模糊影（吸气）和空气潴留（呼气）

MR 表现

- 越来越多地用于年轻患者以避免电离辐射
- T_1WI 权和 T_2WI 快速/自旋回波序列提供大气道的解剖成像：支气管扩张、壁增厚、黏液栓
- 超极化气体（通常为氦气，偶尔为氙气）提供空气潴留的功能评估

推荐的影像学检查方法

- 最佳影像检查方法
  - HRCT/薄层 CT
- 推荐的检查序列与参数
  - 吸气相和呼气相 CT 用于评估支气管扩张和并发空气潴留的严重程度
  - 最小密度投影图像可以提高对支气管扩张和空气潴留的检测

鉴别诊断

慢性支气管炎

- 支气管壁增厚，直径和形态正常

支气管闭锁

- 闭锁支气管段远端扩张的支气管充满黏液
- 受累肺段相关的透亮区和低灌注区

囊性肺病

- 囊状支气管扩张可能类似于囊性肺病
- 支气管扩张的特征是囊性透亮区与气道的连续性；囊性肺病的囊性透亮区和气道之间没有联系

空洞性肺病

- 空洞转移
- 喉乳头状瘤病：肺囊性病变常伴有支气管内/气管软组织结节

病理学表现

基本表现

- 病因
  - 科尔的恶性循环假说
    - 气道损伤→炎症反应→支气管壁损伤
    - 组织损伤→黏膜纤毛清除受损→进一步炎症→进行性气道壁破坏
  - 感染
    - 大多数支气管扩张是感染后和（或）由于慢性/反复感染引起
    - 结核和非结核分枝杆菌感染（经典型）：纤维空洞和支气管扩张症；不对称上叶受累
    - 非结核分枝杆菌感染（支气管扩张型）：支气管扩张、容积减少、中叶/舌段细支气管炎；老年女性（Lady-Windermere 综合征）
  - 先天性
    - 囊性纤维化
      - *CFTR* 基因的先天性突变导致支气管内分泌物变稠和清除受限
      - 金黄色葡萄球菌、流感嗜血杆菌、铜绿假单胞菌的常见定植/复发感染；进行性气道破坏
    - 原发性纤毛运动障碍
      - 纤毛结构/功能的常染色体隐性缺陷，黏膜纤毛清除受限
      - Kartagener 综合征：支气管扩张、内脏反转、慢性鼻窦炎
    - 气管支气管肥大（Mounier-Kuhn 综合征）
      - 气管和第 1 级至第 4 级支气管壁弹性纤维、软骨、平滑肌变薄
    - Williams-Campbell 综合征
      - 涉及中型（第 4~6 级）支气管的软骨缺陷，不累及气管和中央支气管
    - Yellow nail 综合征（淋巴管发育不全）：黄指甲、慢性胸腔积液、支气管扩张
      - α1-抗胰蛋白酶缺乏症：弹性蛋白酶异常导致全小叶性肺气肿、支气管炎、支气管扩张
  - 免疫或炎症
    - ABPA
      - 对曲霉菌抗原过敏；慢性炎症，气道损伤
      - 扩张支气管内高密度或钙化浓缩碎片
    - 慢性吸入
      - 进行性支气管扩张
    - 有毒烟雾吸入/吸入性肺损伤（如氨）
    - 自身免疫/胶原血管疾病
      - 过敏反应导致慢性气道炎症
    - 免疫缺陷：先天性和后天性
      - 免疫相关气道损伤与反复感染引起的气道损伤
    - ARDS
      - 前部非坠积性纤维化和支气管扩张；坠积性肺实变相对免受气压损伤
  - 近端支气管阻塞
    - 炎症后狭窄、肿块外源性压迫或淋巴结肿大，近端支气管狭窄和狭窄后扩张
    - 由生长缓慢的肿瘤、异物或支气管结石引起的腔内阻塞
  - 源自邻近纤维化的牵拉
    - 特发性间质性肺炎、结节病、过敏性肺炎纤维化、放射性纤维化
- 流行病学
  - 美国估计患病率为 139/10 万，发病率随年龄增加而升高

大体病理和手术所见

- 软骨和弹性纤维的损伤导致支气管不可逆扩张
  - 最常累及第 4~9 级中型支气管
  - 慢性炎症引起的支气管动脉扩张
- 支气管扩张的气道常有 1 种或多种微生物定植

镜下表现

- 无特异性组织学特征，支气管壁急慢性炎症

临床要点

临床表现

- 最常见的症状/体征
  - 慢性咳嗽、黏脓性痰、呼吸困难、伴或不伴咯血
  - 轻度支气管扩张通常无症状

人口统计学表现

- 年龄
  - 患病率（不包括囊性纤维化）随年龄增长而增加
- 性别
  - 女性更为常见和更加严重

自然病史和预后

- 预后不同，结果取决于对根本病因的治疗

治疗

- 非手术：戒烟、接种疫苗、体位引流、抗生素、支气管扩张剂
- 手术/介入：支气管动脉栓塞（严重咯血）、局部病灶手术切除、部分病例肺移植

诊断要点

考虑的诊断

- 局灶性支气管扩张症患者因肿瘤或淋巴结肿大导致中央支气管阻塞

影像解读要点

- 支气管扩张的分布和辅助检查有助于缩小鉴别诊断范围

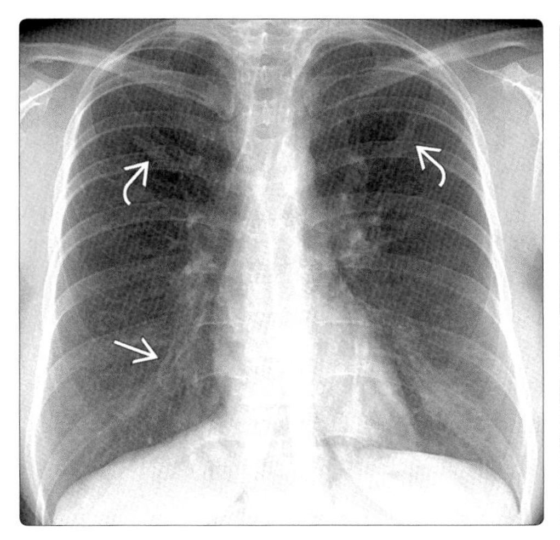

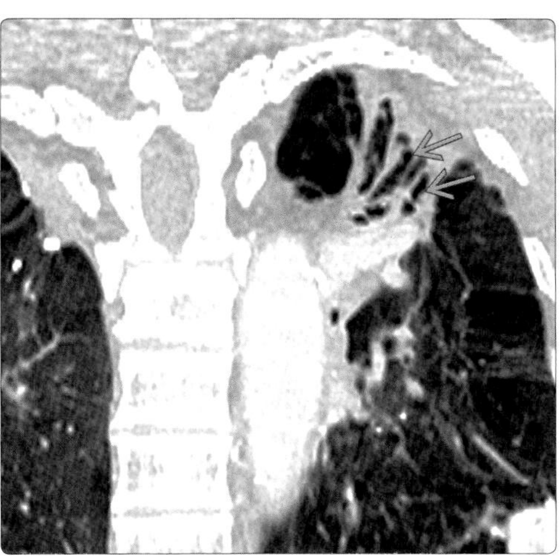

（左图）继发于非结核分枝杆菌感染的支气管扩张患者后前位胸片显示“轨道”征➡和管状↪模糊渗出，分别与气道壁增厚和扩张的气管腔充满黏液相关。

（右图）既往结核病患者冠状位增强 CT 图像显示左肺上叶体积减小和结构变形，伴有柱状支气管扩张➡。大多数支气管扩张病例继发于慢性或复发性肺部感染。

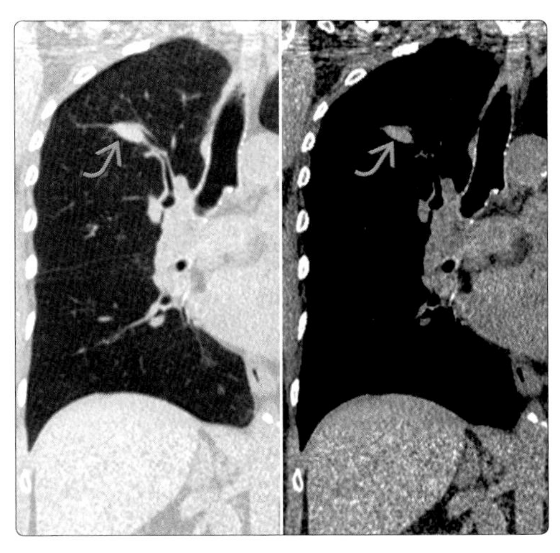

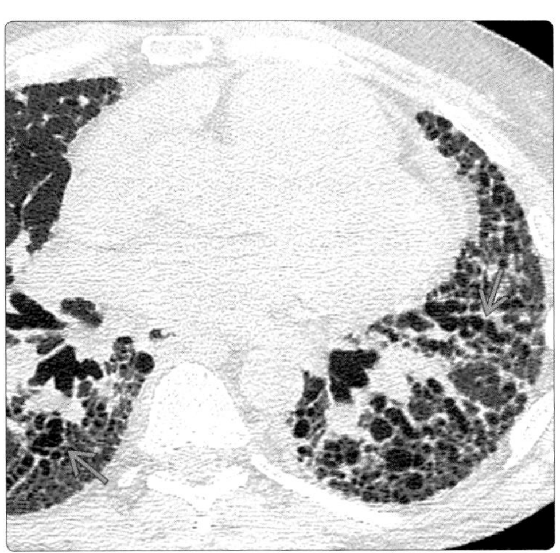

（左图）变应性支气管肺曲霉病患者肺窗（左）和软组织窗（右）冠状位平扫 CT 重建图像显示右上叶支气管扩张内的高密度影↪，这是特征性改变。

（右图）特发性肺纤维化患者横断位平扫 CT 图像显示在蜂窝状背景上的基底曲张型牵拉性支气管扩张➡。间质纤维化通常与牵拉性支气管及细支气管扩张有关。

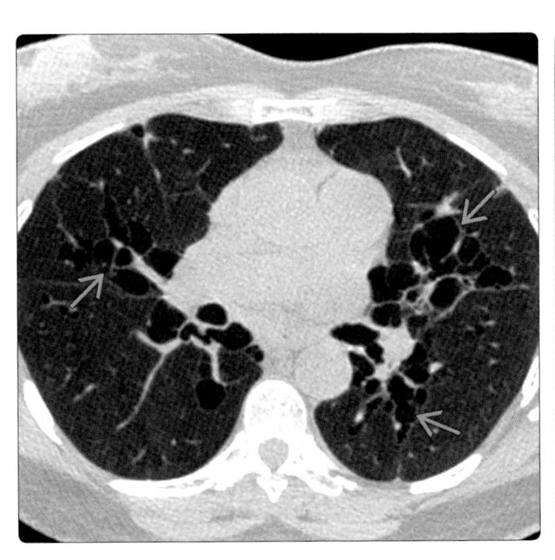

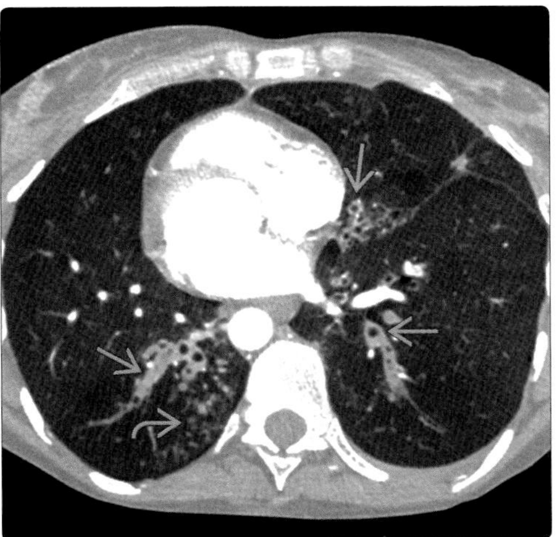

（左图）Williams-Campbell 综合征患者横断位平扫 CT 图像显示双侧中央性囊状支气管扩张➡，特征性地影响第 4~6 级支气管。

（右图）Kartagener 综合征患者横断位平扫 CT 图像显示内脏反转和支气管扩张的典型表现。支气管扩张累及左肺上叶肺段和双侧下叶支气管➡伴有支气管壁增厚、黏液栓、周围细胞性细支气管炎↪和渗出模糊影。

囊性纤维化

关键要点

术语
- 囊性纤维化（cystic fibrosis, CF）：影响氯离子转运调节的常染色体隐性遗传病
- 黏液黏度增加会损害黏膜纤毛清除功能，促进微生物定植，并导致慢性、破坏性的以气道为中心的感染
- 占所有成人支气管扩张病例的 25%

影像学表现
- 最早出现支气管壁增厚
- 弥漫性支气管扩张上叶最严重
- 黏液栓、小叶中心结节、“树芽”征和支气管壁模糊
- 支气管阻塞导致的肺不张（肺叶亚段）
- 空气潴留
- 复发性多灶性实变
- CT 的评价作用受长时间辐射剂量的影响

主要鉴别诊断
- 变应性支气管肺曲霉病
- 原发性纤毛运动障碍
- 结核

临床要点
- 人口统计学表现
  - 大多数患者在 3 年内确诊；男性少于女性
  - 成年后可能会检测到较轻的表现
  - 主要影响白种人
- 症状 / 体征
  - 轻症患者无症状
  - 反复发作的肺炎、咳嗽、呼吸困难、喘息
  - 咯血，可能是大量的
- 98% 的 CF 患者汗液氯化物检测呈阳性

诊断要点
- 任何患有无法解释的支气管扩张症的成人都应考虑 CF，尤其是以上叶病变为主时

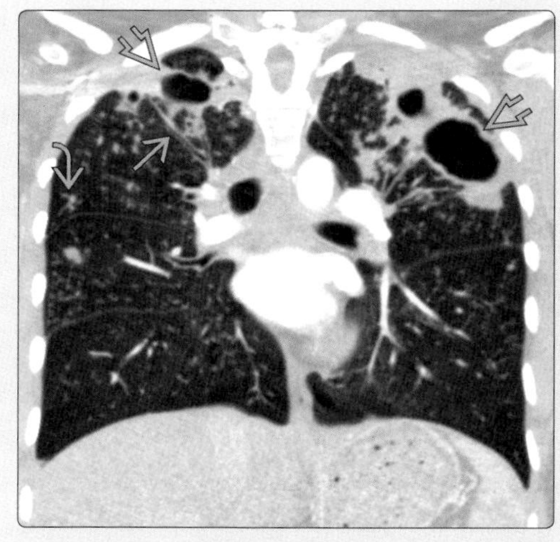

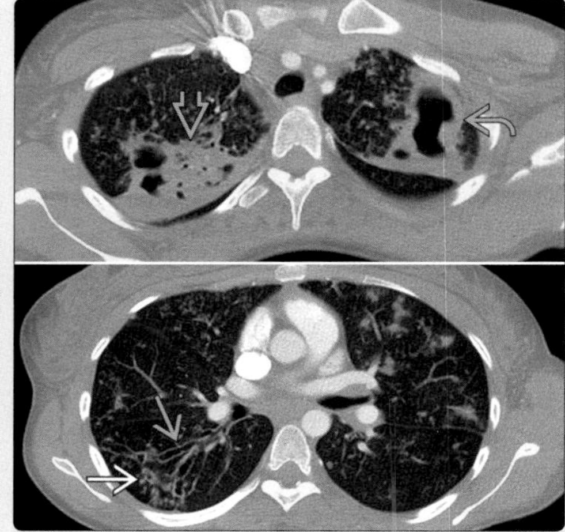

左图）囊性纤维化患者冠状位平扫 CT 图像显示双肺上叶为主的外周囊状支气管扩张⇨，上叶柱状支气管扩张→和“树芽”征↷，与小气道黏液栓和（或）感染有关。

（右图）同一患者横断位平扫 CT 图像上叶囊状支气管扩张↷伴邻近肺实变⇨，与肺炎一致。注意柱状支气管扩张→和分布于中下肺区的小叶中心结节➡。

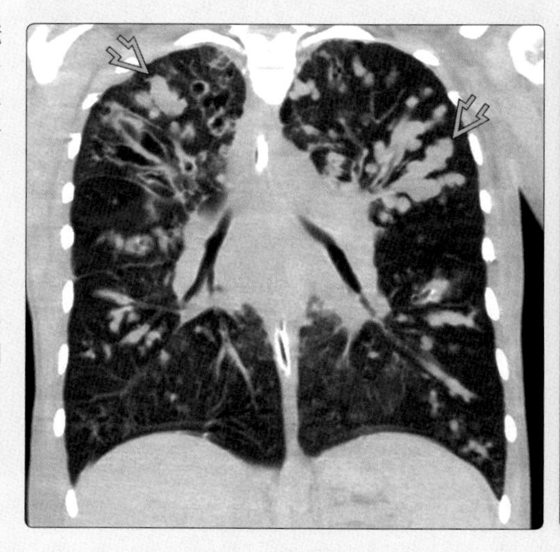

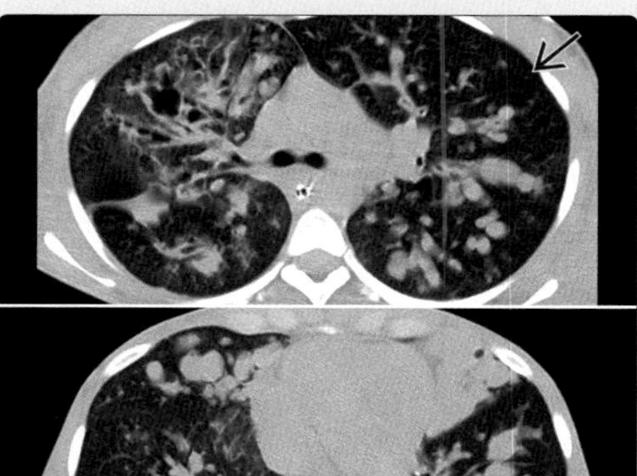

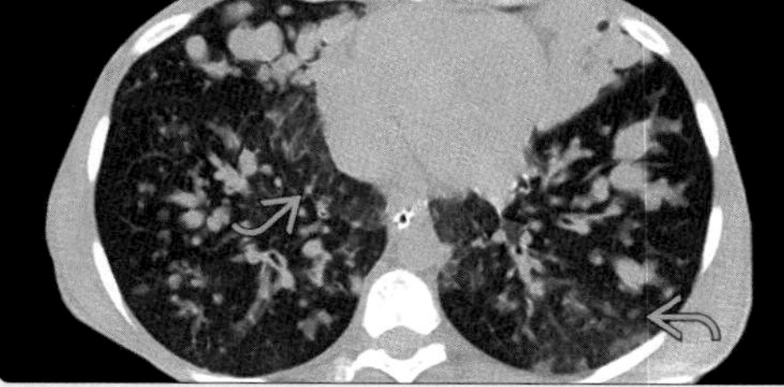

（左图）囊性纤维化患者冠状位平扫 CT 图像显示上叶柱状和囊状支气管扩张，伴有广泛的黏液栓⇨由于黏稠的气道分泌物，形成微生物定植和感染的病灶。

（右图）同一患者横断位平扫 CT 图像显示多叶段重度支气管扩张伴黏液栓。边界不清的多叶段磨玻璃影↷提示合并有活动性肺部炎症或感染。注意由于小气道病变出现的高密度模糊影→。

术语

缩写
- 囊性纤维化（cystic fibrosis, CF）

同义词
- 黏液淤积症

定义
- 常染色体隐性遗传病；囊性纤维化跨膜传导调节因子（CF transmembrane conductance regulatory factor, CFTR）基因突变；调节氯化物运输
  - 来自外分泌腺（唾液腺和汗腺、胰腺、大肠、气管支气管树）的异常黏稠分泌物
  - 多器官受累，主要累及肺和胰腺
- 白种人中最常见的致命遗传性疾病
- 占成人支气管扩张病例的 25%
- 严重程度的复杂性归因于 *CFTR* 突变谱

影像学表现

基本表现
- 最佳诊断思路
  - 弥漫性支气管扩张；上叶受累较重
- 部位
  - 上叶为主：右肺上叶通常最先受累且影响最严重

X 线表现
- 平片
  - 对早期病变不敏感
  - 上叶支气管扩张
  - 评估急性并发症（即肺炎、气胸）和长期监测

CT 表现
- 气道：主要受累部位
  - 支气管壁增厚：最早期征象
  - 支气管扩张：最常见表现
    - 上叶最严重，右肺多于左肺
    - 中央和外周气道
    - 圆柱形、曲张型、囊状
  - 黏液栓、小叶中心结节、“树芽”征和支气管壁模糊
  - 支气管阻塞导致的肺不张（肺叶亚段）
- 肺
  - 空气潴留
    - 早期发现过度充气；最初是可逆的，然后是永久性的（100%）
    - 小气道疾病引起的模糊渗出很常见
  - 复发性多灶性实变
    - 肺炎、肺不张、分泌物潴留、出血
  - 囊性或大疱性改变，通常在上叶
  - 肺部异常征象的演变
    - 早期
      - □ 轻度支气管壁增厚
      - □ 区域（小叶）空气潴留
      - □ 小叶中心结节
    - 中期
      - □ 支气管壁增厚加重
      - □ 圆柱形支气管扩张症
      - □ 空气潴留加重（段到叶）
    - 终末期
      - □ 进展为曲张型或囊状支气管扩张
      - □ 近端黏液栓
      - □ 慢性 / 复发性肺叶塌陷
  - 与肺活量测定法相比，CT 与临床表现的相关性更强
  - HRCT 多种视觉评分系统
  - 基于放射组学的 CT 评分算法：未来潜在的评估手段
- 心血管：肺动脉高压、肺心病
- 相关表现
  - 淋巴结反应性增生常见
  - 胸膜下大疱破裂引起的气胸
  - 胰腺：均匀的密度减低（较明显的改变）

MR 表现
- MR 越来越多地用于年轻患者，以尽量减少电离辐射
- 结构评估（可逆和不可逆的变化）
  - 支气管壁水肿、肺部炎症、黏液栓：T_2WI 高信号
  - 气道壁炎症可能会出现对比增强
  - T_2WI：监测急性呼吸道炎症的潜在工具
- 功能成像
  - 区域通气缺陷和相对灌注损伤的评估
    - 主要适用于 5 岁以上的儿童
  - 动态氟 19，吸入超极化气体：应用前景广

血管造影表现
- 支气管动脉栓塞治疗咯血

推荐的影像学检查方法
- 最佳影像检查方法
  - CF 协会建议每 2~4 年进行一次胸片检查
  - CT 提供更多的结构改变的影像信息，但会增加辐射暴露
- 推荐的检查序列与参数
  - CT 的评价作用受长时间辐射剂量的影响
  - 减少辐射剂量
    - 低剂量 CT（减少 8 倍剂量）优于容积 CT
    - 降低毫安秒（mAs）

鉴别诊断

变应性支气管肺曲霉病（allergic bronchopulmonary aspergillosis, ABPA）
- 中央性上叶为主的支气管扩张
- 黏液栓；管腔内出现高密度影
- 哮喘病史，常伴有嗜酸性粒细胞增多
- 2%~25% 的 CF 患者出现 ABPA（可能诊断不足）

原发性纤毛运动障碍

- 基底支气管扩张
- 50% 的病例出现内脏转位；鼻窦炎常见

结核病

- 上叶体积减小；支气管扩张发生率为 50%
- 活动性感染：空洞及小叶中心结节

感染后支气管扩张

- 单侧，叶 / 亚叶；通常以下叶为主

病理学表现

基本表现

- 病因
  - 氯化物转运异常
    - 氯离子和水交换受限（上皮钠通道过度活化）
    - 脱水状态黏液抑制纤毛运动
    - 痰栓：治疗障碍，是多种微生物生态系统的基质；排痰受阻
  - 病理生理学
    - 上叶清除顽固分泌物的效果不如下叶
    - 感染通常涉及多种微生物，涉及“ESKAPE”病原体（粪肠球菌、金黄色葡萄球菌、肺炎克雷伯菌、鲍曼不动杆菌、铜绿假单胞菌和肠杆菌），流感嗜血杆菌，烟曲霉
    - 根除细菌和真菌受到抗菌素耐药性和生物膜形成细菌的阻碍
    - 慢性炎症→不可逆的气道损伤
- 遗传学
  - 常染色体隐性性状
    - 7 号染色体长臂 *CFTR* 基因突变
    - 氯离子跨细胞膜转运异常
  - 发病年龄、肺部疾病的严重程度、汗液氯化物升高的程度、胰腺反流的存在 / 严重程度的表型变异
- 相关异常
  - 胰腺反流
    - 2% 的儿童、20% 的青少年和 40%~50% 的成人患有 CF 相关糖尿病（CFRD）
  - 全鼻窦炎：鼻窦发育不良、鼻窦炎、鼻息肉
  - 胆汁性肝硬化
  - 骨脱钙：骨质疏松症（约占 24%），骨质减少（约占 38%）；脊椎压缩和肋骨骨折很常见
  - 不孕症：98% 的男性输精管缺失；女性宫颈浓稠黏液
  - 婴儿胎粪性肠梗阻，成人远端肠梗阻综合征（adult distal intestinal obstruction syndrome, DIOS）

镜下表现

- 早期：中性粒细胞性支气管炎 / 细支气管炎、平滑肌细胞和黏膜下腺体增生
- 进展：严重的中性粒细胞为主的炎症、黏液栓、多种微生物生长
- 结构变化：支气管扩张、纤维化、支气管动脉扩张、充满脓液的囊肿
- 微生物产生的生物膜包裹细菌菌落，形成抵抗嗜中性粒细胞和抗生素的屏障

临床要点

临床表现

- 最常见的症状 / 体征
  - 轻症患者可能没有症状，成年后确诊
  - 复发性肺炎，非典型哮喘，排痰性咳嗽、呼吸困难、喘息、胸膜炎性疼痛
  - 咯血，可能是大量的
- 诊断
  - 采集足跟血进行新生儿筛查：胰酶免疫反应性胰蛋白酶原水平的评估
  - 98% 的 CF 患者汗液氯化物检测呈阳性

人口统计学表现

- 年龄
  - 大多数在 3 岁时确诊，轻症病例多为成年后确诊
- 性别
  - 男性少于女性
- 种族
  - 常见于白种人，罕见于非裔美国人 / 亚洲人
- 流行病学
  - 美国每年有 3200 例新病例
  - 目前美国有 30 000 例，全球有 70 000 例
  - 铜绿假单胞菌感染的患病率为 80%（成人）
  - 58% 的痰液样本曲霉菌呈阳性（成人）

自然病史和预后

- 多数患者存活到 50 岁以后
- 肺部病变恶化通常是多因素的，在成人中更为普遍
  - 加速肺功能衰退，降低生存率
- 死亡：呼吸衰竭、肺心病、咯血

治疗

- 气道清除疗法（airway clearance therapy, ACT）：体位引流、振荡装置、呼气正压、黏液溶解剂、支气管扩张剂、预防性抗生素
- 积极开发中的靶向基因治疗
  - 加 CFTR 调节剂旨在纠正基因功能异常
- 胰酶替代
- 可视胸腔镜肺段切除术治疗严重依赖性支气管扩张或抗菌治疗耐药感染
- 肺移植
  - 双重性预防移植肺的再感染（细菌和真菌重新定植的重大风险）
  - 中位生存期：约 8 年

诊断要点

考虑的诊断

- 任何患有不明原因支气管扩张症的成人都应考虑 CF，尤其以上叶病变为主时

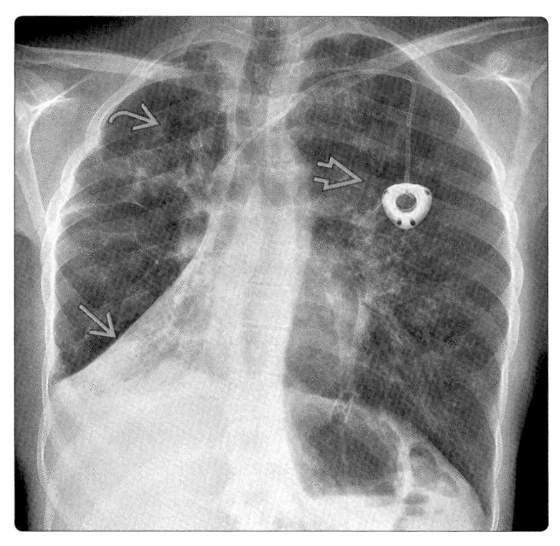

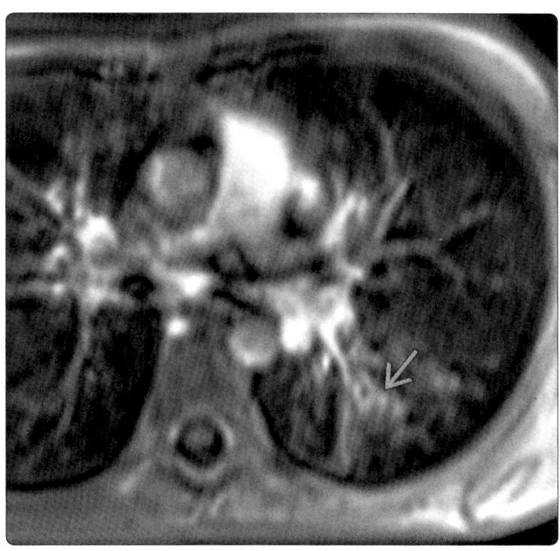

（左图）囊性纤维化患者的后前位胸片显示右基底肺气腔疾病→，与合并的右下叶和中叶肺不张一致。注意支气管壁增厚⇒和囊性透亮区↷，这与囊状支气管扩张和多灶性实变一致。

（右图）囊性纤维化患者增强快速自旋回波MR显示左下叶支气管扩张→伴有高信号黏液。MR可用于年轻患者的影像学随访，以减少辐射剂量。

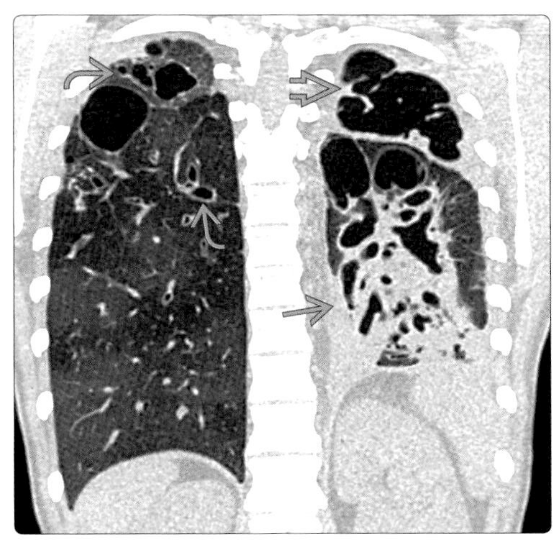

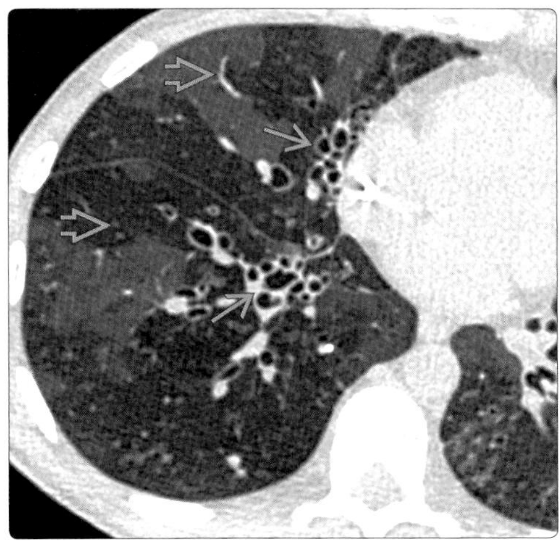

（左图）囊性纤维化患者冠状位平扫CT图像显示支气管扩张↷、左肺下叶实变→和左肺上叶多囊性病变⇒，伴有相邻的胸膜增厚。左上叶支气管灌洗提示曲霉菌感染。

（右图）囊性纤维化患者横断位平扫CT图像显示支气管扩张→。注意在较高与较低密度的区域内可见不同直径血管的模糊渗出影⇒，符合小气道疾病和由此产生的血管收缩。

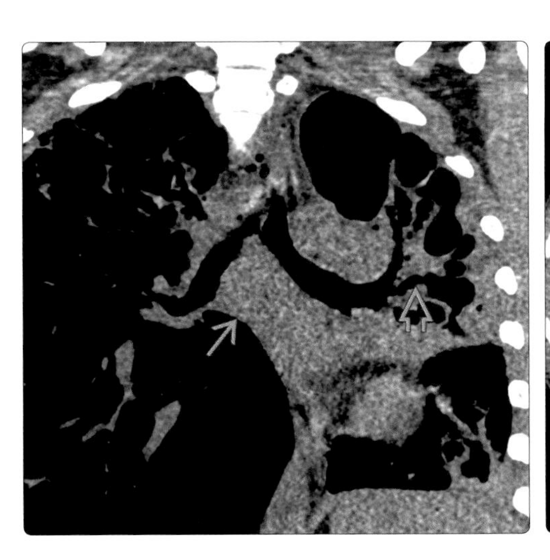

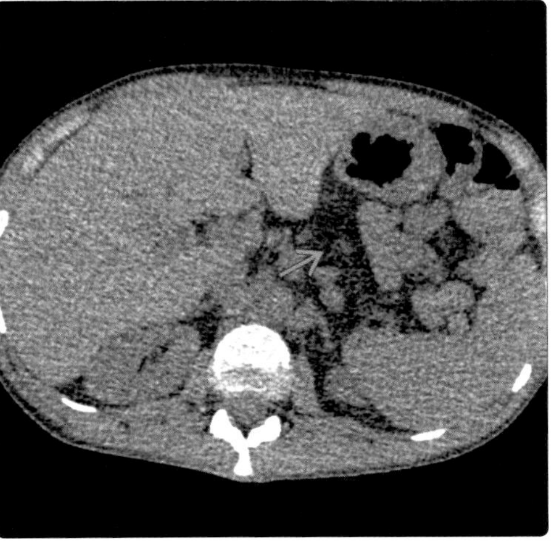

（左图）囊性纤维化患者的冠状位平扫CT图像显示隆突下淋巴结肿大→和左上叶支气管扩张⇒。淋巴结肿大通常是反应性的。

（右图）同一患者上腹部的横断位平扫CT图像显示胰腺被脂肪组织取代→，其为囊性纤维化患者的常见继发改变，即正常腺体实质由脂肪组织取代。

变应性支气管肺曲霉病

关键要点

术语

- 变应性支气管肺曲霉病（allergic bronchopulmonary aspergillosis, ABPA）：对曲霉菌抗原过敏的患者的慢性气道炎症和损伤

影像学表现

- 平片
  - 游走性上肺区模糊影
  - 支气管扩张症
    - 扩张支气管的线状模糊影
  - 黏液栓：可能出现“指套”征
- CT/HRCT
  - 中央性上叶支气管扩张
  - 支气管壁增厚
  - 黏液栓
    - 分支状软组织密度影
    - 高密度影或黏液钙化（30%）
  - 小叶中央结节，“树芽”征
  - 磨玻璃密度，空气潴留

主要鉴别诊断

- 囊性纤维化
- 原发性纤毛运动障碍
- 感染后支气管扩张症
- 先天性支气管闭锁

病理学表现

- 浓缩黏液栓含有曲霉菌和嗜酸性粒细胞

临床要点

- 7%～14% 的皮质类固醇依赖性哮喘患者有 ABPA
- 6%～15% 的囊性纤维化患者有 ABPA
- 症状 / 体征：咳嗽、呼吸困难、咳出金黄色黏液栓、喘息、咯血
- 治疗：口服皮质类固醇、抗真菌药

诊断要点

- 在患者具有高密度黏液栓的哮喘和中心性支气管扩张时考虑 ABPA

（左图）变应性支气管肺曲霉病（ABPA）引起慢性哮喘的 20 岁女性患者后前位胸片显示左肺上叶卵圆形模糊影，肺过度充气，无明显的支气管扩张。

（右图）同一患者肺窗（左）和软组织窗（右）横断位平扫 CT 重建图像显示舌段支气管中心性多发结节及局部实变，沿支气管走行管腔内分支状高密度黏液栓，左上肺叶段支气管无明显支气管扩张（ABPA-S）。

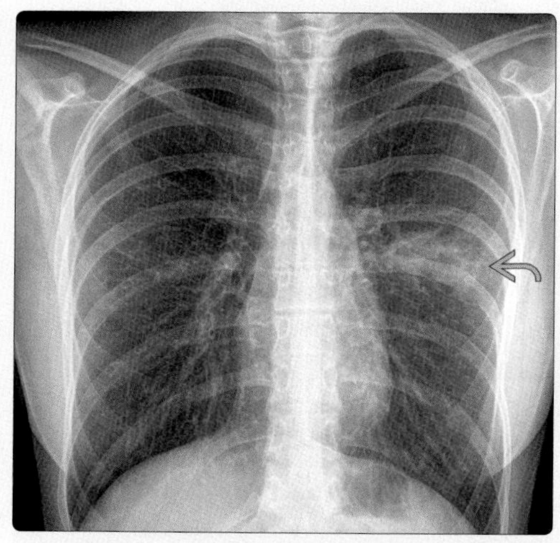

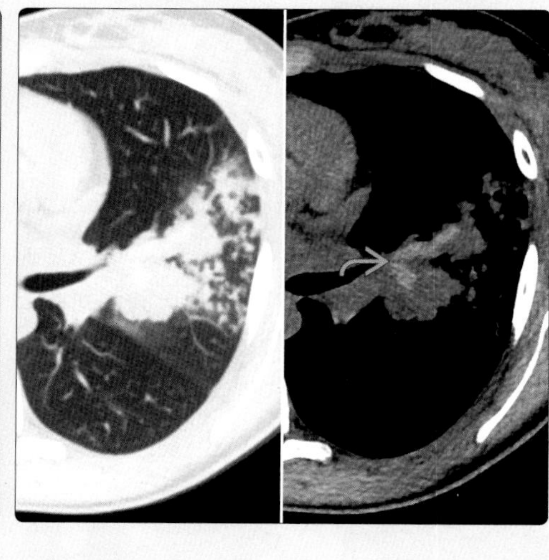

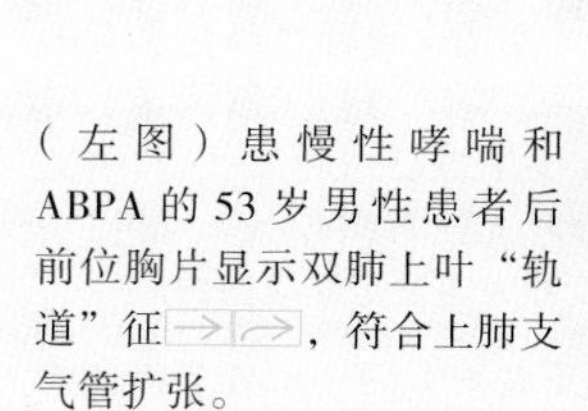

（左图）患慢性哮喘和 ABPA 的 53 岁男性患者后前位胸片显示双肺上叶“轨道”征，符合上肺支气管扩张。

（右图）同一患者冠状位平扫 CT 图像显示上叶为主的中央性曲张型、支气管扩张、支气管壁增厚，与胸片支气管扩张相对应。注意与其相关的微小叶中心结节和轻微缩窄性细支气管炎。

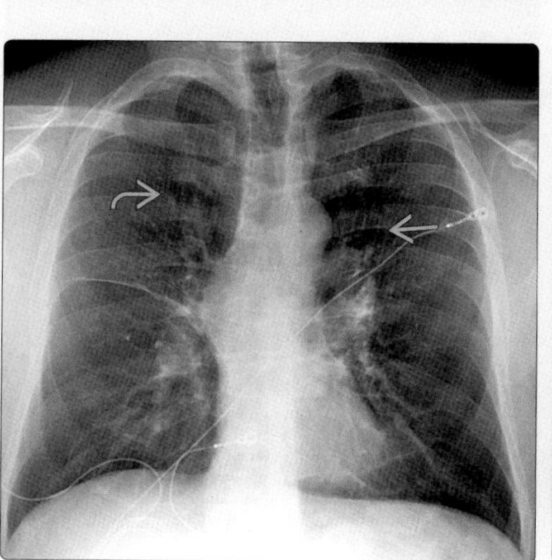

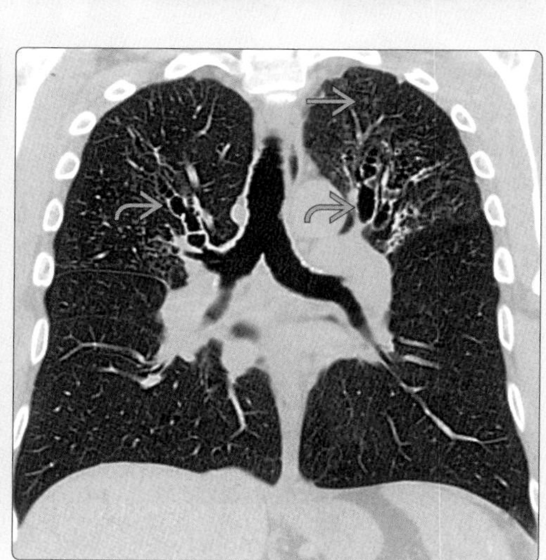

变应性支气管肺曲霉病

术语

缩写

- 变应性支气管肺曲霉病（allergic bronchopul-monary aspergillosis, ABPA）

定义

- ABPA：对曲霉菌抗原过敏导致慢性气道炎症和损伤
  - 对吸入曲霉孢子的过敏反应
  - 通常影响哮喘和囊性纤维化患者
- 变应性支气管肺真菌病：对其他真菌过敏引起的慢性气道炎症 / 损伤
- 血清学 ABPA（ABPA-S）：血清学和其他标准呈阳性，但没有支气管扩张的轻症患者

影像学表现

基本表现

- 最佳诊断思路
  - 哮喘患者的中央支气管扩张和黏液嵌塞
- 部位
  - 中央支气管扩张，外周气道正常
  - 上叶为著

X 线表现

- 平片
  - 可能正常（ABPA-S）
  - 游走性上肺区模糊影
    - 实变、肺门周围模糊影、阻塞性肺炎
    - 肺不张
    - 与纤维化相关的网织状影和肺容积减小
  - 支气管扩张症
    - 与扩张支气管平行的模糊影
    - 黏液栓表现出“指套”征
      - 咳嗽或治疗后可能消失
    - 可能表现出支气管腔内气 – 液平面和霉菌球形成

CT 表现

- 支气管扩张（95%）
  - 上叶受累
  - 中央支气管扩张典型
    - 外周气道也可能受累
  - 多叶、双侧、不对称
  - 柱形（早期）、曲张型、囊状
  - 支气管管腔可充气或填充软组织
  - 可能出现霉菌球
- 支气管壁增厚
- 黏液栓（70%）
  - 均质管状和（或）分支模糊影
  - 软组织密度黏液
  - 高密度或钙化密度黏液（30%）
- 小叶中心结节，“树芽”征
- 磨玻璃密度，空气潴留
- 相关表现
  - 实变、肺不张
  - 网状结构、结构变形、大疱
  - 胸腔积液

推荐的影像学检查方法

- 最佳影像检查方法
  - CT/HRCT：选择适合的成像方式

MR 表现

- 无创、无辐射、抗真菌治疗反应评估
  - 越来越多地用于患有囊性纤维化的儿科人群
- 黏液嵌塞征
  - CT：高密度黏液
  - MR：支气管内黏液呈 T_1WI 高信号 /T_2WI 低信号

鉴别诊断

囊性纤维化

- 高达 15% 的囊性纤维化患者存在 ABPA
- 汗液氯化物皮肤试验阳性
- 支气管扩张的相似分布

原发性纤毛运动障碍

- 黏液纤毛清除不良易导致反复感染和支气管扩张
- 大约 50% 患有 Kartagener 综合征
- 以下叶基底段为主的支气管扩张

感染后支气管扩张

- 反复肺部感染
  - 细菌、分枝杆菌、病毒
- 短暂的纤毛功能障碍和黏液清除不良导致气道损伤

先天性支气管闭锁

- 胎儿早期发育过程中气道血管损伤
- 局灶性短段气道闭锁
- 闭锁远端黏液囊肿
  - 圆形、卵形或管状分支模糊影
- 肺周围透过度增高

免疫缺陷病

- 人类免疫缺陷病毒（human immunodeficiency virus, HIV）/ 获得性免疫缺陷综合征（acquired immune deficiency syndrome, AIDS）
- 常见变异型免疫缺陷病（common variable immunodeficiency, CVID）
- 反复肺部感染并导致支气管扩张

Williams-Campbell 综合征

- 罕见的亚段支气管先天性软骨缺陷
- 支气管扩张局限于第 4~6 级支气管

支气管中心性肉芽肿病

- 以支气管和细支气管的坏死性肉芽肿为特征的炎症反应
- 可能出现在 ABPA 中或作为对感染的反应
- 与 ABPA 类似，但可能主要影响远端气道
- 可能表现为肿块、实变或肺不张

哮喘
- 支气管壁增厚伴或不伴轻度柱形支气管扩张
- 肿块、实变
- 无 ABPA 时可出现黏液嵌塞

支气管内肿瘤
- 缓慢生长的肿瘤远端黏液栓
  - 类癌、错构瘤、肺癌
- 通常是单侧的；单叶或节段分布

病理学表现

基本表现
- 病因
  - 烟曲霉抗原刺激
    - Ⅰ型 IgE 介导的超敏反应
      - IgE 水平升高以及烟曲霉 -IgE 和烟曲霉 -IgG 抗体升高
    - Ⅲ型（IgG 介导的）和Ⅳ型（细胞介导的）反应
  - 其他真菌：过敏性支气管肺真菌病
- 遗传学
  - *HLA-DR2* 和 *HLA-DR5* 基因型高发
- 流行病学
  - 7%～14% 的皮质类固醇依赖性哮喘患者有 ABPA
  - 6%～15% 的囊性纤维化患者有 ABPA

分期、分级和分类
- 几个不断发展的诊断标准
- Rosenberg-Patterson：最常用标准
  - 主要标准
    - 哮喘
    - 皮肤对烟曲霉的速发型反应
    - 血清总 IgE 升高
    - 烟曲霉特异性抗体沉淀
    - 外周血嗜酸性粒细胞增多
    - 烟曲霉特异性血清 IgE 和 IgG 升高
    - 中心性支气管扩张
    - 游走性肺部模糊影
  - 次要标准
    - 哮喘
    - 咳出棕色黏液栓
    - 曲霉菌痰培养阳性
    - 皮肤对烟曲霉的延迟型反应
- 国际人类和动物真菌学会
  - 必要条件：两者都必须存在才能诊断
    - 皮肤对曲霉菌的速发型超敏反应抗原或针对烟曲霉的 IgE 抗体阳性
    - 总 IgE 水平升高，>1000 IU/mL
  - 其他条件：必须至少有 2 个
    - 血清中烟曲霉的沉淀素或 IgG 抗体阳性
    - ABPA 典型的放射学表现
    - 嗜酸性粒细胞总数 >500 个细胞 / μL
- 临床分期
  - 第一阶段：急性
  - 第二阶段：缓解
  - 第三阶段：恶化
  - 第四阶段：皮质类固醇依赖性哮喘
  - 第五阶段：终末期（纤维化）肺病
- 放射学分期
  - 第一阶段：ABPA-S
  - 第二阶段：ABPA 伴支气管扩张
  - 第三阶段：具有高密度黏液栓的 ABPA
  - 第四阶段：ABPA 伴有慢性胸膜肺纤维化

镜下表现
- 浓缩黏液栓含有曲霉菌和嗜酸性粒细胞
  - 曲霉：具有 45° 角分枝的隔膜菌丝
- 不侵犯支气管上皮
- 嗜酸性粒细胞性肺炎
- 支气管中心性肉芽肿：坏死性肉芽肿性炎症破坏小支气管和细支气管的壁

临床要点

临床表现
- 最常见的症状 / 体征
  - 咳嗽、呼吸困难、咳痰、喘息、咯血
    - 咳出浓稠的棕色黏液栓
  - 严重时发绀、杵状指、肺心病
  - 胸膜炎胸痛和发热
- 其他症状 / 体征
  - 复发性肺炎；非典型哮喘；排痰性咳嗽、呼吸困难、喘息、胸膜炎疼痛
  - 可能与过敏性曲霉菌鼻窦炎有关
    - 对鼻窦中曲霉抗原的免疫反应
- 实验室检查异常
  - 外周嗜酸性粒细胞增多：通常 >1000/μL；有时 >3000/μL
  - IgE 升高：通常 >1000 ng/mL

自然病史和预后
- 早期诊断和治疗可能延缓（甚至预防）支气管扩张症的发作
  - 应筛查所有支气管哮喘患者
- 复发性 ABPA 可能导致广泛的支气管扩张和纤维化
  - 35% 的加重没有症状，但可能导致肺损伤
- 肺移植治疗的囊性纤维化患者可能会复发 ABPA

治疗
- 口服皮质类固醇是主要的治疗方法：需要长期治疗
- 抗真菌剂：减少真菌负荷和抗原刺激以减少炎症反应
- 单克隆抗体（针对 IgE）疗法的潜在益处
- 过敏性真菌性鼻窦炎：初始手术清创、术后口服皮质类固醇、支持措施

诊断要点

考虑的诊断

- 哮喘和中央型上叶支气管扩张患者的 ABPA，特别是与软组织密度或高密度黏液栓相关时

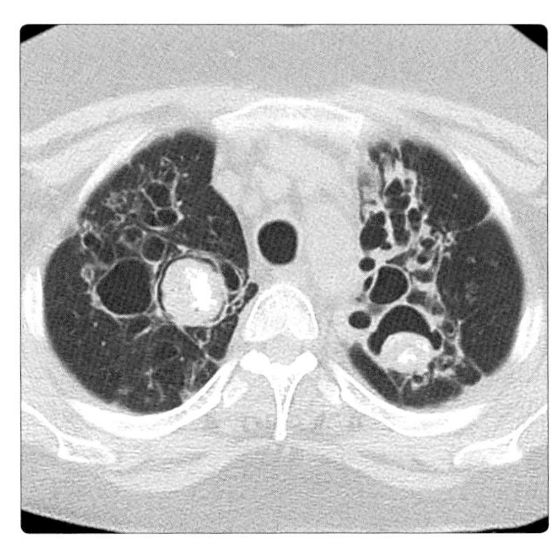

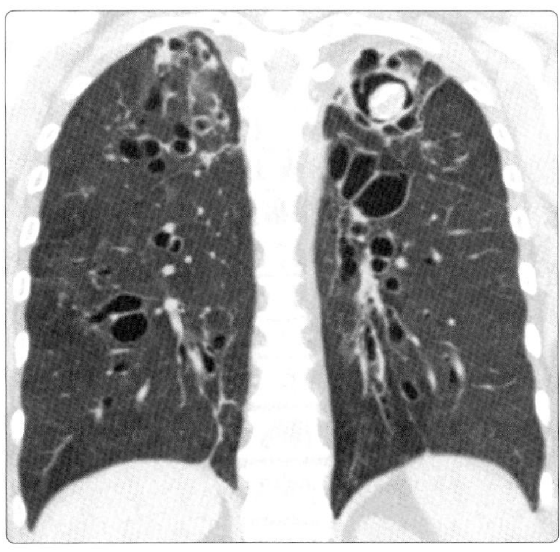

（左图）ABPA 患者的横断位平扫 CT 图像显示上叶囊状和曲张型支气管扩张，在这些“空腔”中具有固定的伴钙化的霉菌球。

（右图）同一患者的冠状位平扫 CT 图像显示曲张型和囊状支气管扩张在中央支气管，上肺为主。支气管哮喘患者应筛查 ABPA，因为早期诊断和治疗有可能阻止支气管扩张的进展。

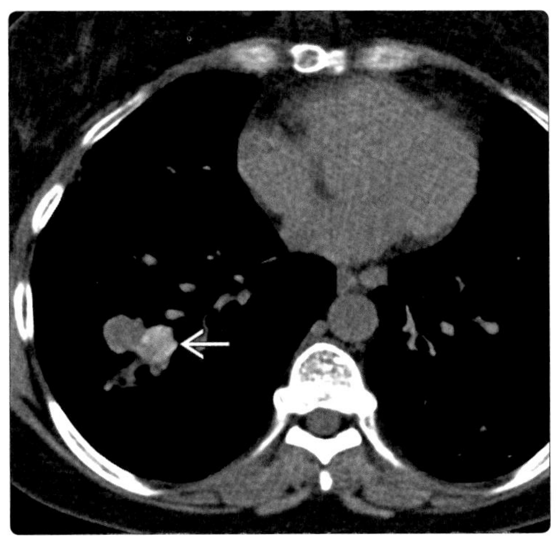

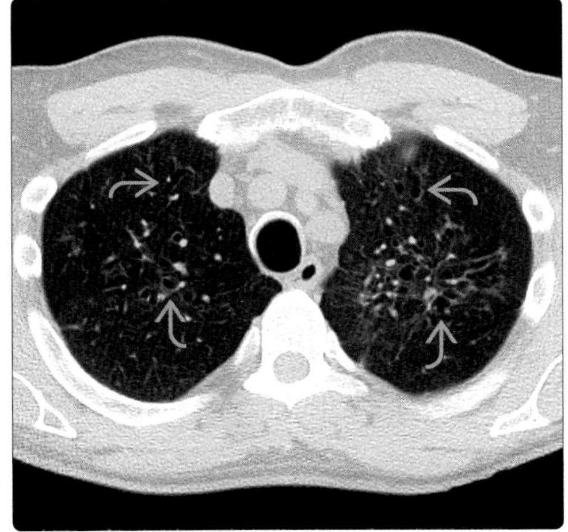

（左图）有慢性哮喘和 ABPA 患者的横断位平扫 CT 图像显示支气管扩张及中央气道内特征性的黏液栓➡。这种黏液栓呈高密度是由于其含有真菌和矿物质，并与平片显示的“指套”征一致。

（右图）44 岁男性患有慢性哮喘和 ABPA，横断位平扫 CT 图像显示轻度双肺上叶支气管扩张⮣，支气管内未见黏液栓。

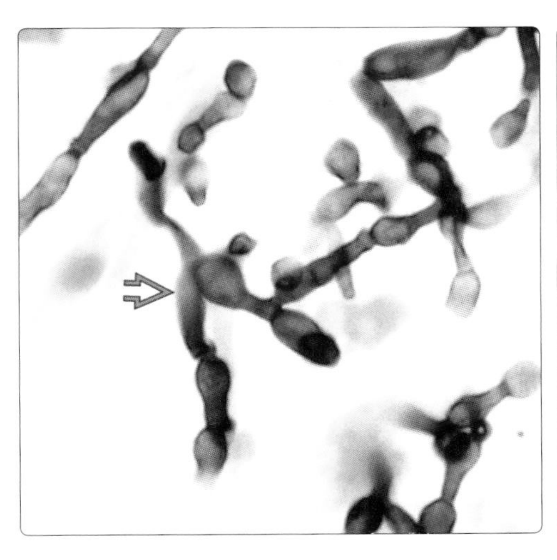

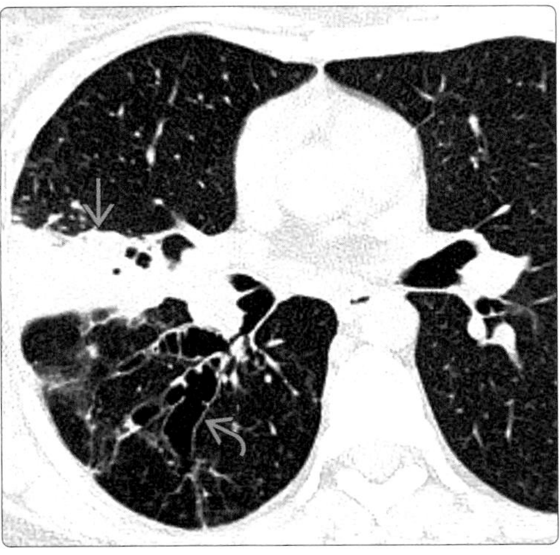

（左图）高倍显微照片（Gomori's Methenamine Silver，GMS 染色）显示具有 45° 角分枝的分隔菌丝⇨。ABPA 患者的痰液中经常发现曲霉菌（来源：*DP Thoracic*）。

（右图）38 岁女性 ABPA 患者横断位 HRCT 显示严重的右肺下叶中央型支气管扩张⮣、右肺上叶实变以及肺不张→。

原发性纤毛运动不良症

关键要点

术语
- 原发性纤毛运动不良症（primary ciliary dyskinesia, PCD）
- 纤毛超微结构异常，从而导致黏液纤毛功能不良及耳鼻喉疾病
  - Kartagener 综合征：见于 50% 的 PCD 患者

影像
- 平片
  - 肺过度充气
  - 支气管壁增厚和支气管扩张
  - 肺不张实变
- CT/HRCT
  - 支气管壁增厚，支气管黏液栓
  - 支气管扩张症，多发于舌叶、中叶及下叶
  - 小叶中心结节，“树芽”征，肺实变
  - 马赛克征，呼气相空气潴留
  - 内脏位置异常

主要鉴别诊断
- 囊性纤维化
- 变应性支气管肺曲霉病
- 支气管扩张伴感染
- 免疫缺陷疾病

临床要点
- 症状 / 体征
  - 新生儿呼吸窘迫
  - 慢性及复发性鼻炎、分泌性中耳炎、鼻窦炎
  - 复发性下呼吸道感染
  - 男性不育症，女性生育能力下降及异位妊娠
  - 伴有 Kartagener 综合征的患者内脏位置异常

诊断要点
- 婴儿阶段以来慢性鼻炎、中耳炎和支气管及肺部感染的患者，伴内脏位置异常及支气管扩张症，应考虑原发性纤毛运动不良症

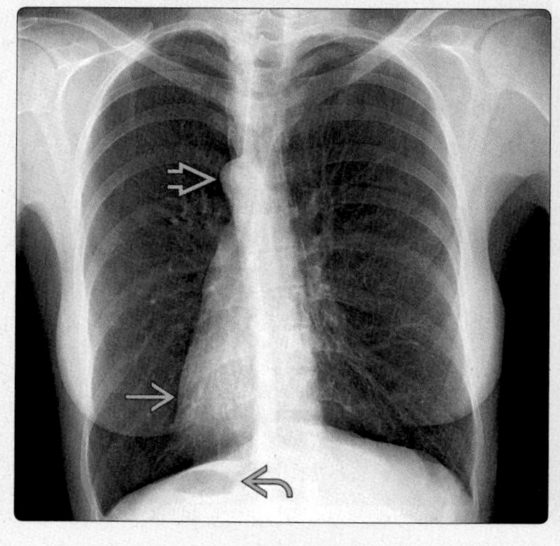
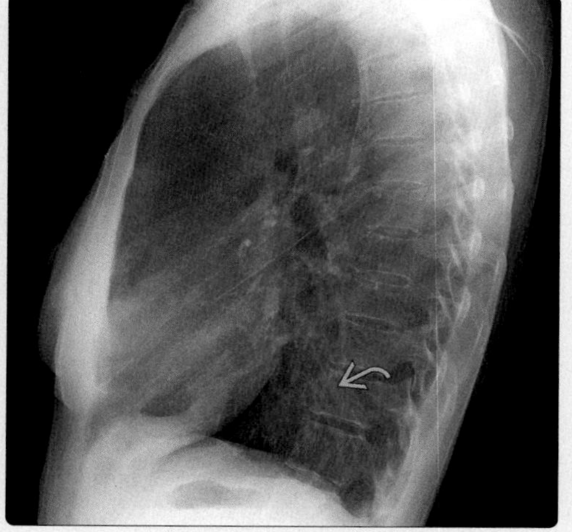

（左图）一名 Kartagener 综合征伴 PCD 的 44 岁女性患者，后前位胸部片显示右位心➡、右位主动脉弓➡和右位胃泡影↩，右肺上叶支气管位于动脉下，左肺上叶支气管位于动脉上，提示内脏转位。

（右图）同一患者侧位胸片可见轻微的胸膜下线与“轨道”征↩，提示下叶基底段支气管扩张。

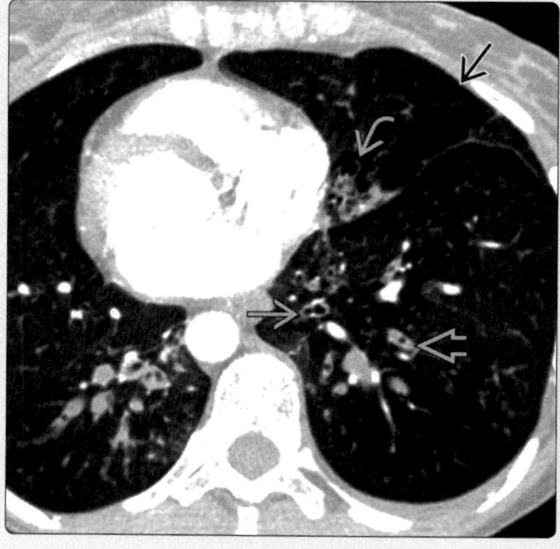
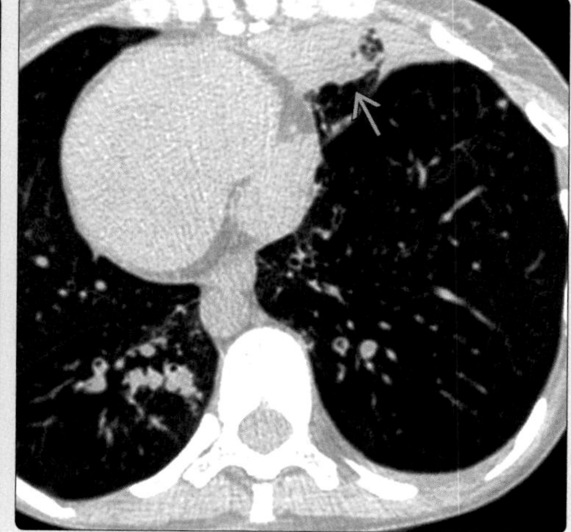

（左图）同一患者的胸部横断位增强 CT 图像显示左肺下叶基底段支气管扩张↩、支气管壁增厚➡及支气管黏液栓➡，伴局部肺野透过度减低及血流灌注减低，呈马赛克征➡。

（右图）同一患者 3 个月后因反复肺部感染复查，横断位平扫 CT 图像显示左肺中叶新发炎症➡、双肺下叶支气管扩张及支气管黏液栓。PCD 常累及中叶、舌叶和下叶。

原发性纤毛运动不良症

术语

同义词

- 纤毛运动不良综合征
- 不动纤毛综合征：纤毛运动并非不存在，而是运动异常

定义

- 原发性纤毛运动不良症（PCD）
  - 导致纤毛缺陷及黏液清除障碍的遗传性疾病
  - 黏液纤毛功能下降及慢性耳鼻喉疾患
  - 50% 以上的病例出现内脏位置异常；先天性心脏病占 25%
- Kartagener 综合征
  - 内脏转位、鼻窦炎和鼻息肉、支气管扩张三联征
  - 50% 的 PCD 患者
  - Kartagener-Afzelius 综合征
    - Kartagener 代表鼻窦炎、支气管扩张症和内脏转位
    - Afzelius 代表相关不孕症；运动纤毛及精子的结构异常

影像学表现

基本表现

- 最佳诊断思路
  - 内脏位置异常、支气管扩张和鼻窦炎三联征
- 位置
  - 支气管扩张症，好发于舌叶、中叶及下叶

X 线表现

- 肺过度充气
- 支气管壁增厚、支气管扩张（“轨道”征）
- 肺不张实变
- 右位心和内脏位置异常

CT 表现

- 支气管壁增厚
- 黏液栓
- 支气管扩张，多发于舌叶、中叶及下叶基底段
  - 严重程度不同表现：柱状、“串珠”样、囊状扩张
  - 印戒征：支气管直径 > 邻近肺动脉直径
    - 垂直于支气管长轴的 CT 截面
    - “环”与支气管扩张相关
    - “戒石”与邻近肺动脉相关
- 马赛克征，呼气相空气潴留征
- 小叶中心结节、“树芽”征、磨玻璃密度病变及实变
- 肺不张，肺段以下不张较具特征性
- 相关异常
  - 内脏位置异常：内脏转位（50%），内脏异位（12%）
  - 先天性心脏病（25%）
  - 鼻窦炎
  - 漏斗胸和脊柱侧弯

推荐的影像学检查方法

- 最佳影像检查方法
  - HRCT 是支气管扩张症诊断和评估的首选影像学检查
  - 胸部影像异常可提示 Kartagener 综合征的诊断
- 推荐的检查序列与参数
  - 多层面重建图像；薄层多排 CT

鉴别诊断

囊性纤维化

- 常染色体隐性遗传性外分泌腺疾病
- 高加索患者；通常在儿童时期诊断
- 反复感染、喘息、呼吸困难
- 严重的肺上叶支气管扩张、支气管壁增厚、支气管黏液栓，马赛克征

变应性支气管肺曲霉病

- 哮喘或囊性纤维化患者
  - 哮喘、咳嗽、喘息加重
- 曲霉菌变态反应
- 以肺上叶为主的中心性支气管扩张
- 中央黏液栓
  - 可在 CT 上呈高 CT 值

感染性支气管扩张

- 复发性肺部感染
  - 细菌、分枝杆菌、病毒
- 肺部感染可导致短暂的纤毛功能不良症和气道黏液清除不良
  - 随后的细菌增殖和宿主效应可导致不可逆的气道损伤

免疫缺陷疾病

- 人类免疫缺陷病毒、获得性免疫缺陷（艾滋病）
- 普通易变免疫缺陷病
- 复发性肺部感染
  - 导致支气管扩张

杨氏综合征

- 气道黏液黏度异常
- 支气管扩张、鼻窦炎
- 不孕
  - 由于功能性生殖道阻塞及精子运送异常

病理学表现

基本表现

- 病因
  - 黏液纤毛清除功能受损导致纤毛结构和功能异常
    - 肺部感染包括气道破坏及肺部感染
    - 气道异常易导致反复肺部感染
- 遗传学
  - 常染色体隐性遗传病；遗传异质性
  - 35 个基因突变占 PCD 病例的约 70%

- *DNAI1* 和 *DNAH5* 编码外动力蛋白臂的成分，占病例的 30% 以上
- 双等位基因突变与约 70% 的已知病例有关
- 相关异常
  - 内脏位置异常
    - 在一个队列研究中显示约 66% 的儿童患者和约 50% 的成年患者出现内脏转位
  - 先天性心脏病
  - 不孕症
  - 纤毛超微结构异常，纤毛摆动频率异常或纤毛方位异常
    - 可表现出正常的超微结构和搏动频率
    - 呼吸道感染及炎症可出现纤毛定向的短暂异常

大体病理和手术所见

- 反复感染引起的弥漫性支气管扩张
- 肺部感染
- 右位心，内脏位置异常

镜下表现

- 支气管炎、鳞状上皮化生、溃疡
- 支气管壁纤维化和破坏
- 急性和慢性肺炎，机化性肺炎
- 电子显微镜：纤毛超微结构缺陷
  - 最常见：外动力蛋白臂缺失或缩短，或内外动力蛋白臂合并缺陷
  - 约 30% 的 PCD 患者纤毛结构正常

临床要点

临床表现

- 最常见的症状 / 体征
  - 新生儿：需要通气支持的呼吸窘迫（>80%）、鼻炎、肺不张、肺炎
  - 婴幼儿：急 / 慢性中耳炎、鼻炎、鼻窦炎、慢性湿咳、复发性肺炎
  - 老年患者：复发性鼻窦、耳部和肺部感染，男性不育
  - 复发性下呼吸道感染
    - 流感嗜血杆菌、金黄色葡萄球菌、肺炎链球菌
    - 金黄色葡萄球菌和非结核分枝杆菌在成人更常见
  - 咳痰、喘息、粗湿啰音、劳力性呼吸困难
  - 肺功能检查：阻塞性、混合性或限制性通气功能障碍
  - 男性不育，女性生育能力下降和异位妊娠
- 其他症状 / 体征
  - PCD 患者的内脏位置异常
    - 约 50% 的 PCD 患者内脏转位，12% 的患者内脏异位
  - 先天性心脏病（约占 PCD 患者的 25%）；常与内脏位置异常有关（异位）
  - 鼻窦发育不全
  - 慢性鼻窦炎、鼻息肉病
  - 其他
    - 脑积水、视网膜色素变性（罕见）

人口统计学表现

- 年龄
  - 通常在儿童、青少年或成年期诊断：诊断时的中位年龄约 5.3 岁
- 性别
  - 无性别差异
- 流行病学
  - 发病率：1/（10 000~20 000）

诊断

- 鼻腔活检或纤毛培养
  - 功能检查
    - 测量纤毛搏动频率、搏动模式和纤毛运动的协调性
  - 超微结构研究
    - 电子显微镜对纤毛方向和超微结构的评估
- 基因检测

筛查

- 鼻腔一氧化氮水平测量
  - PCD 患者一氧化氮水平相对减低

自然病史和预后

- 患者以新生儿起病多见
- 诊断延迟；儿童晚期和青春期较典型
- 早期诊断和积极治疗预后良好
- 文献报道肺功能进展性减低

治疗

- 密切临床随访
- 积极的气道清除和肺部物理治疗
- 抗生素：肺部感染的治疗和支气管扩张的预防
- 流感和肺炎球菌疫苗免疫接种
- 戒烟，避免接触二手烟
- 生理盐水或类固醇鼻腔灌洗治疗慢性鼻炎和息肉
- 个别病例需鼻窦外科手术
- 进展期肺部疾病
  - 部分严重支气管扩张症的患者需外科干预
  - 肺移植治疗终末期肺病

诊断要点

考虑的诊断

- 婴儿期以来患有慢性鼻炎、中耳炎、支气管扩张症、支气管肺部感染，以及合并内脏位置异常的患者优先考虑诊断 PCD

影像解读要点

- 年轻患者下叶基底段支气管扩张，合并内脏位置异常

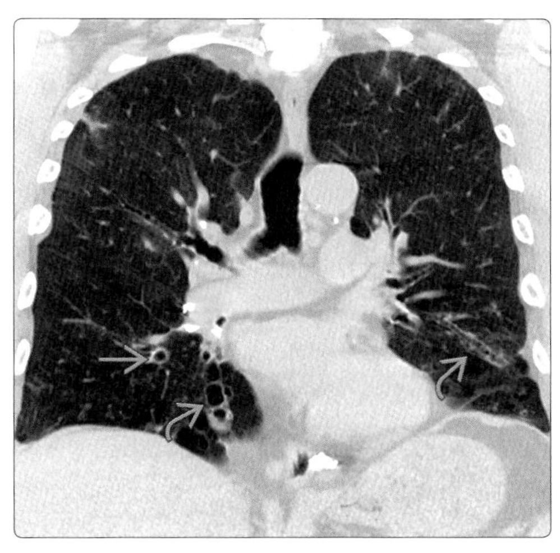

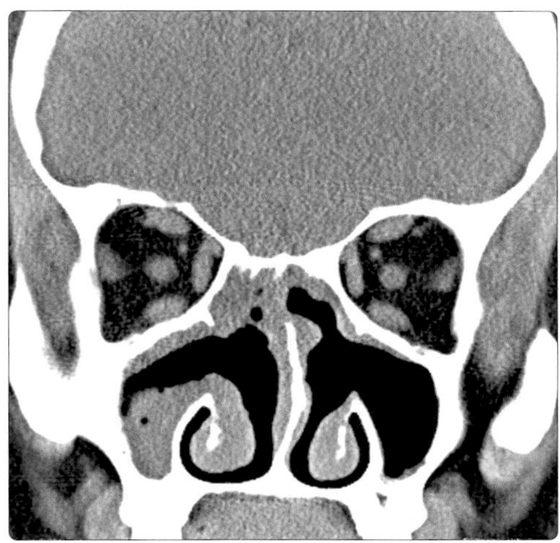

（左图）一名63岁PCD合并长期反复肺部感染男性患者的冠状位胸部平扫CT图像显示双肺多发支气管扩张，支气管壁增厚及支气管黏液栓，伴马赛克征。

（右图）同一患者的鼻窦冠状位平扫CT图像显示鼻窦黏膜显著增厚，并提示该患因复发性鼻窦炎和息肉进行过外科手术干预。纤毛功能异常可累及鼻窦、中耳、气道和生殖等多个系统。

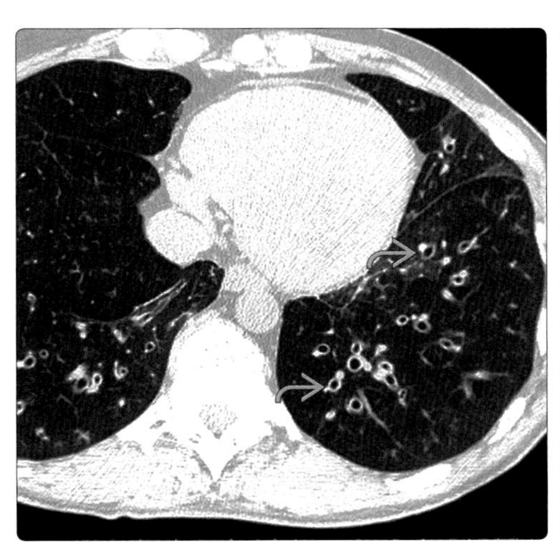

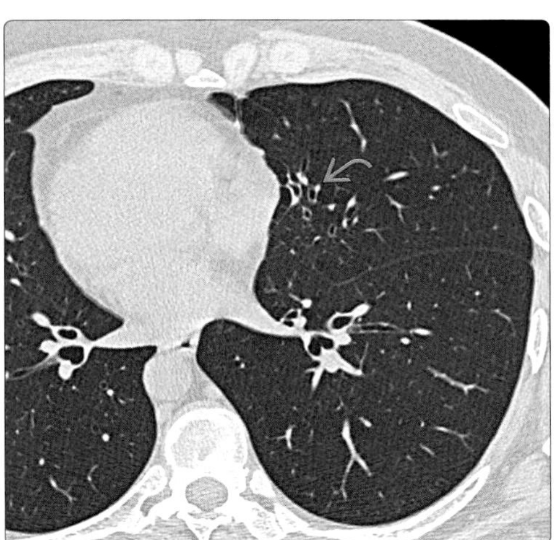

（左图）一名44岁PCD男性患者的横断位胸部平扫CT图像显示左肺下叶基底段支气管扩张、管壁增厚伴马赛克征，部分成对伴行的扩张支气管与肺动脉截面呈印戒征改变。

（右图）一名PCD合并内脏转位患者的横断位胸部增强CT图像显示左肺中叶轻度支气管扩张。适当的抗生素治疗与积极的肺部物理治疗有助于改善或阻止支气管扩张症。

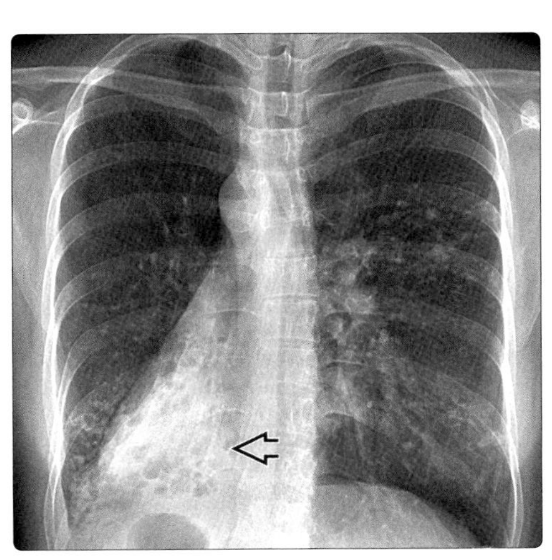

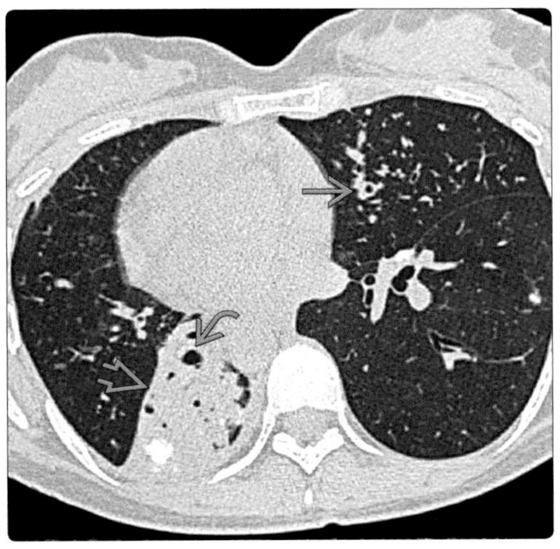

（左图）一名Kartagener综合征年轻女性患者后前位胸片显示全内脏转位改变，右肺下叶心缘后方见高密度实变影，双肺多发支气管扩张及结节。

（右图）同一患者横断位胸部HRCT显示右肺下叶因持续感染部分实变，肺叶体积减小，其内见支气管扩张和空洞形成，伴左肺中叶部分支气管扩张、细支气管炎及黏液栓形成。以上征象高度提示患者有PCD后继发了长期慢性的肺部感染。

巨气管支气管症

关键要点

术语

- 巨气管支气管症（Mounier-Kuhn syndrome, MKS）：一种以气管和主支气管弹性组织及平滑肌萎缩致中央气道显著扩张为主要特征的罕见疾病

影像

- 平片
  - 气管直径 > 邻近椎体宽度
  - 肺容积增加（阻塞性肺生理改变）
- HRCT/CT
  - 以下考虑诊断 MKS
    - 气管直径 >30 mm
    - 左主支气管直径 >23 mm
    - 右主支气管直径 >24 mm
  - HRCT：气管支气管软化引起的呼气性气管塌陷
  - 支气管扩张症（30%~45%）
  - 气管支气管憩室病（50%）

主要鉴别诊断

- Williams-Campbell 综合征
- 继发性气管支气管肥大症

病理学表现

- 病因不明，先天性的可能性大
- 软骨间存在大量囊状憩室；后壁膨出扩张
- 黏膜肌层变薄，纵行平滑肌和弹性纤维萎缩

临床要点

- 咳嗽（>70%）、反复感染（50%）、呼吸困难（>40%）
- 慢性阻塞性肺病的诊断（>25%）
- 男性多见，男性：女性 = 8 ∶ 1
- 好发年龄：50~60 岁
- 肺功能检查：阻塞性肺生理改变
- 治疗：黏液溶解疗法、物理治疗、体位引流

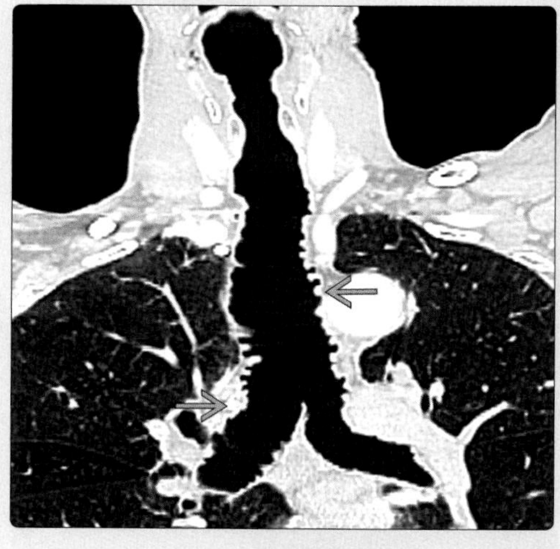

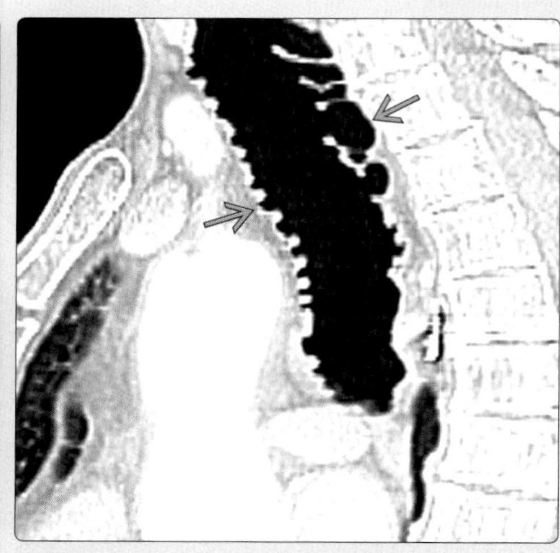

（左图）一名巨气管支气管症患者的胸部冠状位增强 CT 图像显示异常的气管支气管扩张和多发憩室形成→。该病以气管和主支气管弹性组织和平滑肌缺乏为主要特征，相邻气道软骨间黏膜疝入进而形成憩室。

（右图）同一患者的矢状位增强 CT 图像更好地显示了气管多发憩室→。巨气管支气管症主要临床症状为咳嗽、呼吸困难和反复肺部感染。

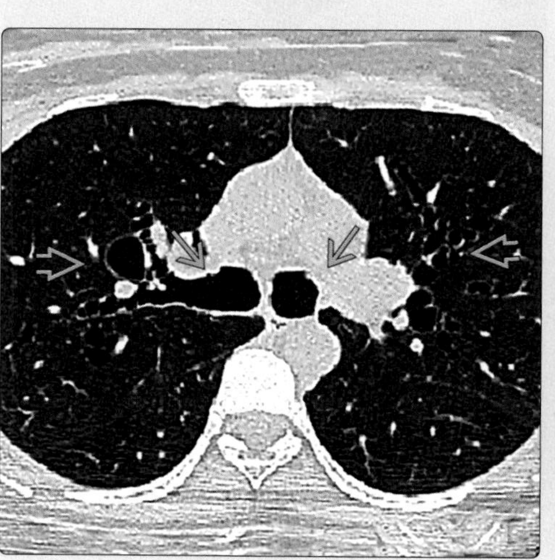

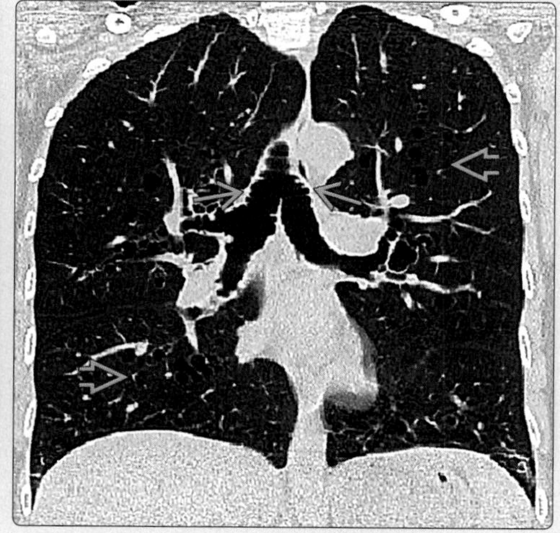

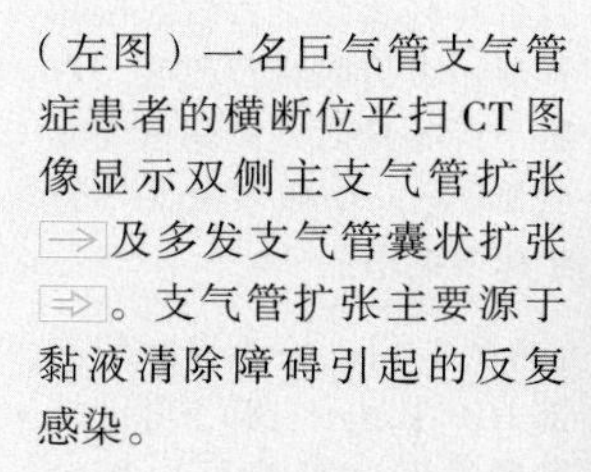

（左图）一名巨气管支气管症患者的横断位平扫 CT 图像显示双侧主支气管扩张→及多发支气管囊状扩张⇒。支气管扩张主要源于黏液清除障碍引起的反复感染。

（右图）同一患者的冠状位胸部平扫 CT 图像更清晰地显示异常的扩张支气管与憩室→，以及双肺中心性囊状为主的支气管扩张症⇒。高达 45% 的巨气管支气管症患者可合并支气管扩张症。

巨气管支气管症

术语

缩写
- 巨气管支气管症（Mounier-Kuhn syndrome, MKS）

同义词
- 气管支气管肥大症
- 先天性气管支气管肥大症

定义
- 气管和主支气管弹性组织及平滑肌萎缩致中央气道显著扩张的疾病

影像学表现

基本表现
- 最佳诊断思路
  - 中心气道异常扩张，多发性囊状憩室
    - 沿气管和中央支气管壁分布的扇形或分叶状含气外凸囊腔
  - 呼气时气管和主支气管狭窄或塌陷

X 线表现
- 气管直径大于邻近椎体宽度
- 肺容积增加（阻塞性肺通气功能障碍）

CT 表现
- 最大气管直径（平均值 ±3 个标准差）正常值：主动脉弓头侧 20 mm 测量
  - 男性：27 mm（矢状位）和 25 mm（冠状位）
  - 女性：23 mm（矢状位）和 21 mm（冠状位）
- 如以下考虑诊断 MKS
  - 呼气时气管和主支气管狭窄或塌陷
  - 气管直径 >30 mm
  - 左主支气管直径 >23 mm
  - 右主支气管直径 >24 mm
  - 测量值高于正常值 3 个标准差
- 气管支气管憩室病（50%）
  - 在矢状位图像上显示最佳
- 支气管扩张症（30%~45%）
- 气管支气管软化（28%）
  - 气管腔显著塌陷（> 吸气直径的 75%）
- 呼气相空气潴留

推荐的影像学检查方法
- 最佳影像检查方法
  - HRCT：呼气相成像是鉴别气管支气管软化的关键
- 推荐的检查序列与参数
  - 多平面重建和最小密度投影成像有助于对中心气道的评估

鉴别诊断

Williams-Campbell 综合征
- 双侧亚段支气管扩张，气管、主支气管及段支气管表现正常

继发性气管支气管肥大
- 合并慢性肺部疾病（如肺纤维化、慢性感染、肺气肿）
- 一些疾病与 MKS 难以区分，需辅助检查鉴别，如间质性肺疾病

病理学表现

基本表现
- 病因不明，很可能是先天性
- MKS 可偶发埃勒斯 – 当洛综合征、马方综合征和皮肤松弛症，提示平滑肌和结缔组织异常有关
- 男性好发
- 常有吸烟史

分期、分级和分类
- 1 型：气管和主支气管对称性弥漫性扩张
- 2 型：气管显著扩张和气管憩室
- 3 型：支气管附壁憩室，可累及远端支气管

大体病理和手术所见
- 软骨间有大量囊状憩室；气管后壁膨出性扩张
- 气管支气管肥大症

镜下表现
- 黏膜肌层变薄，纵行肌和弹性纤维萎缩
- 部分或完全性呼吸道弹性纤维减少，可表现为斑片状分布
- 气管壁肌间神经丛缺如

临床要点

临床表现
- 最常见的症状 / 体征
  - 咳嗽（70% 以上）、反复呼吸道感染（50%）、呼吸困难（40% 以上）
  - 常诊断为慢性阻塞性肺疾病（25% 以上）
- 其他症状 / 体征
  - 听诊闻及支气管啰音、气喘
  - 杵状指（常见）
  - 阻塞性肺通气功能障碍

人口统计学表现
- 男性多见，男性：女性 = 8 ∶ 1
- 好发年龄 50~60 岁

自然病史和预后
- 疾病预后目前尚无明确数据参考
- 一些数据提示气道扩张一定程度后将不再进展

治疗
- 通过黏液溶解疗法、物理疗法和体位引流以促进咳痰

Williams-Campbell 综合征

关键要点

术语

- Williams-Campbell 综合征（Williams-Campbell syndrome, WCS）
  - 罕见先天性症候群
  - 部分或完全性亚段支气管软骨缺如

影像学表现

- 弥漫性双肺柱状及囊状支气管扩张
- 气管、主支气管、叶段支气管表现正常
- 合并感染时支气管内出现液 - 气平面
- 动态 CT 扫描
  - 吸气相：支气管扩张症呈“气球”样改变
  - 呼气相：支气管气道塌陷
- 仿真内镜
  - 可直观评估受累程度，具有一定临床意义
  - 可突出显示沿气道壁纵向分布的软骨环缺失

主要鉴别诊断

- 囊性纤维化
- 原发性纤毛运动障碍
- 变应性支气管肺曲霉病

病理学表现

- 先天性症候群
- 第 4~6 级支气管壁软骨减少或缺失
- 后天性假说：腺病毒感染继发支气管软化，进而形成支气管扩张症

临床要点

- 症状 / 体征
  - 反复性肺部感染，咳嗽，气喘，呼吸困难
- 预后
  - 与气管壁软化减少程度相关
- 治疗
  - 抗生素防止疾病进展

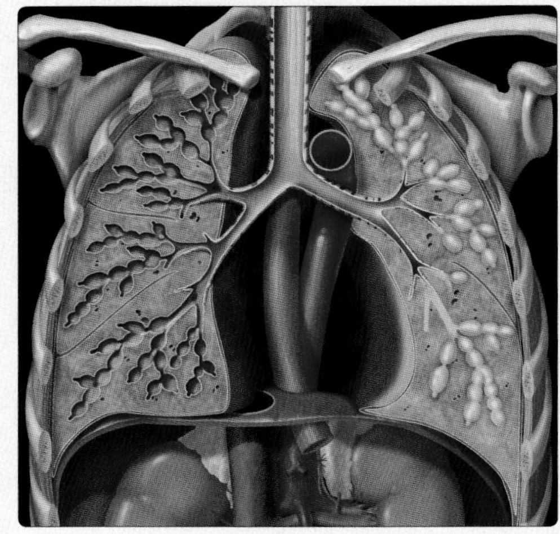

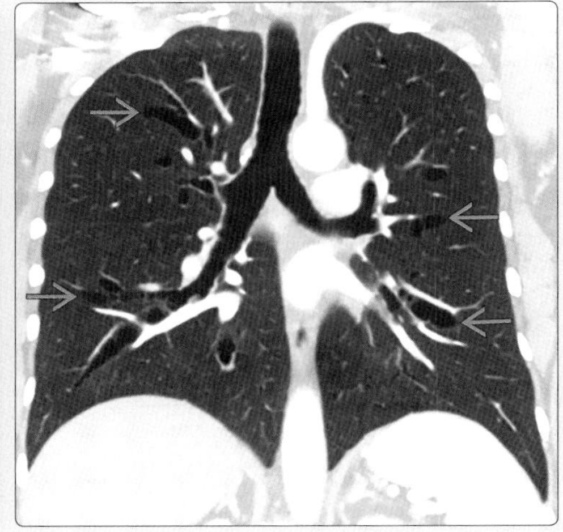

（左图）图示先天性疾病 WCS 的气道异常，特征是由完全性或部分性气管壁软骨缺失而引起的先天性支气管扩张症，主要累及第 4~6 级支气管。

（右图）一名 42 岁 WCS 患者胸部冠状位增强 CT 图像显示双肺多发支气管扩张，以段支气管受累为主 →，而中央气道表现正常。WCS 典型表现为通常在儿童时期起病，成年期起病患者较少。

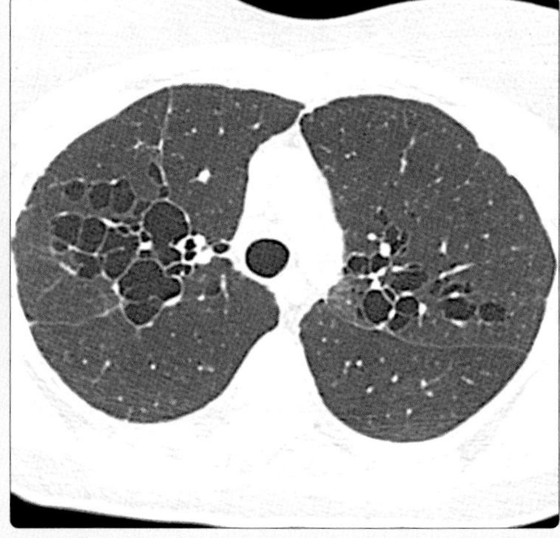

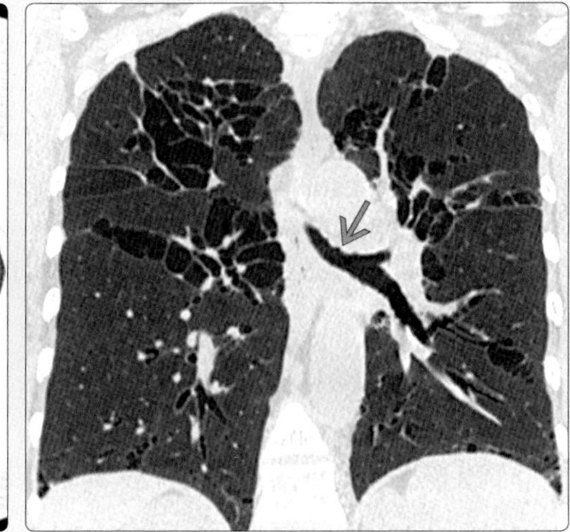

（左图）一名 24 岁 WCS 患者的横断位平扫 CT 图像显示双侧中央型支气管扩张症，其鉴别诊断包括囊性纤维化、变应性支气管肺曲霉病和原发性纤毛运动不良症。

（右图）同一患者的冠状位平扫 CT 图像显示双肺多发支气管扩张症并未累及中央气道 →，此为 WCS 的特征表现。多平面重建图像能帮助更好地显示支气管扩张症分布特点。

术语

缩写

- Williams-Campbell 综合征（Williams-Campbell syndrome, WCS）

同义词

- 支气管软化症
- 非囊性纤维化

定义

- 以亚段支气管软骨部分或完全缺失为特征的罕见先天性综合征

影像学表现

基本表现

- 最佳诊断思路
  - 双侧支气管扩张
- 位置
  - 累及第 4~6 级支气管（第 1 级亚段支气管）
- 形态学表现
  - 柱状 / 囊状支气管扩张

X 线表现

- 支气管扩张、支气管壁增厚、囊性病变

CT 表现

- 弥漫性双肺柱状 / 囊状支气管扩张
- 气管、主支气管和段支气管表现正常
- 支气管腔内气 – 液平面与感染有关
- 动态 CT
  - 吸气相：支气管扩张呈“气球”样改变
  - 呼气相：支气管气道塌陷（软骨板缺失）
- 仿真支气管镜
  - 可直观评估受累程度，具有一定的临床意义
  - 可突出显示沿气道壁分布缺失的软骨环

推荐的影像学检查方法

- 最佳影像学检查方法
  - 吸气相 / 呼气相 CT 扫描
  - 多平面重组 CT 图像显示支气管扩张的分布和位置
  - 3D 重建

鉴别诊断

囊性肺纤维化

- 80% 的病例 5 岁前诊断
- 弥漫性柱状支气管扩张，上叶受累为主

原发性纤毛运动障碍

- 发病年龄：婴儿期至 50 岁均可
- “串珠”样支气管扩张，以中叶和舌叶为主
- Kartagener 综合征：全内脏转位、支气管扩张症和鼻窦炎三联征

变应性支气管肺曲霉病

- 多数患者合并哮喘或囊性肺纤维化
- 支气管哮喘，外周血嗜酸性粒细胞增多，曲霉变应原速发性皮肤试验阳性，血清抗曲霉特异性 IgE 与 IgG 抗体增高，血清总 IgE 浓度增高（大于 1000 kU/L）
- 支气管扩张症，以中央区及上叶分布为主，支气管黏液栓塞（“指套”征）
  - 钙盐沉积后继发形成高密度黏液

病理学表现

基本表现

- 病因
  - 先天性症候群
  - 后天性假说：腺病毒感染继发支气管软化，进而形成支气管扩张症
- 相关异常表现
  - 先天性心脏病、支气管异构、全内脏转位、多脾综合征、内脏异位

大体病理和手术所见

- 第 4~6 级支气管软骨缺损或完全缺失
- 软骨缺损仅限于气道

临床要点

临床表现

- 最常见的症状 / 体征
  - 反复肺部感染
  - 咳嗽、气喘

人口统计学表现

- 儿童多见，成人偶见

自然病史和预后

- 预后取决于软骨缺损严重程度

治疗

- 合并出血或严重感染，需外科肺切除术
- 呼吸系统物理治疗
- 抗生素预防疾病进展

诊断要点

考虑的诊断

- 支气管扩张症分布范围有助于鉴别诊断
  - 中心：变应性支气管肺曲霉病
  - 上叶为主：囊性纤维化
  - 中叶、舌叶、下叶：原发性纤毛运动障碍

影像解读要点

- WCS 患者的气管、主支气管和段支气管均表现正常

支气管结石症

关键要点

术语
- 支气管结石主要成分为钙化或骨化的腔内物质，通常是由于邻近钙化淋巴结侵蚀支气管壁所致

影像学表现
- 平片
  - 非特异性气管旁钙化，气道阻塞改变
- CT
  - 支气管腔内、经支气管腔或支气管周围钙化结节
  - 腔外气体提示支气管壁侵蚀
  - 腔内型及腔外型支气管钙化灶可发生位置改变或消失
  - 支气管阻塞征象
    - 肺不张（66%）
    - 阻塞性肺炎（33%）
    - 支气管扩张症（33%）
    - 空气潴留（5%）
    - 黏液栓塞

主要鉴别诊断
- 类癌
- 气道错构瘤
- 骨化性气管支气管病
- 气道淀粉样变性

病理学表现
- 气管壁被邻近钙化淋巴结侵蚀

临床要点
- 干咳
- 咯血（可能大量）
- 排石：咳出钙化物
- 合并症：反复肺部感染，支气管扩张症，支气管狭窄，气道血管瘘（主动脉－气管瘘、主支气管瘘、肺内支气管－动脉瘘）
- 治疗依据临床表现：观察随访，纤维支气管镜取石术，外科治疗

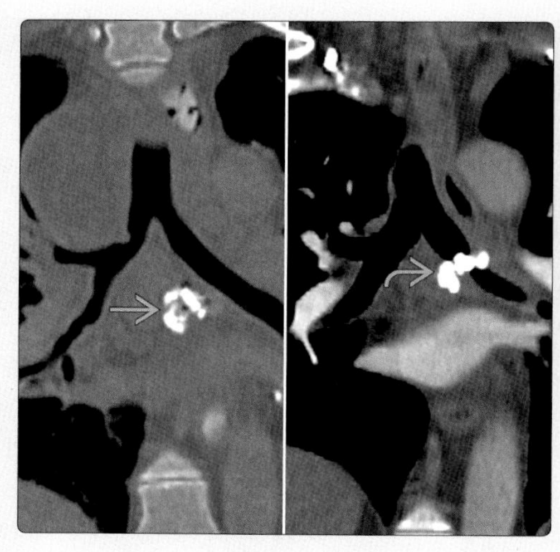

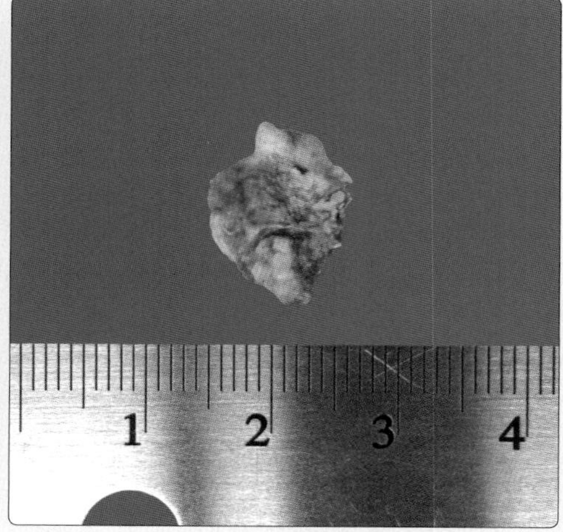

（左图）一名患者的冠状位胸部平扫 CT 图像显示气管隆突下钙化淋巴结（左），数年后胸部冠状位增强 CT 图像提示其侵蚀左主支气管（右），形成经腔型支气管结石。此典型病例很好地展示了钙化淋巴结侵蚀邻近气道作为主要病因形成支气管结石的过程。

（右图）大体图片显示同一患者干咳后排出的支气管结石。纤维支气管镜取石术可治疗完全性腔内型支气管结石症。

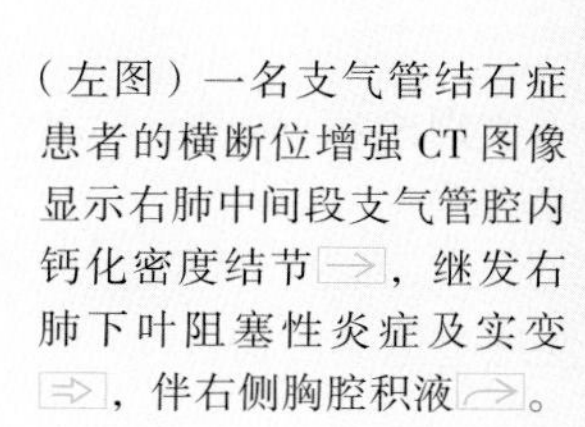

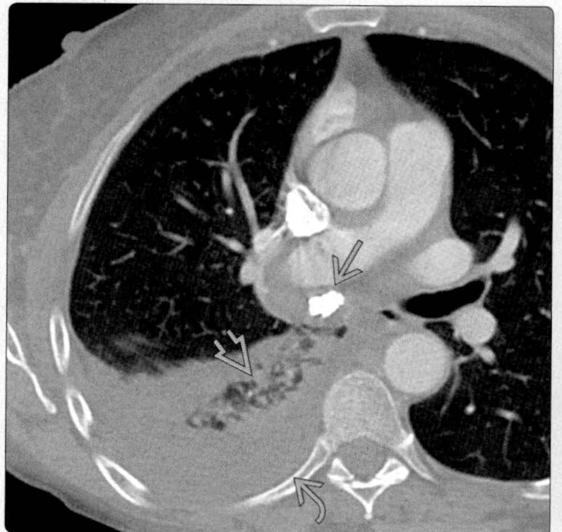

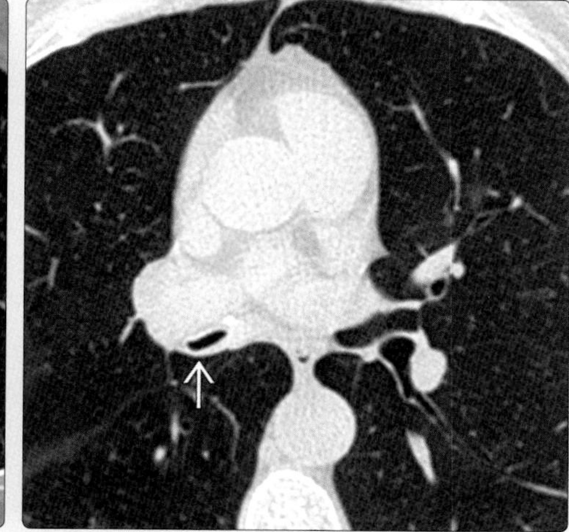

（左图）一名支气管结石症患者的横断位增强 CT 图像显示右肺中间段支气管腔内钙化密度结节，继发右肺下叶阻塞性炎症及实变，伴右侧胸腔积液。

（右图）同一患者行纤维支气管镜取石术 3 年后，复查平扫 CT 图像显示不断进展的右肺中间段支气管局限狭窄。支气管狭窄是支气管结石最常见的后遗症之一。

支气管结石症

术语

定义

- 支气管结石主要成分为钙化或骨化的腔内物质，通常是由于邻近钙化淋巴结侵蚀支气管壁所致

影像学表现

基本表现

- 最佳诊断思路
  - 支气管内或支气管旁钙化结节，伴支气管阻塞
- 部位
  - 最常见：中叶，上叶前段支气管
  - 右侧较左侧多见（2∶1）
  - 可发生于气管至亚段支气管的各级气道，以叶和段支气管受累多见
- 大小
  - 2～15 mm
- 形态学表现
  - 形状不规则，边缘成角
  - 钙盐成分为主，少许软组织成分

X 线表现

- 非钙盐成分为主的支气管结石常无法识别
- 气道阻塞
  - 肺不张
  - 黏液栓塞
    - "指套"征
  - 支气管扩张
  - 呼气性空气潴留
- 钙化的纵隔和（或）肺门淋巴结

CT 表现

- 支气管腔内、经支气管腔或支气管周围钙化结节
  - 邻近气道扭曲和狭窄（50%）
  - 完全气道阻塞（50%）
  - 腔外气体高度提示支气管壁侵蚀
  - 常为单发，多发少见
  - 增强扫描无强化
  - 无软组织肿块（与纤维化性纵隔炎鉴别的关键）
  - 支气管旁钙化灶，可随时间发生位置改变或消失
- 支气管阻塞征象
  - 肺不张（66%）
  - 阻塞性肺炎（33%）
  - 支气管扩张症（33%）
  - 空气潴留（5%）
  - 黏液栓塞

推荐的影像学检查方法

- 最佳影像学检查方法
  - 薄层 CT 为首选检查，可清晰显示气道内改变

鉴别诊断

类癌

- 39% 的类癌表现出钙化或骨化
- 典型表现病变以软组织成分为主，增强扫描可见强化

气道错构瘤

- 内可见钙化和（或）脂肪密度

骨化性气管支气管病

- 黏膜下骨软骨结节
  - 气管前缘及侧缘多见
  - 弥漫多发钙化结节

气道淀粉样变性

- 局部或弥漫性气管支气管均可受累
- 黏膜下淀粉样蛋白沉积导致气道狭窄
- 不规则或点状钙化灶
- 弥漫多发较单发常见

病理学表现

基本表现

- 病因
  - 气管壁被邻近钙化淋巴结侵蚀
    - 常见疾病：结核、组织胞浆菌病
    - 矽肺：少数报告病例
    - 罕见疾病：支气管异物、结节病、隐球菌病、球孢子菌病、支气管内曲霉菌病、支气管内诺卡菌病和堪萨斯分枝杆菌肺部感染

大体病理和手术所见

- 磷酸钙（85%）、碳酸钙（15%）
- 腔内型、经腔型和腔外型

临床要点

临床表现

- 最常见的症状 / 体征
  - 干咳
  - 咯血（可能大量）
  - 排石：咳出钙化物
  - 气道阻塞（罕见）
- 其他症状 / 体征
  - 反复肺部感染，支气管扩张症，支气管狭窄，气道血管瘘（主动脉 – 气管瘘、主支气管瘘、肺内支气管 – 动脉瘘）

治疗

- 观察随访（无症状或轻微症状）
- 腔内型支气管结石松动者可行纤维支气管镜取石术；经腔型行支气管取石存在大咯血风险，仅作为外科手术后备方案
- 纤维支气管镜取石术失败，或合并邻近支气管扩张症者可考虑肺叶切除术或肺段切除术

小叶中心型肺气肿

关键要点

术语
- 小叶中心型肺气肿（centrilobular emphysema, CLE）
- 同义词
  - 中心腺泡性肺气肿
  - 近端小叶型肺气肿
- 肺次级小叶中心呼吸细支气管的破坏和扩大

影像学表现
- 平片
  - 轻度：可能表现为正常胸片
  - 重度：肺部密度不均、血管形态异常 / 破坏
  - 肺过度膨胀和透过度增高
- CT/HRCT
  - 小叶中央区域低密度，无明显壁厚
  - 可能观察到中央小叶动脉被破坏的肺组织所包围（中心点征）

主要鉴别诊断
- 全小叶型肺气肿
- 间隔旁型肺气肿
- 囊性肺病
- 缩窄性细支气管炎
- 哮喘

病理学表现
- 先期病变可能是呼吸性细支气管炎

临床要点
- 症状：呼吸困难，气短
- 与吸烟史密切相关
- 治疗：
  - 戒烟
  - 肺减容术 / 支气管内活瓣植入
  - 肺移植
- 并发症：气胸、咳血、肺炎及慢性阻塞性肺疾病的急性发作

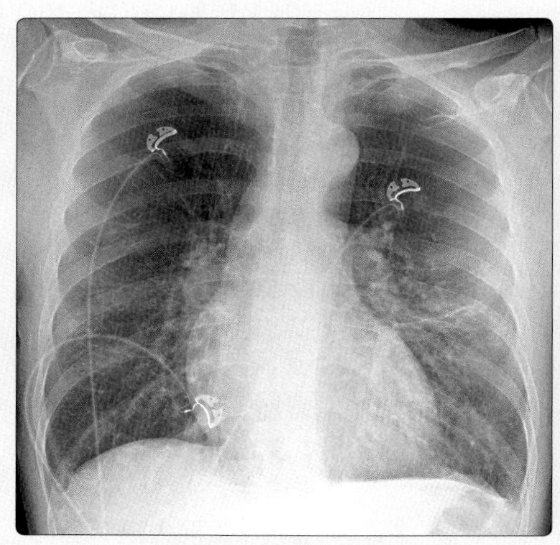

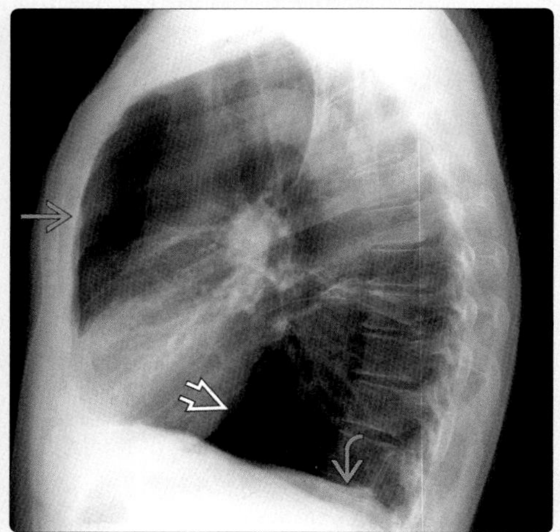

（左图）63 岁男性患者，有进展性破坏性肺气肿（advanced destructive emphysema, ADE）和肺尖大疱，正位胸片显示肺过度膨胀，双肺尖透过度增加，血管纹理变形及移位。

（右图）同一患者侧位胸片显示肺气肿的特征表现，包括膈肌低平、胸廓前后径增大以及纵隔心前间隙和心后间隙扩大。

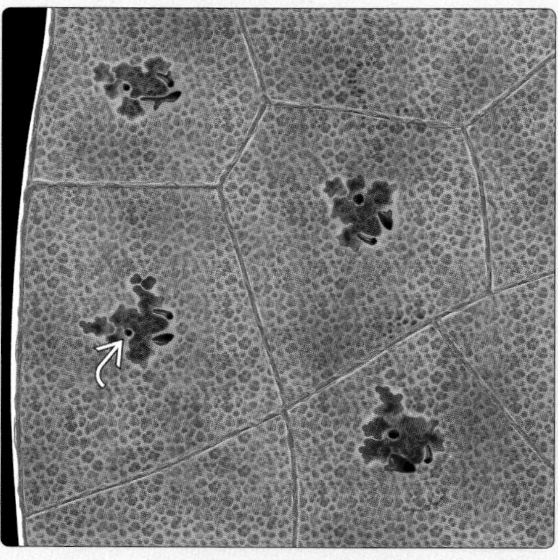

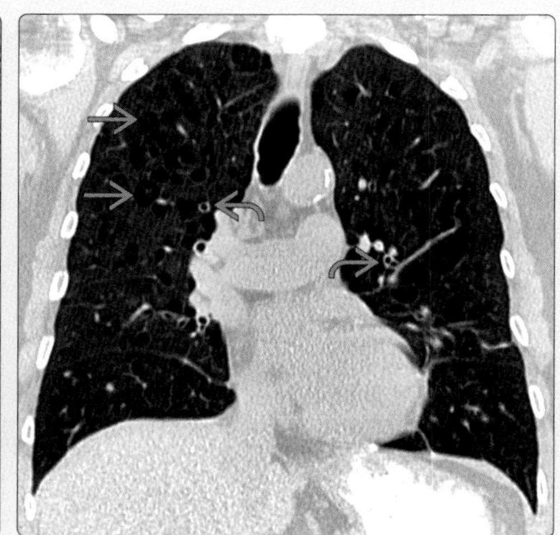

（左图）图示小叶中心型肺气肿的形态学特征，特点是小叶中央动脉周围的次级肺小叶中心被破坏。

（右图）78 岁重度吸烟男性，因运动后气短加重而就诊，冠状位高分辨率 CT 显示上肺部为主的小叶中心型肺气肿，以扩张和透亮的次级肺小叶围绕小叶中心肺动脉为特征。常常伴随支气管壁增厚。

小叶中心型肺气肿

术语

缩写

- 小叶中心型肺气肿（centrilobular emphysema, CLE）

同义词

- 中心腺泡性肺气肿
- 近端小叶型肺气肿

定义

- 次级肺小叶中心及附近呼吸性细支气管的扩大和破坏

影像学表现

基本表现

- 最佳诊断思路
  - HRCT 次级肺小叶的小叶中心成分中清晰的圆形透亮区
  - 保留次级（二级）肺小叶的解剖边界
- 部位
  - 上肺区为主
    - 肺尖，下叶背段
- 大小
  - 轻度：1～2 mm 的小叶中心“孔洞”
  - 晚期：可能占据整个次级肺小叶并类似于全小叶性肺气肿
    - 具有全小叶特征的 CLE
- 形态学
  - 小叶中心动脉和呼吸性细支气管破坏
  - 正常肺和气肿肺之间有明确的边界，密度不均

X 线表现

- 平片
  - 轻度：平片不敏感，可能表现为正常
    - 功能指标与影像学检查结果之间的相关性较弱
  - 重度：可能在平片中可见
    - 肺密度不均匀，上部肺野透过度增高
    - 上肺过度充气引起的脉管系统基底移位
      - 血管分支角度增加
- 肺过度充气
  - 膈肌低平
  - 胸廓前后径增加
  - 胸骨后和心后间隙增大
  - 心影变窄
- 次要表现
  - 肺动脉高压
    - 肺动脉干和中央肺动脉增宽
    - 周围肺动脉骤然变窄（外周肺动脉减少）

CT 表现

- HRCT
  - 比平片检查敏感度更高
  - 可以检测临床和功能检查无症状的 CLE
  - 次级肺小叶中心低密度区
    - 无明显壁
      - 由于周围肺膨胀不全，可能存在假壁
    - 被正常肺包围
    - 可见中央小叶动脉被破坏的肺组织包围：中央点征
    - 保留次级肺小叶边界
      - 通过假设阈值 HU<-950 评估是否存在气肿

推荐的影像学检查方法

- 最佳影像检查方法
  - HRCT 是评估和确定肺气肿的首选成像方式
- 推荐的检查序列与参数
  - 吸气末扫描
  - 呼气扫描在 CLE 中价值不大
  - 需仔细评估肺尖区和下叶背段
  - 最小密度投影（minimum-intensity projection, MinIP）图像可以提高检测轻度疾病的灵敏度
  - 与主观视觉分级相比，CT 量化分析在疾病程度分级方面更准确

MR 表现

- 吸入超极化氦 3 和氙 129 的造影剂
  - 肺气肿区域显示 ADC 值异常升高
- 可在临床症状之前检测到局部肺气肿变化
- 很少用于临床实践，多用于科研

鉴别诊断

全小叶型肺气肿

- 肺泡壁的破坏模式比 CLE 更均匀
- 次级肺小叶均匀破坏
- 早期以下肺为主，逐渐发展为弥漫性受累

间隔旁型肺气肿

- 远端腺泡破坏和空腔扩大
- 不同大小的单层薄壁胸膜下囊腔
- 通常与 CLE 一起出现

囊性肺病

- 具有可确定壁的囊肿（例如，淋巴管平滑肌瘤病）
- 小叶中央动脉不可见

朗格汉斯细胞组织细胞增生症

- 是与吸烟相关的间质性肺病
- 星状小叶中心结节→空洞→形状不规则的厚壁囊肿
- 上 / 中肺野分布
- 通常与 CLE 并发

缩窄性细支气管炎

- 无肺实质破坏，呈马赛克征
- 呼气相 CT 表现为空气潴留征

哮喘

- 无（肺）实质破坏
- 肺过度充气可能是可逆的

病理学表现

基本表现

- 病因
  - CLE 与吸烟密切相关
    - （病情）严重性与暴露程度相关
  - 吸入工业粉尘（二氧化硅）后也会发生 CLE
- 遗传学表现
  - CLE 存在潜在的遗传易感性
    - 可以解释类似吸烟习惯的个体具有不同程度的肺破坏
- 相关异常情况
  - 呼吸性细支气管炎
  - 慢性支气管炎
  - 继发性肺动脉高压
- 病理功能相关性
  - 患者可能有解剖性肺气肿，但肺功能没有改变
  - 肺损伤约 30% 出现肺功能恶化
  - 肺功能通常由下肺区的结构完整性决定
  - 肺功能测试是气道和肺的整体（功能）总和；HRCT 提供区域信息

分期、分级和分类

- 可以根据 HRCT 的密度变化对肺气肿进行客观量化
- 费莱舍尔协会（Fleischner Society）基于 CT 的 CLE 视觉分类
  - 轻微：最小透光度，小于肺区的 0.5%
  - 轻度：大面积的正常肺中散在透光区，占肺区的 0.5%~5%
  - 中度：许多明确的透亮区，大于肺区的 5%
  - 融合病变：跨越几个小叶的聚集囊状透光区，但没有实质变形或明显的小叶过度扩张
  - 晚期破坏性肺气肿（ADE）：全小叶透亮区、小叶过度扩张、肺结构变形

大体病理和手术所见

- 小叶中央位置
  - 二级呼吸性细支气管扩张
  - 主要累及上肺区
  - 呼吸性细支气管炎可能是前期病变

镜下表现

- 肺泡壁扩大和破坏
- 气肿在腺泡内汇合

临床要点

临床表现

- 最常见的症状 / 体征
  - 轻症
    - 通常无症状
    - 可能在行 CT 检查时偶然发现
  - 中度 / 晚期
    - 呼吸困难、气短
    - 肺总量和残余肺容积增加
    - 预测残余肺容积大于 120%
    - 预测 FEV1 值小于 80%
    - 预测扩散能力下降小于 80%
    - 是与有症状的或致命性的慢性阻塞性肺病（chronic obstructive pulmonary disease, COPD）相关的最常见的肺气肿形式
- 其他症状 / 体征
  - 肺动脉高压

人口统计学表现

- 年龄
  - 发病高峰在 45~75 岁
- 性别
  - 男性发病率轻微增高（由吸烟习惯导致）
- 流行病学特点
  - 工业化地区非常常见的疾病
  - 根据区域吸烟习惯，存在地理性差异

自然病史和预后

- 如果戒烟，病情会稳定或缓慢进展
- 如果不戒烟，病情会加速发展为需要治疗的临床症状形式

治疗

- 若肺功能持续下降，需要戒烟
- 应用支气管扩张剂，应用抗生素预防感染
- 肺康复训练：提高功能锻炼能力和生活质量
- 肺减容术
  - 适应证为存在 ADE 的患者
- 晚期肺气肿需进行支气管内瓣膜放置
  - 于支气管镜下放置单向阀
    - 允许空气排出但不进入
  - 适度改善肺功能、运动耐量、症状
  - 并发症：气胸，咯血，肺炎，COPD 加重
- 单肺或双肺移植
  - 选择患有晚期疾病但保留功能状态的患者
  - 生存效益：改善生理和功能结果
  - 受器官可用性和并发症的限制

诊断要点

影像解读要点

- CLE 是吸烟者中非常常见的 CT“偶然”发现征象
  - 无壁低密度区
  - 多见于上肺区
  - HRCT 是最佳评估手段

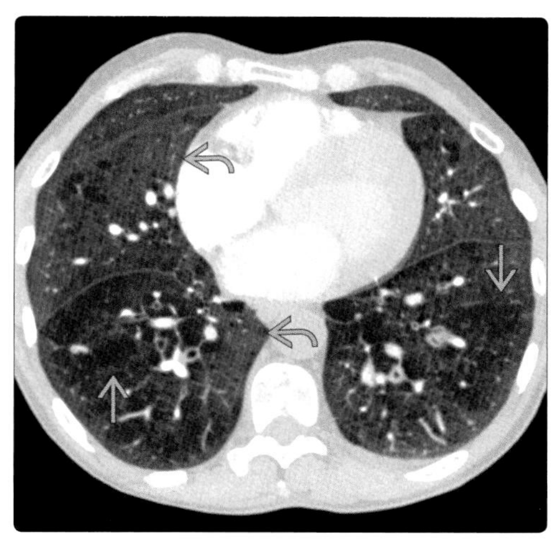

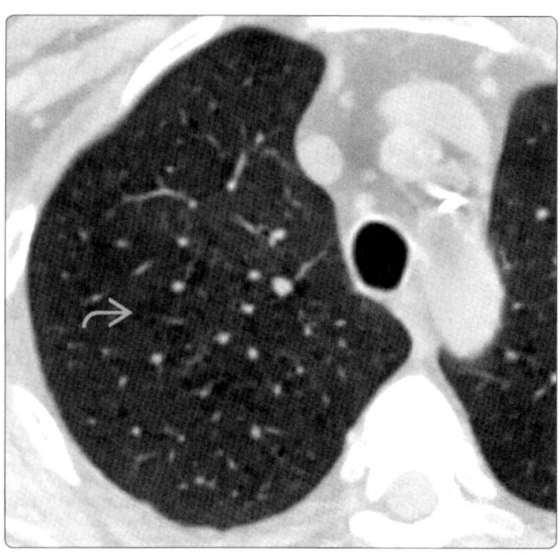

（左图）69 岁融合性小叶中心性肺气肿老年男性患者的横断位胸部增强 CT 图像显示小叶中心透亮区➡被正常肺➡包围，密度相对轻度增高，加重时伴有肺水肿。

（右图）59 岁吸烟者，呼吸困难，肺功能检查显示阻塞性肺功能障碍，横断位平扫 CT 图像显示上叶为主的透光区，壁不明显➡，中心见小叶中心肺动脉（中心圆点），是小叶中心型肺气肿的特征表现。

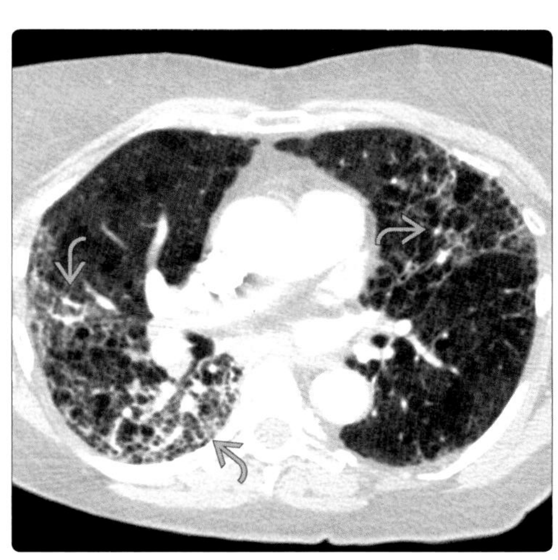

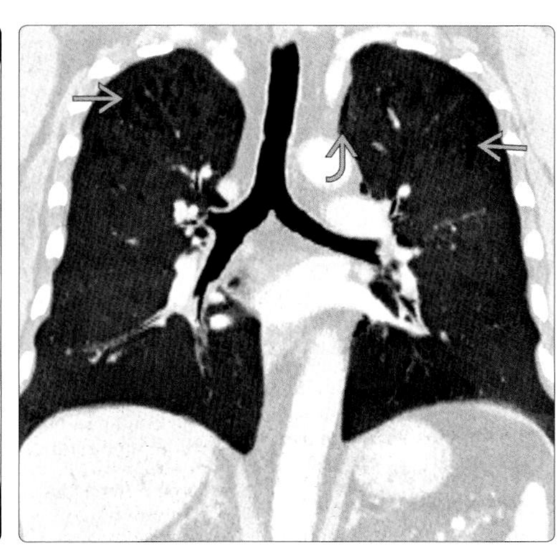

（左图）患者横断位增强 CT 图像显示晚期破坏性肺气肿（ADE）和多发双肺感染同时存在➡。肺气肿伴实变，应与囊性肺病或蜂窝肺相鉴别。

（右图）64 岁吸烟女性患者，呈中度小叶中心肺气肿，冠状 MinIP 重建图像显示肺尖为主的小叶中心透亮区，由肺小叶中心性破坏和气腔扩大形成➡。间隔旁型肺气肿➡常同时存在。

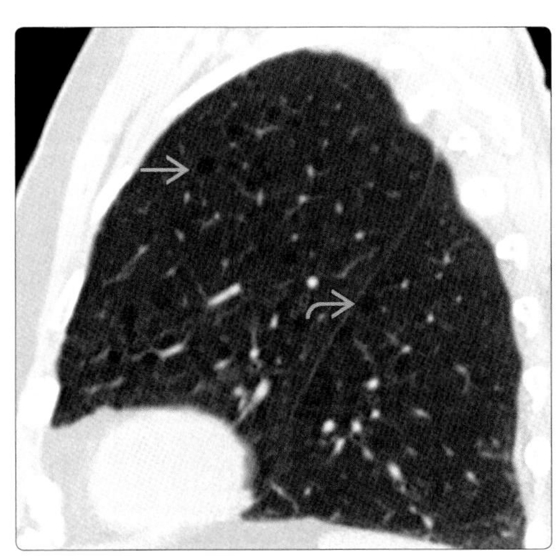

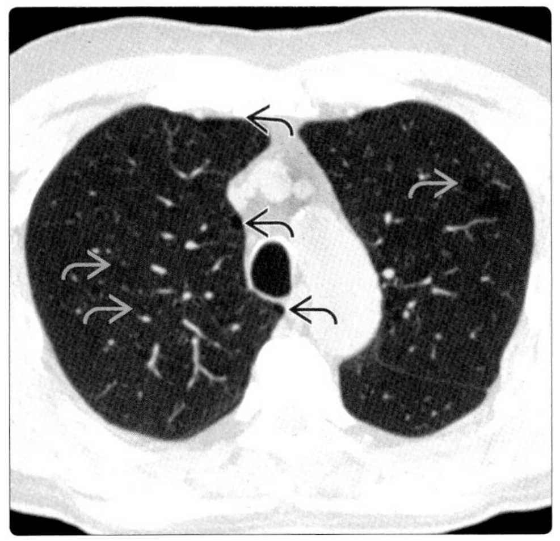

（左图）66 岁男性患者矢状位平扫 CT 图像显示小叶中心型肺气肿的特征性“头尾”样分布，上叶➡和下叶背段➡影响最显著。

（右图）59 岁吸烟者有进行性呼吸困难，横断位平扫 CT 图像显示上叶散在透亮区，无壁，可见周围的小叶中心动脉➡（中心圆点），同时存在细小的间隔旁型肺气肿➡。

间隔旁型肺气肿

关键要点

术语
- 间隔旁型肺气肿（paraseptal emphysema, PSE）
- 同义词：远端腺泡气肿
- 永久性扩大的远端腺泡，并伴有肺泡管和肺泡囊的破坏
- 肺大泡：扩张的薄壁空腔大于 1 cm

影像学表现
- 平片
  - 可能表现为正常的，轻微的 PSE 难以检测
  - 肺外周的薄壁透光区
- CT/HRCT
  - 胸膜下和支气管血管周围的单层囊腔
  - 有完整的小叶间隔
  - MinIP 图像可提高检测率
  - HRCT 是首选的成像方式

主要鉴别诊断
- 囊性肺病
- 小叶中心型肺气肿
- 全小叶型肺气肿
- 蜂窝状肺（肺纤维化）

病理学表现
- 发病率增高人群：吸烟者、静脉吸毒者、HIV（+）患者

临床要点
- 经偶然发现
- 治疗
  - 戒烟
  - 复发性气胸需行胸膜剥脱术
  - 严重肺大疱疾病需行肺减容术

诊断要点
- 间隔旁型肺气肿是自发性气胸的原因

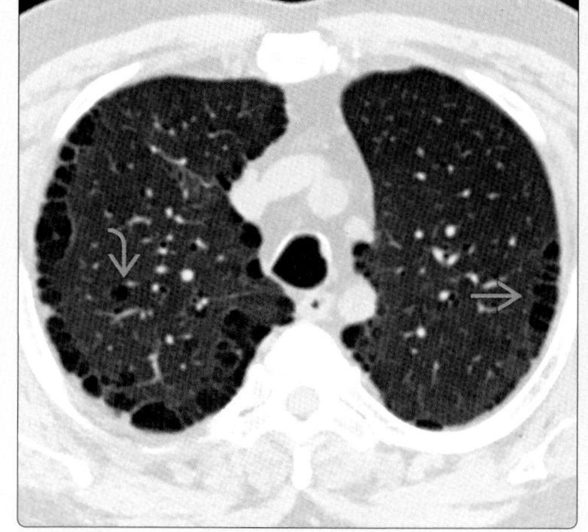

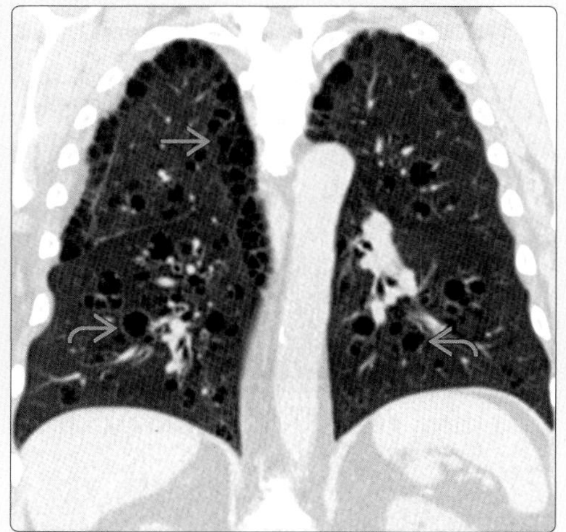

（左图）65 岁男性吸烟患者间隔旁型肺气肿的横断位平扫 CT 图像，显示典型的肺尖部胸膜下囊状改变，多发单层囊肿➡，且由完整的小叶间隔隔开。与轻度小叶中心型肺气肿↗常并存。

（右图）同一患者冠状位平扫 CT 图像，显示典型的间隔旁型肺气肿特征，即上肺区为主，沿支气管结构走行↗及胸膜下位置分布的囊状区➡。

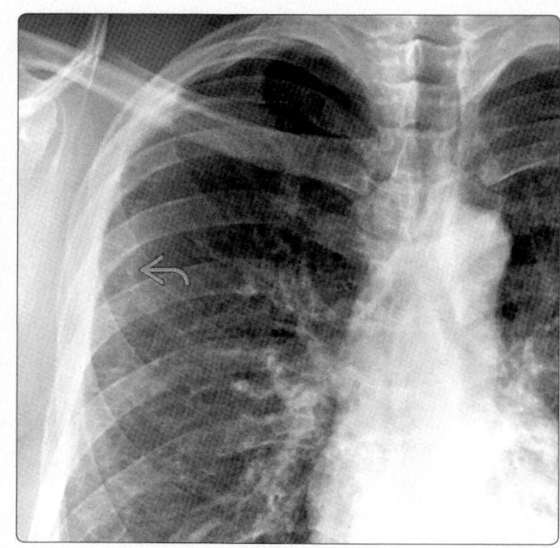

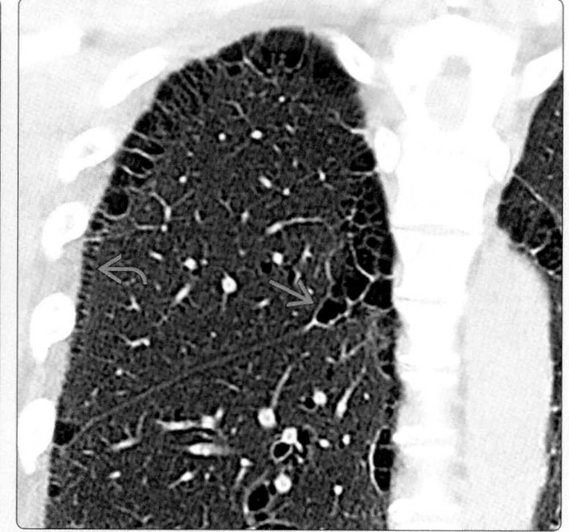

（左图）58 岁男性间隔旁型肺气肿患者后前位胸片显示上肺胸膜下透亮区和细线状阴影↗。

（右图）同一患者冠状位 HRCT 显示周边↗、叶间胸膜下➡和由于远端腺泡破坏而导致的胸膜下囊状区，以上肺为主。与蜂窝肺的多层、厚壁囊肿不同，间隔旁型肺气肿通常表现为单层囊肿，由完整的小叶间隔隔开。

间隔旁型肺气肿

术语

缩写

- 间隔旁型肺气肿（paraseptal emphysema, PSE）

同义词

- 远端腺泡气肿

定义

- 破坏灶位于邻近胸膜的肺周边或沿小叶间隔分布
- 永久性扩大的远端囊腔，并有破坏现象
- 肺大疱：扩张的囊腔直径 >1 cm
  - 肺大疱：环形、薄壁、合并的腺泡破坏区
- 消失肺综合征：严重的 PSE 和肺大疱（>1/3 的胸腔）压迫邻近的肺组织

影像学表现

基本表现

- 最佳诊断思路
  - 小的胸膜下透亮区排列成单层“囊状”空间
- 部位
  - 双上肺为主

X 线表现

- 平片
  - 可能是正常的；轻微的 PSE 难以检测
  - 肺外周的薄壁透光区

CT 表现

- HRCT
  - 胸膜下和支气管血管束周围的囊性空间
  - 囊腔被完整的小叶间隔隔开
  - MinIP 图像可提高检测率

推荐的影像学检查方法

- 最佳影像检查方法
  - HRCT 是评估和显示肺气肿特征的首选成像方式

鉴别诊断

囊性肺病

- 薄壁囊肿
- 不局限于胸膜下位置

小叶中心型肺气肿

- 最常见的肺气肿类型
- 经常与 PSE 相关联
- 无壁的灶性低密度区

全小叶型肺气肿

- 弥漫的低密度区，缺乏血管结构
- 双下肺为主的透过度增高区

蜂窝状肺（肺纤维化）

- 多层胸膜下囊状区、壁厚
- 双下肺为主

病理学表现

基本表现

- 病因
  - 病因不明
    - 胸膜表面毛细血管变化和肺灌注不足的动物模型显示→胸膜下破坏
  - 与高瘦体型相关
    - 潜在机制：肺部重力牵引增加，肺尖处胸膜负压更大
  - 吸烟者、静脉注射吸毒者、HIV（+）患者的发病率增高
    - 与吸食大麻和香烟的相关性更强
  - 常与小叶中心型肺气肿并存

镜下表现

- 外周腺泡为主，选择性受累
  - 肺泡管和肺泡囊破坏和扩张
  - 毗邻胸膜表面和小叶间隔

临床要点

临床表现

- 最常见的症状 / 体征
  - 通常无症状；早期 / 轻度疾病对肺功能的影响很小
- 其他症状 / 体征
  - 急性呼吸困难、胸痛伴自发性气胸

人口统计学表现

- 通常发生在 40 岁左右男性吸烟者中
- 患病率：社区人群约 3%，吸烟人群约 15%

自然病史和预后

- 随着年龄的增长而加重
- 随着累积吸烟包数 / 年数的增加而进展

治疗

- 戒烟
- 复发性气胸需行胸膜剥脱术
- 肺减容术：手术肺大疱切除术或支气管内膜闭塞术

诊断要点

考虑的诊断

- PSE 是自发性气胸的潜在原因

影像解读要点

- 特点是位于胸膜下位置，需要与淋巴管肌瘤病和朗格汉斯细胞组织增生症相区别，后者影响相似人群，亦可能出现自发性气胸

全小叶型肺气肿

关键要点

术语
- 全小叶型肺气肿（panlobular emphysema, PLE）
- 整个腺泡或次级肺小叶的扩大和破坏

影像学表现
- 平片
  - 非常不敏感
  - 可能表现为正常
  - 充气过度，横膈膜低平，胸骨后间隙增大
- HRCT
  - 弥漫性低密度区伴血管稀少
  - 难以区分正常肺和病变肺

主要鉴别诊断
- 小叶中心型肺气肿（进展期）
- 间隔旁型肺气肿
- 哮喘

病理学表现
- α1-抗胰蛋白酶缺乏（α1-antitrypsin deficiency, α1AD）
- 全腺泡毁损

临床要点
- 轻度表现
  - 通常无症状
  - 可能在 HRCT 检查中偶然发现
- 进展期表现
  - 呼吸困难
- 全球 >300 多万人患有严重的 α1AD
- 治疗
  - 应用支气管扩张剂及预防感染
  - 肺减容术：外科手术或气管内瓣膜置入术
  - 可能需要手术或肺移植，且可能复发

诊断要点
- CT/HRCT 上表现为弥漫性均匀肺密度减低的患者应考虑 PLE

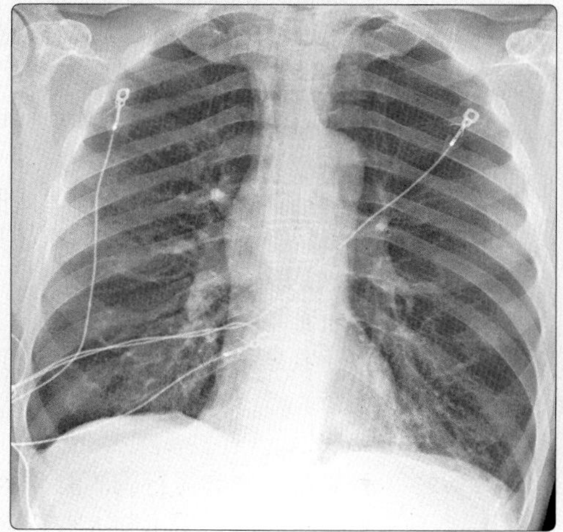

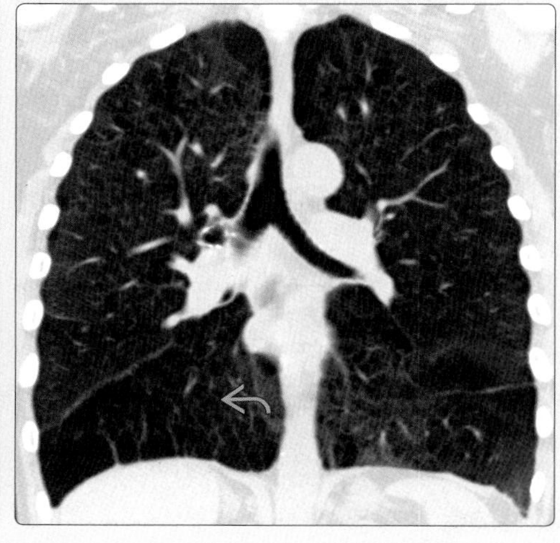

（左图）一名 53 岁男性，40 年吸烟史，其正位胸片显示，双肺明显过度膨胀、透过度增加，其内血管结构变形，血管稀疏。

（右图）同一患者的冠状位平扫 CT 图像显示以双下肺为主的弥漫性低密度区 ，肺小血管减少。患者为 α1-抗胰蛋白酶缺陷基因的杂合子携带者。肺部损伤因患者吸烟而加剧。

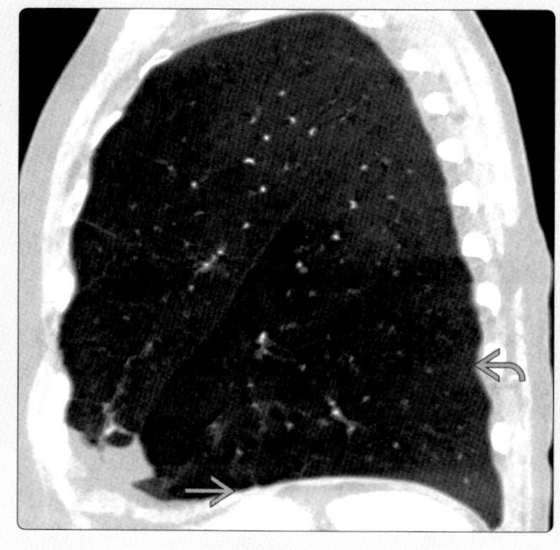

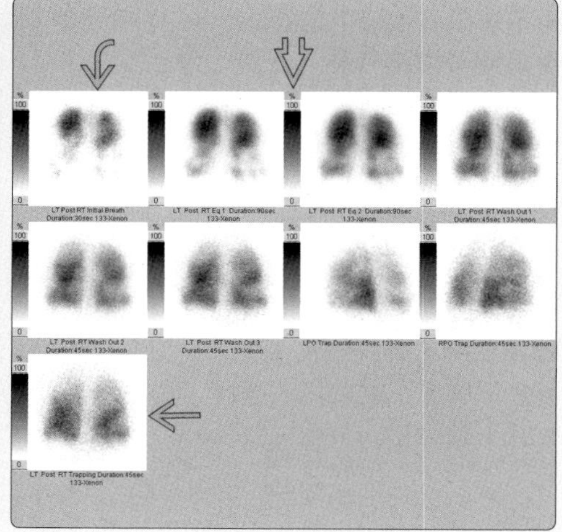

（左图）一名 α1-抗胰蛋白酶缺乏症和全小叶型肺气肿患者的矢状位增强 CT MinIP 重建图像，由于肺过度充气，表现以基底为主的异常肺透过度增高、血管减少 及膈肌低平 。

（右图）同一患者的 Xe-133 呼吸核素扫描显示初始呼气 和吸入相显示放射性示踪剂摄取不均 ，表现为进行性向双下肺积聚，清除相显示放射性示踪剂滞留 ，与阻塞性空气潴留一致。

术语

缩写

- 全小叶型肺气肿（panlobular emphysema, PLE）
- α1-抗胰蛋白酶缺乏症（α1-antitrypsin deficiency, α1AD 或 AATD）

同义词

- 全腺泡型肺气肿

定义

- 整个腺泡或次级肺小叶的扩大和破坏

影像学表现

基本表现

- 最佳诊断思路
  - 界限不清的透过度增高区和血管稀疏
  - 正常肺组织与 PLE 的边界难以区分
- 部位
  - 以下叶为主的弥漫性病变

X 线表现

- 平片
  - 非常不敏感，可能是正常的
  - 晚期表现：血管扭曲和结构破坏，肺血管纹理稀疏
  - （肺）过度膨胀
    - 膈肌低平
    - 胸廓横径增大
    - 胸骨后间隙和心后间隙增大

CT 表现

- HRCT
  - 受影响区域可见弥漫性透过度增高区，血管稀少
  - 难以区分正常肺和 PLE 的边界
  - 支气管扩张

核医学表现

- V/Q 扫描
  - ^{133}Xe 或 ^{99m}Tc DTPA 的通气显像
    - 异常吸气相 / 平衡相
      - □ 不均匀分布的放射性示踪剂
    - 异常清除相
      - □ 由于阻塞性空气潴留，放射性示踪剂会滞留在肺受累部分中

推荐的影像学检查方法

- 最佳影像检查方法
  - HRCT 是评估和显示 PLE 的首选成像方式

鉴别诊断

小叶中心型肺气肿

- 多见于双上肺；小叶中央性肺组织破坏
- 正常与肺气肿的边界更清楚

间隔旁型肺气肿

- 表现为单层胸膜下囊腔
- 经常伴有肺大疱出现

囊性肺病

- 独立的、有壁囊腔

哮喘

- 马赛克征 / 空气潴留，支气管壁增厚
- 无肺实质破坏

病理学表现

基本表现

- 病因
  - 与 α1AD 高度关联
    - 抑制中性粒细胞弹性蛋白酶的蛋白酶
      - □ 编码基因 PI（*GSTP1*），MIM（*MTSS1*）+107400；>100 个的等位基因已识别
    - 纯合子携带者受影响最严重，杂合子受影响较小
  - 随机尸检，5%~10% 可有特发性全小叶型肺气肿
  - 少见原因
    - 静脉注射哌醋甲酯滥用（“利他林肺”）
    - 弹性蛋白异常：Ehler-Danlos 综合征、皮肤松弛
- 伴发异常
  - 慢性支气管炎与反复感染
  - 继发性肺动脉高压
  - 患有 α1AD 的吸烟者通常伴有小叶中心型或间隔旁型肺气肿

临床要点

临床表现

- 最常见的症状 / 体征
  - 轻度疾病：通常无症状
  - 晚期疾病：进行性呼吸困难
    - 肺功能异常
      - □ 总肺容量和残气量增加
      - □ 预测 FEV1 下降，<80%
      - □ 预测弥散能力下降，<80%

人口统计学表现

- 流行病学
  - 全球有 300 多万人患有严重的 α1AD
  - 对于疾病认识不足
- 年龄：α1AD 通常好发于 30~40 岁
- 性别：男性发病率略高

自然病史和预后

- 如果不治疗会迅速进展

治疗

- 支气管扩张剂和预防感染
- 肺减容术：外科手术或气管内瓣膜置入术
- 严重患者需行肺移植术，且可能复发

诊断要点

考虑的诊断

- CT/HRCT 弥漫性或均匀性肺密度减低的患者需考虑 PLE

感染性细支气管炎

关键要点

术语
- 细菌、真菌或病毒感染引起的细支气管炎

影像学表现
- 小叶中心结节，表现为≤3 mm 规则结节，不累及胸膜下；次级肺小叶中央呼吸性细支气管充盈
- 急性期：
  - 小叶中心结节
    - 实性、散在分布，与“树芽”征相关
  - ± 支气管壁增厚
  - ± 磨玻璃样变或实变
  - 空气潴留
- 慢性期：
  - 非结核分枝杆菌（nontuberculous mycobacteria, NTMB）与假单胞杆菌
    - 支气管扩张
    - 中叶和舌叶倾向于晚期受累
  - 肺结核与空洞性 NTMB
    - 上叶受累为主
    - “树芽”征、空洞、结节、肿块或实变

主要鉴别诊断
- 吸入性毛细支气管炎
- 弥漫性泛细支气管炎

病理学表现
- 急性细支气管损伤，上皮细胞坏死，细支气管壁炎症和水肿，腔内渗出

临床要点
- 急性期：表现为与急性肺炎相似的临床症状
- 慢性期
  - NTMB：通常无症状，慢性咳嗽
  - 肺结核：慢性咳嗽，体重减轻，发热
- 治疗：支持性治疗，抗菌药物

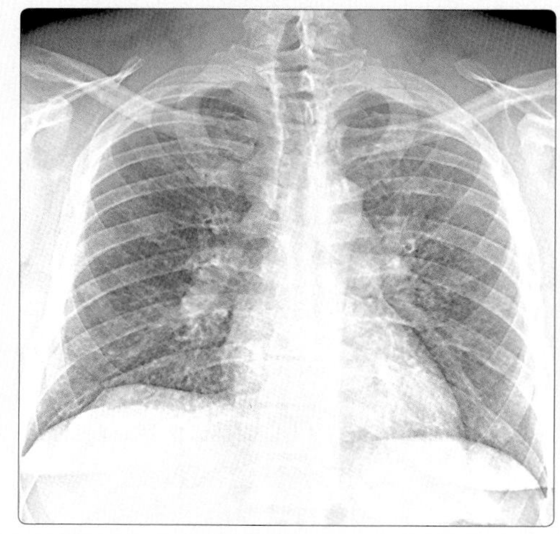

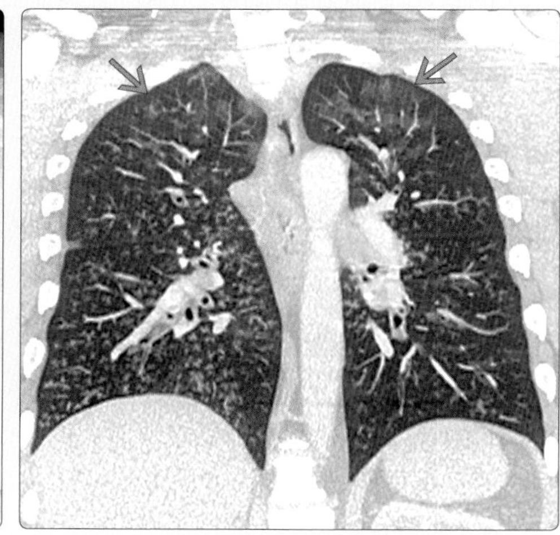

（左图）一名呼吸道合胞病毒（respiratory syncytial virus, RSV）继发急性传染性细支气管炎患者后前位胸片显示双侧模糊网状结节影。

（右图）同一患者的冠状位高分辨率 CT 显示弥漫性双侧小叶中心结节、“树芽”征和双肺上叶散在磨玻璃密度影➡。RSV 是引起急性传染性毛细支气管炎最常见的病毒。

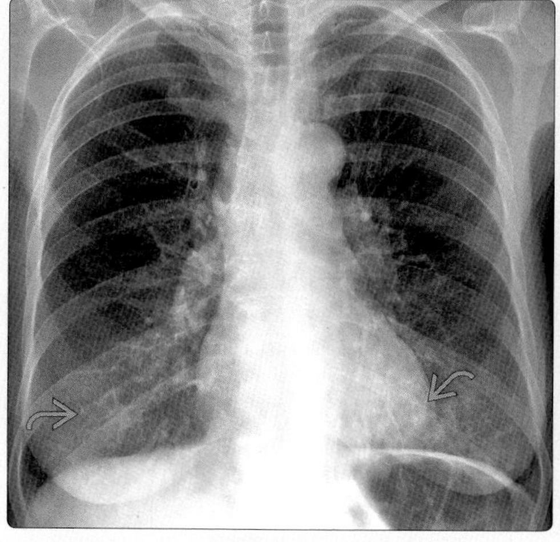

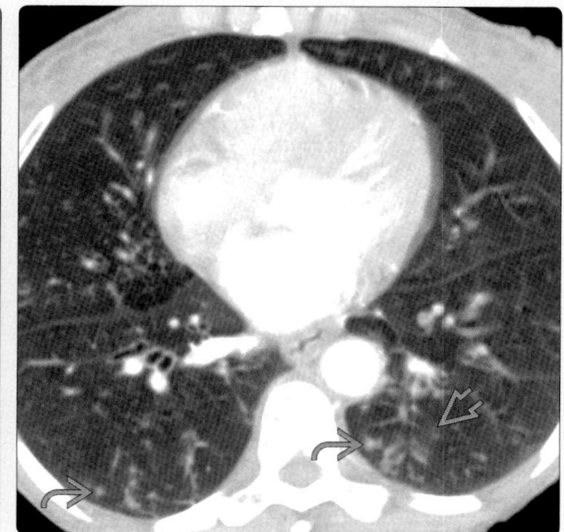

（左图）一名传染性细支气管炎患者后前位胸片显示，双肺多发斑片状和网状结节影↪，无肺叶实变或胸腔积液。

（右图）同一患者横断位增强 CT 图像表现为小叶中心结节↪和片状磨玻璃样影➡。细支气管炎在下叶和后叶分布可能是因为吸气过程，且可以与感染相鉴别。

感染性细支气管炎

术语

缩写

- 非结核分枝杆菌（nontuberculous mycobacteria, NTMB）
- 呼吸道合胞病毒（respiratory syncytial virus, RSV）

定义

- 细菌、真菌或病毒感染引起的细支气管炎

影像学表现

基本表现

- 最佳诊断思路
  - CT：小叶中心结节和（或）"树芽"状结节
- 形态学
  - 小叶中心结节，通常为实性
    - 病毒性细支气管炎可出现磨玻璃结节

X 线表现

- 急性期
  - 可能是正常的
  - 肺容量正常或增加
  - 结节或网状结节影
  - 支气管壁增厚
- 慢性期
- NTMB 和假单胞菌：网状结节影
- 肺结核（原发型后期）和空洞性 NTMB：上叶空洞结节、肿块或实变

CT 表现

- 小叶中心结节：≤3 mm 的规则结节，邻近胸膜下区；代表次级肺小叶中心的呼吸性细支气管充盈
  - "树芽"征：小叶中心结节的聚集，小叶中心结节和分支呈 X 形或 Y 形
- 急性期
  - 小叶中心结节
    - 通常是实性、离散的，常伴随"树芽"征
    - 可能会出现较低磨玻璃密度影
- 支气管壁增厚
- 磨玻璃密度影或实变
    - 可能是小叶性的，尤其是由肺炎支原体引起
    - 实变在腺病毒、肺炎支原体和分枝杆菌引起的感染中常见
  - ± 空气潴留征
    - 常见于病毒感染，尤其是呼吸道合胞病毒
- 慢性期
  - NTMB 和假单胞菌
    - 支气管扩张
    - 马赛克征、空气潴留征
    - 中叶和舌叶倾向于晚期受累
  - 肺结核与空洞性 NTMB
    - 受累以上叶为主
    - "树芽"状结节 + 空洞 + 结节、肿块或实变

鉴别诊断

吸入性细支气管炎

- 通常与感染性细支气管炎难以区分
- 容易引起误吸的疾病（例如，食管运动障碍、神经功能障碍、头颈部恶性肿瘤）
- 与肺切除术相关

弥漫性泛细支气管炎

- 常见临床背景：亚洲患者（例如，来自日本或韩国）

病理学表现

基本表现

- 病因
  - 急性起病
    - 病毒（例如，呼吸道合胞病毒、副流感、鼻病毒、偏肺病毒）
    - 细菌（例如，肺炎支原体、流感嗜血杆菌）
    - 免疫损伤：真菌（烟曲霉）
  - 慢性病程
    - 分枝杆菌（结核和非结核分枝杆菌）
    - 假单胞菌属

大体病理和手术所见

- 组织病理学：急性细支气管损伤、上皮细胞坏死、细支气管壁炎症和水肿、腔内渗出
- ± 黏膜损伤、细支气管壁纤维化

临床要点

临床表现

- 最常见的症状 / 体征
  - 急性期表现：类似于急性肺炎
  - 慢性期表现
    - NTMB：通常无症状，慢性咳嗽
    - 结核病：慢性咳嗽，体重减轻，发热

人口统计学表现

- 美国婴儿住院的最常见原因
- 成人因免疫状态不同而不同
  - 免疫活性：细菌（支原体）、病毒（副流感）、分枝杆菌（结核和 NTMB）
  - HIV 感染导致的免疫功能受损：真菌（烟曲霉菌）、结核病
  - 干细胞移植后免疫功能受损：病毒（RSV、副流感）

治疗

- 支持治疗及应用抗菌药物

(左图)一名原发型结核病患者前后位胸片显示,右上叶的不均匀斑片较左上叶明显,散在透亮区➡与空洞有关。

(右图)同一患者平扫CT图像显示弥漫的双侧小叶中心结节、"树芽"征和右上叶空洞病变➡,是活动性肺结核的典型征象。患者应隔离直到结核病治愈以避免疾病传播。

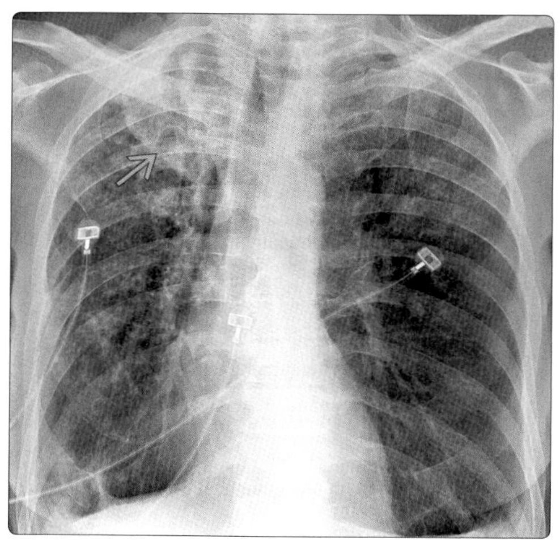

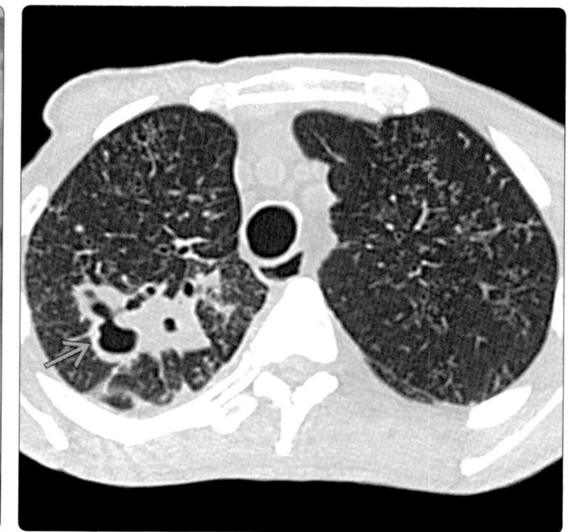

(左图)一名空洞型(经典型)非结核分枝杆菌感染患者横断位增强CT图像显示,双肺上叶多发空洞➡,伴肺气肿➡。

(右图)同一患者横断位增强CT MIP重建图像显示双侧小叶中心结节和"树芽"征。空洞型非结核分枝杆菌感染与初治后的结核病类型难以区分。常见的相关分枝杆菌包括禽分枝杆菌复合体和堪萨斯分枝杆菌。

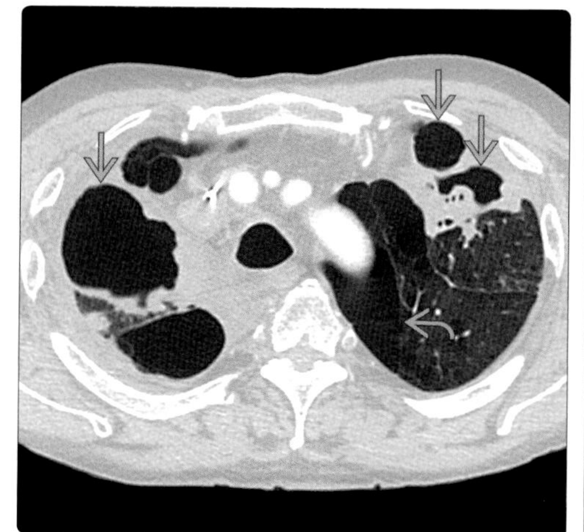

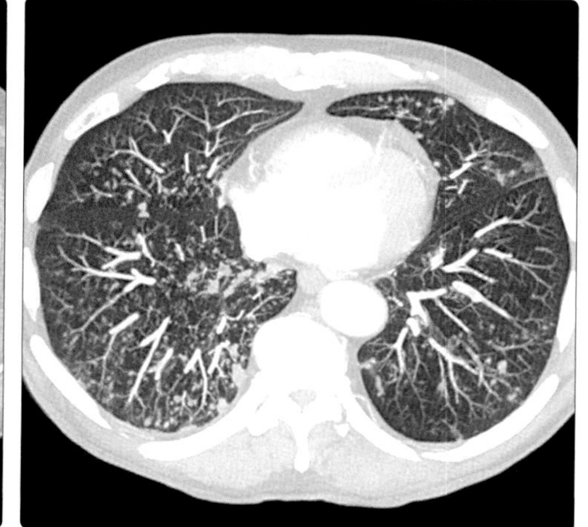

(左图)一名支气管扩张(非结核分枝杆菌感染)患者后前位胸片显示,双肺中、下肺野索条影和小结节影,左肺较右肺明显,右心缘和左心缘模糊,中叶和舌叶受累。

(右图)同一患者横断位高分辨率CT显示广泛的支气管扩张和肺体积减少,累及中叶➡和舌叶➡,双肺下叶多发小叶中心结节和"树芽"征➡。

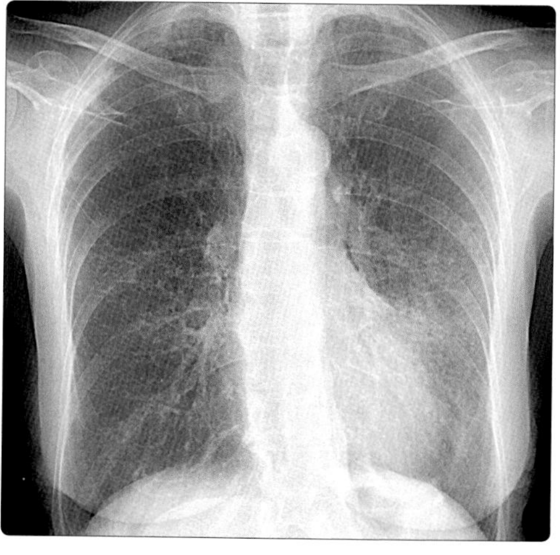

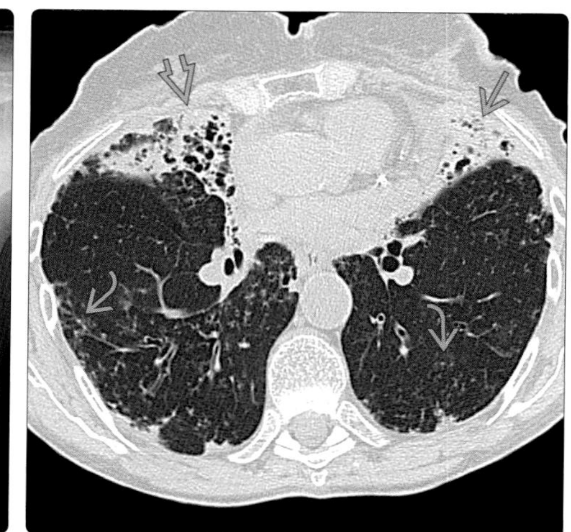

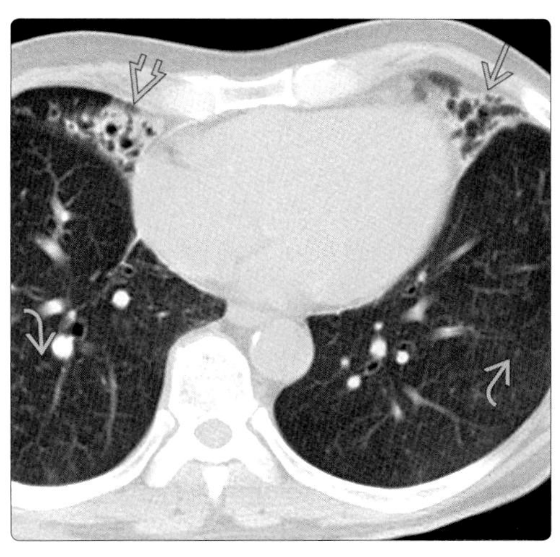

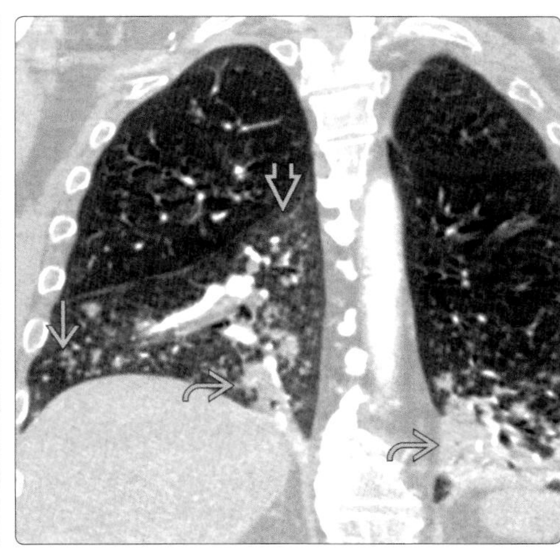

（左图）一名非结核分枝杆菌感染患者继发慢性支气管扩张，横断位平扫CT图像显示中叶⇨和舌叶→的支气管扩张和体积减小，以及双肺下叶小叶中心结节↷，呈“树芽”征。

（右图）急性支原体肺炎患者冠状位增强CT图像显示实性→和磨玻璃密度⇨的小叶中心结节，双侧下叶多灶性结节样实变↷。

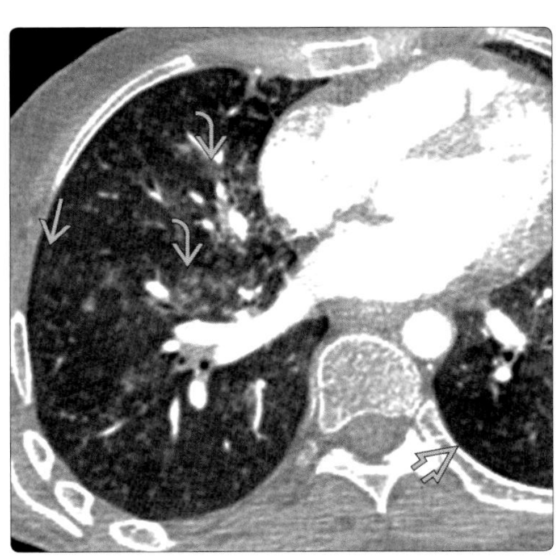

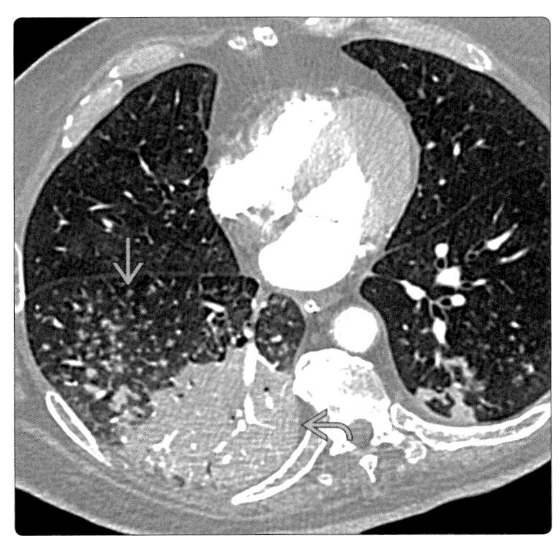

（左图）一名急性疱疹病毒毛细支气管炎患者横断位增强CT图像显示，右肺多发模糊的小叶中心结节→和细微的磨玻璃密度↷。散在分布透过度增高区域⇨，提示存在空气潴留。空气潴留是小气道疾病的标志，常见于病毒性感染性细支气管炎。

（右图）一名腺病毒感染患者横断位增强CT图像显示右肺下叶实变↷，周围伴有小叶中心结节→。

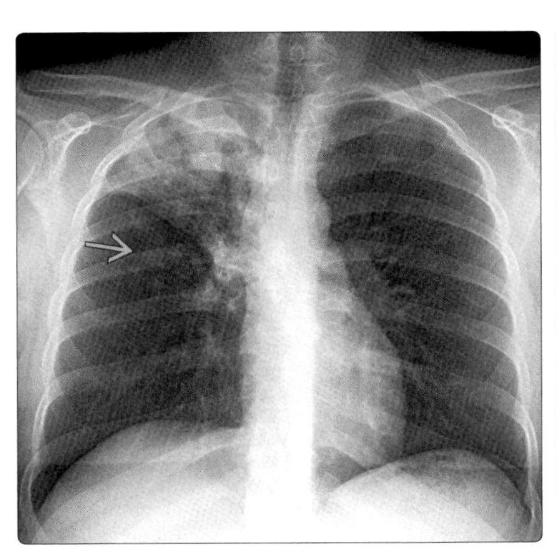

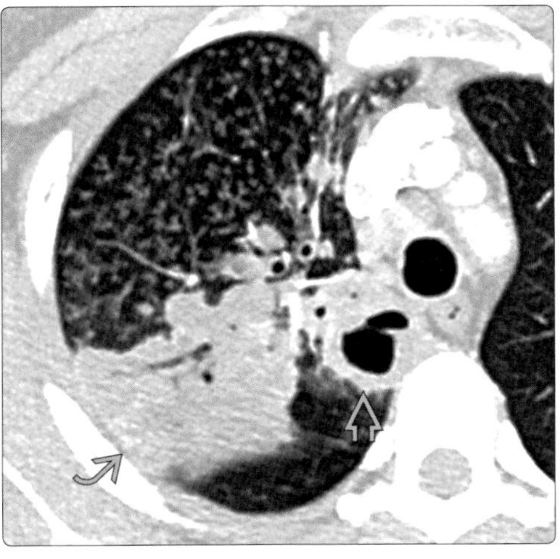

（左图）一名年轻女性后前位胸片显示右上叶不均匀实变、肺不张，右肺下叶结节影，边界不清→。

（右图）同一患者横断位增强CT MIP重建图像显示右肺上叶“树芽”征、肺组织实变↷伴厚壁空洞形成⇨，这是原发型肺结核的特征。出现“树芽”征符合活动期结核病感染表现。

缩窄性细支气管炎

关键要点

术语
- 缩窄性细支气管炎（constrictive bronchiolitis, CB）

影像学表现
- 最佳诊断思路：HRCT 图像显示马赛克征和呼气相空气潴留
- 平片
  - 正常胸片
  - 过度充气，周围血管结构变细，多发小结节，呼气相平片显示气体潴留
- HRCT
  - 马赛克征：补丁状的肺野密度增高或减低影
  - 吸气相 CT 可能正常
  - 呼气相 CT 气体潴留
  - 支气管扩张、支气管扩张征、支气管壁增厚
  - 散在小叶中心结节

主要鉴别诊断
- 全小叶性肺气肿
- 肺动脉高压
- 哮喘

病理学表现
- 病因
  - 感染后
  - 肺和心肺移植
  - 造血干细胞移植
  - 结缔组织病

临床要点
- 慢性进展过程

诊断要点
- HRCT 发现马赛克征和气体潴留，考虑缩窄性细支气管炎

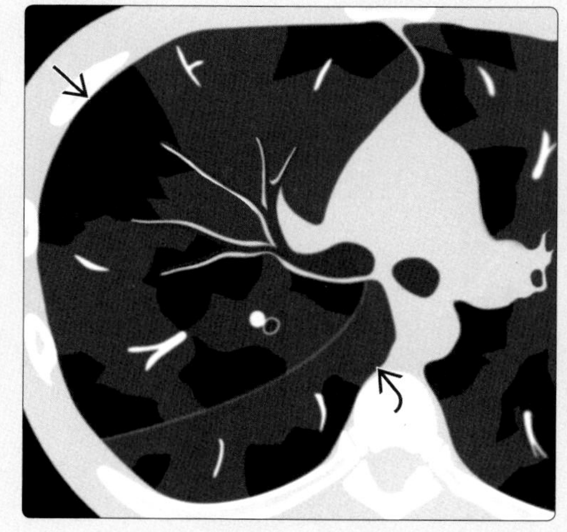

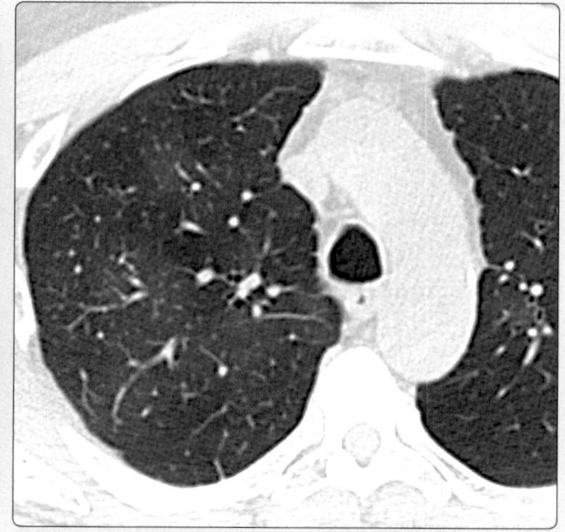

（左图）图示为一名缩窄性细支气管炎 CT 表现，特点是补丁状肺透过度增加➔和减少➔区，其边界与次级肺小叶的轮廓一致。

（右图）囊性纤维化肺移植后患者横断位吸气相平扫 CT 图像显示马赛克征，提示缩窄性细支气管炎。最常见的临床表现是呼吸困难和慢性咳嗽。

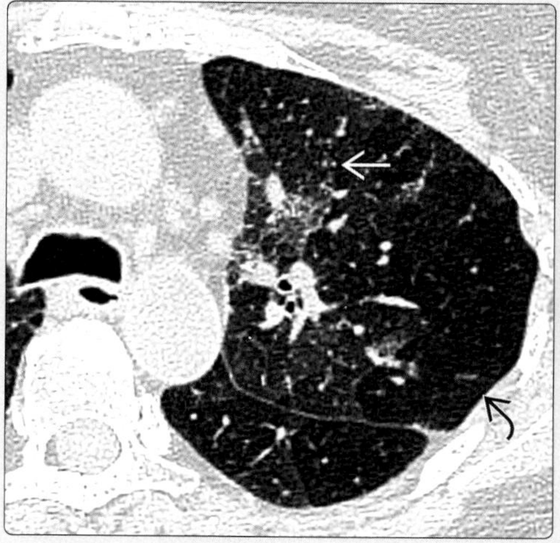

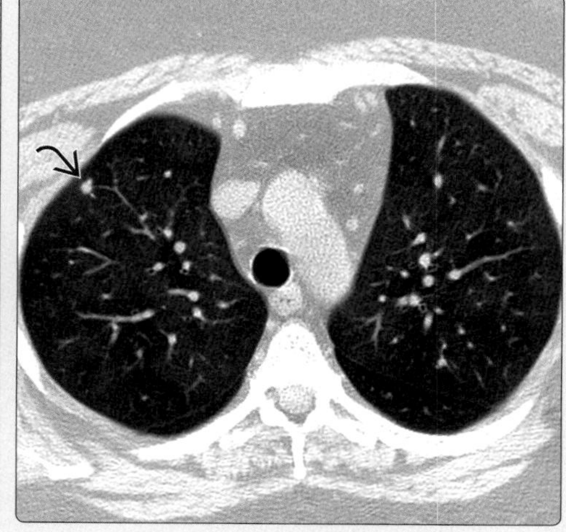

（左图）一名类风湿关节炎和缩窄性细支气管炎患者横断位呼气相 HRCT 显示左肺马赛克征和呼气相空气潴留➔，且有散在小叶中心结节➔。

（右图）一名 66 岁弥漫性特发性肺神经内分泌细胞增生症（diffuse idiopathic pulmonary neuroendocrine cell hyperplasia, DIPNECH）的女性患者横断位增强 CT 图像见缩窄性细支气管炎、肺小结节➔及马赛克征，与肺神经内分泌细胞增生相关。

缩窄性细支气管炎

术语

定义

- 细支气管炎：小气道受累的炎症和纤维化
  - 多种分类方案
    - 临床特征，环境，病因
    - 组织学和 HRCT 结果
- 闭塞性细支气管炎
  - 缩窄性细支气管炎（CB）
    - 不可逆的细支气管周围纤维化导致细支气管狭窄或阻塞
    - 气管腔外胶原蛋白沉积
  - 隐源性机化性肺炎（cryptogenic organizing pneumonia, COP）
    - 以前称为细支气管闭塞性机化性肺炎（bronchiolitis obliterans organizing pneumonia, BOOP）
    - 主要累及肺泡管和肺泡腔的成纤维细胞增生
    - 通常类固醇有效
- 闭塞性毛细支气管炎：气流阻塞的临床综合征，可能与 CT 或 HRCT 上小气道疾病表现相关
- Swyer-James-MacLeod 综合征：单侧或局灶性感染后 CB
- 细支气管炎闭塞综合征（bronchiolitis obliterans syndrome, BOS）：肺移植后慢性排斥的临床综合征

影像学表现

基本表现

- 最佳诊断思路
  - HRCT 上马赛克征和呼气相空气潴留

X 线表现

- 平片
  - 胸片通常正常
  - 非特异性征象
    - 充气过度
    - 周围血管结构变细
    - 多发小结节
  - Swyer-James-MacLeod 综合征
    - 单侧肺透过度增加
    - 肺血管减少
    - 受累肺容积正常或减少
    - 同侧肺门小
    - 呼气相平片显示空气潴留

CT 表现

- HRCT
  - 马赛克征：肺透过度补丁状的增高或减低区
    - 肺透过度减低
      - 缺氧性血管收缩导致血管管径缩小
      - 肺横截面积没有减少
    - 肺透过度增加（正常）
      - 血管管径和血流量增加
  - 呼气相 CT 气体潴留
    - 可能是小叶性、节段性或大叶性
      - 可能存在密度降低的大片融合区
    - 在没有功能异常的情况下不能诊断为 CB
    - 正常患者可能发现轻度呼气相空气潴留
    - CB 吸气相 CT 可能完全正常
  - 辅助征象
    - 支气管扩张、支气管扩张征、支气管壁增厚
    - 散在小叶中心结节
    - 肺结节
      - 考虑弥漫性特发性肺神经内分泌细胞增生（DIPNECH）
  - Swyer-James-MacLeod 综合征
    - 局灶性肺透过度增加和血管减少
    - 受累肺容积正常或减少
    - 呼气相 CT 显示受累肺内空气潴留
    - 气体潴留和高透过度区域通常见于其他肺叶和对侧肺

MR 表现

- 超极化 ^{3}He MR 成像
  - 描绘气体潴留的范围
  - 比肺活量测定或 HRCT 更早发现疾病

推荐的影像学检查方法

- 最佳影像检查方法
  - 呼气 HRCT 检测气体潴留特征

鉴别诊断

全小叶性肺气肿

- 肺实质破坏和血管变形
- 肺透过度减低
- 血管管径减小
- 弥漫性或下肺区为主

肺动脉高压

- 马赛克灌注
  - 透过度增高区域的血管管径减小
  - 透过度减低区域的血管管径增大
- 可能发生气体潴留
- 肺动脉干和左右肺动脉增宽

哮喘

- 可逆性反应性小气道阻塞
- 常见疾病：成人 5%，儿童 10%
- 马赛克征较 CB 少见
- 严重哮喘可能与 CB 难以区分
- 严重病例：支气管壁增厚、支气管扩张、黏液栓塞

病理学表现

基本表现

- 病因

- 感染后
  - 儿童感染
    - 病毒：腺病毒 7 型最常见，还包括呼吸道合胞病毒（RSV）、麻疹、副流感、流感病毒
    - 细菌：肺炎支原体
  - Swyer-James-MacLeod 综合征
    - 受影响的患者集合
    - 儿童病毒性细支气管炎后单侧受累
  - 囊性纤维化
    - 肺部感染反复发作的后遗症
- 肺及心肺移植
  - 慢性排斥反应或移植物抗宿主病
    - 移植后 5 年幸存者的患病率为 50%
  - 严重感染；巨细胞病毒性肺炎
- 造血干细胞移植
  - 移植物抗宿主病的表现
  - 在同种异体移植中表现典型
    - 在自体移植中较少见
- 结缔组织病
  - 类风湿关节炎
    - 长期患病的中年女性
    - ± 与青霉胺治疗有关
  - 系统性红斑狼疮
  - 硬皮病
  - 干燥综合征
- 吸入性肺病
  - 亚硝气（NO、NO_2、N_2O_2）
  - 二氧化硫（SO_2）
  - 氨、氯、光气
  - 职业接触二乙酰（例如，爆米花调味料）
- 弥漫性特发性肺神经内分泌细胞增生
  - 肺神经内分泌细胞增生
  - 表现为肺结节
  - 结节增生 >5 mm：类癌
  - 女性 >40 岁，有哮喘样症状
- 特发性
  - 老年女性；预后极差
  - 吸烟史不一
- 其他
  - 摄入未煮熟的树仔菜
  - 炎症性肠病
  - 副肿瘤性天疱疮
  - 黄金和青霉胺疗法

镜下表现

- 膜性细支气管和呼吸性细支气管变窄
  - 向心性受累
  - 黏膜下和细支气管周围组织的炎症和纤维化
  - 无息肉或肉芽组织
- 肺或心肺移植
  - 慢性排斥反应：黏膜下和上皮内淋巴细胞和组织细胞浸润

临床要点

临床表现

- 最常见的症状 / 体征
  - 呼吸困难、慢性咳嗽
- 其他症状 / 体征
  - 下呼吸道感染的症状
    - 听诊时吸气中期有吱吱声、喘息、爆裂音
  - Swyer-James-MacLeod 综合征
    - 受累患者可能没有症状
    - 咳嗽、反复感染或咯血
  - 吸入性肺病
    - 轻微症状
    - 可能进展为肺水肿和急性呼吸窘迫综合征
    - 恢复的患者最初可能没有症状
      - 随后出现进行性咳嗽、呼吸困难和低氧血症

自然病史和预后

- 慢性和缓慢进展的病程最常见
- 快速进展的病程
  - 在特发性 CB 中更常见
  - 最终呼吸衰竭
- 肺功能检查
  - 限制性和阻塞性混合性异常
- 肺移植
  - 移植和 CB 间隔的中位时间：16~20 个月
  - 导致移植后第 1 年死亡的主要原因
  - CB 后存活率：30%~40%
- 移植物抗宿主病
  - 死亡率：5 年为 12%，10 年为 18%

治疗

- 治疗方案的成功率有限
- 合并感染的治疗
- 大环内酯类抗生素治疗慢性炎症性肺病
- 移植受体的皮质类固醇和免疫抑制治疗
- 体外光分离置换疗法
  - 预防和治疗心脏移植中的急性排斥反应
  - 肺移植的初步结果令人振奋
    - 显著降低肺功能衰退率并改善 1 秒用力呼气量（FEV1）

诊断要点

考虑的诊断

- 在适当的临床情况下，HRCT 发现马赛克征和气体潴留的患者应考虑 CB

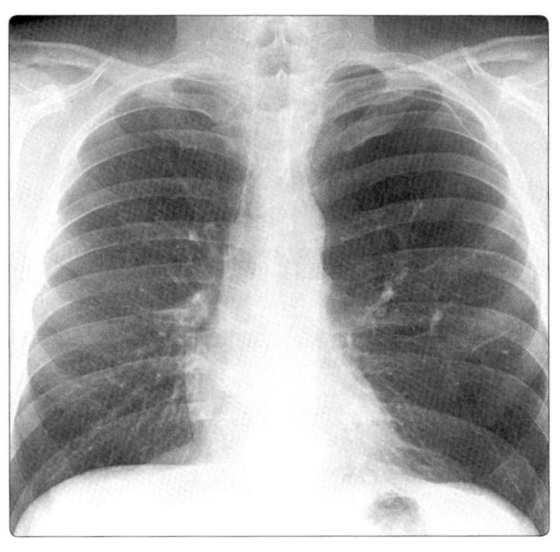

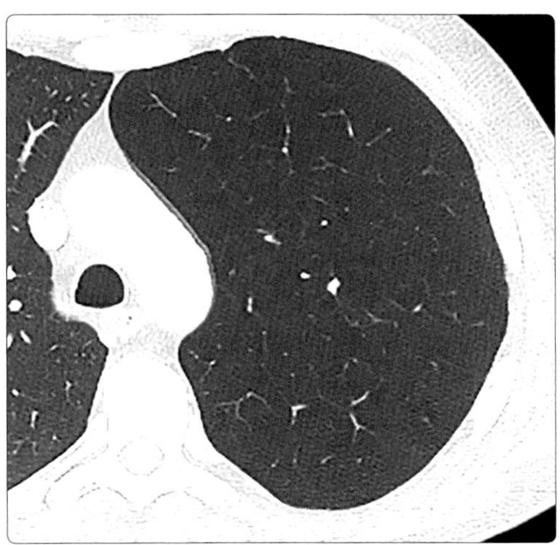

（左图）一名 Swyer-James-MacLeod 综合征患者的前后位胸片显示，左肺过度充气，与右肺相比，左肺透过度增高，血管纹理纤细。

（右图）同一患者的冠状位增强 CT 图像显示整个左肺过度充气、透过度增高及血管分布减少。Swyer-James-MacLeod 综合征是一种罕见的疾病，与儿童期发生的感染后缩窄性细支气管炎相关。

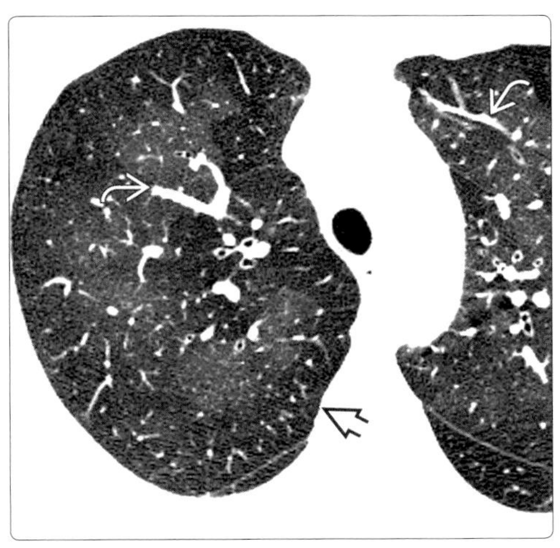

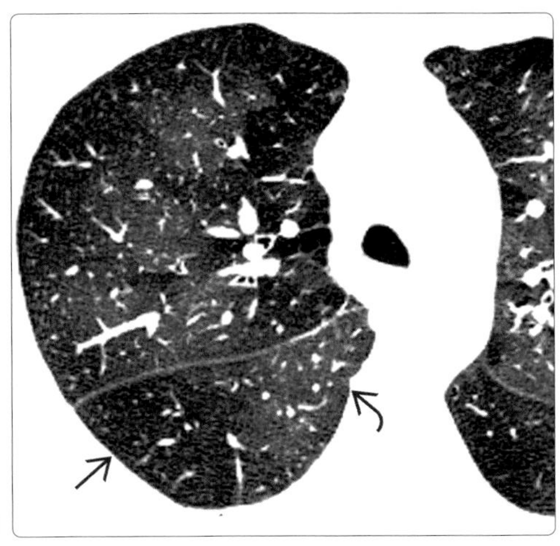

（左图）一名慢性移植物抗宿主病患者横断位 HRCT 吸气相见马赛克征。肺透过度增高的区域内见更粗的肺血管➡，并与透过度减低区交替出现⇨。

（右图）同一患者的横断位 HRCT 显示呼气相 HRCT 上马赛克征的加重，与气体潴留一致。正常肺表现为相对透过度减低➡，而异常肺表现为相对透过度增高→。

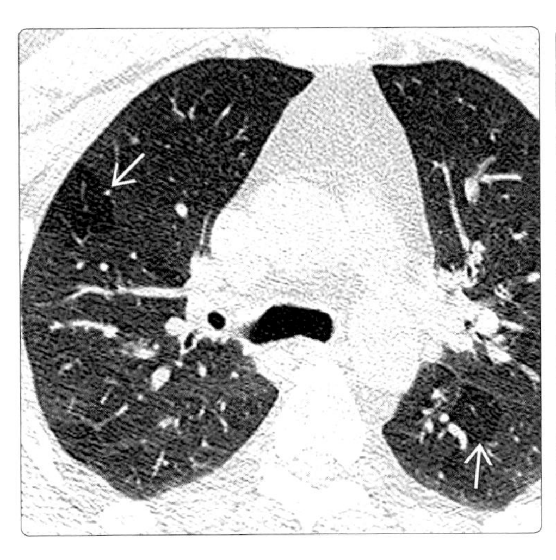

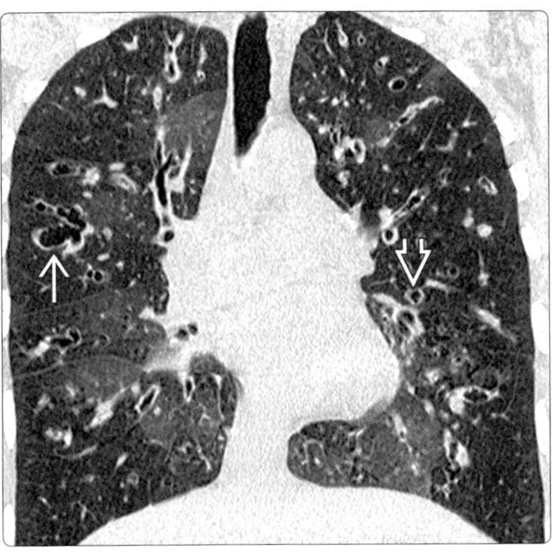

（左图）一名在房屋火灾中吸入烟雾后的患者横断位呼气相 HRCT 显示双侧多灶性气体潴留➡。气体潴留不能诊断缩窄性细支气管炎，正常患者可以出现小程度的小叶性空气潴留。

（右图）囊性纤维化和缩窄性细支气管炎患者冠状位平扫 CT 图像示马赛克征，即肺透过度增高和减低混杂分布，并伴有支气管壁增厚⇨、支气管扩张➡和黏液栓。

Swyer-James-MacLeod 综合征

关键要点

术语
- Swyer-James-MacLeod 综合征（Swyer-James-MacLeod syndrome, SJM）
- 继发于儿童感染性细支气管炎的缩窄性细支气管炎
- 缩窄性细支气管炎：不可逆的小气道阻塞性疾病；黏膜下和细支气管周围纤维化伴小气道破坏和瘢痕形成

影像学表现
- 平片
  - 透亮度明显增高的肺叶或肺没有过度膨胀
  - 透亮度明显增高区域的血管减少
- CT
  - 透亮度增高肺组织，肺血管正常
    - 通常双侧；全肺、肺叶或多个肺段
  - 马赛克征（灌注）
  - 呼气气体潴留
  - 支气管扩张多见

主要鉴别诊断
- 哮喘
- 支气管扩张
- 先天性肺动脉中断
- 全小叶型肺气肿

病理学表现
- 下呼吸道感染引起的上皮损伤→细支气管周围纤维化→小气道阻塞

临床要点
- 通常无症状
- 喘息，咳嗽，劳累时呼吸困难
- 儿童呼吸道感染史

诊断要点
- 考虑无症状患者的 SJM，平片显示单侧肺透亮度增高，CT 显示多灶性肺透亮度增高区域、支气管扩张和气体潴留

（左图）35 岁女性，儿时隐匿性异物吸入导致复发性感染，后前位胸片显示左半胸透亮度增高，左肺过度膨胀、血管管径较小。

（右图）同一患者的横断位增强 CT 图像显示左肺透亮度明显增加，左上叶和下叶细小血管稀疏，符合儿童早期反复气道损伤引起的 Swyer-James-MacLeod 综合征。

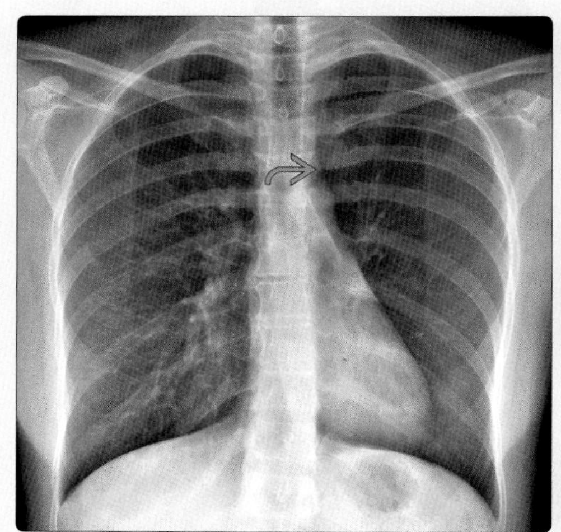

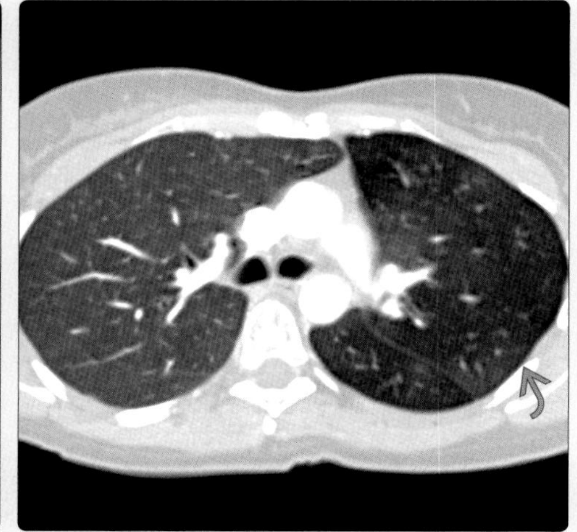

（左图）18 岁无症状患者，婴儿期感染过呼吸道合胞病毒，怀疑 Swyer-James-MacLeod 综合征，冠状位平扫 CT 图像显示多灶性高透亮度区，肺血管纹理正常。

（右图）儿童时期严重腺病毒感染患者的冠状位平扫 CT 图像显示左肺透亮度增高，细小分支肺血管缺乏，支气管壁轻度增厚。临床诊断为 Swyer-James-MacLeod 综合征。

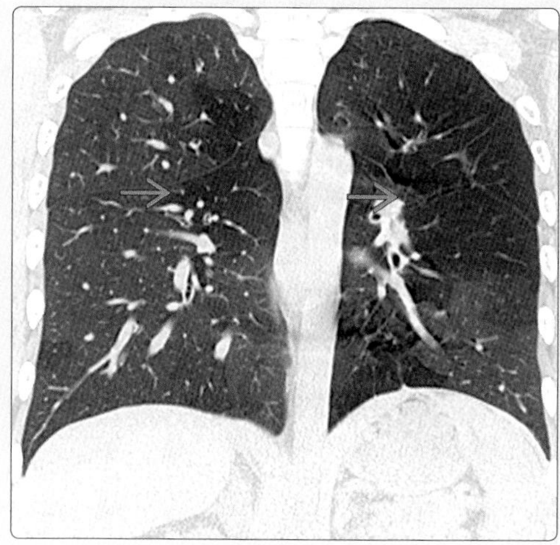

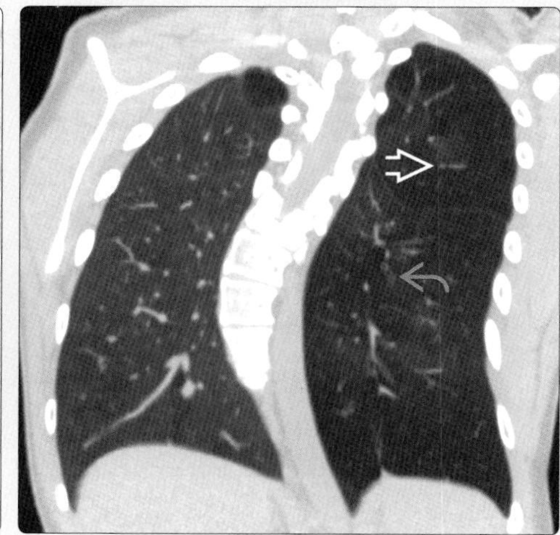

Swyer-James-MacLeod 综合征

术语

缩写

- Swyer-James-MacLeod 综合征（SJM）

同义词

- Swyer-James 综合征
- MacLeod 综合征
- 关于综合征以人命名的争议
  - MacLeod 于 1952 年 2 月在伦敦举行的英国胸科学会会议上报告了 9 例“单侧肺透亮度异常”，肺体积“小或正常大小”
  - Swyer 和 James 于 1953 年发表了“单侧肺气肿”的病例
  - MacLeod 于 1954 年发表文章

定义

- 儿童期感染性细支气管炎（通常由腺病毒感染引起）导致的缩窄性细支气管炎
- 缩窄性细支气管炎：不可逆的小气道阻塞性疾病，以黏膜下和细支气管周围纤维化为特征，导致小气道破坏和闭塞性瘢痕形成
- 马赛克征（灌注）：肺血管较大的密度增高的区域与肺血管较小的密度减低的区域相邻

影像学表现

基本表现

- 最佳诊断思路
  - 单侧肺容积减小或正常
  - 肺血管减少
  - 呼气相空气潴留区
  - 支气管壁增厚和支气管扩张
- 部位
  - 可能局限于单个肺叶或累及全肺
  - 可能影响 1 个或多个肺段
  - 典型者累及双侧
    - 平片异常可能出现在单侧
    - CT 显示双侧受累
- 形态
  - Swyer 和 James 于 1953 年最初发表的描述
    - 单侧透明肺
    - 同侧肺动脉稀疏
    - 支气管造影时同侧外周细支气管造影剂充盈不全
  - 受累肺中肺动脉分支的大小和数量减少
  - 支气管扩张经常出现

X 线

- 无过度扩张的透明肺叶或肺（受累肺容积减小或正常）
- 呼气相因气体潴留导致同侧不出现肺容积减低或密度变化
- 透过度增高区域内的血管减少
- 同侧肺门缩小

CT

- 伴有小血管结构的高透过度区
  - 影响两肺的高透过度病灶
    - 一侧肺受累更典型
    - 单侧受累的影像学误解
- 马赛克征（灌注）
- 呼气相空气潴留
- 多数病例有一定程度的支气管扩张
  - 囊状支气管扩张
- ± 支气管狭窄或腔内闭塞

核医学

- 使用 ^{99m}Tc MAA 进行灌注成像
  - 放射性稀疏区
    - 细支气管炎症早期急性期的缺氧性血管收缩
    - 慢性晚期的微血管阻塞
- ^{133}Xe 或 ^{99m}Tc DTPA 通气成像
  - 异常吸入相 / 平衡相：放射性稀疏区
    - 细支气管炎症急性早期小气道狭窄
    - 慢性晚期细支气管闭塞
  - 异常清除相：由于阻塞性气体潴留，放射性示踪剂潴留在受影响的肺叶中

推荐的影像学检查方法

- 最佳影像检查方法
  - HRCT 敏感最高
    - 马赛克征
    - 气体潴留
    - 支气管扩张
- 推荐检查序列与参数
  - 吸气相和呼气相 HRCT
    - 呼气相 HRCT 对识别气体潴留区域至关重要

鉴别诊断

哮喘

- 双肺弥漫性受累
- CT 可能表现出轻度马赛克征
- 哮喘中描述的圆柱形支气管扩张
  - 囊状支气管扩张有利于 SJM 的诊断

支气管扩张

- 囊性纤维化，原发性纤毛运动障碍，免疫缺陷
- 细支气管扩张可能与缺氧性血管收缩有关，导致肺透过度增高和血管细小
- 扩张的细支气管内黏液嵌塞或感染通常导致显著的“树芽”状小叶中心结节
- 通常为弥漫性和双侧受累

先天性肺动脉中断

- 近端肺动脉完全缺失或突然终止
- 小肺门和肺容积小，同侧纵隔移位
- 没有气体潴留的马赛克征

全小叶型肺气肿
- 下叶为主的透亮度增高肺，肺血管细而稀疏
- 与 α1- 抗胰蛋白酶缺乏症相关联
- 可能存在轻度柱形支气管扩张

先天性肺叶过度膨胀
- 通常单叶受累
  - 左上叶最常受影响
- 原发性支气管异常导致管腔狭窄和气体潴留
  - 透过度增高和肺过度膨胀
  - 对纵隔 / 邻近肺占位效应
- 几乎所有患者都在产前或婴儿期被确诊：50% 的患者在出生后 2 天内就出现症状
  - 成年后偶然发现
  - 伴发先天性心脏病（15%）

原发性单侧肺发育不全
- 肺容积小和同侧肺动脉发育不全
- 无气体潴留

病理学表现

基本表现
- 发病机制假说
  - 下呼吸道感染引起的上皮损伤
    - 肺泡发育成熟之前（<8 岁）
  - 严重损伤的上皮细胞释放白介素 8 和其他促炎性介质
    - 中性粒细胞和其他炎症细胞聚集于小气道
  - 炎症细胞释放的细胞因子和介质
    - 基质降解和胶原沉积
    - 成纤维细胞增殖和支气管周围纤维化
  - 细支气管周围肺泡隔纤维化阻塞肺毛细血管床
    - 受影响肺动脉段的血流减少
    - 缺氧性血管收缩
- 由上皮损伤和炎症程度决定临床严重程度
- 尚不清楚 CT 形态学异常程度是否与肺功能测试的损害程度直接相关

分期、分级和分类
- 诊断通常取决于临床标准
  - 儿童期，特别是幼儿期严重呼吸道感染史
  - 阻塞性肺功能测试
    - 用力呼气流量下降为用力肺活量的 25%~75%
      - 与小气道阻塞一致
    - 对全身类固醇或支气管扩张剂无反应
  - 支持诊断的影像学检查结果
  - 排除其他慢性肺病

镜下表现
- 黏多糖蛋白在支气管黏膜下积聚
- 黏膜下层斑块状和细支气管周围纤维化
  - 气道周围纤维化导致外源性管腔狭窄
  - 斑块状病变可能导致假阴性组织取样

临床要点

临床表现
- 最常见的症状 / 体征
  - 大多数患者无症状
  - 慢性喘息，咳嗽，用力时呼吸困难
    - 症状学取决于肺实质受累的百分比
  - 肺功能试验中的阻塞性通气功能障碍
- 其他症状 / 体征
  - 咯血（罕见）
  - 复发性感染（罕见）

人口统计学表现
- 呼吸道感染最常发生在儿童期
  - 相关病原体：腺病毒、麻疹病毒、流感病毒、呼吸道合胞病毒和肺炎支原体
- 大多数确诊患者为成人
  - 通常是偶然的影像检查发现

自然病史和预后
- 缩窄性细支气管炎的 CT 异常表现可在感染后 9 个月出现
- 预后良好，因为大多数受影响的患者无症状
- 慢性间歇性喘息和咳嗽，肺部大面积受累
- 支气管扩张易导致反复感染

治疗
- 全身应用或吸入皮质类固醇治疗喘息和慢性咳嗽
- 很少需要肺减容手术（LVRS）
  - 因支气管扩张导致反复感染的特定患者使用

诊断要点

考虑的诊断
- 无症状患者的 SJM，平片表现为单侧透明肺，CT 表现为多灶性透明肺、支气管扩张和气体潴留

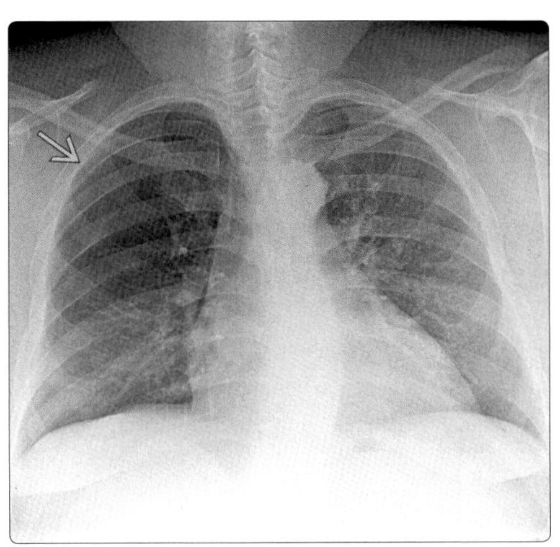

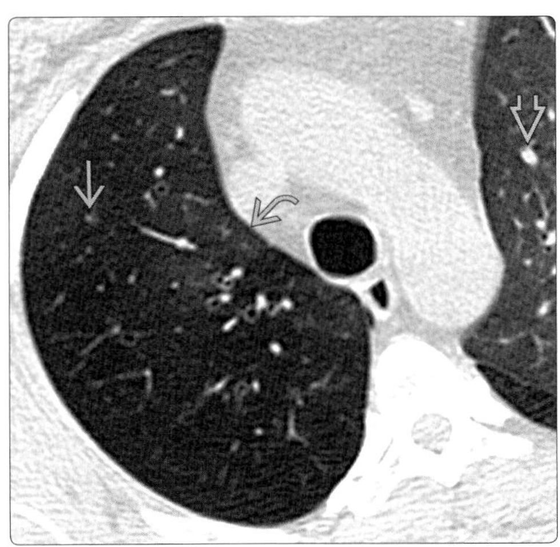

（左图）Swyer-James-MacLeod 综合征无症状患者前后位胸片显示右上肺透过度增加➡，其固有肺血管减少。左肺正常。

（右图）同一患者横断位 HRCT 显示右上叶透过度增高，分散在肺透过度正常区域间➡。与左上叶➡相比，右上叶肺血管➡较细。

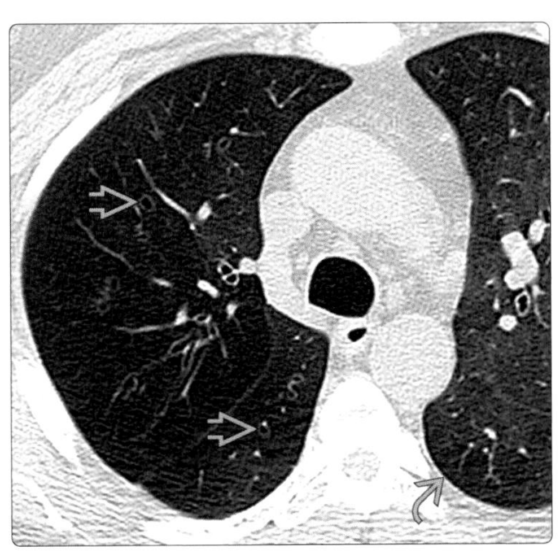

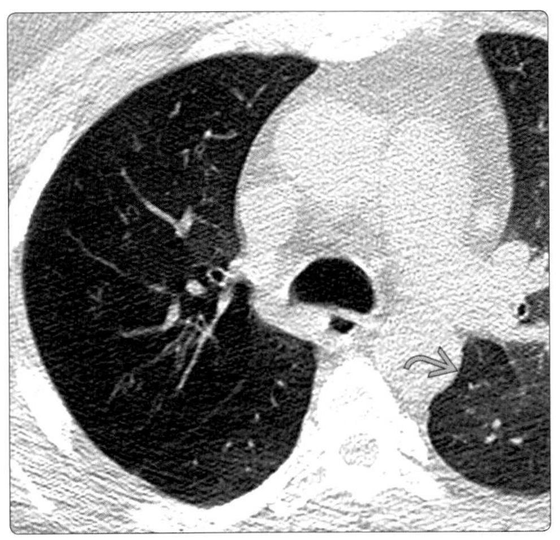

（左图）同一患者横断位 HRCT 显示右肺上叶和右肺下叶透过度增高区，伴有支气管扩张➡和肺血管细小。虽然左肺相对正常，但在左肺下叶上段有一小块透过度增高区➡。

（右图）同一患者横断位呼气相 HRCT 显示透明肺（包括左肺下叶上段➡）的密度没有明显增加，与气体潴留相一致。CT 通常可显示双侧肺受累。

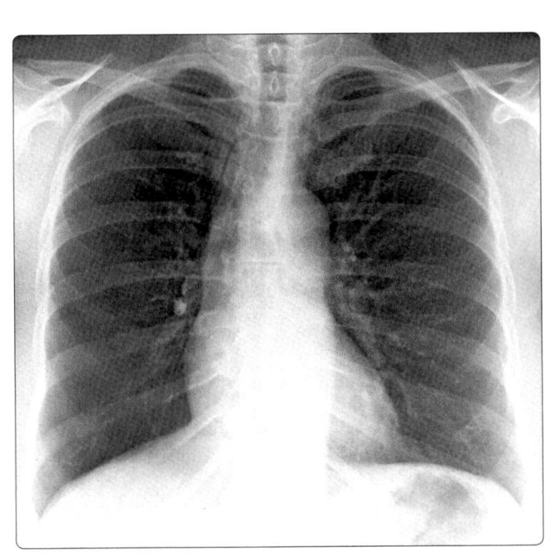

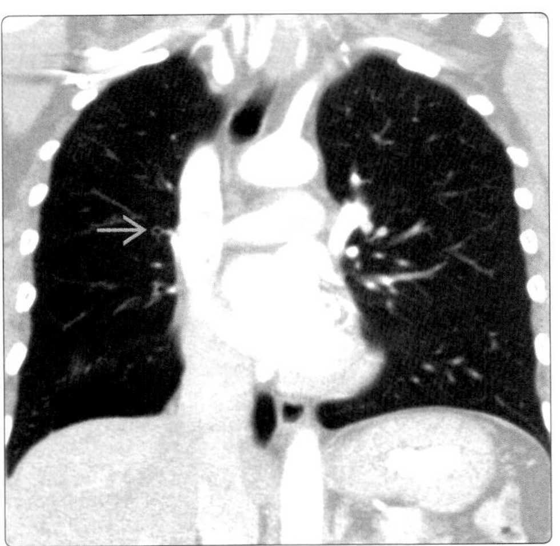

（左图）继发于既往严重新生儿肺炎的 Swyer-James-MacLeod 综合征患者前后位胸片显示右肺透过度增高，肺血管纹理稀少。

（右图）同一患者冠状位增强 CT 图像显示左肺多灶性透过度增高区，伴有肺血管细小和支气管壁增厚➡。根据阻塞性小气道疾病的病史、影像学表现和临床特征做出诊断。

哮喘

关键要点

术语
- 可逆性气道阻塞、慢性气道炎症和非特异性气道高反应性

影像学表现
- 平片
  - 支气管壁增厚
  - 过度充气：一过性或长期存在
  - 肺不张，气胸，肺炎
- CT
  - 支气管扩张：圆柱形，伴黏液嵌塞
  - 可评估气道壁厚 / 管腔狭窄的程度和严重性
  - 细支气管炎：吸气时马赛克征、呼气时气体潴留、小叶中心结节
  - 识别相关病症
- 影像学检查的主要作用是识别并发症（而不是做出诊断）

主要鉴别诊断
- 声带麻痹
- 气管支气管阻塞
- 缩窄性细支气管炎

病理学表现
- 中小支气管慢性炎症
- 支气管镜表现：缩窄性细支气管炎

临床要点
- “并非所有的喘息都是哮喘”
- 症状 / 体征
  - 咳嗽、呼吸急促、喘息和胸部不适
- 影响美国 7% 的人口
  - 儿童、青少年和成人
- 治疗：抗炎药和支气管扩张剂的组合

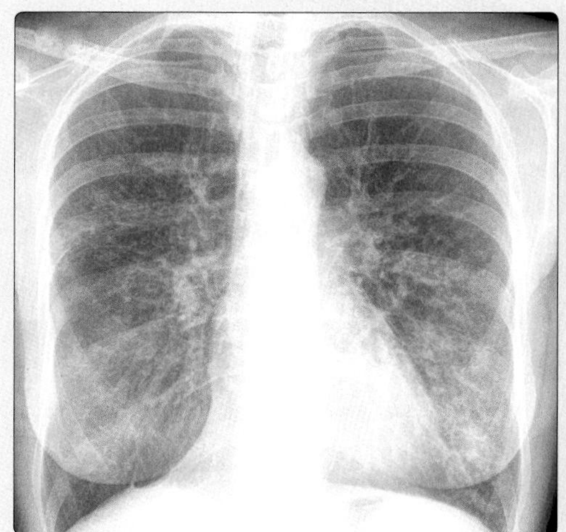

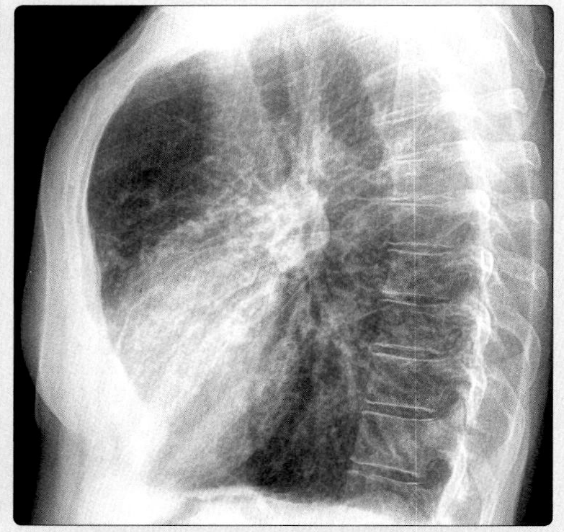

（左图）长期哮喘患者前后位胸片显示双侧肺过度充气和非特异性双侧网织状影。

（右图）同一患者侧位胸片显示横膈变平，胸骨后间隙扩大，与明显的过度充气相符。注意弥漫性支气管周围“袖套”征，虽然是非特异性的，但过度充气和支气管周围“袖套”征是哮喘患者的常见表现。

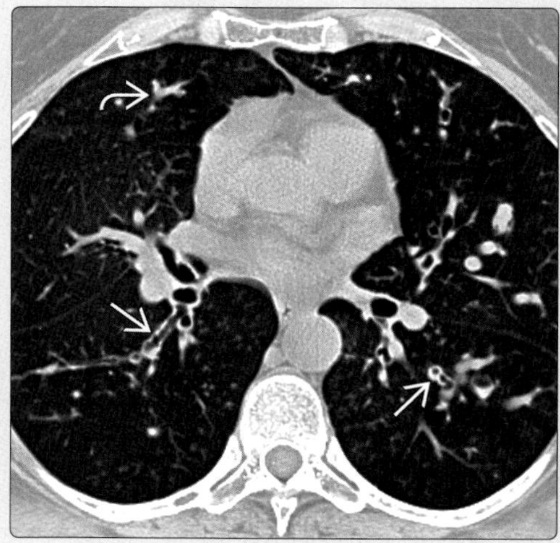

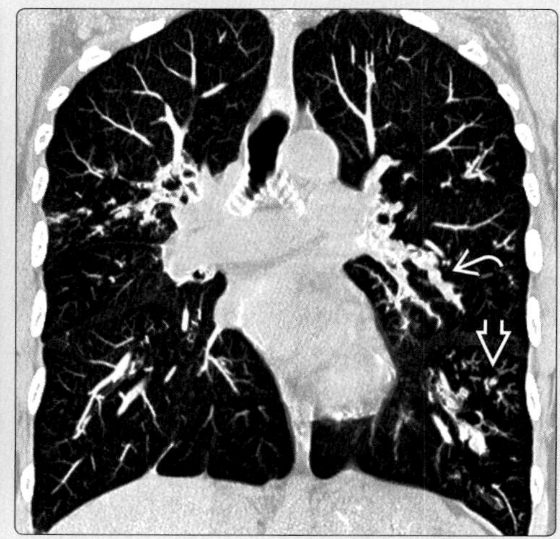

（左图）同一患者横断位平扫 CT 图像显示广泛支气管扩张，支气管壁增厚➡和细支气管分支黏液栓塞↗。

（右图）同一患者冠状位平扫 CT MIP 图像显示支气管扩张、黏液栓塞↗和细支气管黏液栓塞产生的“树芽”征⇨。圆柱形支气管扩张在哮喘中更常见，囊性或曲张样支气管扩张在变应性支气管肺曲霉病中更为常见（感谢 S. Rossi 博士供图）。

术语

定义

- 可逆性气道阻塞、慢性气道炎症和非特异性气道高反应性

影像学表现

基本表现

- 最佳诊断思路
  - 影像学检查的主要作用是识别并发症（而不是做出诊断）

X 线表现

- 支气管壁增厚或支气管周围“袖套”征（最常见）
- 过度充气：一过性或长期存在
- 并发症
  - 肺不张：通常由黏液栓塞引起，经常累及中叶
  - 肺炎
  - 气胸和纵隔气肿

CT 表现

- 评估气道壁厚度 / 管腔狭窄的程度和严重性
  - 厚度与疾病严重程度相关
- 支气管扩张
  - 通常为 1 个或少数扩张支气管
  - 印戒征，没有支气管变细
  - 黏液栓塞
  - 无变应性支气管肺曲霉病（ABPA）的哮喘患者更可能出现圆柱形支气管扩张
  - 囊性或静脉曲张样支气管扩张、黏液栓塞和小叶中心结节提示 ABPA
- 细支气管炎
  - 吸气相马赛克征
  - 呼气相空气潴留
  - 小叶中心结节
- 相关病症（如 ABPA）和相似病症（如过敏性肺炎）的鉴别

推荐的影像学检查方法

- 最佳影像检查方法
  - 只有在怀疑有并发症时才考虑影像学检查
- 推荐的检查序列与参数
  - 胸片适应证
    - 慢性阻塞性肺病
    - 发热或体温 >37.8℃
    - 静脉吸毒史
    - 癫痫发作
    - 免疫抑制
    - 临床怀疑气胸

鉴别诊断

声带麻痹

- 严重症状，吸气 / 呼气喘鸣，间歇性声音嘶哑
- 无支气管壁增厚
- 喉镜诊断

气管或隆突梗阻

- 肿瘤、插管后气管狭窄、血管环、异物、结节病、肉芽肿伴多血管炎、淀粉样变性、复发性多软骨炎
- 用于鉴别和评价阻塞性病变的影像学研究

缩窄性细支气管炎

- 特发性、感染后、自身免疫性疾病、哮喘
- 通常对支气管扩张剂无效
- 在影像上可能无法与哮喘区分

病理学表现

基本表现

- 病因
  - 常见哮喘诱因：动物（宠物毛发或皮屑）、灰尘、天气变化、空气、食用化学品、运动、霉菌、花粉、呼吸道感染（如普通感冒）、情绪压力、烟草烟雾、药物（如阿司匹林）
- 相关异常
  - ABPA
  - 支气管中心性肉芽肿
  - 慢性嗜酸性粒细胞性肺炎
  - Churg-Strauss 综合征

镜下表现

- 中小支气管慢性炎症
- 支气管镜表现
  - 缩窄性细支气管炎

临床要点

临床表现

- 常见的症状 / 体征
  - 咳嗽、呼吸急促、喘息和胸部不适

人口统计学表现

- 年龄
  - 儿童、青少年和成人
- 流行病学
  - 影响美国 7% 的人

治疗

- 联合用药，抗炎药（如皮质类固醇、色甘酸）、支气管扩张剂的组合

诊断要点

考虑的诊断

- 在解释有症状患者的影像学表现时，注意“并非所有喘息都是哮喘”

（左图）哮喘患者吸气相HRCT横断位图像显示非常轻微的双侧马赛克征。

（右图）同一患者呼气相HRCT横断位图像显示散在的双侧肺段气体潴留，符合小气道病变。这一现象往往与哮喘的严重程度相关，并与哮喘相关的住院史、重症监护病房住院史和（或）机械通气史有关。

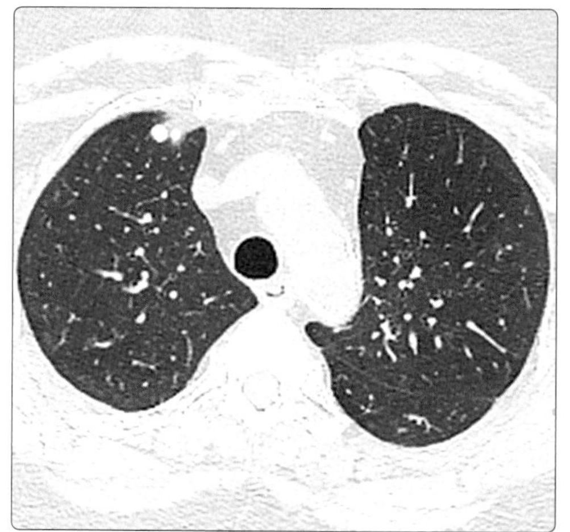

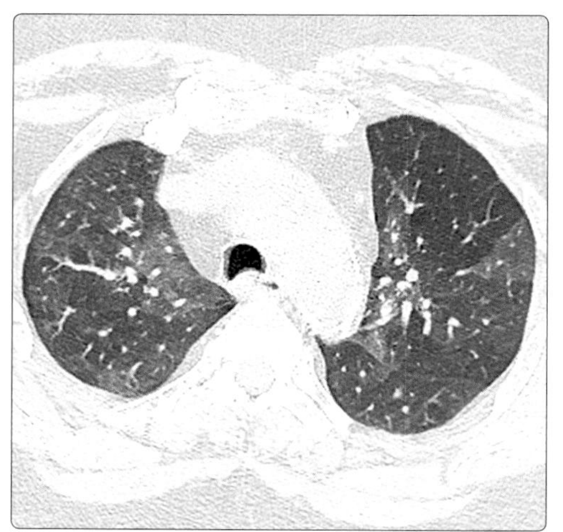

（左图）年轻哮喘患者前后位胸片显示右侧膈肌轻度抬高，右肺中叶肺不张，右心缘模糊。

（右图）同一患者侧位胸片显示向下移位的水平裂见条带状阴影➡，为中叶不张。肺不张是哮喘患者胸片上最常见的异常表现之一。

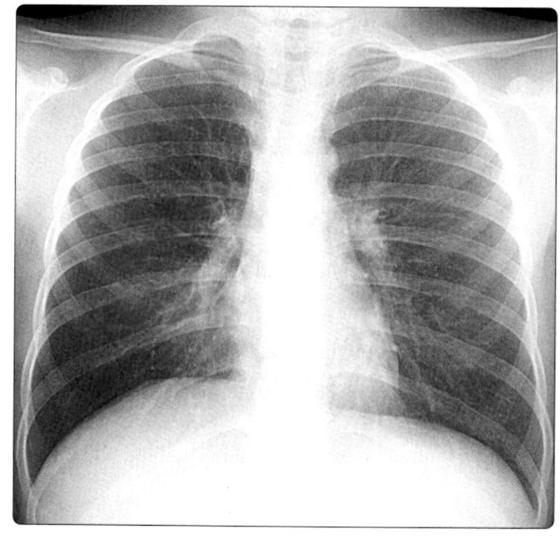

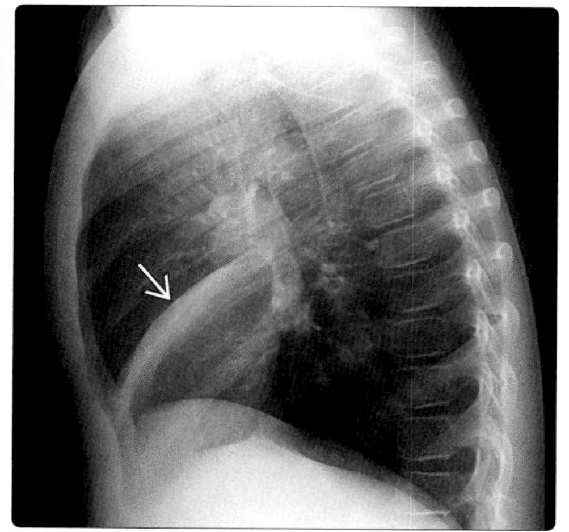

（左图）哮喘患者后前位胸片显示右上叶透亮度减低伴叶间裂抬高↗，同时出现凸起➡，与右上叶肺不张一致。

（右图）同一患者冠状位增强CT图像显示右肺上叶肺不张↗。哮喘患者肺不张通常与支气管黏液栓塞有关，并不一定意味着疾病急性期、感染或哮喘恶化。

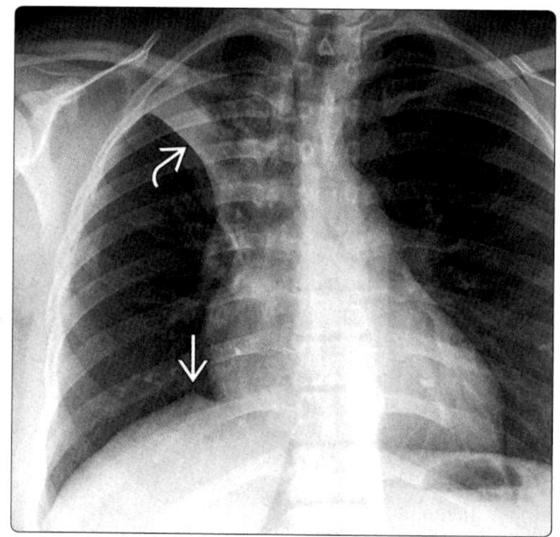

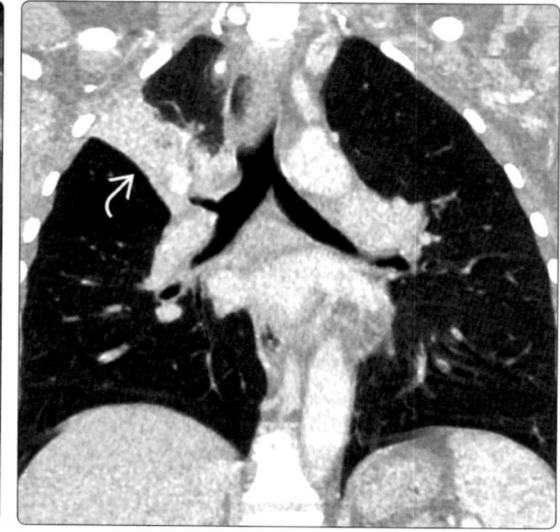

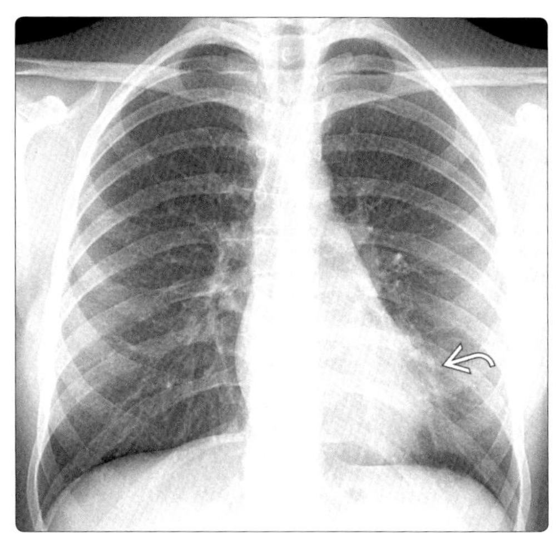

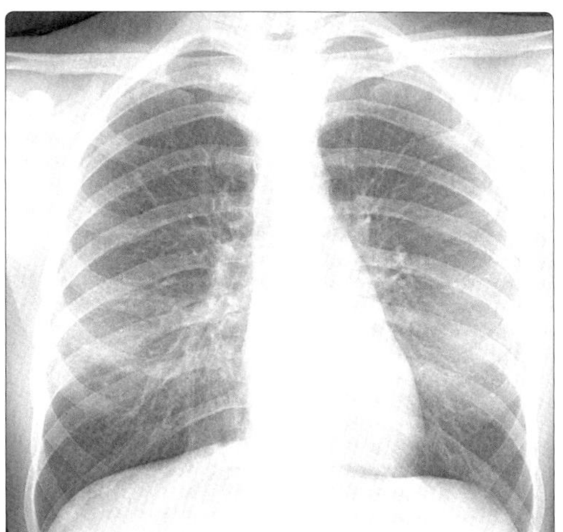

（左图）表现为呼吸困难、发热和白细胞增多的哮喘患者后前位胸片显示左心缘模糊➡，符合病史中的小叶性肺炎。

（右图）同一患者的后前位胸片显示治疗后小叶实变吸收。肺炎是哮喘的常见并发症，也是哮喘患者影像学检查的指征。应尽可能减少哮喘患者的影像学检查。

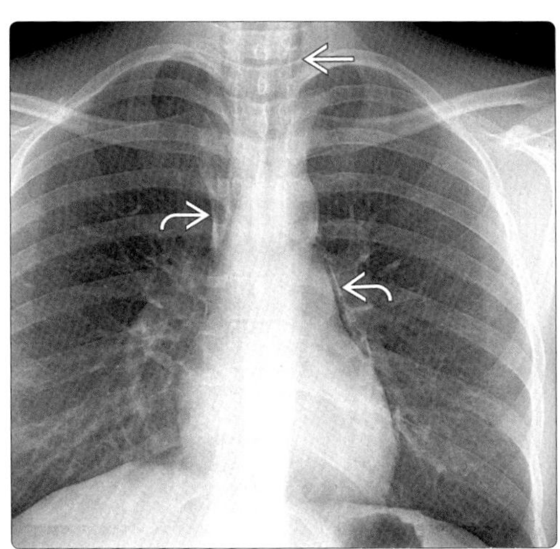

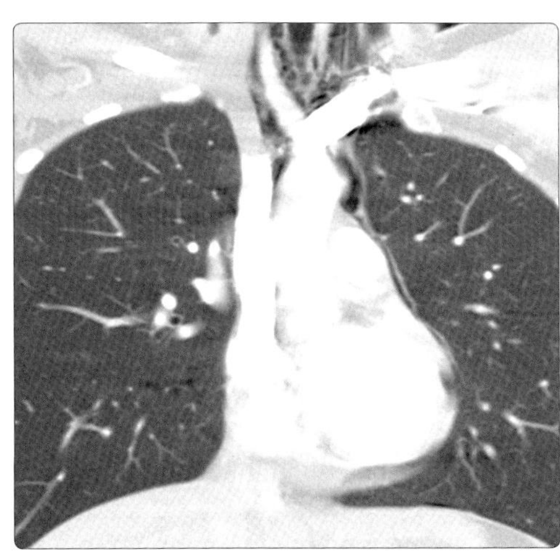

（左图）表现为急性呼吸困难和胸痛的哮喘患者前后位胸片显示颈部广泛的纵隔气肿➡和皮下积气➡。

（右图）同一患者冠状位增强 CT 图像显示纵隔气肿和颈部皮下积气。纵隔气肿作为哮喘的一种并发症，在儿童中更常见，比气胸更常见。纵隔气肿很少与椎管内的气体有关。

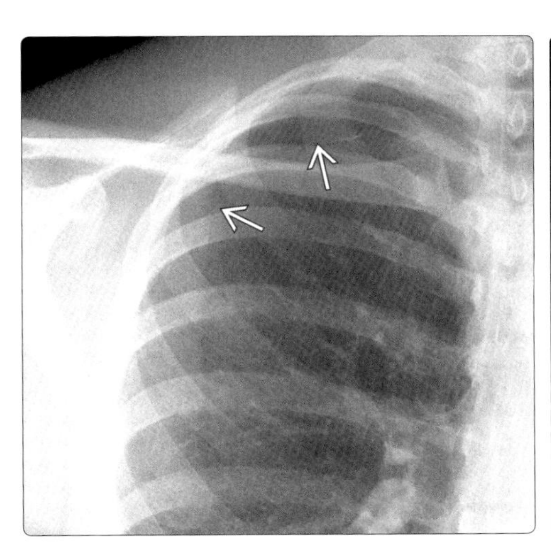

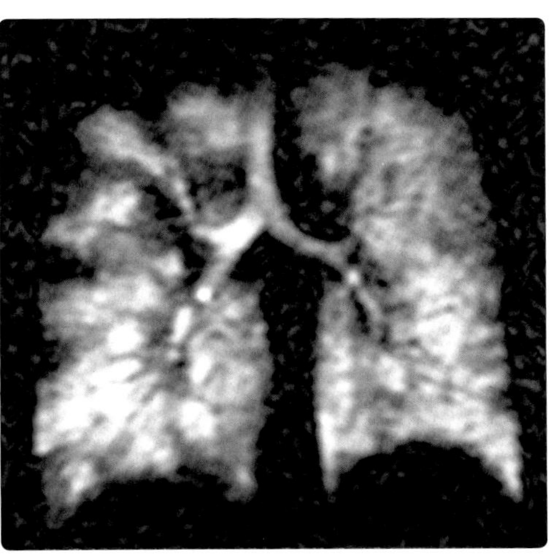

（左图）哮喘患者前后位胸片显示气胸，右肺尖可见脏层胸膜线➡。

（右图）哮喘患者超极化 ^{129}Xe 的冠状位 MR 图像显示由于广泛的通气障碍，^{129}Xe 分布不均匀。^{3}He 和 ^{129}Xe 已成功用于评估通气异常的研究中，并在未来临床实践中具有良好前景（感谢 H. P. McAdams 博士供图）。

第四部分

感　染

简介及概述

综合疾病

细菌

病毒

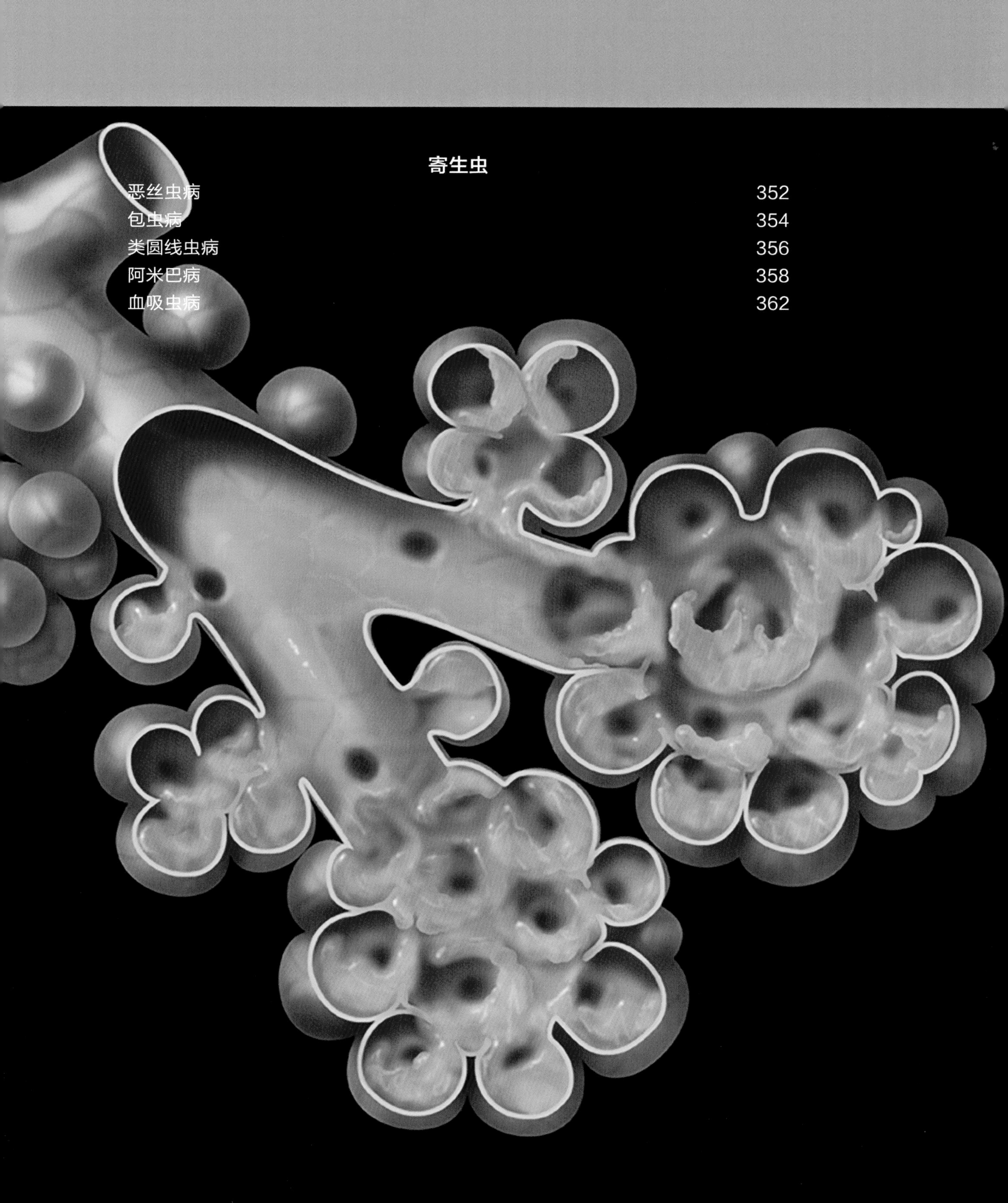

寄生虫

简介

肺部感染的影像学表现非常具有挑战性，因为各种病原体的致病表现可能千变万化。影像学检查通常在微生物和免疫学检测出结果之前进行，因此，影像科医师通常是第一个提出肺部感染可能性的医护人员。在某些情况下，影像科医师可能会提示不曾被预料的肺部感染和（或）特定的肺部病原体。例如，上叶空洞性疾病应提示活动性结核，影像科医师必须及时提醒转诊医师和（或）临床团队的其他成员，以便采取预防病原体空气传播的隔离措施。因此，影像科医师可能在肺部感染患者的识别、评估和管理中发挥关键作用。尽管影像学特征可能无法诊断特定病原体，但与医疗团队成员的沟通可能帮助拟定有针对性的重点鉴别诊断或是识别可能的致病微生物，有助于早期治疗和康复。

胸片仍然是合适的识别疑似肺部感染的第一步，尤其是免疫功能正常的患者。CT 和更具侵入性的手段通常只用于复杂的病例。然而，如果免疫功能低下的患者有感染的体征和症状且胸片正常，则他们可能受益于早期薄层 CT 评估。

免疫状态

用于肺部感染患者的诊断算法必须全面考虑患者的病史和人口统计学特征。在任何情况下，宿主免疫力都是一个重要的考虑因素，并被用于将存在潜在感染的患者群体分为两组：免疫功能正常的患者和免疫功能低下的患者。了解患者的免疫状态可以让医护人员显著缩小鉴别诊断的范围。例如，表现出症状的获得性免疫缺陷综合征（acquired immunedeficiency syndrome, AIDS）患者可能有一种或多种感染、炎症或肿瘤。然而，当此类患者表现出胸片上的弥漫性双肺模糊影和胸部 CT 上的双侧磨玻璃影时，最可能的诊断是耶氏肺孢子菌感染，也被称为肺孢子菌肺炎（pneumocystis pneumonia, PCP）。

影像科医师必须熟悉各种类型的免疫抑制，免疫抑制可能会影响表面屏障（皮肤、黏膜）、体液免疫和细胞免疫。肺部病原体在感染特定患者时，因其免疫抑制类型而异。例如，当 CD4 水平 $>500\times10^9/L$ 时，艾滋病患者不太可能发展为 PCP。然而，在 CD4 水平 $<500\times10^9/L$ 的患者中，PCP 感染率显著增加。反之，处于其他形式免疫抑制的患者，如类固醇治疗、中性粒细胞减少症和糖尿病，有着发生与其免疫受损性质相关的特定肺部感染的风险。

社区获得性感染与医院获得性感染

社区获得的感染与影响住院患者的院内感染之间存在公认的差异。总体而言，社区获得性肺炎通常在胸片上表现为大叶性（大叶性肺炎）或多灶性实变（例如，支气管肺炎），病原微生物包括肺炎球菌、流感嗜血杆菌、金黄色葡萄球菌、肺炎支原体、肺炎衣原体、嗜肺军团菌和病毒，例如，流感和呼吸道合胞病毒。

如果患者在入院后至少 48 小时后发生肺部感染，则应考虑院内（医院获得性）肺炎。最常见的病原体包括革兰阴性杆菌（例如，铜绿假单胞菌和肠杆菌属）和金黄色葡萄球菌。这些感染通常在胸片上表现为广泛性和侵袭性的影像学异常。

临床表现和实验室检查结果

受感染患者的临床表现可能因不同的致病微生物而异。细菌性肺炎患者通常表现为急性发作的胸痛、发热、咳痰和中性粒细胞增多。病毒性和支原体肺炎患者可能表现为轻度发热、咳痰和白细胞计数轻度升高。骨髓移植后发热性中性粒细胞减少应提示血管侵袭性真菌感染。

近年来，人们一直在强调生物标志物的重要性，这些生物标志物使医师可以在患者的微生物检查结果出来之前做出早期治疗决定。例如，降钙素原通常在细菌感染中升高，但在病毒和真菌感染中不升高或略有升高。因此，在继发于流感或 SARS-CoV-2 的影像学上出现多灶性阴影的患者中，降钙素原水平低，就可以使临床医师避免进行抗生素治疗。降钙素原还有助于指导抗生素治疗，例如，降钙素原水平迅速下降的患者可能只需要较短的治疗时间，而降钙素原水平升高或稳定的患者预后较差，可能需要更积极的治疗。另一个重要的、经食品药品监督管理局（Food and Drug Administration, FDA）批准的生物标志物是 Fungitell（美国真菌检查抗原试剂盒）。它最初被开发用于早期诊断血管侵袭性曲霉病，这种病在移植受体患者中具有显著的死亡率。实际上，在合适的临床背景之下，它的滴度升高具有诊断意义。其他真菌感染也可能表现出 Fungitell 升高，从而可以与细菌和病毒感染区分开来。

免疫缺陷继发肺炎：HIV 感染

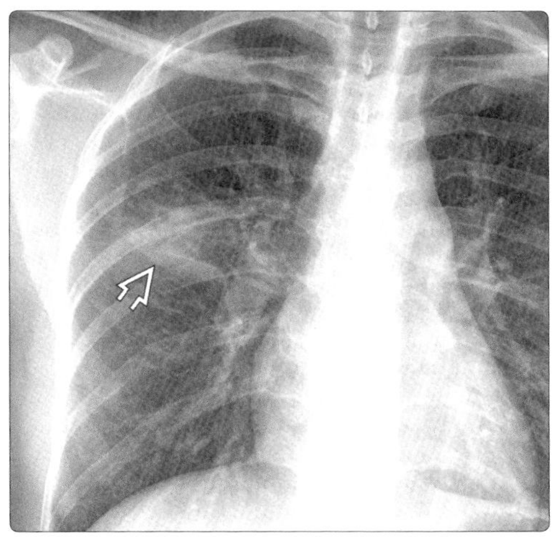

免疫缺陷继发肺炎：HIV 感染

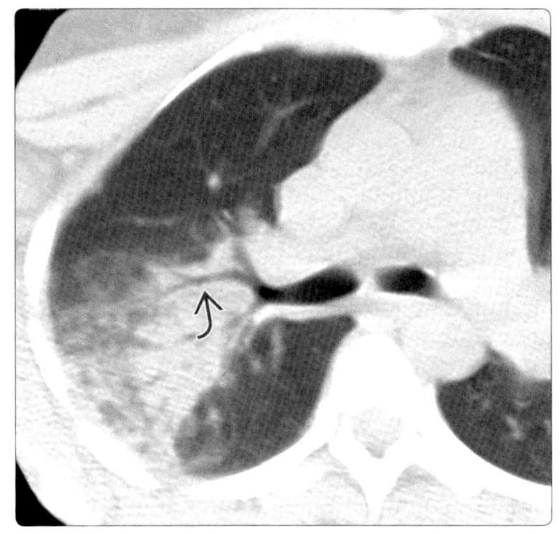

（左图）一名 HIV 感染患者，降钙素原升高伴肺炎球菌感染，后前位胸片显示右肺上叶亚段实变➡。

（右图）同一患者的胸部横断位平扫 CT 显示右肺上叶实变，伴有空气支气管征↷。CD4 细胞计数 $>500 \times 10^9/L$。与 CD4 水平的相关性通常能为 HIV 感染者拟定适当且重点突出的鉴别诊断有关。

社区获得性肺炎

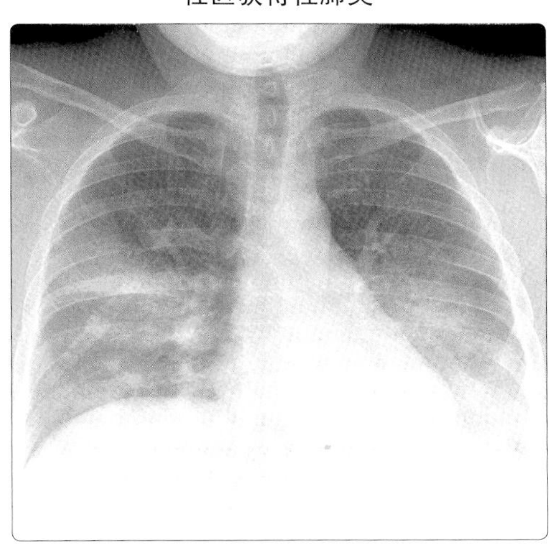

社区获得性肺炎

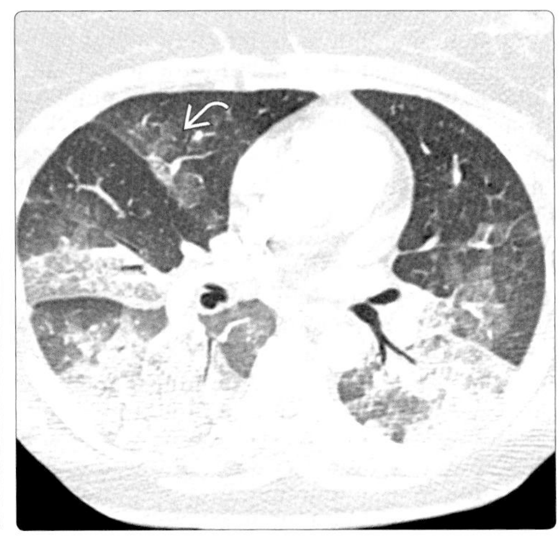

（左图）一名支原体肺炎伴上呼吸道症状患者的后前位胸片显示多灶性不均匀的肺病变。

（右图）同一患者的胸部横断位增强 CT 更好地展示了肺部实变的范围，并显示了相关的磨玻璃影↷。支原体肺炎是儿童社区获得性肺炎的常见原因，影像学表现与临床表现严重程度经常不一致。

免疫缺陷继发肺炎：曲霉菌感染

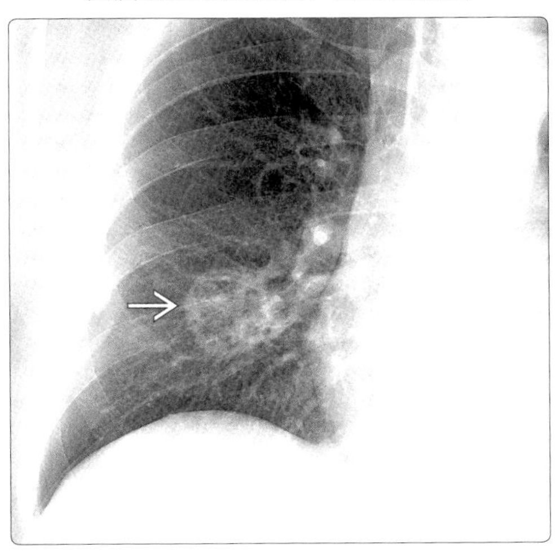

免疫缺陷继发肺炎：曲霉菌感染

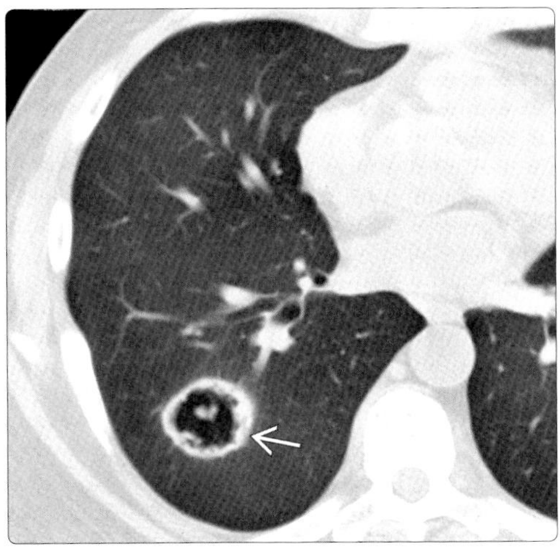

（左图）一名骨髓移植后中性粒细胞减少的患者，继发黄曲霉菌感染导致的血管侵袭性曲霉病，后前位胸片显示右肺下叶空洞性病变➡。

（右图）同一患者的横断位平扫 CT 证实右肺下叶空洞性病变➡伴有囊壁结节。黄曲霉是继烟曲霉之后引起血管侵袭性曲霉病的第二大常见病原体，按感染所需的接种量而言，黄曲霉的毒性被认为是烟曲霉的 100 倍。

支气管肺炎

关键要点

术语
- 小叶性肺炎
- 以细支气管为中心的多灶性炎性渗出

影像学表现
- 平片
  - 多灶性小叶或融合性实变
  - 吸入性肺炎（肺受累部位依赖吸入发生时患者的体位）
  - 通常无充气支气管征
  - 如有脓肿，可形成空洞
  - 金黄色葡萄球菌或耶氏肺孢子菌感染可形成肺气囊
- CT
  - 小叶中心性结节和“树芽”状模糊结节
  - 散在含气囊腔结节（4～10 mm）
  - 小叶、亚段、肺段分布的磨玻璃密度影和实变
  - 可识别坏死 / 空洞

主要鉴别诊断
- 误吸
- 肺泡出血
- 机化性肺炎

病理学表现
- 金黄色葡萄球菌、大肠杆菌、铜绿假单胞菌、肺炎克雷伯菌、肺炎链球菌、流感嗜血杆菌、厌氧菌、病毒和真菌病原体
- 通过人工气道误吸分泌物

临床要点
- 症状 / 体征
  - 急性发热、寒战、咳嗽、咳痰
  - 白细胞计数增高伴核左移现象
- 任何年龄的人都存在感染风险，但儿童和老年人风险更高
- 治疗：抗生素治疗，如有脓胸需要引流
- 不吸烟者和门诊患者：2～3 周内吸收

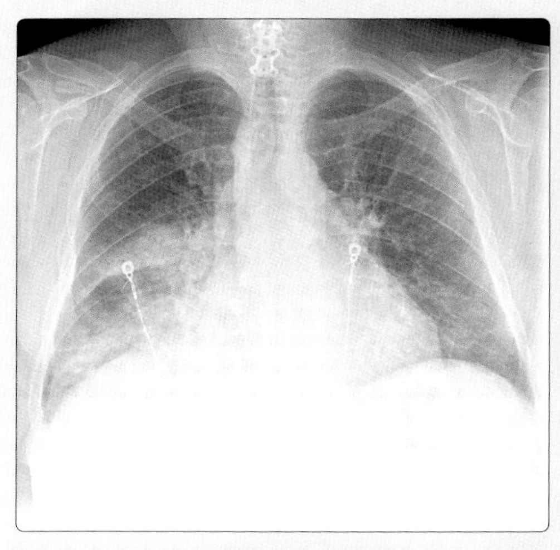

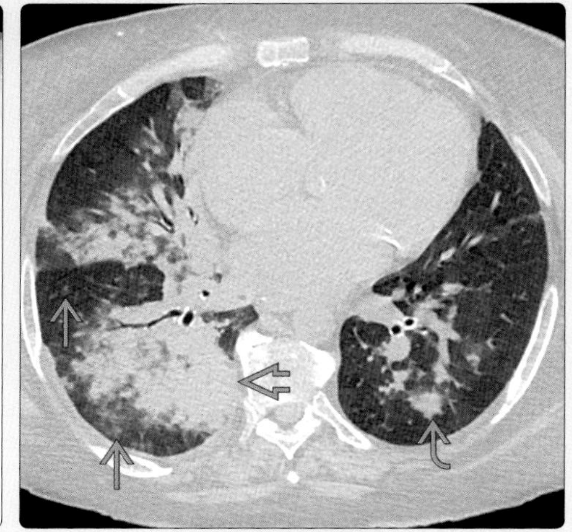

（左图）一名免疫功能低下的 55 岁女性患者的后前位胸片显示双侧散在结节影和右肺融合实变，提示支气管肺炎。

（右图）同一患者的横断位平扫 CT 显示多发小叶中心结节⇨、小叶实变⤻和融合性实变⇨，伴周围磨玻璃密度影。免疫功能低下的发热患者出现这些征象，高度提示支气管肺炎。

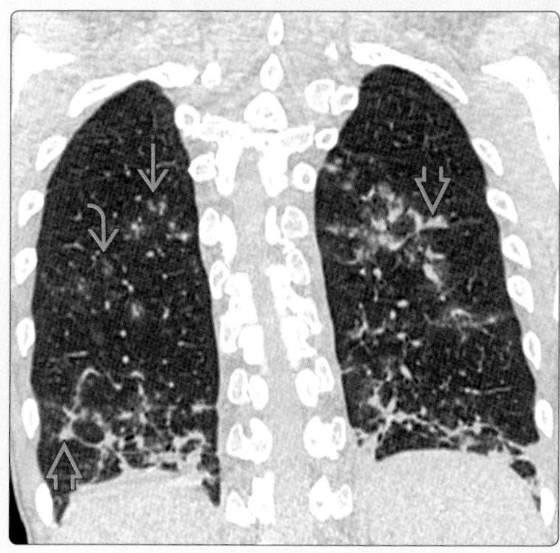

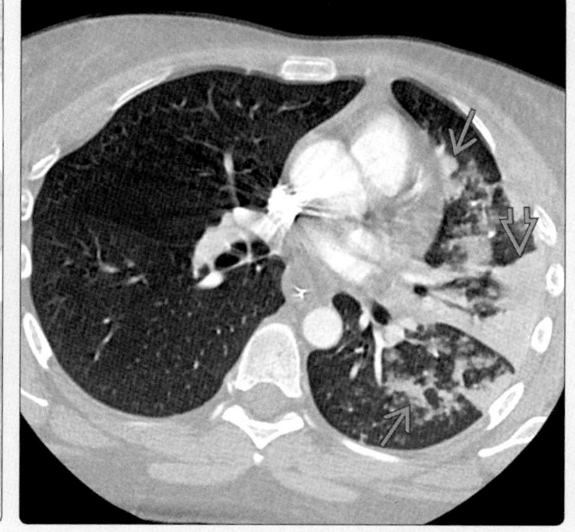

（左图）一名 70 岁男性金黄色葡萄球菌支气管肺炎患者的冠状位平扫 CT 显示双侧多发小叶实变⇨、边界不清的磨玻璃密度影⤻和簇状小叶中心性结节⇨，提示支气管内感染播散。

（右图）一名 37 岁女性吸入性支气管肺炎患者的横断位增强 CT 显示左侧卧睡眠引起的重力依赖性不对称分布的舌段和左肺下叶小叶中心性结节、小叶实变⇨伴融合实变⇨。

术语

同义词

- 小叶性肺炎

定义

- 以细支气管为中心的多灶性炎性渗出

影像学表现

基本表现

- 最佳诊断思路
  - 发热伴急性多灶性小叶或融合性实变
- 部位
  - 通常是多灶性和双侧；可能对某些肺叶的影响更大
  - 吸入性肺炎：有特定的肺的受累部位
    - 通常是双侧和多叶受累
    - 上叶后段（见于仰卧位误吸）
    - 下叶基底段（见于站立位误吸）

X 线表现

- 平片
  - 多灶性、斑片状或融合性支气管血管周围模糊结节或实变影：通常无充气支气管征
  - 可伴或不伴肺气囊（多见于金黄色葡萄球菌或耶氏肺孢子菌）
  - 可伴或不伴空洞（脓肿形成时）：多见于上叶
    - 金黄色葡萄球菌、流感嗜血杆菌、厌氧菌、革兰阴性菌

CT 表现

- 平扫 CT
  - 小叶中心结节和“树芽”状结节
  - 支气管血管周围间隙（4~10 mm）结节
  - 小叶性、亚段性、节段性磨玻璃影和实变
  - 伴或不伴空洞
- 增强 CT
  - 坏死：低密度区伴或不伴空洞和环形强化（孤立或融合）

推荐的影像学检查方法

- 最佳影像检查方法
  - 胸片：用于疾病诊断和治疗随访
  - CT：对发现潜在结构异常和并发症敏感而特异
- 推荐的检查序列与参数
  - 增强 CT 或 CT 血管造影有助于评估坏死区域和潜在的肺血栓栓塞

鉴别诊断

肺泡出血

- 双侧弥漫性气道疾病，可能发生于小叶中心
- 贫血，咳血

机化性肺炎

- 支气管血管周围和（或）小叶周围结节
- 对抗生素不敏感，但对激素高度敏感

病理学表现

基本表现

- 病因
  - 金黄色葡萄球菌、大肠杆菌、铜绿假单胞菌、肺炎克雷伯菌、肺炎链球菌、流感嗜血杆菌、厌氧菌、病毒、真菌
  - 通过气道误吸分泌物

大体病理和手术所见

- 渗出物以终末细支气管为中心（小叶中心）
- 斑片状分布：相邻小叶可能正常

镜下表现

- 支气管炎症伴上皮性溃疡和纤维蛋白脓性渗出物
- 扩散到相邻的肺小叶

临床要点

临床表现

- 最常见的症状/体征
  - 急性发热、寒战、咳痰
  - 白细胞计数增多伴核左移；降钙素原升高
  - 病原学检出率 <50%
- 临床特征
  - 与医院获得性肺炎相关
    - 金黄色葡萄球菌，铜绿假单胞菌，大肠杆菌，厌氧菌，革兰阴性菌
    - 铜绿假单胞菌：医院获得性肺炎最常见和最致命的类型
  - 相关疾病
    - 慢性阻塞性肺病：铜绿假单胞菌，流感嗜血杆菌，卡他菌
    - 囊性肺纤维化：铜绿假单胞菌
  - 生物标记物
    - 降钙素原：在细菌感染时升高，病毒或真菌感染时正常或轻度升高；水平越高，败血症的风险越高；水平快速降低可能会缩短抗生素治疗疗程
    - 真菌：在许多真菌感染中升高；有助于鉴别细菌和病毒感染

人口统计学表现

- 年龄
  - 任何年龄；5 岁以下儿童，65 岁以上老年人

自然病史和预后

- 5 岁以下儿童，65 岁以上老年人及免疫功能低下患者最易感
  - 5 岁以下患者感染死亡的主要原因
- 预后取决于微生物毒力、抗生素敏感性、宿主反应
- 消退：不吸烟者和门诊患者 2~3 周内消退

治疗

- 适当的抗生素治疗，如有脓胸则需要引流

社区获得性肺炎

关键要点

术语

- 社区获得性肺炎（community-acquired pneumonia, CAP）
  - 院外获得的急性肺部感染

影像学表现

- 平片
  - 异常的识别，疾病程度评估，并发症的识别，治疗反应评估
  - 预测致病微生物的价值有限
  - 免疫功能低下时，特别是如中性粒细胞减少，平片可表现为正常
- CT
  - 能够有效明确胸片无法诊断的感染、不吸收的肺炎和可疑并发症
- 并发症
  - 空洞、脓肿形成
  - 脓胸

主要鉴别诊断

- 心源性肺水肿
- 肺泡出血
- SARS-CoV-2（COVID-19）中出现的急性肺损伤
- 吸入性肺炎
- 机化性肺炎

病理学表现

- 常见：肺炎链球菌（50%），病毒性肺炎（20%），流感嗜血杆菌（20%），肺炎衣原体（15%），肺炎支原体（5%），卡他莫拉菌
- SARS-CoV-2 引起的急性肺损伤：肺部阴影的原因；可能与 CAP 相似

临床要点

- 症状 / 体征：发热，寒战，咳嗽，咳痰

诊断要点

- 对 CAP 患者进行仔细的影像学评估，以早期发现脓肿和脓胸等并发症

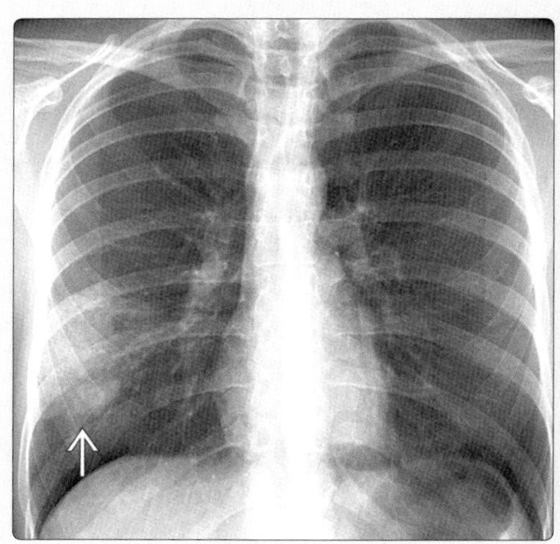

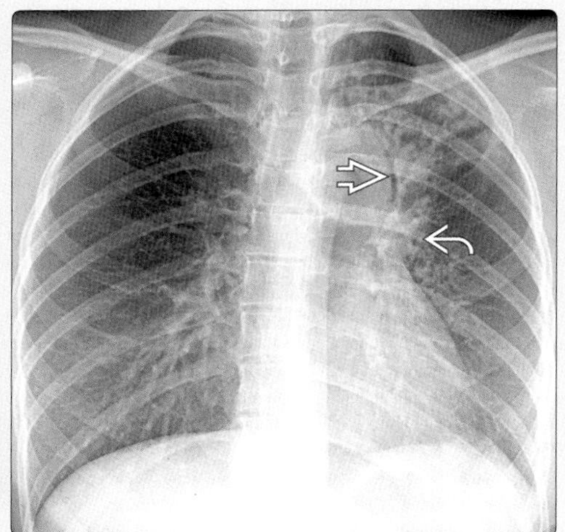

（左图）肺炎球菌肺炎患者的后前位胸片显示右肺外周有局灶性实变➡。肺炎链球菌是社区获得性肺炎最常见的原因，通常表现为大叶性实变。

（右图）肺炎球菌肺炎患者的后前位胸片显示不均匀的左肺上叶实变，伴有空气支气管征➡和中央性支气管壁增厚↪。

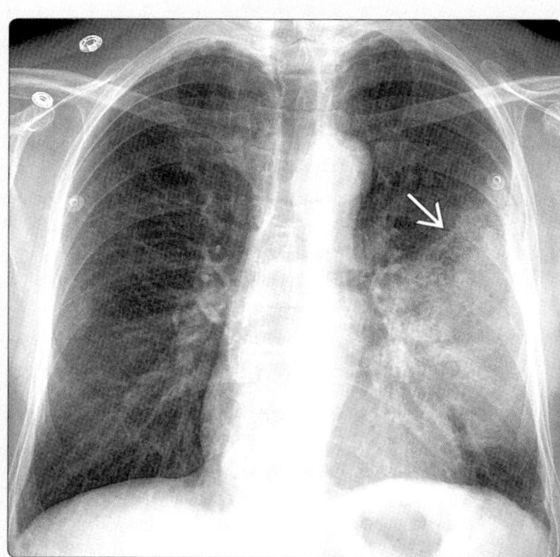

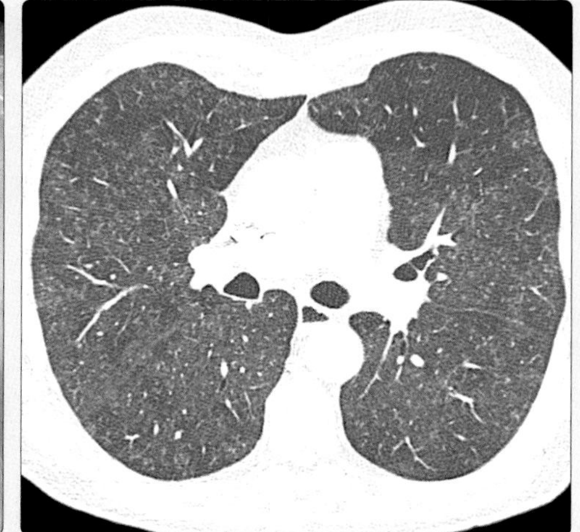

（左图）细菌性社区获得性肺炎患者的后前位胸片显示弥漫性舌叶实变➡。肺部感染向相邻肺叶的蔓延取决于叶间裂是否完整，并可沿侧支通路蔓延，如 Kohn 孔和 Lambert 管。

（右图）一名社区获得性腺病毒肺炎患者的横断位 HRCT 显示肺实质的微小粟粒结节和轻度马赛克密度。

术语

缩略语

- 社区获得性肺炎（CAP）

定义

- 院外获得的急性肺部感染

影像学表现

基本表现

- 最佳诊断思路
  - 在发热患者中的（多发）实变
- 部位
  - 单叶或多叶
- 大小
  - 范围：从小片阴影到大叶性/多叶性实变
- 形态
  - 范围：从磨玻璃影到实变

X 线表现

- 高敏感性
  - 免疫功能低下，尤其是中性粒细胞减少，胸片表现可正常
- 典型分布：单侧或双侧节段性实变
- 诊断时显著的观察者间变异性
  - 多变的表现：从磨玻璃影到实变
  - 无法诊断病原体的表现
    - 一种病原体可能有多种表现
- 大叶性肺炎与支气管肺炎
  - 难以依靠胸片鉴别病理
- 不常见的表现
  - 病毒性肺炎常见的过度充气（远端气道阻塞）
  - 肺叶增大伴叶裂隆起：克雷伯杆菌肺炎
  - 球形肺炎是小儿 CAP 的常见形式
  - 肺气肿：在疾病后期发展（典型如金黄色葡萄球菌），可能会持续数月，自发消退
  - 肺门淋巴结肿大
    - 少见；鉴别诊断包括结核、支原体感染、真菌感染、单核细胞增多症、麻疹、鼠疫、兔热病、炭疽、百日咳
- 并发症
  - 空洞形成
    - 提示细菌性疾病（金黄色葡萄球菌、革兰阴性细菌、厌氧菌）
  - 脓胸
    - 20%~60% 发生胸腔积液，肺炎旁胸腔积液
- 吸收
  - 高龄或多肺叶累及者延迟吸收
    - 不吸烟者和门诊患者吸收较快
  - 预计时间
    - 50% 在 2 周内吸收；66% 在 4 周内吸收；75% 在 6 周内吸收
  - 吸收中的 CAP 的随访胸片表现（症状在 5~7 天内缓解）暂无定论
- 死亡率与 2 种影像学异常有关
  - 双侧胸腔积液
  - 多叶性感染

CT 表现

- 磨玻璃影
- 实变
- 结节
  - 弥漫性或斑片状的“树芽”征高度提示感染性细支气管炎（特别是支原体和病毒）
- 对于发现并发症更为敏感和特异
  - 脓肿与脓胸
    - 脓肿：不规则厚壁，圆形，与胸壁小面积接触
    - 脓胸：壁薄而均匀，透镜状，宽基底与胸壁接触，胸膜增厚和强化，相邻胸膜外脂肪层水肿
- 复发性肺炎
  - 肺癌、支气管扩张、慢性阻塞性肺病
  - 如为复发性左肺下叶后基底段受累，则为叶内型肺隔离症
    - 增强 CT：体循环供血，典型为从胸主动脉降段发出
- SARS-CoV-2（COVID-19）中出现的急性肺损伤（高度提示，而非特征性的表现）
  - 磨玻璃影，伴或不伴实变
  - 外周，双侧，多灶性
  - 小叶周围型

推荐的影像学检查方法

- 最佳影像检查方法
  - 胸片用于疾病诊断、疾病程度的评估、并发症的诊断和治疗反应的评估
  - 对于预测病原体价值有限
- 方案建议
  - CT：可明确胸片无法诊断的感染；不吸收的肺炎和可疑并发症

鉴别诊断

心源性肺水肿

- 心脏肥大和肺静脉高压
- 水肿随患者体位变化
- 右肺上叶局灶性水肿伴二尖瓣反流

肺泡出血

- 患者可能贫血并有咯血
- 多灶性双侧磨玻璃影

SARS-CoV-2（COVID-19）中出现的急性肺损伤

- 阴影可能类似多灶性肺炎，但代表急性肺损伤
  - 伴有机化性肺炎特征的小叶周围型阴影
- 降钙素原水平低或正常，除非伴有细菌感染

吸入性肺炎
- 伴或不伴诱发条件，如食管运动紊乱
- 肺受累部位依赖吸入发生时患者体位

机化性肺炎
- 常被当作肺炎接受过时间长短不一的治疗
- 斑片状、慢性或双基底区实变

慢性嗜酸性肺炎
- 典型的慢性上叶外周实变："肺水肿反转"征
- 哮喘、嗜酸性粒细胞增多

过敏性肺炎
- 抗原暴露史
- 胸片通常正常
- CT：弥漫性磨玻璃密度斑片、边界模糊的小叶中心结节、地图样小叶性气肿

肺梗塞
- "雪球融化"征般吸收；肺炎吸收迅速

肺不张
- 叶间裂移位或肺容积缩小的间接征象

病理学表现

基本表现
- 病因
  - 常见病原体：肺炎链球菌（50%），病毒性肺炎（20%），流感嗜血杆菌（20%），肺炎衣原体（15%），肺炎支原体（5%）
  - <50% 中培养出致病微生物
- 致病途径：吸入或吸入口腔分泌物
- 重要趋势
  - 肺炎链球菌的发病率下降
  - COVID-19 大流行
    - 急性肺损伤：在大流行期间肺内斑片影的重要原因
  - 对于呼吸道病毒的认识的提高
    - 通过分子学手段在 1/3 的 CAP 中检出
  - 肺部微生物群的发现
    - 微生物群可能参与肺炎的发展过程
- 降钙素原：鉴别细菌与病毒 / 真菌感染
  - 在细菌感染中增高
  - 水平越高，发生败血症的风险越高
  - 水平快速降低可能缩短抗生素疗程

分期、分级和分类
- 仅见于 CT 的 CAP（在胸片上不可见）：与胸片发现的 CAP 有着相似的病原体和转归
  - 仅见于 CT 的 CAP 患者和胸片可见的 CAP 患者应使用相同的管理原则
- 医疗相关性肺炎（在医疗机构或近期住院后获得的肺炎）；已不再使用此术语

大体病理和手术所见
- 大叶性肺炎与支气管肺炎
  - 大叶性
    - 肺泡充满炎性渗出物，尤其是中性粒细胞
    - 迅速扩散至整个肺叶，并被完整的叶间裂所阻挡
    - 通常分布于外周
  - 支气管性
    - 以终末细支气管为中心的渗出物（小叶中心）
    - 以小叶间隔为界
    - 斑片型：相邻的次小叶可正常，呈"拼布被"状

镜下表现
- 非特异性急性和（或）慢性炎症细胞
- 可被特殊染色（如革兰染色或抗酸染色）鉴定的病原体

临床要点

临床表现
- 最常见的症状 / 体征
  - 病史或体格检查中任何单独或组合的症状都不能可靠地确认或排除肺炎的存在
  - 经典症状：发热，寒战，咳嗽，咳痰
  - 脓胸：患者可能意外地没有中毒症状
  - 牙列不齐的患者的肺空洞提示肺脓肿

人口统计学表现
- 年龄
  - 任何年龄
- 流行病学
  - 每年（8~15）/1000 人

自然病史和预后
- 取决于病原体的毒力、抗生素敏感性、宿主免疫因素
- 肺炎是第六大常见死因

治疗
- 适当的抗生素治疗
- 引流脓胸，而非脓肿

诊断要点
- CAP 的诊断基于病原体培养
- 仔细评估 CAP 患者的影像以早期发现并发症，如肺脓肿和脓胸

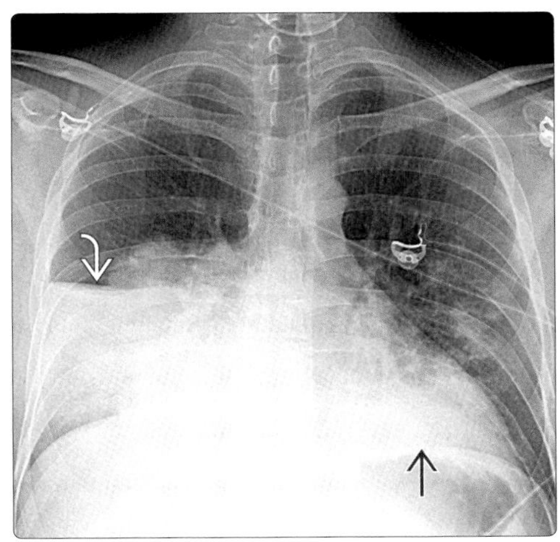

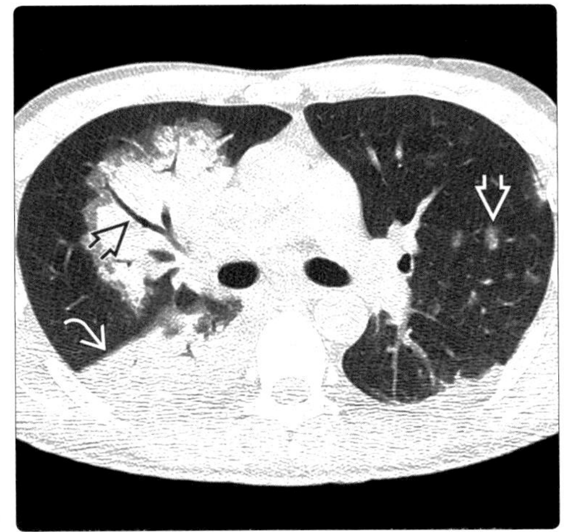

（左图）一名社区获得性肺炎球菌肺炎患者的前后位胸片显示双侧多叶性实变→。注意相邻右肺中叶水平裂的清晰边界↪。

（右图）同一患者的横断位HRCT显示多灶性实变伴磨玻璃影和空气支气管征⇨，以及左肺的磨玻璃结节影⇨。注意右肺下叶实变在右肺斜裂清晰的边界↪。

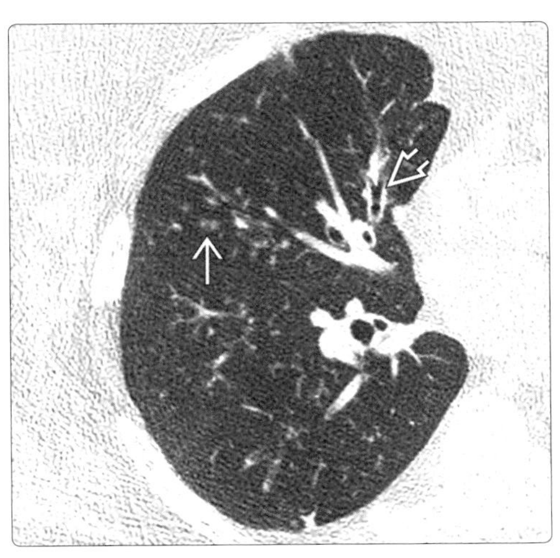

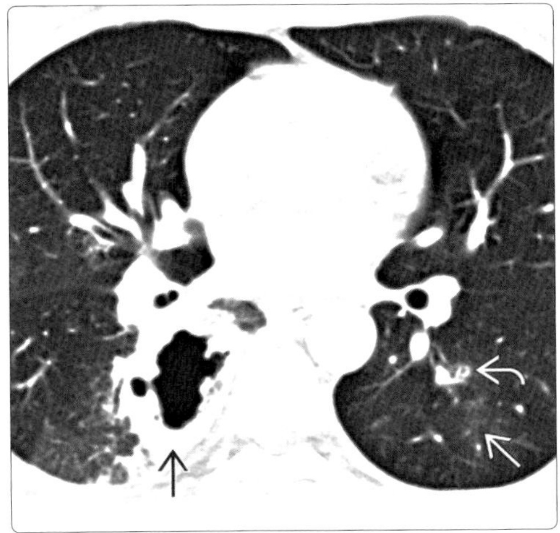

（左图）一名社区获得性肺炎患者的横断位HRCT显示簇状小叶中心小结节→和轻微的支气管壁增厚⇨。支原体、衣原体和病毒是这种征象的常见病因。

（右图）一名肺脓肿患者的横断位增强CT显示右肺下叶的空洞肿块→，空洞壁呈不规则结节状，双肺下叶斑片状磨玻璃影→，左肺下叶见一边界欠清的空洞性小结节↪。

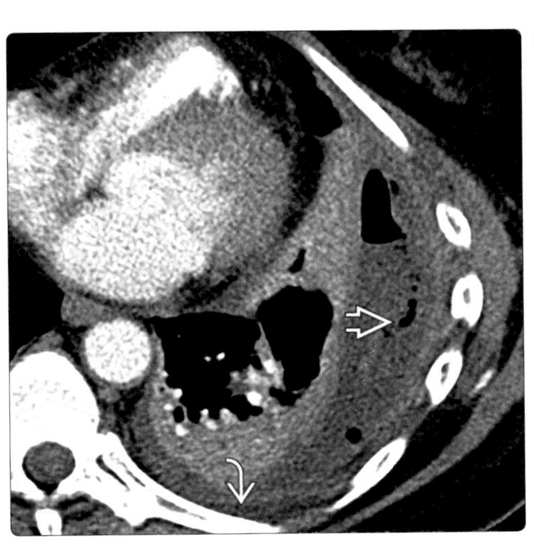

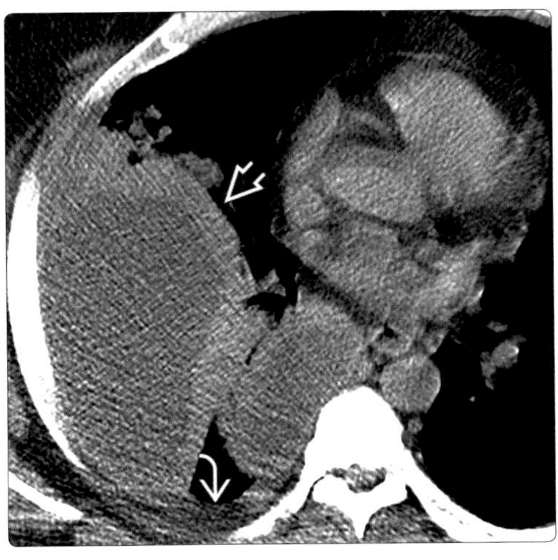

（左图）一名社区获得性肺炎继发脓胸的患者的横断位增强CT显示左侧多房性胸腔积液，伴有来源于支气管胸膜瘘的积气⇨和胸膜外脂肪水肿↪。

（右图）一名社区获得性肺炎相关脓胸的患者的横断位平扫CT显示右侧多房性胸腔积液和相邻的肺不张⇨。注意胸膜外脂肪↪相比于深层胸壁脂肪较为模糊。这一发现高度提示脓胸。

医院获得性肺炎

关键要点

术语

- 医院获得性肺炎（hospital-acquired pneumonia，HAP）：住院≥48 小时后感染
- 呼吸机相关性肺炎（ventilator-associated pneumonia，VAP）：机械通气 >48 小时的患者的医院获得性肺炎

影像学表现

- 平片
    - 肺叶实变：局灶性或多灶性，非节段性
    - 支气管肺炎型
        - 多灶性，小叶性，亚段，肺段实变；支气管壁增厚
    - 空洞
    - 肺囊肿
    - 胸腔积液
- CT
    - 磨玻璃影 / 实性结节
    - 小叶中心结节
    - "树芽"状影

主要鉴别诊断

- 肺水肿
- 弥漫性肺泡出血
- 肺栓塞
- 吸入性肺炎

临床要点

- 症状 / 体征
    - 发热或体温过低、咳嗽、脓痰
    - 氧合障碍
    - 白细胞增多或白细胞减少
- HAP 发病率：（5~20）例 /1000 例住院患者
- VAP 发病率：（1~2.5）例（北美）/1000 呼吸机日，18.3 例（欧洲）/1000 呼吸机日

诊断要点

- 住院患者影像学上新发肺内阴影加特定临床症状及实验室数据可诊断为医院获得性肺炎

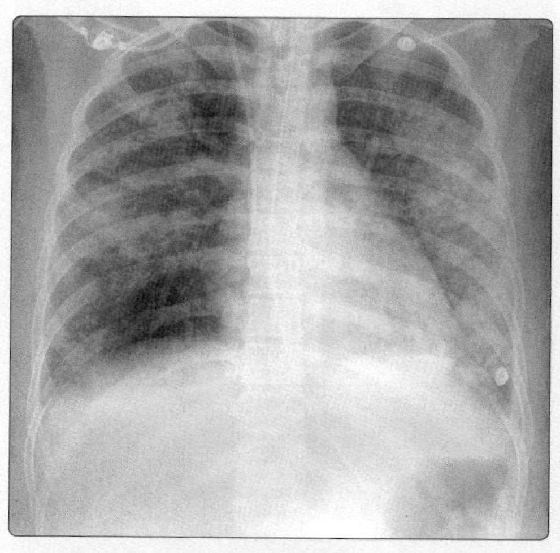

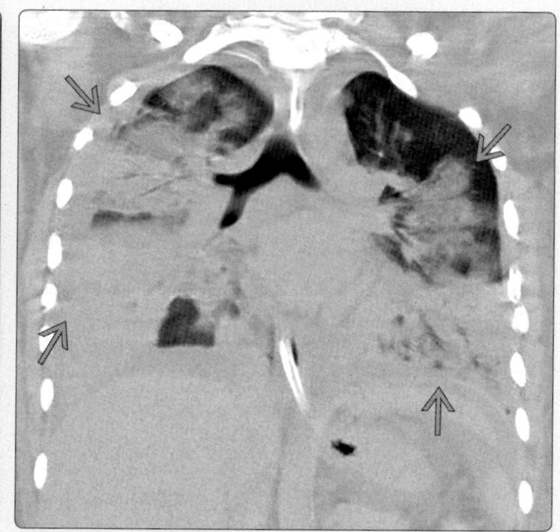

（左图）医院获得性肺炎患者的前后位胸片显示双肺外带多叶非节段性实变。血培养结果：耐甲氧西林金黄色葡萄球菌。

（右图）2 天后同一患者的冠状位平扫 CT 显示疾病快速进展：多肺叶的多灶性实变➡。该患者后进展为急性呼吸窘迫综合征并死亡。医院获得性肺炎患者的死亡风险会增加 8.4 倍。

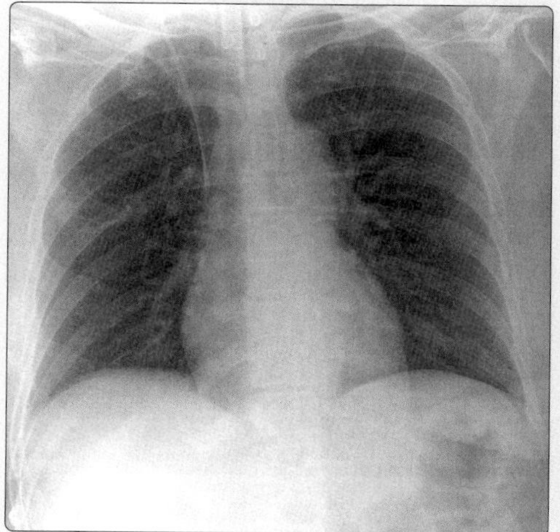

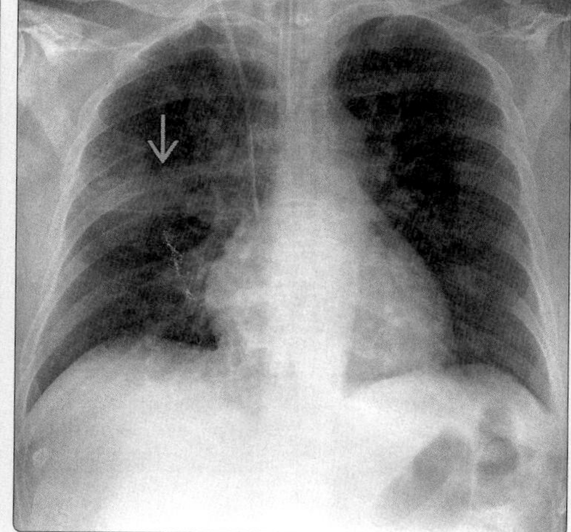

（左图）32 岁需机械通气的头部创伤患者，前后位胸片显示肺部无明显异常。

（右图）5 天后，同一患者行前后位胸片评估其发热和脓性呼吸道分泌物，显示右肺上叶斑片状影，部分融合➡。血培养结果：鲍曼不动杆菌肺炎。

医院获得性肺炎

术语

缩写

- 医院获得性肺炎（HAP）
- 需要机械通气的医院获得性肺炎（V-HAP）
- 呼吸机相关性肺炎（VAP）

同义词

- 医院内肺炎（Nosocomial pneumonia）包括医院获得性肺炎（HAP）和呼吸机相关性肺炎（VAP）

定义

- 医院获得性肺炎
  - 住院超过 48 小时发生的肺部感染
- 呼吸机相关性肺炎
  - 机械通气超过 48 小时的医院获得性肺炎

影像学表现

基本表现

- 最佳诊断思路
  - 有发热和脓痰的住院患者出现肺部局灶性 / 多灶性实变

X 线表现

- 肺叶实变
  - 局灶性或多灶性，非节段性
- 支气管肺炎型
  - 多灶性，小叶性，亚段性或肺段实变
  - 支气管壁增厚
- 空洞
- 肺气囊
- 胸腔积液

CT 表现

- 磨玻璃密度斑片影实变
- 小叶中心结节
- “树芽”状影
- 空洞
- 胸腔积液

推荐的影像学检查方法

- 最佳影像检查方法
  - 胸片：是疑似 HAP 患者的首选影像学检查，但敏感性和特异性较低
  - CT：低剂量胸部 CT 在 HAP 的诊断中已被接受，因为它比辐射剂量相当的胸片具有更高的灵敏度

鉴别诊断

肺水肿

- 肺内异常血管外积液
- 不同病因导致的肺水肿其空间分布不同

出血

- 咯血和贫血可能提示诊断，但并不总是会出现

肺栓塞

- 基底段为著，胸膜下为著

吸入性肺炎

- 肺内局部实变

病理学表现

基本表现

- 病因
  - 与严重的呼吸功能损伤有关的咽部细菌吸入
  - 微生物学证据在 VAP 中比在 HAP 中更常见
  - 导致 VAP 和 HAP 的病原体相似
    - 肺炎克雷伯菌和金黄色葡萄球菌，在 HAP 中占比高
    - 鲍曼不动杆菌和铜绿假单胞菌，在 VAP 中占比高
  - 新型分子诊断测试可以快速鉴定致病微生物

临床要点

临床表现

- 最常见的症状 / 体征
  - 发热或体温过低
  - 咳嗽
  - 脓性痰
  - 氧合障碍
  - 白细胞增多或白细胞减少
  - 并发症
    - 肺脓肿
    - 脓胸

人口统计学表现

- 年龄
  - 最常见于老年患者
- 流行病学
  - HAP 发病率：5 至 >20 例 /1000 例住院
  - VAP 发病率
    - 北美：（1~2.5）例 /1000 呼吸机日
    - 欧洲：18.3 例 /1000 呼吸机日

自然病史和预后

- HAP 患者的死亡风险增加了 8.4 倍
- V-HAP 在第 28 天的死亡率很高（27.8%）

治疗

- 抗生素治疗基于
  - 死亡风险（低或高）
  - 是否存在感染性休克
  - 多重耐药菌的风险

诊断要点

- 住院患者影像学上新发肺部阴影，以及相应的临床特征和实验室数据

肺脓肿

关键要点

术语

- 继发于微生物感染的肺坏死

影像学表现

- 平片
  - 实性成分包围的球形厚壁空洞
  - 正侧位胸片上的液 - 气平面
  - 通常与误吸有关
    - 重力依赖性肺
  - 常见胸腔积液
- CT
  - 脓肿：不规则厚壁，球形，与胸壁接触面小，支气管血管延伸至脓肿
  - 脓胸：壁薄均匀，透镜状，与胸壁广泛接触，胸膜分裂征

主要鉴别诊断

- 结核病
- 感染的大疱
- 肺癌
- 肉芽肿性血管炎
- 包虫病

病理学表现

- 吸入：起源于牙龈的需氧和厌氧混合多微生物细菌感染

临床要点

- 咳嗽、恶臭痰、牙周病
- 与其他地方通常需要引流的脓肿相比，肺脓肿通常对抗生素有反应

诊断要点

- CT 评估并发症，如脓胸和支气管胸膜瘘

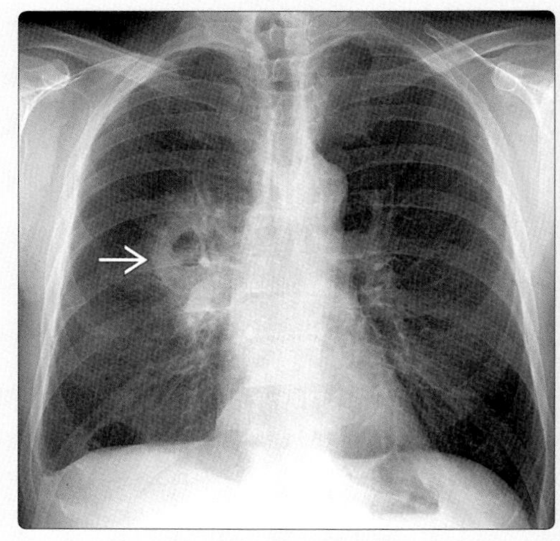

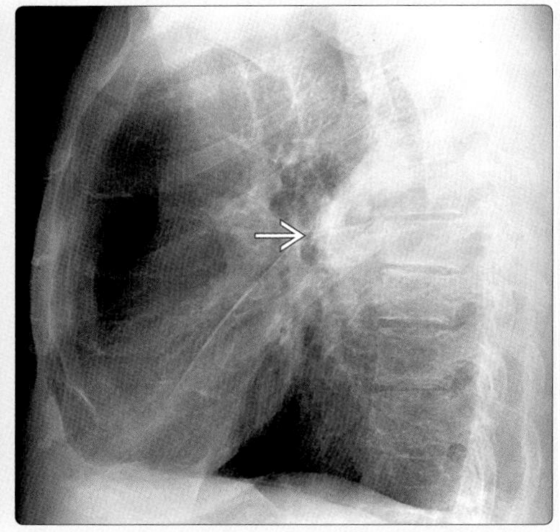

（左图）一名 51 岁牙列不良男性的后前位胸片显示肿块样阴影➡，中央透亮，与右肺门上的空洞相符。病变显示肺门重叠征，表明它不在肺门内。

（右图）同一患者的侧位胸片显示右下叶上段的肿块样阴影➡。虽然应该根据位置考虑结核病，但肺脓肿也须包括在鉴别诊断中。

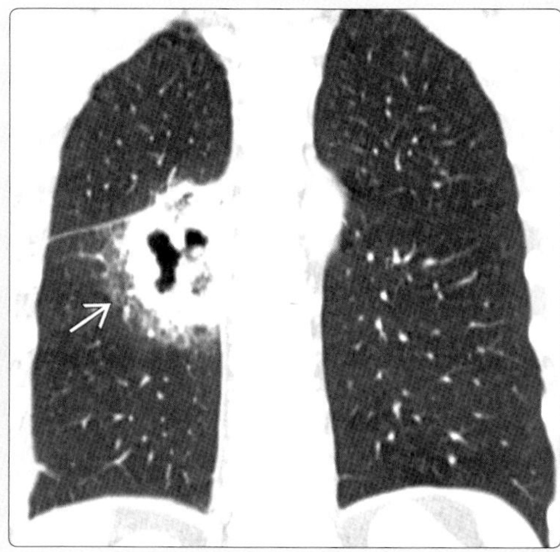

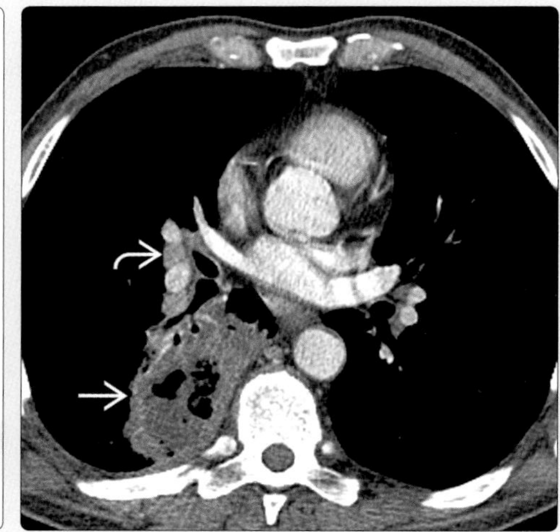

（左图）同一患者的冠状位增强 CT 图像显示球形病变，分叶状边缘，内呈厚壁及壁在结节样空洞，外被磨玻璃密度晕➡。

（右图）同一患者的横断位增强 CT 图像显示右下叶上段的空洞病变➡与右椎旁区域相邻，伴有轻度增大的反应性右肺门淋巴结➡。右肺下叶后部吸入性肺炎提示在仰卧位时发生的误吸。

术语

同义词

- 坏死性肺炎，肺坏疽

定义

- 继发于微生物感染的液化性肺坏死
- 空洞：含有空气的病变，壁相对较厚（>4 mm）伴或不伴周围有实变或肿块

影像学表现

基本表现

- 最佳诊断思路
  - 不规则厚壁空洞，常含气、液、气－液平面
- 部位
  - 吸入性肺炎时：受累部位多为重力相关节段
- 形态
  - 内缘相对光滑的球形厚壁空洞

X 线表现

- 从肺炎到脓肿腔的演变期约为 7～14 天
- 肺内空洞
  - 通常是孤立性的
  - 壁厚：<4 mm（5%）；5～15 mm（80%）；>15 mm（15%）
  - 气－液平面（75%）
  - 通常周围有实变影（50%）
- 病变部位通常为重力相关性肺段
  - 仰卧位：上叶后段，下叶上段
  - 卧位：上叶后段，下叶外基底段
  - 直立位置：下叶基底段，中叶
- 下叶脓肿通常大于上叶脓肿
- 胸腔积液（50%）可能演变为脓胸
- 多发性脓肿
  - 最初脓肿的支气管扩散
    - 继发脓肿通常比原发脓肿小
    - 位置通常为原发脓肿的重力相关区域
  - Lemierre 综合征
    - 咽喉痛和颈内静脉血栓形成
    - 通常继发于梭杆菌
- 肺脓肿与脓胸的鉴别
  - 腔体：球形，正位平片上气－液平面等长，与胸壁呈锐角
  - 脓胸：透镜状，正位平片上气－液平面不等，与胸壁呈钝角
  - 33% 的肺脓肿伴有脓胸
- 治疗周期长；通常是几个月
  - 脓肿越大，消退的时间越长

CT 表现

- 肺脓肿的最佳影像检查方法
- 脓肿可能充满液体
- 气－液平面或内部空气通常提示与支气管相通
- 空洞壁厚：可变，4～15 mm；厚壁更常见
  - 内壁通常光滑（90%），毛糙（10%）
- 周围气体或磨玻璃影可能会出现空气支气管征或微小气泡
- 脓肿与脓胸的鉴别
  - 脓肿：不规则厚壁，球形，与胸壁接触狭窄，支气管血管束向脓肿延伸
  - 脓胸：壁薄均匀，透镜状，与胸壁广泛接触，胸膜分裂征，邻近肺组织压缩
- 通常有反应性肺门和纵隔淋巴结肿大，通常短轴直径小于 2.5 cm
- 液气胸可进展为支气管胸膜瘘
- "空气新月"征：提示先前的腔内存在侵袭性曲霉病或分枝杆菌

推荐的影像学检查方法

- 最佳影像检查方法
  - CT 可用于鉴别肺脓肿与脓胸及排除肺癌
- 指南建议
  - 应继续使用抗生素，直到胸片检查显示趋于稳定

鉴别诊断

肺囊肿

- 有时与脓肿难以区分，尤其是葡萄球菌性肺炎

结核病

- 上叶实变伴空洞
- 可能是双肺

感染的肺大疱

- 肺气肿和吸烟史
- 带气－液平面的薄壁大疱
- 被认为是不典型的肺炎，抗生素治疗后变化不同

肺癌

- 无牙患者的肺空洞更可能是癌症而不是脓肿
- 洞壁最厚部分 >15 mm 提示恶性肿瘤
- 结节状空洞壁
- 较少出现周边实变

脓毒性栓子

- 心内膜炎、胸外感染部位、留置导管、静脉用药吸毒
- 通常多发结节 / 实变，迅速演变成空洞（24 小时）

肉芽肿性血管炎

- 相关静脉窦和肾脏疾病
- 结节或肿块伴或不伴空洞，气－液平面罕见
- 伴或不伴声门下狭窄

坏死性结节

- 类风湿关节炎和（或）粉尘吸入史
- 位于胸膜下、少量、小、空洞型结节

肺隔离症

- 同一部位复发性肺炎，通常为下叶基底段

- 可能表现出固有气体、气－液平面、积液
- 由体动脉供血

包虫病

- 如果空气进入囊周和内囊之间的潜在空间并分离寄生膜可出现“新月”征

病理学表现

基本表现

- 病因
  - 吸入性肺炎：源自牙龈的需氧和厌氧菌混合多微生物感染
  - 脓肿的生物群系
    - 厌氧菌：消化链球菌、拟杆菌、梭杆菌、微需氧链球菌
    - 需氧菌：金黄色葡萄球菌、化脓性链球菌、肺炎克雷伯菌、流感嗜血杆菌、放线菌、诺卡菌、分枝杆菌
    - 寄生虫：并殖吸虫、内阿米巴
    - 真菌：曲霉菌、隐球菌、组织胞浆菌、芽生菌、球孢子菌
- 相关异常
  - 可能发展为脓胸和支气管胸膜瘘

大体病理和手术所见

- 实质破坏：愈合，瘢痕形成，支气管扩张，囊肿形成
- 罕见并发症：肺坏疽，脓肿腔内伴坏死的肺组织（肺残屑）

镜下表现

- 大多数继发于多种微生物感染
- 一般的病例是由厌氧菌引起或伴随厌氧菌感染；必须进行厌氧菌培养
- 痰革兰染色：典型的多微生物伴中性粒细胞
- 抗酸染色检出结核和诺卡氏菌；银染检测到真菌

临床要点

临床表现

- 最常见的症状 / 体征
  - 常为数周至数月的亚急性疾病
  - 发热
  - 90% 的患者出现白细胞增多
  - 咳嗽、恶臭痰
  - 牙周病
  - 可能会咯血，可能致命

人口统计学表现

- 年龄
  - 任何年龄，但在老年人中更常见
- 性别
  - 男性：女性＝4 ：1
- 流行病学
  - 高风险：牙列不良，癫痫，酗酒
  - 易感因素：免疫缺陷、支气管扩张、恶性肿瘤、肺气肿、类固醇（甾体类）治疗
  - 抗生素治疗不适当、不充分的肺炎患者病情可能会进展
  - 70%～80% 是吸烟者；12% 患有肺癌；肺癌合并感染罕见

考虑的诊断

- 影像引导下抽吸
  - 急性期脓肿 >4 cm 不可行支气管镜检查，因为内容物可能溢出到正常肺

自然病史和预后

- 早期诊断和治疗预后良好（死亡率 <10%）
  - 如果不治疗，死亡率为 33%
- 吸入→肺炎→ 7～14 天内进展为肺脓肿
  - 与非空洞性肺炎相比，吸收较慢
  - 愈后瘢痕残留、支气管扩张、囊性变
  - 老年体弱、免疫功能低下患者大脓肿的死亡率较高

治疗

- 由多种微生物引起的可用广谱抗生素（克林霉素）或抗生素组合（氨苄西林－舒巴坦，阿莫西林－克拉维酸）
- 如果治疗失败，支气管镜检查可排除支气管内病变或异物
- <10% 需要手术（脓肿 >6 cm）
- 经皮引流（有争议），内镜引流
  - 邻近胸壁的不宜处理的脓肿或脓胸（10%～20%）

诊断要点

- 无牙患者的肺癌（大多数脓肿来自牙周细菌）
- CT 评估并发症，如脓胸和支气管胸膜瘘

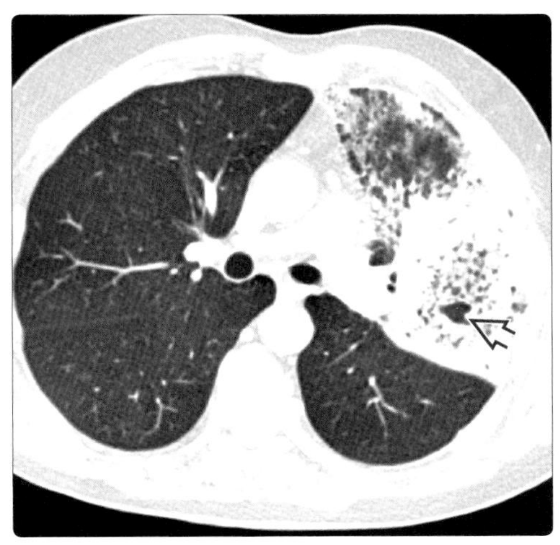

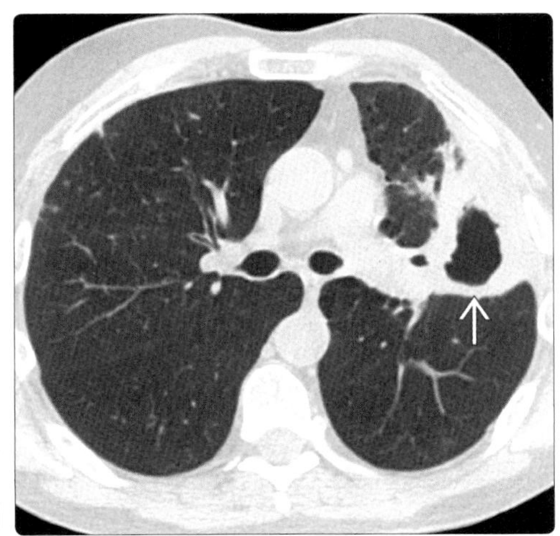

（左图）一名61岁酗酒男子咳嗽、呼吸困难，横断位增强CT图像显示左上叶不均匀实变，伴中央透亮区➩及空洞，提示坏死性肺炎。血培养显示肺炎链球菌。

（右图）2个月后同一患者的横断位平扫CT图像显示较前好转，但左上叶空洞性病灶持续存在，脓肿壁厚伴结节➔。

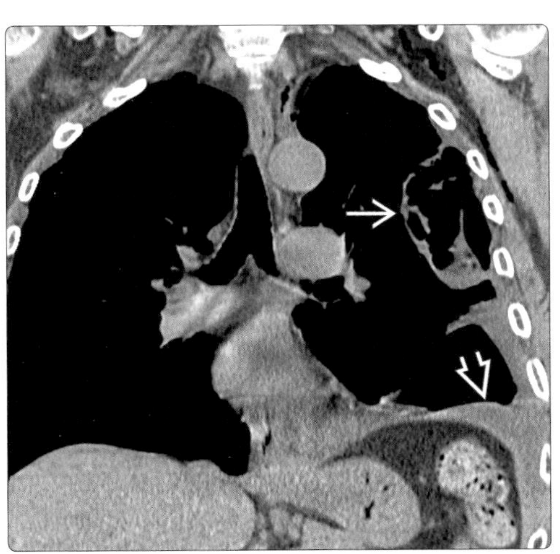

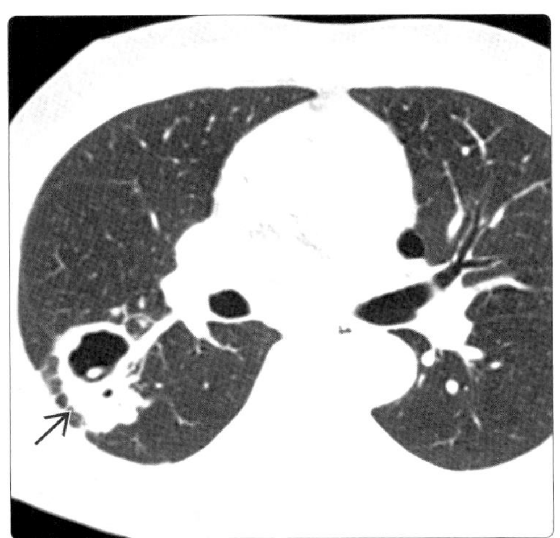

（左图）咯血患者冠状位平扫CT图像显示继发于甲氧西林敏感的金黄色葡萄球菌感染的复杂左上叶脓肿➔。局限性左侧胸腔积液➩即脓胸，需行胸膜剥脱术。

（右图）一名62岁发热咳嗽男性，横断位平扫CT图像显示右肺空洞病变➔壁厚伴结节和腔内碎片。支气管肺泡灌洗标本的培养显示球孢子菌感染。

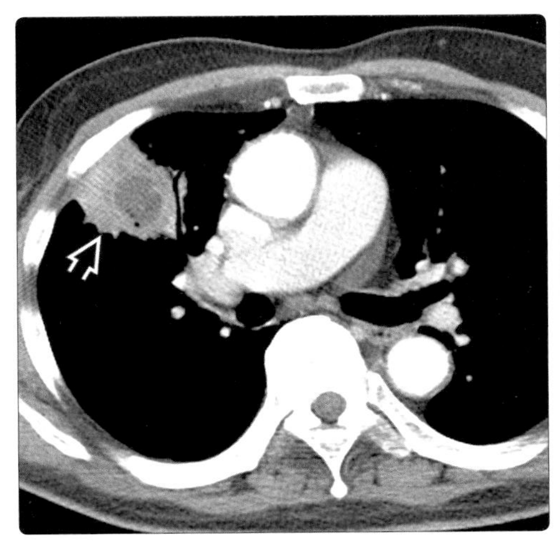

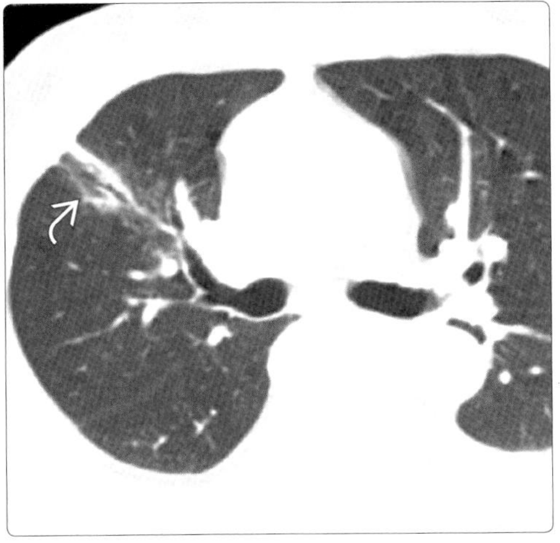

（左图）一名84岁男性的横断位增强CT图像显示右上叶肿块样实变➩内伴气泡，中心见类圆形低密度区。考虑肺脓肿而不是肺肿瘤。

（右图）同一患者，抗生素治疗2个月后，横断位平扫CT图像显示明显吸收好转，肿块样病变消退，前片所示肺脓肿部位残留线样瘢痕↷。

脓毒性栓子

关键要点

术语

- 肺外来源的感染性栓子种植在肺部；常有异物或伴感染性心内膜炎

影像学表现

- 平片
    - 位于肺边缘，边界不清，1～3 cm，结节或楔形斑片影
    - 快速出现空洞，通常在 24 小时内
    - 胸腔积液，可能是局部的
- CT
    - 多灶性外周和基底部肺结节
    - 不同进展阶段的空洞（厚壁到薄壁）
    - 出血或梗死引起胸膜下楔形实变
    - 脓胸

主要鉴别诊断

- 肺栓塞
- 肺炎
- 肺转移

病理学表现

- 金黄色葡萄球菌是与异物和静脉吸毒用药有关的最常见的病原体
- 病因：感染性心内膜炎，Lemierre 综合征，感染的静脉导管或起搏器导线
- 危险因素：静脉吸毒用药、留置导管

临床要点

- 症状 / 体征：发热、呼吸困难、胸痛

诊断要点

- 静脉吸毒者或留置导管伴多发肺结节患者可考虑脓毒性栓塞

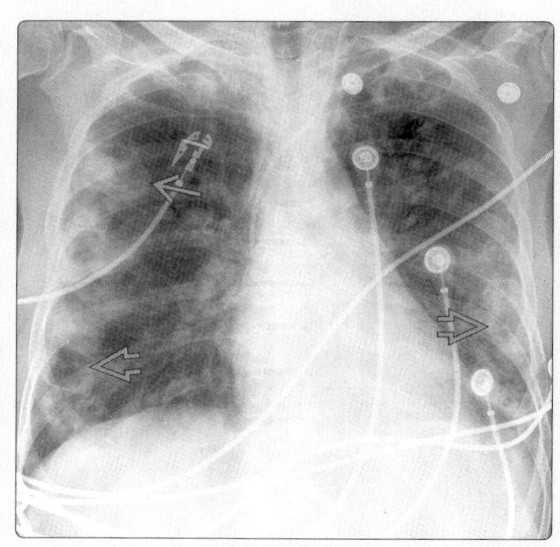

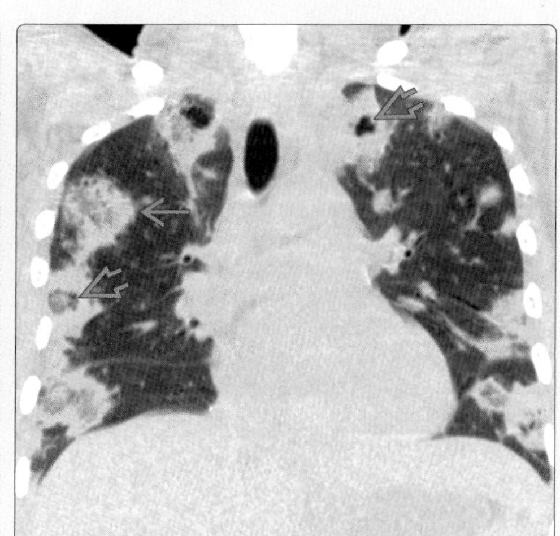

（左图）有静脉用药吸毒、咳嗽和发热病史患者，前后位胸片显示双肺斑片状楔形影→，许多带有空洞⇨。这种影像学表现是肺脓毒性栓塞的特征。遇到此种临床病史的应该想到空洞性疾病，有时空洞可能较小。

（右图）同一患者的冠状位平扫 CT 图像显示，双肺多灶性楔形和结节性实变→，许多具有中心透亮影和空洞⇨。CT 最能显示疾病程度。

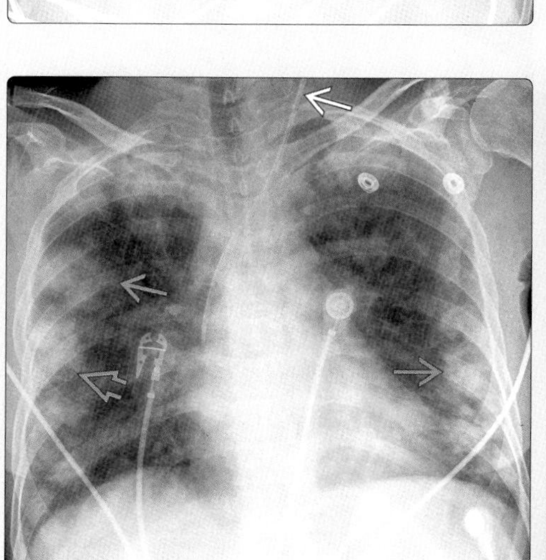

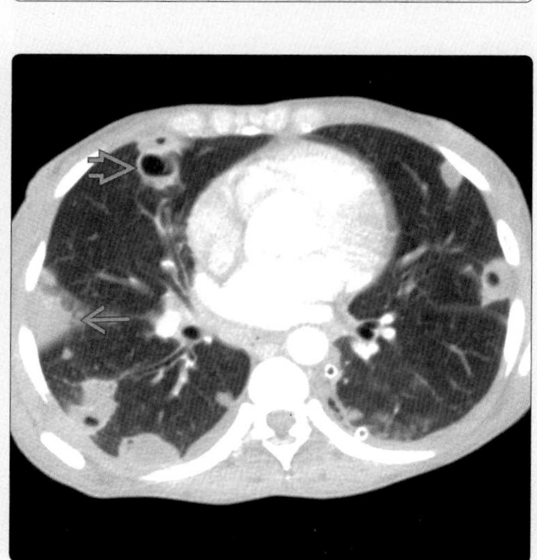

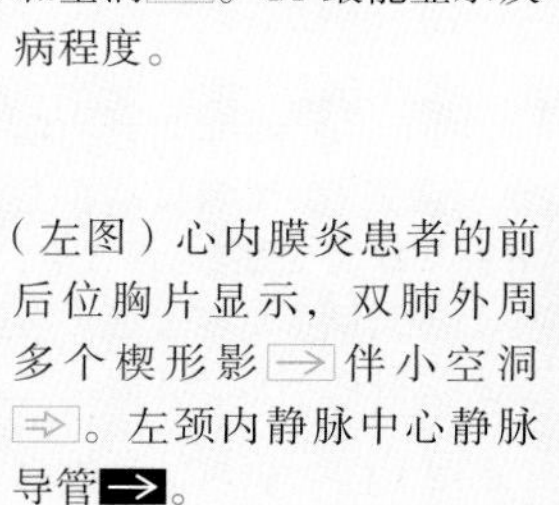

（左图）心内膜炎患者的前后位胸片显示，双肺外周多个楔形影→伴小空洞⇨。左颈内静脉中心静脉导管➡。

（右图）同一患者的横断位增强 CT 图像显示，双肺外周结节和楔形影→伴空洞⇨，与脓毒性栓塞相符。右心心内膜炎是脓毒性栓塞的重要原因，当影像学怀疑脓毒性栓塞时，应排除瓣膜赘生物。

脓毒性栓子

术语

定义

- 肺外来源的感染性栓子种植在肺部；常有异物或伴感染性心内膜炎

影像学表现

基本表现

- 最佳诊断思路
  - 多发结节或斑片状实变，伴快速出现空洞
- 部位
  - 肺外周和基底段为主
- 大小
  - 通常很小（直径小于 3 cm）

X 线表现

- 平片
  - 位于肺边缘，边界不清，1~3 cm，结节或楔形影
    - 可能每天在数量或外观（空洞的大小或程度）上发生变化
  - 靶征：中心致密的薄壁囊肿
  - 通常位于基底段（重力和血流因素）
  - 快速演变，通常 24 小时内出现空洞（50%）
    - 空洞壁通常很厚
    - 无气－液平面
    - 不同进展阶段的空洞
  - 并发症
    - 局限性胸腔积液
    - 气胸（罕见）

CT 表现

- 多个分散的结节
  - 平均数量：15
  - 尺寸：0.5~3.5 cm；较大的结节罕见
  - 周边和双侧
  - 空洞
    - 不同演化阶段的空洞（厚壁到薄壁）
  - 空气支气管征
    - 在革兰阳性脓毒性栓子中更常见
  - 磨玻璃密度晕
    - 在革兰阴性脓毒性栓子中更常见
- 胸膜下楔形实变
  - 脓毒性栓子阻塞肺动脉→出血或梗塞
  - 空洞在结节中比在楔形实变中更常见
- 供血血管征：直接导致结节或楔形影的血管
  - 60%~70% 的结节患者可出现供血血管征，楔形阴影较少见
  - 多平面重建的图像通常显示血管实际上围绕结节行进
  - “供养血管”有时代表引流静脉
- 纵隔淋巴结肿大（20%）
- 无血管内凝块
- 胸腔积液，可能占 80%
  - 常演变为脓胸

超声心动图表现

- 可检测到瓣膜赘生物 / 心内膜炎是脓毒性栓塞的来源

核医学表现

- PET/CT 可能对心脏器械感染患者有用

推荐的影像学检查方法

- 最佳影像检查方法
  - CT 用于对平片发现的结节进行进一步显示并评估并发症
  - 胸片通常用于监测对治疗的反应

鉴别诊断

肺栓塞

- 栓塞：出血引起的磨玻璃影
  - Hampton 征：胸膜下楔形阴影
  - 肺梗塞可能出现空洞（罕见）
    - 空洞通常为单个且较大（>4 cm）
  - 从边界不清的实变到边界清晰斑片的演变
- CTA：肺动脉系统充盈缺损

肺炎

- 细菌、真菌、分枝杆菌
  - 单发或多发结节和（或）实变
    - 不一定是位于周围的
    - 结核分枝杆菌和非典型分枝杆菌感染，以上叶为主
  - 空洞或肺含气囊肿在葡萄球菌、革兰阴性菌（如克雷伯菌）、真菌和分枝杆菌感染中较为常见
  - 侵袭性曲霉病
    - 磨玻璃密度晕
    - “空气新月”征

肺转移

- 多个大小不一的肺结节
  - 倾向于发生在周围；80% 位于胸膜表面 2 cm 内
  - 与脓毒性栓子相比，通常边缘锐利
  - 可能出现供血血管征
  - 出血性转移瘤可边缘模糊或伴磨玻璃密度晕：肾细胞癌，绒毛膜癌，黑色素瘤
  - 鳞状细胞癌或肉瘤转移中常见空洞
    - 原发性胃肠道腺癌不常见空洞
- 进展相对缓慢

肺气囊

- 暂时性，通常继发于以下情况
  - 创伤
  - 感染
  - 碳氢化合物摄入
- 可能会迅速进展

- 通常为薄壁，无气 – 液平面

ANCA 阳性肉芽肿性多血管炎

- 具有不同程度空洞的结节
- 进展相对缓慢
- 伴或不伴声门下气道狭窄

喉乳头状瘤病

- 多发性实性和囊性结节
- 生长极其缓慢
- 肺门周围和中央位置
- 人乳头瘤病毒喉部感染

病理学表现

基本表现

- 病因
  - 常见病原体
    - 金黄色葡萄球菌是与异物和静脉吸毒有关的最常见的病原体
    - 烧伤患者：最常见的铜绿假单胞菌
    - 其他生物病原体
      - 链球菌
      - 真菌：使用广谱抗生素的 ICU 患者和静脉吸毒者
      - 革兰阴性杆菌（沙雷菌）
  - 感染性心内膜炎
    - 三尖瓣最常受累，主动脉瓣也可能受累
    - 非细菌性血栓性心内膜炎伴心脏内皮表面损伤
    - 短暂性菌血症导致细菌黏附并播种病变
    - 感染性心内膜炎的后续进展
  - Lemierre 综合征
    - 罕见但可能危及生命的急性咽扁桃体炎并发症
    - 邻近扁桃体周围脓肿引起的颈静脉脓毒性血栓性静脉炎导致脓毒性栓塞
    - 革兰阴性厌氧菌（最常见的梭杆菌）感染
    - 免疫活性宿主
  - 静脉导管或起搏器导线引起的感染
  - 盆腔血栓性静脉炎
  - 骨髓炎

大体病理和手术所见

- 感染性肺坏死
  - 通常与相邻的正常肺组织分界清晰

镜下表现

- 急性炎症细胞和坏死不是特异性的，在感染、肿瘤中均可看到
- 可能会看到病原体群落

临床要点

临床表现

- 最常见的症状 / 体征
  - 发热
  - 呼吸困难
  - 胸痛
  - 咯血
- 其他症状 / 体征
  - 心内膜炎
    - Osler 结节：有触痛的皮下结节，通常在手指远端指腹上
    - Janeway 病变：手掌和脚底的无痛性斑疹
    - Roth 斑：视网膜出血，有小而清晰的中心点
    - 瘀点，斑片状出血（甲床上有暗红色线状病变）
  - Lemierre 综合征
    - 喉咙痛
    - 颈部疼痛、肿胀
    - 颈部淋巴结肿大
    - Cord 征（可触及的血栓形成的颈静脉）

人口统计学表现

- 流行病学
  - 风险因素
    - 留置静脉导管
    - 静脉用药或静脉吸毒
    - 免疫缺陷，特别是淋巴瘤，器官移植
    - 牙周病
    - 烧伤

自然病史和预后

- 影像学异常可能先于血培养阳性
- 诊断前症状的平均持续时间：18 天

治疗

- 广谱抗生素治疗
  - 感染性心内膜炎：6~8 周
- 脓胸引流术
- 外科
  - 清除感染源；引流脓肿
  - 更换心脏瓣膜

诊断要点

- 静脉吸毒者或长期留置导管伴多发肺结节患者的脓毒性栓塞
- 影像学上怀疑脓毒性栓塞时，超声心动图排除右心瓣膜赘生物

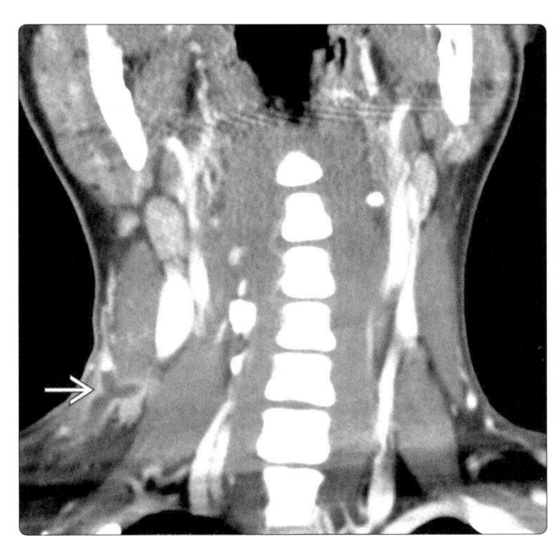

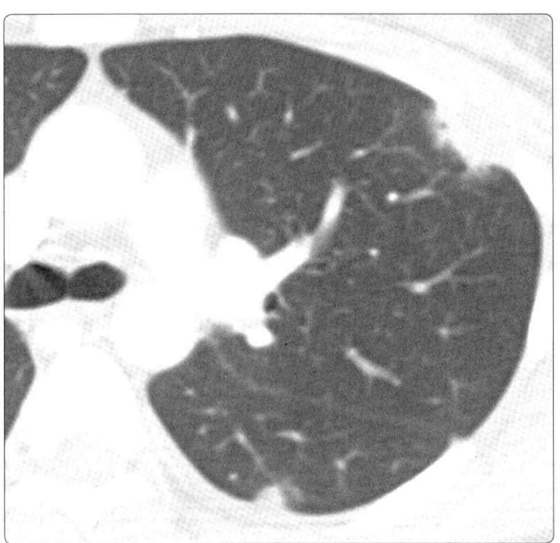

（左图）喉咙痛、颈部疼痛和呼吸困难患者，冠状位增强 CT 图像显示右颈外静脉血栓形成➡和血管壁增强，符合血栓性静脉炎。

（右图）同一患者的横断位增强 CT 图像显示多个胸膜下结节(此处显示其中2个)，符合脓毒性栓塞。血培养见坏死梭杆菌生长。这些发现与 Lemierre 综合征相符，Lemierre 综合征是脓毒性栓塞的罕见原因。

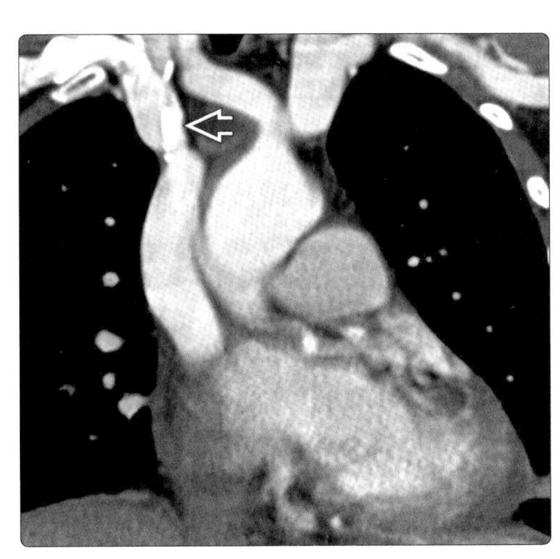

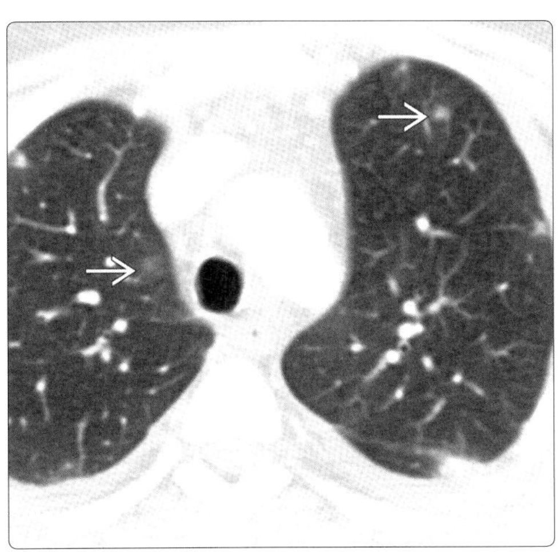

（左图）发热患者的冠状位增强 CT 图像显示，导管碎片残留➡在右头臂静脉。

（右图）同一患者的横断位增强 CT 图像显示，双侧多个较小的外周肺结节➡，与肺栓塞相符。血培养金黄色葡萄球菌阳性。中央静脉感染是肺脓毒性栓塞的常见原因。

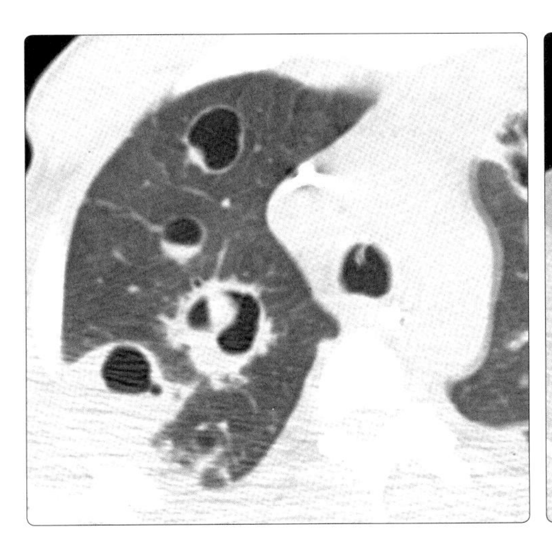

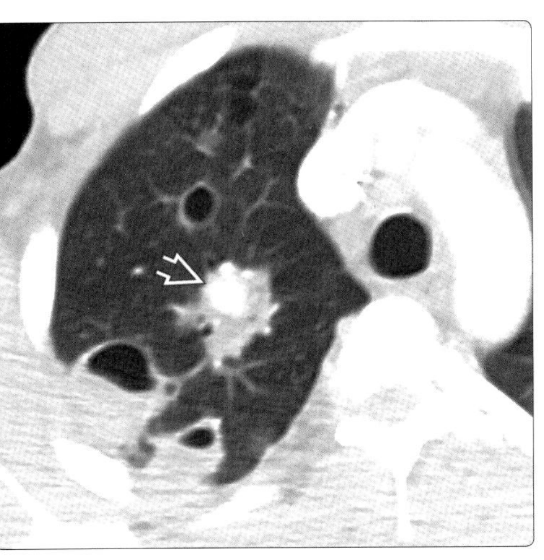

（左图）患有三尖瓣心内膜炎和金黄色葡萄球菌菌血症的静脉吸毒者横断位平扫 CT 图像显示，多个大小不同且壁厚不同的空洞性病变，与脓毒性栓塞相符。

（右图）2 周后同一患者的横断位增强 CT 图像显示，肺动脉分支局灶性扩张➡，与肺动脉假性动脉瘤（脓毒性栓塞的罕见并发症）相符。

肺炎球菌性肺炎

关键要点

术语
- 肺炎链球菌引起的肺部感染

影像学表现
- 平片
    - 肺叶实变（81%）
        - 同肺叶跨节段分布的肺实变
    - 支气管炎（19%）
        - 非融合性多形性肺实变
    - 胸腔积液（10%～15%）
        - 重症肺炎中更常见
- CT
- 磨玻璃病变
- 肺实变（75.6%）
- 支气管壁增厚（25.6%）
- 小叶中心型肺结节（19.8%）
- 胸腔积液（18.6%）

主要鉴别诊断
- 其他细菌感染引起的肺炎
- 病毒性肺炎
- 肺梗死
- 出血
- 肺水肿
- 吸入性肺炎

病理学表现
- 肺炎链球菌（肺炎球菌）表现为过氧化氢酶阴性，革兰阳性

临床要点
- 急性起病、发热、寒战、咳痰、胸膜炎性胸痛
- 在各来源（门诊、住院、ICU）、各个年龄组及各并发症患者中，肺炎链球菌都是引起肺炎的最常见病原体

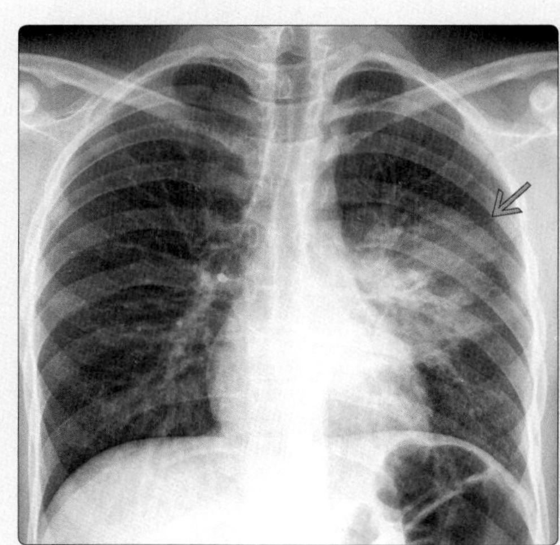

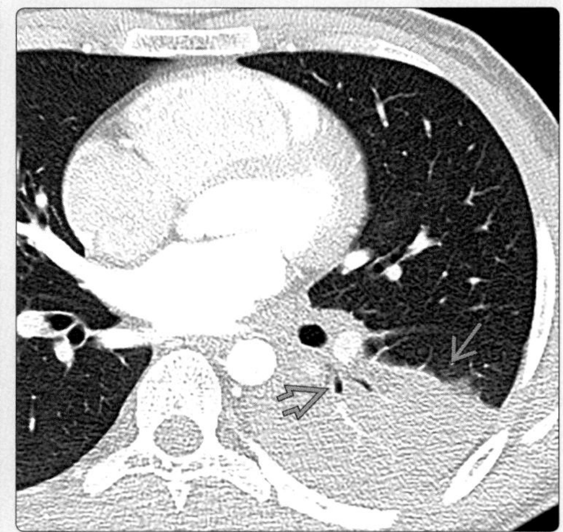

（左图）一名 28 岁肺炎球菌性肺炎患者，临床表现为咳嗽和发热，后前位胸片显示左肺门周围实变➡。大叶性肺炎是肺炎链球菌肺炎最常见的影像学表现。

（右图）同一患者的横断位增强 CT 显示左下叶致密实变➡，其内见空气支气管征➩。降钙素原是一种有意义的生物标志物，通常在细菌感染中升高。

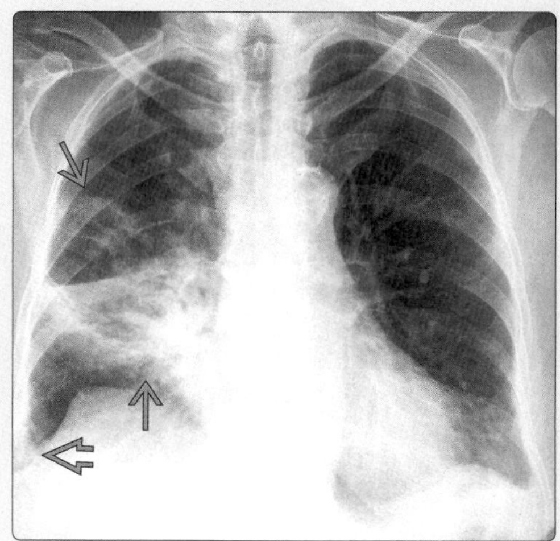

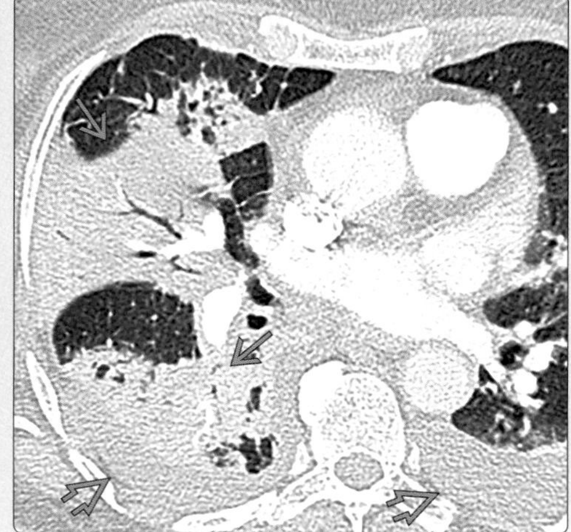

（左图）一名 64 岁肺炎球菌性肺炎患者的前后位胸片显示，右肺多灶性实变➡和右肋膈角变钝➩。多灶性肺炎也可以发生于肺炎链球菌。

（右图）同一患者的横断位增强 CT 显示右肺中叶和下叶肺实变➡，伴有实变肺组织内的空气支气管征和双侧胸腔积液➩。

术语

缩写

- 社区获得性肺炎（community-acquired pneumonia, CAP）

同义词

- 链球菌肺炎或大叶性肺炎

定义

- 肺炎链球菌感染导致的肺炎

影像学表现

基本表现

- 最佳诊断思路
  - 局灶性或多叶段局灶性肺实变，伴或不伴有空气支气管征

X 线表现

- 平片
  - 肺叶实变（81%）
    - 同肺叶跨叶段分布的肺实变
    - 伴或不伴有空气支气管征
    - 病灶可为多灶性
  - 支气管肺炎（19%）
    - 非融合性多形性肺实变
    - 支气管壁增厚
  - 胸腔积液（10%~15%）
    - 游离或包裹性积液
    - 在重症肺炎中多见
  - 球形肺炎
    - 球形实变，与肿块相似
    - 儿童多见
  - 少见并发症：肺脓肿，脓胸

CT 表现

- 磨玻璃病变（86%）
- 肺实变（75.6%）
- 支气管壁增厚（25.6%）
- 小叶中心型肺结节（19.8%）
- 小叶间隔增厚（9.3%）
- 网格样改变（9.3%）
- 结节（8.1%）
- 支气管扩张（2.3%）
- 胸腔积液（18.6%）
- 淋巴结肿大（15.1%）

超声

- 超声用于探查与描述胸腔积液特征

推荐的影像学检查方法

- 最佳影像检查方法
  - 胸片：可疑肺炎患者的一线检查方法
  - CT：对于临床病变出乎预判的患者，用于发现并发症
- 推荐的检查序列与参数
  - 增强扫描有助于评估伴有胸膜疾病的患者的情况

鉴别诊断

其他细菌感染引起的肺炎

- 其他细菌感染引起的肺炎与肺炎链球菌肺炎具有相似的影像学表现
- 肺炎克雷伯菌和流感嗜血杆菌肺炎与肺炎链球菌肺炎有相似的影像表现，鉴别困难，但相对少见

病毒性肺炎

- 相似的影像学表现
- 磨玻璃密度病变多见，伴或不伴晕征的小叶中心结节，支气管壁增厚

肺梗死

- 肺栓塞后的肺出血和缺血
- 15% 的患者有肺栓塞病史
- 基底部为主，楔形，毗邻胸膜

肺水肿

- 肺血管外水量异常
- 发病机制不同
  - 突发肺水肿表现为“蝶翼”征改变
  - 心源性肺水肿常表现为病变以中心和基底部为著
  - 神经源性肺水肿常表现为两肺上叶的肺实变

肺癌

- 侵袭性黏液腺癌
  - 沿肺泡壁生长的特征
- 单发或多发
- 结节、小叶间隔增厚，播散转移时表现为支气管血管束增粗
- 一些患者伴有全身症状和咯血

肺淋巴瘤

- 原发或继发
- 单发或多发和（或）含充气支气管征的肿块
- 多数患者伴有纵隔淋巴结肿大
- 临床表现为亚急性或慢性起病

机化性肺炎

- 慢性起病
- 基底部支气管血管周围或胸膜下肺实变
- 可表现为游走性特点
- 反晕征

吸入性肺炎

- 危重患者
- 独立肺实质内的肺实变
- 病程进展迅速
- 因细菌感染或 ARDS 导致病情复杂

病理学表现

基本表现

- 病因

- 肺炎链球菌（肺炎球菌）：过氧化氢酶阴性，革兰染色阳性
- 毒性产物称为肺炎球菌溶血素（pneumolysin, PLY）（α-溶血素）
  - 将血红蛋白代谢为绿色色素
  - 分类为 α-溶血性链球菌
- 多糖类荚膜
  - 肺炎链球菌最重要的独立因子
  - 确定的微生物血清型
  - 当前肺炎球菌疫苗的靶点
- 毒力因子
  - 荚膜多糖（capsular polysaccharide, CPS）：主要的表面抗原
    - □ 防止在定植过程中被黏液捕获
    - □ 抑制调理吞噬功能
  - 磷酸壁上的 ChoP（PAFR 配体）
    - □ 结核上皮细胞和内皮细胞表明的 PAFR
  - Ply（pore-formingtoxin，穿孔毒素）
    - □ 对于多种宿主细胞具有细胞毒性和促凋亡作用
  - PLY 有利于侵袭性肺炎链球菌疾病的免疫发病机制
    - □ 与促血栓形成活性和免疫抑制有关

临床要点

临床表现

- 最常见的症状 / 体征
  - ○ 急性起病
  - ○ 发热
  - ○ 寒战
  - ○ 排痰性咳嗽
  - ○ 胸膜炎性胸痛
  - ○ 叩诊呈浊音
  - ○ 肺实变区域的羊鸣音与胸语音
- 其他症状 / 体征
  - ○ 中耳感染（急性中耳炎）
    - 儿童（6~36 个月）
  - ○ 鼻窦炎
  - ○ 脑膜炎
  - ○ 心内膜炎
  - ○ 化脓性关节炎
  - ○ 奥地利综合征
    - 播散性肺炎链球菌感染
    - 经典三联征：肺炎、心内膜炎、脑膜炎
    - 酗酒是最主要的危险因素

人口统计学表现

- 年龄
  - ○ 双峰分布
    - 儿童和老人
- 流行病学
  - ○ 40%~50% 的成人是无症状携带者
  - ○ 肺炎链球菌仍然是导致肺炎的最主要的致病菌，无论患者来源（门诊、住院或 ICU）、年龄组或并发症
  - ○ 肺炎球菌社区获得性肺炎（CAP）的主要表现为非菌血症 / 非侵袭性疾病
  - ○ 侵袭性感染（占比 1/4）
  - ○ 在患有肺炎球菌疾病的病例中可能同时检测到其他病原体［病毒、细菌和（或）蠕虫］
  - ○ 肺炎球菌性肺炎的危险因素
    - 极端年龄（小或老）
    - 酗酒
    - 免疫抑制
    - 慢性心脏病或肺病
    - 脾切除术病史
    - 肝硬化
    - 恶性肿瘤（特别是造血系统肿瘤）
    - 痴呆
    - 吸烟和接触二手烟

自然病史与预后

- 临床病程多变
- 大对数患者应用抗生素有效，但是在一些病例中表现为疾病进展
- 并发症
  - ○ 坏死性肺炎
  - ○ 脓胸
  - ○ ARDS
- 降钙素原水平升高提示病因为细菌感染，水平越高，败血症的风险越高

治疗

- 高危患者推荐接种多价多糖疫苗
- 含有纯化荚膜多糖（PPV）的疫苗可有效对抗成人侵袭性疾病
- 10 价 PCV（PCV10）和 13 价 PCV（PCV13）制剂已取代 7 价版本
- 疫苗对非侵袭性肺炎的疗效仍存在争议
- 门诊常用药物为大环内酯类或强力霉素
- 多重耐药菌株变得越来越普遍

诊断要点

考虑的诊断

- 肺炎链球菌（肺炎球菌）是社区获得性肺炎（CAP）最常见的细菌病原体
- 对存在肺实变、急性呼吸道症状和发热的患者进行鉴别诊断时须首先考虑肺炎球菌性肺炎

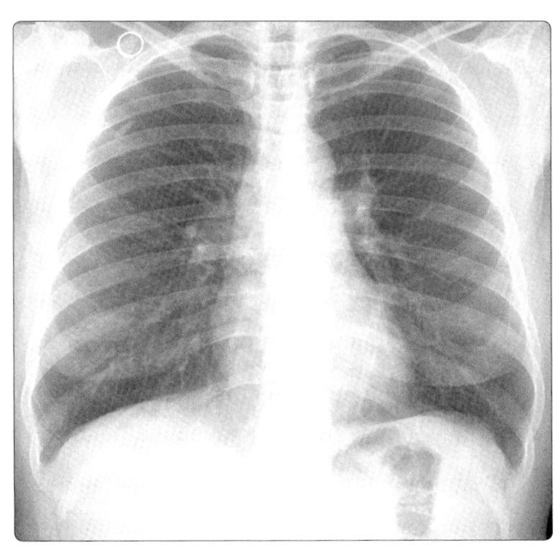

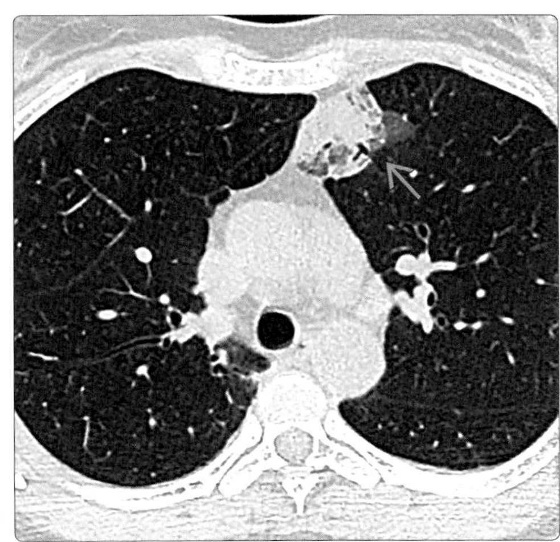

（左图）32 岁，发热伴咳嗽患者，后前位胸片无异常。虽然胸片是评估可疑肺炎的首选检查方法，但它可能无法显示肺部的细微异常。

（右图）同一患者的横断位平扫 CT 显示左上叶球形肺实变，内见空气支气管征 →。痰培养提示肺炎球菌性肺炎。CT 对检测微小肺炎具有更高的敏感性，但很少使用。

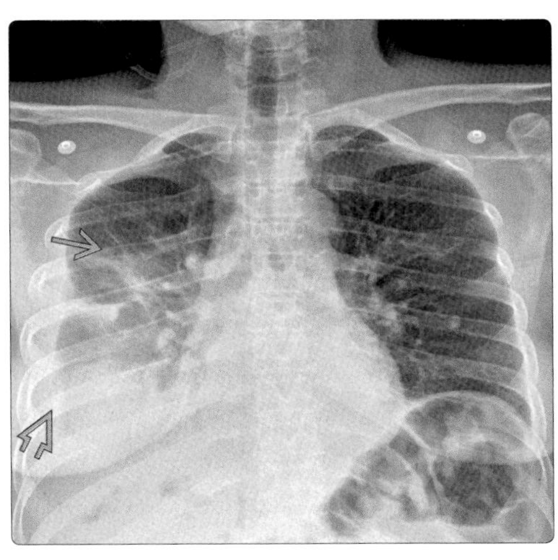

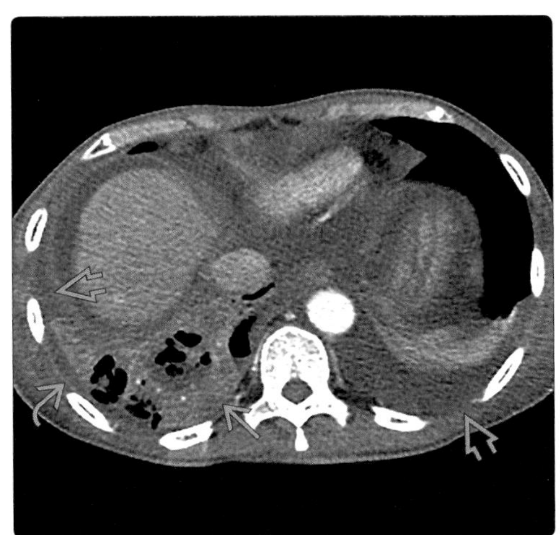

（左图）55 岁，发热伴胸痛患者，前后位胸片提示右上肺实变 → 和右侧限局性胸腔积液 ⇨。

（右图）同一患者的横断位增强 CT 显示右下叶空洞性肺实变 → 和双侧胸腔积液 ⇨。右侧壁胸膜增厚并强化 ↷，符合脓胸的 CT 表现。肺炎时出现胸膜增厚与胸膜强化，应提高对脓胸的怀疑，并提示行胸水分析。

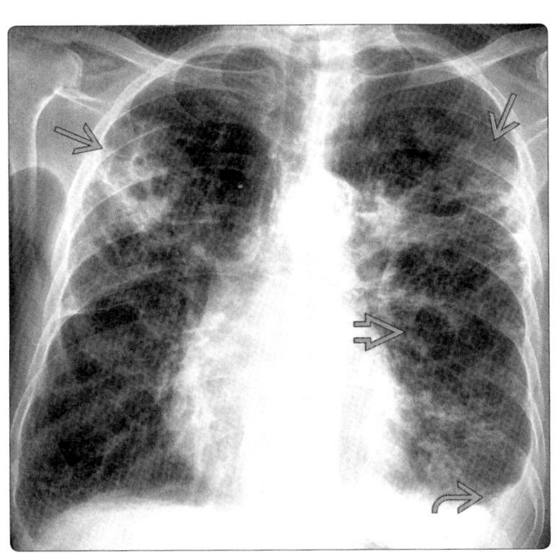

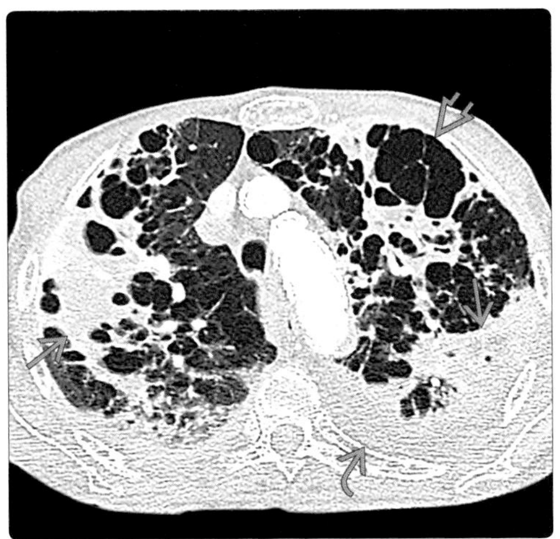

（左图）87 岁，有慢性阻塞性肺疾病和肺炎球菌性肺炎患者，前后位胸片显示多灶性多叶实变 →，肺野透亮度增高 ⇨ 和少量胸腔积液 ↷。

（右图）同一患者的横断位增强 CT 显示在严重肺气肿背景下 ⇨ 的多灶性肺实变 →，左侧胸腔积液量多于右侧 ↷。胸腔积液通常为类肺炎性，不伴感染。脓胸的特征包括胸膜增厚，强化并形成分隔。

葡萄球菌肺炎

关键要点

术语
- 金黄色葡萄球菌引起的肺部感染
- 耐甲氧西林金黄色葡萄球菌（MRSA）；甲氧西林敏感金黄色葡萄球菌（MSSA）

影像学表现
- 平片
  - 肺实变：根据疾病严重程度呈叶段性、斑片状或均质性大片肺实变
  - 空洞：病例报道中提示具有多样性
  - 胸腔积液：游离性或包裹性
  - 并发症：肺脓肿、积气、脓胸
- CT
  - 磨玻璃病变：MRSA（79.4%）；MSSA（80.7%）
  - 实变：MRSA（58.8%）；MSSA（51.8%）
  - 支气管壁增厚：MRSA（60.3%）；MSSA（75.9%）
  - 小叶中心结节：MRSA（47.1%）；MSSA（63.9%）
  - 空洞：MRSA（2.9%）；MSSA（3.6%）
  - 胸腔积液：MRSA（70.6%）；MSSA（40.8%）

主要鉴别诊断
- 其他细菌性肺炎
- 病毒性肺炎
- 吸入性肺炎
- 肺出血
- 肺水肿

病理学表现
- 金黄色葡萄球菌：葡萄球菌科的革兰阳性菌兼厌氧菌

临床要点
- 儿童及老人更易被感染
- 女性可能有更高的金黄色葡萄球菌定植率
- 需要住院治疗的社区获得性肺炎患者的患病率为1.6%～3%
- 占院内感染肺炎的16%
- 葡萄球菌肺炎的死亡率通常与早期抗生素治疗不充分有关

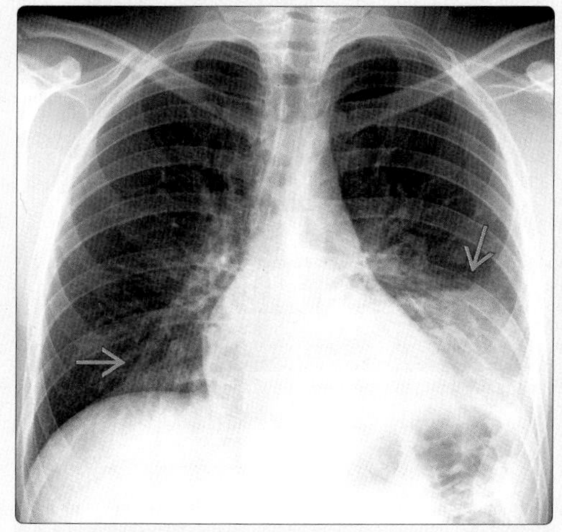

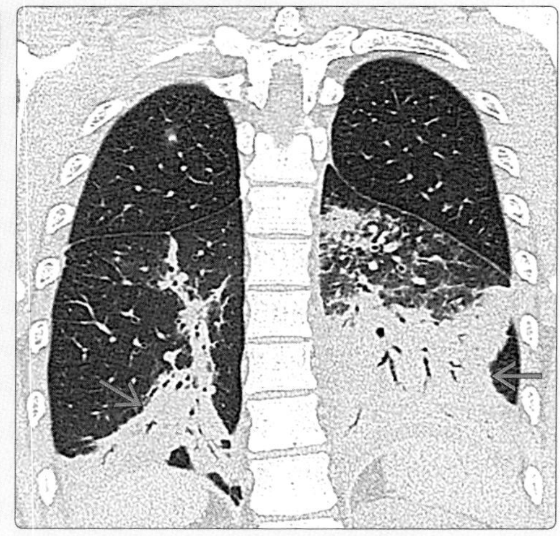

（左图）41岁，发热并咳嗽患者，前后位胸片显示以基底部分布为主的多叶肺实变→。

（右图）同一患者的冠状位增强CT显示快速进展的双肺下叶肺实变→。血培养证实甲氧西林敏感金黄色葡萄球菌（MSSA）肺炎的诊断。

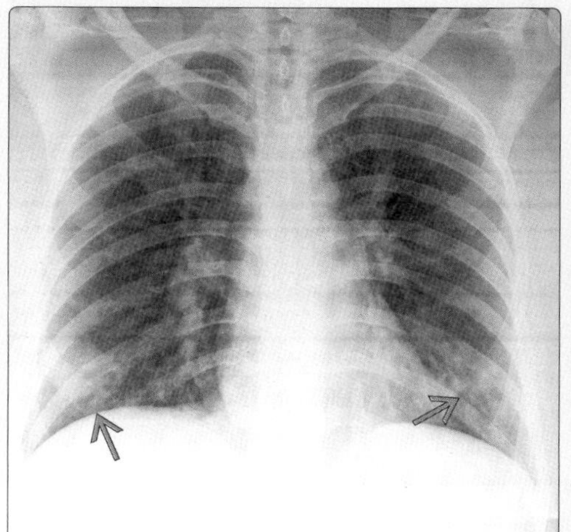

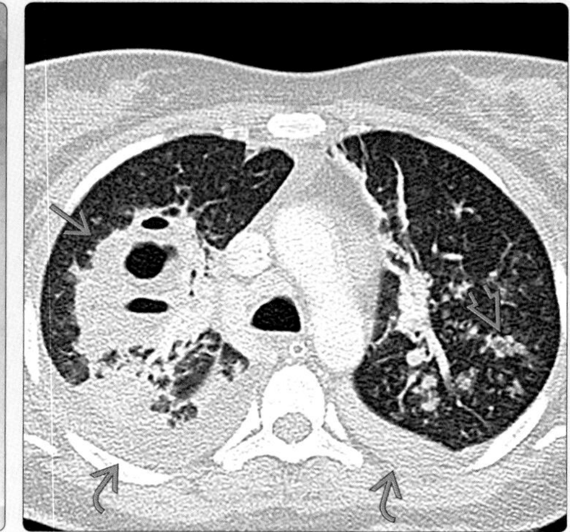

（左图）42岁，耐甲氧西林金黄色葡萄球菌（MRSA）肺炎患者，前后位胸片显示以基底部为主的多叶非节段分布的斑片状肺实变→。

（右图）同一患者3天后的横断位增强CT显示，右肺上叶含空洞肿块样肺实变→，左上叶支气管血管束周围模糊结节⇒，双侧胸腔积液↗。

葡萄球菌肺炎

术语

缩写

- 耐甲氧西林金黄色葡萄球菌（MRSA）
- 甲氧西林敏感金黄色葡萄球菌（MSSA）
- 社区获得性肺炎（CAP）

同义词

- 金黄色葡萄球菌肺炎

定义

- 金黄色葡萄球菌引起的肺部感染

影像学表现

基本表现

- 最佳诊断思路
  - 支气管肺炎（小叶性肺炎）
    - 双侧、斑片状或节段性实变

X 线表现

- 平片
  - 肺实变
    - 双侧
    - 根据疾病的严重程度表现为节段性、斑片状或均质性肺实变
  - 空洞
    - 肺实变内的低密度区域
    - 根据严重程度表现各异
  - 胸腔积液
    - 包裹性或游离性
    - 单侧或双侧
  - 并发症
    - 最新数据显示肺脓肿和肺大疱发生率低
    - 肺脓肿
      - 肺实质内具有脓液或坏死碎片的局限区域
      - 空洞性肿块
    - 肺大疱
      - 肺内圆形薄壁含气空腔
    - 脓胸
      - 胸膜脓液，胸膜空洞内脓肿
      - 胸膜增厚、强化，胸膜外脂肪线呈条纹样改变提示胸膜感染
    - 气胸：与肺大疱有关

CT 表现

- 磨玻璃病变：MRSA（79.4%）；MSSA（80.7%）
- 肺实变：MRSA（58.8%）；MSSA（51.8%）
- 支气管壁增厚：MRSA（60.3%）；MSSA（75.9%）
- 小叶中心结节：MRSA（47.1%）；MSSA（63.9%）
- “树芽”征：MRSA（23.5%）；MSSA（44.6%）
- 网格样病变：MRSA（33.8%）；MSSA（25.3%）
- 支气管扩张：MRSA（13.2%）；MSSA（12.0%）
- 小叶间隔增厚：MRSA（8.8%）；MSSA（8.4%）
- 空洞：MRSA（2.9%）；MSSA（3.6%）
- 胸腔积液：MRSA（70.6%）；MSSA（40.8%）
- 异常肺实质分布
  - 单侧：MRSA（35.3%）；MSSA（36.1%）
  - 双侧：MRSA（64.7%）；MSSA（63.1%）
  - 基底部优势：MRSA（64.7%）；MSSA（60.2%）
  - 外周优势：MRSA（70.6%）；MSSA（53.0%）
- 相比于 MRSA 患者，小叶中心结节、“树芽”征、支气管壁增厚在 MSSA 患者中更常见

超声表现

- 超声用于探查与描述胸腔积液特征

推荐的影像学检查方法

- 最佳影像检查方法
  - 平片：可疑肺炎患者首先选择的影像学检查方法
  - CT：患者的临床病程出现预料外的进展时，用于并发症的发现和评估
- 推荐的检查序列与参数
  - 增强扫描有助于胸膜病变的评估

鉴别诊断

其他细菌性肺炎

- 影像学表现与其他细菌引起的肺炎相似
- 初步鉴别诊断时应考虑肺炎链球菌肺炎、革兰阴性杆菌肺炎及肠杆菌属引起的肺炎

病毒性肺炎

- 葡萄球菌肺炎的影像表现可能与病毒性肺炎相似
- 小叶中心结节，“树芽”征及磨玻璃密度斑片是病毒性肺炎最常见的影像学表现

吸入性肺炎

- 危重患者
- 累及肺实质的斑片影

肺出血

- 咯血和贫血提示可能存在出血，但并不是一定指向肺出血
- 弥漫性或斑片状的多发肺实变

肺癌

- 浸润性黏液腺癌
- 局灶或多局灶肺实变
- 肿瘤播散患者可出现结节、小叶间隔增厚、支气管血管束增粗

肺水肿

- 肺血管外水异常
- 突发肺水肿表现为“蝶翼”征
- 心源性肺水肿常表现为病变以肺门周围和基底部为著

小血管炎

- 多灶性磨玻璃密度病变和肺实变
- 空洞结节
- ANCA（+）

病理学表现

疾病表现

- 病因
  - 金黄色葡萄球菌：葡萄球菌科的革兰阳性兼性厌氧菌
    - 不动菌，无孢子形成，通常无荚膜（有些菌株会形成黏液荚膜）
  - 葡萄球菌具有产生过氧化氢酶的能力，使其能够与链球菌属和肠球菌属区分开来
  - 金黄色葡萄球菌定植于健康个体的鼻咽部
  - 导致肺部感染的细菌毒素
    - 成孔溶血素（pore-forming hemolysin, Hla）
    - 杀白细胞素（Panton-Valentine leucocidin）
    - 酚溶性调节蛋白（phenol-soluble modulins, PSMs）
  - MRSA
    - 能够通过mecA基因制造青霉素结合蛋白2A（penicilin-binding protein2A, PBP-2A）

镜下表现

- 成簇分布的革兰阳性球菌

临床要点

临床表现

- 最常见的症状/体征
  - 咳嗽
  - 咳痰
  - 发热
  - 呼吸困难
  - 体弱
- 其他症状/体征
  - 金黄色葡萄球菌菌血症
    - 28%的细菌血流感染
    - 与皮肤软组织感染或肺炎有关
    - 可能导致感染播散
      - 感染性心内膜炎
      - 椎体骨髓炎
      - 化脓性关节炎
      - 确定存在感染播散标志着抗生素使用持续时间的改变

人口统计学表现

- 年龄
  - 儿童与老人更易感染
- 性别
  - 女性有更高的金黄色葡萄球菌的定植率
- 流行病学
  - 在需住院治疗的CAP患者中患病率为1.6%~3%
    - 0.7%为MRSA
    - 1%为MSSA
  - 16%为院内肺炎
  - 导致发病率增加的因素
    - 吸烟
    - 酗酒
    - 心血管疾病
    - 糖尿病
    - 肺气肿
    - 恶性肿瘤
  - 社区获得性MRSA的危险因素
    - 低社会经济地位
    - 静脉注射毒品
    - 既往MRSA感染或定植史
    - 复发性皮肤感染
    - 重症肺炎
  - 社区获得性葡萄球菌肺炎常见于流感康复期患者
  - 社区获得性MRSA更易影响没有诱发危险因素的健康人群
  - 13.5%的细菌性肺炎是COVID-19感染的并发症

自然病史和预后

- 社区获得性MRSA通常与快速进展的临床病程和疾病恶化相关
- 葡萄球菌肺炎的死亡率通常与初期抗生素治疗不充分相关

治疗

- 治疗社区获得性MRSA有效的抗生素不属于CAP经验性用药的首选药物
- 成人CAP的诊断与治疗指南：MRSA的经验性诊疗仅用于有风险因素的患者
- 经验性治疗用药选择：万古霉素（每12小时15 mg/kg，根据具体情况调整）或利奈唑胺（每12小时600 mg）
- 在前一年内在呼吸道中发现MRSA预示着CAP患者MRSA风险极高
- MRSA的主要附加危险因素：过去90天内的住院病史和使用肠外抗生素
- 开发能够快速准确识别金黄色葡萄球菌的检测方法，可以极大地改进当前的CAP管理方法，并减少抗MRSA抗生素的过度使用

诊断要点

考虑的诊断

- 社区获得性肺炎（CAP）患者的葡萄球菌肺炎患病率较低
- 影像学表现支气管肺炎（双侧、片状或节段性实变及支气管壁增厚）的患者应考虑葡萄球菌肺炎

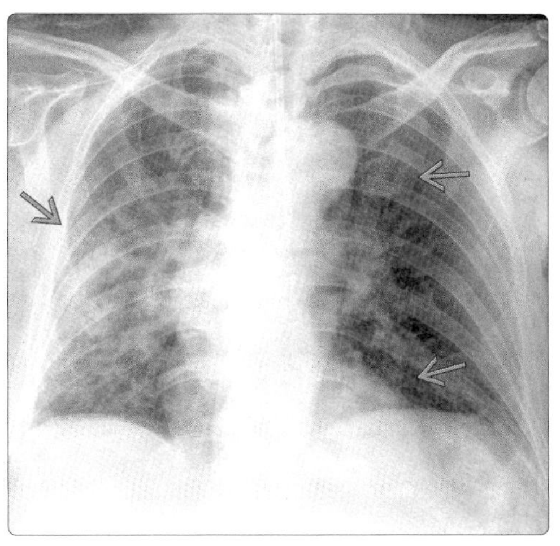

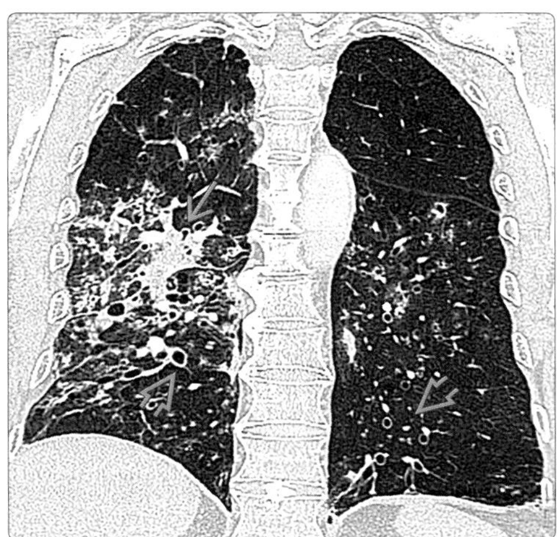

（左图）77岁，慢性阻塞性肺疾病合并MSSA肺炎患者，前后位胸片显示双肺斑片样实变影，右肺为主→。

（右图）同一患者的胸部冠状位平扫CT显示右肺多肺叶支气管血管束周围实变⇒，双侧小叶中心结节和"树芽"征，以及支气管扩张⇒。

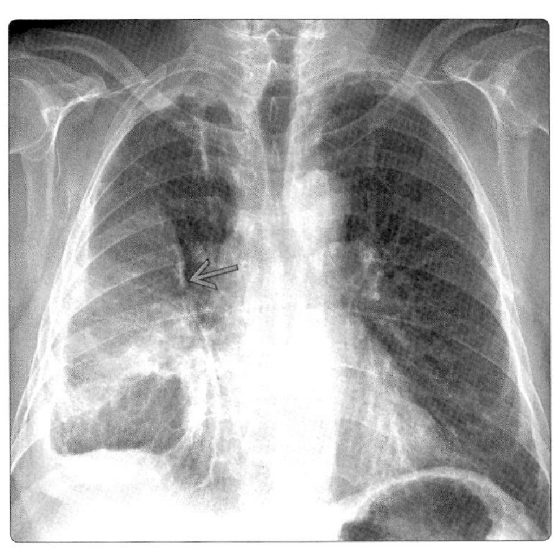

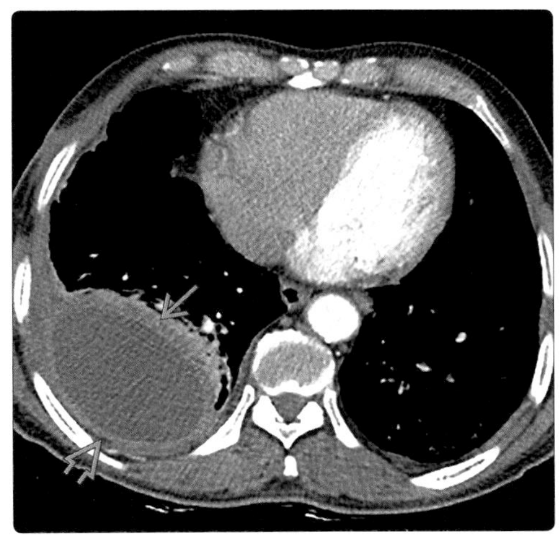

（左图）69岁，发热伴胸痛患者，前后位胸片显示右侧胸腔大量包裹性胸腔积液→。

（右图）同一患者的横断位增强CT显示右侧胸腔积液，壁层胸膜增厚、强化⇒。胸水分析证实为金黄色葡萄球菌感染继发脓胸。

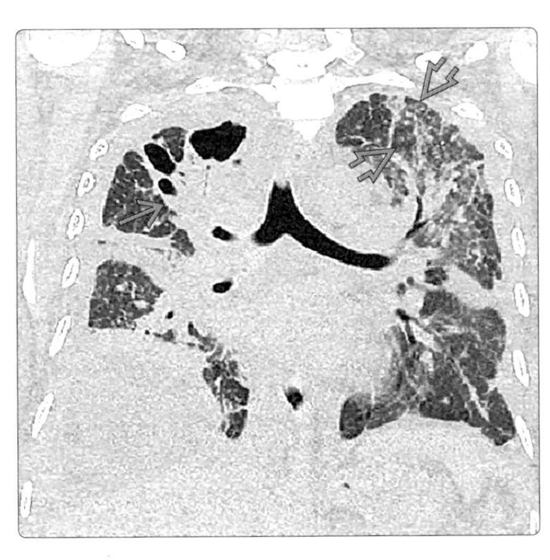

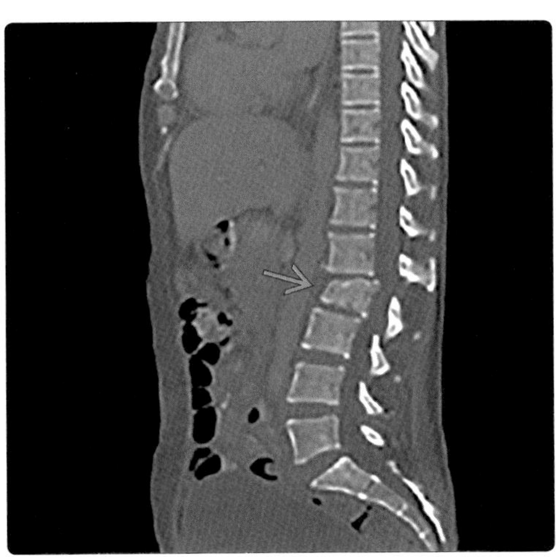

（左图）54岁，MSSA菌血症患者，冠状位平扫CT显示右肺上叶空洞性肺实变→及左肺上叶小叶中心型结节⇒。

（右图）同一患者的矢状位平扫CT显示累及L2椎体的椎间盘炎→，是感染血行播散的并发症。

肺炎克雷伯菌肺炎

关键要点

术语

- 肺炎克雷伯菌引起的肺部感染

影像学表现

- 急性肺炎
  - 肺实变
    - 右肺上叶为主
  - 空洞
    - 近期文献报道中发生率低
- 急性肺炎并发症
  - 肺脓肿
    - 空洞性肿块
  - 肺坏疽
    - 大范围坏死、塌陷的肺组织
  - 慢性肺炎
    - 右肺上叶尖段、后段及右肺下叶背段的肺实变

主要鉴别诊断

- 其他细菌性肺炎
- 肺结核

临床要点

- 症状 / 体征
  - 高热，寒战，流感样症状
  - 咳嗽咳痰（砖红色胶冻样痰）
- 风险因素
  - 酗酒，吸烟
  - 糖尿病
- 酗酒者死亡率高（50%~60%）
- 肺炎克雷伯菌合并其他细菌感染时死亡率更高

诊断要点

- 重症社区获得性肺炎并酗酒的患者需考虑肺炎克雷伯菌感染

（左图）77 岁，酗酒，肺炎克雷伯菌感染患者，后前位胸片胸片显示右上叶高密度实变。

（右图）同一患者的矢状位增强 CT 显示右肺上叶后段高密度实变，邻近叶间裂呈下坠膨出样改变→，右侧少量胸腔积液⇨。虽然叶间裂下坠膨出通常与克雷伯菌肺炎有关，但也可能与其他多种微生物引起的肺炎有关。

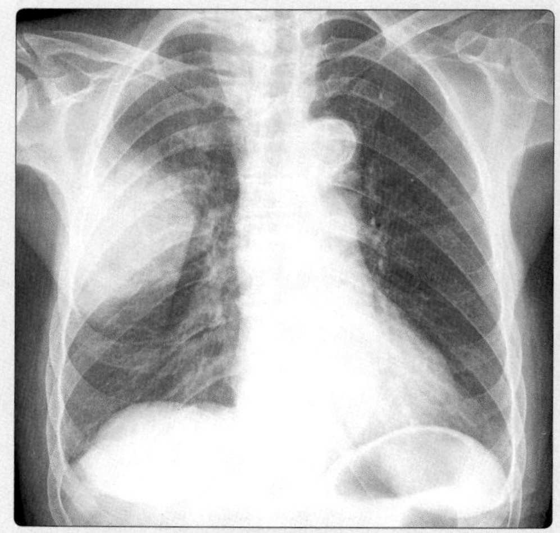

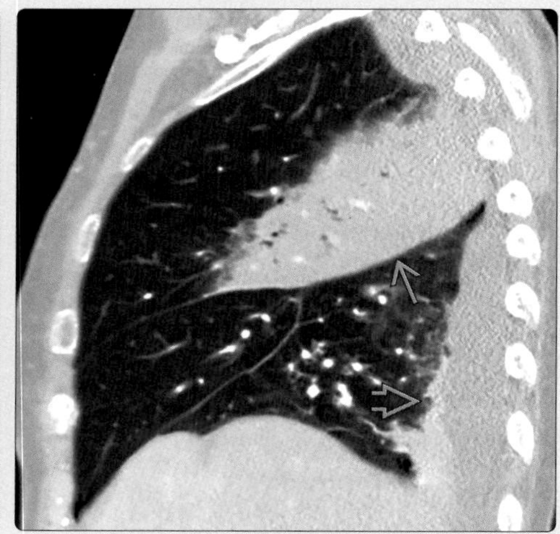

（左图）84 岁糖尿病患者，肺炎克雷伯菌感染，后前位胸片显示继发于肺脓肿形成的右下叶空洞性肿块→。

（右图）同一患者的横断位增强 CT 显示右肺下叶肺肿块，中央低密度区及气体密度影→，提示肿块内组织坏死。肺炎克雷伯菌通常与坏死性肺部感染有关，会导致坏死性肺炎和脓肿形成。

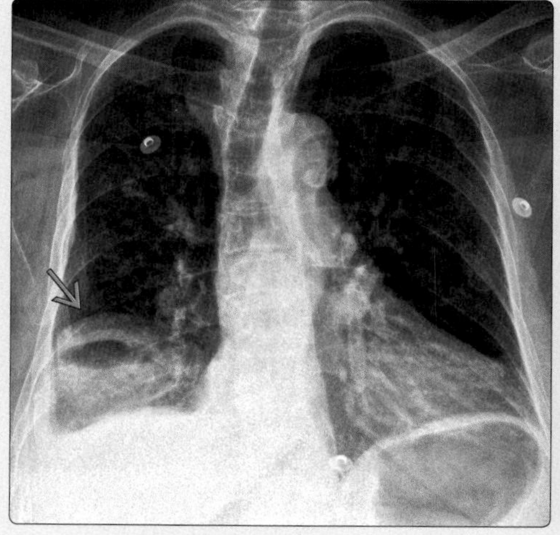

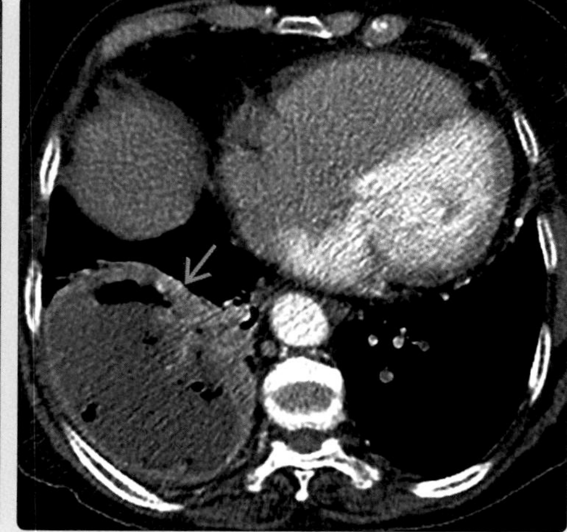

肺炎克雷伯菌肺炎

术语

同义词
- 肺炎克雷白杆菌肺炎（friedlander pneumonia）

定义
- 由肺炎克雷伯菌感染导致的肺炎

影像学表现

X 线表现
- 急性肺炎
  - 肺实变
    - 大叶分布
    - 右肺上叶为主
    - 叶间裂下坠膨出
      - 与大量炎性渗出有关
      - 被报道于较早的文献
      - 其他微生物引起的肺炎也可见
  - 空洞
    - 肺实变中出现低密度区
    - 近期报道中少见
  - 胸腔积液
    - 单侧（39.9%）
    - 双侧（13.1%）
- 急性肺炎并发症
  - 肺脓肿
    - 肺实质内局限性含有脓液和坏死物质积聚的脓腔
    - 肺内空洞样肿块
  - 肺坏疽
    - 继发于中央血管和支气管阻塞
    - 肺组织大面积坏死与塌陷
  - 慢性肺炎
    - 右肺上叶尖段、后段及右肺下叶背段的肺实变

CT 表现
- 急性肺炎
  - 磨玻璃病变（100%）
  - 肺实变（91.4%）
  - 小叶内网格样改变（85.9%）
  - 支气管壁增厚（26.3%）
  - 小叶间隔增厚（9.6%）
  - 小叶中心结节（4.0%）
  - 支气管扩张（0.5%）
  - 空洞性病变（0.5%）
- 慢性肺炎
  - 肺实变组织内出现低密度区

推荐的影像学检查方法
- 最佳影像检查方法
  - 可疑肺炎患者，首先选用平片检查用于病情评估
  - CT：用于发现并发症及在病程进展过程中出现预料外情况时评估病情

鉴别诊断

其他细菌性肺炎
- 与其他微生物引起的肺炎具有相似的影像学表现
- 酗酒患者肺内存在空洞性病变时应考虑厌氧菌感染

结核
- 慢性克雷伯菌感染导致的肺实变异常分布特点与肺结核相似

病理学表现

基本表现
- 病因
  - 肺炎克雷伯菌是一种肠杆菌科的革兰阴性不动杆菌
    - 通常会形成荚膜（细菌毒素的决定因素）
    - 可能产生具有耐药性的继发碳青霉烯酶（β-内酰胺酶）
  - 常与其他病原体共存
    - 37% 伴有耐甲氧西林金黄色葡萄球菌（MRSA）
    - 23% 伴有铜绿假单胞菌

临床要点

临床表现
- 最常见的症状 / 体征
  - 急性肺炎
    - 高热、寒战、流感样症状
    - 咳嗽伴咳痰（砖红色胶冻样痰）
  - 慢性肺炎
    - 慢性咳痰及咯血

人口统计学表现
- 性别
  - 男性 > 女性
- 流行病学
  - 社区获得性肺炎的不常见原因（0.5%~5%）
  - 院内肺炎感染病原学中的重要病原体（10%）
  - 风险因素
    - 酗酒，吸烟
    - 糖尿病
    - 慢性肺疾病

自然病史和预后
- 酗酒者的死亡率较高
- 肺炎克雷伯菌合并其他细菌感染时死亡率更高

诊断要点

考虑的诊断
- 重症社区获得性肺炎并酗酒的患者考虑肺炎克雷伯菌感染

假单胞菌肺炎

关键要点

术语

- 铜绿假单胞菌引起的肺部感染
- 医院获得性肺炎（hospital-acquired pneumonia, HAP）的常见原因

影像学表现

- 平片
  - 多灶性片状或融合性不均匀斑片伴结节
  - 小叶实变伴融合区
  - 伴或不伴胸腔积液
- CT
  - 支气管血管周围磨玻璃密度影和成簇分支样小叶中心结节
  - 小叶、亚段和节段实变
  - 伴或不伴空洞形成
  - 伴或不伴胸腔积液
  - 伴或不伴支气管扩张伴支气管壁增厚和气－液平面

主要鉴别诊断

- 非假单胞菌支气管肺炎
- 误吸
- 肺泡出血
- 非结核分枝杆菌感染

病理学表现

- 小叶中心性渗出、局灶性坏死、出血

临床要点

- 少见的社区获得性肺炎致病菌；结构性肺病（慢性阻塞性、囊性纤维化）
- 医院获得性肺炎和呼吸机相关性肺炎的常见病因；最致命的肺部医院内感染
- 播散性菌血症不常见，但在免疫功能低下患者中通常具有致死性
- 囊性纤维化慢性感染 / 定植和其他结构性肺异常

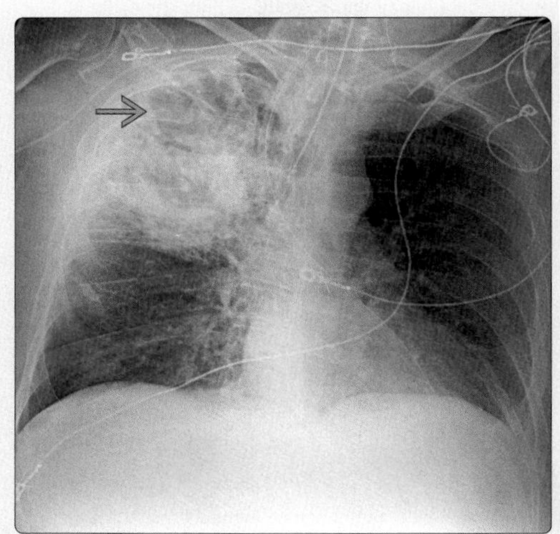

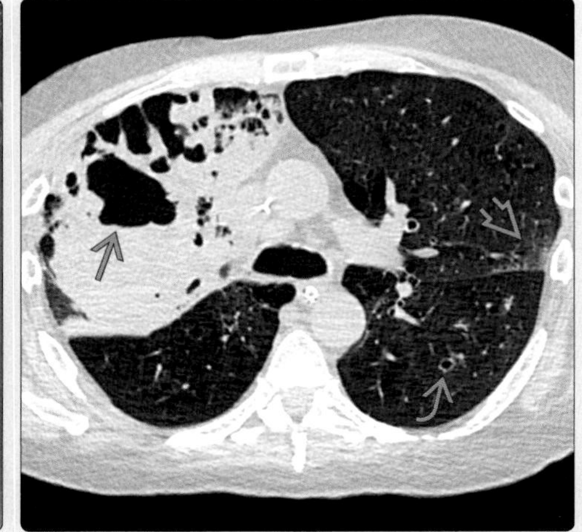

（左图）肺气肿患者的前后位胸片，表现为右肺上叶社区获得性肺炎，显示右肺上叶实变内伴有透亮区→，引起对坏死可能的关注。血培养有铜绿假单胞菌生长。

（右图）同一患者的横断位平扫 CT 显示坏死性肺炎伴大面积空洞形成→。注意对侧支气管肺炎⇒和空洞结节↝。通常已存在肺部疾病，如慢性阻塞性肺疾病。

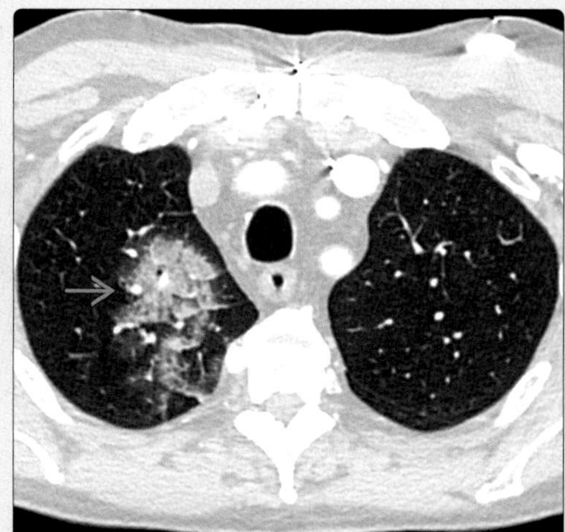

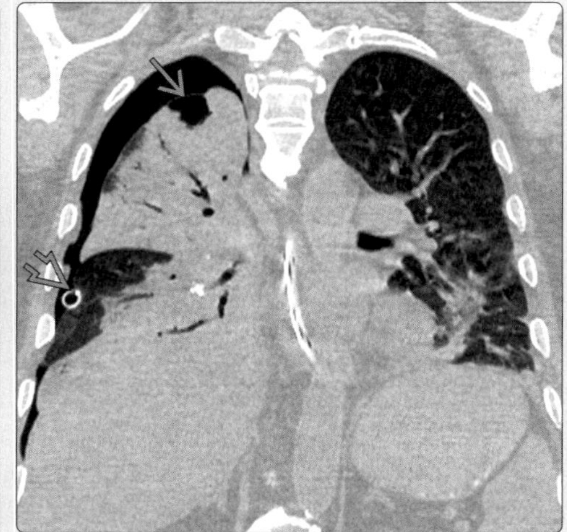

（左图）一名 69 岁免疫功能低下男性患者心脏移植后的横断位增强 CT 显示社区获得性假单胞菌肺炎，表现为右肺上叶融合性小叶实变→和周围磨玻璃样阴影。

（右图）同一患者 1 周后的冠状位平扫 CT 显示右侧实变进展明显大于左侧实变、右肺上叶空洞形成→、支气管胸膜瘘和气胸，使用右侧胸管治疗⇒。

假单胞菌肺炎

术语

缩写
- 假单胞菌肺炎（*P. aeruginosa*）

定义
- 革兰阴性铜绿假单胞菌引起的肺部感染；医院获得性肺炎（hospital-acquired pneumonia, HAP）和呼吸机相关性肺炎（ventilator-associated pneumonia, VAP）的常见原因

影像学表现

基本表现
- 最佳诊断思路
  - 通气患者中的支气管肺炎，尤其是结构性肺病、心力衰竭或免疫抑制患者
- 部位
  - 多灶性，双侧，上叶为主
- 大小
  - 范围：亚厘米级小叶中心结节至小叶和融合实变
- 形态
  - 细支气管周围磨玻璃样阴影和小叶中心结节；小叶实变融合

X 线表现
- 多灶性不均匀结节状阴影
- 小叶实变伴融合，伴或不伴空腔形成
- 伴或不伴胸腔积液

CT 表现
- 支气管血管周围磨玻璃密度影、成簇小叶中心结节、“树芽”状阴影
- 小叶和融合实变，伴或不伴空洞形成
- 伴或不伴胸腔积液
- 伴或不伴支气管扩张、支气管壁增厚、气 – 液平面

推荐的影像学检查方法
- 最佳影像检查手段
  - 胸片检查用于疾病检出和对治疗反应的评估
  - 平扫 CT 用以识别潜在的结构性肺病和并发症

鉴别诊断

非假单胞菌支气管肺炎
- 其他各种微生物可能产生相似的非特异性成像特征
- 金黄色葡萄球菌、肺炎克雷伯菌、肺炎链球菌、大肠杆菌、厌氧菌和其他革兰阴性微生物

误吸
- 具有重力作用分布的实变
- 食管运动障碍、酒精中毒

肺泡出血
- 双侧小叶中心、地图状或弥漫性气腔疾病
- 贫血、咯血

非结核分枝杆菌感染
- 慢性假单胞菌感染可能表现为支气管扩张、细支气管炎、小叶 / 融合性实变

病理学表现

基本表现
- 病因：易感住院患者吸入定植于气管的分泌物

大体病理和手术所见
- 渗出物主要为终末细支气管的局灶性坏死和出血

临床要点

临床表现
- 最常见的症状 / 体征
  - 发热、寒战、咳痰、全身毒性、白细胞增多
- 临床特征
  - 社区获得性肺炎（community-acquired pneumonia，CAP）
    - 既存肺病：慢性阻塞性肺疾病（chronic obstructive pulmonary disease, COPD）、囊性纤维化、支气管扩张
    - 5%~10% 的重度病例
  - HAP
    - 重症监护室（intensive care unit, ICU）环境中的常见病原体；与 HAP 有关
    - 最致命的院内肺部感染
  - 菌血症性肺炎
    - 免疫功能低下患者发生呼吸道感染后的血流侵袭 / 扩散
    - 3~4 天内死亡率高
  - 慢性假单胞菌感染
    - 患有结构性肺病的大龄儿童和成人：囊性纤维化、COPD、支气管扩张
    - 黏液堵塞、支气管扩张、肺不张、纤维化；模拟非结核分枝杆菌感染

人口统计学表现
- 任何年龄：老年（>65 岁）和免疫功能低下患者，有重度疾病风险
- 易感因素：免疫抑制、既往抗生素治疗、破坏正常黏膜屏障

自然病史和预后
- VAP 患者的主要死亡原因
- 预后取决于微生物的毒力、抗生素敏感性和宿主反应

治疗
- 抗假单胞菌抗生素治疗

诊断要点

考虑的诊断
- ICU 通气患者的铜绿假单胞菌肺炎、免疫抑制和肺结构异常

军团菌肺炎

关键要点

术语
- 军团病
- 由任何军团菌属（最常见的是嗜肺军团菌）感染引起的肺炎

影像学表现
- 平片
  - 快速进展、不对称实变
  - 扩展至占据大部分肺叶
  - 进展累及其他肺叶或对侧肺（3~4 天）
  - 高达 2/3 的患者出现胸腔积液
- CT
  - 大叶或多叶实变
  - 实变附近的磨玻璃样阴影
  - 肺门周围 > 外周分布
  - 胸腔积液（约 1/3 的患者）
  - 轻度纵隔和肺门淋巴结肿大

主要鉴别诊断
- 肺炎球菌性肺炎
- 支原体肺炎
- 病毒性肺炎
- 克雷伯菌肺炎
- 葡萄球菌肺炎

病理学表现
- 吸入被污染的雾化水滴

临床要点
- 大多数患者有既存疾病
- 最常见于 >50 岁的成人
- 男性：女性 =（2~3）：1
- 预后因基础疾病而异
  - T 细胞介导免疫受损的患者死亡风险最大
- 治疗：大环内酯类、氟喹诺酮类抗生素

（左图）需要机械通气的军团菌肺炎重症患者的前后位胸片显示致密左肺外周实变→。

（右图）军团菌肺炎患者的横断位平扫 CT 显示致密的左肺下叶肿块样实变伴周围磨玻璃样阴影。随后出现疾病进展，最终累及右肺（未显示）。军团菌肺炎在连续成像中通常表现出进展。

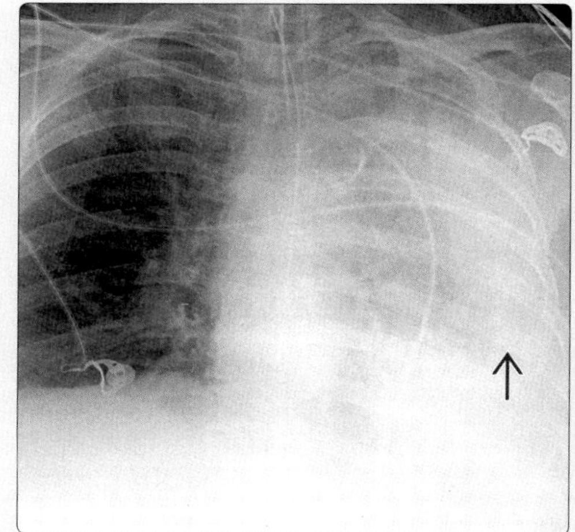

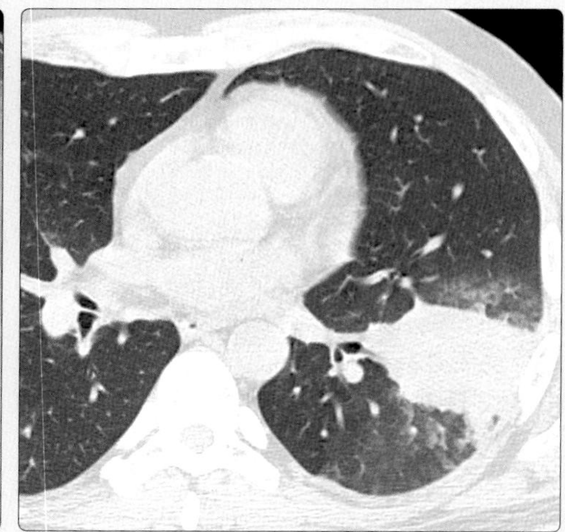

（左图）多叶军团菌肺炎患者的横断位增强 CT 显示右肺上叶磨玻璃样阴影→和左肺上叶致密实变⇨伴邻近磨玻璃样阴影↗。

（右图）多肺叶累及的军团菌肺炎患者的横断位平扫 CT 显示多灶性双侧实变，一些肿块样外观，无空洞或胸腔积液。注意纵隔→和肺门↗淋巴结肿大，一种常见于军团菌肺炎的非特异性结果。

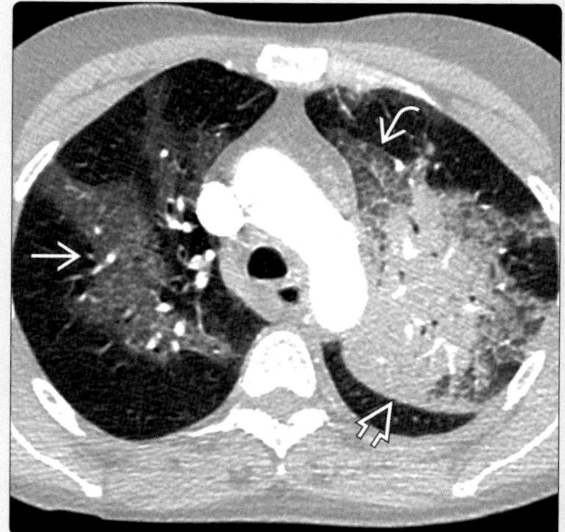

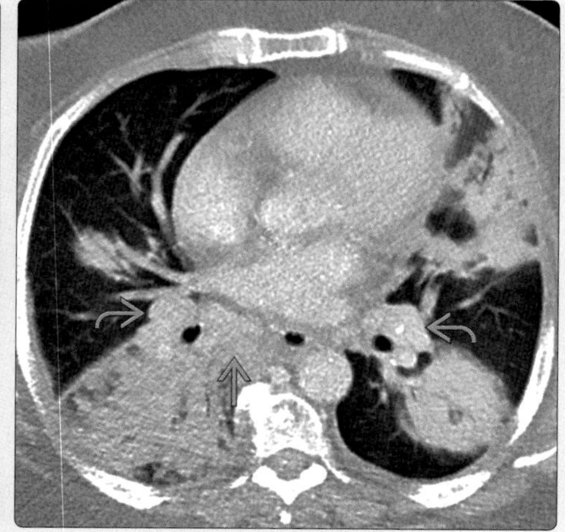

军团菌肺炎

术语

同义词

- 军团病

定义

- 由任何军团菌属（最常见的是嗜肺军团菌）感染引起的肺炎

影像学表现

基本表现

- 最佳诊断思路
  - 快速进展、不对称实变
- 范围
  - 最初为单个肺叶，然后累及多肺叶

X 线表现

- 快速进展的不对称肺实变
  - 最初为肺叶，扩展至占据大部分肺叶
  - 进展累及其他肺叶或对侧肺（3~4 天）
- 少见的表现
  - 球形实变
  - 单发或多发肿块、结节或肿块样实变
  - 除免疫功能低下患者外，空洞形成和淋巴结病不常见
- 最多 2/3 的受累患者出现胸腔积液

CT 表现

- 平扫 CT
  - 大叶或多叶实变
    - 肺门周围分布较周围分布多见
    - 磨玻璃样阴影，通常邻近实变
  - 胸腔积液（约 1/3 的患者），可能较少
  - 轻度纵隔和肺门淋巴结肿大

推荐的影像学检查方法

- 最佳影像检查手段
  - 胸片初步诊断肺炎

鉴别诊断

肺炎球菌性肺炎

- 实变通常限于 1 个肺叶
  - 几乎总是紧贴脏层胸膜表面
  - 通常存在空气支气管征
  - 通常在适当治疗后不会进展
  - 通常缺乏肺外特征，如头痛、腹泻和相对心动过缓

支原体肺炎

- 支气管肺炎或细支气管炎更常见
- 患者通常更年轻
- 症状隐匿发作

病毒性肺炎

- 支气管肺炎或细支气管炎更常见
  - 腺病毒感染可表现为大叶性肺炎
- 咳嗽，通常无痰

克雷伯菌肺炎

- 通常为院内感染
- 可能与军团菌肺炎相似
- 通常缺乏肺外特征，如头痛、腹泻和相对心动过缓

葡萄球菌肺炎

- 常为院内感染，尤其是 ICU
- 支气管肺炎模式最常见
  - 空气支气管征不常见
- 15%~30% 的脓肿

病理学表现

基本表现

- 病因
  - 吸入或误吸被污染的雾化水滴

临床要点

临床表现

- 最常见的症状 / 体征
  - 发热、寒战、咳嗽（最初干咳）、呼吸困难
  - 约 30% 的患者出现胸膜炎性胸痛
- 其他症状 / 体征
  - 头痛、意识模糊、嗜睡
  - 相对心动过缓
  - 稀便或水样腹泻
  - 镜下血尿、急性肾功能不全
- 临床特征
  - 大多数受累患者有既存疾病
    - CAP：慢性阻塞性肺疾病和恶性肿瘤
    - HAP：恶性肿瘤、肾功能衰竭、肾移植
- 降钙素原升高；水平越高，预后越差

人口统计学表现

- 年龄
  - 可能影响任何年龄组
    - 最常见于 >50 岁的成人
- 性别
  - 男性：女性 =（2~3）：1
- 流行病学
  - 夏末初秋季节高峰
  - 与接触定植水有关的散发病例（工地、旅行）
  - 与接触污染水源（空调、淋浴）有关的医院内暴发

自然病史和预后

- 预后因基础疾病而异
  - T 细胞介导免疫受损的患者死亡风险最大

治疗

- 强力霉素或氟喹诺酮类药物通常有效

诺卡菌病

关键要点

术语
- 星形诺卡菌复合体中的微生物感染

影像学表现
- 平片
  - 实变，结节 / 肿块伴或不伴空洞
  - 肺上叶纤维空洞疾病
  - 网状结节样肺间质病变
  - 胸腔积液，单侧或双侧
- CT
  - 均匀实变（65%）
  - 空洞（40%）
  - 结节（60%）和（或）肿块（20%）
  - 胸腔积液（30%）
  - 淋巴结肿大（15%）
- 可能累及肺外结构
- 最佳思路：免疫功能低下患者的坏死性肺炎

主要鉴别诊断
- 跨越肺表面侵及胸壁的其他感染：结核病、放线菌病、侵袭性曲霉病、毛霉菌病
- 肺癌

病理学表现
- 革兰阳性杆菌，抗酸能力较弱

临床要点
- 症状 / 体征：发热、寒战、疲乏、呼吸困难、排痰性咳嗽、咯血、出汗、体重减轻
- 免疫功能不全患者中 50% 的感染
- 基础肺病
- 在 50% 的肺部感染中传播
- 治疗：含磺胺类抗生素（3~6 个月）

诊断要点
- 诺卡菌病患者考虑进行脑部成像，以排除转移性感染

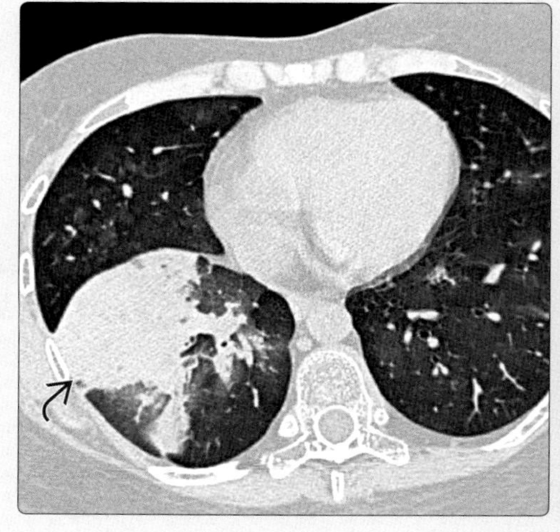
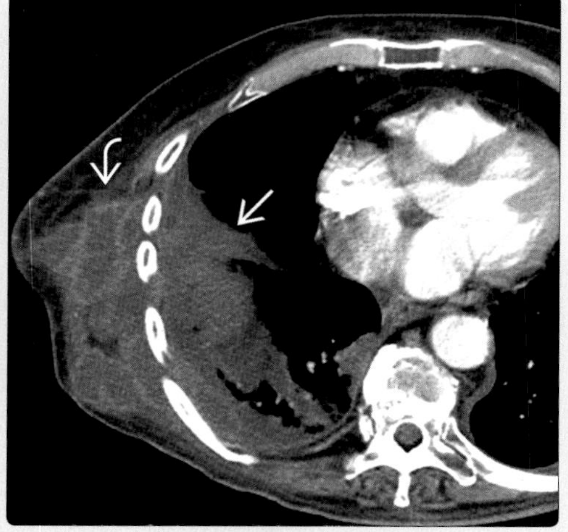

（左图）一名 32 岁有 Fanconi 贫血和诺卡菌肺炎患者的横断位平扫 CT 显示右肺下叶实变➚。通过支气管肺泡灌洗确诊。

（右图）一名 66 岁男性因肺气肿接受双侧肺移植后的横断位增强 CT 显示中叶➡和下叶肺炎、少量右侧胸腔积液和胸壁脓肿➚。胸腔穿刺术显示诺卡菌病。这种感染可能穿过解剖边界，导致胸壁和纵隔受累。

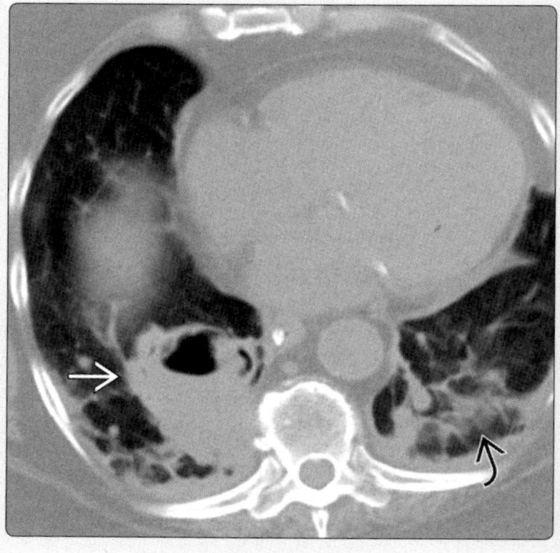
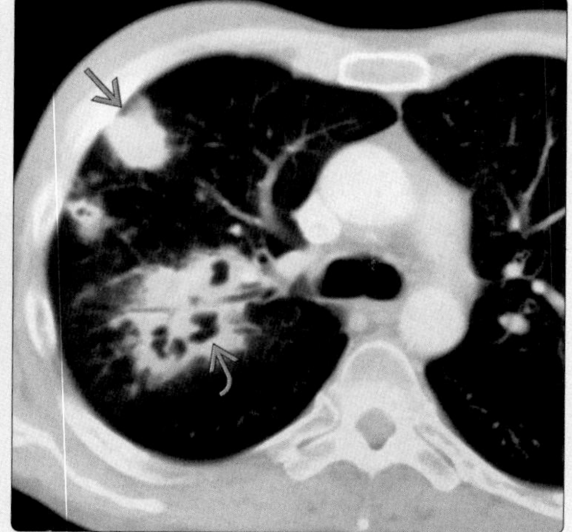

（左图）一名 72 岁有免疫抑制病史的女性横断位平扫 CT 显示大的右肺下叶空洞性肿块➡、片状左肺下叶气腔阴影➚和双侧胸腔少量积液。血培养检测诺卡菌。

（右图）一名患有获得性免疫缺陷综合征和诺卡菌肺部感染的年轻男性横断位增强 CT 显示多灶性结节和肿块样实变➡，其中一些显示空洞形成➚。

诺卡菌病

术语

同义词
- 星形诺卡菌复合体：新星诺卡菌、法辛诺卡菌、特瓦诺卡菌

定义
- 星形奈诺卡菌复合体中的微生物感染

影像学表现

基本表现
- 最佳诊断思路
  - 免疫功能低下患者的坏死性或空洞性肺炎
- 部位
  - 通常为单侧病变
- 形态
  - 可穿过肺组织表面

X 线表现
- 平片
  - 实变，结节 / 肿块伴或不伴空洞
  - 肺上叶纤维空洞疾病
  - 网状结节性间质性病变
  - 约 1/3 出现胸腔积液；单侧或双侧

CT 表现
- 平扫 CT
  - 均匀实变（65%）
    - 叶状或弥漫性，边缘不清晰，常紧贴胸膜
    - 支气管肺炎（10%）
  - 空洞（40%）
    - 脓肿，单个或多个厚壁腔
  - 结节（60%）和（或）肿块（20%）
    - 单发或多发
    - 边界清晰或不规则
    - 惰性、缓慢增大的肺结节
    - 相关网状或细结节状阴影
  - 支气管扩张（10%）
  - 胸腔积液（30%）
  - 淋巴结肿大（15%）
- 增强 CT
  - 慢性感染可累及邻近胸膜、胸壁、心包、纵隔、上腔静脉
    - 胸腔积液 / 脓胸（80%）
  - 获得性免疫缺陷综合征（acquired immunedeficiency syndrome, AIDS）：不规则毛刺状结节和空洞性肿块

推荐的影像学检查方法
- 最佳影像检查
  - 增强 CT 显示胸壁和纵隔受累最佳

鉴别诊断

跨越肺组织表面的其他感染
- 肺结核
- 放线菌病
- 侵袭性曲霉病、毛霉菌病

肺癌
- 肺部肿块；可能侵犯邻近胸膜、胸壁、纵隔

病理学表现

镜下表现
- 革兰阳性分枝珠状杆菌，抗酸能力较弱，普遍存在，土壤传播
- 生长缓慢：培养物中生长 3~5 周
- 聚合酶链反应；快速可靠的诊断

临床要点

临床表现
- 最常见的症状 / 体征
  - 发热、寒战、疲乏、呼吸困难、咳痰、咯血、出汗、体重减轻、厌食
- 其他症状 / 体征
  - AIDS，CD4 计数 <50 个细胞 /mL，未接受肺囊虫治疗预防

人口统计学表现
- 性别
  - 更常见于男性
- 流行病学
  - 美国：约 1000 例 / 年
  - 免疫功能不全患者中 50% 的感染
    - 移植受者：肾、肺、心
    - 接受抗肿瘤治疗的恶性肿瘤
    - AIDS，通过静脉注射毒品
    - 长期皮质类固醇或其他免疫抑制治疗，如英夫利昔单抗
    - 胸骨伤口感染、留置导管 / 导管感染
  - 基础肺病：矽肺、肺纤维化、肺气肿、肺泡蛋白沉积症

自然病史和预后
- 50% 的肺部感染为菌血症伴全身播散
  - 脑脓肿，最常见部位（高达 33%）
  - 视网膜、关节、软组织（腰大肌）、肝脏、肾上腺、皮肤
- 中枢神经系统受累的死亡率高达 90%

治疗
- 复方新诺明 3~6 个月
- 广泛肺破坏和脓胸者可手术和（或）引流

诊断要点

考虑的诊断
- 所有诺卡菌病患者的脑成像，以排除转移性感染
- 在严重免疫功能低下的患者中，脑脓肿可能无症状长达 3 年

肺放线菌病

关键要点

术语

- 由放线菌属（最常见的是以色列放线菌）引起的肉芽肿性感染，革兰阳性丝状厌氧腐生微生物

影像学表现

- 平片
  - 单侧、外周、片状实变
  - 空洞性肿块 / 实变
  - 胸腔积液，胸壁受累
- CT
  - 局灶 / 片状实变，中心低密度
  - 环形强化
  - 支气管扩张：支气管扩张、支气管壁增厚、支气管周围实变伴或不伴脓肿形成
  - 胸腔积液，胸壁受累
- PET/CT：可能表现出明显的 FDG 代谢，与肺癌难以区分

主要鉴别诊断

- 支气管肺炎
- 真菌感染
- 吸入性肺炎
- 结核病（脓胸）
- 肺癌

病理学表现

- 微脓肿或坏死物质
- 放线菌菌落或硫颗粒

临床要点

- 症状 / 体征：咳嗽、发热、胸痛
- 治疗：抗生素、手术切除

诊断要点

- 在慢性实变伴或不伴胸壁受累中考虑放线菌病，尤其是在酗酒患者和口腔卫生不良患者中

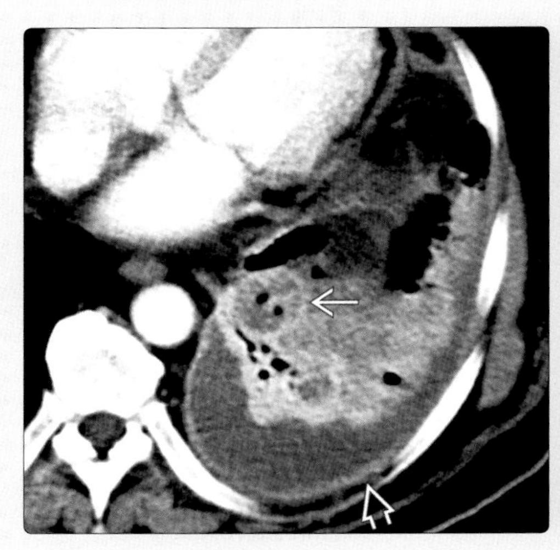

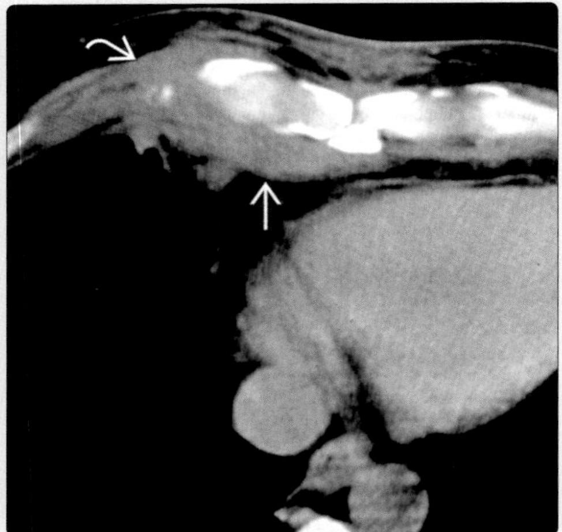

（左图）一例放线菌病患者的横断位增强 CT 显示左肺下叶实变伴多灶性低密度区和少量胸腔积液伴壁层胸膜增厚、强化➡。其内低密度区周围环状强化➡，考虑脓肿形成。

（右图）放线菌病患者的横断位平扫 CT 显示中叶实变，累及邻近胸膜➡和胸壁↪。首先应考虑局部侵袭性肿瘤。

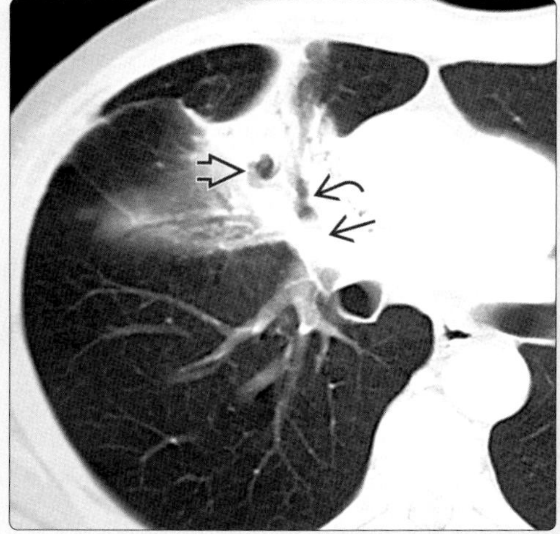

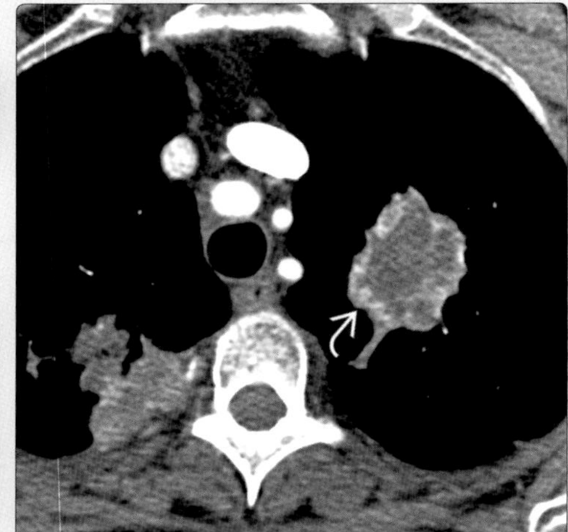

（左图）一名放线菌病患者的横断位平扫 CT 显示异常软组织阻塞中叶支气管➡、亚段实变并其内空洞➡和不规则支气管扩张↪。支气管内放线菌病可能与肺癌相似。

（右图）一名放线菌病患者的横断位增强 CT 显示双侧肺肿块，中心坏死密度较低。注意左肺上叶病变的外周环形增强↪。还应考虑恶性肿瘤和血管炎。

肺放线菌病

术语

定义

- 由放线菌属引起的肉芽肿性感染，最常见的是以色列放线菌；革兰阳性丝状厌氧腐生微生物
  - 实质性放线菌病：内源性口咽微生物吸入肺
  - 支气管扩张放线菌病：失活组织定植和支气管扩张
  - 支气管内放线菌病伴支气管结石或异物：既存支气管内支气管结石 / 异物定植

影像学表现

X 线表现

- 脑实质放线菌病
  - 单侧、外周、片状实变
  - 空洞性肿块 / 实变
  - 胸腔积液，胸壁受累

CT 表现

- 脑实质放线菌病
  - 增强 CT：局灶性 / 斑片状实变伴中心低密度和边缘环形增强
  - 胸腔积液
  - 胸壁受累：软组织 / 骨骼异常
- 支气管扩张放线菌病
  - 局限性支气管扩张、不规则支气管壁增厚、不规则支气管周围实变伴或不伴脓肿形成
- 支气管内放线菌病伴支气管结石或异物
  - 不透射线支气管内结节 / 钙化伴远端阻塞性肺炎
- 肺门或纵隔淋巴结肿大

核医学表现

- PET/CT
  - 肺和淋巴结受累可能表现出显著的 FDG 代谢，与肺癌难以区分

推荐的影像学检查方法

- 最佳影像检查方法
  - 增强 CT：对描述受累程度和坏死性变化更敏感

鉴别诊断

支气管肺炎

- 局灶性或多灶性实变

真菌感染

- 放线菌在肺腔内定植形成菌球
  - 成像：类似于真菌球的“空气新月”征，通常由曲霉菌引起

吸入性肺炎

- 重力依赖性局灶性或多灶性实变

结核病（脓胸）

- 与胸壁相通的脓胸（必要）

肺癌

- 可能与肺癌相似，因为它不遵循解剖边界生长

病理学表现

基本表现

- 病因
  - 口腔内革兰阳性厌氧腐生微生物（口腔卫生差）

大体病理和手术所见

- 慢性炎症伴不同程度纤维化
  - 微脓肿或坏死物质

镜下表现

- 就像正常菌群的一部分，因此分离是有挑战性的
- 放线菌菌落或硫颗粒

临床要点

临床表现

- 最常见的症状 / 体征
  - 干咳、低热
- 其他症状 / 体征
  - 胸膜炎性胸痛（胸壁受累）

人口统计学表现

- 大多数患者为酗酒男性
- 其他风险因素：误吸、吸烟（慢性阻塞性肺疾病）、糖尿病、口腔卫生差、牙周病

自然病史和预后

- 适当的抗生素治疗预后良好

治疗

- 抗生素：大剂量静脉注射青霉素或口服阿莫西林克拉维酸
- 手术切除：抗生素治疗无效的患者

诊断要点

考虑的诊断

- 慢性实变伴胸壁受累的放线菌病，尤其是酗酒和口腔卫生不良患者

影像解读要点

- 慢性节段性实变、频繁空洞形成和胸壁受累

报告要点

- 应排除恶性肿瘤

类鼻疽

关键要点

术语
- 革兰阴性杆菌伯克霍尔德菌引起的感染

影像学表现
- 急性类鼻疽（85%）
  - 结节
    - 边缘不规则的小结节迅速增大，融合，可有空洞形成
  - 实变
    - 节段性、肺叶性或多肺叶伴或不伴空洞形成
  - 肺脓肿
- 慢性类鼻疽（11%）
  - 混合性肺实质阴影
    - 结节、线样高密度和空洞
- 其他表现
  - 淋巴结肿大
  - 胸腔积液
  - 气胸

主要鉴别诊断
- 金黄色葡萄球菌肺炎（急性类鼻疽）
- 脓毒性栓塞（急性类鼻疽）
- 结核病（慢性类鼻疽）

临床要点
- 发生在热带国家的人畜共患病
  - 泰国、新加坡和澳大利亚北部的发病率较高
  - 在中美洲和加勒比国家也有报道
- 感染机制：通过皮肤擦伤直接接种细菌，吸入受污染的粉尘或水滴，摄入受污染的水
- 类鼻疽败血症与高死亡率相关

诊断要点
- 对于有发热症状和肺结节的流行区患者，考虑类鼻疽

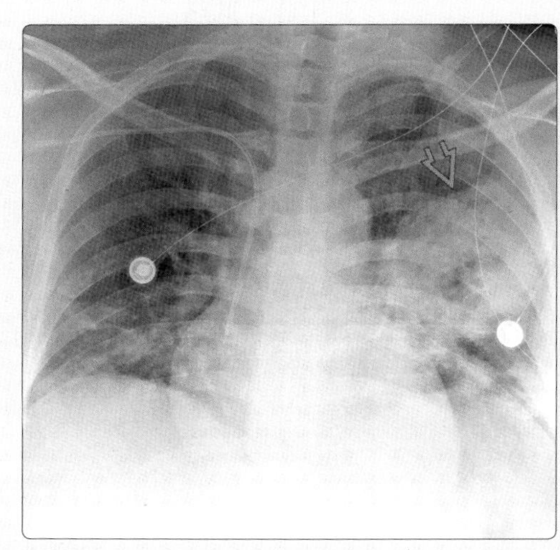
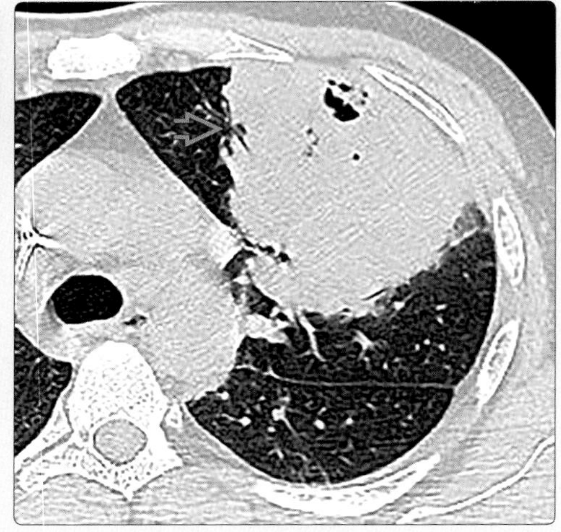

（左图）急性类鼻疽患者的后前位胸片显示左肺上叶有一个大的空洞肿块➡。

（右图）同一患者的横断位HRCT显示较大的左上肺叶空洞样实变➡。大多数类鼻疽病例报告于泰国、马来西亚、新加坡和澳大利亚北部。感染的主要机制是通过皮肤擦伤直接接种细菌、吸入受污染的灰尘或水滴以及摄入受污染的水。

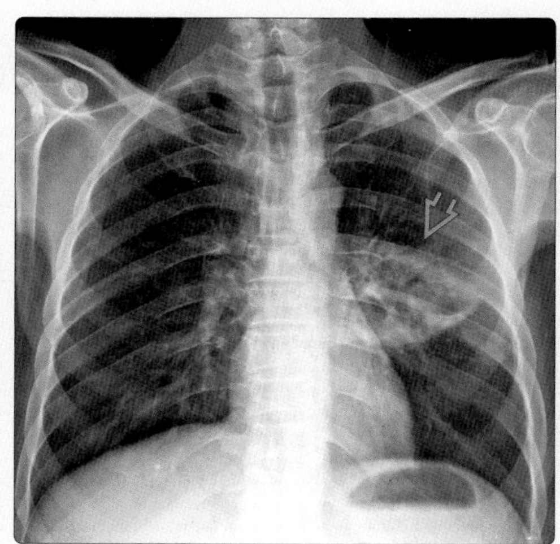
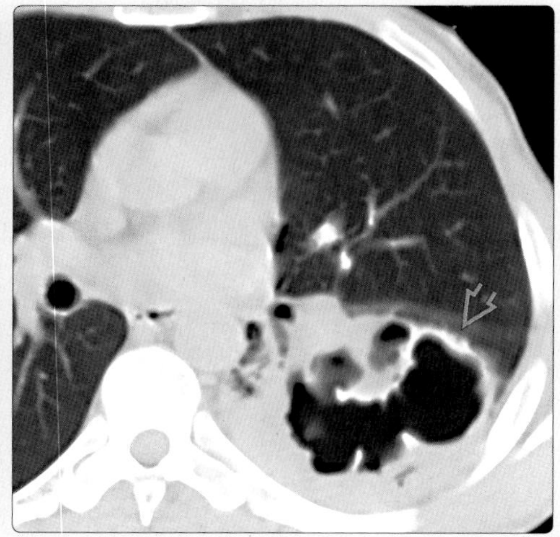

（左图）一名慢性类鼻疽患者的后前位胸片显示左中肺区肺门周围空洞肿块➡。

（右图）同一患者的横断位平扫CT显示左肺下叶巨大空洞性肿块➡，腔壁厚且不规则。类鼻疽可分为急性或局限性感染、急性肺部感染、急性血流感染或播散性感染。一般对抗生素治疗有效，根据疾病严重程度口服或静脉给药。

类鼻疽

术语

定义

- 革兰阴性杆菌伯克霍尔德菌引起的感染

影像学表现

基本表现

- 最佳诊断思路
  - 肺结节

X 线表现

- 急性类鼻疽（85%）
  - 结节
    - 与血行播散引起的肺炎或败血症相关
    - 边缘不规则的小结节迅速增大，融合，可有空洞形成
  - 巩固治疗
    - 节段性、肺叶性或多肺叶伴或不伴空洞形成
    - 上叶为主
  - 脓肿
    - 疾病进展
- 慢性类鼻疽（11%）
  - 混合性肺实质阴影
    - 结节、线样高密度影和空洞

CT 表现

- 急性类鼻疽
  - 结节
    - 根据疾病进展，大小可变
  - 巩固治疗
    - 节段性、肺叶性或多肺叶伴或不伴空洞形成
  - 脓肿
    - <2.5 cm（薄壁，无气 – 液平面）
    - 4 cm（厚壁和气 – 液平面）
- 慢性类鼻疽
  - 混合性脑实质阴影
    - 结节、实变和实质带
    - 空洞
- 其他表现
  - 纵隔淋巴结肿大（3%）
    - 与实变相关
    - 类似结核病（tuberculosis, TB）的中心坏死
  - 胸腔积液（5%~15%）
  - 气胸
    - 继发于结节空洞形成或脓肿形成

鉴别诊断

金黄色葡萄球菌肺炎

- 与急性类鼻疽类似
- 相似的影像学表现
- 肺气囊形成

脓毒性栓塞

- 与急性类鼻疽类似
- 相似的影像学表现
- 远处感染的证据

结核病

- 与慢性类鼻疽相似
- 肺尖部纤维化
- 愈合过程中形成肉芽肿

非结核分枝杆菌感染

- 影像学表现与 TB 相似
- 支气管扩张

病理学表现

基本表现

- 病因
  - 类鼻疽伯克菌
    - 革兰阴性杆菌，无荚膜，运动，氧化酶阳性
  - 感染机制：通过皮肤擦伤直接接种细菌，吸入受污染的粉尘或水滴，摄入受污染的水

临床要点

临床表现

- 最常见的症状 / 体征
  - 急性（暴露后 10~14 天）
    - 发热伴全身炎症反应综合征
    - 败血症伴其他器官脓肿
  - 慢性：症状性感染 > 2 个月
    - 发热、咳嗽和体重减轻（90%）
- 基于类鼻疽伯克菌培养诊断
- 风险因素
  - 糖尿病、慢性肾功能衰竭、酗酒
  - 免疫抑制（原发性或继发性）

人口统计学表现

- 年龄
  - 40~60 岁
- 性别
  - 男性：女性 = 1.4 : 1
- 流行病学
  - 发生在热带国家的人畜共患病
  - 泰国、新加坡和澳大利亚北部的发病率较高
  - 中美洲和加勒比国家也报告了类鼻疽

自然病史和预后

- 类鼻疽败血症与高死亡率相关

治疗

- 静脉给药：头孢他啶、美罗培南
- 口服：头孢他啶、阿莫西林 / 克拉维酸，或复方磺胺甲恶唑

诊断要点

考虑的诊断

- 有发热症状和肺结节的地方性类鼻疽患者

结核

关键要点

术语

- 结核（TB）；结核分枝杆菌（MTB）
- 需氧，非运动性，非孢子形成抗酸杆菌
- 结核分枝杆菌：空气传播；通过包含微生物的液滴（1~5 μm）进行人际传播

影像学表现

- 平片
  - 原发表现：实变，淋巴结肿大，胸腔积液
  - 继发表现：上叶 / 下叶背段实变，结节，肿块伴或不伴空洞
- CT
  - 原发表现：实变，右肺门 / 气管周围淋巴结肿大（低密度）及渗出
  - 继发表现：上叶尖段及下叶背段实变、结节、肿块
    - 空洞伴小叶中央结节的确认是肺结核影像诊断要点

主要鉴别诊断

- 非结核分枝杆菌感染
- 支气管肺炎
- 坏死性淋巴结病
- 肺癌
- 粟粒性转移，真菌感染

临床要点

- 全球流行：1/4 的人口感染；十大死亡原因之一；单一感染致死的主要原因
- 体征和症状：咳嗽、咯血、体重减轻、乏力、发热、盗汗
- 诊断：涂片 / 培养；核酸扩增试验
- 首选治疗：异烟肼、利福平、乙胺丁醇、吡嗪酰胺

诊断要点

- 对上叶空洞性肺炎进行积极检查以排除结核

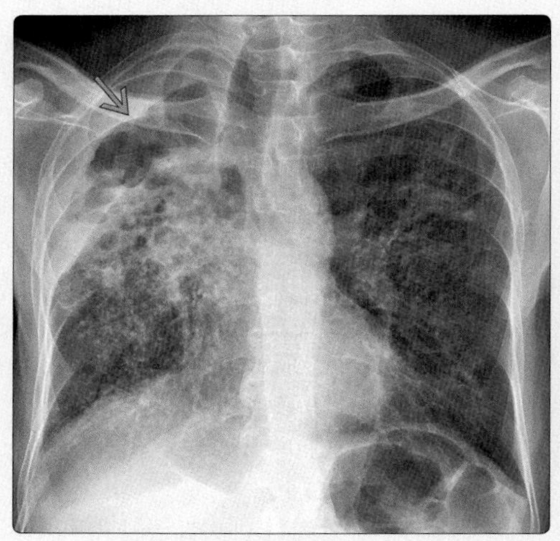

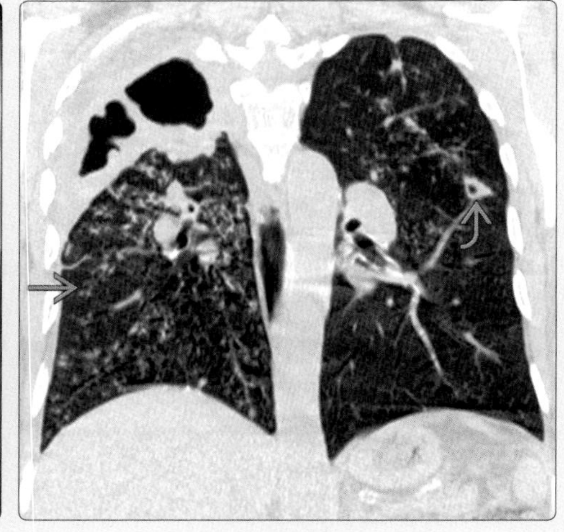

（左图）74 岁，印度男性，患有糖尿病，近期咳嗽乏力，胸片显示右肺上叶不规则空洞→，双侧弥漫性结节和实变。

（右图）同一患者冠状位增强 CT 显示右肺上叶空洞，伴有壁结节，双侧小叶中央结节，“树芽”征→，空洞性结节↗。确诊为结核病并开始治疗，但患者最终死于该病。

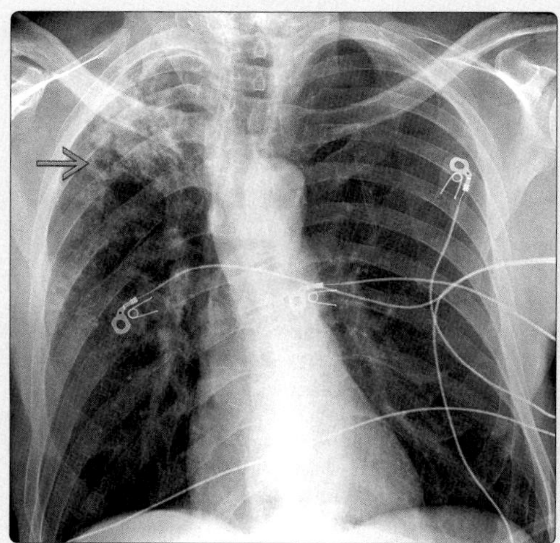

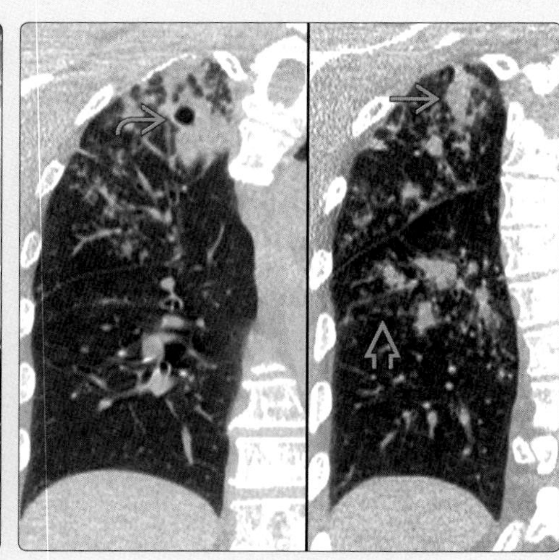

（左图）68 岁男性，营养不良，表现为肺结核引起的咳嗽和不适，胸片显示右肺上叶不均匀实变，伴有空洞→。

（右图）同一患者的冠状位平扫 CT 证实右肺上叶尖段和右肺下叶背段的空洞↗、多灶性实变→和小叶中央结节⇒。细胞性细支气管炎伴有空洞是活动性肺结核诊断的常见征象。

术语

缩略词

- 结核（TB）
- 结核分枝杆菌（MTB）
- 结核分枝杆菌复合体：结核分枝杆菌，牛分枝杆菌，非洲分枝杆菌，微分枝杆菌，卡氏分枝杆菌

定义

- MTB：空气传播；通过包含微生物的液滴（1～5 μm）进行人际传播
- 需氧，非运动性，非孢子形成抗酸杆菌
- 原发 TB：液滴感染肺泡巨噬细胞→ 1～2 年内形成活动性结核（5%）；具有传染性
- 继发 TB（再激活）：最初感染被免疫系统控制（5%）；有活力的休眠微生物在晚些时候重新激活
- 重复感染 TB：初始感染和后续感染之间的微生物 DNA 不同
- 潜伏性 TB：不出现症状的非传染性感染者（约 90%）
- 耐多药 TB（MDR TB）：至少对异烟肼和利福平具有耐药性
- 广泛耐药 TB（XDR 结核）：对异烟肼、利福平、任何氟喹诺酮类药物以及 3 种可注射二线药物（卡那霉素、曲霉素、阿米卡星）中的至少 1 种具有耐药性

影像学表现

X 线表现

- 继发结核表现
  - 上叶尖段实变伴或不伴空洞
    - 吸收缓慢，纤维增殖结节性及肺体积减小
- 单侧限局性胸腔积液
    - 结核性脓胸；可能发展为支气管胸膜瘘
    - 可能演变为胸膜钙化及纤维胸
- 结核瘤：软组织或钙化结节
- 原发型肺结核（免疫功能低下）
  - 实变，空洞（20%～45%）
  - 单侧淋巴结肿大：右肺门 / 气管周围
  - 游离性胸腔积液
  - 免疫功能低下者的正常平片表现
- 粟粒结核：粟粒大小（<3 mm）微结节

CT 表现

- 继发结核
  - 上叶尖段、下叶背段常先受累
    - 小叶中央结节和分支状（“树芽”）影（95% 的活动性结核）；可累及任何叶
    - 实变：边界不清，多灶性，伴或不伴空洞
    - 结核瘤：软组织结节（5～40 mm）；常见的卫星结节和微小结节
- 原发结核
  - 淋巴结肿大：右肺门 / 气管旁
    - 核心低密度（坏死）环形强化
  - 实变：空洞少见
  - 胸膜积液：单侧，游离
- 慢性表现
  - 薄壁空腔，支气管扩张
  - 结构扭曲，纤维结节影
- 免疫功能不全的患者
  - 原发表现：实变，淋巴结病变，胸外受累
  - HIV 阳性高活性抗逆转录病毒治疗（HAART）：免疫重建炎症综合征（IRIS）：实变、结节、淋巴结肿大反常进展；10%～25% 的获得性免疫缺陷综合征患者在 HAART 治疗后出现
- 粟粒型结核：1～3 mm 微结节；随机分布
  - 原发或继发结核后都可以发生；可能发展为急性呼吸窘迫综合征（ARDS）
- 气道受累
  - 支气管狭窄
  - 支气管壁增厚
  - 支气管扩张
- 胸膜受累
  - 胸腔积液，游离或局限
  - 常伴同侧肺结核
  - 可能合并支气管胸膜瘘或脓胸
  - 胸膜增厚，强化，钙化

核医学表现

- PET/CT
  - 结核受累组织典型 FDG 高代谢

推荐的影像学检查方法

- 最佳影像检查方法
  - 胸片是影像学首选
  - CT：可用于发现细微空洞和细支气管炎

鉴别诊断

非结核分枝杆菌感染

- 典型的或空洞性病变：在影像学上与空洞性肺结核难以鉴别
  - 证实为其他疾病之前，推定判断为结核

支气管肺炎

- 小叶中央微结节和（或）“树芽”影
- 上叶尖段或下叶背段受累且伴有空洞，支持结核

坏死性淋巴结病

- 中心坏死及边缘环形强化
- 其他感染（真菌），转移

粟粒性微结节

- 其他粟粒感染（真菌）
- 粟粒性转移

肺癌

- 可形成空洞（如鳞状细胞癌）
- “树芽”影，不是典型表现

结节病
- 更广泛且对称的纵隔及双侧肺门淋巴结肿大
- 空洞罕见

病理学表现

基本表现
- 小叶中央微结节和"树芽"征：干酪样坏死和肉芽肿性炎症充填/包绕终末/呼吸性细支气管和肺泡管
- 实变：肺泡间隙肉芽肿结节（微脓肿，周围上皮样组织细胞，纤维性渗出物）
- 空洞：干酪样坏死，上皮样细胞伴多核巨细胞、肉芽组织及纤维包膜
- 粟粒样结节：黄白色，包含干酪样坏死；位于肺泡壁、小叶间隔及胸膜下肺组织
- 结核瘤：边缘清晰结节，干酪样坏死中心，周边为上皮样组织细胞、多核巨细胞及胶原蛋白
- 肉芽肿：上皮样组织细胞和被淋巴细胞包围的朗格汉斯巨细胞
- Ghon 病灶：肺结核的原发部位
- Ranke 综合征：Ghon 病灶及受累淋巴结

大体病理和手术所见
- 空洞：实质肺结核与气道相通，继而引流坏死物质排出
- 淋巴结炎：肉芽肿性炎及淋巴结肿大

微生物学
- MTB：分枝杆菌科家族的专属病原，结核病的病原体
- 高度需氧，需要较高的氧气水平
- Ziehl-Neelsen 染色或抗酸染色

临床要点

临床表现
- 最常见的症状/体征
  - 咳嗽、咯血、体重减轻、乏力、不适、发热、盗汗
  - 肺外结核：喉、淋巴结、胸膜、胃肠道、中枢神经系统、骨
    - 通常不会传染，除了喉部结核
- 临床特征
  - 原发性与继发性结核
    - 健康个体发展为继发性结核（即空洞性病变），即使以前从未感染过
    - 免疫受损患者发展为原发结核[即实变和（或）淋巴结肿大]，即使以前感染过
- 诊断
  - 涂片及培养；检测药物敏感性
    - 测定——痰，胃灌洗，支气管灌洗
    - 痰或组织中的抗酸杆菌
  - 核酸扩增检测
    - 多重耐药结核：检测 MTB 和利福平耐药；<2 小时
    - 广泛耐药结核：检测异烟肼、注射类药物和氟喹诺酮类药物的耐药性
  - 潜伏性结核：结核菌素皮肤试验或干扰素-γ释放试验；应用异烟肼或利福平单药治疗

人口统计学表现
- 流行病学
  - 全球（2019 年数据）
    - 1/4 的人口感染；十大死亡原因之一；单次感染致死的主要原因
    - 新增病例 1000 万例；约 20 万感染者有 HIV
    - 140 万人死亡；约 20 万感染者有 HIV
    - 病例总数的 2/3：印度（26%）、印度尼西亚、中国、菲律宾、巴基斯坦、尼日利亚、孟加拉国、南非
    - 约 2 万例患者为多重耐药结核
  - 美国（2019 年数据）
    - 8916 例新增病例
    - 发病率最高的州/城市：阿拉斯加、加利福尼亚、夏威夷、纽约市
    - 美国一些地区的发病率非常高

自然病程及预后
- 对疑似结核病进行呼吸隔离
- 痰涂片阳性未经治疗的结核死亡率约 70%
- 培养阳性，涂片阴性，未治疗的结核死亡率约 20%
- HIV 阳性未经治疗的结核迅速致命（平均生存期 <6 个月）

治疗
- 基于敏感性的多种药物；首选治疗方法：异烟肼、利福平、乙胺丁醇及吡嗪酰胺
- 耐药结核：多重耐药结核及广泛耐药结核
  - 引入贝达喹啉、德拉马尼，并使用替代药物（利奈唑胺、氯法齐明）

预后
- 治疗成功率约 80%
- 死亡高危因素：HIV 感染、痰涂片阳性结核、多重耐药结核、广泛耐药结核、既往结核病史

风险因素
- 暴露增加：来自流行地区的移民、静脉吸毒者、聚集场所、卫生保健工作者
- 进展为活动性疾病的风险因素：年龄 <4 岁、静脉用药吸毒、免疫缺陷（HIV 感染）、生物制剂（肿瘤坏死因子 α 抑制剂）治疗、糖尿病、矽肺、慢性肾衰竭、体重过轻、胃切除术/旁路手术、酗酒/过度吸烟、恶性肿瘤

诊断要点

考虑的诊断
- 对上叶伴空洞的肺炎进行积极评价，以排除结核
  - 如果平片有可疑上叶空洞性病变，CT 有助于确认
  - 对上肺空洞性病变患者进行隔离，直至排除结核

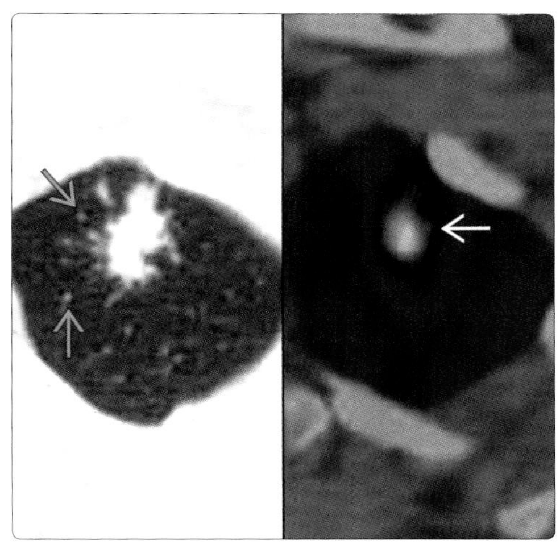

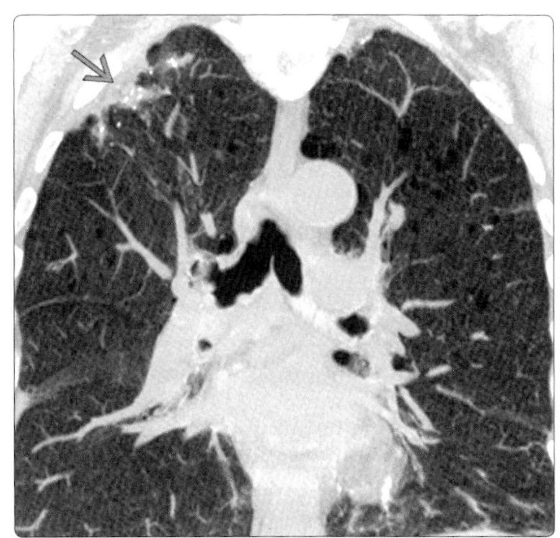

（左图）肺结核患者，HRCT（左）和 FDG PET/CT（右）横断位组合图像显示左肺上叶 FDG 高代谢结节➡，周围可见卫星灶➡。此类病变在影像学上与肺癌相似，但卫星结节在结核瘤及真菌感染中常见。

（右图）一名 101 岁营养不良的男性患者，曾因结核病治疗，冠状位平扫 CT 显示右肺上叶纤维灶➡源于陈旧性感染以及大量双侧结节，与粟粒性结核病有关。

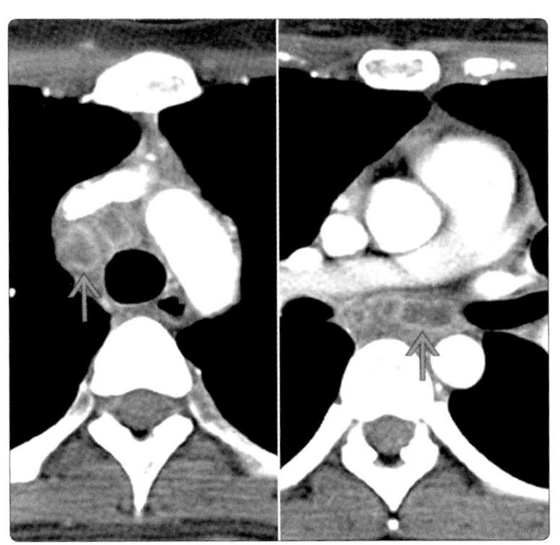

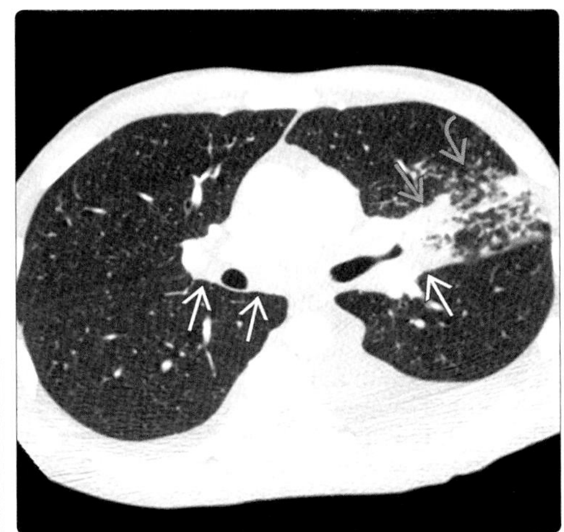

（左图）22 岁女性结核患者，横断位增强 CT 合成图像显示纵隔淋巴结肿大➡，伴边缘强化和干酪样坏死所致中心低密度。

（右图）35 岁男性患有严重类风湿关节炎，接受肿瘤坏死因子抑制剂治疗，横断位增强 CT 显示结核，表现为实变➡、小叶中央结节➡，胸腔积液和淋巴结肿大➡，以上是免疫功能低下患者的典型表现。

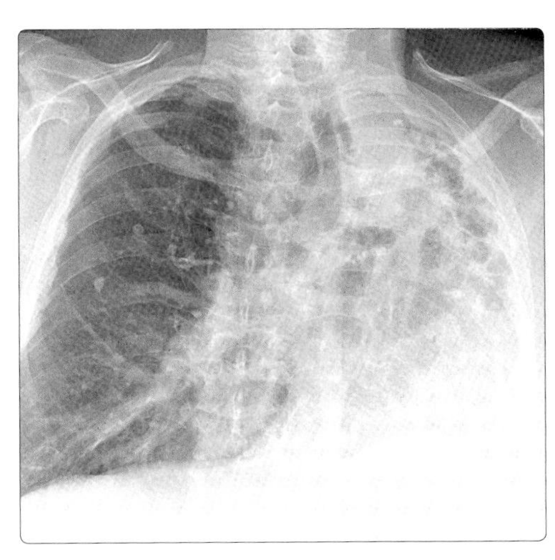

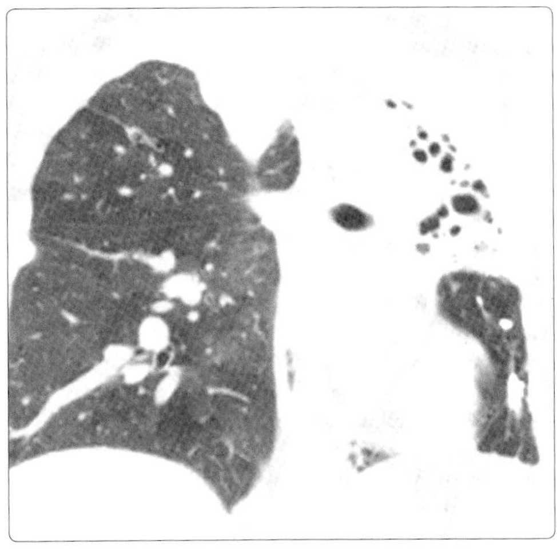

（左图）77 岁无症状女性，既往有活动性肺结核治疗史，胸片显示严重左肺容量下降、支气管扩张和结构扭曲。

（右图）同一患者冠状位平扫 CT 显示严重的左上肺叶支气管扩张和体积缩小。影像学表现较稳定，痰液分析阴性。陈旧性肺结核可表现为广泛的影像学异常，包括纤维结节灶及支气管扩张。

非结核分枝杆菌感染

关键要点

术语

- 非结核分枝杆菌（NTMB）
- 非结核分枝杆菌感染（NTMBI）
- NTMB 肺部感染：惰性、缓慢进展的疾病

影像学表现

- 支气管扩张型：中叶 / 舌部支气管扩张和细胞性细支气管炎
- 纤维空洞型：上叶空洞性病变伴胸膜增厚
- 热浴肺：弥漫性小叶中心磨玻璃密度微结节
- 免疫受损患者
  - 实变，结节，肿块
  - 纵隔 / 肺门淋巴结肿大
- 孤立性结节或肿块
  - 类似肺癌；可出现毛刺
- NTMBI 病灶在 PET/CT 上为 FDG 高代谢

主要鉴别诊断

- 结核
- 弥漫性吸入性细支气管炎
- 过敏性肺炎
- 肺癌

病理学表现

- 肉芽肿性炎、坏死及纤维化

临床要点

- 症状：咳嗽，咳痰，乏力

诊断要点

- 老年女性，影像表现为中叶 / 舌段支气管扩张及细胞性细支气管炎，应考虑 NTMBI
- 纤维空洞型 NTMB 可与结核表现相似
- 在 CD4 计数非常低及淋巴结肿大的患者，要考虑播散性 NTMB
- 诊断：符合临床和微生物学标准

（左图）72 岁女性，支气管扩张性非结核分枝杆菌感染，胸片显示中叶和舌段不均匀异常密度影➡，心缘模糊。

（右图）同一患者横断位平扫 CT 显示中叶和舌段支气管扩张和体积缩小➡，双侧下叶多灶性细胞性细支气管炎和支气管扩张➡。这是支气管扩张型非结核分枝杆菌感染的典型影像学表现。

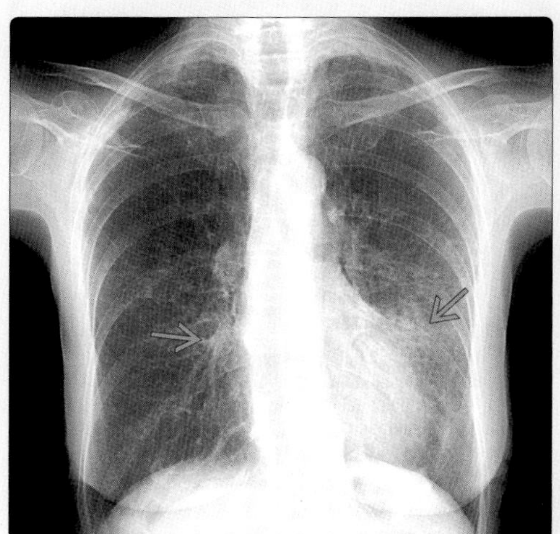

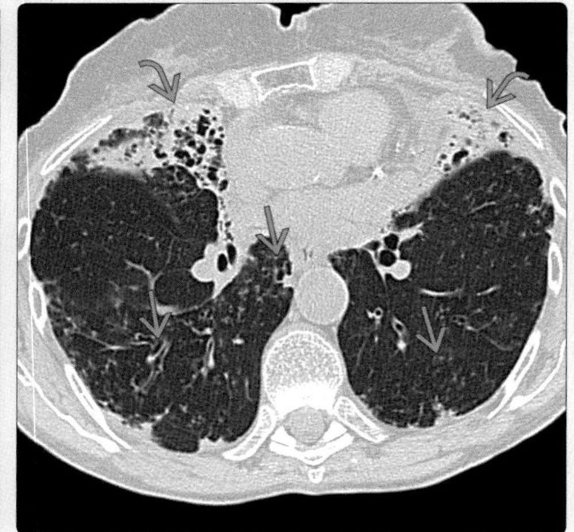

（左图）支气管扩张性非结核分枝杆菌感染患者标本，低倍显微照片（HE 染色）显示扩张支气管➡，腔内渗出物和壁内肉芽肿➡。

（右图）肿块样非结核分枝杆菌感染患者，横断位 FDG PET/CT 融合图像显示左下叶肿块➡，呈 FDG 高代谢。该病可表现为孤立性肺结节或肿块，在胸片、CT 和 PET/CT 表现类似肺癌。

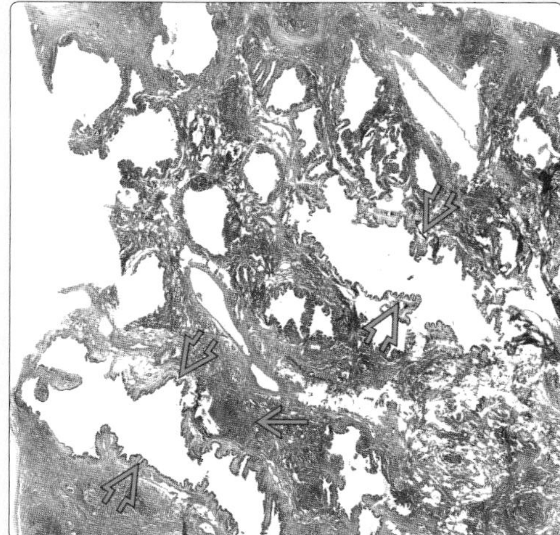

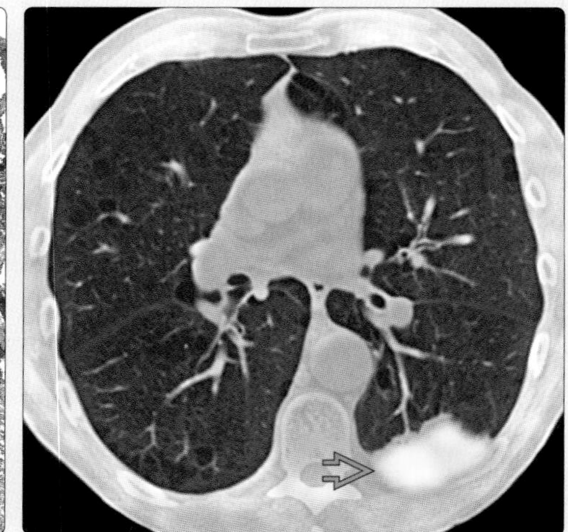

术语

缩写词
- 非结核分枝杆菌（NTMB）
- 非结核分枝杆菌感染（NTMBI）
- 鸟分枝杆菌复合体（MAC）

同义词
- 非结核分枝杆菌（MOTT）
- 温德米尔夫人综合征
  - 结节性支气管扩张型 NTMBI 的最初描述

定义
- NTM 肺部感染
  - 同义词：环境分枝杆菌，非典型分枝杆菌，MOTT
  - 无人际传播（不需要隔离受感染患者）
  - 从环境来源（管道供水和污染土壤）获取
  - 惰性和缓慢进展的疾病

影像学表现

基本特征
- 最佳诊断思路
  - 支气管扩张型：中叶 / 舌段支气管扩张和细胞性细支气管炎
  - 纤维空洞型：上叶空洞性病变及胸膜增厚
  - 热浴肺：弥漫性小叶中心型磨玻璃密度微结节

X 线表现
- 纤维空洞型
  - 上叶薄壁空洞性病变
  - 肺尖胸膜增厚
- 支气管扩张型
  - 中叶及舌段网状影或不均匀阴影
  - 中叶及舌部体积减小并支气管扩张
- 孤立性结节 / 肿块（可类似肺癌）
- 免疫受损宿主
  - 实变，结节，肿块
  - 纵隔 / 肺门淋巴结肿大

CT 表现
- 纤维空洞型
  - 上叶空洞伴体积减小及顶部胸膜增厚
    - 典型的薄壁空洞；轻度壁增厚及空洞壁结节也有报道
  - 辅助表现
    - 肺气肿（常见）
    - 间质性肺病
- 支气管扩张型
  - 典型的中叶和舌段受累，可累及任何肺叶
  - 支气管扩张，支气管壁增厚，黏液栓
  - 小叶中心型微结节（常为“树芽”状结节）
- 纤维空洞及支气管扩张混合型常见
- 热浴肺
  - 非纤维性过敏性肺炎（HP）
    - 小叶中心磨玻璃密度微结节
    - 马赛克密度及空气潴留
- 孤立结节或肿块
  - 类似肺癌，可表现为毛刺样边缘
- 免疫受损患者
  - 实变，结节，肿块
  - 淋巴结肿大伴中心低密度

核医学表现
- PET/CT
  - NTMBI 病灶通常为 FDG 高摄取
  - 孤立性结节 / 肿块形态学上可与肺癌相似，并表现为 FDG 高摄取

鉴别诊断

结核
- NTMBI 与继发性结核（TB）难以鉴别：上叶空洞及“树芽”影
- 系列影像：NTMB 病程数月至数年，TB 病程数周至数月

弥漫性吸入性细支气管炎
- 可与支气管扩张型 NTMBI 难以区分
- 误吸的危险因素：贲门失弛缓症、食管梗阻、食管动力障碍、胃束带手术、胃食管反流、神经系统疾病（如痴呆）等

过敏性肺炎
- 热浴肺：HP 的特殊类型，与非纤维化 HP 难以鉴别

肺癌
- 在 CT 和(或)PET/CT 上表现为孤立性结节或肿块时，可在形态学上与 NTMB 难以鉴别

病理学表现

镜下表现
- 基本表现
  - 与结核相似：不同程度的肉芽肿性炎、坏死、纤维化
  - 纤维空洞型：上叶、大的坏死性空洞伴肺尖胸膜增厚
  - 支气管扩张型：小叶中央结节、分支状结节样病变、细支气管扩张、细支气管壁增厚；中等气道黏液栓
- CT / 病理相关性
  - 空洞壁：干酪样坏死、上皮细胞、多核巨细胞、肉芽组织、纤维包膜
  - 支气管扩张型：小叶中央小结节伴或不伴“树芽”影（终末期或呼吸性细支气管肉芽肿及干酪样坏死）
  - > 直径 10 mm 的结节及小叶实变：中心干酪样肉芽肿，边缘的非特异炎症合并淋巴细胞浸润取代正常肺泡

临床要点

临床表现

- 最常见的症状 / 体征
  - 咳嗽，咳痰，乏力
  - 既往肺部疾病（如慢性阻塞性肺病、囊性纤维化、支气管扩张、尘肺、肺纤维化、陈旧结核）
  - 热浴肺：呼吸困难，咳嗽，发热
  - 免疫受损患者
    - 人类免疫缺陷病毒（HIV）感染：发热，体重减轻，腹痛，腹泻，淋巴结肿大，肝脾肿大
    - 非 HIV 感染：发热，体重减轻，全身不适
- 临床特征
  - 支气管扩张型：70~80 岁白种人女性
    - 温德米尔夫人综合征
      - 取自奥斯卡·王尔德的戏剧《温德米尔夫人的扇子》中挑剔的温德米尔夫人的角色
      - 受感染的患者可能会主动抑制咳嗽，导致分泌物排出不良和 NTMB 植入
  - 纤维空洞型：既往肺部疾病（如肺气肿和肺纤维化）
  - 热浴肺：MAC 可在热水系统中生长（例如，室内游泳池、室内热水浴缸）
    - 被认为是对 MAC 的过敏性肺炎；但在支气管肺泡灌洗液培养中可发现 MAC
  - 免疫受损患者
    - HIV 感染
      - CD4<200 个 /mm^3
      - 播散性 NTMBI 伴极低 CD4（<50 个 /μL，200 个 /mm^3）
    - 非 HIV 感染
      - 化疗，实体器官移植，慢性皮质类固醇，白血病 / 淋巴瘤

人口统计学表现

- 流行病学
  - 在全球范围内逐渐增加的流行
    - 在美国和加拿大多于结核
    - 在美国，从 1994—1996 年到 2004—2006 年，患病率增加
      - 女性，(4.5~7.5) /10 万人；男性，(3.5~4.9) /10 万人
    - 在加拿大，从 1995 到 2003 年，总患病率为 (3.2~4.6) /10 万

诊断

- NTMBI 临床和微生物诊断标准
  - 临床诊断包括影像特征
- 美国胸科学会和美国传染病学会诊断标准
  - 临床标准（两者皆需要）
    - 肺部症状，平片见结节或空洞，CT/HRCT 上可见多灶性支气管扩张及小结节
    - 排除其他诊断
  - 微生物学的标准
    - 2 个不同样本的痰培养阳性（+）或
    - 至少 1 次支气管冲洗或灌洗培养阳性（+）或
    - 经支气管或肺活检，见肉芽肿性炎或抗酸杆菌（AFB），NTM 培养阳性或活检见肉芽肿性炎或 AFB，痰或支气管洗液 NTM 培养 1 次或以上阳性
- 经支气管肺活检诊断热浴肺
- 经皮或外科肺活检对获得性免疫缺陷综合征（AIDS）NTMB 的诊断
- 辅助试验
  - 免疫组化
    - 抗结核分枝杆菌和其他分枝杆菌（鸟型胞内分枝杆菌、肾分枝杆菌和副分枝杆菌）的多克隆抗体
    - 免疫反应杆菌的检测，特别是抗酸染色阴性的患者
  - 聚合酶链反应（PCR）
    - 扩增难溶物突变系统 PCR 和实时 PCR 方法快速检测单核苷酸多态性
    - 胞内分枝杆菌与鸟分枝杆菌的鉴别，对克拉霉素耐药 NTMB 生物的鉴别

自然病史和预后

- 50% 的 MAC 肺部感染患者存在影像学进展伴或不伴治疗
- 初次 CT 出现空洞或实变的患者更有可能进展并需要治疗
- 随访 CT 发现病变受累时，考虑抗生素治疗
- 预后
  - 对抗生素治疗反应不一
  - MAC 感染：胞内分枝杆菌感染更严重；体重指数较低，有呼吸道症状及纤维空洞性疾病者发生率高，痰涂片阳性率高，CT 显示病变范围广，预后较鸟型分枝杆菌感染差

治疗

- MAC
  - 纤维空洞型：克拉霉素或阿奇霉素，乙胺丁醇，利福平，和（或）链霉素或阿米卡星
  - 支气管扩张型：克拉霉素或阿奇霉素、乙胺丁醇及利福平联合使用
- 脓肿分枝杆菌：治疗困难

诊断要点

考虑的诊断

- 老年女性，影像学表现为中叶、舌段支气管扩张及细胞性细支气管炎，应考虑 NTMBI

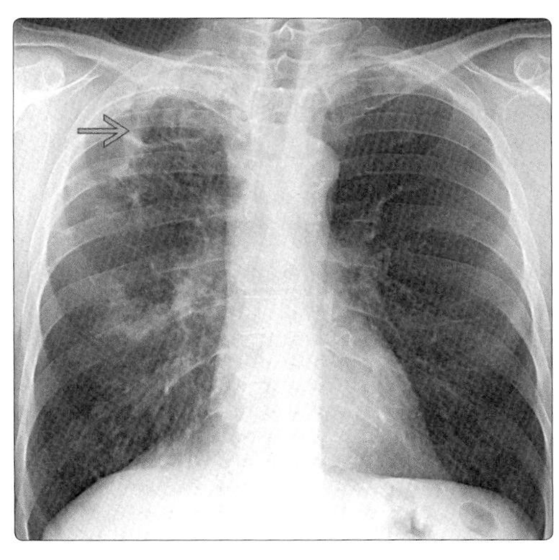

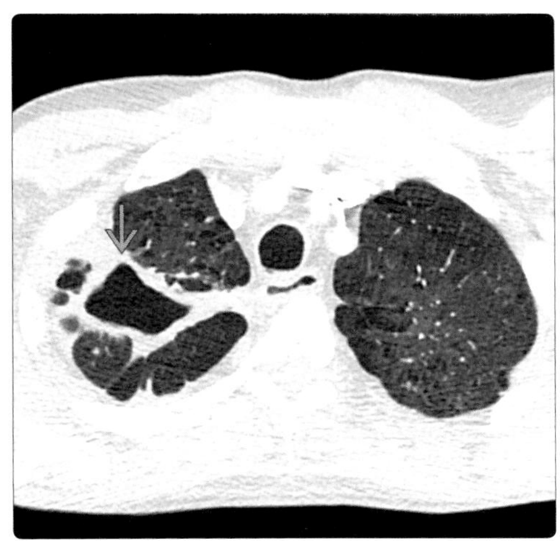

（左图）53 岁，男性，肺气肿合并空洞性非结核分枝杆菌感染，后前位胸片显示右肺多灶性不均匀密度影及右肺尖空洞性病变➡。

（右图）同一患者横断位增强 CT 显示上叶小叶中心肺气肿以及右上叶厚壁空洞➡。该疾病的空洞形式通常影响既往肺部疾病（肺气肿，间质性肺疾病）的患者，影像学上与结核病难以区分。

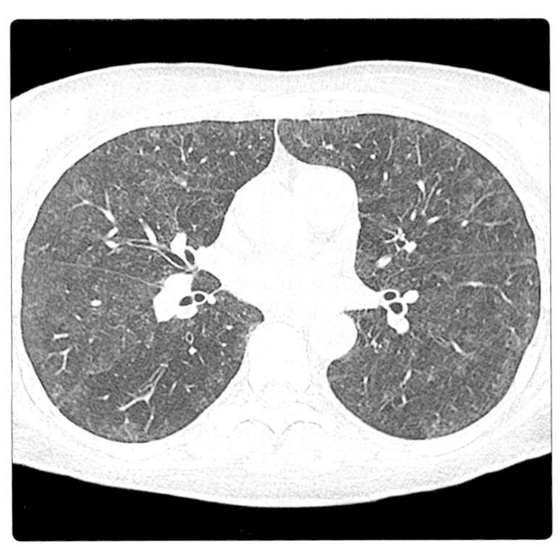

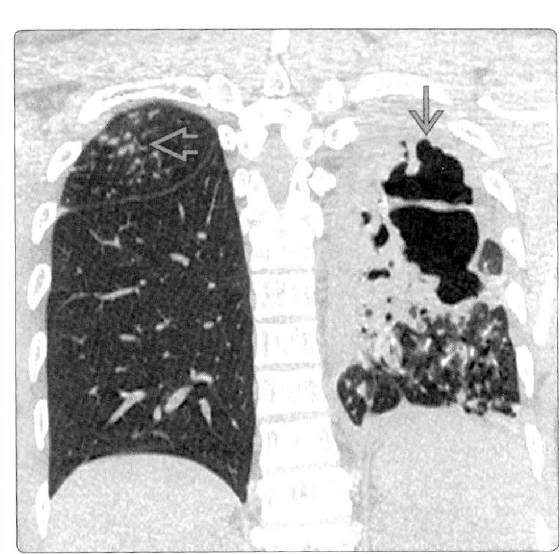

（左图）热浴肺患者，横断位 HRCT 显示双侧弥漫性磨玻璃样影、微结节及马赛克密度。非纤维化性过敏性肺炎的常见影像学表现。

（右图）37 岁男性，人类免疫缺陷病毒合并非结核分枝杆菌感染，冠状位平扫 CT 显示右上叶簇状微结节⇨和广泛的左肺空洞➡。空洞的形成表明宿主的免疫力部分存留。

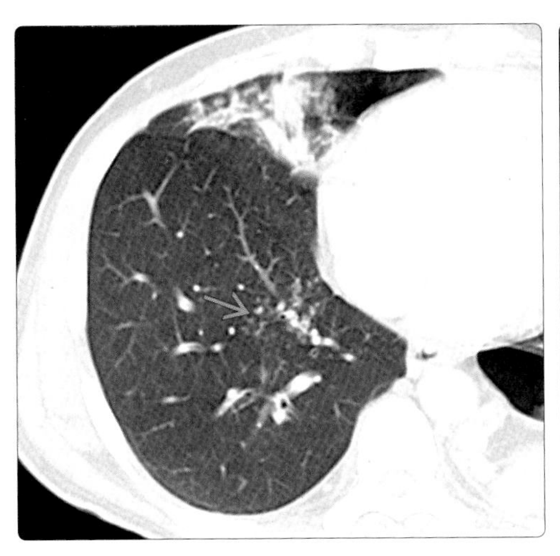

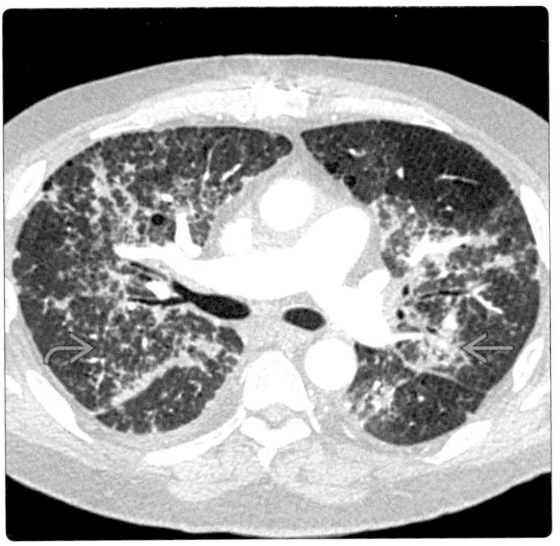

（左图）32 岁男性，人类免疫缺陷病毒合并非结核分枝杆菌感染，横断位增强 CT 显示中叶实变和右肺下叶微结节➡，符合感染性细支气管炎。

（右图）一名原位心脏移植史和非结核分枝杆菌感染的患者，横断位增强 CT 显示双肺实变➡和周围微结节➡。免疫抑制患者常发生弥漫性和严重的肺部感染。

支原体肺炎

关键要点

术语

- 肺炎支原体引起的肺部感染

影像学表现

- 平片
  - 充气不均（86%）
    - 下肺野为主（67%）
- 结节（50%）
    - 3~10mm（71%）
  - 支气管血管增厚（18%）
  - 淋巴结肿大（10%）
  - 胸腔积液（7%）
- CT
  - 磨玻璃影（86%）
  - 结节（89%）
  - 支气管血管束增厚（82%）
  - 实变（79%）
  - 小叶间隔增厚（21%）

主要鉴别诊断

- 病毒性肺炎
- 其他细菌性肺炎

病理学表现

- 肺炎支原体是苔藓门支原体科的一种细菌
- 以缺乏细胞壁为特征的细胞内病原体

临床要点

- 症状/体征
  - 咳嗽（最初没有分泌物）
  - 喉咙痛
  - 大疱性鼓膜炎
  - 脑炎、视神经炎、小脑综合征和无菌性脑膜炎
  - 红斑丘疹、水疱性皮疹和Stevens-Johnson综合征
- 通过呼吸道飞沫在人际传播

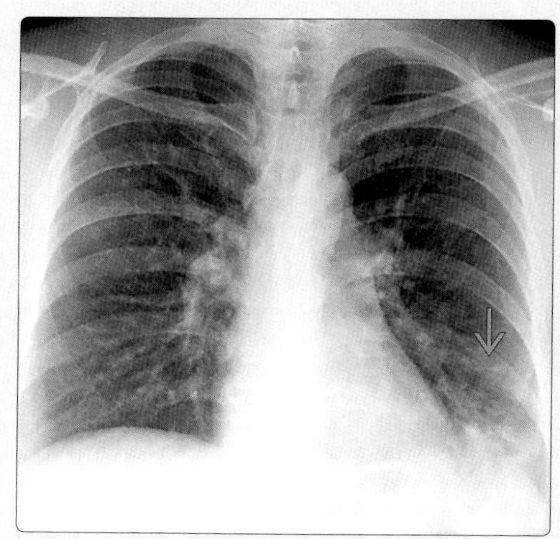

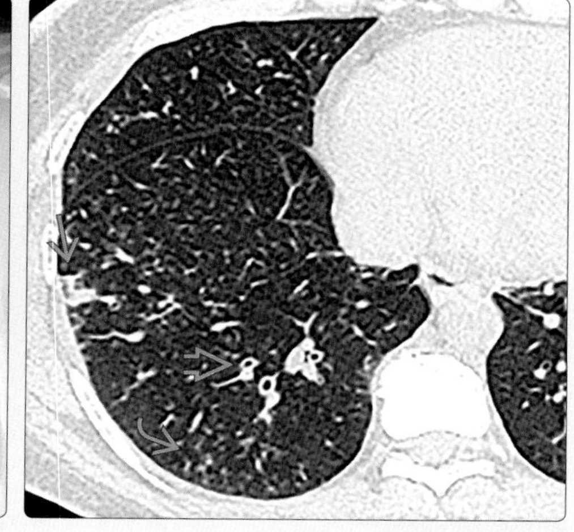

（左图）31岁肺炎支原体肺炎患者，胸片显示支气管壁增厚，左肺下叶基底段模糊结节➡。

（右图）同一患者横断位HRCT显示右肺下叶胸膜下小叶实变➡，小叶中央微结节➡，支气管血管管束增厚➡。肺炎链球菌感染的典型大叶性肺炎在肺炎支原体肺炎中并不常见。

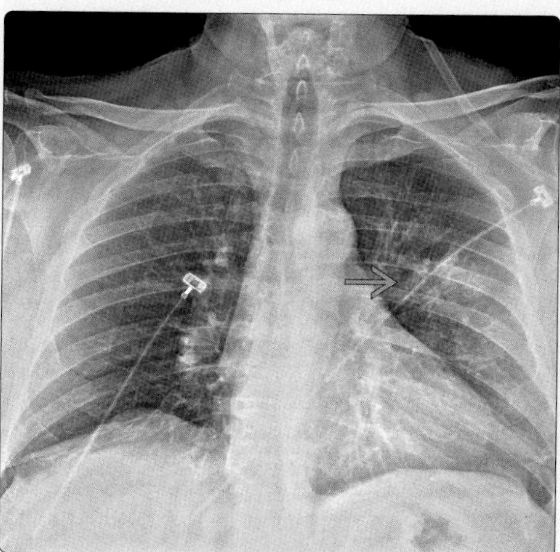

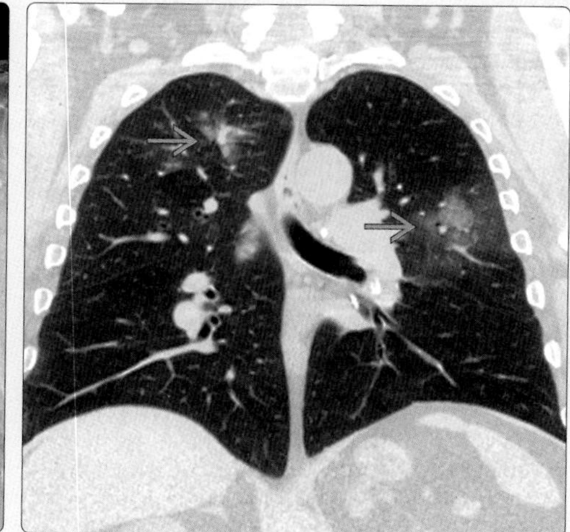

（左图）28岁肺炎支原体肺炎患者，胸片显示左肺上叶边界不清不均匀密度影➡。

（右图）同一患者冠状位平扫CT显示双侧上叶斑片状磨玻璃样浑浊➡。由于肺部微结节及磨玻璃影的影像学表现，肺炎支原体肺炎在胸片上通常缺乏明显异常，而被误认为正常。

支原体肺炎

术语

定义

- 肺炎支原体引起的肺部感染

影像学表现

基本表现

- 最佳诊断思路
  - 下叶基底段为主的磨玻璃密度和（或）实变，小叶中心型结节，支气管血管束增厚

X线表现

- 充气不均（86%）
  - 下肺野居多（67%）
- 结节（50%）
  - 3～10 mm（71%）
  - 下肺野居多（57%）
- 支气管血管增厚（18%）
- 线状影（10%）
- 淋巴结肿大（10%）
- 胸腔积液（7%）

CT表现

- 磨玻璃密度影（86%）
- 实变（79%）
  - 小叶分布（59%）
  - 胸膜下和（或）支气管血管周围
  - 单侧或双侧
- 结节（89%）
  - 小叶中心 > 支气管血管周围分布
  - 下肺野居多
- 支气管血管束增厚（82%）
- 小叶间隔增厚（21%）

推荐的影像学检查方法

- 最佳影像检查方法
  - 胸片：疑似肺炎患者的影像学选择
  - CT：临床高度怀疑肺炎，平片表现正常或不明确的患者

鉴别诊断

病毒性肺炎

- 影像学表现可能与支原体肺炎相似
- 小叶中央结节和支气管血管束增厚的比例因病毒类型而异

其他细菌性肺炎

- 多种细菌引起的肺炎的类似影像学表现
- 肺炎支原体肺炎患者小叶中央结节和支气管血管束增厚的发生率较高

机化性肺炎

- 基底段为主支气管血管周围或外围磨玻璃斑片和(或)实变
- 亚急性或慢性临床病程

病理学表现

基本表现

- 病因
  - 肺炎支原体：支原体科，支原体纲的细菌
  - 以缺乏细胞壁为特征的细胞内病原体
  - 具有自主分裂能力的小型自由生活细菌
  - 寄生于宿主上皮表面的黏膜病原体

镜下表现

- 急性细胞性细支气管炎伴支气管和细支气管纤毛上皮溃疡和破坏
- 淋巴细胞、浆细胞和巨噬细胞的支气管周围和血管周围间质浸润

临床要点

临床表现

- 最常见的症状 / 体征
  - 咳嗽（最初没有分泌物）
  - 咽喉痛
  - 发热
  - 头痛
- 其他症状 / 体征
  - 肺外表现
    - 中枢神经系统并发症
      - 脑炎、视神经炎、小脑综合征、无菌性脑膜炎
    - 皮肤并发症
      - 红斑斑疹性水疱性皮疹和 Stevens-Johnson 综合征
    - 大疱的鼓膜炎
  - 哮喘或慢性支气管炎的加重

人口统计学表现

- 年龄
  - 儿童和青年
- 性别
  - 女性 > 男性
- 流行病学
  - 3%～10% 的肺炎分枝杆菌感染患者会发展为肺炎
  - 占普通人群肺炎总数的 15%～40%
  - 10% 的肺炎需要住院治疗

自然病史和预后

- 通过呼吸道飞沫在人与人之间传播
- 潜伏期长（2～3 周）
- 肺炎支原体肺炎通常预后良好
- 重症病程占肺炎支原体肺炎的 6%
- 重症肺炎的危险因素：无脾、镰状细胞病及低 γ 球蛋白血症

病毒性肺炎

关键要点

术语
- 病毒通常影响呼吸道上皮

影像学表现
- 平片
  - 就诊时可能正常（20%）
  - 局灶性或多灶性实变
- CT/HRCT
  - 马赛克样和呼吸相空气潴留
  - 磨玻璃密度斑片和实变影
  - 结节、微小结节和“树芽”征混合存在
- 小叶间隔增厚
- 气管和（或）细支气管壁增厚

主要鉴别诊断
- 细菌性肺炎
- 吸入性肺炎
- 弥漫性肺泡出血
- 机化性肺炎

临床要点
- 感冒：上呼吸道症状（扁桃体咽炎、咽炎、会厌炎、鼻窦炎、中耳炎、结膜炎）
- 流感综合征：突然发热、头痛、肌痛和不适
- 婴儿和儿童急性细支气管炎：伴有呼吸道病毒感染症状的喘息
- 社区获得性肺炎患者的病毒感染率高（2%～35%）

诊断要点
- 诊断依赖于临床怀疑：宿主危险因素、临床表现和暴露史
- 大叶实变在病毒性肺炎中不常见
- 结节 <10 mm，可表现为 CT 晕征，不表现空洞
- 伴随支气管走行或小叶中心结节和马赛克征常见于病毒性细支气管炎

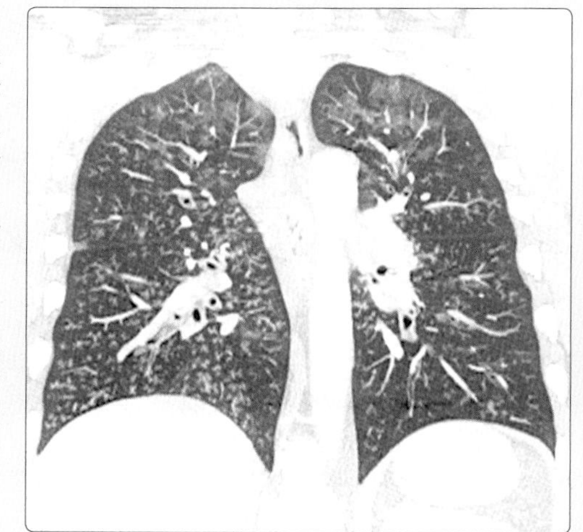

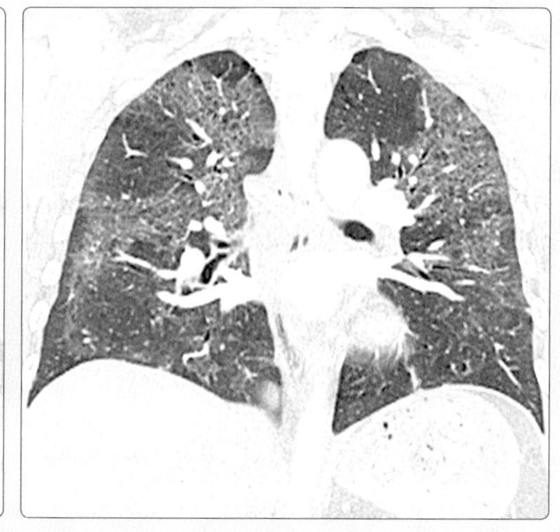

（左图）呼吸道合胞病毒引起的急性感染性细支气管炎患者，冠状位 HRCT 显示弥漫性双肺“树芽”结节和上叶磨玻璃密度影。呼吸道合胞病毒是传染性细支气管炎的常见病因，并与儿童哮喘有关。

（右图）52 岁鼻病毒肺炎患者冠状位 HRCT 显示双肺多灶小叶周围磨玻璃影。鼻病毒是引起普通感冒的主要原因，但偶尔也会累及肺部。

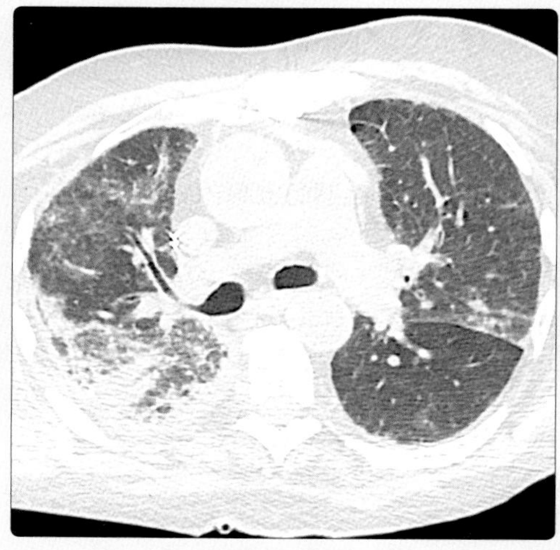

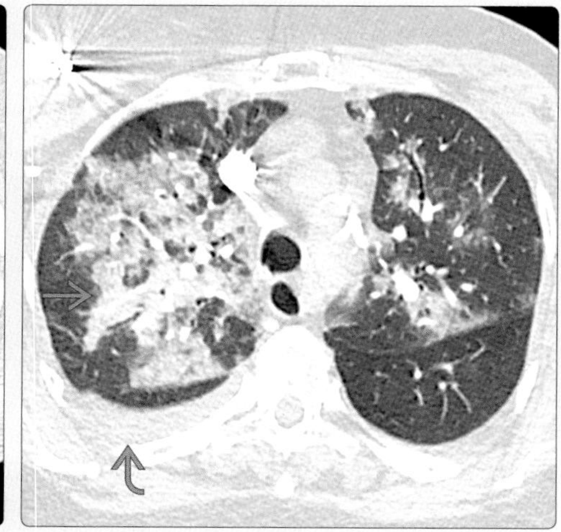

（左图）75 岁男性单纯疱疹病毒性肺炎患者，横断位平扫 CT 显示多灶磨玻璃密度影和实变。疱疹性肺炎是罕见的，但可发生在烧伤、移植、怀孕、恶性肿瘤和人类免疫缺陷病毒感染患者。

（右图）横断位增强 CT 显示 71 岁女性肺病毒肺患者双侧实变→，右侧少量胸腔积液↗，人偏肺病毒是病毒性肺炎的常见病因。

术语

定义

- 肺部病毒感染；影响从气管到末端细支气管的呼吸道上皮；肺泡受累较少见；通常严重且进展迅速

RNA 病毒相关疾病

- 流感
  - 季节性社区感染、地方性感染和不可预测的大流行
  - 甲型流感：就发病率和死亡率而言，是一般人群中最重要的呼吸道病毒
  - 在免疫功能低下的宿主中，引起呼吸道疾病的主要原因
- 禽流感（H5N1）
  - 接触受感染的禽鸟；通常是家禽
  - 总死亡率超过 60%
- 猪流感（H1N1）
  - 21 世纪第一次大流行，最初在墨西哥报道（2009 年春）
  - 人际传播率高，但毒力并不比季节性流感高
- 副流感病毒
  - 成人和儿童季节性上呼吸道感染的常见原因
  - 3 型副流感病毒：免疫缺陷宿主和实体器官移植受者的呼吸道疾病
- 呼吸道合胞病毒（RSV）
  - 呼吸道感染的普遍原因
  - 婴儿下呼吸道感染最常见的病毒性病因
- 人偏肺病毒（hMPV）
  - 涉及 4%~21% 患急性毛细支气管炎的婴儿
    - 症状与 RSV 难以区分
  - 4% 的社区获得性肺炎（CAP）或慢性阻塞性肺病（COPD）患者病情加重
- 麻疹
  - 世界三大传染病之一
    - 每年有 150 万儿童死亡
- 柯萨奇病毒、埃可病毒、肠道病毒
  - 下呼吸道感染可能是偶发性的，并不总是与肺炎相关
- 人嗜 T 淋巴细胞病毒 1 型（HTLV-1）
  - 成人 T 细胞白血病或淋巴瘤的病因性逆转录病毒
    - 相关的
      - 脊髓病
      - 干燥综合征
      - 淋巴样间质性肺炎
- 汉坦病毒
  - 鼠传人畜共患疾病
    - 汉坦病毒肺综合征：严重急性呼吸窘迫综合征（ARDS），临床进展迅速，死亡率高
- 严重急性呼吸系统综合征（SARS）
  - 2002 年新发现的 SARS 相关冠状病毒（SARS-cov）引起的非典型肺炎（中国广东）
  - 新冠疫情（2019 年）
- 中东呼吸综合征（MERS）
  - MERS 冠状病毒（MERS-cov）引发的急性病毒性呼吸道疾病

DNA 病毒

- 腺病毒
  - 5%~10% 的婴儿和儿童急性呼吸道感染，<1% 的成人呼吸道疾病
  - Swyer-James-MacLeod 综合征：儿童腺病毒感染引起的获得性缩窄性细支气管炎
- 水痘病毒
  - 儿童时期常见的传染性感染；在成人中越来越常见
    - 水痘肺炎：每 400 例成人水痘感染病例中有 1 例
- 巨细胞病毒（CMV）
  - CMV 感染：> 占造血干细胞移植（HSCT）受者的 70%；约 1/3 发生巨细胞病毒肺炎
    - 移植后感染（移植后 30~100 天）
- EB 病毒（EBV）
  - 原发性感染表现为传染性单核细胞增多症
  - EBV 肺炎：在免疫良好或免疫低下的受试者中罕见
  - 与 Burkitt 淋巴瘤、霍奇金淋巴瘤、鼻咽癌的发展有关

影像学表现

X 线表现

- 多变和异病同影的表现
  - 表现正常（20%）
- 气管支气管炎
  - 气管壁增厚
  - 肺不张：盘状至节段性（黏液堵塞）
- 肺炎
  - 实变：外周、中、下肺区（40%）
  - 单侧或双侧实变
  - 弥漫性实变
- 并发症
  - 合并细菌感染：突然恶化，空洞，胸腔积液增多
- 不典型表现
  - 肺门或纵隔淋巴结肿大：麻疹和传染性单核细胞增多
  - 脾肿大：传染性单核细胞增多
- 心脏增大（心包积液）：汉坦病毒
- 胸腔积液
  - 除腺病毒、麻疹、汉坦病毒、HSV-1 外罕见

CT 表现

- 肺实质低密度改变
  - 斑片状不均匀低密度影（马赛克衰减）
    - 细支气管阻塞（炎症或瘢痕）和继发性血管收缩
      - 吸气 / 呼气相 CT：细支气管与肺血管疾病的

鉴别
- □ 细支气管疾病（空气滞留）：吸气时肺透亮度减低，呼气时肺密度增高
- □ 血管疾病：肺透亮度减低或肺容积减少

- 磨玻璃和肺实变
  - 小叶间隔增厚和部分气腔充填并存
  - 肺实变：支气管肺炎表现为斑片状，边界不清密度增高影；大叶性肺炎表现为局灶性，边界清楚的密度增高影
  - 斑片影可因重症患者合并急性肺损伤（ALI）引起；小叶周围分布
- 结节、微结节和“树芽”征
  - 病毒感染中常见结节直径为 1～10 mm
    - 小叶中心结节
      - □ 邻近间质及肺泡炎症、浸润影或纤维化
    - “树芽”征；表明存在小气道病变
      - □ 小叶中心细支气管扩张伴黏液、液体、脓液嵌塞
    - 分支或小叶结节和马赛克征：常见于病毒性细支气管炎
    - 粟粒性结节
      - □ 发生于几乎任何微生物感染：尤其在肺结核、真菌、水痘带状疱疹病毒感染中出现
- 小叶间隔增厚：在 ARDS 广泛存在
- 支气管和（或）细支气管壁增厚
  - 水肿、平滑肌增生引起的炎性渗出及细支气管壁增厚

鉴别诊断

细菌性肺炎
- 实变、细胞性细支气管炎
- 可能出现空洞

吸入性肺炎
- 基底部分布为主的富细胞型细支气管炎
- 食道异常，神经障碍和吞咽障碍

弥漫性肺泡出血
- 磨玻璃密度影伴或不伴有小叶间隔增厚（“铺路石”征）
- 无感染迹象和症状

机化性肺炎
- 可能与病毒感染共存（如 COVID-19 和流感）
- 胸膜下或支气管周围肺实变；小叶周围分布
- 游走性肺部斑片影
- 反晕征

病理学表现

镜下表现
- 结节包含有细胞质包涵体的感染细胞：巨细胞病毒，腺病毒，疱疹病毒
- 坏死性支气管炎和（或）细支气管炎和弥漫性肺泡损伤（DAD）：流感，RSV，副流感病毒
- 细支气管炎和支气管扩张：腺病毒
- 坏死性支气管肺炎，多中心出血（以气道为中心）：单纯疱疹病毒
- 急性间质性肺炎：弥漫性肺泡增厚，由水肿和单核细胞、纤维蛋白渗出液和（或）透明膜组成
  - CMV、汉坦病毒（汉坦病毒肺综合征）、SARS、MERS、COVID-19
- 小血管内皮损伤（局灶性出血坏死，肺泡壁单核细胞浸润，肺泡纤维素蛋白渗出物）：水痘 – 带状疱疹病毒

临床要点

临床表现
- 最常见的症状 / 体征
  - 临床症状
    - 感冒：上呼吸道症状（扁桃体咽炎、咽炎、会厌炎、鼻窦炎、中耳炎、结膜炎）
    - 流感综合征：突然发热、头痛、肌肉痛、不适
  - 婴幼儿急性细支气管炎：喘息，伴有呼吸道病毒感染症状
    - RSV（最常见）、腺病毒、流感、副流感
  - CAP：咳嗽、咳痰、呼吸困难、发热、体格检查异常（干啰音、湿啰音）
    - 流感和呼吸道合胞病毒（RSV）
      - □ 合并症或危险因素：吸烟、COPD、哮喘、糖尿病、恶性肿瘤、心力衰竭、神经系统疾病、吸毒和酗酒、慢性肝病
- 临床特征
  - 生物标记物
    - 降钙素原：病毒感染时下降或略升高，细菌感染上升

人口统计学表现
- 世界范围内，作为病因越来越多地引起肺部疾病
- CAP 的病毒感染率高（2%～35%）
  - 流感、hMPV 和 RSV：占 CAP 患者所有病毒病原体的 2/3

自然病史与预后
- 预后多变
  - 免疫力正常的患者可完全康复

诊断要点

影像解读要点
- 大叶性肺实变在病毒性肺炎中不常见
- 结节 <10 mm，CT 可表现出晕征，不会出现空洞
- 病毒性细支气管炎常见分支或小叶中心结节和马赛克征 / 肺透亮度减低
- 合并机化性肺炎可能是 ALI 的表现（小叶周围分布）

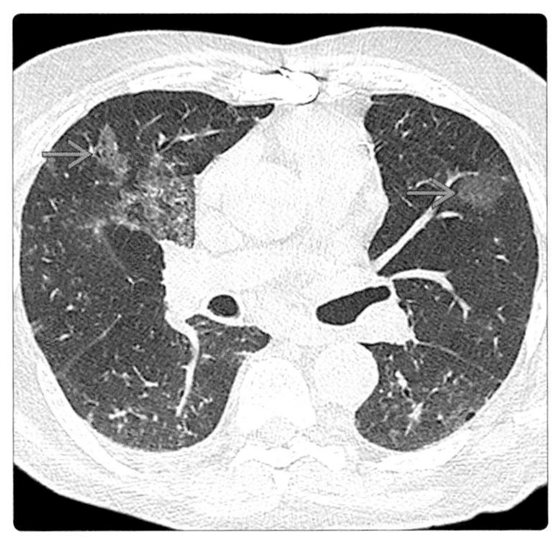

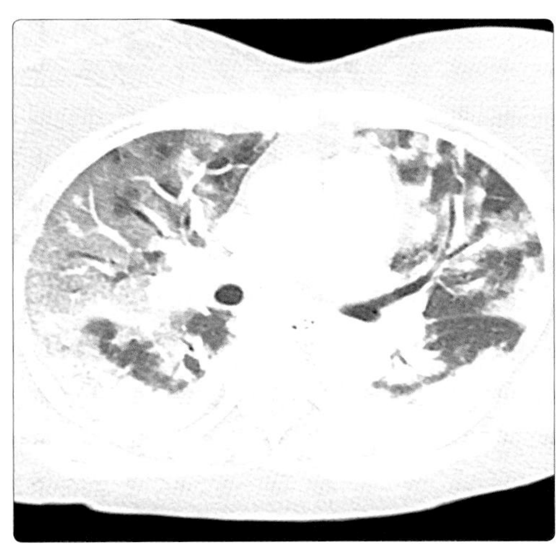

（左图）骨髓移植患者并发3型副流感病毒肺炎，横断位HRCT显示散在双侧磨玻璃密度影➡。流感、呼吸道合胞病毒、鼻病毒和副流感病毒是该类患者人群中最常见的病原体。

（右图）A型流感病毒肺炎患者，横断位增强CT显示广泛的双侧外周部磨玻璃密度影和实变。机化性肺炎的常见组织学表现即为小叶周围型。

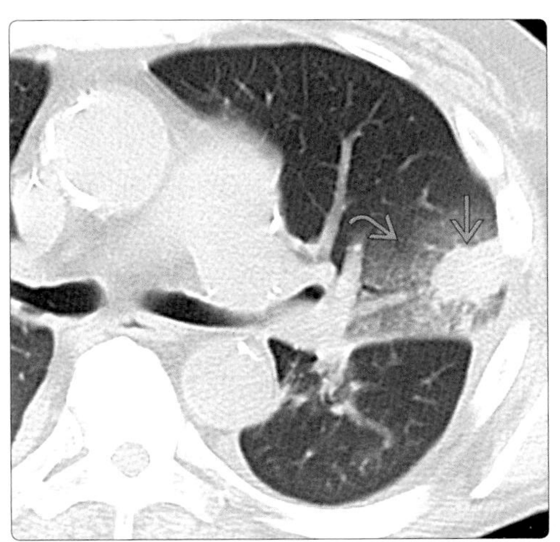

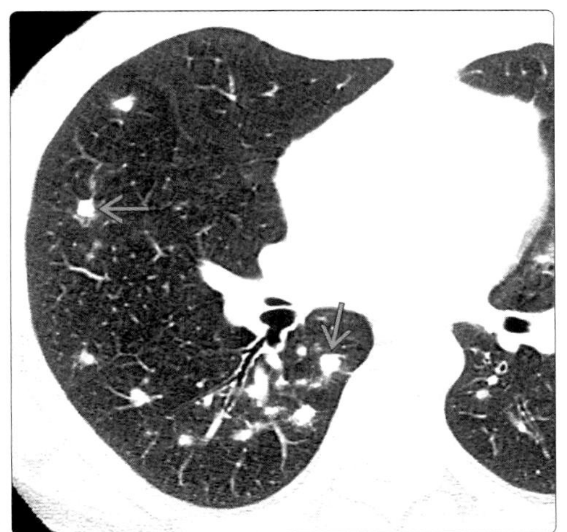

（左图）双侧肺移植史的巨细胞病毒肺炎患者，横断位平扫CT显示左上叶结节➡，周围有磨玻璃样阴影➡，即晕征，常与病灶周围出血相关。

（右图）有巨细胞病毒感染的造血干细胞移植受者，横断位平扫CT显示多个随机分布的<10 mm的肺结节，周围为磨玻璃影➡。这些表现可能是病毒感染的有力支持。

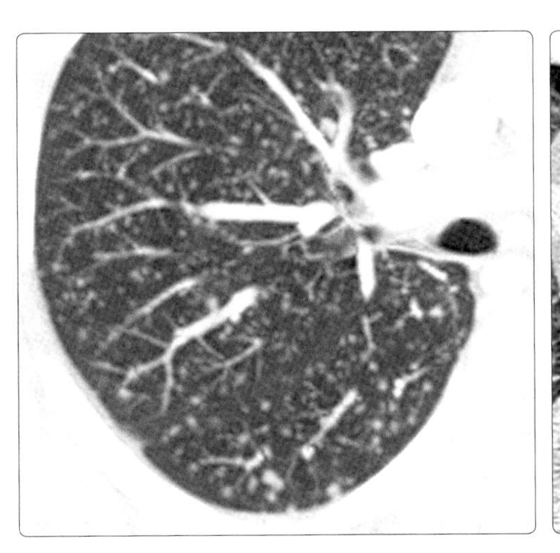

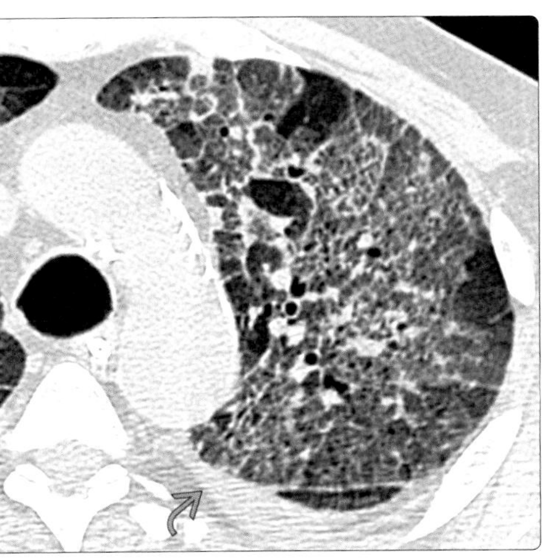

（左图）28岁男性，水痘–带状疱疹病毒感染引起发热及皮疹，横断位增强CT显示肺内散在分布有大量1~2 mm粟粒结节。

（右图）汉坦病毒肺综合征患者，横断位平扫CT显示弥漫性对称性分布的磨玻璃影，伴条索影和网状影，即“铺路石”征，双侧少量胸腔积液➡。以上表现与弥漫性肺泡损伤有关（感谢A. S. Sousa博士供图）。

流感肺炎

关键要点

术语

- 人类流感：RNA 病毒，分为 A、B、C 型
- 流感肺炎：肺部炎症 / 损害，指导呼吸道上皮细胞的病毒感染

影像学表现

- 平片
  - 间质模糊不清
  - 结节或斑片磨玻璃影
  - 出血性水肿引起的广泛气腔填充
  - 急性肺炎，迅速发展为急性呼吸窘迫综合征
- CT
  - 马赛克征
  - 磨玻璃斑片影和实变
  - 结节：小叶中心性结节，1~10 mm
  - "树芽"征
- HRCT：呼吸相空气潴留

主要鉴别诊断

- 其他病毒性肺炎
- 肺炎支原体，细菌性肺炎

病理

- 气道上皮坏死，黏膜下慢性炎症

临床要点

- 症状 / 体征
  - 通常累及上呼吸道
  - 干咳、流涕、喉咙痛
  - 流感综合征：突发感染，头痛，肌痛不适
- 大部分病毒感染出现在免疫力低下的成人患者
- 季节性上呼吸道为主

诊断要点

- 影像表现不能预测病原体

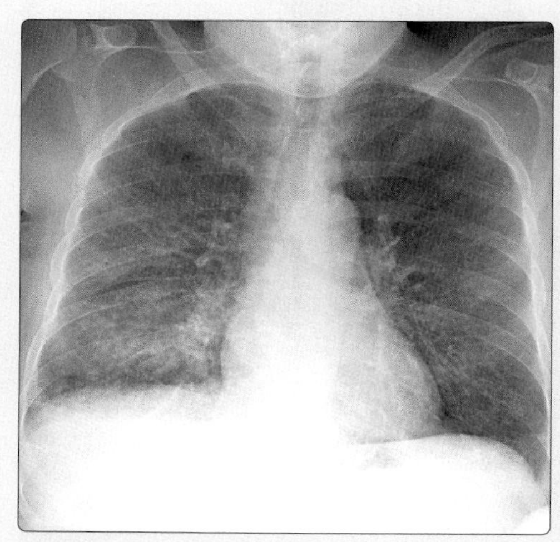

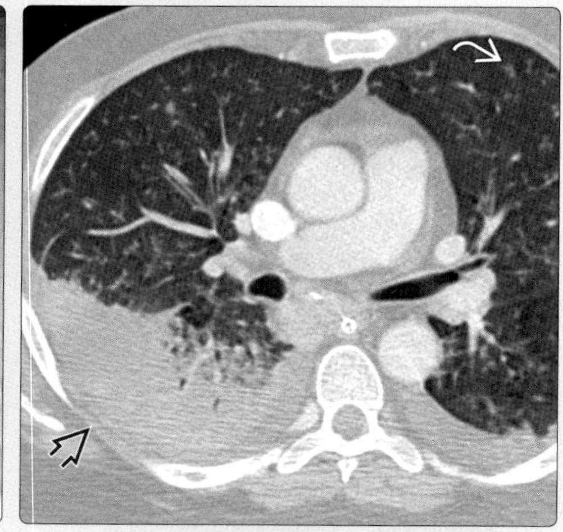

（左图）一名患有慢性淋巴细胞白血病的 61 岁男性，有咳嗽和呼吸困难，胸片表现为双肺不对称斑片影及空气潴留，右肺斑片影更明显。

（右图）同一患者的横断位增强 CT 显示"树芽"状小叶中心结节➦和右下叶实变⇨，双侧胸腔少量积液。患者于 1 周后死于急性呼吸窘迫综合征，为甲型流感肺炎的并发症。

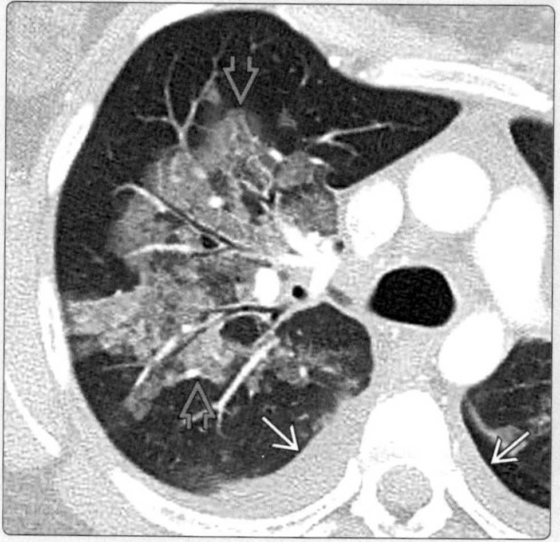

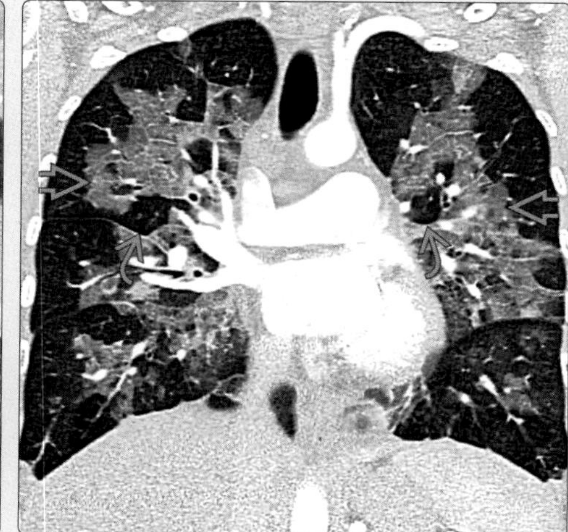

（左图）29 岁女性甲型流感（H1N1）患者，横断位增强 CT 显示中央分布的支气管血管周围磨玻璃影伴小叶间隔增厚⇨，双侧胸腔少量积液➡。

（右图）同一患者冠状位 CT 显示双肺受累。磨玻璃密度影⇨主要分布于肺门周围中心部。注意小叶周围分布➦的空气潴留，也可在机化性肺炎中看到。

流感肺炎

术语

同义词

- 甲型流感：禽流感 H5N1、猪流感 H1N1

定义

- 人类流感是 RNA 病毒，可分为 A、B 和 C 型，可进一步细分为若干亚型，例如，甲型流感有 H1N1、H1N2、H2N1、H3N1 等；乙型流感 B 亚型为 B/Yamagata 和 B/Victoria 谱系
- 流感性肺炎是由呼吸道上皮细胞直接感染病毒引起的肺部炎症和功能受损

影像学表现

基本表现

- 部位
  - 单侧或双侧，通常在下叶
- 大小
  - 斑点状的磨玻璃影和（或）肺实变影
- 形态
  - 大叶实变不常见

X 线表现

- 平片
  - 间质性磨玻璃影
  - 结节状或斑块状的磨玻璃影；支气管肺炎样改变
    - 斑片状实变影（1~2 cm）
  - 大面积肺实质病变，伴有出血性水肿
  - 空洞形成提示合并金黄色葡萄球菌感染
  - 少量胸腔积液（罕见）通常代表继发细菌感染
  - 急性肺炎迅速进展为急性呼吸窘迫综合征（ARDS）

CT 表现

- 平扫 CT
  - 马赛克征：肺实质表现为斑片状不均匀密度影
  - 小叶磨玻璃密度及实变影：斑片状、边界模糊的支气管肺炎或边界清楚的局灶性大叶性肺炎
    - 沿小叶周围分布可能与急性机化性肺炎有关
  - 结节和“树芽”状斑片影：1~10 mm，小叶中心分布，密集分布的磨玻璃密度影
  - 可发生继发细菌性肺炎
    - 肺炎链球菌、流感嗜血杆菌和金黄色葡萄球菌
    - 密度较高肺实变影
  - 胸腔积液罕见
- HRCT
  - 低灌注肺表示呼气性气体潴留
- 推荐的影像学检查方法
  - 平片：用于疾病检出、确定病变范围和监测治疗效果

鉴别诊断

肺炎支原体感染

- 区段性支气管周围斑片影，类似于病毒性肺炎；临床症状轻于影像学表现
- 季节性：春季和秋季

其他病毒性肺炎

- COVID-19 的急性肺损伤表现与流感感染鉴别困难

病理学表现

基本表现

- 弥漫性上皮感染

镜下表现

- 气道上皮坏死，黏膜下慢性炎症
- 坏死性支气管炎和（或）细支气管炎
- 弥漫性肺泡损伤，出血

实验室检查

- 单链 RNA 病毒，正黏病毒科
- 病毒培养结果需 3~14 天
- 核酸扩增试验，提高检测病毒的能力，逆转录 PCR

临床要点

临床表现

- 最常见的症状 / 体征
  - 通常仅限于上呼吸道
  - 干咳，流涕，咽痛
  - 流感综合征：急性发热，头痛，肌肉痛，乏力
- 临床特征
  - 生物标志物
    - 降钙素原：通常正常或轻度升高；升高常与细菌感染同时存在

人口统计学表现

- 流行病学
  - 重症肺炎可能累及所有年龄段

自然病史和预后

- 免疫力良好的成人中，流感占大部分病毒性肺炎（在 COVID-19 大流行之前）
- 季节性的上呼吸道感染，周期性和不可预测的大流行
- 10% 的病例为下呼吸道感染
- H5N1 禽流感，60% 的死亡率

诊断要点

图像解读要点

- 影像学特征不能预测病原体

巨细胞病毒肺炎

关键要点

术语

- 巨细胞病毒（CMV）
- 巨细胞病毒肺炎是免疫功能低下的成人发病和死亡的重要原因
- 免疫功能正常的成人的严重病毒性社区获得性肺炎

影像学表现

- 平片
  - 两肺斑片状或弥漫性阴影
  - 小结节或大结节
  - 肺实变
  - 胸腔积液
- CT
  - 肺实变
  - 局灶或弥漫性磨玻璃密度斑片
  - 随机分布的小结节
  - “树芽”征

主要鉴别诊断

- 卡氏肺孢子菌肺炎
- 药物反应
- 病毒性肺炎
- 肺移植排斥反应
- 机化性肺炎

临床要点

- 症状/体征
  - 发热，呼吸困难
- 治疗
  - 更昔洛韦、缬更昔洛韦、膦酸钠
  - 纠正潜在的免疫抑制
- 免疫缺陷宿主死亡率 >50%
- 具有免疫能力的宿主预后良好

诊断要点

- 免疫功能低下患者的弥漫性肺部异常，需考虑巨细胞病毒肺炎

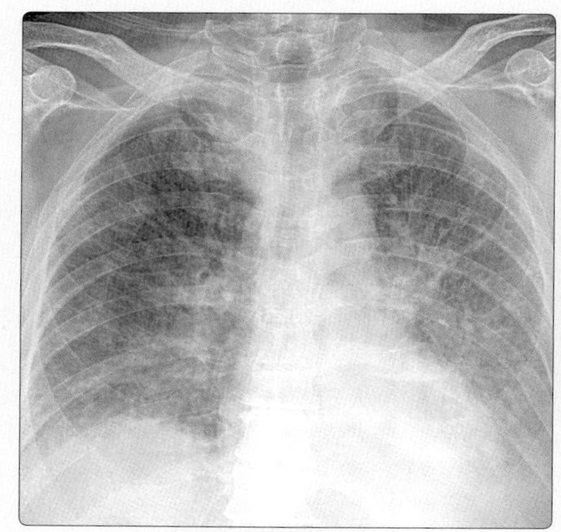

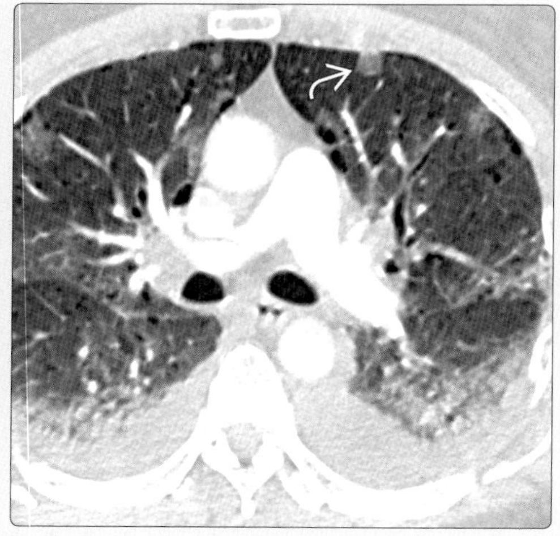

（左图）一名急性髓系白血病伴中性粒细胞减少性发热患者的胸片显示双肺对称网状结节影，后来证实为巨细胞病毒肺炎。

（右图）同一患者的横断位增强 CT 显示双肺磨玻璃密度斑片影 ➚、结节样影及双侧少量胸腔积液。巨细胞病毒肺炎通常影响免疫功能低下的患者，但在免疫功能正常的成人中也可能导致严重的社区获得性肺炎。

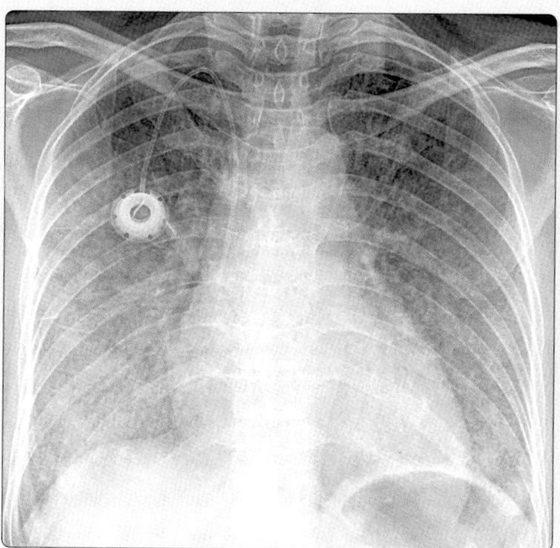

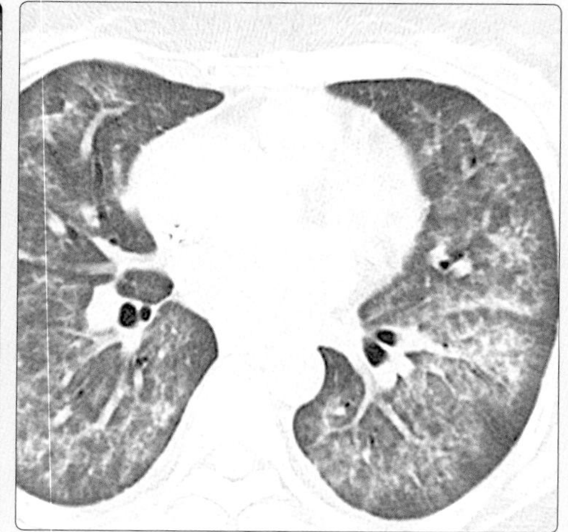

（左图）一名造血干细胞移植术 3 个月后出现呼吸困难的患者，胸片显示双侧弥漫性模糊影。

（右图）同一患者的横断位平扫 CT 显示除胸膜下之外的双侧弥漫性对称磨玻璃影。经支气管肺泡灌洗证实为巨细胞病毒肺炎。磨玻璃影是巨细胞病毒肺炎的常见表现。

巨细胞病毒肺炎

术语

缩写

- CMV

同义词

- 以前被称为人类疱疹病毒 5（HHV-5）

定义

- CMV
  - 疱疹病毒家族成员
  - 各种各样的疾病表现
- 巨细胞病毒肺炎是免疫缺陷成人发病和死亡的重要原因
  - 获得性免疫缺陷综合征（AIDS）患者
  - 异体干细胞移植患者
  - 实体器官移植患者
- 巨细胞病毒肺炎
  - 免疫功能正常的成人发生严重的病毒性社区获得性肺炎
- 确诊巨细胞病毒肺炎需要有临床症状和（或）肺炎体征
  - 如影像学提示新的呼吸统疾病，临床上有缺氧、呼吸急促和（或）呼吸困难表现
  - 肺组织可见巨细胞病毒
    - 病毒提取
    - 快速培养
    - 组织病理学
    - 免疫组化
    - DNA 杂交技术

影像学表现

基本表现

- 部位
  - 弥漫性或双下肺为主

X 线表现

- 双侧斑片状或弥漫性阴影
  - 磨玻璃密度和（或）网状影
- 小或大的肺结节
- 支气管壁增厚
- 肺实变
  - 区段性或大叶性
  - 支气管血管束周围
  - 可能出现胸膜下未受累的情况
- 胸腔积液
- 进行性肺体积缩小

CT 表现

- 肺实变
  - 可能呈团块样
- 磨玻璃密度阴影
  - 散在斑片样
  - 弥漫分布
- 结节
  - <10 mm
  - 随机或胸膜下分布
  - 伴或不伴磨玻璃晕
  - 双侧、对称、弥漫
- “树芽”征
- 小叶间隔增厚
- 支气管壁增厚
- 牵拉性支气管扩张
- 胸腔积液

推荐的影像学检查方法

- 最佳影像检查方法
  - 通过胸片进行初步评估
  - 如果平片阴性，CT 可有提示，尤其在免疫功能低下患者中
    - 指导支气管镜或活检鉴别诊断

鉴别诊断

卡氏肺孢子菌肺炎（PCP）

- 约 75% 的 HIV 感染和 PCP 患者肺部存在巨细胞病毒
- CMV 存在于 HIV 感染和 PCP 患者中，并不表明有 CMV 导致的肺炎
- 如果 PCP 得到治疗，呼吸道症状通常无需抗巨细胞病毒治疗即可解决
- 如果 CT 上出现结节或肿块，更可能是巨细胞病毒感染

药物反应

- 弥漫性或斑片状磨玻璃阴影

间质性肺病（ILD）的急性恶化

- ILD 患者出现新的磨玻璃样阴影
  - ILD 恶化
  - 肺部感染
- 牵拉性支气管扩张症的间歇性发展 / 恶化
- 难以与感染、水肿和肺泡出血相鉴别；可能需要支气管镜检查

病毒性肺炎

- 流感病毒、腺病毒、COVID-19 和巨细胞病毒可能表现出类似的临床和影像学表现
- 与流感不同，巨细胞病毒不是季节性的

肺移植排斥反应

- 巨细胞病毒和肺移植排斥反应有相似的临床表现
  - 低热
  - 呼吸困难
  - 咳嗽
- 症状持续时间
  - 急性排斥反应的发生时间 < 肺移植后 2 周
  - CMV 肺炎通常发生在停止 CMV 预防后的前 3 个月

机化性肺炎
- 斑片状、多灶性阴影；在连续成像中可出现增多或减少
- 小叶周围型（如拱形）
- 反晕征

嗜酸性粒细胞性肺炎
- 嗜酸性粒细胞增多症
- 肺周边磨玻璃样影；伴或不伴平片阴性的肺水肿

病理学表现

镜下表现
- 间质单核浸润伴坏死灶
- 感染细胞增大，有核内及胞质包涵体
- 有无相关的机化性肺炎或弥漫性肺泡损伤

临床要点

临床表现
- 最常见的症状 / 体征
  - 免疫功能正常的患者出现轻微流感样症状
    - 咳嗽、发热
  - 免疫功能低下的患者中出现危及生命的肺部感染
    - 呼吸困难
    - 呼吸急促
    - 全身不适
    - 疲乏无力
- 其他征象 / 症状
  - 乳酸脱氢酶（LDH）升高
  - 白细胞减少症
  - 非典型淋巴细胞
  - 血小板减少症
  - 低氧血症

人口统计学表现
- 流行病学
  - 50%~100% 的成人血清中有抗巨细胞病毒（CMV）抗体，提示既往暴露
  - 无症状感染者血清阳性，病毒潜伏在白细胞内
- 免疫功能低下宿主中的 CMV 肺炎
  - 实质器官移植受者
    - CMV 来自血清学阳性献血者或新生感染，比潜伏感染的再激活更为严重
      - 供受者 CMV 状态匹配，避免供者血清阴性与供者血清阳性相结合
    - 与肺、肾、肝移植的急性排斥反应相关
    - 肺移植
      - 肺移植术后 1~12 个月，1~3 个月达到高峰
      - 肺移植受者中第二常见感染，仅次于细菌性肺炎
      - 与急性和慢性排斥反应有关
- 同种异体干细胞移植的受者
    - 免疫抑制
    - 通常是潜伏性 CMV 的重新激活
    - 在移植后 30~100 天内发生
- 艾滋病
    - 巨细胞病毒：最常见的病毒性肺部病原体
      - 可能引起视网膜炎、结石性胆囊炎、食道炎、结肠炎、脑炎
    - 性伴侣感染或潜伏感染的重新激活
    - CMV 肺炎通常发生在 CD4<100 细胞 /mm^3 时
    - 通过有效的抗逆转录病毒药物（HAART）降低发病率
- 系统性红斑狼疮（SLE）
    - 巨细胞病毒具有免疫调节作用，可能引起 SLE 发作
    - SLE 发作伴轻度血清转氨酶升高和肺炎，可能由巨细胞病毒引起
- 免疫抑制的其他原因
    - 结缔组织或炎症性肠病的类固醇治疗
    - 化疗
- 具有免疫能力的宿主发生巨细胞病毒肺炎
  - 严重的社区获得性病毒性肺炎的罕见病因

自然病史与预后
- 传播途径
  - 经胎盘
  - 分娩时的宫颈或阴道分泌物
  - 母乳
  - 唾液
  - 呼吸道分泌物
  - 性病传播
  - 医源性
    - 器官移植
    - 输血产品
- 占肺移植术后 1 年内死亡人数的 4%
- 抑制 T 细胞介导的免疫
- 相关病原体
    - 耶氏肺孢子虫
    - 曲霉属
    - 新型隐球菌
- 具有免疫能力的宿主预后良好
- 免疫缺陷患者治疗后死亡率为 50%

治疗
- 更昔洛韦（静脉注射）或缬更昔洛韦（口服）也可用于预防
- 膦甲酸
  - 用于不能耐受更昔洛韦的患者治疗
  - 更昔洛韦耐药的 CMV 感染的治疗
- 抗巨细胞病毒免疫球蛋白
  - 血清学阴性的宿主接受血清学阳性的供者的实体器官或干细胞移植时应采取预防措施

- 纠正潜在的免疫抑制
  - 减少移植患者的免疫抑制剂剂量

诊断要点

考虑的诊断

- 巨细胞病毒肺炎：免疫低下患者弥漫性肺部异常，特别是移植受者

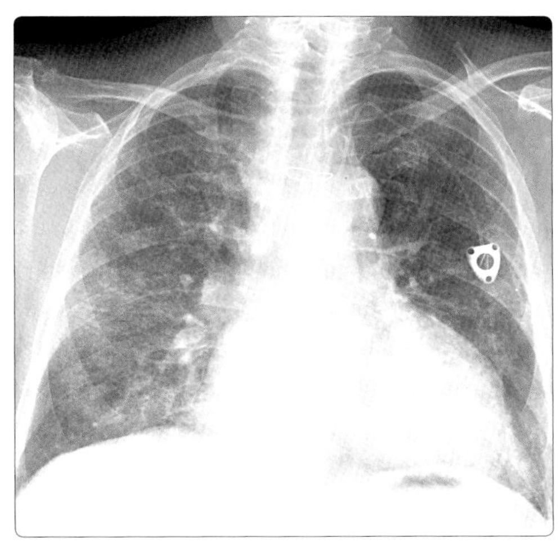

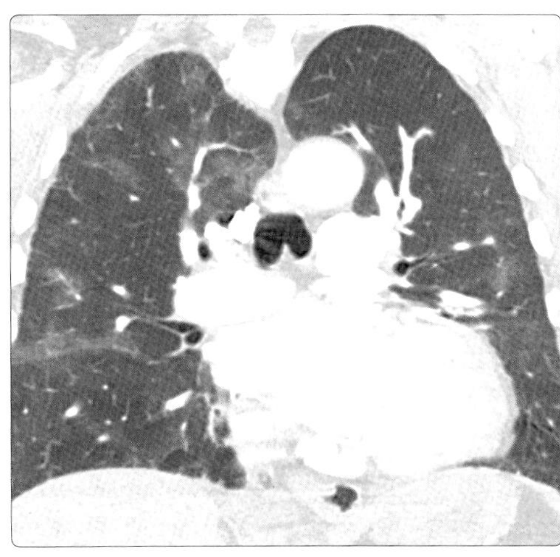

（左图）胰腺癌患者接受化疗的正位胸片显示双肺片状阴影。

（右图）同一患者的冠状位增强CT显示双肺斑片状磨玻璃样阴影，支气管血管周围和胸膜下分布。经支气管肺泡灌洗证实为巨细胞病毒感染。支气管肺泡灌洗在具有非特异性CT表现（如磨玻璃样阴影）的免疫功能低下患者的诊断检查中很重要。

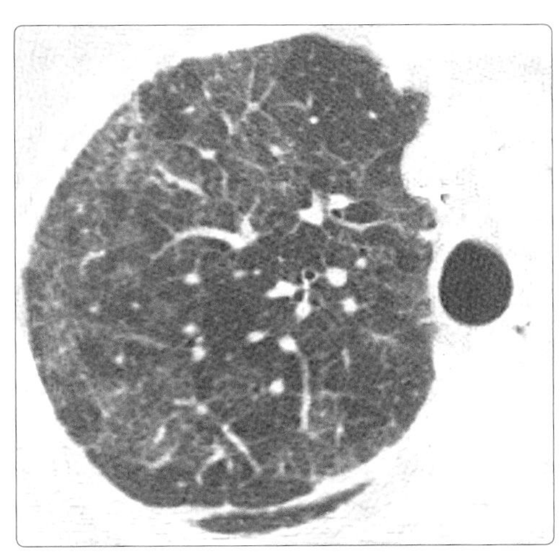

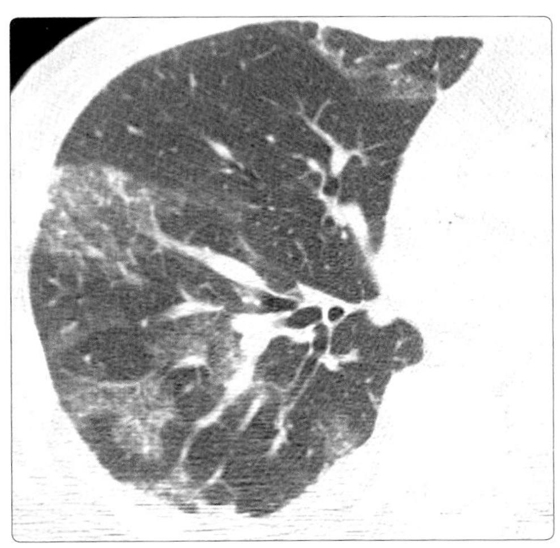

（左图）急性髓系白血病、呼吸窘迫并确诊巨细胞病毒性肺炎患者，横断位平扫CT显示斑片状磨玻璃样和网状阴影以及水平裂增厚。

（右图）同一患者的横断位平扫CT显示右肺下叶片状磨玻璃样和网状阴影。鉴别考虑包括其他病毒性肺炎、耶氏肺孢子菌肺炎、药物反应和肺出血。

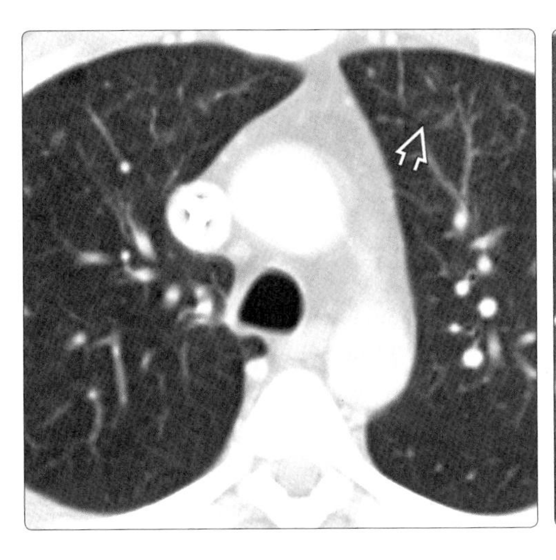

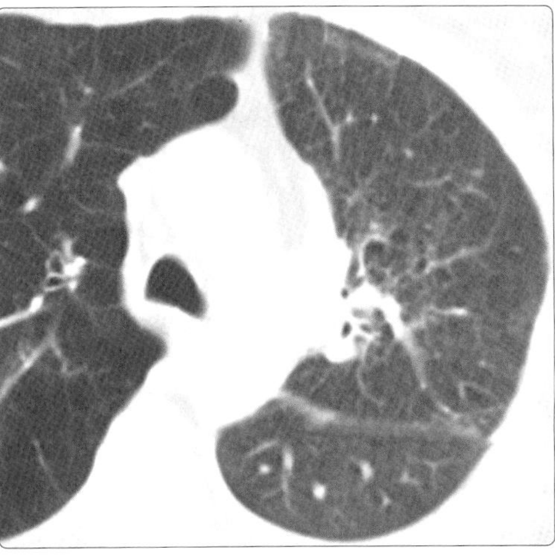

（左图）一名获得性免疫缺陷综合征患者，干细胞移植治疗非霍奇金淋巴瘤后34天，横断位平扫CT显示巨细胞病毒性肺炎，表现为双肺轻微的“树芽”状阴影 ➩。

（右图）左肺移植受者呼吸困难病例患者，横断位平扫CT显示移植肺轻度片状磨玻璃样阴影。巨细胞病毒性肺炎的CT结果可能难以诊断该病，因此影像科医师必须在适当的临床环境中进行诊断。

新型冠状病毒肺炎（COVID-19）

关键要点

术语

- SARS-CoV-2
- 2019 年首次报告的 β 冠状病毒
- 反转录酶聚合酶链反应（RT-PCR）

影像学表现

- 平片：周边（胸膜下）的斑片状磨玻璃影及实变影
- CT
  - 早期（约发病后 7~14 天）
    - 双侧支气管血管束周围以磨玻璃影 ± 实变影为主
  - ARDS（晚期；>14 天）
    - 弥漫性实变影和（或）磨玻璃影
- 并发症：细菌性肺炎，纵隔气肿，急性肺栓塞症
- 后遗症：支气管血管束周围纤维化伴网状改变，部分患者出现支气管受牵拉扩张，缩窄性细支气管炎

主要鉴别诊断

- 其他病毒性肺炎
- 机化性肺炎
- 电子烟或电子烟产品使用相关的肺部损伤

病理学表现

- 机化性肺炎
- 急性纤维素性和机化性肺炎
- 弥漫性肺泡损伤

临床要点

- 发热，寒战，咳嗽，呼吸急促，疲乏，肌肉 / 身体疼痛，头痛，味觉 / 嗅觉丧失，喉咙痛、咽喉充血，流鼻涕，恶心，呕吐，腹泻
- 传播：人与人之间通过呼吸道飞沫传播
- 诊断：鼻咽拭子或其他呼吸道分泌物的 RT-PCR 检测
- 治疗：俯卧位通气，皮质激素，康复期血清，托珠单抗，雷米替尼

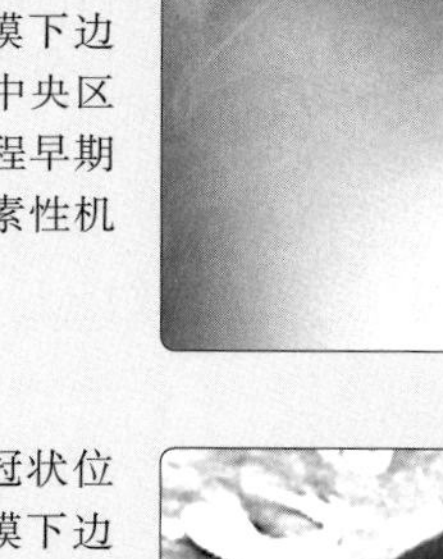

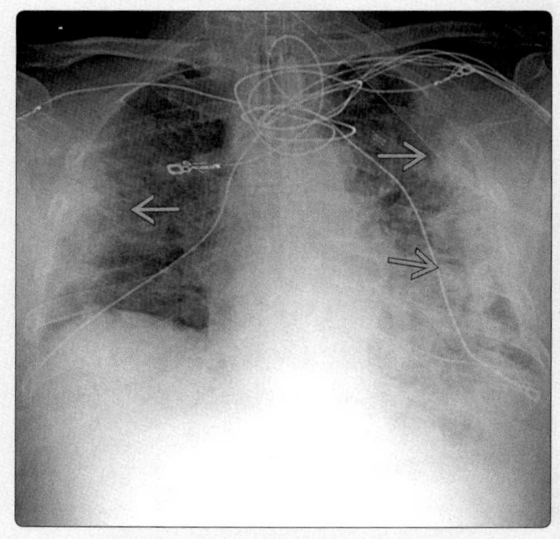

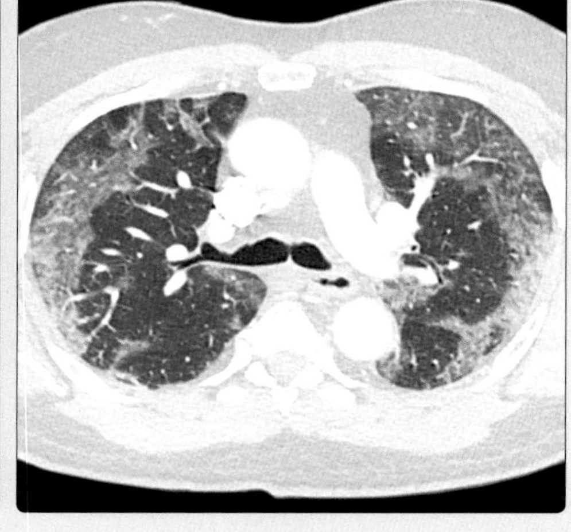

（左图）58 岁的患者，经 PCR 证实为 COVID-19 阳性，患者有咳嗽、发热和寒战，胸片显示两肺胸膜下分布为主，形态不规则的磨玻璃密度影→（铁蛋白：551 ng/mL，C 反应蛋白：193 mg/L）。

（右图）同一患者的横断位增强 CT 显示两肺胸膜下边界清楚的磨玻璃影，中央区域为正常肺组织，病程早期病理报告为急性纤维素性机化性肺炎（AFOP）。

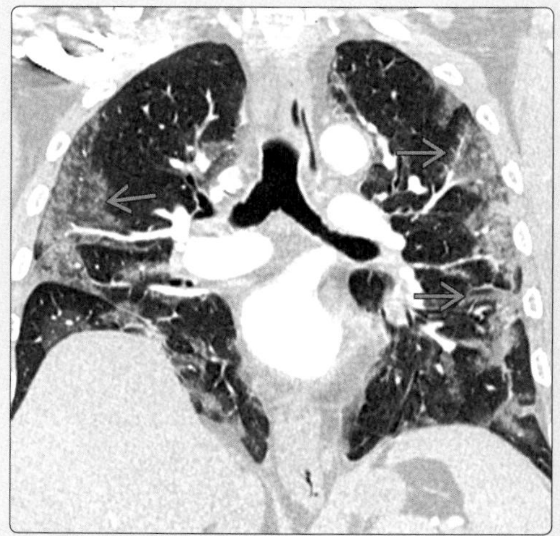

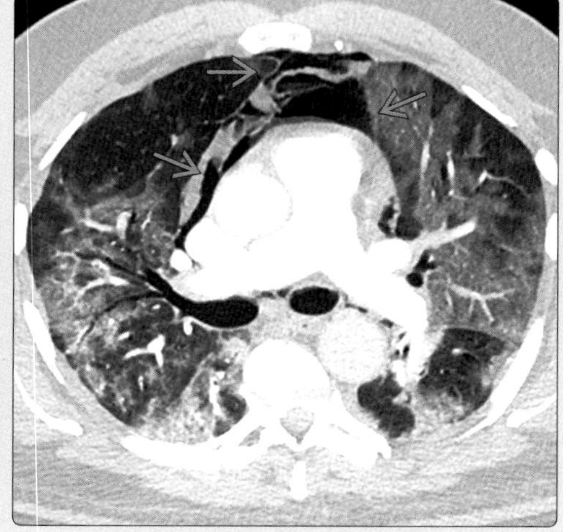

（左图）同一患者的冠状位增强 CT 显示两肺胸膜下边界清楚的磨玻璃影→，与机化性肺炎改变相似。

（右图）COVID-19 阳性患者，横断位增强 CT 显示两肺支气管周围及胸膜下多发磨玻璃影和自发性纵隔气肿→。

术语

缩写

- 人类冠状病毒（HCoV）
- 机化性肺炎（OP）
- 急性纤维素性和机化性肺炎（AFOP）
- 弥漫性肺泡损伤（DAD）
- 急性呼吸窘迫综合征（ARDS）
- 反转录酶聚合酶链反应（RT-PCR）

同义词

- SARS-CoV-2

定义

- 冠状病毒
  - RNA 病毒，于 19 世纪 60 年代首次报道
  - COVID-19：β 型冠状病毒，于 2019 年首次报道

影像学表现

基本表现

- 最佳诊断思路
  - 两肺胸膜下分布为主的磨玻璃影

X 线表现

- 可能为正常表现
- 外周带（胸膜下）斑片状为主的磨玻璃影或实变影
- 弥漫性周围（胸膜下）为主的磨玻璃影和（或）实变影
- 肺部弥漫性磨玻璃影和（或）网状磨玻璃影
  - 严重的 / 进展期的疾病
  - 可能与其他原因导致的 ARDS 无法鉴别

CT 表现

- 早期（约发病后 7～14 天）
  - 双侧支气管血管束周围和胸膜下磨玻璃影及实变影
    - 通常与正常肺组织分界清楚
    - “铺路石”征：小叶间隔膜增厚、在磨玻璃区域内的小叶内线增厚
  - 周围分布
    - 弓形或多角形的不透明，被通气肺包围或围绕着通气的肺部
  - 受感染的组织内支气管或支气管及（或）周边血管扩张
  - 反晕征
    - 周边胸膜下实变影围绕中央磨玻璃影
  - 小的、圆形或边界不清的磨玻璃影
- ARDS（晚期；>14 天）
  - 弥漫实变影和（或）磨玻璃影
- 并发症
  - 细菌性肺炎（罕见）
  - 气胸（罕见）
    - 可能发生在缺乏机械通气情况下
  - 纵隔气肿（罕见）
  - 自发或与通气相关的创伤气胸
  - 急性肺血栓栓塞（发病率是否增加有争议）
- 慢性表现（治疗后）
  - 目前仍处于大流行初期，尚不能确定
  - 支气管血管束周围纤维化伴网状改变和部分患者出现支气管受牵拉扩张
  - 马赛克表现和空气潴留改变提示部分患者出现缩窄性细支气管炎

推荐影像学检查方法

- 最佳影像检查方法
  - CT 在检测肺部疾病方面优于普通胸片，但不是诊断的必要条件，不能替代 RT-PCR 作为诊断的金标准
  - CT 不是诊断的必要条件，应保留用于评估并发症

鉴别诊断

其他病毒性肺炎

- 各种病毒感染可能表现出与 COVID-19 相似的影像学异常：流感

机化性肺炎

- 典型的亚急性或慢性病程
- 急性纤维素性和机化性肺炎（AFOP）
  - 机化性肺炎的组织学变异体，具有与弥漫性肺泡损伤（DAD）重叠的特征
  - 可能是急性或亚急性的
  - AFOP 的临床表现通常与典型的 ARDS/DAD 类似
- OP 和 AFOP 可能是特发性的或继发性表现（例如，感染、结缔组织病、自身免疫、药物毒性等）

COVID-19 感染的影像表现类似电子烟或吸食产品的使用与肺部相关的损伤（EVALI）

- 各种病理表现：DAD、OP、超敏反应性肺炎、急性嗜酸性粒细胞肺炎、慢性嗜酸性细胞性肺炎、类脂性肺炎
- 弥漫性磨玻璃密度影和（或）实变影，小叶中心型磨玻璃影

脱屑性间质性肺炎

- 属于吸烟相关的肺部疾病的范围
- 多灶性胸膜下磨玻璃影和（或）实变影
- 常与肺气肿和（或）其他吸烟相关性疾病并存

病理学表现

镜下表现

- AFOP
  - OP 的亚型
  - 急性肺损伤的主要模式
    - 广泛的肺泡内纤维蛋白沉积（又称纤维蛋白球）而不是形成透明膜
    - 肺泡内松散的结缔组织和支气管管腔内松散结缔组织

- 成纤维细胞体和成纤维细胞围绕着肺泡内纤维蛋白
- 中度间质性 T 细胞淋巴细胞和浆细胞浸润以及 2 型肺泡细胞增生，并有细胞学异型性
- 血管损伤：小至中型肺动脉内皮损伤、细胞质空泡化和细胞脱落

◦ 与 DAD 的组织学重叠

- 与 DAD 不同：主要特征是有组织内肺泡纤维蛋白沉积

临床要点

临床表现

- 最常见的症状 / 体征
  - 发热或寒战，咳嗽，气短，疲劳，肌肉 / 身体疼痛，头痛，味觉 / 嗅觉丧失，喉痛，鼻塞，流鼻涕，恶心，呕吐，腹泻
  - 2 种临床表现类型
    - L 型：70%～80%
      - 低：弹性（接近正常顺应性），通气：灌注（VA/Q）比率，肺重量，肺可扩张性
    - H 型（ARDS）：20%～30%
      - 高：弹性（顺应性异常），右向左移，肺重量，肺可扩张性
  - 儿童
    - 大多数无症状或症状轻微；即使无症状也具有传染性
    - 部分病例发展为重症
    - 死亡病例罕见
    - 儿童多系统炎症综合征（MISC）
      - 症状：发热，腹痛，呕吐，腹泻，颈部疼痛，皮疹，眼睛发红，气喘
      - 可能引起心脏、肺部、肾脏、大脑、皮肤、眼睛、胃肠道不适
- 其他症状 / 体征
  - 鼻咽拭子或其他呼吸道分泌物中的 RT-PCR
  - 实验室检查
    - 淋巴细胞减少
    - 血小板减少
    - 肝酶升高
    - 乳酸脱氢酶升高
    - 炎症标志物升高［如 C- 反应蛋白（CRP），铁蛋白］，炎性细胞因子［即白介素 6（IL-6）和肿瘤坏死因子（TNF）-α］
    - D- 二聚体增高（>1 μg/mL）
    - 凝血酶原时间（PT）延长
    - 肌钙蛋白升高
    - 肌酸磷酸激酶（CPK）升高
    - 急性肾脏损伤
    - 丙种球蛋白通常正常或轻度升高，明显升高提示合并细菌感染
- 临床特征
  - 潜伏期
    - 4～5 天，可长达 14 天
  - 保护因素：既往接种过卡介苗

人口统计学表现

- 性别
  - 男性死亡率较高
- 种族
  - 黑种人、西班牙裔和南亚人为易感人群，死亡率也更高
- 流行病学
  - 全世界有超过 5500 万病例
  - 传播
    - 通过呼吸道飞沫传播（最常见）
    - 接触被污染的物体表面
    - 症状发生后 7～10 天，传染性降低
- 重症发生的高危因素
  - 癌症
  - 慢性肾脏病
  - 慢性阻塞性肺疾病（COPD）
  - 心脏病（如心力衰竭、冠心病、心肌病）
  - 器官移植患者，处于免疫力低下的状态（免疫系统减弱）
  - 严重肥胖（BMI ≥40 kg/m^2）
  - 怀孕
  - 镰状细胞病
  - 吸烟
  - 2 型糖尿病
  - A 和 ABO 血型
- 死亡率
  - 随年龄增长逐渐增加
  - 死亡率 2%～3%；使用皮质类固醇和其他措施后有所改善
  - >450 万人死亡（美国 >64.5 万人）

自然病史和预后

- 并发症
  - ARDS
    - 20% 的重症患者于症状出现 8 天后发生
    - 12%～24% 的患者需要插管治疗
  - 心血管
    - 心肌病：1/3 的患者需进入 ICU 接受治疗
    - 心律失常
  - 急性栓塞性疾病
  - 继发性嗜血细胞淋巴组织细胞增多症
    - 超炎症综合征：伴有暴发性和致命性高血红蛋白血症和多器官衰竭
    - 特点：持续发热，血细胞减少，铁蛋白增高；约 50% 的患者出现肺部受累（包括 ARDS）

治疗

- 俯卧位通气（无论患者是否插管）
- 皮质类固醇
- 康复期血清
- 瑞德西韦，托珠单抗

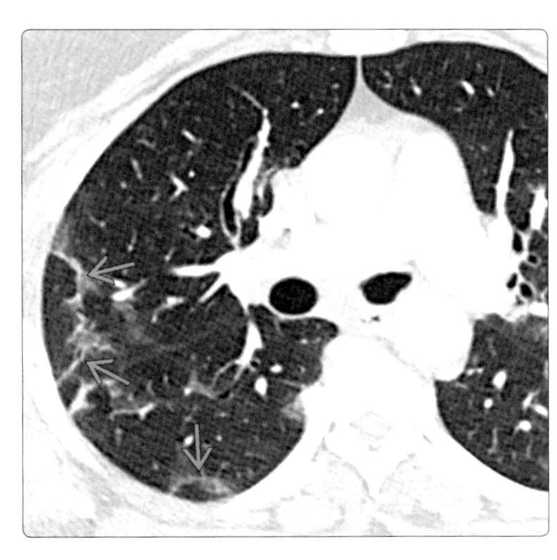

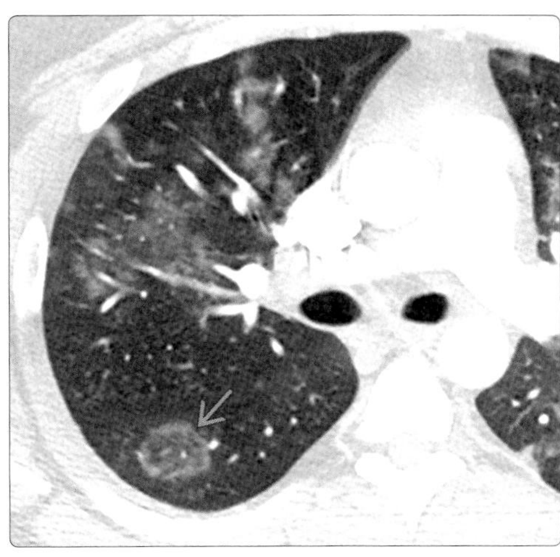

（左图）COVID-19 阳性伴肺部受累的患者，横断位增强 CT 显示两肺斑片状磨玻璃影。注意弧形磨玻璃影→，即反晕征（又称 Atoll 征），这是机化性肺炎的特征性表现。

（右图）一名 COVID-19 阳性患者，横断位增强 CT 显示两肺多灶性磨玻璃影，包括右肺下叶结节，表现为反晕征→（即外围高密度影围绕着中央磨玻璃影），是典型的机化性肺炎表现。

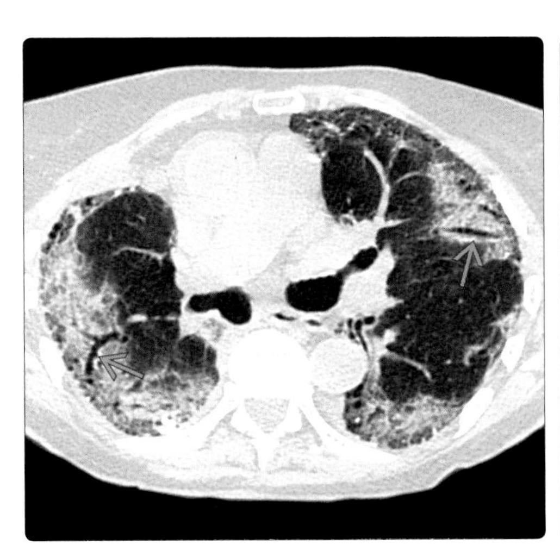

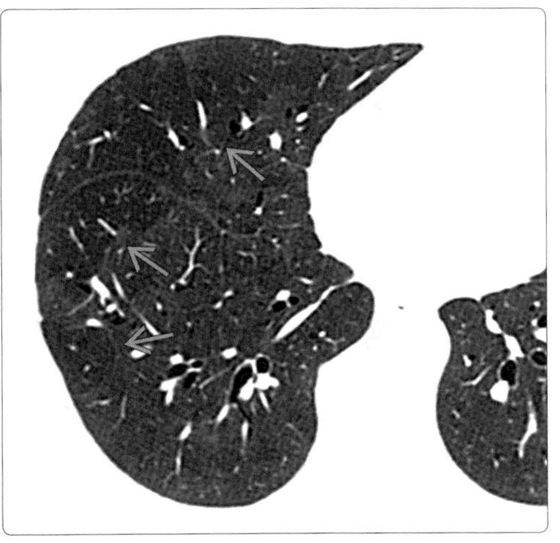

（左图）COVID-19 感染后肺部受累的患者，横断位平扫 CT 显示两侧胸膜下磨玻璃影，其内支气管轻度扩张→，这一影像学表现先前在描述机化性肺炎中使用过。

（右图）一名 COVID-19 感染后康复患者，仍有气短，横断位平扫 CT 显示两肺散在马赛克征→，与小气道疾病改变一致，可能是缩窄性支气管炎。

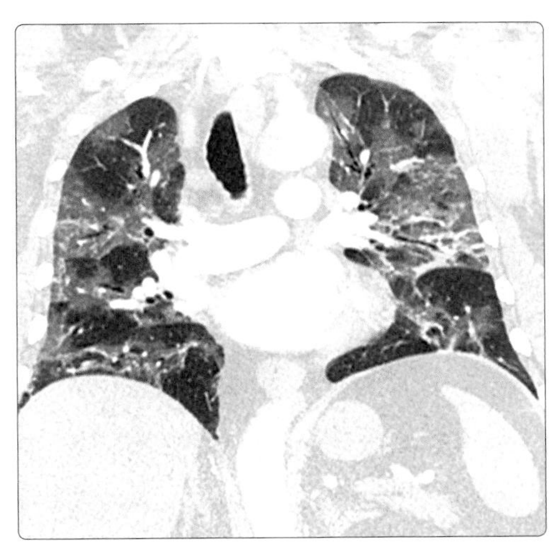

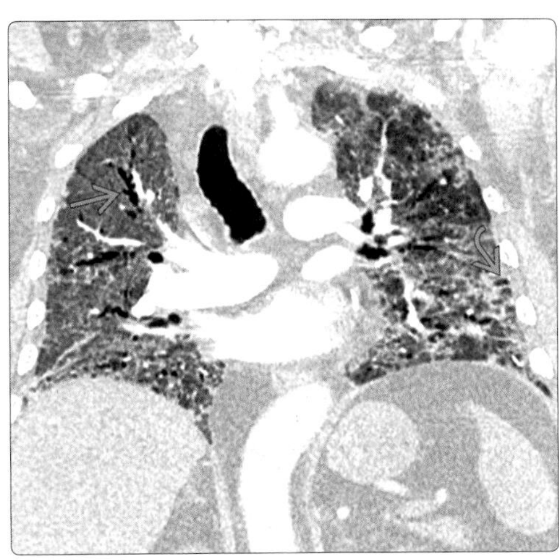

（左图）COVID-19 感染继发肺部感染的患者，冠状位增强 CT 显示两肺弥漫性斑片状磨玻璃影，继发于机化性肺炎。

（右图）同一患者 2 个月后的冠状位增强 CT 显示肺体积缩小和弥漫性网状不透明，并伴有广泛的牵引性支气管扩张→和继发于炎症后纤维化导致支气管闭塞→。COVID-19 感染的肺部后遗症目前仍未确定。

组织胞浆菌病

关键要点

术语
- 组织胞浆菌感染

影像学表现
- 组织胞浆菌瘤：肺结节 ± 钙化
- 急性组织胞浆菌病：肺下叶单发或多发肺部浸润影伴或不伴淋巴结肿大
- 弥漫性组织胞浆菌病：粟粒状或弥漫性气腔播散性疾病，呈空腔样改变
- 肺门 / 纵隔淋巴结肿大
- 支气管结石：钙化淋巴结侵蚀支气管
- 纤维性纵隔炎：纵隔内软组织浸润影，导致气道、静脉、动脉、食道被包裹和变狭窄
- 中叶综合征：淋巴结肿大导致支气管阻塞，导致慢性肺叶不张
- 慢性组织胞浆菌病：上叶肺体积进行性缩小、肺纤维化，肺大疱形成

主要鉴别诊断
- 肺结核
- 肺癌
- 其他真菌感染

病理学表现
- 吸入空气中的孢子导致感染

临床要点
- 症状 / 体征
  - 免疫功能正常者：无症状
  - 免疫抑制者：有症状
- 诊断：支气管镜标本、淋巴结、骨髓涂片和培养，尿液或血清中抗原的放射免疫测定
- 治疗
  - 免疫正常者：无需治疗即可痊愈
  - 免疫抑制或体内细菌载量高的感染者：抗真菌药物

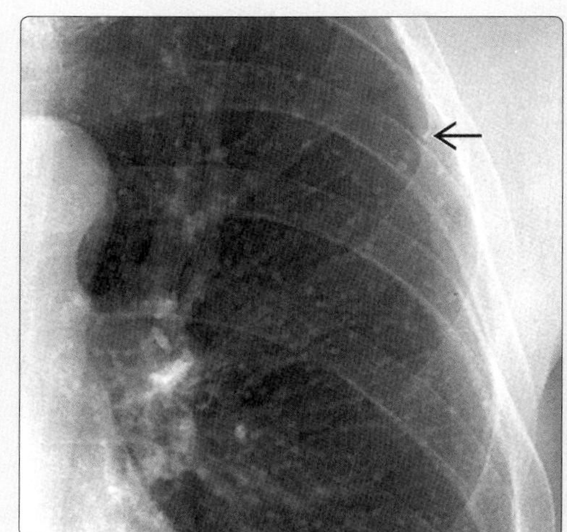

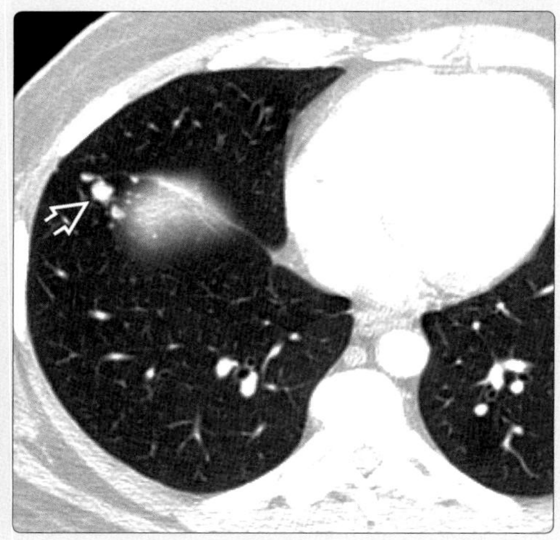

（左图）一个有大量吸入性组织胞浆菌病史的患者，后前位胸片显示钙化肺结节→，为肉芽肿性真菌感染的残留物。

（右图）组织胞浆菌病患者，横断位平扫 CT 显示组织胞浆菌感染性肉芽肿，表现为主要的实性软组织结节➡和较小卫星结节灶。通过这些影像学检查可以诊断组织胞浆菌感染。

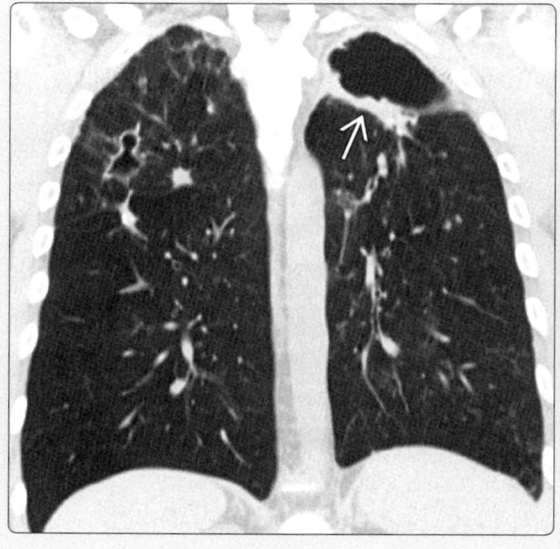

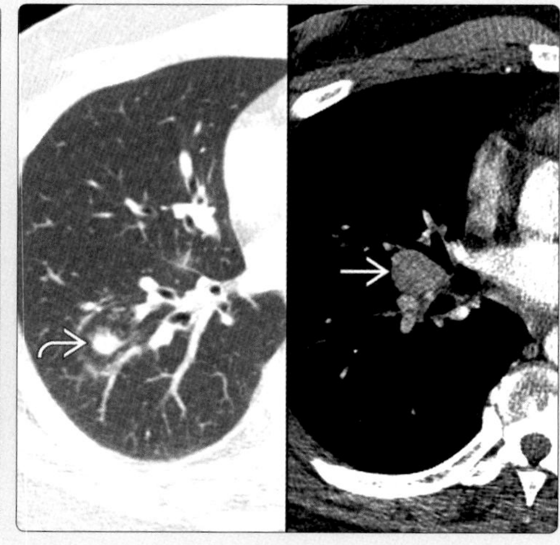

（左图）慢性活动性组织胞浆菌病患者的冠状位平扫 CT 显示双肺上叶体积缩小，结构扭曲以及厚壁空洞性病变➡。这些病变与活动性肺结核影像学表现相似。

（右图）肺窗（左）和软组织窗（右）的横断位增强 CT 组合图像显示，右肺下叶实性小结节↪继发于局灶性组织胞浆菌肺炎，并伴有同侧右肺门淋巴结肿大➡。该影像学表现是典型的急性组织胞浆菌病感染。

术语

定义

- 荚膜组织胞浆菌感染
- 疾病表现
  - 组织胞浆病
  - 急性，大量吸入性组织胞浆菌
  - 急性播散性组织胞浆菌病
  - 慢性肺部或纵隔组织胞浆菌病
  - 纤维化性纵隔炎

影像表现

基本表现

- 最佳诊断思路
  - 肺结节伴有中央、分层或弥漫性钙化，基本上可以诊断为组织胞浆病
- 部位
  - 肺和纵隔最常受累
- 大小
  - 在流行区大于 90% 的肺结节为小于 2 cm 的肉芽肿
- 形态
  - 多变

影像学表现

- 急性组织胞浆菌病
  - 肺叶的任何部位，单发或多发。通常在下叶
  - 同侧肺门 / 纵隔淋巴结肿大（常见）
  - 胸腔积液或心包积液和空洞（不常见）
- 大量吸入性组织胞浆菌
  - 多叶段肺炎，肺门淋巴结肿大
  - 完全吸收或演变为微小的钙化或无钙化结节
- 分散性组织胞浆菌病
  - 粟粒样或弥漫性病变伴或不伴有空洞改变
  - 胸片可能为正常表现
- 肺门或纵隔淋巴结肿大伴或不伴钙化
- 中叶综合征：支气管压迫引起的慢性中叶塌陷
- 纵隔受累
  - 纵隔肉芽肿
    - 部分钙化的纵隔肿块，特别是在上纵隔；单侧或双侧
  - 纤维化性纵隔炎
    - 气管、全身静脉、肺动脉、食管的包裹和狭窄
- 支气管结石：钙化的淋巴结侵蚀到支气管内
  - 阻塞性肺炎：间质性肺炎，肺不张，血流量减少，胸腔积液
- 慢性组织胞浆菌病
  - 进行性上叶斑片状密度增高，体积缩小，纤维化，肺大疱，蜂窝肺改变（20%）
  - 肺气肿，单侧或双侧
  - 肺气肿背景下的斑片影，与后壁或薄壁空洞相似
  - 上叶肺气肿中可能出现足分枝菌病
  - 肺尖胸膜增厚；无胸腔积液或淋巴结肿大

荧光透视检查结果

- 吞咽钡剂：评估食管狭窄、瘘管、憩室、食管静脉曲张

CT 检查结果

- 平扫 CT
- 薄层 CT 检查肺部结节的特征
  - 结节型组织胞浆菌病：边界清楚结节，通常小于 2 cm（范围：0.5~3 cm）
    - □ 单发或多发
    - □ 可缓慢增大（2 mm/ 年）
    - □ 主要结节周围可见卫星灶
    - □ 边缘光滑或分叶状，有时不规则
    - □ 钙化（50%）：中央，分层，弥漫性
    - □ 同侧肺门 / 纵隔淋巴结有桑葚样钙化（常见），类似于结核性 Ranke 复合体
    - □ 含空洞结节不常见
  - 薄层 CT 和多平面重建可见支气管结石在支气管腔内
  - 肝脏和脾脏伴钙化性肉芽肿
- 增强 CT
  - 淋巴结中央密度减低，为病变干酪样坏死
  - 纵隔肉芽肿
    - 纵隔淋巴结肿大：可能侵犯邻近的纵隔结构
    - 不会发展为纤维化纵隔炎
  - 纤维化性纵隔炎
    - 纵隔的软组织浸润影；包裹气道、静脉、动脉、食管，使其狭窄闭塞
    - 上腔静脉（SVC）综合征：狭窄或闭塞腔静脉伴侧支静脉开放
  - 中叶综合征：支气管受肿大淋巴结压迫 / 阻塞和慢性肺叶塌陷
    - 排除管腔内阻塞性肿瘤
- HRCT
  - 弥漫性疾病：粟粒样结节，1~3 mm，随机分布

MR 表现

- 淋巴结信号减低可能代表钙化

推荐影像检查方法

- 最佳影像检查方法
  - 平片检查是胸腔组织胞浆菌病感染的最佳检查方式
- 推荐的检查序列与参数
  - 平扫 CT：1~3 mm 层厚检出及诊断钙化结节
  - 增强 CT 用于评估纤维化性纵隔炎

主要鉴别诊断

肺实变伴淋巴结肿大

- 结核病
- 传染性单核细胞增多症

- 儿童细菌性肺炎
- 其他真菌感染

纤维性纵隔炎
- 结核病
- 药物反应（甲塞吉胺）
- 放射性肺炎

孤立性肺结节
- 恶性
  - 肺癌
  - 类癌
  - 孤立性转移
- 良性
  - 真菌：酵母菌病，球孢子菌病
  - 错构瘤
  - 肺内淋巴结

病理学表现

基本表现
- 病因
  - 土壤中的荚膜真菌，通过空气传播
  - 温带区土壤中的分离菌丝
  - 吸入感染鸟类粪便和羽毛、感染的蝙蝠污染的土壤中的孢子
  - 酵母菌在人体组织中的状态

大体病理和手术所见
- 大多数感染是良性的肺外扩散，肝 / 脾钙化性肉芽肿

镜下表现
- 组织中的酵母菌形态；肉芽肿内伴干酪样坏死；纤维包膜，钙化
- 进行性传播性疾病：骨髓受累
- 通常无法从纵隔纤维化、胸膜或心包积液中分离出

临床要点

临床表现
- 最常见的症状 / 体征
  - 恶病质，发热、头痛、肌肉疼痛、干咳、喘息、吞咽困难、口咽溃疡、咳血、胸痛
  - 淋巴结肿大，肝脾肿大
  - 结节性红斑，多形性红斑
  - 心包炎
  - 急性呼吸窘迫综合征
    免疫抑制或大量病毒感染
  - 渐进性播散的疾病
    - 异常 T 细胞免疫、获得性免疫缺陷综合征（艾滋病）、化疗、类固醇、器官移植和淋巴瘤
    - 肾上腺源性反流
  - 受免疫状态影响的症状
    - 免疫正常
      - 无症状或症状轻微
      - 疾病具有自限性
    - 免疫抑制患者和肺气肿患者
      - 有症状

人口统计学表现
- 年龄
  - 任何年龄段均可感染，婴儿和老年人易出现症状
- 流行病学
  - 全球均有报道，主要流行于北美、中美洲和南美洲
  - 美国：俄亥俄州和密西西比河流域
  - 在疫区感染率高达 80%

诊断
- 支气管镜标本细胞培养和刷片检测，淋巴结和骨髓标本检查
- 抗体检测
- 生物标志物
  - 真菌检测试剂盒：真菌性疾病会升高，如组织胞浆菌病升高；毛霉菌不升高
  - 降钙素原：通常不会升高，有助于与细菌感染鉴别

自然病史和预后
- 肺部和淋巴结异常改变可能会完全恢复正常
- 晚期后遗症
  - 组织胞浆菌病
    - 在愈合的疾病中形成钙化的肉芽肿；3 个月至数年后会形成钙化灶
  - 慢性肺门和纵隔淋巴结肿大
  - 钙化性或缩窄性心包炎：组织胞浆菌性心包炎残留
  - 支气管结石：钙化淋巴结侵蚀到主干、叶和段支气管
    - 气道梗阻：肺不张、梗阻性肺炎、黏液嵌塞、支气管扩张、呼气性空气潴留
- 由呼吸衰竭导致死亡（罕见），伴随纤维性纵隔炎导致的肺源性心脏病

治疗
- 取决于免疫状态、年龄和疾病部位和严重程度
- 伊曲康唑、两性霉素 B
- 纤维化性纵隔炎：药物治疗无效，手术通常危险性高且成功率低
  - 血管和气道支架用于治疗狭窄性病变

诊断要点

考虑的诊断
- 来自流行区有肺和（或）纵隔异常的组织胞浆菌病患者

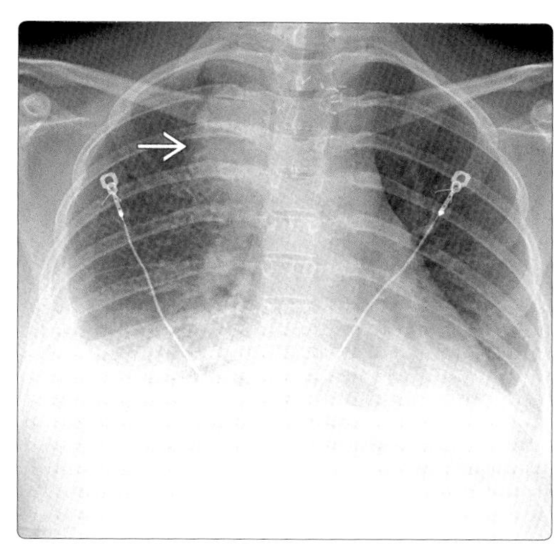

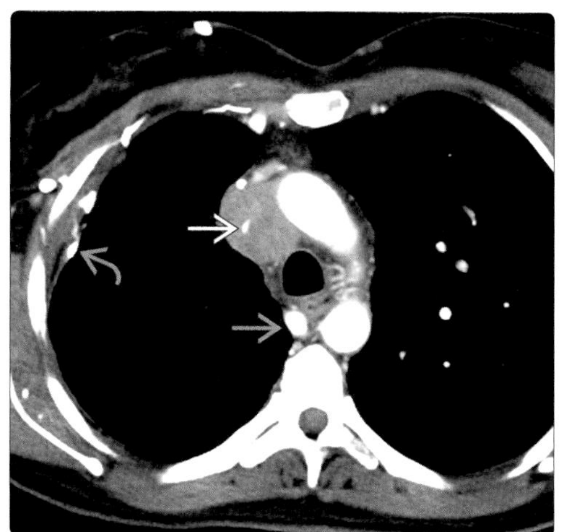

（左图）一名 27 岁的孕妇，为急性组织胞浆菌危重患者，胸部前后位胸片显示双肺下叶实变，右侧中等和左侧少量胸腔积液，并且伴单侧纵隔淋巴结肿大➡。

（右图）纤维性纵隔炎患者，横断位增强 CT 显示右侧肺门旁淋巴结肿大，导致上腔静脉➡狭窄和潜在闭塞。请注意纵隔➡和胸壁↪的血管侧支循环。

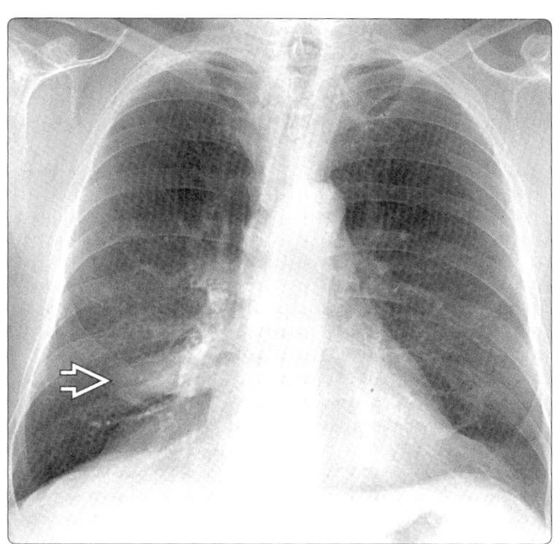

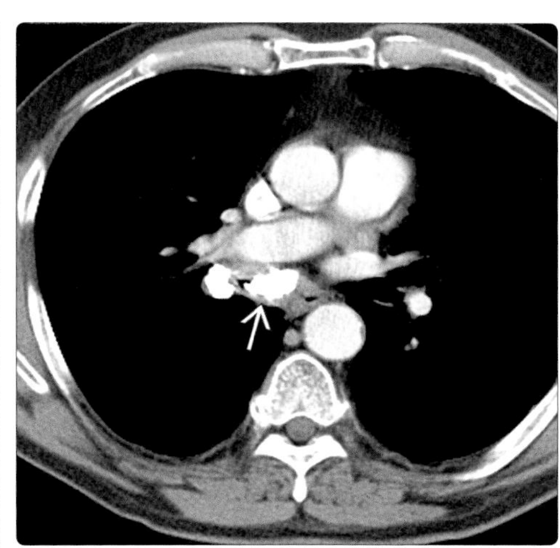

（左图）一名与组织胞浆菌病感染有关的肉芽肿患者后前位胸片显示，中叶肺不张➡，与之前的平片相比是稳定的（未显示）。

（右图）同一患者的横断位增强 CT 显示，一个巨大纵隔淋巴结伴钙化➡，已经侵蚀到中间支气管。中叶支气管被邻近的淋巴结堵塞（未显示）。这些发现是继发于支气管结石，并导致右中叶综合征。

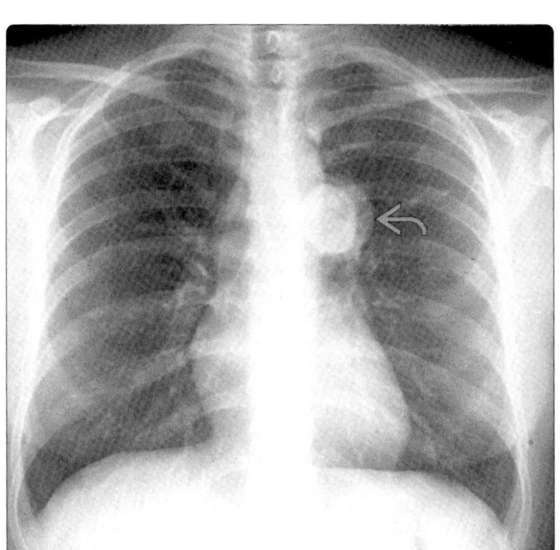

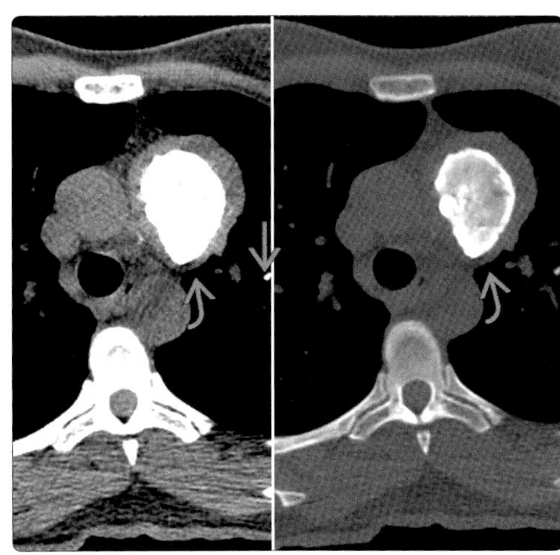

（左图）一名 39 岁无症状女性，后前位胸片显示纵隔旁肿块↪，其内见较大的卵形钙化影。

（右图）由软组织窗（左）和骨窗（右）的横断位平扫 CT 组合图像显示纵隔肉芽肿的典型特征，其内见较大的高密度钙化肿块↪，小型钙化结节➡，符合组织胞浆菌感染。

球孢子菌病

关键要点

术语
- 由克氏孢子菌或波萨达孢子菌引起的真菌感染
- 吸入真菌孢子

影像学表现
- 平片
  - 单发或多灶节段性或大叶实变（75%）
  - 单发或多发肺结节；可能伴有厚或薄壁（“葡萄皮”样）的空腔
  - 肺门淋巴结肿大（20%~40%）
  - 胸腔积液（20%）
  - 纵隔淋巴结肿大是弥散性疾病的典型表现
- CT
  - 肺泡性气腔病变、结节、空洞
  - 胸内淋巴结肿大
  - 评估免疫抑制患者受累情况

主要鉴别诊断
- 细菌性肺炎
- 真菌性肺炎
- 分枝杆菌性肺炎
- 肺癌

临床要点
- 流行于西半球的干旱地区
- 症状 / 体征：无症状、轻度类似流感的症状，免疫受损者会出现严重感染
- 大多数感染都会痊愈
- 慢性肺部疾病 5%，弥散性疾病 <1%
- 疫区可发生外源性再感染
- 免疫受损宿主中潜伏性疾病的再激活

诊断要点
- 对于来自疫区且出现肺部结节不消退的患者应考虑球孢子菌感染

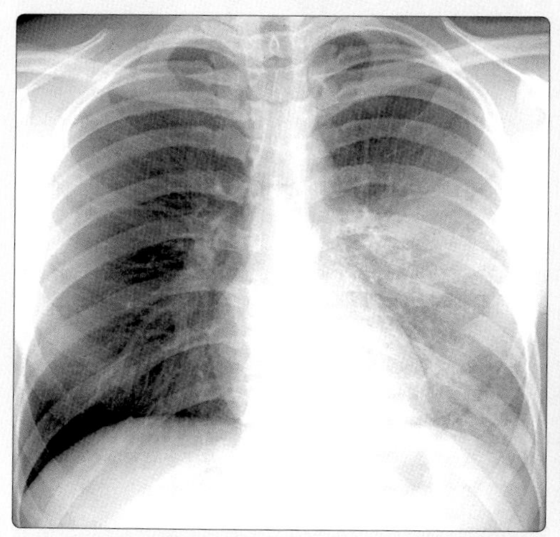

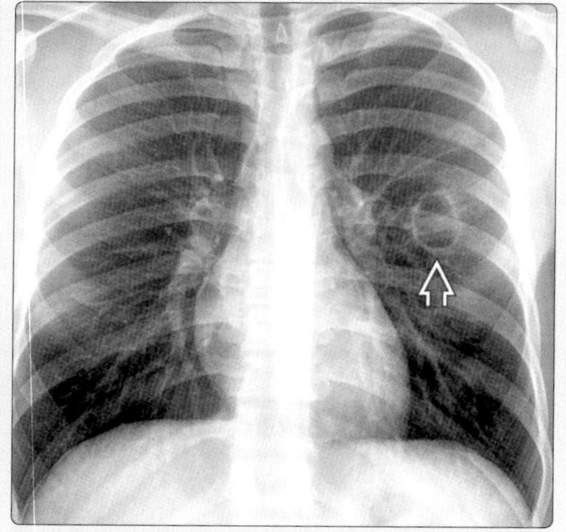

（左图）患者有咳嗽、发热和近期亚利桑那州旅行史，后前位胸片显示左下肺叶实变，抗生素治疗无效。血清学和皮肤测试球孢子菌呈阳性。该感染表现可能类似社区获得性肺炎。

（右图）同一患者 4 个月后，后前位胸片显示实变消退，残留薄壁“葡萄皮”样空腔改变⇨。球孢子菌可能需要数月才能消退。

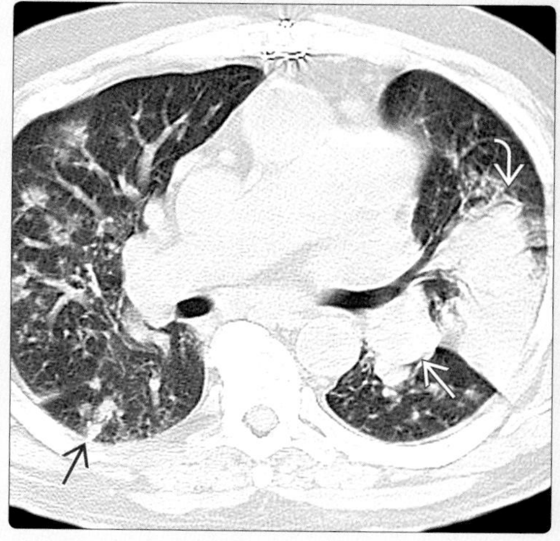

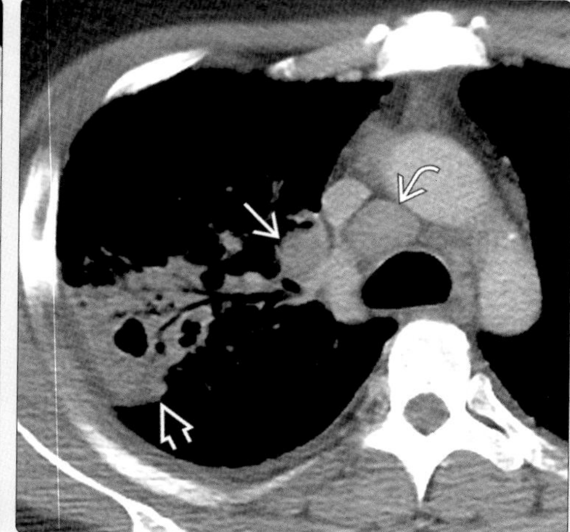

（左图）一名 45 岁男性，心脏移植术后，横断位平扫 CT 显示左肺上叶实变↪、左肺门淋巴结肿大➡和多发小结节→。痰中检出球孢子菌体。该患者来自亚利桑那州，可能由于免疫低下导致疾病复发。

（右图）球孢子菌感染患者 CT 显示右肺上叶实变其内伴空洞影⇨，纵隔↪和肺门➡淋巴结肿大。

球孢子菌病

术语

同义词
- 山谷热

定义
- 吸入球孢子菌或波萨达斯球孢子菌导致的真菌感染
- 吸入真菌孢子

影像学表现

基本表现
- 最佳诊断思路
  - 疫区患者，肺部浸润影伴空洞
- 部位
  - 原发性仅局限于肺部和胸部淋巴结
  - 播散型几乎涉及所有组织
- 大小
  - 范围：从肺结节到播散性疾病
- 形态学
  - 浸润灶可演变为结节或薄壁（"葡萄皮"样）空腔

X 线表现
- 单发或多发节段性或肺叶实变浸润影（75%）
- 单发或多发肺结节
  - 结节可能伴有厚或薄的（"葡萄皮"样）空腔
- 20%~40% 的患者肺门淋巴结肿大
- 20% 的患者出现胸腔积液
- 播散性疾病的典型变现为纵隔淋巴结肿大

CT 表现
- 局部肺泡性气腔病变、肺结节、空洞性病变
- 肺门和（或）纵隔淋巴结肿大
- 评估免疫抑制患者受累情况

推荐的影像学检查方法
- 最佳影像检查方法
  - 胸片用于疾病筛查和随访
- 推荐的检查序列与参数
  - 推荐使用胸部 CT 评估肺部和纵隔受累情况，尤其免疫功能低下患者

鉴别诊断

细菌性肺炎
- 典型症状为发热和咳嗽
- 肺实质实变

真菌性肺炎
- 结节、实变、空洞、淋巴结肿大

分枝杆菌性肺炎
- 含空洞性实变、慢性纤维空洞性疾病
- 播散性粟粒结节

肺癌
- 持续空洞或结节；可能类似肺癌表现

病理学表现学

基本表现
- 病因：吸入球孢子菌

大体病理和手术所见
- 实变演变为肉芽肿

镜下表现
- 地方性双态真菌：具有毒力，耐干燥
  - 土壤：产生 2~5 μm 的孢子的菌丝
  - 宿主（人和动物）：吸入孢子

临床要点

临床表现
- 最常见的症状 / 体征
  - 无症状急性感染
  - 一些患者有轻微流感症状
  - 免疫受损者易感染，且症状严重
- 其他症状 / 体征
  - 山谷热：发热、皮疹、关节痛综合征
    - 结节性红斑和多形性红斑
- 临床特征
  - 在痰液、胃内容物、脓液和皮肤病变中发现大的、成熟的孢囊
  - 感染后 3 周内血清学和皮试呈阳性

人口统计学表现
- 流行病学
  - 西部干旱地区的地方性疾病
    - 加利福尼亚州和墨西哥北部：球孢子菌病
    - 亚利桑那州、犹他州、内华达州、德克萨斯州和拉丁美洲：波萨达斯球虫
  - 暴露于高灰尘中的人群易感
  - 美国每年新增 10 万例病例
- 发病率随年龄增长而提高，大多数年龄 >40 岁
- 男性和女性患病率相同

自然病史和预后
- 潜伏期 1~4 周
- 大多数感染会痊愈
- 慢性肺部疾病 5%；弥漫性疾病 <1%
- 疫区可发生外源性再感染
- 免疫受损宿主中潜伏性疾病的再激活

治疗
- 氟康唑（3~6 个月）

诊断要点

考虑的诊断
- 对于来自疫区且出现肺部结节不消退的患者应考虑球孢子菌感染

芽生菌病

关键要点

术语

- 同义词：北美芽生菌病
- 皮炎芽生菌真菌感染
- 双态真菌：吸入空气的孢子引起的疾病

影像学表现

- 平片
  - 急性斑片实变，可能呈肿块状
  - 大小不一的肺结节，可能呈粟粒状
  - 任何肺叶均可受累
  - 15%~35% 出现空洞
  - 常见胸膜增厚，胸腔积液 20%
  - 淋巴结肿大 10%~35%
- CT
  - 典型含气肺泡及空腔疾病
  - 肿块样实变、空洞及并发症的评估

主要鉴别诊断

- 肺癌
- 细菌性肺炎
- 分支杆菌或真菌感染
- 圆形肺不张

病理学表现

- 吸入皮炎芽孢杆菌分生孢子美国东南部，五大湖地区

临床要点

- 无症状或流感样症状
- 皮肤病变常见，引流性窦道
- 年轻至中年的户外活动者

诊断要点

- 在流行地区进行肺组织活检标本中培养芽孢菌

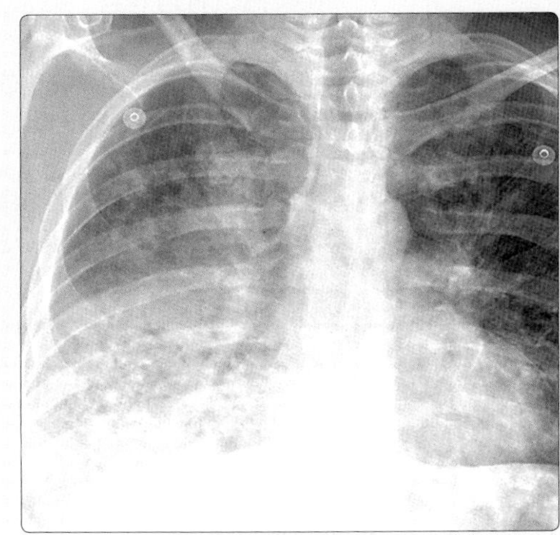

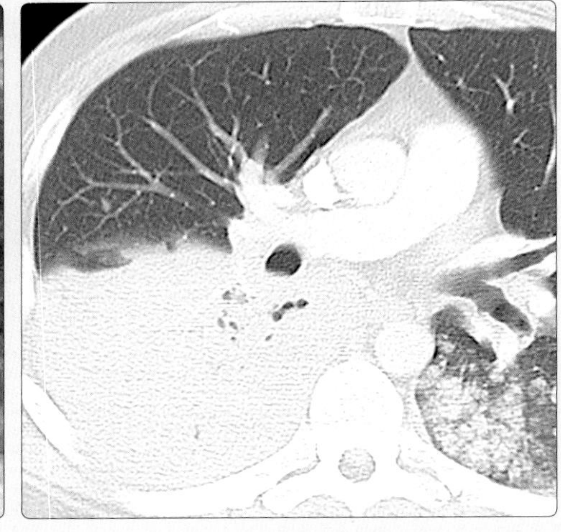

（左图）一名 38 岁发热男性芽生菌病患者的后前位胸片显示广泛的右肺实变和多灶性小肺结节。

（右图）同一患者的横断位增强 CT 显示广泛的右下叶实变，左下叶结节和斑片状小叶实变。影像学发现是特异性的，与细菌性肺炎相似。芽生菌病的诊断基于支气管冲洗液。

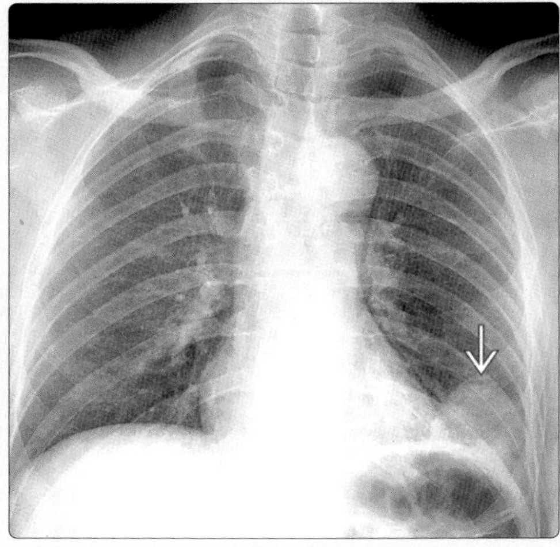

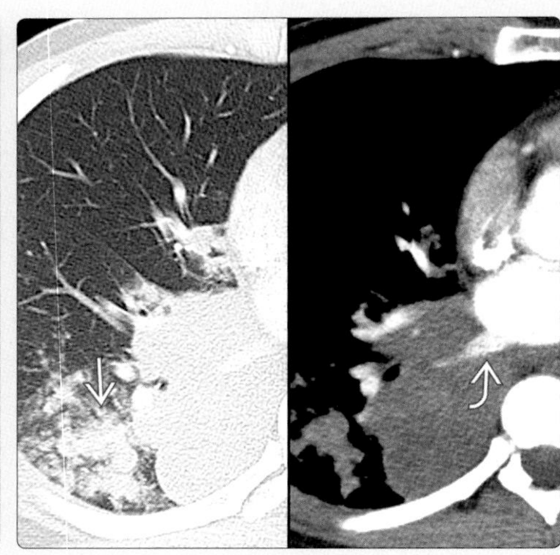

（左图）后前位胸片显示芽生菌病表现为左下叶肿块样实变➡，这种特征性影像学表现常与肺癌相似。

（右图）一名咳嗽发热的 39 岁男性，肺（左）和软组织窗（右）横断位增强 CT 显示右下叶实变➡，小叶中心结节与分叶状软组织肿块相邻，包绕右下肺静脉↪和相邻的左房。芽生菌病可能类似于肺癌。

术语

同义词
- 同义词：北美芽生菌病
- 芝加哥病
- 吉尔克里斯特病

定义
- 皮炎芽孢菌真菌感染
  - 二态性真菌：吸入空气中的孢子
  - 存在于死亡、腐烂或潮湿的物质中
  - 肺型和播散型

影像学表现

基本表现
- 最佳诊断思路
  - 疫区户外人群出现肺内实变及肿块影
- 部位
  - 单侧（75%）比双侧（25%）更常见
  - 任何肺叶都可能受累
- 大小
  - 范围：小结节到肺叶或多叶实变
- 形态学
  - 实变是最常见的表现方式

X 线表现
- 急性斑片状实变影（70%~90%）
  - 非节段性、节段性、肺叶或多叶性
  - 肿块样实变
  - 大小不一的肺结节，可能是粟粒状
- 任何肺叶均可受累
- 空洞（15%~35%）
- 常见胸膜增厚，胸腔积液（20%）
- 淋巴结肿（10%~35%）
- 慢性芽生菌病：上肺可出现纤维空洞

CT 表现
- 典型肺空泡及气腔病变
- 评估肿块样实变，空洞及并发症
- 鉴别确认多组受累淋巴结

推荐的影像学检查方法
- 最佳影像检查方法
  - 平片通常足以诊断及随访

鉴别诊断

肺癌
- 不确定的结节或肿块伴或不伴胸膜增厚
- 真菌性骨髓炎可能类似于转移

肺炎
- 细菌性
  - 斑片、节段或叶实变
- 分支杆菌或真菌
  - 实变、结节、空洞或粟粒结节
  - 淋巴结肿大

病理学表现

基本表现
- 病因
  - 吸入皮炎芽孢杆菌的分生孢子
  - 暴露通常发生在树木繁茂的地区
- 相关异常疾病
  - 皮肤溃疡，骨骼及泌尿生殖系统感染

镜下表现
- 支气管肺炎进展为非干酪性肉芽肿伴中央微脓肿
- 化脓性肉芽肿
- 热二态性真菌
  - 来源（土壤）：菌丝形态（室温）
  - 宿主（人类和动物）：吸入孢子
    - 形成 8~15 μm 的圆形出芽酵母（37℃）
- 在痰液、脓液及组织中发现特征性酵母菌

临床要点

临床表现
- 常见的症状 / 体征
  - 无症状或流感样症状
  - 皮肤病变常见，引流窦道
- 其他症状 / 体征
  - 扩散至皮肤、骨骼、泌尿生殖系统
    - 肺部感染血源性传播
    - 椎体、骨盆及骶骨骨髓炎
- 临床特征
  - 年轻到中年的户外活动者
  - 暴露后约 6 周的潜伏期
  - 严重程度因接种量和免疫状态而异
  - 免疫受损的宿主风险增加

人口统计学表现
- 年龄
  - 多数为成人，儿童不常见
- 流行病学
  - 美国东南部、大湖区、中南美洲、非洲

自然病史和预后
- 未经治疗的芽生菌死亡率接近 60%
- 可能发展为进行性疾病或播散性疾病

诊断
- 没有可靠的皮肤或血清学测试

治疗
- 伊曲康唑

诊断要点

考虑的诊断
- 在流行区域对肺活检标本进行芽生菌培养

隐球菌病

关键要点

术语

- 新型隐球菌感染呼吸系统

影像学表现

- 平片
  - 多发肺结节
  - 肺部肿块少见
  - 斑片状实变
  - 可形成空洞
- CT
  - 多发肺结节或肿块
  - 空洞，在免疫功能低下患者中更常见
  - 磨玻璃密度斑片和 CT 晕征
  - 纵隔淋巴结肿大
  - 脓肿里出现气 - 液平面
  - 胸腔积液

主要鉴别诊断

- 鳞癌
- 肺转移瘤
- 脓毒性栓子
- 肉芽肿性多血管炎

临床要点

- 症状 / 体征
  - 咳嗽、发热、胸痛、呼吸困难、头痛
- 血清隐球菌抗原（sCRAG）用于诊断和监测
- 免疫功能低下的患者，侵袭性更强，具有更高的 sCRAG 滴度
- 治疗方法：口服和静脉注射抗真菌药物

诊断要点

- 免疫功能低下患者有 1 个或多个肺结节或肿块，需考虑隐球菌病

（左图）隐球菌病患者的横断位平扫 CT 显示左下叶簇状分叶结节→，成簇的结节→是肺隐球菌病最常见的影像学表现之一。

（右图）横断位平扫 CT 显示右下叶实变→、结节→和小叶间隔增厚→，这些发现在治疗后仍然存在，最后的病理活检证实是隐球菌。

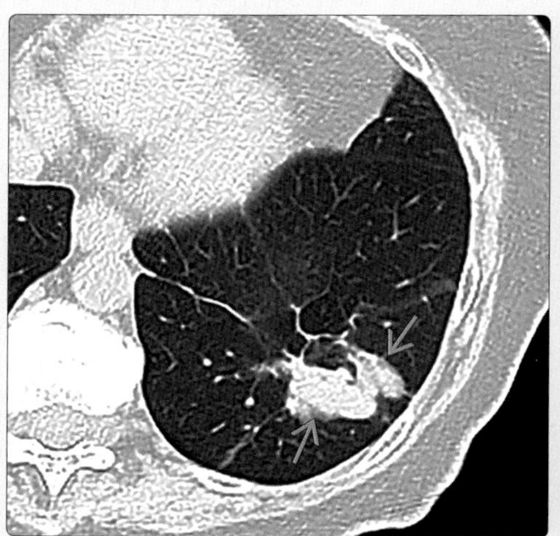

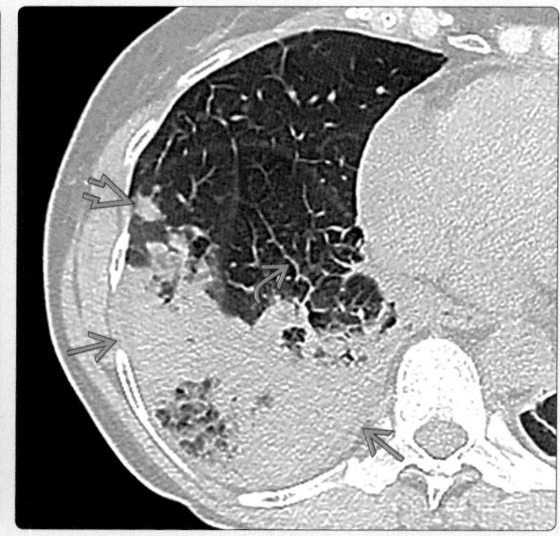

（左图）一名无症状患者的横断位平扫 CT 显示左上叶有一个孤立的肺结节→。

（右图）同一患者融合 FDG PET/CT 横断位图像显示左上叶结节 FDG 高摄取→。活检显示隐球菌病。感染或炎症引起的肺结节可能导致 PET/CT 上 FDG 高摄取，并可能与原发性肺癌相似。

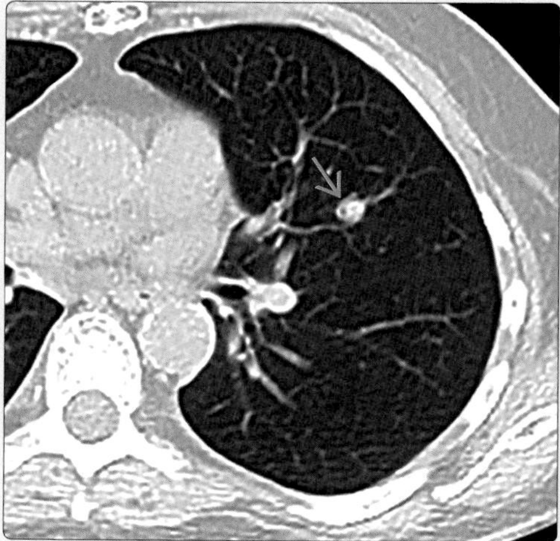

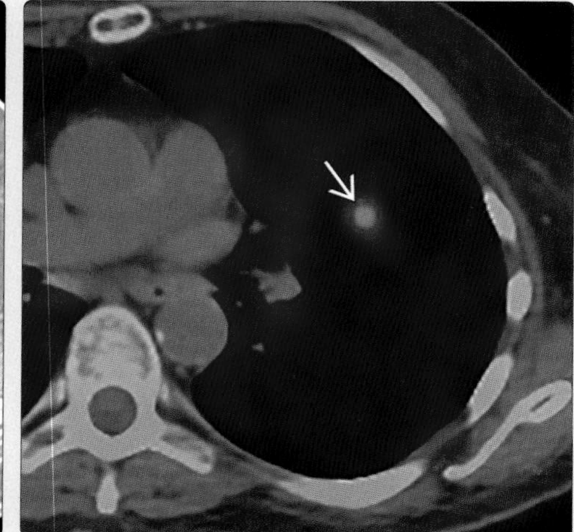

术语

定义
- 新型隐球菌感染呼吸系统

影像学表现

基本表现
- 最佳诊断思路
  - 多发肺结节可能伴空洞
- 部位
  - 外周病灶多于中心
- 大小
  - 大部分 7~20 mm
    - 可能超过 30 mm
- 形态学
  - 边界不清
  - 簇状结节常见
  - 孤立和散在结节少见

X 线表现
- 单发或多发的肺部结节或肿块
- 斑片状气腔实变
- 可能出现空洞

CT 表现
- 多发肺结节
- 肺部肿块少见
- 空洞
  - 免疫功能低下患者常见
  - 脓肿内气 – 液平面
- 斑片状气腔实变
- 磨玻璃密度斑片
  - CT 晕征
- 纵隔淋巴结肿大
  - 淋巴结中心可能呈低密度
- 胸腔积液

核医学表现
- PET/CT
  - FDG 摄取变量
    - 高摄取 FDG 结节或肿块与肺癌和转移瘤类似

推荐的影像学检查方法
- 最佳影像检查方法
  - CT 用于评估肺结节、肿块和肺实变

鉴别诊断

鳞癌
- 最常见的含空洞肺癌
  - 15% 的病例出现空洞
- 与吸烟关系密切

肺转移瘤
- 边界清晰的多发结节和肿块
- 出血性转移瘤可能出现不规则的边缘和周围磨玻璃影
  - 肾癌、黑色素瘤和绒毛膜癌
- 鳞癌和肉瘤可能形成空洞

脓毒性栓子
- 边界模糊的肺部结节和肿块
- 不同程度的空洞

肉芽肿性多血管炎
- 多发肺结节或肿块
- 实变或磨玻璃密度影少见

病理学表现

基本表现
- 病因
  - C. 新型隐球菌
    - 真菌通常影响呼吸系统
    - 免疫能力低下 > 免疫能力正常

镜下表现
- 气腔内见巨噬细胞和蛋白液
  - 与肺部病灶周围磨玻璃密度影相关

临床要点

临床表现
- 最常见的症状 / 体征
  - 咳痰，发热
- 其他症状 / 体征
  - 胸痛，气短，头痛
- 临床特征
  - 血清隐球菌抗原（sCRAG）用于诊断和监测
    - 免疫功能低下的患者，侵袭性更强，可能有较高的 sCRAG 滴度

自然病史和预后
- 免疫能力低下患者
  - 影像学异常可能会改善、稳定或进展
    - 影像学异常改善会缓慢
  - sCRAG 滴度下降缓慢或波动较大
- 免疫能力正常患者
  - 影像学异常改善迅速且 sCRAG 滴度快速下降

治疗
- 抗真菌药
  - 口服：氟康唑
  - 静脉注射：两性霉素 B

诊断要点

考虑的诊断
- 免疫缺陷患者肺中出现 ≥1 个肺结节或肿块，考虑肺隐球菌病

副球孢子菌

关键要点

术语
- 副球孢子菌病
- 拉丁美洲特有的地方性系统性真菌病，继发于副球孢子菌属真菌

影像学表现
- 急性副球孢子菌病
  - 类似于肺结核原发性综合征
  - 肺门淋巴结肿大
  - 胸腔积液
- 慢性副球孢子菌病
  - 磨玻璃密度斑片影（58.4%）
  - 结节（45.5%）
  - 肺气肿（47.8%）
  - 小叶间隔增厚（43.5%）
  - 空洞（39.1%）
  - 实变（26.1%）
  - 反晕征

主要鉴别诊断
- 肺结核
  - 上叶为主
- 慢性组织胞浆菌病
  - 上叶为主

临床要点
- 急性 / 亚急性（青少年 20%）
  - 发热、淋巴结肿大和肝脾肿大
- 慢性（成人 90%）
  - 慢性咳嗽、呼吸困难、咯血和胸痛
  - 肺外病灶
    - 口腔黏膜病变和皮肤病变
    - 肾上腺、生殖器或神经系统受累
  - 男性：女性 =（15~22）：1
    - 雌二醇的保护作用；抑制菌丝体向酵母菌的转化

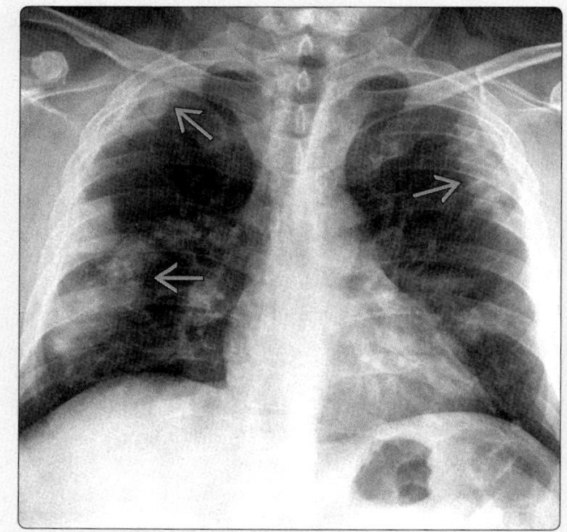
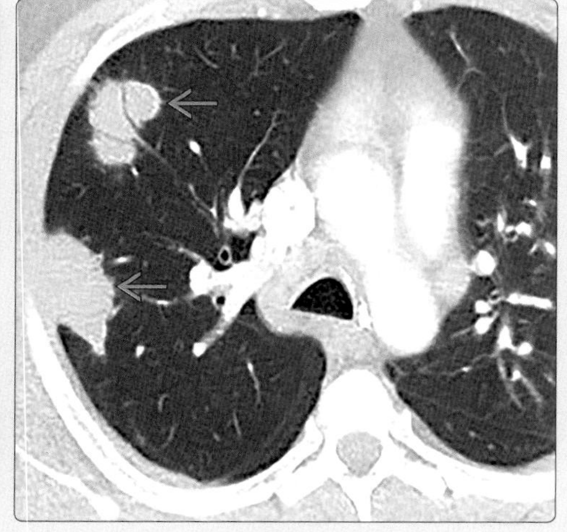

（左图）副球孢子菌病患者，后前位胸片显示双侧胸膜下结节和肿块样实变→。

（右图）同一患者的横断位增强 CT 显示右上叶胸膜下和支气管血管周围分叶状软组织结节和肿块→伴充气支气管征。结节是副球孢子菌病的常见但非特异性表现。居住在流行区或来自流行区的人应怀疑感染。

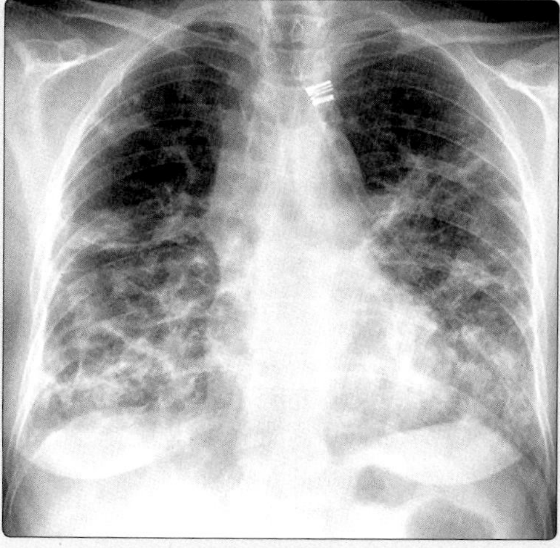
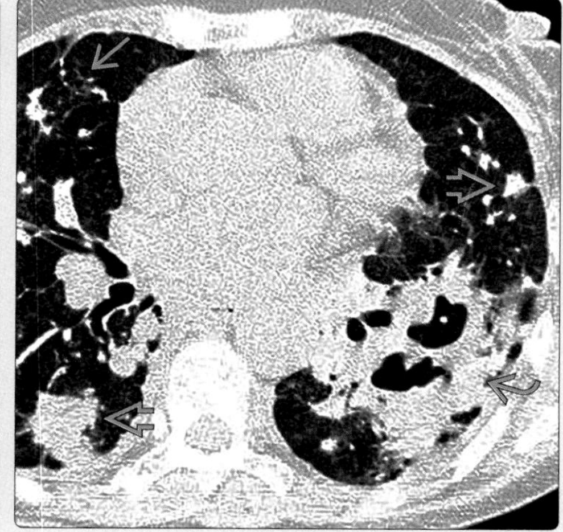

（左图）副球孢子菌病患者，后前位胸片显示多叶双侧基底肺结节状、线状和网状浑浊。

（右图）同一患者横断位平扫 CT 显示网状和结节状→斑片，大小不一实性结节⇨和左下叶空洞性肿块↪。与其他真菌和分枝杆菌感染一样，空洞常见。不幸的是，没有特异性影像学发现，需要高度的临床怀疑来提示诊断。

副球孢子菌

术语

缩略语

- 副球孢子菌病

同义词

- 南美芽生菌病

定义

- 由副球孢子菌属真菌引起的拉丁美洲地方性系统性真菌病

影像学表现

X 线表现

- 急性期
  - 类似于肺结核原发综合征
  - 肺门淋巴结肿大
  - 胸腔积液
- 慢性期（90%）
  - 网状和线性阴影
  - 结节
  - 实变
  - 空洞
  - 纤维化相关性表现
    - 结构扭曲、瘢痕旁肺气肿、支气管扩张
  - 双侧肺部实质改变，范围累及 >1/3 肺

CT 表现

- 磨玻璃密度斑片（58.4%）
  - 局灶性、多发性或弥漫性
- 结节（45.5%）
  - 大小和轮廓不一
- 肺气肿（47.8%）
- 小叶间隔增厚（43.5%）
- 空洞（39.1%）
- 肺结构扭曲（30.4%）
- 实变（26.1%）
- 其他表现
  - 反晕征
  - 囊肿
- 气管受累
  - 不规则或管壁增厚

鉴别诊断

肺结核

- 肺上叶病灶为主
- "树芽"征
- 胸膜受累更常见

慢性组织胞浆菌病

- 肺上叶病变为主
- 邻近肺部病变的胸膜常见增厚

球孢子菌病

- 不同于结核病的流行区域
- 肺上叶为主（慢性病）

病理学表现

基本表现

- 病因
  - 副球孢子菌属的双态真菌，单基因目
  - 根据分子分类学分析，有 2 种副球孢子菌（巴西和卢茨），4 个公认的巴西副球孢子菌的变种（S1、PS3、PS2 和 PS4）

临床要点

临床表现

- 最常见的症状 / 体征
  - 急性、亚急性（青少年 20%）
    - 潜伏期：2 周至 3 个月
    - 发热、淋巴结肿大、肝脾肿大
  - 慢性（成人 90%）
    - 潜伏病灶再燃
    - 慢性咳嗽、呼吸困难、咯血和胸痛
    - 发热、厌食和体重减轻
    - 肺外病灶
      - 口咽黏膜病变和皮肤病变
      - 肾上腺、生殖器或神经系统受累
- 诊断：在组织或临床标本中发现真菌

人口统计学表现

- 年龄
  - 急性 / 亚急性（小于 30 岁）
- 慢性（大于 30 岁）性别
  - 急性：男性：女性 = 1 ： 1
  - 慢性：男性：女性 =（15~22）： 1
    - 雌二醇的保护作用；抑制菌丝体向酵母菌的转化
- 流行病学
  - 中美洲和南美洲国家
    - 在巴西、哥伦比亚和委内瑞拉出现概率更高
  - 非疫区游客来访后成为天然副球孢子菌宿主（甚至数年后）
  - 发病率可变：流行区每年（1~4）/100 000 人；高流行地区每年 9.4/100 000 人
  - PCM 感染的主要危险因素是接触农村区域
  - 吸烟
    - 90% 的慢性 PCM 患者是吸烟者
    - 吸烟者患 PCM 的风险高 14 倍

诊断要点

考虑的诊断

- 来自副球孢子菌流行疫区的患者呈现磨玻璃影、结节或空洞病变

曲霉病

关键要点

术语
- 曲霉病：由曲霉属生物体引起的真菌感染
- 大多数足菌肿是曲菌肿，这些术语经常互换使用

影像学表现
- 曲菌球
  - 先前存在的空腔内结节或肿块
- 半侵袭性曲霉病
  - 生长缓慢的顶部结节或实变
- 气道侵袭性曲霉病
  - 中央气道壁增厚伴或不伴溃疡和支气管中心性结节 / 支气管肺炎
- 血管侵袭性曲霉病
  - 快速进展的肺部结节或实变，出现“空气新月”征
  - 发热性中性粒细胞减少症的患者出现 CT 晕征则提示诊断

主要鉴别诊断
- 细菌性肺炎，分支杆菌感染
- 其他真菌感染
- 肺栓塞
- 原发性肺癌

病理学表现
- 大多数曲霉菌感染由烟曲霉菌引起

临床要点
- 曲菌球：免疫活性
- 侵袭性曲霉病；严重免疫功能低下
- 伏立康唑是首选治疗
- 咯血患者可能需要支气管动脉栓塞或手术

诊断要点
- 发热性中性粒细胞减少患者出现新的肺结节或实变应考虑侵袭性曲霉病

（左图）一名 73 岁男性因先前切除胰腺癌和纳武利尤单抗新辅助治疗而出现中性粒细胞减少性发热，后前位胸片显示双肺多发结节实变➡并中心透亮。

（右图）同一患者的冠状位增强 CT 显示双肺上叶空洞性病变↗，腔内不均匀密度及“空气新月”征，周围有少量磨玻璃密度影，即 CT 晕征。

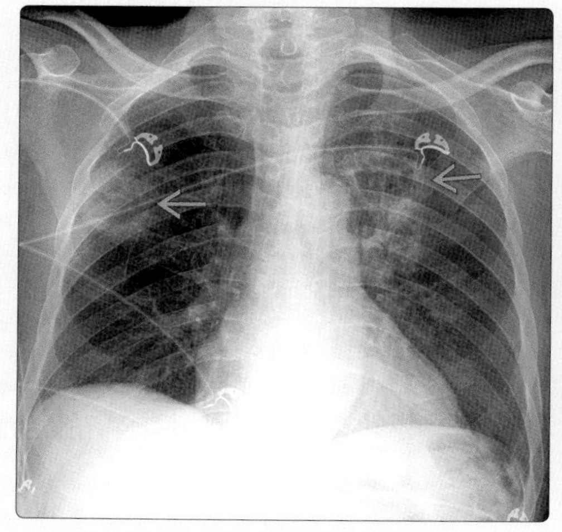

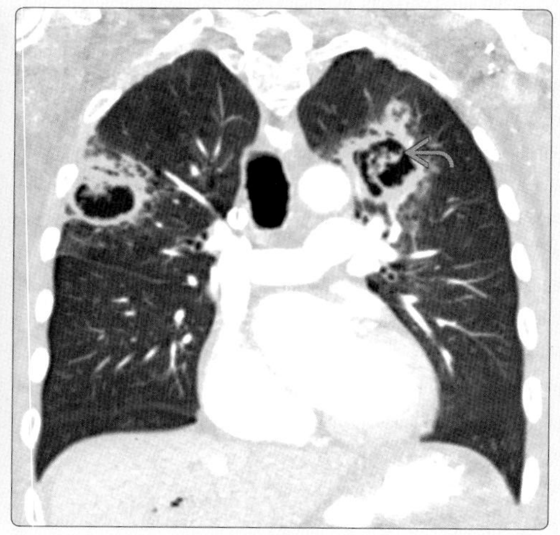

（左图）同一患者的横断位融合双能增强 CT 碘灌注血容量图像显示，腔内失活肺中没有灌注➡并且由于炎症和出血而导致病变周围的血容量微弱增加➡。

（右图）说明了侵袭性曲霉病的典型特征，以多灶性空洞病变为特征，包括肺部周围的“空气新月”征➡和周围的出血晕征➡。

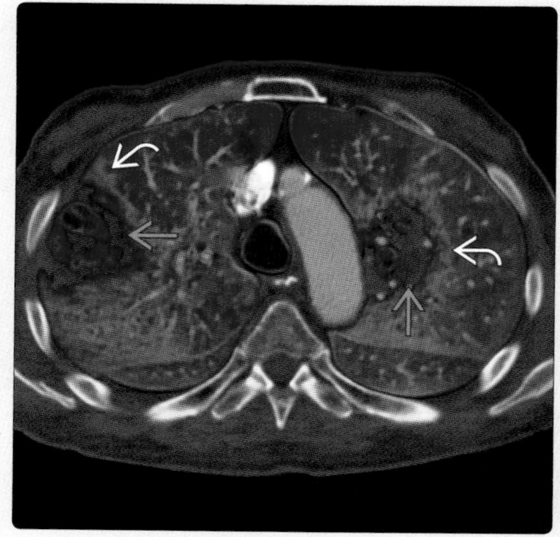

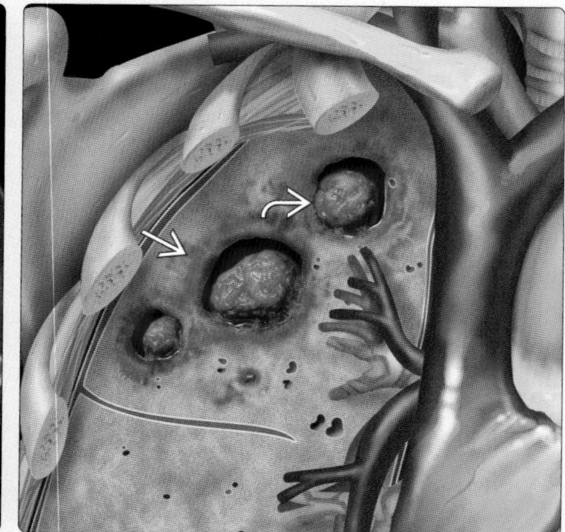

术语

同义词

- 足分支菌、曲霉菌：大多数用曲霉菌，两者之间名称互换

定义

- 曲霉病：由曲霉属生物体引起的真菌感染（>100 种）
- 腐生性曲霉病（曲菌球）：在先前存在的腔内形成真菌球影像
- 半侵袭性曲霉病：慢性坏死性肺曲霉病
  - 轻度免疫功能下降或慢性基础肺疾病的患者表现为亚急性病程
- 侵袭性曲霉病：严重免疫功能低下的患者会感染的真菌类型
  - 气道侵袭性曲霉病：中央气道侵袭性感染
  - 血管侵袭性曲霉病：快速进展的血管侵袭性感染

影像学表现

基本表现

- 最佳诊断思路
  - 曲菌球：在先前存在的空腔或囊腔中形成的球形或卵圆形结节
  - 侵袭性曲霉病：CT 晕征
    - 结节、肿块、实变，周围有与出血相关的磨玻璃影
- 部位
  - 曲菌球：大多数出现在上叶空腔内
- 大小
  - 支气管中心性结节或多发粟粒性结节可合并实变

X 线表现

- 腐生曲菌病（曲菌球）
  - 腔内，孤立，结节或肿块周围有气体
  - 平片可能看不见病灶
- 半侵袭性曲霉病
  - 生长缓慢的结节或肺上叶实变
  - 可能与曲霉菌共存
  - 存在慢性肺部基础疾病很常见
- 血管侵袭性曲霉病
  - 胸片最初可能正常
  - 肺结节和实变的快速进展
  - “空气新月”征
    - 结节，团块或实变内出现“空气新月”征
    - 在适当的环境下与侵袭性曲霉病一致
    - 白细胞功能恢复预示着有利于恢复
  - 可能进展为广泛的空洞和坏死
  - 胸膜浸润：胸腔积液、脓胸、气胸

CT 表现

- 曲菌球
  - 腔内异质性结节或肿块：可能充满整个腔或独立移动
  - 可能显示“空气新月”征；Monod 征
- 半侵袭性曲霉病
  - 结节、肿块、实变伴或不伴顶部增厚
  - 空洞性病变
- 血管侵袭性曲霉病
  - 多灶性支气管周围或肺叶实变、小叶中心结节、磨玻璃影
  - 外周楔形实变可能类似于肺梗死
  - CT 晕征
    - 病灶周围出血
    - 在适当情况下高度提示侵袭性曲霉病
      - 血管侵袭性曲霉病的一致早期发现
      - 可能见于其他侵袭性真菌感染或非感染性实体
  - “空气新月”征提示侵袭性曲霉病
    - <1/2 受影响的患者，通常在治疗开始后
      - 抗真菌治疗和免疫恢复：坏死肺的“收缩”和曲线形充气空洞的进展
- 气道侵袭性曲霉病
  - 气管和中央支气管壁增厚伴或不伴溃疡
  - 双侧小叶中心和树芽结节→支气管肺炎
  - 可见于严重的中性粒细胞减少症或艾滋病
- 最佳影像检查方法
  - CT：评估肺部异常和血管侵袭性真菌病特征

鉴别诊断

细菌性肺炎

- 伴有空洞的肺脓肿可能与血管侵袭性曲霉病相似

其他真菌感染

- 毛霉菌病、隐球菌病和念珠菌属
- 可产生伴有晕征和空洞的血管侵袭性疾病

分支杆菌感染

- 可能表现为实变、晕征和空洞
- 结核空洞可能类似于足分支菌、曲霉菌

肺栓塞

- 钝性或脓毒性栓子
- 由此产生的肺梗死出现类似表现
  - 看起来相似的周边结节或实变，伴或不伴晕征

非小细胞肺癌

- 空洞性肺癌可能类似于曲霉病
- 肿瘤相关的血管浸润和梗死

病理学表现

基本表现

- 病因
  - 土壤和腐烂有机物（树叶、谷物）中普遍存在的环境真菌
  - 大多数感染由烟曲霉引起，黄曲霉和黑曲霉不太常见

大体病理和手术所见
- 血管侵袭性曲霉病：菌丝侵入血管
  - 侵犯血管导致梗死、出血和全身播散
  - 空洞性侵袭性曲霉病肺内异常类似曲菌球诊断
- 气道侵袭性曲霉菌：感染深至气道基底膜

镜下表现
- 二形真菌：分生菌株和菌丝形态，45° 角分支
- 曲霉菌：含有菌丝、纤维蛋白和黏液的团块

临床要点

临床表现
- 最常见的症状 / 体征
  - 咳嗽、发热、发冷、呼吸困难、胸痛
- 临床特征
  - 曲菌球会影响免疫功能正常的患者
    - 基础肺部疾病和先前存在的空洞
      - 肺大疱、既往分支杆菌或真菌感染
      - 上肺部疾病：结节病、囊性纤维化
  - 半侵袭性曲霉菌会影响免疫功能低下的患者
    - 久病或长期使用皮质类固醇
      - 恶性肿瘤、糖尿病、酒精中毒、营养不良
      - 潜在的慢性肺病（肺气肿）
  - 气道和血管侵袭性曲霉病影响严重免疫功能低下的患者
    - 骨髓和实体器官移植（高达 25%）
    - 急性白血病（高达 20%）
    - 化疗引起的免疫缺陷（高达 20%）
    - 没有预先存在的肺部异常

人口统计学表现
- 年龄
  - 任何年龄组都可以受影响，高龄人群更易受影响
- 流行病学
  - 估计每年有 200 000 例病例
  - 2014 年美国近 15 000 例病例住院治疗
  - 大多数病例是散发的，但院内暴发确实也会发生
    - 与医院建设或翻新导致空气中真菌增多有关
  - 干细胞移植受者中最常见的真菌感染类型
    - 在实体器官移植中属于第二常见
  - ICU 死亡病例尸检中四大最常见的诊断之一
- 继发性真菌感染可能会影响机械通气的急性肺损伤患者
  - COVID-19 相关肺曲霉病（CAPA）
  - 流感相关肺曲霉病（IAPA）

诊断选项
- 痰培养、支气管肺泡灌洗、经胸、开胸肺活检
- 血清半乳甘露聚糖和真菌含量水平升高
- 血清曲霉菌沉淀试验

自然病史和预后
- 曲霉病可保持数年稳定
  - 预后总体良好
  - 40% 出现咯血，可能危及生命
- 半侵袭性曲霉病会在数周和数年内进展
  - 预后通常良好，据报道死亡率高达 40%
- 血管侵袭性曲霉病会在数日至数周内发展
  - 预后差、死亡率高
- 抗真菌耐药性感染的发生率增加
  - 既往暴露或环境因素
    - 移植患者中发现高达 70% 的曲霉菌标本
    - 在农业上使用唑类杀菌剂可能导致耐药菌株的区域生长

治疗
- 一线治疗：唑类抗真菌药
  - 曲菌球
    - 口服伊曲康唑
    - 腔内两性霉素 B
  - 半侵袭性和侵袭性曲霉病
    - 伏立康唑是首选治疗方法
    - 两性霉素 B 和卡泊芬净也有效
- 严重免疫功能低下者的预防措施
- 大量或反复咯血的支气管动脉栓塞或手术切除

诊断要点

考虑的诊断
- 新发肺结节或实变的发热、中性粒细胞减少患者的血管侵袭性曲霉病

影像解读要点
- 曲霉菌在先前存在的空腔中发展
  - 空腔附近的胸膜增厚可能提示曲菌球
  - 应检查曲菌球的空腔，并密切监测
- 侵袭性曲霉病发生在中性粒细胞减少症患者以前正常的肺部

报告提示
- 影像学检查结果提示血管侵袭性曲霉病需要立即开始抗真菌治疗；如有必要，在组织确认或标本鉴定结果之前即进行治疗

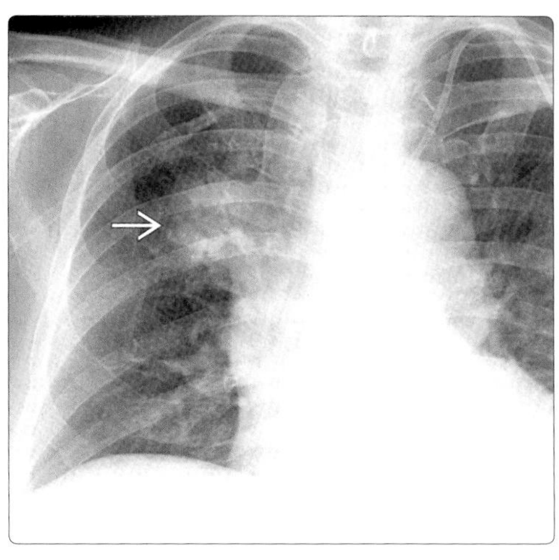

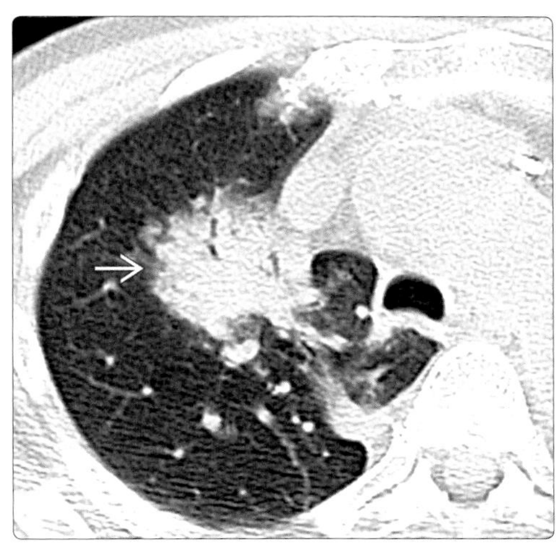

（左图）一名患有急性髓性白血病伴中性粒细胞减少性发热的 75 岁男性，后前位胸片显示右上叶局灶性肿块➡。

（右图）同一名患者的横断位平扫 CT 证实右上叶有一个 5 cm 的肿块➡，并伴有空气支气管征。CT 引导活检显示侵袭性曲霉病。虽然晕征有助于提示血管侵袭性真菌病，但没有晕征并不能排除诊断。中性粒细胞减少性发热患者应怀疑该诊断。

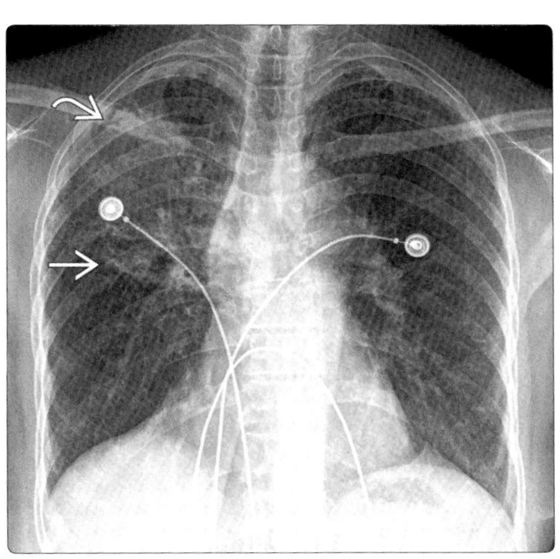

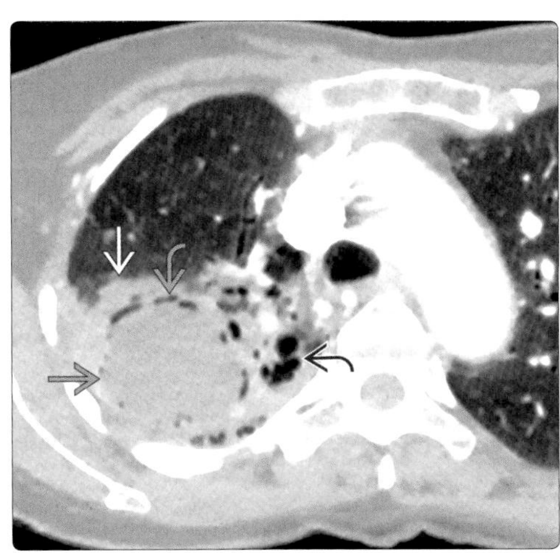

（左图）一名 62 岁咯血女性患者，后前位胸片显示双尖实质瘢痕和右上叶肿块样影➡，周围有线性透亮区和相邻的不均匀实变➡。

（右图）同一患者的横断位增强 CT 显示右上叶肿块➡和相邻的囊性透亮区➡，与支气管扩张和空洞➡一致。外围亮度表示现有空腔内的过程。注意相邻实变➡和磨玻璃影。

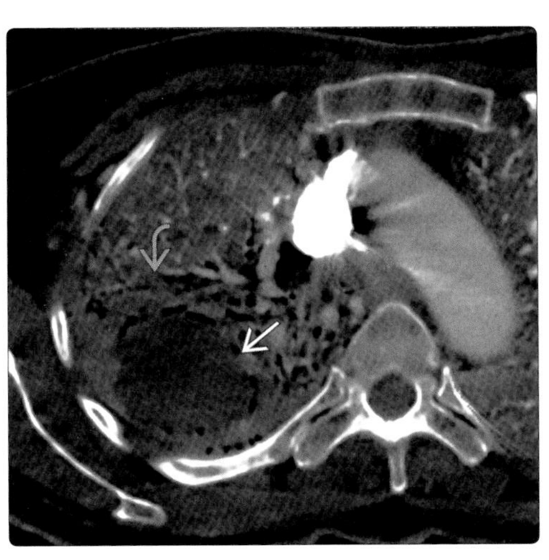

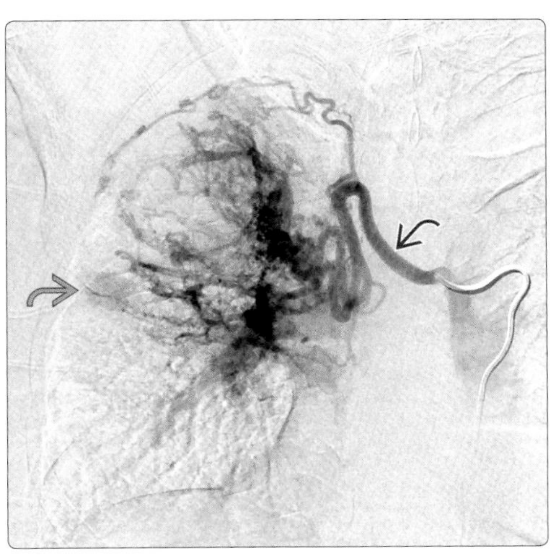

（左图）同一患者的横断位融合双能增强 CT 碘肺灌注血容量图像显示肿块➡内无灌注➡。

（右图）同一患者在支气管动脉栓塞期间的肺动脉 DSA 图像显示，右支气管动脉➡明显扩大，病灶周围有对比剂渗漏➡，栓塞缓解了患者的咯血。该患者进行了切除术，并确认了曲菌球的诊断。

（左图）一名接受地西他滨治疗的 51 岁女性骨髓增生异常综合征患者出现中性粒细胞减少性发热，其后前位位胸片显示右肺上叶→和左肺门周围区↷多发不规则斑片影。

（右图）同一患者矢状位增强 CT 显示肿块样实变伴中央低密度区➡，反映坏死或真菌成分的低密度。注意在左上叶尖后段另有一个小结节↷。

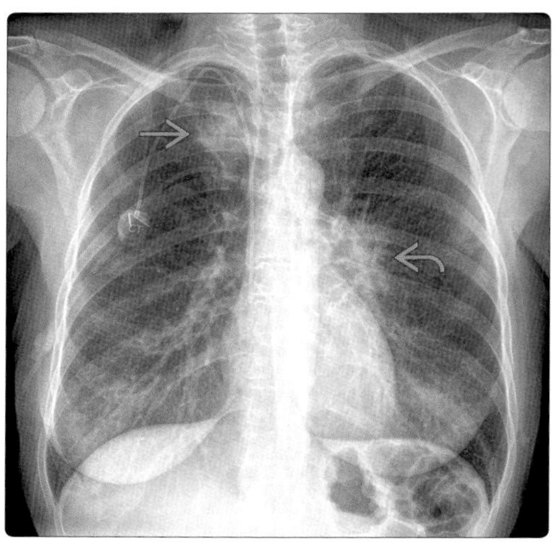

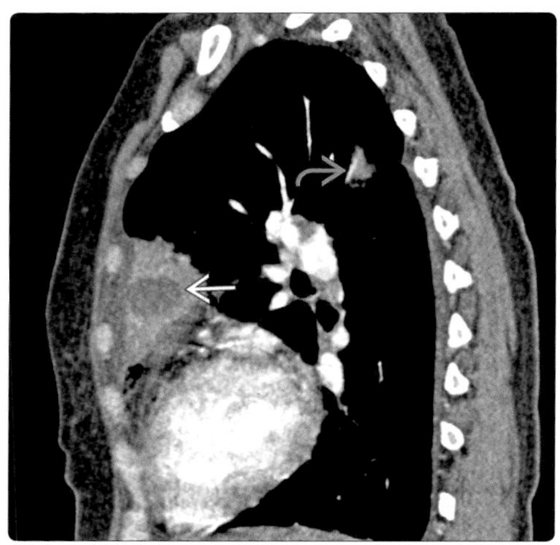

（左图）同一患者的横断位增强 CT 显示双肺不规则小结节→和右上叶肿块样实变↷，周围有轻微的磨玻璃影。

（右图）同一患者的横断位增强 CT 显示主要病变位于支气管血管周围，邻近血管移位→和中央低密度影↷。血管侵袭性曲霉病的典型影像学表现提示应立即开始抗真菌治疗。

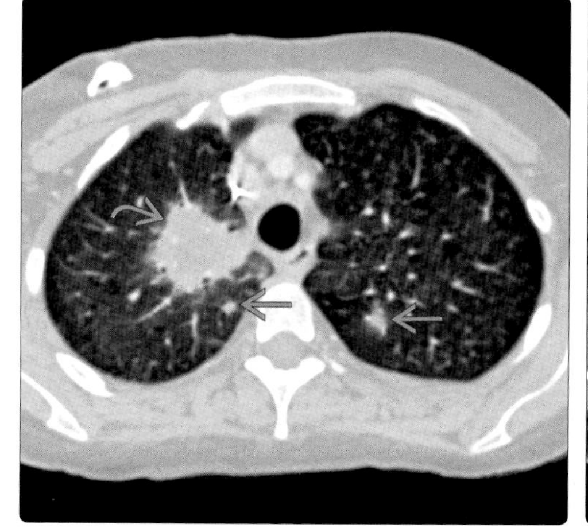

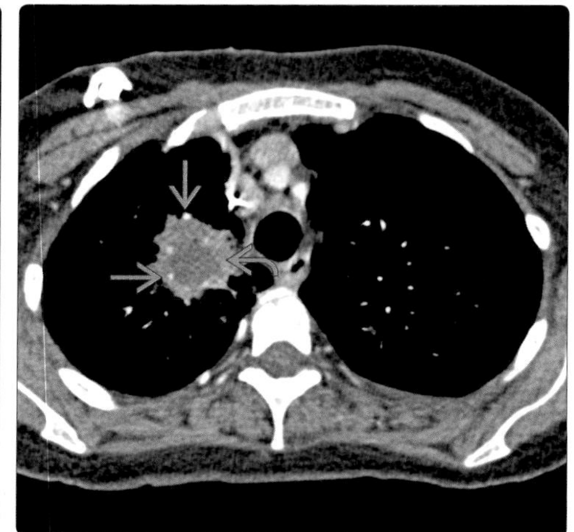

（左图）38 岁女性，终末期结节病，新发咯血，横断位增强 CT 显示左上叶厚壁空洞性肿块，内部密度欠均➡和“空气新月”征→。表现为典型的足分枝菌病，手术切除时诊断为曲菌球。

（右图）一名 40 岁女性的冠状位平扫 CT 显示慢性薄壁肺空洞↷，伴内在实性软组织结节，符合足分枝菌病或腐生性曲霉病。

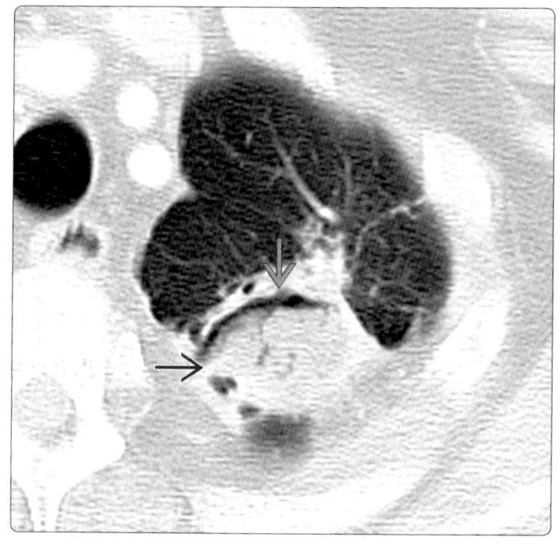

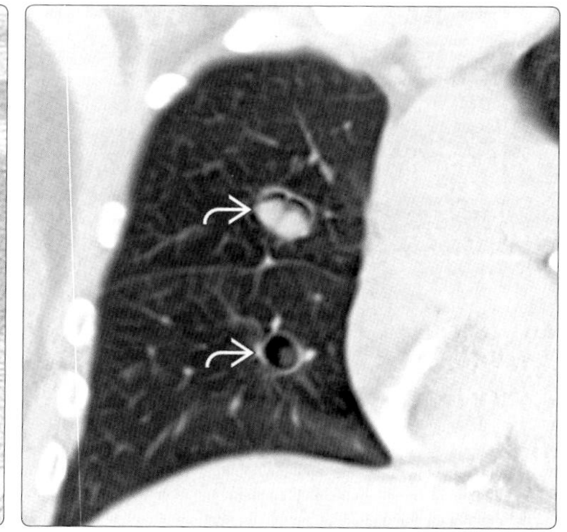

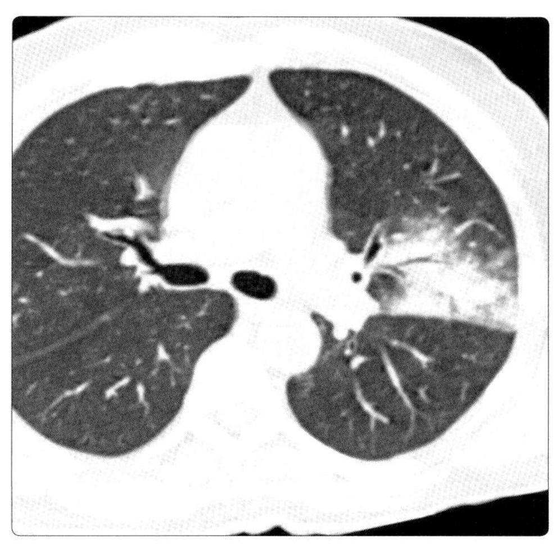

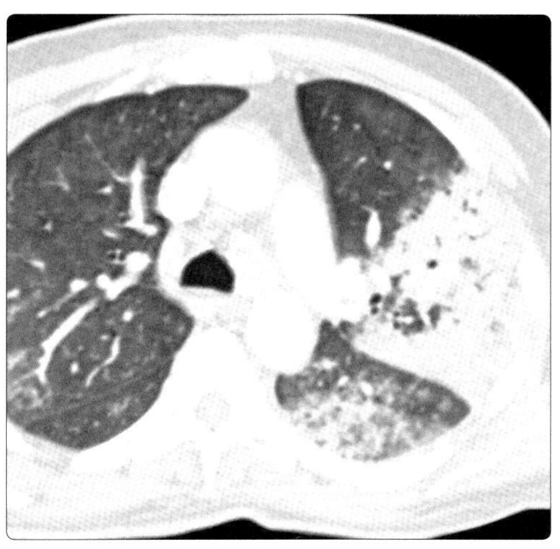

（左图）一名急性髓性白血病和中性粒细胞减少性发热的76岁男性患者，横断位平扫CT显示左肺上叶非特异性实变伴邻近少量磨玻璃影。

（右图）同一患者6天后因影像学疾病进展而行横断位增强CT检查，显示血管侵袭性曲霉病快速进展，左肺上叶实变明显增加，左肺下叶新发簇状结节。

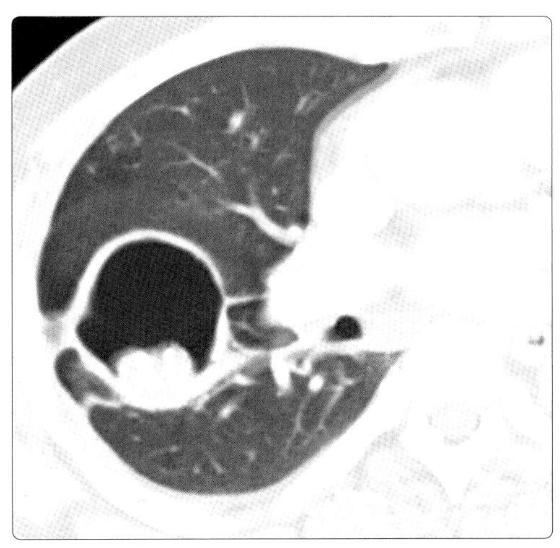

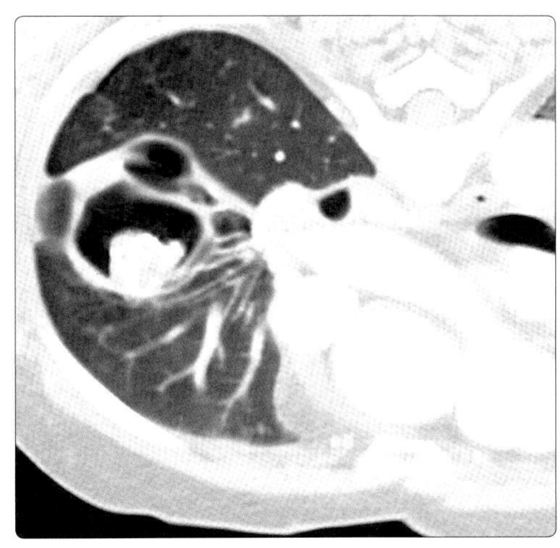

（左图）一名40岁既往有肺结核的男性患者，横断位增强CT显示肺曲霉病，表现为右上叶空腔，内壁见部分钙化结节（感谢S. Digumarthy博士供图）。

（右图）同一患者的横断位增强CT俯卧位时显示曲菌球在腔内随重力方向移动。俯卧位时重复低剂量CT可能有助于显示曲菌球的腔内活动度（感谢S. Digumarthy博士供图）。

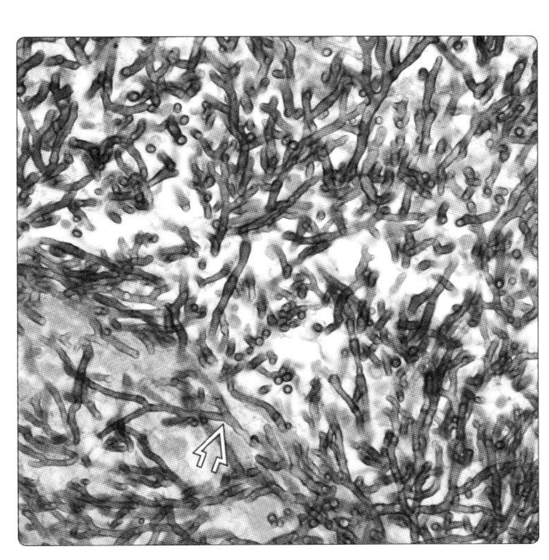

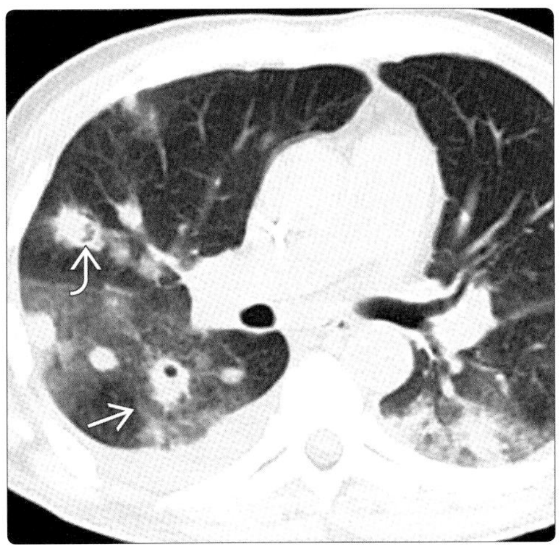

（左图）高倍显微镜（HE染色）显示真菌菌丝呈45°角分支➡，这是典型的曲霉菌属。

（右图）一名54岁男性急性髓系白血病合并侵袭性曲霉病患者，横断位平扫CT显示在坏死的肺组织周围有多灶性空洞结节，部分伴有“空气新月”征↗，同时周围伴有磨玻璃晕征➡。这些是血管侵袭性真菌感染的特征性表现。

接合菌病

关键要点

术语

- 同义词：毛霉菌病
- 由接合菌纲中真菌引起的机会性感染
- 根霉菌和毛霉菌最常见

影像学表现

- 平片
  - 单侧或双侧肿块样实变
  - 孤立性或多发性结节或肿块
  - 少量胸腔积液
  - 肺门淋巴结肿大
- CT
  - 单发或多发的结节和肿块
  - 与出血有关的磨玻璃影
  - 反晕征
  - 空洞
  - 实变；可能呈团块状或楔形

主要鉴别诊断

- 曲霉病
- 细菌性肺炎

病理学表现

- 特征性菌丝：呈 90° 角分支，罕见分隔

临床要点

- 发热，咳嗽，呼吸困难，胸痛
- 危险因素：糖尿病酮症酸中毒，血液系统恶性肿瘤，类固醇，实体器官或造血干细胞移植
- 治疗：局部病变切除，两性霉素 B
- 高死亡率：大于 60%

诊断要点

- 对于有发热和实变的免疫功能低下患者，应考虑接合菌病，尤其是控制不佳的糖尿病或血液系统恶性肿瘤患者

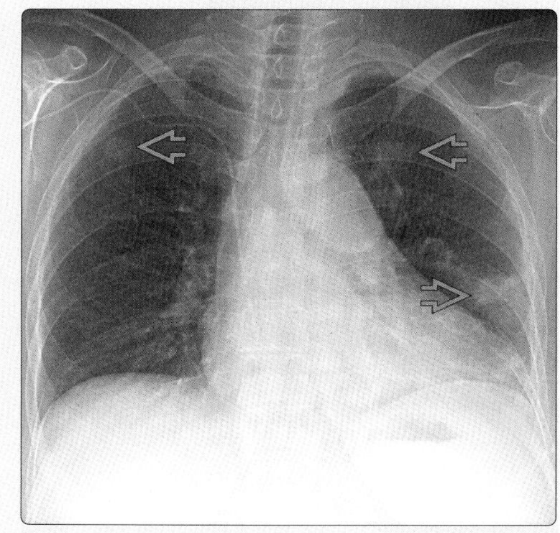

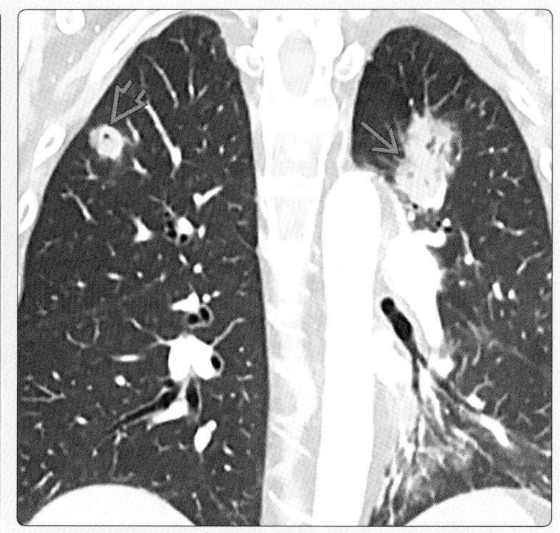

（左图）一名 39 岁女性急性髓系白血病患者，有继发于接合菌病的发热和咳嗽，后前位胸片显示双侧结节影 ⇨。

（右图）同一患者的冠状位增强 CT 显示右肺上叶结节 ⇨ 和左肺上叶肿块样实变 →，均可见内部透光区，提示空洞。接合菌病是一种相对少见的感染，表现为实变、结节或肿块，主要影响免疫功能低下的宿主。

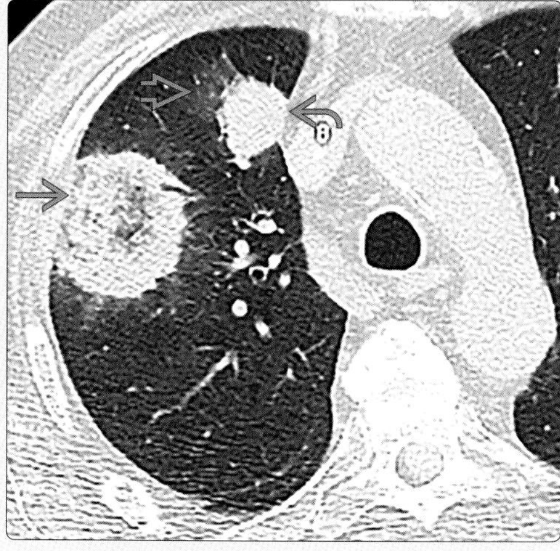

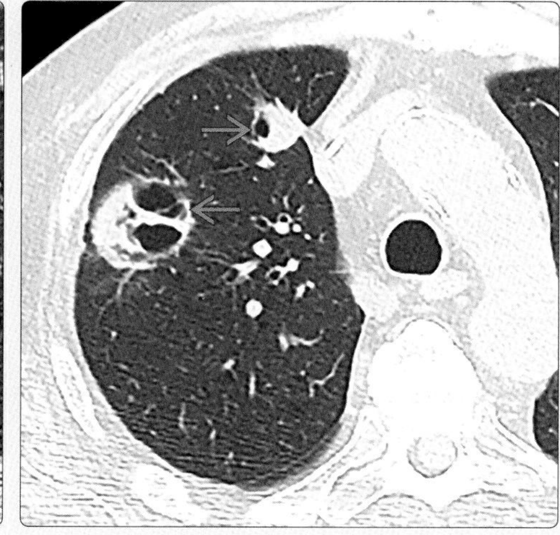

（左图）一名 64 岁女性骨髓增生异常综合征和接合菌病患者，横断位平扫 CT 显示右肺上叶肿块 → 和结节，肿块表现为反晕征，结节 ↪ 表现为晕征 ⇨。

（右图）同一患者 12 天后的横断位平扫 CT 显示病灶内空洞 →。晕征出现在接合菌病病程早期。反晕征、中央坏死和“空气新月”征通常发生在治疗开始和中性粒细胞减少症恢复后。

接合菌病

术语

同义词

- 毛霉菌病

定义

- 由接合菌纲真菌引起的机会性感染，包括根霉菌属、毛霉菌属和横梗霉属

影像学表现

X 线表现

- 主要沿外周分布
- 单发或多发结节或肿块
- 单侧或双侧实变，可能呈肿块状
- 少量胸腔积液
- 肺门淋巴结肿大

CT 表现

- 单发或多发的结节和肿块
  - 与出血有关的磨玻璃影
    - 磨玻璃晕可能大于实性成分
    - 通常在初次 CT 检查时出现
  - 反晕征，磨玻璃影伴周围实变
    - 免疫功能低下患者常见反晕征
  - “空气新月”征，中央空洞
    - 在疾病初期影像中通常不出现空洞
    - 坏死和空洞通常在晕征或反晕征后出现
    - 与中性粒细胞减少症消退一致
- 实变
  - 可能呈楔形
  - 可能表现为空气支气管征
- 心内膜炎
  - 肺动脉充盈缺损
- 肺动脉假性动脉瘤（罕见）
- 直接累及邻近纵隔、心脏、膈肌
- 血行播散引起的肝、脾或肾低密度病变

推荐的影像学检查方法

- 最佳影像检查方法
  - 增强 CT 可以进一步显示影像学异常
  - 经支气管镜或 CT 引导下的穿刺活检有助于识别病原体

鉴别诊断

曲霉病

- 临床和影像学上难以与接合菌病鉴别
- 诊断倾向接合菌病优于曲霉病的因素
  - 合并鼻窦炎
  - CT 上大于 10 个的肺结节
  - 胸腔积液
  - 既往使用过伏立康唑

细菌性肺炎

- 经验性抗生素治疗无效时应怀疑非典型病原菌

病理学表现

镜下表现

- 特征性菌丝
- 宽（直径 5～15 μm）
- 不规则的分枝模式，分支呈 90° 角
- 罕见的分隔
- 血管侵犯：导致坏死、梗死、动脉瘤

临床要点

临床表现

- 常见症状 / 体征
- 发热，咳嗽，呼吸困难，胸痛
- 其他症状 / 体征
  - 咯血

人口统计学表现

- 流行病学
  - 仅次于曲霉病和念珠菌病的第 3 位最常见的侵袭性真菌感染
  - 在血液系统恶性肿瘤患者的尸检中占所有真菌感染的 8.3%～13.0%
  - 吸入孢子或血行播散引起的肺部受累
    - 自然界中无处不在：腐烂的植被和土壤
- 危险因素
    - 糖尿病，特别是酮症酸中毒
    - 白血病、淋巴瘤
    - 类固醇治疗
    - 实体器官和造血干细胞移植
    - 静脉吸毒者
    - 去铁胺疗法
    - 中性粒细胞减少症

自然病史和预后

- 进展快速及组织破坏
- 免疫功能低下患者死亡率 60%～100%

治疗

- 外科切除：局部病变行肺叶切除术
- 抗生素
- 静脉注射两性霉素 B
- 口服泊沙康唑
    - 两性霉素 B 应答后
    - 对两性霉素 B 不耐受或不应答的患者行二线治疗

诊断要点

考虑的诊断

- 伴有发热和实变的免疫功能低下患者，特别是在控制不佳的糖尿病或血液系统恶性肿瘤患者

耶氏肺孢子菌肺炎

关键要点

术语
- 肺孢子菌肺炎（pneumocystis pneumonia, PCP）；耶氏肺孢子菌肺炎（pneumocystisjirovecii pneumonia, PJP）
- 影响 T 细胞免疫缺陷患者的机会性真菌感染

影像学表现
- 平片
  - 正常，或双肺弥漫性不均匀阴影
  - HIV 阳性患者出现自发性气胸几乎可以诊断为 PCP
- CT
  - 主要表现为磨玻璃影
  - “铺路石”征，少见
  - 大小不一的囊肿，壁厚薄不一
  - 不典型表现：多发小结节，小叶实变，肿块
  - 淋巴结肿大不常见（10%）
  - 胸腔积液少见

主要鉴别诊断
- 巨细胞病毒肺炎
- 弥漫性肺泡出血
- 淋巴细胞性间质性肺炎
- 过敏性肺炎
- 肺泡蛋白沉积症

临床要点
- AIDS 患者最常见的机会性感染
- HIV 阳性患者：亚急性发热，咳嗽，呼吸困难
- 非 HIV 患者：暴发性呼吸衰竭，发热，咳嗽
- 诊断：支气管镜检查与支气管肺泡灌洗
- 治疗：磺胺甲唑 - 甲氧苄啶，喷他脒（静脉给药）

诊断要点
- 对于双肺弥漫性磨玻璃影的免疫抑制患者，考虑 PCP

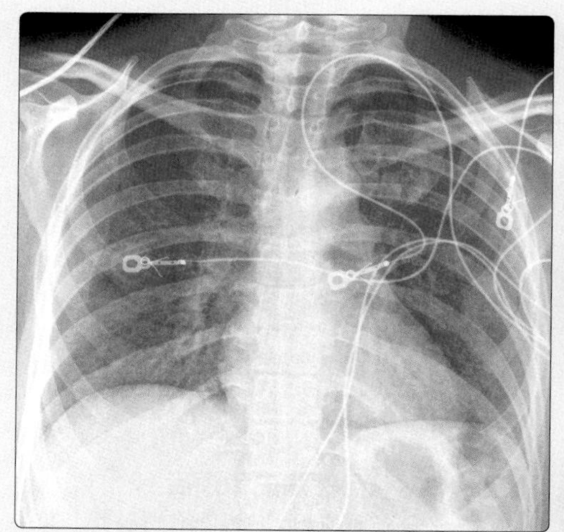

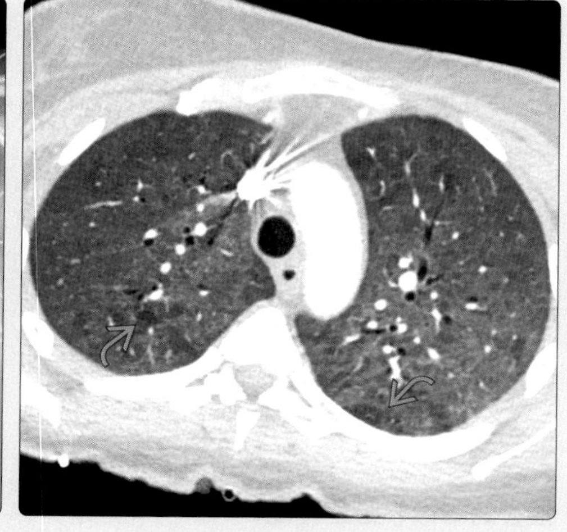

（左图）一名 41 岁女性 HIV/AIDS 患者，以亚急性咳嗽、发热、呼吸困难为主要临床表现，后前位胸片表现为双肺弥漫性磨玻璃影。

（右图）同一患者横断位增强 CT 表现为双肺弥漫性磨玻璃影，带有一些散在分布不受累的小叶结构 ⮫。弥漫性磨玻璃影是耶氏肺孢子菌肺炎最常见的 CT 表现。

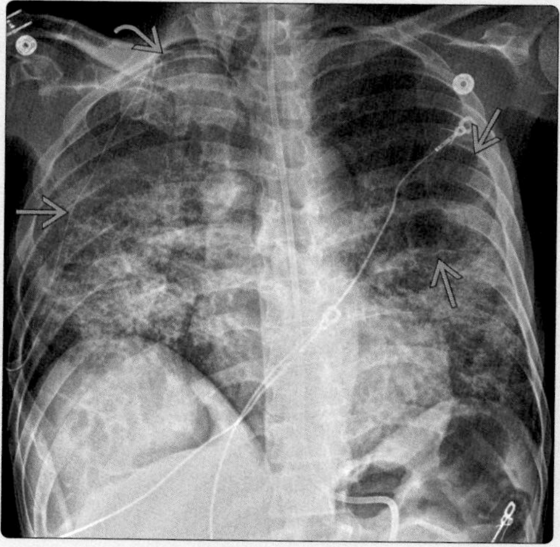

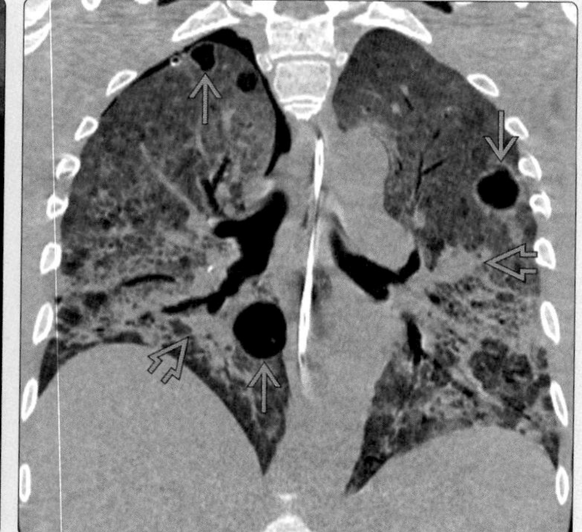

（左图）一名 47 岁男性 HIV/AIDS 合并肺孢子菌肺炎患者，后前位胸片表现为双肺弥漫性磨玻璃影、边界不清的不均质实变和散在囊腔 →。注意右肺尖少量气胸 ⮫ 和右侧胸膜导管。

（右图）同一患者冠状位平扫 CT 表现为双肺弥漫性磨玻璃影、散在的小叶融合性实变 ⇨ 和囊肿 →。右侧少量气胸是继发于囊肿破入邻近的胸膜间隙。

术语

缩写

- 肺孢子菌肺炎（pneumocystis pneumonia, PCP）
- 耶氏肺孢子菌肺炎（pneumocystisjirovecii pneumonia, PJP）

定义

- 影响 T 细胞免疫缺陷患者的机会性真菌感染

影像

基本表现

- 最佳诊断思路
  - 低氧、免疫功能低下患者 CT 上弥漫性对称或斑片状磨玻璃影
- 部位
  - 弥漫性肺受累，相对中央为主
  - 较少见的上叶为主的薄壁囊肿
- 形态
  - 磨玻璃影，伴或不伴小叶间隔增厚、实变、囊肿

X 线表现

- 胸片可能正常
- 弥漫性或中心为主的模糊阴影和网状影，伴或不伴斑片状实变
- 艾滋病患者和自发性气胸：高度提示 PCP

CT 表现

- HRCT
- 主要表现为磨玻璃影（92%）
  - 中央和相对胸膜下分布最常见（41%），不均匀马赛克征（29%），弥漫分布（24%）
  - 伴或不伴小叶间隔增厚和小叶内线（“铺路石”征）
  - 上叶分布可能与雾化喷他脒预防有关
- 囊肿（10%~34%）
  - 大小不一和厚壁；通常为薄壁
  - 累及上叶为主
  - 治疗成功后数月内消退
  - 在非 HIV/AIDS 患者中罕见
- 实变
  - 小叶，融合，斑片状，弥漫
  - 提示严重 / 进展性疾病，或其他重复感染 / 误吸
- 自发性气胸
  - 伴有胸膜下囊肿 / 肺大疱破裂
- 少见的征象
  - 多发小结节（1~10 mm）伴肉芽肿形成，伴或不伴空洞；粟粒影
  - 节段或肺叶实变
  - 肿块（单发或多发）
  - 纵隔和（或）肺门淋巴结肿大
  - 胸腔积液（少见）
  - 胸膜下点状钙化
- 慢性 PCP 的表现
  - 线状和网状阴影，支气管扩张，结构扭曲
  - >10 mm 的结节
- 95% 的艾滋病患者可明确诊断

推荐的影像学检查方法

- 最佳影像检查方法
  - HRCT

鉴别诊断

巨细胞病毒肺炎（cytomegalovirus pneumonia，CMV）

- 影响相似的免疫功能低下的人群：合并感染最常见
- 最常见的表现：双肺弥漫性磨玻璃样阴影，伴或不伴实变
- 小叶中心结节（伴或不伴磨玻璃影）比 PCP 更常见

弥漫性肺泡出血（diffuse alveolar hemorrhage, DAH）

- 两肺弥漫性磨玻璃影伴“铺路石”征和实变
- 需结合临床病史、组织取样和实验室检查鉴别 DAH 的各种病因

淋巴细胞性间质性肺炎

- HIV/AIDS 患者的感染率增加，尤其是儿童
- 薄壁囊肿，磨玻璃影伴或不伴小叶状实变，小叶中心结节
- 淋巴结肿大比 PCP 更常见

过敏性肺炎

- 弥漫性不均匀磨玻璃影是最常见的影像学表现
- 边界不清的小叶中心结节比 PCP 更常见
- 在呼气相 CT 中常见空气潴留，在 PCP 中不常见

非心源性肺水肿

- 常见诱因：脓毒症，有毒烟雾吸入，手术，误吸
- 渐进表现：正常肺到磨玻璃影到肺实变
- 严重缺氧患者

肺泡蛋白沉积症

- 惰性症状（通常持续数月），血液系统恶性肿瘤患者除外
- 发热和严重缺氧不常见（33% 无症状）
- 磨玻璃影伴小叶间隔增厚和小叶内线
- “铺路石”征在 PCP 中不太常见

病理

基本表现

- 病因
- 细胞介导免疫功能受损的患者易患 PCP
  - HIV/AIDS，特别是 $CD4^+$ T 淋巴细胞计数 <200/mm^3 的患者
  - 长期皮质类固醇治疗，特别是在减量阶段
  - 器官移植、骨髓移植、化疗、免疫治疗

– 先天性免疫缺陷
– 早产和营养不良

大体病理和手术所见

- 耶氏肺孢子虫引起的机会性真菌感染
- 病原微生物难以培养

镜下表现

- 肺泡内泡沫状渗出物，真菌常见于微小的气泡样区域
- 影像－病理相关性
  - 磨玻璃影：含有肺孢子菌的泡沫状渗出物（表面活性物质、纤维蛋白、细胞碎片）填充肺泡
  - 小叶间隔增厚和小叶内线：由水肿或细胞浸润引起的间隙扩张
  - 结节：肉芽肿、炎症

临床要点

临床表现

- 最常见的症状/体征
- 艾滋病患者
  - 年轻患者
  - 亚急性病程：发热、咳嗽、呼吸困难；通常在2~6周内逐渐恶化
- 非艾滋病患者
  - 老年患者
  - 危险因素：淋巴细胞减少，慢性糖皮质激素，联合免疫抑制剂和伴随的肺部疾病
  - 严重/暴发性表现：突然出现呼吸衰竭，伴有发热和咳嗽，通常持续4~10天
- 其他症状/体征
- 室内空气低氧：常见且重要的临床特征
  - 无缺氧有利于PCP以外的其他疾病
- 白细胞一般不升高
- 艾滋病患者通常在 $CD4^+$ T淋巴细胞计数 $<200/mm^3$ 时发生感染
  - 90% LDH升高
  - 治疗后LDH升高预示预后不良

人口统计学表现

- 年龄
  - 任何年龄，取决于危险因素
- 流行病学
  - 在正常肺内发现的无相关疾病的微生物
  - 通过空气传播
  - 即使使用高效抗逆转录病毒治疗（highly active anti-retroviral therapy, HAART），PCP仍然是艾滋病患者中最常见的机会性感染
  - 骨髓或实体器官移植（无预防措施）患者的比例高达15%

自然病史和预后

- 当 $CD4^+$ T淋巴细胞计数 $<200/mm^3$ 时，AIDS患者需要预防
  - 如果 $CD4^+$ T淋巴细胞计数 $<200/mm^3$ 患者不预防，则发生感染的可能性高9倍
  - 在长期接受皮质类固醇治疗或免疫抑制性单克隆抗体治疗的患者应考虑
  - 主要预防用药：口服磺胺甲唑－甲氧苄啶、氨苯砜、阿托伐醌、雾化喷他脒
- 诊断
  - 支气管镜检查和支气管肺泡灌洗（bronchoalveolar lavage, BAL）是首选的方法
  - 使用高渗盐水诱导排痰：诊断率为50%~90%
  - PCR：诊断的敏感性和特异性高于常规或组织化学染色和免疫荧光
  - 血清β-D-葡聚糖检测（fungitell）可有助于诊断
  - 在HIV/AIDS患者中更容易诊断：报告敏感度高达98%
  - 非HIV/AIDS患者：PCP更难诊断
    - 真菌负荷较少，炎性成分较多
    - 延误诊断：阴性痰液和（或）BAL可能导致考虑其他诊断
      - 需要临床高度怀疑
      - 可能需要经支气管活检确诊
- 死亡率：感染的HIV/AIDS患者为1%~15%，非AIDS患者为30%~45%

治疗

- 经适当治疗的PCP预后良好
  - 最常用的是磺胺甲唑－甲氧苄啶药物治疗（有许多其他选择）
    - 治疗早期需要大量静脉输液，影像学异常表现频繁变化
  - 抗肺囊性药物常与类固醇合用以减少炎症
    - PCP和严重缺氧：早期辅助糖皮质激素治疗可显著降低呼吸衰竭的发生率
  - 治疗开始后，80%的病例有临床改善（平均5天）
    - 影像学改善滞后大约5天

诊断要点

考虑的诊断

- 伴双肺弥漫性磨玻璃影的免疫抑制患者

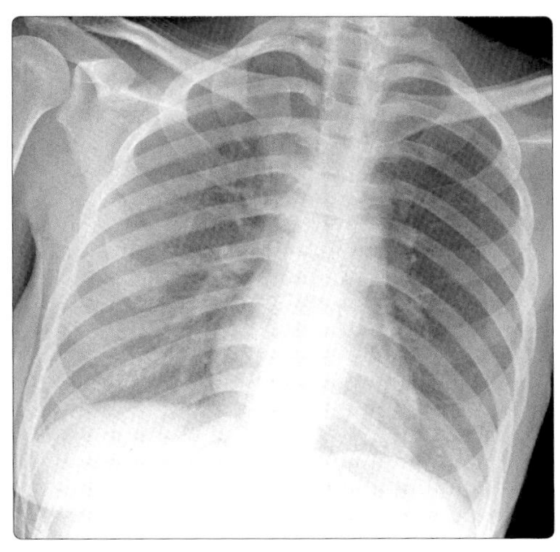

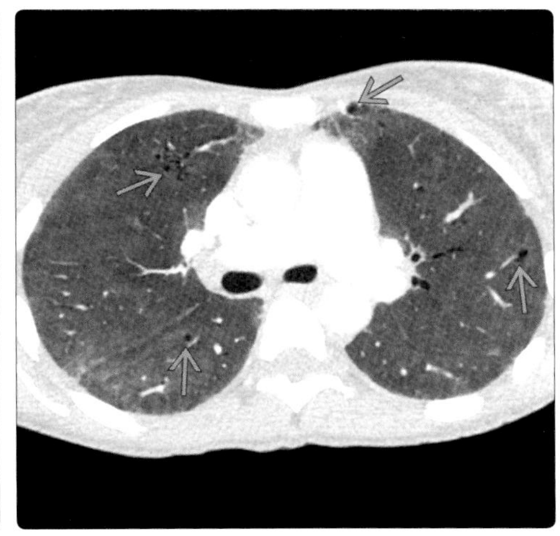

（左图）一名 34 岁女性 HIV/AIDS 患者，亚急性胸痛伴发热，后前位胸片显示肺孢子菌肺炎，表现为双肺弥漫性模糊影。

（右图）同一患者的横断位增强 CT 表现为双肺弥漫性磨玻璃影和少量微小的薄壁囊肿→。这些是耶氏肺孢子菌肺炎的典型 CT 表现。

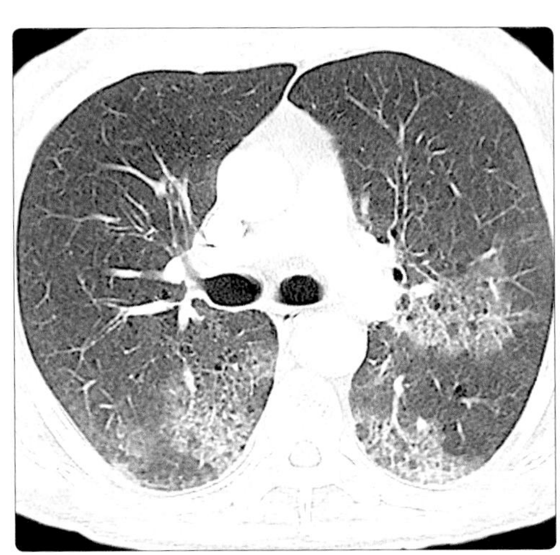

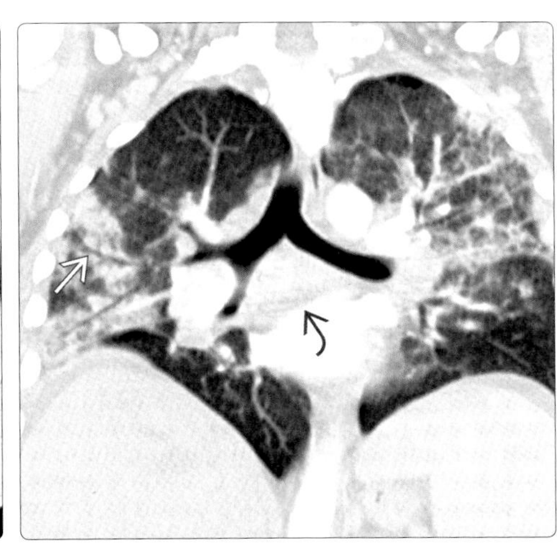

（左图）一名 72 岁男性，淋巴瘤接受化疗并出现咳嗽和发热，横断位增强 CT 显示多发的磨玻璃密度影。痰液分析检测出耶氏肺孢子虫。

（右图）一名 53 岁男性，发热伴中性粒细胞减少和肺孢子菌肺炎，冠状位增强 CT 显示双侧磨玻璃影和实变影，伴内部空气支气管征➡。纵隔淋巴结肿大↗与淋巴瘤相关。

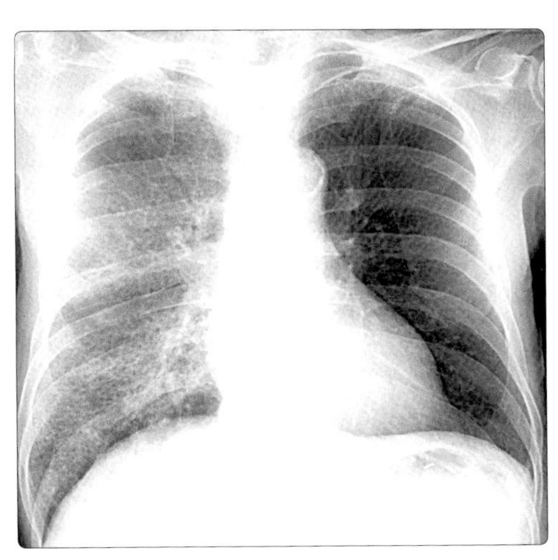

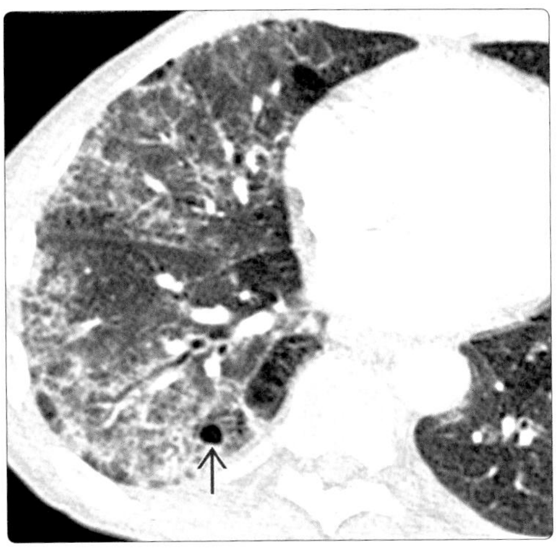

（左图）一名 40 岁男性 HIV 感染患者，未依从 HAART 治疗，后前位胸片显示肺孢子菌肺炎，表现为不对称的右肺弥漫性模糊影和网状阴影。

（右图）同一患者横断位增强 CT 显示右肺磨玻璃影，支气管血管周围间质增厚，右肺下叶小薄壁囊肿→。肺不对称受累是肺孢子菌肺炎的不典型表现。

恶丝虫病

关键要点

术语

- *Dirofilaria immitis*（犬心丝虫）
- 丝状线虫，常见于犬的心脏和其他哺乳动物（如猫、狐狸、麝鼠和狼）
- 人类是被蚊子传播的微丝蚴感染的偶然宿主

影像学表现

- 实性肺结节（90%）
- 无钙化
- 外周分布
- 下叶更多见
- 直径 1~3 cm
- FDG PET/CT 显示不同程度的代谢活性

主要鉴别诊断

- 真菌感染
  - 组织胞浆菌病
  - 球孢子菌病
  - 结核
  - 肺癌

病理学表现

- 圆形结节，周围由上皮细胞、浆细胞、淋巴细胞和富含嗜酸性粒细胞的纤维包膜组成的肉芽肿带
- 钙化和干酪样坏死
- 肺动脉血栓内见死亡的寄生虫
- 覆盖的胸膜通常发生炎症和纤维化（75%）

临床要点

- 通常无症状
- 以成人为主；平均年龄约 50 岁
- 男性：女性 = 2 ∶ 1（美国）

诊断要点

- 犬恶丝虫病流行地区的肺孤立性结节患者需要考虑本病

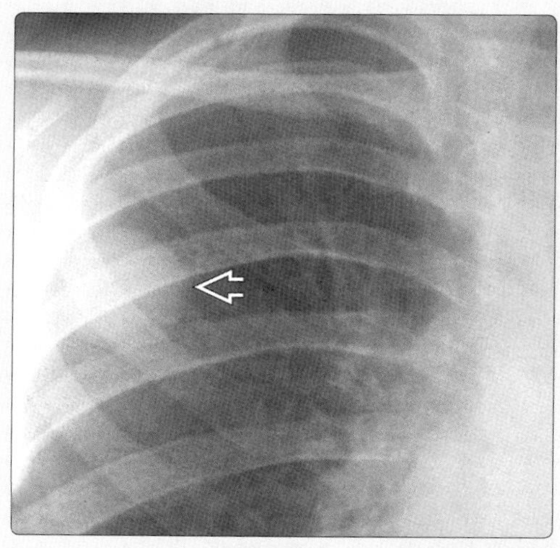

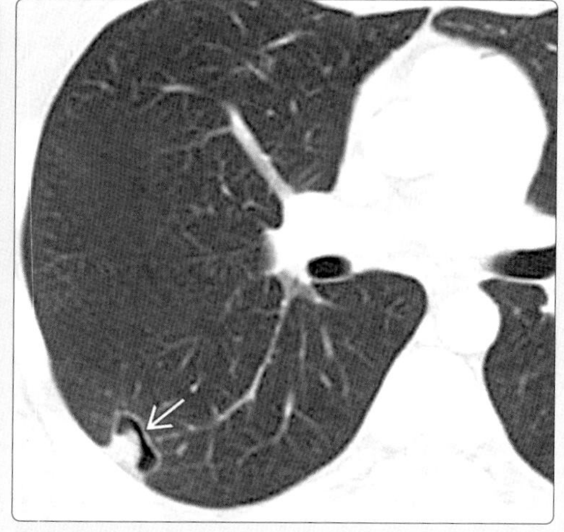

（左图）一名 14 岁女童，无临床症状，后前位胸片显示右肺上叶孤立性非钙化结节➡。组织病理学分析显示梗死的周边血管含有寄生虫的残留物。确诊通常需要手术切除。

（右图）恶丝虫病患者的横断位增强 CT 显示周围型肺结节有“空气新月”征➡。这种 CT 表现类似血管侵袭性真菌感染（感谢 P. Boiselle 博士供图）。

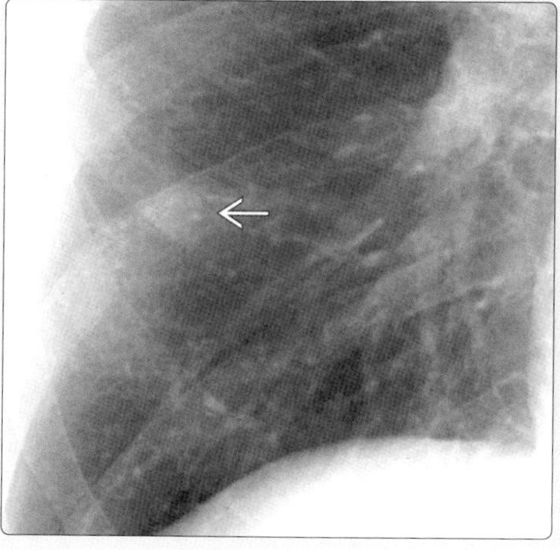

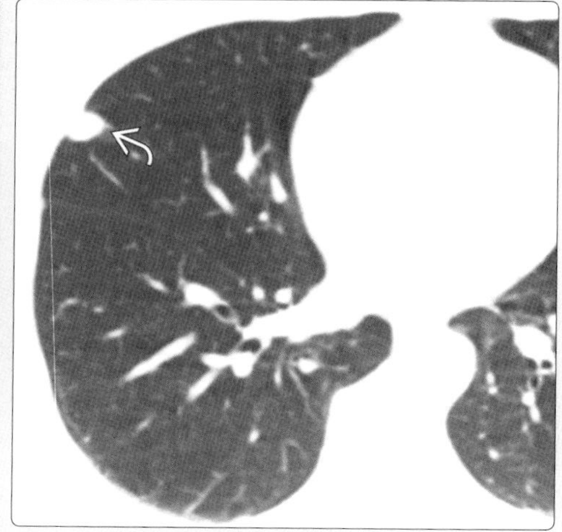

（左图）一名恶丝虫病患者后前位胸片显示右肺中叶一个浅淡密度结节➡。

（右图）同一患者的横断位平扫 CT 显示中叶边界清楚孤立结节➡。如果是吸烟患者，应排除原发性肺癌。通过组织学或结节针吸活检和寄生虫碎片的结果做出明确诊断（感谢 N. Patz 博士供图）。

恶丝虫病

术语

同义词
- *Dirofilaria immitis*（犬心丝虫）

定义
- 丝状线虫，常见于犬的心脏和其他哺乳动物（如猫、狐狸、麝鼠和狼）
- 人类是偶然的宿主
- 被蚊子传播的微丝蚴感染

影像学表现

基本表现
- 最佳诊断思路
  - 孤立性肺结节（90%）
  - 多个或双侧（10%）
- 部位
  - 周围型，多见于下叶（67%）
- 形态
  - 球形，楔形，非钙化

X 线表现
- 平片
  - 边界清楚，无钙化的肺结节
  - 通常位于胸膜下（68%）
  - 右肺下叶受累（76%）
  - 直径 1~3 cm

CT 表现
- 平扫 CT
  - 单发 / 多发肺结节
    - 通常位于胸膜下（68%）
    - 无钙化；罕见偏心钙化
    - “空气新月”征（罕见）
    - 可能显示供血血管
  - 胸膜增厚或积液

核医学表现
- 在 FDG PET/CT 上有不同程度的代谢活性

鉴别诊断

真菌感染
- 组织胞浆菌病
- 球孢子菌病

肺癌
- 可表现为实性或亚实性肺结节

转移
- 多发性
- 单发转移罕见

病理学表现

基本表现
- 病因
  - 犬恶丝虫（犬心丝虫）

大体病理和手术所见
- 孤立性结节（90%）
- 多发结节（10%）
- 肺结节
  - 肺血管床内寄生虫死亡引起的终末期病变
  - 边界清楚，灰黄色圆形结节

镜下表现
- 结节纤维囊富含嗜酸性粒细胞
- 结节被上皮细胞、浆细胞和淋巴细胞的肉芽肿带包围
- 外周纤维化
- 钙化和干酪样坏死
- 肺动脉血栓内死亡的寄生虫
- 覆盖的胸膜通常有炎症和纤维化（75%）

临床要点

临床表现
- 常见的症状 / 体征
  - 通常无症状
  - 皮下或肺实质内单发 / 多发结节
- 其他症状 / 体征
  - 咳嗽和咯血
  - 血嗜酸性粒细胞增多（<10%）

人口统计学表现
- 年龄
  - 以成人为主；平均年龄约 50 岁
- 性别
  - 男性：女性 = 2 ∶ 1（美国）
- 流行病学
  - 与犬丝虫病的流行和相关的蚊媒有关
  - 温带气候：美国东海岸和南部；全球散发病例
  - 应包括在孤立性肺结节的鉴别诊断中，特别是在流行地区

自然病史和预后
- 通常感染狗
- 通过蚊子叮咬传染给人类
  - 肺栓塞：肉芽肿反应和梗死
- 恶丝虫在温度低于 14℃时停止发育
  - 主要发生在温暖的气候

诊断要点

考虑的诊断
- 犬恶丝虫病流行地区的肺孤立性结节患者
- 通常在影像学检查中偶然发现，无相关或特异性症状

影像解读要点
- 无明显影像学特征可与其他表现为孤立性肺结节的病症鉴别

包虫病

关键要点

术语

- 寄生虫疾病，由棘球属（细粒棘球绦虫）幼虫阶段（有壳蚴）引起
- 已知 4 种可感染人类的种类：棘球蚴、多房棘球蚴、沃盖棘球蚴和少节棘球蚴

影像学表现

- 平片
  - 单发或多发球形或卵圆形肿块，边界清晰
  - 大小不等（1 cm 至 >20 cm）
  - 气管支气管连通（破裂）："半月" / "新月" 征或 "睡莲" / "驼峰" 征
  - 胸腔积液；液气胸
- CT
  - 球形或卵圆形含液囊肿
  - 囊壁强化
  - 可能累及纵隔、心脏、胸壁、肺动脉、膈肌

主要鉴别诊断

- 良性囊性病变
  - 前肠重复囊肿（支气管囊肿）
  - 先天性肺气道畸形
- 恶性肿瘤
  - 原发性肉瘤
  - 肺癌
  - 转移瘤

临床要点

- 通常无症状：影像检查中偶然发现
- 邻近结构受压
- 囊肿破裂（气管支气管树或胸膜）
- 血清学检测：ELISA AgB（富含抗原 B 的部分）

诊断要点

- 地方性牧羊区患者的包虫病囊肿，伴单发或多发，明确的肺结节或肿块

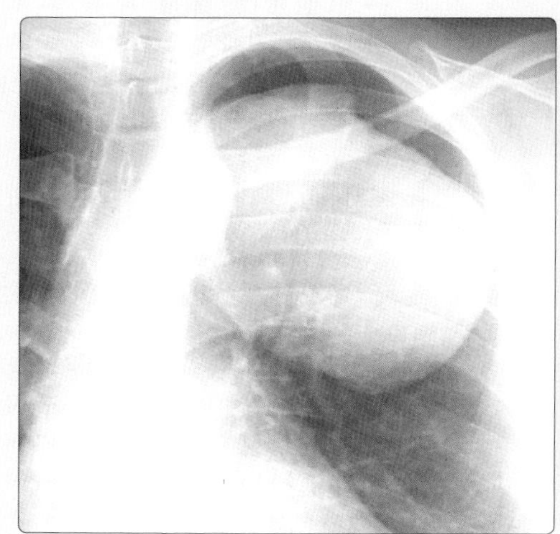

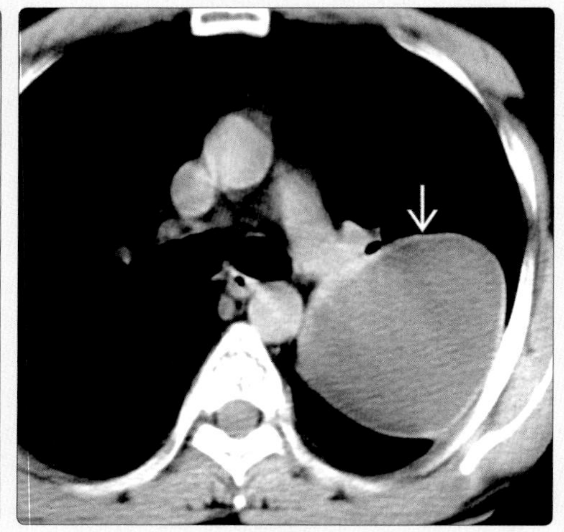

（左图）一名 54 岁男性患者，后前位胸片显示左肺上叶较大的分叶状肿块，边界清晰。

（右图）同一患者横断位增强 CT 显示肿块由均匀的液体组成，薄壁环绕，囊壁强化➡，病理证实棘球蚴感染。在流行病区，单发、较大、球形或卵圆形含液囊性肺肿块，边界清晰，是肺包虫病的典型特征。

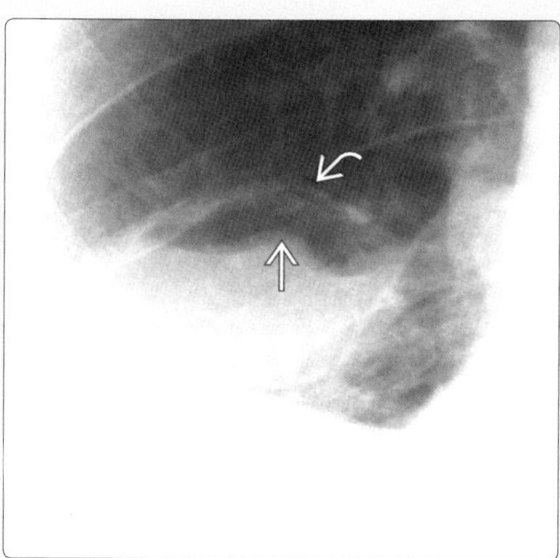

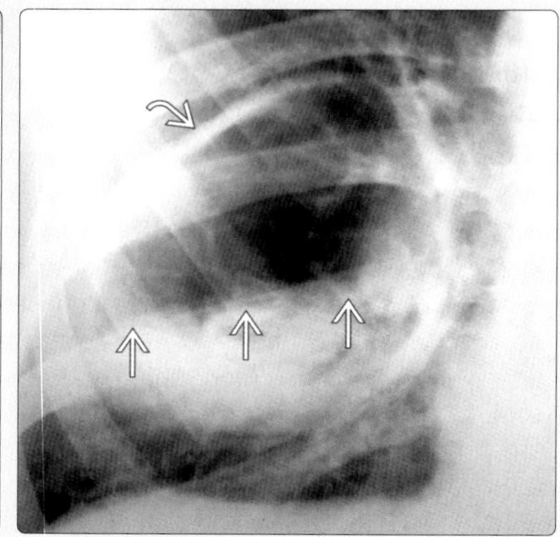

（左图）一名复杂包虫囊肿患者，后前位胸片显示包囊↪和外包囊➡之间"新月"形气体密度，呈"新月"征。

（右图）一名右肺下叶包虫囊肿破裂患者，后前位胸片显示空洞病变，分叶状内容物➡漂浮于囊内的液体内↪，呈"水上浮莲"征。这两种征象都是包虫病的特征性表现。

术语

同义词
- 水瘤病，囊虫病
- 棘球蚴病

定义
- 寄生虫疾病，由棘球绦虫属绦虫（犬绦虫）幼虫（棘球蚴）引起的寄生虫病
- 已知有4种可感染人类
  - 棘球蚴（*E. granulosus*）：囊性棘球蚴病
    - 更常见，分布广泛，流行于牧羊区（澳大利亚，地中海地区，南美，中东，新西兰）
  - 多房棘球蚴（*E. multilocularis*）：泡状棘球蚴病
    - 罕见，大多数病例在欧洲，一些在中国
  - 沃盖棘球蚴（*E. vogeli*）：多囊棘球蚴病；中南美洲
  - 少节棘球蚴（*E. oligarthrus*）：多囊棘球蚴病；南美洲

影像学表现

X线表现
- 平片
  - 单发或多发球形或卵圆形肿块；边界清晰
    - 多发性（30%），双侧（20%），下叶（60%）
  - 大小不等（1 cm至>20 cm）
  - 并发症
    - 气管支气管连通（破裂）
      - “半月”征或“新月”征：囊肿与支气管连通（包囊和外囊之间的气体影）
      - “水上浮莲”或“驼峰”征：波浪状囊膜漂浮在液体中
      - 水瘤性肺炎：吸入囊虫物质（呕吐物）
    - 胸腔积液；液气胸

CT表现
- 平扫CT
  - 球形或卵圆形、充满液体的囊肿（约0 HU）；光滑，薄壁
  - 钙化极为罕见（0.7%）
- 增强CT
  - 囊壁强化
  - 可累及纵隔、心脏、胸壁、肺动脉、膈肌
  - 并发症：急性包虫病肺栓塞（罕见），侵犯心血管系统
  - 伴或不伴肝脏受累

鉴别诊断

良性囊性病变
- 前肠重复囊肿（支气管囊肿）
- 先天性肺气道畸形（CPAM）

恶性肿瘤
- 原发性肉瘤
- 肺癌
- 转移

病理学表现

大体病理和手术所见
- 3层
  - 囊周膜：宿主对寄生虫反应形成的纤维包膜
  - 外囊（外层囊膜）：寄生虫的无细胞部分，允许营养物质通过
  - 内囊（内层囊膜）：生发层，产生幼虫螺旋体

临床要点

临床表现
- 最常见的症状/体征
- 通常无症状：影像学检查偶然发现
- 压迫邻近结构：胸痛、咳嗽、咳血
- 囊肿破裂（气管支气管树或胸膜）
  - 咳出囊液、膜和螺旋体（“细粒棘球蚴呕吐物”）
  - 吸入性肺炎
  - 过敏反应（囊液释放的抗原物质）：发热、喘息、荨麻疹；过敏反应（罕见）
  - 胸痛：胸腔积液、气胸
- 其他症状/体征
- 实验室
  - 血清学检测：ELISA AgB（富含抗原B的分数）

自然病史和预后
- 狗：棘球蚴的终宿主（在肠道内寄生成虫）
- 狗粪中排放的卵：可存活数周，污染中间宿主（绵羊、牛、马）的食物来源
- 人类（偶发的中间宿主）：食物被虫卵污染；虫卵从肠道到达循环系统，到达肝脏（主要受累器官）
- 细粒棘球蚴在数月或数年内发展
- 血行播散引起的继发受累可能影响几乎任何解剖部位

诊断要点

考虑的诊断
- 来自牧羊流行病区的患者，出现单发或多发、边界清晰的肺部结节或肿块，考虑包虫病囊肿

影像解读要点
- 复杂细粒棘球蚴囊肿的征象：“半月”征或“新月”征、“水上浮莲”或“驼峰”征

类圆线虫病

关键要点

术语

- 由贝氏线虫（*Strongyloides stercoralis*）感染引起的疾病

影像学表现

- 自体再感染
  - 弥漫性网状阴影和粟粒结节
  - 支气管肺炎和斑片状含气阴影
  - 连续的放射学检查可能显示游走性疾病
- 超感染综合征
  - 双侧弥漫性含气阴影
  - 弥漫性肺泡出血
  - 急性呼吸窘迫综合征
- 胸腔积液
- 心脏扩大（心包受累）
- 继发感染和脓肿形成
  - 肠道细菌（肺炎克雷伯菌、大肠杆菌等）
  - 空洞和气－液平面

鉴别诊断

- 支气管肺炎
- 弥漫性肺泡出血
- 急性呼吸窘迫综合征
- 慢性嗜酸细胞性肺炎

病理学表现

- 自体再感染：内源性再感染的循环
- 超感染综合征：高蠕虫负荷
- 播散的类圆线虫病：在正常迁移模式之外的器官中传播
- 在粪便、痰中发现幼虫，伴或不伴皮肤发现

临床要点

- 在流行病区，有局灶性或弥漫性含气病变的患者，要考虑类圆线虫病
- 免疫抑制患者（使用皮质类固醇药物、移植、HIV、营养不良等）中存在超感染综合征

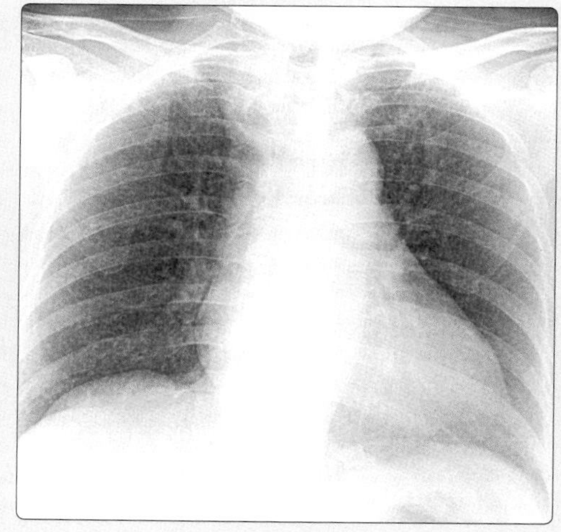

（左图）一名患有类圆线虫病患者，后前位胸片显示弥漫性双肺粟粒、微结节。自体再感染表现为粟粒样病变或弥漫性网状阴影。

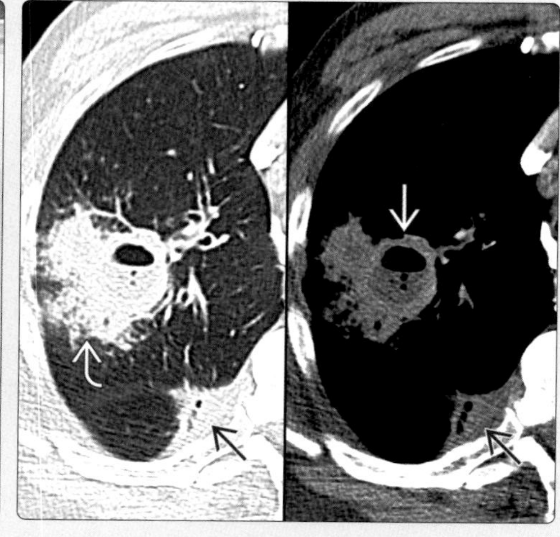

（右图）肺窗（左）和软组织窗（右）的增强CT组合图像显示右肺上叶脓肿→，内见气－液平面和相邻的气腔病变↗。注意右下肺叶较小的脓肿→。合并继发感染的类圆线虫病患者的死亡率接近80%。

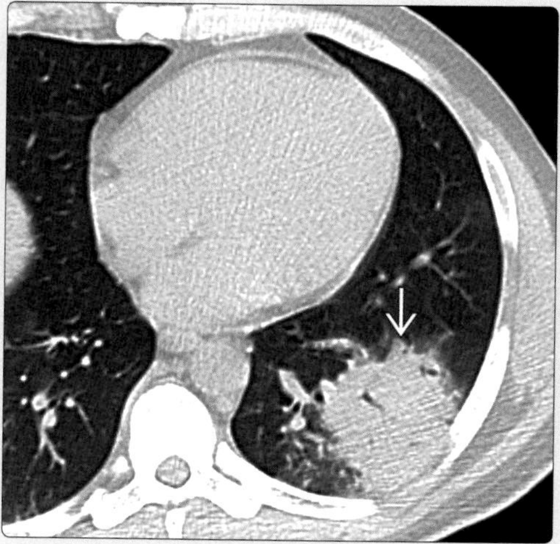

（左图）自体再感染患者的横断位平扫CT显示左肺下叶肿块样实变区→，内见空气支气管征。合并含气阴影和实变提示疾病进展。

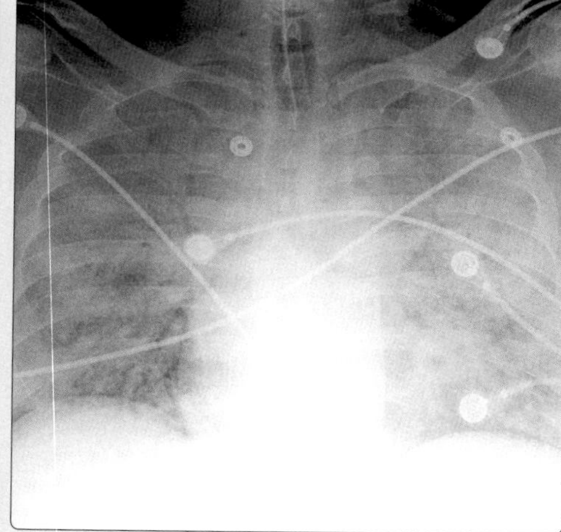

（右图）气管插管患者的后前位胸片显示弥漫性双侧含气阴影。支气管肺泡灌洗液检测显示该患者有粪类圆线虫。

类圆线虫病

术语

定义

- 粪类圆线虫感染

影像学表现

X 线表现

- 自体再感染
  - 幼虫从毛细血管床迁移到肺泡内
    - 弥漫性网状阴影
    - 粟粒结节
  - 疾病进展
    - 支气管肺炎
    - 斑片状的含气阴影，可聚集
    - 在连续的影像检查中出现游走性改变
- 超感染综合征
  - 弥漫性双侧肺泡实变
  - 弥漫性肺泡出血
  - 急性呼吸窘迫综合征（ARDS）
- 胸腔积液
- 心脏扩大
  - 幼虫进入心包
  - 心包炎和心包积液

CT 表现

- 评估继发感染、脓肿形成情况
  - 空洞形成，气－液平面

推荐的影像学检查方法

- 最佳影像检查方法
  - 胸片检查用于监测疾病进展
  - CT 用作解决问题的工具

鉴别诊断

支气管肺炎

- 发热患者的肺实质异常
- 范围从实变到间质增厚；局灶性或弥漫 / 多发性（多叶性）

弥漫性肺泡出血

- 双侧弥漫性肺泡浸润
- 心脏大小正常

急性呼吸窘迫综合征

- 影像学和病理学发现通常按小时、天、周、月分类
- 天：双侧肺泡浸润和实变
- 周：实变减少；斑片状肺泡或网状浸润
- 月：肺下叶网状浸润伴或不伴蜂窝肺

慢性嗜酸细胞性肺炎

- 持续的外周上叶实变
- 外周分布（外带 2/3）
- 游走性实变：不断出现和消退；不同肺部区域同时受累

病理学表现

基本表现

- 病因
  - *S. stercoralis*：小线虫
    - 自体再感染
      - 宿主内部再感染循环对 *S. stercoralis* 来说是独特的
      - 可能导致慢性感染 50 多年
    - 超感染综合征
      - 线虫生命周期的加速
      - 高虫量；正常迁移模式
      - 受影响的患者通常免疫功能低下
    - 类圆线虫的播散
      - 在正常迁移模式之外扩散到肠外器官（中枢神经系统、心脏、尿路）
  - 感染：接触污染幼虫的土壤

镜下表现

- 在粪便、痰、皮肤中发现幼虫

临床要点

临床表现

- 最常见的症状 / 体征
  - 超感染综合征
    - 急性呼吸衰竭和 ARDS
- 其他症状 / 体征
  - 胃肠道受累
    - 恶心、呕吐、腹泻和腹痛
  - 皮肤受累：荨麻疹和斑状皮疹
  - 慢性感染中嗜酸性粒细胞增多症常见

人口统计学表现

- 流行病学
  - 热带和亚热带气候
  - 美国：东南部和波多黎各
  - 全球有 1 亿多人患有慢性感染

自然病史和预后

- 超感染或播散的死亡率为 70%
- 并发症继发感染：80%（肠道细菌：肺炎克雷伯菌、大肠杆菌等）

治疗

- 硫苯咪唑或甲苯硫氧咪唑

诊断要点

考虑的诊断

- 在流行病区、具有局限性或弥漫性肺含气病变的患者，考虑类圆线虫病可能
- 免疫抑制患者中的超感染综合征（使用皮质类固醇、移植受者、HIV 感染、营养不良）

阿米巴病

关键要点

术语

- 由原虫属溶组织内阿米巴原虫引起的寄生虫病

影像学表现

- 与肝脓肿有关的胸膜和（或）肺部疾病
  - 大多数阿米巴肝脓肿引起的胸膜、肺部并发症影响右侧胸腔
  - 右侧膈肌升高
  - 没有合并胸膜肺部感染的肺不张和反应性胸腔积液
  - 由支气管胸膜瘘引起的液气胸
  - 左侧阿米巴肝脓肿存在更高的心包受累风险
  - 位于受累膈肌上或下方的“沙漏”形脓肿导致膈肌破裂

鉴别诊断

- 化脓性肝脓肿
- 棘球蚴囊肿
- 坏死性肝肿瘤

临床要点

- 右侧胸痛和（或）肩痛
- 右上腹痛
- 发热、呼吸系统症状

诊断要点

- 局部肝脏病变引起膈肌破裂，高度提示阿米巴肝脓肿
- 阿米巴脓肿很少有小腔形成和分隔

扫描推荐

- 首选增强 CT；应包括上腹部和整个肝脏
- 超声用于评估横膈完整性

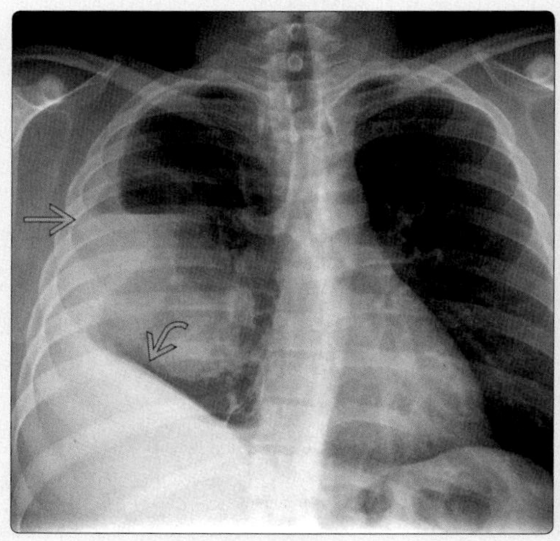

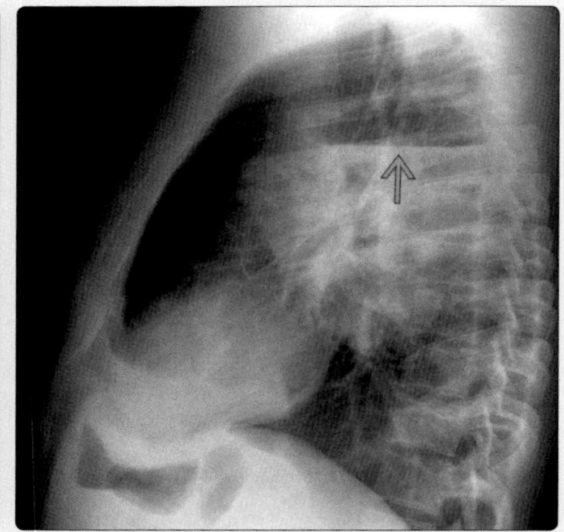

（左图）一名阿米巴肝脓肿患者，后前位胸片显示肝脓肿引流到右侧胸腔，有小腔形成、带有气 - 液平面的液气胸➡，右侧膈肌升高↪。

（右图）同一名患者侧位胸片显示右侧胸腔大量液气胸➡。胸膜受累是阿米巴病最常见的胸部表现形式，通常是由于肝脓肿直接扩展（即破裂）到相邻的胸膜腔。

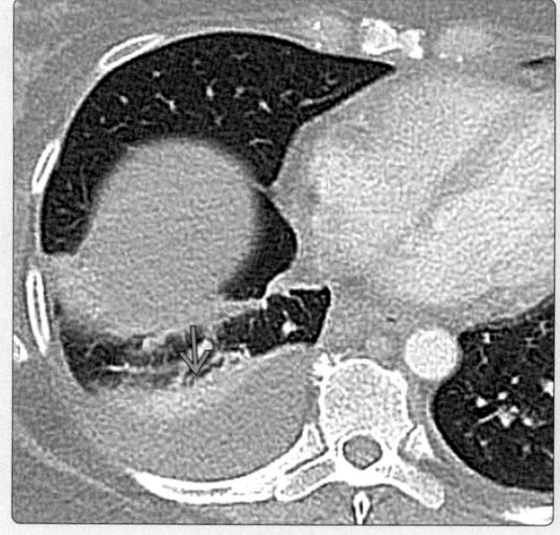

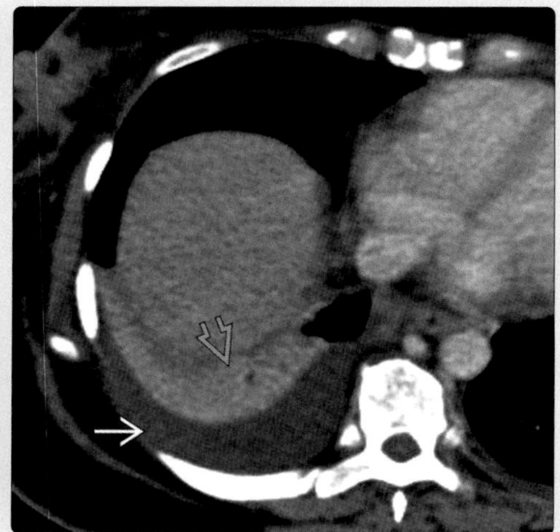

（左）肝阿米巴脓肿患者横断位增强 CT（肺窗）显示右侧胸腔少量积液，相邻的右下叶基底段肺不张➡。

（右图）同一患者增强 CT（纵隔窗）显示右侧胸腔少量积液➡和邻近右下叶肺不张➡。需要进行胸腔积液穿刺区分阿米巴胸膜疾病和脓胸，注意无胸膜增厚或典型感染性胸腔积液的小腔形成的典型表现。

阿米巴病

术语

同义词

- 阿米巴病
- 阿米巴痢疾

定义

- 由原虫属溶组织内阿米巴原虫引起的寄生虫病。

影像学表现

基本表现

- 最好的诊断思路
  - 胸膜和（或）肺部疾病与肝脓肿相关
  - 右侧膈肌升高
- 部位
  - 右肺下叶和（或）中叶
  - 右侧胸腔
  - 右侧膈
- 形态
  - 三角形实变，底部紧贴膈肌，顶端指向同侧肺门（65%）
- 胸膜受累
  - 胸腔积液（2/3）
  - 胸腔积液量不等：少量、中等量、大量

X 线表现

- 右侧膈肌升高
- 右下叶和（或）中叶实变
- 右侧胸腔积液
- 并发支气管胸膜瘘出现液气胸

CT 表现

- 胸膜、肺受累
  - 胸腔积液可能为无菌性（反应性）或感染性（脓胸）；无法通过影像学鉴别，需进行积液穿刺实验室检测
  - 胸腔积液
  - 胸膜增厚
  - 肺实变
  - 膈肌增厚或不规则
- 肝脓肿
  - 通常为低密度、单房、靠近肝包膜
  - 常见边缘强化
  - 出现双层或三层靶征

MR 表现

- MR 检查有助于评估肝脓肿
- 阿米巴性肝脓肿多为单发
- 阿米巴性肝脓肿的影像特征
  - T_1WI 低信号
  - T_2WI 高信号
  - 病变周围水肿
  - 脓肿周边信号强度改变
- MR 检查对于膈肌评估具有良好的成像效果
- 通过矢状位和（或）冠状位是确认经膈肌扩散的最佳方法

超声表现

- 右侧胸腔积液比左侧更常见
- 阿米巴脓肿很少有小腔形成和分隔
- 肝内的无壁单房囊肿
- 可以通过肝脓肿破裂入胸腔的漏斗口来确认膈肌破裂
- 伴有膈肌破裂的局灶性肝脏病变高度提示阿米巴性肝脓肿

推荐的影像学检查方法

- 最佳影像检查方法
  - 胸部增强 CT
  - 如果临床高度怀疑，应进行腹部 CT 检查以评估肝脏
- 推荐的检查序列与参数
  - 胸部 CT 应包括上腹部，包括整个肝脏

鉴别诊断

化脓性肝脓肿

- 临床和影像表现及胸膜肺并发症可能与阿米巴性脓肿相同

棘球蚴囊肿

- 通常是多个聚集的液体集合或有分隔的囊肿
- 也可能导致胸膜肺损害
- 脓毒症临床表现较少见

坏死性肝肿瘤

- 坏死性肝肿瘤可以是原发性或转移性
- 周围边缘增强几乎不出现
- 膈肌破裂引起胸膜肺受累很少见
- 脓毒性临床表现不常见
- 在 FDG PET/CT 上通常呈高代谢

病理学表现

基本表现

- 阿米巴性肝脓肿是阿米巴病最常见的肠外表现
  - 滋养体通过门静脉循环从结肠扩散到肝脏
- 胸膜、肺疾病是阿米巴病第二常见的肠外并发症
  - 在没有胸膜肺感染的情况下，肝脓肿可能会产生右肺不张和反应性无菌性胸腔积液
  - 肝脓肿穿过膈肌引起胸膜肺感染（7%～20%）
- 穿入心包的情况较少，但可能发生
  - 左肝叶脓肿穿入心包的风险较高
- 肝脓肿的血行播散可能导致脑、肺或皮肤脓肿
- 可发生细菌混合感染

大体病理和手术所见

- 肝脓肿伴组织坏死：坏死肝细胞、液化细胞和细胞碎片
- 结缔组织环：炎性细胞和阿米巴滋养体

- 抽吸：巧克力色液体或“鲱鱼酱”样液体，含有坏死肝细胞

临床要点

临床表现

- 最常见的症状 / 体征
  - 胸膜性胸痛
  - 右上腹疼痛
  - 同侧肩痛和（或）肩胛痛
  - 肝肿大
  - 阿米巴肝脓肿引起的胸腔并发症中有 95% 会累及右侧胸廓
  - 大约 1/3 的阿米巴肝脓肿患者有或没有阿米巴痢疾史
- 其他症状 / 体征
  - 咳嗽和呼吸症状（90%）
  - 发热（>80%）
  - 咳出血痰
  - 咳出“鲱鱼酱”样脓液，表示其来自肝脏
  - 咳出胆汁表示并发胆支气管瘘
  - 呃逆伴膈肌受累
  - 肝脏转氨酶通常保持正常
  - 外周白细胞增多：中性粒细胞增多，无嗜酸性粒细胞增多

人口统计学表现

- 年龄
  - 高发年龄段：20～40 岁
  - 儿童阿米巴肝脓肿罕见
- 性别
  - 男性患阿米巴肝脓肿及其并发症的风险是女性的 10 倍
- 流行病学
  - 美国病例更常见于
    - 来自发展中国家的移民
    - 从流行病区返回的旅行者
  - 粪 – 口传播在美国很少见
  - 大多数病例发生在发展中国家
  - 阿米巴病是继疟疾和血吸虫病之后，第 3 种最常见的寄生虫病死亡原因
    - 在热带和亚热带地区更为常见
    - 卫生条件差的地区
  - 阿米巴肝脓肿发生于 3%～9% 的阿米巴肠炎患者
  - 6%～40% 的阿米巴肝脓肿患者出现胸膜肺部受累
  - 阿米巴病占所有脓胸的 18%
    - 85% 发生在右侧
    - 13% 在左边
    - 2% 双侧
  - 肺部阿米巴病的发病率较高，见于患有房间隔缺损（ASD）的患者

自然病史和预后

- 胸膜肺部阿米巴病是一种严重的疾病，病死率较高（5%～16%）
- 在健康状况不佳、营养不良、诊断延迟或治疗不足的患者中，死亡率更高
- 腹腔内阿米巴性肝脓肿的破裂很少见
- 心包内破裂很少见（<2%），但死亡率较高
- 远离横膈的肺部受累可能通过淋巴传播而发生

治疗

- 需要 2 种类型的抗生素
  - 抗阿米巴治疗
    - 甲硝唑
    - 替硝唑
  - 腔内杀菌
    - 氨基糖苷类药物帕罗莫霉素
- 在有疑似脓肿即将破裂的情况下建议采用经皮引流
  - 即将破裂的定义
    - 脓肿大小 >5 cm
    - 肝左叶脓肿
- 可能需要引流或抽吸肝脓肿和胸腔积液

诊断要点

考虑的诊断

- 对于有胸膜肺部疾病的患者，应考虑阿米巴病
- 流行区域
- 移民或旅行者
- 胸膜和（或）肺部疾病，合并外周和肝脏包裹积液，应提示肝脓肿的跨膈扩散

影像解读要点

- 局灶性肝病变，同时合并膈肌破坏，高度提示阿米巴性肝脓肿
- 表现为“沙漏”状形态的脓肿，可能累及膈肌以上和以下的区域

报告提示

- 报告阿米巴性肝脓肿的确切位置，并报告肝脓肿与肝包膜和膈肌的距离

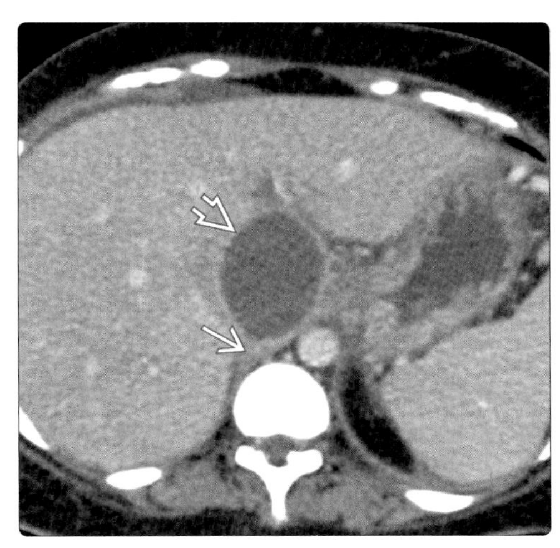

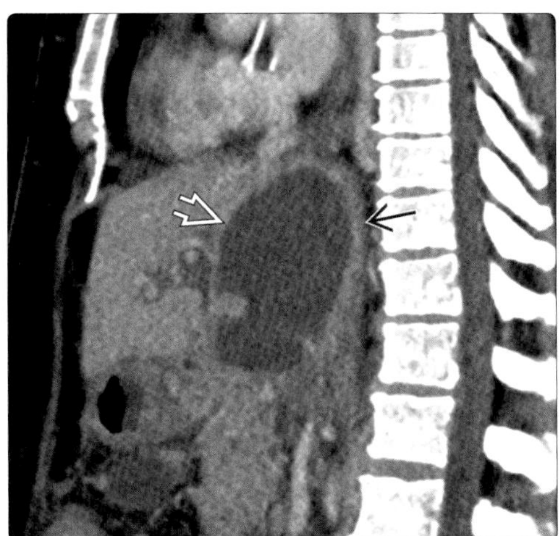

（左图）一名包膜下阿米巴肝脓肿患者，横断位增强CT图显示一个卵圆形的低密度囊肿➡，紧贴肝包膜和右半膈腹侧➡。

（右图）同一患者的矢状位增强CT显示肝脓肿➡、肝包膜和膈膜→之间的关系。肝脓肿是阿米巴病最常见的肠外表现，也是由破裂而导致胸膜疾病的最常见来源。

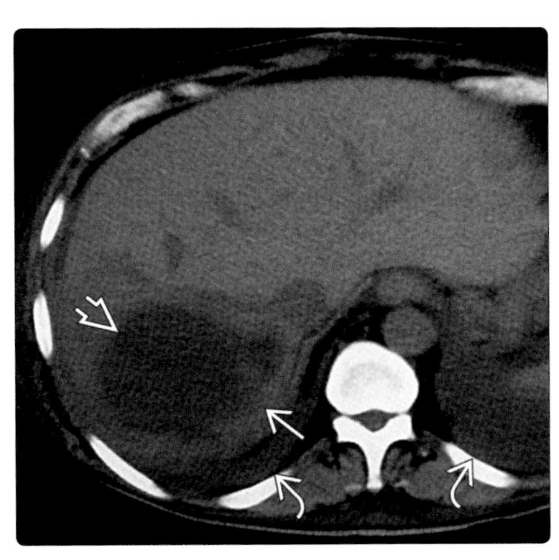

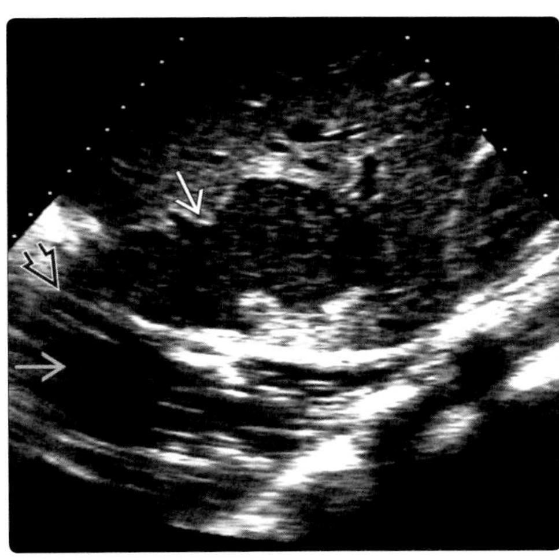

（左图）一名阿米巴肝脓肿患者，横断位平扫CT显示肝脏右后叶较大囊性病灶➡和双侧少量胸腔积液↷。注意病灶周围水肿带表现为液性区外侧的低密度环➡。

（右图）一名肝右叶阿米巴肝脓肿患者，超声矢状位显示脓肿破裂➡，通过右侧膈形成的膈缺损➡，伴有右侧胸腔积液→。

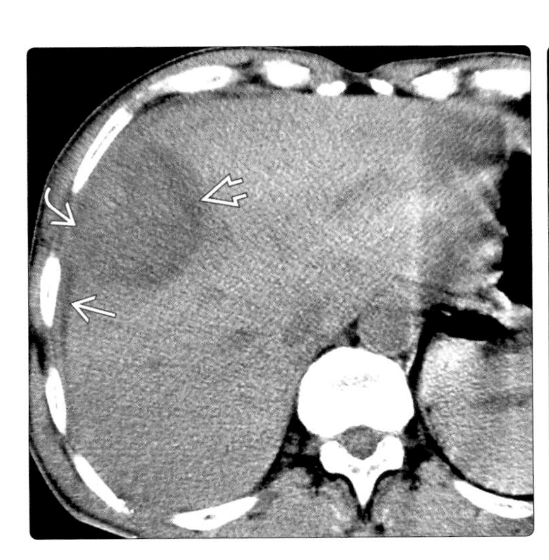

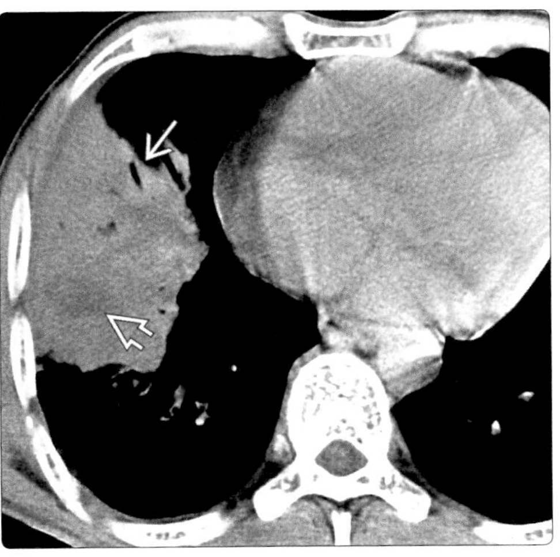

（左图）一名阿米巴性肝脓肿患者，横断位平扫CT显示肝右叶包膜下较大低密度灶➡，肝包膜不完整↷，同时伴有少量包膜下积液➡，表明肝脓肿张力较大，并且有破裂的早期迹象。

（右图）一名阿米巴肝脓肿累及肺的患者，横断位平扫CT显示右肺上叶混杂密度实变➡，内部可见不规则坏死低密度区域➡。

血吸虫病

关键要点

术语
- 血吸虫病
- 由裂体吸虫属引起的疾病
- 肺动脉高压（PAH）

影像学表现
- 急性血吸虫病
  - 肺小结节，伴或不伴晕征
  - 小叶间隔增厚
  - 磨玻璃影
- 慢性肺血吸虫病：PAH 的发现

主要鉴别诊断
- 急性血吸虫病
  - 广泛的鉴别诊断包括许多表现为小结节的疾病（如感染、转移性疾病、脉管炎等）
- 慢性肺血吸虫病
  - 原发性肺动脉高压
  - 继发性肺动脉高压
    - 肺静脉闭塞性疾病 / 肺毛细血管瘤病
    - 慢性栓塞性疾病
    - 肺心病

病理学表现
- 由于门静脉高压引起的门体分流，虫卵异位迁移到肺血管
- 肺血管内虫卵诱发肉芽肿性炎症和坏死性闭塞性动脉炎，导致肺动脉高压

临床要点
- 血吸虫病是流行区域（>30%）导致肺动脉高压的重要病因

诊断要点
- 在流行区域中，在有 PAH、肝脏纤维化和（或）门静脉高压的患者，应考虑血吸虫病

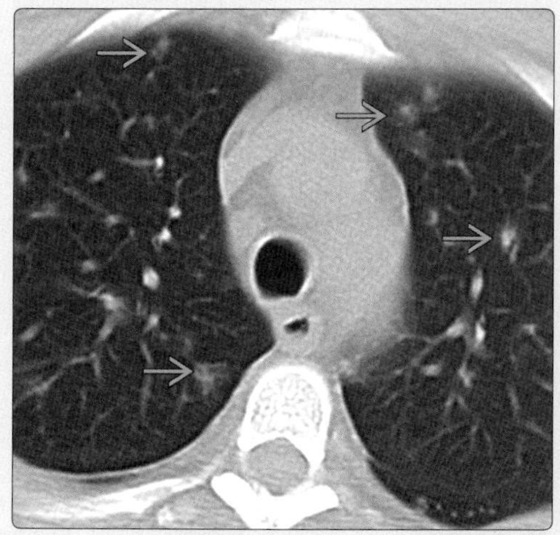

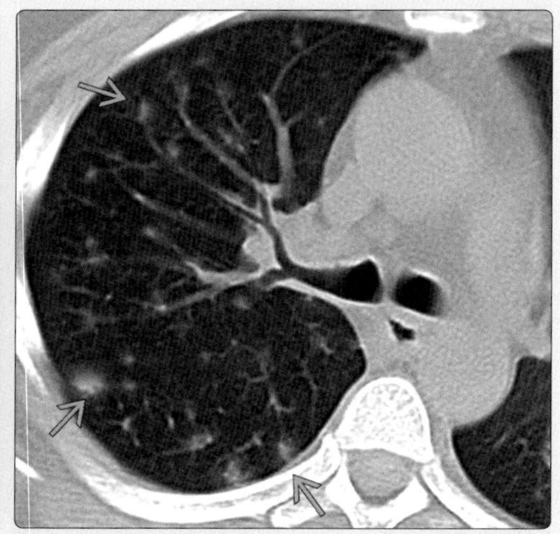

（左图）一名年轻的急性血吸虫肺病患者，横断位平扫 CT 显示多个小结节➔，其中一些结节周围可见磨玻璃晕。在急性血吸虫病中经常见到，但是非特异性的。

（右图）同一患者的平扫 CT 显示多发肺结节➔，其中许多表现为磨玻璃影或周边有磨玻璃晕。

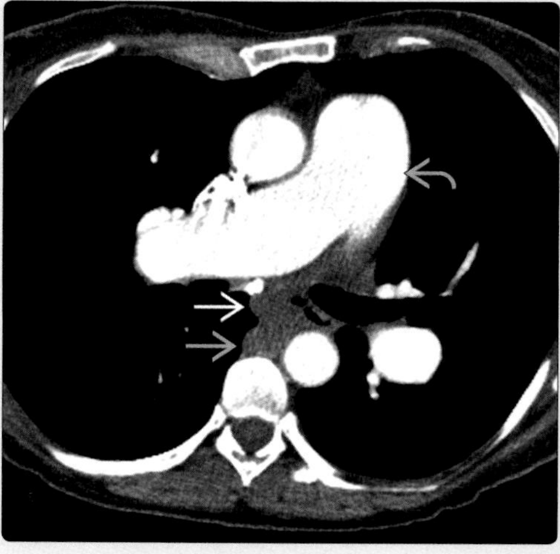

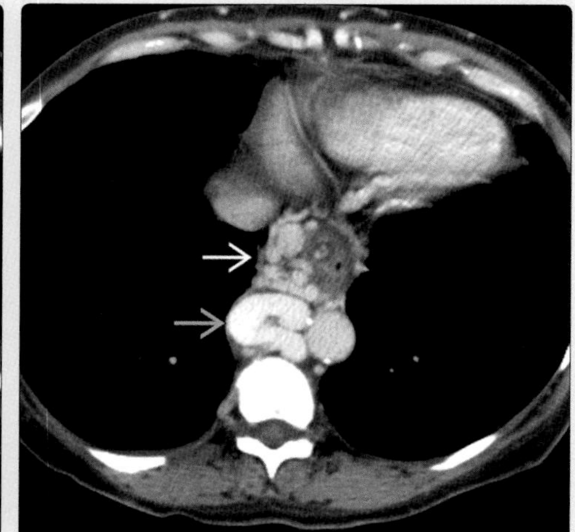

（左图）一名慢性血吸虫病患者，有肝脏疾病和肺动脉高压，横断位增强 CT 显示肺动脉干➔和右肺动脉扩张。注意食管壁增厚➔和奇静脉➔突出。

（右图）同一患者的横断位增强 CT 显示广泛的纵隔和胸壁侧支循环、食道旁静脉曲张➔，以及扩张、迂曲的奇静脉➔。

术语

缩写
- 肺动脉高压（PAH）

同义词
- 血吸虫病
- 片山热（急性血吸虫病）

定义
- 由血吸虫属蠕虫引起的热带寄生虫病
  - 2 种主要的临床表现：泌尿生殖系统、胃肠道
- 3 种主要的血吸虫感染人类
  - *S. mansoni*：非洲、阿拉伯半岛、南美洲
  - *S. haematobium*：非洲、东地中海地区和阿拉伯半岛
  - *S. japonicum*：中国、菲律宾和印度尼西亚

影像学表现

基本表现
- 最佳诊断思路
  - 急性血吸虫病
    - 肺部结节（2～15 mm）伴或不伴晕征
    - 小叶间隔增厚
    - 磨玻璃影
  - 慢性肺血吸虫病
    - PAH 的影像学表现
    - 无明显的肺实质病变

X 线表现
- 心脏增大，右心室增大
- 肺动脉干和中央肺动脉扩张

CT 表现
- 心脏肿大，右心室增大
- 肺动脉干和中央肺动脉扩张
- 无肺实质疾病（纤维化、肺气肿、间质性肺部疾病等）
- 无明显的心血管异常（如心内分流或慢性血栓栓塞）
- 有慢性肝病的胸部表现：食道旁静脉曲张

超声表现
- 经胸或经食道超声心动图用于证明 PAH 的存在

鉴别诊断

转移性病变
- 可能与急性血吸虫病难以区分
- 有恶性肿瘤史

脉管炎
- 可能与急性血吸虫病难以区分
- 空洞常见于肉芽肿病和多血管炎

感染
- 可能与急性血吸虫病无法区分
- 急性感染性症状更常见

慢性肺动脉高压
- 可能与急性血吸虫病无法区分

病理学表现

基本表现
- 感染发生在含有幼虫（无尾尾蚴）的淡水中
- 钉螺被人类粪便或尿液中排出的虫卵所感染
- 幼虫在钉螺（中间宿主）体内发育
- 尾蚴穿透与水接触的人的皮肤
- 寄生虫在血液中通过肺部迁移到肝脏，在那里它们会变成幼虫

分期、分级和分类
- 急性血吸虫病（片山热）
- 慢性血吸虫病

大体病理和手术所见
- 慢性感染：血吸虫滞留在组织中，诱发肉芽肿性炎症和纤维化
  - 泌尿道和胃肠道、肝脏等
  - 虫卵异位迁移到肺血管中，诱发坏死性大动脉内膜炎、纤维化和 PAH
- 10%～20% 的血吸虫病患者出现 PAH
- >30% 的 PAH 病例发生在流行病区

临床要点

临床表现
- 最常见的症状 / 体征
  - 急性：发热综合征，有咳嗽、发热和嗜酸细胞增多
  - 慢性的：非特异性症状（心脏杂音，PAH）
- 其他症状 / 体征
  - 肝脾肿大和门静脉高压的症状

人口统计学表现
- 寄生虫导致的高死亡率，血吸虫病仅次于疟疾
- 全世界有超过 2.3 亿人感染（大部分在非洲）

治疗
- 吡喹酮对所有血吸虫种类都有活性

诊断要点

考虑的诊断
- 有肺部小结节并暴露在流行病区的淡水中的患者，考虑血吸虫病
- 流行病区慢性肺血吸虫病的患者，罹患 PAH

影像解释要点
- 在有肝纤维化和（或）门静脉高压的患者中寻找 PAH 的影像学征象，并且没有肺部（纤维化、肺气肿）或心血管疾病的影像学症状（心内分流、慢性血栓栓塞）

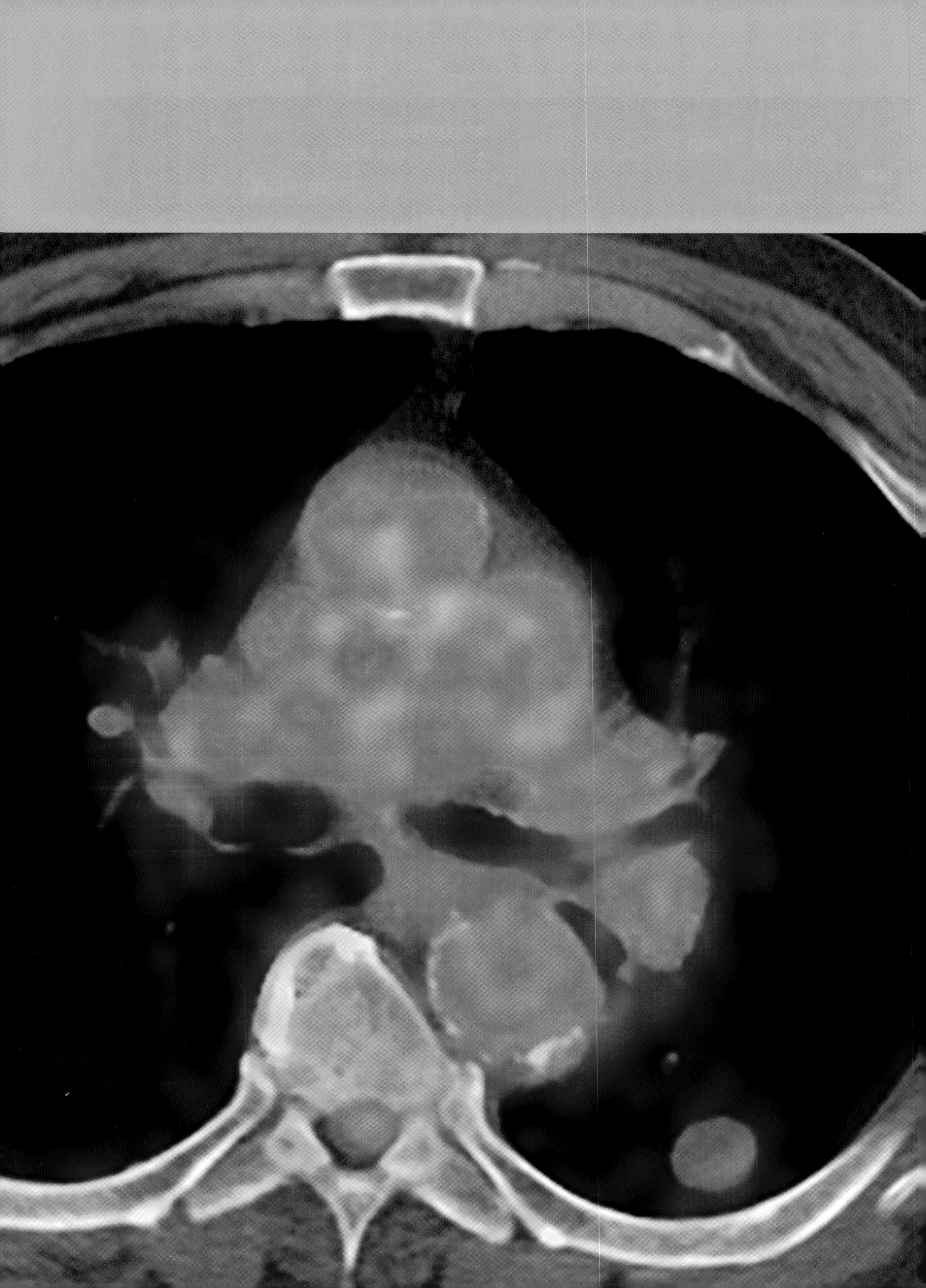

第五部分

肺肿瘤

简介及概述

肺癌

罕见肺肿瘤

淋巴瘤和淋巴增生性疾病

转移性疾病

前言

肺肿瘤是一种形态及影像学特征多样的异质性病变。最常见的肺肿瘤是转移瘤，最常见的原发性肺肿瘤是肺癌。其他原发性恶性肿瘤罕见。良性肺肿瘤也罕见，但确定肺部病变为良性可排除不必要的有创性治疗。影像科医师在肺癌的检测、诊断、分期和治疗中起着至关重要的作用。其中早期鉴别诊断出各种肿瘤样感染性病变、炎性疾病与肺肿瘤是具有挑战性的。

肺转移瘤

肺转移瘤通常表现为多发肺结节或肿块，呈球形，边界清楚，分布于肺野外周带和基底部。出血性转移瘤可能由于周围肺泡出血而边界不清。肺部转移瘤的不典型表现包括：孤立结节、空洞、钙化和癌性淋巴管炎。肺转移主要通过血行播散，也可发生淋巴和气管支气管播散、肺部直接侵犯。

肺癌

肺癌包括几种组织细胞学类型，包括腺癌、鳞状细胞癌、小细胞癌、大细胞癌和混合性肿瘤。这些病变表现出不同的形态学特征和生物学行为。肺癌与吸烟密切相关，但有 10%~20% 的病例无吸烟史。吸入性致癌物和室内污染物也与肺癌有关，包括氡、砷、石棉、铍、镉、氯甲基醚、铬、镍、二氧化硅和氯乙烯。肺癌还与慢性阻塞性肺疾病（chronic obstructive pulmonary disease， COPD）、肺纤维化和人类免疫缺陷病毒（human immunodeficiency virus， HIV）感染等慢性疾病相关。

流行病学

肺癌是全球癌症死亡的主要原因，2020 年全球有 220 万新发病例和 180 万死亡病例。近年来美国肺癌发病率有所下降，但其仍是癌症死亡的主要原因，预计 2021 年肺癌新增病例将超过 23.5 万例，新增死亡病例将超过 13.1 万例。尽管在诊断和治疗方面已经取得重大进展，但 2019 年美国肺癌患者的 5 年生存率仍仅为 19.4%，大多数（57%）肺癌患者在诊断时已发生转移。

临床表现

肺癌好发于 70 岁以上的人群。肺癌患者具有特征性的症状，只有 10% 的患者无症状被偶然发现。有症状的患者可能表现出与原发肿瘤、恶性肿瘤的胸内和胸外扩散有关的症状，或已知与肺癌相关的副肿瘤综合征。临床表现常无特异性，包括胸部和全身症状。

中央型原发性肺癌可能产生与支气管阻塞及其继发性［肺不张和（或）阻塞性肺炎］相关的症状，亦可表现为咳嗽、呼吸困难和咯血。还可表现为胸痛或不适。

伴有胸腔内扩散的晚期肺癌也可出现类似症状。呼吸困难可能继发于支气管阻塞、胸腔积液或癌性淋巴管炎引起的肺不张。纵隔侵犯可引起上腔静脉综合征，膈神经受累可引起膈肌麻痹，喉返神经受累可引起声音嘶哑，食管受累可引起吞咽困难。累及壁层胸膜和邻近胸壁可引起局部疼痛。局部浸润性肺上沟瘤患者可出现 Pancoast 综合征，并可能出现与臂丛受累和（或）Horner 综合征相关的表现。

肺癌患者也可能出现与远处转移相关的症状。常受累部位包括骨、肾上腺、肝、淋巴结和中枢神经系统。症状因受累器官而异，包括厌食、体重减轻、乏力、病理性骨折引起的骨痛，或头痛、癫痫发作、神经功能障碍和（或）脑转移引起的精神状态改变。

最后，肺癌患者可能出现与转移性疾病无关的副肿瘤综合征或肿瘤的全身性反应。这些症状通常由肿瘤产生的生物源性物质引起，包括高钙血症、抗利尿激素分泌失调综合征和库欣综合征。

影像表现

肺癌影像学表现多样。周围型肺癌常表现为肺结节、肿块或实变。这种病变可能侵犯肺外结构，包括胸壁、膈和纵隔。中央型肺癌常表现为肺门或肺门周围肿物，周围肺炎和（或）肺不张可能掩盖肿物。因此，应详查不明原因的肺不张，成人患者肺内实变应随访至完全消退，以排除潜在的恶性肿瘤。一些肺癌，特别是腺癌，可能表现为类似转移的实变或多灶性肺结节或肿块。晚期肺癌可表现为广泛的胸腔内淋巴结肿大，可能类似于淋巴瘤和胸外恶性肿瘤的转移性疾病。在某些情况下，肺癌患者最初被诊断是因为（出现）与腹腔、脑、骨骼或胸外淋巴结远处转移相关的影像学表现。

虽然影像科医师通常是首先提出肺癌诊断的医务人员，但对胸片的解读可能受以下因素影响：胸部结构 X 线密度的不同、结构重叠，以及许多肺癌的影像征象不明显和体积小。观察者的误差、技术因素、未能与之前的成像进行比较，以及不完整的临床信息可能会进一步加剧这一问题。事实上，在影像检查中漏诊肺癌是导致影像科医师医疗事故的第二大原因。影像科医师在解读胸部影像检查时必须对正常影像解剖有深入的了解，并进行系统评估，采用合理的影像学检查方法，并与既往研究进行比较做出准确诊断。

当发现可疑异常时，影像科医师必须与转诊医师沟通，并提出治疗建议，包括进一步的影像学检查和（或）活检。

诊断

虽然影像学特征可能高度提示肺癌，但仍需活检获取病理结果以明确诊断。仔细评估病变和（或）其转移灶的解剖位置和受累的肺外结构，允许影像科医师建议最合适的组织取样部位和方法，包括指导活检、支气管镜检查或外科手术，如纵隔镜检查、纵隔切开术、胸腔镜手术或开胸手术。在某些情况下，影像科医师可以通过对转移灶进行图像引导下的活检来进行肺癌诊断和分期。

组织学分类

肺癌最常见的细胞类型是腺癌，以腺样分化和黏蛋白生成为特征。腺癌以周围型肺癌为主，可以是多中心的，通常生长缓慢，但转移较早。鳞状细胞癌的特征是扁平细胞、细胞间桥和单个细胞角化。鳞癌以中央型为主，表现不规则息肉样支气管腔内病变。鳞状细胞癌生长迅速，与吸烟密切相关。小细胞癌是一种高度侵袭性的肺癌，就诊时几乎普遍发生转移。其特征是胞质稀少、核染色质颗粒状和大量有丝分裂象的小细胞，是肺神经内分泌肿瘤谱的一部分。该病与吸烟有不可否认的相关性，且患者预后极差。

分期

由国际癌症控制协会（Union for International Cancer Control, UICC）、美国癌症联合委员会和国际肺癌研究协会（International Association for the Study of Lung Cancer, IASLC）联合发布的第8版肿瘤-淋巴结-转移（TNM）系统分类用于肺癌和其他原发性肺部恶性肿瘤的分期。肺癌的临床分期在制订治疗方案中至关重要，其基础是解剖和代谢成像、内镜和微创手术。手术-病理分期有助于对预后进行预测，并有助于病例管理和治疗决策。

治疗

肺癌的治疗是基于细胞类型、就诊时的分期、临床表现和患者的一般健康状况。对于局限性非小细胞肺癌，肿瘤完整切除和淋巴结清扫是理想的治疗方式。不适合手术的患者可以接受放射治疗或消融手术。晚期患者可采用化疗、放疗和（或）靶向治疗等综合治疗。

筛查

美国国家肺筛查试验（NLST）于2011年发表了其结果，报道在接受低剂量胸部CT（LDCT）筛查的高危人群中，肺癌死亡率降低了20%。2014年初，美国预防服务工作组（United States Preventive Services Task Force, USPSTF）给LDCT肺癌筛查颁发了B级推荐（这意味着至少有中等程度的净获益的确定性）。此后，多个国家和国际医疗组织支持LDCT筛查，包括美国癌症学会（American Cancer Society）、美国肺学会（American Lung Association）和美国国家综合癌症网络（National Comprehensive Cancer Network）。2021年初，USPSTF发布了关于肺癌筛查的建议声明，其中建议50～80岁、有20包/年吸烟史、目前吸烟者或在过去15年内戒烟的人每年进行LDCT筛查。尽管有肺癌筛查的数据和普遍可用性，但据估计，目前在美国接受肺癌筛查的合格个体比例非常低（一项研究中为4.6%）。

少见的原发性肺肿瘤

大多数肺肿瘤是转移瘤和原发性肺癌。其他原发性肺肿瘤罕见。支气管类癌是重要的肺部恶性肿瘤，预后较好。受累患者通常比肺癌患者年轻。支气管类癌典型表现为中央型肺结节或肿块，与支气管关系密切，可表现为明显强化。受累患者通常表现为与腔内肿瘤相关的症状，包括喘息、咯血、反复肺炎和（或）肺不张。淋巴组织增殖性疾病也可累及肺部。虽然大多数胸部淋巴瘤是主要累及纵隔淋巴结的恶性肿瘤，但霍奇金淋巴瘤和非霍奇金淋巴瘤均可累及肺部，有原发性或继发性受累。这些病变可能表现为肺结节、肿块或实变，并可能表现出类似肺癌和转移性疾病的多灶性分布。这些肿瘤也可能表现出固有的空气支气管征，并可能与肺部感染和其他肿瘤有相似的表现。

肺错构瘤是一种罕见的肺部良性肿瘤，以不同比例的固有异质性组织为特征，包括软骨、脂肪、结缔组织和平滑肌。大多数错构瘤是周围型肿瘤，受累患者通常无症状，因为偶然发现一个不确定的肺结节而确诊。影像学检查发现这些病变内的脂肪和（或）软骨样钙化有助于错构瘤的诊断。在这些病例中，如果没有症状，通常不需要切除。

肺癌 TNM 分类（第 8 版）

T 分期	特点
Tx	痰液 / 支气管洗液中发现的肿瘤；影像学或支气管镜检查原发病灶不明显，无法评估
T0	无肿瘤证据
Tis	原位癌
T1	≤3 cm；被肺 / 肺胸膜包围；未累及主支气管
T1a（mi）	微浸润癌
T1a	肿瘤直径≤1 cm
T1b	肿瘤直径 >1 cm，≤2 cm
T1c	肿瘤直径 >2 cm，≤3 cm
T2	肿瘤直径 >3 cm，≤5 cm；累及主支气管（但不累及隆突）；侵犯脏层胸膜；肺不张或延伸至肺门的阻塞性肺炎
T2a	肿瘤直径 >3 cm，≤4 cm
T2b	肿瘤直径 >4 cm，≤5 cm
T3	肿瘤直径 >5 cm，≤7 cm；任何大小肿瘤累及胸壁、心包、膈神经；同肺叶卫星灶结节
T4	肿瘤直径 >7 cm；任何大小的肿瘤侵犯纵隔、横膈膜、心脏、大血管、喉返神经、隆突、气管、食管、脊柱；同侧肺不同叶卫星灶结节
N 分期	
N1	累及同侧支气管周围和（或）肺门和肺内淋巴结
N2	累及同侧纵隔及 / 或隆突下淋巴结
N3	累及对侧纵隔或肺门；同侧 / 对侧斜角肌 / 锁骨上淋巴结
M 分期	
M1	远处转移
M1a	对侧肺肿瘤或胸膜 / 心包结节 / 恶性胸腔积液
M1b	单独胸外转移，包括单独非区域性淋巴结
M1c	一个或多个器官的多处胸外转移

肺癌 TNM 分类：分期（第 8 版）

		N0	N1	N2	N3
T1/M0	T1a	ⅠA1	ⅡB	ⅢA	ⅢB
	T1b	ⅠA2	ⅡB	ⅢA	ⅢB
	T1c	ⅠA3	ⅡB	ⅢA	ⅢB
T2/M0	T2a	ⅠB	ⅡB	ⅢA	ⅢB
	T2b	ⅡA	ⅡB	ⅢA	ⅢB
T3/M0	T3	ⅡB	ⅢA	ⅢB	ⅢC
T4/M0	T4	ⅢA	ⅢA	ⅢB	ⅢC
TX/M1	M1a	ⅣA	ⅣA	ⅣA	ⅣA
	M1b	ⅣA	ⅣA	ⅣA	ⅣA
	M1c	ⅣB	ⅣB	ⅣB	ⅣB

TXN0M0= 隐匿肺癌；TisN0M0=0 期；T1a（mi）N0M0=IA1 期；注释：TX 代表任意 T。

肺癌 – 结节

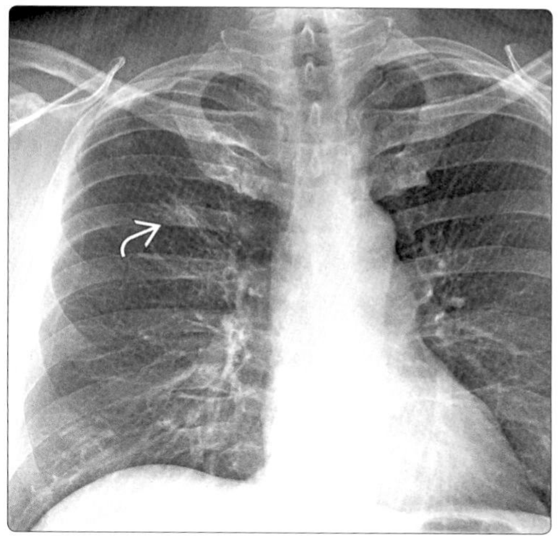

肺癌 – 结节

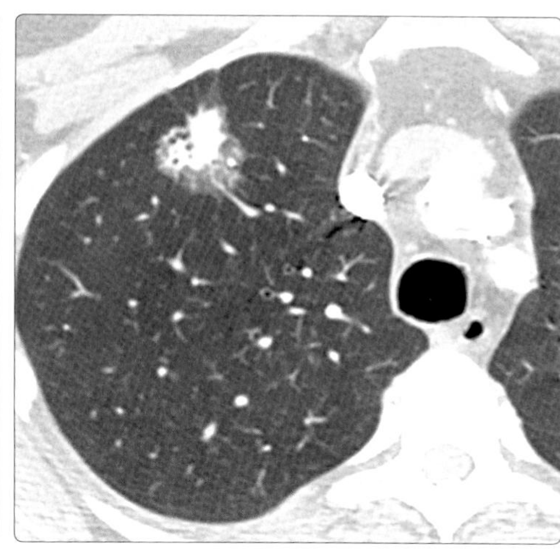

（左图）45 岁无症状男性患者，偶然发现胸片异常，显示右上叶可疑肺结节➦。

（右图）同一患者的增强 CT 显示右肺上叶部分实性结节，以实性成分为主，内部可见空气支气管征和胸膜凹陷。这些特征与原发性肺癌密切相关。手术诊断为浸润性腺癌。

肺癌 – 肿块

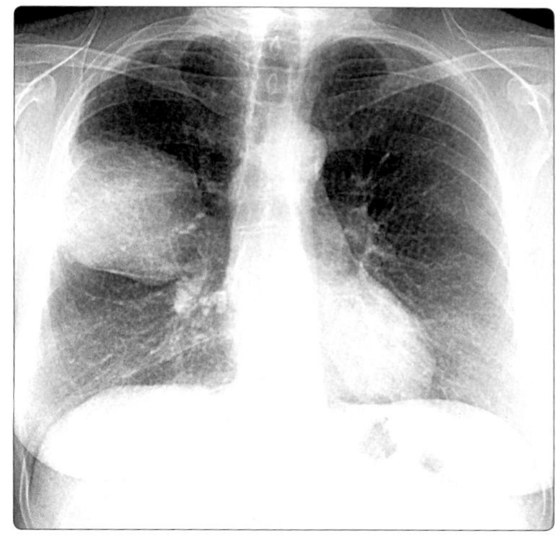

肺癌 – 肿块

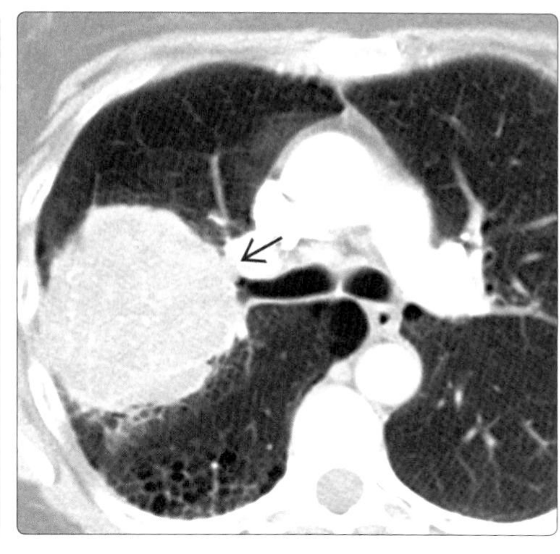

（左图）60 岁女性，临床表现为咯血，右上肺巨大肿块，高度怀疑为原发性肺癌。

（右图）同一患者横断位增强 CT 示右肺上叶分叶状肿块，累及右上叶前段支气管管腔➙。肿瘤累及气管腔内可能导致咯血。注意邻近的间隔旁和小叶中心肺气肿。

肺癌 – 肺不张

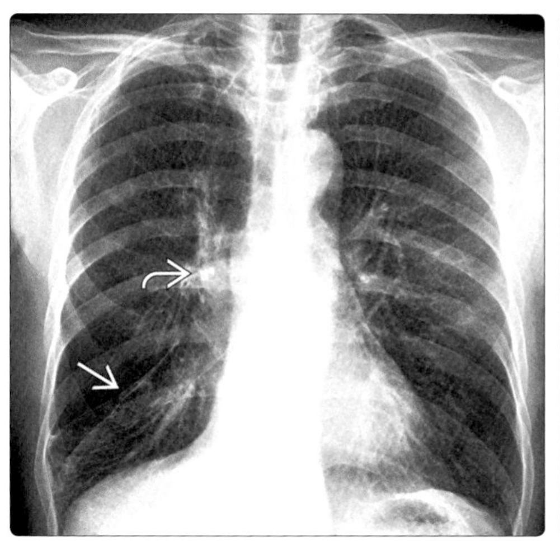

肺癌 – 肺不张

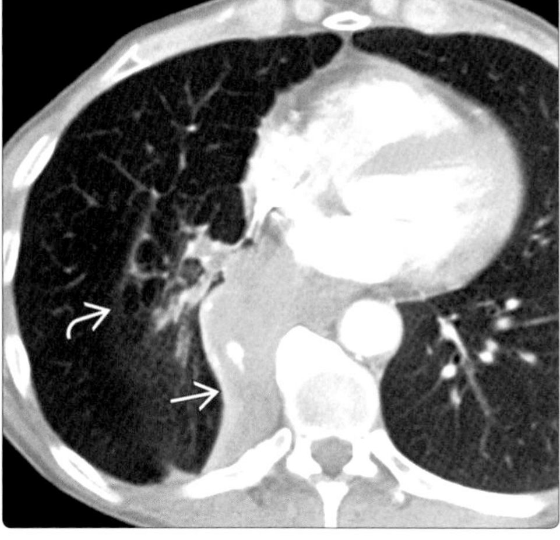

（左图）吸烟者，体重减轻伴咯血，胸片显示右肺中叶、下叶体积减小，伴叶间裂下移➔继发于右肺门肿块➦。

（右图）同一患者的横断位增强 CT 显示右肺下叶完全肺不张➔和叶间裂内移➦，由于中央性阻塞性肿瘤导致中叶体积显著缩小。经支气管镜检查确诊为小细胞肺癌。

肺癌 – 空洞肿块

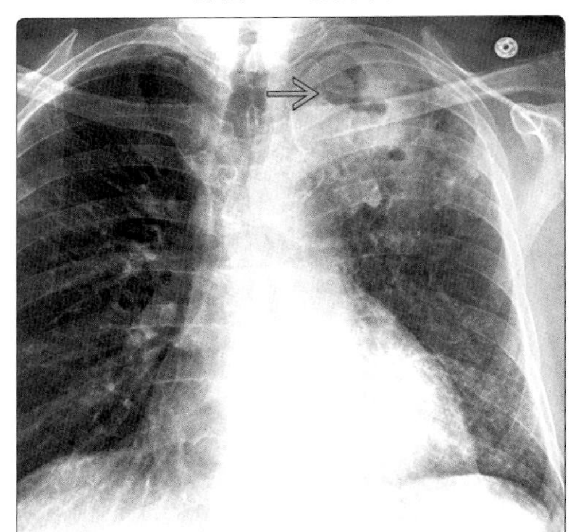

肺癌 – 空洞肿块

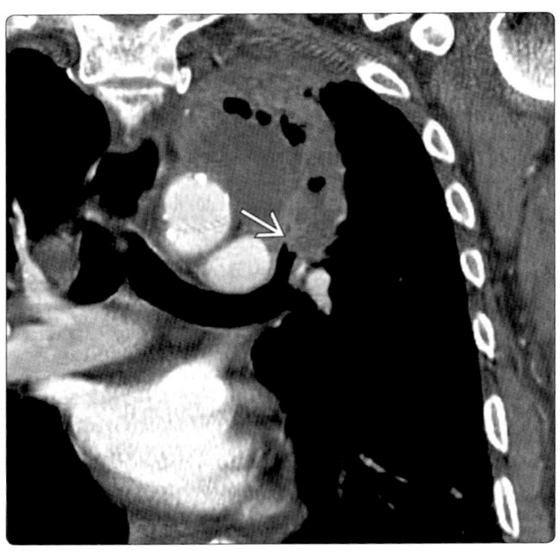

（左图）以咳嗽和咯血为表现的鳞状细胞癌患者的胸片显示左肺尖肿块，伴内部空洞形成➝。空洞是原发性肺鳞状细胞癌的常见特征。

（右图）同一患者的冠状位增强 CT 显示，一个较大的、密度不均匀且伴有坏死的空洞性肿块，直接侵犯纵隔并阻塞左肺上叶尖后段支气管➔。

肺癌 – 转移性淋巴结肿大

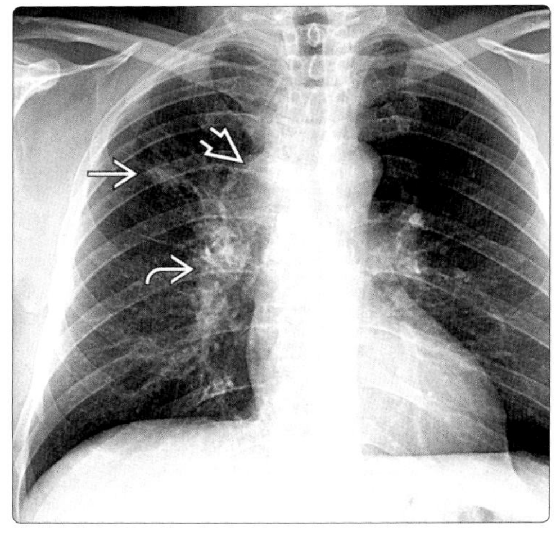

肺癌 – 转移性淋巴结肿大

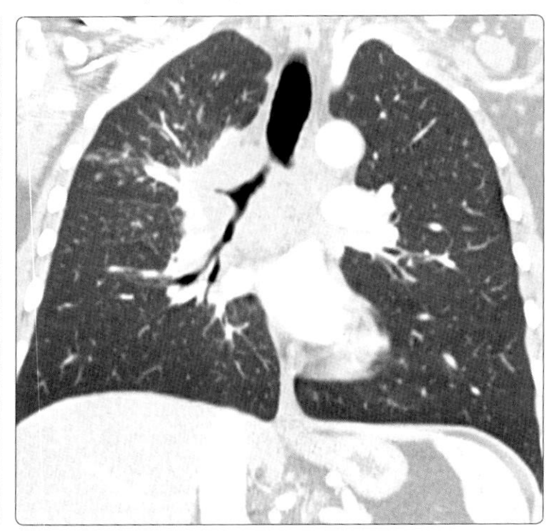

（左图）52 岁吸烟者，晚期肺癌，右肺上叶分叶状结节➔，同侧右肺门↪及纵隔淋巴结肿大⇨。

（右图）同一患者的冠状位增强 CT 显示右侧气管支气管因纵隔和肺门淋巴结肿大而狭窄。

肺癌 – 肺门 / 纵隔肿块

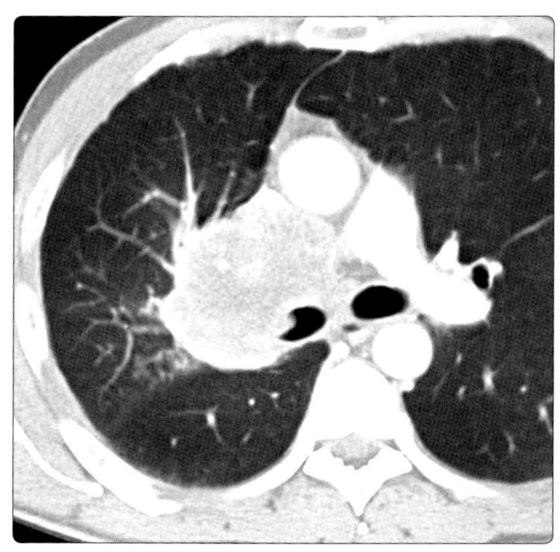

肺癌 – 肺门 / 纵隔肿块

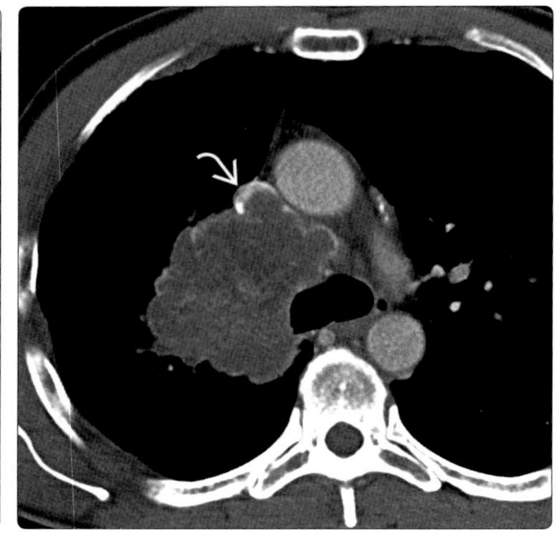

（左图）一名晚期肺癌患者的横断位增强 CT 显示右主支气管内结节伴右肺门巨大肿块。

（右图）同一患者的横断位增强 CT 显示一个巨大的、密度不均匀的右肺门 / 纵隔肿块侵犯纵隔和上腔静脉↪。内部低密度灶伴外周强化代表病变内广泛坏死。中央型肺癌通常会伴有临床症状，可表现为肺门和（或）纵隔肿块。

肺转移瘤

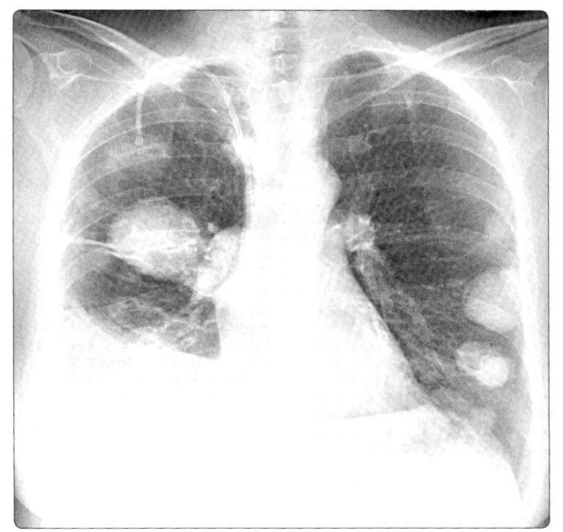

肺转移瘤

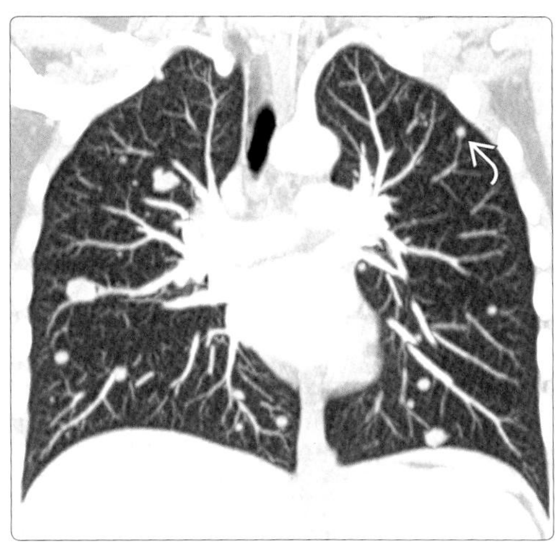

（左图）转移癌患者的胸片显示双肺边界清晰的肺结节、肿块和右侧胸腔积液。病变多在肺中下叶，与正常肺血流一致。

（右图）原发不明肺转移癌冠状位增强 CT MIP 重构图像显示多发边界清晰实性结节，部分结节以血管为中心分布➦，与血行转移一致。

癌性淋巴管炎

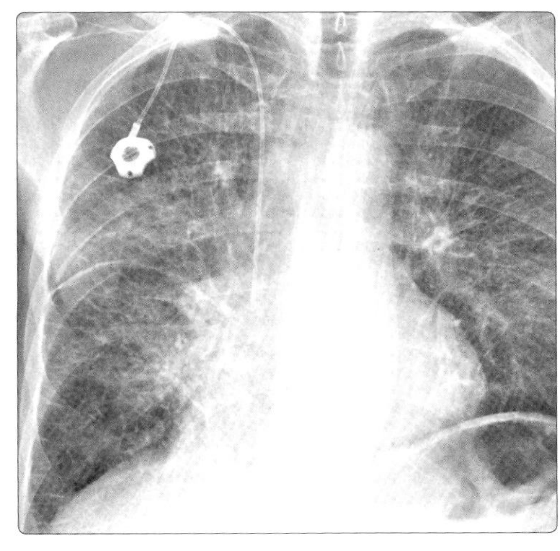

原发性肺淋巴瘤

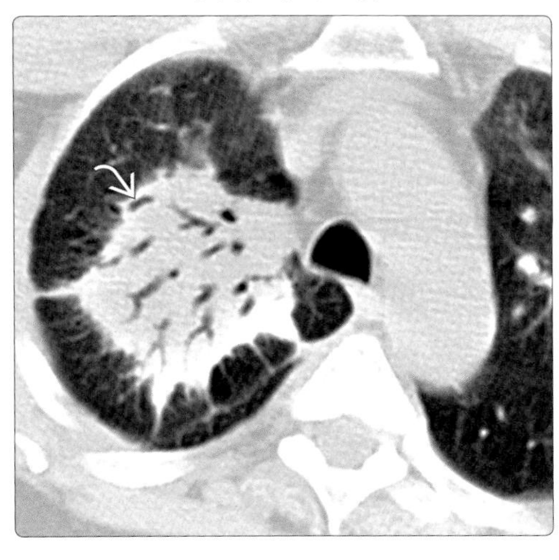

（左图）转移性前列腺癌患者的胸片显示癌性淋巴管炎，表现为右肺小叶间隔较左侧明显增厚，这是一种不常见但公认的转移性疾病表现。

（右图）横断位平扫 CT 显示原发性肺 B 细胞非霍奇金淋巴瘤，表现为右肺上叶肿块样实变，边缘见毛刺征，内部可见空气支气管征➦。肺淋巴瘤表现可能类似肺部感染。

支气管类癌

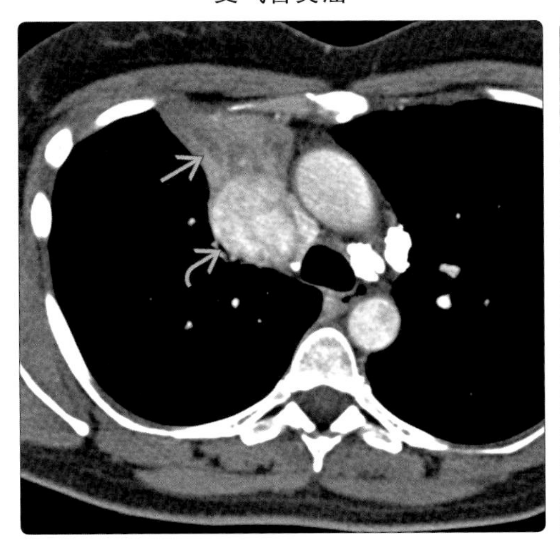

肺错构瘤

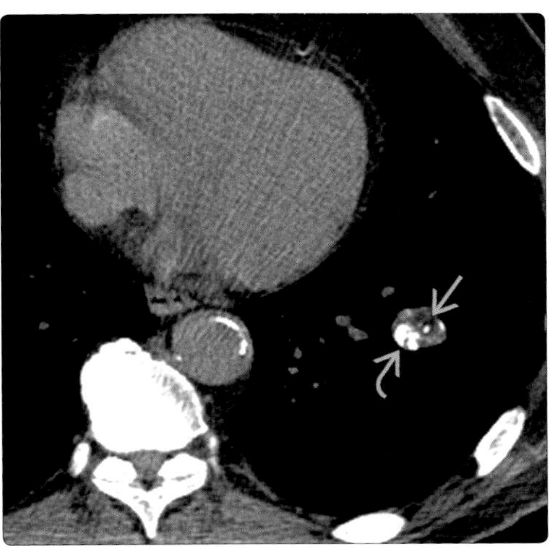

（左图）咯血患者的横断位增强 CT 显示支气管类癌，表现为球形增强肿块➦，伴右肺上叶阻塞性肺不张，局部支气管扩张、黏液栓塞➡。

（右图）无症状患者横断位平扫 CT 显示偶然发现的左肺下叶实性结节，内部可见脂肪➡和钙化➦。该影像学表现为肺错构瘤的典型特征。

鉴别诊断

常见

- 肉芽肿
- 肺内淋巴结
- 黏液栓塞
- 肺癌
- 结节样改变

少见

- 非典型腺瘤样增生
- 类癌
- 错构瘤
- 孤立性转移瘤
- 肺梗死
- 撕裂伤
- 肺脓肿

罕见但重要

- 肺动静脉畸形
- 淀粉样瘤
- 肺炎性肌纤维母细胞瘤

基本信息

鉴别诊断的关键问题

- 孤立性肺结节（solitary pulmonary nodule, SPN）
  - 单灶的圆形或卵圆形模糊影，≤3 cm
- SPN 的检查方法
  - 平片
    - 高达 2% 的胸片中可发现 SPN
    - 改进的检查方法：双能 X 线摄影、骨抑制软件、计算机辅助检测
  - CT
    - 优越的 SPN 检测能力
    - SPN 特征选择的影像研究：大小、形态、密度（钙化、脂肪、空气）；密度（实性、亚实性）、生长情况、强化程度、代谢活性
    - 改进的检查方法 / 特征：薄层 CT（1.0~1.5 mm）、多平面重建、最大密度投影（maximumintensity-projection, MIP）、计算机辅助检测
- 基本表现
  - 大小：90% 小于 2 cm 的结节是良性的
  - 圆形是典型的良性特征
  - 生长
    - 2 年稳定提示良性；但有惰性肺癌的可能
    - 倍增时间 <30 天或 >465 天，更倾向良性
- SPN 的影像评估
  - 良性：不需要随访
  - 不确定：根据已发布的指南进行随访
    - 记录稳定性
    - 检测生长情况
    - 检测形态和密度变化
  - 恶性可能
    - 短期影像随访提示生长
    - FDG PET/CT 用于评估代谢性
    - 组织取样：影像引导下活检、支气管镜活检、外科手术切除

常见的诊断依据

- 肉芽肿
  - 实性结节，大小稳定，通常较小
  - 球形、光滑或轻度的分叶状边界
  - 常有钙化
    - 平片上 <9 mm 的 SPN 可能是钙化肉芽肿
    - 完全或弥漫性钙化
    - 中心钙化，横截面上超过结节的 10%
    - 层状或同心圆样钙化
  - 卫星结节
  - 组织胞浆菌病、球孢子菌病、结核
  - 无症状的成人
- 肺内淋巴结
  - 常在薄层 CT 上偶然发现
    - 在肺部筛查人群中的发病率为 20%
  - 肺裂或裂周，胸膜旁；无胸膜凹陷
  - 距离胸膜表面 20 mm 范围内，隆突下水平
  - 体积较小，直径 <6 mm，可能会出现增长
  - 三角形或扁豆状；边缘光滑锐利
- 黏液栓塞
  - 在横断位 CT 上与 SPN 相似；多平面重建图像可以鉴别
  - 远端和近端的支气管通畅且可识别
  - 伴有支气管壁增厚，黏液栓塞
- 肺癌
  - 危险因素
    - 接触香烟烟雾或其他致癌物
    - 恶性肿瘤病史（肺或肺外）
    - 肺纤维化
    - 一级亲属中有肺癌患者
  - 最常见于肺上叶
  - SPN>1 cm 时肺癌风险增加
  - 倍增时间 1~18 个月；平均 100 天
  - 形态：不规则、毛刺、分叶状
    - 毛刺征：高度提示恶性
    - 60%~80% 的周围性肺癌有胸膜凹陷
    - 分叶状边界
      - 组织学上的异质性
      - 40% 为恶性结节
  - 密度
    - 空气支气管 / 细支气管征和空泡征更常见于恶性结节
    - 13% 有钙化；偏心、点状

- 空洞：壁不规则且厚度 >16 mm 提示恶性
- 密度
  - 实性（软组织）：大多数肺癌，恶性程度低于部分实性或非实性结节
  - 部分实性（软组织和磨玻璃）：<1.5 cm 的部分实性 SPN 有 40%~50% 是恶性；通常是腺癌
  - 非实性（磨玻璃）：34% 恶性；尤其是 >1.5 cm 时；通常是腺癌
- 代谢活性：FDG PET/CT
  - 在超过 60 岁的患者中，摄取 FDG 的 SPN 有 90% 的恶性可能
  - FDG PET/CT 假阴性
    - 惰性低级别肺癌
    - <1 cm 的恶性 SPN

- 结节样改变（假性结节）
  - 排除潜在的真性 SPN
  - 乳头 / 皮肤病变
    - 乳头：双侧对称性圆形阴影，中下肺野，腋中线，边界不完整
    - 平片中带有金属（乳头）标记
  - 骨性病变
    - 不对称的第一肋软骨关节
    - 肋骨骨折、骨痂、骨岛
  - 局限性肺不张
    - 在 CT 上可表现为假性结节；位于后胸膜下，俯卧位或随访影像可消失

  不常见的诊断依据
- 非典型腺瘤样增生
  - 腺癌最早的浸润前病变
  - 常伴随腺癌偶然发现
  - 纯磨玻璃结节，典型的 <5 mm
- 类癌
  - 边界清晰呈分叶状
  - 支气管征
    - 气道通向 SPN 或与 SPN 相关；"冰山"征，气管腔内成分和占病灶主体的腔外 SPN
    - 阻塞后反应：肺不张、支气管扩张、黏液栓塞
  - 对比剂增强，肿瘤血管
  - 38% 为多灶性点状或粗大钙化
    - 更常见于中央气道附近的病变
  - 生长抑素受体 PET（SSTR-PET）与 ^{68}Ga-DOTATATE（生长抑素类似物）PET/CT
    - 检测神经内分泌肿瘤的敏感性和特异性增高
  - FDG PET/CT 假阴性；低代谢活性
- 错构瘤
  - 生长缓慢的良性肿瘤，边界清晰呈分叶状或切迹样
  - CT 可见病灶脂肪 >50%；−120 到 −40 HU
  - CT 上有 10%~15% 呈爆米花样钙化
- 孤立性转移瘤
  - 最常见于黑色素瘤、肉瘤、睾丸癌
  - 还可见于乳腺癌、前列腺癌、结肠癌和肾癌等
  - 位于肺外周带
- 肺梗死
  - 下叶、外周、胸膜下、楔形
  - 对比增强程度降低
  - 中央透亮、空洞、晕征
  - 消失缓慢（数月）；愈合后可能留下瘢痕
  - 肺栓塞患者中占 10%~15%
- 撕裂伤
  - 肺实质的创伤性撕裂 ± 邻近肋骨骨折
  - CT 上圆形或椭圆形含气病变：含有血液和（或）液体时可表现为均质或不均匀的 SPN
  - 邻近挫伤呈磨玻璃密度影
  - 消退缓慢（几个月）；愈合后可能存在瘢痕
- 肺脓肿
  - 中心低密度空洞的厚壁、球形病变
  - 常伴发胸腔积液
  - 感染的症状和体征，肺误吸的后遗症

肉芽肿

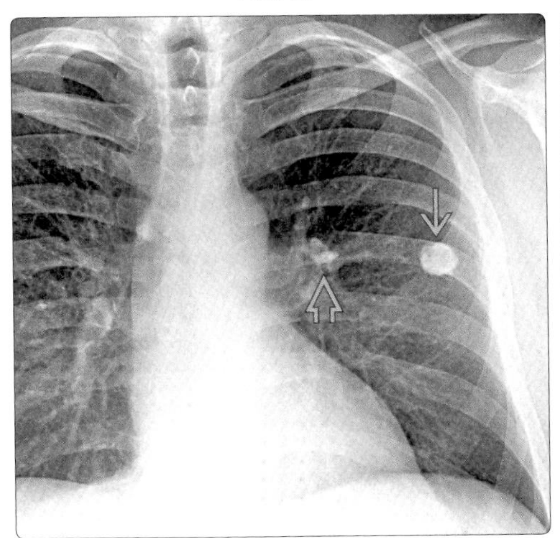

肉芽肿

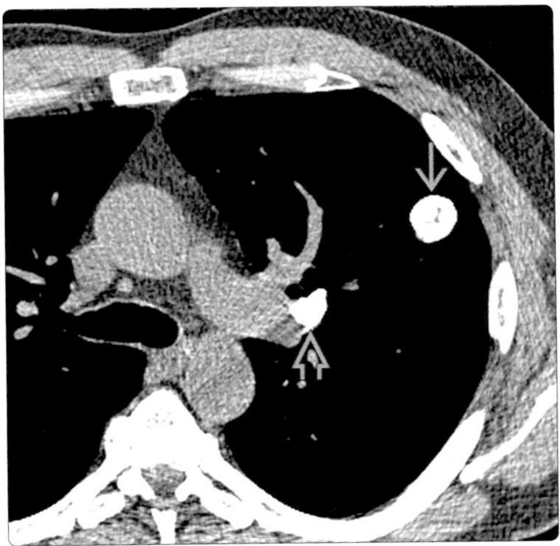

（左图）71 岁无症状男性后前位胸片显示，左肺见一边界清晰的钙化结节→，同侧肺门见非肿大的钙化淋巴结⇨。

（右图）同一患者的横断位平扫 CT 显示左肺上叶一个轻度分叶的结节→，呈弥漫性钙化，这是一种良性的钙化模式。左肺门可见淋巴结钙化⇨。这些征象是继发于组织胞浆菌病的远处肉芽肿性疾病的典型表现。

- ○ 好氧菌 / 厌氧微生物混合的感染

罕见的诊断依据

- 肺动静脉畸形
  - ○ 肺外周和下叶为主
  - ○ 圆形、卵圆形，1~5 cm 大小；供血和引流血管
  - ○ 2/3 的病例是单发
  - ○ 血管强化
  - ○ 右向左分流；有周围脓肿或梗死的风险

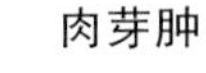

肉芽肿

肉芽肿

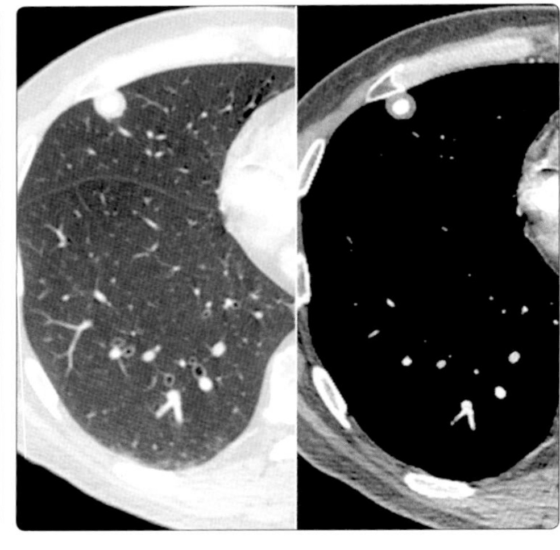

（左图）68 岁女性患者，后前位胸片显示左肺中野结节➡，可见中心钙化，与肉芽肿一致。钙化范围超过结节直径的 10%。

（右图）70 岁女性患者，胸部增强 CT 肺窗（左）和软组织窗（右）的横断位组合图像，可见右肺中叶肉芽肿，伴中心钙化，钙化范围超过该球形结节横截面的 10%，这是一种良性的钙化模式，不需要进一步的影像检查。

肉芽肿

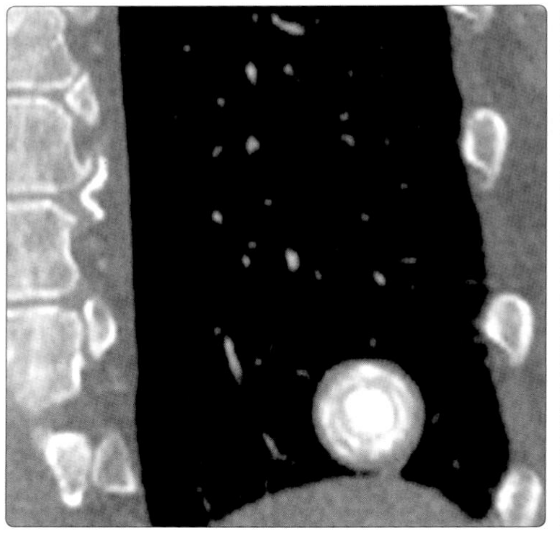

肉芽肿

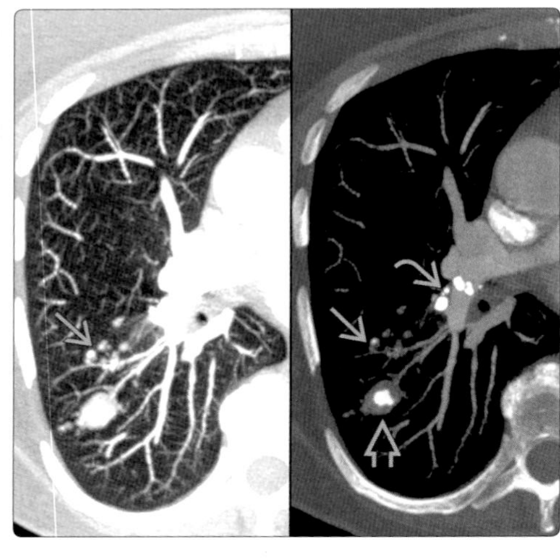

（左图）63 岁女性胸痛患者，冠状位增强 CT（骨窗）显示左肺下叶结节，可见中心钙化及层状钙化，均为肉芽肿良性钙化的典型特点。

（右图）横断位增强 CT MIP 重建后肺窗（左）和软组织窗（右）的组合图像，可见右肺下叶结节➡伴周围卫星结节➡，右肺门钙化淋巴结➡，是远处组织细胞浆菌感染的特征。

肺内淋巴结

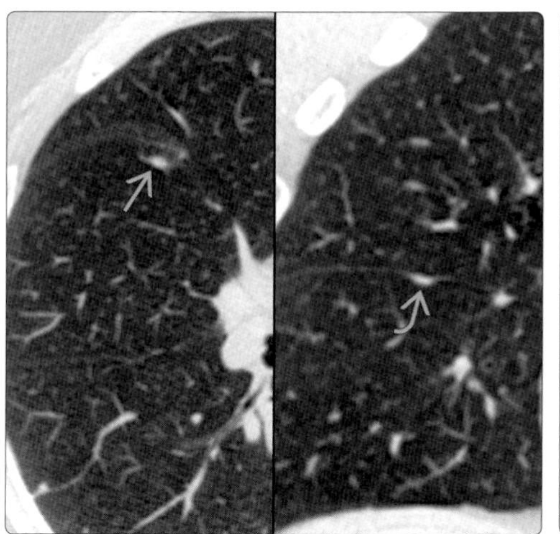

黏液栓

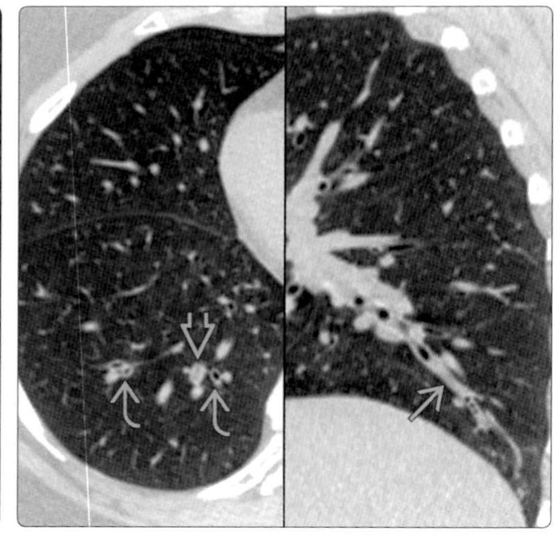

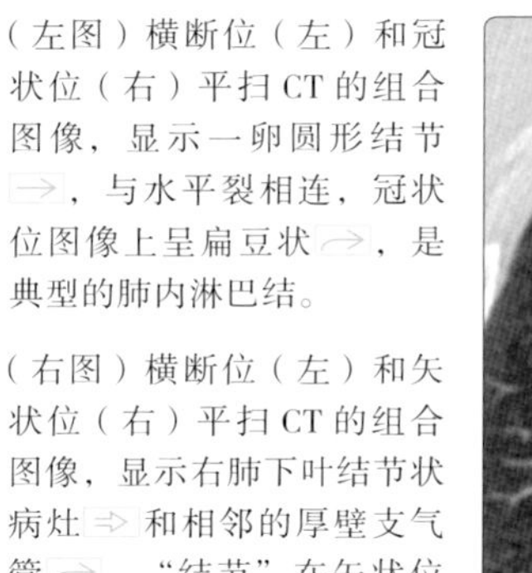

（左图）横断位（左）和冠状位（右）平扫 CT 的组合图像，显示一卵圆形结节➡，与水平裂相连，冠状位图像上呈扁豆状➡，是典型的肺内淋巴结。

（右图）横断位（左）和矢状位（右）平扫 CT 的组合图像，显示右肺下叶结节状病灶➡和相邻的厚壁支气管➡。“结节”在矢状位图像上对应为支气管内黏液栓➡。黏液栓塞在横断位薄层 CT 上，可能与肺结节表现相似。

- 淀粉样瘤（结节性淀粉样变）
  - 孤立性结节；边缘的特征多变
  - 可能存在钙化
  - 老年患者，男性：女性＝3：2
- 炎性肌成纤维细胞瘤（炎性假瘤）
  - 肺结节或团块；边界清晰
  - 年轻人或儿童

肺癌

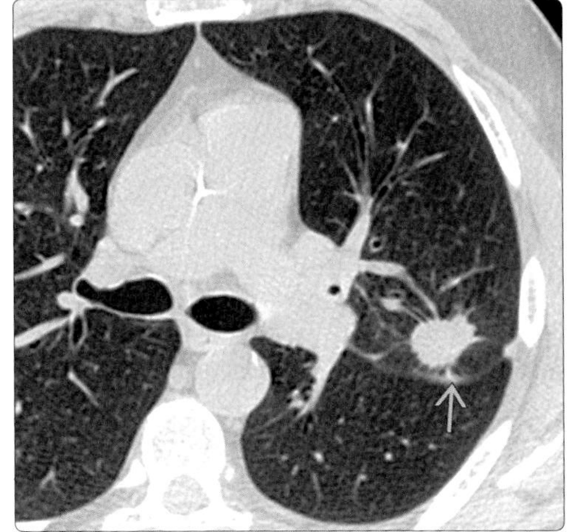

肺癌

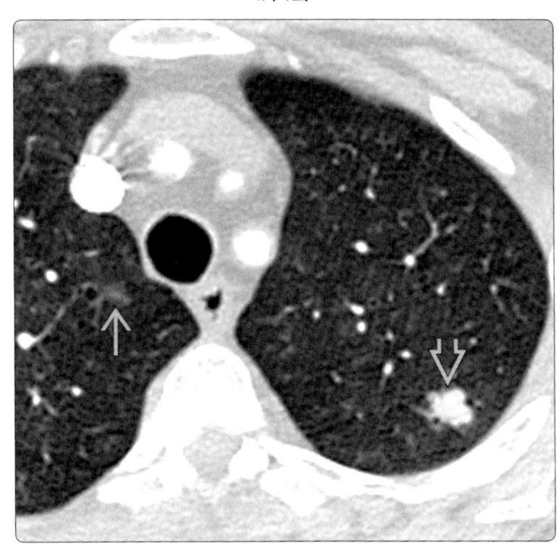

（左图）一名74岁吸烟患者，横断位平扫CT显示左肺上叶肺癌，表现为实性结节伴毛刺和胸膜凹陷→。毛刺征和胸膜凹陷征是提示恶性肿瘤的CT特征。

（右图）一名58岁女性患者，左肺上叶中分化腺癌，横断位增强CT上可见边缘呈分叶状的实性结节⇒。右肺上叶磨玻璃结节→，可能是非典型腺瘤样增生，为浸润前病变。

肺癌

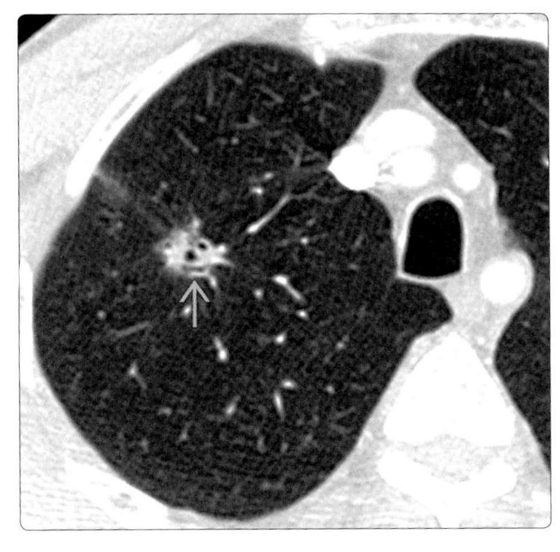

肺癌

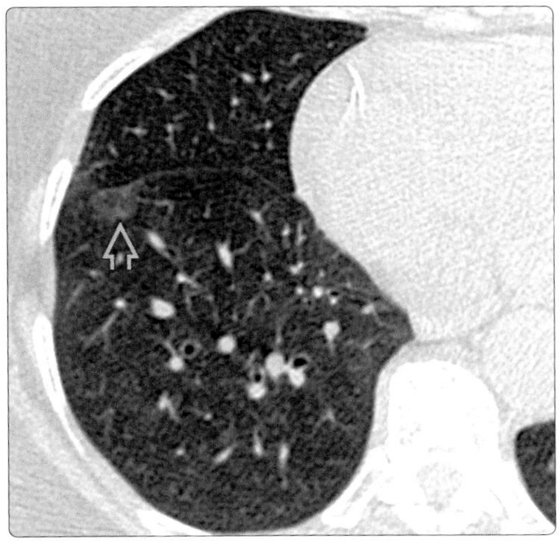

（左图）一名无症状的75岁男性患者，横断位增强CT表现为右肺上叶中分化腺癌，分叶状毛刺结节→，伴内部空气支气管征和小圆形“空泡”状透亮影。

（右图）一名无症状的79岁女性患者，活检证实为微浸润腺癌，横断位平扫CT表现为右肺下叶磨玻璃结节⇒，紧贴并轻度牵拉右侧斜裂。

假性结节

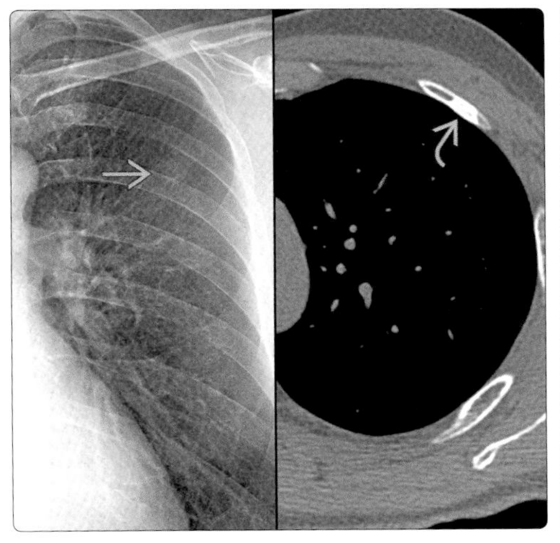

假性结节

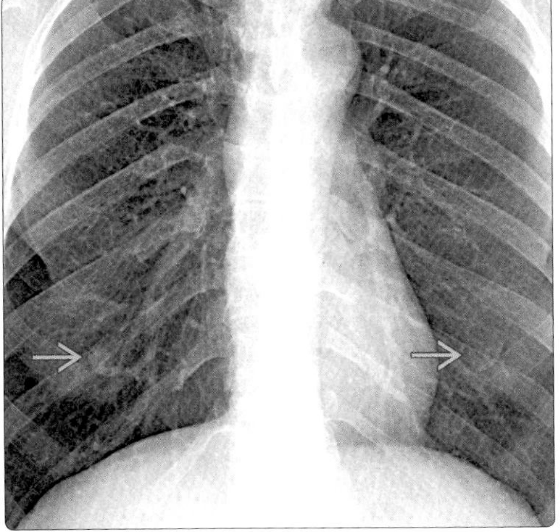

（左图）一名63岁男性患者，后前位胸片（左）和横断位平扫CT（右）的组合图像显示，左上肺野边界不清的结节影→与CT上的骨岛↪相对应。骨性病变可能与肺结节相似。

（右图）一名无症状成人的后前位胸片，可见双下肺对称性结节影→，是典型的乳头影。结节性病变边界不完整，提示为肺外病变。

类癌

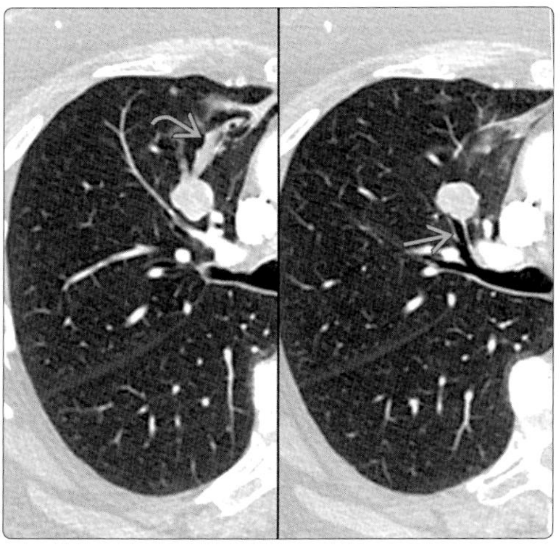

类癌

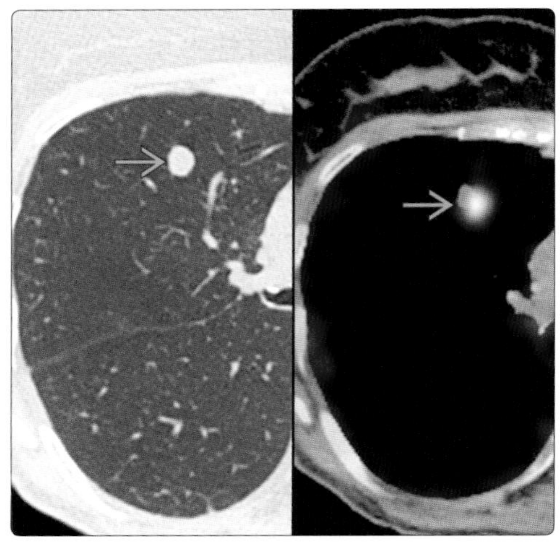

（左图）一名 66 岁女性咯血患者的横断位增强 CT 组合图像显示，右肺上叶实性结节和进入病灶的支气管→，即空气支气管征。周围管状致密影↗对应于支气管黏液栓塞。

（右图）一名 59 岁女性患者的横断位平扫 CT（左）和 ^{68}Ga DOTATATE PET/CT（右）的组合图像，显示右肺上叶实性结节→ ^{68}Ga DOTATATE 活跃，与神经内分泌肿瘤一致，本例为类癌。

错构瘤

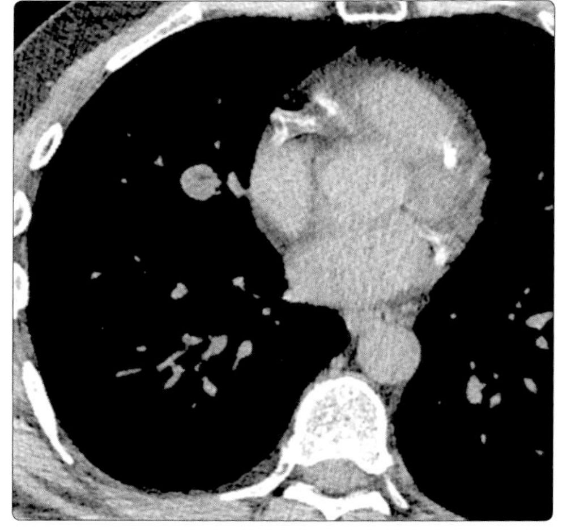

实性转移瘤

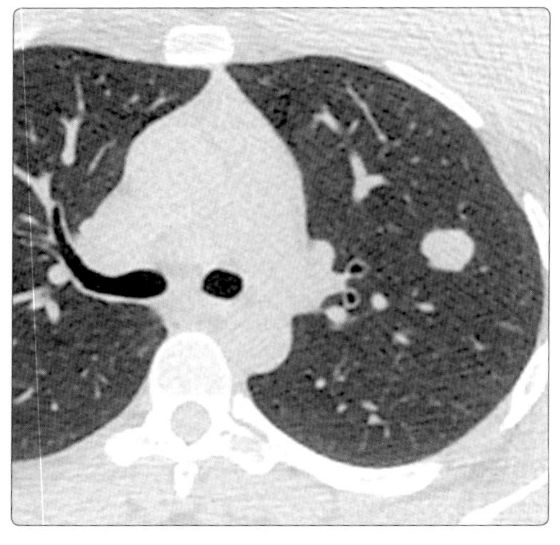

（左图）一名胸片异常的 52 岁男性患者的横断位平扫 CT，图像显示右肺中叶实性结节，内部可见脂肪密度灶，影像学诊断为错构瘤，不需要进一步治疗。

（右图）一名患有乳腺癌的 50 岁女性吸烟者的横断位平扫 CT，在影像学监测中左肺上叶出现新发结节，考虑为肺癌。活检显示为乳腺转移癌。孤立性转移瘤很少见，但却是孤立性肺结节的重要病因。

肺梗死

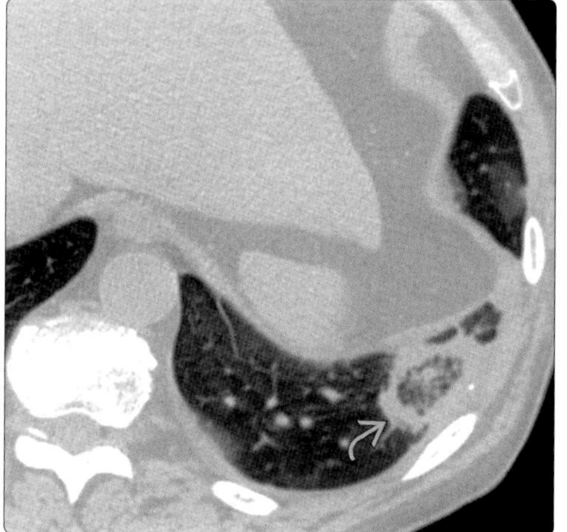

肺梗死

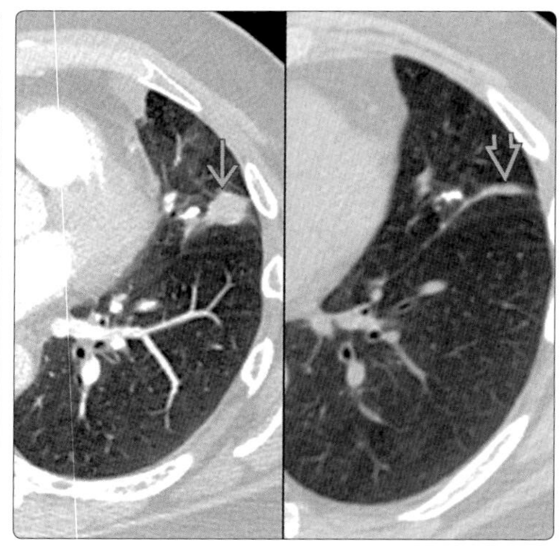

（左图）一名 78 岁男性患者，肺血栓栓塞（未显示）继发胸痛，图像显示左肺下叶胸膜下分叶状结节，中心透亮↗，是肺梗死的特征。

（右图）一名 63 岁男性肺血栓栓塞（未显示）患者，横断位增强 CT（左）和 8 个月后平扫 CT（右）的组合图像，可见舌段表现为实性结节的肺梗死→。数月后，梗死灶愈合，形成线样瘢痕⇨。

肺撕裂伤

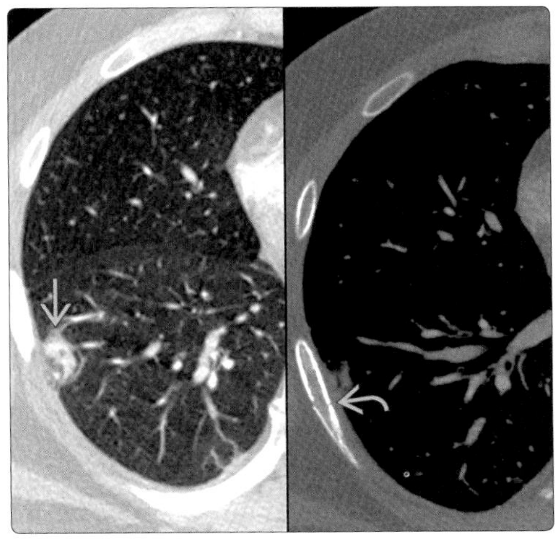

肺脓肿

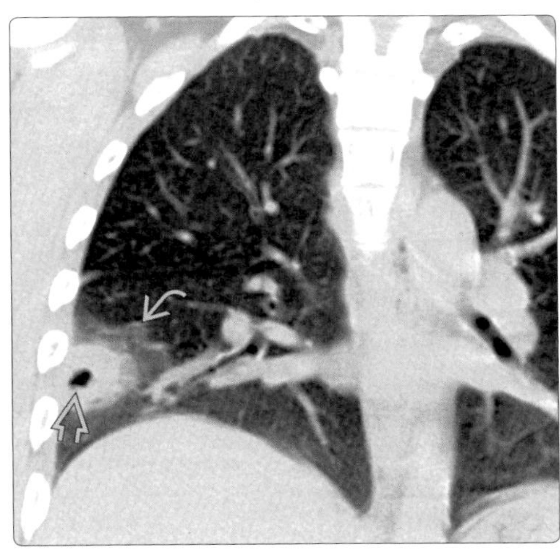

(左图)一名胸部创伤患者横断位增强 CT 的肺窗和骨窗组合图像，显示右肺下叶一个不均匀的胸膜下结节➡，是肺撕裂伤的特征。注意邻近未移位的右侧肋骨骨折➡。

(右图)一名年轻男性的冠状位平扫 CT。患者发热、白细胞增多，平片检查发现右肺基底部外带结节，CT 显示右肺下叶胸膜下结节伴空洞➡和周围磨玻璃密度影➡，符合肺脓肿特征。

肺动静脉畸形

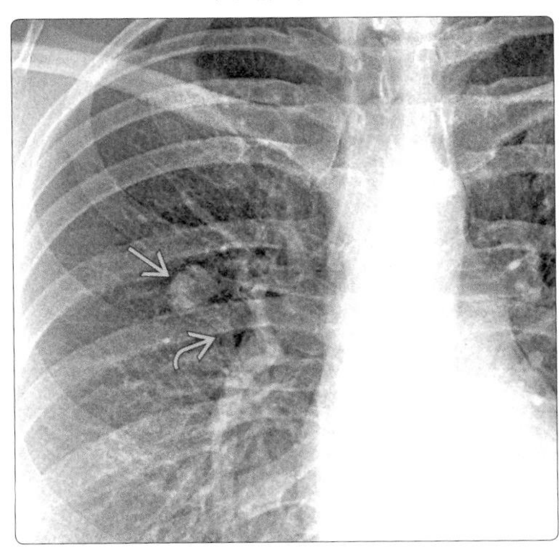

肺动静脉畸形

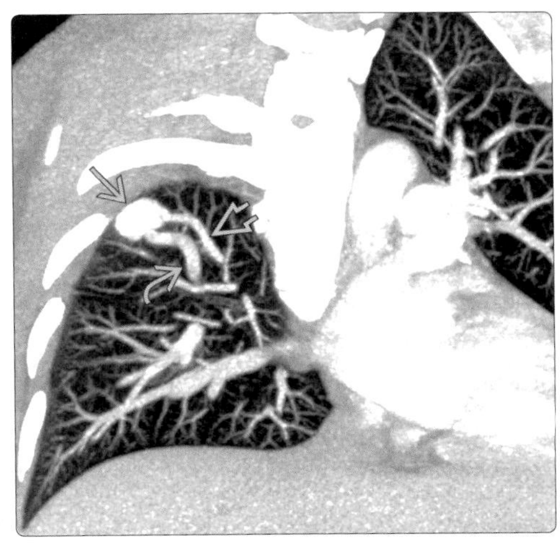

(左图)一名 38 岁无症状女性的后前位胸片，显示右肺上叶一个边界清晰的结节➡。注意从结节到同侧右肺门延伸的管状影➡。

(右图)同一患者的斜冠状位增强 CT MIP 图像证实结节➡为肺动静脉畸形。注意病灶的供血动脉➡和引流静脉➡。后者在平片上可见，提示前期正确的诊断。

淀粉样瘤

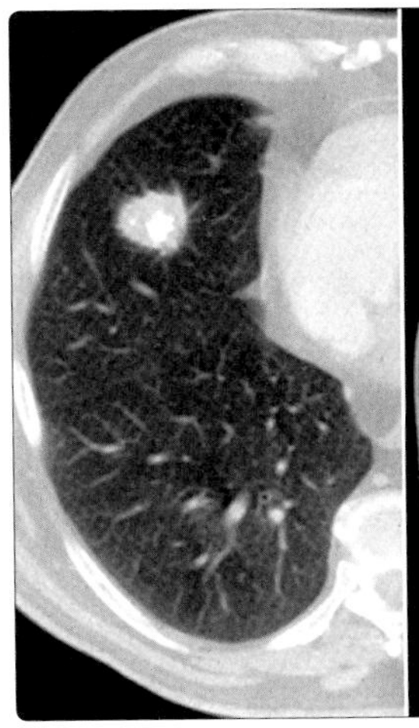

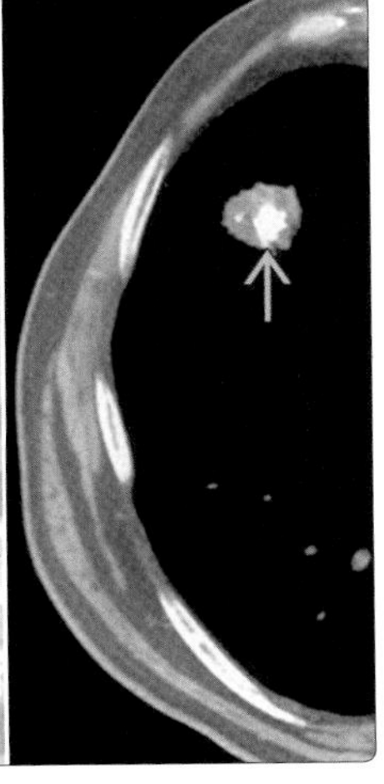

肺炎性肌纤维母细胞瘤

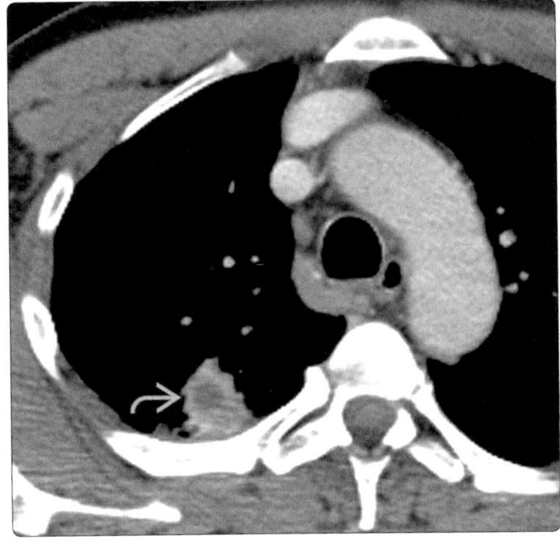

(左图)一名平片异常的 68 岁男性前列腺癌患者，横断位增强 CT 肺窗(左)和软组织窗(右)的组合图像显示一个毛刺状结节，伴粗大偏心性钙化➡。活检显示为淀粉样瘤。

(右图)一名 38 岁男性患者，平片偶然发现异常，横断位增强 CT 显示右肺上叶结节➡伴中心低密度，怀疑为原发性肺癌。活检显示为炎性肌纤维母细胞瘤

肺腺癌

关键要点

术语
- 肺癌最常见的组织学亚型
- 细支气管肺泡癌一词不再使用

影像学表现
- 原位腺癌（AIS）
  - 磨玻璃密度结节（GGN）≤3 cm
- 微浸润腺癌（MIA）
  - GGN 或部分实性结节≤3 cm
- 浸润性腺癌
  - 贴壁为主型腺癌（LPA）
    - 通常为部分实性；可能为纯磨玻璃密度
  - 腺泡状、乳头状、微乳头状，或实性为主型伴黏液产生
    - 通常为实性；可能包含磨玻璃密度成分
  - 浸润性黏液腺癌
    - 多灶、多叶、双侧
    - 实变、空气支气管征

主要鉴别诊断
- 感染
  - 一些感染，即使是亚临床状态，也可表现为磨玻璃影，部分实性或实性结节

病理学表现
- AIS
  - 恶性，但是浸润前病变
- MIA
  - 任何一个病灶的浸润范围≤0.5 cm
- 浸润性腺癌
  - 组织学亚型的混合

临床要点
- 吸烟是最重要的独立危险因素
- 常见症状 / 体征：无症状、咳嗽、呼吸困难、胸痛、体重减轻、咯血
- 治疗：手术、靶向治疗、化疗、放射治疗、姑息治疗

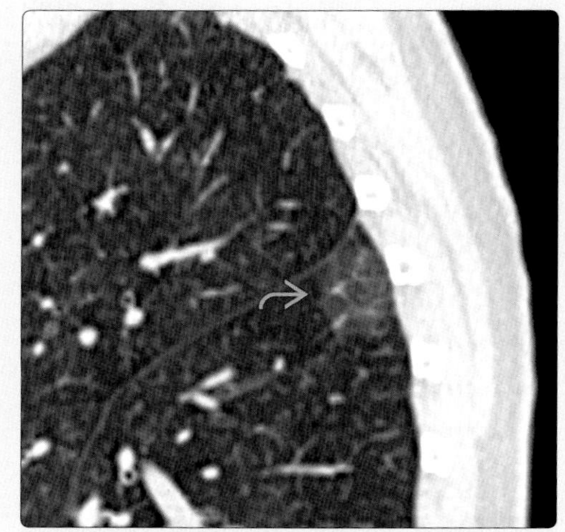
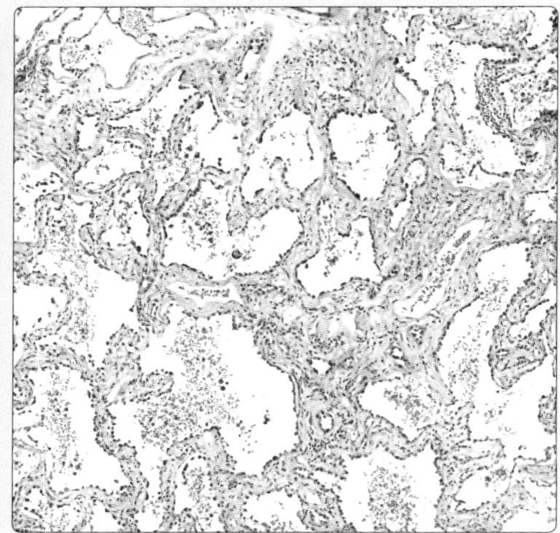

（左图）矢状位平扫 CT 显示右肺下叶背段一个磨玻璃结节➡。磨玻璃影的特征是病灶下面的血管结构没有遮蔽，而血管遮蔽是实性结节和实变的典型特征。

（右图）显微照片（HE 染色，100 倍）显示原位腺癌表现为肿瘤细胞呈单纯的贴壁生长（沿肺泡壁），无间质、血管或胸膜浸润。这些病变通常是≤3 cm 的纯磨玻璃结节。

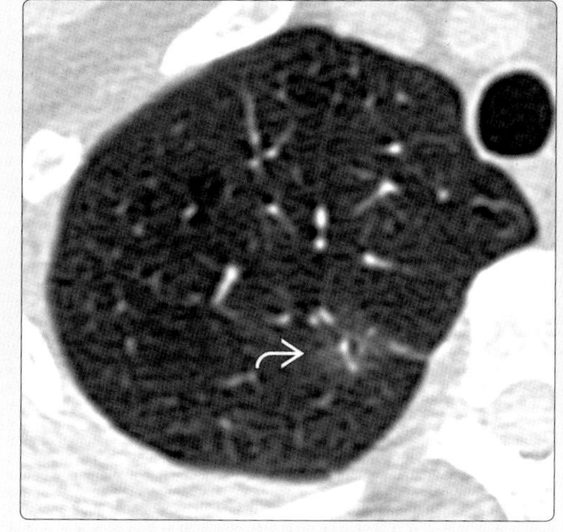
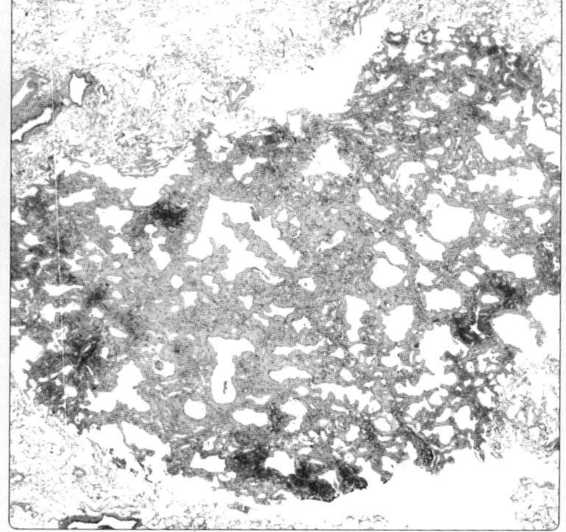

（左图）横断位平扫 CT 显示一个微浸润腺癌，表现为边界不清的磨玻璃结节➡。这些病灶通常是小的磨玻璃或部分实性结节。部分实性结节的实性成分可达 0.5 cm。

（右图）显微照片（HE 染色，40 倍）显示肿瘤细胞以贴壁生长为主，浸润灶 <5 mm。组织学上，大多数原位腺癌和微浸润腺癌都为非黏液性。

术语

定义

- 肺癌最常见亚型
- 贴壁：肿瘤细胞沿肺泡壁生长
- 细支气管肺泡癌（BAC）一词不再使用

影像学表现

X 线表现

- 孤立性结节：通常不明显；实性且大的结节更容易被发现
- 外周或中央的肿块
- 实变（可能是多灶的）
- 类似局部纤维化 / 瘢痕的条带状影
- 相关表现
  - 阻塞性肺不张或肺炎
  - 纵隔和（或）胸壁的局部侵犯
  - 淋巴结肿大
  - 胸腔积液

CT 表现

- 肺结节（≤3 cm）
  - 实性、部分实性、磨玻璃
  - ± 同肺叶或其他肺叶可见多灶性磨玻璃结节（GGN）
- 肺部肿块（>3 cm）
  - 位于肺外周或中央
  - 边界：清晰或不清晰、分叶状、毛刺征
  - 可能存在局部侵犯
  - 增强 CT 可鉴别肿瘤与邻近的肺不张
- 单灶或多灶实变
- 空泡、假性空洞，或壁增厚 / 结节状的囊腔样病变
- 相关表现
  - 局部纵隔或胸壁侵犯
  - 肺门 / 纵隔淋巴结肿大
  - 癌性淋巴管炎所致的光滑或结节状小叶间隔增厚
  - 粟粒状肺转移瘤
    - 可见于表皮生长因子受体（epidermal growth factor receptor，EGFR）阳性的腺癌

CT/ 病理对照

- 结节（薄层 CT 特征）
  - 非典型腺瘤样增生（AAH）
    - 浸润前病变
    - GGN ≤0.5 cm
  - 原位腺癌（AIS）
    - 恶性或浸润前病变
    - GGN ≤3 cm
  - 微浸润腺癌（MIA）
    - GGN 或≤3 cm 的部分实性结节（即磨玻璃和实性成分共存）
    - 实性成分≤0.5 cm
      - 在病理上与浸润性成分相关
      - 通常在影像上比组织学上表现更大（邻近肺不张、炎症、纤维化）
    - 磨玻璃成分
      - 与贴壁样成分相关
      - GGN 中可存在浸润性成分
- 结节、肿块或肿块样实变
  - 浸润性腺癌
    - 贴壁为主型腺癌（LPA）
      - 部分实性或磨玻璃结节 / 肿块
      - 实性成分 >0.5 cm
    - 腺泡状、乳头状、微乳头状或实性为主，伴黏液产生
      - 通常为实性；部分包含磨玻璃成分
  - 浸润性腺癌的变异
    - 浸润性黏液腺癌
      - 特征多变；单发或多发
      - 实变、空气支气管征（可能与肺炎类似）
      - GGN、部分实性、实性结节或肿块
    - 其他变异
      - 胶样腺癌：外周、界限清楚、低密度病灶

CT/ 预后相关性

- 部分实性结节
  - 实性成分比病灶总体大小更能预测预后，包括磨玻璃成分
    - 实性成分 <2 cm：更高的无病生存期
  - 大范围的磨玻璃成分：预后良好的征象
  - T 分期（TNM）是由实性成分大小决定的
    - T1mi（≤0.5 cm），T1a（0.6～1 cm），T1b（1.1～2.0 cm），T1c（2.1～3.0 cm）
- 预后良好的预测因子
  - 纯 GGN
  - 内部空气支气管征或透亮影
- 预后不良的预测因子
  - 形态学：分叶征，毛刺征，凹陷征
  - 空洞
  - 肺裂的回缩
  - 实性病灶更容易发生气腔播散，气腔播散与亚肺叶切除术后的早期复发有关

核医学表现

- PET/CT
  - 初始分期和再分期
  - FDG 的摄取可能与病灶大小和实性成分大小相关
    - 多项研究表明，鉴别 MIA 和浸润性腺癌的最佳 SUV 约 2.0
    - 另一项研究表明，SUV2.0 是浸润性腺癌的最佳截断值
  - FDG 高摄取的 GGN 与浸润灶相关

肺腺癌

推荐的影像学检查方法

- 最佳影像检查方法
  - 薄层 CT，层厚≤1.5 mm 更佳
- 报告要点
  - 报告结节整体大小和实性成分大小
  - 实性结节和亚实性结节的管理根据 Fleischner 协会指南；筛查采用 Lung-RADS 分类

鉴别诊断

感染

- 结节
  - GGN，部分实性结节，或实性结节
- 肿块：实变、肺炎、肺脓肿

血管炎

- 肉芽肿性多血管炎（GPA）
  - 多灶性结节；通常为部分实性；± 空洞

病理学

基本表现

- 病因
  - 吸烟；是最重要的危险因素
  - 致癌物质：石棉、氡

镜下表现

- AAH（浸润前病变）
  - 肺泡内排列有立方细胞，细胞核不典型，胞浆稀少，核分裂极少
- AIS（恶性但未发生浸润）
  - ≤3 cm
  - 完全贴壁样生长
    - 沿肺泡壁；无间质、血管或胸膜浸润
  - 通常无黏液
  - 诊断需要对整个病灶进行评估
- MIA
  - ≤3 cm
  - 以贴壁样生长为主
  - 每个病灶的浸润范围≤0.5 cm
    - 无间质、血管或胸膜浸润
  - 通常无黏液
- 浸润性腺癌
  - 多种组织学亚型混合；以 5% 的半定量增量报告主要亚型
  - LPA
    - 贴壁样生长为主，与 AIS 和 MIA 相似
    - 淋巴管、血管、胸膜侵犯或坏死
    - 浸润成分 >0.5 cm
  - 腺泡为主型腺癌
    - 圆形、椭圆形恶性腺体侵袭纤维间质
    - 肿瘤细胞和腺腔内可能含有黏液
  - 乳头为主型腺癌
    - 恶性立方细胞、柱状恶性细胞沿纤维血管轴心生长
  - 微乳头为主型腺癌
    - 腺体细胞呈小的乳头状簇在肺泡内生长；无纤维血管轴心
    - 与其他细胞类型相比预后更差
  - 实性为主型腺癌伴黏液产生
    - 大量呈片状的多边形细胞，无腺癌样结构
      - 即腺泡状、乳头状、微乳头状或贴壁样

临床要点

临床表现

- 最常见的症状 / 体征
  - 咳嗽、呼吸困难、胸痛（可能是胸膜炎）
  - 咯血、嘶哑、体重减轻
  - 上腔静脉综合征、Pancoast 综合征
  - 可能无症状，在筛查中发现
- 其他症状 / 体征
  - 胸外转移：受侵犯器官不同，症状和体征不同
    - 骨转移：骨痛、病理性骨折
    - 肝转移：肝功能改变、肝肿大和（或）黄疸
  - 副肿瘤综合征

人口统计学表现

- 年龄
  - 平均年龄：64 岁
- 性别
  - 男性 > 女性；在过去的 30 年里女性患者数量急剧增加
  - 非吸烟者：更常见于女性
- 种族特点
  - 非洲裔美国人发病率更高

自然病史和预后

- 预后主要取决于发病时的分期
- 分子特征
  - *EGFR* 突变
    - 通常是非吸烟者、女性和亚洲人
    - 意味着更好的预后
    - 对 EGFR 酪氨酸激酶抑制剂反应良好（如厄洛替尼、吉非替尼、阿法替尼）
  - 间变性淋巴瘤激酶（ALK）突变
    - 一般是年轻人、非吸烟者和戒烟者
    - 对 ALK 抑制剂（如克唑替尼）反应良好
  - *KRAS*、*ROS1*、*BRAF*、*RET* 突变
    - 对各种靶向治疗也有应答
  - PD1/PD-L1 和 CTLA-4
    - 免疫疗法检查点抑制剂（如纳武利尤单抗、帕博利珠单抗）

治疗

- 手术切除

- 对不适合手术者进行放射治疗或消融治疗
- 靶向治疗、化疗和（或）放射治疗
- 姑息治疗

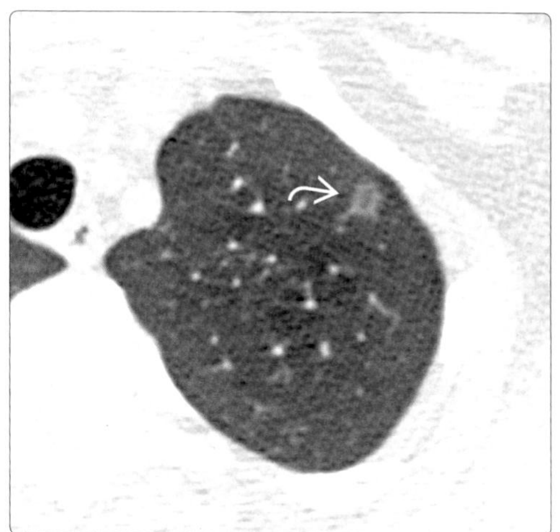

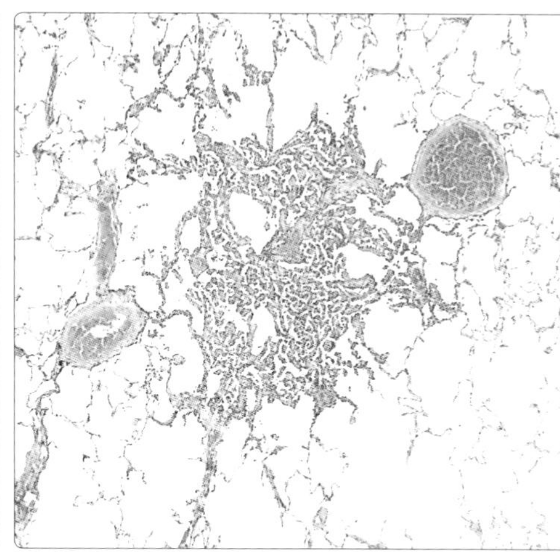

（左图）一名左肺上叶非典型腺瘤样增生患者的横断位平扫CT，显示5 mm的磨玻璃结节➜。根据影像无法区分惰性恶性肿瘤和非典型腺瘤样增生。

（右图）镜下（HE染色，40倍）可见不典型Ⅱ型肺泡和（或）克拉拉细胞的少量增殖。组织学上有时无法区分非典型性腺瘤样增生与原位腺癌。

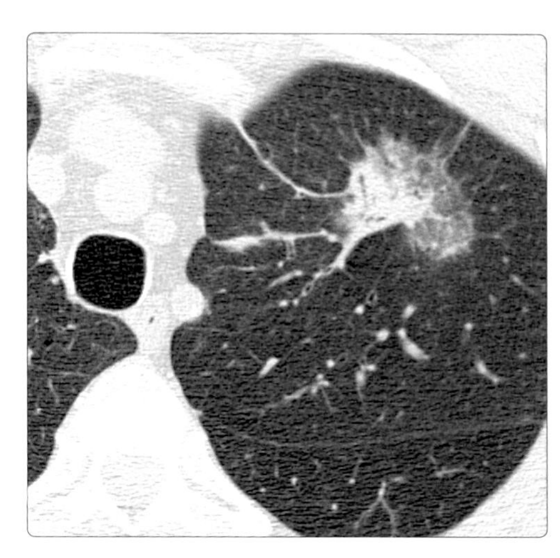

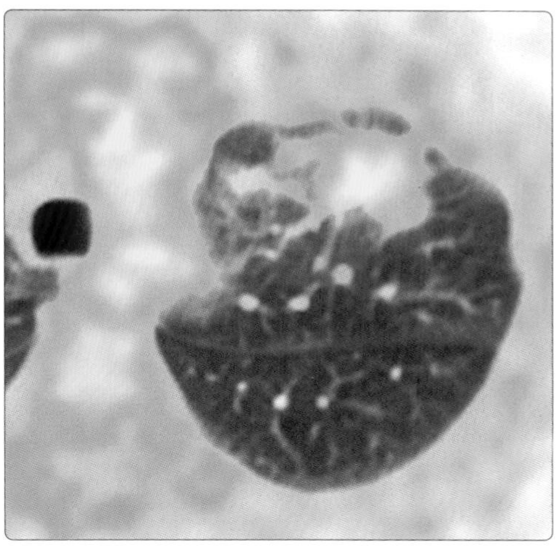

（左图）横断位平扫CT显示左肺上叶部分实性肿块，伴毛刺征、空气支气管征和胸膜凹陷征，符合浸润性肺腺癌特征。组织学检查显示60%为腺泡状浸润性腺癌，40%为贴壁样浸润性腺癌。空气支气管征通常与高分化肿瘤有关。

（右图）同一患者横断位融合FDGPET/CT图像显示病灶内实性成分的FDG摄取。FDG摄取与腺癌的浸润程度相关。

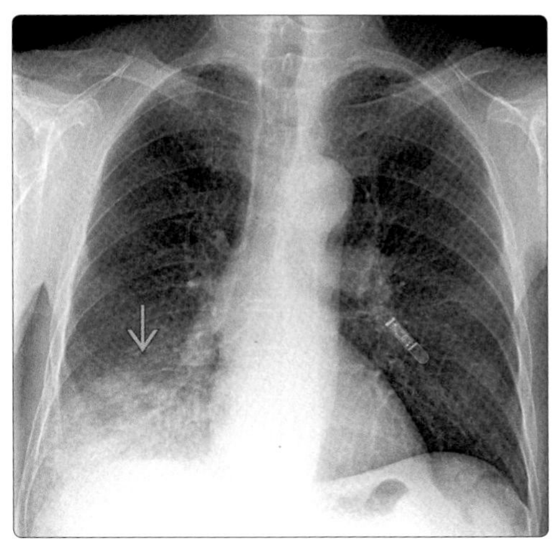

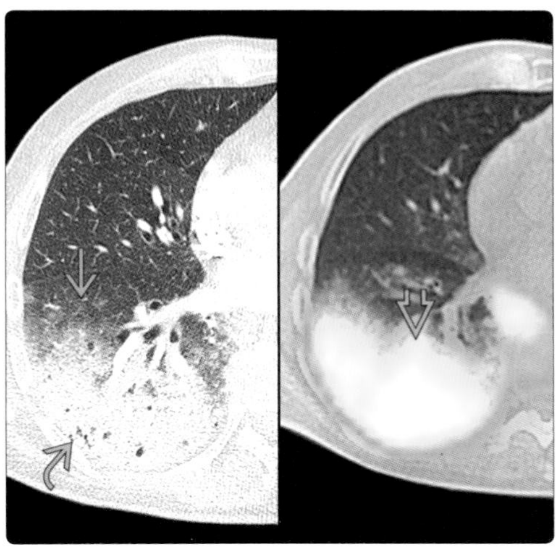

（左图）一名肺腺癌患者的后前位胸片显示右下肺实变影➜。

（右图）同一患者增强CT和PET/CT的组合图像，显示右肺下叶实变➜伴周围磨玻璃影➜，以及FDG摄取明显⇨。注意此病例影像学表现类似肺炎，这也是对实变影进行随访的一个原因。组织学检查提示为乳头为主型腺癌伴少量腺泡状和黏液成分。

（左图）横断位平扫 CT 显示右肺上叶一名密度不均的腺癌，内见囊状透亮影（假性空洞），是与肿瘤生长缓慢相关的征象。空气支气管征和纯磨玻璃影提示预后良好。

（右图）一名腺癌患者的横断位平扫 CT 显示，右肺下叶实性肿块➡，伴邻近斜裂受牵拉。胸膜凹陷、内凹切迹、毛刺和分叶状形态提示预后不良。

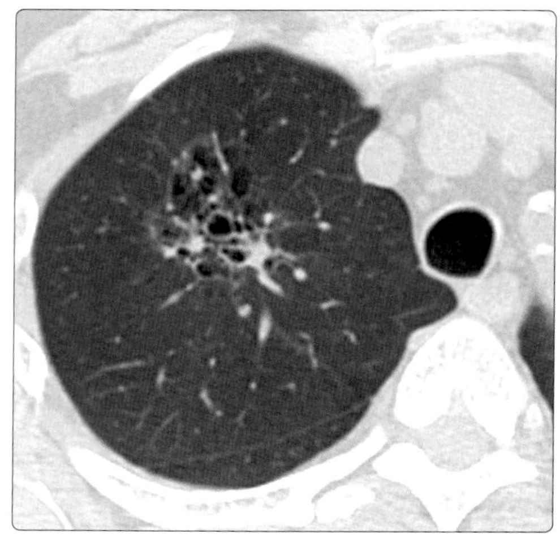

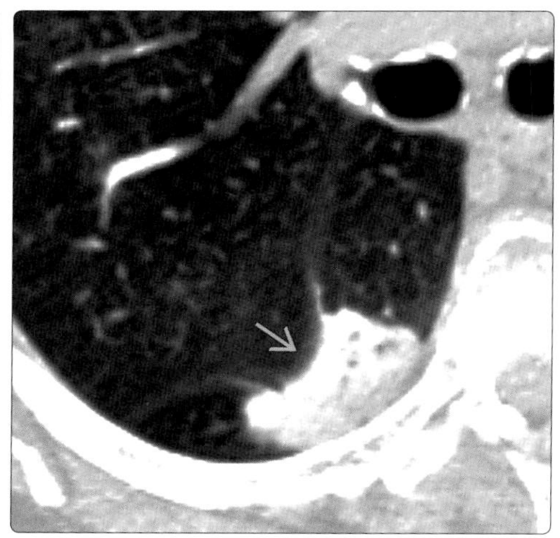

（左图）一名腺癌患者横断位增强 CT 显示，右肺中叶分叶状肿块➡，伴内部点状钙化。这些钙化可能代表被吞噬的肉芽肿或营养不良性肿瘤钙化。右侧胸膜腔可见少量积液➡。

（右图）横断位增强 CT 显示一例部分实性结节➡，实性成分 >5mm ➡，符合浸润性肺腺癌特征。实性成分大小用于确定 T 分期。

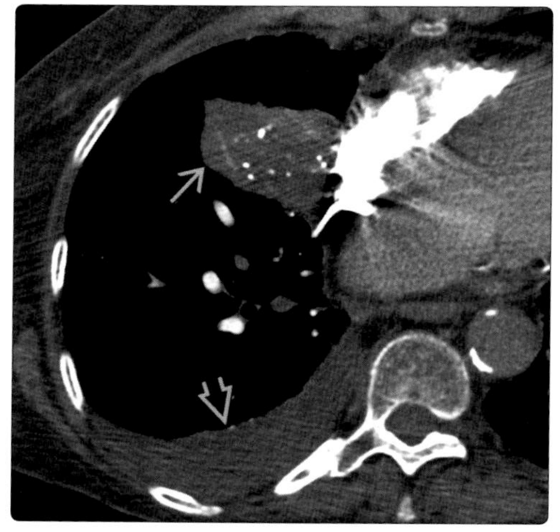

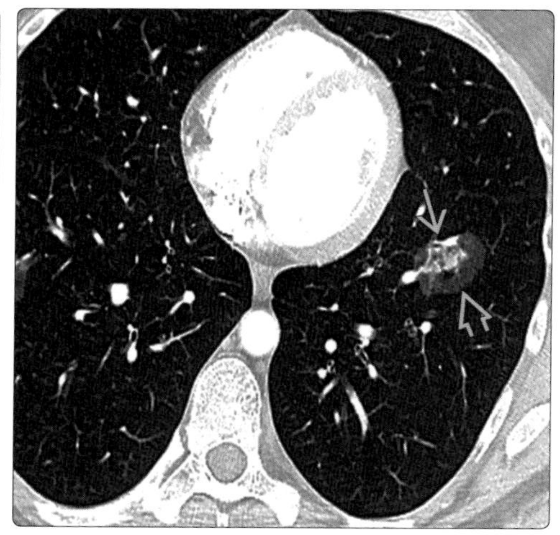

（左图）一名多灶性浸润性腺泡型腺癌患者，冠状位平扫 CT 显示双侧磨玻璃影➡、部分实性➡和实性➡肺结节。

（右图）两名转移性腺癌患者横断位平扫 CT 的组合图像显示肺内大量微结节，符合粟粒样转移特点。这些影像学表现与粟粒样肺部感染相似。

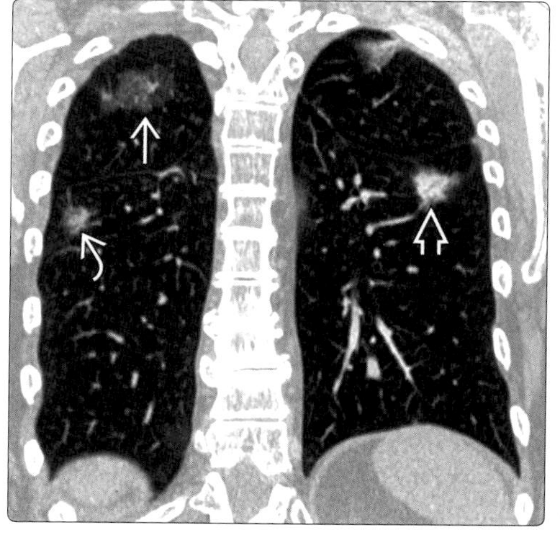

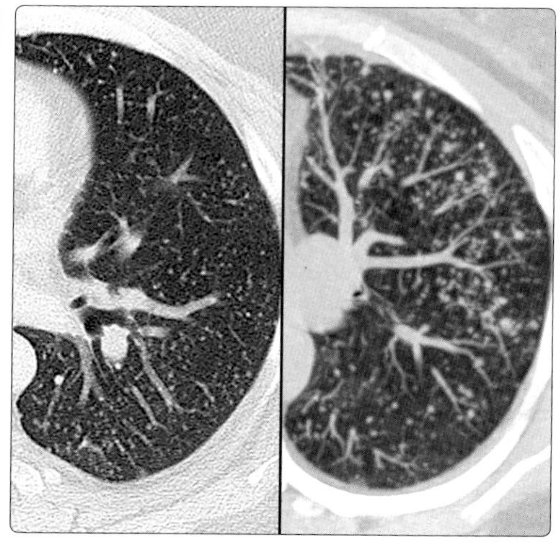

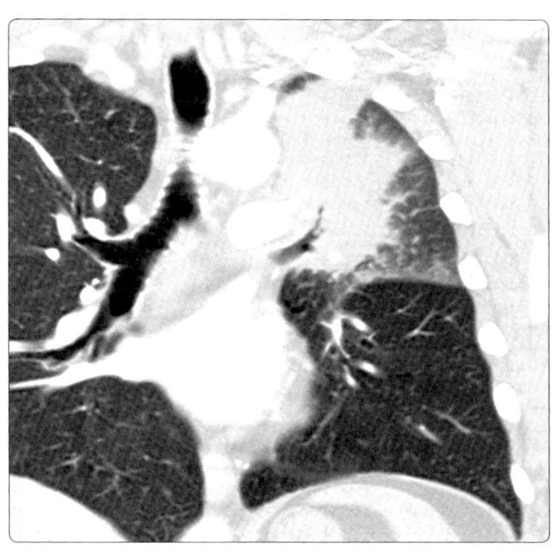

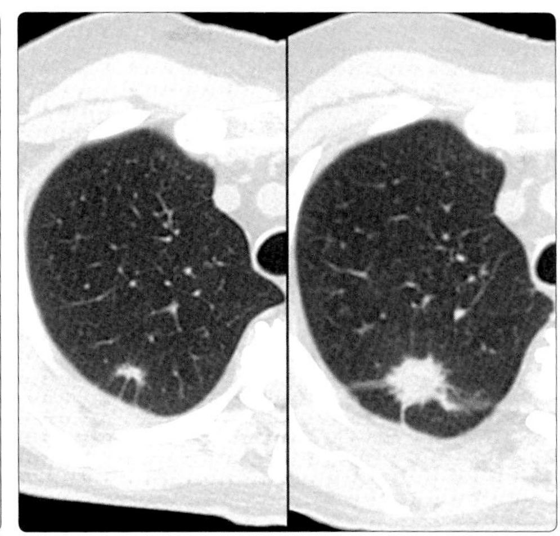

（左图）一名浸润性腺癌患者的冠状位增强 CT 显示，中央型肿块包裹邻近中央支气管并使其变窄。尽管腺癌常见于胸膜下，但也可发生中央型病变。

（右图）一名未经治疗的腺癌患者初次检查（左）和 10 年后检查（右）的组合图像显示，右肺上叶毛刺状实性结节有明显的间隔生长，凸显其部分惰性。

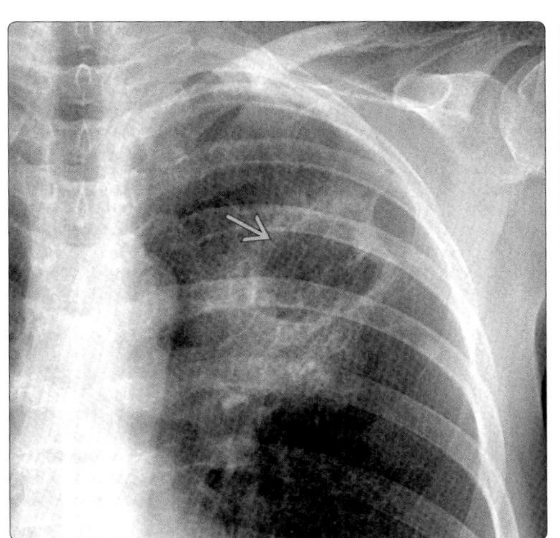

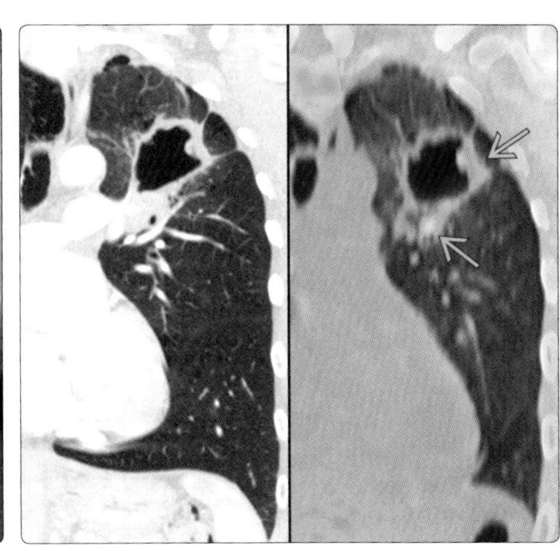

（左图）浸润性肺腺癌患者，前后位胸片显示左上肺空洞样肿块→。由于感染和血管炎可能具有相似的表现，因此建议平片检查短期随访。

（右图）同一患者冠状位增强 CT（左）和横断位融合 FDG PET/CT（右）的组合图像，显示左肺上叶空洞样肿块伴病灶边缘 FDG 中度摄取→。FDG 摄取和真性空洞的存在提示不良预后。

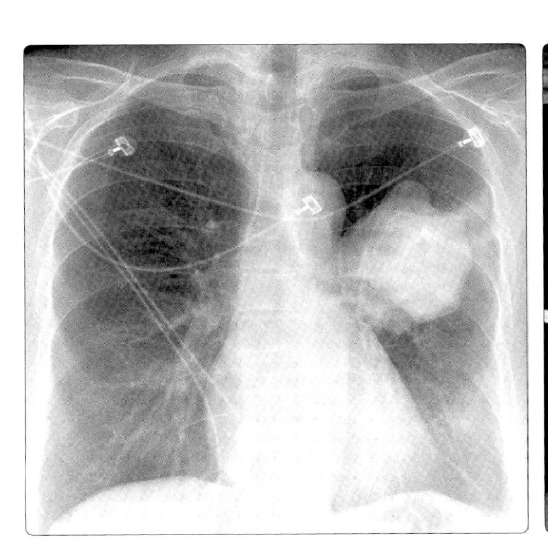

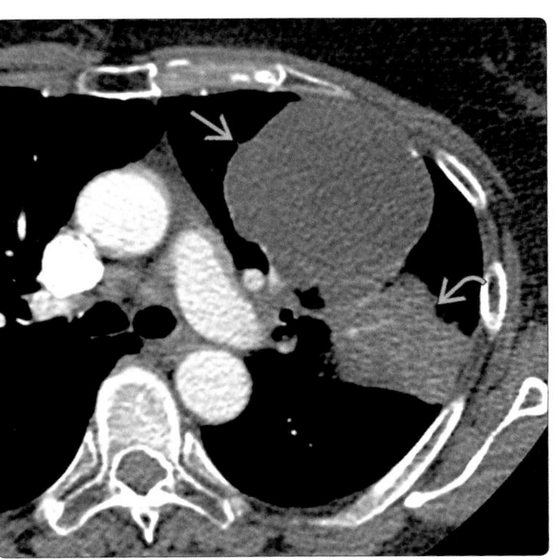

（左图）胶样腺癌患者，前后位胸片显示左中肺野一个大的分叶状肿块。

（右图）同一患者的横断位平扫 CT 显示，左肺上叶一个边界清晰的液性密度肿块→，相邻舌段实变→。最初考虑实变为先天性肺气道畸形或肺内支气管源性囊肿，而不是恶性肿瘤。胶样腺癌内的低密度与瘤内的黏蛋白有关。

肺鳞状细胞癌

关键要点

术语
- 鳞状细胞癌（squamous cell carcinoma, SCC）

影像学表现
- 平片
  - 肺门中央 / 肺门旁肿块
  - 支气管阻塞伴阻塞性肺不张 / 肺炎
  - 纵隔 / 肺门淋巴结肿大
  - 周围型肺结节或肿块
- CT
  - 中央型结节 / 肿块 ± 阻塞后效应
  - 周围型结节 / 肿块，形态学特征的评估，局部侵犯
  - 局部侵犯的评估，淋巴结肿大
- MR
  - 与 CT 互补；臂丛神经、纵隔、胸壁的评估
- PET/CT：分期和再分期

主要鉴别诊断
- 肺腺癌
- 小细胞肺癌
- 肺脓肿
- 肺转移瘤

病理学表现
- 不规则的支气管腔内病变，可能呈息肉状
- 角化和（或）细胞间桥

临床要点
- 症状 / 体征
  - 咳嗽、咯血、呼吸困难
  - 肺上沟瘤综合征
  - 副肿瘤性高钙血症

诊断要点
- 吸烟者伴中央型肺肿块 ± 阻塞性肺不张 / 肺炎时，考虑 SCC

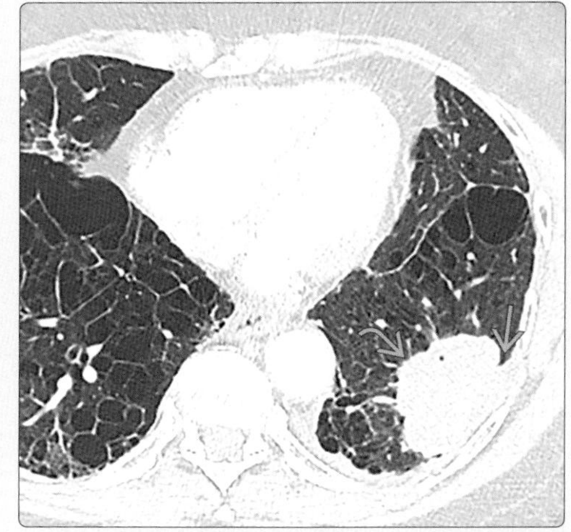
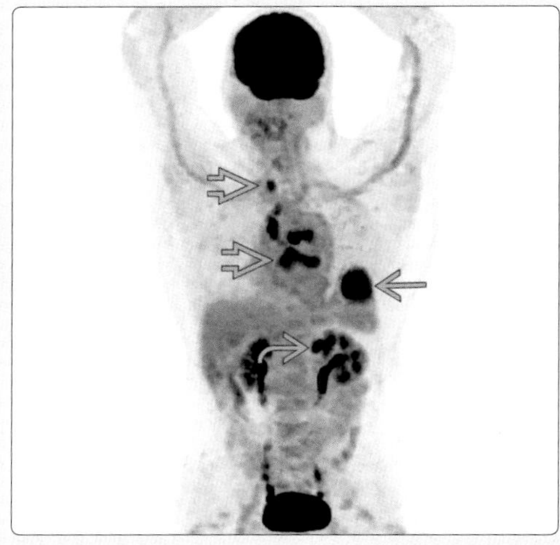

（左图）一名 68 岁重度吸烟伴肺鳞状细胞癌（SCC）患者，横断位增强 CT 显示左肺下叶一个不规则肿块 ➡ 紧贴胸膜 ➡，考虑存在胸膜侵犯。注意广泛的肺气肿。

（右图）同一患者的冠状位 FDG PET 显示 FDG 高摄取的左肺下叶恶性肿瘤 ➡，纵隔和锁骨上淋巴结肿大 ➡，以及左肾上腺病灶 ➡。这些特征符合Ⅳ期肺癌。PET/CT 对肺癌的早期准确分期具有重要价值。

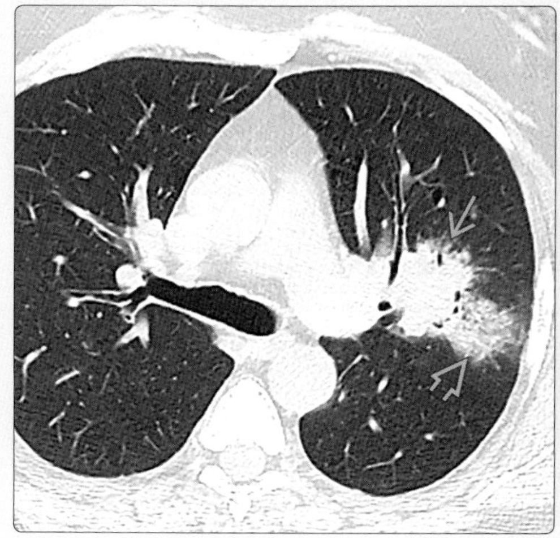
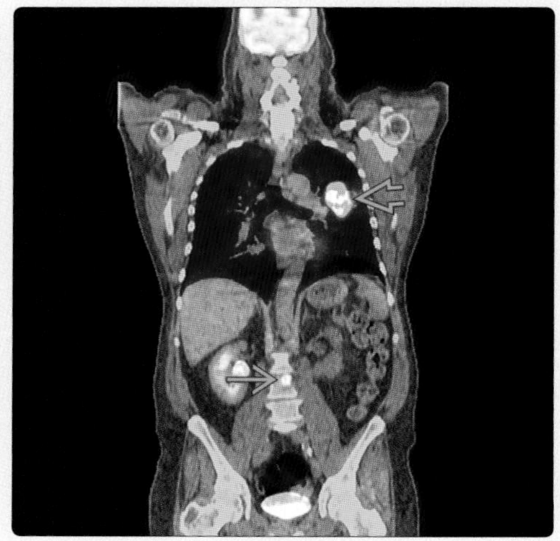

（左图）一名 64 岁 SCC 患者的横断位增强 CT 显示，左肺上叶不规则软组织肿块 ➡，包裹左肺上叶支气管分支，邻近的磨玻璃影 ➡ 可能是病灶周围出血或阻塞后改变。

（右图）同一患者的融合冠状位 FDG PET/CT 显示左肺上叶原发性嗜 FDG 病变和孤立性骨转移瘤 ➡。孤立性转移瘤和原发肿瘤均可采用放射治疗。

术语

缩写

- 鳞状细胞癌（SCC）

定义

- 从鳞状化生（浸润前病变）演变而来的原发性肺恶性肿瘤

影像学表现

基本表现

- 最佳诊断思路
  - 腔内阻塞性病变伴阻塞性肺不张 / 肺炎
- 位置
  - 中央：2/3 位于主支气管、叶支气管、段支气管
  - 肺尖病变：肺上沟瘤
- 大小
  - 平均直径：平片上约 2.5 cm
  - 偶然发现的病变：CT 上 0.8～1.5 cm
- 边界：毛刺状、分叶状或光滑
- 密度：多变；± 坏死、空洞、钙化

X 线表现

- 平片
  - 中央肺门 / 肺门旁肿块伴支气管阻塞
    - 肺不张：亚肺叶、肺叶、全肺
      - 反 S 征：肺不张 + 中央型肿块，肺不张界面呈 S 形
      - 中心支气管狭窄或支气管截断
    - 阻塞性肺炎：可能掩盖肿瘤
    - 局部高透过度
      - 中心支气管阻塞造成的通气量减少
      - 缺氧性血管收缩导致的肺密度减低
  - 纵隔 / 肺门淋巴结肿大
    - 纵隔增宽，隆突角扩张，主肺动脉窗凸起，肺门增大
  - 肺结节 / 肿块，1～10 cm
    - 空洞（15%）

CT 表现

- 平扫 CT
  - 缺点：难以评估肺门淋巴结肿大、局部浸润、肝转移
  - 优势：提高钙化的可视性，肾上腺结节的特征
- 增强 CT
  - 中央型结节 / 肿块
    - 支气管阻塞的评估
    - 支气管腔内病变更加明显
    - 肿瘤与肺不张 / 肺炎的鉴别
    - 局部浸润的评估
  - 周围型结节 / 肿块
    - 病变边界特征的评估
      - 分叶状、毛刺状、胸膜凹陷
    - 中央坏死、空洞、腔壁厚度和形态的评估
      - 在较大的病变中空洞更为常见
      - 壁厚通常 >1.5 cm
    - 钙化约 13%
  - 局部侵犯的评估
    - 纵隔结构：心脏、心包、大血管、气道及消化道
    - 胸膜、膈
    - 胸壁：倾向于侵犯的征象
      - 肿瘤 – 胸膜接触面 >3 cm
      - 肿瘤 – 胸膜界面夹角为钝角
      - 胸膜外脂肪密度增加
  - 淋巴结肿大
    - 淋巴结短径 >1 cm：转移的可能性增加
    - 隆突下淋巴结：短径 >1.2 cm
  - 胸腔内转移
    - 肺结节 / 肿块
    - 胸膜 / 心包积液，结节 / 肿块
  - 胸外转移
    - 肾上腺
      - 倾向于恶性的肿瘤：肿块 >3 cm，边界不清，边缘不规则强化，侵犯邻近结构
      - CT 值 <10 HU 时，更倾向于良性病变

MR 表现

- T_1WI
  - 胸壁侵犯
    - 胸膜增厚
    - 肿瘤信号向胸壁延伸
- T_2WI
  - 胸壁侵犯
    - 胸膜增厚伴高信号
    - 局部高信号延伸至胸壁
- T_1WI C+ FS
  - 壁层胸膜强化
- 通常用于解决特定病例中的问题
  - 局部侵犯的评估
  - 肺上沟瘤评估臂丛神经

核医学表现

- PET/CT
  - 活性 > 纵隔背景；标准摄取值（standard uptake value, SUV）>2.5 提示恶性肿瘤的可能性更大
    - 假阳性：感染，肉芽肿性疾病
    - 假阴性：病灶 <1 cm
  - 纵隔：活性 > 背景或 SUV>2.5 视为异常
    - 特异性 80%；阳性结果需要病理证实
  - 通过检测转移瘤，20% 的患者可避免无效的开胸手术

推荐的影像学检查方法

- 最佳影像检查方法
  - CT 和 PET/CT 用于诊断、分期和随访监测
- 推荐的检查序列与参数
  - CT 用于临床分期：胸部和肾上腺
    - 原发肿瘤、淋巴结、转移瘤的评估
    - 影像引导下的活检
  - 增强 CT 是评估肺门淋巴结和转移的最佳方法

鉴别诊断

肺腺癌

- 实性、部分实性或磨玻璃结节或肿块
- 病灶边缘呈毛刺状或分叶状

小细胞肺癌

- 位于中央的局部侵袭性肿块，淋巴结肿大

肺脓肿

- 空洞样肿块、肺下叶背段或后基底段
- 内部含实变或空洞病变

肺转移瘤

- 头或颈部的 SCC
- 空洞常见
- 存在肺外恶性肿瘤时，高达 46% 的肺内实性结节为转移瘤

病理学表现

基本表现

- 病因
  - 假设演变：鳞状化生→非典型增生→原位癌→浸润癌
  - 与吸烟密切相关
    - 美国 80% 的肺癌死亡由吸烟引起
    - 肺癌风险与吸烟数量、吸烟史长度和焦油 / 尼古丁含量直接相关
    - 戒烟可降低肺癌风险
- 遗传学
  - 激活的 *EGFR* 突变和 ALK 融合在腺癌中常见，而在 SCC 中不常见
  - SCC 中常见 *TP53* 基因突变和 *CDKN2A* 基因变异
  - 不吸烟者与吸烟者的基因组不同

分期、分级和分类

- CT 和 PET/CT 用于临床分期
- 胸腔穿刺：有恶性胸腔积液时，分期升级为 M1a
  - 大量胸腔积液经治疗可缓解

大体病理和手术所见

- 不规则的支气管内病灶，可呈息肉样
  - 几乎全部的支气管壁浸润
  - 沿支气管黏膜生长，气道阻塞，周围淋巴结浸润
- 较大的肿瘤可能存在空洞

镜下表现

- 以角化和细胞间桥为特征
- 核分裂率高、坏死

临床要点

临床表现

- 最常见的症状 / 体征
  - 80% 的患者有症状
    - 中央型病变和晚期疾病的症状更常见
    - 咳嗽、咯血、呼吸困难、发热
- 其他症状 / 体征
  - 阻塞性肺炎 / 肺不张
  - 胸壁侵犯造成的胸痛
  - 肺上沟瘤综合征
    - 由于臂丛神经受累导致的同侧上肢肌肉神经性疼痛或萎缩
    - 霍纳综合征：交感神经和星状神经节受累
  - 副肿瘤综合征：肿瘤分泌的类甲状旁腺激素导致高钙血症

人口统计学表现

- 年龄
  - 肺癌风险随年龄增长而增加
- 性别
  - 与烟草相关的癌症在男性中发病率较高
- 种族特点
  - 与其他种族相比，非洲裔美国人的肺癌发病率较高
    - 可能与吸烟率、烟草烟雾产物的代谢、烟草诱发肺癌的易感性和（或）社会经济地位的差异有关

自然病史和预后

- 罹患肺癌的终身风险：1/14（6.95%）
- 随 TNM 分期升高，生存率降低
  - 伴远处转移的肺癌 5 年生存率为 3.6%（所有肺癌亚型）
- 低剂量螺旋 CT 筛查可降低约 20% 的肺癌死亡率

治疗

- Ⅰ～Ⅱ期：特定病例手术切除并辅助化疗
- ⅢA 期：手术、化疗、放射治疗或综合治疗
- ⅢB 期：化疗和放射治疗
- Ⅳ期：特定病例中化疗加姑息性放射治疗
  - 部分病例中孤立性转移瘤的手术切除 / 放射治疗
  - 帕博利珠单抗被批准用于 PD-L1 突变高表达患者的一线治疗：肿瘤比例 50%
  - 单独使用帕博利珠单抗，或 + 卡铂 + 紫杉烷
  - PD-L1 1%～49%：铂类疗法

诊断要点

考虑的诊断

- 吸烟者伴有中央型肺肿块 ± 阻塞性肺不张 / 肺炎，考虑 SCC

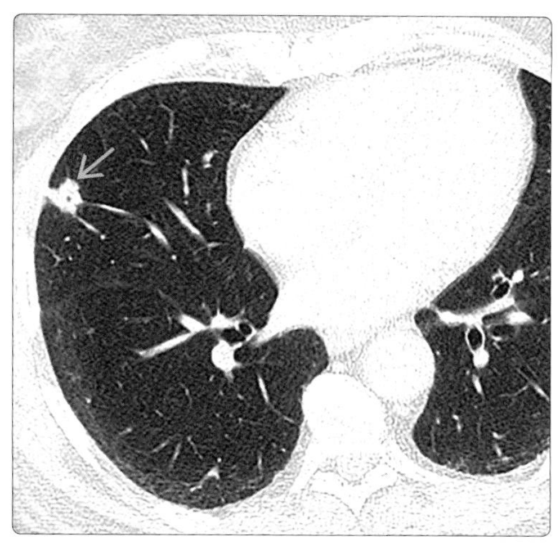

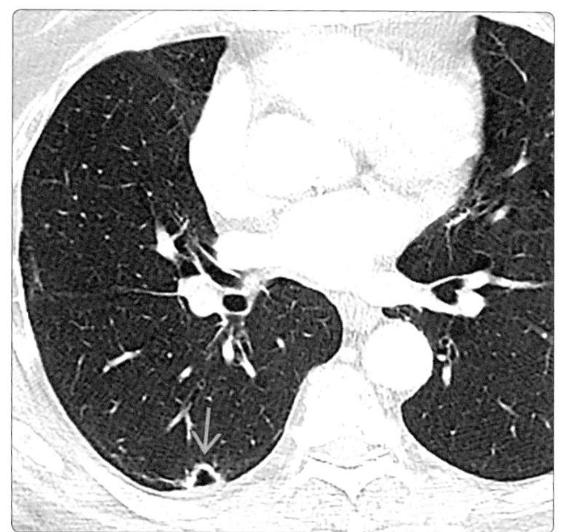

（左图）一名77岁男性SCC患者的横断位增强CT显示，一个不规则的毛刺状周围型结节→伴中心小空洞。空洞是由于肿瘤生长超过了血液供应而导致坏死。

（右图）一名67岁女性患者，横断位增强CT显示一个小的周围型空洞性SCC→。患者有扁桃体SCC病史。鉴别诊断包括孤立性转移瘤、原发性肺癌和感染。

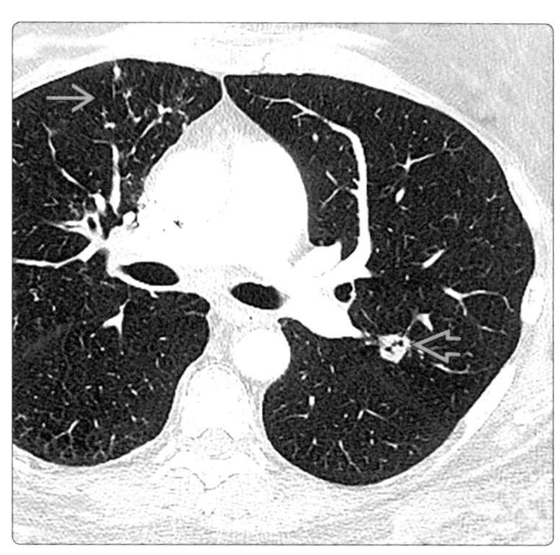

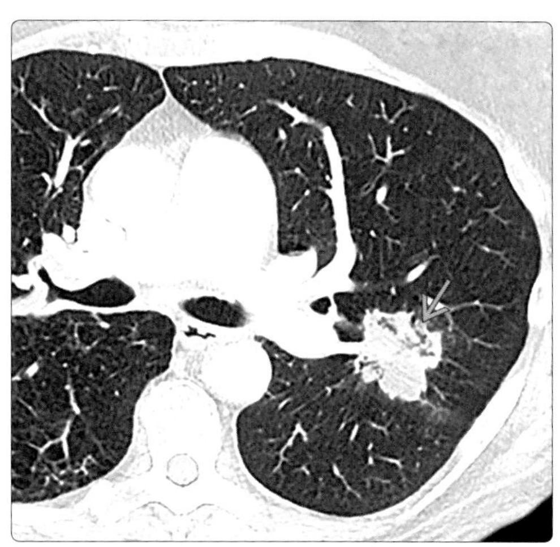

（左图）一名68岁慢性淋巴细胞白血病患者横断位增强CT显示左肺上叶小结节⇒，中心可见空洞，右肺上叶"树芽"征→。这些征象被认为符合感染的特征。

（右图）同一患者2年后的横断位增强CT图像显示，左肺上叶毛刺样分叶状肿块，伴中心空气支气管征→。活检显示为SCC。空洞性恶性肿瘤的表现可能与感染相似，导致诊断延迟。

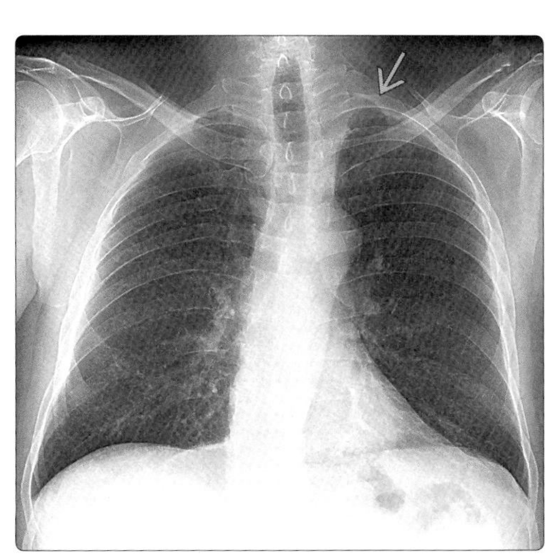

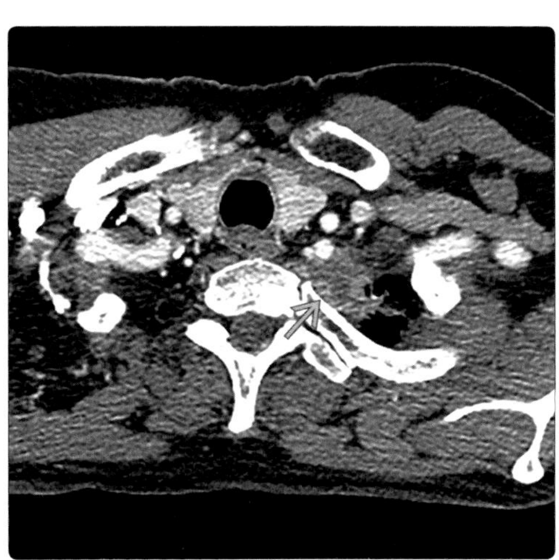

（左图）一名57岁男性SCC伴左肩痛患者，后前位胸片显示左肺尖一个边界不清的阴影→，为肺上沟瘤。

（右图）同一患者横断位增强CT显示左肺上叶尖段不均质肿块，胸膜外脂肪消失⇒。活检证实为SCC。神经源性疼痛或臂丛神经受累引起的同侧上肢肌肉萎缩是肺上沟瘤的常见体征。

小细胞肺癌

关键要点

术语

- 小细胞肺癌（small cell lung carcinoma, SCLC）
- 局限期小细胞肺癌（limited-stage small cell lung carcinoma，LS-SCLC）
- 广泛期小细胞肺癌（extensive-stage small cell lung carcinoma, ES-SCLC）

影像学表现

- 平片
  - 中央型肿块
  - 巨大的纵隔和（或）肺门淋巴结肿大
- CT
  - 中央型软组织肿块
  - 纵隔和（或）淋巴结肿大
  - 纵隔结构受侵
  - 远处转移
- MR：静脉造影的禁忌证，局部浸润的评估，颅脑影像
- FDG PET/CT：FDG 高摄取
  - 初始分期
  - 治疗反应和再分期的评估

主要鉴别诊断

- 原发性纵隔大 B 细胞淋巴瘤
- 鳞状细胞癌
- 类癌

临床要点

- 与吸烟密切相关
- 60%~70% 的患者在诊断时已转移
- 分期：修改后的 VALSG 或第 8 版 TNM 系统
  - LS-SCLC 对应于Ⅰ~Ⅲ期
  - ES-SCLC 对应于Ⅳ期
- 治疗
  - LS-SCLC：化疗和胸部放射治疗
  - ES-SCLC：系统的化疗

诊断要点

- 当患者有吸烟史和较大的中央型肿块和（或）广泛的纵隔 / 肺门 / 胸外淋巴结肿块时，考虑 SCLC

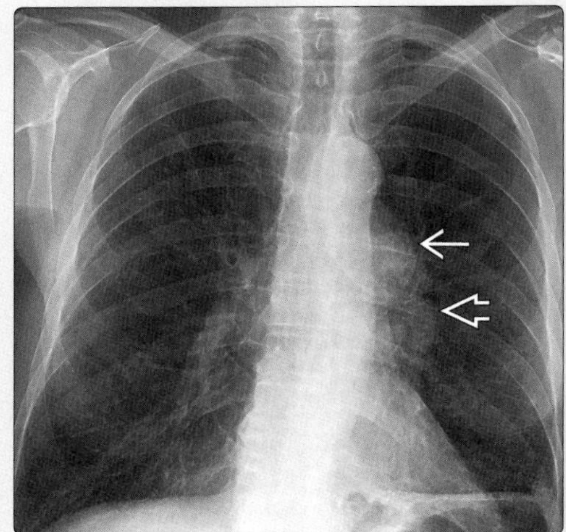

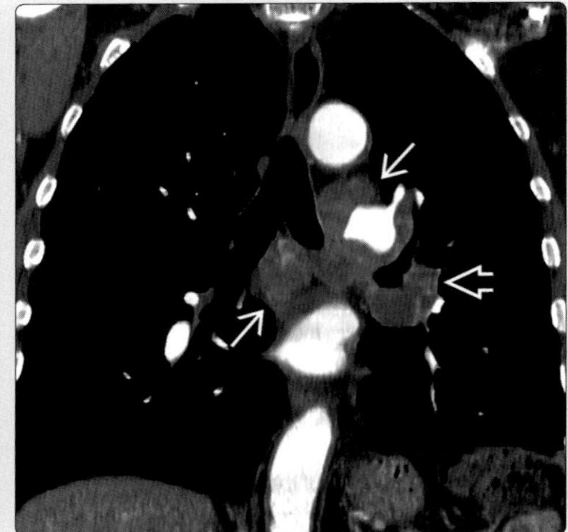

（左图）73 岁男性小细胞肺癌患者，后前位胸片显示纵隔→和左肺门淋巴结肿大⇨。

（右图）同一患者的冠状位增强 CT 确认左肺门淋巴结肿大 / 肿块⇨和双侧纵隔→淋巴结肿大。大多数小细胞肺癌最初表现为纵隔和（或）肺门淋巴结肿大，由于其侵袭性的生物学行为，在连续成像时典型表现为迅速生长。

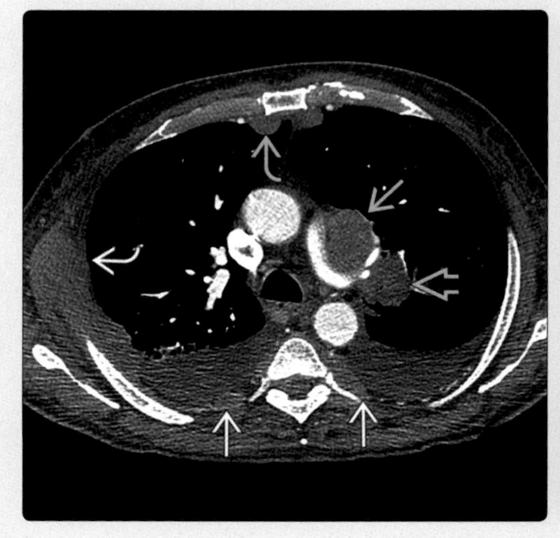

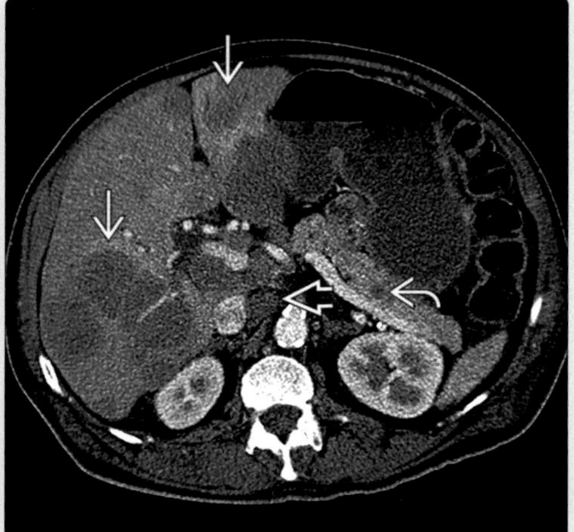

（左图）一名 77 岁男性小细胞肺癌患者的横断位增强 CT 图像显示，纵隔→、肺门⇨和内乳↪淋巴结肿大，双侧胸腔积液伴胸膜结节→和胸膜肿块↪，提示为转移性疾病。

（右图）同一患者的横断位增强 CT 显示肝脏→、胰腺↪和上腹部淋巴结⇨的转移性疾病。如果没有 FDG PET/CT，腹部和骨盆的增强 CT 应该作为初始影像学评估的一部分。

小细胞肺癌

术语

缩写

- 小细胞肺癌（SCLC）
  - 局限期小细胞肺癌（LS-SCLC）
  - 广泛期小细胞肺癌（ES-SCLC）

定义

- 原发性肺神经内分泌癌
  - 比其他肺部神经内分泌肿瘤和非小细胞肺癌更具侵袭性
  - 肿瘤生长迅速，早期转移扩散，早期治疗效果佳
- 占所有肺癌的 13%～15%

相关症状

- 抗利尿激素分泌失调综合征（SIADH）
  - 与小细胞肺癌相关的最常见的副肿瘤综合征
  - 抗利尿激素分泌增加：低钠血症；水排泄障碍
- 库欣综合征
  - 促肾上腺皮质激素的分泌增加：乏力、高血糖、多尿、低钾性碱中毒
- 伊顿－兰伯特综合征
  - 乙酰胆碱释放受损：近端肌无力
- 脑脊髓炎
- 边缘性脑炎
- 肢端肥大症：异位生长激素分泌增加

影像学表现

基本表现

- 最佳诊断思路
  - 中央型肺结节或肿块
  - 纵隔和（或）肺门淋巴结显著增大
    - 包绕 / 侵袭纵隔结构
- 部位
  - 中央型

X 线表现

- 平片
  - 延伸至肺门 / 纵隔的中央型肺结节 / 肿块
    - 可能导致肺不张和体积缩小
    - 反 S 征，“空气镰刀”征
  - 纵隔和（或）肺门淋巴结显著增大
  - 纵隔淋巴结与肺门淋巴结常融合
  - 胸腔积液

CT 表现

- 平扫 CT
  - 中央型肺结节 / 肿块（90%～95%）
    - 可能导致肺不张
  - 纵隔（92%）和（或）肺门（84%）淋巴结肿大
    - 可能为疾病唯一的影像学表现
    - 肺部病变可能不明显
  - 周围型肺结节或肿块不常见
  - 纵隔结构被包绕者占 68%
  - 无相关淋巴结肿大的周围型结节 <5%
- 增强 CT
  - 血管受累的评估
    - 心脏和心包
    - 肺动脉和（或）静脉包绕
    - 上腔静脉综合征
      - 上腔静脉影密度减低或消失；受肿瘤侵袭
      - 胸壁、颈部和（或）纵隔的侧支血管形成
  - 淋巴结肿大或转移的评估
    - 胸外转移
      - 骨：19%～38%；肝：17%～34%；肾上腺 10%～17%；脑：14%

MR 表现

- 胸部 MR 不是常规检查
  - 静脉造影的禁忌证：肾功能不全，对静脉造影剂严重过敏
  - 适应证
    - 对局部侵犯的评估
      - 心脏和心包
      - 上腔静脉
      - 其他大血管
- 建议所有患者行颅脑影像学检查（MR 最佳）
  - 10%～15% 的无神经系统症状患者发生脑转移

核医学表现

- PET/CT
  - 大多数肿瘤、受累的淋巴结和转移瘤呈明显的 FDG 摄取
    - SCLC 代谢非常活跃
  - 在初始分期中表现优异
    - PET/CT 可能改变初始治疗计划
      - 整体治疗方案和（或）放射治疗方案
  - 可用于治疗效果的评估和（或）再分期

推荐的影像学检查方法

- 最佳影像检查方法
  - 增强 CT 用于评估原发肿瘤及其与胸腔内结构的关系
  - FDG PET/CT 用于初始分期
  - 建议所有患者行颅脑影像学检查（MR 或 CT）

鉴别诊断

原发性纵隔 B 细胞淋巴瘤

- 弥漫性大 B 细胞淋巴瘤最常见
  - 非霍奇金淋巴瘤
  - 源自胸腺
- 患者年龄 30～40 岁
- 全身症状
  - 发热、盗汗、体重减轻
- 纵隔内较大肿块

- 下颈部和（或）胸腔内相关淋巴结肿大

鳞状细胞癌

- 患者年龄 50~60 岁
- 与吸烟密切相关
- 中央型肺结节 / 肿块
  - 中心可见空洞

类癌

- 患者年龄 40~50 岁
- 肺门或肺门旁结节 / 肿块
  - 可表现为明显的强化
  - 钙化模式
    - 点状或弥漫
- 全部或部分支气管内病变
  - 可能导致不同程度的肺不张或肺体积减少

病理学表现

基本表现

- 病因
  - 与吸烟密切相关
    - >95% 的患者是吸烟者

分期、分级和分类

- 采用第 8 版 TNM 分期系统对 SCLC 进行分期
- 美国退伍军人管理局肺癌研究组（Veterans Administration Lung Cancer Study Group, VALSG）
  - 第一种应用于 SCLC 临床分期的方法
  - 改良的 VALSG
    - 仍广泛应用于 SCLC 分期
    - 局限期
      - □ 对应 TNM 分期的Ⅰ～Ⅲ期
      - □ 病变范围能被纳入一个放射治疗野内
      - □ 同侧和（或）对侧纵隔和（或）锁骨上淋巴结肿大
      - □ 同侧胸腔积液
    - 广泛期
      - □ 对应 TNM Ⅳ期
      - □ 病变范围不能被一个放射治疗野包括
      - □ 转移性疾病
      - □ NM 用于选择手术切除的患者（如 T1-2N0M0）

大体病理和手术所见

- 大多数（90%~95%）起源于叶支气管或主支气管

镜下表现

- 核分裂指数高
- 蓝色圆形或椭圆形小细胞
  - 单纯型
  - 复合型
    - 腺癌、鳞状细胞癌、大细胞癌
- 免疫组织化学
  - 甲状腺转录因子 -1（thyroid transcriptor factor, TTF-1）：80%

临床要点

临床表现

- 最常见症状 / 体征
  - 咳嗽、胸痛、呼吸困难、咯血
  - 厌食、体重减轻、乏力
- 其他症状 / 体征
  - 上腔静脉综合征
    - 呼吸困难、面部肿胀、手臂肿胀、声音嘶哑、喘鸣
  - 副肿瘤综合征
  - 肺外转移的相关症状
    - 颅脑：共济失调、癫痫、精神状态改变
    - 骨：疼痛

人口统计学表现

- 年龄
  - 60~70 岁
- 性别
  - 男性较女性多发

自然病史和预后

- 侵袭性恶性肿瘤；增加倍增时间
  - 转移扩散率高
- 5 年总生存率 6.3%
  - LS-SCLC：10%~15%
  - ES-SCLC：1%~2%

治疗

- 一线联合化疗的初始反应率很高，但高达 80% 的 LS-SCLC 患者和几乎所有 ES-SCLC 患者都会出现复发或进展
- LS-SCLC
  - 可治愈
  - 化疗以及早期同步胸部放疗
  - 大多数肿瘤不适合手术切除
    - 如果病变局限于肺结节或边界清晰的肿块，可以考虑切除
- ES-SCLC
  - 主要目标：延长生存时间，提高生活质量
  - 全身化疗
  - 免疫治疗（阿替利珠单抗或度伐利尤单抗）+ 化疗：增加总生存期
- 预防性头部放疗
  - 完成化疗且缓解的 LS- 或 ES-SCLC 患者
- 潜在的分子靶点已确定，但靶向治疗没有表现出一致的临床缓解

诊断要点

考虑的诊断

- 有吸烟史患者伴巨大中央型肿块和（或）广泛的纵隔 / 肺门 / 胸外淋巴结肿大，考虑 SCLC

影像解读要点

- 建议所有患者行脑部影像学检查（MR 或 CT）

报告要点

- 60%～70% 的患者在确诊时已有转移性疾病

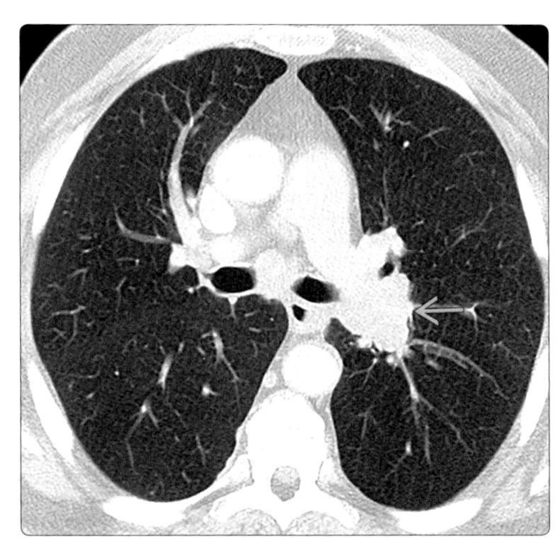

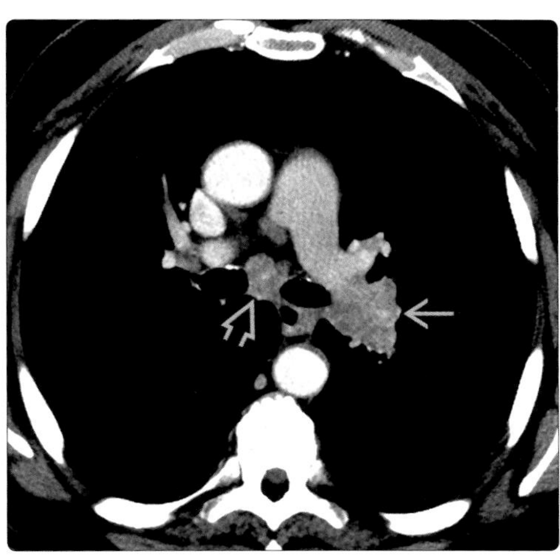

（左图）一名 78 岁男性小细胞肺癌患者，横断位增强 CT 显示左肺门肿块和（或）淋巴结肿大➡。未发现胸外疾病。

（右图）同一患者横断位增强 CT 显示左肺门一个强化不均的肿块➡和隆突下淋巴结肿大⇨，符合局限期疾病改变。局限期疾病的治疗选择化疗。肿瘤生长迅速、早期转移，以及早期治疗缓解是小细胞肺癌的特点。

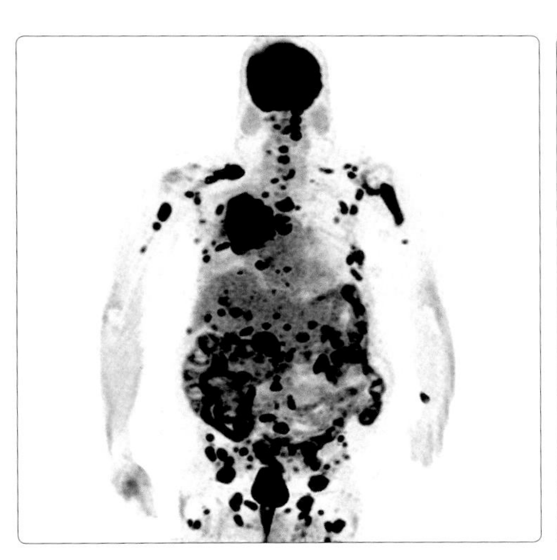

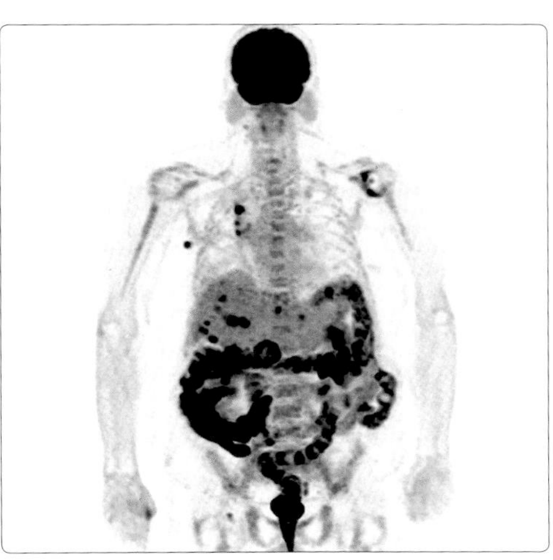

（左图）冠状位全身 FDG PET 显示广泛期小细胞肺癌，伴弥漫且广泛的 FDG 高摄取。

（右图）同一患者开始联合化疗 3 个月后的全身 FDG PET 显示对治疗有显著反应。尽管初始治疗的有效率很高，但高达 80% 的局限期患者和几乎所有的广泛期小细胞癌患者都会复发或进展。

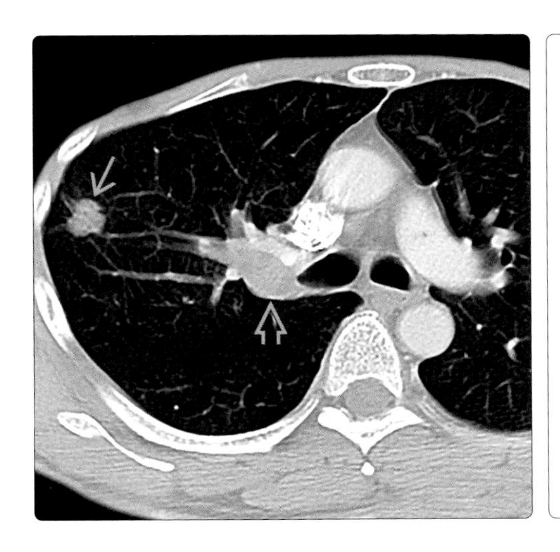

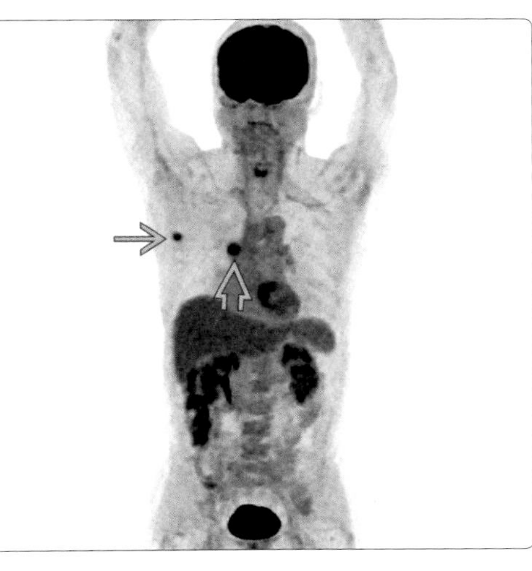

（左图）一名 65 岁男性局限期小细胞肺癌患者的横断位增强 CT 显示，右肺上叶一个小的周围型不规则的实性结节➡，符合原发性恶性肿瘤改变，并伴有相关右肺门淋巴结肿大⇨。

（右图）同一患者的全身 FDG PET 显示 FDG 高摄取的原发性恶性肿瘤➡和 FDG 高摄取的肺门淋巴结肿大⇨。小部分小细胞肺癌患者伴有周围型肺结节。

多灶性肺癌

关键要点

术语

- 同时性肺癌：同时发现 2 个或 2 个以上的肺癌，无转移
- 异时性肺癌：在不同时间发现 2 个或 2 个以上的肺癌，无转移
- 原发性肺癌伴有卫星灶
- 肺癌伴相同的组织学转移

影像学表现

- 平片
  - 多发结节、肿块、实变
- CT
  - 多发肺结节、肿块、实变
  - 实性和（或）亚实性密度
  - 可能存在主肿瘤
- PET/CT
  - 恶性肿瘤的临床分期 / 再分期
  - 胸外疾病的评估

主要鉴别诊断

- 原发性肺癌和良性肺结节
- 肺外恶性肿瘤伴血行转移

病理学表现

- 基于组织学或分子学分析区分同时性肺癌

临床要点

- 生存率：同时性肺癌（18%~76%）
- 可能需要多次活检才能诊断

诊断要点

- 有多个肺部病变但无淋巴结肿大或远处转移的患者，考虑多灶性肺癌
- 将 2 个或多个病灶分类为同时性原发性癌还是单发性癌伴卫星结节，需要经多学科讨论后决定

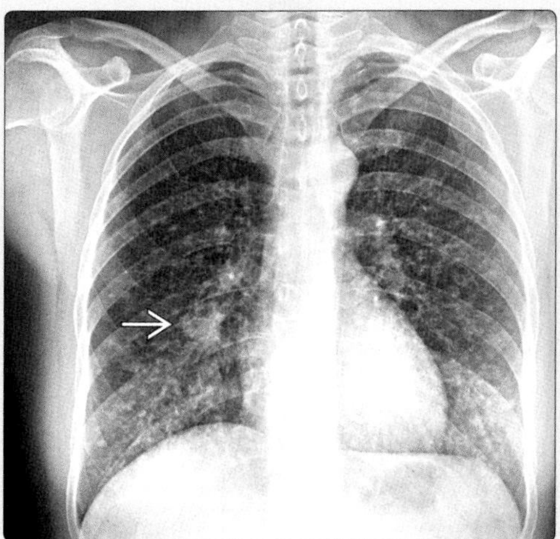

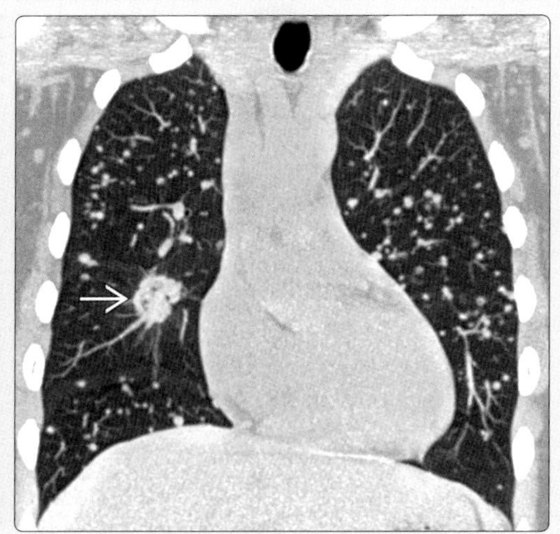

（左图）一名转移性肺癌患者，后前位胸片显示右肺中野一个主要结节➡和无数的双肺转移性结节。

（右图）同一患者的冠状位增强 CT 的 MIP 重建图显示右肺中叶一个主要结节➡，伴毛刺征和空洞，即原发性肺癌。无数的双肺小结节代表血行性肺转移。

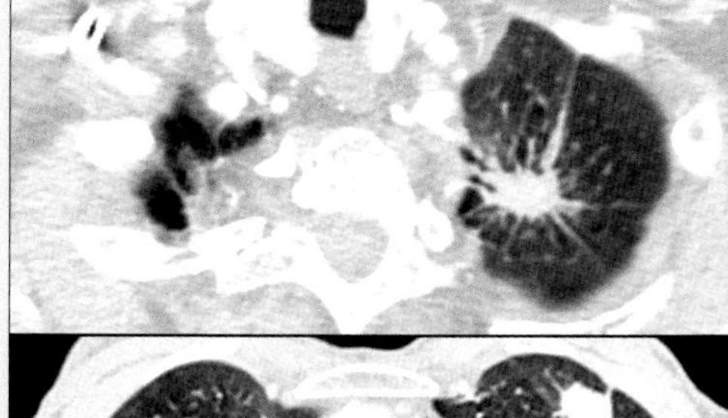

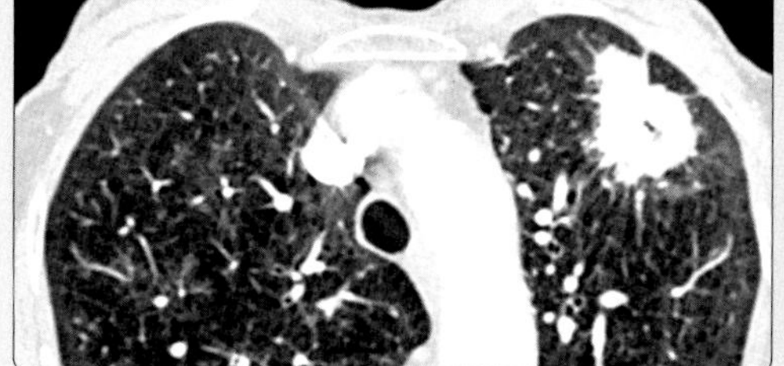

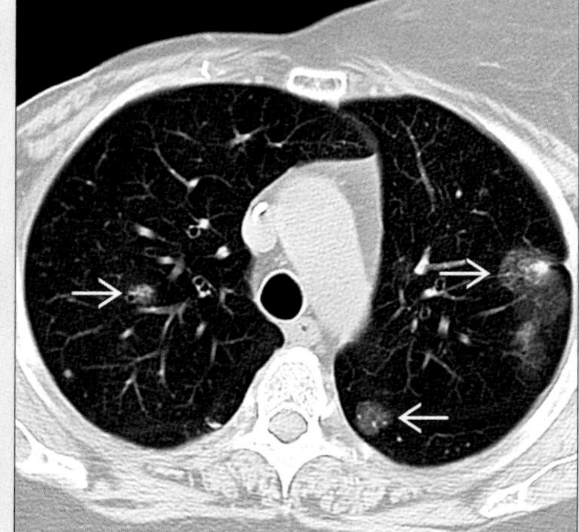

（左图）横断位增强 CT 组合图像可见一名左肺上叶毛刺样结节（上）和一名分叶状肺肿块伴空洞（下）。无转移或淋巴结肿大，这些可能代表同时性肺癌。可能需要组织学和分子分析来确诊。

（右图）一名多灶性腺癌患者，横断位平扫 CT 显示多发非实性和部分实性结节➡。其中一个结节的活检证实为腺泡型浸润性腺癌。

术语

定义

- 多原发肺癌，临床标准
  - 同时性：同时发现的 2 个或 2 个以上不同的肺癌，无全身转移
    - 如果是相同的组织学类型，应在不同肺叶，无 N2 或 N3 疾病
  - 异时性：在不同时间发现 2 个或 2 个以上的肺癌，无转移
    - 如果组织学类型相同，间隔时间应≥2 年
- 原发性肺癌伴卫星灶
  - 同一肺叶内相同组织学类型的病灶，无论大小，无全身转移
- 血行转移
  - 肺癌伴多发肺转移，且组织学类型相同
  - 不同肺叶的相同组织学病变伴 N2 或 N3 病变

影像学表现

X 线表现

- 平片
  - ≥2 个肺结节、肿块、实变
  - 可能存在主病灶
  - ± 转移性疾病的淋巴结肿大
  - ± 胸腔积液

CT 表现

- 2 个或更多肺结节、肿块、实变
- 实性和（或）亚实性密度
- 可能存在主病灶
- ± 转移性疾病的淋巴结肿大
- 胸腔积液，胸膜结节

核医学表现

- PET
  - 用于临床分期的最佳成像方式
  - 胸外疾病的评估
  - 不能鉴别多发原发性肿瘤和转移瘤

推荐的影像学检查方法

- 推荐的检查序列与参数
  - 薄层平扫 CT 用于评估亚实性结节

鉴别诊断

原发性肺癌和良性肺结节

- 肺癌筛查中大多数的肺结节都是良性的
- 腺癌患者的非典型腺瘤样增生

肺外恶性肿瘤伴血行转移

- 临床病史和活检对诊断很关键
- 边界清楚的球形结节，以外周 / 基底部分布为主

病理学表现

分期、分级和分类

- 通过组织学或分子分析鉴别的同时性肺癌
- 组织学类型相同：分子检测是区分同时性原发肿瘤和卫星灶 / 转移灶的最佳方法
- 第 8 版 TNM 分期系统：原发性肺癌伴恶性卫星灶
  - T3：卫星灶与原发肿瘤在同一肺叶
  - T4：卫星灶与原发肿瘤同侧不同叶
  - M1a：卫星灶在对侧肺
- 同时性病灶：最大肿瘤的大小是手术决策中最重要的因素

临床要点

自然病史和预后

- 生存率：同时性肺癌（18%~76%）
- 多原发灶和转移性病变的鉴别对治疗非常重要

评估

- 可能需要多次活检才能排除多原发肺癌
- 推荐空芯针穿刺活检
  - 细胞学判断肺癌细胞类型的准确率仅为 60%~80%
  - 更大的样本准确率更高
- 同时性肺癌的准确分期
  - 颅脑增强 MR
  - 全身 PET/CT
  - 纵隔镜检查

治疗

- 单一原发肺癌伴同叶卫星灶
  - 肺叶切除
- 多原发肺癌
  - 无淋巴结侵犯或远处转移者行手术切除
- 不适合手术者进行放射治疗

诊断要点

考虑的诊断

- 肺部多发病灶，无淋巴结肿大或远处转移，考虑多原发肺癌
- 生长缓慢的部分实性结节和非实性结节，考虑多灶性腺癌
- 将 2 个或 2 个以上病变分类为同时性原发癌还是单发癌伴卫星结节，应多学科讨论后决定

肺癌筛查

关键要点

背景

- 肺癌
  - 美国癌症相关死亡的主要原因
  - 5 年生存率仅 18.6%
  - 早期非小细胞肺癌（non-small cell lung cancer, NSCLC）：预后较好，可能治愈
  - 戒烟：降低肺癌风险的最佳策略

筛查标准

- 年龄在 50~80 岁
- 吸烟史≥20 包 / 年
- 现吸烟者或戒烟不超过 15 年

鉴别诊断

- 肺内淋巴结、非钙化性肉芽肿
  - 非常常见，是肺部筛查中大部分假阳性的原因
- 肺癌

临床要点

- 潜在危害
  - 假阳性结果
  - 假阴性结果
  - 过度诊断
  - 附带发现
  - 辐射暴露

报告要点

- LungRADS®1.1
  - 美国放射学会（ACR）肺癌筛查报告和管理建议标准化工具
  - 减少肺癌筛查和报告中的混淆
  - 评估类别（0~4 类）与管理建议直接相关
  - 随访一般采用低剂量胸部 CT（LDCT），偶尔采用其他方法（PET/CT，活检）

肺 LungRADS® 1 类

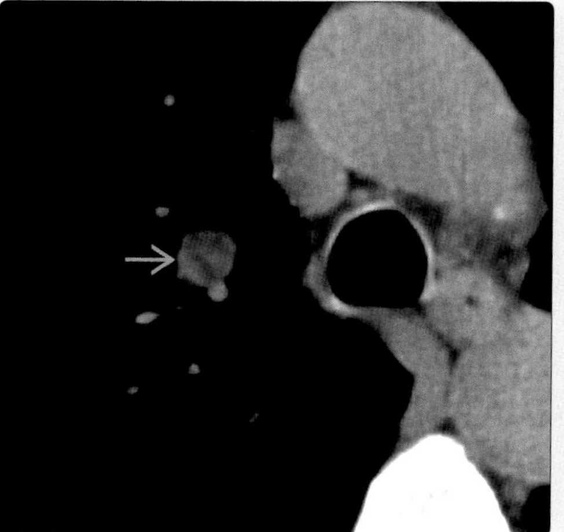

肺 LungRADS® 2 类

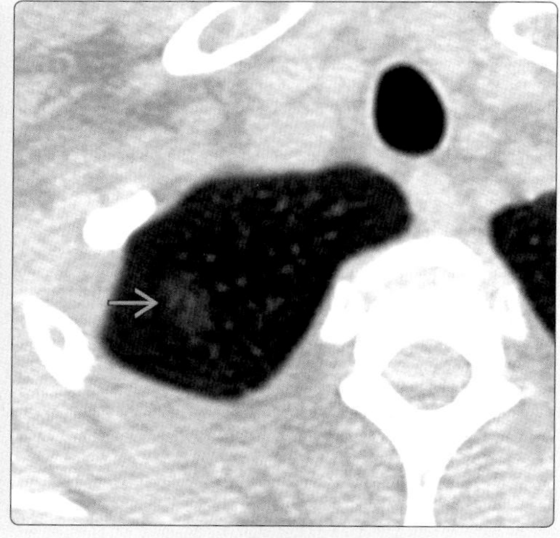

（左图）横断位平扫 CT 显示右肺上叶一个 10 mm 的分叶状实性结节➡，内见脂肪，是良性肺错构瘤的特征（LungRADS® 1 类）。建议：在 12 个月内继续进行 LDCT 筛查。

（右图）横断位平扫 CT 显示右肺上叶一个 18 mm 的磨玻璃结节➡（LungRADS® 2 类）。建议：在 12 个月内继续进行 LDCT 筛查。纯磨玻璃结节 <30 mm 或≥30 mm 且无增长或增长缓慢符合 2 级。

肺 LungRADS® 2 类

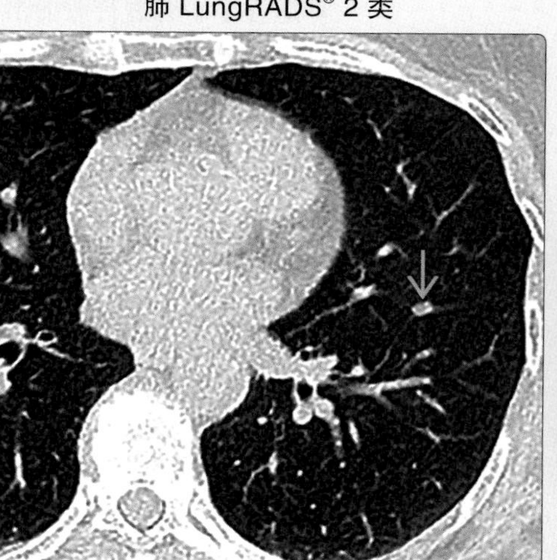

肺 LungRADS® 3 类

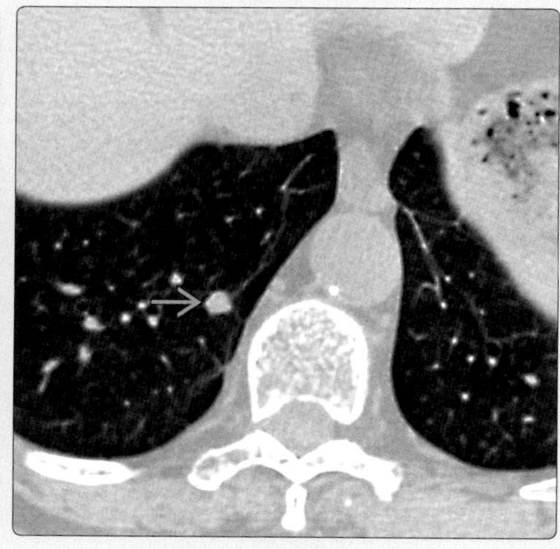

（左图）横断位平扫 CT 显示斜裂旁一个 6 mm 实性结节➡。叶间裂结节包括光滑边缘、卵圆形、扁豆状或三角形且 <10 mm 的实性结节（LungRADS® 2 类）。建议：在 12 个月内继续进行 LDCT 筛查。

（右图）横断位平扫 CT 显示右肺下叶一个 7 mm 的实性结节➡（LungRADS® 3类，良性可能）。建议：6 个月内行 LDCT，记录结节稳定性，评估生长，并确定恶性潜能。

术语

缩写

- 低剂量 CT（low-dose CT，LDCT）

背景

肺癌

- 美国癌症相关死亡的主要原因
- 大多数患者出现局部晚期或转移性疾病的症状
- 2019 年：14%（3410 万）的美国成人是现吸烟者（定义为终身吸烟≥100 支香烟 + 目前每天或某些天吸烟）
- 主要危险因素：年龄和吸烟史
- 5 年生存率
  - 所有肺癌 18.6%
  - 早期肺癌［非小细胞肺癌（NSCLC）]：56%；早期诊断的肺癌只有 16%
- 预防性戒烟：降低肺癌风险的最佳策略

国家肺部筛查试验（National Lung Screening Trail, NLST）

- 前瞻性随机对照试验
- 招募了 53 454 名肺癌高风险参与者
- 主要终点
  - 肺癌死亡率（LDCT 筛查患者死亡率相对减少 20%）
- 次要终点
  - 全因死亡率（LDCT 筛查患者死亡率相对减少 6.7%）
  - 肺癌发病率、肺癌病例生存期、肺癌分期分布、成本 - 获益、其他
- 为预防 1 例肺癌死亡而筛查的人数：约 320 人
  - 基于 3 次筛查；若进行更长时间的筛查，人数会大幅减少
- 大量的假阳性
  - LungRADS® 以 6 mm 为结节大小阈值，可减少假阳性

筛查计划组成部分

低剂量胸部 CT

- 平均辐射剂量 1.5 mSv（标准胸部 CT 为 8 mSv）
- 单次屏气多排探测器螺旋技术（≥16 排）
- 技术
  - 定位像：单一后前位投影
  - 吸气末从肺尖至肋膈角的横断位平扫 CT
  - 120～140 kVp
  - 40～80 mAs，固定（视体型而定）
  - 准直：<2.5 mm
  - 层厚：<2.5 mm ± 重建间隔（≤1 mm 最佳）
  - 重建算法：软组织或肺

附加要求

- 转诊至戒烟计划的机制
- ± 有关戒烟的教育讯息及资料
- 就结果与有资质的医疗机构进行沟通
- 多学科计划（肺部医学、胸部肿瘤学及外科学）对评估阳性结果和适当的管理至关重要

筛选标准

无症状、高风险人群

- 美国预防服务工作组（United States Preventive Services Task Force, USPSTF）：2021 年更新了纳入标准
- 50～80 岁
- 吸烟史≥20 包年
- 现吸烟者或戒烟不超过 15 年者
- 停止或不提供肺癌筛查的标准
  - 戒烟 >15 年，年龄 >80 岁
  - 健康状况有限或无法耐受手术
  - 如果发现癌症，患者不愿意接受根治性肺部手术

影像学表现

报告要点

- 目前为 LungRADS® 1.1
- 肺结节或肿块
  - 结节位置：肺叶、解剖段
  - 便于对比的结节序列和图像号
  - 大小（平均径：长轴和短轴精确到小数点后一位）
    - 真实生长：至少增加 1.5 mm
  - 结节密度
    - 实性、部分实性、磨玻璃
  - 边缘
    - 光滑、分叶、毛刺
- 在检测生长缓慢时，与早期 CT 比较通常比与近期 CT 比较更有助于发现缓慢的生长

鉴别诊断

肺内淋巴结

- 非常常见，占肺部筛查假阳性者的 20%
- 边界清楚的结节，通常位于隆突下水平
- 通常紧贴小叶间隔或肺裂
- 形状：三角形、长方形、卵形、哑铃形、正方形

非钙化性肉芽肿

- 非常常见，在肺部筛查假阳性者中占很大比例
- 球形、轮廓光滑
- 长期稳定

肺癌

- 结节或肿块，边界不清，边缘呈分叶状或毛刺状

错构瘤

- 孤立性结节或肿块、边缘光滑或呈分叶状

Lung-RADS

分类	分类描述	分类	管理	恶性可能
不定类别	所获得的 CT 图像无法评估部分或全部肺	0	与先前检查对比或补充胸部 CT	N/A
阴性	无结节或良性结节	1	12 个月胸部 LDCT 复查	<1%
良性表现或良性生物学行为	癌变可能性很低的结节	2	12 个月胸部 LDCT 复查	<1%
良性可能性大	癌变可能性低的结节	3	6 个月胸部 LDCT 复查	1%~2%
可疑 / 非常可疑恶性	建议附加检查	4A、4B、4X	3 个月内胸部 LDCT 复查、PET/CT 和（或）根据特征进行活检。年度筛查新发大的结节，建议 1 个月内 LDCT 复查以排除感染 / 炎症	>5%
其他	具有临床意义或潜在临床意义的发现（非肺癌）	S	针对特别发现采取相应处理策略	10%

改编自：美国放射学会，(LungRADS® 版本 1.1 评估分类)。

- 内含脂肪和（或）爆米花样钙化

类癌

- 30% 有钙化（常呈偏心状和块状）
- 与支气管密切相关；阻塞后效应（肺不张、肺炎、支气管扩张）
- 生长缓慢，CT 早期通常强化明显

临床要点

潜在获益

- 临床结果与诊断时的分期相关
  - 1 期 5 年生存率 60%
  - 4 期 5 年生存率 <5%
- 筛查的结果是“分期转变”，在潜在可治愈的分期（1 期和 2 期）内发现更多的癌症

潜在危害

- 假阳性结果
  - 95% 的阳性结果与肺癌无关
  - 大多数“阳性结果”不需要进行有创检查；大多数通过后续影像学检查（额外的 LDCT 或 PET/CT）得以解决
  - 增加患者的焦虑
- 假阴性结果
- 过度诊断
  - 在患者有生之年通常不会被发现的肺癌（即死亡时伴随肺癌，而不是死于肺癌）
  - 模型研究预测 10%~12% 的肺癌在 LDCT 筛查中被过度诊断
- 偶然发现
  - 可能会导致更多的检测和治疗
  - 患者焦虑
- 辐射暴露
  - 理论上存在辐射诱发恶性肿瘤的风险

报告要点

LungRADS® 1.1

- 美国放射学会（ACR）肺癌筛查报告和管理建议标准化工具
- 评估分类（0~4 类）与管理建议直接相关
  - 1 类：阴性
  - 2 类：良性表现或良性生物学行为
  - 3 类：良性可能性大
  - 4 类：可疑或非常可疑为恶性
  - 3 类和 4A 结节 3 个月 LDCT 随访无变化，恢复为 2 类；恢复 LDCT 的年度随访
  - 4X 类：3 类或 4 类结节伴其他可疑征象（毛刺征、磨玻璃结节 1 年内倍增、淋巴结肿大）
- S：可以加在 0~4 类之后
  - 具有临床意义或潜在意义的发现

更新 LungRADS® 1.1

- 2 类：叶间裂结节 <10 mm
- 2 类：纯非实性结节的大小阈值在 20~30 mm
- 4B 类管理：新发大的结节，可在 1 个月内行 LDCT
- 结节测量：结节平均直径
- C（既往诊断肺癌，回归筛查）不再使用
- 通常采用 LDCT 进行影像学随诊；偶尔采用其他检查或流程（PET/CT、活检）

肺 LungRADS 3 类

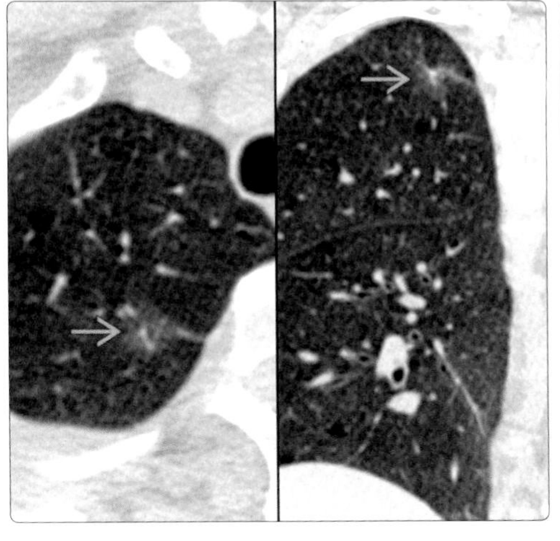

肺 LungRADS 4 类

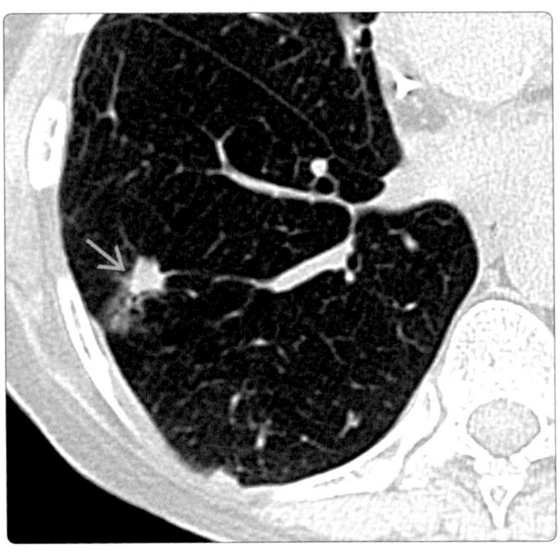

（左图）平扫 CT 横断位（左）和冠状位（右）的组合图像显示，右肺上叶一个 18 mm 的部分实性结节→伴 3 mm 的实性成分（LungRADS® 3 类）。建议 6 个月行 LDCT 复查。如果复查影像中结节稳定，可以被标记为 2 类，患者回归年度 LDCT。

（右图）横断位平扫 CT 显示右肺下叶部分实性结节→伴 10 mm 实性成分（LungRADS® 4B 类）。建议行 PET/CT 及穿刺活检。

肺 LungRADS 4 类

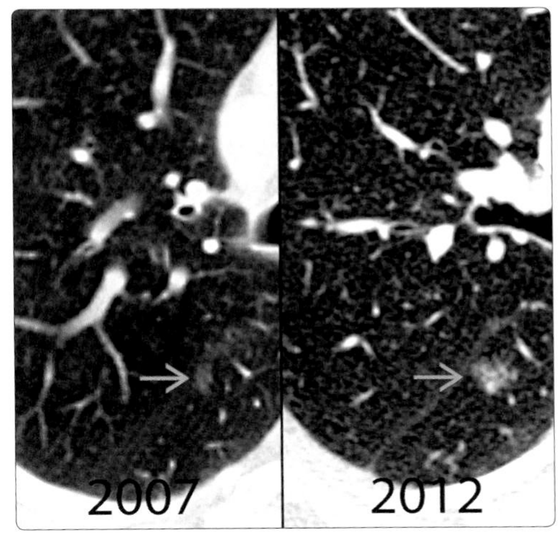

肺 LungRADS 4 类

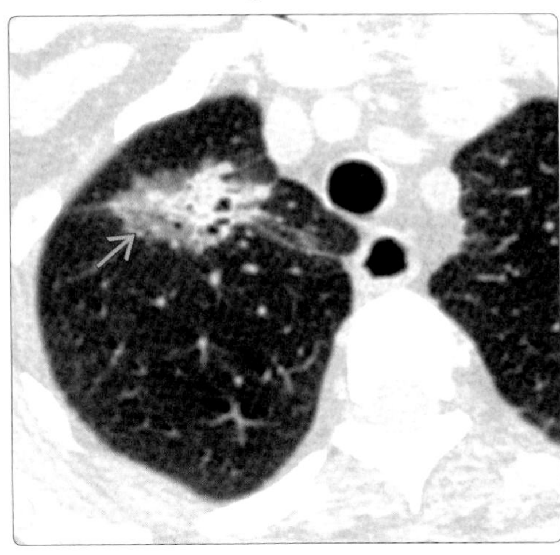

（左图）2007 年（左）和 2012 年（右）横断位平扫 CT 组合图像显示增大的部分实性结节→，伴实性成分 >4 mm，考虑肺癌（LungRADS® 4B 类）。建议组织取样。

（右图）横断位平扫 CT 显示右肺上叶一个毛刺状部分实性肿块→（考虑到毛刺征，LungRADS® 为 4X）。建议行 PET/CT 和组织取样进一步评估。

肺 LungRADS 4 类

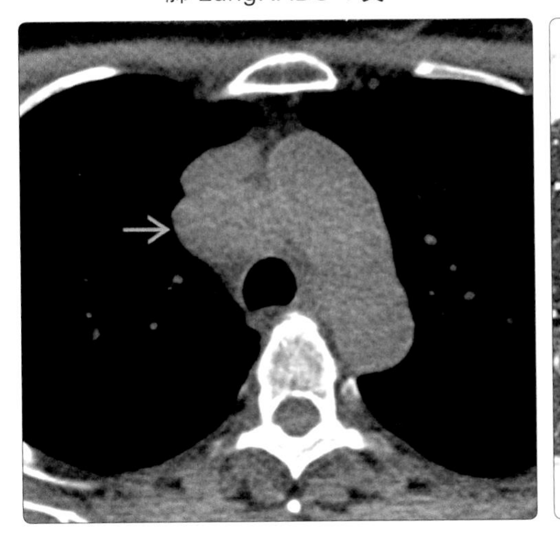

肺 LungRADS 4 类

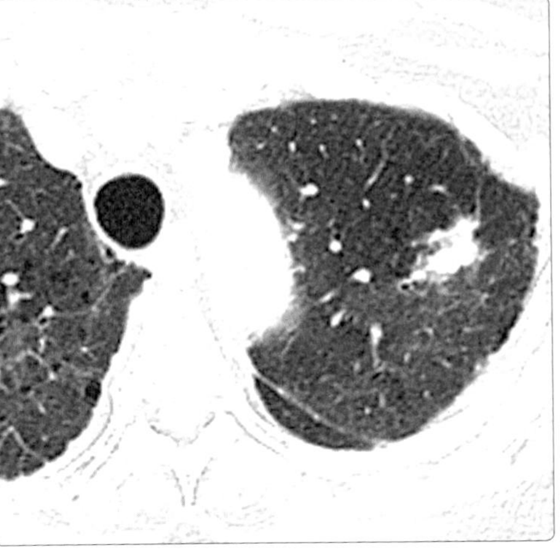

（左图）横断位平扫 CT 显示与右肺下叶肿块（未显示）相关的右侧气管旁淋巴结肿大→（LungRADS® 4X）。建议行 PET/CT 和组织取样。

（右图）横断位平扫 CT 显示左肺上叶一个 3.5 cm 毛刺状肿块，为年度 CT 复查中新发（LungRADS® 4B）。建议对年度筛查 CT 中新发的大结节进行 1 个月 LDCT 复查，以解决潜在的感染或炎症。

肺错构瘤

关键要点

术语
- 良性肺肿瘤含有多种间充质组织成分

影像学表现
- 平片
  - 实性肺结节或肿块
  - 钙化成分最高达 15%
- CT
  - 边缘光滑或分叶状的实性肺结节或肿块
  - 10%~15% 可见典型爆米花样钙化
    - 钙化在较大肺错构瘤中更常见
  - 脂肪密度最高达 60%
  - 肿瘤内部脂肪及钙化成分有助于诊断
- FDG PET：最高 20% 病变显示 FDG 摄取
- MR
  - T_2 高信号提示软骨成分
  - T_1WI 化学位移成像可检测脂肪成分

主要鉴别诊断
- 肺癌
- 类癌
- 孤立性转移瘤
- 类脂性肺炎

病理学表现
- 最常见良性肺肿瘤（75%）
- 占所有原发肺肿瘤的 8%
- 不同数量的软骨，脂肪，结缔组织，平滑肌，呼吸道上皮细胞间裂组织

临床要点
- 无明显临床症状，胸片或 CT 偶然发现

诊断要点
- 薄层 CT 图像新检测肺结节或肿块，如发现钙化及脂肪成分考虑诊断为错构瘤

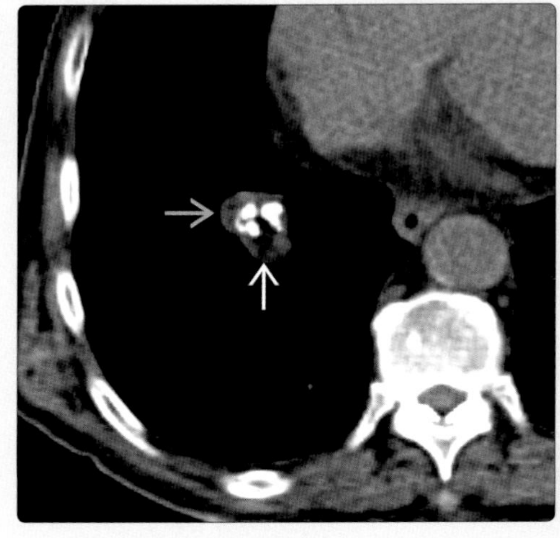

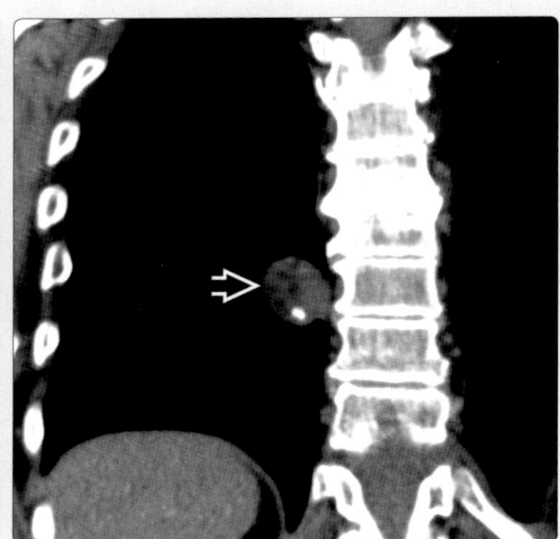

（左图）横断位平扫 CT 显示右肺下叶分叶状结节→，显示致密“爆米花”样钙化和病灶内脂肪成分➡，诊断为肺错构瘤。仅 10%~15% 的错构瘤表现“爆米花”样钙化。

（右图）冠状位平扫 CT 显示一无症状患者右肺下叶错构瘤，病灶边界清晰，呈卵圆形➡，病变内脂肪及钙化成分。CT 显示病灶内脂肪和钙含量随结节大小增加而增加。

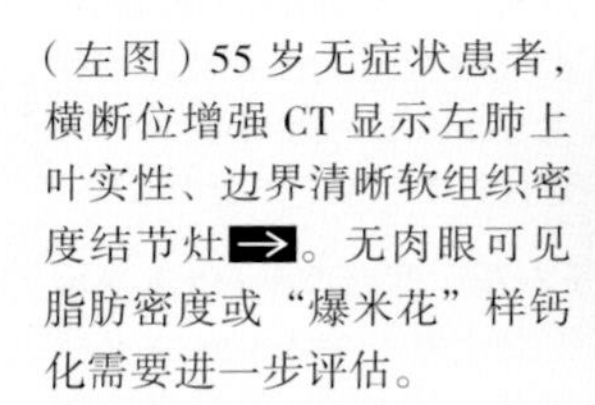

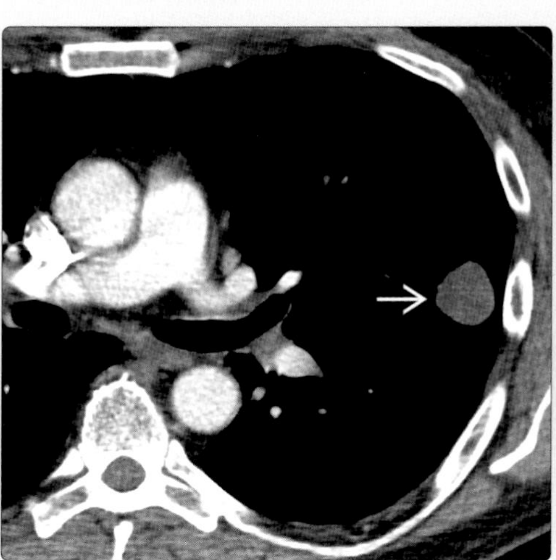

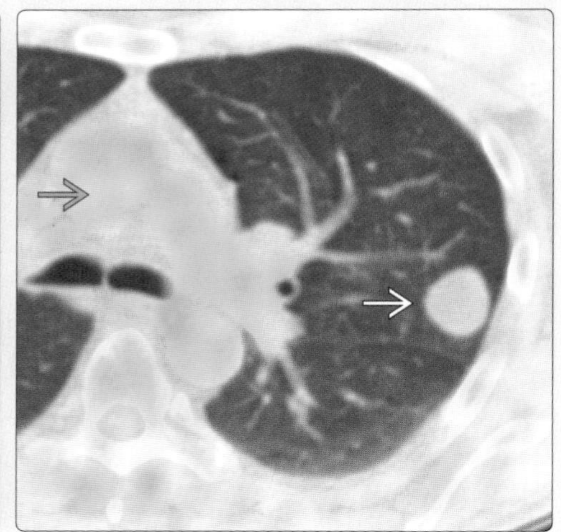

（左图）55 岁无症状患者，横断位增强 CT 显示左肺上叶实性、边界清晰软组织密度结节灶➡。无肉眼可见脂肪密度或“爆米花”样钙化需要进一步评估。

（右图）横断位 FDG PET/CT 显示结节呈低度 FDG 摄取➡，摄取程度低于纵隔血池程度→，摄取方式符合良性结节。该结节活检病理证实为肺错构瘤。

术语

同义词

- 软骨错构瘤
- 纤维平滑肌错构瘤
- 脂肪瘤性错构瘤
- 间叶瘤

定义

- 源自“hamartia”，希腊语中“错误”的意思
- 良性肺肿瘤由紊乱、成熟的间充质细胞组成：透明软骨、脂肪、平滑肌、包埋的呼吸道上皮间裂细胞
- 肺软骨瘤特征重叠，但通常为单发而非多发；男 > 女；呼吸道上皮及脂肪包埋，无纤维性假囊

影像学表现

基本表现

- 最佳诊断思路
  - 孤立性肺结节或肿块，病灶内钙质和脂肪
- 部位
  - 绝大多数位于肺外周带
  - 支气管内发病率 <10%
    - 可表现为咯血或阻塞性症状
  - 无好发肺叶
- 大小
  - 典型的为 1~4 cm，可能 >10 cm
- 形态
  - 边界清晰
  - 边缘光整，通常呈分叶状

X 线表现

- 平片
  - 边缘光整或分叶状实性肺结节或肿块
  - 钙化（最高 15%）
    - 可表现为“爆米花”样钙化
  - 中央型病灶
    - 阻塞性肺不张、实变、支气管炎

CT 表现

- 平扫 CT
  - 边缘光整或分叶状实性肺结节或肿块
    - 多发少见；如多发，一般考虑为卡尼综合征
  - 较平片检测钙化敏感性提高 10 倍
    - CT 值 >200 HU 考虑为钙化
  - 肺错构瘤越大，钙化越常见
    - 典型“爆米花”样软骨钙化（10%~15%）
    - 75% 的结节直径 >5 cm，10% 的结节直径 <2 cm
  - 脂肪密度最高 60%
    - -120 HU~-40 HU（8 个体素内测量）
      - □ -33 HU 作为阈值，在近期 55 位患者中特异性提高
    - 在 5 mm CT 片上测量感兴趣区域（ROI）时，ROI 测量不准确
    - 薄层 CT 图像（0.6~1.2 mm）观察病变最佳
  - 肉眼可见的病灶内脂肪和钙化可诊断
- 增强 CT
  - 典型病变呈不均匀强化
  - 增强的间隔与上皮细胞线样裂隙相关
  - 增强扫描非诊断必须

MR 表现

- T_1WI
  - 中等信号强度
- T_2WI
  - 相对于肌肉信号，病变呈高信号（脂肪和软骨），纤维间隔呈低信号
- T_1WI C+
  - 平滑肌及上皮组织强化：包膜和上皮分裂细胞
  - 软骨及脂肪不强化
- 化学位移成像：T_1WI 同反相位
  - 反相位信号减低提示病变内脂肪成分
- 特征性的 MR 表现可能不需要进行不必要的活检或手术切除

核医学表现

- PET/CT
  - 最高 20% 显示 FDG 摄取，典型病例其摄取低于纵隔血池摄取程度
  - 病灶越大 FDG 摄取越明显
  - CT 表现典型病例，此检查非必须

推荐的影像学检查方法

- 最佳影像检查方法
  - CT 是首选检查方式，典型病例无需增强
  - MR 对于不确定病例有帮助
- 推荐的检查序列与参数
  - 结节薄层平扫 CT 可最佳地显示病灶内脂肪

鉴别诊断

肺癌

- 实性肺结节，边缘可见毛刺影
- 病灶内无脂肪或钙化
- 2% 直径 <3 cm 肺癌可有钙化
- PET/CT 显示 FDG 高摄取
- 合并肺气肿，并且有吸烟史

类癌

- 边界清晰的分叶状富血供肿块
- 可有支气管内膜成分
- 30% 含有钙化
- 低级别恶性肿瘤有转移潜力
  - 手术切除是治疗的首选
- ^{68}Ga-DOTA-PET/CT 摄取显著，FDG PET/CT 表现多样

孤立性转移瘤

- 恶性肿瘤病史可显示典型多发转移瘤，单发较少

- ○ 结肠癌，乳腺癌，肾癌和睾丸癌，骨肉瘤，黑色素瘤
- 钙化转移结节与肺错构瘤较难鉴别（骨肉瘤，黏液腺癌）

类脂性肺炎

- 肿块样实变内包含内源性或外源性脂肪成分
  - ○ 典型诊断于因便秘而服用矿物油的患者
- 非典型性钙化
- PET/CT 可检测 FDG 高摄取

脂肪肉瘤

- ○ 极其罕见的含有脂肪和软组织的侵袭性肿瘤
- ○ 通常在胸壁或纵隔

病理学表现

基本表现

- 病因
  - ○ 病因不详，真性良性间充质肿瘤，而不是先天性胚胎源性肿瘤
- 基因
  - ○ 部分病变出现染色体（6p21 和 14q24）重组
- 伴随异常
  - ○ 卡尼综合征
    - – 非家族性疾病的特征
      - □ 多发性肺软骨瘤（影像学表现与错构瘤相似，但组织学不同）
      - □ 胃间质瘤
      - □ 功能性肾上腺外副神经节瘤
    - – 年轻女性好发
  - ○ 考登综合征
    - – 常染色体显性遗传病
    - – 以外胚层、内胚层和中胚层来源的多重错构瘤为特征
    - – 恶性肿瘤高发
      - □ 乳房、甲状腺及附件

大体病理和手术所见

- 实质：边界清楚，质硬肿块，有白色软骨组织
- 支气管内：息肉样病变，附着于气道致气道狭窄

镜下表现

- 有包膜的肿块由以下物质组成的
  - ○ 成熟且紊乱的透明软骨 ± 钙化 / 骨化
  - ○ 呼吸道上皮细胞成分
  - ○ 脂肪和平滑肌数量不一
- 组织学上与 Carney 三联征不同，Carney 三联征通常是多灶性的，缺乏包裹的上皮和脂肪

临床要点

临床表现

- 最常见的症状 / 体征
  - ○ 在无症状患者中偶然发现
  - ○ 可能在 CT 筛查中发现
- 其他症状 / 体征
  - ○ 咳嗽、咯血少见
  - ○ 反复肺炎

人口统计学表现

- 年龄
  - ○ 年龄 >40 岁，发病高峰 70 岁
  - ○ 儿童少见
- 性别
  - ○ 男性发病率为女性的 2～3 倍
- 流行病学
  - ○ 最常见的良性肺肿瘤（75%）
  - ○ 占原发肺肿瘤的 8%
  - ○ 发病率 0.025%～0.32%

自然病史和预后

- 恶性转化极为罕见，罕见报道
- 缓慢增长：倍增时间 >450 天

诊断

- CT 影像可诊断本病
- MR 有助于 CT 表现不明显的病例诊断
- CT 引导下穿刺可诊断 CT 影像特征不明显的病例

治疗

- 影像监测
- 如有症状或迅速肿大，手术切除
  - ○ 只有极少数病例报告描述局部复发
- 支气管内错构瘤可行支气管镜切除

诊断要点

考虑的诊断

- 实性肺结节的其他可能，仅 6% 的病例为肺错构瘤

图像解读

- 薄层 CT 图像新发现的肺结节或肿块，钙和脂肪的诊断至关重要
- MR 有助于检测病变内脂肪和软骨

报告建议

- 错构瘤通常随着时间增长缓慢；较长时间随访无变化不需干预

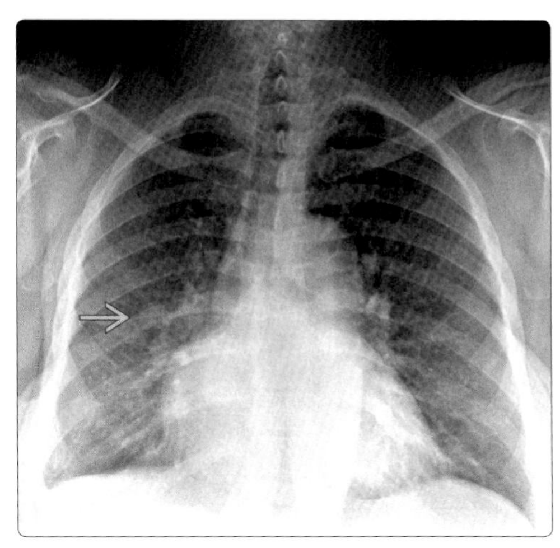

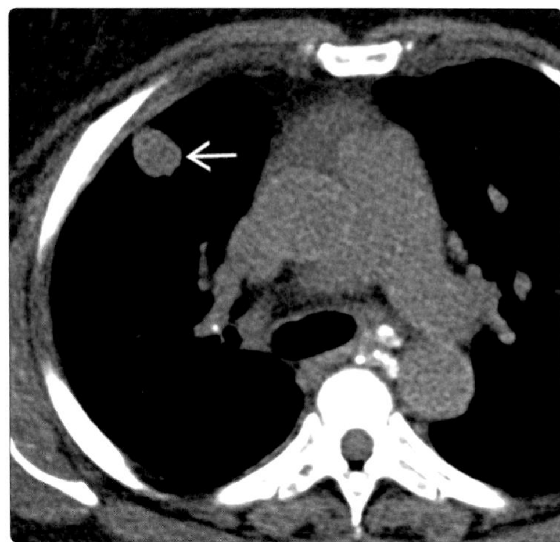

（左图）62岁男性患者，无临床症状，后前位胸片示右侧肺门旁小结节→，内部无钙化。

（右图）同一患者的横断位平扫CT显示边界清晰的实性软组织结节，其内密度减低，提示病灶内脂肪成分➡。该病灶近3年生长缓慢，提示肺错构瘤，此类病变倍增时间450天。

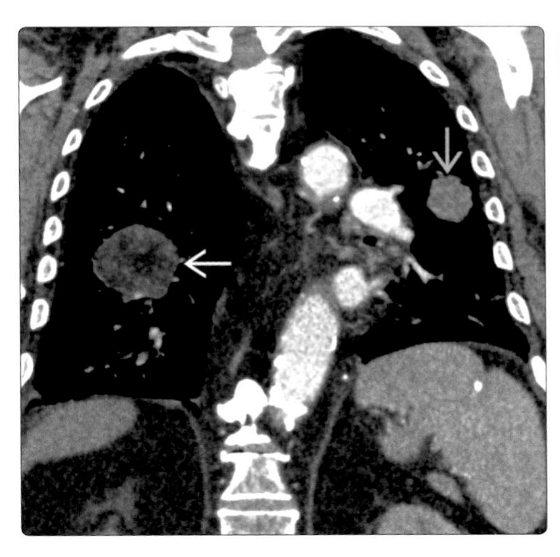

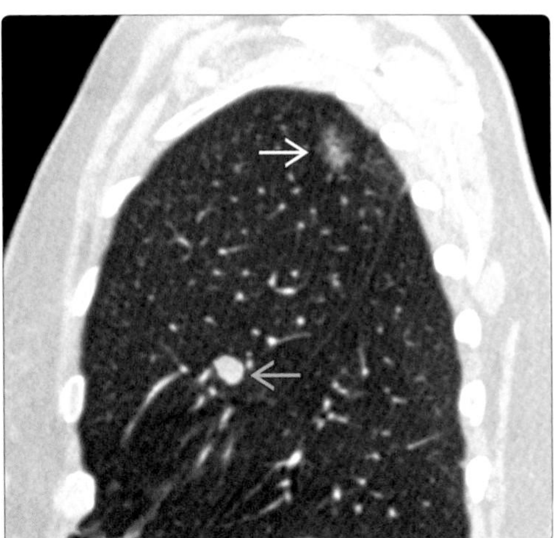

（左图）87岁男性冠状位增强CT显示右肺大错构瘤，内部见特征性脂肪密度➡，病灶较稳定。左肺上叶实性肺结节病理证实为肺腺癌→。

（右图）矢状位增强CT显示一名72岁男性患者，影像学检查发现边界清晰分叶状肺错构瘤，与之相反，肺腺癌→为多发毛刺、部分实性结节。

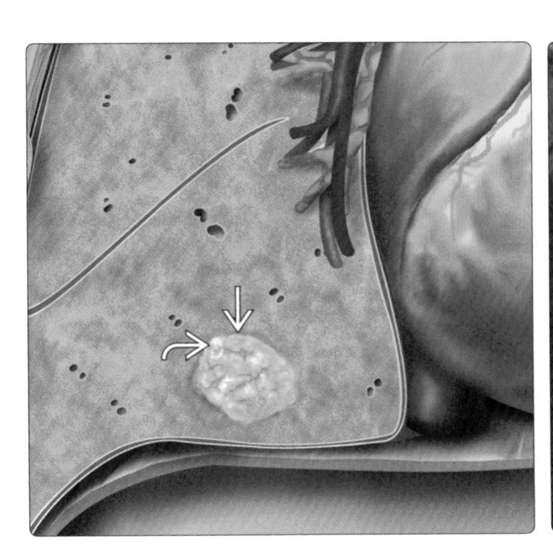

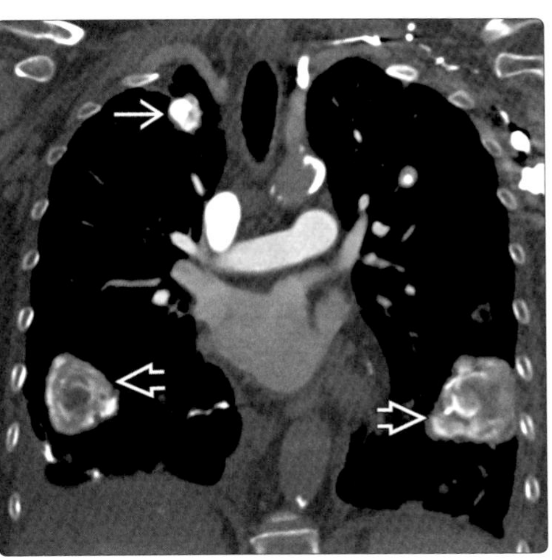

（左图）显示肺错构瘤的典型形态学特征，其典型表现为边界清晰的分叶状实性结节，由异质成分组成，通常包括脂肪➡和软骨➡。

（右图）一名83岁女性患者，冠状位增强CT显示肺部多发结节和肿块，包含低密度区，以及“爆米花”样➡和层状钙化➡，表现多发肺软骨瘤，影像学上可能与错构瘤类似。

支气管类癌

关键要点

术语
- 低级别恶性神经内分泌肿瘤，有转移潜能

影像学表现
- 平片
  - 肺门中央或肺门旁结节或肿块
  - 周围型实性肺结节
  - 阻塞性肺不张，肺炎
- CT
  - 中央结节或肿块强化明显
  - 钙化 / 骨化占 30%
  - 支气管内，部分支气管内，毗邻支气管，外周
  - 阻塞性反应：肺不张、实变、支气管扩张
- 核医学
  - ^{68}Ga-DOTA 有助于诊断
  - FDG PET：经常出现假阴性结果

主要鉴别诊断
- 腺样囊性癌
- 肺错构瘤
- 肺癌

病理学表现
- 光滑、红色、息肉样支气管内结节 / 肿块
- 典型和非典型亚型

临床要点
- 症状：咳嗽、咯血、喘息、反复肺炎
- 治疗：手术切除

诊断要点
- 类癌好发于中青年人，有边界清晰的中心结节或肿块，腔内病变伴或不伴慢性气道阻塞 / 复发性肺炎

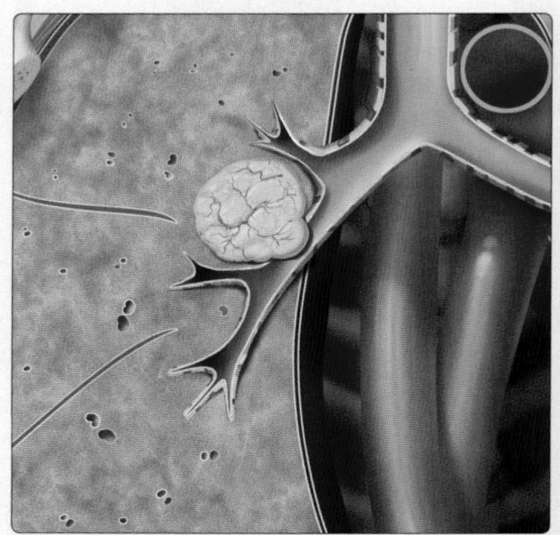

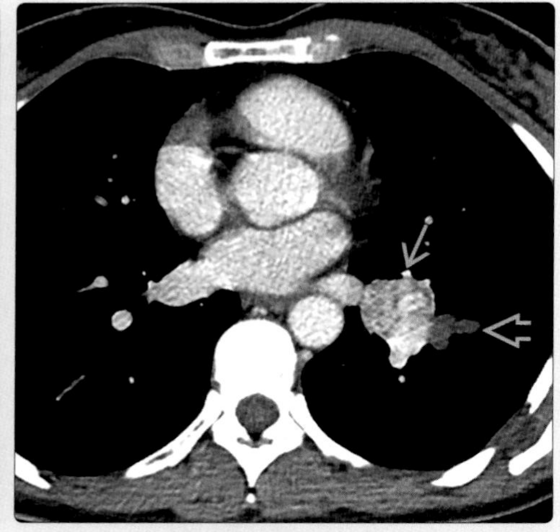

（左图）图示显示支气管类癌的典型形态学特征，主要表现为中心分叶结节或肿块，伴有腔内病变。类癌通常血供丰富，强化明显。

（右图）一名 47 岁女性患者，横断位增强 CT 显示中央型支气管类癌→，具有较大的腔内成分，远端黏液栓塞⇨。增强后明显强化，是支气管类癌的典型表现。

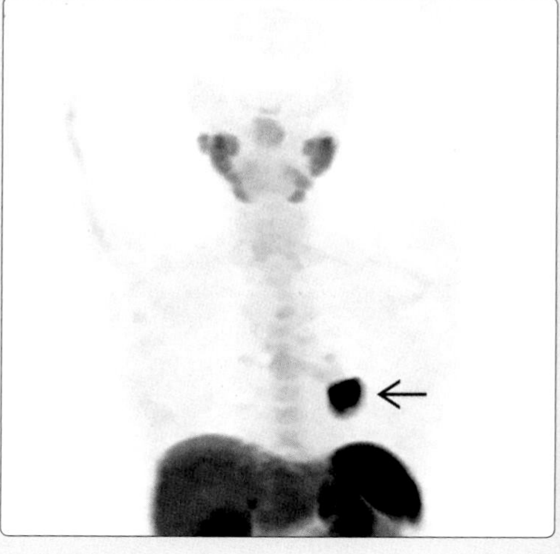

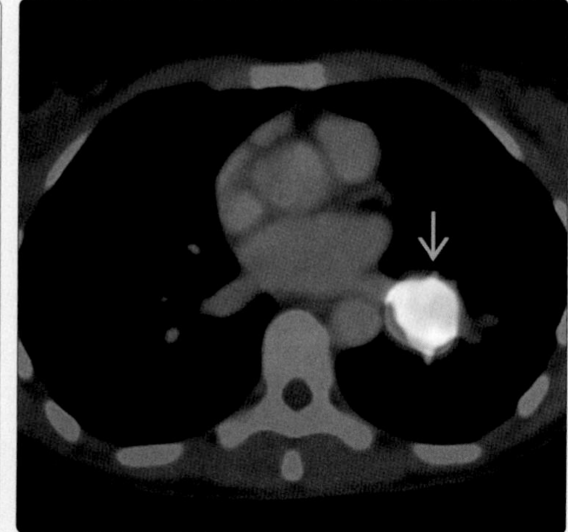

（左图）冠状位 ^{68}Ga-DOTATATE PET 显示左肺下叶肿块高代谢表现→。生长抑素受体显像对肺类癌的检出率较高。

（右图）同一患者横断位 ^{68}Ga-DOTATATE PET 显示左肺下叶肿块高代谢表现→，生长抑素受体显像有助于诊断和评估转移性疾病患者是否适合放射标记生长抑素类似物治疗。

支气管类癌

术语

同义词

- 神经内分泌肿瘤
  - 所有的肿瘤均起源于肠嗜铬细胞
  - 并非所有的神经内分泌肿瘤都是类癌，因此“神经内分泌肿瘤”这一术语应谨慎使用

定义

- 低级别恶性神经内分泌肿瘤，具有转移可能
  - 起源于肠嗜铬细胞，分布于支气管黏膜
  - 胃肠道类癌占所有类癌的 90%
  - 肺是类癌第二好发部位

影像学表现

一般特征

- 最佳诊断思路
  - 接近支气管分叉处边界清晰的结节或肿块，伴或不伴阻塞性肺不张、肺炎或黏液栓塞
- 部位
  - 典型肺类癌
    - 85% 位于支气管主干、叶支气管或段支气管
    - 15%~20% 位于外周
  - 不典型类癌
    - 大多数位于肺外周
    - 肺门 / 纵隔淋巴结转移更常见
  - 转移（15% 支气管腺癌）
    - 肝、骨（硬化型）、肾上腺、脑
- 病灶大小
  - 通常 1~5 cm
  - 不典型类癌体积更大
- 形态学
  - 边界清晰的中央结节或肿块
  - 分叶状边缘
  - 支气管关系：部分或完全位于腔内或与支气管关系紧密

X 线表现

- 中央肺门或肺门旁边界清晰的结节或肿块
- 平片显示 4% 伴钙化 / 骨化
- 中央气道阻塞效应
  - 肺不张、气体潴留
  - 支气管炎、黏液嵌塞，“指套”征（从肺门放射出的 V 形或 Y 形阴影）
  - 阻塞性肺炎，反复肺炎
  - 周围不确定的孤立性结节

CT 表现

- 典型支气管类癌
  - 明显强化的结节或肿块
    - 支气管内
      - “冰山”病变：腔内病变较小，腔外生长为主
      - 病变可完全位于腔内
      - 可与支气管相连
    - 30% 中央型类癌可伴钙化或骨化
    - 显著、均匀强化
    - 20% 生长缓慢，周围实性结节边界清晰、边缘光整或分叶状
  - 肺门和（或）纵隔淋巴结肿
    - 转移性
    - 反复肺炎所致反应性淋巴结肿
  - 支气管阻塞
    - 球瓣阻塞导致空气潴留
    - 肺不张
    - 阻塞性肺炎
      - 支气管扩张
      - 肺脓肿
    - 黏液栓塞
      - 分支结构充满液体（<20 HU）
      - 由于空气滞留导致外周高透过度
- 非典型类癌
  - 肺结节或肿块
    - 分叶状或不规则形
    - 强化不均匀
    - 好发于肺外周区域
  - 淋巴结转移更常见
- 多发性类癌肿瘤和微小肿瘤：弥漫性特发性肺神经内分泌细胞增生症（DIPNECH）
  - 双侧多发肺结节
  - 马赛克密度
    - 呼气相上的气体潴留（与缩窄性细支气管炎有关）

MR 表现

- T_2WI 高信号

核医学表现

- PET
  - 由于类癌低代谢，PET FDG 摄取常出现假阴性
    - SUV>5.0 提示肿瘤生物学行为具有侵袭性
    - ^{68}Ga-DOTATATE 评估非典型类癌更有效
- 奥曲肽扫描（生长抑素类似物）有助于隐匿性类癌肿瘤诊断和定位
- ^{68}Ga-DOTATATE
  - 诊断微小肿瘤和淋巴结侵犯较奥曲肽扫描更有效
  - 与 FDG PET 相比，同样具有较高的典型类癌的检出率

推荐的影像学检查方法

- 最佳影像检查方法
  - 薄层增强 CT
- 推荐的检查序列与参数
  - 静脉对比增强扫描：类癌为富血供肿瘤（但不是普遍的），强化明显

鉴别诊断

腺样囊性癌
- 涎腺恶性肿瘤，常发生于气管或主支气管
  - 10% 位于肺外周
- 局部侵袭性，需仔细评估腔外或纵隔生长

肺错构瘤
- CT 上可见肺结节内脂肪成分
- 常见钙化
- 位于支气管内（4%）

黏液表皮样癌
- 罕见的叶或段支气管涎腺肿瘤
- 卵圆形、息肉样或分叶状病变，边缘清晰，钙化占 50%

肺癌
- 边缘通常不光整，分叶状，可见毛刺征
- 肺癌患者比类癌患者年龄大
- 吸烟史

支气管结石症
- 支气管内钙化结节

肺转移癌
- 多发性类癌肿瘤 / 微小肿瘤转移

病理学表现

基本表现
- 病因
  - 与吸烟或吸入致癌物无关
- 相关异常
  - 小的肺部肿瘤偶尔伴有类癌肿瘤
    - 肿瘤代表良性神经内分泌增生性生长

大体病理和手术所见
- 光滑、红色、息肉样支气管内结节 / 肿块
- 大多数发生在中央支气管内

镜下表现
- 神经内分泌肿瘤谱系中侵袭性更强的大细胞神经内分泌癌和小细胞神经内分泌癌
- 典型类癌（80%~90%）
  - 细胞呈片状、小梁或腺样结构，由薄纤维血管间质隔开
  - 细胞质适中，神经分泌颗粒多
  - 罕见的核分裂数字 <2 次有丝分裂 /10 个高倍视野
  - 营养不良钙化、骨化
- 非典型类癌（10%~20%）
  - 肿瘤坏死
  - 随着细胞密度的增加，典型结构丧失
  - 2~10 次有丝分裂 /10 个高倍视野
  - 细胞核增加：细胞质比例或细胞核多形性

临床要点

临床表现
- 最常见的症状 / 体征
  - 咳嗽
  - 50% 的患者咯血
  - 反复肺炎
  - 成人发病“哮喘”，气喘
- 其他症状 / 体征
  - 库欣综合征：ACTH 异位产生
    - 2% 的支气管类癌
  - 类癌综合征
    - 胸部类癌罕见
    - 几乎所有类癌患者都有胃肠道类癌的肝转移

人口统计学表现
- 年龄
  - 典型类癌：30~60 岁
  - 非典型类癌：较类癌晚 10 岁
  - 儿童期最常见的原发性肺肿瘤
- 性别
  - 支气管类癌：分布大致相等
  - 多发性类癌和微小肿瘤：以女性为主
- 流行病学
  - 支气管类癌：占所有肺部肿瘤的 1%~2%

自然病史和预后
- 区分典型和非典型类癌，最重要的预后因素
- 典型类癌：5% 的病例发现时伴有淋巴结转移
  - 5 年生存期
    - 90%~95% 无淋巴结累及
    - 76%~88% 伴淋巴结转移
- 非典型类癌：50%~60% 在发现时有淋巴结转移
  - 5 年生存期
    - 40%~70%，取决于发现时肿瘤分级
- 多发性类癌肿瘤和微小肿瘤
  - 资料有限：一般预后良好，即使不治疗病情也稳定

治疗
- 完全手术切除最有效
- 生长抑素类似物用于晚期功能性类癌
- 依维莫司（mTOR 激酶抑制剂）用于晚期非功能性类癌
- 转移患者可全身化疗，无其他治疗方案可用

诊断要点

考虑的诊断
- 有症状的中 / 青年患者的类癌，伴有明确的中心结节或有腔内成分的肿块

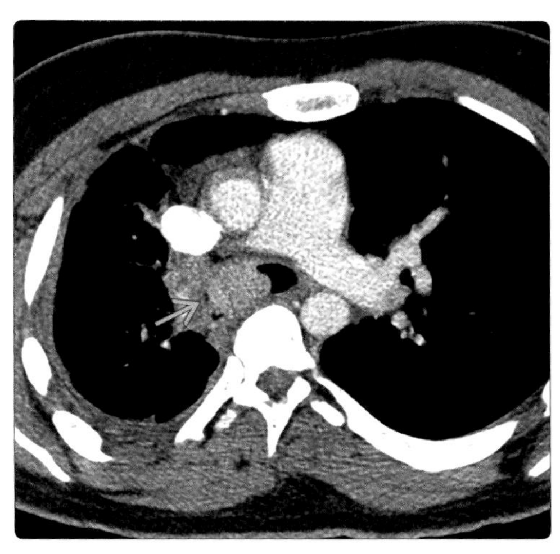

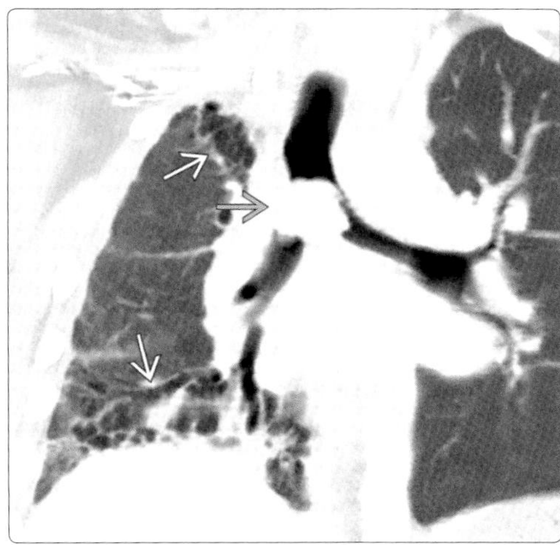

(左图)21岁男性患者横断位增强CT显示位于气管隆突的水平强化的腔内肿块→。病理证实为典型类癌。

(右图)同一患者冠状位增强CT显示巨大中央型肿块→侵及右主支气管。右肺阻塞性肺炎后继发支气管扩张➡。典型类癌通常表现为边界清晰的结节或肿块，部分或全部位于气管隆突附近支气管内。

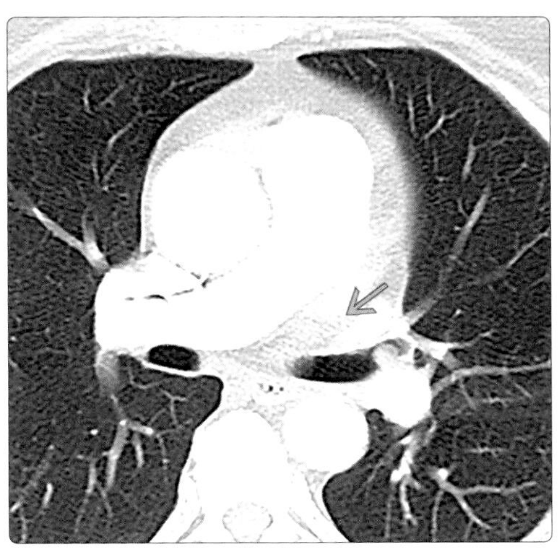

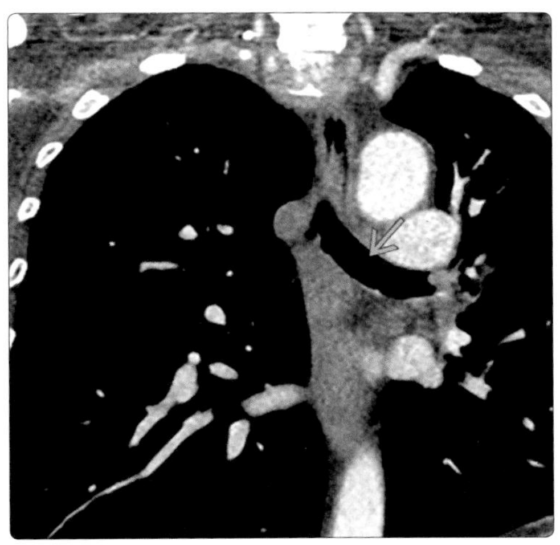

(左图)一名54岁女性患者，以咯血为表现就诊，横断位增强CT显示左上肺叶支气管内可见一边界清晰的腔内结节→。咯血是这些富血供肿瘤的常见症状。

(右图)同一患者冠状位增强CT显示支气管内结节灶→。术后证实为类癌。手术切除是治疗的首选，伴有淋巴结或远处转移的患者可进行系统治疗。

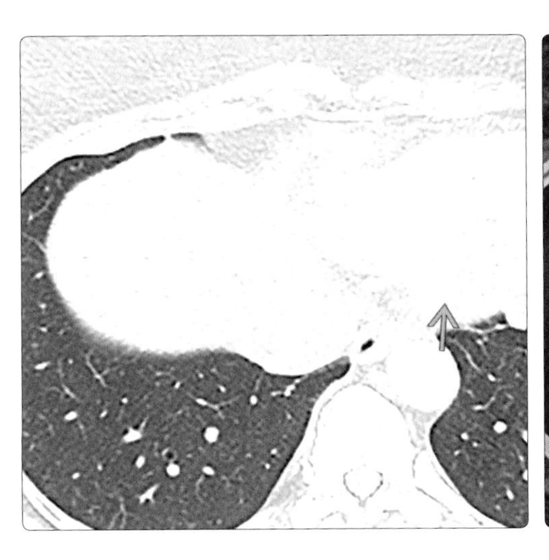

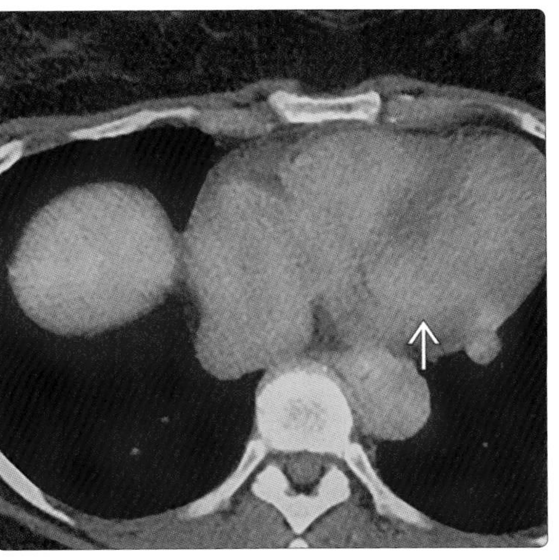

(左图)一名57岁结肠癌女性患者，横断位增强CT显示左肺下叶实性结节→，最初被认为代表孤立性转移。

(右图)同一患者横断位融合FDG PET/CT显示结节呈FDG轻度摄取➡。病理证实典型类癌。类癌PET/CT通常表现为低至中度FDG摄取。FDG PET/CT的高代谢活性与肿瘤侵袭性相关。肺段切除术适用于周围小类癌。

神经内分泌肿瘤

关键要点

术语

- 典型类癌（TC）、非典型类癌（AC）
- 小细胞肺癌（SCLC）
- 大细胞神经内分泌癌（LCNEC）
- 神经内分泌源性恶性肿瘤

影像学表现

- 平片
  - 类癌：中央型结节、腔内结节
  - 小细胞肺癌：肺门增大，纵隔肿块
  - 大细胞神经内分泌癌：较大周围型肿块
- CT
  - 典型类癌、非典型类癌：强化结节及支气管内占位
  - 小细胞肺癌：浸润性肺门或纵隔肿块
  - 大细胞神经内分泌癌：呈分叶状或毛刺肿块
- PET/CT
  - 典型类癌：^{68}Ga-DOTATATE 明显，没有或少量 FDG 摄取
  - 小细胞肺癌和大细胞神经内分泌癌：有助于分期

主要鉴别诊断

- 典型类癌和非典型类癌
  - 肺癌、转移瘤和错构瘤
- 小细胞肺癌
  - 非小细胞肺癌
  - 淋巴瘤、胸腺癌、转移瘤
- 大细胞神经内分泌癌
  - 非小细胞肺癌

临床要点

- 症状 / 体征
  - 咳嗽、喘息、咯血、肺炎
  - 小细胞肺癌：上腔静脉综合征，声带麻痹，副肿瘤综合征
- 年龄
  - 典型类癌和非典型类癌：平均年龄 45 岁
  - 小细胞肺癌和大细胞神经内分泌癌：平均年龄 >60 岁
- 10 年生存率：典型类癌 85%，非典型类癌 35%
- 小细胞肺癌和大细胞神经内分泌癌：预后较差

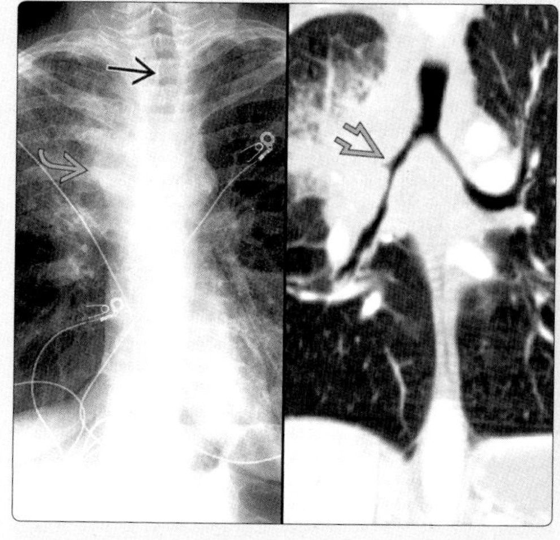

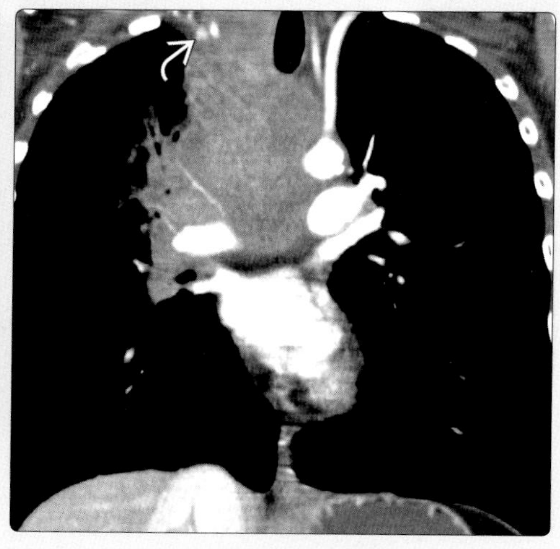

（左图）56 岁女性，面部肿胀，后前位胸片（左）和冠状位增强 CT（右）显示胸骨上气管肿块效应→，由于淋巴结肿、气道阻塞及右肺上叶支气管闭塞导致纵隔增宽→，明显的气道狭窄和右上肺叶支气管闭塞→。

（右图）同一患者冠状位增强 CT 显示病变强化不均匀，合并淋巴结肿，侵及中央气道和大血管，远端侵及锁骨上区→。

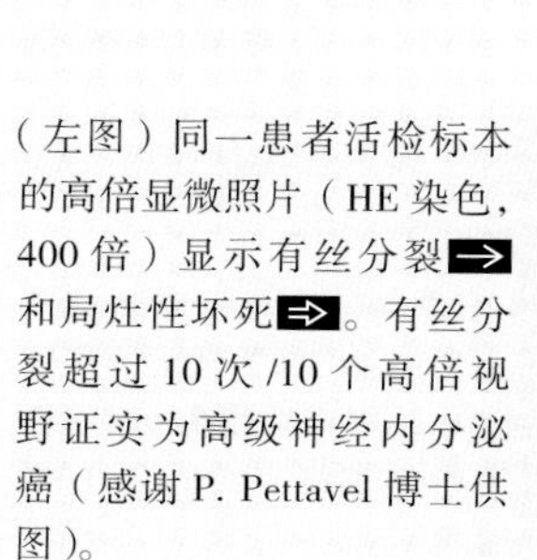

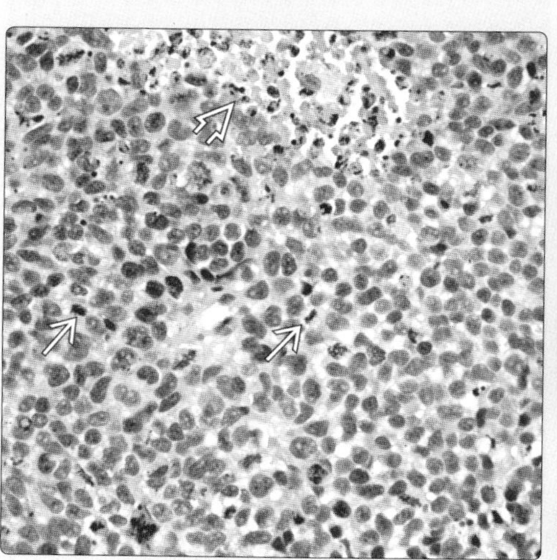

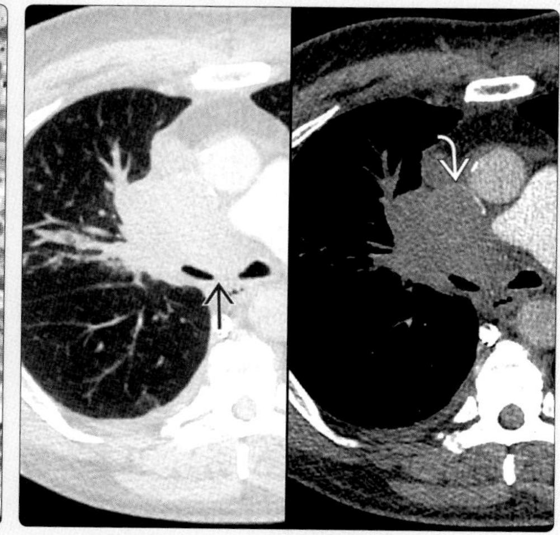

（左图）同一患者活检标本的高倍显微照片（HE 染色，400 倍）显示有丝分裂→和局灶性坏死→。有丝分裂超过 10 次 /10 个高倍视野证实为高级神经内分泌癌（感谢 P. Pettavel 博士供图）。

（右图）69 岁小细胞肺癌男性患者，横断位增强 CT 肺窗（左）和软组织窗（右）显示巨大的纵隔肿块侵及气管隆突→和主支气管，并侵及上腔静脉→。

术语

定义

- 神经内分泌肿瘤（NE）
  - 多肽激素或生物胺的储存、合成和分泌
  - 组织学形态与非肿瘤性 NE 细胞相似
    - 小梁或网状生长模式
    - 细胞核染色质粗糙的细胞
  - 免疫组化染色可检测神经分泌蛋白的产生
    - 主要是嗜铬粒蛋白 A 和突触素
  - 细分为分化良好和分化差的 NE 肿瘤
- 肺 NE 肿瘤（占所有 NE 肿瘤的 25%）
  - 神经内分泌起源的恶性肺肿瘤
  - 可能来源于正常的支气管黏膜 Kulchitsky 细胞和 NE 细胞
  - WHO 神经内分泌肿瘤分类（NET）
    - 分化良好的 NE 肿瘤
      - NET 1 级：典型类癌（TC）；低级别
      - NET 2 级：非典型类癌（AC）；中等级别
    - 低分化 NE 肿瘤
      - NET 3 级：小细胞肺癌（SCLC）；高级别
      - NET 4 级：大细胞神经内分泌癌（LCNEC）；高级别
- SCLC
  - 最常见、最具侵袭性的 NE 癌
  - 占所有肺癌的 13%～15%
  - 好发于主支气管或大叶支气管中央

影像学表现

基本表现

- 最佳诊断思路
  - TC：中心结节 ± 腔内成分
  - SCLC：大的，中央，纵隔 / 肺门肿块 / 淋巴结肿大
  - LCNEC：大的，外周带的、上肺肿物
- 部位
  - TC 和 AC：常位于中央，也可以位于外周
  - SCLC：纵隔和（或）肺门
  - LCNEC：外周带、上叶、约 1/5 位于中央区
- 大小
  - TC 和 AC：0.5～3.0 cm
  - SCLC：大的肿块，发病时伴淋巴结肿
  - LCNEC：肿块，直径约为 3.7 cm
- 形态
  - TC 和 AC：球形或卵圆形结节，边界清晰，边缘呈分叶状
  - SCLC：大肿块，局部侵犯，内部坏死
  - LCNEC：较大肿块，伴分叶、毛刺征

X 线表现

- TC 和 AC
  - 肺门中央 / 周围边界清晰的结节或肿块
  - ± 可见腔内成分
  - ± 梗阻性表现：肺不张、实变、支气管扩张
  - AC 较大，位于外周
- SCLC
  - 纵隔和（或）肺门肿块，纵隔增宽
    - 原发性肿瘤和淋巴结肿
  - 支气管截断
  - 肺不张、实变
- LCNEC
  - 位于周围，上叶，球形 / 卵圆形肿块
  - 位于中心者，可伴肺不张 / 实变

CT 表现

- 增强 CT
  - TC 和 AC：散在分布肺结节
    - 明显强化
    - 支气管内成分 ± 阻塞性改变
      - 远端黏膜堵塞、肺不张、空气潴留
    - 30% 表现为钙化或骨化
  - SCLC
    - 纵隔大肿块和（或）肺门肿块
      - 纵隔淋巴结肿常累及隆突下淋巴结及气管支气管淋巴结
      - 局部侵犯：气道 / 血管闭塞；上腔静脉阻塞
      - 横膈上下淋巴结肿大
    - 相关结果
      - 外周结节或肿块 ± 淋巴结肿
      - 胸腔积液、心包积液或软组织结节
      - 远处转移：骨、肝、肾上腺、脑
    - 原发肿瘤不明显，空洞罕见
  - LCNEC
    - 周围球形或卵圆形分叶状肿块
      - 低密度区域对应坏死
    - 中心病变 ± 梗阻后改变
      - 鉴别肿瘤与周围肺不张 / 实变
    - 相关发现
      - 胸腔积液
      - 肺门 / 纵隔淋巴结肿大

MR 表现

- TC 和 AC：MR 较少用于评估
- 高级别神经内分泌肿瘤
  - 如果碘造影剂禁忌，可应用 MR 评估纵隔 / 胸壁侵犯
  - 头颅 MR 检测转移瘤

核医学表现

- FDG PET/CT
  - TC 和 AC：无或少量 FDG 摄取
  - SCLC 和 LCNEC：分期和重新定位
    - SUVmax 与疾病进展相关

- 区分肿瘤与邻近肺不张、肺实变
- ^{111}In-喷曲肽（奥曲肽）（生长抑素类似物）
  - 发现隐匿性神经内分泌肿瘤
- ^{68}Ga-DOTATATE PET/CT（TC 和 AC）
  - 生长抑素受体 2A 结合 / 不依赖于饮食
  - 灵敏度和特异度高于奥曲肽扫描

推荐的影像学检查方法

- 最佳影像检查方法
  - 增强 CT 是初步诊断最佳选择
  - SCLC：PET/CT 和脑 MRI 用于分期
  - LCNEC：PET/CT 应用与分期
- 推荐的检查序列与参数
  - 静脉对比增强
    - 区分肿瘤与肺不张和肺实变
    - 评估肺门淋巴结

鉴别诊断

典型和非典型类癌

- 肺癌
- 肺转移瘤
- 错构瘤

小细胞肺癌

- 淋巴瘤
- 转移性淋巴结肿

大细胞神经内分泌癌

- 非小细胞肺癌

病理学表现

分期、分级和分类

- 美国癌症联合委员会（AJCC）TNM 分期
- SCLC
  - 退伍军人管理局肺部研究小组（VALSG）
    - 局限性 SCLC（LS-SCLC）：在一个合理的放射治疗领域；潜在的可以治愈的
    - 广泛期 SCLC（ES-SCLC）：在一个合理的放射治疗领域无法治疗

大体病理和手术所见

- TC 和 AC：分离结节，腔内成分
- SCLC
  - 近端沿中央支气管黏膜下层生长
  - 外部压迫，支气管内肿瘤罕见
  - 广泛坏死和出血
- LCNEC：较大肿瘤，内部坏死，体积较大，大于 3 cm

镜下表现

- TC 和 AC
  - 均匀的细胞
  - TC：<2 次有丝分裂 /10 个高倍视野（HPF）；没有坏死
  - AC：有丝分裂 2~20 次 /10 个 HPF 或坏死；Ki-67 指数：3%~20%
- SCLC
  - 通常存在挤压伪影
  - 细胞体积小，细胞质稀少
  - 核染色质细小，无核仁
  - > 有丝分裂 20 次 /10 个 HPF；中位数：约 80
  - 免疫组化（IHC）：CD56/NCAM（神经细胞黏附分子）（最敏感）；TTF-1（90% 表达）；Ki-67 指数：80%~100%
- LCNEC
  - 诊断需要手术活检或大的组织样本
  - 低分化：>20 个有丝分裂 /HPF；约 70
  - 免疫组化：嗜铬粒蛋白 A（70%）；突触素（70%）；TTF-1（41%~75% 表达）；Ki-67 指数（50%~100%）；CD56
  - 诊断需要
    - 高级别组织学：有丝分裂和坏死
    - NE 型结构：类器官型、小梁型、栅栏型或莲座型
    - 非小细胞肺癌组织学，包括细胞大，细胞质丰富
    - IHC 或 LCNEC 电镜特征阳性

临床要点

临床表现

- 最常见的症状 / 体征
  - 咳嗽、喘息、咯血、阻塞性肺炎
  - TC、AC：可能无症状
  - SCLC 和 LCNEC：疲劳、体重减轻、厌食；转移性疾病的症状
  - LCNEC：25% 无症状
  - SCLC：上腔静脉综合征，声带麻痹
- 其他症状 / 体征
  - TC 和 AC：多发性内分泌瘤 1 型
  - SCLC：副肿瘤综合征
    - 抗利尿激素分泌不当（SIADH），库欣综合征，高钙血症，甲状旁腺功能亢进，肌无力综合征，脑脊髓炎，小脑变性

人口统计学表现

- 年龄
  - TC 和 AC：平均年龄 46 岁
  - SCLC 和 LCNEC：平均年龄 >60 岁
- 性别
  - TC 和 AC：男 = 女
  - SCLC 和 LCNEC：男 > 女
- 流行病学
  - SCLC 和 LCNEC：和吸烟强相关

自然病史和预后

- 10 年生存期：TC 为 85%；AC 为 35%
- SCLC 和 LCNEC：预后差

治疗

- TC 和 AC：手术切除，转移性肿瘤需化疗（CTx）
- SCLC
  - 化疗同时需放疗；一些患者需预防性颅照射（PCI）
  - 病灶局限的患者进行手术治疗 + PCI
- LCNEC：手术切除 + 辅助 CTx

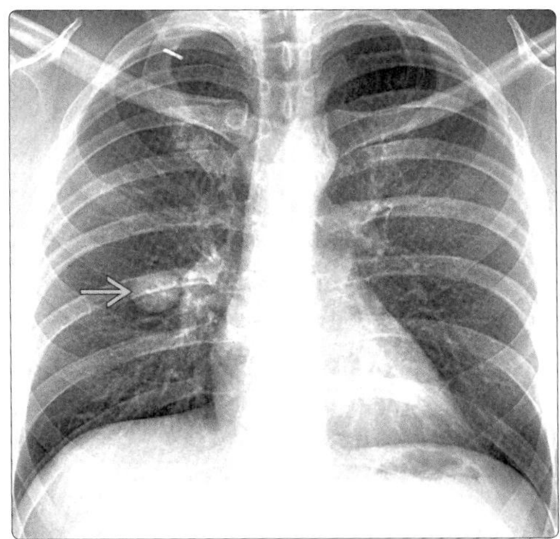

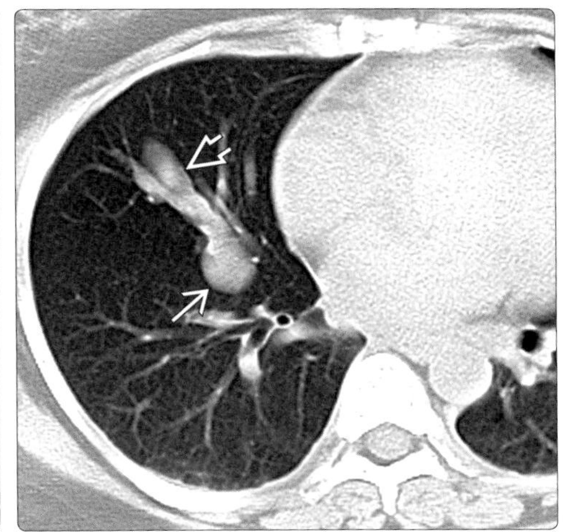

（左图）典型类癌患者的胸片显示右肺中叶孤立性结节➡。典型和非典型类癌分别为低级别和中级恶性肿瘤，25% 的病例偶然发现。

（右图）同一患者横断位平扫 CT 显示右肺中叶实性结节➡，并伴有中叶外侧段支气管黏液嵌塞➡。类癌引起的支气管梗阻也可引起远端肺不张、实变和（或）气体潴留。

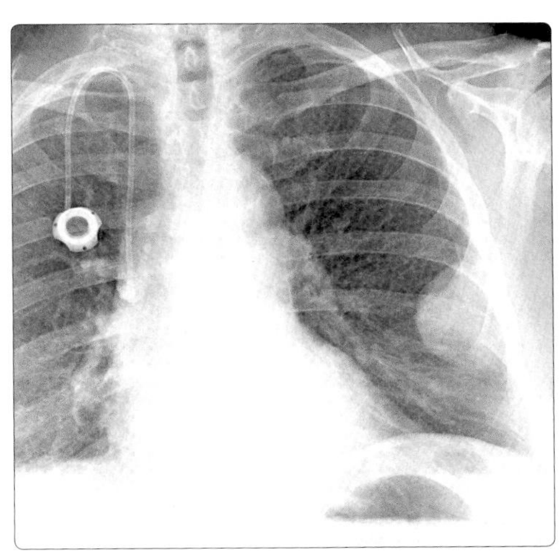

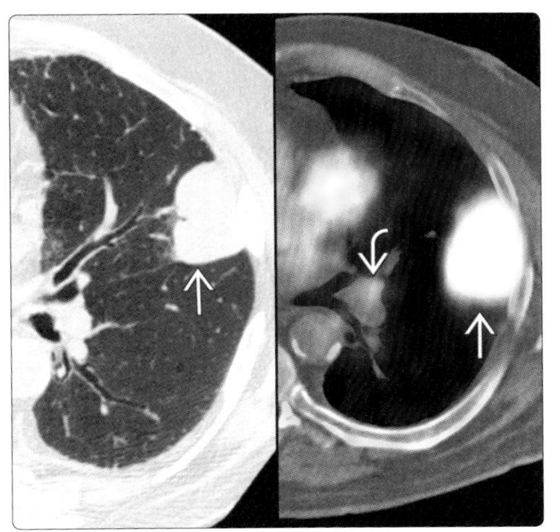

（左图）87 岁男性，胸片示大细胞神经内分泌癌，表现为左肺周围较大软组织肿块，边界清晰。

（右图）同一患者横断位平扫 CT（左）和横断位融合 FDG PET/CT（右）的复合图像显示明确的左上叶外周肿块➡，FDG 高摄取表现。左肺门淋巴结转移提示 FDG 摄取➡。

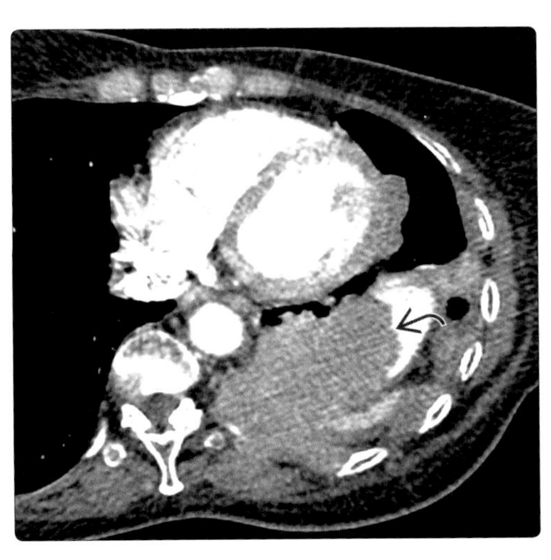

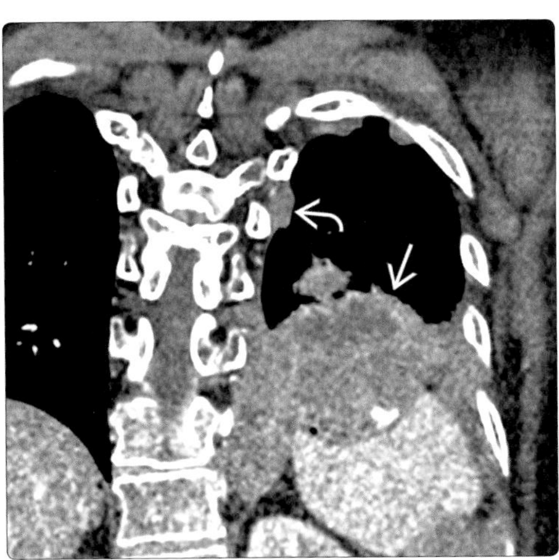

（左图）52 岁女性患者，横断位增强 CT 显示左肺局部浸润性小细胞肺癌，伴左上胸部疼痛➡，侵及左膈面和胃。

（右图）同一患者的冠状位增强 CT 显示左肺下叶基底段软组织肿块➡，侵犯膈肌、胃和脾脏，伴左侧胸膜多发结节➡，表现为实性转移。虽然大多数小细胞肺癌是中心型病变，但也可发生于外周。

卡波西肉瘤

关键要点

术语
- 卡波西肉瘤（KS）
- 获得性免疫缺陷综合征伴卡波西肉瘤（AIDS-KS）
- 医源性卡波西肉瘤（IKS）
- 低级别血管和淋巴管间充质肿瘤，主要侵犯皮肤

影像学表现
- AIDS-KS
  - 结节
    - 火焰状，直径 >1 cm
    - 支气管血管束周围，倾向于融合
    - CT 晕征
  - 外周支气管血管束和小叶间隔增厚
  - 叶间裂结节
  - 淋巴结肿大：纵隔、肺门、腋窝
  - 胸腔积液（常见）

主要鉴别诊断
- 结节病
- 淋巴瘤
- 癌性淋巴管炎
- 杆菌性血管瘤病

病理学表现
- 人类疱疹病毒 8 型

临床要点
- 症状 / 体征：呼吸困难、咳嗽、CD4 淋巴细胞数（<150~200 个 /mm³）
- 人口统计学表现
  - AIDS-KS 同性 / 双性恋男性伴 AIDS 者
  - IKS：罕见
- 治疗
  - AIDS-KS：高效抗逆转录病毒治疗 ± 化疗
  - IKS：减少免疫抑制治疗

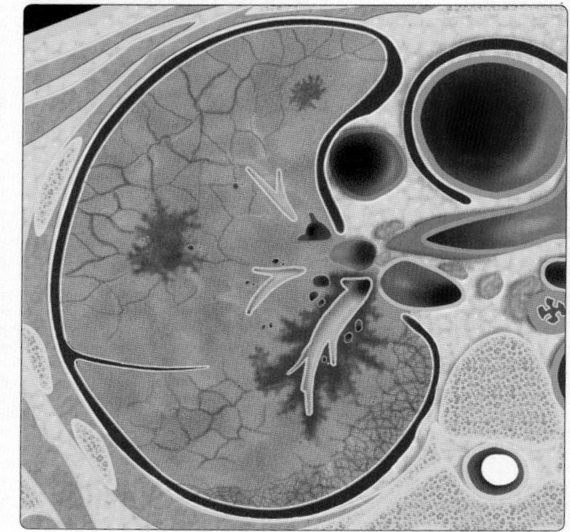

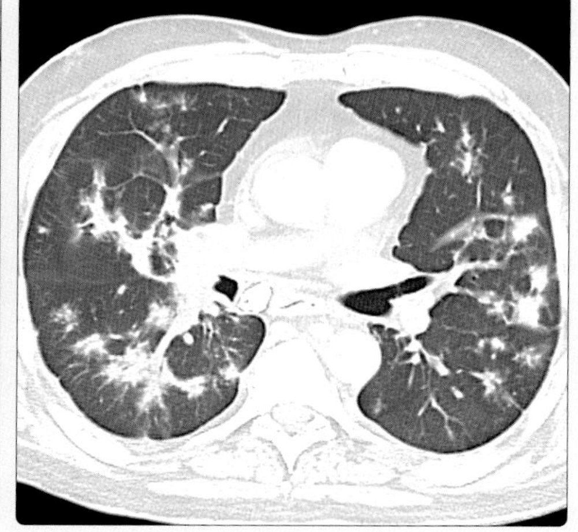

（左图）插图显示肺卡波西肉瘤（KS）的典型形态学特征，肿瘤沿支气管血管束浸润，从肺门向肺外周延伸。

（右图）横断位增强 CT 显示沿支气管血管束周围分布的边缘模糊的结节（部分结节有磨玻璃密度晕征），即“火焰”征表现，是 AISD-KS 的典型征象。尽管感染可能性更大，但在此类人群中出现上述表现，应考虑 KS。

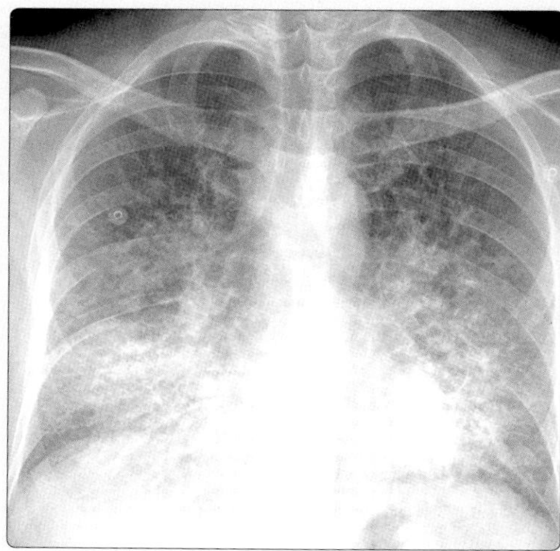

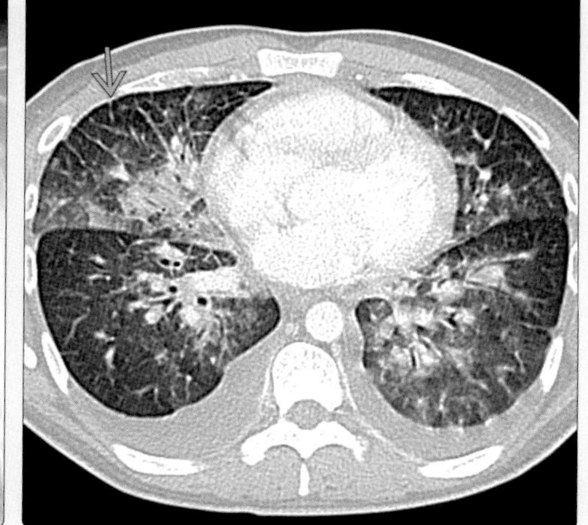

（左图）AIDS-KS 患者，前后位胸片显示弥漫肺门周围边缘模糊阴影及小叶间隔增厚，为肺水肿表现。注意未见心影增大。在胸片上，高度提示 KS 诊断。

（右图）同一患者的横断位增强 CT 显示支气管血管束周围气腔阴影、磨玻璃密度影、小叶间隔增厚 → 和少量双侧胸腔积液。

卡波西肉瘤

术语

缩写

- 卡波西肉瘤（KS）
- 获得性免疫缺陷综合征伴卡波西肉瘤（AIDSKS）：流行性 KS
- 医源性卡波西肉瘤（IKS）
- 高效抗逆转录病毒疗法（HAART）

定义

- 低级别血管和淋巴管间充质肿瘤，主要侵犯皮肤
- 可引起多个器官播散：淋巴系统、肺、气道、腹腔脏器等
- AIDS-KS：KS 与 HIV/AIDS 有关
- IKS：KS 与免疫抑制有关

影像学表现

基本表现

- 最佳诊断思路
  - AIDS-KS：支气管血管束周围边缘模糊的结节、淋巴结肿大和双侧胸腔积液共存

X 线表现

- AIDS-KS
  - 中下肺野、肺门周围区域密度不均匀或网状结节影
  - 边缘模糊肺结节
  - 伴随机会性感染时可发生空洞
- IKS
  - 散在分布的、边缘清晰的肺结节
  - 网状影或网状结节样阴影

CT 表现

- AIDS-KS
  - 结节
    - 双侧、对称、边缘模糊、自肺门向外周辐射（“火焰”状）
    - 支气管血管束周围倾向融合，通常直径 >1 cm
    - 结节周围磨玻璃密度影（CT 晕征）
    - 空洞结节常伴有机会性感染，如耶氏肺孢子菌肺炎
  - 支气管血管束周围和小叶间隔增厚
  - 叶间裂结节
  - 淋巴结肿大
    - 腋窝、纵隔、肺门
    - 增强后常见强化
  - 胸腔积液（常见）
    - 乳糜胸有描述
  - 胸膜种植（罕见）
  - 溶骨性病变：胸骨、胸椎
  - 皮肤和皮下软组织增厚
- IKS
  - 散在的肺结节
  - 淋巴结肿大
  - 胸腔积液

MR 表现

- 很少使用，但可用于评估骨和软组织受累
- T_1WI：高信号
- T_2WI：明显的低信号
- 注入钆对比剂后肿瘤明显强化

核医学表现

- PET/CT
  - AIDS-KS
    - AIDS-KS 的病灶 FDG 高摄取
    - 对隐匿性病灶的检出有帮助
    - 个别用于监测治疗反应
  - IKS
    - 高 FDG 摄取的肺结节和淋巴结肿大
- 镓 67 和铊显像
  - 结合此方法有助于鉴别流行性 KS 与感染和淋巴瘤
  - 镓 67：流行性 KS 阴性，但感染和淋巴瘤阳性
  - 铊：流行性 KS 和淋巴瘤阳性

鉴别诊断

肺水肿

- 与 KS 较难鉴别
- 有 AIDS 或移植病史、出现皮肤病变可有帮助

结节病

- 支气管血管束增厚、肺结节、小叶间隔增厚（常为结节样）；可类似 KS
- 与 KS 相比，对称性淋巴结肿大更常见，没有典型强化

淋巴瘤

- 支气管血管周围束增厚和肺结节；可类似 KS
- 肺结节大小不等，但通常大于 KS 肺结节
- 与 KS 结节相比，空气支气管征更常见于淋巴瘤

癌性淋巴管炎

- 支气管血管束周围和小叶间隔增厚（常为结节样）；可类似于 AIDS-KS
- 与 KS 相比，原发性肺癌引起的癌性淋巴管炎更倾向于单侧分布

感染性细支气管炎

- 分枝杆菌和细菌感染
- 结节 <1 cm
- 小叶中央结节，常呈“树芽”征

杆菌性血管瘤病

- 由于巴东体属细菌感染，少见
- 皮肤病变、增强的淋巴结和肺结节；可类似于 KS
- 支气管血管束周围增厚不常见
- 异性恋艾滋病患者考虑 AIDS-KS

卡波西肉瘤

病理学表现

基本表现

- 病因
  - 人类疱疹病毒 8 型（HHV8 或 KS 相关疱疹病毒）
    - 也伴有原发性渗出性淋巴瘤和多中心巨淋巴结增生症
  - 其他协同因子
    - 肿瘤坏死因子 A
    - 白细胞介素 6
    - 碱性成纤维细胞生长因子
    - 血管内皮细胞生长因子
  - 传播方式不完全清楚
    - 成人男同性恋性行为（北美）
    - 母婴传播和儿童间传播（非洲和南欧）
    - 再激活可能在 IKS 中起作用
- 遗传
  - 经典 KS
    - 欧洲或地中海地区和德裔犹太人患者
  - 非洲 KS
    - 东非和中非
    - 是乌干达男性最常见、女性第二常见的癌症
- 伴发异常
  - 85% 肺受累的患者中可出现皮肤病变

分期、分级和分类

- 4 个不同类型
  - 经典、散发或地中海 KS（第一次描述）
  - 流行性或非洲 KS
  - AIDS-KS（最常见）
  - IKS
- AIDS-KS 分期
  - 肿瘤范围（T）
    - T0（低风险）：局灶肿瘤 [例如，KS 仅累及皮肤和（或）淋巴结，少许腭部疾病、口腔中扁平病灶]
    - L（高风险）：广泛的 KS
      - □ 1 个或多个如下病变：水肿、广泛口腔 KS、除淋巴结之外的脏器病灶
      - □ 肺 KS 预后差
  - 免疫状态（I）
    - I0（低风险）：CD4 细胞计数≥200 个 /mm^3
    - I1（高风险）：CD4 细胞计数 <200 个 /mm^3
  - 全身疾病状态（S）
    - S0（低风险）：无全身系统性疾病
      - □ 无机会性感染或鹅口疮病史
      - □ 无 B 症状（例如，不明原因的发热、盗汗、体重减轻、腹泻）
      - □ 生存质量评分标准（KPS）≥70
    - S1（高风险）：1 个或多个如下全身系统性疾病
      - □ 机会性感染或鹅口疮病史
      - □ 1 个或多个 B 症状
      - □ 生存质量评分标准（KPS）<70
      - □ 出现其他 HIV 相关疾病，例如神经系统疾病、或淋巴瘤

大体病理和手术所见

- AIDS-KS
  - 可没有皮肤病变
  - 内脏受累
    - 淋巴结（72%）、肺（51%）
    - 胃肠道（48%）、肝脏（34%）、脾脏（27%）
  - 全部病例中，胸部受累 45%

镜下表现

- 纺锤形基质细胞
- 异常的血管内衬细胞
- 裂隙样间隙中外渗的红细胞

临床要点

临床表现

- 最常见的症状 / 体征
  - 呼吸困难、咳嗽
  - CD4 淋巴细胞计数（<150~200 个 /mm^3）
- 其他症状 / 体征
  - 咯血，体重减轻

人口统计学表现

- 年龄
  - 经典 KS：50~80 岁
  - 非洲 KS：40~50 岁
- 性别
  - 经典 KS：男性∶女性 =（10~15）∶1
  - 非洲 KS：男性为主
  - AIDS-KS：同性恋或双性恋艾滋病男性患者
- 流行病学
  - 最常见 AIDS 相关肿瘤；高效抗逆转录病毒治疗（HAART）后发病率降低

自然病程和预后

- AIDS-KS 提示较短的生存期
  - 白种人同性恋男性患者的生存期较黑种人女性静脉吸毒者长
  - 既往或并存的机会性感染
  - 全身系统性症状（例如，不明原因发热 >2 周、体重减轻 >10%、腹泻或盗汗）
  - CD4 淋巴细胞计数（<100~300 个 /mm^3）
  - 胸腔积液
- 机会性感染是 80% AIDS-KS 患者的死因

治疗

- AIDS-KS：HAART ± 化疗
- IKS：减少免疫抑制治疗

诊断要点

影像解释要点

- 在 AIDS 的临床背景下，CT 上“火焰”状结节高度提示 KS

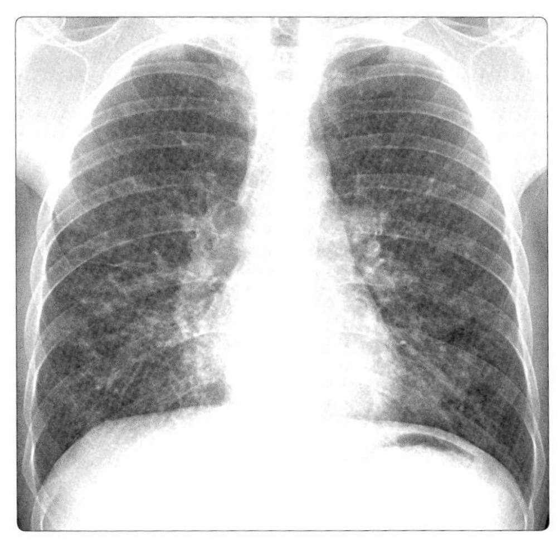

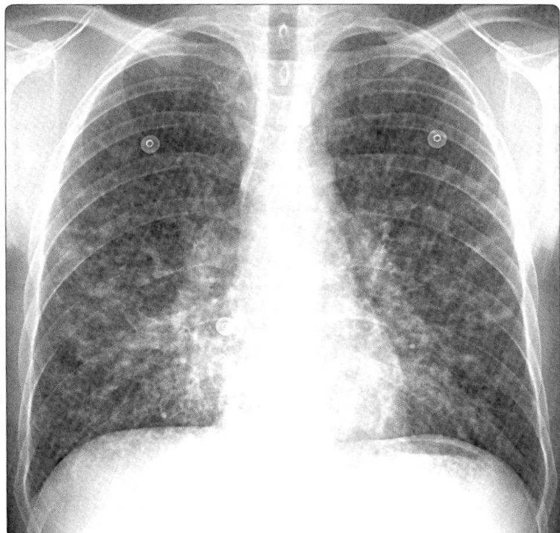

（左图）37 岁男性艾滋病患者，咳嗽，后前位胸片显示双肺弥漫不规则小结节。

（右图）同一患者 4 个月后，后前位胸片显示双肺结节明显增大增多。病变进展情况与该患者免疫抑制情况一致。

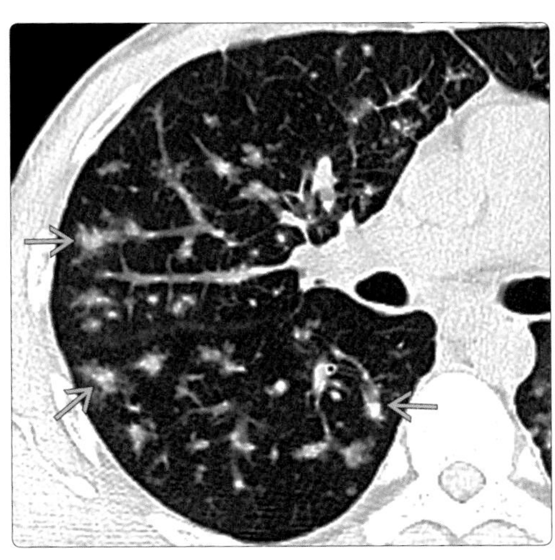

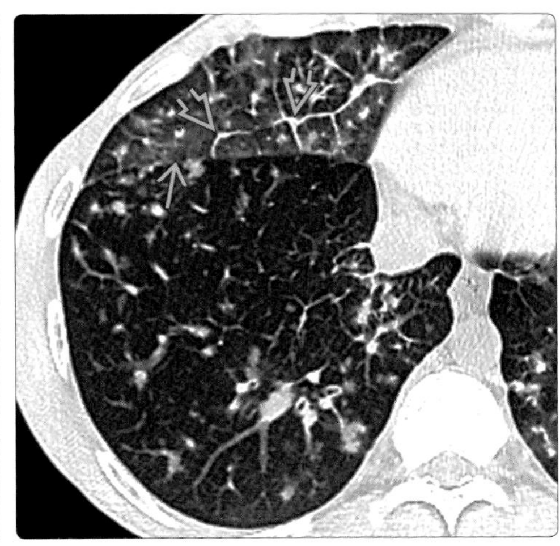

（左图）同一患者的横断位增强 CT 显示右肺大量不规则、边缘模糊的肺结节➡，伴有“火焰”状征象。支气管镜检查和活检确诊 AIDS-KS。

（右图）同一患者横断位增强 CT 显示右肺小叶间隔光滑和结节样增厚➡，以及片状磨玻璃密度影➡。支气管血管束周围和（或）小叶间隔增厚以及磨玻璃密度影等表现相对不常见。

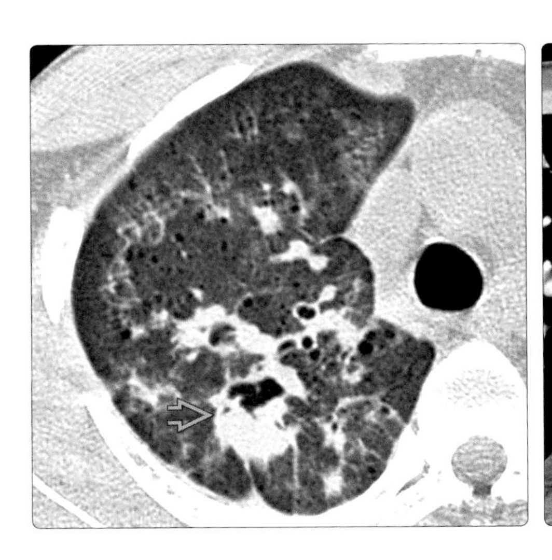

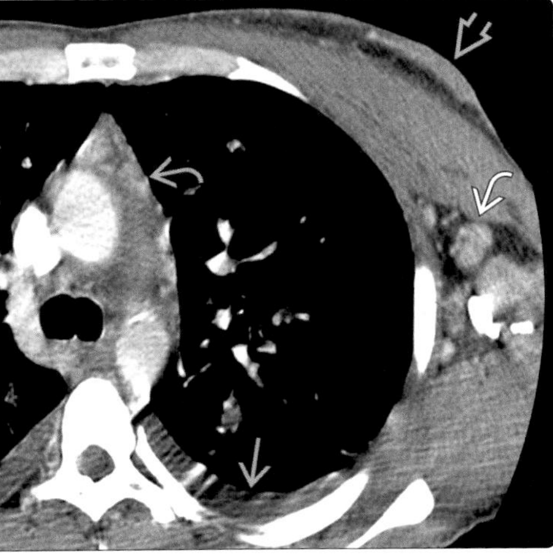

（左图）AIDS-KS 同时合并肺孢子菌肺炎患者，横断位平扫 CT 显示右肺上叶空洞性结节➡。空洞性病变常与反复感染有关。

（右图）AIDS-KS 患者，横断位增强 CT 显示双侧胸腔积液➡、明显的纵隔↪和腋窝↪强化的淋巴结、左前胸壁皮肤增厚➡。上述所有征象为 AIDS-KS 的特征性表现。

滤泡性支气管炎

关键要点

术语
- 滤泡性细支气管炎（FB）
- 以沿支气管壁的伴生发中心的淋巴滤泡为特征的病理过程

影像学表现
- CT
  - 小叶中央微小结节和“树芽”征
  - 磨玻璃密度影
  - 马赛克密度和呼气性空气潴留

主要鉴别诊断
- 淋巴细胞间质性肺炎
- 呼吸性细支气管炎
- 弥漫性误吸性细支气管炎
- 过敏性肺炎
- 病毒性细支气管炎

病理学表现
- 原发性或特发性滤泡性细支气管炎
- 继发性滤泡性细支气管炎更常见，可伴发
  - 结缔组织病
  - 免疫缺陷
  - 过敏反应
  - 感染
  - 暴露于尼龙、聚乙烯

临床要点
- 基础的结缔组织病：进行性加重的呼吸困难（最常见的症状）
- 免疫缺陷：复发性肺炎及呼吸困难
- 特发性：咳嗽

诊断要点
- 结缔组织病患者，临床上没有感染证据，CT 上存在小叶中央微结节时考虑滤泡性细支气管炎

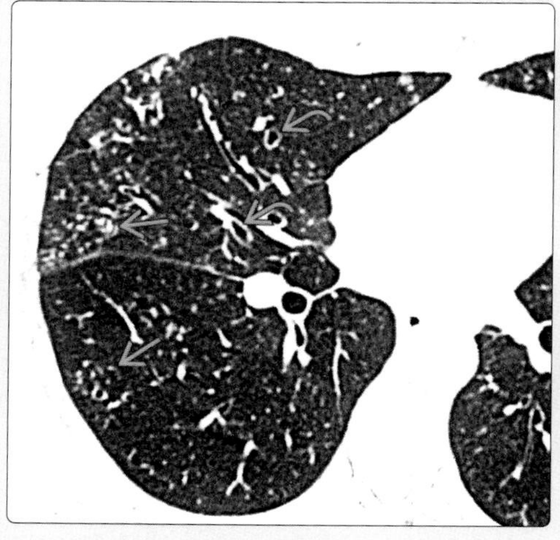

（左图）50 岁男性，类风湿关节炎和滤泡性细支气管炎患者，横断位 HRCT 图像显示伴有“树芽”征➡的小叶中央结节及支气管壁增厚➡。

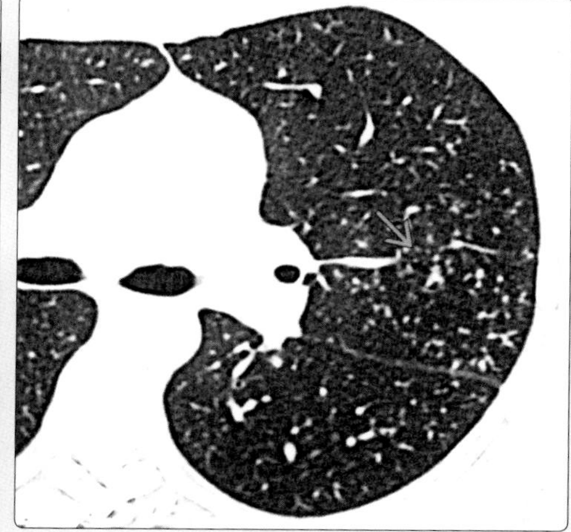

（右图）同一患者横断位 HRCT 图像显示左肺上叶小叶中央微结节➡。滤泡性细支气管炎影像表现无特异性，影像上存在小叶中央微结节，没有肺部感染症状时，应高度怀疑滤泡性细支气管炎。

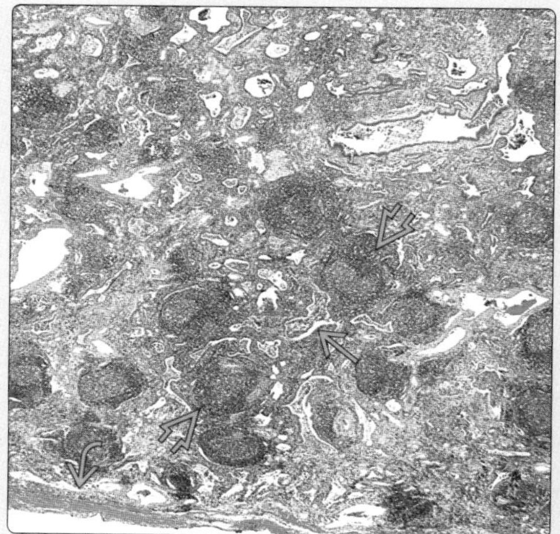

（左图）低倍显微镜下（HE 染色）图像显示滤泡性细支气管炎，以细支气管➡周围的生发中心➡为特征。这些生发中心与 HRCT 上小叶中央微结节相关。注意胸膜没有病灶➡是小叶中央分布的特征。

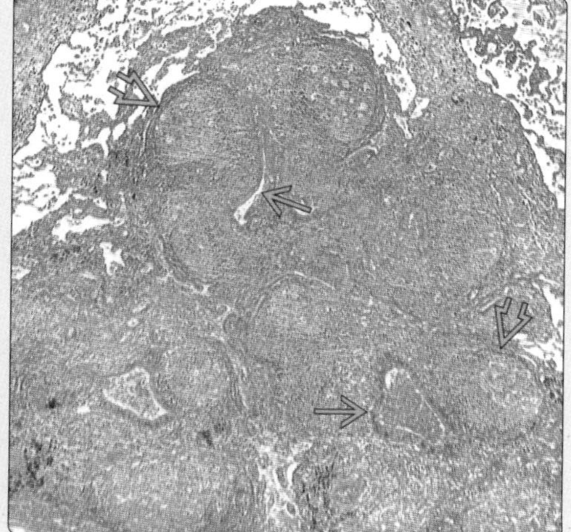

（右图）低倍显微镜下（HE 染色）图像显示滤泡性细支气管炎，以淋巴滤泡伴生发中心➡包绕并使邻近细支气管狭窄➡为特征。

滤泡性支气管炎

术语

缩写

- 滤泡性细支气管炎（FB）

同义词

- 细支气管结节状淋巴组织增生
- 支气管相关淋巴组织（BALT）增生

定义

- 以沿支气管壁的伴生发中心的淋巴滤泡为特征的病理过程

影像学表现

基本表现

- 最佳诊断思路
  - CT：小叶中央微结节
- 大小
  - 微结节直径 <3 mm
- 形态
  - 以小叶中央微结节为特征气道中心病变
    - 相对而言，淋巴细胞间质性肺炎（LIP）的微结节更弥漫
- 可伴发其他模式的弥漫性肺疾病
  - 小叶中央微结节可能不是主要表现
  - 继发性滤泡性细支气管炎：主要表现为基础疾病征象

X 线表现

- 胸片通常正常
- 异常表现为非特异性
  - 肺过度充气
  - 支气管壁增厚
  - 边界不清的小结节

CT 表现

- HRCT
  - 结节
    - 分布
      - 小叶中央（最常见）：双肺、弥漫
      - 支气管血管束周围和胸膜下（不常见）
      - 下叶为著
      - 微结节在磨玻璃密度区域更多
    - 大小
      - <3 mm（即微结节）（常见）
      - 3～10 mm
      - >10 mm（少见）
    - 密度
      - 磨玻璃或软组织密度
  - 磨玻璃密度影
    - 非节段性
  - “树芽”征
  - 少见表现
    - 支气管扩张
    - 支气管壁增厚
    - 马赛克密度
    - 呼气相 CT 空气潴留
    - 囊腔：部分阻塞的细支气管以外的肺泡腔过度充气膨胀所致
    - 纵隔或肺门淋巴结肿大

鉴别诊断

淋巴细胞间质性肺炎

- 小叶中央微结节
- 磨玻璃密度影
- 弥漫间质受累
- 淋巴细胞间质性肺炎（LIP）与滤泡性细支气管炎（FB）对比
  - LIP 和 FB 可同时存在
  - 肺内囊腔在 LIP 中更常见
  - 鉴别需活检

呼吸性细支气管炎和呼吸性细支气管炎间质性肺病

- 小叶中央结节
- 磨玻璃密度影
- 上肺区域为著
- 网状影［呼吸性细支气管炎间质性肺病（RB-ILD）］
- 外周支气管壁增厚（RB-ILD）
- 吸烟史

弥漫性误吸性细支气管炎

- “树芽”征和小叶中央微结节
- 支气管扩张
- 危险因素
  - 食管疾病（食管裂孔疝、贲门失弛缓症、胃食管反流病）
  - 影响吞咽和食管动力的神经系统损伤

过敏性肺炎

- 磨玻璃密度影
- 边界不清、小叶中央磨玻璃结节
- 马赛克密度、呼气相空气潴留
  - “肉冻”征：同时存在空气潴留、正常肺组织和磨玻璃密度影
- 支气管及细支气管壁增厚
- 囊腔
- 上叶区域为著的网状影（2 型）
- 不吸烟者

病毒性细支气管炎

- 小叶中央微结节
- 支气管壁增厚
- 实变
- 急性呼吸道感染的临床特征

弥漫性泛细支气管炎

- “树芽”征

- 支气管扩张和细支气管扩张
- 基底部及外周为著
- 严重的全组鼻窦炎
- 亚洲患者（尤其是韩国和日本）

缩窄性细支气管炎

- 支气管扩张
- 马赛克密度
- 呼气性空气潴留
- 偶发小叶中央微结节

病理学表现

基本表现

- 病因
  - 抗原刺激支气管相关淋巴组织产生多克隆淋巴组织增生
    - 原发或特发性滤泡性细支气管炎
      - 发病率差异大
    - 继发性滤泡性细支气管炎
      - 结缔组织病（类风湿关节炎、系统性红斑狼疮、干燥综合征）
      - 其他免疫性疾病［Evans 综合征（自身免疫性溶血性贫血和免疫性血小板减少症）、恶性贫血］
      - 免疫缺陷（AIDS、常见的各种免疫缺陷）
      - 高敏反应
      - 感染（耶氏肺孢子菌肺炎、军团菌肺炎、活动性肝炎）
      - 非特异性气道中心炎症（支气管扩张）
      - 尼龙、聚乙烯接触史
      - 肉芽肿性淋巴间质性肺病：细胞性间质性肺炎（肉芽肿性和淋巴组织增生性疾病组合，可能包括滤泡性细支气管炎）
    - 伴发的继发性组织病理学成分
      - 机化性肺炎（OP）
      - 非特异性间质性肺炎（NSIP）
      - 寻常性间质性肺炎（UIP）
- 病理学
  - 支气管相关淋巴组织（BALT）
    - 属于黏膜相关淋巴组织（MALT）的亚型
    - 正常肺组织中可不存在
    - 其发生依赖抗原刺激
  - 多克隆增殖与良性病变一致
  - 单克隆淋巴细胞增殖与淋巴瘤一致

镜下表现

- 增生的淋巴滤泡伴反应性细支气管周围生发中心
- 少量间质成分
- 与淋巴细胞间质性肺炎相似，但肺泡间隔及间质内淋巴细胞浸润范围更广泛
- 基于免疫组织化学的多克隆淋巴细胞
- 小叶间隔及脏层胸膜可见增生的淋巴滤泡
- 气道阻塞可导致肺炎、机化性肺炎或细支气管腔内中性粒细胞渗出
- 反应性淋巴滤泡染色显示泛 B 细胞标记物（CD20、CD79a）阳性
- 存在间质成分时泛 T 细胞标记物（CD3、CD5）染色阳性
- Bcl-2 在反应性生发中心染色缺失，但存在于间质 T 细胞中
- 基因重排（lgH-R）的聚合酶链反应（PCR）中存在多克隆模式

临床要点

临床表现

- 最常见的症状 / 体征
  - 基础结缔组织病
    - 进行性加重的呼吸困难（最常见的症状）
    - 结缔组织病的诊断通常在呼吸道症状出现之前
  - 免疫缺陷（先天性或获得性）
    - 复发性肺炎
    - 呼吸困难
  - 特发性滤泡性细支气管炎
    - 咳嗽
    - 外周嗜酸性粒细胞增多
- 其他症状 / 体征
  - 肺功能检测呈限制性、阻塞性或者混合性肺功能障碍

人口统计学表现

- 年龄
  - 根据临床表现（原发或继发）
    - 结缔组织病：40～50 岁
    - 免疫缺陷：青年或青少年
    - 特发性滤泡性细支气管炎：中年或老年患者

自然病史和预后

- 总体预后良好
- 年龄及基础疾病决定预后情况

治疗

- 特发性滤泡性细支气管炎
  - 对皮质类固醇反应好
- 继发性滤泡性细支气管炎
  - 涉及基础疾病的治疗
- 停用皮质类固醇后可能复发

诊断要点

影像解读要点

- 结缔组织病患者，临床上没有感染证据，CT 上存在小叶中央微结节时考虑

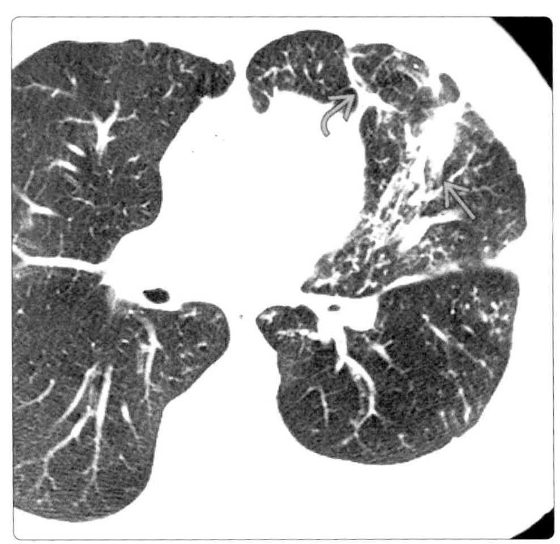

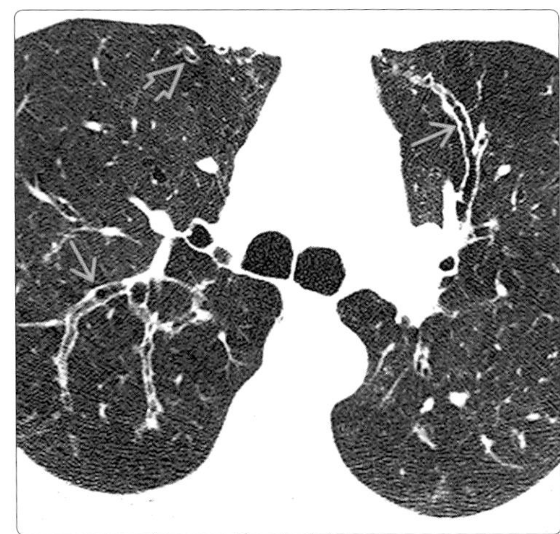

（左图）滤泡性细支气管炎患者，横断位HRCT图像显示支气管血管束周围阴影➡及实质带➡。

（右图）50岁男性，滤泡性细支气管炎患者，横断位HRCT图像显示双肺上叶支气管扩张➡及细支气管扩张➡。小叶中央微结节是滤泡性细支气管炎一种常见的影像异常，而支气管壁增厚和支气管扩张是非特异性和不常见的表现。

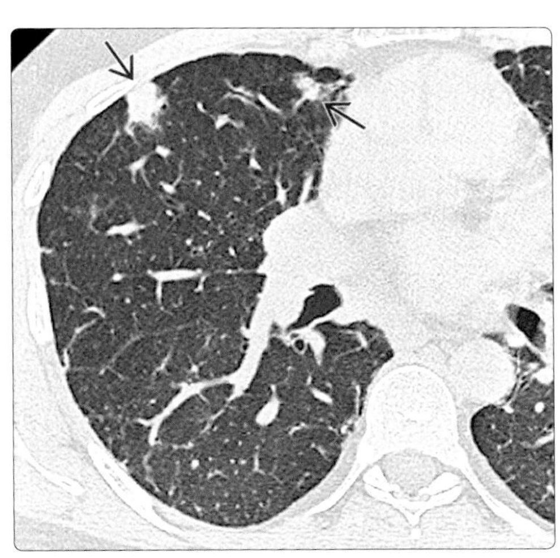

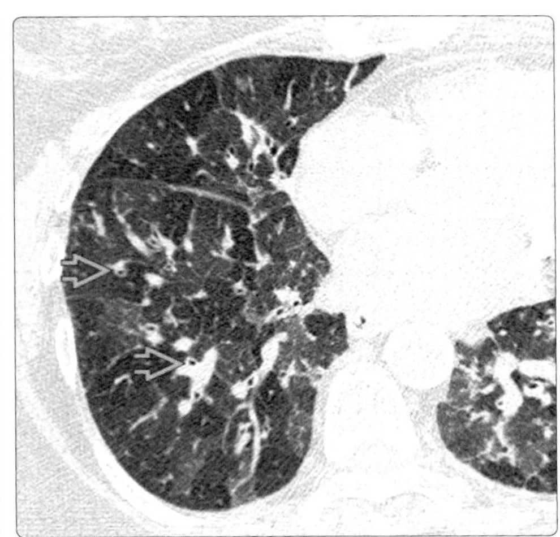

（左图）45岁女性，滤泡性细支气管炎患者，横断位HRCT图像显示右肺上叶胸膜下结节➡。直径>1 cm的结节是滤泡性细支气管炎患者不常见的CT表现。

（右图）42岁女性，滤泡性细支气管炎患者，横断位HRCT图像显示支气管壁增厚➡及小叶性空气潴留。和任何其他的细支气管炎一样，滤泡性细支气管炎通常伴有吸气相HRCT上马赛克密度和呼气相HRCT上空气潴留。

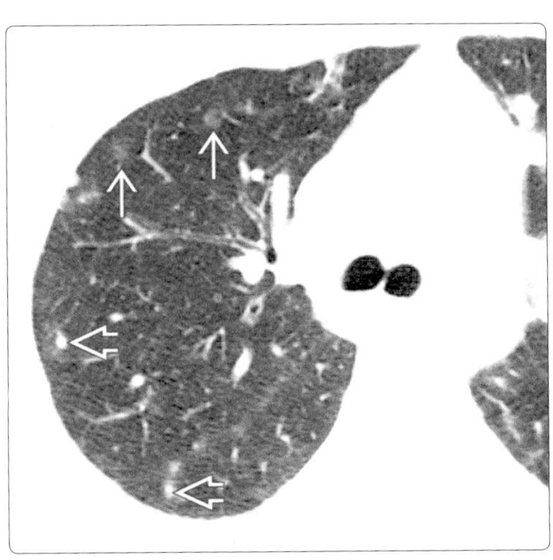

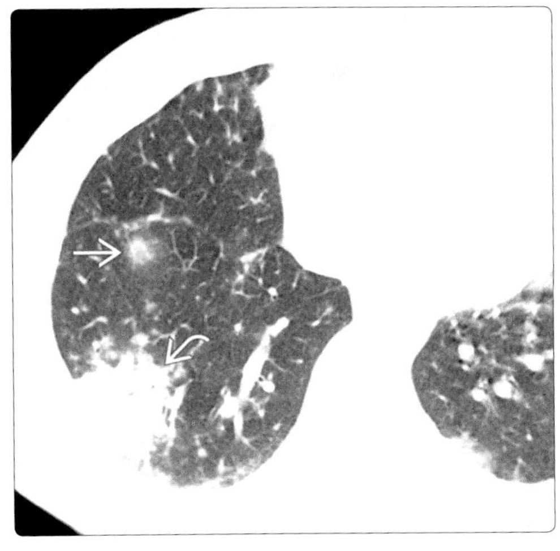

（左图）中年男性，滤泡性细支气管炎及机化性肺炎患者，横断位HRCT图像显示右肺上叶小的实性结节➡和磨玻璃密度结节➡。

（右）年轻男性，滤泡性细支气管炎及机化性肺炎患者，横断位HRCT图像显示右肺上叶胸膜下区肿块样实变➡和肺结节伴晕征➡。肿块或实变是滤泡性细支气管炎不常见的表现。

淋巴间质性肺炎

关键要点

术语

- 淋巴间质性肺炎（LIP）：反应性淋巴增生性疾病谱的一部分
  - 与全身性疾病相关（多为自身免疫性疾病）
- 疾病分类为罕见特发性间质性肺炎：<LIP 病例的 20%

影像学表现

- 平片
  - 胸膜下网格样改变
- CT
  - 磨玻璃密度
  - 边界不清的小叶中心结节
  - 支气管血管束增粗
  - 小叶间隔增厚
  - 胸膜下小结节
  - 薄壁囊腔

主要鉴别诊断

- 淋巴管肌瘤病
- Birt-Hogg-Dubé 综合征
- 过敏性肺炎
- 淀粉样变
- 滤泡性细支气管炎
- 轻链沉积病
- 肺朗格汉斯细胞组织细胞增多症

病理学表现

- 支气管相关淋巴组织（BALT）炎症性肺反应
- 遗传型 LIP

诊断要点

- 基底部以薄壁囊腔为主、磨玻璃密度影和小叶中心小结节的患者考虑 LIP

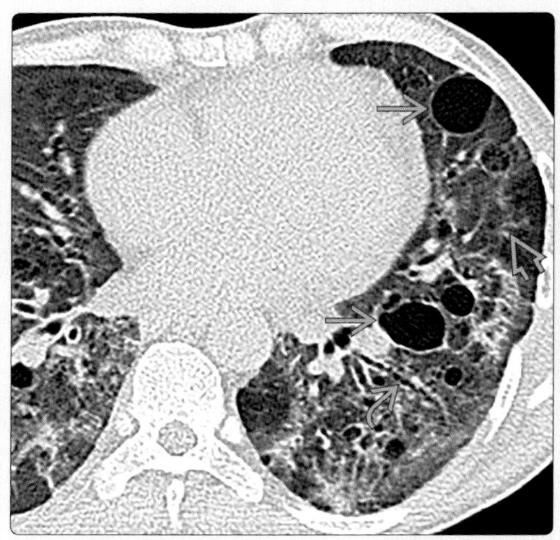

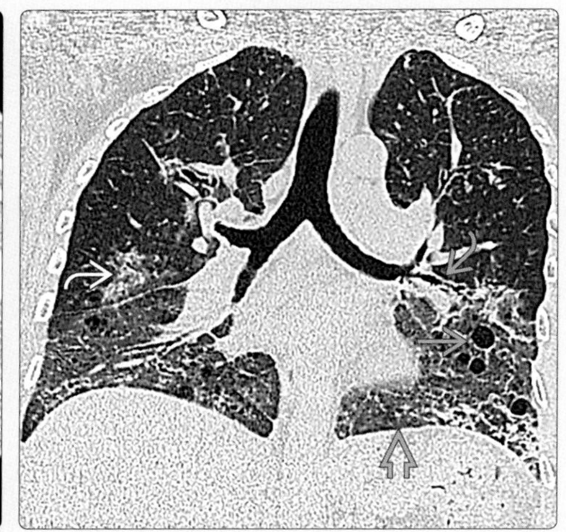

（左图）53 岁男性淋巴样间质性肺炎 Sjögren 综合征患者，横断位 HRCT 显示多发薄壁囊腔➡，磨玻璃密度➡，支气管血管增厚➡。淋巴间质性肺炎与自身免疫有关，特别是 Sjögren 综合征。

（右图）同一患者冠状位 HRCT 显示多发薄壁囊腔➡，双侧磨玻璃密度灶➡，支气管血管束增粗➡，支气管血管周围实变➡。

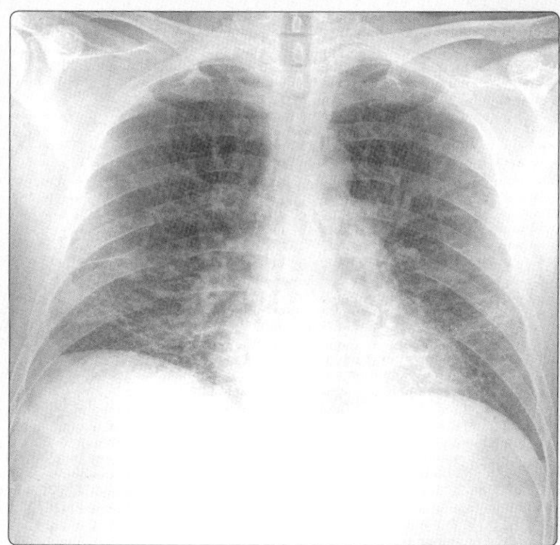

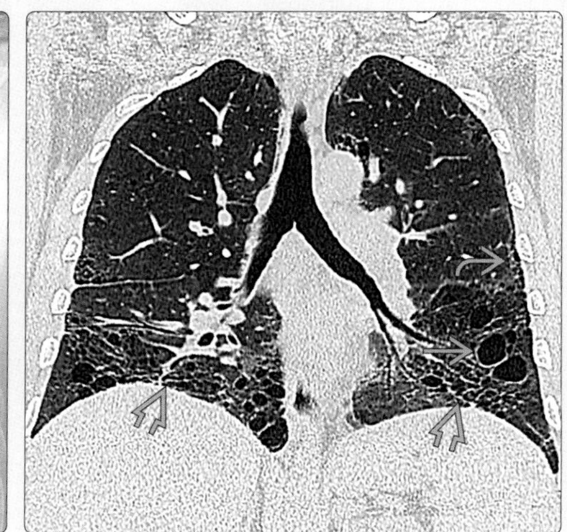

（左图）63 岁男性，特发性淋巴间质性肺炎患者，胸片显示双侧基底部为著的网格样改变。

（右图）同一患者的冠状位 HRCT 显示多发性薄壁囊腔灶➡，伴牵拉性支气管扩张➡和胸膜下网格样改变➡，伴弥漫性间质纤维化，在自身免疫性疾病中常见。

淋巴间质性肺炎

术语

缩略词
- 淋巴间质性肺炎（LIP）

同义词
- 淋巴间质性肺炎

定义
- 支气管相关淋巴组织（BALT）反应性炎症反应
- 反应性淋巴增生性疾病谱系中的临床病理
  - 与全身性疾病（通常是自身免疫性疾病）或感染有关
- 属于罕见的特发性间质性肺炎
  - 占比 < 20%

影像学表现

基本表现
- 最佳诊断思路
  - 薄壁囊腔灶
  - 小叶中心微结节
  - 磨玻璃密度灶
- 部位
  - 基底部为著

X 线表现
- 平片
  - 网格样或网格 – 结节样密度灶
    - 基底部为著
  - 边界不清
  - 磨玻璃密度 / 实变
    - 疾病进展

CT 表现
- HRCT
  - 磨玻璃密度
  - 边界不清的小叶中心结节
  - 支气管血管束增粗
  - 小叶间隔增厚
  - 胸膜下小结节
  - 薄壁囊腔（68%~82%）
    - 细支气管壁淋巴细胞浸润的球阀机制
    - 下肺为著
    - 数量很少
    - 直径 1~30 mm
    - 累及 <10% 的肺
  - 纵隔淋巴结肿
  - 少见表现
    - 较大结节（>10 mm）和（或）实变
      - 是否合并淋巴瘤
    - 钙化结节
    - 间质性异常
      - 网格样改变
      - “蜂窝”样改变
    - 支气管扩张和（或）细支气管扩张
    - 肺气肿

推荐的影像学检查方法
- 最佳影像检查方法
  - HRCT

鉴别诊断

淋巴管肌瘤病
- 以肺和淋巴间隙平滑肌细胞增生为特征的罕见肿瘤疾病
- 散发性（S-LAM）或伴有结节性硬化症（TSC）
- 绝经前女性
- 弥漫性薄壁肺囊腔灶
- 乳糜性胸腔积液
- 肾血管平滑肌脂肪瘤
- 纵隔和腹膜后淋巴管平滑肌瘤

Birt-Hogg-Dubé 综合征
- 由卵泡素（*FLCN*）基因突变引起的罕见遗传性疾病
- 肺囊肿
  - 基底部为著
  - 纵隔旁囊肿数量不成比例
- 皮肤损伤
  - 面部丘疹（纤维毛囊瘤或毛虫肉瘤）
- 肾脏肿瘤
  - 范围从良性的嗜酸细胞瘤到恶性肿瘤

过敏性肺炎
- 罕见的、随机囊腔灶
- 局部空气潴留

淀粉样变
- 细胞外沉积异常不溶蛋白质
- 系统性或局部性
- 薄壁肺囊肿
  - 罕见
  - 外围优势
  - 与 Sjögren 综合征或黏膜相关淋巴组织淋巴瘤有关（MALT）
- 钙化结节

轻链沉积病
- 单克隆轻链在肾脏和其他器官（肺）中的沉积
- 肺囊肿
  - 肺血管位于囊肿壁内和（或）穿越囊肿
- 肺结节

滤泡性细支气管炎
- 病理过程以淋巴滤泡和生发中心沿支气管壁为特征
- 特发性或继发性
- 薄壁肺囊肿
  - 罕见
  - 梗阻细支气管远端过度扩张引起的腔隙

- 小叶中央微结节
- 支气管壁增厚

肺朗格汉斯细胞组织细胞增多症

- 囊性病变，与吸烟有关的疾病谱
- 最初支气管血管周围结节灶，进展为空腔灶
  - 结节形状特异
- 上叶为著，下叶相对累及少

病理学表现

基本表现

- 病因
  - BALT 的肺部炎性反应
  - 确切的发病机制尚不清楚
  - 与人白细胞抗原 D 相关（HLA-DR）异常表达，转化生长因子 - β 分泌增多
- 基因
  - 遗传性 LIP 易感性
    - 常染色体显性，不完全外显
- 相关异常
  - 丙种球蛋白异常血症
    - 多克隆性高丙种球蛋白血症
  - 自身免疫性疾病
    - Sjögren 综合征
      - 1% 的 Sjögren 综合征患者发展为 LIP
      - 25% 的 LIP 与 Sjögren 综合征相关
    - 系统性红斑狼疮
    - 类风湿关节炎
    - 原发性胆汁性肝硬化
    - 多发性肌炎
  - 感染
    - 人体免疫缺陷病毒
      - 获得性免疫缺陷综合征（艾滋病）：13 岁以下
    - EB 病毒
    - 嗜肺军团菌
  - 其他异常
    - 异基因骨髓移植
    - 肺泡微石症
    - 肺泡蛋白沉积症
    - Castleman 病（多中心）
    - 常见可变免疫球蛋白缺乏症

镜下表现

- 弥漫性间质细胞浸润，使小叶间隔和肺泡间隔扩大和变宽
  - 多种浸润：小淋巴细胞、免疫母细胞、浆细胞和组织细胞的混合
  - 表达 CD3 的 T 细胞
- 反应性淋巴滤泡
  - 沿细支气管淋巴细胞浸润的细支气管周围区
  - 表达 CD20 的 B 淋巴细胞
- 多核巨细胞和（或）分化不良的非坏死性肉芽肿
  - 不显眼，松散分布
- 间质纤维化和“蜂窝”状改变
  - 疾病后期

临床要点

临床表现

- 最常见的症状 / 体征
  - 潜伏性（诊断前 2 个月至 12 年出现症状）
  - 劳力性呼吸困难
  - 干咳
- 其他症状 / 体征
  - 胸痛
  - 全身症状（发热、体重减轻、盗汗）
  - 相关的症状
  - 无症状者偶然发现
- 肺功能检查
  - 通气障碍
  - 肺弥散量下降

人口统计学表现

- 年龄
  - 根据基础疾病而有所不同
    - 30~60 岁（特发性或系统性疾病相关）
    - 艾滋病相关最常见于儿童
- 性别
  - 男性：女性 = 1 ：2.75
    - 男性更容易患特发性 LIP
    - 女性更容易发生与自身免疫性疾病相关的 LIP

自然病史和预后

- 预后多样
  - 良性
    - 无症状
  - 并发症
    - 相关感染
    - 肺纤维化
    - 转化为淋巴瘤
      - Sjögren 综合征患者
      - 罕见且有争议

治疗

- 基于基础条件的管理
  - 类固醇
    - 稳定或改善（50%~60% 的患者）
  - 其他免疫抑制剂（环磷酰胺、利妥昔单抗、羟化氯喹）
    - 不同反应

诊断要点

考虑的诊断

- 在适当的临床情况下，对基底部薄壁囊腔、磨玻璃密度影和小叶中心小结节患者应考虑 LIP

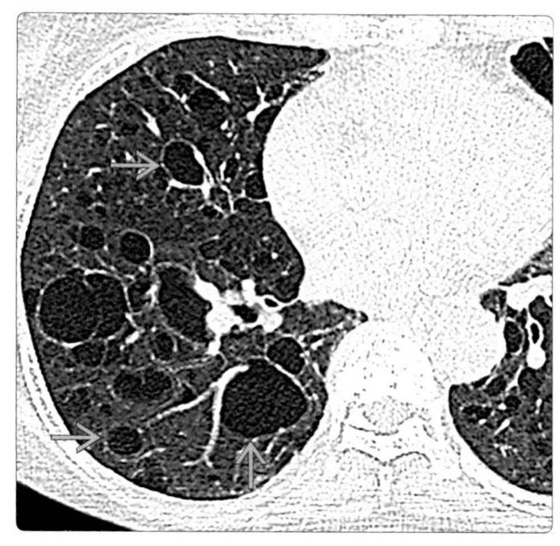

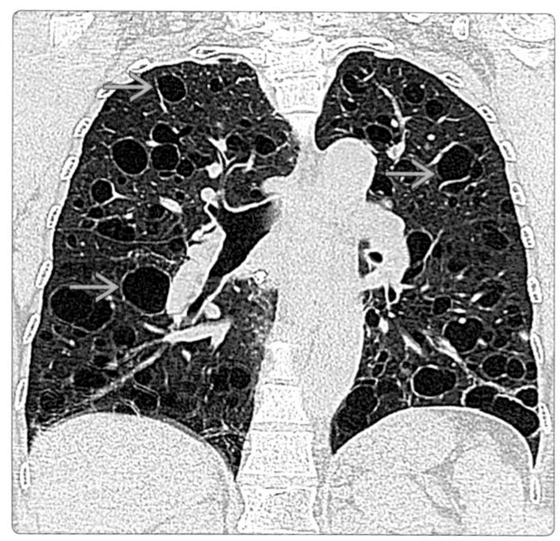

（左图）48 岁女性患者，临床诊断为淋巴间质性肺炎和类风湿关节炎，横断位 HRCT 显示双侧弥漫性薄壁囊腔灶→，大小不一。

（右图）同一患者冠状位 HRCT 显示肺内大量薄壁囊腔灶→，大小不等，其中大部分与血管结构有关。淋巴间质性肺炎在自身免疫疾病患者中很常见，Sjögren 综合征和类风湿关节炎是两种最常见的相关疾病。

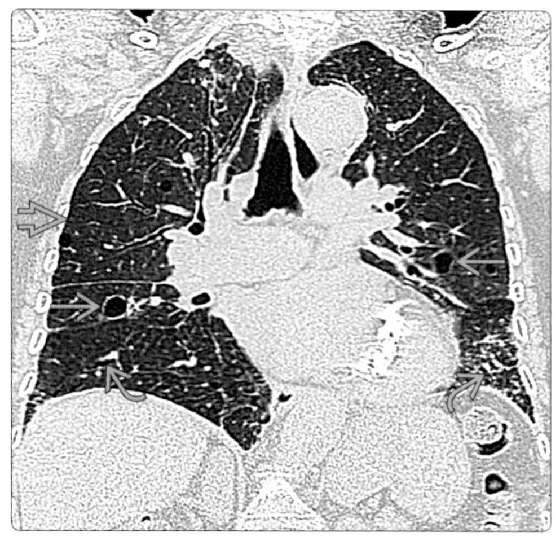

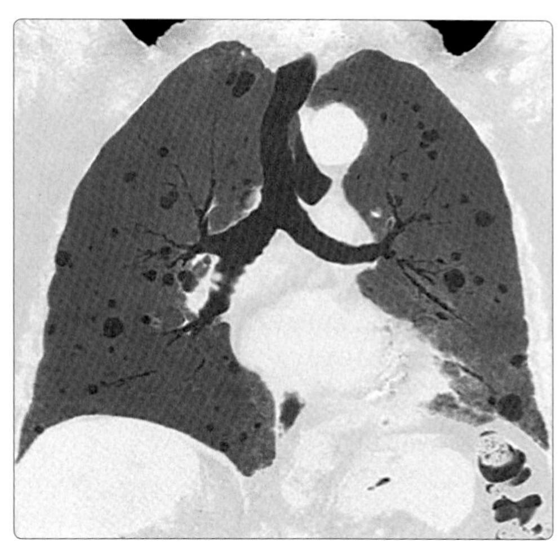

（左图）70 岁男性患者，临床诊断为淋巴样间质性肺炎 Sjögren 综合征，冠状位 HRCT 表现为多发薄壁囊腔灶→，磨玻璃密度灶及小叶中心小结节⇨，支气管血管束增粗↪。

（右图）同一患者的冠状位 HRCT MinIP 重建图像有助于突出淋巴间质性肺炎的囊腔灶。鉴别诊断包括其他囊性肺疾病，如淋巴管平滑肌瘤病、轻链沉积病和 Birt-Hogg-Dubé 综合征。

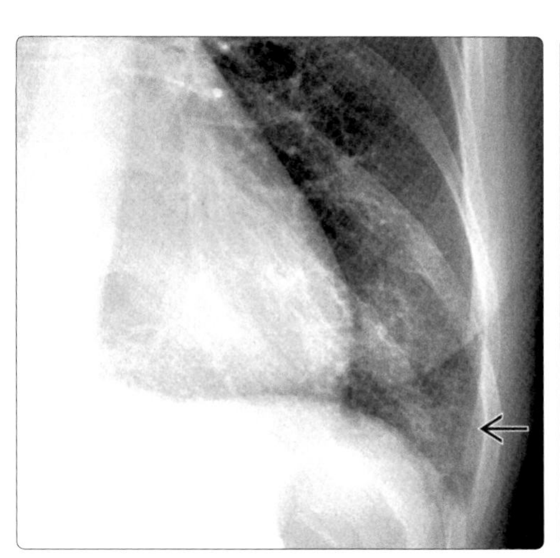

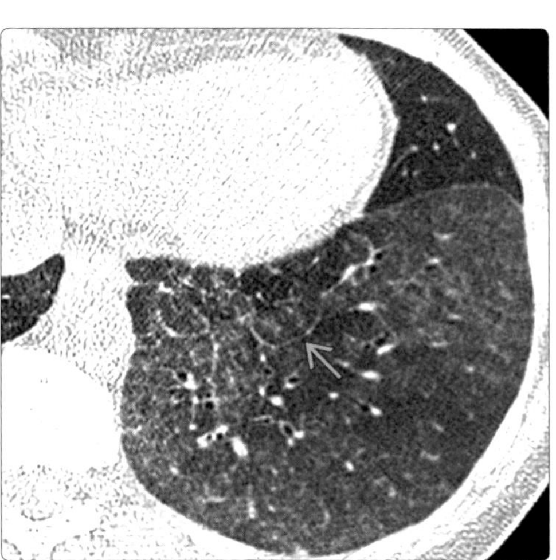

（左图）Sjögren 综合征和淋巴间质性肺炎患者后前位胸片显示左下肺基底部线样高密度影→。

（右图）同一患者横断位 HRCT 显示下叶弥漫性磨玻璃影，小叶间隔光滑、增厚→。虽然囊腔样改变是淋巴样间质性肺炎的特征性表现，但在少数患者囊腔灶可能很少，甚至没有。

结节性淋巴组织样增生

关键要点

术语

- 结节性淋巴组织样增生（NLH）
- 反应性结节性淋巴样增生，表现为肺结节 / 肿块

影像学表现

- 平片
  - 肺结节：散在分布或界限不清，孤立性（65%），多发（35%）
  - 可能出现空气支气管征
- CT
  - 实性或磨玻璃密度的肺结节
  - 结节可表现为空气支气管征
  - 淋巴结肿（罕见）
  - 胸腔积液（罕见）
- PET/CT：病变显示 FDG 摄取（SUV=2.5）

主要鉴别诊断

- 低级别 B 细胞淋巴瘤
- 淋巴间质性肺炎
- 滤泡性细支气管炎

病理学表现

- 边界清晰的灰色至白褐色结节
- 丰富的反应性生发中心伴滤泡浆细胞碎片
- 经常出现不同程度的滤泡间纤维化

临床要点

- 症状 / 体征
  - 无症状（大部分）
  - 咳嗽、呼吸困难、胸膜炎性胸痛
- 预后良好
  - 手术切除治疗
  - 如果不治疗，可能会恶化

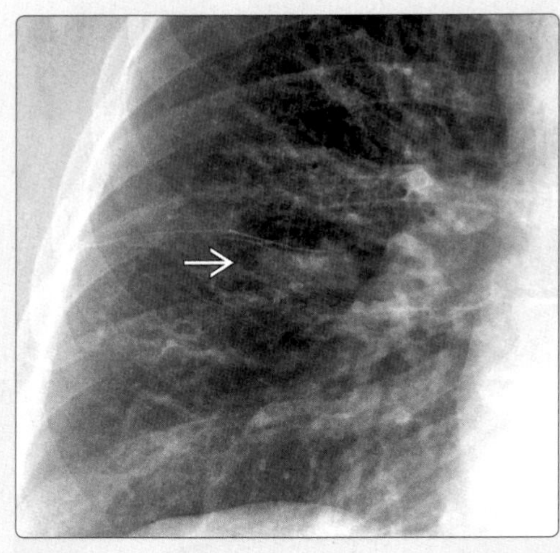

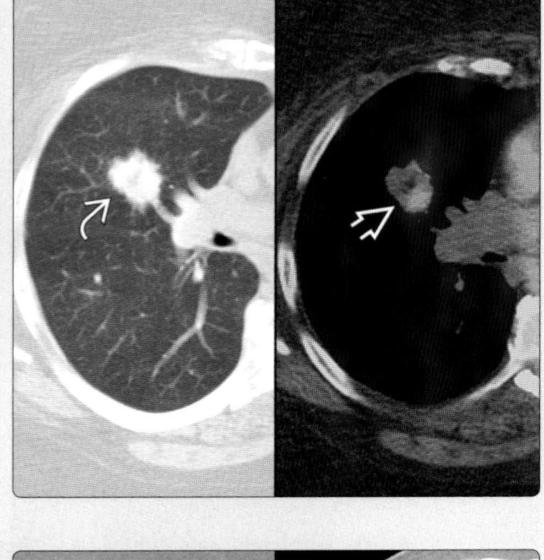

（左图）一名无症状结节性淋巴样增生（NLH）患者，后前位胸片显示右肺中叶可见一个边界不清的软组织密度结节→。

（右图）同一患者横断位平扫 CT（左）和融合 FDG 的 PET/CT（右）合成图像显示中叶支气管血管周围一实性结节↗，可见毛刺征，显示中度 FDG 活性⇨融合 PET/CT。孤立性肺结节是这种淋巴增生过程最常见的影像学表现。

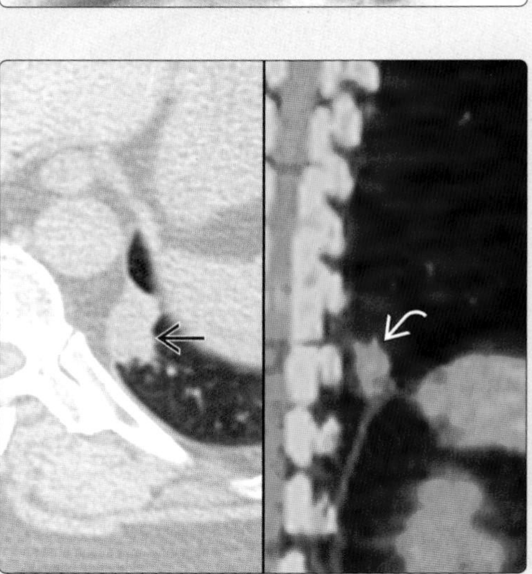

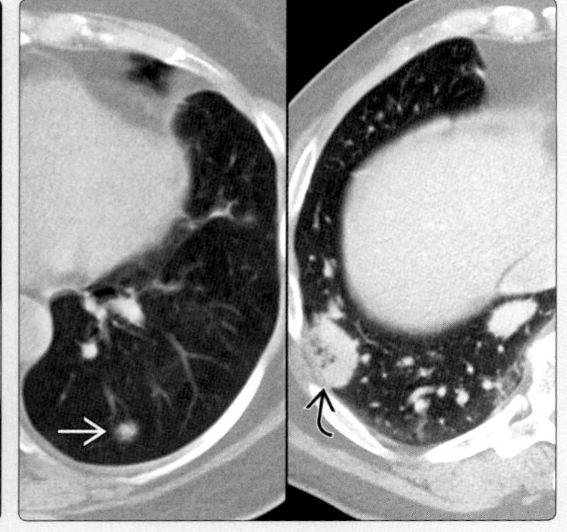

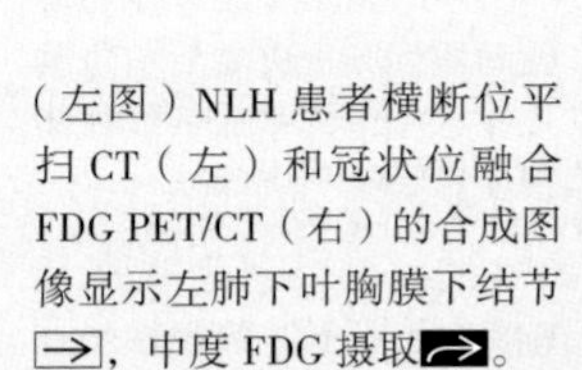

（左图）NLH 患者横断位平扫 CT（左）和冠状位融合 FDG PET/CT（右）的合成图像显示左肺下叶胸膜下结节→，中度 FDG 摄取↗。

（右图）2 例不同 NLH 患者的横断位平扫 CT 合成图像显示小实性和亚实性结节→（左）和多个较大的散在分布的结节↗其内伴有空气支气管征（右）。NLH 常见的影像学表现为多发结节伴或不伴空气支气管征。

结节性淋巴组织样增生

术语

缩写

- 结节性淋巴样增生

定义

- 反应性结节性淋巴样增生，表现为肺结节 / 肿块

影像学表现

基本表现

- 部位
  - 胸膜下或支气管周围
- 大小
  - 2~4 cm 结节
- 形态
  - 散在分布或界限不清的结节或肿块

X 线表现

- 肺结节
  - 实性肺结节
  - 孤立性肺结节（65%）
  - 多发性结节（35%）
  - 肺结节内的空气支气管征

CT 表现

- 肺结节
  - 实性或磨玻璃密度
  - 内部空气支气管征
- 淋巴结肿（罕见）
- 胸腔积液（罕见）

核医学表现

- PET/CT
  - 结节表现为 FDG 摄取（SUV=2.5）

鉴别诊断

低级别 B 细胞淋巴瘤

- 相似的影像表现
- 组织学、免疫组织化学和分子特征有助于鉴别诊断

淋巴间质性肺炎（LIP）

- CT 表现：囊肿和磨玻璃密度灶
- 病理：弥漫性网状结节或小结节浸润

滤泡性细支气管炎

- CT 显示小叶中心微结节

病理学表现

基本表现

- 病因
  - 病因不详
  - 大多数病例与自身免疫性疾病、免疫缺陷或既往病毒感染有关；与滤泡性细支气管炎和 LIP 有关
- 以前称为假性淋巴瘤
  - 一些病例可能表现为支气管相关淋巴组织的低级别 B 细胞淋巴瘤（BALT）
  - NLH 认为这是一种具有特定组织学、免疫表型和基因型标准的反应性疾病
    - 免疫组织化学和分子研究对于明确诊断可能是必要的

大体病理和手术所见

- 边界清晰的灰色至白褐色结节
- 多发结节（约 30%）
- 胸膜下或支气管周围分布
- 纵隔和（或）肺门淋巴结肿（约 30%）

镜下表现

- 丰富的反应性生发中心和滤泡间浆细胞碎片
  - 反应性生发中心可沿肺泡间隔发生
- 淋巴上皮病变
- 经常出现不同程度的滤泡间纤维化
- 偶尔出现巨细胞（罕见）
- 斑块样胸膜受累

免疫组织化学与分子研究

- 反应性淋巴滤泡 B 细胞标记染色阳性（CD20CD79-a）
- 滤泡内淋巴细胞染色 T 细胞标记阳性（CD3，CD43，CD5）
- 浆细胞多克隆 PCR 分析，κ - 光链和 λ - 光链染色阳性
- 与低级别 B 细胞淋巴瘤不同，淋巴细胞没有 CD20 和 CD43 的共表达

临床要点

临床表现

- 最常见的症状 / 体征
  - 在无症状患者偶然发现
  - 咳嗽
  - 呼吸困难
  - 胸膜炎性胸痛

人口统计学表现

- 年龄
  - 平均年龄：60 岁（19~80 岁）
- 性别
  - 发病率：女性 : 男性 = 4 : 3

自然病史和预后

- 预后良好

治疗

- 手术切除
- 如不处理可能进展

移植后淋巴增生性疾病

关键要点

术语
- 移植后淋巴增生性疾病（post-transplant lymphoproliferative disease, PTLD）

影像学表现
- 胸内 PTLD
  - 最常见于肺移植
  - 也常见于心 / 肺联合和心脏移植
- 平片
  - 结节或肿块（50%）是最常见的征象
  - 肺门和纵隔淋巴结肿大也很常见
  - 实变
  - 并发胸腔积液
- CT
  - 鉴别平片上不可见的肺部疾病和淋巴结肿大
  - 纵隔淋巴结肿大（10%～50% 的患者是胸内 PTLD）

主要鉴别诊断
- 真菌性肺炎
- 隐源性机化性肺炎
- 肺癌
- 转移瘤

病理学表现
- 与 EB 病毒（Ebstein-Barrvirus, EBV）感染有关
- 免疫抑制导致 EB 病毒感染的细胞增殖，从而可能变成单克隆细胞和恶性细胞

临床要点
- 治疗：减少免疫抑制（尤其是减少环孢素剂量）

诊断要点
- 移植接受者出现新的肺部肿块和（或）实变影时，考虑感染、PTLD 和肺癌

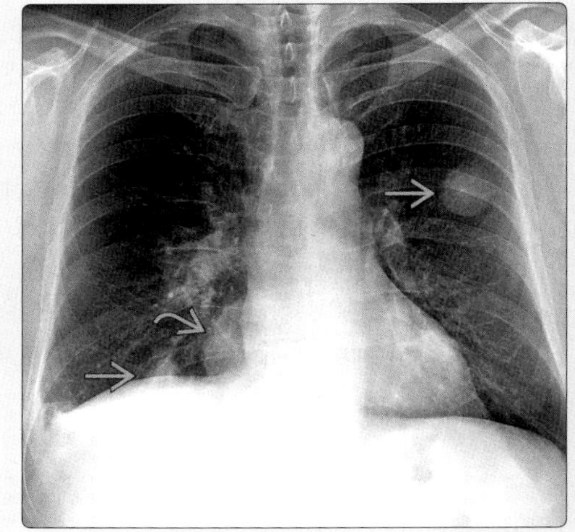

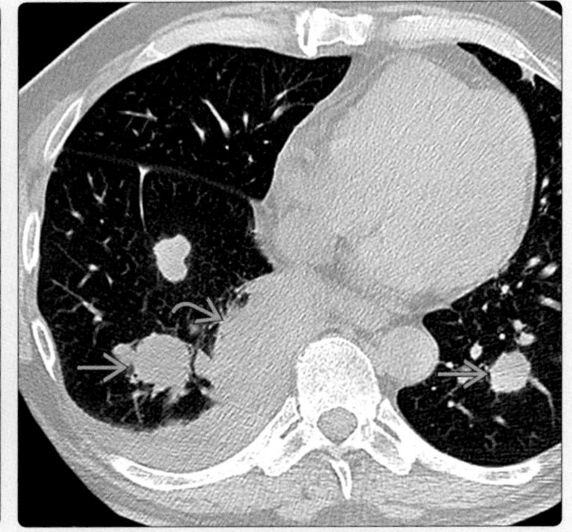

（左图）肝移植后出现移植后淋巴增生性疾病的患者，后前位胸片显示双肺结节→及右下肺肿块↗。

（右图）同一患者的横断位平扫 CT 显示，双肺多发结节→和右肺下叶肿块↗。注意右侧胸腔积液。单个或多个肺结节和（或）肿块是移植后淋巴增生性疾病最常见的胸内表现。

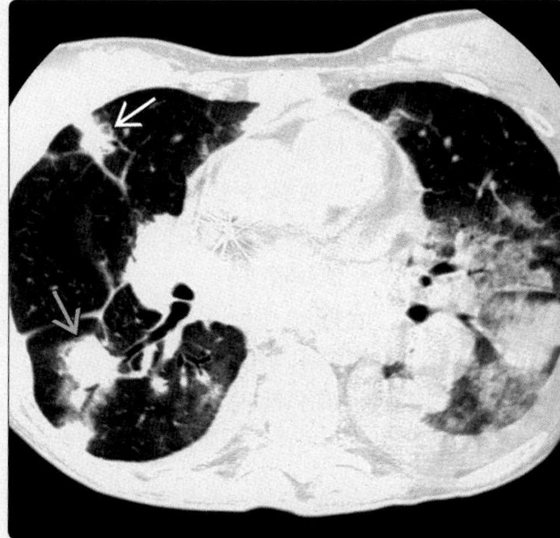

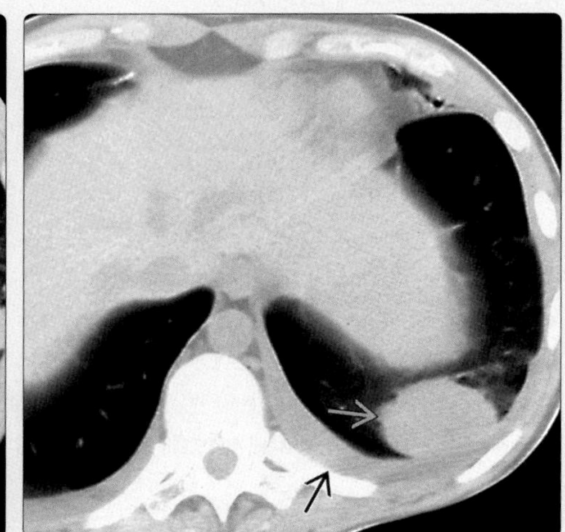

（左图）横断位平扫 CT 显示双侧实变影→、结节影➡和少量胸腔积液。实变是移植后淋巴增生性疾病的不常见征象，约占报告病例的 10%。

（右图）一名移植后淋巴增生性疾病患者，横断位平扫 CT 显示左肺下叶孤立性肿块→和少量胸腔积液➡。孤立性肺结节或肿块是最常见的胸部表现之一。

术语

缩写
- 移植后淋巴增生性疾病（PTLD）

同义词
- 移植后淋巴增生性障碍

定义
- B 细胞、T 细胞或 NK 细胞的移植疾病通常与 EBV 感染有关
- 移植后发生的类似霍奇金淋巴瘤的肿瘤也包括在定义中

影像学表现

基本表现
- 最佳诊断思路
  - 单发或多发肺结节或肿块
  - ± 纵隔和肺门淋巴结肿大；± 实变影
- 部位
  - 受累部位（如肺、肝、肠、肾）因移植器官而异
    - 胸部受累常见部位：肺移植 > 心 / 肺联合移植 > 心脏移植 > 肝脏移植 > 肾脏移植

X 线表现
- 结节或肿块是胸内最常见征象
  - 孤立性肺结节或肿块（50%）
    - 边界光滑或不规则
    - 平均大小：2~3 cm（范围：3~5 cm）
    - 空洞罕见
    - 生长速度各异，通常进展缓慢
  - 多发肺结节或肿块
    - 与孤立性病灶特征相似
    - 随机分布，无肺叶偏好
- 实变
  - 多发实变病灶（7%~10% 的肺移植患者伴发 PTLD）
  - 通常为肺亚段
  - 以空气支气管征定位支气管血管位置
  - 结节和实变可同时存在
    - 典型的 PTLD 是结节为主或实变为主
- 胸部淋巴结受累
  - 肺门和纵隔淋巴结肿大（10%~50%）
    - 通常为气管旁、前纵隔、主肺动脉窗淋巴结
    - 大小范围：1.0~7.5 cm；35 例胸内 PTLD 患者的平均大小为 2.0 cm
    - 很少有包绕纵隔血管的大肿块（10%）
  - 支气管相关淋巴组织（bronchus-associated lymphoid tissue, BALT）的淋巴结受累；气道狭窄
- 在适当情况下，肺结节 / 实变 + 淋巴结肿大高度提示 PTLD
- 胸膜受累
  - 胸腔积液可伴有其他形式的胸部受累

CT 表现
- 增强 CT
  - 平片上结节或淋巴结肿大不明显
  - 结节或肿块（最常见的胸内表现）
    - ± 中心低密度和 CT 晕征
    - 通常位于支气管血管周围或胸膜下区域
  - 纵隔淋巴结肿大（10%~50% 的胸内 PTLD 患者）
    - 通常伴有肺结节或实变
  - 磨玻璃影、小叶中心结节、薄壁囊肿：提示淋巴间质性肺炎（LIP）
  - 胸腺受累罕见；PTLD 相对特异
  - 心包增厚或积液（10%）
  - 食管壁增厚
  - 胸壁肿块

核医学表现
- PET
  - 尤其适用于评估隐匿性结外受累
  - 更具侵袭性的 PTLD；通常整体 SUV 值更高

推荐的影像学检查方法
- 最佳影像检查方法
  - CT 特征为肺部异常和胸部淋巴结肿大
- 推荐的检查序列与参数
  - 颈部、胸部、腹部和盆腔的增强 CT：多发淋巴结和结外部位的广泛疾病
  - PET/CT 用于评估隐匿性疾病

鉴别诊断

真菌性肺炎
- 感染的临床症状
- 通常伴有胸腔积液
- 结节边界不清，比 PTLD 更常见空洞
- 早期血管侵袭性曲霉菌感染可见 CT 晕征

机化性肺炎
- 通常分布于实性器官移植受者的外周、支气管旁和基底部；干细胞移植受者的上肺
- 局灶性类圆形实变
- 常见空气支气管征
- 对类固醇反应良好

肺癌
- 增强 CT 上不均匀强化的软组织肿块
- 可能与 PTLD 无法区分
- 通常需要活组织检查来确定诊断

转移瘤
- 双肺多发结节或肿块
- 纵隔和肺门淋巴结肿大
- 移植接受者：继发于长期免疫抑制治疗的恶性肿瘤风险可能升高

弥漫性肺泡出血
- 弥漫性肺实质阴影；通常不是结节
- 可能与咯血和贫血有关

病理学表现

基本表现
- 病因
  - 通常与 EBV 感染有关
    - 使用环孢菌素进行免疫抑制，导致 EBV 感染的细胞无限制增殖
    - 可能变成单克隆性和恶性的
  - EBV 是疱疹病毒
    - 几乎 100% 的成人血清反应呈阳性
    - 单克隆感染的临床症状
    - 青少年和成人感染性单核细胞增多症的临床综合征
    - EBV 血清阳性是 PTLD 进展的最重要的危险因素
    - EBV 阳性供体和 EBV 阴性受体发生 PTLD 的风险为 25%～50%
- PTLD 被认为是从良性淋巴样多克隆增生逐步进展为明显的淋巴瘤
  - 在疾病进展成侵袭性之前进行早期诊断很重要
- 结外 PTLD（2/3 患者）
  - 头颈部：Waldeyer 环（鼻咽、口咽、扁桃体）
  - 食管 / 肠壁增厚
  - 脾大
  - 肝：局部低密度肿块（直径 1～4 cm）或弥漫性肝脏浸润
  - 中枢神经系统：局灶性轴内肿块
- 淋巴结 PTLD（1/3 患者）
  - 任何淋巴结组的淋巴结肿大：腹膜后、肠系膜、腋窝

分期、分级和分类
- 分类
  - 早期（反应性增生）
  - 多形性（多克隆）
  - 单形性（单克隆 B 细胞或 T 细胞）
  - 淋巴瘤
    - 经典霍奇金淋巴瘤
    - B 细胞非霍奇金淋巴瘤
    - T 细胞非霍奇金淋巴瘤

镜下表现
- 分类
  - 浆细胞增生
    - 最常见于口咽部或淋巴结
    - 通常是多克隆的
  - 多形性 B 细胞增生症与淋巴瘤
    - 淋巴结或结外部位
    - 通常是单克隆的
  - 免疫母细胞淋巴瘤或多发性骨髓瘤
    - 广泛性疾病
    - 单克隆的

临床要点

临床表现
- 最常见的症状 / 体征
  - 局部症状 / 体征取决于疾病所累及的器官
  - 感染性单核细胞增多症样症状（20%）
  - 扁桃体炎、鼻窦炎、中耳炎
  - 淋巴结肿大
- 其他症状 / 体征
  - 无症状的：影像学随访中偶然发现

人口统计学表现
- 年龄
  - 可发生于任何年龄：儿童发病率最高
- 流行病学
  - 发生率因移植类型而异
    - 多脏器移植（13%～33%）
    - 肠移植（7%～11%）
    - 心肺移植（9.4%）
    - 肺移植（2%～8%）
    - 心脏、胰腺或肝移植（1%～5%）
    - 造血干细胞移植（供体 B 细胞）或肾移植（<1%）
  - 发病率与免疫抑制程度相关（即较高的免疫抑制等于较高的 PTLD 风险）

自然病史和预后
- 移植后 1 年内最常见（60%）
- 最近的数据表明，PTLD 进展的时间间隔较长（36～40 个月）
- 移植后 5 年不常见（<10%）
- 如果不治疗会致命；死亡率为 20%
- 不良预后因素
  - 早期发病、感染性单核细胞增多症样表现、疾病范围、中枢神经系统受累、单克隆肿瘤、T 细胞来源（90% 为 B 细胞来源）

治疗
- 减少免疫抑制剂（尤其是减少环孢菌素剂量）
  - 接受 PTLD 治疗可能会出现移植排斥反应
  - 可能需要重新移植
- 如果减少免疫抑制剂失败，使用利妥昔单抗
  - 抗 B 细胞受体的单抗
- 对侵袭性疾病进行化疗、放疗或手术

诊断要点

考虑的诊断
- 移植受者具有新发肺部肿块和（或）实变或胸内淋巴结肿大，考虑感染、PTLD 和肺癌

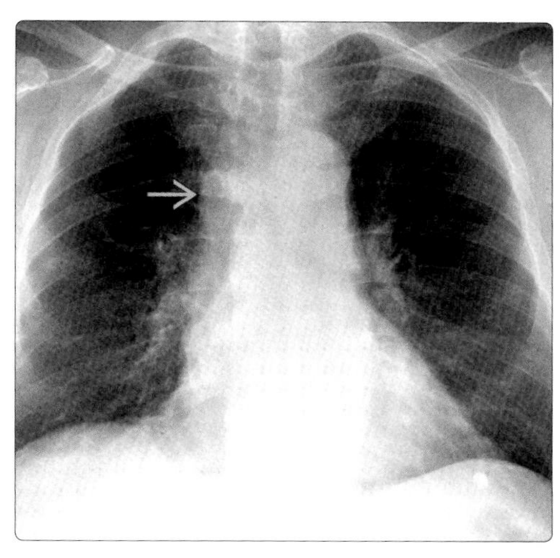

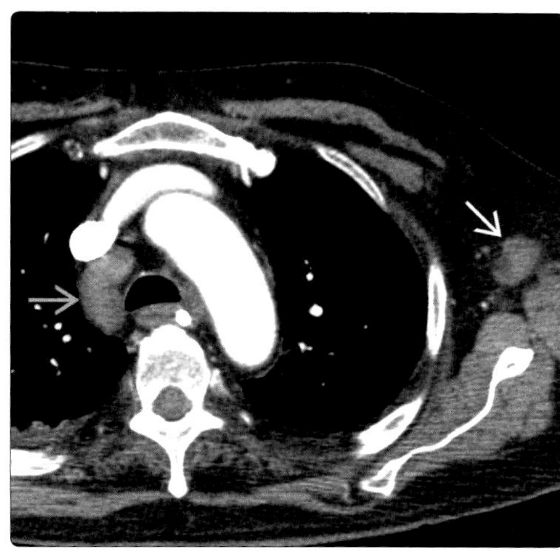

（左图）一名移植后淋巴增生性疾病患者，后前位胸片显示右侧气管旁条纹影增厚→，符合淋巴结肿大表现。

（右图）同一患者横断位增强CT显示右侧气管旁→和左侧腋窝➔多发肿大淋巴结。报道中有10%~50%的胸腔内移植后淋巴增生性疾病患者存在纵隔和肺门淋巴结肿大。

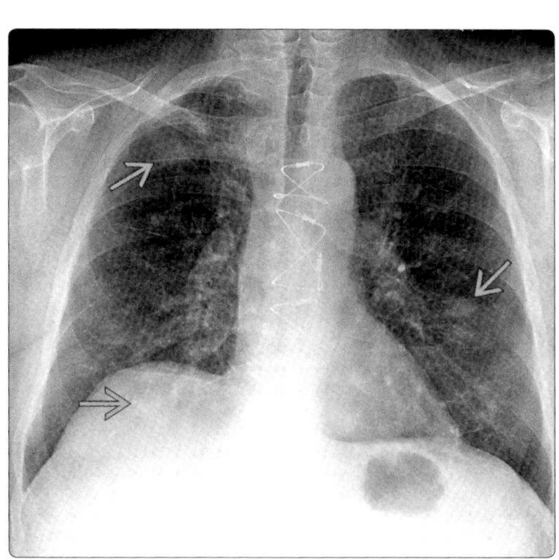

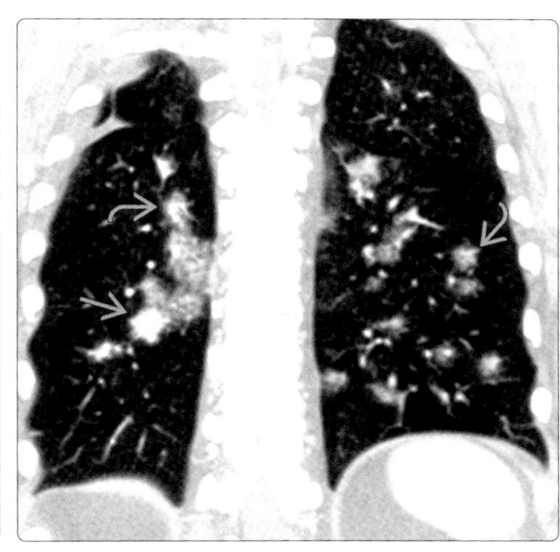

（左图）一名心脏移植后发生移植后淋巴组织增生性疾病患者，后前位胸片显示双肺多发结节→，边界不清。

（右图）同一患者的冠状位平扫CT显示多发肺结节→，边界不清且呈毛刺状，部分伴磨玻璃晕影↷。鉴别诊断包括多灶性感染、转移性疾病和移植后淋巴增生性疾病。

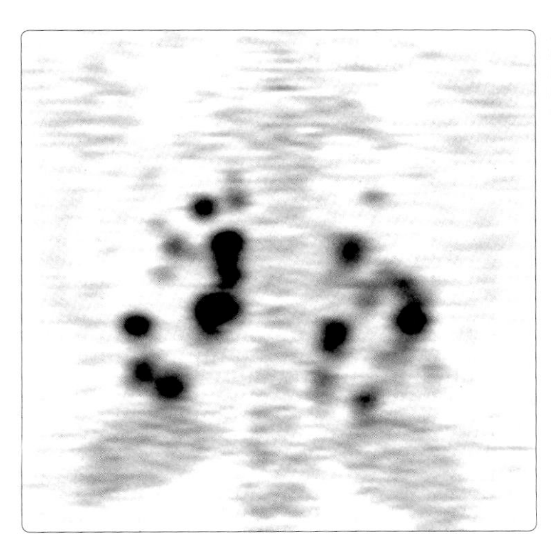

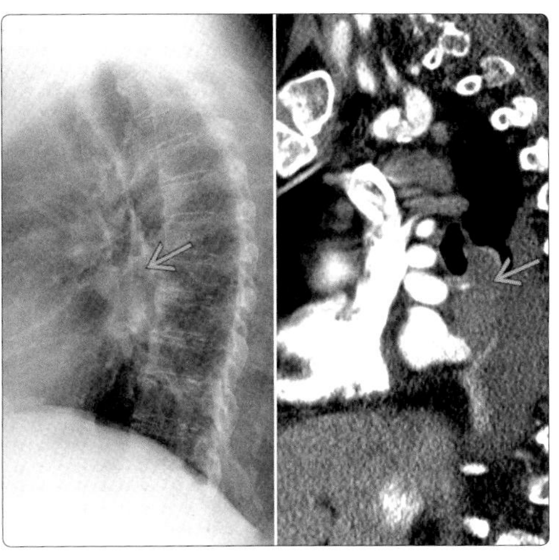

（左图）同一患者冠状位FDG PET显示双侧肺结节显著的FDG摄取。活检证实为移植后淋巴组织增生性疾病。FDG PET有助于识别隐匿的结外受累病灶。

（右图）侧位胸片（左）和矢状位增强CT（右）的组合图像显示，隆突下淋巴结肿大→在胸部侧位片上表现为环状征。

肺淋巴瘤

关键要点

术语

- 非霍奇金淋巴瘤
- 黏膜相关淋巴组织（MALT）淋巴瘤

影像学表现

- 平片
  - 单发或多发结节和肿块
  - 实变
- CT
  - 单发或多发结节和肿块
  - 实变、磨玻璃影
  - 支气管血管周围和胸膜下分布
  - ± 空气支气管征
  - ± 空洞
  - 淋巴结肿大，胸腔积液
- PET
  - 分期和检测对治疗的反应
  - 低级别淋巴瘤并不总是 FDG 高代谢

主要鉴别诊断

- 肺结节
  - 脓毒性栓子、真菌感染、转移
- 支气管血管束周围，胸膜下模糊影
  - 结节病、机化性肺炎
- 实变
  - 肺炎、机化性肺炎、肺癌

临床要点

- 治疗
  - 局灶性病变的切除
  - 化疗
- 表现和预后差异很大

诊断要点

- 免疫功能缺陷患者和自身免疫性疾病患者，以及慢性多灶性结节、肿块或实变，对抗生素治疗不敏感，考虑原发性肺淋巴瘤

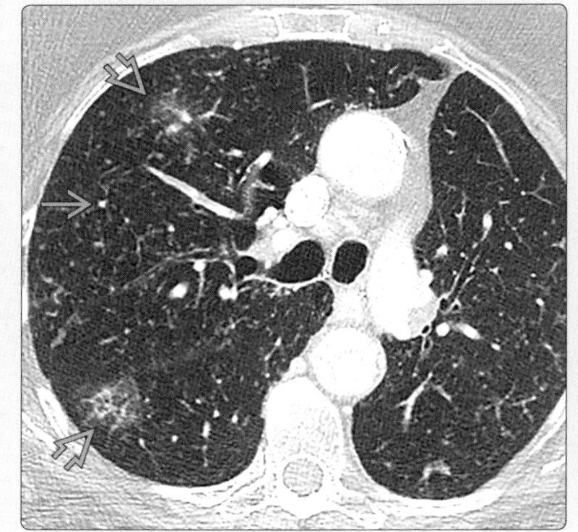

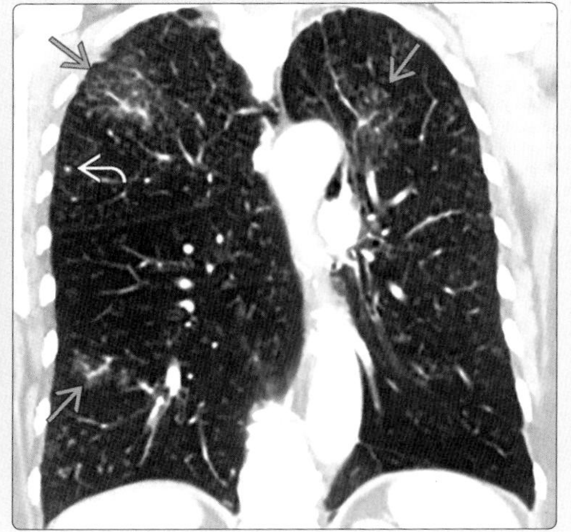

（左图）62 岁女性，原发性肺黏膜相关淋巴组织（MALT）淋巴瘤，横断位增强 CT 显示支气管血管束旁磨玻璃影⇨和微结节→。

（右图）同一患者冠状位增强 CT 显示双侧支气管血管束周围磨玻璃影→和结节➦。MALT 淋巴瘤是最常见的原发性肺淋巴瘤，5 年生存率超过 85%。高达 30% 的病例与自身免疫性疾病有关。

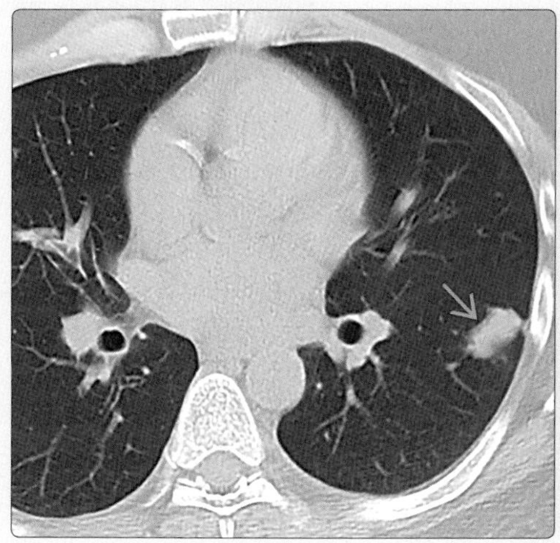

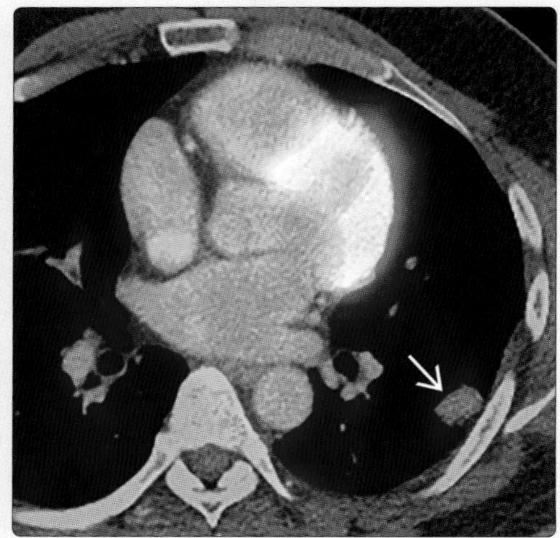

（左图）51 岁男性，原发性 MALT 淋巴瘤，横断位平扫 CT 显示左肺下叶结节→。患者最初接受抗生素治疗。

（右图）同一患者，左肺下叶结节治疗后无效，横断位融合 FDG PET/CT 图像显示结节内低水平代谢活动➡，与纵隔相近。接近 50% 的原发性 MALT 淋巴瘤患者无症状，在影像学检查中偶然发现。

术语

缩写

- 原发性肺淋巴瘤（PPL）
  - 非霍奇金淋巴瘤（NHL）
    - 黏膜相关淋巴组织（MALT）淋巴瘤
    - 弥漫性 B 细胞淋巴瘤（DLBCL）
    - 淋巴瘤样肉芽肿病（LG）
  - 霍奇金淋巴瘤（HL）
- 继发性淋巴瘤（SPL）

同义词

- 低级别原发性肺 B 细胞淋巴瘤
- MALT 淋巴瘤

定义

- PPL
  - 肺部单克隆淋巴组织增生，初步诊断后至少 3 个月，无胸外淋巴瘤检出
  - 占原发肺部恶性肿瘤的 0.5%
  - 几乎所有的 PPL 都是 NHL
    - 报道中原发性肺 HL 约 70 例
  - 仅占原发性结外 NHL 病例的 3%~4%
  - 最常见的亚型：MALT 淋巴瘤、高级别 DLBCL、LG
    - MALT 淋巴瘤：低级别结外 B 细胞淋巴瘤，占 PPL 的大多数
  - 不常见亚型：肺血管内淋巴瘤、原发性肺浆细胞瘤
- SPL
  - 是 HL 和 NHL 全身受累的常见表现
  - HL 肺部受累比例（85%）高于 NHL（24%），但 NHL 更为常见，占所有 SPL 的 90%
  - 肺部受累的机制
    - 肺门或纵隔淋巴结受累
    - 血行或淋巴播散

影像学表现

基本表现

- 位置
  - 与 PPL 和 SPL 肺部表现相似
  - 反映肺淋巴管的分布：沿支气管血管束、小叶间隔和胸膜下区域

X 线表现

- 平片
  - 单发或多发肺结节和肿块
  - 实变
  - 相关的纵隔 / 肺门淋巴结肿大
  - 胸腔积液

CT 表现

- 孤立性或多发肺结节 / 肿块
  - 边界清晰或不清
  - ± 空洞
  - ± 空气支气管征
- 气腔阴影
  - 实变伴空气支气管征
    - 内部扩张的支气管是良好的诊断征象
  - 磨玻璃影 ± 小叶间隔增厚
  - 沿支气管血管束和小叶间隔的边界不清的模糊影
  - 因邻近淋巴结肿大引起的气道阻塞 / 受压，导致肺不张或阻塞性肺炎
- 支气管内肿瘤（罕见）：肺叶不张
- 淋巴结肿大或纵隔肿块
- 胸腔积液
- PPL 的其他特征
  - MALT 淋巴瘤
    - 双肺多发结节
    - 空泡，磨玻璃影
    - 支气管扩张
    - 网状模糊影
  - 高级别 B 细胞淋巴瘤
    - 胸膜下、支气管旁阴影
    - 30% 的病例肺门 / 纵隔淋巴结肿大
  - LG
    - 多发下叶为主的结节或肿块
      - 中心低密度或空洞
      - 外周强化
      - 晕征，反晕征
  - 肺血管内淋巴瘤
    - CT 表现正常
    - 轻度磨玻璃或网状影

推荐的影像学检查方法

- 最佳影像检查方法
  - PET/CT 在分期中全面评估疾病的范围
  - 对治疗的反应：解剖学和代谢信息

核医学表现

- PET
  - 受累部位 FDG 摄取增加
    - 在正常大小的淋巴结中检测淋巴瘤
    - 检测结外疾病
    - 监测治疗反应
      - 在区分存活肿瘤与治疗后坏死、纤维化方面优于 CT
  - FDG 摄取量多变；一些低度恶性淋巴瘤对 FDG 不敏感

鉴别诊断

肺结节

- 真菌感染
- 脓毒性栓子
- 转移性疾病
- 肉芽肿性多血管炎
  - 可能与 LG 相似

支气管血管束周围、胸膜下模糊影
- 结节病
- 机化性肺炎
  - 反晕征：也可见于淋巴瘤和肺泡性结节病
- 非特异性间质性肺炎
  - 牵拉性支气管扩张可帮助诊断（如果存在）

实变
- 肺炎
  - 适当的抗菌治疗后实变影持续存在，应进行进一步的诊断检查
- 机化性肺炎
- 肺出血
- 肺癌

病理学表现

基本表现
- 病因
  - 支气管 MALT 淋巴瘤：自身免疫性疾病的慢性抗原刺激
    - 高达 30% 的病例存在自身免疫性疾病
      - 干燥综合征
      - 系统性红斑狼疮
      - 多发性硬化
  - 高级别 B 细胞原发性肺 NHL
    - 实性器官移植伴免疫抑制
    - 人类免疫缺陷病毒（HIV）感染
    - 干燥综合征
    - EB 病毒（EBV）感染
  - LG
    - EBV 感染

分期、分级和分类
- 低级别 B 细胞 NHL：占 PPL 的 58%~87%
  - 支气管 MALT 淋巴瘤高达 90%
  - 滤泡性淋巴瘤、套细胞淋巴瘤
- 高级别 B 细胞 NHL：占 PPL 的 11%~19%
  - 弥漫性大 B 细胞 NHL 最常见
- LG
  - 伴有反应性 T 细胞的罕见的、血管中心性、EBV 阳性 B 细胞淋巴增生性疾病
- 原发性肺浆细胞瘤：极其罕见
- 肺血管内淋巴瘤：极其罕见

镜下表现
- Reed-Sternberg 细胞缺失
- T 细胞或 B 细胞来源的克隆性增殖
- 免疫组织化学有助于确诊和分型
- 低级别 B 细胞 NHL
  - 类似于 Peyer 斑或脾滤泡边缘带细胞的小淋巴细胞增殖
- 高级别 B 细胞 NHL
  - 核分裂活跃的母细胞样淋巴细胞
- LG
  - 由淋巴细胞、浆细胞和组织细胞组成的血管侵袭性淋巴组织浸润
  - 基于肿瘤大 B 细胞的数量和细胞学异形程度进行分级
  - 3 级病变视为大 B 细胞淋巴瘤进行治疗

临床要点

人口统计学表现
- PPL 更常见于自身免疫性疾病患者和免疫功能缺陷者

黏膜相关性淋巴组织淋巴瘤
- 约 1/2 无症状，在影像学检查中偶然发现
- 咳嗽、轻度呼吸困难
- 诊断年龄：50~60 岁
- 诊断：经支气管活检 + 支气管肺泡灌洗、经胸穿刺活检、手术
- 治疗
  - 局部病变手术切除
  - 化疗：一种或多种药物
- 5 年生存率 >80%；平均生存期 >10 年

高级别 B 细胞非霍奇金淋巴瘤
- 呼吸困难、发热、体重减轻
- 发病年龄约 60 岁
- 诊断：经支气管或经胸部活检
- 治疗
  - 手术切除
  - 联合化疗
- 平均生存期为 8~10 年，移植受者和 HIV 患者生存期更低

淋巴瘤样肉芽肿病
- 发热、体重减轻、咳嗽、呼吸困难
- 年龄：30~50 岁
- 诊断：需要手术活检
- 治疗：化疗
- 预后差异很大；高级别病变预后差

原发性肺浆细胞瘤
- 通常无症状，发病年龄约 40 岁
- 诊断和治疗：手术切除
- 5 年生存率：40%
  - 15%~30% 进展为多发性骨髓瘤

肺血管内淋巴瘤
- 发热、低氧血症
- 诊断：经支气管或手术活检
- 治疗：联合化疗

诊断要点

考虑的诊断
- 免疫功能低下患者和（或）自身免疫性疾病患者，出现慢性多灶性结节、肿块或实变，抗菌药物治疗无效时，考虑 PPL

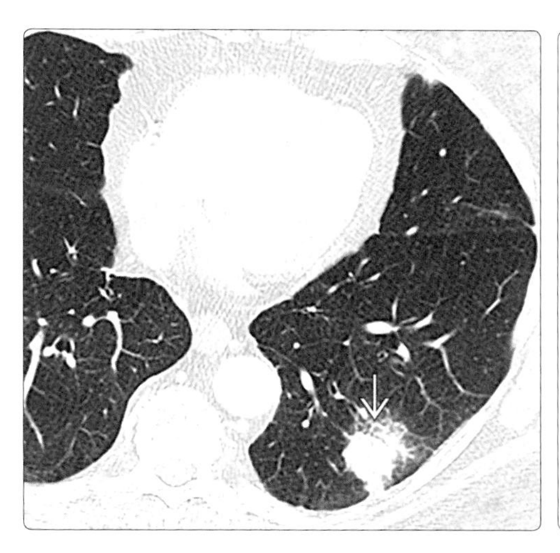

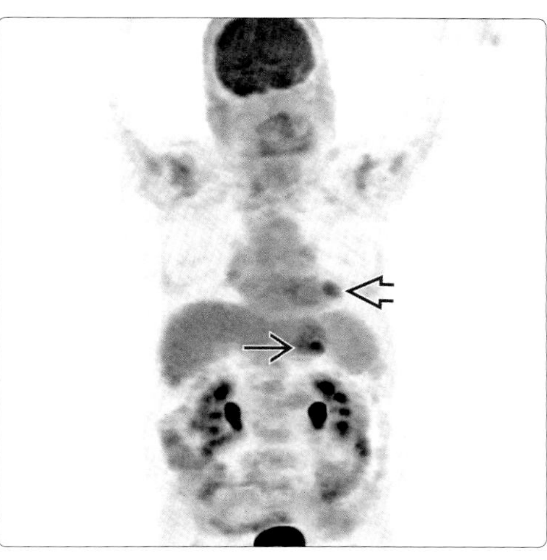

（左图）92岁男性，胃MALT淋巴瘤患者，横断位增强CT显示左肺下叶结节➡伴空气支气管征。空气支气管征和支气管扩张常见于以结节和实变为征象的肺淋巴瘤。

（右图）同一患者的冠状位FDG PET显示，左肺下叶结节⇨和胃内→的代谢活跃。活检证实为肺MALT淋巴瘤。大多数肺MALT淋巴瘤起源于另一个器官。

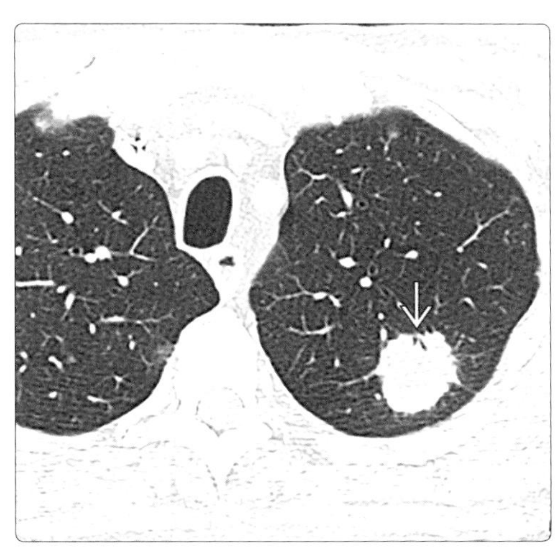

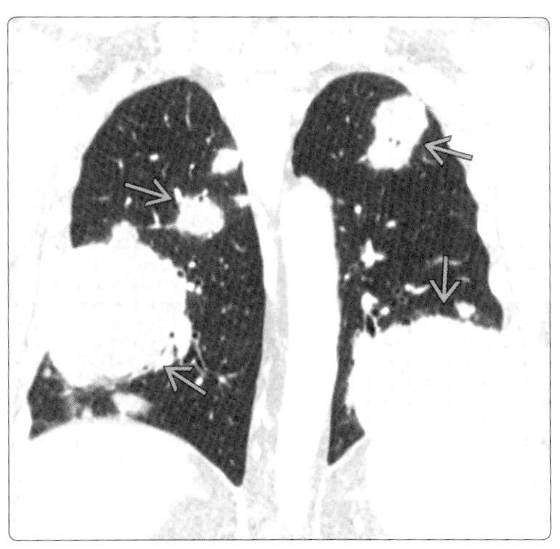

（左图）一名67岁男性非霍奇金淋巴瘤患者，横断位增强CT显示左肺上叶边界清晰的肿块➡伴周围空气支气管征。

（右图）同一患者冠状位增强CT显示双侧多灶性结节和肿块→，符合多灶性肺部受累。霍奇金淋巴瘤继发肺部受累比非霍奇金淋巴瘤更常见，但非霍奇金淋巴瘤是一种更常见的疾病，占所有继发性肺淋巴瘤的80%~90%。

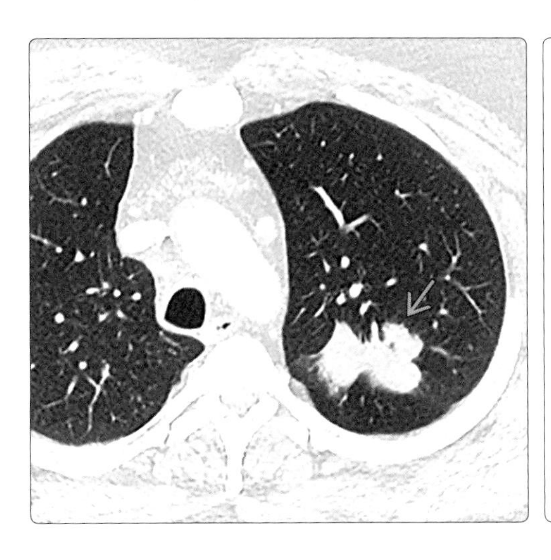

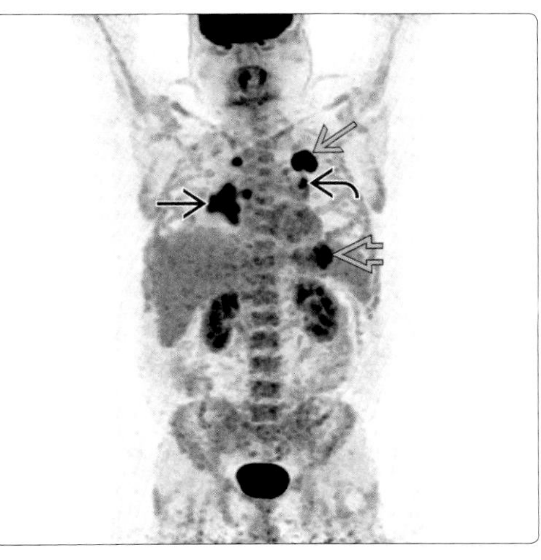

（左图）39岁女性，有非霍奇金淋巴瘤病史，横断位增强CT显示左肺上叶分叶状肿块→。

（右图）同一患者的FDG PET显示，左肺上叶肿块代谢活跃→。此外，右肺门→和纵隔↪可见FDG高摄取淋巴结，脾内也可见FDG摄取⇨。与原发性肺淋巴瘤相反，继发性肺淋巴瘤很常见，任何已知淋巴瘤和肺部病变或淋巴结肿大的患者都应怀疑继发性肺淋巴瘤。

血源性转移瘤

关键要点

术语
- 癌症通过血行途径传播至肺部
- 肺是第三常见的转移部位
- 常见恶性肿瘤：乳腺、胃肠道、胰胆管、泌尿生殖系统、头/颈、皮肤、肉瘤

影像学表现
- 平片
  - 多发、双侧、边界清晰的肺结节/肿块
  - 大小不一；下肺数量更多
- CT
  - 双肺基底部为主的肺结节/肿块
  - 典型的结节为血管中心型或间隔旁/胸膜旁
  - 出血性转移瘤：磨玻璃晕征
  - 肿瘤栓子：血管呈结节状扩张
  - 癌性淋巴管炎：支气管血管周围和结节状小叶间隔增厚
  - 薄层最大密度投影重建（MIP）有助于肺结节的检出

主要鉴别诊断
- 肉芽肿
- 感染
- 肉芽肿性多血管炎
- 肺癌

病理学表现
- 边界清楚的白色/棕褐色实质病变，大小不等，可能融合
- 组织学亚型通常反应组织学来源

临床要点
- 呼吸困难、胸膜炎性疼痛、咳嗽、咯血；可能无症状
- Ⅳ期疾病预后不良

诊断要点
- 肿瘤患者出现多发肺结节/肿块，淋巴结肿大，结节状间隔增厚和（或）胸腔积液，考虑转移

（左图）转移性肉瘤患者，后前位胸片显示多发边界清晰的肺结节和肿块，大小各异，肺下叶分布更广泛，反映了肺的灌注梯度。

（右图）横断位MIP重建图像（上）和增强CT（下）的组合图像，显示绒毛膜癌（上）和治疗后膀胱癌（下）的出血性转移瘤伴周围磨玻璃影。富血管转移瘤可能导致弥漫性肺泡出血。

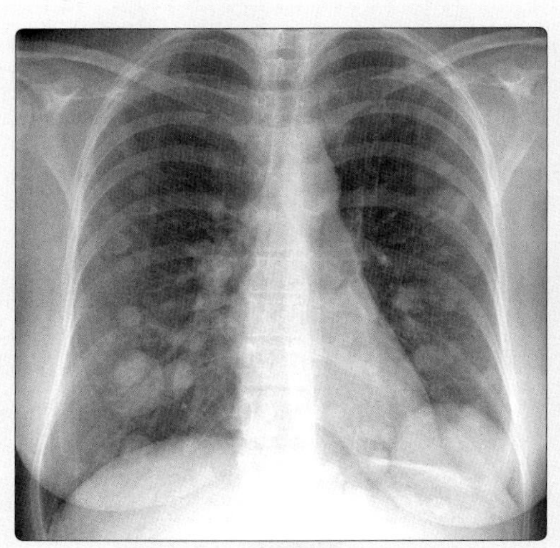

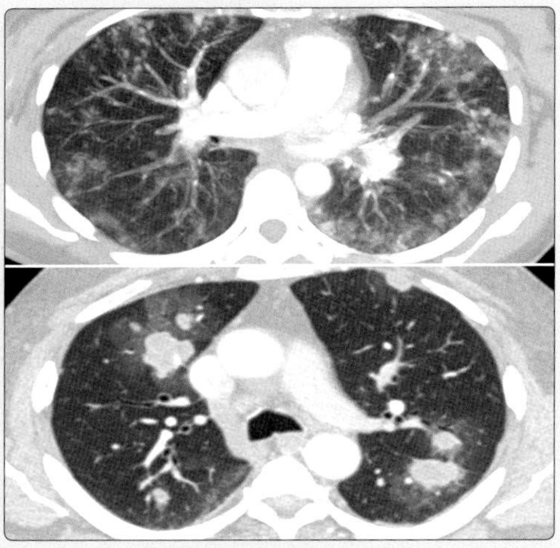

（左图）转移性骨肉瘤患者的横断位增强CT显示，不规则的、钙化为主的支气管血管旁肿块➔和右肺门淋巴结➔，与含有骨样基质的肺转移瘤一致。

（右图）转移性膀胱癌患者的横断位增强CT显示实性➔和空洞➔混合的转移性肺结节。易出现空洞的组织学类型包括鳞状细胞癌、肉瘤、结肠癌和治疗后的许多肿瘤。

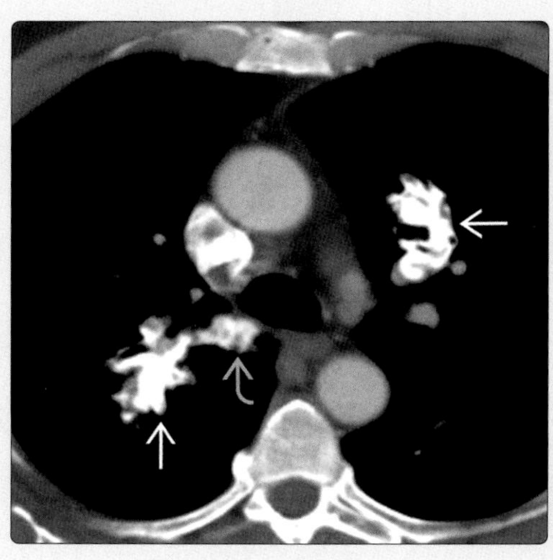

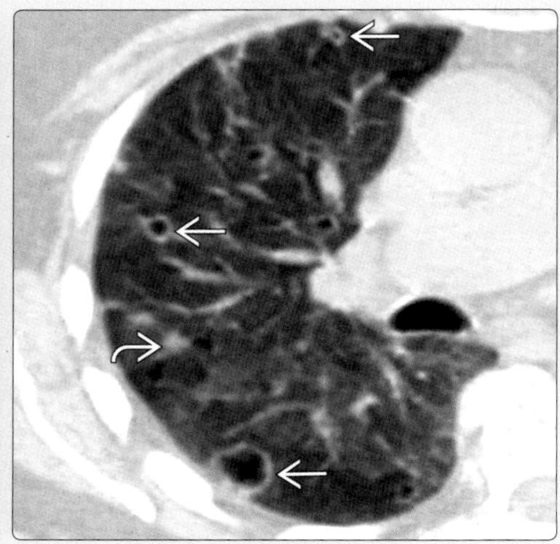

术语

定义

- 癌细胞通过血液传播至肺（初级滤过器官）
- 小瘤可形成于肺动脉、间质、淋巴管、呼吸道、胸膜、淋巴结内

影像学表现

基本表现

- 最佳诊断思路
  - 多发、双侧、边界清晰的肺结节
- 位置
  - 肺基底部和外周多见
  - 次级肺小叶内随机分布
    - 血管中心性、支气管血管周围、间隔、胸膜旁
  - 血管内肿瘤栓子局灶性扩张肺血管
  - 癌性淋巴管炎阻塞并扩张小叶间隔
  - 胸膜转移形成于脏层和壁层胸膜

X 线表现

- 多灶性双侧肺结节、肿块或实变
  - 孤立性病变不典型
- 主要累及下野
- 大小因时间变化而异，单克隆生长
- 边界锐利或不清
- 可能存在空洞
- 支气管内转移：阻塞性肺不张 / 实变
- 纵隔 / 肺门淋巴结肿大 ± 胸腔积液

CT 表现

- 多灶、双侧、边界清晰的肺结节 / 肿块
- 大多数转移位于肺外周 1/3；80% 位于胸膜下 2 cm 以内
- 薄层最大密度投影重建（MIP）有助于肺结节的检出
- 血管血行转移类型
  - 多灶、双侧、大小不等的球形肺结节
  - 由于血流梯度和较大的肺容量，下肺叶受累为主
  - “粟粒”样转移（1～3 mm）：甲状腺髓样癌、胰腺癌、前列腺癌、卵巢癌和黑色素瘤
  - “炮弹”样转移（>2～3 cm）：结直肠和肾细胞癌、肉瘤和黑色素瘤
  - 出血性转移（边缘磨玻璃影）：血管肉瘤、绒毛膜癌、肾癌和甲状腺癌
  - 肉瘤和腺癌中的钙化
    - 所有肉瘤亚型均有骨样基质
    - 腺癌中的营养不良钙化，特别是黏液腺癌
  - 空洞：鳞状细胞癌（头颈部、宫颈）、肉瘤、结肠癌
  - 不常见的孤立性转移：肾细胞癌、乳腺癌、结肠癌、尿路上皮癌、肉瘤、黑色素瘤
  - 可能发生自发性气胸，尤其是在胸膜旁空洞性肉瘤转移中
- 支气管内转移类型
  - 血源性播散到气道壁
    - 支气管内“气腔”播散罕见；与黏液腺癌相关
  - 肺、叶或节段性肺不张
  - 梗阻后肺炎或黏液嵌塞
  - 乳腺癌、结肠癌、宫颈癌、子宫癌和肾细胞癌、肉瘤、黑色素瘤
  - 可能代表淋巴结或肺部病变侵犯邻近气道
- 肿瘤栓子类型
  - 血源性肿瘤细胞在肺动脉腔内聚集 / 生长
  - 中央或外周血管呈珠状 / 结节状轮廓扩张
  - 可表现为“树芽”状阴影（类似毛细支气管炎）
  - 右心劳损、肺梗死的风险增加
  - 胃癌、肝细胞癌、肾癌和乳腺癌
  - 血管内结节 / 管状软组织密度有助于与良性血栓的鉴别
- 实变类型
  - 类似肺炎；外周实变伴空气支气管征
  - 胃肠道腺癌和淋巴瘤
- 胸膜转移类型
  - 血行 ± 淋巴道转移
  - 胸腔积液：可能大量 ± 包裹性
  - 胸膜软组织结节 / 肿块在 CT 上不常见
  - 肺癌、乳腺癌、卵巢癌和胃癌、淋巴瘤、黑色素瘤
- 淋巴管转移类型
  - 通常为血行性伴继发性淋巴播散
  - 支气管血管周围和小叶间隔增厚
    - 微结节轮廓
    - 可能是不对称的、叶性的、单侧的或弥漫性的
  - 磨玻璃影 ± 胸腔积液，淋巴结肿大
  - 乳腺癌、胃癌、胰腺癌和前列腺癌
- 淋巴结受累：纵隔 / 肺门淋巴结肿大
  - 血行性 ± 淋巴管播散
- 结节性肉芽肿伴淋巴结肿大
  - CT 表现类似结节病（淋巴结肿大 ± 实质表现）
  - 常与疾病进展混淆；淋巴结活检显示肉芽肿性炎

核医学表现

- PET/CT
  - 检测肿瘤高糖代谢灶
  - 在 >10 mm 的结节中敏感性和特异性约 90%
  - 缺陷：对亚厘米级结节，叠加肺部感染 / 炎症，非 FDG 摄取的肿瘤，合并伪影的不敏感

推荐的影像学检查方法

- 最佳影像检查方法
  - CT 为血行转移范围提供最佳的结构划分
  - PET/CT 可显示肿瘤相关的糖代谢，补充解剖学的发现

鉴别诊断

多发肺结节

- 肉芽肿
  - 通常表现出良性钙化征象
  - 伴有脾脏和（或）肝脏内钙化
  - 无定型的病变 ± 偏心性钙化提示转移而非良性病变
- 感染
  - 粟粒型：肺结核、真菌性和病毒性肺炎
  - 脓毒性栓子：以血管为中心，常呈空洞状
  - 血管侵袭性真菌感染：可能形成空洞
  - “树芽”状阴影：感染性细支气管炎
- 肉芽肿性多血管炎
  - 空洞性结节 / 实变（高达 50%）
  - 慢性鼻窦炎、胸腔内气道狭窄

支气管内肿块

- 肺癌
  - 比支气管内转移更常见
  - 吸烟史

间质性肺疾病

- 结节病
  - 淋巴管周围和支气管周围的微结节
  - 气管旁和双侧肺门对称性淋巴结肿大
  - 主要累及上肺
- 矽肺 / 煤工尘肺
  - 边界清晰的肺结节（2～5 mm）
  - 主要累及上肺和后肺
  - 职业暴露史

慢性实变

- 原发性肺腺癌
  - 多个肺叶的磨玻璃 / 部分实性密度影；可能融合成实变
- 机化性肺炎
  - 支气管血管周围阴影、胸膜下相对正常、小叶周围分布、网状、间隔线
- 肺泡蛋白沉积症
  - 地图样磨玻璃影伴内部小叶间隔和小叶内间隔（“铺路石”征）

肺栓塞

- 急性发作症状
- 无“串珠”样血管轮廓或软组织密度影

病理学表现

基本表现

- 病因
  - 通过血液进行转移、扩散；多因素级联反应
  - 与癌细胞和宿主组织的复杂特性和相互作用有关（“转移前微环境”）
- 伴随病变
  - 肝、淋巴、骨骼转移
  - 与治疗有关的胸部并发症

分期、分级和分类

- 在 TNM（肿瘤、淋巴结、转移）分期中通常被认为是Ⅳ期

大体病理和手术所见

- 边界清楚的白色 / 棕褐色实质性病变，大小不一，可能融合

镜下表现

- 组织学亚型通常反应组织学来源
- 界限清楚的病变，通常会扩张 / 破坏肺泡结构
- 支气管内：病灶内和邻近气道黏膜下淋巴管中的肿瘤细胞
- 肿瘤栓子：肿瘤细胞簇与小动脉 / 细小动脉内的机化性血栓混合
- 胸膜：壁层 / 脏层胸膜表面布满肿瘤、纤维蛋白渗出物、反应性间皮细胞
- 淋巴管炎：肿瘤细胞填充 / 扩张淋巴管

临床要点

临床表现

- 最常见的症状 / 体征
  - 因传播方式而异：呼吸困难、胸痛、咳嗽、咯血
  - 可无症状

人口统计学表现

- 年龄
  - 任何年龄；成人更常见
- 流行病学
  - 肺是第三常见的转移部位——占尸检癌症患者的 30%～55%
  - 转移至淋巴结和肝脏更为常见
  - 最常见的转移到肺部的恶性肿瘤（世界卫生组织）：乳腺、胃肠道、胰胆管、泌尿生殖系统、头 / 颈、皮肤、肉瘤

自然病史和预后

- 一般较差，但取决于原发肿瘤类型

治疗

- 取决于原发性肿瘤的组织类型；一般为姑息性放疗或化疗
- 如果仅有肺部受累 + 病灶数量 / 大小局限，可考虑转移瘤切除
  - 5 年生存率差异很大
- 经皮射频消融可作为姑息治疗

诊断要点

考虑的诊断

- 癌症患者多发肺结节 / 肿块、淋巴结肿大、小叶间隔增厚、肺叶塌陷或胸腔积液，应考虑转移性疾病

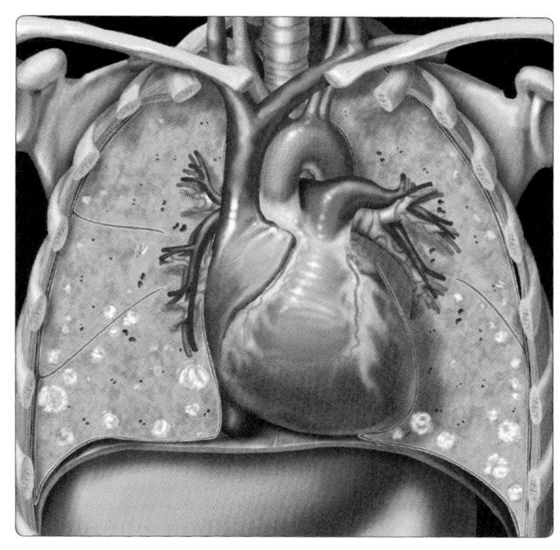

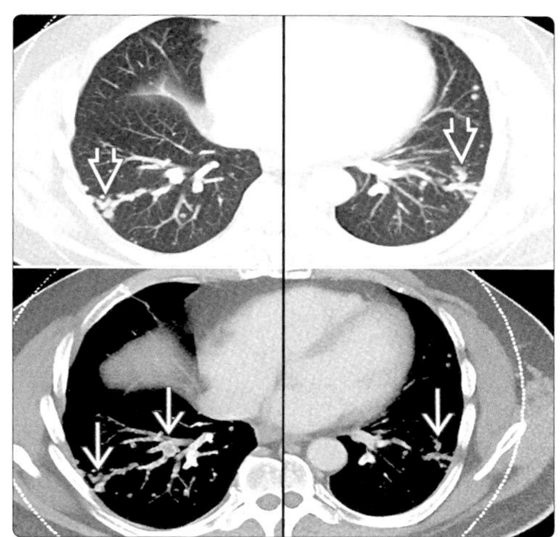

（左图）图示典型的肺血行转移的形态特征，以大小不一的多发肺结节为特征，主要累及下肺野外周带。

（右图）肺窗（上）和软组织窗（下）的横断位增强 CT 组合图像，显示血管内肿瘤栓子，表现为双肺下叶血管呈“串珠”样扩张➡。注意相应的软组织密度的结节和管状血管内充盈缺损➡。

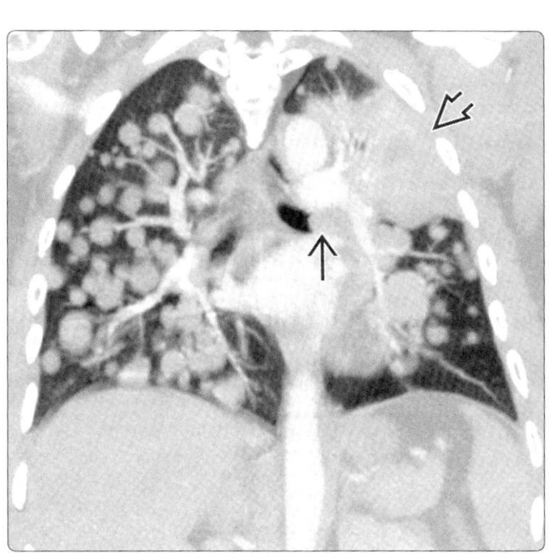

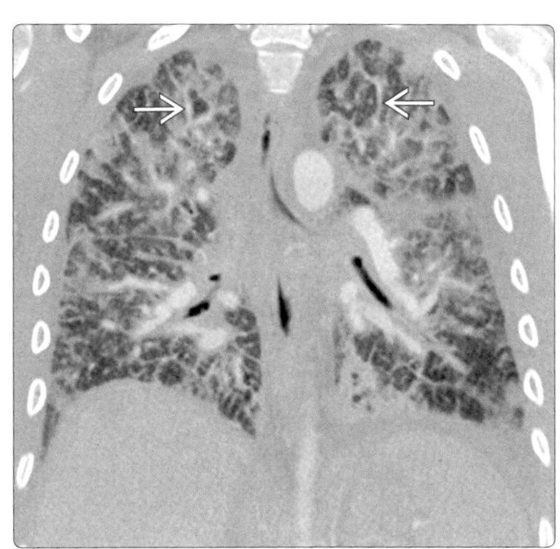

（左图）一名转移性子宫肉瘤合并急性呼吸困难患者，冠状位增强 CT 显示左肺上叶支气管内转移→，相应的左肺上叶阻塞性肺不张⇨，以及双侧多发转移性肺结节/肿块。

（右图）一名胰腺癌和淋巴管癌患者，冠状位增强 CT 显示双肺弥漫性小叶间隔增厚➡，部分为结节状，以及多发斑片状磨玻璃影。后者可能代表肺泡水肿或出血。

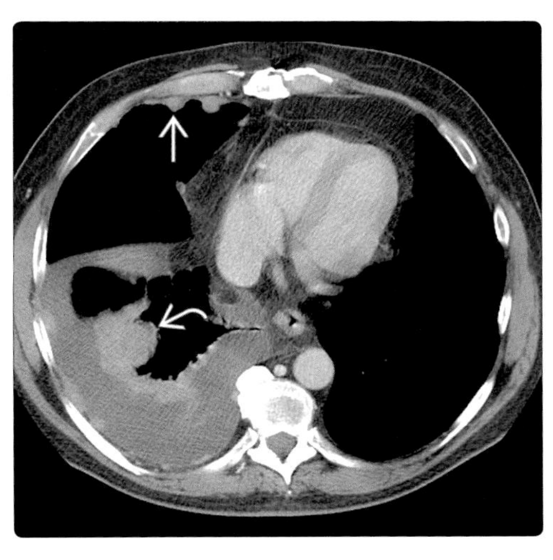

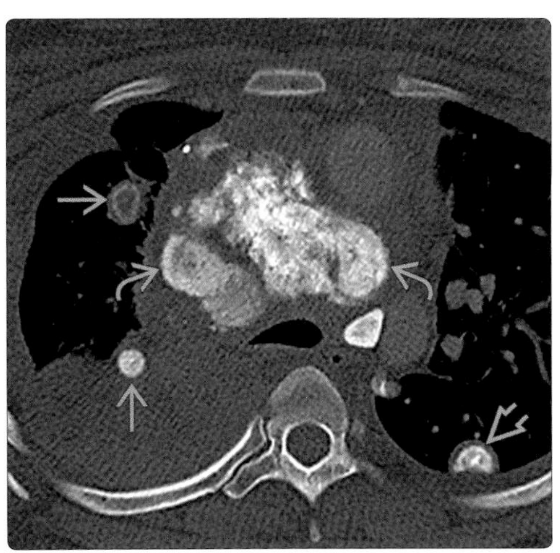

（左图）肾细胞癌患者，肺和胸膜转移，横断位增强 CT 显示右肺下叶周围型肿块↷，右侧胸腔积液，以及多发胸膜软组织结节➡。

（右图）22 岁男性尤因肉瘤患者，横断位增强 CT（骨窗）显示钙化的肺→、胸膜⇨和纵隔淋巴结↷转移。钙化的转移包括肉瘤（所有亚型）、黏液腺癌和部分治疗过的转移瘤。

癌性淋巴管炎

关键要点

术语
- 癌性淋巴管炎（LC）
- 肿瘤栓子继发的淋巴管肿瘤浸润或受累淋巴结的直接播散
- 绝大多数癌性淋巴管炎继发于腺癌
- 癌性淋巴管炎可表现为单侧（50%）、双侧、局限、弥漫、对称性或非对称性。
- 肺癌中，单侧癌性淋巴管炎最常见

影像学表现
- 平片
  - 胸片正常（约 50%）
  - 累及外周间质（胸膜下及小叶间隔增厚）
  - 累及中轴间质（支气管血管束周围增厚）
- HRCT
  - 小叶间质、支气管血管束周围、小叶中央间质呈结节状或光滑增厚
  - 保持原有次级肺小叶结构
  - 辅助发现
    - 肺部转移性结节、磨玻璃密度影（肺水肿或叠加感染）、淋巴结肿大、胸腔积液

主要鉴别诊断
- 肺水肿
- 结节病
- 特发性肺纤维化
- 矽肺
- 肺泡蛋白沉着症

临床要点
- 呼吸困难和咳嗽（最常见症状）
- 癌性淋巴管炎为肿瘤播散的标志，预后差

诊断要点
- 胸外或胸内腺癌临床病史

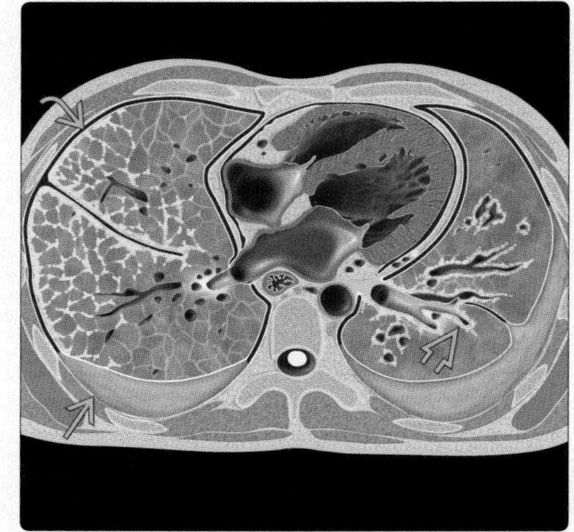

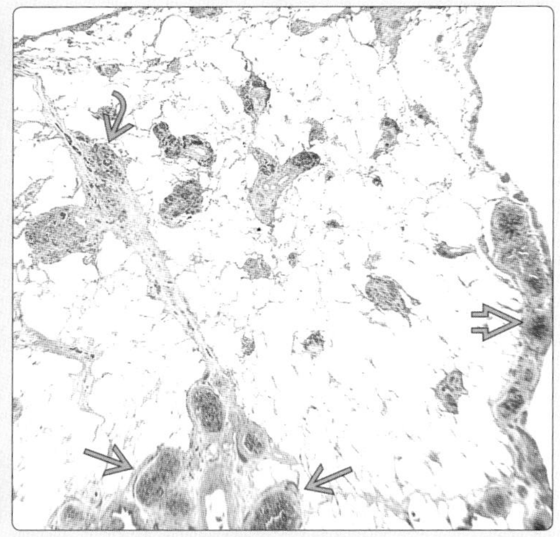

（左图）图示典型癌性淋巴管炎侵及外周➡和中轴➡间质的淋巴管通道。50% 的患者伴胸腔积液➡。

（右图）癌性淋巴管炎患者的低倍镜下片（HE 染色）显示肿瘤侵及小叶中央淋巴道➡、小叶间隔➡、胸膜下间质➡，与典型 HRCT 的表现一致。

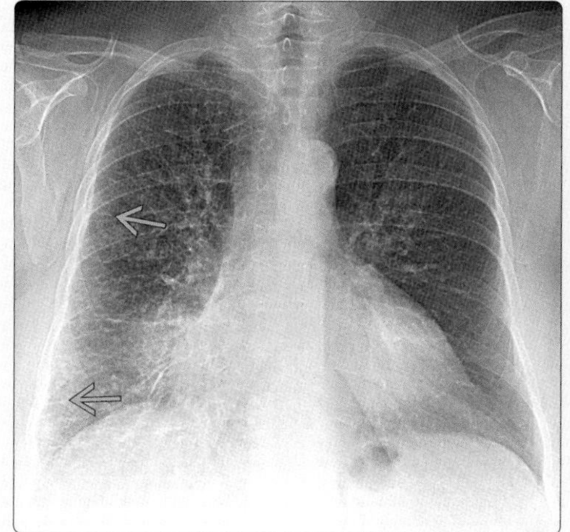

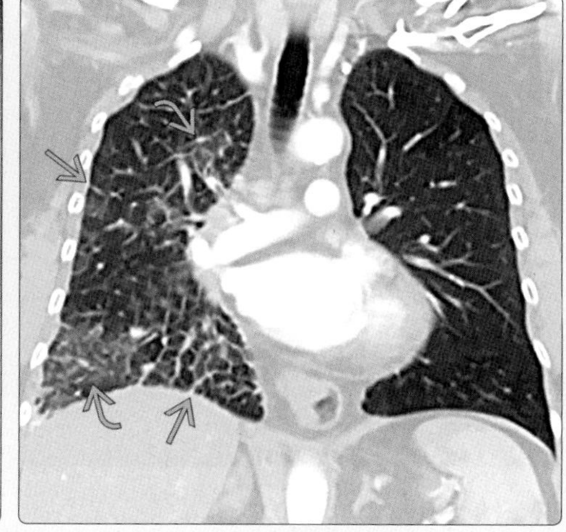

（左图）65 岁女性乳腺癌患者，胸片显示右肺弥漫性间质病变，周围小叶间隔增厚（Kerley B 线）➡。

（右图）同一患者冠状位增强 CT 显示右肺外周间质及小叶间隔增厚，多边形拱廊➡，符合癌性淋巴管炎。可见散在的磨玻璃样影➡，可能代表肺水肿或叠加感染。

术语

缩写

- 癌性淋巴管炎（LC）

同义词

- 淋巴管播散

定义

- 肿瘤栓子浸润淋巴管（常见）或受累肺门淋巴结的直接逆行播散
- 癌性淋巴管炎主要来源于腺癌
  - 肺
  - 乳腺
  - 其他：胃、结肠、胰腺、前列腺
- 肺累及小叶间质和胸膜下间质内淋巴道（即周围间质）和（或）支气管血管束和小叶中央间质内淋巴道（即中轴间质）

影像学表现

基本表现

- 最佳诊断思路
  - 结节状或光滑间质增厚
- 部位
  - 单侧（50%）、双侧、局限、弥漫、对称性或非对称性
    - 肺癌中单侧累及最常见
- 大小
  - 不同程度的间质增厚
- 形态
  - 光滑或结节状

X 线表现

- 平片
  - 胸片正常（约 50%）
  - 累及周围间质
    - Kerley B 线（间隔线）
    - 叶间裂增厚
  - 累及中轴间质
    - 弥漫网状和（或）网状结节状阴影
    - 支气管周围“套袖”征
  - 分布
    - 单侧：局灶性，弥漫性
    - 双侧：对称性或非对称性
  - 辅助表现
    - 胸腔积液（50%）
    - 纵隔和（或）肺门淋巴结肿大（20%~50%）

CT 表现

- HRCT
  - 小叶间质、支气管血管束周围和（或）小叶中央间质结节状或光滑增厚
    - 多边拱形［间隔增厚勾画出次级肺小叶（SPL）轮廓］
    - 叶间裂增厚
    - 支气管血管束增粗
    - 小叶中央分支状及 Y 形阴影（次级肺小叶中央）
  - 保持原有次级肺小叶结构
  - 辅助表现
    - 肺部转移性结节
    - 磨玻璃密度影，继发于伴随的肺水肿或叠加的感染
    - 纵隔和（或）肺门淋巴结肿大
    - 胸腔积液（50%）
    - 可见原发肺癌或乳腺癌
    - 转移性病变

核医学表现

- PET/CT
  - 肿瘤附近 FDG 摄取升高（较背景）；敏感性 94%，特异性 84%
  - 癌性淋巴管炎累及区域 FDG 摄取增高
    - 表现类型
      - 段性
      - 叶性
      - 弥漫
- V/Q 扫描
  - 通常正常
  - 继发于癌性淋巴管炎或肿瘤微栓塞的灌注缺损

推荐的影像学检查方法

- 最佳影像检查方法
  - HRCT

鉴别诊断

肺水肿

- 急性起病
- 心脏增大
- 基底部为著的平滑的小叶间隔增厚（Kerley B 线）
- 支气管周围“套袖”征（支气管血管周围）
- 气腔影重力分布及中心性分布
- 双侧胸腔积液

结节病

- 多系统性肉芽肿性病变，可伴眼部、皮肤病变（结节性红斑、斑块或瘢痕）
- 肺部受累
  - 典型双侧受累
    - 淋巴管周围微小结节
      - 小叶中央微结节
      - 叶间裂结节（高度特异性）
    - 大的结节、肿块或实变区
    - 上－中肺野
    - 结构扭曲（晚期）
  - 淋巴结肿大

- 双侧肺门（90%）和右侧气管旁（60%）
- 左侧肺门和主肺动脉窗（常见）
- 部分淋巴结钙化（3%~20%）
  - 可出现"蛋壳"样钙化

特发性肺纤维化
- 缓慢进展
- 网状影
- 蜂窝及结构扭曲
- 胸膜下、下肺基底部为著
- 牵拉性支气管扩张/细支气管扩张
- 结节状间隔增厚及胸腔积液（不常见）

矽肺
- 职业性肺疾病
- 淋巴管周围结节
  - 弥漫分布，上叶及后部为著
- 多发结节/肿块
  - 融合肿块：进行性纤维化
- 异常淋巴结
  - 增大或正常大小 ± "蛋壳"样钙化

肺泡蛋白沉着症
- 90% 的病例为特发性
- 可能与二氧化硅接触、感染和淋巴恶性肿瘤有关
- "铺路石"征
  - 片状分布
  - 磨玻璃密度影
  - 光滑的小叶间隔增厚
- 实变

病理学表现

基本表现
- 病因
  - 尸检中，33%~50% 实性恶性肿瘤患者肿瘤扩散的常见形式
  - 常见原发性恶性肿瘤
    - 肺
    - 乳腺
    - 胃
    - 胰腺
    - 前列腺
  - 绝大部分病例由血行播散到肺小动脉，伴有继发性肺间质和淋巴道浸润
    - 淋巴结肿大不常见
  - 少数病例常由胸外肿瘤转移到纵隔和肺门淋巴结，进而沿淋巴道逆行播散至肺
    - 淋巴结肿大常见
  - 原发性肺癌可直接侵犯肺淋巴管
  - 典型病理组织学：腺癌
- 相关的异常
  - 非小细胞肺癌相关的特异性突变，即间变淋巴瘤激酶（ALK）

分期、分级和分类
- 小叶间隔和支气管血管束周围间质不同程度增厚
  - 小叶间隔增厚继发于
    - 促结缔组织反应增生
    - 水肿
    - 肿瘤细胞位于间质和淋巴管内

大体病理和手术所见
- 中轴间质和外周间质被肿瘤浸润
- 多边拱形：增厚的小叶间隔勾勒出 SPL 的轮廓
- 支气管血管束和小叶中央间质肿瘤样增厚
- 肺活检（经支气管镜或开胸）为推荐的诊断手段

诊断
- 恶性肿瘤背景下，特征性影像学表现
- 在缺少已知原发性恶性肿瘤或如需要证实时
  - 活检（经支气管镜或开胸）
  - 进一步的诊断步骤
    - 痰液细胞学检查
    - 胸腔积液细胞学检查

临床要点

临床表现
- 最常见的症状/体征
  - 呼吸困难和咳嗽（最常见）
  - 体重减轻
  - 乏力
  - 咯血
  - 症状经常发生于出现异常影像表现前

人口统计学表现
- 平均年龄 49.2 岁；发生率随着年龄增加而增长
- 与原发性肿瘤的初始表现年龄一致

自然病史和预后
- LC 为疾病播散的标志
  - 受累患者预后差
- 6 个月生存率约 15%
- LC 可能是隐匿性恶性肿瘤的首发表现

治疗
- 治疗原发肿瘤，全身化疗
  - 如果肺癌伴有 ALK（+），使用特定的酪氨酸激酶抑制剂进行靶向治疗可能会改善预后
- 一般支持性治疗

诊断要点

考虑的诊断
- 表现为网状影、结节样小叶间隔增厚、肺结节及淋巴结肿大的患者，应考虑 LC

影像解读要点
- 出现结节样小叶间隔增厚时必须考虑 LC
  - 应与结节病鉴别

报告要点
- 胸内或胸外腺癌等临床病史

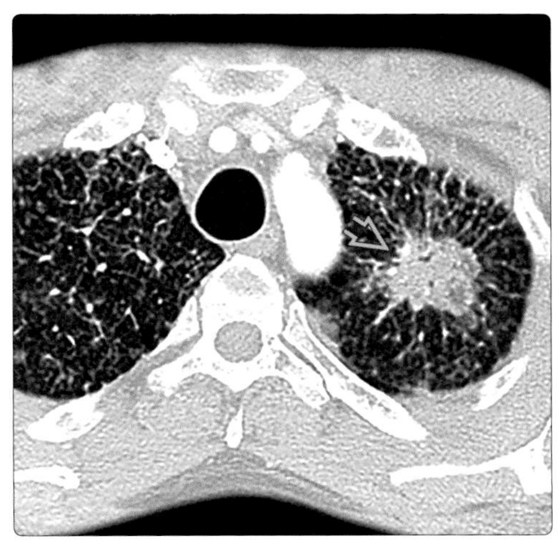

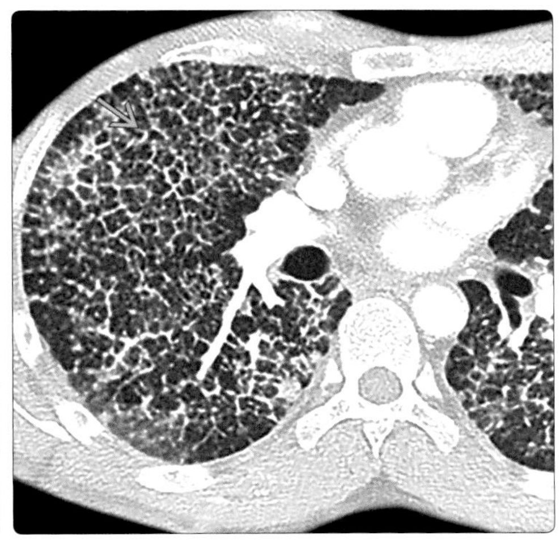

（左图）一名 53 岁女性，活检证实为原发性低分化非小细胞肺癌患者，伴有 ALK（+）突变，增强 CT 显示左肺上叶肿块➡和相邻的小叶间隔增厚。

（右图）同一患者的横断位增强 CT 显示弥漫性小叶间隔增厚➡，勾勒出继发肺小叶，并产生多边拱形。与其他突变的患者相比，ALK 突变的患者可能有更高的发展为癌性淋巴管炎的倾向。

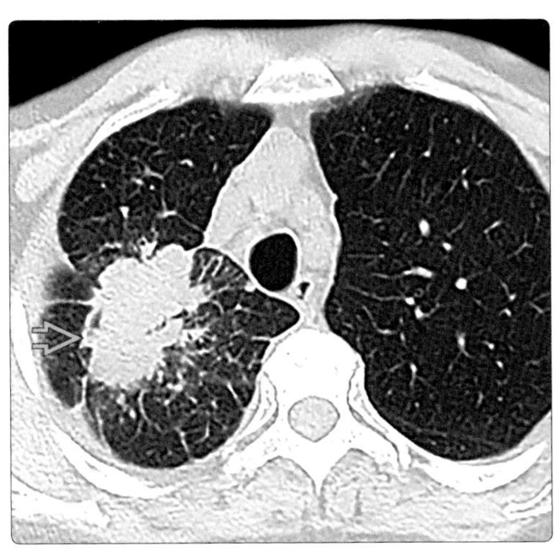

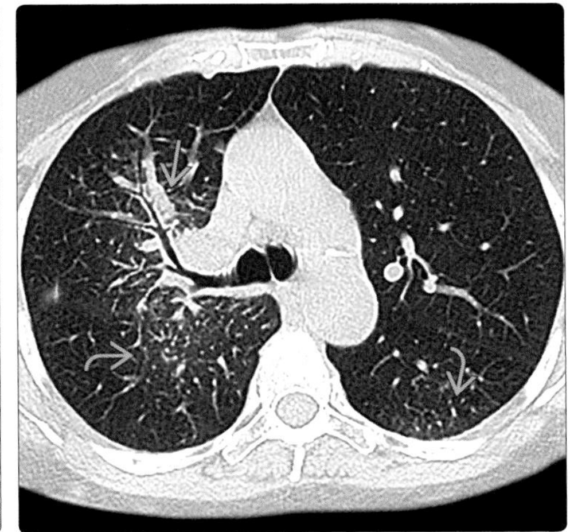

（左图）75 岁男性原发性肺腺癌患者，横断位平扫 CT 显示右上叶分叶肿物➡伴胸膜凹陷。

（右图）同一患者横断位平扫 CT 显示支气管血管周围间质（中轴间质）➡和小叶间隔增厚（外周间质）➡，与癌性淋巴管炎双侧不对称分布相符。在肺外恶性肿瘤患者，癌性淋巴管炎往往是弥漫性和双侧的。

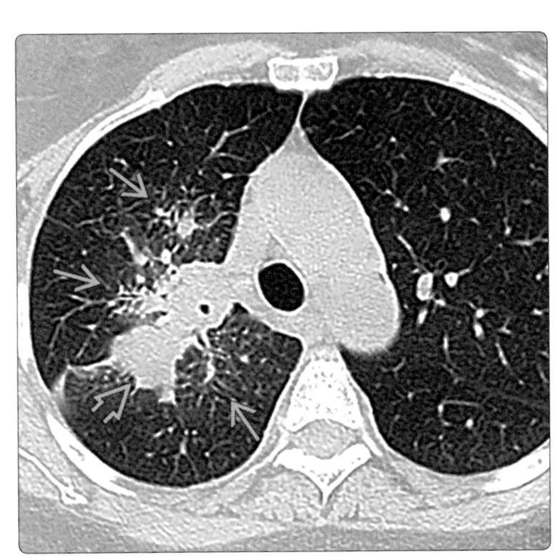

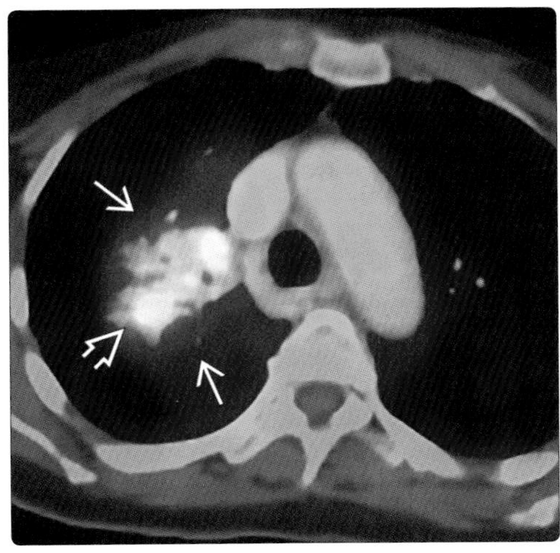

（左图）72 岁女性原发性肺癌患者，横断位平扫 CT 显示右肺上叶分叶肿物➡包围中央气道，并伴有邻近的小叶间隔增厚➡，与癌性淋巴管炎相符。

（右图）同一患者横断位融合 FDG 显示 PET/CT 右肺上叶肿瘤邻近 FDG 摄取升高➡，FDG 摄取➡（高于背景）。研究显示瘤旁 FDG 摄取升高对癌性淋巴管炎诊断具有很高的敏感性和特异性。

肿瘤栓塞

关键要点

术语
- 肺血管被肿瘤细胞阻塞
- 肺肿瘤血栓性微血管病（PTTM）

影像学表现
- 平片
  - 局灶性 / 弥漫性线状 / 结节状密度影；粟粒结节
  - 下叶胸膜下异常密度影；肺梗死
  - 心脏增大，肺动脉高压
- CT
  - 扩张肺动脉的结节性充盈缺损，对比剂增强可强化
  - 下腔静脉 / 右心室的结节 / 肿块
  - 右心增大，肺动脉高压
  - “树芽”征：肿瘤填充的小叶中心动脉
- MR：显示腔内充盈缺损，评估心腔和肺动脉
- 核医学：V/Q 扫描显示周边多处小的亚段灌注缺损

主要鉴别诊断
- 静脉肺血栓栓塞
- 肺动脉肉瘤
- 血管炎（Behçet 综合征）
- 转移伴血管外受累

病理学表现
- 最常见于产生黏液的恶性肿瘤
- 受累范围从大的中央动脉到小的外周动脉

临床要点
- 进行性呼吸困难，咳嗽，咯血
- 治疗：抗凝、化疗

诊断要点
- 呼吸困难、肺动脉扩张、恶性肿瘤累及腔静脉和（或）右心腔的患者应考虑肿瘤栓塞

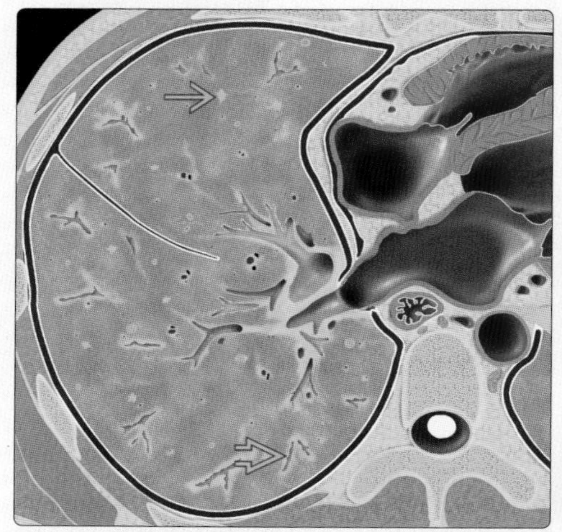

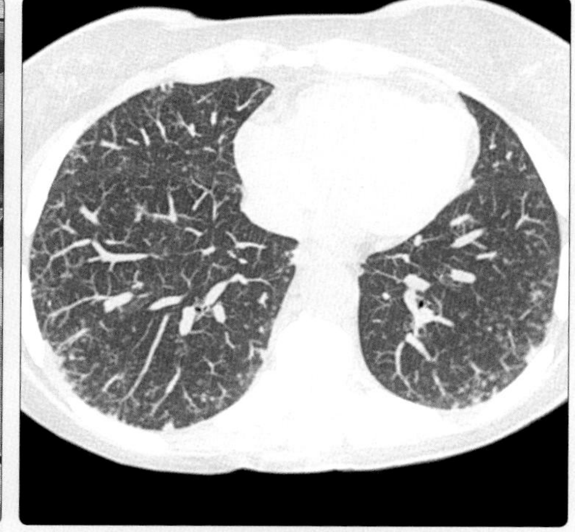

（左图）图示肿瘤栓子形态特征，可累及大小肺动脉，可表现为中央动脉充盈缺损、小叶中心结节➡，“树芽”征和“串珠”状肺动脉➡。

（右图）横断位平扫 CT MIP 重构图像显示胰腺腺癌伴肿瘤栓塞，大量胸膜下肺小结节。诊断需要开胸肺活检来鉴别此病变与感染。

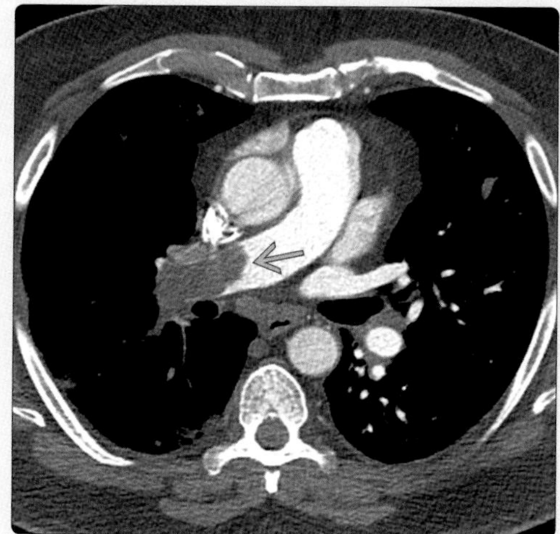

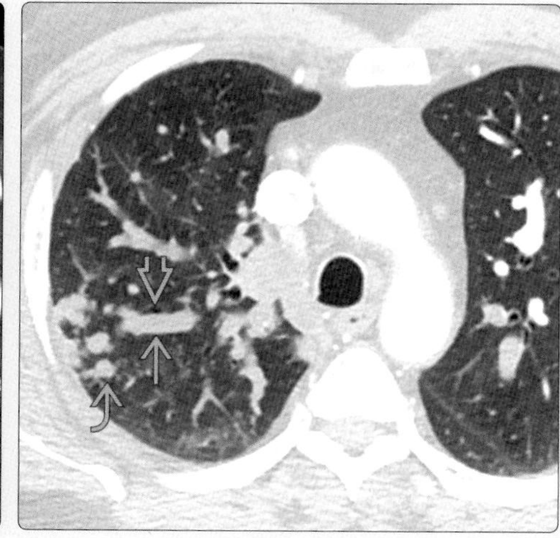

（左图）骨盆软骨肉瘤和肺肿瘤栓塞患者，横断位增强 CT 显示右肺远端肺动脉可见一个巨大的充盈缺损➡。

（右图）同一患者横断位增强 CT 显示右肺上叶结节密度灶➡及散在结节影➡，对应肺动脉扩张，内见肿瘤充盈（注意相邻正常大小的支气管➡），肿瘤栓子直接从中央扩展。

肿瘤栓塞

术语

定义

- 肿瘤细胞栓塞肺动脉
  - 肉眼可见的碎片可阻塞大口径肺动脉
  - 微肿瘤细胞栓塞可诱导局部凝血和纤维细胞内膜增生：肺肿瘤血栓性微血管病（PTTM）

影像学表现

基本表现

- 最佳诊断思路
  - 恶性肿瘤患者肺外周动脉的扩张和“串珠”状
- 部位
  - 外围比中心更常见
- 大小
  - 大小可变，可能会随时间增加
- 形态
  - 扩张的“串珠”状肺动脉
  - “树芽”征（小叶中心动脉扩张）

X 线表现

- 胸片通常正常
- 局灶性 / 弥漫性线状 / 结节灶；粟粒结节
- 下叶胸膜下异常密度灶；肺梗死
- 心脏肥大
- 肺动脉高压：肺动脉干 / 中央肺动脉增宽，周围血管减少
- 可能类似癌性淋巴管炎

CT 表现

- 平扫 CT
  - 肺动脉扩张或“串珠”状；随时间变化增加
    - 亚段 > 肺段 > 肺小叶 / 中央
- 增强 CT
  - 扩张肺动脉结节性充盈缺损；对比剂增强扫描可强化
  - 下腔静脉 / 右心室结节 / 肿块
    - 腹部恶性肿瘤（如肝癌和肾癌）的血管扩张
  - 右心增大，肺动脉高压
- HRCT
  - 局灶 / 多发，单侧发病 / 双侧发病
  - 肺外周动脉扩张、“串珠”状
  - “树芽”征：小叶中心动脉充满肿瘤细胞
  - 小叶中心结节：累及小动脉
  - 粟粒结节：弥散性血行血管内播散
  - 结节周围有磨玻璃密度影；病灶周围出血，边缘不清
- CTA
  - 中央、大叶、肺段肺动脉充盈缺损
  - 周边呈楔形密度影；肺梗死
  - 右心房 / 心室充盈缺损 / 肿块
  - 马赛克灌注：小血管闭塞，血管管径缩小，肺透过度增加
    - 无空气滞留

MR 表现

- T_1WI C+
  - 显示腔内充盈缺陷
  - 心腔和肺动脉的评估
  - 血管内肿瘤延迟增强
    - 可以区分肿瘤栓子和血栓

造影

- 3~5 级动脉的减少和扭曲
- 肺段肺动脉充血延迟
- 肺动脉亚节段充盈缺损
- 较大充盈缺损
- 不同情况
  - 肺癌伴全身动脉肿瘤栓塞
  - 中、小肺动脉充盈缺损或闭塞

核医学表现

- 骨扫描
  - 肉瘤栓子可表现为 ^{99m}Tc MDP 显著摄取
- PET/CT
  - FDG 摄取高于血栓；线性 FDG 摄取
- V/Q 扫描
  - 周边多处小的亚段灌注缺损
  - 可见叶间裂
  - 有助于 CT 正常和疑似微血管疾病患者的评估

推荐的影像学检查方法

- 最佳影像检查方法
  - 增强 CT：评估血管内转移和肿瘤栓塞的最佳方式
  - CTA：肺血管评估的首选方式
  - MR：用于识别肿瘤增强的减影图像
  - HRCT 和（或）通气灌注显像可提示诊断
- 其他建议
  - 通气灌注显像
    - 减少大剂量白蛋白至 10 万 ~20 万，应用于肺动脉高压患者：大剂量白蛋白可能进一步阻塞小血管，加重心力衰竭，导致心脏骤停

鉴别诊断

静脉血栓栓塞

- 癌症患者的发病率升高（5%）
- 与肿瘤栓子难以区分
- 典型治疗无进展

肺动脉肉瘤

- 中心，扩张，实性动脉内充盈缺损 ± 增强强化

血管炎（Behçet 综合征）

- 肺动脉动脉瘤伴原位血栓形成

感染

- 小气道细支气管炎引起的“树芽”征

- 呼气相马赛克密度与空气潴留
- 无肺动脉高压

肿瘤血管侵犯
- 显性肺肿块伴血管充盈缺损

CT 显示晕征病灶
- 侵袭性曲霉病
  - 发热患者中性粒细胞减少症
  - 暴发性，进展迅速
- 念珠菌病
  - 免疫功能低下，急性疾病，脓毒症患者
  - 通常使用广谱抗生素，并放置中央静脉导管
- 肉芽肿性多血管炎（GPA）
  - 肾功能衰竭、上呼吸道疾病
  - 多发空腔结节和（或）实变
- 肺结核
  - 上叶位置，空洞
- 腺癌
  - 累及气道，而非血管内
  - 无肺外栓子来源

与治疗相关的肺部疾病
- 过敏性肺炎
  - 可能继发于化疗药物，尤其是甲氨蝶呤
  - 小叶中央模糊结节
  - 对类固醇的反应
- 机化性肺炎
  - 多灶性实变，小叶周围/支气管血管周围分布，反晕征
  - 周边楔形影，类似梗死灶
  - 很少可见小叶中心小结节
  - 类固醇治疗有效

病理学表现

基本表现
- 病因
  - 肺血管被肿瘤细胞阻塞
  - 最常见于产生黏液的肿瘤
    - 乳房，肺，结肠，胃，胰腺，前列腺
    - 肉瘤（骨肉瘤、软骨肉瘤、血管肉瘤、软组织肉瘤）
    - 绒毛膜癌
    - 甲状腺癌
  - 肿瘤倾向于侵入全身静脉
    - 肝细胞癌可侵犯肝静脉
    - 肾细胞癌可侵犯肾静脉和下腔静脉
    - 血管肉瘤可侵犯全身静脉和（或）右心系统

大体病理和手术所见
- 受累范围从大的中央动脉到小的外周动脉

镜下表现
- 多级肺血管
  - 弹性动脉到肺泡间隔毛细血管
- PTTM
  - 肺小动脉广泛纤维细胞内膜增生
  - 肿瘤微栓子引发
- 进行性且不可逆的血管床阻塞
- 瘤周晕征：脆弱血管破裂出血

临床要点

临床表现
- 最常见的症状/体征
  - 进行性呼吸困难、咳嗽
  - 胸部、腹部疼痛
  - 缺氧、咯血
  - 急性右心衰
  - 持续数周或数月的进行性肺心病
  - 心力衰竭
- 其他症状/体征
  - 原发肿瘤的治疗（如化疗、放疗、手术切除）引起的碎片化而增加肿瘤栓塞的风险

人口统计学表现
- 年龄
  - 儿童至老年人均可发病
- 性别
  - 男性 = 女性
- 流行病学
  - 2%~26% 尸检发现

诊断
- 肺动脉血的细胞学检查
- 活检
- 尸检解剖

治疗
- 抗凝治疗、化疗

自然病史与预后
- 预后：较差
  - 依赖于对治疗的反应
- PTTM 很少在生前发现

诊断要点

考虑的诊断
- 恶性肿瘤患者的肿瘤栓子栓塞腔静脉或右心腔，临床表现为呼吸困难和肺血管扩张“串珠”状表现可考虑本病

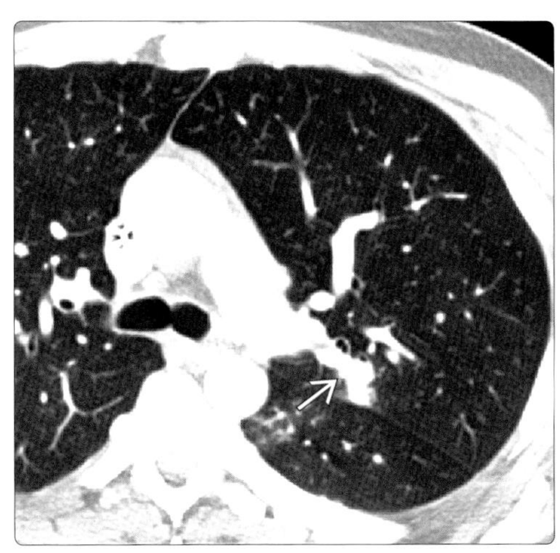

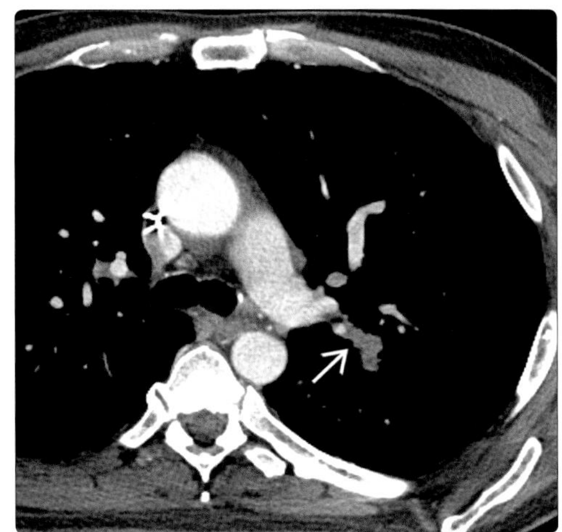

（左图）甲状腺乳头状癌患者，横断位增强CT显示左肺上叶扩张"串珠"状管状结构➡，代表肺动脉内的肿瘤栓子。

（右图）同一患者的横断位增强CT显示肺动脉低密度充盈缺损影➡，表示肿瘤栓子。肿瘤栓子与普通的肺血栓栓子难以区分，而且在生前很少诊断。可见腔静脉或右心的腔内肿瘤应考虑栓子。

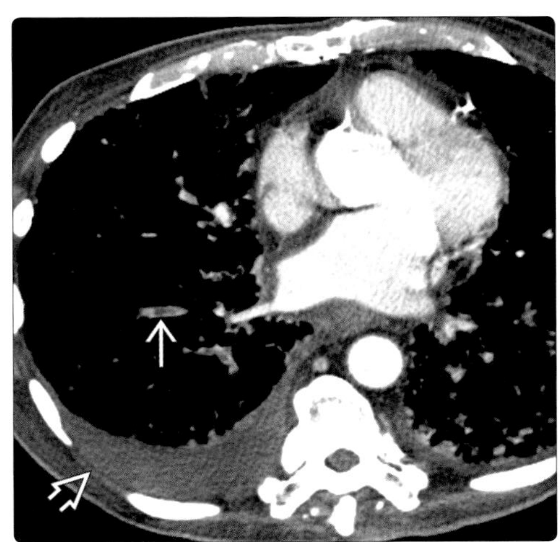

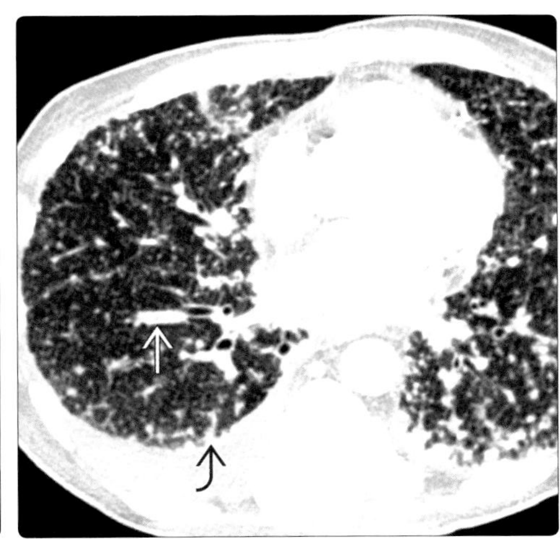

（左图）肝细胞癌患者，横断位增强CT显示右肺下叶肺动脉分支内充盈缺损➡和右侧胸腔少量积液⇨。

（右图）同一患者横断位增强CT显示肿瘤栓塞肺动脉分支，肺动脉扩张➡。淋巴管周围转移性疾病提示淋巴管癌存在，表现为多个微小的小叶中央、裂缝和间隔小结节↱。

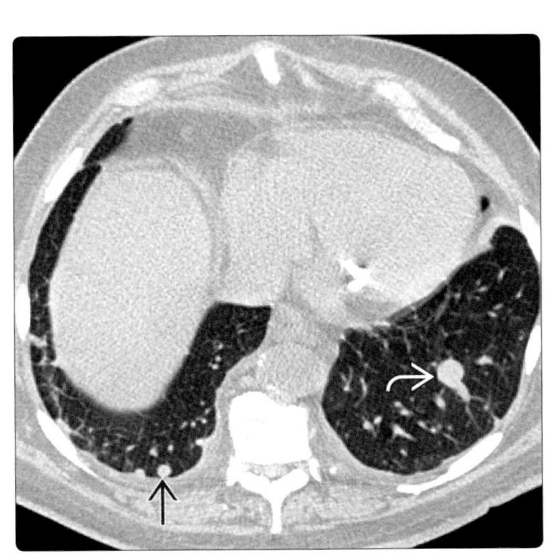

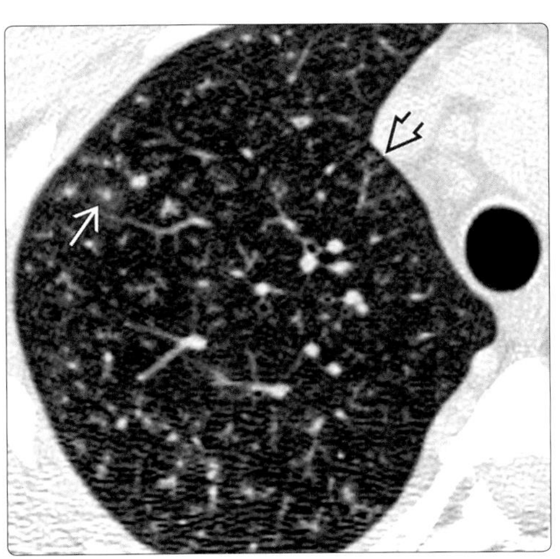

（左图）肾细胞癌患者，横断位增强CT显示左肺下叶小管状结构↱，对应于肿瘤栓塞肺动脉。注意右肺下叶血行肺转移→。

（右图）右心房横纹肌肉瘤患者，横断位HRCT显示多个微小的肿瘤栓塞，表现为"树芽"征⇨。磨玻璃密度晕影➡环绕肺结节，代表易碎新生血管出血。

第六部分

间质性、弥漫性和吸入性肺疾病

简介及概述

特发性间质性肺疾病

吸烟相关肺病

尘肺病

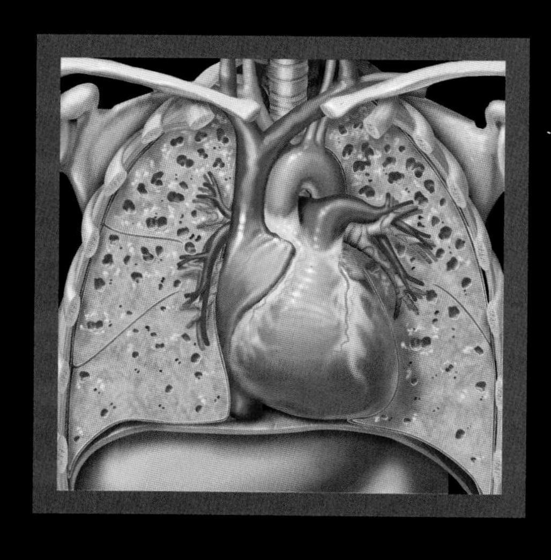

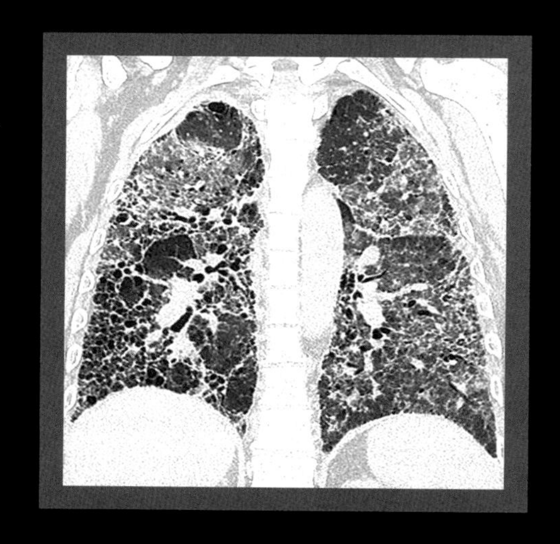

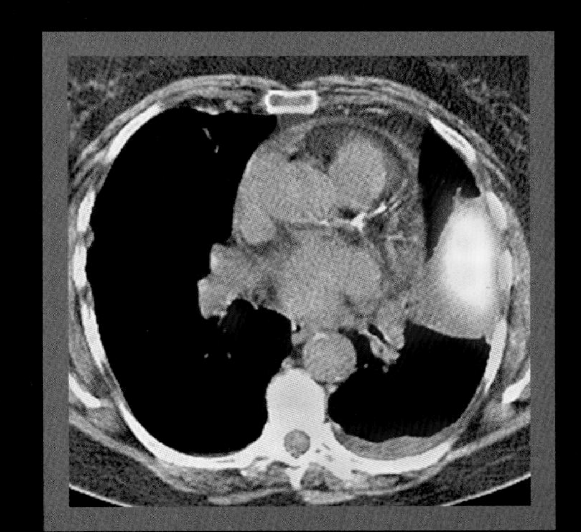

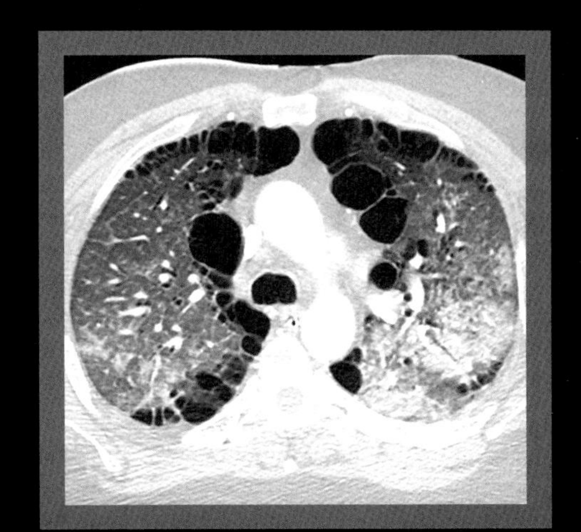

背景

“弥漫性肺疾病”的总称主观上包括间质性肺疾病，可以是纤维化、非纤维化和（或）吸入性肺疾病。总体而言，这些疾病导致弥漫性肺受累，但可能仅表现出主要的影像学解剖分布异常。大多数的间质性肺疾病除了累及肺间质，还累及胸腔内的其他解剖结构，包括支气管、细支气管、肺泡上皮、血管细胞以及胸膜。这些疾病通常累及双肺，并表现为急性、亚急性或慢性症状。此外，许多此类疾病的临床、影像学、生理和病理学表现存在重叠。

特发性间质性肺炎

间质性肺炎可能是特发性或继发于其他疾病，如结缔组织病、对药物的反应等。2013 年，美国胸科学会（ATS）/ 欧洲呼吸学会（ERS）共识正式定义了几种特发性间质性肺炎，包括特发性肺纤维化、特发性非特异性间质性肺炎、呼吸性细支气管炎 - 间质性肺疾病、脱屑性间质性肺炎、隐源性机化性肺炎、急性间质性肺炎、特发性淋巴细胞间质性肺炎以及新纳入的特发性胸膜肺实质弹力纤维增生症。特发性间质性肺炎是一个备受争议和不断发展的疾病类型，随着人们认识的加深，其定义还在不断变化。2018 年，美国胸科学会（ATS）/ 欧洲呼吸学会（ERS）/ 日本呼吸学会（JRS）/ 拉丁美洲胸科学会（ALAT）发布了关于特发性肺纤维化诊断的官方临床实践指南，旨在标准化特发性肺纤维化的诊断，主要目标是标准化普通型间质性肺炎（usual interstitial pneumonia, UIP）的诊断。UIP 是一种预后不良的疾病，典型的影像学表现具有诊断意义，且不需要进一步的诊断干预，只需进行多学科讨论。

其他疾病

职业和环境暴露是弥漫性肺疾病的常见原因。其他原因包括肉芽肿性疾病（如结节病）、吸入性疾病、嗜酸性粒细胞性肺疾病及各种代谢和其他疾病。

成像模式

尽管影像学异常通常是非特异性的，但胸片检查仍然是检测弥漫性肺疾病的可靠工具。一旦发现，可以通过高分辨率 CT（HRCT）进一步检查。早期疾病的影像学表现可能在胸片检查中偶然检测到，并可能引起进一步的 HRCT 和肺功能检查评估。弥漫性纤维化间质性肺疾病的典型影像表现为以双下肺、胸膜下为主的网状阴影伴或不伴蜂窝状影。然而，HRCT 仍然是弥漫性纤维化和非纤维化间质性肺疾病诊断的基石。随着多排螺旋 CT 的开发和广泛应用，提供了肺部高质量的薄层图像，HRCT 的定义也相应发展。然而，HRCT 仍然被定义为使用骨算法进行薄层（1.25 mm 或更少）图像采集，包括仰卧和俯卧的吸气和仰卧的呼气图像获取。

影像学模式的解剖学分布

应当分析 HRCT 检测到的异常与次级肺小叶的关系。这些发现可能涉及肺叶间隔或肺小叶内结构，或者可能呈小叶中心分布。淋巴管外分布的异常表现为沿轴向的支气管血管周围间质和（或）周围的胸膜下间质（包括叶间裂）分布，伴或不伴小叶间隔受累。HRCT 可以显示各种疾病的特定影像征象（如结节、网状影、磨玻璃影、实变、牵拉性支气管扩张），并可以呈现其解剖分布。确定疾病类型及其分布使影像科医师能够提供简明的鉴别诊断可能性清单。例如，胸膜下和双基底区分布的网状影提示典型影像征象 UIP；间接发现包括牵张性支气管扩张和肺容积减少。与临床有关的信息有助于疾病诊断，例如，特发性肺纤维化、结缔组织病或职业性肺病。在另一种情况下，检测到沿淋巴分布的小结节，主要累及中上肺区，提示结节病，伴或不伴肺门和纵隔淋巴结肿大。同样的沿淋巴通路平滑增厚是肺水肿的特征（通常是双侧对称的），尽管同样的征象也可能是淋巴管癌转移，表现为局限性或多灶性、单侧或双侧。相关的临床表现和病程有助于缩小鉴别诊断的范围。

生理学考虑

与吸入各种物质相关的疾病常表现为以上肺和（或）中肺区为主。由于人体肺组织内的通气和灌注梯度以及下肺区域较强的清除能力（咳嗽更有效），上肺区域对吸入物质的清除效果较差。结节病（假设吸入不明病因物质）、矽肺（吸入硅酸盐）和肺朗格汉斯细胞组织细胞增生症（吸入香烟烟雾）可能产生非常相似的影像学表现（主要累及中上肺区的网状结节影）。唯一的例外是石棉纤维在下肺区的滞留，因为石棉纤维深入肺组织，往往对正常的清除机制具有一定的抵抗力。

特发性肺间质纤维化

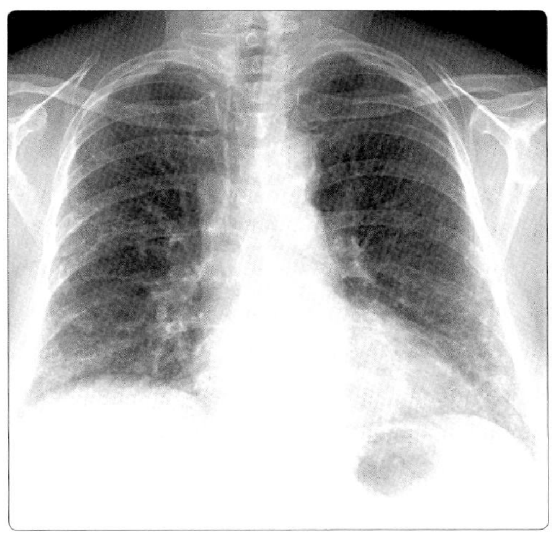

特发性肺间质纤维化

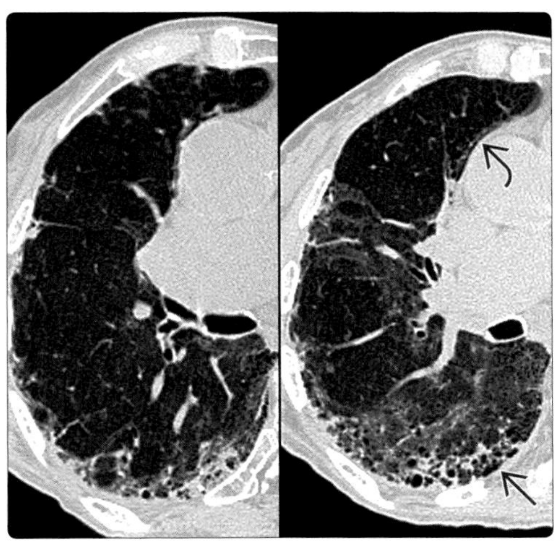

（左图）特发性肺纤维化的患者，胸部正位片显示肺容积减少、肺野外围且主要位于肺底的网状影，代表寻常型间质性肺炎。

（右图）中度晚期特发性肺纤维化患者，横断位 HRCT 显示外周粗糙的网状影、结构紊乱和“蜂窝”影➔。请注意纵隔胸膜表面的不规则界面➔。

非特异性间质性肺炎

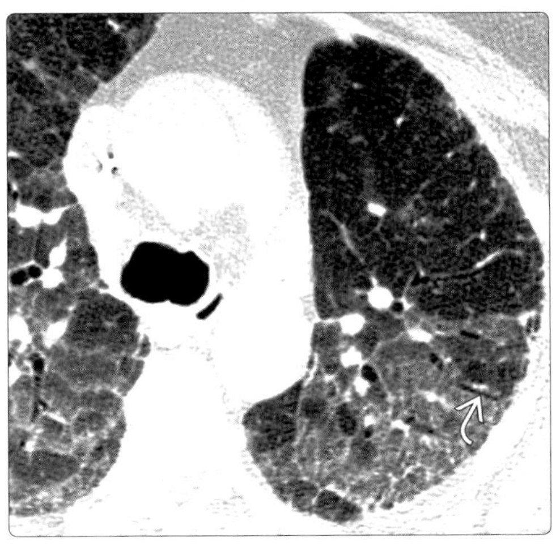

结节病

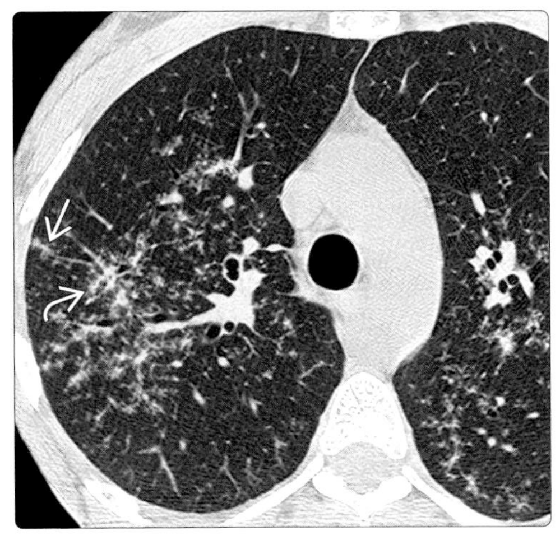

（左图）非特异性间质性肺炎患者，横断位增强 CT 扫描显示散在的磨玻璃密度影，伴有网状结构和局部牵拉性支气管扩张➔。

（右图）结节病患者，HRCT 显示沿淋巴管分布的微小结节，沿着支气管血管结构排列➔，胸膜下区和小叶间隔上也有➔。在叶间裂上还有小的结节（未显示）。

癌性淋巴管炎

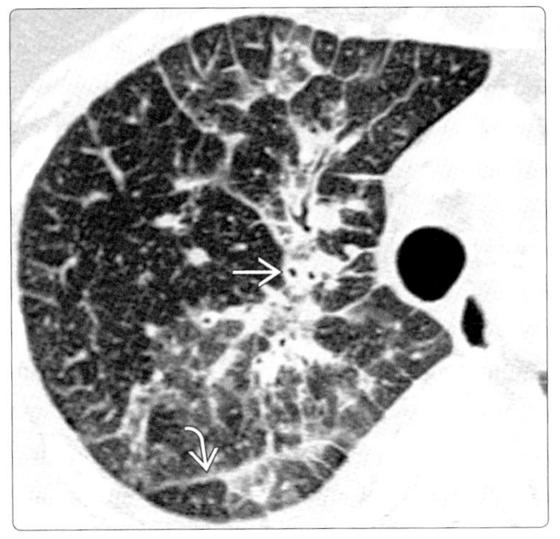

淋巴细胞间质性肺炎

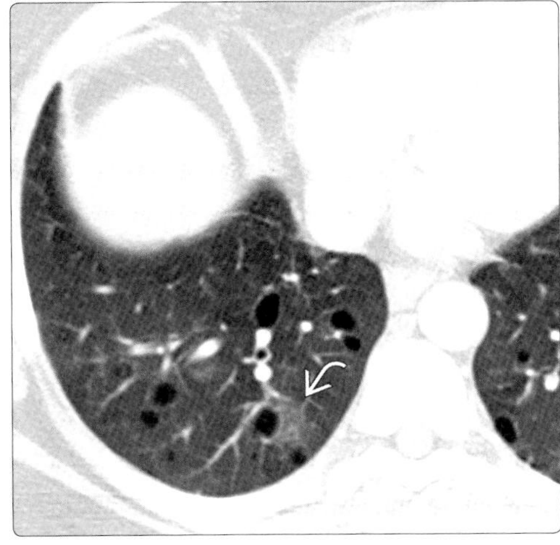

（左图）癌性淋巴管炎病患者，横断位 HRCT 显示小叶间隔、支气管血管周围➔和沿着叶间裂旁➔胸膜下间质光滑地增厚。尽管病变沿淋巴管周围分布，但不应将癌性淋巴管病与结节病或矽肺病混淆。

（右图）淋巴细胞间质性肺炎的患者，横断位 CT 扫描显示散在薄壁囊灶周边伴斑片状磨玻璃影➔。

急性呼吸窘迫综合征

关键要点

术语
- 急性呼吸窘迫综合征（acute respiratory distress syndrome, ARDS）

影像学表现
- 影像学和病理结果按小时、天、周、月进行讨论
- 平片和 CT
  - 数小时：前 12~24 小时可能正常
  - 数天：双侧肺部出现片状阴影和实变，出现在 24 小时内
  - 数周：实变影减轻，持续的网状影
  - 数月：胸膜下网状影和"蜂窝"影
- 肺损伤引起的 ARDS：实变和磨玻璃样浑浊影同样常见；分布不对称
- 肺外损伤引起的 ARDS：磨玻璃影比实变更常见；分布对称

主要鉴别诊断
- 急性呼吸窘迫综合征
- 心源性肺水肿
- 非心源性肺水肿
- 弥漫性肺泡出血

病理学表现
- 弥漫性肺泡损伤（DAD）

临床要点
- ARDS 可伴随肺炎
- 存活患者可发展为纤维化和"蜂窝"影
- 治疗：采用高峰末呼气压力的机械通气

诊断要点
- 对于插管患者出现双侧肺气腔浸润影和实变灶，应考虑 ARDS（急性呼吸窘迫综合征）的可能性

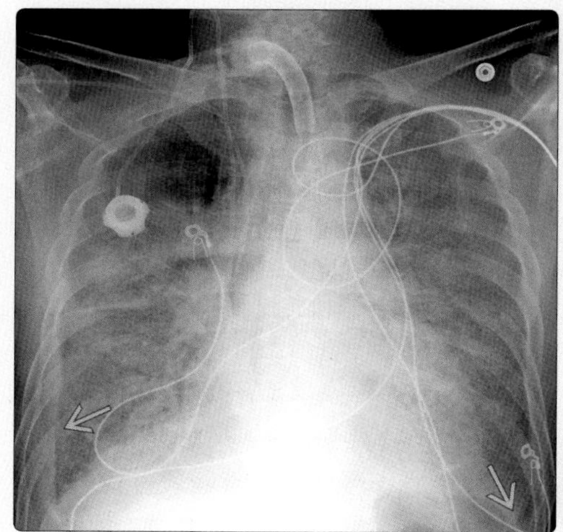

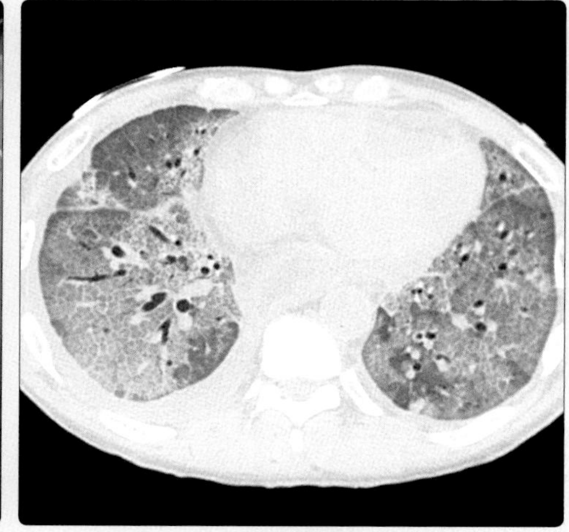

（左图）一名患者食道手术后出现急性呼吸窘迫综合征，前后位胸片显示双侧弥漫性不均匀的肺实变和双侧少量胸腔积液→。

（右图）同一患者的横断位平扫 CT 显示双侧弥漫性"铺路石"征和少量胸腔积液。急性呼吸窘迫综合征的这种特殊表型具有较低的肺顺应性和较高的死亡率。

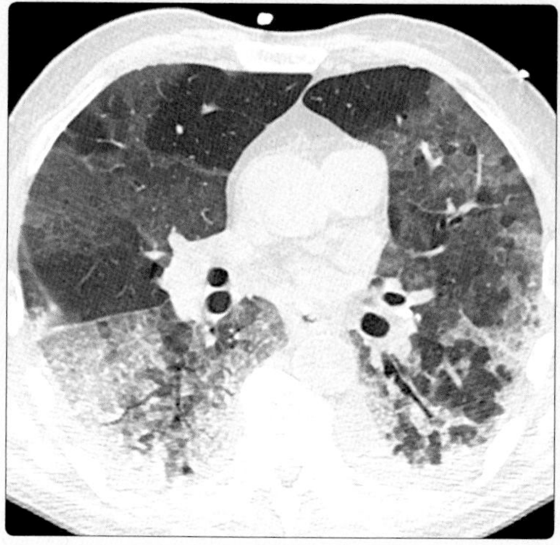

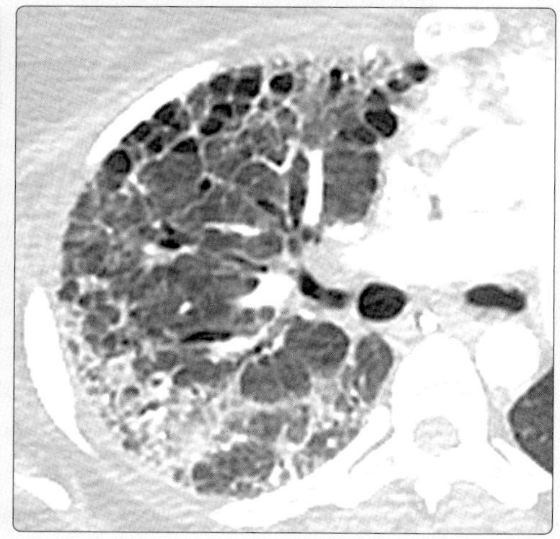

（左图）肺外脓毒症患者，横断位平扫 CT 显示斑片状磨玻璃影伴有正常肺实质保留区域。这种急性呼吸窘迫综合征影像学表型死亡率较低。

（右图）有 ARDS 病史的患者，横断位增强 CT 表现为前部胸膜下"蜂窝"影。纤维化位于非重力依赖性的肺部区域。

急性呼吸窘迫综合征

术语

缩写

- 急性呼吸窘迫综合征（acute respiratory distress syndrome, ARDS）

同义词

- 成人呼吸窘迫综合征

定义

- 非心源性肺水肿引起的急性呼吸衰竭综合征
- 柏林标准
  - 在临床损伤或新的/恶化的呼吸道症状的1周内发作
  - 胸片：双侧斑片影（无法解释的胸腔积液，肺叶/肺萎陷或结节）
  - 在最低5 cmH_2O水平的呼气末正压（PEEP）或持续气道压力（CPAP）条件下，氧化指数<300 mmHg
    - PaO_2：FiO_2=氧合指数：动脉血氧张力与吸入氧分数的比率
  - 心力衰竭/液体超负荷不能完全解释呼吸衰竭

影像学表现

X线表现

- 胸片
  - 3种表型
    - 弥漫性双侧、均匀分布的斑片影
      - 低的肺顺应性，死亡率高
      - PEEP可使大量肺泡复张，同时不出现显著的肺泡过度扩张
    - 下叶为著
    - 双肺不均匀分布的斑片影
  - 存活者斑片影或网格影逐渐吸收

CT表现

- HRCT
  - 数小时：损伤后12~24小时内可基本正常
  - 数天
    - 一般状况
      - 24小时内双肺气腔斑片影及实变灶
      - 重力依赖性肺不张
      - 小叶间隔增厚和胸腔积液比心源性肺水肿少见
    - 肺损伤
      - 实变影和磨玻璃影都常见
      - 分布不对称
    - 肺外损伤
      - 磨玻璃影比实变影常见
      - 对称性分布
  - 数周：实变影逐渐减少
    - 斑片浸润影或网格影持续存在
    - 磨玻璃影
  - 数月：胸膜下网格影及“蜂窝”征
    - 可能表现为肺前部显著
    - 肺不张/实变可能会“保护”肺后部不受机械通气的影响

鉴别诊断

心源性肺水肿

- 中央区斑片影>周围斑片影（“蝶翼”征）
- 柯氏B线，支气管血管束周围“套袖”征，胸腔积液
- 心影增大

肺泡出血

- 双肺散在的斑片浸润影
- 心影正常

耶氏肺孢子菌肺炎

- 可表现为双肺弥漫性斑片影，与ARDS难以鉴别

病理

基本表现

- 病因
  - 肺损伤：肺炎、吸入、吸入性损伤、创伤
  - 肺外损伤：脓毒症和非胸腔创伤

镜下表现

- 弥漫性肺泡损伤
  - 渗出早期阶段（损伤事件发生后数小时）：内皮细胞水肿，毛细血管充血、少量间质出血/水肿
  - 渗出晚期（1天至1周）：Ⅰ型肺泡上皮细胞坏死、肺水肿、出血
  - 增殖或修复期（1周至1个月）：Ⅱ型肺泡上皮细胞增殖，成纤维细胞增殖，胶原沉积
  - 纤维化阶段（数月）：间质纤维化

临床要点

临床表现

- 最常见的症状/体征
  - 呼吸短促，呼吸急促，缺氧

自然病程和预后

- ARDS合并肺炎
  - 非重力依赖区的致密实变
- 存活者可发生纤维化和“蜂窝”影

治疗

- 具有高峰呼气末压力的机械通气

诊断要点

考虑的诊断

- 对于插管患者出现双侧肺气腔浸润影和实变灶，应考虑ARDS的可能

急性间质性肺炎

关键要点

术语
- 急性间质性肺炎（acute interstitial pneumonia, AIP）：以病因不明的快速进行性呼吸衰竭为特征的特发性间质性肺炎，组织学特征为弥漫性肺泡损伤（diffuse alveolar damage, DAD）

影像学表现
- 平片
  - 双肺弥漫性对称性混杂密度影
  - 机械通气的证据
- CT/HRCT
  - 早期（渗出性）：双肺磨玻璃影和（或）实变影，从前向后阶梯样加重
  - 晚期（组织性）：粗网格影、磨玻璃和网格影；牵拉性支气管扩张与预后不良相关
  - 并发症：肺炎、脓肿、气胸、纵隔气肿、间质性肺气肿

主要鉴别诊断
- 急性呼吸窘迫综合征
- 多叶性肺炎
- 间质性肺疾病急性加重
- 弥漫性肺泡出血
- 静水压性肺水肿

病理学表现
- AIP 不是病理诊断
- DAD 是 AIP 的组织学表现；但在其他情况下也可以观察到 DAD

临床要点
- 潜伏期 7～14 天，出现流感样前驱症状：头痛、肌痛、咽痛、全身不适、干咳、发热
- 进行性呼吸急促、发热、咳嗽
- 治疗：目前尚无有效治疗方法；对类固醇治疗的反应也多变（通常较差）
- 预后较差；死亡率≥ 50%

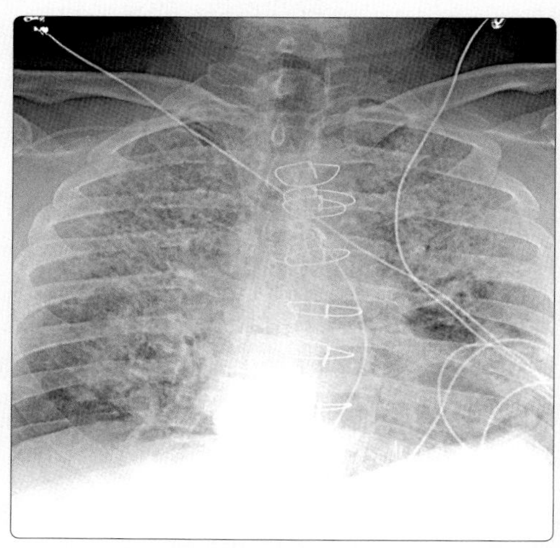

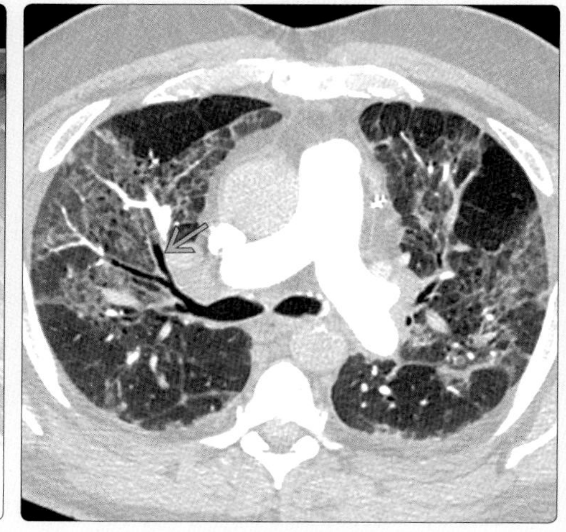

（左图）一名 62 岁男性急性间质性肺炎（早期）患者伴有进行性呼吸困难，前后位胸片显示双肺弥漫性混杂密度影和网格影。

（右图）同一患者的横断位增强 CT 显示“铺路石”征和支气管扩张→。急性间质性肺炎不是一种病理诊断，还需要弥漫性肺泡损伤的组织学证据，该疾病缺乏具体病因，存在急性症状及胸片上的肺部阴影。

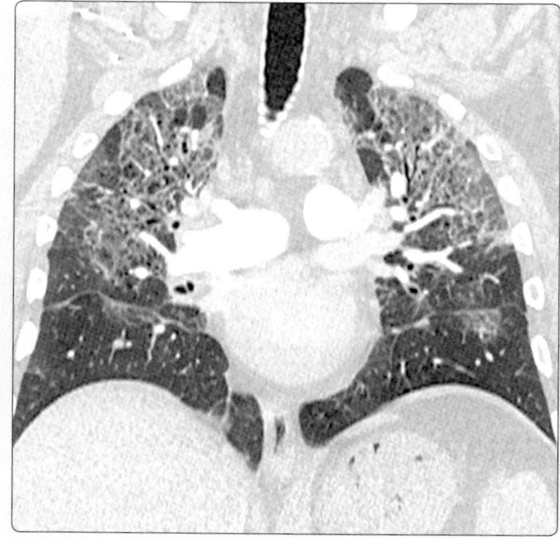

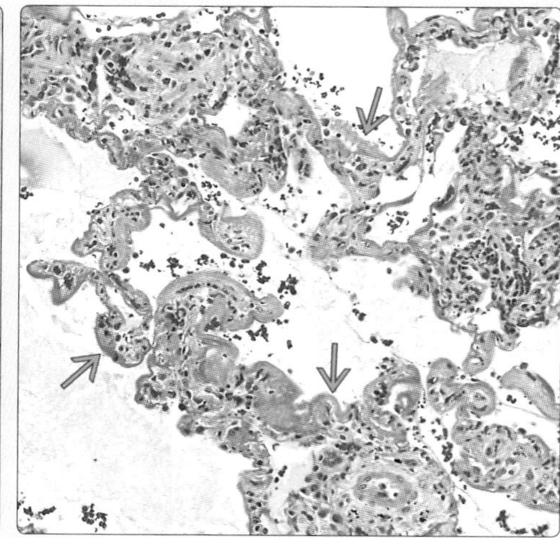

（左图）同一患者冠状位 CT 显示双肺对称性磨玻璃影和网格影，以上叶为主。虽然病变常累及全肺，但上叶更常见，对称性受累也是典型表现。

（右图）弥漫性肺泡损伤标本的低倍镜下照片（HE 染色）显示透明膜形成→，表现为肺泡腔内均匀、无定形的粉色基质层（来自 *DP: Thoracic*）。

术语

缩写

- 急性间质性肺炎（AIP）
- 弥漫性肺泡损伤（DAD）
- 急性呼吸窘迫综合征（acute respiratory distress syndrome, ARDS）

同义词

- 黑 – 里综合征（Hamman-Rich syndrome）

定义

- 以病因不明的快速进行性呼吸衰竭为特征的特发性间质性肺炎，组织学特征为 DAD
- AIP 定义
  - 急性呼吸系统症状，伴有严重缺氧和急性呼吸衰竭（大多数情况下）
  - 胸片显示双肺阴影
  - 无具体病因（如感染、结缔组织病、创伤、心力衰竭、药物中毒等）
  - 具有 DAD 的组织学证据
- ARDS 和 AIP 并不等同：AIP 是特发性 ARDS，并非所有 ARDS 患者都有 AIP
  - ARDS 的定义
    - 急性发作，在事件（如败血症、肺炎等）发生后 7 天内
    - 动脉血氧分压与吸入氧浓度之比（PaO_2/FiO_2）≤200 mmHg
    - 平片或 CT 显示双肺阴影
    - 根据临床参数不能完全用心力衰竭或液体过载来解释的异常

影像学表现

基本表现

- 最佳诊断思路
  - 平片：弥漫性混杂密度影，累及所有肺叶
  - CT：广泛对称性磨玻璃影伴牵拉性支气管扩张

X 线表现

- 双肺非特异性弥漫对称性混杂密度影
- 无特定的区域性偏好，全肺叶均可受累
- 机械通气的证据
- 胸腔积液 / 间隔线较心源性肺水肿少见
- “蜂窝”影罕见（晚期）

CT 表现

- CT 比平片更敏感
- 基本表现
  - 磨玻璃影和实变影
    - 肺部受累范围 >50%；散在（2/3），弥漫（1/3）
    - 多发局灶性小叶正常（地图样）
    - 分布
      - 下肺（40%）
      - 上肺（15%）
    - 对称性（普遍）
    - 在 AIP 的各组织学分期均可见；急性炎症或纤维化
    - 广泛磨玻璃影不伴牵拉性支气管扩张，预后较好
  - 实变影
    - 肺部受累范围 <25%；胸膜下分布占 20%
    - AIP 各组织学分期均可见
    - 更广泛的磨玻璃影（无牵拉性支气管扩张）预后更好
  - AIP 可进展为与纤维性特发性间质性肺炎类似的胸膜下异常
    - 胸膜下网格影和（或）“蜂窝”影，从肺尖到肺底阶梯样加重，伴牵拉性支气管扩张
  - 不常见表现：小叶间隔增厚、“铺路石”征、结节影、支气管血管束增粗、淋巴结肿大（5%）
- 早期（渗出性）
  - 双肺磨玻璃影和（或）实变影
  - 从前向后阶梯样加重
  - 磨玻璃影区域内支气管扩张，可能是牵拉性支气管扩张，也可能是不可逆的
  - 胸腔积液（常见）
- 晚期（组织性）
  - 粗网格影
  - 磨玻璃影和网格影
    - 弥漫性（最常见）
    - 透光区（蜂窝 / 大疱）和纤维化，该区域受气压伤程度高于肺实变区域
    - 下叶胸膜下“蜂窝”影提示隐匿性或潜在间质性肺疾病的急性加重，而不是 AIP
  - 牵拉性支气管扩张
    - 中央气道受累大于外周气道
      - 段和亚段气管
    - 牵拉性支气管扩张通常与网格影或“蜂窝”影的严重程度不成比例
    - 预后较差
    - 可能存在幸存患者
  - 结构扭曲
- 并发症：肺炎、脓肿、气胸、纵隔气肿、间质性肺气肿
- AIP 后遗症
  - 低密度灶，肺囊肿，网格影，肺结构扭曲

推荐的影像学检查方法

- CT 作为最佳影像检查方法用来显示弥漫性肺疾病

鉴别诊断

急性呼吸窘迫综合征

- 已知病因（直接或间接诱发）
- 实变影多于磨玻璃影
- “蜂窝”影不常见
- 可能是不对称性的，比 AIP 具有更广泛的正常区域

- 小叶间隔增厚更为常见

多叶性肺炎

- 诊断 AIP 应排除感染

间质性肺疾病急性加重

- 间质性肺疾病的罕见并发症
  - 标准：1 个月内出现呼吸困难加重，新发弥漫性肺部阴影，低氧血症恶化（最低 10 mmHg），无感染或心力衰竭
- 在特发性肺纤维化背景下的弥漫性斑片状磨玻璃影
- 蜂窝比叠加的磨玻璃影更多
- 预后不良

弥漫性肺泡出血

- 弥漫性磨玻璃影，常发展为网格影
- 肺纤维化通常反复发作
- 贫血和咯血常见（80%）

静水压性肺水肿

- 双肺出现气腔阴影，小叶间隔增厚
- 心脏增大
- 胸腔积液
- 心脏病病史

脱屑性间质性肺炎

- 无严重症状；无需机械通气
- 重度吸烟史
- 弥漫性磨玻璃影，无结构扭曲

浸润性黏液腺癌

- 双肺弥漫性磨玻璃影
- 无纤维化（结构扭曲，牵拉性支气管扩张）
- 起病隐匿，病程为渐进性；无需机械通气

病理学表现

基本表现

- 病因
  - 特发性
- 时间一致性表明损伤与单一事件相关
- AIP 不是病理诊断
- DAD 是 AIP 的组织学表现；但在其他情况下也可以观察到 DAD
  - 感染（22%）：肺炎支原体、病毒、军团菌、肺囊虫
  - 骨髓移植（17%）
  - 特发性肺纤维化急性加重（16%）
  - 结缔组织病（16%）：系统性红斑狼疮，类风湿关节炎
  - 药物诱导（10%）：博来霉素、布洛芬、卡莫司汀（BCNU）、吉西他滨、可卡因、甲氨蝶呤、硝基呋喃妥因
  - 毒素（<5%）：二氧化氮、氧毒性、百草枯、氯气
  - 吸入物

镜下表现

- 急性渗出期（第 1 周）
  - 水肿
  - 肺泡出血
  - Ⅰ型肺泡上皮细胞坏死
  - 透明膜［不见于普通型间质性肺炎（usual interstitial pneumonia, UIP）或隐源性机化性肺炎］
- 增殖期（第 2 周后）
  - Ⅱ型肺泡上皮细胞增生
  - 成纤维细胞多于胶原纤维
- 纤维化阶段
  - 肺泡和肺间质纤维化（可能很严重）
- 成纤维细胞比胶原纤维更广泛（与 UIP 不同）

临床要点

临床表现

- 最常见的症状 / 体征
  - 潜伏期为 7~14 天，出现流感样前驱症状，如头痛、肌痛、咽痛、全身不适、干咳、发热
  - 进行性呼吸急促、发热、咳嗽
  - 低氧血症（平均 PaO_2 为 45 mmHg）
  - 抗生素治疗无效
  - 急性起病（1~3 周内）
    - 50% 的患者在发病第 1 周出现
    - 25% 的患者有“惰性病程”，常在发病后 30 天内出现
    - 迅速进展为呼吸衰竭，通常需要机械通气
    - 90% 符合 ARDS 的临床标准
- 其他症状 / 体征
  - 杵状指提示既往有间质性肺疾病

人口统计学表现

- 年龄
  - 平均年龄：50~55 岁
- 性别
  - 男性：女性 =1 ∶ 1

自然病史和预后

- 预后差（死亡率通常 ≥ 50%；大多数在发病后 2 个月内死亡）
- 幸存患者的肺功能可能完全恢复
  - 持久稳定的限制性通气障碍也常见
  - 可能复发，但罕见

治疗

- 没有有效的治疗方法
- 对类固醇治疗反应多变（通常较差）
- 支持性护理是主要的治疗手段
  - 平均机械通气时间：30 天

诊断要点

考虑的诊断

- AIP 患者表现为迅速出现呼吸道症状和呼吸衰竭，无具体原因或易感疾病，影像学上表现为双肺对称广泛分布的磨玻璃影

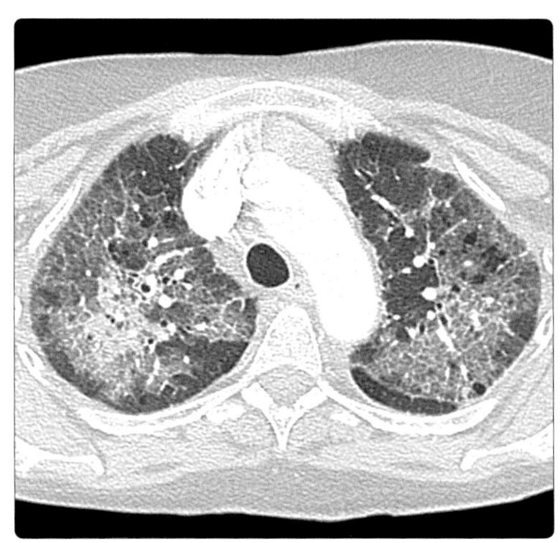

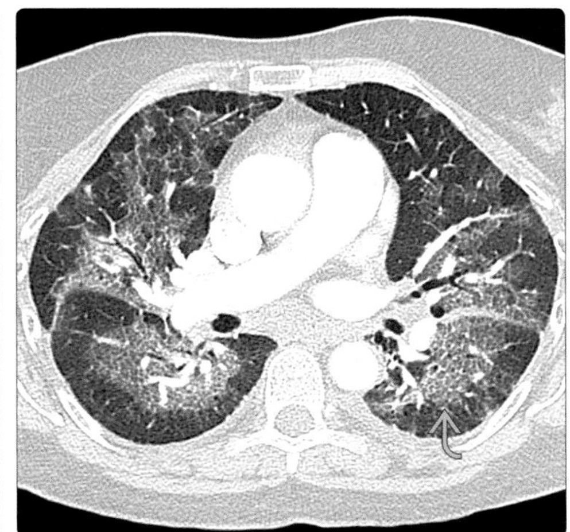

（左图）一名50岁男性急性间质性肺炎（早期）患者，横断位增强CT显示在小叶间隔增厚背景下双肺弥漫性磨玻璃影，即“铺路石”征。

（右图）同一患者，横断位增强CT显示双肺广泛的磨玻璃影，背景为小叶间隔增厚（“铺路石”征）。注意影像学表现与肺水肿、感染、弥漫性肺泡出血相似。

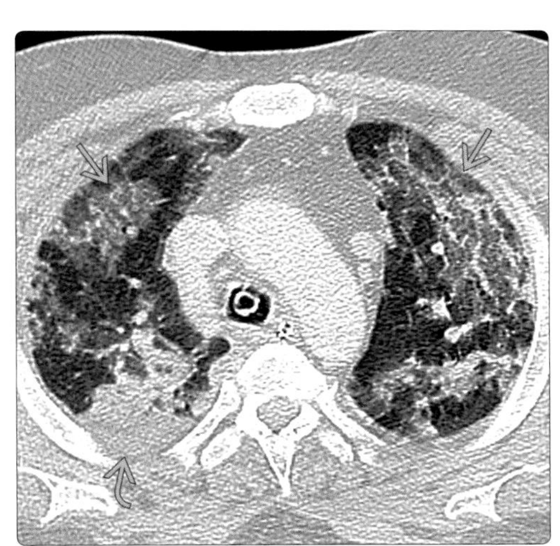

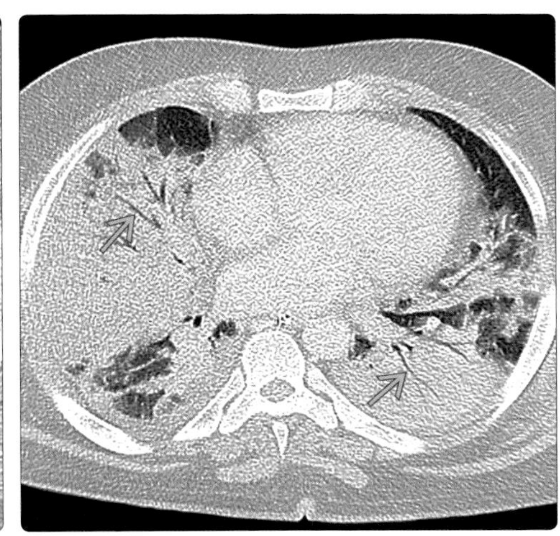

（左图）一名57岁男性急性间质性肺炎（早期）患者，横断位增强CT显示双肺多发磨玻璃影和实变影。

（右图）同一患者，横断位增强CT显示双侧中下肺广泛实变影，其内伴有空气支气管征，肺底实变最为严重（从前向后阶梯样加重）。

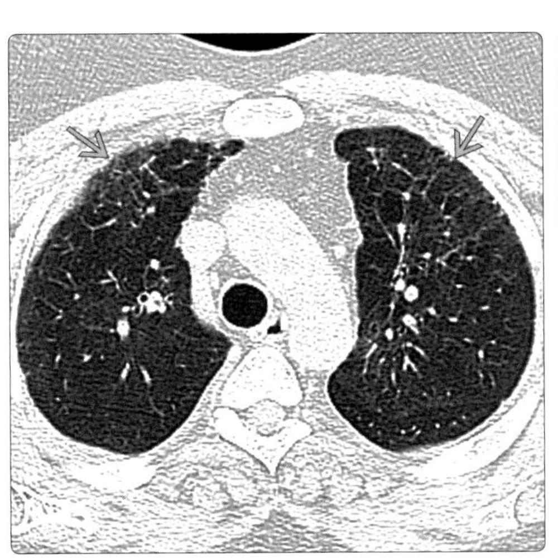

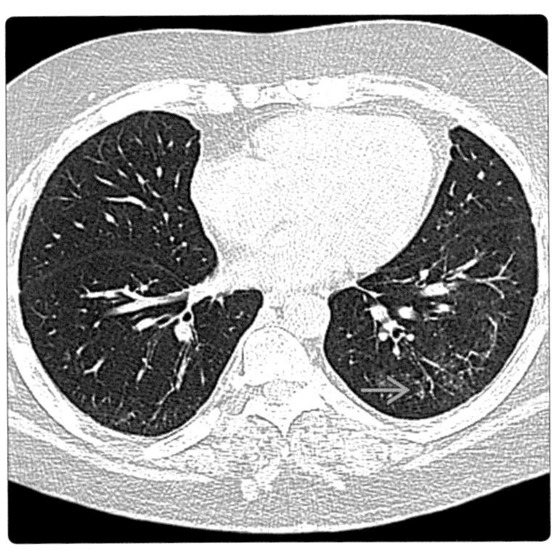

（左图）同一患者，3个月后（晚期）的横断位增强CT显示肺部阴影发展为网格影。纤维化主要累及肺前部区域，这些区域发生的气压损伤比先前实变的后部区域更为严重。

（右图）同一患者（晚期）横断位增强CT显示肺实变发展为网格影和小斑片影。

特发性肺纤维化

关键要点

术语

- 特发性肺纤维化（idiopathic pulmonary fibrosis, IPF）
- 特发性普通型间质性肺炎（usual interstitial pneumonia, UIP）
- 纤维化性特发性间质性肺炎与手术活检的 UIP 组织学类型相关
- 约占所有特发性间质性肺炎的 40%

影像学表现

- 平片
  - 肺底网格影
  - 肺容量减少
  - 肺动脉高压
- HRCT/CT
  - 以肺底分布为主的网格影
  - 牵拉性支气管扩张或细支气管扩张
  - “蜂窝”影
  - 磨玻璃影（比网格影范围小）
  - 持续存在或不断增长的结节或肿块提示肺癌

主要鉴别诊断

- 特发性非特异性间质性肺炎
- 石棉肺
- 纤维化过敏性肺炎
- 类风湿关节炎
- 进行性系统性硬化症
- 药物诱发的肺病

病理学表现

- 普通型间质性肺炎

临床要点

- 症状：呼吸困难、干咳
- 年龄：55～70 岁；男性：女性＝2：1
- 进展不可逆，预后不良

诊断要点

- HRCT 特发性胸膜下和肺底网格影伴“蜂窝”影支持 IPF 的诊断

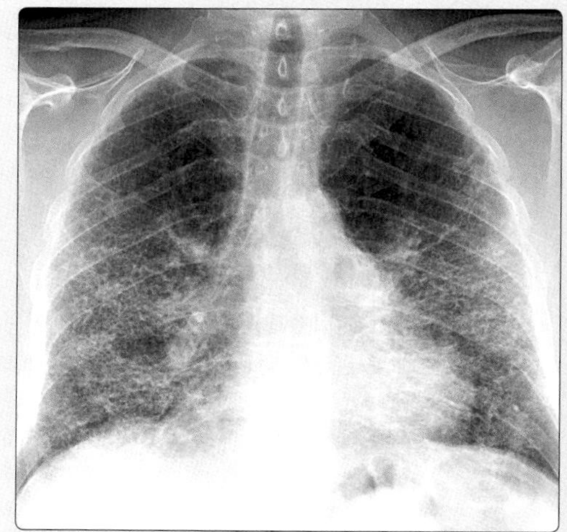

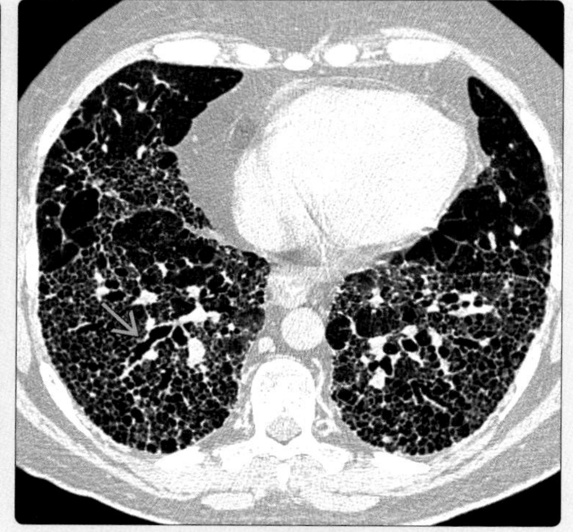

（左图）一名特发性肺纤维化患者，后前位胸片显示双肺外周胸膜下弥漫性网格影，肺底分布明显。

（右图）同一患者的横断位增强 CT 显示以肺底分布为主的广泛“蜂窝”影，伴牵拉性支气管扩张➡和细支气管扩张，可报告为普通型间质性肺炎（UIP）。“蜂窝”影是特发性肺纤维化最典型的 CT 表现。

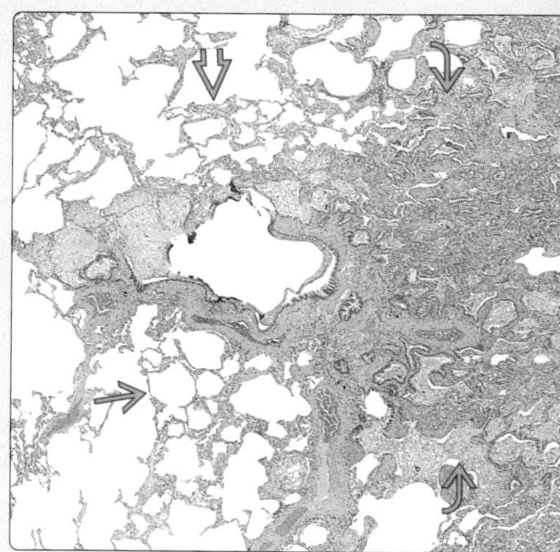

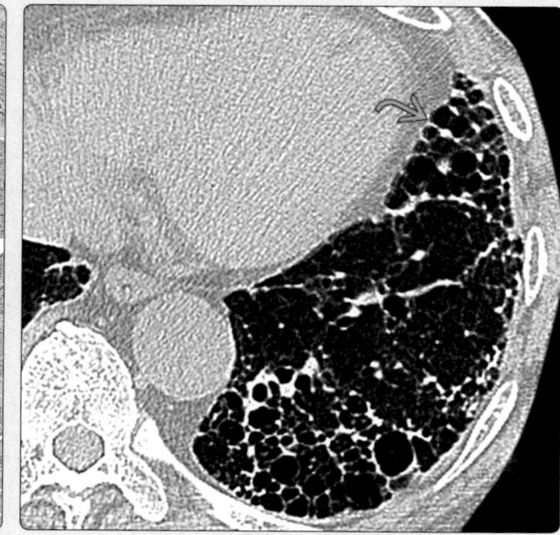

（左图）UIP 标本的低倍镜下照片（HE 染色）显示该病的典型时间异质性，包括相对正常的肺组织➡和轻度间质异常⇨，与广泛重塑肺组织↪相邻。

（右图）一名特发性肺纤维化患者，横断位平扫 CT 显示肺底“蜂窝”影↪，与 UIP 一致。CT 表现是特异性的，不需要进行组织学确认。

术语

缩写

- 特发性肺纤维化（IPF）

同义词

- 特发性普通型间质性肺炎（UIP）
- 隐源性纤维性肺泡炎（cryptogenic fibrosing alveolitis, CFA）

定义

- 纤维化性特发性间质性肺炎与手术活检的 UIP 组织学类型相关
- 约占所有特发性间质性肺炎的 40%

影像学表现

基本表现

- 最佳诊断思路
  - 网格影和“蜂窝”影，胸膜下分布，从肺尖到肺底阶梯样加重；牵拉性支气管扩张和结构扭曲
  - 缺乏非典型特征：微结节、肺底正常、广泛性空气潴留、实变和（或）磨玻璃影
- 部位
  - 胸膜下；中、下肺野
- 形态学
  - 网格影、牵拉性支气管扩张 / 细支气管扩张、“蜂窝”影

X 线表现

- 平片
  - 网格影或网状结节影
    - 胸膜下或外周；中、下肺野
      - 轻度胸膜下阴影可能累及上肺野
  - 下肺野容量减少
    - 合并肺气肿时肺容量假性保留
  - 肺动脉高压
    - 肺动脉干增宽，右心腔增大

CT 表现

- HRCT
  - 比平片更灵敏、更特异
  - 网格影
    - 胸膜下分布为主；从肺尖到肺底阶梯样加重（即下叶为主）
    - 上肺不明显
  - 牵拉性支气管扩张 / 细支气管扩张
    - 以胸膜下和肺底为主
    - 通常伴有网格影
  - “蜂窝”影
    - IPF 最特殊的表现
    - 胸膜下囊泡，通常是成簇或成排分布
      - 囊泡的大小可能因呼吸周期阶段而有所变化
      - 平均直径：3～10 mm；可能大至 25 mm
    - “蜂窝”影的范围和严重程度可能随着时间而变化
  - 磨玻璃影
    - 细小纤维化低于 HRCT 的空间分辨率
    - 通常伴有网格影、牵拉性支气管扩张 / 细支气管扩张
    - 比网格影范围小
      - 广泛磨玻璃影提示过敏性肺炎或非特异性间质性肺炎（nonspecific interstitial pneumonia, NSIP）
      - 可能反映伴有急性呼吸道疾病的 IPF 患者急性加重
  - 肺容量减少（晚期）
  - 合并肺气肿（30%）
    - 合并肺纤维化和肺气肿：特殊临床表型
      - 通常与吸烟有关
      - 预后极差
  - 肺结节 / 肿块
    - 如果持续存在或不断增长，应怀疑为原发性肺癌
  - 纵隔淋巴结肿大（70%）
    - 通常在胸片上不易察觉
    - 与疾病严重程度无关
  - IPF 急性加重：在网格影和（或）“蜂窝”影、牵拉性支气管扩张的背景下新发磨玻璃影和（或）实变影，伴或不伴支气管扩张

推荐的影像学检查方法

- 最佳影像检查方法
  - HRCT 用于疾病检查和评估

鉴别诊断

特发性非特异性间质性肺炎

- 可能与 UIP 无法区分
- “蜂窝”影缺失或不是主要特征

石棉肺

- 在出现大量“蜂窝”影的情况下，可能与 UIP 难以区分
- 胸膜下线影：常见的早期表现
- 常出现不连续部分钙化的胸膜斑

纤维化过敏性肺炎

- “蜂窝”影的常见原因
  - 如果以胸膜下和下叶为主，则与 IPF 难以区分
  - 支气管周围“蜂窝”影有一定的特异性（也可见于结节病）
- 呼气性空气潴留（常见）
- 边界不清的小叶中心结节常见于过敏性肺炎；反映细胞性细支气管炎

类风湿关节炎

- UIP 比 NSIP 更常见
  - 与特发性 UIP 和 NSIP 难以区分
  - 可能比 IPF 进展更慢

- 辅助检查结果：关节侵蚀、血清标志物（如类风湿因子）、胸腔积液、类风湿结节

进行性系统性硬化症

- NSIP 比 UIP 更常见
  - 以磨玻璃影为主
  - "蜂窝"影不常见，除非是晚期、病程长的病例
- 食管扩张常见
- 通常有皮肤改变：硬皮病，皮肤钙化，面色苍白

药物诱发的肺病

- 在出现大量"蜂窝"影的情况下，可能与 IPF 难以区分
- 典型药物：硝基呋喃妥因或化疗药物

病理学表现

基本表现

- 病因
  - 病因不明
    - 怀疑与吸烟有关，但未经证实
- 遗传学
  - 曾报道 IPF 家族性病例（可能为常染色体显性遗传）
    - 与表面活性蛋白 C 缺乏有关
    - 受累家庭成员可能表现出不同类型的间质性肺炎
  - 尚未发现遗传标志物
  - 与人类白细胞抗原（human leukocyte antigen, HLA）无关
  - 推测与 14 号染色体上的 α1- 抗胰蛋白酶抑制等位基因有关

分期、分级和分类

- 根据临床表现和 HRCT 特征可在 50%~70% 的患者中确立 IPF 诊断，并且特异性 >90%
  - HRCT 标准（ATS 2018）
    - UIP：胸膜下和肺底分布为主；通常分布不均匀；"蜂窝"影伴或不伴周围牵拉性支气管扩张或细支气管扩张
    - 可能 UIP：胸膜下和肺底分布为主；通常分布不均匀；网格影伴周围牵拉性支气管扩张或细支气管扩张；可能有少量磨玻璃影
    - 不确定的 UIP：胸膜下和肺底分布为主；轻微网格影；可能有少量磨玻璃影或变形（"早期 UIP"）；CT 特征和（或）肺纤维化的分布并不明确指示任何特定病因（"真正不确定的 UIP"）
    - 替代诊断
      - 提示其他诊断的表现包括：明显的马赛克征，磨玻璃影为主，大量微结节，小叶中心结节，结节实变
      - 主要分布：支气管血管束周围，淋巴管周围，上肺或中肺
      - 其他：胸膜斑（考虑石棉肺），食管扩张（考虑结缔组织病），锁骨远端侵蚀（考虑类风湿关节炎），多发淋巴结肿大（考虑其他病因），胸腔积液，胸膜增厚（考虑结缔组织病 / 药物）

大体病理和手术所见

- 外周胸膜下"蜂窝"影

镜下表现

- 纤维化：胸膜下分布为主，特征性的成纤维细胞病灶，致密的无细胞胶原
- 轻至中度间质性炎症：组织细胞、浆细胞、淋巴细胞、Ⅱ型肺泡上皮细胞增生
- 蜂窝：囊壁内衬支气管上皮细胞
- 空间和时间异质性：UIP 的典型特征
  - 正常肺组织和纤维化并存；各种结构重塑和晚期"蜂窝"影

临床要点

临床表现

- 最常见的症状 / 体征
  - 潜在的劳力性呼吸困难
  - 干咳
- 其他症状 / 体征
  - 杵状指
  - 轻微吸气性爆裂音（Velcro 音）
  - 右心衰竭的体征
  - 肺功能检查：限制性通气障碍伴一氧化碳弥散功能下降（diffusing capacity for carbon monoxide, DLCO）

人口统计学表现

- 年龄
  - 55~70 岁
- 性别
  - 男性∶女性＝2∶1
- 流行病学
  - 发病率：（7~10）/10 万
  - 患病率：（3~6）/10 万

自然病史和预后

- 进展不可逆，预后不良
- 诊断后的中位生存期：3.5 年
- 病程相对缓慢进展后迅速衰竭和死亡（罕见）
  - IPF 急性加重
  - 组织学检查：弥漫性肺泡损伤
- 肺癌（10%）
  - 大多数患者有吸烟史
  - 许多患者因为存在潜在的 IPF 而不适合手术

治疗

- 无有效改善生存周期的治疗方法
- 轻至中度 IPF：吡非尼酮或尼达尼布
- 硫唑嘌呤、泼尼松、乙酰半胱氨酸：不再推荐
- 肺移植

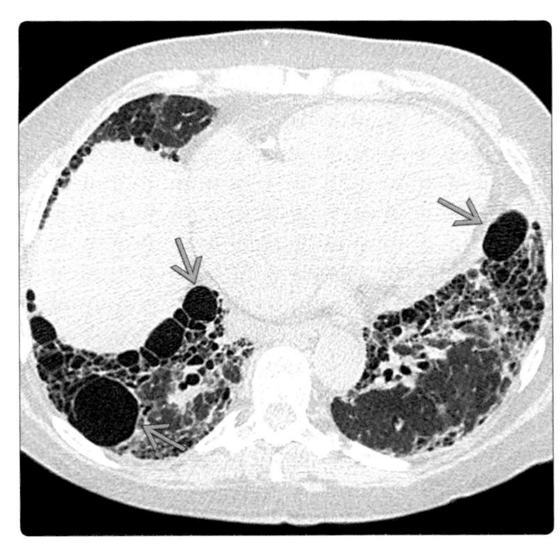

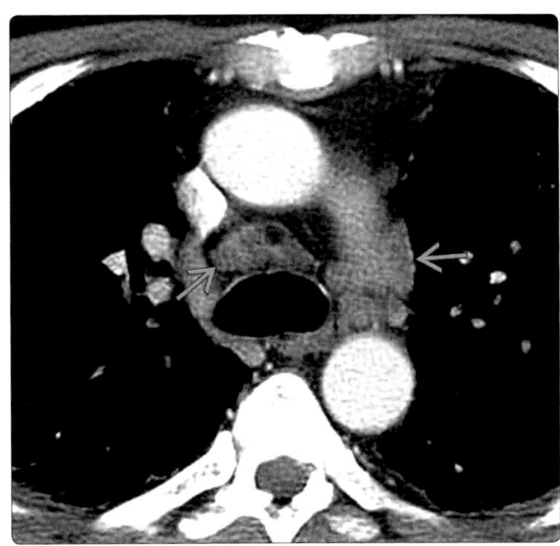

（左图）一名 UIP 患者，横断位 HRCT 显示胸膜下“蜂窝”影，并伴有较大肺囊泡→。虽然不常见，但蜂窝囊泡可大至 2.5 cm。

（右图）同一患者的横断位增强 CT 显示气管旁和主－肺动脉窗淋巴结肿大→。70% 的患者有非肿瘤性纵隔淋巴结肿大，通常是反应性的，与间质性肺疾病的严重程度无关。

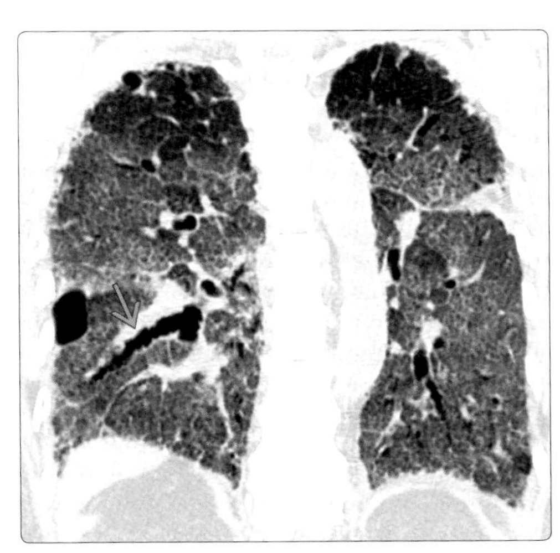

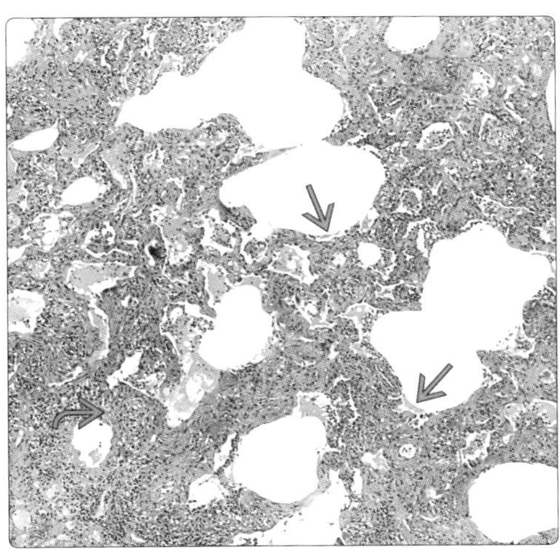

（左图）一名特发性肺纤维化患者，冠状位增强 CT 显示双肺广泛磨玻璃影，伴“铺路石”征和牵拉性支气管扩张→。

（右图）同一患者的标本低倍镜下照片（HE 染色）显示间质炎症、急性组织性透明膜形成→和散在急性炎症↗。

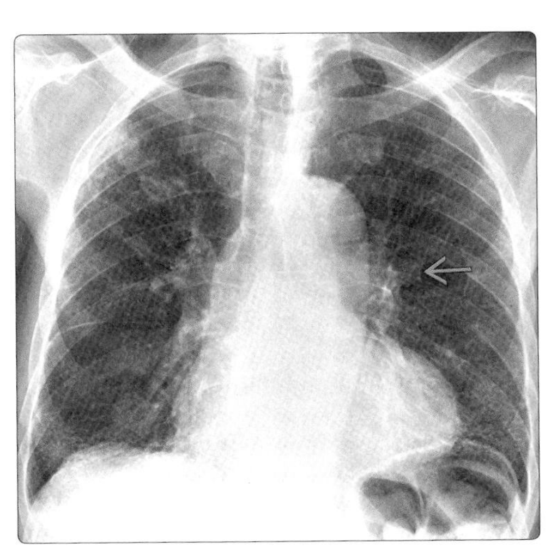

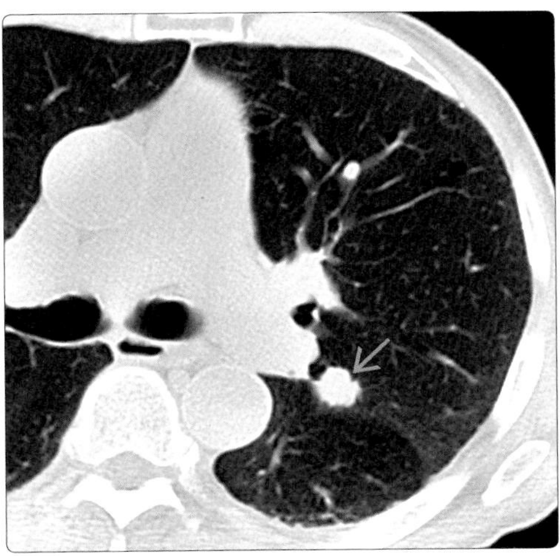

（左图）一名特发性肺纤维化患者，后前位胸片显示外周和肺底网格影，以及左肺门旁一个隐约可见的结节→，鉴于潜在的间质性肺疾病程度，这一结节很容易被忽视。

（右图）同一患者的横断位平扫 CT 显示左肺上叶结节伴毛刺→，毗邻斜裂。由于特发性间质纤维化患者肺癌发病率高，任何散在结节均应高度怀疑为恶性。

非特异性间质性肺炎

关键要点

术语

- 非特异性间质性肺炎（nonspecific interstitial pneumonia, NSIP）
- 特发性间质性肺炎的类型

影像学表现

- 平片
  - 下肺野分布为主，双侧，网格影，或模糊 / 不均匀阴影
- CT/HRCT
  - 双肺磨玻璃影和网格影，伴牵拉性支气管扩张 / 细支气管扩张
  - 无或少量“蜂窝”影
  - 胸膜下正常，伴或不伴支气管血管束周围纤维化
  - 从肺尖到肺底阶梯样加重（以下叶为主）

主要鉴别诊断

- 普通型间质性肺炎（usual interstitial pneumonia, UIP）
- 药物相关的间质性肺病
- 结缔组织病相关的间质性肺病（connective tissue disease-associated interstitial lung disease, CTD-ILD）
- 纤维化过敏性肺炎（hypersensitivity pneumonitis, HP）
- 隐源性机化性肺炎（cryptogenic organizing pneumonia, COP）

病理学表现

- 特发性
- 越来越多的证据表明特发性 NSIP 是自身免疫性疾病的隐匿性表现
- 间质性炎症和纤维化数量不等，分布均匀

临床要点

- 呼吸困难、干咳
- 比 UIP 患者年轻 10 岁（40~50 岁）
- 治疗：免疫抑制和（或）免疫调节药物、抗纤维化药物
- 预后优于 UIP

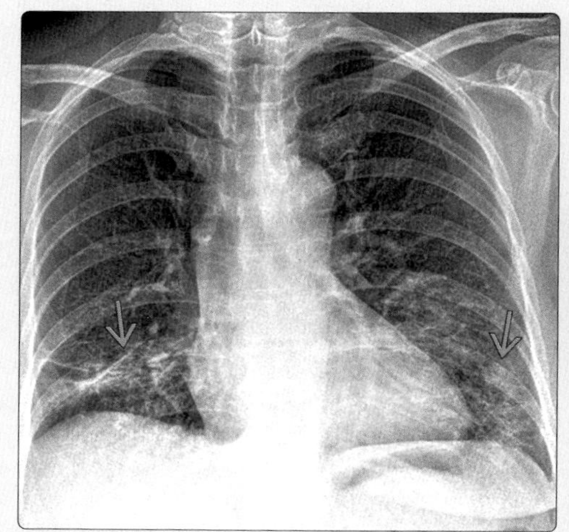

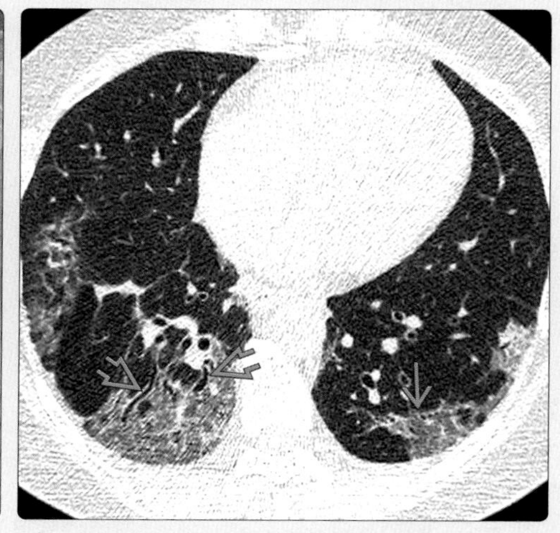

（左图）一名 61 岁女性特发性非特异性间质性肺炎患者，前后位胸片显示双肺不均匀网格影，以肺底为主➡。

（右图）同一患者的横断位 HRCT 示双肺磨玻璃影和网格影➡，沿支气管血管束和胸膜下分布，伴牵拉性支气管扩张➡。无“蜂窝”影。

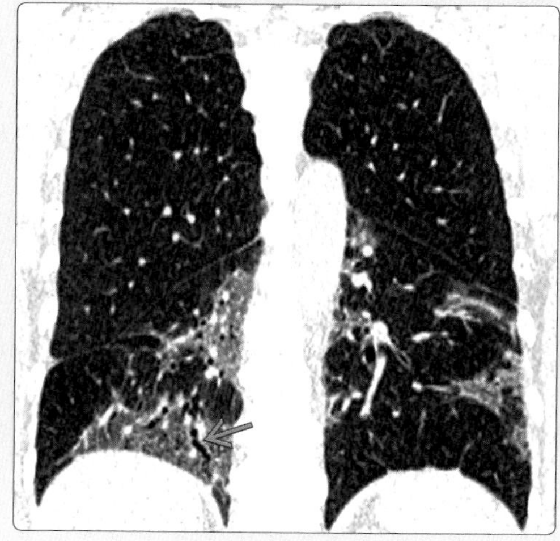

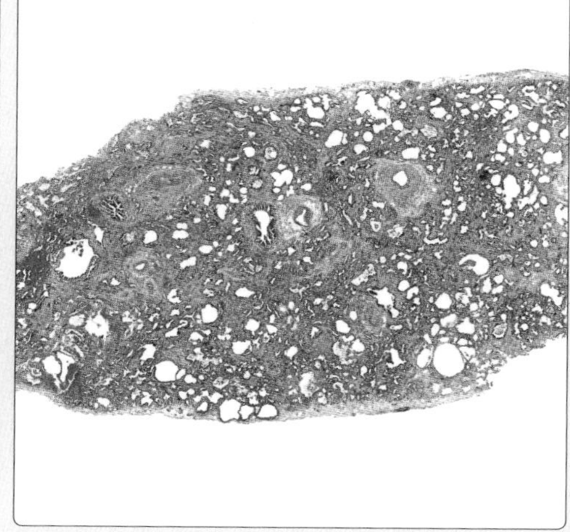

（左图）同一患者的冠状位 HRCT 显示磨玻璃影和网格影，其内伴有牵拉性支气管扩张➡，下叶分布为主，即从肺尖到肺底阶梯样加重。

（右图）同一患者标本的低倍镜下照片（HE 染色）显示肺间质纤维化，具有时间和空间一致性（即所有区域间质纤维化阶段相似），这是非特异性间质性肺炎的特征。

术语

缩写
- 非特异性间质性肺炎（NSIP）

定义
- 特发性间质性肺炎（idiopathic interstitial pneumonia, IIP）的类型
- NSIP 可能是特发性的，也可能与结缔组织病 / 自身免疫性疾病、药物毒性、过敏性肺炎和其他病因有关

影像学表现

基本表现
- 最佳诊断思路
  - 双肺磨玻璃影和（或）网格影，伴或不伴牵拉性支气管扩张 / 细支气管扩张
  - 胸膜下正常，伴或不伴支气管血管束周围纤维化
- 部位
  - 从肺尖到肺底阶梯样加重（以下叶为主）

X 线表现
- 下肺野分布为主，双侧，网格影，或模糊 / 不均匀阴影

CT 表现
- 双肺磨玻璃影和（或）网格影，伴或不伴牵拉性支气管扩张 / 细支气管扩张
- 胸膜下正常，伴或不伴支气管血管束周围纤维化
- 无或少量“蜂窝”影

推荐的影像学检查方法
- 最佳影像检查方法
  - HRCT（或薄层 CT）

鉴别诊断

普通型间质性肺炎（UIP）
- 肺底出现“蜂窝”影强烈支持 UIP 的诊断
- 胸膜下正常和广泛磨玻璃影不常见
- 可能与 NSIP 难以区分

药物相关的间质性肺病
- NSIP 表现，与特发性 NSIP 难以区分
- 大量潜在的致病药物
  - 甲氨蝶呤，硝基呋喃妥因，胺碘酮，博莱霉素
  - 分子靶向药物和免疫检查点抑制剂

结缔组织病相关的间质性肺病（CTD-ILD）
- 在 CT 和组织学上常表现为 NSIP
- 非特发性，有明确病因：系统性硬化症，多发性肌炎 / 皮肌炎，混合结缔组织病

纤维化过敏性肺炎（HP）
- 小叶区域的低衰减和血管减少；呼气相空气滞留
- 纤维化以中上肺野为主
- 相当多的纤维化 HP 病例在影像学上可能与 NSIP 和 UIP 难以区分
- 可能出现“蜂窝”影

隐源性机化性肺炎
- 斑片状实变影或结节
- 小叶周围型
- 反晕征

病理学表现

基本表现
- 病因
  - 特发性
  - 越来越多的证据表明特发性 NSIP 是自身免疫性疾病的隐匿性表现

分期、分级和分类
- 细胞型 NSIP 和纤维型 NSIP；混合型病例归类为纤维型 NSIP

镜下表现
- 间质炎症和纤维化数量不等，分布均匀
- 时间和空间一致性，与 UIP 相反
- “蜂窝”影：不如 UIP 突出

临床要点

临床表现
- 最常见的症状 / 体征
  - 呼吸困难、干咳
- 其他症状 / 体征
  - 肺功能检查为限制性通气障碍

人口统计学表现
- 年龄
  - 比 UIP 患者年轻 10 岁（40~50 岁）

自然病史和预后
- 结局各异：经过治疗后可改善，维持稳定，或进展到终末期纤维化
- 预后优于 UIP

治疗
- 免疫抑制和（或）免疫调节药物、抗纤维化药物

诊断要点

考虑的诊断
- 潜在的自身免疫过程，过敏性肺炎，或药物相关间质性肺病，在 HRCT 上有 NSIP 表现
- 多学科诊断（综合临床、HRCT 和组织学特征）是参考标准

影像解读要点
- 以下肺分布为主的网格影和磨玻璃影，特别是胸膜下正常或支气管血管束周围受累，应提示 NSIP

（左图）一名 69 岁男性特发性非特异性间质性肺炎患者，横断位 HRCT 显示以下肺叶胸膜下为主的磨玻璃影，无“蜂窝”样改变。

（右图）同一患者的横断位俯卧位 HRCT 显示连续的胸膜下磨玻璃影。俯卧位成像对于评估间质性肺疾病至关重要，可以区分真正的磨玻璃影和依赖性肺不张，后者是一种正常的表现，通常在俯卧位成像上就可以发现。

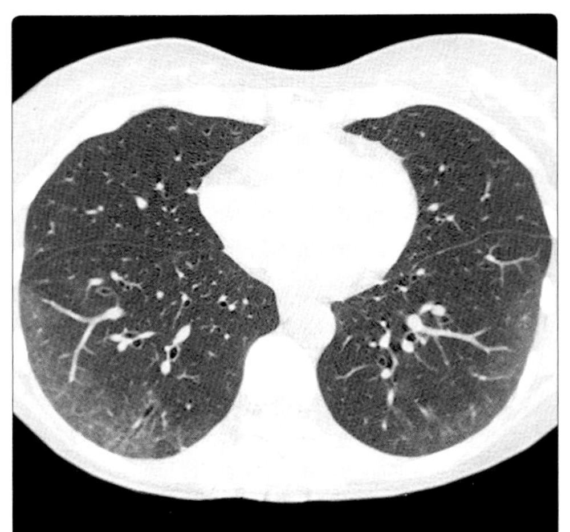

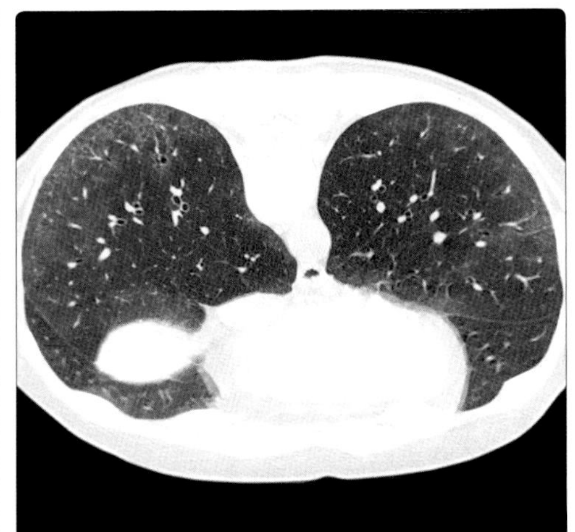

（左图）同一患者矢状位 HRCT 显示以肺下叶为主胸膜下磨玻璃影→，而上肺叶正常。这种肺下叶优势（有时称为顶基底梯度）是非特异性间质性肺炎和寻常型间质性肺炎的典型表现。

（右图）同一患者标本的低倍显微镜（HE 染色）显示肺间质纤维化→具有时间和空间一致性（即纤维化处于相似阶段）。

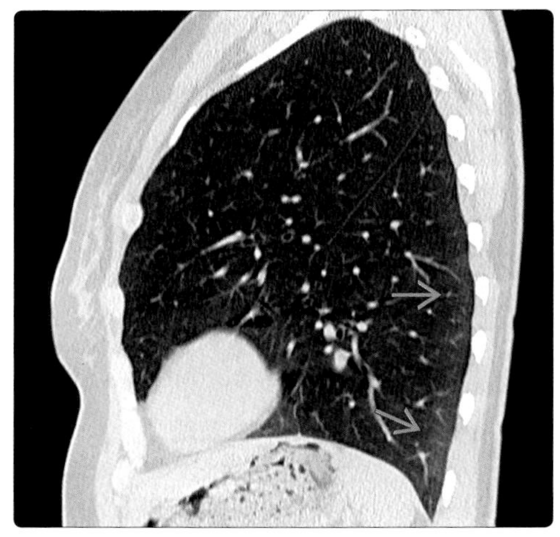

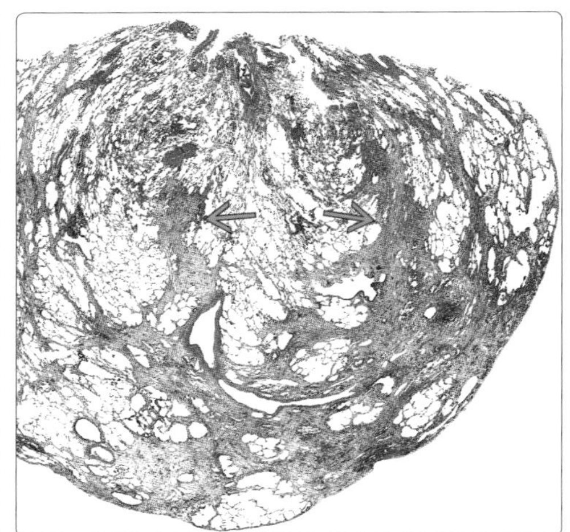

（左图）特发性非特异性间质性肺炎患者，横断位 HRCT 显示支气管血管周围网状影伴牵拉性支气管扩张，在胸膜下区域相对正常→，其中后者是非特异性间质性肺炎的典型表现。

（右图）一名 37 岁女性特发性非特异性间质性肺炎患者，接受糖皮质激素治疗 4 个月后的初始横断位 HRCT（左）和随访横断位 HRCT（右）图像显示胸膜下磨玻璃影有所改善。

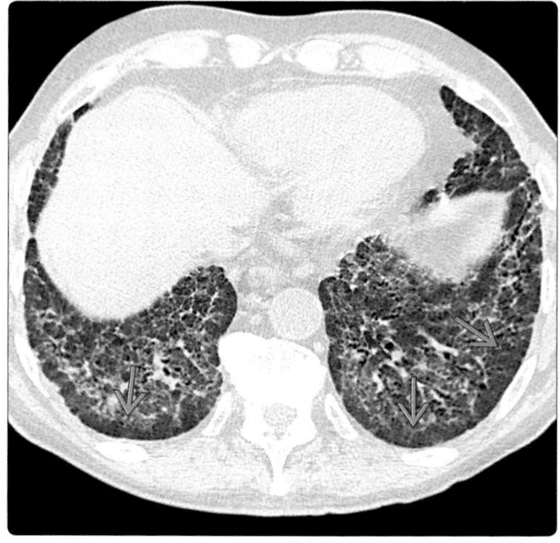

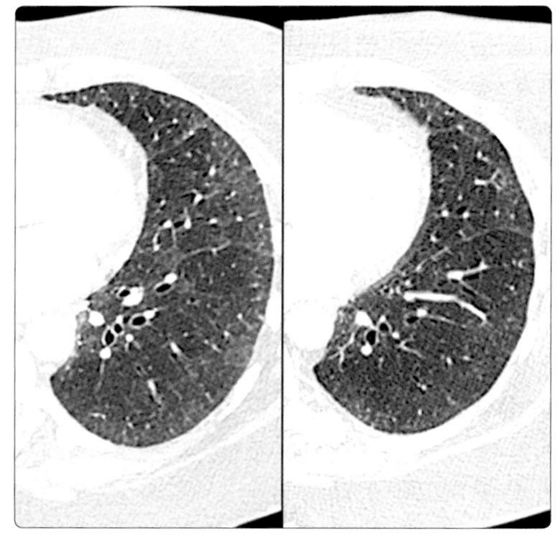

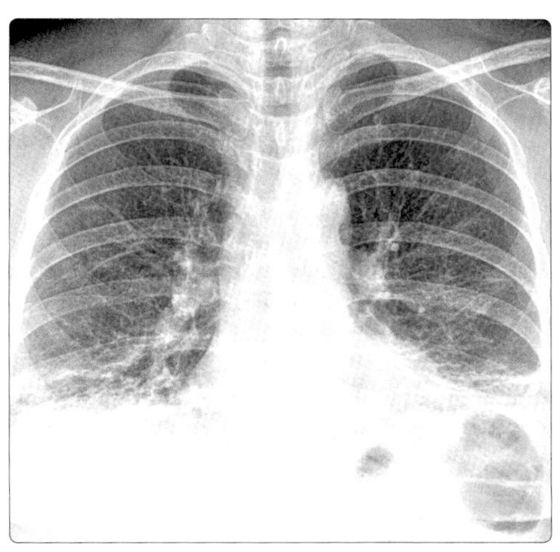

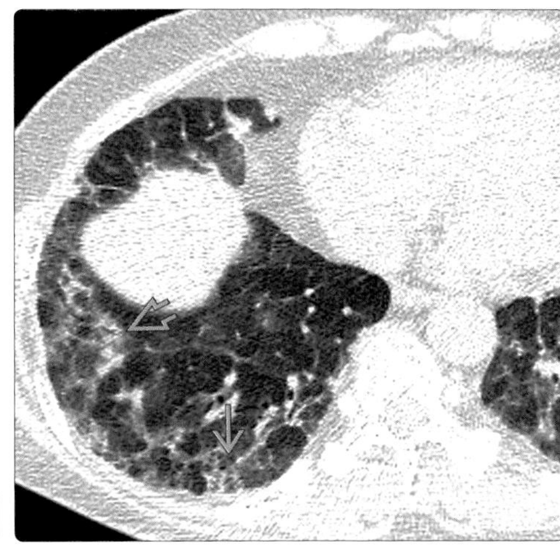

（左图）一名58岁女性非特异性间质性肺炎和机化性肺炎患者，后前位胸片显示双下肺为主的磨玻璃影和网格影。

（右图）同一患者的横断位HRCT显示双下肺叶为主的斑片状磨玻璃影、网格影、→和实变⇨。机化性肺炎病灶是肺损伤的常见病理模式，常见于非特异性间质性肺炎患者。

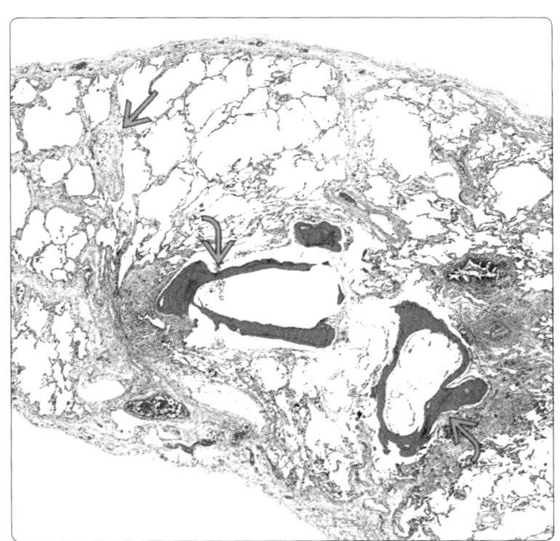

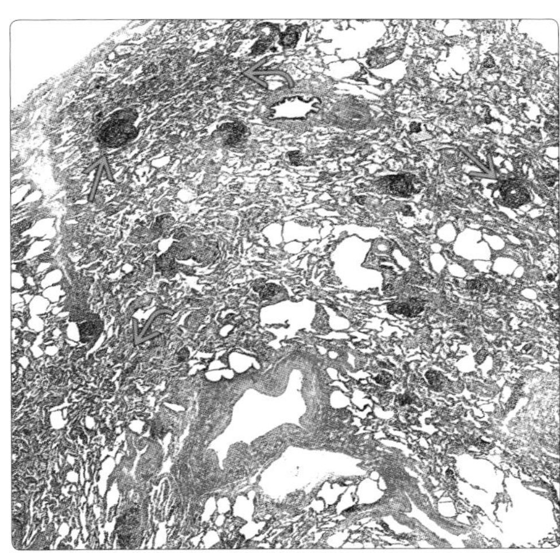

（左图）同一患者标本的低倍显微镜（HE染色）显示间质性纤维化→，具有时间均匀性，呈现出纤维化和肺骨化灶相似阶段➚。

（右图）同一标本的低倍镜（HE染色）显示机化性肺炎（肺泡内散在黏液样息肉）➚结节性淋巴样聚积→。与寻常型间质性肺炎相比，在非特异性间质性肺炎较少出现“蜂窝”影。

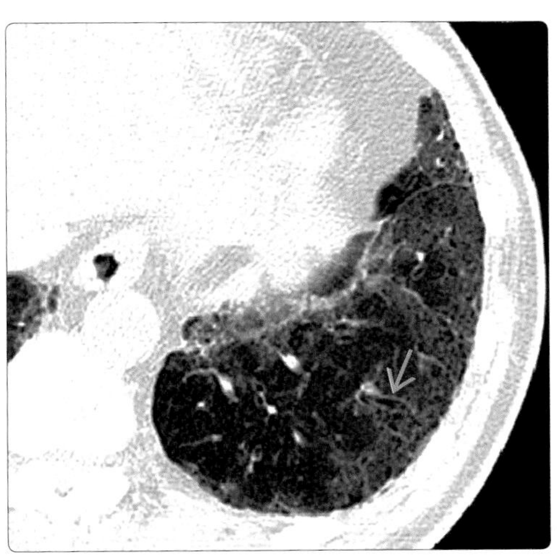

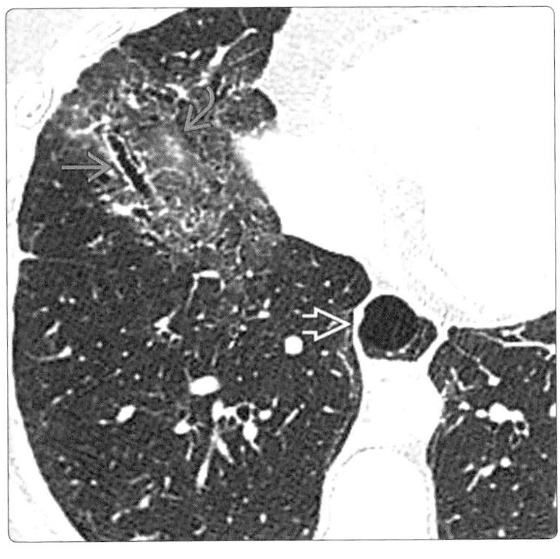

（左图）未分类结缔组织疾病患者的非特异性间质性肺炎HRCT显示胸膜下网格影和牵拉性支气管扩张→。

（右图）硬皮病患者的横断位HRCT图像显示斑片状磨玻璃影➚，牵拉性支气管扩张→以及食管扩张➡。非特异性间质性肺炎是许多结缔组织疾病最常见的肺部表现。

机化性肺炎

关键要点

术语

- 机化性肺炎（OP）
- OP：急性肺损伤相对常见的表现

影像学表现

- 经典型（68%~81%）
  - 双侧支气管血管周围和（或）胸膜下实变
  - 中、下肺区为主
  - 实变可自行消退
- HRCT
  - 实变和（或）磨玻璃影
  - 肺结节或肿块（单发或多发）
  - 反晕征
  - 网格影
  - 实质带状影
  - 支气管扩张
  - 弥漫性微结节型

主要鉴别诊断

- 慢性嗜酸性粒细胞性肺炎
- 淋巴瘤
- 原发性肺腺癌
- 肉芽肿性多血管炎

病理学表现

- 远端肺泡腔内疏松结缔组织基质中由成纤维细胞和肌成纤维细胞组成的肉芽组织（即 Masson 小体）

临床要点

- 发热、咳嗽、不适、进行性呼吸困难
- 厌食症和体重减轻
- 皮质类固醇是主要的治疗方法

诊断要点

- 在影像学上表现为支气管血管周围或小叶周围分布，CT 呈反晕征的游走性肺部阴影患者，应考虑 OP

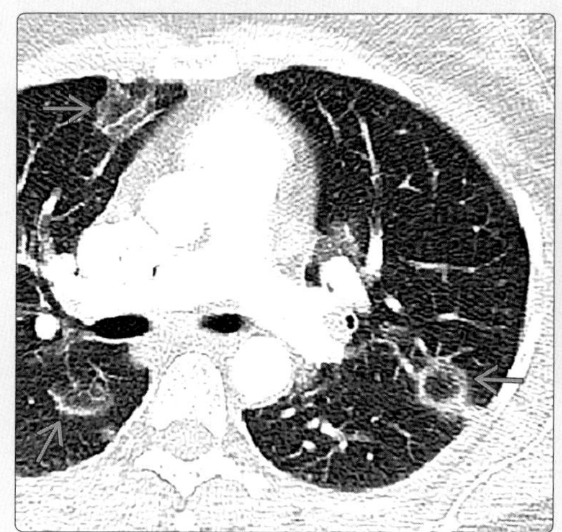

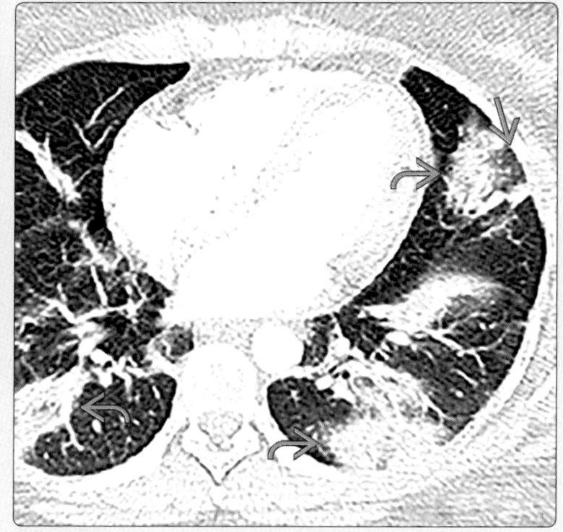

（左图）一名 35 岁系统性红斑狼疮合并机化性肺炎患者，横断位增强 CT 显示双肺结节，中心有磨玻璃样阴影，周围有实变 ➡（反晕征）。也可称为小叶周围型，对机化性肺炎具有高度特异性。

（右图）同一患者的横断位增强 CT 显示以双侧基底为主的支气管血管周围和胸膜下实变 ↷，相邻的次级肺小叶相对保持正常 ➡。

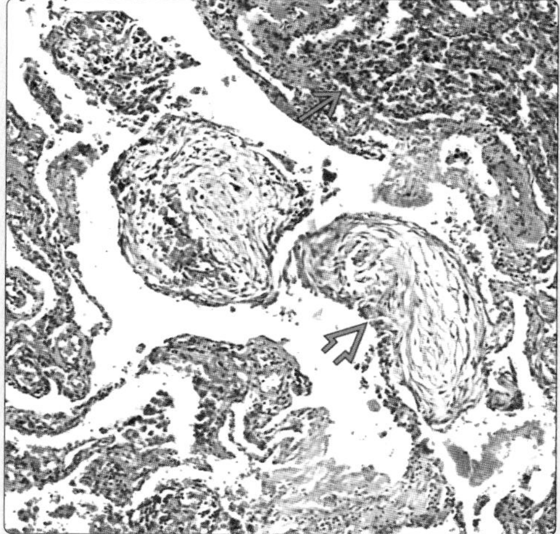

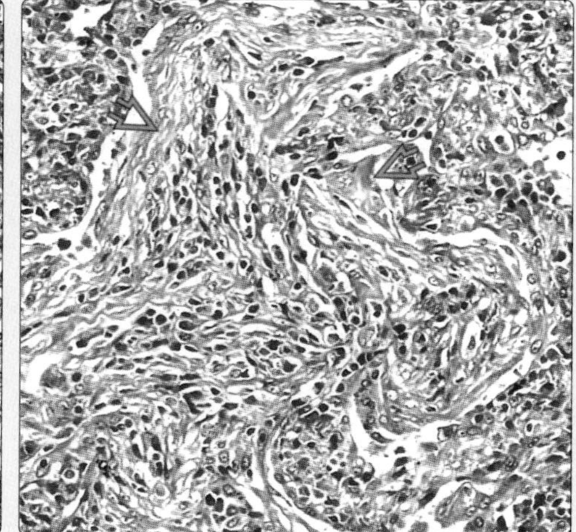

（左图）隐源性机化性肺炎标本的低倍显微镜（HE 染色）显示疏松结缔组织的肺泡内栓塞 ➡ 与间质淋巴细胞和浆细胞浸润有关 ➡。

（右图）同一标本的高倍显微照片（三色染色）显示成纤维性息肉 ➡，也称为 Masson 小体，阻塞肺泡腔、肺泡导管和细支气管的腔隙（以前称为“闭塞性细支气管炎”机化性肺炎）。

术语

缩写

- 机化性肺炎（OP）
- 瘢痕性机化性肺炎（CiOP）
- 隐源性机化性肺炎（COP）

同义词

- 闭塞性细支气管炎机化性肺炎（BOOP）：此术语不再使用

定义

- OP：由成纤维细胞和肌成纤维细胞组成的肉芽组织，尤其是胶原蛋白的参与，与疏松结缔组织基质混合共同形成
- OP 是急性肺损伤相对常见的一种表现
- CiOP：在典型的 OP 背景下，腔内胶原沉积，形成特殊的纤维结节或纤维化线状带
- COP：病因不明，组织学特征为 OP

影像学表现

基本表现

- 经典型（68%~81%）
  - 双侧支气管血管周围和（或）胸膜下实变
  - 以中、下肺区为主
  - 部分实变区可自行消退
- 可能发展为肺纤维化[类似于非特异性间质性肺炎（NSIP）]
  - 尽管存在争议，但人们认为一些 NSIP 病例可能是 OP 的后遗症
  - 偶尔胸膜下区域可表现为正常
- COP 和继发性 OP 患者的临床和影像学表现相似

X 线表现

- 斑片状的胸膜下和（或）支气管血管周围实变
- 游走性影（增多、减少）
- 不常见表现
  - 孤立性的肺结节或肿块
  - 多发肺结节
  - 实质带状影
  - 基底网格影

CT 表现

- HRCT
  - 实变
    - 斑片状，胸膜下和（或）支气管血管周围
    - 中叶，舌叶和下叶为主
    - 游走性（增减变化）
  - 磨玻璃影（90%）
    - 双侧
    - 斑片状分布
  - 孤立性肺结节或肿块
    - 外周
    - >3 cm 多边形，边缘不规则
    - <3 cm 卵形或圆形，边界规则或光滑
    - 空气支气管征或小气泡状透亮区
  - 多发肺结节
    - <4 mm 或微结节（支气管周围或小叶中心分布）
    - 4~10 mm 或腺泡影（支气管血管周围或外周分布）
    - ≥10 mm
      - 边缘不规则（88%）
      - 空气支气管征（45%）
      - 胸膜尾征（23%）
      - 局灶性小叶间隔增厚（近结节）
  - 小叶周围型
    - 保留的次级肺小叶周围的胸膜下曲线影
    - 特征性表现
  - 反晕征（19%）
    - 磨玻璃影，周围为“新月”形或环形实变
    - 磨玻璃影对应于肺泡壁炎症
    - 实质的实变环在病理上对应于远端空腔中的 OP
  - 网格影
    - 伴有其他纤维化表现（“蜂窝”影、牵拉性支气管扩张）、磨玻璃影和（或）实变
  - 实质带
    - 长度和厚度不等的平滑或不规则线条
  - 支气管扩张
    - 在实变或磨玻璃影内部
  - 弥漫性微结节型
    - 不常见
    - 支气管周围或小叶中心
  - 纵隔淋巴结肿大
  - 胸腔积液（不常见）
  - 空洞（不常见）

核医学表现

- PET/CT
  - OP 通常表现为 FDG 代谢增高

鉴别诊断

慢性嗜酸性粒细胞性肺炎

- 胸膜下磨玻璃样影及（或）实变
- 上叶为主
- 与胸壁平行的带状影
- 哮喘史（75%）
- 外周血高嗜酸性粒细胞计数（通常为 >1500/μL）

淋巴瘤

- 实变（非游走性，淋巴瘤样肉芽肿除外）
- 多发肺结节
- 淋巴结增大
- 胸腔积液

细菌性肺炎
- 实变（非游走）
- 急性临床表现（发热，呼吸急促）
- 在 COP 中，其他的描述并不常见

肺癌
- 肿块样实变（非游走）
- 淋巴结增大
- 吸烟者

肉芽肿性多血管炎（GPA）
- 游走性磨玻璃影、结节或实变
- 外周血嗜酸性粒细胞增多
- 肾脏疾病

急性纤维蛋白性机化性肺炎
- 以肺泡内纤维蛋白沉积、Ⅱ型肺泡细胞增生、相关组织学上的 OP 和透明膜缺失为特征的病理学模式
- 急性和亚急性形式
  - 急性
    - 暴发性病程，通常会导致呼吸衰竭和死亡
    - 影像学表现与弥漫性肺泡损伤(非心源性肺水肿）相似
  - 亚急性：影像学表现与 OP 相似

病理学表现

基本表现
- 病因
  - OP 可能是特发性或与以下原因相关
    - 自身免疫性疾病（如系统性红斑狼疮、类风湿关节炎、炎症性肠病、GPA、小血管炎）
    - 药物
      - 胺碘酮、化疗
      - 可卡因
    - 感染
      - 细菌（如支原体、嗜血杆菌）
      - 分枝杆菌（结核和非结核分枝杆菌）
      - 病毒（如 HIV、流感病毒、SARS-CoV-2）
      - 真菌（如肺孢子菌）
      - 寄生虫（如间日疟原虫）
    - 肺部疾病
      - 过敏性肺炎、慢性嗜酸性粒细胞性肺炎、气道阻塞、肺泡出血、脓肿、梗死、肿瘤、误吸
    - 辐射
- OP 的存在具有不同的临床意义
  - 可能有临床症状和体征
  - 若发现周围有肉芽肿或恶性肿瘤，则意义不大；可能是过敏性肺炎、嗜酸性粒细胞性肺炎的组成部分

大体病理和手术所见
- 支气管肺泡灌洗
  - 非特异性表现；可能有助于排除出血、恶性肿瘤和感染

镜下表现
- 以阻塞细支气管、肺泡管和周围肺泡的疏松结缔组织的机化性纤维化为特征的多灶性过程
- 肺泡管、肺泡间隙和细支气管内的疏松结缔组织(即 Masson 小体）形成的腔内息肉样栓塞
  - 除成纤维细胞外，还有固有淋巴细胞、浆细胞和组织细胞
- 肺泡间隔内有增生性Ⅱ型肺泡细胞
- 由淋巴细胞和（或）浆细胞组成的轻度或中度间质增厚
- 内源性脂质性肺炎病灶

临床要点

临床表现
- 最常见的症状 / 体征
  - 发热、不适
  - 咳嗽和进行性呼吸困难
  - 厌食、体重减轻
- 其他症状 / 体征
  - 局灶性、稀疏性破裂音
  - 咯血
  - 胸痛
  - 盗汗
  - 气胸 / 纵隔气肿
- 临床特征
  - 肺功能测试
    - 轻度至中度限制性通气障碍（常见）
    - 20% 为阻塞性通气障碍
    - 一氧化碳的弥散能力降低
    - 静止和（或）运动时动脉低氧血症

自然病史和预后
- 常发生诊断延迟（6~12 周）
- 总体预后良好
- 13%~58% 的患者会复发
- 与残留疾病相关的支气管扩张和更大范围的实变（>10% 的实质）
- 与疾病复发相关的更大范围的实变（>10% 的实质）
- 发病时出现网状影：不太可能对皮质类固醇产生反应；可能发展为肺纤维化

治疗
- 皮质类固醇

诊断要点

考虑的诊断
- OP 患者影像学表现为游走性肺部磨玻璃影，CT 表现为支气管血管周围或小叶周围分布，并出现反晕征

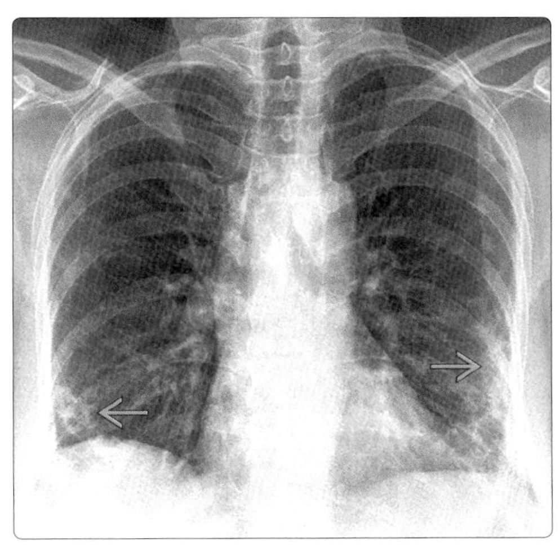

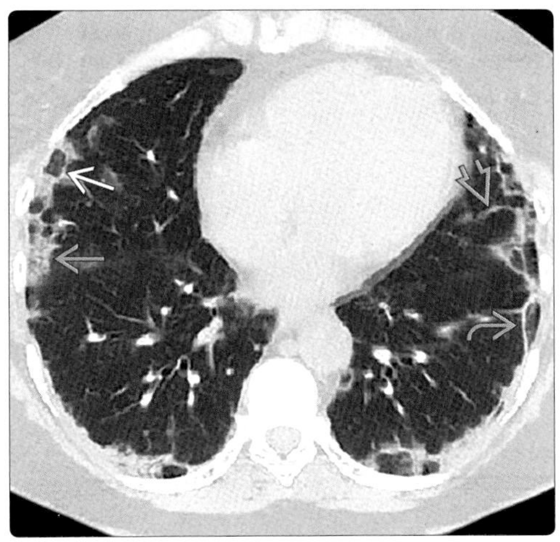

（左图）一名 59 岁女性皮肌炎合并机化性肺炎患者，后前位胸片显示以双肺基底部为主的胸膜下斑片影→。

（右图）同一患者的横断位平扫 CT 显示双侧胸膜下实变影→，肺实质带⇒，胸膜下线影↪，以及边界不清的拱形阴影，呈现所谓的“小叶周围型模式”，邻近的次级肺小叶未受影响。

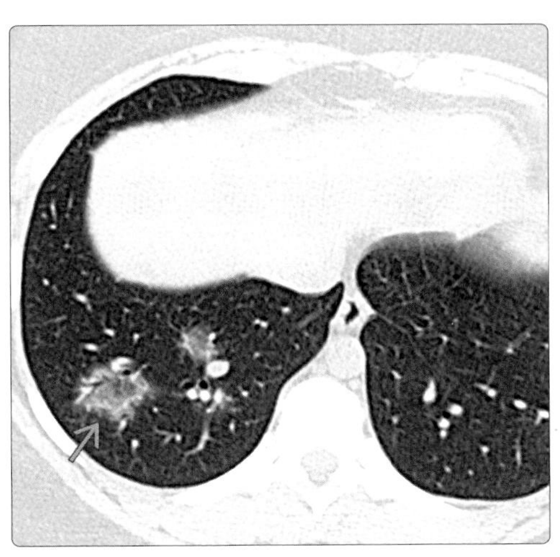

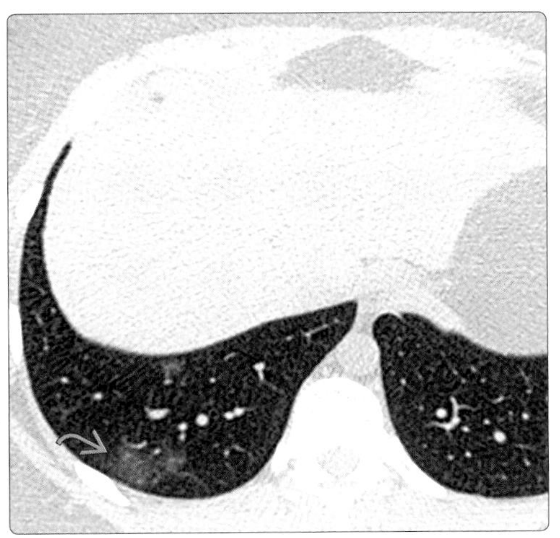

（左图）机化性肺炎患者，横断位 HRCT 显示右肺下叶支气管血管周围清晰的磨玻璃影，反晕征→。

（右图）同一患者治疗 6 个月后，横断位 HRCT 显示右肺下叶磨玻璃影游走↪。机化性肺炎的诊断通常是一种排除诊断，需要通过病理证实。

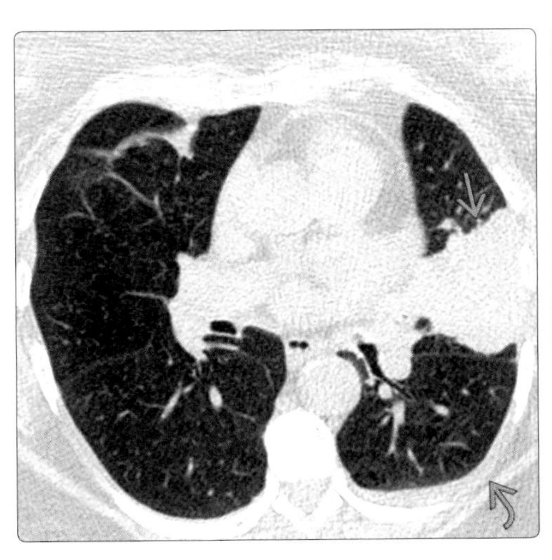

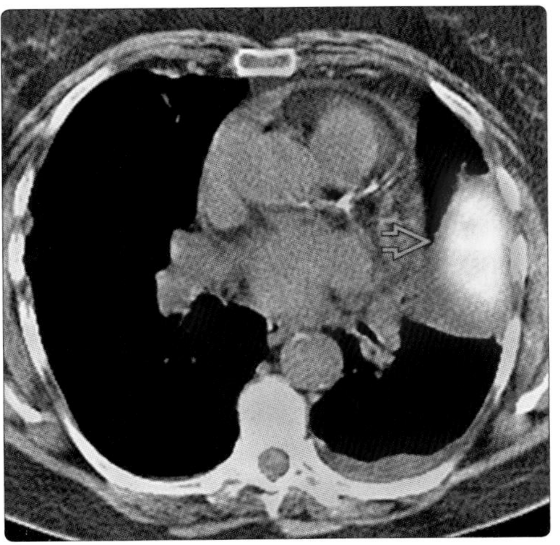

（左图）机化性肺炎患者，横断位平扫 CT 图像显示实性舌状肿块→和左侧少量胸腔积液↪，与肺癌表现相似。

（右图）同一患者的横断位 FDG PET/CT 融合图像示左肺上叶肿块 FDG 摄取增高⇒。无论是隐源性的机化性肺炎病灶还是其他疾病继发性的机化性肺炎病灶，通常都会表现出中度至高度 FDG 摄取增高。

结节病

关键要点

术语
- 结节病（sarcoidosis）：结节病是一种累及多器官、多系统的非干酪样坏死性肉芽肿性疾病
  - 超过 90% 的病例累及肺和纵隔

影像学表现
- 平片
  - 超过 95% 的患者存在双侧肺门及右侧气管旁淋巴结肿大
  - 伴或不伴上肺区域阴影（网格影、结节影、微结节影、肿块影）
- CT
  - 双侧肺内微结节（75%~90%）
  - 肺结节和肿块（20%）；孤立性结节或肿块（较少）
  - 肺泡阴影（10%~20%）
  - 磨玻璃影（40%）
  - 肺纤维化（20%）：以上肺分布为主

主要鉴别诊断
- 矽肺
- 铍中毒
- 淋巴转移
- 淋巴瘤

病理
- 组织学表现为非干酪样肉芽肿，通过结合相符的临床表现、实验室检查和影像学表现进行诊断。

临床要点
- 流行病学：大于 40 岁的成人；20~29 岁多见
- 症状 / 体征
  - 无症状、咳嗽、呼吸困难、无力

诊断要点
- 对于小于 40 岁、症状轻微且双侧肺门或纵隔淋巴结肿大的患者，应考虑结节病

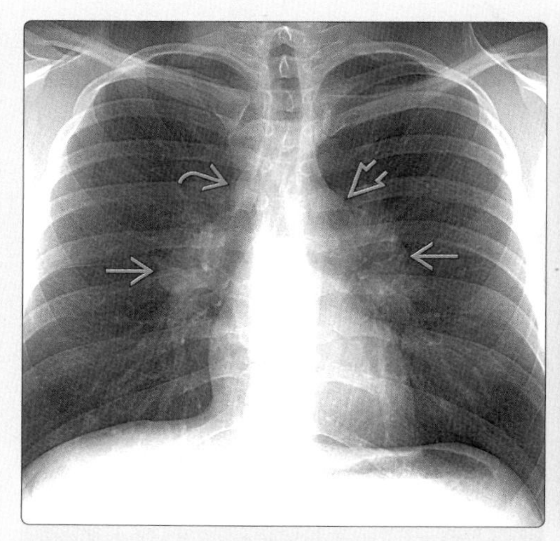

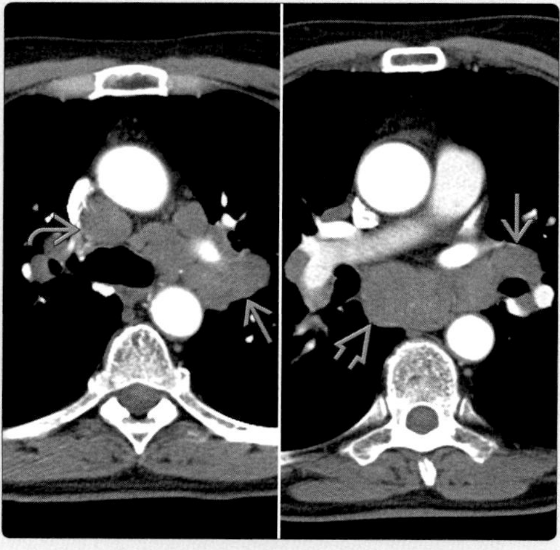

（左图）一名 27 岁的男性结节病患者，胸片示双侧肺门➡、右侧气管旁↪和主肺动脉窗⇨淋巴结肿大。

（右图）CT 图像示双侧对称的肺门➡、气管旁↪和气管隆突下⇨淋巴结肿大。根据临床症状、体征及组织活检进行诊断，并除外其他肉芽肿性疾病。

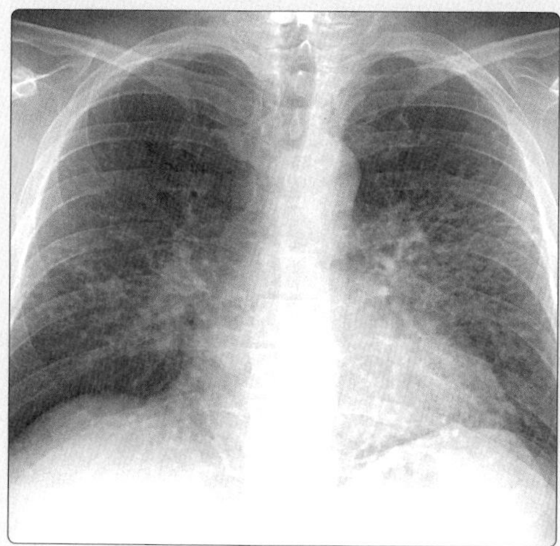

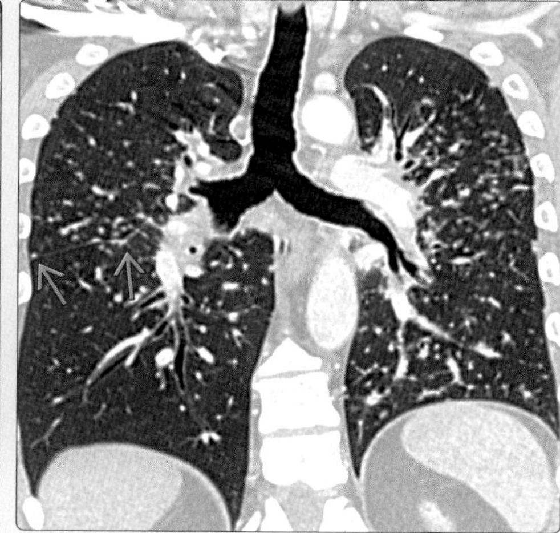

（左图）结节病患者胸片显示双侧弥漫性网状结节影，向肺门融合（沿支气管血管束分布）。

（右图）同一患者 CT 图像示大量沿支气管血管束周围分布的微小结节，同时这些结节也位于胸膜下间质➡。随机分布的微小结节是结节病的典型特征，但也可能出现在其他疾病中。

结节病

术语

缩写

- 结节病（sarcoid）

定义

- 结节病是一种累及多器官、多系统的非干酪样坏死性肉芽肿性疾病。超过 90% 的患者累及肺、肺门和纵隔
  - 胸部受累的发病率和死亡率最高
  - 大约 20% 的患者有慢性肺部疾病

影像

基本表现

- 最佳诊断思路
  - 超过 95% 的患者双侧肺门及右侧气管旁淋巴结肿大
- 部位
  - 淋巴结肿大：双侧肺门（大多数）
  - 肺：双上肺区域
- 形态
  - 淋巴结钙化：随着疾病持续时间的增加，其发生率也会增加

X 线表现

- 平片
  - 双侧肺门和对称的纵隔淋巴结肿大
  - 双侧多发微小结节，以双上肺区域为主
  - 多发性结节、肿块和肿块样实变
  - 纤维化：以上肺区域分布的网格影、结构破坏和容积减小为主
    - 肿块样实变可能伴随进行性纤维化
  - 胸腔积液少见

CT 表现

- 淋巴结肿大
  - 双侧、对称：肺门、气管旁、主肺动脉窗、气管隆突下
  - 即使体积较大，通常也是“非压迫性的”
  - 钙化（约 20%）
- “爆米花”状、无定形、点状或“蛋壳”样
  - 非典型的：纵隔不对称性、单侧肺门、肋间、内乳、椎旁、隐窝后淋巴结（5% 的病例为单侧）
- 结节和肿块
  - 双侧淋巴周围结节（75%~90%）
    - 淋巴周围：支气管血管束周围 + 胸膜下 + 小叶间隔
    - 主要在上叶区域
    - 圆形或细长的聚集小结节，紧密但不融合：结节病簇征
  - 肺结节和肿块
    - 多发性
    - 肺周边和肺门周围
    - 可出现充气支气管征
      - 通常被称为圆形结节病
      - 被小卫星结节包围的肿块状病变或大结节：“星系”征
      - 空洞性结节或肿块（缺血性坏死或血管炎）
  - 单发（罕见）
- 实变和磨玻璃影
  - 实变（10%~20%）
    - 微小结节融合压迫肺泡
    - 双侧对称，可能出现充气支气管征
      - 以上肺区域为主
  - 磨玻璃影
    - 斑片状或广泛分布
    - 通常与微小结节相关
- 小气道疾病
  - 可能出现马赛克征和空气潴留
- 纤维化
  - 肺纤维化
    - 以肺上叶为主的网格影、牵拉性支气管扩张、结构破坏和容积缩小
    - 融合的肿块样实变可能伴随进行性肺纤维化
    - 支气管血管束周围
    - “蜂窝”影
    - 肺动脉扩张
- 其他发现
  - 真菌球形成
    - 真菌球存在于原有的大疱或囊肿中
  - 肺动脉高压导致肺动脉增宽
  - 心包受累：心包积液

MR 表现

- 评估心脏受累的最佳影像学检查方法
- T_1WI 增强
  - 局部或斑片状心室强化
  - 弥漫性心外膜下增强

核医学表现

- ^{67}Ga 放射性核素显像检查
  - 应用镓 67 来区分纤维化的变化和活动性疾病，目前已被 FDG PET/CT 取代
- PET/CT
  - 有助于评估疾病范围和活动程度
  - 确定最佳活检部位
  - 评估治疗疗效。

推荐的影像学检查方法

- 最佳影像检查方法
  - 胸片检查对于初步评估是有用的
- 推荐检查方法
  - HRCT
    - 微小结节、结节和纤维化的诊断

结节病

结节病胸片分期	
分期	胸片表现
0 期	正常
Ⅰ期	淋巴结肿大
Ⅱ期	淋巴结肿大伴肺部异常
Ⅲ期	肺部异常
Ⅳ期	肺纤维化

鉴别诊断

矽肺

- 二氧化硅暴露史
- 小叶中心型或胸膜下结节；可能发生钙化
- 上叶后段出现聚合结节和肿块
- 肺门 / 纵隔淋巴结 ± "蛋壳"样钙化

铍中毒

- 铍暴露史
- 纵隔和肺门淋巴结肿大，较结节病罕见
- 双侧、支气管血管束周围、小叶间隔和胸膜下微结节

淋巴转移

- 恶性肿瘤病史
- 支气管血管束和小叶间隔增厚，光滑或结节状
- 单侧或双侧

淋巴瘤

- 多区域的纵隔和肺门淋巴结肿大（通常体积较大）
- 微小结节不常见

病理学表现

基本表现

- 病因
  - 免疫介导性疾病
    - 抗原刺激引发炎症反应
    - CD4$^{(+)}$ T 细胞与抗原相互作用，导致肉芽肿的形成
  - 根据临床症状、体征及组织活检进行诊断，并除外其他肉芽肿性疾病

临床要点

临床表现

- 最常见的症状 / 体征
  - 无症状
  - 咳嗽、气促、疲劳、夜间盗汗、体重减轻
  - 眼部受累
  - 皮肤受累：结节性红斑、冻疮样狼疮
- 其他症状 / 体征
  - Löfgren 综合征（急性表现）
    - 发热、结节性红斑、多关节痛、双侧肺门淋巴结肿大
  - Heerfordt 综合征
    - 发热、腮腺肿大、面瘫、葡萄膜炎

人口统计学表现

- 年龄
  - 青壮年；通常 <40 岁
  - 峰值年龄：20~29 岁
- 性别
  - 男性：女性 = 1 ∶ 2
- 种族
  - 非裔美国人的患病率高于其他人口群体

自然病史和预后

- 患者通常表现为双侧肺门淋巴结肿大、肺部浸润，以及眼部、皮肤和关节受累
- 大多数患者在最初诊断后的 10 年内进入缓解期或保持病情稳定
  - 20% 的患者会发展成慢性疾病和肺纤维化
  - 结节病的特点是缓解和复发交替出现
- 与不良预后相关的因素：年龄较大、最初诊断时处于 2 或 3 期、肺外疾病、肺动脉高压

治疗

- 糖皮质激素治疗可使症状稳定或改善
- 对于难治性结节病，可以使用英夫利昔单抗

诊断要点

考虑诊断

- 患者年龄 <40 岁，症状轻微，双侧肺门和纵隔淋巴结肿大的患者

影像解读要点

- 结构扭曲、牵拉性支气管扩张和蜂窝肺表明肺纤维化已经达到不可逆的阶段

报告提示

- 结节病是排除性诊断
- 初次诊断时的影像分期与预后相关

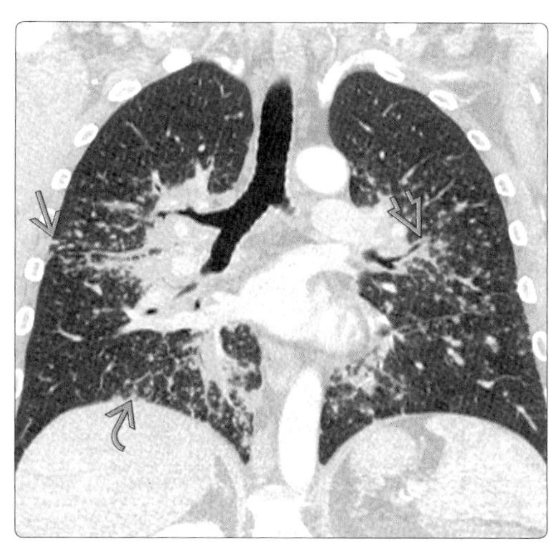

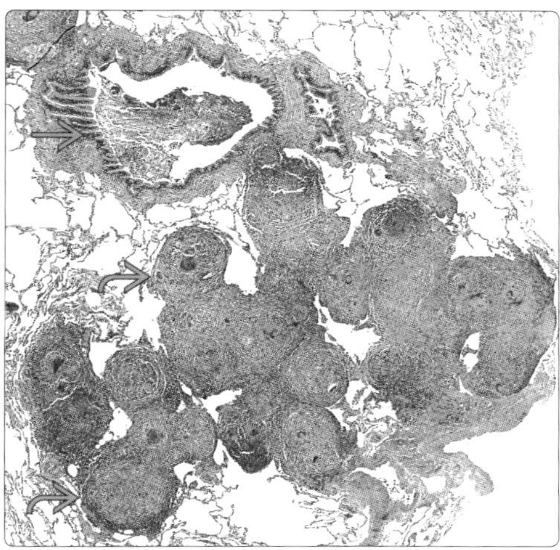

（左图）一名结节病患者的冠状位增强 CT 显示，双侧肺门周围的肿块样实变和沿小叶间隔 ⮣、支气管血管束 ⇨ 和胸膜下区域 → 分布的微小结节。

（右图）低倍光镜（HE 染色）显示多个结节性非坏死性肉芽肿 ⮣，沿着支气管血管束 → 分布，与淋巴周围分布一致（来自 *DP: Thoracic*）。

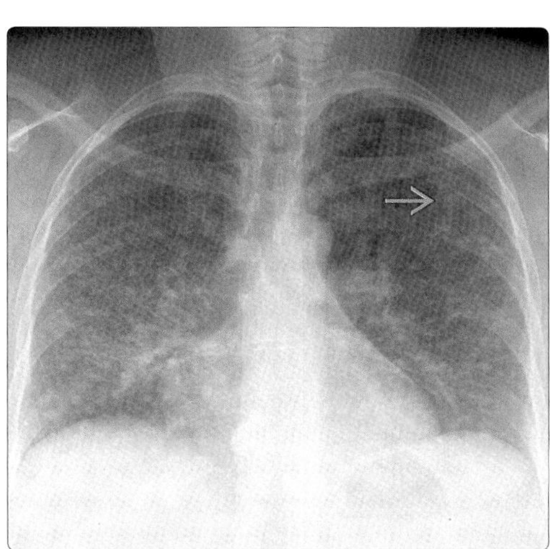

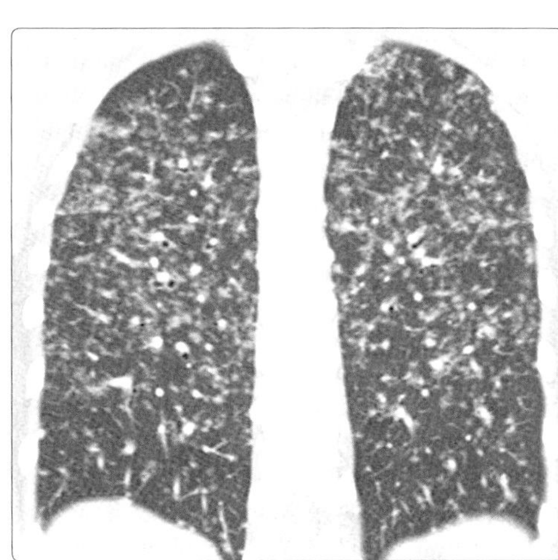

（左图）一名结节病患者的后前位胸片显示双肺大量微小结节和一些较大的结节 →。

（右图）同一患者的冠状位增强 CT 显示，双侧肺部大量不规则结节和微小结节。虽然结节病通常表现为特征性地沿淋巴周围分布，但疾病的广泛性可能导致淋巴周围微结节与随机分布结节或小叶中心结节难以区分。

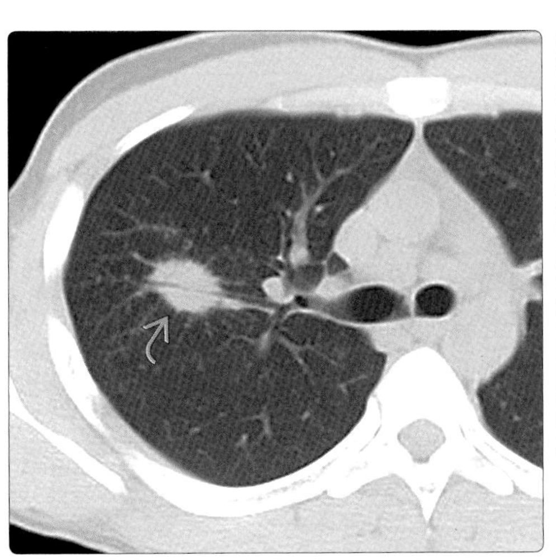

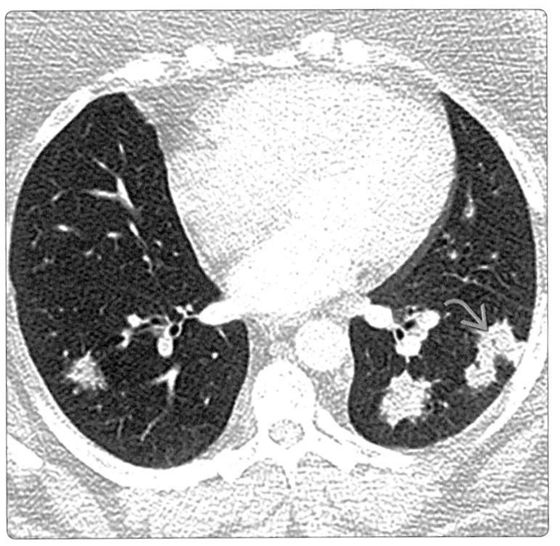

（左图）一名结节病患者的横断位增强 CT 显示，右上肺叶的一个孤立肺结节 ⮣，其内部可见充气支气管征和周围微小结节（即"星系"征），边缘毛刺。

（右图）一名结节病患者的横断位增强 CT 显示，双侧结节影，内部充气支气管征 ⮣，无结构扭曲。多灶性实变，伴或不伴结节，常被称为肺泡型。

（左图）一名结节病患者的横断位增强 CT 显示右肺上叶后段的部分实性结节→和双侧纵隔淋巴结肿大↪。孤立性结节并不是典型的表现，应注意与原发性肺癌的鉴别。

（右图）一名结节病患者的横断位 HRCT 显示弥漫的马赛克征及双侧肺门→和纵隔淋巴结肿大↪。结节病可累及小气道，表现为马赛克征和呼气空气潴留。

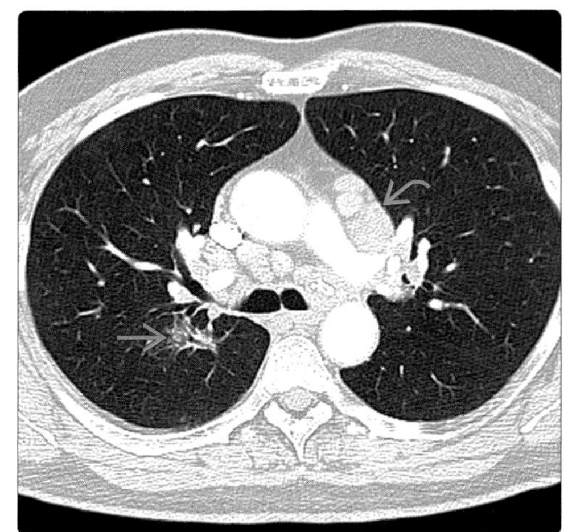

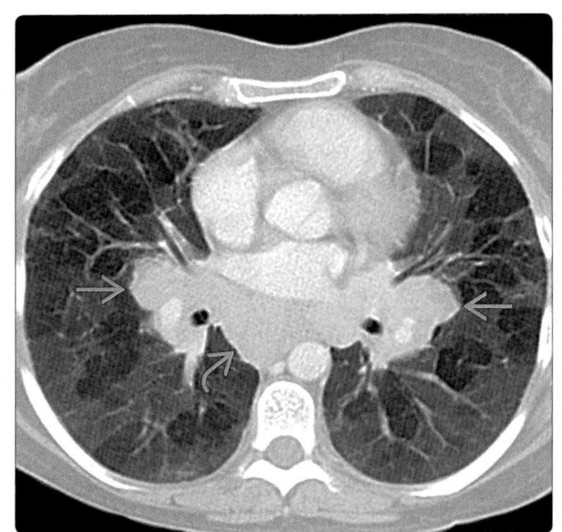

（左图）一名Ⅳ期结节病患者的后前位胸片显示双肺上叶结构变形和容积损失。

（右图）同一患者的横断位 HRCT 显示进展性纤维化，双侧支气管血管束结构变形、同时出现牵拉性支气管扩张、肺门回缩和融合阴影。这是终末期结节病的特征，但这也可能发生在纤维化性过敏性肺炎和矽肺中。

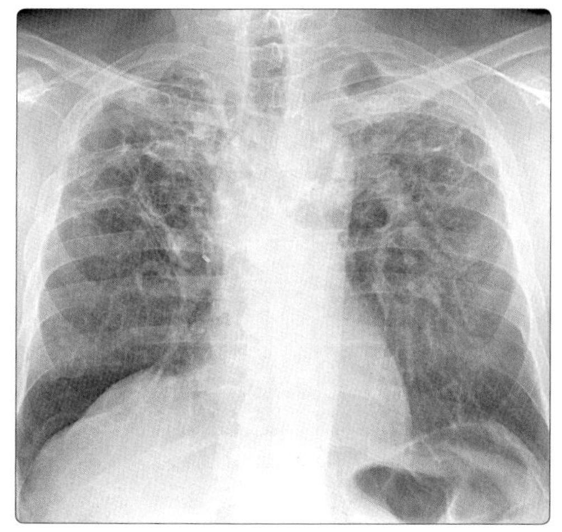

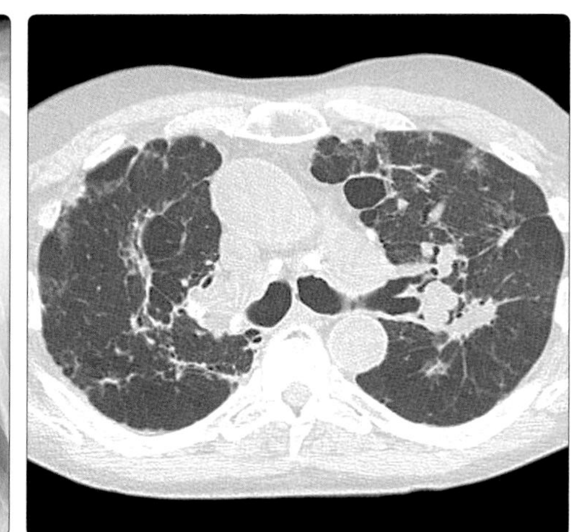

（左图）一名有咯血症状的终末期结节病患者，后前位胸片显示右侧较左侧为著的不对称纤维化，右肺上叶肿块⇨被“新月”状透光区→包围。提示腐生型曲霉病。

（右图）同一患者的横断位 CT 显示右肺上叶的曲霉球⇨，一个有内部透光区的软组织肿块⇨被“新月”状气体影→包围。可见双肺上叶纤维化↪。

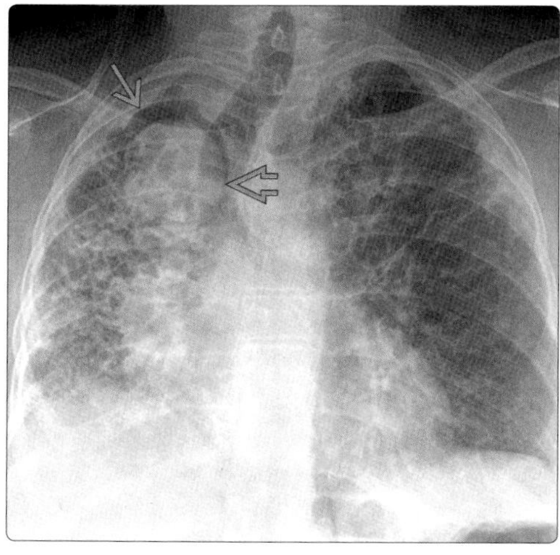

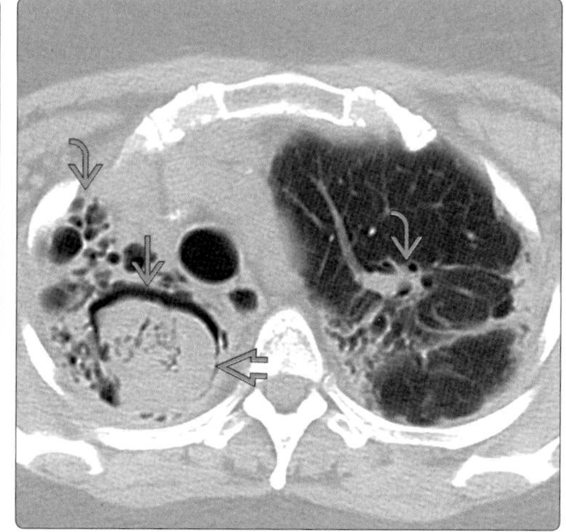

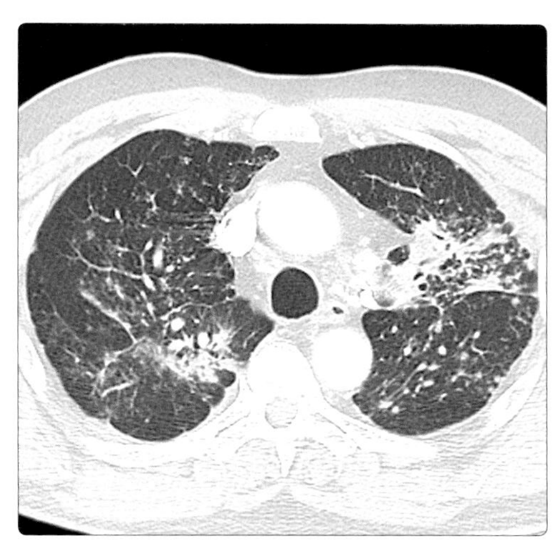

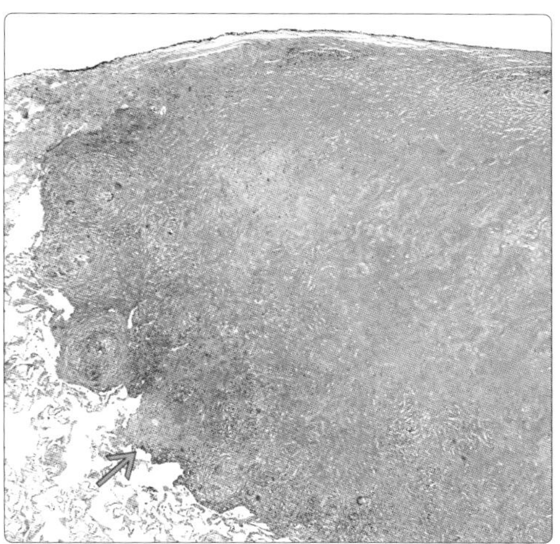

（左图）终末期结节病患者，横断位增强 CT 显示以双肺上叶为主的结构变形、肺门周围伴毛刺样肿块病变，分散的淋巴周围结节与微结节。

（右图）结节病标本的低倍显微照片（HE 染色）显示融合性肉芽肿形成一个大的结节性肿块→。纤维化肿块样实变可能提示进展性广泛纤维化（来自 *DP: Thoracic*）。

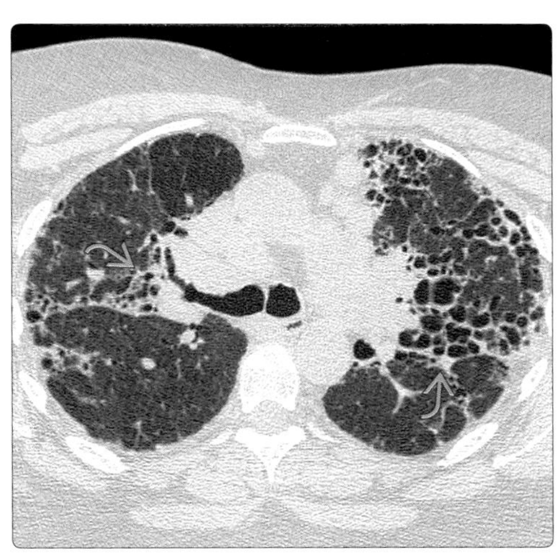

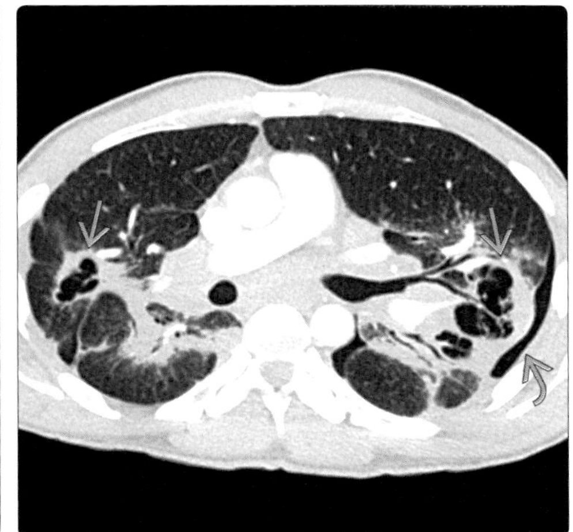

（左图）终末期结节病患者，横断位 HRCT 显示上肺支气管血管束周围网格影和“蜂窝”影↷。病变的分布区域与普通型间质性肺炎不同，后者的纤维化位于基底部和胸膜下。

（右图）横断位增强 CT 显示终末期结节病，表现为双侧肺门周围肿块样病变→内部有空洞或囊性改变及左侧少量气胸↷。空洞在结节病中并不常见，可能由坏死或血管炎导致。

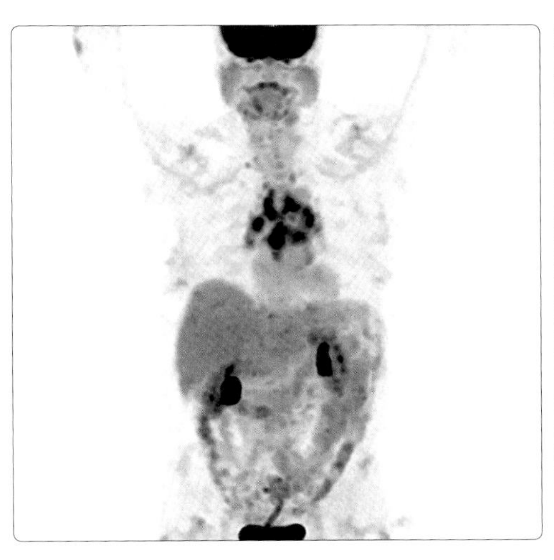

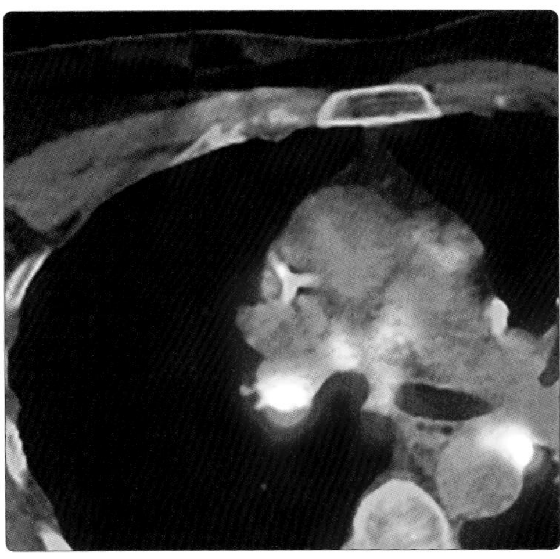

（左图）结节病患者，冠状位 FDG PET 显示双侧肺门、气管旁和隆突下淋巴结肿大和 FDG 代谢增高。基于代谢活性的 FDG PET/CT 在评估病变程度、活动性以及治疗反应等方面具有重要价值。

（右图）结节病患者，FDG PET/CT 横断位融合图像显示纵隔和肺门淋巴结有 FDG 摄取，符合活动性疾病的表现。

胸膜肺弹力纤维增生症

关键要点

术语

- 胸膜肺实质弹力纤维增生症（PPFE）
- 以上叶为主的胸膜和胸膜下肺的弹性纤维化为特征的罕见的间质性肺疾病
  - 特发性或继发性

影像学表现

- 平片
  - 以上肺为主的胸膜下阴影
  - 肺尖胸膜增厚
  - 上叶容积缩小，肺门上提
- CT
  - 以上叶为主的胸膜增厚；可能是弥漫性
  - 胸膜下实变和磨玻璃影
  - 牵拉性支气管 / 细支气管扩张
  - 同时存在普通型间质性肺炎（UIP）或非特异性间质性肺炎（NSIP）

主要鉴别诊断

- 肺尖纤维化
- 肺结核
- 尘肺

病理学表现

- 上胸壁脏层胸膜纤维化
- 胸膜下肺泡内纤维化伴肺泡间隔弹力纤维增生

临床要点

- 症状：呼吸困难、咳嗽、体重减轻、胸痛
- 无性别差异
- 平均年龄 53 岁
- 60% 的患者疾病进展，40% 的患者死亡
- 目前尚无有效的治疗方法
  - 吡非尼酮，糖皮质激素，免疫抑制剂
  - 肺移植

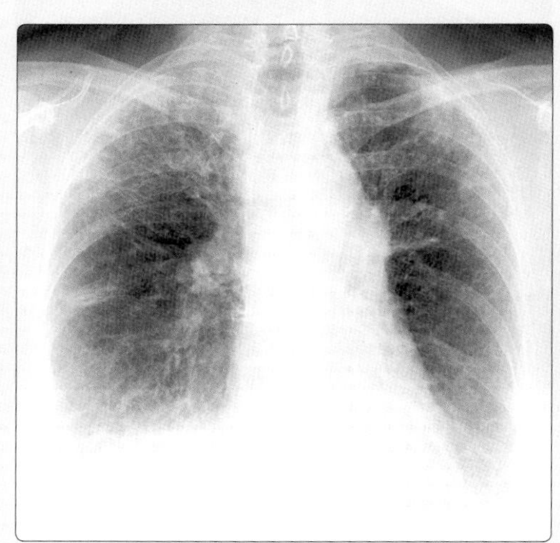

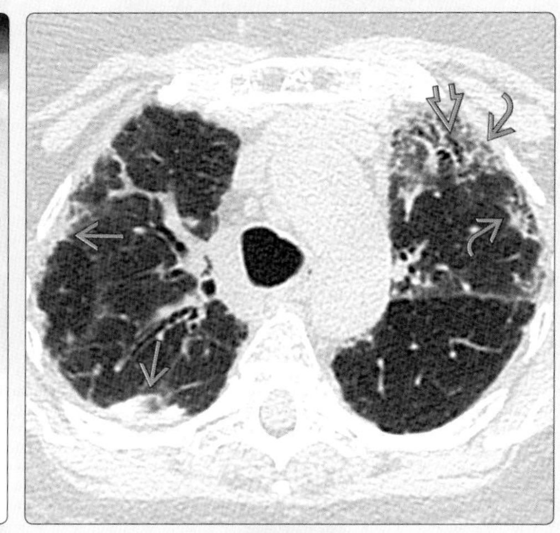

（左图）一名胸膜肺弹力纤维增生症的女性患者，后前位胸片显示以上叶为主的网格影，上叶容积缩小和肺尖胸膜增厚。

（右图）同一患者的横断位 HRCT 显示双侧肺尖胸膜增厚➡，胸膜下网格影和磨玻璃影↪，牵拉性支气管扩张和细支气管扩张⇨。60% 的胸膜肺弹力纤维增生患者疾病会进展。

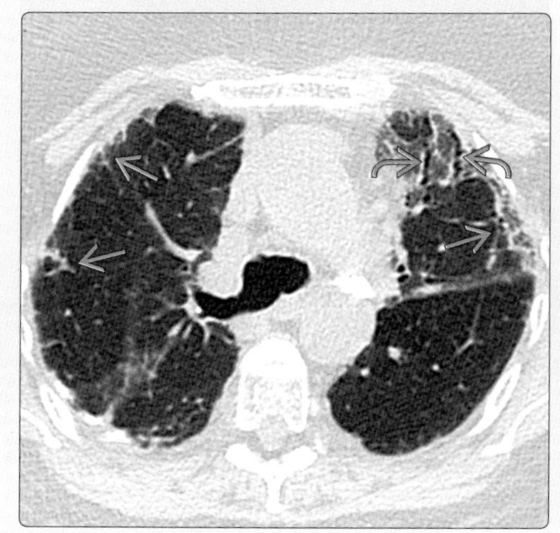

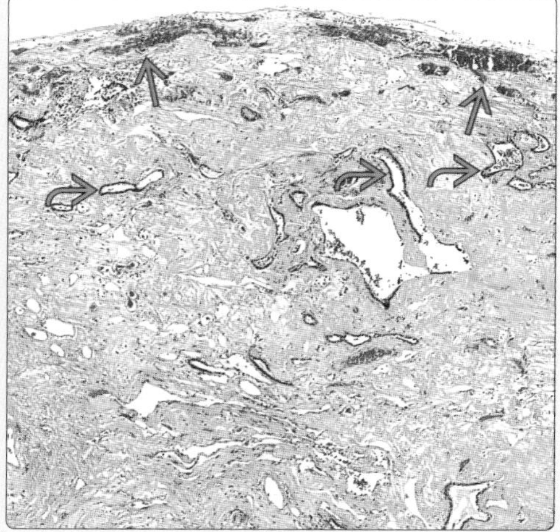

（左图）同一患者的横断位 HRCT 显示双侧胸膜下磨玻璃影和结节 / 线样阴影➡，伴有结构扭曲，表现为牵拉性支气管扩张和细支气管扩张↪。

（右图）胸膜肺弹力纤维增生症标本的低倍显微照片（HE 染色）显示胸膜明显增厚➡，延伸至胸膜下肺组织，导致肺泡间隙闭塞和终末气道阻塞↪。注意炎症相对较少。

胸膜肺弹力纤维增生症

术语

缩写

- 胸膜肺弹力纤维增生症（PPFE）

同义词

- Amitani 病

定义

- 以上叶为主的胸膜和胸膜下肺的弹性纤维化为特征的罕见的间质性肺疾病

影像学表现

X 线表现

- 以上肺为主的胸膜下阴影
- 肺尖胸膜增厚
- 上叶容积缩小合并肺门升高

CT 表现

- 以上叶为主的胸膜增厚
  - 厚度：4~15 mm
- 结构变形和上叶容积损失
- 致密的胸膜下阴影
- 牵拉性支气管扩张 / 细支气管扩张
- 同时存在普通型间质性肺炎（UIP）或非特异性间质性肺炎（NSIP）
- 胸膜下囊肿（罕见）
- 并发症：肺动脉高压、气胸

推荐的影像学检查方法

- 最佳影像检查方法
  - HRCT

鉴别诊断

肺尖纤维化

- 在影像上难以鉴别；PPFE 往往更弥漫
- 不进展，预后良好

肺结核

- 双侧肺尖结构变形和容积缩小
- 往往进展缓慢且稳定；有明确的感染史

病理学表现

基本表现

- 病因
  - 特发性
  - 继发性
    - 肺和骨髓移植（晚期）
    - 化学治疗、职业性粉尘暴露（如石棉、铝）、感染（如曲霉菌、鸟胞内分枝杆菌）、自身免疫性疾病（如类风湿关节炎、溃疡性结肠炎、强直性脊柱炎）、过敏性肺炎
    - 潜在的遗传易感性

临床要点

临床表现

- 最常见的症状 / 体征
  - 呼吸困难、咳嗽、体重减轻、胸痛
  - 复发性感染
  - 气胸

人口统计学表现

- 性别
  - 无性别差异
- 年龄
  - 20~80 岁

自然病史和预后

- 60% 的患者疾病进展，40% 的患者死亡
- 5 年生存率为 30%

治疗

- 目前尚无有效的治疗方法
  - 吡非尼酮，糖皮质激素，免疫抑制剂（如他克莫司和环孢素）
  - 肺移植

胸膜肺弹力纤维增生症（PPFE）的诊断标准

种类	组织病理学	HRCT
确定 PPFE	上叶胸膜纤维化 + 胸膜下肺泡内纤维化 + 肺泡间隔弹性组织增生	胸膜增厚 + 上肺叶胸膜下纤维化，不累及下肺叶
符合 PPFE	肺泡内纤维化，但 1. 胸膜无明显纤维化 2. 胸膜下没有纤维化 3. 上叶肺活检未见	上肺叶胸膜增厚 + 胸膜纤维化，但 1. 无上叶分布特征 2. 其他部位无特征性并存疾病
不符合 PPFE	没有确定和符合的诊断特征	没有确定和符合的诊断特征

摘自 Ricoy J, et al. Pleuroparenchymal fibroelastosis: clinical, radiological and histopathological features. Respir Med. 106437, 2021.

呼吸性细支气管炎和呼吸性细支气管炎间质性肺疾病

关键要点

术语

- 呼吸性细支气管炎（respiratory bronchiolitis, RB）：目前或既往吸烟者的组织病理学表现
- 呼吸性细支气管炎间质性肺疾病（respiratory bronchiolotitis-associated interstitial lung disease, RB-ILD）：与吸烟相关的疾病，包括呼吸性细支气管炎的影像学和组织病理学表现以及间质性肺疾病的临床 / 肺功能表现
- 在影像学和组织病理学上，RD 和 RB-ILD 可能难以区分

影像学表现

- 平片
  - 边缘模糊的磨玻璃密度斑片影
  - 支气管壁增厚
  - 20%～28% 的病例表现正常
  - 细小的网状结节影
- CT
  - 小叶中心结节
  - 磨玻璃影
  - 支气管壁增厚
  - 上叶为主

主要鉴别诊断

- 脱屑性间质性肺炎
- 过敏性肺炎

病理学表现

- 在所有吸烟者中，偶然发现呼吸性细支气管炎
- 呼吸性细支气管和肺泡内深染的巨噬细胞（吸烟者的巨噬细胞）聚集

临床要点

- RB：无症状
- RB-ILD：咳嗽、呼吸困难
- 几乎所有 RB-ILD 患者都是重度吸烟者

诊断要点

- 有症状的吸烟者，CT 表现为以上肺为主的小叶中心结节和磨玻璃影，需考虑 RB-ILD

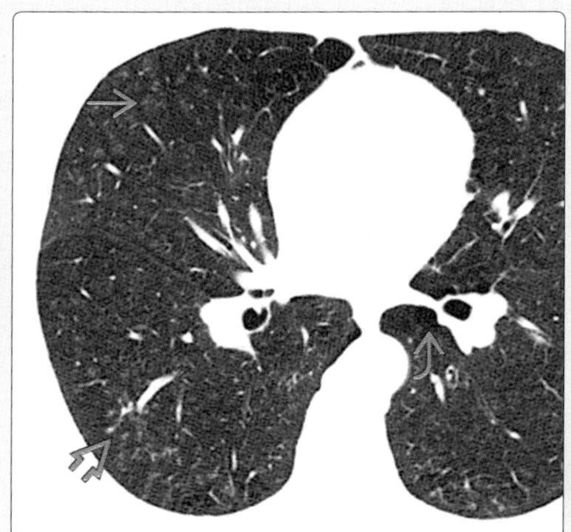

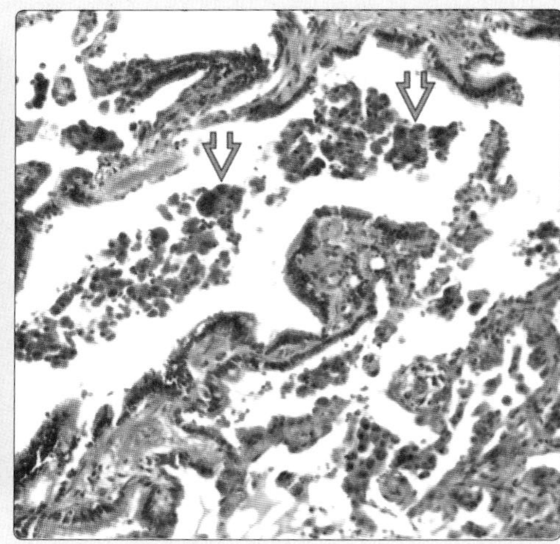

（左图）一名同时有吸烟和可卡因使用史的 29 岁女性，横断位 HRCT 显示磨玻璃小叶中心结节➡、“树芽”征结节⇨和肺气肿↗。

（右图）低倍显微照片（HE 染色）显示以细支气管和邻近的肺泡腔内聚集深染巨噬细胞⇨为特征的呼吸性细支气管炎。

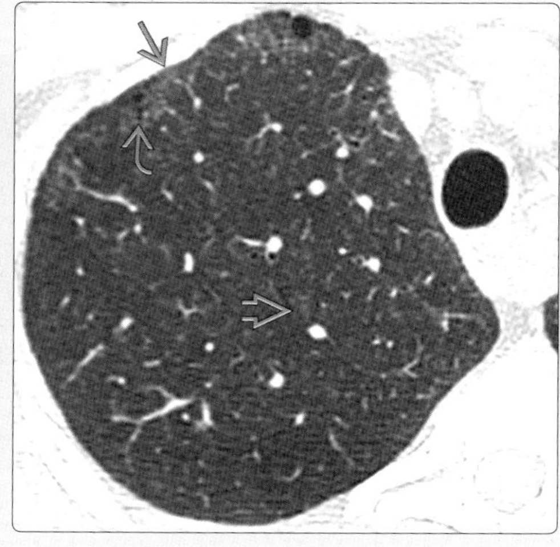

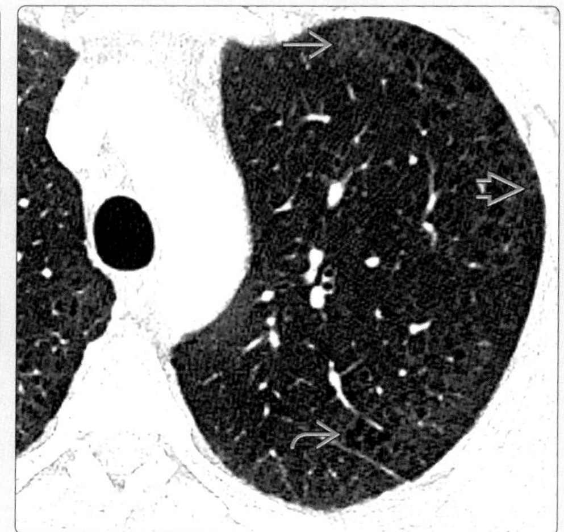

（左图）一名患呼吸性细支气管炎间质性肺疾病的吸烟者，有呼吸困难和咳嗽表现。横断位 HRCT 显示斑片状磨玻璃影➡，小叶中心磨玻璃结节⇨，轻度小叶中心型↗和间隔旁型肺气肿。

（右图）一名呼吸性细支气管炎间质性肺疾病患者，横断位 HRCT 表现为周边磨玻璃影➡、小叶中心型肺气肿↗和胸膜下网格影⇨。

术语

缩写

- 呼吸性细支气管炎（RB）
- 呼吸性细支气管炎间质性肺疾病（RB–ILD）

定义

- RB：目前或既往吸烟者的组织病理学表现
- RB-ILD：与吸烟相关的疾病，包括呼吸性细支气管炎的影像学和组织病理学表现以及间质性肺病的临床/肺功能表现
- 在影像学和组织病理学上，RD和RB-ILD可能难以区分

影像学表现

基本表现

- 最佳诊断思路
  - 小叶中心结节和以上叶为主的磨玻璃影

X线表现

  - 20%~28%胸片正常
  - 支气管壁增厚
  - 边缘模糊的磨玻璃密度斑片影
  - 细小的网状结节影
    - 弥漫或基底部为主

CT表现

- HRCT
  - 上叶为主
  - 小叶中心结节
  - 磨玻璃影
  - 支气管壁增厚
  - 小叶中心型肺气肿
  - 小叶内线样/网格影
  - “蜂窝”影（不常见）
  - “树芽”征（不常见）
  - 马赛克征（不常见）

鉴别诊断

脱屑性间质性肺炎（DIP）

- 弥漫性磨玻璃影
  - 中下肺为主
- 网格影和囊状影
- 牵拉性支气管扩张

过敏性肺炎

- 弥漫性磨玻璃影
- 小叶中心磨玻璃微结节
- 马赛克征和空气潴留征
- 吸烟者发生过敏性肺炎的风险降低

吸入性细支气管炎

- 小叶中心结节和微结节，呈“树芽”征
- 支气管壁增厚，支气管扩张，马赛克征
- 危险因素：神经系统疾病，裂孔疝，胃食管反流

病理学表现

基本表现

- RB：在所有吸烟者中，偶然发现呼吸性细支气管炎
- 在有矿物性粉尘暴露史（包括石棉）的患者肺活检中发现RB。

大体病理和手术所见

- 支气管肺泡灌洗液的特点是发现深染的巨噬细胞，无淋巴细胞增多

镜下表现

- 呼吸性细支气管和肺泡内易聚集的深染巨噬细胞（吸烟的巨噬细胞）
  - 巨噬细胞含有细小的金棕色颗粒色素，铁染色（+）
- 轻至中度慢性炎症和纤维化包绕细支气管，并累及邻近的肺泡间隔
- 细支气管周围间质呈斑片状的淋巴细胞和组织细胞浸润

临床要点

临床表现

- 最常见的症状/体征
  - RB
    - 无症状
  - RB–ILD
    - 喘息
    - 持续咳嗽
    - 劳力性呼吸困难
    - 胸痛（不常见）
- 肺功能检查
  - 限制性或混合性（阻塞性和限制性）通气功能障碍
  - 弥散功能减低

人口统计学表现

- 年龄
  - 22~70岁，中位年龄36~54岁
- 流行病学
  - 几乎所有RB-ILD患者都是重度吸烟者

自然病史和预后

- RB一般发生在吸烟后的早期阶段
- 发展为纤维化性肺疾病极为罕见

治疗

- 戒烟
- 糖皮质激素

诊断要点

考虑的诊断

- 有症状的吸烟者，在CT上表现为以上肺为主的小叶中心微结节和磨玻璃影，需考虑RB-ILD

脱屑性间质性肺炎

关键要点

术语
- 脱屑性间质性肺炎（DIP）
- 以肺泡巨噬细胞聚集为特征的间质性肺疾病

影像学表现
- 平片
  - 边界模糊的磨玻璃影，网格影
  - 中下肺区受累为主
- CT/HRCT
  - 磨玻璃影（83%~100%）
    - 有时与实变相关
    - 双侧一般对称（>50%）
    - 下肺（73%），外周（59%），局灶（23%），弥漫（18%）
  - 小叶内线状或网格影（17%~63%）
    - 胸膜下为主
    - 与磨玻璃影相关
  - 囊状影：小，圆，薄壁（直径 2~4 mm）

主要鉴别诊断
- 呼吸性细支气管炎 – 间质性肺炎
- 非特异性间质性肺炎
- 过敏性肺炎

病理学表现
- 肺泡巨噬细胞广泛聚集导致肺组织弥漫受累

临床要点
- 40~60 岁，男女比例为 2：1，58%~91% 为吸烟者
- 症状 / 体征
  - 活动后呼吸困难
  - 持续性咳嗽

诊断要点
- 双下肺为主的磨玻璃影伴小叶内网状影和薄壁囊状影的患者（尤其是吸烟者）需考虑 DIP

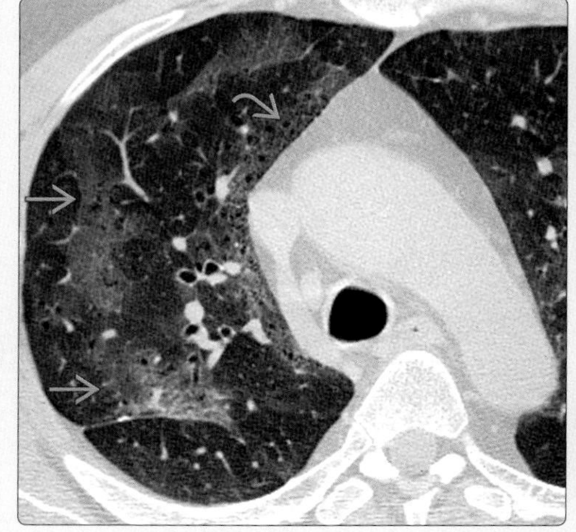

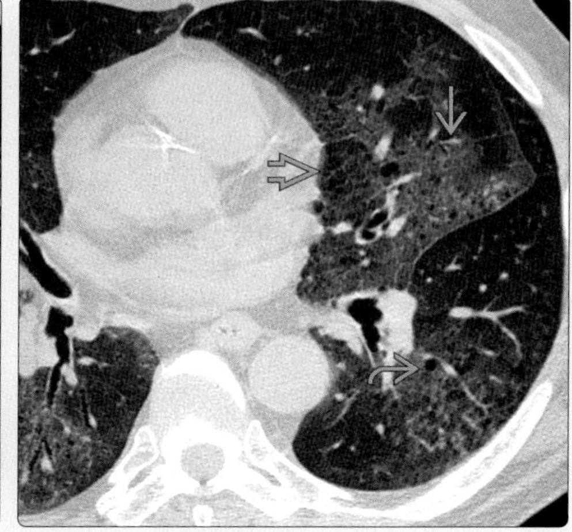

（左图）一名呼吸困难的 67 岁男性吸烟者，横断位 HRCT 显示双侧斑片样磨玻璃影→和正常的肺实质。注意小的薄壁囊状影↪，其中一些可能是小叶中心型肺气肿。

（右图）同一患者横断位 HRCT 显示斑片状磨玻璃影→，多个薄壁囊状影↪和细微的胸膜下小叶内线样影⇨。注意没有纤维化、结构变形或“蜂窝”影。

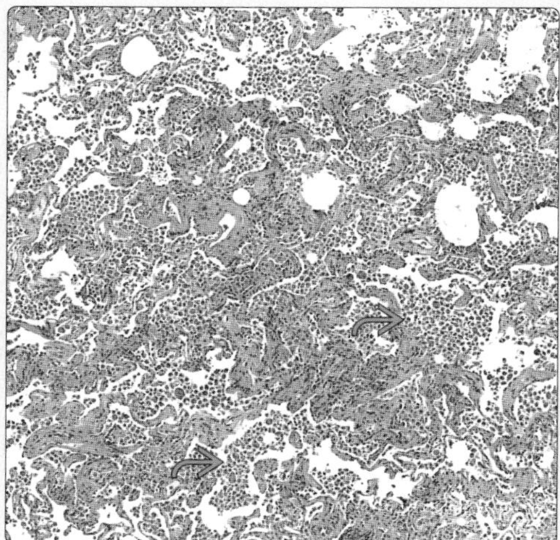

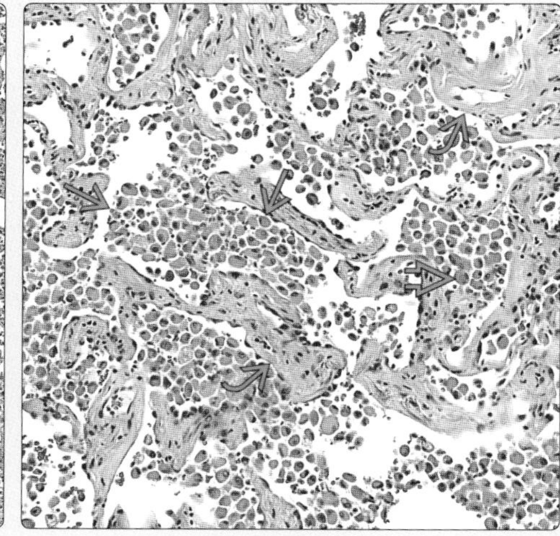

（左图）脱屑性间质性肺炎患者，肺活检标本的低倍显微照片（HE 染色）显示大量的肺泡巨噬细胞充满了扩张的肺泡腔↪。

（右图）同一标本的高倍显微照片（HE 染色）显示肺泡腔内充满巨噬细胞→，间质纤维化↪和炎症。细胞内的颗粒状棕色色素⇨为吸烟者色素。

术语

缩写
- 脱屑性间质性肺炎（DIP）

定义
- 以肺泡和末端气道内深染巨噬细胞聚集为特征的间质性肺炎

影像学表现

基本表现
- 最佳诊断思路
  - 双下肺为主的磨玻璃影和（或）胸膜下小叶内线样影

X 线表现
- 正常（22%）
- 边界模糊的磨玻璃密度影
- 双侧网格影
- 中下肺为主

CT 表现
- HRCT
  - 磨玻璃影（83%~100%）
    - 有时与实变相关
    - 双侧一般对称（>50%）
    - 下肺（73%），外周（59%），局灶（23%），弥漫（18%）
  - 小叶内线状影或网格影（17%~63%）
    - 胸膜下为主
    - 与磨玻璃影相关
  - 囊状影
    - 小，圆，薄壁（直径 2~4 mm）
  - 不常见
    - 牵拉性支气管扩张
    - “蜂窝”影
    - 气肿
    - 胸膜下结节
    - 小叶中心结节

推荐的影像学检查方法
- 最佳影像检查方法
  - HRCT

鉴别诊断

呼吸性细支气管炎 – 间质性肺疾病（RB-ILD）
- 磨玻璃影（上肺叶为主）
- 小叶中心结节
- 小叶内线状影 / 网格影
- HRCT 表现与 DIP 相似

非特异性间质性肺炎
- 基底部胸膜下磨玻璃影
  - 胸膜下可能存在正常的区域
- 基底部网格影
- 牵拉性支气管扩张和细支气管扩张

过敏性肺炎
- 磨玻璃影
- 小叶中心结节（在 DIP 中更常见）
- 网格影（上肺叶为主）
- 囊状影（比 DIP 的囊状影更大）
- 马赛克征

病理学表现

基本表现
- 病因
  - 吸烟者（58%~91%）
    - 高吸烟指数（包 / 年）
  - 非吸烟者（19%）
    - 无机粉尘职业暴露史（硅、镁、钛、铁、镍、铅）
    - 真菌毒素暴露（黄曲霉毒素）
    - 结缔组织疾病
    - 感染（巨细胞病毒、曲霉属真菌）
    - 大麻吸食史

镜下表现
- 肺泡内巨噬细胞和细胞内颗粒状棕色色素大量聚集
- 轻度慢性间质炎症
- 肺泡间隔轻度至中度纤维化增厚

临床要点

临床表现
- 最常见的症状 / 体征
  - 活动后呼吸困难（86%）
  - 持续性咳嗽
- 其他症状 / 体征
  - 发热（31%），疲劳（22%），胸痛（19%）

人口统计学表现
- 年龄
  - 40~60 岁
- 性别
  - 男性：女性 = 2 ：1

自然病史和预后
- 结局良好（63%）
- 肺纤维化和死亡（25%）
- 停止治疗后复发（18%）

治疗
- 戒烟或避免暴露
- 糖皮质激素
- 大环内酯类

诊断要点

考虑的诊断
- 双下肺为主的磨玻璃影伴小叶内网状影和薄壁囊状影的患者（尤其是吸烟者）需考虑 DIP

（左图）脱屑性间质性肺炎患者，后前位胸片显示双侧多灶性、右上肺为主的模糊磨玻璃密度影和细网格影→。

（右图）同一患者的横断位 HRCT 显示双侧多灶性磨玻璃影↷和网格影→。网格影常见于脱屑性间质性肺炎，常与磨玻璃影同时存在。脱屑性间质性肺炎患者很少出现“蜂窝”影。

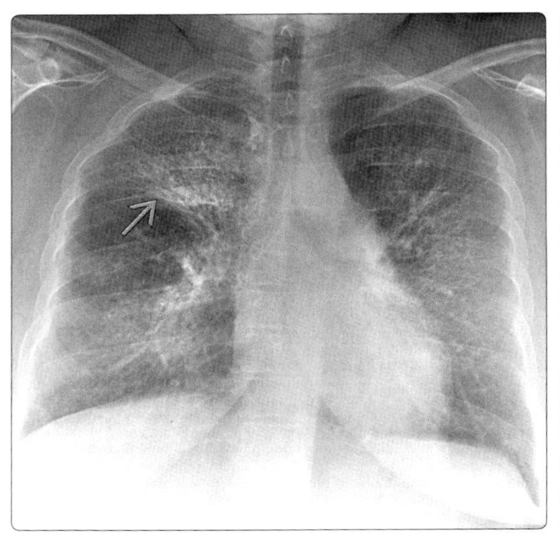

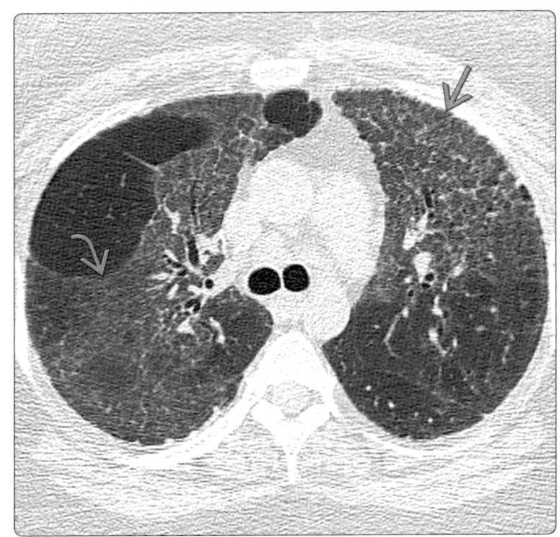

（左图）一名无吸烟史的脱屑性间质性肺炎患者，后前位胸片显示双侧散在的边界欠清、模糊和不均匀的磨玻璃密度影。

（右图）同一患者的横断位增强 CT 显示双侧多灶性磨玻璃影↷。脱屑性间质性肺炎主要与吸烟有关，但也可能由吸入毒素、药物、病毒感染和自身免疫性疾病引起。

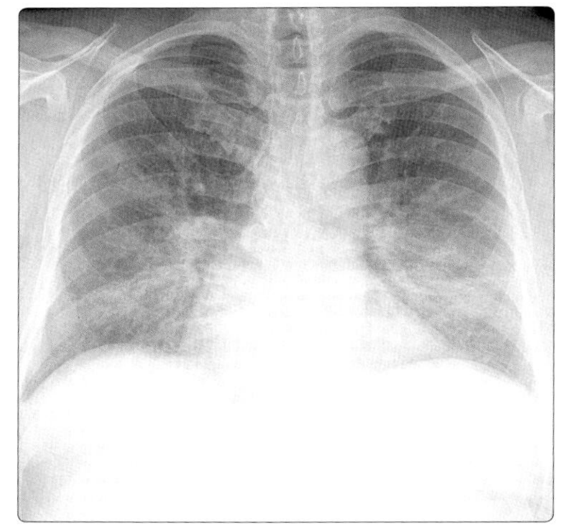

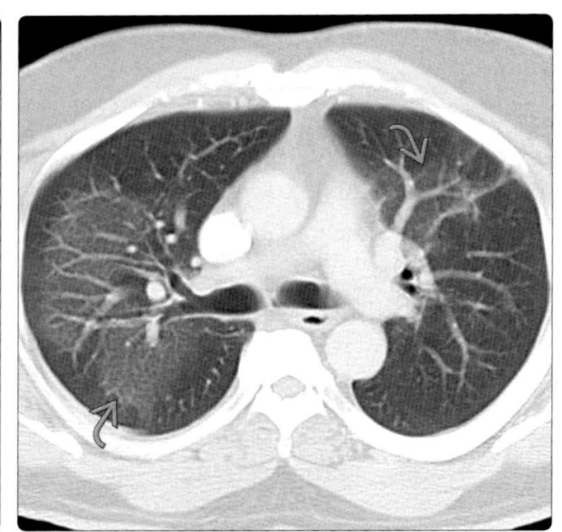

（左图）同一名患者标本的高倍显微照片（HE 染色）显示肺泡被大量巨噬细胞填充→。注意肺泡间隔仅有轻微增厚↷。

（右图）脱屑性间质性肺炎患者，横断位 HRCT 显示双侧多灶性磨玻璃影→和小结节样实变↷。可见肺实质相对完好的区域。

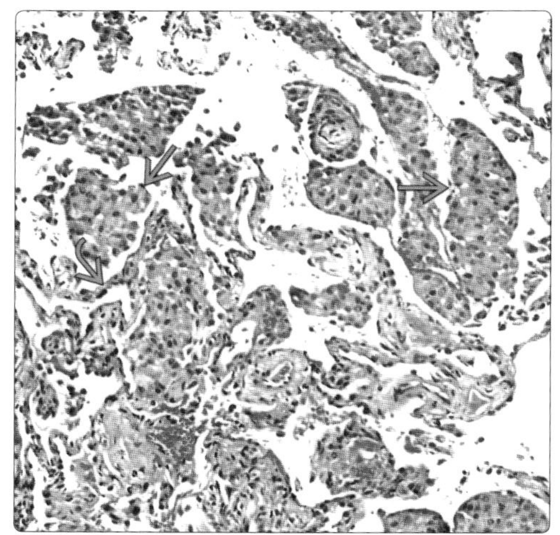

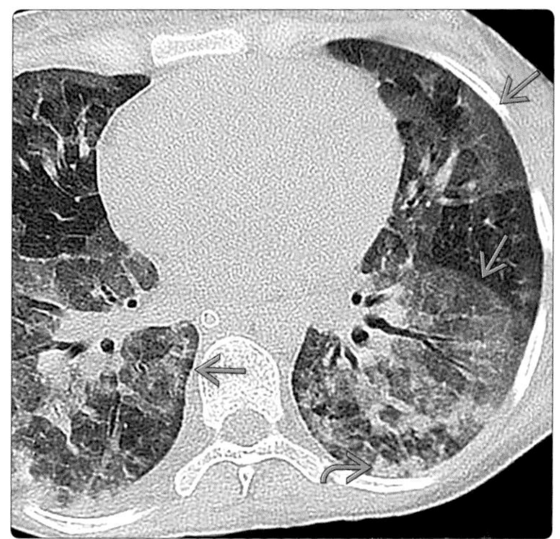

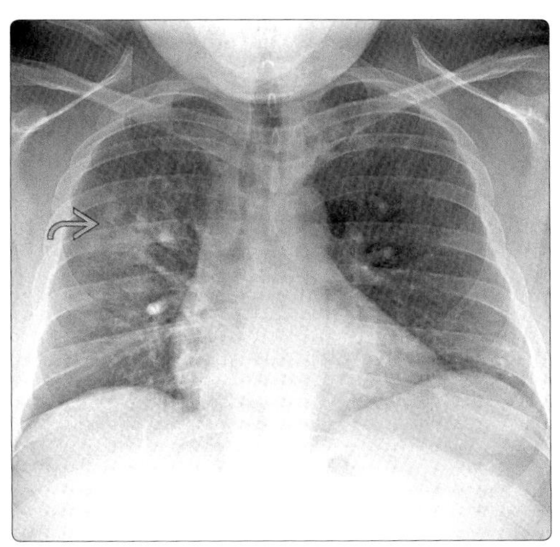

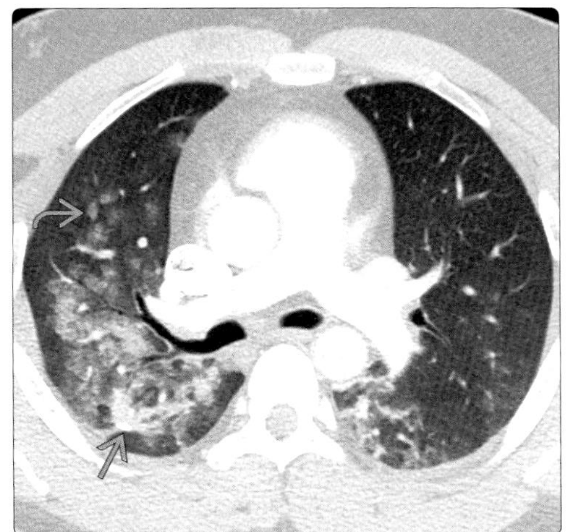

（左图）一名脱屑性间质性肺炎患者后前位胸片显示双侧边界欠清的磨玻璃密度影➡，右上肺更明显。根据影像学表现，需要鉴别诊断是否存在急性加重病程，如细菌性肺炎。

（右图）同一患者横断位增强CT显示磨玻璃影，腺泡结节➡和边界模糊的实变➡。因持续影像学异常，需进行开胸肺活检并确诊。

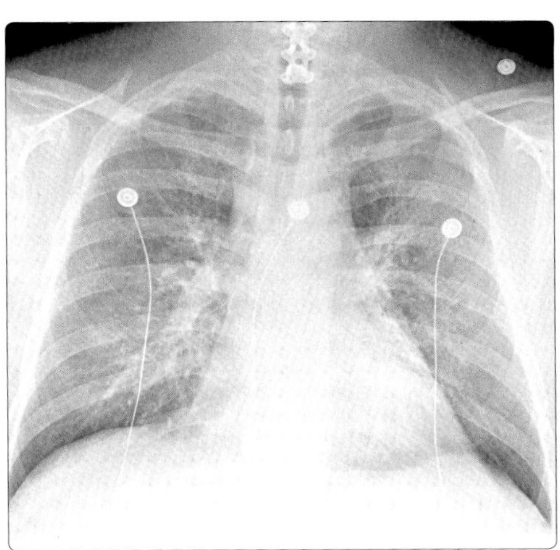

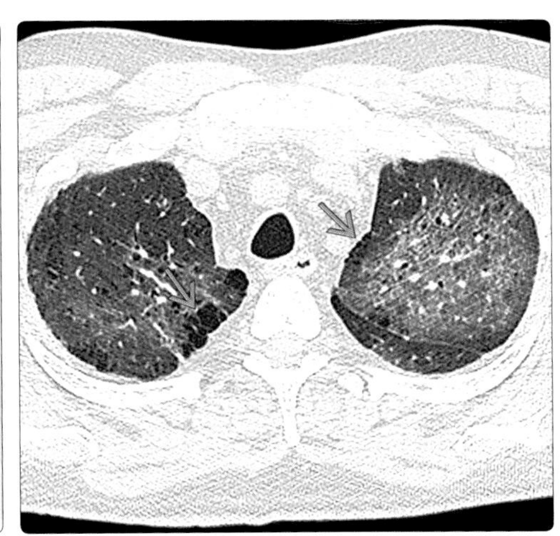

（左图）一名脱屑性间质性肺炎患者前后位胸片显示双侧边界模糊的磨玻璃密度影。约20%的患者就诊时的胸片可能正常或接近正常。

（右图）同一患者横断位HRCT显示双侧不对称的磨玻璃影和间隔旁型肺气肿➡。脱屑性间质性肺炎通常发生于40~50岁的吸烟者。

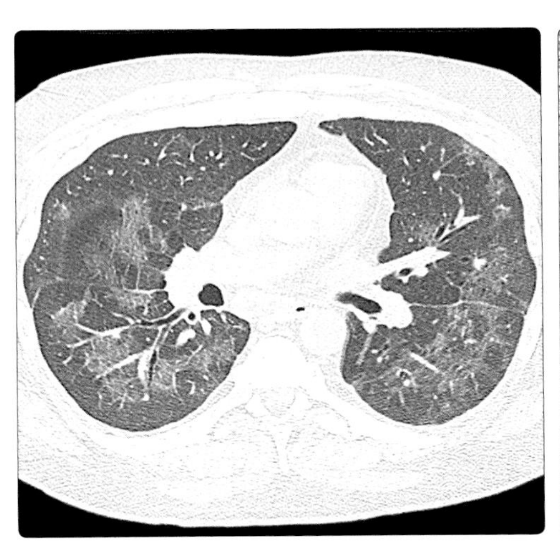

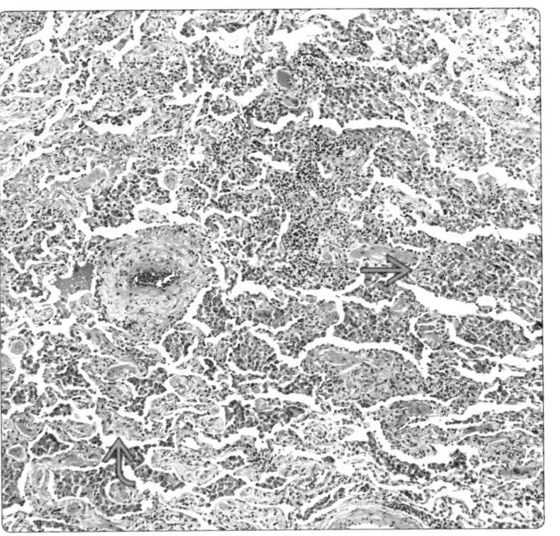

（左图）同一患者的横断位HRCT显示双侧多灶性磨玻璃影。尽管脱屑性间质性肺炎通常与吸烟有关，但其相关性相对呼吸性细支气管炎或肺朗格汉斯细胞组织细胞增生症来说较弱。

（右图）低倍显微照片（HE染色）显示脱屑性间质性肺炎表现为肺泡内巨噬细胞➡均匀分布，轻微的间质纤维化➡或炎症（来自 *DP: Thoracic*）。

肺朗格汉斯细胞组织细胞增多症

关键要点

术语

- 肺朗格汉斯细胞组织细胞增多症（pulmonary Langerhans cell histiocytosis, PLCH）
- 浸润在细支气管周围的星状结节，内含有朗格汉斯细胞

影像学表现

- 平片
  - 肺容积正常或增多
  - 对称性分布，上肺受累为主的网格影、结节和囊腔
  - 肺底部不受累
- HRCT
  - 不规则的小结节和囊腔，以上 / 中肺叶为主
  - 细支气管中心结节，不规则 / 星状边缘，大小 1～10 mm
  - 囊腔：大小不一、形状奇异、壁薄或厚 / 不规则结节状

主要鉴别诊断

- 淋巴管平滑肌瘤病
- 矽肺
- 结节病
- 囊性转移癌

病理学表现

- 细支气管中心的朗格汉斯细胞增殖

临床要点

- 症状 / 体征：咳嗽、呼吸困难、胸痛、发热、体重减轻；25% 无症状
- 女性 = 男性；20～40 岁
- 95% 的患者有吸烟史

诊断要点

- 成人吸烟者，影像学表现为上肺分布为主的小结节和（或）囊肿需考虑患肺朗格汉斯细胞组织细胞增多症

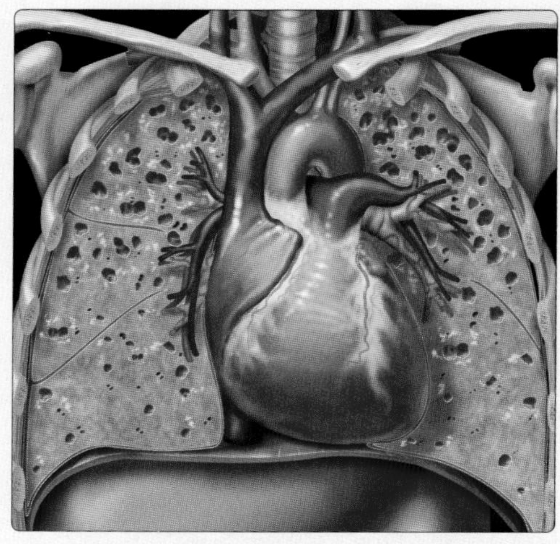

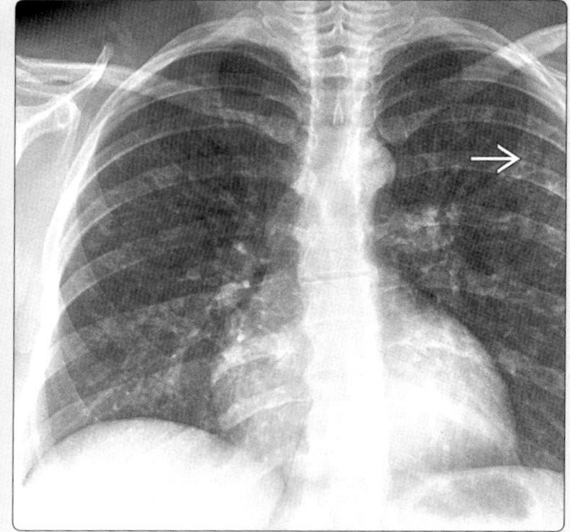

（左图）示意图显示 PLCH 患者肺部病变的分布和形态。上叶分布为主的小结节、囊腔或两者兼有，肋膈角附近的肺基底段实质内病变相对稀疏。

（右图）35 岁女性吸烟者，咳嗽和呼吸困难，PLCH。胸片可见双肺上、中野为主的不规则小结节，其中一些结节可见中央透亮区➡。

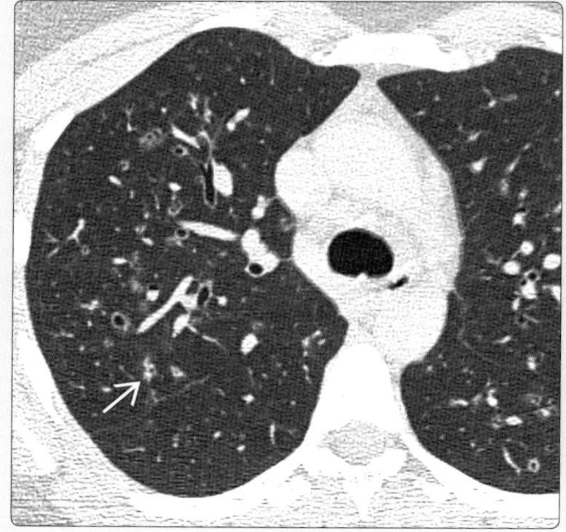

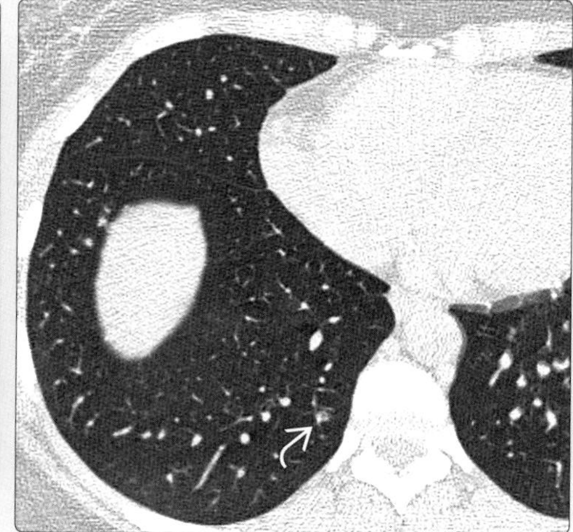

（左图）同一患者的横断位平扫 CT 显示以上肺为主的非空洞性或空洞性小结节，周围肺组织正常。一些结节➡表现为朗格汉斯组织细胞浸润的星状形态特征。

（右图）同一患者的横断位平扫 CT 图显示肺底部病变稀疏，可见少量小结节。PLCH 的病变形态和分布异常具有特征性。

肺朗格汉斯细胞组织细胞增多症

术语

缩写

- 肺朗格汉斯细胞组织细胞增多症（PLCH）

定义

- 浸润在细支气管周围的星状结节，内含有朗格汉斯细胞

影像

基本表现

- 最佳诊断思路
  - HRCT：吸烟者，多发结节和形态奇异的囊腔，以上/中肺叶为主
- 部位
  - 上中肺叶
  - 双侧对称性分布
  - 近肋膈角基底段分布稀疏
- 大小
  - 结节：直径 1～10 mm
  - 囊腔：直径 1～3 cm
- 形态
  - HRCT：不规则星状结节
  - 囊腔：囊壁厚度、形状不一

X 线表现

- 平片
  - 肺容积正常或增多
  - 对称性分布，上肺受累为主的网格结节样高密度影
  - 多发不规则结节；直径在 1～10 mm
  - 囊腔：直径在 1～3 cm
    - 胸片可能表现不明显
  - 上、中叶受累为主
    - 近肋膈角基底段分布稀疏
  - 继发自发性气胸
    - 复发性
    - 单侧或双侧
  - 不典型影像学征象
    - 骨骼受累：溶解性或膨胀性病变
    - 淋巴结肿大
    - 气腔病变
    - 实性结节
    - 胸腔积液
    - 胸片正常

CT 表现

- 平扫 CT
  - 上、中肺叶受累为主
  - 肺底部受累相对较少
- HRCT
  - 不规则小结节和囊腔；周围肺组织正常
  - 结节
    - 小叶中心、支气管周围、细支气管周围分布
    - 典型的不规则/星状边界；直径 1～10 mm；偶发直径 >1 cm
    - 空腔结节、厚壁结节
    - 范围：少量或大量结节
    - 结节可能进展为空洞性结节或空腔
  - 囊腔
    - 比结节更常见
    - 直径 1～10 mm，部分可大于 1 cm
    - 形态各异
    - 壁薄、厚或规则
    - 囊腔可伴或不伴结节
  - 圆形磨玻璃密度影、网格影、小叶间隔增厚；支气管血管束走行紊乱
  - 病变晚期可见囊腔融合、纤维化、“蜂窝”征等

推荐的影像学检查方法

- 最佳影像检查方法
  - HRCT 是评估 PLCH 的最佳成像方式

鉴别诊断

淋巴管平滑肌瘤病

- 女性独有，除非与结节性硬化症相关
- 圆形囊腔，薄壁，分布均匀
- 周围肺组织正常
- 少见肺结节
- 可能会出现乳糜胸（PLCH 罕见胸腔积液）

小叶中心型肺气肿

- 肺部透亮区，伴细微的薄壁和小叶中央动脉
- 与 PLCH 晚期影像学表现相似

矽肺和煤工尘肺

- 上叶淋巴管周围结节
- 淋巴结“蛋壳”样钙化
- 进展性大片肺组织纤维化
- 无肺囊肿

结节病

- 上叶、淋巴管周围结节，空洞少见
- 肺门/纵隔淋巴结肿大
- 晚期：上叶肺组织纤维化、囊肿、蜂窝肺，可能与晚期 PLCH 相似

囊性转移癌

- 应考虑恶性肿瘤
  - 鳞状细胞癌
  - 精原细胞瘤
  - 肉瘤
  - 移行细胞癌

耶氏孢子菌肺炎

- 气肿可表现为肺囊肿
- 肺囊肿与磨玻璃影相关

喉乳头状瘤病
- 喉和气管内壁结节
- 肺结节多伴空洞
- 囊性病变好发于下叶

BHD 综合征（Birt-Hogg-Dubé）
- 下肺分布为主的多发性肺囊肿
- 肾脏病变（嗜酸细胞瘤和肾细胞癌）
- 皮肤纤维毛囊瘤

过敏性肺炎
- 上叶受累为主
- 圆形、磨玻璃密度小叶中心结节
- 可能出现囊肿，但通常数量很少

病理学表现

基本表现
- 病因
  - 发病机制尚不完全清楚，可能是具有炎症性质的髓系肿瘤
    - 儿童 PLCH：细胞克隆过程与吸烟无关
    - 成人 PLCH：与吸烟相关的免疫克隆增殖；吸烟导致细胞因子的产生和朗格汉斯细胞的活化
- PLCH 现为首选术语，孤立性肺部受累
- LCH 相关疾病为旧术语；现在不推荐使用
  - 汉－许－克病（Hand Schiller Christian）：年轻人和青少年；肺、骨、垂体受累（尿崩症）
  - 莱特勒－西韦病（Letterer Siwe）：婴儿，多器官受累，恶性朗格汉斯细胞，预后不良
  - 嗜酸性肉芽肿：LCH 的单器官受累

大体病理和手术所见
- 大多数成人 PLCH 病变仅限于肺部
- 细胞损伤和纤维化病变导致囊腔形成
  - 结节边界清晰，以气道为中心，伴有不规则星形边界
- 晚期：纤维化、蜂窝肺、囊肿、肺气肿

镜下表现
- 支气管中心的肉芽肿增生
  - 朗格汉斯细胞表面标记物 CD1a 阳性
  - 电镜下见 Birbeck 颗粒
  - *BRAF* 基因突变
- 结节
  - 细支气管中心性星状结节（终末和呼吸性细支气管）
  - 通常直径 <1 cm；可为 1.5~2 cm
  - 周围肺组织相对正常或少许受累
  - “空洞性结节”：空腔代表支气管管腔牵拉扩张
  - 囊壁厚薄不一
  - 肉芽肿浸润破坏并重构周围肺组织
- 邻近肺内可见脱屑性间质性肺炎（DIP）、机化性肺炎和呼吸性细支气管炎（RB）
- 随着肺纤维化进展，高密度结节逐渐向囊腔演变
  - 纤维化瘢痕周围可见支气管牵拉性扩张

临床要点

临床表现
- 最常见的症状 / 体征
  - 干咳、呼吸困难、疲劳、胸疼、发热、体重减轻
  - 无症状（25%）
  - 疾病进展期间有 25% 的患者发生气胸：单侧或双侧，可复发
- 肺功能检查：一氧化碳弥散功能减低，总肺活量正常

人口统计学
- 年龄
  - 好发于 20~40 岁，任何年龄
- 性别
  - 男性 = 女性
- 种族
  - 好发于白种成人，在非裔美国人中较少见
- 流行病学
  - 吸烟相关肺病（95% 为吸烟者）
    - 只有少部分吸烟者患 PLCH
  - 骨受累、皮肤病变和尿崩症
    - <15%

确诊
- 经支气管镜肺活检
- 支气管肺泡灌洗：>5% CD1a$^{(+)}$ 朗格汉斯细胞
- 必要时开胸肺活检

自然病史和预后
- 早期病变以结节为主，后期进展为空腔囊肿为主
- 疾病可缓解、保持稳定或进展为囊性病变
  - 75% 的患者最终治愈或保持稳定
- 即使戒烟后，确诊 7 年内均可复发
- 肺移植后也可能复发
- 晚期病变可与全小叶型肺气肿或蜂窝肺相似
- 可继发肺动脉高压（33%）
- 预后不同
  - 完全缓解至呼吸衰竭
  - 死亡率 <5%；男性、老龄、复发性气胸患者预后更差

治疗
- 戒烟
- 病情进展期可通过激素类药物治疗
- 终末期疾病可通过化疗或肺移植治疗

诊断要点

考虑的诊断
- 成人吸烟者，肺上叶分布为主的小结节和（或）囊性病变，应考虑 PLCH

影像解读要点
- 典型的 HRCT 影像学征象更具有诊断意义

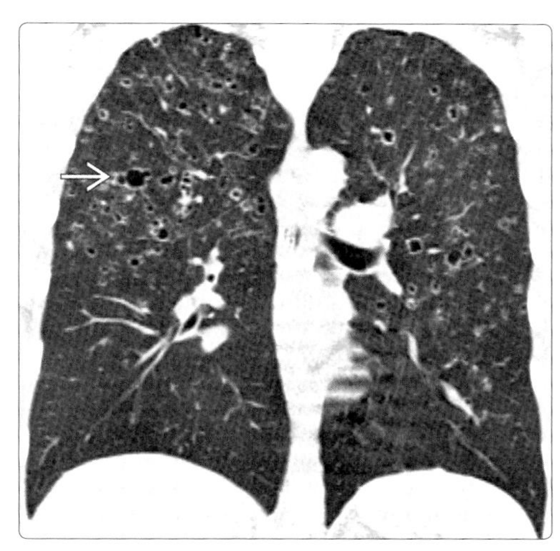

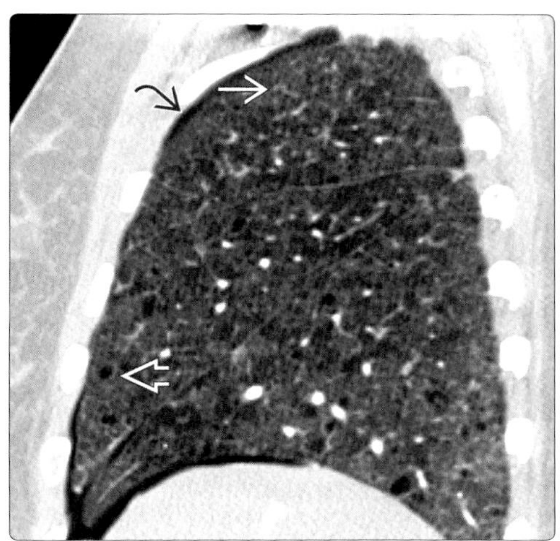

（左图）PLCH 患者，冠状位平扫 CT 显示双肺上叶多发形态特异的小囊腔伴厚壁结节➡，肺底部少见。

（右图）PLCH 患者，急性胸疼，矢状位平扫 CT 显示肺内大量囊肿⇨、小结节➡和右侧少量气胸↷。PLCH 患者有继发自发性气胸的可能。

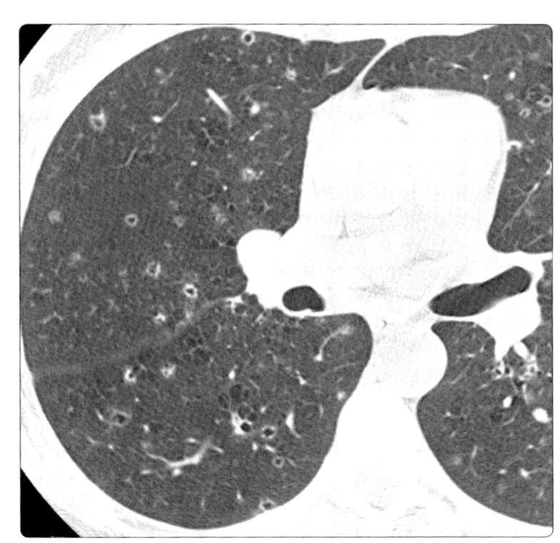

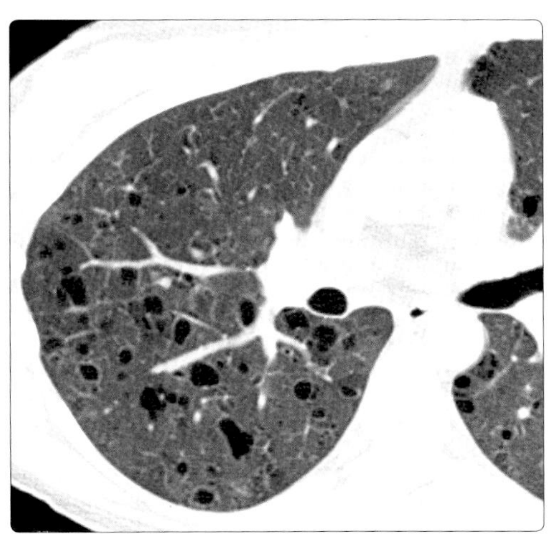

（左图）一名 PLCH 患者横断位平扫 CT 显示双侧多发厚壁不规则小囊腔和小叶中心型肺气肿。该病与其他吸烟相关疾病有关联，如肺气肿。

（右图）一名 PLCH 患者横断位平扫 CT 图显示多发大小不一、形态各异的薄壁囊肿。囊肿可有光滑或不规则囊壁，与其他肺囊性病变易混淆。

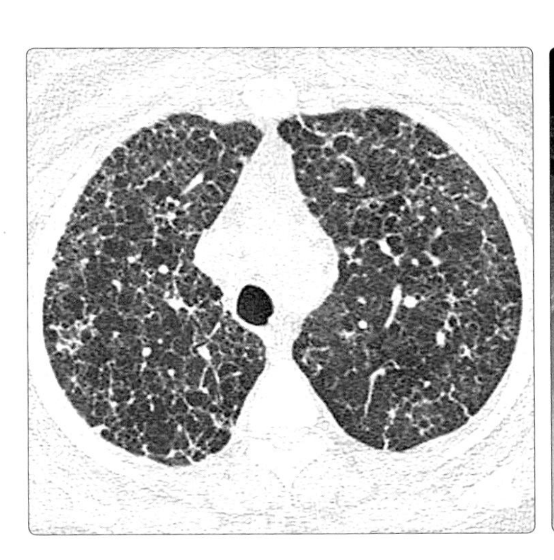

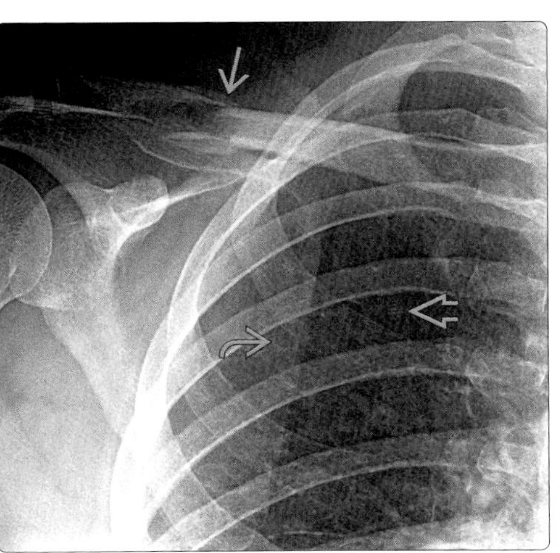

（左图）一名晚期 PLCH 女性患者，横断位 HRCT 显示大量互相融合的囊肿。肺部病变可消退、稳定或加重。

（右图）后前位胸片显示朗格汉斯组织细胞浸润增殖导致骨骼及肺部受累，右侧锁骨远端病理性骨折➡、右肺上叶多发囊肿↷和结节⇨。

肺纤维化合并肺气肿

关键要点

术语

- 肺纤维化合并肺气肿（combined pulmonary fibrosis and emphysema, CPFE）
  - 由多种病因引发的综合征，好发于现在或既往的重度吸烟者

影像学表现

- 平片
  - 双肺上野多发透亮影，伴或不伴肺大疱
  - 双肺网格影、“蜂窝”影，肺容积减小
  - 主肺动脉干及右心扩大
- CT
  - 上肺肺气肿，伴或不伴肺大疱
  - 双肺下叶基底段、胸膜下“蜂窝”影
  - 下叶细支气管牵拉性扩张
  - 双肺下叶基底段网格影，伴或不伴磨玻璃密度影
  - 下叶肺容积减小
  - 肺动脉及右心扩大

主要鉴别诊断

- 呼吸性细支气管炎伴间质性肺炎，肺纤维化
- 脱屑性间质性肺炎伴纤维化非特异性间质性肺炎
- 肺朗格汉斯组织细胞增多症晚期

病理

- 肺气肿：终末细支气管及远端管腔扩大
- 普通型间质性肺炎；不同病因致表现各异

临床要点

- 老年男性，重度吸烟史
- 肺动脉高压，肺癌，病情急性加重

诊断要点

- CT 影像学表现可提示诊断，特别是伴有一氧化碳弥散能力减弱时

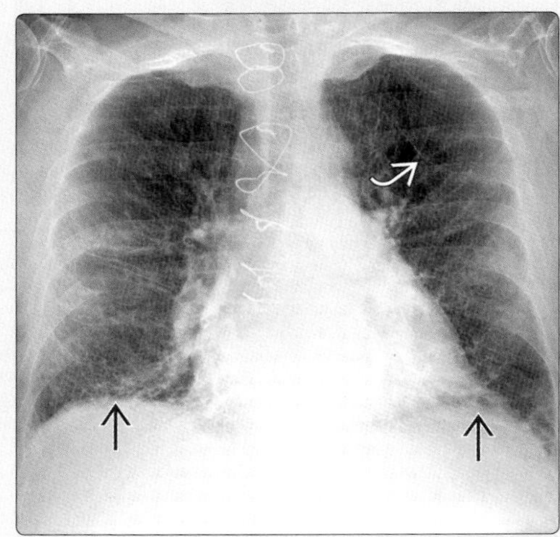

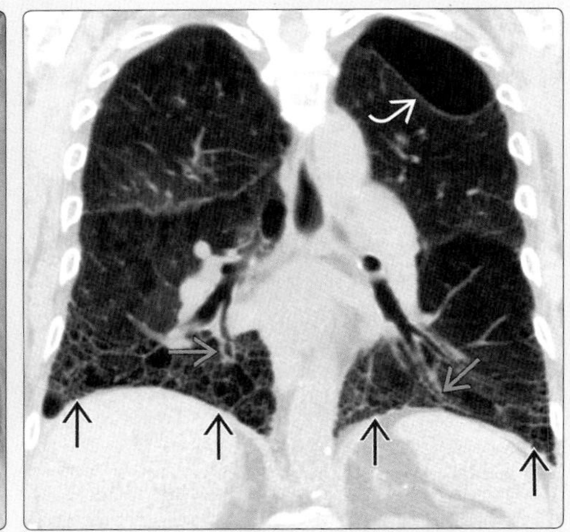

（左图）70 岁吸烟患者，后前位胸片显示左肺上野薄壁肺大疱➡，肺容积正常。双肺下野显示多发网格影及“蜂窝”影➡，肺容积减小，提示吸烟后改变及下叶肺纤维化。

（右图）同一患者冠状位平扫 CT 显示左肺上叶肺大疱➡，散在小叶中心型肺气肿，左肺下叶支气管牵拉性扩张➡及下叶基底段多发“蜂窝”影➡。

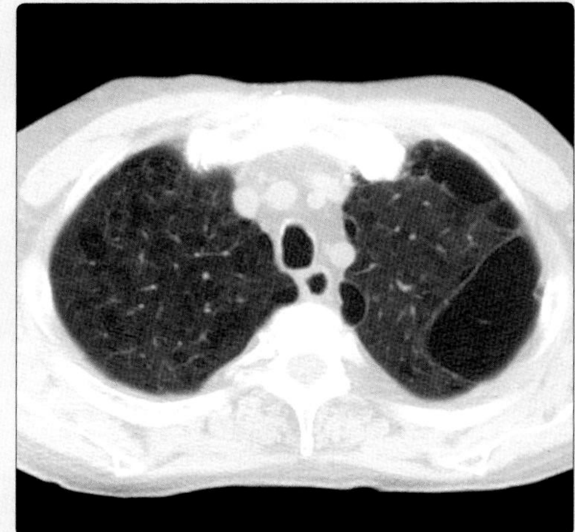

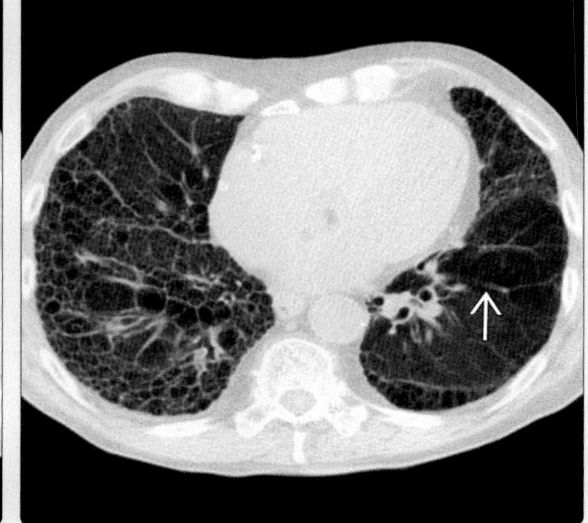

（左图）同一患者横断位平扫 CT 显示双肺上叶多发肺大疱和大片小叶中心型肺气肿，由长期吸烟损害所致。

（右图）同一患者横断位平扫 CT 显示以基底段为主的胸膜下多发“蜂窝”影。左斜裂后移➡提示下叶肺容积减小。经过肺活检最终诊断为肺纤维化合并肺气肿。

术语

缩写

- 肺纤维化合并肺气肿（combined pulmonary fibrosis and emphysema, CPFE）

定义

- 肺气肿背景下发生的特发性间质性肺炎（IPF）/ 普通型间质性肺炎（UIP）
- 肺气肿背景下的其他慢性间质性肺炎（iILD）
- 由多种病因引发的综合征，好发于现在或既往重度吸烟者

影像

基本表现

- 最佳诊断思路
  - 上叶肺气肿；肺基底段网格影、“蜂窝”影和细支气管牵拉扩张

X 线表现

- 上肺野透亮影、肺大疱、过度通气区
- 下肺野网格影、“蜂窝”影、肺容积减小
- 肺动脉高压（pulmonary hypertension, PH）：肺动脉干及右心扩大

CT 表现

- HRCT
  - 上叶：小叶中心型肺气肿，伴或不伴肺大疱
    - 上叶囊肿，边界不清
    - 薄壁囊肿，肺大疱；与“蜂窝”影相似
  - 下叶：IPF/UIP 征象
    - 下叶基底段胸膜下“蜂窝”影
    - 支气管 / 细支气管牵拉扩张
    - 下叶基底段网格影
  - 下叶：其他间质性肺炎征象
    - 慢性（纤维化）过敏性肺炎
    - 结缔组织病相关间质性肺炎
    - 非特异性间质性肺炎
  - 肺动脉高压
    - 肺门旁 / 节段肺动脉增粗
    - 右心腔扩大
  - 下叶肺容积逐渐减小
  - 新发磨玻璃密度影：病情急性加重
  - 结节或肿块影较前进展 / 新发：肺癌

推荐的影像学检查方法

- 最佳影像检查方法
  - HRCT 是评估肺气肿合并进行性肺纤维化的最佳成像方式

鉴别诊断

呼吸性细支气管炎伴间质性肺炎（RB-ILD）

- 吸烟患者并发上叶小叶中心性磨玻璃结节
- 上叶空气潴留，胸膜下网格影

脱屑性间质性肺炎（DIP）伴纤维化非特异性间质性肺炎（NSIP）

- 吸烟患者并发广泛分布的斑片状磨玻璃影
- 网格影，支气管 / 细支气管牵拉扩张
- 广泛分布的“蜂窝”影；下叶基底段少见

肺朗格汉斯细胞组织细胞增多症（PLCH）

- 发病较早，青中年吸烟患者
- 上叶结节及囊肿；可合并肺气肿
- 晚期 PLCH：可见肺纤维化、肺囊肿和肺大疱

病理学表现

基本表现

- 病因
  - 吸烟；胃食管反流可能会加重肺纤维化
  - 吸烟相关的局限性肺纤维化
  - CPFE：吸烟患者中表现为进展性肺纤维化

镜下表现

- 肺气肿：气腔扩大，伴或不伴呼吸性细支气管炎、脱屑性间质性肺炎
- 普通型间质性肺炎：成纤维细胞灶、“蜂窝”状囊腔、肺小叶结构塌陷

临床要点

临床表现

- 最常见的症状 / 体征
  - 吸烟伴咳嗽加重及进行性呼吸困难
- 其他症状 / 体征
  - 杵状指、低氧血症
  - 肺动脉高压、右心负荷过重

人口统计学

- 平均年龄，约 70 岁
- 性别：男性多见（男女比例约 4 ∶ 1）

自然病史和预后

- 临床病程和预后因间质性肺炎类型而异
- 肺动脉高压患病风险增加（第 3 类肺动脉高压）：50%～90%
- 肺癌患病风险增加：30%～47%

确诊

- 需要经过多学科讨论评估
- HRCT 影像学征象强烈提示该病的诊断
- 一氧化碳弥散功能受损
  - 阻塞性和限制性通气功能障碍并存时可能导致肺功能检查出现假阴性结果
- 必要时可行肺活检或支气管肺泡灌洗术确诊

诊断要点

影像解读要点

- 及时识别特征性 CPFE 影像学征象有助于疾病治疗和预后恢复

石棉肺

关键要点

术语
- 石棉肺：吸入石棉纤维引起的肺间质性疾病

影像学表现
- 平片
  - 胸膜斑（25%）
  - 晚期病变：基底段网格影、“蜂窝”影
- CT/HRCT
  - 最常见的影像学征象为磨玻璃网格影
  - 早期征象为胸膜下点状（小叶中心）或分枝状磨玻璃影
  - 胸膜下线：与相邻胸壁平行
  - 肺实质带：与胸膜垂直
  - 晚期征象为以下叶为主的胸膜下肺纤维化、支气管牵拉性扩张和蜂窝肺
  - 马赛克征提示小气道疾病
  - 胸膜斑（80%~95%）：最重要的影像学征象，石棉肺与特发性间质性肺炎的鉴别要点

主要鉴别诊断
- 特发性肺纤维化
- 系统性硬化症
- 类风湿关节炎
- 过敏性肺炎
- 药物相关性肺病
- 淋巴管癌

病理
- 肺纤维化 + 石棉小体 = 石棉肺

临床要点
- 缓慢进展的呼吸困难和干咳
- 石棉是一种高风险的致癌物质；石棉接触史是导致肺癌风险倍增重要因素

诊断要点
- 影像学发现基底段肺纤维化及胸膜斑时应考虑石棉肺的可能

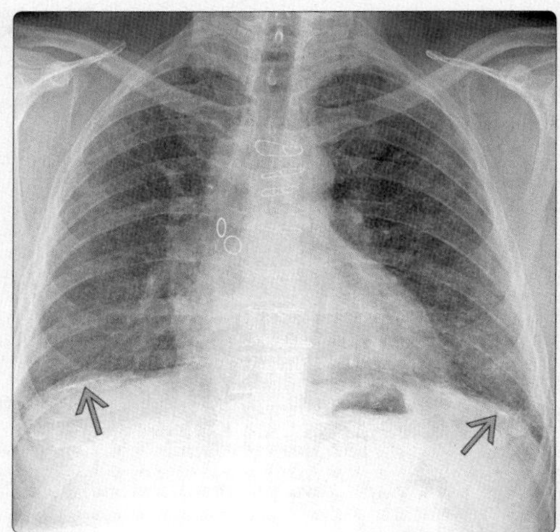

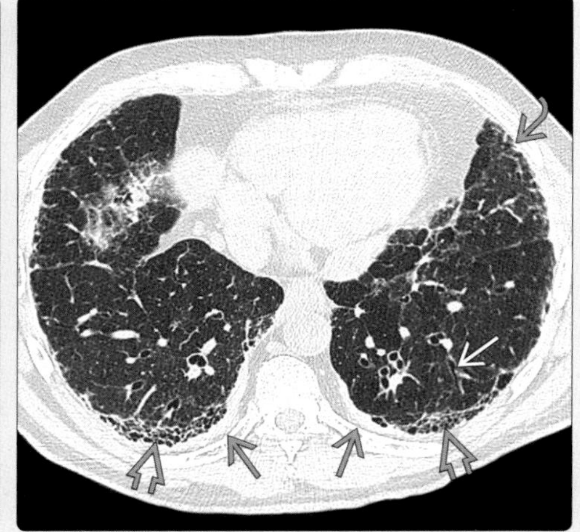

（左图）55 岁男性患者，石棉肺，后前位胸片显示肺容积减小伴下肺野多发网格影。双侧膈胸膜中部可见胸膜斑。

（右图）同一患者横断位 HRCT 显示双侧多发胸膜下网格影伴支气管牵拉扩张，双侧基底段胸膜下多发“蜂窝”影。双侧脊柱旁可见多发胸膜斑，部分钙化。

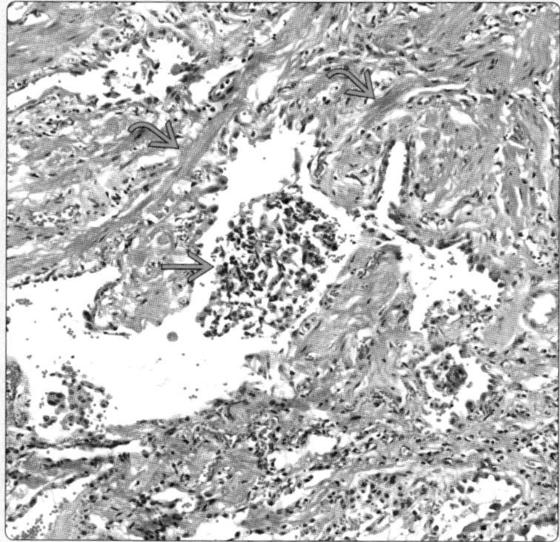

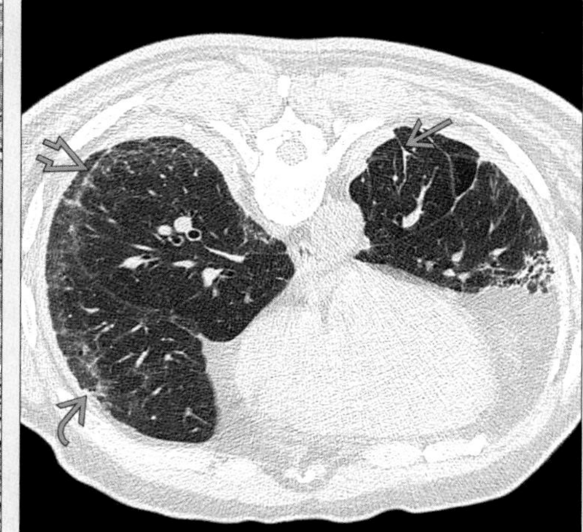

（左图）石棉肺标本的低倍显微照片（HE 染色）显示支气管内分布大量石棉小体。肺实质被致密的纤维结缔组织所取代。

（右图）石棉肺患者横断位俯卧位 HRCT 显示胸膜下磨玻璃影、肺实质带和胸膜下线。胸膜下线是一种常见的 CT 表现，没有特异性。

石棉肺

术语

定义

- 吸入石棉纤维引起的肺间质性疾病

影像

基本表现

- 最佳诊断思路
  - 基底段网格影（肺纤维化）+ 胸膜斑

X 线表现

- 可能正常（10%～20%）
- 胸膜斑（25%）
- 国际劳工组织（ILO）分类与标准平片“B”读数相比较
  - 石棉沉滞：用 s、t、u 表示肺部阴影大小
- 晚期征象：基底段网格影、“蜂窝”影
- 肺癌：结节或肿块影，伴或不伴淋巴结肿大
  - 与一般吸烟者的肺癌好发于上肺区相比，石棉肺的肺癌更好发于下肺区

CT 表现

- 网格影为最常见的影像学征象
  - 小叶间隔增厚，伴或不伴小叶内线
- 早期征象为胸膜下点状（小叶中心）或分枝状磨玻璃影
  - 小气道周围纤维物质沉积，与石棉纤维相关
    胸膜下线
  - 平行于胸壁，距离在 1 cm 内，长 5～10 cm
  - 支气管周围纤维化或呼吸性细支气管阻塞导致的肺不张
  - 胸膜下线不是石棉肺的特异性征象
- 肺实质带：与胸膜垂直
  - 长 2～5 cm
  - 沿小叶间隔或支气管血管束走行的纤维化
- 石棉纤维沉积相关的小气道病变
  - 可能导致肺内马赛克征
- 疾病终末期可见支气管牵拉性扩张及“蜂窝”影
  - 反映石棉纤维的初始受累位置
  - 外周肺基底最常受累
  - 可能表现为普通型间质性肺炎（UIP）改变
- 胸膜斑（80%～95%）：石棉肺与特发性间质性肺炎之间主要鉴别点
  - 特发性间质性肺炎更常见“蜂窝”影和支气管牵拉扩张
- 结节或肿块影提示可疑肺癌

推荐的影像学检查方法

- 最佳影像检查方法
  - CT：识别肺纤维化；观察结节、胸膜斑和盘状肺不张进展情况
  - 对有石棉暴露史工人的筛查手段
    - 10% 的石棉暴露工人因石棉肺伴肺内肿块影而行 CT 筛查
    - 临床石棉肺患者：80% 的患者胸片异常；96% 的 HRCT 异常
    - 33% 的患者无临床或胸片异常征象，但 HRCT 表现异常
    - 早期石棉肺存在假阴性（25%）
- 推荐的检查序列与参数
  - 建议通过俯卧位检查鉴别间质性肺病和依赖性肺不张

鉴别诊断

特发性肺纤维化

- 胸膜下基底段网格影和“蜂窝”影，支气管 / 细支气管牵拉扩张
- 带状磨玻璃密度影和马赛克征少见
- 无胸膜斑

进展期系统性硬化症

- 胸膜下基底段网格影
- 无胸膜斑，胸膜增厚或假胸膜斑常见
- 食管扩张

类风湿关节炎

- 关节炎或关节损伤
- 胸膜下基底段磨玻璃影和网格影
- 无胸膜斑

过敏性肺炎

- 马赛克征，空气潴留征
- 上肺野纤维化，肺底部纤维化受累程度较轻
- 无胸膜斑

药物相关性肺病

- 间质性肺炎征象
- 无胸膜斑

淋巴管癌

- 小叶间隔结节状或光滑增厚；支气管血管束增粗
- 胸腔积液、淋巴结肿大常见
- 无胸膜斑

病理学表现

基本表现

- 异常征象
  - 石棉相关胸膜疾病
    - 多处胸膜局灶性增厚，伴或不伴钙化
      - 特征性的中央部膈胸膜受累
    - 良性渗出性胸腔积液
    - 胸膜弥漫性增厚
- 一般征象
  - 石棉：耐热、抗牵拉、柔韧、耐久
    - 蛇纹石（温石棉或白石棉，90% 的商业石棉）
      - 波浪状纤维，长 >100 μm，直径 20～40 μm

- 闪石
  - 青石棉（丁石棉）、阿莫石（棕色石棉）、花石、透闪石、阳起石
  - 坚硬直纤维；长：宽 =3：1（纵横比）
- 共性：细长纤维 > 短粗纤维
- 病理生理学
  - 受重力影响导致肺下叶纤维沉积更多
  - 呼吸性细支气管内纤维沉积
  - 淋巴系统无法清除纤维沉积；纤维沉积过大导致巨噬细胞无法清除
- 流行病学
  - 长期暴露史：石棉厂、绝缘材料制造业、造船厂、建筑业
  - 摄取量与病变关系
    - 粉尘浓度高
    - 初次暴露后 20 年，但潜伏期可能短至 3 年
    - 累积剂量为 10 纤维年 /mL 发生石棉肺的风险为 1%；累积剂量计算：暴露年数 × 纤维 /mL（纤维 /mL= 环境空气中石棉的测量）

分期、分级和分类

- 石棉肺的组织学分级：美国病理学家学院和肺病理学会石棉委员会
- 0 级：无细支气管旁纤维化或局限于细支气管的纤维化
- 1 级：局限于呼吸性细支气管壁和邻近第一层的肺泡纤维化
- 2 级：纤维化延伸至肺泡管或呼吸性细支气管附近 ≥ 2 层肺泡壁；相邻细支气管之间存在正常肺泡
- 3 级：≥ 2 个相邻呼吸性细支气管之间的所有肺泡壁纤维化
- 4 级："蜂窝"影

大体病理及手术所见

- 肺容积减小
- 以基底段为主的"蜂窝"肺

镜下表现

- 石棉肺
  - 纤维化早期：以呼吸性细支气管为中心，离心性分布
  - 呈斑片状分布的严重"蜂窝"影不常见
  - 肺纤维化与肺组织内纤维含量 >100 万纤维 /g 相关
- 石棉（含铁）小体：铁蛋白包裹的石棉纤维
  - 含铁血黄素包裹的石棉纤维（主要为角闪石）
  - 被巨噬细胞不完全吞噬
  - 不具有石棉沉积的典型病理特征
  - 被包裹的石棉纤维少于无蛋白包裹的石棉纤维
  - 与纤维化无关
- 纤维化 + 石棉小体 = 石棉肺

临床要点

临床表现

- 最常见的症状 / 体征
  - 逐渐进展的劳力性呼吸困难、干咳
  - 啰音（吸气末爆裂音）
  - 1/3 的患者有杵状指
- 其他症状 / 体征
  - 肺功能检查
    - 限制性呼吸障碍，气体弥散功能减低
    - 小气道流速减慢

人口统计学表现

- 性别
  - 男性多见，常由于职业暴露

诊断

- 支气管肺泡灌洗液中发现石棉小体，对石棉肺的诊断具有高度特异性
- 经支气管镜活检效果欠佳
- 美国胸科学会 2003 年一般诊断标准
  - 影像学或组织学对石棉肺病理学证据一致
  - 根据职业和接触史
    - 包括胸膜斑和石棉小体
- 排除其他可能的原因

自然病史和预后

- 病变潜伏期：20~30 年
- 缓慢进展的疾病；具有不可逆性
- 死亡率随着纤维化严重程度增加而增加
- 石棉是一种危险致癌物
- 吸烟是增加人群中癌症风险的重要因素；许多石棉肺吸烟者（1/4）死于癌症
- 恶性胸膜或腹膜间皮瘤患病风险增加
- 口咽癌、喉癌、肾癌和胃肠道癌及白血病的患病风险增加

治疗

- 尚无药物治疗方法
- 戒烟治疗
- 依赖于工作场所对石棉的控制和监管
- 职业暴露史对个人赔偿金额有影响
  - 不需要额外提供病理组织活检以获得补偿

诊断要点

考虑的诊断

- 基底段肺纤维化及胸膜斑形成应考虑石棉肺的可能
- 具有吸烟史的石棉肺患者应行肺癌筛查

报告要点

- 石棉病在美国的一些州是应报告的疾病

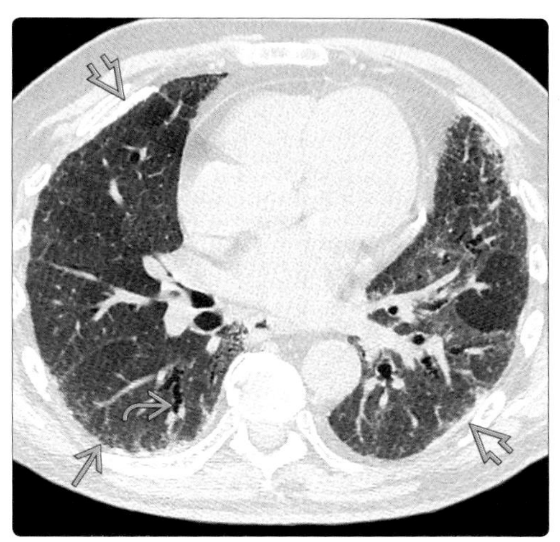

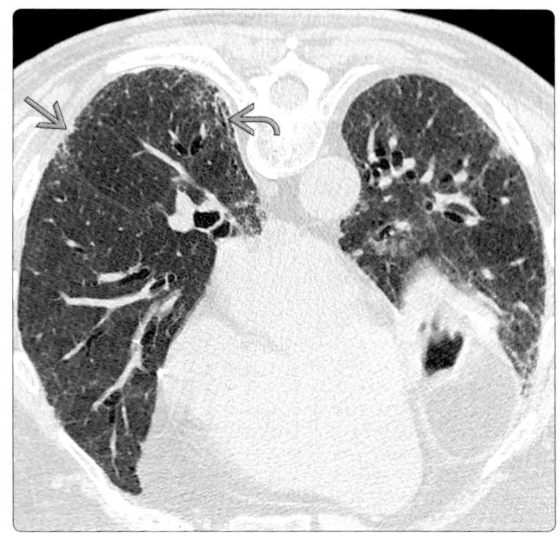

（左图）一名 83 岁男性，石棉职业暴露史伴进行性呼吸困难，横断位 HRCT 显示双侧胸膜下网格影➡，伴小叶间隔增厚和小叶内线，支气管牵拉扩张➡，马赛克征和钙化胸膜斑块➡。

（右图）同一患者的俯卧位 HRCT 横断位图像显示胸膜下网格影➡和牵拉性支气管扩张➡。胸膜下纤维化合并胸膜斑为确诊石棉肺提供了影像学证据。

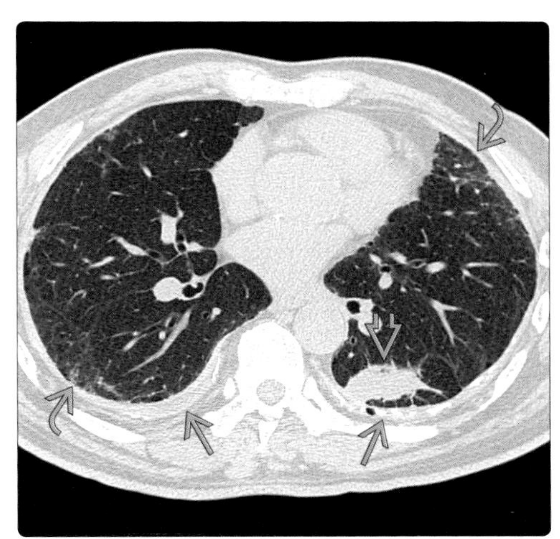

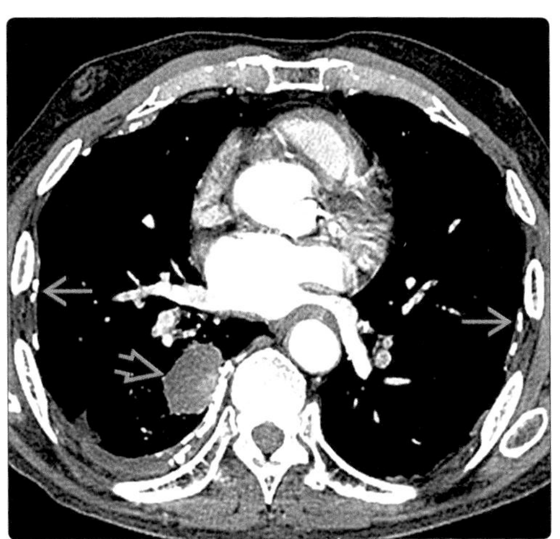

（左图）石棉肺患者的横断位 HRCT 显示双侧胸膜增厚伴局部钙化➡，胸膜下网格影➡，左肺下叶毛刺状肿块➡伴肺容积减小，表现为盘状肺不张的"彗星尾"征（未显示）。

（右图）石棉肺患者的横断位增强 CT 显示右肺下叶肿块影，为原发性肺癌➡。注意双侧间断性胸膜钙化斑块➡。石棉暴露史是肺癌和恶性间皮瘤的危险因素。

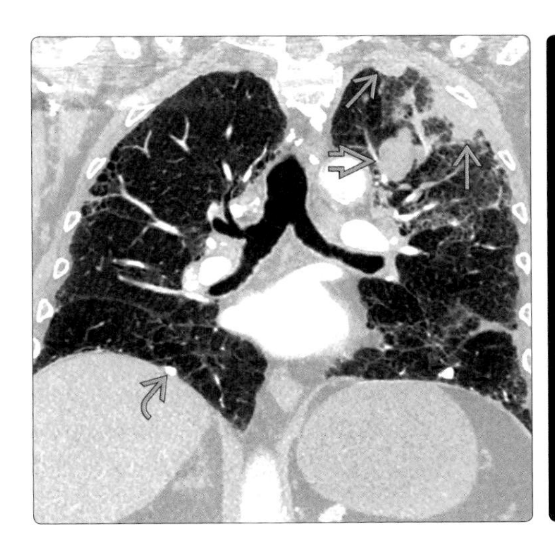

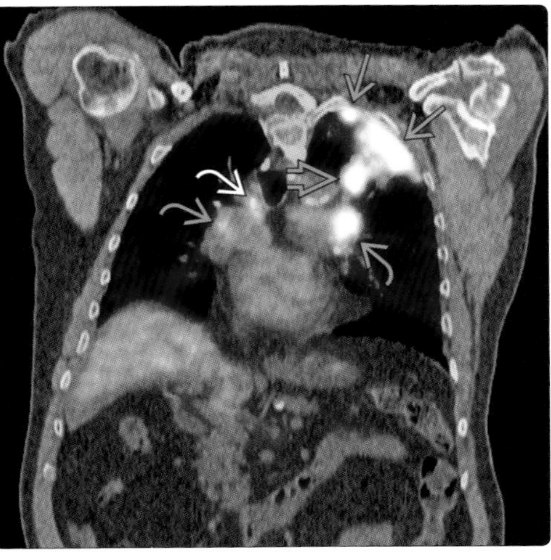

（左图）石棉肺患者的冠状位增强 CT 显示胸膜下网格影、"蜂窝"影、胸膜斑➡、左肺上叶肿块影➡（原发性肺癌）和左肺尖胸膜转移➡。

（右图）同一患者的冠状位 FDG PET/CT 显示左肺上叶肺癌➡、左肺尖胸膜转移➡、双侧肺门旁➡和纵隔➡多发淋巴结转移。吸烟者接触石棉会使原发性肺癌的患病风险倍增。

矽肺和煤工尘肺

关键要点

术语

- 煤工尘肺（coal worker's pneumoconiosis, CWP）
- 进行性块状纤维化（progressive massive fibrosis, PMF）
- 矽肺和 CWP：吸入无机矿物粉尘引起的肺部疾病

影像学表现

- 平片
  - 1~3 mm 的结节；可能钙化
  - 上肺野为著
  - PMF：肺上叶结节聚集成团块
  - 急性硅蛋白沉着症：中央肺泡实变伴支气管充气征；类似肺泡蛋白沉积症
- HRCT
  - 淋巴管周围型微结节
  - 上叶肿块
  - 肺门 / 纵隔淋巴结肿大；可能钙化（"蛋壳" 样钙化）

主要鉴别诊断

- 结节病
- 肺结核
- 过敏性肺炎
- 肺癌

临床要点

- 职业：喷砂、采石、采矿、玻璃吹制、制陶
- 单纯性矽肺：无临床症状
- 复杂矽肺（PMF）
  - 有临床症状
  - 死于呼吸衰竭、气胸、结核

诊断要点

- 对任何伴有上叶结节的间质性肺病患者，应进行彻底的职业史回顾

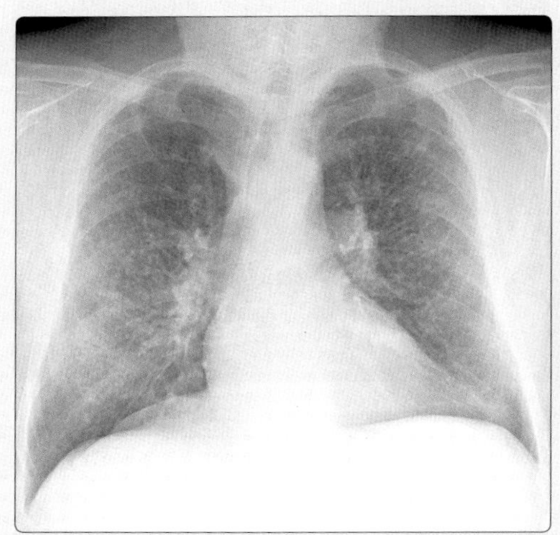
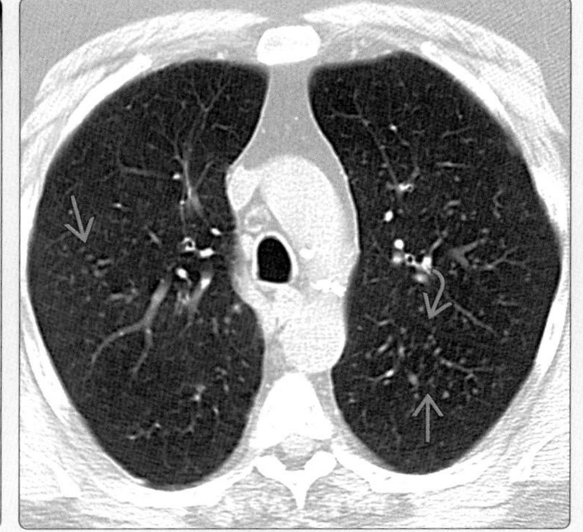

（左图）一名单纯性矽肺患者，后前位胸片显示双肺微结节，以上肺野为主。

（右图）同一患者的平扫 CT 显示沿支气管血管束→和叶间裂↗弥漫分布的微结节和结节。支气管血管周围和胸膜下结节统称为淋巴管周围型结节。与结节病和淋巴管癌的分布相似。

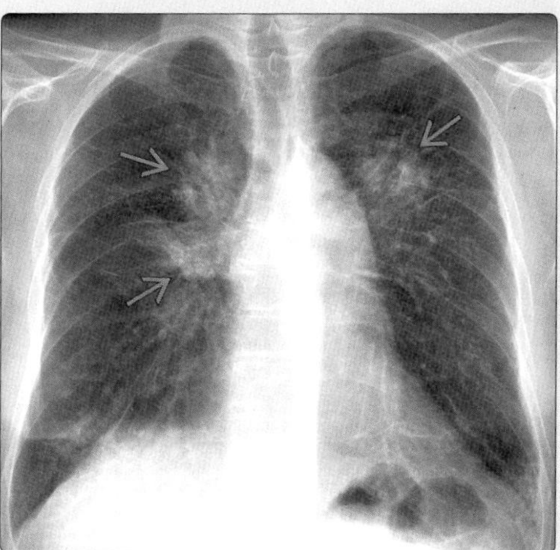
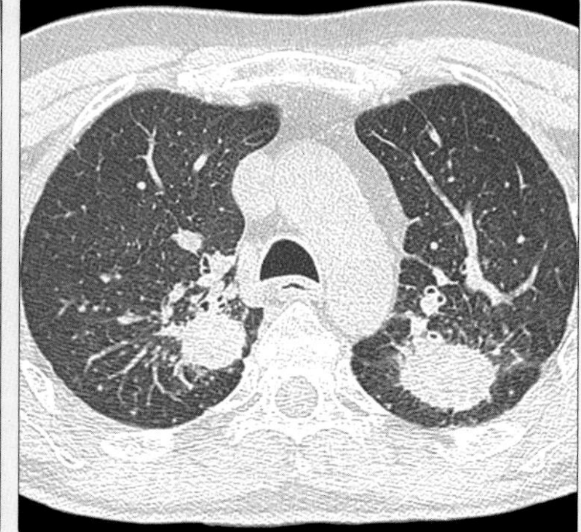

（左图）复杂矽肺（即进行性块状纤维化）患者，后前位胸片显示双肺上叶支气管血管束周围边界不规则的肿块→。

（右图）同一患者横断位 HRCT 显示双肺上叶为主的软组织肿块和支气管血管束周围微结节。支气管血管束周围结节融合形成肿块。肿块内可出现空洞，并可见类似恶性肿瘤的 FDG 摄取。

术语

缩写词

- 煤工尘肺（coal worker's pneumoconiosis, CWP）

同义词

- 单纯性尘肺、复杂尘肺、进行性块状纤维化（progressive massive fibrosis, PMF）、煤肺病、煤矽肺

定义

- 矽肺和 CWP：吸入结晶二氧化硅及无机矿物粉尘所致的肺部疾病
- 单纯性或慢性肺尘埃沉着病：肺结节 <1 cm，上肺为著，常伴肺门、纵隔淋巴结肿大
- 复杂性尘肺（PMF）：结节融合成 >1 cm 的较大病变
- 急性硅蛋白沉着症：类似于肺泡蛋白沉积症，在接触大量粉尘后的几周内出现
- 卡普兰综合征：CWP+ 类风湿关节炎 + 坏死结节
- 慢性间质性肺炎：肺纤维化

影像学表现

基本表现

- 最佳诊断思路
  - 以上肺区为主的淋巴管周围微结节 ± PMF
- 部位
  - 粉尘颗粒主要沉积于上肺
    - 呼吸性细支气管周围积聚煤尘
    - 二氧化硅沿淋巴管积聚：小叶中心和周围次级肺小叶
- 大小
  - 结节为 1~3 mm

X 线表现

- 暴露 10~30 年后出现异常改变
- 矽肺与 CWP 相似，但 CWP 的肺部病变较轻
- 肺门和纵隔淋巴结肿大；可能钙化（“蛋壳”样钙化）
- 单纯性尘肺
  - 1~3mm 的结节，以上叶为主；可能钙化
- 复杂性尘肺（PMF）
  - 结节直径 >1 cm
  - 位置：通常为双侧，右 > 左，肺背侧多见，随时间推移向中央迁移
  - 可能呈双凸状（后前位胸片宽，侧位片窄）
  - 外侧 PMF 边缘大致平行于胸壁且轮廓分明；近纵隔侧内缘边界欠清
  - 结节聚集形成 PMF，结节数目减少
  - ± 无定形钙化
  - 可能形成空洞，在空洞中形成真菌瘤
  - PMF 周围出现局限性肺气肿，有气胸风险
- 急性硅蛋白沉着症
  - 中央呈“蝶翼”状对称分布的肺实变 + 空气支气管征
  - 肺门 / 纵隔淋巴结肿大常见
  - 几个月内进展迅速
  - 进展为纤维化并伴有严重的结构变形、大疱、气胸
- 卡普兰综合征：类风湿关节炎伴尘肺
  - 出现大结节 / 肿块，直径通常 <5 cm（可出现空洞或钙化）
  - 结节位于周围或胸膜下
  - 空洞可能导致气胸
  - 结节可能迅速进展或消退
  - 结节扩大比硅沉积的 PMF 更快
  - 类风湿关节炎表现：肱骨或锁骨侵蚀破坏；肺部异常可能先于骨骼改变

CT 表现

- HRCT
  - 比平片更敏感
  - 淋巴管周围型微结节，结节 <7 mm
    - 上叶背侧更常见，右侧 > 左侧
    - 硅质结节比 CWP 的结节更清晰
    - ± 钙化
    - 结节在胸膜下聚集可产生假性胸膜斑
  - 小叶内线和小叶间隔增厚不常见
  - 肿块（微结节聚集成 PMF）
    - 呈不规则椭圆形；肿块周围肺气肿
    - >4 cm；可出现继发于坏死的低密度区
  - 肺门 / 纵隔淋巴结肿大；可能钙化（蛋壳样钙化占 5%）
  - 慢性间质性肺炎（12%）
    - “蜂窝”影和牵拉性支气管扩张
      - 普通型间质性肺炎（UIP）或不符合 UIP 表现
      - 网格影和（或）“蜂窝”影；胸膜下或支气管血管周围
      - 磨玻璃影

核医学表现

- PET/CT
  - PMF 可表现与肺癌类似的 FDG 摄取增加

推荐的影像学检查方法

- 最佳成像方式
  - HRCT 在检测肺部疾病和检测 / 评估 PMF 方面比平片更敏感

鉴别诊断

结节病

- 没有职业暴露，PMF 发生频率较低
- 成簇结节（“星系”征）

肺结核

- 小叶中心结节或粟粒性结节，不聚集成团块

肺朗格汉斯细胞组织细胞增生症

- 胸膜下结节少见；不会出现 PMF
- 可见不规则的囊；尘肺病一般不含囊腔

过敏性肺炎
- 小叶中心磨玻璃结节；无 PMF；主要累及肺中部
- 空气潴留常见；尘肺中少见

滑石尘埃沉着病
- 结节较小，直径通常 <1 mm
- 全小叶型肺气肿，多见于下肺

肺癌
- 可能与 PMF 难以鉴别，可出现空洞，在 PET/CT 表现出 FDG 摄取增加
- 通常需要随访影像学检查或组织活检

病理学表现

基本表现
- 病因
  - 吸入的硅尘、二氧化硅（SiO_2）或煤尘沉积在呼吸性细支气管；由巨噬细胞和淋巴系统清除
  - 除尘速度慢，单次粉尘半衰期需要 100 天
- 硅沉积比煤沉积更易引起纤维化
- 增加患结核的风险

大体病理和手术所见
- 主要累及上肺
- PMF 可发展为终末期纤维化
- 患肺硅含量 2%~3%（最高可达 20%）；正常肺硅含量仅 0.1%

镜下表现
- 硅沉积
  - 二氧化硅颗粒沿支气管、小血管和淋巴管周围的胶原层沉积
  - 偏光显微镜下的双折射二氧化硅晶体（1~3 μ）
  - 巨噬细胞吞噬含硅颗粒至肺门 / 纵隔淋巴结并形成肉芽肿
  - 硅蛋白沉着症：二氧化硅浓度高，肺泡内充满脂蛋白物质，类似于肺泡蛋白沉着症
- 煤
  - 煤斑：终末 / 呼吸性细支气管和胸膜淋巴管中含有黑色颗粒（1~5 μ）的巨噬细胞星状聚集；很少或没有胶原蛋白
  - 局灶性肺气肿包围煤斑

临床要点

临床表现
- 最常见的体征和症状
  - 症状
    - 单纯性矽肺患者无症状
    - 矿工普遍吸烟，可能患有支气管炎或肺气肿
    - 复杂病例中咳嗽、咳痰、呼吸困难增多
    - 煤工可出现黑痰
- 其他症状 / 体征
  - 晚期肺源性心脏病
  - 卡普兰综合征：类风湿关节炎的特征
- 临床特征
  - 典型职业：喷砂、采石、采矿、玻璃吹制、制陶
  - 煤矿通常含有二氧化硅
  - 急性硅蛋白沉着症：大量接触硅尘，通常在喷砂机中含有大量硅尘
  - 最近发现人造石工（即石英）含有较高含量的二氧化硅和其他纤维蛋白金属，如铁、锆、钛和铝，可诱导结节样反应的发生；可能表现出更快的疾病进展
- 肺功能测试
  - 单纯性尘肺：通常正常
  - 复杂尘肺：弥散量下降、肺容量下降、限制性功能障碍
  - 通常阻塞性和限制性功能障碍并存：吸烟和间质纤维化的综合影响
  - 功能损害与肺气肿程度（通过 CT 确定）的相关性与结节多少更密切

人口统计学
- 年龄
  - 单纯性和复杂性尘肺少见于 50 岁以下的患者
- 性别
  - 因职业接触男性更多见
- 流行病学
  - 风险与剂量（暴露强度）和时间（暴露时间）有关
  - 约 15% 的矿工可进展为间质纤维化

自然病史和预后
- 暴露时间通常 >20 年
- 单纯性尘肺：正常寿命
- 复杂的 PMF：死于呼吸衰竭、气胸、肺结核
- 硅蛋白沉积症：2~3 年内死亡
- 增加肺癌的风险目前尚存在争议

治疗
- 预防措施：在多尘环境中使用呼吸器，降低环境粉尘浓度
- 脱离工作环境暴露
- 戒烟
- 目前尚无针对尘肺病的特效治疗方法
- 肺结核的风险：PMF 中的空洞需要结核菌培养
  - 结核菌素试验

诊断要点

考虑的诊断
- 全面回顾所有上叶结节性肺病患者的职业史

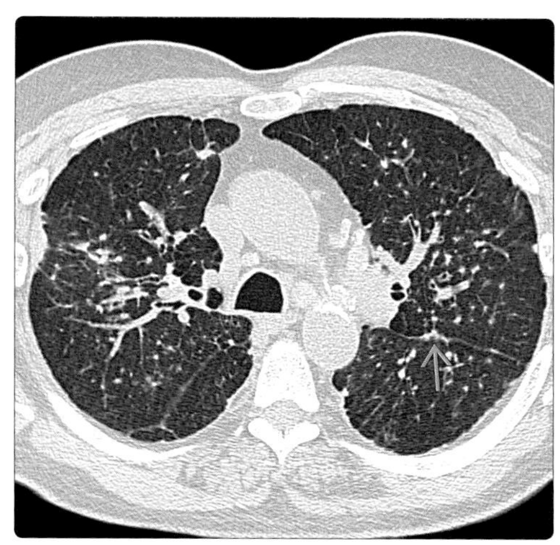

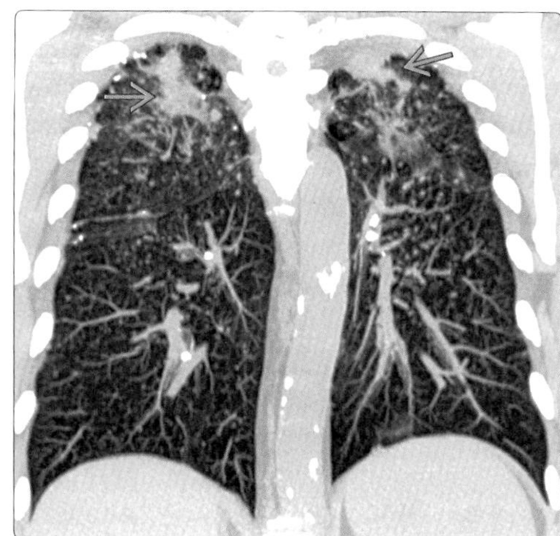

（左图）复杂矽肺病（即进行性块状纤维化）患者，横断位 HRCT 显示双侧淋巴管周围微结节。结节多见于中央（即支气管血管周围），沿叶间裂→分布。

（右图）同一患者的冠状位平扫 CT 显示以双肺上叶为主的软组织肿块→，表明合并进行性块状纤维化。

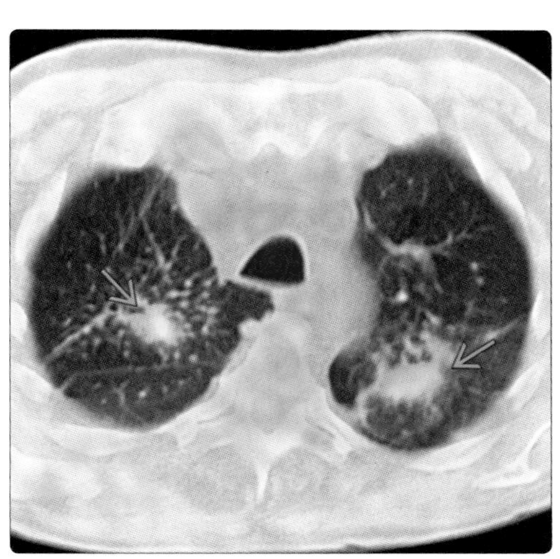

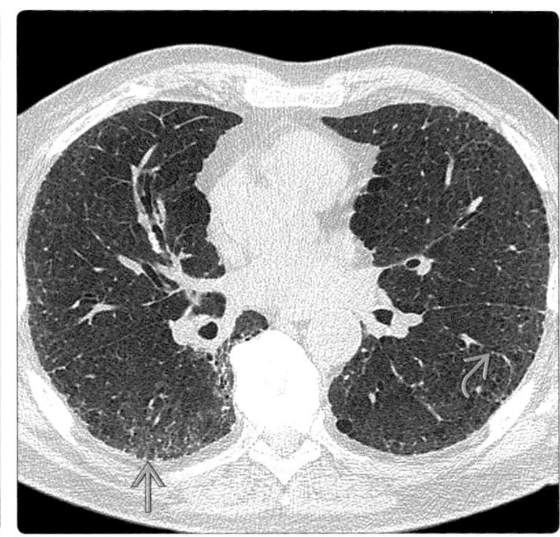

（左图）复杂性矽肺（即进行性块状纤维化）患者，横断位 FDG PET/CT 显示 FDG 摄取增加的上叶肿块→，其背景为肺气肿和淋巴管周围微结节。

（右图）因矽肺所致慢性间质性肺炎患者横断位 HRCT 显示双侧胸膜下磨玻璃影、网格影→和牵拉性支气管扩张↗。慢性间质性肺炎是矽肺的一种表现，与特发性间质性肺炎的 CT 表现类似。

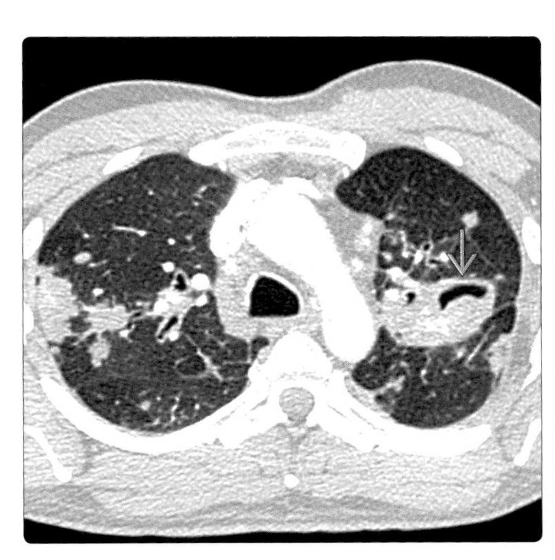

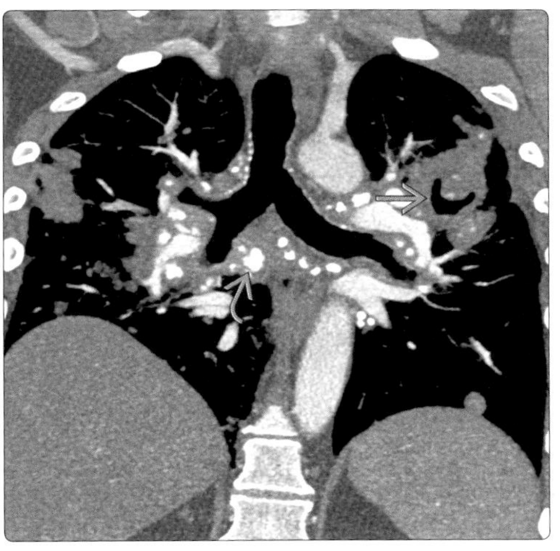

（左图）复杂性矽肺患者的横断位增强 CT 显示双肺上叶软组织肿块。左肺上叶肿块内可见空洞→，与霉菌球的表现一致。复杂性矽肺可发生空洞。

（右图）同一患者的冠状位增强 CT 显示左肺上叶肿块内见空洞→，双侧肺门及纵隔淋巴结钙化↗，周围淋巴结钙化呈“蛋壳”样。

硬金属尘肺病

关键要点

术语

- 巨细胞间质性肺炎（giant cell interstitial pneumonia，GIP）
- 吸入硬质金属引起的尘肺
- 硬质合金：钴和钴合金（如钨）
- GIP 组织学超敏反应

影像学表现

- CT
  - 磨玻璃密度影
    - 下叶为著
    - 在连续的层面上显示更佳
  - 网格影
    - 在连续的层面上无明显改变
  - 小叶中心结节（罕见）
  - “蜂窝”影（罕见）；与普通型间质性肺炎有相似的形态和分布
  - 纵隔淋巴结肿大

主要鉴别诊断

- 特发性肺纤维化
- 非特异性纤维化性间质性肺炎
- 淋巴细胞性间质性肺炎
- 肺泡蛋白沉积症
- 耶氏肺孢子菌肺炎

病理学表现

- 缩窄性细支气管炎（最早表现）
- 纤维组织沉积和单核细胞炎性细胞浸润伴间质增厚
- 亚急性纤维性肺泡炎：肺泡腔内巨噬细胞和多核巨细胞聚集

临床要点：

- 咳嗽、劳力性呼吸困难
- 一氧化碳弥散能力下降
- 治疗：避免暴露、支气管扩张剂、皮质类固醇

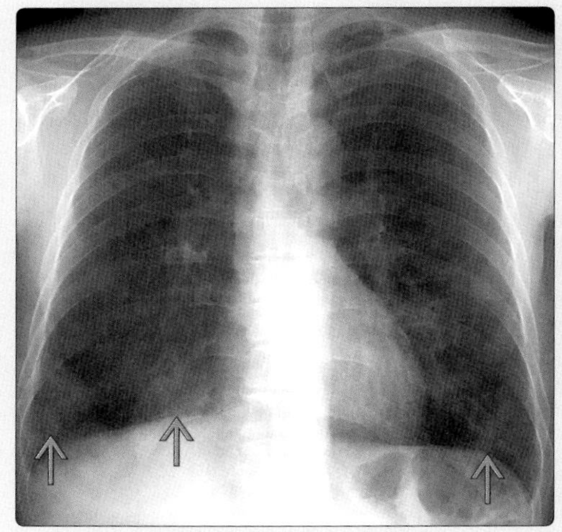

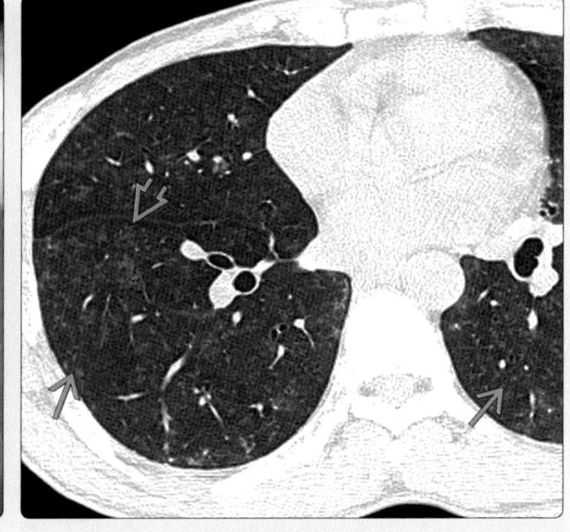

（左图）一名 47 岁男性硬金属尘肺患者，后前位胸片显示双肺下叶多发斑片影→。

（右图）同一患者的横断位 HRCT 显示双肺弥漫性小叶中心磨玻璃微结节→和片状磨玻璃影⇨。磨玻璃影和网状影是硬金属尘肺的典型表现，但实变、小叶中心结节、“蜂窝”影和淋巴结肿大也可见。

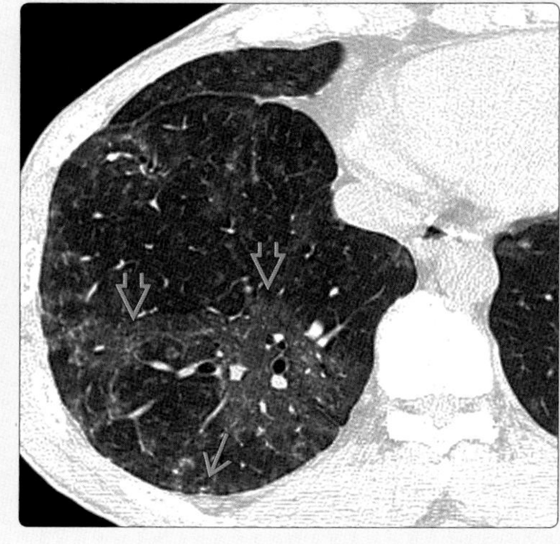

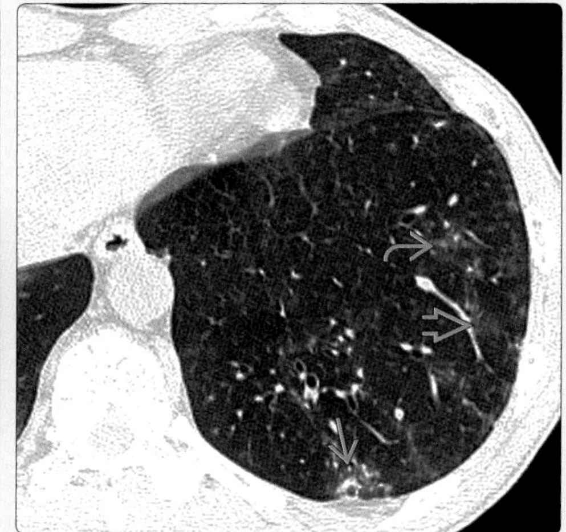

（左图）同一患者的横断位 HRCT 显示右肺下叶斑片磨玻璃影⇨和细小网格影→。

（右图）同一患者的横断位 HRCT 显示小叶中心磨玻璃微结节↪、片状磨玻璃影⇨和胸膜下少许网格影→。患者通常在暴露 10~12 年后出现咳嗽、呼吸急促、体重减轻和疲劳等症状，典型表现为弥散能力降低和限制性通气功能受限。活检显示巨细胞间质性肺炎。

术语

同义词
- 巨细胞间质性肺炎（giant cell interstitial pneumonia，GIP）

定义
- 吸入硬质金属引起的尘肺
  - 硬质金属：钴和钴合金（如钨）
  - GIP 组织学特征的超敏反应

影像学表现

基本表现
- 最佳诊断思路
  - 接触硬金属的病史
  - HRCT 表现为双侧网格影 ± 磨玻璃影
- 部位
  - 双肺下叶为著

X 线表现
- 网格影 ± 磨玻璃影
- 网格影以下肺为著
- 磨玻璃影随机分布

CT 表现
- HRCT
  - 下叶磨玻璃影
    - 在连续的层面上显示更佳
  - 实变
  - 小叶中心结节（罕见）
  - “蜂窝”影（罕见）；与普通型间质性肺炎（usual interstitial pneumonia, UIP）有相似的形态和分布
  - 纵隔淋巴结肿大

推荐的影像学检查方法
- 最佳影像检查方法
  - HRCT

鉴别诊断

特发性肺纤维化
- “蜂窝”征主要分布在基底段胸膜下；UIP 模式
- 没有相关职业暴露史

非特异性纤维化性间质性肺炎
- 纤维化主要分布在基底段胸膜下
- 没有相关职业暴露史

淋巴细胞性间质性肺炎
- 肺大疱，磨玻璃影
- 自身免疫病史（例如干燥综合征、类风湿关节炎）

肺泡蛋白沉积症
- 在小叶间隔增厚和小叶内线背景上的磨玻璃影；“铺路石”征

耶氏肺孢子菌肺炎
- 呈急性或亚急性表现
- 免疫抑制史（如人类免疫缺陷病毒感染）

病理学表现

基本表现
- GIP 代表一种超敏反应

分期、分级和分类
- 疾病的进展可能导致肺实质重塑和“蜂窝”状改变

镜下表现
- 缩窄性细支气管炎（最早表现）
- 间质增厚伴纤维组织沉积和单核炎性细胞浸润
- 亚急性纤维性肺泡炎：肺泡腔内巨噬细胞和多核巨细胞聚集
- 间质纤维化和囊变罕见；职业暴露多年后可能出现
- 原子吸收光谱分析或离子耦合等离子体发射光谱分析中硬质金属浓度高于正常人群（10 倍）

临床要点

临床表现
- 最常见的症状 / 体征
  - 咳嗽、劳力性呼吸困难、疲劳、体重减轻
- 其他症状 / 体征
  - 一氧化碳弥散能力下降
  - 肺功能检查：限制性或混合限制性及阻塞性通气功能障碍
- 临床特征
  - 暴露：从事硬金属或金刚石抛光工业
  - 钴的来源并不一定能找到
  - 钴暴露与电子烟使用相关

人口统计学表现
- 职业暴露者患病率低
  - 在 1039 名工人中，约 11% 的人有与工作相关的喘息；0.7% 的人有间质性肺部疾病的影像学证据
  - 45% 的影像学间质异常患者随着时间推移表现出疾病进展

自然病史和预后
- 暴露 10~12 年后才有临床表现（潜伏期最短 2 年）

治疗
- 急性和亚急性期
  - 脱离暴露的工作环境
  - 支气管扩张剂和吸入性皮质类固醇
- 纤维化期
  - 静脉使用皮质类固醇

铍肺病

关键要点

术语
- 慢性铍病（chronic beryllium disease, CBD）
- 铍应用于多个行业
  - 吸入引起两种类型的肺损伤
  - 慢性肉芽肿性疾病
- 诊断所需
  - 铍暴露史
  - 铍特异性淋巴细胞增殖试验阳性（血液或支气管肺泡灌洗液）
  - 组织学上的非干酪性肉芽肿

影像学表现
- 与结节病相似的影像学表现
  - 肺内结节和小叶间隔增厚
  - 纵隔和肺门淋巴结肿大
- 肺部疾病相关的淋巴结肿大
- 以上叶为主的慢性纤维化

主要鉴别诊断
- 结节病
- 矽肺
- 肺结核
- 过敏性肺炎（纤维化）

病理学表现
- 非干酪性肺肉芽肿
- 除了铍特异性免疫反应，可能与结节病无法区分

临床要点
- CBD 在首次接触后，10~20 年内发生
  - 2%~5% 的铍接触工人会发生 CBD
- 主要累及肺
- 肺外累组织及疾病很少见
  - 皮炎、溃疡、皮肤肉芽肿、肝脾肿大（肉芽肿浸润）

（左图）一名 57 岁男性，铍暴露 8 年后，横断位增强 CT 显示沿小叶间隔→和叶间裂⇨有多个微结节，符合慢性铍病表现，这是长期铍暴露且对铍敏感的个体的炎症反应所致。

（右图）同一患者的冠状增强 CT 证实，高达 50% 的慢性铍病患者存在沿小叶间隔→和叶间裂⇨的微结节。

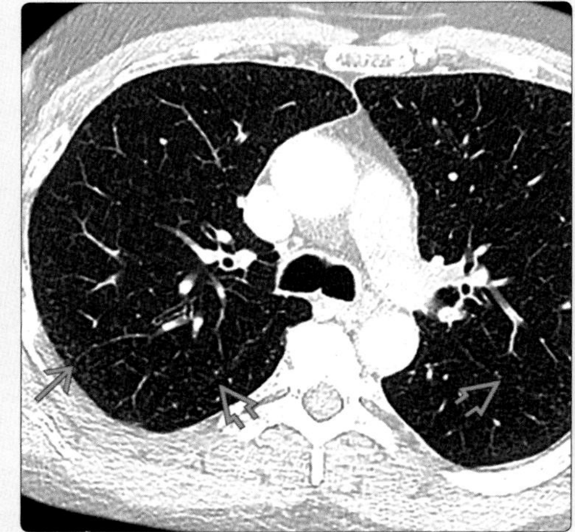

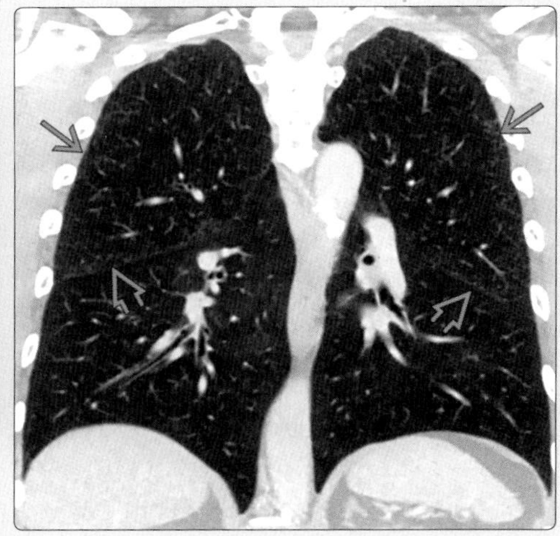

（左图）62 岁男性，铍暴露超过 15 年，后前位胸片显示慢性铍病特征性表现，包括双侧小结节（国际劳工组织 Q 类）和肺门淋巴结肿大⇨。其影像学表现与结节病相似。

（右图）70 岁老年男性，铍陶瓷行业工作 20 余年，横断位增强 CT 显示与结节病和矽肺相似的→结节。

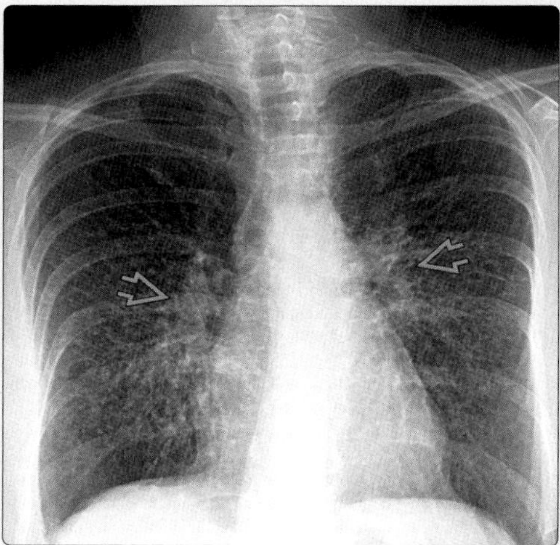

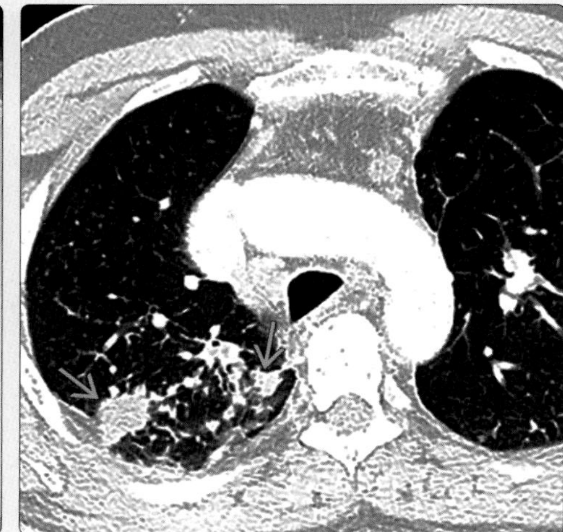

铍肺病

术语

缩写

- 急性铍暴露（acute beryllium exposure, ABE）
- 慢性铍暴露（chronic beryllium exposure, CBE）
- 迟发型铍超敏反应（selayed-type hypersensitivity to beryllium, BES）

同义词

- 塞勒姆结节病
  - 见于 20 世纪 40 年代马萨诸塞州塞勒姆荧光灯行业的年轻女性

定义

- 铍：灰色、轻质金属，具有高热稳定性和导电性
  - 可应用于航空航天、电信、国防、计算机、医疗、玻璃吹制和核工业等行业
- 吸入粉尘、气雾剂或烟雾会导致两种类型的肺损伤
  - 急性化学性肺炎（罕见）
  - 慢性肉芽肿性疾病
- 诊断所需
  - 铍暴露史
  - 铍特异性淋巴细胞增殖试验阳性（血液或支气管肺泡灌洗液）
  - 组织学上非干酪性肉芽肿

影像学表现

基本表现

- 最佳诊断思路
  - 肺门和纵隔淋巴结肿大 + 实质异常
  - 影像学表现与结节病相似
    - 实质微结节（57%）（最常见）
- 部位
  - 中肺区淋巴管周围微小结节（即支气管血管周围、小叶间隔和胸膜下）
  - 上肺区纤维化（晚期疾病）
- 大小
  - 微结节合并→融合性肿块（7%）
- 形态
  - 影像学表现与结节病相似
    - 微小结节（57%）
    - 小叶间隔增厚（50%）
    - 磨玻璃影（32%）

X 线表现

- 平片
  - 急性暴露（acute exposure, ABE）
    - 通常继发于单次强烈暴露
      - 急性非心源性肺水肿引起的弥漫性肺泡实变
      - 病变消退缓慢
  - 慢性病（chronic disease, CBD）
    - 早期胸片正常（约 50%）
    - 应使用国际劳工局（ILO）读数分类来表征平片异常
      - 上肺和中肺区弥漫性结节影：ILO 类别 p（1.5 mm）、q（1.5~3.0 mm）和 r（3.0~10.0 mm）
      - 不规则实变：ILO 类别 s（宽度：1.5 mm）、t（宽度：1.5~3.0 mm）和 u（3.0~10.0 mm）
    - 肺结节可能钙化
    - 纵隔和肺门淋巴结肿大
      - 可能表现为“蛋壳”样钙化
    - 支气管血管周围纤维化和团块形成
    - 自发性气胸（高达 10%）

CT 表现

- HRCT
  - 肺
    - 实质微小结节和小叶间隔增厚（最常见）
      - 实质微小结节（57%）
      - 胸膜下微结节可能融合为胸膜假斑
      - 小叶间隔和支气管血管周围增厚（50%）
    - 形成融合性肿块
    - 磨玻璃影（32%）比结节病更常见
    - “蜂窝”影（后期）
    - 肺气肿
  - 纵隔和肺门淋巴结肿大（25%~40%）
    - 可能呈现无定形或“蛋壳”样钙化
  - 肺动脉干扩张（肺动脉高压）

推荐的影像学检查方法

- 最佳影像检查方法
  - HRCT

鉴别诊断

结节病

- 在影像上可能无法与铍肺病区分开来
  - 双侧肺门对称性分布（90%）和右侧气管旁淋巴结肿大（60%）
  - 淋巴管周围微结节
- 外周淋巴结肿大（30%）：颈部、腋窝、腹股沟
- 多器官疾病
  - 骨骼受累（30%）；手脚（溶骨性或硬化性）
  - 眼部（葡萄膜炎）和神经系统表现

矽肺

- 职业接触二氧化硅
- 小叶中心和胸膜下微结节（可能钙化）
  - 上叶为主
  - 结节可能进展为进行性大块纤维化
- 纵隔和肺门淋巴结钙化
- 瘢痕旁肺气肿

肺结核

- 散在的小叶中心微结节和“树芽”征
- 实变

- 钙化
- 粟粒结核：弥漫均匀分布的 1~3 mm 微结节

特发性肺纤维化
- 不规则网格影
- 牵拉性支气管扩张 / 细支气管扩张
- 胸膜下“蜂窝”影
- 以胸膜下和下肺为主

过敏性肺炎
- 持续或反复暴露于抗原 / 半抗原
- 以上中肺为主
- 非纤维化：磨玻璃影和小叶中心结节
- 纤维化：网格影、结构扭曲、支气管扩张、“蜂窝”影
- 空气潴留

病理学表现

基本表现
- 病因
  - 暴露于铍粉尘、烟雾或气雾剂
  - 较短的暴露时间（9 周）也可能会导致过敏
- 遗传学
  - 97% 的 CBD 患者存在 HLA-DPB1（Glu 69）
    - 考虑到在正常人群中的流行率较高（>30%），筛查对疾病的诊断没有用处
- 增加患结核的风险

分期、分级和分类
- ABE：急性化学性肺炎
- CBD：慢性肉芽肿病

大体病理和手术所见
- 铍暴露：细胞介导的免疫反应；T 细胞对铍敏感
- 后续暴露：巨噬细胞、CD4（+）辅助性 T 淋巴细胞和浆细胞在肺部积聚，非干酪性肉芽肿可演变成纤维化
- 除了铍特异性免疫反应，其他表现与结节病难以区分

临床要点

临床表现
- 最常见的体征和症状
  - ABE（单次强暴露）
    - 结膜炎
    - 咽炎
    - 喉气管支气管炎
    - 皮炎
  - 肺原发受累
    - 呼吸困难
    - 咳嗽
    - 胸痛
    - 终末期肺部疾病
  - 全身表现：发热、疲劳、厌食、盗汗、体重减轻
  - 关节痛、肌痛
- 其他症状 / 体征
  - 肺外受累少见
    - 皮肤表现：皮炎、溃疡、真皮肉芽肿
    - 淋巴结肿大、肝脾肿大（肉芽肿浸润）
    - 高钙血症、肾结石

人口统计学表现
- 流行病学
  - 接触铍的工人
    - 陶瓷制造
    - 玻璃吹制
    - 电子工业
    - 核武器生产
    - 航空航天行业
  - 鉴于严格的工业控制措施，如今 ABE 少见

自然病史和预后
- 第一次接触后潜伏期从几个月到 40 年不等
- CBD 通常在第一次接触后 10~20 年出现
  - 铍暴露的易感工人可能患上 BES
    - 铍刺激肺增殖和特异性 T 细胞积累
  - 一小部分 BES 进展为 CBD（2%~5%）
- 临床变化过程
  - 胸片和肺功能正常的无症状患者
  - 胸片异常、肺功能异常的有症状患者
    - 肺功能检查：限制型；肺活量、肺总量、弥散量下降
      - 运动时肺泡 - 动脉氧梯度升高是高度敏感的指标
- 急性暴露（非常罕见）
  - 死亡率（10%）
  - 肺癌公认的病因

治疗
- 停止铍暴露
  - 改善肺功能
  - 可能是早期疾病患者的最终治疗方法
- 皮质类固醇用于有症状或肺功能检查异常的患者
- 肺移植用于终末期肺病

诊断要点

考虑的诊断
- 有结节病样影像表现的患者需排除铍暴露史

影像解读
- 有纵隔 / 肺门淋巴结肿大和淋巴管周围小结节表现的患者，需要考虑铍中毒的诊断

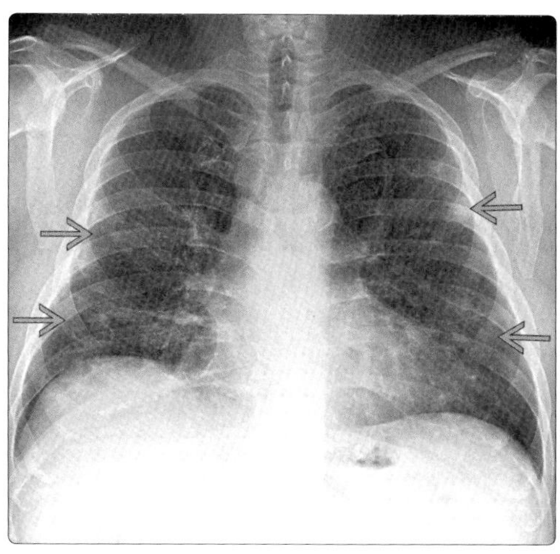

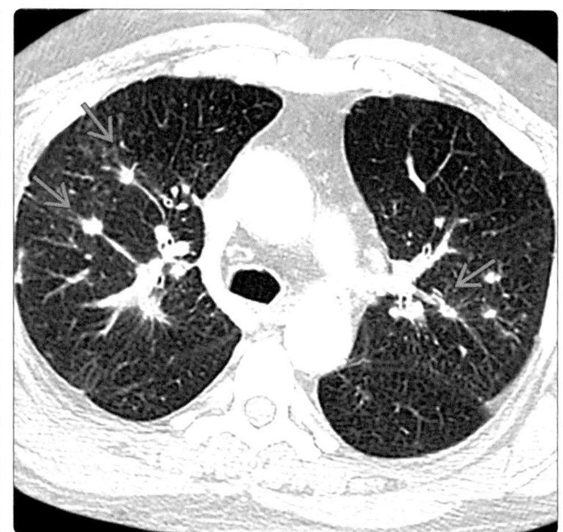

（左图）55 岁男性，铍暴露 15 年以上，后前位胸片显示双肺直径大于 1 cm 的不规则结节影→。

（右图）同一患者的横断位增强 CT 显示双肺上叶不规则实性结节→，由融合肉芽肿性病变引起，与结节病相似。肺门和纵隔淋巴结肿大通常是慢性铍病的晚期表现。

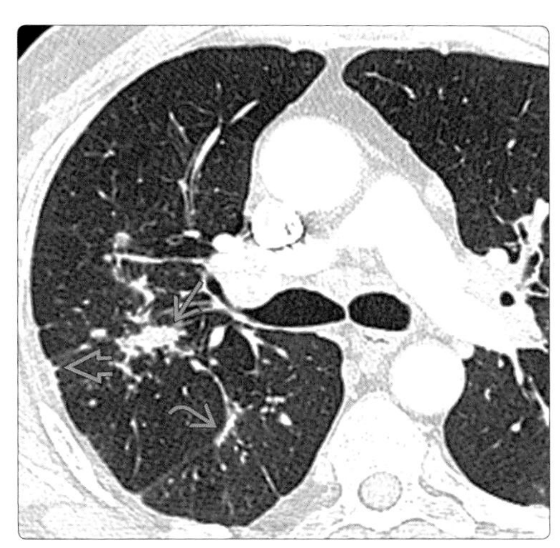

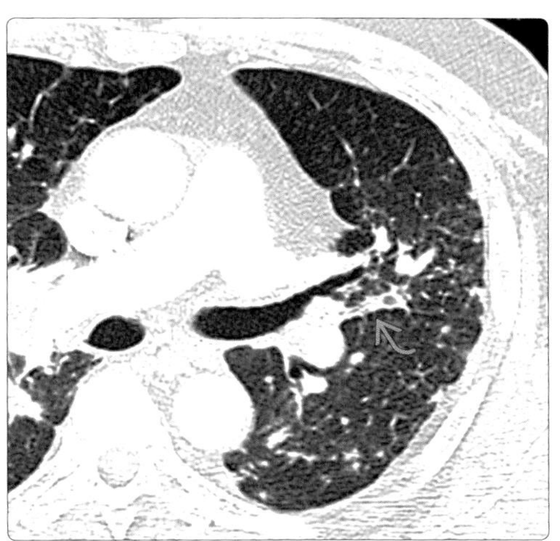

（左图）一名 50 岁男性结节病患者，横断位增强 CT 显示沿支气管血管周围分布的多个融合微结节→，以及胸膜下⇨和叶间裂↗微结节，CT 表现与铍中毒无法区分。

（右图）一名 49 岁女性结节病患者，横断位增强 CT 显示淋巴周围小结节和支气管血管周围增厚↗。区分结节病和铍病的关键是看是否有职业暴露史。

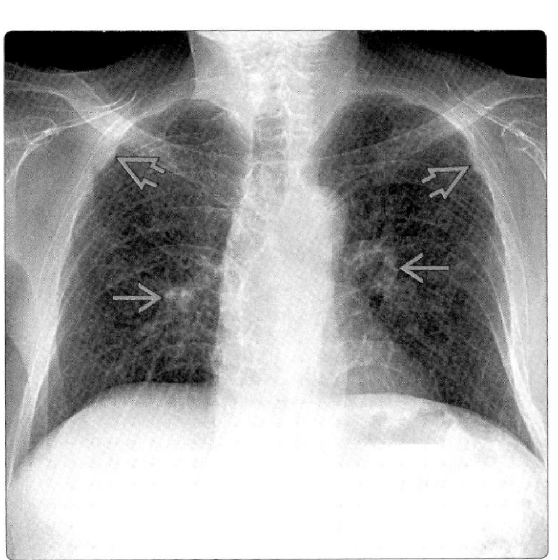

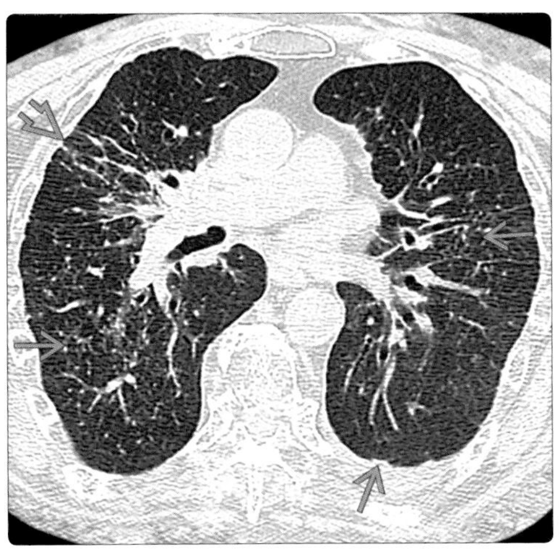

（左图）一名长期接触二氧化硅粉尘的 61 岁男性，后前位胸片显示弥漫分布的微结节、胸膜下假斑⇨和双侧肺门淋巴结肿大→。

（右图）同一患者的横断位扫描显示双肺边界清楚、大小均一的小叶中心→和胸膜下结节⇨。胸膜下结节可融合，类似于胸膜斑。既往二氧化硅接触史对做出正确的诊断很有价值。

Silo-Filler 病

关键要点

术语

- 二氧化氮（NO_2）暴露引起的职业性肺病
- 吸入刚填满贮料的筒仓中的有毒气体

影像学表现

- 平片
    - 初始胸片可能正常
    - 早期表现：非心源性肺水肿，心脏大小正常，胸腔积液罕见
    - 晚期表现：缩窄性细支气管炎引起的过度充气、弥漫性小/粟粒结节
- HRCT
    - 早期：双肺实变和磨玻璃样影，机化性肺炎（organizing pneumonia, OP）
    - 晚期：缩窄性细支气管炎
- 胸片用于疾病评估和监测
- HRCT 用于评估晚期并发症

主要鉴别诊断

- 农业肺病
    - 粪肺，无水氨吸入
    - 有机粉尘毒性综合征
    - 农药暴露
- 过敏性肺炎（农民肺）
- 烟雾吸入

临床要点

- 症状/体征
    - 咳嗽，头晕，呼吸困难，乏力
    - 严重程度取决于暴露时间/浓度
    - 晚期：反复的呼吸困难和咳嗽
- 通常在 9 月份和 10 月份发病

诊断要点

- 农民在收获期出现任何呼吸困难，应想到 Silo-Filler 病的可能

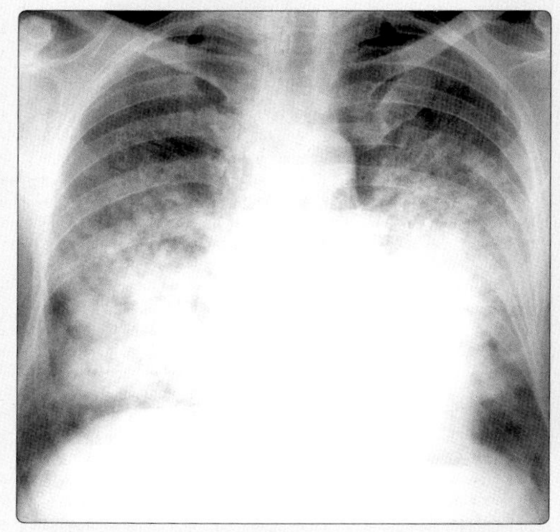

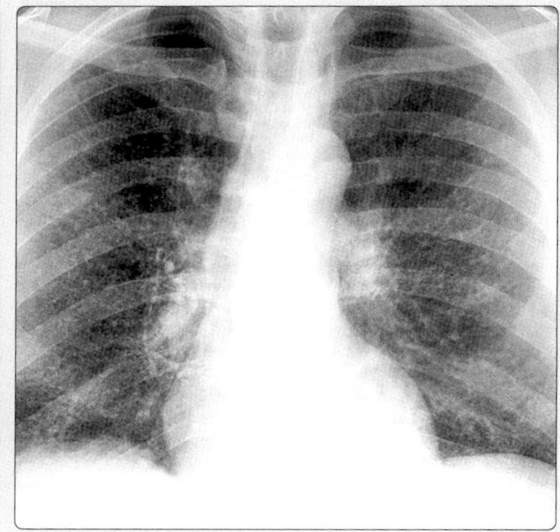

（左图）一名在刚填满的筒仓中工作数小时后出现急性呼吸困难的患者，后前位胸片显示双侧肺门周围致密实变影，与肺水肿一致。请注意没有心影增大或胸腔积液。

（右图）一名 Silo-Filler 病男性患者，临床表现为慢性呼吸困难，后前位胸片显示双肺多发小结节。对于出现呼吸困难的农民，尤其是在收获期，应怀疑 Silo-Filler 病。

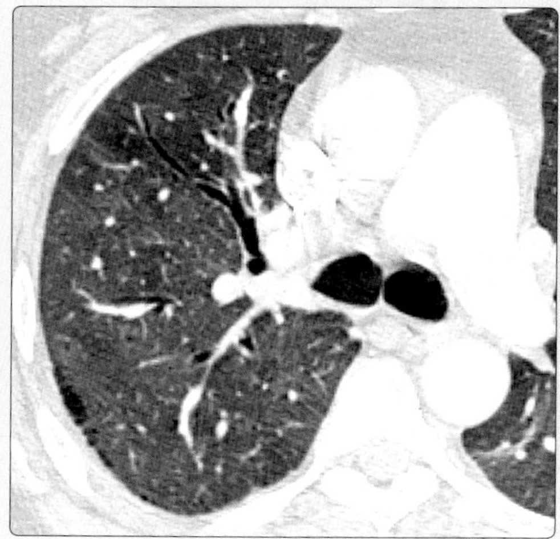

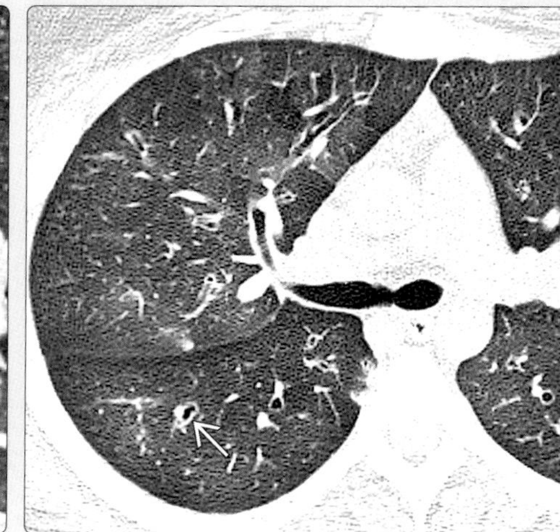

（左图）一名伴有呼吸困难的 Silo-Filler 病患者的横断位增强 CT 表现为双肺斑片状磨玻璃影，伴轻度间隔旁肺气肿。

（右图）晚期 Silo-Filler 病患者，HRCT 显示缩窄性细支气管炎所致的马赛克征。可见肺透过度增高区血管结构稀少，气道扩张，气道壁轻度增厚➡。Silo-Filler 病是公认的缩窄性细支气管炎病因。

术语

缩略语
- 二氧化氮（NO_2）

定义
- NO_2 暴露引起的职业性肺病
- 吸入刚填满贮料的筒仓中的有毒气体

影像学表现

基本表现
- 最佳诊断思路
  - 早期：吸入数小时内出现肺水肿
  - 晚期：缩窄性细支气管炎，HRCT 显示马赛克征

X 线表现
- 初次胸片可能正常
- 早期表现
  - 最初 48 小时内即发生肺实质损伤
  - 暴露后 6~12 小时出现非心源性肺水肿
    - 边界不清的模糊影，非特异性肺水肿型
  - 3~5 天内消散
    - 48 小时后实变进展，考虑复合性感染
  - 心脏大小正常
  - 胸腔积液不常见
- 晚期表现
  - 暴露后 2~4 周（范围：数周至数月）
  - 缩窄性细支气管炎引起的过度充气
  - 弥漫性小结节或粟粒结节

CT 表现
- HRCT
  - 早期：双肺含气腔隙和磨玻璃影
  - 机化性肺炎（OP）
  - 晚期：缩窄性细支气管炎伴马赛克征

推荐的影像学检查方法
- 最佳影像检查方法
  - 胸片足以进行初步评估和疾病监测
- 推荐的检查序列与参数
  - 早期：连续平片
  - 晚期：HRCT

鉴别诊断

农业肺病
- 其他有毒气体：硫化氢（H_2S）、氨、二氧化碳、甲烷
  - 有毒粪肥暴露（粪肺）
  - 无水氨吸入
- 有机粉尘毒性综合征
  - 常见于春季发霉的青贮饲料粉尘
  - 平片表现通常正常，HRCT 可显示边界不清的小叶中心结节
- 农药暴露
  - 百草枯肺：通常通过皮肤吸收
  - 快速进展的肺纤维化，通常致命

过敏性肺炎（农民肺）
- 粉尘暴露（非气体）
  - 对于草中真菌（通常是放线菌）的过敏反应
- CT：小叶中心磨玻璃结节，马赛克征
- 可能导致慢性肺纤维化

烟雾吸入
- 急性支气管壁增厚和声门下水肿
- 肺门周围和上肺区肺水肿

病理学表现

基本表现
- 病因
  - 在卸载筒仓的顶部存在 NO_2
    - 青贮饲料是草类作物经厌氧菌发酵的产物，用于饲养牲畜
  - 吸入 NO_2 导致细胞损伤

镜下表现
- 急性期：弥漫性肺泡损伤伴透明膜形成
- 晚期：小气道损伤，缩窄性细支气管炎

临床要点

临床表现
- 最常见的症状 / 体征
  - 严重程度取决于暴露的时间和 NO_2 浓度
  - 急性期：暴露后数分钟至数小时
    - 大多数暴露轻微 / 自限性（咳嗽，呼吸困难）
    - 高浓度：支气管痉挛，猝死
    - 细胞损伤引起的肺水肿
  - 晚期：反复的呼吸困难，咳嗽
- 其他症状 / 体征
  - 高铁血红蛋白血症

人口统计学表现
- 流行病学
  - 筒仓相关农场工人每年 5/100 000 例
  - 9 月份和 10 月份（收获月份）

自然病史和预后
- 不同，取决于初始的损伤程度
- 1/3 的重度暴露患者死于肺水肿或缩窄性细支气管炎

治疗
- 预防措施：避免进入刚填满粮食不满 14 天的筒仓
- 对暴露 48 小时的人监测类固醇水平
- 支持性机械通气，维持氧合
- 用于感染监测的连续培养

诊断要点

考虑的诊断
- 农民在收获期出现的任何呼吸困难，应考虑 Silo-Filler 病的可能

过敏性肺炎

关键要点

术语
- 肺实质和气道对吸入有机抗原或半抗原的过敏性炎症反应
- 新分类提出了 2 个分型，依据包括临床、影像学和病理学表现
  - 非纤维化型：症状在暴露后数小时出现，可复发
  - 纤维化型：慢性症状（如杵状指、低氧血症、吸气爆裂音）

影像学表现
- 平片
  - 非纤维化型：正常或非特异性模糊影
  - 纤维化型：上叶支气管血管束周围网状影和（或）“蜂窝”影
- HRCT/CT
  - 非纤维化型：弥漫分布的磨玻璃影、小叶间隔增厚和胸腔积液
    - 磨玻璃样小叶中心结节
    - 马赛克征、空气潴留、“奶酪头”征或三密度征
  - 纤维化型：支气管血管束周围和（或）胸膜下网状影 ± “蜂窝”影
    - 薄壁含气囊腔（罕见）
    - 急性加重：先前存在的网状影或“蜂窝”影 + 新发弥漫分布的阴影 ± 新发牵拉性支气管扩张 / 细支气管扩张

主要鉴别诊断
- 呼吸性细支气管炎
- 特发性肺纤维化（idiopathic pulmonary fibrosis, IPF）
- 非特异性间质性肺炎（non-specific interstitial pneumonia, NSIP）

临床要点
- 非纤维化型：反复出现的全身症状（如寒战、发热、出汗、肌痛）
- 纤维化型：慢性症状（如呼吸困难、咳嗽）、杵状指、低氧血症、吸气爆裂音
- 治疗：脱离暴露环境；糖皮质激素

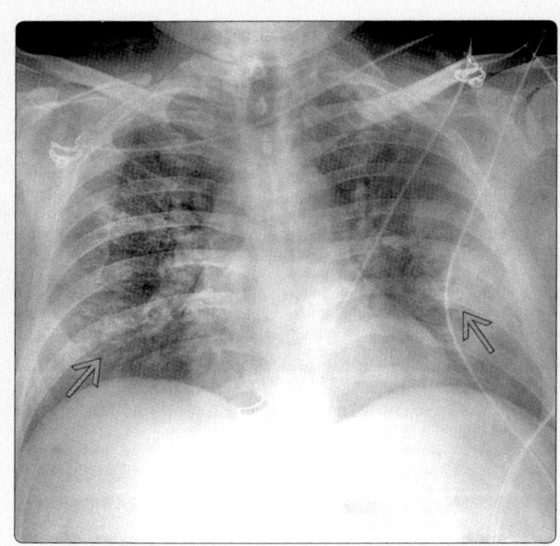

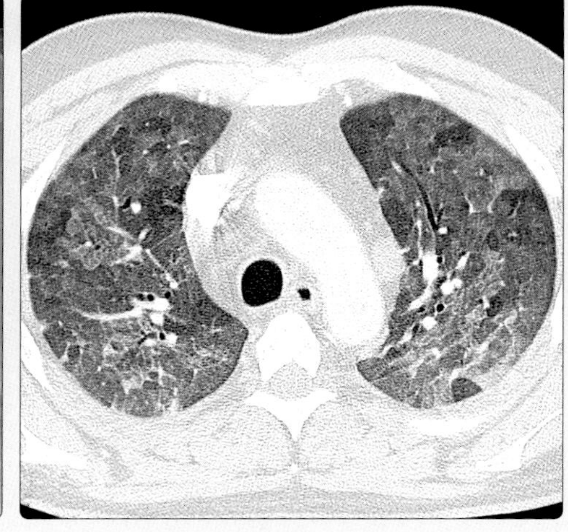

（左图）男性，57 岁，非纤维化型过敏性肺炎（鸟类爱好者肺病）患者，前后位胸片显示双侧边界不清的含气斑片影 →。

（右图）同一患者横断位增强 CT 显示双肺磨玻璃影与低密度区相间，伴小叶间隔增厚（马赛克征）。磨玻璃影是非纤维化型过敏性肺炎的非特异性表现。需要高度怀疑才能提出诊断。

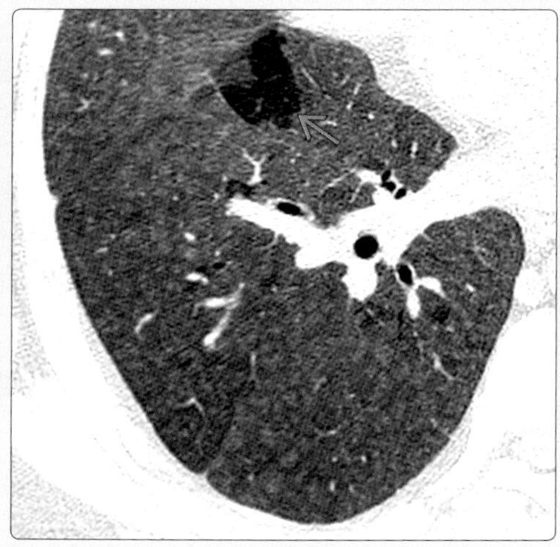

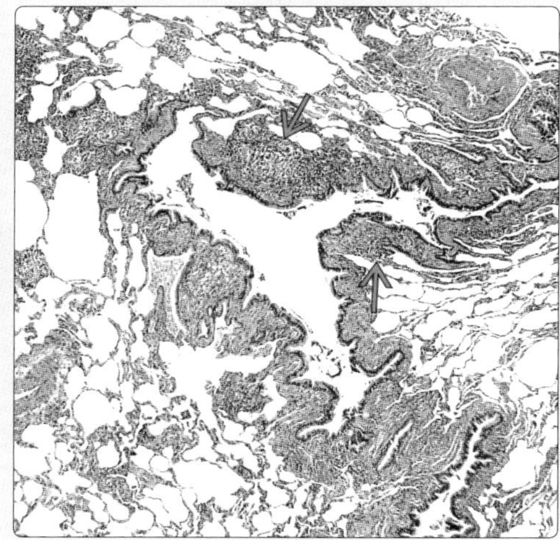

（左图）一名非纤维化型过敏性肺炎患者，横断位 HRCT 显示弥漫性小叶中心磨玻璃结节和局灶性小叶空气潴留 →。小叶中心磨玻璃结节是非纤维化型过敏性肺炎的特征，但是此征象也可见于其他疾病（如呼吸性细支气管炎）。

（右图）非纤维化型过敏性肺炎标本的低倍镜（HE 染色）显示细支气管周围间质炎症和淋巴细胞浸润 →。

术语

缩略语
- 过敏性肺炎（HP）
- 特发性肺纤维化（IPF）

同义词
- 过敏性肺泡炎

定义
- 在易感人群中由于吸入已知或未知的抗原引起的一种免疫介导性疾病，表现为间质性肺病（interstitial lung disease, ILD）
- 富细胞性细支气管炎型
- HP：短暂出现的肺磨玻璃影或不可逆性肺纤维化
- 分类：非纤维化型 HP 和纤维化型 HP
  - 依据包括临床、影像学和病理学结果
    - 非纤维化型：症状在暴露后数小时出现，可反复
    - 纤维化型：慢性症状（如杵状指、低氧血症、吸气爆裂音）

影像学表现

基本表现
- 最佳诊断思路
  - 非纤维化型：小叶中心磨玻璃结节和空气潴留
  - 纤维化型：上叶支气管血管束周围纤维化

X 线表现
- 非纤维化型
  - 胸片通常正常
  - 非特异性表现：模糊影
- 纤维化型
  - 胸片通常正常
  - 上叶支气管血管束周围网状影和（或）“蜂窝”影
  - 胸膜下“蜂窝”影与寻常型间质性肺炎（usual interstitial pneumonia, UIP）相同
  - HP 急性加重与 IPF 急性加重相似（即在先前存在的网状影中出现弥漫性阴影；排除心源性肺水肿）

CT 表现
- 非纤维化型
  - 类似弥漫性肺泡损伤的渗出期表现（急性间质性肺炎）
    - Richerson 分类中的急性 HP
    - 弥漫分布的磨玻璃斑片影
    - 小叶间隔增厚
    - 胸腔积液
  - 小叶中心磨玻璃结节
    - Richerson 分类中的亚急性 HP
  - 马赛克征
  - 空气潴留
  - 三密度征（旧称为“猪头肉冻”征）
    - 磨玻璃影、空气潴留和正常肺组织的结合
- 纤维化型 HP
  - Richerson 分类中的慢性 HP
  - 支气管血管束周围和(或)胸膜下网状影±“蜂窝”影
    - 肺结构变形
    - 牵拉性支气管扩张
    - 非纤维化型 HP 的双重表现
    - 胸膜下异常与 NSIP 或 UIP 相同
  - 薄壁含气囊腔（罕见）
  - 肺气肿（罕见）：可能发生在从不吸烟的人身上
  - OP（罕见）：边界不清斑片影（在连续成像中可呈游走性）、反晕征和（或）“环礁”征
  - HP 急性加重
    - 先前存在的网状影或“蜂窝”影 + 新发弥漫性阴影 ± 新发牵拉性支气管扩张 / 细支气管扩张

推荐的影像学检查方法
- 最佳影像检查方法
  - HRCT/CT
- 推荐的检查序列与参数
  - 呼气相 HRCT 对识别空气潴留至关重要
  - HRCT 对区分胸膜下细微异常和依赖性肺不张至关重要

鉴别诊断

急性间质性肺炎
- 与非纤维化型 HP 鉴别困难
- 弥漫分布的磨玻璃影
- 通常通过组织学鉴别

呼吸性细支气管炎
- 与非纤维化型 HP 鉴别困难
- 非纤维化型 HP 小叶中心磨玻璃微结节和空气潴留更严重
- 鉴别需要组织学活检

IPF
- 与纤维化型 HP 鉴别困难
- 结合临床病史很重要
- CT/HRCT 上 UIP 样表现支持诊断

NSIP
- 与纤维化型 HP 鉴别困难
- “蜂窝”影不常见
- 结合临床病史很重要
- 通常通过组织学诊断

淋巴细胞间质性肺炎（lymphoid interstitial pneumonia, LIP）
- 类似：非纤维化型 HP 伴囊肿
- 干燥综合征病史
- 鉴别需要组织学活检

结节病
- 以上叶支气管血管束周围纤维化为主
- HP 和结节病鉴别困难

- 特征性淋巴管周围结节（即沿叶间裂分布）

病理学表现

基本表现

- 病因
  - 吸入抗原和（或）半抗原沿着细支气管和肺泡上皮沉积，引起的一种免疫介导性疾病，通过Ⅲ型和Ⅳ型免疫超敏反应引发肺泡炎和富细胞性细支气管炎
    - 细菌、酵母菌或禽流感抗原
    - 肉眼可见的真菌孢子
    - 化学半抗原：异氰酸酯、锌、油墨、染料
    - 其他抗原：病毒、内毒素、β-葡聚糖、炭疽疫苗接种
    - 其他：大肠杆菌素、儿茶素（绿茶提取物）和甲基丙烯酸甲酯

分期、分级和分类

- 历史上根据临床因素分为急性、亚急性和慢性（Richerson 分类），影像学和病理学结果未经统计学验证
  - Richerson 分类
    - 急性
      - □ 临床表现：流感样症状；暴露后 6~24 小时
      - □ HRCT：弥漫性磨玻璃影、小叶间隔增厚、胸腔积液
    - 亚急性
      - □ 临床表现：咳嗽、呼吸困难，逐渐发作（几天到几周）
      - □ HRCT：特异性表现；小叶中心磨玻璃结节和散在分布（小叶）的空气潴留
    - 慢性
      - □ 临床表现：咳嗽，呼吸困难，乏力，体重减轻，杵状指
      - □ HRCT：非特异性表现；类似于“蜂窝”影和伴有牵拉性支气管扩张的肺纤维化
- 根据临床、影像学和组织学表现的新分类
  - 非纤维化型（大多数为急性和亚急性 HP）
  - 纤维化型（包括大多数慢性 HP）

镜下表现

- 非纤维化型
  - 肺泡间隔中性粒细胞和嗜酸性粒细胞浸润及小血管炎
  - 淋巴细胞间质浸润、非坏死性肉芽肿、富细胞性细支气管炎
  - 弥漫性肺泡损伤
- 纤维化型
  - 支气管周围非干酪样肉芽肿 ± 多核巨细胞
  - 以细支气管为中心的淋巴细胞和浆细胞肺泡壁浸润
  - 细支气管周围纤维化
  - 缩窄性细支气管炎
  - UIP、NSIP、OP 和小叶中心纤维化或桥接纤维化的组织学特征（小叶中心和胸膜下位置之间的广泛纤维化）
  - HP 急性加重表现为弥漫性肺泡损伤和复合性纤维化

临床要点

临床表现

- 最常见的症状/体征
  - 非纤维化型
    - 症状在暴露后数小时出现，可反复
      - □ 全身或局部流感样症状：寒颤，发热，出汗，肌痛
      - □ 胸闷，咳嗽，呼吸困难
    - 再发的全身症状
  - 纤维化型
    - 慢性症状：呼吸困难，咳嗽
    - 其他症状：杵状指，低氧血症，吸气爆裂音
- 其他症状/体征
  - 支气管肺泡灌洗液（BALF）：淋巴细胞增多，CD8 细胞较 CD4 细胞更占优势
  - 肺功能检查：限制性通气障碍，一氧化碳弥散量（DLCO）下降
  - “热浴盆”肺：非纤维化型 HP 的临床、组织病理学和影像学特征
    - BALF 培养显示非结核分枝杆菌
  - 纤维化型 HP 急性加重
    - 快速进展的呼吸困难（数天至数周）
    - 咳嗽，发热，流感样症状
  - 夏季型 HP
    - 日本最流行的 HP 发生在夏季，数年内反复发作
    - 在家庭环境中引发的症状；家族性事件
- HP 诊断的临床预测因素
  - 暴露于已知的有害抗原
  - 阳性沉淀抗体
  - 症状反复发生
  - 吸气性爆裂音
  - 抗原暴露后 4~8 小时出现症状
  - 体重减轻

人口统计学表现

- 占 ILD 的 4%~15%
- 0.5%~3% 的农民患有 HP

自然病史和预后

- 可能在几年内发展成纤维化和死亡
- 纤维化型 HP 预后不良的相关影响因素
  - 长期抗原暴露（鸟类爱好者肺炎）
  - 组织病理学为纤维化型 NSIP 或 UIP
  - 杵状指
  - 老年人

◦ CT 上广泛的支气管扩张或“蜂窝”影
- 从事农业活动的农民和个人的死亡率增加

治疗

- 治疗通常有效：远离暴露；糖皮质激素

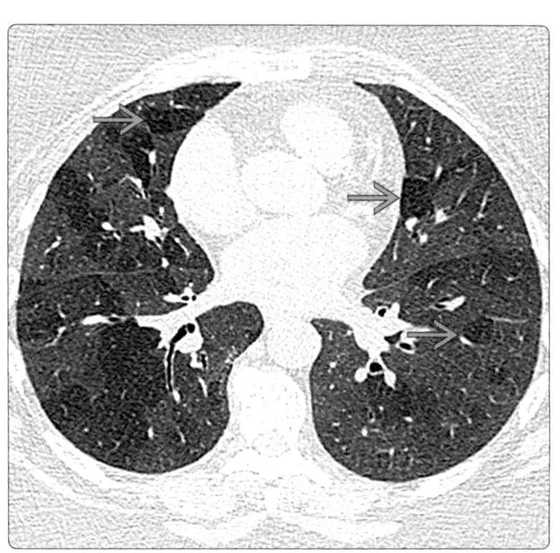

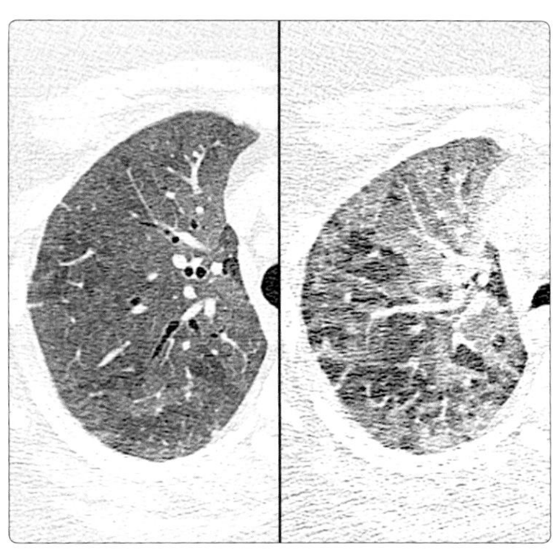

（左图）非纤维化型过敏性肺炎患者，横断位 HRCT 示马赛克征和小叶空气潴留➡。虽然该表现是非特异性的，但小叶空气潴留在过敏性肺炎中很常见。

（右图）非纤维化型过敏性肺炎患者，横断位吸气相（左）和呼气相（右）HRCT 合成图像显示马赛克征和三密度征。虽然是非特异性的，但后者是过敏性肺炎的常见 CT 表现。

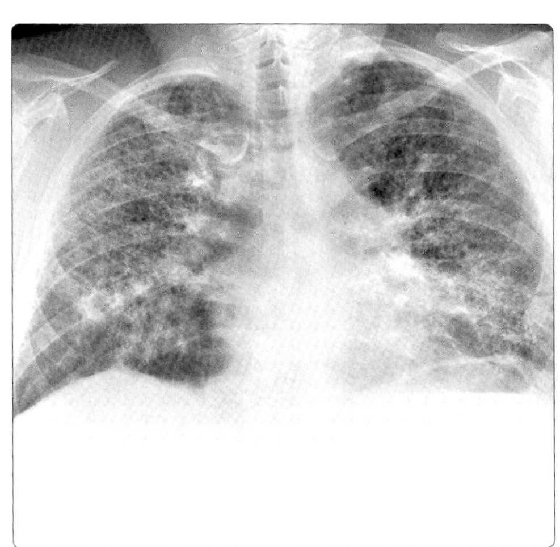

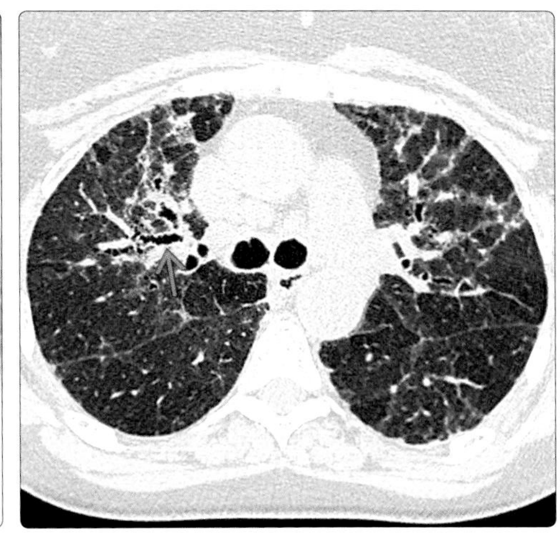

（左图）一名纤维化型过敏性肺炎患者，后前位胸片显示肺容量减低，肺中上野广泛网状影。

（右图）同一患者的横断位 HRCT 显示支气管血管束周围磨玻璃影和网格影，并伴有牵拉性支气管扩张➡。过敏性肺炎是导致支气管血管束周围纤维化相关肺部疾病的典型例子，并且可发展为“蜂窝”肺。

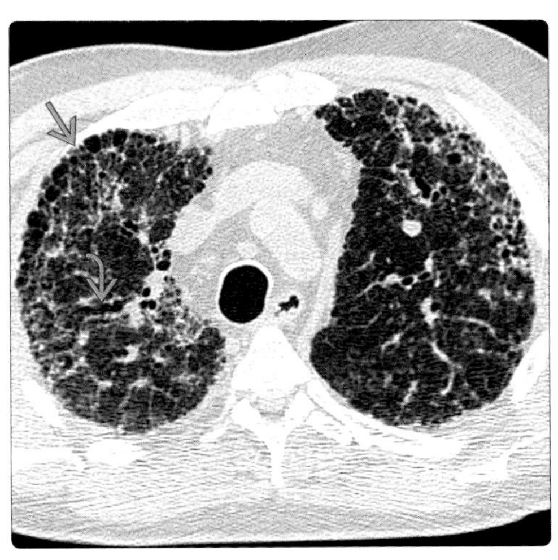

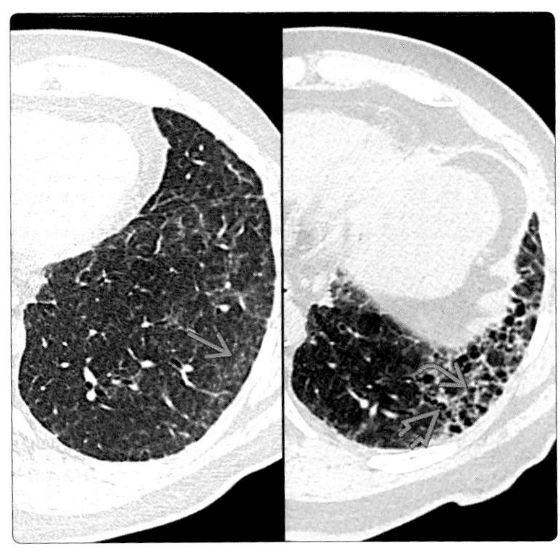

（左图）一名纤维化型过敏性肺炎患者，横断位 HRCT 显示上叶支气管血管束周围和胸膜下网状影➡和“蜂窝”影以及散在的牵拉性支气管扩张➡。

（右图）一名过敏性肺炎患者，基线（左）和 5 年后（右）横断位吸气相 HRCT 图像显示，由细微的胸膜下磨玻璃影➡演变而来的纤维化➡伴牵拉性支气管扩张➡。

烟雾吸入

关键要点

术语
- 热、化学和颗粒物（燃烧产物）对上呼吸道和下呼吸道造成的吸入性损害

影像学表现
- 损伤的严重程度取决于浓度和暴露时间：在第 1 天主要影响气道，接下来 2 天内将影响肺部
- 急性期：不超过 48 小时
  - 初始胸片通常正常
  - 弥漫性支气管壁增厚（85%）
  - 声门下气道锥形狭窄
- 亚急性期：出院前 3 天
  - 叠加性肺炎
  - 心源性肺水肿，静脉内液体增多
- 慢性期：出院后几周到几个月
  - 支气管扩张，马赛克征，空气潴留

主要鉴别诊断
- 静水压性肺水肿
- 肺炎
- 吸入性肺炎
- 神经源性肺水肿
- 二尖瓣反流性肺水肿

病理学表现
- 气道黏膜受损，伴有溃疡和碳末沉积
- 急性期：弥漫性肺泡损伤伴透明膜形成
- 慢性期：缩窄性细支气管炎

临床要点
- 症状和体征
  - 呼吸困难，喘息，含碳痰
  - 鼻毛灼烧痕迹
- 烟雾吸入是导致 75% 烧伤患者死亡的主要原因

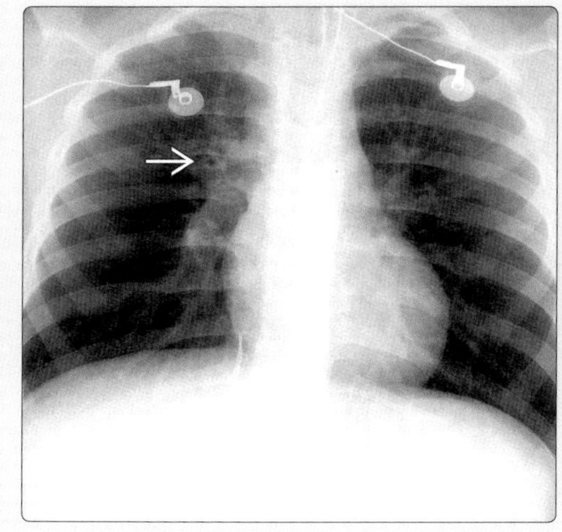

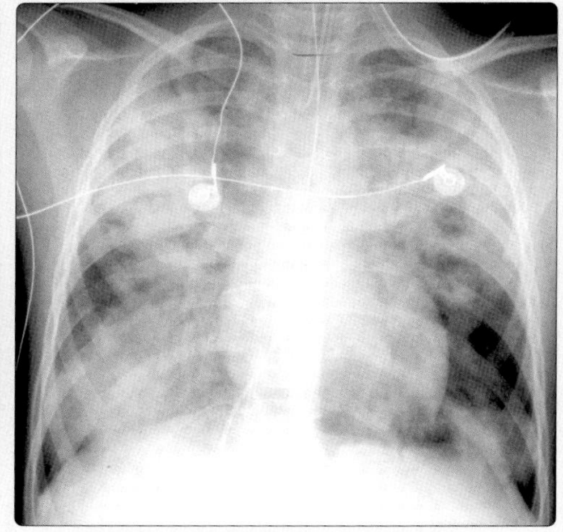

（左图）从火灾中救出的患者，插管状态，初始前后位胸片中央支气管壁轻度增厚➡。急性吸入性肺损伤初始胸片通常正常。

（右图）同一患者 5 小时后的前后位胸片显示双肺实变，以上肺野为著。严重的烟雾吸入患者伴发肺水肿时，急性肺损伤的表现将复杂化。

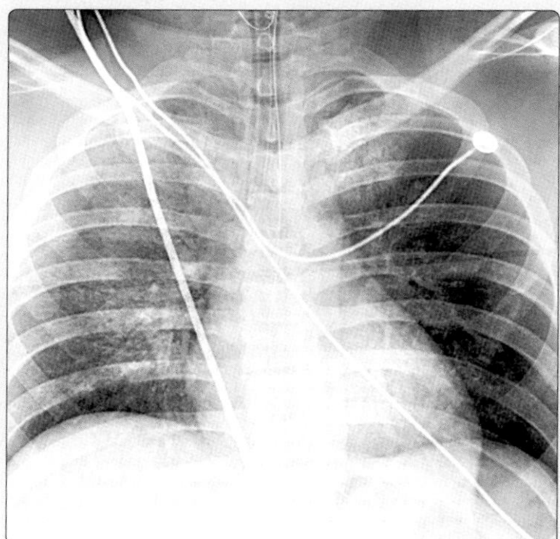

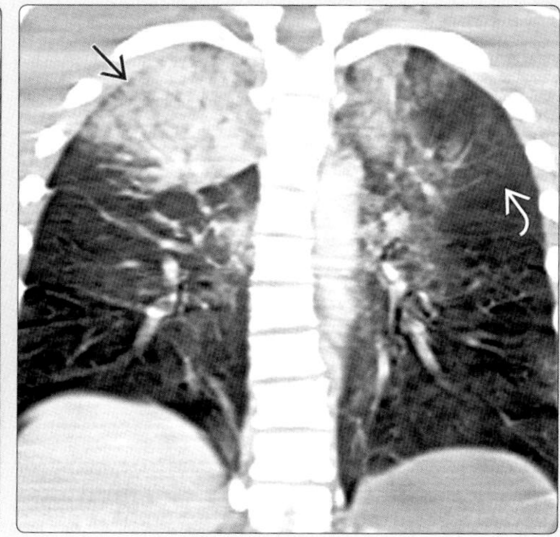

（左图）男性，21 岁，在房屋火灾中有 30% 的皮肤烧伤和烟雾吸入性损伤，前后位胸片示多灶性含气模糊影，以上肺野为著，右肺上野病变与肺门分界不清。

（右图）同一患者的冠状位增强 CT 显示双肺上叶实变影➡和片状磨玻璃影↗。支气管镜检查显示气管水肿、红斑和溃疡，与烟雾吸入损伤表现一致。

烟雾吸入

术语

定义

- 热、化学和颗粒物（燃烧产物）对上呼吸道和下呼吸道造成的吸入性损伤

影像学表现

基本表现

- 最佳诊断思路
  - 上肺野多灶性含气病变 + 声门下气管狭窄，伴相应病史

X 线表现

- 平片
  - 损伤的严重程度取决于浓度和暴露时间的长短
    - 第 1 天主要影响气道
    - 接下来的 2 天内，肺实质将会受到影响
  - 急性期：不超过 48 小时
    - 初始胸片通常正常
    - 弥漫性支气管壁增厚（85%）
    - 水肿引起声门下气管锥形狭窄
    - 亚段性肺不张：气道管腔因黏膜水肿而狭窄
    - 肺门周围和上肺明显实变影
    - 轻度 / 不复杂：3~5 天内消散
    - 胸腔积液可在不累及实质的情况下发生，可能与皮肤烧伤引起的低蛋白血症有关
    - 皮肤烧伤引起的水肿导致软组织增厚
  - 亚急性期：出院前 3 天
    - 正压通气所致的气压伤
    - 复合性肺炎；尤其是皮肤烧伤者
      - 如果在最初 48 小时后即出现肺部异常，则怀疑为肺炎：高达 40%
    - 通常合并心源性肺水肿
      - 大量补液，尤其是皮肤烧伤者
    - 急性呼吸窘迫综合征（acute respiratory distress syndrome, ARDS）
    - 第 3 天后出现肺栓塞
  - 慢性期：出院后数周至数月
    - 既往受累部位过度充气和肺小结节（缩窄性细支气管炎）

CT 表现

- 急性期
  - 支气管壁增厚
  - 磨玻璃影：小气道水肿引起的水肿或马赛克征
- 亚急性期
  - 评估可疑并发症，如肺栓塞
  - 评估肺部异常，尤其是临床病因复杂的患者
- 慢性期
  - 马赛克征
  - 支气管扩张
  - 呼气相空气潴留
    其他形式的表现
- 氙 133 通气扫描
  - 延迟洗脱，120 秒内不完全洗脱，或节段性滞留
  - 胸片正常时肺部也可能存在异常；很少使用

推荐的影像学检查方法

- 最佳影像检查方法
  - 胸片用于初步评估和病程监测
  - CT 扫描是一种有价值的诊断工具，用于评估胸片无法解释的影像学异常

鉴别诊断

静水压性肺水肿

- 吸入烟雾倾向于上肺区
- 烟雾吸入患者因烧伤大量补液导致液体过载常见

肺炎

- 影像学表现相似，但临床病史对诊断有提示意义
- 常见的烟雾吸入性肺炎，往往在入院 48 小时后出现

吸入性肺炎

- 平片表现相似
- 低氧、神经功能受损的烟雾吸入患者误吸风险较高

神经源性肺水肿

- 中枢神经系统损伤，导致颅内压升高
- 缺氧性神经损伤患者；头部 CT 通常用于排除颅内病理性改变

二尖瓣反流性肺水肿

- 肺水肿：二尖瓣功能不全患者心力衰竭所致
- 弥漫性受累，右上叶更严重，通过右上肺静脉定向回流
- 心脏增大；烟雾吸入患者通常正常
- 利尿剂和肌力支持治疗效果明显

病理学表现

基本表现

- 病因
  - 一氧化氮（NO）
    - 烟雾诱导上皮细胞和肺泡巨噬细胞释放
    - NO：缺氧导致血管收缩功能障碍和血管通透性增加
  - 支气管动脉血流量显著增加（高达 20 倍）
    - 可导致肺水肿
    - 动物模型：支气管动脉栓塞可减轻烟雾损伤的严重程度
- 烟雾由气体和细颗粒组成：碳质颗粒（烟灰）吸收气体中的有害物质，充当呼吸道黏膜的输送媒介
- 燃烧产物的水溶性特性决定了其作用部位
  - 高水溶性产物会刺激并影响上呼吸道
    - 氨气、氯化氢、二氧化硫
  - 低水溶性产物不刺激上呼吸道，主要影响远端气道

- 氯气、氮氧化合物、光气
- 化学性肺炎的严重程度取决于烟雾的成分和浓度以及接触时间的长短
  - 损伤范围从上呼吸道到肺毛细血管床
- 气道壁
  - 表现范围：水肿和炎症细胞→出血、坏死、溃疡、炭化
- 气道铸型通常会引起广泛的支气管阻塞
  - 铸型：中性粒细胞，脱落的支气管上皮，黏蛋白，纤维蛋白
  - 平均截面积减少：损伤 48 小时后支气管（30%），细支气管（10%）

病理生理学

- 一般表现
  - 通气灌注比测定肺内气体浓度（V/Q）
  - 直立状态下的肺：上肺区 V/Q 比值最高；吸入气体集中于上肺区
- 热传导损伤
  - 罕见，吸入气体经上呼吸道迅速冷却
  - 损伤局限于上呼吸道和喉部
  - 主要见于过热蒸汽和爆炸
- 一氧化碳和二氧化碳导致窒息
  - 一氧化碳取代了氧气，产生严重的低氧血症（占火灾死亡的 50%）
  - 二氧化碳降低了环境中的氧气浓度
- 高温分解
  - 氰化物气体，主要来自天然或合成的纺织物和塑料，特别是聚氯乙烯（PVC）
  - 聚氯乙烯燃烧产生的氯化氢与水结合产生盐酸

大体病理和手术所见

- 弥漫性气道黏膜脆性增加，伴溃疡和炭化

镜下表现

- 急性期：弥漫性肺泡损伤伴透明膜形成
- 慢性期：缩窄性细支气管炎

临床要点

临床表现

- 最常见的症状 / 体征
  - 呼吸困难
  - 喘息
  - 咳碳质痰
  - 鼻毛烧焦
  - 烧伤
- 其他症状 / 体征
  - 碳氧血红蛋白升高（一氧化碳吸入所致）
    - 混合静脉 PO_2 增加，动静脉含氧差降低；可能是一氧化碳中毒或氰化氢中毒
  - 因气道狭窄而常见喘息
- 支气管镜检查（通常用于急性诊断）
  - 喉水肿，气道溃疡，炭化
- 几个月后出现迟发症状：呼吸困难，干咳
- 肺功能检查
  - 最大呼气流量和肺活量下降

人口统计学表现

- 年龄
  - 任何年龄：多见于无法逃离火灾现场的人
- 流行病学
  - 美国每年有 23 000 人在火灾中受伤，5000 人死亡
- 消防员
  - 存在阻塞性肺疾病的远期风险

自然病史和预后

- 烟雾吸入是 75% 烧伤患者死亡的主要原因
- 死亡率：50%～80%
- 暴露 48 小时内胸片出现异常表现，提示预后不良
- 尽管已经在皮肤烧伤护理方面取得了进展，但在最近 20 年里，烟雾吸入的死亡率并没有改善

治疗

- 呼吸支持、插管和辅助通气以缓解缺氧
- 液体管理对心脏支持和尿量至关重要
- 用于感染监测的细菌培养
- 激素的使用可能是有害的；预防性使用抗生素并不影响生存率
- 前景：雾化乙酰半胱氨酸和肝素

诊断要点

考虑的诊断

- 氰化氢暴露患者，伴不明原因呼吸衰竭或持续性阴离子间隙增宽的代谢性酸中毒

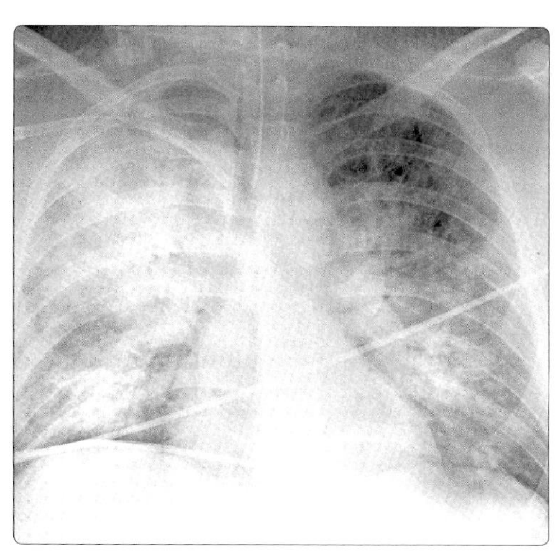

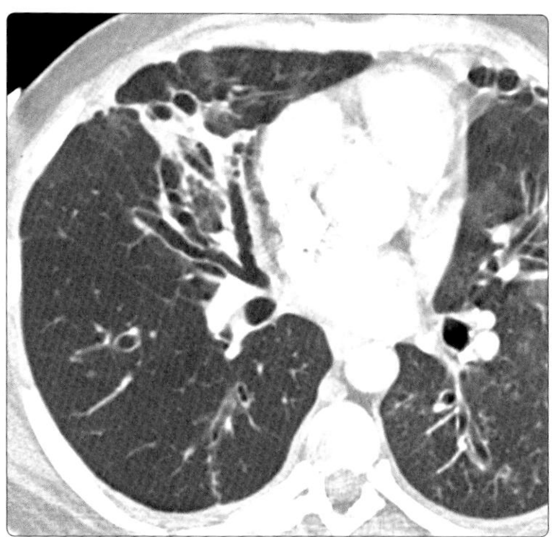

（左图）28 岁男性，因房屋火灾吸入烟雾，气管插管，胸片显示双肺多灶性气腔病变，右肺中上野大片状实变。

（右图）同一患者 5 年后横断位增强 CT 显示马赛克征伴局部透过度增高、散在支气管扩张和轻度支气管壁增厚。中央气道异常主要分布在先前吸入性损伤的区域。

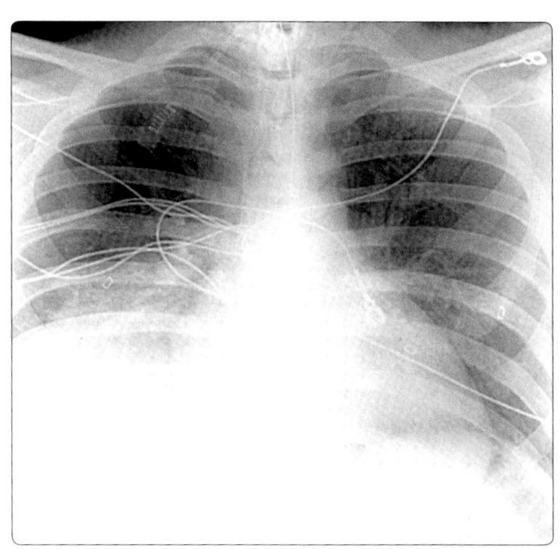

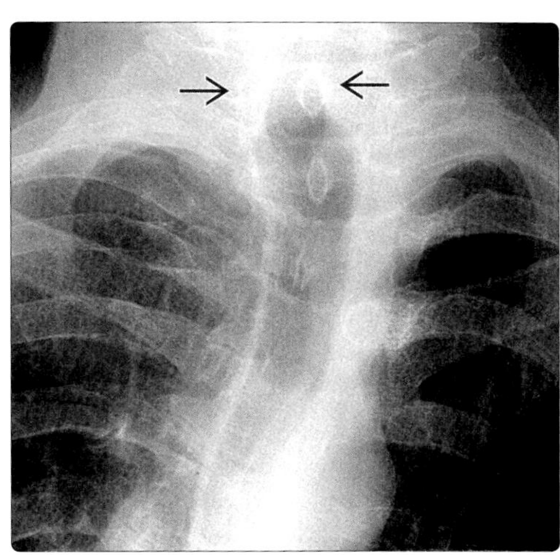

（左图）同一患者 4 周后的前后位胸片显示，右肺中上野实变消失，新发右肺下野实变。肺炎通常发生在烟雾吸入性损伤的患者，这是导致 75% 的烧伤患者死亡的主要原因。

（右图）房屋火灾中，一名皮肤烧伤 70% 的患者的前后位胸片显示声门下（锥形向下至上气管）狭窄[→]，需要插管保护气道。

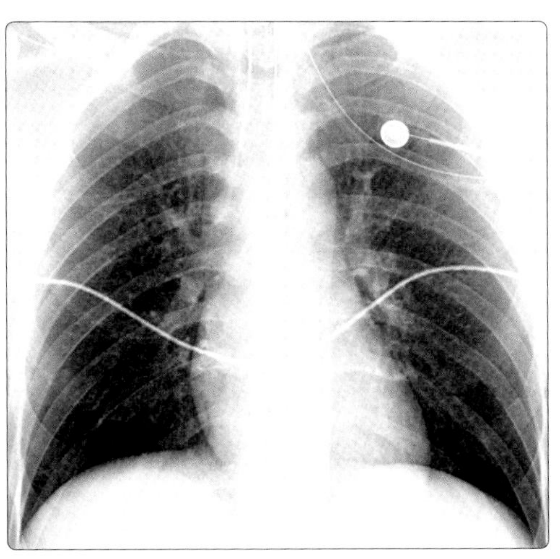

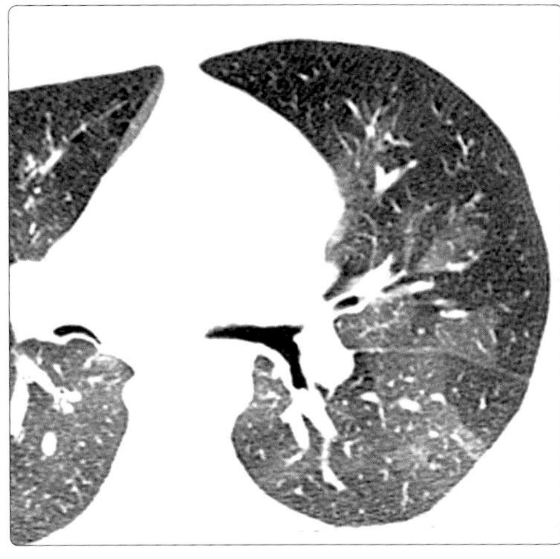

（左图）男性，35 岁，因火灾被困，前后位胸片示肺野过度充气，但肺野清晰。烟雾吸入患者的初始胸片正常。

（右图）一名被困火灾的患者，4 年后的横断位呼气相 HRCT 示由于空气潴留导致的弥漫性马赛克征。与烟雾吸入相关的慢性呼吸困难可能是由缩窄性细支气管炎或哮喘导致。

电子烟或电子烟产品使用相关肺损伤（EVALI）

关键要点

术语
- 电子烟或电子烟产品使用相关肺损伤（EVALI）
- 在没有感染或其他合理诊断的情况下使用电子烟或电子烟设备造成的肺损伤

影像学表现
- 平片：双肺阴影
- CT
  - 小叶周围弥漫性磨玻璃密度影
  - 结节状磨玻璃密度影

主要鉴别诊断
- 非典型肺炎
- 嗜酸性肺炎
- 过敏性肺炎
- 吸入性肺损伤
- 药物毒性
- 弥漫性肺泡出血

病理学表现
- 病因：四氢大麻酚（THC）是最常见的电子烟物质（>90%），其次是尼古丁（70%）和大麻二酚（8%）
- 组织学
  - 非特异性急性肺损伤类型（100%）
  - 支气管肺泡灌洗液中含脂巨噬细胞（>80%）

临床要点
- 白细胞增多，呼吸困难，咳嗽
- 发热，胃肠道症状
- 中位年龄：24 岁，大多数患者 <35 岁
- 男性（77%）
- 几乎报告的所有病例都来自北美

诊断要点
- 年轻患者在使用电子烟数周或数月后出现非特异性呼吸道症状时应考虑 EVALI

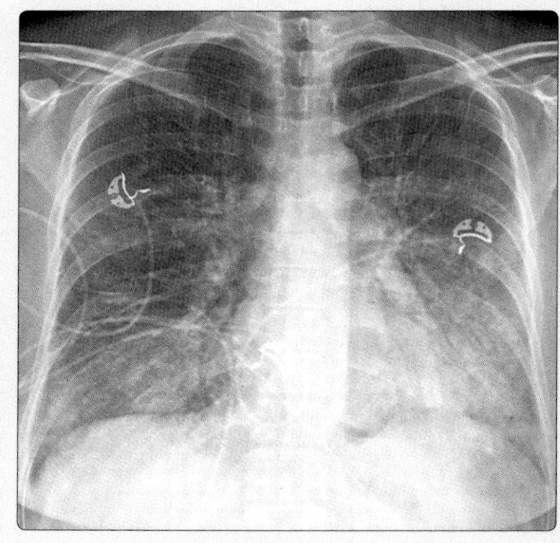

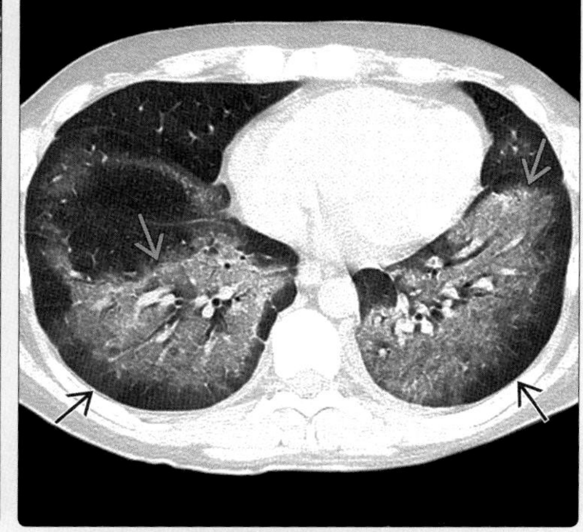

（左图）39 岁女性，使用电子烟或电子烟产品导致肺损伤（EVALI）和急性缺氧性呼吸衰竭，前后位胸片显示双肺磨玻璃密度影和实变。支气管肺泡灌洗液中可见含脂巨噬细胞。大量的感染检查呈阴性。

（右图）32 岁男性 EVALI 患者，表现为咳嗽和低氧血症，横断位平扫 CT 显示双侧肺底磨玻璃密度影→，胸膜下不受累→。

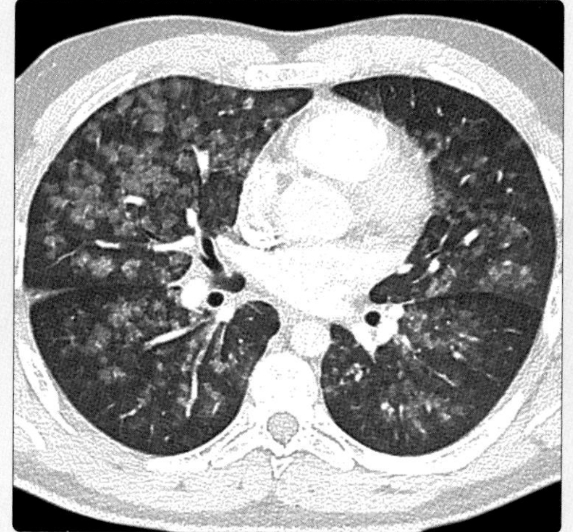

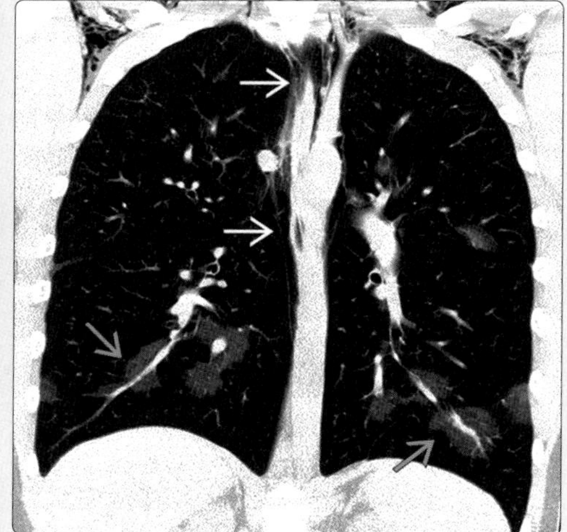

（左图）24 岁男性 EVALI 患者，表现为咳嗽和咯血，横断位增强 CT 显示双肺多灶性结节状磨玻璃密度腺泡影。

（右图）18 岁男性 EVALI 患者，伴咳嗽和胸痛，冠状位增强 CT 显示纵隔气肿→、皮下积气和中下肺区域多灶性支气管血管周围磨玻璃密度影→。

术语

缩写
- 电子烟或与电子烟产品使用相关的肺损伤（EVALI）

同义词
- 电子烟相关或诱发的肺损伤

定义
- 在没有感染或其他合理诊断（如心脏病、风湿病、或肿瘤发生）的情况下使用电子烟或电子烟设备造成的肺损伤

影像学表现

基本表现
- 最佳诊断思路
  - 双侧对称性磨玻璃密度影，胸膜下不受累
- 部位
  - 多发：上肺，中肺，或下肺野
  - 50% 的人以上肺野为主
- 形态学
  - 就诊时平片异常（>90%）
  - 肺部 CT 异常率为 100%

X 线表现
- 双肺阴影

CT 表现
- 小叶周围分布的弥漫性磨玻璃影（最常见）
- 结节状磨玻璃密度影
- 不规则实变
- 胸腔积液
- 纵隔气肿和气胸（罕见）

推荐的影像学检查方法
- 最佳影像检查方法
  - 薄层胸部平扫 CT

鉴别诊断

非典型肺炎合并急性肺损伤
- 流感、新冠肺炎、支原体
- 磨玻璃密度影、小叶中心结节 /“树芽”征、机化性肺炎

嗜酸性肺炎
- 周围磨玻璃密度影 / 实变，小叶间隔增厚
- 外周血嗜酸性粒细胞增多症

过敏性肺炎
- 磨玻璃密度影、马赛克征、空气潴留、“奶酪头”征

吸入性肺损伤
- 最初平片正常
- 支气管壁增厚，声门下水肿
- 空腔疾病：肺炎、水肿
- 延迟：马赛克征、空气潴留、支气管扩张

药物毒性
- 多种影像表现：机化性肺炎、过敏性肺炎、嗜酸性肺炎、肺泡出血

弥漫性肺泡出血
- 局灶性或弥漫性磨玻璃密度影 ± 咯血
- 反复发作可能导致纤维化

病理学表现

基本表现
- 病因
  - 四氢大麻酚（THC）：最常见的电子烟物质（>90%），其次是尼古丁（70%）和大麻二酚（8%）
- 组织学特征
  - 非特异性急性肺损伤（100%）：合并弥漫性肺泡损伤、机化性肺炎、泡沫巨噬细胞、间质性炎症、纤维蛋白渗出、透明膜；罕见的急性嗜酸性肺炎
  - 支气管肺泡灌洗液中含脂巨噬细胞（>80%）；是否与类脂性肺炎有关存在争议

临床要点

临床表现
- 最常见的症状 / 体征
  - 白细胞增多、呼吸困难、咳嗽
- 其他症状 / 体征
  - 发热、胃肠道症状

人口统计学表现
- 中位年龄：24 岁，大多数患者 <35 岁
- 男性（77%）
- 几乎报告的所有病例都发生在北美

治疗
- 支持措施，激素

诊断要点

考虑的诊断
- EVALI（排除诊断）在年轻患者吸电子烟数周或数月后出现非特异性呼吸道症状

影像解读要点
- 双肺磨玻璃密度影、实变、结节影，通常胸膜下不受累

误吸

关键要点

术语
- 同义词
  - 吸入性肺部感染，吸入性肺部炎症，吸入性细支气管炎

影像学表现
- 平片
  - 支气管肺炎比肺炎更常见
  - 单侧或双侧肺实变（重力性）
  - 肺不张（肺段 / 肺叶）
- 平扫 CT
  - 局灶 / 多灶性肺实变；重力性
  - 肺不张：支气管内吸入物质
  - 小叶中心结节和“树芽”征
  - 肺大疱
- 增强 CT
  - 并发症评估
    - 坏死性肺炎，脓肿，脓胸，肺栓塞

主要鉴别诊断
- 多灶性实变
  - 机化性 / 嗜酸性肺炎
  - 结核病
- 肺不张
  - 支气管内肿瘤
  - 支气管结石症
- 局灶性肿块
  - 脂质性肺炎
  - 机化性肺炎
  - 肺癌

临床要点
- 与吸入物质的数量、类型、频率和宿主反应相关的症状
- 急性：咳嗽、喘息、发绀、呼吸急促
- 亚急性 / 慢性吸入可能类似哮喘
- 医院获得性感染的常见原因

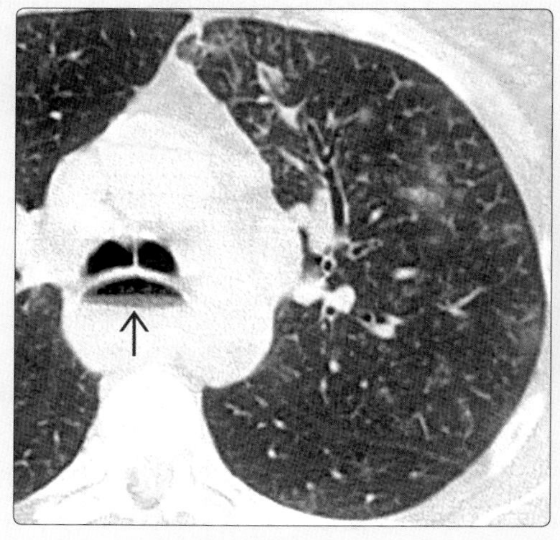

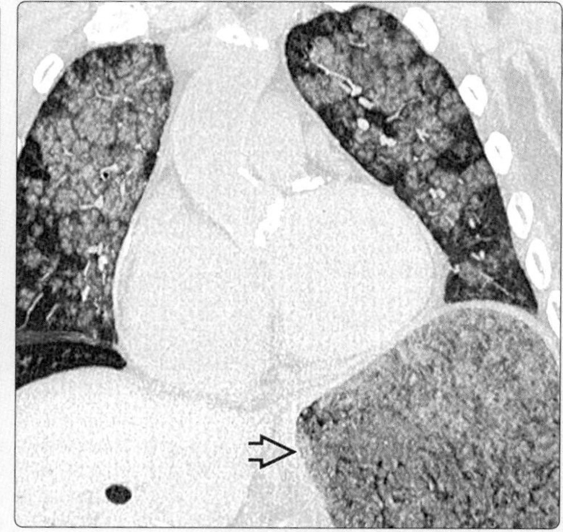

（左图）68 岁女性贲门失弛缓症患者，横断位平扫 CT 显示食管扩张伴气 – 液平面➡，左肺上叶散在磨玻璃密度腺泡影和“树芽”征。吸入性细支气管炎是贲门失弛缓症的常见并发症。

（右图）急性吸入性肺炎患者，冠状位平扫 CT 显示双侧肺门周围腺泡影和胃腔扩张伴不均匀内容物➩。吸入性肺炎是大多数医院获得性感染的主要病因。

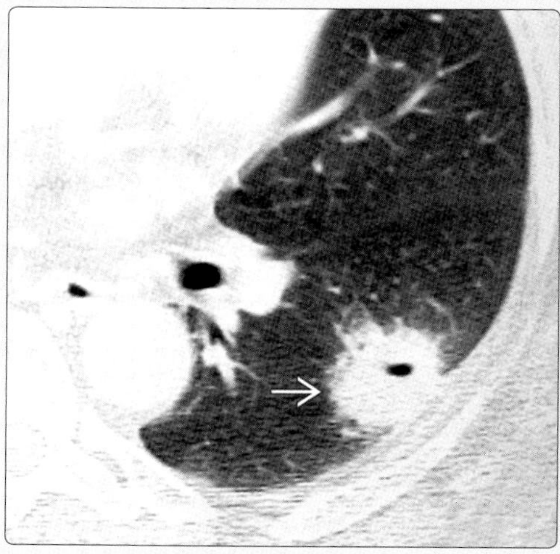

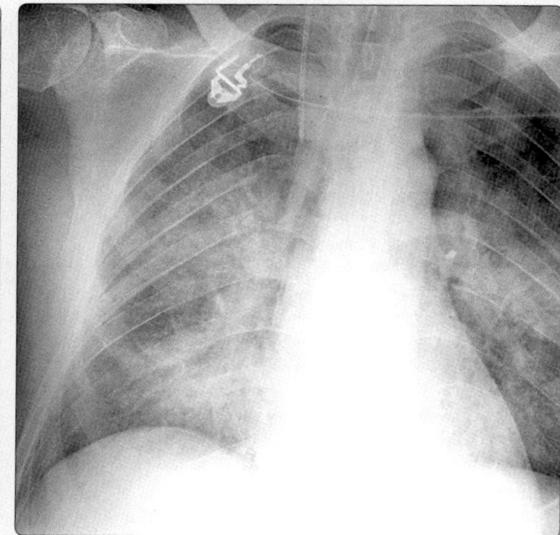

（左图）46 岁男性，患有严重牙周病，横断位平扫 CT 显示左肺下叶空洞肿块➡，边界不清。口腔卫生不良患者可能会发生吸入性肺脓肿。

（右图）术后 24 小时的前后位胸片显示继发于麻醉状态下的误吸而出现的广泛的双侧肺实变。无菌性胃内容物的误吸引起的急性肺炎（Mendelson 综合征）与高死亡率相关。

误吸

术语

缩写

- 气管食管瘘（TEF）
- 支气管食管瘘（BEF）

同义词

- 吸入性肺部感染：由于吸入口咽分泌物引起的肺部感染
- 吸入性肺部炎症：由于吸入对肺部有毒性的物质引起的急性肺损伤
- 吸入性细支气管炎：细支气管内反复吸入异物颗粒引起的慢性炎症反应

定义

- 口咽或胃内容物吸入喉部或下呼吸道，导致各种类型的吸入综合征
    - 吸入性肺部感染：大多数医院获得性感染
        - 扁豆吸入性肺部感染：豆类物质（扁豆、豆荚、豌豆）
        - 食管与气管、支气管或肺之间的瘘管
            - 先天性 TEF
            - 食管癌（5%~10%）
    - 吸入性肺部炎症
        - Mendelson 综合征
            - 吸入 pH<2.5 的无菌性胃内容物
            - 围产期，麻醉，意识水平下降
            - 严重程度取决于吸入物的 pH 和体积
        - 外源性脂质性肺炎
            - 矿物油或相关物质
        - 碳氢化合物吸入性肺炎
            - 儿童：意外中毒
            - 吞火表演者：含碳氢化合物的液体（石油）
    - 吸入惰性液体或微粒
        - 异物：食物颗粒（儿童）；牙齿碎片（老年人）
        - 异物吸入通常与肺不张相关
        - 濒临溺水：大量淡水或咸水
    - 吸入性细支气管炎
        - 通常被称为弥漫性吸入性细支气管炎
        - 闭塞性细支气管炎和胃食管反流（类似哮喘）
        - 常见，但经常被忽视

影像学表现

基本表现

- 最佳诊断思路
    - 重力依赖性阴影
    - 气道内出现不透 X 线的物质
- 部位
    - 卧位患者：弥漫性肺门周围实变
        - 上叶上段
        - 下叶后基底段
    - 直立患者：下叶基底段

X 线表现

- 平片
    - 最初的胸片通常为阴性
    - >25% 的 CT 上确诊肺炎的患者胸片正常
    - 支气管肺炎比肺炎更常见（70% 比 15%）
    - 单侧或双侧肺气腔实变（重力分布）
    - 局灶 / 多灶性实变
    - 脓肿
    - 肺不张（肺段 / 肺叶）：支气管内不透 X 线的物质

CT 表现

- 平扫 CT
    - 气腔实变，单发或多发；重力分布
    - 肺不张：支气管内吸入物质
    - 吸入性细支气管炎
        - 界限不清的小叶中心结节和“树芽”征
        - 支气管扩张
        - 马赛克征、呼气性空气潴留
        - 与感染性细支气管炎影像表现相同
            - 食管裂孔疝
        - 辅助表现
            - 贲门失弛缓症或食道扩张症（如硬皮病）
            - 胃轻瘫
            - 影响吞咽的临床和神经系统疾病
    - 碳氢化合物吸入时常见肺大疱
    - 脂质性肺炎
        - 毛刺状团块或实变；可能类似肺癌
        - 可能表现为密度减低（>10 HU）
        - 可能表现为脂肪密度
- 增强 CT
    - 并发症评估：坏死性肺炎、脓肿、脓胸、肺栓塞

核医学表现

- PET/CT
    - 脂质性肺炎表现出与肺癌相似的 FDG 高代谢

推荐的影像学检查方法

- 最佳影像检查方法
    - 胸片用于初步诊断和随访
    - 胸部 CT 用于识别食管肿块、食管扩张 ± 气 - 液平面、食管裂孔疝；并发症的评估

鉴别诊断

多灶性实变

- 机化性 / 嗜酸性肺炎
- 结核病
- 血管炎
- 结节病

肺不张

- 支气管内肿瘤：肺癌、类癌、转移瘤
- 支气管结石症

局灶性肿块
- 脂质性肺炎
- 机化性肺炎
- 肺癌

病理学表现

基本表现
- 病因
  - 引起高达 15% 的社区获得性肺炎
  - 医院获得性感染的常见原因
  - 正常健康成年人的隐形微量误吸在睡眠期间很常见
  - 吸入性肺部感染是由于吸入了大量的定植在口咽或胃肠内容物中机会性致病菌所导致
  - 大量误吸
    - 吞咽困难
    - 头颈部癌
    - 食管癌
    - 食管狭窄
    - 食管扩张
    - 运动性障碍
  - 误吸的其他原因
    - 酗酒
    - 意识丧失
    - 神经肌肉疾病
    - 痴呆
    - 卒中
    - 意识障碍
    - 心脏骤停
  - 口腔卫生不良和严重的牙周病→细菌定植的可能性增加
  - 外源性脂质性肺炎：矿物质或植物脂质性物质误吸
  - TEF 和 BEF
    - 大多数成人食管和气管支气管树之间的瘘管是后天性的
    - 食管癌和肺癌是最常见的病因（>50%）
    - 15% 的食管癌患者和 1% 的肺癌患者发生食管呼吸道瘘
    - 良性原因：机械通气时间过长、外伤、腐蚀性物质摄入、感染和炎症

大体病理和手术所见
- 坏死性急性支气管肺炎：水肿、出血、多形核白细胞、异物肉芽肿
- 闭塞性细支气管炎：细支气管黏膜损伤伴远端气道阻塞
- 肉芽肿性肺炎：典型的扁豆吸入性肺部感染
- 脂质性肺炎：含脂巨噬细胞、纤维化、组织细胞反应
- 机化性肺炎：慢性误吸伴成纤维细胞反应和肉芽组织形成

临床要点

临床表现
- 最常见的症状 / 体征
  - 症状和体征因吸入物质的数量、类型、频率、宿主反应而异
  - 急性期
    - 咳嗽、喘息、发绀、呼吸急促
    - 急性肉类误吸："咖啡冠状动脉综合征"（类似心肌梗死）
    - 肺炎：发热、咳嗽、脓痰
  - 亚急性 / 慢性期
    - 类似哮喘
- 其他症状 / 体征
  - 胸膜炎性胸痛
  - 偶尔咯血
- 临床特征
  - 吸入性肺炎的死亡率比其他形式的社区获得性肺炎高（30% *vs*. 11%）
  - 吸入性肺炎的微生物学已从厌氧菌转向传统的社区获得性肺炎微生物
- 钡剂误吸
  - 硫酸钡常用于评估吞咽障碍
  - 硫酸钡：重无机惰性金属，既不被吸收也不被代谢
    - 无药理活性；与钡剂误吸相关的化学性肺炎，非常罕见
    - 微量硫酸钡误吸是常见的，但通常没有症状
  - 由于高黏滞性，大量钡剂误吸可引起支气管、肺泡阻塞，导致具有分流效应的肺泡无效腔形成
  - 呼吸系统并发症在有合并症的老年患者中更为常见
  - 吞咽困难和头颈部癌是大量误吸的常见危险因素
  - 大量吸入高浓度钡剂（250% 体重 / 容积）更容易引起并发症
  - 吸入低浓度钡剂（<200% 体重 / 容积）并不容易导致严重的并发症

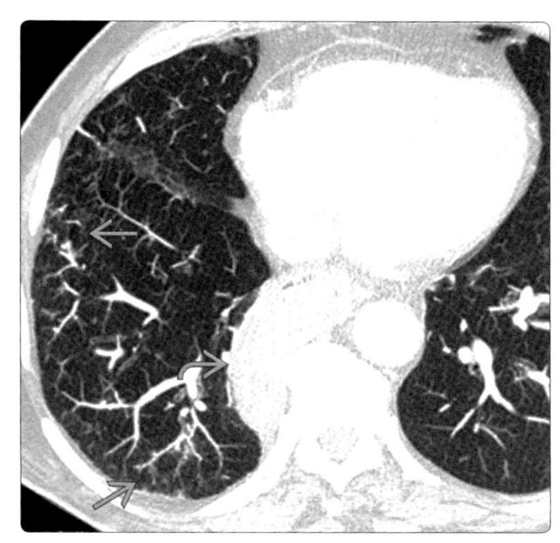

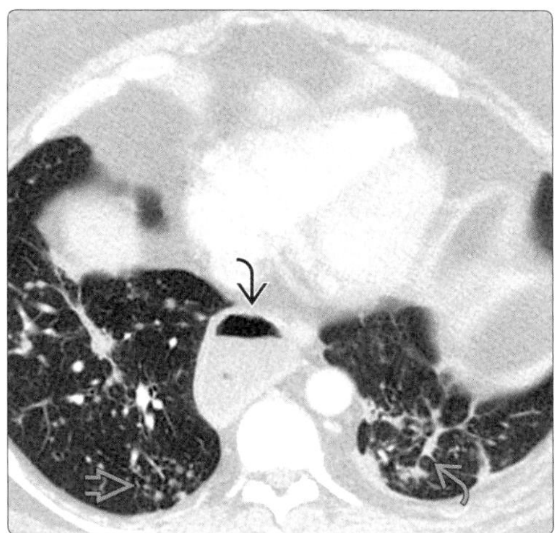

（左图）吸入性细支气管炎患者，横断位增强 CT MIP 重建图像显示斑片状磨玻璃密度影和小叶中心微结节，并伴有食管扩张。

（右图）贲门失弛缓症和吸入性细支气管炎患者，横断位增强 CT 显示双肺下叶后部多发小叶中心结节、“树芽”征和小结节实变影。注意扩张的食管，伴内部气－液平面。

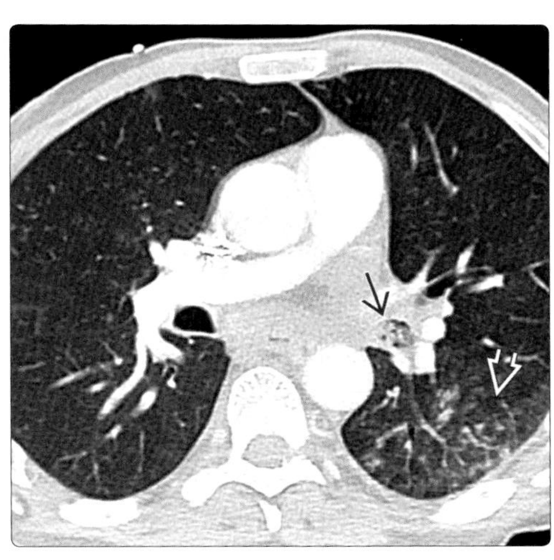

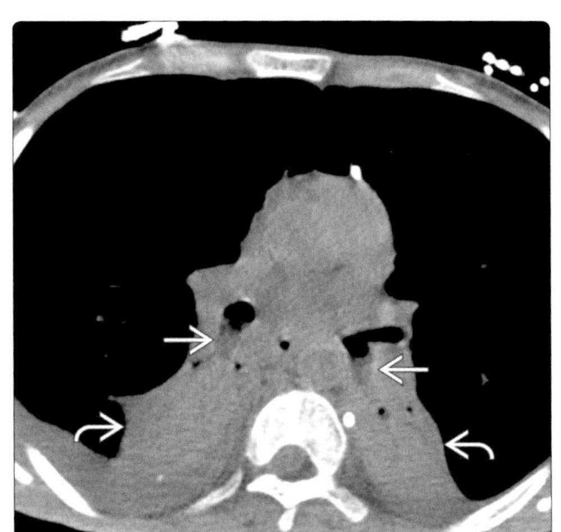

（左图）因食管癌并食管－呼吸道瘘导致误吸的患者，横断位增强 CT 显示左肺下叶支气管内泡沫状分泌物，管腔几乎完全阻塞，并左肺下叶小叶中心结节和磨玻璃密度影。

（右图）一名精神状态改变合并大量误吸患者，横断位平扫 CT 显示双肺下叶支气管内大量低密度物质填充导致相应的双肺下叶阻塞性肺不张。

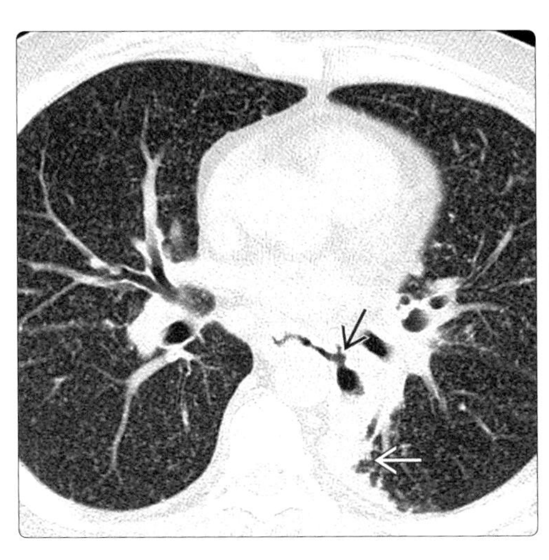

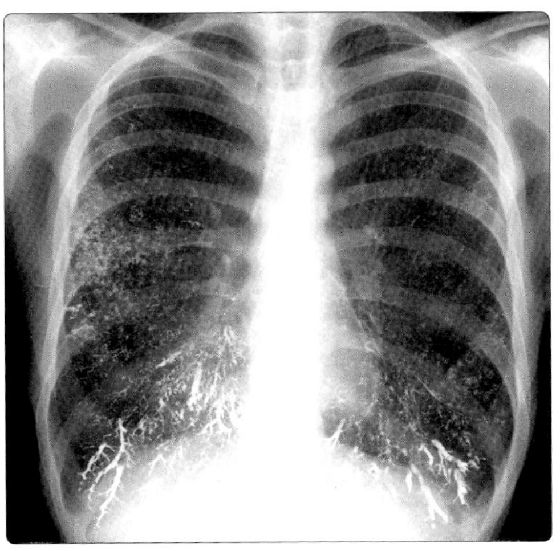

（左图）食管－呼吸道瘘合并粟粒性肺结核患者，平扫 CT 横断位显示食管和左肺下叶支气管之间的瘘道，左肺下叶实变和容积减小，并双肺大量的粟粒性结节。

（右图）食管－呼吸道瘘患者经透视检查后的正位胸片显示，在呼吸道和肺泡腔内有大量高密度误吸的硫酸钡。

赋形剂肺病

关键要点

术语

- 赋形剂肺病
- 静脉注射（IV）仅供口服的粉碎片剂产生的不溶性异物颗粒阻塞肺小动脉和毛细血管，导致急性或慢性肺源性心脏病

影像学表现

- 滑石粉 / 纤维素
  - 弥漫性小叶中心微结节和（或）“树芽”征
  - 肺裂不受累
  - 缺乏呼吸道疾病征象
  - 肺动脉干扩张（>3 cm）提示肺动脉高压
  - 右心扩张（右心室应变）
- 利他林
  - 下叶为主的全小叶型肺气肿
  - 类似 α1- 抗胰蛋白酶缺乏症

主要鉴别诊断

- 细胞性细支气管炎
- 粟粒样感染
- 肺动脉高压
- 肺毛细血管瘤病
- α1- 抗胰蛋白酶缺乏症
- 结节病

病理学表现

- 异物引起血管中心性肉芽肿
- 双折射棒状纤维素晶体，20～200 μm
- 双折射针状或片状滑石晶体，5～15 μm

临床要点

- 几乎所有的患者均否认注射史，即使当面对质
- 常演变为肺动脉高压和肺源性心脏病，从而可能导致猝死
- 治疗：停止静脉注射

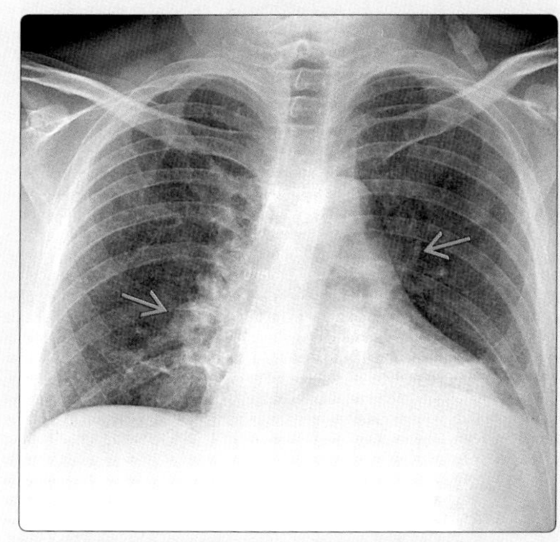

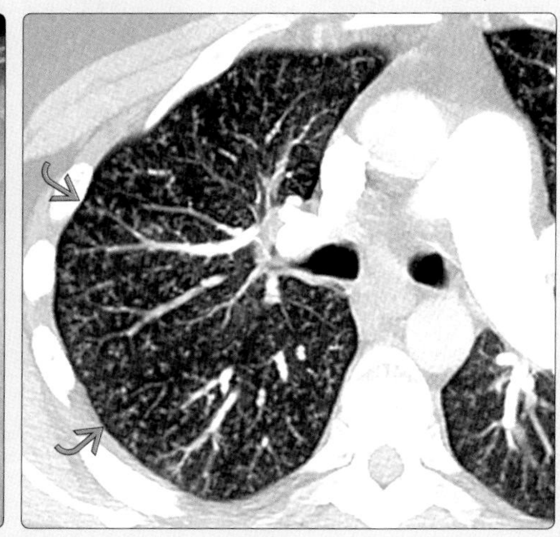

（左图）37 岁滑石肉芽肿病患者，前后位胸片显示双肺边界不清的微结节影和双侧肺动脉增粗➡，与肺动脉高压有关，这是一种十分常见的影像学表现。

（右图）同一患者的横断位增强 CT 表现为双肺弥漫性小叶中心性微结节，呈“树芽”征。值得注意的是，这些结节不累及肺的胸膜下区域➡，呈弥漫均匀性分布。

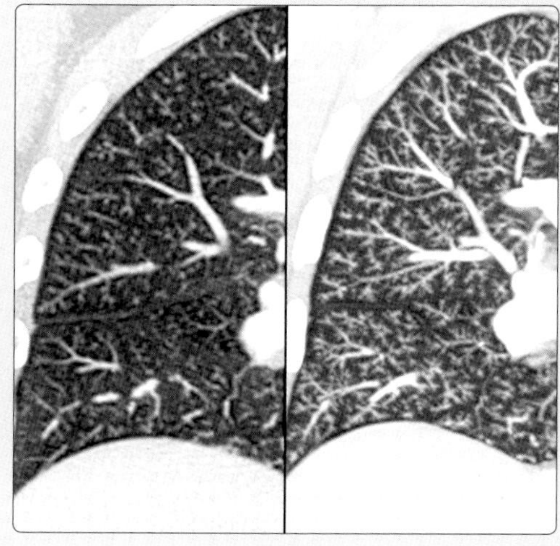

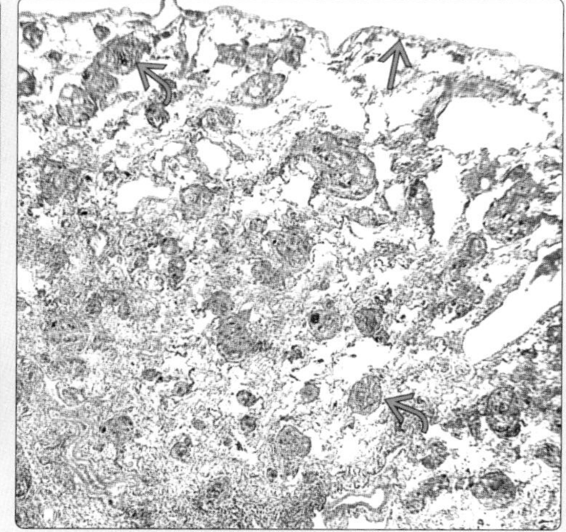

（左图）在基线（左）和几个月后（右）获得的同一患者的冠状位增强 CT MIP 重建的组合图像显示，患者连续静脉注射用于口服的粉碎片剂后，导致“树芽”征进展。

（右图）同一患者标本的低倍显微镜（HE 染色）显示无数以支气管血管束为中心的小结节状病变➡。虽然有些结节几乎位于胸膜下，但胸膜本身➡没有结节。

术语

缩写

- 赋形剂肺病（ELD）

同义词

- 血管中心性系统性肉芽肿
- 肺血管血栓性肉芽肿病
- 肺肉芽肿性血管炎
- 肺异物血管肉芽肿病
- 肺静脉注射性肉芽肿病
- 滑石粉栓塞症
- 异物微栓塞症
- 异物肉芽肿病
- 血管内滑石病
- 利他林肺

定义

- 静脉注射（IV）仅供口服的粉碎片剂产生的不溶性异物颗粒阻塞肺小动脉和毛细血管→急性或慢性肺源性心脏病
- 口服片剂含有活性成分和非活性成分
  - 非活性成分（赋形剂）
    - 也称为黏合剂或填充剂
    - 提供稳定性、完整性、实质性或增强治疗性
    - 纤维素（最常见）
    - 滑石粉（常见，但使用频率减少）
    - 其他（不太常见）
      - 玉米淀粉
      - 棉纤维
      - 交聚维酮
- 利他林（哌醋甲酯）含有滑石粉
  - 与全小叶型肺气肿相关
    - 可能是由药物本身与滑石粉协同作用引起
      - 肺气肿与静脉注射利他林有明确的相关性
      - 长期适当口服利他林与肺气肿的相关性已被推定

影像学表现

基本表现

- 最佳诊断思路
  - 弥漫性小叶中心微结节和（或）“树芽”征
  - 肺裂不受累
- 部位
  - 纤维素性肉芽肿：弥漫性
  - 利他林（哌醋甲酯）肺：下叶为主
- 大小
  - 微结节（1～2 mm）

X线表现

- 平片一般正常
- 纤维素和滑石粉：弥漫性微结节
- 利他林（哌醋甲酯）：下肺叶为主的肺气肿和肺大疱

CT表现

- 纤维素
  - 小叶中心结节和（或）“树芽”征常见
    - 双肺弥漫性均匀分布
    - 胸膜和叶间裂不受累
- 滑石粉
  - 小叶中心结节和（或）“树芽”征常见
    - 双肺弥漫性均匀分布
    - 胸膜和叶间裂不受累
  - 以肺微结节为背景的团块（类似于进行性大块纤维化）
  - 磨玻璃密度
  - 全小叶型肺气肿
- 缺乏呼吸道疾病的特征
  - 支气管壁增厚
  - 支气管扩张
  - 黏液栓塞
  - 马赛克征
  - 空气潴留
- 肺动脉干扩张（>3 cm）提示肺动脉高压
- 右心扩张（右心室应变）
  - 右心室：左心室内径比 >1.0
  - 室间隔变平或室间隔向左心室腔弯曲
- 如果可以进行系列研究
  - 小叶中心结节的进展且更加明显
  - 肺动脉干和右心进行性扩张
- 利他林（哌醋甲酯）
  - 下叶为主的全小叶型肺气肿（最常见）
    - 类似于 α1- 抗胰蛋白酶缺乏症
  - 团块（进行性大块纤维化）
  - 小叶中心性微结节（罕见）

推荐的影像学检查方法

- 最佳影像检查方法
  - MIP 重建有助于区分小叶中心性、粟粒性和淋巴管周围微结节
    - 粟粒性和淋巴管周围微结节累及肺裂

鉴别诊断

细胞性细支气管炎

- “树芽”状结节的主要原因
  - 感染性细支气管炎
  - 弥漫性吸入性细支气管炎
- “树芽”征可以呈弥漫性；通常分布不均匀
- 呼吸道疾病的其他表现
  - 支气管壁增厚
  - 支气管扩张
  - 黏液栓塞
  - 马赛克征

- ○ 呼气相空气潴留

粟粒样感染

- 感染的血行播散
  - ○ 结核病：呼吸困难、咳嗽、低氧血症
  - ○ 组织胞浆菌病
- 沿胸膜和肺裂分布的结节

肺动脉高压

- 致丛性动脉病
  - ○ CT 上可见弥漫性小叶中心结节
- 胆固醇肉芽肿占 25%
  - ○ CT 上可见弥漫性小叶中心结节
  - ○ 可能与纤维素性肉芽肿难以区分

肺毛细血管瘤病

- 磨玻璃小叶中心结节与血管瘤样增生相关
- 可能与纤维素性肉芽肿难以区分

α1- 抗胰蛋白酶缺乏症

- 利他林肺的鉴别诊断
- 下叶为主和全小叶性
- 根据病史、血清 α1- 抗胰蛋白酶水平和病理进行鉴别

结节病

- 感染患者往往无症状
- 淋巴管周围分布的微结节
  - ○ 大量结节沿胸膜和肺裂分布
- 常见肺门和纵隔淋巴结肿大

病理学表现

基本表现

- 异物引起血管中心性肉芽肿
- 纤维素
  - ○ 肉芽肿内的晶体
    - – 在 HE 染色上呈半透明无色或淡蓝灰色
    - – 双折射棒状晶体；20～200 μm
  - ○ 闭塞和再通的肺小动脉
  - ○ 血管内和血管周围巨细胞异物肉芽肿
- 滑石粉
  - ○ 血管内双折射滑石晶体
    - – 在 HE 染色上呈无色至淡黄色
    - – 强双折射针状或片状滑石晶体；5～15 μm
  - ○ 血管周围巨细胞异物
  - ○ 间质性肉芽肿导致纤维化（类似于进行性大块纤维化）并伴周围瘢痕性肺气肿
  - ○ 小的滑石粉颗粒可能通过毛细血管进入肺静脉，并滞留在视网膜、肾脏、肝脏、脾脏、淋巴结、骨髓、脊髓中

临床要点

临床表现

- 最常见的症状 / 体征
  - ○ 感染患者可能无症状
  - ○ 呼吸困难、咳痰
  - ○ 发热
  - ○ 心律失常和猝死
- 其他症状 / 体征
  - ○ 眼底镜检查可发现视网膜小动脉中的滑石粉晶体
  - ○ 超声心动图：肺动脉高压，右心腔扩张
- 临床特征
  - ○ 危险因素
    - – 静脉吸毒者
    - – 长期使用镇痛剂、兴奋剂和抗组胺药
    - – 长期使用阿片类药物片剂（如可待因、氢可酮）进行治疗
      - □ 静脉注射美沙酮片产生严重症状
      - □ 常见的临床表现：慢性疼痛、恶性肿瘤、多发性硬化症、偏头痛、精神障碍
    - – 长期服用利他林（哌醋甲酯）
    - – 医护人员
    - – 长期中心血管内导管［如中央导管、经外周静脉置入中心静脉导管（PICC）］、植入血管端口、血液透析导管
  - ○ 停止静脉注射滑石粉后
    - – 数月和数年肺纤维化（进行性大块纤维化）和肺动脉高压进展：呼吸困难加重、呼吸衰竭和死亡

自然病史和预后

- 几乎所有患者均否认注射史，即使当面对质
  - ○ 诊断需要高度警惕
  - ○ 诊断通常需要病理证实
- 大多数病例是由重复注射引起
  - ○ 呼吸急促、发热、反复发作的心律不齐
  - ○ 患者可能身上带有针眼或静脉注射毒品史
- 很少有病例是因为单次大剂量注射而引起
- 无论是大量、急性或反复注射，演变为肺动脉高压和肺源性心脏病都可能导致猝死

治疗

- 如果影像学高度怀疑，应密切监测患者，直到披露注射史和（或）病理证实
- 停用静脉注射

诊断要点

考虑的诊断

- 纤维素肉芽肿病的所有患者均可见弥漫性、均匀分布的“树芽”状结节
  - ○ 否认静脉注射粉碎片剂是常见的
  - ○ 猝死的风险很高

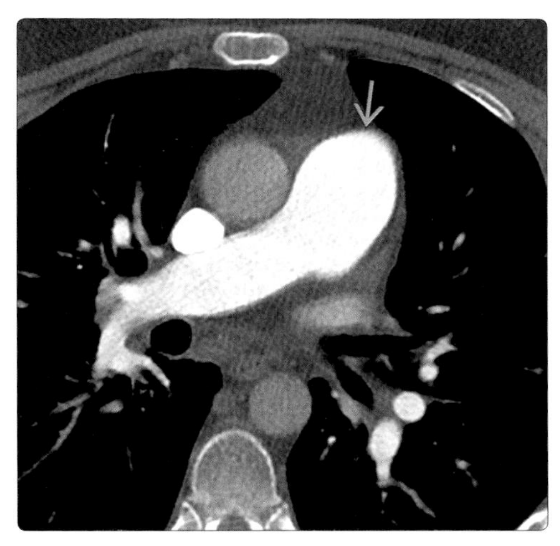

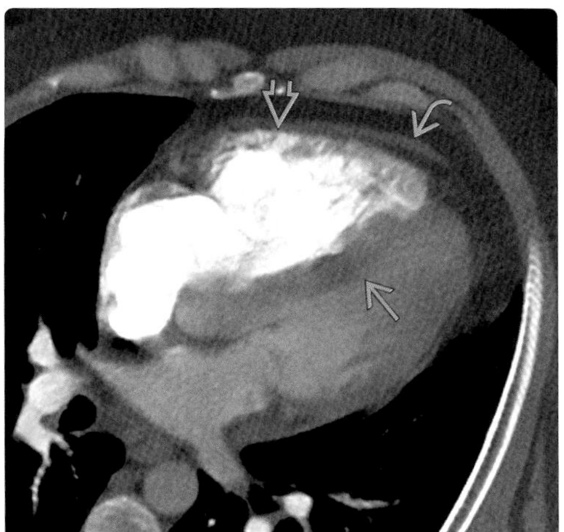

（左图）患者的增强CT横断位图像显示扩张的肺动脉主干➡，符合肺动脉高压。正常情况下，肺动脉主干的直径与邻近升主动脉的直径相似。

（右图）同一患者的斜横断位CT动脉造影显示右心室扩张⇨，室间隔反转➡，以及少量心包积液↗，提示肺小动脉树机械性阻塞导致右心压力升高。

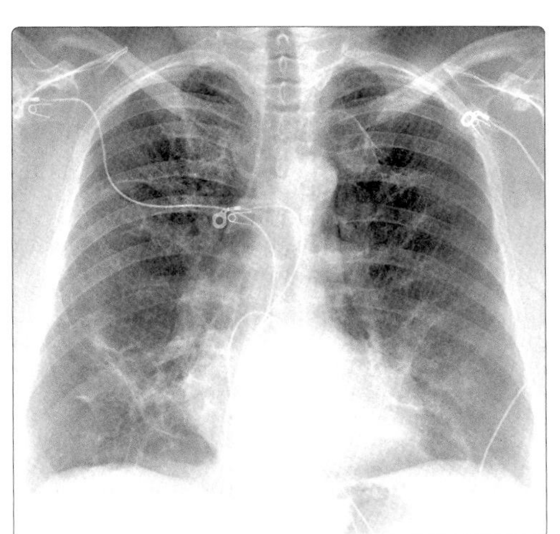

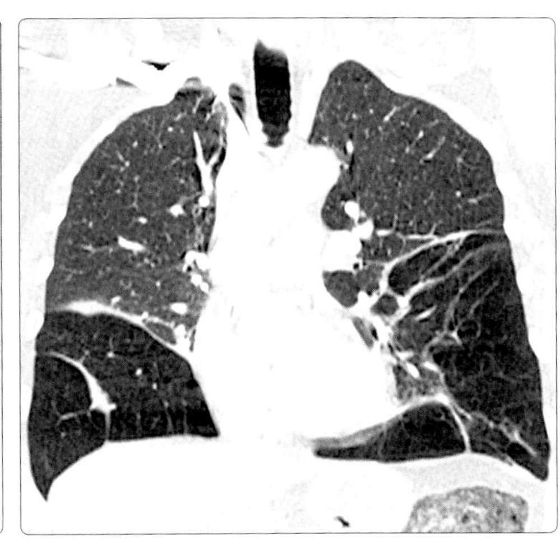

（左图）一名65岁女性利他林（哌醋甲酯）肺患者的后前位胸片显示肺过度充气和下肺野带状阴影。

（右图）同一患者的增强CT冠状位显示全小叶型肺气肿主要累及下叶。虽然可能存在与滑石粉相关的小叶中心微结节，但主要的影像表现是典型的下叶全小叶型肺气肿。

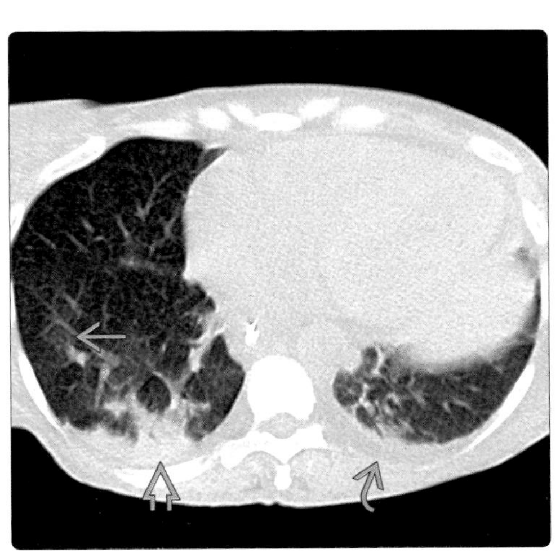

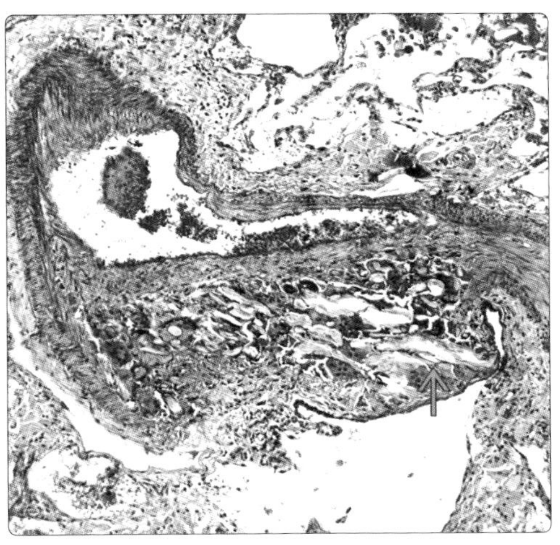

（左图）交聚维酮所致赋形剂肺病患者，横断位平扫CT显示模糊的小叶中心微结节➡，下叶实变⇨，伴双侧微量胸腔积液↗。

（右图）同一患者标本的中倍镜（Movat五色染色）显示肌性肺动脉内有黄色珊瑚状颗粒➡。交聚维酮具有独特的特征，包括长达100 μm的珊瑚状颗粒以及缺乏双折射性。

急性嗜酸性粒细胞性肺炎

关键要点

术语

- 急性嗜酸性粒细胞性肺炎（acute eosinophilic pneumonia, AEP）
- 急性快速进行性肺部疾病伴有支气管肺泡灌洗液（bronchoalveolar lavage, BAL）内嗜酸性粒细胞增多

影像学表现

- 弥漫性或斑片状阴影［磨玻璃影和（或）实变］，伴有双侧间隔增厚和胸腔积液
- 磨玻璃影（100%）；实变（50%）
- 小叶间隔增厚（90%）
- 小叶中心结节（31%）
- 病变随机分布
- 胸腔积液（76%）

主要鉴别诊断

- 肺水肿
- 弥漫性肺泡出血

病理学表现

- AEP 可代表由多种原因（吸入暴露、药物和感染等）引起的Ⅰ型超敏反应

临床要点

- 急性发热（通常是高热），呼吸急促
- 75% 的患者出现胸膜炎性胸痛
- BAL：嗜酸性粒细胞计数升高（>25%）
- 外周血嗜酸性粒细胞计数起初往往正常，可能随着疾病进展而升高

诊断要点

- 当患者出现急性呼吸系统疾病，影像学表现为肺实质阴影，BAL 中嗜酸性粒细胞计数升高，而缺乏嗜酸性粒细胞性肺病的具体病因时，要考虑 AEP 的诊断

（左图）女性，61 岁，患急性嗜酸性粒细胞性肺炎，横断位平扫 CT 表现为双肺弥漫性磨玻璃影，背景为粗大的小叶间隔和小叶内线→，即“铺路石”征。

（右图）同一患者的冠状位断层扫描，表现为双肺弥漫性磨玻璃影⇒，增厚的小叶间隔→和小叶内线。急性嗜酸性粒细胞性肺炎的特点是快速发作的呼吸衰竭、发热和嗜酸性粒细胞增多。

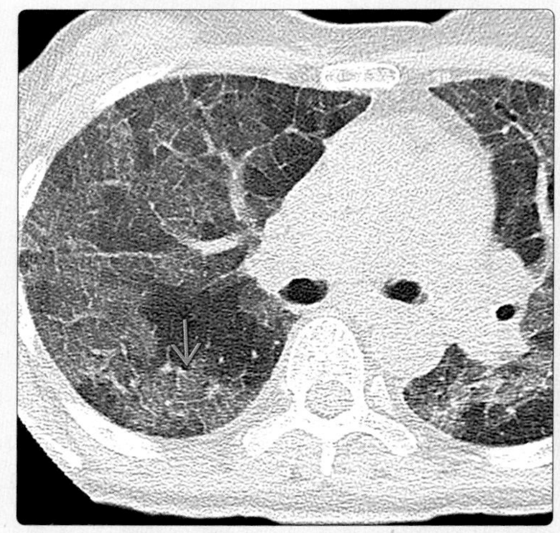

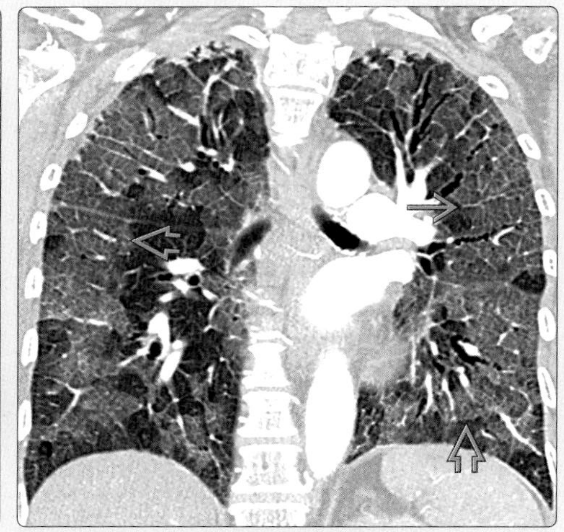

（左图）急性嗜酸性粒细胞性肺炎患者，前后位胸片显示双侧肺实质浑浊影和小叶间隔增厚，类似于肺水肿的表现，但需要注意心脏大小是正常的。

（右图）急性嗜酸性粒细胞性肺炎患者，横断位 HRCT 显示斑片状磨玻璃影、小叶间隔增厚→和少量胸腔积液⇒，这些表现类似于心源性肺水肿，但气道疾病的非重力依赖性分布提示其他的可能性。

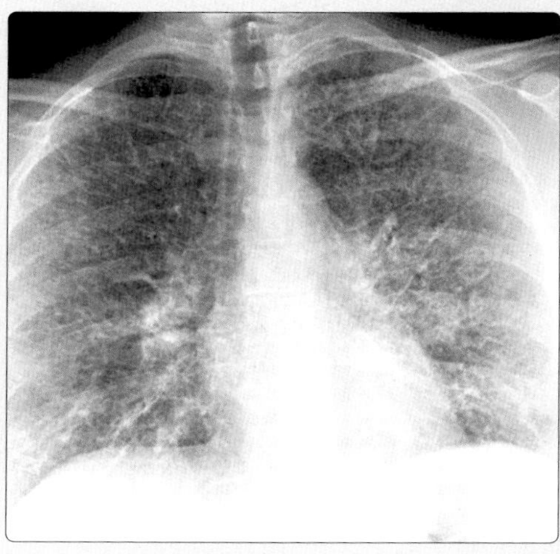

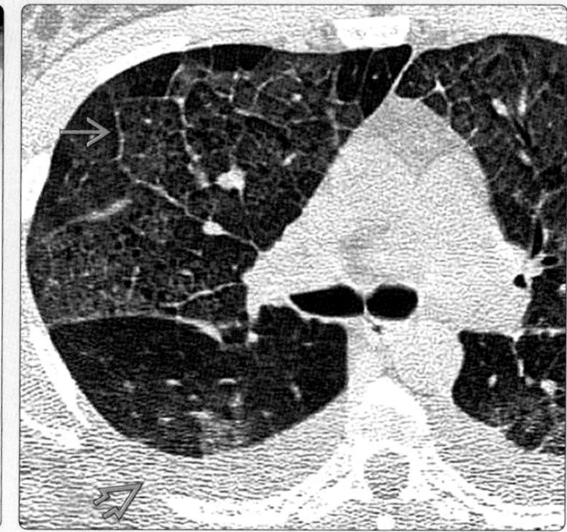

术语

缩写
- 急性嗜酸性粒细胞性肺炎（AEP）

定义
- 急性快速进行性肺部疾病伴有支气管肺泡灌洗液（BAL）内嗜酸性粒细胞增多

影像学表现

基本表现
- 最佳诊断思路
  - 弥漫性或斑片状阴影[磨玻璃影和（或）实变]，伴有双侧间隔增厚和胸腔积液

X 线表现
- 平片
  - 磨玻璃影或实变
    - 双侧性，弥漫性或斑片状
    - 进展迅速（数小时至数天），与肺水肿类似
  - 小叶间隔增厚
  - 胸腔积液
  - 心影大小通常正常

CT 表现
- 磨玻璃影（100%）
- 实变（55%）
- 小叶中心结节（31%）
- 小叶间隔增厚（90%）
- “铺路石”征（28%）
- 支气管血管束增厚（66%）
- 病变随机分布
- 胸腔积液（76%）
  - 双侧（96%）
  - 少量至中等
- 淋巴结增大（45%）

鉴别诊断

肺水肿
- 静水压性 / 心源性肺水肿
  - 宽血管蒂
  - 心脏肥大
  - 与病变随机分布的 AEP 相比，水肿具有重力依赖性
- 通透性肺水肿
  - ARDS 伴弥漫性肺泡损伤（diffuse alveolar damage，DAD）
    - 病因鉴定（肺内或肺外）
    - 渗出期：双侧不均匀性阴影
    - 增殖期：粗糙网状影
    - 纤维化期：网状影缓慢消退

弥漫性肺泡出血
- 斑片状或弥漫性磨玻璃影或实变
- 小叶中心结节界限不清
- “铺路石”征
- 贫血 / 咯血

病理学表现

基本表现
- AEP 可代表由多种原因（吸入暴露、药物和感染等）引起的 I 型超敏反应
- 通过与能够产生细胞因子和趋化因子的细胞相互作用，感染性病原体可导致嗜酸性粒细胞性肺炎
- 通过与肺表面活性物质结合，药物可导致 AEP

镜下表现
- 肺泡腔和肺泡间质嗜酸性粒细胞浸润
- 在严重的 AEP 中出现 DAD

支气管肺泡灌洗
- 高嗜酸性粒细胞计数（>25%）

临床要点

临床表现
- 最常见的症状 / 体征
  - 急性发热（通常是高热），呼吸急促
  - 50% 的患者出现肌痛
  - 75% 的患者出现胸膜炎性胸痛

人口统计学表现
- 年龄
  - 青壮年；平均年龄 29 岁
- 性别
  - 无性别差异
- 流行病学
  - 发病率：每年 9/10 000
  - 对 AEP 来说，吸烟是公认的危险因素

实验室检查
- 起初外周血嗜酸性粒细胞计数往往正常，可随着疾病进展而升高

自然病史和预后
- 即使是发生急性呼吸衰竭的患者，预后也良好
- 据报道，该病具有一定的自限性

治疗
- 消除触发因素
- 全身糖皮质激素治疗

诊断要点

考虑的诊断
- 当患者出现急性呼吸系统疾病，影像学（平片或 CT）表现为肺实质阴影，BAL 中嗜酸性粒细胞计数升高，而缺乏嗜酸性粒细胞性肺病的具体病因时，应考虑 AEP 的诊断

慢性嗜酸性粒细胞性肺炎

关键要点

术语

- 慢性嗜酸性粒细胞性肺炎（chronic eosinophilic pneumonia, CEP）
- 特发性间质性肺疾病，特征为呼吸道症状 >2 周，肺实质阴影，组织和外周血嗜酸性粒细胞增多

影像学表现

- 平片
  - 上叶外周实变
- CT
  - 均匀性实变和（或）磨玻璃影
    - 外周性，上叶为著和（或）迁移性分布
  - "铺路石"征（8%）
  - 与胸壁平行的带状影
  - 小叶间隔增厚（不常见）

主要鉴别诊断

- 隐源性机化性肺炎
- 单纯性肺嗜酸性粒细胞增多
- 嗜酸性肉芽肿性多血管炎

病理学表现

- CEP 病理生理学中的假定自身免疫机制或超敏反应
- CEP 诊断一般不需要肺活检

临床要点

- 2/3 的患者有哮喘史
- 1/2 的患者有变态反应病史
- 患者从出现症状到确诊有平均 7~8 个月的隐匿性临床病程
- 症状：咳痰、发热、呼吸困难、体重减轻
  - 通常无胸外表现
- 皮质类固醇治疗效果迅速且显著
- 大多数患者在停用类固醇后复发（80%）

诊断要点

- 有慢性症状合并上肺野外带实变的患者考虑 CEP

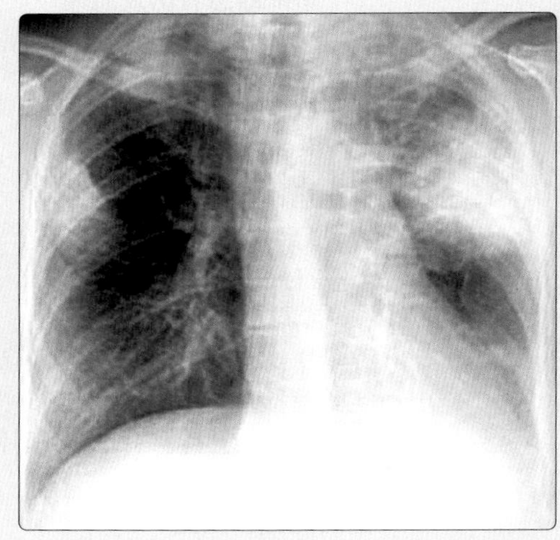

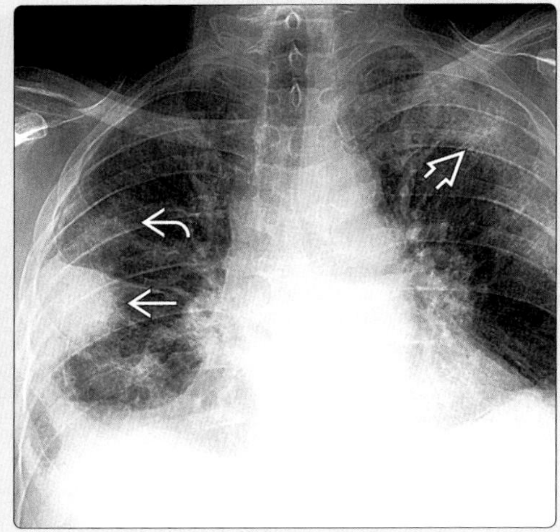

（左图）慢性嗜酸性粒细胞性肺炎患者的前后位胸片，表现为双侧肺野外带肿块样实变影，主要累及上肺。

（右图）同一患者几天后拍摄的前后位胸片，表现为新发的右肺中叶致密实变影➡、左上叶➡和右肺基底部模糊浑浊影。请注意残留的右肺上叶模糊浑浊影➡。气道疾病的外周分布和迁移性是慢性嗜酸性粒细胞性肺炎的特征。

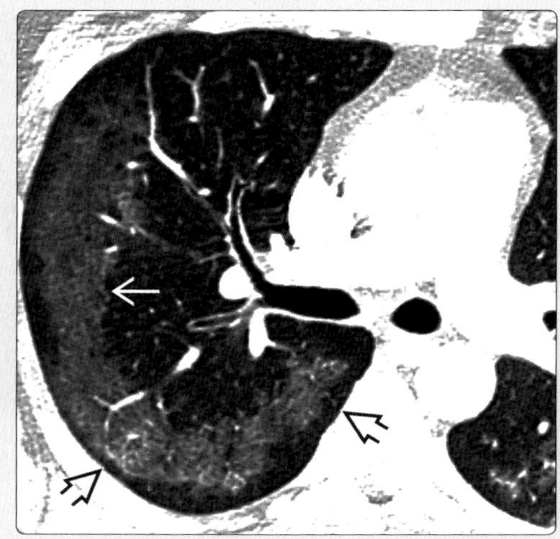

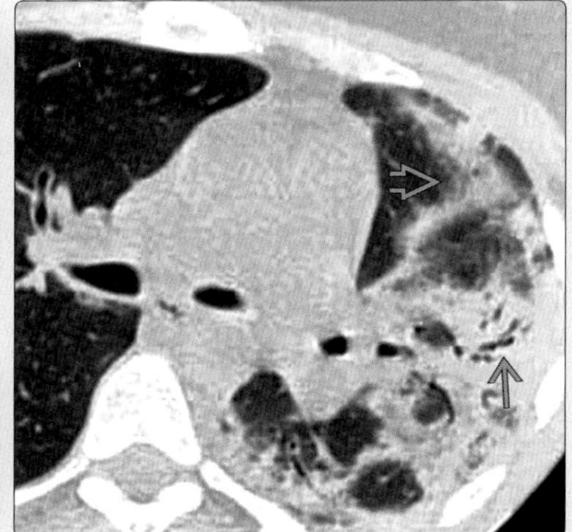

（左图）一名慢性嗜酸性粒细胞性肺炎患者的横断位增强 CT 显示外周磨玻璃影➡，并显示胸膜下未受累➡，这一表现也见于非特异性间质性肺炎和肺泡出血。

（右图）一名慢性嗜酸性粒细胞性肺炎患者的横断位平扫 CT 显示左肺外周实变伴空气支气管征➡以及周围磨玻璃影➡。

术语

缩写
- 慢性嗜酸性粒细胞性肺炎（CEP）

定义
- 特发性间质性肺疾病，特征为呼吸道症状 >2 周，肺实质阴影，组织和外周血嗜酸性粒细胞增多

影像学表现

基本表现
- 最佳诊断思路
  - 上叶外周实变

X 线表现
- 实变
  - 非节段性，外周性
    - 肺水肿平片阴性表现（25% 的患者）
  - 上叶为著
  - 自发性迁移（消长）

CT 表现
- 均匀性实变和（或）磨玻璃影
  - 外周性
  - 上叶为著
  - 迁移性
- “铺路石”征
- 与胸壁平行的带状影
  - 多在症状出现后 2 个月以上
- 小叶间隔增厚（不常见）
- 结节或肿块（不常见）
- 纵隔淋巴结肿大（不常见）
- 胸腔积液（<10%）

鉴别诊断

隐源性机化性肺炎（cryptogenic organizing pneumonia, COP）
- 基底部分布为著
- COP 患者中支气管扩张更常见
- COP 患者更容易出现结节和肿块
- 反晕征（常见）

单纯性肺嗜酸性粒细胞增多
- 斑片状磨玻璃影和（或）实变
- 斑片状胸膜下结节伴 / 不伴反晕征
- 通常是自限性过程

嗜酸性肉芽肿性多血管炎
- 斑片状磨玻璃影和（或）实变
- 支气管壁增厚
- ANCA（+）

新冠肺炎致急性肺损伤
- 仅凭图像可能无法区分

电子烟或电子烟产品使用相关肺损伤（e-cigarette or vaping product use-associated lung injury, EVALI）
- 仅凭图像可能无法区分

病理学表现

基本表现
- CEP 在病理生理学中的假定自身免疫机制或超敏反应
- IL5 介导的嗜酸性粒细胞过度生成和肺浸润可能在其中起重要作用
- 诊断一般不需要肺活检

镜下表现
- 嗜酸性粒细胞浸润肺间质和肺泡间隙
- 纤维蛋白渗出物伴肺结构的保留
- 肺活检可显示其他疾病的证据，如机化性肺炎

实验室表现
- 外周血嗜酸性粒细胞计数增多（通常 >1000/mL）
- 支气管肺泡灌洗（bronchoalveolar lavage, BAL）嗜酸性粒细胞计数几乎总是 >25%
- 血清 IgE 水平升高（50% 的病例）

临床要点

临床表现
- 最常见的症状 / 体征
  - 咳痰、发热、呼吸困难、体重减轻
  - 通常无胸外表现
- 临床特征
  - 2/3 的患者有哮喘病史
  - 1/2 的患者有变态反应病史

人口统计学表现
- 年龄
  - 诊断时平均年龄 45 岁
    - 年龄范围广（18~80 岁）
- 性别
  - 男性：女性 = 1 ：2
- 流行病学
  - 发病率：0.23/100 000 人
  - 3% 的病例患各种间质性肺疾病

自然病史和预后
- 患者从出现症状到确诊有平均 7~8 个月的隐匿性临床病程
- 有 <10% 的自发缓解率
- 皮质类固醇治疗效果迅速且显著
- 大多数患者在停用类固醇后复发（80%）

诊断要点

考虑的诊断
- 有慢性症状合并上肺野外带实变的患者应考虑 CEP

嗜酸性粒细胞增多综合征

关键要点

术语
- 嗜酸性粒细胞增多症（hypereosinophilia, HE）
- 嗜酸性粒细胞增多综合征（hypereosinophilic syndrome, HES）
- 嗜酸性粒细胞增多症：在2次检查（间隔>1个月）和（或）组织HE中，嗜酸性粒细胞绝对计数 $>1.5\times10^9/L$
- 嗜酸性粒细胞增多综合征：由于组织HE导致的器官损害和（或）功能障碍

影像学表现
- 斑片状磨玻璃影和（或）实变
- 结节（随机分布）
- 小叶间隔增厚
- 心力衰竭继发肺水肿的影像学表现

主要鉴别诊断
- 嗜酸性粒细胞性肺炎
- 心源性肺水肿
- 嗜酸性肉芽肿性多血管炎

病理学表现
- 原发性或肿瘤性HES
- 继发性或反应性HES
- 特发性HES
- 受累器官嗜酸性粒细胞浸润

临床要点
- 心脏表现（>50%）
  - 心内膜纤维化、限制性心肌病、瓣膜损伤、附壁血栓形成
- 肺部受累（40%）
  - 慢性干咳、呼吸困难、喘息
  - 易疲劳、体重减轻
- 神经系统疾病
  - 脑血栓栓塞、脑病、周围神经病变
- 动脉栓塞
- 整体预后差

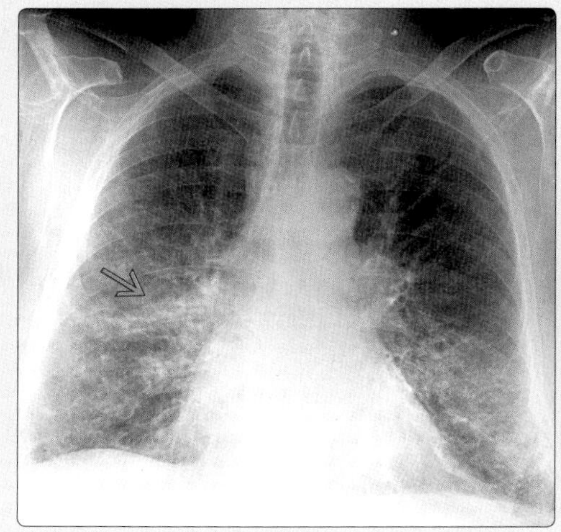

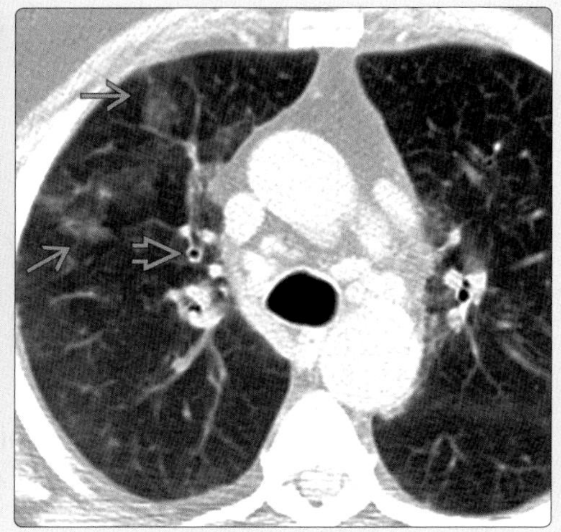

（左图）一名嗜酸性粒细胞增多综合征患者的后前位胸片显示支气管周围和外周斑片影➡。

（右图）一名嗜酸性粒细胞增多综合征患者的横断位增强CT显示双肺斑片状磨玻璃影➡和支气管血管束增厚⇨。影像学表现在平片和CT上都是非特异性的，需要在适当的临床背景下进行评估。

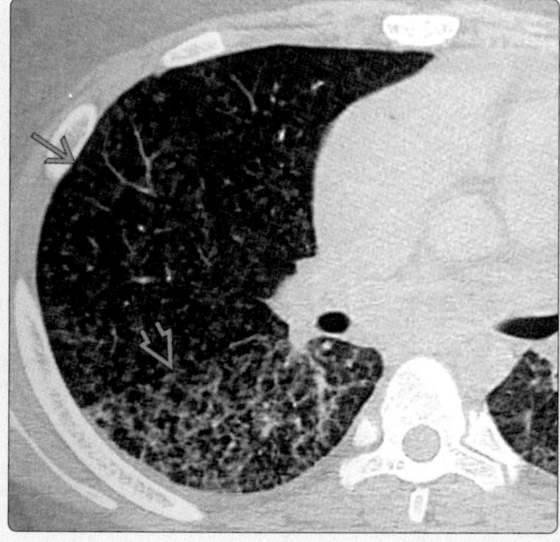

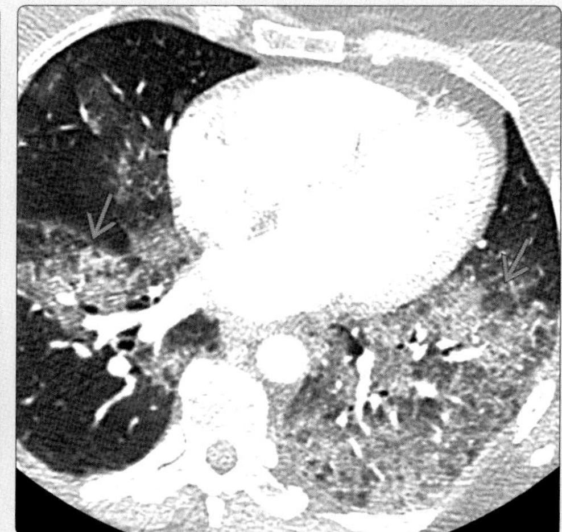

（左图）一名患原发性嗜酸性粒细胞增多综合征的14岁青少年，横断位平扫CT显示小叶中心微结节➡和磨玻璃影⇨。

（右图）一名患特发性嗜酸性粒细胞增多综合征的42岁男性，表现为呼吸困难、全身红斑性皮疹和持续8个月的嗜酸性粒细胞增多，横断位平扫CT表现为非特异性弥漫性双侧磨玻璃影➡和实变。

嗜酸性粒细胞增多综合征

术语

缩写

- 嗜酸性粒细胞增多症（HE）
- 嗜酸性粒细胞增多综合征（HES）

定义

- HE：在间隔超过 1 个月的 2 次检查中，绝对嗜酸性粒细胞计数 >1.5×10^9/L（即 >1500 细胞 /μL），和（或）组织中出现嗜酸性粒细胞
- HES
  - HE
  - 由于组织 HE 导致的器官损害和（或）功能障碍
  - 排除其他引起嗜酸性粒细胞增多症的原因

影像学表现

X 线表现

- 平片
  - 实质浑浊［磨玻璃影和（或）实变］
    - 双侧，弥漫性或斑片状
  - 结节
    - 随机分布
  - 心力衰竭继发肺水肿的影像学表现
  - 心脏肥大

CT 表现

- HRCT
  - 磨玻璃影和（或）实变
    - 斑片状
    - 随机分布
  - 结节
    - 伴或不伴晕征
    - 随机分布
  - 小叶间隔增厚
  - 支气管血管束增粗
  - 支气管壁增厚
  - <50% 的患者出现胸腔积液
  - 胸内淋巴结肿大（12%）
- 其他 CT 表现
  - 心脏肥大
  - 心力衰竭继发肺水肿的表现

鉴别诊断

嗜酸性粒细胞性肺炎

- 可能出现血嗜酸性粒细胞增多症
  - 不符合 HES 的诊断标准
- 上叶外周为主（慢性嗜酸性粒细胞性肺炎）
- 新开始吸烟（急性嗜酸性粒细胞性肺炎）

心源性肺水肿

- 无血嗜酸性粒细胞增多症
- 缺血性心脏病是最常见的原因

嗜酸性肉芽肿性多血管炎

- 可能出现血嗜酸性粒细胞增多症
- 哮喘史

病理学表现

基本表现

- 原发性或肿瘤性 HES
  - 伴有 HE 和 *PDGFRA*、*PDGFRB*、*FGFR* 重排或 *PCM1-JAK2* 易位的潜在髓系 / 淋巴 / 干细胞肿瘤
- 继发性或反应性 HES
  - 与炎症、肿瘤性疾病、寄生虫感染或药物不良反应相关
  - 由其他细胞产生的细胞因子（如 IL-5）驱动的非克隆性嗜酸性粒细胞增殖
  - 淋巴细胞型（L-HES）
    - IL-5 产生的细胞是淋巴细胞的异常克隆群体
- 特发性 HES
  - 患者符合 HES 的诊断标准，但不符合原发性或反应性 HES 的定义
- 心脏表现（>50%）
  - 心内膜纤维化、限制性心肌病、瓣膜损伤、附壁血栓
- 神经系统疾病
  - 脑血栓栓塞、脑病、周围神经病变
- HES 累及的其他器官
  - 胃肠道、肾脏、关节、皮肤

大体病理和手术所见

- 支气管肺泡灌洗液嗜酸性粒细胞增多，高达 73%

镜下表现

- 受累器官嗜酸性粒细胞浸润
- 组织坏死

临床要点

临床表现

- 肺部受累（40%）
  - 慢性干咳、呼吸困难、喘息
  - 疲劳、体重减轻
- 心脏受累
  - 心力衰竭
- 动脉栓塞

人口统计学表现

- 年龄
  - 大多数患者年龄在 20~50 岁（平均 33 岁）
- 性别
  - 以前的研究表明 HES 在男性中更多见（男性：女性 = 9：1）
  - 最近的研究表明 HES 在性别中平均分布（男性：女性 = 1：1）

自然病史和预后

- 总体预后差
- 心脏病是发病和死亡的主要原因
- 5% 的 HE 患者最终发展为血液系统恶性肿瘤

肺泡微石症

关键要点

术语

- 肺泡微石症（pulmonary alveolar microlithiasis, PAM）：罕见的常染色体隐性遗传病，以肺泡内钙磷沉积（微石或钙球）为特征

影像学表现

- 与疾病分期相关的影像学表现
- 平片
  - 早期：微结节（细砂样）影
  - 晚期：致密、不规则、网状影
    - 心脏和膈肌可能边界不清
    - “白肺”（肺几乎完全不透明）
    - 黑胸膜线征：细小的胸膜下透亮线
- HRCT
  - 致密结节 <1 mm；沿小叶间隔和支气管血管束随机分布
  - 磨玻璃影，实变：聚集的微结节
  - “铺路石”征：沿小叶间隔分布的钙化
  - 胸膜下囊肿：与黑胸膜线征相关

主要鉴别诊断

- 转移性肺钙化
- 树突状肺骨化
- 硅肺

病理学表现

- 常染色体隐形遗传病：*SLC34A2* 基因突变
- 肺泡内微结石：圆形、同心层状结节

临床要点

- 男性略多见
- 可发生于任何年龄；以 20~40 岁多见
- 症状 / 体征
  - 无症状（早期）
  - 劳力性呼吸困难、干咳（晚期）
  - 大多数患者病情进展为肺心病和呼吸衰竭
  - 某些患者病情可能比较稳定

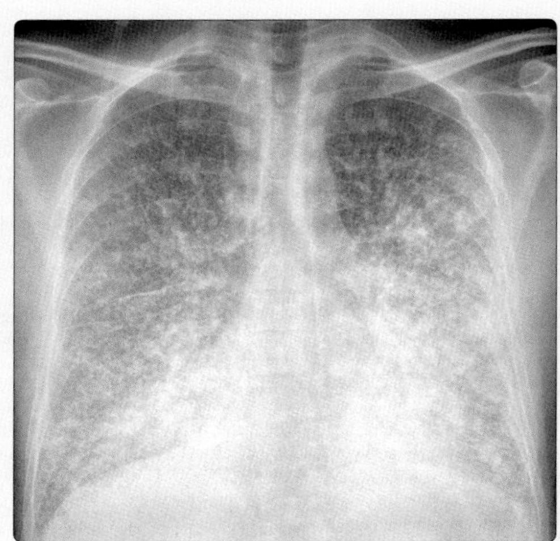

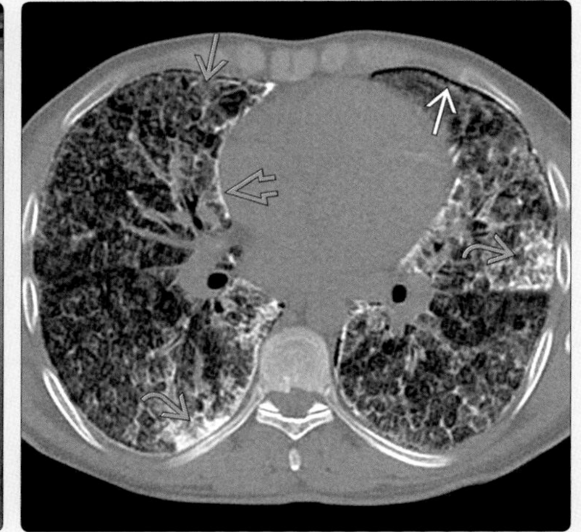

（左图）一名 36 岁男性肺泡微石症患者，后前位胸片显示弥漫性双侧小结节状细砂样影和基底部实变影，使心脏边界模糊。

（右图）同一患者的横断位 HRCT，表现为磨玻璃影➡、胸膜下线状钙化⇨、钙化微结节↗和微小的胸膜下囊肿➡。

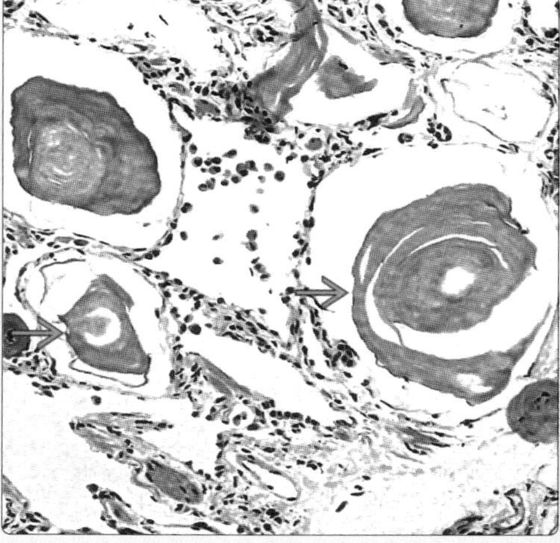

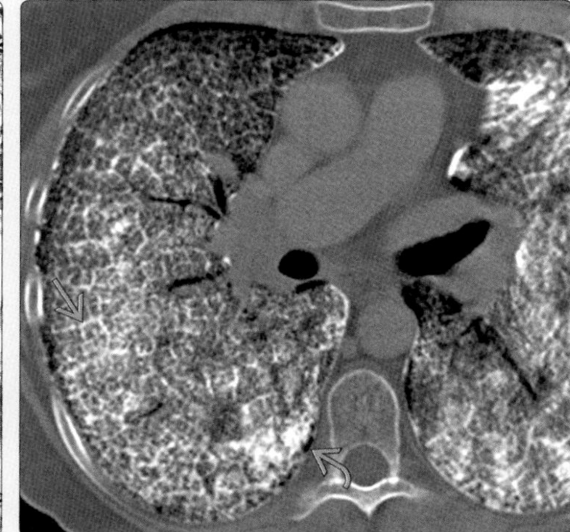

（左图）一名肺泡微石症患者标本的高倍镜照片（HE 染色），显示残存的肺结构和几乎所有肺泡间隙中出现的小层状钙化（微石或钙球）➡。

（右图）一名肺泡微石症患者的横断位 HRCT 表现为弥漫性高密度“铺路石”征：以肺泡钙化和微小的胸膜下囊肿↗为背景，沿小叶间隔分布的广泛钙化➡。

肺泡微石症

术语

缩写

- 肺泡微石症（PAM）

定义

- 罕见的常染色体隐性遗传病，以肺泡内钙磷沉积（微石或钙球）为特征

影像学表现

基本表现

- 最佳诊断思路
  - 肺内钙化的微结节
- 部位
  - 双侧分布
  - 以中下肺区受累为主
- 大小
  - <1 mm
- 影像学表现与疾病阶段以及钙化微结节的数量和分布相关

X 线表现

- 早期
  - 微结节（细砂样）影
  - 基底部分布为主
- 晚期
  - 与微结节聚集相关的致密、不规则、网状影
  - 心脏和膈肌可能边界不清（心脏消失现象）
  - “白肺”（肺几乎完全不透明）
  - 黑胸膜线征：胸壁和肺泡钙化之间细小的透亮线

CT 表现

- HRCT
  - 结节
    - 致密结节 <1 mm
    - 沿小叶间隔和支气管血管束随机分布
  - 磨玻璃影
    - 与微结节聚集相关
  - 实变
    - 与微结节聚集相关
    - 空气支气管征
  - 小叶间隔增厚
    - 次级肺小叶周围高密度钙化微结节
  - 沿小叶间隔分布的钙化形成“铺路石”征
  - 胸膜下线：胸膜下钙化
  - 支气管血管束增厚
  - 牵拉性支气管扩张：<10 mm
  - 胸膜下囊肿（肺泡管扩张，<10 mm）：可见黑胸膜线征；相邻的钙化微结节更加突显胸膜下的高透亮度区
  - 肺大疱：上叶（1~8 cm）

核医学表现

- ^{99m}TC MDP 骨显像
  - 双侧弥漫性放射性核素摄取

鉴别诊断

转移性肺钙化

- 与慢性肾功能衰竭相关
- 磨玻璃影和小叶中心结节

树突状肺骨化

- 与晚期肺纤维化和慢性误吸相关
- 树突状（沿终末气道的树枝状病变）

硅肺

- 软组织和（或）小钙化结节
- 纵隔和（或）肺门淋巴结肿大；可能出现“蛋壳”样钙化

病理学表现

基本表现

- 高外显性常染色体隐性遗传病
  - *SLC34A2* 基因突变；在Ⅱ型肺泡细胞中编码钠－磷酸共转运体 NPT2b
- 血清钙和磷正常
- 无任何系统性钙代谢疾病

镜下表现

- 充满钙球的肺泡
  - 微石：圆形、同心层状肺泡内结节
- 可能发生骨化和轻微炎症

临床要点

临床表现

- 最常见的症状/体征
  - 无症状（早期）
  - 劳力性呼吸困难、干咳（晚期）
- 其他症状/体征
  - 胸痛、咯血、气胸、杵状指
- 临床表现通常比影像学异常轻微（临床－影像学不一致）
- 男性生殖器（睾丸和精囊）中微石沉积与不育有关

人口统计学表现

- 年龄
  - 可发生于任何年龄；20~40 岁多见
- 流行病学
  - 超过半数的病例来自于土耳其、中国、日本、印度和意大利（52.5%）

自然病史和预后

- 某些患者病情可能比较稳定
- 大多数患者进展为肺心病和呼吸衰竭

治疗

- 肺移植

转移性肺钙化

关键要点

术语

- 正常肺实质钙沉积
  - 钙代谢异常
  - 诱因：慢性肾功能衰竭、高钙血症、组织 pH 升高

影像学表现

- 平片：除非严重，否则很少发现钙化
- CT
  - 磨玻璃影（最常见）
    - 典型的小叶中心分布，呈玫瑰花环状
  - 高密度实变
  - 多发小钙化结节
- 相关发现：胸壁、心脏或肺血管内的小血管钙化

主要鉴别诊断

- 结节病
- 硅肺
- 滑石肺
- 肺泡微石症
- 淀粉样变性

病理学表现

- 高钙血症：慢性肾衰竭（最常见原因）
- 上叶的高 V/Q 比导致碱性 pH（7.51）（在胃壁和肾髓质中也存在），一些报道中显示上叶更易受累

临床要点

- 通常无症状，良性病程
- 多种全身性和肺部疾病
- 肺功能测试通常正常

诊断要点

- 在有肺部异常和已知特定致病条件的患者中考虑转移性肺钙化
- 诊断可能需要 CT 和 ^{99m}Tc MDP

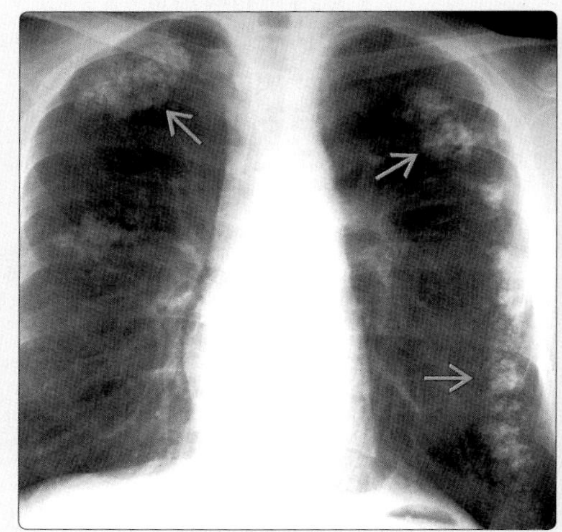
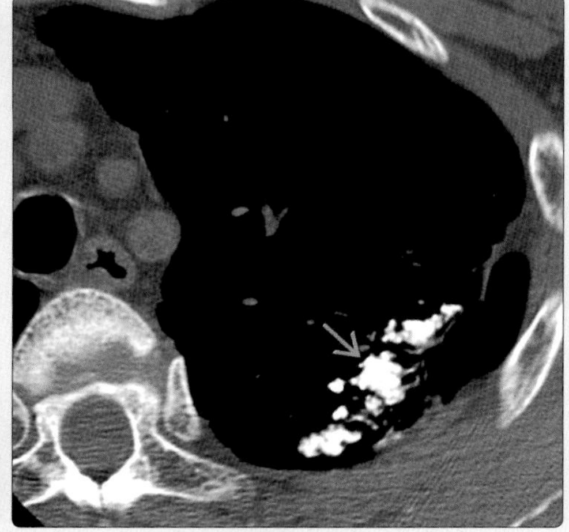

（左图）转移性肺钙化患者，正位胸片显示双侧外周性结节状高密度肺实变影➡。大多数转移性钙化病变的密度不够高，在胸片上无法辨认（感谢 N. L. Müller 博士供图）。

（右图）同一患者的横断位平扫 CT 显示多灶性左肺上叶外周结节样钙化➡。CT 对钙化的诊断比平片更敏感（感谢 N. L. Müller 博士供图）。

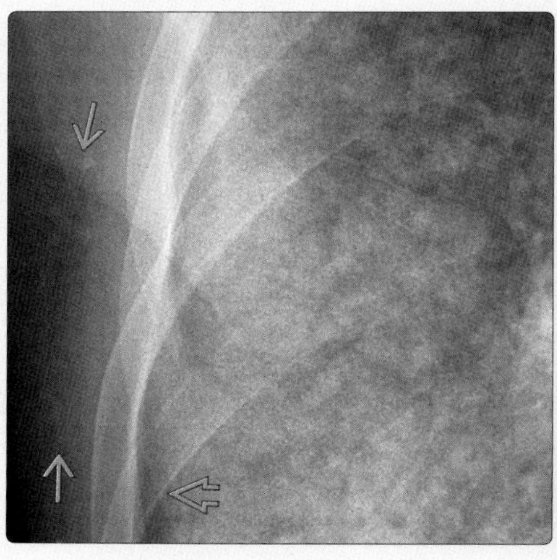
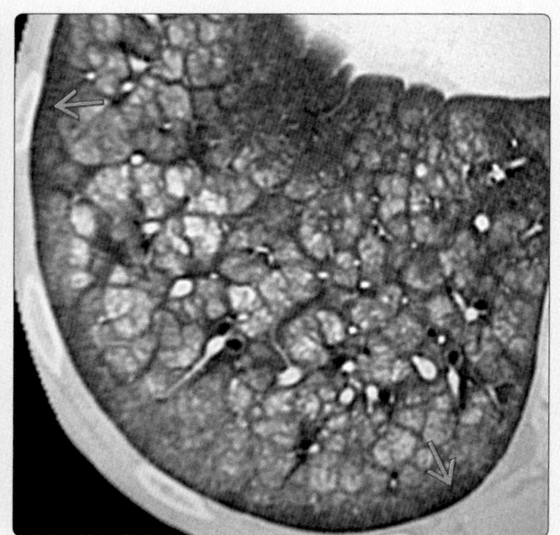

（左图）继发性甲状旁腺功能亢进和转移性肺钙化患者，锥形正面胸片显示多发结节状空腔影，但不累及胸膜下肺⇨。注意胸壁小血管钙化➡，这是一个常见且具体的辅助发现。

（右图）同一患者的横断位平扫 CT 表现为高密度的结节状病变，呈玫瑰花环状，胸膜下相对未受累➡，这反映了本病的小叶中心性质。

术语

缩写

- 转移性肺钙化（metastatic pulmonary calcification, MPC）

同义词

- 肺钙质沉着症

定义

- 肺钙化
  - 营养不良性钙化
    - 损伤肺实质钙沉积
    - 无血清钙水平升高
  - 转移性钙化
    - 正常肺实质钙沉积
    - 钙代谢异常
    - 诱因：慢性肾功能衰竭、高钙血症、组织 pH 升高
- 钙化防御
  - 小血管钙化导致终末器官缺血
  - 可能导致迅速致命性的非心源性水肿

影像学表现

基本表现

- 最佳诊断思路
  - 高钙血症患者的小叶中心磨玻璃结节或致密实变 ± 胸壁血管钙化
- 部位
  - 可变，可能以上肺为主：pH 相对偏碱性组织的趋向性

X 线表现

- 平片
  - 除非严重，否则很少发现钙化
    - 常规高 kVp 技术检测钙化的效果不佳
    - 双能数字摄影比常规平片更灵敏
  - 融合或斑片状肺泡实变影
    - 可能类似肺水肿或肺炎
    - 很少发现内部钙化
  - 离散或融合结节 ± 钙化
  - 弥漫性间质病变

CT 表现

- 对钙化的识别比平片更灵敏
  - 尽管存在微小钙化，但很小的结节可能不会出现钙化
  - 40% 的病例可能看不到钙化
  - 一些研究报道称，由于肺尖碱度增加，钙化偏向分布于上肺；另一些研究报告称分布没有偏向性
- 外观多变，3 种主要模式
  - 磨玻璃影（最常见）
    - 典型的小叶中心分布；呈玫瑰花环状，胸膜下不受累
    - 桑葚形或微型“棉球”形
    - 可能表现为点状内部钙化
  - 高密度实变
    - 大多数异常肺组织表现为钙化
    - 楔形，通常为大小不等的外周实变
    - 可能是血管闭塞所致，这可以通过 CT 血管造影识别
  - 多发小结节
    - 3~10 mm，以钙化为主
    - 弥漫性分布
- 相关发现
  - 外周网状结构
  - 胸壁、心脏或肺动脉内的小血管钙化
  - 代表甲状旁腺腺瘤的甲状旁腺肿块
  - 甲状旁腺功能亢进所致的溶骨性病变和“橄榄球衣”脊椎
- 双能量 CT 能够显示钙抑制以帮助检测

核医学表现

- ^{99m}Tc- 亚甲基二膦酸盐显像（^{99m}Tc MDP）
  - 最敏感的早期检测技术
  - 放射性同位素摄取量增加
    - 对称性，足够致密以至于消除肋骨轮廓

MR 表现

- 识别代谢紊乱引起的肺钙蓄积的一种方法
  - T_1WI 高信号，则表明病灶中钙浓度低

推荐的影像学检查方法

- 最佳影像检查方法
  - CT 简便易行，是对病变识别和定性的最佳检查方式

鉴别诊断

结节病

- 结节钙化少见；主要累及上叶
- 伴发的高钙血症（增加骨化三醇的产生）可能会增加 MPC 的风险
  - 紫外线敏感性导致的季节性高钙血症

硅肺

- 硅结节可能发生钙化；主要累及上叶
- 职业接触史

滑石肺

- 静脉吸毒史
- 上叶微结节（<1 mm），小于 MPC 的结节；倾向于融合成肺门周围纤维性肿块

肺泡微石症

- 微小（0~1 mm）、点状钙化
- 弥漫性受累，下叶更严重

结核

- 主要累及上叶；除非愈合，否则有伴有广泛钙化
- 既往肉芽肿性疾病更容易导致牵拉性支气管扩张和肺瘢痕形成

二尖瓣狭窄

- 左心房增大和血管重新分布（肺静脉高压）
  - 全心增大和慢性水肿在 MPC 患者中常见
- 骨化主要影响下叶

淀粉样变性

- 大结节；小结节通常不钙化
- 常伴有小叶间隔增厚

树突状肺骨化

- 下叶树突状钙化
  - 可能是孤立的或与间质性肺疾病有关
  - 如果是孤立的，则很可能与慢性胃酸吸入有关
- 通常在老年男性中偶然发现

胺碘酮肺毒性

- 团块状实变，伴或不伴密度增加
- 基底部胸膜下网状改变和纤维化
- 肝脏和脾脏的密度增加

病理学表现

基本表现

- 病因
  - 钙代谢正常的患者很少出现 MPC
  - 高钙血症
  - 高钙血症的良性病因
    - 慢性肾功能衰竭
    - 类固醇和磷酸盐治疗
    - 长期制动
    - 甲状旁腺功能亢进
    - 维生素 D 过多症
    - 乳 – 碱综合征
    - 结节病
    - 肝移植
  - 高钙血症的恶性病因
    - 骨转移（尤其是乳腺癌）
    - 多发性骨髓瘤
    - 淋巴瘤和白血病
    - 头颈部鳞状细胞癌
    - 绒毛膜癌
    - 甲状旁腺癌
  - 病理生理学
    - 慢性酸中毒致骨骼钙盐溶解
    - 甲状旁腺功能亢进引起骨吸收
    - 肾功能下降导致高磷血症和钙磷沉积升高
    - 钙在碱性环境中不易溶解
  - 上叶的高 V/Q 比导致碱性 pH 升高（7.51）（胃壁和肾髓质也存在碱性 pH 升高）
    - 在某些病例中证实了弥漫性上肺区存在钙沉积
  - 局灶性钙化表明供应区域的血管闭塞（局灶性 V/Q 比增加）
- 相关异常
  - 肺、胃、肾和心脏（最常见）转移性钙化
- 基本病理学
  - MPC 代表正常组织中的钙沉积，与引起异常组织的营养不良性钙化形成对比

大体病理和手术所见

- 切面呈坚硬的砂砾状，肺结构保存完整

镜下表现

- 间质位置
  - CT 上的间质异常罕见
    - CT 异常模仿气腔疾病
- 肺泡间隔和血管出现沉积（50 × > 正常）
  - 对弹性组织的亲和性（中小血管）
- 肺泡内渗出物发现组织和钙化
- 钙染色在茜素红和 von Kossa 染色中呈阳性
- 纤维化在更严重或长期的病例中逐渐发展

临床要点

临床表现

- 最常见的症状 / 体征
  - 常无症状，良性病程
  - 渐进性呼吸困难；有些患者症状突然发作，病程迅速

自然病史和预后

- 肺功能通常正常
  - 伴有严重疾病，肺功能受限，扩散能力下降
  - 肺功能与高钙血症之间的负相关性
- 从几年内保持稳定的偶然发现到几天内暴发的危及生命的病程不等
- 心脏受累（传导途径的改变）导致的死亡
- 通过纠正高钙血症 MPC 可以逆转
  - 在纤维化的情况下是不可逆的

治疗

- 高钙血症的纠正和潜在原因的治疗
- 尽管进行了肾移植，MPC 仍可能进展
- 对硫代硫酸钠的初步反应

诊断要点

考虑的诊断

- 肺异常和已知病因患者的 MPC
- 诊断可能需要 CT 和 ^{99m}Tc MDP 闪烁扫描

影像解读要点

- 伴随 MPC 的患者没有淋巴结钙化、小叶间隔增厚和“树芽”征

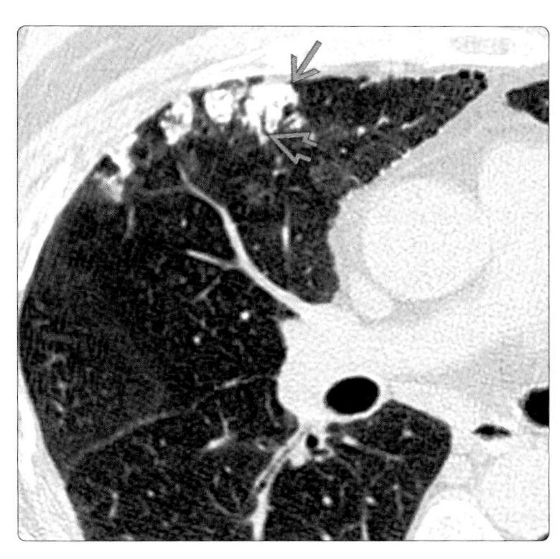

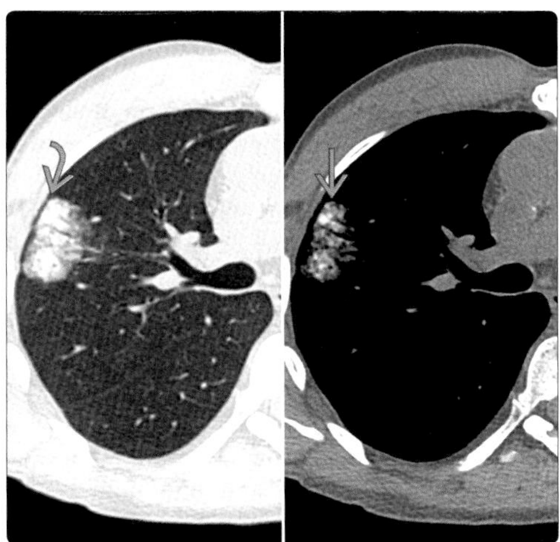

（左图）转移性肺钙化患者的横断位 HRCT 显示右肺上叶周围、胸膜下、聚集性的高密度结节性钙化➡伴内部空气支气管征⇒。

（右图）一名有慢性肾脏疾病和转移性肺钙化的 46 岁男性患者，肺窗（左）和软组织窗（右）横断位平扫 CT 复合图像显示右肺上叶不均匀性实变伴钙化➡（在软组织窗口上显示佳），胸膜下未受侵➡。

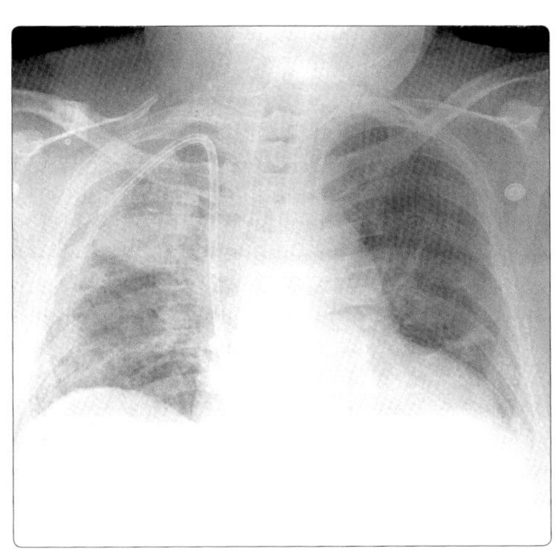

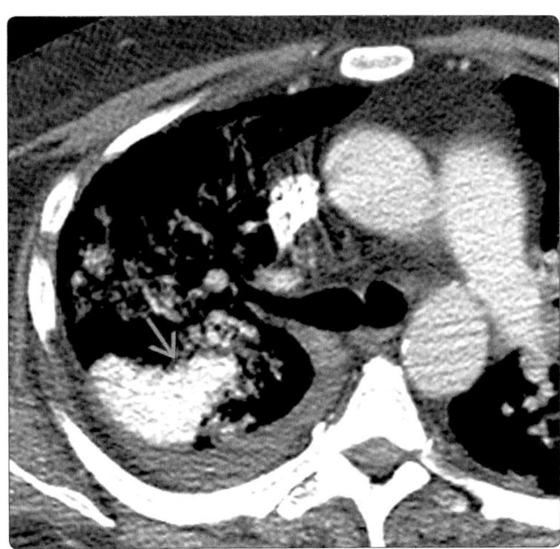

（左图）一名 53 岁男性血液透析患者，前后位胸片显示转移性肺钙化，表现为右肺上叶实变，最初诊断为肺炎。由于后续胸片没有改善，因此进行胸部 CT 以进一步评估。

（右）同一患者的横断位增强 CT 显示钙化的右肺上叶亚段实变➡。钙化在平片中很难发现，但在 CT 上更容易观察到。

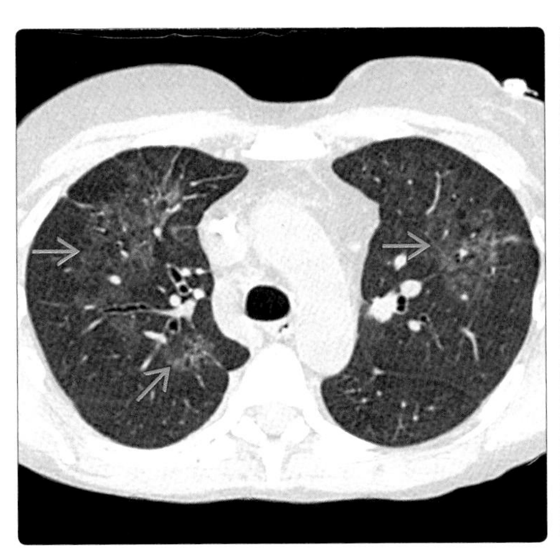

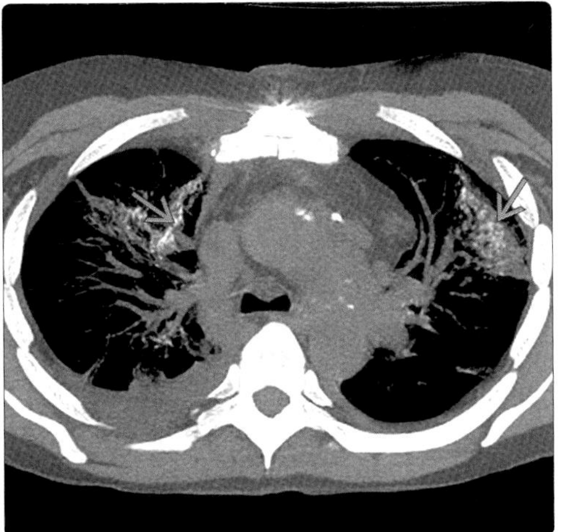

（左图）54 岁女性患者，有慢性肾脏疾病伴转移性钙化，横断位平扫 CT 显示双肺上叶磨玻璃影➡和浅网格影。没有明显的钙化使确诊非常困难。

（右）同一患者 18 个月后横断位平扫 CT 最大密度投影（MIP）重建图像显示，上叶支气管血管周围有聚集性点状钙化➡。高达 60% 的患者在 CT 上可以看到钙化。

淋巴管平滑肌瘤病

关键要点

术语
- 淋巴管肌瘤病（LAM）
- 结节性硬化综合征（TSC）
- LAM：肿瘤性平滑肌样细胞的增殖
  - 散发性 LAM（S-LAM）
  - 结节性硬化症伴发 LAM（TSC-LAM）

影像学表现
- 平片
  - 肺容量正常或增加
  - 弥漫性细曲线影（囊壁）
  - 胸腔积液
- CT/HRCT
  - 双侧弥漫性薄壁气囊；在正常肺实质间
  - 与出血相关的磨玻璃影
  - 与间质水肿相关的间隔增厚
  - 胸腔积液
  - 淋巴结肿大，肾血管平滑肌脂肪瘤

主要鉴别诊断
- 肺朗格汉斯细胞组织细胞增生症
- Birt-Hogg-Dubé 综合征
- 淋巴细胞间质性肺炎
- 轻链沉积病

病理学表现
- 血管、细支气管、肺泡壁、淋巴管和囊壁周围的新生平滑肌细胞增殖

临床要点
- 育龄女性；平均年龄：34 岁
- 进行性呼吸困难、胸痛、咳嗽、喘息、咳血
- 自发性肺气肿引起的急性呼吸困难和胸痛

诊断要点
- 对有弥漫性双侧薄壁肺囊肿伴或不伴肺气肿或胸腔积液的年轻女性考虑为 LAM

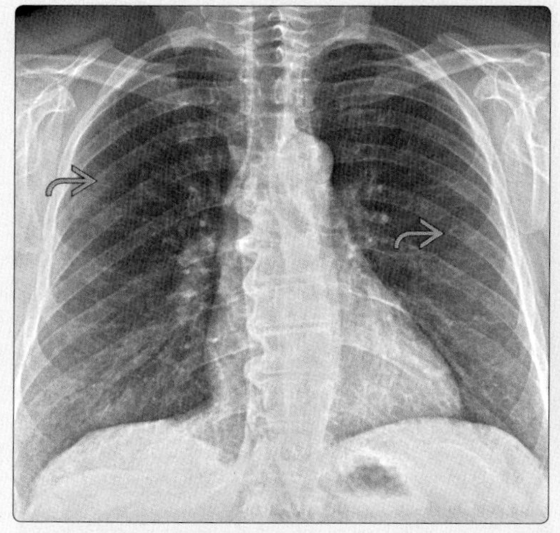

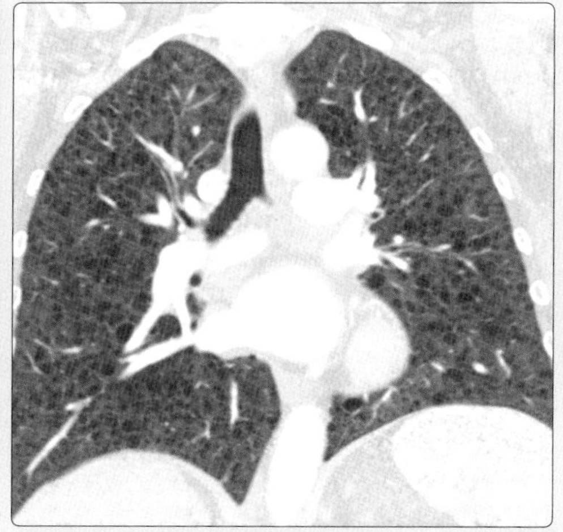

（左图）一名有淋巴管平滑肌瘤病和进行性呼吸困难的女性患者，后前位胸片显示肺容量正常，弥漫性双侧细曲线影➡，其内在透亮区对应大量肺囊肿。

（右图）同一患者的冠状位增强 CT 显示大量大小均匀的双肺薄壁圆形肺囊肿，具有淋巴管平滑肌瘤病的特征。注意正常出现的肺实质。

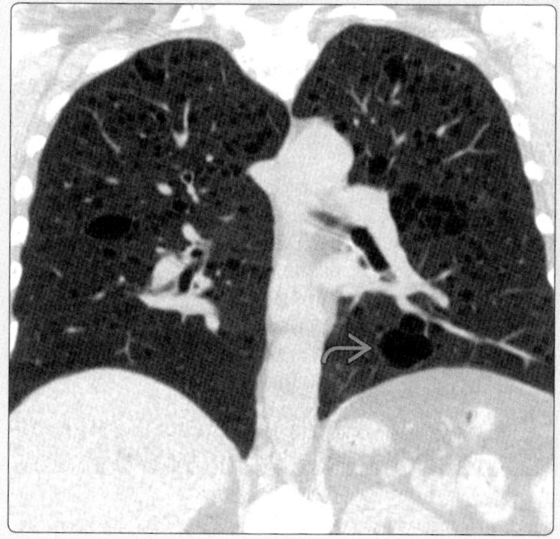

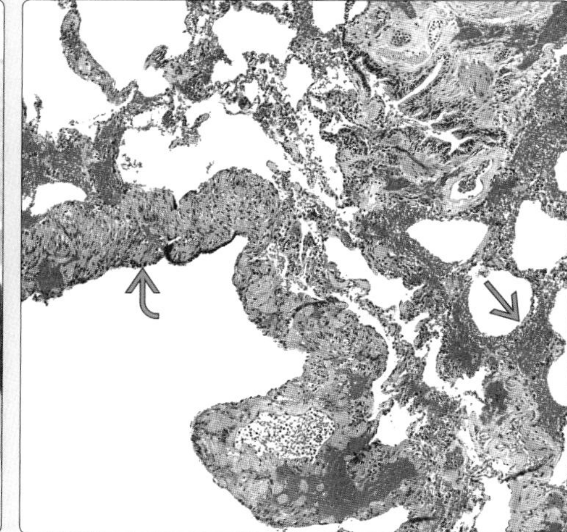

（左图）淋巴管平滑肌瘤病患者，冠状位平扫 CT 显示大量大小不等的双肺薄壁肺囊肿和一个巨大的左肺下叶囊肿➡。淋巴管平滑肌瘤病患者可能会出现长达 30 mm 的大囊肿。

（右图）淋巴管平滑肌瘤病标本的高倍显微镜照片（HE 染色）显示膈囊壁中的非典型平滑肌细胞增生➡和肺出血灶➡（来自 *DP: Thoracic*）。

术语

缩写
- 淋巴管肌瘤病（LAM）
- 结节性硬化综合征（TSC）

定义
- 罕见的肿瘤性囊性肺病；非典型平滑肌细胞的增殖
  - 散发性 LAM（S-LAM）
  - 结节性硬化症伴发 LAM（TSC-LAM）
    - TSC：多器官错构瘤、癫痫发作和认知障碍的神经皮肤综合征

影像学表现

基本表现
- 最佳诊断思路
  - 有弥漫性薄壁肺囊肿、自发性肺气肿和（或）乳糜胸的绝经前女性

X 线表现
- 正常（尽管有弥漫性囊性疾病）或肺过度膨胀
- 弥漫性细线影和中心透亮影（囊肿）
- 气胸
- 胸腔积液（乳糜）约占 1/3；单边或双边

CT 表现
- 弥漫性双肺薄壁囊肿；介于其间的肺组织正常
  - 2~5 mm；可大至 25~30 mm
  - 球形或卵球形囊肿；在严重疾病中的多边形囊肿
  - 可见光滑薄囊肿壁
  - 肺部轻到重度受累
- 肺泡出血引起的磨玻璃影
- 淋巴管阻塞 / 水肿导致间隔增厚
- 多灶性微小结节性肺细胞增生（MMPH）：实性或磨玻璃结节（1~10 mm）；在 TSC-LAM 中更常见
- 胸腔积液（乳糜），液气胸
- 胸导管增宽
- 心包积液（乳糜）
- 淋巴结肿大（低密度区）：膈脚后区、腹部、盆腔
- 淋巴管平滑肌瘤：胸部、腹部、盆腔
  - 囊性成分包裹的肿块
- 32% 的肾血管平滑肌脂肪瘤（AML）
- 其他：肝 / 脾 AML、腹腔积液（乳糜）

推荐的影像学检查方法
- 最佳成像方式
  - CT/HRCT 是首选的成像方式
- 推荐的检查序列与参数
  - 冠状位重建，以记录弥漫受累
- 筛查建议（CT）
  - 患有 TSC 的女性：18 岁后筛查一次；然后每 5~10 年一次
  - 年轻 / 中年非吸烟女性并发所胸
  - 女性伴有急性髓细胞白血病、腹部 CT 显示基底段肺囊肿或乳糜性胸腔积液 / 腹腔积液
  - 不明原因进行性呼吸困难的女性

鉴别诊断

肺朗格汉斯细胞组织细胞增多症
- 男女无差异；吸烟者
- 上肺区主要受累
- 小囊肿、形状特异、结节性囊肿壁
- 肺部不规则小结节（≤10 mm）

Birt-Hogg Dubé 综合征
- 常染色体显性遗传：肺囊肿、肾脏和皮肤病变
- 不规则囊肿；基底部、内侧、胸膜下
- 囊肿可能紧靠隔膜并包围血管

淋巴细胞间质性肺炎
- 成年女性；50~60 岁
- 免疫抑制，干燥综合征
- 少量大囊肿、磨玻璃影、结节

轻链沉积病
- 与淋巴增生性疾病相关
- 肺泡壁、小气道和血管中的轻链沉积
- 大小不等的弥漫性肺囊肿

小叶中心性肺气肿
- 男性和女性；吸烟者
- 上叶主要受累
- 小叶中心透亮区，壁不可见；小叶中心动脉显像

病理学表现

基本表现
- 病因
  - 被世界卫生组织列为低度恶性肿瘤
    - LAM 细胞可能通过淋巴管转移
- 遗传学
  - *TSC* 基因失活突变
    - *TSC* 基因抑制哺乳动物雷帕霉素复合物 1（*mTORC1*）的机制靶标
    - 过度活化 *mTORC1* 导致肺淋巴管广泛生成
  - S-LAM：局限于 LAM 病变的 *TSC2* 基因获得性突变
  - TSC：遗传性常染色体显性遗传病
    - 所有细胞中 *TSC1*（编码 hamartin）或 *TSC2*（编码块茎蛋白）基因的遗传和获得性突变
    - TSC-LAM：约 40% 的女性和 15% 的男性患有 TSC
- 相关异常
  - 乳白色腹腔积液
  - 腹部淋巴结病
  - 肾、肝、脾 AML
  - 腹部和盆腔淋巴管平滑肌瘤
  - 子宫平滑肌瘤、淋巴管 – 输尿管和淋巴管 – 静脉

交通

分期、分级和分类

- LAM 组织学评分（LHS）
  - 基于囊肿累及肺部的百分比
  - LHS-1：<25%；LHS-2：25%~50%；LHS-3：>50%
  - LHS 与生存相关；评分越高预后越差

大体病理和手术所见

- 肺部肿大；弥漫性分布的肺囊肿
- 胸部、腹部和盆腔淋巴结肿大
- 胸导管和淋巴管增宽
  - LAM 细胞可能会侵犯胸导管并产生淋巴流改变，从而导致乳糜胸
- 淋巴管平滑肌瘤：充满乳糜的包膜肿块

镜下表现

- 细支气管、肺泡壁、血管、横断位淋巴管和囊壁周围的新生平滑肌（LAM）细胞
  - LAM 细胞簇：中心纺锤形细胞和外周上皮样细胞
- 囊肿壁Ⅱ型肺泡上皮细胞增殖、弹性蛋白和胶原纤维被破坏
- α-平滑肌细胞肌动蛋白、结蛋白、波形蛋白和人类黑色素（HMB-45）的免疫反应性
- 小结节性肺泡细胞增生；实质上是 TSC 的病理表型
- 淋巴管平滑肌瘤：具有裂隙状血管通道的 LAM 细胞浸润的淋巴管

临床要点

临床表现

- 最常见的症状 / 体征
  - 进行性症状
    - 运动性呼吸困难、胸痛、咳嗽、喘息、咳血、咳糜、乳糜胸
  - 气胸
    - 发病时为 40%~70%；复发 >70%
  - 月经、妊娠和外源性雌激素使症状加重
  - 肺功能检查
    - 阻塞性肺病，肺容量增加
    - FEV1 和（或）一氧化碳扩散能力（DLCO）下降
- 其他症状 / 体征
  - 肾脏 AML 快速生长引起的腰痛
  - 低血压：肾 AML 出血
  - 腹部、腰部 / 骨盆疼痛、腹胀、失禁、乳糜尿、血尿、下肢淋巴水肿以及腹部和盆腔淋巴管平滑肌瘤引起的感觉异常

人口统计学表现

- 年龄
  - 育龄女性；平均年龄 34 岁，中位数 38 岁；在绝经后女性中也有记录，通常与外源性雌激素有关
- 性别
  - 几乎全部是女性；TSC-LAM 中的女性和男性都可能受影响
- 流行病学：S-LAM 患病率在女性中为（1~7.5）/100 万
- 诊断
  - 血管内皮生长因子 D（VEGF-D）：是在适当的临床环境中被证实的诊断生物标志物；肺活检不是确定 LAM 诊断的必要条件
  - 特征性 HRCT 表现，但没有 LAM 的其他特征：在通过支气管或手术肺活检进行组织学诊断之前，进行 VEGF-D 检测以确定诊断
  - 特征性 HRCT 表现（>10 个薄壁、圆形、轮廓分明、充气囊肿，肺容量保留或增加，无其他显著肺部受累）在以下患者中被认为具有诊断意义：结节性硬化症（TSC）患者、肾血管平滑肌脂肪瘤（AMLs）患者、血清血管内皮生长因子 D（*VEGF-D*）≥800 pg/mL 的患者、乳糜性积液患者，或者 CT 显示有淋巴管平滑肌瘤的患者。

自然病史和预后

- 预后（长期较差）
  - 进行性气流阻塞和呼吸衰竭
  - 预后不良；TSC-LAM 中较轻的疾病
  - 年龄较小和患有广泛囊性肺病的患者预后较差
  - 在妊娠期间肺功能恶化和气胸发生率增加
- 总体 5 年生存率 60%~70%

治疗

- 气胸
  - 引流、胸膜固定术、胸膜切除术；可能使肺移植复杂化
- 乳糜胸
  - 胸导管结扎术、胸膜静脉分流术
- 避免使用雌激素
- 西罗莫司（mTOR 抑制剂）
  - LAM 患者肺功能异常或下降
  - LAM 患者乳糜渗出
- 肺移植
  - 晚期疾病
  - 移植肺中报道有复发性疾病

诊断要点

考虑的诊断

- 在有原因不明的进行性呼吸困难和平片显示肺容量增加的女性中考虑 LAM
- 在有弥漫性双肺薄壁肺囊肿，伴或不伴气胸或胸腔积液的女性中考虑 LAM

影像解读要点

- 胸片可能看起来正常或接近正常
- TSC-LAM 的肺部表现与 S-LAM 相同

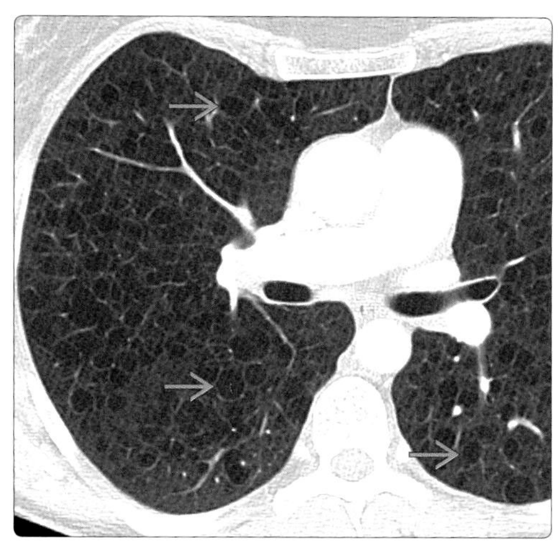

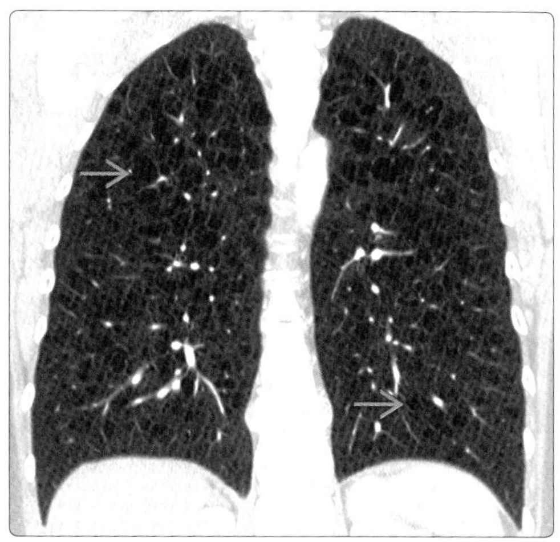

（左图）一名 31 岁女性淋巴管平滑肌瘤病患者，表现为多年的进行性呼吸困难，其横断位增强 CT 显示双肺广泛分布的薄壁肺囊肿→，几乎没有正常的肺实质。

（右图）同一患者的冠状位增强 CT 显示肺囊肿均匀→分布于双肺。囊肿壁薄而均匀，无肺结节。本病例显示淋巴管平滑肌瘤病的 HRCT 特征。

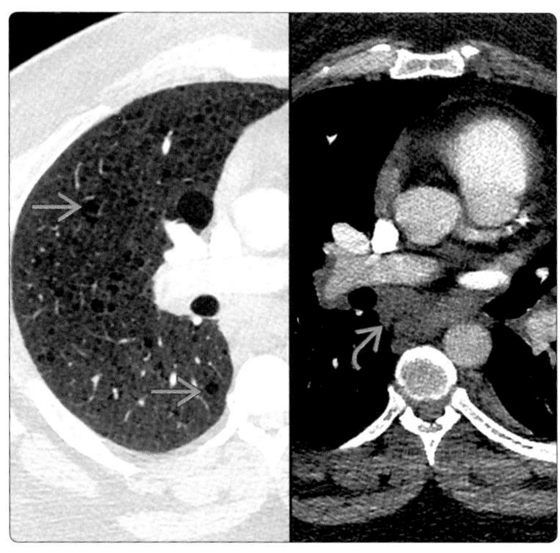

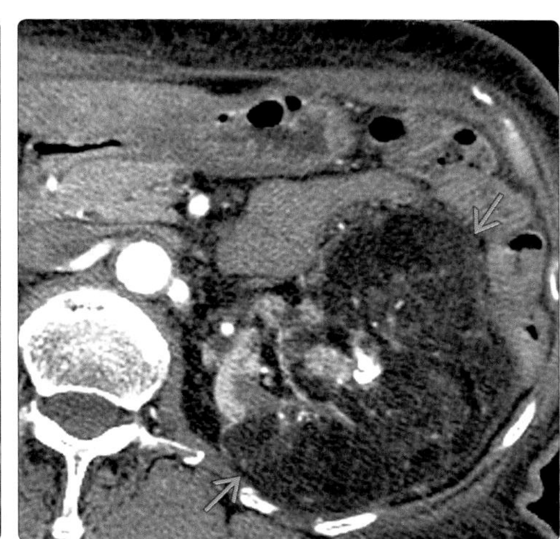

（左图）一名 48 岁女性淋巴管平滑肌瘤病患者，肺窗（左）和软组织窗（右）增强 CT 复合图像显示无数肺囊肿→和右侧食管旁淋巴结肿大↷。

（右图）一名 46 岁女性淋巴管平滑肌瘤病患者，横断位增强 CT 显示左肾有一个巨大的不均匀强化肿块→，并伴有显著的脂肪密度，这是肾血管平滑肌脂肪瘤的特征，在 1/3 的患者中可发现。

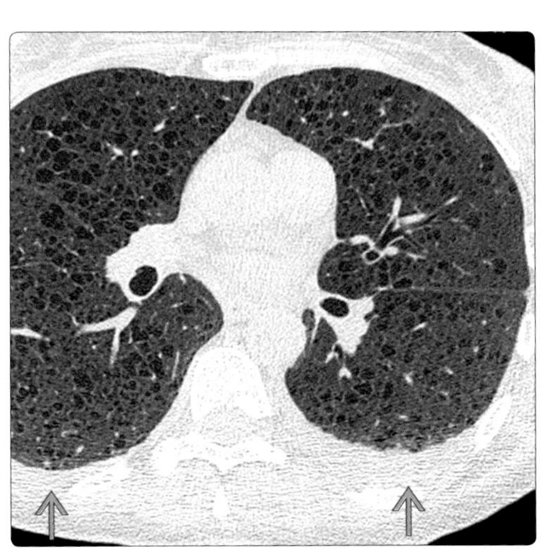

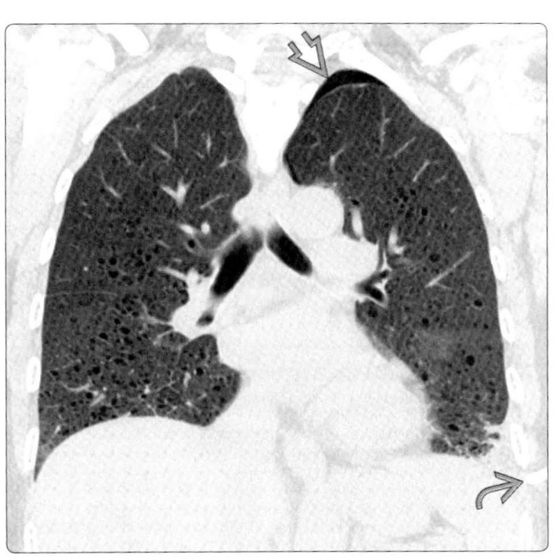

（左图）一名 57 岁女性淋巴管平滑肌瘤病患者，横断位 HRCT 显示无数薄壁肺囊肿，其间肺实质正常，双侧少量胸腔积液，左侧多于右侧→，代表双侧乳糜泻。

（右图）5 年后，同一患者出现急性左胸痛，其冠状位平扫 CT 显示为左侧气胸⇨。注意左侧胸腔积液和部分可见的左侧胸腔导管↷。

肺淀粉样变性

关键要点

术语
- 淀粉样变性：异常不溶性蛋白质在全身组织内沉积

影像学表现
- 肺结节性淀粉样变性：孤立或多发性肺结节，常伴有钙化
- 弥漫性肺泡间隔淀粉样变性：小叶间隔增厚、淋巴管周围结节、实变
- 气道淀粉样变性：局灶性或弥漫性气管支气管壁增厚，可能为环形，伴或不伴钙化
- 心脏淀粉样变性：双心室肥大、舒张功能障碍、心内膜下环形延迟增强

主要鉴别诊断
- 肺结节性淀粉样变性：肉芽肿性感染
- 肺泡间隔淀粉样变性：淋巴管癌
- 心脏淀粉样变性：肥厚型心肌病

病理学表现
- 组织内蛋白质沉积
- 蛋白质：血清淀粉样蛋白 P、糖胺聚糖和原纤维蛋白的组合
- 蛋白质排列成片状，保留刚果红染料，具有苹果绿双折射特性

临床要点
- 肺淀粉样变性
  - 结节性：通常无症状
  - 肺泡间隔：进行性呼吸困难、呼吸衰竭、肺动脉高压进展
- 气管支气管淀粉样变性：症状取决于受累部位，如近端、中段或远端气道
  - 呼吸困难、咳嗽、咳血
  - 近端：喘鸣
  - 中段和远端：喘息
- 心脏淀粉样变性：舒张功能障碍；进行性双心室衰竭

（左图）弥漫性肺泡间隔淀粉样变性患者，横断位平扫 CT（软组织窗）显示部分钙化的中叶实变➡。舌段↪也受累，但程度较低。注意右侧少量胸腔积液⇨。患者经历了进行性呼吸衰竭，最终接受了肺移植。

（右图）同一患者的横断位 HRCT 显示小叶间隔增厚➡，胸膜下↪和小叶中心⇨微结节。

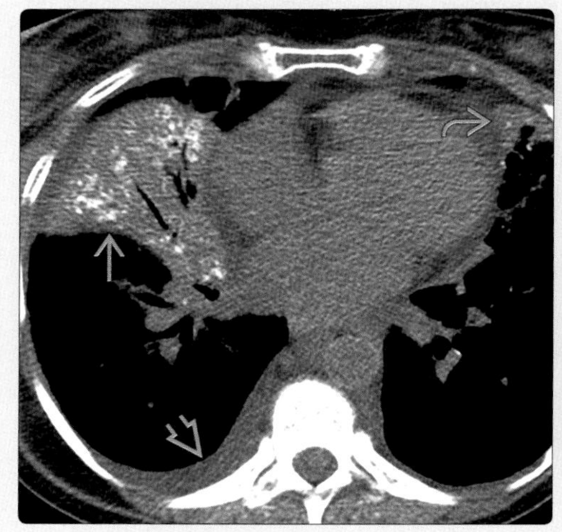

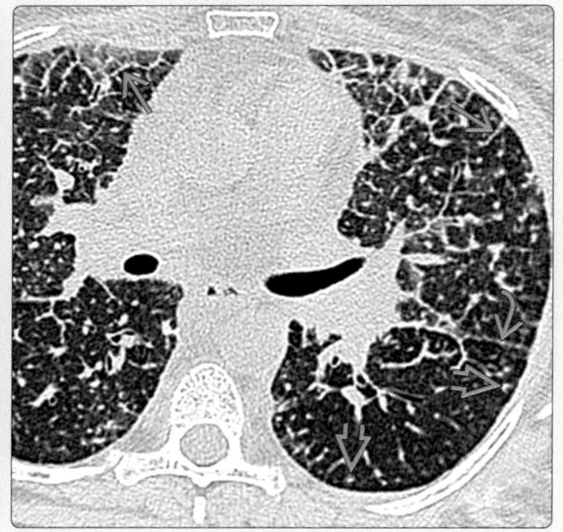

（左图）同一患者标本的低功率显微照片复合图像，刚果红染色（上），偏振光下观察（下），显示特征性的苹果绿双折射➡。淀粉样蛋白在 HE 染色上表现为无定形的间质和血管周围嗜酸性沉积物。

（右图）孤立性淀粉样瘤患者，横断位平扫 CT 显示左肺上叶胸膜下部分钙化的分叶肿块➡和少量左侧胸腔积液↪。活检证实了诊断结果。

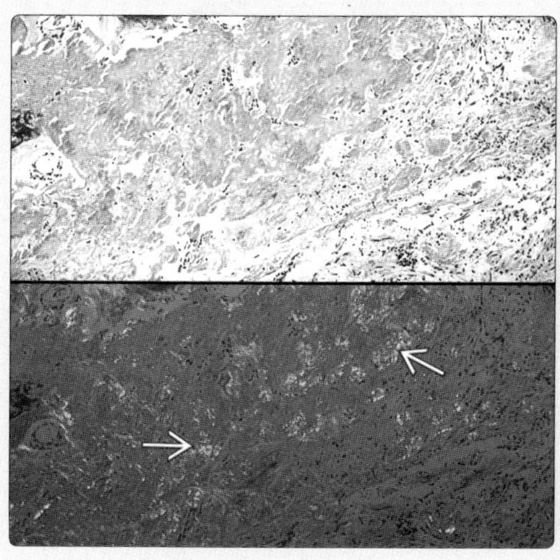

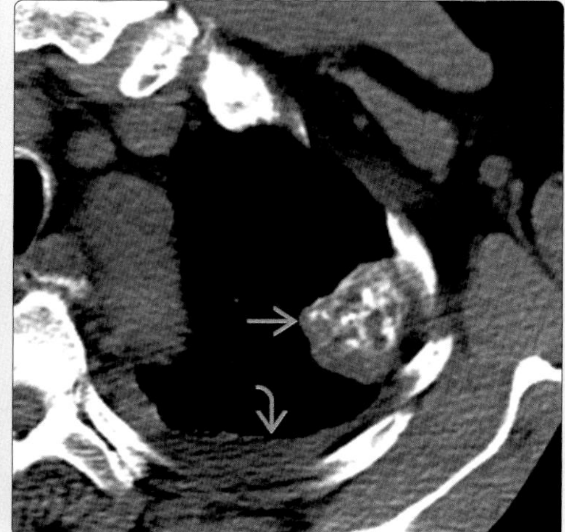

肺淀粉样变性

术语

缩写

- 淀粉样轻链（AL）
- 血清淀粉样蛋白 A（AA）
- 转甲状腺素淀粉样蛋白（ATTR）

定义

- 异常不溶性蛋白质在组织内的沉积

影像学表现

基本表现

- 最佳诊断思路
  - 肺实质：部分钙化结节或实变，小叶间隔增厚
  - 气道：部分钙化、局灶性或弥漫性气道壁增厚
  - 心脏：环形、心内膜下、心肌延迟增强

X 线表现

- 肺实质淀粉样变性
  - 结节实质型：孤立性或多发性肺结节伴或不伴钙化
  - 弥漫性肺泡间隔型：网织结节影，伴或不伴可能含有钙化的融合影
- 平片对气道淀粉样变性的诊断不敏感

CT 表现

- 肺实质淀粉样变性
  - 结节实质型
    - 边界清楚、孤立或多发性肺结节
      - 钙化（常见）
      - 空洞（罕见）
    - 干燥综合征和相关淋巴细胞间质性肺炎患者的肺囊肿
  - 弥漫性肺泡间隔淀粉样变性
    - 小叶间隔增厚
    - 微结节 2~4 mm；小叶中心或淋巴周围
    - 融合性实变伴或不伴钙化（常见）
    - 胸膜增厚和胸腔积液（常见）
    - 空洞（罕见）
- 气道淀粉样变性
  - 局部性多于全身性
  - 沿气管支气管树分布的局灶性或弥漫性黏膜下沉积
    - 长段壁增厚比局灶性支气管内膜病变更常见
    - 钙化区域（常见）
    - 气管后膜受累
- 心脏淀粉样变性：心肌肥大
- 纵隔淀粉样变性：系统性疾病中的无症状淋巴结肿大

MR 表现

- 心脏淀粉样变性
  - 双心室肥大
  - 舒张功能障碍，舒张减弱
  - 延迟钆增强
    - 早期心脏受累：心内膜下环形心肌强化
    - 晚期心脏受累：弥漫性透壁心肌强化
    - 心房壁和心脏瓣膜可强化
  - 钆从血池中的早期清除和在心脏组织中的滞留
    - TI 定位序列：血池信号在心肌之前消失，这与正常情况相反
  - 少量心包积液（常见）
  - 新兴：对照前 T_1 弛豫时间升高（T_1 图），表明浸润性纤维化过程

核医学表现

- 淀粉样蛋白在 FDG PET 上表现出 FDG 摄取增高
- ^{18}F 氟倍他吡作为成像生物标志物出现，与 AL 和 ATTR 特异性结合

推荐的影像学检查方法

- 最佳影像检查方法
  - 肺泡间隔淀粉样变性：HRCT
  - 心脏淀粉样变性：MR

鉴别诊断

肺实质淀粉样变性

- 结节性：肉芽肿感染、血管炎（肉芽肿性多血管炎）、原发性癌症
- 弥漫性肺泡间隔：淋巴管癌、肺尘埃沉着病、非典型肉芽肿性感染

气道淀粉样变性

- 软骨病变：气管支气管病、骨软骨增生性、复发性多软骨炎（不累及气管后壁，而淀粉样蛋白变性累及）
- 肿瘤：鳞状细胞癌、腺样囊性癌
- 炎症：肉芽肿性多血管炎、结节病

心脏淀粉样变性

- 结节病、肥厚型心肌病、心肌梗死

病理学表现

基本表现

- 全身不溶性蛋白质异常沉积
- 蛋白质沉积：血清淀粉样蛋白 P、糖胺聚糖和原纤维蛋白的组合
  - 纤维蛋白异常折叠并组织成片状
  - 淀粉样蛋白不溶，沉积在组织中

分期、分级和分类

- 基于异常蛋白质沉积位置的解剖学分类
  - 局限性：单个器官内沉积
  - 系统性：多器官内沉积
    - 原发性系统性：与浆细胞发育不良有关
    - 继发性系统性：慢性感染 / 炎症患者
- 基于沉积物中原纤维蛋白类型的生化分类
  - > 已鉴定 30 种蛋白质
  - AL
    - 工业化国家最常见的淀粉样蛋白类型

- 浆细胞产生的正常免疫球蛋白轻链异常断裂
- 发生于有潜在浆细胞功能障碍的患者
- AL 患者有异常蛋白质沉积
○ AA：急性期反应物，由肝脏产生
- 在全身感染 / 炎症的情况下，可以在没有淀粉样变性的情况下升高
- 淀粉样变性：异常折叠的 AA 蛋白沉积在组织中
- AA 和 β-2M 淀粉样蛋白患者：正常但有过量蛋白质的异常沉积
○ β2- 微球蛋白：透析相关蛋白
○ ATTRwt：老年系统性淀粉样变性
○ 遗传形式
- 遗传性 ATTR、ALys、AGel、遗传性 β2- 微球蛋白

镜下表现

- 淀粉样蛋白沿间质和血管的无定形嗜酸性沉积
- 钙化和骨化（常见）
- 刚果红染色：肺淀粉样蛋白沉积物在偏振光下表现出苹果绿双折射

临床要点

临床表现

- 最常见的症状 / 体征
  ○ 多种临床症状和表现，因为任何器官都可能受到影响
  ○ 局限型通常无症状；全身型常有症状
  ○ AL：约 1/3 患者出现巨舌症和眶周紫癜
  ○ 心脏沉积：限制性心肌病是发病率和死亡率的主要原因
    - 50% 的 AL 淀粉样变性患者；AA 淀粉样变性罕见
      □ 通常表现为右心室舒张功能障碍 > 左心室衰竭
  ○ 肺实质或气道沉积
    - 局部结节状，通常无症状，胸片偶然发现
    - 弥漫性肺泡间隔常发展为呼吸衰竭，也可进展为肺动脉高压
    - 气管支气管淀粉样变性
      □ 症状取决于累及部位，如近端、中段或远端气道
      □ 呼吸困难、咳嗽、喘鸣、喘息、咳血、复发性肺炎
  ○ 肾脏沉积：最常见于 AA 和 AL 淀粉样变性
    - 蛋白尿
    - 肾病综合征
  ○ 神经病
    - AL：1/5 的患者出现周围神经病变
  ○ 软组织：沉积在肌肉和唾液腺中；可能导致巨舌症、腕管综合征

人口统计学表现

- 流行病学
  ○ 全身性（或系统性）淀粉样变性：80%～90%
  ○ 局限性淀粉样变性：10%～20%
  ○ 呼吸系统通常受累（50%），通常是全身性淀粉样变性的一部分
- 年龄：多在 60 至 70 岁之间

自然病史和预后

- 肺实质淀粉样变性
  ○ 结节：良性病程，生长缓慢，无症状
  ○ 弥漫性肺泡间隔：进行性呼吸功能下降，中位生存期为 16 个月
- 气管支气管淀粉样变性：进展缓慢，近端气道受累，预后比远端气道受累差
- 气道淀粉样变性：总的 5 年生存率为 30%～50%
- 心脏淀粉样变性：进行性疾病，预后不良

治疗

- 淀粉样原纤维的类型和沉积位置决定治疗疗法
- 治疗目标
  ○ 前体蛋白的减少：最重要
    - AL 淀粉样变性：治疗潜在的浆细胞异常
    - AA 淀粉样变性：治疗潜在的感染性 / 炎症性疾病
  ○ 维持受影响淀粉样器官的功能
    - 气道淀粉样变性
      □ 支气管内膜治疗：激光、支架

诊断要点

考虑的诊断

- 慢性呼吸系统症状患者的肺泡间隔淀粉样变性及部分钙化结节和小叶间隔增厚的 CT 表现

影像解读要点

- 肺结节性淀粉样变性：孤立或多发性肺结节 / 肿块，常伴部分钙化
- 肺泡间隔淀粉样变性：弥漫性小叶间隔增厚和部分钙化
- 气管支气管淀粉样变性：弥漫性或局灶性气道壁增厚，累及气管后壁，可能伴钙化
- 心脏淀粉样变性：心内膜下环形延迟强化；在 T_1 定位序列中，心肌信号抑制早于血池

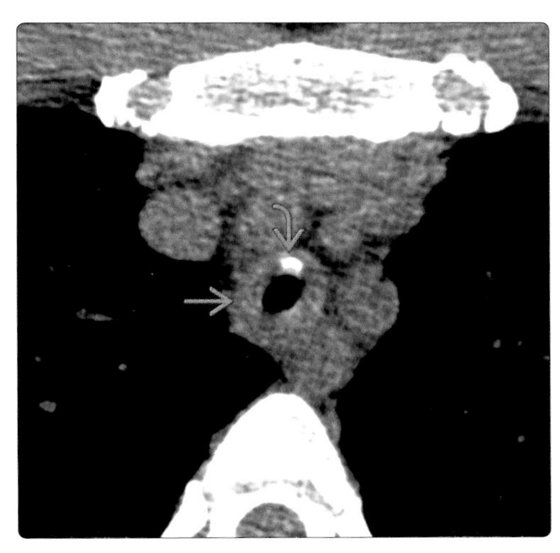

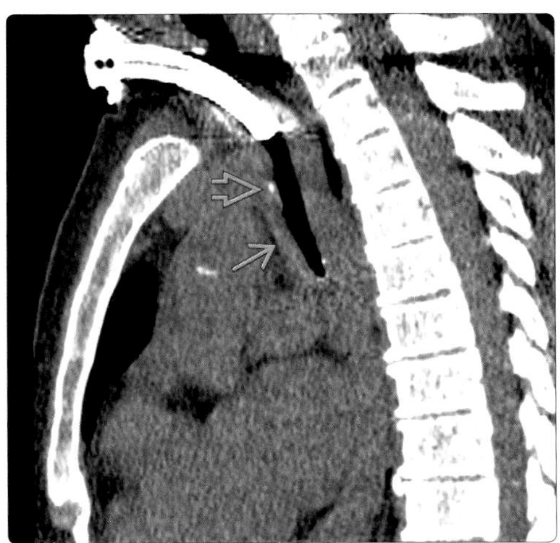

（左图）一名气管支气管淀粉样变性患者，横断位平扫CT显示气管壁增厚→伴钙化→并导致气管狭窄。注意，这一病变也累及了气管后部的膜性部分。

（右图）同一患者的矢状位平扫CT显示气管壁增厚→伴钙化⇒。由于声门下狭窄，需要进行气管造口术。气管支气管淀粉样变性更多的是作为一种局限性疾病发生，而不是全身性受累。

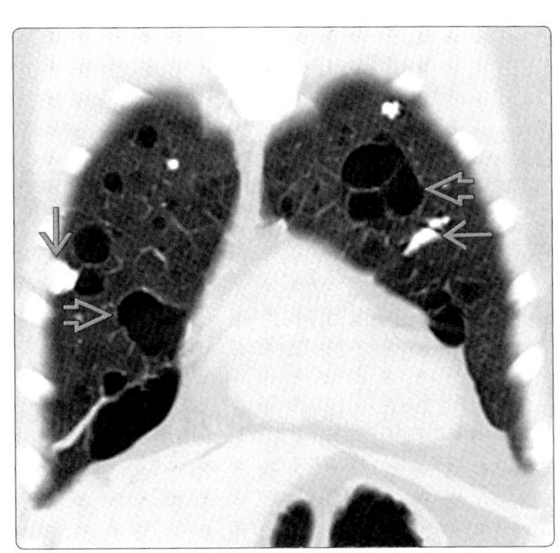

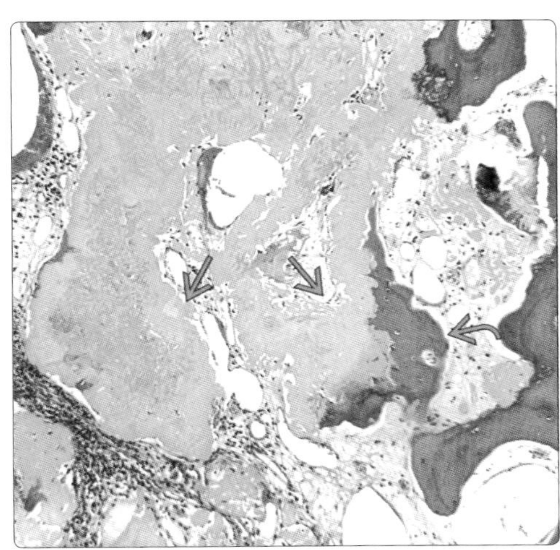

（左图）一名干燥综合征、淋巴细胞间质性肺炎和结节性淀粉样变性患者，冠状位平扫CT显示双肺多个钙化结节→和双侧肺囊肿⇒。淀粉样变性与淋巴细胞间质性肺炎的相关性在干燥综合征中是一种罕见但已知的现象。

（右图）同一患者标本的高倍显微镜照片（HE染色）显示无定形嗜酸性淀粉样蛋白沉积→和骨化灶→。

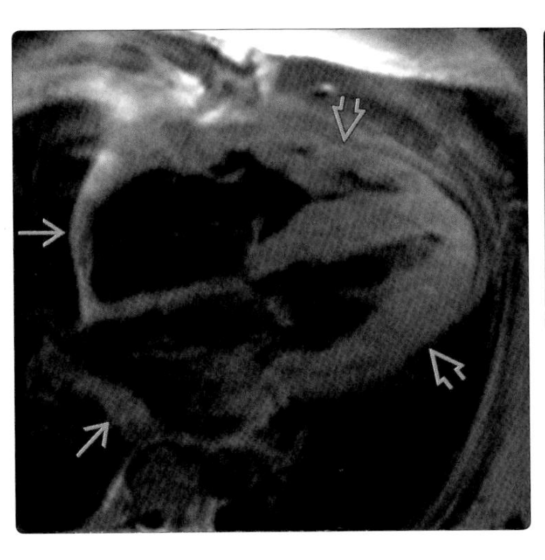

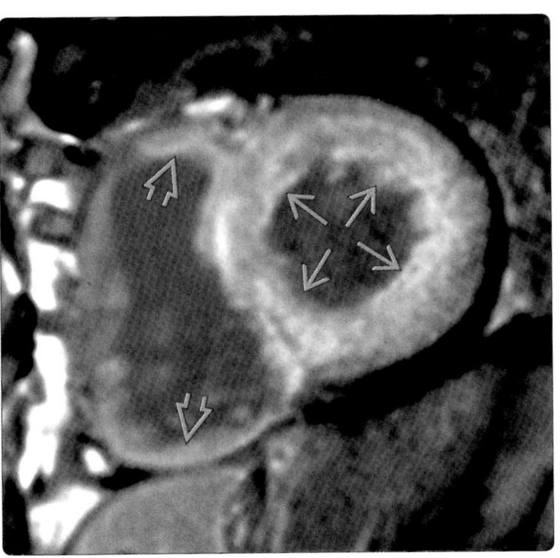

（左图）淀粉样变性患者的横断位SSFSE MR显示双心室肥大⇒和侧壁增厚→。心室壁淀粉样沉积是心脏淀粉样变性的常见表现。

（右图）短轴延迟增强MR显示整个左心室心肌弥漫性延迟强化→及右心室壁部分的强化⇒，淀粉样蛋白沉积开始于心内膜下区域，但最终延伸到整个心肌壁。

肺泡蛋白沉着症

关键要点

术语

- 肺泡蛋白沉着症（pulmonary alveolar proteinosis, PAP）：以肺泡和终末细支气管肺泡表面活性物质沉积为特征的综合征
  - 自身免疫性（90%）
  - 继发性
  - 遗传性
  - 先天性

影像学表现

- 磨玻璃影
  - 自身免疫性 PAP 呈地图样分布
  - 继发性 PAP 呈弥漫性分布
- "铺路石"征
  - 肺泡表面活性物质在靠近小叶间隔和（或）间质纤维化的气腔周边沉积
  - 自身免疫性 PAP（75%）
  - 继发性 PAP（25%）
- 实变影

鉴别诊断

- 肺水肿
- 弥漫性肺泡出血
- 急性呼吸窘迫综合征
- 卡氏肺孢子菌肺炎

病理学表现

- 肺泡表面活性物质沉积在肺泡和终末细支气管内

临床要点

- 亚急性或慢性无痛病程相关的早期诊断困难
- 缺氧、咳嗽、疲劳、体重减轻

诊断要点

- 亚急性或慢性呼吸综合征及 CT 发现地图样"铺路石"征
- 磨玻璃影和"铺路石"征的鉴别诊断广泛，不应只考虑 PAP

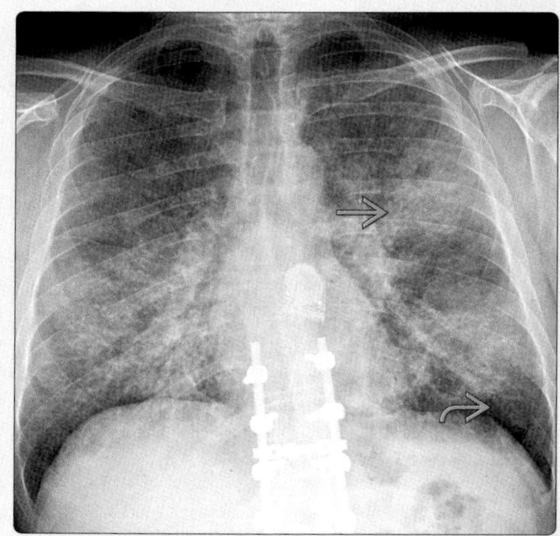

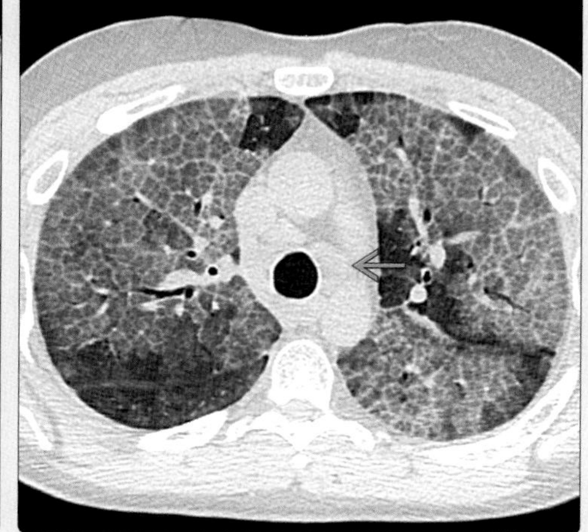

（左图）一名自身免疫性肺泡蛋白沉着症患者，后前位胸片显示双肺弥漫性气道病变→和肺底部网格影↗。其表现可能与肺水肿或肺泡出血相似。

（右图）同一患者的横断位 HRCT 显示，在小叶间隔和小叶内线增厚的背景下，呈斑片状磨玻璃样影，即"铺路石"征，右侧气管旁淋巴结增大→。

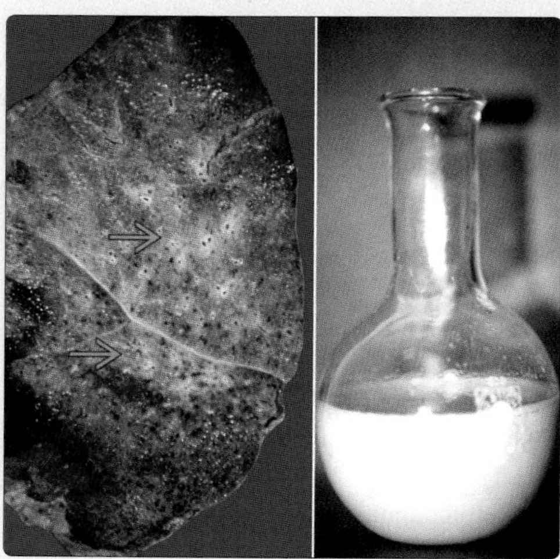

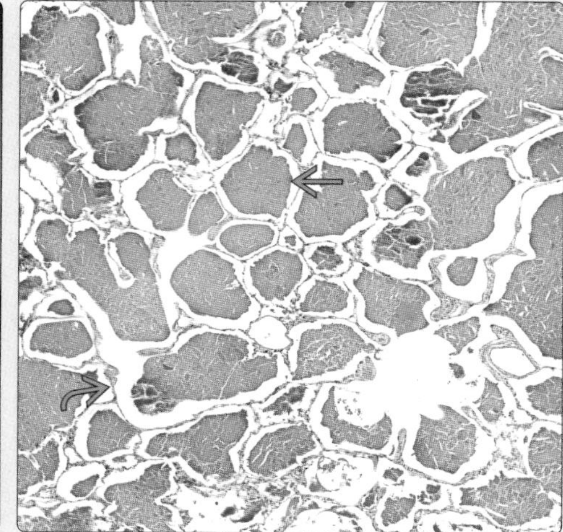

（左图）右肺大体照片（左）和支气管肺泡灌洗液（右）的复合图像展示了肺泡蛋白沉积症特点：浅黄色实质着色区→和富含脂质和蛋白质的"乳状"支气管肺泡灌洗液。

（右图）低倍显微照片（HE 染色）显示肺泡蛋白沉积症，表现为肺泡内蛋白物质→，肺结构正常，肺泡壁完整↗（来自 *DP: Thoracic*）。

术语

缩写
- 肺泡蛋白沉着症（pulmonary alveolar proteinosis, PAP）

同义词
- 肺泡脂蛋白沉着症

定义
- PAP：肺泡表面活性物质稳态改变综合征，特点是肺泡和终末细支气管肺泡内表面活性物质沉积
  - 自身免疫性（特发性）：90% 病例
  - 继发性
  - 遗传性
  - 先天性

影像学表现

基本表现
- 最佳临床思路
  - 自身免疫性 PAP 表现为“铺路石”征，继发性 PAP 表现为磨玻璃影

X 线表现
- 平片
  - 范围：模糊的磨玻璃影到模糊的实变影
    - 肺泡充盈有关
  - 多样性分布
    - 对称的肺门或肺底（22%）
      - 类似肺水肿；没有心脏肿大或胸腔积液
    - 非对称、单侧、周围、大叶
    - 偶见肺尖
  - 实变边缘有模糊结节
  - 网格或网格结节影
  - 气胸；胸膜下囊肿破裂
  - 继发感染
    - 常见致病菌：诺卡菌、分枝杆菌（结核或非结核）、真菌（曲霉菌、隐球菌、组织胞浆菌）
    - 胸腔积液
    - 团块或空洞
    - 淋巴结肿大

CT 表现
- HRCT
  - 磨玻璃影
    - 自身免疫性 PAP 呈地图样分布
    - 继发性 PAP 呈弥漫性分布
    - 自身免疫性 PAP 呈胸膜下分布
  - “铺路石”征
    - 磨玻璃影叠加小叶间隔和小叶内线增厚
    - 肺泡表面活性物质在靠近小叶间隔和（或）间质纤维化的气腔周边沉积
    - 自身免疫性 PAP（75%）
    - 继发性 PAP（25%）
  - 实变影
    - 少见空气支气管征
  - 支气管牵拉扩张
    - 初诊 HRCT（9%）
    - 随访 HRCT（23%）
  - “蜂窝”影
    - 随访 HRCT（5%）
  - 肺囊肿
    - 肺泡壁因纤维化或吸烟而破坏
  - 纵隔淋巴结肿大
    - 1 个或 2 个肿大的淋巴结
    - 短轴直径大于 1 cm
  - 硅蛋白沉积
    - 伴有钙化的实变
    - 罕见“铺路石”征

推荐的影像学检查方法
- 最佳的检查方法
  - HRCT

鉴别诊断

心源性肺水肿
- 急性病程
- 磨玻璃影、“铺路石”征、实变影
- 重力相关分布
- 心影增大、胸腔积液

急性呼吸窘迫综合征
- 急性病程
- 磨玻璃影、“铺路石”征、实变影
- 肺部病变进展变化
- 肺部或肺外病史

弥漫性肺泡出血
- 临床类型：自身免疫性、肺出血 – 肾炎综合征
- 磨玻璃影、“铺路石”征、实变影
- 多样性病变
- 贫血、咯血

肺孢子菌肺炎
- 亚急性病程
- 免疫抑制病史：获得性免疫缺陷综合征
- 磨玻璃影、“铺路石”征
- 肺囊肿

肺癌
- 全身症状
- 可能掩盖“铺路石”征
  - 肺腺癌亚型
- 局灶性或多灶性分布
- 淋巴结肿大或肺结节

其他掩盖“铺路石”征的疾病
- 结节病
- 非特异性间质性肺炎

- 机化性肺炎
- 脂质性肺炎
- 慢性嗜酸性粒细胞肺炎

病理学表现

基本表现

- 病因
  - 粒细胞－巨噬细胞集落刺激因子（granulocyte-macrophage colony stimulating factor, GM-CSF）信号通路中断，使得肺泡巨噬细胞无法清除表面活性物质
- 自身免疫性 PAP
  - GM-CSF 信号通路中断引起高水平的抗 GM-CSF 的自身抗体
- 继发性 PAP
  - 损害肺泡巨噬细胞数量或功能的疾病（包括表面活性物质分解代谢）
    - 血液系统疾病
      - 髓系异常：骨髓增生异常综合征、急性髓系白血病、慢性髓系白血病
      - 淋巴异常：急性淋巴细胞白血病、淋巴瘤（霍奇金，非霍奇金）、成人 T 细胞白血病或淋巴瘤
    - 非血液系统疾病
      - 恶性胶质瘤、肺癌、间皮瘤
    - 自身免疫疾病
      - 银屑病、淀粉样变、单克隆丙种球蛋白病
    - 免疫缺陷
      - 胸腺淋巴发育不良，免疫球蛋白 A 缺乏，严重联合免疫缺陷，器官移植免疫抑制
    - 吸入毒性物质
      - 二氧化硅，棉花，水泥，钛，铝，纤维素
- 表面活性物质合成异常
  - *SFTPB* 突变
  - *SFTPC* 突变
  - *ABCA3* 突变
  - *TTF1*（*NKX2-1*）突变
- GM-CSF 自身抗体
  - GM-CSF 自身抗体是多克隆的（IgG1、IgG2、少量的 IgG3 和 IgG4）
  - GM-CSF 自身抗体超过 5 μg/mL 时 PAP 风险增加
  - GM-CSF 自身抗体：诊断灵敏度是 100%，特异度是 98%

大体病理和手术所见

- 支气管肺泡灌洗
  - 乳白色的，浑浊的，有较厚的沉积物
  - 含有磷脂和表面活性蛋白 A、B、D 和较低浓度的磷脂酰胆碱和磷脂酰甘油

镜下表现

- 肺泡内嗜酸性蛋白颗粒物质堆积
  - 可能累及支气管和肺泡管
- 在颗粒状嗜酸性物质中发现胆固醇结晶、巨噬细胞和嗜酸性物质球状团块
- 过碘酸－希夫阳性的蛋白质
- 不伴有炎症和纤维化的间质轻微增厚

临床要点

临床表现

- 最常见的症状／体征
  - 亚急性或慢性病程导致诊断延误数月到数年
    - 呼吸困难
    - 咳嗽
    - 疲劳
    - 体重减轻
- 其他症状／体征
  - 发热
  - 咳痰
  - 爆裂音、杵状指、发绀
- 吸烟史（自身免疫性 PAP）
  - 德国队列（79%）、印度队列（64%）、日本队列（57%）
- 粉尘或烟雾暴露
  - 德国队列（54%）、印度队列（32%）、日本队列（26%）

人口统计学表现

- 年龄
  - 中位诊断年龄：51～52 岁
- 性别
  - 男性：女性 =（2.1～2.7）：1
- 流行病
  - 每百万人 3.7～6.2 例

自然病程和预后

- 多样性的病程
  - 自发缓解（5%～7%）
  - 症状持续不断
  - 病程进展，伴有呼吸衰竭
- 预后良好
  - 5 年生存率
    - 不治疗 85%
    - 全肺灌洗治疗 94%

治疗

- 全肺灌洗治疗
- 皮下注射或吸入 GM-CSF、利妥昔单抗、血浆置换、肺移植

诊断要点

考虑的诊断

- 亚急性或慢性呼吸道症状及 CT 地图样“铺路石”征患者考虑 PAP 的诊断

影像解读要点

- 磨玻璃影和“铺路石”征的鉴别诊断是广泛的，不应局限于 PAP

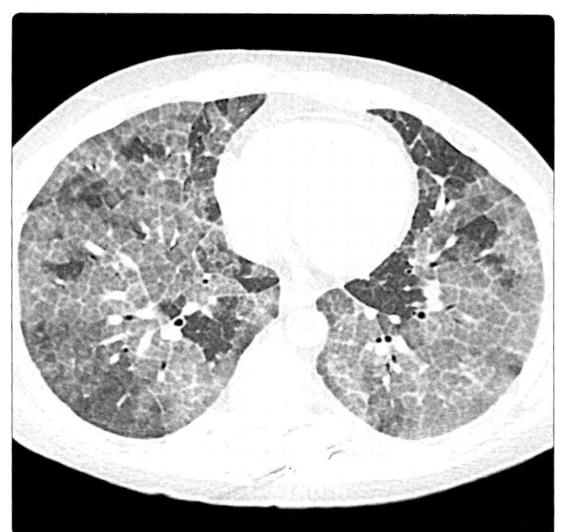

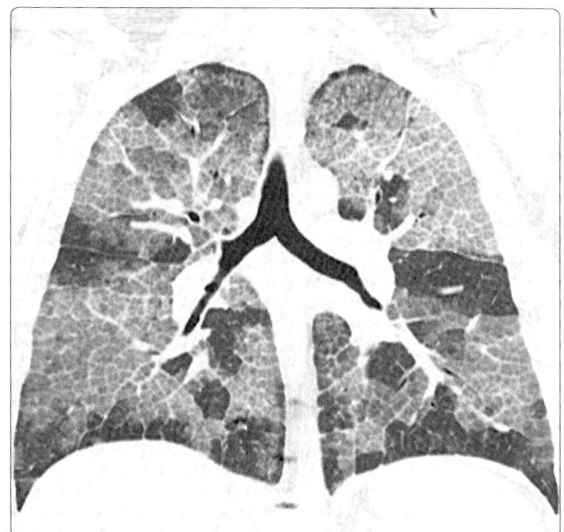

（左图）肺泡蛋白沉着症患者的横断位 HRCT 显示地图样分布的“铺路石”征。“铺路石”征常见于自身免疫性肺泡蛋白沉着症，而弥漫性磨玻璃影常见于继发性肺泡蛋白沉着症。

（右图）同一患者的冠状位 HRCT 显示地图样分布的“铺路石”征，以小叶间隔增厚和小叶内线为背景的磨玻璃影为特征。

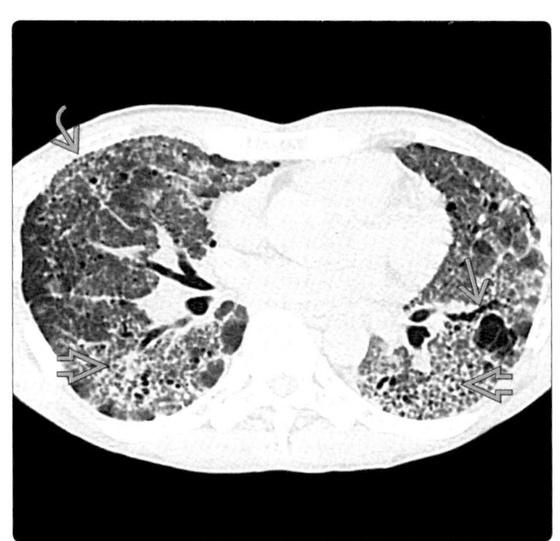

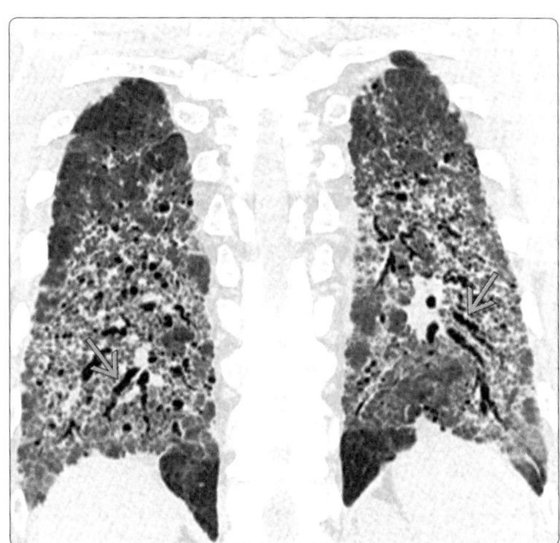

（左图）自身免疫性肺泡蛋白沉着症患者横断位 HRCT 显示弥漫性磨玻璃影，支气管血管束周围⇒和胸膜下↗网格影和牵拉性支气管扩张→，与肺纤维化一致，这种分布不同于普通型间质性肺炎的典型分布。

（右图）同一患者冠状位 HRCT 显示双肺弥漫性磨玻璃影伴支气管血管束周围、胸膜下网格影和牵拉性支气管扩张→。

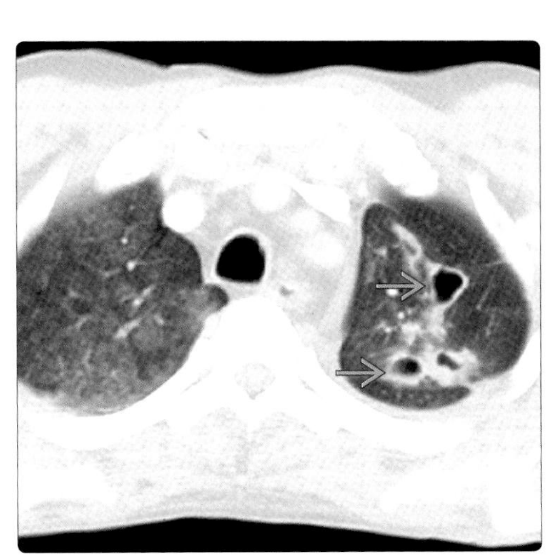

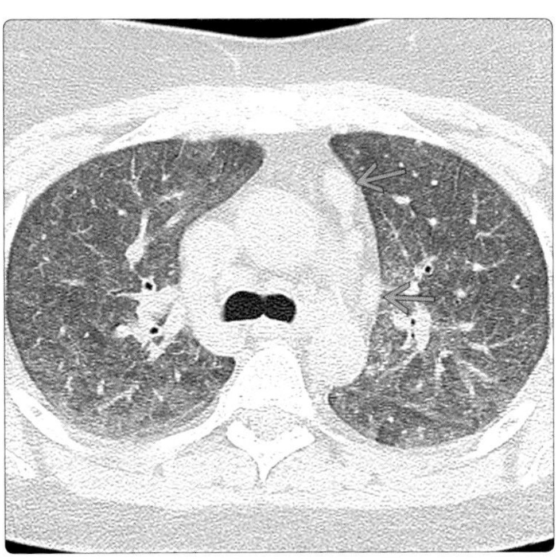

（左图）一名肺泡蛋白沉着症患者的横断位增强 CT 显示肺部磨玻璃影和叠加的诺卡病，表现为左肺上叶数个空洞结节→。

（右图）一名白血病继发肺泡蛋白沉着症患者，横断位 HRCT 显示双肺弥漫性磨玻璃影，不伴有小叶间隔增厚和纵隔淋巴结肿大→。在继发性肺泡蛋白沉着症中，“铺路石”征并不常见。

类脂性肺炎

关键要点

术语
- 类脂性肺炎（lipoid pneumonia, LP）
- 外源性 LP：吸入植物油、动物油或矿物油引起的气道疾病；很少或不引起急性炎症反应
- 内源性 LP：支气管梗阻远端分泌物积聚引起的气道疾病

影像学表现
- 平片
  - 肺底分布为主的实变、结节和肿块
- CT
  - 实变或磨玻璃影；肺结节或肿块
    - 可见脂肪密度
    - "铺路石"征
- FDG PET/CT
  - 叠加感染 / 炎症可有 FDG 异常摄取

主要鉴别诊断
- 肺错构瘤
- 脂肪瘤
- 脂肪肉瘤
- 肺泡蛋白沉着症
- 肺癌
- 肺炎

病理学表现
- 矿物油和植物油会引起轻微的炎症
- 病变因油脂的类型、数量、频率和吸入油 / 脂肪的时间长短而异

临床要点
- 急性 LP：咳嗽、呼吸困难和低热
- 慢性 LP：老年人通常缺乏症状
- 治疗：停止接触刺激介质；支持治疗

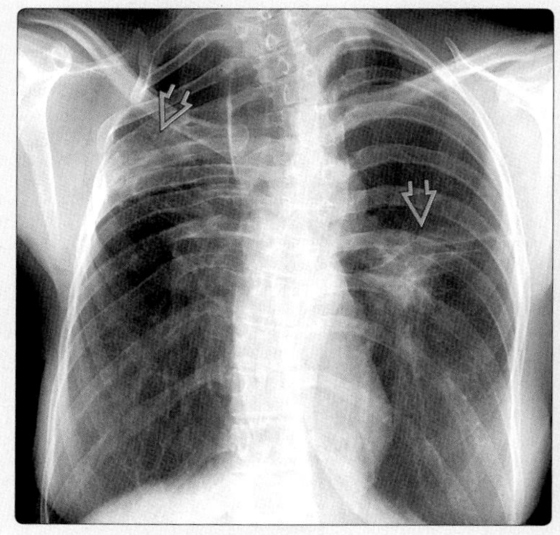

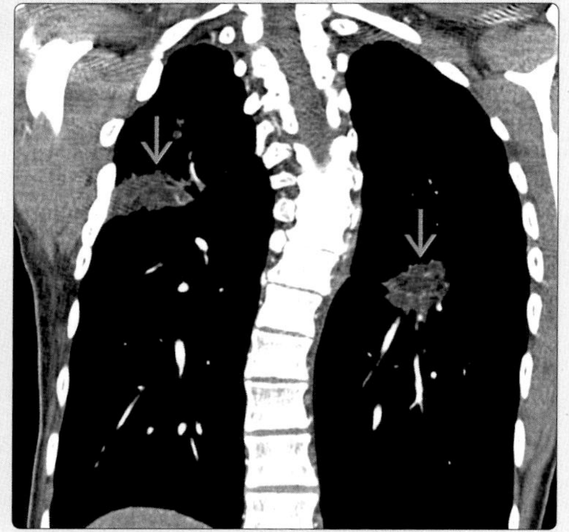

（左图）43 岁女性外源性类脂性肺炎患者，后前位胸片显示右上肺和左中肺模糊的毛刺样团块影➡，最初被认为是恶性肿瘤。

（右图）同一患者冠状位增强 CT 显示双侧肺肿块➡，内具有脂肪密度。内在大量脂肪的存在是类脂性肺炎最特异性的影像学表现，尽管这也可见于其他疾病，如肺错构瘤和脂肪肉瘤转移。

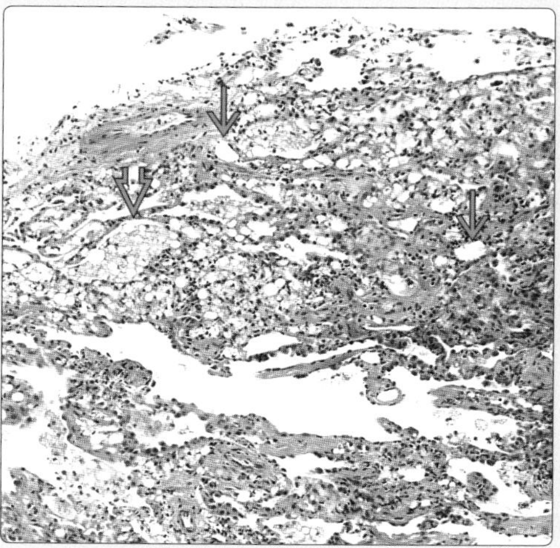

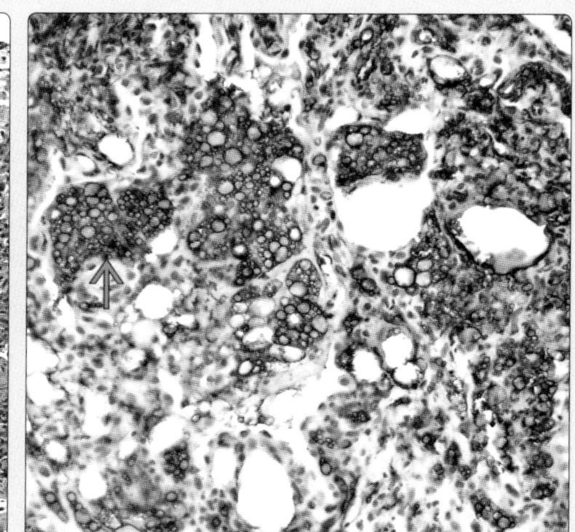

（左图）来自同一患者的标本的低倍显微照片（HE 染色）显示大量脂肪液滴➡被纤维组织、淋巴细胞和肺泡泡沫细胞隔开➡。泡沫细胞和细胞外脂肪液滴的存在是类脂性肺炎的特征。

（右图）高分辨率显微照片（苏丹黑染色）证实显微镜下肺泡内脂肪的存在，表现为棕色染色区➡。

类脂性肺炎

术语

缩写

- 类脂性肺炎（lipoid pneumonia, LP）

同义词

- 类脂性肺炎
- 胆固醇性肺炎
- 金色肺炎

定义

- LP 按照病因分为内源性和外源性
- 外源性 LP：吸入植物油、动物油或矿物油引起的气道疾病；很少或不引起急性炎症反应
  - 急性 LP：不常见，通常由大量石油物质误吸引起
  - 慢性 LP：长时间反复吸入动物脂肪、矿物或植物油
- 内源性 LP：由支气管阻塞远端分泌物积聚引起的气道疾病
  - 也称为“胆固醇肺炎”或“金色肺炎”
  - 通常与非小细胞肺癌有关；偶尔可能与肺部感染有关

影像学表现

基本表现

- 最佳诊断思路
  - 具有脂肪密度的实变影
- 部位
  - 下叶或中叶

X 线表现

- 平片
  - 急性 LP
    - 实变影或边界不清的浑浊影
      - 肺叶或肺段，双侧或单侧
    - 中叶和（或）下叶
    - 潜在并发症：气胸和纵隔气肿
  - 慢性 LP
    - 下叶和（或）中叶实变影
    - 结节或团块

CT 表现

- HRCT
  - 急性 LP
    - 实变影或磨玻璃影
      - 下叶和（或）中叶
      - “铺路石”征：小叶间隔增厚和小叶内线背景下的磨玻璃影
    - 并发症：肺大疱、气胸、纵隔气肿
  - 慢性 LP
    - 1 个或多个肺段实变或磨玻璃影
      - 主要累及下叶
      - 沿支气管血管束分布的实变
      - “铺路石”征
    - 内在的脂肪密度
      - 叠加的炎症变化可能会掩盖脂肪成分
    - 结节团块和（或）脂肪密度
      - −150 HU 到 −40 HU 之间
    - 纤维化
      - 与实变相关的结构破坏
      - 小叶间隔增厚或支气管扩张
- PET/CT
  - 叠加感染 / 炎症可继发 FDG 异常摄取

MR 表现

- T_1WI
  - 与脂质含量一致的高信号

推荐的影像学检查方法

- 最佳影像学检查方法
  - 薄层 CT/HRCT + 临床病史（即吸入油性物质）
- 推荐的检查序列与参数
  - 软组织窗鉴别脂肪密度
  - 软组织和空气的部分容积效应可以模拟脂肪密度

鉴别诊断

肺错构瘤

- 良性肿瘤，孤立性肺结节的常见病因
- 边界清楚的结节或肿块，边缘光滑或分叶状
- 大小不一，大多数 <4 cm
- 软骨和脂肪是最主要的组织成分

脂肪瘤

- 来自脂肪组织的罕见间质肿瘤
- 边界清晰的结节或肿块，脂肪密度均匀
  - 起源于胸壁脂肪组织的胸膜下肿块（常被错误地称为胸膜脂肪瘤）
  - 支气管内脂肪瘤表现为脂肪性或软组织性支气管内结节

脂肪肉瘤

- 高分化脂肪肉瘤是软组织脂肪肉瘤最常见的类型
- 原发性胸内或胸外脂肪肉瘤可转移至肺
  - 分化良好的脂肪肉瘤转移可能含有不等量的脂肪
  - 多个边界清晰的结节，内含脂肪密度

肺泡蛋白沉着症

- 以肺泡表面活性物质积聚为特征的罕见肺部疾病，病因不明
- 与烟草使用密切相关；男性受影响的概率是女性的 3 倍
- 双肺中心对称磨玻璃影及“铺路石”征
- 肺尖和肺底相对完好

肺癌

- 吸烟者；男性比女性更容易受影响
- 肿块、结节或团块状实变影
- 可伴有胸腔内淋巴结肿大

肺炎
- 急性起病、高热、咳嗽、咳痰
- 致密实变影或无特定分布的磨玻璃影

病理学表现

基本表现
- 外源性 LP 的诊断基于油类物质吸入的病史，以及与之相符的影像学表现
- 如果 LP 表现为没有脂肪密度的肿块或结节，则需要进行支气管肺泡灌洗（bronchoalveolar lavage, BAL）或活检
- LP 的特征是肺泡内存在泡沫状（含脂质）巨噬细胞
- 矿物油和植物油会引起轻微的炎症反应
  - 矿物油是惰性的，可以抑制咳嗽反射和纤毛运动，从而导致误吸
  - 吸电子烟产生的低脂蛋白与植物甘油有关
- LP 的实质异常取决于吸入油脂的类型、数量、频率和时间长短

镜下表现
- 肺泡内和间质泡沫细胞
- 细胞外脂肪滴
- 脂肪滴可在肺泡内融合，并被纤维组织包裹，形成结节或肿块（石蜡瘤）
- 可见异物巨细胞反应
- 动物脂肪被肺脂肪酶水解成游离脂肪酸，可引起严重炎症反应，表现为局灶性水肿和肺泡内出血；可能发展为纤维化

临床要点

临床表现
- 最常见的症状 / 体征
  - 常见非特异性症状
  - 急性 LP
    - 咳嗽、呼吸困难
    - 低热
  - 慢性 LP
    - 通常无症状
    - 慢性咳嗽或呼吸困难
    - 发热
    - 体重减轻
    - 胸痛
    - 咯血
  - 暴露通常在诊断后回顾时发现
    - 引导提问问出暴露史
- 其他症状 / 体征
  - 叠加感染可出现对应肺部症状 / 体征

人口统计学表现
- 年龄
  - 急性 LP：意外接触油性物质
    - 中年患者
  - 慢性 LP：老年患者；青少年 / 成人吸电子烟
- 流行病学
  - 职业暴露：吞火魔术师、喷油行业、润滑油行业、油桶清洗
  - 在一些文化中长期使用以油为基础的传统民间偏方
  - 吸食电子烟
  - 老年人长期使用泻药
  - 易感因素：智力低下、腭裂、解剖性或功能性吞咽异常、Zenker 憩室、裂孔疝、胃食管反流、鼻肠喂养的危重患者

自然病史和预后
- 根据吸入油性物质的数量、时间长短和类型，有不同的自然病史
- 急性 LP 可在吸入后 30 分钟内显像
  - 大多数患者在 24 小时内可见不透明肺区
  - 临床和影像学表现在几周内改善或消失
- 慢性 LP
  - 临床症状随着停止接触油性物质而改善
  - 影像学异常可能随着时间的推移而缓慢改善，但即使停止接触也通常保持稳定

治疗
- 停止接触刺激物质
- 支持治疗

诊断要点

考虑的诊断
- 慢性肺下叶实变的无症状老年患者考虑 LP

影像解读要点
- LP 最初可能表现为肺肿块或结节，在没有脂肪密度区的情况下，可能与原发性肺癌难以鉴别

报告要点
- 详细的临床病史对于确定吸入脂质的可能来源很重要

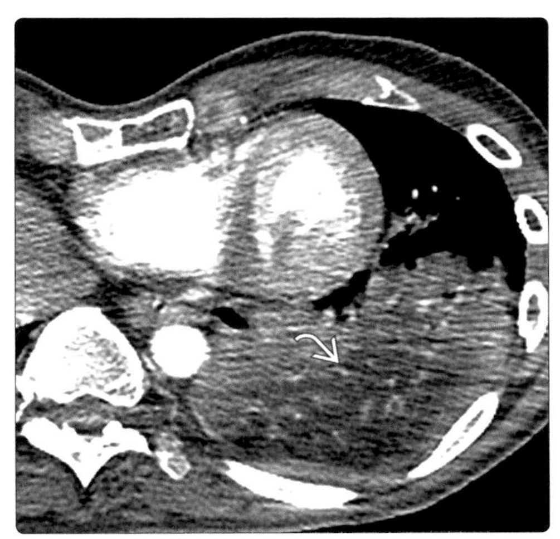

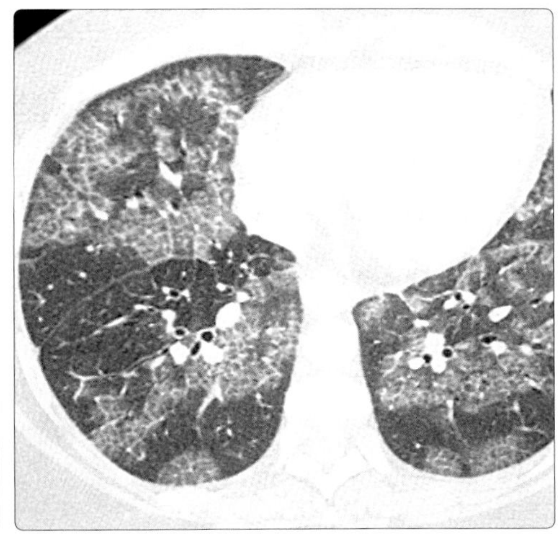

（左图）一名 41 岁类脂性肺炎患者横断位增强 CT 显示左肺下叶实变，肉眼可见脂肪密度➙。CT 脂肪密度是类脂性肺炎的影像学标志。

（右图）一名 37 岁的吞火魔术师横断位 HRCT 显示外源性类脂性肺炎，表现为多灶性磨玻璃影、小叶间隔增厚和小叶内线增厚（“铺路石”征），这在类脂性肺炎病例中少见但非常典型。

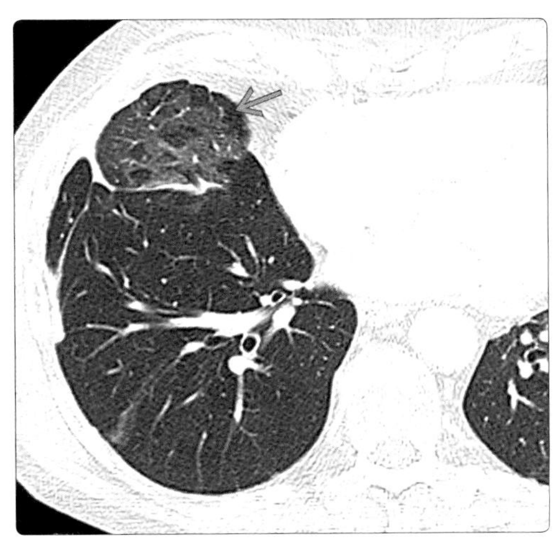

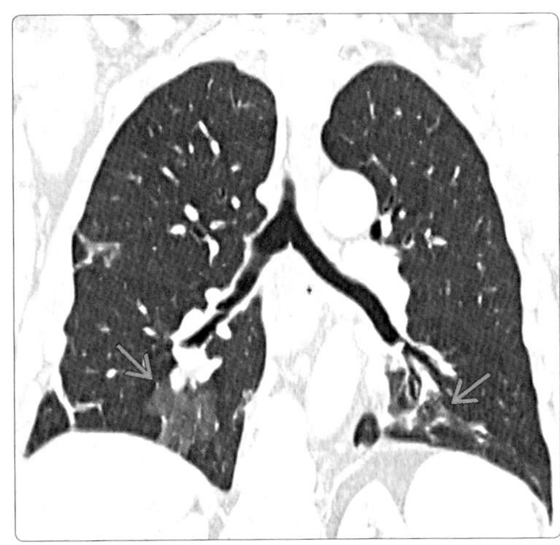

（左图）一名 48 岁无症状男性患有类脂性肺炎，长期使用油性滴鼻剂，横断位增强 CT 显示右肺中叶磨玻璃影➙。

（右图）同一患者的冠状位增强 CT 显示双肺下叶多发磨玻璃影➙。磨玻璃影是一种非特异性的影像学表现，在急性和慢性外源性类脂性肺炎中均可发现，最近在电子烟引起的类脂性肺炎中也有报道。

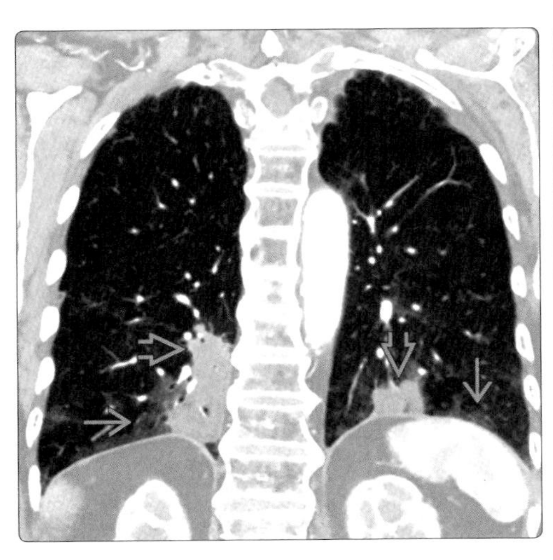

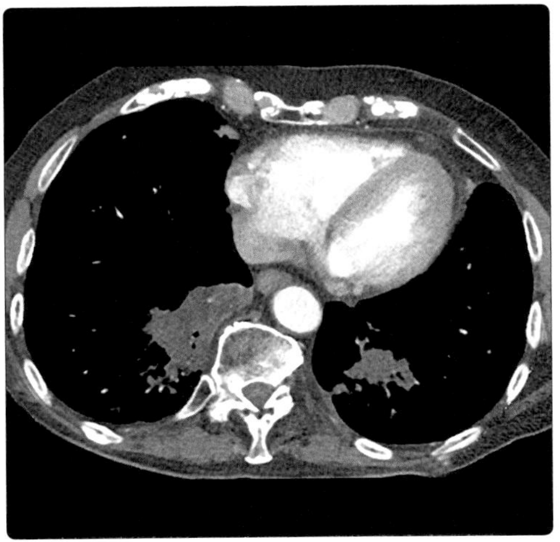

（左图）一名 83 岁的类脂性肺炎患者冠状位增强 CT 显示下叶致密实变影➯和磨玻璃影➙。

（右图）同一患者的横断位增强 CT 显示双肺下叶实变和内部脂肪密度，是类脂性肺炎的特征。应该注意的是，相关的炎症改变可能会掩盖这些病灶的脂肪密度。如果类脂性肺炎影像学表现为没有脂肪密度的肿块或结节，则可能需要支气管肺泡灌洗或活检来证实。

树突状肺骨化

关键要点

术语

- 树突状肺骨化（dendriform pulmonary ossification, DPO）

影像学表现

- 特发性 DPO
  - 小结节和分支结构
    - 微小钙化
    - 以外周和肺底为主
- 间质性肺疾病有关的 DPO
  - 小钙化结节和分支结构
  - 与基础疾病相关的网格和牵拉性支气管扩张 / “蜂窝”影
- 参考“骨质疏松症窗口设置”（窗宽 818 HU，窗位 273 HU）证实实质钙化

主要鉴别诊断

- 结节性肺骨化
- 转移性肺钙化
- 肺营养不良钙化

病理学表现

- DPO：特发性或与间质性肺疾病相关
- 无间质性肺疾病的 DPO 可能与慢性低酸性物质误吸有关
- 管状骨沉积于肺泡壁和间质
- 骨针形成连续的分支形态

临床要点

- 无症状患者（特发性）
- 特发性 DPO：无痛、慢性病程、预后好
- 平均年龄：64 岁
- 男性：女性 = 6：1
- 间质性肺疾病相关性 DPO 的预后与基础疾病有关

诊断要点

- 肺下叶小钙化结节和分支结构的患者应考虑 DPO

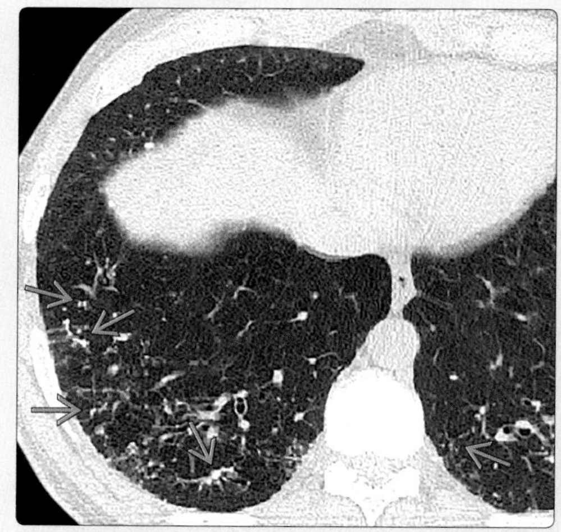
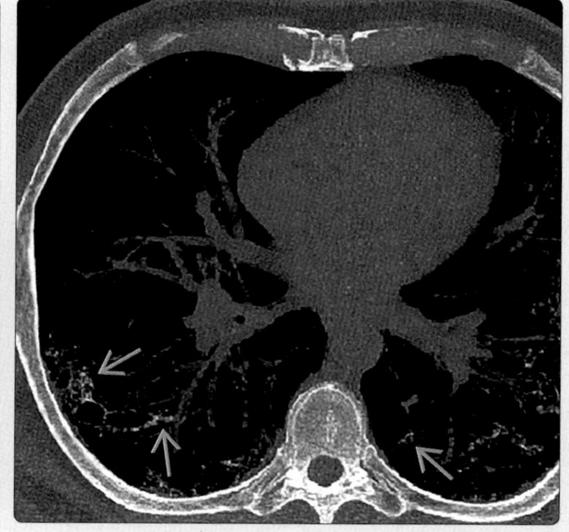

（左图）一名特发性树枝状肺骨化患者横断位平扫 CT 显示以右肺下叶为主的高密度小结节和分支结构→。注意无肺纤维化相关改变，这是一种常见的情况。

（右图）同一患者横断位平扫 CT MIP 重建图像（骨窗）证实存在小结节→和具有高密度的分支结构。

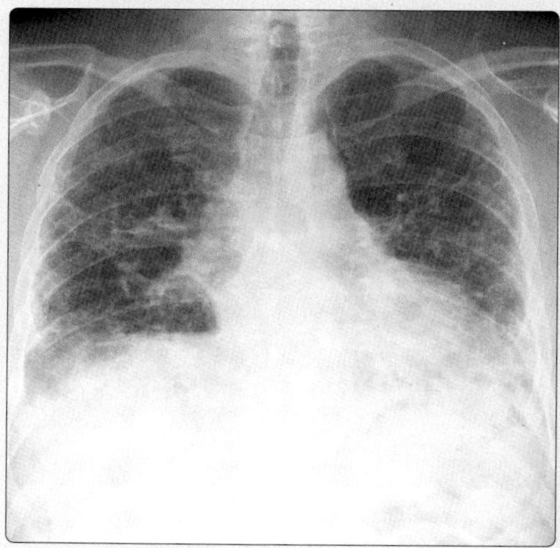
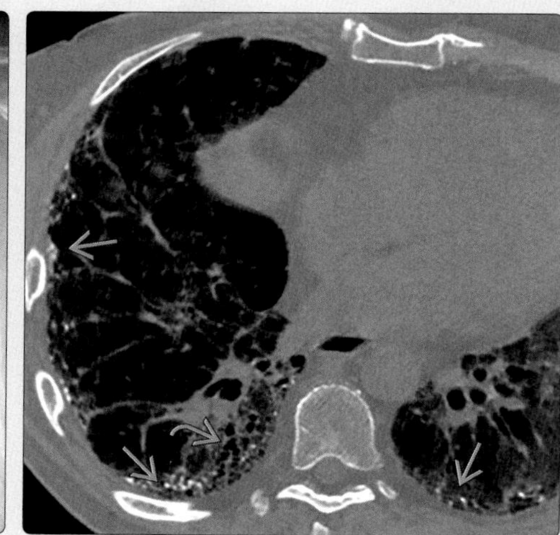

（左图）一名特发性肺纤维化患者的后前位胸片显示以双侧外周胸膜下和肺底为主的网格影。

（右图）同一患者的横断位平扫 CT（骨窗）显示与树突状肺骨化相关的微小胸膜下钙化→。注意出现“蜂窝”影和牵拉性细支气管扩张↪与特发性肺纤维化有关。

树突状肺骨化

术语

缩写

- 树突状肺骨化（dendriform pulmonary ossification, DPO）

同义词

- 弥漫性肺骨化（disseminated pulmonary ossification）

定义

- DPO：以肺内异位化生骨为特征的过程

影像学表现

基本表现

- 最佳诊断思路
  - 小钙化结节和分支结构
- 部位
  - 以下叶为主（后基底段和外侧段）

CT 表现

- 特发性 DPO
  - 小结节和分枝状不透明影
    - 存在钙化
    - 以外周和肺底为主
- DPO 与间质性肺疾病相关
  - 小钙化结节和分支结构
  - 基础疾病对应的网状影和牵拉性支气管扩张 /“蜂窝”影

推荐的影像学检查方法

- 最佳影像检查方法
  - 纵隔窗 CT（窗宽 350 HU，窗位 50 HU）；可能显示与肺骨化不对应的高密度灶
  - 参考“骨质疏松症窗口设置”（窗宽 818 HU，窗位 273 HU）确认实质钙化

鉴别诊断

结节性肺骨化

- 肺泡间隙内片状钙化及骨样物质沉积
- 伴有慢性肺静脉充血（二尖瓣狭窄）

转移性肺钙化

- 正常肺中钙盐沉积
- 慢性肾功能衰竭
- 原发性甲状旁腺功能亢进

肺营养不良钙化

- 钙盐沉积在先前损伤的肺组织内
- 肉芽肿性疾病（组织胞浆菌病、结核和结节病）
- 病毒感染（水痘后肺炎）

肉芽肿

- 孤立性或粟粒性；可能与 DPO 难以区分

病理学表现

基本表现

- 炎症和继发性缺氧，pH 异常
  - 酸性环境可导致成纤维细胞增殖，从而引起肺间质化生骨化
- DPO：特发性或与间质性肺疾病相关
- 无间质性肺疾病的 DPO 可能与慢性低酸性物质误吸有关
- 与 DPO 相关的肺部疾病
  - 特发性肺纤维化
  - 慢性阻塞性肺疾病（慢性支气管炎或肺气肿）
  - 尘肺病

镜下表现

- 管状骨沉积于肺泡壁和周围间质
- 骨针形成连续的分支形态
- 脂肪或骨髓成分
- 间质纤维化的背景

临床要点

临床表现

- 最常见的症状 / 体征
  - 无症状（特发性）
  - DPO 与间质性肺疾病相关
    - 基础疾病的临床表现
- 其他症状 / 体征
  - 复发性自发性气胸

人口统计学表现

- 年龄
  - 平均年龄：64 岁
- 性别
  - 男性：女性 = 6：1

自然病史和预后

- 特发性 DPO：病程缓慢，预后良好
- 间质性肺疾病相关性 DPO 的预后与基础疾病有关

诊断要点

考虑的诊断

- 患者存在肺下叶小钙化结节和分支结构应考虑 DPO

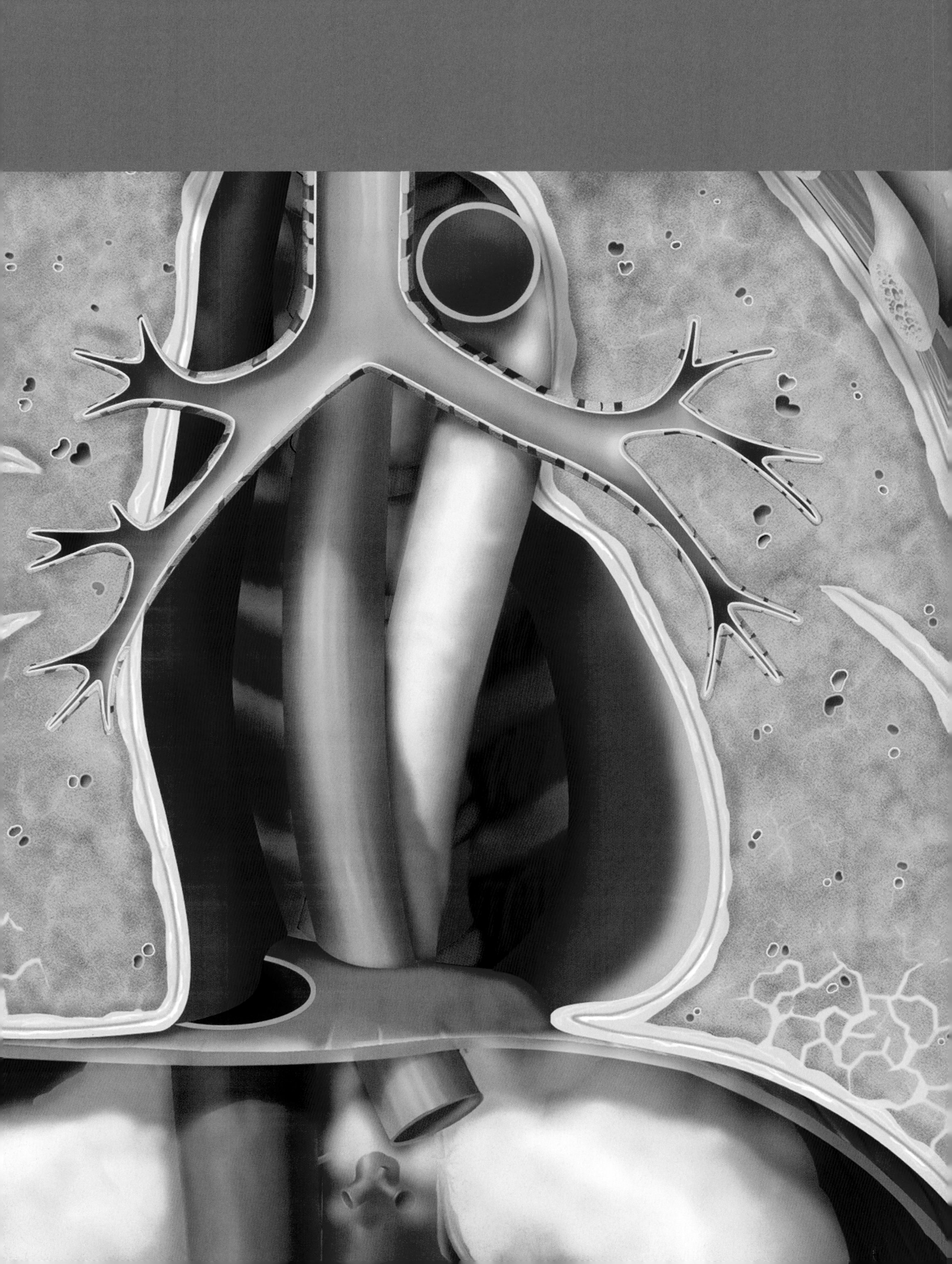

第七部分
结缔组织疾病、免疫性疾病和血管炎

简介及概述

免疫性和结缔组织疾病

免疫缺陷患者的胸部并发症

成像方式

有胸部症状的结缔组织病、免疫性疾病和血管炎患者的影像学检查通常从胸片开始。但他们通常需要行 CT 或 HRCT 进一步检查，以准确检测和描述胸膜肺异常并确定其特征。在某些病例，这些疾病的胸膜肺影像学表现是疾病的最初表现，可能要到数月或数年后才出现临床症状。

结缔组织疾病相关间质性肺疾病（connective tissue disease-associated interstitial lung disease, CTD-ILD）

结缔组织疾病（也称为胶原血管病）包括一组自身免疫性疾病，其特征在于身体不同解剖位置的结缔组织成分受损。这些疾病包括类风湿关节炎、硬皮病、混合性结缔组织病、多肌炎和皮肌炎、系统性红斑狼疮、干燥综合征和强直性脊柱炎。这些疾病可能伴有局灶性或弥漫性肺异常。

大多数结缔组织疾病有可能产生慢性弥漫性纤维性间质性肺病，称为 CTD-ILD，在影像学上与特发性间质性肺炎难以区分。这些间质性肺病包括寻常型间质性肺炎（UIP）、非特异性间质性肺炎（NSIP）、淋巴细胞间质性肺炎（LIP）和隐源性机化性肺炎（COP）等。然而，CTD-ILD 的诊断很重要，因为其预后优于特发性肺纤维化（IPF）。CTD-ILD 和肺纤维化患者有患原发性肺癌的风险。因此，在这种情况下，新发的肺结节或肿块应高度怀疑恶性肿瘤，明确诊断需要有创检查。

具有自身免疫特征的间质性肺炎（idiopathic interstitial pneumonia with autoimmune features, IPAF）

IPAF 是一种最近才被描述的疾病，它表示影像学上或病理学上存在与自身免疫（临床或血清学）特征相关的间质性肺疾病，但不符合特定结缔组织疾病的全部标准。正确的诊断很重要，因为与特发性间质性肺炎，尤其是 IPF 相比，它具有更好的预后。IPAF 是一种排除性诊断，要求在考虑诊断之前排除特发性间质性肺炎和其他疾病（如石棉肺）。IPAF 是一种进展性疾病，应早期诊断和治疗，避免进展为终末期肺纤维化。

免疫受损患者

近几十年来，一些因素导致免疫受损患者的数量增加，包括癌症患者治疗中消融化疗的广泛使用，实质器官和骨髓移植频率的增加，以及人类免疫缺陷病毒（HIV）感染的流行。在免疫受损患者中识别胸膜肺影像学异常时，总是要考虑感染作为一种重要的鉴别诊断的可能性。然而，也必须排除许多类似感染的其他疾病，包括细胞毒性和非细胞毒性药物反应、间质性肺疾病、淋巴组织增生性疾病及恶性肿瘤。

在评估有症状的免疫受损患者时，胸片是一种重要的初始成像方式，但在 10% 有肺部并发症的患者中胸片可能是正常的。CT 和 HRCT 能更准确地显示影像异常、病变类型、分布和肺部受累范围。结合临床和流行病学信息，影像学表现可能有助于缩小鉴别诊断的范围，并确定诊断过程中的下一个最佳步骤。与既往的影像学结果比较，对于识别新的异常和确定其进展的时间顺序至关重要。

有无淋巴结增大和（或）胸腔积液可能有助于缩小鉴别诊断范围。特异性的临床和影像学特征可能是重要的线索。例如，CT 或 HRCT 检出的肺结节、肿块和实变伴中性粒细胞减少应提示血管侵袭性曲菌病为主要诊断。HIV/AIDS 患者 CT 上出现磨玻璃密度，高度提示耶氏肺孢子菌肺炎（PCP）。应该注意的是，在免疫受损患者中治疗机会性感染的管理决策通常仅基于影像学异常，而没有微生物学证实。

肺出血和血管炎

肺血管炎综合征包括几种疾病，其中一些经常累及肺部（如肉芽肿性多血管炎、嗜酸性肉芽肿性多血管炎和显微镜下多血管炎）。肺血管炎也发生于各种全身性疾病、弥漫性肺出血综合征和其他继发性局限性病变。肺血管炎综合征是临床病理学概念；其诊断不仅仅是基于病理学表现，而是基于临床、影像学和病理学特征之间的相关性。

肺血管炎可能发生的临床情况多种多样，包括弥漫性肺出血、肺肾综合征、肺结节性和（或）空洞性疾病及上呼吸道病变。当患者出现肺出血时，并有影像学检查和临床检查支持，应考虑肺血管炎作为鉴别诊断的可能性，包括最常见的血管炎综合征、肉芽肿性多血管炎。特发性肺出血的诊断通常是排除性诊断。

结缔组织病伴间质性肺疾病

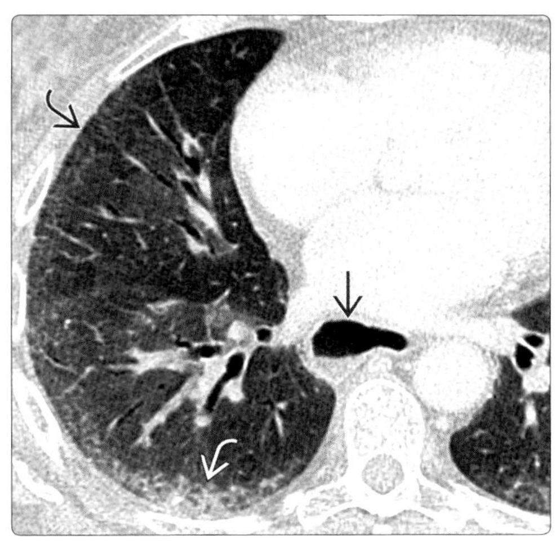

结缔组织病伴间质性肺疾病

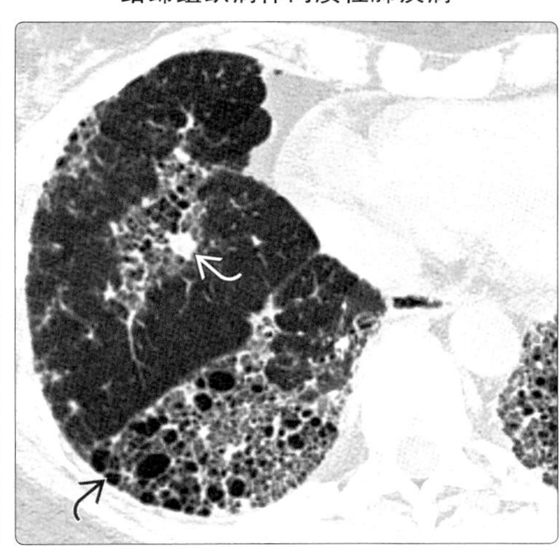

（左图）硬皮病患者，HRCT 显示食管扩张→、后部胸膜下磨玻璃影➡和网状影↗。磨玻璃影是典型的非特异性间质性肺炎的主要影像学异常。

（右图）硬皮病患者，HRCT 显示肺纤维化和"蜂窝"影↗。右肺中叶局部实性结节➡代表伴发的原发性肺癌。间质性肺疾病患者患肺癌的风险增加。

结缔组织病伴间质性肺疾病

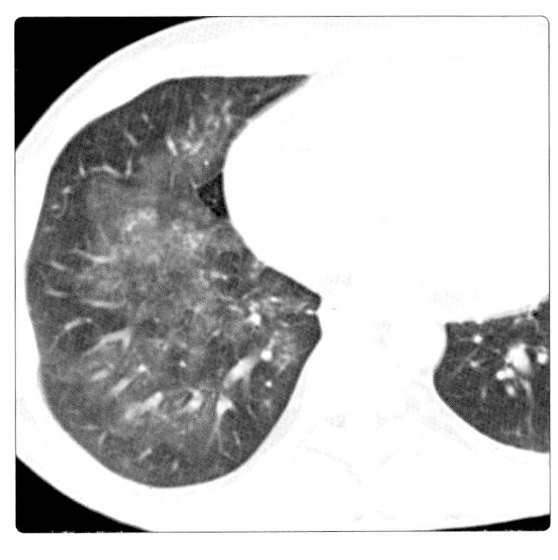

结缔组织伴间质性肺疾病

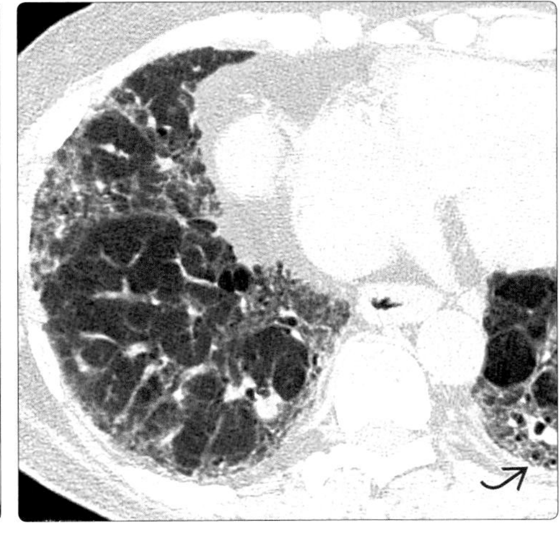

（左图）狼疮性肺炎患者，增强 CT 显示双肺斑片状磨玻璃影。狼疮患者磨玻璃影的 CT 影像鉴别诊断还包括肺炎和肺出血。

（右图）系统性红斑狼疮患者，增强 CT 显示双侧基底部胸膜下网状影、牵拉性支气管扩张和早期"蜂窝"影↗。受累患者可出现寻常型间质性肺炎的 CT 表现。

结缔组织病伴间质性肺疾病

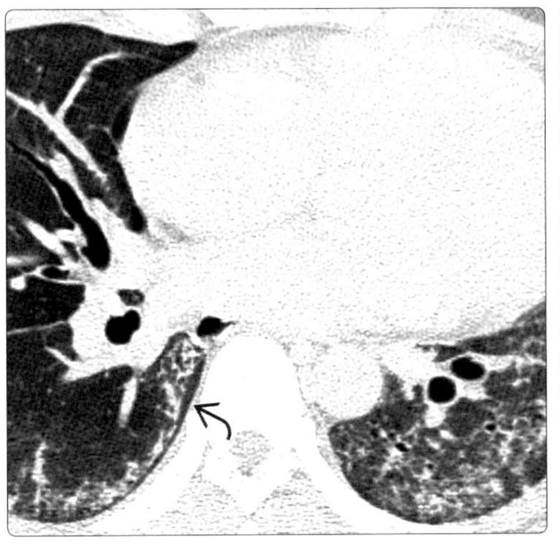

肺出血

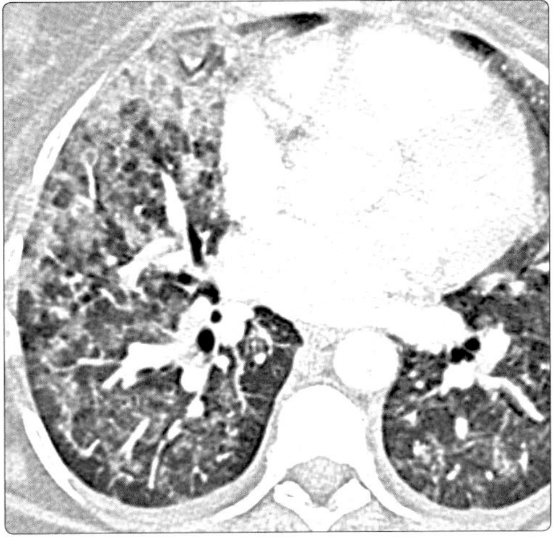

（左图）多肌炎患者，增强 CT 显示非特异性间质性肺炎，胸膜下网状影和磨玻璃影。注意胸膜下肺↗保留，此 CT 表现强烈提示非特异性间质性肺炎。

（右图）特发性弥漫性肺泡出血患者，增强 CT 显示双肺多发局限性磨玻璃影。约 25% 的弥漫性肺泡出血患者会发展为自身免疫性疾病。

具有自身免疫特征的间质性肺炎

关键要点

术语

- 组织学或 HRCT/CT 表现为间质性肺炎，无特定结缔组织病（connective tissue disease, CTD）完整的风湿病学诊断标准，但临床、血清学和形态学标准提示为自身免疫
- 2015 年由欧洲呼吸协会和美国胸科协会工作组针对命名不一致提出的术语

影像学表现

- 非特异性间质性肺炎：网状影和（或）磨玻璃影，下叶为著
- 机化性肺炎：两肺实变或磨玻璃影，胸膜下和下肺野为著
- 淋巴细胞间质性肺炎：下叶为著的斑片状磨玻璃密度或网状影；肺囊腔
- 寻常型间质性肺炎：胸膜下蜂窝，下叶为著

主要鉴别诊断

- 非特异性间质性肺炎
- 隐源性机化性肺炎
- 淋巴细胞间质性肺炎
- 特发性肺纤维化
- 结缔组织病相关的间质性肺疾病

临床要点

- 标准
  - HRCT/CT 或手术肺活检表现为间质性肺炎，和
  - 排除其他病因，和
  - 与已定义的 CTD 诊断标准不符，和
  - 3 个领域（临床、血清学和形态学）至少 2 个领域，每个领域至少 1 个特征
- 工作组不推荐具体治疗，由医务人员决定

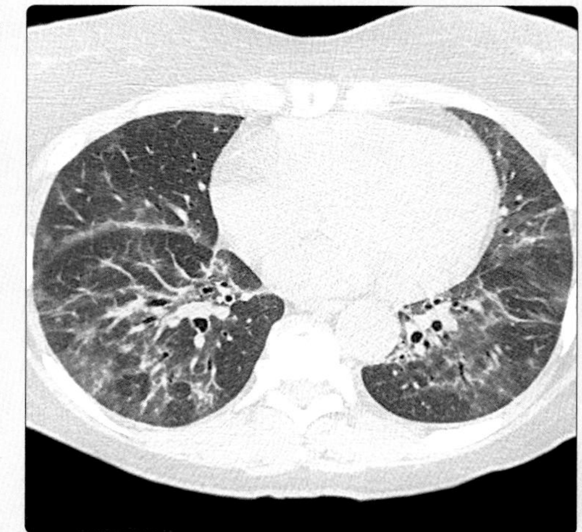

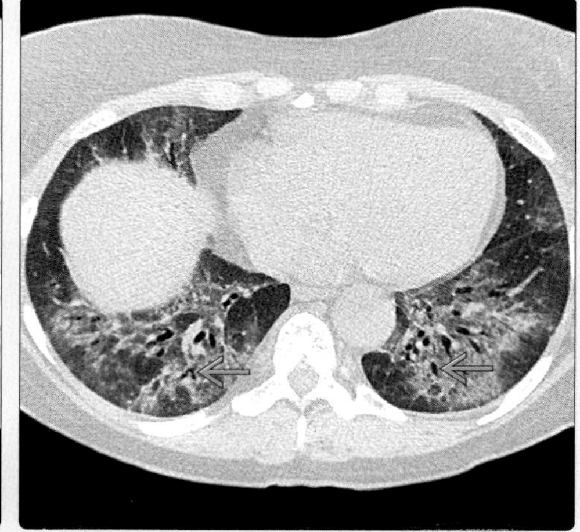

（左图）55 岁女性，自身免疫特征的间质性肺炎患者，HRCT 横断位显示两肺多发磨玻璃影（下叶为著）。该患者不符合任何特定的自身免疫性疾病的风湿病学的标准，但出现抗核抗体和抗 EJ 抗体阳性。

（右图）同一患者 HRCT 横断位显示双肺基底部为著的磨玻璃影和内部轻度牵拉性支气管扩张➡。

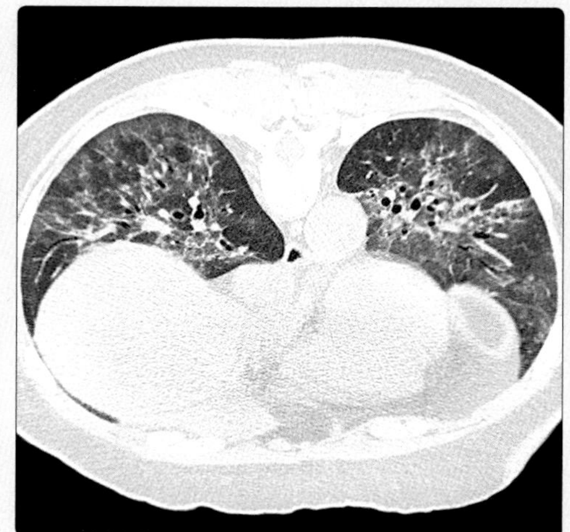

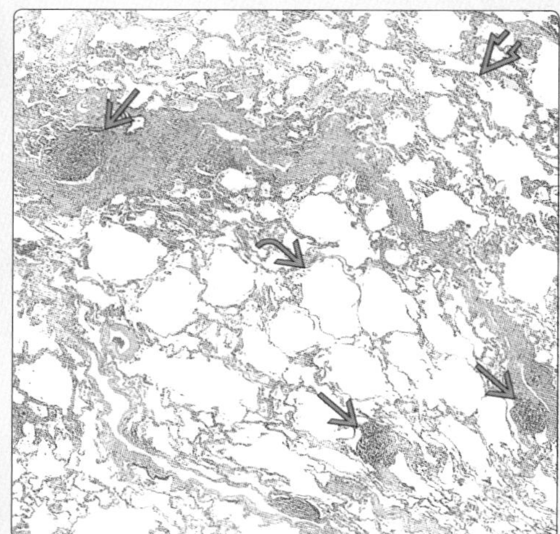

（左图）同一患者横断位俯卧位 HRCT 显示双肺基底部为著的磨玻璃影持续存在。

（右图）同一患者标本低倍镜（HE 染色）显示轻度肺泡壁增厚➡，符合早期细胞性非特异性间质性肺炎，间杂正常肺实质➡。注意显著的结节状淋巴细胞增生➡，是诊断自身免疫特征的间质性肺炎的一种形态学标准。

术语

缩略词

- 自身免疫特征的间质性肺炎（interstitial pneumonia with autoimmune features, IPAF）

同义词

- 未分化结缔组织疾病相关的间质性肺疾病（undifferentiated connective tissue disease-associated interstitial lung disease, CTD-ILD）
- 肺部为主的结缔组织疾病（connective tissue disease, CTD）
- 自身免疫特征的间质性肺疾病（interstitial lung disease, ILD）

定义

- 组织学或 HRCT/CT 上表现为间质性肺炎，不符合特定结缔组织病（CTD）完整的风湿病学诊断标准，但在临床、血清学和形态学标准提示为自身免疫

伴发的综合征

- 寻常型间质性肺炎（usual interstitial pneumonia, UIP）
- 非特异性间质性肺炎（nonspecific interstitial pneumonia, NSIP）
- 机化性肺炎（organizing pneumonia, OP）
- 淋巴细胞间质性肺炎（lymphoid interstitial pneumonia, LIP）

历史展望

- IPAF 在 2015 年由欧洲呼吸协会和美国胸科协会工作组针对命名不一致提出
  - 术语考虑工作进行中，需要进一步科学测试验证
  - 随着数据的增多，可能会对标准进行修订
  - 工作组提案中未包括临床护理、诊断检查或管理指南或建议

诊断标准

- HRCT/CT 或外科肺活检表现为间质性肺炎，和
- 排除其他病因，和
- 与已定义的 CTD 诊断标准不符，和
- 下列 3 个领域中至少符合 2 个，且每个领域至少 1 项特征
  - 临床领域
    - 远端手指皮肤裂纹（即“技工手”）
    - 远端指尖皮肤溃疡
    - 炎性关节炎或多关节晨僵≥60 分钟
    - 手掌毛细血管扩张症
    - 雷诺现象
    - 不明原因手指浮肿
    - 不明原因手指背侧固定性皮疹（Gottron 征）
  - 血清学领域
    - 抗核抗体（ANA）滴度≥1：320、弥漫、斑点、均质型，或 ANA 核仁型（任何滴度），或 ANA 着丝点型（任何滴度）
    - 类风湿因子≥2 倍正常值上线
    - 抗 CCP 抗体（抗环瓜氨酸肽抗体）
    - 抗 dsDNA 抗体（抗双链 DNA 抗体）
    - 抗 Ro（SS-A）抗体：抗干燥综合征相关抗体 A，也称为抗 Ro 抗体
    - 抗 La（SS-B）抗体：抗干燥综合征相关抗体 B，也称为抗 La 抗体
    - 抗核糖核蛋白抗体
    - 抗 Smith 抗体
    - 抗拓扑异构酶抗体（Scl-70）
    - 抗 t-RSNA 合成酶抗体
      - Jo-1（抗组胺酰转移核糖核酸合成酶）
      - PL-7（抗苏氨酰转移核糖核酸合成酶）
      - PL-12（抗丙氨酰转移核糖核酸合成酶）
      - 其他：EJ（抗甘氨酰转移核糖核酸合成酶），OJ（抗异亮氨酰转移核糖核酸合成酶），KS（抗天冬氨酰转移核糖核酸合成酶），Zo（抗苯丙氨酰转移核糖核酸合成酶，tRS
    - 抗 PM-Scl（抗外泌体抗体）
    - 抗 MDA-5（黑色素瘤变异相关基因 5）
  - 形态学领域
    - HRCT/CT 上提示性类型
      - NSIP
      - OP
      - LIP
      - NSIP 和 OP 重叠
    - 外科肺活检组织病理学类型或特征
      - NSIP
      - OP
      - LIP
      - NSIP 和 OP 重叠
      - 间质内淋巴细胞聚积伴生发中心
      - 弥漫淋巴浆细胞浸润（± 淋巴滤泡）
      - 多区域受累（除间质性肺炎以外）
      - 不能解释的胸腔积液或胸膜增厚
      - 不能解释的心包积液或增厚
      - 不能解释的气道疾病（肺功能检查、影像或病理学）
      - 不能解释的肺血管病

影像学表现

CT 表现

- UIP
  - 最常见的类型
    - 蜂窝和肺动脉高压
      - 当这些特征出现时，提示预后更差
  - 胸膜下蜂窝
  - 呈肺尖肺底梯度分布
  - IPAF 的 HRCT 表现为 UIP 模式（即胸膜下网状影

和"蜂窝"影伴肺尖肺底梯度分布 ± 牵拉性支气管扩张）；不能排除诊断，但不包括在形态学领域
- 依据
  - 单独 UIP 类型不增加 CTD 的可能性
- 争议
  - UIP 是 IPAF 患者一种常见类型
  - 形态学上不包括 UIP，对于血清学阳性但无临床特征的 UIP 型 IPAF 患者，可能无法诊断 IPAF；这些患者可归类为特发性肺纤维化

- NSIP
  - 网状影和（或）磨玻璃影，下叶为著
  - 牵拉性支气管扩张
  - 支气管血管束周围受累
  - 胸膜下不受累
- OP
  - 双肺实变或磨玻璃影，胸膜下和下肺野为著
  - 支气管血管束周围实变、磨玻璃影或结节
  - 反晕征（"环礁"征）
- LIP
  - 下肺为著的斑片状磨玻璃影或网状影
  - 散发肺囊腔
- NSIP 和 OP 重叠
  - 形态学领域的特征
    - 下叶为著的实变，常位于横膈旁，伴发纤维化特征（如牵拉性支气管扩张，网状影或下叶容积减小）
    - 争议：影像科医师很少使用这一术语；描述符合 NSIP 影像特征
- 不能解释的气道疾病：马赛克征、空气潴留（呼气相）、支气管壁增厚和支气管扩张
- 不能解释的肺血管病：肺动脉主干和（或）肺动脉扩张
- 不能解释的胸膜或心包积液或增厚

鉴别诊断

非特异性间质性肺炎
- 相同的影像特征
- 特发性病例不符合任何自身免疫性疾病的诊断标准
- 诊断 IPAF 需要至少 2 个领域中的 1 项特征（即临床、血清学和形态学）

隐源性机化性肺炎
- 相同的影像特征
- 不符合任何自身免疫性疾病的诊断标准

淋巴细胞间质性肺炎
- 相同的影像特征
- 常见相关自身免疫性疾病：干燥综合征和类风湿关节炎

特发性肺纤维化
- 相同的影像特征
- 不符合任何自身免疫性疾病的诊断标准

结缔组织病相关的间质性肺疾病（CTD-ILD）
- 相同的影像特征
- 满足特定 CTD 的诊断标准

病理学表现

基本表现
- 形态学领域内包括多种病理学模式（如 NSIP、OP、NSIP 合并 OP、LIP）
- UIP 未被列在形态学领域内，但它的存在并不能排除诊断

分期、分级和分类
- 外科肺活检的组织病理学类型或特征
  - OP
  - NSIP 和 OP 重叠
  - LIP
  - 具有生发中心的间质淋巴细胞聚集
  - 弥漫性淋巴浆细胞浸润（± 淋巴滤泡）

临床要点

临床表现
- 其他症状 / 体征
  - 不能解释的气道疾病
    - 第一秒用力呼气容积（FEV1）减少或 FEV1/用力肺活量（FVC）减低
    - 气道阻力增高
  - 不能解释的肺血管病
    - 肺动脉高压定义为平均肺动脉压力 >25 mmHg
    - 肺毛细血管楔压 <15 mmHg

人口统计学表现
- 年龄
  - 50~60 岁
- 性别
  - 女 > 男
- 种族
  - 非西班牙裔白种人更常见
- 流行病学
  - 典型的为不吸烟者

自然病史和预后
- 临床表现还不清楚，还需进一步研究
- 当 HRCT 或外科肺活检与 UIP 模式不同时，IPAF 生存期与 CTD-ILD 相似
- IPAF 预后较特发性肺纤维化好

治疗
- 工作组不推荐特殊性治疗，而是个人提供者自行决定

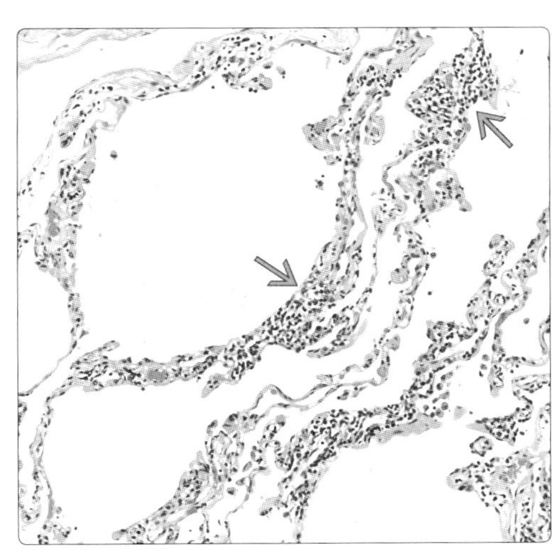

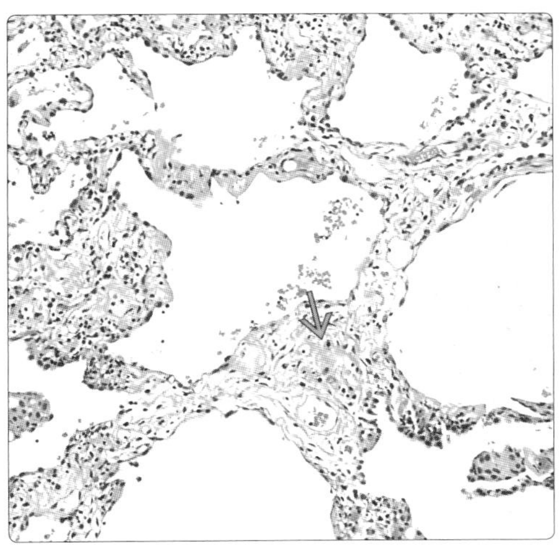

（左图）高倍显微镜（HE 染色）显示自身免疫特征的间质性肺炎，特点为轻度肺泡间隔增厚伴间质淋巴细胞浸润→。

（右图）同一标本高倍显微镜（HE 染色）显示轻度间隔纤维化→和间质淋巴细胞浸润。自身免疫特征的间质性肺炎组织学表现包括非特异性间质性肺炎、机化性肺炎和淋巴细胞间质性肺炎。

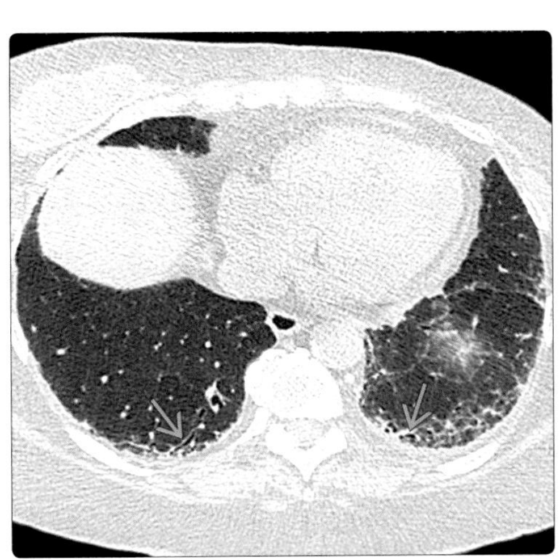

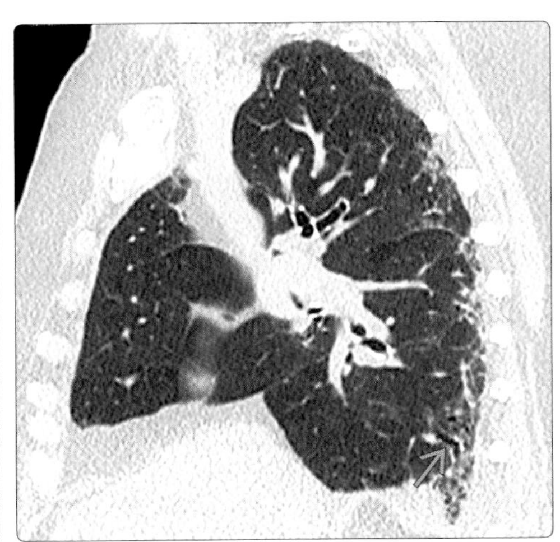

（左图）68 岁女性，自身免疫特征的间质性肺炎患者，横断位 HRCT 表现为非特异性间质性肺炎，双肺下叶胸膜下磨玻璃影和网状影及牵拉性细支气管扩张→。即使抗核抗体阳性，但诊断特定性结缔组织病的证据不足。

（右图）同一患者矢状位 HRCT 显示胸膜下磨玻璃影、网状影和牵拉性细支气管扩张→。

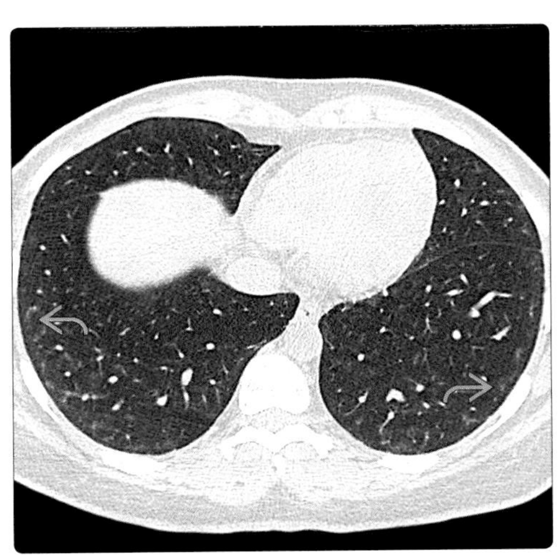

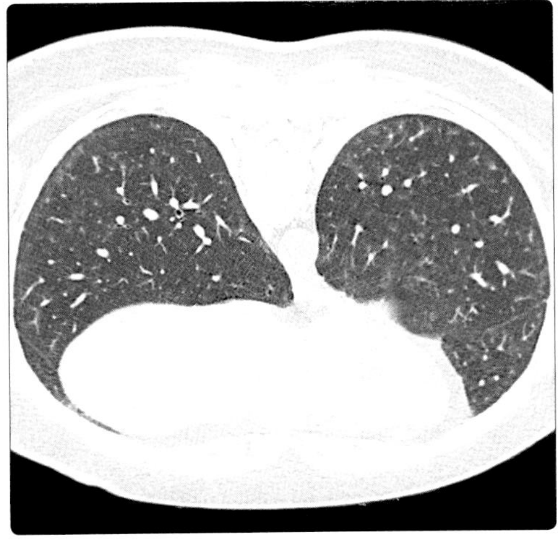

（左图）35 岁女性，自身免疫特征的间质性肺炎患者，横断位 HRCT 显示胸膜下较淡磨玻璃影→，提示非特异性间质性肺炎模式。即使抗核抗体阳性，但诊断结缔组织病的风湿病学的证据不足。

（右图）同一患者俯卧横断位 HRCT 显示胸膜下持续存在的磨玻璃影，表现为非特异性间质性肺炎模式。

类风湿关节炎

关键要点

术语

- 类风湿关节炎（rheumatoid arthritis, RA）
- 以对称性多关节炎伴软骨的慢性炎症、侵蚀和破坏为特点的自身免疫性、破坏性和系统性疾病

影像学表现

- 肺
  - 弥漫性肺疾病几种类型
    - 寻常型间质性肺炎
    - 非特异性间质性肺炎
    - 机化性肺炎
    - 渐进坏死性类风湿结节
  - 药物毒性
  - 肺部感染
- 胸膜：积液；增厚并强化
- 大气道：支气管扩张
- 小气道：滤泡性细支气管炎、闭塞性细支气管炎
- 心血管：心包积液、肺动脉高压、心肌炎

主要鉴别诊断

- 特发性间质性肺炎
- 自身免疫特征的间质性肺炎
- 进行性系统性硬化症

临床要点

- 影像异常可先于呼吸道症状出现
- 胸膜性胸痛是最常见的症状
- 主要的治疗方法为药物治疗
  - 皮质激素
  - 疾病缓解型抗风湿药：金制剂、青霉胺、甲氨蝶呤
  - 生物制剂：英利昔单抗、利妥昔单抗

诊断要点

- 存在关节病及胸腔积液的患者要考虑 RA 的诊断

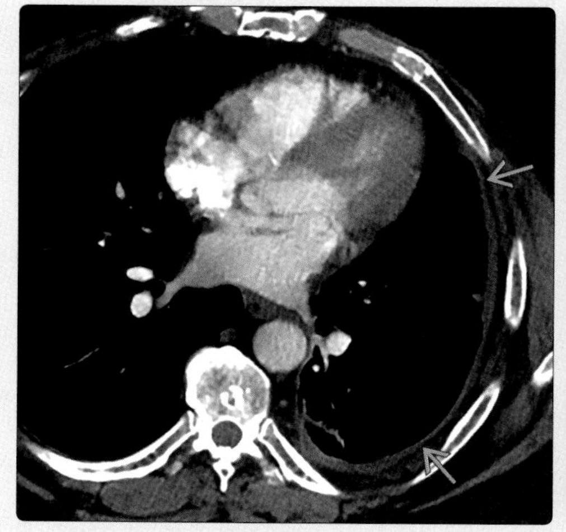

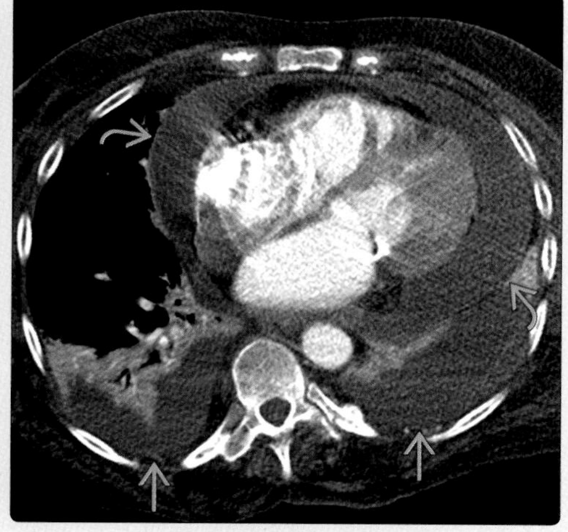

（左图）62 岁女性，无症状类风湿关节炎患者，横断位增强 CT 显示左侧胸膜光滑增厚→。胸膜和（或）心包积液或增厚是类风湿关节炎最常见的胸部表现。

（右图）类风湿关节炎患者横断位增强 CT 显示双侧胸腔积液→和大量心包积液↷，与浆膜炎一致。在尸检中，多达 73% 的受累患者有胸膜疾病，但只有不到 3% 的患者有症状。

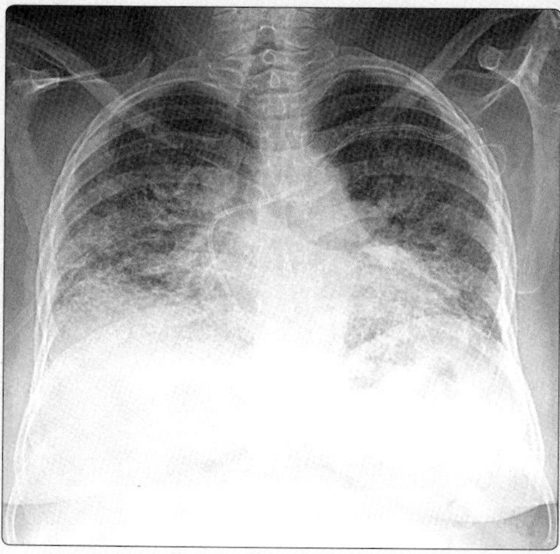

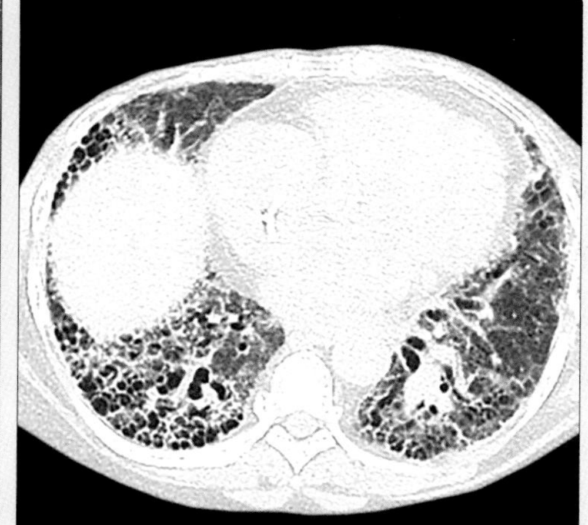

（左图）69 岁女性，类风湿关节炎患者，后前位胸片显示肺容积缩小，双肺弥漫下野为著的网状影。

（右图）同一患者的横断位平扫 CT 显示双肺基底部为著的胸膜下“蜂窝”影，与寻常型间质性肺炎一致。寻常型间质性肺炎是类风湿关节炎患者中最常见的间质性肺病，其次是非特异性间质性肺炎。

术语

缩略词

- 类风湿关节炎（rheumatoid arthritis, RA）

同义词

- 类风湿肺

定义

- 以对称性多关节病伴软骨的慢性炎症、侵蚀和破坏为特征的自身免疫性、破坏性和全身性疾病
  - 最常见的结缔组织病
- 60%~80% 的患者出现肺部并发症
  - 与类风湿关节炎或治疗相关

影像学表现

基本表现

- 最佳诊断思路
  - 关节疼痛和肿胀 + 浆膜炎［即胸腔和（或）心包积液］
- 部位
  - 胸膜疾病是最常见的胸内异常
    - 胸膜 – 心包炎症
  - 肺和气道
  - 肺血管系统
- 大小
  - 渐进坏死性（类风湿）结节，几毫米至数厘米
- RA 患者发生间质性肺疾病的概率是普通人群的 9 倍

X 线表现

- 平片
  - 肺
    - 间质性肺疾病（ILD）：胸膜下网状影 / 网状结节影
    - 机化性肺炎（OP）：外周的片状实变
    - 感染：大叶、段或亚段性密度增高影
  - 胸膜：少至中量，通常单侧胸腔积液
  - 心脏和心包：心包积液

CT 表现

- 增强 CT
  - 尸检时 38%~73% 的病例有胸膜疾病，<3% 有症状
    - 积液：炎症（无菌渗出性积液）
      - 少至中量，单侧
      - 由于胆固醇结晶而出现假乳糜，通常类风湿因子阳性
    - 增厚和增强
      - 可累及壁层及脏层胸膜
      - 光滑或结节状增厚
      - 肺膨胀受损导致“塌陷肺”
- HRCT
  - 间质性肺疾病的证据高达 25%
  - 寻常型间质性肺炎（UIP）
    - 胸膜下网状影 ± “蜂窝”影，呈肺尖肺底梯度
    - 胸膜下磨玻璃影，呈肺尖肺底梯度
    - ± 牵拉性支气管扩张
    - 肺癌风险增加：肺结节或肿块需要警惕
  - 非特异性间质性肺炎（NSIP）
    - 胸膜下磨玻璃影为主，呈肺尖肺底梯度
    - 网状影，牵拉性支气管扩张，下肺容积减少
  - 机化性肺炎（OP）
    - 单侧或双侧片状实变，外周或支气管周围分布
    - 多边形（小叶周围）密度增高影，反晕征（圆形磨玻璃影被环状实变包绕）
  - 渐进坏死性结节
    - 边界清楚，大小多变：0.5~5 cm
    - 外周分布，50% 的病例可见空洞，可引起气胸
    - 其内可见钙化
  - 感染
    - 结核、诺卡菌病、曲霉病、组织胞浆菌病、球孢子菌病、肺囊虫肺炎、巨细胞病毒感染
  - 其他
    - 反应性淀粉样变性
      - RA 的严重并发症，由淀粉样 A（AA）原纤维沉积在多个器官引起的严重威胁生命的疾病
    - 药物相关肺毒性
  - 大气道
    - 30% 的 RA 患者有支气管扩张
    - 环杓关节脱位
      - 呼吸困难和喘鸣
  - 小气道
    - 滤泡性细支气管炎
      - 支气管黏膜相关淋巴组织增生（BALT）
      - 较小的小叶中央结节，支气管周围结节，磨玻璃影，马赛克征，空气潴留
    - 闭塞性细支气管炎
      - 膜性细支气管进行性向心性缩窄
      - 马赛克征，支气管扩张，支气管壁增厚
- 骨 CT
  - 胸锁、盂肱关节
    - 关节旁骨质疏松，关节间隙狭窄，骨皮质下囊肿，侵蚀，半脱位
- CTA
  - 心血管
    - 肺动脉高压（闭塞性血管病变）
      - 肺动脉增宽，右心房室扩张，对比剂反流入下腔静脉及肝静脉
    - 心肌炎
      - 心脏增大，心力衰竭

MR 表现

- T_1WI 抑脂
  - 侵蚀处或关节间隙强化提示富血供滑膜炎

超声表现

- 灰阶超声
  - 评价胸锁及盂肱关节：关节内积液、关节间隙增宽、滑膜增生

推荐的影像学检查方法

- 最佳影像检查方法
  - HRCT 用于评价间质性肺病
- 推荐的检查序列与参数
  - 吸气和呼气相 HRCT

鉴别诊断

特发性间质性肺炎

- 从影像上与 CTD-ILD 不能鉴别
- 鉴别诊断依靠临床及辅助临床标准

自身免疫特征的间质性肺炎

- 从影像上与 CTD-ILD 不能鉴别
- 鉴别诊断依靠临床及辅助临床标准

进行性系统性硬化症

- NSIP：ILD 的最常见类型，在系统性疾病患者中所占比例达到 80%
  - 双侧、对称性磨玻璃影，胸膜下分布
  - 网状影、牵拉性支气管扩张
  - 10%～30% 的受累患者存在蜂窝
- 肺动脉高压可达 30% 的受累患者
- 食管扩张

多肌炎 / 皮肌炎

- 皮肤疾病
- OP：片状实变，胸膜下或支气管周围分布
- NSIP

系统性红斑狼疮

- 胸膜病变是最常见的胸部表现
  - 胸腔、心包积液
- 弥漫性肺出血
  - 双侧实变
- UIP
- 深静脉血栓和肺动脉血栓栓塞

病理学表现

基本表现

- 病因
  - 多因素
    - 遗传易感性（70% 的 RA 患者表达 *HLA-DR4*）
    - 环境因素（吸烟），感染因子

临床要点

临床表现

- 最常见的症状 / 体征
  - 尽管有明显的影像学异常，但可能无症状
  - 胸膜痛、劳力性呼吸困难、咳嗽、喘鸣
  - 疲劳、全身无力
  - 关节痛、关节肿胀、关节僵硬
  - RA 相关肺部疾病发生在 RA 诊断后 5 年内
- 其他症状 / 体征
  - 非关节表现：血管炎、巩膜外层炎、干燥性角膜结膜炎、皮下结节、多数性单神经炎
  - Felty 综合征：RA+ 脾肿大 + 白细胞减少症

人口统计学表现

- 年龄
  - 高峰：45～65 岁
- 性别
  - 女性：男性 = 3 ∶ 1
- 流行病学
  - 1% 的成人患有 RA
    - 原住美国人的发病率较高
  - RA 患者发生间质性肺病与高龄、男性、类风湿因子阳性和吸烟史有关

自然病史和预后

- 影像表现异常可先于呼吸道症状出现

治疗

- 药物治疗是主要的治疗方式
  - 皮质激素类
  - 疾病缓解型抗风湿药
    - 金制剂、青霉胺、甲氨蝶呤
  - 生物制剂：英利昔单抗、利妥昔单抗
- 一些用于治疗类风湿关节炎的药物可能会引起肺毒性
  - 间质性肺病：金制剂、青霉胺、甲氨蝶呤
  - 生物制剂：结节病样疾病

诊断要点

考虑的诊断

- 患者患有关节病和肺疾病

影像解读要点

- 吸气相和呼气相成像诊断小气道疾病

报告要点

- 急性肺部症状和新发肺部阴影应考虑 RA 患者的感染或药物毒性
- 慢性肺部症状患者可排除 RA 相关肺 / 胸膜疾病

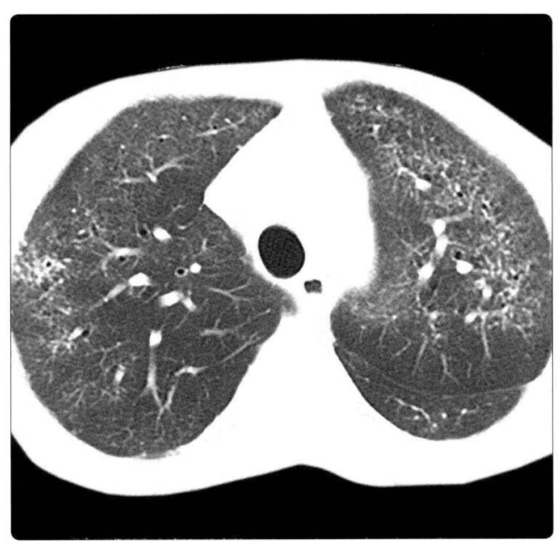

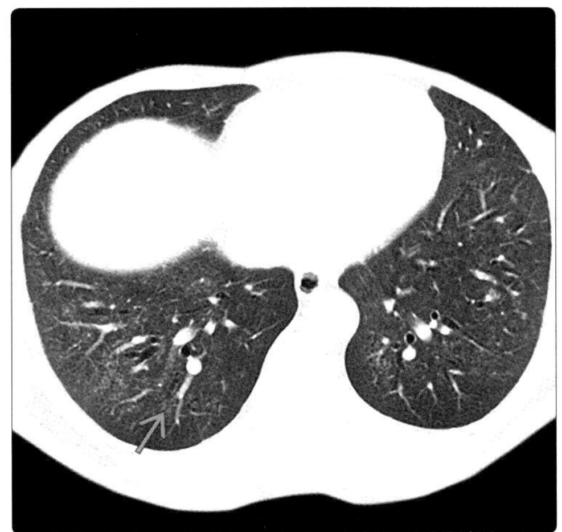

（左图）60 岁男性，正在接受甲氨蝶呤治疗的类风湿关节炎患者，横断位增强 CT 显示双侧胸膜下磨玻璃影和网状影。

（右图）同一患者的横断位增强 CT 显示双侧基底部磨玻璃影和牵拉性支气管扩张 →。这些发现与非特异性间质性肺炎一致。注意没有“蜂窝”影，这是寻常型间质性肺炎的特征性表现。

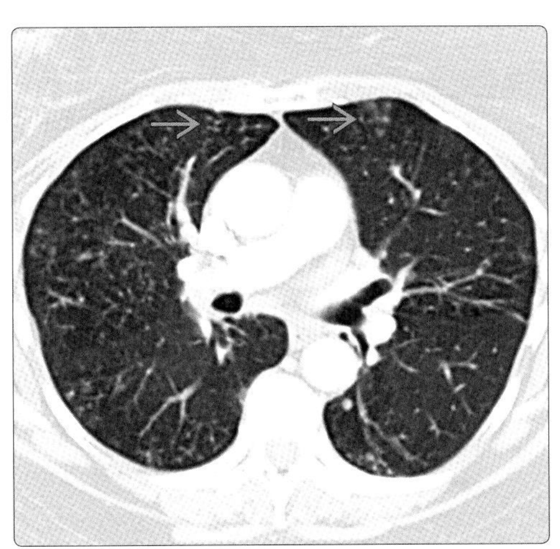

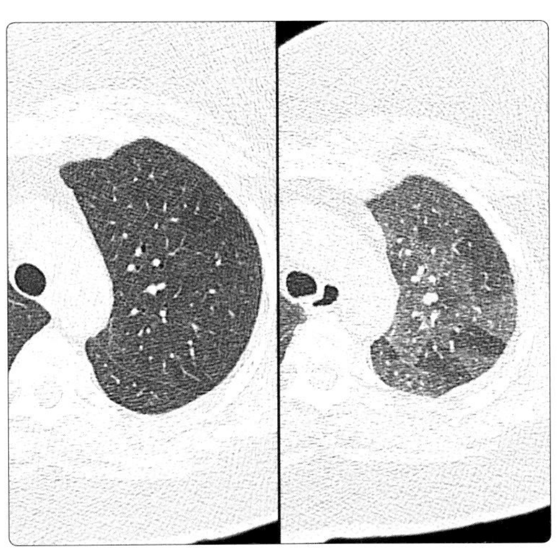

（左图）类风湿关节炎及滤泡性细支气管炎患者，横断位增强 CT 显示在马赛克密度背景下散在的“树芽”征 →。当感染治疗后肺阴影没有改善时，应怀疑滤泡性细支气管炎。

（右图）类风湿关节炎合并缩窄性细支气管炎女性患者，横断位吸气相（左）和呼气相（右）HRCT 组合图像显示吸气相肺密度正常，呼气相表现为空气潴留。

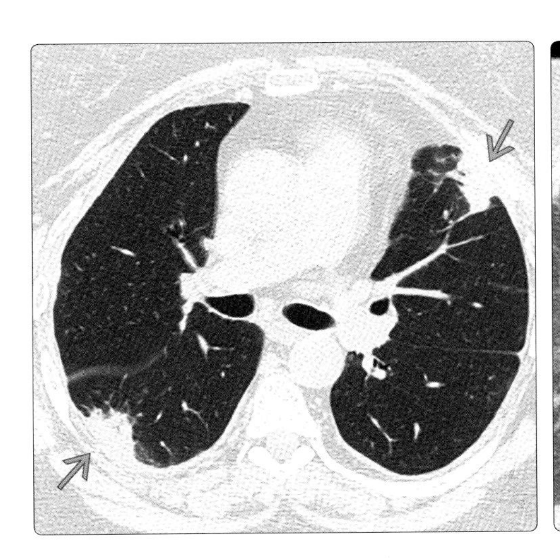

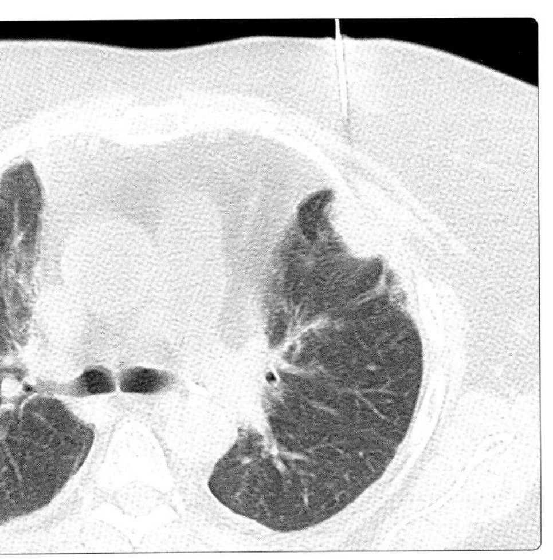

（左图）52 岁女性，类风湿关节炎患者，横断位平扫 CT 显示双侧胸膜下多发结节影 →。

（右图）同一患者 CT 引导下活检中的横断位平扫 CT 显示活检针接近一个肺部病变，该病变为慢性炎症和局灶性机化性肺炎。机化性肺炎可继发于类风湿关节炎，也可能与治疗有关（药物毒性），通常在类固醇治疗后完全消退。

硬皮病

关键要点

术语
- 常见自身免疫性结缔组织病，累及多个脏器包括皮肤、肺、心脏及肾

影像学表现
- 平片
  - 对称性基底部网状影
  - 肺体积减小，有时与肺疾病不成比例
  - 扩张及充气的食管，在侧位胸片显示最佳
- CT
  - 间质性肺疾病：非特异性间质性肺炎 >> 寻常型间质性肺炎
  - 胸膜下薄壁囊腔：10～30 mm
  - 食道扩张（80%）
  - 肺动脉高压
  - 淋巴结增大（60%～70%）

主要鉴别诊断
- 特发性肺纤维化
- 误吸性肺炎
- 非特异性间质性肺炎

病理学表现
- 胶原蛋白产生过量并在组织中沉积

临床要点
- 肺部病变常出现在皮肤表现之后
- 肺癌风险增加，通常在肺纤维化患者
- 预后差；通常死于误吸性肺炎

诊断要点
- 慢性间质性肺疾病和食管扩张患者，应考虑硬皮病
- 硬皮病患者出现实性或亚实性肺结节，应考虑肺癌

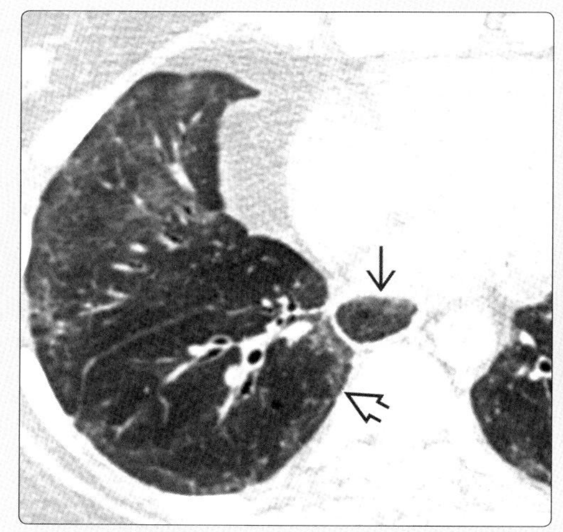

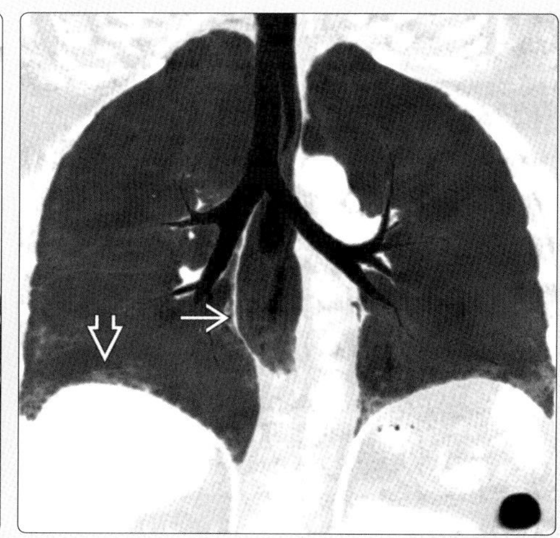

（左图）已知硬皮病患者的横断位 HRCT 显示对称的外周磨玻璃影和网状影，胸膜下保留⇨，远端食管→明显扩张。

（右图）同一患者的冠状位平扫 CT MinIP 重组图像显示基底部为著的肺部疾病⇨和明显扩张的远端食管→内的食物残渣，这高度提示食管动力障碍。硬皮病患者常出现食管动力障碍。

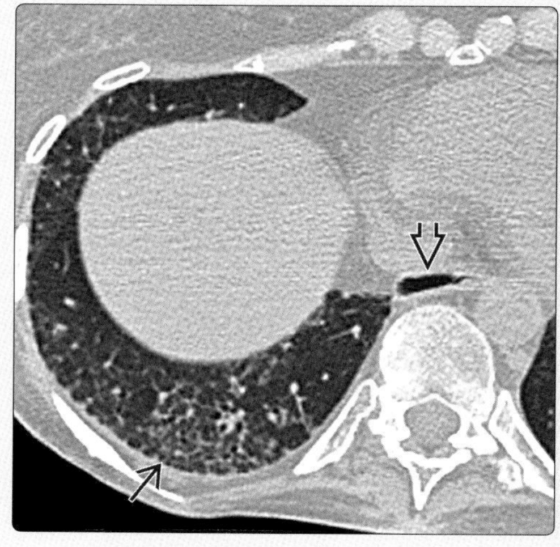

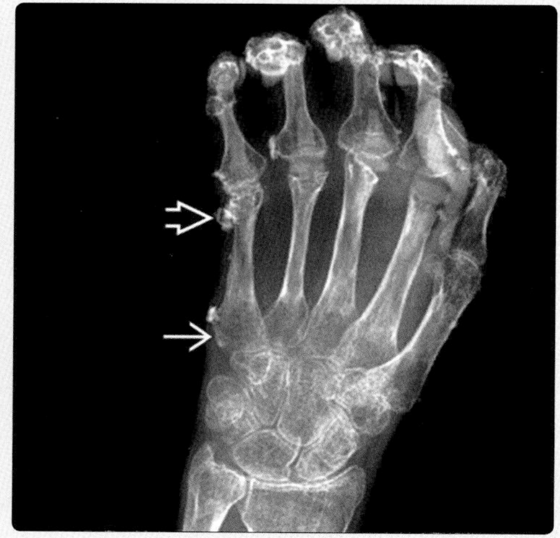

（左图）硬皮病患者的横断位 HRCT 显示外周的磨玻璃影和网状影→、牵拉性细支气管扩张和扩张的远端食管⇨，与食管动力障碍一致。

（右图）同一患者的手正位平片显示关节间隙变窄→、骨质减少和软组织钙化⇨。在胶原血管疾病中伴发的骨骼异常和软组织钙化影像学表现有助于提示特异性诊断。

术语

同义词

- 系统性硬化

定义

- 常见自身免疫性结缔组织病，累及多个脏器包括皮肤、肺、心脏及肾
- 局限性皮肤系统性硬化症（60%）
  - 皮肤受累：手、前臂、足及面部
  - 长期雷诺现象
  - CREST 综合征：钙质沉着病（C）、雷诺现象（R）、食管运动障碍（E）、指端硬化（S）和毛细血管扩张症（T）
- 弥漫性皮肤系统性硬化症（40%）
  - 急性发病：雷诺现象，累及肢端及躯干皮肤
  - 间质性肺疾病发生率高
- 无皮肤症状的系统性硬化症（罕见）
  - 间质性肺疾病，无皮肤改变

影像学表现

基本表现

- 最佳诊断思路
  - 基底部间质纤维化 + 食管扩张
- 部位
  - 下肺野

平片表现

- 平片
  - 20%～65% 的病例出现异常
  - 肺部
    - 对称性基底部网状影
    - 基底部细网状影（"蕾丝"样）进展到粗纤维化
    - 肺体积减小，有时与肺病变不成比例
    - 膈肌升高，可能由于膈肌萎缩及纤维化所致
  - 伴发表现
    - 扩张及充气的食管，在侧位胸片显示最佳
    - 胸膜增厚及胸腔积液罕见（<15%）
    - 上部及侧后部肋骨侵蚀（<20%）
    - 远端指骨吸收，簇状钙化
    - 继发性肺癌，通常为腺癌或原位腺癌
  - 心脏增大
    - 心包积液
    - 肺动脉高压
    - 由于小血管疾病所致的心肌缺血
    - 浸润性心肌病

CT 表现

- 增强 CT
  - 食管扩张（80%）
  - 淋巴结肿大（60%～70%）
    - 很少在胸片中发现
    - 多为反应性
    - 通常与间质性肺疾病伴发
  - 肺动脉高压致肺动脉增宽，可发生于无间质性肺疾病
  - 胸膜增厚（假性胸膜斑，33%）
    - 胸膜下微结节
    - 假性胸膜斑（90%）：胸膜下微小结节融合，宽度 <7 mm
    - 弥漫胸膜增厚（33%）
  - 散在肺结节；实性或亚实性
    - 必须当作恶性肿瘤关注
    - 考虑 PET/CT 和（或）活检：结节 >1 cm、具有相关特征（如毛刺、分叶、部分实性密度，含明显实性成分）
- HRCT
  - 60%～90% 的病例有异常
  - 间质性肺疾病
    - 非特异性间质性肺炎（NSIP）最常见
      - 基底部为著的磨玻璃影
      - 后部和胸膜下网状影
      - 牵引性支气管扩张和细支气管扩张；与其他间质性肺疾病相比，支气管扩张的程度通常与纤维化的程度不成比例
      - 支气管血管束周围分布伴胸膜下保留，高度提示 NSIP
      - 外周分布为著
      - 无至轻度"蜂窝"肺
    - 寻常型间质性肺炎（UIP）少见
      - 胸膜下、基底部分布
      - "蜂窝"肺应提示诊断
      - 很少的磨玻璃影：急性加重或合并非典型感染时出现显著磨玻璃影
  - 囊腔
    - 胸膜下薄壁囊腔；大小为 10～30 mm
    - 中上肺为著

其他检查表现

- 食管造影
  - 扩张、无蠕动的食管（50%～90%）
  - 胃食管反流
  - 胃食管结合部开放

推荐的影像学检查方法

- 最佳影像检查方法
  - 检出肺部受累 HRCT 比平片更敏感
  - 食管造影用来评估食管动力

鉴别诊断

特发性肺纤维化

- 无食管扩张或肌肉骨骼的变化
- 间质性肺疾病纤维索条更为粗大，"蜂窝"肺更常见

- 磨玻璃影少见
- 胸膜下分布

误吸性肺炎
- 反复出现的重力区阴影及慢性纤维化
- 已知食管动力障碍

非特异性间质性肺炎
- HRCT 表现相同
- 无食管扩张

石棉肺
- 胸膜斑（80%）
- 肺纤维化的 UIP 型
- 无食管扩张

类风湿关节炎
- 无食管扩张
- 可出现 HRCT 相同表现（UIP>NSIP）
- 对称性关节侵蚀改变

药物反应
- 无食管扩张
- 可能出现 HRCT 相同表现

结节病
- 无食管扩张
- 中上肺为著的淋巴管周围微结节

病理学表现

基本表现
- 病因
  - 抑制成纤维细胞增殖的 T 抑制细胞和 NK 细胞循环减少
  - 抗拓扑异构酶Ⅰ（30%）、抗 RNA 聚合酶Ⅲ和抗组蛋白抗体伴间质性肺疾病
  - 在 CREST 变异体中抗着丝点抗体，无间质性肺疾病
- 遗传学
  - 可疑遗传易感性和（或）环境因素（二氧化硅、工业溶剂）
- 胶原蛋白产生过量及组织沉积
- 继皮肤、动脉及食管之后，肺是第四最易受累器官

分期、分级和分类
- 美国风湿病学协会标准：硬皮病诊断需要 1 个主要标准或 2 个次要标准
  - 主要标准：掌指关节近端皮肤受累
  - 次要标准
    - 指端皮硬化
    - 凹陷性瘢痕
    - 指垫消失
    - 双肺基底部纤维化

镜下表现
- 肺动脉高压
  - 最特征性表现：向心性层状纤维化伴少许丛状病变
- NSIP：细胞性或纤维性（80%）
- UIP：成纤维细胞增生，纤维化，结构扭曲（10%～20%）

临床要点

临床表现
- 最常见的症状 / 体征
  - 肺部病变常出现在皮肤表现后
    - 就诊时最常见的表现是雷诺现象（达 90%），肌腱炎、关节痛、关节炎
    - 呼吸困难（60%）、咳嗽、胸膜炎性胸痛、发热、咯血、吞咽困难
- 其他症状 / 体征
  - 皮肤紧绷、硬结、增厚
  - 血管异常
  - 肌肉骨骼表现
  - 肺、心和肾等脏器受累
  - 食管动力障碍、胃食管反流、食管念珠菌病、食管狭窄、体重下降
  - 肾脏病变：高血压、肾功能衰竭
  - 抗核抗体（100%）
  - 肺功能检测
    - 限制性或阻塞性
    - 弥散功能减退
  - 支气管肺泡灌洗：从淋巴细胞性到中性粒细胞性肺泡炎（50%）

人口统计学表现
- 年龄
  - 通常发病年龄：30～50 岁
- 性别
  - 男性：女性 = 1：3
- 流行病学
  - 1.2 例 /10 万人
  - 尸检中肺部病变 >80%

自然病史和预后
- 肺部疾病为隐匿性及进行性
- 肺癌风险增加：与肺纤维化相关
  - 通常为腺癌或原位腺癌
- 预后差：5 年存活率为 70%
- 最常见的死亡原因为误吸性肺炎

治疗
- 直接针对受累脏器治疗
- 间质性肺疾病：环磷酰胺、皮质激素
- 积极控制血压对预防肾功能衰竭很重要

诊断要点

考虑的诊断
- 慢性间质性肺疾病合并食管扩张患者，应考虑硬皮病
- 硬皮病患者出现实性或亚实性肺结节时，应考虑肺癌

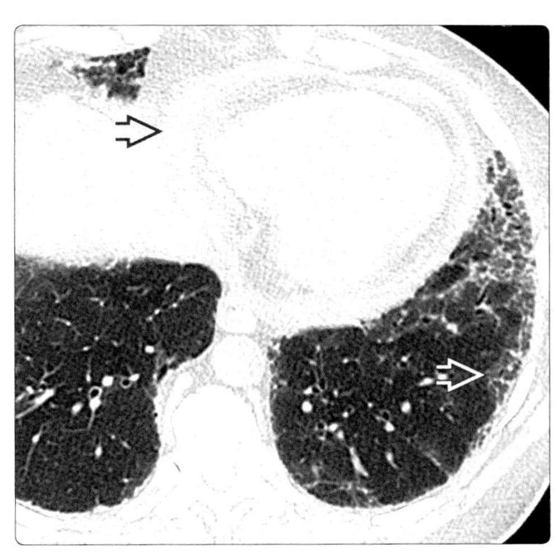

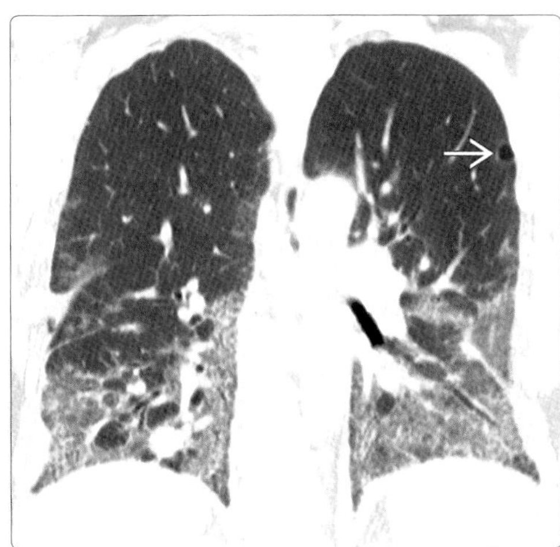

（左图）硬皮病患者的横断位 HRCT 显示外周磨玻璃影和网状影➡，伴轻度牵拉性细支气管扩张。不能解释的硬皮病患者心包积液⇨，提示肺动脉高压。

（右图）硬皮病伴非特异性间质性肺炎患者，冠状位平扫 CT 显示基底部为著的磨玻璃影和网状影，以及左肺上叶胸膜下小的含气囊腔 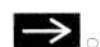。

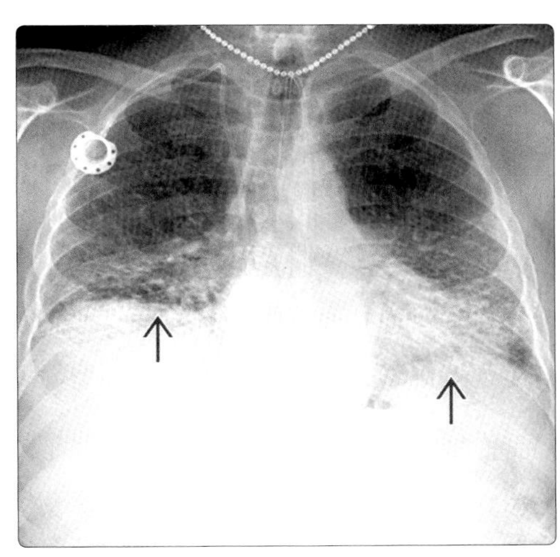

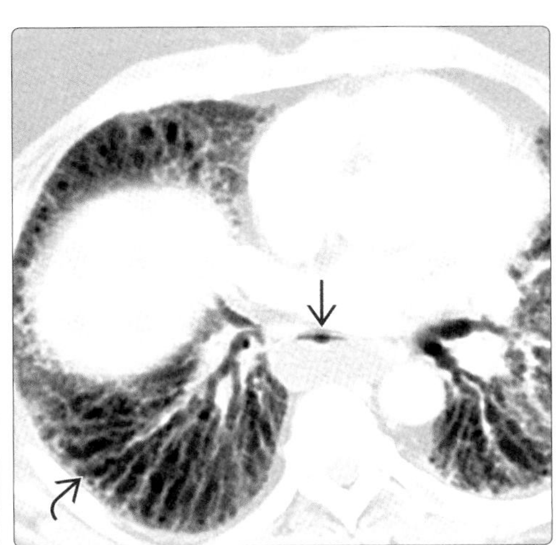

（左图）硬皮病患者的后前位胸片显示肺容积小，基底部网状影→。对于怀疑间质性肺疾病的患者，进一步的 HRCT 评估是必须的。

（右图）硬皮病患者横断位增强 CT 显示下叶基底部支气管扩张↗，轻度磨玻璃影和网状影，伴有血管和气道聚集，与容积缩小一致。注意食管远端扩张→内见气－液平面。

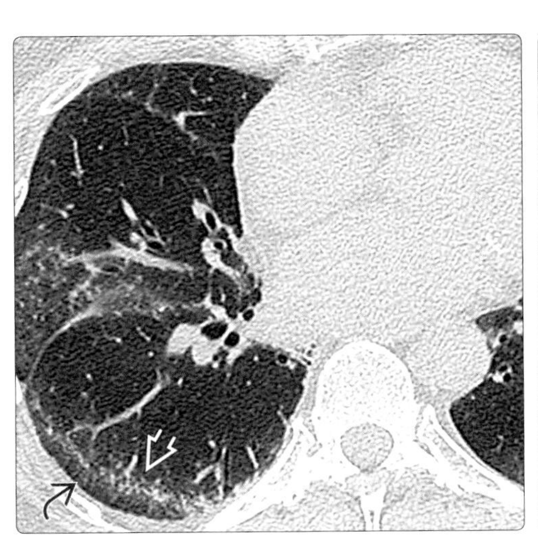

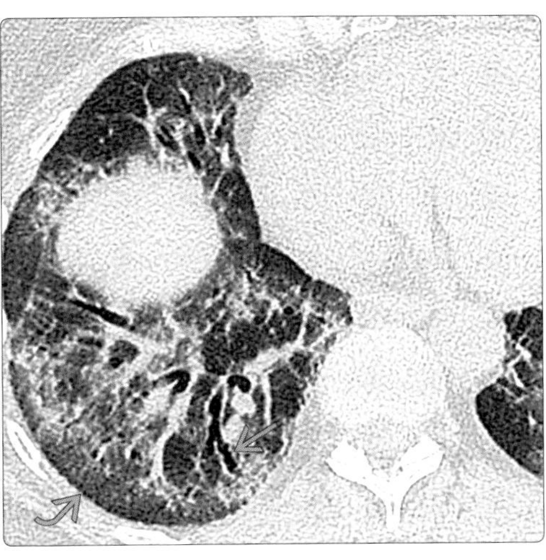

（左图）硬皮病患者横断位 HRCT 显示非特异性间质性肺炎，表现为外周为著的磨玻璃影、网状影➡和胸膜下保留↗。

（右图）同一患者横断位 HRCT 显示基底部及支气管血管周围分布的纤维化性间质性肺疾病，牵引性支气管扩张→，胸膜下保留↗，提示非特异性间质性肺炎。

混合性结缔组织病

关键要点

术语

- 混合性结缔组织病（mixed connective tissue disease, MCTD）：具有系统性红斑狼疮、系统性硬化症、类风湿关节炎或多发性肌炎 / 皮肌炎特征的明显临床特征，以及对核糖核蛋白的高滴度抗体

影像学表现

- 平片
  - 肺体积缩小，基底部网状影
  - 胸腔和（或）心包积液
  - 肺动脉扩张
- CT
  - 非特异性间质性肺炎（35%）
  - 肺动脉高压：肺动脉扩张，马赛克密度，右心室肥厚
  - 胸膜增厚，积液（10%）
  - 扩张、张开的食管
  - 肺血栓栓塞

主要鉴别诊断

- 其他结缔组织疾病
- 原发性肺动脉高压

病理学表现

- 血清学显示抗 U1 核糖核蛋白抗体

临床要点

- 女性 > 男性（9 ∶ 1）
- MCTD 无独特性症状
  - 雷诺现象（99% 的受累患者）
  - 肺动脉高压的症状
- 可能糖皮质激素治疗有效，但没有 MDCT 治疗的随机对照试验

诊断要点

- 年轻女性患者伴肺动脉高压、间质性肺疾病和（或）张开扩张的食管，考虑 MCTD

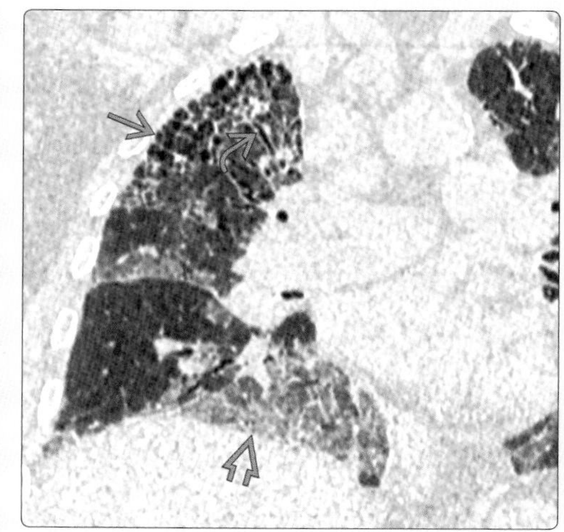

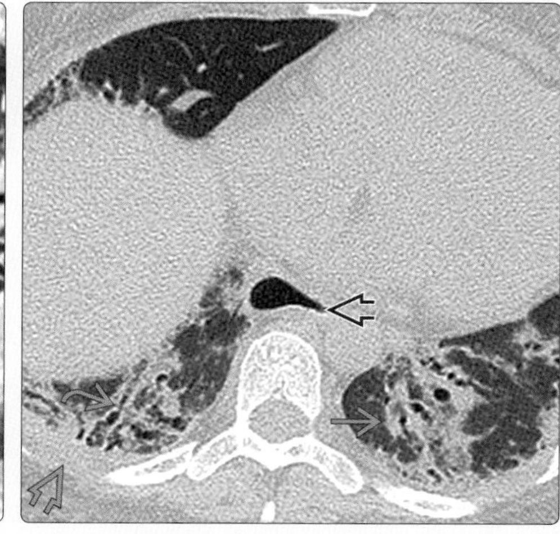

（左图）混合性结缔组织病患者，冠状位平扫 CT 显示右肺上叶“蜂窝”、支气管扩张和下叶磨玻璃影。开胸活检显示非特异性间质性肺炎。

（右图）混合性结缔组织病患者，横断位平扫 CT 显示支气管血管束周围实变、支气管扩张、微量胸腔积液，以及张开的食管。活检显示为机化性肺炎和非特异性间质性肺炎。

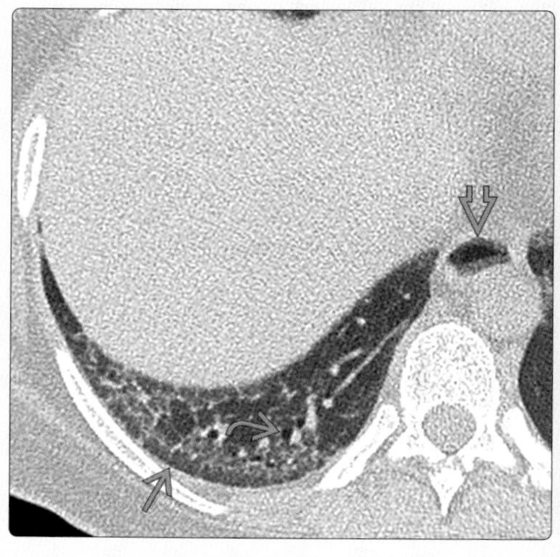

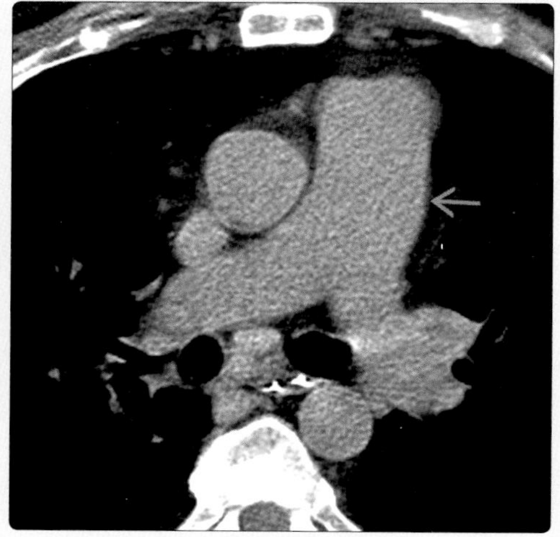

（左图）混合性结缔组织病患者，横断位平扫 CT 显示基底部网状影、细支气管扩张及磨玻璃影伴胸膜下不受累，与纤维性非特异性间质性肺炎表现一致。注意张开的食管。

（右图）混合性结缔组织病患者，横断位平扫 CT 显示肺动脉干增宽，提示肺动脉高压。心导管显示肺动脉压力为 30 mmHg。

术语

缩略词

- 混合性结缔组织病（mixed connective tissue disease, MCTD）
- 系统性红斑狼疮（systemic lupus erythematosus, SLE）
- 系统性硬化症（systemic sclerosis, SSc）
- 类风湿关节炎（rheumatoid arthritis, RA）
- 多肌炎 / 皮肌炎（polymyositis/dermatomyositis, P/D）
- 干燥综合征（sjögren syndrome, SS）

定义

- MCTD：重叠综合征，是独立的临床疾病，有 SLE、SSc、RA、P/D 和核糖核蛋白高滴度抗体特征。

影像学表现

X 线表现

- 非特异性的表现，取决于 SLE、SSc、RA 或 P/D 的优势
- 肺体积缩小，基底部网状影（间质性肺疾病）
- 胸腔积液和（或）心包积液（浆膜炎）
- 肺动脉扩张（肺动脉高压）

CT 表现

- MCTD 无特异征象：SLE、SSc、RA 或 P/D 的表现
- 非特异性间质性肺炎（NSIP）（35%）
  - 细胞性：基底部磨玻璃影（最常见）和网状影
  - 纤维性：网状影，结构扭曲，牵拉性支气管扩张，± 胸膜下无受累
- 肺动脉高压（10%~45%）：肺动脉扩张，马赛克密度 / 灌注，右心室肥大
- 胸膜增厚，积液（10%）
- 扩张、张开的食管
- 肺血栓栓塞
- 罕见表现
  - 寻常型间质性肺炎型：基底部胸膜下“蜂窝”
  - 机化性肺炎：胸膜下或支气管周围实变，± 反晕征
  - 弥漫性肺泡出血

推荐的影像学检查方法

- 推荐的检查序列与参数
  - HRCT：评估间质性肺疾病
  - CTA：诊断血栓栓塞性疾病

主要鉴别诊断

其他结缔组织疾病

- SSc 或 SLE：肺动脉高压
- SSc：NSIP 型，食管扩张
- RA 或 SLE：胸膜 / 心包积液
- SLE：弥漫性肺泡出血
- RA：寻常型间质性肺炎型

原发性肺动脉高压

- 与 MCTD 伴发的肺动脉高压难以区分

病理学表现

基本表现

- 除血清学显示抗 U1 核糖核蛋白抗体外，无特异性病理学特征
- 肺动脉高压：继发于增生性血管病变而不是基础的间质性肺疾病

分期、分级和分类

- 最常用的为 Alarcon-Segovia 标准
  - 必要标准：高滴度的抗 U1 核糖核蛋白抗体
  - 五选一临床标准：雷诺现象、手肿胀、滑膜炎、肌炎、肢端硬化

临床要点

临床表现

- 最常见的症状 / 体征
  - MCTD 无独特性症状；任何症状也可见于 SLE、SS、RA、P/D
  - 雷诺现象（99%）
  - 肺动脉高压症状：运动不耐受、呼吸困难、外周水肿、腹腔积液
  - 炎性关节炎
  - 浆膜炎（胸膜炎、心包炎）
  - 肌炎
  - 食管功能障碍
- 其他症状 / 体征
  - 血栓栓塞导致的胸痛 / 呼吸困难
  - 肺泡出血导致的咯血（罕见）

人口统计学

- 女性 > 男性（9 ∶ 1）
- 发病高峰：40 岁；7%~23% 童年时起病

自然病史和预后

- 20%~80% 的患者有胸部表现：胸部疾病见于 SLE、SS、RA 和 P/D
- 在 MCTD 患者中，肺动脉高压是最常见的死因
- 肺动脉高压意味着预后差
  - 与其他结缔组织伴发的肺动脉高压相比，MCTD 进展更快，生存期更短

治疗

- 可能对皮质激素有效，但没有 MCTD 治疗的随机对照试验
- 治疗的经验源于其他相关结缔组织病的治疗

诊断要点

考虑的诊断

- 年轻女性患者伴有肺动脉高压、间质性肺疾病和（或）张开扩张的食管，考虑 MCTD

关键要点

术语

- 多肌炎 / 皮肌炎（P/D）：自身免疫性肌病，表现为炎症和无力
  - 多肌炎：近端肌受累时间长达数周或数月
  - 皮肌炎：多种皮肤表现

影像学表现

- 平片
  - 结缔组织疾病相关的间质性肺疾病（CTD- ILD）：肺体积缩小，基底网状影
  - 机化性肺炎（OP）：实变
- CT 表现
  - CTD-ILD：非特异性间质性肺炎（NISP）或寻常型间质性肺炎（较少见）
    - 基底部胸膜下磨玻璃影（85%）
    - 小叶间隔增厚和网状影（45%）
    - 牵拉性支气管扩张（50%）
    - “蜂窝”影（15%）
  - OP：胸膜下和（或）支气管血管束周围实变
  - 横膈和（或）胸壁肌肉无力 ± 肺皱缩综合征
  - 抗合成酶综合征：磨玻璃影（在 NISP）和支气管血管束周围实变（在 OP）

主要鉴别诊断

- 特发性间质性肺炎
- 自身免疫特征的间质性肺炎
- 系统性红斑狼疮
- 其他自身免疫疾病

临床要点

- 初始治疗：全身激素
- 复发或难治性 P/D：利妥昔单抗、环磷酰胺、硫唑嘌呤、甲氨蝶呤

诊断要点

- 双肺胸膜下阴影和特发性炎性肌病患者，考虑 CTD-1LD

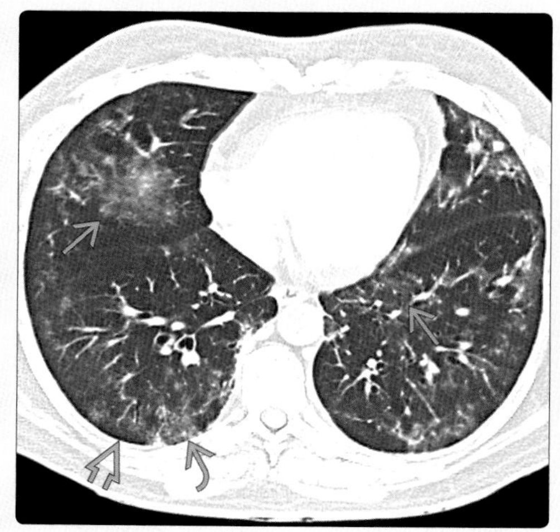

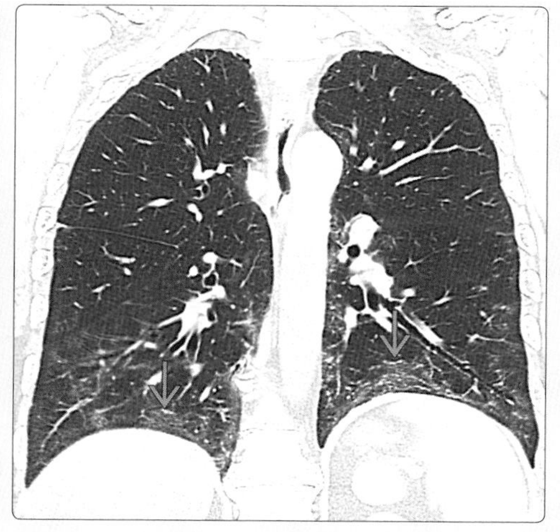

（左图）49 岁男性，多肌炎患者，横断位增强 CT 显示双侧多发磨玻璃影→和轻度胸膜下网状影，注意胸膜下肺不受累⇒。

（右图）同一患者冠状位增强 CT 显示双侧基底部磨玻璃影→和轻度网状影，中上肺野未受累。开胸活检表现符合非特异性间质性肺炎。非特异性间质性肺炎为多肌炎 / 皮肌炎中最常见的间质性肺疾病类型。

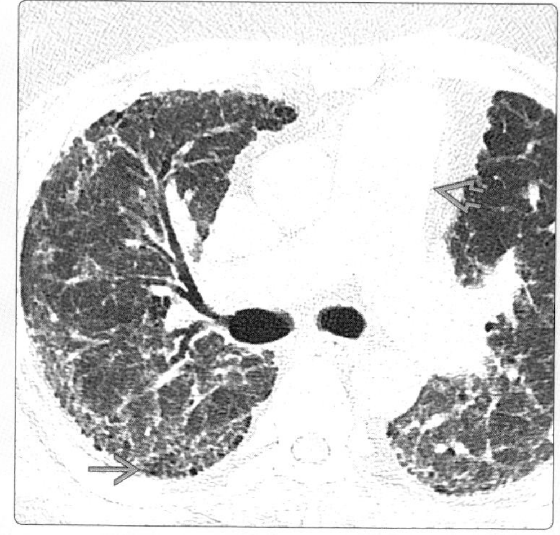

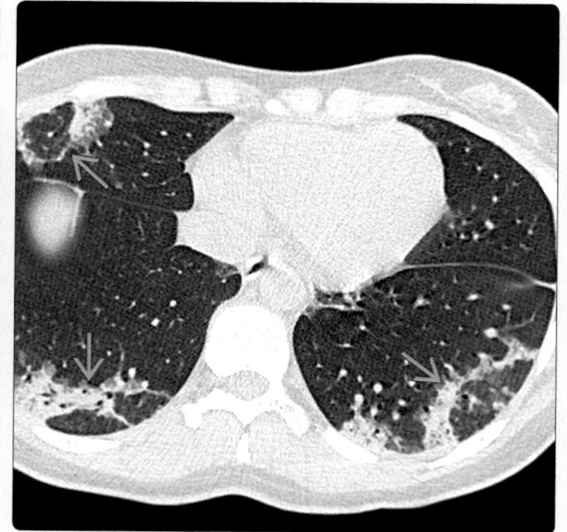

（左图）多肌炎和结缔组织病相关的间质性肺疾病患者，横断位增强 CT 显示双侧胸膜下磨玻璃影、网状影和轻度“蜂窝”征→。注意由肺动脉高压引起的肺动脉干增宽⇒，是间质性肺疾病患者预后较差的标志。

（右图）多发性肌炎和机化性肺炎患者的横断位 HRCT 表现为双侧多灶性小叶周围分布的实变→。

术语

缩略词

- 多肌炎 / 皮肌炎（P/D）

同义词

- 多肌炎 / 皮肌炎间质性肺疾病（ILD）
- 特发性炎性肌病 ILD

定义

- 自身免疫性肌病
  - 表现为炎症和无力
  - 皮肌炎为各种皮肤表现
  - 多肌炎累及近端肌肉数周或数月以上
- 可由于结缔组织疾病相关的间质性肺疾病（CTD-ILD），呼吸肌受累而导致的误吸性细支气管炎和（或）肺通气不足变得复杂化
  - CTD-ILD：继发于 P/D 的弥漫性间质性肺炎
  - 误吸性细支气管炎：典型的弥漫性

影像学表现

基本表现

- 最佳诊断思路
  - 已知特发性炎性肌病患者弥漫双肺异常则提示 CTD-ILD
- 部位
  - 下叶为著
- 形态学
  - CTD-ILD：胸膜下网状影 ± “蜂窝”

X 线表现

- 平片
  - CTD-ILD
    - 体积缩小
    - 下叶为著网状影
  - 机化性肺炎（OP）
    - 亚段性实变；系列成像可见游走性
  - 横膈和（或）胸壁肌肉无力 ± 肺皱缩综合征
  - 软组织钙化常见

CT 表现

- HRCT/CT
  - CTD-ILD
    - 可能会表现出非特异性间质性肺炎（NISP）或寻常型间质性肺炎（较少见）的特点
    - 基底部胸膜下磨玻璃影（85%）
    - 小叶间隔增厚和网状影（45%）
    - 牵拉性支气管扩张（50%）
    - “蜂窝”影（15%）
    - 比特发性肺纤维化的“蜂窝”影少见
    - 实变（55%）；通常伴发机化性肺炎
  - OP
    - 胸膜下和（或）支气管血管束周围亚段实变
    - 反晕征（或“环礁”征）
    - 系列成像上游走性阴影
  - 抗合成酶综合征
    - 磨玻璃影（在 NSIP）和支气管血管束周围实变（在 OP）；常同时发生
  - 误吸
    - 弥漫误吸性细支气管炎和（或）误吸性肺炎
    - “树芽”征 ± 支气管扩张
    - 实变
  - 纵隔、肺门和腋窝淋巴结肿大（通常为反应性）
  - 胸壁
    - 横膈和（或）胸壁肌无力 ± 肺皱缩综合征
      - 肺体积减小不伴有 CTD-ILD 各种表现
    - 肌萎缩和脂肪替代
    - 皮下钙化

推荐的影像学检查方法

- 最佳影像检查方法
  - HRCT/CT

鉴别诊断

特发性间质性肺炎

- 特发性肺纤维化（IPF），NSIP 和 OP
  - 与 P/D 相关的 ILD 不能区分
  - 诊断和鉴别诊断依赖于缺乏自身免疫疾病的临床表现或血清学证据

自身免疫特征的间质性肺炎

- 基于活检或 HRCT 的 ILD 不符合 CTD-ILD 全部诊断标准，但表现出提示自身免疫疾病的临床或血清学特点
- HRCT 和病理特征包括 UIP、NSIP、淋巴细胞间质性肺炎（LIP）和 OP

系统性红斑狼疮

- 可表现与 CTD-ILD 和 OP 同样的特征
- 可表现为肺皱缩综合征（即无 CTD-ILD 的限制性生理学）

其他自身免疫疾病

- 类风湿关节炎
- 进行性系统性硬化症
- 混合结缔组织疾病
- 干燥综合征
- 可表现与 CTD-ILD、LIP 和 OP 同样的特征

药物引起的肺疾病

- 可能表现为 UIP、NSIP 或 OP 的影像和病理特征
- 有明确引起肺部反应的药物使用史（通常为现在或近期）

弥漫误吸性细支气管炎

- 可由 P/D 和进行性系统性硬化症引起
- 常见病因
  - 食管病变 ± 累及吞咽和食管蠕动的神经疾病

- 失弛缓、食管裂孔疝
- 胃食管反流
- 帕金森病、脑血管意外

- 影像特点与其他原因引起的弥漫误吸性细支气管炎相同

石棉肺

- 职业暴露于石棉的患者，表现为 UIP
- 断续的双侧胸膜增厚或胸膜斑提示石棉相关胸膜疾病（石棉暴露的标志）

病理学表现

镜下表现

- 各种组织学和形态学类型已在 P/D 引起的 CTD-ILD 中描述
  - NSIP、UIP、OP、LIP；弥漫性肺泡损伤（DAD），即急性间质性肺炎

临床要点

临床表现

- 最常见的症状 / 体征
  - 多肌炎和皮肌炎：系统性自身免疫性疾病，以横纹肌的慢性炎性病变为特征，主要表现为近端肌无力（上肢或下肢和躯干）
  - 除皮肤受累外，皮肌炎和多肌炎非常相似，所以 P/D 经常被使用
  - 多肌炎：没有皮肤表现
  - 皮肌炎：至少 1 种皮肤表现
    - 向阳性皮疹：上眼睑红斑至青紫色皮疹 ± 水肿
    - Gottron 丘疹：对称的红斑至青紫色丘疹，跨指间关节和掌指关节的背侧
    - Gottron 征：红色至青紫色斑点或丘疹，在肘关节、膝关节和踝关节的伸面
    - 皮肤钙质沉着症：真皮钙沉着
    - 其他：面部红斑，暴露于阳光部分的皮肤异色症，全身性红皮病，头皮的牛皮癣等
- 其他症状 / 体征
  - 肌痛，肌电图异常，无损性关节炎及关节痛，全身炎症征象
  - 实验室异常
    - 血清肌酸激酶升高
    - 肌电图异常
    - 抗 Jo-1（美沙吡林 tRNA 合成酶）抗体阳性
    - 病理表现符合炎症肌病
  - 心肌受累
    - 常为亚临床的
    - 传导异常，心律失常
    - 心肌梗死风险增加
  - 抗合成酶综合征
    - 多肌炎 / 皮肌炎患者的亚型
      - 抗合成酶（抗 ARS）抗体
      - 间质性肺疾病
      - 发热
      - 关节痛
      - 雷诺现象
      - 手疹

人口统计学表现

- 女性发病率较高（女性：男性 = 2 ：1）
- 成人 >20 岁；发病高峰：45~60 岁
- 20%~40% 特发性炎性肌病患者发生 ILD
- 与普通人群相比，癌症风险增加 5~7 倍（70% 腺癌）；尤其是皮肌炎患者高风险
  - 肺癌、卵巢癌、宫颈腺癌、胰腺癌、膀胱腺癌、胃癌

自然病史和预后

- P/D 相关的 CTD-ILD 患者与没有肺部受累的患者比较，预后差
- 40% 的死亡率源于肺部并发症
- 呼吸肌无力导致通气不足、肺不张和肺炎
- 咽肌功能障碍可导致弥漫误吸性细支气管炎和（或）误吸性肺炎
- 预后不良因素包括：ILD、UIP 型、肺动脉高压、高龄及伴发恶性肿瘤

治疗

- 初始治疗：全身激素
- 复发或难治性 P/D：利妥昔单抗、环磷酰胺、硫唑嘌呤、甲氨蝶呤

诊断要点

考虑的诊断

- 双肺胸膜下阴影和特发性炎性肌病（P/D）的 CTD-ILD 患者

影像解读要点

- 受累患者散在和大的结节，应怀疑原发肺癌

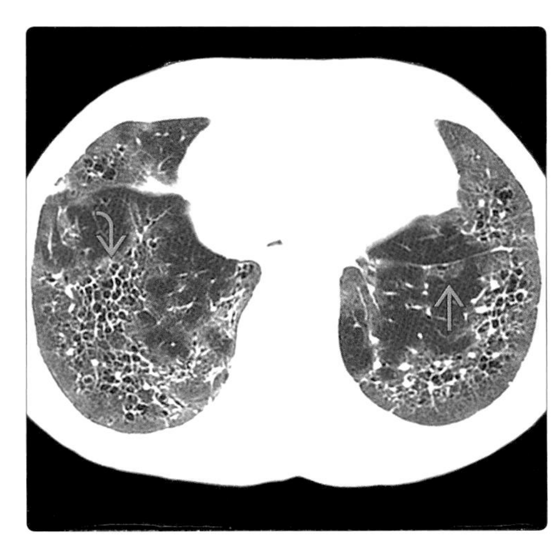

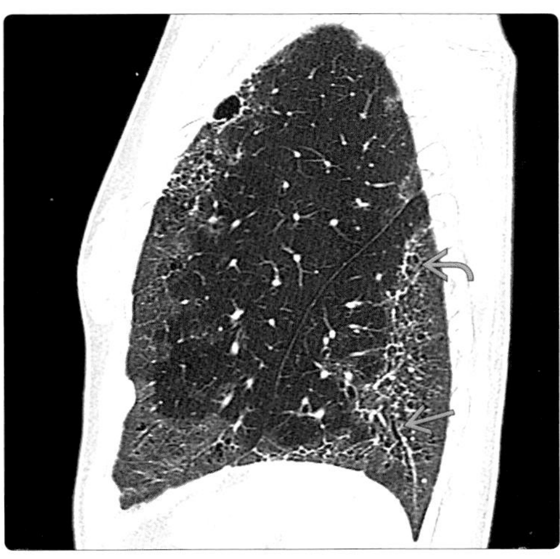

（左图）48 岁男性，多肌炎和结缔组织病相关的间质性肺疾病患者，横断位 HRCT 显示双侧磨玻璃影➡，支气管血管束周围网状影和“蜂窝”影↪，胸膜下未受累。

（右图）同一患者矢状位 HRCT 显示磨玻璃影，支气管血管束周围“蜂窝”影↪和牵拉性支气管扩张➡，胸膜下未受累，这是非特异性间质性肺炎的常见特征。

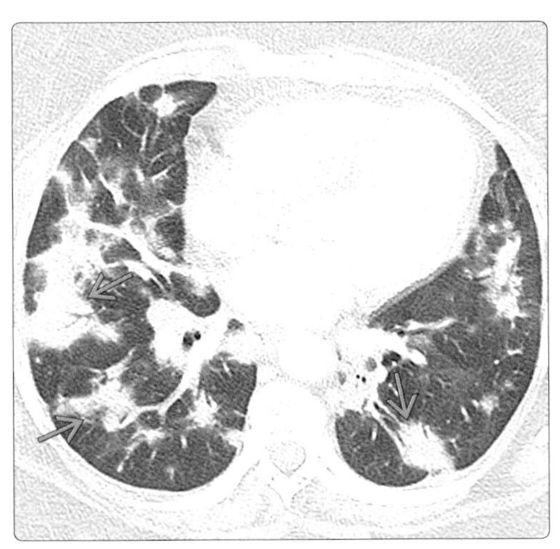

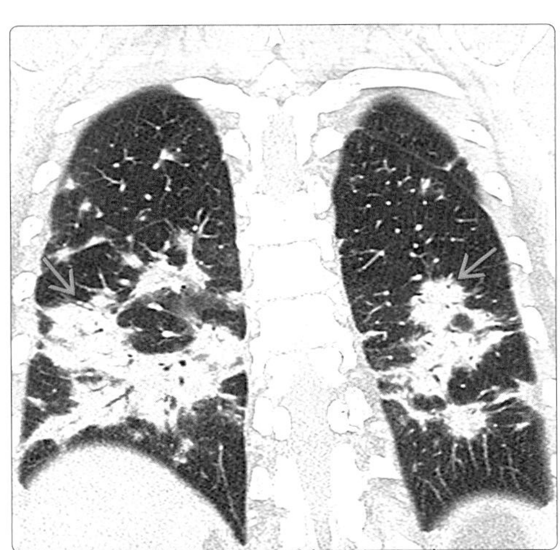

（左图）50 岁女性，抗合成酶综合征患者，有气短症状，横断位增强 CT 显示机化性肺炎，表现为双侧多发磨玻璃影和实变➡。

（右图）同一患者冠状位增强 CT 显示双侧支气管血管束周围结节状影和实变↪。活检显示机化性肺炎，这种表现可为孤立性或伴发非特异性间质性肺炎。

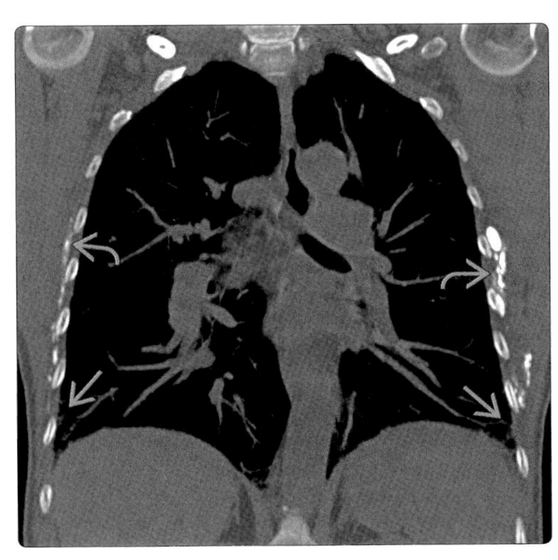

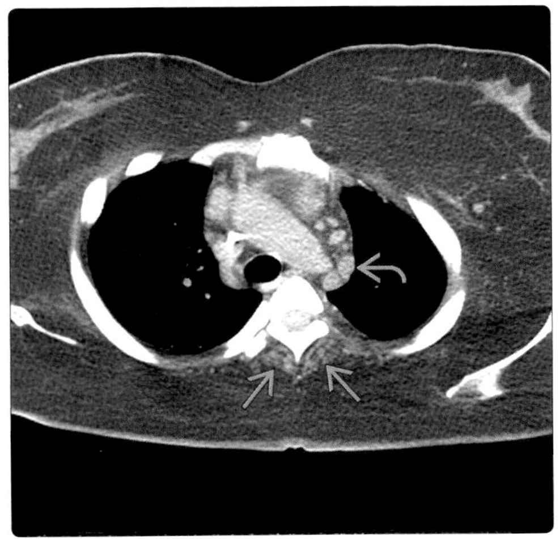

（左图）41 岁女性，皮肌炎患者，冠状位平扫 CT（骨窗）显示下叶胸膜下斑片状影➡和邻近胸壁软组织广泛钙化↪。

（右图）多肌炎患者，横断位平扫 CT 显示广泛肌萎缩和脂肪替代，几乎分辨不出胸壁肌肉组织，除了较小的椎旁肌肉➡。注意纵隔反应性淋巴结肿大↪。

系统性红斑狼疮

关键要点

术语

- 系统性红斑狼疮（SLE）：多器官系统受累的自身免疫性疾病

影像学表现

- 平片
  - 多发阴影：肺泡性，网状
  - 胸腔积液，心脏增大，肺动脉增宽
- CT 表现
  - 磨玻璃影、实变：肺炎，出血，急性狼疮肺炎
  - SLE 相关间质性肺疾病：网状影、磨玻璃影、牵拉性支气管扩张
  - 胸膜炎：胸膜增厚 ± 胸膜强化；双侧胸腔积液
  - 心血管：心包积液和（或）钙化
  - 并发症：肺血栓栓塞、肺动脉高压（PH）

主要鉴别诊断

- 类风湿关节炎和其他胶原血管疾病
- 肺炎
- 急性呼吸窘迫综合征
- 特发性肺动脉高压

临床要点

- 病程复发缓解；女性 > 男性
- 多器官受累，包括肺、骨、脑、肾、皮肤
- 最高死亡风险在 SLE 确诊后的最初 3 年
- SLE 死亡率
  - 活动性 SLE（约 30%）；感染（约 20%）；心血管疾病（约 10%）；脑血管疾病（约 10%）

诊断要点

- 育龄女性伴有肺血栓栓塞或肺动脉高压、胸腔和(或)心包积液患者，要考虑 SLE

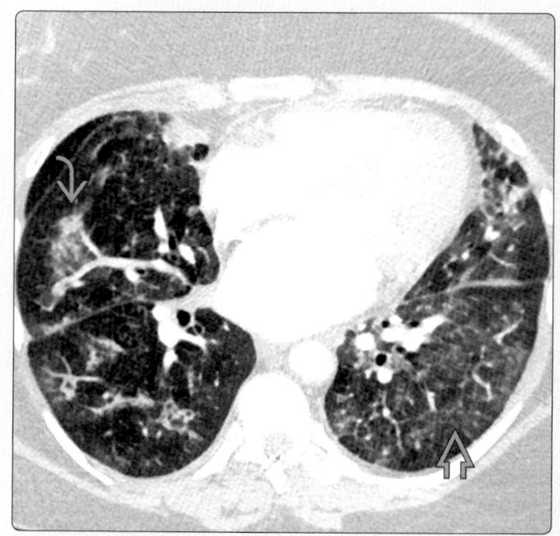

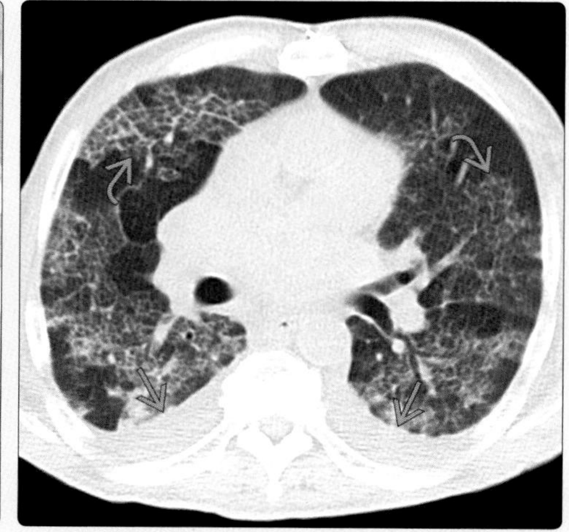

（左图）女性，系统性红斑狼疮和严重呼吸困难患者，横断位 HRCT 显示多发磨玻璃影⇨和实变↷。支气管镜诊断为肺炎链球菌肺炎。

（右图）系统性红斑狼疮患者，横断位平扫 CT 显示由于肺泡出血所致的双侧小叶间隔增厚和小叶内线背景下的磨玻璃影（“铺路石”征）↷，以及双侧少量胸腔积液⇨。

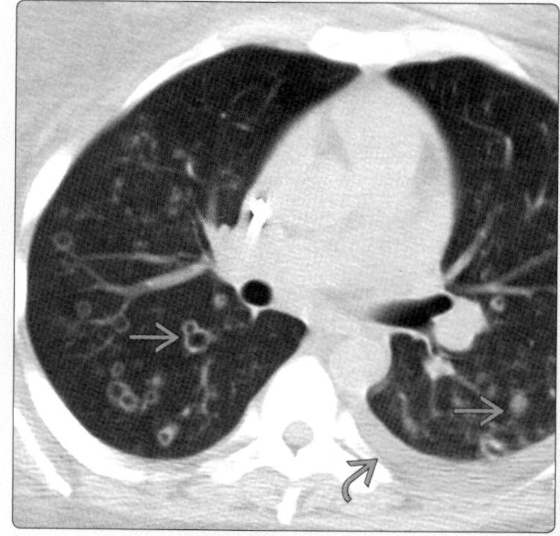

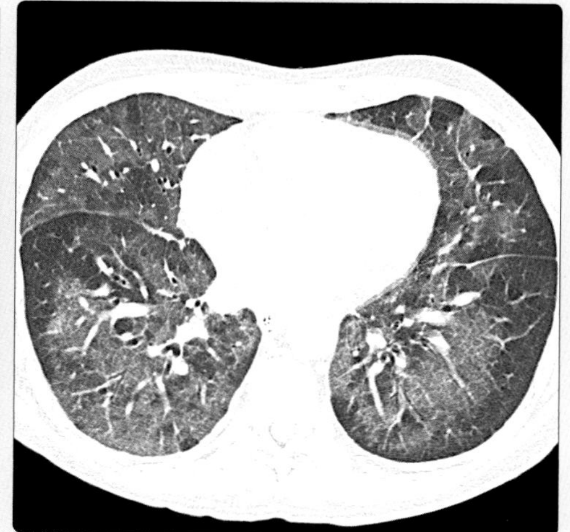

（左图）系统性红斑狼疮、发热、白细胞增多、血培养阳性患者，横断位平扫 CT 显示源于细菌性心内膜炎的脓毒性栓塞，表现为多发肺结节→，多伴空洞，壁厚薄不一，以及左侧少量胸腔积液↷。

（右图）系统性红斑狼疮和急性狼疮肺炎患者，横断位平扫 CT 显示双侧弥漫性磨玻璃影，类似于肺水肿和感染。

术语

缩略词

- 系统性红斑狼疮（SLE）

定义

- SLE：病因不明的自身免疫性疾病
  - 多种自身抗体的产生
    - 抗双链 DNA（dsDNA）和抗 Sm 抗体为 SLE 特异性抗体

影像学表现

基本表现

- 最佳诊断思路
  - 育龄期女性，胸膜和（或）心包积液
  - 育龄期女性，无法解释的血栓栓塞性疾病或肺动脉高压（PH）
- 部位
  - 胸膜炎是最常见的胸部表现
  - 还可以累及肺、气道、心血管系统

X 线表现

- 多发阴影：肺炎、肺泡出血、急性狼疮肺炎
- 网状影与间质性肺疾病（ILD）相关
- 肺皱缩综合征（shrinking lung syndrome, SLS）患者肺体积减小
  - 横膈抬高不伴有肺异常密度
- 胸腔积液：通常为双侧、少量
- 中央肺动脉扩张，与肺动脉高压相关
- 心脏轮廓增大，继发于心包积液或（较少见）心肌炎
- 心包钙化

CT 表现

- 肺炎：最常见的肺部并发症，通常与免疫抑制治疗相关
  - 局限或弥漫磨玻璃影和（或）实变
- 弥漫性肺泡出血：多发磨玻璃影 ± 小叶间隔增厚（“铺路石”征）
- 急性狼疮肺炎：磨玻璃影和（或）实变，牵拉性支气管扩张，结构扭曲
- SLE 相关的 ILD：细网状影，多发磨玻璃影，结构扭曲，牵拉性支气管扩张
  - 寻常型间质性肺炎（UIP）型（罕见）；可能 UIP 型[非特异性间质性肺炎（NSIP）]
- 气道受累
  - 气管壁增厚；明显的气管腔狭窄罕见
  - 支气管扩张
- 胸膜炎：胸膜增厚 ± 胸膜增强；少量至中等量双侧胸腔积液
- 心血管受累
  - 肺血栓栓塞性疾病
    - 急性：动脉充盈缺损及管腔扩张
    - 慢性：网状，偏心性充盈缺损，肺动脉缩小，马赛克灌注 / 密度；常伴发 PH
  - SLE-PH（原发或继发）：肺动脉增宽（肺动脉干：主动脉 >1），右心增大，对比剂反流至下腔静脉和肝静脉
  - 心包积液：少量至中等量
  - 心包钙化，由反复炎性心包炎引起
  - 冠状动脉粥样硬化：早发动脉粥样硬化风险增加 5 倍
    - 可能是多因素的，包括 SLE 相关的炎症和糖皮质激素
  - 疣状和细菌性心内膜炎：门控 CT 动脉造影（CTA）
    - 小瓣膜赘生物；瓣膜反流

MR 表现

- 心包积液和心包增厚
  - 积液通常伴随水的信号；± 心包强化
- 疣状和细菌性心内膜炎：瓣膜增厚，小瓣膜赘生物，瓣膜反流
  - 二尖瓣最常受累
- SLE 心肌炎
  - 延迟强化；主要为中层（非缺血型）
  - T_2WI 心肌高信号，与疾病活性相关

推荐的影像学检查方法

- 最佳影像检查方法
  - HRCT 用来评价 ILD
  - CTA 用来排除肺血栓栓塞和评估肺动脉高压
- 推荐的检查序列与参数
  - 增强 CT 用来确定胸膜 / 心包的强化

鉴别诊断

类风湿关节炎和其他胶原血管疾病

- SLE 和类风湿关节炎（RA）均可引起浆膜炎
- RA：ILD 发病率较高；可能出现空洞结节
- 通常临床上 SLE 和其他胶原血管疾病有重叠

肺炎

- 局限或多发磨玻璃影和（或）实变
- 不典型感染在影像上可类似急性狼疮肺炎

急性呼吸窘迫综合征（ARDS）

- 急性狼疮肺炎可类似急性呼吸窘迫综合征（ARDS）
- 胸腔积液在 SLE 较 ARDS 更常见

特发性肺动脉高压

- 胸腔积液支持 SLE

病理

基本表现

- 浆膜炎
  - 与其他胶原血管疾病相比，胸膜受累更常见（60% 的患者）
  - 非特异性胸膜异常：淋巴细胞和浆细胞浸润，纤

维素性胸膜炎
  - 心包：最常见的心血管表现（60% 的患者，仅 25% 有症状）
- 急性狼疮肺炎：弥漫性肺泡损伤 ± 弥漫性肺泡出血
- SLS：与横膈的肌病相关或膈神经病变相关
- 弥漫性肺泡出血
  - 最常见温和出血
  - 毛细血管炎伴免疫复合物沉积的出血
- SLE 相关 ILD：典型 NSIP
  - UIP 和淋巴细胞间质性肺炎很少伴发 SLE
- SLE-PH：病理上与特发性肺动脉高压相似
  - 丛状血管瘤样病变，肺动脉肌壁增厚，内膜纤维化
  - 继发于慢性血栓栓塞性疾病或 ILD
- 上呼吸道受累（不常见）：咽黏膜炎症、黏膜溃疡、环状肌腱炎、声带神经病变、坏死性血管炎（罕见）
- 疣状心内膜炎：见于 50% 的患者超声心动图
  - 免疫复合物沉积致炎性反应
  - 可进展为瓣膜狭窄或反流
- 心肌炎（不常见）
  - 针对横纹肌的免疫介导的炎症过程

临床要点

临床表现

- 最常见的症状 / 体征
  - 多器官受累，包括肺、骨、脑、肾、皮肤
  - 光敏皮疹、肾小球肾炎、关节炎
  - 胸膜和肺部受累（50%~60% 的患者）
- 其他症状 / 体征
  - 胸部表现通常出现较晚
  - 免疫抑制引起的肺炎常见
    - SLE 患者结核发病率增加
  - 最常见胸部症状：胸膜炎（约 60% 的患者）
    - ± 渗出性胸腔积液
  - SLS、肺血管疾病：慢性呼吸困难、胸痛、疲劳
  - 急性狼疮肺炎：罕见（1%~10% 的患者），高发病率和死亡率
    - 发热、咳嗽、呼吸困难、低氧、± 咳血
  - 弥漫性肺泡出血：咳血、呼吸困难、咳嗽、± 发热
  - SLE 相关 ILD：干咳、进行性呼吸困难
  - SLE-PH：呼吸困难、胸痛、干咳、疲劳
  - 血栓栓塞疾病：胸痛、呼吸困难、低氧
  - 上呼吸道受累：声嘶、哮鸣、呼吸困难、危及生命的气道阻塞（罕见）
  - 心脏受累
    - 胸痛：心包炎、心肌炎、梗死
    - 疣状和亚急性细菌性心内膜炎：卒中、心肌梗死、肺栓塞
- 临床特征
  - SLE 相关血清抗体
    - 抗双链 DNA、抗 Sm 抗体（特异性）
    - 抗核抗体（ANA），抗磷脂抗体（APA）、抗 SSA 抗体（特异性较低）
  - 胸膜炎：渗出性积液
  - SLE 相关 ILD：弥散功能下降，肺功能检查为限制型
  - SLS：弥散功能正常，肺功能检查为限制型
  - 弥漫性肺泡出血：通常与活动性狼疮肾炎相关（肺肾综合征）
  - SLE-PH：当患者有狼疮抗凝物和（或）抗磷脂抗体（APA）时，患病率高

人口统计学表现

- 女性 > 男性；育龄期女性最易受累
- 非裔美国人发病率增加 3 倍
- 遗传成分：SLE 患者一代亲属的 5%~10% 也有 SLE

自然病史和预后

- 复发缓解病程
- 最高死亡风险在 SLE 确诊后的最初 3 年
- SLE 死亡率
  - 活动性 SLE（约 30%）
  - 感染（约 20%）
  - 心血管疾病（约 10%）
  - 脑血管疾病（约 10%）

治疗

- 非甾体抗炎药或低剂量皮质激素治疗胸膜炎或心包炎
- 急性狼疮肺炎：血浆置换法、机械通气、大剂量皮质激素、免疫抑制剂（即环磷酰胺）
- SLS：皮质激素和免疫抑制剂；总体上效果很好
- 弥漫性肺泡出血：血浆置换法、免疫抑制剂
- SLE 相关 ILD：皮质激素和免疫抑制剂（即环磷酰胺、硫唑嘌呤）

诊断要点

考虑的诊断

- 育龄期女性患者，肺血栓栓塞或肺动脉高压，考虑 SLE
- 无法解释的胸膜和（或）心包积液患者，考虑 SLE
- 咳血和 CT/HRCT 上多发磨玻璃影患者，考虑 SLE

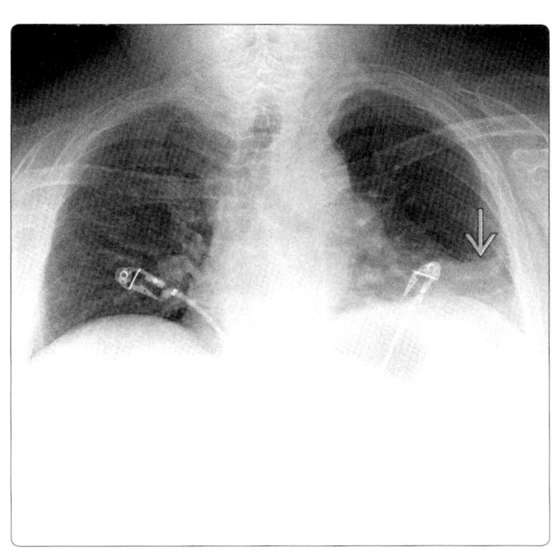

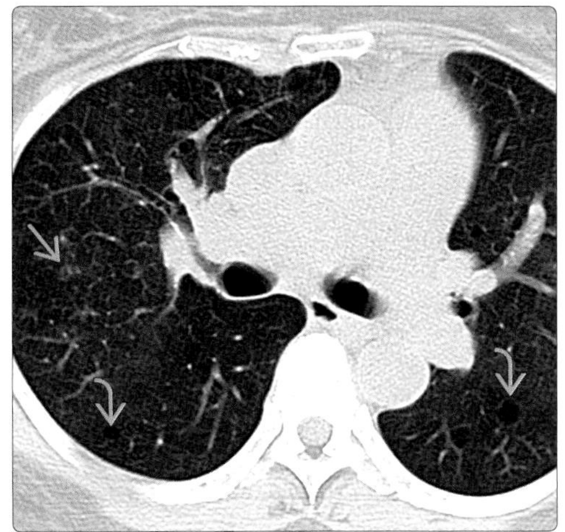

（左图）系统性红斑狼疮和肺皱缩综合征患者，前后位胸片显示双侧肺体积减小和基底部亚段肺不张→。这种限制性肺疾病被认为是横膈功能不全的结果。

（右图）系统性红斑狼疮患者，横断位平扫CT显示右肺上叶磨玻璃结节→和数个散发的薄壁肺囊腔→。活检证实淋巴细胞间质性肺炎。

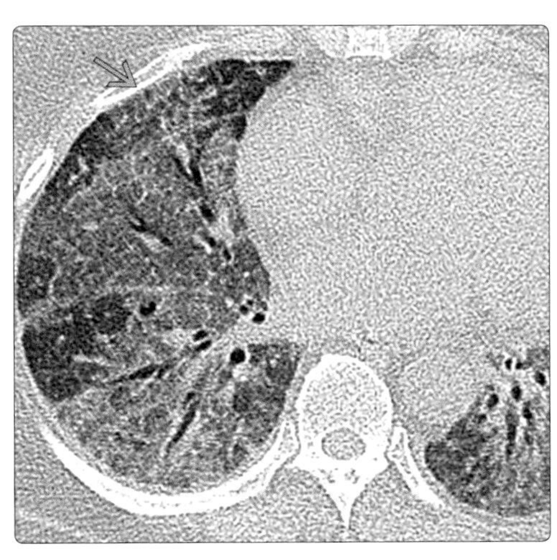

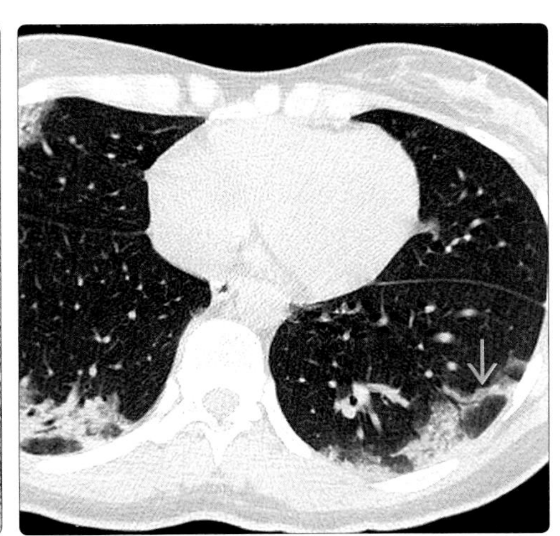

（左图）系统性红斑狼疮和进行性呼吸困难患者，横断位平扫CT显示双侧广泛磨玻璃影伴少许网状影→。肺活检证实为细胞性非特异性间质性肺炎的组织学特征。

（右图）系统性红斑狼疮患者，横断位HRCT显示双侧结节状胸膜下和支气管血管周围磨玻璃影和实变，表现出具有机化性肺炎特征的反晕征→。

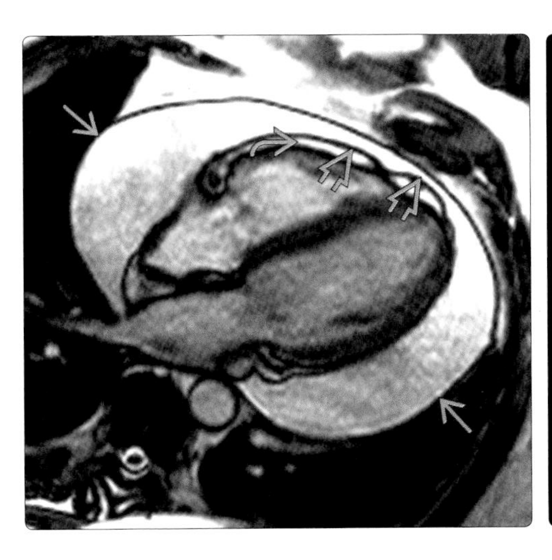

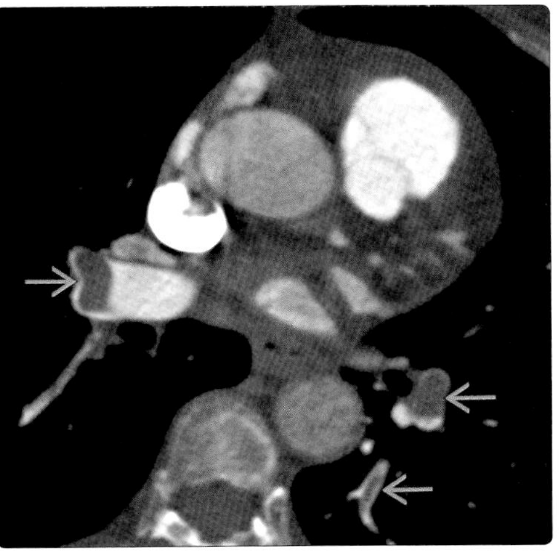

（左图）系统性红斑狼疮患者，MR稳态自由进动序列（SSFP）四腔心层面显示大量心包积液→。注意高信号的心外膜下脂肪→深入脏层心包浆膜层⇒。心包壁层厚度正常，无结节。

（右图）系统性红斑狼疮患者，横断位增强CT显示多发中央肺动脉充盈缺损→，与急性肺血栓栓塞一致。血栓栓塞性疾病是系统性红斑狼疮的常见表现。

干燥综合征

关键要点

术语

- 干燥综合征（SS）是由外分泌腺和其他腺体外部位的慢性淋巴细胞浸润引起的
- SS 的特征是眼干和口干
- SS 可能为原发或伴发其他结缔组织病，最常见为类风湿关节炎

影像学表现

- 肺部表现：间质性肺病（ILD）、气道疾病和淋巴组织增生性疾病
  - 非特异性间质性肺炎（NSIP）型：SS 患者中最常见的 ILD 模式
    - 下叶胸膜下网状影和磨玻璃影
  - 小气道疾病：滤泡性细支气管炎
    - 小叶中心和支气管周围的小结节
  - 淋巴组织增生性疾病：非霍奇金淋巴瘤
    - 肺结节、实变、肿块和（或）淋巴结增大

主要鉴别诊断

- 囊性肺疾病
- 特发性肺纤维化
- 机化性肺炎
- 黏膜相关淋巴组织淋巴瘤
- 类风湿关节炎

临床要点

- 中年女性（高峰年龄：56 岁）
- 女性更常见；女性：男性 = 10 ：1
- 诊断标准：干燥性角膜结膜炎 + 口干 + 小唾液腺广泛淋巴细胞浸润 + 自身免疫疾病实验室证据［类风湿因子（+）或抗核抗体（+）或 SS-A 或 SS-B（+）］

诊断要点

- 持续存在的结节、实变、肿块和（或）淋巴结肿大的 SS 患者，考虑淋巴瘤

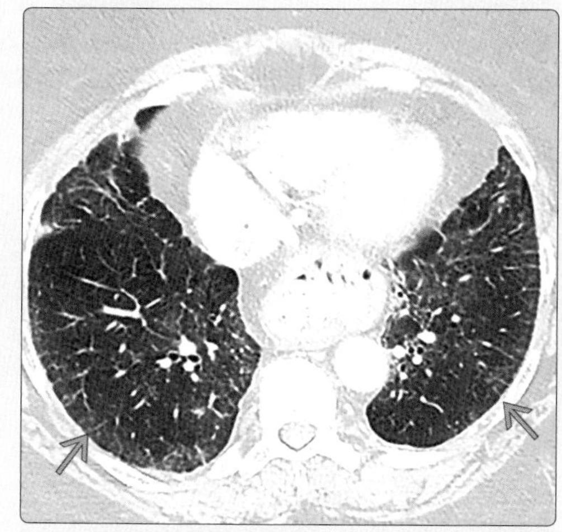

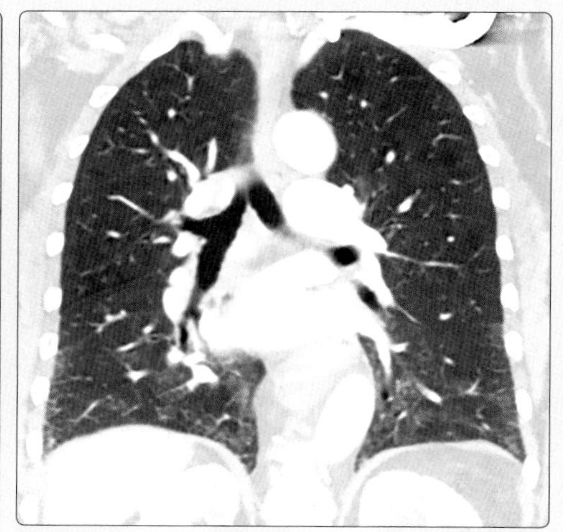

（左图）68 岁女性，干燥综合征患者，横断位增强 CT 显示双侧磨玻璃影和胸膜下网状影➡，与非特异性间质性肺炎一致。

（右图）同一患者的冠状位增强 CT 证实双肺下叶胸膜下影，符合非特异性间质性肺炎，并且没有“蜂窝”影。非特异性间质性肺炎是干燥综合征患者最常见的间质性肺疾病。

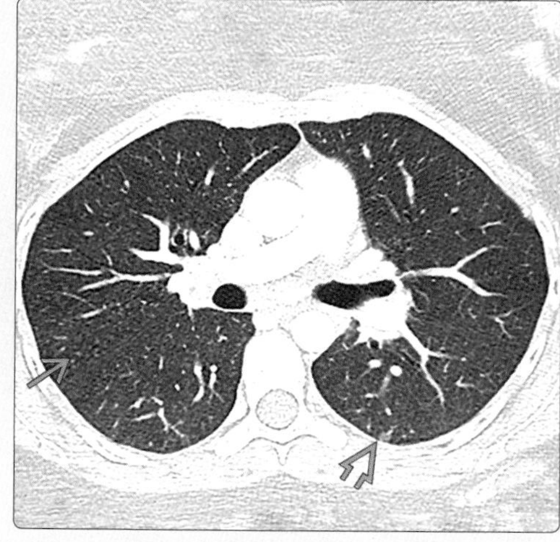

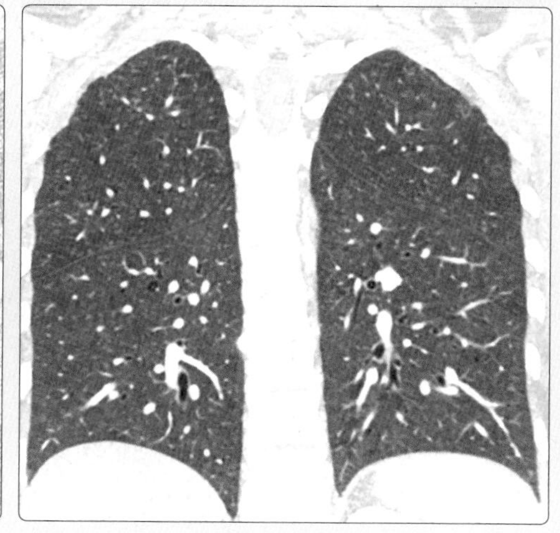

（左图）51 岁女性，干燥综合征和滤泡性细支气管炎患者，横断位增强 CT 显示右肺上叶微小结节➡和左肺上叶胸膜下小结节影⇨。

（右图）同一患者的冠状位增强 CT 显示轻微的双肺弥漫性小叶中心型磨玻璃微结节。滤泡性细支气管炎与其他原因引起的细胞性细支气管炎的影像学特征相同，但存在干燥综合征须提示该诊断。

术语

缩略词

- 干燥综合征（SS）

同义词

- Sicca 综合征
- Gougerot-Sjogren 病

定义

- 以眼干和口干为特征的自身免疫性疾病
  - 由外分泌腺和其他腺体外部位的慢性淋巴细胞浸润引起
- 继类风湿关节炎之后第二常见的自身免疫性疾病
  - SS 可为原发或伴发其他结缔组织病，最常见为类风湿关节炎
  - 9%~24% 的患者在临床上有明显的肺部受累，且在继发 SS 中比原发 SS 更常见
- 肺部表现：间质性肺病（ILD）、气道疾病和淋巴组织增生性疾病
- ILD
  - 非特异性间质性肺炎（NSIP）是 SS 患者最常见的间质性肺疾病（约 45%）
- 气道疾病
  - 小气道疾病
    - 慢性细支气管炎
    - 滤泡性细支气管炎
    - 缩窄性细支气管炎
  - 上呼吸道炎症和干燥
- 淋巴组织增生性疾病
  - 增加非霍奇金淋巴瘤（NHL）的风险
  - 边缘区 B 细胞淋巴瘤和黏膜相关淋巴组织（MALT）淋巴瘤或 MALToma：SS 中最常见的亚型

影像学表现

X 线表现

- 平片
  - NSIP
    - 双侧、网状影或不均匀密度影；下肺野为著
  - 寻常型间质性肺炎（UIP）
    - 胸膜下网状影；下肺野为著
  - 淋巴细胞间质性肺炎（LIP）
    - 网状结节影；下肺野为著
  - NHL
    - 多组纵隔及肺门淋巴结肿大
    - 原发性肺淋巴瘤
      - 单发结节 / 肿块（65% 的病例）
  - 气道疾病
    - 模糊的小结节或簇状结节
    - 空气潴留
      - 透亮度增高和（或）血流减少

CT 表现

- 伴发表现
  - 纵隔异常
    - 胸腺增生、胸腺多房囊肿、胸腺上皮肿瘤
    - 在 NHL，持续和广泛的淋巴结肿大
  - 肺动脉高压
  - 胸腔积液：不常见
    - 几乎只发生在继发性 SS 中，伴发类风湿关节炎和系统性红斑狼疮相关
  - 与抗磷脂抗体相关的肺栓塞发生率增加
- HRCT
  - ILD
    - NSIP 型
      - 下叶胸膜下网状影和磨玻璃影；支气管血管束周围分布，胸膜下不受累
      - 牵拉性支气管扩张
    - UIP 型
      - 胸膜下网状影和（或）“蜂窝”影
      - 牵拉性支气管扩张
    - LIP
      - 磨玻璃影，小叶中央和胸膜下结节
      - 圆形薄壁囊腔，随机分布（常见）
    - 弥漫性淋巴组织增生（DLH）
      - 晚期罕见进展为纤维化（即“蜂窝”影）
      - 存在小叶间隔增厚、小叶内线和支气管血管束周围间质增厚提示 DLH
    - 机化性肺炎（OP）
      - 双侧斑片状、非肺段性实变或磨玻璃影，胸膜下和（或）支气管血管束周围分布为著
      - 反晕征
  - 滤泡性细支气管炎
    - 小叶中央和支气管周围微结节
    - “树芽”征和磨玻璃影；罕见支气管扩张和小叶间隔增厚
  - 缩窄性细支气管炎
    - 马赛克密度
    - 呼气相空气潴留
  - 其他肺部表现
    - 柱状支气管扩张：支气管的扩张，呼气相空气潴留
  - MALT 淋巴瘤或 MALToma
    - 孤立或多发结节或肿块
    - 气腔实变区或磨玻璃影区伴空气支气管征
    - 淋巴结肿大不常见，除非进展为弥漫大 B 细胞 NHL

推荐的影像学检查方法

- 最佳影像检查方法
  - HRCT 为显示疾病类型和肺受累程度的理想成像方式

鉴别诊断

囊性肺疾病

- 朗格汉斯细胞组织细胞增生症：中上肺为著囊腔伴壁结节，形态怪异；吸烟相关疾病
- 淋巴管平滑肌瘤病：薄壁、圆形囊腔；可散发或伴发结节性硬化
- Birt-Hogg-Dube 综合征：肺囊腔；常染色体显性遗传，伴发面部丘疹（纤维性毛囊瘤）和恶性肾肿瘤
- 轻链沉积病：在淋巴组织增生性疾病和自身免疫性疾病中免疫球蛋白轻链全身性沉积

特发性肺纤维化

- 特发性肺间质纤维化与结缔组织相关 ILD 没有影像或病理区别
- 鉴别需要依靠临床特征

机化性肺炎

- 伴发结缔组织或伴发其他疾病的机化性肺炎之间没有影像或病理区别

黏膜相关淋巴组织淋巴瘤

- 影像上可与肺癌或其他恶性病变的相似；鉴别依靠组织学特征

类风湿关节炎

- 女性
- 类风湿因子（+）
- 关节痛，关节肿和僵直
- 胸腔积液，胸膜增厚
- UIP>NSIP
- 支气管扩张
- 类风湿结节
- 骨骼改变：锁骨、盂肱关节和肋骨上缘切迹侵蚀

病理学表现

基本表现

- 病因
  - 明确的病因不清
  - 基因与环境触发结合
  - 几种可能起作用的因素
    - 感染：病毒［丙肝病毒、巨细胞病毒、人类免疫缺陷病毒（HIV）、人类 T 细胞白血病病毒］
    - 遗传易感性
    - 激素失调
- 遗传学
  - 遗传易感性
    - HLA-DRB1 和 HLA-DQB1 可增加易感性
- 伴发异常
  - 其他自身免疫疾病（如桥本甲状腺炎、原发性胆汁性肝硬化和自身免疫性肝炎）
- 淋巴组织增生性疾病的诊断需要组织病理学的证实

临床要点

临床表现

- 最常见的症状 / 体征
  - 干咳和呼吸困难
- 其他症状 / 体征
  - 皮肤干燥、眼干、皮疹、关节和肌肉痛、唾液腺肿胀、长期疲劳、膀胱炎、反流性食管炎、消化性溃疡、胰腺炎
- 临床特征
  - 抗 SS-A/Ro 和（或）抗 SS-B/La 血清阳性（或类风湿因子和抗核抗体阳性）
- SS 的诊断标准
  - 干燥性角膜结膜炎 + 口干 + 小唾液腺广泛淋巴细胞浸润 + 自身免疫疾病的实验室证据
    - 类风湿因子（+），或抗核抗体（+），或 SS-A，或 SS-B（+）

人口统计学表现

- 年龄
  - 中年女性（高峰年龄：56 岁）
  - 男性发病多在 65 岁以后
- 性别
  - 女性更多见；女性：男性 = 10：1
- 流行病学
  - 位于类风湿关节炎之后，为第二常见的多系统自身免疫性疾病
  - 淋巴瘤
    - NHL 最常见
    - 是正常人群发病率的 44 倍
    - 10% 的 SS 患者可进展为淋巴瘤
    - 50% 有结外疾病

自然病史和预后

- 肺部表现常出现较晚
- 累及肺部的患者 10 年后的死亡风险增加 4 倍

治疗

- 大部分患者不需要药物治疗
  - 眼干和皮肤干燥的对症治疗
- 加重或进展的 ILD 患者可能需要小剂量激素和免疫抑制治疗

诊断要点

考虑的诊断

- SS 患者有持续存在的结节、实变或肿块和（或）肺门 / 纵隔淋巴结肿大，考虑恶性淋巴瘤

影像解读要点

- SS 患者出现急性肺部症状和影像异常，考虑感染或药物毒性
- NSIP 是 SS 患者中最常见的 ILD

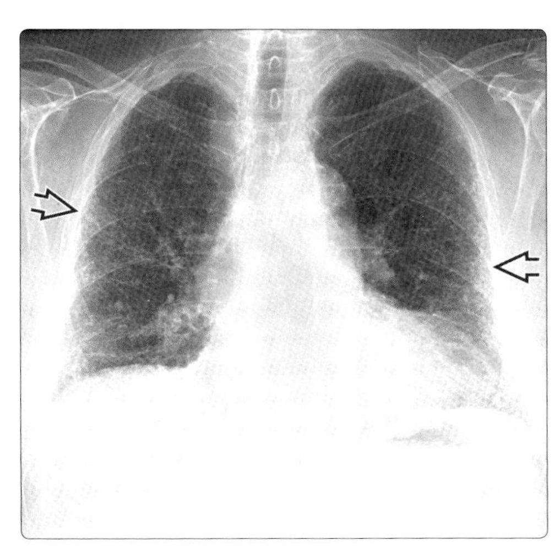

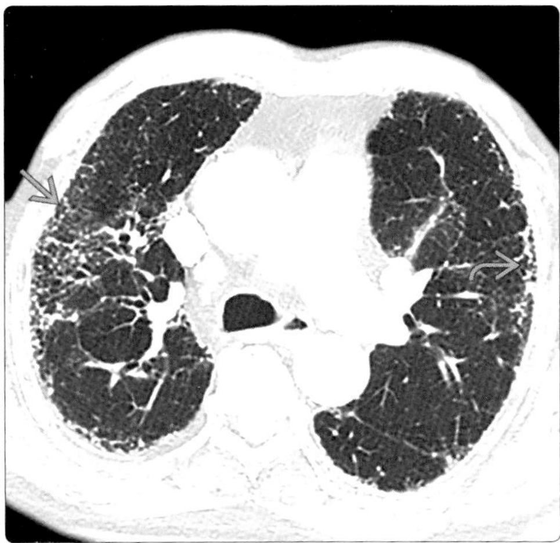

（左图）82 岁女性，干燥综合征患者，后前位胸片显示肺体积缩小和双侧胸膜下网格影➾。

（右图）同一患者的横断位增强 CT 显示双侧胸膜下网状影→，局灶性“蜂窝”影→和牵拉性支气管扩张，与寻常型间质性肺炎（UIP）一致。UIP 是干燥综合征患者仅次于非特异性间质性肺炎的最常见的间质性肺炎。

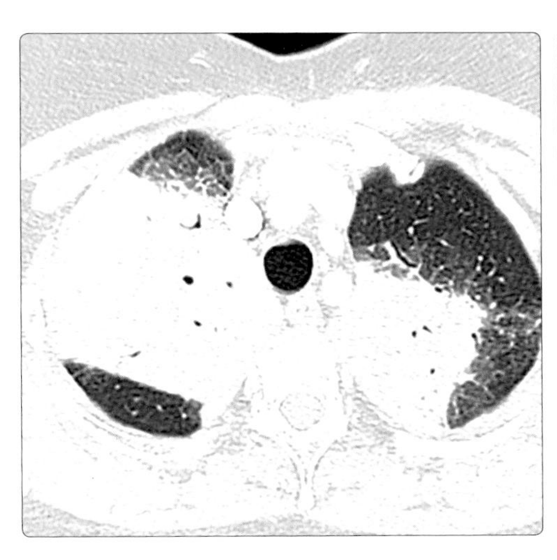

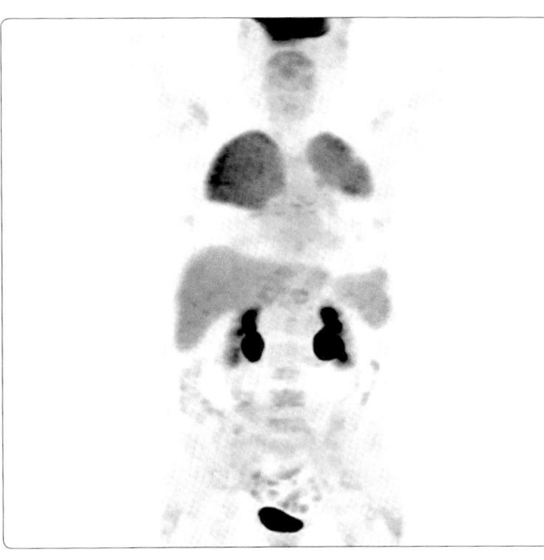

（左图）76 岁女性，慢性干燥综合征和肺黏膜相关淋巴组织（MALT）淋巴瘤患者，横断位增强 CT 显示持续数月的双侧上叶多发实变。

（右图）全身 FDG PET 显示双肺上叶实变内的代谢活动。活检证实肺 MALT 淋巴瘤。干燥综合征患者出现持续性结节、实变或肿块时应考虑肺淋巴瘤。

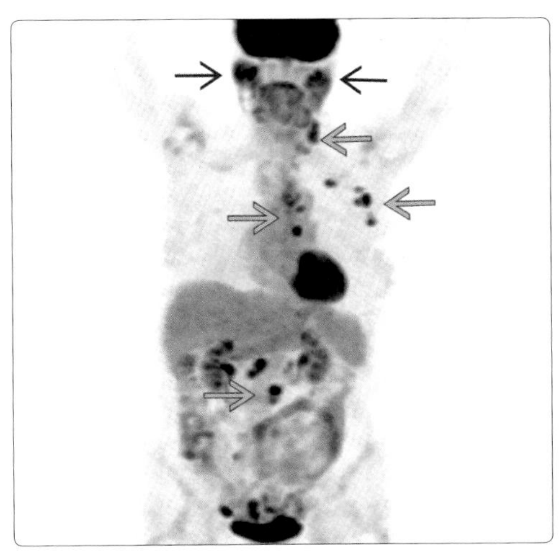

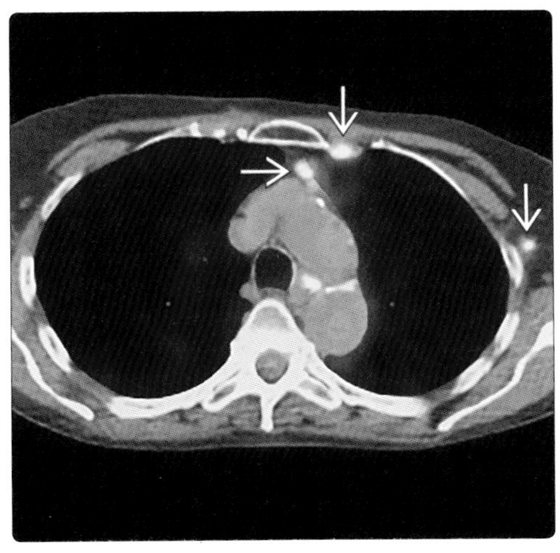

（左图）干燥综合征和 B 细胞淋巴瘤患者，全身 FDG PET 显示多发的 FDG 浓聚的淋巴结→和双侧腮腺的 FDG 浓聚，与涎腺炎一致→。

（右图）同一患者的横断位 FDG PET/CT 显示 FDG 活性的胸内淋巴结➡，与淋巴瘤一致。边缘区 B 细胞淋巴瘤和 MALT 淋巴瘤是干燥综合征患者中最常见的非霍奇金淋巴瘤的类型。

（左图）47 岁男性，干燥综合征和非特异性间质性肺炎患者，横断位 HRCT 显示双侧胸膜下磨玻璃影和网状影→及牵引性支气管扩张↪。

（右图）同一患者的横断位 HRCT 显示磨玻璃影、胸膜下网状影和局灶性“蜂窝”影→，磨玻璃影为著更符合非特异性间质性肺炎而非 UIP。

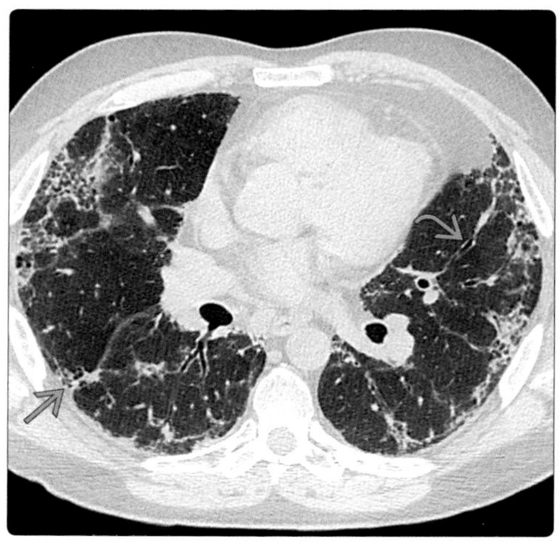

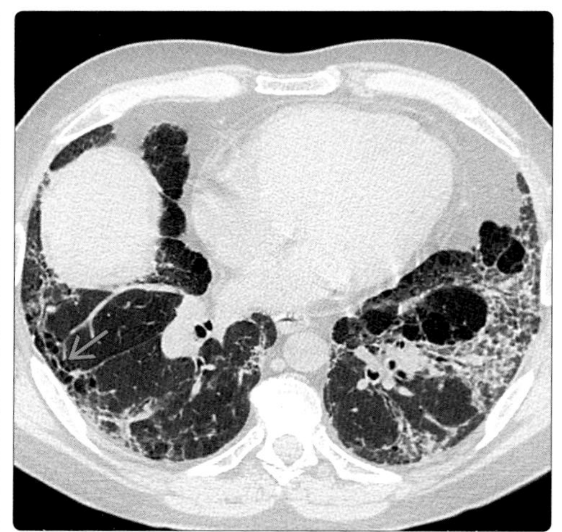

（左图）65 岁女性，干燥综合征和缩窄性细支气管炎患者，吸气相横断位 HRCT 未见异常。

（右图）同一患者，呼气相横断位 HRCT 显示散在分布的空气潴留区域↪，与小气道疾病一致。空气滞留在干燥综合征患者中很常见，提示小气道疾病，如滤泡性细支气管炎、支气管扩张，或罕见的缩窄性细支气管炎。

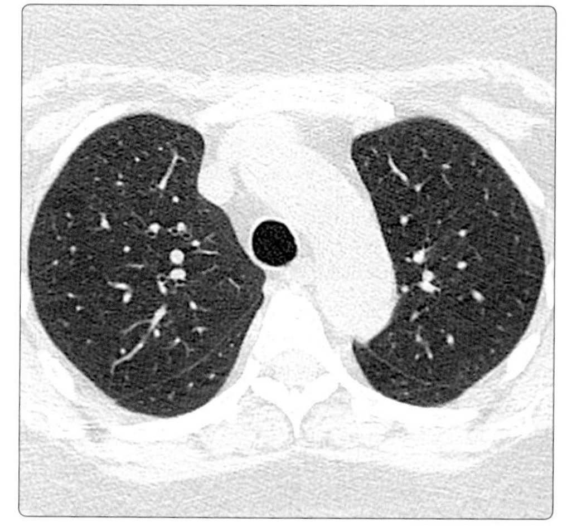

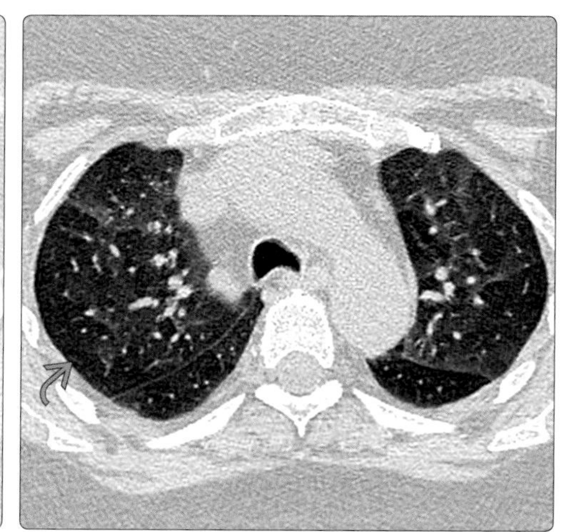

（左图）46 岁女性，干燥综合征和机化性肺炎患者，横断位增强 CT 显示双侧斑片状磨玻璃影和轻度网状影。机化性肺炎可能是肺部受累的一种表现，但也可能与药物毒性有关。

（右图）42 岁男性，干燥综合征患者，接受长期激素治疗，横断位增强 CT 显示右肺下叶空洞性结节⇨，继发于诺卡菌病。受累患者出现空洞性结节提示感染。

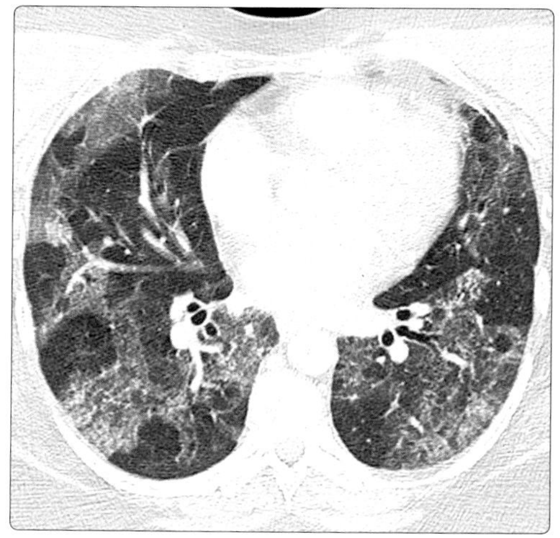

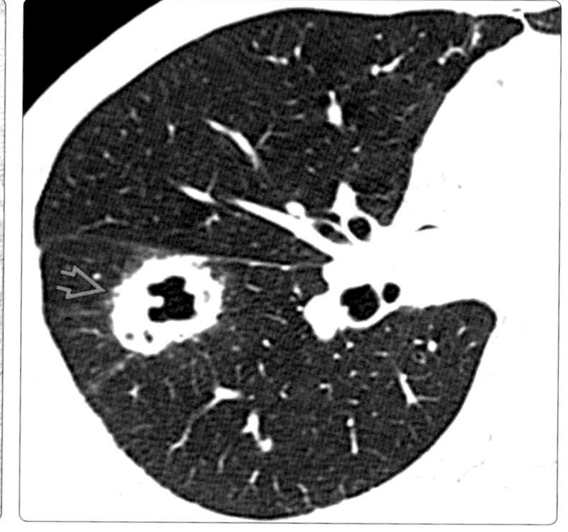

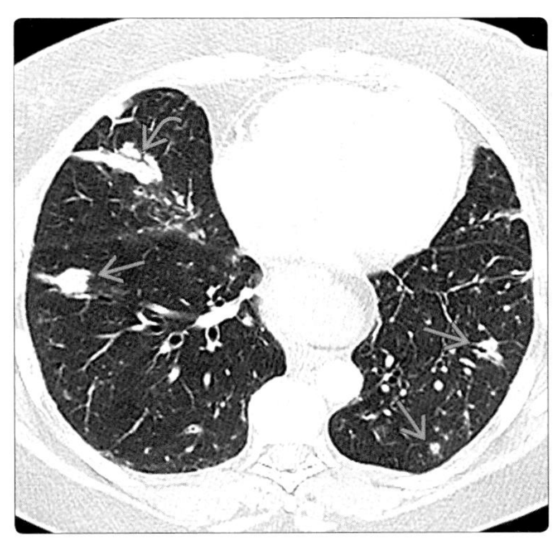

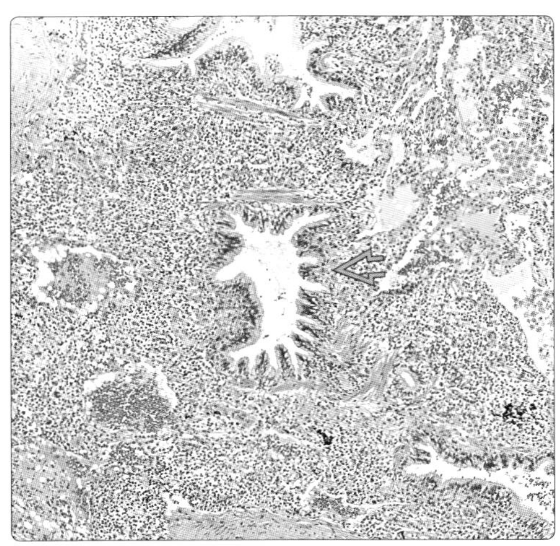

（左图）58 岁女性，干燥综合征和 MALT 淋巴瘤患者，横断位增强 CT 显示双侧支气管血管周围结节影，部分伴有空气支气管征。

（右图）同一患者，活检标本的高倍镜图片（HE 染色）显示在细支气管周围有广泛的弥漫性淋巴组织增生，并伴有模糊的结节。MALT 淋巴瘤是一种低级别淋巴瘤，通常见于干燥综合征。

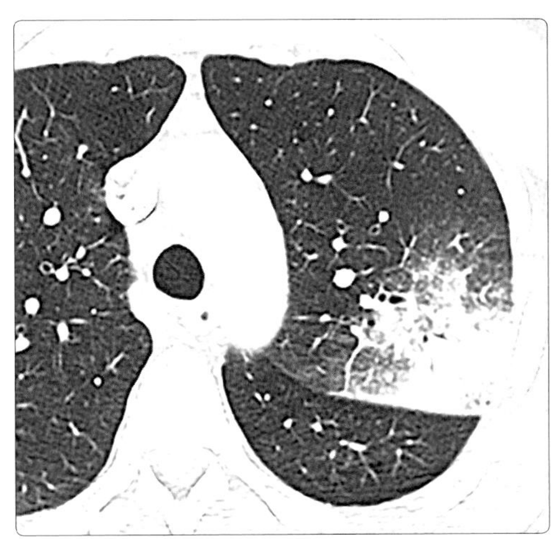

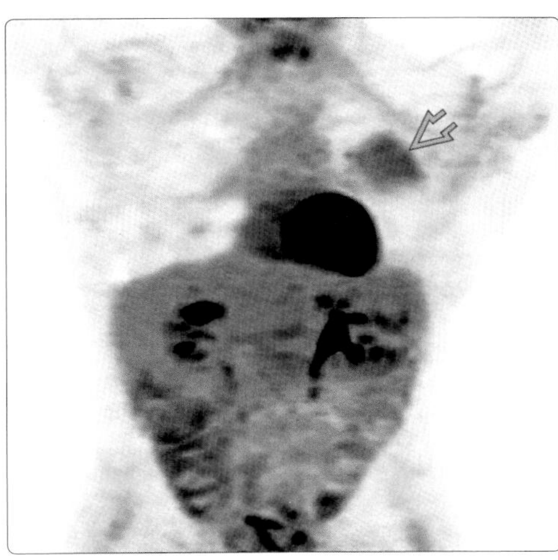

（左图）47 岁男性，干燥综合征和 MALT 淋巴瘤患者，横断位增强 CT 显示左肺上叶实变，药物治疗无效。MALT 淋巴瘤可表现为单发或多发性肺结节、肿块或实变。

（右图）同一患者，冠状位 FDG PET 显示左肺上叶实变内 FDG 的摄取轻度增加。注意淋巴结肿大没有 FDG 活性。

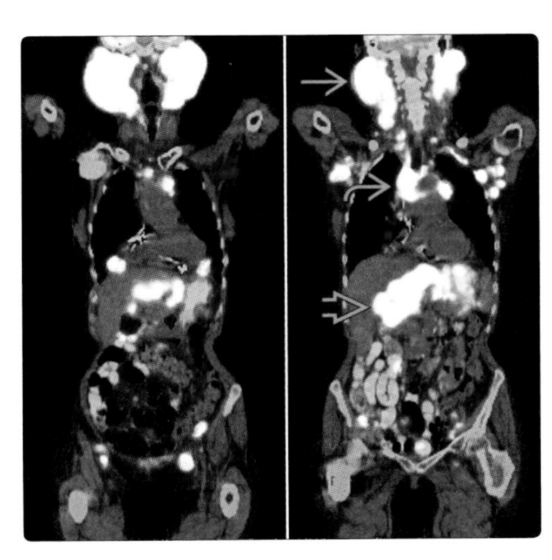

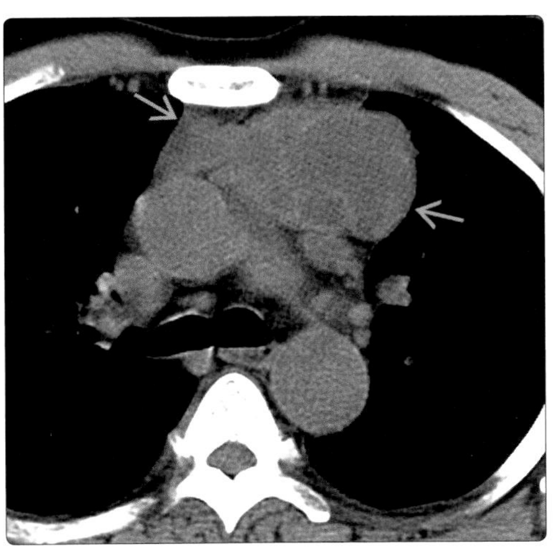

（左图）53 岁女性，干燥综合征和弥漫性大 B 细胞淋巴瘤患者，冠状位 FDG PET/CT 融合图像显示颈部、纵隔和腹部有广泛的 FDG 浓聚的肿大淋巴结。

（右图）干燥综合征患者，横断位平扫 CT 显示不均质的血管前纵隔肿块，内见水样密度和薄的软组织成分，为胸腺囊肿。干燥综合征患者有胸腺病变表现。

强直性脊柱炎

关键要点

术语
- 慢性血清阴性的炎性关节病，好发于中轴骨骼

影像学表现
- 脊柱病变几乎总是先于肺受累
- 平片
  - 双侧肺尖对称性胸膜增厚
  - 上叶纤维化，肺门向上收缩
- CT
  - 上叶纤维大疱性疾病
  - 气道病变
    - 马赛克密度及空气潴留
    - 支气管壁增厚
    - 牵拉性支气管扩张
  - 间质性肺疾病
    - 肺实质带
    - 小叶内线、胸膜下线和蜂窝
  - 在气囊或空洞内发现霉菌球

主要鉴别诊断
- 肺结核
- 结节病
- 矽肺及煤工肺尘埃沉着症
- 特发性胸膜肺弹力纤维增生症

临床要点
- 最常见的症状 / 体征
  - 骶髂关节炎（早期表现）
  - 最严重的并发症：脊柱骨折，典型的是颈椎
  - 肺部受累
    - 咳嗽、呼吸困难、疲劳、偶有咯血
    - 上叶纤维大疱性疾病
      - 与肺结核相似
- 其他症状 / 体征
  - 肺功能检查：限制性 > 阻塞性肺功能异常
  - HLA-B27 不是诊断的必要条件

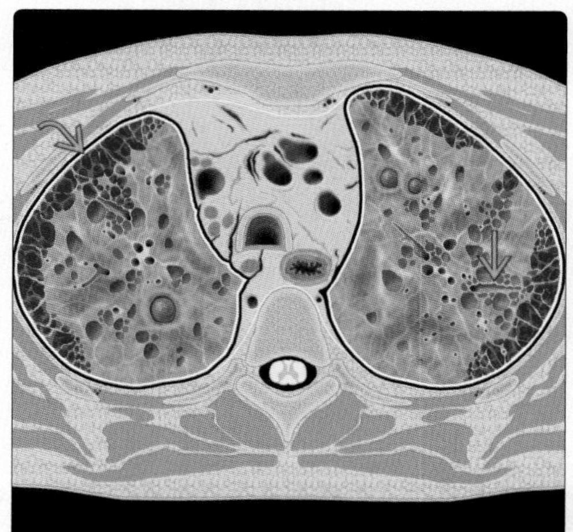

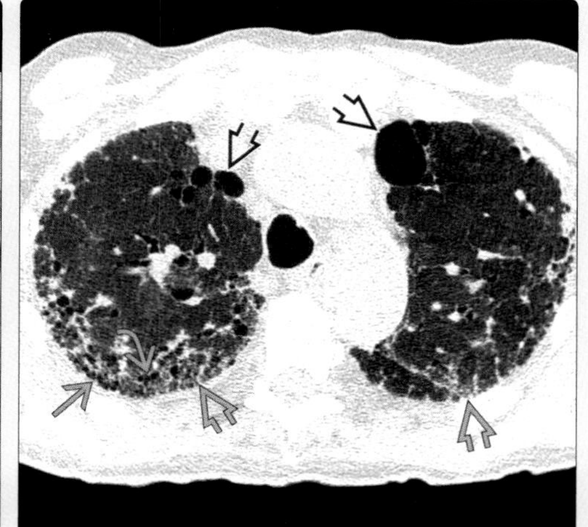

（左图）示意图显示强直性脊柱炎肺受累的典型表现，包括肺尖纤维化，间质增厚，轻度牵拉支气管扩张➡以及囊腔或肺大疱形成➡。

（右图）强直性脊柱炎患者，横断位平扫 CT 显示肺受累典型的 CT 表现，包括双侧外周对称性胸膜下网状影➡，轻度牵拉支气管扩张➡和“蜂窝”影➡。注意双肺上叶胸膜下肺大疱➡。

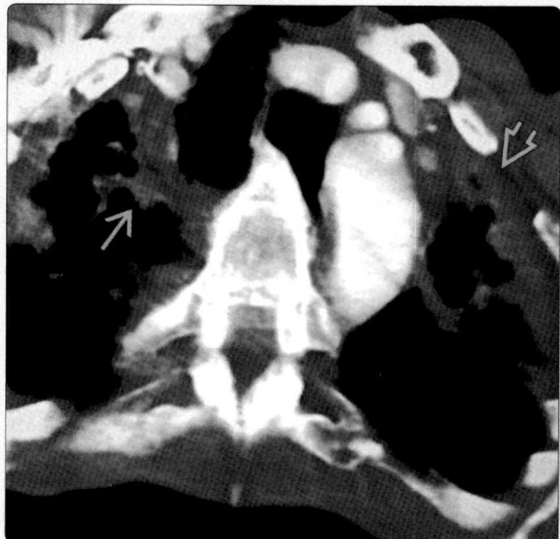

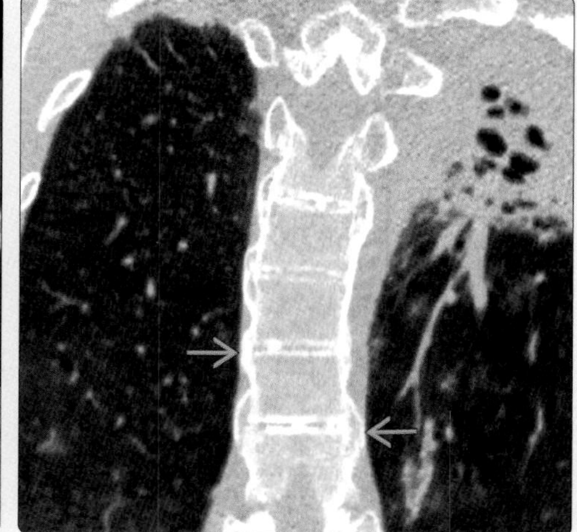

（左图）强直性脊柱炎患者，横断位增强 CT 显示双侧肺尖胸膜下纤维化➡和胸膜帽➡，与肺受累相关。

（右图）强直性脊柱炎患者，冠状位平扫 CT 显示圆滑的脊柱骨赘➡。注意左肺尖实变内见牵拉支气管扩张和肺体积减小。

术语

缩略词
- 强直性脊柱炎（ankylosing spondylitis, AS）

同义词
- Bechterew 病
- 放射学中轴型脊柱关节炎（radiographic axial spondyloarthritis, r-axSpA）

定义
- 慢性多系统炎性病变，伴关节和关节外表现
  - 好发于中轴骨骼
  - 关节外胸部表现
    - 胸膜肺疾病
    - 心血管受累
- 放射学中轴型脊柱关节炎（AS）
  - 平片显示明确的骶髂关节炎
- 放射学阴性中轴型脊柱关节炎
  - 临床诊断，缺乏影像学表现，MR 上可能有骶髂关节炎
  - 可能最终演变成 AS

影像学表现

基本表现
- 最佳诊断思路
  - 上叶纤维大疱性疾病 + 脊柱关节强直

X 线表现
- 平片
  - 胸椎圆滑的韧带骨赘是 AS 的典型表现
    - “竹节椎”
  - 肺实质病变在早期不可见
  - 双肺尖对称性胸膜增厚
  - 上叶纤维化和肺门向上收缩
  - 上肺野囊腔 / 肺大疱形成（纤维大疱性疾病）
  - AS 肺疾病与陈旧性肺结核难以区分
  - 继发性心力衰竭：主动脉反流

CT 表现
- 脊柱疾病几乎总是先于肺受累
  - 胸椎关节强直（伴有韧带骨赘）
  - 椎体呈方形且侧角磨损（Romanus 病灶）
- 肺
  - 气道病变
    - 马赛克密度及空气潴留
    - 支气管壁增厚
    - 牵拉性支气管扩张
    - 肺气肿
      - 瘢痕及大疱病变引起不规则（瘢痕性）肺气肿
      - 可能影响非吸烟者
  - 间质性肺疾病
    - 肺实质带最常见
    - 胸膜下结节，小叶内线，胸膜下线及蜂窝也可以出现
  - 尖段病变
    - 严重的牵拉性支气管扩张伴体积缩小
    - 气管扩张（等同于牵拉性支气管扩张）
    - 双侧，对称性，尖段胸膜增厚
  - 尖段纤维大疱区利于曲霉菌定植
    - 囊腔或大疱中发现霉菌球
    - 慢性曲霉菌定植（50%~65%）
    - 存在霉菌球患者常见咯血
- 淋巴结肿大不常见

MR 表现
- Romanus 病变：椎体角部炎症引起的 T_2 高信号
- Anderson 病变：椎间盘与椎体交界区中央 T_2 高信号

超声心动图表现
- 主动脉根部扩张、增厚、僵硬
- 主动脉瓣反流，二尖瓣反流

核医学表现
- PET/CT
  - 脊柱和骶髂关节 FDG 摄取增高

推荐的影像学检查方法
- 最佳影像检查方法
  - CT 可以显示胸片不能发现的轻微的尖段异常
  - CTA 或 MRA 可以评估主动脉

鉴别诊断

结核
- 尖段纤维空洞性病变：空洞（50%）
- 体积缩小增加导致纤维化征象增加
- 上叶尖段和后段，下叶背段
- 慢性非特异性症状：咳嗽、低热、乏力、体重减轻
- 诊断：找到结核分枝杆菌

结节病
- 累及上肺，支气管血管束周围分布
- 淋巴管周围小结节（1~5 mm）
- 结节状实变；磨玻璃影
- 对称的肺门和纵隔淋巴结肿大
- 组织学上为非干酪性上皮样肉芽肿

矽肺与煤工肺尘埃沉着症
- 上肺野小叶中央和胸膜下结节
- 矽肺结节比煤工肺结节的边界更清晰
- 肺门 / 纵隔淋巴结对称性肿大
  - 淋巴结“蛋壳”状钙化

胸膜肺弹力纤维增生症
- 罕见的特发性间质性肺炎（IIP）
- 上叶胸膜下及间质内以弹性纤维为主的增生
  - 纤维性间质性肺炎伴未塌陷的肺组织中存在 >80% 的弹力纤维改变
  - 上肺野胸膜肺实质增厚，网状影，“蜂窝”影，支

气管扩张，实变
- 伴发疾病：感染，骨髓移植，化疗，自身免疫和可能的遗传易感性

病理学表现

基本表现

- 病因
  - 不明
    - 炎症或免疫过程
    - 环境原因
- 遗传学
  - 与组织相容性抗原 HLA-B27 密切相关，但不是诊断的必要条件
  - 与种族相关的患病率差异
    - >90% 白种人 AS 患者，HLA-B27（+）
    - 约 50% 非裔美国黑种人 AS 患者，HLA-B27（+）
    - 非洲黑种人和日本人几乎没有 HLA-B27（+）（HLA-B27<1%）
  - 家族性明显
    - 在 HLA-B27（+）AS 患者第一代 HLA-B27（+）亲属中有 10% 以上的 AS 可能性
  - 抗原可见于 6%~10% 的正常人
    - 1%~6% 的 HLA-B27（+）患者有 AS
- 流行病学
  - 强直性脊柱炎的发病率约为 6.6/10 万
    - 胸片上肺疾病的发病率：1%~3%
    - HRCT 上肺疾病的发病率：60%~88%
  - 全球流行：0.1%~1.4%

分期、分级和分类

- AS 或 axSpA 没有公认的诊断标准
- 许多分类主要用于临床研究
  - 修订的纽约分类标准
  - 国际脊椎关节炎评估学会（ASAS）

临床要点

临床表现

- 最常见的症状 / 体征
  - 炎性背痛（IBP）为主要的临床症状
    - 隐匿发作背痛或晨僵；通过锻炼而不是休息来改善
  - 外周关节和关节外结构也可受累
  - 前葡萄膜炎是最常见的关节外表现
  - 肺部疾病
    - AS 的罕见和晚期表现
      - □ 平均症状出现后 20 年
      - □ 上叶缓慢进展的纤维囊性改变
    - 呼吸系统症状 / 体征
      - □ 咳嗽，呼吸困难，疲劳和偶尔咯血
      - □ 真菌（曲霉菌）或非结核分枝杆菌（NTMB）重复感染
      - □ 咯血；通常提示存在霉菌球
  - 自发性气胸
    - 发病率 0.29%（比正常人高）
  - 前胸壁疼痛
    - 吸气和手臂运动时疼痛：继发于胸腔末端炎和胸锁关节 / 胸骨柄关节炎症
  - 睡眠呼吸暂停机制
    - 限制性肺部疾病，口咽气道阻塞（颞下颌关节受累），压迫延髓呼吸中枢（颈椎疾病）
- 其他症状 / 体征
  - 肺功能检查
    - 限制性与骨性关节强直相关
    - 阻塞性继发于小气道病变

人口统计学

- 年龄
  - 发病年龄：<45 岁
- 性别
  - 男性：女性 =（10~16）：1

自然病史和预后

- 最初累及骶髂关节，进展至脊柱受累
- 死亡率：大动脉炎，炎症性肠病，肾炎（淀粉样变性）
- 最严重的并发症：脊柱骨折，颈椎最常见
- 进行性纤维大疱性改变伴晚期 AS
  - 与病程相关

治疗

- 无有效的治疗可以阻止肺部受累进程
- 伴有胸痛和僵硬的 AS 患者，推荐非甾体抗炎药为一线用药
- 有症状的霉菌球需要抗真菌剂
  - 药物治疗无效需要外科手术
  - 支气管动脉栓塞术用于危及生命的咯血治疗
- 睡眠呼吸暂停
  - CPAP，戒烟和减重
  - 阿达木单抗和乏利木单抗可以帮助睡眠和提高睡眠质量

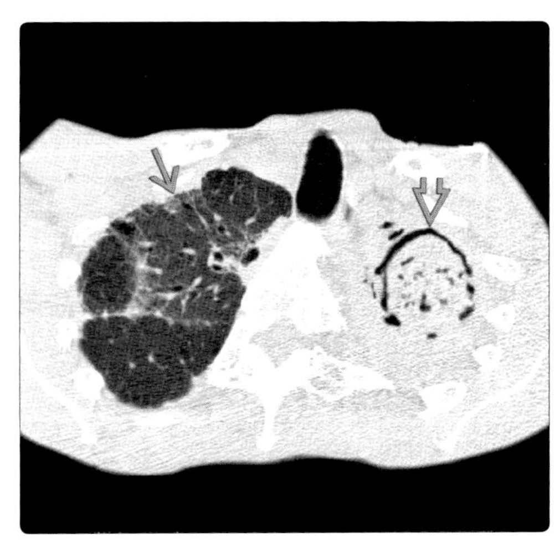

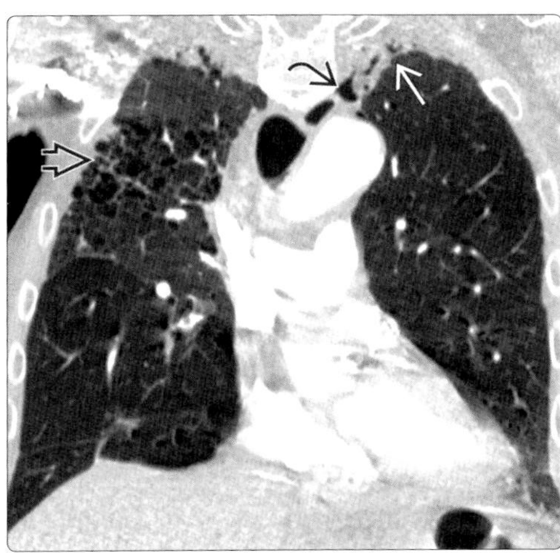

（左图）强直性脊柱炎患者，横断位平扫CT显示右肺上叶胸膜下网状影→和左肺上叶霉菌球⇒（感谢Müller博士供图）。

（右图）强直性脊柱炎患者，左侧自发性气胸↗，冠状位增强CT显示双肺尖胸膜下影伴内部支气管扩张➔，右上肺叶容积减少伴结构扭曲和牵拉性支气管扩张⇒，可与肺结核类似。

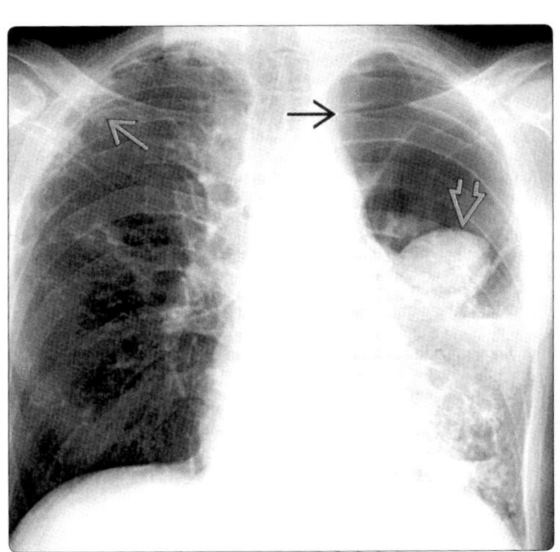

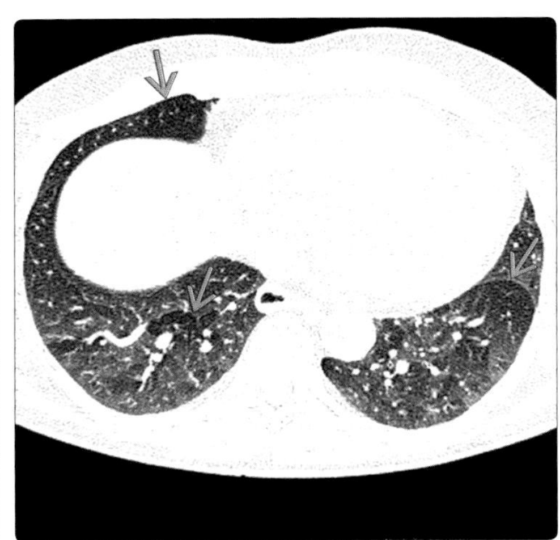

（左图）强直性脊柱炎患者，后前位胸片显示右肺尖纤维大疱性疾病→，手术切除后证实了左肺上叶卵圆形霉菌球⇒，注意左侧中等量自发性气胸→。

（右图）强直性脊柱炎患者，呼气相横断位平扫CT显示双侧基底部空气潴留→，考虑到小气道疾病的发病率，在评估AS患者时应包括呼气相成像。

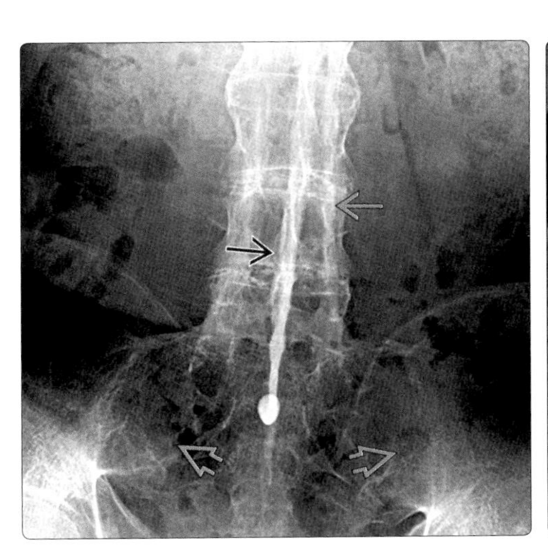

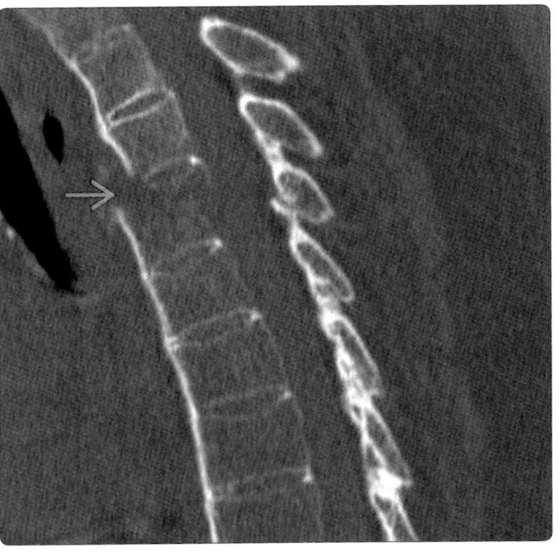

（左图）强直性脊柱炎患者，前后位腰椎平片显示双侧骶髂关节强直⇒，棘间韧带骨化（“匕首”征）→和小关节面强直（“轨道”征）→。

（右图）一名遭受胸部创伤的强直性脊柱炎患者，矢状位平扫CT显示脊柱骨折→。注意强直性脊柱炎的“竹节”椎特征。这种坚硬脊柱的骨折可能会造成灾难性的后果。

关键要点

术语

- 炎症性肠病（inflammatory bowel disease, IBD）可能是由对基因易感性宿主的生理性肠道菌群的异常免疫应答引起
- 溃疡性结肠炎：局限于结肠
- 克罗恩病：胃肠道的任意节段
- 可累及肺、气道、胸膜或血管

影像学表现

- 支气管扩张：最常见表现
- 气管壁增厚，气管狭窄
- 细支气管扩张
- 机化性肺炎，非特异性间质性肺炎，嗜酸性粒细胞性肺炎
- 肺血栓栓塞
- 胸腔积液，胸膜增厚
- 药物毒性
- 机会性感染

主要鉴别诊断

- 类风湿关节炎
- 肺部感染引起的支气管扩张（鸟分枝杆菌复合群）
- 哮喘

病理学表现

- 肺受累的假定病因
  - 呼吸道和肠道的共同胚胎起源
  - 上皮暴露于共同抗原

临床要点

- 肺部受累有 75%~85% 的患者在 IBD 症状出现后，5%~10% 与 IBD 症状同时出现，10%~15% 在 IBD 症状之前

诊断要点

- 胸部异常表现或主诉和病史为 IBD 的患者，考虑肺部受累

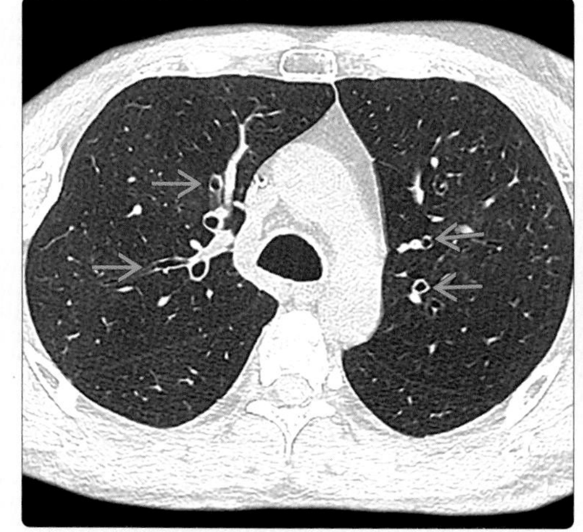

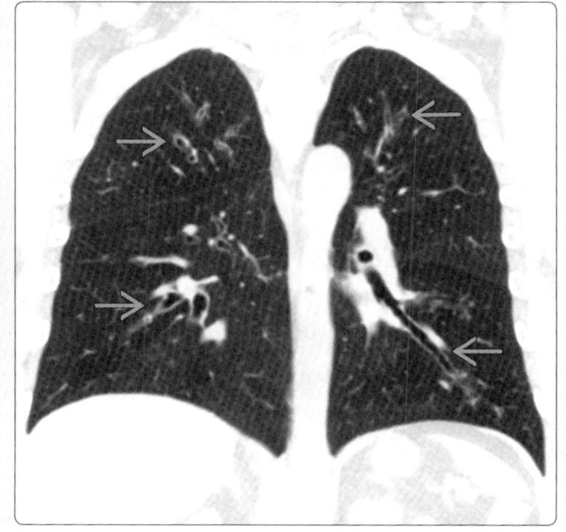

（左图）47 岁男性，溃疡性结肠炎伴新发咳痰和呼吸困难患者，横断位平扫 CT 显示上叶支气管扩张→和支气管壁增厚。炎性肠病患者的气道炎症可累及大气道和小气道。

（右图）同一患者的冠状位平扫 CT 显示双侧柱状支气管扩张→和支气管壁增厚。支气管扩张是炎性肠病患者最常见的大气道异常。

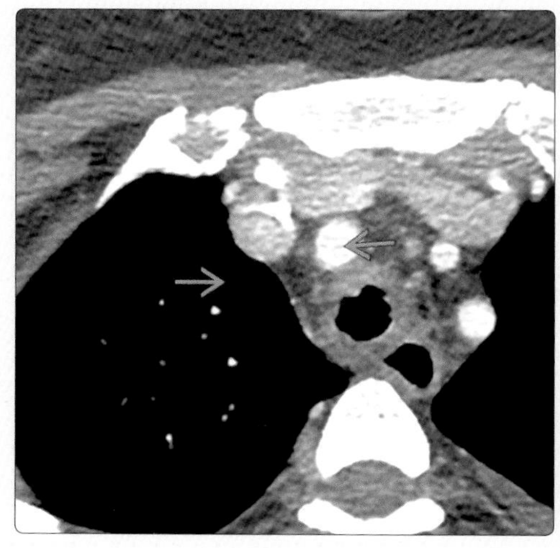

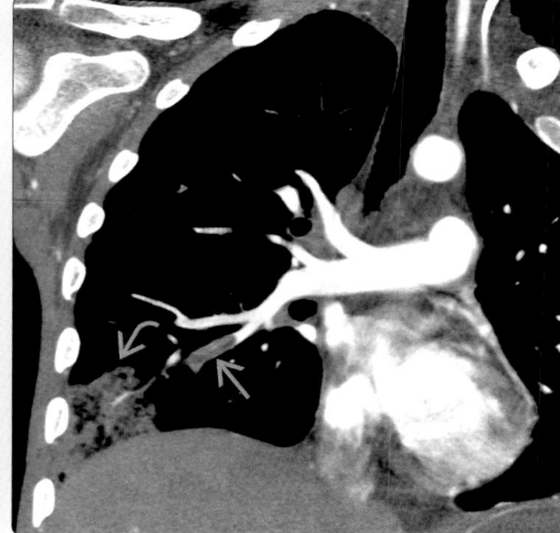

（左图）43 岁，溃疡性结肠炎伴喘息患者，横断位增强 CT 显示气管壁环状增厚→，符合气管炎。炎性肠病的上气道疾病可累及咽、喉、气管和主支气管。

（右图）37 岁男性，克罗恩病患者，冠状位增强 CT 显示右肺下叶肺动脉血栓栓塞→和肺梗死↗。炎性肠病患者发生血栓栓塞的风险高于一般人群。

术语

缩略词

- 炎症性肠病（inflammatory bowel disease, IBD）

同义词

- IBD：相关肺疾病

定义

- 可能是由对基因易感性宿主的生理性肠道菌群的异常免疫应答引起
- 包括溃疡性结肠炎（UC）和克罗恩病（CD）
  - UC：局限于结肠
  - CD：胃肠道任意节段
- IBD 患者肠道外表现出现概率为 16%~40%，在 CD 中更常见
  - 肺部表现罕见，且常被忽视
    - 可继发于疾病本身或药物治疗的并发症（如药物毒性、机会性感染）

影像学表现

基本表现

- 最佳诊断思路
  - IBD 患者的肺部异常
- 位置
  - 肺，大小气道，胸膜，血管系统

X 线表现

- 平片
  - 可正常
  - 非特异性异常
    - 斑片状气腔影 / 实变
    - 支气管扩张
    - 胸腔积液

CT 表现

- 增强 CT
  - 胸膜疾病
    - 积液：通常为单侧，可为血性
    - 胸膜增厚
    - 心包积液
  - 肺血栓栓塞性疾病
    - 栓塞的风险是正常人群的 3 倍
    - 肺动脉充盈缺损
      - □ 血栓累及的其他部位：大脑，门静脉，肠系膜，视网膜血管
- HRCT
  - 大气道异常与 UC 密切相关
    - 气管炎症
      - □ 气管上皮溃疡：气管壁环周增厚
      - □ 声门 / 声门下狭窄
    - 支气管扩张
      - □ IBD 最常见表现（66% 的病例气道受累）
      - □ 支气管壁增厚，支气管扩张，黏液嵌塞
  - 小气道异常
    - 细支气管扩张
    - 细支气管壁增厚
    - 黏液嵌塞
    - 小叶中央磨玻璃结节
    - 马赛克密度
    - 空气潴留
  - 实质病变
    - 机化性肺炎
      - □ 散发的密度增高影 / 实变；非肺段性，单侧或双侧，胸膜下和（或）支气管血管束周围分布
      - □ 磨玻璃影
      - □ 反晕征：中央磨玻璃影，被周围实变环绕
    - 嗜酸性粒细胞肺炎（美沙拉嗪治疗和外周嗜酸性粒细胞增多）
      - □ 单侧或双侧外周实变
      - □ 上叶受累为著
    - 非特异性间质性肺炎
      - □ 磨玻璃影和网状影，下叶为著
      - □ 小叶间隔增厚和小叶内线
      - □ 胸膜下保留，支气管血管束周围影常见
      - □ 牵拉性支气管扩张，细支气管扩张
  - 机会性感染（抗 TNF-α 单克隆抗体治疗）
    - 结核
      - □ 治疗前结核病筛查，对于潜在的感染使用预防性抗结核药物
      - □ "树芽"征，斑片状实变，空洞
    - 耶氏肺孢子菌肺炎
      - □ 上叶受累为著
      - □ 磨玻璃影且肺外周相对不受累
      - □ 间隔线 ± 小叶内线叠加于磨玻璃影之上（即"铺路石"征）
    - 诺卡菌病
      - □ 实变、结节和肿块
      - □ 可见空洞
      - □ 胸壁受累（不常见）
    - 曲霉病
      - □ 肿块样实变、结节、晕征、反晕征、空洞
    - 其他：放线菌病、球孢子菌病、组织胞浆菌病
  - 其他异常
    - 结肠气管瘘、回肠气管瘘、食管气管瘘
      - □ 结肠脾曲 – 左肺下叶的结肠气管瘘或结肠胸膜瘘可引起复发性肺炎、脓胸、粪气胸
    - 渐进坏死性结节
      - □ 单发或多发（0.5~7.0 cm）；中上野外周受累为著
    - 结节病
      - □ 偶然发现，可能与 IBD 有关

- 影像学表现：肺门 / 纵隔淋巴结肿大，淋巴管周围结节

推荐的影像学检查方法

- 最佳影像检查方法
  - HRCT 或薄层 CT

鉴别诊断

类风湿关节炎

- 关节病累及小关节
- 支气管扩张，胸腔积液，渐进坏死性结节，机化性肺炎

肺感染引起的支气管扩张（如鸟分枝杆菌复合群）

- 支气管扩张，“树芽”征和马赛克密度
- 中叶和舌段受累严重

哮喘

- 支气管扩张，支气管壁增厚，气道狭窄和扩张
- 马赛克灌注 / 密度
- 嗜酸性粒细胞增多

病理学表现

基本表现

- 病因
  - 可能为多种因素
    - 遗传易感性
    - 环境因素
    - 免疫功能异常
    - 肠道微生物群
  - IBD 患者肺部受累假定的发病机制
    - 呼吸道和肠道的共同胚胎起源
    - 上皮暴露于吸入和摄食的共同抗原，引起淋巴组织的致敏作用和炎症
- 基因
  - 10%~20% 的患者有 IBD 家族史；第一代亲属患病率最高
  - *NOD2* 基因最近被发现为与 CD 相关的第一个基因
- 伴发异常
  - IBD 最常见的肠道外表现，累及骨骼肌系统和皮肤
    - 外周和中轴关节病（骶髂关节炎）
    - 坏疽性脓皮病
    - 结节性红斑
  - 其他表现
    - 前葡萄膜炎，巩膜外层炎，胆管周围炎，脂肪肝，肾结石，梗阻性尿路病，尿路瘘管形成
  - 无论 IBD 是否活动，都可能出现共同存在的自身免疫疾病
    - 例如，溶血性贫血、原发性硬化性胆管炎、桥本病

临床要点

临床表现

- 最常见的症状 / 体征
  - 非特异性呼吸道症状
    - 气短、呼吸困难、喘鸣、声音嘶哑、发声困难、慢性咳痰、哮喘
- 其他症状 / 体征
  - 肺部疾病可能继发于药物毒性（例如，甲氨蝶呤、硫唑嘌呤、柳氮磺吡啶、美沙拉嗪）或与免疫抑制相关的机会性感染
  - 呼吸系统症状可在 IBD 确诊前或后出现；可能在结肠切除术后出现
  - 通常出现肺功能异常，甚至在无症状患者中
    - 高达 50% 的 UC 患者
    - 肺功能检查为阻塞性或限制性；支气管高反应性

人口统计学表现

- 年龄
  - 可以发生于任何年龄；典型的在 15~35 岁确诊
- 性别
  - 男 = 女
- 种族
  - 高加索人和德裔犹太人比其他种族或民族群更容易受累

自然病史和预后

- 肺部表现
  - 75%~85%：IBD 症状出现后
  - 5%~10%：与 IBD 症状同时出现
  - 10%~15%：IBD 症状之前出现
- 呼吸系统症状的加剧与活动性 IBD 所处的阶段一致
  - 浆膜炎通常与活动性 IBD 相关
  - 实质异常出现在非活动性 IBD 患者中

治疗

- IBD 相关的肺部疾病通常使用类固醇治疗
- 停药、类固醇和支持措施对药物相关性肺疾病有效
- 继发于抗 TNF 药物的机会性感染，需要抗生素或抗真菌药物治疗

诊断要点

考虑的诊断

- 有胸部主诉或异常以及 IBD 病史的患者，考虑肺部受累

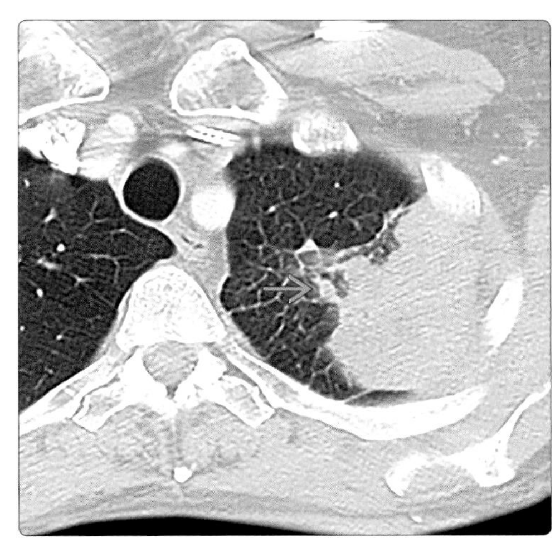

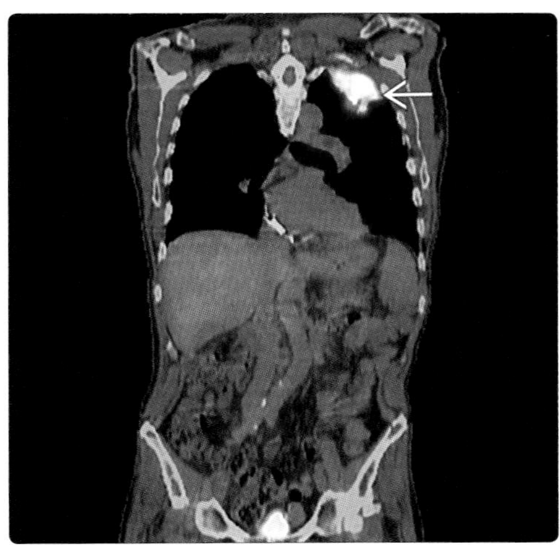

（左图）62 岁男性，溃疡性结肠炎患者，横断位平扫 CT 显示左肺上叶肿块，可疑原发性肺癌。

（右图）同一患者的冠状位 FDG PET/CT 显示肿块内 FDG 摄取增高，无转移性疾病证据。活检显示奴卡菌病，该患者曾接受抗 TNF-α 抑制剂治疗。在接受生物治疗的患者中，机会性感染是与药物相关的 T 细胞介导免疫抑制的常见并发症。

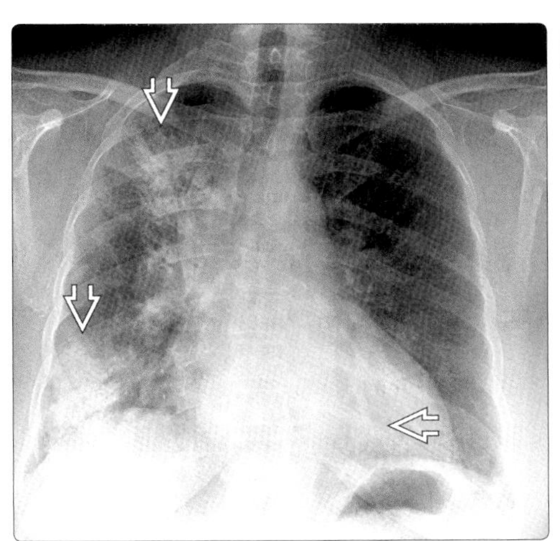

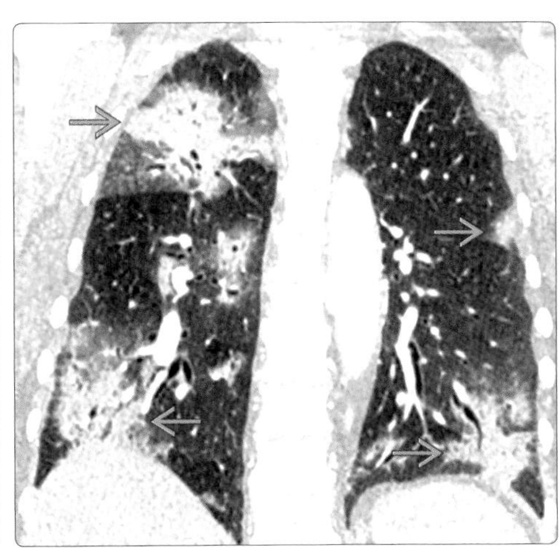

（左图）67 岁女性，克罗恩病和嗜酸性粒细胞性肺炎患者，后前位胸片显示双肺多发不均质实变，右侧范围明显大于左侧。嗜酸性粒细胞性肺炎通常可为炎性肠病患者的药物引起的肺疾病，但也可能继发于疾病本身。

（右图）同一患者的冠状位增强 CT 显示双肺外周实变，右侧大于左侧，继发于嗜酸性粒细胞性肺炎，具有典型外周分布的。

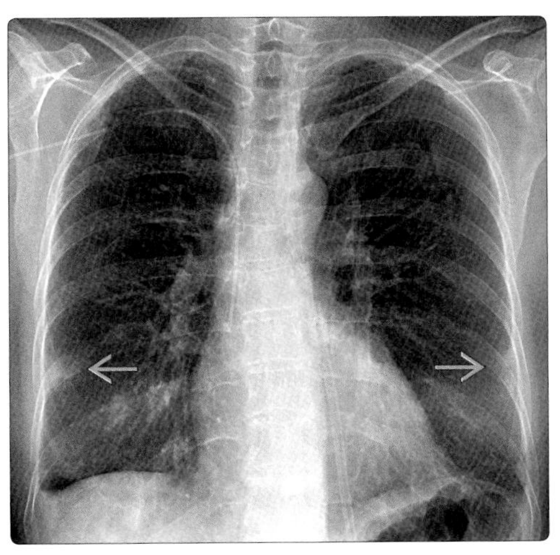

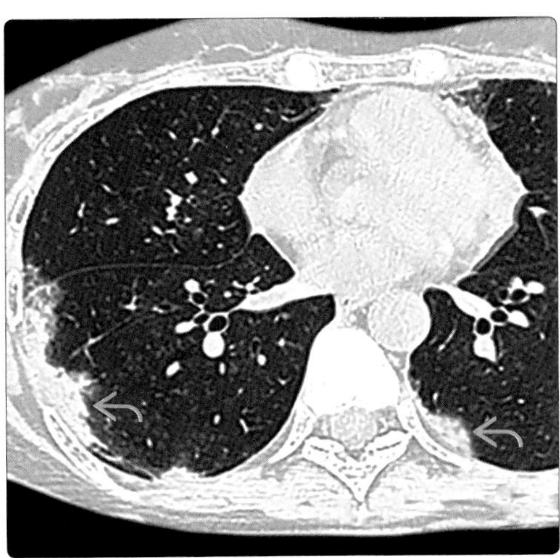

（左图）52 岁男性，溃疡性结肠炎患者，发热伴胸膜炎性疼痛，后前位胸片显示双肺下叶模糊影。

（右图）同一患者的横断位平扫 CT 显示双肺外周实变，与机化性肺炎一致，这是炎性肠病最常见的肺部表现之一，可能由炎性肠病或其治疗引起。治疗包括糖皮质激素和停药。

埃德海姆 – 切斯特病

关键要点

术语

- 埃德海姆 – 切斯特病（Erdheim-Chester disease, ECD）
- 原因不明的非朗格汉斯细胞组织细胞增生症

影像学表现

- 平片
  - 肺部受累很常见（90%）
  - 小叶间隔增厚
  - 轻到中度胸膜增厚
  - 双侧对称性长骨骨质硬化（95%）
- CT
  - 胸膜平滑增厚 ± 胸腔积液
  - 磨玻璃影和小叶间隔平滑增厚（69%）
  - 胸膜下肺结节（36%）
  - 心包软组织增厚或积液
  - 右心房和房室沟受累
  - 软组织包裹主动脉和右冠状动脉（34%~62%）
  - 软组织包绕肾脏（65%）

主要鉴别诊断

- 佩吉特骨病
- 淋巴瘤
- 溶酶体贮积症
  - 戈谢病
  - 法布里病
- 其他组织细胞疾病
  - 罗道病
  - 成人黄色肉芽肿
- IgG4 相关性疾病

临床要点

- 胸膜肺受累：3 年生存率 66%

诊断要点

- 合并胸膜增厚或弥漫性小叶间隔增厚、肾周软组织、主动脉壁增厚、骨硬化者考虑 ECD 的诊断

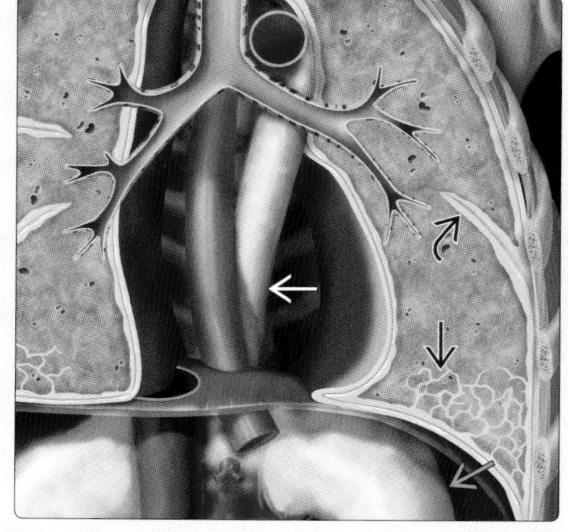

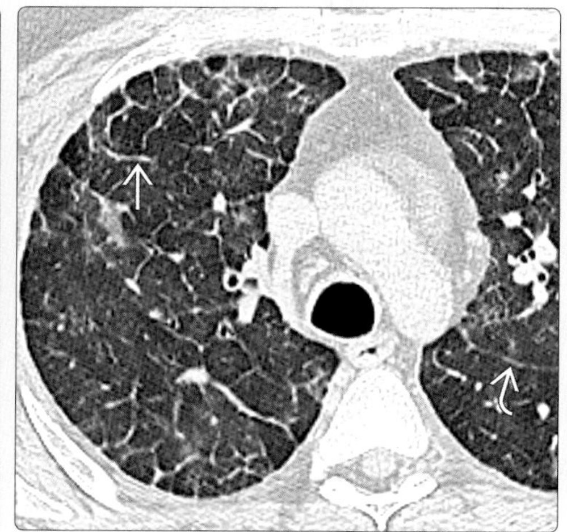

（左图）示意图显示 ECD 的胸部特征，包括小叶间隔增厚→、胸膜增厚→、软组织包裹主动脉→及肾脏→。

（右图）ECD 患者，横断位 HRCT 显示弥漫性双侧小叶间隔增厚→，斑片状磨玻璃影，左侧斜裂胸膜轻度增厚→。这些发现可类似间质性肺水肿，但其他发现（骨骼，主动脉周围，肾周）通常提示正确诊断。

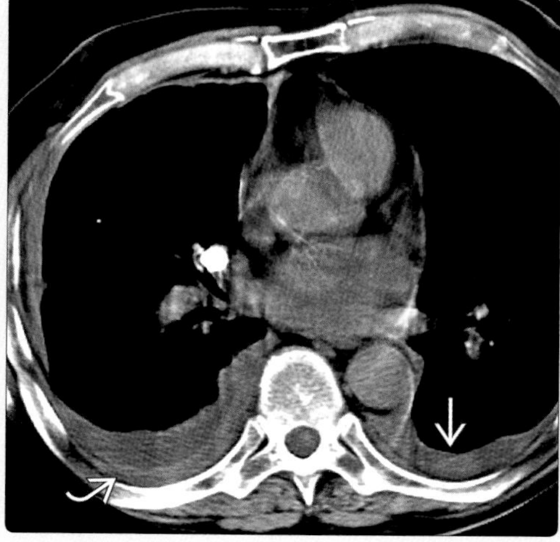

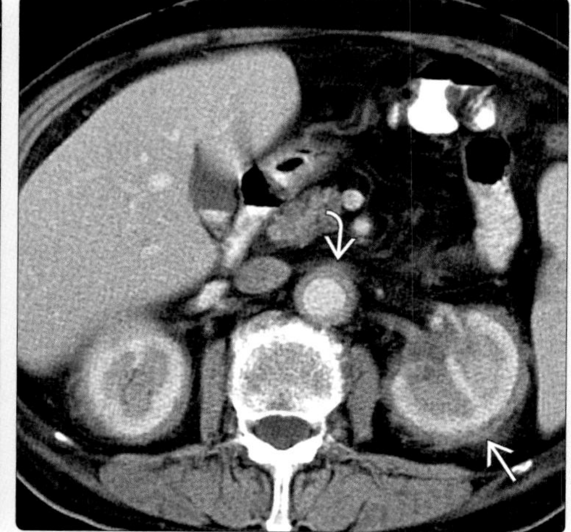

（左图）ECD 患者，横断位平扫 CT 显示双侧胸膜增厚→和双侧少量胸腔积液→，应始终利用四肢平片监测长骨骨硬化症。

（右图）ECD 患者，横断位增强 CT 显示弥漫性高密度软组织包绕主动脉→和肾脏→。这些表现结合肺内小叶间隔增厚和磨玻璃影高度提示 ECD。

术语

同义词
- 埃德海姆－切斯特病（Erdheim-Chester disease, ECD）

定义
- 原因不明的非朗格汉斯细胞组织细胞增生症

影像学表现

基本表现
- 最佳诊断思路
  - 骨硬化性病变、肾周软组织、胸膜和（或）弥漫性间隔增厚三联征

X 线表现
- 平片
  - 肺部受累很常见（90%）
  - 小叶间隔增厚
  - 轻到中度胸膜增厚
  - 心脏普遍增大
  - 双侧对称性长骨骨质硬化（95%）

CT 线表现
- 增强 CT
  - 胸膜平滑增厚延伸到叶间裂 ± 胸腔积液
  - 磨玻璃影和平滑、均匀增厚的小叶间隔（69%）
  - 胸膜下肺结节（36%）
  - 平滑、长节段增厚的软组织包绕主动脉和大血管（30%）
  - 软组织包绕肾脏（65%）
  - 双侧对称性下肢长骨干骺端和骨干的骨硬化症：考虑能确定诊断
  - 心脏
    - 软组织密度包绕右冠状动脉（34%）

推荐的影像学检查方法
- 最佳影像检查方法
  - 增强 CT 和 HRCT：肺、胸膜、主动脉和骨骼异常

鉴别诊断

佩吉特骨病
- 不伴有骨外异常

淋巴瘤
- 可表现为多器官受累和类似 ECD

溶酶体贮积病
- 戈谢病
- 法布里病

其他组织细胞疾病
- 罗道病
- 成人黄色肉芽肿

IgG4 相关性疾病
- IgG4 阳性浆细胞的浸润和相关的纤维化导致多器官功能障碍：常伴发自身免疫性胰腺炎
- 支气管血管实质实性结节或肿块样病变
- 支气管扩张和“蜂窝”影，类似于非特异性间质性肺炎，气腔实变
- 肺门和纵隔淋巴结肿大

病理学表现

大体病理和手术所见
- 对称性受累：长骨、胸膜、肾周、肺；不会单侧

镜下表现
- 炎症细胞和纤维化引起的淋巴管扩张
  - 炎性细胞：大泡沫组织细胞、淋巴细胞、浆细胞、杜顿巨细胞
  - 纤维化：细小的原纤维成熟胶原蛋白，无成纤维细胞增殖

临床要点

临床表现
- 最常见的症状 / 体征
  - 缓慢发作的咳嗽和呼吸困难
  - 肺功能：中度受限，肺一氧化碳弥散量下降
- 其他症状 / 体征
  - 尿崩症（20%），眼球突出（15%），肾功能衰竭（15%），黄色瘤（10%）

人口统计学表现
- 年龄
  - >40 岁
- 性别
  - 无性别差异

自然病史和预后
- 缓慢进展的疾病；预后取决于骨外病变的范围
- 胸膜肺受累：发病率和死亡率高；3 年生存率 66%

治疗
- 糖皮质激素
- 长春新碱及相关化疗药物
- 局部肿块放疗

诊断要点

- 结合胸膜增厚和弥漫小叶间隔增厚、肾周软组织、主动脉壁增厚和骨硬化，考虑 ECD

造血干细胞移植

关键要点

术语

- 造血干细胞移植（hematopoietic stem cell transplantation, HSCT）
  - 骨髓、外周血干细胞、脐带血干细胞移植
- 移植物抗宿主病（graft-vs.-host disease, GVHD）：供者 T 细胞将受者器官当作异物攻击

影像学表现

- HSCT 后不同时间影像学异常不同
- 粒缺期：HSCT 后 0~30 天
  - 细菌性肺炎：实变
  - 真菌感染：结节 ± 空洞
  - 肺水肿：双肺门周围阴影
  - 肺泡出血：双侧斑片状阴影
- 早期：HSCT 后 30~100 天
  - 病毒性肺炎：磨玻璃影
- 晚期：HSCT 后 >100 天，移植物抗宿主病（GVHD）
  - 缩窄性细支气管炎：马赛克征，空气潴留
  - 机化性肺炎：支气管血管周围、小叶周围、胸膜下阴影

主要鉴别诊断

- 磨玻璃影
  - 肺水肿
  - 弥漫性肺泡出血
  - 病毒性肺炎
- 结节或肿块
  - 脓毒性栓塞
  - 真菌感染
  - 机化性肺炎

临床要点

- 40%~60% 的受者发生肺部并发症
- GVHD：占异体移植 HSCT 的 20%~70%

诊断要点

- 结合 HSCT 和宿主免疫后的时间，以提示特定的感染和（或）并发症

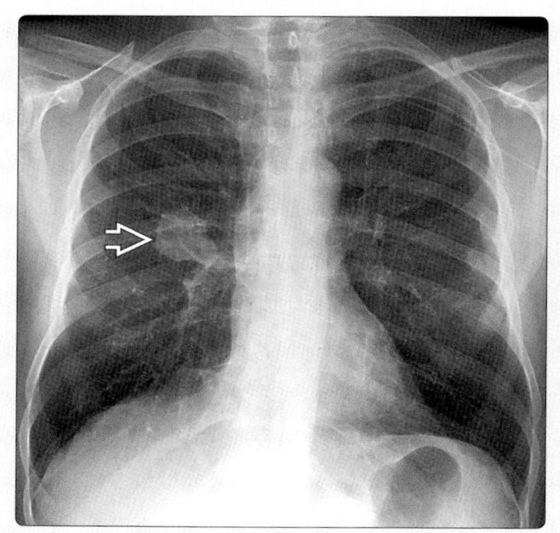

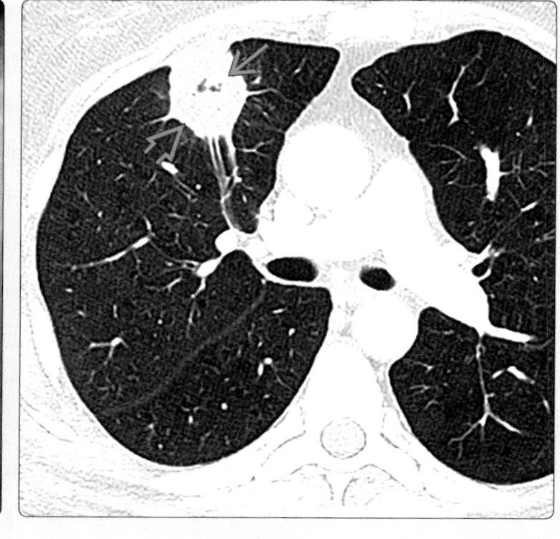

（左图）45 岁男性，急性髓系白血病骨髓移植 25 天后发热患者，后前位胸片显示右肺上叶边界清楚的肿块➡。

（右图）同一患者横断位增强 CT 显示右肺上叶一个边界清楚的肿块➡，内见低密度区→，为进展性空洞。活检证实为血管侵入性曲霉病。患者在造血干细胞移植后的前 30 天内易被真菌和细菌感染。

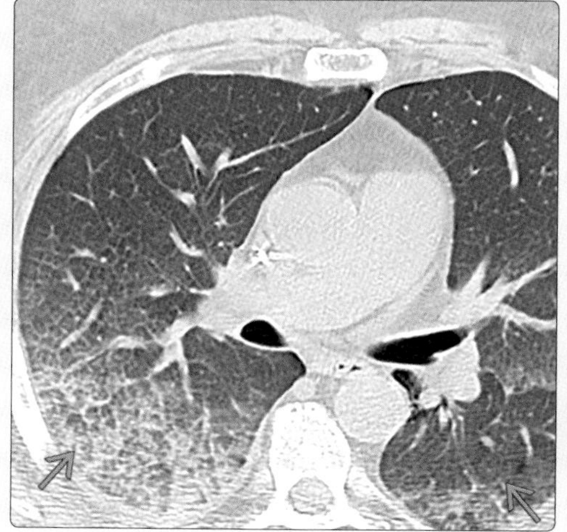

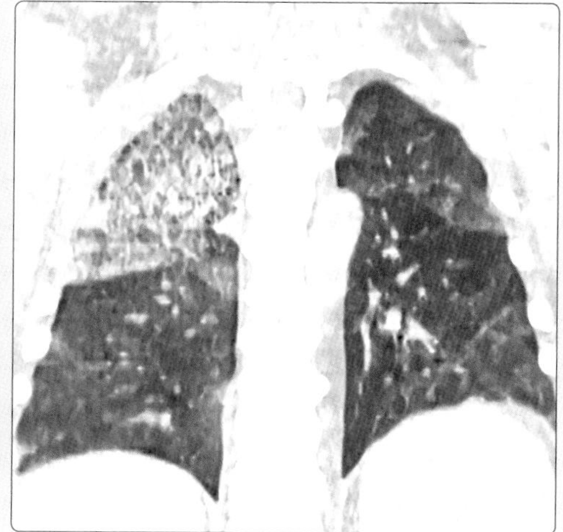

（左图）52 岁女性，造血干细胞移植后 14 天出现肺泡出血，横断位增强 CT 显示双侧磨玻璃影→并多发小叶间隔增厚。

（右图）同一患者冠状位增强 CT 显示右肺实变及磨玻璃影范围大于左肺。支气管肺泡灌洗证实有出血和含铁血黄素巨噬细胞。水肿和出血通常发生在粒缺期。

术语

缩略词

- 造血干细胞移植（hematopoietic stem cell transplantation, HSCT）

定义

- HSCT
  - 分型
    - 骨髓移植、外周血干细胞移植、脐血干细胞移植
    - 自体移植使用患者自身的干细胞
    - 异体移植使用来自人类白细胞抗原一致供体的细胞
  - 流程
    - 大剂量化疗和（或）全身照射（TBI），然后输注供体造血干细胞
  - 并发症
    - 传染性和非传染性
      - 非传染性的：移植物抗宿主病（GVHD）；供体T淋巴细胞将受者器官当做异物攻击，这种情况常见于异体移植

影像学表现

基本表现

- HSCT后的影像异常随时间的不同而不同
  - 并发症分为早期和晚期
  - 早期：移植后100天内
    - 中性粒细胞减少或移植前期：移植后30天
    - 移植后早期：移植后30～100天
  - 后期：>100天或3个月

早期：中性粒细胞减少（移植前）0～30天

- 移植的骨髓尚未发挥功能
- 严重中性粒细胞减少：细菌和真菌感染的风险高
- 感染性并发症
  - 细菌性肺炎
    - 实变
    - 胸腔积液
  - 真菌感染
    - 侵袭性肺曲霉病（invasive pulmonary aspergillosis, IPA）
      - 肺结节
      - “空气新月”征：空洞性结节内软组织内容物被空气包围
      - 气道IPA：支气管和细支气管壁增厚，“树芽”征
      - CT晕征：结节周围磨玻璃影
    - 结合菌：毛霉菌和根霉菌
      - 结节 ± 空洞
      - CT晕征
      - 反晕征：中心磨玻璃被实变环绕
    - 念珠菌感染
      - 边界不清的结节
      - 斑片状影
      - 粟粒样结节
- 非感染性并发症
  - 肺水肿
    - 双肺磨玻璃影
    - 小叶间隔增厚
    - 肺门旁实变
    - 胸腔积液
  - 特发性肺炎综合征（IPS）：肝移植后无感染、体液过载、心脏或肾功能不全的特发性肺炎
    - 移植前呼吸窘迫综合征
      - 弥漫性毛细血管渗漏，皮肤皮疹和发热
      - 磨玻璃影，肺门或支气管周围实变
      - 小叶间隔增厚
    - 弥漫性肺泡出血
      - 60%的病例出现咯血，肺泡灌洗液中出现>20%吞噬含铁血黄素的巨噬细胞
      - 双肺磨玻璃影
      - 小叶间隔增厚及小叶内线
    - 隐源性机化性肺炎
      - 外周磨玻璃影，斑片状实变
      - 支气管周围结节和模糊影
      - 反晕征

早期：移植后早期（30～100天）

- 中性粒细胞计数正常，但体液和细胞免疫受损
  - 感染率开始下降
    - 病毒和耶氏肺孢子菌感染的风险高
- 感染并发症
  - 巨细胞病毒肺炎
    - 小叶中心和随机小结节（1～5 mm）
    - 斑片状或弥漫性磨玻璃影
    - 胸腔积液
  - 由于对耶氏肺孢子菌肺炎（PCP）的有效预防，现在很少见
    - 弥漫性磨玻璃影
    - 肺气囊，囊腔
    - 结节/肿块、胸腔积液、淋巴结增大（不常见）
  - 其他病毒性肺炎（呼吸道合胞病毒、流感病毒、腺病毒）
    - 双肺磨玻璃影
    - 小叶中心结节
    - 支气管壁增厚
    - “树芽”征
- 非感染并发症
  - 急性放射性肺炎
    - 既往纵隔淋巴瘤放疗
    - 纵隔旁磨玻璃影和致密实变

- 急性移植物抗宿主病（GVHD）
  - 两肺弥漫性磨玻璃影和致密实变

晚期（>100 天）

- 宿主免疫力恢复
- 肺部并发症主要是非感染性的
- GVHD 是最常见的并发症
  - GVHD
    - 可能表现为闭塞性细支气管炎或机化性肺炎
    - 闭塞性细支气管炎
      - 过度通气
      - 支气管扩张，支气管壁增厚
      - 马赛克征
    - 机化性肺炎
      - 外周、小叶周围、支气管周围分布
      - 斑片状实变伴空气支气管征
      - 反晕征
  - 间质性肺疾病（非特异性间质性肺炎）
    - 磨玻璃影
    - 网状影和牵拉性支气管扩张
  - 胸膜肺弹力纤维增生症
    - 胸膜增厚，胸膜下模糊影
    - 牵拉性支气管扩张
  - 气漏综合征
    - 自发性间质性肺气肿，气胸，纵隔气肿，皮下积气
    - 与 GVHD 有关
  - 移植后淋巴组织增生性疾病
    - B 淋巴细胞的 EB 病毒刺激受损宿主的 T 细胞
    - 通常是异体造血干细胞移植后 6 个月
    - 纵隔和肝门淋巴结增大
    - 肺结节、肿块、实变

推荐的影像学检查方法

- 最佳影像检查方法
  - 胸片检查以评估疑似或明确的肺部感染
  - CT 在诊断急性和晚期并发症方面比平片更敏感和特异
  - HRCT：闭塞性细支气管炎的空气潴留

鉴别诊断

磨玻璃影

- 肺水肿
- 弥漫性肺泡出血
- 病毒性肺炎
- 药物毒性
- 移植后呼吸窘迫综合征

结节或肿块

- 脓毒性栓塞
- 真菌感染
- 机化性肺炎

病理学表现

镜下表现

- 特发性肺炎综合征
  - 没有下呼吸道感染的弥漫性肺泡损伤
- 缩窄性细支气管炎
  - 以末梢和呼吸性细支气管为中心的慢性炎症和纤维增生过程
  - 细支气管狭窄和瘢痕
- 机化性肺炎
  - 肉芽组织、肺泡管和细支气管腔内息肉
  - 间质炎症和纤维化

临床要点

人口统计学表现

- 流行病学
  - 40%~60% 的 HSCT 患者出现肺部并发症
  - 感染性并发症在异体造血干细胞移植中更为常见
  - GVHD 见于 20%~70% 的异体移植 HSCT 患者
- HSCT 适应证
  - 急性和慢性白血病
  - 淋巴瘤、多发性骨髓瘤、骨髓增生异常综合征
  - 地中海贫血、镰状细胞贫血、再生障碍性贫血

移植物抗宿主病

- HSCT 术后最常见的长期并发症
- 几乎是异体移植 HSCT
  - 供体淋巴细胞对宿主组织的免疫介导反应
- 急性或慢性
  - 急性 GVHD：肺受累不常见
  - 慢性 GVHD：造血干细胞移植后 >100 天发生，最常见的是移植后 7~15 个月
    - 多器官受累
      - 皮肤：皮疹
      - 胃肠道：腹泻
      - 肝脏：黄疸
  - 肺部症状不特异
    - 干咳、呼吸困难，无症状的肺功能下降
    - 肺功能检查为阻塞性
    - 治疗：对闭塞性细支气管炎和机化性肺炎进行免疫抑制治疗
      - 机化性肺炎是可逆的
      - 闭塞性细支气管炎是严重且不可逆的

诊断要点

考虑的诊断

- HSCT 后发热患者的机会性感染
- HSCT 和宿主免疫的时间提示特异的感染和其他并发症

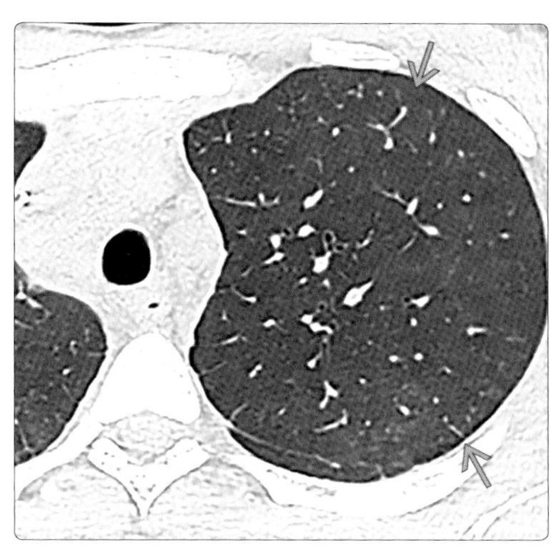

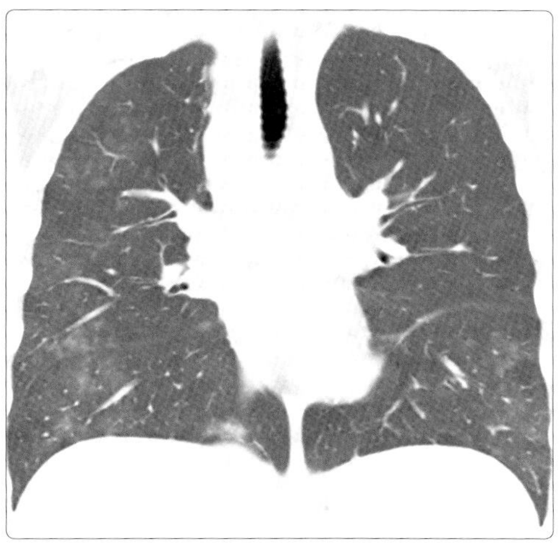

（左图）40 岁男性，造血干细胞移植后 50 天出现呼吸困难和发热，横断位平扫 CT 显示磨玻璃影 ⇒。

（右图）同一患者冠状位平扫 CT 图像显示双肺磨玻璃影，这是耶氏肺孢子菌肺炎的特征性表现。在移植后的早期阶段，主要感染是病毒，最常见的是巨细胞病毒。耶氏肺孢子菌肺炎也会发生，但由于预防有效，发生率较低。

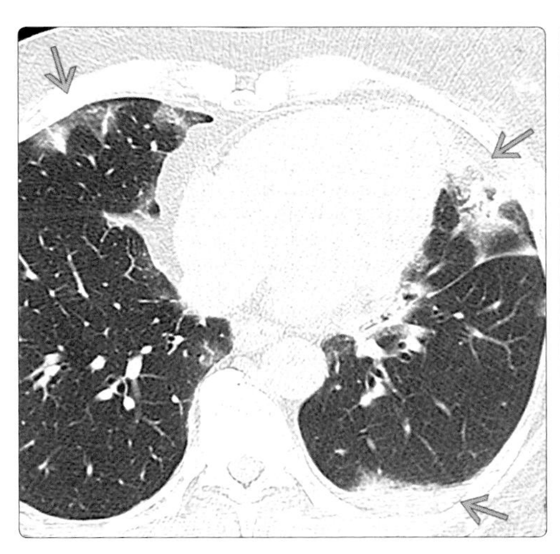

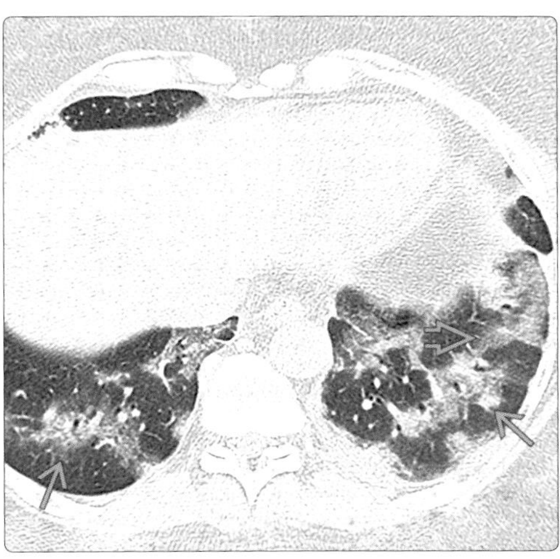

（左图）37 岁男性，急性淋巴细胞白血病患者，造血干细胞移植后 1 年，横断位平扫 CT 显示多发胸膜下实变 ⇒。

（右图）同一患者横断位平扫 CT 显示支气管周围 ⇒ 和胸膜下结节样实变及磨玻璃影 ⇒，符合慢性移植物抗宿主病所致的机化性肺炎，是造血干细胞移植后长期存活者中最常见和相关的并发症。

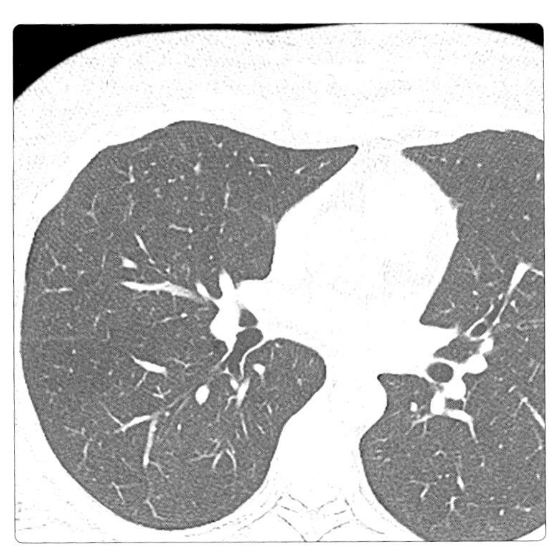

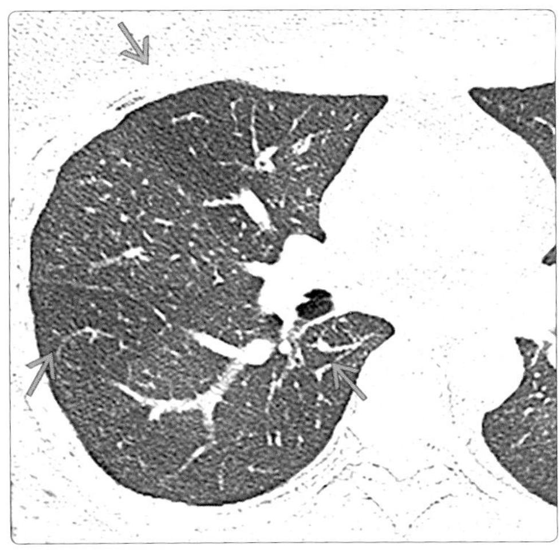

（左图）34 岁女性，T 细胞淋巴瘤患者，异体移植造血干细胞移植后 2 年出现呼吸困难，横断位平扫 CT 未见异常。

（右图）同一患者呼气相横断位平扫 CT 显示继发于空气潴留的马赛克征 ⇒，符合缩窄性细支气管炎，这是一种常见的异体移植造血干细胞移植受者的慢性移植物抗宿主病。

实体器官移植

关键要点

术语
- 实体器官移植（solid organ transplant, SOT）
  - 心、肺、肝、肾、小肠、胰腺

影像学表现
- 感染
  - 致密实变：细菌性肺炎
  - 病毒性：弥漫性或局灶性磨玻璃影
  - 真菌：结节 ± 空洞
- 闭塞性细支气管炎
  - 空气潴留，支气管扩张
- 移植后淋巴组织增生性疾病（post-transplant lymphoproliferative disorder, PTLD）
  - 肺结节，淋巴结肿大
- 卡波西肉瘤
  - 支气管血管周围结节样影
  - 强化的淋巴结肿大
- 肺癌
  - 肺结节 / 肿块 ± 淋巴结肿大
- 影像学作用
  - 平片和 CT：发现并发症，监测治疗反应
  - PET/CT：PTLD 和其他恶性肿瘤的分期 / 监测

主要鉴别诊断
- 实变
  - 感染
  - 肺水肿
- 磨玻璃影
  - 肺水肿、急性呼吸窘迫综合征
  - 病毒感染
  - 药物毒性
- 肺结节
  - 真菌或分枝杆菌感染
  - 肺癌
  - 卡波西肉瘤
  - PTLD

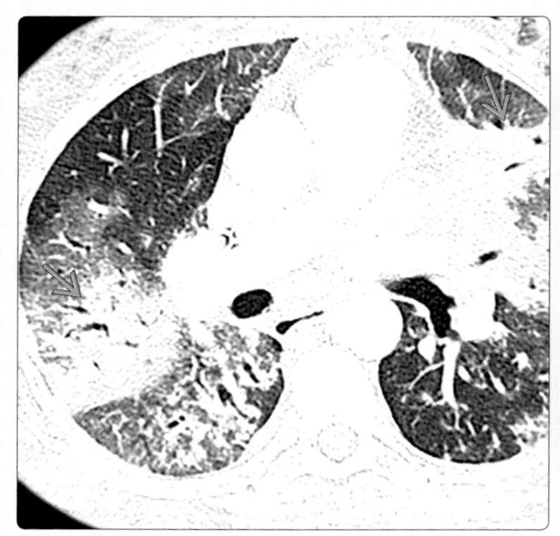

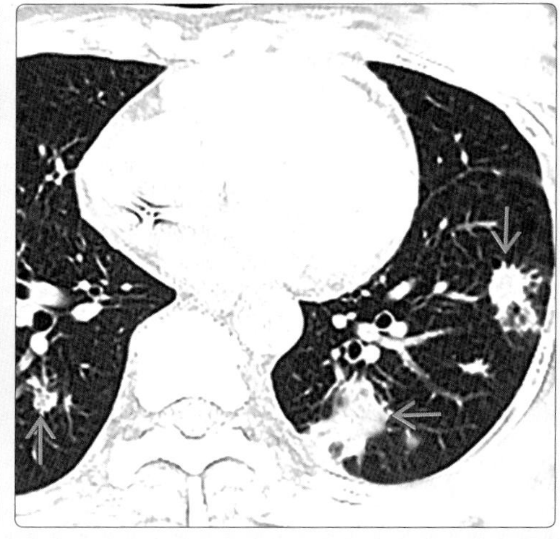

（左图）50 岁男性患者，肝移植术后 7 天，横断位增强 CT 显示双肺实变→和磨玻璃密度，为军团菌肺炎。医院获得性肺炎最常见于实体器官移植后的第 1 个月。

（右图）62 岁患者，肝移植术后，横断位平扫 CT 显示双肺不规则结节→，符合血管侵袭性曲霉病，通常见于实体器官移植后 1~6 个月的机会性感染。

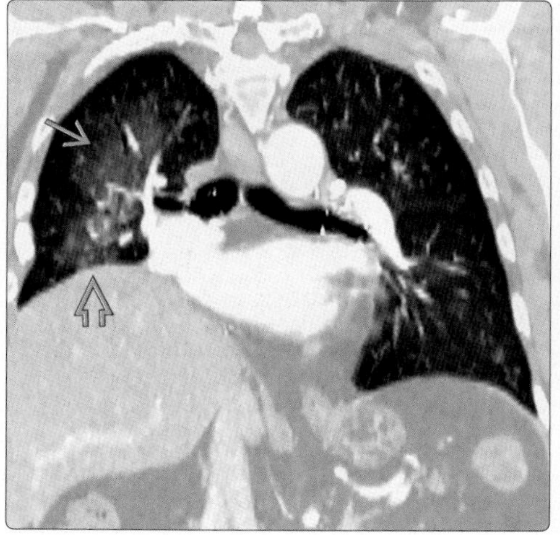

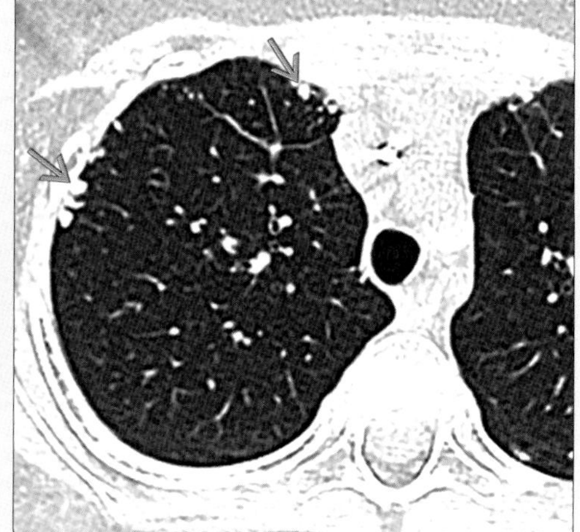

（左图）73 岁男性患者，肝移植术后，冠状位增强 CT 显示右肺肺炎→。由于手术中膈神经损伤导致右侧膈肌抬高⇨。膈神经麻痹增加误吸和肺炎的风险。

（右图）18 岁患者，肝移植术后，横断位平扫 CT 显示双肺钙化结节→，符合转移性钙化。转移性肺钙化通常是无症状的，发生在肾和肝移植受者。

术语

缩略词

- 实体器官移植（solid organ transplant, SOT）

定义

- 心、肺、肝、肾、胰、小肠等移植（与造血干细胞移植不同）
- 需要终身免疫抑制治疗，以防止同种异体移植物的排异反应

影像学表现

基本表现

- 影像学常用于评估并发症
  - 并发症：感染性和非感染性

影像学表现

- 感染性并发症
  - 细菌性肺炎
    - 实变、空洞、肺结节
  - 病毒感染：巨细胞病毒（CMV）、严重急性呼吸综合征－冠状病毒 2（SARS-CoV-2）
    - CMV：弥漫性或局灶性磨玻璃影、实变、结节
    - SARS-CoV-2：双肺胸膜下磨玻璃影，下叶为著
  - 真菌感染：烟曲霉菌
    - 结节 ± 空洞、实变
  - 分枝杆菌感染
    - 结节和肿块 ± 空洞
    - “树芽”征
    - 淋巴结肿大
- 非感染性并发症
  - 肺水肿
    - 小叶间隔增厚、磨玻璃影
    - 胸腔积液，心脏增大
  - 急性呼吸窘迫综合征（ARDS）
    - 重力性磨玻璃影和实变
  - 药物毒性
    - 西罗莫司：免疫抑制剂
    - 机化性肺炎：支气管血管周围或胸膜下斑片影
    - 静脉血栓栓塞症：血管内充盈缺损
  - 其他：胸腔积液，肺不张
  - 肿瘤
    - 移植后淋巴组织增生性疾病（PTLD）
      - 胸部受累较腹部受累少见，心脏移植受体最常见
      - 肺肿块和结节 ±CT 晕征或中央坏死
      - 淋巴结肿大
      - 胸腔积液或心包积液
    - 卡波西肉瘤（KS）
      - 支气管血管周围火焰样结节
      - 增强的淋巴结肿大
    - 移植受体癌症复发
      - 肺结节和（或）淋巴结肿大
- 器官特异性并发症
  - 肺移植
    - 支气管吻合裂开
      - 肺炎、气胸、脓胸
      - 长期并发症：狭窄或支气管软化
    - 膈肌功能障碍
      - 手术中膈神经的牵拉
      - 肺炎和误吸的发生率增加
    - 闭塞性细支气管
      - 慢性肺排异：根据气流阻塞肺功能异常临床标准定义，而不是组织学诊断
      - 支气管壁增厚，支气管扩张，马赛克密度
      - 呼气相 HRCT 上空气潴留：肺移植受体闭塞性细支气管炎最敏感的预测因子
    - 肺癌（肺移植受体患肺癌的风险最高）
      - 与普通人群肺癌相似的影像学特征
      - 肺结节 / 肿块 ± 淋巴结肿大
  - 心脏移植
    - 排异
      - 心脏增大
      - 肺水肿
      - 心包及胸腔积液
      - 移植物动脉粥样硬化加速
    - 膈疝
      - 移植前留置左心室辅助装置致左膈肌缺损修复的失败
      - 脂肪、胃、肠的胸内疝
    - 肺癌
  - 肾移植
    - 肺转移性钙化
      - 临床无症状，即使移植肾功能正常也可发生
      - 上肺野为著
      - 肺实质密度或结节的钙化，胸壁血管钙化
  - 肝移植
    - 肝肺综合征
      - 在移植之前
      - 持续低氧血症 + 肺血管异常扩张
    - 膈肌功能障碍
      - 肝上段上腔静脉钳夹损伤右侧膈神经
      - 肺炎和误吸的发生率增加
    - 肺转移性钙化
      - 发生率低于肾移植

推荐的影像学检查方法

- 最佳影像检查方法
  - CT：对有阴性或非特异性平片表现的有症状患者有用
  - PET/CT：PTLD 和其他恶性肿瘤的分期和监测治疗反应

鉴别诊断

实变
- 感染

磨玻璃影
- 病毒感染：CMV、SARS-CoV-2
- 耶氏肺孢子菌肺炎
- 肺水肿

肺结节
- 霉菌感染
- 分枝杆菌感染
- 肺癌
- PTLD
- 卡波西肉瘤
- 恶性肿瘤复发

临床要点

临床表现
- 临床特征
  - 第 1 周（最常见）：肺水肿、ARDS、肺炎、胸腔积液、肺不张
  - 感染性并发症常见于第 1 年，特别是前 6 个月
    - 0~1 个月：医院内感染；1~6 个月的机会性感染风险与免疫抑制相关；>6 个月改善免疫抑制（社区获得性病原体）
  - >6 个月：肿瘤、闭塞性细支气管炎

感染
- 细菌性肺炎
  - 第 1 个月：医院内细菌感染
    - 革兰阴性杆菌、革兰阳性球菌
    - >6 个月：社区获得性病原体
- CMV 感染：8%~50% 实体器官移植受体（SOT）
  - 移植后的前 6 个月
  - 流感样症状
  - CMV（阳性）器官受体发生 CMV 的风险最高
  - 治疗和预防
    - 静脉注射更昔洛韦或口服缬更昔洛韦
- 真菌感染：曲霉菌、接合菌；丝孢菌和芽孢子菌的概率升高
  - 曲霉菌
    - 侵袭性肺曲霉病（IPA）：2%~4% 的 SOT 受体
    - 在一项研究中，在 33% 的肺移植受体中分离出曲霉，定植形成 IPA
    - 移植术后的前 6 个月
  - 治疗
    - 适当的抗生素
    - 手术切除
- 分枝杆菌感染
  - 结核分枝杆菌
    - 在流行地区，高达 15% 的器官移植受体存在结核分枝杆菌感染
    - 最常见的是既往暴露患者潜伏性肺结核的复燃
  - 非结核分枝杆菌感染不常见
- SARS-CoV-2
  - 大多数报告的是社区获得性病例
  - 目前尚不清楚 SOT 受者是否比非移植患者有更高的患严重疾病的风险

肿瘤
- 多达 82% 的移植受体患有非黑色素瘤皮肤癌
  - 鳞状细胞癌最常见
- PTLD
  - 1%~11% 的 SOT 患者
    - 移植后第 1 年的发病率最高
    - 小肠移植的发病率最高（20%）
  - 通常 B 细胞增殖与 EB 病毒（EBV）相关
  - 疾病谱广泛：从淋巴组织增生到淋巴瘤
  - 最有可能发生在同种异体移植物的解剖位置
  - 治疗
    - 减少免疫抑制
    - 利妥昔单抗：抗 CD20 单克隆抗体
- 卡波西肉瘤（KS）
  - 6% 的 SOT 受体
  - 从移植到 KS 诊断的中位时间：1.5 年
  - 与人类疱疹病毒 8 型（HHV-8）感染相关
  - 危险因素：男性，移植时年龄较大
  - 治疗
    - 免疫抑制的减少、化疗
- 肺癌
  - SOT 受体的发生率比普通人群高 20~25 倍
  - 心、肺移植受体患肺癌的风险最高
- 移植受体恶性肿瘤复发
  - 可于移植后 6 个月出现

闭塞性细支气管炎
- 心肺移植和肺移植受体 1 年后发病和死亡的最重要原因
  - 移植后 5 年内约 50% 的移植受体
  - 约 30% 的死亡发生在移植 1 年后
- 危险因素
  - 急性排异反应
  - 淋巴细胞性支气管炎、细支气管炎
  - CMV 肺炎
  - 药物治疗依从性差
- 治疗
  - 加强免疫抑制治疗

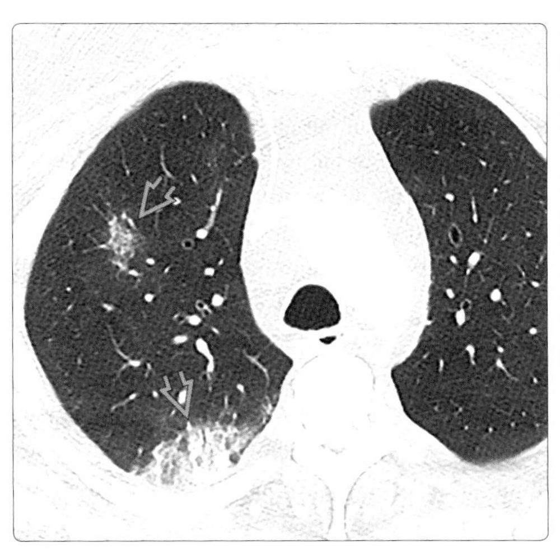

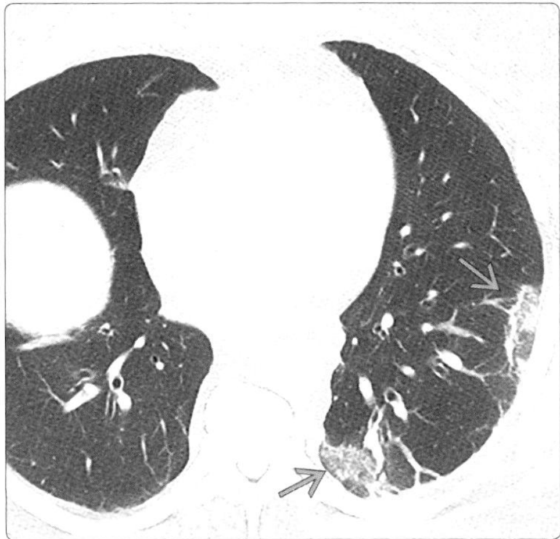

（左图）55 岁患者，肝移植后 6 年，SARS-CoV-2 造成急性肺损伤，横断位平扫 CT 显示右上叶实变和磨玻璃影 ⇨。

（右图）同一患者的横断位平扫 CT 显示周围磨玻璃影 →。实体器官移植和新型冠状病毒肺炎（COVID-19）患者免疫抑制方案的治疗和调整根据疾病严重程度进行个体化。

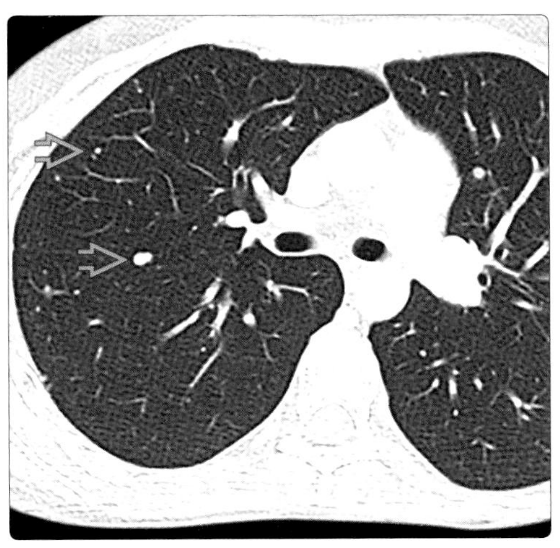

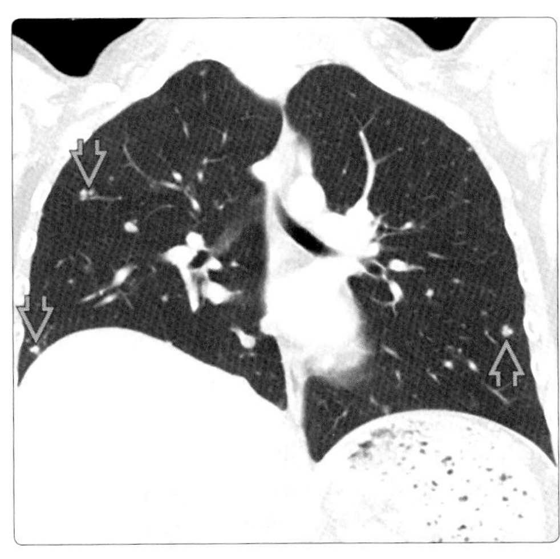

（左图）19 岁患者，肝母细胞瘤肝移植受体，横断位增强 CT 显示双侧多发实性小结节 ⇨。

（右图）同一患者的冠状位增强 CT 显示双肺多发实性结节 ⇨，代表活检证实的转移。肺是肝恶性肿瘤肝移植受体最常见的复发部位。其他肿瘤疾病包括移植后淋巴组织增生性疾病、肺癌和卡波西肉瘤。

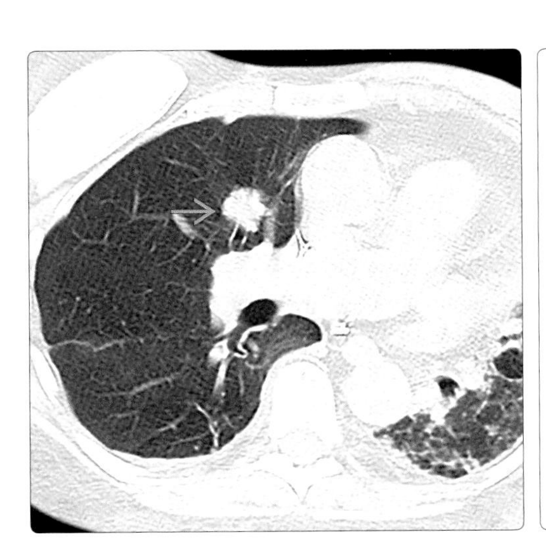

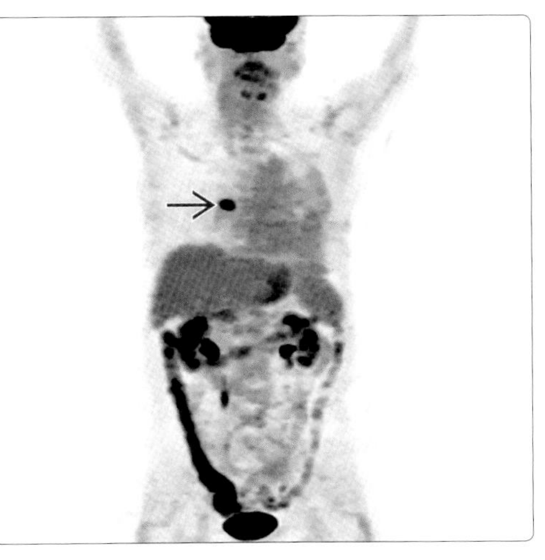

（左图）77 岁女性，7 年前肺纤维化肺移植后发生肺腺癌，横断位增强 CT 显示右肺上叶分叶状实性结节 →。

（右图）同一患者的冠状位 FDG PET 显示右肺上叶结节的代谢活性 →。与肝和肾移植受体相比，肺和心脏移植受体的肺癌患病率更高。肺癌在移植后 1 年发生。

关键要点

术语

- HIV：逆转录病毒感染辅助 T 细胞、巨噬细胞、树突状细胞→降低了细胞介导的免疫力
- 艾滋病：HIV（+）患者，CD4<200/μL
- 抗逆转录病毒疗法（ART）

影像学表现

- 耶氏肺孢子菌肺炎（PCP）：CD4<200/μL
  - 双侧磨玻璃影
- 结核（TB）
  - CD4>200/μL：继发型
  - CD4<200/μL：原发型
  - CD4 极低：胸片表现正常
- 卡波西肉瘤：CD4<200/μL
  - 支气管血管周围火焰样病变
  - 强化的淋巴结肿大
- 淋巴细胞间质性肺炎：任何 CD4
  - 小叶中心、支气管血管周围结节
  - 磨玻璃影、囊腔
- 多中心 Castleman 病：任何 CD4
  - 淋巴结增大 ± 强化
- 免疫重建炎症综合征：抗逆转录病毒治疗后免疫功能恢复的矛盾恶化

临床要点

- 症状 / 体征
  - 咳嗽、发热
  - 体重减轻、虚弱、不适
  - 淋巴结肿大
- 预后
  - 采用抗逆转录病毒治疗可显著降低死亡率
  - 未获得或不依从抗逆转录病毒治疗的患者预后差
- 治疗
  - ART
  - 抗生素预防 PCP、弓形虫病、结核、非结核分枝杆菌感染

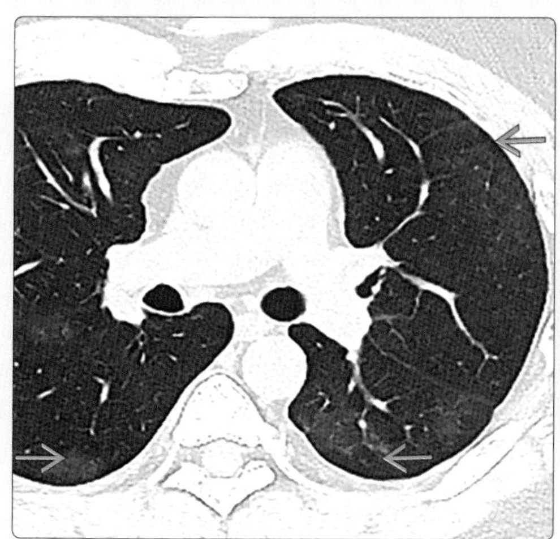

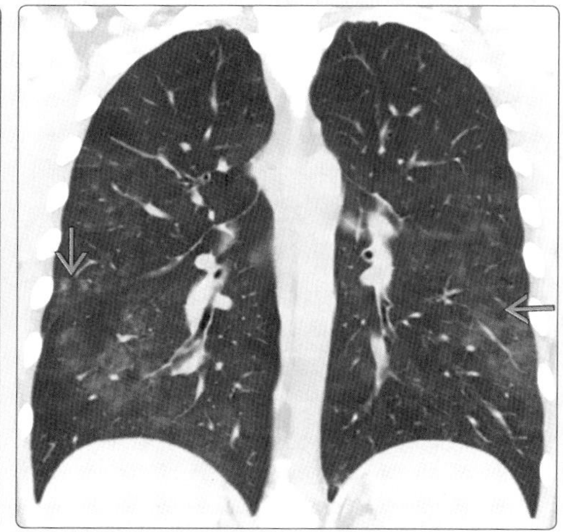

（左图）42 岁男性，HIV（阳性），横断位平扫 CT 显示双侧磨玻璃影➡，怀疑耶氏肺孢子菌肺炎（PCP）。患者出现干咳、低热 2 周。

（右图）同一患者的冠状位平扫 CT 证实存在双侧弥漫磨玻璃影➡。随后的支气管肺泡灌洗与 PCP 一致。CD4 计数 <200/μL 和亚急性症状的 HIV（阳性）患者的双侧磨玻璃影高度提示 PCP。

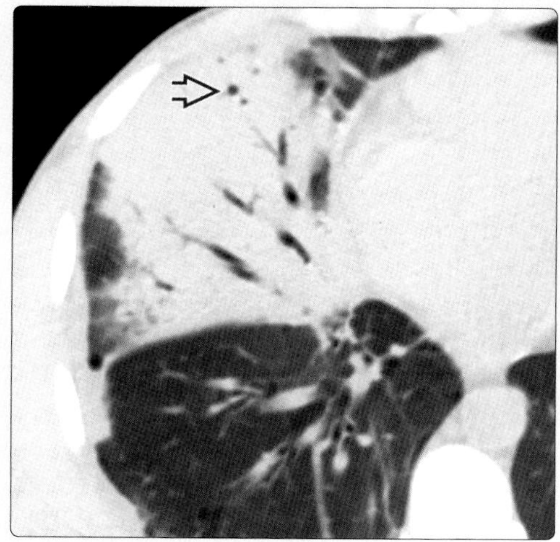

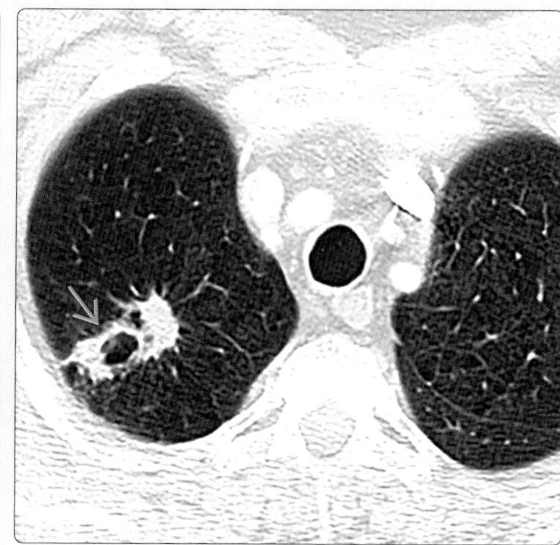

（左图）HIV（阳性）肺炎链球菌肺炎患者，横断位平扫 CT 显示右肺中叶实变伴其内空气支气管征和小空腔⇨。细菌性支气管炎和肺炎是导致任何 CD4 计数的 HIV（阳性）患者呼吸道感染最常见的原因。

（右图）49 岁的 HIV（阳性）隐球菌病患者，横断位增强 CT 显示右肺上叶空洞性肿块➡。隐球菌病通常发生在 CD4<100/μL，而隐球菌性肺炎是 HIV（阳性）患者最常见的真菌感染。

术语

缩略词

- 人类免疫缺陷病毒（human immunodeficiency virus, HIV）
- 获得性免疫缺陷综合征（acquired immunodeficiency syndrome, AIDS）
- 抗逆转录病毒疗法（anti-retroviral therapy, ART）

定义

- HIV：逆转录病毒感染辅助T细胞、巨噬细胞、树突状细胞→降低细胞介导的免疫力
- CD4计数：辅助T细胞水平
  - 被广泛接受的HIV（阳性）患者的免疫抑制的计量方法
- AIDS：HIV（阳性）患者，CD4<200/μL，有机会性感染和恶性肿瘤的风险

影像学表现

基本表现

- 最佳诊断思路
  - 耶氏肺孢子菌肺炎（PCP）：双侧对称磨玻璃影，CD4<200/μL
  - 卡波西肉瘤（KS）：火焰样病变，强化淋巴结肿大，男性患者，CD4<200/μL

HIV/AIDS的并发症

- 抗逆转录病毒治疗改变了感染性和非感染性肺部并发症的疾病谱
  - 机会性感染（如PCP）的发病率下降，但社区获得性肺炎的发病率没有呈比例下降
  - 非传染性并发症［如肺癌、肺动脉高压（PH）、慢性阻塞性肺疾病、哮喘］的频率升高
- 感染
  - 细菌性肺炎：最常见的呼吸道感染，任何CD4计数，有包膜的细菌（如肺炎链球菌、流感嗜血杆菌、金黄色葡萄球菌）
    - 段性或大叶性实变（50%）
    - 弥漫性密度增高影、结节、空洞（50%）
  - PCP：流行性降低，但仍是最常见的机会性感染，在既往未确诊的HIV感染患者中出现疾病；CD4<200/μL
    - 正常胸片：>40%的病例
    - 双侧肺门周围、弥漫性、对称的小颗粒状、网状或磨玻璃状影
    - 囊腔或肺气囊：10%～40%
      - 自发性气胸
    - 雾化喷他脒预防会增加不典型表现概率：囊腔、空洞
  - 结核（TB）
    - 影像学表现取决于CD4计数，第二常见机会性感染
    - CD4>200/μL：继发型
      - 上叶尖段或后段，下叶背段
      - 空洞病变，“树芽”征
    - CD4<200/μL：原发型
      - 实变
      - 淋巴结肿大（周边强化，中央坏死）
      - 胸腔积液、脓胸
      - 粟粒结节
    - CD4极低：缺乏免疫反应，表现少
      - 正常胸片
      - 实变、磨玻璃影，少量微小粟粒性结节
  - 非结核分支杆菌感染：
    - 鸟分枝杆菌复合体（MAC），堪萨斯分枝杆菌，CD4<50/μL
    - 与结核病的影像学表现类似；粟粒性结节少见
  - 隐球菌和其他播散性真菌感染（组织胞浆菌病，球孢子菌病），CD4<100/μL
    - 结节 ± 空洞
    - 粟粒结节、淋巴结肿大
    - 隐球菌病是HIV（阳性）患者中最常见的真菌性肺炎
- 肿瘤
  - 卡波西肉瘤：低发病率，多累及男性，人类疱疹病毒（HSV-8），CD4<200/μL
    - 火焰样病变：界限不清的结节，磨玻璃影环绕；沿支气管血管束分布
    - 小叶间隔增厚
    - 强化肿大淋巴结（纵隔、肺门、腋窝）
  - 霍奇金淋巴瘤：低发病率，与EB病毒相关、CD4<100/μL、发热、盗汗、体重减轻相关
    - 纵隔和肺门淋巴结肿大
    - 单发或多发结节
    - 实变
  - 肺癌：由于免疫功能改变而风险升高，任何CD4计数
    - 肺结节或肿块，腺癌是最常见的亚型
    - 淋巴结肿大
- 非感染性、非肿瘤性疾病
  - 淋巴细胞间质性肺炎（LIP）：淋巴组织增生性疾病，儿童>成人，任何CD4计数
    - 小叶中心、支气管血管周围结节
    - 磨玻璃影、囊腔
  - 慢性肺疾病
    - 支气管扩张：比预期更广泛和严重，有短暂或无感染史
    - 肺气肿：细胞毒性T细胞活动异常，15%的HIV（阳性）患者
    - 与吸烟、吸入和注射药物相关

- 多中心巨大淋巴结增生症：与 HSV-8 相关的淋巴组织增生性疾病，任何 CD4 计数，在 ART 期间更常见
  - 纵隔、肺门、腋窝淋巴结肿大 ± 强化
  - 支气管血管周围和小叶间隔增厚、结节
  - 肝脾肿大
- 结节病：ART 期间的发病率升高，与药物反应或免疫调节改变相关
  - 淋巴管周围微结节、淋巴结肿大
- 心血管并发症
  - PH>25 mmHg，肺动脉楔压正常；右心导管 ≤15 mmHg，任何 CD4 计数：肺动脉干增宽，右心房室扩张
  - 心肌病：心脏增大，肺水肿，胸腔积液
  - 过早动脉粥样硬化：血管钙化
- 免疫重建炎症综合征（IRIS）
  - 由于抗逆转录病毒治疗后免疫功能恢复导致矛盾的临床和影像学恶化
  - 危险因素：在抗逆转录病毒治疗启动前的低 CD4（<50/μL）和高病毒载量
  - 基础感染（分枝杆菌感染常见）或肿瘤（KS、淋巴瘤）影像学上进展

推荐的影像学检查方法

- 最佳影像检查方法
  - 平片：并发症的发现和随访
  - CT：比平片更敏感和特异
    - 平片上隐匿性感染的评估（PCP、TB）
    - 非特异性平片表现的特征表现
    - 活检或引流过程的计划或指导
    - HIV 相关肿瘤分期

鉴别诊断

淋巴结肿大

- 弥漫性强化
  - 卡波西肉瘤
  - 巨大淋巴结增生症
- 周围强化，伴中心坏死
  - 结核
  - 非结核分枝杆菌感染
  - 真菌感染
- 软组织影
  - 淋巴瘤
  - 肺癌
  - 全身性 HIV 淋巴结肿大
  - 结节病

肺结节

- 粟粒结节
  - 结核
  - 播散性真菌感染
- 支气管血管周围结节
  - 卡波西肉瘤
  - 淋巴瘤
  - 结节病
- 大结节 >1 cm
  - 肺癌
  - 肺淋巴瘤
  - 分枝杆菌感染
  - 真菌感染
  - 脓毒栓子

囊腔

- 耶氏肺孢子菌肺炎（PCP）
- 淋巴细胞间质性肺炎

实变

- 细菌性肺炎
- 结核病
- 非结核分枝杆菌感染
- 真菌感染
- 淋巴瘤

磨玻璃影

- PCP
- 病毒性肺炎
- 淋巴细胞间质性肺炎

临床要点

临床表现

- 最常见的症状 / 体征
  - 咳嗽、发热
    - 突然起病（<1 周）：细菌性肺炎
    - 逐渐起病（>1 周）：PCP、分枝杆菌感染、肿瘤
  - 体重减轻
  - 淋巴结肿大、虚弱、不适

人口统计学表现

- 流行病学
  - 通过密切接触体液来传播
    - 不安全的性行为
    - 受污染的针头、静脉药物使用
    - 围生期从受感染的母亲传播到儿童
    - 输血在发达国家不再是常见的原因
  - 2019 年，全球有 3800 万 HIV 感染者

自然病史和预后

- 在发达国家，使用抗逆转录病毒治疗显著降低了发病率和死亡率
  - 预期寿命：HIV 感染确诊后 20~50 年
- 未获得或不依从抗逆转录病毒治疗的患者预后差
  - 生存率：发展为 AIDS 后 6~19 个月

治疗

- ART
- PCP、弓形虫病、结核、非结核分枝杆菌感染的预防性使用抗生素（基于 CD4 水平）

诊断要点

影像解读要点

- 综合治疗方法包括影像模式识别、症状的慢性程度、免疫状态、对抗逆转录病毒治疗的依从性和预防性使用抗生素

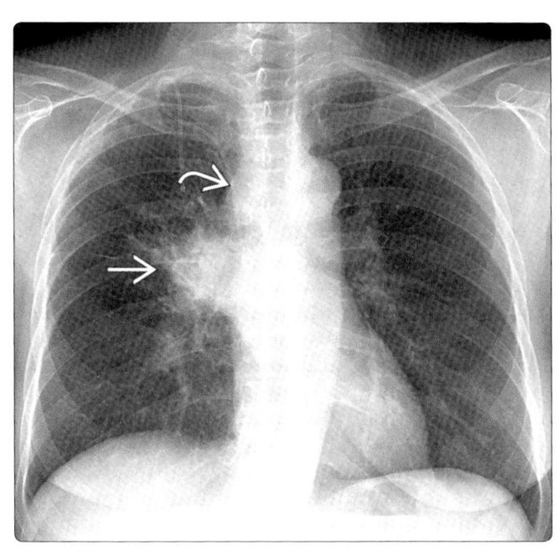

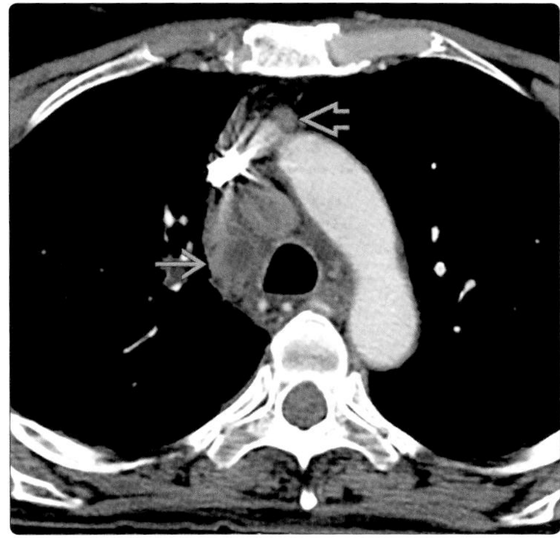

（左图）54 岁女性，HIV（阳性），CD4 计数 <200/μL，后前位胸片显示右肺上叶实变➡和纵隔淋巴结肿大↪。

（右图）同一患者横断位增强 CT 显示血管前⇨和右侧气管旁淋巴结肿大伴中央坏死⇨。结核的影像学特征随CD4计数的变化而变化。CD4 计数 <200/μL 的 HIV（阳性）成人表现为原发型感染，包括实变、坏死性淋巴结肿大、胸腔积液和粟粒结节。

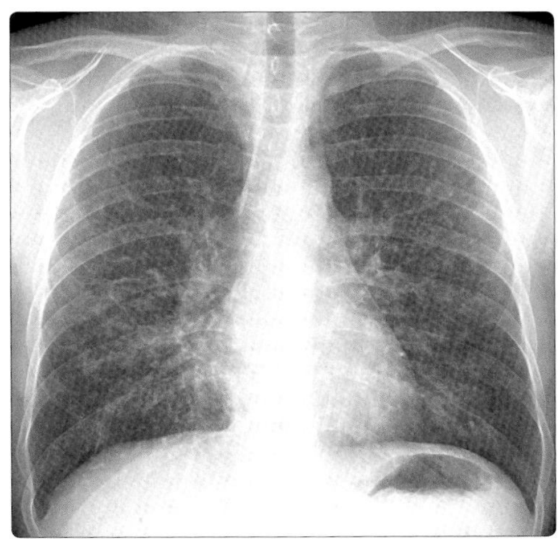

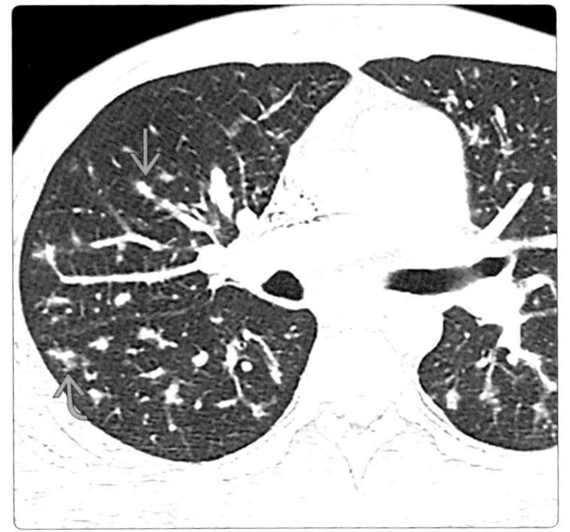

（左图）30 岁男性，AIDS 和卡波西肉瘤患者，后前位胸片显示双肺不规则结节。

（右图）同一患者的横断位增强 CT 显示双侧不规则的支气管血管周围结节⇨，其中一些显示晕征⇨，并产生所谓的卡波西肉瘤的“火焰”样病变，通常发生在 CD4 计数 <200/μL 时。抗逆转录病毒治疗大大降低了卡波西肉瘤的发病率，但死亡率仍然很高。

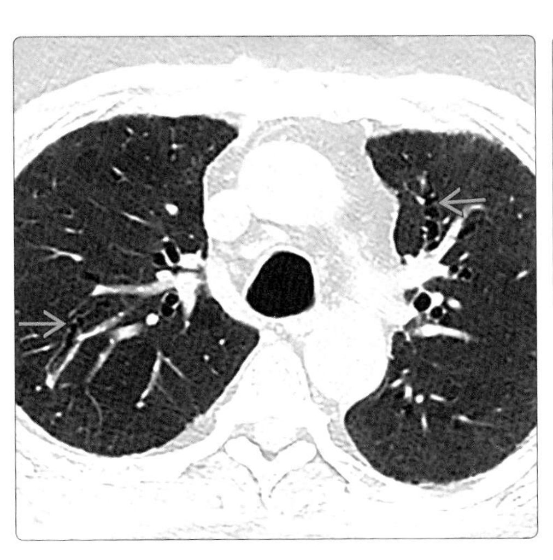

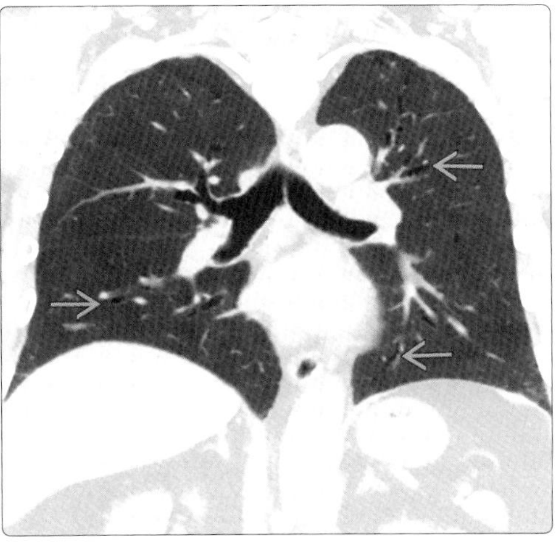

（左图）58 岁男性，长期 HIV 感染病史伴咳嗽，横断位平扫 CT 显示双肺上叶支气管扩张⇨。

（右图）同一患者的冠状位增强 CT 证实为双肺支气管扩张⇨。与普通人群相比，HIV（阳性）患者支气管扩张和肺气肿的患病率更高。这可能与 HIV（阳性）患者吸烟和注射或吸入药物使用的比例增加、反复感染和（或）病毒本身有关。

中性粒细胞减少症

关键要点

术语

- 中性粒细胞减少：血液绝对中性粒细胞计数（absolute neutrophil count, ANC）<1500/μL
- 发热性中性粒细胞减少（体温 >38℃）是接受化疗的癌症患者的常见并发症

影像学表现

- 平片
  - 常阴性或非特异性
- CT
  - 侵袭性肺曲霉病（IPA）：结节伴晕征或“空气新月”征
  - 毛霉菌病：单发或多发结节、反晕征
  - 耶氏肺孢子菌肺炎（PCP）：双肺磨玻璃影
  - 病毒性肺炎：磨玻璃、实变、“树芽”征

病理学表现

- 病因
  - 中性粒细胞减少症 + 结节影
    - IPA
    - 毛霉菌病
    - 脓毒栓塞
    - 机化性肺炎
  - 中性粒细胞减少症 + 磨玻璃影
    - PCP
    - 病毒性感染
    - 肺出血
    - 肺泡蛋白沉积症（血液系统恶性肿瘤）

诊断要点

- 早期影像诊断发热性中性粒细胞减少症的感染是及时和适当治疗的关键

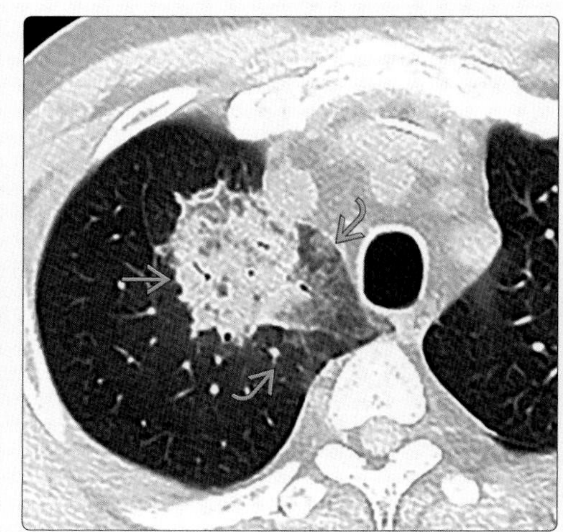

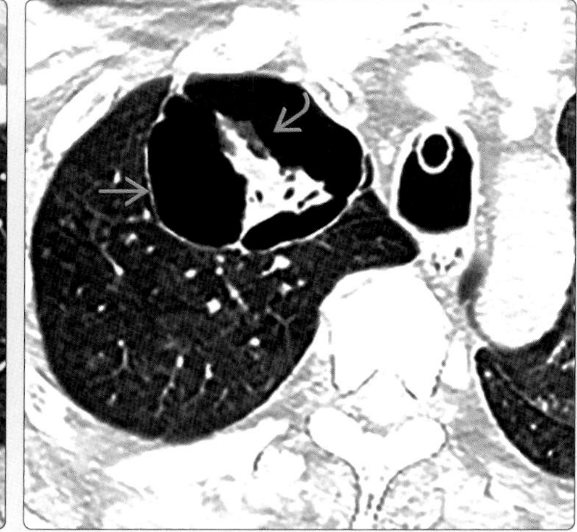

（左图）43 岁患者，急性淋巴细胞白血病和发热性中性粒细胞减少，横断位 CT 显示右肺上叶实性肿块➡，伴有晕征➡，高度怀疑血管侵袭性真菌感染，活检证实为侵袭性肺曲霉病。

（右图）同一患者 12 周后横断位增强 CT 显示较大肺实质空洞➡和空洞内坏死组织➡。空洞存在与中性粒细胞的恢复相一致。

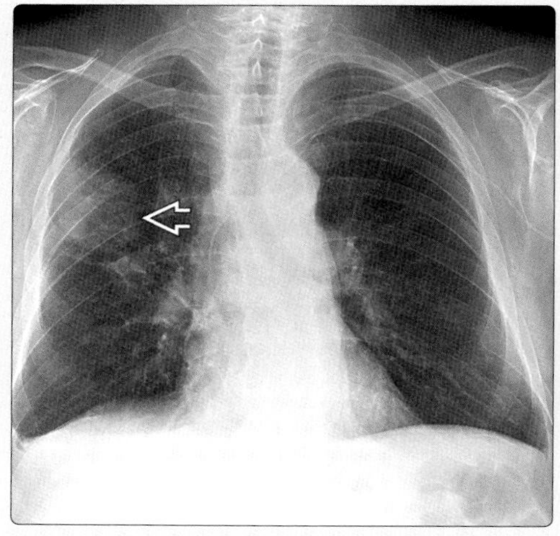

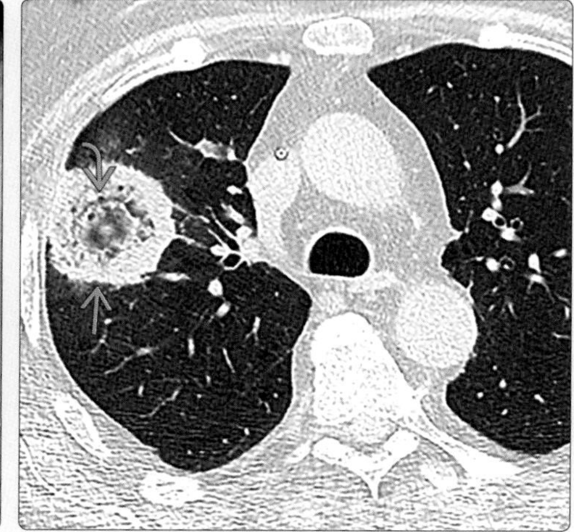

（左图）36 岁患者，干细胞移植后 3 周，后前位胸片显示右肺上叶肿块样实变➡。鉴于病变呈肿块样，怀疑是真菌感染。

（右图）同一患者的横断位平扫 CT 显示右肺上叶肿块➡伴反晕征➡。活检显示有毛霉菌。反晕征是肺梗死的早期征象，但也见于免疫受损中性粒细胞减少症患者的血管侵袭性真菌感染。

术语

同义词

- 颗粒细胞减少症

定义

- 中性粒细胞减少症
  - 中性粒细胞减少症：血液中中性粒细胞水平异常减低
  - 中性粒细胞保护机体免受细菌和真菌感染
  - 可以是遗传性或获得性的
  - 血液的绝对中性粒细胞计数（ANC）<1500/μL
    - 重度中性粒细胞减少症 <500/μL
    - 极重度：<100/μL
  - 发热性中性粒细胞减少（温度 >38℃）：癌症患者接受化疗的常见并发症
  - 中性粒细胞减少症
    - 实体器官癌的化疗后通常持续 <5 天
    - 血液系统恶性肿瘤的化疗后通常持续 >14 天
    - 造血干细胞移植前大剂量化疗和放疗后：移植后 0~100 天

影像学表现

基本表现

- 发热性中性粒细胞减少患者的胸片检查
  - 敏感性低，即便有呼吸道症状
  - 大量研究表明没有特异性异常
- 接受化疗并有发热的患者被认为中性粒细胞减少
- 肺部感染可能有多菌病原学

X 线表现

- 平片
  - 磨玻璃影
  - 实变
  - 肺结节 / 肿块：可存在空洞
  - 网状影
  - 胸腔积液

CT 表现

- 侵袭性肺曲霉病（IPA）
  - CT 晕征：中心结节或肿块伴边缘磨玻璃影
    - 对早期阶段有高度敏感性
    - 磨玻璃影与导致周围出血的疾病血管侵袭性有关
    - 中性粒细胞减少患者 CT 晕征对 IPA 进行针对性的抗生素经验性治疗可提高存活率
  - 反晕征
    - 肺梗死的早期征象
    - 可见被实变包绕的中心磨玻璃影
  - “空气新月”征：洞内肿块
    - 发生于 IPA 后期
    - 与中性粒细胞减少症的缓解相一致；有利征象
    - 中央“肿块”是由于坏死的肺组织，通常附着在洞壁上，不依赖重力
  - IPA 的 CTA 检查
    - 局灶性病变边缘的肺动脉分支中断，病变内或周围的无血管显示
  - 气道侵袭性曲霉病
    - 小叶中央结节
    - 支气管壁增厚
    - 细支气管周围磨玻璃或实变
    - 气管支气管炎
  - 适当治疗开始后 1~2 周，肺内病变可能保持稳定
    - 由中性粒细胞计数恢复引起的免疫现象
- 毛霉病
  - 单发或多发结节 ± 晕征
  - 反晕征在毛霉病中比在 IPA 中更常见
- 细菌性感染：金黄色葡萄球菌、肺炎链球菌、嗜肺军团菌、铜绿假单胞菌
  - 肺炎
    - 实变（肺段性或大叶性）
    - 胸腔积液
    - 小气道黏液栓和“树芽”征
  - 脓毒性塞子
    - 多发结节 ± 空洞
    - 外周和下叶分布
- 耶氏肺孢子菌肺炎（PCP）
  - 双侧磨玻璃样阴影
  - 小叶间隔增厚
  - 因常规预防现在较少发生
  - 肺囊腔
- 病毒性肺炎：巨细胞病毒、呼吸道合胞病毒、腺病毒
  - 双侧磨玻璃影
  - 实变
  - “树芽”征
  - 边界不清的小叶中央结节
  - 支气管壁增厚
- 药物毒性
  - 一般概念
    - 很多化疗药物可诱发中性粒细胞减少
    - 药物毒性可产生各种影像异常
  - 弥漫性肺泡损伤
    - 双侧实变或磨玻璃影
  - 机化性肺炎
    - 斑片影，支气管周围和胸膜下分布，下叶为著
    - “环礁”征或反晕征
      - 中央磨玻璃及周围实变
  - 间质纤维化：寻常型间质性肺炎（UIP）或非特异性间质性肺炎（NSIP）模式
    - 胸膜下网状影
    - 牵拉性支气管扩张
    - 磨玻璃影（NSIP）

    - "蜂窝"肺（UIP）
- 放射性肺炎
  - 放疗和（或）同步化疗可导致中性粒细胞减少
  - 沿放射野分布的地图样实变或磨玻璃影
- 肺出血
  - 中性粒细胞减少症患者可同时表现为血小板减少或凝血功能障碍
  - 咯血
  - 斑片状或弥漫磨玻璃影或实变

MR 表现

- IPA
  - T_1WI 低信号
  - T_2WI 高信号
  - 早期钆对比剂均匀强化
  - 晚期钆对比剂外周强化

推荐的影像学检查方法

- 最佳影像检查方法
  - 胸片表现正常或非特异性的发热性粒细胞减少症患者早期考虑胸部 CT
    - 50% 的平片正常患者在 CT 上有肺炎的征象
    - CT 有助于缩小鉴别诊断范围并指导检查和治疗

影像引导下活检术

- CT 引导下经皮针吸或活检有助于获得用于病理诊断或微生物培养的样本

病理学表现

基本表现

- 病因
  - 中性粒细胞减少症 + 结节影
    - IPA
    - 毛霉菌病
    - 脓毒栓子
    - 机化性肺炎
  - 中性粒细胞减少 + 磨玻璃影
    - PCP- 病毒感染
    - 肺出血
    - 肺泡蛋白沉积症
      - 与血液系统恶性肿瘤相关
  - 粒细胞生成不足或无效
    - 再生障碍性贫血
    - 白血病
    - 化疗
    - 药物毒性
      - 氯霉素
      - 磺胺类
      - 氯丙嗪
    - 放疗
  - 加速清除或破坏中性粒细胞
    - 严重性细菌或真菌感染
    - 脾肿大

临床要点

临床表现

- 最常见的症状 / 体征
  - 不适
  - 寒战
  - 发热
- 其他症状 / 体征
  - 虚弱
  - 口腔溃疡、坏死性病变
- Fungitell 试剂盒［（1 → 3）- β -D- 葡聚糖］：在血管或支气管侵袭性曲霉病和 PCP 肺炎中升高，但在毛霉病中不升高；在细菌或病毒感染中不升高
- 降钙素原：在细菌感染中升高，但在病毒或真菌感染中不升高；较高水平与脓毒症相关

人口统计学表现

- 流行病学
  - 中性粒细胞减少的癌症患者肺炎的发生率：17%～24%
  - 细菌感染约占早期中性粒细胞减少症感染的 90%

自然病史和预后

- 感染相关死亡率：高达 38%
- 接受化疗和骨髓或干细胞移植的 IPA 患者的存活率：<10%
- 病毒性肺炎：中性粒细胞减少宿主的死亡率为 50%

治疗

- 控制感染
  - 抗生素
  - 手术引流 / 切除
- 停用致病药物
- 重组造血生长因子
  - 粒细胞集落刺激因子（G-CSF）
  - 粒细胞 – 巨噬细胞集落刺激因子（GMCSF）

诊断要点

考虑的诊断

- 发热性中性粒细胞减少患者机会性感染的早期影像诊断对适当的抗菌治疗至关重要

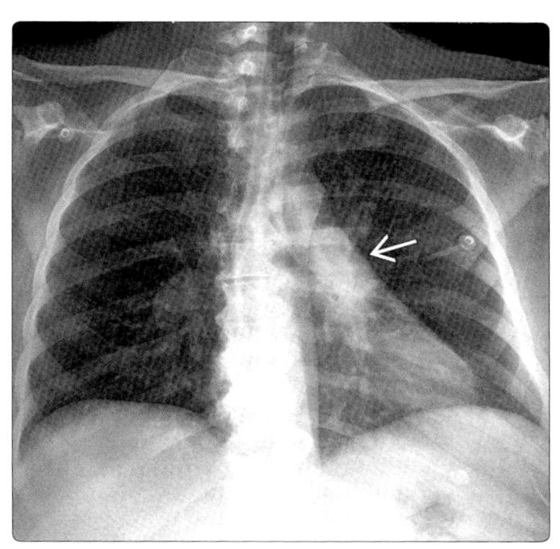

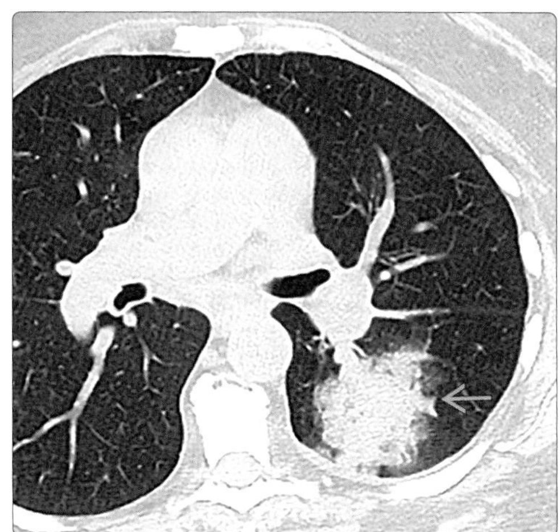

（左图）62 岁患者，骨髓移植后发热性中性粒细胞减少，后前位胸片显示左肺下叶背段实变➡。

（右图）同一患者的横断位平扫 CT 显示左肺下叶肿块样实变→。经支气管镜支气管肺泡灌洗显示为金黄色葡萄球菌。中性粒细胞减少症是细菌感染的主要诱发因素，包括医院获得性感染。

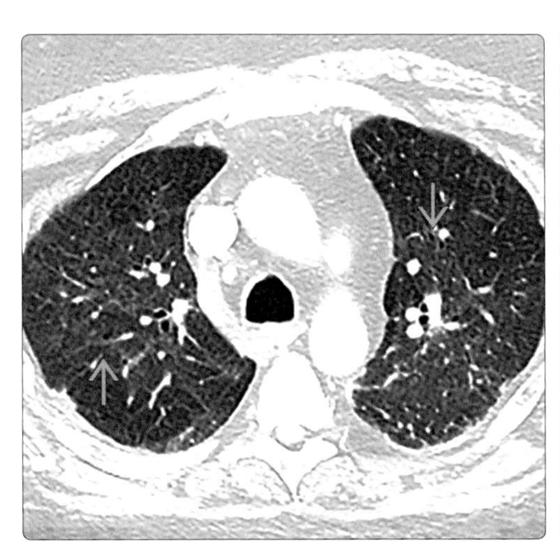

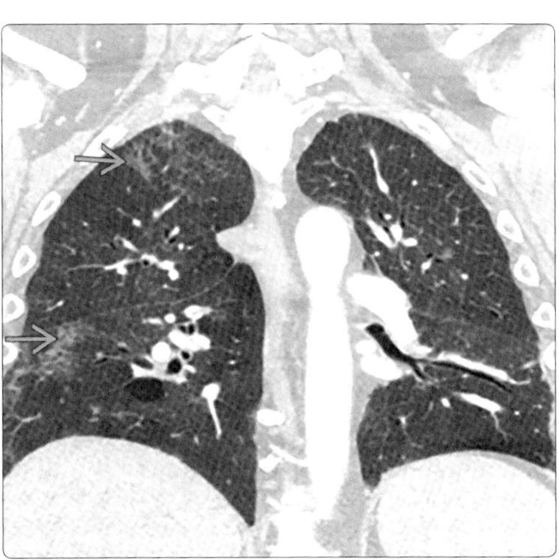

（左图）57 岁患者，发热性中性粒细胞减少症伴耶氏肺孢子菌肺炎，横断位增强 CT 表现为典型的双侧轻度磨玻璃影和增厚的小叶间隔（“铺路石”征）→。

（右图）同一患者的冠状位增强 CT 显示磨玻璃影和增厚的小叶间隔→。在中性粒细胞减少患者，耶氏肺孢子菌是一种以前常见的感染原因，但由于常规的预防性治疗，目前不太常见。

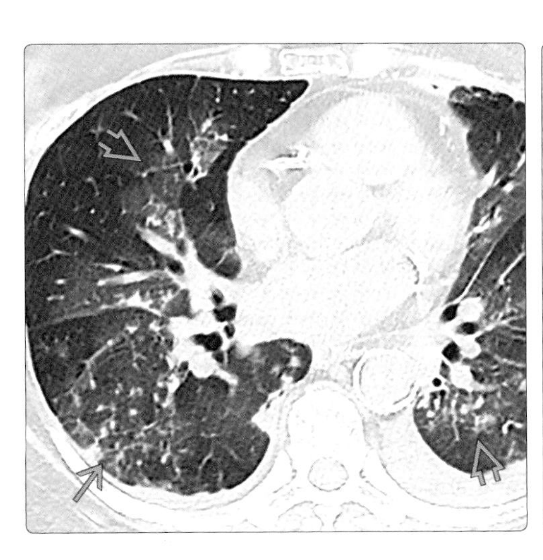

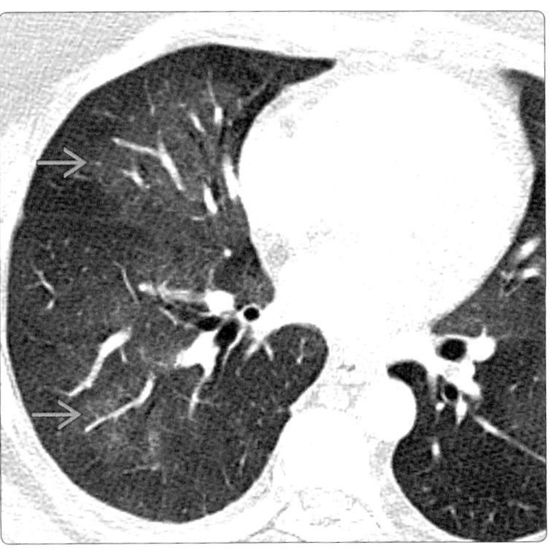

（左图）67 岁患者，发热性中性粒细胞减少症伴呼吸道合胞病毒（RSV）肺炎，横断位增强 CT 显示“树芽”征→和磨玻璃样阴影⇨。呼吸道合胞病毒和巨细胞病毒是发热性中性粒细胞减少症患者病毒感染的常见原因。

（右图）63 岁患者，中性粒细胞减少症和血小板减少伴咯血，横断位增强 CT 显示右肺磨玻璃影→。支气管肺泡灌洗显示有含铁血黄素的巨噬细胞，符合肺出血。

特发性肺含铁血黄素沉着症

关键要点

术语
- 特发性肺出血
- 病因不明的复发性弥漫性肺泡出血；排除性诊断
- 临床三联征：咯血、缺铁性贫血、双侧气腔病变

影像学表现
- 平片
  - 双侧气腔病变
- CT/HRCT
  - 双侧多发磨玻璃影
  - 可进展为肺纤维化

主要鉴别诊断
- 肺水肿
- 肺炎
- 自身免疫性疾病和系统性血管炎
- 急性呼吸窘迫综合征

病理学表现
- 肺呈弥漫性棕色
- 吞噬含铁血黄素的肺泡巨噬细胞
- 无血管炎、毛细血管炎、肉芽肿或免疫球蛋白沉积

临床要点
- 症状 / 体征
  - 呼吸困难、干咳、咯血
  - 劳力性呼吸困难和疲劳
- 80% 的病例为儿童，通常小于 10 岁
- 25% 随后发展为自身免疫性疾病
- 治疗
  - 糖皮质激素、利妥昔单抗
  - 部分患者肺移植

诊断要点
- 对伴有咯血、贫血和双侧气腔疾病的患者考虑 IPH

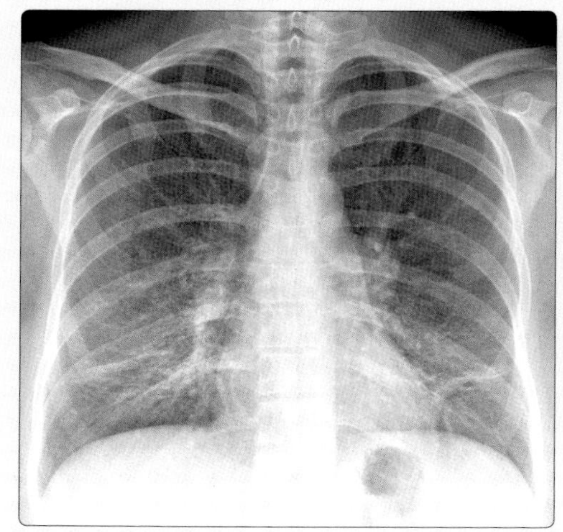

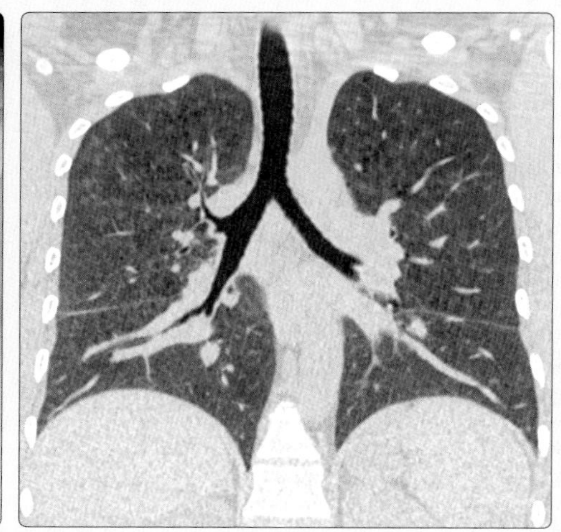

（左图）32 岁女性，特发性肺出血，表现为呼吸困难和每天咯血，后前位胸片显示中、下肺模糊阴影和基底部线样纤维化。

（右图）同一患者的冠状位平扫 CT 显示双肺弥漫分布的小叶中心磨玻璃结节，中下肺细网格影，散在的囊腔。反复肺泡出血和游离铁沉积的氧化应激导致肺泡和实质纤维化的进展。

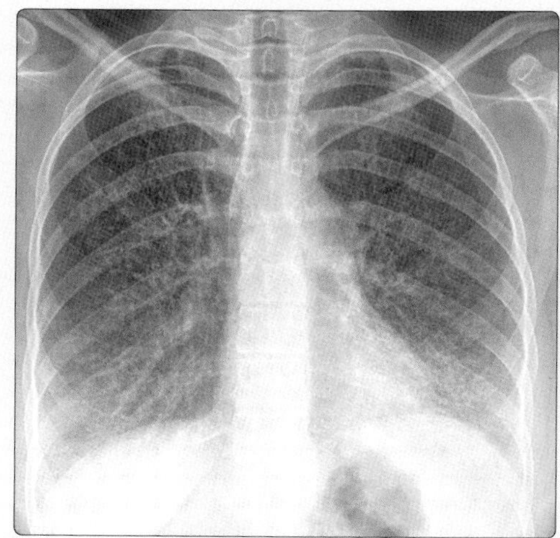

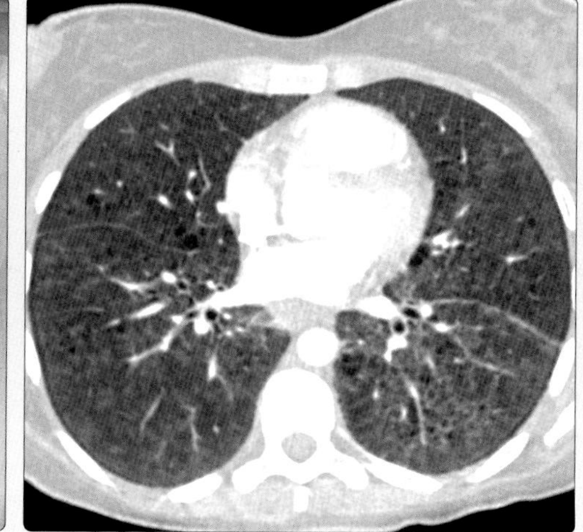

（左图）16 岁女孩，劳力性呼吸困难、干咳，后前位胸片显示弥漫性、细小网状结节状影，无心脏增大或胸腔积液。

（右图）同一患者的横断位增强 CT 显示弥漫性肺泡磨玻璃影，伴网状影和散在的囊腔区域。特发性肺出血是一种排除诊断，因为很多系统性血管炎和自身免疫过程可导致复发性肺泡出血。

特发性肺含铁血黄素沉着症

术语

缩略词

- 特发性肺含铁血黄素沉着症（idiopathic pulmonary hemosiderosis, IPH）

同义词

- 特发性肺出血

定义

- 原因不明的复发性肺泡出血

临床三联征

- 咯血、缺铁性贫血、双侧气腔病变

影像学表现

基本表现

- 最佳诊断思路
  - 咯血和缺铁性贫血患者的双侧气腔病变
- 部位
  - 中下肺为著，可弥漫

X 线表现

- 多发气腔病变
- 网状结节影

CT 表现

- HRCT
  - 多发磨玻璃影：小叶中央、地图样、弥漫性
  - 可能发展为纤维化：网状影、支气管扩张、囊腔

推荐的影像学检查方法

- 最佳影像检查方法
  - HRCT 是选择的影像方法

鉴别诊断

肺水肿

- 心脏增大、双侧胸腔积液、双侧间质和气腔影

肺炎

- 发热、咳痰、白细胞增多
- 局灶性或多发肺实变

肺 - 肾综合征

- 肺泡和肾小球基底膜的自身免疫 IgG 抗体
- 可导致以弥漫气腔病变为特征的出血性间质性肺炎

肉芽肿性多血管炎

- 系统性血管炎常累及肾脏；c-ANCA
- 受累患者可出现继发于肺出血的气腔病变

急性呼吸窘迫综合征

- 常见的肺损伤原因（感染、创伤、吸入性损伤）
- 双侧弥漫性气腔疾病

系统性红斑狼疮

- 自身免疫性疾病累及多器官
- 由毛细血管炎引起的复发性肺泡出血

病理学表现

基本表现

- 病因
  - 未知；可能与血缘关系或环境因素有关
  - 排除诊断：很多系统性血管炎导致肺泡出血和含铁血黄素沉着
- 相关异常
  - Lane-Hamilton 综合征 = 肺含铁血黄素沉着症和腹腔病变

大体病理和手术所见

- 肺呈弥漫性棕色

镜下表现

- 吞噬含铁血黄素的肺泡巨噬细胞
- 游离铁导致肺泡氧化应激而致纤维化
- 肿胀带液泡的内皮细胞
- 无血管炎、毛细血管炎、肉芽肿或免疫球蛋白沉积（提示非特发性病因）

临床要点

临床表现

- 最常见的症状 / 体征
  - 呼吸困难、干咳→咯血
  - 劳力性呼吸困难和疲劳
    - 缺铁性贫血
    - 毛细血管前肺动脉高压

人口统计学表现

- 年龄
  - 80% 的病例为儿童，通常小于 10 岁
- 流行病学
  - 非常罕见：不到百万分之一

自然病史和预后

- 25% 随后发展为自身免疫性疾病
- 大量急性肺出血或慢性肺纤维化是最常见的死亡原因

治疗

- 糖皮质激素、利妥昔单抗、环磷酰胺
- 选择性患者做肺移植
  - 肺移植后 IPH 可能复发

诊断要点

考虑的诊断

- 不明原因的咯血、贫血和双侧气腔病变患者，考虑 IPH

肺出血肾炎综合征

关键要点

术语

- 抗肾小球基底膜（anti-glomerular basement membrane, Anti-GBM）疾病
- 抗 GBM 抗体引起的合并新月体性肾小球肾炎和弥漫性肺泡出血（diffuse alveolar hemorrhage, DAH）
- 免疫复合物形成的小血管炎（Ⅱ型超敏反应）

影像学表现

- 急性：起病 <24 小时
  - 双侧，主要累及肺中央，肺周围不受累
- 亚急性
  - 磨玻璃影和实变伴小叶间隔增厚
  - 肺阴影在 2 周内消退
- 复发 / 慢性
  - 肺纤维化伴网状影和结构扭曲
- 胸腔积液罕见

主要鉴别诊断

- ANCA- 相关性血管炎
- 系统性红斑狼疮性血管炎
- 非心源性肺水肿

临床要点

- 症状 / 体征
  - 急性呼吸困难，咯血（90% 的患者）
  - 肾小球肾炎、血尿、贫血（80%~90%）
  - 肾、肺受累（40%~60%）
- 双峰分布：年轻男性，老年女性
- 及时诊断和及时治疗至关重要

诊断要点

- 有症状的年轻成人新发肾脏疾病和影像表现提示肺出血，考虑肺 – 肾综合征
- 肺部病变的演变对肺出血的诊断很重要

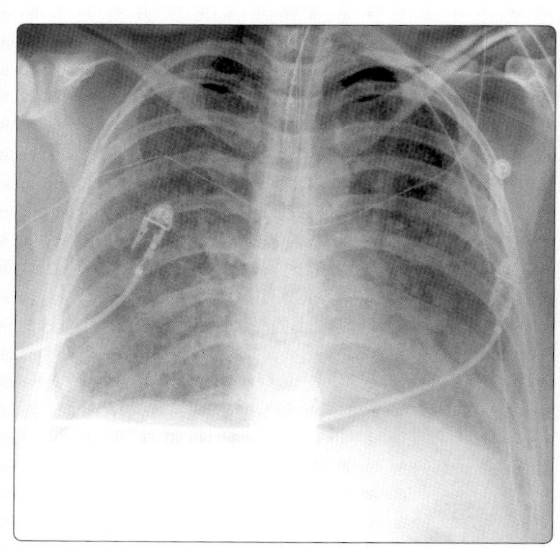

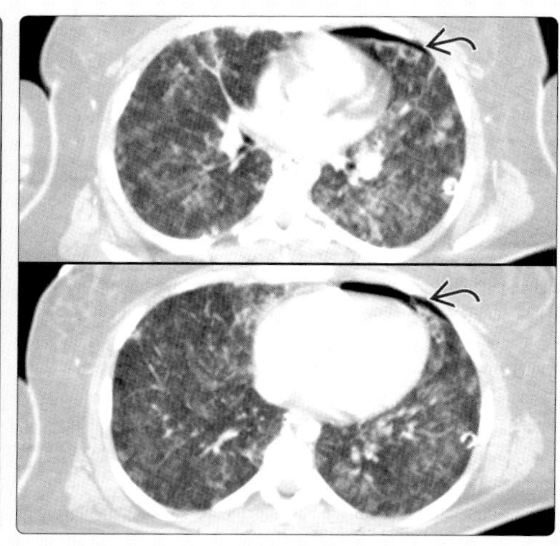

（左图）年轻成人，肺出血肾炎综合征、咯血、呼吸衰竭和肾功能衰竭，胸片显示广泛的双侧模糊影，提示弥漫性肺泡出血，经支气管镜检查证实。

（右图）同一患者横断位增强 CT 组合图像显示弥漫性小叶中央磨玻璃结节和散在的结节样实变➡。气管插管后发生左侧气胸➡。急性期，没有增厚间隔线。

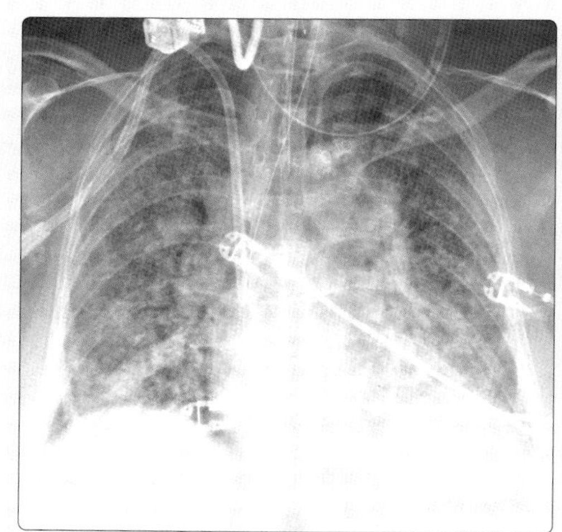

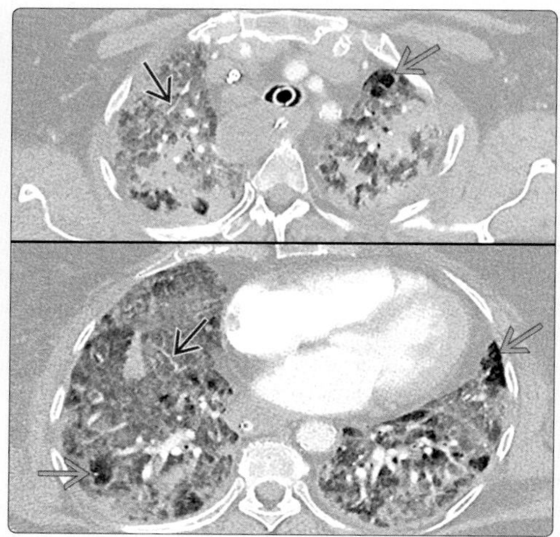

（左图）年轻成人，肺出血肾炎综合征，呼吸衰竭病史 1 周，前后位胸片显示淡的中央支气管血管周围阴影，背景为广泛的小结节和网状影。

（右图）同一患者横断位增强 CT 组合图像显示，弥漫磨玻璃背景下双侧多发实变，小叶不受累➡，散在小叶间隔增厚➡，与亚急性肺出血相符。

术语

缩略词

- 抗肾小球基底膜（anti-glomerular basement membrane, anti-GBM）疾病
- Goodpasture 病

定义

- 肺出血肾炎综合征（Goodpasture 综合征）：并发肾小球肾炎和弥漫性肺泡出血（DAH）
  - 针对肾小球基底膜的抗体；与肺泡基底膜交叉反应
  - 抗 GBM 疾病：循环的抗肾小球基底膜抗体、肾小球肾炎和 DAH
- 肺－肾综合征：急性肾小球肾炎和肺泡毛细血管炎（DAH）
  - 抗 GBM 病、肉芽肿性多血管炎（GPA）、镜下多血管炎（MPA）、系统性红斑狼疮（SLE）

影像学表现

基本表现

- 最佳诊断思路
  - 咯血和肾病患者双侧磨玻璃影和实变急性起病

X 线表现

- 影像学检查结果因出血性发作的时期而异
  - 急性：发病 <24 小时
    - 双侧阴影，常气道中心性
    - 通常在肺门旁及基底部，周围不受累
    - 单侧或局灶性受累罕见
  - 亚急性
    - 单次出血后，肺阴影逐渐减少
    - 肺阴影常在 2 周内消退
  - 复发 / 慢性
    - 间质纤维化导致的结构扭曲
    - 先前出血区域的网状影
- 胸腔积液罕见；提示其他诊断

CT 表现

- HRCT
  - 急性
    - 双侧斑片状、弥漫性或小叶中央的磨玻璃影和实变
    - 小叶间隔增厚不明显
    - 通常分布于中央区，外周不受累；严重者更广泛 / 弥漫
  - 亚急性
    - 磨玻璃影和实变伴小叶间隔增厚、小叶内线、± 小叶不受累
    - ± 纵隔和肺门淋巴结肿大
    - 治疗后 2~3 周后肺阴影常消失
  - 复发 / 慢性
    - 肺纤维化：网状影，牵拉性支气管扩张，± 轻度“蜂窝”影，体积减小
    - 可能存在小叶保留

MR 表现

- MR 在 Goodpasture 综合征中的作用尚不明确
- 含铁血黄素顺磁性所致肺的低信号
  - 肺水肿和肺炎在 T_2WI 上表现为高信号
- 网状内皮系统低信号：含铁血铁沉着症的重要线索

推荐的影像学检查方法

- 最佳影像检查方法
  - CT 用于明确疾病分布和范围

鉴别诊断

肉芽肿性多血管炎

- 全身性血管炎，通常影响肾脏、上呼吸道和下呼吸道
- 肿块样实变和结节，± 空洞
  - 少见：急性双侧弥漫性实变，常发生在早期和（或）年轻患者
  - GPA 中的 DAH 反映了毛细血管炎
- 85%~98% 的活动性疾病患者 c-ANCA 阳性
- 全身症状：发热，体重下降，关节痛，外周神经病变

镜下多血管炎

- 累及小血管（小动脉、小静脉、毛细血管）的坏死性血管炎；没有免疫复合物
- 受累：肾 >95%，肺约 50%
- 起病迅速，可伴有发热、肌痛、关节痛，以及耳、鼻或咽症状
  - 广泛双肺实变常见；通常分布于下叶
- 80%ANCA 阳性，通常是 p-ANCA

嗜酸性肉芽肿性多血管炎

- 多系统疾病：哮喘 / 过敏史，外周血嗜酸性粒细胞增多，全身性血管炎
- 多发和进行性实变：6 个诊断标准之一
  - 实变通常被磨玻璃影包绕；分布于支气管血管周围或肺外周
  - 也被称为 Churg-Strauss 综合征

系统性红斑狼疮

- 免疫复合物介导的小血管炎
- 与 DAH 相关的最常见的胶原性血管疾病；仅 2% 的 SLE 患者出现 DAH
  - 可表现为与抗 GBM 病或特发性肺出血相似的 DAH
  - 60%~90% 肾受累
- 50% 的病例发生胸腔积液（Goodpasture 综合征罕见）

非心源性肺水肿

- 胸腔积液常见，咯血罕见
- 常见：急性发作弥漫磨玻璃影和实变
- 与毒性暴露有关（包括可卡因）

特发性肺含铁血铁沉着症

- 无明确病因的弥漫性肺出血综合征

- 复发性弥漫性肺出血，通常发生于年轻患者（<10岁）
- 咯血非常常见，可相当严重
- 无肾脏受累；无 ANCAs 和抗基底膜抗体

病理学表现

基本表现

- 病因
  - 肾小球基底膜Ⅱ型超敏反应；也影响肺泡基底膜
  - 超过 90% 患者血清放射免疫法检测到抗 GBM 抗体
    - 针对Ⅳ型胶原 α-3 链的抗体
    - 攻击肾小球和肺泡基底膜Ⅳ型胶原
  - 肺部受累的可疑环境因素：吸烟、碳氢气溶胶、药物（如多发性硬化症的阿仑单抗）、呼吸道感染（如甲型流感）
- 遗传学
  - 在兄弟姐妹、同卵双胞胎和表兄妹中报告了抗 GBM 病；支持遗传易感性
    - 与Ⅱ类人类白细胞抗原（HLA-DR2）高度相关（80%）
- 伴发异常
  - 除抗 GBM 阳性外，20%~35% 血清 c-ANCA 或 p-ANCA 阳性

镜下表现

- 肾活检免疫荧光显示 IgG 和 C3 沿肾小球基底膜呈线性沉积
  - 肾活检是最常用的诊断方法
- 肺活检不常见，但肺泡基底膜有类似的线状 IgG
  - 肺泡内红细胞、纤维蛋白、吞噬含铁血黄素的巨噬细胞
  - 斑片状中性粒细胞性毛细血管炎，但没有广泛的血管炎
  - 吞噬含铁血黄素的巨噬细胞使小叶间隔增宽

临床要点

临床表现

- 最常见的症状/体征
  - 大多数（80%~90%）表现为快速进展性肾小球肾炎
  - 40%~60% 肾和肺受累
  - 急性发作性咳嗽（55%），呼吸困难（65%），咯血（90%）
  - 20%~40% 仅肾脏受累
  - <10% 仅肺部受累（肺出血）
  - 缺铁性贫血（>90%）
- 其他症状/体征
  - 部分患者近期有病毒感染史、吸烟史、药物或碳氢化合物接触史

人口统计学表现

- 年龄
  - 双峰分布
    - 最常见：年轻男性白种人，肺和肾脏疾病，高峰年龄为 20~30 岁
    - 少见：老年女性（60~70 岁），主要或仅肾脏受累
- 性别
  - 男性∶女性至少 2∶1，在年轻患者中可高达 9∶1
- 流行病学
  - 罕见，发生率为（0.5~1.6）/100 万每年

自然病史和预后

- 通过血清酶联免疫吸附试验（ELISA）或抗 GBM 抗体放射免疫试验进行诊断
  - 血清学检测紧急时使用；高灵敏度（95%）和特异性（97%）
  - 如果血清学检查阴性（10%），行肾活检免疫荧光染色
- 采用支气管镜连续肺泡灌洗检查可确诊 DAH（危重患者不适用）
- 通常为急性起病并迅速进展
- 复发性肺出血
  - 可能导致肺动脉高压、肺机化、肺纤维化
  - 进行性肾反流常见；决定长期预后
  - 及时治疗可以迅速缓解肺部和肾脏疾病
  - 未经治疗的肺出血肾炎综合征通常有暴发性病程（>90% 致死）

治疗

- 紧急血浆置换去除循环抗体
- 立即大剂量皮质类固醇和环磷酰胺
- 经治疗，超过 90% 的肺出血和肾功能恢复；复发不常见
- 终末期肾病可能需要肾移植

诊断要点

考虑的诊断

- 有症状青年伴有肾病及肺出血影像表现，考虑肺出血肾炎综合征

影像解读要点

- 肺阴影的演变对肺出血的诊断很重要

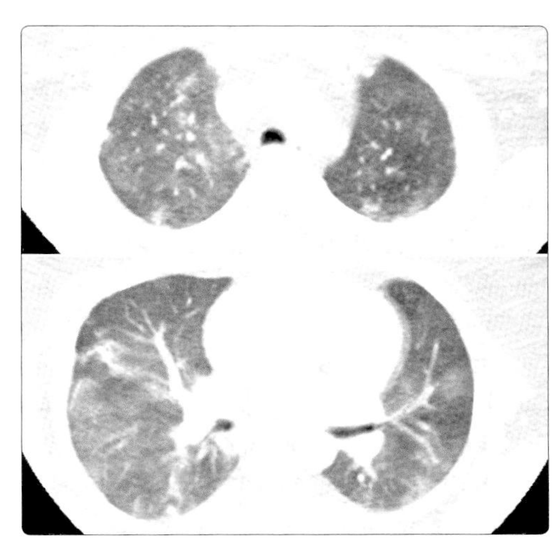

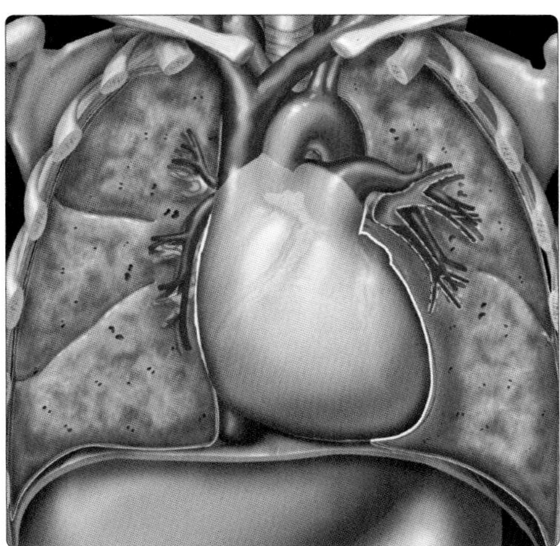

（左图）年轻成人，急性呼吸困难和肾功能衰竭，横断位增强CT组合图像显示所有5个肺叶不均匀的磨玻璃影。就诊时偶尔出现不对称的肺阴影。

（右图）示意图显示双侧弥漫性实变，外周和基底部肋膈角附近肺实质相对不受累，这是肺出血肾炎综合征的特征性表现。

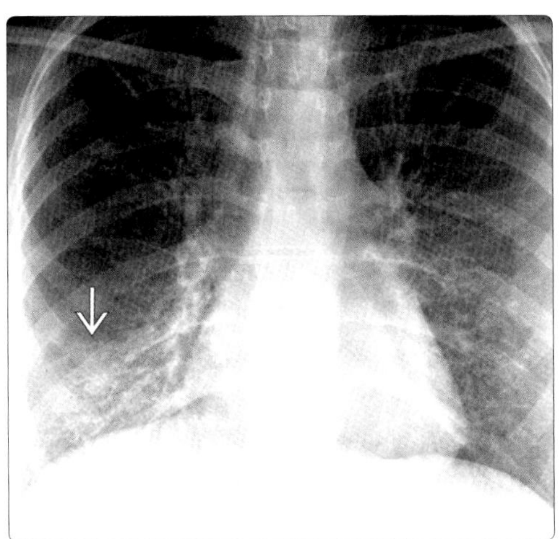

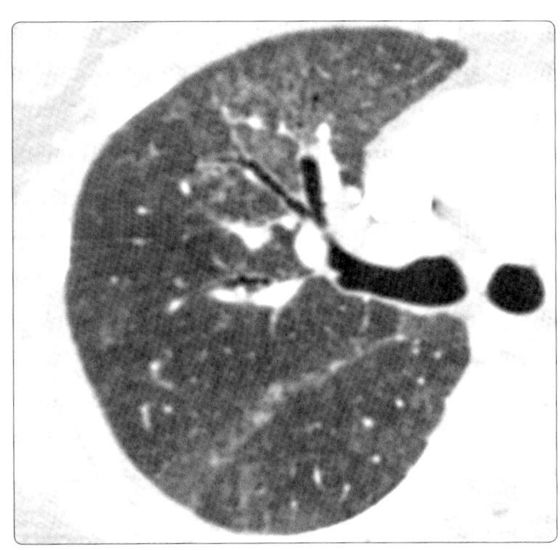

（左图）肺出血肾炎综合征伴咳嗽患者，后前位胸片显示右下肺斑片状气腔病灶➔。

（右图）同一患者横断位增强CT示斑片状磨玻璃影和网状影，与亚急性肺出血相符。肺出血肾炎综合征的肺出血通常是双侧的，但也可单侧为著，如本例。

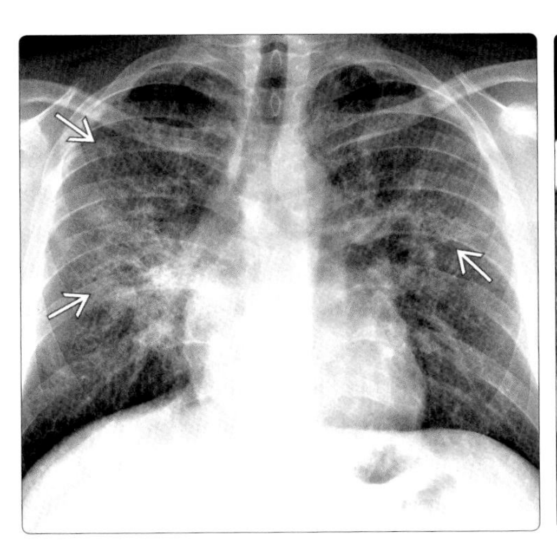

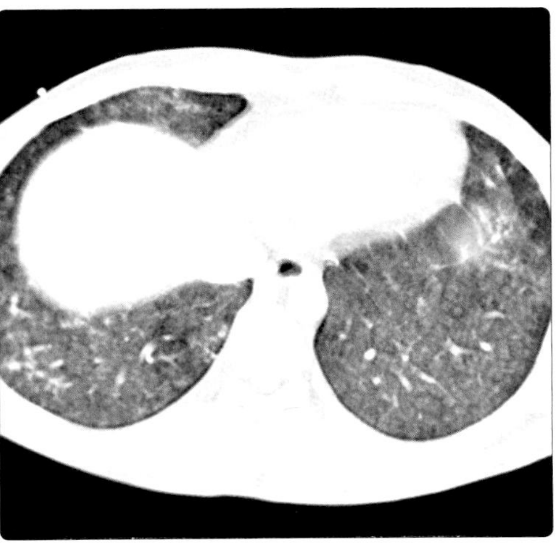

（左图）肺出血肾炎综合征并急性咯血患者，后前位胸片显示双侧斑片状气腔病灶➔，代表肺出血。分布在中心，肺基底部和肺尖不受累。

（右图）肺出血肾炎综合征患者，横断位HRCT显示双侧小叶中央磨玻璃影，无胸腔积液。支气管镜检查显示灌洗液中有出血，肾活检证实诊断为抗肾小球基底膜病。

肺肉芽肿性多血管炎

关键要点

术语

- 肉芽肿性多血管炎（granulomatosis with polyangiitis, GPA）：小至中等血管多系统坏死性肉芽肿性血管炎
- 上呼吸道、肺和肾受累

影像学表现

- 平片
  - 多发肺结节 / 肿块 ± 空洞
  - 多发实变，可能代表出血
- CT
  - 出血所致磨玻璃影
  - 多发肺结节 / 肿块 / 实变
  - 空洞更常见于较大结节
  - 气 – 液平面提示继发感染
  - 外周楔形密度影
  - 晕征、反晕征、供血血管征
  - 可出现肺纤维化

主要鉴别诊断

- 血行转移
- 脓毒性栓子
- 肺脓肿

临床要点

- 支气管肺疾病的症状 / 体征：咳嗽、咯血、呼吸困难、胸痛
- 既往典型上呼吸道炎症 / 狭窄
- 实验室：活动性 GPA 中 90% 胞浆型抗中性粒细胞胞浆抗体（c-ANCA）阳性
- 诊断：鼻、鼻窦、肺或肾活检
- 治疗：皮质激素、环磷酰胺、利妥昔单抗
  - 治疗后约 90% 缓解

诊断要点

- 多发空洞性肺结节或肿块及出现肺出血患者，应考虑 GPA

（左图）42 岁男性，肉芽肿性多血管炎患者，后前位胸片显示双侧空洞性肺肿块 ⇨（经 AIRP 许可使用）。

（右图）同一患者横断位增强 CT 组合图像证实右肺不规则厚壁空洞性肿块 ↗（下），左肺上叶厚壁类圆形空洞性结节 ↗（上）。反应性淋巴结增大未显示，仅发生在 20% 的受累患者（经 AIRP 许可使用）。

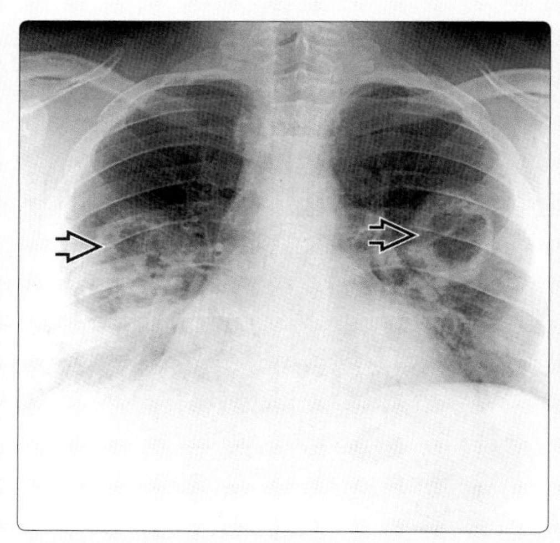

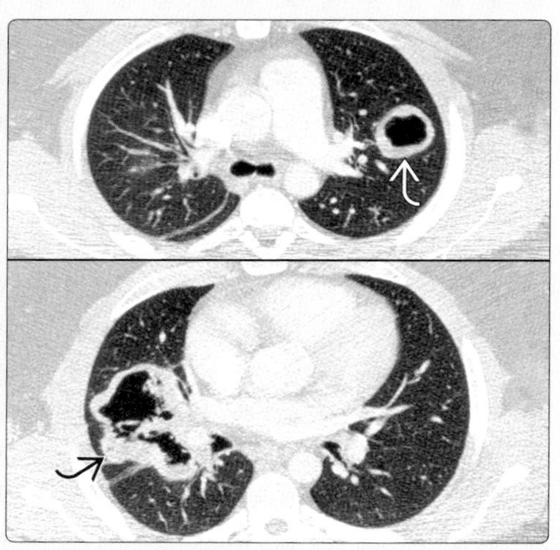

（左图）咯血、呼吸衰竭及肉芽肿性多血管炎的成人患者，前后位胸片显示双侧广泛的不均匀密度影，与毛细血管炎相关的肺泡出血一致，并经支气管镜证实。

（右图）同一患者冠状位平扫 CT 显示双上肺为著的多叶实变，部分胸膜下不受累。严重的肺出血可融合成肿块样实变，如本例。

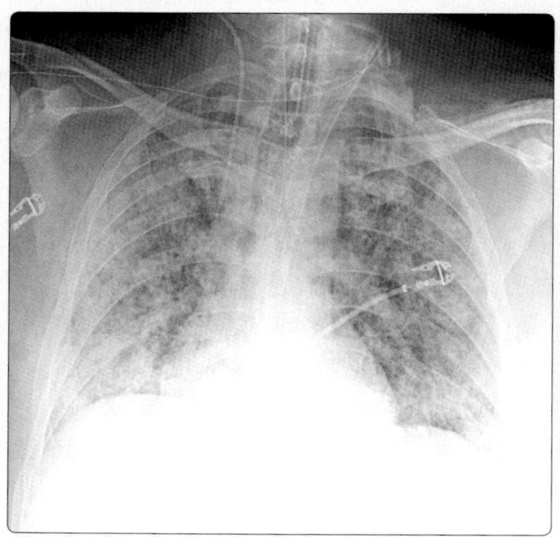

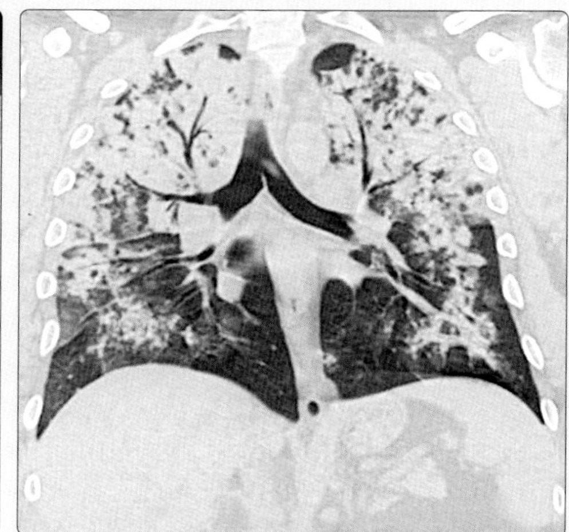

术语

缩略词
- Wegener 肉芽肿：不再使用该术语

同义词
- 肉芽肿病和多血管炎（granulomatosis and polyangiitis, GPA）

定义
- 多系统坏死性肉芽肿性小到中等血管炎（动脉、毛细血管、静脉）
- 特发性 ANCA 相关血管炎，可能为自身免疫性
- 上呼吸道、肺和肾受累

影像学表现

基本表现
- 最佳诊断思路
  - 多发空洞性肺结节或肿块
- 部位
  - 双侧；无区域倾向
- 大小
  - 范围：几毫米至 10 cm
  - 多数病变 2~4 cm
- 形态学
  - 结节及肿块 ± 空洞
  - 肿块样实变 ± 空洞
  - 磨玻璃影，间隔线

X 线表现
- 平片
  - 平片可能正常（20%）
  - 多发结节或肿块
    - 40%~70% 的患者
    - 空洞在较大结节中较为常见
      - 存在于达 50% 的患者
      - 25% 结节 >2 cm
      - 不同厚度和轮廓的壁
      - 气 – 液平面不常见；提示感染
  - 磨玻璃密度和实变
    - 继发于肺出血、梗死、机化性肺炎
    - 外周楔形实变
    - 可出现中央坏死
    - 可能进展为空洞性实变
    - 最初常表现为肺炎；治疗后无缓解
  - 不常见表现
    - 肺不张
    - 网状影
- 平片可被用来监测治疗反应
  - 提示复发
    - 肺实质异常大小增大和（或）数量增多
  - 提示良好反应 / 改善
    - 结节 / 肿块大小变小
    - 空洞病变壁变薄

CT 表现
- 肺结节或肿块（90%）
  - 多发、双侧（70%）：边缘锐利或不清晰
    - 结节：边缘光滑或毛刺
    - 肿块：轮廓锐利或不清晰
    - 常伴明显空气支气管征
  - 外周楔形实变（约 70%）
  - 空洞：在较大结节（>2 cm）中达 50%
    - 空洞性病变，最初为不规则厚壁
    - 治疗后空洞壁变薄
    - 气 – 液平面不常见；提示感染
- 磨玻璃影
  - 弥漫性肺泡出血（10%）
    - 弥漫性或片状，± 胸膜下不受累
    - 小叶间隔增厚
    - 可融合成出血性实变
  - 马赛克密度
    - 可能是由于局部灌注的变化
  - 炎症：重叠感染或药物相关毒性
- 晕征
  - 结节 / 实变周围磨玻璃影：出血
- 反晕征
  - 中央磨玻璃影周围实变环
    - 肺机化包绕肺出血区
    - 既往实变演变为机化性肺炎
- 供血血管征
  - 肺动脉进入结节 / 肿块
- 肺纤维化
  - 胸膜下网状影、牵引性支气管扩张、“蜂窝”肺
  - 15%~20% 的 GPA 病例；可增加死亡风险
- 其他肺部异常
  - 肺实质带
  - 肺不张（肺叶、肺段、肺亚段）
  - 间隔增厚
- 气管支气管疾病
  - 声门下狭窄（达 90%）
  - 气管壁增厚、溃疡、狭窄（16%~23%）
  - 支气管壁增厚（40%~73%），多发扩张、狭窄
- 胸膜异常
  - 胸腔积液最常见（通常为渗出性）
- 纵隔淋巴结肿大
  - 达 20% 的病例
  - 通常伴有肺部异常

核医学表现
- 镓 67 闪烁成像
  - 病变常为镓高摄取
  - 可用来监测病变活性

推荐的影像学检查方法

- 最佳影像检查方法
  - 平片和 CT 可监测治疗反应

鉴别诊断

血行转移

- 双肺多发结节或肿块
- 出血性转移（± 周围磨玻璃影）：肾细胞癌、黑色素瘤、血管肉瘤、绒毛膜癌
- 鳞状细胞癌、肉瘤和腺癌可形成空洞

脓毒性栓子

- 边界不清的血管中心性肺结节或肿块
- 不同程度的空洞
- 心内膜炎、菌血症或置管感染

肺脓肿

- 单发空洞性肺肿块 ± 气 – 液平面
- ± 邻近实变或磨玻璃影
- 误吸性、坏死性、阻塞性肺炎

病理学表现

基本表现

- 病因
  - 病因不明的自身免疫综合征
  - 肺最常受累（50%~90%）
  - 副鼻窦（91%）；肾（85%）

大体病理和手术所见

- 灰白色或红棕色实性或坏死性结节
  - 典型多发性病变，通常以支气管血管束为中心
  - 散发实变（机化性肺炎）
  - 弥漫性或局限性出血，即使无结节 / 肿块

镜下表现

- 坏死性血管炎
  - 不同程度累及动脉、静脉、毛细血管
  - 中层：纤维蛋白样坏死、微小脓肿、散在多核巨细胞
  - 微小脓肿：混合中性粒细胞和组织细胞
  - 胶原纤维和弹性层破坏
- 坏死性肉芽肿性炎症
  - 不同程度地累及肺、气道、胸膜、血管
  - 疏松和栅栏型肉芽肿伴炎性细胞浸润
  - 肺和大小气道壁微小脓肿
  - 肺地图样坏死，边缘不规则 / 波状

临床要点

临床表现

- 最常见的症状 / 体征
  - 典型三联征（原始描述）
    - 上呼吸道疾病、下呼吸道受累和肾小球肾炎
  - 与上呼吸道受累相关的最常见症状（70%~100%）
    - 鼻窦炎、中耳炎、鼻炎、口腔和鼻腔溃疡、鞍鼻畸形、声门下狭窄
  - 与支气管肺受累相关的各种症状的出现
    - 咳嗽、发热、呼吸困难、咯血、胸痛
  - 全身症状（50%）：关节痛、发热、体重减轻
- 其他症状 / 体征
  - 肾病就诊时约 40%，2 年内约 85%
  - 感觉运动神经病变（约 33%）
  - 心脏受累 <30%，常为亚临床
    - 心包炎、室上性心律失常；最常见的表现
  - 皮肤（10%~50%）、眼部（14%~60%）、胃肠道（5%~11%）受累
  - α 1- 抗胰蛋白酶缺乏症的风险增加
- 实验室检查
  - 活动期 GPA 中约 90%ANCA 阳性，缓解期约 50% 阳性
  - 胞浆型抗中性粒细胞胞浆抗体（c-ANCA）
    - 间接免疫荧光法检测
    - c-ANCA 的水平与疾病活动性相关
  - 贫血（源于弥漫性肺泡出血或肾病）

人口统计学表现

- 年龄
  - 发病高峰：40~60 岁
- 性别
  - 男性 = 女性
- 流行病学
  - 欧洲的发病率为（2~10）/100 万，美国 <1/100 万

诊断

- 鼻、副鼻窦、肺或肾活检

治疗

- 免疫抑制药物可诱导缓解
  - 糖皮质激素和环磷酰胺
- 靶向治疗：利妥昔单抗（其他正在研究中的药物）

自然病史和预后

- 随疾病进展，结节 / 肿块的大小增大，数目增多
- 治疗后约 90% 缓解率；复发常见
- 平均 5 年生存率：90%~95%
  - 肾功能衰竭是未接受治疗的患者最常见死因

诊断要点

考虑的诊断

- 多发空洞性肺结节或肿块患者，考虑 GPA

影像解释要点

- 肺出血可能是 GPA 的初始表现

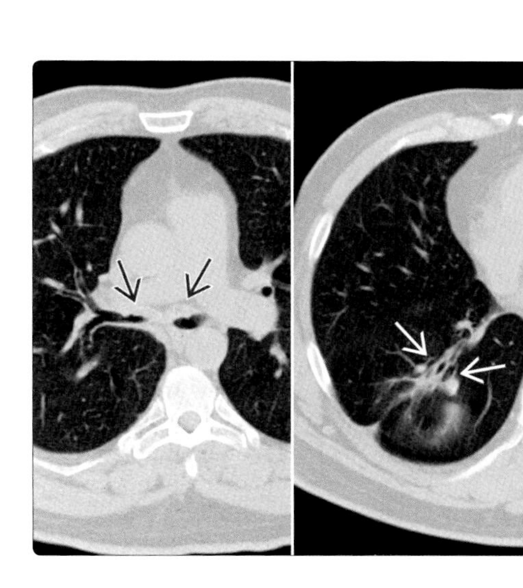

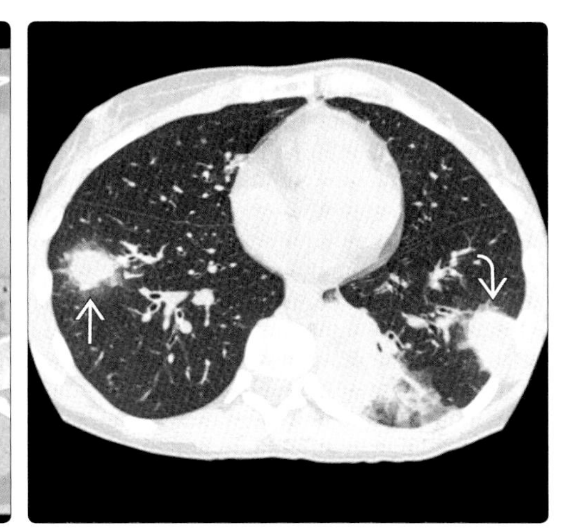

（左图）肉芽肿性多血管炎患者，横断位平扫CT组合图像显示中央支气管壁结节样增厚及狭窄→，局限右肺下叶支气管异常➔，伴肺段性肺不张。

（右图）肉芽肿性多血管炎患者，横断位增强CT显示双肺下叶肿块样病变，CT呈晕征➔。注意左肺下叶胸膜下楔形实变↪。

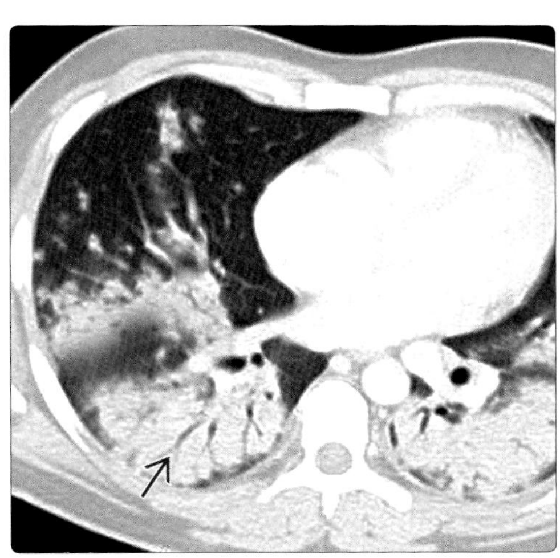

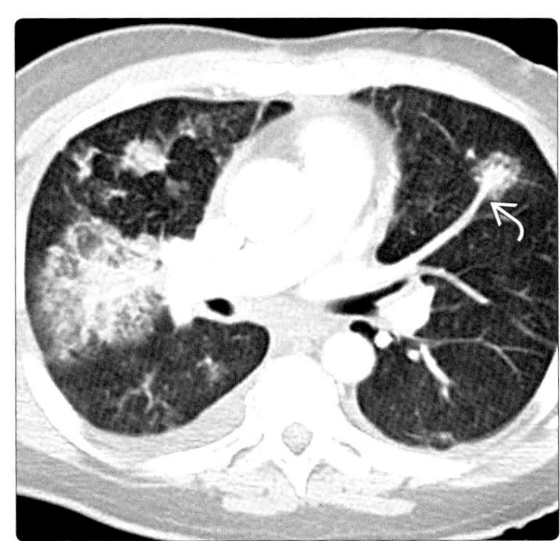

（左图）肉芽肿性多血管炎患者，横断位增强CT显示双肺实变伴空气支气管征→，提示可能出血、梗死、机化性肺炎和（或）重叠感染。

（右图）肉芽肿性多血管炎患者，横断位增强CT显示右侧肺门旁实变，周围磨玻璃影，双肺小结节，其中一个显示供血血管征↪。磨玻璃影提示肺泡出血。

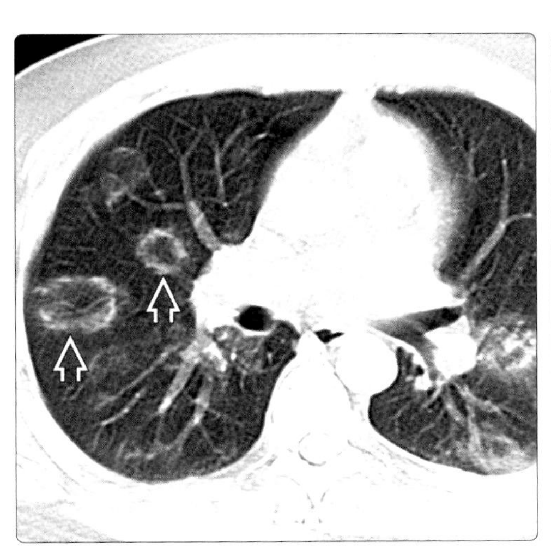

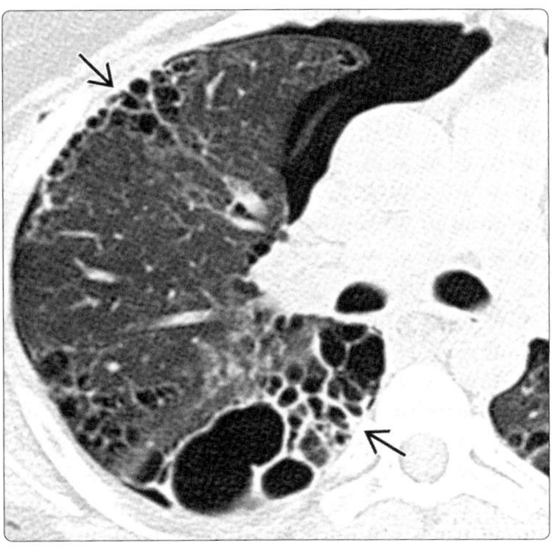

（左图）肉芽肿性多血管炎患者，横断位平扫CT显示多发结节样病变，中心呈磨玻璃影，边缘环状实变⇨，即反晕征，符合机化性肺炎。

（右图）肉芽肿性多血管炎及肺间质纤维化患者，横断位增强CT显示胸膜下“蜂窝”影→及右侧少量气胸。本例“蜂窝”影可能与肺炎反复发作有关。

关键要点

术语
- 同义词：变应性肉芽肿病、变应性肉芽肿性血管炎
- 原名：Churg-Strauss 综合征

影像学表现
- 平片
  - 外周，一过性实变
  - 类似嗜酸性粒细胞性肺炎
- CT/HRCT
  - 外周实变和磨玻璃影；常为一过性或游走性
  - 小叶间隔增厚
  - 肺结节和肿块较少见
  - 少量胸腔积液
  - 支气管壁增厚 / 扩张；空气潴留
- 心脏 CTA
  - 心脏增大
  - 区域性运动减退或无运动；动脉炎

主要鉴别诊断
- 嗜酸性粒细胞性肺炎
- 变应性支气管肺曲霉病
- 肺炎
- 肉芽肿性多血管炎
- 隐源性机化性肺炎
- 非特异性间质性肺炎

病理学表现
- 小血管炎

临床要点
- 受累患者确诊时多为中年人
- 5 年生存率为 60%～80%

诊断要点
- 哮喘、一过性实变和 p-ANCA 阳性患者，考虑嗜酸性肉芽肿性多血管炎

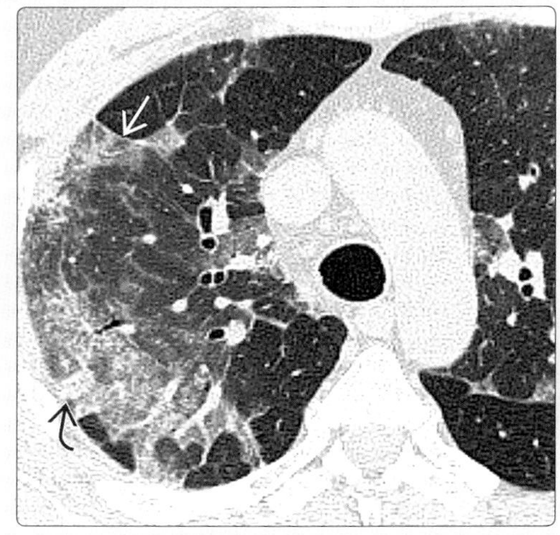

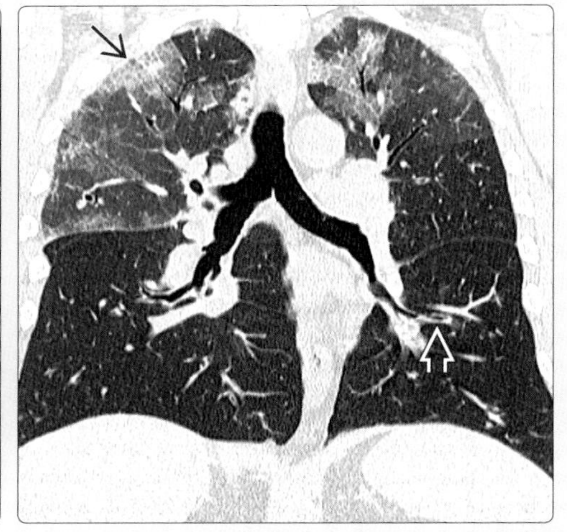

（左图）哮喘和嗜酸性肉芽肿性多血管炎患者，横断位 HRCT 显示双侧不对称磨玻璃影➡和实变↗，伴叠加的小叶间隔增厚。

（右图）同一患者冠状位平扫 CT 显示外周和双肺上叶为著的磨玻璃影➡、实变、小叶间隔增厚和轻度支气管壁增厚⇨，提示哮喘相关的大气道疾病。

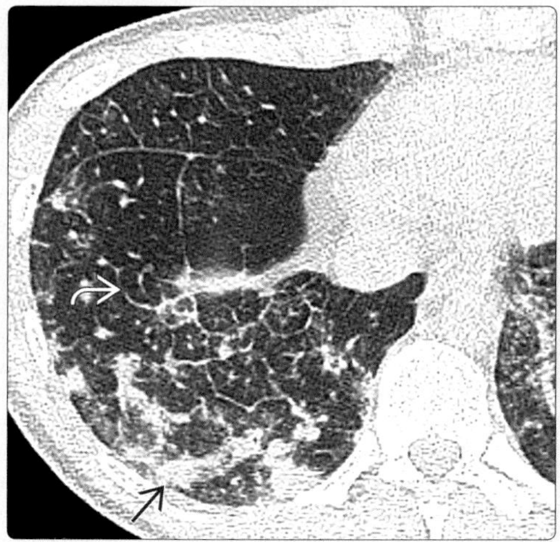

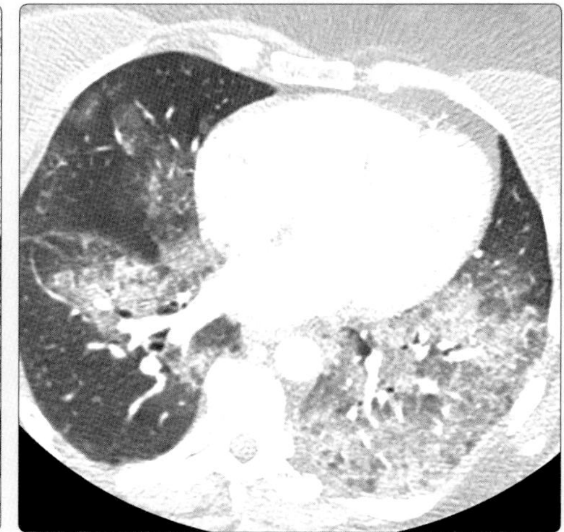

（左图）嗜酸性肉芽肿性多血管炎患者，横断位 HRCT 显示肺外周磨玻璃影和实变➡。伴小叶间隔增厚↗可能与嗜酸性粒细胞浸润或心脏受累导致左心衰竭有关。

（右图）嗜酸性肉芽肿性多血管炎患者，横断位增强 CT 显示双侧不对称斑片状磨玻璃影，左肺受累范围更大。

术语

同义词

- 变应性肉芽肿病、变应性肉芽肿性血管炎
- 原名：Churg-Strauss 综合征

影像学表现

基本表现

- 最佳诊断思路
  - p-ANCA 阳性和哮喘患者的一过性外周实变

X 线表现

- 平片
  - 外周，一过性实变
  - 类似嗜酸性粒细胞性肺炎

CT 表现

- HRCT
  - 外周为著的实变和磨玻璃影，通常为一过性或游走性；无区域倾向
  - 小叶间隔增厚源于心力衰竭或嗜酸性粒细胞浸润
  - 肺结节和肿块少见；与肉芽肿性多血管炎相比，空洞形成极为罕见
  - 支气管壁增厚 / 扩张，空气潴留
  - 少量胸腔积液
- 心脏门控 CTA
  - 心脏增大
  - 区域性运动减退或无运动；动脉炎

MR 表现

- 延迟强化
  - 局灶性异常延迟强化，提示瘢痕或活动性炎症
  - 心肌梗死：冠状动脉供血区域心内膜下至透壁性延迟强化

鉴别诊断

嗜酸性粒细胞性肺炎

- 单一：一过性、肺外周阴影、自限性、快速变化（几天内）
- 慢性：一过性外周实变和磨玻璃影，数周内演变，向心性消退

变应性支气管肺曲霉病

- 哮喘患者，中央和中上肺为著的支气管扩张及黏液栓形成
- 在发展为支气管扩张前可表现为游走性肺炎

肺炎

- 局限性或多发实变
- 咳嗽、发热、寒战、白色细胞计数升高

肉芽肿性血管炎（GPA）

- c-ANCA 阳性
- 与嗜酸性肉芽肿性血管炎相比，空洞性结节和肿块 > 实变

机化性肺炎

- 可能有相似影像学表现
- 反晕征：中心磨玻璃影伴周围实变环

非特异性间质性肺炎（NSIP）

- 特异性或继发于胶原血管病

病理学表现

基本表现

- 病因
  - 小血管炎
  - 大多数显示 p-ANCA 阳性
- 伴发异常
  - 典型哮喘；外周嗜酸性粒细胞显著增多

镜下表现

- 3 项关键发现，但 3 项都有很少见（20%）
  - 血管炎，坏死性血管外肉芽肿，组织嗜酸性粒细胞增多

临床要点

临床表现

- 最常见的症状 / 体征
  - 美国大学或风湿病学会提出的诊断标准（需要 6 项中的 4 项）
    - 哮喘
    - 血嗜酸性粒细胞增多症 >10%
    - 多神经或单神经病变
    - 游走性或一过性肺炎
    - 副鼻窦疾病
    - 活检血管外嗜酸性粒细胞增多
  - 达 1/2 的患者心脏受累：心肌梗死（冠状动脉炎）、心肌炎、心力衰竭、心包炎
  - 皮肤、肾脏和胃肠道受累

人口统计学表现

- 流行病学
  - 罕见，每百万人中 1~3 例
- 中年患者：男性 > 女性

自然病史和预后

- 5 年生存率：60%~80%
- 心脏受累是死亡的主要原因

诊断要点

考虑的诊断

- 哮喘、一过性、外周实变及 p-ANCA 阳性的患者，考虑嗜酸性肉芽肿性多血管炎

白塞综合征

关键要点

术语

- 特发性系统性坏死性血管炎
- 胸部受累可能是严重和致命的
  - 多发性动脉瘤 ± 腔内血栓
  - 动脉瘤破裂、肺出血、梗死、支气管糜烂、心脏炎症的可能性

影像学表现

- 平片
  - 胸主动脉瘤和肺动脉瘤
- CT
  - 主动脉瘤、肺动脉瘤 ± 血栓
  - 胸膜下阴影（考虑缺血、梗死）
  - 磨玻璃影、小叶间隔线（出血）
- CT 评估血管病变和肺部受累的范围 / 严重程度
- MRA 可显示动脉瘤；MR 用于评估心脏血栓和炎症

主要鉴别诊断

- 肺血管炎
- 结节病
- 肺结核
- Hughes-Stovin 综合征

临床要点

- 症状 / 体征
  - 临床三联征：口腔溃疡、生殖器溃疡、葡萄膜炎
  - 胸部症状（咯血、胸痛、上腔静脉综合征）辅助影像学评价
- 多见于地中海东部、中东或亚洲种族的年轻男性
- 治疗：免疫抑制

诊断要点

- 多发性肺动脉瘤，尤其是地中海、中东或亚洲种族的年轻男性患者，应考虑白塞综合征

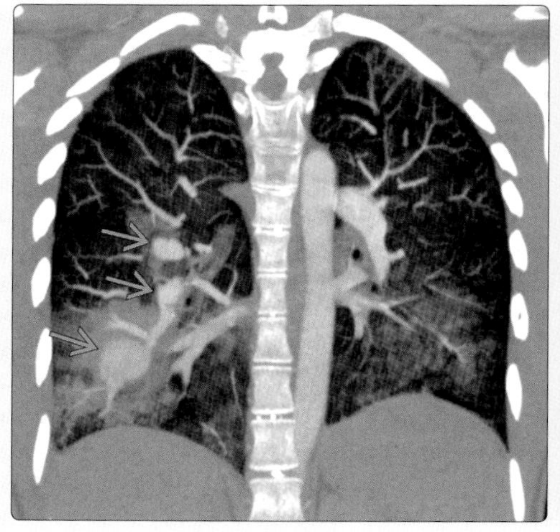

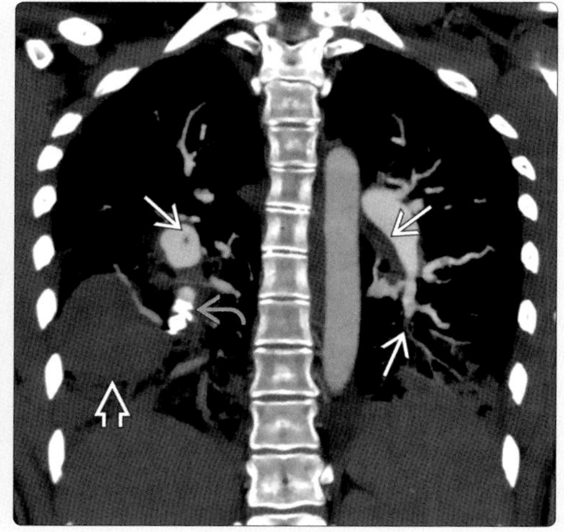

（左图）咯血和口腔溃疡患者，冠状位增强 CT 最大密度投影（MIP）重建图像显示肺动脉瘤➡。实变和磨玻璃影与肺出血相符。

（右图）同一患者，血管内弹簧圈置入后↪冠状位增强 CT 显示右肺下叶肺动脉瘤增大及血栓形成➡，并见局部新发血栓形成➡。外科手术或血管内介入通常会引发血管炎症。

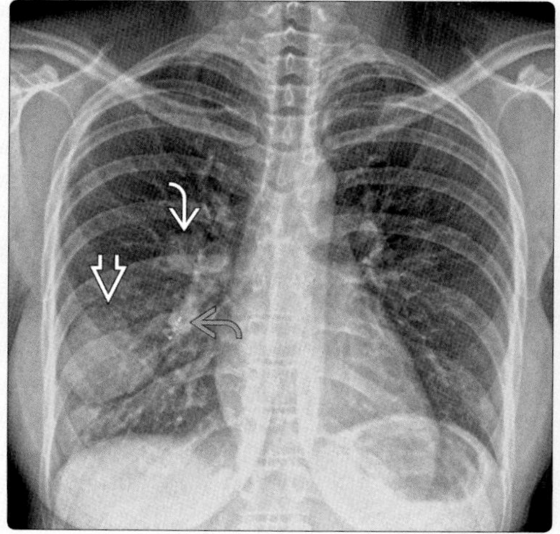

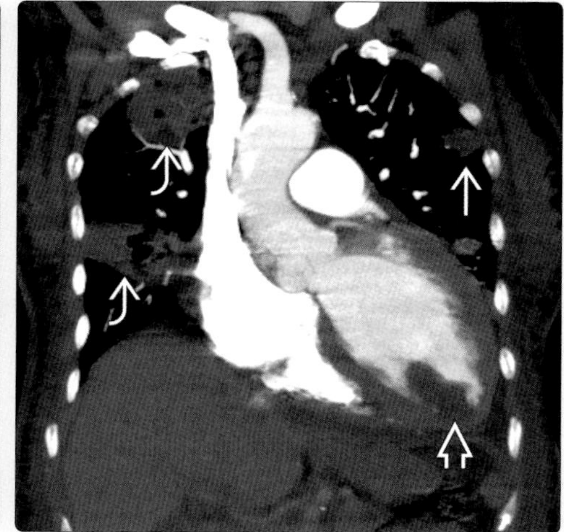

（左图）同一患者后前位胸片显示血管内弹簧圈置入后↪证实右肺门↪小叶轮廓异常和右肺下叶肿块➡，与记录的肺动脉瘤相符。

（右图）白塞综合征患者，冠状位增强 CT 显示左心室分叶状血栓➡，这是心脏受累的典型表现。注意胸膜下多发空洞性实变↪和结节➡提示多发性肺梗死。

白塞综合征

术语

同义词

- 白塞病（Behçet disease, BD），丝绸之路疾病

定义

- 特发性系统性大、中、小血管坏死性血管炎
  - 动脉炎：肺动脉、主动脉 ± 分支、冠状动脉（罕见）
  - 胸部表现：血管动脉瘤 ± 瘤内血栓形成

影像学表现

X 线表现

- 胸主动脉、肺动脉瘤样扩张
- 多发阴影
- 胸腔积液

CT 表现

- 胸部血管
  - 上腔静脉、下腔静脉、锁骨下静脉及头臂静脉：静脉内血栓形成 ± 闭塞
  - 肺动脉：动脉瘤 ± 血栓形成；多发性动脉瘤的最常见病因
  - 肺血栓栓塞不常见（来自肺外静脉血栓）
  - 主动脉：动脉瘤、壁增厚、活动性血栓
  - 头臂动脉、锁骨下动脉：动脉瘤 / 血栓形成
- 心脏：充盈缺损（血栓）、心包积液
- 肺
  - 胸膜下楔形密度影；缺血 / 梗死
  - 磨玻璃影 / 小叶间隔增厚
  - 实变 ± 结节：排除感染
- 胸膜：结节、积液
- 纵隔：淋巴结肿大、炎症、纤维化

MR 表现

- MRA 可显示动脉瘤、闭塞、侧支循环
- MR 可用于鉴别心内血栓、心肌炎、心包炎

推荐的影像学检查方法

- 最佳影像检查方法
  - 增强 CT 评估病变范围和严重性；血管通畅性、肺部受累
  - MRA 评估血管病变；MR 用于评估心脏病变

鉴别诊断

肺血管炎

- 大动脉炎：大 / 中型血管动脉炎
- 肺出血综合征
- 脓毒性 / 霉菌性血管炎伴假性动脉瘤

结节病

- 胸膜下阴影表现可能相似；肺动脉瘤罕见
- 淋巴结钙化，双肺上叶分布

肺结核

- Rasmussen 型肺动脉瘤罕见

Hughes-Stovin 综合征

- BD 局部表现：无皮肤黏膜特征
- 肺动脉瘤、血栓性静脉炎

病理学表现

基本表现

- 遗传学
  - *HLA-B51* 易感性
- 伴发异常
  - 上腔静脉综合征
  - 腹主动脉瘤（60%）

大体病理和手术所见

- 多发囊状或梭形肺动脉瘤
- 主动脉、冠状动脉、锁骨下动脉动脉瘤

镜下表现

- 坏死性淋巴细胞性血管炎伴原位血栓、内膜增厚、滋养血管炎症、侧支血管

临床要点

临床表现

- 最常见的症状 / 体征
  - 口疮性溃疡，口腔（>95%）± 生殖器（>65%）
  - 眼部病变（约 60%）：葡萄膜炎、视网膜血管炎、白内障
  - 浅静脉和深静脉血栓性静脉炎
- 其他症状 / 体征
  - 呼吸困难、咯血（可大量）、胸痛

人口统计学表现

- 年龄
  - 平均：20~30 岁
- 性别
  - 男性：女性 = 3：1（有地区差异）
- 种族
  - 大多数患者为中东或东亚种族
- 流行病学
  - 最流行于地中海东部（土耳其）

自然病史和预后

- 多器官炎症复发和缓解
- 肺动脉瘤：有破裂、大量咯血的风险

治疗

- 免疫抑制：皮质类固醇、环磷酰胺
- 手术可能加重血管炎症

诊断要点

考虑的诊断

- 多发性肺动脉瘤患者，尤其是中东或亚洲种族的年轻男性，考虑白塞综合征

坏死性结节病样肉芽肿病

关键要点

术语
- 非干酪性肉芽肿性炎症伴肉芽肿性血管炎和组织坏死
- 罕见且有争议的病变，可能是结节性结节病的变异型或晚期表现

影像学表现
- 平片
  - 双肺结节和肿块 ± 空洞
  - ± 肺门淋巴结肿大
- CT
  - 胸膜下和支气管血管周围结节 / 肿块
  - 空洞达 25%

主要鉴别诊断
- 肉芽肿性感染（分枝杆菌、真菌）
- 肉芽肿性多血管炎
- 过敏性肺炎（亚急性 / 慢性）
- 空洞性肺转移瘤

病理学表现
- 非干酪性结节病样肉芽肿
- 肉芽肿性血管炎
- 多发纤维素样坏死到广泛地图状坏死

临床要点
- 症状 / 体征
  - 胸膜痛、呼吸困难
  - 咳嗽、咯血
  - 发热、体重减轻、乏力
- 病变一般局限于胸部
- 男性：女性 = 1 ∶ 2；发病年龄：40~50 岁
- 经常自发消退或使用皮质激素后消退

诊断要点
- 淋巴管周围分布的多发空洞性结节患者，考虑坏死性结节病样肉芽肿病
- 须首先排除真菌和分枝杆菌感染

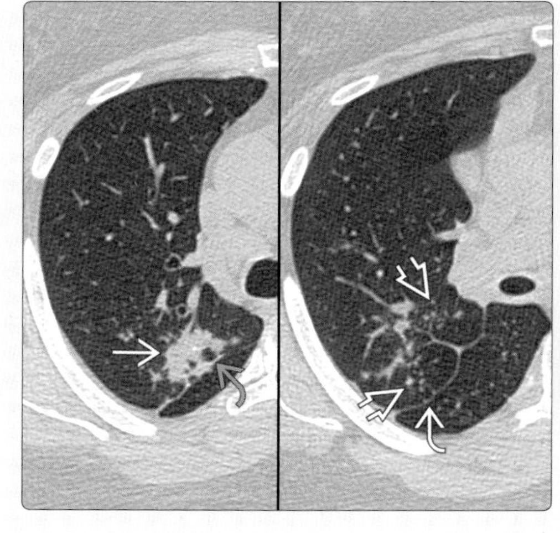

（左图）52 岁患者，横断位平扫 CT 组合图像显示右肺上叶一结节➡，见毛刺，伴偏心性空洞↗，周围见多发小叶中心➡和胸膜下↗微结节。活检证实为坏死性结节病样肉芽肿病（经 AIRP 许可使用）。

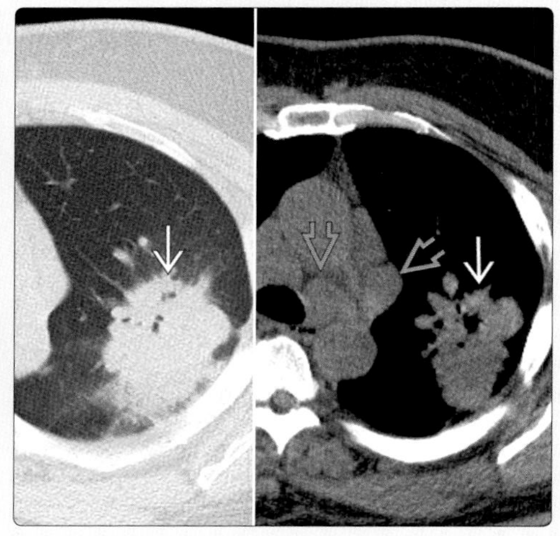

（右图）43 岁患者，坏死性结节病样肉芽肿病，平扫 CT 组合图像显示左肺上叶支气管血管周围肿块➡和纵隔淋巴结肿大⇨。

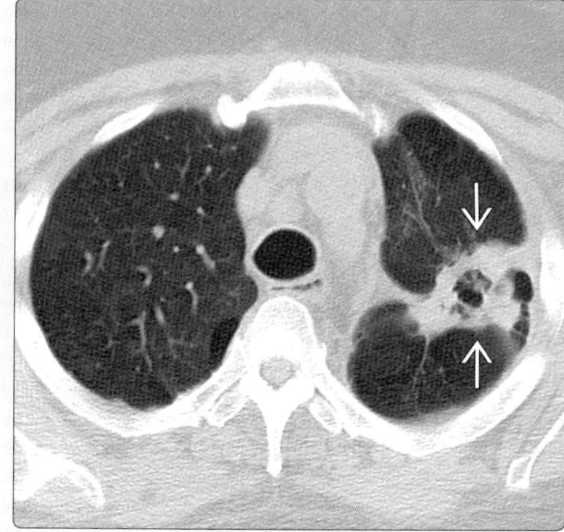

（左图）同一患者 5 年后，横断位平扫 CT 显示左肺上叶肿块➡缩小，空洞增大，以支气管血管束为中心，延伸至邻近胸膜。

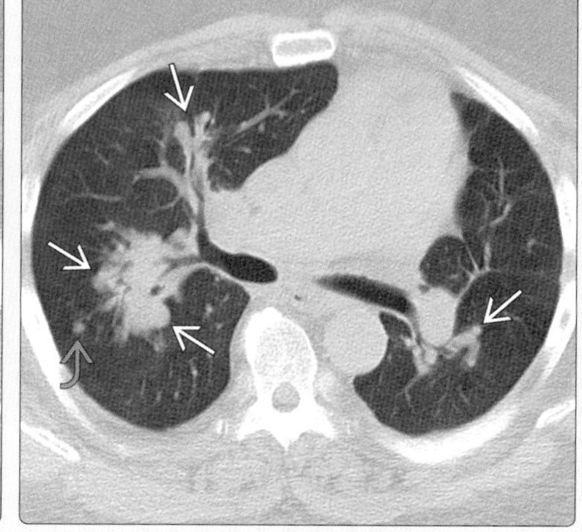

（右图）同一患者，横断位平扫 CT 还显示双侧支气管血管周围新发结节和肿块➡，最大者位于右肺上叶，小卫星结节↗，为典型的坏死性结节病样肉芽肿病表现。

坏死性结节病样肉芽肿病

术语

定义

- 坏死性结节病样肉芽肿病（necrotizing sarcoid granulomatosis, NSG）：非干酪性肉芽肿性疾病 + 肺坏死和血管炎
- 罕见且有争议的病变；可能是结节样结节病的变异型或晚期表现

影像学表现

基本表现

- 最佳诊断思路
  - 多发、双侧肺结节 ± 空洞
    - 支气管血管周围和胸膜下分布

X 线表现

- 单发或多发肺结节和肿块 ± 空洞
- ± 肺门淋巴结肿大

CT 表现

- 胸膜下和支气管血管周围结节 / 肿块
  - 大小：0.5~5 cm；空洞（达 25%）；孤立性结节（达 33%）
  - 不均匀强化可提示坏死
- 粟粒样病变可先于结节 / 肿块
- ± 肺门淋巴结肿大（7%~65%）

核医学表现

- PET/CT
  - 评估病变范围和活动性病灶

推荐的影像学检查方法

- 最佳影像检查方法
  - CT 用于评估肺部疾病

鉴别诊断

感染

- 多发实变伴坏死 / 空洞
- 结核和非典型分枝杆菌感染
- 真菌感染（组织胞浆菌病、曲霉病）

肉芽肿性多血管炎（GPA）

- 多发空洞性结节 / 肿块（达 50%）
- 累及上呼吸道、肾脏、皮肤的全身性疾病
- ANCA 阳性

过敏性肺炎

- 纤维化期：肺上叶结构扭曲
- 空气潴留 ± 支气管血管周围结节
- 空洞不典型
- 环境 / 有机暴露

肺转移

- 多发肺结节 / 肿块；可伴空洞
- 空洞性转移：鳞状细胞癌、肉瘤

病理学表现

基本表现

- 很可能是结节样（或经典型）结节病的变异型
  - 相同的组织病理学、临床和影像学表现

大体病理和手术所见

- 不规则的苍白结节 / 肿块 ± 卫星灶

镜下表现

- 组织病理学 3 个明确的标准
  - 肉芽肿性肺炎伴结节病样肉芽肿
  - 肉芽肿性血管炎（肌肉动脉和静脉）
  - 纤维素样坏死和梗死样地图状坏死区
- 淋巴管周围分布：支气管血管束、小叶间隔、胸膜下
- 微生物染色和培养，以排除真菌 / 抗酸微生物

临床要点

临床表现

- 最常见的症状 / 体征
  - 胸膜痛、呼吸困难
  - 咳嗽、咯血
  - 发热、体重减轻、乏力
- 其他症状 / 体征
  - 达 25% 的患者无症状
  - 肺外表现不常见（<15%）

人口统计学表现

- 年龄
  - 范围：30~70 岁；好发年龄：40~50 岁
- 性别
  - 男性：女性 = 1：2

自然病史和预后

- 诊断需要切除活检
- 临床病程通常惰性
- 一些病变可自行消退

治疗

- 排除感染前通常抗结核治疗
- 皮质类固醇治疗有效；复发率达 25%

诊断要点

考虑的诊断

- 淋巴管周围分布的多发空洞性结节患者，考虑 NSG
- 影像解释要点
- 应排除感染、空洞性转移和 GPA

第八部分

纵隔疾病

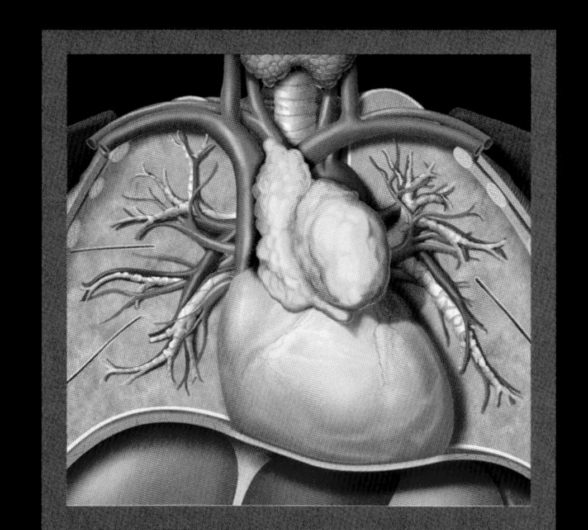

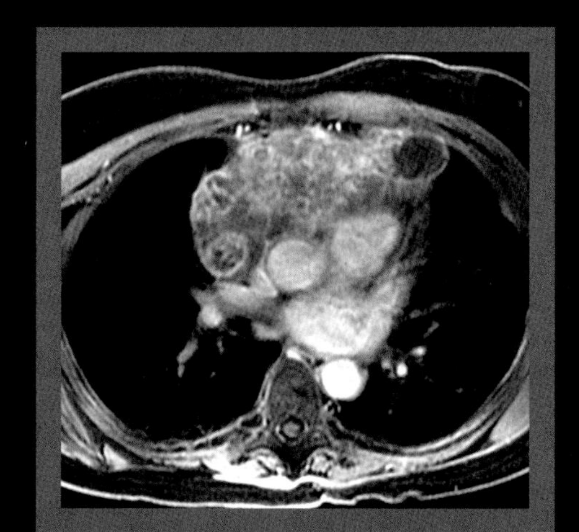

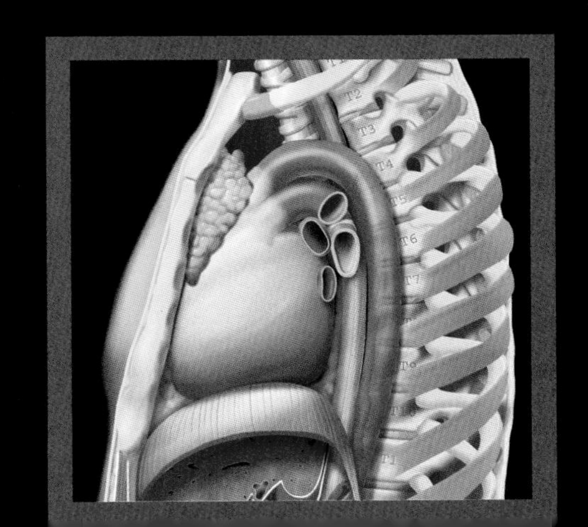

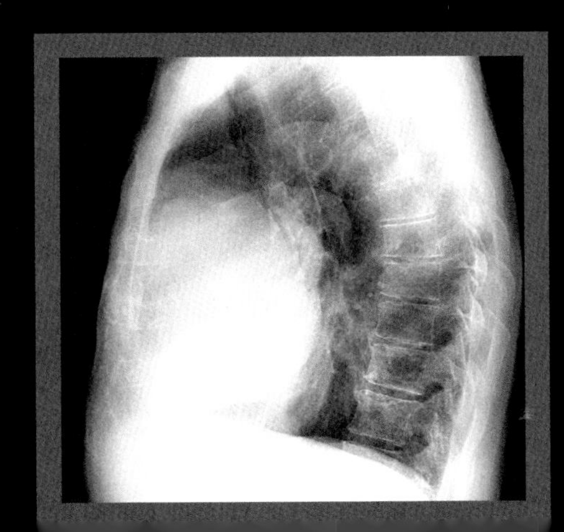

纵隔疾病概述

简介

纵隔是位于肺和胸膜表面之间的胸腔区域，从胸腔入口延伸到膈肌，前界为胸骨，后界为胸椎椎体。它包括胸腺、心脏和心包、胸部大血管、中央气道和食道。还包括胸导管、淋巴结、神经和间叶组织（主要由脂肪组成）。纵隔疾病包括原发性（良性和恶性）和继发性（恶性）肿瘤、淋巴结病变、囊肿、血管病变（畸形、增生、动脉瘤）、腺体增大（胸腺、甲状腺）和腹部内容物胸内疝。纵隔疾病的诊断需要了解和熟悉正常的纵隔解剖结构和纵隔影像表现，以及纵隔病变的典型特征。

纵隔分区

虽然多年来已经描述了各种纵隔分区方案，但需要注意的是大多数都不是由解剖组织平面划定的。对纵隔病变的分区，有助于纵隔疾病的鉴别诊断。

Felson 的纵隔分区方法

Felson 所描述的影像上纵隔分区是基于胸部侧位片进行划分。Felson 法将纵隔分为前、中、后纵隔。前纵隔位于胸骨和气管前壁之间，沿心脏后缘延伸。后纵隔包括椎旁区域，位于沿胸椎椎体前三分之一垂直画的一条线的后方。中纵隔位于前后纵隔之间。

根据国际胸腺恶性肿瘤兴趣小组（ITMIG）提供的纵隔分区

根据定位病变的纵隔分区，有助于疾病的鉴别诊断。在大多数情况下，需要额外的影像检查来进行进一步的评估。虽然大多数纵隔病变可通过胸部增强扫描（CT）和（或）磁共振（MR）成像来评估，血管造影、 超声和超声心动图也有助于疾病诊断。ITMIG 开发了一种纵隔分区系统，用于胸部横断面成像研究，由多学科专家组认可，定义了血管前、内脏和椎旁纵隔分区。

血管前的纵隔区域前界为胸骨，后界为由心包前缘形成的弓状缘。它包含胸腺、脂肪、淋巴结和左锁骨下静脉。内脏纵隔前界为心包，后界为内脏－椎旁连接线。内脏－椎旁连线是穿过胸椎椎体的前缘后 1 cm 的一条假想的垂直线。内脏纵隔内包含心血管、气管、隆突、食道、淋巴结和脂肪。椎旁纵隔前界为内脏－椎旁连接线，后界为胸椎横突外侧沿后胸壁“画”的假想垂直线。

纵隔疾病的影像学检查

X 线表现

纵隔异常通常通过在影像学上识别异常的纵隔轮廓被发现。大约 10% 的纵隔轮廓异常是血管性的，包括异常血管和动脉瘤。纵隔肿块可为单侧局灶性或双侧弥漫性。弥漫性纵隔肿大提示淋巴结病变，而局灶性肿大是原发性肿瘤和囊肿的典型表现。一旦在正位胸片上发现纵隔病变，则根据侧位胸片上纵隔分区定位（前、中、后）。然后将影像学特征与患者的年龄、性别和临床表现结合，以便提供一个集中的鉴别诊断，并提出下一个最合适的影像学检查或管理步骤。例如，一个 40 多岁患者的单侧前纵隔肿块通常是胸腺瘤。进一步影像学检查可进行胸部增强 CT 检查。此外，在无症状成人中，伴有良性压迹的局灶性后纵隔肿块通常是神经源性肿瘤，MR 有助于进一步检查以除外椎管内疾病。

横断面成像

使用 CT 和 MR 的横断面成像可以进一步定性纵隔病变。血管病变可能与其他血管结构相邻，最佳评估方式是静脉注入对比剂。非血管病变可以分析其增强特征和是否存在囊性改变、钙化、脂肪或坏死。可以评估相邻的结构，以辨别肿块占位效应或局部侵袭。影像上的弥漫性纵隔肿大，通常代表横断面影像上的淋巴结病变，可根据涉及一个或多组胸内淋巴结的情况来识别。淋巴结病可表现为分散的肿大淋巴结或弥漫性软组织肿块（淋巴结融合）。FDG PET/CT 补充了形态学成像，可以区分良恶性病变、有利于临床分期和治疗计划的制订。

影像科医师的作用

影像科医师在纵隔疾病的评估和管理中起着至关重要的作用。病变的影像学定位到特定的纵隔分区，有利于疾病的鉴别诊断，并有助于指导进一步的影像检查。应尝试区分肿瘤性病变和非肿瘤性病变，以及手术病变和非手术病变。对于非手术病变，如淋巴瘤和恶性生殖细胞肿瘤，应考虑在影像引导下的活检。在某些情况下，影像学表现是特征性的，影像科医师可以提供明确的诊断。

纵隔

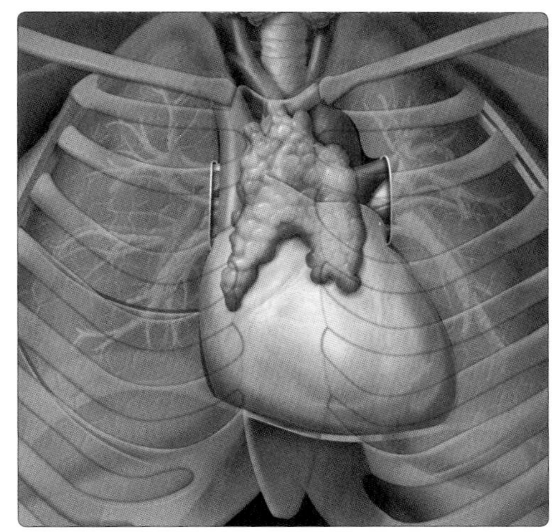

Felson 纵隔分区

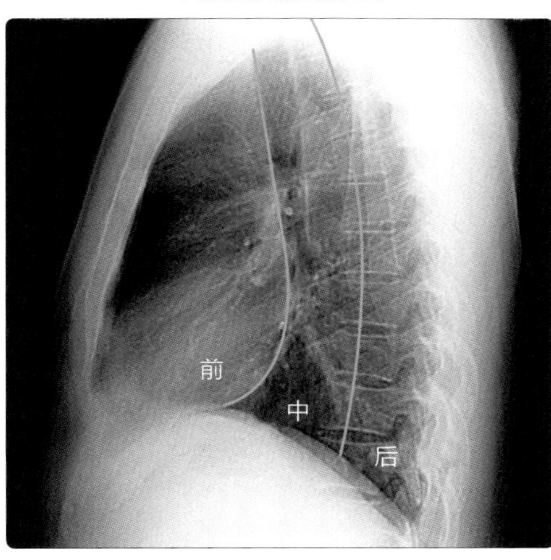

（左图）显示纵隔，即肺和胸膜之间的空间，从胸腔入口延伸到横膈膜，包含胸腺、心脏、心包、大血管、中央气道和食道。

（右图）Felson 分区包括前、中、后纵隔分区。纵隔分区根据沿气管前部 / 心脏后缘以及椎体前 1/3 画线进行分区。

ITMIG 纵隔分区

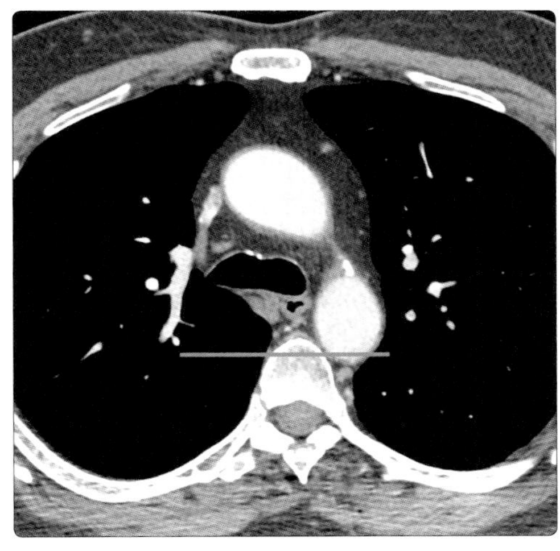

ITMIG 纵隔分区

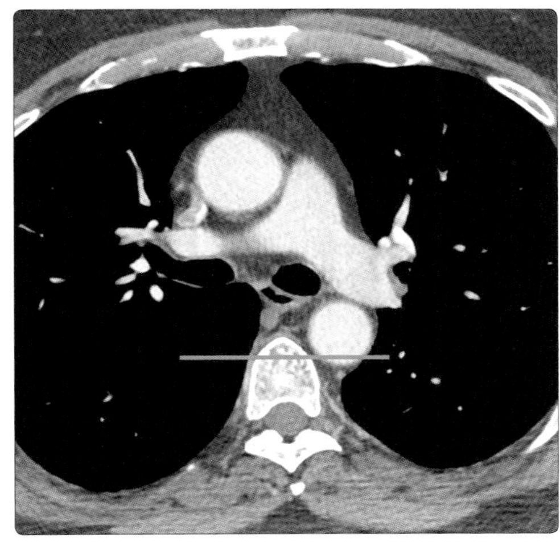

（左图）ITMIG 纵隔分区［血管前区（紫红色）、内脏区（蓝色）和椎旁区（黄色）］。绿色线代表内脏椎旁区边界线。

（右图）ITMIG 纵隔分区［血管前区（紫红色）、内脏区（蓝色）和椎旁区（黄色）］。绿色线代表内脏椎旁区边界线。血管前区包绕心脏和心包。

ITMIG 纵隔分区

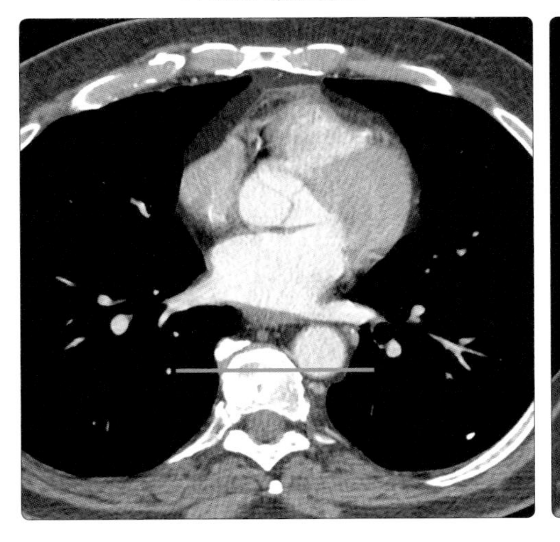

ITMIG 纵隔分区

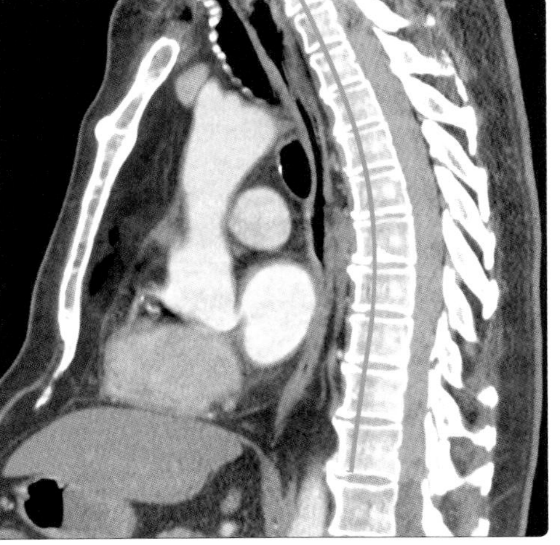

（左图）ITMIG 纵隔分区［血管前区（紫红色）、内脏区（蓝色）和椎旁区（黄色）］。绿色线代表内脏椎旁区边界线。血管前区包绕心脏和心包。

（右图）ITMIG 纵隔分区［血管前区（紫红色）、内脏区（蓝色）和椎旁区（黄色）］。绿色的是内脏 – 椎旁区的边界线。

胸腺瘤

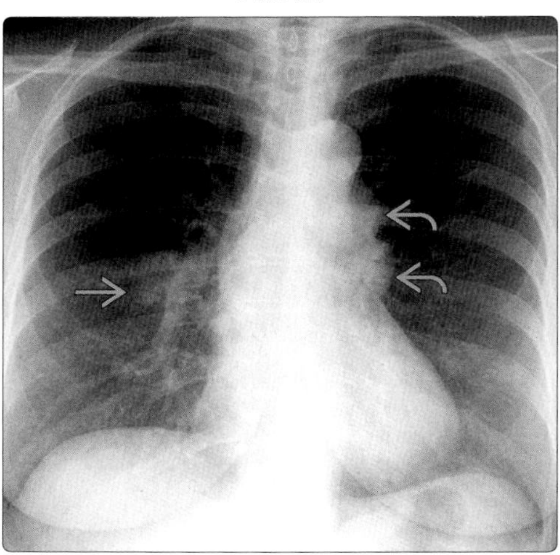

胸腺瘤

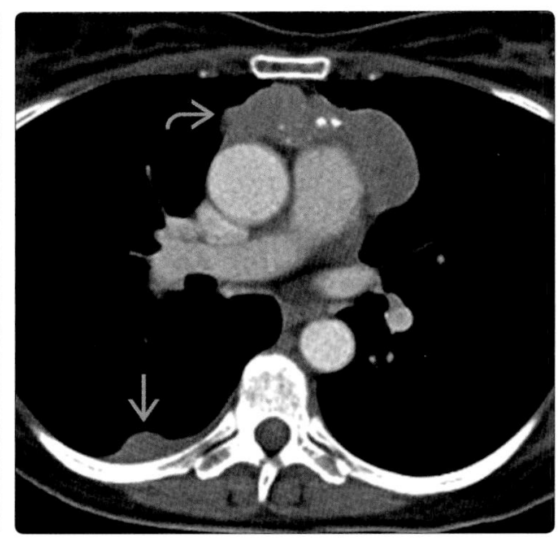

（左图）一名胸部疼痛 58 岁女性患者后前位胸片，显示为纵隔偏左侧分叶状肿块↪，侧位片显示病变位于前纵隔。右侧肺门可见结节影→，边界不清。

（右图）同一患者横断位增强 CT 图显示纵隔血管旁肿块↪，其内见钙化和右后胸膜下方转移灶→。病理组织活检最终证实为侵袭性胸腺瘤。

淋巴结肿大

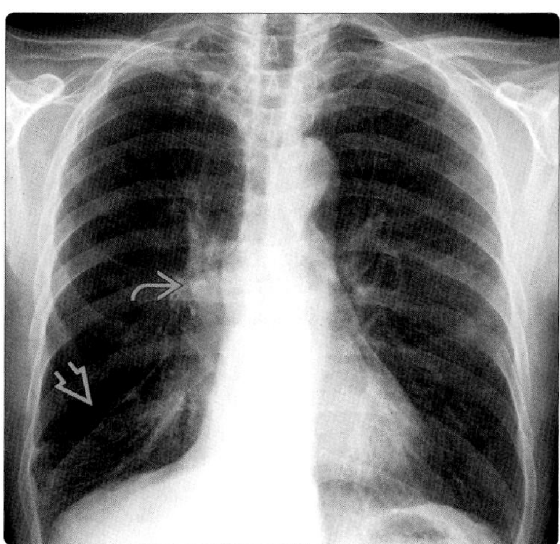

淋巴结肿大

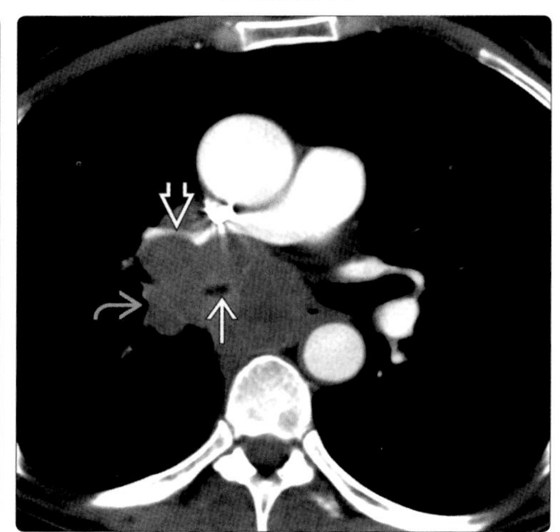

（左图）一名 54 岁的吸烟者因咯血进行的后前位胸片显示其右肺下叶和中叶体积缩小，伴有叶间裂胸膜下移⇨。右纵隔异常↪，侧位片（未显示）定位于中纵隔。

（右图）同一患者横断位增强 CT 图显示出现分叶状纵隔肿块↪，中间段支气管变窄➡，并侵袭右肺动脉⇨。最有可能的诊断是晚期肺癌，本例为小细胞肺癌。

神经源性肿瘤

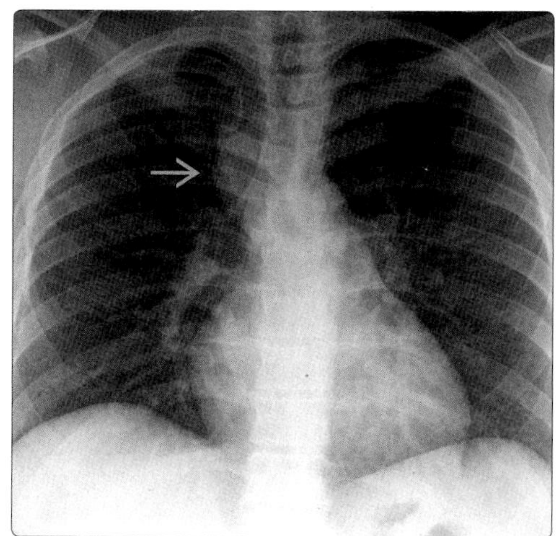

神经源性肿瘤

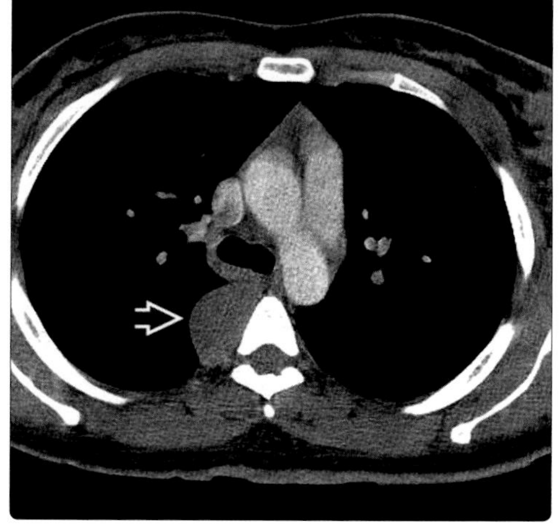

（左图）一名无症状 21 岁男性患者后前位胸片示，脊柱右侧肿块→，侧位片与脊柱重叠（未显示）。

（右图）同一患者横断位增强 CT 图显示脊柱旁边界清肿块⇨。请注意，虽然病变向前延伸到中纵隔，但大部分的肿块为椎旁。这个最可能的诊断是神经源性肿瘤，手术确诊为神经源性肿瘤。

局灶性纵隔肿块：胸腺瘤

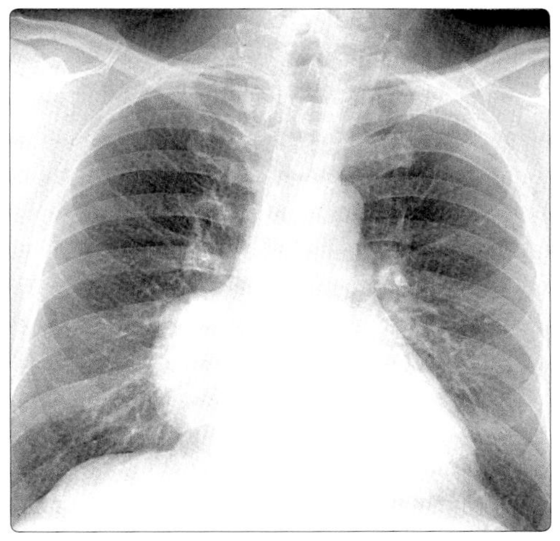

局灶性纵隔肿块：胸腺瘤

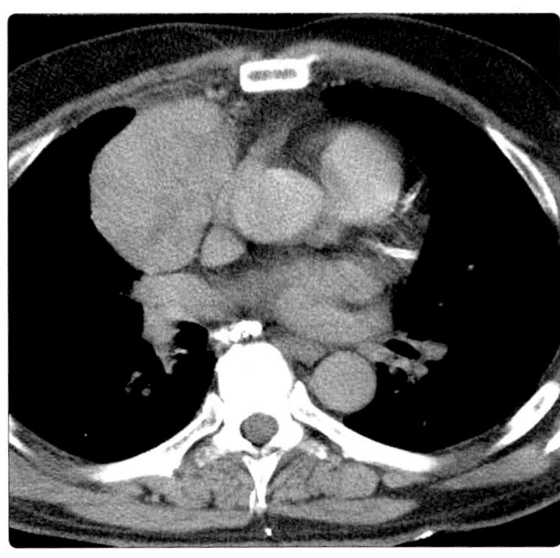

（左图）一名 58 岁的无症状患者后前位胸片示一个局灶性纵隔右侧肿块，侧位片（未显示）定位于前纵隔。病变的局部特征提示原发性纵隔肿瘤，根据临床信息和人口统计学特征，可能为胸腺瘤。

（右图）同一患者的横断位增强 CT 显示前纵隔一个分叶状的软组织密度肿块，而不是淋巴结肿大。

弥漫性纵隔增大：淋巴瘤

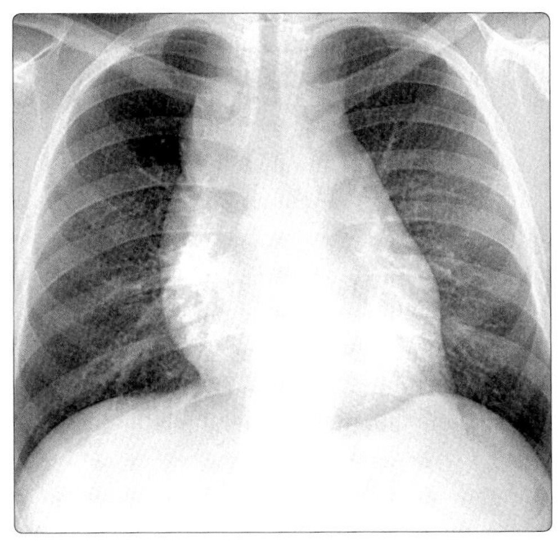

弥漫性纵隔增大：淋巴瘤

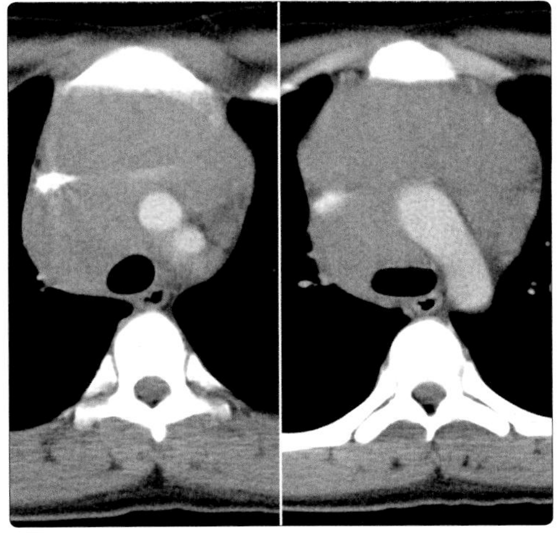

（左图）一名 16 岁男孩的后前位胸片显示弥漫性纵隔增大，累及两侧中线，符合淋巴结肿大，根据人口统计学和影像学特征考虑可能为淋巴瘤。

（右图）同一患者的横断位增强 CT 显示纵隔软组织密度均匀，累及多组淋巴结站，包裹血管结构，与淋巴结肿大表现一致。活检证实为霍奇金淋巴瘤。

血管病变：动脉瘤

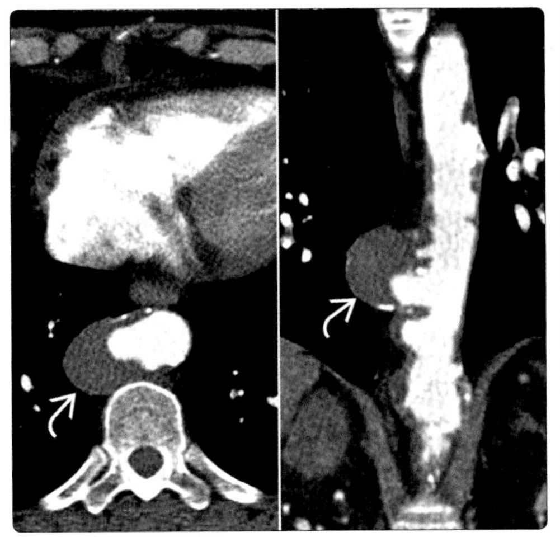

增强纵隔病变：异位甲状腺组织

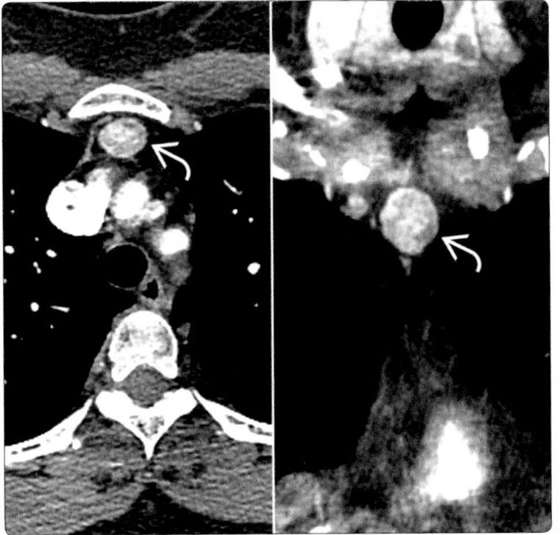

（左图）横断位（左）和冠状位（右）增强 CT 显示降主动脉右侧囊状动脉瘤➔，在平片上显示中纵隔肿块（未显示）。

（右图）无症状异位纵隔甲状腺患者横断位（左）和斜冠状位（右）增强 CT 显示纵隔血管前结节➔，并有明显的强化。需与 Castleman 病和副神经节瘤鉴别诊断。

胸腺瘤

关键要点

术语
- 最常见的原发性前纵隔肿瘤
  - 被认为是恶性的，可在任何阶段转移

影像学表现
- 平片
  - 前纵隔肿块，边界清晰、光滑或分叶状；典型的单侧发病
  - 浸润性胸腺瘤：边界不规则，伴同侧膈肌抬高，胸膜结节
- CT
  - 血管前，球形 / 卵圆形，单侧软组织肿块
  - 边缘呈光滑或分叶状
  - 由坏死或囊性改变引起的低密度灶
  - 通常没有淋巴结肿大
  - 浸润性胸腺瘤：局部浸润，胸膜结节
- MR
  - T_1WI：低到中等信号强度
  - T_2WI：高信号强度，特别是囊性改变

主要鉴别诊断
- 胸腺癌
- 胸腺类癌
- 淋巴瘤
- 恶性生殖细胞肿瘤
- 胸腺增生

临床要点
- 70% 好发于 50~60 岁
- 男女比例接近
- 症状 / 特征
  - 无症状，偶然发现
  - 相邻结构受压 / 受侵
  - 副肿瘤综合征
- 治疗
  - Ⅰ期和Ⅱ期：完全手术切除
  - Ⅲ期和Ⅳa 期：新辅助化疗和完全切除
  - Ⅳb 期：姑息性化疗

（左图）胸腺瘤患者后前位胸片显示，右侧纵隔肿块呈分叶状、边界清晰→。胸腺瘤通常表现为胸片上的纵隔轮廓异常。

（右图）同一患者的侧位胸片，显示胸腺瘤位于前纵隔→。侧位胸片可将纵隔肿块定位到3个纵隔区域之一，并进行鉴别诊断。

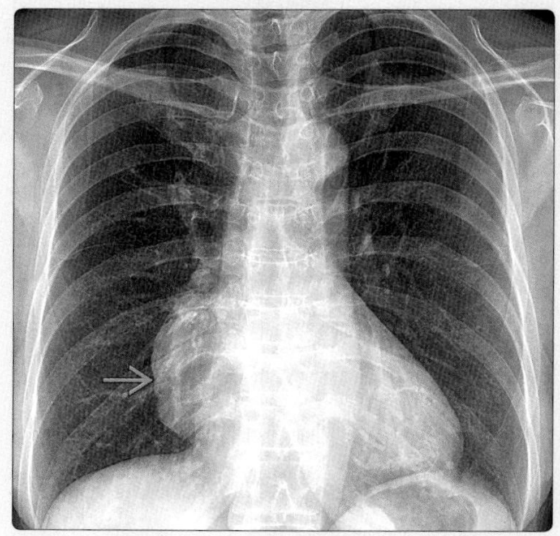

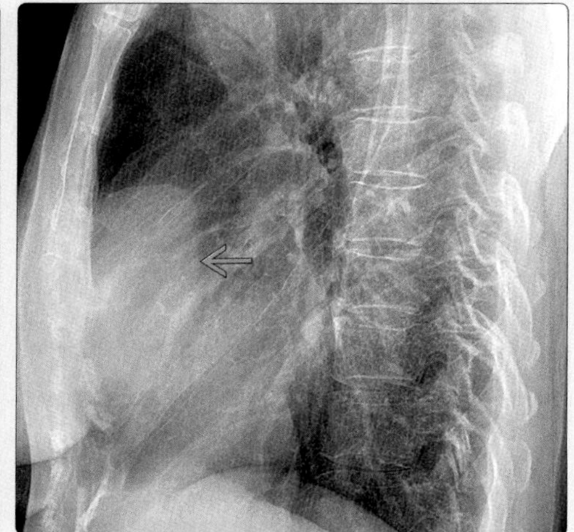

（左图）一名 65 岁无症状男性患者，横断位增强 CT 显示血管前纵隔右侧不均匀强化肿块→，相邻纵隔间隙正常↗。手术证实为 A 型胸腺瘤。

（右图）示意图显示胸腺瘤的形态学特征。胸腺瘤↗通常起源于胸腺小叶之一，这是大多数单发病变的位置。

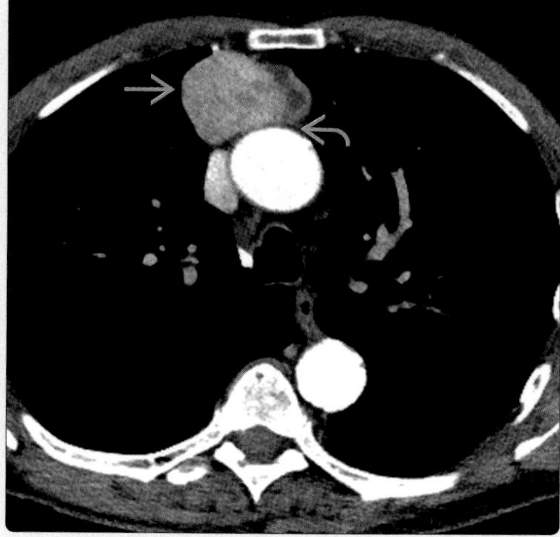

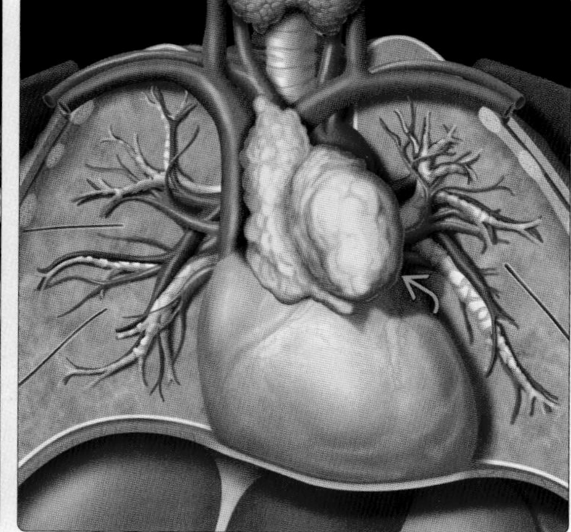

术语

定义

- 最常见的恶性胸腺上皮性肿瘤
- 最常见的非淋巴源性原发性前纵隔 / 纵隔血管前肿瘤

影像学表现

基本表现

- 最佳诊断思路
  - 单侧球形或卵圆形的前纵隔 / 纵隔血管前肿块
- 部位
  - 纵隔血管前间隙，通常为单侧
  - 从胸腔入口到膈面的任何位置
- 大小
  - 范围：1～10 cm（平均 5 cm）
- 形态学
  - 球形或卵圆形，光滑或分叶状边缘

X 线表现

- 正常平片检查为小的或隐匿性胸腺瘤
- 局灶性前纵隔肿块
  - 从胸腔入口到心膈角的任何位置
  - 前连接线处结节状增厚
  - 正位胸片轮廓异常
  - 边界清晰，光滑或分叶状边缘
  - 通常为单侧，少见双侧生长
  - 可能表现为钙化
  - 侧位片前纵隔结节 / 肿块
  - 侵袭性胸腺瘤
    - 肺侵犯：边缘不规则或毛刺样改变
    - 膈神经侵犯：膈肌抬高 / 膈麻痹
    - 胸膜转移：胸膜结节，可发展为周围胸膜结节性增厚

CT 表现

- 增强 CT
  - 前纵隔血管旁软组织肿块
    - 毗邻心包和大血管
    - 从胸腔入口到心膈角的任何位置
    - 很少出现在其他纵隔区域中
  - 典型为单侧；起源于胸腺叶
  - 大小不一；球形或卵圆形；光滑或分叶状；边界清晰
  - 可能表现为均匀密度
  - 密度不均匀 / 强化不均匀
    - 坏死或出血
    - 钙化：曲线状，粗糙，呈点状
    - 囊性：液体密度成分；伴或不伴内部软组织密度结节
  - 通常没有相关的淋巴结肿大
  - 排除局部侵犯：纵隔脂肪、血管、心包、心脏、胸膜、肺
  - 侵袭性胸腺瘤
    - 软组织边界不清并不表示具有侵袭性
    - 更高的密度
      - 低密度的肿瘤坏死
      - 分叶状或不规则的肿瘤轮廓
      - 周围脂肪的浸润
      - 肿瘤实质中的多灶性钙化
      - 直径≥7 cm
    - 周围侵犯的直接征象
      - 血管侵犯：血管轮廓不规则，包裹 / 闭塞，腔内肿瘤
      - 胸膜结节：同侧，双侧，弥漫性
      - 心包增厚、浸润、结节
      - 肺受累；很少在支气管内

MR 表现

- T_1WI
  - 低到中等信号强度
  - 等信号或高于骨骼肌信号
  - 低信号：坏死，囊性改变，纤维间隔 / 包膜，钙化
- T_2WI
  - 呈高信号，囊性 / 坏死区呈高信号
- T_2WI-FS
  - 可区分邻近脂肪结构
- 化学位移成像
  - 与胸腺增生不同，反相位信号不降低
- MR 的优势
  - 如果增强 CT 有禁忌症，MRI 有助于识别病变侵袭性特征
  - 出血的鉴别
    - 含铁血黄素：T_1WI 和 T_2WI 上的低信号
    - 急性 / 亚急性出血：T_1 高信号
  - 囊性胸腺瘤附壁性结节的鉴别
  - 胸壁侵犯的识别

核医学表现

- PET/CT
  - 不常用
- 铟 111 奥曲肽闪烁显像：化疗无效的晚期肿瘤患者；识别可能对奥曲肽治疗有反应的患者

推荐的影像学检查方法

- 最佳成像方法
  - 增强 CT 是一种可选的方式；评估浸润情况
  - MR 的优势
    - 有增强 CT 禁忌症时
    - 与组织学类型相关，鉴别侵袭性和早期疾病
- 术后随访的影像学建议
  - 完全切除：5 年内每年进行增强 CT，然后每年进行增强 CT 与胸片检查，交替进行，直到 11 年，然后每年胸片检查

- 部分切除，Ⅲ期或Ⅳa 期：增强 CT 每 6 个月检查一次，连续 3 年
- 影像学报告应包括
  - 肿瘤大小：短轴、长轴，上下界
  - 病变的位置、边界、密度、钙化
  - 对浸润特征的描述
    - 脂肪浸润，邻近肺组织异常
    - 肿瘤邻接的≥50% 的邻近结构
    - 血管 / 心脏侵犯，淋巴结肿大
    - 膈肌抬高，胸腔积液 / 结节
    - 远处转移

鉴别诊断

胸腺癌
- 常见于前纵隔血管旁肿块
  - 淋巴结肿大，局部侵犯
- 恶性肿瘤的组织学特征

胸腺类癌
- 常见于前纵隔血管旁肿块
  - 淋巴结肿大，局部侵犯
- 非典型类癌的组织学特征
- 临床激素综合征，多发性内分泌瘤

淋巴瘤
- 霍奇金和非霍奇金淋巴瘤
- 前纵隔血管旁肿块和淋巴结肿大
- 局部浸润，中央坏死，囊性改变

恶性生殖细胞瘤
- 有症状的男性，小于 40 岁
- 精原细胞瘤：均匀密度的前纵隔血管旁肿块
- 非精原细胞瘤性肿瘤：密度不均的血管旁肿块，中心低密度 / 坏死
- 明显的局部浸润性肿块和淋巴结肿大

胸腺增生
- 弥漫性或局灶性结节样胸腺肿大
- 化学位移 MR 信号减低

病理学表现

分期、分级和分类
- 第八版的肿瘤 – 结节 – 淋巴结转移（TNM）恶性肿瘤分类：最近被美国癌症联合委员会（AJCC）和国际癌症控制联盟（UICC）认可
  - 基于国际肺癌研究协会（IASLC）和国际胸腺恶性肿瘤兴趣小组（ITMIG）的建议
  - 基于胸腺上皮性肿瘤的大型回顾性数据库

大体病理和手术所见
- 含包膜胸腺瘤
  - 球形 / 卵圆形肿块被纤维囊包围
  - 与被膜相连的内在纤维间隔
- 坏死、出血、囊性改变（30%~40%）
- 侵袭性胸腺瘤
  - 通过肿瘤包膜侵袭肿瘤细胞
  - 侵犯纵隔脂肪、心血管结构、胸膜、肺

镜下表现
- 肿瘤组成：不同比例的上皮细胞和淋巴细胞
- WHO 胸腺瘤的组织学分类
  - 基于上皮细胞的形态，上皮细胞与淋巴细胞的相对比例，以及与正常胸腺结构的相似性
  - A 型：圆形 / 上皮样肿瘤细胞
  - B 型：椭圆形 / 梭形肿瘤细胞
  - WHO 组织学分类
    - A、AB、B1、B2、B3 型
  - 重现性差和临床预测价值较低
  - WHO 亚型可能在单个肿瘤中共存

临床要点

临床表现
- 最常见的症状 / 体征
  - 无症状，偶然的影像学发现
  - 压迫或侵犯邻近结构的症状
    - 胸痛、呼吸困难、咳嗽
    - 吞咽困难、膈肌麻痹、上腔静脉综合征
  - 副肿瘤综合征
    - 重症肌无力（MG）（30%~50%）
      - 15% 的 MG 患者患有胸腺瘤
    - 低丙种球蛋白血症或 Good 综合征（10%）
    - 单纯红细胞发育不全（5%）
- 其他症状 / 体征
  - 自身免疫性疾病：系统性红斑狼疮、多发性肌炎、心肌炎

人口统计学表现
- 年龄
  - 70% 的患者发病于 50~60 岁
- 性别
  - 男女比例接近
- 流行病学
  - 罕见恶性
    - 0.2%~1.5% 的恶性肿瘤
    - 在美国每年每百万中 1~5 例

自然病史和预后
- 完整切除病变是最重要的预后指标

治疗
- 尽可能地完成手术切除
  - 早期胸腺瘤
  - 包裹性和局部侵袭性 [累及纵隔胸膜和（或）心包] 肿瘤
- 侵袭性和晚期胸腺瘤
  - 尚有争议
  - 肿瘤减灭术 + 诱导化疗，辅助化疗和（或）术后放疗

诊断要点

考虑的诊断

- 40 岁以上单侧前 / 血管前纵隔肿块患者应考虑胸腺瘤；特别是有症状或副胸腺瘤综合征

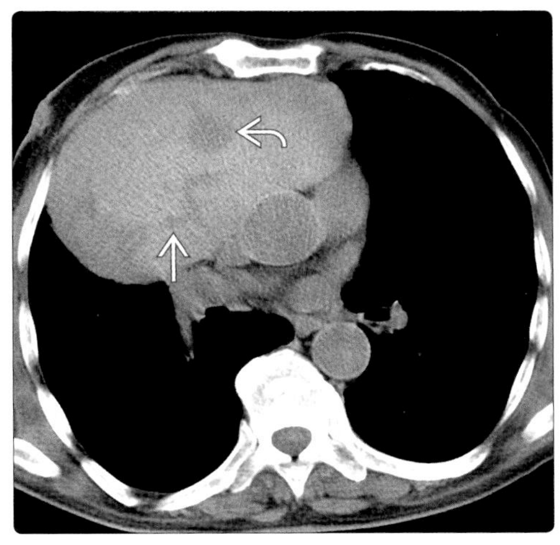

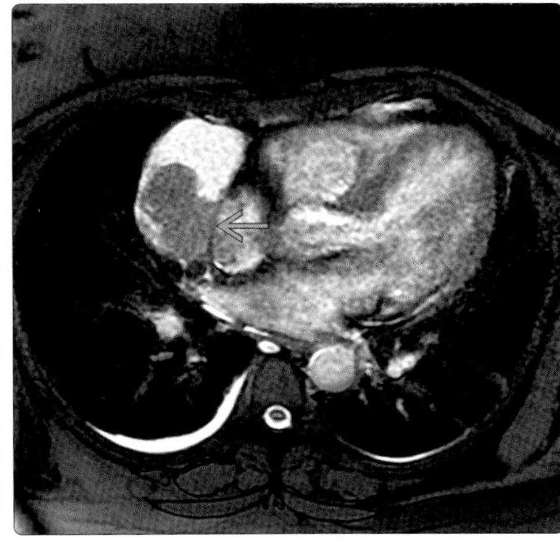

（左图）横断位平扫 CT 显示一个大的纵隔右侧血管前肿块，内部可见线样➡和圆形↪低密度区域，分别对应内部纤维间隔和坏死区域。

（右图）一名 42 岁女性患者，横断位 2D FIESTA F/S MR 显示纵隔右侧血管前囊性病变伴大的囊壁软组织肿块→。手术诊断为包膜型 B1 型胸腺瘤。MR 有助于区分先天性和获得性纵隔囊肿和囊性肿瘤。

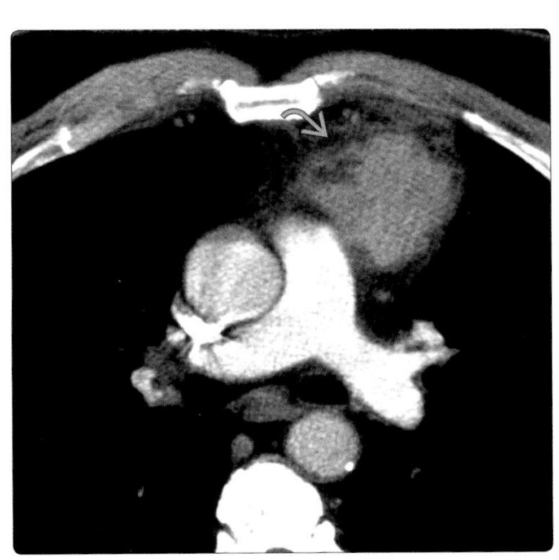

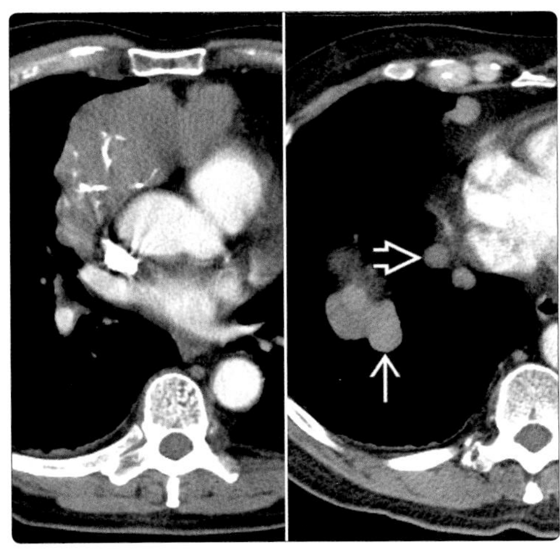

（左图）横断位增强 CT 显示纵隔左侧血管前胸腺瘤，形状不规则，邻近纵隔脂肪浸润↪。手术证实有纵隔脂肪侵犯，但肿块被完全切除。

（右图）横断位增强 CT 组合图像显示浸润性胸腺瘤，表现为大的分叶状纵隔血管前肿块伴有粗大钙化（左），膈胸膜➡和纵隔胸膜转移⇨（右）。

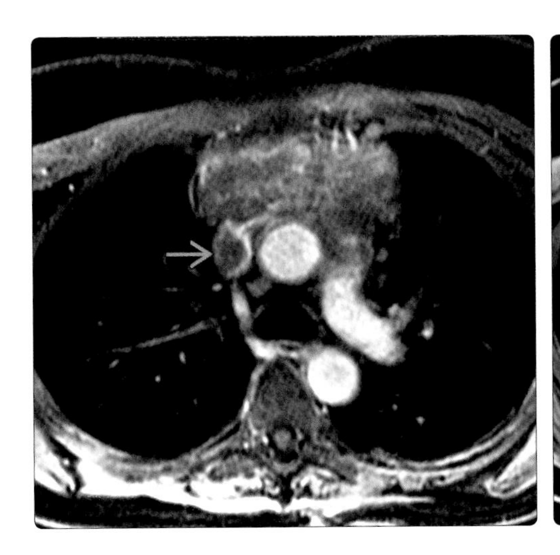

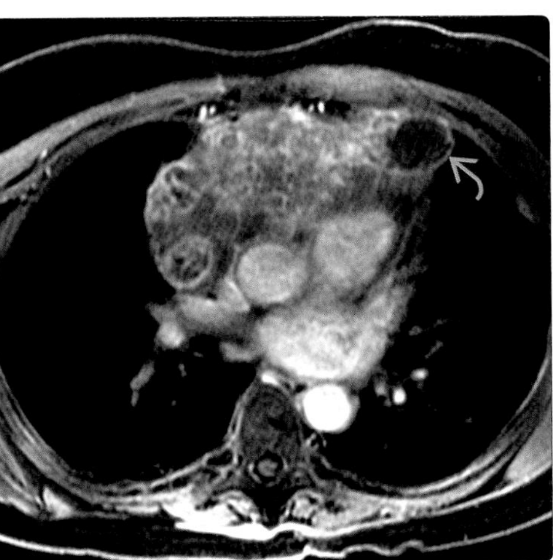

（左图）一名 51 岁 B1 型浸润性胸腺瘤男性患者横断位 T_1WI 增强 SPGR MR，临床表现为胸痛和面部肿胀，上腔静脉血管不均匀强化，前纵隔肿块和肿瘤栓子→。

（右图）同一患者的横断位 T_1WI 增强 SPGR MR 显示为不均匀强化的肿块，侵犯心包上部，肺动脉干可疑受侵。注意病变的低信号病灶代表内部囊性变↪。

胸腺神经内分泌肿瘤

关键要点

术语
- 胸腺神经内分泌肿瘤（TNEN）
- 胸腺类癌（TC）

影像学表现
- 巨大的密度不均前纵隔 / 血管旁肿块
- 常伴局部浸润
- 纵隔淋巴结肿大
- 远处转移瘤约 20%
- PET/CT：PET/CT FDG 和 ^{68}Ga 摄取情况有助于对该病进行分期和监测

主要鉴别诊断
- 胸腺上皮性肿瘤
- 淋巴瘤
- 恶性生殖细胞肿瘤
- 原发性肺癌
- 转移性淋巴结肿大

病理学表现
- 非典型类癌是最常见的组织学特征
- 分化良好的神经内分泌癌：典型的和非典型的类癌
- 低分化神经内分泌癌：小细胞癌和大细胞癌

临床要点
- 大多数患者的症状表现为纵隔结构的压迫 / 侵犯
- 50% 的胸腺神经内分泌肿瘤为功能性具有相关的内分泌疾病：最常见的是库欣综合征
- 25% 的胸腺神经内分泌肿瘤患者中存在多发性内分泌瘤 -1（MEN1）
- 首选的治疗方法是根治性手术切除

诊断要点
- 有 MEN1 病史并伴有纵隔肿块的患者应考虑胸腺神经内分泌肿瘤

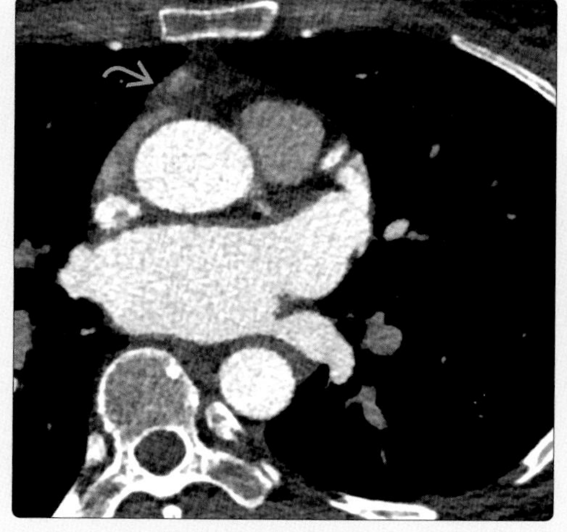
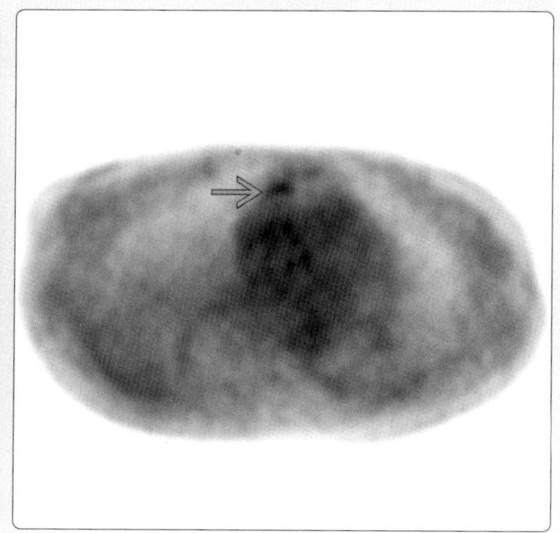

（左图）胸腺神经内分泌肿瘤患者的横断位增强 CT 显示前纵隔小的椭圆形软组织密度病变，伴钙化，增强后呈不均匀增强，手术切除证实类癌。

（右图）同一患者的横断位 FDG PET 显示血管前纵隔小病变中的局部 FDG 高摄取，考虑恶性肿瘤。患者无症状，接受多发性神经内分泌肿瘤 -1 综合征常规监测。

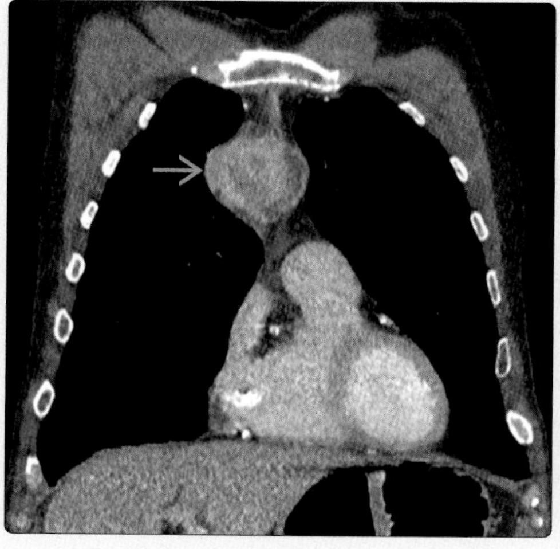
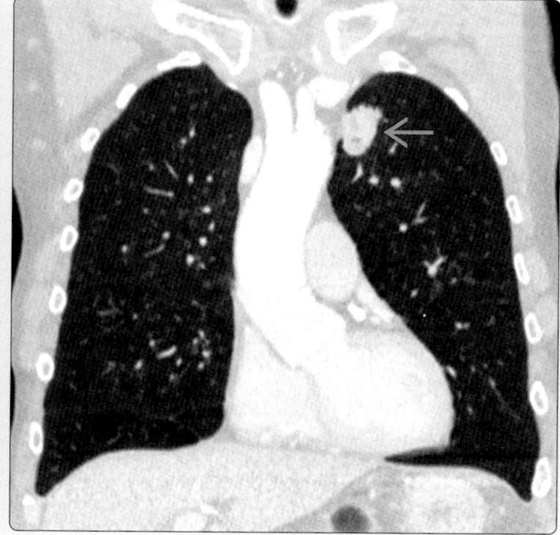

（左图）胸腺神经内分泌肿瘤患者的冠状位增强 CT 显示一个大的分叶状不均匀强化纵隔血管前肿块。低密度病灶提示病变内部坏死和囊性改变。

（右图）同一患者冠状位增强 CT 显示左肺上叶轻度分叶状、胸膜下毛刺样结节，高度怀疑恶性肿瘤。病理证实为转移性低分化小细胞胸腺神经内分泌肿瘤。

胸腺神经内分泌肿瘤

术语

同义词

- 胸腺神经内分泌肿瘤（TNEN）
- 胸腺类癌（TC）

定义

- 原发性恶性神经内分泌肿瘤

影像学表现

基本表现

- 最佳诊断思路
  - 侵袭性前纵隔 / 血管旁肿块

X 线表现

- 较大的前纵隔肿块

CT 表现

- 增强 CT
  - 大的分叶状纵隔血管前肿块
    - 密度不均 / 强化不均匀
    - 局部侵袭性；上腔静脉综合征约 20%
  - 胸腔淋巴结肿大（50%）
  - 转移（20%）：肝、脑、肺、骨

MR 表现

- T_1 中等信号；T_2 高信号
- T_1WI 增强扫描：不均匀强化

核医学表现

- PET/CT
  - 原发性肿瘤和转移瘤中的 FDG 摄取增加
    - 出现下列情况则摄取减少：坏死、出血、囊肿
  - ^{68}Ga DOTATATE PET/CT
    - 对生长抑素受体阳性的肿瘤高度敏感
    - 原发肿瘤、转移瘤监测

推荐的影像学检查方法

- 最佳影像检查方法
  - 增强 CT 或 MR：评估肿瘤、局部侵袭、转移
  - PET/CT：分期、重新分期、监测

鉴别诊断

胸腺上皮瘤

- 前纵隔 / 血管旁肿块；伴或不伴局部侵犯
- 淋巴结肿大和转移瘤更常见于胸腺神经内分泌肿瘤或胸腺癌，而不是胸腺瘤

淋巴瘤

- 局部浸润性纵隔肿块；淋巴结融合

原发性肺癌

- 大的中心型肿块 ± 局部浸润 / 淋巴结肿大

恶性生殖细胞瘤

- 几乎全是年轻男性，<40 岁
- 大的局部浸润性混杂密度前纵隔 / 血管旁肿块

淋巴结转移

- 各种恶性肿瘤，纵隔转移

病理学表现

基本表现

- 两种主要的组织病理学类别
  - 分化良好（非典型和典型 TC）
    - 非典型 TC：最常见的（中级）
  - 低分化（高级别小细胞或大细胞神经内分泌癌）
- 遗传学
  - 多发性内分泌瘤 -1（MEN1）约占 25%

大体病理和手术所见

- 2%~4% 的前纵隔 / 血管旁肿瘤
- 通常较大，并伴有局限性的肿块，频繁的出血 / 坏死和局部侵犯

临床要点

临床表现

- 最常见的症状 / 体征
  - 纵隔结构压迫或侵犯：咳嗽、呼吸困难、胸痛、上腔静脉综合征
- 其他症状 / 体征
  - 50% 的胸腺神经内分泌肿瘤为功能性
    - 库欣综合征（最常见）；异位促肾上腺皮质激素（ACTH）
  - 与 MEN1 相关
  - 约 1/3 无症状；偶然发现

人口统计学表现

- 流行病学
  - 发病率：1/1000 万每年
  - 男性：女性 = 3：1
  - 平均年龄：43 岁（范围：30~60 岁）；中位年龄：57 岁

自然病史和预后

- 完全切除后的 5 年生存率：28%~84%
- 最佳预后指标：切除的完整性、分期
- 胸腺类癌是 MEN1 型中最致命的肿瘤

治疗

- 根治性手术切除；如果不能切除，则进行大部分切除手术
- 生长抑素类似物（SSAs）在治疗中起着重要作用

诊断要点

考虑的诊断

- MEN1 阳性的纵隔肿块患者要考虑 TNEN

影像解读要点

- ^{68}Ga PET/CT 对诊断和监测具有高度敏感性

胸腺癌

关键要点

术语

- 恶性上皮性胸腺肿瘤

影像学表现

- 胸腺癌在影像学上与胸腺瘤不易区分
- 平片
  - 主要位于前纵隔的肿块
- CT
  - 血管前纵隔肿块伴或无钙化和（或）局部侵犯
  - 淋巴结肿大和远处转移
  - 胸膜滴状种植转移比胸腺瘤更少见
- MR
  - 坏死、囊性改变、出血可导致信号强度不均匀
- PET/CT：转移瘤的检测和监测

主要鉴别诊断

- 胸腺瘤
- 恶性生殖细胞肿瘤
- 淋巴瘤
- 转移性淋巴结肿大

病理学

- 胸腺癌缺乏胸腺瘤中可见的未成熟 T 淋巴细胞

临床要点

- 症状 / 体征：可能与肿块效应 / 侵袭性有关；上腔静脉综合征
- 平均年龄：50~60 岁，男性稍多

诊断要点

- 胸腺肿瘤在影像学上不易鉴别
- 远处转移和淋巴结肿大在胸腺癌中更为常见

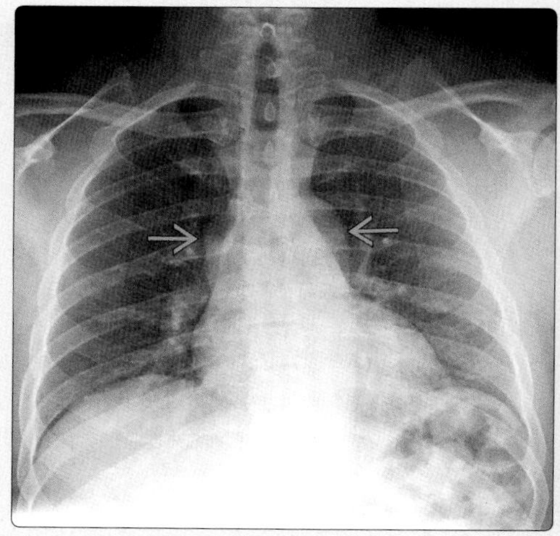

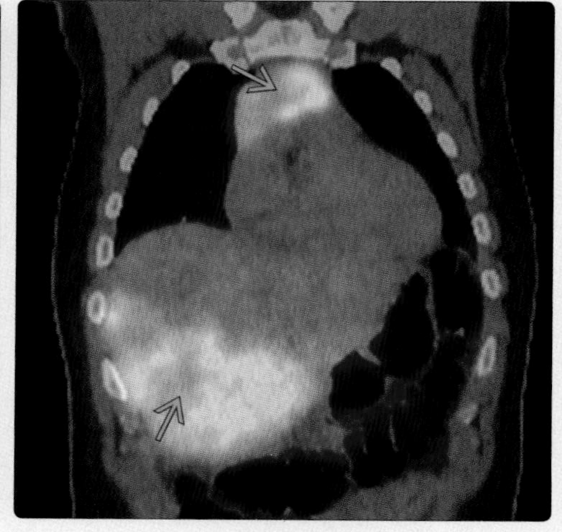

（左图）胸腺癌患者后前位胸片显示纵隔一较大肿块延伸到中线两侧→。

（右图）同一患者冠状位 FDG PET/CT 显示胸腺肿块内 FDG 摄取不均匀和广泛的肝转移。原发肿块和转移灶内相对摄取减少，提示组织坏死→。

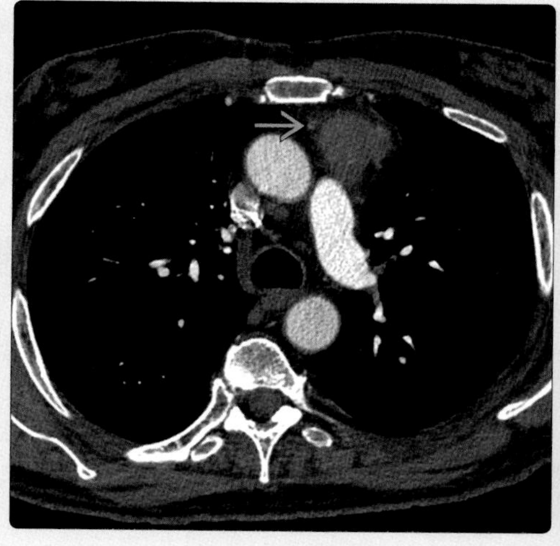

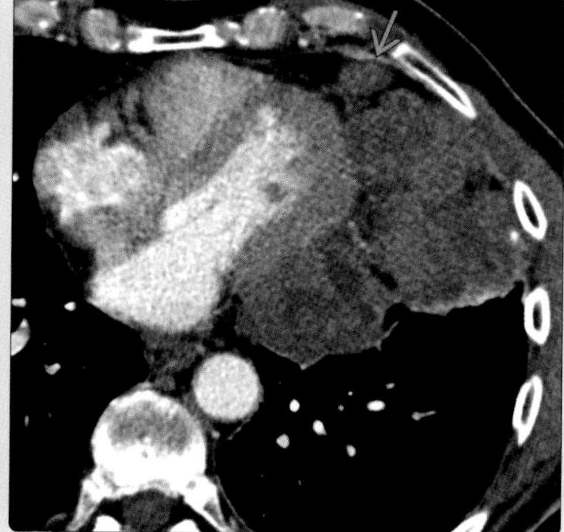

（左图）一名胸腺癌患者的横断位增强 CT 显示一个不均匀的分叶状血管前纵隔肿块，边界不规则→。手术切除时证实有纵隔脂肪和心包侵犯。

（右图）胸腺癌患者的横断位增强 CT 显示左侧血管前纵隔有一个大的不均匀密度肿块，直接侵犯心肌，心包外膜下脂肪间隙完全消失。淋巴结肿大→有助于诊断胸腺癌而不是胸腺瘤。

术语

定义

- 胸腺癌：罕见的恶性胸腺上皮性肿瘤

影像学表现

基本表现

- 最佳诊断思路
  - 较大的血管前纵隔肿块；常侵犯邻近的纵隔结构
    - 在影像学上与胸腺瘤不易鉴别
    - 纵隔淋巴结肿大和（或）远处转移更有利于胸腺癌诊断，而不是胸腺瘤
- 部位
  - 血管前纵隔
- 大小
  - 肿块较大（平均直径：6.4 cm）
- 形态学
  - 边界不清的分叶状轮廓，和内部的密度不均：坏死、出血、囊性改变

X 线表现

- 后前位和侧位胸片显示分叶状前纵隔肿块

CT 表现

- 增强 CT
  - 血管前纵隔肿块，具有分叶状轮廓，内部密度不均，易侵犯周围结构，伴或不伴钙化
  - 胸膜和心包的积液比胸腺瘤更常见
  - 胸内淋巴结肿大及远处转移

MR 表现

- T_1 中等信号和 T_2 高信号
- T_1WI 增强：不均匀强化和动态增强呈渐进性强化
- DWI：具有较低 ADC 值，弥散受限

核医学表现

- PET/CT
  - 原发肿瘤和转移瘤的 FDG 高摄取

鉴别诊断

胸腺瘤

- 血管前纵隔肿块；胸内淋巴结和胸腔积液非常罕见
- 副肿瘤综合征更为常见

恶性生殖细胞瘤

- 几乎都是 40 岁以下的年轻成年男性
- 巨大侵袭性血管前纵隔肿块、胸内淋巴结、远处转移

纵隔淋巴瘤

- 霍奇金或非霍奇金淋巴瘤
- 血管前纵隔肿块伴淋巴结融合；可能影响其他纵隔腔

纵隔内转移性淋巴结

- 淋巴结病伴或不伴淋巴结融合

病理学表现

基本表现

- 缺少胸腺分化的典型特征和明显的恶性肿瘤细胞学特征

分期、分级和分类

- 由 IASLC 和 ITMIG 创建的 TNM 分期 / 分类系统，改编自 AJCC 手册第 8 版
- 改良的 Masaoka-Koga 分期系统广泛应用于胸腺瘤和胸腺癌

大体病理和手术所见

- 大而质硬的浸润性肿块伴囊变和坏死，通常无包膜

镜下表现

- 细胞异型性、细胞结构特征类似于其他器官癌
- 多种组织学亚型
  - 鳞状细胞癌亚型最为常见
  - 其他亚型（基底样、黏液表皮样、淋巴上皮瘤样、肉瘤样亚型等）
  - 亚型可能以混合型出现

临床要点

临床表现

- 最常见的症状 / 体征
  - 占位效应 / 侵袭性症状：咳嗽、胸痛、膈神经麻痹、上腔静脉综合征
- 其他症状 / 体征
  - 副肿瘤综合征罕见
    - 重症肌无力、单纯红细胞再生障碍性贫血、低丙种球蛋白血症

人口统计学表现

- 流行病学
  - 约占胸腺上皮性肿瘤的 20%
- 确诊时的平均年龄：50~60 岁，男性稍多

自然病史和预后

- 存活率受分期和可切除性影响
- 5 年生存率范围：Ⅰ期 100% 至Ⅳb 期 17%

诊断要点

影像解读要点

- 胸腺癌、胸腺类癌和胸腺瘤在影像学上不易区分
- 远处转移、淋巴结和胸膜 / 心包积液常见

胸腺脂肪瘤

关键要点

术语

- 罕见的良性原发性胸腺肿瘤

影像学表现

- 平片
  - 单侧或双侧前纵隔巨大肿块
  - 累及下前纵隔
  - 平滑或分叶状，边界清晰
  - 可能导致心脏肿大假象和（或）半侧膈肌抬高
- CT
  - 边界清晰的血管前纵隔脂肪密度肿块，伴有内部的软组织成分
    - 很少有单纯的软组织成分或脂肪密度
  - 结构上与胸腺连接
  - 单侧或双侧纵隔受累
- MR
  - T_1- 高信号的脂肪成分
  - T_1WI 和 T_2WI 上的等信号的软组织成分

主要鉴别诊断

- 脂肪瘤
- 纵隔脂肪增多症
- 畸胎瘤
- 纵隔脂肪
- Morgagni 疝
- 脂肪肉瘤

临床要点

- 症状 / 体征
  - 大多数患者无症状
  - 与占位效应相关的症状
- 平均年龄：26.7 岁
- 外科切除术治疗

诊断要点

- 年轻患者血管前纵隔出现较大质韧、无侵袭性、非囊性肿块，并伴有脂肪和软组织成分时，考虑胸腺脂肪瘤

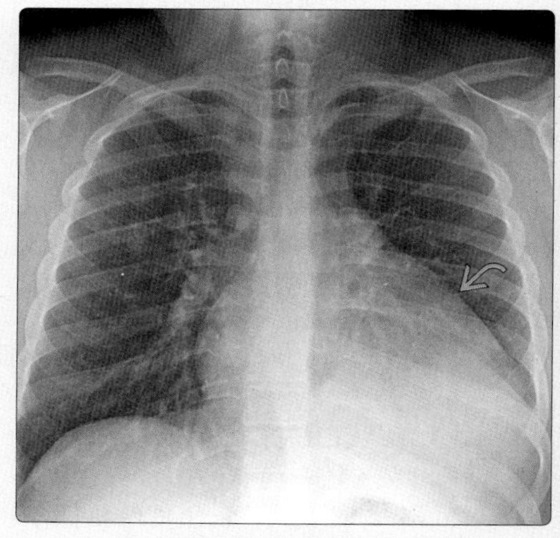

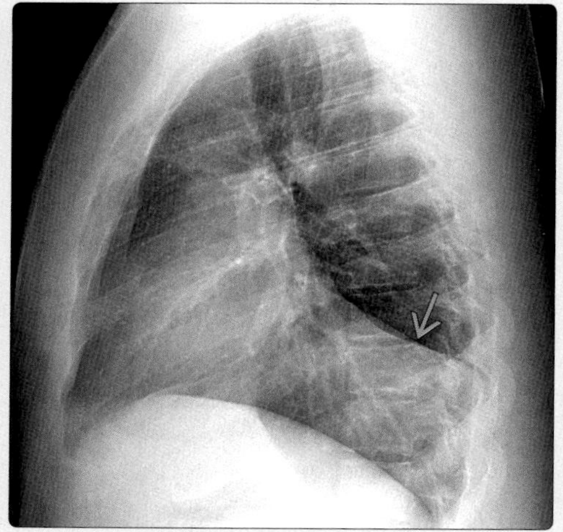

（左图）一名 17 岁男性患者，有长期咳嗽和呼吸困难的病史，后前位胸片显示胸腺脂肪瘤，表现为左纵隔较大肿块，与心脏的形状一致，类似心脏增大➡。

（右图）同一患者的侧位胸片显示，肿块导致左侧膈肌形状的改变，类似膈肌抬高➡。胸腺脂肪瘤柔软而质韧，通常与邻近器官形状一致。

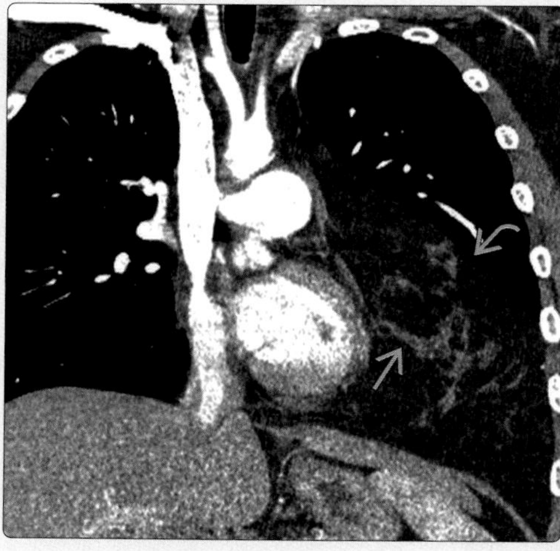

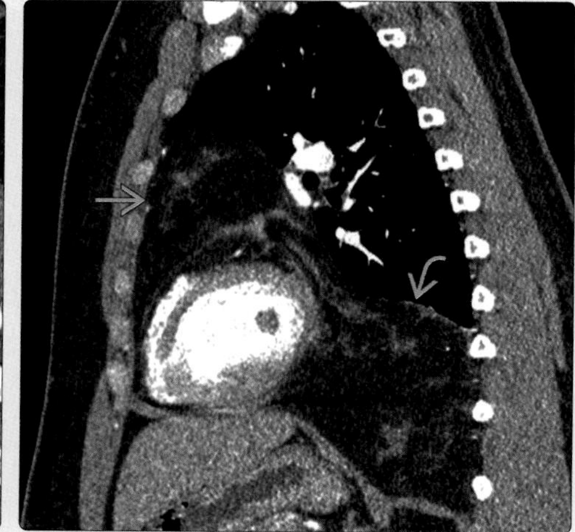

（左图）同一患者的冠状位增强 CT 显示纵隔巨大肿块，脂肪密度为主，内部伴有软组织密度成分➡。肿块与相邻的纵隔结构延续➡，在平片上误认为心脏肿大。

（右图）同一患者矢状位增强 CT 显示脂肪密度为主的肿块，伴内部软组织成分，并证明了病变与胸腺的解剖关系➡。在平片上肿块与左侧膈肌形态一致，易误认为膈肌抬高。

术语

定义

- 罕见的良性原发性胸腺肿瘤

影像学表现

基本表现

- 最佳诊断思路
  - 前 / 血管前纵隔肿块，带有脂肪和软组织成分
- 部位
  - 典型的前下 / 血管前纵隔
- 大小
  - 通常较大；平均大小为 20 cm
- 形态学
  - 界限清楚
  - 柔韧的肿块，与邻近器官的形状一致
  - 形状可随位置改变而变化

X 线表现

- 单侧或双侧前纵隔巨大肿块
- 易累及前下纵隔
- 光滑或分叶状，边界清晰
- 与邻近器官的形状一致；可能导致心脏增大和（或）半膈肌抬高的假象

CT 表现

- 边界清晰的血管前纵隔脂肪密度肿块，伴有内部的软组织成分
  - 软组织密度为主者罕见
  - 脂肪密度为主伴局灶性软组织密度者罕见
- 解剖结构上与胸腺连接

MR 表现

- T_1- 高信号的脂肪成分
- T_1WI 和 T_2WI 上的中等信号的软组织成分
- 化学位移 MR：反相位上实性成分的信号减低

推荐的影像学检查方法

- 最佳影像检查方法
  - CT 评估疾病范围和手术计划
  - MR 可以帮助确认脂肪组织的存在

鉴别诊断

脂肪瘤

- 均匀的、边界清楚的脂肪密度肿块
- 无或较小的线状软组织成分
- 占原发性纵隔肿瘤的 2%

纵隔脂肪瘤病

- 无包膜的纵隔脂肪
- 与肥胖和类固醇的使用有关

畸胎瘤

- 单侧血管前纵隔肿块
- 多房囊性病变 ± 钙化和（或）脂肪

纵隔脂肪

- 位于心膈角
- 与肥胖、类固醇、库欣综合征有关

Morgagni 疝

- 通过前内侧膈肌缺损疝出腹腔内容物
- 可能含有大网膜脂肪、大网膜血管、肝脏、结肠

脂肪肉瘤

- 最常见的是位于内脏 / 椎旁纵隔
- 明显的不规则的软组织密度成分
- 快速生长、局部浸润、淋巴结病变、转移
- 胸腺脂肪肉瘤已有报道

病理学

大体病理和手术所见

- 分叶状、包裹性、柔软的黄色肿块

镜下表现

- 成熟脂肪组织和胸腺组织的混合物

临床要点

临床表现

- 最常见的症状 / 体征
  - 大多数患者无症状
- 其他症状 / 体征
  - 呼吸困难、咳嗽、阵发性心动过速
    - 与肿块占位效应相关
  - 已有成人胸腺瘤相关的甲状旁腺综合征的报道

人口统计学表现

- 年龄
  - 平均年龄：26.7 岁；年龄范围很广
  - 大多数患者 <50 岁
- 性别
  - 没有性别倾向
- 流行病学
  - 在原发性胸腺肿瘤中的比例 <5%
  - 发病率：0.12 例 /100 000 人每年

治疗

- 有症状的或扩大的需行根治性手术切除

诊断要点

考虑的诊断

- 年轻患者，出现较大的柔韧、无侵袭性、非囊性血管前纵隔肿块，伴有脂肪和软组织成分，需考虑胸腺脂肪瘤

影像解读要点

- 横断面影像用于证实病灶与胸腺的解剖结构关系

关键要点

术语

- 原发性生殖细胞肿瘤（GCN），含有来自≥2个以上胚层的组织成分

影像学表现

- 平片
  - 界限清晰的球形或卵圆形前纵隔肿块，边界光滑或分叶状
  - 20% 可见钙化
- CT
  - 血管前纵隔密度不均的多囊肿块
  - 边缘光滑或呈分叶状
  - 液体密度囊肿（90%）
  - 脂肪（75%）；脂－液平面（10%）
  - 钙化（50%）
- MR
  - 在组织特征和确认内部脂肪方面更具优势

鉴别诊断

- 胸腺囊肿
- 囊性胸腺肿瘤
- 纵隔淋巴管瘤

病理学表现

- 在大多数病例中有肉眼可见的囊肿
- 富含脂质的皮脂腺物质

临床要点

- 症状 / 体征
  - 大多数患者无症状
  - 咳嗽、呼吸困难、胸痛
- 预后良好
  - 5 年生存率接近 100%

诊断要点

- 含脂肪的囊性血管前纵隔肿块可以考虑诊断为成熟畸胎瘤

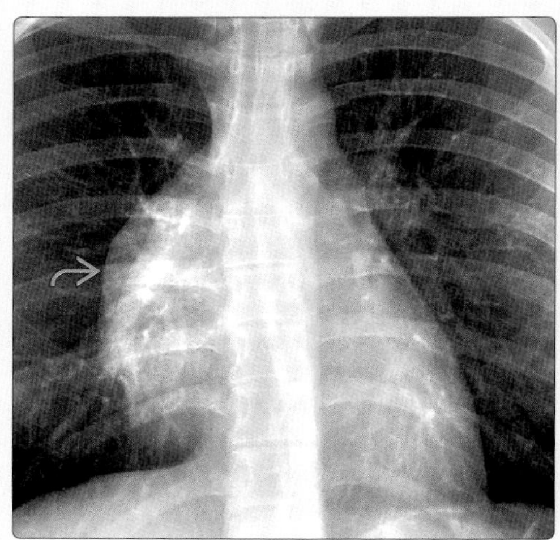
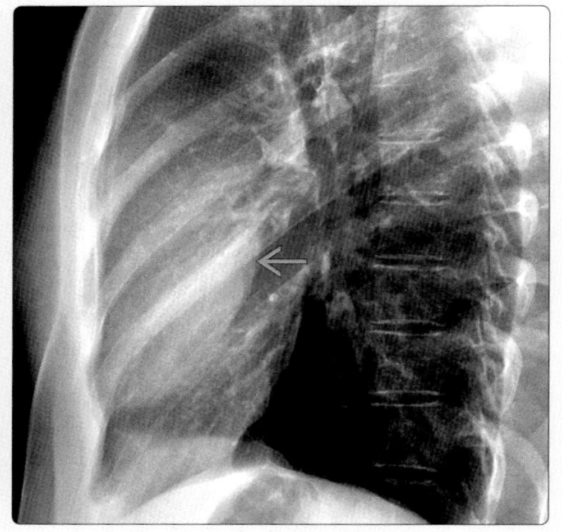

（左图）一名 25 岁男性患者，患有成熟囊性畸胎瘤，后前位胸片显示一个边缘光滑的右前纵隔肿块➡，可见肺门影重叠征，右肺叶间动脉穿过病变。

（右图）同一患者的侧位胸片，显示肿块与心脏重叠，证明病变位于前纵隔➡。成熟畸胎瘤患者通常是 40 岁以下男性或女性。

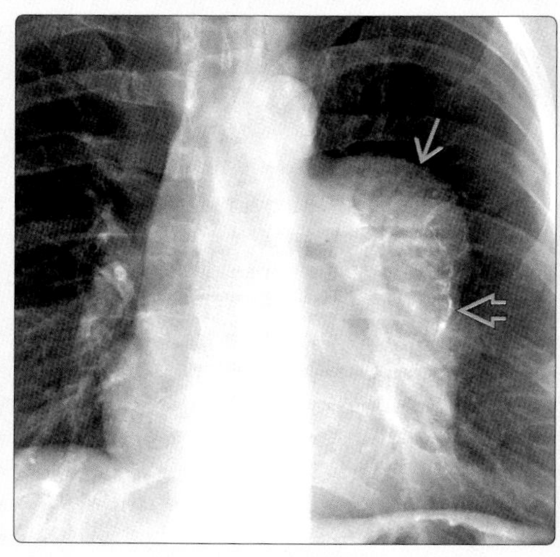
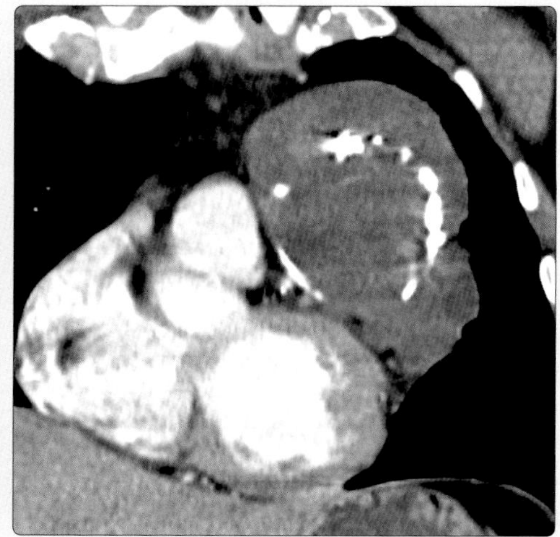

（左图）一名成熟畸胎瘤患者的后前位胸片，显示左前纵隔一个分叶状的肿块➡，伴内部曲线样钙化➡。20% 的成熟畸胎瘤在平片上可见钙化。

（右图）同一患者的冠状位增强 CT 显示左前纵隔卵圆形的、分叶状肿块，其内密度不均，伴有曲线样钙化。成熟畸胎瘤的诊断需根据病变的形态学特征和钙化模式来考虑。

纵隔畸胎瘤

术语

同义词

- 生殖细胞肿瘤（GCN）

定义

- 原发性 GCN 包含来自至少 2 个胚层的组织

影像学表现

基本表现

- 最佳诊断思路
  - 纵隔内血管前方多房囊性肿块
    - 液体、脂肪、软组织和钙化
  - 10% 的病例含有脂 - 液平面
  - 含有牙齿和骨骼，但很罕见
- 部位
  - 前纵隔 / 血管前方
  - 纵隔其他位置（5%）
- 大小
  - 可能是大的和多房的
- 形态学
  - 球形，边界清楚
  - 大多数表现为多房囊性成分

X 线表现

- 前纵隔肿块
  - 纵隔增宽
  - 可能与心脏增大类似
- 边缘清晰，光滑或分叶状
- 圆形或卵圆形
- 20% 含有钙化（线状钙化、边缘钙化、粗大钙化）
- 在平片上很难识别脂肪成分
- 邻近气腔病变：肺不张和（或）实变
- 胸腔积液

CT 表现

- 纵隔内血管前方单侧的边界清晰的肿块
- 边缘光滑或呈分叶状
- 单房或多房囊性病变
- 密度不均匀
  - 液体密度为主囊肿（90%）
    - 通常薄壁
  - 软组织成分，包括囊壁和分隔
    - 增强可能强化
  - 脂肪密度为主囊肿（75%）
    - 脂 - 液平面（10%）
  - CT 上识别钙化最好
    - 边缘钙化或粗大钙化
    - 很少与牙齿或骨骼有关
- 无淋巴结肿大
- 邻近肺不张、实变
- 胸腔和（或）心包积液
- 伴有恶性成分的畸胎瘤：恶性 GCN
  - 主要为实性成分
  - 厚壁，囊壁强化
  - 边界模糊
  - 占位效应，局部浸润
  - 淋巴结肿大，转移
  - 脂肪含量较低

MR 表现

- T_1WI
  - 脂肪成分为 T_1 高信号
  - 蛋白液和出血可能为 T_1 高信号
- T_1WI FS
  - 确认脂肪成分
- 前纵隔血管前方不均匀性肿块
- 囊性成分在 T_1WI 上呈低信号，在 T_2WI 上呈高信号

超声表现

- 不均匀回声的包裹性肿块

推荐的影像学检查方法

- 最佳影像检查方法
  - CT 显示多房和钙化最好
  - MR 适用于显示组织特征，确认脂肪成分的存在

鉴别诊断

胸腺囊肿

- 液性囊肿，单房或多房性
- 出血、感染引起密度增高

囊性胸腺肿瘤

- 囊性胸腺瘤
  - 纵隔内血管前方囊性病变伴壁结节
- 胸腺癌或类癌
  - 纵隔内血管前方肿块
  - 淋巴结肿大，局部侵犯

纵隔淋巴管瘤

- 多灶性囊肿
- 累及颈部、胸壁、腋窝

其他生殖细胞肿瘤

- 占原发性纵隔肿块的 10%
- 精原细胞瘤、胚胎癌、内胚窦（卵黄囊）瘤、绒毛膜癌、混合型
  - 精原细胞瘤通常均匀
- 血清肿瘤标志物
  - β - 人绒毛膜促性腺激素，甲胎蛋白

脂肪瘤

- 均匀的、被包裹的脂肪组织团块
- 脂肪密度，伴丝状软组织密度和血管影

纵隔脂肪瘤病

- 纵隔中无包膜的脂肪浸润
- 与肥胖和类固醇的使用有关

纵隔脂肪
- 与肥胖，类固醇，库欣综合征有关
- 心膈角区脂肪，无软组织或钙化

Morgagni 疝
- 腹部内容物通过前膈孔疝出
- 可能含有网膜脂肪、肝脏、肠管

胸腺脂肪瘤
- 罕见的良性原发性胸腺肿瘤
- 通常都很大，平均 20 cm
- 柔软、柔韧的肿瘤，无侵袭性特征
- 解剖结构上与胸腺相连

脂肪肉瘤
- 最常见于内脏 / 脊柱旁纵隔
- 侵袭性特征：局部浸润、淋巴结病变、转移
- 可能表现出快速生长

转移性疾病
- 恶性畸胎瘤可转移到纵隔
- 当诊断为纵隔恶性畸胎瘤时，通常排除性腺来源

病理学表现

基本表现
- 病因
  - 起源于在卵黄囊内胚层向泌尿生殖嵴迁移过程中，残留在纵隔内的原始生殖细胞
  - 性腺外 GCNS 最常发生于纵隔
- 相关异常
  - 恶性纵隔 GCN 与克兰费尔特(由“Klinefelter”音译)综合征的罕见相关性
- 来自 ≥2 个胚层的组织
  - 外胚层
    - 典型：头发、皮肤、牙齿
  - 中胚层
    - 软骨、骨骼、肌肉
  - 内胚层
    - 支气管或胃肠道上皮细胞，黏液腺体
    - 胰腺组织

分期、分级和分类
- 病原学分类
  - 成熟畸胎瘤
    - 最常见的；占纵隔 GCNS 的 70%
    - 分化良好
  - 不成熟畸胎瘤
    - 未成熟成分（神经外胚层）
    - 儿童通常为良性病程，而成人则更具侵袭性
  - 畸胎瘤伴恶性成分
    - 精原细胞瘤
    - 卵黄囊瘤
    - 胚胎性癌
    - 在男性中更为常见
  - 畸胎瘤伴恶性间叶成分
    - 血管肉瘤
    - 横纹肌肉瘤
    - 骨肉瘤
    - 软骨肉瘤
  - 恶性未成熟畸胎瘤
    - 组织学上的良性畸胎瘤，随后发生转移

大体病理和手术所见
- 在大多数病例中可见肉眼可见的囊肿
- 富含脂质的皮脂腺物质
- 软组织成分；毛发、骨骼、牙齿

临床要点

临床表现
- 最常见的症状 / 体征
  - 大多数患者无症状，除非病变较大
  - 伴有恶性成分的畸胎瘤更容易引起症状
- 其他症状 / 体征
  - 咳嗽、呼吸困难、胸痛
  - 上呼吸道不适，发热
  - 有破裂和感染的报道
    - 有消化酶引起的瘘管的报道

人口统计学表现
- 年龄
  - 最常见于儿童和年轻人
- 性别
  - 男性 = 女性

自然病史和预后
- 成熟的畸胎瘤是良性的，生长缓慢的
  - 5 年生存率近 100%
- 恶性畸胎瘤的预后很差

治疗
- 选择、风险、并发症
  - 有多达 30% 的病例破裂到邻近的胸膜或心包间隙
    - 也可能破裂进入肺 / 支气管
- 成熟畸胎瘤
  - 手术切除治疗
- 纵隔生长型畸胎瘤综合征
  - 化疗后良性成熟畸胎瘤成分持续缓慢生长

诊断要点

考虑的诊断
- 囊性纵隔内血管前肿块的畸胎瘤患者
- 恶性 GCN，如果以实性成分为主，局部侵犯，和(或)淋巴结肿大
- 伴有恶性成分的纵隔畸胎瘤中排除性腺来源的转移

影像解读要点
- 单房或多房囊性血管前纵隔内肿块伴脂肪被认为是成熟畸胎瘤的诊断要点
- 脂 - 液平面和牙齿罕见，但这是诊断成熟畸胎瘤的标志

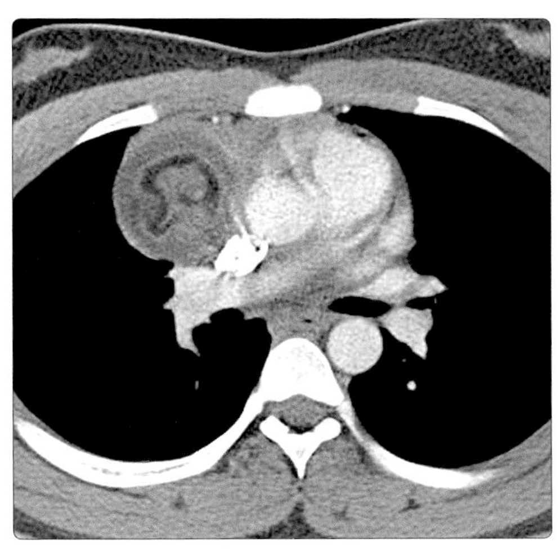

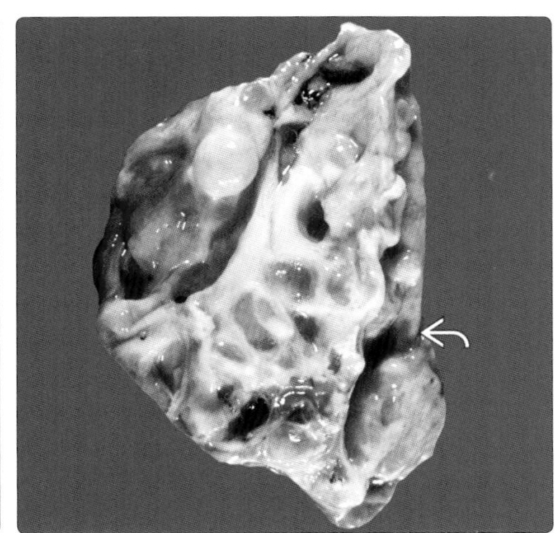

（左图）一名 16 岁男孩的横断位增强 CT 显示前纵隔血管右前方肿块，并伴有软组织、液体和脂肪成分。成熟畸胎瘤通常为囊性病变，且 75% 存在为脂肪密度。

（右图）成熟畸胎瘤的切面显示多个囊性区域➦混杂着实性软组织成分。肿瘤的异质性导致了横断面影像的特征性表现（感谢 C. Moran 博士供图）。

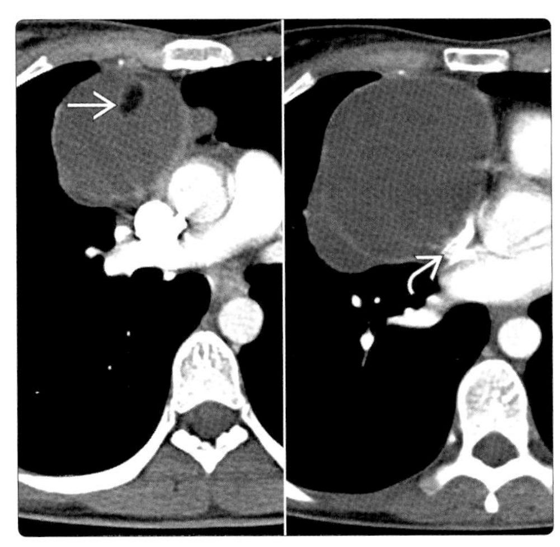

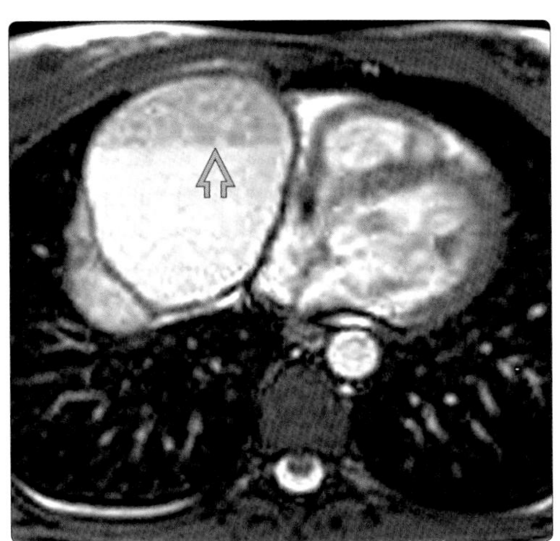

（左图）一名患有成熟畸胎瘤的年轻女性患者，横断位增强 CT 组合图像显示右纵隔血管前一个多房囊性肿块，对上腔静脉产生压迫效应➦。虽然病变主要表现为液体密度，其内在脂肪密度➡提供了成熟畸胎瘤的前瞻性诊断的可靠依据。

（右图）同一患者横断位 T_2WI MR 证实病变呈多房囊性特征，并显示了 CT 上看不到的病变内的液－液平面⇨。

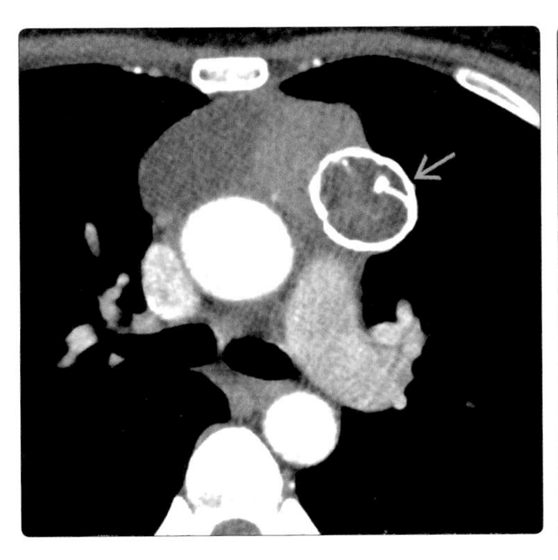

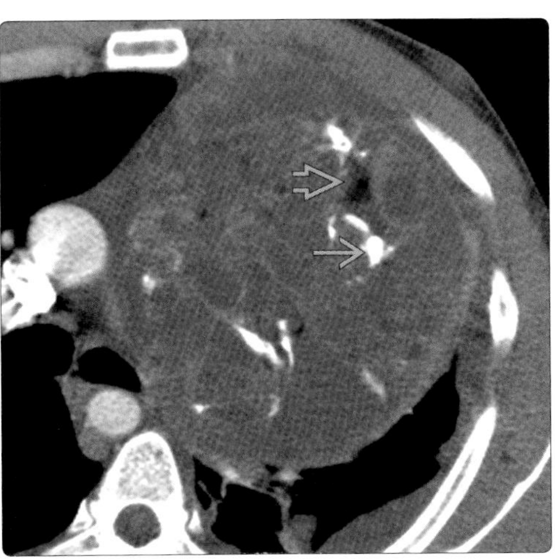

（左图）一名患有成熟畸胎瘤的 40 岁女性患者，横断位增强 CT 显示纵隔内血管前密度不均的肿块，伴有囊性和软组织成分以及边缘钙化→。如果需要活检，应以软组织成分为目标。手术切除是治疗成熟畸胎瘤的有效方法。

（右图）一名成熟畸胎瘤患者的横断位增强 CT 显示左纵隔血管前巨大肿块，包含软组织、液体、脂肪⇨和钙化→。CT 能很好地显示病变钙化。

纵隔精原细胞瘤

关键要点

术语

- 原发性恶性纵隔生殖细胞肿瘤（MGCN）

影像学表现

- 平片
  - 前纵隔较大的分叶状肿块
- CT
  - 纵隔内血管前方较大的软组织肿块
  - 密度相对均匀，并伴有轻度强化
  - 对邻近结构有占位效应
  - 纵隔淋巴结肿大；淋巴结融合
  - 常见转移（区域淋巴结、肺、骨）
- MR
  - 纵隔内血管前信号相对均匀的肿块
  - T_2 低信号；T_1 C+ 显示分隔强化
- FDG PET/CT
  - 纵隔内血管前方 FDG 摄取的肿块
  - 评估治疗后肿瘤的生存能力

主要鉴别诊断

- 淋巴瘤
- 胸腺瘤
- 畸胎瘤

病理学表现

- 肿瘤细胞聚集，周围有纤维间隔包绕，淋巴细胞浸润，偶有坏死灶

临床要点

- 最常见的症状 / 体征
  - 胸痛、呼吸困难、咳嗽、发热、体重减轻
  - 血清 β-HCG 升高，甲胎蛋白水平正常
- 90% 的精原细胞瘤发生于 20~40 岁男性

诊断要点

- 有症状并伴有前纵隔肿块的男性患者考虑为精原细胞瘤

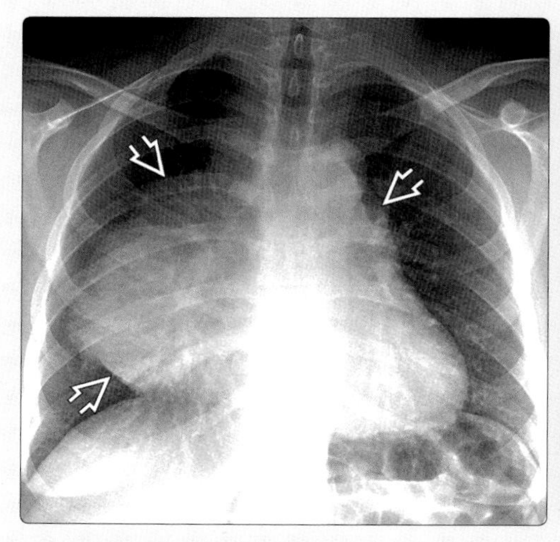

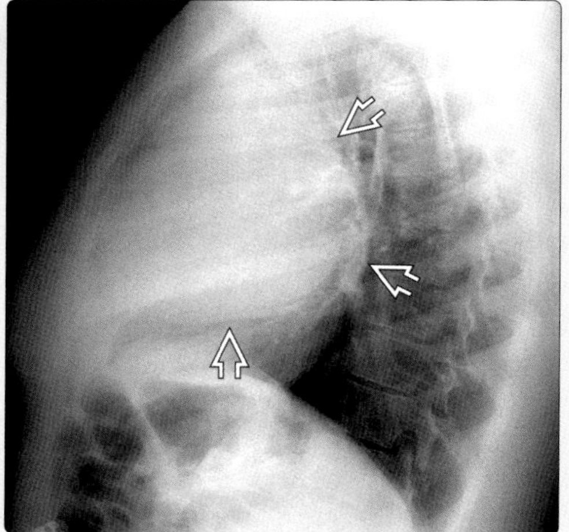

（左图）后前位胸片显示一名年轻成年男性，因巨大的纵隔精原细胞瘤引起发热和胸膜炎胸痛一个月，该精原细胞瘤表现为右侧纵隔内巨大肿块➡，遮住了右心纵隔边界（经 AIRP 许可使用）。

（右图）同一患者的侧位胸片显示位于前纵隔的巨大而均匀的肿块➡（经 AIRP 许可使用）。

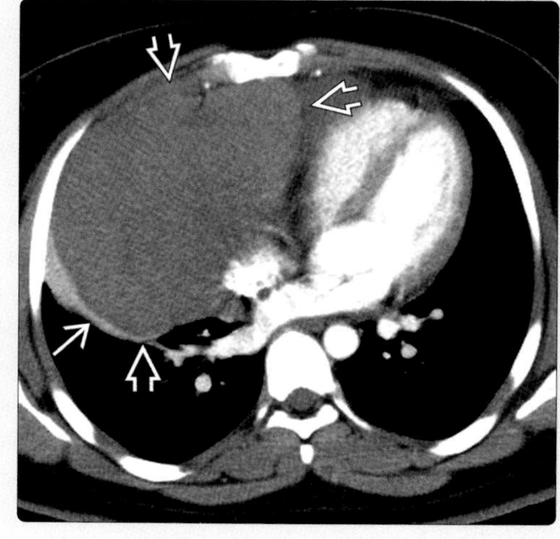

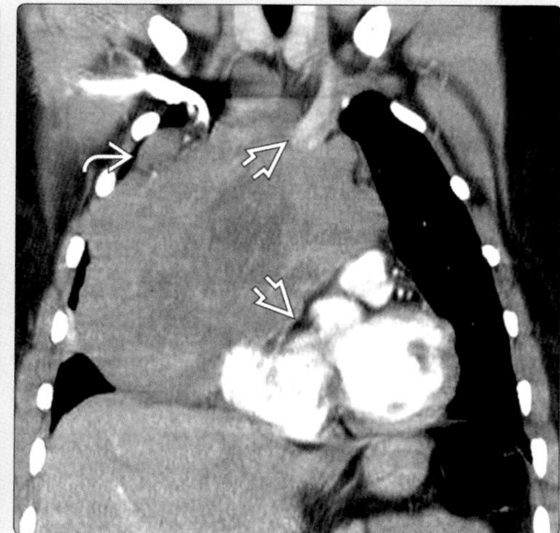

（左图）同一患者的横断位增强 CT 显示右纵隔血管前较大的软组织肿块➡，对右心和邻近右肺产生占位效应，导致压迫性肺不张➔（经 AIRP 许可使用）。

（右图）同一患者冠状位增强 CT 显示纵隔内血管前肿块较大且轻度不均匀强化，对邻近心血管结构➡和邻近纵隔淋巴结➘产生占位效应（经 AIRP 许可使用）。

纵隔精原细胞瘤

术语

定义

- 原发性纵隔恶性生殖细胞肿瘤（MGCN）
  - 性腺外生殖细胞瘤（GCTs）通常发生在中线结构中
  - 精原细胞瘤发生率在第二位，仅次于畸胎瘤

影像学表现

基本表现

- 最佳诊断思路
  - 年轻男性纵隔内血管前方肿块
- 部位
  - 前纵隔 / 血管前纵隔
- 大小
  - 通常较大（>5 cm）
- 形态学
  - 均匀，边缘分叶

X 线表现

- 大的分叶状的前纵隔肿块

CT 表现

- 增强 CT
  - 大的分叶状血管前纵隔内软组织肿块
    - 通常密度均匀，轻度增强
    - 囊肿或钙化罕见
  - 对邻近结构有占位效应
  - 纵隔淋巴结肿大；淋巴结融合
  - 转移（胸内淋巴结、肺、骨）常见

MR 表现

- T_2WI 肿块低信号；T_1 C+ 可显示分隔强化

核医学表现

- PET/CT
  - 血管前纵隔内 FDG 摄取的肿块
  - 初始治疗后残留病变的检测

推荐的影像学检查方法

- 最佳影像检查方法
  - 增强 CT 是首选成像方式

鉴别诊断

淋巴瘤

- 涉及多组淋巴结 / 纵隔腔室
- 常见胸腔积液
- 治疗前很少有钙化现象

胸腺瘤

- 血管前分叶肿块；囊变 / 坏死常见
- 患者年龄通常 >40 岁

畸胎瘤

- 不均匀囊性肿块，伴有脂肪、钙化、软组织

病理学表现

基本表现

- 相关异常
  - GCT 生物标志物
    - β - 人绒毛膜促性腺激素（β -HCG）↑；10%~30% 由肿瘤分泌
    - 甲胎蛋白（AFP）水平通常正常
    - 血清乳酸脱氢酶（LDH）↑

大体病理和手术所见

- 大的“鱼肉”样分叶状软组织肿块
- 可能会出现局限性出血、坏死、囊肿
- 可能完全在胸腺内

镜下表现

- 均匀的圆形或多边形细胞
  - 肿瘤细胞巢边缘为纤维间隔，淋巴细胞浸润，肉芽肿性炎

临床要点

临床表现

- 最常见的症状 / 体征
  - 胸痛、呼吸困难、咳嗽
  - 发热、虚弱、体重减轻（持续数周 / 数月）
  - 无症状（25%）
  - 上腔静脉综合征（10%）

人口统计学表现

- 流行病学
  - 占所有纵隔肿块的 2%~4%
  - 占成人所有性腺外 GCTs 的 2%，男性 > 女性
  - 精原细胞瘤是最常见的单一组织类型的原发性纵隔 MGCN（占所有 MGCN 的 25%~50%）
- 年龄 / 性别：20~40 岁，年龄范围：13~79 岁，90% 为男性

自然病史和预后

- 组织诊断：细针穿刺或空芯针活检
- 大多数患者在诊断时发生转移
  - 区域淋巴结，肺、骨、肝、脑
- 5 年生存率：约 88%
- 年龄 >37 岁的患者：预后较差
- 治疗后 CT 检查常出现残留肿块
  - 通常为坏死组织或结缔组织增生反应
  - PET/CT 有助于监测复发

治疗

- 顺铂、依托泊苷和博莱霉素（3 或 4 个周期）
- 外照射（35~50 Gy）
- 对化疗和放疗高度敏感

诊断要点

考虑的诊断

- 有症状的男性患者伴有均匀的前纵隔 / 血管前纵隔肿块，考虑精原细胞瘤

关键要点

术语

- 恶性生殖细胞肿瘤（MGCN）
- 原发性纵隔卵黄囊瘤、绒毛膜癌、胚胎癌、混合型生殖细胞瘤（GCN）

影像学表现

- 平片
  - 较大的前纵隔肿块
  - 对相邻结构有占位效应
- CT
  - 较大的密度不均的纵隔内血管前肿块
  - 周围结节状强化
  - 中央低密度：出血、坏死
  - 占位效应及局部侵袭
  - 淋巴结肿大，转移
- MR
  - 较大的强化不均匀的纵隔内血管前肿块，伴边缘有侵袭性

主要鉴别诊断

- 精原细胞瘤
- 胸腺瘤
- 淋巴瘤

病理学表现

- 较大的坏死性软组织肿块，边缘呈浸润性
- 包含不同类型的胚胎组织
- 约 90% 的患者血清 β-人绒毛膜促性腺激素和（或）甲胎蛋白升高

临床要点

- 症状 / 体征：胸痛、呼吸困难、上腔静脉综合征
- 治疗：化疗及切除残余肿块

诊断要点

- 对于有巨大的、局部侵袭性、不均匀的前纵隔 / 血管前纵隔肿块的男性患者，考虑非精原细胞性 MGCN

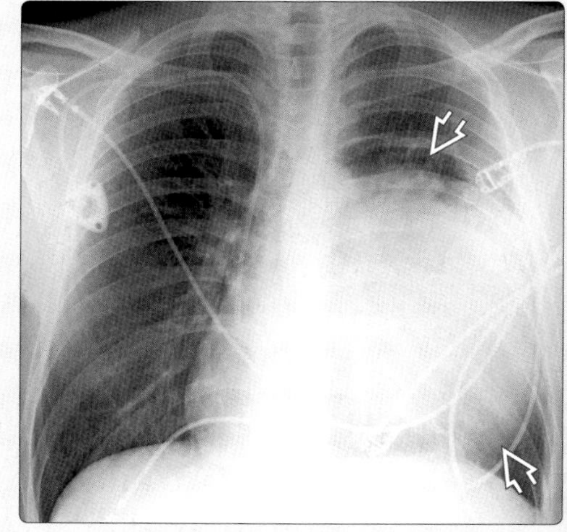

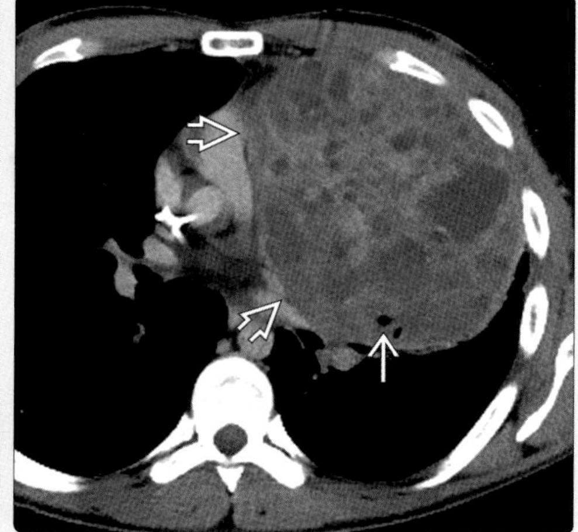

（左图）一名患有混合型纵隔恶性生殖细胞肿瘤的年轻男子，以胸痛为主诉，后前位胸片显示左纵隔内巨大肿块➡，遮盖了左纵隔。

（右图）同一患者的横断位增强 CT 显示左侧纵隔内血管前肿块不均匀强化，边缘浸润➡，对邻近结构产生明显的占位效应。病灶内低密度区代表坏死和（或）出血，瘤内气体➡反映气道受侵犯。

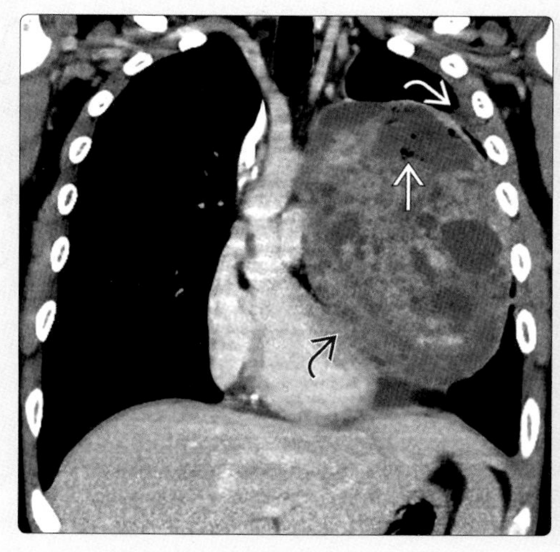

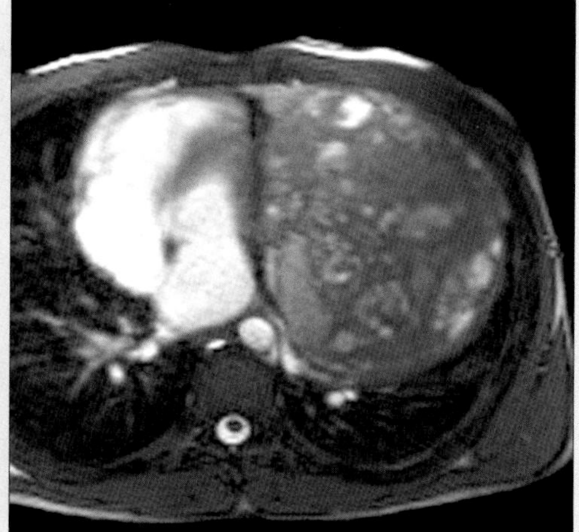

（左图）同一患者的冠状位增强 CT 显示肿块压迫邻近纵隔结构，邻近胸膜➡和心包➡受累。肿瘤坏死的低密度区内有局灶性气体➡提示气道侵犯。

（右图）同一患者的横断位 MR 稳态自由进动（steady-state free precession, SSFP）序列图像，证实了肿瘤内的广泛的坏死和出血导致病变信号不均。活检证实有胚胎癌和卵黄囊的成分。

非精原细胞恶性生殖细胞瘤

术语

缩写

- 恶性生殖细胞肿瘤（malignant germ cell neoplasm, MGCN）
- 非精原细胞性生殖细胞瘤（nonseminomatous germ cell tumor, NSGCT）

定义

- 原发性恶性纵隔 MGCN
  - 卵黄囊（内胚层窦）肿瘤
  - 绒毛膜癌
  - 胚胎癌
  - 混合型生殖细胞肿瘤（GCN）

影像学表现

基本表现

- 最佳诊断思路
  - 年轻男性前纵隔/血管前纵隔内巨大的不均匀肿块

X 线表现

- 较大的前纵隔肿块；可生长到中线的两侧
- 对邻近结构有占位效应
- 胸腔积液

CT 表现

- 大的密度不均的纵隔内血管前肿块
- 周围结节状软组织强化
- 中心低密度：出血、坏死、囊变
- 对相邻结构的挤压和侵犯
- 区域性淋巴结肿大
- 胸膜 ± 心包增厚/结节/积液
- 肺转移：磨玻璃影；出血性转移性绒毛膜癌

MR 表现

- 大的信号不均匀的纵隔内血管前肿块
- T_1WI：识别局部侵犯
- T_1 高信号灶对应出血
- T_1WI 增强扫描：不均匀强化

推荐的影像学检查方法

- 最佳影像检查方法
  - 增强 CT 是首选的影像学方法

鉴别诊断

淋巴瘤

- 累及多组淋巴结和纵隔腔；淋巴结融合
- 大而密度均匀的前纵隔肿块
- 囊变或坏死罕见

胸腺瘤

- 单侧纵隔内血管前肿块
- 缺乏血清肿瘤标志物

畸胎瘤

- 多房囊性肿块伴液体、脂肪、钙化、软组织

病理学表现

基本表现

- 相关的异常
  - 约 90% 患者的血清 β-人绒毛膜促性腺激素（β-HCG）和（或）甲胎蛋白（AFP）升高
  - 与克兰费尔特综合征（Klinefelter syndrome）密切相关

大体病理和手术所见

- 大而软的实性肿块，伴有坏死和出血

镜下表现

- 卵黄囊瘤
  - 再生卵黄囊，尿囊，胚外间充质
- 胚胎癌
  - 再生胚胎胚盘，具有实性、乳头状和腺状结构
- 绒毛膜癌
  - 最罕见和最具有侵袭性的 GCN
- 混合型 GCNs（至少两种类型的 GCN）

临床要点

临床表现

- 最常见的症状/体征
  - 胸痛、呼吸困难、咳嗽、声音嘶哑
  - 上腔静脉综合征
- 其他症状/体征
  - 男性乳房发育或女性男性化：β-HCG 升高

人口统计学表现

- 年龄
  - 通常为 20~40 岁（范围：14~80 岁）
- 性别
  - 青春期后的患者，几乎全是男性
- 流行病学
  - 发生率低于精原细胞瘤和畸胎瘤

自然病史和预后

- 明确诊断需要进行活检
- 相关的血液系统恶性肿瘤（占 MSCNs 的 2%~6%）、癌、肉瘤
  - 预后不良：中位生存期 <6 个月

治疗

- 顺铂化疗后，手术切除残余肿块
  - 5 年无进展生存率为 50%（成人）

诊断要点

考虑的诊断

- 男性非精原细胞性 MGCN 表现为大的、局部侵袭性的、不均匀的前纵隔肿块

影像解读要点

- 睾丸超声排除睾丸原发性 MGCN

神经鞘瘤

关键要点

术语
- 周围神经鞘肿瘤（PNST）
  - 神经鞘瘤和神经纤维瘤
- 恶性周围神经鞘瘤（MPNST）

影像学表现
- 平片
  - 椎旁球形肿块
  - 椎间孔增宽
  - 相邻骨骼良性压迫性骨质吸收
  - 神经纤维瘤病：多灶性神经源性肿瘤
- CT
  - 椎旁球形肿块
  - 哑铃型肿瘤延伸至椎管内（10%）
  - 多种强化方式
- MR
  - 椎管内/硬膜外延伸和脊髓受累情况的最佳检查方法

主要鉴别诊断
- 交感神经节肿瘤
- 副神经节瘤
- 胸廓外侧脊膜膨出

临床要点
- 常无症状
- 人口统计数据：男性 = 女性
  - 神经鞘瘤：50 岁
  - 神经纤维瘤：20~40 岁
- 治疗方法：手术切除
- 预后
  - 缓慢增长
  - 合并 MPNST 患者的 5 年生存率：35%

诊断要点
- 对于有椎旁球形肿块和骨骼压迫吸收的成年患者，考虑为 PNST

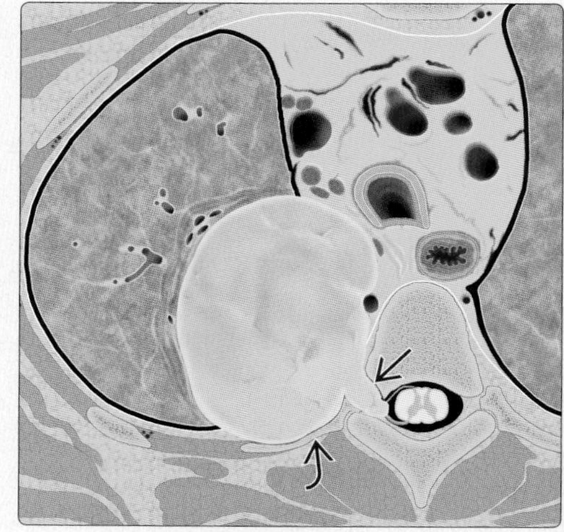

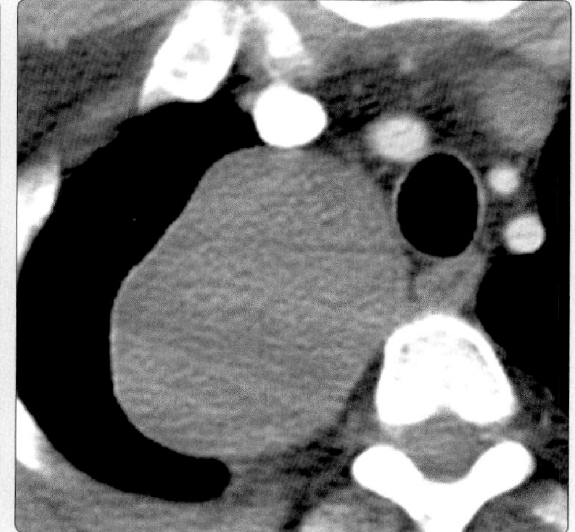

（左图）图示周围神经鞘瘤的形态学特征，典型表现为椎旁球形软组织肿块，可产生良性骨骼压迫⤻和邻近神经孔增宽→。

（右图）无症状患者横断位增强 CT 显示右肺尖椎旁软组织肿块，边界清楚，呈均匀强化，为神经鞘瘤的特征性表现和位置。

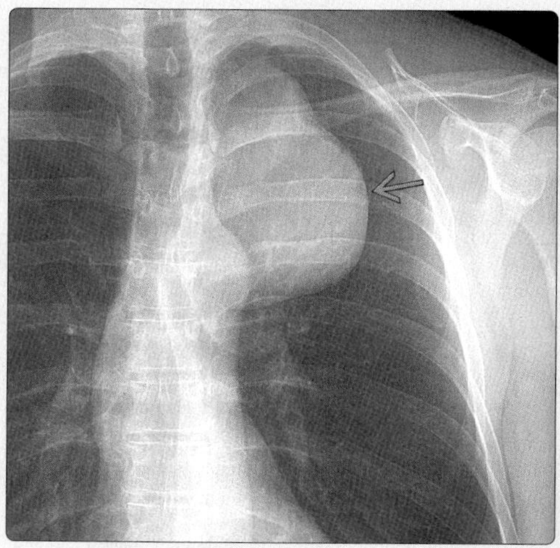

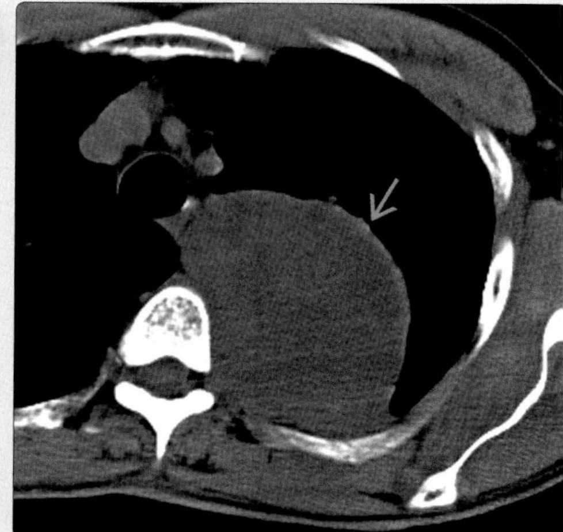

（左图）一名无症状的 40 岁男性的后前位胸片显示一个巨大的神经鞘瘤，表现为纵隔左侧分叶状肿块→，边界清楚，延伸至锁骨以上，与它的椎旁位置一致。

（右图）同一患者的横断位增强 CT 显示左侧椎旁软组织肿块→，边界清楚，内可见低密度区域。这种病变可对邻近的肋骨和椎骨产生良性的压迫吸收。

神经鞘瘤

术语

定义

- 周围神经鞘瘤（PNST）
  - 神经鞘瘤
  - 神经纤维瘤
- 恶性周围神经鞘瘤（MPNST）
  - 神经鞘起源的梭形细胞肉瘤

影像学表现

基本表现

- 最佳诊断思路
  - 椎旁肿块伴椎间孔扩大
- 部位
  - 可发生在任何周围神经走行区
    - 最常见的是肋间神经；沿着肋骨的下表面生长
    - 可能以神经孔为中心，并生长入椎管
    - 膈神经和迷走神经较少见
    - 原发性气道肿瘤（罕见）
- 形态学
  - 球形

X 线表现

- 球形或长圆形、边缘清晰的椎旁肿块，跨越 1~2 个肋骨间隙
  - 常位于神经孔，侧位片显示伴或不伴神经孔增宽
  - 相邻骨骼的良性骨质吸收：后肋骨、椎体
- 可能跟随受累神经方向
  - 沿肋间神经水平延伸
- 由于肺外位置导致的边界不完整
- 椎旁位置：肺肿块界面可延伸至锁骨上方
- 神经纤维瘤病：多灶性神经源性肿瘤
  - 相关异常：良性骨质压迫吸收、骨骼发育不良、脊柱侧弯

CT 表现

- 平扫 CT
  - 球形或椭圆形椎旁软组织肿块
    - 由于脂质或囊性变性而引起的 CT 上密度降低
    - 10% 的神经鞘瘤发生钙化
  - 骨骼表现：肋骨和（或）椎骨的良性压破吸收
  - 哑铃形态，并延伸至椎管（10%）
  - 脂肪分裂征象：软组织肿瘤周围的脂肪衰减
  - 神经纤维瘤病
    - 多发局灶性神经源性肿瘤
    - 皮肤结节：通常多发，边界清楚
    - 骨骼表现
      - 由丛状神经纤维瘤引起的边界清晰的肋骨侵犯
      - 相关骨发育不良引起的肋骨畸形
      - 短节段，急性成角型脊柱侧弯
      - 由硬脑膜扩张引起的椎体后部扇形改变
    - 肺的表现
      - 与基底纤维化相关的肺上叶薄壁大疱（罕见）
      - 因恶变所致的肺转移
- 增强 CT
  - 由于脂质或囊性变性引起密度减低
  - 多种增强方式（均匀、不均匀）
    - 神经纤维瘤
      - 典型的均匀增强
      - 可能表现出早期的中央对比性增强
    - 细胞和非细胞（黏液样）成分区域相关的异质性
  - 局部浸润、骨性破坏和胸腔积液提示 MPNST
    - 由出血和透明样变性引起的低密度区域

MR 表现

- T_1WI
  - 通常与脊髓信号相近，呈等信号强度
  - 神经纤维瘤可能由于胶原沉积而表现出中央高信号
- T_2WI
  - 中到高 T_2 信号强度
  - 肿瘤可能被高信号强度的脑脊液所掩盖
  - 神经纤维瘤：可能由于胶原沉积而表现为中央低信号
    - 靶征：外围高信号包围中央低信号
  - 神经鞘瘤：束状征，多发低信号小环状结构，对应组织学束状结构
- T_1WI 抑脂增强
  - 增强模式与增强 CT 相似
  - 神经纤维瘤可表现为靶征外观
- 神经源性肿瘤的周边增强、囊性成分和液 – 液平面；可与椎旁囊肿鉴别

推荐的影像学检查方法

- 最佳影像检查方法
  - MR 是对于椎管内 / 硬膜外延伸和脊髓受累情况的最佳成像方式
- 建议
  - 钆有助于显示硬膜下肿瘤

鉴别诊断

自主神经节肿瘤

- 纵向，垂直轴：跨越 3~5 个间距
- 可能表现出钙化

胸外侧脊膜膨出

- 与鞘膜囊相邻的液性密度病变
- 在神经纤维瘤病中可能与神经纤维瘤共存

副神经节瘤

- 增强明显强化

神经肠源性囊肿

- 罕见；液体密度病变
- 并伴有先天性椎体异常

脊椎椎间盘炎
- 以椎间盘为中心，而不是以神经孔为中心
- 可能围绕脊柱

椎旁血肿
- 创伤后
- 伴有脊柱骨折

病理学表现

基本表现
- 遗传学
  - 30% 的神经纤维瘤与神经纤维瘤病 1 型（von Recklinghausen 病）相关
    - 17 号染色体缺失
  - 神经纤维瘤病 2 型
    - 22q 染色体缺失
- 90% 的椎旁肿块是神经源性的
  - 40% 为神经鞘肿瘤
  - 神经鞘瘤与神经纤维瘤的比例为 3 ∶ 1

大体病理和手术所见
- 神经鞘瘤
  - 包裹性神经鞘瘤
    - 偏心生长
    - 神经受压
    - 频繁发生囊性变性和出血
- 神经纤维瘤
  - 所有神经元的无序增殖
    - 位于神经系统中的中心位置
    - 囊性变和细胞数量不足少见
  - 局部化、弥漫性或丛状结构
- 恶性神经鞘膜瘤
  - 可能是新发的或预先存在的丛状神经纤维瘤
  - 在已存在的神经鞘瘤中很罕见
  - 通常 >5 cm

镜下表现
- 神经鞘瘤
  - AntoniA（束状或交织束排列状丰富的梭形细胞）
  - AntoniB（细胞密度低伴黏液样组织）
  - S100 蛋白染色呈阳性
- 神经纤维瘤
  - 有髓鞘和无髓鞘的轴突，胶原蛋白，网状蛋白
- 恶性周围神经鞘膜瘤
  - 细胞丰富伴有异型性梭形细胞
  - 与肉瘤鉴别困难

临床要点

临床表现
- 最常见的症状 / 体征
  - 常无症状
- 其他症状 / 体征
  - 占位效应或神经卡压的症状
  - 疼痛应警惕恶性变
    - 神经纤维瘤病 1 中恶变的发生率较高

人口统计学表现
- 年龄
  - 神经鞘瘤：50 岁左右
  - 神经纤维瘤：20～40 岁
  - MPNST：20～40 岁
- 性别
  - 男性 = 女性
- 流行病学
  - 是导致椎旁肿块最常见的原因
  - 90% 的 PNST 是单发的
    - 孤立性 PNSTs 很少发生恶变
  - 神经纤维瘤病：恶变率约为 4%
    - 神经纤维瘤病 1 型：患病率为 1/3000
      - 多发性神经源性肿瘤或单个丛状神经纤维瘤
      - 其他肿瘤：嗜铬细胞瘤、慢性粒细胞性白血病、视神经胶质瘤、星形细胞瘤
    - 神经纤维瘤病 2 型：患病率为 1/100 万
  - MPNSTs 占所有软组织肉瘤的 5%～10%

自然病史和预后
- 惰性缓慢生长：切除后复发罕见
- MPNST 患者的 5 年生存率为 35%

治疗
- 手术切除
- 不适用放射治疗，可引起恶变

诊断要点

考虑的诊断
- PNST 患者椎旁球形肿块和良性骨骼压迫吸收
- MPNST 表现为椎旁肿块，有局部侵袭性行为，快速增大，或边缘不清
- MPNST 患者出现与已知神经鞘瘤相关的新发持续症状

影像解读要点
- 脂肪分裂征：提示为神经源性肿瘤
- 靶征：典型的神经纤维瘤
- 束状征：更常见于神经鞘瘤

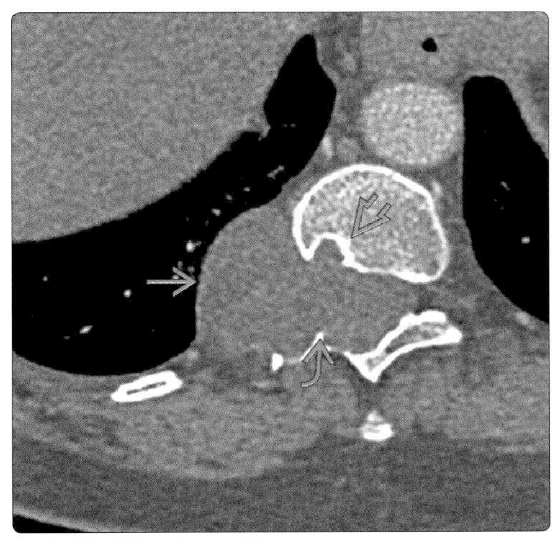

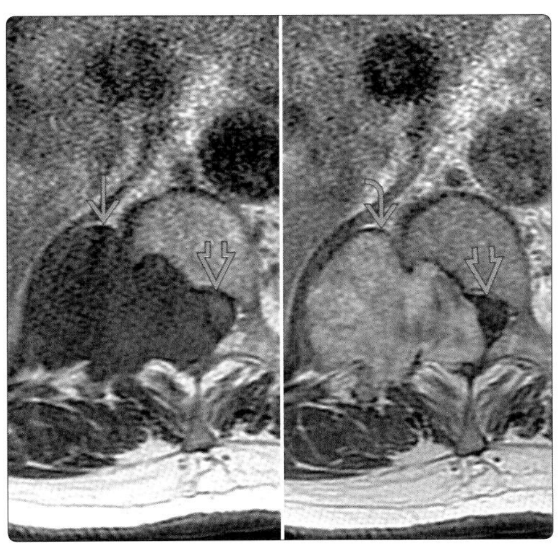

（左图）纵隔神经鞘瘤患者的横断位增强CT显示右侧椎旁肿块➡，并向相邻增宽的神经孔延伸➡，且产生特征性的肋骨压迫吸收改变➡。

（右图）同一患者的横断位 T_1WI 前后对比的组合图像显示，T_1 低信号肿块➡明显增强➡，延伸至邻近的神经孔进入椎管，并对脊髓产生占位效应➡。

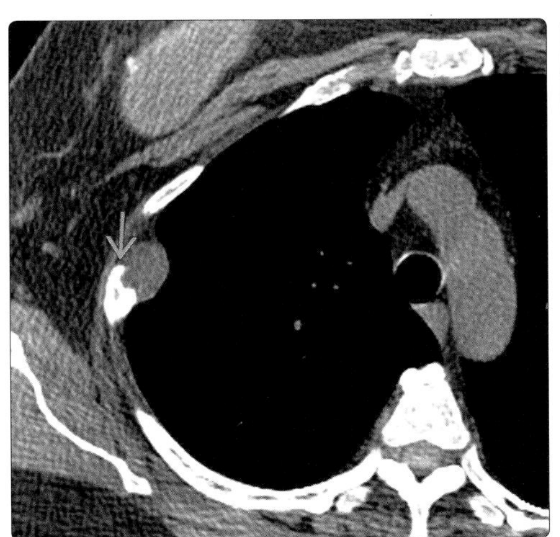

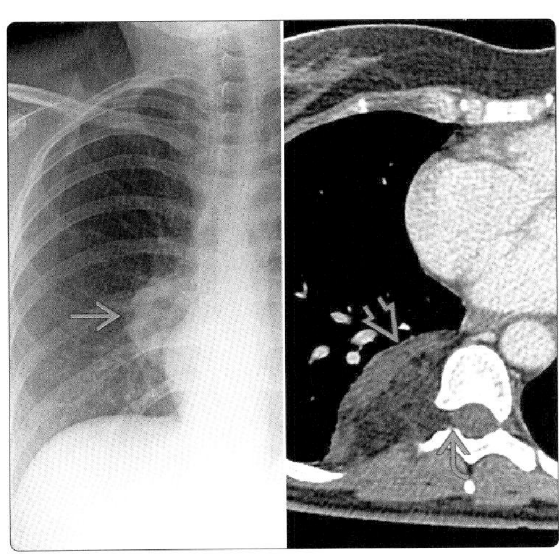

（左图）无症状患者的CT横断位图显示右胸壁神经纤维瘤，其邻近肋骨表现出典型的良性压迫吸收➡。

（右图）后前位胸片（左）和横断位增强CT（右）组合图像显示右侧椎旁神经纤维瘤➡，在平片上表现为右肺门密度增高➡，内部可见脂肪密度和邻近神经孔增宽➡。

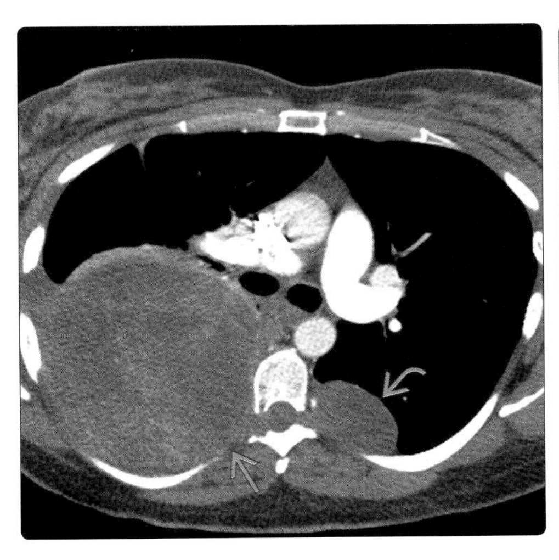

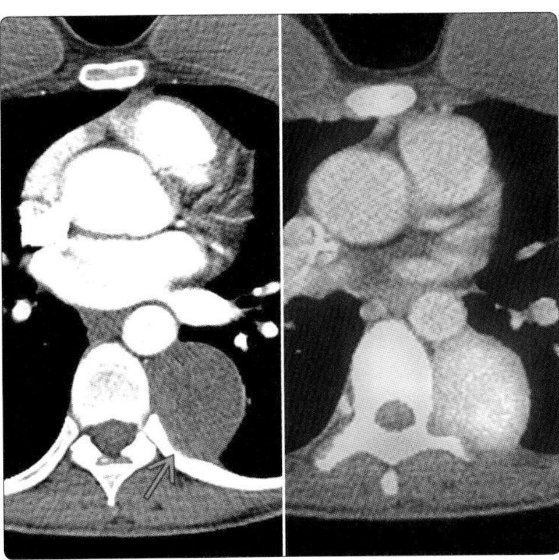

（左图）恶性外周神经鞘瘤患者的横断位增强CT显示一个巨大的不均匀的右侧椎旁肿块➡，邻近神经孔增宽，以及一个较小的左侧椎旁神经源性肿瘤➡。恶性外周神经鞘膜瘤是一种快速生长的侵袭性病变。

（右图）横断位增强CT（左）和FDG PET/CT（右）组合图显示一个FDG高摄取的左侧椎旁恶性外周神经鞘瘤，邻近肋骨有压迫吸收➡。

交感神经节神经源性肿瘤

关键要点

术语
- 节细胞神经瘤：交感神经节的良性肿瘤
- 节细胞神经母细胞瘤、神经母细胞瘤：交感神经节的恶性肿瘤
- 副神经节瘤：交感神经链或副交感神经链中的副神经节细胞的肿瘤

影像学表现
- 平片
  - 细长的椎旁肿块
  - 肋骨位移，骨骼压迫吸收
- CT
  - 均匀性或不均匀性的椎旁肿块
  - 副神经节瘤表现出明显强化
- MR
  - 对椎管内肿物诊断的最佳评价方式
- ^{68}Ga DOTATATE PET/CT：副神经节瘤的摄取增加

主要鉴别诊断
- 神经鞘瘤
- 肠源囊肿
- 胸廓外侧脊膜膨出
- 髓外造血
- 脊柱旁脓肿或血肿

临床要点
- 神经母细胞瘤：儿童 <3 岁
- 节细胞神经母细胞瘤：儿童 <10 岁
- 节细胞神经瘤：青少年和年轻人

诊断要点
- 青少年或年轻人的节细胞神经瘤表现为细长椎旁肿块 ± 骨骼压迫吸收
- 婴儿神经母细胞瘤表现为椎旁软组织肿块伴或不伴钙化

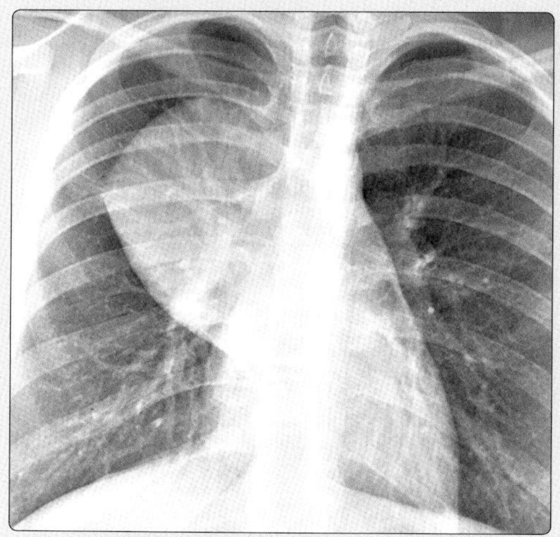

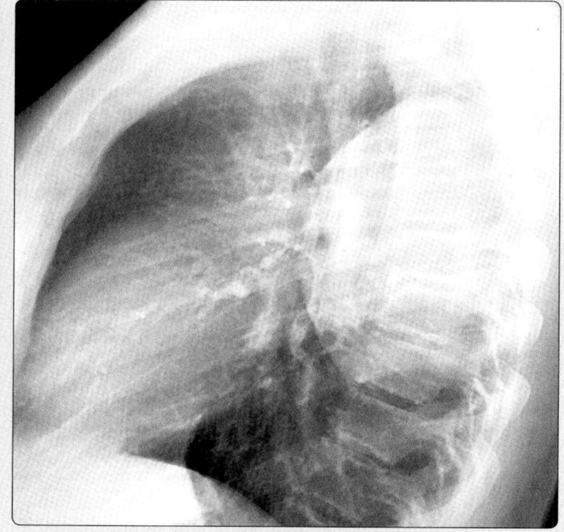

（左图）一名 30 岁节细胞神经瘤的女性患者的后前位胸片显示一个巨大的垂直方向的右侧椎旁肿块，导致右侧第 5 和第 6 肋骨后部伸展，并覆盖肺门。

（右图）同一患者的侧位胸片证实了肿块位于椎旁。节细胞神经瘤是一种良性肿瘤，通常青少年和年轻成人无症状无影响，许多是在影像学检查中偶然发现。

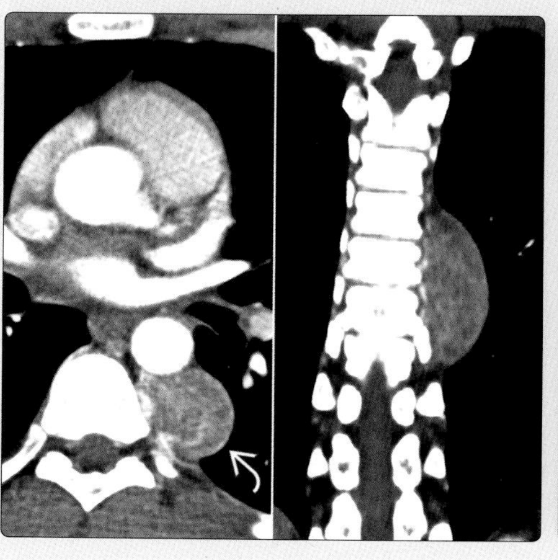

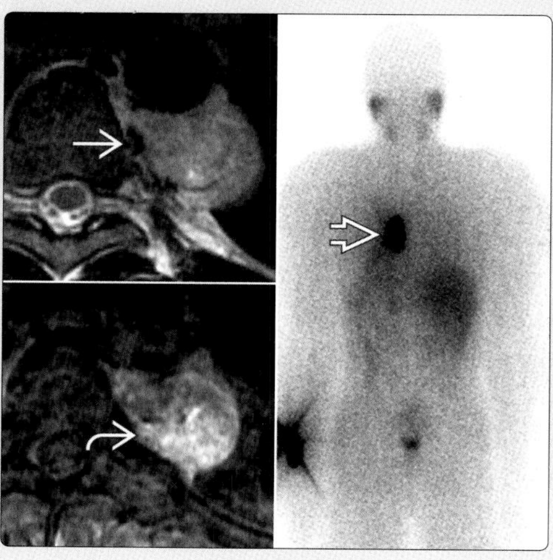

（左图）一名 27 岁男性副神经节瘤患者横断位（左）和冠状位（右）增强 CT 组合图显示左椎旁增强化肿块➦，冠状位上的形态横跨至少 3 个椎体水平。

（右图）同一患者 T_2WI MR（左上）、横断位 T_1WI 抑脂增强 MR（左下）和后部 MIBG 图（右）显示一个 T_2 高信号的软组织肿块，内部有流空信号➡，不均匀强化➦，MIBG 高摄取➩。

术语

定义

- 节细胞神经瘤：交感神经节的良性肿瘤
- 节细胞神经母细胞瘤、神经母细胞瘤：交感神经节的恶性肿瘤
- 副神经节瘤：交感神经链或副交感神经链中的副神经节细胞的肿瘤

影像学表现

基本表现

- 最佳诊断思路
  - 细长的，垂直方向的椎旁肿块
- 位置
  - 交感神经链在肋椎交界处附近垂直走行
  - 副神经节瘤可能位于交感神经链、迷走神经或心脏周围
- 形态学
  - 边界清楚的光滑或分叶状软组织肿块

X 线表现

- 椎旁肿块，长度为 2~5 个椎体
- 肋骨移位，肋骨和椎体骨质压迫吸收
- 10% 神经母细胞瘤影像学可有钙化

CT 表现

- 细长的椎旁软组织肿块
  - 密度均匀或不均匀
  - 神经母细胞瘤：出血、囊性变、坏死
  - 大约 85% 的神经母细胞瘤在 CT 上可见钙化
- 副神经节瘤表现为增强扫描明显强化

MR 表现

- 评价椎管内病变最佳
- 神经母细胞瘤：信号强度不均匀
- 节细胞神经母细胞瘤和节细胞神经瘤：均匀等 T_1 和 T_2 信号
  - 均匀强化
- 副神经节瘤：明显强化
  - T_1WI 高信号，带有流空信号

核医学表现

- PET
  - FDG PET：对副神经节瘤的中等敏感性
- MIBG 闪烁扫描
  - 对疾病程度的评估和（或）监测
  - 高达 30% 的神经母细胞瘤不依赖于 MIBG
- ^{68}Ga DOTATATE PET/CT
  - 副神经节瘤摄取增加

推荐的影像学检查方法

- 最佳影像检查方法
  - MR 是评价纵隔神经源性肿瘤椎管内生长的最佳方法

鉴别诊断

神经鞘神经源性肿瘤

- 神经鞘瘤、神经纤维瘤
- 水平分布，圆形，以椎间孔为中心

肠源囊肿

- MR 或 CT 液体特性

胸外侧脊膜膨出

- 液体特征，与硬膜囊相连

病理学表现

基本表现

- 病因
  - 神经母细胞瘤：来源于神经嵴细胞
  - 副神经节瘤：来源于嗜铬细胞的神经内分泌肿瘤
- 遗传学
  - 副神经节瘤可能与多发性内分泌瘤和 von Hippel-Lindau 相关

分期、分级和分类

- 分期：神经母细胞瘤（Evans 解剖分期）
  - 1：局限于起源器官
  - 2：生长超过起源器官而不穿过中线
  - 3：跨越中线的增长
  - 4：远处转移
    - 4S：年龄 <1 岁，转移灶局限于皮肤、肝脏、骨髓

临床要点

临床表现

- 最常见的症状 / 体征
  - 神经母细胞瘤：无痛性肿块，副肿瘤综合征
  - 神经节神经母细胞瘤和神经节神经瘤：可能无症状
  - 副神经节瘤：由循环儿茶酚胺升高引起的高血压、脸红、头痛

人口统计学表现

- 年龄
  - 神经母细胞瘤：儿童 <3 岁
  - 神经节母细胞瘤：儿童 <10 岁
  - 神经节神经瘤：青少年和年轻人

自然病史和预后

- 节细胞神经瘤：预后良好
- 胸部神经母细胞瘤：预后优于其他部位

治疗

- 手术切除 ± 辅助化疗和放疗

诊断要点

考虑的诊断

- 青少年或年轻人的神经节神经瘤伴细长椎旁肿块 ± 骨骼侵蚀
- 婴儿神经母细胞瘤伴有椎旁软组织肿块 ± 钙化

神经纤维瘤病

关键要点

术语

- 1 型神经纤维瘤病（NF1）：遗传性、神经皮肤疾病；很少累及肺部

影像学表现

- 平片
  - 肺囊肿，大泡；间质性肺疾病，恶性神经源性肿瘤的转移
  - 后纵隔神经源性肿瘤
  - 肺动脉高压
- CT
  - 以上肺为主的大疱和囊肿
  - 基底段为主间质性肺病
  - 肺内神经纤维瘤：界限明确的实质性结节 / 肿块
  - 神经纤维瘤：界限明确的椎旁肿块，球形或梭状
  - 脊膜膨出：液体密度，椎旁肿块边界清晰

主要鉴别诊断

- 大疱性肺气肿
- 间质性肺疾病

病理学表现

- 50%~70% 的 NF1 病例表现为常染色体显性遗传；神经纤维蛋白基因突变

临床要点

- NF1：1/3000 人；男性 = 女性
- 肺部疾病不常见；已被报道 <70 例
- 症状 / 体征：呼吸困难、咳嗽、胸痛、气胸、肺动脉高压引起的呼吸困难和晕厥
- 治疗：手术切除有症状的大疱 / 囊肿

诊断要点

- 在囊性肺病和多发性神经源性肿瘤患者中考虑 NF1

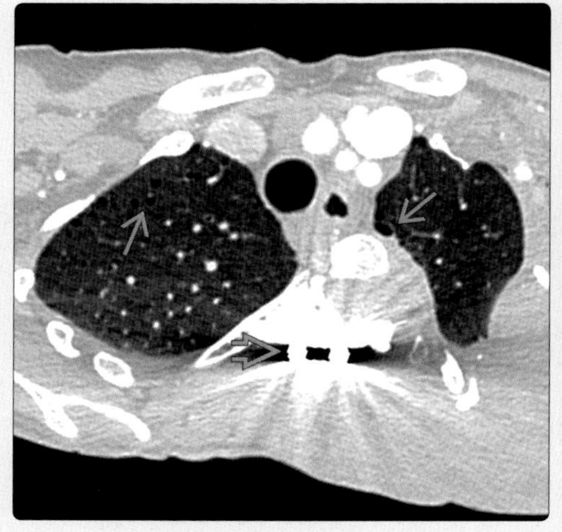

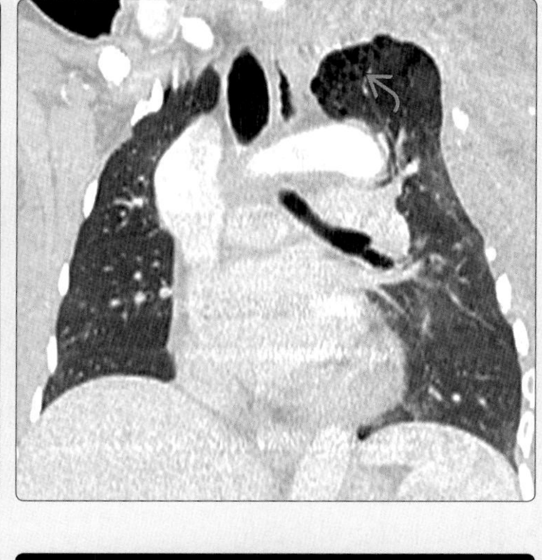

（左图）一名 26 岁神经纤维瘤病 1 型的女性患者的横断位增强 CT 显示上叶多发的薄壁小囊性灶➡。请注意脊柱内固定➡用于治疗胸椎侧凸。

（右图）同一患者的冠状位增强 CT 显示了 1 型神经纤维瘤病患者典型的肺上叶囊性病变分布➡。肺部受累在成人患者中发生率高达 20%。有研究提示，这些患者的肺囊肿或肺大疱可能代表吸烟相关的肺气肿。

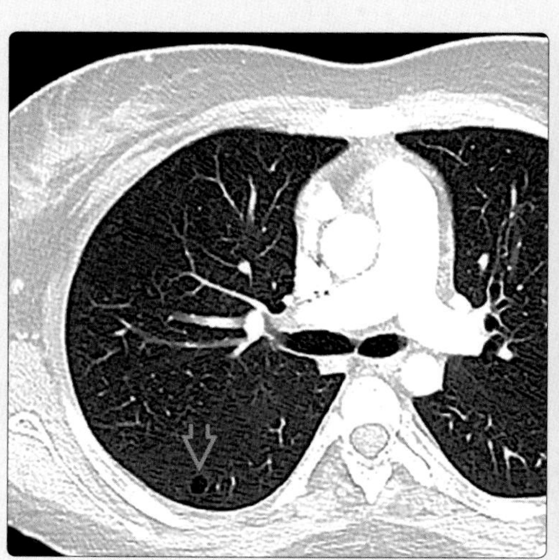

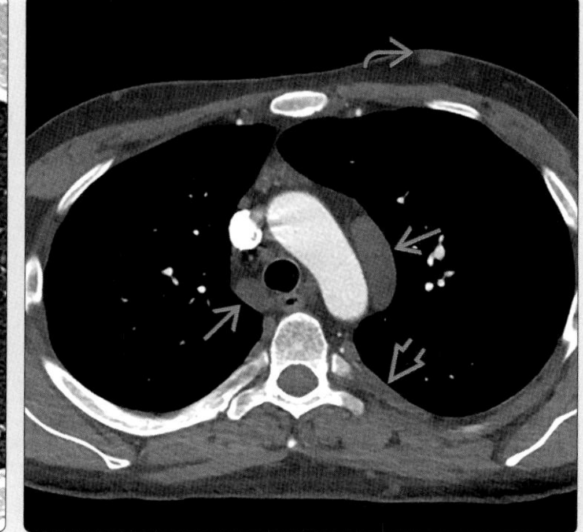

（左图）一名 20 岁神经纤维瘤病 1 型的女性患者，横断位 HRCT 显示右肺下叶有一个小的薄壁囊腔灶➡。据报道，受累患者的大疱和囊肿表现为上叶优势。

（右图）一名 31 岁男性的横断位增强 CT 显示纵隔➡、皮下组织➡和肋间➡软组织病变，符合神经纤维瘤病。这种外周神经源性肿瘤是 1 型神经纤维瘤病的一个特征性表现。

术语

缩写
- 1 型神经纤维瘤病（NF1）

同义词
- von Recklinghausen 病
- 周围性神经纤维瘤病

定义
- NF1：遗传性、神经性皮肤疾病，全身性表现包括肺受累（10%~20% 的成人受累）

影像学表现

X 线表现
- 肺
  - 囊肿和大疱：射线可透过的病灶
  - 间质性肺病：双侧对称网状模糊影；基底部明显
  - 肺内神经纤维瘤：肺结节或肿块
  - 由神经源性肿瘤恶性变性转移引起的多发性肺结节 / 肿块
- 纵隔
  - 神经源性肿瘤（后纵隔）：纵隔增宽；边界清晰的肺实质外软组织肿块
  - 肺动脉高压（与肺疾病或累及血管内膜的丛状病变相关）：右心室扩张，中央肺动脉增大
- 骨：肋骨分离和压迫吸收改变，脊柱侧弯，椎体后扇形，椎间孔扩大

CT 表现
- 肺
  - 不对称的，薄壁的大疱 / 囊性灶
    - 单发或多发，病灶可较大
    - 上叶为主
  - 间质性肺病：网状、线性模糊影（外周和下叶为主）
    - “蜂窝”肺不常见
  - 肺内神经纤维瘤：界限清晰的肺结节或肿块
  - 由神经源性肿瘤恶性变性转移引起的多发性结节 / 肿块
- 纵隔
  - 神经源性肿瘤：边界清晰椎旁肿块，球形或梭形，各种增强方式
  - 脑膜膨出：液体密度，椎旁肿块
  - 肺动脉高压：肺动脉干 >29 mm，马赛克密度
- 骨
  - 脊柱侧弯：NF1 最常见的骨性并发症
  - 椎体扇形，神经孔增宽，横突梭形，椎间孔旁肋骨弯曲
  - 漏斗胸和隆突，脊柱后凸

MR 表现
- 神经源性肿瘤椎管内受累的评估

推荐的影像学检查方法
- 最佳影像检查方法
  - HRCT 用于评估肺异常
  - 增强 CT 评估肺动脉干大小

鉴别诊断

大疱性肺气肿
- 吸烟是一种危险因素
- 小叶中心肺气肿

间质性肺病
- 无肺外 NF1 的表现

病理学表现

临床要点
- 病因
  - NF1：神经纤维蛋白基因突变（17 号染色体长臂突变）
- 遗传学
  - 50%~70% 的 NF1 病例表现为常染色体显性遗传
- 诊断标准
  - 至少符合 2 个标准：牛奶咖啡斑、腋窝或腹股沟斑、神经纤维瘤、视神经胶质瘤、虹膜错构瘤（Lisch 结节）、骨异常（蝶翼发育不良、长骨皮质变薄 ± 假关节）、NF1 一级亲属

临床要点

临床表现
- 最常见的症状 / 体征
  - 肺病少见；<70 例
  - 呼吸困难，咳嗽，胸痛
  - 由囊肿或大疱破裂引起的气胸
  - 由肺动脉高压引起的呼吸困难和晕厥

人口统计学表现
- 流行病学
  - NF1：1/3000 人；男性 = 女性

治疗
- 有症状的大疱 / 囊肿手术切除

诊断要点

考虑的诊断
- NF1 患者有多发性囊性肺疾病和神经源性肿瘤

转移性疾病，淋巴结肿大

关键要点

影像学表现

- 最佳诊断思路：胸淋巴结≥10 mm CT/PET-CT FDG 摄取增加
- 平片
  - 纵隔轮廓异常
  - 异常的线、条纹和界面
- CT
  - 最常见的表现是淋巴结肿大
  - 淋巴结≥10 mm 时提示异常
  - 低密度、增强和（或）钙化
  - 胸内和一些胸外恶性肿瘤的特异性淋巴引流途径
- PET/CT：淋巴结转移瘤中 FDG 的摄取
  - 提高了肺癌淋巴结转移和食管癌局部淋巴结转移的检测能力
  - 假阳性：肉芽肿性疾病和感染性 / 炎症过程

鉴别诊断

- 淋巴瘤
- 结节病

病理学表现

- 淋巴结转移在胸内比胸外恶性肿瘤更常见

临床要点

- 胸内和胸外恶性肿瘤的淋巴结分期对预后和治疗有重要意义
  - 肺癌：晚期淋巴结妨碍了手术切除
  - 乳腺癌：晚期淋巴结疾病需要术前化疗

诊断要点

- 考虑癌症和胸内淋巴结肿大患者的转移性疾病

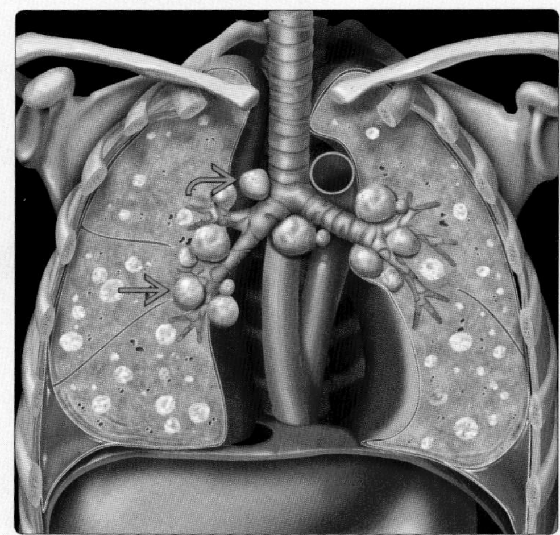

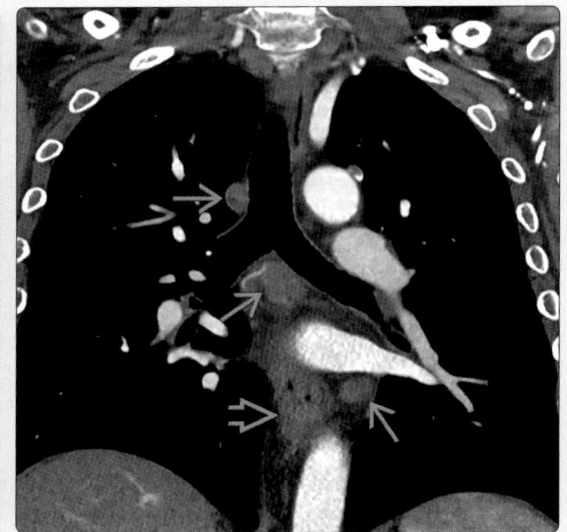

（左图）图示晚期恶性肿瘤的典型特征：双肺多发结节代表血行转移，双侧恶性胸腔积液，肺门→和纵隔↗淋巴结转移。

（右图）食管癌患者⇒冠状位增强 CT 显示纵隔多发淋巴结转移→。在食管癌病例中，淋巴结分期取决于受累淋巴结的具体数量。

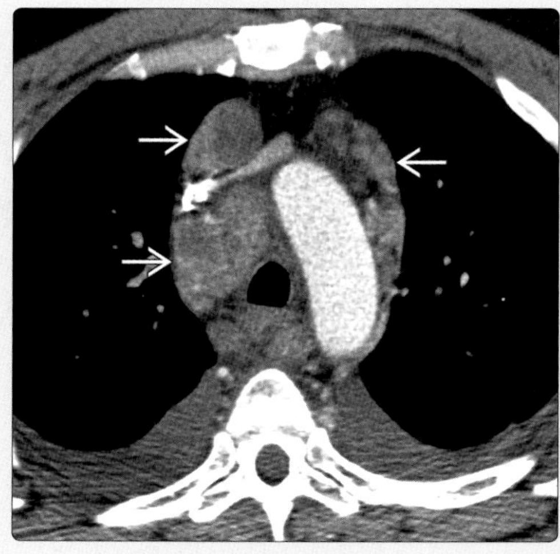

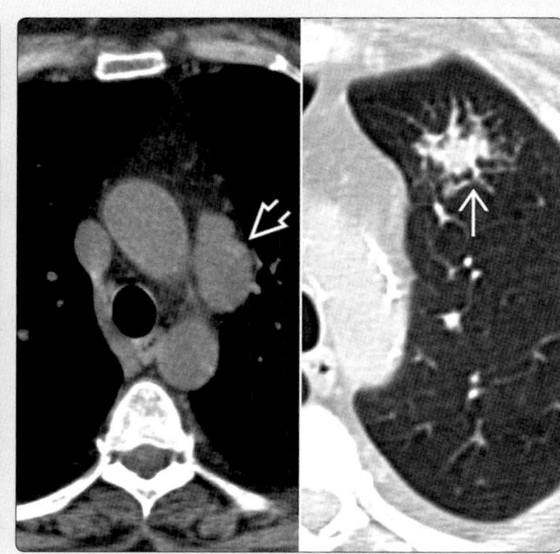

（左图）转移性肝细胞癌患者的横断位增强 CT 显示多个增大的不均匀纵隔淋巴结转移→。胸外恶性肿瘤的淋巴结转移比胸内恶性肿瘤少见。

（右图）软组织（左）平扫 CT 和肺窗（右）横断位组合图像显示原发性左肺上叶肺癌→的主肺动脉窗淋巴结转移⇒。

影像学表现

基本表现

- 最佳诊断思路
  - 胸内淋巴结，CT 上≥10 mm
  - PET/CT 显示淋巴结内 FDG 摄取
- 部位
  - 最常累及纵隔淋巴结
- 形态学
  - 低密度、增强和（或）钙化

X 线表现

- 平片
  - 淋巴结肿大可引起纵隔轮廓异常
    - 右侧气管旁淋巴结
      - 右侧气管旁条纹增厚
      - 上腔静脉界面突出
    - 左侧气管旁淋巴结
      - 左侧气管旁条纹增厚
      - 左锁骨下动脉界面突出
    - 血管前淋巴结
      - 前纵隔肿块
      - 前交界线增厚
    - 隆突下淋巴结：上奇静脉食管隐窝凸出
    - 肺门淋巴结：肺门淋巴结肿大和分叶状
    - 主肺动脉淋巴结：主肺动脉窗突出

CT 表现

- 淋巴结肿大，最常见的表现
  - 淋巴结短轴直径是最具可重复性的测量方法
    - 下气管旁和隆突下：>11 mm
    - 上气管旁和上纵隔：>7 mm
    - 右肺门和食管旁：>10 mm
    - 左肺门和食管旁：>7 mm
    - 心膈角：>5 mm
  - 一般表现
    - 气管旁、肺门、隆突下、食道旁、主动脉旁和主动脉下淋巴结：≥10 mm
    - 乳腺内、膈脚区和胸膜外淋巴结：无大小标准
      - 可见即被认定为异常
  - 淋巴结的大小并不总是可靠的
    - 13%<10 mm 的淋巴结内有转移灶
    - 肺癌的 Meta 分析
      - 灵敏度：57%
      - 特异性：82%
      - 阳性预测值（PPV）：56%
      - 阴性预测值（NPV）：83%
  - 对腋窝转移的敏感性：50%～60%
- 基于原发肿瘤的各种影像学表现
  - 低密度肿物
    - 肺癌
    - 胸外恶性肿瘤：精原细胞瘤、卵巢癌、甲状腺癌和胃癌
  - 增强
    - 肺癌
    - 胸外恶性肿瘤：肾细胞癌和甲状腺癌，黑色素瘤，肉瘤
  - 钙化
    - 结肠和卵巢的黏液性腺癌、甲状腺癌、骨肉瘤
- 胸内恶性肿瘤可沿着特定的淋巴引流途径扩散
  - 肺癌
    - 大多数肿瘤最初引流到肺门淋巴结
    - 随后的传播取决于起源的肺叶
    - 右肺上叶
      - 右侧气管旁和血管前纵隔淋巴结
    - 右肺中、下叶
      - 隆突下、右侧气管旁和血管前纵隔淋巴结
    - 左肺上叶
      - 主动脉下和主动脉旁淋巴结
    - 左肺下叶
      - 隆突下和主动脉下淋巴结
  - 食管癌
    - 食管上、中段
      - 淋巴管向头部引流
      - 气管旁淋巴结
    - 下食道
      - 淋巴管向腹部引流
      - 胃肝韧带淋巴结
    - 淋巴结疾病在表现时可能很广泛
    - “跳跃性转移”是很常见的
      - 食管淋巴管与胸导管之间的直接沟通
    - 引流途径因胸膜和膈肌受累的位置而不同
  - 恶性胸膜间皮瘤
    - 引流途径因胸膜和膈膜受累位置不同而异
    - 胸膜
      - 前部：内乳（上、中胸）和膈肌周围淋巴结（下胸）
      - 后部：胸膜外淋巴结
    - 膈膜
      - 前部、外部：内乳腺和前膈周淋巴结
      - 后部：主动脉旁和后纵隔淋巴结
- 一些胸外恶性肿瘤可能沿着特定的淋巴引流途径扩散
  - 乳腺癌
    - 3 种主要传播途径：腋窝、经胸侧和内乳途径

核医学表现

- PET/CT
  - 淋巴结内 FDG 摄取
    - 改进了肺癌转移性淋巴结的检测
      - 灵敏度：84%
      - 特异性：89%

- ▫ 阳性预测值：79%
- ▫ 阴性预测值：93%
- – 改进了食管癌区域淋巴结转移的检出
  - ▫ 阳性预测值：93.8%（vs. CT 62.5%~73.7%）
- – 假阳性结果：肉芽肿性疾病、感染、炎症

MR 表现

- 准确性同 CT 相似
- 钆造影剂可提高分期准确性

推荐的影像学检查方法

- 最佳影像检查方法
  - ○ CT 是鉴别淋巴结肿大的最佳方法：淋巴结大小并不总是可靠的转移指标
  - ○ PET/CT FDG 摄取情况提高了诊断准确性

鉴别诊断

淋巴瘤

- 淋巴结增大；可增强、不增强
- 未经治疗的淋巴瘤不会钙化
- 治疗后的淋巴瘤可能会钙化
- 霍奇金淋巴瘤比非霍奇金淋巴瘤更常累及胸部

结节病

- 以非干酪样肉芽肿为特征的多系统慢性炎症性疾病
- 双侧对称的肺门和右侧气管旁淋巴结肿大
- 可能存在钙化的淋巴结
- PET/CT FDG 情况可用于治疗反应评估
  - ○ 在胸腔内转移性淋巴结肿大的评估中可出现假阳性

病理学表现

基本表现

- 病因
  - ○ 淋巴结转移在胸内比胸外恶性肿瘤更常见
    - – 胸腔内肿瘤：肺癌和食管癌，恶性胸膜间皮瘤
    - – 胸外检查：头颈部、泌尿生殖道、乳腺癌、黑色素瘤

临床要点

治疗

- 肺癌
  - ○ N1：可切除，无纵隔肿瘤浸润、恶性胸腔积液、卫星结节或转移
  - ○ N2：可能易于切除；化疗和放疗也使用
  - ○ N3：不适合切除
- 恶性胸膜间皮瘤
  - ○ 大多数患者在检出时处于疾病晚期
  - ○ 有些人可能会受益于手术和化疗

诊断要点

考虑的诊断

- 癌症患者伴发胸内淋巴结病变需考虑转移

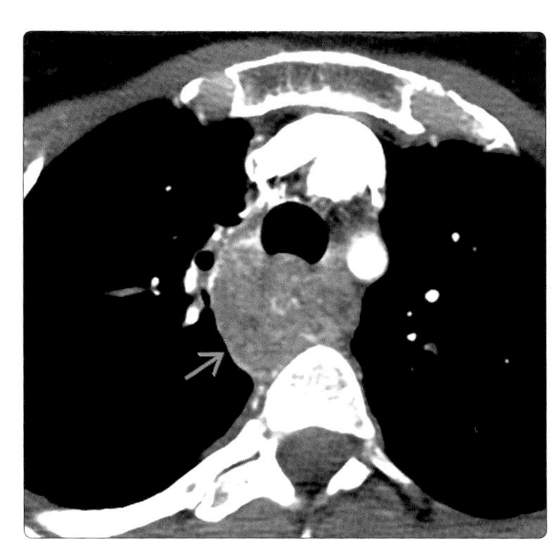

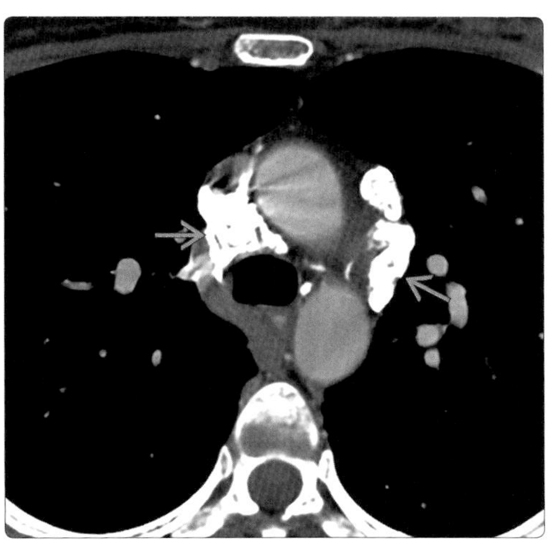

（左图）甲状腺癌患者横断位增强CT显示气管和食管附近纵隔淋巴结➡不均匀增强。转移淋巴结强化可能是由肺癌、肾细胞癌、甲状腺癌、黑色素瘤或肉瘤引起的。

（右图）横断位增强CT显示卵巢癌转移所致的纵隔淋巴结钙化➡。可见于结肠癌、卵巢癌、甲状腺癌或骨肉瘤。

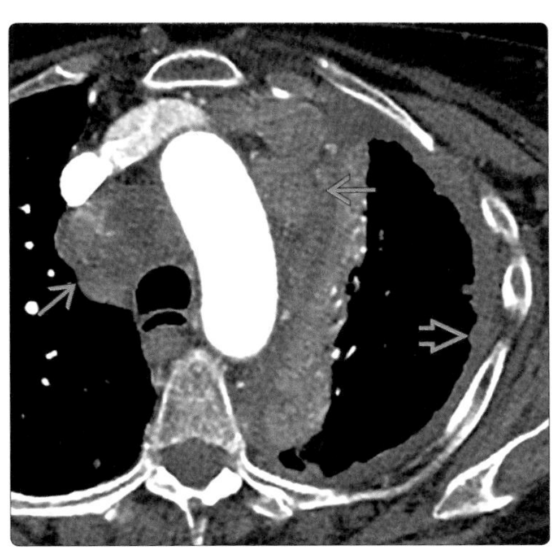

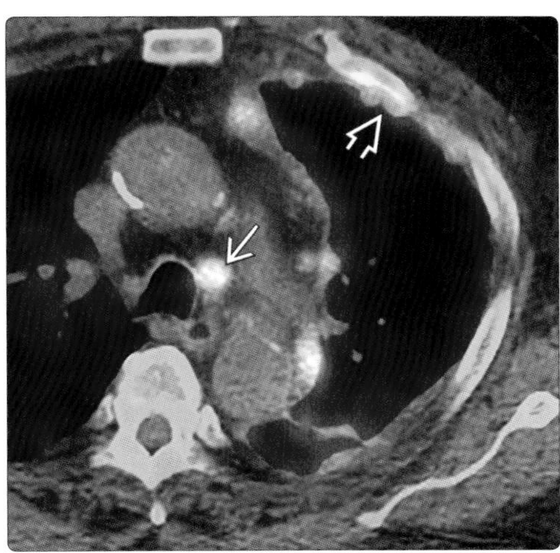

（左图）横断位增强CT显示恶性胸膜间皮瘤⇨、同侧和对侧纵隔淋巴结转移及广泛左侧胸膜增厚➡。

（右图）横断位FDG PET/CT融合图显示一名FDG高摄取恶性胸膜间皮瘤⇨患者的左气管旁淋巴结➡转移。在这种情况下，FDG PET/CT通过识别大小正常的纵隔淋巴结中的FDG摄取来增加诊断准确性。

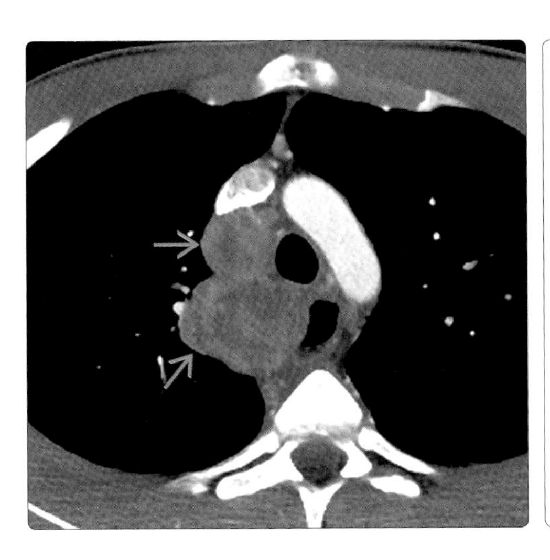

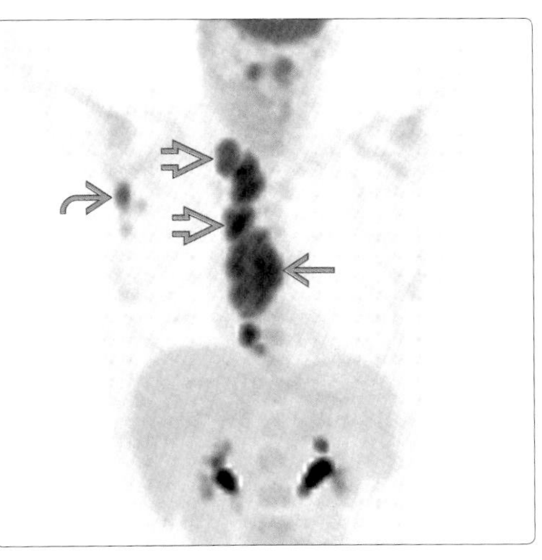

（左图）食管癌（未显示）患者的横断位增强CT显示多个增大的不均匀强化的右纵隔淋巴结➡。

（右图）同一患者的全身FDG PET显示原发性食管癌➡、纵隔淋巴结⇨和右腋窝淋巴结↷的FDG摄取增加。右腋窝淋巴结摄取FDG显影有助于该患者食管癌准确分期。

纵隔淋巴瘤

关键要点

术语
- 非霍奇金淋巴瘤
- 霍奇金淋巴瘤
- 纵隔原发性或继发性淋巴瘤

影像学表现
- 平片
  - 前纵隔肿块，通常较大，延伸到中线两侧
- CT
  - 较大密度不均匀肿块伴或不伴纵隔血管旁淋巴结肿大
  - 常累及多个纵隔淋巴结
  - 可见血管结构被包绕或浸润
- PET/CT
  - 分期和持续监测首选的影像学检查方法

主要鉴别诊断
- 转移性疾病
- 胸腺肿瘤（上皮和神经内分泌肿瘤）
- 恶性生殖细胞肿瘤
- 胸腺增生
- 感染（结核病、其他肉芽肿性感染）
- 结节病

病理学表现
- 空心针穿刺活检诊断：细胞形态学和免疫组化决定其亚型

临床要点
- 淋巴瘤常见于 40 岁以下人群，常伴有纵隔肿块和淋巴结肿大

诊断要点
- 40 岁以下有较大侵袭性血管前纵隔肿块人群考虑恶性生殖细胞瘤

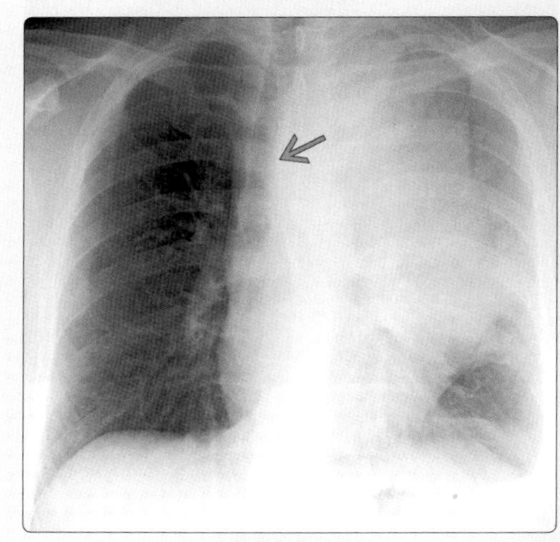

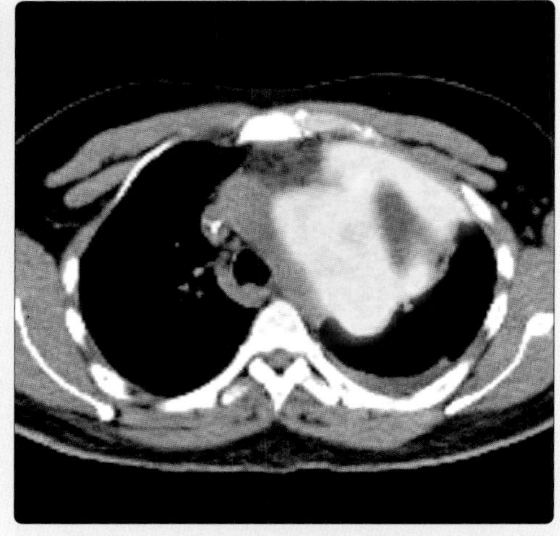

（左图）弥漫性大 B 细胞淋巴瘤患者的后前位胸片显示纵隔肿块较大，出现占位效应，并伴有气管右偏➡和少量左胸腔积液。

（右图）同一患者的横断位 FDG PET/CT 融合图显示前、中纵隔 FDG 高摄取的异质性肿块，伴或不伴侵犯大血管和邻近左肺。

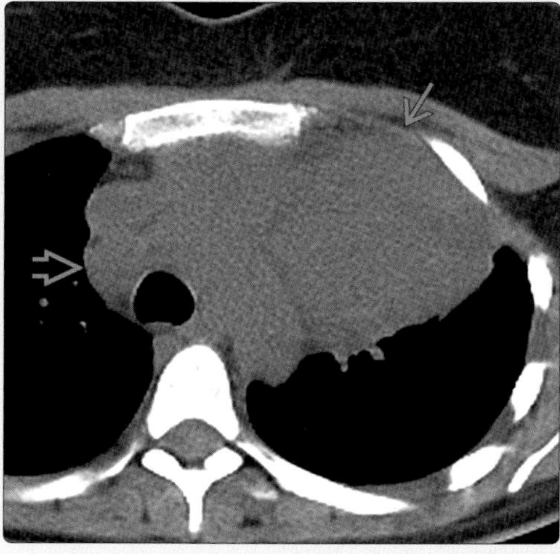

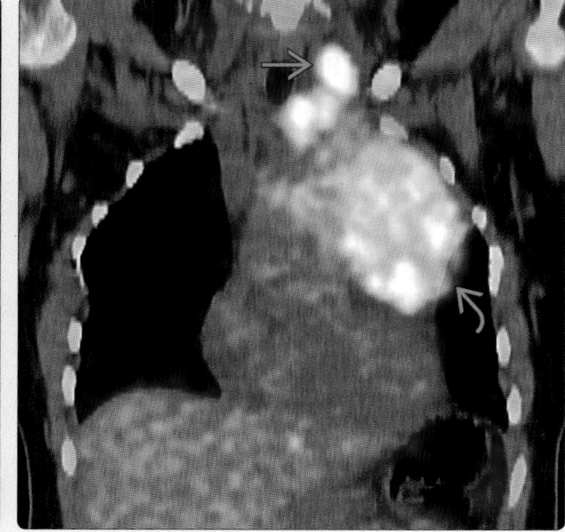

（左图）霍奇金淋巴瘤患者横断位平扫 CT 显示前纵隔较大肿块，与周围组织界限不清，相邻的前胸壁提示直接胸壁浸润➡和右上气管旁淋巴结肿大⇨。

（右图）同一患者的冠状位 FDG PET/CT 融合图显示左侧纵隔肿块↪出现明显的 FDG 摄取，以及肿大的左锁骨上淋巴结 FDG 摄取➡。

术语

缩写

- 非霍奇金淋巴瘤（non-Hodgkin lymphoma, NHL）
- 霍奇金淋巴瘤（Hodgkin lymphoma, HL）

同义词

- 原发性纵隔淋巴瘤

定义

- 起源或继发于纵隔内的淋巴瘤
- 原发性纵隔淋巴瘤
  - 罕见，约占所有淋巴瘤的 1%；最常见的原发性纵隔恶性肿瘤

影像学表现

基本表现

- 最佳诊断思路
  - 较大纵隔肿块伴或不伴淋巴结肿大；常累及多个纵隔分区
- 部位
  - 最常见于前纵隔；多个纵隔区域受累常见
- 大小
  - 通常大于 10 cm
- 形态学
  - 分叶状异质性软组织肿块，常包覆纵隔结构，伴或不伴侵袭及占位效应

X 线表现

- 正位平片检查显示纵隔肿块；延伸至中线两侧；纵隔界限模糊不清或消失
  - 伴或不伴气管变窄或移位
- 伴或不伴肺门淋巴结肿大

CT 表现

- 血管前纵隔较大异质性肿块和（或）淋巴结肿大
- 常累及多个纵隔区域和淋巴结
- 浸润和（或）包覆血管结构 ± 占位效应及局部浸润
- ± 肺内阴影
  - 实变 ± 肺不张：梗阻后肺炎和（或）淋巴瘤受累改变
  - 结节和（或）肿块，± 气肿
    - 可能代表淋巴瘤或感染（包括非典型或机会性病原体）
- 胸膜和（或）心包疾病
  - 渗出性胸腔积液，单侧多于双侧
  - 心包积液
  - 胸膜或心包结节样增厚为淋巴瘤受累表现

MR 表现

- 与骨骼肌相比，可变的 T_1 较低信号和 T_2 较高信号
- DWI：低 ADC 值的弥散受限提示恶性肿瘤；无法鉴别淋巴瘤和其他恶性肿瘤
- T_1WI C+：轻度不均匀强化
  - 动态对比增强（DCE）：持续性或渐进性强化

核医学表现

- PET/CT
  - PET/CT：初始分期和随诊的首选影像学检查方式
  - FDG 摄取增加提示淋巴结和（或）结外部位病情进展

推荐的影像学检查方法

- 最佳影像检查方法
  - 增强 CT 用于病变特征和对邻接结构占位效应 / 侵袭的评估
  - PET/CT 作为初始分期、治疗反应评估和持续监测的首选方式
- 推荐的检查序列与参数
  - 增强 CT 图像需要在 60~90 秒采集，以观察动脉期、静脉期组织结构

鉴别诊断

纵隔转移

- 原发性肺癌的直接蔓延
- 各种其他恶性肿瘤的淋巴结转移

胸腺肿瘤

- 40 岁以上患者
- 上皮肿瘤（胸腺瘤、胸腺癌）、神经内分泌肿瘤

恶性生殖细胞瘤

- 影像学上可能与淋巴瘤难以区分
- 精原细胞瘤
  - 几乎都是 20~40 岁的年轻男性
- 非精原细胞瘤性恶性生殖细胞肿瘤（NSMGCN）
  - 几乎都是年轻男性；平均就诊年龄为 30 岁
  - 50% 以上的患者甲胎蛋白（AFP）和 β- 人绒毛膜促性腺激素（β-HCG）升高

胸腺增生

- 真性胸腺增生与淋巴样增生
  - GRE T_1WI MR 反相位化学位移信号降低

感染

- 肉芽肿性感染（结核病、组织胞浆菌病）
- 同时出现肺实变和（或）空洞提示感染性病因；也可见于淋巴瘤

结节病

- 排除性诊断
- 95% 以上患者的双侧肺门和右侧气管旁淋巴结肿大
  - 前纵隔淋巴结肿大和（或）肿块不常见
- 肺外淋巴微结节和（或）纤维化倾向于结节病

病理学表现

基本表现

- 病因
  - 淋巴瘤：频繁累及胸内疾病的异质性肿瘤；占新诊断恶性肿瘤的 4.8%

- 淋巴瘤可见原发于纵隔或继发累及
- 原发性纵隔淋巴瘤
  - 累及纵隔淋巴结和（或）胸腺；就诊时无结外和（或）全身性疾病的迹象
- 组织学亚型
  - 弥漫性大B细胞淋巴瘤（diffuse large B-cell lymphoma, DLBCL）
    - 占原发性纵隔恶性肿瘤的33%；占原发性纵隔淋巴瘤的65%
    - 原发性纵隔和全身性DLBCL在组织学上难以区分
  - 原发性纵隔（胸腺）B细胞淋巴瘤（primary mediastinal B-cell lymphoma, PMBCL）
    - DLBCL的亚型：高级别结外胸腺B细胞淋巴瘤
    - 与经典霍奇金淋巴瘤（classic HL, CHL）的临床鉴别困难：在年轻女性中，两者都可能表现为前纵隔/血管前纵隔肿块
  - 霍奇金淋巴瘤
    - 全身性霍奇金淋巴瘤伴纵隔受累或原发性纵隔霍奇金淋巴瘤
    - 两种主要亚型：CHL和以结节淋巴细胞为主的霍奇金淋巴瘤（nodular lymphocyte predominant HL, NLP-HL）
  - 灰区淋巴瘤（gray zone lymphoma, GZL）
    - 侵袭性亚型
    - 基于细胞形态学和免疫组织化学诊断
  - T细胞淋巴母细胞淋巴瘤（T-cell lymphoblastic lymphoma, TCLL）
    - 侵袭性亚型
  - 胸腺结外边缘区B细胞淋巴瘤
    - 罕见的起源于胸腺的低级别结外黏膜相关淋巴样组织淋巴瘤（mucosa associated lymphoid tissue, MALT）
    - 与自身免疫性疾病密切相关，尤其是干燥综合征

分期、分级和分类

- 改良版Ann-Arbor分期系统
  - 早期（Ⅰ～Ⅱ）与进展期（Ⅲ～Ⅳ）
  - 对“大肿块”和“淋巴结外”疾病的亚分类
  - 通过CT或PET/CT确定疾病范围
- 多维尔评分
  - 基于PET和PET/CT的FDG摄取视觉评估的5分制
  - 范围：1（无摄取）至5[摄取明显高于肝脏和（或）新发病灶]
- 卢加诺标准
  - 确定病程的临床和影像学检查结果
    - PET/CT用于分期和随诊
    - 增强CT用于更准确评估淋巴结和血管受累并制订放疗计划
  - 反应类别：完全缓解（complete response, CR）、部分缓解（partial Response, PR）、稳定疾病/无反应（stable disease/no response, NR）、疾病进展（progressive disease, PD）

大体病理和手术所见

- 肿块通常很大（通常 >10 cm）
- 最常通过空芯针穿刺活检诊断
  - 纵隔淋巴瘤通常不可切除，切除标本不常见

临床要点

临床表现

- 最常见的症状/体征
  - 占位效应/纵隔结构侵犯的症状：咳嗽、呼吸困难、上腔静脉综合征、积液
  - 全身性症状：发热、盗汗、体重减轻
- 其他症状/体征
  - 30%～50%的年轻CHL患者诊断时可能无症状

人口统计学表现

- DLBCL：占NHL的9%；70岁以上老年患者，儿童较少见；男性发病率稍多于女性
- PMBCL：占所有NHL不足5%；男女比例约1∶2；中位发病年龄：30～40岁
- HL：双峰年龄分布；20～40岁的年轻人（女性常见）和70岁以上的老年患者
- GZL：罕见（不如CHL、DLBCL和PMBCL常见）；男性多于女性
- TCLL：最常见的T细胞淋巴瘤；占成人NHL 2%～4%；青春期男性常见，但影响所有年龄段
- 胸腺MALT淋巴瘤：罕见；女性多于男性

自然病史和预后

- 因组织学亚型和疾病分期而异
  - HL预后优于NHL
  - 与DLBCL相比，PMBCL的预后更好
  - DLBCL、GZL和TCLL更具侵袭性，预后较差

治疗

- 基于组织学和分期的多药化疗 ± 免疫治疗或靶向治疗 ± 放疗
- 难治性疾病：挽救性化疗 ± 放疗 ± 自体干细胞移植

诊断要点

考虑的诊断

- 40岁以下年轻男性恶性生殖细胞肿瘤伴较大侵袭性前纵隔肿块
- 40岁以上胸腺上皮肿瘤患者伴前纵隔肿块 ± 甲状旁腺综合征

影像解读要点

- 纵隔肿块较大 ± 淋巴结肿大，通常累及多个纵隔区域

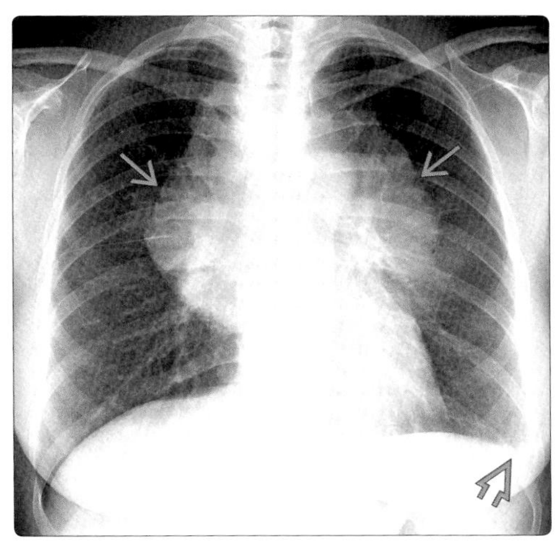

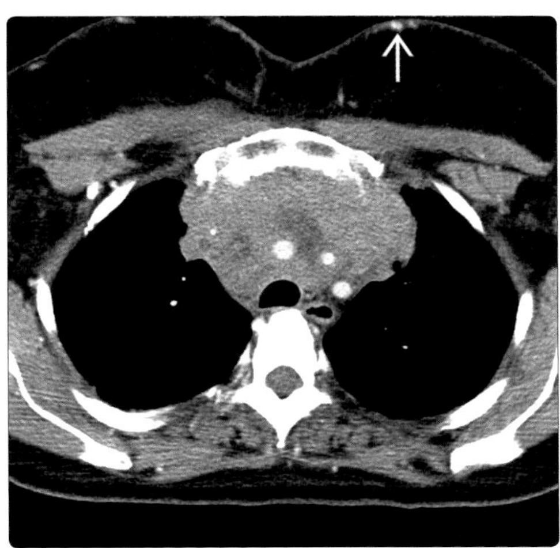

（左图）一名原发性纵隔B细胞淋巴瘤患者的后前位胸片显示大分叶纵隔肿块延伸至中线两侧→，左胸腔少量积液⇨。

（右图）同一患者的横断位增强CT显示浸润性纵隔软组织肿块，累及前中纵隔，包裹胸部大血管，并闭塞双侧头臂静脉。胸壁侧支➡提示上腔静脉梗阻。

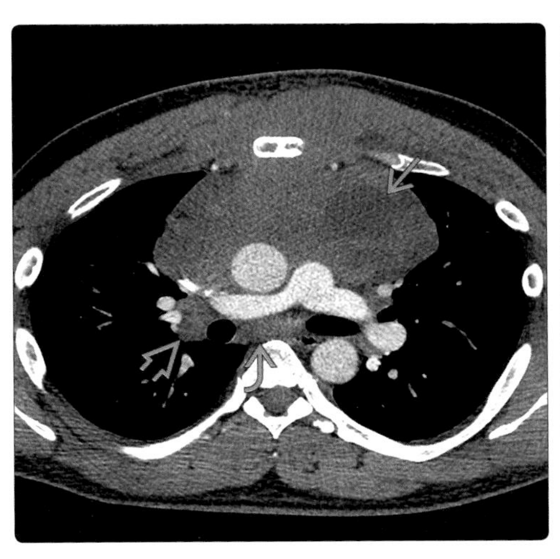

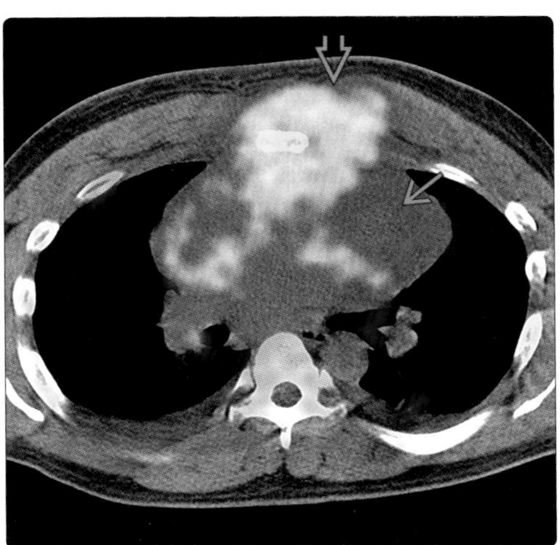

（左图）一名灰区淋巴瘤患者的横断位增强CT显示较大异质性前纵隔肿块伴内部坏死→以及右肺门⇨和隆突下↗淋巴结肿大。

（右图）同一患者的横断位FDG PET/CT融合图显示大面积异质性FDG高摄取的前纵隔肿块，直接侵犯邻近胸壁⇨。注意内部摄取减少区域可能对应于坏死→。

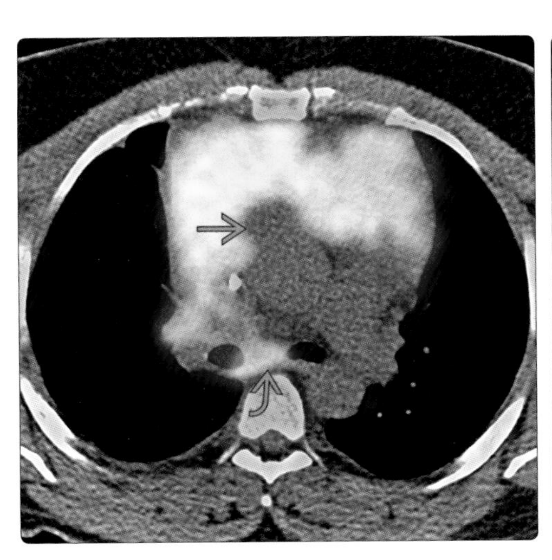

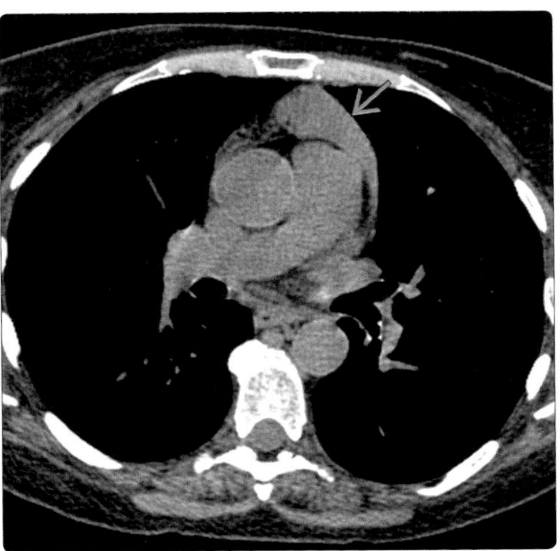

（左图）一名T细胞淋巴母细胞性淋巴瘤患者的横断位FDG PET/CT融合图显示，前纵隔一个大的异质性FDG高摄取的肿块，低摄取区域→提示内部坏死和FDG亲和性隆突下淋巴结肿大↗。

（右图）一名干燥综合征、淋巴间质性肺炎和黏膜相关淋巴样组织淋巴瘤患者的横断位平扫CT显示累及胸腺的左前纵隔肿块→呈等密度表现。

纤维素性纵隔炎

关键要点

术语
- 纤维素性纵隔炎（fibrosing mediastinitis, FM）
- 以纵隔致密纤维组织增殖为特征的良性疾病

影像学表现
- 平片
  - 病灶通常较小且非特异性
  - 纵隔增宽、肺门增大 ± 钙化
- CT
  - 浸润性纵隔软组织 ± 钙化
  - 中央气道和脉管系统的包裹和阻塞
  - 上腔静脉（superior vena cava, SVC）梗阻 / 综合征
- MR
  - T_1WI 和 T_2WI 上的等信号，不均匀强化
- 增强 CT 是评估受累程度和并发症的最佳方式

主要鉴别诊断
- 淋巴瘤
- 转移性疾病
- 原发纵隔肿瘤
- 结核
- 原发性肺癌

临床要点
- 病因：荚膜组织胞浆菌、其他真菌、结核、自身免疫、IgG4 相关疾病
- 咳嗽、呼吸困难、感染、咯血、胸痛
- 预后：病程不可预测，进展缓慢
- 药物治疗：皮质类固醇治疗非肉芽肿性 FM，免疫调节治疗的新兴作用
- 非手术 / 外科手术：有症状的患者

诊断要点
- 对于有梗阻性纵隔软组织和钙化的年轻患者，考虑纵隔纤维化

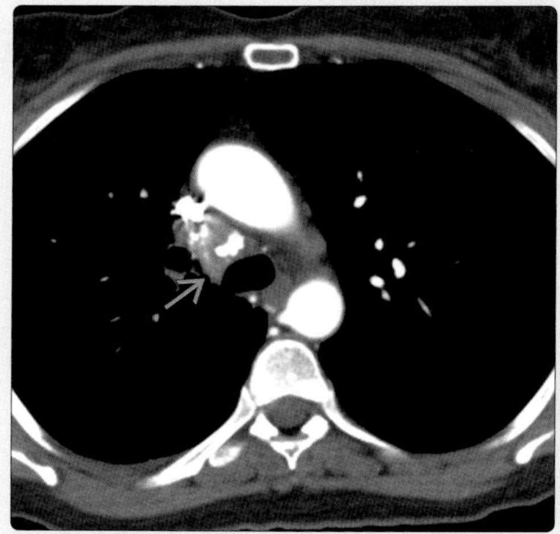

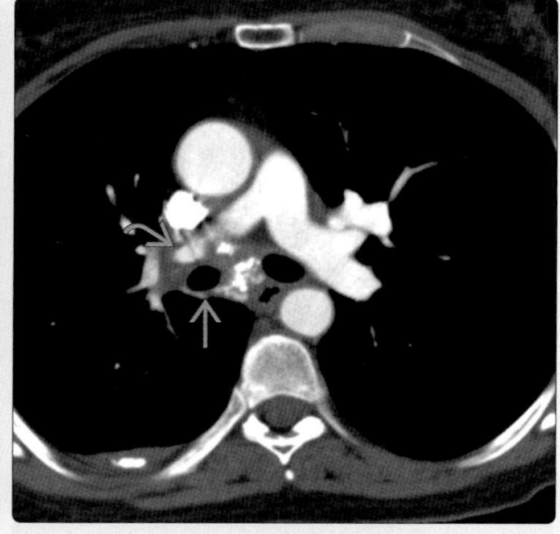

（左图）一名纤维素性纵隔炎患者的横断位增强 CT 显示右下部气管旁淋巴结肿大、部分钙化 ➡。

（右图）同一患者的横断位增强 CT 显示右下气管旁、隆突下和肺门淋巴结肿大、部分钙化，导致中间支气管 ➡、远端右肺动脉 ➡ 和近端右肺叶间动脉部分包裹和狭窄。

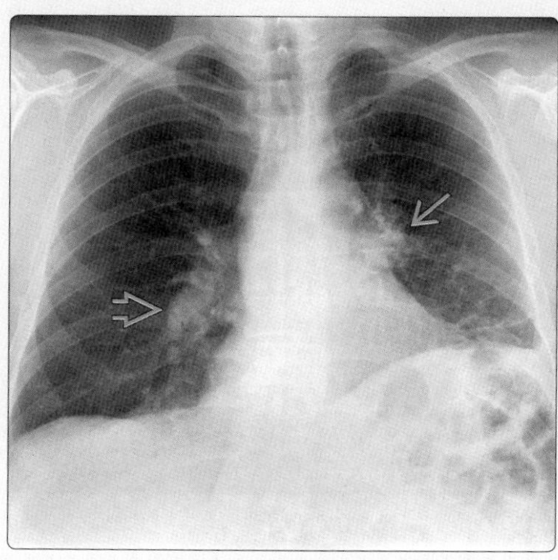

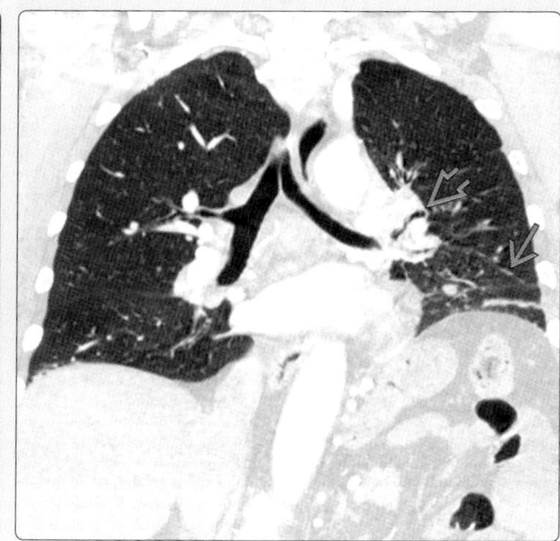

（左图）一名纤维素性纵隔炎患者的后前位胸片显示左肺门软组织 ➡ 部分钙化、左肺容积降低和左肺基底部线状模糊影。右叶间肺动脉扩张 ➡ 提示肺动脉高压。

（右图）同一患者的冠状位增强 CT 显示钙化的软组织 ➡ 包裹 / 狭窄左肺中央支气管血管结构，左肺脉管系统缩窄。注意胸膜下区因静脉淋巴管充血引起的模糊影 ➡。

纤维素性纵隔炎

术语

缩写

- 纤维素性纵隔炎（FM）

同义词

- FM、纵隔纤维化、硬化性纵隔炎

定义

- 罕见的良性疾病，但可能危及生命，以纵隔纤维组织浸润性增殖为特征

影像学表现

基本表现

- 最佳诊断思路
  - 纵隔或肺门软组织钙化＋血管或气道阻塞征象
- 部位
  - 纵隔：右侧气管旁和隆突下区域最常受累
  - 单侧肺门受累多于双侧

X 线表现

- 胸片通常显示异常；可能不明显且非特异性
- 异常纵隔增宽，正常的线样、条状交界面消失
- ± 单侧或双侧肺门增大
- 纵隔和（或）肺门钙化
- 继发性肺部表现，取决于疾病的严重程度
  - 容量降低 / 肺不张
  - 间质模糊和支气管套袖征
  - 肺动脉阻塞伴灌注减少引起的透明度增加，和（或）空气潴留
  - 肺梗死：肺外周楔形低密度模糊影

CT 表现

- 增强 CT
  - 基本表现
    - 局限性或浸润性纵隔软组织，包裹纵隔结构并破坏组织平面
  - 两种不同的亚型
    - 肉芽肿性（局灶性）：80%～90% 的病例
      - 局部或浸润性软组织：右气管旁和隆突下、肺门
      - 常见钙化：斑点状或致密
      - 既往肉芽肿性感染的体征：钙化肉芽肿、支气管结石、脾和肝钙化
      - 软组织成分可能很少或不存在；与血管和（或）气道狭窄相关的钙化可能是主要表现
    - 非肉芽肿性（弥漫性）：10%～20% 的病例
      - 边界不清的浸润性软组织累及多个纵隔间室
      - 通常不存在钙化
      - 并发胸外表现：腹膜后纤维化、硬化性胆管炎和胰腺炎（胰腺炎）
  - 气管支气管狭窄
    - 阻塞性肺不张和复发性肺炎：支气管内黏液栓、支气管扩张、肺纤维化
  - 肺血管受累
    - 肺动脉
      - 包裹动脉；受累血管和外周分支变窄或消失
      - 侧支血管：经胸膜 / 全身侧支支气管动脉增粗
    - 肺静脉
      - 包裹中央肺静脉；导致静脉和淋巴淤血（局灶性静脉闭塞性疾病）
      - 磨玻璃密度影、小叶间隔增厚、支气管壁增厚
      - 胸腔积液 ± 胸膜增厚（单侧多于双侧）
      - 肺动脉高压：肺动脉干和分支增粗
    - 肺梗死（慢性动脉或静脉阻塞）：周围、胸膜下或楔形密度影
  - 上腔静脉（SVC）阻塞 / 综合征
    - 最常见的纵隔纤维化严重并发症
    - 上腔静脉狭窄 / 闭塞
    - 胸壁和纵隔侧支血管
    - 血管分流引起的肝脏Ⅳ段假性病变强化
  - 心包增厚 ± 钙化
  - 局灶性食管狭窄
  - 膈肌麻痹

MR 表现

- T_1WI 和 T_2WI 上不均匀的等信号
- T_1WI C+：不均匀强化

透视表现

- 食管造影
  - 食管受累
    - 食管中部最常受累，通常靠近气管或主支气管
    - 局灶性环状狭窄、长节段狭窄

核医学表现

- PET/CT
  - 活动性炎症区域呈现不同程度的 FDG 摄取
- V/Q 扫描
  - 使用氙 -133 或锝 -99m-DTPA 进行肺通气显像
    - 部分或完全气道阻塞：通气缺陷、氙 -133 清除延迟
  - 使用锝 -99m-MAA 进行肺灌注显像
    - 肺动脉或静脉阻塞：局灶性或弥漫性灌注缺陷

血管造影表现

- 局灶性或长节段血管狭窄，因疾病严重程度而异

推荐的影像学检查方法

- 最佳影像检查方法
  - 增强 CT 是评估受累程度和并发症的最佳检查方法

鉴别诊断

淋巴瘤

- 治疗后的淋巴瘤（尤其是霍奇金淋巴瘤）可能存在钙化
- 硬化性淋巴瘤亚型可能类似于非肉芽肿性 MF

转移性疾病
- 软组织肿块可能表现出硬化特征和钙化

原发性纵隔肿瘤
- 纵隔肉瘤、硬纤维瘤

结核
- 活动性或潜伏性感染的并发肺部表现

原发性肺癌
- 肺门不对称或肺门肿块伴纵隔受累

卡斯尔曼（音译自“Castleman”）病
- 通常无气道或血管阻塞的特征

病理学表现

基本表现
- 病因
  - 肉芽肿性（局灶性）亚型：（80%～90% 的病例）
    - 对抗原刺激的异常免疫反应
    - 大多数病例是由于组织胞浆菌引起的
    - 罕见的是炎症性疾病，如肉毒杆菌病
  - 非肉芽肿性（弥漫性）亚型：（10%～20% 的病例）
    - 与自身免疫性疾病有关
    - 免疫球蛋白 G4 相关疾病（IgG4-RD）
      - 多器官受累（腹膜后纤维化、硬化性胆管炎、自身免疫性胰腺炎。里德尔甲状腺炎、眼眶假性肿瘤）
    - 药物毒性（如甲状腺素）
    - 放射治疗的并发症
- 遗传学
  - 对抗原刺激的异常纤维炎症反应；可能影响基因易感个体

分期、分级和分类
- 肉芽肿性 FM：局部纵隔或肺门纤维化 + 广泛的钙化
- 非肉芽肿性 FM：多室纵隔纤维化，无钙化

大体病理和手术所见
- 局部肿块或界限不清的浸润性致密、白色、纤维状软组织

镜下表现
- 纵隔脂肪被纤维组织和单核细胞浸润和吞噬

临床要点

临床表现
- 最常见的症状 / 体征
  - 咳嗽、呼吸困难、反复感染、咯血、胸痛
- 其他症状 / 体征
  - 发热和体重减轻

人口统计学表现
- 年龄
  - 肉芽肿性 FM：大多数患者发病时很年轻（平均年龄：35～46 岁）
  - 非肉芽肿性 FM：中年和老年患者
- 性别
  - 肉芽肿性 FM 男女比例相等
  - 非肉芽肿性 FM 男性多于女性

自然病史和预后
- 病程不可预测，大多数患者的疾病进展缓慢
- 双侧纵隔受累与预后不良有关
- 继发性肺动脉高压和肺心病是严重的长期并发症

治疗
- 药物治疗
  - 皮质类固醇激素：非肉芽肿性 FM
  - 全身性抗真菌药：支持使用的证据不足
  - 免疫调节剂：关于 B 淋巴细胞靶向疗法新作用的研究正在进行中
- 非外科手术治疗：血管成形术、支气管内和血管内支架置入术
- 外科干预
  - 开放性减积 / 解压手术
  - 螺旋静脉移植治疗 SVC 综合征，聚四氟乙烯移植或血管旁路治疗动脉受损
  - 肺切除术治疗复发性阻塞性肺炎和顽固性 / 复发性咯血

诊断要点

考虑的诊断
- 在适当的临床环境下对患有阻塞性纵隔软组织和钙化的年轻患者，考虑 FM

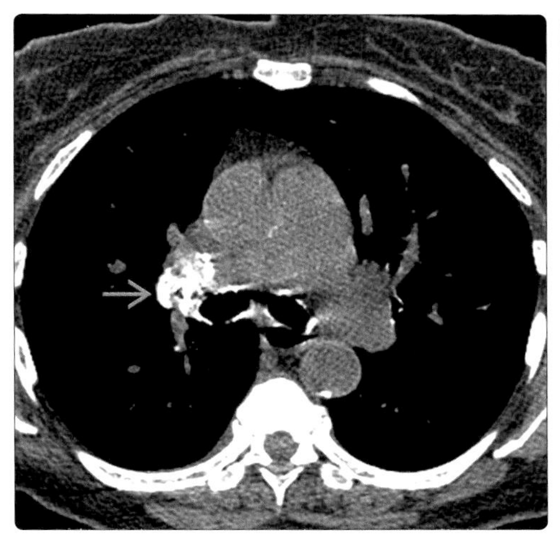

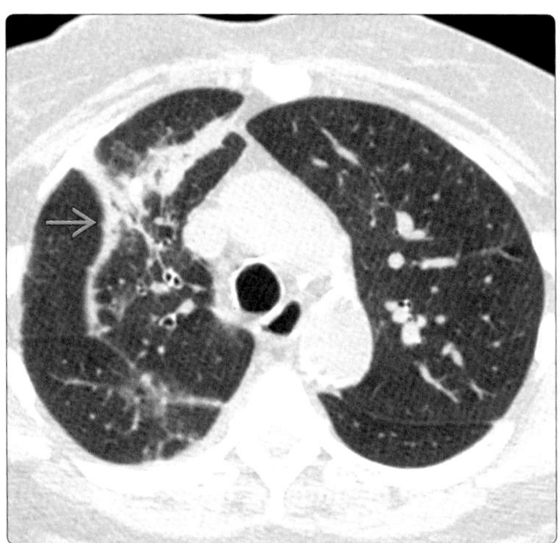

（左图）一名肉芽肿性纤维素性纵隔炎患者横断位平扫CT显示右肺门致密钙化➡，并伴有占位效应，右上叶支气管和右肺动脉的不完全特征性闭塞。

（右图）同一患者的横断位平扫CT显示右肺上叶容积减小和肺水平裂回缩➡，继发于中央钙化的软组织包裹导致的支气管闭塞。

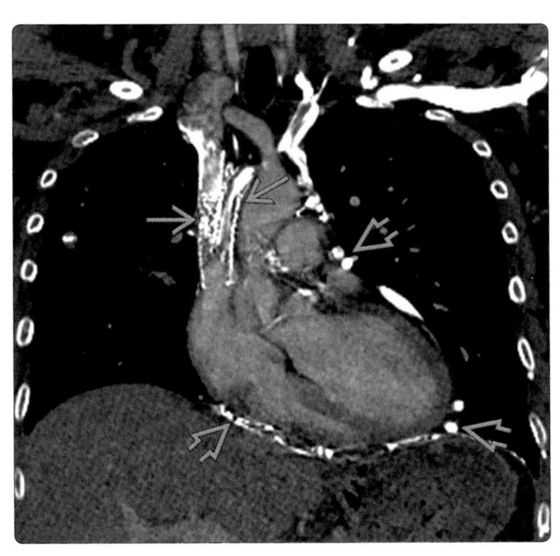

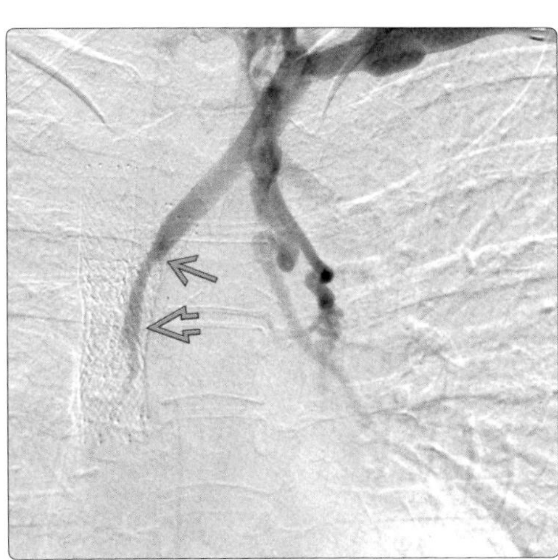

（左图）一名肉芽肿性纤维素性纵隔炎患者的冠状位增强CT显示，上腔静脉和左头臂静脉支架➡用于治疗慢性阻塞和多个纵隔侧支血管⇨扩张。

（右图）同一患者的导管静脉造影显示由于支架内狭窄和（或）血栓形成，左头臂静脉➡和上腔静脉⇨内的血流量明显减少。

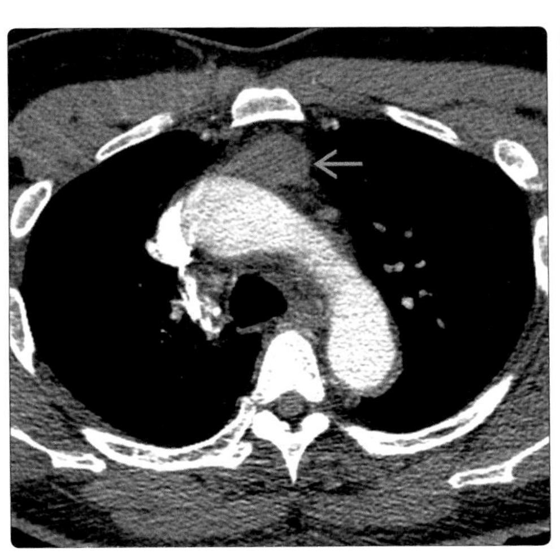

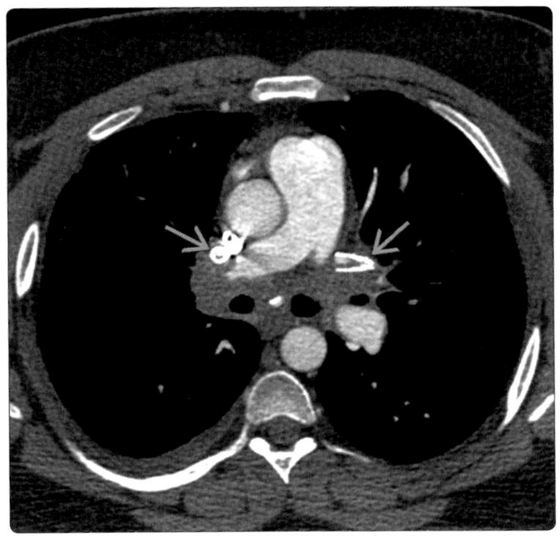

（左图）一名非肉芽肿性IgG4相关纤维素性纵隔炎患者的横断位平扫CT显示前纵隔无钙化的软组织肿块➡。该患者的腹部CT（未显示）显示相关的腹膜后纤维化。

（右图）一名肉芽肿性纤维素性纵隔炎患者横断位增强CT显示双上肺静脉支架➡被异常软组织包围。内膜增生导致双侧支架腔内部分梗阻。

卡斯尔曼病

关键要点

术语
- 卡斯尔曼病［Castleman 病（Castleman disease, CD）］

影像学表现
- 部位：70% 发生于胸部
  - 气管支气管、肺门、纵隔淋巴结
- 平片
  - 最常见平滑或分叶状肺门肿块
  - 纵隔：中纵隔
- CT
  - 单发或多发淋巴结肿大
  - 平滑或分叶状边缘
  - 特征性明显强化
- MR
  - T_1WI：低至等信号强度
  - T_2WI：高信号
  - T_1WI C+：明显强化

主要鉴别诊断
- 卡波西肉瘤
- 淋巴瘤和白血病
- 转移性淋巴结肿大
- 副神经节瘤

病理学表现
- 病因不明；提出的几种学说
  - 慢性炎症、免疫缺陷、错构过程、自身免疫
- 两种分类系统
  - 组织学：透明血管、浆细胞、混合
  - 分布：单中心、多中心

临床要点
- 大多数无症状；占位效应引起的症状罕见
- 手术完全切除通常可以治愈
- 对化疗和放疗的反应各不相同

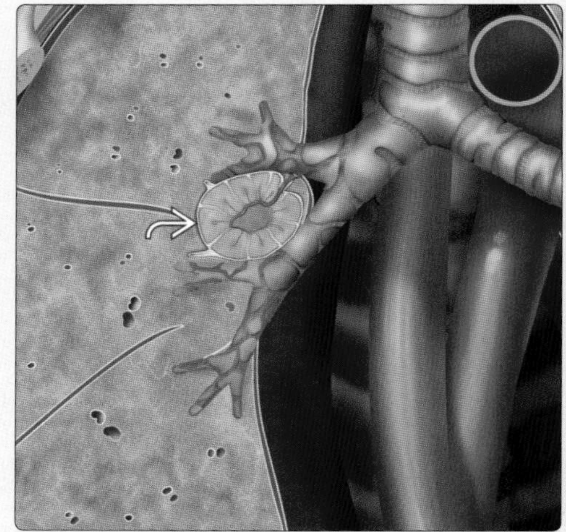

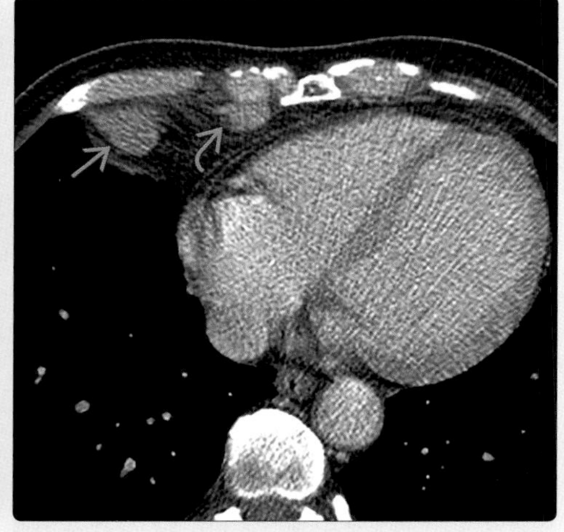

（左图）示意图显示了卡斯尔曼病的形态学特征。受累的右肺门淋巴结➔表现出丰富的血供，这是对比增强 CT 和 MR 明显强化的原因。

（右图）多中心卡斯尔曼病患者的横断位增强 CT 显示右前膈→和内乳区➔的多个肿大且强化的淋巴结。

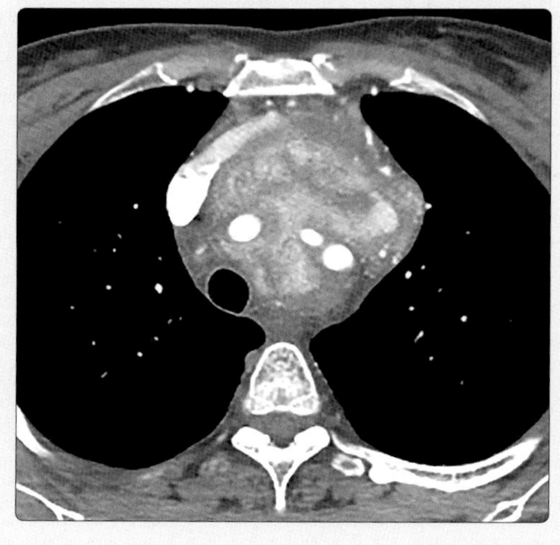

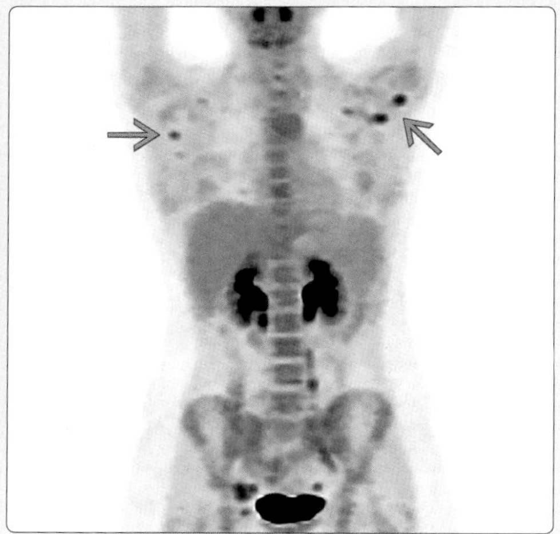

（左图）一名单中心卡斯尔曼病患者的横断位增强 CT 显示中纵隔一个较大的、强化的、浸润性肿块，包绕血管。浸润周围脂肪或侵入邻近结构比边界清晰的实性肿块少见。

（右图）全身 FDG PET 显示腋窝有多个 FDG 高摄取淋巴结→。活检显示为多中心卡斯尔曼病，通常表现为胸部、上腹部和（或）下颈部淋巴结肿大。

术语

缩写

- 卡斯尔曼病（CD）

同义词

- 血管滤泡性淋巴结增生
- 巨大淋巴结增生

影像学表现

基本表现

- 最佳诊断思路
  - 强化的单个或多个淋巴结
- 部位
  - 单中心
    - 70% 发生在胸部
    - 可能发生在淋巴组织存在的任何地方
      - 纵隔是最常受累的部位
      - 其他部位：肺门、腋窝、胸膜、胸壁、胸膜外软组织
      - 气管、食道、肺受累少见
- 大小
  - 可变，通常为 2~6 cm

X 线表现

- 单中心
  - 边界清晰的模糊影，呈分叶状或轮廓光滑
    - 纵隔受累：通常为中纵隔
  - 相关表现
    - 相邻结构的位移
    - 同侧胸腔积液
    - 骨膜反应
- 多中心
  - X 线表现取决于受累淋巴结的分布和大小
    - 胸部受累时通常可见纵隔或肺门淋巴结肿大

CT 表现

- 平扫 CT
  - 单中心
    - 密度均匀的软组织肿块
    - 常见低密度区
      - 对应纤维化、水肿或坏死
    - 5%~10% 病例可见内部点状钙化
  - 多中心
    - 密度均匀的淋巴结肿大
- 增强 CT
  - 单中心
    - 软组织肿块最常见
      - 平均尺寸：5~7 cm；最大直径：25 cm
      - 分叶状、边界清晰
      - 浸润至脂肪、局部侵袭较少见；可能类似于侵袭性恶性肿瘤
    - 以肿块为主的局限性淋巴结肿大较少见
    - 增强表现
      - 动脉期明显强化；门静脉期降低
      - 约 50% 出现供血动脉和引流静脉增粗
      - 无强化或低强化区域常见；局灶性纤维化、水肿和（或）坏死
      - 非典型强化形式：外周结节样增强，供血血管强化，主病灶轻度强化
      - 小部分仅显示轻度强化
    - 相关的胸腔积液常见
  - 多中心
    - 纵隔、肺门、腋窝弥漫性淋巴结肿大
    - 颈部和上腹部淋巴结肿大，常出现脾肿大
    - 典型表现为中度至明显强化；在某些情况下是轻度强化
    - 肺部异常
      - 散在的小叶中心结节
      - 间隔和支气管血管束增厚（浆细胞和淋巴细胞浸润）
      - 薄壁囊肿和磨玻璃影
      - 大结节或肿块和融合性实变少见
    - 胸腔积液和心包积液常见
      - 大量积液应怀疑原发性渗出性淋巴瘤［与人疱疹病毒-8（HHV-8）相关的非霍奇金 B 细胞淋巴瘤］
    - 可能存在与卡波西肉瘤相关的表现（与 HIV 和 HHV-8 相关）
    - 强化的肿大淋巴结及骨性病变增强提示 POEMS 综合征
      - 骨硬化性病变或溶解和硬化混合性病变
      - 脾肿大、肝肿大

MR 表现

- T_1WI
  - 与骨骼肌相比，轻度低信号至轻度高信号
- T_2WI
  - 与骨骼肌相比，轻度至明显高信号
    - 取决于成分和 T_2 加权的程度
- DWI
  - 弥散受限；信号强度随 b 值增加而增加
- T_1WI C+
  - 明显增强
    - 坏死、水肿、纤维化引起的异质性表现
    - 显著的供血血管导致的流空效应

核医学表现

- PET/CT
  - 单中心
    - FDG 摄取轻度增加
    - SUV 摄取值范围较广
  - 多中心

- FDG 型淋巴结肿大
  - SUV 中位数：4.8~6
- 大多数患者脾脏和骨髓对 FDG 的摄取增加
- FDG PET/CT 不具有诊断意义，但有助于确定治疗效果

推荐的影像学检查方法

- 最佳影像检查方法
  - 增强 CT 是最佳的影像学检查方式

鉴别诊断

卡波西肉瘤

- 卡波西肉瘤和 CD 可能在 HIV 阳性患者中共存
- 淋巴结肿大可能会明显强化

淋巴瘤和白血病

- 淋巴结肿大 ± 强化
- 临床和影像学特征重叠

转移性淋巴结肿大

- 淋巴结肿大且明显强化
- 肾细胞和甲状腺癌、黑色素瘤、肉瘤

副神经节瘤

- 不常见的纵隔肿瘤；椎旁最常见
- 明显增强的孤立肿块

病理学表现

基本表现

- 病因
  - 分类为淋巴组织增生性疾病
  - 病因不明；有几种学说
    - 慢性炎症，免疫缺陷，错构过程，自身免疫
  - HHV-8 和 HIV 相关的多中心疾病
- 相关异常
  - 全身性疾病
    - POEMS 综合征
      - 多发性神经病、器官肿大、内分泌疾病、单克隆丙种球蛋白病和皮肤变化
      - 高达 37% 的 MCD 患者患有 POEMS 综合征；9%~24% 的有 POEMS 症状的患者患有 MCD
      - 大多数患者同时存在 HHV-8 感染
  - 自身免疫性疾病
    - 类风湿关节炎
    - 重症肌无力
    - 威斯科特－奥尔德里奇（音译自“Wiskott-Aldrich”）综合征
    - 硬皮病
    - 干燥综合征
    - 多发性肌炎
    - 副肿瘤性疱疮
    - 混合性结缔组织病
    - 未分化结缔组织病
  - 肾功能不全
  - 肿瘤
    - 卡波西肉瘤
    - 淋巴瘤
      - 非霍奇金淋巴瘤：与多中心疾病相关的最常见恶性肿瘤
      - 原发性渗出性淋巴瘤

分级、分期和分类

- 临床分类
  - 单中心型（68%~96%）：最常见于纵隔
  - 多中心型：累及淋巴结的全身性疾病
- 组织学分类
  - 透明血管变异型（90%）：更可能是单中心型
  - 浆细胞变异型（9%）：更可能是多中心型

大体病理和手术所见

- 淋巴结
  - 增大：6~7 cm（范围：1~25 cm）
  - 切面柔软，呈奶油色，类似于淋巴瘤
- 透明血管型有厚壁纤维包膜

镜下表现

- 透明血管变异型
  - 生发中心有许多成熟的淋巴细胞
    - 同心圆透明硬化和洋葱皮样淋巴细胞层
    - 明显的滤泡间毛细血管增生
  - 坏死区域，尤其是直径 >5 cm 的淋巴结
- 浆细胞变异型
  - 增生的生发中心之间的成熟的浆细胞片
  - 变异的毛细血管增生

临床要点

临床表现

- 最常见的症状 / 体征
  - 临床表现取决于以下几个因素
    - 分布（单中心、多中心）
    - 组织学类型（透明血管、浆细胞）
    - 共存感染（HHV8、HIV）
    - 相关全身性疾病（POEMS 综合征，胶原血管疾病）
  - 单中心型：多无症状
  - 多中心型：大多数有全身症状
    - 发热、体重减轻、盗汗
    - 相关表现
      - 淋巴结肿大、器官肿大、肾功能不全、胸腔积液、肺水肿、皮疹、内分泌功能障碍
    - 合并感染（HIV、HHV-8）和全身性疾病（POEMS 综合征）的患者往往有更严重的症状

人口统计学表现

- 年龄
  - 单中心型：30~50 岁人群

- ○ 多中心型：年龄大于单中心性疾病患者；中位年龄：50~60 岁
- 性别
  - ○ 男女比例大致相等

治疗

- 完全手术切除通常可以治愈
- 化疗和放疗结果不一

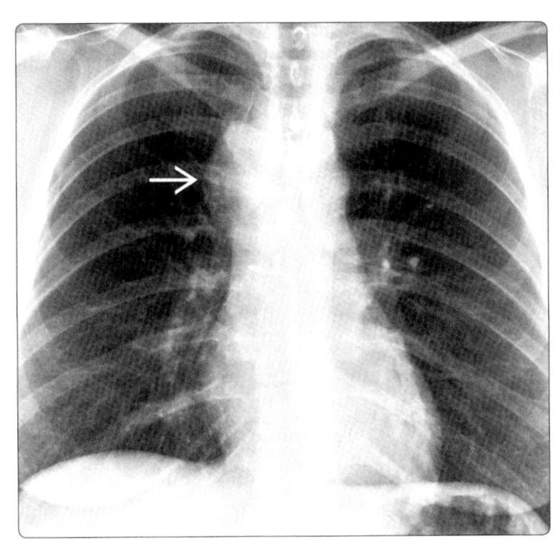

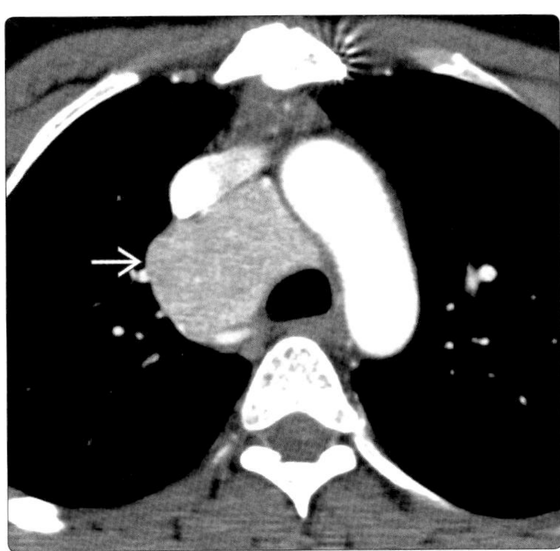

（左图）一名卡斯尔曼病患者的后前位胸片显示右侧气管旁边缘清楚的分叶状肿块➡。

（右图）同一患者的横断位增强 CT 显示中纵隔右侧气管旁明显强化的大淋巴结➡，向气管前延伸。70% 的卡斯尔曼病病例累及胸部，最常见的影像学表现为纵隔和（或）肺门淋巴结肿大。

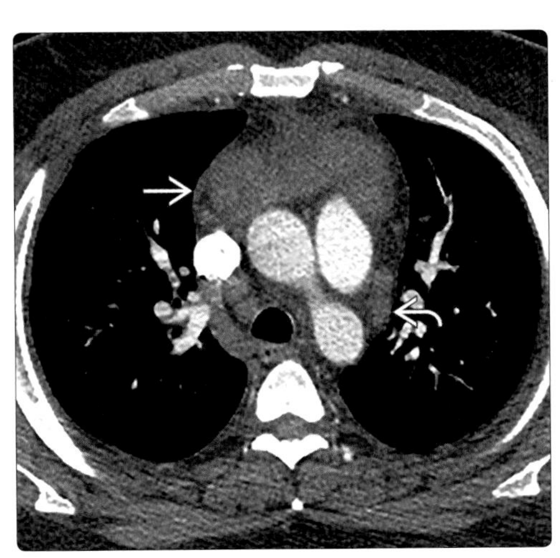

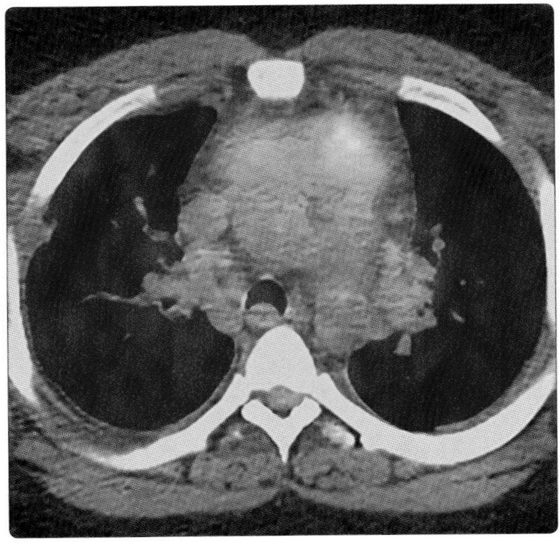

（左图）一名多中心卡斯尔曼病患者的横断位增强 CT 显示前纵隔一个低密度软组织肿块➡和多个明显的纵隔淋巴结➦。

（右图）同一患者的横断位 FDG PET/CT 显示肿块中 FDG 摄取轻度增加，纵隔淋巴结摄取较少。FDG PET/CT 不能用于诊断卡斯尔曼病，但已被证明有助于确定治疗效果。

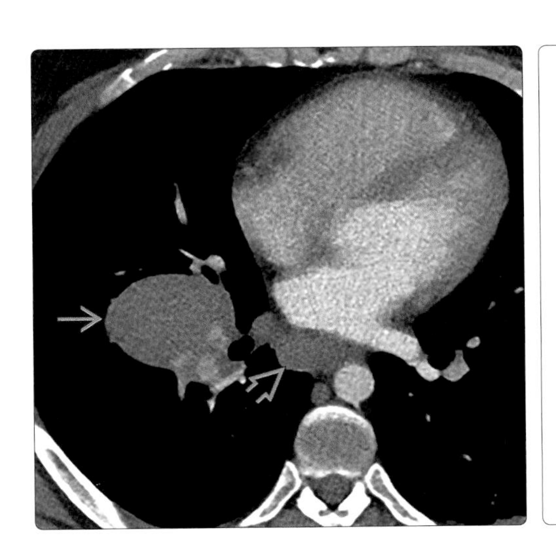

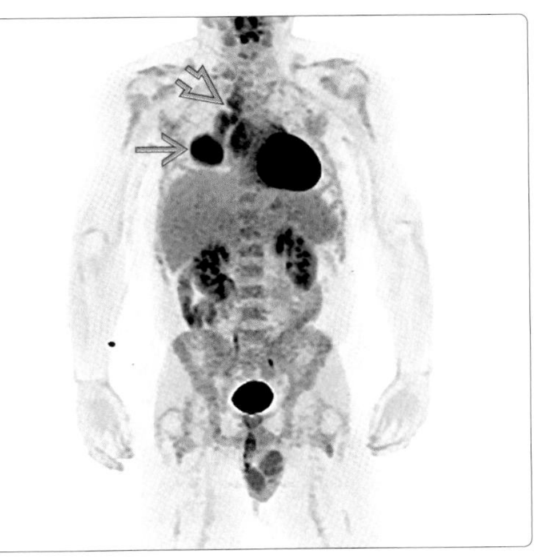

（左图）一名多中心卡斯尔曼病患者的横断位增强 CT 显示右肺肿块➡伴局灶性强化和隆突下淋巴结肿大⇨。卡斯尔曼病大多数病变表现出明显强化，但非增强或增强不良的区域很常见，这些区域常为局灶性纤维化、水肿和（或）坏死。

（右图）同一患者的全身 FDG PET 显示右肺肿块➡的 FDG 摄取增加，纵隔和右肺门的淋巴结⇨ FDG 摄取增加。

关键要点

术语
- 腹侧前肠出芽异常形成的囊袋（妊娠 26 至 40 天）

影像学表现
- 平片
  - 中纵隔肿块
  - 边界锐利的球形软组织病变
- CT
  - 多数位于内脏纵隔（80%）
  - 边界清晰、单房、球形囊肿
  - 薄壁可出现强化和钙化
  - 液体密度至软组织密度不等
  - 囊肿内容物无强化
- MR
  - T_1WI 信号多变
  - T_2WI 信号高，与脑脊液信号高度相似

主要鉴别诊断
- 先天性胸部囊性病变
  - 心包、胸腺、食管重复囊肿
- 纵隔囊性肿瘤
  - 成熟畸胎瘤、胸腺瘤、淋巴瘤

病理学表现
- 壁内衬呼吸道上皮细胞
- 壁为纤维肌结缔组织伴黏液腺、软骨组织

临床要点
- 治疗
  - 无症状单纯性囊肿：观察
  - 症状性囊肿：吸引术、消融、切除

诊断要点
- 隆突下充满液体的球形病变，患者无症状，考虑支气管源性囊肿

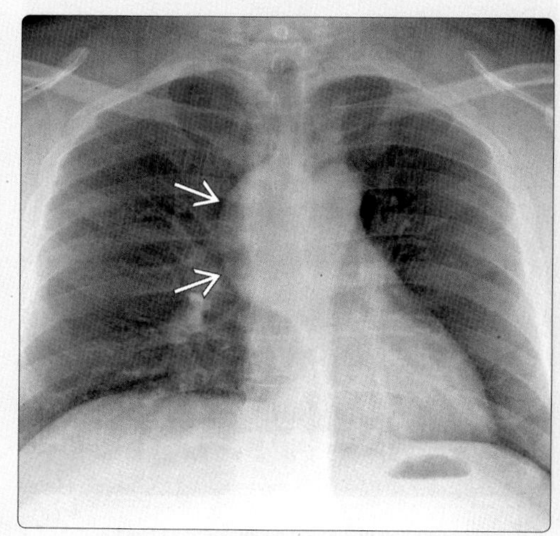

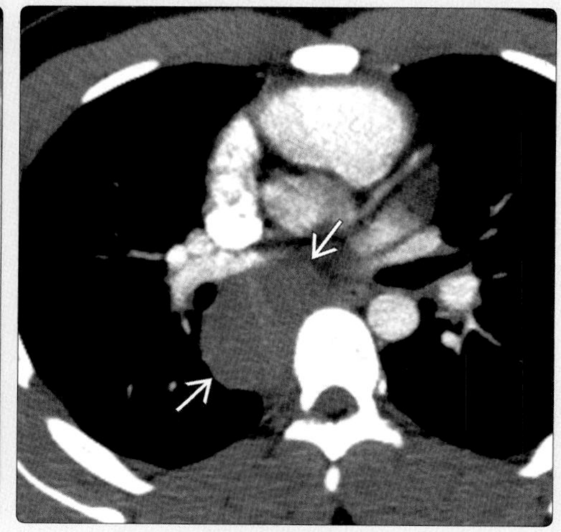

（左图）一名吞咽困难患者的后前位胸片显示右侧纵隔肿块➡大而细长，边缘清晰，被诊断为支气管源性囊肿。

（右图）同一患者横断位增强 CT 显示内脏和右椎旁纵隔中边界良好的卵圆形液体密度肿块➡，位于气管分叉水平下方。病变对邻近的中间支气管和食道产生占位效应。

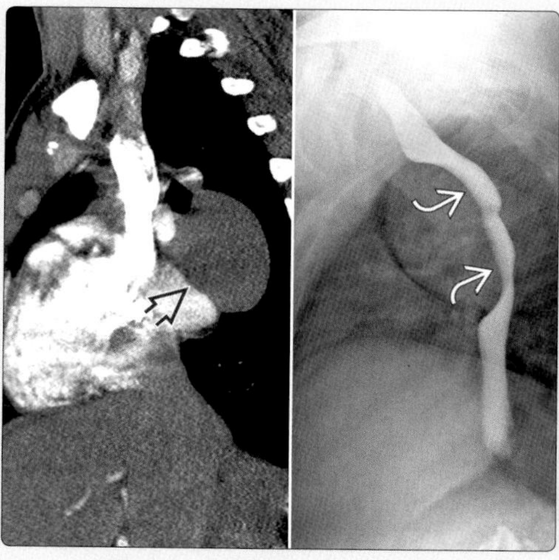

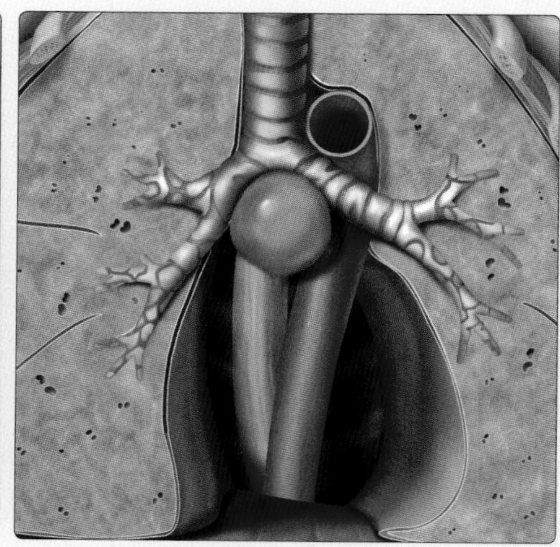

（左图）同一患者的矢状位增强 CT（左）和食管钡餐造影（右）的合成图像显示中纵隔隆突下卵圆形液体密度支气管囊肿⇨。注意对相邻食管↪的占位效应及食管后移。

（右图）示意图显示了支气管囊肿的典型形态学特征。这是薄壁单房球形囊肿，通常位于气管和（或）隆突附近。典型病变位于隆突下。

支气管源性囊肿

术语

定义

- 支气管源性囊肿（bronchogenic cyst, BC）
  - 腹侧前肠出芽异常，并由此分化成充满液体的囊（妊娠 26~40 天）
  - 最常见的先天性前肠重复囊肿（60%）
- 其他前肠囊肿
  - 食管重复囊肿、神经肠囊肿
- 其他胸部先天性囊性病变
  - 淋巴管：淋巴管瘤
  - 间皮：心包囊肿、间皮囊肿
  - 胸腺咽管：先天性胸腺囊肿
  - 软脑膜：脑膜膨出

影像学表现

基本表现

- 最佳诊断思路
  - 气管隆突附近的球形薄壁单房囊肿
- 部位
  - 纵隔 BC：中 / 内脏纵隔
  - 肺 BC：下叶内侧 1/3
- 大小
  - 大小不等：范围：1.5~11 cm
- 形态学
  - 球形，单房，平滑边缘

X 线表现

- 圆形或卵形中纵隔肿块
  - 边缘锐利，通常为隆突下
  - 右侧上奇静脉食管隐窝凸出
  - 可能取代隆突和中央支气管
  - 如果囊肿含有乳钙样液体，可见液 – 液平面
  - 含气囊肿或气 – 液平面提示感染
- 肺内 BC：下叶内侧 1/3

透视表现

- 食管造影
  - 外源性食管压迫

CT 表现

- 平扫 CT
  - 明确的球形或卵圆形病变
  - 多数位于中纵隔（80%）
    - 隆突下、气管旁、食管旁
    - 非典型：前纵隔、肺
    - 罕见：胸膜、横膈膜、心包、颈部
  - 薄壁：可能出现边缘钙化（10%）
  - 囊肿内容物低密度影
    - 通常是均匀的液体密度（0~20 HU）
    - 由于黏液、血液或钙引起的软组织密度（40%）
    - 乳钙 – 液平面罕见
  - 形状可变，很少引起梗阻
    - 对支气管、食道、心脏、血管的占位效应
    - 相关肺不张 / 实变不常见
  - 囊肿感染：壁不规则强化
    - 获得性气道交通：空气、气 – 液平面
  - 肺内 BC
    - 孤立性、边界清晰、单房、球形 / 卵圆形
    - 下叶中央，上叶少见
    - 直径 3~5 cm
    - 密度多变（9~40 HU）
    - 感染：囊壁不规则强化；可能含有空气
    - 周围马赛克样低密度或线性带
- 增强 CT
  - 囊壁可呈均匀线样强化
  - 单房形态
  - 囊肿内容物无强化

MR 表现

- T_1WI
  - 通常低信号，信号强度与脑脊液相同
  - 信号可增高
    - 蛋白质、血液、黏液
- T_2WI
  - 高信号，同脑脊液等信号或更高
  - 可见低信号囊肿壁
- T_1WI C+
  - ± 囊壁强化；内容物不增强

超声检查结果

- 灰度超声
  - 经食管超声心动图：无回声单房薄壁囊肿

推荐的影像学检查方法

- 最佳影像检查方法
  - CT 对液体密度病变具有诊断意义
  - MR 有助于评估不确定病变

鉴别诊断

先天性胸内囊性病变

- 心包囊肿
  - 右心隔角，毗邻心包
  - 液性密度，囊壁不易发现
- 胸腺囊肿
  - 位于前纵隔；胸腺处
  - 单房或多房
  - 液性密度；可能出现囊壁钙化
- 食管重复囊肿
  - 紧邻食管，通常位于右侧
  - 对食道的占位效应
  - 囊肿壁可能很厚
- 肠源性囊肿
  - 右侧；细长病变

- 囊肿相关的椎体异常
- 淋巴管瘤（囊性水瘤）
  - 单房、多房；薄分隔
  - 可能累及颈部或胸壁
- 脊膜膨出
  - 椎间孔或椎体缺损导致软脊膜突出
  - 液性密度 / 信号，与硬膜囊连续

纵隔囊性肿瘤

- 成熟畸胎瘤
  - 前纵隔单房或多房囊性病变
  - 可能含有软组织、液体、脂肪、钙化组织
- 胸腺瘤
  - 前纵隔肿块
  - 可能出现囊变、分隔、壁结节
- 神经源性肿瘤
  - 球形后 / 椎旁纵隔软组织肿块
  - 相邻骨骼的压迫性骨质吸收
  - 可能表现出囊变
- 纵隔霍奇金淋巴瘤
  - 淋巴结肿大；淋巴结融合
  - 治疗后可能出现囊变

胰腺假性囊肿

- 胰腺炎病史
- 腹部假性囊肿并不总是存在

纵隔脓肿

- 感染或脓毒症的体征及症状

肺囊性或空洞性病变

- 肺气道畸形
  - 新生儿和婴儿多房含气病变
- 肺大疱
  - 多灶性肺部受累
  - 可能被感染并形成气 – 液平面
- 肺气肿
  - 自发消退
- 肺脓肿
  - 通常发生在实变的肺内
- 肺癌
  - 光滑薄壁空腔不常见
  - 影像引导活检诊断
- 肺隔离征
  - 具有复杂囊性成分的异质性病变
  - 体循环动脉供血、肺静脉引流

病理表现

基本表现

- 病因
  - 先天性囊肿
    - 前肠畸形
    - 腹侧前肠异常出芽
      - 气管和大支气管的前体
      - 早期异常出芽 = 纵隔囊肿
      - 晚期异常出芽 = 肺囊肿
      - 前肠附近的脊索可能引起肠源性囊肿
- 相关异常
  - 肺外隔离症
  - 先天性肺叶肺气肿

大体病理和手术所见

- BC：占纵隔肿块的 1/5
  - 85% 位于纵隔；15% 位于肺、胸膜、膈肌或心包
- 单房囊肿，无气管支气管交通
- 囊内容物多样
  - 透明浆液、黏液物质、化脓性物质、钙乳、血性液体
- 囊肿有茎或蒂附着于气管支气管树（50%）
- 胸外延伸至颈部或腹部：哑铃囊肿

镜下表现

- 内层：呼吸道柱状上皮细胞或立方上皮细胞
- 壁：纤维肌结缔组织、软骨、黏液腺

临床要点

临床表现

- 最常见的症状 / 体征
  - 通常无症状
- 其他症状 / 体征
  - 胸痛、咳嗽、呼吸困难、喘息
  - 发热、脓痰、吞咽困难
  - 危及生命的紧急情况
    - 气道压迫、感染、出血、破裂、气胸
    - 罕见：心律失常、空气栓塞、上腔静脉综合征

人口统计学表现

- 年龄
  - 可发生于任何年龄，通常早于 35 岁
- 性别
  - 男女比例大致相等

自然病史和预后

- 囊肿增大：考虑出血、感染
- 肺先天性囊性病变恶变罕见

治疗

- 小的无症状病变
  - 观察
  - 年轻患者部分无症状囊肿的切除术
    - 手术风险低；后期并发症、感染、出血的可能性
- 有症状的病变
  - 抽吸 / 引流 / 消融（囊肿可能复发）
  - 根治性手术切除
    - 开胸术或视频辅助胸腔镜手术

诊断要点

考虑的诊断

- 无症状患者隆突下或气管旁球形病变，考虑 BC

影像解读要点

- 应根据形态和位置考虑纵隔 BC

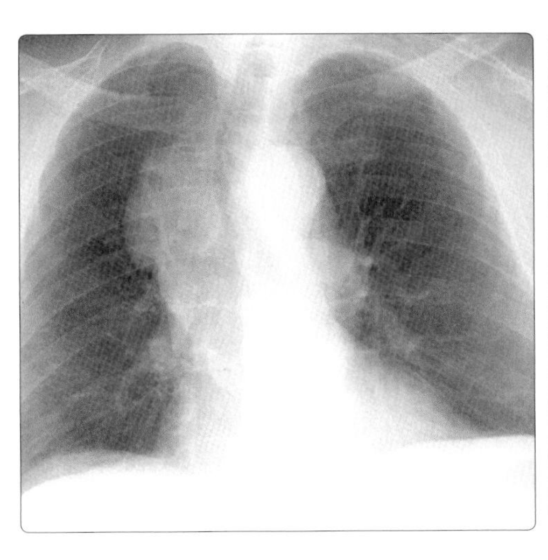

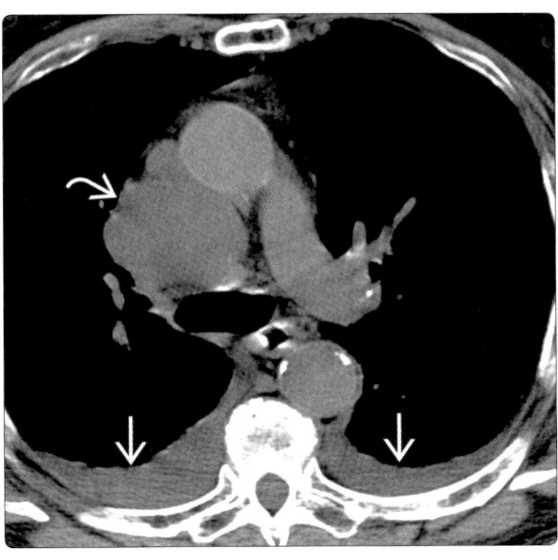

（左图）一名因咳嗽和呼吸困难而就诊的成人后前位胸片显示右侧纵隔软组织肿块大且边缘清楚。

（右图）同一患者的横断位平扫 CT 显示内脏纵隔有较大液体密度肿块影➦，延伸至隆突前并有双侧少量胸腔积液➡。鉴于进行性症状，对病变进行手术切除。支气管源性囊肿可能完全无症状，但有症状的病变应抽吸、消融或进行切除治疗。

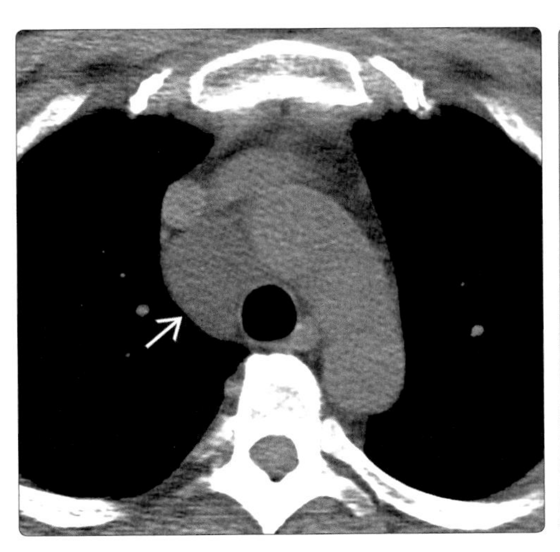

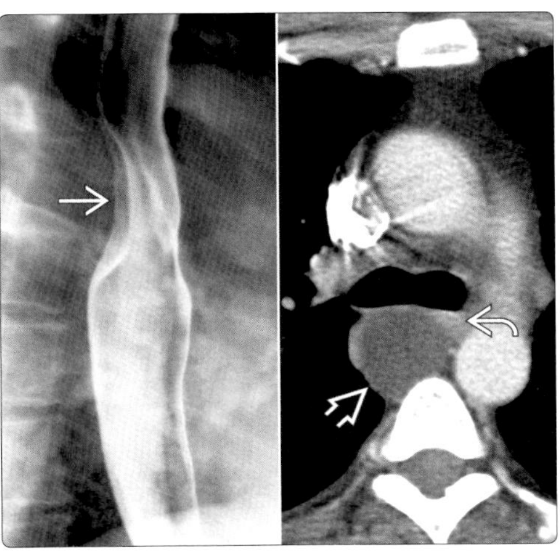

（左图）一名支气管囊肿无症状患者的横断位平扫 CT 显示中纵隔右侧气管旁➡球形液体密度病变。注意相邻结构上没有占位效应。

（右图）支气管囊肿和吞咽困难患者的食管外侧钡餐造影（左）和横断位增强 CT（右）的组合图像显示，隆突前球形液体密度囊肿➡对食管产生占位效应➡，该囊肿与食管中部➦密切相关。

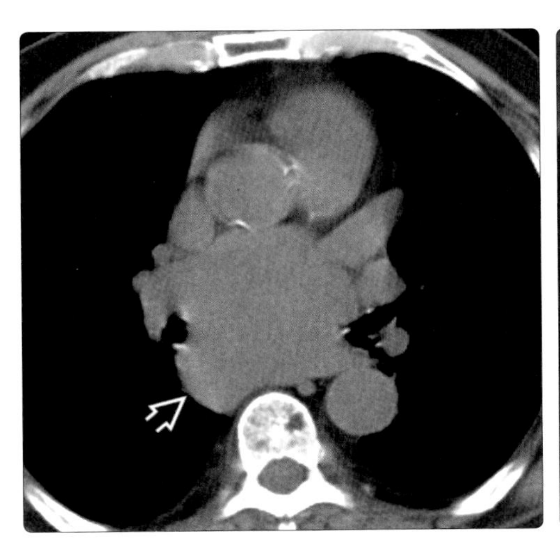

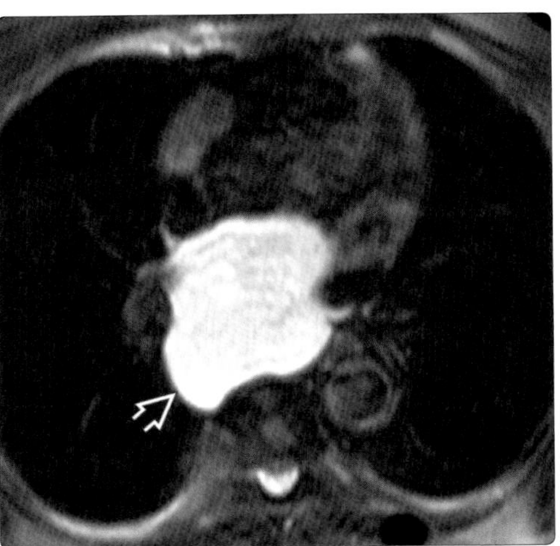

（左图）一名慢性肾功能不全患者横断位平扫 CT 显示隆突前较大的软组织密度肿块➡，使上奇静脉食管隐窝移位。

（右图）同一患者横断位 T_2WI MR 显示病变为大面积液性单房囊肿➡，信号强度均匀。虽然病变在 CT 上表现出软组织密度，但可以根据位置、形态和 MR 特征作出支气管囊肿的初步诊断。

食管重复性囊肿

关键要点

术语
- 缩写
  - 肠囊肿（enteric cyst, EC）
  - 食管重复囊肿（esophageal duplication cyst, EDC）
- 同义词
  - 前肠或肠源性囊肿
- 由于背侧前肠出芽异常（3~6 周）

影像学表现
- 平片
  - 中下纵隔球形肿块
- CT
  - 食管旁单房充满液体的囊肿
  - 内容物密度多变
  - 囊壁菲薄均匀；可强化
- MR
  - T_1WI 信号多变；T_2WI 呈高信号
  - T_2WI 可能显示内部液－液平面

主要鉴别诊断
- 支气管囊肿
- 良性食管肿瘤
- 食管憩室

病理学表现
- 散发的单房囊肿，伴不同的液体成分
- 内侧壁：肠或呼吸道上皮
- 囊肿壁：两个平滑肌层，无软骨
- 异位胃黏膜发生率为 50%

临床要点
- 年龄 / 性别：75% 发生在儿童中；男女比例大致相等
- 症状：吞咽困难、呼吸困难、胸痛
- 治疗：手术切除，预后良好

诊断要点
- 对于食管右下方单房充满液体的囊性病变的患者，考虑 EDC

（左图）一名因胸痛就诊的成人患者后前位胸片显示较大食管重复囊肿，表现为位于中纵隔的边界清楚的椭圆形心后肿块➡。

（右图）同一患者的横断位增强 CT 显示大而薄壁的液体密度肿块➡，部分围绕食管下部↪少量的左胸腔积液⇨。患者可能出现囊肿壁异位胃黏膜的相关症状。

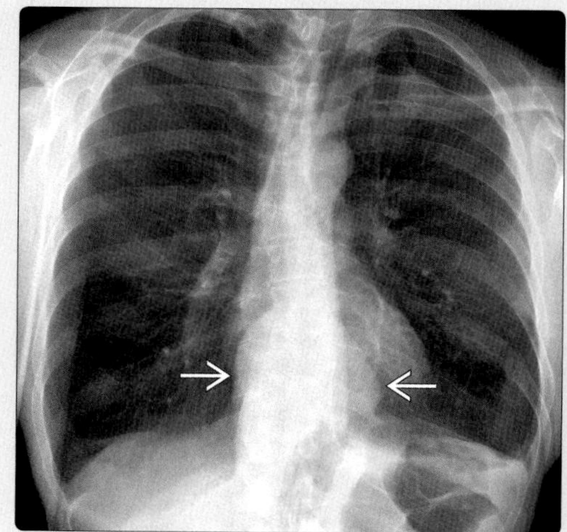

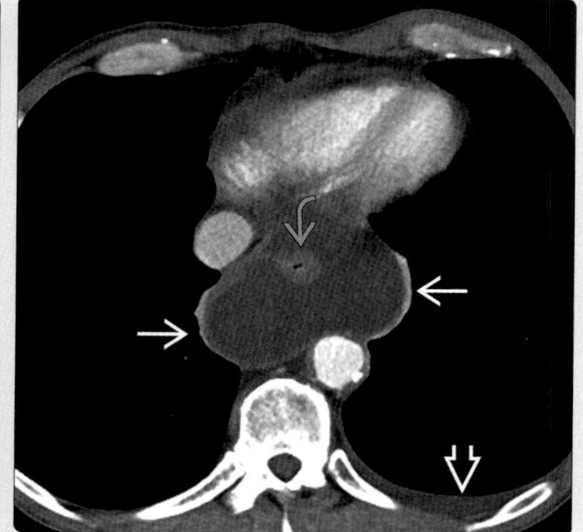

（左图）同一患者的冠状位增强 CT 证实在紧邻食管下三分之一的中纵隔中存在一个大的、椭圆形的单房食管重复囊肿。

（右图）图片显示了食管重复囊肿➡的特征性解剖位置，在前 / 中纵隔下侧，通常位于食管远端右侧、食管壁内或邻近食管壁。

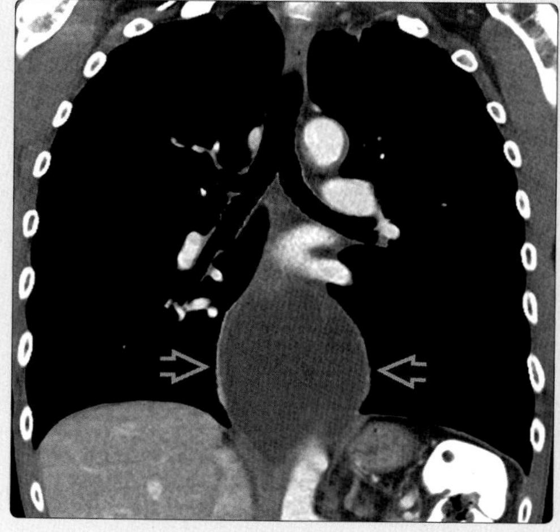

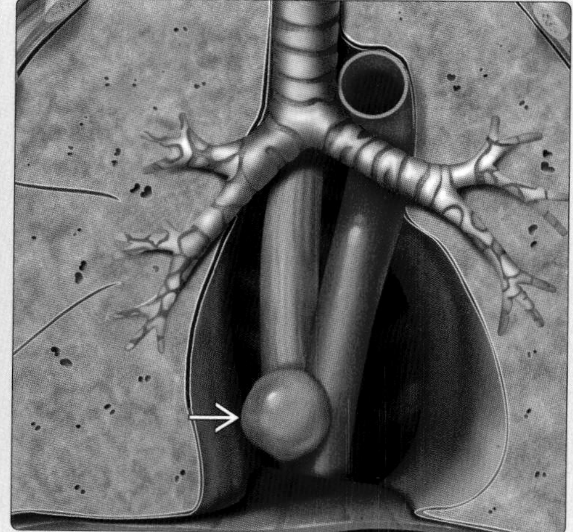

食管重复性囊肿

术语

缩写

- 肠囊肿（EC）
- 食管重复囊肿（EDC）
- 前肠重复囊肿（foregut duplication cyst, FDC）

同义词

- 前肠囊肿或肠源性囊肿

定义

- FDC：胚胎前肠的异常出芽（3~6 周）
- FDC：起源于前肠背侧
  - 食管重复囊肿或神经肠源性囊肿形成

影像学表现

基本表现

- 最佳诊断思路
  - 界限清楚的下段食管旁囊肿
- 部位
  - 大多数肠囊肿源于远端回肠或十二指肠
  - 10%~15% 源于食管（远端 1/3，右侧）
  - 胃肠道可能发生多发性肠囊肿
- 大小：≤5 cm
- 形态学：球形、卵圆形、管状；单房

X 线表现

- 球形 / 卵圆形肿块或食管轮廓异常、位于纵隔内下段食管旁

CT 表现

- 平扫 CT
  - 球形或椭圆形下段食管旁病变
  - 不同密度的单房囊肿
    - 内容物可表现为软组织密度
    - 可表现出液 – 液平面
  - 可与膈下胃肠道相通
- 增强 CT
  - 囊壁均匀菲薄；可强化
  - 囊肿内容物无强化

MR 表现

- T_1WI
  - 囊肿内容物呈高或低信号
  - 可表现出液 – 液平面或血 – 液平面
- T_2WI FS
  - 囊肿内容物呈高信号

超声表现

- 囊壁肌层可能与食管肌层相延续

核医学表现

- ^{99m}Tc 高锝酸盐可检测异位胃黏膜

鉴别诊断

支气管源性囊肿

- 较食管重复囊肿更常见；与食管重复囊肿不同的是其内可见软骨

良性食管肿瘤

- 平滑肌瘤：食管内实性肿块
- 纤维血管性息肉：食管腔内、有蒂、常见于食管上段

食管憩室

- 与食管腔相通

食管癌

- 食管壁不规则增厚或软组织肿块

神经肠源性囊肿

- 相应脊椎异常

病理学表现

基本表现

- 病因
  - 原始食管空泡形成未闭食管
  - 空泡持续分离形成食管重复囊肿
- 其他相关异常
  - 肠囊肿可多发；12% 伴先天性胃肠道变异
  - 食道闭锁、脊椎异常、支气管囊肿

大体病理和手术所见

- 食管壁内或食管旁囊性病变
  - 10% 与食管交通
- 具有多种液体成分的游离单房囊肿
  - 蛋白液、血液

镜下表现

- 内皮由肠上皮或呼吸道上皮构成
- 囊壁：2 层固有肌层、无软骨
- 异位胃黏膜占 50%；胰腺组织占 5%
- 恶变罕见

临床要点

临床表现

- 最常见的症状 / 体征
  - 吞咽困难、胸痛、喘鸣、喘息
    - 气管和（或）食管受压
    - 出血、感染、穿孔

人口统计学表现

- 年龄
  - 75% 发生于儿童
- 性别
  - 男女均可发病

治疗

- 手术切除预后良好

诊断要点

考虑的诊断

- 位于右下食管旁单房囊性病变患者，考虑为食管重复囊肿

心包囊肿

关键要点

术语

- 先天性：胚胎性心包腔隙融合异常、未连续

影像学表现

- 平片
  - 右心膈角区边界清晰的肿块
  - 球形、卵圆形、泪滴状
- CT
  - 紧贴心包
  - 均匀单一的液体密度
  - 薄壁 / 不易显示、无结节
- MR
  - T_2WI 呈均匀高信号
  - 无内部强化或壁结节
- 超声心动图
  - 用于心包评估
  - 区分实性肿块和囊性肿块

主要鉴别诊断

- 胸片
  - 纵隔脂肪；Morgagni 疝（莫尔加尼疝）
- CT/MR
  - 支气管源性囊肿；胸腺囊肿

病理学表现

- 内壁为单层间皮细胞，外壁为疏松纤维组织
- 邻近心包，但无开放交通
- 单一的液体内容物，偶见薄层分隔

临床要点

- 无症状、影像学检查偶然发现
- 无需治疗

诊断要点

- 心包囊肿的影像诊断基于位置、形态和 CT/MR 特征

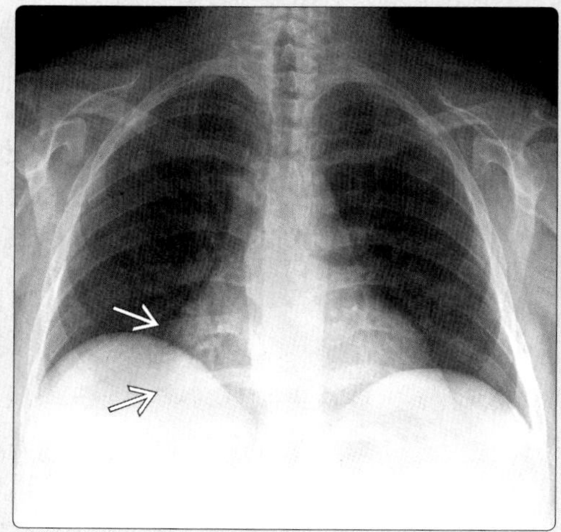

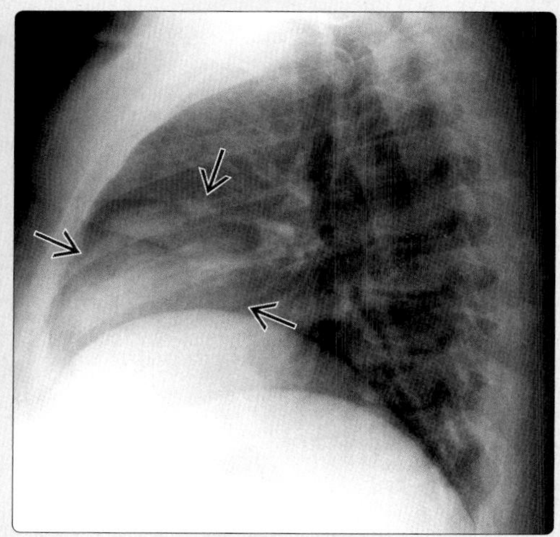

（左图）一名患有心包囊肿的无症状年轻女性后前位胸片显示右心轮廓异常膨隆➡。

（右图）同一患者的侧位胸片显示，病变位于右心膈角，呈圆形致密影➡叠加在心脏前缘。

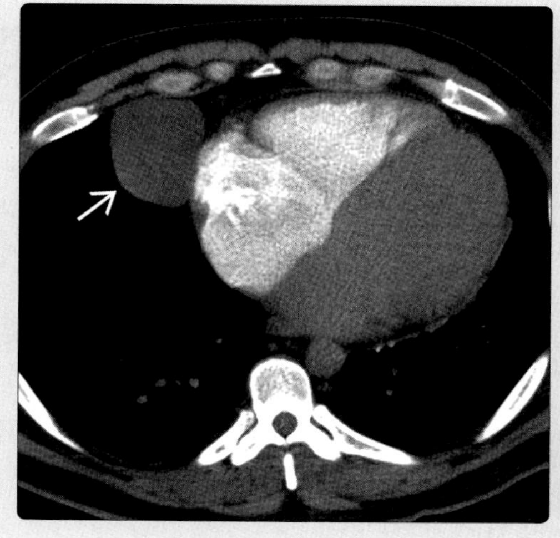

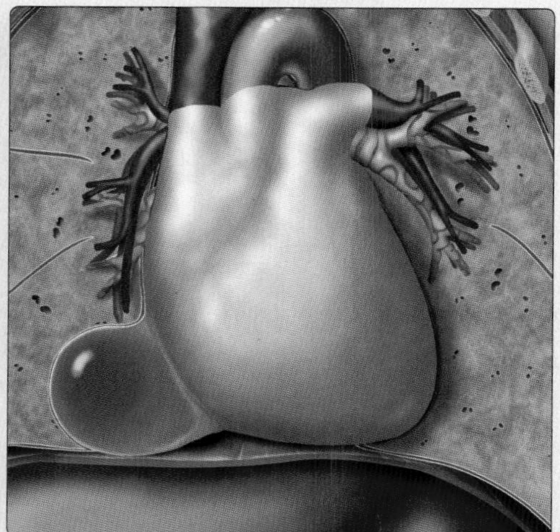

（左图）同一患者横断位增强 CT 显示单房心包囊肿➡，呈水样密度（CT 值 <15 HU），具有位于心膈角、单房囊肿和薄壁的典型特征。

（右图）图示为心包囊肿的特征性形态学表现和位置。病变毗邻心包，位于右心膈角，壁薄，液体内容物显示清晰。

术语

定义

- 先天性：胚胎性心包腔隙融合异常、未连续
- 获得性
  - 炎症
  - 心脏手术
  - 创伤

影像学表现

基本表现

- 最佳诊断思路
  - 心膈角肿块紧贴心脏
  - 边缘光滑
  - 壁薄不易显示
  - CT 上的单一液体密度（0~20 HU）
  - T_2WI 呈高信号；MR 增强扫描无强化
- 部位
  - 心膈角
    - 右侧（70%）；左侧（10%~40%）
- 大小
  - 大小不等：2~30 cm；大多数 <5 cm
- 形态学
  - 球形、卵圆形、泪滴状
  - 单房（80%）
  - 多房（20%）

X 线表现

- 平片
  - 心膈角轮廓异常 / 肿块影
  - 可发生在纵隔的其他地方
    - 很难与其他先天性纵隔囊肿相鉴别
  - 可随着患者体位改变或呼吸运动而出现形状变化
- 后前位胸片
  - 右心膈角处边界清晰的肿块或右心轮廓异常
- 侧位胸片
  - 前下纵隔
  - 可叠加在心脏前缘上

CT 表现

- 平扫 CT
  - 紧贴心包
    - 通常在心膈角
    - 右侧 > 左侧
  - 球形、卵圆形、泪滴状
  - 边界清晰、平滑；无局部侵犯
  - 壁薄不易显示
  - 单一液体密度（0~20 HU）
    - 无壁结节
    - 内部分隔较少见
  - 无钙化
  - 无相关心包积液
  - 无相关淋巴结病
- 增强 CT
  - 均匀单一液体密度
  - 无内部强化或结节
  - 内壁无强化

MR 表现

- T_1WI
  - 信号均匀
  - 低信号或等信号
  - 罕见，蛋白内容物，表现为高信号
- T_2WI
  - 信号均匀
  - 高信号（通常为水、脑脊液信号）
  - 囊壁和分隔较少见，表现为薄线形低信号
- T_1WI C+
  - 囊内无强化
  - 无强化壁结节
  - 无明显边缘强化
- MR 成像是经典的诊断方法

超声表现

- 病灶无回声
- 壁薄且均匀
- 可评估与相邻心腔 / 结构的关系
  - 评估心脏血流动力学影响

推荐的影像学检查方法

- 最佳影像检查方法
  - 超声心动图是评价心包的主要成像方式
    - 中度到高度敏感
    - 能够区分实性肿块和囊性肿块
  - CT 和 MR
    - 可评估整个心包
    - 鉴别心肌疾病与心包疾病
    - 进一步检查病变特征并与纵隔肿块相鉴别
  - MR 可用于进一步评估 CT 发现的不确定的心旁病变
- 推荐的检查序列与参数
  - 现有的 MR 序列与参数足以进行诊断
    - 横断位和冠状位 T_1WI 和 T_1WI 增强扫描
    - 横断位和冠状位 T_2WI
    - 冠状位成像有助于显示与心脏和心包的关系
    - 不需要短轴和 4 腔成像平面

鉴别诊断

纵隔脂肪

- 在平片上可能类似心包囊肿
- CT 上表现为特征性脂肪密度
- 在超声心动图上可表现为无回声结构

Morgagni 疝
- 在平片上典型的右心膈角区肿块
  - 可能与纵隔脂肪或心包囊肿难以区分
- CT 上表现为特征性脂肪密度
  - 疝出脂肪与腹内脂肪相连
- 可含有肠管 ± 腹腔脏器

支气管源性囊肿
- 影像学特征与心包囊肿相似
- 囊壁可能出现强化 ± 钙化
- 单房囊肿
- 在 CT 上，液体成分可表现出水样或软组织密度
  - 可出现液－液平面或液－钙乳平面
- 典型者位于中 / 内脏纵隔，毗邻气管或隆凸
  - 较少发生在心包、胸膜、膈肌

胸腺囊肿
- 胸腺床前 / 血管前纵隔囊肿
  - 单房或多房
- CT 呈水样密度
- MR 呈液体信号

食管重复囊肿
- 影像学特征与心包囊肿相似
- 通常位于食道旁或食道壁内

包裹性胸腔积液
- 评估同侧胸膜腔
- 结合相关病史；术后更常见

血肿
- MR 具有特异性
- 急性：T_1WI 和 T_2WI 呈高信号
- 亚急性：信号不均匀、T_1WI 和 T_2WI 有高信号区
- 慢性：T_1WI 边缘低信号：钙化、纤维化、含铁血黄素
- T_1WI 或 T_2WI 的高信号区可能为出血
- T_1WI C+ 无强化

心旁淋巴结病
- 已知淋巴瘤或其他恶性肿瘤的相关病史
- 斗篷野放射疗法：用于保护心脏的心脏阻滞剂可能导致对心膈角区域治疗不足
- 复发性淋巴瘤可能表现为与淋巴结病相应的心膈角区肿块

胰腺假性囊肿
- 既往胰腺炎的相关病史
- 通常延伸穿过食管裂孔
- 相关的胰周炎症改变和积液

包虫病
- 边界清晰的囊性肿块 ± 钙化
- 内部小梁由子囊囊壁形成
- 可位于心包或心肌内

病理学表现

基本表现
- 病因
  - 良性先天性间皮囊肿
  - 心包壁异常渗出
  - 发生在妊娠第四周
  - 聚结液泡形成胚胎体内体腔

大体病理和手术所见
- 单房或多房充满液体的囊肿，内壁光滑
- 不与心包相通

镜下表现
- 类似心包，内壁为单层间皮细胞，外壁为疏松纤维组织
- 支气管源性囊肿与食管重复囊肿的鉴别
  - 基于囊壁的微观组成

临床要点

临床表现
- 最常见的症状 / 体征
  - 通常无症状；偶然发现
- 其他症状 / 体征
  - 较少出现胸痛、吞咽疼痛或心包填塞

人口统计学表现
- 年龄
  - 平均年龄：50 岁
- 性别
  - 女性略多

自然病史和预后
- 良性过程

治疗
- 不需要治疗
- 以下情况手术切除
  - 胸痛
  - 压塞 / 出血
  - 怀疑恶性肿瘤
- 无文献支持经皮引流或液体分析

诊断要点

考虑的诊断
- 心膈角区均质液性病变，无症状，考虑心包囊肿

影像解读要点
- 如果内部强化、内容物不均或有壁结节，考虑囊性肿瘤

报告要点
- 心包囊肿的诊断通常基于位置、形态和 CT/MR 特征

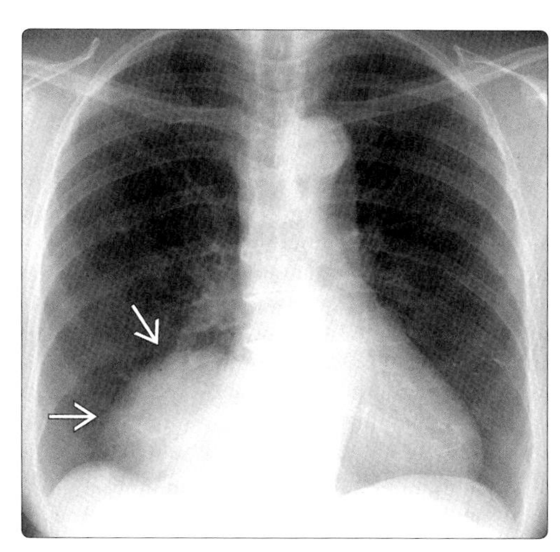

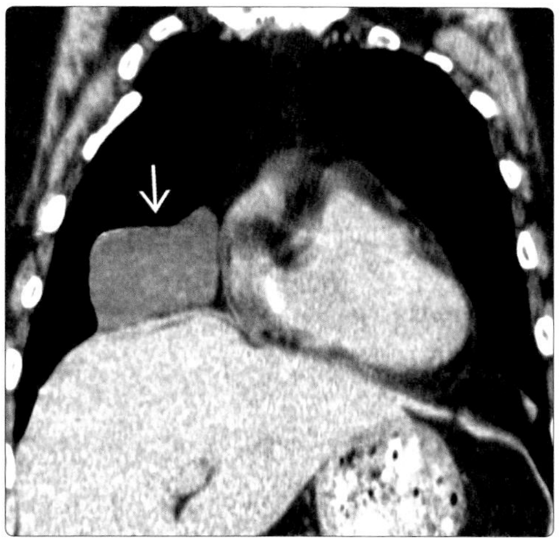

（左图）一名偶然发现心包囊肿的无症状患者后前位胸片显示，右心膈角巨大肿块→，右心缘模糊。

（右图）同一患者冠状位增强 CT 显示位于右心膈角的均质心旁肿块（25 HU）→边界清晰，无强化。

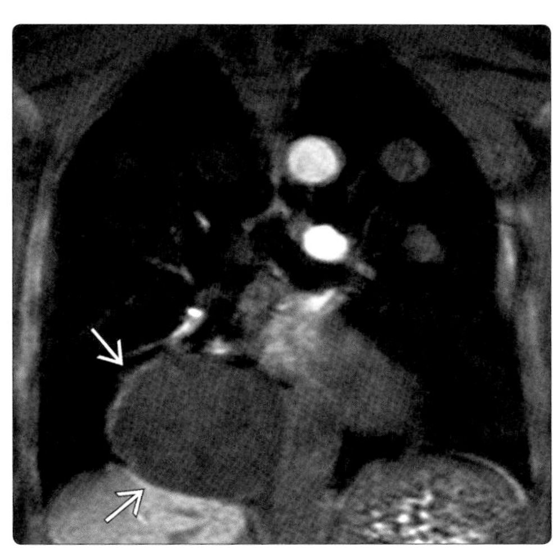

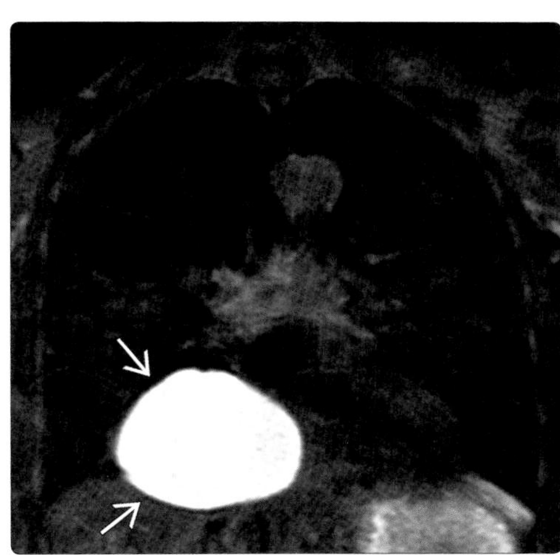

（左图）同一患者冠状位 T_1WI+ C MR 显示肿块呈均匀等信号→。

（右图）同一患者冠状位 T_2WI MR 显示病变内均匀高信号→，证实了其单房囊性特征。位置、形态和单一内部成分是心包囊肿影像诊断特征。

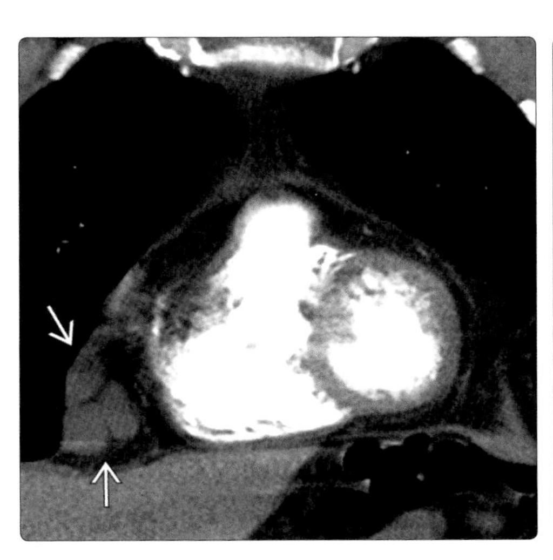

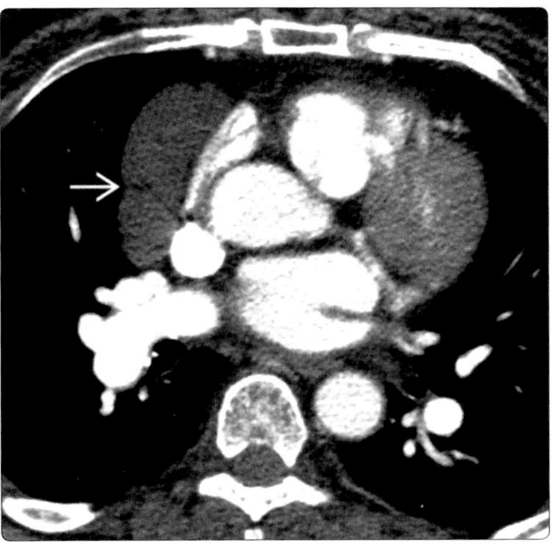

（左图）无症状患者的冠状位增强 CT 显示偶然发现的右心膈角多房心包囊肿→。尽管绝大多数心包囊肿通常是单房病变，但可能会发生多房囊肿。

（右图）心包囊肿患者横断位增强 CT 显示右心膈角水样密度病变。囊壁虽显示不清，但囊肿内可见薄层分隔→。

胸腺囊肿

关键要点

术语
- 先天性：单房；胸腺咽管未退化
- 获得性：多房；炎症、治疗、瘤变

影像学表现
- 平片
  - 前上纵隔肿块
- 平扫 CT
  - 均匀水样密度囊肿
  - 不均匀软组织密度：出血 / 感染 / 蛋白质碎屑
- 增强 CT
  - 单房：薄壁，水样密度
  - 多房：厚壁，伴或不伴软组织成分
- MR
  - T_1WI：内容物呈均匀低信号
    - 若出血或感染，则为等 / 高信号
  - T_2WI：内容物呈均匀高信号（多房胸腺囊肿信号多变）

主要鉴别诊断
- 前纵隔 / 血管前纵隔囊性肿瘤
  - 囊性胸腺瘤或胸腺癌
  - 成熟囊性畸胎瘤
  - 淋巴瘤（尤其是霍奇金淋巴瘤）
- 淋巴管瘤 / 淋巴管畸形
- 心包囊肿

临床要点
- 不常见：占纵隔肿块的 1%~3%
- 50% 的先天性胸腺囊肿发生于 10~20 岁
- 通常无症状、在平片或 CT 上偶然发现
- 治疗：观察、引流、切除

诊断要点
- 对疑似胸腺囊肿进行 MR 检查，以排除壁结节、侵袭性特征、淋巴结病变
- 前纵隔 / 血管前纵隔囊性肿块中存在附壁结节应提示囊性肿瘤

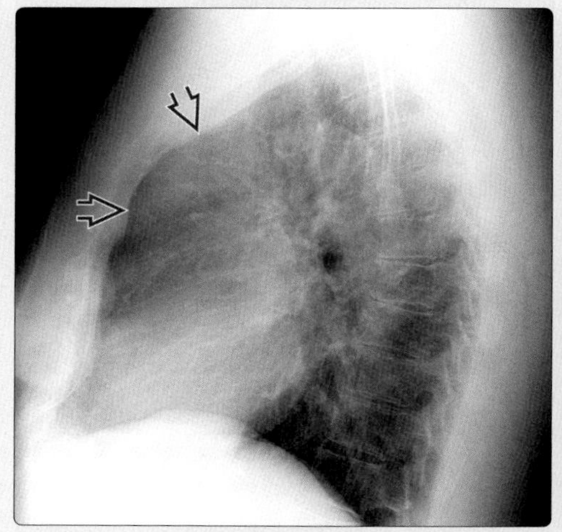

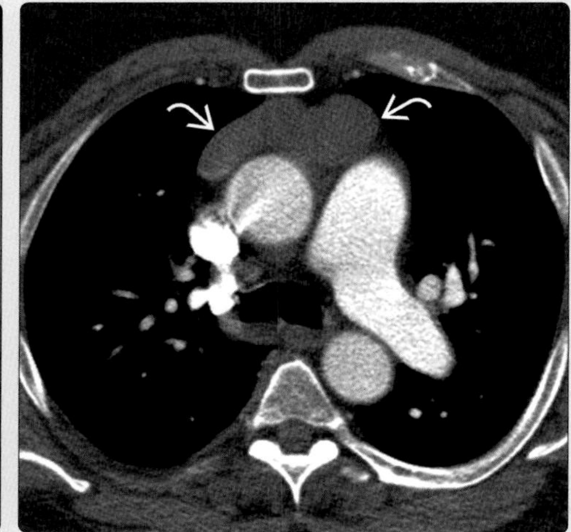

（左图）一名无症状患者侧位胸片偶然发现软组织密度影➡使患者前上纵隔异常膨隆。后前位胸片（未提供）显示正常的纵隔轮廓。

（右图）同一患者横断位增强 CT 显示单房胸腺囊肿，表现为血管前纵隔囊性非侵袭性病变，呈均匀水样密度且界限清晰➡，延伸至中线两侧。

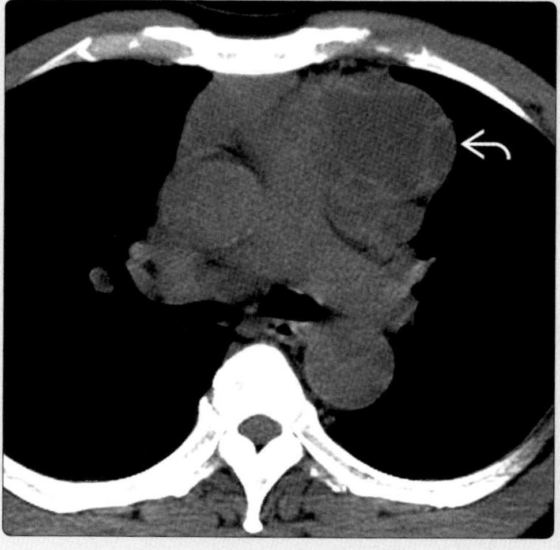

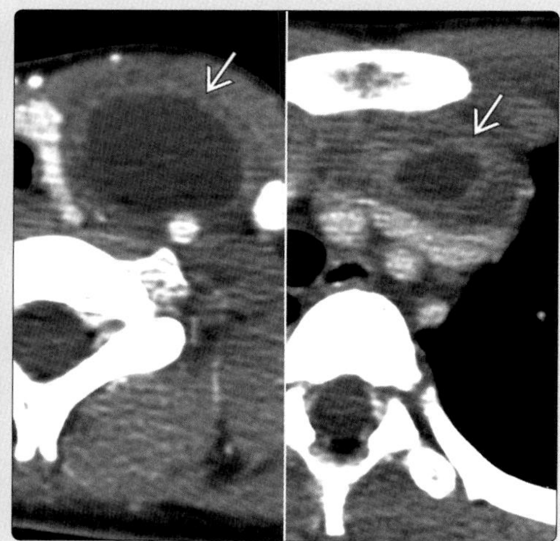

（左图）一名多房胸腺囊肿患者横断位平扫 CT 显示血管前纵隔肿块➡，肿块为水样密度、内部可见分隔。其鉴别诊断包括囊性肿瘤和淋巴管瘤。

（右图）先天性胸腺囊肿患儿横断位增强 CT 显示其颈部软组织（左）和血管前纵隔（右）为厚壁囊肿的组成部分➡。先天性胸腺囊肿可沿胸腺咽管生长，并伴有颈部受累。

胸腺囊肿

术语

定义

- 先天性胸腺囊肿：胸腺咽管残余、未退化
- 获得性胸腺囊肿
  - 炎症：感染、自身免疫性疾病
  - 与恶性肿瘤相关
  - 多房胸腺囊肿：1% 发生于感染艾滋病病毒儿童

影像学表现

基本表现

- 最佳诊断思路
  - 界限清楚且充满液体的单房前 / 血管前纵隔囊肿（先天性）
  - 多房、囊壁厚薄不一、软组织分隔、有或无结节（获得性）
- 部位
  - 通常在前 / 血管前纵隔
- 大小
  - 大小不等：2～17 cm；可能波动（良性特征）
- 形态学
  - 球形或卵圆形、边缘清晰

X 线表现

- 前纵隔肿块
  - 后前位胸片显示纵隔异常阴影
  - 侧位片显示前纵隔 / 胸骨后异常阴影

CT 表现

- 平扫 CT
  - 血管前纵隔囊肿，薄壁 / 不易显示
    - 球形、卵圆形、分叶状、囊状
    - 伴或不伴软组织成分（获得性囊肿）
  - 由于存在蛋白质内容物，可呈现均匀水样密度或更高密度；出血 / 感染呈高密度
- 增强 CT
  - 单房胸腺囊肿
    - 单纯性水样密度的血管前纵隔囊肿
    - 壁薄不易显示或均匀强化
  - 多房胸腺囊肿
    - 囊内分隔可强化
    - 结节状软组织成分可强化

MR 表现

- T_1WI
  - 边界清楚的薄壁囊肿伴或不伴强化
  - 内容物呈均匀低信号
  - 多房囊肿：厚壁、有分隔、壁结节强化
- T_2WI
  - 内容物呈均匀高信号
  - 囊壁呈低信号（薄厚 >3 mm）
  - 对小的可疑性血管前纵隔囊肿进行 MR 随访
- T_1WI C+ FS
  - 关键序列；无强化

鉴别诊断

囊性前 / 血管前纵隔肿瘤

- 胸腺瘤
  - 实性肿块；具有壁结节的囊性肿块
- 囊性畸胎瘤
  - 多房性囊肿；75% 的脂肪密度灶
- 淋巴瘤（尤其霍奇金淋巴瘤）
  - 纵隔软组织肿块伴或不伴囊性成分

淋巴管瘤 / 淋巴管畸形

- 胸外延伸至颈部、腋窝、胸壁

心包囊肿

- 常位于心膈角、水样密度、薄壁不易显示

病理学表现

基本表现

- 病因
  - 先天性胸腺囊肿：胸腺咽管残余、未退化
  - 获得性胸腺囊肿：急性和（或）慢性炎症
    - 潜在肿瘤并发症

大体病理和手术所见

- 先天性：单房、薄壁、透明液体
- 获得性：纤维壁、内有分隔、浑浊液体

镜下表现

- 多种上皮：鳞状、柱状、立方形
- 囊壁中存在残余胸腺组织
- 多房胸腺囊肿：慢性炎症、坏死、肉芽组织、淋巴滤泡增生

临床要点

临床表现

- 最常见的症状 / 体征
  - 通常无症状，偶然发现

人口统计学表现

- 年龄
  - 50% 的先天性胸腺囊肿发生于 10～20 岁
- 流行病学
  - 不常见：3% 前 / 血管前纵隔肿块

治疗

- 观察、引流、切除

诊断要点

考虑的诊断

- 疑似胸腺囊肿需行 MR 检查，以排除壁结节和（或）囊性肿瘤、侵袭性特征、淋巴结病

影像解读要点

- 囊性纵隔肿块中若出现壁结节和（或）软组织成分，应提示为囊性肿瘤

纵隔血管肿块

关键要点

术语

- 体循环和肺循环动静脉病变
  - 平片可检测出 10% 的纵隔肿块

影像学表现

- 在增强 CT 或 CTA 上显示为纵隔肿块影
- 平片
  - 纵隔增宽；纵隔轮廓异常
  - 中纵隔、气管旁、心旁肿块
- CT
  - 平扫 CT 表现为低密度肿块
  - 对比剂使用后其密度增高
  - 更利于识别主干血管或分支血管
- MR：可替代 CT 检查
- 推荐的检查序列与参数
  - 多平面重建用于定位和评估病变
  - 心脏门控用于评估心源性血管病变

主要鉴别诊断

- 血管瘤
- 淋巴管瘤
- 转移性疾病
- 心外纵隔血管肉瘤
- 血管外皮细胞瘤

临床要点

- 手术切除或血管内治疗
  - 病变累及主动脉和肺动脉
  - 升主动脉夹层和一定大小的胸主动脉瘤
  - 旁路移植动脉瘤 >2 cm
  - 出现显著症状、占位效应、破裂

诊断要点

- 当胸片发现纵隔肿块时，考虑纵隔血管病变

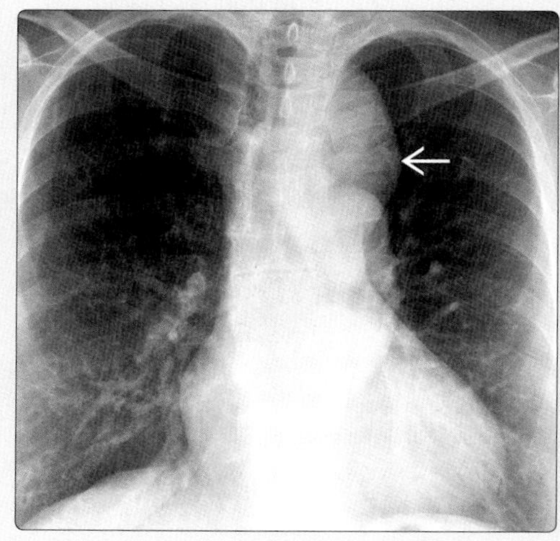
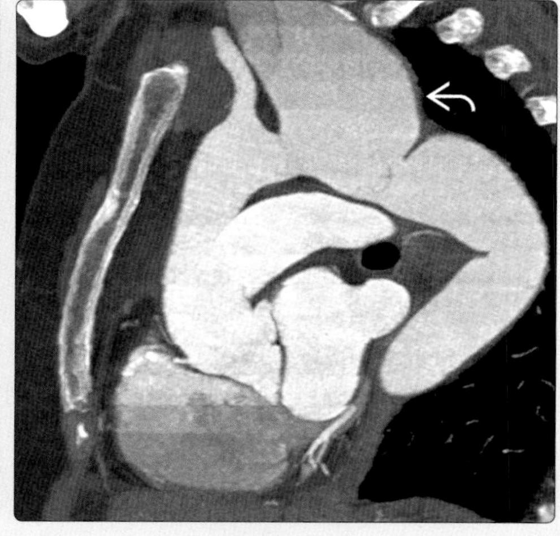

（左图）后前位胸片显示左上纵隔肿块➡突出于左锁骨上方，表明其位于纵隔中部或后部。

（右图）同一患者矢状位增强 CT 显示左锁骨下动脉起源于主动脉弓处动脉瘤样扩张↩。在后前位胸片上显示的纵隔肿块和轮廓异常中，血管病变约占 10%。

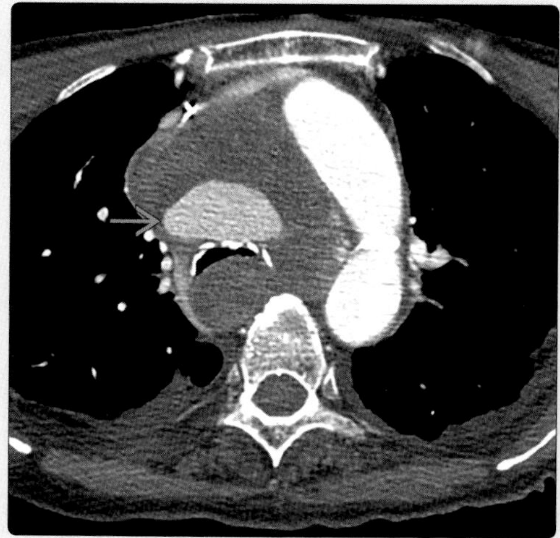
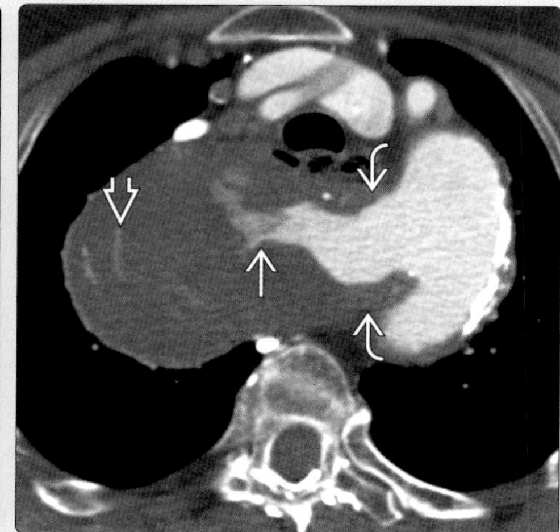

（左图）横断位增强 CT 显示内脏纵隔可见较大血肿，伴有支气管动脉假性动脉瘤引起的活动性外渗➡。

（右图）横断位增强 CT 显示右锁骨下动脉动脉瘤样扩张，对比剂部分不均匀➡。动脉瘤内存在大量低密度血栓。曲线状高密度病灶代表钙化移位➡。注意 Kommerell 憩室的动脉瘤样扩张↩。

术语

定义
- 体循环和肺循环动静脉病变
  - 平片可检测出 10% 的纵隔肿块

影像学表现

基本表现
- 最佳诊断思路
  - 增强 CT 和 CTA 上显示为纵隔肿块影
- 部位
  - 纵隔腔：中部 / 后部 > 前部
- 大小
  - 可变
  - 小病变在平片中可能不可见
  - 大病变类似纵隔肿瘤

X 线表现
- 平片
  - 体循环动脉
    - 胸主动脉：动脉瘤和假性动脉瘤
      - 升主动脉：右心纵隔轮廓凸起
      - 降主动脉：左主动脉旁局灶性肿块或弥漫性增粗的降主动脉伴左主动脉旁组织移位
    - 主动脉夹层
      - 最特异性标志：主动脉壁内膜钙化移位 >1 cm
      - 非特异性体征：上纵隔增宽、双主动脉球征、主动脉进行性增宽、纵隔占位效应、顶帽征、升主动脉与降主动脉粗细不均、心脏扩大
    - 冠状动脉瘤
      - 左或右心旁肿块
    - 头臂动脉：扭曲或动脉瘤
      - 左或右上纵隔肿块
    - 大隐静脉移植动脉瘤
      - 心旁肿块
    - 主动脉窦瘤
      - 较小时可未见显示
      - 大时表现为心旁肿块
    - 左心室动脉瘤
      - 心旁肿块；可出现钙化
  - 体循环静脉
    - 上腔静脉瘤样扩张
      - 右上纵隔增宽
    - 永存左上腔静脉
      - 左上纵隔增宽
    - 头臂静脉瘤
      - 双主动脉球样表现
      - 类似主动脉缩窄
    - 奇静脉
      - 增粗：直立位平片 >10 mm，仰卧位平片 >15 mm
      - 显示为右侧气管旁软组织影
    - 半奇静脉
      - 左侧椎旁条状影
    - 左肋间上静脉
      - 主动脉乳头征
  - 肺动脉
    - 增粗
      - 中纵隔或肺门肿块
    - 迷走左肺动脉（肺动脉悬带）
      - 气管前方和食管后方之间致密影
    - 动脉导管动脉瘤
      - 中纵隔肿块
    - 动脉瘤和假性动脉瘤
      - 肺动脉干增粗
  - 肺静脉
    - 部分肺静脉回流（partial anomalous pulmonary venous return, PAPVR）
      - 左上纵隔增宽
    - 肺静脉曲张
      - 肺门周围或中纵隔肿块
    - 肺静脉汇流
      - 心脏后纵隔肿块
  - 主动脉弓异常
    - 动脉瘤和假性动脉瘤
      - 主动脉弓增粗或模糊
      - 肺门覆盖征
      - 右侧气管偏移
    - 右位主动脉弓
      - 右侧气管旁或上纵隔肿块
    - 双主动脉弓
      - 右弓表现为右侧气管旁肿块
    - 颈弓
      - 上纵隔肿块延伸至锁骨上缘以上
    - 缩窄
      - “3”字征：左锁骨下动脉和主动脉缩窄远端扩张形成纵隔轮廓异常

CT 表现
- 平扫 CT
  - 血管病变可表现为低密度肿块；与邻近脉管系统相连续
- 增强 CT
  - 静脉病变在常规增强 CT 中最常见
  - 密度通常与主干血管或分支血管相同
  - 与主干血管或分支血管相交通
- CTA
  - 血管病变的显影程度取决于对比剂注射时间
    - 体循环动脉病变最应采用 CTA 检测主动脉异常
    - 肺动脉病变最应采用 CTA 检测肺栓塞
  - 血管肿块显示出与主干血管或分支血管相似的密度

MR 表现
- 可替代 CT
- 可评估病变形态
- 可评估心脏瓣膜和功能

推荐的影像学检查方法
- 最佳影像检查方法
  - 增强 CT 和 CTA：是对病变大小、位置、与邻近结构关系、并发症的最佳评估方式
- 推荐的检查序列与参数
  - 多平面重建可定位病灶
  - 心脏门控有助于评估心脏来源的血管肿块

鉴别诊断

血管瘤
- 罕见的良性血管肿瘤
- 前 / 血管前纵隔位置最常见
- 界限分明的肿块：静脉石、强化、脂肪

淋巴管瘤
- 罕见淋巴管来源良性肿瘤
- 最常见于前 / 血管前纵隔
- 均匀囊性肿块、无强化

转移性疾病
- 肿大淋巴结明显强化
- 肾癌、甲状腺癌、黑色素瘤、肉瘤

心外纵隔血管肉瘤
- 前 / 血管前纵隔位置最常见
- 增强 CT 不均匀强化：出血、坏死、囊变

血管外皮细胞瘤
- 占血管肿瘤的 1%
- 增强 CT 明显强化
- 密度不均匀，出血和坏死

病理学表现

基本表现
- 病因
  - 体循环动脉
    - 胸主动脉：动脉瘤和假性动脉瘤；动脉粥样硬化、中层囊性坏死、外伤
    - 主动脉夹层
      - 先天性：马方综合征和埃勒斯 – 当洛综合征
      - 获得性：高血压
    - 冠状动脉
      - 动脉瘤：动脉粥样硬化、感染、炎症
      - 冠状动脉瘘：先天性
    - 头臂动脉
      - 动脉粥样硬化和高血压
    - 旁路移植动脉瘤：恶化
    - 主动脉窦动脉瘤：先天性
    - 左心室动脉瘤：先天性和获得性（心肌梗死）
  - 体循环静脉
    - 上腔静脉瘤样扩张
      - 三尖瓣疾病和心力衰竭
      - 上腔静脉阻塞：肿瘤、纵隔纤维化、淋巴结病
      - 部分肺静脉回流（PAPVR）和特发性（罕见）
    - 永存左上腔静脉：先天性
    - 头臂静脉瘤：先天性、创伤、感染、炎症、退化
    - 奇静脉和半奇静脉扩张
      - 门静脉高压症、腔静脉和肝静脉阻塞、心脏病、下腔静脉的奇静脉延续
    - 左肋间上静脉扩张
      - 胸腔静脉中的流量或压力增加
  - 肺动脉
    - 增粗
      - 肺动脉高压：毛细血管前和毛细血管后两种病因导致
      - 先天性：瓣膜缺失或狭窄
      - 特发性动脉瘤：胶原血管病
      - 假性动脉瘤：感染和创伤
      - 迷走左肺动脉：先天性
      - 动脉导管动脉瘤
  - 肺静脉
    - 肺静脉曲张
      - 先天性和获得性（二尖瓣疾病）
    - 肺静脉汇流和部分肺静脉回流（PAPVR）
  - 主动脉弓
    - 动脉瘤和假性动脉瘤：动脉粥样硬化、中层囊性坏死、外伤
    - 先天性：右主动脉弓、双主动脉弓、颈弓、缩窄
- 其他相关异常
  - 上腔静脉瘤伴淋巴管瘤（囊状淋巴管瘤）
  - 与房间隔缺损相关的部分肺静脉回流（PAPVR）
  - 先天性左心室动脉瘤
    - Cantrell 五连征的组成部分
  - 先天性心脏病伴主动脉窦瘤

临床要点

治疗
- 手术切除或血管内治疗
  - 更常见于累及主动脉和肺动脉的血管病变：夹层累及升主动脉、一定大小的动脉瘤
  - 旁路移植动脉瘤 >2 cm
  - 涉及其他血管的病变、症状明显、占位效应或破裂

诊断要点

考虑的诊断
- 胸片发现纵隔肿块时考虑纵隔血管病变

影像解读要点
- 增强 CT 和 CTA 是对血管肿块的形态、位置、大小、与邻近结构的关系以及并发症的最佳评估手段

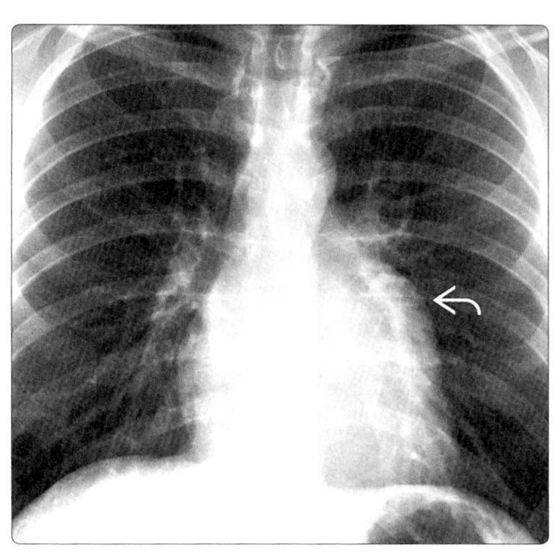

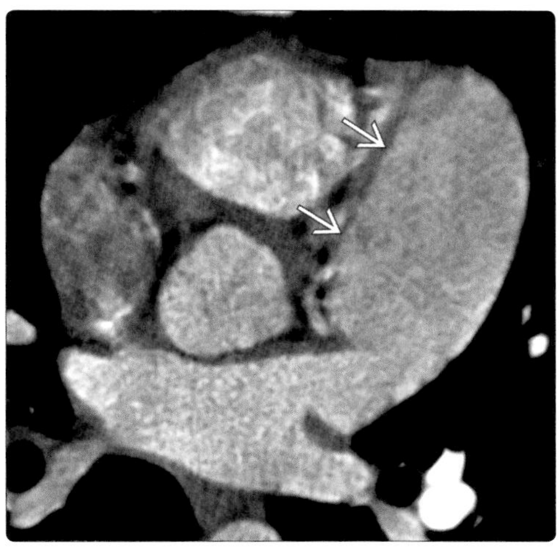

（左图）后前位胸片显示左心缘异常凸起。

（右图）同一患者的横断位增强 CT 显示异常对应左心耳的动脉瘤扩张。增强 CT 和 CTA 是评估纵隔血管肿块及其形态、位置、大小、与邻近结构的关系以及并发症的最佳成像方式。

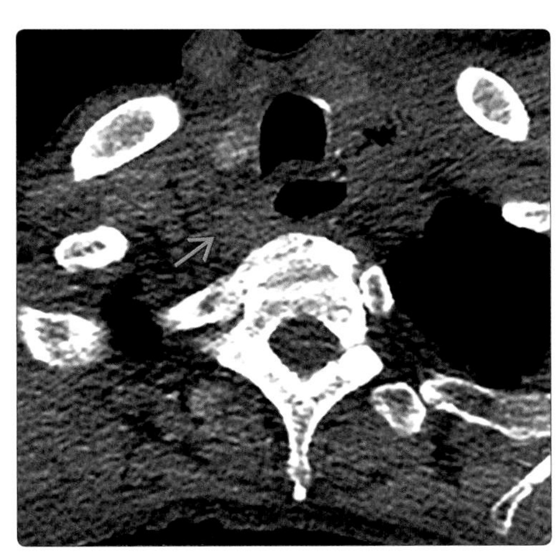

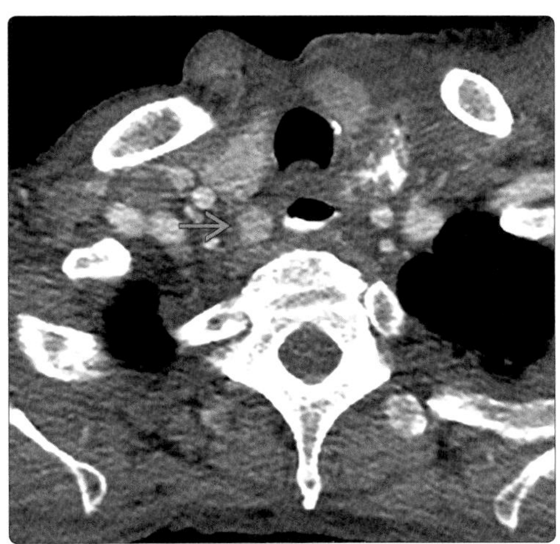

（左图）胸痛患者横断位平扫 CT 显示食管附近右纵隔软组织肿块影。

（右图）同一患者横断位增强 CT 在同一位置显示圆形强化影，代表假性动脉瘤。纵隔血管肿块增强程度受静脉有无对比剂以及对比剂推注时间影响。

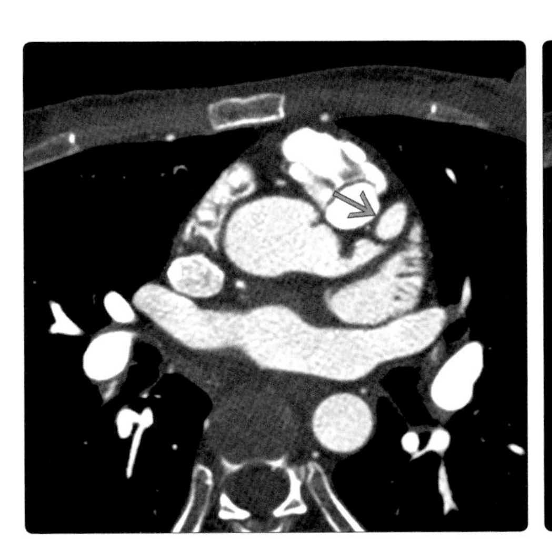

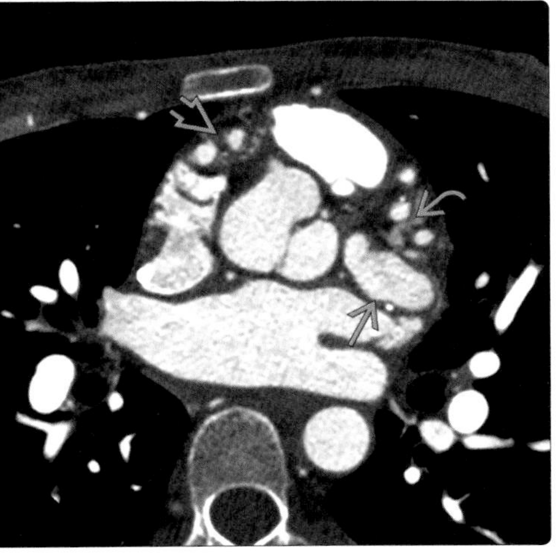

（左图）川崎病患者心脏横断位 CTA 显示冠状动脉左前降支动脉瘤扩张。

（右图）同一患者横断位增强 CT 显示冠状动脉回旋支、左前降支和右冠状动脉部分明显动脉瘤扩张。冠状动脉瘤最常见的原因是动脉粥样硬化。其他病因包括遗传状况、血管炎、结缔组织疾病、感染及药物使用。

冠状动脉瘤

关键要点

术语

- 冠状动脉直径 > 相邻正常节段 1.5 倍，累计范围 < 50%
- 冠状动脉扩张：弥漫性冠状动脉扩张

影像学表现

- 冠状动脉 CTA
  - 冠状动脉瘤形态、血栓形成、夹层的评估
  - 动脉粥样硬化中经常出现钙化
  - 可能会低估附壁血栓或夹层的尺寸
- MR
  - 监测病变的首选方式
  - 钙化难以显示
  - 支架和金属夹可能会降低图像质量
- 血管造影：如果存在附壁血栓或夹层，可能会低估尺寸

主要鉴别诊断

- 冠状动脉瘘
- 假性冠状动脉瘤

病理学表现

- 在美国动脉粥样硬化是最常见的原因
  - 常累及右冠状动脉
- 川崎病是全球最常见的病因
  - 常累及左冠状动脉主干

临床要点

- 大多数患者无症状
- 急性冠状动脉综合征和心力衰竭
- 治疗：抗凝血剂、抗血小板药物、手术

诊断要点

- 20 岁以下心绞痛或急性心肌梗死患者应考虑冠状动脉瘤

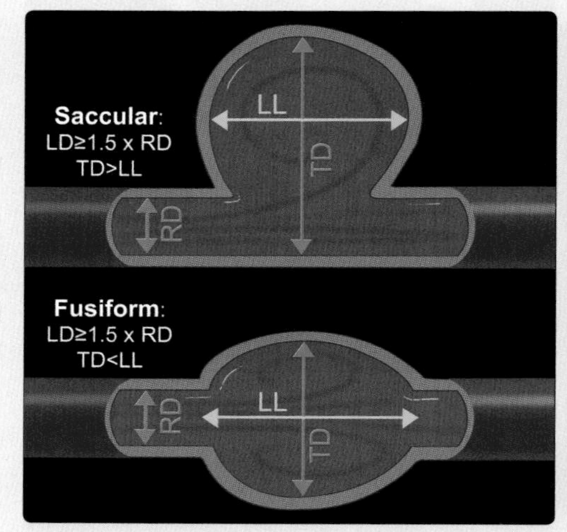

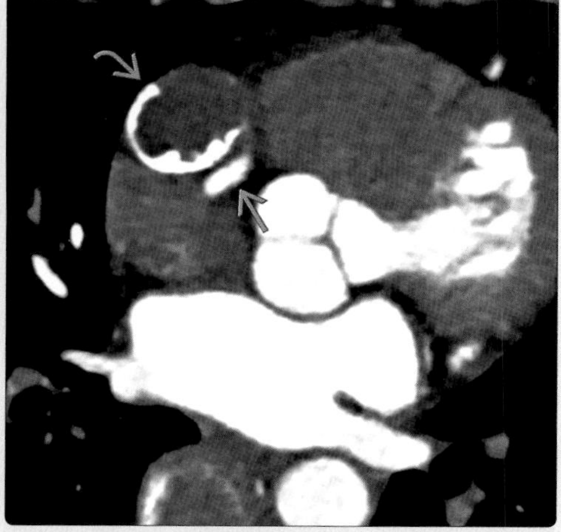

（左图）图示囊状和梭形动脉瘤之间的差异。这种形态学特征及两种动脉瘤表现最常见于动脉粥样硬化，但囊状动脉瘤更常见，且主要由穿透性溃疡发展而来。

（右图）一名 61 岁慢性胸痛女性患者，冠状动脉增强 CT 显示邻近右冠状动脉钙化和近端右冠状动脉瘤内血栓形成。

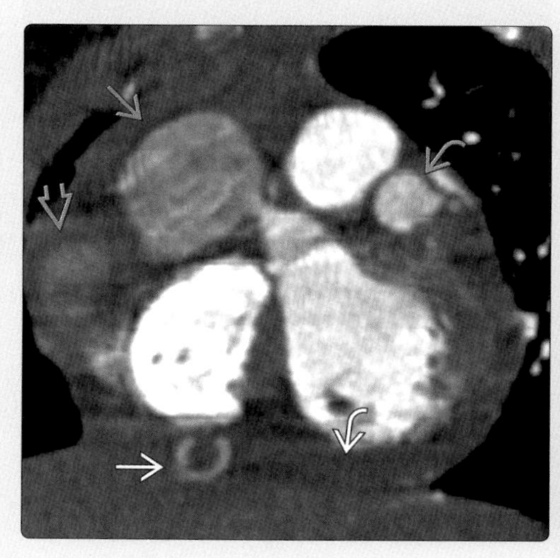

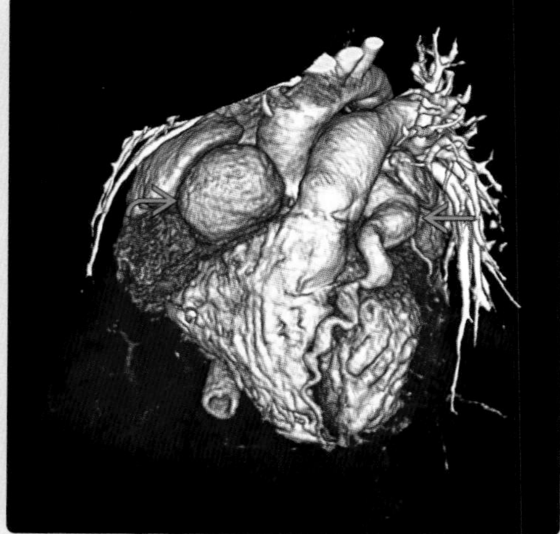

（左图）一名川崎病 1 岁男孩冠状动脉 CTA 显示右冠状动脉近端动脉瘤，右冠状动脉瘤和左前降支冠状动脉瘤部分血栓形成。注意动脉瘤渗漏 / 破裂引起的轻度心包积血和心包引流导管。

（右图）同一患者的冠状动脉 CTA 的 VR 图像显示右冠状动脉瘤和左前降支动脉瘤。

冠状动脉瘤

术语

定义

- 冠状动脉直径 > 正常相邻节段的 1.5 倍；累计范围 < 50%

影像学表现

基本表现

- 最佳诊断思路
  - 冠状动脉扩张
- 形态学
  - 梭形或囊状扩张
    - 可能出现血栓或夹层
  - 冠状动脉扩张：弥漫性扩张

CT 表现

- 心脏门控 CTA
  - 评估冠状动脉瘤形态、血栓形成、夹层
  - 动脉粥样硬化中经常出现钙化

MR 表现

- 冠状动脉造影序列
  - 双反转回波 FSE 序列，管腔低信号
  - GRE 或 b-SSFP 序列，无血栓时管腔高信号
- 监测病变的首选方式
- 钙化难以显示
- 支架和金属夹可能会降低图像质量

超声心动图表现

- 超声心动图
  - 检测近端冠状动脉瘤

血管造影表现

- 梭形和囊状冠状动脉扩张
- 可能低估附壁血栓或夹层的尺寸

推荐的影像学检查方法

- 最佳影像检查方法
  - 冠状动脉门控 CTA 是首选的成像方式

鉴别诊断

冠状动脉瘘

- 与瘘管相关的血管扩张
- 如果存在大分流或窃血现象，则瘘管近端的冠状动脉扩张

假性冠状动脉瘤

- 通常继发于胸部创伤或导管介入术

病理学表现

基本表现

- 病因
  - 美国最常见的病因是动脉粥样硬化
    - 最常累及右冠状动脉（40%），其次是左前降支、左回旋支和左主干
  - 炎症：川崎病是全球最常见的病因
    - 可见于 15%~25% 未接受治疗的患儿
    - 可能会随着治疗而消退
    - 最常累及左冠状动脉主干
  - 多发性大动脉炎（12% 冠状动脉受累）
    - 非炎性
  - 结缔组织病（系统性红斑狼疮、马方综合征、贝切特病）
  - 先天性、创伤、导管介入术、霉菌栓塞、可卡因的使用

分期、分级和分类

- 真性动脉瘤具有 3 层完整的血管壁
- 假性动脉瘤具有 2 层或更少的完整壁层
- 成人动脉瘤直径 >20 mm，视为“巨大”

大体病理和手术所见

- 冠状动脉扩张；可能含有血栓

镜下表现

- 动脉粥样硬化性冠状动脉瘤可表现为中膜变薄或破坏

临床要点

临床表现

- 最常见的症状 / 体征
  - 大多数患者无症状
  - 急性冠状动脉综合征和心力衰竭可能由动脉瘤或并发症引起
- 临床特征
  - 可导致血栓形成和心肌梗死

人口统计学表现

- 性别
  - 男性（2.2%）比女性（0.5%）更常见
- 流行病学
  - 4.9% 在血管造影时发现，1.5% 在尸检时发现

自然病史和预后

- 与动脉粥样硬化患者并发阻塞性疾病的严重程度相关
- 有破裂报道但罕见

治疗

- 抗凝剂、抗血小板治疗
- 如果增大、栓塞或阻塞，则进行外科手术
  - 动脉瘤旁路术和切除术
  - 覆膜支架植入术
- 川崎病通常用大剂量静脉注射丙种球蛋白和阿司匹林治疗

诊断要点

考虑的诊断

- 患有心绞痛或急性心肌梗死的 <20 岁患者考虑冠状动脉瘤

食管旁静脉曲张

关键要点

术语
- 食管内或邻近食管壁（食管旁）血管扩张
- 上行静脉曲张：下纵隔，通常由门静脉高压引起
- 下行静脉曲张：上纵隔，通常由上腔静脉阻塞引起

影像学表现
- 平片
  - 奇静脉食管下隐窝侧移或消失
  - 约 50% 静脉曲张的患者可见
- 食管造影："串珠"状或蚯蚓状充盈缺损
- CT
  - 食管壁明显不对称增厚
  - 食管壁附近或内部血管扩张
  - 动脉期可强化

主要鉴别诊断
- 食管裂孔疝
- 食管癌
- 纵隔肿瘤

病理学表现
- 上行静脉曲张：窦前型（门静脉血栓形成），窦型（肝硬化），窦后型（布–加综合征）
- 下行静脉曲张：上腔静脉阻塞

临床要点
- 美国最常见病因是酒精性肝硬化
- 全球最常见病因是传染性肝硬化
- 治疗：经颈静脉肝内门体分流术、硬化疗法、静脉曲张结扎

诊断要点
- 评估静脉曲张能否治疗
- 内镜检查：食管静脉曲张的一线检查方法

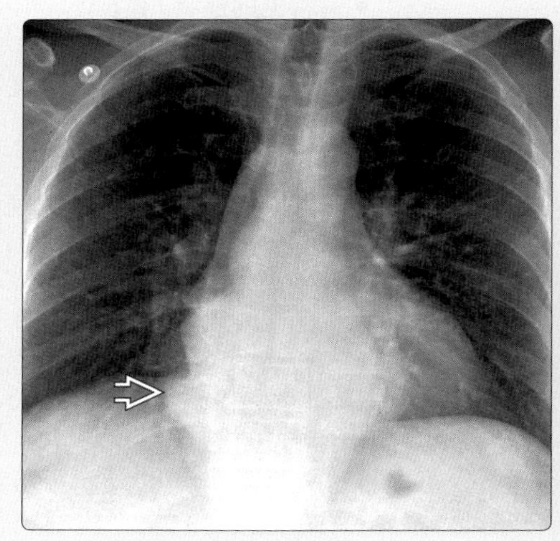

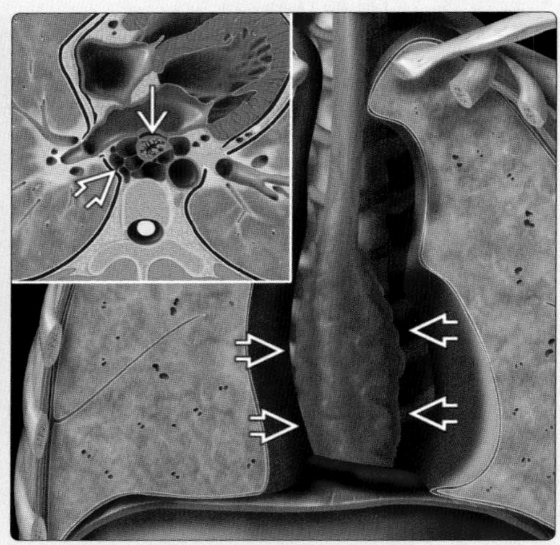

（左图）一名酒精性肝硬化和食管旁静脉曲张患者的后前位胸片显示，胃食管交界处附近有分叶状肿块，奇静脉食管隐窝侧向移位➡。奇静脉食管下隐窝轮廓异常是食管旁静脉曲张最常见的影像学表现，约 50% 的病例存在该表现。

（右图）图示为食管壁静脉曲张➡和食管下 1/3 周围食管旁静脉曲张➡的形态学特征。

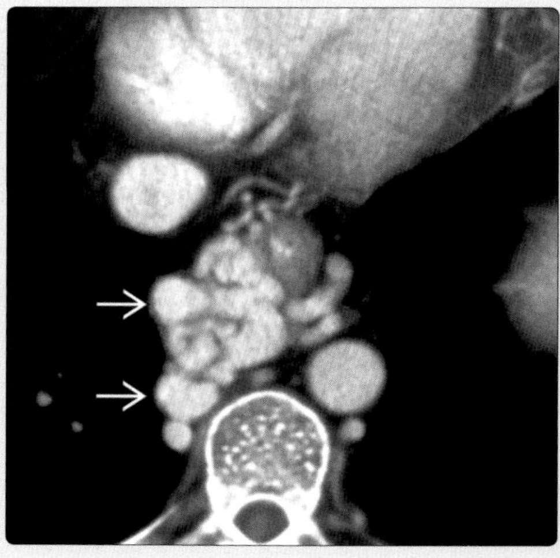

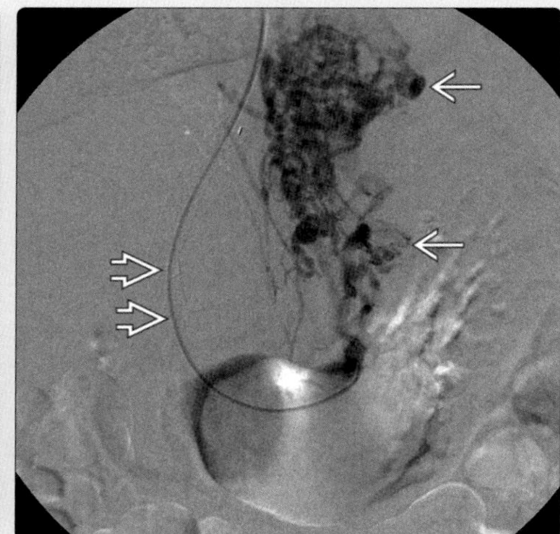

（左图）横断位增强 CT 显示食管右侧、奇静脉食管下隐窝区和食管远端周围有多处扩张强化的食管旁静脉曲张➡。

（右图）经颈静脉肝内门体分流术（TIPS）后的前位 DSA ➡显示，从胃小弯沿食管上行的大量静脉曲张➡。TIPS 是治疗食管静脉曲张的主要方式。

食管旁静脉曲张

术语

定义

- 食管内或邻近食管壁（食管旁）的血管扩张
- 上行静脉曲张：下纵隔，通常由门静脉高压引起
- 下行静脉曲张：上纵隔，通常由上腔静脉阻塞引起

影像学表现

基本表现

- 最佳诊断思路
  - 分叶状轮廓异常或奇静脉食管下隐窝肿块
  - 食管壁内或周围血管扩张
- 部位
  - 最常见于食管下段 1/3 处

X 线表现

- 平片
  - 奇静脉食管下隐窝外侧移位 / 消失；约 50% 可见

透视表现

- 食管造影
  - 向食管腔内突出的纵向、迂曲充盈缺损
    - Valsalva 动作和 Trendelenburg 姿势可以使充盈缺损更加明显

CT 表现

- 食管壁明显不对称增厚
- 邻近食管壁或食管壁内的血管扩张；动脉期可强化
- 纵隔静脉数量增加或迂曲

MR 表现

- T_1WI
  - T_1WI 上的锯齿状流空效应
    - 如果流动缓慢，流空信号可能不存在
- MRV
  - 门静脉期显示最佳

超声表现

- 内镜超声下的低回声 / 无回声管状结构

血管造影表现

- 下行静脉曲张：上肢静脉造影中可见多条胸部侧支血管
- 上行静脉曲张：可在经颈静脉肝内门体分流术中显示

推荐的影像学检查方法

- 最佳影像检查方法
  - 增强 CT 最适合显示和描述病灶
- 推荐的检查序列与参数
  - 门静脉期成像

鉴别诊断

食管裂孔疝

- 胸腔内胃、肠、网膜

食管癌

- 不规则或不对称的食管壁增厚

纵隔肿瘤

- 淋巴结病、胃肠间质瘤、椎旁神经源性肿瘤

病理学表现

基本表现

- 病因
  - 门静脉高压引起的上行静脉曲张（肝静脉压 > 12 mmHg）
    - 反向流动使血液通过胃左静脉流向食道静脉丛
  - 上行静脉曲张：窦前型（门静脉血栓形成）、窦型（肝硬化）或窦后型（布 - 加综合征）
  - 下行静脉曲张由上腔静脉阻塞引起
    - 肿块阻塞，中心静脉导管，纵隔纤维化
- 相关异常
  - 肝硬化、脾肿大、脐静脉再通、脾肾分流

临床要点

临床表现

- 最常见的症状 / 体征
  - 呕血或消化道出血
- 其他症状 / 体征
  - 肝硬化体征
  - 上纵隔静脉阻塞引起的面部或上肢水肿
  - 静脉回流引起的“手臂跛行”（罕见）

人口统计学表现

- 流行病学
  - 美国：酒精性肝硬化是最常见病因
  - 全球范围：乙型肝炎、丙型肝炎和血吸虫病导致的肝硬化是最常见病因

自然病史和预后

- 约 1/3 的患者合并出血
  - 出血事件的死亡率约为 30%
- 下行静脉曲张：病因不同预后不同
  - 梗阻性肿瘤导致预后不良

治疗

- 经颈静脉肝内门体分流术
- 硬化疗法或静脉曲张结扎

诊断要点

考虑的诊断

- 内镜检查：食管静脉曲张的一线检查方法

影像解读要点

- 评估静脉曲张能否治疗

纵隔淋巴管瘤

关键要点

术语
- 同义词：淋巴管畸形
- 罕见的淋巴管良性肿瘤
- 儿童时期切除后常复发的淋巴管瘤

影像学表现
- 平片
  - 边界清楚的光滑或分叶状纵隔肿块
  - 成人见于前上纵隔
  - 儿童见于颈部
- CT
  - 均匀或多囊纵隔肿块
  - 可能会围绕或压迫血管 / 相邻结构
- MR
  - T_1WI：相对于肌肉为高信号
  - T_2WI：典型的高信号
  - 可见囊性和浸润性部分

主要鉴别诊断
- 肿瘤坏死
- 成熟畸胎瘤
- 胸腺囊肿
- 其他纵隔囊肿
- 血肿、血清肿、脓肿

病理学表现
- 血管内皮扩张

临床要点
- 无症状或胸痛、呼吸困难、喘鸣
- 治疗：手术切除；较大囊肿应经皮穿刺引流或联合硬化治疗

诊断要点
- 成人囊性纵隔肿块和儿童期切除手术史患者考虑淋巴管瘤

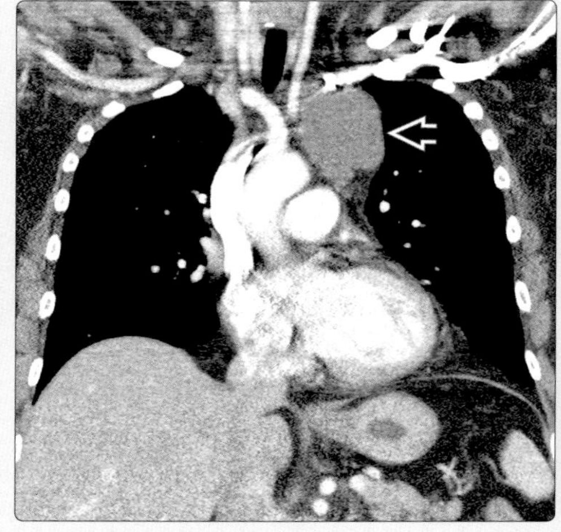

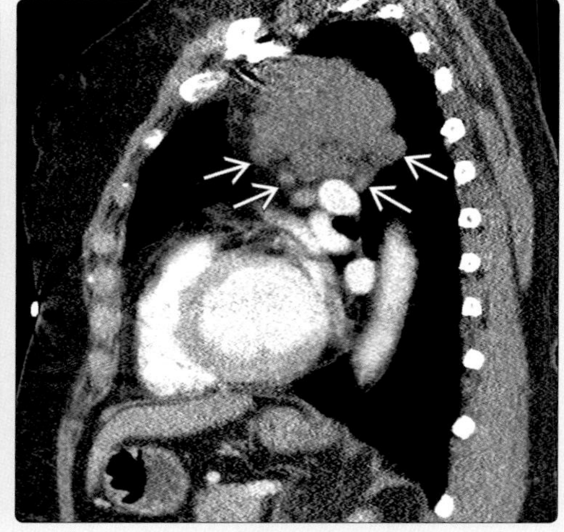

（左图）一名无症状纵隔肿块患者冠状位增强 CT 显示，血管前纵隔可见边界清楚、轻度强化肿块➡，无局部侵犯。

（右图）同一患者矢状位增强 CT 证实了肿块位于上纵隔、呈分叶状➡。肿块对邻近血管有压迫，肿块内无明显钙化。

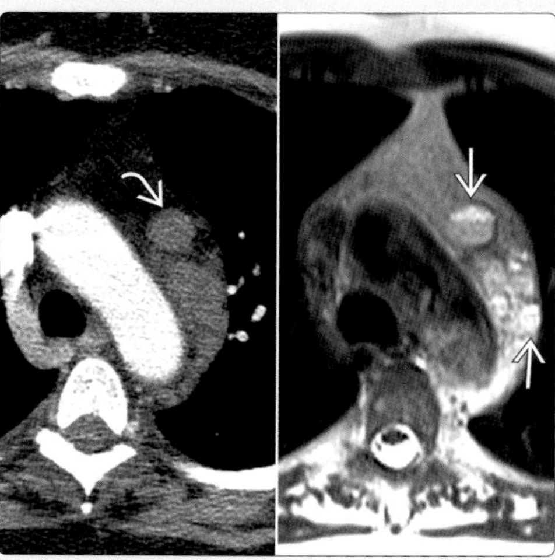

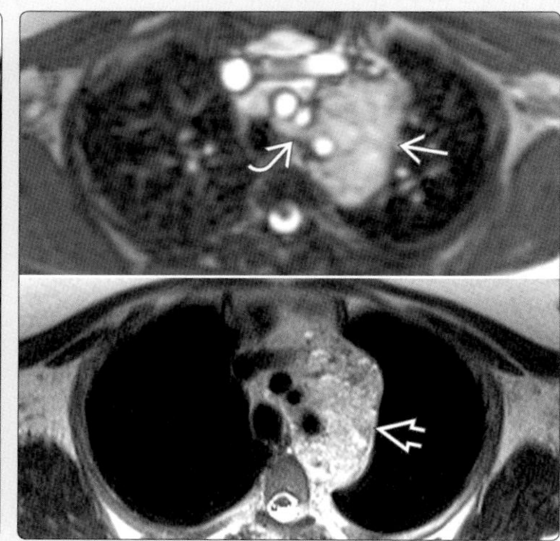

（左图）横断位增强 CT（左）和横断位 T_2WI MR（右）的组合图显示纵隔淋巴管瘤，有多个结节成分↪，为囊性➡，等至高信号，MR 上有液 - 液平。

（右图）SSFP（上）和 T_2W HASTE（下）横断位组合图显示内脏纵隔有一个成分混杂的肿块➡，表现为血管结构的浸润和包裹↪以及不均匀的高信号➡。

术语

同义词
- 淋巴管畸形

定义
- 罕见的良性淋巴管肿瘤

影像学表现

基本表现
- 部位
  - 儿童颈部或腋窝
    - 纵隔扩大 10%
  - 成人前上 / 血管前纵隔
    - 右气管旁区、后 / 椎旁纵隔
    - 可为儿童时期切除后复发性淋巴管瘤

X 线表现
- 边界清楚的光滑或分叶状纵隔肿块
- 可有明显的胸腔积液

CT 表现
- 轻度强化的均匀或囊性纵隔肿块
- 围绕或压迫血管 / 相邻结构
- 偶尔浸润，可类似恶性肿瘤
- 由于蛋白质 / 乳糜液的原因，囊性成分的密度通常高于水
- 结节状成分提示较小囊肿含网状结构
- 钙化罕见（与纵隔血管瘤不同）
- 胸腔积液（通常为乳糜液）

MR 表现
- T_1WI
  - 相对于胸肌整体呈高信号
  - 大囊肿：根据内容物不同，信号强度不同
  - 微囊性病变可表现为实性成分
- T_2WI
  - 多房性病变，整体呈高信号
  - 液 – 液平面较少见：内容物为分层血液
- MR 描述大囊性和浸润性成分最佳

推荐的影像学检查方法
- 推荐的检查序列与参数
  - 经皮针吸活检通常不具诊断性

鉴别诊断

坏死肿瘤
- 转移瘤、胸腺瘤、淋巴瘤、生殖细胞肿瘤
- 治疗后坏死可能性更大

成熟畸胎瘤
- 大多数在前 / 血管前纵隔
- 可包含软组织、钙化、脂肪、液体

胸腺囊肿
- 单房或多房
- 边界清晰的囊性肿块伴或不伴分隔

其他纵隔囊肿
- 密度均匀的孤立球形病灶

血肿、血清肿、脓肿
- 通常通过临床特征来区分
- 诊断可能需要组织取样

病理学表现

基本表现
- 病因
  - 胚胎发育期间异常淋巴出芽与淋巴囊隔离

分期、分级和分类
- 基于淋巴管大小分类的淋巴管瘤：毛细血管状，海绵状，囊状（水囊瘤）
- 基于囊的大小分类的淋巴管畸形（用于治疗）
  - 大囊型：>1 cm 的囊性空间
  - 微囊型：0.5～10 mm 的囊性空间
  - 混合囊型

大体病理和手术所见
- 充满乳糜状液体的单囊或多囊肿块
- 可在包膜内
- 可能包围或浸润局部结构

镜下表现
- 大量薄壁、扩张的淋巴管
- 内皮细胞扁平，无异型性
- 良性淋巴聚集，间质纤维化
- 35% 患者无恶性转化，但可局部复发

临床要点

临床表现
- 最常见的症状 / 体征
  - 90% 患者在 2 岁时出现
  - 成人通常无症状
  - 胸痛、呼吸困难、吞咽困难
  - 血管或气管压迫症状，喘鸣

人口统计学表现
- 性别
  - 儿童，多见于男性
  - 成人，多见于女性
- 流行病学
  - 约占纵隔肿瘤的 4.5%

治疗
- 如果局部包裹或浸润，手术完全切除困难；20% 可能扩大 / 复发
- 大囊型病变可经皮穿刺引流或联合硬化治疗

诊断要点

影像解读要点
- 囊型纵隔肿块和儿童期切除手术史患者考虑淋巴管瘤

纵隔血管瘤

关键要点

术语

- 罕见的良性血管肿瘤

影像学表现

- 平片
  - 圆形或分叶状纵隔软组织肿块
  - 通常位于前纵隔
  - 10% 伴有散在的圆形钙化灶（静脉石）
- CT
  - 纵隔软组织肿块，中央、周围或混合强化
  - 可能围绕和（或）对相邻结构产生占位效应
  - 散在或环状钙化（静脉石）高达 30%
  - 在连续扫描中，供血血管、瘤内血管、异常静脉引流可较为明显
- MR
  - T_1WI 不均匀信号
  - T_2WI 和 T_2WI FS 高信号

主要鉴别诊断

- 淋巴瘤
- 生殖细胞肿瘤
- 胸腺瘤
- 淋巴管瘤 / 淋巴管畸形

病理学表现

- 彼此相通的血管间隙 ± 出血、囊肿
- 机化血栓可发生钙化

临床要点

- 近一半病例无症状
- 通常为年轻患者，大多数 <35 岁
- 诊断通常需要手术切除
- 预后良好，无复发记录

诊断要点

- 不均匀强化的纵隔软组织肿块伴有静脉石可诊断为血管瘤

（左图）一名成年女性后前位胸片显示，纵隔左侧有一巨大肿块➡，遮挡了主动脉轮廓，并通过胸腔入口向上延伸到颈部，对气管产生占位效应➡。

（右图）同一患者横断位增强 CT 显示左侧血管前纵隔肿块➡，不均匀强化合并圆形钙化影➡，与静脉石相融。一些血管瘤表现出“向心性填充”的持续强化模式。

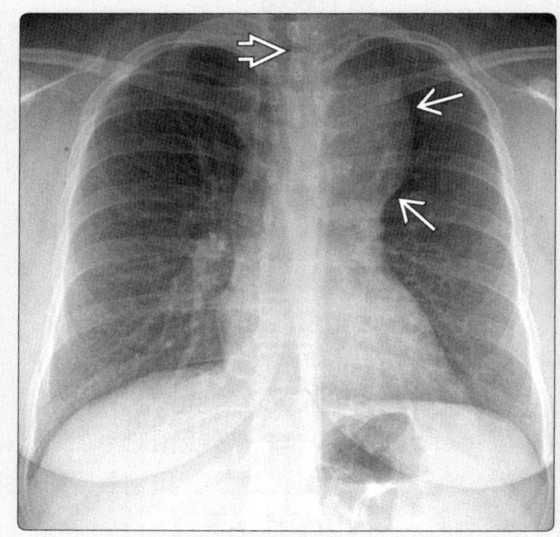

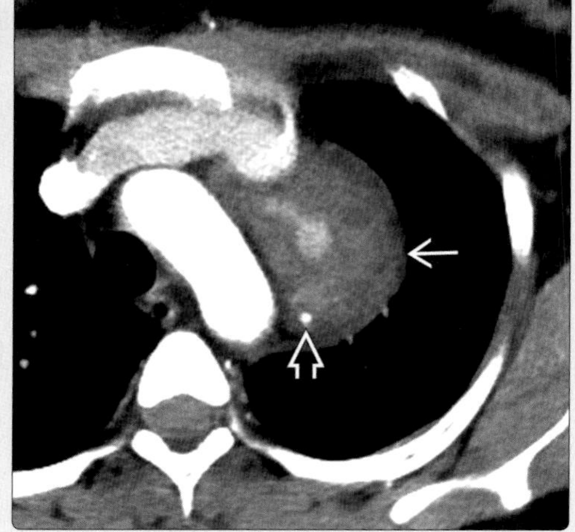

（左图）同一患者冠状位增强 CT 显示纵隔肿块不均匀强化➡，其延伸到颈部，内部见多个圆形及点状钙化➡，代表静脉石。注意多发性囊肿和脾脏的不均匀强化➡。

（右图）上腹部横断位增强 CT 证实整个脾脏血管丰富➡，囊肿区域➡与其他血管瘤相融。

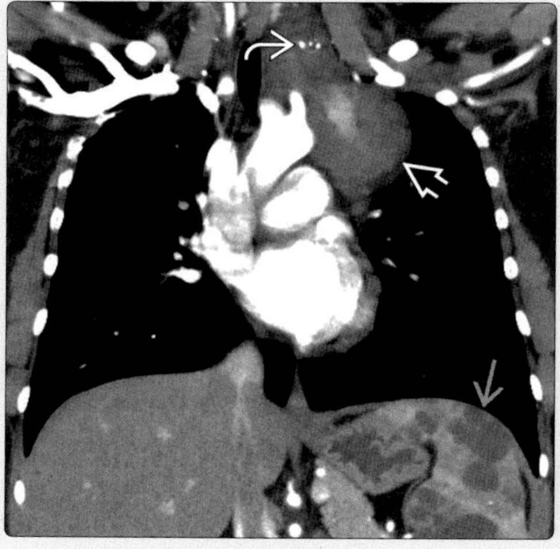

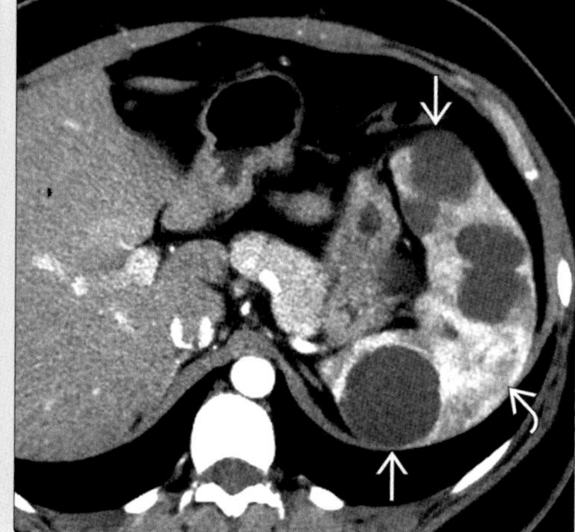

纵隔血管瘤

术语

定义

- 罕见，良性血管肿瘤

影像学表现

基本表现

- 最佳诊断思路
  - 圆形或分叶状前 / 血管前纵隔肿块，伴有不均匀强化和血管影
- 部位
  - 通常位于前纵隔 / 血管前纵隔（高达 75%）
  - 胸外延伸罕见；通常到颈部
- 形态学
  - 边界清晰的软组织肿块，通常为孤立性

X 线表现

- 界限明确的纵隔软组织肿块
- 10% 内含散在圆形钙化 / 静脉石

CT 表现

- 平扫 CT
  - 圆形或分叶状纵隔肿块
  - 肿瘤内密度不均匀，血栓、致密的脉管系统、结节性软组织
  - 散在的圆形和环形钙化 / 静脉石具有高灵敏度（高达 30%）
  - 可存在病灶内脂肪（–40～120 HU）
- 增强 CT
  - 呈中央、周围和不均匀强化
  - 结节状或迂曲管状强化
  - 早期可见供血动脉，延迟期可见异常扩张的引流静脉

MR 表现

- T_1WI
  - 高、等混合信号：结节状肿瘤，伴或不伴血栓，脂肪
- T_2WI
  - 高信号：主要基于血管间隙内蛋白质 / 出血（伴或不伴黏液和脂肪成分）
- T_2WI FS
  - 脂肪抑制序列上呈持续高信号

推荐的影像学检查方法

- 最佳影像检查方法
  - CT 是显示静脉石、复杂血管和纵隔肿瘤范围的最佳方法
- 推荐的检查序列与参数
  - 影像引导下穿刺活检诊断意义不大，且具有出血风险

鉴别诊断

淋巴瘤

- 通常多个淋巴结受累
- 增强 CT 呈均匀强化
- 治疗前钙化罕见

生殖细胞肿瘤

- 畸胎瘤：钙化，软组织，脂肪，囊肿 ± 液 – 液平面
  - 钙化：不规则型，曲线状，点状

胸腺瘤

- 分叶状肿块，不均匀强化
- 10%～40% 存在点状、不规则钙化；无脂肪

淋巴管瘤 / 淋巴管畸形

- 常为囊性
- 强化和钙化罕见

病理学表现

基本表现

- 相关异常表现
  - 皮肤、脾脏、肝、肾外周血管瘤
  - 遗传性出血性毛细血管扩张症

分期、分级和分类

- 毛细血管状或海绵状（取决于血管大小）；大多为混合病变

大体病理和手术所见

- 海绵状病变伴结节和扩张的血管间隙
- 出血灶、囊性改变、动脉瘤、血栓
- 可包裹或浸润邻近结构

镜下表现

- 吻合扩张的血管通道，无异型性
- 血管间隙由扁平内皮细胞组成
- 营养不良性钙化、黏液样和脂肪样病灶

临床要点

临床表现

- 最常见的症状 / 体征
  - 约 50% 无症状
  - 咳嗽、胸痛、呼吸困难、吞咽困难、喘鸣
- 其他症状 / 体征
  - 罕见吞咽困难，上腔静脉综合征，神经系统症状，背痛，血性积液

人口统计学表现

- 年龄
  - 通常为年轻患者：约 75% 发生于 35 岁之前（年龄跨度：2 个月至 76 岁）
- 流行病学
  - 在所有纵隔肿块中占比 <0.5%；无性别差异

治疗

- 手术切除（开放性手术或胸腔镜）用于诊断和治疗

诊断要点

影像解读要点

- 伴静脉石的纵隔软组织肿块若发生强化几乎可确诊为血管瘤

关键要点

术语
- 胸腺或淋巴增生引起的胸腺肿大

影像学表现
- 平片
  - 胸片正常
  - 纵隔增宽或扩大
- CT
  - 真性胸腺增生：弥漫性、对称性胸腺肿大，通常发生在化疗后
  - 淋巴增生：胸腺正常，胸腺肿大，局灶性胸腺肿块
  - 强化程度与正常胸腺相似
  - 不均匀强化提示胸腺肿瘤
- MR
  - 梯度回波序列 T_1WI 反相位时信号降低
  - 测量化学位移比和（或）信号强度指数
- FDG PET/CT
  - 标准摄取值（SUV）= 2.0~2.8

主要鉴别诊断
- 胸腺瘤
- 复发或转移性恶性肿瘤
- 淋巴瘤

病理学表现
- 真性胸腺增生：继发于近期应激反应，镜下表现为正常胸腺组织
- 淋巴增生：与重症肌无力、胸腺淋巴滤泡增生相关

临床要点
- 无症状；通常无需治疗

诊断要点
- 伴胸腺增大的化疗患者考虑胸腺增生
- 重症肌无力患者考虑淋巴增生

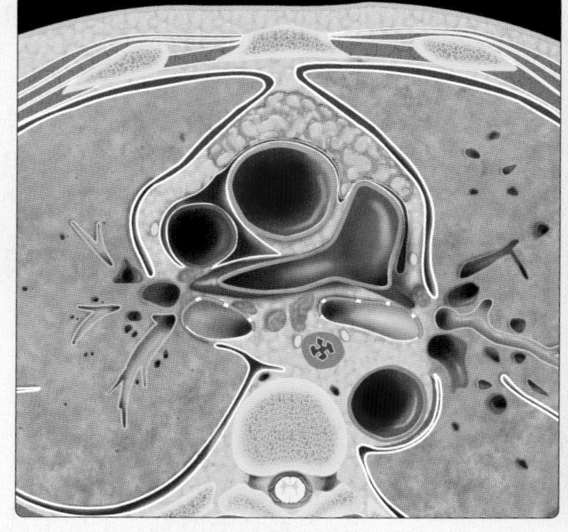

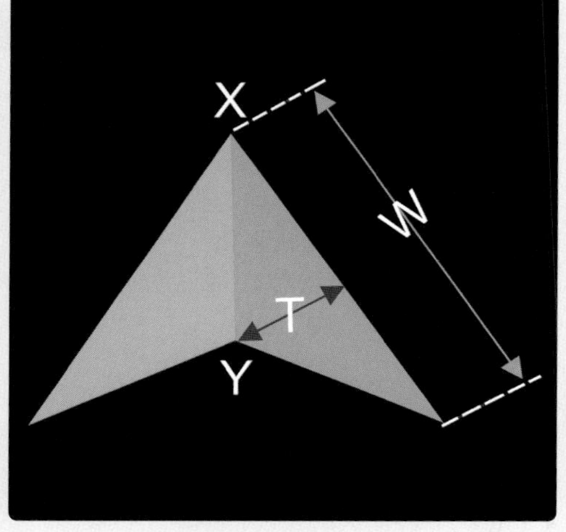

（左图）显示前/血管前纵隔横断位解剖。胸腺被脂肪包围，前为胸骨，后为上腔静脉和升主动脉。

（右图）CT 图上测量胸腺。前后直径（W）和每叶厚度（T）。胸腺厚度为最常用的测量参数，且其数值与患者年龄具有相关性。

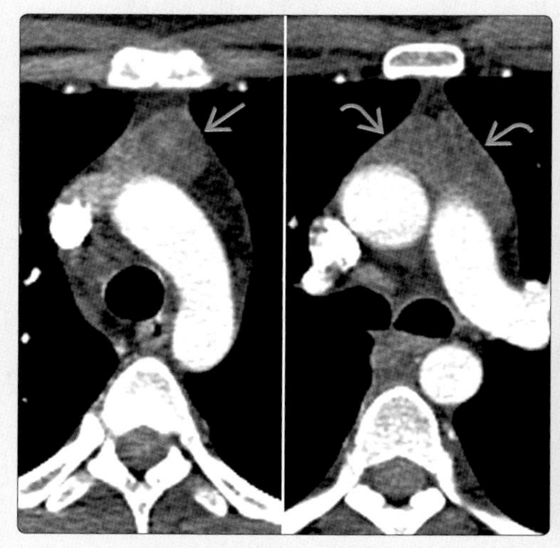

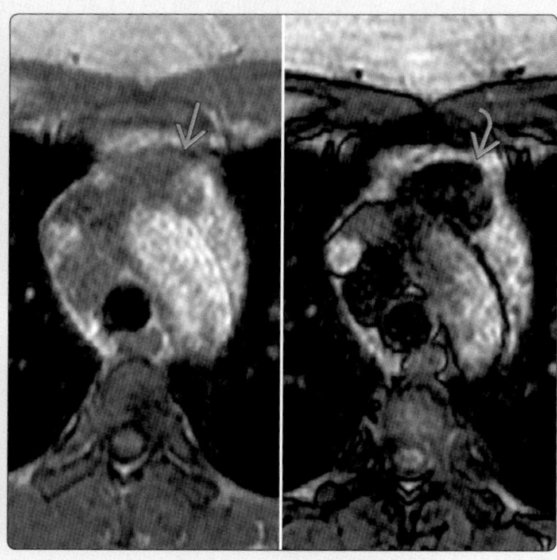

（左图）胸腺增生患者的横断位增强 CT 组合图像显示血管前纵隔软组织影，紧贴相邻结构⤻的结节样→肿瘤。

（右图）同一患者血管前纵隔结节→的 MR GRE 同相位（左）和反相位（右）组合图像，反相位成像⤻中典型的胸腺增生可排除胸腺肿瘤。

胸腺增生

术语

同义词

- 胸腺反弹性增生

定义

- 胸腺或淋巴增生引起的胸腺肿大

影像学表现

基本表现

- 最佳诊断思路
  - 弥漫性、无分叶对称性胸腺增大
  - MR 梯度回波 T_1WI 反相位信号均匀下降
- 部位
  - 前 / 血管前纵隔：升主动脉、右心室流出道和上腔静脉前方
- 大小
  - 测量：前后径、横径、厚度
  - CT 图像上正常胸腺厚度
    - 6~19 岁
      - 右叶 1.0 cm ± 0.39 cm；左叶 1.1 cm ± 0.4 cm
    - 20~29 岁
      - 右叶 0.7 cm ± 0.24 cm；左叶 0.8 cm ± 0.14 cm
    - 30~39 岁
      - 右叶 0.5 cm ± 0.14 cm；左叶 0.7 cm ± 0.21 cm
    - 40~49 岁
      - 右叶 0.6 cm ± 0.23 cm；左叶 0.6 cm ± 0.2 cm
    - >50 岁
      - 右叶 0.5 cm ± 0.15 cm；左叶 0.5 cm ± 0.27 cm
  - MR 正常胸腺厚度
    - 胸腺比 CT 图像上增大 30%~50%
- 正常胸腺 CT 表现
  - <10 岁；形态多变，呈四边形
  - 青春期：三角形、双叶形或箭头形
  - 青春期后：三角形或双叶形
  - 正常边缘：直边或凹边
  - 任何年龄的多分叶形态提示肿瘤浸润
  - CT 密度
    - <20 岁：软组织密度（100%），密度均匀
    - 20~50 岁：均匀或不均匀进行性脂肪浸润
    - >50 岁：脂肪密度（90%）
    - 不同程度但均匀强化
- 正常胸腺 MR 表现
  - 信号均匀
  - T_1WI：信号高于肌肉
  - T_2WI：信号接近脂肪
- 正常胸腺 PET 表现
  - 生理性 FDG 摄取
    - 通常较低：SUV=1.0~1.8
    - 儿童、年轻人，偶尔出现在老年人
- 正常胸腺的超声表现
  - 2~8 岁时 90% 以上可见
    - 方法：肋间胸骨旁成像
    - 边界清晰平滑，紧贴相近结构
    - 回声特性：类似于肝脏，线性 / 分支状回声灶
    - 形态多变，不压迫相邻结构
    - 纵向和前后径
      - 右叶（纵向）：1.54~4.02 cm（平均值：2.5 cm）
      - 右叶（前后径）：0.81~2.35 cm（平均值：1.4 cm）
      - 左叶（纵向）：1.79~4.1 cm（平均值：2.9 cm）
      - 左叶（前后径）：0.78~2.47 cm（平均值：1.4 cm）

影像学表现

- 典型正常胸片
- 可导致纵隔增宽

CT 表现

- 平扫 CT
  - 真性胸腺增生
    - 弥漫性、无分叶对称性胸腺增大
    - 密度类似于正常胸腺（根据年龄）
    - 钙化极为罕见
    - 化疗后胸腺增大
      - 随诊记录稳定性或清晰度
      - 进行性增大提示肿瘤形成；需要活检
  - 淋巴增生
    - 正常胸腺大小（45%）
    - 胸腺增大（35%）
    - 局灶性胸腺肿块（20%）
- 增强 CT
  - 强化程度类似于正常胸腺
  - 不均匀强化提示胸腺肿瘤

MR 表现

- 化学位移 MR 成像
  - 胸腺增生：梯度回波 T_1WI 反相位信号均匀下降
  - 胸腺恶性肿瘤：梯度回波 T_1WI 反相位信号无下降
  - 化学位移比（chemical shift ratio, CSR）
    - （反相位胸腺信号 / 棘旁肌信号）/（同相位胸腺信号 / 棘旁肌信号）
    - 胸腺增生和正常胸腺 CSR 为 0.5~0.6
    - 胸腺上皮肿瘤、淋巴瘤和其他病变的 CSR 为 0.8~1.0
  - 信号强度指数（signal intensity index, SII）
    - SII=［（同相位胸腺信号 – 反相位胸腺信号）/ 同相位胸腺信号］× 100%
    - SII>8.92% 与胸腺增生一致
    - 100% 的灵敏度和特异度

核医学表现

- PET
  - 胸腺增生：SUV=2.0~2.8
  - SUV>4.0 提示恶性肿瘤

- ○ 良性胸腺与恶性肿瘤摄取重叠
- 奥曲肽扫描（铟 -111-DTPA 放射性核素扫描）
  - ○ 胸腺增生：无放射性示踪剂摄取
  - ○ 原发性和（或）转移性胸腺肿瘤的摄取

推荐的影像学检查方法

- 最佳影像检查方法
  - ○ CT：检查胸腺增生最常用的方法
  - ○ MR 上测定 CSR 和 SII：是区分胸腺增生和肿瘤的最佳方法
- 推荐的检查序列与参数
  - ○ MR 同相位及反相位

鉴别诊断

正常胸腺

- 年轻人胸腺边界扩大
- 胸腺大小与患者年龄相关

胸腺瘤

- 局灶性肿块
- MR 梯度回波 T_1WI 反相位信号无下降

复发性或转移性恶性肿瘤

- 结节状，坏死，钙化，不均匀强化
- MR 梯度回波 T_1WI 反相位信号无下降

淋巴瘤

- 霍奇金淋巴结较非霍奇金淋巴结更常见
- 胸腺均匀增大，纵隔和（或）肺门淋巴结肿大

胸腺囊肿

- 薄壁、单房或多房
- 无实性成分
- 无强化

异位甲状腺

- 异质性病变：囊肿和钙化
- 甲状腺显像有摄取

病理学表现

基本表现

- 病因
  - ○ 真性胸腺增生
    - – 常见
    - – 近期应激反应
      - □ 如化疗、皮质类固醇治疗，放射治疗、库欣综合征治疗、骨骼骨髓移植，热烧伤
    - – 其他原因：甲状腺功能亢进、结节病、红细胞发育不全
    - – 原始胸腺萎缩（约为原始大小的 40%）
    - – 化疗后
      - □ 90% 胸腺萎缩；胸腺体积最小，骨髓抑制最严重
      - □ 10%～25% 出现反弹性胸腺增生
  - ○ 淋巴管增生
    - – 与重症肌无力相关者最常见
    - – 其他自身免疫性疾病：系统性红斑狼疮、类风湿关节炎、硬皮病、血管炎、甲状腺毒症、Graves 病、Addison 病、结节性多动脉炎、白塞病

大体病理和手术所见

- 重量
  - ○ 30 岁以下：>50 g
  - ○ 30～60 岁：>30 g

镜下表现

- 真性胸腺增生
  - ○ 镜下表现为正常胸腺
  - ○ 大小和（或）重量超过正常年龄的上限
- 淋巴增生
  - ○ 丰富的次级淋巴滤泡，具有生发中心；胸腺髓质扩张
  - ○ 胸腺皮质压迫性萎缩
  - ○ 与尺寸和重量无关（通常为正常）
  - ○ 很少或无生发中心时缓解快速；大量生发中心则缓解缓慢

临床要点

临床表现

- 最常见的症状 / 体征
  - ○ 通常无症状

人口统计学表现

- 流行病学
  - ○ 化疗后真性胸腺增生
    - – 初始胸腺萎缩
    - – 应激停止后胸腺增至原始大小（9 个月内）
    - – 胸腺比原始增大 50%（反弹现象）
    - – 化疗后两年内发生胸腺反弹性增生
  - ○ 淋巴增生
    - – 约 65% 的重症肌无力患者可见

治疗

- 通常无需治疗

诊断要点

考虑的诊断

- 接受化疗后的非分叶性胸腺增大或重症肌无力患者考虑胸腺增生

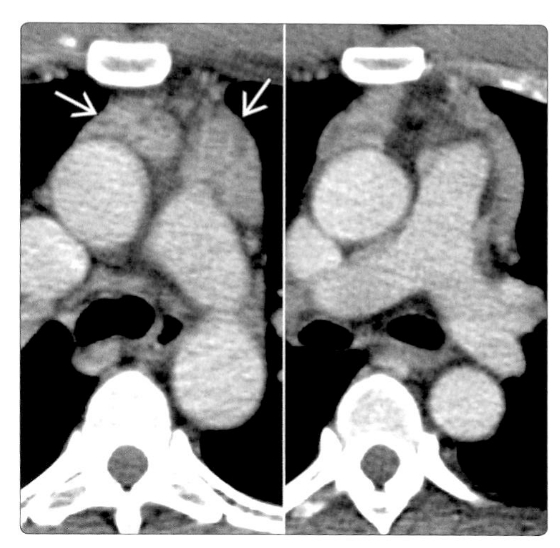

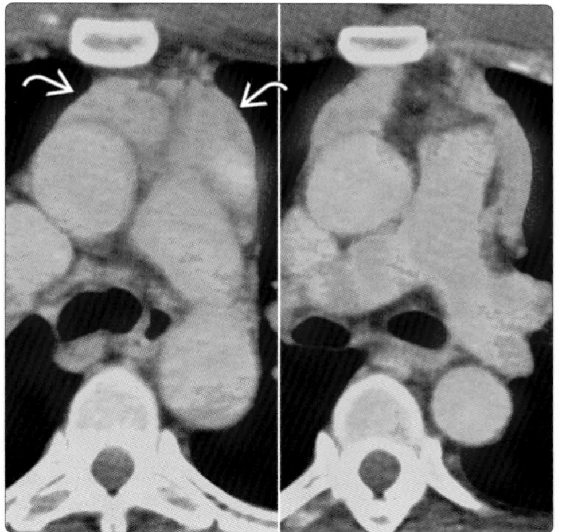

（左图）一名化疗后出现胸腺增生的淋巴瘤患者横断位增强 CT 组合图像显示胸腺肿大➡，表现为被脂肪包裹且保留小叶结构的血管前纵隔软组织。

（右图）同一患者横断位 FDG PET/CT 组合图像显示轻度 FDG 摄取↪。胸腺增生通常表现出少至轻度 FDG 摄取，通常低于 3.0 标准摄取值（SUV）。

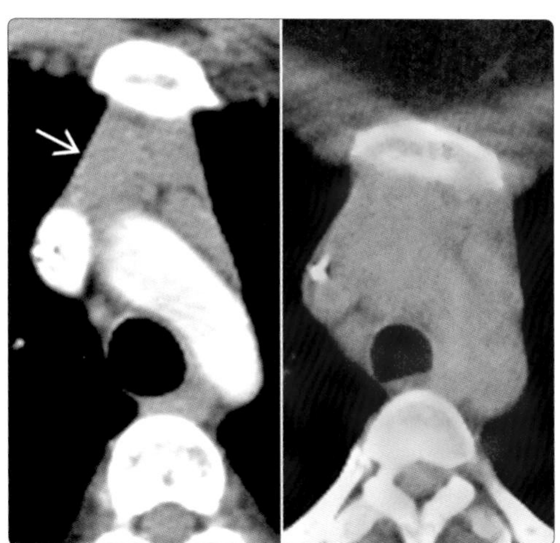

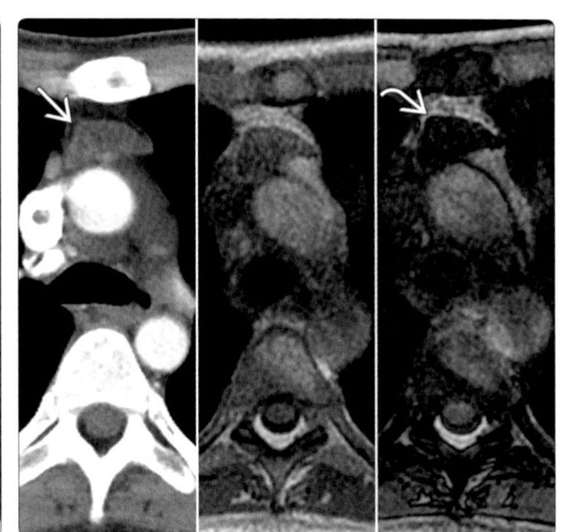

（左图）一名接受化疗的霍奇金淋巴瘤患者的横断位增强 CT（左）和 FDG PET/CT（右）组合图像显示胸腺增生，表现为胸腺肿大➡，伴有轻度 FDG 摄取。

（右图）一名接受化疗的咽癌患者的横断位增强 CT（左）、同相位（中）和反相位（右）MR 组合图像显示，血管前纵隔软组织肿块➡在反相位 MR 成像中表现出特征性信号减低↪。

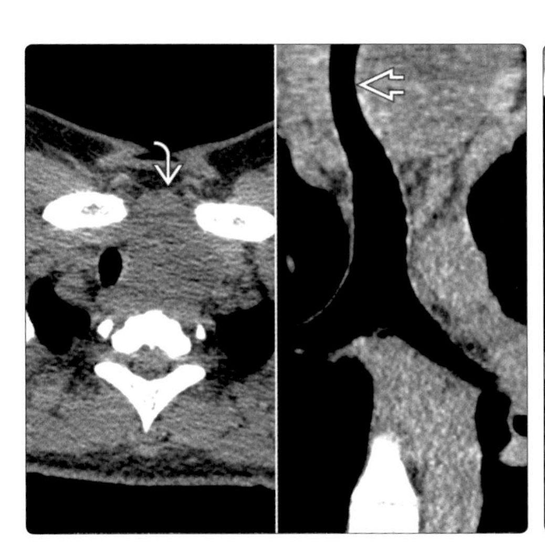

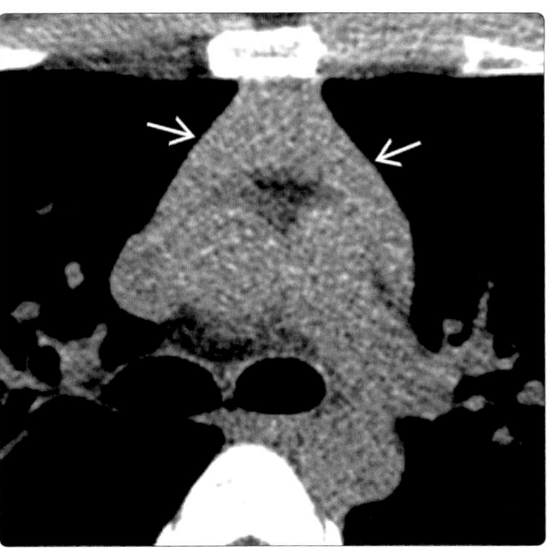

（左图）一名甲状腺毒症和淋巴胸腺增生患者的横断位（左）和冠状位（右）平扫 CT 组合图像显示，甲状腺不均匀增大↪，气管上部有肿块⇨。

（右图）同一患者的横断位平扫 CT 显示胸腺弥漫性增大➡，边缘略凸起。虽然大多数胸腺淋巴增生病例与重症肌无力有关，但其他自身免疫疾病，如甲状腺毒症，也可能与之有关。

纵隔甲状腺肿

关键要点

术语
- 甲状腺肿：甲状腺肿大
- 颈部甲状腺肿：完全在颈部
- 胸骨后 / 胸骨下甲状腺肿：延伸至前（血管前）纵隔
- 纵隔甲状腺肿：延伸至食管后（中、内脏）纵隔
- 5%～15% 的甲状腺肿患者同时患甲状腺癌

影像学表现
- 平片
  - 气管移位，通常从喉部开始，可延伸至胸腔入口以下
- CT
  - 与颈部甲状腺肿相连续的边界清晰的不均匀肿块
  - 固有碘成分呈高密度
  - 持续明显强化
  - 钙化：点状、大颗粒状（>3 mm）、环状
  - 囊性改变

主要鉴别诊断
- 胸腺瘤
- 生殖细胞肿瘤
- 淋巴瘤
- 淋巴管瘤
- 先天性囊肿

病理学表现
- 病因：结节性甲状腺肿、滤泡性腺瘤
  - 癌症或淋巴瘤罕见

临床要点
- 症状 / 体征：无症状、呼吸困难、喘息
- 治疗：手术是唯一确定的治疗方法

诊断要点
- 在无症状气管偏斜的鉴别诊断中考虑甲状腺肿
- 应使用超声监测甲状腺肿

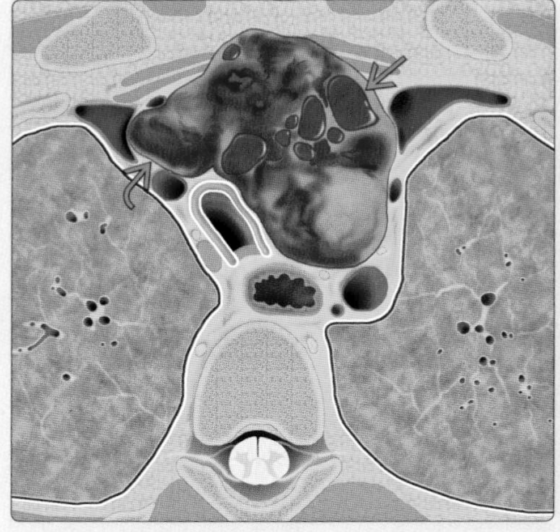

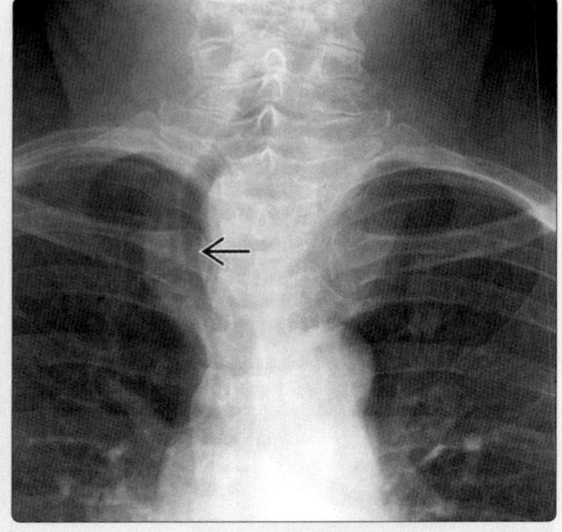

（左图）显示纵隔结节性甲状腺肿的特征性形态学表现，内有钙化、囊性➡和实性区➡。甲状腺肿可以延伸至血管前和内脏纵隔，常移位和压迫邻近的结构，包括气管、食管和大血管。

（右图）甲状腺肿患者的后前位胸片显示气管明显受压、向右移位➡伴纵隔扩张。

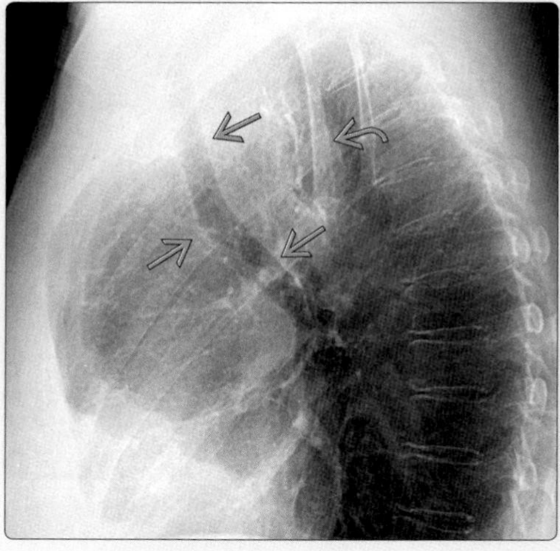

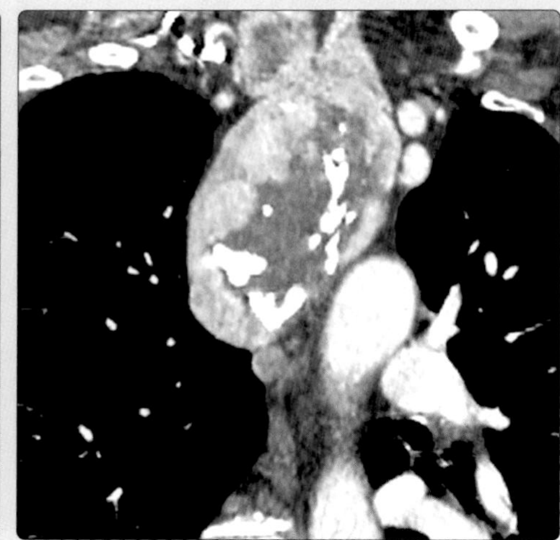

（左图）巨大胸内甲状腺肿患者后前位胸片显示由纵隔肿块➡引起的气管明显向前移位➡。除贲门失弛缓症和甲状腺肿外，纵隔病变很少会产生这种气管异常，甲状腺肿最为常见。

（右图）同一患者的斜冠状位增强 CT 显示与颈部甲状腺相邻的巨大不均匀密度软组织肿块，具有低密度和大颗粒状钙化区，这是良性甲状腺肿的典型表现。

术语

定义

- 甲状腺肿：甲状腺肿大
- 颈部甲状腺肿：完全在颈部
- 胸骨后 / 胸骨下甲状腺肿：延伸至前（血管前）纵隔
- 纵隔甲状腺肿：延伸至气管 / 食管后纵隔
  - 原发性甲状腺肿：起源于异位甲状腺组织；由胸腔内血管供血
  - 继发性甲状腺肿：起源于颈部甲状腺；由颈部血管供血
- 5%~15% 的甲状腺肿患者同时患甲状腺癌

影像学表现

基本表现

- 最佳诊断思路
  - 胸腔入口处的气管偏移
    - 气管偏移的最常见原因
- 部位
  - 甲状腺床（约 55%）
  - 纵隔扩张（约 35%）
    - 位于或部分位于前（血管前）纵隔内
      - 胸骨后或胸骨下甲状腺肿：仅限于前（血管前）纵隔
    - 纵隔甲状腺肿（10%~15%）：内脏纵隔伴气管 / 食管后延伸
  - 咽后部或侧面（10%）
- 大小
  - 大小不等：数厘米至 10 cm 以上

X 线表现

- 平片
  - 前纵隔或中纵隔肿物
    - 颈胸征：甲状腺肿下界为肺组织（边界明确）；颈部甲状腺肿边界被周围软组织遮挡（边界模糊）
  - 可出现钙化
  - 通常出现气管移位，常始于喉部
  - 气管狭窄
    - 平片无法准确评估狭窄程度
  - 侧位像
    - 甲状腺肿向前填充胸骨后间隙
    - 气管后甲状腺肿使 Raider 三角模糊不清；气管后占位效应

透视表现

- 食管造影
  - 食管上段外源性压迫
  - 吞咽时甲状腺肿向上移位（84%）

CT 表现

- 平扫 CT
  - 边界清晰的不均匀肿块与颈部甲状腺肿相连续
  - 血管前纵隔甲状腺肿：左侧为主，气管受压，向右侧移位
  - 食管后甲状腺肿：右侧为主，气管和食管受压，向左侧移位
  - 固有碘成分呈高密度（70~85HU）
  - 钙化：不定型、不规则形、环状、点状、大颗粒状（>3 mm）
  - 囊性改变：低密度，合并出血呈高密度
  - 患者 CT 检查时，手臂举过头顶，甲状腺肿下降 1.0~3.0 cm
  - 辅助检查表现
    - 严重甲状腺功能减退和黏液水肿可引起心包积液
    - 气管压迫引起气管软化
    - 伴有钙化、中心坏死和囊肿形成的淋巴结病提示并发甲状腺恶性肿瘤
  - 起源于异位纵隔甲状腺组织；形态相近，可能类似其他病变（如胸腺上皮肿瘤、生殖细胞肿瘤、甲状旁腺瘤）
- 增强 CT
  - 长时间且持续的强化（>25 HU）
  - 囊肿无强化
  - 甲状腺功能亢进以及放射性碘治疗患者应避免增强，防止甲状腺毒症
  - 淋巴结肿大提示并发转移性甲状腺癌

MR 表现

- T_1WI
  - 等信号，略高于肌肉
  - 信号不均匀
  - 囊肿可由于出血或蛋白质成分而表现为高信号
- T_2WI
  - 信号略高于周围结构
  - 信号不均匀
  - 囊肿的不同信号取决于出血成分及时间
- 甲状腺体积的最佳评估方式，对胸骨后甲状腺肿的估测准确性更高

超声表现

- 有助于评估颈部甲状腺肿
- 大多数甲状腺肿都需要超声检查，以确定需要组织活检的可疑结节
- 内部物质成分通常难以评估
- 不均匀回声，常伴有大小不等的多个结节
  - 均匀低回声囊肿
  - 钙化引起的回声伴后方声影
- 可疑病变的引导活检

核医学表现

- I-123 和 I-131 可用于诊断但不常用
  - 甲状腺功能亢进患者摄取增高
  - 摄取贫乏并不能排除甲状腺肿
- 因纵隔血池高活性，高锝酸盐不适用

纵隔甲状腺肿

推荐的影像学检查方法

- 最佳影像检查方法
  - 胸片检查通常具有特征性
  - CT 用于明确诊断和制订手术计划
- 推荐检查序列与参数
  - 颈部 CT 图像可判断疑似纵隔甲状腺肿患者病灶与甲状腺是否相连续
  - 甲状腺肿应通过超声进行评估，以确定需要组织活检的可疑结节

鉴别诊断

胸腺瘤

- 可能出现实性、囊性以及钙化成分
- 不与颈部甲状腺相连续

生殖细胞肿瘤

- 可能出现实性、囊性、脂肪和钙化成分
- 不与颈部甲状腺相连续

淋巴瘤

- 治疗前很少发生钙化
- 多中心淋巴结改变，淋巴结可融合

淋巴管瘤

- 紧贴或包绕临近结构，而非取代
- 囊性病变
- 钙化罕见

先天性囊肿

- 可因蛋白质和钙质成分而表现为高密度
- 不与颈部甲状腺相连续

病理学表现

基本表现

- 病因
  - 结节性甲状腺肿（51%）：促甲状腺激素（technetium pertechnetate, TSH）升高和甲状腺激素下降引起的增生
  - 滤泡性腺瘤（44%）
  - 慢性自身免疫性甲状腺炎（5%）
  - 其他（罕见）：癌症、淀粉样蛋白沉积症、淋巴瘤

大体病理和手术所见

- 甲状腺不均匀肿大
- 囊性退变
- 局灶性出血
- 钙化

镜下表现

- 囊泡不规则增大，上皮扁平，胶质丰富
- 5%～15% 显微镜下可见癌症病灶
  - 淋巴瘤钙化：点状钙化 5～100 μm，与恶性肿瘤相关

临床要点

临床表现

- 最常见的症状 / 体征
  - 无症状肿块（最常见）
  - 呼吸困难、喘息、咳嗽
- 其他症状 / 体征
  - 吞咽困难、声音嘶哑、膈神经麻痹、霍纳综合征、颈静脉压迫 / 血栓形成、脑血管窃血综合征、上腔静脉综合征、甲状腺功能亢进
    - Pemberton 征：由于静脉阻塞，导致上肢抬高时颈部静脉扩张
    - 自主功能性结节、摄入碘化物或碘对比剂引起的甲状腺毒性
    - Plummer 病（毒性结节性甲状腺肿）：自主功能性结节和由此引起的甲状腺功能亢进

人口统计学表现

- 年龄
  - 随着年龄的增长，发病率增加
- 性别
  - 男性：女性 = 1 ∶ 3
- 流行病学
  - 影响全球 5% 的人
    - 约 20% 下降至纵隔
    - 接受甲状腺切除术的患者中有 2%～21% 含有胸骨下甲状腺成分
  - 占纵隔肿瘤的 7%
  - 5%～15% 甲状腺肿合并甲状腺癌
  - 巨大甲状腺肿发病率下降

自然病史和预后

- 甲状腺肿患者应接受甲状腺功能测试
- 增长缓慢，除非根本病因得到纠正

治疗

- 手术是唯一治疗方法
  - 在患者身体条件允许的情况下考虑手术
  - 25% 无症状患者出现急性呼吸道疾病
  - 胸骨后 / 胸骨下甲状腺肿行经颈切开术
  - 经颈切开和经胸入路联合应用于纵隔甲状腺肿
    - 影像学检查结果表明需要联合入路：左头臂静脉向下移位，70% 的肿块位于胸腔入口下方，下界低于主动脉弓
- 小病灶和老年患者随诊观察

诊断要点

考虑的诊断

- 甲状腺肿需与无症状气管移位相鉴别

图像解读要点

- 纵隔肿块与颈部甲状腺相连续提示纵隔甲状腺肿

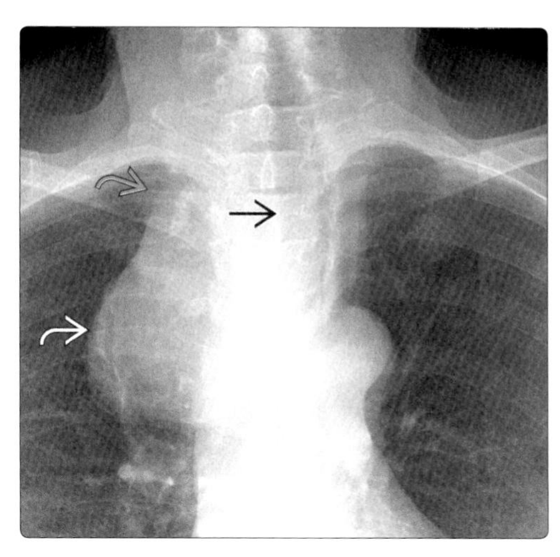

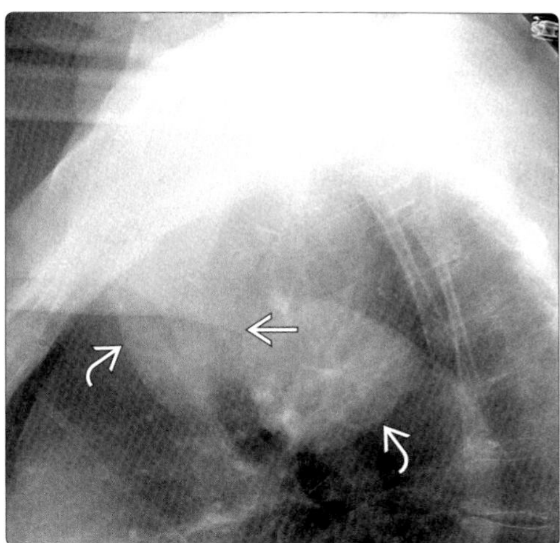

（左图）胸内甲状腺肿患者后前位胸片显示一巨大肿块➡使气管向左移位➡，并表现出颈胸征（病变上缘逐渐消失➡）。食管后纵隔甲状腺肿通常会使气管和食管移位。

（右图）同一患者的胸部侧位片显示一个巨大的肿块➡，使气管后壁移位并弯曲➡。气管后部的占位效应是该部位甲状腺肿的典型特征。

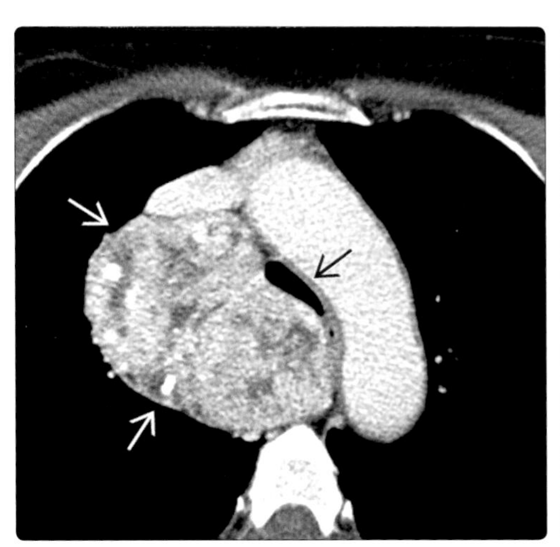

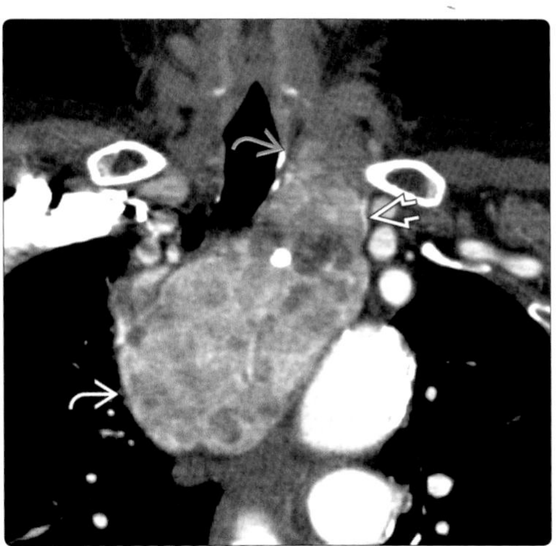

（左图）同一患者横断位增强CT显示一个巨大的、不均匀强化纵隔肿块➡，右侧气管旁和气管后/食管后存在钙化，气管➡和食管明显受压。

（右图）同一患者MPR增强CT显示纵隔肿块和颈部甲状腺肿之间相连续➡，这一特征可以将肿块➡定位在颈胸区域➡，并高度提示病变起源于甲状腺。

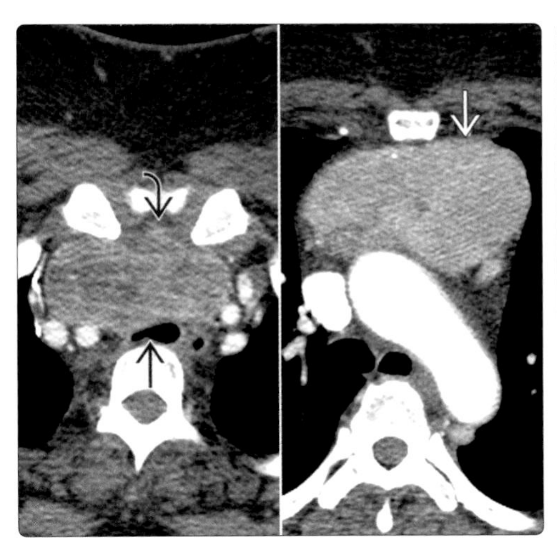

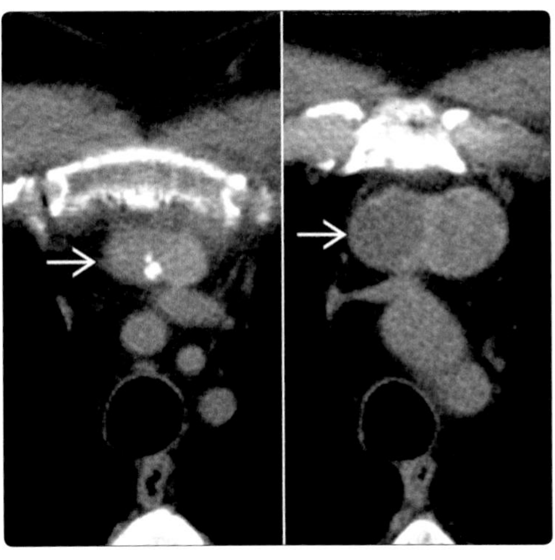

（左图）一名纵隔甲状腺肿患者横断位增强CT组合图像显示内脏和血管前纵隔➡可见一大肿块影，内含一小乳头状癌性病灶➡，气管受压➡。高达15%的甲状腺肿中存在隐匿性恶性肿瘤，在CT图像上通常显示不明显。

（右图）纵隔甲状腺肿患者横断位平扫CT组合图像显示，纵隔甲状腺肿起源于血管前异位组织，表现为具有囊性变和钙化的不均匀肿块➡。

贲门失弛缓症

关键要点

术语
- 贲门失弛缓症：原发性运动障碍引起的食管扩张
- 假性贲门失弛缓症：其他原因引起的食管扩张

影像学表现
- 平片
  - 食管明显扩张
  - 气管后气 - 液平面
  - 胃泡小或缺失
- 食管造影
  - 食管明显扩张，内容物不均匀
  - 蠕动消失
  - 对比剂排空延迟
  - 食管远端“鸟喙”状畸形
- CT
  - 食管明显扩张伴或不伴气 - 液平面
  - 食管远端骤然、平滑缩窄

主要鉴别诊断
- 硬皮病
- 食管癌

病理学表现
- 病因不明的肌间神经丛病变伴食管下括约肌不完全松弛

临床要点
- 吞咽困难（98%）、口臭、反复误吸、体重减轻
- 并发症
  - 吸入性细支气管炎 / 吸入性肺炎
  - 医源性穿孔
- 治疗：平滑肌松弛剂、气囊扩张术、Heller 肌切开术

诊断要点
- 注意区分贲门失弛缓症和假性贲门失弛缓症

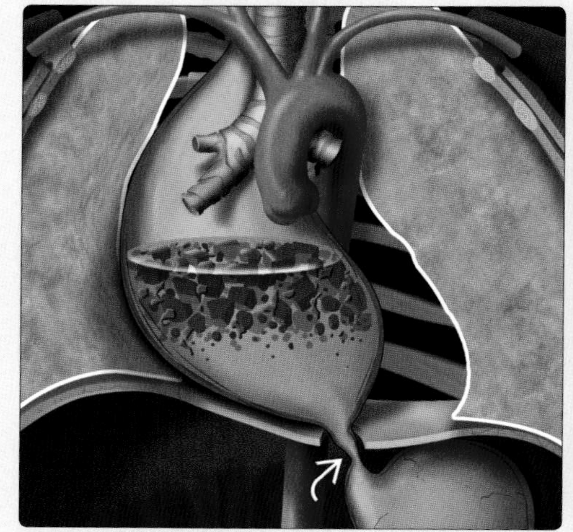

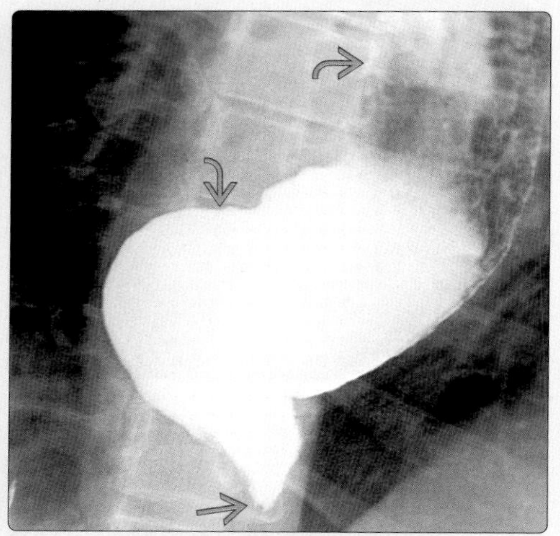

（左图）显示贲门失弛缓症的形态学特征，明显的食管扩张，伴有液体、空气、气 - 液平面、食物残渣和远端食管“鸟喙”状畸形。

（右图）食管造影前斜位显示贲门失弛缓症，表现为食管明显扩张及远端食管“鸟喙”状畸形。远端食管癌可能是食管梗阻的潜在病因。

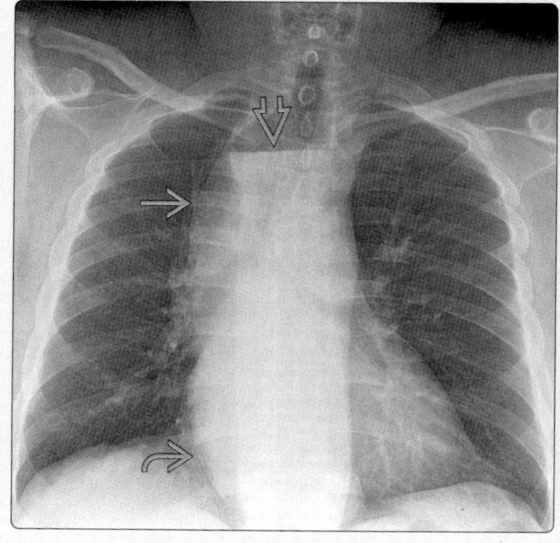

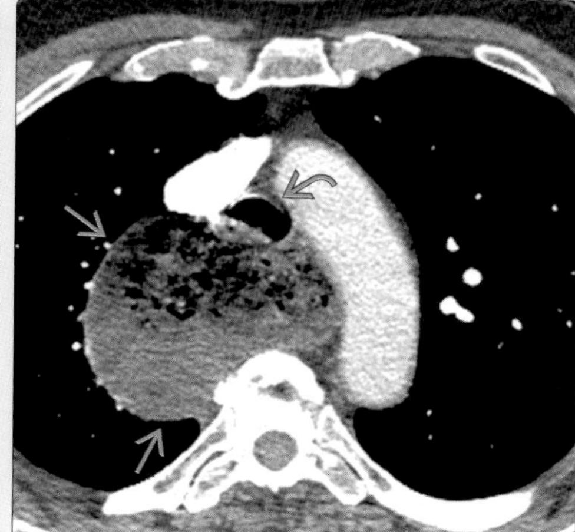

（左图）贲门失弛缓症患者后前位胸片显示，右侧纵隔巨大细长的肿块，其内可见气 - 液平面及奇静脉食管隐窝侧偏，这与严重的食管扩张导致中纵隔肿块相一致，胃泡未显示。

（右图）同一患者横断位增强 CT 显示食管明显扩张，内有大量食物残渣且气管向前移位，这在胸部侧位平片中也可见（未显示）。

术语

定义

- 贲门失弛缓症：原发性运动障碍引起的食管扩张
  - 食管下括约肌松弛能力丧失
- 假性贲门失弛缓症：其他异常引起的食管扩张
  - 反流性食管炎
  - Chagas 病（锥虫病）
  - 食管癌、转移

影像学表现

X 线表现

- 平片
  - 纵隔轮廓异常细长，通常位于右侧
  - 食管明显扩张伴或不伴气 – 液平面
  - 奇静脉食管隐窝移位
  - 胃泡小或缺失
  - 胸部侧位片
    - 气管食管条状增粗
    - 气管弓状向前
    - 气管后见气 – 液平面、残渣影
- 食管造影术（硫酸钡造影）
  - 食管明显扩张，内容物不均匀
  - 蠕动消失
  - 对比剂排空延迟：大多数正常受试者在 1 分钟内完成钡清除，所有正常受试者均在 5 分钟内完成
  - 食管远端"鸟喙"状畸形

CT 表现

- 食管扩张伴液体、气体、气 – 液平面、食物残渣
- 食管壁厚度正常
- 食管远端骤然、平滑狭窄
- 并发症
  - 吸入性细支气管炎：小叶中心微结节 /"树芽"征，伴或不伴支气管扩张、支气管壁增厚
  - 吸入性肺炎
  - 医源性穿孔
  - 食管癌（鳞癌 > 腺癌）

推荐的影像学检查方法

- 最佳影像检查方法
  - 首选食管造影：评估食管运动、反流、误吸情况
  - CT：评估其他异常，包括良性或恶性肿瘤

鉴别诊断

硬皮病

- 食管扩张和运动障碍
- 可见胃泡

食管癌

- 伴或不伴食管扩张
- 肿瘤部位的局灶性肿块 / 壁增厚

病理学表现

基本表现

- 病因
  - 病因不明的肌间神经丛病变导致食管下括约肌不完全松弛

镜下表现

- 食管肌间神经丛节细胞数量减少

临床要点

临床表现

- 最常见的症状 / 体征
  - 吞咽困难（98%）、口臭、反复吸入性肺炎、体重减轻

人口统计学表现

- 年龄
  - 贲门失弛缓症：年轻患者（30~50 岁）
  - 假性贲门失弛缓症：老年患者
- 流行病学
  - 1/10 万人
- 性别
  - 男性＝女性

自然病史和预后

- 食管癌（2%~7%）
- 反复吸入性肺炎和（或）吸入性细支气管炎
- 诊断
  - 内镜检查、食管造影和食管测压是诊断贲门失弛缓症的补充检查
  - 食管测压：金标准

治疗

- 平滑肌松弛剂
- 气囊扩张（有穿孔风险）
- Heller 肌切开术（食管下括约肌纵向切口）

诊断要点

考虑的诊断

- 重点区分贲门失弛缓症和假性贲门失弛缓症

影像解读要点

- 疑似贲门失弛缓症的患者可见食管扩张，胃造影显示小或无气泡
- CT 用于排除其他疾病和（或）并发症

食管憩室

关键要点

术语
- 食管囊状凸起或突出
- 膨出性憩室：黏膜和黏膜下层，无肌层
- 牵引性憩室：食管壁所有层

影像学表现
- 上纵隔（Zenker 憩室）或食管中段（牵引性憩室）可见气-液平面
- 钡食管造影
  - 膨出性憩室：充钡的圆形囊状凸起影
  - 牵引性憩室：充钡的帐篷状或三角形向外突出影
- 平片
  - 纵隔食管区气-液平面
- CT
  - 偶然发现
  - 充满气体、水或对比剂的食管突出影

主要鉴别诊断
- 假性憩室
- 食管溃疡
- 膈壶腹
- 食管穿孔

病理学表现
- Zenker 憩室：环咽肌解剖薄弱导致的食管黏膜突出
- 牵引性憩室：常见于流行性结核病和组织胞浆菌病地区

临床要点
- 膨出性憩室（Zenker 憩室）
  - 上食管吞咽困难
  - 未消化食物的反流和误吸
  - 口臭；声音嘶哑；颈部肿块
- 牵引性憩室：侵蚀、穿孔

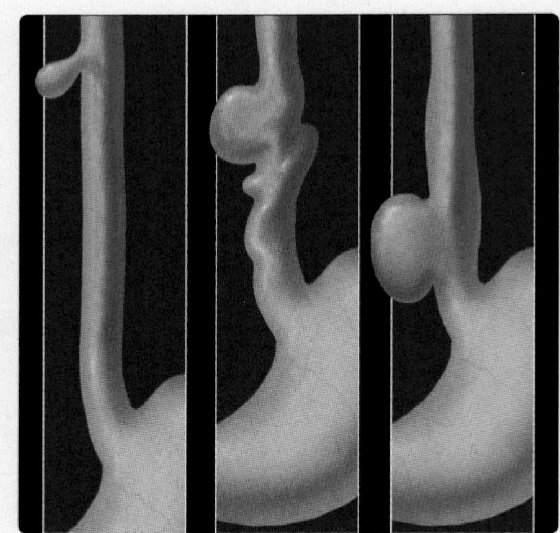

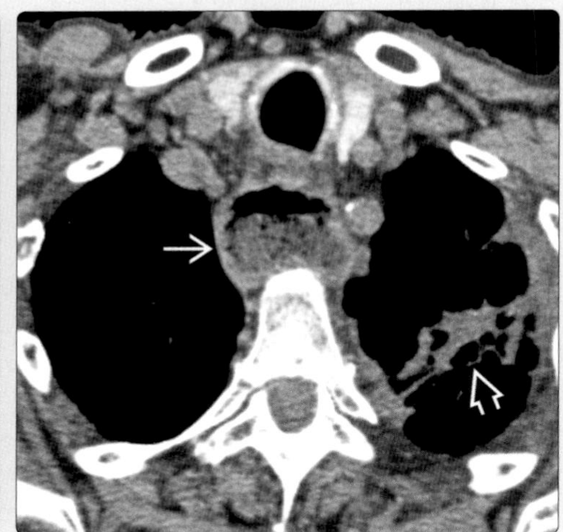

（左图）不同类型的食管憩室：Zenker 憩室（左）、牵引性憩室（中）和膈旁憩室（右）。

（右图）横断位平扫 CT 显示下咽后部的巨大膨出，即（Zenker）憩室➡，其内含有滞留的食物和气-液平面。左肺尖的肺结核⇨已痊愈。Zenker 憩室的患者易患吸入性肺炎或吸入性细支气管炎，这些并发症在肺内应注意识别。

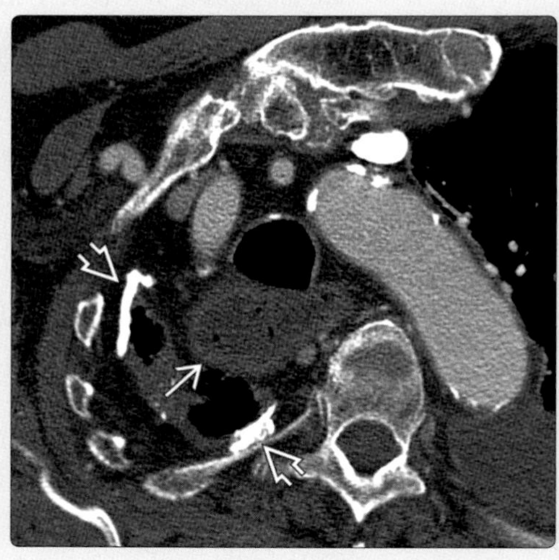

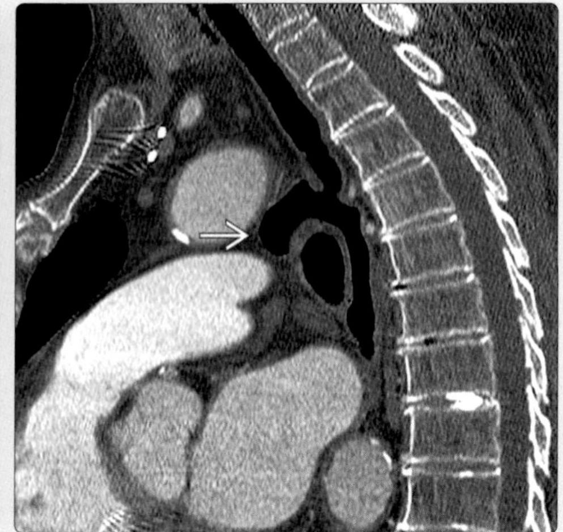

（左图）牵引性憩室患者横断位增强 CT 图显示食管上部巨大向外凸出影➡，右侧胸膜见斑片状钙化⇨。牵引性憩室与既往肺结核、结节病和组织胞浆菌病有关。

（右图）矢状位增强 CT 显示食管中段一个巨大膨胀的囊状凸起➡，充满主肺动脉窗。有时很难区分膨出性憩室和牵引性憩室；而任何食管憩室都易发生误吸。

食管憩室

术语

定义

- 食管囊状凸起或突出
- 膨出性憩室
  - 黏膜和黏膜下层，无肌层（Zenker 憩室，膈上憩室）
- 牵引性憩室
  - 食管壁全层
  - 邻近食管周围组织纤维化和肉芽肿性炎症

影像学表现

基本表现

- 最佳诊断思路
  - 上纵隔（Zenker 憩室）或食管中段（牵引性憩室）的气 – 液平面
  - 钡食管造影
    - 膨出性憩室：充钡的圆形囊状凸起影
    - 牵引性憩室：充钡的帐篷状或三角形向外突出影
- 部位
  - 咽食管交界处：膨出性憩室（Zenker 憩室）
  - 食管中段：牵引性憩室
  - 食管远段：膈上憩室
- 大小
  - 大小不等：Zenker 憩室大小为（0.5~8 cm）
- 形态学
  - 膨出性憩室：圆形或囊状
  - 牵引性憩室：三角形

X 线表现

- 食管区域气 – 液平面

CT 表现

- 偶然发现
  - 充满气体、水或对比剂的食管向外突出影
- 小叶中心结节提示吸入性细支气管炎

推荐的影像学检查方法

- 最佳影像检查方法
  - 食管造影：可显示食管憩室

鉴别诊断

假性憩室

- 平行于食管长轴的弥漫性（50%）或节段性微小突出影

食管溃疡

- 孤立性环状 / 星状溃疡伴水肿带

膈壶腹

- “A”环和“B”环之间 2~4 cm 的管腔扩张

食管穿孔

- 医源性
- Boerhaave 综合征

病理学表现

基本表现

- 病因
  - Zenker 憩室：环咽肌（Killian 三角形）区域解剖薄弱导致的黏膜突出
  - 牵引性憩室
    - 常见于肺结核和组织胞浆菌病

大体病理和手术所见

- 下咽部后区囊状凸起（Zenker 憩室），颈部宽大或狭窄

临床要点

临床表现

- 最常见的症状 / 体征
  - 膨出性憩室
    - Zenker 憩室
      - 上食管吞咽困难
      - 未消化食物的反流和误吸
      - 口臭、声音嘶哑、颈部肿块
  - 牵引性憩室
    - 吞咽困难

人口统计学表现

- 年龄
  - Zenker 憩室：50% 的患者为 70~80 岁
  - 牵引性憩室：常见于老年患者
- 性别
  - Zenker 憩室：男性 > 女性
  - 牵引性憩室：男性＝女性
- 流行病学
  - 牵引性憩室
    - 既往肉芽肿病史

自然病史和预后

- 并发症
  - 膨出性憩室（Zenker 憩室）
    - 吸入性肺炎
    - 支气管炎、支气管扩张
    - 内镜检查或肠管置入术后穿孔
  - 牵引性憩室
    - 侵蚀、炎症
    - 穿孔、瘘管

治疗

- 无症状：无需治疗
- 巨大或有症状：外科憩室切除术或内镜下修复术

诊断要点

影像解读要点

- 当食管扩张消失时，牵引性憩室往往会排空

食管狭窄

关键要点

术语
- 获得性食管管腔狭窄

影像学表现
- 平片
  - 识别不透射线的异物
  - 初步评估间接表现和并发症
- CT
  - 食管穿孔 / 纵隔炎的评估
  - 呼吸系统评估：细支气管炎、肺炎
  - 吞服腐蚀性物质后狭窄风险的预测
- 食管造影
  - 单一对比：显示食管扩张和狭窄的最佳方式
  - 双重对比：黏膜评价的最佳方式
  - 钡剂是首选的对比剂
  - 疑似穿孔用水溶性对比剂
  - 评估狭窄位置和形态

主要鉴别诊断
- 失弛缓症
- 血管异常（环绕）
- 食管癌

病理学表现
- 诱发胃食管反流（75%）
- 与胃食管反流无关（25%）
  - 放射治疗、硬化治疗、腐蚀性物质摄入、外科吻合术、皮肤病、外源性压迫、食管炎、异物、感染

临床要点
- 吞咽困难
  - 良性：长期、间歇性
  - 恶性：近期发病，进展迅速
- 呼吸系统：剧烈咳嗽、喘息、呼吸困难
- 治疗：球囊扩张

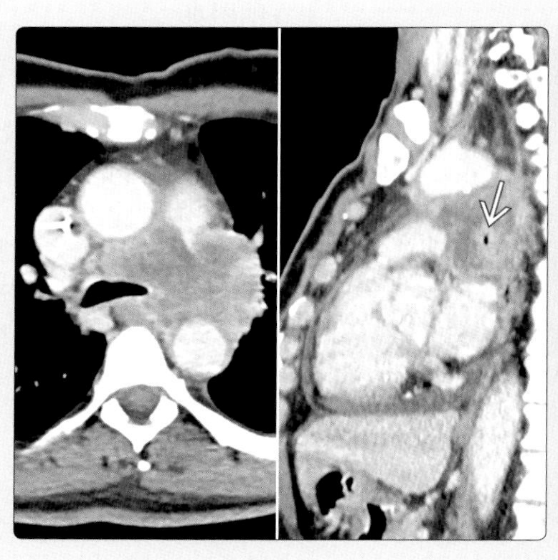

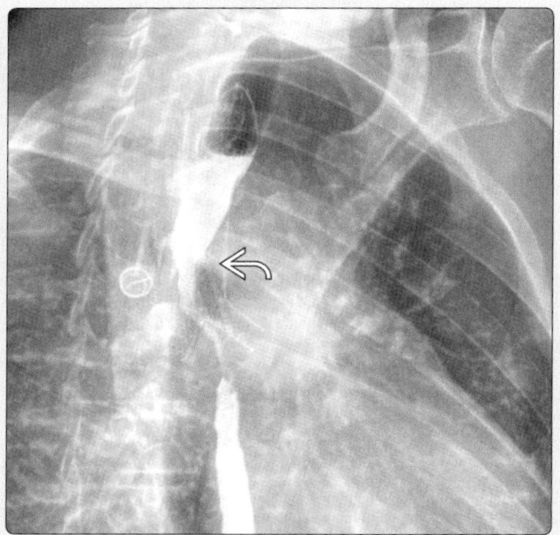

（左图）一名 65 岁女性吞咽困难患者横断位（左）和矢状位（右）增强 CT 图像，左肺门区肺癌伴纵隔侵犯，左主支气管明显狭窄➡。食管周围组织缺失。

（右图）气管和支气管支架置入术后的左前斜位钡食管造影显示食管狭窄，表现为食管突然截断合并杯状狭窄，上段扩张↪。

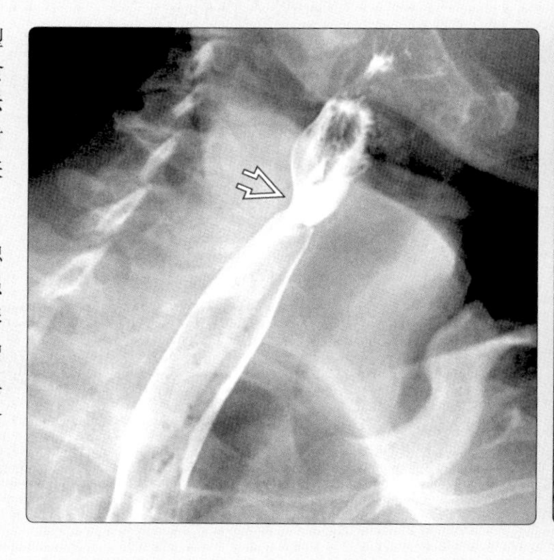

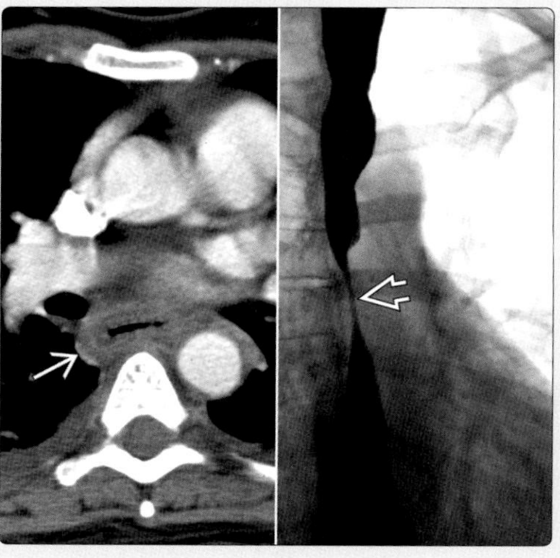

（左图）一名 25 岁单纯型大疱性表皮松解症患者的食管钡剂造影左前斜位图显示食管上部狭窄⇨。复发时通常通过周期性球囊扩张治疗。

（右图）一名吞服碱性腐蚀性物质的患者横断位增强 CT 图像（左）和食管造影（右）显示弥漫性食管壁增厚➡是该疾病急性期的典型表现。数周后出现长段食管狭窄⇨。

食管狭窄

术语

定义

- 获得性食管管腔狭窄

影像学表现

X 线表现

- 识别不透射线的异物
- 间接表现和并发症的评估：胸腔积液、纵隔扩大、纵隔气肿、气管受压移位、皮下气肿

CT 表现

- 增强 CT
  - 并发症评估
    - 纵隔炎、食管穿孔
    - 原发性或医源性穿孔（食管扩张）形成脓肿
    - 呼吸系统评估：细支气管炎（“树芽”征）、肺炎（实变）
  - 吞服腐蚀性物质
    - 紧急情况下分级管理方法
      - 1 级：外观正常
      - 2 级：黏膜和食管外壁边缘强化伴食管壁中层水肿（靶征）；可无需手术
      - 3 级：食管壁坏死伴不强化；与穿孔相关，需要紧急手术
    - 非手术病例狭窄形成原因的预测
      - 黏膜和食管外壁强化，伴有食管壁中层水肿（靶征）：17% 的狭窄风险
      - 外壁边缘强化（缺乏黏膜强化）：83% 的狭窄风险
  - 恶性狭窄特征
    - 壁偏心性增厚，边缘不规则或呈结节状
    - 黏膜表面强化紊乱
    - 突然截断伴杯状狭窄上段扩张

透视表现

- 食管远段狭窄
  - 胃食管反流（“消化性”狭窄）
    - 经典型：1~4 cm，食管远段，平滑锥形、同心性狭窄，并发裂孔疝
    - 非典型：囊泡、阶梯状外观、环状狭窄
  - 硬皮病：食管远端、食管扩张、长节段狭窄
- 食管上段和中段狭窄
  - Barrett 食管：消化性狭窄，大部分发生在远段，部分影响食管中段；环状狭窄，狭窄远段呈网状外观
  - 腐蚀性物质吞服：吞服后 1~3 个月，≥1 个节段，可为弥漫性，增加恶性肿瘤的患病风险
  - 皮肤病：食管上段或中段，同心或不对称狭窄，≥1 个节段

推荐的影像学检查方法

- 最佳影像检查方法
  - 食管造影
    - 单一对比：对食管扩张和狭窄显示良好
    - 双重食管造影（双对比剂）：使用产气粉和钡剂，可优化对黏膜的显示
    - 钡剂是首选的对比剂
    - 水溶性对比剂用于疑似穿孔或外漏的患者（如吞服腐蚀性物质）

鉴别诊断

失弛缓症

- 食管下括约肌松弛不良
- 食管扩张，直立平片可见气 – 液平面

血管异常（环状）

- 异常血管的外部压迫
- 食管造影的典型表现

食管癌

- 非对称性食管狭窄，肿块
- 局部侵袭、淋巴结肿大

病理学表现

基本表现

- 病因
  - 胃食管反流诱发狭窄（75%）
    - 原发性
    - 继发性：硬皮病、卓 – 艾综合征、鼻胃管、碱性反流性食管炎
  - 与胃食管反流无关（25%）
    - 放射治疗、硬化剂治疗、吞服腐蚀性物质、外科吻合术、皮肤病（如营养不良性大疱性表皮松解症）、外源性压迫（如纵隔纤维化）、嗜酸性粒细胞性食管炎、异物、感染

临床要点

临床表现

- 最常见的症状 / 体征
  - 吞咽困难
    - 良性：长期、间歇性、非进展性
    - 恶性：近期发病，进展迅速，体重减轻
  - 呼吸系统：剧烈咳嗽、喘息、呼吸困难

自然病史和预后

- 治疗后可能狭窄复发

治疗

- 球囊扩张：可能并发穿孔和纵隔炎

食管癌

关键要点

术语
- 原发性食管肿瘤（腺癌或鳞状细胞癌）

影像学表现
- 平片
  - 局灶性纵隔肿块
  - 奇静脉食管隐窝移位
  - 食管扩张伴或不伴气 - 液平面
- CT
  - 食管壁呈不对称或环形增厚
  - 食管局灶性肿块
- 内镜超声
  - 判断管壁浸润深度的最佳方法
- PET/CT
  - 分期和再分期
  - 恶性肿瘤的同步监测

主要鉴别诊断
- 食管间质瘤
- 食管转移
- 食管炎

病理学表现
- 鳞状细胞癌：食管近端 2/3
  - 危险因素：吸烟、饮酒
- 腺癌：食管远端 1/3
  - 危险因素：反流、肥胖、吸烟

临床要点
- 症状
  - 吞咽困难、体重减轻
- 平均年龄：65~70 岁；男性 > 女性
- 治疗
  - 内镜治疗或手术
  - 术后新辅助放化疗
  - M1：化疗 ± 放疗

（左图）食管癌的形态学特征，远段食管壁不对称增厚。在美国，腺癌是最常见的组织学类型，通常累及食管中段和远段。

（右图）一名 55 岁患者的食管造影显示食管癌，表现为食管远段不规则狭窄 ⇨，分叶状溃疡性肿块呈苹果核状 ⇨。良性狭窄通常光滑，无溃疡。

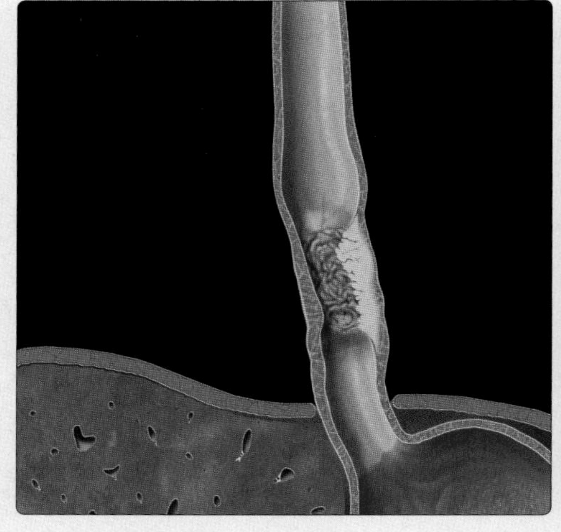

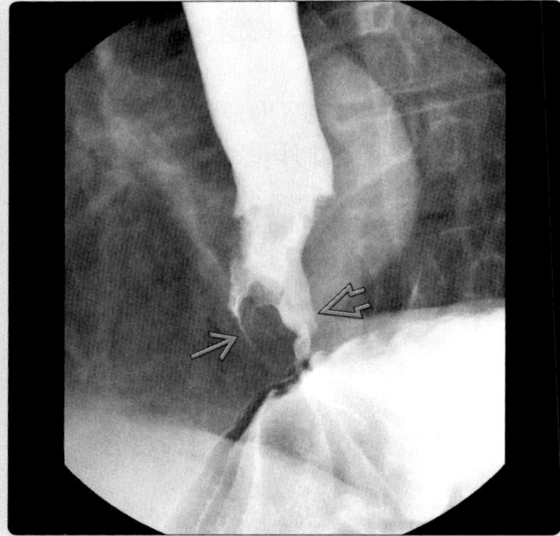

（左图）食管癌患者的超声内镜横断位图像显示，肌层是低回声层 ➡，肿块 ⇨ 延伸到肌层以外的外膜，为 T3 期。超声内镜检查是判断食管癌 T 分期的首选方法。

（右图）食管癌患者的横断位增强 CT 显示食管远段管壁不规则增厚 ➡，脂肪层尚存，食管外纵隔结构无受累。

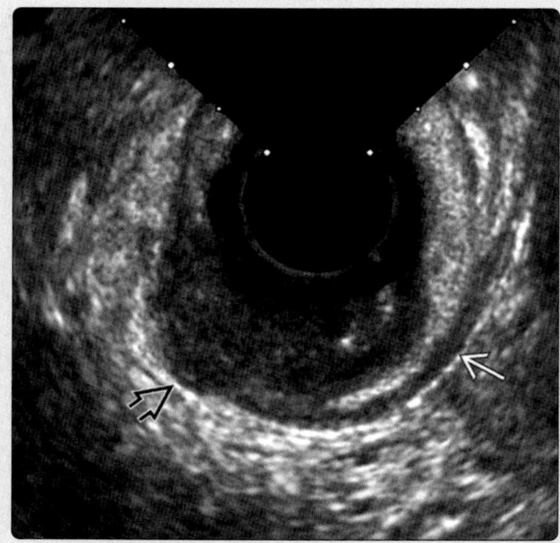

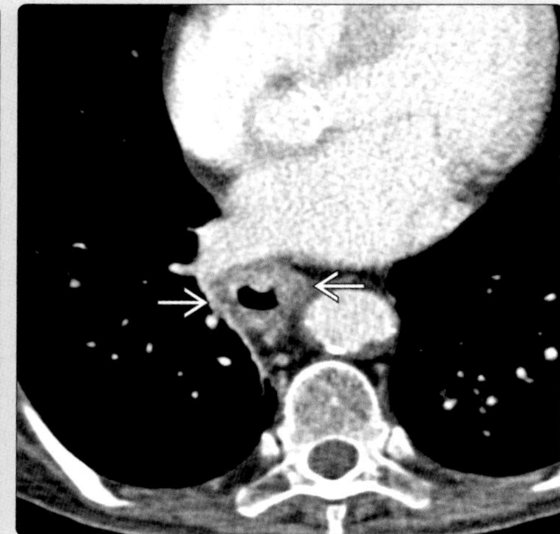

术语

缩写

- 鳞状细胞癌（SCC）
- 食管腺癌（EAC）

影像学表现

基本表现

- 部位：基于肿块的位置；美国癌症联合委员会（AJCC）第8版
  - 上段：食管颈段至奇静脉下缘
  - 中段：奇静脉下缘至下肺静脉
  - 下段：下肺静脉下缘至胃，包括食管胃交界处
  - 如果肿瘤中心距贲门 <2 cm，则胃食管交界处的肿瘤归类为食管肿瘤

X 线表现

- 食管扩张伴或不伴气－液平面
- 奇静脉食管隐窝移位或异常凸起
- 侧位片上的气管后部条形影
- 双重对比剂食管造影
  - 局灶性黏膜不规则、结节性、溃疡
  - 局灶性管壁僵硬、平直
  - 管腔不规则变窄，边界僵硬
  - 管腔内巨大分叶状肿块

CT 表现

- 正常食管：薄壁（<5 mm），管腔内少量气体周围均匀强化；周围脂肪层通常很明显
- 食管壁增厚 >5 mm（不对称或呈环形）
  - 食管癌与邻近纵隔结构之间存在脂肪层可排除 T4 期
- 无法区分 T1 期和 T2 期
- 通过排除局部侵袭诊断 T3 和 T4 病变具有重要作用
  - T3：食管周围脂肪浸润
  - T4：肿瘤和邻近纵隔结构之间的脂肪层缺失
    - 移位、受压或形成瘘管
    - 包绕主动脉壁 ≥90°
  - T3 期和 T4 期灵敏度 / 特异度：分别为 75%/78% 和 75%/86%
- 食管局灶性肿块
- 并发症：吸入性细支气管炎（小叶中心结节）、气管食管瘘
- 恶性狭窄
  - 壁偏心性增厚，边缘不规则或有结节
  - 黏膜表面强化紊乱
  - 突然截断伴杯状狭窄及上段扩张
- 淋巴结肿大
  - 胸腹淋巴结短径 >1 cm
  - 锁骨上淋巴结短径 >5 mm
- 转移性疾病：胸内或胸外转移

MR 表现

- 具有心肺门控的高分辨率 T_2WI 显示食管壁分层

超声表现

- 超声内镜（EUS）
  - 最适合确定 T 分期（食管壁浸润深度），尤其是初始阶段
  - T1/T2/T3 期肿瘤与 T4 期肿瘤的鉴别
    - T1/T2 肿瘤手术切除治疗（灵敏度 / 特异度：82%/99%）
    - T3/T4 肿瘤术前放化疗（CRT）（灵敏度 / 特异度：92%/97%）
  - 局限性：狭窄性肿瘤的次优评估方式

核医学表现

- PET/CT
  - 除判定纵隔器官侵犯外，在 T 分期中的作用有限
  - 转移性疾病患者隐匿及原发性病灶的显示
  - 区域淋巴结（N）评估的低灵敏度 / 特异度（分别为 51%/84%）
    - 淋巴结常被原发性肿瘤的代谢活动所掩盖
  - 检测远处转移的高灵敏度 / 特异度（71%/93%）（M）
    - 41% 的病例中有其他转移部位
  - 原发性恶性肿瘤的识别：1.5%～8% 的患者处于初始分期

推荐的影像学检查方法

- 最佳影像检查方法
  - 食管癌的 TNM 分期包括 EUS、MDCT 和 FDG PET/CT
  - EUS 是确定 T 分期和区域淋巴结受累的首选方式
  - 初步诊断后进行 CT 检查以评估不可切除的 T4 期或转移性疾病
  - PET/CT 用于同步恶性肿瘤的分期、再分期、随访和监测
    - 通过识别隐匿性转移有助于避免不必要的手术

鉴别诊断

食管间质瘤：平滑肌瘤，平滑肌肉瘤

- 壁内黏膜外肿块；病灶可较大，但无近段食管扩张
- 平滑肌瘤：边缘光滑、密度均匀
- 平滑肌肉瘤：密度不均匀

食管转移瘤

- 通常发生在已知原发性癌症患者中
  - 乳腺癌、肺癌、胃癌

食管炎

- 化疗、放射治疗、胃食管反流、感染引起的炎症
- 线性 FDG 摄取和（或）食管壁增厚，并沿着食管长轴延伸

病理学表现

基本表现

- 病因
  - 鳞状细胞癌：主要发生在食管近段

食管癌分期（TNM AJCC 第八版）	
TNM	定义
肿瘤（T）：食管浸润深度	
Tx	无法评估原发肿瘤
T0	无原发肿瘤征象
Tis	重度不典型增生（被限制在上皮内的）
T1	侵犯黏膜固有层、黏膜肌层或黏膜下层
T1a	侵犯黏膜固有层或黏膜肌层
T1b	侵犯黏膜下层
T2	侵犯食管肌层
T3	侵犯食管浆膜层
T4a	侵犯可切除的邻近结构（胸膜、心包、奇静脉、横膈膜）
T4b	侵犯不可切除的邻近结构（主动脉、椎体、气管）
淋巴结（N）：区域淋巴结，从食管上括约肌到腹腔干的任何食管旁淋巴结	
N0	无区域淋巴结转移
N1	1~2 枚阳性区域淋巴结转移
N2	3~6 枚阳性区域淋巴结转移
N3	≥7 枚阳性区域淋巴结转移
转移（M）	
M0	无远处转移
M1	远处转移

    - 危险因素：吸烟、饮酒、人乳头状瘤病毒（HPV）、失弛缓症
    - 西方国家发病率下降；在美国比腺癌更少见
  - 腺癌：通常发生在食管远段 1/3
    - 危险因素：胃食管反流和 Barrett 化生，吸烟，肥胖
    - 在西方国家发病率迅速上升

分期、分级和分类

- 组织学分级（G 级）
  - G1：高分化
  - G2：中分化
  - G3：低分化或未分化
- 根据 T、N、M、G 对鳞状细胞癌和腺癌进行分期
  - 鳞状细胞癌：肿瘤位置（上、中、下胸段）也包括在分期中

大体病理和手术所见

- 鳞状细胞癌
  - 早期小的、斑块样黏膜增厚
  - 息肉样蕈伞样腔内肿块
  - 坏死性溃疡伴或不伴气管、主动脉侵犯
  - 弥漫性食管壁增厚和僵硬
- 腺癌：早期扁平或隆起病变，结节状肿块

临床要点

临床表现

- 最常见的症状 / 体征
  - 吞咽困难，体重减轻

人口统计学表现

- 平均年龄：50~70 岁
- 男性发病率高于女性

自然病史和预后

- 确诊时局限于食管的占 24%
- 确诊时有远处转移的占 30%
- 腺癌的 5 年总生存率 <15%，鳞状细胞癌更低

治疗

- T1N0M0 期：内镜治疗或手术（食管切除术）
- M0 期肿瘤浸润较深或区域淋巴结阳性者：新辅助放化疗联合手术
- M1 期：姑息治疗；化疗或联合放疗
- 内镜手术：激光治疗、光动力治疗、射频消融、近距离放射治疗、食管支架置入

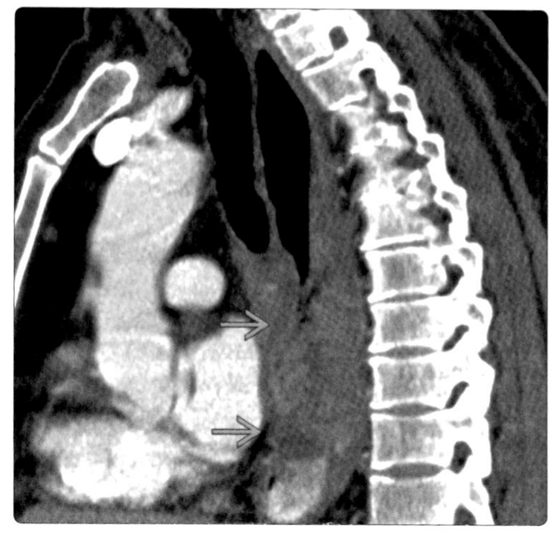

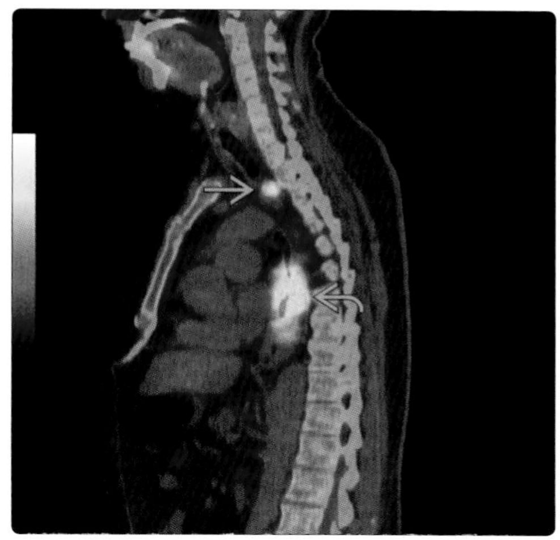

（左图）一名远段食管癌患者矢状位增强 CT 显示食管肿块的范围→。当管腔狭窄妨碍内镜检查时，CT 可用于检测纵隔侵犯情况和肿瘤范围。

（右图）同一患者矢状位 FDG PET/CT 显示食管远段肿块↷和上纵隔 FDG 高摄取淋巴结→。从食管上括约肌至腹腔干的任何食管旁淋巴结均为良性区域淋巴结。

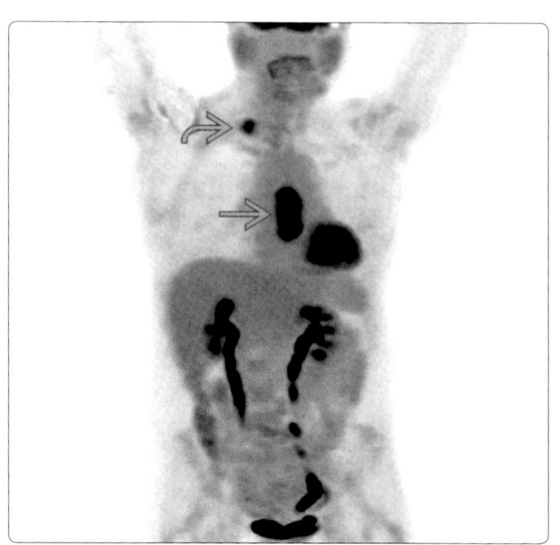

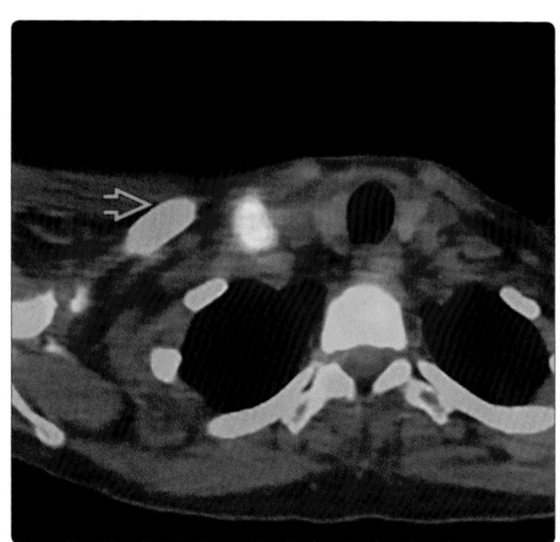

（左图）一名 59 岁食管癌患者冠状位 FDG PET 显示食管中段 1/3 处原发恶性肿瘤 FDG 高摄取→，左侧锁骨上区 FDG 高摄取↷。

（右图）同一患者横断位 FDG PET/CT 显示右侧锁骨上淋巴结 FDG 高摄取⇒，与食管不相连，考虑为转移灶。

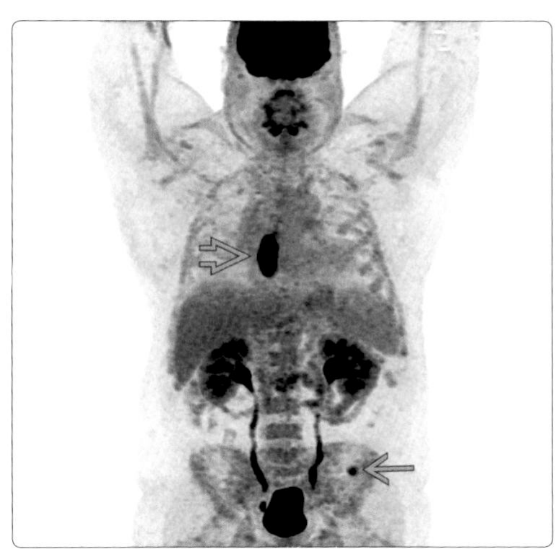

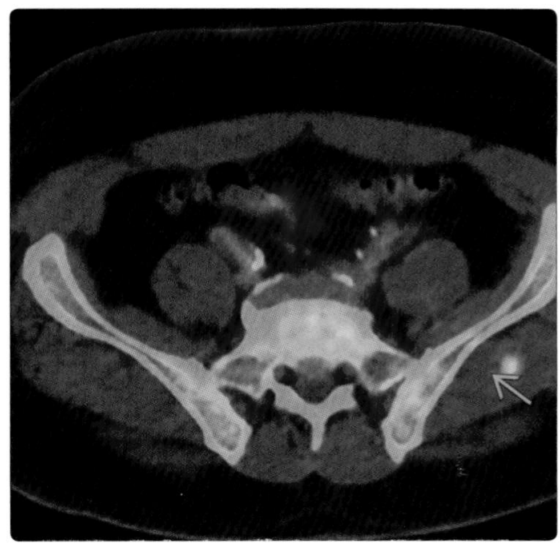

（左图）一名患者冠状位 FDG PET 显示食管肿瘤⇒骨盆 FDG 高摄取灶→疑似转移。

（右图）同一患者横断位 FDG PET/CT 显示左侧臀大肌内 FDG 高摄取灶→。活检证实为转移灶。PET/CT 在检测远处转移方面具有较高的灵敏度和特异度，在考虑手术治疗的患者中应作为初始分期的一部分。转移灶的存在妨碍手术切除。

纵隔脂肪沉积症

关键要点

术语
- 纵隔内无包膜脂肪过多沉积

影像学表现
- 平片
  - 纵隔平滑对称性增宽
  - 心外膜 / 纵隔脂肪增加
  - 胸膜外脂肪沉积增加：边界清晰，类似胸膜增厚
- CT
  - 血管前纵隔脂肪沉积
  - 脂肪密度（-120～-60 HU）
  - 脂肪组织内未见软组织结节
  - 相邻结构无占位效应或受压
- MR
  - T_1WI 和 T_2WI 呈高信号
  - 信号同皮下脂肪信号

主要鉴别诊断
- 含脂肪的纵隔肿块
  - 如脂肪肉瘤、畸胎瘤
- 纵隔淋巴结病变
- 纵隔炎

病理学表现
- 病因：肥胖，库欣综合征
- 成熟脂肪细胞和细胞增生

临床要点
- 无症状，偶然影像学检查发现
- 少见：胸痛、呼吸困难、咳嗽

诊断要点
- CT 显示纵隔内均质脂肪影
- 存在软组织结节或占位效应提示肿瘤形成

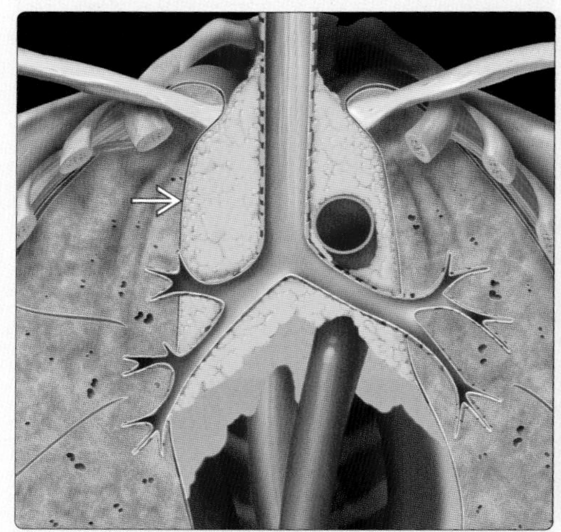

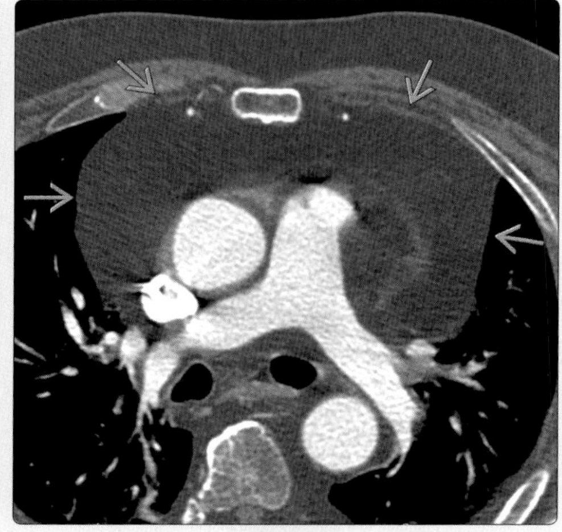

（左图）纵隔脂肪沉积症的形态学特征。无包膜的纵隔脂肪组织包绕正常纵隔结构➡，无阻塞或占位效应。

（右图）一名无症状纵隔脂肪沉积症患者的横断位增强 CT 显示密度均匀的脂肪显著增加➡主要在血管前纵隔，对邻近结构或固有软组织成分没有明显的占位效应或压迫。

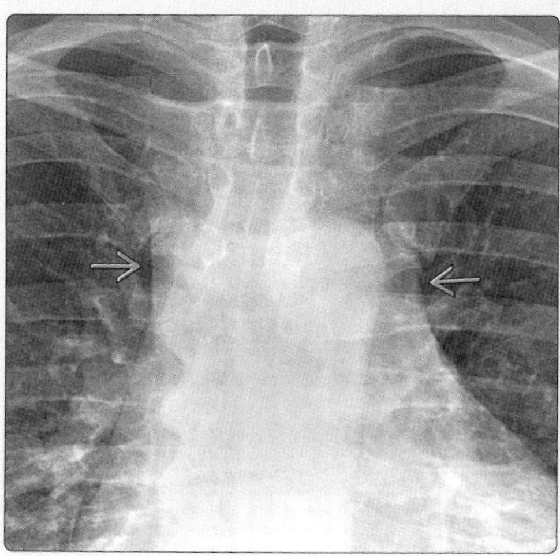

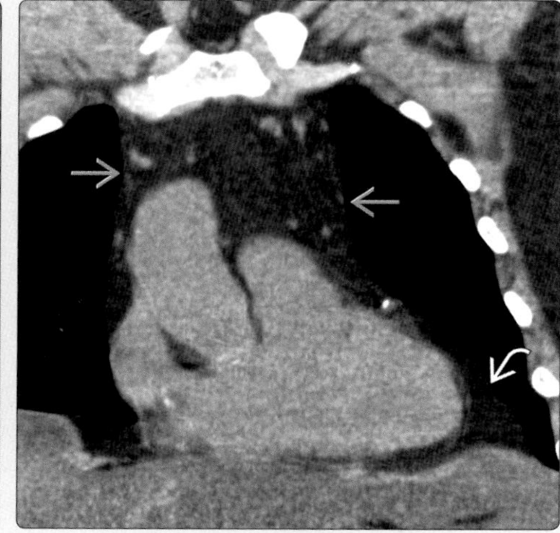

（左图）一名纵隔脂肪沉积症患者的后前位胸片显示上纵隔增宽边缘光滑➡无占位效应。

（右图）一名纵隔脂肪沉积症患者的冠状位平扫 CT 显示脂肪组织➡，其主要位于纵隔血管前间隙，但同样可见于左心膈角区↪。CT 可对纵隔脂肪沉积症进行可靠诊断，并排除潜在的淋巴结病或肿块。

纵隔脂肪沉积症

术语

定义

- 纵隔脂肪沉积

影像学表现

基本表现

- 最佳诊断思路
  - 纵隔脂肪组织影增宽
- 部位
  - 最常见于血管前纵隔
  - 可能与心外膜下和胸膜外脂肪增加有关
- 形态学
  - 对纵隔结构无占位效应

X 线表现

- 纵隔对称性增宽边缘平滑
- 侧位片可见纵隔和心外膜下脂肪增加
- 胸膜外脂肪沉积增加：边缘光整，类似胸膜增厚

CT 表现

- 纵隔脂肪沉积，纵隔血管旁间隙为著
- 脂肪密度（-120～-60 HU）
- 脂肪组织内无软组织结节
- 邻近纵隔结构无占位效应或压迫

MR 表现

- T_1WI 和 T_2WI 呈高信号
- 信号同皮下脂肪信号
- 脂肪抑制序列信号减低

推荐的影像学检查方法

- 最佳影像检查方法
  - CT 可明确纵隔脂肪密度

鉴别诊断

含脂肪的纵隔肿块

- 与脂肪瘤病的区别：主要在于鉴别软组织成分和占位效应
- 成熟畸胎瘤：血管前纵隔囊性肿块；可能会出现钙化和（或）脂肪密度
- 胸腺脂肪瘤：与邻近结构（心脏、膈膜）形状一致
- 脂肪肉瘤：软组织成分；占位效应
- 脂肪母细胞瘤：胸壁病变；常见于 3 岁以下婴儿
- 冬眠瘤：罕见的棕色脂肪良性肿瘤

纵隔淋巴结肿大

- 轮廓呈小叶状或凸起状；位置对应于纵隔淋巴结
- 脂肪瘤病在平片上与淋巴结病变相似

纵隔炎

- 平片可表现为纵隔增宽
- 脂肪模糊浸润，散在积液，内部有或无积气

病理学表现

基本表现

- 病因
  - 肥胖
  - 库欣综合征：高皮质醇症
    - 外源激素：治疗哮喘、慢性阻塞性肺疾病（COPD）、结缔组织疾病、器官移植后免疫抑制
    - 肾上腺肿瘤产生过多的皮质类固醇
    - 库欣综合征；垂体肿瘤分泌过多的促肾上腺皮质激素（ACTH）
    - 副肿瘤综合征产生异位 ACTH：小细胞肺癌、胸腺类癌、胰腺胰岛细胞瘤

大体病理和手术所见

- 弥漫性脂肪组织；无包膜脂肪组织

镜下表现

- 成熟脂肪细胞与细胞增生

临床要点

临床表现

- 最常见的症状 / 体征
  - 无症状，偶然影像学检查发现
- 其他症状 / 体征
  - 胸痛
  - 呼吸困难
  - 咳嗽

自然病史和预后

- 偶然发现的纵隔脂肪沉积症通常是良性的无痛病程

治疗

- 无需治疗
- 基础疾病的治疗可能会导致病情缓解

诊断要点

考虑的诊断

- 纵隔脂肪沉积症是糖皮质激素患者纵隔增宽的原因
- 在患者中应注意排除肾上腺肿瘤

影像解读要点

- 当影像学怀疑纵隔脂肪沉积症时，注意寻找脂肪组织过多的其他病因
- CT 应当显示纵隔脂肪密度均匀；若主要为软组织成分或有占位效应提示肿瘤形成

纵隔炎

关键要点

术语
- 急性纵隔炎：可能危及生命的局灶性或弥漫性纵隔炎症，通常由感染引起
- 急性下行性坏死性纵隔炎（ADNM）

影像学表现
- 平片
  - 纵隔增宽
  - 纵隔气肿
  - 纵隔气体 / 气 – 液平面
- CT
  - 纵隔脂肪密度增高
  - 局部积液伴或不伴周围强化
  - 游离气体、纵隔气肿
  - 心包积液
  - 胸腔积液
  - CT 食管造影：定位食管穿孔

主要鉴别诊断
- 术后血清肿
- 纵隔血肿 / 出血
- 纤维性纵隔炎

病理学表现
- 90% 的急性纵隔炎继发于食管穿孔或破裂
- ADNM 在纵隔炎病因中死亡率最高

临床要点
- 症状：发热，寒战，胸骨后疼痛
- 高死亡率：5%～50%

诊断要点
- 仔细评估整个胸腔以排除相关吸入性肺炎、脓胸、骨髓炎
- 注意寻找向纵隔延伸的头颈部感染

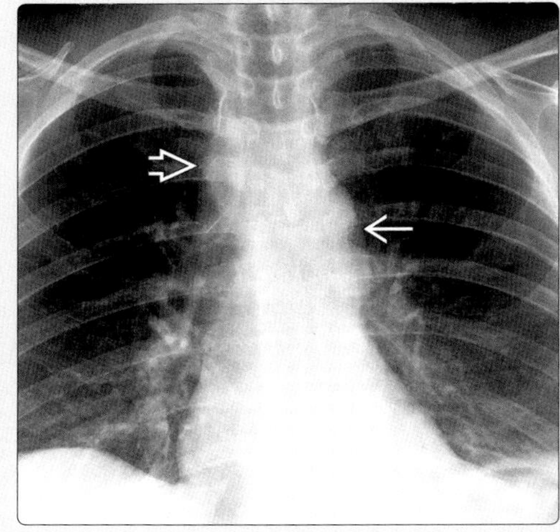
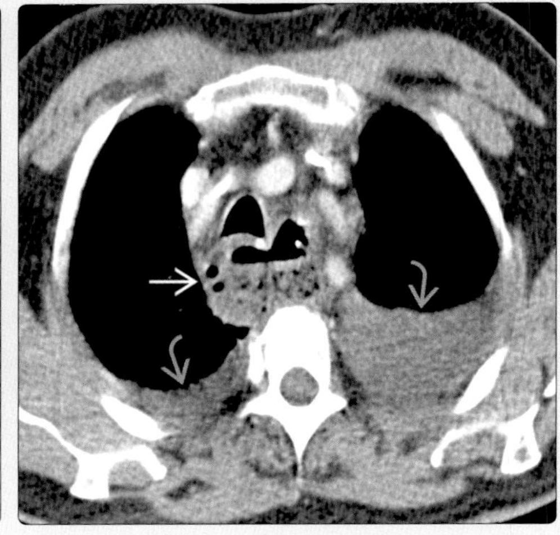

（左图）患者口腔手术后 3 天出现颈痛和胸痛，后前位胸片显示在右侧气管旁➡和主肺动脉窗➡异常软组织影。

（右图）患者食管次全切除及食管胃吻合术后第 10 天出现发热，横断位增强 CT 显示纵隔脂肪滞留，纵隔大量气体➡，左侧胸膜积液多于右侧胸膜积液↪。

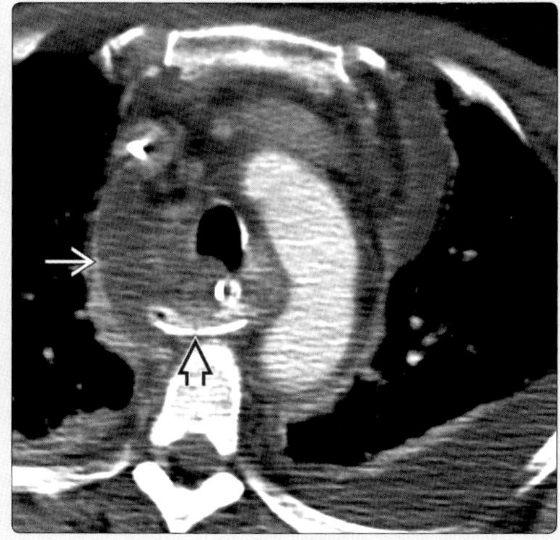
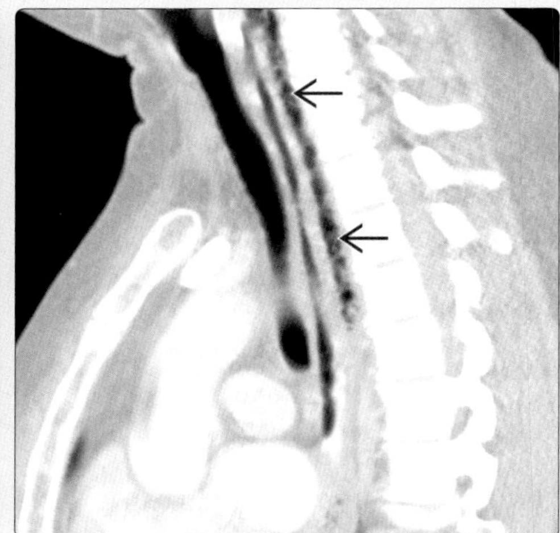

（左图）一名在插管期间下咽穿孔的患者横断位增强 CT 显示纵隔脂肪密度增高，右侧气管旁积液➡，双侧胸腔积液，纵隔引流管⇨。急性下行性坏死性纵隔炎并不常见，但有潜在的生命危险。

（右图）一名纵隔炎患者矢状位增强 CT 显示腔外可见气体➡从颈部直接延伸至后纵隔食管旁。

术语

缩写

- 急性下行性坏死性纵隔炎（ADNM）

定义

- 急性纵隔炎：可能危及生命的局灶性或弥漫性纵隔炎症，通常由感染引起

影像学表现

基本表现

- 最佳诊断思路
  - 纵隔增宽
  - 积液，气－液平面
- 部位
  - 纵隔
- 大小
  - 大小不等

X 线表现

- 纵隔增宽
- 纵隔气肿
- 纵隔气体 / 气－液平面
- 胸腔积液
- 胸骨切开术后发生纵隔炎时胸骨线移位或排列改变

透视表现

- 食管造影
  - 怀疑食管穿孔的患者使用水溶性对比剂
    - 10% 的患者假阴性
  - 必要时再进行钡食管造影

CT 表现

- 纵隔脂肪密度增高
- 纵隔气肿：游离气体、气泡
- 局限性积液：伴或不伴周围强化
- 淋巴结肿大
- 胸腔积液
  - 脓胸：包裹性胸腔积液
    - 支气管胸膜瘘：内部气－液平面
- 心包积液
- 肺密度增高
- 纵隔胸膜瘘
- 心脏手术后
  - 术后 2~3 周 CT 表现类似纵隔炎
  - 纵隔脂肪密度增高
    - 无特异性表现
    - 可能与术后出血或水肿有关
  - 术后第 14 天 CT 诊断率提高
  - 新出现或增多的纵隔气体和（或）液体高度怀疑纵隔炎
  - 胸骨骨皮质侵蚀提示骨髓炎
  - 胸骨切开部位裂开
- 食管穿孔
  - 注射的对比剂漏入纵隔和（或）胸膜间隙
  - CT 食管造影剂的检出率与常规食管造影剂相似
    - 食管 CT 阴性可不必上消化道检查
  - 腔外气体
  - 气胸
  - 液气胸
  - 皮下气肿
  - 食管壁增厚
  - 胸腔积液
    - 右侧可为医源性，食管中段穿孔
    - 左侧可为自发性，食管远段穿孔
- ADNM
  - 颈部感染直接蔓延至纵隔
  - 颈静脉血栓形成（Lemierre 综合征）
  - 纵隔积液和颈部积液相延续
- 胸壁感染直接蔓延
  - 关节面破坏（通常在胸锁关节）
  - 关节间隙扩大
  - 邻近胸壁的气体液体聚集
  - 头臂血管周围的脂肪层消失

MR 表现

- 纵隔脂肪 T_1WI 低信号 T_2WI 高信号
- 纵隔脂肪强化
- 积液周围强化

推荐的影像学检查方法

- 最佳影像检查方法
  - CT 可评估纵隔炎的部位和范围，并确定是否存在可引流的积液
    - 高灵敏度
    - 便于及时诊断和治疗
    - 用于监测治疗后反应
  - CT 食管造影显示出与常规食管造影相似的检出率
    - 食管 CT 阴性不必上消化道检查
- 推荐的检查序列与参数
  - 增强胸部 CT 是对包裹性积液的最佳检查方法

鉴别诊断

术后血清肿

- 术后 2~3 周内难以与纵隔炎区分
- 必须将影像结果与临床情况联系起来
- 必要时穿刺抽取积液，以区分血清肿和脓肿

纤维性纵隔炎

- 亚急性或慢性（而非急性）表现
- 纵隔软组织或钙化，无纵隔气肿或积液

纵隔血肿 / 出血

- 典型的创伤史、手术史、中央静脉插管史
- 出现高密度血肿时有助于诊断
- 排除血管损伤的相关表现

- 假性动脉瘤，夹层，对比剂外渗

病理学表现

基本表现

- 病因
  - 90% 的急性纵隔炎与医源性或自发性食管穿孔有关
    - 狭窄或贲门失弛缓症
    - 内镜检查
    - 食管置管 / 支架置入
    - 坏死性食管肿瘤
    - 食管裂孔疝溃疡
    - 食管炎
    - 自发性食管破裂
      - 由于剧烈呕吐导致的自发性食管穿孔
    - 摄入尖锐异物或侵蚀性化学物质
  - 术后急性纵隔炎（正中胸骨切开术）
    - 0.5%~5% 的心脏手术患者
    - 死亡率达 7%~80%
    - 危险因素：肥胖，胰岛素依赖型糖尿病，内乳动脉移植术（尤其是双侧）
  - 骨髓炎或化脓性关节（胸锁关节）直接扩散
    - 风险因素
      - 静脉吸毒
      - 糖尿病
      - 类风湿关节炎
  - ADNM（头颈部感染蔓延）
    - 筋膜间隙的解剖连续性可使感染从颈部扩散到纵隔
      - 影响因素：重力和吸气时胸内负压
      - 扩散途径：颈动脉间隙（颅底至主动脉弓）、椎前间隙（颅底至第 3 胸椎）
      - 危险区域：从颅底到横膈膜的咽后 / 食管后间隙
    - 常见的原因
      - 牙源性感染
      - 化脓性扁桃体炎
      - 咽后脓肿
  - 气管穿孔
    - 穿透伤或钝器创伤
    - 插管
    - 支气管镜检查过程中造成的损伤
    - 支气管癌
  - 感染的血行播散

大体病理和手术所见

- 纵隔炎症 / 感染伴或不伴脓肿形成

镜下表现

- ADNM 和食管穿孔
  - 混合氧菌和厌氧菌
- 胸骨切开术后和化脓性关节相关性纵隔炎
  - 革兰阳性球菌（金黄色葡萄球菌）和革兰阴性杆菌（假单胞菌）

临床要点

临床表现

- 最常见的症状 / 体征
  - 发热，寒战
  - 胸骨后疼痛
- 其他症状 / 体征
  - 心动过速
  - 呼吸困难
  - 吞咽困难、吞咽疼痛
  - 皮下气肿
  - 脓毒症
  - ADNM 患者颈部肿胀
  - 胸骨切开术后纵隔炎患者胸骨伤口出现化脓性分泌物

人口统计学表现

- 年龄
  - 任何年龄段均可被感染

自然病史和预后

- 5%~50% 的死亡率
  - ADNM 死亡率最高：30%~50%
- 死亡率随着诊断的延迟而升高

治疗

- 所有病例均应尽快静脉注射广谱抗生素
- CT 引导下经皮穿刺或引流积液
- 通常需要外科冲洗和引流
  - 食管穿孔：24 小时内初步闭合
  - 术后纵隔炎和胸壁感染
    - 可能需要切除受累的骨骼结构

诊断要点

考虑的诊断

- 急性纵隔炎患者伴发热胸痛，平片上显示纵隔增宽

影像解读要点

- 仔细评估整个胸腔以排除相关吸入性肺炎、脓胸、骨髓炎
- 术后难以对纵隔炎作出立即诊断

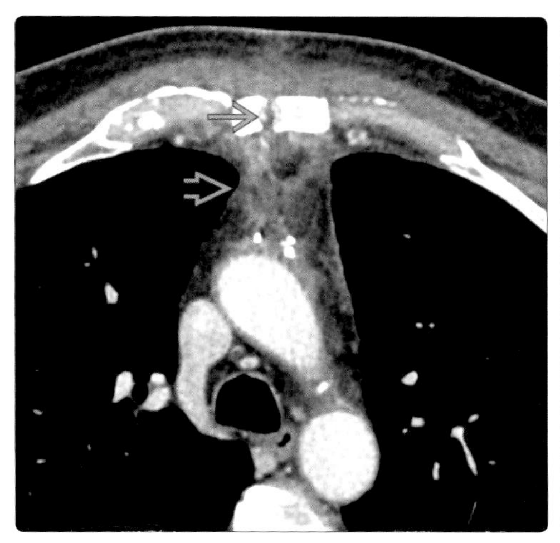

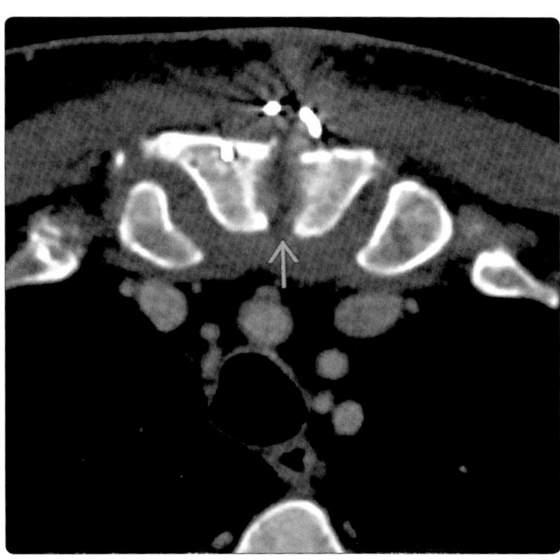

（左图）一名心脏手术后8周出现发热和前胸壁红斑的患者横断位增强CT显示胸骨切开术后切口裂开➡，纵隔脂肪密度增高⇨，与纵隔炎表现一致。

（右图）同一患者的横断位增强CT显示胸骨切开术后切口部位裂开➡，与骨髓炎表现一致。在评估患者胸骨切开术后纵隔炎时，应仔细检查胸骨以寻找有无骨髓炎征象。

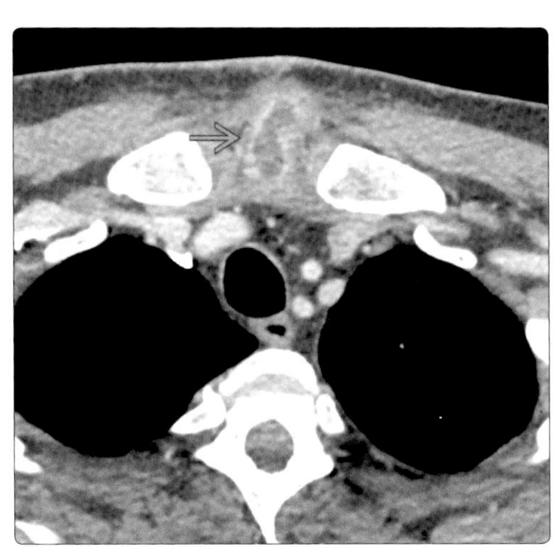

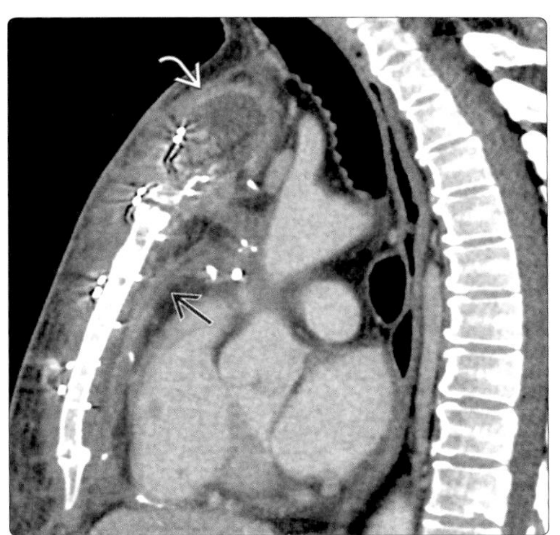

（左图）同一患者的横断位增强CT显示胸骨切开术区出现少量积液，壁厚➡，并延伸至胸骨前皮下脂肪层。

（右图）同一患者矢状位增强CT显示胸骨柄旁积液边缘强化➦，沿整个血管旁前纵隔有大量脂肪沉积⇨。胸骨切开术后纵隔炎患者应仔细评估手术区域。

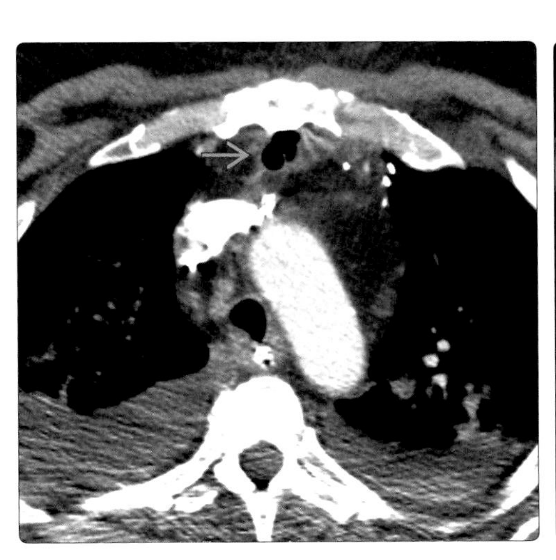

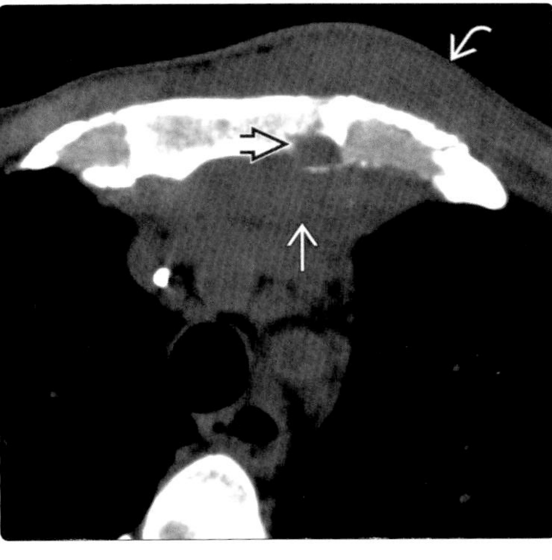

（左图）一名冠状动脉搭桥术后4周出现发热和胸痛的患者，横断位增强CT显示血管前纵隔气体➡和液体聚集，与纵隔炎、脓肿和双侧中至大量胸腔积液表现一致。

（右图）一名患有化脓性关节炎的静脉吸毒者横断位平扫CT显示左胸骨皮质侵蚀破坏⇨，血管前纵隔脂肪➡为软组织密度，胸骨前组织➦破坏。前胸壁感染直接蔓延是纵隔炎的不常见病因。

纵隔脂肪坏死

关键要点

术语
- 纵隔脂肪坏死（MFN）

影像学表现
- 心包旁卵圆形脂肪密度病灶伴周围炎症改变
  - 类似结肠周围肠脂垂炎
- 少量心包积液；局灶性心包增厚（3~5 mm）
- 单侧少量胸腔积液伴或不伴邻近肺不张
- 随访有利于诊断

主要鉴别诊断
- 急性心肌梗死
- 急性肺栓塞
- 含脂纵隔肿块
- 心包囊肿
- 心包转移
- 淋巴结转移

病理学表现
- 纵隔脂肪坏死；最常见于心包旁

临床要点
- 罕见的自限性急性胸痛病因
  - 可能类似急性肺栓塞、急性冠状动脉综合征、主动脉综合征
- 男性更常见；年龄 40~50 岁
- 自限性脂肪坏死；症状在 48~72 小时内消退
- 现有治疗标准为保守治疗
  - 自限性过程：随诊过程相关影像表现消失

诊断要点
- 可发生于纵隔或心包旁任何位置
- 前瞻性 CT 诊断至关重要
  - 避免侵入性干预
- 若患者出现胸膜炎性胸痛合并局灶性纵隔炎症改变，考虑纵隔脂肪坏死

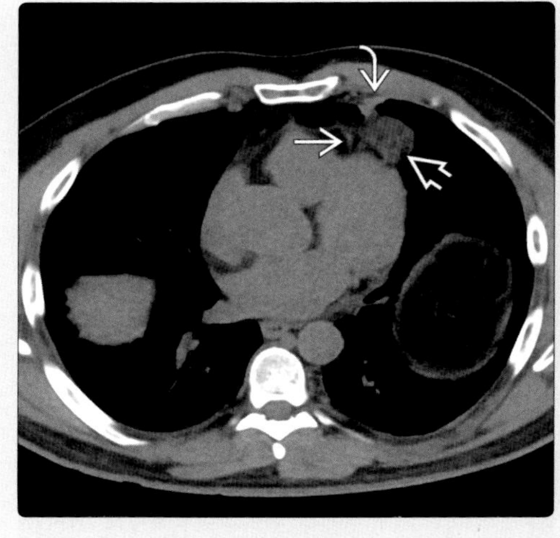

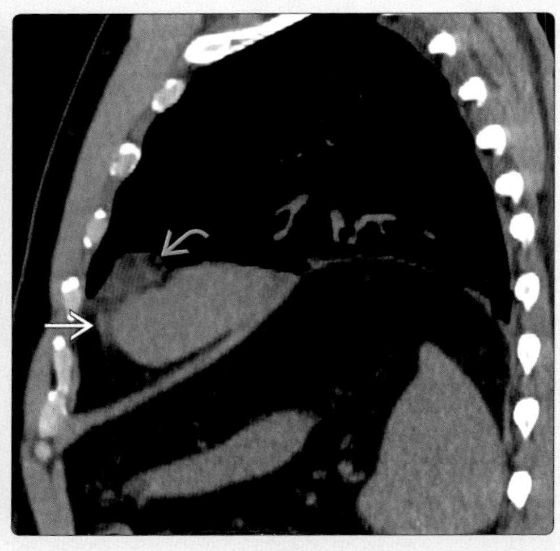

（左图）一名疑似急性主动脉综合征的 57 岁男性患者横断位平扫 CT 显示血管前纵隔左侧一密度不均卵圆形病变，毗邻心包，含有微小的脂肪密度灶。可见邻近脂肪条索影及舌段肺不张。

（右图）同一患者矢状位平扫 CT 显示心包增厚邻近有一病灶内含脂肪。卵圆形形态和心包增厚是构成纵隔脂肪坏死三联征的 2 个征象。

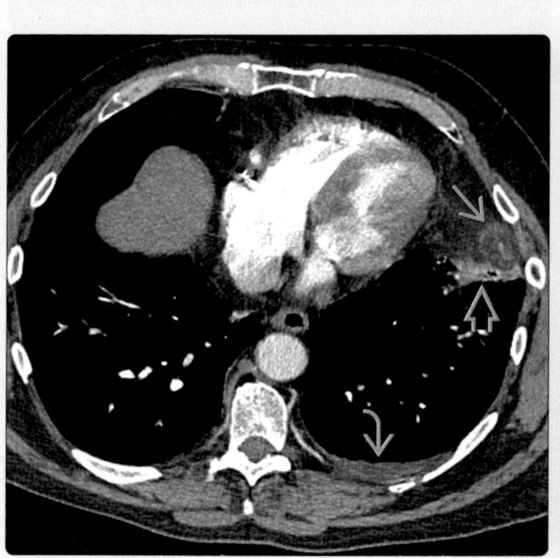

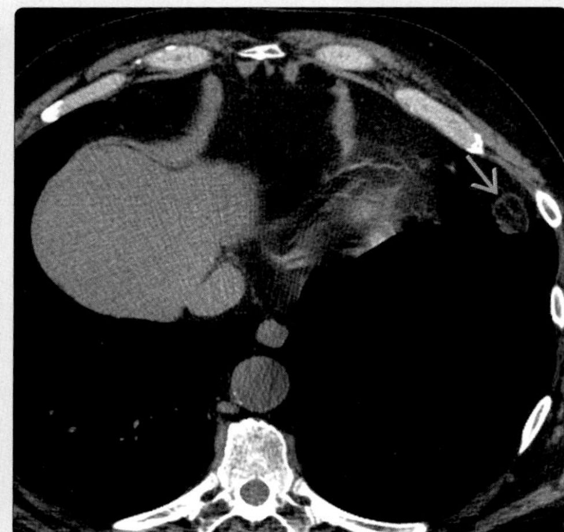

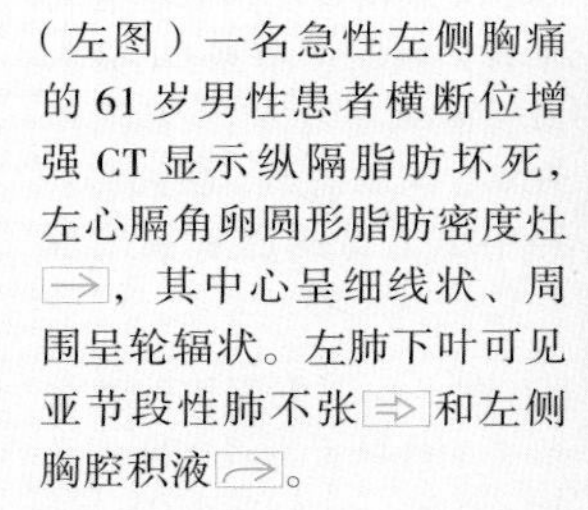

（左图）一名急性左侧胸痛的 61 岁男性患者横断位增强 CT 显示纵隔脂肪坏死，左心膈角卵圆形脂肪密度灶，其中心呈细线状、周围呈轮辐状。左肺下叶可见亚节段性肺不张和左侧胸腔积液。

（右图）同一患者 9 个月后横断位平扫 CT 显示远离心脏和心包的纵隔脂肪的病变周围炎症改变消失。

纵隔脂肪坏死

术语

缩写词

- 纵隔脂肪坏死（MFN）

同义词

- 心包外脂肪坏死
- 心包脂肪坏死
  - 用词不当：因为心包无脂肪
- “纵隔脂肪坏死”
  - 优于“心包外脂肪坏死”；尽管病变发生在心包外

定义

- 是罕见的自限性胸膜炎性胸痛的病因
  - 纵隔脂肪坏死
- 心外膜下脂肪：紧贴心肌
  - 深入到内脏心包膜或心外膜
- 心外脂肪：心包表面的纵隔脂肪

影像学表现

基本表现

- 最佳诊断思路
  - 心绞痛或胸痛患者的局灶性纵隔炎症改变
  - 排除胸痛的其他常见原因：急性冠状动脉综合征（ACS），急性主动脉综合征，肺栓塞
    - 三联征
      - 急性胸膜炎性胸痛
      - 纵隔脂肪密度病变伴邻近软组织纤维化
      - 邻近心包增厚
- 部位
  - 最常见于心包纵隔脂肪
    - 可累及远离心脏的纵隔脂肪（心膈角区或膈旁）
      - 心前区
      - 横膈旁
      - 伴或不伴胸膜粘连
    - 纵隔脂肪可位于叶间胸膜之间
  - 左侧受累最常见
- 大小
  - 不等，一般为 1~3 cm
- 形态学
  - 卵圆形脂肪密度灶，周围伴或不伴液性 / 纤维性炎症
  - 常见薄层“软组织”边缘；沿病变周围可见炎性假包膜
    - 有助于区分纵隔脂肪坏死与其他含脂纵隔病变
    - 不要与边缘强化相混淆

X 线表现

- 一般表现正常
- 心旁密度增高影：一般呈圆形
- 单侧少量胸腔积液伴或不伴肺不张
- 单侧肺容积下降和肋间隙变窄

CT 表现

- 心包旁卵圆形脂肪密度结构伴邻近炎症
  - 内外部富含液体和（或）软组织密度
    - 边界不清的纵隔积液
    - 纵隔脂肪浸润
  - 局限性心包增厚（3~5 mm）
  - 常见少量心包积液
- 单侧少量胸腔积液伴或不伴邻近肺不张
- 随访有助于诊断；可能钙化

MR 表现

- 可有助于进一步显示不确定或不典型病变
  - 液体 / 出血信号可掩盖典型卵圆形脂肪信号
  - 相邻肺不张表现可类似于肺实变
- 双回波 GRE 序列：体素内脂肪表现为反相位信号降低
- T_1WI 脂肪抑制及增强序列显示中心软组织信号降低

推荐的影像学检查方法

- 最佳影像检查方法
  - CT 是首选检查方式
  - CTA 可排除其他更常见的血管原因引起的胸痛
  - MR 可在疑难病例和病情监测中发挥作用
- 推荐的检查序列与参数
  - 静脉注射对比剂；可以区分纵隔病变与强化的相邻肺不张

鉴别诊断

急性心肌梗死

- 典型胸痛
- 心电图和生化异常
- 平片表现正常或心源性水肿

急性肺栓塞

- 胸膜炎性胸痛
- 常见胸腔积液
- 肺动脉管腔充盈缺损

急性主动脉综合征

- 急性撕裂性胸痛，放射至背部；高血压
- 壁间血肿、夹层、穿透性溃疡

含脂肪的纵隔肿块

- 病灶更大；伴或不伴软组织、积液、钙化
- 卵圆形脂肪密度周围的轮辐状软组织边缘，有助于区分 MFN 与其他含脂肪纵隔肿块

心包囊肿

- 心膈角液体密度病变，囊壁难以显示
- 囊肿周围炎症不常见

心包转移性疾病

- 已知恶性肿瘤患者的心包结节样增厚
  - 乳腺癌和肺癌是最常见的原发性恶性肿瘤
- 伴发心包积液

转移性淋巴结肿大

- 无痛或亚急性起病
- 无急性炎症改变

肋骨骨折

- 创伤性损伤或剧烈咳嗽史
- 胸膜炎性胸痛，常见胸腔积液

病理学表现

基本表现

- 病因
  - 不明确；假设机制
    - 举重或做 Valsalva 动作时胸内压急性升高
      - □ 毛细血管压力快速升高导致局灶性出血从而诱发脂肪坏死
    - 血管蒂急性扭转；仅发表过少数病理确诊病例
    - 原有病变（如纵隔脂肪沉积症、脂肪瘤、错构瘤）
      - □ 心脏和膈肌运动造成的局部创伤易使患者发生脂肪坏死
    - 通过小的心包缺损导致心包外脂肪疝出并导致绞窄
  - 心膈或膈旁最常见；可能是由于呼吸活动

大体病理和手术所见

- 黄色脂肪团，延伸至邻近脂肪组织伴局部炎症
- 常累及纵隔脂肪垫

镜下表现

- 与其他部位脂肪坏死的病理特征相同
  - 乳腺，皮下，网膜，阑尾炎
- 外观因病变时间（症状持续时间）而异
  - 早期：脂肪坏死伴急性炎症浸润（中性粒细胞）和含脂巨噬细胞
  - 晚期：病灶周围可见纤维性假包膜；坏死脂肪小叶周围形成内部纤维隔
    - 影像有时可见环状软组织密度影

临床要点

临床表现

- 最常见的症状 / 体征
  - 急性剧痛、中线区或单侧胸痛
    - 类似于其他突发急性血管源性疾病
      - □ 肺栓塞
      - □ 急性冠脉综合征
      - □ 急性主动脉综合征
  - 刺痛性单侧胸膜炎性胸痛
  - 疼痛通常与纵隔脂肪坏死同侧
- 其他症状 / 体征
  - 心电图和实验室指标通常正常
    - 大量心包受累可导致心电图或生化（肌钙蛋白、ESR、CRP）异常

人口统计学表现

- 年龄
  - 任何年龄；儿童病例也有所报道
  - 最常见的年龄为 40~50 岁
- 性别
  - 更常见于男性

自然病史和预后

- 自限性脂肪坏死；症状在 48~72 小时内消退
- 复发或频繁复发
- 皂化反应可导致钙化
  - 胸腔结石形成的可能原因

治疗

- 既往许多纵隔脂肪坏死病变因其轻度侵袭性影像表现而进行了手术切除
- 现有治疗标准为保守治疗
  - 基于前瞻性影像学中特征性影像表现
    - 类似于肠脂垂炎
- 避免侵入性干预
  - 自限性过程，在随访中可消失
  - 疼痛 / 炎症的保守治疗
    - 非甾体类抗炎药（NSAID）

诊断要点

考虑的诊断

- 纵隔脂肪坏死患者表现为胸膜炎性胸痛，并表现为围绕脂肪密度 / 信号结构的局灶性纵隔炎症改变

影像解读要点

- 卵圆形脂肪密度 / 信号病灶多见于心包旁；心前区，膈旁区，伴或不伴胸膜粘连
- 可能累及远离心包的纵隔脂肪：可能累及叶间胸膜

报告要点

- 纵隔脂肪坏死：较易诊断的疾病
- 基于 CT 作出自信的前瞻性诊断对于患者最佳治疗决策至关重要
  - 避免不必要的侵入性干预
  - 保守治疗是现在的标准治疗方法
- 短期随访 CT（4~6 周）或纵隔 MRI 可有助于诊断非典型或不确定的病变

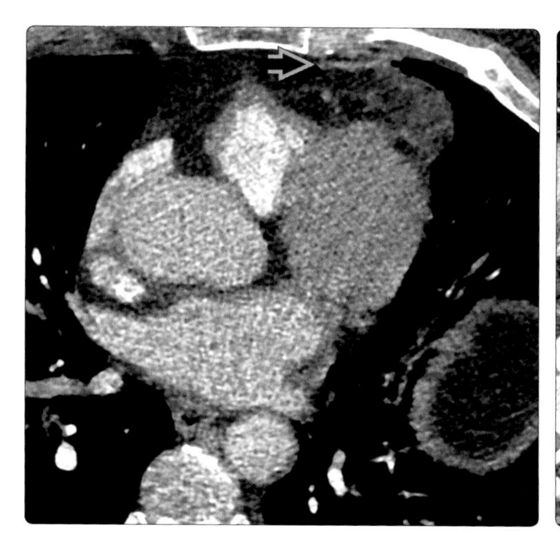

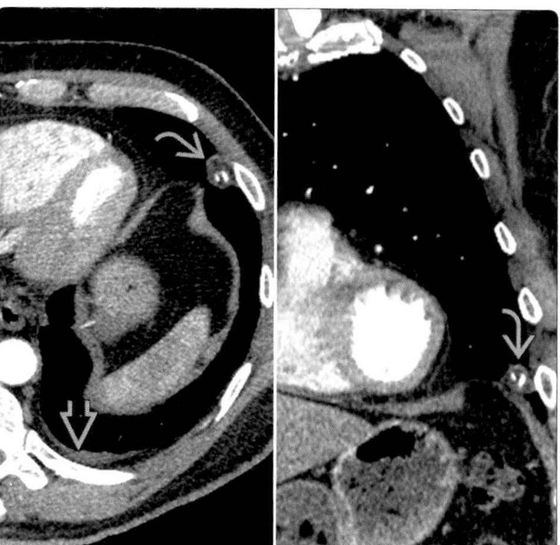

(左图)冠状动脉横断位 CTA 显示纵隔脂肪坏死，表现为纵隔左侧血管旁病变，其内呈不均匀的脂肪密度，周围见薄壁软组织密度➡。

(右图)一名胸痛的纵隔脂肪坏死患者横断位增强 CT 组合图像显示卵圆形不均匀密度病变↷，内有脂肪和钙化，左侧有少量胸腔积液➡。这种钙化病变可能演变为“胸腔结石”。

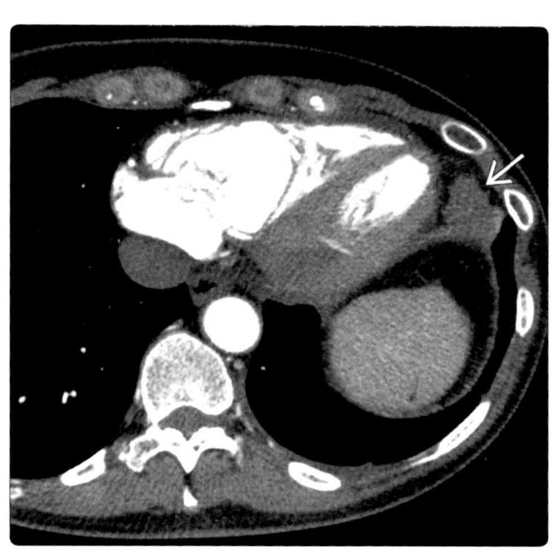

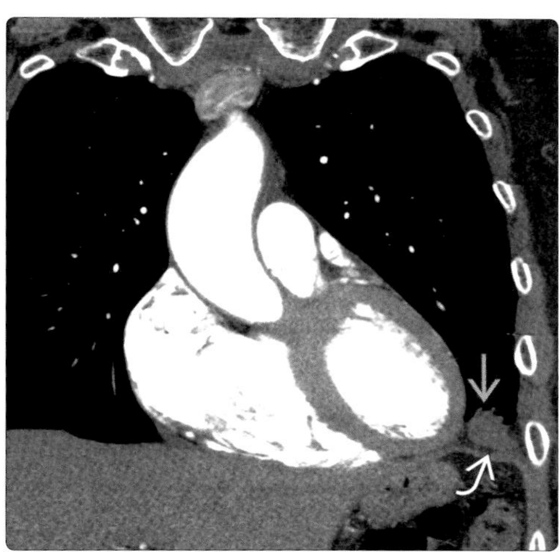

(左图)一名 54 岁急性左侧胸痛女性患者的横断位 CTA 显示左心膈角靠近心脏处有卵圆形软组织病变➡。软组织密度不典型，但其表现和典型的位置提示纵隔脂肪坏死。

(右图)同一患者冠状位 CTA 显示左心膈角卵圆形软组织病变↷。病变可见偏向头侧的炎性软组织病灶→。

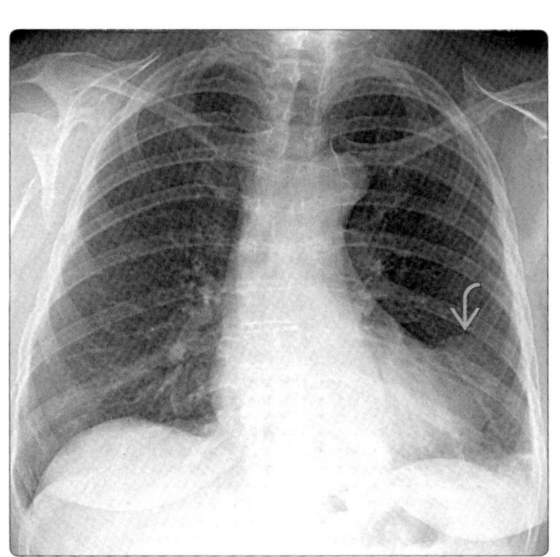

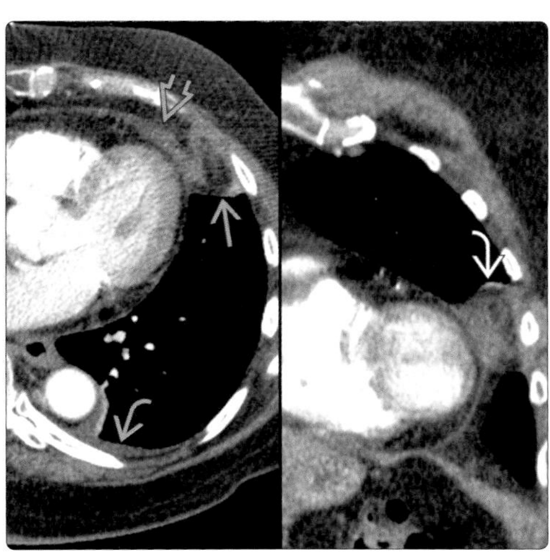

(左图)一名表现为严重急性左胸痛的 68 岁女性患者后前位胸片显示纵隔轮廓异常↷，左心界部分模糊。

(右图)同一患者横断位增强 CT 组合图像显示影像学异常对应脂肪坏死，表现为卵圆形脂肪密度病变→，中心呈细线状，周围为软组织密度↷。注意心包增厚和(或)积液➡，左侧少量胸腔积液↷。

关键要点

术语

- 骨髓造血功能减退时骨髓外造血细胞增殖

影像学表现

- 平片
  - 边界清晰的单侧或双侧椎旁肿块
  - 肋骨膨胀，骨小梁显示明显
  - 无骨质侵蚀或钙化
- CT
  - 椎旁边缘清晰的软组织肿块（可多个）
  - 典型位置为沿肋椎关节分布
  - 脂肪变性代表退变
- MR
  - 脂肪替代时 T_1WI T_2WI 均呈高信号
  - 铁沉积时 T_1WI T_2WI 均呈低信号
- 核医学
  - 可能表现出 Tc-99m 硫胶体摄取

主要鉴别诊断

- 神经源性肿瘤
- 淋巴结肿大
- 食管静脉曲张

病理学表现

- 相关因素：骨髓纤维化，β-地中海贫血，遗传性球形红细胞增多症，溶血性贫血，镰状细胞性贫血

临床要点

- 通常无症状，偶然发现
- 症状可能与占位效应相关
  - 脊髓压迫少见：椎管内受累
- 治疗方法：无症状无需治疗；输血，羟基脲，脾切除术（遗传性球形红细胞增多症），放射治疗（脊髓压迫）

诊断要点

- 慢性贫血和椎旁肿块患者考虑髓外造血

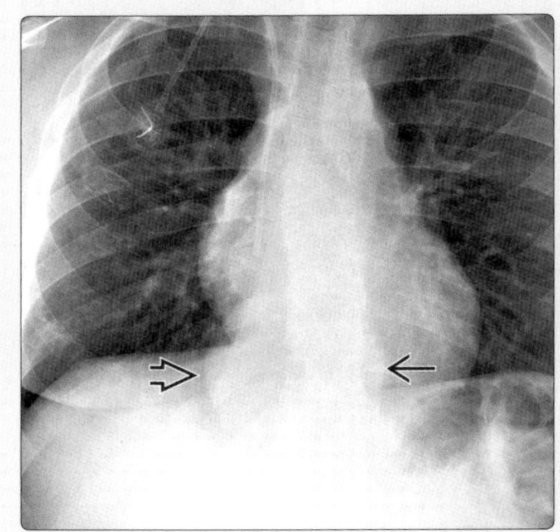

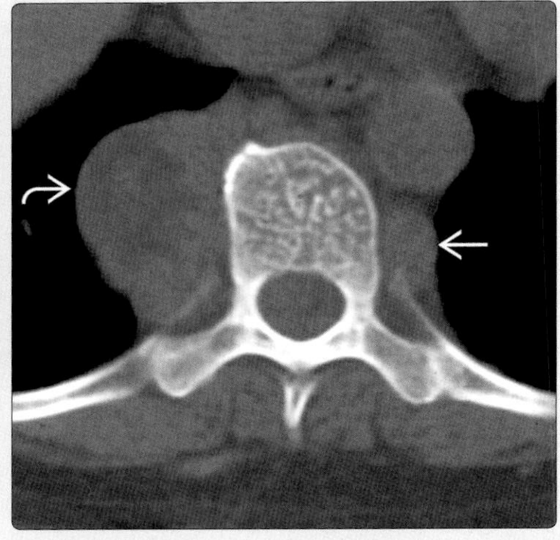

（左图）一名镰状细胞贫血和髓外造血患者后前位胸片显示下胸椎旁两侧肿块，表现为向右侧➡和左侧➡移位。

（右图）一名髓外造血患者横断位增强 CT（骨窗）显示右侧不均匀椎旁肿块➡，呈低密度，左侧椎旁软组织结节➡，椎体骨小梁显示明显，肋骨正常。

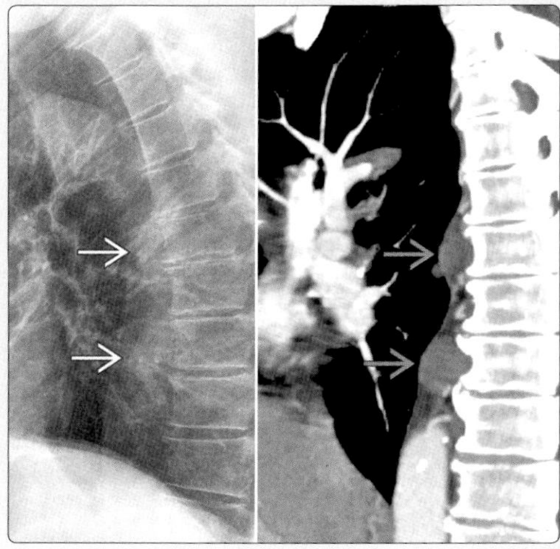

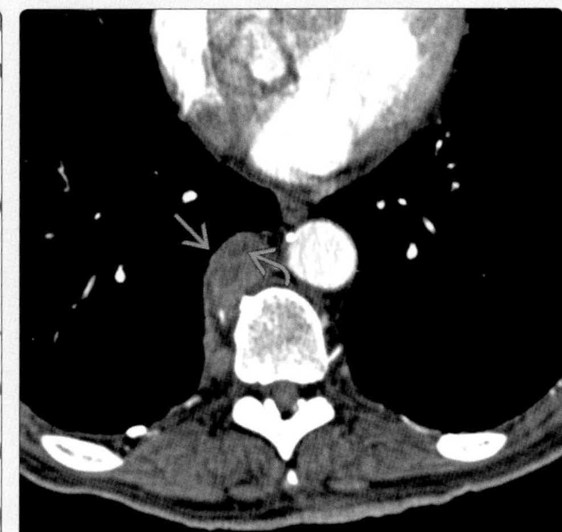

（左图）一名骨髓纤维化和髓外造血患者侧位胸片（左）和矢状位增强 CT（右）组合图像显示，侧位胸片上的椎旁肿块➡对应 CT 上的低密度椎旁肿块➡。

（右图）同一患者横断位增强 CT 显示边缘清晰密度不均的右侧椎旁肿块➡，内有低密度区➡，可能代表脂肪密度，通常为退变。

术语

定义

- 骨髓造血功能减退时骨髓外造血细胞增殖

影像学表现

基本表现

- 最佳诊断思路
  - 椎旁肿块或伴有肋骨膨胀
- 部位
  - 尾椎至第六胸椎椎旁区域
- 大小
  - 5 mm 至 5 cm 以上

X 线表现

- 平片
  - 椎旁肿块
    - 边界清晰
    - 单侧或双侧；单个或多个
    - 散在或连续的肿块
    - 无骨质侵蚀或钙化
    - 增长非常缓慢
  - 肋骨
    - 肋骨膨胀，骨小梁显示明显
    - 肋椎关节最明显
    - 邻近肋骨可正常
  - 肺
    - 肺部受累罕见
    - 结节、肿块、网格影、纤维化

CT 表现

- 平扫 CT
  - 椎旁，边缘光整，软组织肿块
  - 典型部位位于肋椎关节
  - 脂肪变性提示存在陈旧性坏死性病变（类似于黄骨髓）
  - 罕见肺部受累：结节、肿块、网格影、纤维化
  - 无钙化
- 增强 CT
  - 轻度不均匀强化（可提示造血功能活跃）

MR 表现

- 脂肪替代：T_1WI 和 T_2WI 呈高信号
- 铁沉积：T_1WI 和 T_2WI 呈低信号
- 评估伴有神经系统症状患者的椎管改变

核医学

- 可表现为 Tc-99m 硫胶体摄取

鉴别诊断

神经源性肿瘤

- 椎旁肿瘤起源于周围神经或交感神经节
- 良性压力性骨破坏；无骨膨胀

淋巴结肿大

- 较少局限于椎旁区域
- 转移性疾病，淋巴瘤

食管旁静脉曲张

- 纵隔血管蠕动增强
- 慢性肝病的辅助表现
- 无骨膨胀

病理学表现

基本表现

- 相关异常
  - 常见：骨髓纤维化、β-地中海贫血、遗传性球形红细胞增多症、先天性溶血性贫血、镰状细胞性贫血
  - 少见：淋巴瘤/白血病、戈谢病、佩吉特病、佝偻病、甲状旁腺功能亢进症、恶性贫血

大体病理和手术所见

- 源于造血骨髓的椎旁肿块
- 其他髓外造血部位
  - 肝脏，脾脏，淋巴结，腹膜后，肾脏，肾上腺，乳房，胸腺，前列腺，脊髓，心包，颅内硬脑膜

临床要点

临床表现

- 最常见的症状/体征
  - 常无症状，偶然发现
  - 症状可能与占位效应有关
  - 罕见脊髓受压：椎旁肿块沿椎管内生长或椎管内造血

人口统计学表现

- 年龄
  - 临床症状出现在 30~50 岁
- 种族特征
  - 地中海贫血在地中海国家最为常见
  - 镰状细胞贫血在非裔美国人中最为常见
- 流行病学
  - 脾切除术可诱发髓外造血

自然病史和预后

- 并发症
  - 血胸，可大量（不常见）
  - 脊柱受压（不常见）

治疗

- 无症状无需治疗
- 输血，羟基脲
- 遗传性球形红细胞增多症采用脾切除术
- 脊髓受压时采用小剂量放疗

诊断要点

考虑的诊断

- 慢性贫血伴不明原因椎旁肿块患者考虑髓外造血

食管裂孔疝

关键要点

术语
- 食管裂孔疝、裂孔疝（HH）
- 食管裂孔疝
- 滑动食管裂孔疝：胃食管（GE）连接处、胃贲门胸内疝
- 食管旁疝（真性）：胃食管连接处、胃内疝位置正常

影像学表现
- 平片
  - 边缘光整的心后软组织肿块影
  - 可能包含气体和（或）气－液平面
  - 奇静脉食管隐窝侧移
- CT
  - 可见食管裂孔疝及其内容物
  - 识别胃食管连接与胃疝的关系
  - 评估肺不张、肺炎、误吸
- 上消化道钡剂造影（UGI）/ 食管造影：影像学首选

主要鉴别诊断
- 膈上憩室
- 食管切除术
- 贲门失弛缓症

临床要点
- 滑动食管裂孔疝 >90%
- 食管旁疝 <10%
- 滑动食管裂孔疝
  - 无症状；偶然发现
  - 胃食管反流症状（GERD）
  - 反流、吞咽困难、声音嘶哑
- 食管旁疝
  - 从无症状到危及生命的紧急情况
- 治疗
  - 药物治疗
  - 有症状者采用手术
  - 食管旁疝采用预防性手术

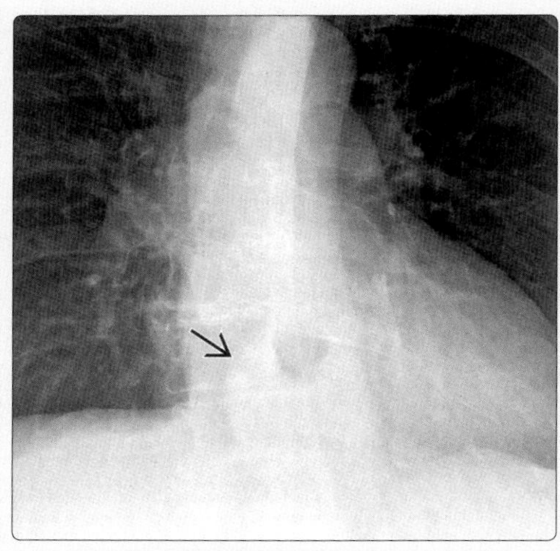

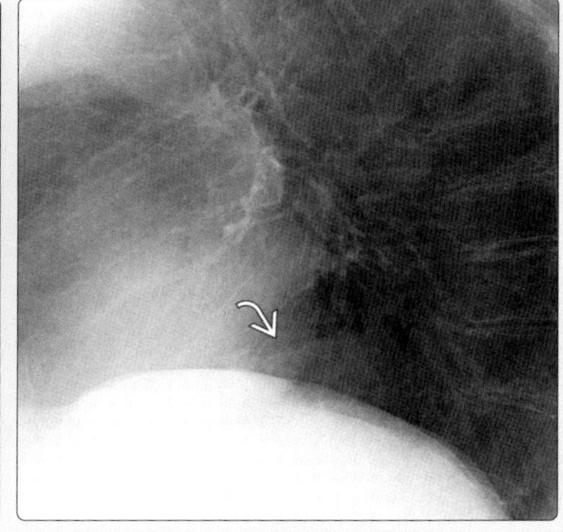

（左图）一名 77 岁女性无症状滑动裂孔疝➡患者后前位胸片显示含气软组织结构（胃疝）引起奇静脉食管下隐窝侧移。

（右图）同一患者侧位胸片显示裂孔疝，可见气－液平面➦。裂孔疝通常发生于老年患者。较小的疝在平片上显示不明显。

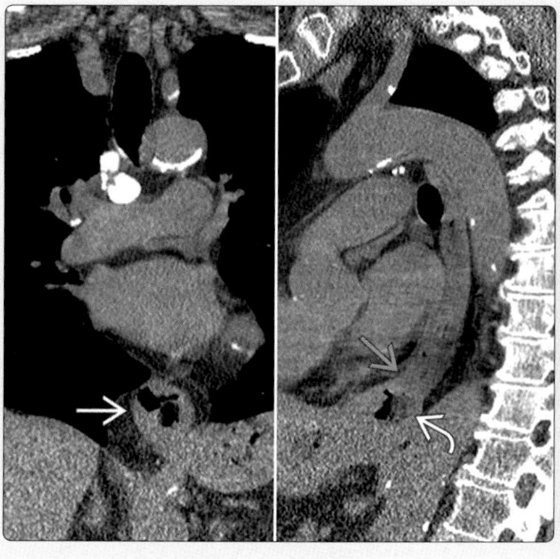

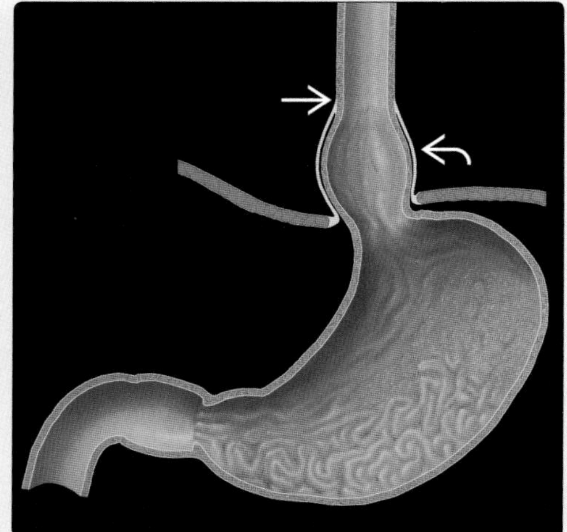

（左图）冠状位（左）和矢状位（右）平扫 CT 组合图显示 I 型滑动裂孔疝➡。膈上疝囊（注意胃内皱襞➦）和胃食管交界处⇨通过食管裂孔疝。

（右图）示意图显示了滑动（I 型）食管裂孔疝的解剖结构，其中胃食管交界处➡和胃贲门➦均通过食管裂孔疝入胸腔。滑动性食管裂孔疝是最常见的裂孔疝。

食管裂孔疝

术语

缩写

- 食管裂孔疝（HH）

定义

- 通过食管裂孔形成疝
- 滑动食管裂孔疝：胃食管连接处和胃贲门向胸内疝出
- 食管旁疝（真性）：胃食管连接处在正常位置，食管远端可见胸内胃疝

影像学表现

X 线表现

- 边缘光整的心后软组织肿块影
  - 可能包含气体和（或）气－液平面
- 可以向左、向右或双侧延伸
- 奇静脉食管隐窝侧移
- 食管旁疝或胃扭转诊断困难，需高度警惕

透视表现

- 食管平片
  - 可见下食管黏膜“B”环在裂孔上方≥2 cm 处
  - 膈上疝囊可见胃内皱襞
  - 单对比剂食管造影敏感度：100%

CT 表现

- 食管裂孔增宽
- 可见食管裂孔疝及其内容物
  - 胃，网膜，其他腹部器官
- 识别与疝胃相关的胃食管连接处改变可用于诊断食管旁疝
- 评估胃扭转
- 评估肺不张、实变、误吸

推荐的影像学检查方法

- 最佳影像检查方法
  - 上消化道（UGI）器官 / 食管造影初步研究选择：最佳黏膜评估：食管炎、溃疡、狭窄
  - CT 多平面重建排除肠扭转及其他疝出脏器

鉴别诊断

膈上憩室

- 获得性远端食管憩室
- 相关性：运动性障碍，食管炎，狭窄

胸腹膜裂孔疝

- 腹部内容物通过胸腹膜管疝出
- 脂肪；肠、脾、肾少见

食管切除术

- 扩张的食管向中线右侧突出
- 病史，手术

贲门失弛缓症

- 食管下括约肌松弛功能失调
- 食管明显扩张；食管远端呈“鸟喙”征

病理学表现

基本表现

- 病因
  - 食管裂孔增大：腹内压升高：肥胖、怀孕、衰老
  - 分期、分级和分类
- 外科分型
  - Ⅰ型：胃食管连接处和贲门位于胸内（滑动食管裂孔疝）；>90%
  - Ⅱ型：胃食管连接处正常，胃底位于胸内（食管旁疝）
  - Ⅲ型：胃食管连接处及胃底（胃食管交界处以上胃底）位于胸内；第二常见类型
  - Ⅳ型：胃疝合并其他器官疝
  - Ⅱ～Ⅳ型：有缺血、梗阻、肠扭转的风险

大体病理和手术所见

- 滑动食管裂孔疝
  - 膈食管膜功能减弱
  - 直立时可自发缓解
- 食管旁疝
  - 通常不可还原
  - 可能合并胃扭转
    - 可出现器官或肠系膜轴向扭转，而无梗阻或绞窄

临床要点

临床表现

- 最常见的症状 / 体征
  - 滑动食管裂孔疝
    - 无症状；偶然发现
    - 胃食管反流病（GERD），早饱，反流，吞咽困难
    - 支气管树的占位效应，误吸
    - 声音嘶哑，胸痛
  - 食管旁疝：从有症状到危及生命的紧急情况

人口统计学表现

- 年龄
  - 患病率随年龄增长而增加
- 性别
  - 女性多于男性

自然病史和预后

- 急性胃扭转：死亡率接近 50%

治疗

- 药物治疗
- 症状性疝采用手术
- 食管旁疝采用预防性手术

（左图）图示Ⅱ型食管旁疝。胃食管交界处➦位于正常位置，胃的一部分沿食管远端疝入胸腔。

（右图）一名中度Ⅱ型食管旁疝患者冠状位增强CT显示食管远端➡与胃食管交界处位于正常位置。胃底⇨从食管旁疝入胸腔。注意肝脏可见肝血管瘤➦。

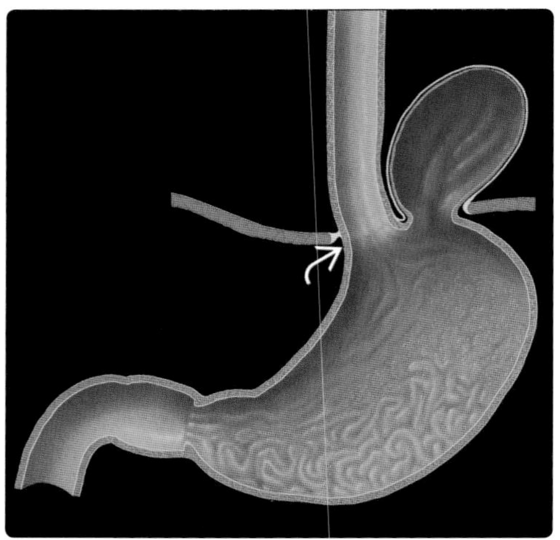

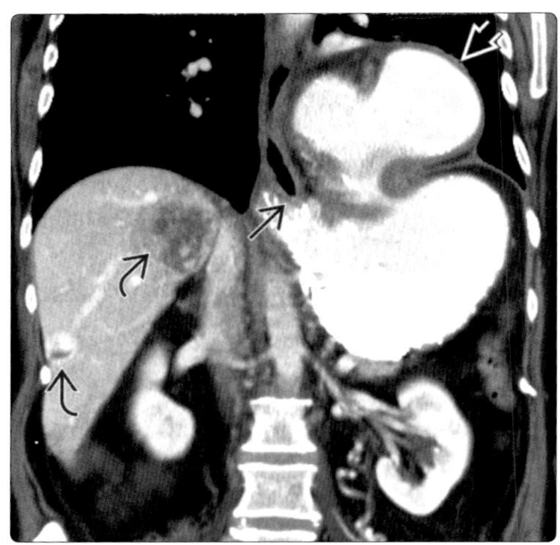

（左图）一名患有中度食管裂孔疝的无症状老年女性后前位胸片显示心脏后肿块影，导致奇静脉食管下隐窝侧移➦。病灶虽不含气体，但其形态为裂孔疝特征。

（右图）同一患者侧位胸片显示心脏后软组织肿块，内有小气泡➡，代表疝囊内胃腔内的气体。

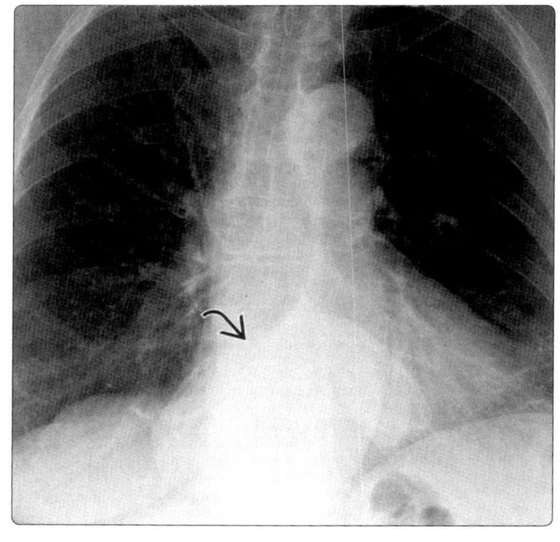

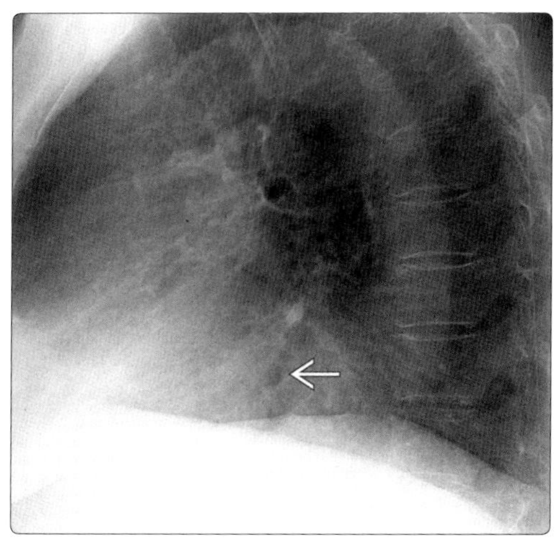

（左图）同一患者的冠状位平扫CT显示Ⅲ型食管旁疝，疝出肠管位于胸内胃食管交界处➦。胸内大网膜脂肪引起奇静脉食管隐窝侧移➡。

（右图）图像显示Ⅲ型食管裂孔疝的解剖结构，其中胃食管交界处和胃底均通过食管裂孔疝入胸腔。胃底➡在胃食管交界处➦上方。

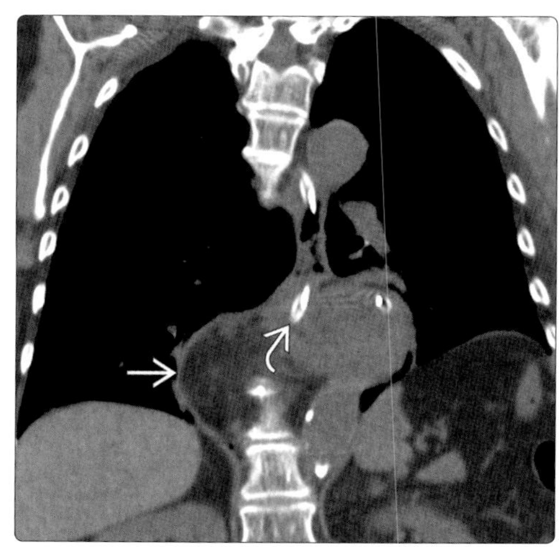

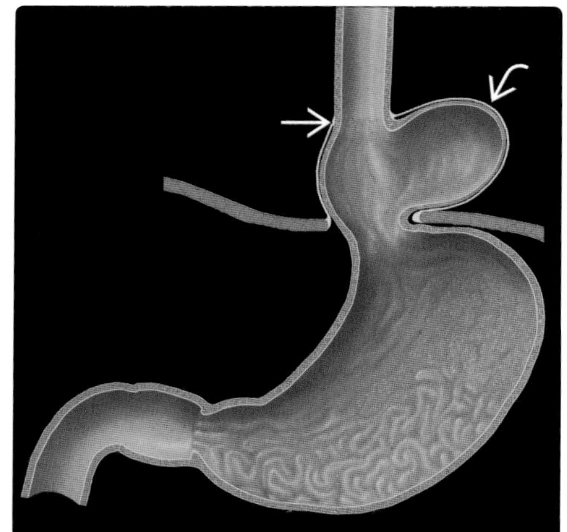

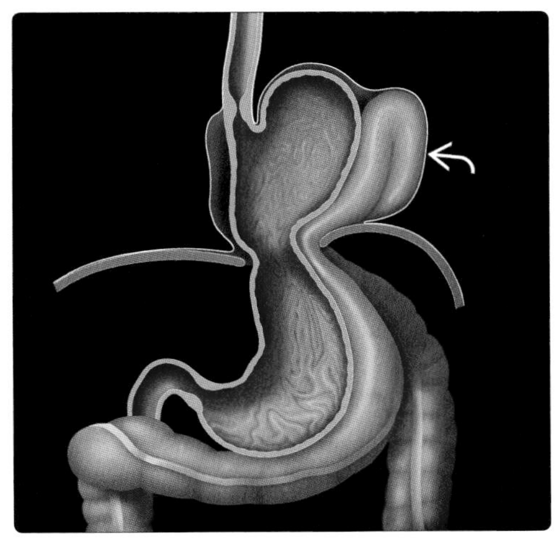

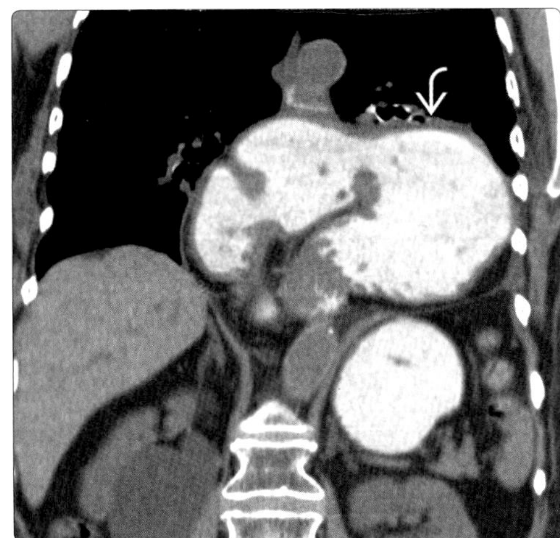

（左图）图像显示了Ⅳ型食管裂孔疝的形态特征，其中除胃以外，横结肠➡的一部分也疝入胸腔。

（右图）一名无症状老年女性Ⅳ型食管裂孔疝冠状位增强CT显示胃完全位于胸腔内，胃大弯轴向扭转➡。部分小肠肠管疝入（未显示）。

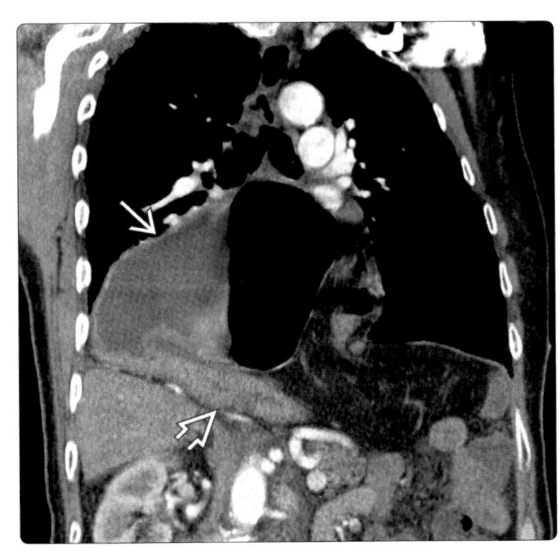

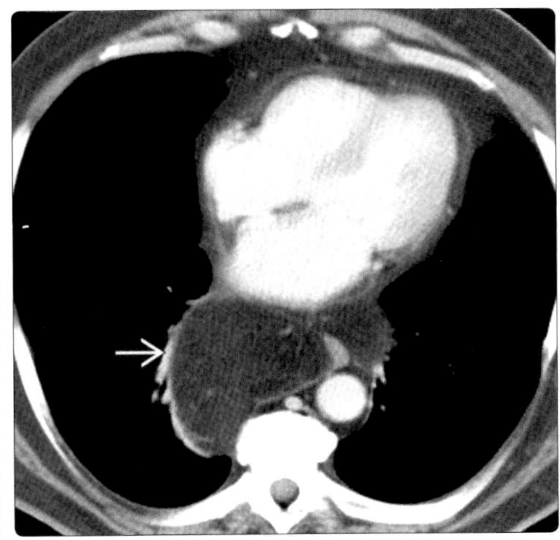

（左图）一名患者冠状位增强CT显示胃近端➡扩张充满液体，远端胃因梗阻而塌陷➡。

（右图）一名无症状食管裂孔疝患者横断位增强CT显示网膜脂肪➡通过食管裂孔疝出。裂孔疝是由膈食管膜薄弱引起的，可导致脂肪和（或）肠疝出。

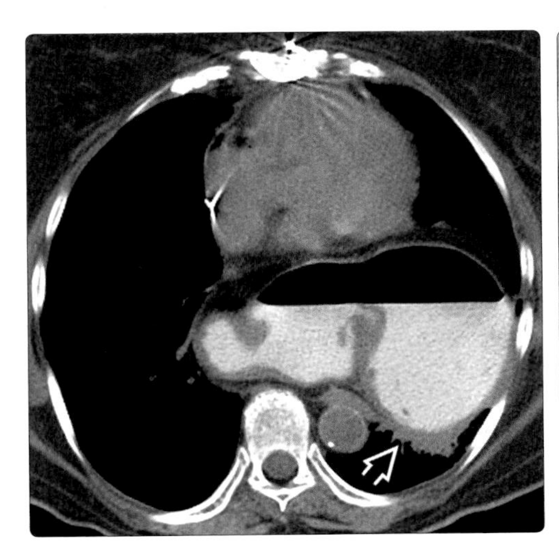

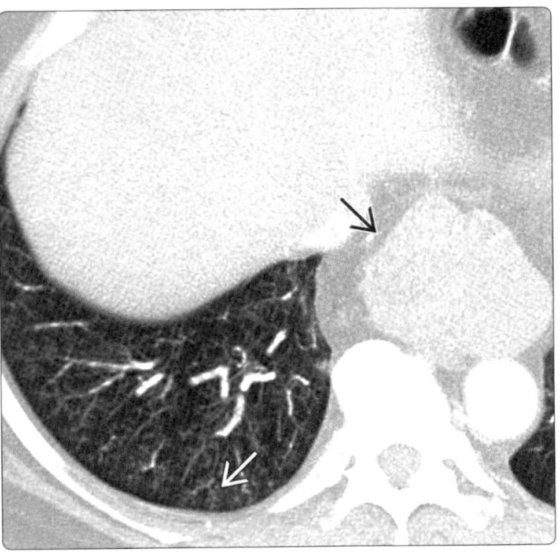

（左图）一名胸腔胃患者的横断位增强CT显示明显的胃膨胀，导致心脏受压、左肺下叶基底段肺组织膨胀不全➡。

（右图）一名轻至中度裂孔疝➡患者横断位增强CT显示右肺下叶大量“树芽”征➡，与慢性误吸引起的肺泡性细支气管炎相似。裂孔疝可引起与占位效应和（或）误吸相关的肺部异常表现。

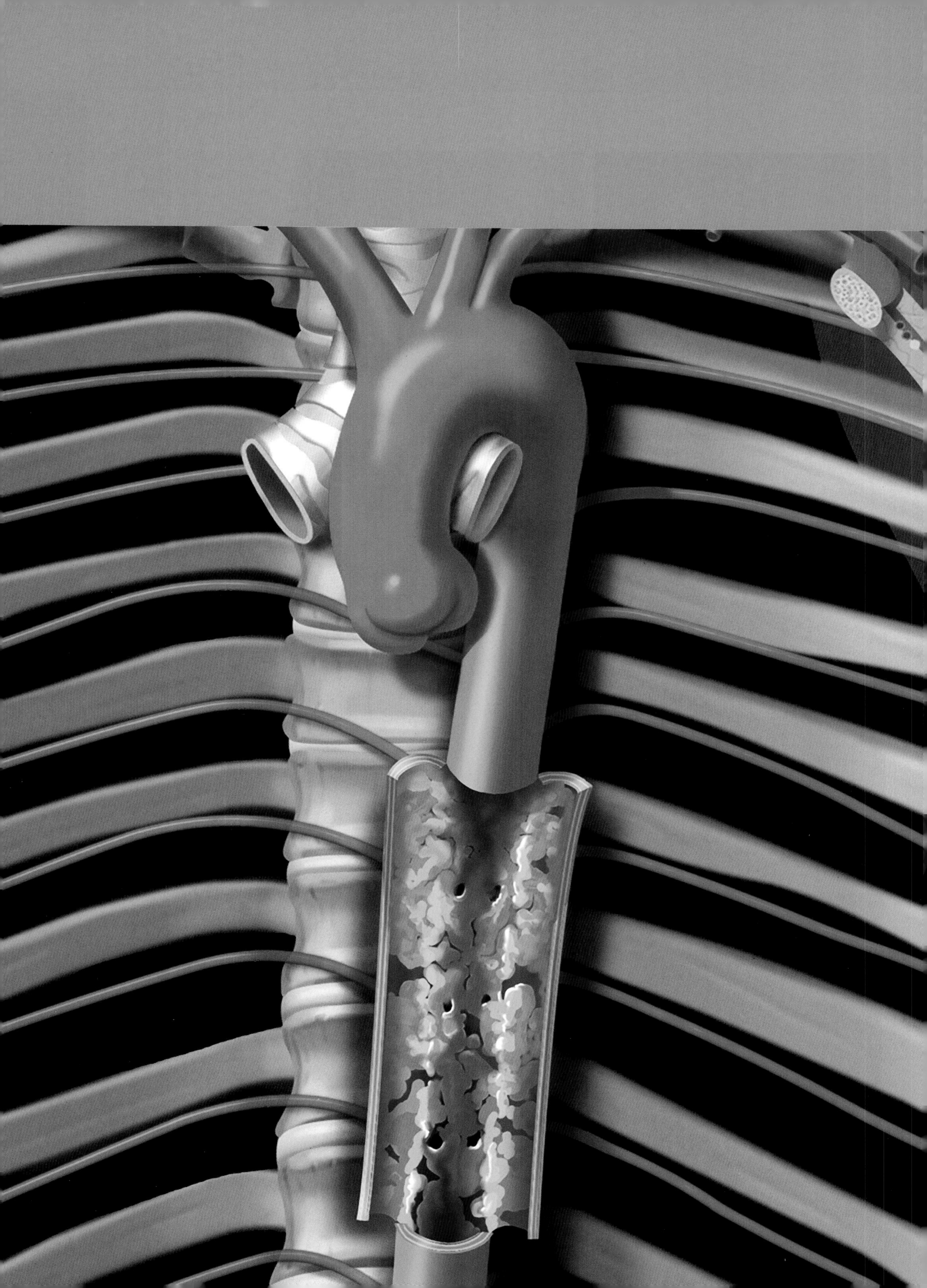

第九部分

心血管疾病

介绍

胸部包含许多复杂的器官和系统，心血管系统是其中最重要的组成部分之一，并可能出现多种疾病。其中，冠状动脉疾病是美国死亡率最高的疾病。虽然心胸专科医师及普通影像科医师对许多心胸疾病了如指掌，但许多心血管疾病历来被认为是胸部影像学领域之外的部分，通常由非影像科医师，特别是心脏专科医师评估和管理。

许多因素导致影像科医师对心血管疾病缺乏理解。虽然胸片检查是评估心血管疾病的非常好的首选筛查方法，但它通常缺乏足够的敏感性难以确诊。例如，虽然胸片检查可以发现冠状动脉疾病的间接证据，但此类影像学表现通常是非特异性的（例如，心脏肥大，肺静脉高压）。对于鉴别诊断所需的关键直接证据，例如，对血流动力学评估非常重要的冠状动脉粥样硬化斑块，平片难以发现，必须通过更先进的手段获得。

从历史上看，当其他成像技术（例如，冠状动脉造影）更为先进和准确的时候，对大量心血管疾病的评估并非由影像科主导。随着 20 世纪 90 年代后期多排探测器螺旋 CT 的商业推广和广泛使用，影像科医师开始越来越多地参与到许多心血管疾病的诊断中。这种无创检查技术提供了比传统血管造影更精细的解剖细节。同时，磁共振（MR）成像技术也取得了显著进步，将心血管疾病的综合评估纳入了诊断影像学领域。

这些技术的快速发展产生了如此之大的影响，以至于今天，心血管成像已成为心胸影像学的不可分割的部分，在一些机构中，心血管影像学甚至是一个独立的亚专业。因为心脏和大血管在解剖和功能上与胸腔中的其他器官和结构整合在一起，因此单独评估是不符合逻辑的。整合心脏和胸部成像，可以增加对心血管疾病的理解，对推进和优化患者治疗产生积极影响。

急性主动脉综合征（acute aortic syndrome, AAS）和胸部主动脉动脉瘤

AAS 一词指的是一组表现为胸痛的异质性疾病，其共同的危险因素是高血压。AAS 概念是为了阐明穿透性主动脉溃疡和壁内血肿的病理生理，以及主动脉夹层和不完全夹层的关系而引入的，因为这两种病变都可能导致夹层。虽然穿透性主动脉溃疡可以发展成为壁内血肿，但相反情况却不会出现。构成 AAS 的各种病理生理改变以及用于描述该综合征的各种术语经常会引起混淆。此外，复杂的胸主动脉瘤经常表现为胸痛和高血压，并且可能表现出与 AAS 完全相同的临床表现。因此，虽然复杂的主动脉瘤不严格包括在 AAS 的定义中，但在诊断 AAS 时需要考虑到它们。值得注意的是，出现胸痛的患者中，从统计资料看有更多的患者患有冠状动脉综合征，而不是 AAS 或复杂的主动脉瘤。鉴别诊断主要依靠临床表现和实验室检查，但这可能不适用于每个患者。最后，冠状动脉综合征可能与 AAS 和复杂的主动脉瘤共存，使得临床诊断和评估挑战性更大。

高血压伴急性胸痛的患者一般首先进行胸片检查。虽然该检查的敏感度并不被认可，因为阴性结果并不能排除主动脉病变。但平片的异常可能对诊断特定的心血管疾病有所提示，尤其是多次进行平片检查可用于评估患者连续性的变化。平片发现的主动脉扩张，新发的主动脉轮廓异常和主动脉内钙化的病理性移位都高度提示动脉病变。不管任何病因导致的主动脉破裂，胸片检查也可以发现一些急性主动脉出血的间接征象，例如，纵隔扩大，纵隔结构的移位，正常纵隔界面的改变和胸腔积液。

CT 和 MR 是 AAS 确诊的重要影像学方法。两种检查技术在评估急性主动脉病变及其并发症方面能力相当。通常认为 CT 比 MR 使用更为广泛，并且对于急诊患者来说更实用，因为 CT 图像采集只需要几秒钟。AAS 的最佳评估方案需要先进行平扫 CT（NECT）再进行增强 CT（CECT）。例如，只有在平扫 CT 上才能确定壁内血肿，单纯依靠增强 CT 容易误诊，借助平扫 CT 可以辅助诊断。壁内血肿表现为主动脉壁的新月形高密度。穿透性主动脉溃疡通常表现为对比剂局部突出于正常主动脉壁轮廓。主动脉夹层经典表现为动脉腔内摆动的内膜片。最后，胸部主动脉瘤表现为梭形、囊状、不规则或弥漫的主动脉扩张。所有这些主动脉疾病都可能与主动脉破裂相关，后者常常导致症状发作后不久的猝死。少数患者会伴有闭合性主动脉破裂或缓慢的主动脉出血。CT 可显示破裂部位和其他重要发现，包括纵隔血肿、血胸、心包和（或）胸膜的造影剂外漏。

非急性主动脉病变

很多慢性疾病也可能影响胸部主动脉。了解这些疾病的病理生理和影像学表现具有重要的临床意义，其临床表现或可类似急性主动脉病变或 AAS。非急性主动脉疾病包括血管炎和肿瘤。高安动脉炎和巨细胞动脉炎是影响主动脉的最常见血管炎。CT 和 MR 在评估血管炎相关的影像学表现包括血管壁增厚和腔内狭窄或扩张方面的诊断效能相当。动脉肿瘤非常少见，一旦发生，则几乎总是恶性的。主动脉最常见的恶性肿瘤是血管肉瘤。需要注意的是，原发性主动脉恶性肿瘤可能难以与内膜血栓区分开来。在这些情况下，增强 MR 可以帮助鉴别两种疾病。

肺血栓栓塞疾病［肺栓塞（pulmonary embolism, PE）］

总结与肺血栓栓塞疾病相关的影像表现挑战性还是很大的，因为与此相关的文献数量非常庞大。然而，有几个普遍接受的概念需要强调。CTA 肺动脉成像仍然是诊断 PE 的最常用影像学方法。通气－灌注显像（VQ 扫描）与 CTA 同样好，但后者具备同时评估肺部其他引起胸痛病因的优势。《肺栓塞诊断前瞻性研究》PIOPED Ⅱ表明，结合静脉期成像（CTA-CTV）（即从下腔静脉汇合处到腘静脉）可以提高诊断的灵敏度，而特异性相似。然而，鉴于压迫下的下肢多普勒超声检查和 CTV 在诊断静脉血栓形成方面具有同样效能，在常规临床诊疗中这种方法很难普及。

普遍认为，关于肺血栓栓塞性疾病的医学文献的数量是非常多的，因此很难总结当前与肺血栓栓塞性疾病影像学相关的概念。

然而，强调几个普遍接受的概念是很重要的。肺动脉 CTA 仍然是 PE 诊断的基础。通气灌注显像（VQ 扫描）与 CTA 一样好，但后者提供了同时评估整个胸部其他原因胸痛的优势。肺栓塞诊断前瞻性调查（piped）Ⅱ研究显示，CTA 联合静脉相显像（CTA-ctv）（即从下腔静脉汇合处经腘静脉）的诊断灵敏度更高，特异性相似。然而，鉴于压缩多普勒下肢超声在诊断静脉血栓方面与 CTV 一样有效，这并不是一般实践中使用的方案。

由于 CTA 的阳性率仍然很低，人们普遍认为 CTA 在血栓栓塞性疾病的评估中被过度使用。此外，CTA 的电离辐射剂量也不可忽视。这个问题可能与对 PE 诊断的临床标准不一致相关以及与对 PE 概率的主观高估有关。未来该领域的研究重点或可为建立更好的患者筛选标准，这有望让相关成像技术的使用更为理性。

在过去的十年中，人们越来越关注 CT 扫描所产生的电离辐射量及其有害影响。辐射剂量增加与癌变风险增加有关。儿童和年轻女性（尤其是孕妇）是高风险群体之一。其中最严重的问题之一是与 CTA 中的乳房放射照射有关的乳腺癌的发展。已经采取了几项措施来降低这种风险。铋乳房盾可以减少对乳房的辐射剂量，而不会改变图像质量，之前使用过这种方法。许多机构选择与制造商合作，开发最先进的 CT 扫描仪和剂量减少方案，以期应用于所有接受 CT 成像的患者。另一项重要的策略是对胸片正常却怀疑 PE 患者进行 VQ 扫描。虽然两种技术的辐射量可能相似，但乳房受到的辐射剂量在核素扫描中可能比 CT 检查少得多。

心脏瓣膜病

准确评估心脏瓣膜疾病是新技术在心胸诊断中应用的绝佳典范。虽然经典影像学文献中广泛描述了与瓣膜疾病相关的多种影像学异常，但直到超声心动图和 MR 广泛应用才能从成像评估中提取客观信息。这些技术可提供心血管系统疾病的定量和定性评估。定量信息可以确定疾病进展并帮助制订瓣膜疾病的治疗策略。虽然彩色多普勒超声心动图仍然是首选的影像学方法，但人们认识到它存在一些技术限制（如声窗质量差、解剖复杂），包括无法完全量化瓣膜反流。出于这个原因，MR 已经成为一种非常好的非侵入性诊断方法，能够完全量化跟踪瓣膜疾病并在必要时计划手术策略。虽然目前 MR 的评估能力尚未得到官方评估，但人们已认识到当超声心动图无法确定时，MR 是一种具有很大潜力的影像学工具。最后，相关研究显示冠状动脉 CTA 用于评估瓣膜功能方面也具有一定潜在应用价值。

心脏和心包占位

总的来说，心脏和心包占位并不常见。转移性疾病是影响心脏和心包的最常见的恶性肿瘤。较少见的心包肿瘤包括良性肿瘤（如畸胎瘤、孤立性纤维瘤、血管瘤）和原发性恶性肿瘤（如间皮瘤）。另一方面，较少见的心脏占位包括良性病变（如黏液瘤、乳头状纤维弹性瘤、横纹肌肉瘤、纤维瘤、脂肪瘤、心房间隔脂肪肥大症、副神经节瘤、血管瘤、淋巴管瘤）和恶性肿瘤（如血管肉瘤、平滑肌肉瘤、横纹肌肉瘤、淋巴瘤）。超声心动图和 MR 仍然是心脏病变评估的主要方法。超声心动图易于获取，便携，快速且廉价。但是它也有局限性，如在肥胖或有钙化存在时声窗品质较差。多排 CT 相对于其他方法的主要优势之一是其始终能够显示钙化。但是，采集心脏图像会导致显著的胸部辐射，并且通常需要使用碘造影剂。MR 被认为是评估心脏和心包占位的金标准。虽然 MR 的主要优势是优越的组织表征能力，但它还有其他优点，如没有关于声窗的限制，不产生电离辐射，并且使用的钆对比剂更为安全。

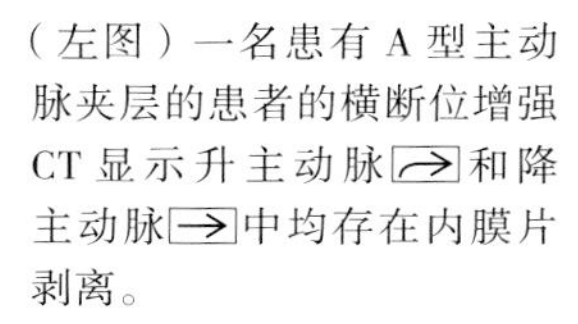

(左图)一名患有A型主动脉夹层的患者的横断位增强CT显示升主动脉→和降主动脉→中均存在内膜片剥离。

(右图)横断位(左)和斜冠状位(右)增强CT的图像显示对比剂局部外凸→,超出主动脉壁的范围,与穿透性主动脉溃疡一致。穿透性主动脉溃疡可能稳定或加重,并可能与壁内血肿、主动脉夹层或主动脉假性动脉瘤(包含主动脉破裂)相关。

主动脉夹层

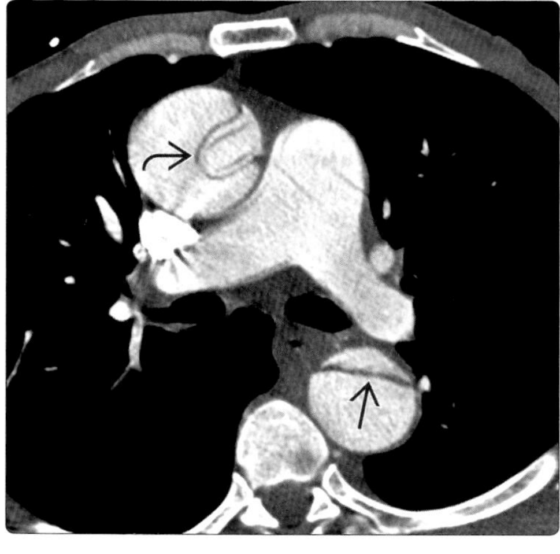

穿透性主动脉溃疡

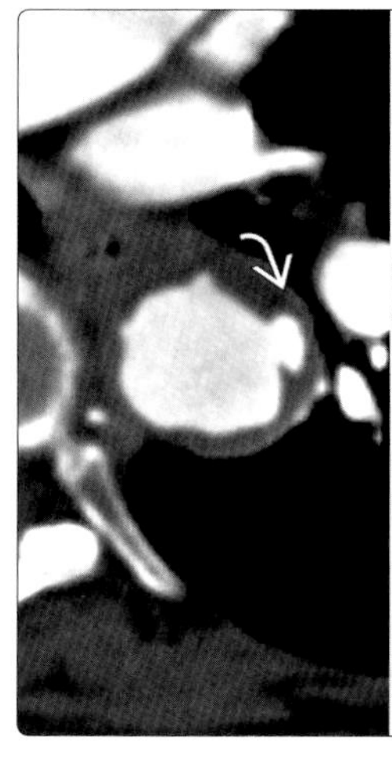

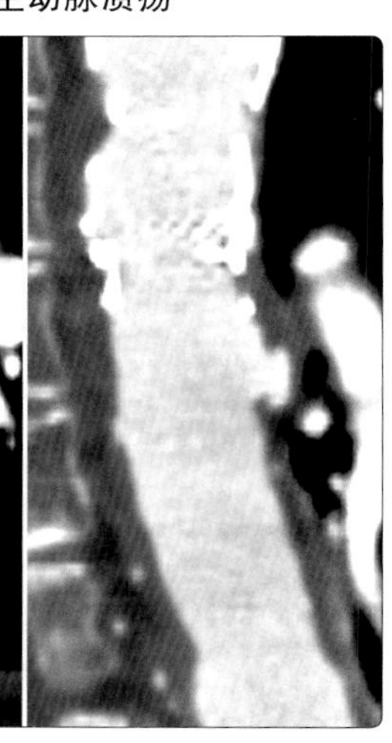

(左图)横断位平扫CT(左)和增强CT(右)的图像显示A型壁内血肿,表现为新月形高密度区➡以及增强CT上的管壁增厚⇨。降主动脉穿透性溃疡也与腔外新月牙形高密度影相关,此种情况提示包裹性破裂可能→。

(右图)横断位平扫CT(左)和增强CT(右)的图像显示肺动脉骑跨栓塞→。中央型肺栓塞在平扫CT上很少见。

主动脉壁间血肿

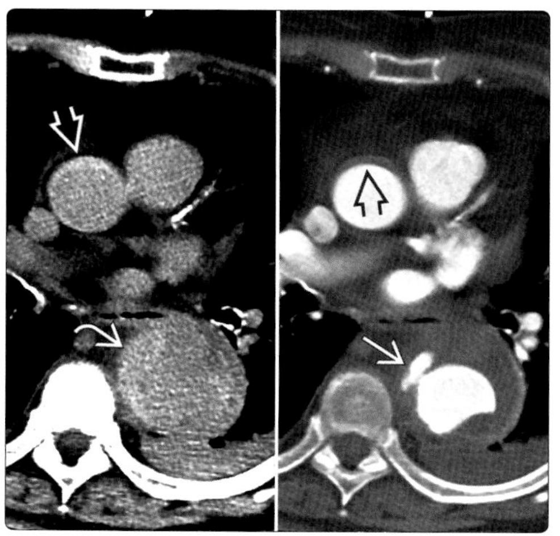

肺动脉栓塞

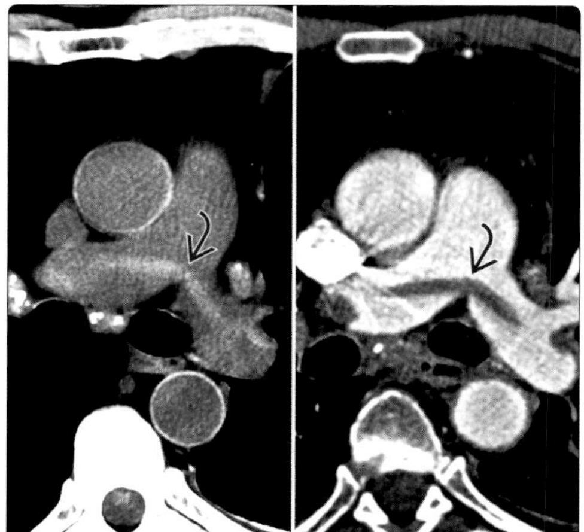

(左图)横断位增强CT显示双侧肺栓塞→和右心房和右心室明显增大。右心室➡至少是左心室的两倍宽,与右心室负荷增加一致。

(右图)横断位增强CT(左)和肺动脉数字减影血管造影(右)的复合图像显示肺动脉血管肉瘤,表现为CT和DSA上的肺动脉充盈缺损⇨,并伴有右下叶肺动脉管腔闭塞。

PE及右心应变

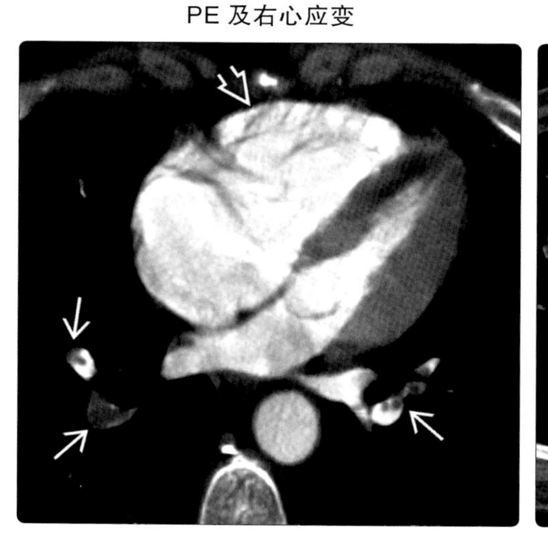

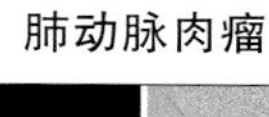

肺动脉肉瘤

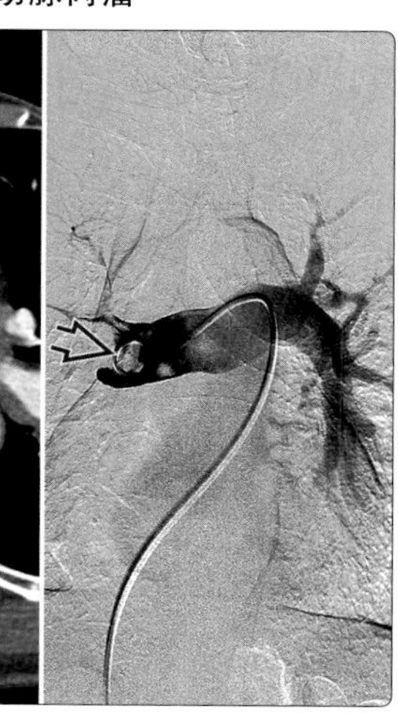

瓣膜狭窄

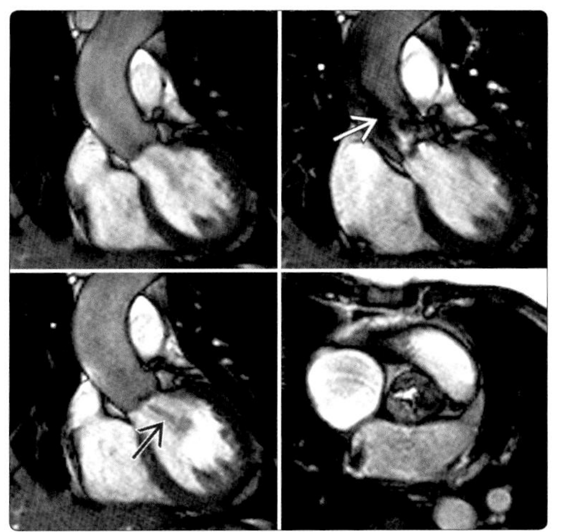

瓣膜狭窄

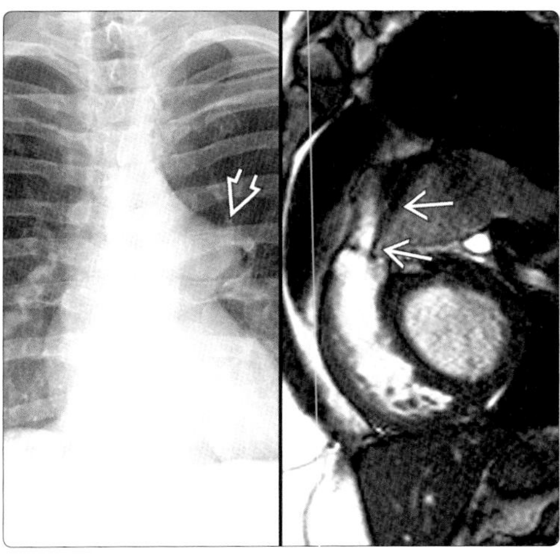

（左图）冠状位和横断位 MR 图像显示主动脉狭窄患者（顺时针从左下开始）：舒张期反流➡，关闭的主动脉瓣，收缩期射血➡以及主动脉瓣膜，主动脉瓣横断位 MR 显示由于部分瓣叶融合导致瓣膜开放受限。

（右图）肺动脉狭窄患者与 PA 胸片（左）和电影 MR（右）的合成图像显示，SSFP MR 显示肺动脉干增大和收缩期肺动脉射血喷射。（右）肺动脉狭窄患者的后前位胸片（左）和电影 MR（右）图像显示肺动脉干扩张➡和 SSFP MR 上的收缩期肺动脉喷射征➡。

心脏及心包肿物

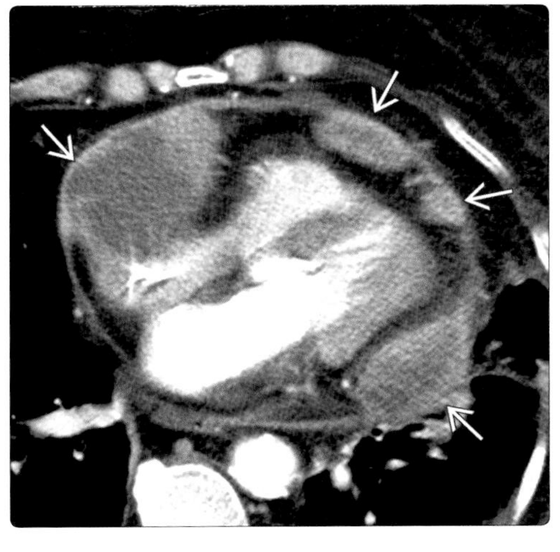

心脏及心包肿物

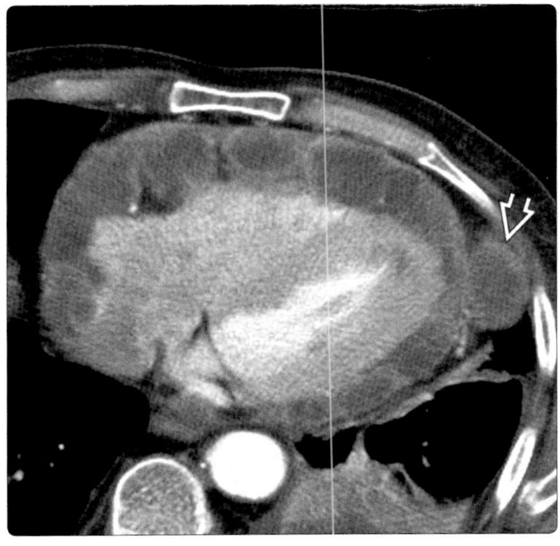

（左图）转移性肺癌患者的横断位增强 CT 显示不均匀强化的结节和肿块➡，符合心包转移瘤。

（右图）继发恶性渗出性心包炎患者的横断位增强 CT 显示不均匀强化的、可能为坏死的心包肿块和坏死的心旁淋巴结➡，需经皮穿刺活检进行病理组织学诊断。

心脏及心包肿物

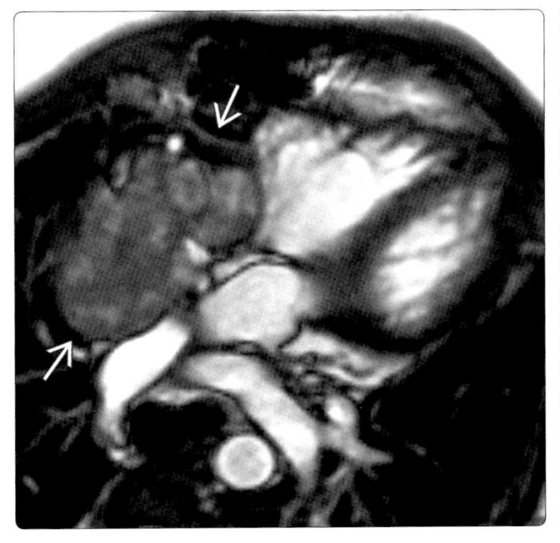

心脏及心包肿物

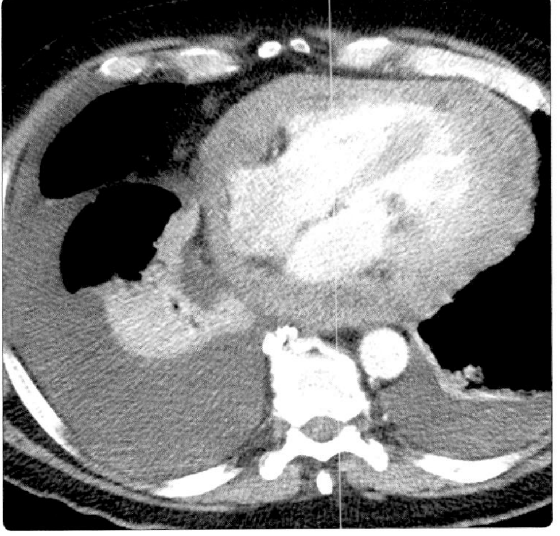

（左图）右心房肉瘤患者的斜横断位 SSFP MR 显示不均匀信号肿块➡，阻塞了右心房。

（右图）心肌横纹肉瘤患者的横断位增强 CT 显示结节状软组织影包绕心脏和双侧胸腔积液。虽然转移是最常见的心脏和心包恶性肿瘤，但间皮瘤和血管肉瘤分别是心包和心脏最常见的原发性恶性肿瘤。

动脉粥样硬化

关键要点

术语
- 血管壁上的脂质沉积导致管壁增厚、硬化和管腔闭塞

影像学表现
- 影响中型和大型动脉
- 在降主动脉中最为常见
- 好发于血管分叉部
- 平片
  - 血管壁钙化
- 平扫 CT
  - 钙化的动脉粥样硬化斑块
  - 穿透性溃疡；主动脉壁之外的软组织
  - 高密度新月形壁增厚：壁内血肿
- CTA
  - 非钙化（>4 mm）和钙化的斑块
  - 动脉瘤：通常与动脉粥样硬化有关
  - 穿透性溃疡与溃疡性斑块的鉴别
- MR
  - 斑块表现：T_1WI 上脂质高信号，T_2WI 上低信号
  - 与增强 CT 一样用于并发症评估

主要鉴别诊断
- 主动脉炎 / 动脉炎（高安动脉炎、巨细胞动脉炎、放射后、梅毒等）
- Mönckeberg 中层硬化
- 主动脉肉瘤或转移瘤

临床要点
- 无症状
- 急性主动脉综合征：穿透性溃疡、壁内血肿、主动脉夹层引起的胸痛
- 内脏 / 肢体缺血；分支狭窄、栓子
- 瓷化主动脉：术中栓塞性脑卒中风险增高；与严重症状性主动脉瓣狭窄（15%~18%）相关

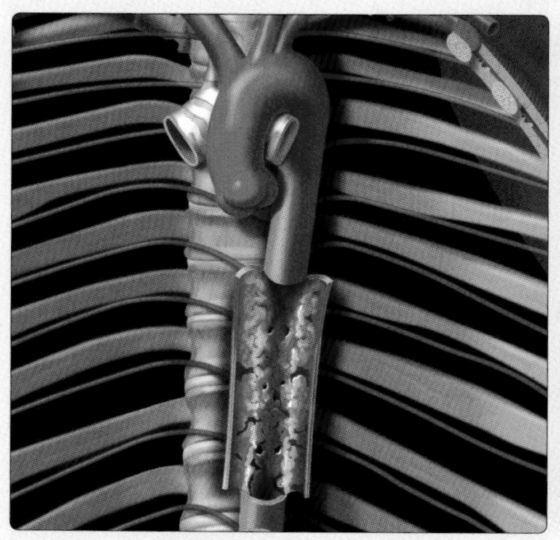

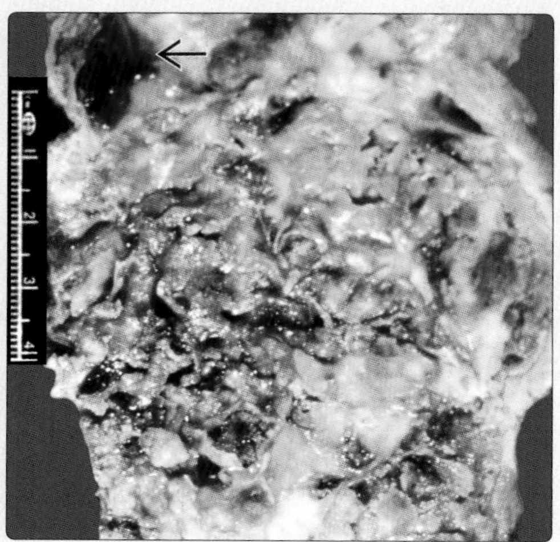

（左图）主动脉粥样硬化的形态学特征。脂肪、胆固醇和其他物质的沉积在主动脉内膜上形成不规则的斑块，可能导致血栓和溃疡→，伴或不伴壁内血肿。

（右图）胸主动脉切面显示不规则的内膜表面。脂质和胆固醇的沉积导致不规则的斑块和溃疡，反之，溃疡可能导致壁内血肿。

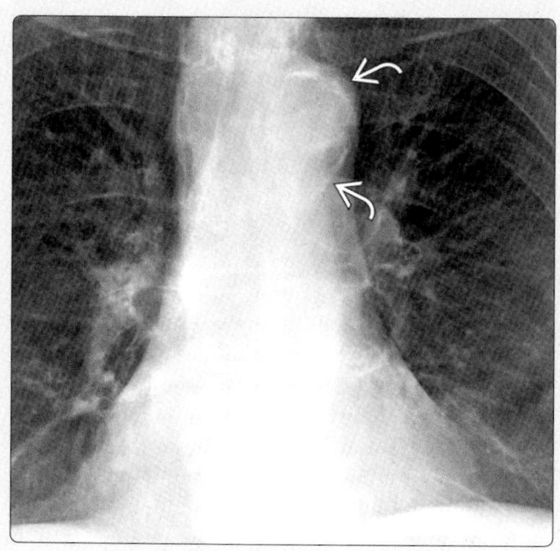

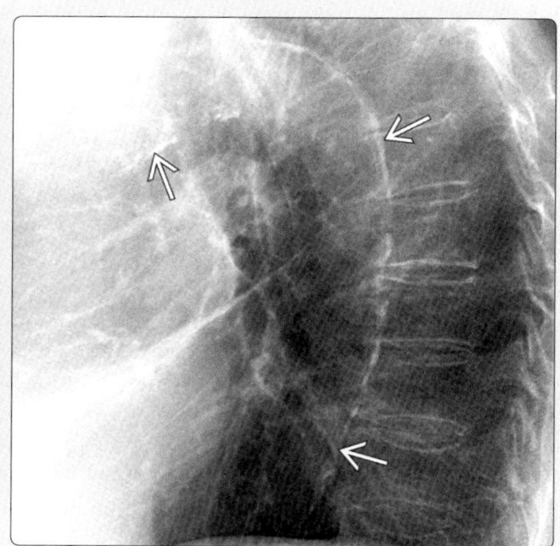

（左图）动脉粥样硬化患者的前后位胸片显示主动脉弓和降主动脉的内膜钙化→，这增加了缺血性卒中的风险。

（右图）同一患者的侧位胸片显示广泛的主动脉内膜钙化→，可能是钙化的动脉粥样硬化斑块造成的。钙化斑块是平片上最常见的动脉粥样硬化表现形式，通常与其他部位的动脉粥样硬化相关，包括冠状动脉。

术语

同义词
- 动脉硬化

定义
- 脂质在动脉壁上沉积，导致管壁增厚、硬化和管腔闭塞

影像表现

基本表现
- 部位
  - 影响中等动脉和大动脉
  - 最常见于降主动脉
  - 好发于血管分叉处
  - 糖尿病和家族性高胆固醇血症患者升主动脉多受累
  - 家族性高胆固醇血症可累及主动脉根部
  - 梅毒引起升主动脉动脉粥样硬化
- 形态学
  - 瓷化主动脉：严重的环周钙化或粥样硬化斑块，导致主动脉无法被安全的夹闭或建立介入通道
    - 术中合并的栓塞性卒中风险更高；常伴有严重的症状性主动脉瓣狭窄（15%～18%）

X 线表现
- 平片
  - 可见血管壁钙化
  - 穿透性主动脉溃疡所致的假性动脉瘤（>2～3 cm）可能表现为局限性肿块或局限性主动脉扩张
  - 升主动脉钙化是病变严重程度的标志
  - 冠状动脉动脉粥样硬化
    - 偶尔可见钙化的斑块
    - 冠状动脉斑块意味着更高的血流动力学显著狭窄的风险
  - 中央肺动脉的钙化斑块
    - 长期严重肺动脉高压
    - 艾森曼格综合征
    - 慢性栓塞性肺动脉高压

CT 表现
- 平扫 CT
  - 动脉硬化的钙化斑块
    - 冠状动脉钙化（CAC）
      - 动脉粥样硬化负担的标志
      - CAC 与卒中、心肌梗死、血管重建手术和死亡的风险增加相关
      - 缺乏 CAC 具有极佳的阴性预测价值
      - 对于 CAC<400 的患者来说，CAC 检测血管造影有显著狭窄的能力优于非侵入性功能检查
      - CAC 为零：未来 15 年内死于冠状动脉事件的年死亡率 <1%
      - CAC>300：冠状动脉事件的风险增加 10 倍
  - 软组织影超出主动脉壁的轮廓时，提示穿透性溃疡
  - 高密度新月形壁增厚表明并存的主动脉壁内血肿（IMH）
- CTA
  - 非钙化（>4 mm）和钙化的斑块
  - 动脉瘤：通常与动脉硬化有关，扩张超过正常血管直径的 50%
  - 穿透性主动脉溃疡
    - 对比剂超出主动脉壁范围
    - 与之相邻的软组织包块通常与闭合性主动脉破裂（假性动脉瘤）有关
    - 可能与 IMH 相关；新月形或同心的主动脉壁增厚
  - 溃疡斑块：对比剂不超出主动脉壁轮廓之外
- 心脏门控 CTA
  - 不能替代诊断性冠状动脉造影，但具有与传统造影同样的敏感性
  - 可作为显著狭窄验前概率较低的患者排除狭窄的方法
  - 冠状动脉 CTA 上的冠状动脉疾病的存在和程度是心血管事件的强独立预测因子
  - 急性冠状动脉综合征的高危斑块特征：低密度（<30 HU）、正向血管重构（外部扩张）、斑点钙化和“餐巾环”征（血管腔和周围高密度环之间的低密度）
    - 高风险斑块特征在闭塞性病变中比非闭塞性病变概率高 3 倍以上
    - 斑块一致性：富含脂质（<30 HU）、纤维性（30～150 HU）、钙化（>220 HU）

MR 表现
- 斑块特征
  - 脂质成分
    - T_1WI 上高信号，T_2WI 上低信号
    - 富含脂质的斑块更倾向于炎症
  - 纤维细胞成分：T_1WI 和 T_2WI 上高信号
  - 钙沉积物：T_1WI 和 T_2WI 上低信号

超声表现
- 血管内超声检查
  - 对评估动脉粥样硬化斑块、其组分和血管重塑具有高空间分辨率
  - 在传统的造影检查中作为支持技术
  - 用于跟踪斑块进展

血管造影表现
- 斑块：充盈缺损或管腔内膜面不规则
- 穿透性溃疡：超出主动脉壁轮廓的局限性对比剂聚集
- 在治疗性支架置入或动脉内膜切除术前通常需要进行造影检查

核医学表现
- PET/CT
  - 有症状和不稳定斑块时 FDG 摄取更高

鉴别诊断

急性主动脉综合征（AAS）

- 经典的主动脉夹层、不完全夹层、穿透性主动脉溃疡、主动脉壁内血肿
- 可能导致主动脉破裂
- 主动脉夹层
  - 漂浮的内膜片分隔真假腔
  - 主动脉壁钙化向内侧移位
- 主动脉壁内血肿
  - 平扫 CT 上高密度新月形或环形主动脉壁增厚
  - 穿透性动脉粥样硬化溃疡可能与壁内血肿共存

胸主动脉瘤

- 急性穿透性主动脉溃疡伴假性动脉瘤在平扫 CT 上呈现为局部周边新月形血肿
- 影响因素：动脉粥样硬化、创伤、感染性主动脉炎、囊性中膜坏死、主动脉二叶瓣畸形、高血压、吸烟

主动脉炎 / 动脉炎（高安动脉炎、巨细胞动脉炎、梅毒等）

- 同心性环形壁增厚 ± 动脉瘤
- 散在性血管狭窄
- 增强 CT 表现类似 IMH
- 主动脉壁增厚但在平扫 CT 上无高密度影像

主动脉肉瘤或转移瘤

- 极为罕见；难以区别于外生型动脉粥样硬化斑块
- 无钙化的散在性主动脉壁软组织肿块

Mönckeberg 中层硬化

- 糖尿病和慢性肾脏疾病中常见动脉中层钙化
- 钙和磷在内膜、中膜沉积并造成动脉壁骨化

病理学表现

基本表现

- 病因
  - 斑块由血管壁上的脂质、胆固醇和其他物质积聚形成
  - 斑块狭窄和变硬，造成血流阻塞
  - 斑块可能脱落、栓塞或形成血栓并造成组织损伤（缺血、梗死、死亡）
  - 斑块削弱血管壁，可能导致动脉瘤形成
  - 复杂的动脉粥样硬化斑块可能导致主动脉溃疡 ± IMH
- 遗传学
  - 家族性高胆固醇血症是主要危险因素

大体病理和手术所见

- 动脉瘤：Ⅳ型、Ⅴ型或Ⅵ型病变的扩张，层状腔内血栓填充动脉瘤近似原始腔直径

镜下表现

- 病变始于内膜，逐渐影响整个动脉壁
- 动脉粥样硬化斑块：细胞或细胞碎片的积聚
  - 包含脂质、钙化和纤维结缔组织
  - 位于内皮层和中层平滑肌之间
- 泡沫细胞：单核巨噬细胞内含有丰富的胆固醇酯类脂质包涵体
- 易损斑块：斑块带有薄的纤维帽，容易破裂和形成血栓

临床要点

临床表现

- 最常见的症状 / 体征
  - 无症状
- 其他的症状 / 体征
  - AAS：穿透性溃疡、IMH、不完全夹层、经典夹层的胸痛
  - 分支狭窄或栓塞引起的内脏或四肢缺血
- 临床要点
  - 危险因素：糖尿病、大量饮酒、高血压、高胆固醇血症、高脂肪饮食、年龄增长、肥胖、个人或家族心脏病史、吸烟

人口统计学表现

- 年龄
  - 与年龄增长相关；老年人非常常见
- 性别
  - 男性 > 女性
- 流行病学
  - 在西方文化地区普遍存在
  - 在亚洲和非洲不常见：可能与饮食和（或）遗传因素相关

自然病史和预后

- 动脉粥样硬化随着年龄增长而进展
- 自然病史和预后与并发症的发生有关

治疗

- 改善危险因素和服用他汀类药物
- 并发症需进行内科或外科治疗

诊断要点

考虑的诊断

- 在明显的主动脉粥样硬化病变情况下的冠状动脉疾病

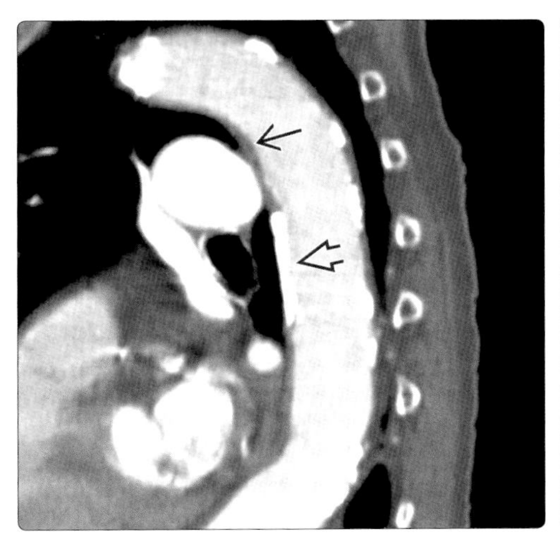

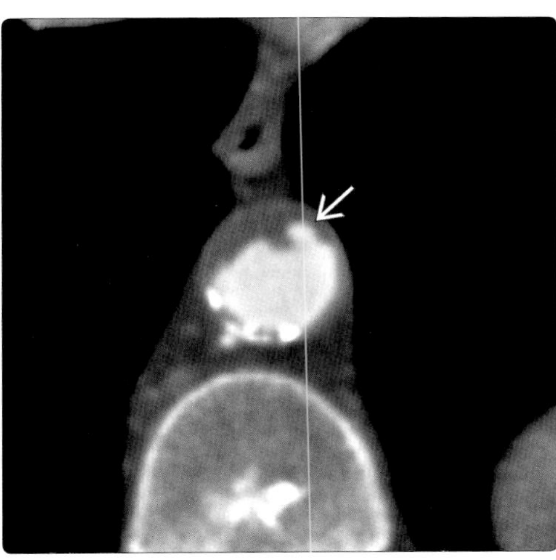

（左图）一名患有主动脉粥样硬化的患者的斜矢状位CTA重建，显示出沿着迂曲的胸主动脉有钙化⇨和非钙化⇨粥样硬化斑块。

（右图）横断位CTA图像显示患者胸主动脉有一个大的软组织粥样硬化斑块以及局部斑块溃疡➡。与穿透性主动脉溃疡不同，溃疡斑块不会超越主动脉壁的轮廓。

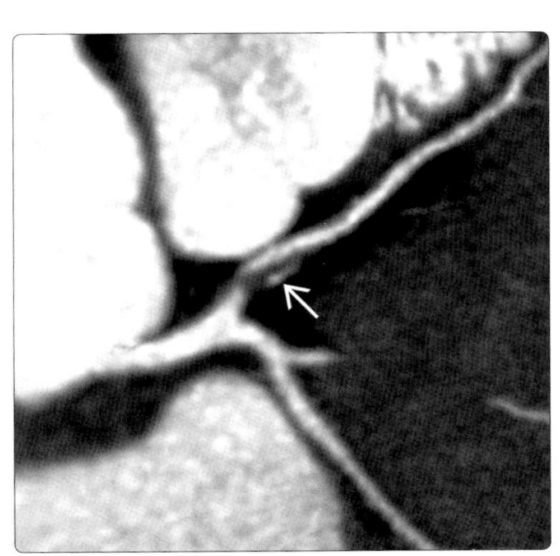

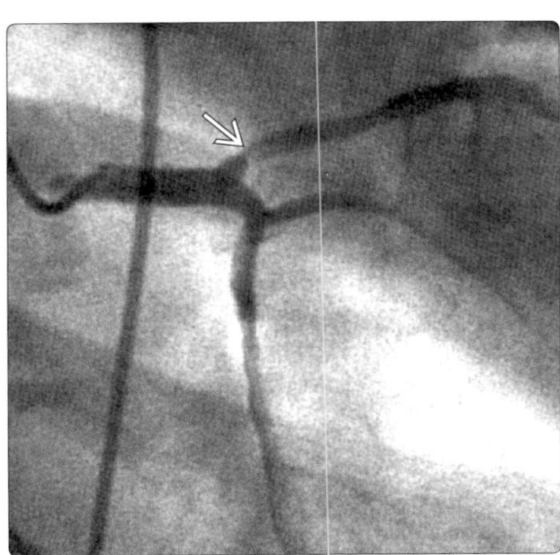

（左图）斜横断位冠状动脉CTA显示冠状动脉左前降支近段混合性斑块➡，其使血管腔直径缩小超过75%，对应于血流动力学上显著的冠状动脉狭窄。

（右图）同一患者的右前斜位冠状动脉造影显示冠状动脉左前降支近段90%的狭窄➡。冠状动脉疾病常与主动脉粥样硬化并存。

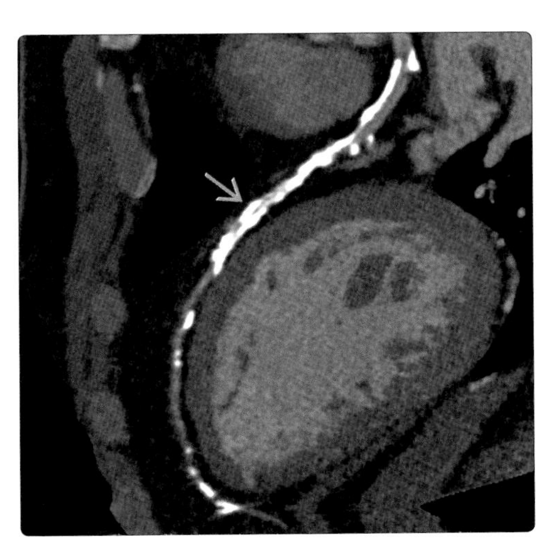

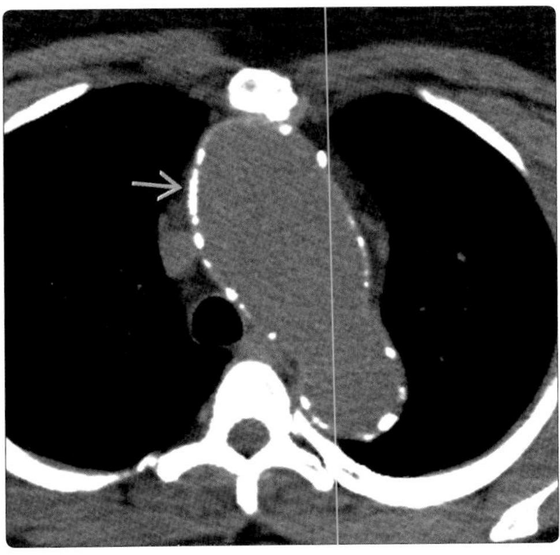

（左图）一名45岁男性糖尿病患者，长期接受血液透析治疗，曲面MPR冠状动脉CTA重建图像显示冠状动脉左前降支广泛冠状动脉钙化→。

（右图）一名28岁的女性Takayasu动脉炎患者，横断位平扫CT显示主动脉弓水平异常扩张版动脉壁广泛钙化→。

动脉瘤

关键要点

术语
- 主动脉扩张 >50%（或 >1.5 倍正常直径）

影像学表现
- 平片
  - 升主动脉瘤：通常不可见
  - 主动脉弓动脉瘤：主动脉弓扩张 / 模糊
  - 降主动脉瘤：左侧主动脉旁边界局限性或弥漫性异常
  - 主动脉壁曲线样钙化
  - 破裂：纵隔增宽，左侧胸腔积液
- CT
  - 主动脉扩张 ± 管壁不规则曲线样钙化
    - 囊状或梭形形态
  - 管壁新月形高密度提示包裹性破裂或潜在破裂风险
  - 血肿：血胸、心包积血、纵隔积血

主要鉴别诊断
- 主动脉迂曲（与年龄相关）
- 纵隔肿瘤

病理学表现
- 动脉粥样硬化性主动脉瘤
- 感染性（真菌性）主动脉瘤
- 囊性中膜坏死

临床要点
- 动脉粥样硬化性主动脉瘤：大多数无症状
- 感染性（真菌性）主动脉瘤：发热、白细胞增多

诊断要点
- 急性胸痛患者平片检查显示纵隔增宽和胸腔积液时需要考虑动脉瘤破裂的可能性
- 常规平片检查不能排除主动脉瘤或夹层；需要进行横断面成像以确定诊断

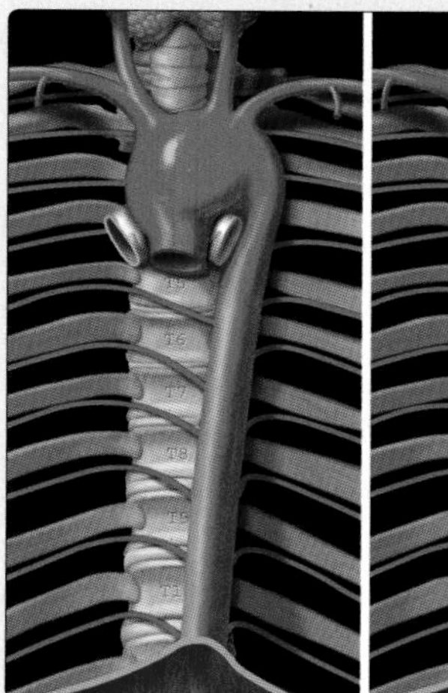
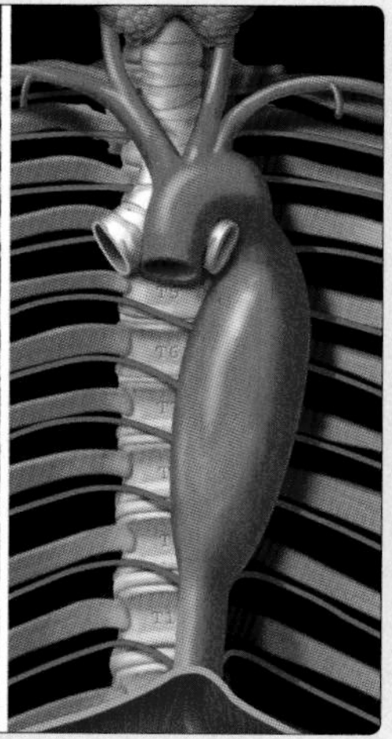

（左图）囊状和梭形主动脉瘤的形态特征。囊状动脉瘤（左）呈局限性和肿块状。梭形动脉瘤（右）呈细长状。

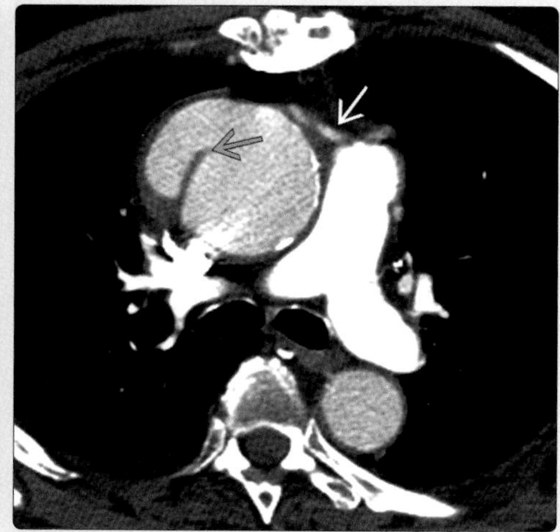

（右图）一名 70 岁男性曾接受过血管重建手术，因急性胸痛就诊，横断位增强 CT 显示升主动脉瘤，并有撕裂的内膜片→，符合 Stanford A 型主动脉夹层。主动脉和肺动脉干前方的静脉桥血管通畅→。

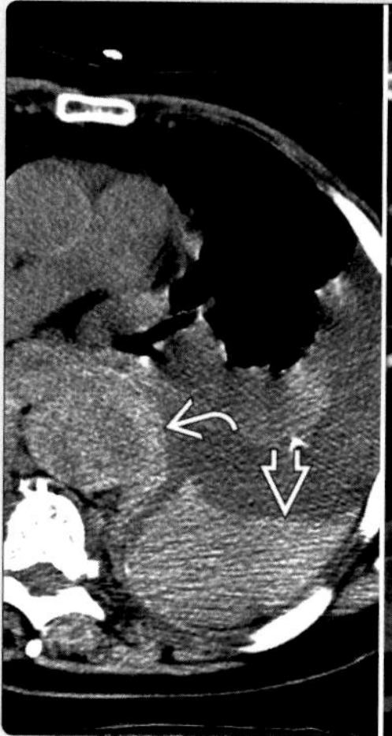
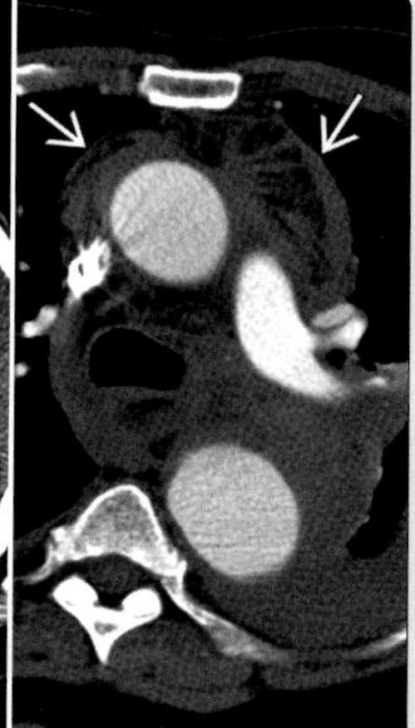

（左图）两名主动脉瘤破裂患者的横断位平扫 CT（左）和横断位增强 CT（右）组成的复合图像显示出破裂的征象，包括新月征→、胸性胸腔积液→和纵隔血肿→。

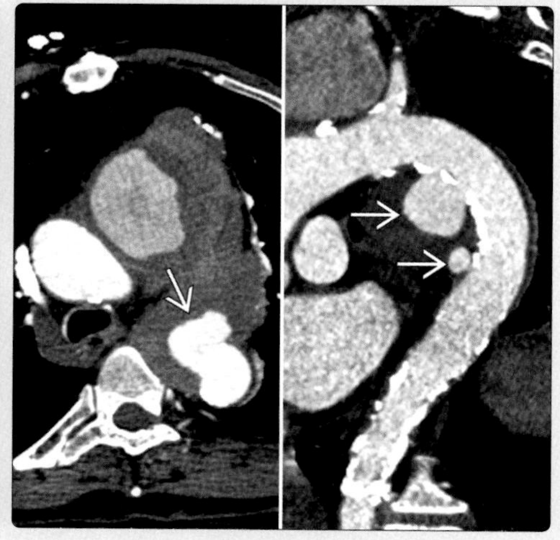

（右图）一名患有金黄色葡萄球菌心内膜炎主动脉瓣受累继发真菌性主动脉瘤的患者，横断位（左）和矢状位（右）CTA 显示主动脉峡部附近的囊状动脉瘤→。感染性或霉菌性动脉瘤通常继发于金黄色葡萄球菌和沙门菌。

动脉瘤

术语

缩写

- 胸主动脉瘤（TAA）
- 腹主动脉瘤（AAA）

定义

- 主动脉扩张 >50%（或 > 正常直径的 1.5 倍）

影像学表现

X 线表现

- 升主动脉瘤
  - 通常不可见
  - 心隔影右上部分隆起
- 主动脉弓瘤
  - 主动脉弓的扩张或模糊
  - 肺门叠加征
  - 气管向右偏移
- 降主动脉瘤
  - 遮盖左侧腹主动脉界面的局部肿块
  - 降主动脉弥漫性扩张；主动脉左侧界面的横向位移
- 外周曲线样钙化
- 瘤破裂
  - 中纵隔宽度增加；正常界面消失
  - 左侧胸腔积液

CT 表现

- 平扫 CT
  - 曲线状壁钙化：动脉粥样硬化常见，真菌性动脉瘤无此征象
  - 新月征：管壁新月形的高密度影提示包裹性破裂或即将破裂
  - 血肿：胸腔积血，心包积血，纵隔积血
- CTA
  - 窦管交界处变钝（主动脉环扩张）
  - 新月形的壁内血栓
  - 内膜片（夹层）
  - 破裂：活动性外溢（不常见）
  - 形态
    - 梭形：动脉粥样硬化，结缔组织病
    - 囊状：穿透性主动脉溃疡或感染

MR 表现

- 灵敏度与 CT 类似，但不用于急性期

推荐的影像学检查方法

- 最佳影像检查方法
  - 增强 CT 为评估动脉瘤位置，大小，与主要分支血管的关系以及并发症的最佳方法

鉴别诊断

主动脉迂曲（老年性改变）

- 弥漫性主动脉扩张

纵隔肿块

- 曲线状钙化是典型的血管病变
- 增强 CT 可区分肿瘤和血管病变

病理学表现

基本表现

- 真性动脉瘤：包含所有三层主动脉壁
- 动脉粥样硬化性主动脉瘤
  - 退行性变，最常见（占 75%）
  - 形状：梭形（最常见），囊状
  - 发病部位：弓 > 降 > 升
  - 直径 >6 cm 明显增加破裂风险
- 感染性（真菌性）动脉瘤
  - 易感因素：静脉用药、邻近化脓性感染、免疫缺陷
  - 最常见致病菌：沙门菌属、金黄色葡萄球菌属
  - 囊状较梭形多见，可见于任何位置
- 囊性中膜坏死
  - 高血压（更常见），二尖瓣主动脉瓣，马方综合征（更严重）
  - 发病部位：升主动脉、主动脉环（主动脉环扩张）；主动脉瓣反流

大体病理和手术所见

- 囊状：局灶性肿块样主动脉扩张
- 梭性：弥漫性细长型主动脉扩张

临床要点

临床表现

- 最常见的症状 / 体征
  - 动脉粥样硬化性 TAA：无症状（最常见）、胸痛、压迫（声音嘶哑、吞咽困难、肺不张、上腔静脉综合征）
  - 感染性（真菌性）动脉瘤：发热、白细胞增多
  - 急性胸痛：见于破裂、夹层
  - 退行性 TAA 比 AAA 更不容易破裂

人口统计学表现

- 流行病学
  - 65 岁以上患者患病率为 3%~4%
  - 相对风险随着年龄的增长而增加

治疗

- 降低风险：控制高血压，戒烟
- 手术适应证
  - 大小标准
    - 升主动脉 >5.0 cm（家族性或马方综合征和合并二叶主动脉瓣畸形者 >4.5 cm）
    - 降主动脉 >5.5 cm
  - 生长速度 >5mm/ 年（动脉瘤 >5 cm）
  - 有症状的患者

诊断要点

考虑的诊断

- 急性胸痛伴纵隔增宽、胸膜积液的患者需考虑动脉瘤破裂的可能
- 平片正常不能排除动脉瘤或主动脉夹层；诊断需要横断面成像

急性主动脉综合征

关键要点

术语

- 急性主动脉综合征（acute aortic syndrome, AAS）：主动脉夹层，不完全性夹层，穿透性主动脉溃疡，壁间血肿
- 主动脉夹层（aortic dissection, AD）或 1 型夹层
  - 主动脉中层被撕裂的内膜片分隔为真腔和假腔
  - 内膜破口和再破口；可多发
- 壁间血肿（intramural hematoma, IMH）或 2 型夹层
  - 主动脉中层的滋养血管自发性破裂引起的主动脉中膜出血
  - 无撕裂口或微小撕裂口
- 穿透性主动脉溃疡（penetrating aortic ulcer, PAU）或 4 型夹层
  - 穿透内弹力膜的主动脉粥样硬化溃疡斑块
  - 不同量的壁间出血

影像学表现

- AD：CTA 上可见撕裂的主动脉内膜片
- IMH：平扫 CT 上主动脉壁可见环形或新月形的高密度影
- PAU：对比剂穿透主动脉壁
- 局灶主动脉突起（focal aortic projection, FAP）：壁内血池（intramural blood pool, IBP），溃疡样突起（ulcer-like projection, ULP），PAU

病理学表现

- AD，ID 和 IMH 的 Stanford 分型
  - A 型：累及升主动脉
  - B 型：只累及降主动脉

临床要点

- AD 和 IMH 的治疗
  - Stanford A 型：手术重建
  - Stanford B 型：内科治疗
- PAU 的治疗：密切随访，内科治疗；进展或合并并发症时血管腔内治疗或手术
- FAP 的治疗
  - IBP：观察；进展时治疗
  - ULP 或 PAU：急诊介入

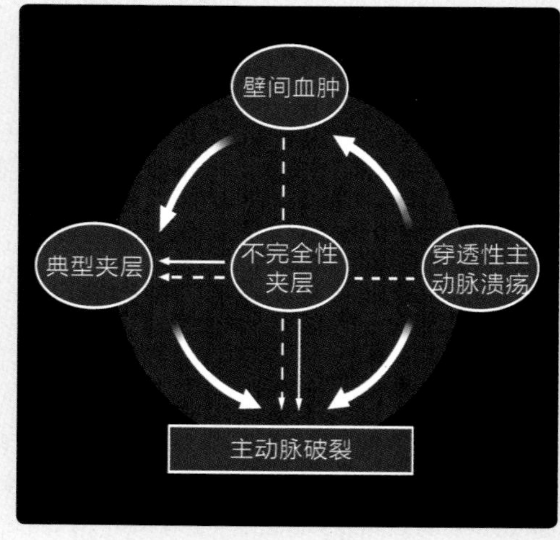

（左图）急性主动脉综合征各亚型之间的发展关系（箭头）示意图。典型的夹层不会发展为穿透性溃疡，但是穿透性溃疡可以发展为典型的夹层。所有亚型均可导致主动脉破裂。

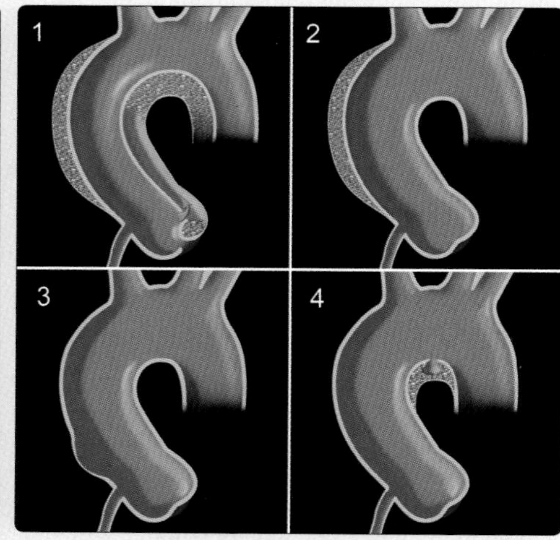

（右图）Svensson 分型以及特殊类型示意图。1 型为典型的夹层；2 型为壁间血肿；3 型为局灶内膜撕裂；4 型为穿透性溃疡。

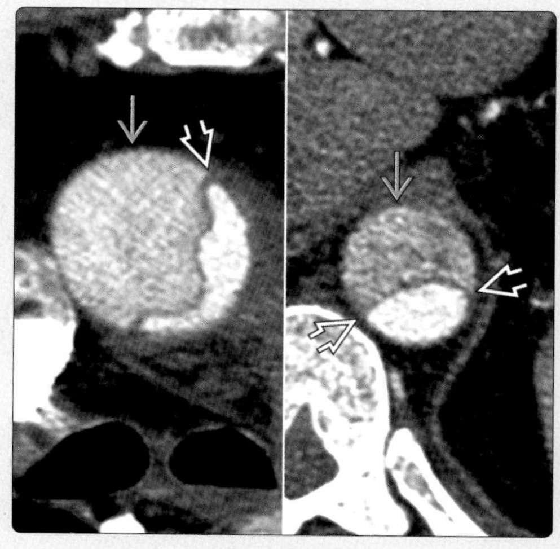

（左图）A 型（左）和 B 型（右）主动脉夹层横断位 CTA 图像，可见“鸟嘴”征➡、内膜片和假腔成锐角➡。

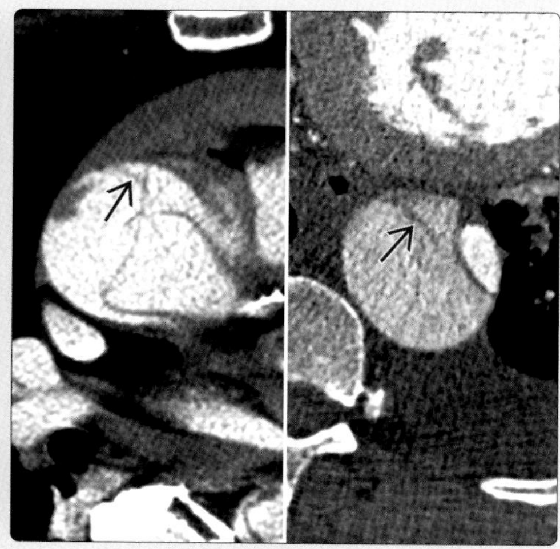

（右图）A 型（左）和 B 型（右）主动脉夹层横断位 CTA 图像，可见假腔中层基质形成的微小线样充盈缺损，即“蛛网”征➡。上述征象有助于鉴别真腔和假腔。

术语

定义

- 急性主动脉综合征（acute aortic syndrome，AAS）：主动脉夹层（aortic dissection，AD），不完全性夹层（incomplete dissection，ID），穿透性主动脉溃疡（penetrating aortic ulcer，PAU），壁间血肿（intramural hematoma，IMH）
  - AD 或 1 型夹层
    - 主动脉中层被撕裂的内膜片分隔为真腔和假腔
    - 撕裂口和再次撕裂口（偶有沟通）
  - IMH 或 2 型夹层
    - 主动脉中层的滋养血管自发性破裂形成血肿（偶见于创伤）
    - 无撕裂口或微小撕裂口
  - PAU 或 4 型夹层
    - 穿透内弹力膜的主动脉粥样硬化溃疡斑块
    - 伴不同量的壁间出血
- 破裂：滋养血管破裂导致 IMH
- 局灶主动脉突起（focal aortic projection，FAP）：壁内或外膜下血肿内的对比剂充盈
  - 壁内血池（intramural blood pool，IBP）（分支假性动脉瘤）：良性，可观察
  - PAU
  - 溃疡样突起（ulcer-like projection，ULP）：治疗同 PAU

影像学表现

基本表现

- 最佳诊断思路
  - AD：CTA 上可见撕裂的主动脉内膜片
  - IMH：平扫 CT 上主动脉壁可见环形或新月形的高密度影
    - 窄窗（窗宽 200 HU，窗位 40 HU）
  - PAU：对比剂凸出于主动脉壁轮廓

X 线表现

- 平片表现正常不能除外诊断
- AD：钙化内膜移位（罕见）
- 包裹性主动脉破裂：纵隔增宽 / 包块，胸腔积液，占位效应

CT 表现

- 平扫 CT
  - AD：钙化内膜片移位
  - IMH：主动脉壁可见不同累及范围的环形或新月形高密度影
  - PAU：突出主动脉壁 + 动脉粥样硬化溃疡斑块
  - 包裹性主动脉破裂：局限性新月征
- CTA
  - AD
    - 内膜片和破口
    - 真假腔的鉴别
      - 假腔：更大，收缩期变小，可能形成血栓，收缩晚期形成涡流或湍流，“鸟嘴”征（假腔和内膜片之间形成锐角），“蛛网”征（假腔内条索样充盈缺损）
      - 真腔：狭缝样，C 型，器官或肢体缺血导致预后不佳和高死亡率
    - ECG 门控 CTA：有助于评估升主动脉夹层（减少搏动伪影干扰），以及和冠脉开口的关系
  - IMH：主动脉壁新月形增厚
  - PAU
    - 对比剂穿透主动脉壁伴周围 IMH，假性动脉瘤或破裂
  - ID
    - 无内膜片
  - 主动脉破裂：间接征象（纵隔血肿，胸腔积液，心包积液）比直接征象（对比剂溢出）更常见
  - FAP
    - IMH ± PAU 和 ID 内的对比剂充盈（如外膜下血肿）
    - IBP
      - 可累及主动脉分支（MIP 重建有助于显示），常累及一支或多支肋间动脉
      - 起始处窄蒂，与主动脉腔的沟通较难识别
      - 正常情况下演变为更小的体积或消失
    - ULP
      - 宽蒂，与主动脉腔的沟通容易识别
      - ULP 与 PAU：鉴别诊断常依赖于 PAU 时可见动脉粥样硬化
      - 常进展为破裂，夹层或囊性动脉瘤；治疗同 PAU（如支架或手术）

MR 表现

- AD
  - 敏感性和特异性同 CTA
  - 自旋回波序列可见内膜片和破口，以及主动脉周围血肿和心包积血
  - 梯度回波序列（GRE）：血栓性 AD 呈高信号
  - ECG 门控 SSFP：有助于评估升主动脉（减少搏动伪影干扰），以及和冠脉开口的关系
  - 电影 SSFP：有助于评估主动脉瓣反流，表现为近心流空信号；流空信号可见于破裂口和再次破裂口
  - PC 序列：可进行假腔内血流和主动脉瓣反流的定量
  - 增强 3D-MRA：MR 金标准；评估内膜片范围、位置，重要分支血管的关系和通畅性
- IMH
  - T_1 加权序列：急性 IMH 呈等信号，亚急性呈高信号
  - PC 序列对鉴别夹层内的慢血流和 IMH 内的无血流非常敏感

- ○ T_2 加权序列
  - – 急性 IMH 呈高信号
  - – 1~5 天后，IMH 信号减低
- ○ GRE：IMH 呈高信号
- • PAU
  - ○ T_1 自旋回波序列：显示溃疡最佳
  - ○ T_1 和 T_2 自旋回波序列：可见主动脉壁溃疡口及邻近等或高信号（血液成分）
  - ○ 3D-MRA：可见主动脉壁溃疡口

心脏超声表现

- • TEE 与 CT 和 MR 表现类似

推荐的影像学检查方法

- • 最佳影像检查方法
  - ○ CT 更普及也更快速
- • 推荐的检查序列与参数
  - ○ 平扫 CT 是鉴别和评估 IMH 所必需的

鉴别诊断

急性冠脉综合征（acute coronary syndrome, ACS）

- • 心电图、心肌酶阴性和典型的影像学表现支持 AAS；AAS 和 ACS 可并存

主动脉炎（大动脉炎和巨细胞动脉炎）

- • 大型、中型动脉壁的向心性或环周增厚 ± 动脉瘤
- • 散在分布的血管狭窄
- • CTA 表现可类似 IMH，但增厚的血管壁在平扫 CT 上不是高密度的
- • 增强 MR 延迟扫描可见增厚的血管壁强化

主动脉肉瘤

- • 非常少见，与外生性动脉粥样硬化斑块不易鉴别
- • 散在的不伴钙化的主动脉壁包块

病理学表现

基本表现

- • 病因
  - ○ AD：囊性中层退变
  - ○ IMH：滋养血管破裂，罕见于胸部钝器伤
  - ○ PAU：动脉粥样硬化斑块溃疡

分期、分级和分类

- • AAS
  - ○ 根据相似的临床表现、危险因素和病理生理分为 4 类
  - ○ 有助于理解 PAU，IMH 及其与 AD 的关系
- • AD，ID 和 IMH 的 Stanford 分型
  - ○ A 型：累及升主动脉 ± 降主动脉
  - ○ B 型：只累及降主动脉

临床要点

临床表现

- • 最常见的症状 / 体征
  - ○ 胸背痛
  - ○ 慢性严重的动脉高血压
- • 其他症状 / 体征
  - ○ D- 二聚体可能升高；阴性结果有助于排除 AAS

自然病史和预后

- • 进展情况
  - ○ AD
    - – 假腔血栓形成；早期血栓形成，比真腔小（少见）；晚期血栓形成，比真腔大
    - – 早期假腔破裂；如发生于升主动脉常导致心包积血和填塞
    - – 主动脉周围血肿（新月征）；即将发生 / 包裹性破裂
  - ○ IMH
    - – 主动脉破裂并心包积血（填塞），血胸，纵隔血肿
    - – 局部交通性夹层；IMH 和 AD 在主动脉不同位置并存
    - – IMH 范围扩大和进展
    - – 自发性好转；常见于远端 IMH
    - – 长期稳定，少见
    - – 出现并发症的预测因素：升主动脉受累，主动脉直径 >5 cm，内膜侵蚀范围 >2 cm
  - ○ PAU
    - – 动脉瘤形成；进展慢
    - – 假性动脉瘤（包裹性破裂），被外膜包裹
    - – AD；撕裂口为溃疡口

治疗

- • AD 和 IMH
  - ○ Stanford A 型：手术重建
  - ○ Stanford B 型：内科治疗；进展或合并并发症时血管腔内治疗和（或）手术
- • PAU 的治疗：密切随访，内科治疗；进展或合并并发症时血管腔内治疗或手术

报告要点

- • 主动脉异常的部位
- • 主动脉扩张的最大直径，垂直于血流方向和病变长轴测量外径
- • 有主动脉根部疾病风险的遗传综合征患者：需测量主动脉瓣，Valsalva 窦，窦管交界，升主动脉
- • 血栓或动脉粥样硬化等腔内充盈缺损
- • IMH，PAU 或钙化
- • 主动脉分支受累，包括夹层和动脉瘤，以及器官损伤的间接征象
- • 主动脉破裂征象：主动脉周围和纵隔血肿，心包和胸腔积液，主动脉腔外对比剂溢出
- • 参照既往影像学检查，对比病变直径变化

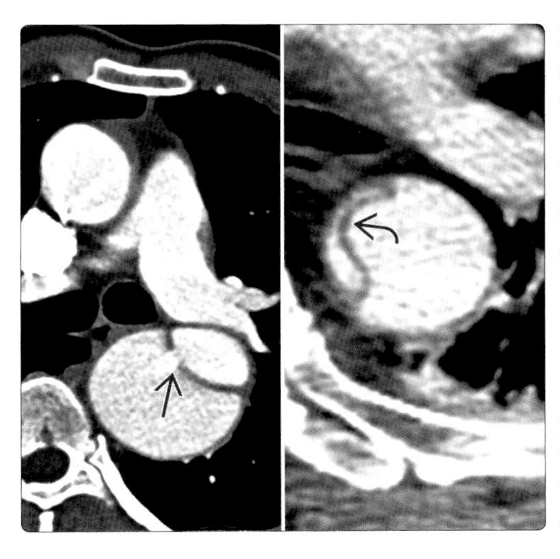

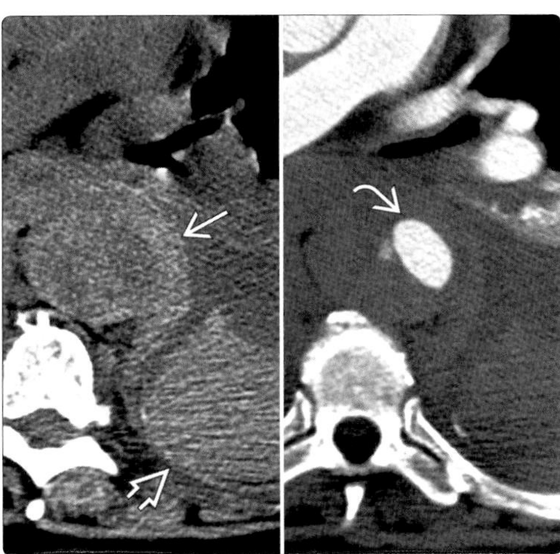

（左图）横断位CTA可见破口➡（左）和真腔被压缩的动态变化➡（右）。真腔压缩的动态改变常提示器官或肢体缺血导致的高死亡率和较差预后。

（右图）B型主动脉夹层并破裂的横断位平扫CT（左）和CTA（右）图像，可见主动脉高密度血肿➡形成的新月征，左侧血胸➡以及主动脉真腔模糊不清➡。

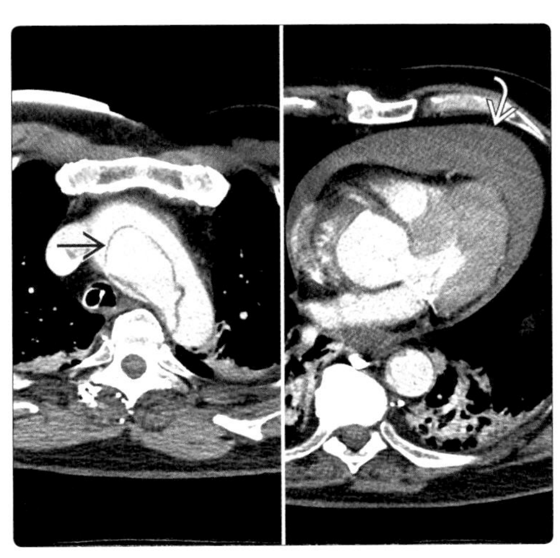

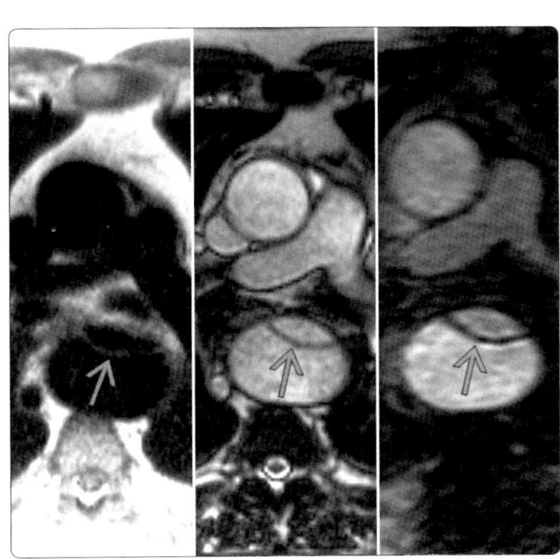

（左图）A型主动脉夹层横断位增强CT图像，可见撕裂内膜片➡和主动脉破裂伴心包积血➡，后者常导致心包填塞。

（右图）B型主动脉夹层横断位HASTE（左）、SSFP（中）和增强3D-MRA（右）图像，内膜片在各序列均清晰可见➡。MR在评估主动脉夹层方面的价值等同于CTA，增强3D-MRA可实现各平面的图像重建。

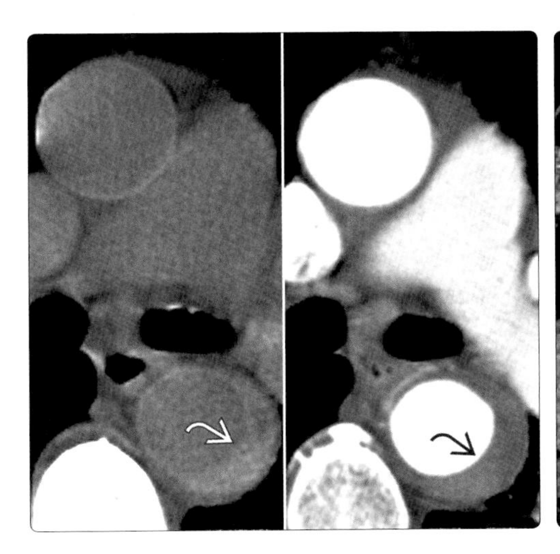

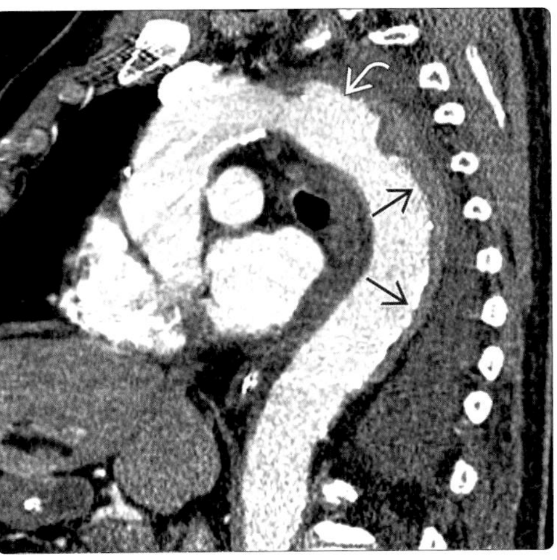

（左图）平扫CT（左）和CTA（右）横断位图像可见高密度新月形的壁间血肿➡，在CTA上表现为主动脉壁增厚➡。

（右图）矢状位CTA可见壁间血肿伴穿透性溃疡。一处浅溃疡穿透主动脉边界➡，以及壁间血肿导致的主动脉壁增厚➡。穿透性溃疡是一类需要急诊血管腔内或手术治疗的局灶主动脉突起。

（左图）不完全性夹层的平扫CT（左）和CTA（右）横断位图像，可见升主动脉壁增厚➜及新月形高密度影➡，类似壁间血肿。注意升主动脉后壁突出影⇨，是不完全性夹层的经典征象。

（右图）降主动脉穿透性溃疡的治疗前（左）和治疗后（右）横断位CTA图像，可见血管腔内治疗后原病变→消失→。

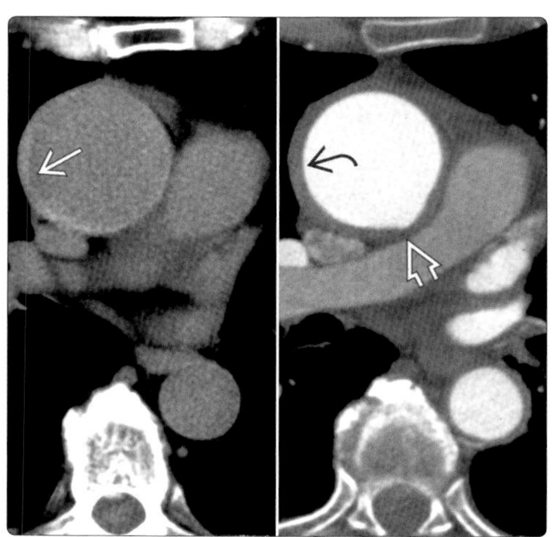

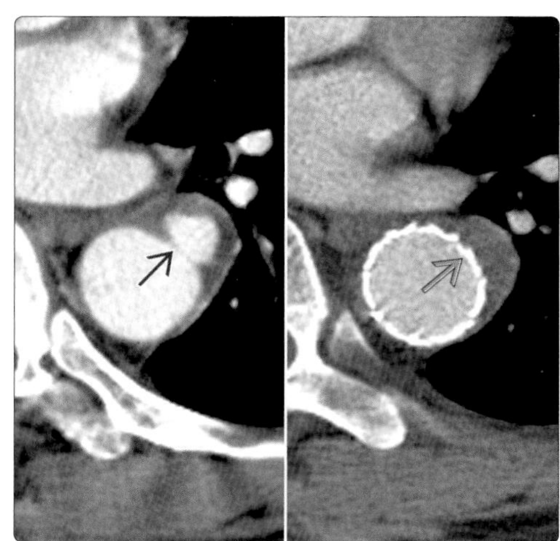

（左图）CTA横断位MIP重建图像，可见B型壁间血肿和壁内血池➜，后者不与主动脉腔相通，但与邻近肋间动脉相通→。

（右图）同一患者斜矢状位CTA图像，可见多发壁内血池→与连续多支肋间动脉相关，称为“中国环刀”征。在随访过程中以上征象常逐渐消退。

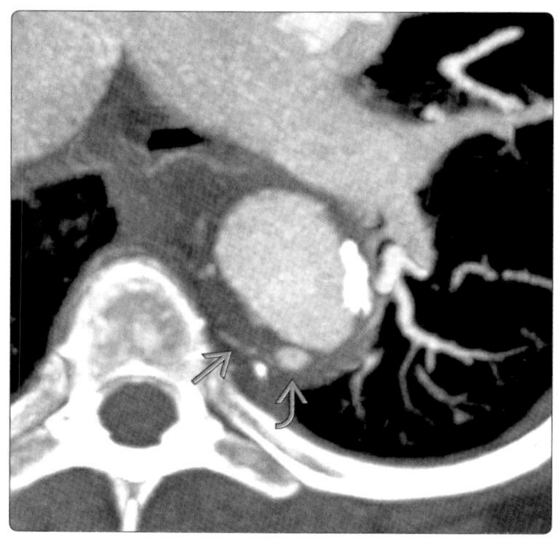

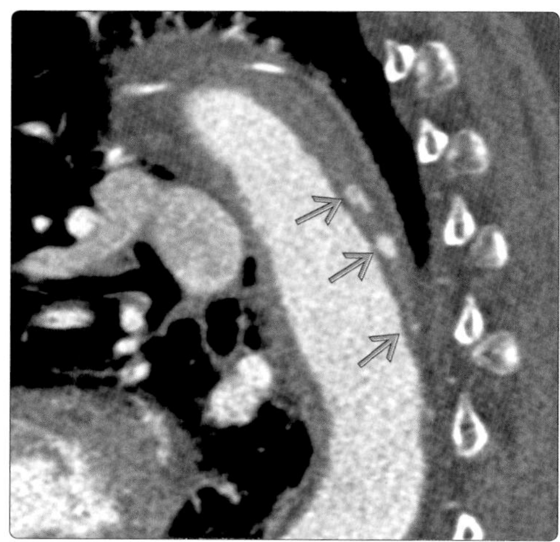

（左图）横断位增强CT可见溃疡样突起→（左），在10天后随访时增大➜（右）。溃疡样突起和穿透性溃疡易进展，因而需要急诊干预。

（右图）横断位T_1加权HASTE（左）图像可见新月形高信号的B型壁间血肿➡，SSFP（右）图像呈等及稍高信号⇨，提示病灶为亚急性。

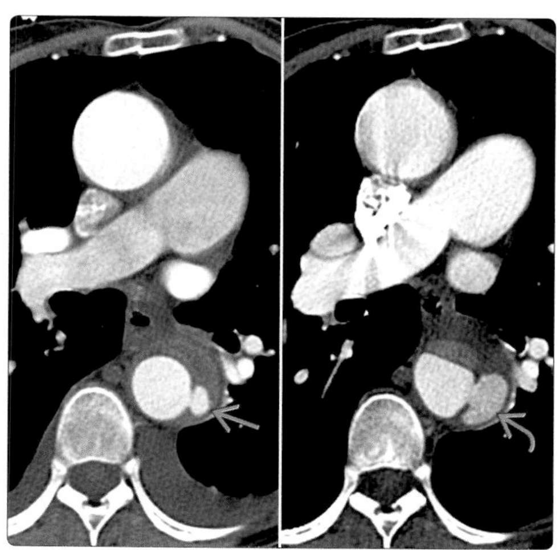

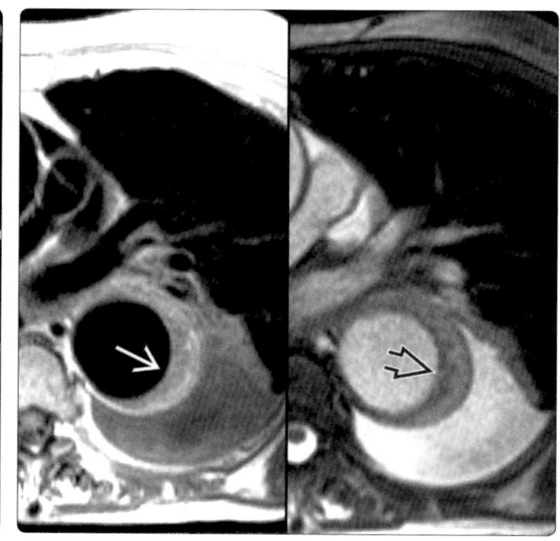

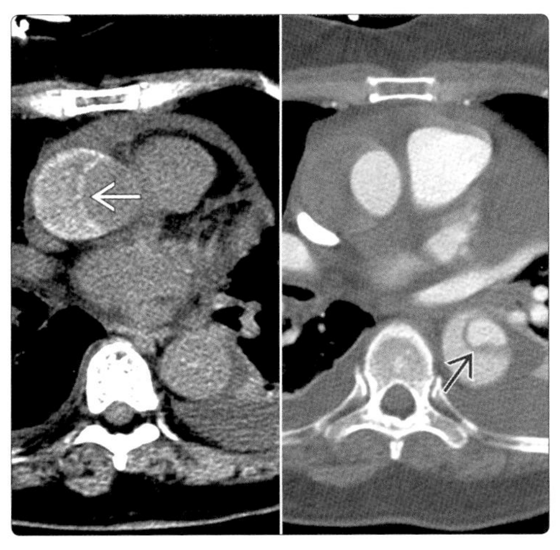

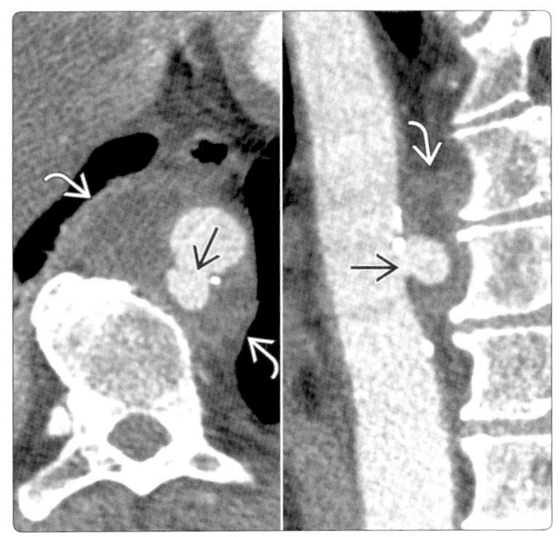

（左图）急性主动脉综合征患者横断位平扫CT（左）和CTA（右）图像，可见升主动脉壁间血肿➡，降主动脉夹层及内膜片→。

（右图）降主动脉穿透性溃疡的横断位（左）和矢状位（右）CTA图像，可见对比剂突出主动脉壁轮廓→，及邻近膈脚后血肿↷，提示包裹性破裂。

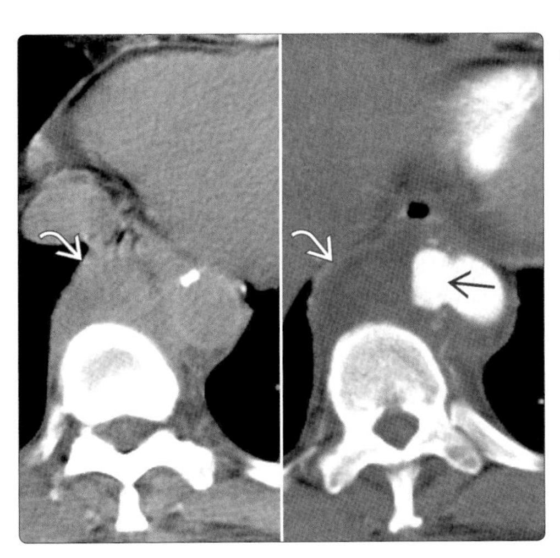

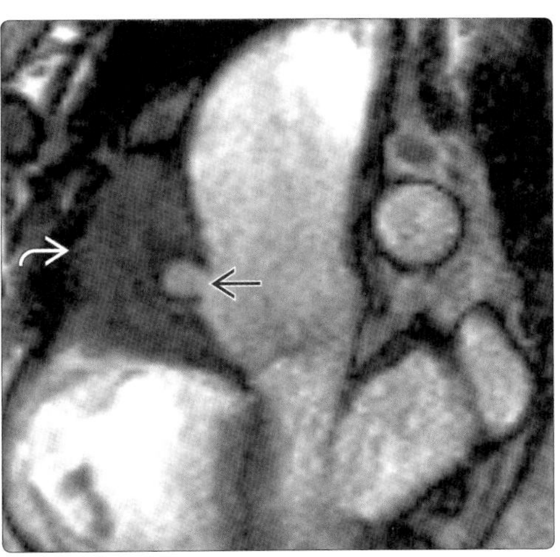

（左图）横断位平扫CT（左）和CTA（右）图像可见降主动脉穿透性溃疡→，以及膈脚后血肿和包裹性破裂↷。注意穿透性溃疡在平扫图像上很难显示。

（右图）斜矢状位SSFP MR图像可见升主动脉前壁穿透性溃疡→，并邻近血肿↷。MR在显示主动脉穿透性溃疡及其并发症方面的价值等同于CTA。

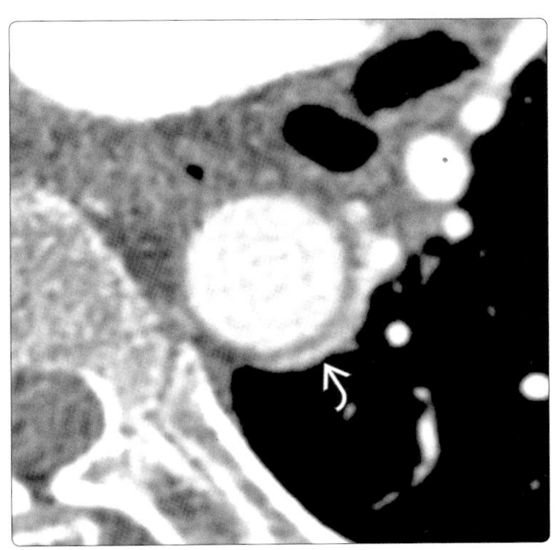

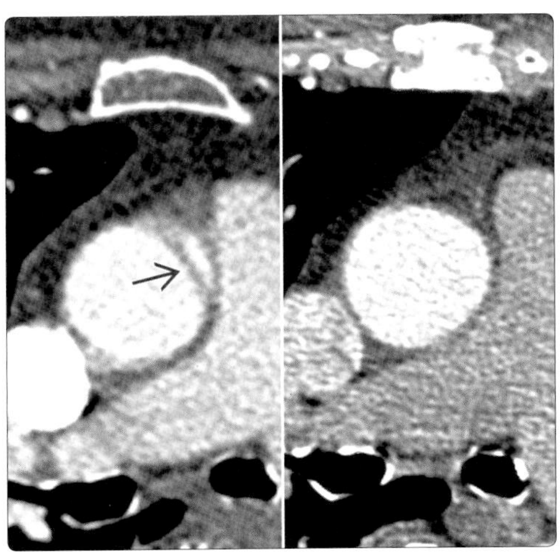

（左图）正常降主动脉的横断位CTA图像，主动脉壁及邻近强化的亚段肺不张↷易误诊为内膜片和假腔。

（右图）横断位CTA（左）显示的升主动脉内膜片→在心电门控CTA（右）上未见。受搏动伪影干扰，这种升主动脉内膜片假象很常见。

马方综合征

关键要点

术语
- 先天性系统性结缔组织疾病；骨骼、心血管和眼部异常

影像学表现
- 平片
  - 升主动脉动脉瘤
  - 心脏增大
  - 胸廓畸形，脊柱侧弯，椎体畸形
  - 气胸；肺大泡
- CT
  - 主动脉环扩张，动脉瘤
  - 主动脉破裂：新月征，血肿
  - 夹层：内膜片，真/假腔
- 心脏超声
  - 基线评估升主动脉，6个月后随访评估增大速度
- MR：敏感性同CT

主要鉴别诊断
- 家族性胸主动脉瘤
- 埃勒斯–当洛综合征
- 主动脉瓣二叶瓣畸形

病理学表现
- 编码纤维蛋白1的*FBN1*基因突变
- 常染色体显性：25%新发突变
- 显微镜检：囊性中层坏死

临床要点
- 症状和体征：心脏/血管、肺、胸部骨骼异常
- 治疗：β-肾上腺素受体抑制剂，手术重建

诊断要点
- 年轻患者发现升主动脉瘤，伴或不伴主动脉夹层，需考虑马方综合征

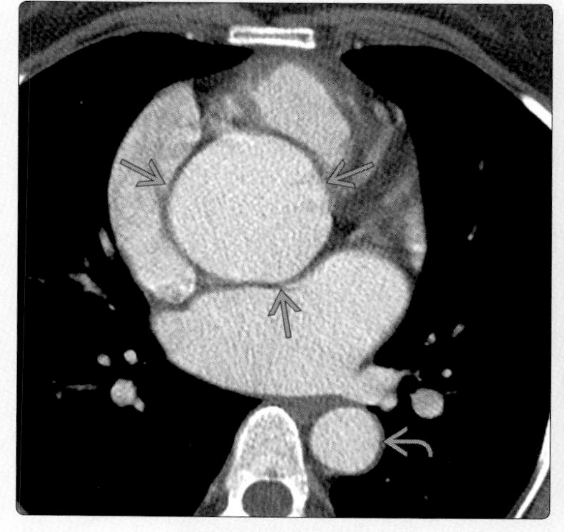

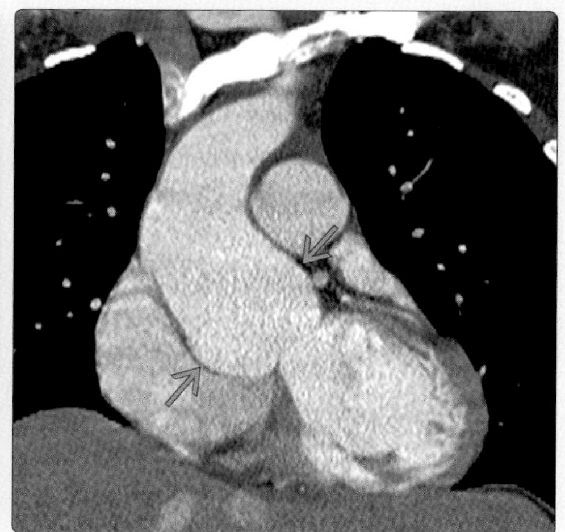

（左图）年轻女性，马方综合征患者，横断位增强CT图像可见主动脉根部明显扩张➡。注意对比该患者正常直径的降主动脉↪。由于并发症风险增加，马方综合征患者支持早期手术干预。

（右图）同一患者冠状位增强CT图像，可见由于Valsalva窦的扩张和窦管交界部消失，升主动脉近端呈洋葱头样➡。

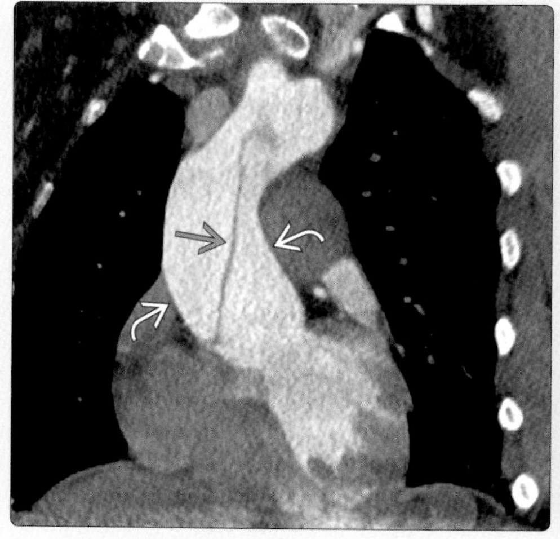

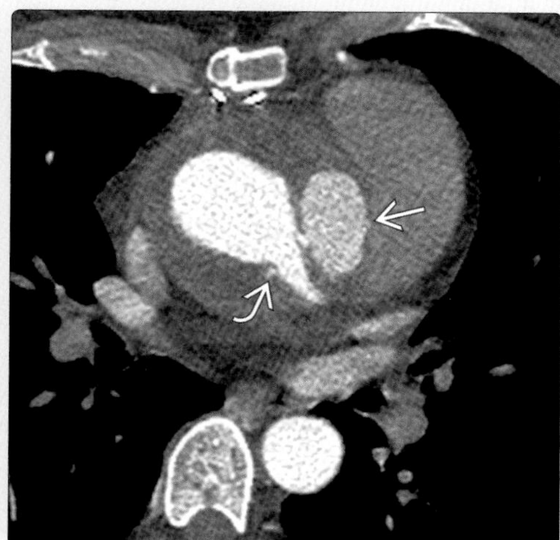

（左图）马方综合征患者，急性胸痛，冠状位增强CT图像可见升主动脉夹层内膜片➡。注意窦管交界部消失↪（即窦管交界移行带缺失），提示主动脉环扩张。

（右图）马方综合征患者，升主动脉Bentall重建术后，横断位增强CT可见沿左冠吻合口↪走行的假性动脉瘤➡。

术语

定义

- 以骨骼，心血管和眼部异常为特征的一类先天性结缔组织疾病

影像学表现

X 线表现

- 升主动脉动脉瘤：纵隔增宽，右上纵隔心影轮廓异常
- 心脏增大：主动脉 / 二尖瓣反流，心肌病
- 胸廓畸形，脊柱侧弯，椎体畸形
- 气胸；肺大泡

CT 表现

- 平扫 CT
  - 主动脉环扩张 / 动脉瘤：窦管交界部消失（60%～80% 患者）；主动脉根部和升主动脉管腔正常移行带的缺失
  - 主动脉破裂，常为包裹性
    - 新月征：偏心新月形的高密度影
    - 纵隔血肿，血胸，心包积血
- CTA
  - 比平片敏感
  - 直接可见
    - 夹层：内膜片，真 / 假腔
    - 破裂：对比剂活动性溢出

MR 表现

- 敏感性同 CT
- 主动脉夹层直接可见
- 用于瓣膜评估最理想：主动脉瓣和（或）二尖瓣反流

心脏超声表现

- 基线评估升主动脉直径，6 个月后随访评估增大速度

推荐的影像学检查方法

- 推荐的检查序列与参数
  - 基线心脏超声后每年随访复查
  - 如果主动脉直径≥4.5 cm 或逐渐增大，需增加随访频率

鉴别诊断

家族性胸主动脉瘤

- Valsalva 窦动脉瘤

埃勒斯 – 当洛综合征

- 动脉瘤 / 破裂：大 / 中肌性动脉
- 系统性：关节活动度过大，萎缩性瘢痕，易瘀斑，疝，空腔脏器破裂

主动脉瓣二叶瓣畸形

- 升主动脉瘤
- 主动脉狭窄，狭窄后扩张

病理学表现

基本表现

- 病因
  - 编码纤维蛋白 1 的 *FBN1* 基因突变
    - 估计患病率：1/5000～10 000
  - *TGFBR* 突变
    - TGG-β 受体 1 或受体 2（*TGFBR1* 或 *TGFBR2*）
    - 10% 马方综合征患者与此相关
- 遗传学
  - 常染色体显性遗传：25% 新发突变

镜下表现

- 囊性中层坏死

临床要点

临床表现

- 临床特征
  - 心脏异常
    - 二尖瓣反流
      - >50% 听诊 / 心脏超声发现二尖瓣功能异常，脱垂常见
      - 二尖瓣脱垂在成年后进展为二尖瓣反流
    - 主动脉瓣反流：迟发，主动脉瓣环拉伸所致
  - 血管异常
    - 主动脉环扩张和主动脉瘤
    - 主动脉夹层
      - 常为 A 型；± 延伸至降主动脉
      - 急性心衰，常由于严重主动脉反流
      - 冠脉受累；心梗或心源性猝死
    - 肺动脉干扩张
  - 肺部异常
    - 肺大泡：易自发性气胸
  - 胸部骨骼异常
    - 漏斗胸；可导致限制性肺病

人口统计学表现

- 性别
  - 男女发生率相近
- 流行病学
  - 发生率：（2～3）/10 000

自然病史和预后

- 每年影像学随访，内科 / 外科干预可改善预后
- 孕期主动脉夹层风险增高

治疗

- β - 肾上腺素受体抑制剂：标准治疗
- 外科重建：因主动脉直径，主动脉夹层 / 破裂而定

诊断要点

- 年轻患者发现升主动脉瘤，伴或不伴主动脉夹层，需考虑马方综合征

大动脉炎

关键要点

术语
- 大动脉炎（takaysu arteritis, TA）
- 无脉症
- 慢性肉芽肿性大血管炎

影像学表现
- 主要诊断依据：大血管壁增厚
  - 胸主动脉和分支
  - 肺动脉受累相对少见
- 平扫 CT：主动脉壁增厚
- 增强 CT：主动脉壁增厚和强化
- MRA：主动脉狭窄，扩张
- 血管造影：根据部位分为 4 型
- FDG PET/CT：治疗监测
- 并发症
  - 狭窄 > 闭塞
  - 动脉瘤
  - 夹层

主要鉴别诊断
- 巨细胞动脉炎
- 主动脉缩窄

病理学表现
- 疑为自身免疫性疾病
- 常见特定类型的 HLA

临床要点
- 疾病分期
  - 早期或无脉前期
  - 血管炎性期
  - 晚期静态闭塞或无脉期
  - 少数患者三期并存
- 女性：男性 = 8 ： 1
- 最常见死因为心力衰竭
- 治疗
  - 糖皮质激素，血管成形术，搭桥手术

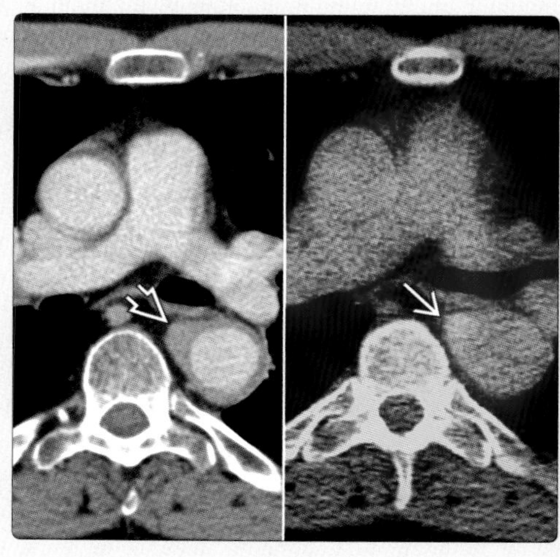

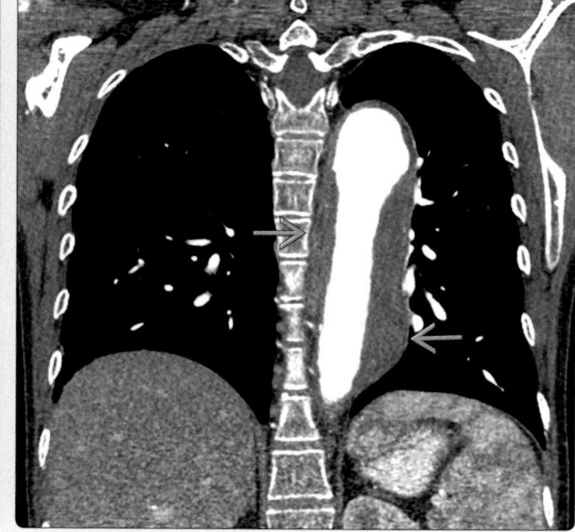

（左图）横断位增强 CT（左）和 FDG PET/CT 横断位融合图像（右），可见降主动脉壁软组织增厚➡，轻度 FDG 摄取➡，提示活动性大动脉炎。FDG PET/CT 可用于识别炎症区域以及监测疗效。

（右图）大动脉炎患者冠状位增强 CT，可见降主动脉壁明显增厚➡，是 CT 上最常见的征象。

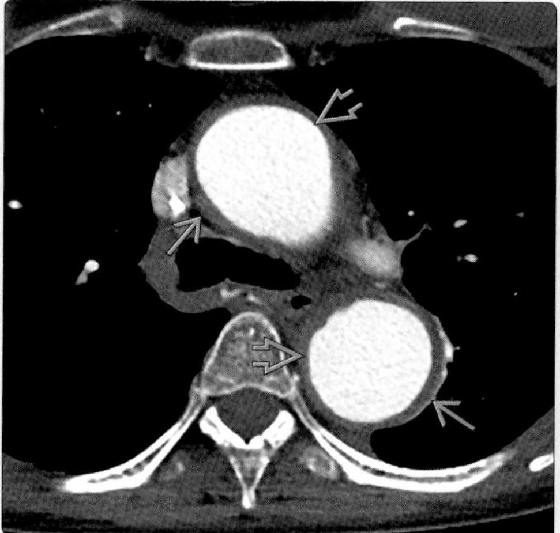

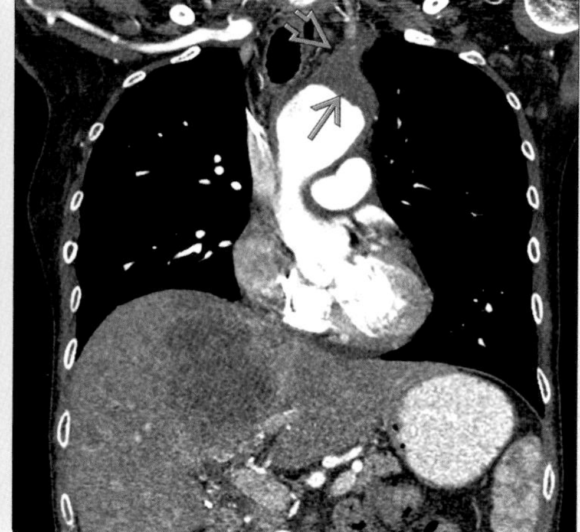

（左图）大动脉炎患者，胸痛，横断位增强 CT 可见升主动脉及降主动脉壁增厚➡和扩张⇨。

（右图）同一患者冠状位增强 CT 可见胸主动脉壁明显增厚➡，累及左颈总动脉近端并明显狭窄⇨。大动脉炎并发症包括血管狭窄、闭塞和动脉瘤形成。

术语

缩写

- 大动脉炎（takaysu arteritis, TA）

同义词

- 无脉症

定义

- 慢性肉芽肿性大血管炎

影像学表现

基本表现

- 主要诊断依据
  - 大血管壁增厚
- 部位
  - 胸主动脉和分支
    - 左锁骨下动脉最常累及
  - 肺动脉受累相对少见

X 线表现

- 平片
  - 不规则或扩张的降主动脉
  - 肺血管减少和肋骨切迹

CT 表现

- 平扫 CT
  - 血管壁增厚，相对肌肉等 / 高密度
- 增强 CT
  - 血管壁增厚和强化
  - 狭窄，闭塞，动脉瘤

MR 表现

- T_1 加权
  - 血管壁增厚：主动脉和分支
- T_1 增强
  - 增厚的血管壁强化
- MRA
  - 局灶 / 弥漫的主动脉及分支狭窄
  - 主动脉扩张（升主动脉 > 降主动脉）
  - 狭窄 > 闭塞
  - 主动脉反流，夹层，动脉瘤

血管造影表现

- 早期：主动脉壁增厚，狭窄罕见
- 晚期：狭窄，闭塞，动脉瘤；4 型
  - Ⅰ型：主动脉弓分支
  - Ⅱ型：主动脉和分支血管
  - Ⅲ型：主动脉，可能导致缩窄
  - Ⅳ型：主动脉扩张

核医学表现

- PET
  - FDG 摄取；程度不同
  - 治疗监测

推荐的影像学检查方法

- 推荐的检查序列与参数
  - 多平面重组图像评估狭窄

鉴别诊断

巨细胞动脉炎

- 患者年龄更大，大血管受累

主动脉缩窄

- 主动脉狭窄，肋骨切迹
- 男性更常见

病理学表现

基本表现

- 病因
  - 疑为自身免疫性疾病
- 遗传学
  - 常见特定类型的 HLA

大体病理和手术所见

- 大血管壁增厚

镜下表现

- 动脉壁肉芽肿性炎症

临床要点

临床表现

- 最常见的症状 / 体征
  - 早期或无脉前期
    - 低热，不适，体重下降，疲劳
  - 血管炎性期
    - 血管反流
    - 侧支形成后症状减轻
  - 晚期静态闭塞或无脉期
    - 脉搏减弱或无脉，血管杂音
    - 高血压，主动脉反流
    - 神经症状（头晕，癫痫）
  - 三期并存（少许患者）
    - 病程反复，多期共存
    - 早期和晚期间隔不定

人口统计学表现

- 年龄
  - 20~30 多岁最常见
- 性别
  - 女性：男性 = 8 ： 1
- 流行病学
  - 亚洲最常见
  - 全球发生率 6/1000

自然病史和预后

- 充血性心力衰竭是最常见的死因
- 高血压是预后不佳的因素

治疗

- 糖皮质激素是一线治疗
- 环磷酰胺和甲氨蝶呤
- 血管重建，搭桥手术，或狭窄 / 闭塞处支架植入

上腔静脉梗阻

关键要点

术语

- 上腔静脉（superior vena cava, SVC）综合征
- SVC 内源性或外源性梗阻
- 头部、颈部、上肢和躯干静脉回流受阻

影像学表现

- 平片
  - 可能正常
  - 纵隔增宽
  - 纵隔 / 纵隔旁包块
- CT 和 MR
  - SVC 无显影或血管腔内信号异常
  - 占位或淋巴结肿大导致的外源性压迫
  - 腔内充盈缺损
  - 多发侧支血管
- 核医学
  - 肝脏核素摄取：热区征

主要鉴别诊断

- 上肢中央或深静脉梗阻或狭窄
- 胸廓静脉出口综合征（Paget-Schroetter 综合征）
- 永久性左上腔静脉和无右上腔静脉
- 房间隔脂肪性肥厚

病理学表现

- 恶性病因（80%~90%）：肺癌，转移，淋巴结肿大，淋巴瘤
- 良性病因（10%~20%）：肉芽肿性疾病，医源性疾病，既往放疗史

临床要点

- 面部，颈部，上肢和躯干水肿

诊断要点

- 恶性病史患者出现典型症状和体征时需考虑 SVC 梗阻

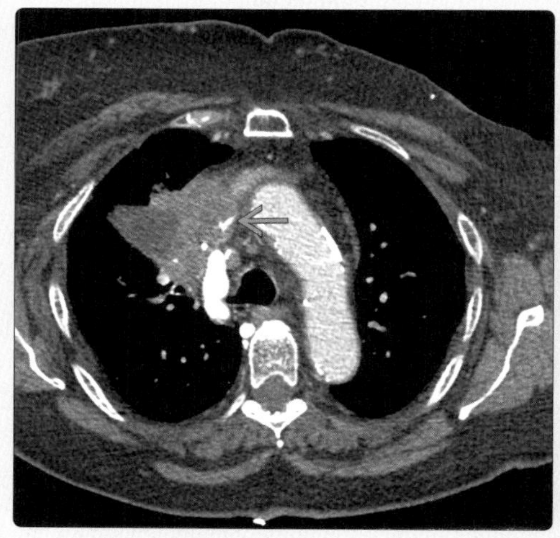

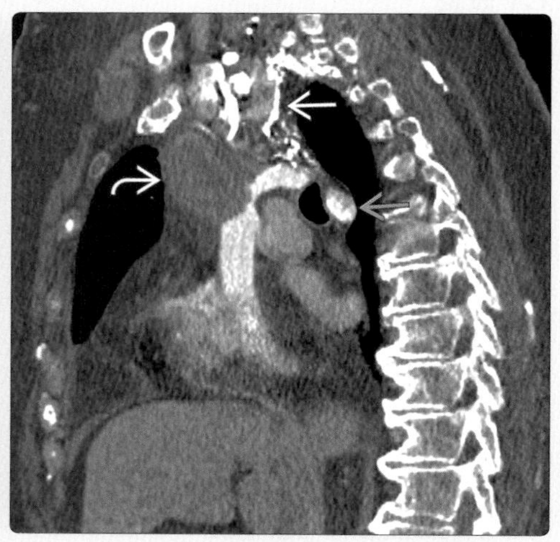

（左图）63 岁女性，左乳癌治疗后，气短，横断位增强 CT 可见右肺上叶腺癌并右侧纵隔血管前淋巴结肿大，导致 SVC 几近完全性梗阻→。

（右图）同一患者矢状位增强 CT 可见肿块侵犯 SVC ↗，上纵隔静脉曲张➡和奇静脉扩张→。

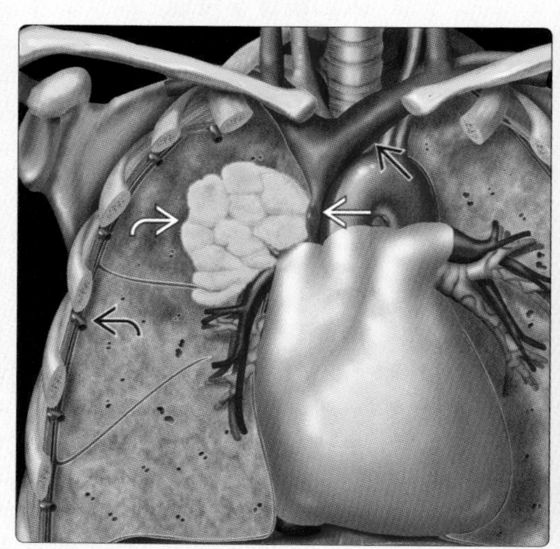

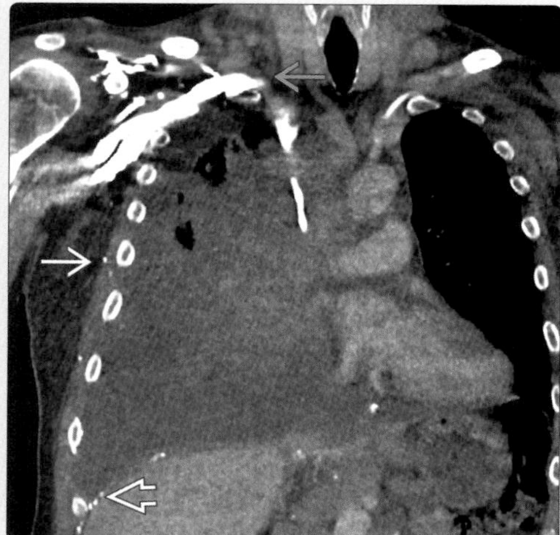

（左图）示意图显示肺癌↗侵犯纵隔继发上腔静脉梗阻➡，导致头臂静脉→和右侧肋间侧支静脉↗扩张。

（右图）58 岁男性，小细胞肺癌并纵隔淋巴结肿大，冠状位增强 CT 可见右上肢静脉明显显影扩张→，胸壁和肋间侧支静脉扩张➡，以及胸膜 / 膈肌侧支循环⇨。

术语

缩写
- 上腔静脉（superior vena cava, SVC）综合征

定义
- SVC 内源性或外源性梗阻
  - 大血管壁增厚
  - 头部，颈部，上肢和躯干静脉回流至右房受阻

影像学表现

基本表现
- 最佳诊断思路
  - SVC 无显影
  - 多发侧支血管

X 线表现
- 平片
  - 可能正常
    - 最常见于纵隔纤维化
    - 医源性 SVC 梗阻
  - 纵隔增宽
    - SVC 扩张
    - 纵隔包块或淋巴结肿大
  - 右肺门或纵隔旁包块
    - 肺癌
    - 转移
    - 淋巴结肿大
  - 奇静脉弓和奇静脉扩张
  - 左上肋间静脉扩张（主动脉乳头）

CT 表现
- 增强 CT
  - SVC 无显影
    - 梗阻
      - 腔内血栓
      - 占位或淋巴结肿大导致的外源性压迫
  - 多发侧支血管和静脉曲张
    - 颈部，胸壁，纵隔
  - 纵隔血管扩张
    - 奇静脉和半奇静脉
    - 上肋间静脉
    - 头臂静脉
  - 下腔静脉对比剂逆显影
  - 肝Ⅳ段强化 = 热点，热区征
    - 胸内静脉门体分流→ Sappey 静脉→门静脉左支周围静脉
    - 不总是出现

MR 表现
- T_1 增强
  - 评估周围结构和外源性压迫 SVC 的病因
- MRV
  - 血栓或梗阻导致 SVC 信号缺失
  - 奇静脉弓和奇静脉扩张
  - 多发侧支血管
    - 颈部，胸壁，纵隔

超声表现
- 灰阶超声
  - SVC 可见部分的扩张
    - 从技术层面，受骨质和肺内空气的干扰直观显示困难
  - 锁骨下静脉，头臂静脉和颈静脉扩张
  - 腔内血栓异常回声
- 脉冲和彩色多普勒
  - 血管流速减低，或彩色多普勒信号消失
  - 锁骨下中央静脉，头臂静脉和颈静脉波形改变
  - 单相波形异常
    - 心脏和呼吸循环或刺激性动作导致的正常变化缺失

血管造影表现
- DSA
  - 梗阻上方或外周血管造影
    - 锁骨下静脉或头臂静脉瘀滞或逆流
      - 表现可能类似锁骨下静脉或头臂静脉梗阻
  - 腔内充盈缺损 = 血栓
  - 无显影 = 梗阻
  - 多发侧支循环；奇静脉弓和静脉扩张
  - 占位或淋巴结肿大导致的外源性压迫
    - 锁骨下静脉或头臂静脉瘀滞或逆流
  - 留置导管或起搏器导联
    - 纤长，光滑的偏心狭窄

核医学表现
- 肝Ⅳ段核素摄取：热区征
- Tc-99m-MAA 静脉造影
  - 生成的时间 – 活性曲线可显示 SVC 梗阻
  - 多发侧支血管

推荐的影像学检查方法
- 最佳影像检查方法
  - CT 和 MR 显示 SVC 血栓或梗阻最佳
    - 评估周围纵隔结构
  - DSA 有助于血管腔内或手术计划的设计
- 推荐的检查序列与参数
  - 冠状位和矢状位重建显示梗阻位置和范围
  - 对比剂稀释（1：2）可有助于减少 SVC 内对比剂产生的条形伪影
  - 延迟扫描（60 秒）可有助于减少不显影的 IVC 和奇静脉血流产生的混合伪影

鉴别诊断

上肢中央静脉或深静脉梗阻和狭窄
- 头臂静脉或上肢深静脉的慢性梗阻或血栓

- 多发颈部和上胸部侧支血管；SVC 显影
- 常由留置导管或起搏器导联导致
- 上肢肿胀，类似 SVC 梗阻

胸廓静脉出口综合征（Paget-Schroetter 综合征）
- 混合性或动态腋静脉锁骨下静脉狭窄 ± 血栓或梗阻
  - 第 1 肋，锁骨下肌群和锁骨组成的肋锁间隙内静脉压迫
- 多发颈部和上胸部侧支循环；SVC 显影

永久性左上腔静脉和无右上腔静脉
- 右侧纵隔无 SVC；无侧支循环
- 左侧纵隔内 SVC
  - 引流至扩张的冠状窦
- 导管或起搏器导联异常路径
  - 左侧纵隔内路径

房间隔脂肪性肥厚
- 房间隔内哑铃形脂肪密度；卵圆孔不受累
- 可能向上不同程度地延伸至上腔静脉，导致腔内狭窄，梗阻罕见

病理学表现

基本表现
- 病因
  - 恶性
    - 肺癌最常见
    - 转移
      - 乳腺癌，肾癌，睾丸癌最常见
    - 纵隔淋巴结肿大和淋巴瘤
    - 纵隔原发占位
  - 良性
    - 医源性
      - 留置导管和起搏器导联
      - 既往纵隔或纵隔旁放疗
    - 肉芽肿性疾病
      - 结核，组织胞浆菌病，结节病
      - 矽肺
    - 化脓性感染
    - 主动脉瘤导致压迫

临床要点

临床表现
- 最常见的症状/体征
  - 水肿和潮红
    - 面部，颈部，上肢和躯干
  - 呼吸困难和咳嗽
  - 可触及皮下侧支血管
    - 颈部和胸壁
- 其他症状/体征
  - 头痛
  - 会厌水肿导致的哮鸣音
  - 晕厥，癫痫，视物异常
- 临床特征
  - SVC 梗阻是临床诊断
    - 慢性，代偿较好的狭窄或梗阻可能无症状

人口统计学表现
- 年龄
  - 年龄范围：18~76 岁
    - 平均年龄：54 岁
  - 恶性病因：年纪更大；40~60 岁
  - 良性病因：年纪更轻；30~40 岁
- 性别
  - 恶性病因：男性 > 女性
  - 良性病因：男性 = 女性
- 流行病学
  - 恶性：80%~90% 病因
    - 小细胞肺癌和淋巴结瘤最常见
  - 良性：10%~20% 病因
    - 纤维纵隔炎最常见
    - 医源性：留置中央静脉导管（透析，输液港）
      - 癌症患者最常见的良性原因

自然病史和预后
- SVC 渐进性梗阻
  - 起病隐匿
- 在恶性和良性病因中，SVC 梗阻均是少见死因
  - 生存率取决于原发病进程和肿瘤病理类型

治疗
- 抗凝
- 恶性病因
  - 放疗减轻肿瘤负荷和占位效应
  - 肿瘤靶向化疗
- 血管内治疗
  - 导管介导溶栓（急性栓塞）
  - 血管腔内血管成形术 ± 支架
    - 成功率与作用持续时间不定；可能需要反复介入以保持血管通畅
- 手术治疗
  - 手术减瘤及减压
  - 静脉重建或搭桥
    - 螺旋静脉移植：优选（>90%），良性 SVC 梗阻可保持长期通畅
    - 聚四氟乙烯（polytetrafluoroethylene，PTFE）移植物

诊断要点

考虑的诊断
- 恶性肿瘤患者，新发颈部和上肢躯干发红及水肿需考虑 SVC 梗阻

影像解读要点
- SVC 无显影
- 颈部，胸壁和纵隔多发侧支循环

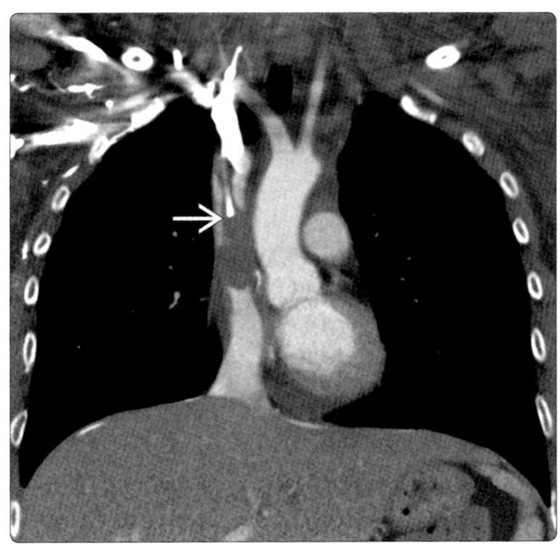

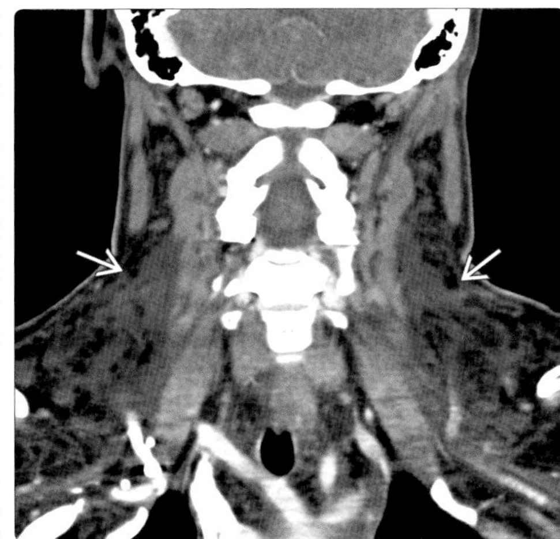

（左图）28岁女性，淋巴瘤治疗中，面部、颈部和上肢急性肿胀和红斑，冠状位增强CT可见SVC留置输液管尖端下方血栓形成，SVC近闭塞➡。

（右图）同时冠状位平扫CT可见双侧颈部皮下弥漫水肿➡，是急性SVC梗阻常见的间接征象。

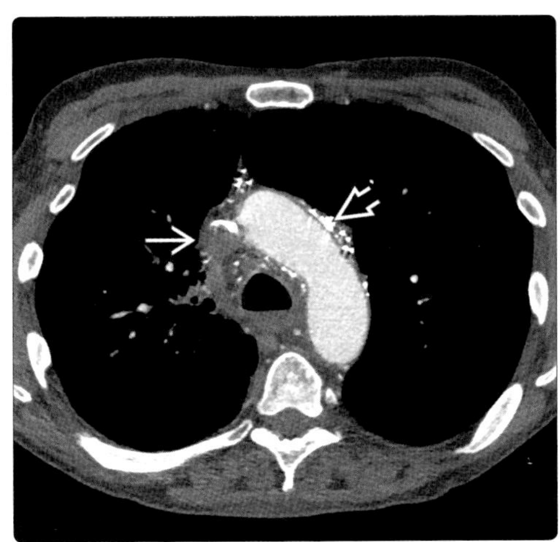

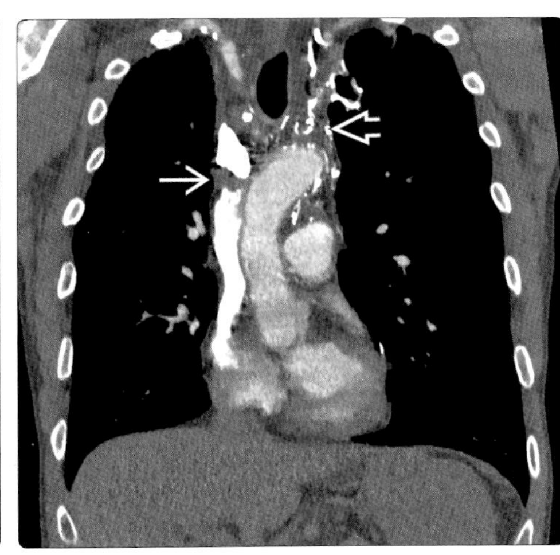

（左图）53岁男性，留置透析管继发SVC梗阻➡，拔管后，横断位增强CT可见纵隔静脉曲张⇨，提示侧支静脉引流。

（右图）同一患者冠状位增强CT可见SVC内充盈缺损➡，以及上纵隔静脉扩张⇨。中央静脉导管长期留置是医源性SVC梗阻的常见原因。

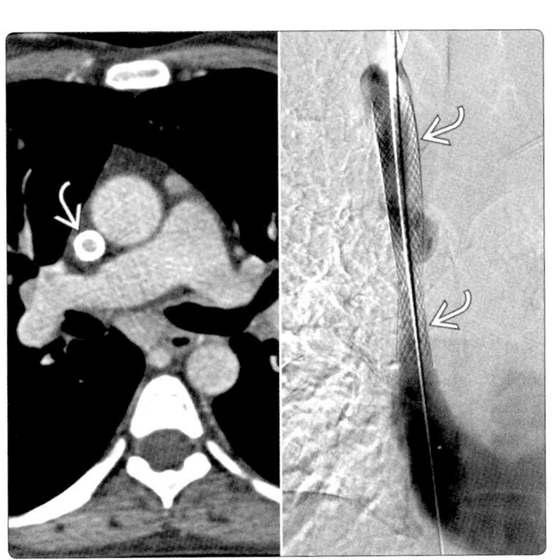

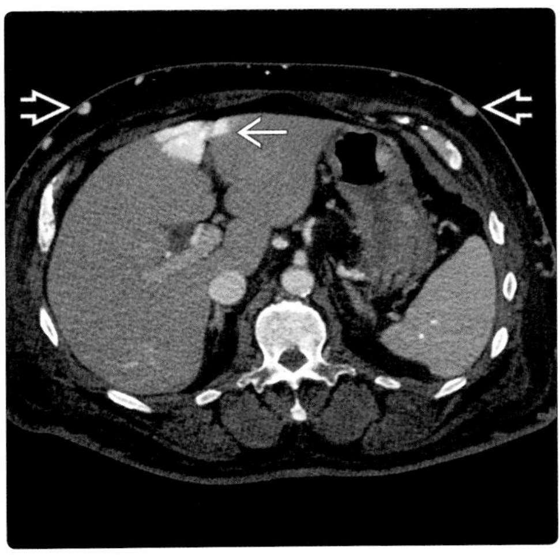

（左图）中央静脉留置管致SVC梗阻患者，横断位增强CT（左）和DSA（右）可见血管内支架置入↪以保持SVC血流通畅。

（右图）76岁男性，横断位增强CT可见肝IV段明显强化（热区征）➡以及皮下静脉扩张⇨，源于慢性SVC梗阻所致的静脉引流改变和侧支循环开放。

肺水肿

关键要点

术语

- 肺水肿：肺内血管外液体的异常积聚
  - 压力性肺水肿
  - 伴有弥漫性肺泡损伤的通透性增高性肺水肿（diffuse alveolar damage, DAD）：急性呼吸窘迫综合征（acute respiratory distress syndrome, ARDS）
  - 不伴有弥漫性肺泡损伤的通透性增高性肺水肿：阿片类药物过量水肿、输血相关性肺损伤（transfusion-related lung injury, TRALI）、高原性肺水肿（high-altitude pulmonary edema, HAPE）
  - 混合性肺水肿：神经源性肺水肿、复张性肺水肿

影像学表现

- 平片
  - 压力性肺水肿
    - 肺门模糊，胸膜下水肿，支气管袖口征，小叶间隔增厚
    - 肺实变，“蝶翼”征
    - 心脏增大，胸腔积液
  - ARDS：气道疾病，没有心脏增大或间隔线
  - HAPE：不对称性，肺门周围，分布不均匀，结节样气道病变
  - 复张性肺水肿：与既往积液或气胸同侧
  - 阿片类药物过量，TRALI，神经源性水肿：可能类似压力性肺水肿
- CT/HRCT
  - 不常规用于评估肺水肿
  - 压力性肺水肿
    - 小叶间隔增厚，光滑，叶间裂增厚，支气管壁增厚
    - 小叶中央，小叶，腺泡，弥漫性磨玻璃影，实变
    - 心脏增大
    - 胸腔积液
    - 淋巴结肿大
  - HAPE：不对称的肺门周围结节样气道病变

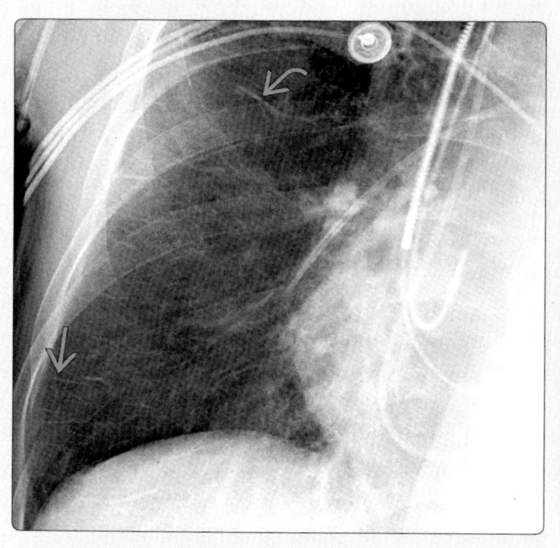

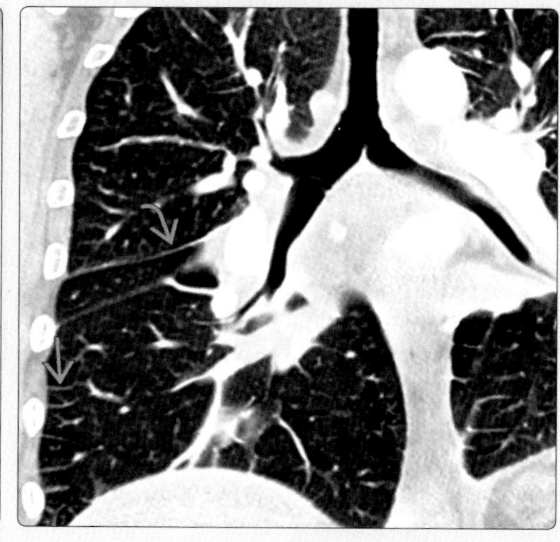

（左图）一名压力性心源性肺水肿患者的前后位胸片显示垂直于侧胸膜的短细线（Kerley B）→和较长的斜线（Kerley A）↗，为肺水肿典型的平片表现。

（右图）压力性心源性肺水肿患者胸部增强CT冠状位显示较厚的小叶间隔→和叶间裂↗，分别代表周围小叶间隔水肿和胸膜下间质水肿，为肺水肿的典型CT表现。

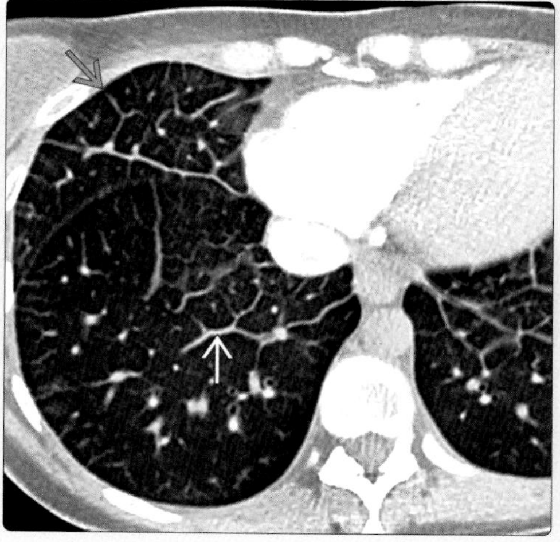

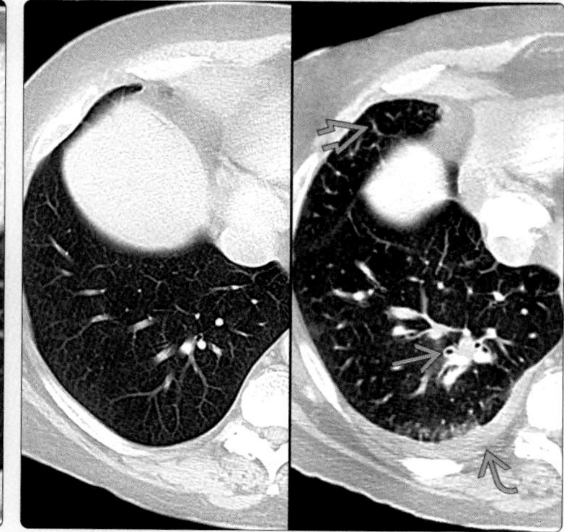

（左图）（左）间质性水肿的患者的横断位增强CT显示小叶间隔膜平滑增厚→，形成中央的多边形区域➡，勾勒出几个次级肺小叶的边缘。

（右图）同一患者正常的右下叶平扫CT（左）和间质性肺水肿的增强CT（右）的联合图像显示支气管壁增厚→，轻度小叶间隔增厚⇨，右侧胸腔少量积液↗。CT能很好地显示间质性肺水肿的早期表现。

术语

定义

- 肺水肿：肺内血管外液体的异常积聚
  - 压力性肺水肿
    - 常见病因
      - 心源性水肿：肺毛细血管压力升高（左心室衰竭，二尖瓣狭窄）
      - 输液过量：静脉输液过量，肾功能衰竭
  - 伴弥漫性肺泡损伤（diffuse alveolar damage, DAD）的通透性增高性肺水肿
    - 急性呼吸窘迫综合征（acute respiratory distress syndrome, ARDS）
  - 不伴弥漫性肺泡损伤的通透性增高性肺水肿
    - 过量阿片类药物、静脉注射可卡因、吸入强效可卡因
    - 输血相关性肺损伤（transfusion-related lung injury, TRALI）：输血后 6 小时内出现呼吸困难、低氧血症和双肺模糊影
    - 高原性肺水肿（high-altitude pulmonary edema, HAPE）
  - 混合性肺水肿：压力性和通透性肺水肿
    - 神经源性肺水肿
    - 复张性肺水肿

影像学表现

X 线表现

- 压力性 / 心源性肺水肿
  - 宽血管蒂：中心静脉压升高和循环血量增加的标志
    - 正常人可达 58 mm
    - 其宽度基于体型和纵隔脂肪而变化
  - 肺静脉高压：左心房压的慢性升高
    - 血管再分布 / 上肺静脉增宽
  - 间质性肺水肿
    - 肺门周围模糊影或血管边缘模糊
    - 胸膜下水肿
    - 支气管周围增厚 / 袖口征
    - 小叶间隔增厚：Kerley B、A 和 C 线
    - 肺野透过度减低
  - 肺泡性水肿
    - 肺实变：右肺多见
    - 蝶翼状水肿（<10%）：急性心力衰竭
    - 不对称性
      - 潜在的肺部疾病，位置不固定
      - 乳头肌断裂引起急性二尖瓣反流：右肺上叶先受累
  - 相关表现
    - 心脏增大，肺血管增粗
    - 胸腔积液：双侧，右侧 > 左侧；叶间裂积液
- ARDS
  - 机械通气的证据
  - 渗出（急性）期（1~7 天）
    - 双侧对称性不均匀模糊影
    - 不随时间变化、没有心脏增大和间隔线
  - 增殖（亚急性）期（8~14 天）
    - 粗的网状模糊影
  - 纤维（晚期）期（>15 天）
    - 缓慢消退；网状模糊影
- 阿片类药物过量水肿
  - 肺实变：双侧，弥漫性；可能迅速消退
- 输血相关性肺损伤（TRALI）
  - 双侧间质和（或）肺泡性模糊影
- 高原性肺水肿（HAPE）
  - 无间隔线的中心性间质水肿
  - 肺实变：不对称，斑片状，结节状
    - 少数累及肺尖部和基底部
  - 治疗后迅速消退
- 神经源性肺水肿
  - 严重中枢神经系统损伤后急性起病
  - 双侧，肺上叶为主的气道疾病
    - 无心脏增大，迅速消退
- 复张性肺水肿
  - 先前不张的肺叶迅速再扩张（不张时间 >3 天）
    - 胸腔积液或气胸后
  - 进展性的同侧气道疾病；可能进展为双侧受累

CT 表现

- 压力性 / 心源性肺水肿
  - 间质性肺水肿
    - 小叶间隔增厚
      - 光滑；结节不典型但可能出现
      - 出现次级肺小叶轮廓
    - “铺路石”征：间质 + 肺泡水肿
    - 胸膜下水肿：叶间裂增厚
    - 支气管血管周围支气管壁增厚
  - 肺泡性肺水肿
    - 磨玻璃样模糊影，弥漫性或斑片状
    - 小叶中央磨玻璃样结节
    - 小叶、腺泡的磨玻璃影
    - 肺实变
      - 弥漫性或斑片状
      - 重力依赖性
      - 中央和肺门周围的蝶翼状水肿
  - 相关的异常表现
    - 心脏增大，胸腔积液，淋巴结肿大，纵隔脂肪密度增加
- ARDS
  - 早期阶段
    - 肺受累的前后位梯度
    - 双侧磨玻璃样改变

  - 密度增高的肺实变
  - 支气管扩张
  - 胸腔积液
 - 晚期阶段
  - 磨玻璃样改变
  - 非依赖性肺内粗网状影及结构扭曲
- HAPE
 - 不对称性受累
 - 肺门周围磨玻璃样改变和肺实变；结节状（腺泡），不均匀
- 复张性肺水肿
 - 同侧磨玻璃影
- TRALI，神经源性肺水肿：很少用 CT 检查

推荐的影像学检查方法

- 最佳影像检查方法
 - 胸片
 - CT/HRCT 不适用，但因其他原因进行成像时，经常会发现水肿
 - HRCT 可用于评估 ARDS 的纤维化

鉴别诊断

间质性肺水肿

- 癌性淋巴管炎
 - 结节性小叶间隔增厚
 - 斑片状分布

肺泡性肺水肿

- 肺孢子菌肺炎
 - 严重免疫功能低下状态
 - 磨玻璃影，囊肿
- 肺炎
 - 感染的症状 / 体征
 - 局灶性或多灶性肺实变，细胞性细支气管炎
- 肺出血
 - 磨玻璃影可能表现为“铺路石”征
 - 小叶中心结节

间质性和肺泡性肺水肿

- 肺泡蛋白沉积症
 - CT 上表现为“铺路石”征
 - 没有心脏增大和胸腔积液

病理学表现

基本表现

- 病因
 - 压力性 / 心源性肺水肿
  - 毛细血管流体静压增高
   - 左心衰（可能不是纯流体静力）：显著增加的毛细血管压力可损伤毛细血管内皮，导致通透性增加，引起水肿
   - 容量超负荷；水分过多
  - 血管内胶体渗透压降低
   - 低蛋白血症，肝 / 肾功能衰减
 - ARDS
  - 临床损伤 1 周内出现呼吸道症状 + 影像学上双侧肺模糊阴影 + 排除因心力衰竭或液体过多引起的症状
  - 毛细血管内皮细胞和肺泡内皮细胞的通透性增加
 - 阿片类药物过量
  - 病理生理学未知；推测与直接药物毒性、缺氧和酸中毒有关
 - TRALI
  - 易感人群：机械通气、体液失衡、吸烟、慢性酒精中毒、休克、肝 / 心脏手术
  - 女性血浆 / 全血输血患者 TRALI 的风险增加
 - HAPE
  - 快速上升到海拔 3000~4000 米
  - 肺动脉压力过大导致不均匀的低氧性血管收缩
  - 导致高分子量的蛋白质、细胞和液体渗漏到肺泡内
 - 神经源性肺水肿
  - 交感神经系统激活引起的颅内压突然升高和由此产生的儿茶酚胺释放
  - 对肺毛细血管内皮的影响尚不清楚
 - 复张性肺水肿
  - 推测与复张后急性炎症 + 肺泡毛细血管内膜损伤相关

临床要点

临床表现

- 最常见的症状 / 体征
 - 肺水肿：呼吸窘迫，呼吸困难，端坐呼吸，血氧不足，咳嗽（咳粉红色泡沫痰），湿啰音
 - 压力性 / 心源性肺水肿：出现第三心音（心室充盈）
 - ARDS：原发病起病后 6~72 小时内出现症状
 - 阿片类药物过量
  - 高度可疑，病史
  - 注射药物后数小时内出现症状
  - 危险因素：男性，服用阿片类药物时间短
 - TRALI：输血后 6 小时内出现症状
 - HAPE
  - 危险因素：个体易感性、男性、低温、既往肺部感染、剧烈运动
  - 抵达高海拔后 2~4 天出现症状
 - 神经源性肺水肿
  - 早期阶段：神经损伤后数分钟到数小时内出现症状
  - 晚期阶段：神经损伤后 12~24 小时出现症状
 - 复张性肺水肿
  - 极端持续性肺不张的年轻患者
  - 早期阶段：神经损伤后几分钟到几小时内出现症状

– 约 64% 的患者胸膜穿刺后 1 小时出现症状

自然病史和预后

- 压力性 / 心源性肺水肿：预后取决于潜在血流动力学功能障碍的严重程度和可逆性
- ARDS：26%～58% 的死亡率；随着疾病的严重程度而增加
- 阿片类药物过量性肺水肿：通过适当的治疗迅速消退
- TRALI：大多数受感染患者需要 ICU 住院和呼吸机支持；5%～17% 的死亡率
- HAPE：早期发现，及时治疗可获得良好结局
- 神经源性肺水肿：预后取决于神经损伤的严重程度
- 复张性肺水肿：据报道 20% 的死亡率

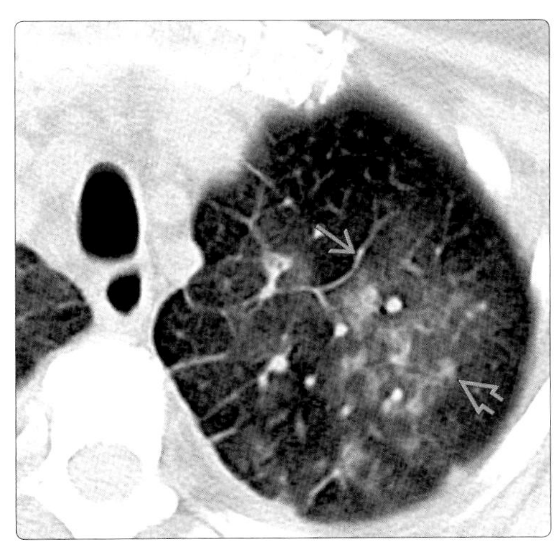

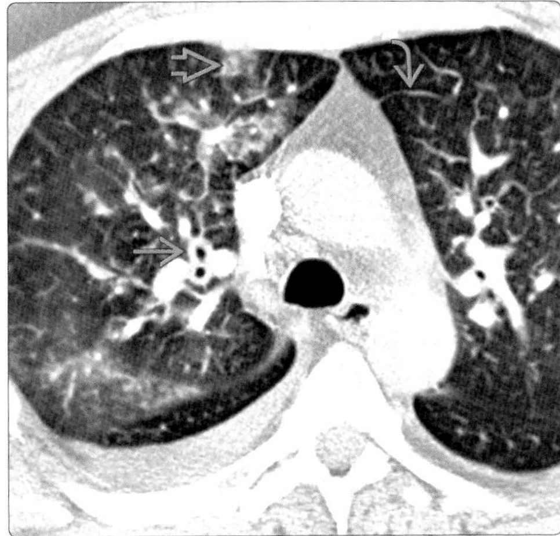

（左图）肺水肿患者横断位平扫 CT 显示小叶中心磨玻璃影⇨，小叶间隔平滑增厚→，符合肺泡性水肿和间质性肺水肿改变。可见气腔模糊呈斑片状分布，正常与异常小叶间隔（厚）并存。

（右图）横断位增强 CT 显示间质性和肺泡性肺水肿，表现为右肺上叶不对称的磨玻璃样影⇨，小叶间隔增厚↷，支气管壁增厚→。

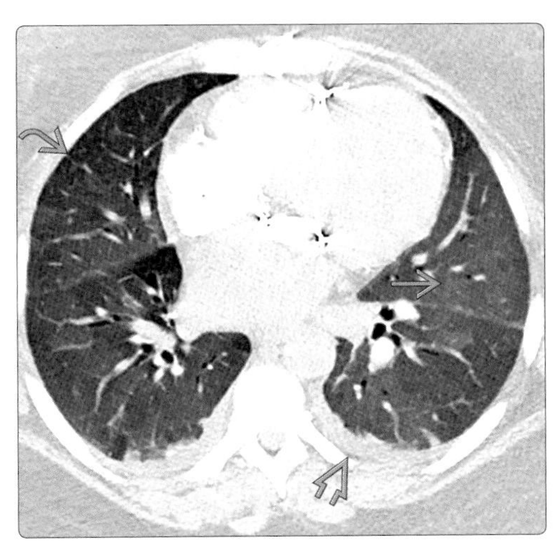

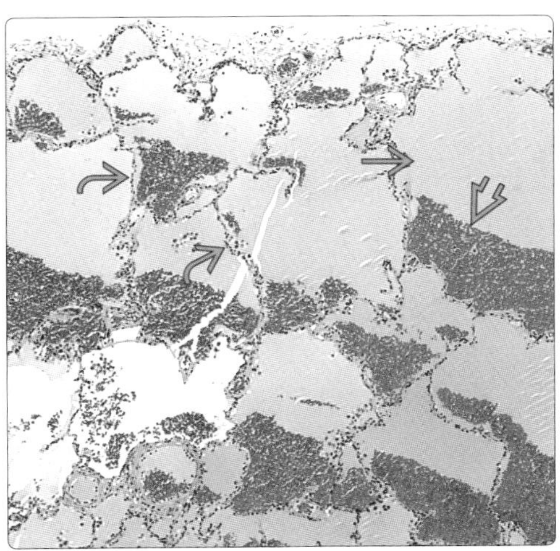

（左图）一名二尖瓣病变伴肺水肿患者的横断位增强 CT 显示弥漫性双肺磨玻璃影↷，双侧少量胸腔积液⇨，小叶间隔增厚↷。

（右图）肺泡性肺水肿标本的中倍显微镜下图片（HE 染色）显示肺水肿液体→和红细胞⇨充满肺泡腔↷。

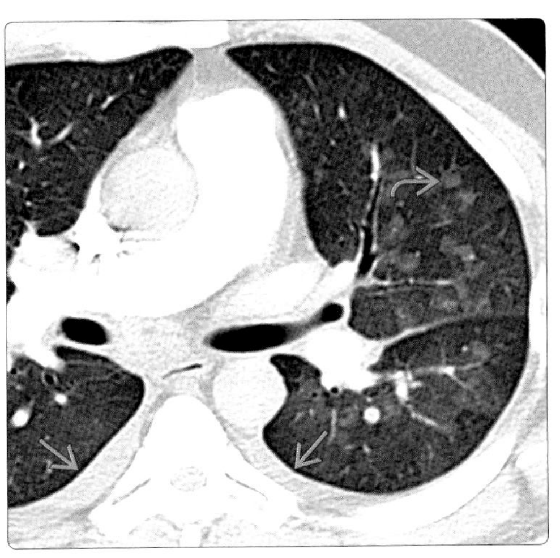

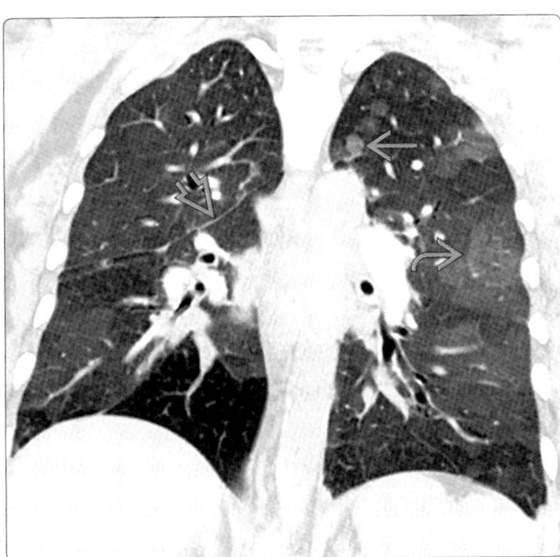

（左图）横断位增强 CT 显示肺泡水肿，表现为小叶中心和肺泡的磨玻璃影↷。注意右少左多的少量双侧胸腔积液→。肺泡水肿 CT 表现不一，从磨玻璃影到融合实变。

（右图）同一患者横断位增强 CT 显示肺水肿，表现为融合的斑片状和小叶磨玻璃样影↷。注意叶间裂增厚⇨提示胸膜下水肿。

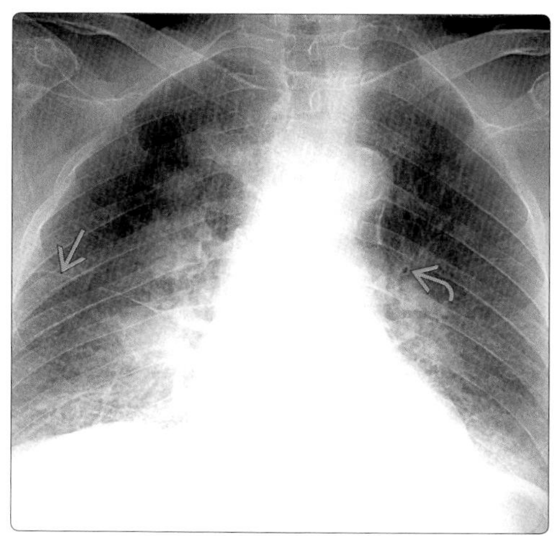

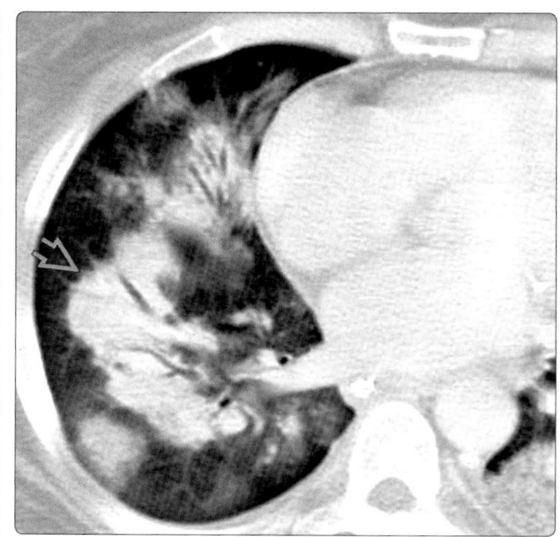

（左图）前后位胸片显示不对称性肺泡水肿，分别表现为双侧肺门周围模糊影和肺实变。注意支气管周围袖口征 ，水平裂增厚 （胸膜下水肿）和双侧胸腔积液。

（右图）蝶翼状肺水肿患者的横断位平扫 CT 显示中央肺门周围实变 ，并有内源性空气支气管征，肺外围区域未见变化。<10% 的肺水肿患者出现“蝶翼”征，并与急性心力衰竭相关。

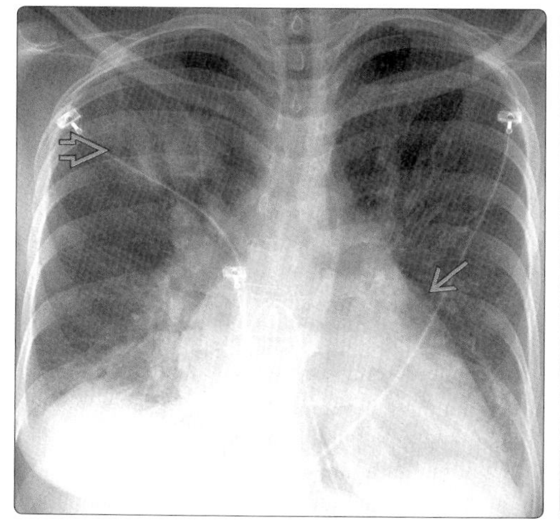

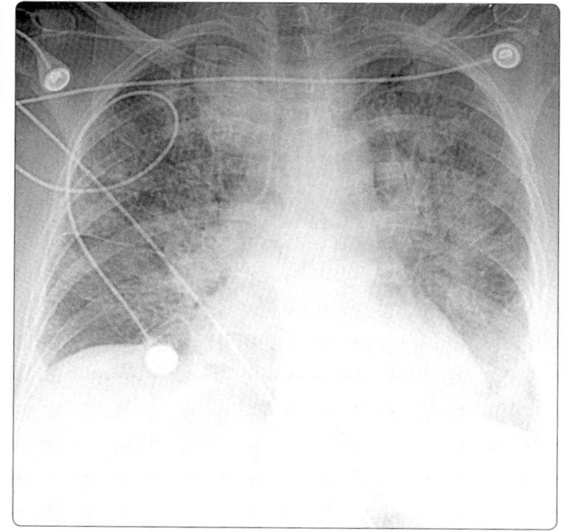

（左图）急性二尖瓣反流患者的后前位胸片显示右肺上叶肺泡水肿 继发于功能不全的二尖瓣血流反流、心脏增大、左心耳增大 ，以及双侧胸腔积液。

（右图）一名 58 岁女性患者，在输血后 6 小时内出现急性呼吸窘迫，前后位胸片显示双侧肺泡和间质水肿，符合输血相关的肺损伤。

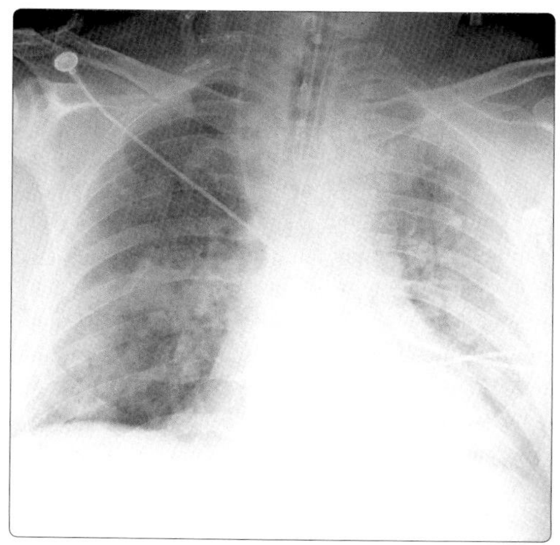

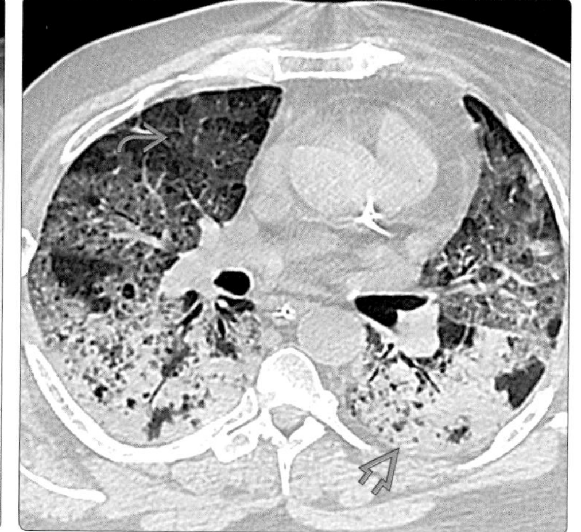

（左图）一名急性呼吸窘迫综合征合并败血症的 55 岁男性患者的前后位胸片显示双侧气道不对称非均匀性气道病变。注意无间隔线和胸腔积液。

（右图）同一患者的冠状位平扫 CT 显示弥漫性双侧气道疾病，前后位表现为后方肺实变 和前方磨玻璃影 。其特征是弥漫性肺泡损伤继发肺水肿。

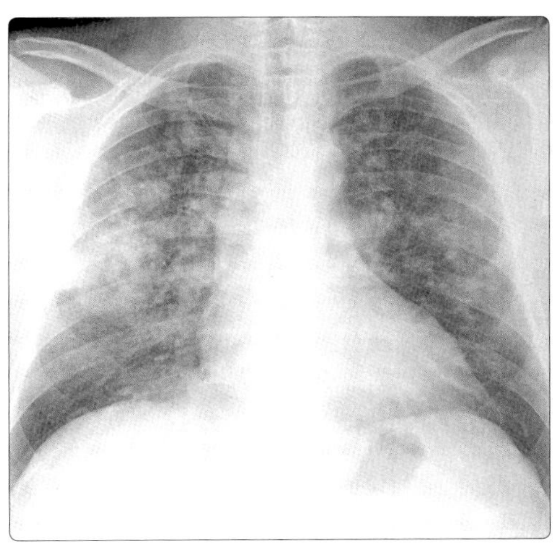

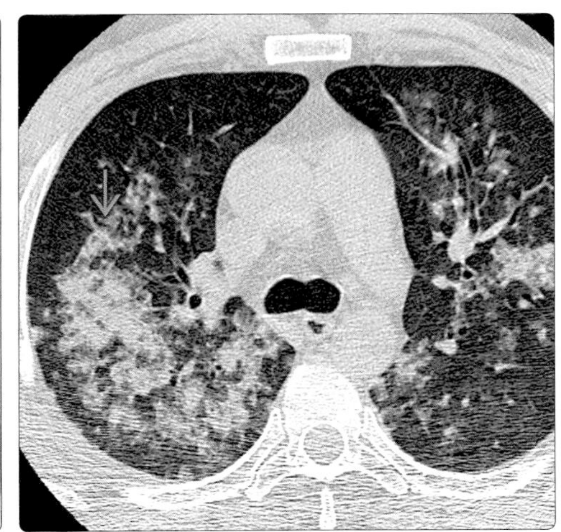

（左图）一名 30 岁男性患者因阿片类药物过量导致急性肺水肿，后前位胸片显示双肺不对称性不均匀的肺泡模糊影，未出现间隔线和胸腔积液。

（右图）同一患者的横断位平扫 CT 显示双侧不对称结节性肺实变，主要影响右肺。这些异常通常在适当的治疗下迅速消失。

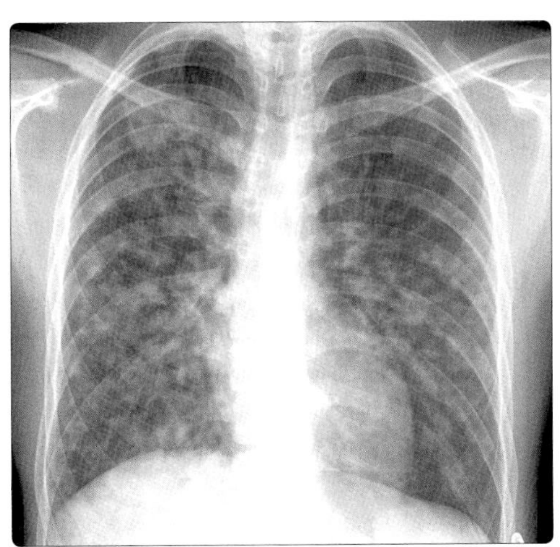

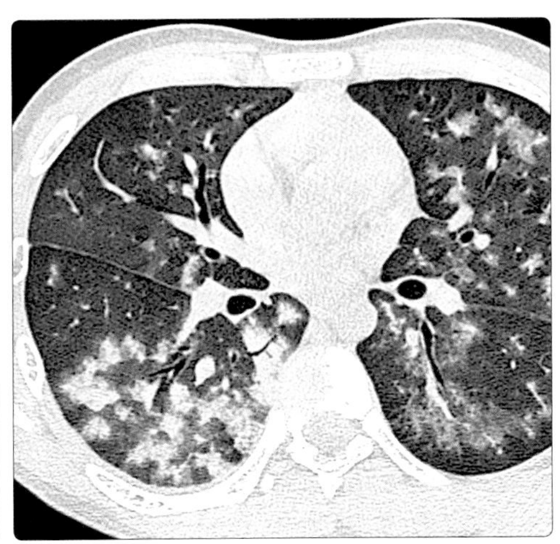

（左图）一名高原性肺水肿年轻患者的后前位胸片显示不对称的双侧肺结节性模糊影，主要影响右肺。

（右图）同一患者的横断位平扫 CT 显示不对称的双侧结节样肺实变，不影响肺周边部。异常斑片状影的分布反映了潜在的不均匀的低氧性血管收缩。注意无胸腔积液和间隔线。

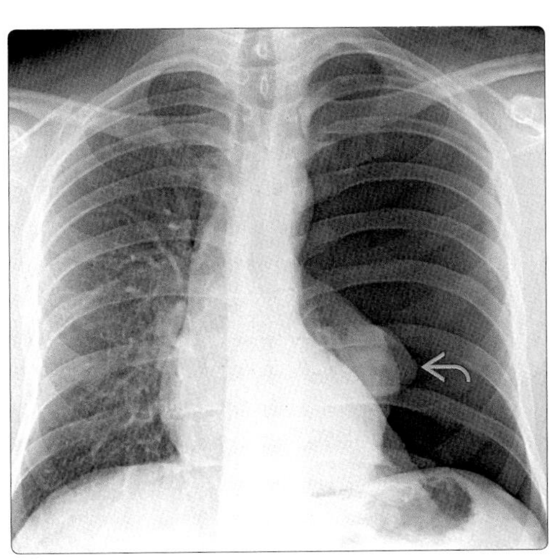

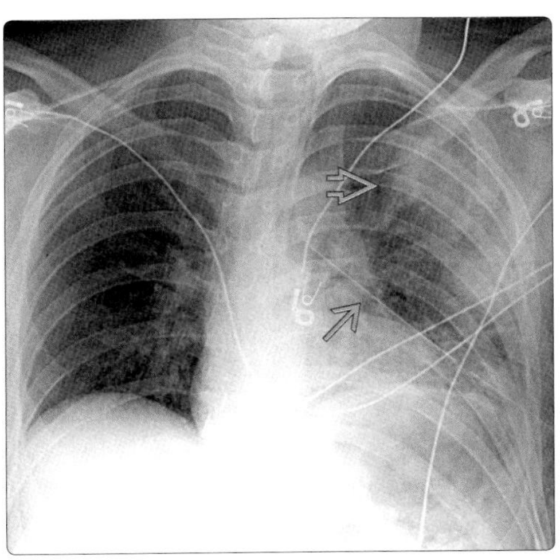

（左图）一名胸痛数日的 26 岁男性患者后前位胸片显示左肺大范围气胸伴完全性肺不张⤻。

（右图）同一患者放置左胸腔引流管→后的前后位胸片显示左肺复张和同侧气道病变⇨，符合复张性肺水肿表现。这种情况通常发生在严重肺不张缓解后的年轻患者。

肺动脉高压

关键要点

术语

- 肺动脉高压（pulmonary artery hypertension, PAH）
- 平均肺动脉压力 >25 mmHg
  - 运动中 >30 mmHg
- 平均毛细血管楔压和左心室舒张末期压力一般 <15 mmHg

影像学表现

- 平片：肺动脉干和中央肺动脉扩张
- CT/HRCT
  - 小叶中心结节
  - 马赛克密度
  - 小叶间隔增厚
  - 磨玻璃影
- CTA
  - 肺动脉干扩张 >30 mm
  - 周围肺动脉钙化
  - 偏心性充盈缺损
- 心脏门控 CTA
  - 肺动脉壁扩张能力下降
- 血管造影
  - 最可靠的诊断方法
  - 直接测量右肺动脉压力

主要鉴别诊断

- 先天性肺动脉瓣狭窄
- 特发性肺动脉干扩张
- 肺门淋巴结增大

病理学表现

- Nice 分类（2013）：5 类

临床要点

- 预后不良
- 治疗
  - 药物治疗：钙通道阻滞剂
  - 特发性 PAH：前列腺素 I2（前列环素）
  - 心 ± 肺移植

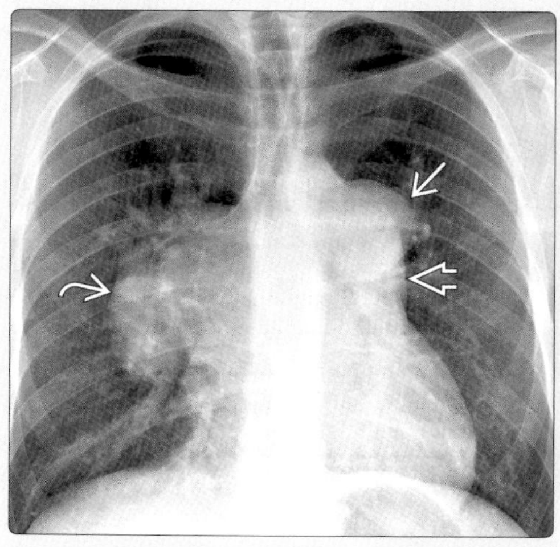

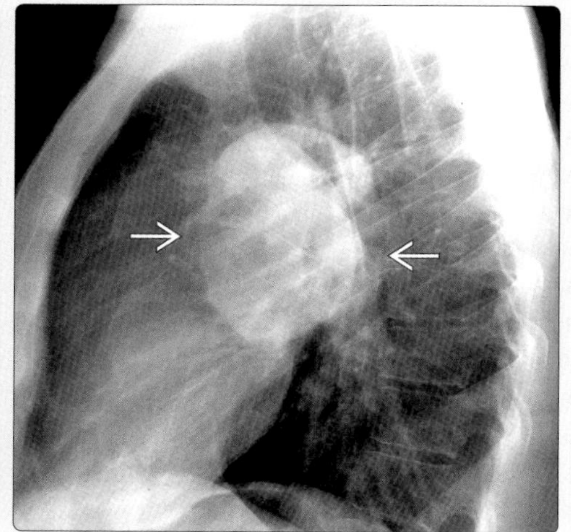

（左图）肺动脉高压患者的后前位胸片显示肺动脉主干➡扩张，左➡和右↪肺动脉扩张，外周肺动脉分支突然变细（残根征）。

（右图）同一患者的侧位胸片显示双侧肺门包块➡，代表肺动脉扩张。患者动脉导管未闭（左向右分流，代表毛细血管前病因，属于肺动脉高压 Nice 分类的第 2 类）。

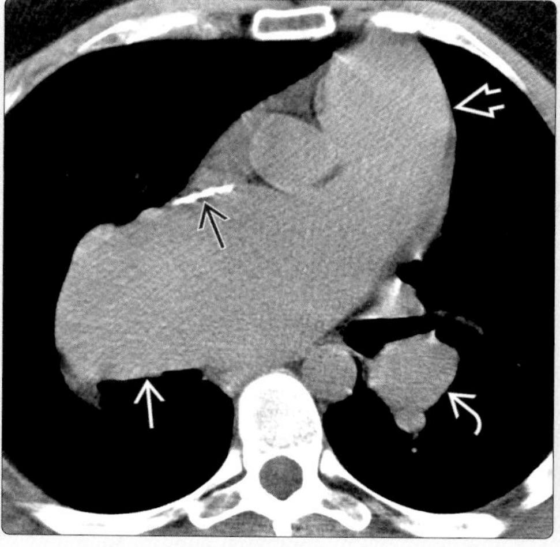

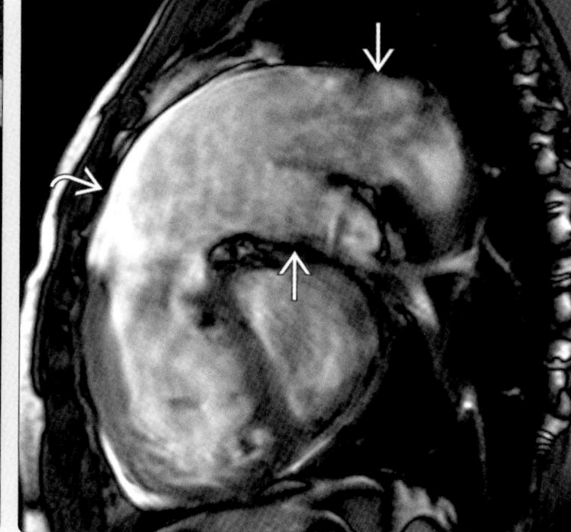

（左图）一名长期肺动脉高压患者横断位平扫 CT 显示右肺动脉➡、左肺动脉↪明显扩张，肺动脉管壁钙化→，肺动脉主干扩张➡。

（右图）相位对比 MR 矢状位显示肺动脉主干扩张↪，左、右肺动脉➡近端扩张。相位对比 MR 对于评价肺动脉形态和确定血流方向和速度是有价值的。

肺动脉高压

术语

缩略语

- 肺动脉高压（PAH）
- 肺高压（PH）
- 肺动脉（PA）
- 定义
- 静息状态下平均肺动脉压 >25 mmHg
  - 运动时 >30 mmHg
- 平均毛细血管楔压和左心室舒张末期压力一般 <15 mmHg

影像学表现

基本表现

- 最佳诊断思路
  - 肺动脉主干扩张 ± 左、右肺动脉扩张

X 线表现

- 平片
  - 肺动脉主干扩张：正位平片显示左上纵隔隆凸
  - 外周肺动脉分支的残根征
  - 心脏影
    - 早期：正常
    - 晚期：右心房和右心室增大
  - 慢性 PAH：肺动脉壁钙化

CT 表现

- HRCT
  - 小叶中心结节样改变
    - 严重的肺高压；少见未经治疗的特发性肺动脉高压
    - 胆固醇肉芽肿，复发性肺出血，或外源性动脉病变
  - 马赛克样衰减
    - 慢性血栓栓塞性肺动脉高压（CTEPH）是最常见的病因
    - 肺灌注的区域差异；缺血区（低衰减）和充血区（高衰减）交替存在
    - 在肺低密度区肺血管稀疏或闭塞；正常区域肺血管扩张
  - 小叶间隔增厚
    - 平滑（见于左心病变），不规则（纤维化；见于第 3 类）；结节性（结节病或癌性淋巴管炎；见于第 5 类）
  - 磨玻璃影
    - 肺水肿（见于第 2 类），间质性肺疾病（见于第 3 类）、结缔组织疾病（见于第 1 类）、药物或毒性反应（见于第 1 类）
- CTA
  - 基本表现
    - 肺动脉扩张：肺动脉主干 >30 mm
      - □ 右侧下肺动脉：男性 >16 mm；女性 >14 mm
  - 正常肺动脉
    - 肺动脉主干：26 mm；比邻近的升主动脉小
    - 左肺动脉：28 mm；右肺动脉：24.3 mm
  - 管壁钙化
    - 见于长期肺高压；严重和晚期阶段
    - 见于长期心内分流（典型的先天性房间隔缺损）和艾森曼格综合征
  - 偏心性充盈缺损
    - 慢性血栓栓塞性肺动脉高压（CTEPH）：附壁血栓或偏心性栓塞；与肺动脉管壁夹角呈钝角，血管狭窄 ± 轮廓不规则
      - □ 狭窄后扩张；少数情况下见网状，“串珠”状血管，阻塞的细线状动脉
  - 动脉内软组织
    - 肺血管内肿瘤栓塞
    - 树枝样结节：累及远段或亚段伴周围肺动脉扩张
    - 恶性肿瘤：乳腺、肝、肾、肺、前列腺、绒毛膜癌
- 心脏门控 CTA
  - 肺动脉管壁的扩张性下降

MR 表现

- 灵敏度和特异性低于 CT
- 在呼吸困难的患者中更难以执行
- 相位对比 MR：可显示 PA 形态，血流方向和速度，流动阻力，反流分数，PA 应变

血管造影表现

- 最可靠的诊断方法
- 直接测量右肺动脉压力

核医学表现

- 通气 / 灌注显像
  - 通常肺栓塞的概率很低
  - 慢性血栓栓子：高概率扫描
  - 需减少所需粒子的数量
    - 存在毛细血管床阻塞引起急性右心衰的风险

超声心动图表现

- 超声心动图
  - 右心室压力超负荷
    - 右心房和右心室扩张
    - 右心室肥厚
    - 右心室功能减低
    - 室间隔
      - □ 厚度增加；收缩平直
      - □ 室间隔：左室后壁 >1

推荐的影像学检查方法

- 最佳影像检查方法
  - 增强 CT：肺动脉扩张的定量；可以病因诊断（血栓栓塞，肺部异常，心脏形态）
- 推荐的检查序列与参数
  - 在多平面成像上进行精确测量

鉴别诊断

先天性肺动脉瓣狭窄

- 扩张的肺动脉主干和左肺动脉
- 伴或不伴有肺动脉瓣叶增厚和钙化

特发性肺动脉干扩张

- 扩张的肺动脉主干合并或不合并左右肺动脉扩张
- 为排除性诊断
  - 右侧压力正常

肺门淋巴结增大

- 肺门增大
- 结节病，淋巴瘤，转移性肿瘤

病理学表现

分期、分级和分类

- Nice 分类（2013）
  - 第 1 类：PAH
    - 特发性肺动脉高压
    - 遗传性肺动脉高压：BMPR2；ALK2，ENG，SMAD9，CAV1，KCNK3；不明原因的
    - 药物和毒性诱导
    - 疾病相关
      - 结缔组织病
      - HIV 感染
      - 门静脉高压
      - 先天性心脏病
      - 血吸虫病
    - 肺静脉闭塞性疾病（PVOD）和（或）肺毛细血管瘤病（PCH）
    - 新生儿持续的肺高压（PPHN）
  - 第 2 类：左心疾病引起的肺高压
    - 左心室收缩功能障碍
    - 左心室舒张功能障碍
    - 瓣膜病
    - 先天性或获得性左心流入道 / 流出道梗阻和先天性心肌病
  - 第 3 类：肺疾病和（或）缺氧引起的肺高压
    - 慢性阻塞性肺疾病
    - 间质性肺疾病
    - 其他限制性和阻塞性混合类型的肺部疾病
    - 睡眠呼吸障碍
    - 肺泡通气障碍
    - 长期暴露在高海拔环境
    - 进展性肺疾病
  - 第 4 类：慢性血栓栓塞性肺高压（chronic thromboembolic pulmonary hypertension, CTEPH）
  - 第 5 类：不明机制的肺高压
    - 血液系统疾病：慢性溶血性贫血，骨髓增生性疾病，脾切除术
    - 全身疾病：结节病，肺组织细胞增多病，淋巴管平滑肌瘤病
    - 代谢紊乱：糖原贮积病，戈谢病，甲状腺功能紊乱
    - 其他：肿瘤梗阻，纤维性纵隔炎，慢性肾功能衰竭，节段性肺高压

镜下表现

- 特发性肺动脉高压
  - 致丛性肺动脉病
    - 动脉中层肥厚
    - 内膜增生
    - 坏死性动脉炎
- 周围血管闭塞性疾病（peripheral vascular occlusive disease, PVOD）
  - 镜下显示毛细血管瘤病改变
  - 肺静脉内膜纤维化
  - 血栓和网状再通
- 25% 的患者出现小叶中心胆固醇肉芽肿

临床要点

临床表现

- 最常见的症状 / 体征
  - 劳力性呼吸困难
- 其他症状 / 体征
  - 疲劳，晕厥，胸痛
  - PVOD 前可能有流感样症状

人口统计学表现

- 年龄
  - 特发性肺动脉高压：30~39 岁
- 性别
  - 特发性肺动脉高压：男女比例为 1 ∶ 3
  - 男性患病率
    - 35 岁以上为 10%；65 岁以上为 25%
- 流行病学
  - 血吸虫病是最常见的病因
  - PVOD：1/3 为儿童
  - 1% 的急性血栓栓塞转变为慢性血栓栓塞

自然病史和预后

- 诊断
  - 肺动脉导管检查
    - 正常静息时平均 PA 压力 <20 mmHg
    - 预后不良

治疗

- 药物治疗
  - 30% 有效
  - 钙通道阻滞剂
- 肺血栓栓塞
  - 抗凝
  - 下腔静脉滤器
  - 选择性血栓内膜切除术
- 特发性肺动脉高压

- ○ 前列腺素 I2（前列环素）
  - – 扩血管药
  - – 治疗前 CT 提示预后不良的指标
    - □ 小叶中心磨玻璃样结节
    - □ 小叶间隔增厚
    - □ 胸腔积液和心包积液
    - □ 淋巴结增大
- • 肺和（或）心脏移植

诊断要点

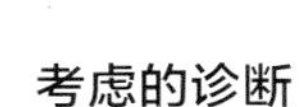

考虑的诊断

- • 影像学检查显示肺动脉主干 >30 mm 应考虑本病

影像解读要点

- • 需评估纵隔和肺实质可能的病因

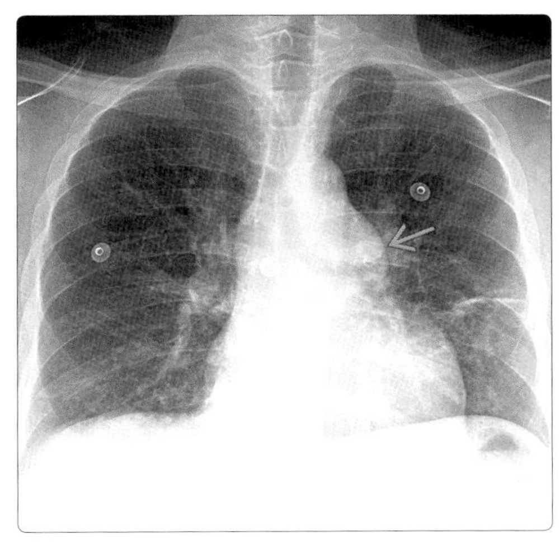

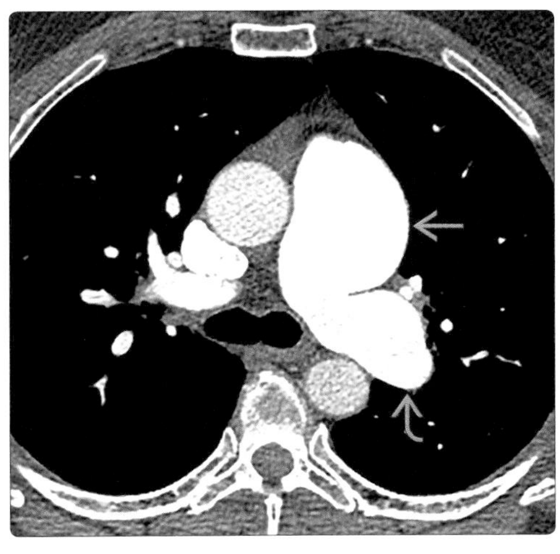

（左图）肺动脉高压患者的后前位胸片显示左纵隔隆凸影→，代表扩张的肺动脉干。

（右图）同一患者的横断位增强 CT 显示，由于肺动脉高压，肺动脉干→和左肺动脉扩张↪。肺动脉干扩张是肺动脉高压最常见的影像学表现，>30 mm 通常有提示作用。

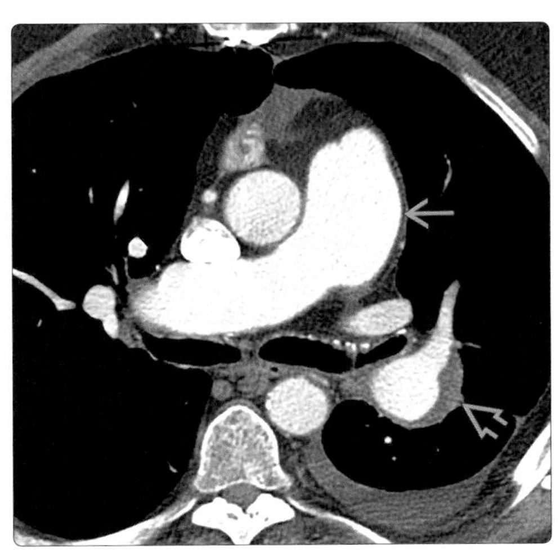

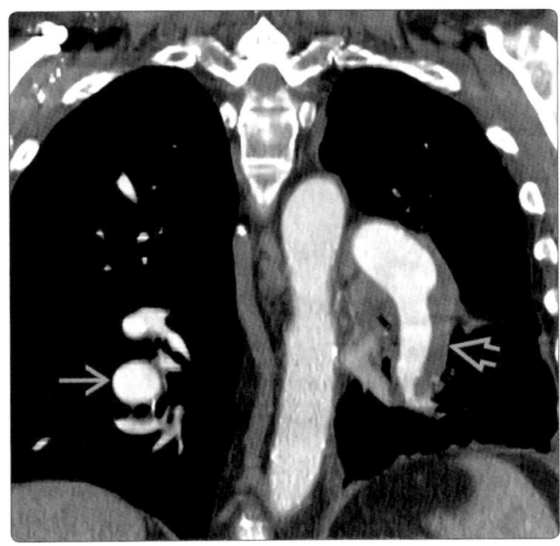

（左图）胸痛患者横断位增强 CT 显示肺动脉干扩张→，左肺动脉外周血栓⇨，左侧少量胸腔积液。

（右图）同一患者的冠状位增强 CT 显示左肺动脉广泛的外周血栓⇨和右肺动脉分支扩张→。这些发现代表慢性肺血栓栓塞性疾病引起的肺动脉高压（属于 Nice 分类的第 4 类）。

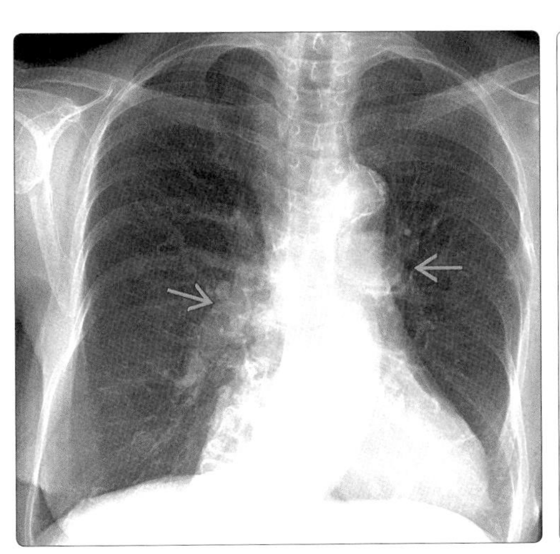

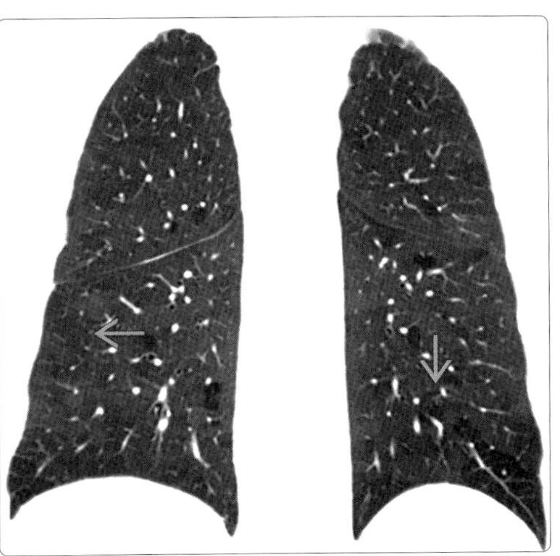

（左图）长期肺动脉高压患者的后前位胸片显示双侧肺动脉扩张→。

（右图）同一患者的冠状位增强 CT 显示双侧肺马赛克样衰减。在肺动脉高压中，马赛克样衰减通常是由于区域性肺灌注的差异，低密度区域（代表缺血）→和高密度区域（代表充血）。

肺静脉闭塞症 / 肺毛细血管瘤病

关键要点

术语

- 肺动脉高压伴有明显的肺静脉和（或）毛细血管壁增生（内膜增生）

影像学表现

- 平片
  - 肺动脉扩张、心肌肥大（右心系统为著）、非特异性网格影
- CT
  - 边界不清的小叶中央型磨玻璃密度斑片影
  - 小叶间隔增厚
  - 肺动脉高压（肺动脉干扩张，伴或不伴右心系统增大）
  - 中央肺静脉和左心房大小正常

主要鉴别诊断

- 肺动脉高压
- 慢性血栓栓塞性肺动脉高压

病理学表现

- 肺静脉闭塞症（pulmonary venoocclusive disease, PVOD）/ 肺毛细血管瘤病（pulmonary capillary hemangiomatosis, PCH）与肺动脉高压（pulmonary arterial hypertension, PAH）之间的关键区别
  - 血管增生的部位不同：PCH 好发于静脉 / 小静脉，PAH 好发于毛细血管 / 毛细血管前小动脉
  - 在 PVOD/PCH 患者中应用血管扩张剂治疗会导致致命性肺水肿

临床要点

- 罕见，发病率为 0.2~0.5 例 /（百万人・年）
- *EIF2AK4* 突变基因携带者的中位诊断年龄比非突变携带者更小
- 中位生存期：确诊后 2~3 年
- 治疗：肺移植，避免使用血管扩张剂

诊断要点

- 对于肺动脉高压、左心房大小正常、肺内出现间隔线、磨玻璃密度斑片影合并纵隔 / 肺门淋巴结肿大的患者，考虑 PVOD/PCH 的诊断

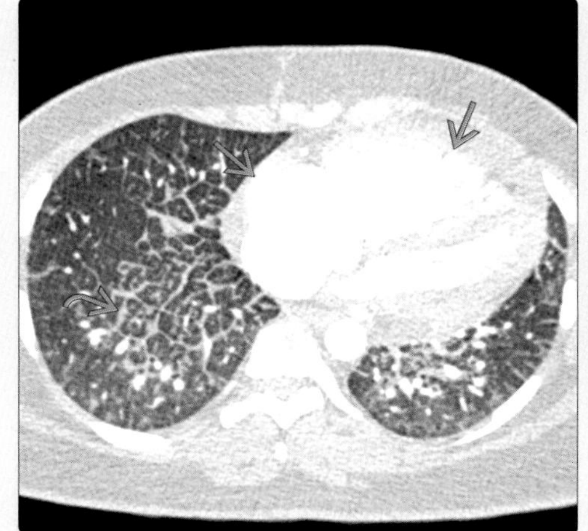

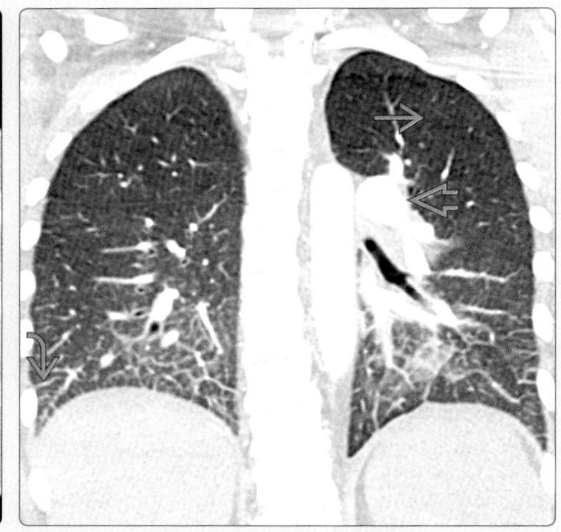

（左图）27 岁 PVOD/PCH 女性患者的横断位增强 CT 图像显示光滑的小叶间隔增厚➡，右心系统增大➡，这是本病的典型 CT 表现。

（右图）同一患者的冠状位 CT 扫描图像显示，小叶间隔增厚以下叶为著➡，边界欠清的小叶中央型磨玻璃样微结节以上叶为著➡以及左肺动脉扩张➡。

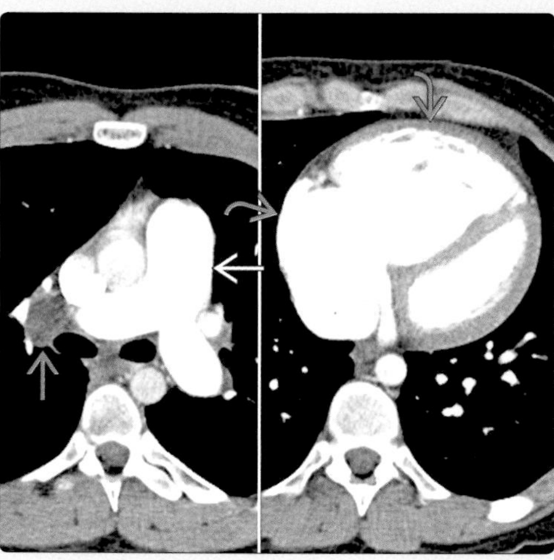

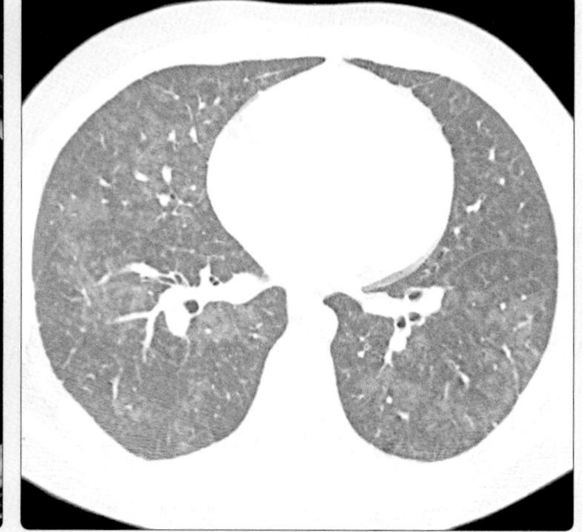

（左图）22 岁 PVOD/PCH 患者的增强 CT 图像显示，肺门淋巴结肿大➡，肺动脉干扩张➡和右心系统扩大➡。

（右图）同一患者的平扫 CT 扫描显示双肺散在小叶中央型磨玻璃密度斑片影，边界不清，呈不均匀分布。相对较小的左心房（未显示）是一种非特异性但常见的发现。

术语

缩略语

- 肺静脉闭塞性疾病 / 肺毛细血管瘤病（PVOD/PCH）
- 肺动脉高压（PAH）

定义

- 肺动脉高压伴有明显的肺静脉和（或）毛细血管壁增生（内膜增生）

分类

- 分类为 1.6 组：肺动脉高压合并静脉 / 毛细血管（PVOD/PCH）明显受累
  - 此前被认为是独立的类型；目前被认为代表一个连续的体系

影像学表现

基本表现

- 最佳诊断思路
  - 肺动脉高压、左心房形态正常合并间隔线、磨玻璃样斑片影、纵隔 / 肺门淋巴结肿大三联征

X 线表现

- 平片
  - 肺动脉扩张，右心系统增大，非特异性网格影

CT 表现

- HRCT/CT
  - 小叶中央型磨玻璃密度影：弥漫、肺门周围、斑片状
  - 小叶间隔增厚
  - 纵隔和（或）肺门淋巴结肿大
  - 肺动脉高压（肺动脉干和中央肺动脉扩张，伴或不伴有右心系统增大）
  - 中央肺静脉和左心房大小正常

推荐的影像学检查方法

- 最佳影像检查方法
  - 推荐应用 HRCT/CT 对 PVOD/PCH 与其他原因引起的 PAH 相鉴别

鉴别诊断

肺动脉高压

- 约 1/3 的患者出现小叶中央型磨玻璃密度斑片影
- 小叶间隔增厚极为罕见

慢性血栓栓塞性肺动脉高压

- 肺动脉 CTA 检查显示周围血管充盈缺损
- 由于灌注差异引起的马赛克征

病理学表现

基本表现

- 病因
  - 遗传性 PVOD/PCH 由双等位基因 *EIF2AK4* 基因突变引起
  - 引起 PVOD/PCH 的非遗传性原因
    - 接触有机溶剂，如三氯乙烯
    - 使用烷基化药物（环磷酰胺、丝裂霉素 C、顺铂）进行化疗
    - 其他：硬皮病、结节病、人类免疫缺陷病毒、芬氟拉明
  - PVOD/PCH 与 PAH 之间的关键区别
    - 血管增生的位置：PCH 主要为静脉 / 小静脉增生，PAH 主要为毛细血管 / 毛细血管前小动脉增生
    - 在 PVOD/PCH 中应用动脉血管扩张剂治疗 PAH 将导致危及生命的肺水肿
- 病理生理学：毛细血管和小静脉管壁增生导致毛细血管静水压增加，引起肺动脉高压

镜下表现

- 毛细血管和小静脉壁增生产生血栓和（或）栓子，导致压力升高
- 无丛状动脉病变（PAH 的特征）

临床要点

临床表现

- 最常见的症状 / 体征
  - 类似于 PAH（劳累后呼吸困难、晕厥、心悸）
  - 血管扩张剂可加重肺水肿并导致死亡

人口统计学表现

- 性别：男性等于女性
- 罕见；发病率为 0.2~0.5 例 /（百万人・年）
- *EIF2AK4* 突变患者的中位年龄更小（26 岁，范围：0~50.3 岁），而基因非突变患者的中位年龄则为 60 岁（范围：6.7~81.4 岁）

自然病史和预后

- 中位生存期：确诊后 2~3 年

治疗

- 肺移植（移植后 3 年生存率为 75%）
  - 动脉血管扩张剂（其他原因的 PAH 的标准治疗方法）可能引起致命的肺水肿

诊断

- 根据 CT 表现以及肺一氧化碳弥散 / 通气比值降低（< 55%）可作出诊断
- 活检是诊断金标准，但合并 PAH 时禁忌（高并发症发生率）

诊断要点

考虑的诊断

- 肺动脉高压合并正常大小的左心房，伴有间隔线、磨玻璃样斑片影和纵隔 / 肺门淋巴结肿大三联征考虑诊断为 PVOD/PCH

急性肺血栓栓塞性疾病

关键要点

术语
- 肺栓塞（pulmonary embolism, PE）
- 下肢或腹盆腔静脉系统的栓子栓塞于肺动脉

影像学表现
- 平片
  - 无特异性的影像学表现；10% 可正常
  - 缺血（Westermark 征）；血管阻塞
  - 亚节段性肺不张（Fleischner 线）
  - 胸腔积液
  - 肺梗死：汉氏驼峰征（音译：Hampton hump）；下叶常见
- CTA
  - 对疑似 PE 的标准检查方法
  - 直接显示腔内充盈缺损
  - 肺动脉高压，右心室应变
  - 亚节段性肺不张
  - 肺梗死
  - 检测除 PE 以外的疾病占 70%
- 通气灌注（ventilation perfusion, V/Q）显像
  - 灵敏度高，特异性低
- 双源能谱 CT 肺血管造影
  - 随着扫描仪技术的进步应用逐渐增加

主要鉴别诊断
- 肺门或支气管周围淋巴结
- 肺炎和（或）肺不张
- 血流或运动伪影
- 原位肺动脉血栓

病理学表现
- 危险因素：久坐、恶性肿瘤、高凝 / 过量雌激素状态，既往 PE/ 深静脉血栓形成病史
- 流行病学：第三大常见的死因

临床要点
- 通过适当的治疗，预后良好
- 未经治疗的死亡率高达 30%

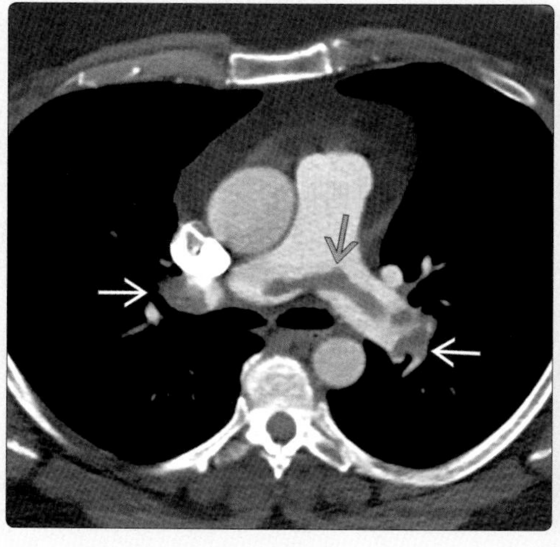

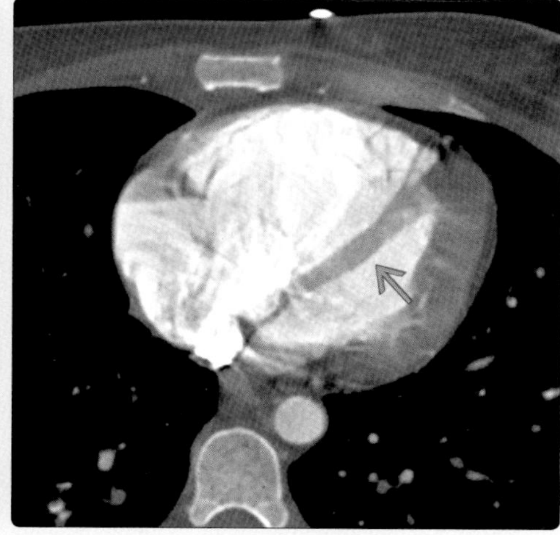

（左图）主诉为胸痛、呼吸困难患者的 CTA 横断位图像显示重度肺动脉栓塞。肺动脉主干内可见鞍状栓子 ➔ 延伸至双侧主肺动脉 ➔。

（右图）一名重度 PE 的患者行 CTA 检查显示双肺基底段动脉栓塞（未显示）、右心负荷增加的特征性表现，包括右心系统增大及室间隔扁平 ➔（右：左心室直径 >1）。

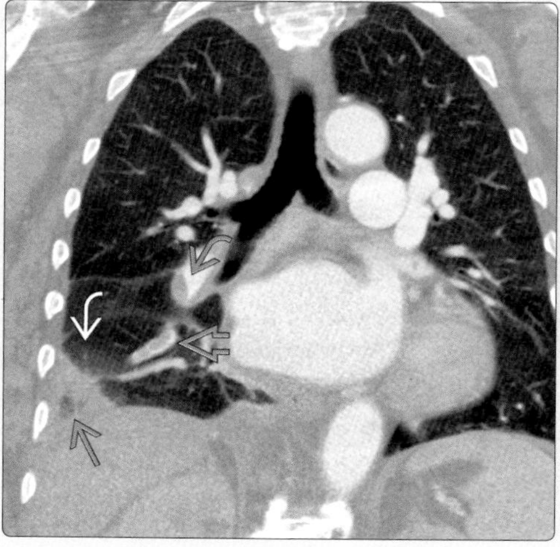

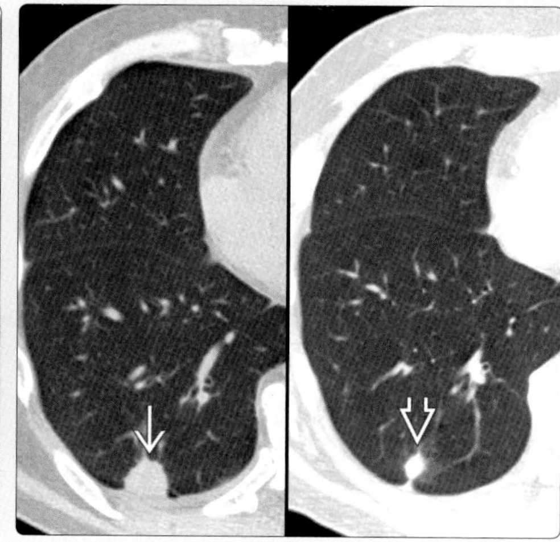

（左图）肺动脉 CTA 扫描冠状位显示右肺下叶基底段梗死，表现为周围实变，中央透过度增加 ➔，周围呈磨玻璃样改变 ➔。栓子 ➔ 延伸至外基底段动脉 ➩。

（右图）急性 PE 后 9 天（左）和 2 个月（右）进行的增强 CT 扫描显示“融冰”征。右肺下叶边界清晰的肺梗死灶 ➔ 逐渐减小、边界模糊 ➩。

术语

缩略语

- 肺栓塞（pulmonary embolism, PE）

定义

- 肺动脉栓子栓塞，栓子通常起源于下肢或腹盆腔静脉

影像学表现

基本表现

- 最佳诊断思路
  - CTA 显示动脉腔内充盈缺损
- 部位
  - 中央、叶、段、亚段动脉
- 大小
  - 可导致大的中央动脉或小的外周动脉阻塞
- 形态
  - 通常是管状的；静脉铸形
  - 边界清晰；通常与血管腔走行一致

X 线表现

- 无特异性影像学表现；10% 正常
- 亚段性肺不张（Fleischner lines）、气腔模糊、一侧膈肌升高、体积减小
- 胸腔积液
- 肺动脉异常
  - 缺血（Westermark 征）；血管阻塞
  - 肺中央动脉扩张（指关节征）；腔内凝块
- 肺梗死（不常见），<10% 可出现
  - 汉氏驼峰征：以胸膜面为基底的楔形阴影，尖端指向阻塞血管 / 肺门
  - 通常在基底段出现
  - 典型表现出现于 PE 急性期：0~72 小时
  - 融冰征：随时间推移，边界欠清的斑片影范围减小、边界清晰
  - 50% 在 3 周内完全清除；可能会留下线性瘢痕（Fleischner lines）

CT 表现

- 平扫 CT
  - 腔内高密度栓子（CT 值 30~60 HU）
    - 低灵敏度，高特异性（>90%）；可能需要调整为较小的窗宽以便显示
  - 亚段性肺不张
  - 肺梗死
    - 胸膜下广基底的实变影
    - 增强扫描未见强化
    - 实变中央透过度增高：高度怀疑梗死
    - 血管征，肺动脉指向实变区域
- CTA
  - 怀疑 PE 的标准检查手段；快速、无创、操作简便
  - 直接观察动脉腔内栓子
    - 充盈缺损、常位于管腔中央
    - 部分充盈缺损，边缘光滑锐利，周围可见对比剂环绕
    - 血管强化中断、动脉闭塞、可使管腔扩张
  - 右心室应变 / 心力衰竭
    - 右心室扩张（右室：左室 >1）
    - 室间隔向左弯曲 / 平直
    - 对比剂回流进入扩张的下腔静脉（inferior vena cava, IVC）和肝静脉
  - 肺动脉高压；肺动脉干扩张（管径 ≥ 2.9~3.1 cm）
- 双源能谱 CT 肺动脉造影
  - 随着扫描设备和技术的进步而增加了应用；辐射剂量中性协议
    - 肺血容量（碘图）图像：碘分布评估→客观分析强化程度
    - 可能增加对 PE 检测的敏感性；鉴别肺内异常（梗死、实变、肺不张）
- 不明确或假阴性的 CTA
  - 对比剂团注不佳；肥胖；图像噪声
  - 无法识别亚段栓子
  - 潜在的缺陷 / 伪影
    - 伪影：X 线束硬化伪影，部分容积效应，运动伪影
      - 薄层扫描或多方位重建有助于改善
    - 短暂对比中断：深吸气时混入部分静脉血
      - 在呼气终末进行图像采集可降低此现象的发生率
    - 流动相关的“烟雾”伪影：不均匀的结节样、不规则、边界不清晰的充盈缺损
      - 技术和生理因素：对比剂未完全与血液混合
      - 心输出量低、血管阻力增加（肺动脉高压、肺不张 / 实变）

MR 表现

- MR 血管成像：作用有限；随着扫描仪技术的进步和可用性的提高，其应用正在增加
- 可检测中央、叶、段肺动脉的栓子
- 灵敏度约 90%，特异度 80%~95%

血管造影表现

- 未获得广泛认可，可行性差
- 血管充盈缺损，突然闭塞或肺动脉截断，缺血
- 可能遗漏中央及亚段栓子

核医学检查表现

- V/Q 显像：在 PIOPED Ⅱ 修订标准中用于 PE 诊断
  - 标准用于评估以下三种诊断之一
    - 存在 PE，不能诊断或 PE 阴性
      - 存在 PE：两个或两个以上较大的不匹配的肺段灌注缺损
    - 在肺实质无异常时，更可能提供诊断信息
  - 敏感性高；特异性低

- 肺灌注显像正常可排除 PE

超声表现

- 下肢静脉超声：低灵敏度，高特异度
- 当出现阳性征象时可选择性行肺动脉 CTA
- 50% 的 PE 患者无深静脉血栓（deep venous thrombosis, DVT）

推荐的影像学检查方法

- 最佳影像检查方法
  - CT 血管造影、下肢超声
  - 胸片正常的孕妇：仅考虑灌注扫描以减少辐射剂量
- 推荐的检查序列与参数
  - 对疑似 PE 患者的检查指南
    - 胸片：首选的影像学检查
    - 对胸片正常的患者行核医学显像
    - 对胸片异常的患者行 CTA 检查
  - 孕妇：需考虑到减少母胎的辐射剂量
    - 降低管电流及管电压
    - 外部屏蔽：铋胸罩及铅围裙
    - 口服钡制剂对胎儿进行体内屏蔽
- CTA 的优势
  - 除 PE 外的疾病检出率为 70%
    - 肺炎，肺癌，转移，气胸
    - 心包炎，急性心肌梗死，主动脉夹层

鉴别诊断

肺门及支气管周围淋巴结

- 重建图像以显示病灶位于血管腔外

流动（“烟雾”）或运动相关伪影

- 血管内密度不均类似于充盈缺损

肺炎和（或）肺不张

- CTA：实变的肺组织内可出现强化的血管影
- 肺炎和水肿“消散”；梗死“融冰”征

血管腔内瘤栓

- 恶性肿瘤的直接侵袭或血管播散
- 外周动脉“串珠”样扩张；“树芽”征

原位肺动脉血栓

- 与放射治疗相关：认识不足的并发症
- 肺切除术：肺动脉残端

肺动脉血管肉瘤

- 腔内肿块增强，常偏心，边缘不规则

异物栓塞

- 比血栓更小、更薄；金属密度
  - 断裂的 IVC 滤器尖，骨水泥椎体成形术

病理学表现

基本表现

- 病因
  - 危险因素：高凝状态
    - 获得性：恶性肿瘤、久坐、创伤、术后、烧伤、感染（COVID-19）、过量雌激素（妊娠期、口服避孕药）
    - 遗传性：Factor V Leiden 基因突变，蛋白 C/S 缺乏、抗凝血酶缺乏
    - PE 或 DVT 的既往史
  - 流行病学
    - 心血管疾病死亡最常见的第三大原因
    - 因其他原因行增强 CT 的患者中 PE 占 1.5%
    - 2%~20% 疑似 PE 的孕妇被证实有 PE

大体病理和手术所见

- 右心血栓碎片；平均有 8 条肺血管栓塞
- 血流动力学改变的后果：使毛细血管床减少超过 50%，肺动脉高压，右心负荷加重

镜下表现

- 腔内血栓形成，具有纤维蛋白 - 血小板分界线，伴周围红细胞和白细胞浸润

临床要点

临床表现

- 最常见的症状 / 体征
  - 呼吸困难、呼吸急促、胸膜炎性胸痛、晕厥或无症状
- 无症状、体征或实验室检查强烈提示 PE
  - D- 二聚体检测：高灵敏度（正常值基本可排除 PE）

人口统计学表现

- 年龄：老年人更常见（>70 岁的患病风险比 45~60 岁高 3 倍）
- 性别：无性别差异

自然病史和预后

- 大多数肺栓塞可痊愈，无后遗症
- 预后：经过适当的治疗，预后良好
  - CTA 转阴后预后良好（栓塞率 <1%）
- 未经治疗的 PE 死亡率高达 30%
- 慢性血栓栓塞性肺动脉高压（约有 5% 的急性 PE 患者可出现）

治疗

- 抗凝和纤溶：出血并发症占 2%~15%
- 部分患者采用导管定向溶栓：血流动力学损害，全身纤溶药物禁忌时采用
- IVC 滤器置入：抗凝禁忌、复发性栓塞时采用

诊断要点

影像解读要点

- 4% 的恶性肿瘤患者在行肿瘤随访增强 CT 检查中偶然发现 PE

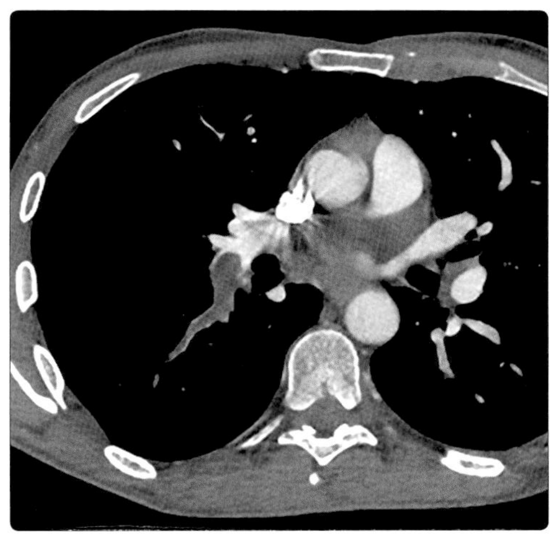

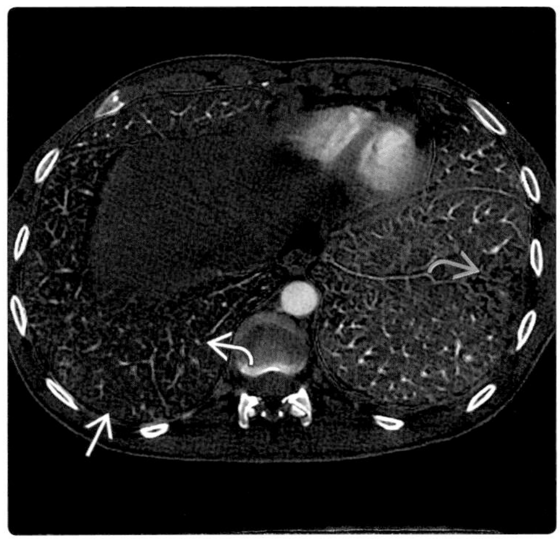

（左图）肺动脉 CTA 横断位图像显示右侧叶间肺动脉有大块栓子形成，延伸至右下肺动脉，肺动脉管腔几近完全闭塞。

（右图）同一患者的双能 CTA 横断位肺血容量图显示，右肺下叶基底段肺实质灌注不均匀减低➡，相应右下肺亚段动脉强化减低➡。左肺下叶外底段动脉栓子形成➡，相应肺组织灌注减低。

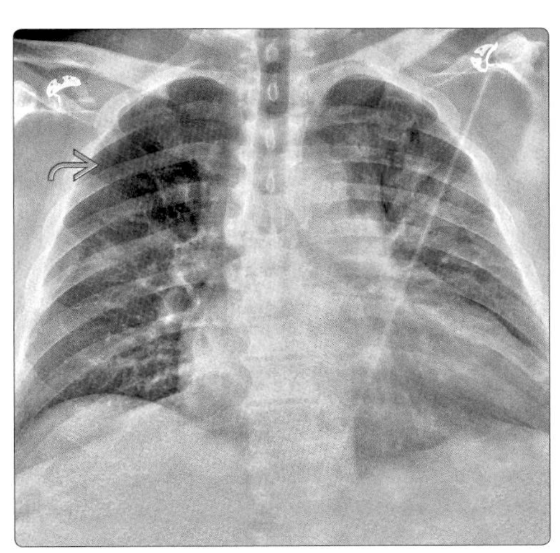

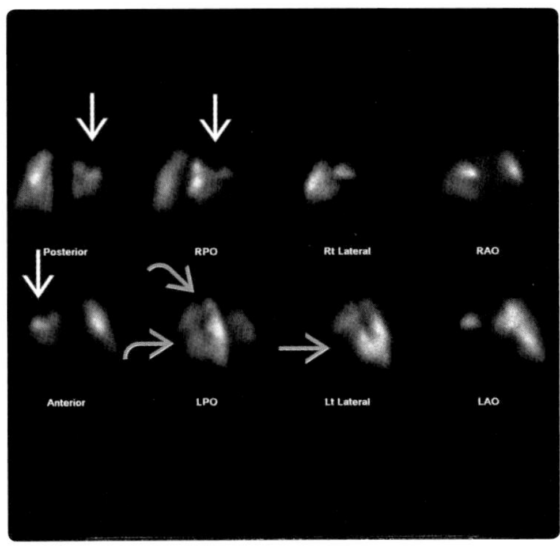

（左图）63 岁男性患者，胸痛反复发作伴有呼吸急促，胸片显示右肺上野局部透过度增高（Westermark 征）➡，该患者并发心源性肺水肿。

（右图）同一患者肺灌注显像显示右肺上叶尖段➡大范围灌注缺损；右肺下叶基底段➡、左肺上叶尖后段及舌段➡可见灌注缺损。

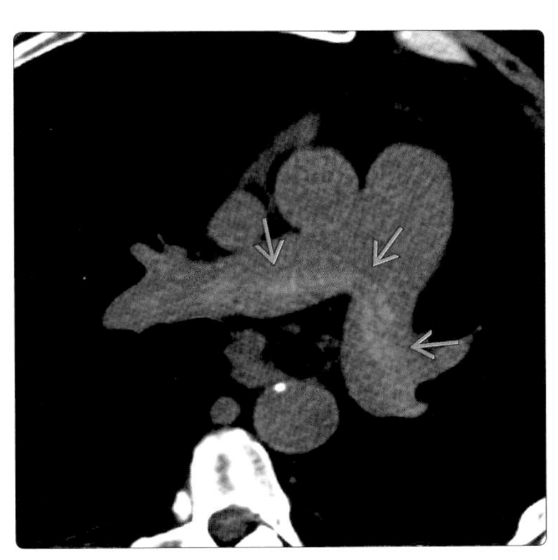

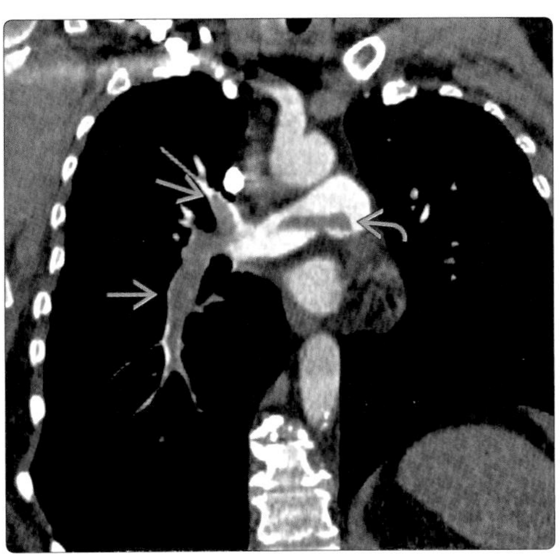

（左图）78 岁女性患者，诊断为乳腺癌转移及慢性肾病，平扫 CT 横断位图像显示肺动脉内可见鞍状栓子形成➡。缩小窗宽有助于栓子的清晰显示。

（右图）斜冠状位 CTA 图像显示血管内较大栓子形成，累及左右肺动脉主干➡，并向叶、段肺动脉延伸➡。斜位重建有助于肺动脉内栓子的显示。

慢性肺血栓栓塞性疾病

关键要点

术语

- 慢性血栓栓塞性肺动脉高压（chronic thromboembolic pulmonary hypertension, CTEPH）
- 肺动脉栓塞（pulmonary embolism, PE）
- 急性肺栓塞后的栓子机化，导致肺血管阻塞 / 闭塞

影像学表现

- 平片：正常或肺动脉高压（pulmonary arterial hypertension, PAH）表现
- CTA：腔内血栓、周围血栓、肺动脉闭塞、网状血栓
  - PAH 相关的肺动脉扩张
  - 肺实质内的马赛克样灌注改变
  - PAH 导致的心腔扩大
  - 支气管动脉扩张
- 通气 / 灌注（ventilation perfusion, V/Q）显像：出现与通气显像不匹配的灌注缺损
  - 双能 CT（dual-energy CT, DECT）显示灌注缺损

主要鉴别诊断

- 急性肺动脉栓塞
- 肺动脉肉瘤
- Takayasu 动脉炎
- 先天性肺动脉闭锁

病理学表现

- Ⅷ因子、抗磷脂抗体阳性、狼疮抗凝物阳性可能是危险因素

临床要点

- 在急性 PE 患者中发生率为 5%
- 症状：进行性劳力性呼吸困难
- 治疗：下腔静脉滤器置入、终身抗凝、部分患者可采用血栓内膜剥脱术

诊断要点

- 慢性呼吸困难、PAH、偏心或网状血栓形成、肺灌注马赛克征患者考虑慢性 PE

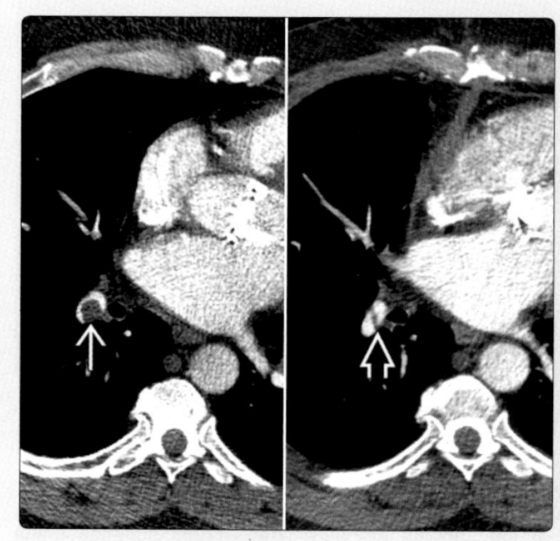

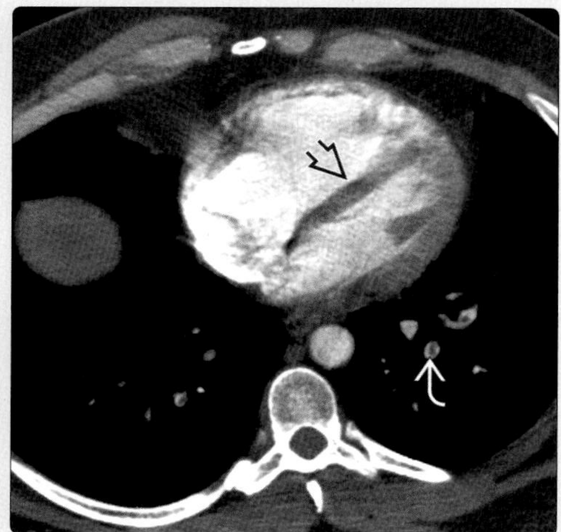

（左图）患者的增强 CT 横断位图像（左）显示右下肺动脉栓子形成➡，三周后复查 CTA 横断位图像（右）显示栓子形态转变为腔内线状血栓及网状纤维化改变⇨。

（右图）严重肺动脉高压伴慢性肺栓塞患者的 CTA 横断位图像显示左下肺动脉合并新发急性肺动脉栓塞↪，右心扩大，室间隔变平⇨。

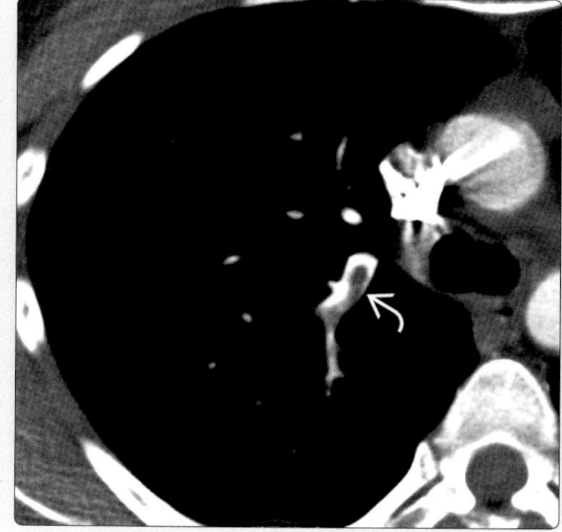

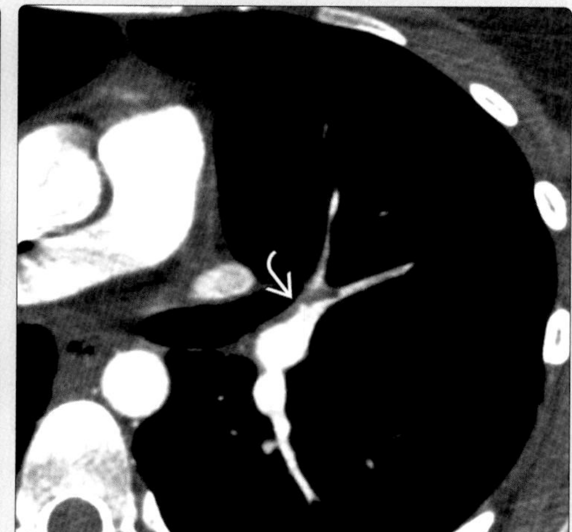

（左图）年轻女性，长期口服避孕药病史，主诉呼吸困难。增强 CT 横断位图像显示右上肺动脉栓塞↪。

（右图）同一患者的增强 CT 横断位图像显示慢性左上肺动脉栓塞，表现为肺动脉腔内出现较长的附壁充盈缺损↪。慢性肺血栓栓塞性疾病的患者可能发展为急性肺栓塞（在慢性 PE 基础上的急性 PE）。

术语

缩略语
- 慢性血栓栓塞性肺动脉高压（CTEPH）
- 肺动脉栓塞（PE）

同义词
- 慢性肺血栓栓塞性疾病

定义
- 急性 PE 后栓子机化导致肺血管阻塞 / 闭塞

影像学表现

基本表现
- 最佳诊断思路
  - 偏心、附壁、低密度充盈缺损；肺动脉扩张

X 线表现
- 平片
  - 可表现正常
  - PAH 改变
    - 肺动脉或右心系统扩张
  - 既往肺梗死遗留的胸膜下斑片影
  - 肺低灌注 / 高灌注区域
  - 周围空洞性病变少见；梗死

CT 表现
- HRCT
  - 肺实质的马赛克样灌注
    - 灌注差异引起的肺野透过度不均
    - 灌注减少引起的肺密度减低；固有肺动脉纤细
  - 既往肺梗死遗留的胸膜下斑片影
- CTA
  - CTA 可以直接显示腔内血栓、机化的附壁血栓、动脉闭塞、网状纤维化
    - 偏心性血栓
    - 血管壁光滑或结节样增厚
    - 偏心性附壁血栓钙化罕见
    - 网状纤维化
      - 偏心性线状充盈缺损，部分向腔内延伸
      - 网状纤维化意味着 PE 的远期表现
      - CTEPH 通常可出现网状纤维化，但网状纤维化并不一定是 CTPEH，支持 CTEPH 的其他合并征象包括 PAH 和右心系统扩张
    - 狭窄或闭塞肺动脉的突然截断
    - “截断”的外周动脉
    - PAH 长期病程中出现外周新生血管
  - PAH 引起的肺动脉扩张
    - 肺动脉：主动脉管径比值 >1
    - 肺动脉主干直径 >29 mm
  - PAH 引起的心腔扩张
    - 右心室增大：右心室 / 左心室横径比值 >1
    - 室间隔变直或突向左侧
    - 短轴位显示 D 型左心腔
  - 支气管动脉迂曲扩张
    - 支气管肺动脉侧支循环增加可有助于鉴别 CTEPH 与 1° PAH
  - 排除 PAH 的其他原因
    - 先天性心血管疾病：房间隔或室间隔缺损、动脉导管未闭、肺静脉引流异常
    - 肺实质疾病：肺气肿、肺间质纤维化
    - 其他肺血管疾病：静脉闭塞性疾病、毛细血管瘤病、纵隔纤维化所致的血管闭塞、肺动脉肉瘤
- DECT 显示的灌注缺损
  - 灵敏度 96%~100%，特异度 76%~92%

MR 表现
- MRA
  - 在肺段水平与 CTA 的一致性较好，检测较小血栓不可靠
  - 在 SSFP、MRA、GRE 增强序列中显示沿动脉壁的偏心、低信号充盈缺损
  - 血管闭塞，腔内网状及条带状影
  - 时间分辨 MR 血管成像（time-resolved MRA，TR-MRA）用于评估肺灌注状态
- MR 心脏电影
  - 可定性和定量地评估心室功能
  - 相位对比增强成像可测量全身和肺血管的血流；评估治疗结果
    - 肺动脉内膜剥脱术前及术后评估

超声心动图表现
- 提供 PAH 的证据
- 右心房 / 右心室扩张或心功能不全
- 三尖瓣反流
- 排除心源性 PAH（如卵圆孔未闭、室间隔缺损）

血管造影表现
- 血管闭塞、血管网形成、狭窄、附壁血栓
- 术前计划需要 2 个正交视图
- 右心室和肺动脉血流动力学

核医学检查表现
- V/Q 显像
  - V/Q 显像正常可排除慢性 PE
  - 出现不同程度、多肺段分布的与通气显像不匹配的灌注缺损
  - 灌注缺陷的范围往往低于实际梗阻的范围
  - 灵敏度 97%，特异度 90%~95%

推荐的影像学检查方法
- 推荐的检查序列与参数
  - 肺循环浑浊时的造影剂注入时机选择
    - 肺动脉干作为团注跟踪的感兴趣区，以 3 mL/s 的速率注入对比剂 80~100 mL。准直为 1.5 mm
    - 对比剂团注测试可获得肺循环时间
  - MR/MRA 序列：横断位 SSFP 序列、心脏电影

SSFP 序列、冠状位时间分辨 MRA（灌注）、冠状位增强 + MRA、横断位和冠状位增强后 T_1 GRE 序列

鉴别诊断

急性肺动脉栓塞

- 中心性血管充盈缺损比外周性常见；无网格状改变
- 右心室可能会增大，但不会肥大
- 无马赛克征

肺动脉肉瘤

- 通常不规则，分叶状，附壁
- 强化在肉瘤（存在血管）中常见（在 MR 上显示最佳），在栓子中不常见（通常无血管）
- 可能累及肺动脉瓣并逆行延伸至右心室漏斗部；在慢性 PE 中不发生

Takayasu 动脉炎

- 肺血管炎的壁增厚可能类似于偏心性血栓
- 其他血管受累（如主动脉）
- CT 和 MR 可以识别出环周性炎性管壁增厚
    - MR 比 CT 更适用于评估壁强化程度，可以区分活动性和慢性血管炎
- 在病变活动期 PET 显像提示 FDG 高摄取

肺动脉近端中断

- 受影响的肺发育不良

病理学表现

基本表现

- 病因
    - 未处理的肺栓子会机化，附着并融入动脉壁
        - 75% 的 CTEPH 患者有急性肺栓塞的既往病史
        - 25% 的 CTEPH 患者没有肺栓塞的病史
    - 严重的远端肺动脉重构和微血管病变
    - 慢性感染和炎症
        - 血栓中存在金黄色葡萄球菌
        - C- 反应蛋白、白细胞介素 -6 和干扰素 γ 诱导蛋白 10 水平升高
    - 近端肺动脉闭塞和动脉病变导致肺血管阻力升高
- 相关异常
    - 患者可能有凝血异常
        - Ⅷ因子，抗磷脂抗体和狼疮抗凝物增高可能是危险因素
        - 癌症和脑室动脉分流
    - 脾切除可能会增加患 CTEPH 的风险

大体病理和手术所见

- 栓塞转化为纤维组织；并融入肺动脉内膜和中膜
- 由于受到高流量的影响，剩余开放血管中存在小血管病变

临床要点

临床表现

- 最常见的症状 / 体征
    - 逐渐加重的劳力性呼吸困难
    - 运动耐量下降
- 其他症状 / 体征
    - 运动性胸痛
    - 眩晕前驱症状、晕厥
    - 疲劳、心悸、咯血

人口统计学表现

- 流行病学
    - 5% 的患者有急性 PE 病史
    - 成人发病率男性与女性相同

自然病史和预后

- 受影响的患者中有 2/3 可能没有急性肺栓塞的病史
- 经常被误诊为哮喘、心力衰竭、慢性阻塞性肺疾病、身体虚弱或心因性呼吸困难
- 血管阻塞的程度：PAH 发展的主要决定因素
- 在没有干预的情况下，存活率较低
    - 平均肺动脉压 ≥ 40 mmHg 的 5 年生存率为 30%
    - 平均肺动脉压 ≥ 50 mmHg 的 5 年生存率为 10%

治疗

- 纠正导致 PAH 的可能原因
- IVC 滤器置入
    - 终身抗凝治疗
- 非手术患者的药物治疗或气囊扩张术
    - 赛乐西帕（Selexipag 音译）、利奥西呱（Riociguat 音译）、马昔替坦（Macitentan 音译）
- 选择性行血栓内膜剥脱术
    - 近端血栓栓塞阻塞的位置 / 范围是操作可能性的关键决定因素
    - 血栓阻塞的位置必须涉及主干、肺叶或近端段动脉

诊断要点

考虑的诊断

- 慢性呼吸困难、肺动脉高压、偏心性或网状血栓或肺灌注马赛克征的慢性肺栓塞患者

影像解读要点

- 偏心网状血栓、肺差异性灌注、血管钙化和右心负荷增加有利于慢性肺栓塞的诊断
- 先天性心脏病合并中央分流导致的血管内膜增生可能与慢性 PE 相似
    - 血管内超声有助于区分两者

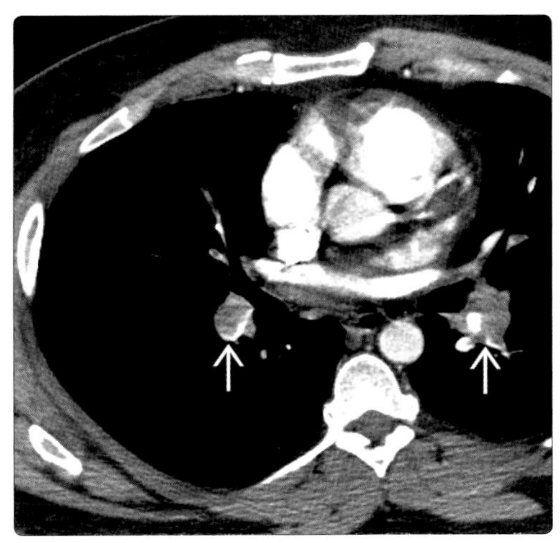

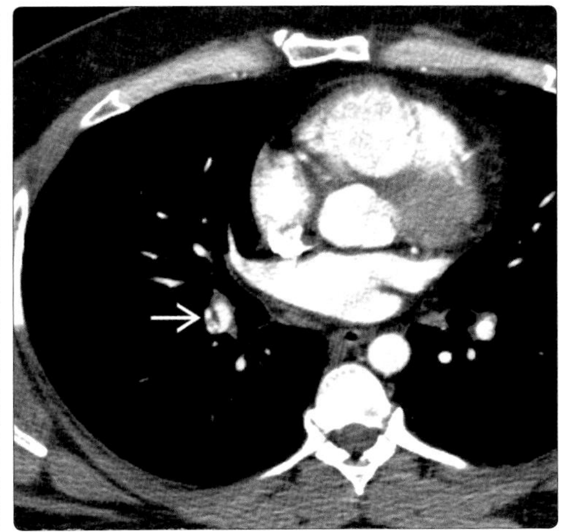

（左图）对一名胸痛、呼吸困难的患者行CTA检查，横断位图像显示双下肺动脉栓塞➡。右下叶肺动脉管腔几近完全闭塞，而左下肺动脉栓子导致管腔扩张。

（右图）同一患者6个月CTA复查，横断位图像显示左下肺动脉完全再通，无残余栓子，右下肺动脉内见网状充盈缺损➡，与慢性血栓栓塞性疾病一致。

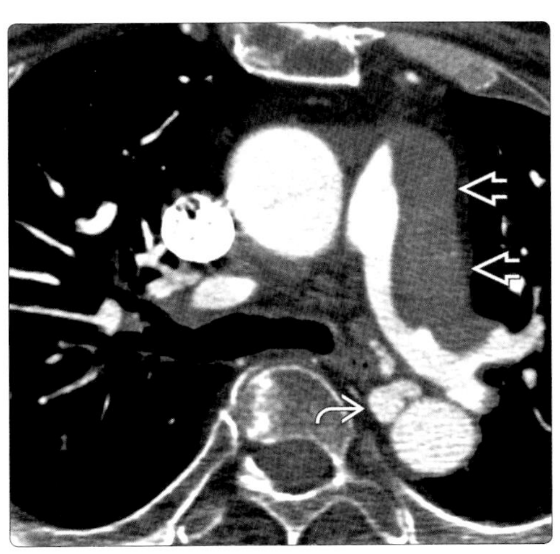

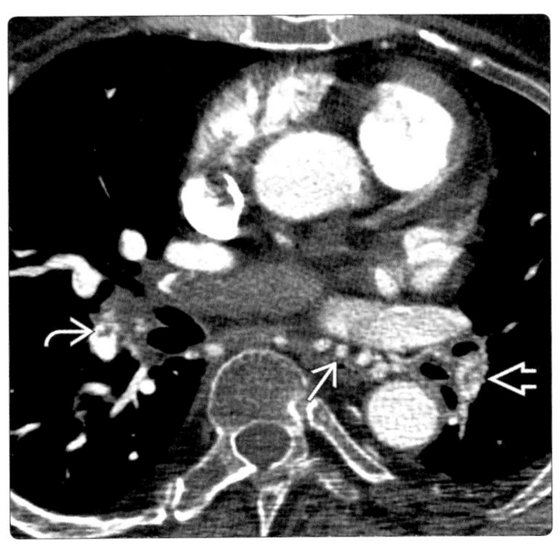

（左图）一名慢性肺血栓栓塞性疾病继发肺动脉高压患者的横断位CTA图像显示较大周围性充盈缺损⇨，从肺动脉干延伸至扩张的左肺动脉。可见支气管动脉明显扩张↪。

（右图）同一患者的CTA横断位图像显示周围性右下肺动脉慢性栓塞↪和左下肺动脉内见线状及网状充盈缺损⇨，并伴有明显的支气管动脉增生➡。

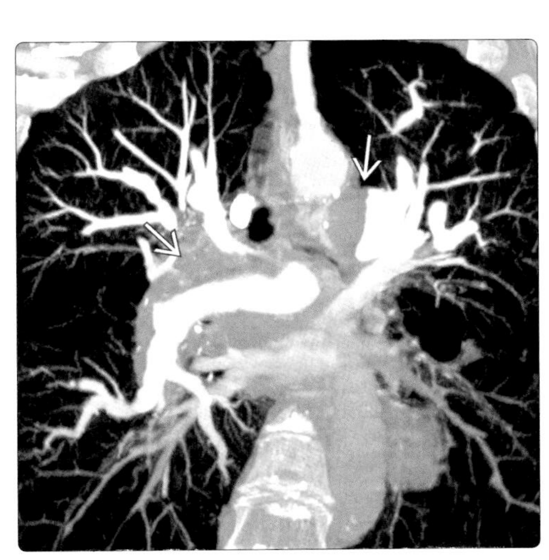

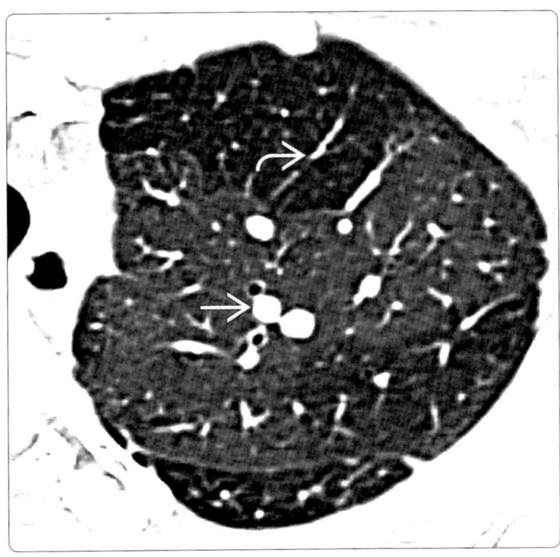

（左图）一名PAH患者CTA MIP冠状位重建图像显示慢性肺栓塞的栓子表现为双侧偏心性腔内软组织影➡，部分包绕血管腔。

（右图）慢性肺血栓栓塞性疾病继发PAH患者增强CT横断位图像显示双肺野透过度不均，呈马赛克征。肺内高灌注区域的肺动脉管径➡大于低灌注区域↪。

关键要点

术语

- 镰状细胞病（sickle cell disease, HbSS）：遗传性血红蛋白病；在缺氧条件下，异常血红蛋白分子变形发生镰状化
- 急性胸部综合征：HbSS 患者的呼吸道症状 ± 发热和新发的胸片异常
- 镰状细胞慢性肺病：反复发作的急性胸部综合征的后遗症

影像学表现

- 平片
  - 气道疾病：大叶性、肺段、亚段
  - 下叶最易受累
  - 心脏扩大 ± 中央肺动脉增宽
  - 肋骨膨大，H 型椎骨，脾脏缺失或小钙化
- CT：马赛克灌注 ± 梗死 / 实变
- 增强 CT：禁忌使用高渗造影剂；可能引起镰状细胞病

主要鉴别诊断

- 肺水肿
- 感染性肺炎
- 肺梗死 ± 血栓栓塞

病理学表现

- 自体脾切除术：由包膜细菌（葡萄球菌、嗜血杆菌）引起肺炎的风险
- 进行性多器官损害

临床要点

- 急性胸部综合征
  - 儿童：咳嗽、喘息、发热（常为肺炎）
  - 成人：胸痛、呼吸困难、四肢痛（常为脂肪栓子）
- 肺动脉高压（高达 40%）

诊断要点

- HbSS 患者新发呼吸道疾病 / 疼痛和新发肺部模糊影应考虑有急性胸部综合征

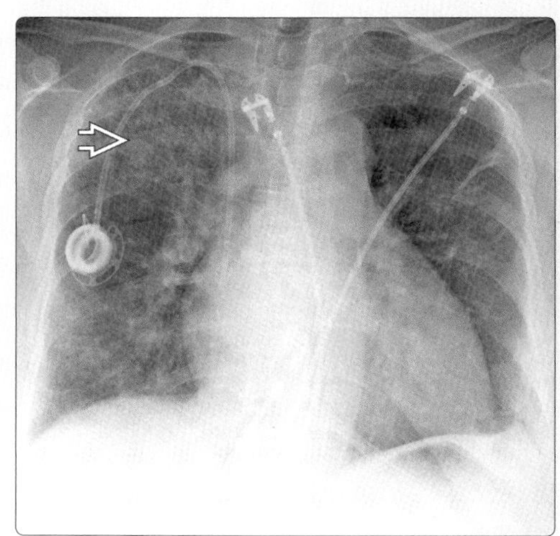

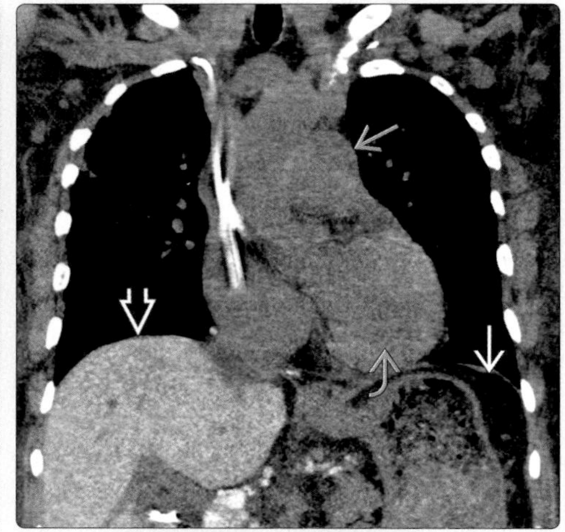

（左图）一名患有镰状细胞病和急性胸部综合征的 50 岁女性的正位胸片显示心脏扩大和肺部模糊影，右肺上叶为著。

（右图）同一患者横断位平扫 CT 显示肺动脉高压导致肝脏高密度、脾脏缺失、肺动脉干扩张。左心室血池密度减低反映临床贫血。慢性溶血和反复输血可导致肝脏铁过载、肝硬化和肝炎。

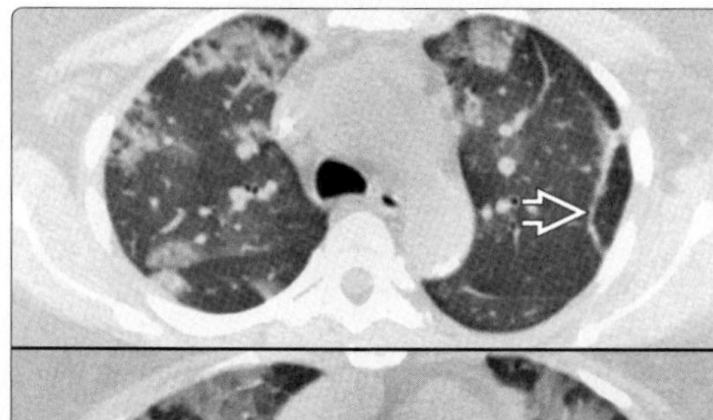

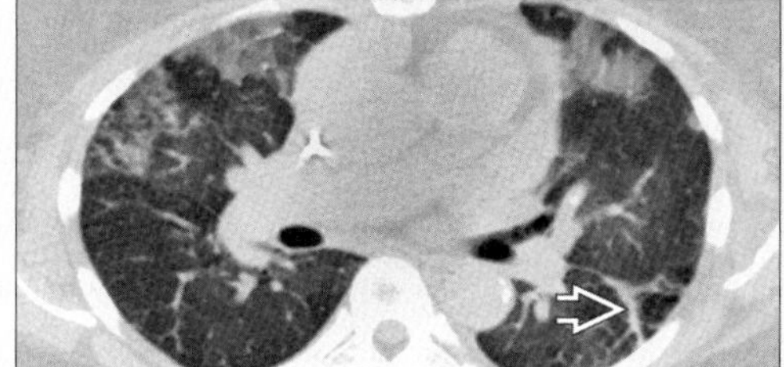

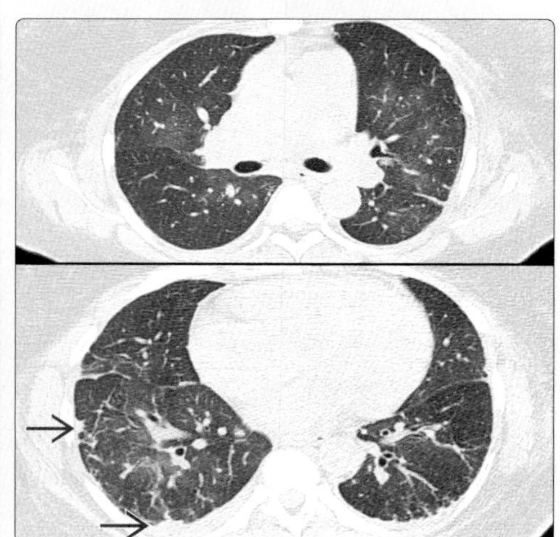

（左图）同一患者的横断位平扫 CT 组合图像显示马赛克灌注和多叶段外周带楔形磨玻璃密度影，提示肺梗死。纤维索条影显示与先前急性胸部综合征发作相关的慢性肺瘢痕。

（右图）同一患者一年后的横断位平扫 CT 组合图像显示与微血管闭塞相关的马赛克征、外周带网格影和胸膜下小片致密影，这可能是愈合的肺梗死。

术语

缩写
- 镰状细胞病（HbSS）
- 急性胸部综合征（acute chest syndrome, ACS）

定义
- HbSS：遗传性血红蛋白病：异常血红蛋白分子脱氧后变形
- 遗传性血液系统疾病
- 急性胸部综合征：呼吸道症状 ± HbSS 患者出现发热和新的胸片异常
  - 通常在此之前伴有血管阻塞危象和骨痛
    - 约 80% 成人患有 ACS
  - 可能由肺部感染 ± 梗死引起
  - 成人患者病情更重、死亡风险更高
- 镰状细胞慢性肺病：ACS 反复发作的结果
- 镰状细胞特征：严格来讲不是 HbSS；属于良性临床病程

影像学表现

基本表现
- 最佳诊断思路
  - 肋骨膨大，H 型椎骨、脾脏缺失或体积减小
- 部位
  - 下叶为主的肺部模糊影

X 线表现
- 平片
  - 肺实质
    - 初次胸片可能正常（50%）
    - 大叶性、肺段、亚段性模糊影
      - 肺炎、肺不张、梗死
    - 下叶易受累
    - 既往 ACS 发作导致肺间质增厚
  - 胸膜
    - 胸腔积液：肺炎、梗死、左心衰
  - 心脏
    - 心脏扩大：慢性贫血和高输出量心力衰竭、心室扩张和代偿性肥厚、肺动脉高压引起的肺源性心脏病（pulmonary hypertension, PH）
  - 纵隔
    - 脊柱旁肿块；髓外造血
      - 单侧或双侧，边界清楚
    - PH 引起的肺动脉干增粗
  - 骨骼
    - 肱骨头缺血性坏死（avascular necrosis, AVN）
    - H 型椎骨（10%）
      - 上下终板的退行性畸形（雷诺征）
    - 骨髓扩张导致肋骨增大
    - 骨梗死引起的骨硬化
  - 上腹部
    - 脾脏体积减小或缺失，可能发生钙化（自体脾切除）

CT 表现
- 实变
  - 至少累及一个完整的肺段
  - 肺炎，肺梗死，脂肪栓塞
- 局部微血管闭塞引起的马赛克灌注
  - 低灌注区域：含小血管的低密度区
  - 高灌注区域：含正常或粗大的血管的磨玻璃密度影
    - 肺血流重分布，微血管阻塞较少
  - 通气血流灌注不匹配增加红细胞镰状变形风险
  - 磨玻璃影：液体潴留或再灌注损伤
- 肺血栓栓塞（pulmonary thromboembolism, PE）
  - 急诊增强 CT 检查阳性率约 10%
  - 原位血栓与静脉血栓栓塞
- 增强 CT：禁忌使用高渗造影剂；可能引起镰状细胞病
- 复发性 ACS 的后遗症
  - 网状纤维化、牵拉性支气管扩张
  - 纤维索条影、间隔增厚、肺野外带楔形高密度影

核医学影像表现
- 骨扫描
  - 肋骨中放射性示踪剂摄取减少或增加的病灶；骨梗死
  - 脾脏摄取增加；自体脾切除导致钙化
  - 肾脏延迟摄取
- Tc-99m 硫胶体显像
  - 在髓外造血中摄取
- 通气灌注（ventilation perfusion, V/Q）显像
  - 在 ACS 患者的临床应用有限：可能类似肺栓塞
    - 病因：镰状红细胞、肺炎、脂肪栓塞
    - 通过支持治疗，症状很快缓解

推荐的影像学检查方法
- 最佳影像检查方法
  - 胸片通常可以为评估和治疗提供足够的信息
- 推荐的检查序列与参数
  - CT 对肺部异常更为敏感，但通常没有必要；可能造成年轻患者辐射过量

鉴别诊断

胸痛
- 肺水肿
  - 双肺弥漫性模糊影
- 感染性肺炎
  - 通常是大叶性或多灶性
- 肺梗死 ± 肺栓塞
  - 梗死灶消散可能显示出清晰的边缘
- 急性冠脉综合征 ± 心肌梗死

病理学表现

基本表现

- 病因
  - 镰状红细胞、循环辅助因子、宿主免疫、内皮激活之间复杂的相互作用
  - 微血管闭塞、血管内溶血和多器官组织损伤的级联反应
  - ACS：急性肺损伤，极少能确定病因
    - 肺炎（通常为社区获得性）± 梗死（由血栓栓塞或脂肪栓塞引起）
    - 肋骨梗死→疼痛→夹板固定→线性肺不张
    - 中央血管血栓（急性或慢性）不常见
  - 肺炎
    - 见于约 30% 的 ACS 病例
    - 儿童 ACS 更常见的病因
    - 最常见的病原体：肺炎衣原体、肺炎支原体、呼吸道合胞病毒
    - 肺炎更容易发生上叶肺实变；上肺区由于高通气 / 灌注比值，氧分压最高
  - 肺脂肪栓塞
    - 10%～16% 的栓子含有脂肪和坏死骨髓
    - 40%～77% 的成人 ACS 患者中可发现
    - 支气管肺泡灌洗液中含充满脂质的巨噬细胞支持诊断
  - 肺动脉高压
    - 高达 40% 的患者会发病；第 5 类肺动脉高压
    - 多因素：血管阻塞、溶血、左心衰、肝硬化
  - 肋骨梗死
    - 肋骨梗死与肺部高密度影高度相关
    - 肋骨疼痛可导致夹板固定和肺不张
    - 激励式肺量计可减轻肺不张
  - 左心室功能不全
    - 贫血导致高输出量心力衰竭，特别是当血红蛋白≤ 7 g/dL 时
    - 肾反流引起的液体失衡（肾乳头微梗死引起）
    - 微血管心肌缺血
  - 自体脾切除：功能性无脾所致免疫功能受损
    - 感染荚膜微生物引起肺炎的风险增加：肺炎链球菌，流感嗜血杆菌
- 遗传学
  - 血红蛋白 β 亚基（hemoglobin beta subunit, HbS）中的谷氨酸被缬氨酸取代（常染色体隐性突变）
  - 镰状细胞贫血
    - 当暴露于低氧浓度下，HbS 形成大的聚合物
    - 红细胞扭曲、柔韧性差（镰状细胞）→广泛血管阻塞和溶血

镜下表现

- 动脉、毛细血管、小静脉被镰状红细胞堵塞 ± 原位血栓
- 偶见脂肪和坏死骨髓栓子
- 肺泡间隔水肿、出血、坏死

临床要点

临床表现

- 最常见的症状 / 体征
  - ACS：胸片新发肺部模糊影伴有发热、咳嗽、呼吸急促、喘息、胸痛
  - 感染性病因与非感染性病因
    - 10 岁以下的患者出现典型的气喘、咳嗽和发热
    - 成人：胸部、手臂和腿部疼痛；通常无发热
  - ACS 常伴有血管阻塞危象（成人）
    - 当肺部和平片表现先于严重骨痛出现时提示脂肪栓塞
- 其他症状 / 体征
  - 高反应性气道疾病，约 40% 的儿童受影响
  - 脑血管事件：卒中、脑出血

人口统计学表现

- 流行病学
  - 全球年发病率：300 000～400 000 新生儿
  - HbSS 是非洲裔美国人中最常见的遗传性疾病
    - HbSS 在非洲裔美国人中发病率为 0.15%
    - 约 8% 的非洲裔美国人发生 HbSA
  - 平均寿命：42 岁（男性），48 岁（女性）
  - ACS 发生在高达 50% 的 HbSS 患者中
    - 80% 的患者发作
    - 儿童患肺炎的可能性增加 100 倍；复发率为 30%

自然病史和预后

- ACS：HbSS 的主要死亡原因
  - 高达 25% 的患者死亡；增加 PH 死亡率
  - 大于 20% 的患者有致命的肺部并发症，尸检时血栓栓塞占 15%～48%
  - HbSS 患者住院的第二大常见原因
- 由荚膜微生物引起的细菌性肺炎和败血症的风险较高；与功能性无脾有关
- 复发性 ACS 的慢性后遗症
  - 镰状细胞慢性肺病（5%）
  - 高输出量心力衰竭
  - 肺动脉高压（高达 40%）；肺源性心脏病
- 进行性终末器官损害

治疗

- 支持性治疗
  - 吸氧、水化、止痛
  - 激励式肺量计、支气管扩张剂
  - 经验性抗生素治疗
  - 输血
- 预防性治疗
  - 青霉素预防治疗
  - 肺炎球菌和流感嗜血杆菌疫苗接种
- 造血干细胞移植

诊断要点

考虑的诊断

- HbSS 患者伴有新发呼吸道症状 / 疼痛和新发肺部模糊影应考虑 ACS

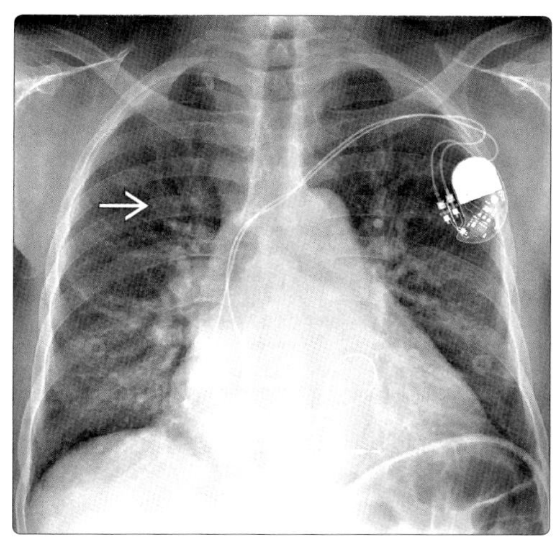

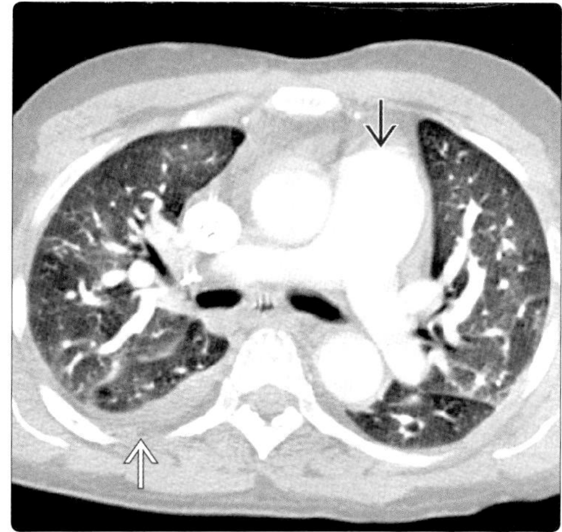

（左图）一名患有镰状细胞性贫血的 57 岁老年男性患者的后前位胸片显示心脏扩大、肺静脉高压、间质水肿和肺泡水肿。

（右图）同一患者胸部横断位增强 CT 图像显示肺泡水肿、肺动脉高压引起的肺动脉干增宽→、右侧少量胸腔积液。左心室衰竭可能是由于贫血、水化过度或肾反流引起的高输出量心力衰竭。肺动脉高压是一种晚期并发症。

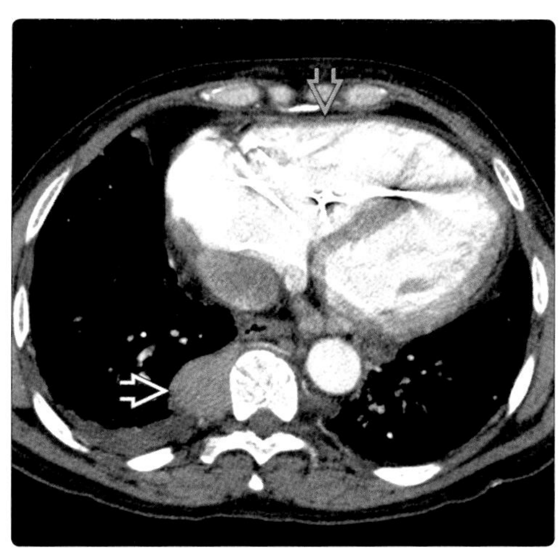

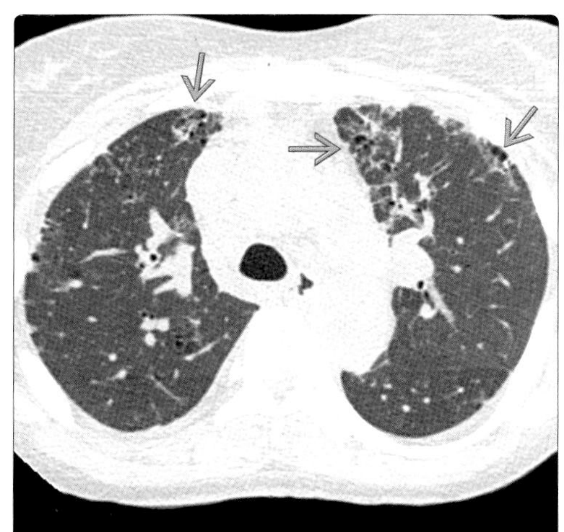

（左图）同一患者的横断位增强 CT 图像显示继发于髓外造血的右侧椎旁软组织肿块⇨，这是慢性严重贫血的反应。右心增大⇨继发于肺动脉高压。

（右图）镰状细胞贫血伴限制性肺病患者横断位平扫 CT 显示弥漫性网格影和蜂窝状改变→。纤维化是一种罕见的并发症，可发生于反复发作的急性胸部综合征。

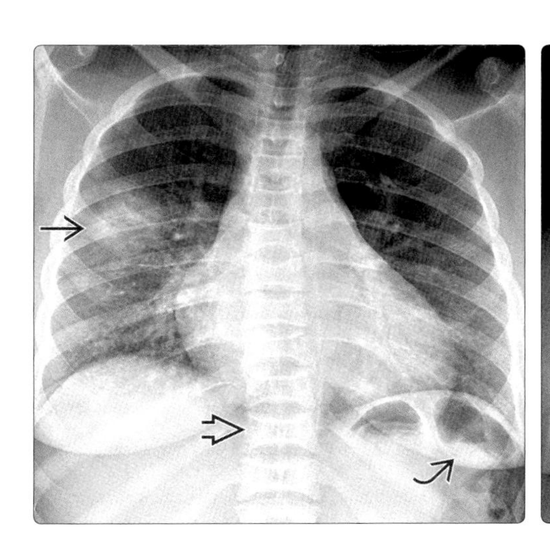

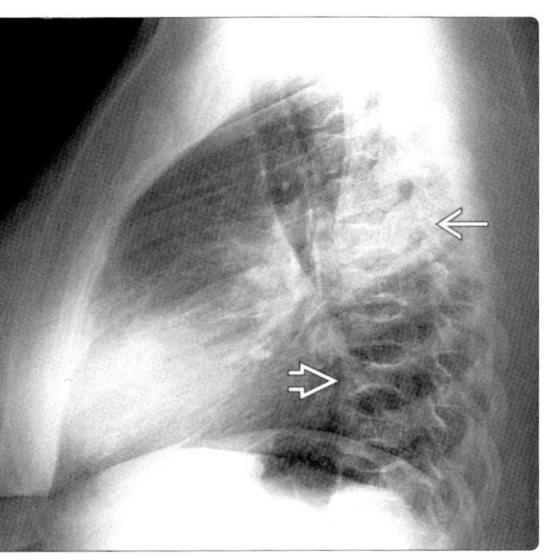

（左图）一名患有镰状细胞贫血的 17 岁女性患者的后前位胸片显示所有镰状细胞病的特征，包括右肺上叶实变、心脏扩大、H 型椎体和脾缺失。

（右图）同一患者侧位胸片显示右肺上叶实变和椎体终板微梗死引起的 H 型椎体。自体脾切除可能会感染由肺炎链球菌引起的球形肺炎。

脂肪栓塞

关键要点

术语
- 脂肪栓塞（fat embolism, FE）：脂肪栓子释放到静脉系统
- 脂肪栓塞综合征（fat embolism syndrome, FES）：脂肪栓子栓塞肺、脑及皮肤等器官的血管所导致的一系列症状和体征的临床症候群

影像学表现
- 最佳诊断思路：创伤背景下的双侧弥漫性肺泡病变
- 平片
  - 胸片可能正常
  - 双侧斑片状或弥漫性模糊影
- CT
  - 局灶性或弥漫性实变 ± 磨玻璃密度影
  - 结节小于 10 mm；小叶中心和胸膜下分布
- CTA
  - 腔内脂肪密度充盈缺损（罕见）
- 通气灌注（ventilation perfusion, V/Q）显像
  - 外周带 V/Q 不匹配

主要鉴别诊断
- 急性呼吸窘迫综合征
- 心源性和非心源性肺水肿
- 感染
- 肺栓塞

临床要点
- FE
  - >90% 的病例见于骨外伤患者
  - 大多数病例无症状
- FES
  - 在受伤后 1~3 天内发生
  - 低氧血症、神经异常和瘀斑皮疹临床三联征
  - 死亡率：5%~15%；老年人和严重外伤患者更高

诊断要点
- 骨外伤后 1~3 天出现胸片异常的患者考虑发生 FES

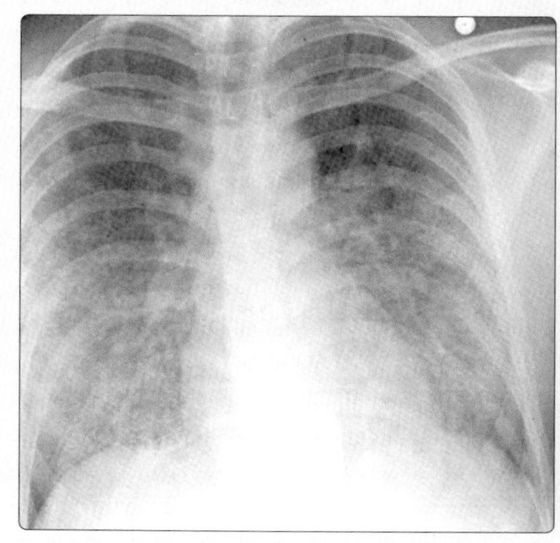
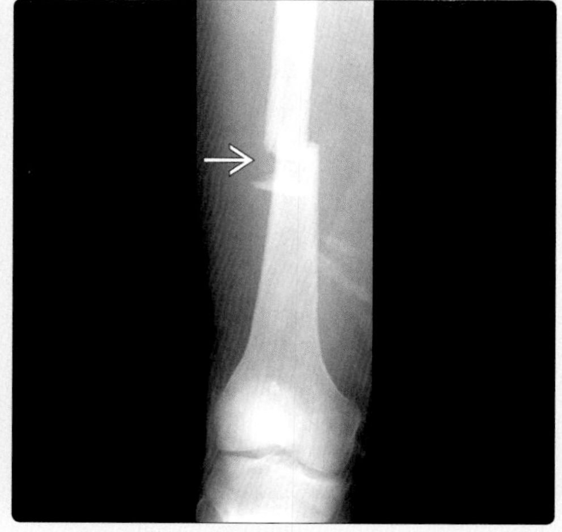

（左图）一名股骨骨折 3 天后的 68 岁女性患者发生急性呼吸窘迫，后前位胸片显示双肺弥漫性不均匀模糊影，临床诊断为脂肪栓塞综合征。

（右图）同一患者右侧股骨前后位片显示股骨中段粉碎性骨折➡。骨外伤时胸片上肺部斑片状或弥漫性模糊影提示肺脂肪栓塞。

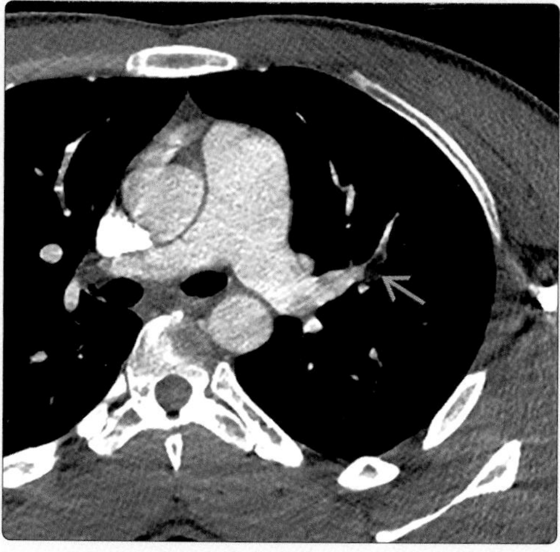
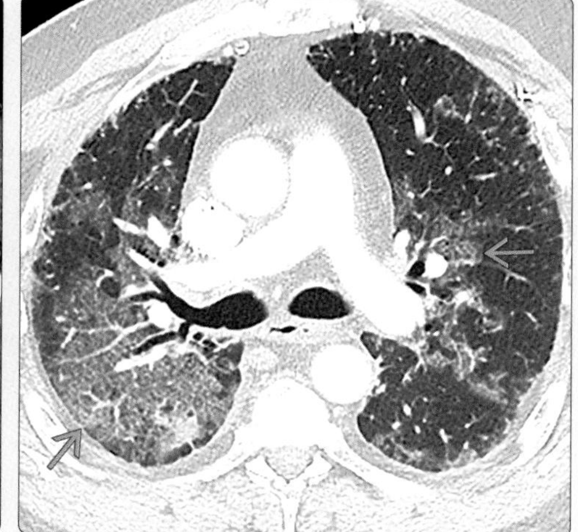

（左图）一名近期长骨骨折患者的胸部横断位增强 CT 图像显示左肺上动脉腔内脂肪密度充盈缺损➡。CT 值小于 -40 HU。在这种栓子中发现脂肪是非常罕见的。

（右图）因脂肪栓塞综合征导致呼吸急促的患者的横断位增强 CT 图像显示双肺磨玻璃密度影➡、小叶间隔增厚，呈铺路石状➡。

脂肪栓塞

术语

缩写

- 脂肪栓塞（FE）
- 脂肪栓塞综合征（FES）

定义

- FE
  - 脂肪栓子释放到静脉系统
  - 典型良性病程
- FES
  - 肺、脑、皮肤表现

影像学表现

基本表现

- 最佳诊断思路
  - 创伤患者出现双侧气腔病变

X 线表现

- 平片
  - 早期：胸片可能正常
  - 晚期：双侧斑片状或弥漫性模糊影
    - 气腔，间质，± 结节

CT 表现

- 平扫 CT
  - 局灶性或弥漫性实变 ± 磨玻璃样影
  - 结节小于 10 mm
    - 小叶中心和胸膜下
    - 肺野上部
- 增强 CT
  - 很少有腔内脂肪密度充盈缺陷

核医学影像表现

- V/Q 扫描
  - 外周带 V/Q 不匹配

推荐的影像学检查方法

- 最佳影像检查方法
  - 胸片可以用于鉴别和监测

鉴别诊断

急性呼吸窘迫综合征

- 影像学表现和时间过程重叠
- 用 Gurd 和 Wilson 标准区分

心源性肺水肿

- 心脏肿大、Kerley 线、胸腔积液

非心源性肺水肿

- 心脏大小正常和临床背景不同

感染

- 感染的症状和体征

肺出血

- 实变和间隔增厚

肺栓塞

- CTA 显示肺动脉充盈缺损

病理学表现

基本表现

- 病因
  - 骨外伤损伤髓内静脉：骨髓脂肪渗入血管；肺微血管阻塞
  - 脂肪栓子水解：游离脂肪酸释放，毛细血管床通透性增加，迟发性肺衰竭
  - 血小板聚集：受脂肪球刺激，局部血清素和组胺释放；导致水肿、出血和血管破裂

镜下表现

- 脂肪栓子引起的广泛微血管闭塞

临床要点

临床表现

- 最常见的症状 / 体征
  - FE：大多数病例无症状
  - FES：低氧血症、神经异常和瘀斑皮疹临床三联征
- 临床特征
  - 临床诊断：Gurd and Wilson 标准
  - 至少包括一项主要标准和四项次要标准
    - 主要标准
      - 低氧
      - 肺水肿
      - 中枢神经系统抑制
      - 离心性分布的瘀斑皮疹
    - 次要标准
      - 心动过速
      - 发热
      - 视网膜动脉栓塞
      - 黄疸
      - 红细胞压积或血小板突然下降
      - 红细胞沉降率增加
      - 痰和尿中出现脂肪滴

人口统计学表现

- 流行病学
  - FE：大于 90% 为骨外伤患者
  - FES：见于 3%~4% 的 FE 患者

自然病史和预后

- FES：在受伤后 1~3 天内发生
- 死亡率：5%~15%；老年人和重伤患者更高

治疗

- 充足的氧合和保证血流动力学稳定性
- 降低发病风险：早期固定和稳定

诊断要点

考虑的诊断

- FES 发生于骨外伤后 1~3 天内出现胸片异常的患者

肝肺综合征

关键要点

术语
- 肝肺综合征（hepatopulmonary syndrome, HPS）
  - 肺血管扩张
  - 未吸氧时肺泡－动脉氧分压差增加
  - 肝脏疾病

影像学表现
- 最佳诊断思路：肺内血管扩张、周围毛细血管扩张、动静脉交通
- 平片：正常或基底段网格结节影
- CT：基底段肺血管扩张、周围毛细血管扩张、动静脉交通
- 核医学显像：^{99m}Tc 标记的大颗粒凝聚白蛋白用于分流定量
- 肺血管造影
  - 可记录到动静脉畸形
  - 可能显示蜘蛛样的周围血管

主要鉴别诊断
- 门脉高压性肺动脉高压
- 肝性胸水
- 间质性肺病

病理学表现
- 循环肺血管扩张剂（如一氧化氮）过量假说

临床要点
- 症状 / 体征
  - 呼吸困难、发绀、杵状指、低氧血症
- 15%～20% 肝硬化患者发生 HPS；死亡风险增加、功能状态下降
- 最有效的治疗方法，原位肝移植

诊断要点
- 肝硬化、低氧血症和 CT 显示基底段周围肺血管扩张的患者可考虑 HPS

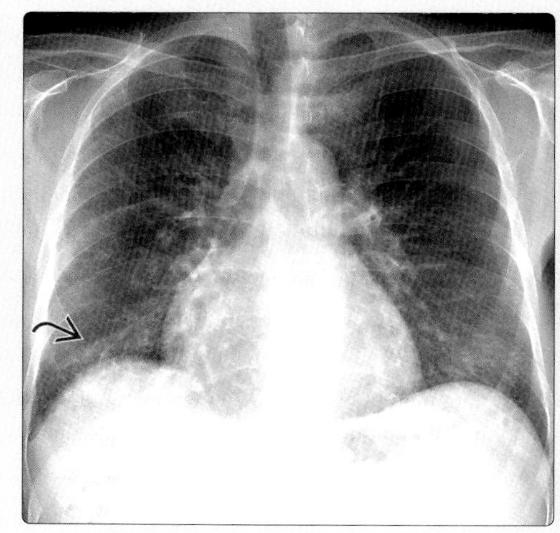
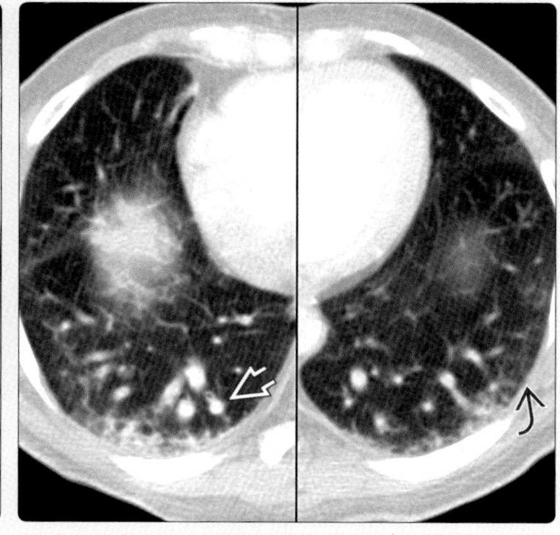

（左图）肝硬化患者的后前位胸片显示双侧基底段网格结节影➜。肝肺综合征中扩张的肺内血管和动静脉交通主要发生在下叶。

（右图）同一患者的胸部增强 CT 合成图像显示周围带约为邻近支气管的两倍大的下叶扩张肺血管➡和扩张的胸膜下血管➜。

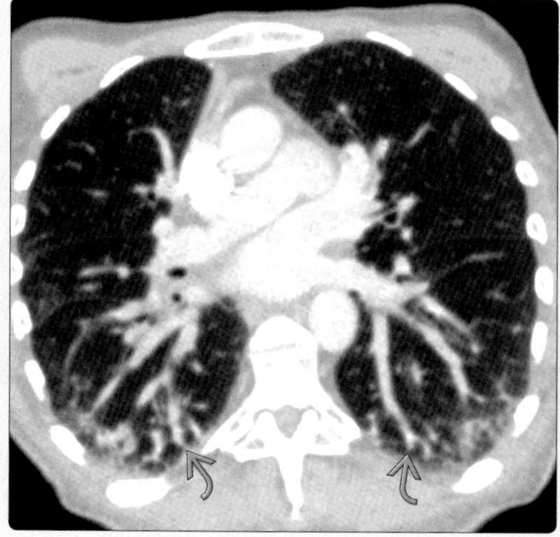
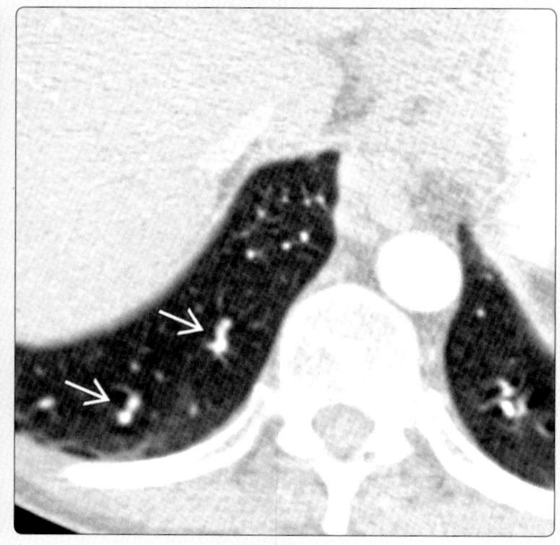

（左图）肝肺综合征患者的横断位增强 CT 最大密度投影（maximum intensity projection, MIP）重构图像显示下叶扩张血管➜和上叶相对正常的血管。血管扩张被认为是由于循环中血管扩张物质的增加。

（右图）肝硬化患者横断位增强 CT 显示肺外周动脉和静脉之间的异常交通➡。这种交通在 CT 上并不总是可见，但在核医学显像上可以显示和量化动静脉分流。

肝肺综合征

术语

缩写

- 肝肺综合征（HPS）

定义

- 由三联征组成的综合征
  - 肺内血管扩张
  - 未吸氧时肺泡 – 动脉氧分压差上升
  - 肝脏疾病

影像学表现

基本表现

- 最佳诊断思路
  - 肝硬化患者肺内血管扩张、周围毛细血管扩张和动静脉交通
- 部位
  - 多见于下叶

X 线表现

- 平片
  - 胸片检查可能正常
  - 基底段结节或网格结节样影

CT 表现

- 胸膜下血管扩张；动静脉交通可能不可见
- 周围肺血管结节性扩张，表现动静脉交通
  - 可见供血动脉和引流静脉扩张
- 伴随支气管的肺动脉扩张

核医学显像

- 通气灌注（ventilation perfusion, V/Q）显像
  - 通气灌注不匹配及分流
- Tc-99m 标记的大颗粒凝聚白蛋白
  - 脑、肾、肝、脾在肺内动静脉分流中的活动
  - 可以分流量化
  - 不能区分心内分流和肺内分流

超声心动图表现

- 第 4~6 个心动周期微泡造影超声心动图
  - 第 3 个心动周期前的气泡更常见于心内分流

鉴别诊断

门脉高压性肺动脉高压

- 肺动脉高压伴门脉高压
- 可能继发于血管活性物质、静脉血栓栓塞或心排血量增加
- 2%~5% 肝硬化患者

肝性胸腔积液

- 胸腔积液，通常为右侧
- 推测是腹水经由膈肌缺损漏入胸腔

动静脉畸形

- 可能散发或者家族性

间质性肺病（interstitial lung disease, ILD）

- 与干扰素治疗相关的结节病
- 甲氨蝶呤治疗原发性胆汁性肝硬化
  - 小叶中心结节，斑片状磨玻璃密度影
  - 已有纤维化

转移性疾病

- 肝细胞癌肿瘤栓子可引起肺血管扩张

门体侧支血管

- 食管、食管旁、心膈角静脉曲张

病理学表现

基本表现

- 病因
  - 推测循环中肺血管扩张剂（如一氧化氮）过量

分期、分级和分类

- 1 型（最常见）：胸膜下毛细血管扩张和周围血管扩张
- 2 型：动静脉交通

镜下表现

- 毛细血管前小动脉和胸膜血管扩张
- 动静脉交通

临床要点

临床表现

- 最常见的症状 / 体征
  - 呼吸短促、发绀、杵状指
  - 皮肤蜘蛛痣
- 其他症状 / 体征
  - 血氧不足
  - 肺泡 – 动脉氧分压差增加
  - 一氧化碳弥散量（diffusion capacity for carbon, DLCO）显示扩散能力下降

人口统计学表现

- 流行病学
  - 15%~20% 的肝硬化患者

自然病史和预后

- HPS 增加了死亡和功能状态差的风险

治疗

- 原位肝移植是最有效的治疗方法

诊断要点

考虑的诊断

- 肝硬化、低氧血症和 CT 表现基底周围肺血管扩张的患者可考虑 HPS

违禁药物使用的肺部表现

关键要点

术语
- 与吸入或静脉注射非法药物有关的肺部并发症

影像学表现
- 赋形剂肺病
  - 早期：弥漫性小叶中心小结节
  - 晚期：肺动脉高压和肺心病的征象
  - 滑石粉沉积可合并成较大的高密度影
- 脓毒性肺栓塞
  - 周围多发空洞性肺结节
  - 反晕征是常见特征
- 感染
  - 实变、磨玻璃密度影、结节
- 与可卡因、冰毒、海洛因有关的肺水肿
- 肺气肿

主要鉴别诊断
- 小结节（小于 1 cm）
  - 赋形剂肺病
  - 感染性细支气管炎或呼吸性细支气管炎
  - 过敏性肺炎
- 大结节（1~3 cm）
  - 脓毒性肺栓塞
  - 真菌或分枝杆菌感染
- 实变或磨玻璃密度影
  - 感染
  - 肺气肿
  - 肺出血
- 肺密度降低
  - 空气潴留征
  - 肺气肿

诊断要点
- 使用违禁药物的年轻人有不明原因肺部疾病时需考虑本病

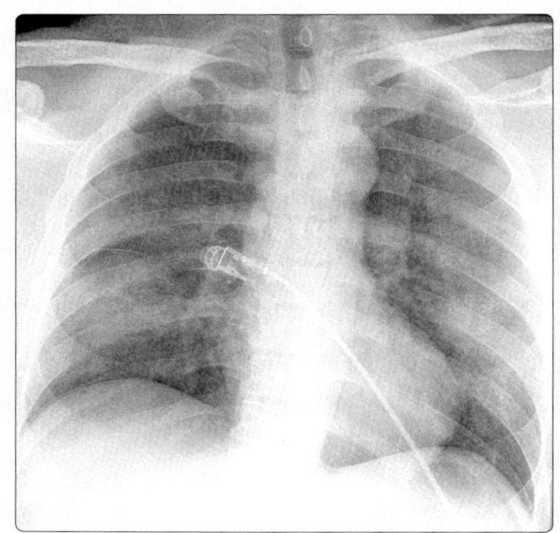

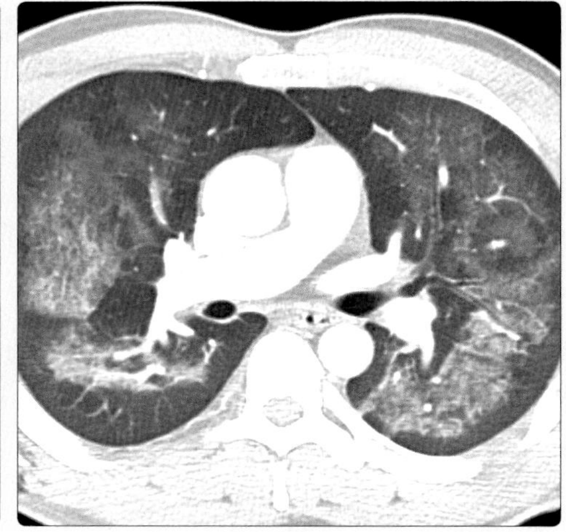

（左图）一名可卡因吸食者因胸痛和呼吸困难就诊于急诊科，后前位胸片显示双肺模糊高密度影。

（右图）同一患者的横断位胸部增强 CT 显示双肺门周围磨玻璃密度影和实变，提示肺泡性肺水肿。当一名没有心脏病史的年轻患者出现肺水肿时，可以考虑是使用违禁药物。

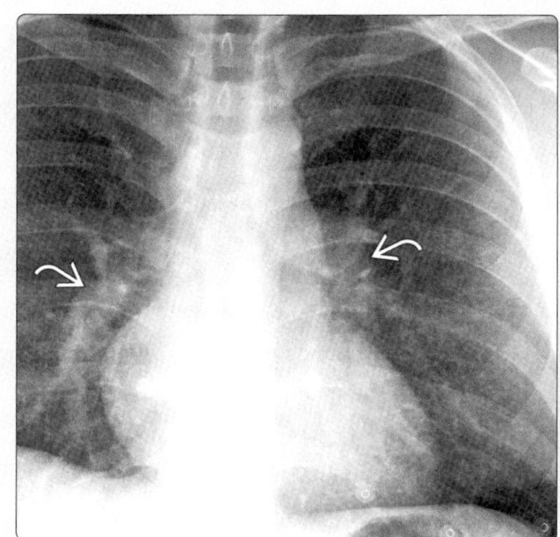

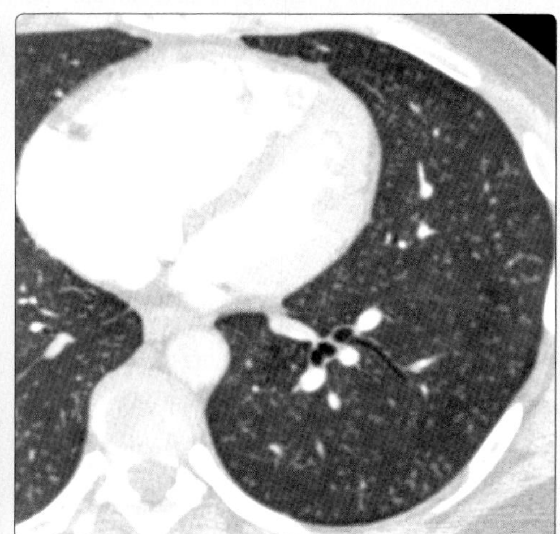

（左图）患者静脉注射了口服药物羟考酮后出现晕厥，后前位胸片显示双肺弥漫性小结节和中心肺动脉扩张 ➦。

（右图）同一患者的横断位 CTA 显示双肺弥漫性小叶中心小结节，表示赋形剂嵌入肺小动脉。同时有右心房和右心室增大，符合肺动脉高压引起的肺心病。

术语

定义

- 使用吸入或静脉注射（intravenous, IV）违禁药物相关的肺部并发症
  - 典型药物：海洛因、可卡因（"快客"）、甲基苯丙胺、可待因、美沙酮、哌甲酯（利他林）
- 赋形剂：结合活性药物的不溶性填充材料，通过赋形或润滑以改善口服摄入
  - 滑石粉、纤维素、交联聚维酮、淀粉

影像学表现

基本表现

- 赋形剂肺病（excipient lung disease, ELD）：静脉注射粉碎口服药物；也叫作"异物肉芽肿"
  - 早期：弥漫性小叶中心结节
  - 晚期：中心肺动脉扩张（肺动脉高压），右心扩张（肺心病）
    - 滑石粉沉积可融合成较大的高密度影，伴肺门融合，类似于进行性大块状纤维化
- 脓毒性肺栓塞
  - 血管周围多发结节，随时间推移常形成空洞
  - 反晕征
- 感染：由于营养不良、免疫抑制或伴有人类免疫缺陷病毒（human immunodeficiency virus, HIV）感染而增加风险
  - 实变、磨玻璃密度影
  - 小叶中心肺结节
- 吸入性肺炎：由于意识的改变
  - 重力依赖性实变、磨玻璃密度影
  - 重力依赖性"树芽"征
- 肺水肿：可卡因、甲基苯丙胺、海洛因
  - 双肺门周围实变或磨玻璃密度影、间隔增厚
  - ± 胸腔积液
- 肺出血：双侧多灶性气腔疾病
- 肺气肿
  - 静脉注射哌醋甲酯：肺气肿以下肺叶为主
    - 与 α1-抗胰蛋白酶缺乏类似
  - 可卡因吸入者：肺气肿以上肺叶为主
- 小气道疾病：可卡因、其他吸入物质
  - 哮喘和闭塞性细支气管炎
  - 区域性透过度增高

推荐的影像学检查方法

- 最佳影像检查方法
  - 胸片用于初步评估和随访
  - 如果胸片不能解释持续存在的临床症状，CT 对发现和进一步描述特征更敏感

鉴别诊断

小结节（小于 1 cm）

- ELD
- 感染性细支气管炎或呼吸性细支气管炎
- 过敏性肺炎

大结节（1～3 cm）

- 脓毒性肺栓塞
- 真菌或分枝杆菌感染
- 机化性肺炎

实变或磨玻璃影

- 感染：细菌、病毒、肺孢子虫
- 肺气肿
- 吸入性肺炎
- 肺出血
- 机化性或嗜酸性粒细胞性肺炎

肺密度降低

- 空气潴留征
  - 哮喘 / 闭塞性细支气管炎
  - 异物吸入
- 肺气肿
  - 上肺区：吸烟
  - 基底段：IV 利他林；α1-抗胰蛋白酶

病理学表现

基本表现

- 病因
  - ELD
    - 滑石粉或其他填充物（纤维素、交联聚维酮、淀粉）栓塞肺小动脉和毛细血管
    - 异物肉芽肿反应及纤维化
  - 脓毒性肺栓塞
    - 来源：亚急性细菌性心内膜炎和三尖瓣赘生物、感染性血栓性静脉炎、直接注射感染液体
    - 葡萄球菌是最常见的微生物
  - 肺水肿
    - 可能是心源性的和（或）与肺毛细血管损伤有关的通透性增加
  - 肺气肿
    - 毛细血管床的损坏和闭塞；直接药物毒性或中间免疫反应

临床要点

临床表现

- 最常见的症状 / 体征
  - 呼吸困难、咳嗽、喘息、胸痛
  - 咯血

人口统计学表现

- 年龄
  - 任何年龄；主要为 18～25 岁
- 性别
  - 男性多于女性
- 流行病学
  - 北美有超过 150 万静脉吸毒者

关键要点

术语
- 瓣叶或瓣环的钙化

影像学表现
- 平片
  - 主动脉瓣狭窄：二叶式主动脉瓣或主动脉瓣退行性变；左心室构型异常；主动脉扩张
  - 二尖瓣狭窄：左房 / 左心耳扩大，肺静脉高压
  - 二尖瓣环钙化：反 C 形钙化
  - 肺动脉瓣狭窄：肺动脉干和左肺动脉增宽
- 平扫 CT：钙化特征
  - 二尖瓣环干酪样钙化（caseous calcification of mitral annulus, CCMA）：中央低密度，周围钙化
  - 超声心动图：评估瓣膜形态和功能的首选方法

主要鉴别诊断
- 心包钙化
- 心室钙化
- 冠状动脉钙化
- 大血管钙化

病理学表现
- 主动脉瓣叶：退行性变，先天性二叶式主动脉瓣
  - 二叶主动脉瓣：手术时 90% 有钙化
- 主动脉瓣环：动脉粥样硬化
- 二尖瓣瓣叶：风湿性心脏病
- 二尖瓣环：退行性变，肾病晚期
- CCMA：退行性变

临床要点
- 手术更换异常瓣膜
- 最常更换的是主动脉瓣和二尖瓣

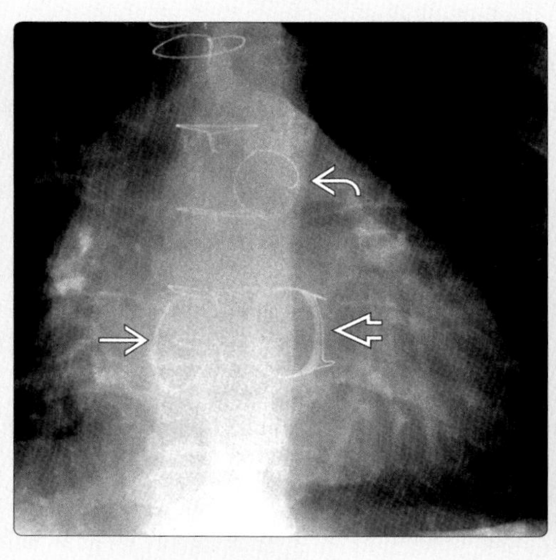

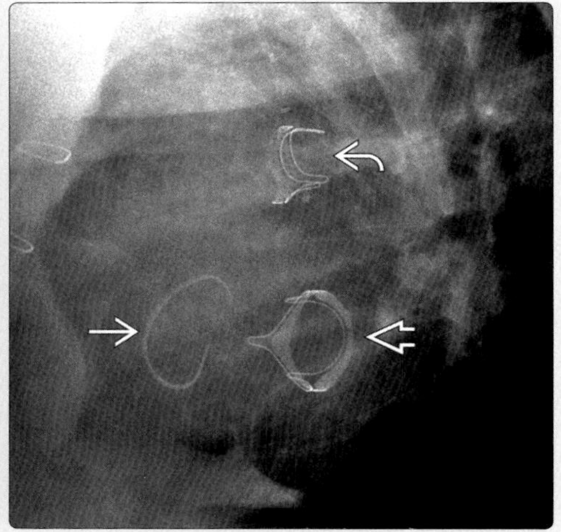

（左图）多瓣膜置换患者的后前位胸片显示三尖瓣环成形环和人工二尖瓣和肺动脉瓣。

（右图）同一患者的侧位胸片显示三尖瓣环成形环和人工二尖瓣和肺动脉瓣。了解心脏瓣膜的解剖位置可以识别影像上钙化的瓣叶和瓣环。

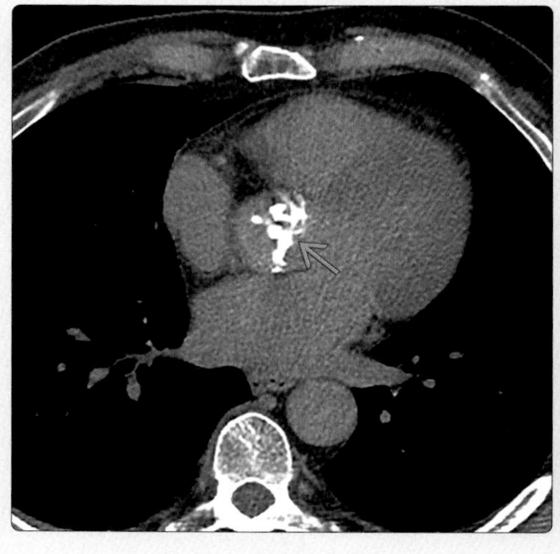

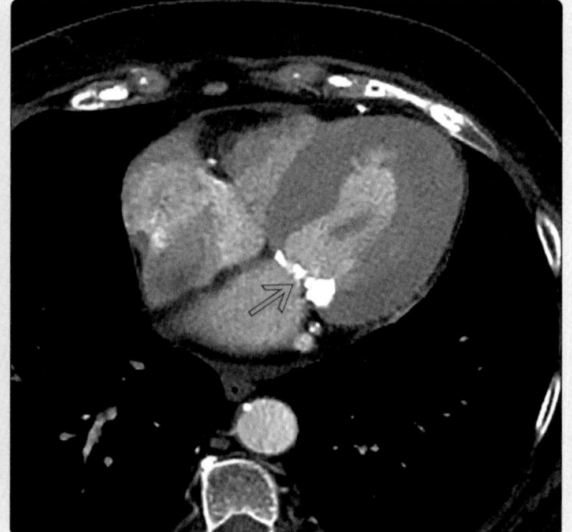

（左图）进行肺癌筛查的无症状患者的横断位平扫 CT 图像显示严重主动脉瓣钙化。主动脉瓣的三种钙化模式：联合（或线性）钙化、完全或部分环状钙化和斑块状钙化。

（右图）肺癌治疗后患者的横断位增强 CT 图像显示二尖瓣环增厚弯曲的钙化。二尖瓣环钙化与新发冠状动脉不良事件和系统性动脉粥样硬化的发生率升高相关。

术语

缩写

- 二尖瓣环干酪样钙化（CCMA）
- 二尖瓣环钙化（MAC）

定义

- 瓣膜瓣叶或瓣环的钙化

影像学表现

基本表现

- 最佳诊断思路
  - 心脏瓣膜位置处的钙化

X 线表现

- 主动脉瓣
  - 正位胸片：投影于脊柱上
  - 侧位胸片：位于心前缘及心后缘之间，高于从气管隆突到胸膈交界处连线
  - 3 种钙化模式
    - 联合钙化：线性
    - 完全或部分环状钙化
    - 斑块状钙化
  - 二叶式主动脉瓣钙化
    - 内部线样融合的圆形钙化（融合的缝）
  - 主动脉瓣狭窄的有力标志
    - 次要发现
      - 左心室形态
      - 升主动脉狭窄后扩张
- 主动脉环钙化
  - 通常与瓣叶钙化同时出现
  - 可延伸至升主动脉或室间隔
- 二尖瓣
  - 正位胸片：脊柱左侧，位于主动脉瓣下方
  - 侧位胸片：低于气管隆突到胸膈交界处连线
  - 二尖瓣狭窄
    - 左心房增大
- 双重密度影
  - 左心耳增大
  - 肺静脉高压和水肿
  - 长期存在：含铁血黄素沉积及相关的肺间质性改变
- MAC 和 CCMA
  - 均匀、反 C 形钙化
    - 心室肌和二尖瓣后叶之间的交界处
  - 累积二尖瓣前叶时呈 O 形
- 肺动脉瓣
  - 正位胸片：位于肺动脉干边界下内侧，脊柱和左心耳之间
  - 侧位胸片：位于心脏前上方，胸骨后
  - 心脏瓣膜中最靠上的一个
  - 先天性肺动脉瓣狭窄
    - 肺动脉干和左肺动脉扩张
    - 严重时肺血管减少
- 三尖瓣
  - 位于肺动脉瓣下方
  - 通过肺动脉流出道漏斗部与肺动脉瓣隔开
  - 三尖瓣狭窄
    - 右心扩大和心尖顺时针旋转
    - 上腔静脉内移，扩张
    - 室间隔向左弯曲
- 三尖瓣环钙化
  - 二尖瓣环的镜像
  - 均匀的 C 形钙化

CT 表现

- 增强 CT
  - 瓣叶（中央）；瓣环（边缘）
  - 用增强 CT 量化主动脉瓣钙化不可靠
    - 对比剂与钙化相似
    - 平扫 CT 结合心电图门控成像效果更好
  - 二尖瓣环干酪样钙化
    - 中央低密度肿块伴边缘钙化
    - 无强化
    - 通常累及后瓣环；当钙化较大时，可能累及整个瓣环
- 心电门控 CTA
  - 评估运动异常

超声心动图表现

- 钙化表现为回声增强
- 二尖瓣环干酪样钙化：圆形肿块，周边回声增强，中央回声减弱
- 狭窄程度由瓣口大小决定
- 计算瓣膜射血流速
  - 较高的 CT 主动脉瓣钙化积分与较高的射血流速相关

推荐的影像学检查方法

- 最佳影像检查方法
  - 超声心动图：评估瓣膜形态和功能的首选方法

鉴别诊断

心包钙化

- 局部或曲线状钙化；沿心脏轮廓走行；最常见于房室沟
- 心尖部不常见（与心肌钙化不同）
- 感染性，创伤性，医源性

心室钙化

- 薄或厚的曲线状钙化，沿心室轮廓走行
- 心肌梗死、转移性钙化、血栓、肿瘤、动脉瘤、假性动脉瘤

冠状动脉钙化

- 曲线状或轨道状钙化

- 心壁受累与梗死钙化表现类似

大血管钙化

- 主动脉壁环状钙化：动脉粥样硬化
- 肺动脉壁钙化：慢性肺动脉高压

病理学表现

基本表现

- 病因
  - 主动脉瓣叶：退行性变、先天性二叶式主动脉瓣
    - 风湿性心脏病（rheumatic heart disease，RHD）、梅毒、强直性脊柱炎
  - 主动脉环：动脉粥样硬化
  - 二尖瓣瓣叶：风湿性心脏病
  - 二尖瓣环：退行性变、终末期肾病
  - 二尖瓣环干酪样钙化：退行性变
  - 肺动脉瓣瓣叶：先天性肺动脉瓣狭窄、慢性肺动脉高压
  - 三尖瓣瓣叶：风湿性心脏病、室间隔缺损、心内膜炎
  - 三尖瓣环：风湿性心脏病、先天性肺动脉瓣狭窄
- 营养不良性钙化通常是退行性变
- 钙化始于叶缘的最大瓣口弯曲处（连接处）
- 钙化最终可能阻碍瓣口开放

大体病理和手术所见

- 二叶式主动脉瓣：90% 的二叶式主动脉瓣钙化由手术发现
- 二尖瓣环钙化：尸检发现二尖瓣环钙化发生率 6%
- 二尖瓣环干酪样钙化：尸检发现二尖瓣环干酪样钙化发生率 2.7%

镜下表现

- 二尖瓣环干酪样钙化：钙、脂肪酸、胆固醇

临床要点

临床表现

- 最常见的症状 / 体征
  - 主动脉瓣狭窄
    - 经典三联征
      - 心绞痛
      - 晕厥
      - 心力衰竭
    - 劳力性呼吸困难
    - 体格检查中“脉搏微弱而缓慢”
    - 出现先递增后递减的收缩期杂音，第二心音反常分裂
  - 二尖瓣狭窄
    - 劳力性呼吸困难、咳嗽、喘息
    - 突发心房颤动
    - 压力诱导型肺水肿
    - 第一心音亢进，后伴随第二心音及开瓣音；舒张期存在低调的隆隆样杂音
  - 二尖瓣环干酪样钙化
    - 通常无症状
    - 肿块引起梗阻，则出现二尖瓣狭窄
  - 肺动脉瓣狭窄
    - 劳力性呼吸困难和疲劳
    - 呼气时收缩期喀嚓声更响；左上胸骨缘有喷射性杂音
  - 三尖瓣狭窄
    - 疲劳
    - 继发于全身静脉淤血的水肿
    - 广泛分裂的 S1 和单一的 S2；胸骨左缘的舒张期杂音

人口统计学表现

- 年龄
  - 主动脉瓣瓣叶
    - <70 岁：二叶式主动脉瓣
      - 90% 以上患者 40 岁时出现钙化
    - >70 岁：退行性疾病
  - 二尖瓣瓣叶：20~30 岁
  - 二尖瓣环：>60 岁
- 性别
  - 二尖瓣瓣叶：男性 > 女性
  - 二尖瓣环：女性 > 男性
- 流行病学
  - 主动脉瓣瓣叶
    - 退行性钙化：70 岁以上的患者中有 2%~7% 的患病率
    - 二叶式主动脉瓣：人群患病率为 2%
  - 二尖瓣钙化：人群患病率为 6%
  - 二尖瓣环干酪样钙化：整体患病率为 0.06%~0.07%；经心脏超声检查发现率为 0.6%

自然病史和预后

- 主动脉瓣环
  - 延伸至传导系统可能导致心脏传导阻滞
  - 与系统性动脉粥样硬化高度相关
- MAC
  - 新发冠状动脉事件的发生率较高
  - 右束支传导阻滞
  - 与系统性动脉粥样硬化高度相关
  - 与主动脉瓣狭窄相关
- CCMA
  - 通常是良性的
  - 罕见瓣膜功能障碍

治疗

- 异常瓣膜的手术置换
  - 主动脉瓣和二尖瓣最常见
  - 瓣膜成形术
    - 使用球囊导管扩大狭窄的瓣膜

- ○ 瓣膜切开术或闭式扩张术
  - – 接合处切开
- ○ 瓣膜置换术
  - – 经皮或传统开胸手术

诊断要点

影像解读要点

- 瓣膜和瓣环的钙化常在胸片中发现
- 心电图门控的平扫 CT 是量化钙化的最佳方法
- 超声心动图是评估瓣膜形态和功能的最佳方法

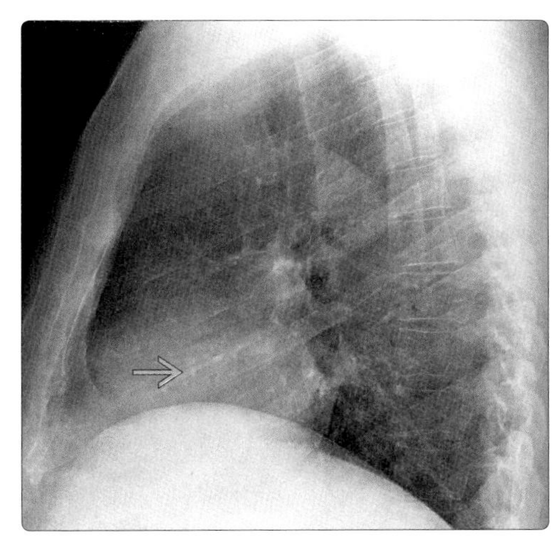

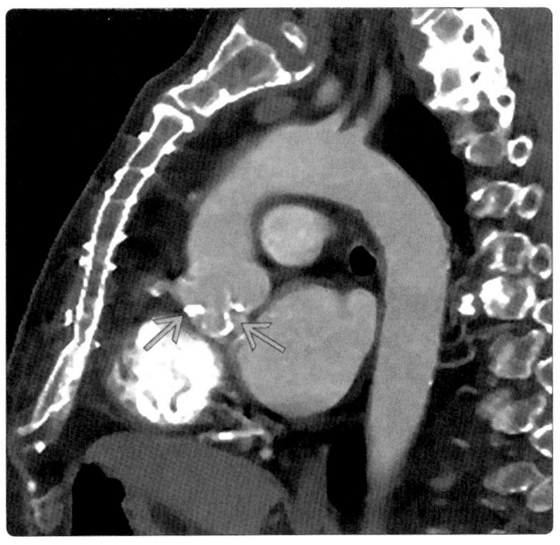

（左图）胸痛患者的侧位胸片显示在主动脉瓣的区域有细微的钙化→。

（右图）同一患者的矢状位增强 CT 图像显示密集的钙化→累及主动脉瓣。退行性疾病和二叶式主动脉瓣形态是主动脉瓣钙化的最常见病因。影像学上的主动脉瓣钙化是主动脉瓣狭窄的一个有力标志。

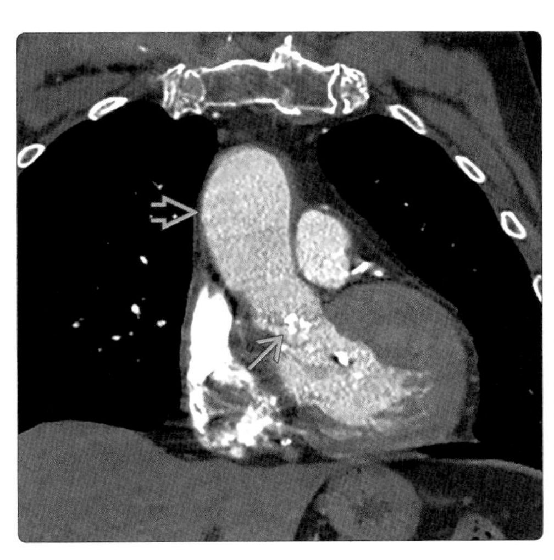

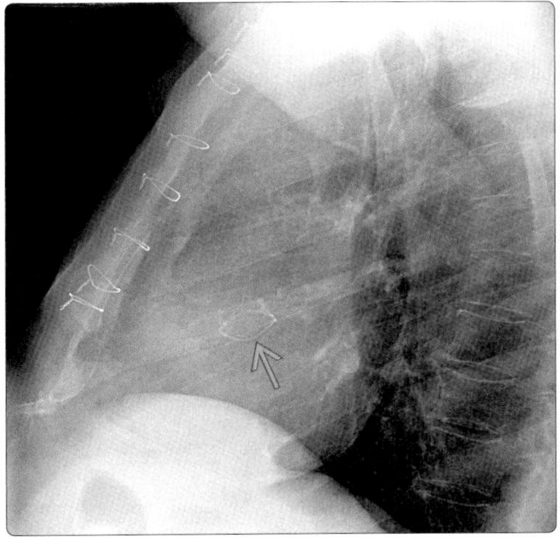

（左图）同一患者的冠状位增强 CT 图像显示密集的钙化累及主动脉瓣→。注意升主动脉的扩张⇨。当影像上有这些发现，如左心室肥厚和（或）狭窄后升主动脉扩张，应怀疑主动脉狭窄。

（右图）同一患者几个月后拍摄的侧位胸片显示了主动脉瓣置换术→和相关的胸骨正中切开术的后遗改变。

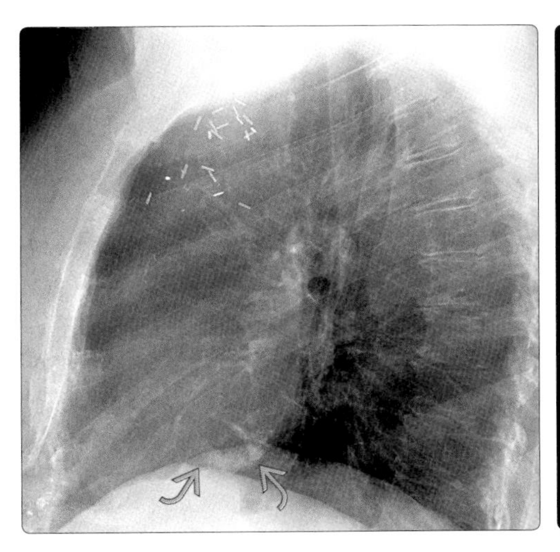

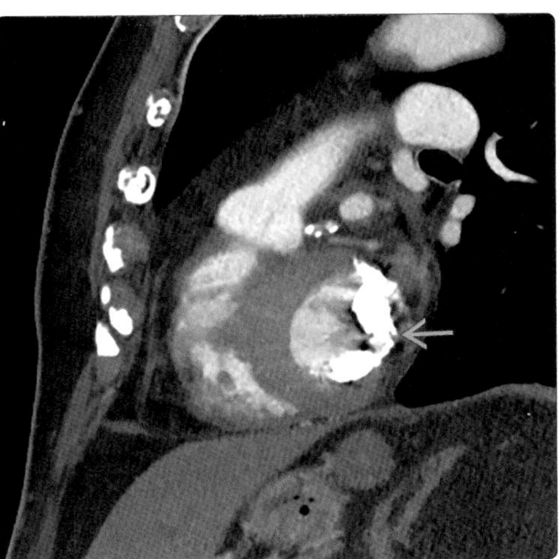

（左图）无症状患者的侧位胸片显示二尖瓣环区域钙化↗。二尖瓣环钙化与右束支传导阻滞和主动脉瓣狭窄相关。

（右图）同一患者的矢状位增强 CT 图像显示二尖瓣环广泛密集的钙化→。虽然二尖瓣环钙化可以单独出现，但如果出现左心房扩大，应怀疑二尖瓣狭窄。

主动脉瓣疾病

关键要点

术语
- 主动脉瓣反流（AR）
- 主动脉瓣狭窄（AS）
- 主动脉瓣疾病：AR 和 AS

影像学表现
- 最佳诊断思路
  - AR：超声心动图和 MR 上可见血液反流进入左心室
  - AS：MR 上可见收缩期血流喷射进入近端主动脉
- AS：主动脉瓣钙化
  - 平扫 CT 上钙化的定量分析
- 心电门控 CTA：主动脉瓣叶增厚和钙化
  - AR：主动脉瓣叶关闭不全
  - AS：主动脉瓣口的测量
- MR：体积、速度和梯度的定量分析

主要鉴别诊断
- 主动脉瓣下狭窄
- 主动脉瓣上狭窄

病理学表现
- 急性 AR：见于心内膜炎、夹层、外伤
- 慢性 AR：瓣膜病，主动脉根部扩张
- AS：退行性、二叶式主动脉瓣、风湿性心脏病

临床要点
- AR：胸痛、呼吸困难
  - 不同程度地进展为左心室衰竭
  - 急性 AR 伴低血压和肺水肿时应手术治疗
- AS：心绞痛、晕厥、呼吸困难
  - 退行性 >70 岁；二叶式主动脉瓣 <70 岁
  - 严重的、有症状的 AS；左心室功能不全；严重狭窄应手术治疗

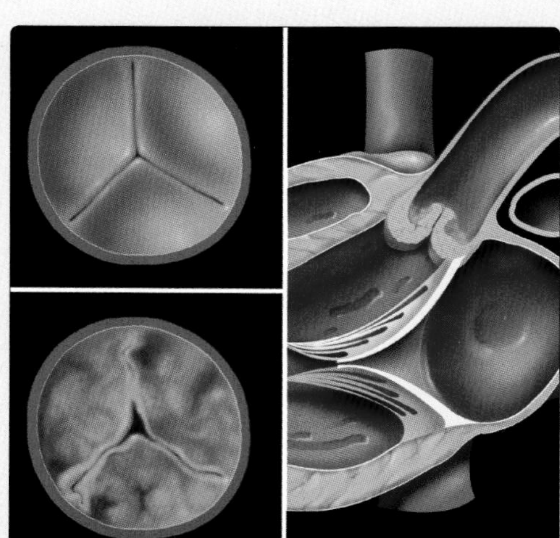

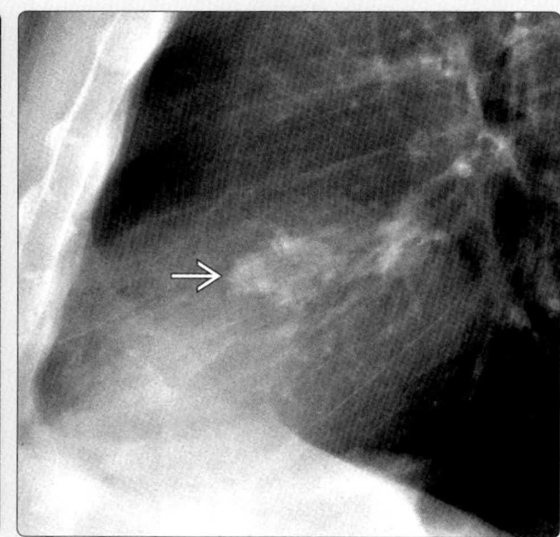

（左图）图示主动脉瓣的正常和异常表现。继发于退行性变和先天性二叶式主动脉瓣的主动脉瓣疾病的特点是瓣叶的增厚和钙化，导致瓣膜开放或关闭不完全和主动脉瓣功能障碍。

（右图）主动脉瓣狭窄患者的侧位胸片显示主动脉瓣区域的钙化➡。

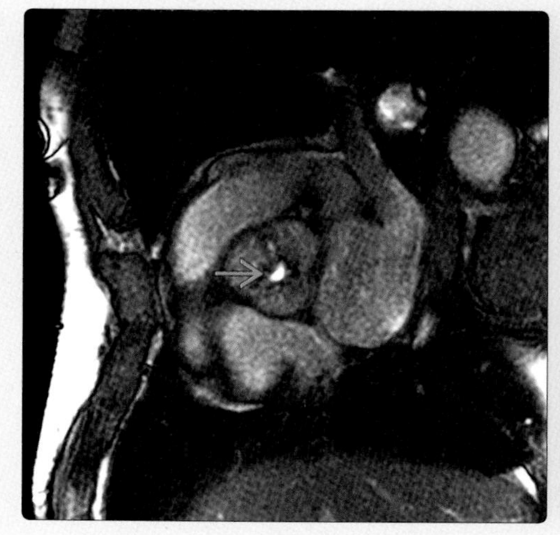

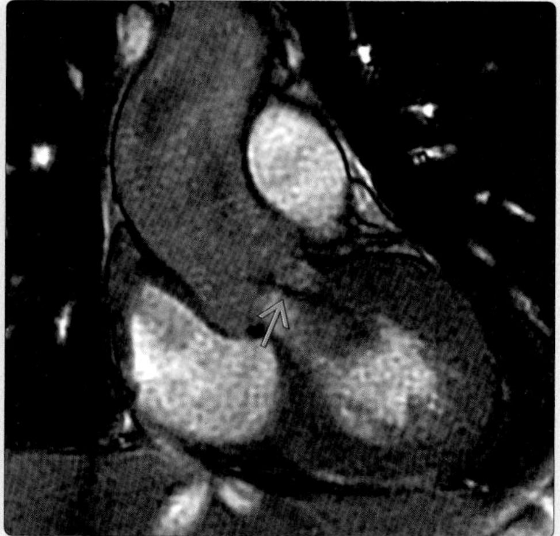

（左图）主动脉瓣狭窄患者的 MR 显示主动脉瓣口➡明显变窄，主动脉瓣叶增厚。

（右图）冠状位 MR 显示血液逆行进入左心室的低信号影➡，与主动脉反流一致。MR 和超声心动图可以计算出反流分数，有助于判断主动脉瓣反流的严重程度。

术语

定义

- 主动脉瓣疾病：主动脉瓣反流（AR）、主动脉瓣狭窄（AS）

影像学表现

基本表现

- 最佳诊断思路
  - AR
    - 超声心动图和 MR 可见血液反流进入左心室
  - AS
    - MR 可见收缩期喷射入主动脉近端的血流

影像学表现

- 平片
  - AR
    - 急性：心脏大小正常，肺水肿
    - 慢性
      - 左心室增大
      - 主动脉根部扩张伴或不伴升主动脉扩张
      - 肺静脉高血压
  - AS
    - 主动脉瓣区域的钙化
      - 正位胸片：与脊柱重叠
      - 侧位胸片：在心前缘及心后缘之间，高于从气管隆突到胸膈交界处连线
    - 3 种钙化模式
      - 联合钙化：线性
      - 完全或部分环状钙化
      - 斑块状钙化
    - 左心室形态
      - 心脏的大小随着 AS 严重程度的增加而增大
    - 升主动脉狭窄后扩张

CT 表现

- 平扫 CT
  - 主动脉瓣钙化的量化
- 增强 CT
  - AR
    - 左心室增大
    - 主动脉根部扩张伴或不伴升主动脉扩张
    - 窦口连接处消失
      - 主动脉环扩张
  - AS
    - 主动脉瓣钙化
      - 为中心位置的钙化可与位于周边的主动脉瓣环钙化区分开来
      - 二叶式主动脉瓣：瓣叶早期增厚和钙化
      - 退行性瓣膜：钙化程度比二叶式主动脉瓣严重
    - 左心室肥大
    - 狭窄后升主动脉扩张
- 心脏门控 CTA
  - AR
    - 主动脉瓣叶关闭不全
      - 对中－重度 AR 评估准确
      - 轻度 AR 常被漏诊
    - 瓣叶增厚和钙化
    - 左心室增大
  - AS
    - 主动脉瓣口的测量
    - 瓣叶增厚和钙化

MR 表现

- MR 电影
  - AR
    - GRE 可见舒张期血液反流进入左心室
    - 慢性 AR 左心室增大
    - 全舒张期血液反流对于诊断严重的 AR 具有高度敏感性和特异性
    - 可行血流量和射血分数的量化
    - 反流分数计算
  - AS
    - 亮血序列上可见收缩期喷射状血流进入近端主动脉
    - 形态学：二叶式主动脉瓣
    - 可行血流量和射血分数的量化
    - 可行收缩期峰值流速和梯度的计算

超声心动图表现

- 超声心动图
  - AR
    - 主动脉瓣叶关闭不全
    - 慢性 AR 的左心室增大
    - 反流分数计算
  - AS
    - 狭窄瓣膜的识别和病因的确定
    - 舒张期伴或不伴收缩期功能障碍的量化
    - 左心室肥大的量化
    - 评估并存的疾病

血管造影表现

- 常规表现
  - AR
    - 血液反流进入左心室
  - AS
    - 主动脉瓣钙化
    - 收缩期射流进入主动脉
    - 测量主动脉瓣口大小
    - 狭窄瓣膜的跨瓣梯度测量

推荐的影像学检查方法

- 最佳影像学检查方法
  - 超声心动图

- 推荐的检查序列与参数
  - 心电门控 CTA 用于评估瓣叶、瓣口和功能

鉴别诊断

主动脉瓣下狭窄

- 特发性肥厚性主动脉瓣下狭窄（IHSS）
- 固定的、有血流动力学意义的左心室流出道（LVOT）梗阻
- 左心室肥大和心功能不全

主动脉瓣上狭窄

- 主动脉瓣上方近端升主动脉的沙漏状狭窄
- 与马方综合征和威廉斯综合征有关

病理学表现

基本表现

- 病因
  - AR
    - 急性：心内膜炎、夹层、外伤
    - 慢性
      - 瓣膜病：退行性、二叶式主动脉瓣、风湿性心脏病
      - 主动脉根部扩张：马方综合征、梅毒
  - AS
    - 退行性、二叶式主动脉瓣、风湿性心脏病
- 相关的异常情况
  - AS
    - 二叶式主动脉瓣，主动脉缩窄

分期、分级和分类

- 通过超声心动图分类
- AR
  - 轻度：中心射流宽度 $<$LVOT 的 25%；血管收缩率 $<$0.3 cm；反流容积 $<$30 mL/ 次；反流分数 $<$ 30%；有效反流瓣口面积 $<$0.10 cm^2
  - 中度：测量结果介于轻度和重度 AR 之间
  - 重度：中心射流宽度 ≥LVOT 的 65%；血管收缩率 $>$0.6 cm；反流容积 ≥60 mL/ 次；反流分数 ≥ 50%；有效反流孔面积 ≥0.30 cm^2
- AS
  - 主动脉硬化：主动脉喷射速度 ≤2.5 m/s
  - 轻度：主动脉射流速度为 2.6~2.9 m/s；平均梯度 $<$ 20 mmHg；AVA$>$1.5 cm^2；AVA/BSA$>$0.85 cm^2/m^2
  - 中度：主动脉射流速度为 3.0~4.0 m/s；平均梯度为 20~40 mmHg；AVA 1.0~1.5 cm^2；AVA/BSA 0.60~0.85 cm^2/m^2
  - 重度：主动脉射流速度 $>$4 m/s；平均梯度 $>$ 40 mmHg；AVA$<$1 cm^2；AVA/BSA$<$0.60 cm^2/m^2

大体病理和手术所见

- AR
  - 风湿性心脏病的瓣膜纤维化和增厚
- AS
  - 瓣叶增厚和钙化
    - 在二叶式主动脉瓣中较早出现
    - 钙化起于瓣膜底部
  - 风湿性心脏病可见瓣膜纤维化和增厚

镜下表现

- AS
  - 脂质和炎症细胞的积聚

临床要点

临床表现

- 最常见的症状 / 体征
  - AR
    - 胸痛、呼吸困难
    - 通常无症状，直到瓣膜面积减少到 1 cm^2
  - AS
    - 心绞痛、晕厥、呼吸困难

人口统计学表现

- 年龄
  - AR
    - 根据病因不同而不同
  - AS
    - 患者 $<$70 岁：多为二叶式主动脉瓣
    - 患者 $>$70 岁：多为退行性疾病
- 性别
  - AS
    - 男性 ∶ 女性 = 3 ∶ 1
  - AS
    - 二叶式主动脉瓣：男性 ∶ 女性 = 4 ∶ 1
    - 流行病学
  - AR：患病率为 4.9%
  - AS：患病率为 2%~5%，$>$65 岁

自然病史和预后

- AR
  - 不同程度地进展为左心衰竭
  - 如果在进展为衰竭前没有更换瓣膜，则预后不佳
- AS
  - 退行性：在出现症状之前有很长的无症状期

治疗

- AR
  - 手术
    - 急性 AR 伴有低血压和肺水肿
  - 医疗管理
    - 轻中度的 AR
    - 不适合手术的患者
    - 给予血管扩张剂伴或不伴影响肌力的药物
- AS
  - 瓣膜置换手术
    - 严重的、有症状的 AS

– 左心室功能不全
– 超声心动图显示严重狭窄
– 冠状动脉搭桥或其他瓣膜手术
○ 医疗管理
– 心内膜炎预防伴或不伴肌力药

诊断要点

图像解读要点

- 超声心动图：诊断和严重程度分级
- 心电门控 CTA：评价瓣叶和瓣口大小
- MR 电影：用于血流量、跨瓣梯度和心功能的量化

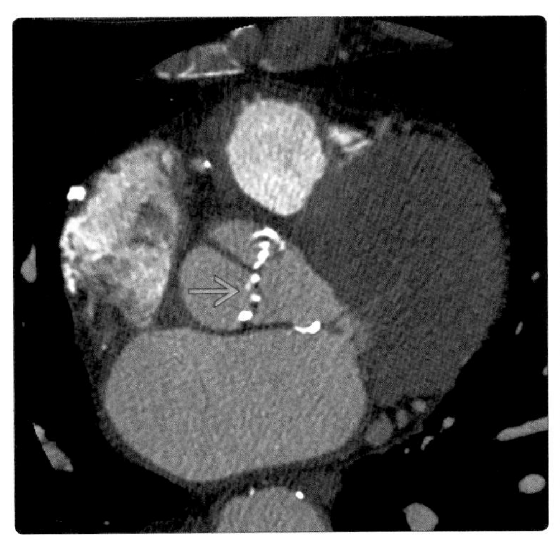

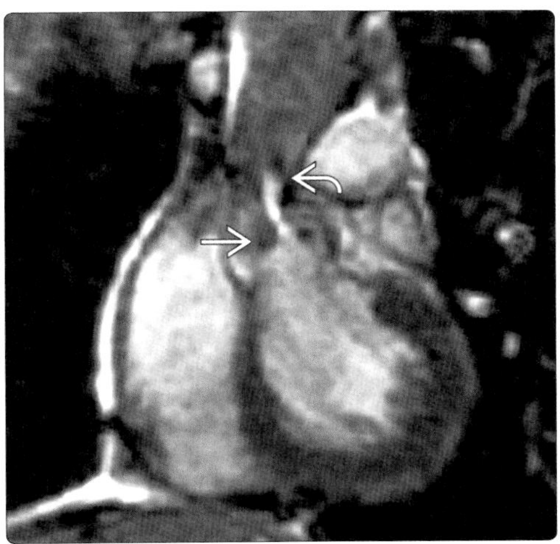

（左图）主动脉瓣狭窄患者的心脏 CT 显示主动脉瓣叶广泛钙化➡。在影像学上也可能看到左心室肥大和升主动脉狭窄后扩张。

（右图）冠状位 MR 电影显示主动脉瓣叶增厚➡，收缩期高速血流喷射入升主动脉↪，与主动脉狭窄一致。MR 电影可以量化狭窄的主动脉瓣上的梯度，有助于确定疾病的严重程度。

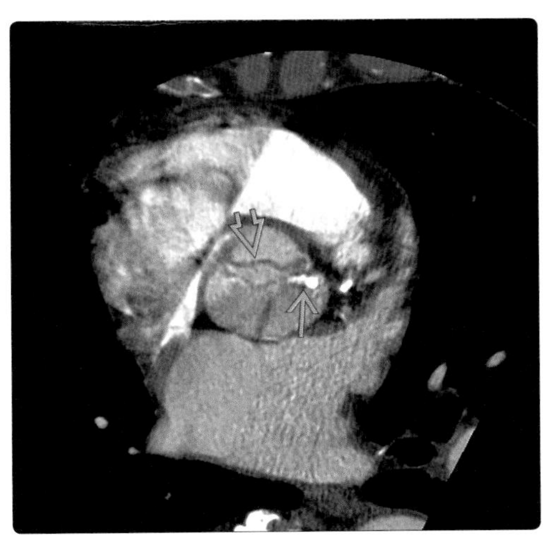

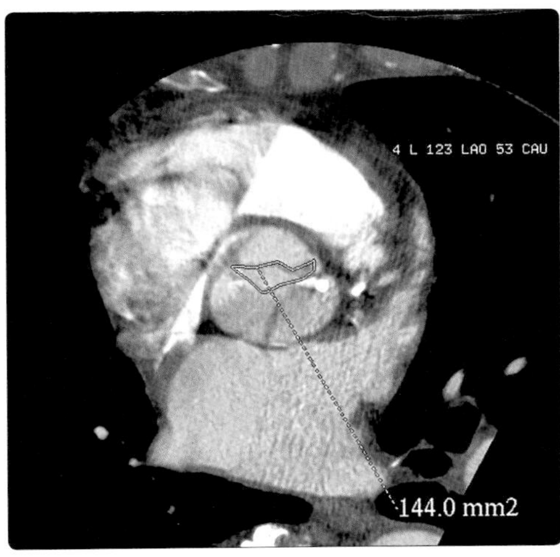

（左图）主动脉瓣狭窄患者的心脏 CTA 显示主动脉瓣叶增厚➡和钙化➡，以及继发的主动脉瓣口严重狭窄。

（右图）同一患者的心脏 CTA 显示主动脉瓣口的测量。主动脉瓣狭窄的严重程度由几个参数决定，其中之一是主动脉瓣口的面积。

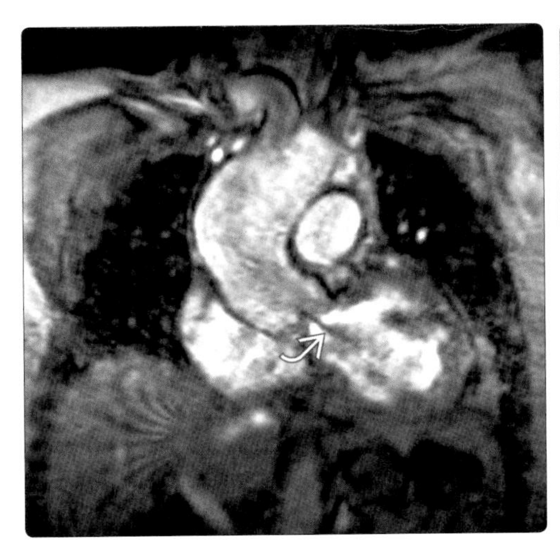

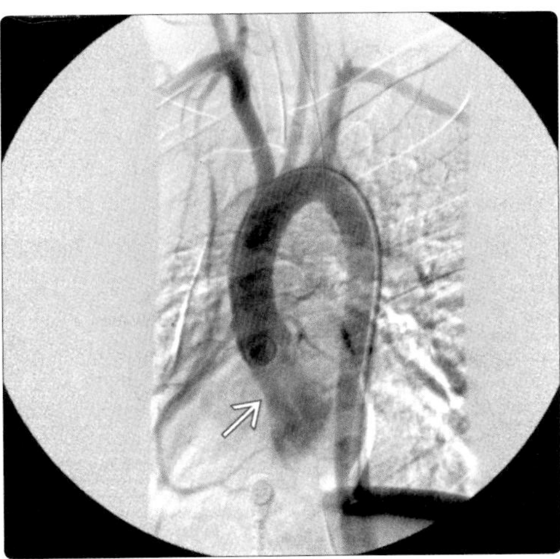

（左图）冠状位 MR 电影显示血液反流入左心室的低信号↪，符合主动脉反流。MR 电影和超声心动图可以计算出反流分数，有助于确定主动脉反流的严重程度。

（右图）DSA 显示主动脉瓣反流患者中造影剂逆行进入左心室➡。

二尖瓣疾病

关键要点

术语

- 二尖瓣反流（MR）：血流穿过二尖瓣（MV）从左心室逆流至左心房
  - 是美国最常见的瓣膜功能障碍类型
  - 二尖瓣反流缩写为 MR
- 二尖瓣脱垂：二尖瓣叶向左心房突入 >2 mm
- 瓣叶连枷：乳头肌或腱索破裂，收缩期小叶尖端向心房内倒置
- 二尖瓣狭窄（MS）：通过二尖瓣左心室流入受限
- 二尖瓣环钙化（MAC）：二尖瓣环的过度钙化

影像学检查

- 超声心动图：主要诊断工具
- MR：左心房增大
- 慢性二尖瓣反流：左心室增大
- 急性二尖瓣反流：右肺上叶局部不对称性肺水肿
- 心脏 MR：MR 定量（可选择的成像方法）

主要鉴别诊断

- 二尖瓣肿物
- 扩张型心肌病
- 室间隔缺损
- 左心房黏液瘤

临床要点

- 手术并发症包括瓣膜旁脓肿、瓣膜旁漏、瓣裂、瓣膜功能不全

诊断要点

- 慢性二尖瓣反流导致左心房和心室增大
- 二尖瓣狭窄比反流少见，几乎总是继发于风湿性心脏病

（左图）风湿性心脏病继发二尖瓣狭窄患者的后前位（左）和侧位（右）胸片组合图像，显示左心房增大伴双重密度征和二尖瓣钙化。风湿性心脏病是成人二尖瓣狭窄最常见病因。

（右图）图片显示了二尖瓣狭窄的形态学特征。二尖瓣增厚导致瓣叶运动异常及瓣膜功能不良。

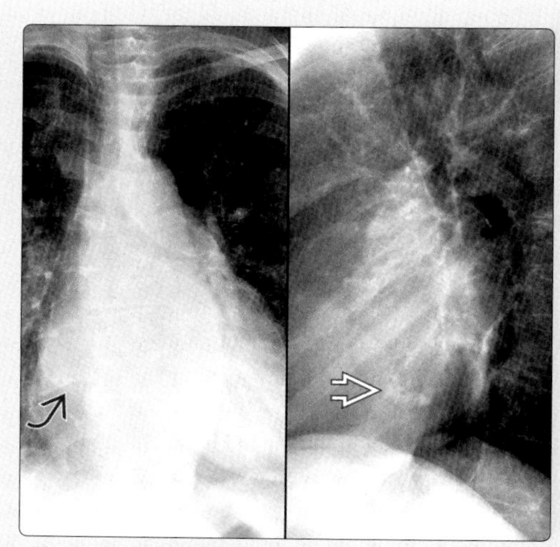

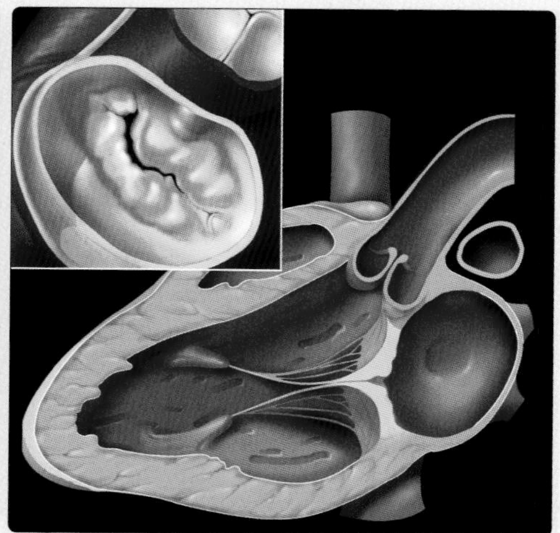

（左图）67 岁患者，二尖瓣瓣叶增厚，四腔心 MR 电影显示二尖瓣反流（由于瓣膜关闭不全，可见暗色收缩期反流）和严重左心房扩张。

（右图）78 岁患者，通过二尖瓣平面的斜冠状位增强 CT 图像显示广泛的二尖瓣环钙化。其特点是二尖瓣环和（或）瓣叶的钙化，更多的是影响二尖瓣环的侧面和后部。

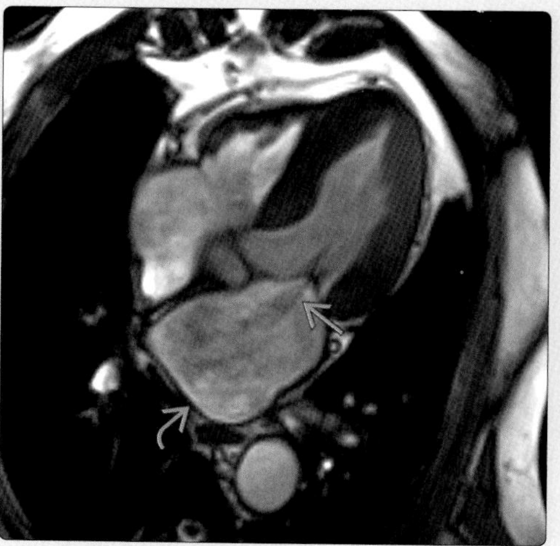

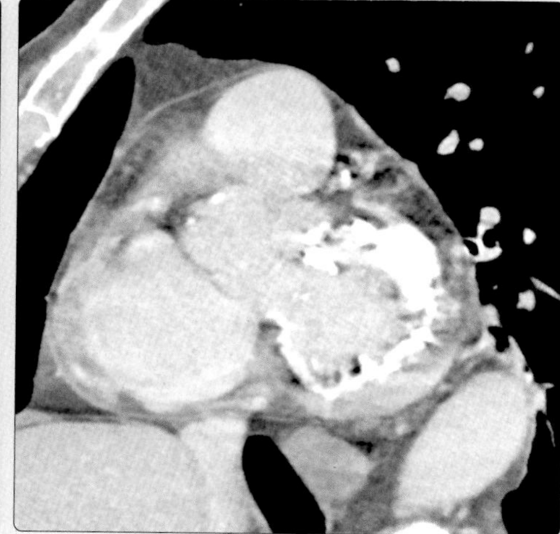

术语

缩写

- 二尖瓣（MV）
- 二尖瓣反流（MR）
- 二尖瓣狭窄（MS）

同义词

- 二尖瓣反流 = MR

定义

- MR：收缩期血液从左心室通过二尖瓣逆流至左心房
  - 急性与慢性
  - 是美国最常见的瓣膜功能障碍类型
- MV 脱垂：二尖瓣小叶向左心房突出 >2 mm
  - 导致 MR 的重要病因
- 瓣叶连枷：乳头肌或腱索破裂，收缩期小叶尖端向心房内倒置
  - 与急性和严重的 MR 密切相关
- MS：二尖瓣小叶开放受限，导致血流经二尖瓣流入左心室减少
- 二尖瓣环钙化（MAC）：二尖瓣环的过度钙化
  - 中心变性可能导致液化，称为干酪样 MAC

影像学表现

基本表现

- 最佳诊断思路
  - 左心房增大
  - MV 钙化
    - 正常的 MV 形态
  - 二叶式二尖瓣：前部和后部两个瓣叶
  - 瓣叶附着于 D 形瓣环；瓣环与主动脉瓣间以纤维相连
  - 乳头肌和腱索不附着于室间隔

X 线表现

- 平片
  - 左心房增大的表现
    - 正位胸片
      - □ 右心缘上方可见双重密度征：扩大的左心房叠加在右心影上
      - □ 左主支气管抬高
      - □ 气管隆突开大
      - □ 左心耳沿左心缘凸起或变直
    - 侧位胸片
      - □ 左心房边缘后凸
      - □ 左主支气管后移
  - 急性 MR 时右肺上叶局部不对称性肺水肿
  - 慢性 MR 时左心室增大
  - 肺静脉高压引起的血流向上肺分布
  - MS：肺动脉高压引起的中央肺动脉增宽

CT 表现

- 增强 CT
  - 左心房增大
  - 慢性心房颤动可能导致房内血栓，尤其是在左心耳处
    - 血栓可能钙化
  - 肺水肿：小叶间隔增厚，磨玻璃样模糊影
  - 慢性 MR：左心室扩大
- 心脏门控 CTA
  - 瓣叶增厚和钙化
    - 瓣膜融合和小叶增厚引起的鱼口状畸形
  - 识别 MAC 或干酪样退行性二尖瓣环
  - 瓣膜脱垂或收缩期瓣叶外翻
  - 在舒张期早期测量二尖瓣口面积
    - 正常：4~6 cm^2
    - 轻度 MS：1.6~3.9 cm^2
    - 中度 MS：1.0~1.5 cm^2
    - 重度 MS：<1.0 cm^2
  - 反流或狭窄所致的对比剂喷射
  - 评估手术后并发症的最佳检查方法

MR 表现

- T_1WI
  - 左心房增大
  - 慢性 MR：左心室增大
  - MS：左心房增大，肺动脉增宽，右心室增大
- T_2* GRE
  - MR：收缩期反流性血流从二尖瓣射入左心房
  - MS：舒张期狭窄血流从二尖瓣射入左心室
- SSFP 白血成像
  - 多平面成像显示瓣膜异常运动（二尖瓣脱垂，瓣叶外翻）
  - 风湿性 MS 中厚前叶弯曲，呈曲棍球棒状
  - 评估 MS 瓣膜开放面积
- 用速度编码的相位对比成像来量化反流分数
  - 轻度 <30%；中度 30%~50%；重度 >50%

超声心动图表现

- 超声心动图
  - 评估左心房和心室大小
  - MR：彩色多普勒显示收缩期喷射状血流从二尖瓣进入左心房
  - MS：彩色多普勒显示在舒张期喷射状血流从二尖瓣进入左心室
  - 平均瓣口面积；可计算出梯度和预计肺部压力
  - 清楚地显示出二尖瓣脱垂

血管造影检查表现

- 常规表现
  - MR 可按 0（无）至 4（严重）级量化
  - 反流容积的计算

成像建议

- 推荐的影像学检查方法
  - 超声心动图是筛查、诊断和监测的主要诊断方法
  - 心脏 MR
    - MR 定量（为可选的成像方法）
    - 瓣膜运动分析
    - 血流速度评估
  - CT：可显示二尖瓣环和（或）瓣膜钙化
- 推荐的检查序列与参数
  - 垂直于二尖瓣两腔心长轴平面；最佳成像平面

鉴别诊断

二尖瓣肿物

- 赘生物和血栓与瓣膜增厚表现相似
- 肿瘤罕见：转移性疾病、乳头状弹性纤维瘤、黏液瘤、淋巴瘤、肉瘤

扩张型心肌病

- 全心增大
- 由于左心室功能障碍导致的心力衰竭的征象

室间隔缺损

- 左心房扩大；与 MR 表现相似
- 右心室扩大；由于分流导致肺动脉干增宽

左心房黏液瘤

- MV 梗阻可与 MS 表现相似
- 可能钙化

病理学表现

基本表现

- 病因
  - MR
    - 通常由黏液瘤变性引起
    - 感染性心内膜炎，胶原血管病，缺血性心肌病
  - MS
    - 在成人中高达 95% 的 MS 由风湿性心脏病引起（在中低收入国家是最常见的原因）
    - 胶原血管病，心内膜炎
    - 严重的 MAC
  - MV 脱垂
    - 腱索延长 / 断裂所致
    - 结缔组织疾病，马方综合征
- 相关的异常情况
  - 风湿热：主动脉和三尖瓣受累也可能发生

大体病理和手术特点

- MS：增厚的小叶与小叶融合

镜下表现

- MR：MV 脱垂时可能有明显的黏液瘤变性

临床要点

临床表现

- 最常见的症状 / 体征
  - 急性 MR：突发肺水肿
  - 慢性 MR：呼吸短促、端坐呼吸、阵发性夜间呼吸困难
  - MR：全收缩期杂音
  - MS：舒张期杂音，第 1 次心音加重，开瓣音
- 其他症状 / 体征
  - 心房颤动引起的心悸
  - 由于 MV 脱垂引起的不典型胸痛

人口统计学表现

- 年龄
  - 风湿热引起的 MR 患者；较年轻
  - MS：症状首发的年龄为 20~50 岁
- 性别
  - MR 和 MS 在女性中更常见
  - MV 脱垂影响约 6% 的女性
- 流行病学
  - MR：风湿热在发展中国家最常见；MV 脱垂在发达国家占大多数
  - 在发展中国家风湿热患者中 MS 较早发生

自然病史和预后

- 急性 MR：耐受性较差
- 慢性 MR：容量超载可能多年无症状
- 慢性 MR 患者的 5 年生存率为 80%
- 可能发生房颤和心力衰竭

治疗

- 选择、风险、并发症
  - 急性 MR：治疗肺水肿
  - 慢性 MR：用利尿剂和降后负荷药物治疗
  - 有症状、射血分数减低或心力衰竭的严重 MR，可进行 MV 外科手术修复或置换
  - 患有心力衰竭或肺动脉高压的 MS 可进行经皮球囊瓣膜成形术
    - 严重钙化、纤维化或瓣膜增厚是禁忌证
    - 否则，可采用外科 MV 置换术
  - 在 MV 脱垂中使用抗生素预防
  - 手术并发症包括瓣膜旁脓肿、瓣膜旁漏、瓣裂、瓣膜功能障碍

诊断要点

影像解读要点

- 慢性 MR 导致左心房和心室增大
- MS 比反流少见，几乎总是继发于风湿性心脏病

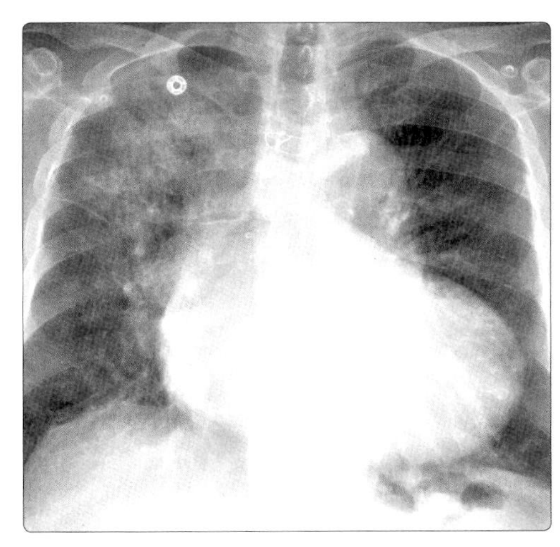

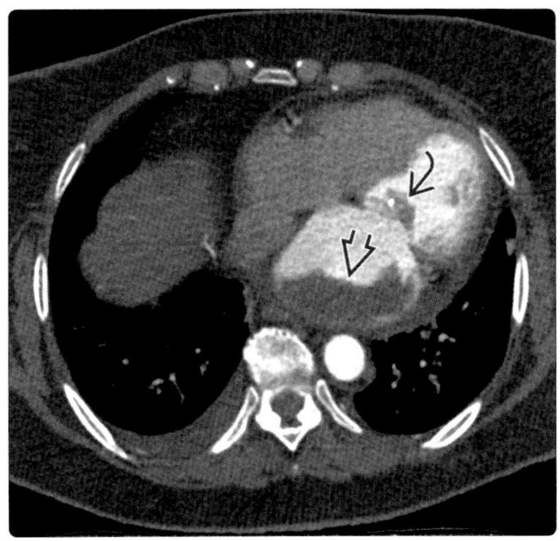

（左图）乳头肌破裂和急性二尖瓣反流患者的后前位胸片显示心脏肿大和右上叶空域病，代表局部肺水肿。右肺上叶水肿是由于反流血流的优先方向导致的。

（右图）一名心房颤动和呼吸困难患者的横断位增强CT图像显示二尖瓣瓣叶增厚⮣，左心房显著扩张，左心房大血栓向左房耳延伸⇨。

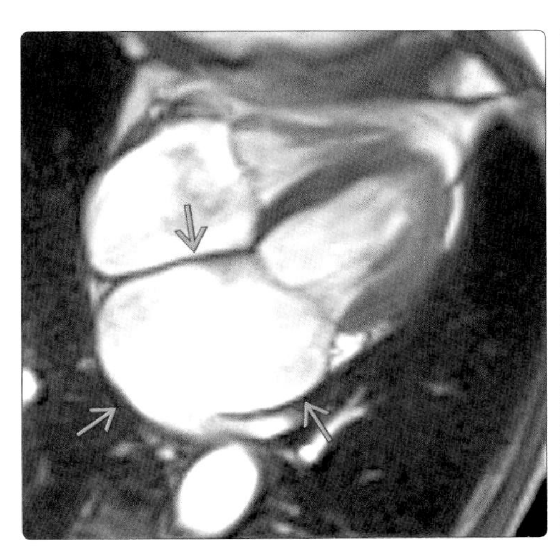

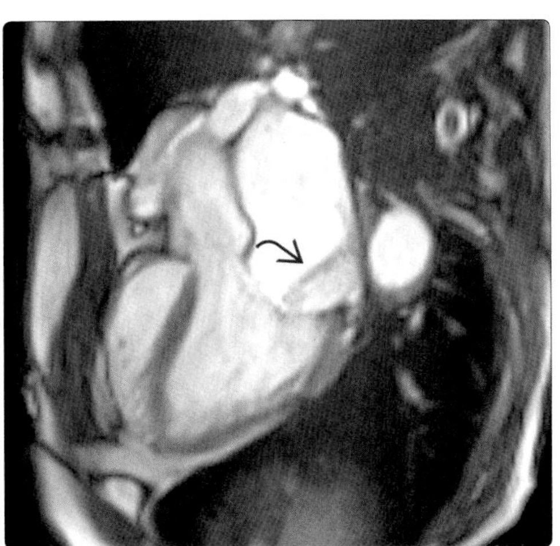

（左图）75岁二尖瓣反流患者的四腔心SSFP MR显示严重的左心房扩张→。

（右图）同一患者的三腔心SSFP MR显示收缩期反流喷射到左心房⮣，这是由于收缩期二尖瓣瓣叶关闭不全所致。彩色多普勒超声心动图和MR电影对检测收缩期或舒张期射流都很敏感，这表明瓣膜病变（即反流或狭窄）。

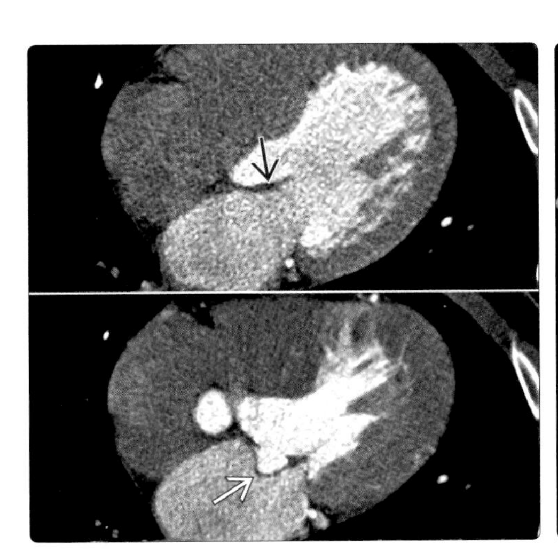

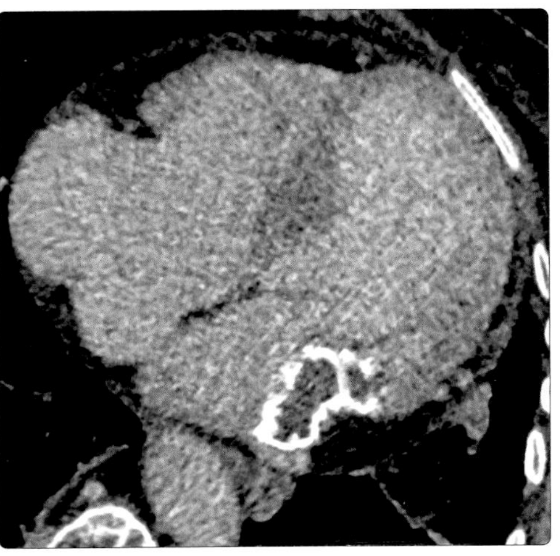

（左图）轻度二尖瓣反流患者的舒张期（上）和收缩期（下）心脏门控CTA组合图像显示二尖瓣前叶轻度增厚→，收缩期瓣叶脱垂至左心房→。

（右图）同一患者的横断位增强CT图像显示周边钙化伴中央低衰减，这是干酪样二尖瓣环钙化的特征，最常影响后环，当钙化较大时可引起二尖瓣狭窄。

左心房钙化

关键要点

术语
- 左心房钙化

影像学表现
- 平片
  - 沿左心房轮廓线状 / 曲线状钙化；可能包裹左心房
- CT
  - 左心房钙化的特征 / 鉴别
  - 累及心内膜和心肌的薄、点状或线状钙化
  - MacCallum 斑：二尖瓣反流致左房后上壁钙化
- 门控增强 CT：可进行房室评估，排除血栓
- 心脏 MR
  - 电影 SSFP 序列：可观察二尖瓣瓣叶活动
  - 相位对比速度编码序列：量化二尖瓣反流

主要鉴别诊断
- 二尖瓣环钙化
- 左心房血栓钙化
- 黏液瘤
- 心包钙化

临床要点
- 钙化形成被认为是疾病未治疗的标志
- 若广泛钙化形成，可累及传导系统并发生心律失常或房室传导阻滞
- 治疗方法：全心房内膜切除术同步行二尖瓣置换术

诊断要点
- 左心房钙化可高度疑诊风湿性心脏病，特别是合并二尖瓣环钙化和二尖瓣狭窄时

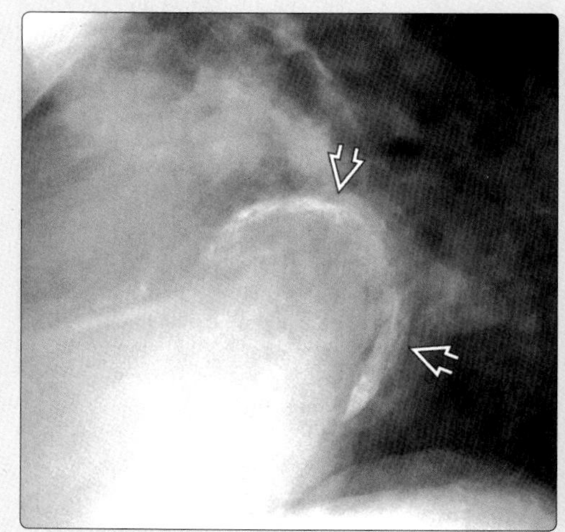

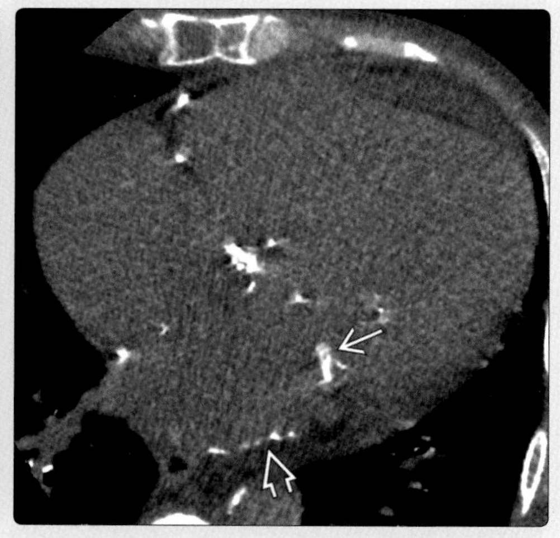

（左图）风湿性心脏病和长期二尖瓣狭窄患者的下胸片显示致密的新月形左心房钙化➩。

（右图）一名 68 岁风湿性心脏病和二尖瓣狭窄患者的横断位平扫 CT 清晰地显示线状左心房壁钙化➩和二尖瓣小叶钙化➔。当广泛钙化形成时，心房钙化可能影响传导系统并产生心律失常或房室传导阻滞。

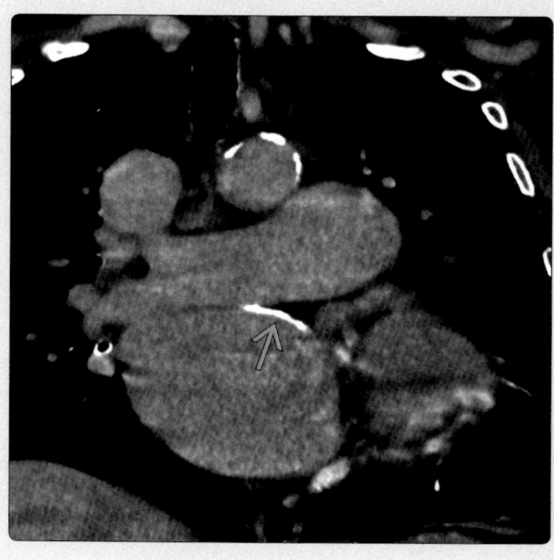

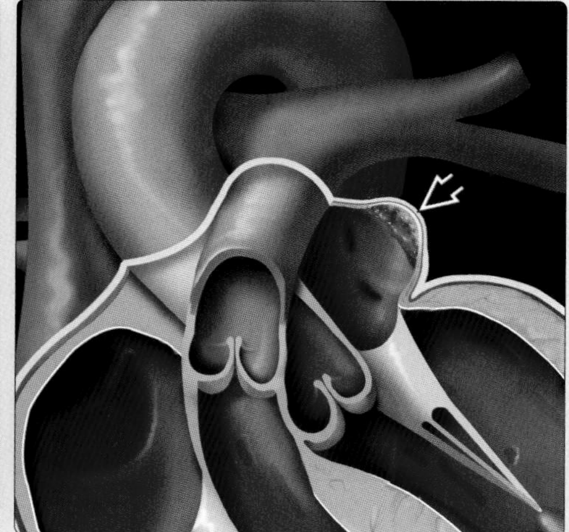

（左图）风湿性心脏病患者的冠状位平扫 CT 显示左心房增大和特征性的曲线形钙化➔。沿着左心房后上壁，存在所谓的 MacCallum 斑，这是由二尖瓣反流引起的。

（右图）斜冠状位显示左心房钙化影响左心房壁的形态学特征➩。

左心房钙化

术语

缩写

- 风湿性心脏病（RHD）

同义词

- 瓷化心房
- 椰子心房

定义

- 左心房壁钙化

影像学表现

基本表现

- 最佳诊断思路
  - 沿左心房轮廓的线样 / 曲线样钙化
- 部位
  - 左心房壁和附属结构
  - 二尖瓣
- 形态学
  - 多形性，通常是曲线形的
  - 沿着左心房轮廓

X 线表现

- 沿左心房的线状 / 曲线状钙化；可能包围左心房
- 二尖瓣反流所致的后壁左心房钙化
- 钙化的左心房血栓：厚，层状，可能存在左心耳血栓

CT 表现

- 平扫 CT
  - 薄、点状或线状钙化累及心内膜和心肌
  - 通常位于左心房后上壁
  - 相比平片能发现更多的钙化表现
- 心脏门控 CTA
  - 可评估心室情况和血栓情况

MR 表现

- SSFP 电影
  - 观察二尖瓣瓣叶活动
- 相位对比速度编码序列
  - 可定量测量二尖瓣反流

推荐的影像检查方法

- 最佳影像检查方法
  - 平扫 CT 是检测左心房钙化的最佳方法（可显示位置和范围）
- 其他建议
  - 可使用心电门控用于运动校正

主要鉴别诊断

二尖瓣钙化

- 二尖瓣环状钙化：可能存在巨大钙化，伴有二尖瓣狭窄；常见于终末期肾脏疾病
- 小叶钙化：可能存在点状钙化；与成人 RHD 有关

心房血栓钙化

- 厚的，层状的，通常由左心耳血栓形成
- 黏液瘤
- 可能表现为内部散在钙化
- 通常毗邻卵圆窝，可附着于二尖瓣

心包钙化

- 位于心包表面，通常沿着房室沟

病理学表现

基本表现

- 病因
  - RHD
  - 二尖瓣狭窄
  - 终末期肾功能衰竭
    - 通常伴有转移性钙化和二尖瓣环钙化

临床要点

临床表现

- 最常见的症状 / 体征
  - 呼吸困难
  - 心室颤动
  - 二尖瓣狭窄

人口统计学表现

- 年龄
  - 60 岁左右
- 性别
  - 2/3 是女性

自然病史和预后

- 钙化程度被认为是疾病未经治疗的标志
- 高达 50% 的患者有房颤
- 疾病进展时，可能累及传导系统，产生心律不齐或房室传导阻滞
- 严重左心房钙化对主要不良心脏事件（MACE）的风险比为 4.4（95%CI：1.7~11.6），根据年龄、性别、肾功能衰竭、心室颤动可能稍有不同

治疗

- 二尖瓣瓣膜全切除同时行换瓣术

诊断要点

考虑的诊断

- 左心房钙化可高度疑诊 RHD，尤其是当伴有二尖瓣环钙化和二尖瓣狭窄

心室钙化

关键要点

术语
- 营养不良性钙化
- 转移性钙化

影像学表现
- 最佳诊断特征：沿心室轮廓钙化
  - 左心室 > 右心室
  - 动脉瘤 > 假性动脉瘤
- 形态学
  - 营养不良：曲线样，薄或厚
  - 转移性：弥漫性，球状，无定形
- 平片：线样或曲线样钙化
- CT：钙化的位置和形态
  - 沿着左心室壁曲线钙化
  - 心肌梗死：心肌缺血，无强化的附壁血栓
  - 动脉瘤：宽颈；位于心尖或前外侧壁
  - 假性动脉瘤：窄颈；位于后壁、侧壁或膈壁

主要鉴别诊断
- 心包钙化
- 瓣膜和瓣环钙化
- 冠状动脉钙化
- 大血管钙化

病理学表现
- 心肌钙化：见于心肌梗死，终末期肾病
- 心腔内钙化：见于肿瘤，血栓
- 动脉瘤和假性动脉瘤

临床要点
- 最常见的心肌梗死 >45 岁
- 冠状动脉疾病：40~70 岁
  - 男性 > 女性；>70 岁，男性 = 女性
- 钙化性梗死：增加猝死的风险
- 动脉瘤切除术：心力衰竭，心律失常
- 假性动脉瘤切除术：破裂的风险

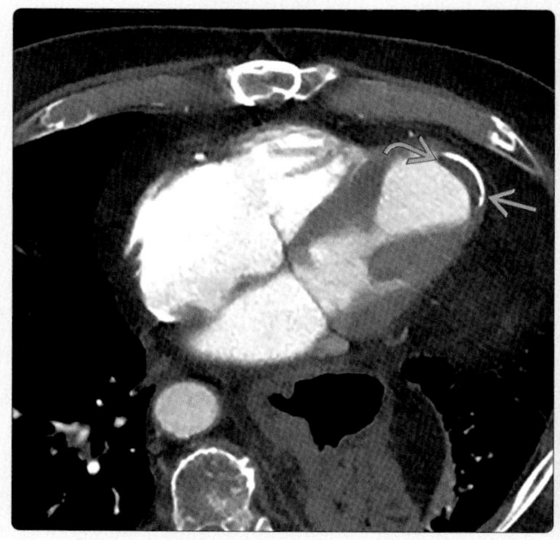

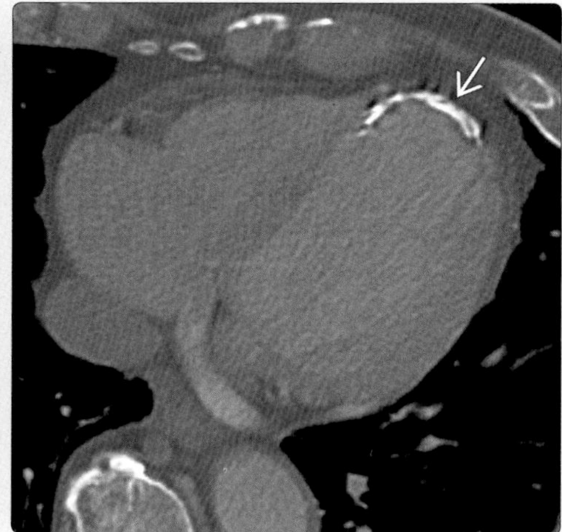

（左图）一名有心肌梗死病史的患者横断位增强 CT 显示营养不良性心内膜下钙化→并伴有心尖部低密度血栓↱。

（右图）一名既往有心肌梗死的患者横断位增强 CT 显示左心尖和远端室间隔有钙化➡。心室钙化通常发生在心肌梗死后 6 年，并增加猝死的风险。

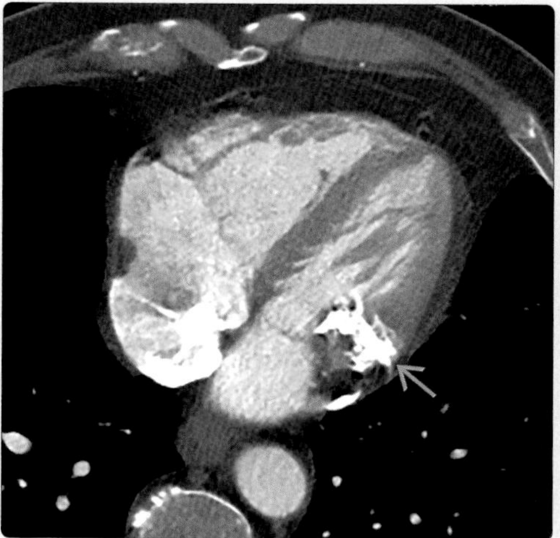

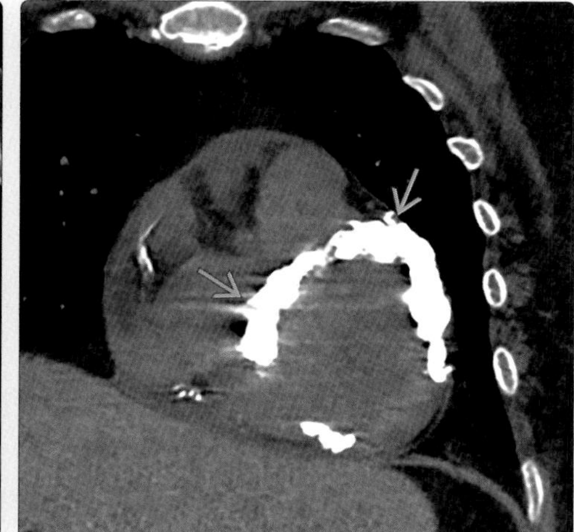

（左图）终末期肾病患者横断位图，增强 CT 显示左心室心肌旁无定形转移性钙化→。

（右图）严重脓毒症住院患者的冠状位平扫 CT 显示左心室心肌广泛钙化→。本例所见的钙化为营养不良性钙化，是局部组织损伤和（或）细胞坏死的后遗改变。

心室钙化

术语

同义词
- 营养不良性钙化
- 转移性钙化

定义
- 营养不良性钙化
  - 局部组织损伤和（或）细胞坏死导致钙化的后遗性钙化
  - 血清钙和磷水平正常
  - 最常见的心肌钙化：由陈旧性心肌梗死（MI）导致心肌细胞坏死
- 转移性钙化
  - 系统性疾病的后遗改变（如，钙稳态异常）
  - 钙和甲状旁腺激素水平升高
  - 可能发生在正常组织中

影像学表现

基本表现
- 最佳诊断思路
  - 沿心室轮廓的钙化
- 部位
  - 左心室 > 右心室
    - 与先前的心肌梗死有关：室间隔和心尖
    - 动脉瘤 > 假性动脉瘤
- 基本表现
  - 营养不良：曲线形，薄或厚
  - 转移性：弥漫性，球形，无定形

X 线表现
- 线状或曲线状钙化
- 正位片：钙化位于中线偏左侧
- 侧位片：沿左心室轮廓

CT 表现
- 平扫 CT
  - 左心室壁曲线样钙化
- 增强 CT
  - 沿左心室壁曲线样钙化
  - 心肌梗死：心肌缺血，无强化的附壁血栓
  - 动脉瘤：宽颈
    - 位于心尖或前外侧壁
  - 假性动脉瘤：窄颈
    - 位于后壁，侧壁或膈壁

推荐的影像学检查方法
- 最佳影像检查方法
  - CT 可定位钙化并显示钙化的形态

主要鉴别诊断

心包钙化
- 沿心包线样或曲线样钙化
  - 通常在右侧沿着房室沟至心尖
- 病因：感染，外伤，医源性

瓣膜和瓣环钙化
- 主动脉瓣瓣膜钙化
  - 通常伴有瓣膜硬化或血流动力学上显著狭窄改变
- 二尖瓣钙化
  - 瓣叶钙化：可能薄，细小
    - 风湿性二尖瓣狭窄的特点
  - 瓣环钙化：致密的环状团块，位于瓣环后侧
    - 女性 > 男性；常见于终末期肾病（ESRD）
    - 瓣膜功能正常
      - 如果功能障碍，反流 > 狭窄

冠状动脉钙化
- 曲线样或轨道征钙化

大血管钙化
- 动脉粥样硬化中的环状主动脉壁钙化
- 慢性肺动脉高压肺动脉钙化

肿瘤钙化
- 10% 左心房黏液瘤伴有钙化

病理学表现

基本表现
- 病因
  - 心肌钙化
    - 心肌梗死后 6 年钙化率为 8%；男性 > 女性
    - 败血症
    - 终末期肾病转移性钙化
  - 心腔内钙化
    - 血栓钙化：心肌梗死后发生率 20%~60%
    - 肿瘤钙化
      - 左心房更常见
      - 最常见的原发性心脏黏液瘤
  - 动脉瘤和假性动脉瘤：心肌梗死后最常见

临床要点

人口统计学表现
- 年龄
  - 45 岁以上心肌梗死后最常见
- 性别
  - 心肌梗死冠状动脉疾病后遗症
    - 40~70 岁，男性 > 女性
    - >70 岁，男性 = 女性

自然病史和预后
- 梗死后钙化：增加猝死的风险
- 可伴有室性心动过速
- 假性动脉瘤：破裂的风险增加

治疗
- 进行冠心病的内科和（或）手术治疗
- 动脉瘤切除术：当出现心力衰竭，心律失常时
- 假性动脉瘤切除术

冠状动脉钙化

关键要点

术语

- 冠状动脉钙化（CAC）
- 冠状动脉疾病（CAD）

影像学表现

- 心脏门控多层螺旋 CT
  - 最敏感的检测方法
  - 高时间空间分辨率
  - 推荐：>64 通道多排 CT
- CAC 量化测量
  - 通常包括 Agatston 评分（钙化积分），钙化体积和钙化质量计算
- 低剂量 CT 扫描
  - 视觉识别和定性评价及 Agatston 评分
- CAC 测量的影响
  - CAC 与 CAD 程度相关
  - CAC<0：有利的保护因素
  - CAC：与心血管疾病事件独立密切相关

主要鉴别诊断

- 冠状动脉支架
- 二尖瓣环钙化
- 心包钙化
- 主动脉根部钙化

临床要点

- CAC 为无症状患者提供改进的临床风险预测
- 中等风险的成人：CAC 可将风险重新分类
- CAC 与冠心病程度相关
- CAC<0 是一个强大的保护因素
- 高 CAC 评分与主要不良心脏事件和应激性缺血的可能性相关

诊断要点

- 心脏门控非增强多层螺旋 CT 可改善中危无症状患者的临床风险预测

（左图）图示左冠状动脉主干和近端左前降支钙化的特征部位和形态学特征。

（右图）横断位增强 CT 显示左主干远端➡、左前降支↪和冠状动脉中间支⇨有中度钙化。冠状动脉钙化在左冠状动脉比右冠状动脉更常见，并且在血管的近端最为明显。

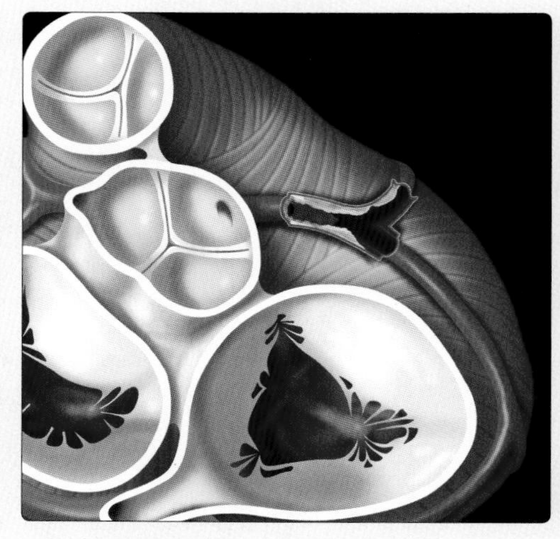

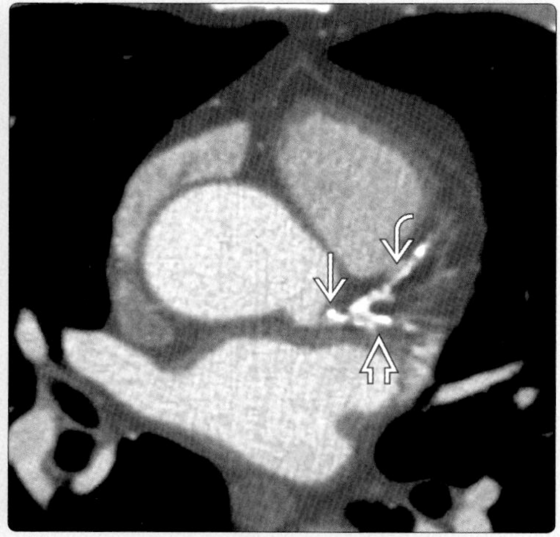

（左图）横断位心脏门控平扫 CT 显示轻度冠状动脉钙化→，CT 对冠状动脉钙化的诊断比平片更敏感。

（右图）横断位 CTA 显示左冠状动脉主干远端↪、左前降支↪、中间支⇨和左回旋支➡存在严重钙化。虽然冠状动脉 CTA 会低估钙化积分，但它能更好地评估狭窄和闭塞。

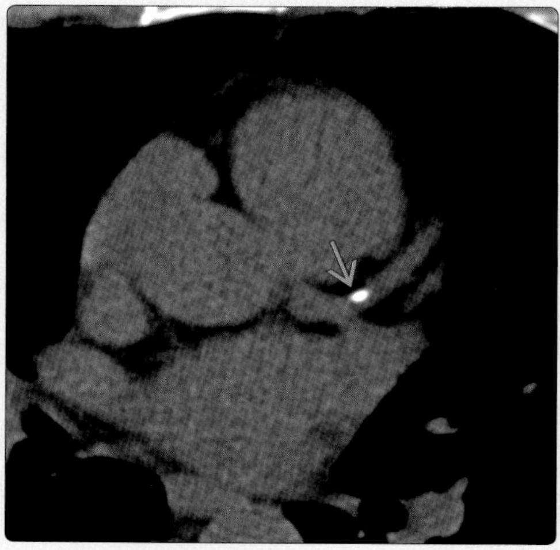

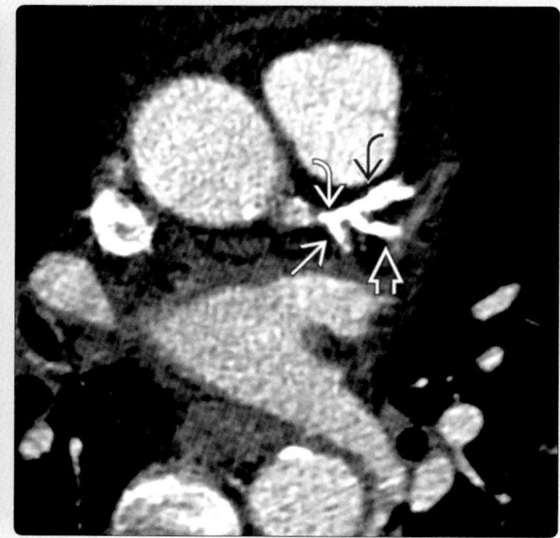

术语

缩写
- 冠状动脉钙化（CAC）
- 冠状动脉疾病（CAD）
- 冠状动脉疾病报告及数据系统（CAD-RADS）

定义
- 冠状动脉钙化沉积

影像学表现

基本表现
- 最佳诊断思路
  - 线状分布的 CAC
- 部位
  - 冠状动脉和其分支
    - 左 > 右
    - 近端 > 远端
- 形态学
  - 斑点状，平行的，管状的

X 线表现
- 只有在严重的情况下才能显示

CT 表现
- CAC 形态学
  - 点状钙化见于不稳定斑块
  - 广泛钙化见于稳定的斑块
- 心脏门控多层螺旋 CT
  - 是最敏感的检测方法
  - 推荐：>64 排的多层螺旋 CT（MDCT）
  - 高时间及空间分辨率
- 电子束 CT（EBCT）
  - 请参考电子束 CT 相关出版物及技术介绍
- CAC 量化
  - Agatston：最广泛使用和研究
    - 测量钙化病变
      - 门控成像：3 mm 层厚
      - 面积 >3 个连续像素的 >130 HU 的病变
      - 每个斑块的钙化积分因子由其峰值衰减计算得出
      - Agatston 得分：斑块面积 × 钙化积分因子
    - Agatston 评分 / 钙评分类别 / 心血管风险
      - 0：无钙化 / 非常低风险
      - 1~10：少量钙化 / 低风险
      - 11~100：轻度钙化 / 中度风险
      - 101~400：中度钙化 / 中等偏高风险
      - ≥400：重度钙化 / 高风险
  - 钙化体积
    - 识别所有 >130 HU 的体素，将钙化的层数乘以总钙化面积
    - 在重度 CAC 时会低估钙化程度
  - 钙化质量
    - 不以 HU 阈值为基础，采用拟合方程计算矿物质量
    - 需要用模型校准
- 心脏门控 CTA
  - 狭窄的识别与评估
  - 可进行非钙化斑块的评估
  - 可发现易损（高风险）斑块
    - 结合两个或两个以上的高风险特征可确定斑块为高风险 CAD-RADS（修饰“V”）
    - 正性重构
      - 斑块外血管直径比值除以近端和远端血管平均外径 >1.1{Av/［（Ap + Ad）/2］>1.1}
    - 低衰减斑块
      - 内部衰减 <30 HU 的非钙化斑块
    - 餐巾环征象
      - 具有高 CT 衰减边缘的中央低衰减斑块
    - 斑点状钙化
      - 斑块内小的钙化斑块（密度 ≥130 HU，各方向直径 <3 mm）
  - 双源成像：可得到更高的时间分辨率
  - 如不进行平扫 CAC 评估的情况下，会低估钙评分
- 低剂量 CT（LDCT）的筛查
  - 符合 LDCT 癌症筛查的患者可同时进行冠心病的主要危险因素的筛查
  - 可进行视觉识别和定性评价
  - 定性 CAC 评估
    - 使用低剂量胸部平扫 CT 进行评估
    - 对整个冠状血管进行简单的视觉评估
    - 分类
      - 无
      - 轻度
      - 中度
      - 重度
    - 可以对患者进行风险类别划分：基于冠状动脉疾病死亡率或全因死亡率，并且具有良好的评估者间一致性
  - 在报告中应包括 CAC 的识别，特别是在中度 / 重度 CAC 的情况下
- CAC 随访
  - 变动百分比:［（CAC 随访 –CAC 基线）/CAC 基线］× 100
  - 显著进展评估（Berry 法）
    - 对于 CAC 基线 >0 和 ≤ 100：（CAC 随访 –CAC 基线）>10%/ 年
    - 对于 CAC 基线 >100：［（CAC 随访 –CAC 基线）/CAC 基线］>10%/ 年

推荐的影像检查方法
- 最佳影像检查方法

  - 评估 CAC：心脏门控平扫多层螺旋 CT
  - 评估冠脉狭窄：心脏门控 CTA

主要鉴别诊断

冠状动脉支架置入

- 在平扫 CT 上与 CAC 表现相似

二尖瓣环钙化

- 可能被误认为 CAC
- 可能体积较大；可能与二尖瓣狭窄有关

心包钙化

- 位于心包表面，通常在房室沟上方

主动脉根部钙化

- 可能被误认为冠脉开口钙化

病理学表现

基本表现

- 病因
  - 危险因素
    - 糖尿病
    - 高胆固醇血症
    - 吸烟
    - 肥胖症
    - 高血压
    - 家族史
  - 早发 CAC
    - 家族性高胆固醇血症
    - 纵隔放射治疗

大体病理和手术所见

- 脂质、血小板、纤维蛋白、细胞碎片和钙沉积
- 大体病理：脂纹、动脉粥样斑块

镜下所见

- 钙化发生在内膜上（外周动脉往往以中膜钙化为主）
- 纵隔放射治疗可能产生冠状动脉硬化内膜纤维化及钙化

临床要点

临床表现

- 最常见的症状 / 体征
  - 可能无症状
  - 最常见症状是心绞痛
- 其他症状 / 体征
  - 呼吸短促
  - 运动时呼吸困难
  - 心律不齐

人口统计学表现

- 年龄
  - 男性 45 岁，女性 55 岁
- 种族
  - MESA 研究显示 CAC 差异（根据相关变量调整）：白种人 > 亚洲人 > 西班牙裔 > 非裔美国人
- 性别
  - 与男性相比，女性的发病会晚 10~15 年
  - 60 岁之前，男性 CAC 高于女性；60 岁之后类似
- 流行病学
  - 动脉粥样硬化性心脏病是发达国家的主要死因

自然病史和预后

- CAC 与 CAD 程度相关
- CAC 测量的价值
  - 改善无症状个体的临床风险的预测
    - 尤其是 Framingham 风险评分为 5%~20% 的患者
  - CAC<0 是强有力的保护因素
  - 低 CAC（1~10）：全因死亡的风险比（HR）为 1.99
  - 高 CAC 评分与主要不良心脏事件（MACE）相关，与接受二级预防的人群情况相似，且应激性缺血的可能性较高
  - CAC 与心血管疾病（CVD）事件的发生密切相关，与年龄、性别和基线风险因素负荷无关
  - 在中等风险的患者中，CAC 测量可对风险重新分类
    - CAC ≥ 100 或 CAC ≥第 75 百分位数存在 MACE 发生风险，因此采用他汀类药物治疗是合理的
    - CAC 评分为 0 的患者 10 年事件发生率非常低，他汀类药物治疗的价值可能有限
- 糖尿病患者的 CAC 较高
  - 与总斑块负荷相关
  - 是不良结局的独立风险因素
  - 可能无法准确反应局部狭窄的严重程度

治疗

- 生活方式管理
- 药物治疗
  - CAC 可能在他汀类药物治疗后进展
    - 与高强度他汀类药物治疗（HIST）相关
    - 机制：坏死核心钙化增加导致斑块稳定，降低冠状动脉事件风险
- 手术治疗
  - 经皮导管法介入治疗
  - 冠状动脉旁路移植术（CABG）

诊断要点

考虑的诊断

- 心脏门控平扫 MDCT 可改善中危无症状患者的临床风险预测

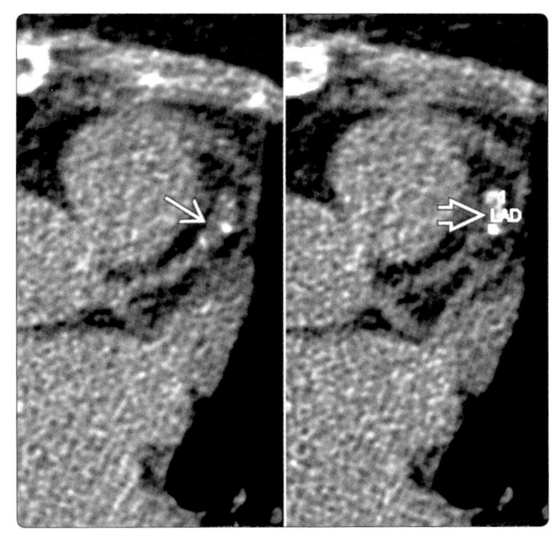

Threshold = 100 mg/cm³ CaHA
(135 HU)

Artery	Number of Lesions (1)	Volume [mm³] (3)	Equiv. Mass [mg CaHA] (4)	Calcium Score (2)
LM	0	0.0	0.00	0.0
LAD	2	4.1	0.73	3.7
CX	0	0.0	0.00	0.0
RCA	0	0.0	0.00	0.0
Total	2	4.1	0.73	3.7

(1) Lesion is volume based
(2) Equivalent Agatston score
(3) Isotropic interpolated volume
(4) Calibration Factor: 0.743

（左图）用于钙评分定量的周围心脏门控平扫 CT 的图像显示冠状动脉左前降支的高密度钙化灶→、与轻度冠状动脉钙化一致。利用钙评分计算的软件将标签放置在钙化上⇒。

（右图）同一患者的钙化积分量化（表格）列出钙化病灶总数→、体积⇒、钙化质量⇒及钙化积分↪。

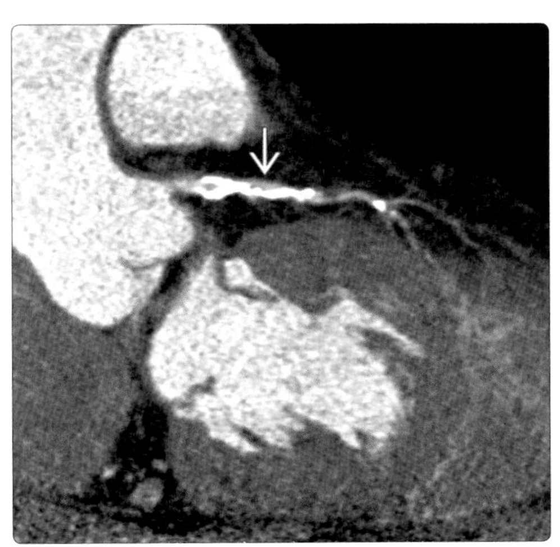

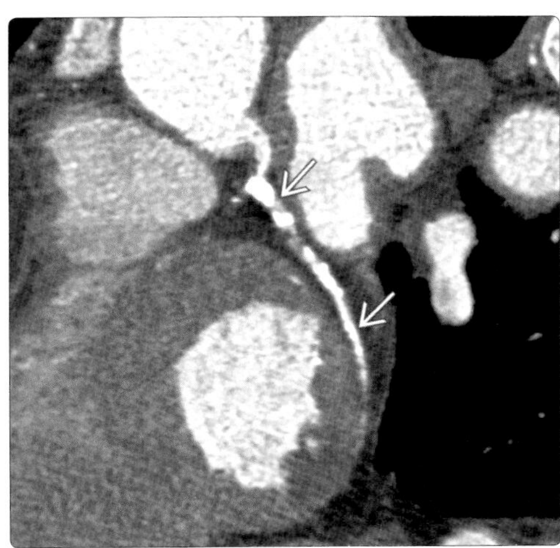

（左图）多平面重建冠状动脉 CTA 显示冠状动脉左前降支钙化→。冠状动脉 CTA 可采用前瞻性或回顾性心电门控进行扫描。双源 CT 成像可提供比常规 CT 更高的时间分辨率。

（右图）多平面重建冠状动脉 CTA 显示冠状动脉左回旋支钙化→。重建图像可提供更好的角度观察冠状动脉血管狭窄的特征。

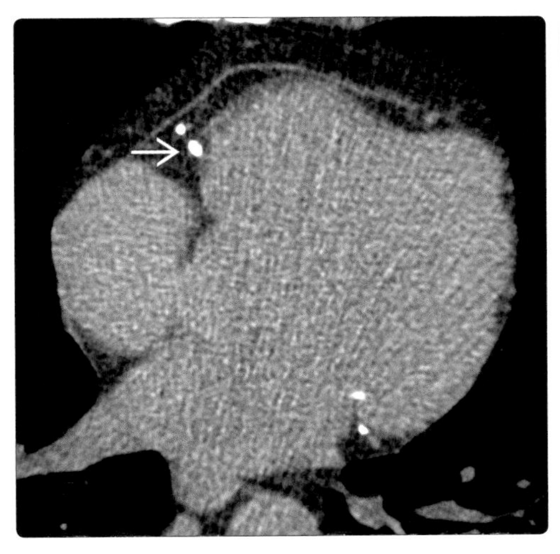

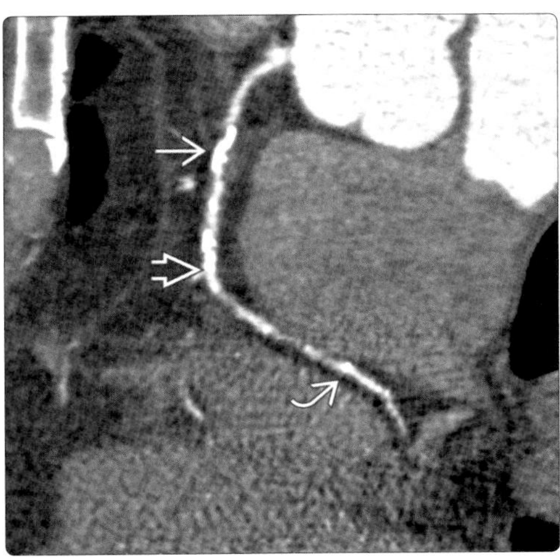

（左图）用于计算钙化评分的心脏门控平扫 CT 显示右冠状动脉的钙化→。心脏门控平扫 CT 检测钙化比平片更敏感。较高的钙化评分与较高的并发症风险相关，如心肌梗死、卒中和心血管事件引起的死亡。

（右图）同一患者的冠状动脉 CTA 多平面重建显示右冠状动脉近段→、中段⇒和远段钙化↪。

心脏损伤后综合征

关键要点

术语

- 对心脏损伤（手术、心肌梗死）的炎症反应伴心包和（或）胸腔积液
- 病因：心脏手术、心包切开术、心肌梗死、起搏器或除颤器电极导线植入后

影像学表现

- 平片
    - >90% 的患者出现异常表现：心脏轮廓增大（球形），胸腔积液
- CT
    - 轻度至中度心包积液和（或）胸腔积液
    - 需仔细观察起搏器电极导线头端（尤其是心房电极导线）
- MR
    - 心包积液
    - 可准确测量心包厚度
    - 单纯心包积液：T_1WI 呈低信号，T_2WI 及 STIR 呈高信号
- 心脏超声：诊断及随访的主要手段
- 心脏 MR：可在超声图像较差时选择心脏 MR

病理学表现

- 由自身免疫性超敏反应介导的心包炎导致心包积液

临床要点

- 心脏损伤后 1~3 周胸膜炎性胸痛（80%）、低热（50%~60%）、呼吸困难（50%~60%）
- 炎症标志物（C 反应蛋白）升高

诊断要点

- 心脏手术后出现心包积液或胸腔积液的患者应考虑心脏损伤后综合征

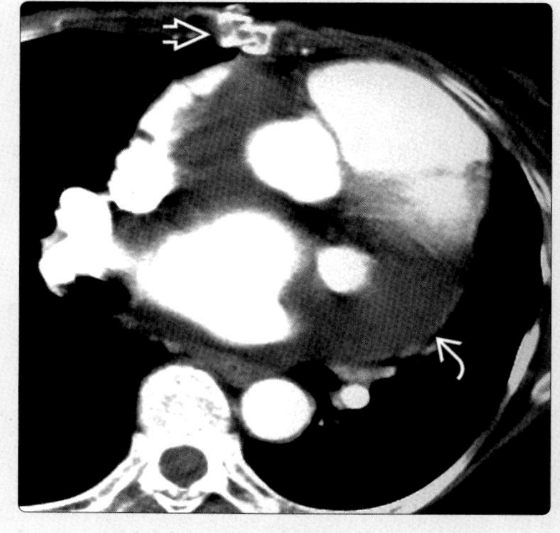

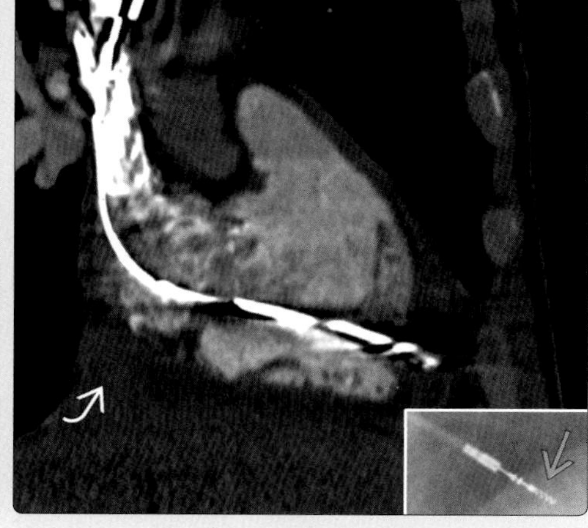

（左图）心脏手术后 3 周出现胸痛、发热和平片（未展示）显示心影增大。患者的横断位增强 CT 显示心包积液，及正中胸骨切开术后改变。心脏损伤后综合征患者的胸片通常会存在多种异常表现。

（右图）固定电极导线起搏器置入后胸痛患者的增强 CT 冠状位显示电极导线导致右心室穿孔（如右下插图所示）和少量心包积液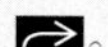。

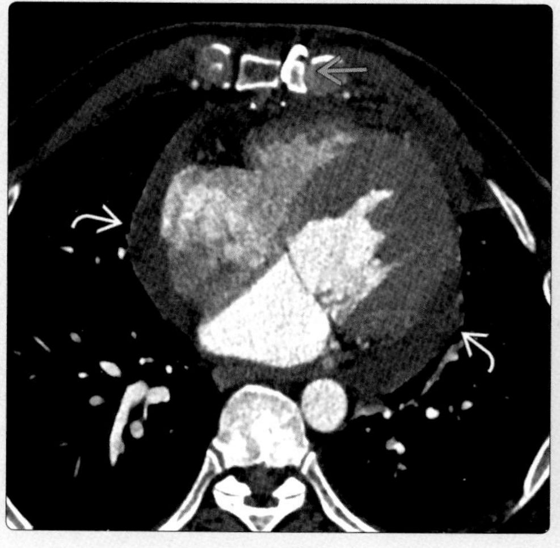

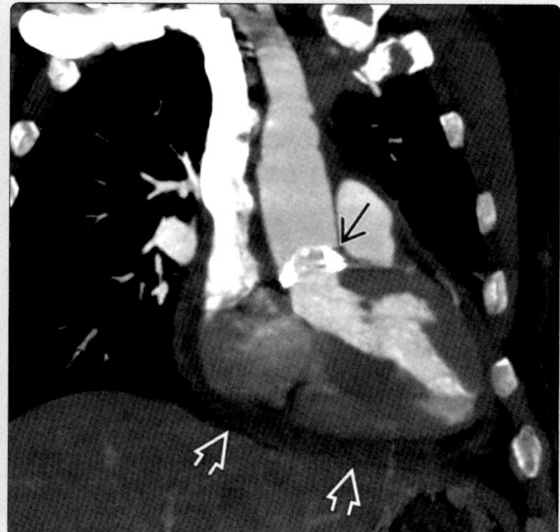

（左图）60 岁男性，心脏损伤后综合征。主动脉瓣置换术后 10 天出现胸痛、发热和呼吸困难，横断位增强 CT 显示中等量心包积液，胸骨切开术后改变，由于术后时间较短，胸骨未愈合。

（右图）同一患者的增强 CT 冠状位 MIP 重建图像显示人工主动脉瓣和中等量心包积液。

术语

缩写

- 心脏损伤后综合征（PCIS）

同义词

- 心包切开术后综合征（PPCS）
- 心肌梗死后综合征（Dressler 综合征）

定义

- 对心脏损伤（手术、心肌梗死）的炎症反应，导致心包和（或）胸腔积液
- 病因：心脏手术（PPCS）、心包切开术（PPCS）、心肌梗死（Dressler）、起搏器或心脏除颤器电极导线植入

影像学表现

基本表现

- 最佳诊断思路
  - 心脏损伤后 1~3 周心包积液和（或）少量胸腔积液
- 正常心包表现
  - 正常心包液：15~30 mL；通常位于心包隐窝和冠状窦周围
  - CT 或 MR 显示心包厚度正常：小于 2 mm（在 T_1WI 黑血 SE 序列上识别最佳）
- 心包积液表现
  - 右心室游离壁前心包厚度大于 5 mm：中度心包积液（100~500 mL）

X 线表现

- 胸片异常（>90% 患者出现）
  - 心脏轮廓增大（球形）
  - 夹心饼干征：侧位平片上前纵隔与心外膜下脂肪间存在水密度物质
  - 胸腔积液：通常左侧，轻至中量
  - 与 PCIS 相关的右心房电极导线为侧向或前向走行

CT 表现

- 轻度至中度心包积液和（或）胸腔积液
- 仔细检查起搏器电极导线尖端（尤其是心房电极导线）；调整窗宽窗位及适当后处理以减小潜在条纹伪影
- 心包填塞
  - 心包积液，心房扩张
  - 上腔静脉、下腔静脉、肝静脉扩张
  - 心室延长
  - 腹水

MR 表现

- 黑血 SE 序列
  - 可准确测量心包厚度
  - 单纯积液：T_1WI 呈低信号，T_2WI 及 STIR 呈高信号
  - 血性积液：T_1WI 信号升高

超声心动图表现

- 心包积液
  - 可能与起搏器导丝穿孔有关（需结合 ECG 门控 CT 确认）

推荐的影像学检查方法

- 最佳影像检查方法
  - 超声心动图是诊断和随访的主要影像学方法

主要鉴别诊断

心包积液

- 病因：药物、病毒感染、静力性水肿、转移、胶原血管病、特发性
- 影像学上与 PCIS 无法区分；有价值的病史可提示诊断
- 通常与心包炎性增厚相关

病理学表现

基本表现

- 病因
  - 自身免疫性超敏反应介导的心包炎导致心包积液
- 实验室检查结果
  - C 反应蛋白升高
  - AHA（抗心脏抗体）水平与自身免疫反应的严重程度相关

临床要点

临床表现

- 最常见的症状 / 体征
  - 胸膜炎性胸痛（80%）、低热（50%~60%）、呼吸困难（50%~60%）；心脏损伤后 1~3 周

人口统计学表现

- 性别
  - 女性：男性 = 2 ∶ 1

自然病史和预后

- 10%~40% 的患者在心脏手术或心包切开术后 2~3 周发生 PCIS
- 0.5%~5% 的永久性起搏器植入；与固定电极导线的相关性更强（疑似微穿孔）

治疗

- 经验性抗炎治疗及辅助使用秋水仙碱

诊断要点

考虑的诊断

- 心脏手术后发生心包积液或胸腔积液（尤其是左侧胸腔积液）的患者需考虑 PCIS

心包积液

关键要点

术语
- 心包间隙中的液体

影像学表现
- 平片
  - 正位：烧瓶征；心影球形增大
  - 侧位：脂肪垫征；心包积液的轮廓被周围脂肪勾勒出来
- CT
  - 低密度液体：单纯积液
  - 高密度液体：出血、脓性积液、恶性积液
  - 合并心包增厚及钙化
  - 心腔：限制及心脏压塞
- MR：复杂积液的评估
  - 对缩窄性心包炎的诊断准确率为 93%
- 超声心动图：首选的影像学检查方法

主要鉴别诊断
- 心包囊肿
- 心包恶性肿瘤
- 扩张性心肌病

临床要点
- 症状 / 体征
  - 可能是无症状的
  - 胸痛、心包摩擦音
  - 心包填塞：心包积液增加的速度比心包积液的量及成分更加重要
- 治疗
  - 少量心包积液可能不需要治疗
  - 对于慢性肾功能衰竭患者，可加强血液透析
  - 抗炎药物治疗急性特发性 / 病毒性心包炎
  - 经皮或手术引流
  - 对于心包填塞的紧急处理

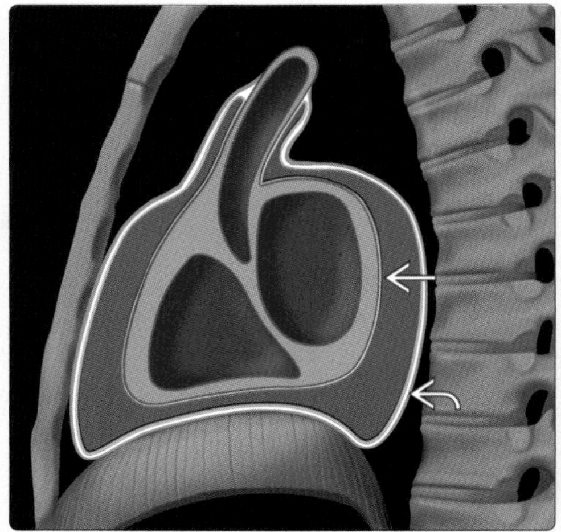

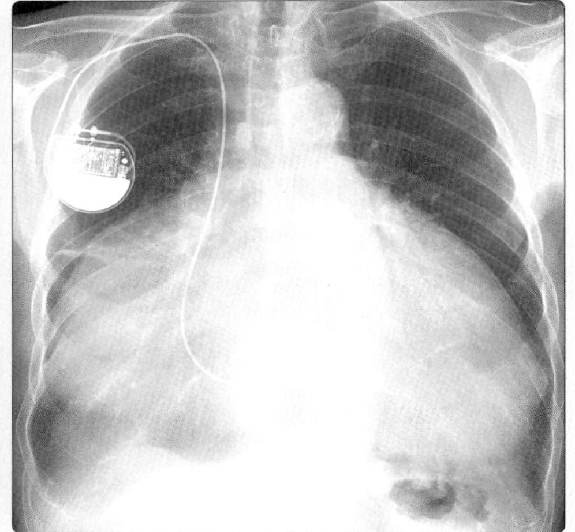

（左图）图示为心包积液的特征。心包液体位于浆膜壁层↪与脏层心包膜或心外膜→间的潜在间隙。

（右图）后前位胸片示大量心包积液。表现为“烧瓶”征，其特点是心包轮廓呈球形增大，血管蒂正常。心包积液可缓慢积聚并达到较大体积，但不产生心包填塞。

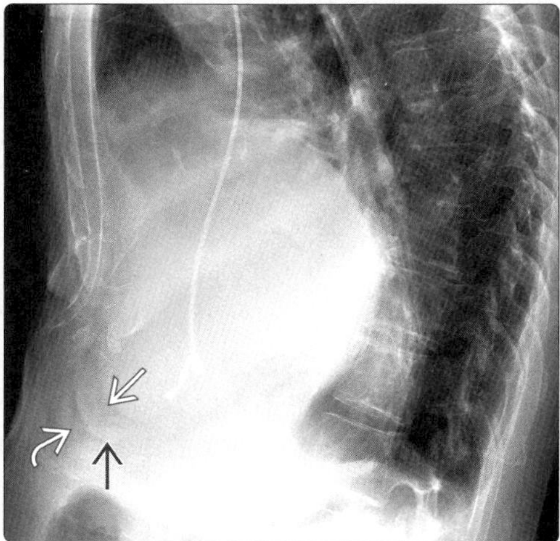

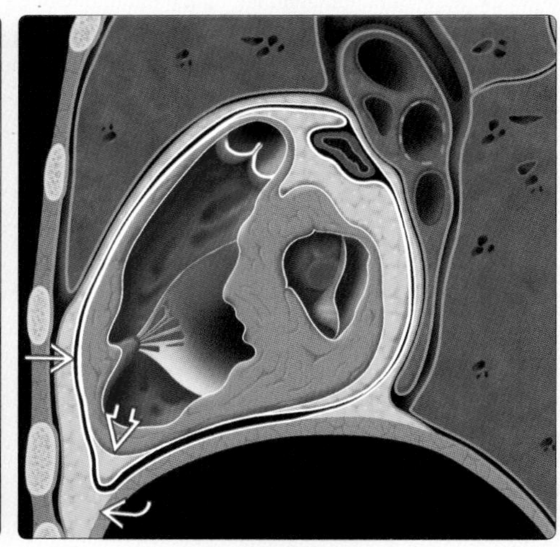

（左图）同一患者的侧位胸片示脂肪垫征。液体密度条片影→表示在胸骨后的纵隔脂肪↪和心外膜下脂肪→之间可见的心包积液。

（右图）图示脂肪垫征的解剖学基础。心包间隙内的液体显示为液体密度条片影，被胸骨后的纵隔脂肪和位于浆膜性心包膜即心外膜下的心外膜脂肪密度影勾勒出来。

术语

定义
- 心包间隙内的液体
- 心影：心包及心脏在平片上的轮廓

影像学表现

- 最佳诊断思路
  - 平片：侧位相上提示的脂肪垫征（“奥利奥饼干”）
  - CT/MR：心包间隙内液体
- 部位
  - CT 和 MR
    - 少量积液：后部；与左心室和左心房相邻
    - 中等量至大量积液：前部；与右心室相邻
    - 极大量积液：环周分布
- 解剖
  - 心包围绕着心脏、部分肺动脉干、腔静脉和升主动脉
  - 纤维心包：与升主动脉及肺动脉干外膜相连
  - 浆膜心包：位于纤维心包内侧
    - 浆膜脏层心包膜（心外膜）：与心脏相邻
    - 浆膜壁层心包膜：与纤维心包相邻
    - 两个紧贴的心包层，中间存在一个潜在的心包间隙
    - 正常情况下可能含有 15～50 mL 的液体
- 正常心包
  - 平片：难以显示
  - CT：薄的软组织密度线样结构；厚 0.7～2 mm
  - MR：T_1WI 和 T_2WI 上薄的线样低信号结构
  - CT 和 MR
    - 心包位于胸骨后的纵隔和心包下脂肪之间
    - 浆膜性心包和纤维性心包之间不存在空隙
    - 心包窦和心包隐窝内生理性的液体常见

X 线表现
- 正位胸片
  - 少量心包积液时可能正常
  - 中等量至大量（>250 mL）心包积液
    - “烧瓶”征
      - 心影球形、对称性增大
      - 血管蒂正常
  - 在连续的随访中表现出缓慢或快速的心影增大
- 侧位胸片
  - 胸骨后和心包膜下脂肪之间有 >2 mm 的液体密度条片影
  - 脂肪垫征：“奥利奥饼干”“三明治”或“面包”征
- >>200 mL 液体：扩大的心影

CT 表现
- 平扫 CT
  - 可直接评估心包异常
  - 低密度心包液体
    - 心力衰竭、肾功能衰竭或恶性积液
  - 高密度心包液体
    - 出血、脓肿或恶性积液
    - 心包积血：开始为高密度液体，此后液体密度随时间降低
  - 对于心包增厚及心包钙化的敏感性高
- 增强 CT
  - 评估心包增厚、结节、肿块
  - 心包增厚、浆膜心包强化：炎症
    - 伴纵隔脂肪渗出影
  - 评估心腔
    - 限制性征象：管状心室、室间隔平直或 S 形
  - 心包填塞的征象
    - 心脏前缘、右心室受压变平
    - 室间隔平直或呈弓形
    - 腔静脉增粗；门静脉周围水肿；造影剂反流至下腔静脉、奇静脉、肝 / 肾静脉
    - 冠状动脉窦受压

MR 表现
- 基本表现
  - 单纯积液
    - T_1WI：低信号；T_2WI：高信号
  - 复杂积液：伴分隔、絮状物
  - 出血性积液
    - T_1WI：高信号；T_2WI：低信号
    - 心包积血
      - 急性期：均匀高信号
      - 亚急性期（1～4 周）：不均匀信号，T_1WI 和 T_2WI 上有点状高信号
      - 慢性期：点状低信号（钙化、纤维化），周围边缘较暗
      - 无强化
  - 评估心包和心腔以排除受限性改变
    - MR：区分缩窄性心包炎（心包增厚 >4 mm）和限制性心肌病的准确率为 93%

超声表现
- 对心包积液的敏感度高
  - 心包层间无回声间隙
  - 心包运动减低
- 评估缩窄性心包炎
- 评估可疑心包填塞
  - 占位效应
    - 右心舒张期受压 / 塌陷；心脏充盈异常
    - 肺动脉干和胸腔下腔静脉受压
  - 运动异常
    - 心包内心脏摆动
    - 多普勒血流速度改变：多普勒血流速度随呼吸变化

  - 室间隔矛盾运动
  - 下腔静脉增粗，不随吸气塌陷

推荐的影像学检查方法
- 最佳影像学检查方法
  - 超声心动图：首选的影像学检查方法
  - CT/MR：显示整个心包的情况；评估心包积液的并发症（出血、包裹性积液）
  - 增强心脏 MR：评估缩窄性心包炎

鉴别诊断

心包囊肿
- 与心包相邻，局限性圆形或卵圆形水样密度的病变
- 罕见；发病率为十万分之一；占纵隔占位的 7%
- 可能与包裹性心包积液相似

心包恶性肿瘤
- 10%～12% 的患者尸检证实患心包恶性肿瘤
- 1/3 的病例为肺癌
- 心包结节样增厚、心包积液、心包强化、肿块

扩张性心肌病
- 明显的心脏增大
- 可能与心包积液相似

病理学表现

基本表现
- 病因
  - 基本情况：淋巴或静脉引流受阻
  - 最常见的原因：心肌梗死、左心衰
  - 尿毒症积液：见于 50% 的慢性肾功能衰竭患者
  - 感染
    - 急性心包炎：90% 为特发性或病毒感染
    - 结核
      - □ 发展中国家最常见的缩窄性心包炎的原因
      - □ 可导致心包填塞，并发症常见
    - 钝器 / 穿刺伤
    - 热损伤
    - 心内膜炎、败血症
  - 心脏手术：多自发缓解吸收
    - 约 6% 的人可能有临床意义；可引起心包填塞
  - 自身免疫性疾病：
    - 类风湿关节炎：2%～10% 患者有心包积液
    - 系统性红斑狼疮：约 50% 的患者出现有临床症状的心包积液
    - 系统性硬化：70% 的患者出现少量心包积液
  - 肿瘤
  - 低蛋白血症、黏液水肿
  - 药物反应、放射性损伤、创伤
  - 渗出性缩窄性心包炎
    - 缩窄性的病理性改变，伴或不伴相关的心包积液或心包填塞
    - 心包积液引流后右室压力持续升高

病理生理学表现
- 心包积液：取决于液体增加的速度
  - 心包液逐渐增多：可容纳 >1 L 而不导致心包填塞
  - 心包积液迅速增加：心包填塞；心脏充盈受损
- 心包填塞
  - 心内容积下降，舒张期充盈压升高
  - 心包内压力升高，与心脏压迫相关
  - 液体增加的速度比液体的量或性质更重要

临床要点

临床表现
- 最常见的症状 / 体征
  - 可能是无症状的
  - 胸痛：吸气及仰卧位加重
  - 急性心包炎中的心包摩擦音
- 其他症状 / 体征
  - 心包压塞
    - 烦躁、呼吸困难、胸痛、颈静脉充盈
    - 心动过速、低血压
    - 奇脉：吸气时收缩压下降 >10 mmHg
    - Beck 三联征：心音遥远、低血压、颈静脉充盈

治疗
- 少量心包积液可能不需要治疗
- 对于慢性肾功能衰竭所致心包积液，可加强血液透析
- 持续增加的心包积液或心包积液 > 250 mL
  - 心包穿刺术（影像学引导下）
    - 成功率约 93%
  - 手术引流
    - 适用于心包积血、脓性积液
    - 心包开窗术、剑突下心包切开术
    - 心包切除术
    - 对复发性心包填塞的气囊心包切开术
      - □ 对心包填塞的紧急处理
- 对急性特发性 / 病毒性心包炎应用抗炎药物

诊断要点

影像解读要点
- 识别正常的心包隐窝内液体，可能会与淋巴结或生理性囊肿混淆

心包积液

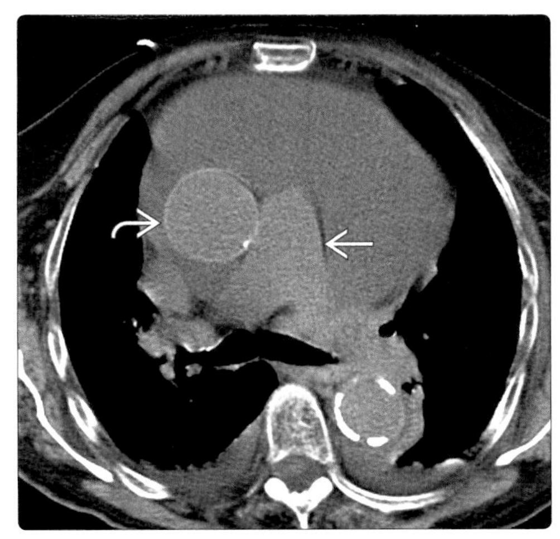

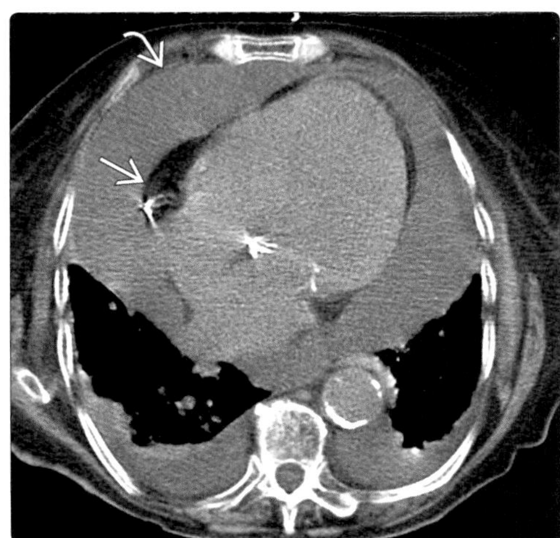

（左图）横断位平扫CT显示大量心包积液，表现为心包腔内的液体密度影。升主动脉↪和肺动脉干→的心包内部分也被心包积液包围。

（右图）同一患者的横断位平扫CT显示心包积液完全包围心脏。浆膜壁层↪和脏层→心包不可见，但其解剖位置可由心包液体边界推断。

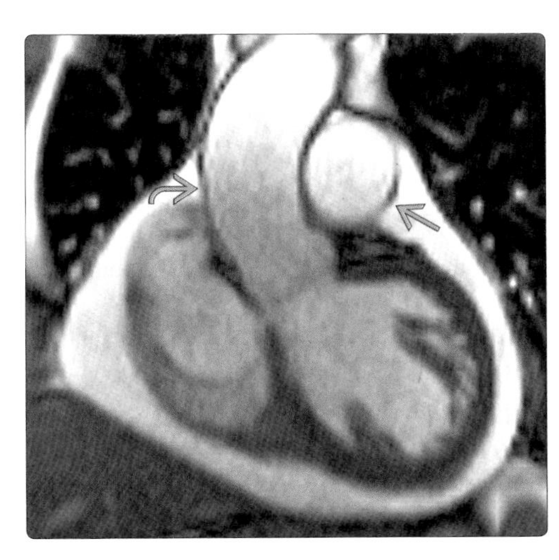

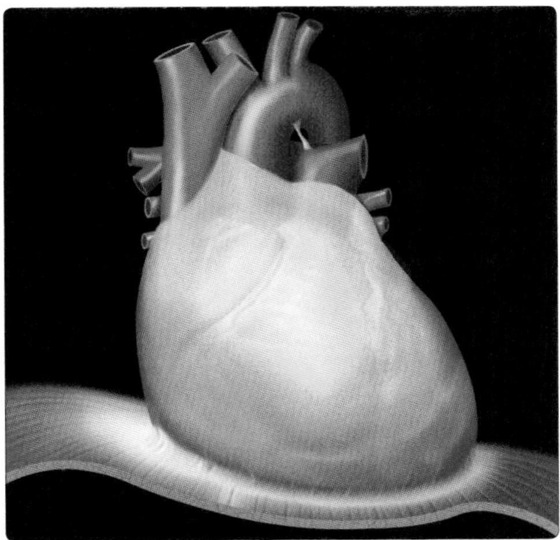

（左图）心包积液患者的冠状位MR电影序列示心脏和近端大血管周围有均匀的高信号液体。肺动脉干→和升主动脉↪部分位于心包内，因此在中等至大量心包积液的情况下被液体包绕。

（右图）示心包的解剖结构，它包裹着心脏、上腔静脉远端、升主动脉近端和肺动脉干，形成心包隐窝。

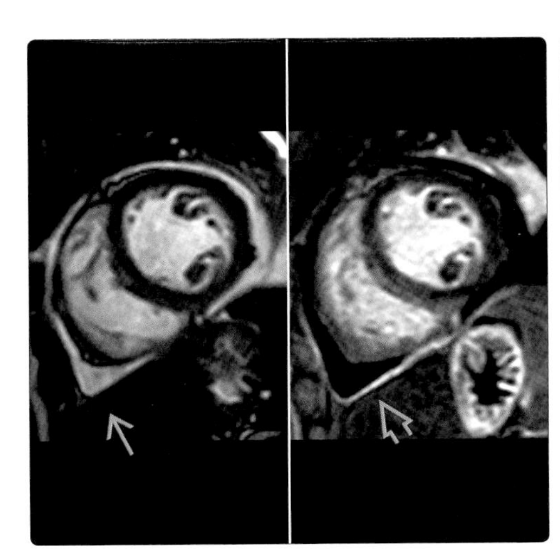

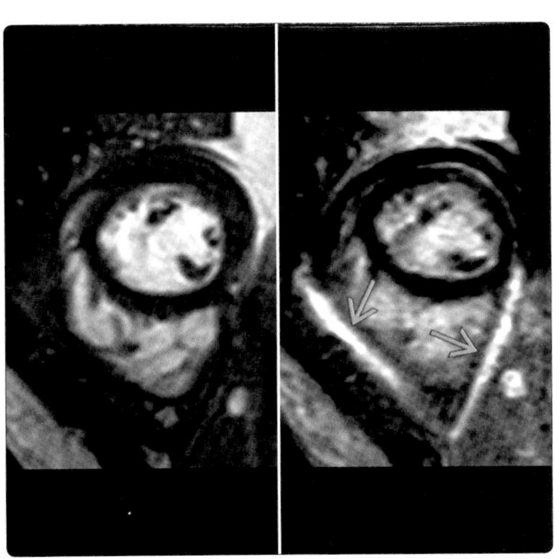

（左图）急性心包炎患者的短轴SSFP序列图像（左）和增强图像（右）显示少量心包积液→和心包增厚伴强化⇒。

（右图）缩窄性心包炎患者的短轴SSFP的图像（左）和增强图像（右）显示心包增厚→且无心包液体。室间隔表现和心包无运动提示缩窄性所致的病理改变。

（左图）大量心包积液患者的 SSFP 电影序列 MR 短轴图像，显示高信号心包液体完全包围心脏。浆膜壁层和纤维心包↪表现为围绕液体的薄的低信号线性结构。

（右图）同一患者的 SSFP 电影序列 MR 四腔心层面示心脏周围高信号心包液体，浆膜脏层心包膜可见→（又名心外膜）。

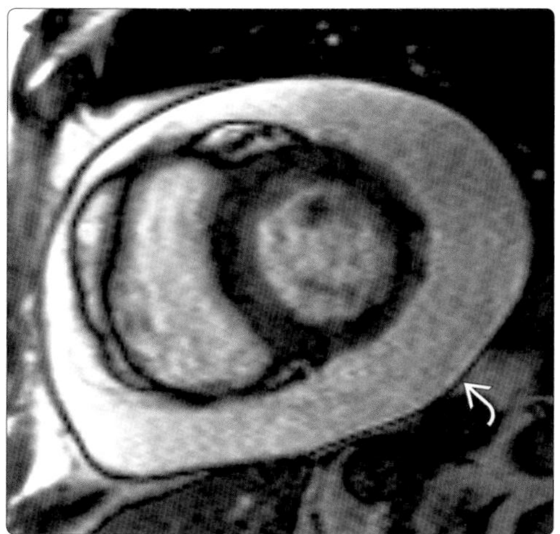

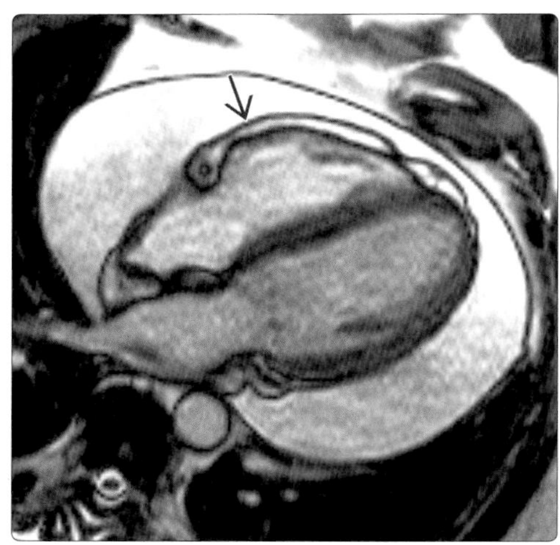

（左图）包裹性心包积液患者的横断位增强 CT 示右下心包积液，左心室后少量心包积液➡。

（右图）心包炎患者的横断位增强 CT 示浆膜心包强化。浆膜壁层心包膜与纤维心包紧邻↪。浆膜脏层心包膜⇨包裹心脏和心外膜下脂肪，也被称为心外膜。

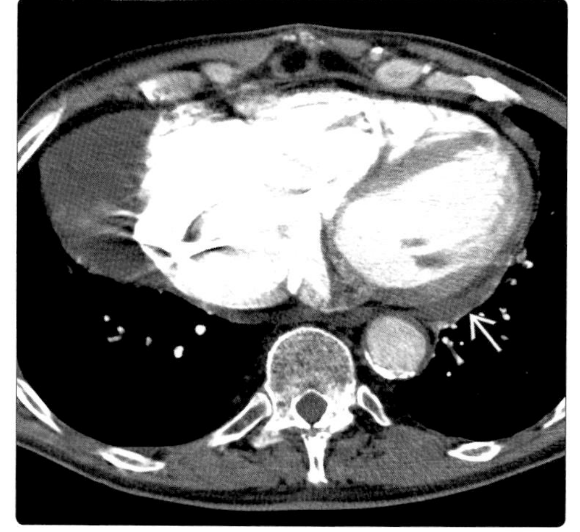

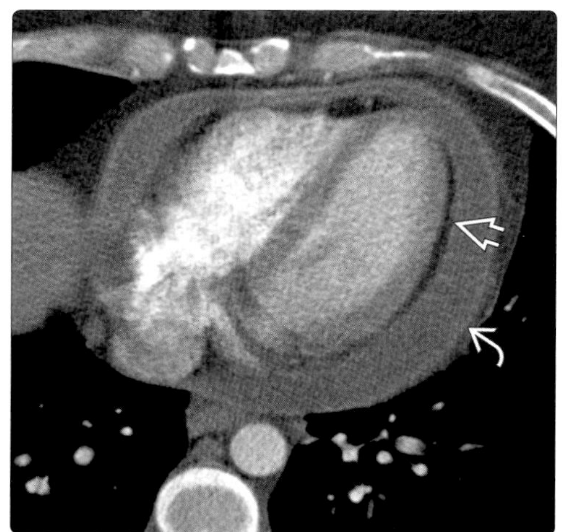

（左图）结核性心包炎患者的横断位增强 CT 示大量心包积液、浆膜壁层心包膜强化↪、邻近纵隔脂肪浸润、右侧食管旁淋巴结病变➡及双侧胸腔积液。

（右图）一名穿透性创伤继发感染性心包炎患者的冠状位强化 CT 显示心包腔内液体和气体影➡及浆膜壁层心包膜强化↪。

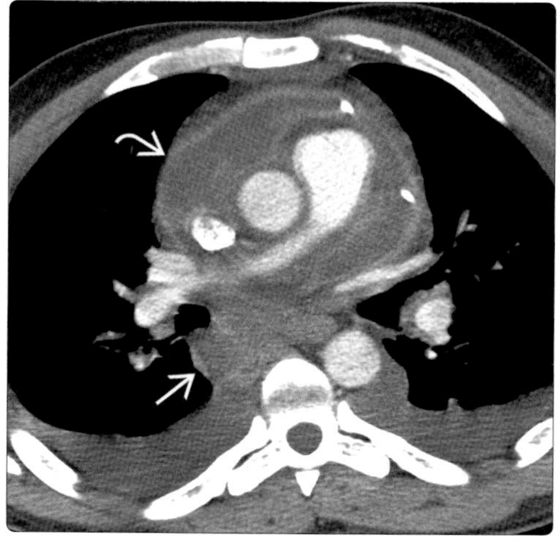

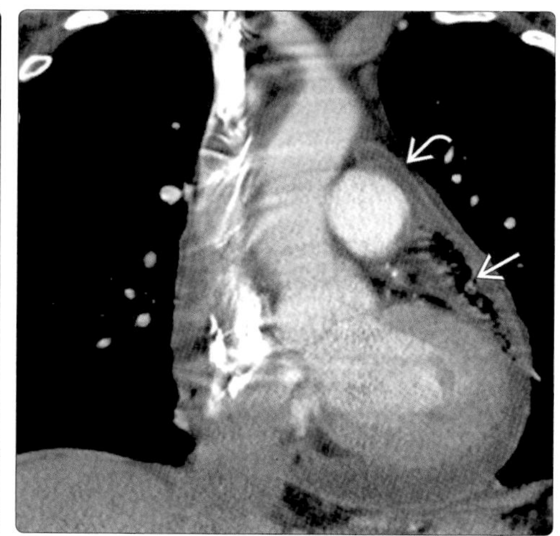

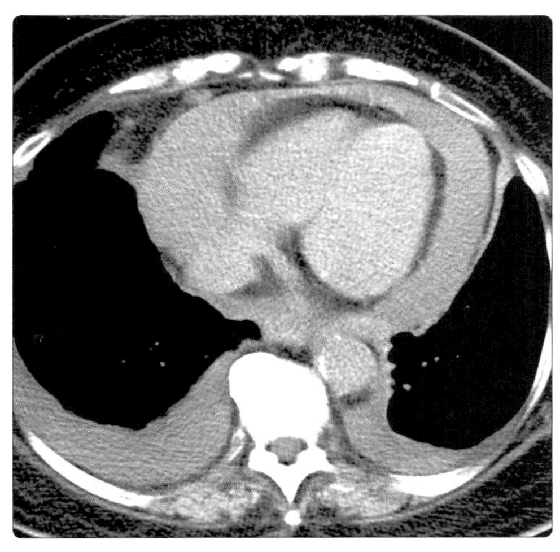

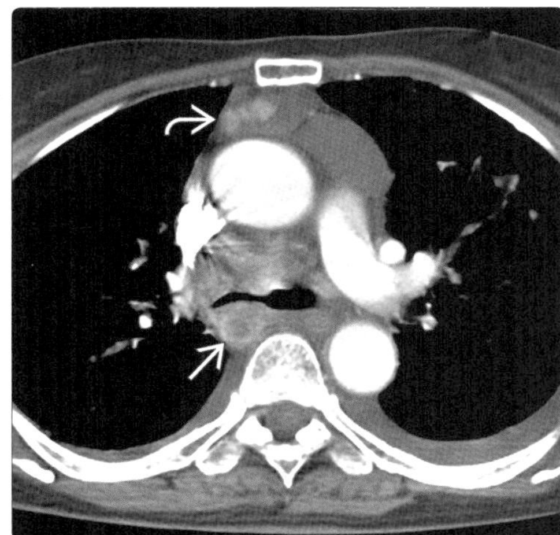

（左图）恶性心包积液患者的横断位平扫CT示高密度心包液体和双侧胸腔积液。恶性心包积液、化脓性心包积液和心包积血可表现为高密度液体。

（右图）转移性肿瘤患者的横断位增强CT示主动脉上隐窝的心包可见强化结节➦、纵隔淋巴结肿大➡，符合转移的影像表现。

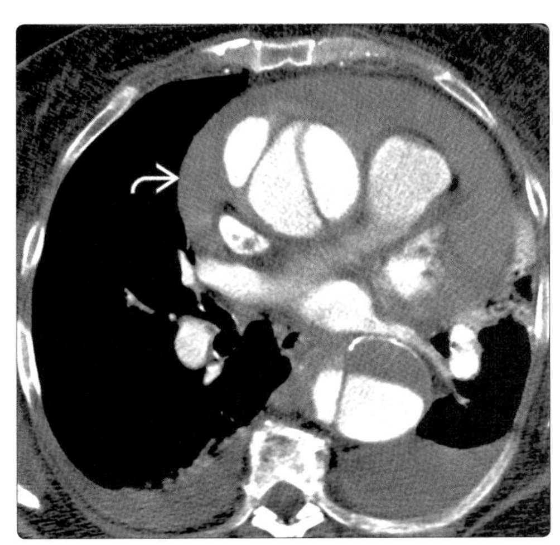

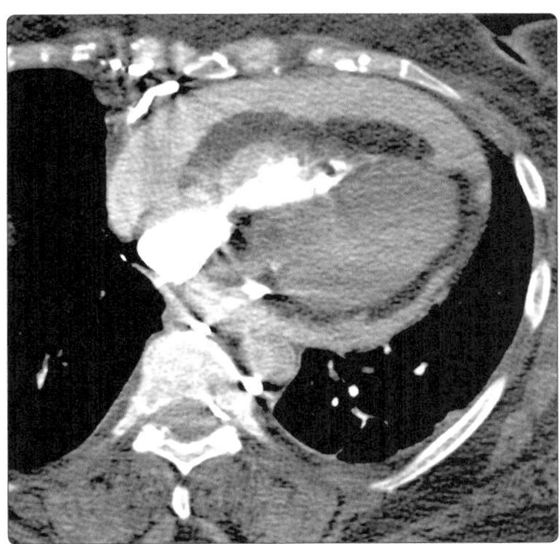

（左图）Standford A型主动脉夹层患者的横断位增强CT示继发于心包积血的高密度心包积液➦。

（右图）透析导管置入损伤引起的心包填塞患者的横断位增强CT。可见由于上腔静脉撕裂造成的造影剂外溢所致的高密度心包积液及其对右心室的占位效应。由于损伤的上腔静脉位于心包内，导致心包积血和心包填塞。

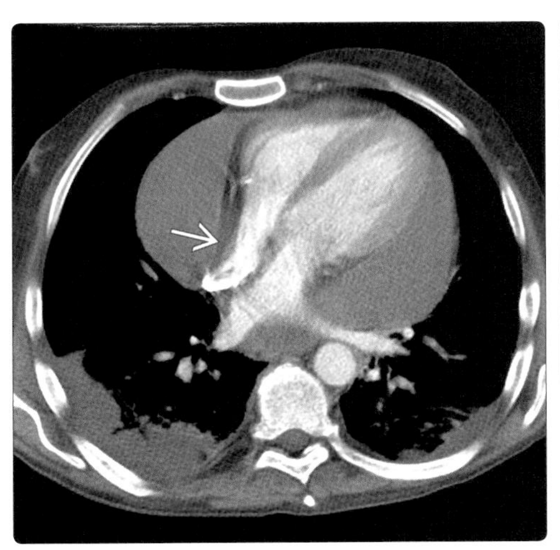

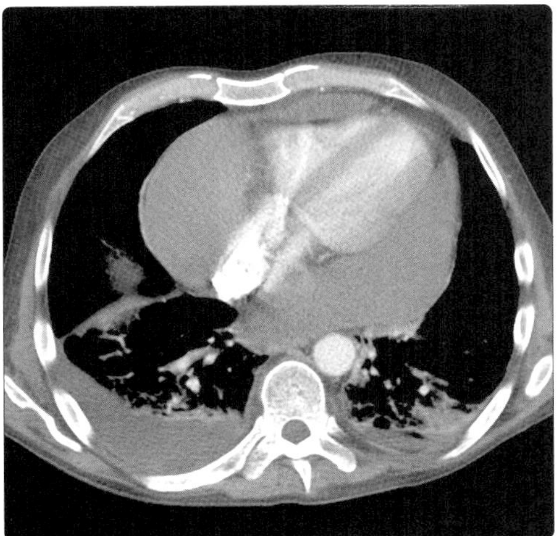

（左图）肺癌伴恶性心包积液和心包填塞患者的横断位增强CT示大量心包积液和双侧少量胸腔积液，具有包裹性积液的特征。注意心包液体对右心室（尤其是右心房）的占位效应。

（右图）同一患者的横断位增强CT示心包积液对右心房和右心室的占位效应，室间隔变平，出现心包填塞的CT征象。

缩窄性心包炎

关键要点

术语
- 心包僵硬 / 粘连 + 临床血液动力学改变及右心衰表现

影像学表现
- 缩窄性心包炎的病理生理改变的临床证据
- 平片：心包钙化
- CT
  - 心包增厚 / 钙化高度提示缩窄性心包炎
  - 管状心室、心房增大
  - 房室沟腰状变窄
- MR
  - 室间隔摆动：收缩期室间隔的矛盾运动
  - 急性炎症时，心包强化
  - 对鉴别缩窄性心包炎和限制性心肌病更敏感
- 超声心动图：首选的影像学检查方法

主要鉴别诊断
- 限制性心肌病
- 不伴缩窄的心包炎

病理学表现
- 感染：病毒、细菌、分枝杆菌
- 术后或放射性损伤
- 炎症：系统性红斑狼疮、类风湿关节炎

临床要点
- 右心衰症状
- 对慢性缩窄性心包炎，需行心包切除术

诊断要点
- 当临床怀疑缩窄性心包炎时，心包增厚和钙化可以证实该诊断
- 缺乏心包增厚和（或）钙化表现时，不能除外缩窄性心包炎

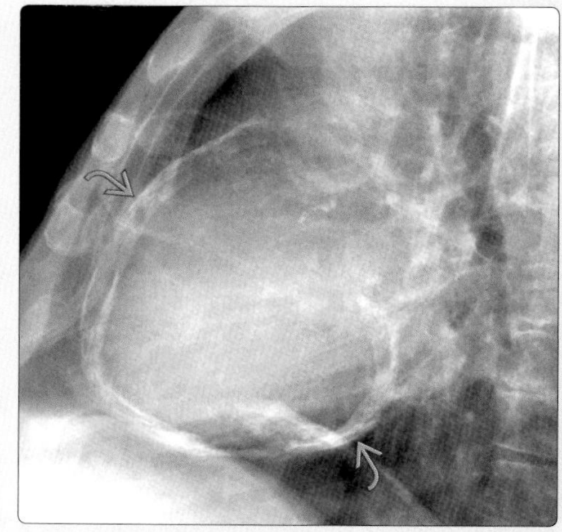

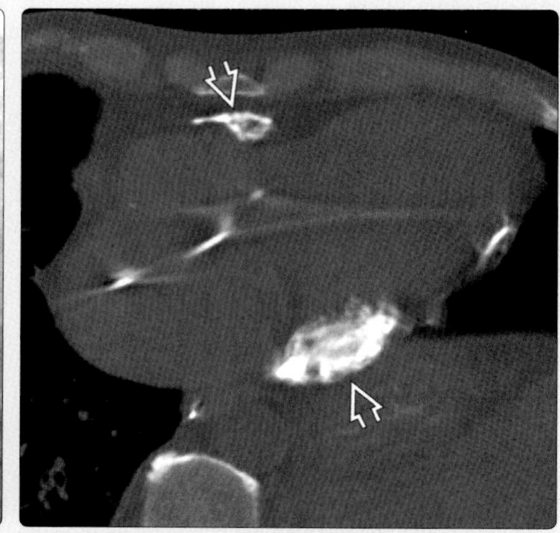

（左图）缩窄性心包炎的患者的侧位胸片显示心脏周围有弧形的钙化↪。侧位胸片对心包钙化的显示比正面胸片更敏感。

（右图）缩窄性心包炎患者的横断位平扫 CT（骨窗）示房室沟内有厚而不规则的心包钙化➡，其导致心室呈腰状变窄，并表现出管状心室。心包钙化可提示缩窄性心包炎，但不能作为确诊的证据。

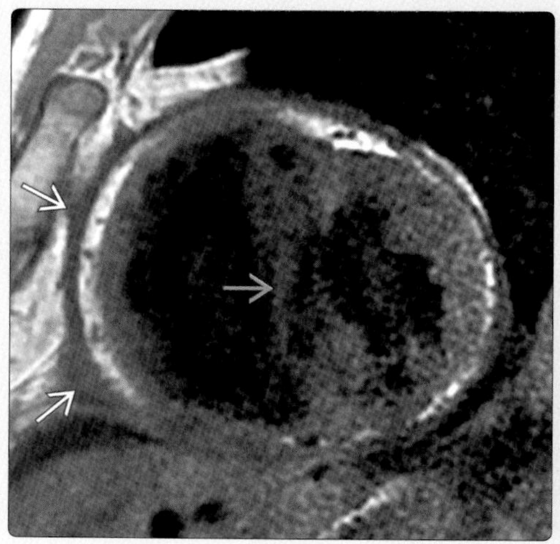

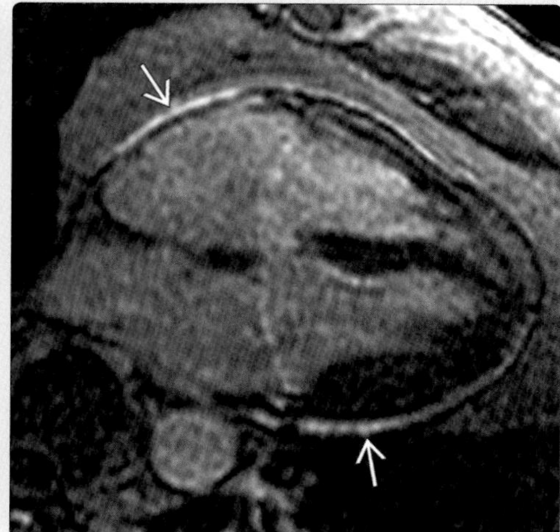

（左图）短轴 T_1WI MR 示弥漫性的环形心包增厚➡，在高信号强度的纵隔和心外膜下脂肪之间出现低信号强度带。注意相应的室间隔变直→。

（右图）缩窄性心包炎患者的四腔心 T_1WI 增强 MR 示左心室和右心房旁的心包延迟强化➡，提示心包纤维化或炎症。本例中同时可观察到双房增大。

术语

定义

- 心包僵硬 / 粘连 + 临床血液动力学改变及右心衰表现

影像学表现

基本表现

- 最佳诊断思路
    - 正常的心包厚度：<3 mm
    - 心包增厚 / 钙化高度提示缩窄性心包炎
- 形态学表现
    - 心房增大，管状心室
    - 室间隔明显向左凸出或呈“S”形

X 线表现

- 平片
    - 条状或结节状心包钙化，侧位胸片显示最佳
        - 常为弥漫性、右侧、沿房室沟或膈肌表面分布
    - 胸腔积液

CT 表现

- 心包钙化高度提示缩窄性心包炎
- 管状心室，变直或呈“S”形的室间隔
- 房室沟腰状缩窄
- 扩张的心房和腔静脉
- 胸腔积液，腹水，肝静脉淤血

MR 表现

- T_1WI
    - 纵隔和心外膜下脂肪高信号间的低信号带
- T_1WI 增强序列
    - 心包增强提示急性炎症反应
- SSFP 亮血电影序列
    - 室间隔摆动：收缩期室间隔的矛盾运动
- MR 对鉴别心包积液、缩窄性心包炎和限制性心肌病更敏感
- 心肌标记
    - 利用磁化扰动标记跨心肌和心包的条纹状区域
    - 心包粘连阻碍了心动周期中条纹状区域的变形或断裂

超声心动图表现

- 超声心动图是主要的诊断方法
- 经食道超声比经胸超声更加敏感
- 可以鉴别心包积液和心包增厚
- 舒张期充盈的呼吸期改变

推荐的影像学检查方法

- 最佳影像检查方法
    - 有缩窄性心包炎临床证据的患者出现相关影像表现可诊断
    - 超声心动图是观察心包积液和心脏血流动力学变化的主要的检查方法
    - CT 和 MR 对评估整个心包有意义
    - CT 和 MR 对鉴别心包疾病和心肌病有意义

鉴别诊断

限制性心肌病

- 超声心动图或心脏导管检查的结果与缩窄性心包炎类似
- 观察是否有心包增厚或强化

不伴缩窄的心包炎

- 依据病理生理学表现的改变进行区分
- 缩窄可能是急性心包炎后的一过性表现

心肌钙化

- 左心室的细条状钙化

心包肿瘤

- 强化的心包提示转移性病变，尤其在已知有恶性肿瘤的情况下
- 原发性心包肿瘤罕见

病理学表现

基本表现

- 病因
    - 感染：病毒（柯萨奇 B 组病毒、流感病毒）、细菌、分枝杆菌
    - 术后、放射性损伤
    - 炎症：系统性红斑狼疮（systemic lupus erythematosus, SLE）、类风湿关节炎
    - 代谢性疾病：尿毒症

临床要点

临床表现

- 最常见的症状 / 体征
    - 右心衰的症状
        - 呼吸困难、端坐呼吸
        - 肝大、腹水
    - Kussmaul 征：吸气时颈静脉压力升高

治疗

- 亚急性期可药物治疗
- 慢性期需手术治疗
- 可能会复发

诊断要点

影像解读要点

- 当临床怀疑缩窄性心包炎时，心包增厚和钙化可以证实该诊断
- 缺乏心包增厚和（或）钙化表现时，不能除外缩窄性心包炎

心脏和心包转移瘤

关键要点

术语

- 心脏或心包的转移瘤
  - 淋巴转移
  - 直接扩散
  - 血源性转移
  - 经静脉转移

影像学表现

- 平片：与心包积液有关的表现
  - 与恶性病变相关的征象：纵隔淋巴结转移、胸腔积液
- CT：心包积液
  - 伴或不伴心包增厚或强化、结节或肿块
  - 与恶性病变相关的征象
- MR
  - T_1WI：通常是低信号的；转移性黑色素瘤 / 出血性转移可以是 T_1 高信号
  - T_2WI：相对于心肌呈高信号
  - 大多数转移瘤伴强化

主要鉴别诊断

- 原发性心脏肿瘤
- 治疗反应
- 心肌心包炎

病理学表现

- 免疫组化标志物对鉴别原发性心脏肿瘤和转移瘤是必要的

临床要点

- 预后极差
- 1/3 的患者在发现后 1 个月内死亡

诊断要点

- 恶性心包积液常常是心脏或心包转移的首发征象
- 评估心包填塞和冠状动脉受累的征象

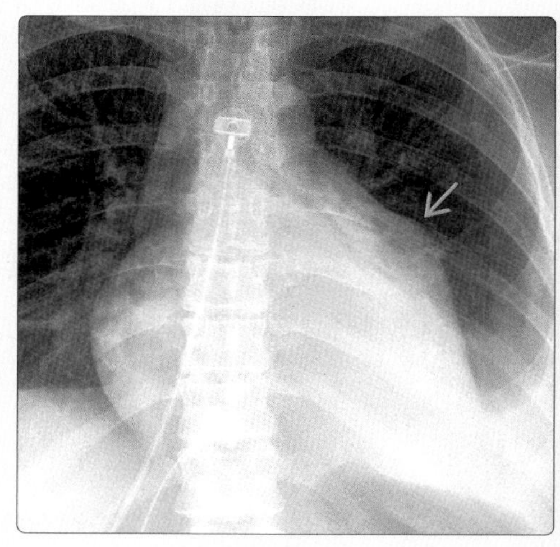

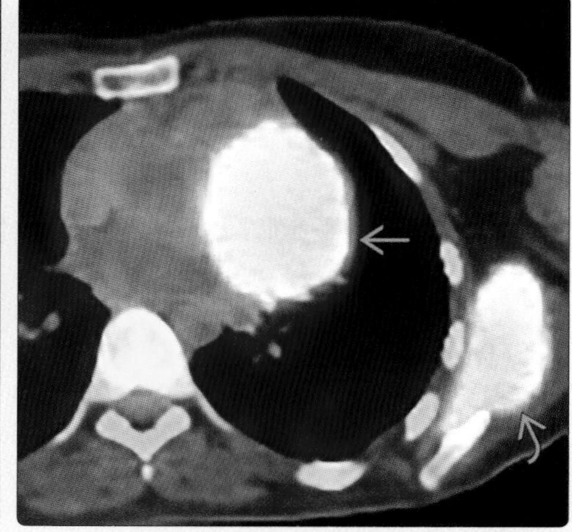

（左图）一名 35 岁女性转移黑色素瘤患者的前后位胸片显示左心缘异常➔和中量的左侧胸腔积液。对于有恶性肿瘤病史的患者，短时间内心脏轮廓的变化和单侧胸腔积液应提示可疑的转移性疾病。

（右图）同一患者的横断位融合 FDG PET/CT 示 FDG 高摄取的心脏➔和左肩胛下肌➔转移。

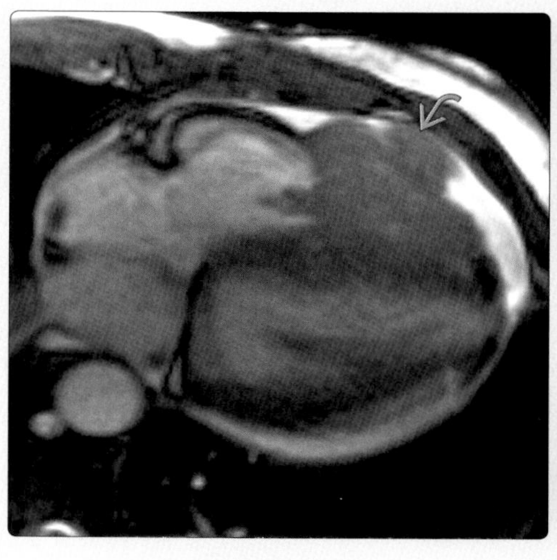

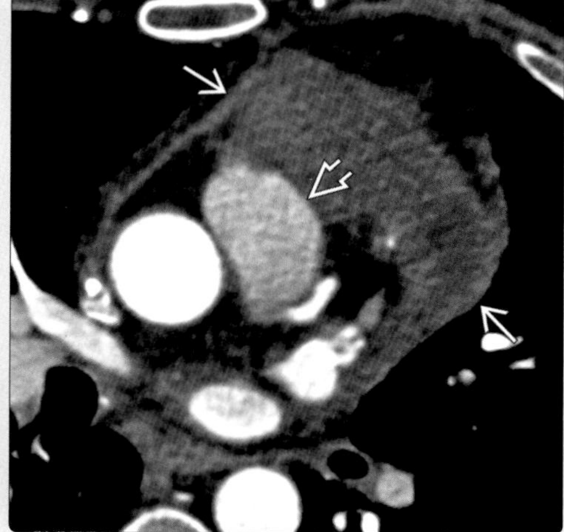

（左图）一名转移性黑色素瘤患者的电影序列 MR 四腔心，显示右心室心肌内有一个中等信号强度的肿块➔，并伴有心包积液。在原发性恶性肿瘤中，黑色素瘤的心脏转移最常见。

（右图）纵隔肉瘤患者的横断位增强 CT 示纵隔巨大肿块➔，侵及心包和心外膜下脂肪，紧邻并部分包绕右室流出道➔。

术语

定义

- 心脏及心包的转移瘤
  - 淋巴转移：最常见的转移途径；常见于肺或乳腺癌转移
  - 血源性转移：黑色素瘤常见；通常有其他部位受累
  - 直接扩散：肺癌和其他恶性胸部肿瘤；间皮瘤罕见
  - 经静脉转移：
    - 肾癌、肝细胞肝癌、肾上腺及泌尿系恶性肿瘤可经下腔静脉转移
    - 肺癌可经肺静脉转移
- 心包受累出现在 5%~10% 的晚期癌症中
- 恶性心包积液在心脏及心包转移癌患者中的发生率约为 40%

影像学表现

基本表现

- 最佳诊断思路
  - 心脏及心包多发占位
  - 合并有恶性心包积液
  - 其他心外胸腔转移瘤
- 部位
  - 心包可能在主动脉和肺动脉干上方不同程度的扩展
  - 恶性心包积液；弥漫性或包裹性
  - 可经静脉扩散至心房
  - 血源性转移：心肌 / 心包随机分布的多发结节和占位
- 形态学表现
  - 心包结节和心包增厚
  - 心包积液可呈现不同密度，也可能呈不规则包裹性

X 线表现

- 平片
  - 最早发现的异常表现常常是肺部或纵隔占位
  - 心包积液的常见表现
    - 可表现为心脏增大（液体 >250 mL）
    - 当出现大量胸腔积液时，表现为“烧瓶”征
    - 在侧位胸片上表现为“奥利奥饼干”征
      - 纵隔和心外膜下脂肪被液体密度分隔
  - 可能出现不常见的心脏轮廓
  - 与恶性肿瘤相关的征象
    - 在 80% 的患者中出现纵隔淋巴结转移
    - 在 50% 的患者中出现胸腔积液
    - 骨转移

CT 表现

- 平扫 CT
  - 心包积液
  - 除一些特殊肿瘤外，钙化十分罕见
    - 骨肉瘤
    - 血管肉瘤
    - 伴有沙粒样钙化的肿瘤
  - 与恶性肿瘤相关的征象
    - 肺转移
    - 淋巴结肿大
    - 胸腔积液
    - 骨转移
- 增强 CT
  - 心包积液
    - 伴或不伴心包增厚 / 强化
    - 伴或不伴心包结节 / 占位
  - 能更好地区分囊性及实性成分
  - 能更好地显示有无心肌受累
  - 可观察通过肺静脉延伸到心脏的中央型肺占位
  - 相关的淋巴结肿大

MR 表现

- T_1WI
  - 转移瘤常常是低信号的
  - 黑色素瘤和出血性的转移瘤可能表现出高信号
- T_2WI
  - 相对于心肌呈高信号
- T_1WI 增强序列
  - 大多数转移瘤有强化
  - 与血栓鉴别（慢性血栓可能出现周边强化）
- 相较于 CT 能更好地评估疾病地程度
  - 更高的分辨率，能更好地评估心肌转移和心包疾病
- 可以发现并定量评估心功能损害

超声心动图表现

- 对于可疑心包积液的初步筛查方法
  - 中等量积液：10~20 mm 的无回声区
  - 大量积液：>20 mm 的无回声区
- 评估右心室及左心室功能
- 识别心包填塞的征象：右心室或右心房塌陷

推荐的影像学检查方法

- 最佳影像检查方法
  - 使用超声心动图进行初步筛查
    - 对右心室的评估受限
    - 可能不能显示整个心包
    - 对相关的影像表现及淋巴结病变的显示差
  - 使用心脏门控 MR 进行综合评价

鉴别诊断

原发性心脏肿瘤

- 十分罕见
- 可能与伴多发心肌受累或侵及心包的转移瘤混淆
- 侵袭性肿瘤
  - 肉瘤：血管肉瘤，平滑肌肉瘤，横纹肌肉瘤
  - 原发性心脏淋巴瘤
- 原发性心脏肉瘤（如骨肉瘤）与转移瘤的鉴别可能

是困难的

治疗反应

- 药物或放疗导致的心包炎及心包增厚
  - 放射剂量常常超过 3000 cGy
  - 常见药物：阿霉素和环磷酰胺
- 肾病综合征伴心包积液

心肌心包炎

- 感染、炎症或药物导致
- 有强化、心包结节及心外膜强化，在 MR 上可能与转移瘤混淆

心包囊肿

- 先天性，常常为单房
- 均匀的水样密度，囊壁常不可见
- 边界清晰，无软组织成分

包裹性胸腔积液

- CT 上的液体密度
- 常常与心包分隔

病理学表现

基本表现

- 病因
  - 转移到心脏和心包的最常见的肿瘤：肺癌、乳腺癌、黑色素瘤、淋巴瘤
  - 尸检的患者中，约 1% 出现心脏转移，在已知恶性肿瘤的患者中约 10% 出现转移
- 恶性心包积液常常继发于转移瘤
  - 原发性心脏肿瘤十分罕见

大体病理和手术所见

- 90% 为上皮来源（如肺、乳腺）

镜下表现

- 免疫组化标志物可以区分不同的细胞类型
- 砂粒体（肺癌、卵巢癌）
- 可能需要免疫组化标志物来鉴别转移瘤和原发性心脏肉瘤

临床要点

临床表现

- 最常见的症状 / 体征
  - 无症状（50%）
  - 常常出现与心包积液及心包填塞相关的心功能下降（30%）
    - 低血压、心动过速
  - 与影像学异常表现不符的呼吸困难
  - 胸痛、咳嗽、外周水肿
  - 心律失常常见
- 其他症状 / 体征
  - 心包填塞的征象
    - Kussmal 征：吸气时颈静脉扩张加剧
    - Friedreich 征：舒张期静脉压快速下降
    - 奇脉：吸气时舒张压降低超过 10 mmHg

人口统计学表现

- 年龄
  - 年龄与原发恶性肿瘤的发生率相关
- 性别
  - 性别分布均等
- 流行病学
  - 黑色素瘤的心脏转移率最高（46%~71%），其次是白血病
  - 1/3 的心包转移源自肺癌
  - 1/3 的肺癌患者在尸检时有心包转移
  - 1/4 恶性心包积液患者患有乳腺癌
  - 1/4 的乳腺癌患者尸检时有恶性心包积液
  - 15% 的心包转移瘤来自血液系统恶性肿瘤
  - 其他常见的原发肿瘤
    - 食管癌；可导致食管－心包瘘
    - 甲状腺乳头状癌、胸腺瘤
  - 罕见的原发肿瘤
    - 间皮瘤、子宫内膜癌、骨肉瘤

自然病史和预后

- 预后极差
- 超过 80% 的患者发现心脏和心包转移后 5 年内死亡
  - 约 1/3 的患者在发现转移后的 1 个月内死亡，常常是由于心包填塞
  - 其他导致死亡的原因：心力衰竭、冠状动脉受累、心律失常
- 由于心包液体积聚导致的心包填塞
  - 心输出量下降，进行性的心脏充盈下降
  - 患者难以耐受快速的液体积聚
  - 50% 的患者出现复发性心包积液

治疗

- 姑息性手术切除
- 治疗由于恶性心包积液导致的心包填塞
  - 心包穿刺或心包开窗术：导管引流的主要治疗选择
  - 心包硬化治疗或心包切除术
  - 放疗

诊断要点

影像解读要点

- 恶性心包积液常常是心脏或心包转移性疾病的首发征象
- 评估心包填塞和冠脉受累的征象

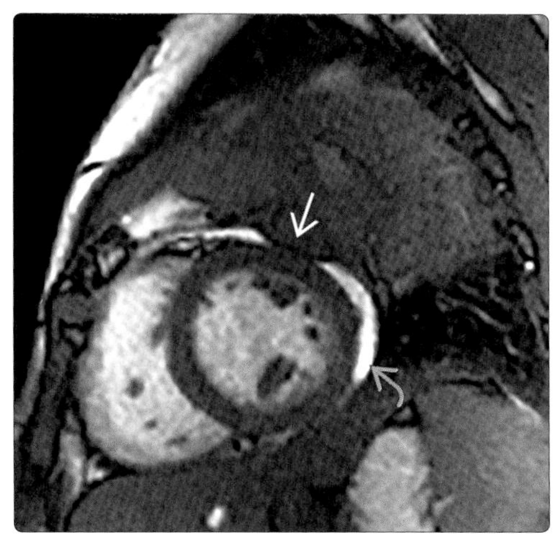

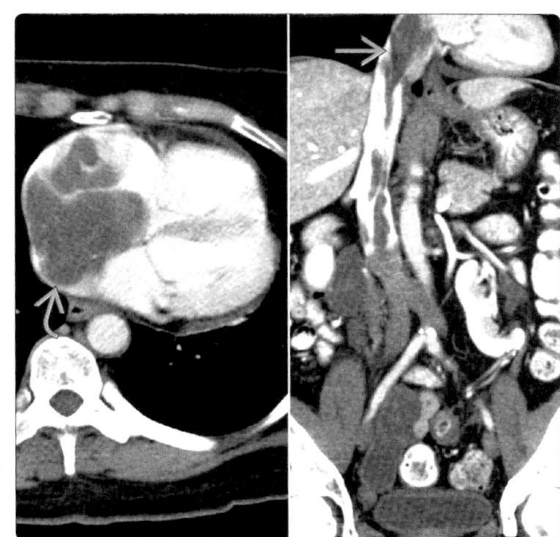

（左图）左肺上叶腺癌患者的SSFP序列MR短轴位，显示左肺上叶巨大肿块➡侵袭纤维心包膜和浆膜壁层心包膜，并伴少量心包积液➡。

（右图）腹膜后平滑肌瘤患者的横断位胸部增强CT（左）和冠状位腹部增强CT（右）的图像，显示一个大的、分叶状的右心房占位➡，提示腹膜后肿块通过下腔静脉➡延伸至心脏内。

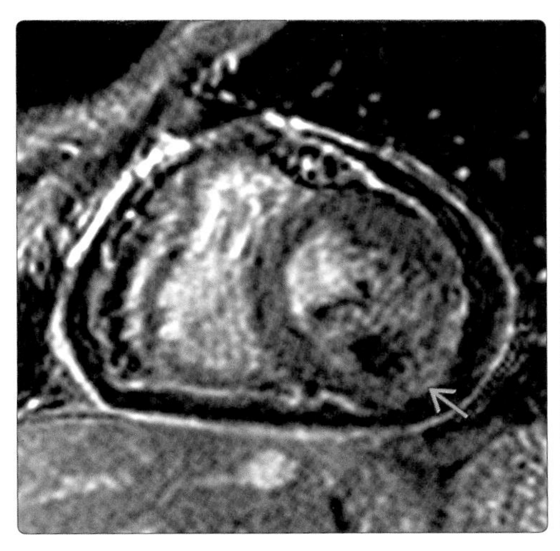

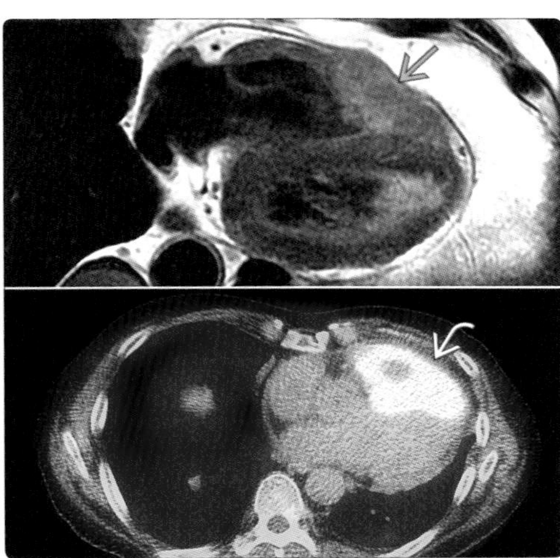

（左图）转移性肉瘤患者的压脂T1WI增强MR短轴位，显示左室下外侧壁的转移灶，中心坏死伴有强化➡和大量恶性心包积液。

（右图）肺癌患者的横断位T_2WI MR（上）和融合横断位FDG PET/CT（下）示右室心肌的转移瘤➡，相对于正常心肌而言，T_2的信号更高，PET/CT上的FDG摄取也更高➡。

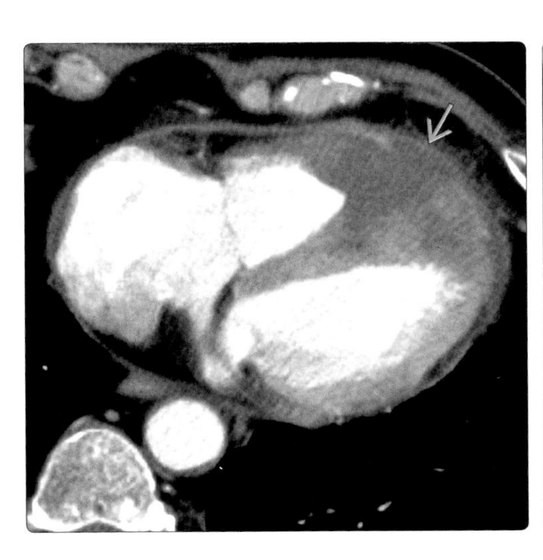

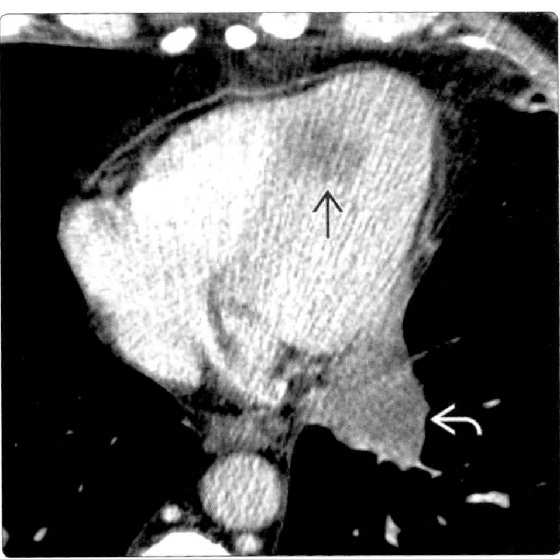

（左图）转移性非小细胞肺癌患者的横断位增强CT，显示以右心室为中心的低密度巨大转移瘤➡，延伸至心包内。

（右图）肺癌患者的横断位增强CT示左肺下叶肿块➡侵犯心包伴室间隔低密度转移➡。肺癌可能通过淋巴转移、血源性转移和(或)直接扩散影响心脏和心包。

关键要点

术语

- 最常见的原发心脏肿瘤

影像学表现

- 起源于房间隔近卵圆窝部位的心腔内占位
- 约 85% 位于左心房，其次是右心房
- CT
  - 典型表现为低密度心腔内占位
  - 约 50% 的右心房黏液瘤伴钙化
- MR
  - 信号及强化不均
  - 可随心动周期改变位置
  - 可以看到蒂，肿瘤可能会通过房室瓣脱出或阻塞房室瓣
  - SSFP 电影序列可用于评估活动度、瓣膜阻塞和血流加速情况

主要鉴别诊断

- 心脏内血栓
- 心脏转移瘤
- 心脏脂肪瘤
- 原发心脏恶性肿瘤
- 乳头状弹性纤维瘤

临床要点

- 约 60% 受影响的患者是女性
- 症状：瓣膜阻塞（40%），全身症状（30%）
- 手术治疗；3 年生存率 >95%

诊断要点

- 当患者存在边界清晰的非侵袭性心包占位时，需考虑心脏黏液瘤
- 横断位图像上显示心脏黏液瘤与房间隔通过蒂状结构相连可能更明显

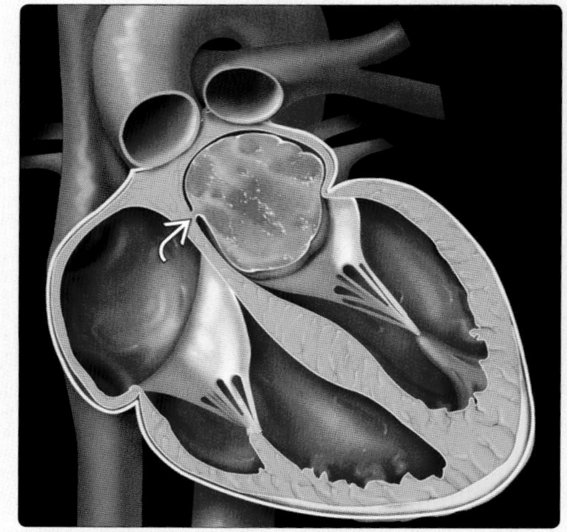

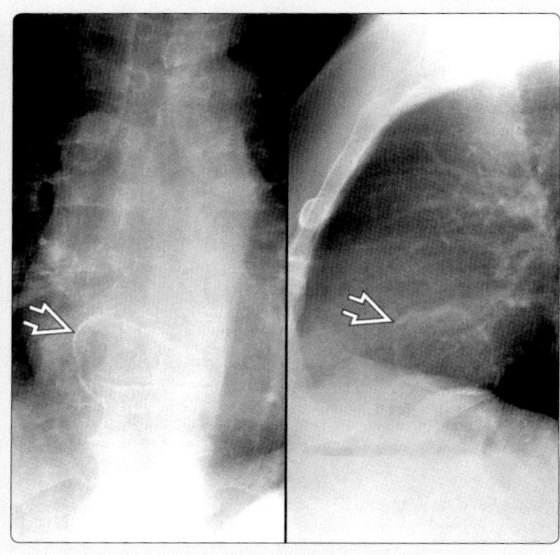

（左图）图像显示了心脏黏液瘤的典型形态特征，有一个细短的蒂[弯箭头]将不均匀的左心房占位与房间隔相连。大的病变在收缩期可阻塞二尖瓣。

（右图）后前位（右）和侧位（左）胸片示右心房黏液瘤呈卵圆形，周边呈曲线状钙化[空心箭头]。虽然一般来说，黏液瘤在左心房更常见，但右心房黏液瘤更容易出现钙化。

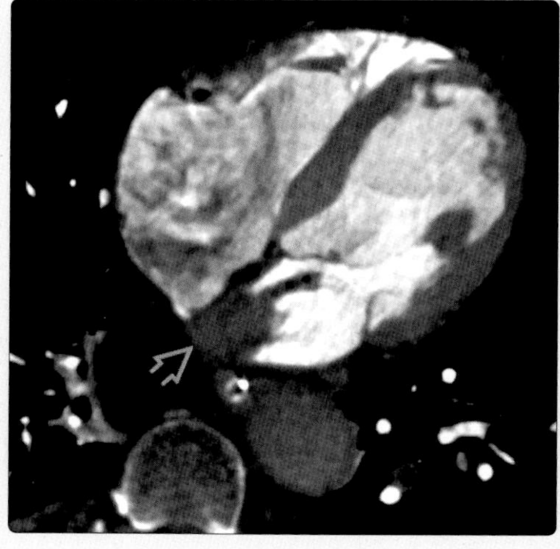

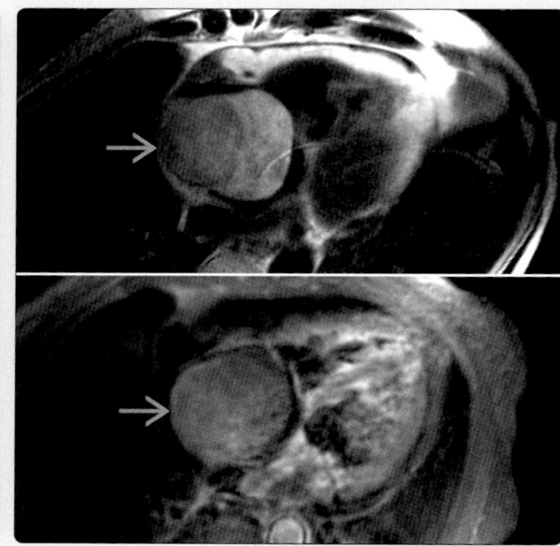

（左图）心脏黏液瘤患者的横断位心脏门控增强 CT，显示不规则的左心房占位[空心箭头]。尽管形态不规则，但其位置以及与房间隔的关系提示了诊断。

（右图）心脏黏液瘤患者 T_2 加权双 IR（上）和压脂 T_1 增强 MR（下）的图像，显示右心房有一个大的、边界清楚的肿块伴强化[箭头]。其本身的 T_2 高信号反映了黏液成分，而病变的强化可以将该肿瘤与血栓鉴别。

术语

定义

- 最常见的原发心脏肿瘤
- 约占原发心脏良性肿瘤的 50%

影像学表现

基本表现

- 最佳诊断思路
    - 左房心腔内占位，通过蒂与房间隔近卵圆窝处相连
- 部位
    - 约 85% 位于左心房，其次为右心房
    - 罕见的位置：心室、下腔静脉、瓣膜
- 大小
    - 直径 1～15 cm
- 形态学表现
    - 常常是实性的，在家族性心脏黏液瘤中可能多发
    - 卵圆形病变，轮廓呈分叶状或光滑状
        - 约 2/3 边缘光滑
        - 约 1/3 边缘呈绒毛状
            - 边缘呈绒毛状的心脏黏液瘤更易出现栓塞并发症

X 线表现

- 胸片可能是正常的
- 可能有非特异性的异常改变
    - 表现可能与房室瓣膜狭窄类似
        - 二尖瓣狭窄：左房增大，肺淤血
    - 由于左房压力增高，出现肺水肿
- 钙化罕见，常出现在右心房黏液瘤中

CT 表现

- 平扫 CT
    - 未经静脉注入对比剂的情况下，可能不能观察到肿瘤
    - 低密度心腔内占位
        - 有时为囊性占位
        - 可以随心动周期移动
    - 钙化
        - 约 50% 的右心房黏液瘤出现钙化
        - 左心房黏液瘤中罕见
        - 继发于反复的占位内出血
    - 头平扫 CT 可观察到相关并发症
        - 由于栓塞导致的梗死
        - 转移性病变（罕见）
- 增强 CT
    - 可能表现为不均匀强化
    - 无淋巴结病变或心包积液
- 心脏门控 CTA
    - 评估心脏肿瘤形态学特征的最佳模式
    - 与非门控 CT 相比，可更好地发现及定位钙化
    - 当肿瘤与心脏间依靠蒂连接时，回顾性门控技术可显示肿瘤的运动

MR 表现

- T_1WI
    - 等或低信号
- T_2WI
    - 常为高信号
- T_2*GRE
    - 钙化可能导致晕状伪影
- T_1WI 增强序列
    - 不均匀强化
    - 迭代反转恢复时间可达 600 ms：血栓为渐进性低信号，而肿瘤为中等信号
- MR 电影序列
    - SSFP 电影成像
        - 评估形态学和心脏功能的最佳序列
        - 肿瘤通过蒂与心腔表面相连，因此可移动
        - 瓣膜梗阻，典型为二尖瓣梗阻
        - 肿瘤周围血流加速
- 在 MR 上主要呈不均匀信号
- 头 MR 用于检查相关并发症
    - 由于栓塞导致的梗死
    - 转移性病变（罕见）

超声心动图表现

- 常用的影像学筛查方法
- 典型的肿瘤为高回声
- 评估肿瘤活动度和心脏生理
    - 评估阻塞 / 脱垂的血流动力学程度

核医学表现

- PET/CT
    - 心脏黏液瘤可能有轻微的 FDG 摄取
        - 当 FDG 摄取能力提高时，需考虑恶性病变

推荐的影像学检查方法

- 最佳影像检查方法
    - 超声心动图是检测心脏黏液瘤的筛查方法
    - 心脏 MR：评估心脏黏液瘤的可选方法
    - 心脏门控 CT 可能有助于识别钙化和精细的解剖细节

鉴别诊断

心脏内血栓

- 在评估心脏占位时，应当首先除外血栓
- 常见，常位于心房后外侧或心耳
- 与心房纤维化和二尖瓣疾病相关
- 急性血栓无强化，慢性血栓可能有轻度周边强化

心脏转移瘤

- 常常多发并伴强化
- 伴心包积液、淋巴结转病变或其他部位转移
- 常常存在原发部位：肺、乳腺、黑色素瘤

心脏脂肪瘤
- 常位于房间隔内
- CT 上呈脂肪密度，MR 上呈脂肪信号

原发心脏恶性肿瘤
- 最常见的是血管肉瘤
- 伴心包积液和转移

心脏淋巴瘤
- 在 PET 成像上，FDG 摄取常常增高
- 其他部位受累：肺、纵隔
- 通过宽基底与间隔相连，无蒂

心包转移瘤
- 常常伴心包积液
- 常常向左心房壁外生长
- 最常见的原发部位：肺、乳腺、黑色素瘤

心脏结节病
- 很少导致心脏占位
- 伴肺或纵隔病变是典型的结节病表现

肉芽肿性多血管炎
- 很少导致心脏占位
- 伴空洞的肺结节 / 占位

乳头状弹性纤维瘤
- 最常见的瓣膜上皮肿瘤
- 常常是实性的，起源于主动脉瓣或二尖瓣
- 常有蒂
- 可能栓塞并导致卒中

病理学表现

基本表现
- 病因
  - 细胞来源不明
    - 可能源自原始间充质细胞
- 遗传学
  - 约 90% 为散发
  - Carney 综合征
    - 心脏及皮肤黏液瘤，皮肤色素沉着（皮癣）和内分泌亢进
    - <10% 的心房黏液瘤与 Carney 综合征相关
- 相关的异常表现
  - 肿瘤栓塞引起的颅内动脉瘤
  - 外周栓塞引起的缺血性改变
  - 由于右心黏液瘤瘤栓引起的肺栓塞

大体病理和手术所见
- 软的胶状或易碎的块状肿瘤
- 出血、血栓和血色素沉积（见于 80% 的病例）
- 钙化常见于右心的黏液瘤（出现率 50%）

镜下所见
- 最常见的表现：黏液瘤基质可见黏液瘤细胞形成环和合胞链
- 可能含有造血、腺体、间充质和内分泌细胞成分
  - 胸腺组织成分罕见

临床要点

临床表现
- 最常见的症状 / 体征
  - 瓣膜阻塞的症状（40%）
    - 左心房：端坐呼吸，呼吸困难
    - 右心房：右心衰症状（外周水肿、肝淤血、腹水）
  - 全身症状（30%）
    - 烦躁、体重下降、发热
    - 可能与感染性心内膜炎类似
  - 心律失常或其他心电图改变
  - 外周栓塞
    - 分布取决于肿瘤的位置
    - 左心房：体循环至脑（梗死）、末梢
  - 可能伴心脏听诊异常
    - 与二尖瓣疾病类似
    - 约 15% 出现肿瘤扑落音
  - 无症状（20%）
- 其他症状 / 体征
  - 约 70% 表达白介素 -6（interleukin-6，IL-6）
    - 可能导致与结缔组织病类似的症状
  - 红细胞沉降率增高
  - 可能伴心电图异常
    - 左房肥厚的典型心电图表现
    - 心律失常罕见
    - 一过性心脏传导阻滞

人口统计学表现
- 年龄
  - 发病的平均年龄：50 岁
  - 年龄范围：1 个月至 82 岁
  - 儿童中相对少见
- 性别
  - 约 60% 的患者是女性

自然病史和预后
- 生长极慢，3 年生存率 >>95%
- 可能导致感染；发热、体重下降、感染性栓塞

治疗
- 手术切除，传统术式通过胸骨切开入路
  - 5% 的病例复发
- 新的微创手术技术存在应用前景

诊断要点

考虑的诊断
- 在边界清晰的非侵袭性心房占位的患者中需考虑心脏黏液瘤

影像解读要点
- 横断位图像上显示心脏黏液瘤与房间隔通过蒂状结构相连是确诊证据

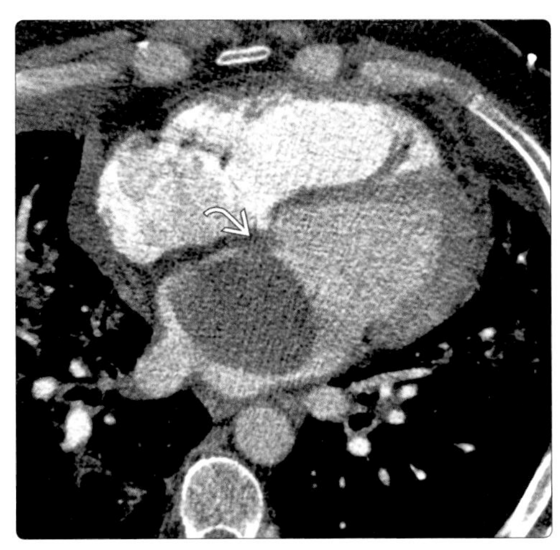

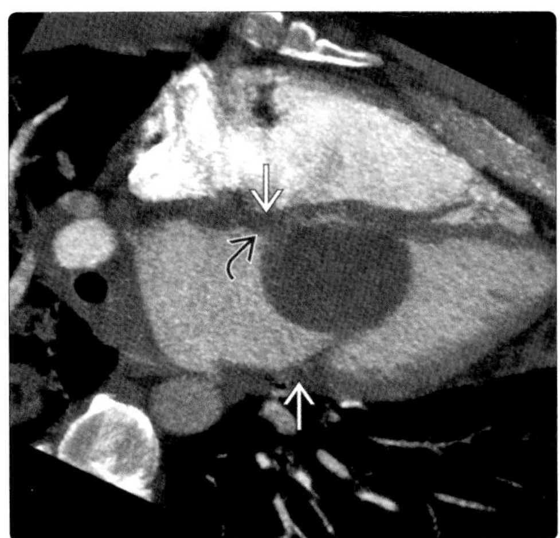

（左图）收缩期的冠状动脉CTA四腔心层面显示一个边缘清晰的圆形左心房黏液瘤，有一个小蒂将其连接到房间隔➡。注意由于心电图管电流调制导致的高水平图像噪声。

（右图）同一患者在舒张期的冠状动脉CTA四腔心层面显示出更高的信噪比，黏液瘤通过二尖瓣环脱垂➡，有一蒂将肿瘤连接到房间隔⇨。

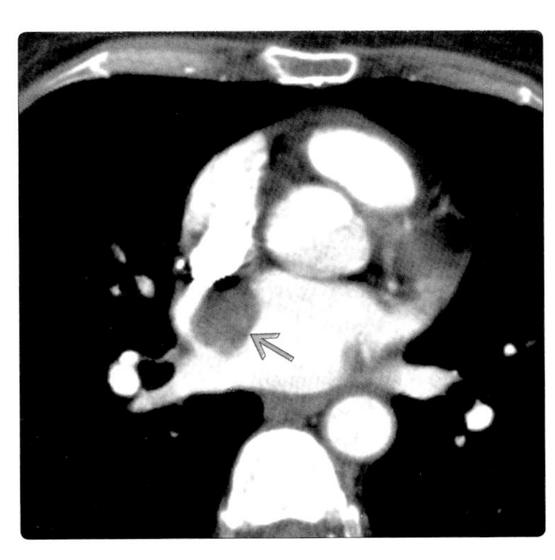

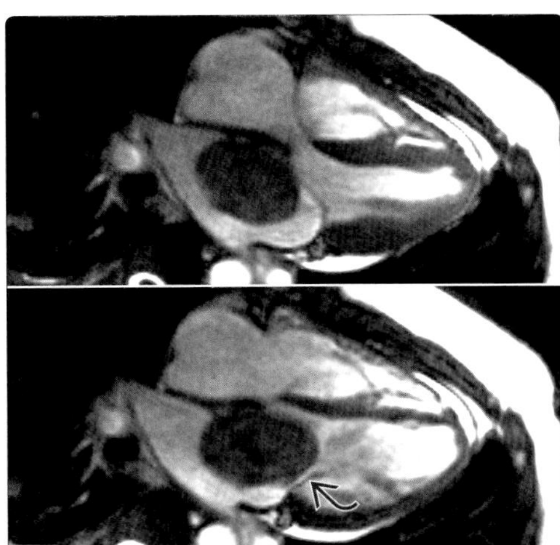

（左图）一名60岁女性的横断位增强CT，显示左心房靠近房间隔处有一个低密度的占位，与黏液瘤的典型影像学表现一致。

（右图）收缩期（上）和舒张期（下）的SSFP电影序列四腔心层面图像示一个巨大的左心房黏液瘤附着在房间隔上。黏液瘤在舒张期通过二尖瓣脱垂➡是该疾病的一个特征。

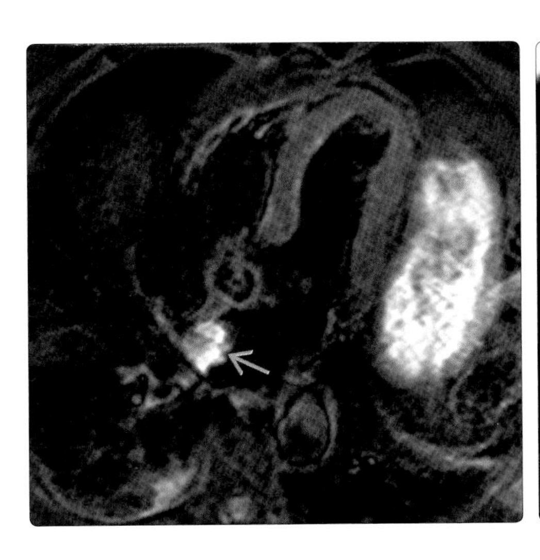

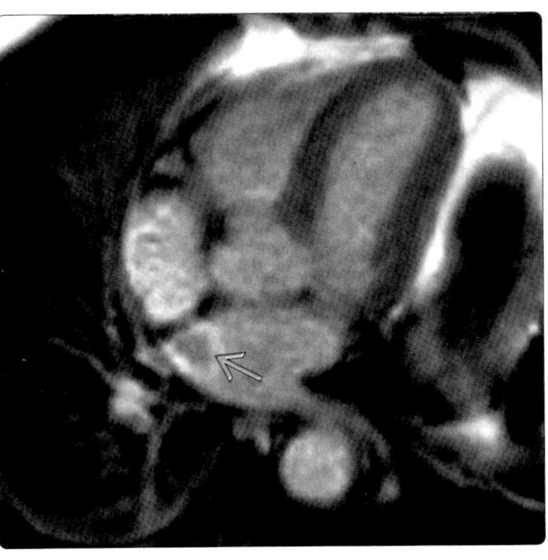

（左图）双反转恢复的T_2加权STIR序列的四腔心层面示左心房黏液瘤自身的T_2高信号→，该病变附着于房间隔，具有特征性。

（右图）同一患者在600毫秒反转时间拍摄的反转恢复序列横断位图像示左心房黏液瘤的中等信号强度→。血栓的信号随反转恢复时间延长降低，导致渐进性的低信号。排除血栓是MR评估心内肿块的首要步骤。

心脏肉瘤

关键要点

术语

- 最常见的原发心脏恶性肿瘤
- 局限于心脏及心包

影像学表现

- 最佳诊断思路
  - 累及心肌壁和（或）心腔的占位
- 平片
  - 正常或心脏扩大
- 增强 CT
  - 累及心肌壁和（或）心腔的孤立性占位
  - 侵袭 / 浸润：心包、心肌、纵隔
  - 肺转移瘤
- MR
  - T_1：不均匀信号；坏死和出血
  - T_2：不均匀高信号
  - T_1 增强：不均匀强化

主要鉴别诊断

- 心脏转移瘤
- 淋巴瘤
- 心脏黏液瘤
- 血栓

病理学表现

- 最常见的病理类型：血管肉瘤（37%）
- 发现时，66%~89% 的患者出现转移

临床要点

- 呼吸困难是最常见的症状
- 预后差
  - 平均生存期：3 个月至 4 年
  - 1 年内发生复发或转移
- 治疗
  - 手术：姑息性，可能可以延长生存期
  - 姑息性放疗和化疗

（左图）示心脏肉瘤的形态学特征，这是一种浸润性和局部侵袭性的心脏肿瘤→，通常影响心房，也可以累及心壁和（或）心室。

（右图）一名因胸痛而就诊的患者的横断位增强 CT 显示了一个黏液性心脏肉瘤，表现为分叶状低密度肿块，累及左心房→和二尖瓣→，并延伸到左心室→。这是心脏肉瘤最常见的影像表现之一。

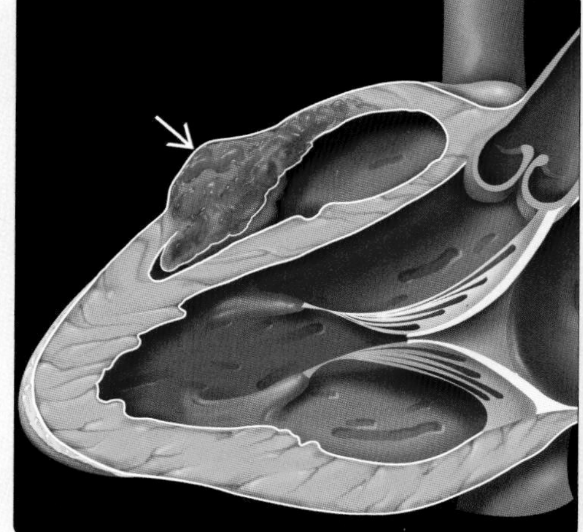

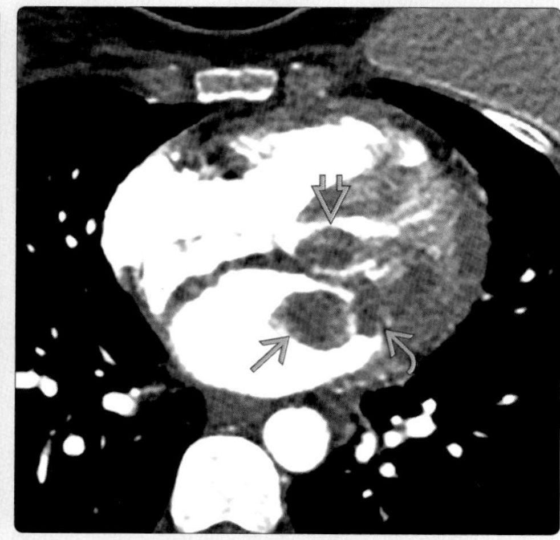

（左图）一名血管肉瘤患者的横断位增强 CT 显示了一个大的、浸润性的软组织肿块→，累及右心及其邻近组织，并包裹了部分大血管。血管肉瘤通常起源于右心。

（右图）一个滑膜肉瘤患者的横断位融合 FDG PET/CT 显示，一个位于左心房顶部的巨大的 FDG 高摄取肿块→。滑膜肉瘤最常累及右心，但也可能累及左心和心包。

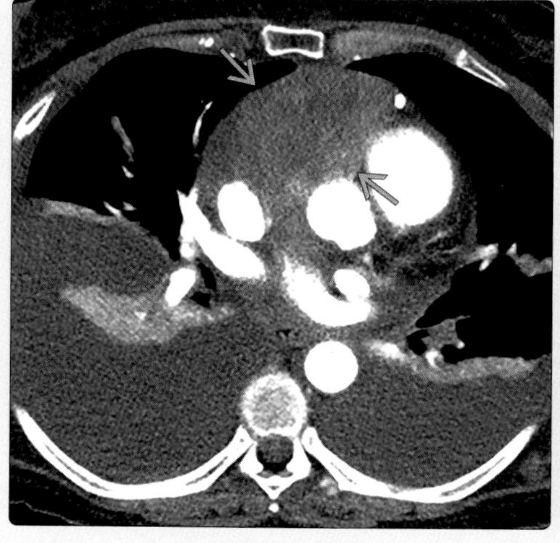

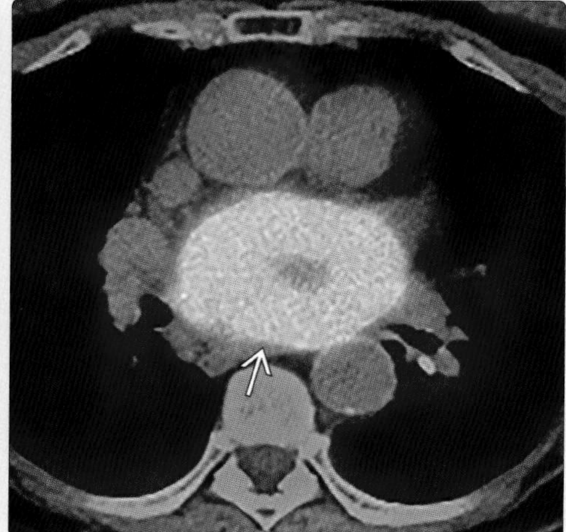

术语

定义

- 最常见的原发心脏恶性肿瘤
- 局限于心脏及心包

影像学表现

基本表现

- 最佳的诊断证据
  - 累及心脏壁和（或）心腔的占位
- 部位
  - 血管肉瘤：右心房 > 左心房
    - 累及心室及室间隔十分少见
  - 其他肉瘤：左心房 > 右心房

X 线表现

- 平片
  - 胸片可能是正常的
  - 心脏增大是最常见的异常表现
  - 心包积液
  - 占位
  - 实变
  - 肺水肿
  - 肺转移瘤

CT 表现

- 增强 CT
  - 孤立性累及心肌壁和心腔的低密度占位
    - 血管肉瘤是高度血管性的
    - 原发性骨肉瘤可能发生钙化
  - 弥漫浸润性心脏占位
  - 心包受累
    - 心包增厚及结节
    - 破坏正常心包
    - 心包积液，可能是血性积液
  - 心肌受累
    - 在原发性骨肉瘤中，可侵袭室间隔
  - 纵隔受累
  - 肺静脉受累
  - 肺转移瘤
- 心脏门控 CTA
  - 心脏瓣膜受累

MR 表现

- T_1WI
  - 不均匀信号
    - 低信号：坏死
    - 中等信号：肿瘤组织
    - 高信号：出血
- T_2WI
  - 不均匀高信号
- T_1WI 增强序列
  - 不均匀强化
    - 典型特征是边缘强化及中心坏死
  - 日光征：沿血管间隙的线样强化

推荐的影像学检查方法

- 最佳影像检查方法
  - 心脏门控 MR

鉴别诊断

心脏转移瘤

- 较原发性肉瘤常见 20~40 倍
- 肺癌、乳腺癌和食管癌，黑色素瘤

淋巴瘤

- 在免疫抑制患者中更常见
- 右心受累较左心常见

心脏黏液瘤

- 管腔内病变，无壁受累

血栓

- 肿瘤更有可能出现强化
- 急性血栓也可以有强化

病理学表现

分期、分级和分类

- 在发现时，66%~89% 的患者出现转移
  - 肺 > 淋巴结、骨、肝脏

大体病理和手术所见

- 侵袭性占位或弥漫浸润

镜下所见

- 最常见的病理类型：血管肉瘤（37%）

临床要点

临床表现

- 最常见的症状 / 体征
  - 呼吸困难
- 其他症状 / 体征
  - 胸痛、心律失常、心包填塞及猝死

自然病史和预后

- 预后差；平均生存期：3 个月至 4 年
- 提示更好的预后
  - 左心房受累
  - 确诊时无转移瘤
- 1 年内出现复发或转移

治疗

- 手术切除，传统术式通过胸骨切开入路
  - 手术：姑息性，可能可以延长生存期
  - 姑息性放疗和化疗

诊断要点

考虑的诊断

- 表现为累及心肌壁和心腔的局限性占位的患者需考虑原发心脏肉瘤

肺动脉肉瘤

关键要点

术语
- 肺动脉（pulmonary artery, PA）
- 最常见的原发肺动脉恶性肿瘤

影像学表现
- 最佳诊断思路
  - 抗凝治疗无效的 PA 内大的充盈缺损
- 平片
  - 在病变局限于管腔内且无 PA 扩张时平片可正常
  - PA 扩张：肺门占位
  - 可能出现末端缺血、肺梗死及向腔外生长的征象
- 增强 CT
  - PA 内充盈缺损，可能有强化
- MR：鉴别肿瘤和血栓
  - 肿瘤更有可能出现强化
  - 急性血栓和瘤栓可能有强化
  - MR 电影序列评估肺动脉瓣
- FDG PET/CT：肿瘤内可见 FDG 摄取

主要鉴别诊断
- 肺栓塞
- 转移性疾病

病理学表现
- 平滑肌肉瘤是最常见的病理类型

临床要点
- 症状：呼吸困难、胸痛、咯血
- 起病的中位年龄：50 岁
- 预后差，平均生存期：12 个月
- 治疗
  - 肿瘤切除
  - 放化疗
  - 姑息性支架置入

诊断要点
- 对抗凝治疗无效的 PA 内大的充盈缺损的患者，考虑肺动脉肉瘤

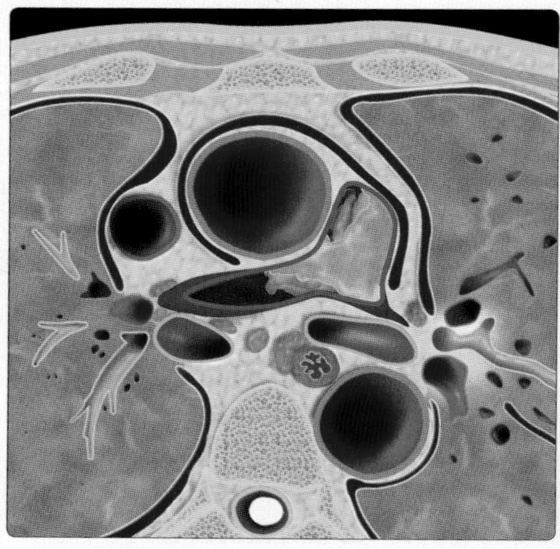

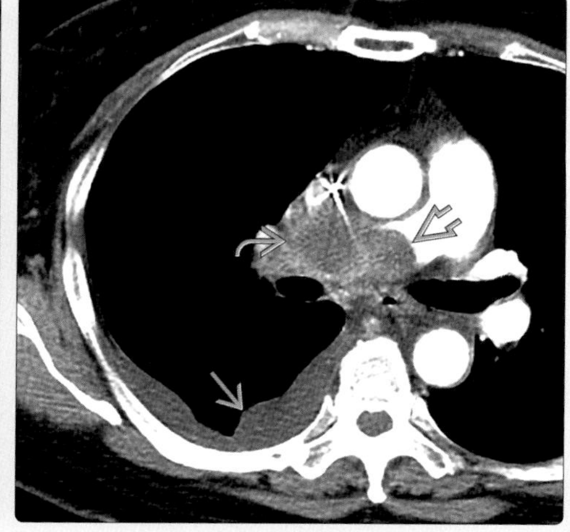

（左图）图示肺动脉肉瘤的形态学特征。软组织肿块充满了肺动脉干管腔，并延伸至右肺动脉近端。

（右图）一名因胸痛就诊的患者的横断位增强 CT 显示，右肺动脉内有一个不均匀肿块⇨，代表肺动脉肉瘤。注意病变侵袭邻近的纵隔↷和继发于肿瘤转移的少量右侧胸腔积液➙。

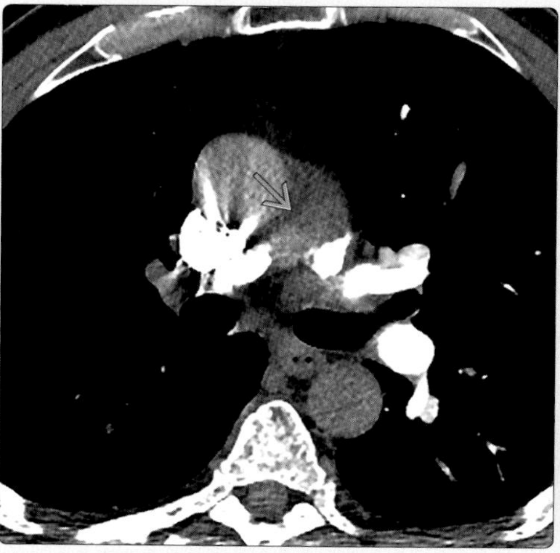

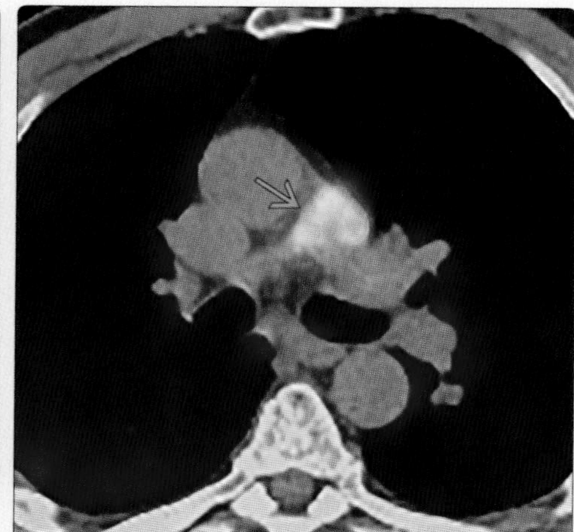

（左图）横断位 CTPA 示肺动脉干软组织肿块➙，延伸到右肺动脉近端。活检提示肺动脉肉瘤，其在 CT 上通常表现为占据整个血管腔的充盈缺损。也可能出现强化、向管腔外生长和肺动脉扩张。

（右图）同一患者的融合横断位 FDG PET/CT 显示肿瘤内有明显的 FDG 摄取➙。

肺动脉肉瘤

术语

缩写
- 肺动脉（pulmonary artery, PA）

定义
- 最常见的原发肺动脉恶性肿瘤

影像学表现

基本表现
- 最佳诊断思路
  - PA 内大的充盈缺损
  - 抗凝治疗无效
- 部位
  - 肺动脉干 > 周围肺动脉

X 线表现
- 管腔内 PA 肉瘤
  - 若无 PA 扩张，常为正常胸片
  - 若肺门扩张，表现为肺门占位
- 远端肺缺血
  - 透明肺
- 周围、基底段胸膜下实变；肺梗死
- 占位向 PA 管腔外生长
  - 大的中心型占位，与肺癌类似
- 多中心结节；转移瘤

CT 表现
- 增强 CT
  - PA 内的充盈缺损
    - 常常占据整个管腔
    - PA 扩张 ± 向管腔外生长
    - 可能有强化
  - 曾报道过马赛克样肺灌注 / 密度
  - 肺转移瘤

MR 表现
- 可能有助于鉴别肿瘤及血栓
  - 肿瘤更有可能出现强化
  - 急性血栓及瘤栓也可以有强化
- MR 电影序列评估肺动脉瓣

血管造影表现
- PA 中的息肉样充盈缺损
- 肿瘤和血栓可能无法区分
  - 病变随心动周期移动提示恶性肿瘤

超声心动图表现
- 肿瘤的形态学特征
- 识别肺动脉瓣受累

核医学表现
- PET/CT
  - 肿瘤内 FDG 摄取

推荐的影像学检查方法
- 最佳影像检查方法
  - CTA 用于识别 PA 内的充盈缺损
  - 增强 MR；鉴别肿瘤和血栓

鉴别诊断

肺栓塞
- 不占据整个管腔直径
- PA 扩张不常见
- 增强 CT 上无强化
- 在 MR 上相较于肿瘤更少表现出强化
  - 急性血栓及瘤栓也可以有强化

转移瘤
- 较原发恶性肿瘤更常见
- 肾细胞癌和乳腺癌、黑色素瘤

病理学表现

基本表现
- 病因
  - 大多数病例中病因不明
  - 既往纵隔放射线照射史

大体病理和手术所见
- 与 PA 粘连的肿瘤

镜下所见
- 平滑肌肉瘤是最常见的病理类型
- 未分化的肿瘤
- 恶性纤维组织细胞瘤

临床要点

临床表现
- 最常见的症状 / 体征
  - 与肺栓塞类似
    - 呼吸困难、胸痛、咯血
  - 上腔静脉综合征
    - 浅静脉扩张、水肿、头痛、颈部肿胀
  - 肺静脉受累：左心衰竭

人口统计学表现
- 年龄
  - 中位年龄：50 岁

自然病史和预后
- 预后差；平均生存期：12 个月

治疗
- 肿瘤切除
  - 血管壁重建或人工血管
  - 近端病变可能需要肺切除
- 化疗 ± 放疗
- 姑息性血管支架置入

诊断要点

考虑的诊断
- 对抗凝治疗无效的 PA 内大的充盈缺损的患者，需考虑肺动脉肉瘤

主动脉肉瘤

关键要点

术语

- 原发主动脉恶性肿瘤（primary malignant tumors of aorta, PMTA）
- 非常罕见，起自主动脉壁或内膜的高度侵袭性的肉瘤，预后差

影像学表现

- 平片
  - 纵隔分叶状影
  - 主动脉增宽
- CT
  - 息肉状、有强化的软组织占位，起自主动脉壁，位于主动脉内或沿着主动脉和（或）包绕主动脉生长
  - 主动脉瘤，主动脉壁因浸润性占位和血流紊乱而变得薄弱
  - 主动脉管腔闭塞，由于腔内或腔外占位导致
  - 主动脉分支被血栓或瘤栓闭塞
- MR
  - 有强化，与附壁斑块鉴别

主要鉴别诊断

- 主动脉瘤
- 严重的动脉粥样硬化或溃疡斑块

病理学表现

- 内膜：血管肉瘤，内膜肉瘤
- 管壁：平滑肌肉瘤，纤维肉瘤

临床要点

- 进行性加重的疼痛；血栓
- 可能与主动脉瘤类似，伴或不伴破裂
- 治疗：整体切除、放化疗、血管内支架置入

诊断要点

- 对有强化的主动脉周围或主动脉内的软组织密度肿块却不伴动脉粥样硬化的患者，考虑 PMTA
- 在 PMTA 患者中，需除外肿瘤转移至骨、肺、肝脏、皮肤或肾脏

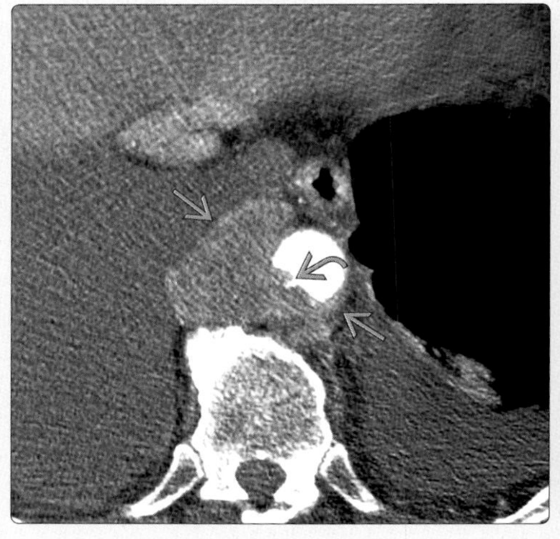

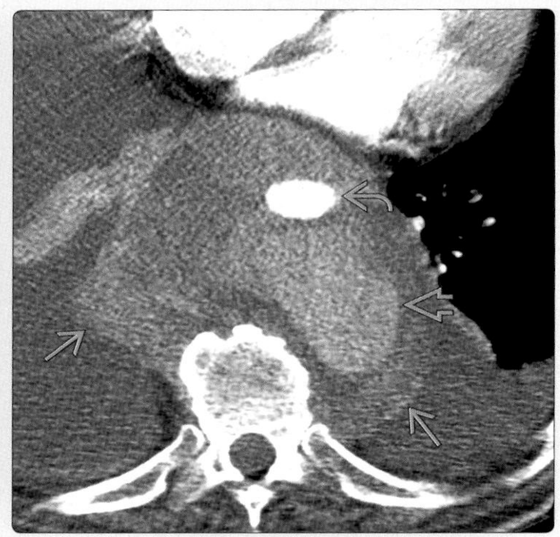

（左图）横断位 CTA 显示主动脉周围强化的占位→，主动脉管腔表面不规则伴局灶性溃疡↪及双侧胸腔积液。主动脉肉瘤可能位于腔内或主动脉周围，没有内膜钙化，因而可与动脉粥样硬化鉴别。

（右图）同一患者的横断位 CTA 显示，由于主动脉周围占位→的压迫，胸主动脉前移、狭窄↪。注意瘤内高密度的血栓⇒。

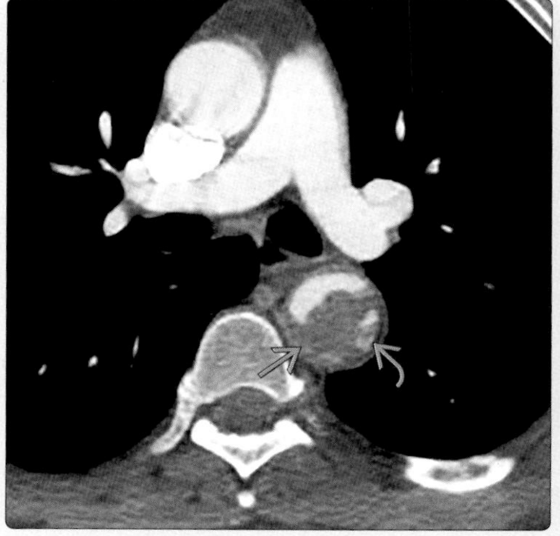

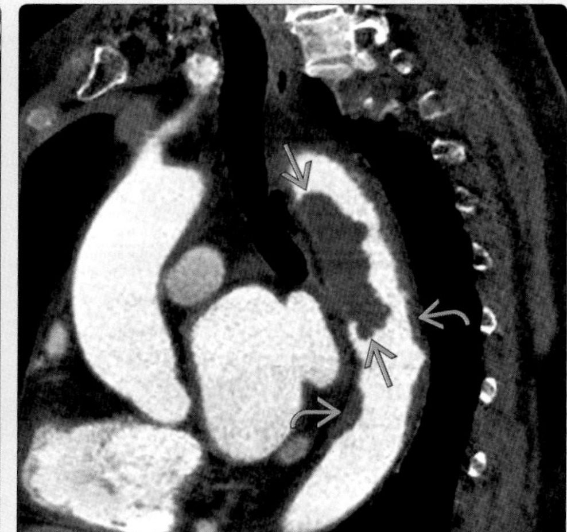

（左图）横断位 CTA 示胸降主动脉内的分叶状软组织占位→，内部有强化成分↪。强化是主动脉肉瘤的一个重要表现，有助于将其与血栓区分开来。

（右图）同一患者的斜矢状位 CTA 显示腔内主动脉肉瘤的纵向范围→。肿瘤还沿主动脉壁向下生长↪。血栓和瘤栓可能导致周围症状和终末脏器梗死。

主动脉肉瘤

术语

同义词

- 原发主动脉恶性肿瘤（primary malignant tumors of aorta, PMTA）

定义

- 非常罕见，起自主动脉壁或内膜的高度侵袭性的肉瘤，预后差

影像学表现

基本表现

- 最佳诊断思路
    - 起自主动脉壁的肿块，伴强化
        - 可能完全在主动脉腔内或包绕主动脉
- 部位
    - 胸降主动脉 > 腹主动脉 > 胸腹主动脉 > 主动脉弓

X 线表现

- 纵隔轮廓影异常
- 主动脉增宽

CT 表现

- 平扫 CT
    - 平扫 CT 上的高密度区域提示血栓
- 增强 CT
    - 息肉状、强化的软组织占位，起自主动脉壁，位于主动脉内或沿着主动脉和（或）包绕主动脉生长
    - 主动脉瘤，主动脉壁因浸润性占位和血流紊乱而变得薄弱
        - 出现管腔外对比剂外溢，提示动脉瘤破裂
        - 主动脉周围软组织占位增大；可能与动脉瘤增大类似
    - 主动脉管腔闭塞，由于腔内或腔外占位导致
    - 相关的血栓可能很难与占位区分
    - 主动脉分支被血栓或瘤栓栓塞
        - 肾梗死或脾梗死
    - 肝脏、肺、骨、脑、皮肤转移

MR 表现

- 管腔内或主动脉周围的软组织占位
- 相较于 CT，在 MR 上更易观察到强化
- 占位强化可与主动脉附壁斑块或血栓鉴别，因为后两者更常见、无强化

推荐的影像学检查方法

- 最佳影像检查方法
    - MRA
        - 在区分肿瘤与主动脉壁斑块或血栓方面优于 CT

核医学表现

- PET
    - 主动脉壁内或周围局限性高代谢区域
    - 分期；发现预期外的转移瘤

鉴别诊断

严重的动脉粥样硬化伴斑块或血栓

- 对不伴动脉粥样硬化钙化的患者，考虑 PMTA

主动脉瘤

- 对于主动脉瘤旁有强化的软组织占位或支架植入后动脉瘤进行性 / 快速增大的情况，需考虑 PMTA
- 当有转移瘤证据的时候，考虑 PMTA

病理学表现

分期、分级及分类

- 内膜起源（最常见）：血管肉瘤（来源于内皮细胞）、内膜肉瘤 / 恶性纤维组织细胞瘤（未分化的高级别肿瘤）
- 管壁起源：平滑肌肉瘤、纤维肉瘤
- 准确的病理诊断需要免疫组化染色

临床要点

临床表现

- 最常见的症状 / 体征
    - 进行性加重的胸 / 腹痛
    - 血栓事件（下肢、腹部）
- 其他症状 / 体征
    - 主动脉瘤 ± 破裂，跛行
- 临床要点
    - 在小部分病例中，主动脉植入物可能是诱发因素

人口统计学表现

- 年龄
    - 平均年龄：60 岁
- 性别
    - 男性 > 女性
- 文献报道少于 200 例

自然病史和预后

- 中位生存期：11 个月
- 主要的预后因素：远处转移，血栓
- 主动脉弓肿瘤与脑转移相关

治疗

- 一线疗法：整体切除及植入物替代，化疗和放疗
- 其他疗法
    - 动脉内膜切除术或血管搭桥术
    - 化疗、放疗
    - 姑息性血管内支架置入

诊断要点

考虑的诊断

- 对有强化的主动脉周围或主动脉内的软组织密度肿块却无动脉粥样硬化证据的患者，考虑 PMTA

影像解读要点

- 在 PMTA 患者中，需除外肿瘤转移至骨、肺、肝脏、皮肤或肾脏

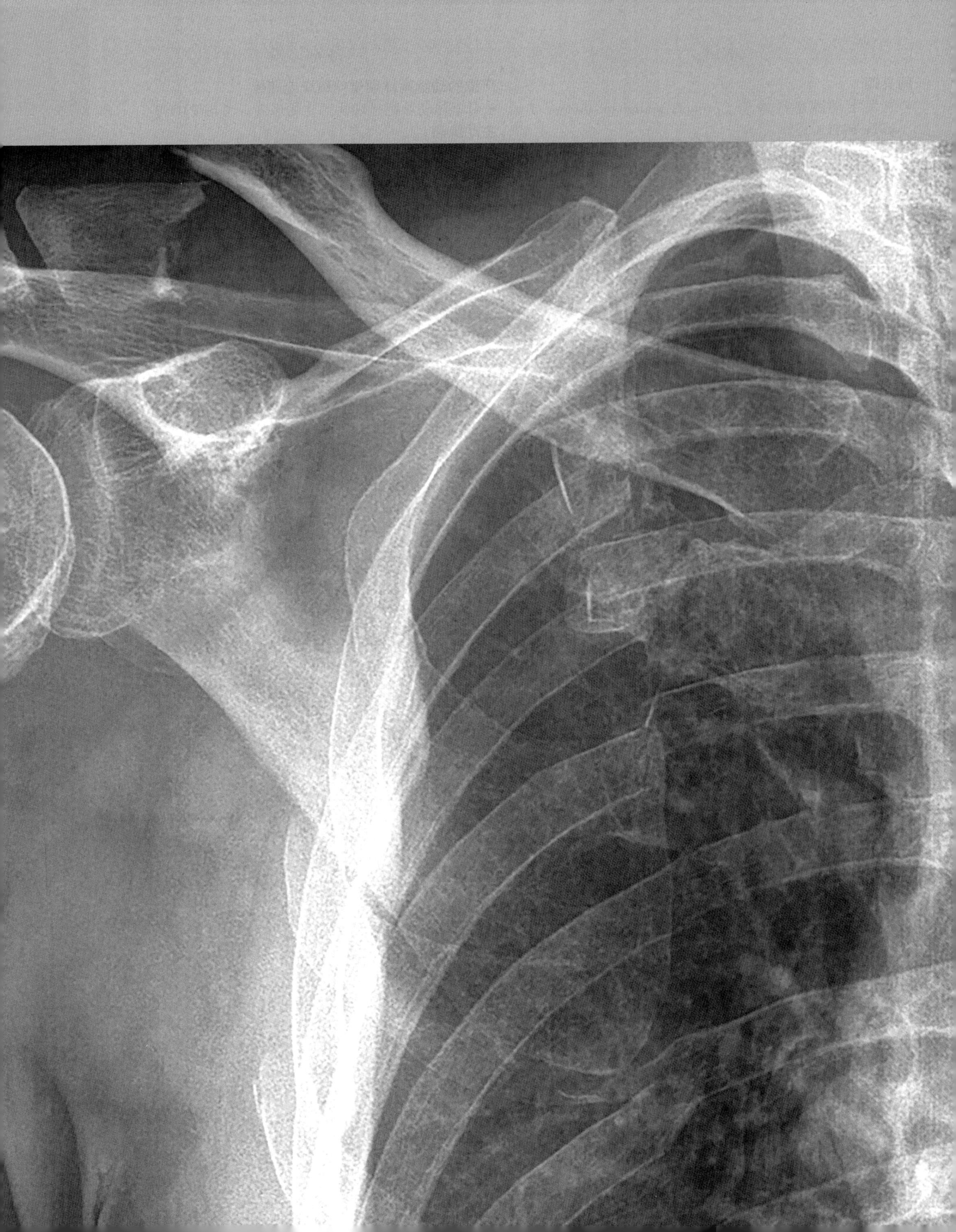

第十部分

外　伤

绪论

在美国，意外事故在最常见的死亡原因中排第三位，仅次于心脏病和恶性肿瘤。车祸（motor vehicle collision, MVC）是急诊患者意外事故的常见原因，也是全球发病率和死亡率的主要原因。其中胸部损伤很常见，可能是钝性损伤或穿透性损伤。钝性损伤是由撞击或剪切力引起的，包括减速伤，如在车祸中或从高处坠落时造成的伤害。

穿透性损伤发生在身体被物体刺穿时，包括低速和高速两种类型。低速穿透创伤如刀伤，受伤的器官位于穿透物体的路径上。枪伤是一种高速穿透伤，子弹通过压力波损伤周围的组织和血管结构，使其从正常的解剖位置被迫移位。由于危及生命的损伤可能同时影响多个器官系统，因此对创伤患者的评估需要对头部、颈部、胸部、腹部和四肢进行快速综合评估，以确定最严重的损伤，对患者进行适当的分类，并开始治疗。

创伤患者的初步影像学评估通常包括仰卧位便携式胸片。但是覆盖的物品经常导致伪影，包括监测和支持设备、患者衣服的金属部分、创伤急救板的不透光组件，有时还有异物。便携式胸片可迅速提供有关胸部区域和器官完整性的信息，包括骨折、气胸、胸腔积液、肺挫伤和（或）撕裂伤、创伤性血管损伤所致的纵隔增宽、气道/食管损伤所致的纵隔气肿和创伤性横膈膜破裂。平片还可对所需的生命支持措施进行快速评估，对金属异物进行适当识别和定位。

多层螺旋 CT（MDCT）和 CT 血管造影（CTA）已经彻底改变了创伤患者的评估和管理，常规应用于危及生命疾病的早期诊断，并对血管内介入手术和手术治疗的规划有价值。据报道，与平片相比，CT 可以对胸壁、胸膜、肺、纵隔、气道和膈膜直接显示，可发现影响患者治疗的多达 30% 额外未知损伤。

急诊科越来越多地采用超声来及时诊断胸部积血。同时超声心动图可用于评估心包。胸部超声可用于胸膜的紧急评估，以排除血胸和气胸。经食管超声也可用于评估心脏和主动脉损伤。

随着多层螺旋 CT 的出现，血管造影在评估创伤性血管损伤中的应用已经减少。然而，血管造影一直被用于指导血管内支架的放置和栓塞治疗以控制出血。MR 成像不用于常规评估急性创伤患者，但有助于评估血流动力学稳定有静脉对比剂禁忌证的患者。

胸部系统性评估

高度怀疑胸部创伤患者，应用平片和 CT 可对创伤和胸部所有解剖区域进行系统评估，以全面评估患者的损伤，但有时严重的损伤可导致运动伪影，肺吸气不足，从而影响评估效果。

胸壁：软组织气肿提示有肺和（或）胃肠道穿透性损伤可能性。肋骨骨折碎片可能刺穿肺组织导致气胸。第一和第二肋骨损伤增加了血管损伤的风险。下位肋骨骨折常伴有腹部脏器损伤。连枷胸是指 5 根连续肋骨骨折或 3 根连续节段肋骨骨折。胸骨和脊柱骨折以及胸锁关节脱位一般为较严重的创伤所致，并可能伴发危及生命的血管损伤。

胸膜：气胸可在仰卧位平片上表现为深沟征。张力性气胸是一种临床诊断，可对纵隔结构产生占位效应。创伤性胸腔积液常表现为血胸，如果胸腔积液量过大，可能会影响全身血流动力学，需要手术对损伤血管进行修复或栓塞。

肺和气道：创伤患者可能表现为肺挫伤或撕裂伤，但也可能发生由黏液栓或吸入异物引起的误吸、感染和肺不张。气道损伤是少见的，但难治性气胸或纵隔气肿患者应怀疑气道损伤。肺坠落征在支气管破裂中是一种特异但不常见的影像学表现。虽然胸部 CT 可以确定气道损伤的部位，但支气管镜检查是明确诊断的首选。

纵隔：纵隔增宽和平片上正常标志的消失一般提示为创伤性血管损伤。CTA 可直接显示外伤性主动脉损伤，具有较高的敏感性和特异性。心包积血在平片上表现为心脏轮廓增大，超声心动图或CT很容易证实。纵隔气肿通常继发于肺泡破裂，但也可能提示外伤性气道损伤。

横膈膜：创伤性横膈膜破裂通常发生在后方。左侧撕裂更为常见，但右侧损伤可能很容易被忽视。如果平片上横膈抬高或边界不清，腹部器官疝入胸腔，应进一步进行 CT 评估，以便早期诊断。

肺、胸膜和胸壁创伤平片

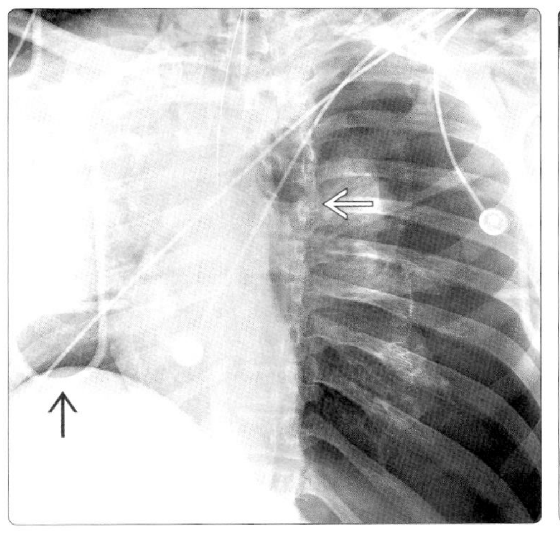

支撑装置的平片

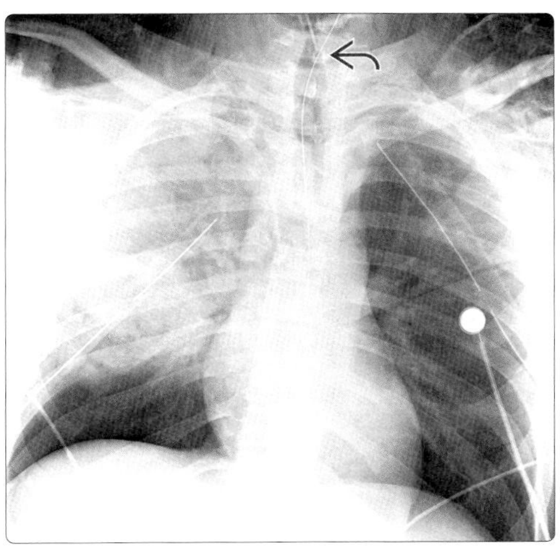

（左图）从 12 米高处坠落的患者的移动 DR 显示了上方的监测设备和创伤固定板→，诊断为左侧张力性气胸，右肺挫伤和外伤性胸椎骨折脱位→。

（右图）同一患者气管插管术后的胸片显示左侧气胸减少，左肺复张，右肺挫伤，气管插管位置不正确↷，位于声门下气管。

创伤性胸壁损伤的 CT 表现

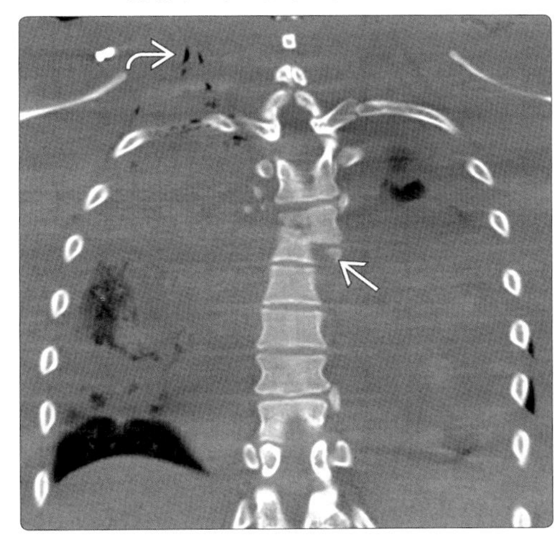

肺挫伤及损伤的 CT 表现

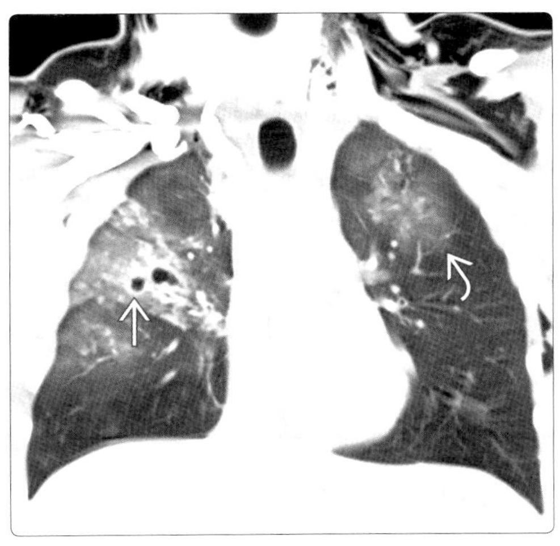

（左图）同一患者的冠状位增强 CT 显示由于胸椎队列而致的严重椎体骨折脱位→和右侧锁骨上区皮下气肿↷。

（右图）同一患者的增强 CT 排除了创伤性血管损伤，但显示双侧肺挫伤↷，具有肺撕裂伤的特征→。创伤患者的多层螺旋 CT 可以显示被忽视的重大损伤，占比高达 30%。

外伤性主动脉损伤平片

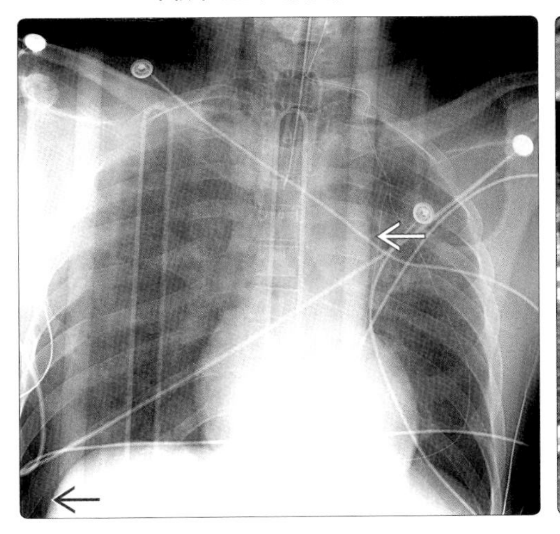

外伤性主动脉损伤的 CT 表现

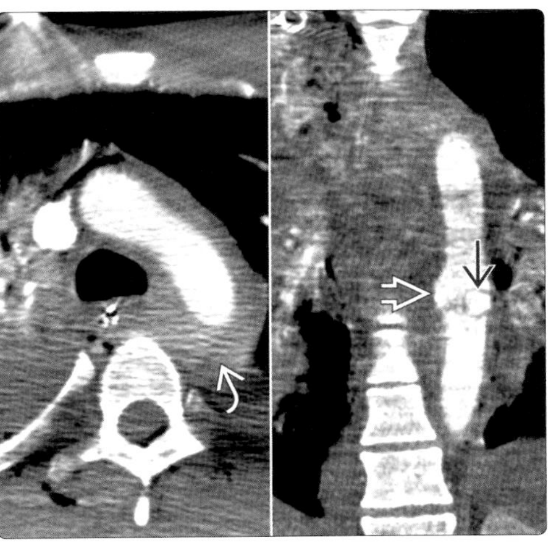

（左图）车祸伤患者的前后位胸片显示有创伤固定板伪影，影响图像质量，但可以识别右侧肺底气胸→和左侧上纵隔轮廓异常→，与创伤性血管损伤有关。

（右图）同一患者横断位增强 CT（左）和冠状位增强 CT（右）的图像显示纵隔血肿↷，位于主动脉弓及创伤性损伤周围⇒特征性内膜片内移提示降主动脉损伤→。

气管支气管裂伤

关键要点

术语

- 钝性或穿透性损伤后气管或支气管的创伤性断裂

影像学表现

- 平片
  - 气胸、纵隔气肿、皮下气体
  - 高达 80% 的患者有第一肋骨骨折
  - 肺坠落征
  - 气管插管（ETT）袖带扩张超出预期的气管壁位置；ETT 袖带从气管移出至颈部或纵隔
- CT
  - 大多数情况下可直接识别损伤部位
  - 慢性气道损伤
    - 气道狭窄 ± 肺不张
  - 其他损伤的最佳评估方式

主要鉴别诊断

- 纵隔气肿
- 气胸
- 食管破裂
- 食管插管

临床要点

- 最常见的症状 / 体征
  - 呼吸困难
  - 胸腔引流管仍持续漏气
  - 大量皮下气体
- 30% 的受感染患者死亡；50% 的死亡发生在创伤后 1 小时内
  - 延迟诊断常见：70% 在前 24 小时内未被识别，40% 延迟 >1 个月
  - 气道狭窄、肺不张、纵隔炎、败血症
- 经支气管镜确诊
- 治疗：立即手术修复

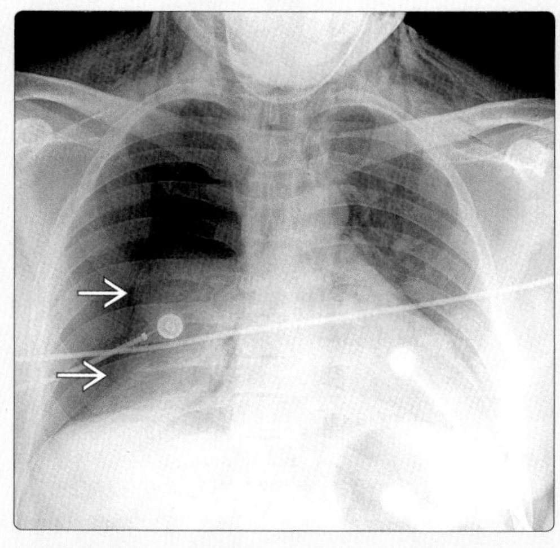

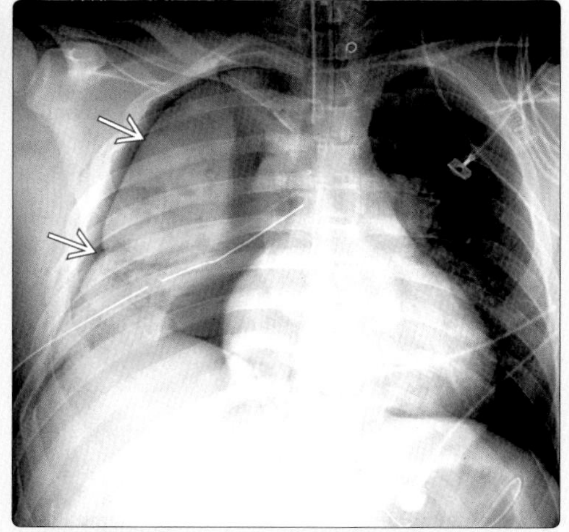

（左图）颈部刺伤后气管撕裂伤患者的 AP 胸片显示纵隔气肿，广泛的皮下气体，右侧大面积气胸，及右肺不张➡伴向下移位（肺坠落征）。

（右图）一名胸部外伤后气管支气管损伤患者的 AP 胸片显示右肺大面积气胸及右肺不张➡，右肺从纵隔“分离”，继发于右主干支气管撕裂伤。

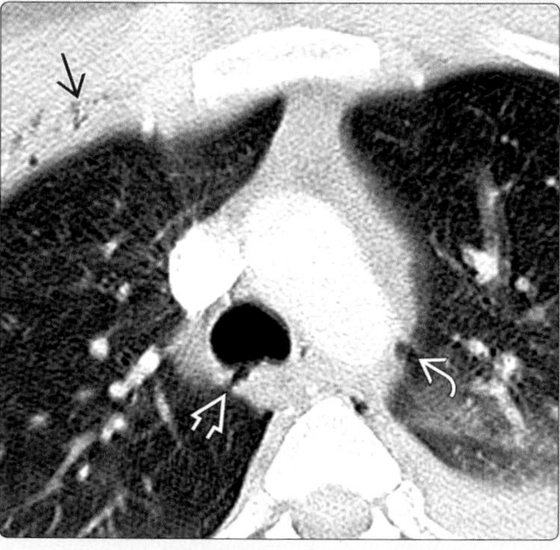

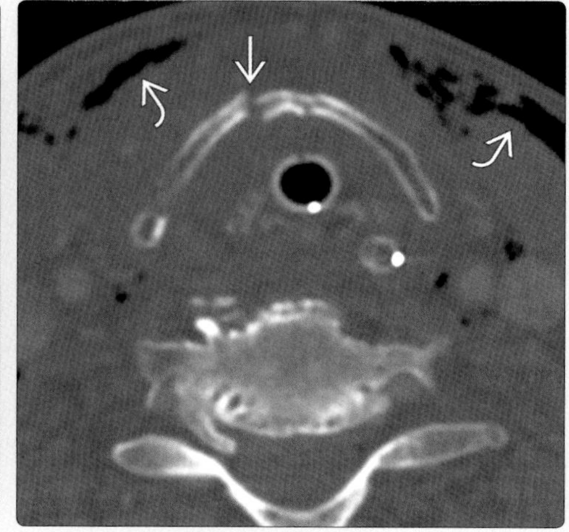

（左图）一名 50 岁女性发生车祸，在横断位增强 CT 线上显示近隆突的气管后部撕裂伤➡，纵隔气肿↪，皮下积气⇨。气管损伤通常发生在气管膜部和气管软骨的交界处。

（右图）同一患者横断位增强 CT（骨窗）显示甲状软骨粉碎性骨折➡，皮下气体影↪，积气沿颈部及颈动脉和颈静脉周围分布。

气管支气管裂伤

术语

缩写
- 支气管断裂

定义
- 钝性或穿透性损伤后气管或支气管的创伤性断裂

影像

基本表现
- 最佳诊断思路
  - 气胸和（或）纵隔气肿；放置胸腔引流管后仍持续或进展
- 部位
  - 多发生在气管隆突 2.5 cm 范围内，该部位气管固定，易发生剪切损伤
- 大小
  - 范围：部分撕裂至完全撕裂

X 线表现
- 平片
  - 损伤部位很少能直接显示
  - 皮下气体；通常是大规模的，渐进的
  - 纵隔气肿；大而渐进
  - 气胸，常伴有张力；放置引流管后可能无法解决
  - 高达 80% 的患者有第一肋骨骨折
  - 肺坠落征
    - 肺从肺门脱落至重力依赖位置；因为患者很少以直立姿势成像，所以出现概率小
  - 气管插管（ETT）
    - 袖带扩张超出预期的气管壁位置或袖带移位出气管进入颈部或纵隔

CT 表现
- 增强 CT
  - 在大多数情况下可直接识别损伤部位
  - 慢性气道损伤 ± 相关肺叶塌陷
  - CT 肺坠落征：肺“落”向后方或下方胸腔
- CTA
  - 评估相关危及生命的损伤，特别是外伤性主动脉损伤

推荐的影像学检查方法
- 最佳影像学检查方法
  - CT 是鉴别气道损伤部位和发现额外损伤的最佳方式
- 推荐的检查序列与参数
  - 创伤患者的增强扫描

鉴别诊断

纵隔气肿
- 多种病因；气道损伤所致的相对少见

气胸
- 常见于损伤，通常伴有肋骨骨折

食管破裂
- 催吐伤，钝器 / 穿透伤
- 纵隔气肿和气胸

食管插管
- 正位片：ETT 袖带过度充气叠加气管气柱 ± 胃气胀
- 侧位片：气管后方 ETT

病理学表现

基本表现
- 病因
  - 胸骨与脊柱之间的直接气道压迫
  - 固定于气管下的肺突然减速
  - 关闭的声门下强行呼气
  - 穿透性创伤：枪击和刺伤
  - 医源性；创伤性 ETT 植入
- 相关异常
  - 主动脉损伤、食管损伤、肋骨和椎体骨折

大体病理和手术所见
- 气管支气管撕裂常发生在气管软骨环与膜部交界处

临床要点

临床表现
- 最常见的症状 / 体征
  - 呼吸窘迫
  - 虽然胸腔引流，仍然有漏气或气胸征象
  - 广泛皮下积气

人口统计学表现
- 流行病学
  - 不常见；3% 的患者死于胸部钝性创伤
  - 延误诊断常见：70% 的患者在最初 24 小时内未被发现，40% 的患者延迟 1 个月后得到正确诊断

自然病史和预后
- 30% 的受感染患者死亡；50% 的患者死亡发生在创伤后 1 小时内
- 延误诊断后所致并发症
  - 气道狭窄
  - 肺不张
  - 纵隔炎症、败血症

治疗
- 经支气管镜检查确诊
- 及时手术修复

诊断要点

考虑的诊断
- 对创伤患者整个胸部进行仔细评估，以检测其他威胁生命的损伤手术或外伤后快速累积或持续性胸腔积液的胸导管损伤

肺创伤

关键要点

术语
- 钝伤或穿透伤所致的肺实质损伤
- 爆炸伤需要特别考虑，因为其能量要大得多
- 挫伤：毛细血管和小血管撕裂，但不破坏肺泡结构
- 撕裂：结构破坏导致肺实质弹性收缩

影像学表现
- 挫伤：斑片状磨玻璃影（轻度）→弥漫性实变（严重）
  - 通常在受伤 7～14 天内痊愈
- 撕裂伤：实质囊肿 ± 气液面；周围有挫伤和出血
  - 通常符合物体的穿透路径
- CT：评估损伤的首选方式
- 平片：通常用于随访

主要鉴别诊断
- 误吸
- 肺炎
- 脂肪栓塞
- 肺脓肿

病理学表现
- 能量沉积或剪切导致毛细血管撕裂
- 直接肺部压迫或穿刺伤

临床要点
- 症状：呼吸困难、胸痛、咯血
- 青壮年男性最常见

诊断要点
- CT 在检测肺挫伤和裂伤方面比平片更敏感
- CT 可以快速评估伴发的胸壁和纵隔损伤

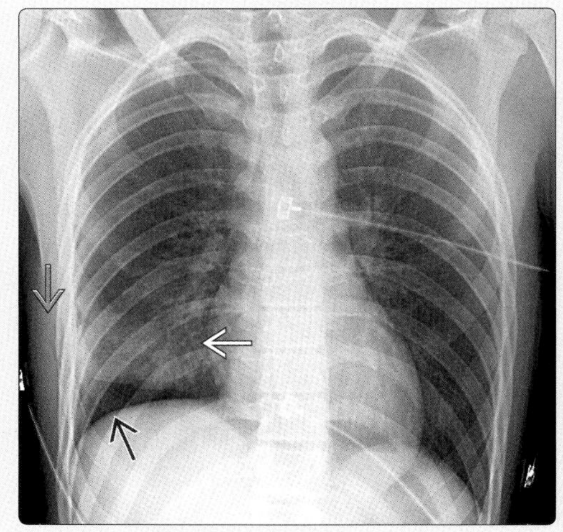

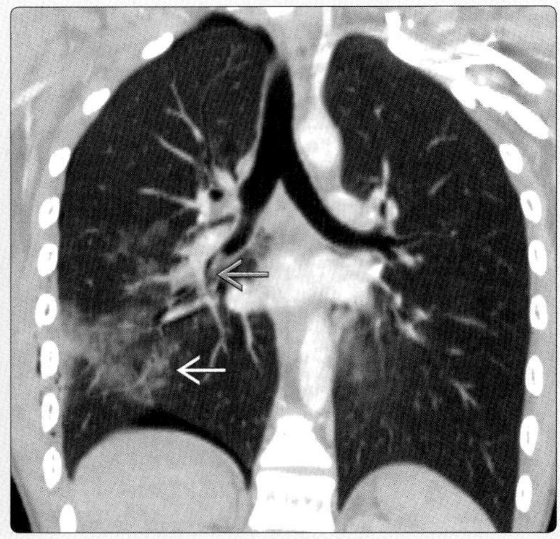

（左图）一名 16 岁男孩胸部钝性创伤的仰卧位胸片显示右下肺斑片状阴影➡。邻近右侧肺底透过度增高➔与气胸相符。右胸壁气体→毗邻右肋骨急性期骨折。

（右图）同一患者冠状位增强 CT 证实右肺挫伤和右侧气胸➡。亦可见气体→沿右肺下叶支气管束分布。

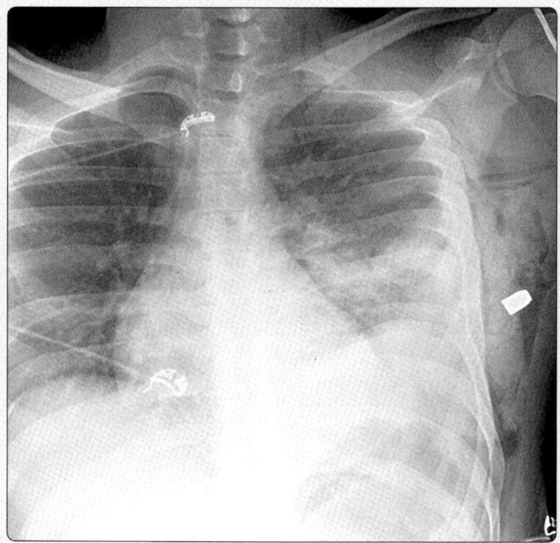

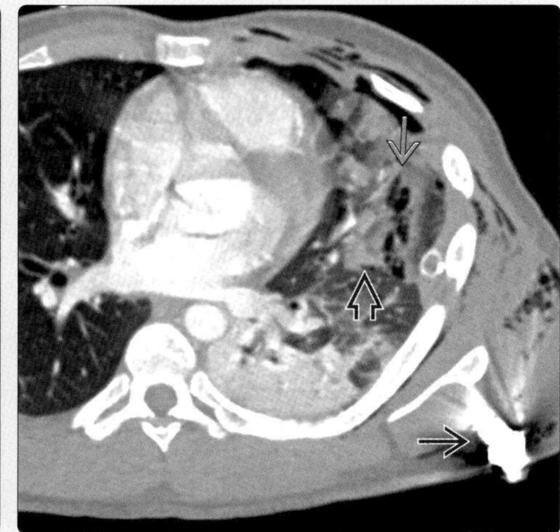

（左图）24 岁男性，左胸枪伤，AP 胸片显示左肺不均匀实变和少量左侧胸腔积液。注意左胸壁子弹碎片和皮下气体。

（右图）同一患者横断位增强 CT 显示子弹穿过左肺上叶导致肺撕裂→，邻近挫伤➔和血气胸。子弹➔位于左胸壁后外侧软组织内。

术语

缩写

- 急性呼吸窘迫综合征（ARDS）

定义

- 钝性伤或穿透伤继发的肺部损伤
- 常见病因为出血 + 挫伤 + 撕裂伤
- 爆炸伤害：爆炸伤后的高能量冲击
  - 散裂：压力波导致肺泡液气交界面能量沉积时的破裂现象
- 挫伤：肺泡出血，但不破坏肺泡结构
  - 严重动能吸收的标志；不是简单的“肺瘀伤”
- 裂伤：肺泡破裂导致实质收缩
  - 钝性创伤或爆裂伤：线状撕裂产生卵圆形肺缺损
  - 穿透性创伤：撕裂符合物体的穿透路径，多为子弹、刀等
  - 缺损充满不同数量的空气 ± 血液
    - 气囊：充满空气的撕裂伤
    - 实质血肿：充满血液的撕裂伤

影像

一般特征

- 最佳诊断思路
  - 挫伤：肺透过度减低或实变，伴相邻急性肋骨骨折
    - 非解剖分布
    - 跨越节段和叶间裂边界
  - 撕裂伤：不规则囊性病灶 ± 出血所致液液分层，相邻实质挫伤
- 部位
  - 挫伤发生在能量吸收点
    - 通常是下肺，远离受力的胸壁肌肉组织侧
    - 双侧；对侧纵隔旁 / 椎旁 ± 对侧外伤挫伤
  - 裂伤由于损伤机制不同，可发生在 4 种不同的位置
    - 裂伤位于穿透物体的轨迹上
    - 可出现在肋骨骨折穿透的周围肺组织
    - 中心位置来自散裂或封闭声门的快速实质压迫 – 椎旁位置：剪切伤
      - 脊柱上方肺部受压
- 大小
  - 挫伤
    - 小（<1 cm）～大（全肺），取决于损伤程度
    - ↑挫伤大小或程度和（或）缺氧程度→进展为 ARDS
- 形态学
  - 挫伤：典型呈边缘状分布
    - 损伤后数天内范围缩小，密度减低
  - 裂伤外观取决于损伤机制
    - 钝性裂伤或爆裂伤：不规则囊性病灶 ± 液 – 液平面 – 穿透：典型为线样改变，通常伴相邻肺出血

X 线表现

- 平片
  - 挫伤和撕裂伤可能被胸壁血肿、肺不张、气胸、血胸所掩盖
    - 随着其他异常的明确诊断而变得容易发现
  - 挫伤：影像表现各种各样
    - 斑片状模糊影或实变（轻度挫伤）
    - 弥漫广泛实变（严重挫伤）
    - 肺门周围血管模糊，密度增高
      - 支气管血管间质水肿和出血
      - 严重的爆炸伤
    - 挫伤进展时间模式
      - 损伤后可能在 6 小时内表现“正常”
      - 24～72 小时达到高峰
      - 持续性大于 14 天应进一步检查
  - 撕裂伤
    - 通常最初被邻近挫伤掩盖
    - 形态可在数天至数周内变化：最初为充满气体，进而可变为充满血液，反之亦然
    - 几周后可愈合，血肿吸收、纤维化，可表现为针状条索影
- 增强 CT
  - 对肺实质损伤和同时存在的胸壁损伤敏感性最高
  - 挫伤：表现为不同程度的肺密度增高影，变化范围为斑片状磨玻璃影（轻度）到弥漫性实变（严重）
  - 撕裂伤：不规则囊性病灶 ± 气 – 液平面；病灶周围伴有肺挫伤和出血
    - 血肿：充血性撕裂伤
      - 病灶中央 CT 值较高
      - 血肿机化时边缘可见强化
      - 可能与肺结节或肿块混淆

推荐的影像学检查方法

- 最佳影像检查方法
  - CT 是创伤中肺损伤初步评估的首选成像方式
  - 胸片通常用于钝性创伤的随诊
- 推荐的检查序列与参数
  - 动脉期增强 CT 可用于评估纵隔和血管损伤

鉴别诊断

误吸

- 可能会叠加在挫伤上中心性分布：以肺门周围分布为主，而不是胸膜下分布为主

肺炎

- 平片表现与挫伤相似；可与肺挫伤叠加，往往在病程中较晚发生
- 影像学显示，挫伤加重超过 72 小时，需进一步评估是否为叠加感染
- 撕裂伤很少继发感染；不应与肺脓肿混淆

脂肪栓塞

- 脂肪栓塞导致肺泡毛细血管通透性↑→肺泡水肿/出血
- 周围毛玻璃影 ± 实变
- 其中超过 90% 发生于外伤性长骨损伤的患者；≤ 5% 发生脂肪栓塞综合征

肺脓肿

- 无创伤病史

病理学表现

基本表现

- 病因
  - 肺泡毛细血管网破坏：出血和充血性水肿
  - 直接（钝的）或间接（爆炸）挤压或刺穿（穿透）

分期、分级和分类

- 肺撕裂伤
  - 1 型（压缩破裂）：中心位置；肺和中央气道之间的剪切力（最常见）
  - 2 型（压缩剪切）：肺被椎体压缩；下叶更容易受到剪切力↑的影响
  - 3 型（穿透）：小，圆，沿周边分布；通常与肋骨骨折相邻
  - 4 型（粘连性撕裂）：剪切力撕裂胸膜粘连的实质

大体病理和手术所见

- 肺组织内充满鲜血

镜下表现

- 肺泡毛细血管网破坏，导致肺泡和间质出血水肿

临床要点

临床表现

- 最常见的症状/体征
  - 非特异性呼吸困难、胸痛
- 其他症状/体征
  - 咯血
  - 呼吸窘迫、血流动力学不稳定

人口统计学表现

- 年龄
  - 年轻成人男性比其他人群更易遭受钝性胸部创伤
  - 儿童更容易受胸壁顺应性影响
    - 导致肺部受到压缩和剪切力↑
- 性别
  - 男性 > 女性
- 流行病学
  - 挫伤：最常见的肺损伤
    - 30%~70% 的胸部钝性创伤

自然病史和预后

- 挫伤通常在 10~14 天内清除，除非合并 ARDS 或感染
- 撕裂伤需要较长时间才能清除（数周），并经常留下疤痕
  - 并发症（罕见）：气胸、感染 ± 脓肿、支气管胸膜瘘
- 实质损伤的程度与死亡率密切相关
  - 严重挫伤：血管分流和炎症介质释放导致非挫伤性肺实质病理改变，提高了发展成 ARDS 的风险
  - 初步评估时，>20% 的肺挫伤有发展为 ARDS 的风险，其特异性为 90%
- 支持治疗，监测其他主要器官损伤或并发症
- 严重挫伤导致肺顺应性差，导致重度缺氧
  - 机械通气治疗呼吸衰竭
  - 病房胸壁和胸膜损伤可能需要延长呼吸支持治疗
- 严重撕裂伤伴血管损伤和大出血可能需要手术治疗
  - 开胸或胸腔镜手术
    - 肺静脉撕裂伤：可能发生全身性空气栓塞

诊断要点

考虑的诊断

- 挫伤和撕裂伤是胸部创伤后常见的损伤

影像解读要点

- CT 在检测挫伤和撕裂伤方面比平片更敏感
- CTA 可以快速评估并发的胸壁和纵隔损伤

报告要点

- 如果在伤后 3 天以上影像学显示疾病有进展，则要考虑合并感染、脂肪栓塞或 ARDS 的可能性

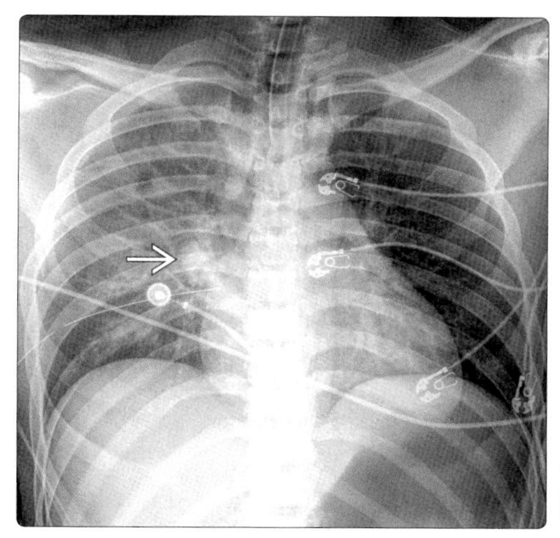

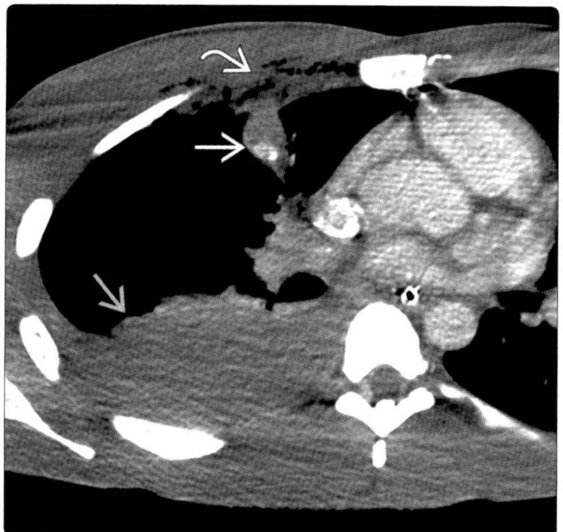

（左图）27 岁男性，右胸内侧刺伤，胸片显示右肺透过度不均匀减低，右肺门上方突出结节性影➡。

（右图）同一患者横断位增强 CT 显示右肺上叶局灶性结节增强，符合外伤性右肺撕裂伤和肺动脉损伤伴假性动脉瘤形成。注意右侧血胸➡及右侧前胸壁软组织气体➡。

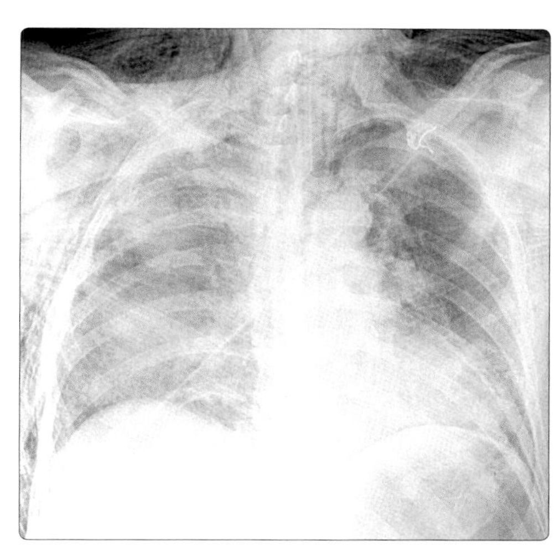

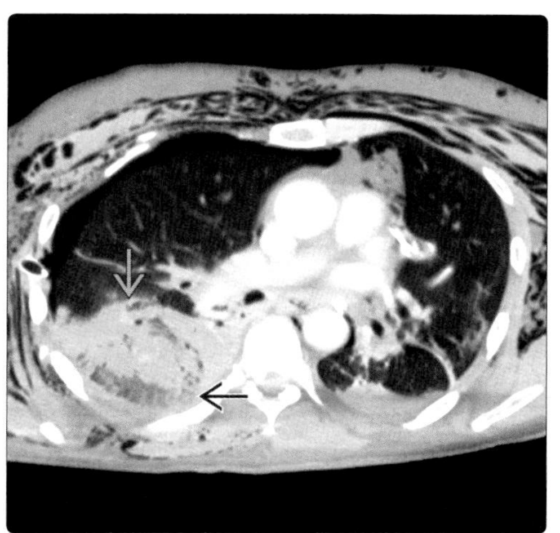

（左图）50 岁男性，高速机动车碰撞，胸片显示弥漫性右肺透过度不均减低、大面积纵隔气肿和广泛的双侧胸壁积气。

（右图）同一患者的横断位增强 CT 显示广泛的右肺实变➡和磨玻璃影➡，符合肺挫伤，最初可能掩盖潜在的撕裂伤。注意右侧血气胸和广泛胸壁软组织积气。

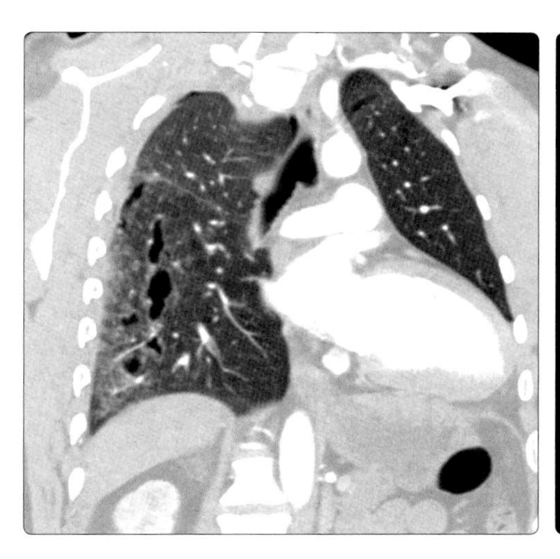

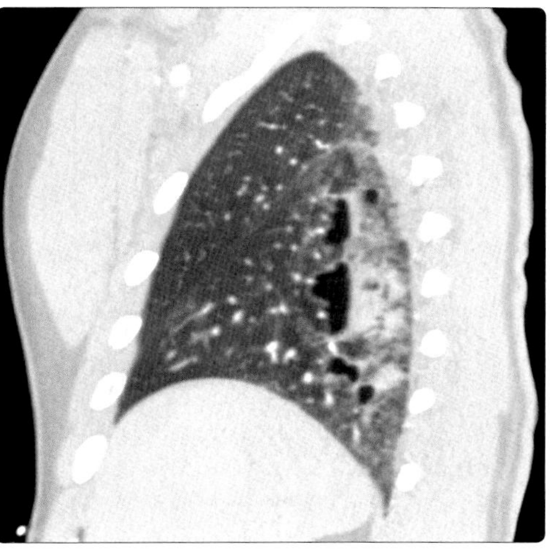

（左图）33 岁男性，摩托车碰撞，斜冠状位增强 CT 显示外伤性肺损伤的特征表现，不规则形状，薄壁囊肿和相邻的磨玻璃样影，符合肺撕裂伤和周围肺挫伤。

（右图）同一患者斜矢状位增强 CT 显示肺撕裂伤内多处气液面，为积血所致，也称为外伤性气肿。

纵隔气肿

关键要点

术语
- 纵隔气肿
  - 自发性：肺泡破裂和肺间质气肿
  - 外伤性：气管支气管 / 食管撕裂

影像学表现
- 平片
  - 气体影位于心脏前后
  - 气体影包围 / 勾勒纵隔轮廓
  - 气体影向上延伸至颈部皮下组织
  - 通常在侧位片上更明显
- CT
  - 比平片更敏感
  - 直接显示纵隔积气
  - 评估气管支气管 / 食管破裂
  - 排除张力性纵隔气肿

主要鉴别诊断
- 气胸
- 心包积气食管充气
- 气管旁含气囊肿
- 纵隔炎

病理学表现
- 胸腔遭受高压
- 创伤；10% 的胸部钝性创伤会发生纵隔气肿

临床要点
- 症状 / 体征
  - 胸部和（或）颈部疼痛（50%~90%）
  - 咳嗽和（或）呼吸困难
- 纵隔气肿通常是良性的；回顾临床病史，排除隐匿性疾病

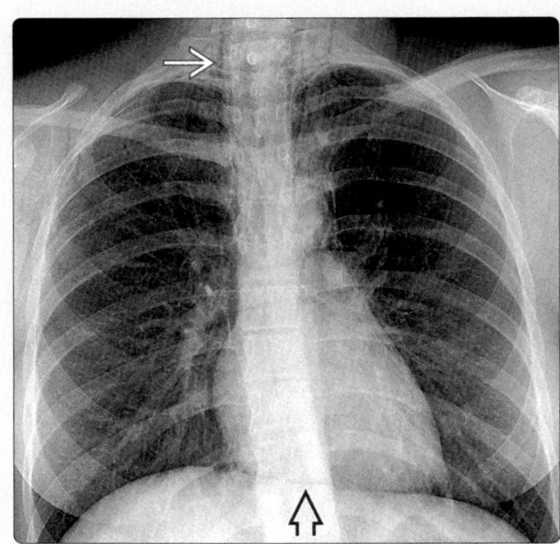
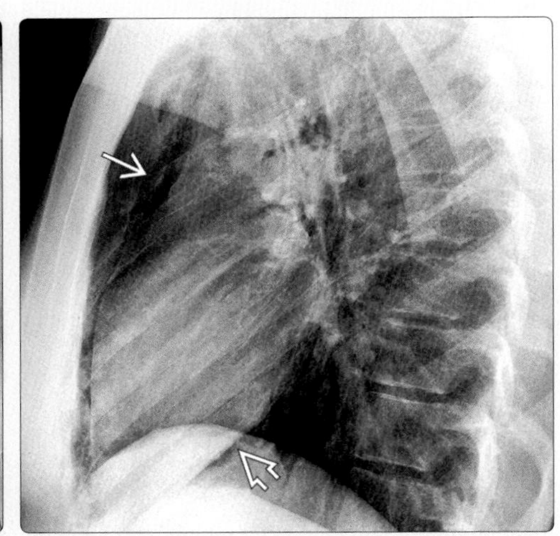

（左图）自发性纵隔气肿患者的前后位胸片显示纵隔轮廓呈条状透明，并延伸至颈部软组织➡心脏下方有细微的线性透明⇨，即所谓的连续横膈膜征。

（右图）同一患者的侧位胸片显示心脏前方的条纹透明，大血管➡和空气勾勒出心脏后部➡和肺门结构。

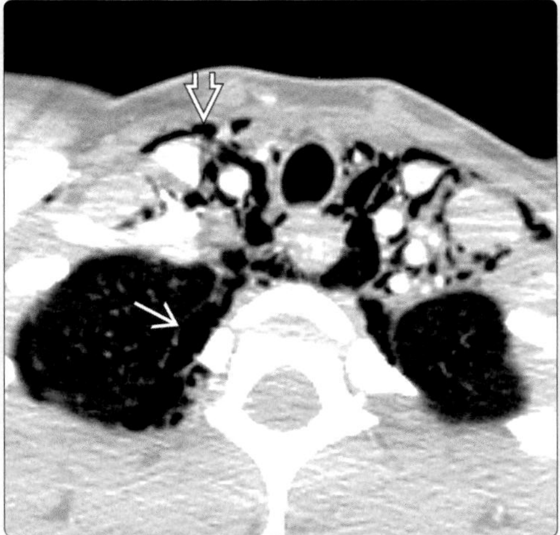
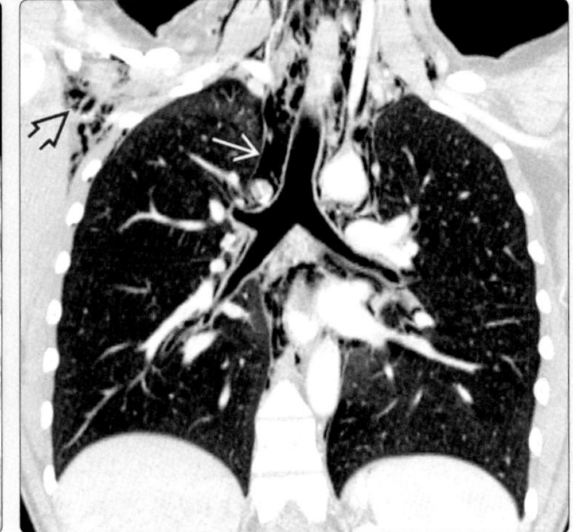

（左图）同一患者的横断位增强 CT 显示空气➡延伸至颈部软组织，勾勒出气管、食管和血管结构。双侧胸膜外气体➡形成顶部空气帽。

（右图）同一患者的冠状位增强 CT 显示空气➡贯穿纵隔并延伸至颈部和胸壁的软组织⇨。

术语

定义

- 纵隔内的空气
  - 自发性：通常继发于 Macklin 效应
    - 肺泡破裂导致气体沿肺间质进入纵隔
  - 外伤性：气管支气管 / 食管撕裂挫伤，肺泡出血，但不破坏肺泡结构

影像

一般特征

- 最佳诊断思路
  - 气体勾勒出心脏和纵隔结构，与锁骨上皮下气体有关
    - 侧位片显示更明显
- 部位
  - 自发：纵隔气体通常位于隆突上
  - 食管撕裂：纵隔气体通常位于膈肌附近的下食管旁位置
- 大小
  - 进行性纵隔气肿提示气管或食管损伤
- 形态学
  - 纵隔内的细线状气体影

X 线表现

- 气体围绕 / 勾勒纵隔结构
  - 主动脉和大动脉
  - 气管和支气管
  - 纵隔壁胸膜可表现为“胸膜线”
- 气体向上进入颈部和皮下组织，向下进入腹膜后 / 腹膜
  - 颈部软组织中的气体通常比纵隔中的气体更容易观察到
- 间质性肺气肿（PIE）
  - 细微的积气，通常无法识别
  - 肺内或胸膜下肺气囊；通常小于 5 mm，但也可能较大
  - 肺气囊增加气胸的风险
  - 非分支线性和斑片
  - 血管周围透明晕
- 纵隔气肿症状
  - 间质气体
    - 双支气管壁；气管壁两侧的气体影
  - 血管周围气体
    - 环形动脉征；动脉或静脉管壁周围可见气体
    - 管状动脉征；沿血管长轴周围的气体
  - 颈部和（或）胸壁皮下气体
  - 连续横膈膜征：横膈膜上方的气体勾勒出心脏的下侧面
    - 可能与气腹混淆
- V 型征
  - 左侧横膈膜和降主动脉附近的椎旁气体，首先怀疑食管撕裂
  - 大三角帆征——新生儿患者胸腺叶的升高
- 提示气管支气管或食管破裂的体征
  - 持续性或进行性纵隔气肿
  - 胸腔积液，罕见于自发性纵隔气肿
  - 食管撕裂；气体优先聚集在隔膜附近的食管周围

CT 表现

- CT 比胸片更敏感
- 直接显示纵隔气体
- 纵隔气肿
  - 纵隔脂肪内和管状结构周围结缔组织鞘内的气体：气管、肺动脉、其他大动静脉周围
  - 胃食管交界处的食管旁气体主要提示食管撕裂
- 间质性肺气肿
  - 肺间质内气体
  - 动脉、静脉和（或）气道周围的气体
- 气管支气管或食管破裂部位可能无法识别
- 张力性心包积气或纵隔积气
  - 右心室上腔静脉受压
  - 下腔静脉和（或）肝静脉扩张

推荐的影像学检查方法

- 最佳影像检查方法
  - 胸片是常用的检查方法
    - 侧位片通常比正位片更敏感（推荐）
  - CT 相较于平片更敏感
    - 对疑似气管支气管或食管撕裂的患者进行评估
- 推荐的检查序列与参数
  - 考虑用食管造影以排除临床上怀疑的食管穿孔
  - 仰卧位平片：与气胸或心包积气不同，纵隔积气不会转移到其他位置

鉴别诊断

气胸

- 胸膜腔内气体；卧位会移位
- 胸膜细线；纵隔气肿的不规则胸膜线
- 肺尖气帽
  - 气胸通常为单侧
  - 纵隔气肿；气体聚集在肺尖上方与胸膜之间
    - 来自纵隔气肿的肺尖气帽一般是双侧的

心包积气

- 不太常见但具有相似的病理生理学；空气沿着肺血管进入心包
- 婴儿比成人更常见
- 成人的病因通常是创伤
  - 穿透性损伤、手术、食管瘘、气压伤
- 张力性心包积气可能导致心输出量减少
- 心包积气的主要特征

- ○ 气体勾勒左心室和（或）右心房
- ○ 心包腔内有气体；卧位时可能移位
- ○ 气体没有延伸到升主动脉中段的上方
- ○ 心包液 - 气平面会伴随心包积液出现
- ○ 心脏体积变化缩小

伪影

- 马赫带
  - ○ 定义：软组织密度和空气密度界面处见到透亮线
  - ○ 由于在形成密度对比界面处出现的视觉误差
  - ○ 常见于心脏边缘和食管旁区域
- 皮肤褶皱
  - ○ 软组织褶皱可能导致软组织边缘具有透亮的马赫线和对侧边缘消失
  - ○ 不符合生理解剖结构是其特点

含气扩张的食管

- 可与纵隔腔外气体类似
- 与纵隔或心包气体类似
  - ○ 贲门失弛缓症、间位结肠，食管裂孔疝

气管旁含气囊肿

- 在胸廓入口处右侧气管旁区可见单个或成簇的小圆形含气囊肿
- 通常在平片上不可见，但在 CT 上显示良好

纵隔炎

- 发热伴纵隔气肿可怀疑纵隔炎的可能性
- 纵隔气肿也可出现低热

病理学表现

基本表现

- 病因
  - ○ 胸内压高
    - – 机制
      - □ 阻塞性肺病
      - □ 持续性 Valsalva 动作
      - □ 咳嗽、呕吐、用力过度、举重
      - □ 吸入性药物
    - – 1%~5% 的哮喘病例的并发症
      - □ 黏液栓和肺泡内压力升高
  - ○ 创伤性因素
    - – 胸部钝性创伤会导致肺撕裂和肺泡破裂
    - – <2% 的病例继发于气管、支气管破裂
    - – 食管破裂
    - – 机械通气
  - ○ 胸外原因
    - – 拔牙、其他头颈部手术
    - – 鼻窦骨折
    - – 延伸至纵隔的气腹；十二指肠溃疡、憩室炎
    - ○ 气压性损伤
    - ○ 可能发生在 15% 的肺纤维化患者中

临床要点

临床表现

- 最常见的症状 / 体征
  - ○ 胸部和（或）颈部疼痛（50%~90%）
  - ○ 咳嗽和（或）呼吸困难
  - ○ 皮下积气；可触及捻发音
  - ○ 吞咽困难
  - ○ Hamman 征：心前区收缩期闻及捻发音，心音减弱
  - ○ 车轮摩擦样的杂音（磨坊样杂音）：心包积气引起的敲击声伴金属叮当声
- 其他症状 / 体征
  - ○ 张力性纵隔气肿或心包气肿时可出现心输出量减少（罕见）

人口统计学表现

- 年龄
  - ○ 发病高峰：20~40 岁
- 性别
  - ○ 男性稍多
- 流行病学
  - ○ 胸部钝性创伤，10% 的患者出现纵隔气肿
  - ○ 3 万次急诊中有 1 例

自然病史和预后

- 良性过程：通常在 7 天（4~14 天）内消退
- 呕吐后食管破裂（Boerhaave 综合征）的死亡率 > 50%
- 纵隔气肿和 PIE 可导致气胸
  - ○ 气胸不会导致 PIE 或纵隔气肿

治疗

- 自发性纵隔气肿：需观察张力性纵隔气肿或气胸患者
- 如果怀疑内脏损伤，可能需要支气管镜检查或食管造影

诊断要点

考虑的判断

- 不明原因的自发性纵隔气肿患者可能服用了吸入性药物
- 如果纵隔气肿与肺过度膨胀有关，则为阻塞性气道疾病
- 纵隔气肿通常为良性；临床病史对排除隐匿性疾病很重要

影像解读要点

- 侧位片比正位片对显示纵隔气肿更为敏感

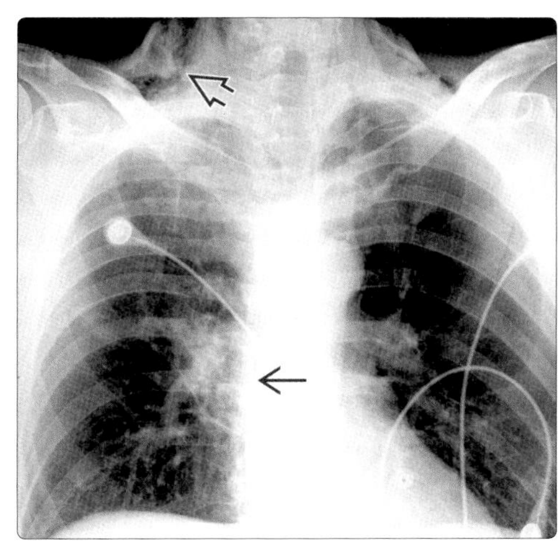

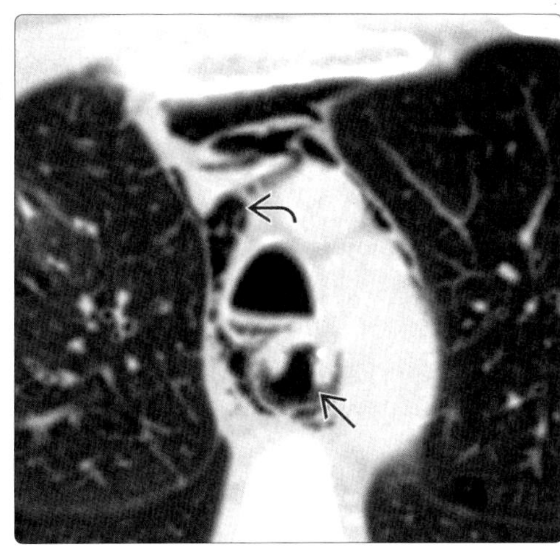

（左图）一名慢性食管狭窄扩张后导致食管破裂的患者，其前后位胸片显示沿着右心缘的线性透亮线➡和颈部软组织内的气体影⇨，锁骨上积气是怀疑隐匿性纵隔气肿的重要线索。

（右图）同一患者的横断位平扫CT显示食管破裂➡和纵隔气肿↪。食管破裂患者的食管壁缺损在CT上很少能显示。

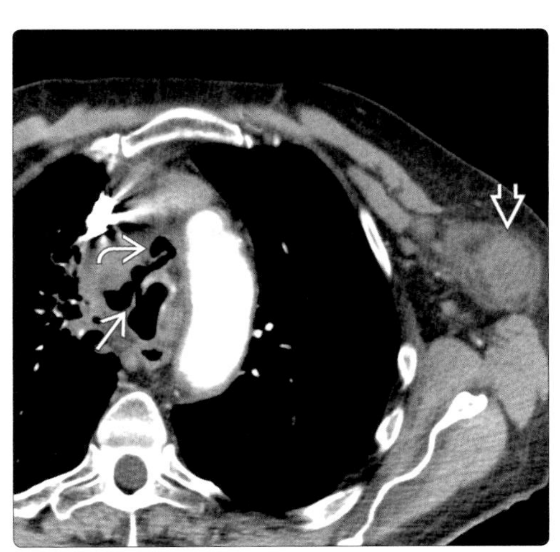

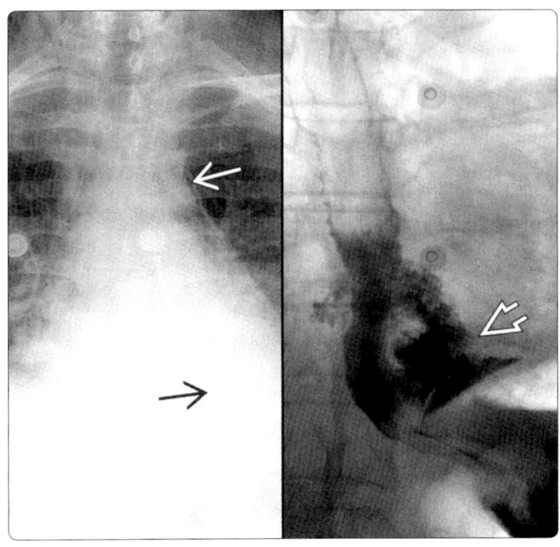

（左图）一名淋巴瘤患者的横断位增强CT显示右侧气管旁肿块侵入到气管内➡，纵隔气肿↪和左侧腋窝肿块⇨。

（右图）一名Boerhaave综合征患者的前后位胸片（左）和食管造影（右）的图像显示纵隔气肿表现为左上纵隔的线样透亮影➡和心脏后的气体影➡。食管造影显示造影剂外漏⇨和食管穿孔。

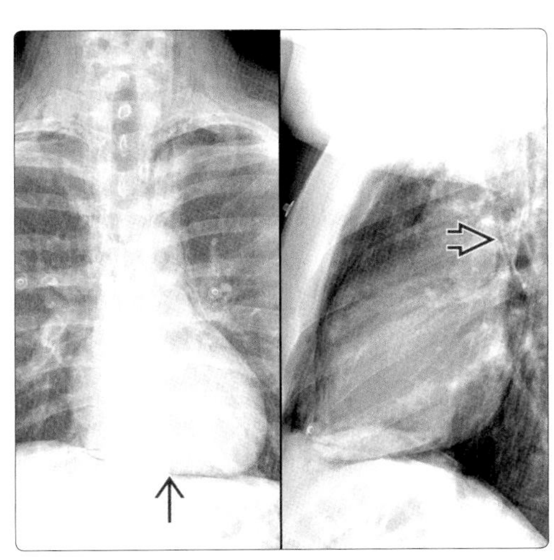

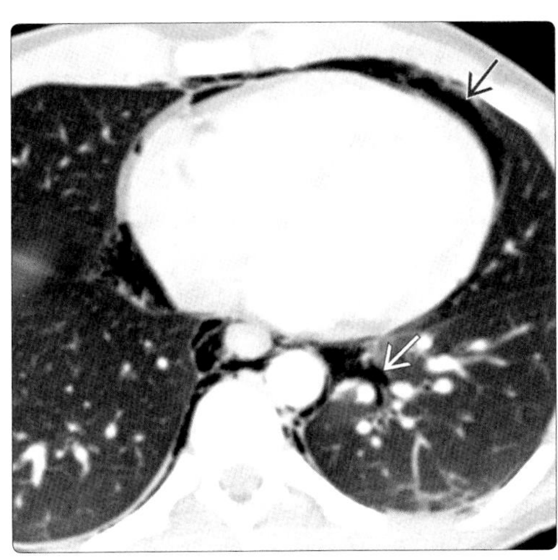

（左图）一名纵隔气肿患者的后前位（左）和侧位（右）胸片的图像显示沿着下纵隔的透亮线➡，称为连续横膈征。侧位平片显示心脏周围和气管前方的气体影⇨。

（右图）同一患者的横断位增强CT显示纵隔气肿➡。肺泡破裂导致气体沿着支气管血管束➡进入纵隔内，称为Macklin效应。

创伤性主动脉损伤

关键要点

术语

- 急性创伤性主动脉损伤（ATAI）、钝性创伤性主动脉损伤（BTAI）、钝性主动脉创伤（BAT）、钝性主动脉损伤（BAI）
- 主动脉壁破裂，通常由高速钝性损伤所致，较少由穿透性创伤所致

影像学表现

- 平片
  - 纵隔增宽，主动脉轮廓异常
  - 第一肋骨骨折：表示严重创伤，可能为创伤性主动脉损伤（traumatic aortic injury, TAI）
  - 最典型的体征：左肺尖帽征（65%）、左主支气管下移（65%）、胸降主动脉显影不清（67%）
- CT 血管造影（computed tomographic angiography, CTA）：首选成像方法
  - 90% 位于主动脉峡部；多见于内侧
  - 主动脉轮廓不规则；主动脉管径突然变化
  - 主动脉壁破裂或假性动脉瘤
  - 敏感性（98%），特异性（80%）

主要鉴别诊断

- 其他病因导致的纵隔增宽
- 导管憩室（Ⅲ型导管）
- 降主动脉近端梭形增大
- 主动脉纺锤样改变
- 动脉粥样硬化性溃疡

临床要点

- 需紧急快速明确诊断；如果不治疗，50% 在 24 小时内死亡
- 20% 的致命病因是高速机动车碰撞（motor vehicle collision, MVC）
- 治疗
  - 严格控制血压在所有主动脉损伤中至关重要
    - 将破裂风险从 12% 降低到 1.5%
  - 胸主动脉腔内修复术（thoracic endovascular aortic repair, TEVAR）优于开放修复术，可推荐用于在结构上符合适宜症的所有年龄段患者
    - 可能需要支架覆盖左锁骨下动脉
  - 开放手术修复术：仅在当患者的解剖结构不适宜 TEVAR 时使用；会增加脊髓缺血和死亡风险

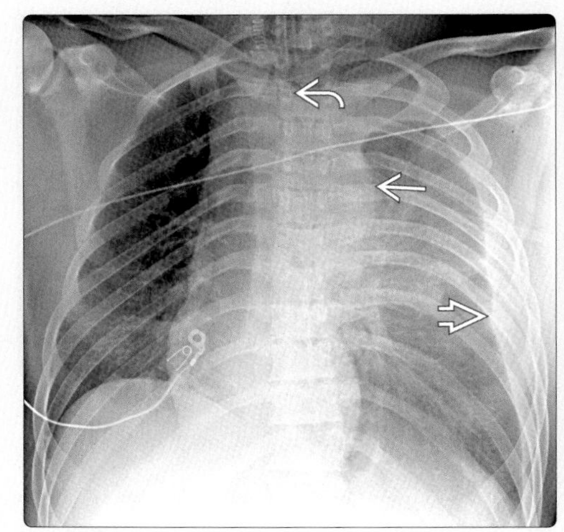

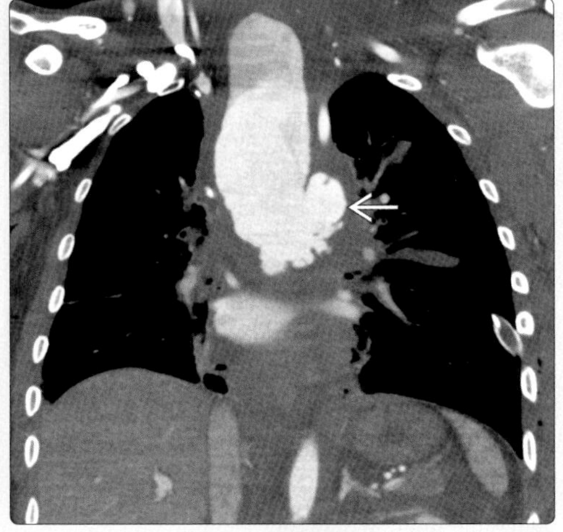

（左图）27 岁男性，高速行驶的汽车碰撞后，其前后位胸片显示气管上部右移➦，上纵隔轮廓异常和增宽➡，左侧血胸⇨并伴发左肺尖帽征，左侧肋间隙增宽，纵隔右移。

（右图）同一患者的冠状位增强 CT 显示潜在的创伤性主动脉损伤，其特征为动脉内膜片及动脉轮廓不规则和一处大的动脉破裂并假性动脉瘤➡。

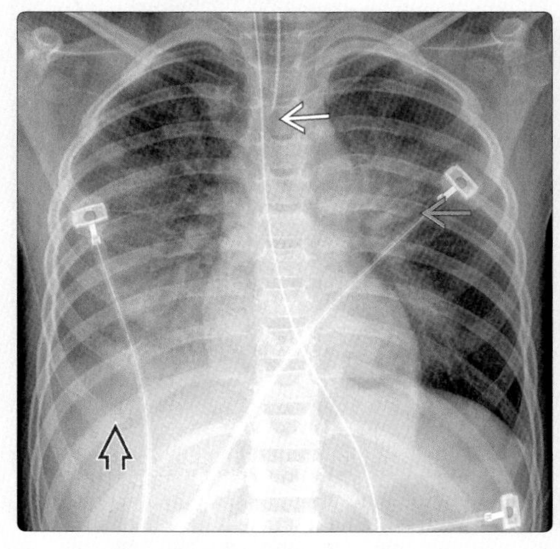

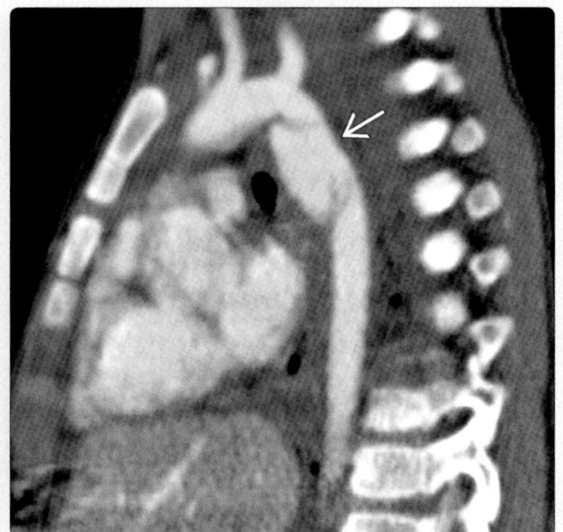

（左图）12 岁男孩，高速行驶的汽车碰撞后，其前后位胸片显示纵隔增宽，气管插管和胃管轻度向右移位➡，继发于主动脉损伤以及纵隔出血。注意并发右侧胸腔积液⇨和双侧肺挫伤→。

（右图）同一患者的矢状位增强 CT 显示主动脉损伤的典型位置位于峡部，伴有局灶性主动脉破裂和假性动脉瘤形成➡。

术语

缩写
- 创伤性主动脉损伤（TAI）

同义词
- 急性创伤性主动脉损伤（ATAI）
- 钝性创伤性主动脉损伤（BTAI）
- 主动脉横断
- 钝性主动脉损伤（BAI）
- 创伤性主动脉假性动脉瘤

定义
- 主动脉壁破裂：从中膜损伤到完全断裂
  - 最常见于钝性、急速减速伤：机动车碰撞（MVC），从 3 米以上高处跌落
  - 不太常见于穿透性创伤
- 轻微主动脉损伤：亚厘米级的内膜异常，无外部轮廓的改变
- 创伤性主动脉假性动脉瘤：仅有外膜包裹的囊状的向外膨出

影像学表现

基本表现
- 最佳诊断思路
  - 前后位胸片显示纵隔增宽
  - CTA 显示内膜瓣或假性动脉瘤
- 部位
  - 在允许“移动性”和“固定性”的主动脉段进行差别减速的部位会产生血管剪切力
    - 主动脉峡部（90%）；位于动脉韧带处的主动脉弓远端
    - 主动脉根部（5%～14%）；罕见能存活
    - 横膈裂孔（1%～12%）；可能与膈肌损伤相关
  - 多灶性主动脉损伤不常见

X 线表现
- 平片
  - 正常胸片极其罕见
    - 阴性预测值为 98%
  - 30%～70% 的患者出现纵隔出血的间接征象：敏感但不特异
    - 纵隔增宽（>8 cm 或 >25% 的胸宽）
    - 主动脉轮廓异常；前后窗显影不清
    - 气管 / 气管插管（endotracheal tube, ETT）或胃管向右偏离
    - 左肺尖帽征
    - 椎旁或气管旁区增宽
    - 左主支气管下移
  - 第一肋骨骨折提示严重创伤和 TAI 的可能性
    - 由于有锁骨和肩胛骨的保护，第一肋骨骨折需要相当大的力量
  - 慢性假性动脉瘤（2% 的存活者）
    - 主肺动脉窗周围高密度肿块

CT 表现
- 平扫 CT
  - ± 纵隔或主动脉周围血肿
- CTA
  - 为首选检查：敏感性（98%）；特异性（80%）
  - 主动脉损伤的直接征象
    - 内膜片
    - 假性动脉瘤或“包裹性”破裂
    - 主动脉轮廓不规则；主动脉管径突然改变
    - 主动脉夹层或主动向外渗出较为罕见
  - 间接征象
    - 主动脉周围或纵隔出血
  - 轻微主动脉损伤：10% 的 ATAI
    - 小内膜撕裂、腔内息肉样低密度充盈缺损

MR 表现
- MR 通常在评价急性创伤中作用不大
  - 可用于识别或随诊病情稳定患者的壁内血肿

超声心动图表现
- 经食管超声心动图
  - 显示内膜撕裂、横断、心包积血
  - 在严重损伤的患者中可能难以显示
  - 最常用于手术中无法使用 CT 检查时

血管造影表现
- 血管造影：以前的金标准；目前用于腔内修复术
  - 破裂风险小

推荐的影像学检查方法
- 最佳影像检查方法
  - CTA 是首选成像模式
  - 主动脉形态正常且无纵隔血肿等同于排除 TAI，阴性预测值为 100%
- 推荐的检查序列与参数
  - CTA 与薄层重建用于诊断和治疗计划
    - 利用多层面重建来提供更多诊断及鉴别诊断信息
    - 快速采集多层螺旋 CT（multidetector computed tomography, MDCT）（高螺距）或心脏门控技术对于有搏动 / 运动伪影导致结论可疑或随访患者有帮助

鉴别诊断

纵隔增宽
- 假阳性：旋转、仰卧位、呼气成像、纵隔脂肪、迂曲大血管

导管憩室（Ⅲ型导管）
- 主动脉峡部前内侧外凸
- 边缘平滑、缓慢倾斜的肩部；无中膜瓣

正态变量：降主动脉近端梭形扩大
- 与憩室导管相似，无内膜瓣

主动脉纺锤样改变
- 动脉韧带先天性狭窄

动脉粥样硬化性溃疡
- 不规则或溃疡斑块；更常见于老年患者

支气管 – 肋间干漏斗部
- 可显示主动脉轮廓处的隆起

病理学表现

基本表现
- 假定的发病机制
  - 急速减速伤，其在主动脉固定水平面产生的剪切力最大：动脉韧带、主动脉根、膈裂孔
  - 骨的挤压：主动脉峡部在胸骨和脊柱之间受压
  - 水锤效应：在创伤性外部压迫中，主动脉内压突然上升
  - 黏性反应：外部压缩的速度决定了内部损伤的因素
- 多变量假设可能：剪切、扭转、拉伸、流体静力

分期、分级和分类
- 血管外科学会分类
  - 基于主动脉壁的解剖层面
    - Ⅰ级：内膜损伤（轻微主动脉损伤）
    - Ⅱ级：壁内血肿
    - Ⅲ级：假性动脉瘤
    - Ⅳ级：破裂
- 较新的分类系统（温哥华、港景）支持重组，即合并Ⅰ级和Ⅱ级

大体病理和手术所见
- 90% 位于主动脉峡部
  - 从左锁骨下动脉起点至动脉韧带，通常在前内侧
- 7%~8% 位于升主动脉；2% 位于膈裂孔处的降主动脉
- 升主动脉撕裂：20% 的尸检病例；很少能活着到达医院
- 横向撕裂：节段性（55%）或环形（45%）；部分（65%）或透壁（35%）
- 非环形撕裂更常见于后部
- 并发夹层不常见（11%）；可能见于高血压病史的患者

临床要点

临床表现
- 最常见的症状 / 体征
  - 在血流动力学不稳定之前，无特异性或敏感性的症状或体征
  - 可能出现胸痛或呼吸困难
- 多发性相关损伤：横膈膜破裂、肺挫伤、肋骨骨折、头部受伤

人口统计学表现
- 流行病学
  - 20% 的死因源于高速汽车碰撞

自然病史和预后
- 85% 在机动车事故现场死亡（MVC）
- 紧急诊断；如果未治疗，50% 在 24 小时内死亡
- 22% 在复苏过程中死亡
- 28% 在修复期间或修复后不久死亡
- 2% 具有长期的生存率
- 生存取决于从受伤到干预的间隔时间

治疗
- 充分的控制血压在所有损伤的管理中至关重要
  - 将破裂风险从 12% 降至 1.5%
  - 如并发脑、脊髓损伤将建议不采取非常积极控制血压的措施
- 保守、非手术治疗：控制心率（IV β 受体阻滞剂）
  - 仅限Ⅰ级损伤；越来越多的人支持涵盖Ⅱ级损伤和选择性的Ⅲ级损伤
  - 目标收缩压≤100 mmHg，平均动脉压≤ 80 mmHg，心率≤100 bpm
  - 85%~90% 的轻微主动脉损伤在 4~8 周内自发愈合
- 胸主动脉腔内修复术（TEVAR）
  - 所有Ⅱ～Ⅳ级损伤
  - 对于具有合适解剖结构的所有年龄段患者，比开放修复术更为推荐
  - 在多种复合损伤患者中可行
  - 建议紧急修复（<24 小时）
    - 新数据显示延迟修复（>24 小时）可能降低死亡率
      - 允许治疗并发损伤和患者优化
  - 可能需要支架覆盖左锁骨下动脉
    - 对精神或身体无不利影响；功能不受影响
- 开放手术修复：仅当解剖结构不适宜 TEVAR 时
  - 增加了脊髓缺血和死亡风险
    - 14% 发展为截瘫；与阻断时间相关
    - 总死亡率为 20%

诊断要点

考虑的诊断
- 仔细评估创伤胸片中主动脉损伤的间接征象

影像解读要点
- 在主肺动脉窗见类血管密度伴钙化患者应考虑慢性假性动脉瘤

报告要点
- 主动脉损伤伴假性动脉瘤或“包裹性破裂”，但不代表病情稳定

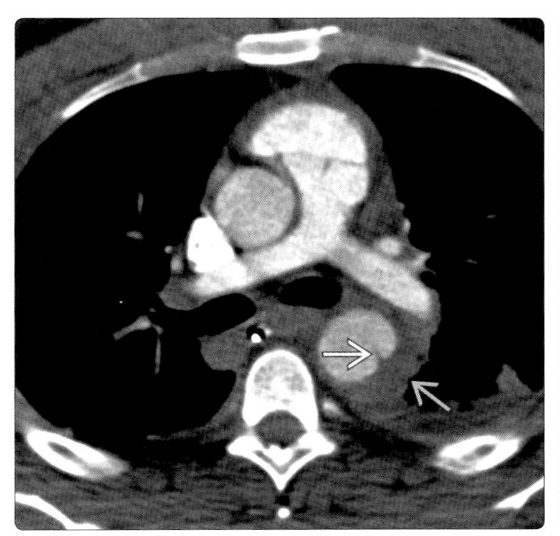

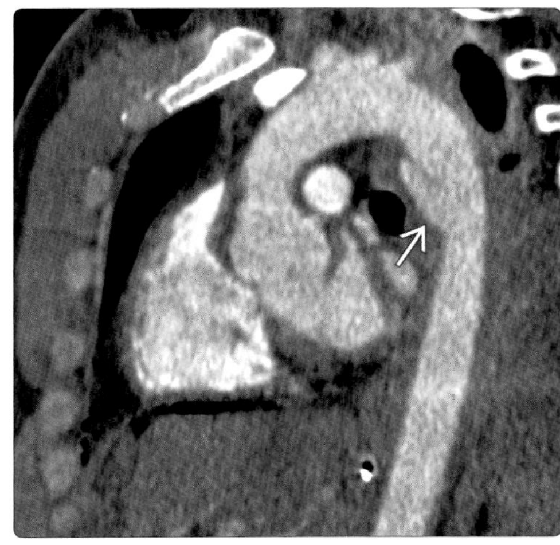

（左图）43岁女性，车祸后，其横断位增强CT检查显示，主动脉峡部有内膜瓣➡，伴发壁内血肿➡，并伴发左侧血胸。

（右图）同一患者的矢状旁增强CT显示位于主动脉峡部的主动脉损伤，导致局灶性外凸➡，符合假性动脉瘤形成，这是因为主动脉外膜“包裹”了局灶性主动脉破裂，但不代表病情稳定。

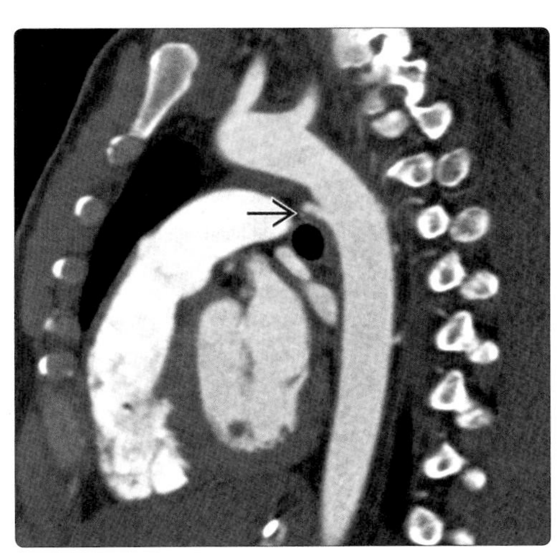

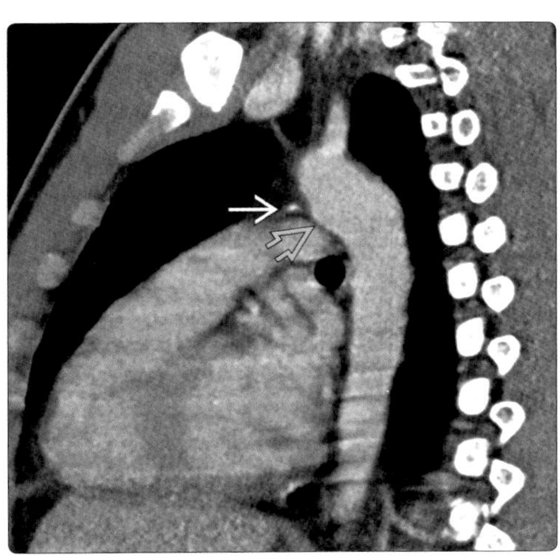

（左图）30岁男性，遭受持续钝性胸部创伤，其矢状位增强CT显示轮廓不规则和局灶性主动脉假性动脉瘤➡。邻近纵隔出血有助于区分分支血管漏斗部的损伤。

（右图）一名持续钝性胸部创伤的58岁男性的矢状位增强CT，显示主动脉峡部平滑的管径变化➡，邻近动脉韧带钙化➡，邻近无出血应考虑憩室。

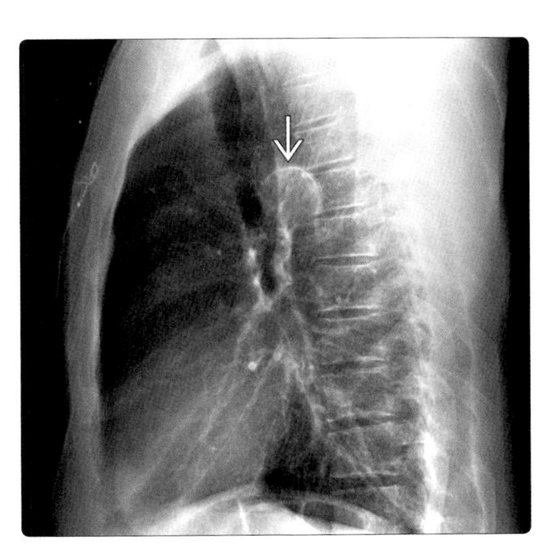

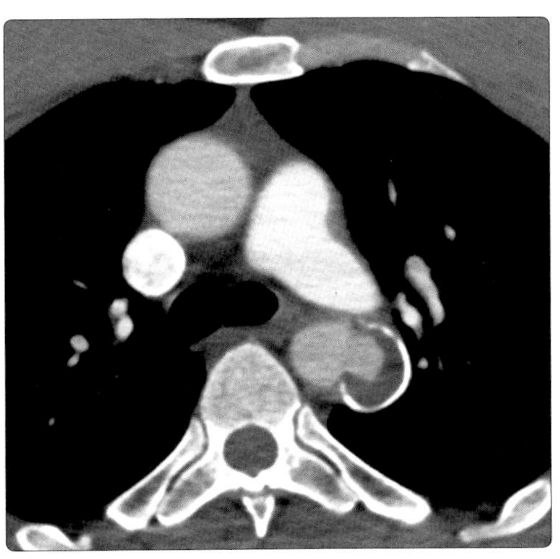

（左图）65岁男性，无症状，其侧位胸片显示中纵隔圆形伴边缘钙化影➡。

（右图）同一患者的横断位增强CT显示主动脉峡部水平的局灶性假性动脉瘤伴边缘钙化和偏心性腔内血栓，与胸片病灶相对应。经进一步询问，患者自述25年前有高速行驶汽车碰撞创伤史。

食管穿孔

关键要点

术语
- 食管撕裂
- Boerhaave 综合征：用力呕吐后食管破裂
- Mallory-Weiss 撕裂：用力呕吐后部分皮层撕裂

影像学表现
- 平片
  - 纵隔气肿和皮下积气（60%）
  - Naclerio “V” 字征：左侧肋膈角积气
  - 双侧胸腔积液（60%）
  - 液气胸（50%）
  - 撕裂附近的肺实变或肺不张
- CT
  - 食管腔外口服造影剂
  - 纵隔气肿，急性纵隔炎
  - 胸腔积液或液气胸

主要鉴别诊断
- 纵隔脓肿
- 纵隔出血
- 纵隔气肿

临床要点
- 症状 / 体征：突发胸骨后 / 下胸部的胸痛、吞咽困难、咯血、呕血
- 治疗：小撕裂时采取保守治疗；大撕裂时采取手术治疗（24 小时内）
- 死亡率与发生穿孔和得到治疗间隔时间相关

诊断要点
- 食管造影是诊断的首选方法
- 食管破裂常被忽视；诊断需要高度警惕
- CT 是评价纵隔并发症的最佳影像学检查方法

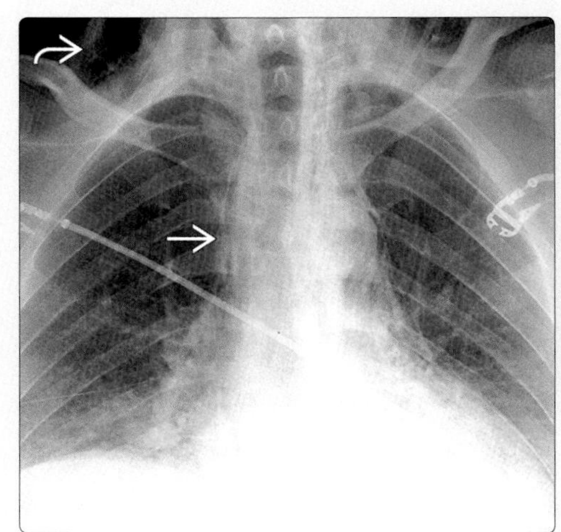

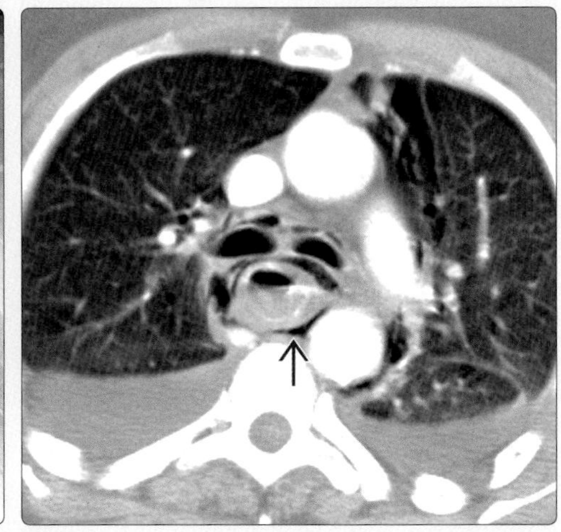

（左图）一名食管穿孔患者的前后位胸片显示纵隔气肿 ➡ 和锁骨上广泛皮下积气 ↪。注意双侧胸腔积液和相关的压迫性肺不张。诊断时需要高度怀疑食管穿孔。

（右图）同一患者的横断位增强 CT 显示纵隔气肿伴有扩张增厚的食管周围的气体影 ➡。CT 可能无法显示食管撕裂的确切位置。

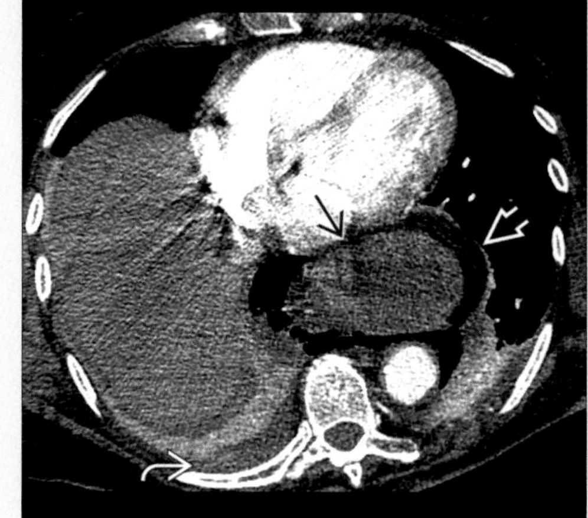

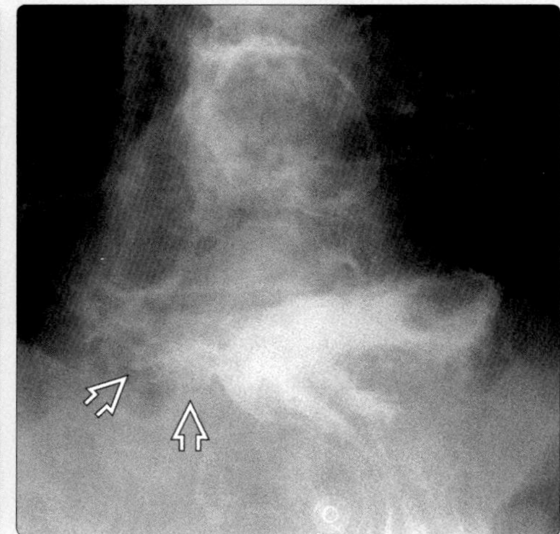

（左图）一名用力呕吐后胸痛患者的横断位增强 CT 显示双侧胸腔积液 ↪ 和围绕食管裂孔疝 → 的纵隔气肿 ⇨。

（右图）同一患者 CT 扫描后的食管造影显示食管腔外的造影剂 ⇨。与穿孔和泄漏一致。Boerhaave 综合征约占食管破裂的 15%。取决于撕裂的大小和位置、诊断时间和纵隔受累的程度，治疗通常是外科手术。

食管穿孔

术语

同义词
- 食管撕裂
- 食管裂伤

定义
- Boerhaave 综合征：用力呕吐后食管破裂
- Mallory-Weiss 撕裂：用力呕吐后部分皮层撕裂

影像学表现

基本表现
- 最佳诊断思路
  - 有相应的病史，高度怀疑食管穿孔
- 形态学
  - 撕裂通常为线性和纵向

X 线表现
- 早期正常（10%）
- 纵隔气肿和皮下积气（60%）
  - Naclerio “V” 字征（25%）：腔外气体局限于左侧肋膈角
- 双侧胸腔积液（60%）
- 液气胸（50%）
  - 中部或上部撕裂：右侧液气胸（5%）
  - 下部撕裂：左侧液气胸（75%）
- 撕裂附近可见肺实变或肺不张

透视表现
- 食管造影：进行食管撕裂的检查 / 定位
  - 非离子型水溶性造影剂：假阴性率为 20%
  - 钡剂：对小裂口检出率高
  - 泛影葡胺：有一定吸入风险

CT 表现
- 可显示外溢到食管管腔外的口服对比剂：无法显示撕裂尺寸；可能也无法显示撕裂部位
- 食管增厚：壁内血肿，食管夹层
- 纵隔气肿：以食管为中心（90%）
- 急性纵隔炎：食管周围的液体 / 气体、脓肿
- 胸腔积液 / 液气胸：可能会有所进展
- CT 食管造影可等同于透视

推荐的影像学检查方法
- 最佳影像学检查方法
  - 食管造影术（透视或 CT）是首选的诊断流程
    - 使用非离子水溶性造影剂进行初步评估
    - 如果未检测到泄漏，进行钡剂的食管造影
      - 钡剂可检测到最初无法看到的小裂口

鉴别诊断

纵隔脓肿
- 食管肿瘤穿孔（癌、淋巴瘤）、食管炎、异物、术后

纵隔出血
- 主动脉夹层、主动脉横断、钝性或穿透性创伤

纵隔气肿
- 支气管破裂、食管瘘、哮喘

临床要点

临床表现
- 最常见的症状 / 体征
  - 突发胸骨后 / 下胸部胸痛
    - 可能与急性心肌梗死、主动脉夹层、消化性溃疡穿孔相类似
  - Boerhaave 综合征：继发于酗酒和暴饮暴食
    - Mackler 三联征：呕吐、重度胸痛、皮下气体（50%）
  - 吞咽困难、咯血、呕血（50%）

人口统计学表现
- 流行病学
  - 内镜手术后医源性原因导致
    - 食管镜检查：50%
    - 充气扩张（失弛缓症）：2%～6%
  - 术后
    - 食管手术、扩张、活检
  - Boerhaave 综合征：占食管破裂的 15%
  - 食管炎：感染性食管炎，嗜酸性粒细胞性食管炎

自然病史和预后
- 死亡率与穿孔和开始治疗的时间间隔直接相关
  - 未经治疗的穿孔，死亡率接近 100%（暴发性纵隔炎）
  - 24 小时后干预：70% 死亡率

治疗
- 保守治疗：小的撕裂
- 手术：大的撕裂（首个 24 小时内）
- 经皮引流：纵隔脓肿，积液
- 食管支架：用于连接食管撕裂

诊断要点

考虑的诊断
- 食管破裂常被忽视；一定要高度警惕

影像解读要点
- 平片：Naclerio “V” 字征应提示警惕食管撕裂
- CT：评价纵隔并发症的最佳影像学方法

(左图)一名突发胸痛和食管破裂患者的横断位平扫CT显示远端食管周围的腔外气体影➦、双侧少量胸腔积液和左侧局部少量液-气平面➡。左侧液-气平面提示左侧食管撕裂。

(右图)一名胸痛和下胸部有食物黏滞感的患者,其横断位平扫CT显示纵隔气肿➦集中在食管远端,与食管撕裂或破裂一致。

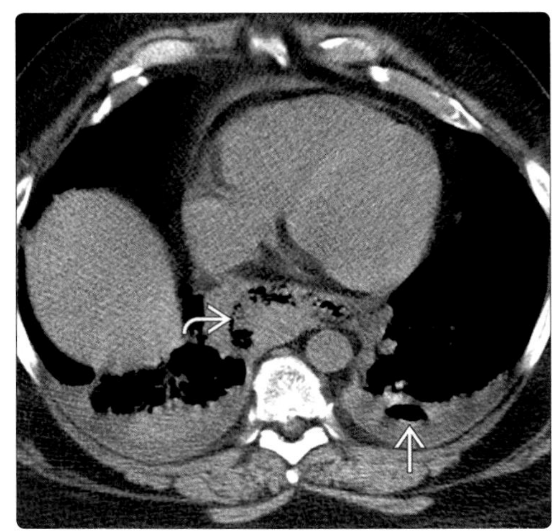

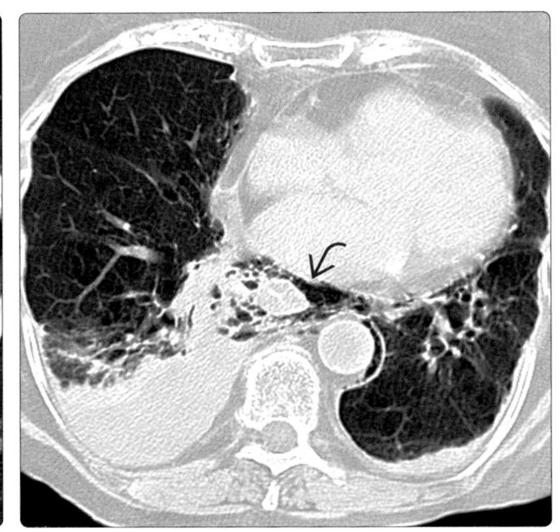

(左图)一名食管穿孔的患者的前后位胸片显示在右侧肋膈隐窝中央处有轻微的纵隔气肿➦和线状气体聚集➡。类似的腔外气体出现在左侧,被称为Naclerio"V"字征。

(右图)一名医源性的右侧食管胸膜瘘➡患者的食管造影显示右侧基底部多发液-气平面➦和对比剂外漏⇨至右侧胸膜腔。

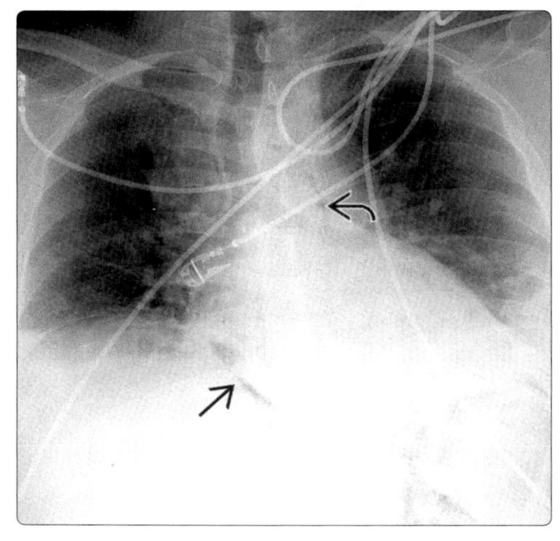

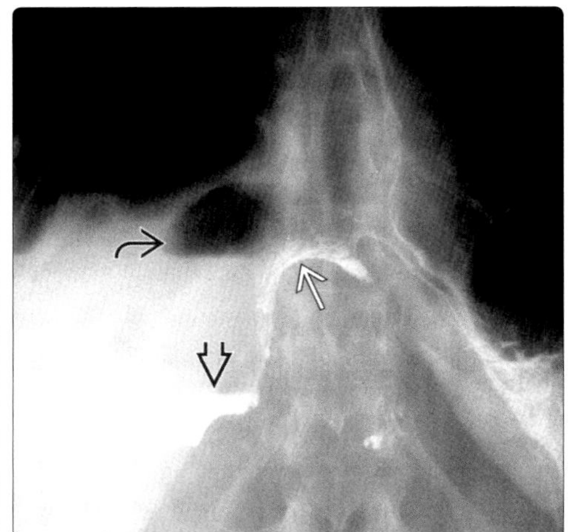

(左图)同一患者的横断位增强CT显示右侧多发气胸➦,右侧肺基底部肺膨胀不全性肺不张⇨,气体勾画出纵隔和右侧胸腔之间的交通➡。

(右图)同一患者的横断位增强CT显示右胸基底部的液-气平面,并见对比剂影➡。CT是评价食管穿孔并发症的首选成像方式,但它可能无法定位食管撕裂部位。

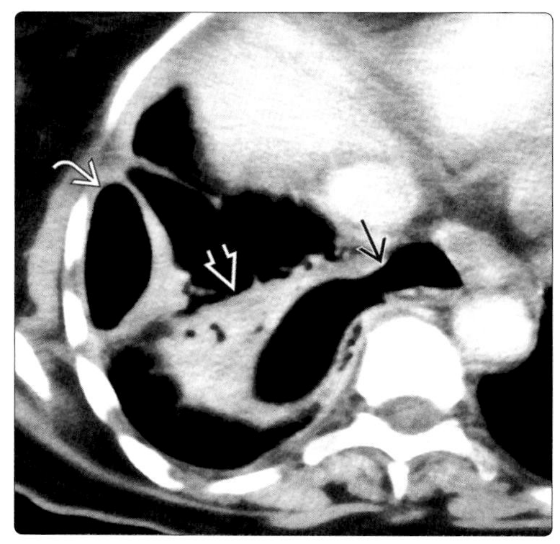

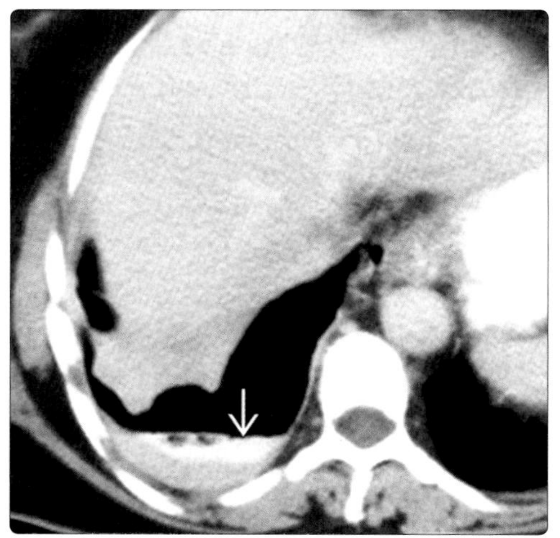

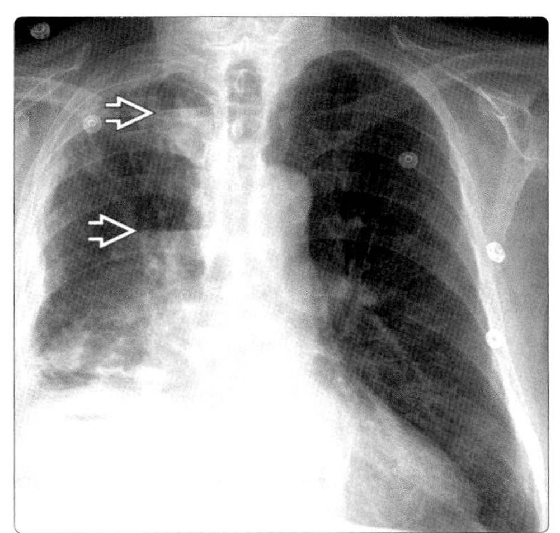

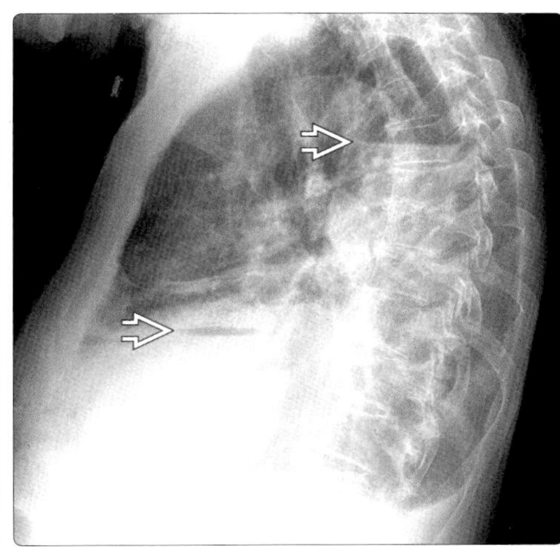

（左图）一名食管穿孔患者的后前位胸片显示右侧多发液气胸，有多个气－液平面➡。

（右图）同一患者的侧位胸片显示左侧少量胸腔积液和多个气－液平面➡，右侧多发的液气胸，提示脓胸伴支气管胸膜瘘。需要高度怀疑食管穿孔的诊断和仔细审查患者的病史。

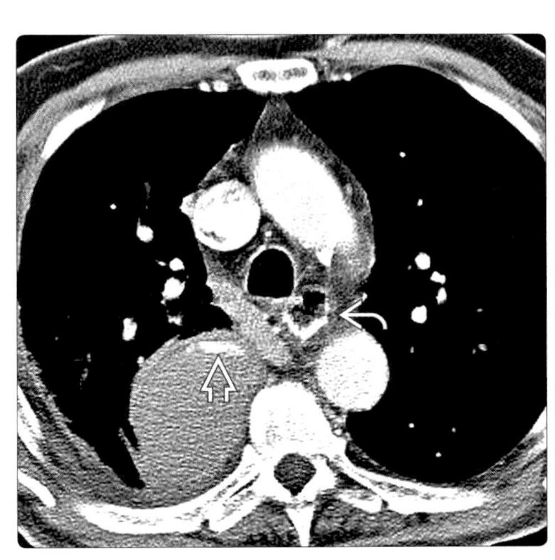

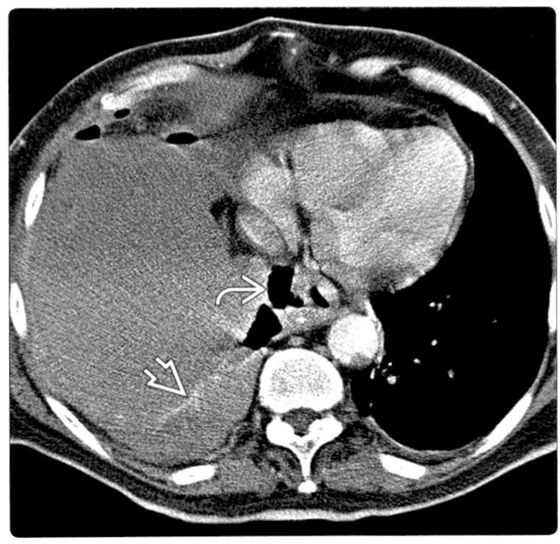

（左图）同一患者的横断位增强CT显示右侧局限胸腔积液伴右胸腔内口服对比剂➡和纵隔食管腔外的对比剂↪，与食管穿孔一致。

（右图）同一患者的横断位增强CT显示右侧胸腔有大的局部液－气平面和口服对比剂➡。以右侧食管远端为中心的纵隔气肿↪与食管穿孔一致。

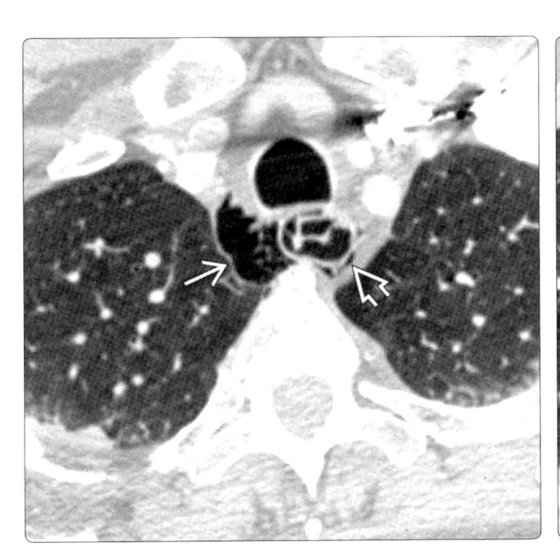

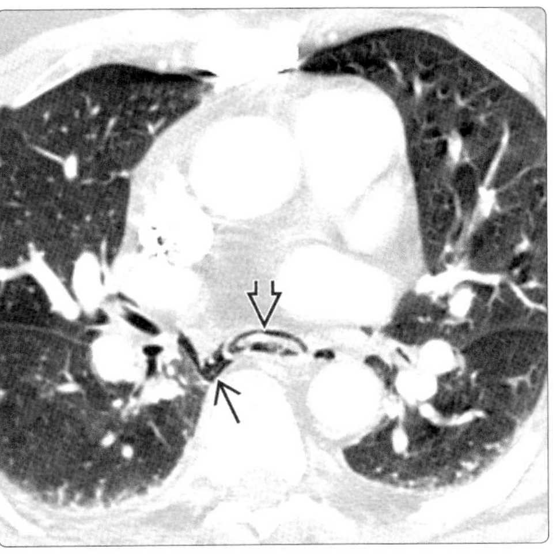

（左图）一名食管破裂患者的横断位增强CT显示纵隔气肿➡和食管壁外积气➡或食管壁内气肿。

（右图）同一患者横断位增强CT显示纵隔气肿→、食管远端气肿➡。无纵隔积液或胸腔积液。虽然该患者有医源性的食管撕裂，但她通过简单的胃管引流恢复。小的食管撕裂保守治疗可能有效，如本例一样。

胸导管撕裂

关键要点

术语

- 胸导管：接纳从肠道中输送的乳糜，经过纵隔，注入左锁骨下静脉
- 胸导管撕裂：胸导管破裂
  - 乳糜性胸腔积液、乳糜性心包积液、乳糜性腹腔积液

影像学表现

- 平片
  - 单侧或双侧胸腔积液，可见分层现象，液－液平面，可为大量积液
  - 产生积液的位置取决于胸导管撕裂的解剖位置
- CT
  - 积液的 CT 值密度较低：取决于乳糜液中脂肪和蛋白质的含量
- MR
  - T_1WI 上高信号反映蛋白质成分
- 淋巴管造影
  - 用于确定胸导管撕裂的位置

主要鉴别诊断

- 胸腔积液
- 无胸导管损伤的乳糜性胸腔积液
  - 恶性肿瘤以及淋巴管平滑肌瘤病
- 假性乳糜性胸腔积液或乳糜样积液

病理学表现

- 乳白色胸腔积液
- 乳糜微粒、液体胆固醇和甘油三酯增加

临床要点

- 呼吸困难，营养不良
- 保守治疗：引流，低脂饮食
- 若渗出量多：采用栓塞或手术结扎治疗

诊断要点

- 创伤或手术后快速且持续出现胸腔积液的患者应考虑胸导管损伤可能性

（左图）一名 T10 ➡创伤性骨折伴有乳糜池和胸导管损伤的男性患者，横断位增强 CT 示右膈上抬➡和右侧乳糜性胸腔积液，呈密度减低表现。

（右图）同一患者予以导管引流➡和低脂饮食，4 天后前后位胸片示右侧仍有大量乳糜性胸腔积液。乳糜性胸腔积液通常与其他病因的胸腔积液难以区分。

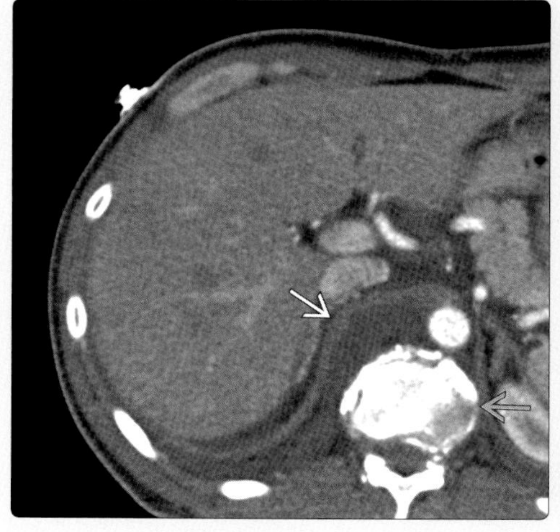

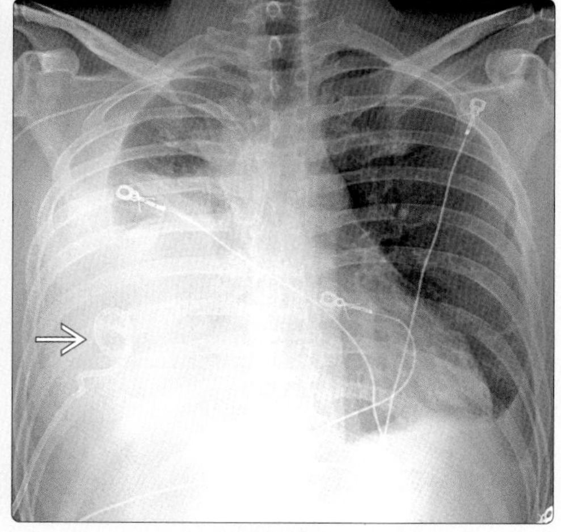

（左图）一名女性于食管癌切除术后接受淋巴管造影治疗乳糜性积液，冠状位平扫 CT 最大密度投影（maximal intensity projection, MIP）重建图像显示胸导管➡在纵隔的左上方与左锁骨下静脉相连。

（右图）同一患者横断位平扫 CT 显示右侧乳糜性胸腔积液➡和胸导管➡内充满造影剂。注意胸导管与食管毗邻。

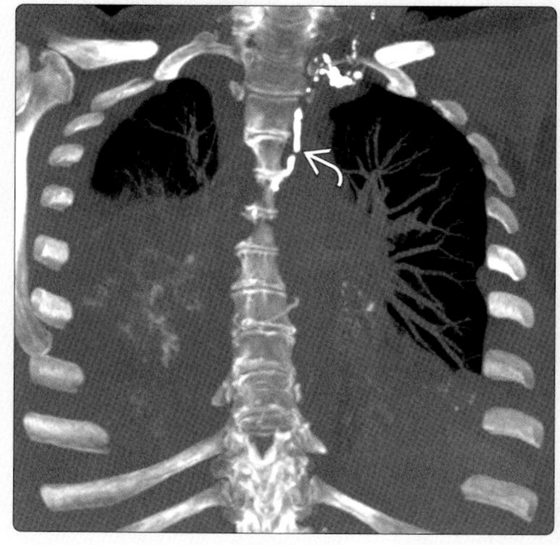

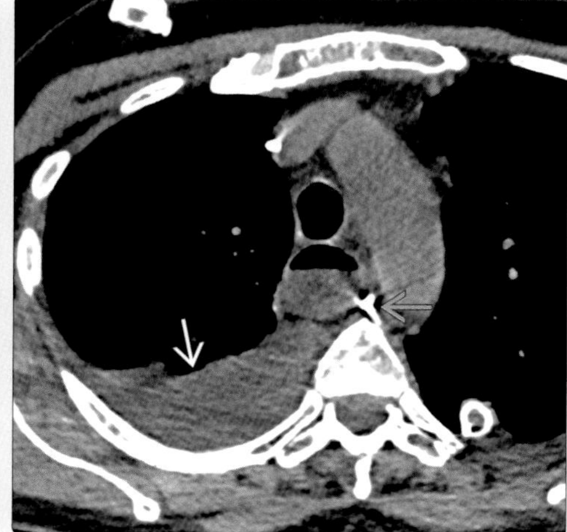

术语

定义

- 胸导管：接收从肠道中输送的乳糜，经过纵隔，注入左锁骨下静脉
- 胸导管撕裂：胸导管破裂
  - 乳糜性胸腔积液、乳糜性心包积液、乳糜性腹腔积液

影像

一般特征

- 最佳诊断思路
  - 胸腔穿刺可见乳糜性胸腔积液
  - 近期有外伤史或手术史
    - 尽管留置了引流管，积液往往很快形成
- 部位
  - 胸腔积液的偏侧性取决于胸导管撕裂的解剖水平：T6 区导管穿过中线
    - 右侧（最常见）：T6 椎体以下右纵隔撕裂
    - 左侧：T6 椎体以上左纵隔撕裂
    - 双侧：T6 椎体处胸导管从右至左穿过中线撕裂

X 线表现

- 单侧或双侧游离性胸腔积液
  - 肋膈角变钝，横膈膜模糊
  - 同侧肺不张；如果范围扩大会造成胸部透过度降低

CT 表现

- 通常与非乳糜性胸腔积液难以区分
  - 积液的 CT 值密度降低：取决于乳糜液中脂肪和蛋白质的含量
  - 密度减低是由于淋巴内的脂肪成分

MR 表现

- T_1 高信号反映蛋白质成分
- 像素级别内的脂肪成分对反相位化学位移成像的信号产生抑制

非血管介入治疗

- 淋巴管造影：胸导管撕裂的定位
  - 透视下经皮穿刺栓塞术
    - 不一定要确定确切的撕裂位置；在操作过程中可以进行封闭治疗

推荐的影像学检查方法

- 最佳影像学检查方法
  - 淋巴管造影：明确撕裂的位置
    - 可以经皮进行栓塞或硬化治疗
  - CT 有助于评估积液量和撕裂范围

鉴别诊断

胸腔积液

- 影像学特征与乳糜性胸腔积液难以区分

无胸导管损伤的乳糜胸

- 恶性肿瘤：淋巴瘤，转移性癌
- 淋巴管平滑肌瘤病：弥漫性薄壁肺囊肿
- 弥漫性肺淋巴管瘤病：支气管血管束和肺小叶间隔弥漫性增厚

假性乳糜胸或乳糜样积液

- 慢性胸腔积液或胸膜炎；肺结核，风湿性胸膜炎
  - 胆固醇结晶的堆积；乳糜微粒缺失

病理学表现

一般特征

- 病因
  - 外伤性胸导管损伤：占乳糜胸的 25%
    - 最常见的是手术损伤
      - 食管切除术的并发症高达 4%
    - 任何与纵隔相关的手术
      - 心脏或主动脉手术、胸肺切除 / 移植、纵隔镜检查
    - 非手术原因：钝性或穿透性创伤、分娩、呕吐
  - 胸导管阻塞导致破裂

大体病理和手术所见

- 乳白色胸腔积液

镜下表现

- 乳糜微粒存在
- 在渗出性胸腔积液中甘油三酯（>110 mg/dL；1.24 mmol/L）含量升高

临床要点

临床表现

- 最常见的症状 / 体征
  - 呼吸困难
- 临床特征
  - 脂肪代谢异常导致的营养不良
    - 血清白蛋白低导致营养缺乏
    - 蛋白质和淋巴细胞减少可导致免疫抑制

自然病史和预后

- 如果不治疗，死亡率高达 50%

治疗

- 保守治疗：经皮引流术，可以自行愈合
  - 通过低脂饮食和肠外营养减少淋巴液的产生
- 高度持续性渗漏（>7 天）
  - 经皮栓塞或硬化
  - 手术：胸膜分流术

诊断要点

- 胸导管损伤见于手术或外伤后迅速产生胸腔积液的患者

创伤性气胸

关键要点

术语
- 气胸（pneumothorax, PTX）
- 钝性或穿透性损伤后胸膜腔积气

影像学表现
- 平片
  - 胸膜线较细（<1 mm），周围无肺纹理
    - 平行于胸壁
  - 仰卧位平片最不敏感，容易低估病灶范围
    - 深沟征：非依赖性胸腔积气导致肋膈角变深和透亮度增强
  - 张力性 PTX：对侧纵隔移位，横膈膜变平，血流动力学受损
- CT
  - 评估相关危及生命的损伤
  - PTX 与肺大疱相鉴别

主要鉴别诊断
- 皮肤褶皱、肩胛骨、体毛及其他生命体征监测装置产生的伪影
- 大疱性肺气肿
- 纵隔气肿
- 原发性或继发性气胸

临床要点
- 胸痛，突发呼吸困难
- 张力性气胸：呼吸衰竭和血流动力学不稳定
- 轻度气胸予以观察和补氧
- 重度气胸予以胸置管引流
- 关注气胸的轻重程度的同时，更应重视患者的生理状况

诊断要点
- 需报告创伤性气胸患者胸膜分离的位置及范围

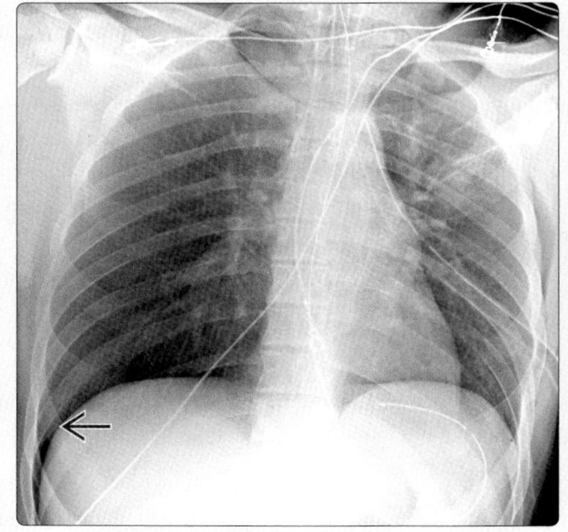

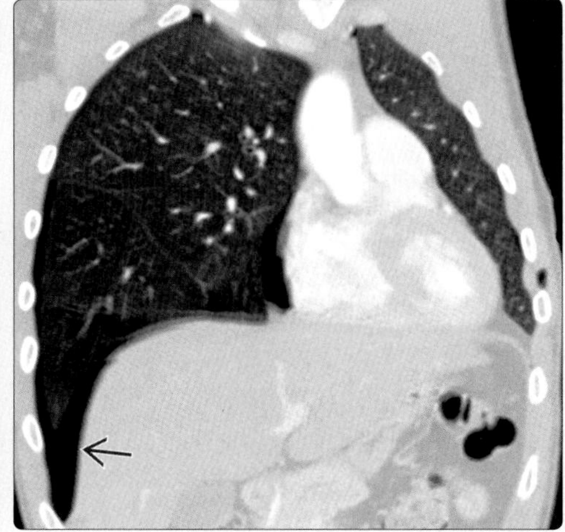

（左图）一名 28 岁男性因机动车碰撞导致左侧气胸，需要紧急胸腔置管，其前后位胸片显示右侧气胸，产生深沟征➡。右侧膈底透亮度增加，右侧胸廓不对称性扩张，右侧肋间隙增宽，纵隔轻度左移。

（右图）同一患者的冠状位增强 CT 显示右侧气胸➡及深沟征。

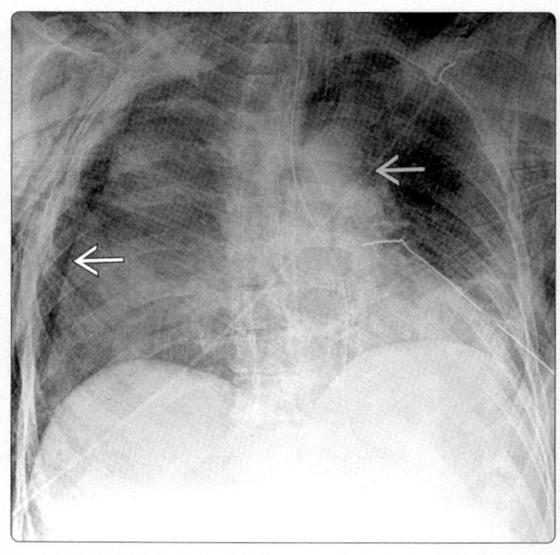

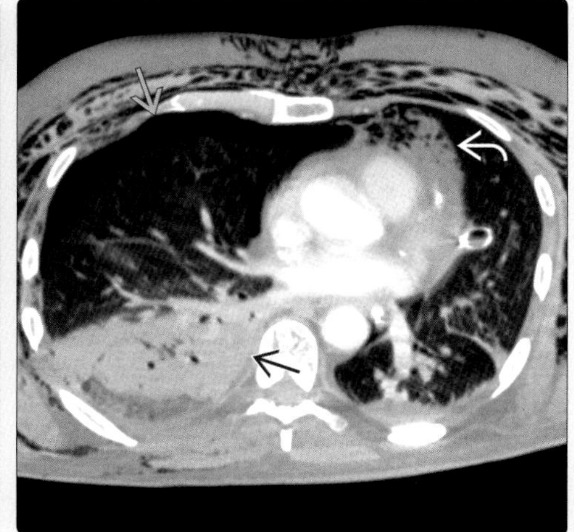

（左图）一名年轻男性在机动车碰撞中胸部遭受钝性创伤的 AP 胸片显示右侧气胸➡、纵隔气肿➡和弥漫性双侧皮下气肿。右肺实变主要提示右肺弥漫性挫伤。

（右图）同一患者横断位增强 CT 显示右侧气胸➡、纵隔气肿➡和弥漫性双侧皮下气肿。注意右侧肺底实变➡，肺野透亮度增高，符合肺挫伤和撕裂伤的影像表现。

创伤性气胸

术语

缩写
- 气胸（pneumothorax, PTX）

定义
- 钝性或穿透性创伤后胸膜腔积气

影像

基本表现
- 最佳诊断思路
  - 外伤患者胸膜线较细（<1 mm），周围无肺纹理
- 部位
  - 站立位胸片：肺尖
  - 卧位胸片：无法准确定位
  - 仰卧位胸片：基底部
- 范围
  - 范围较小者距胸膜线 <2 cm
  - 范围较大者距胸膜线 >2 cm

X 线表现
- 胸膜线通常平行于邻近胸壁
- 仰卧位平片最不敏感，容易低估病灶范围
  - 深沟征：胸腔积气导致肋膈角变深和透过度增强
  - 一侧肺底部透过度增加
  - 纵隔和横膈膜边缘尖锐
- 卧位胸片
  - 比站立位和仰卧位胸片更敏感
- 呼气相胸片
  - 与深吸气相胸片同样敏感
- 张力性气胸：引起血流动力学损害
  - 对侧纵隔移位，患侧胸廓扩张，肋膈角变平

CT 表现
- 对张力性气胸的诊断高度敏感
- 与肺大疱或肺气肿的区别
  - 胸腔置管前的重要鉴别手段，避免医源性支气管胸膜瘘
- 评估相关危及生命的损伤

超声表现
- 呼吸时无脏胸膜“摆动”

推荐的影像学检查方法
- 最佳影像学检查方法
  - 前后位胸片通常足以诊断
- 推荐的检查序列与参数
  - CT：评估外伤性胸部损伤，明确损伤位置，鉴别肺大疱与张力性气胸

鉴别诊断

皮肤褶皱、肩胛骨、体毛及其他生命体征监测装置产生的伪影
- 通常延伸至胸腔外
- 边缘不一定是直线：马赫效应
  - 线条比较粗大，而脏层胸膜线通常比较纤细

大疱性肺气肿
- 胸壁边缘不规则，凹凸不平
- 支气管血管束移位

纵隔气肿
- 类似于位于内侧的气胸

原发性或继发性自发性气胸
- 急性起病，无外伤

病理学表现

一般特征
- 病因
  - 穿透性损伤：肺胸膜撕裂可使气体进入胸膜腔
    - 超过 80% 的穿透性损伤会发生气胸
  - 钝性损伤：肺泡内压力升高，导致气体经裂口进入胸膜间隙（Macklin 效应）
    - 移位性肋骨骨折可撕裂脏胸膜
  - 医源性损伤
    - 经胸或经支气管活检
    - 胸腔穿刺术
    - 置入：中心静脉导管（锁骨下 > 颈内静脉）、起搏器、胃管

临床要点

临床表现
- 最常见的症状 / 体征
  - 胸痛，突发呼吸困难
  - 张力性气胸：严重呼吸困难、发绀、心动过速

自然病史和预后
- 胸腔气体吸收：每天吸收胸腔体积的 1.5%（50~70 mL/d）
- 肺完全复张时间：3 周

治疗
- 轻度 PTX 的观察
  - 补氧可使胸膜腔气体吸收率增加 4 倍
- 针管减压 / 胸导管引流适用于中重度 PTX
  - 同 PTX 的轻重程度相比，更加关注患者的生理状况
- 并发症：支气管胸膜瘘

诊断要点

影像解读要点
- CT 评估相关危及生命的损伤
  - 鉴别诊断大疱性肺气肿或肺囊肿
  - 评价胸腔引流管位置是否偏移

报告要点
- 报告气胸的位置及范围

创伤性血胸

关键要点

术语
- 钝性或穿透性损伤后胸膜腔出血

影像学表现
- 肋骨骨折，挫伤，气胸较少发生
- 平片
  - 直立位胸片肋膈角变钝，仰卧位胸片胸部透过度降低
  - 较严重的患者可出现对侧纵隔移位以及"张力性血胸"
- CT 或 CTA
  - 胸腔积液 CT 值 >30 HU
  - "红细胞压积效应"可出现层状高密度胸腔积液
  - 排除危及生命的创伤性血管损伤
- 血管造影
  - 用于诊断或栓塞治疗肋间动脉及内乳动脉损伤

主要鉴别诊断
- 渗出性胸腔积液
- 胸膜外血肿
- 胸导管撕裂
- 食管破裂

临床要点
- 最常见的症状 / 体征
  - 胸痛，呼吸困难
  - 大失血性休克和呼吸衰竭
- 治疗
  - 胸腔造瘘术
  - 经胸或开胸抽血
  - 肋间动脉或内乳动脉损伤栓塞术

诊断要点
- 考虑创伤性血胸患者，需仔细评估创伤性血管损伤的程度

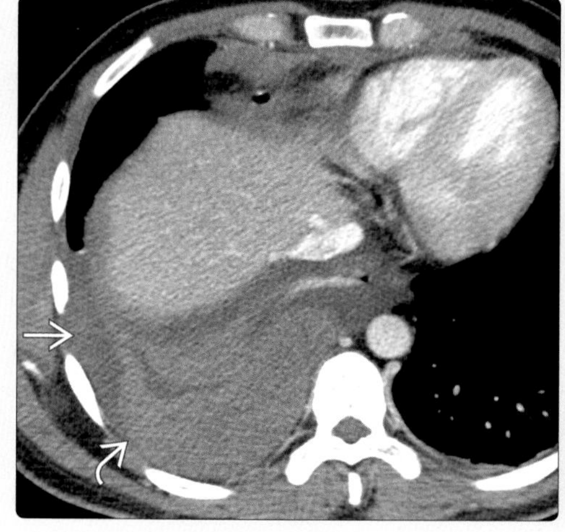

（左图）一名右胸贯通伤患者的横断位增强 CT 显示右侧胸腔积液➔呈中等密度，伴有层状高密度影↪，即所谓的红细胞压积效应，与急性出血相一致。

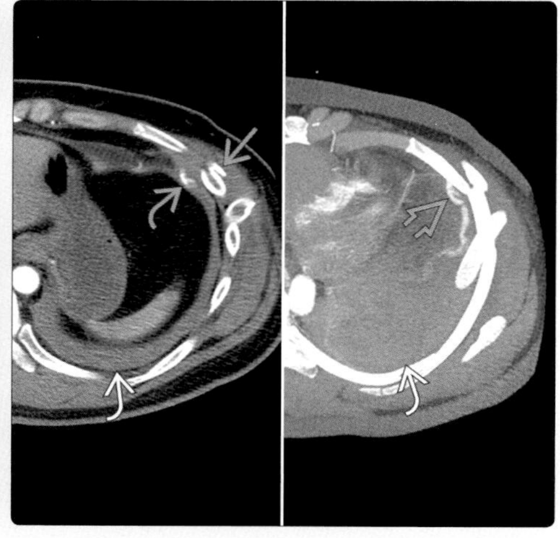

（右图）对比胸部创伤患者的横断位增强 CT（左）和最大密度投影重建图像（右）显示了左侧血胸↪和前肋骨骨折➔，邻近出血灶↪来自肋间动脉假性动脉瘤⇨，在 MIP 图像上更明显。

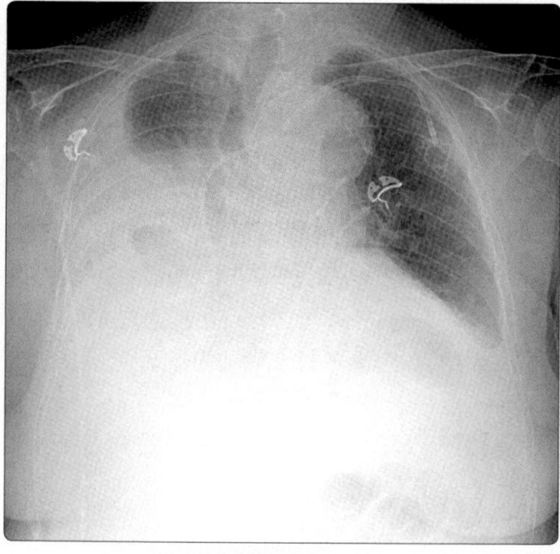

（左图）一名 80 岁女性摔倒后出现胸痛和呼吸困难，前后位胸片示右侧大量胸腔积液，左侧少量胸腔积液。创伤性胸腔积液应考虑血胸。

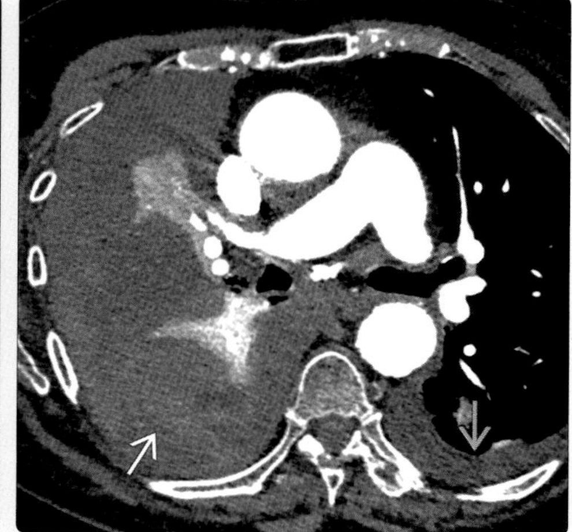

（右图）同一患者横断位增强 CT 显示右侧大量胸腔积液➔，密度严重减低，可能与心力衰竭有关，不同于左侧渗出性胸腔积液➔的低密度表现。注意右肺完全性肺不张。

创伤性血胸

术语

定义

- 钝性或穿透性创伤后胸膜腔出血

影像

一般特征

- 最佳诊断思路
  - 钝性或穿透性创伤后导致胸腔积液
- 部位
  - 站立位胸片：胸腔底部积液
  - 仰卧位胸片：胸腔后方或侧后方可见积液分层
- 范围
  - 具有可变性，范围可能会很广
- 较少出现肋骨骨折、挫伤及气胸

X 线表现

- 急性期
  - 胸腔积液：肋膈角变钝（直立位），胸部透过度降低（仰卧位）
  - 如果范围进一步扩大，则可出现同侧肺不张，对侧纵隔移位，张力性血胸
- 亚急性期：局限性胸腔积液，脓胸
- 慢性期
  - 机化性血胸：可见胸膜增厚及钙化
  - 纤维化性胸腔积液合并同侧血容量减少

CT 表现

- 平扫 CT
  - 胸腔积液 CT 值 >30 HU
  - 液体密度不均匀，呈分层状（“红细胞压积效应”）
- CTA
  - 可评估创伤性动脉损伤

血管造影表现

- 用于识别或栓塞肋间动脉 / 内乳动脉的损伤

超声表现

- 快速评估患者的创伤性胸腔积液量

鉴别诊断

渗出性胸腔积液

- 由于胸膜通透性升高导致蛋白性胸腔积液

胸膜外血肿

- 胸膜周围高密度肿块，胸膜下脂肪移位（胸膜外脂肪征象）

胸导管撕裂

- 创伤性乳糜胸

食管破裂

- 可出现血胸或血气胸

病理学表现

一般特征

- 病因
  - 钝性和穿透性胸部创伤
    - 30%～50% 的患者可有钝性损伤
    - 机动车碰撞为最常见的病因
  - 肋间动脉或内乳动脉的血管撕裂伤
  - 急诊治疗后的医源性损伤
- 镜下表现
  - 胸腔积液中红细胞比容超过血清中红细胞比容的 50%

临床要点

临床表现

- 最常见的症状 / 体征
  - 胸痛，呼吸困难
- 临床特征
  - 呼吸音消失或减弱，叩诊钝感
  - 症状较严重时可出现失血性休克及呼吸衰竭
    - 全身性血管撕裂引起的快速出血
    - 通常为自限性的低压性肺出血
  - 听诊和叩诊：可发现出血量 <500 mL 的血胸患者

自然病史和预后

- 引流不充分可导致纤维胸
- 细菌污染可导致脓胸

治疗

- 胸腔造瘘术
  - 36～42 F 胸腔造瘘管置于 6～7 肋间
  - 降低胸膜内纤溶含量需要外科手术干预
  - 当拔管引流 <100 mL/d，肺复张
- 胸腔镜手术（video-assisted thoracoscopic surgery，VATS）用于创伤后 7 天内排空残余血性胸腔积液
  - 气胸的轻重程度不如患者的生理状况重要
- 开胸术：大量胸腔积液（>1 L）、血流动力学不稳定、脓胸
- 血管造影引导下进行肋间动脉或内乳动脉损伤栓塞术

诊断要点

考虑的诊断

- 创伤性胸腔积液的血胸患者

影像解读要点

- 仔细评估创伤性血管损伤
- 与胸膜外血肿的区别，后者不需要放置胸膜腔造瘘管

胸腔脾种植

关键要点

术语
- 创伤后脾组织的胸膜腔种植

影像学表现
- 多发性胸膜结节 / 肿块几乎仅见于长期外伤史患者的左侧胸部
- 好发于后下半胸部
- 平片
  - 边界不规则，与胸膜成钝角
  - 大多数边缘锐利，直径 <3 cm
  - 长期创伤征象
- CT
  - 左侧胸膜基底部多发结节，脾脏缺失
  - 可表现为强化结节
  - 腹部和皮下组织可出现类似病变
- 核医学
  - DRBC 标记的热损伤红细胞闪烁显像
    - 金标准；脾组织特异性摄取

主要鉴别诊断
- 胸膜转移
- 石棉相关性胸膜疾病
- 侵袭性胸腺瘤伴转移
- 恶性间皮瘤
- 局限性胸膜纤维瘤

病理学表现
- 胸腹创伤后经横膈膜播散
- 手术时常常没有发现横膈膜缺损

临床要点
- 无症状，在影像学检查中偶然发现
- 治疗：无

诊断要点
- 任何左侧胸膜多发结节且脾脏不完整的患者均应考虑胸腔脾种植

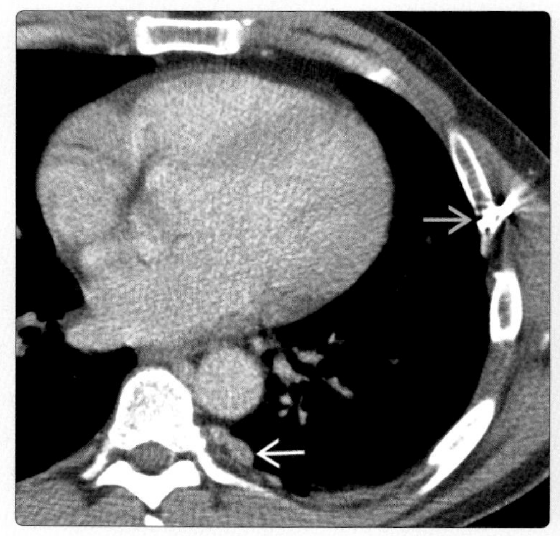

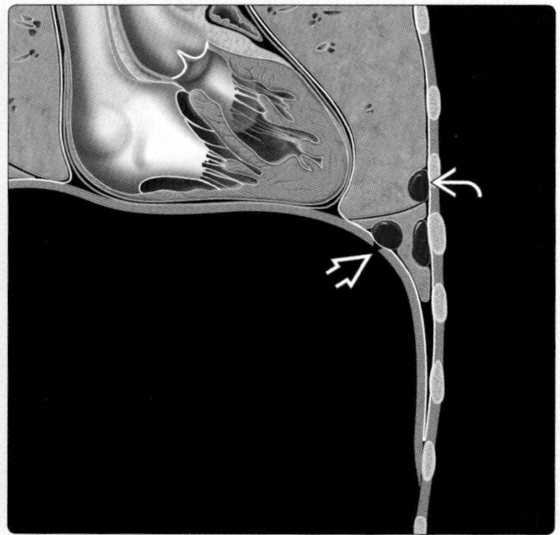

（左图）一名左侧胸腔脾种植患者的横断位增强 CT 显示左侧胸膜多发结节影➡和来自远程枪伤的残存子弹碎片影➡。胸腔脾种植几乎只累及左胸。

（右图）显示了胸腔脾种植的典型特征。左下胸膜表面多发脾组织增生➡是历史性创伤、脾损伤和双侧膈破裂➡的结果。

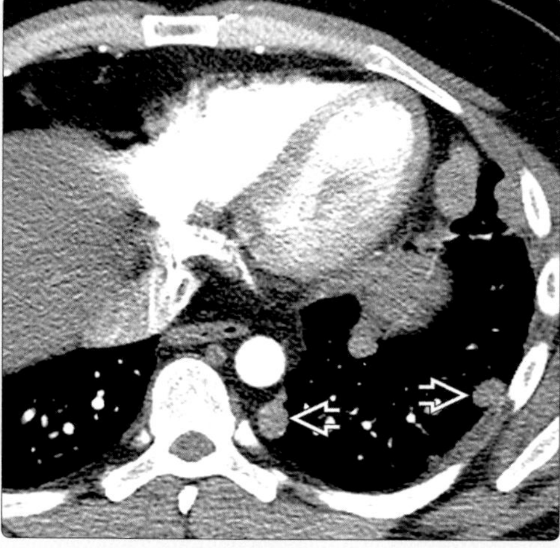

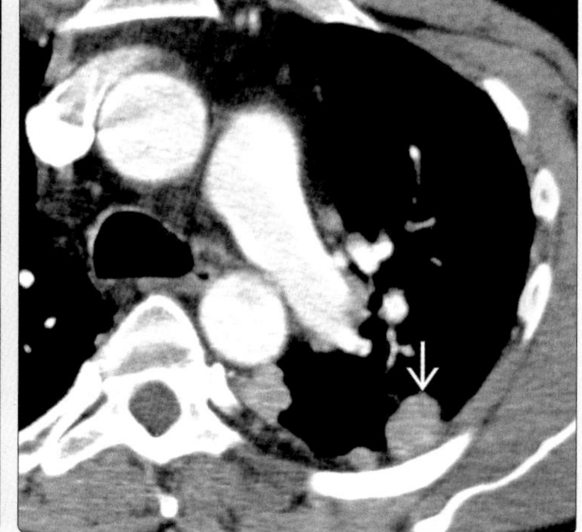

（左图）一名腹部有枪伤的患者的横断位增强 CT 左侧胸膜显示多发肿块和结节影➡，与脾肿大一致。脾破裂导致血流动力学不稳定，受伤后应行脾切除术。

（右图）一名既往有钝性创伤史和胸腔脾种植病史的患者的横断位增强 CT 显示左侧胸膜处可见多发边缘平滑的非钙化结节➡。胸腔脾种植类似于单侧实性胸膜转移。

胸腔脾种植

术语

定义

- 外伤性脾破裂后脾组织于胸腔内增生

影像

一般特征

- 最佳诊断思路
  - 左侧胸膜可见边缘平滑的结节或肿块，有外伤史的住院患者
  - 既往脾破裂病史，腹腔内脾脏缺失
- 部位
  - 胸型脾增生症：好发于左后下胸膜间隙
  - 腹型脾增生症：典型见于左上腹
- 范围
  - 通常直径小于 3 cm

X 线表现

- 胸膜病变的平片表现
  - 边界不规则，边缘锐利或模糊
    - 轮廓边缘清晰或模糊
  - 与相邻胸膜呈钝角
- 胸腔脾种植
  - 左后胸膜基底部可见单个或多个结节 / 肿块
  - 大多数边缘锐利，直径 <3 cm
  - 存在创伤病史

CT 表现

- 左侧胸膜基底部可见多发结节 / 肿块，好发于后下半胸部、椎旁胸膜和肋膈胸膜
- 未出现钙化，可能表现出对比增强
- 脾脏缺失
- 腹部和皮下组织也可能出现类似病变
  - 病变可源于之前的胸腔造瘘管

核医学表现

- Tc-99m 硫胶体
  - 肝和脾组织内的网状内皮细胞摄取
- Tc-99m 标记红细胞闪烁显像
  - DRBC 标记的热损伤红细胞闪烁显像
    - 金标准，脾脏组织特异性摄取
    - 比 Tc-99m 硫胶体扫描成像更灵敏，当 Tc-99m 硫胶体扫描成像无法识别脾脏组织时，可使用此方法

MR 表现

- 信号特征和增强程度与正常脾脏相当
- Feruxomide 增强 MR：网状内皮系统清除氧化铁

鉴别诊断

胸膜转移

- 多发性胸膜肿块，结节性胸膜增厚可向周围蔓延，常伴发胸腔积液

石棉相关性胸膜疾病

- 双侧可见不连续结节性胸膜增厚，伴或不伴钙化

侵袭性胸腺瘤

- 前纵隔肿块
- 单侧或双侧胸膜转移，少伴有胸腔积液

恶性间皮瘤

- 单侧胸膜环状增厚，常累及纵隔胸膜

局限性胸膜纤维瘤

- 孤立性胸膜结节或肿块，不均匀性强化

病理学表现

基本表现

- 病因
  - 胸腹联合伤，穿透最常见
  - 创伤性或先天性缺损，横膈膜裂孔导致脾组织经横膈膜种植

大体病理和手术可见

- 胸膜和腹部植入物：实质脏器的浆膜表面；腹膜、大网膜、皮下组织
- 手术中通常没有发现膈肌缺损

临床要点

临床表现

- 无症状；进行影像检查时偶然发现

人口统计学表现

- 流行病学
  - 超过 15% 的患者有脾外伤和膈肌撕裂伤

自然病史和预后

- 形成脾破裂和脾肿大的间隔周期可至数月到数年

治疗

- 无，一般与肿瘤相鉴别

诊断要点

考虑的诊断

- 既往有脾脏 / 膈肌损伤史以及左侧胸膜多发结节 / 肿块的患者易出现此病

影像解读要点

- 判断左侧胸膜多发结节 / 肿块患者的脾脏是否缺失

报告要点

- 考虑胸腔脾种植的患者可排除不必要的胸腔介入治疗

肋骨骨折和连枷胸

关键要点

术语
- 肋骨骨折：移位性或非移位性皮质骨折
- 连枷胸：≥3 个节段（同一肋骨骨折处≥2 处）或 >5 处相邻肋骨骨折
- 连枷部分表现为与呼吸有关的反常运动

影像学表现
- 平片（特异但不敏感）
  - 骨皮质断裂和脱落
  - 第 4~9 肋是最常见的骨折部位
  - 通常为多发骨折
  - 用于标记有骨折的肋骨
  - 可见骨折愈合和骨痂形成
  - 连枷胸（严重创伤患者多达 20%）
- CT：评估潜在的脏器损伤
  - 常伴有胸膜外血肿
  - 肋骨软骨骨折
    - 标志着创伤的严重程度增加和死亡率增高

主要鉴别诊断
- 病理性肋骨骨折
- 胸腔造瘘管

临床要点
- 钝性胸部创伤中最常见的胸部损伤
- 心肺复苏后常见肋骨骨折
- 咳嗽引起的肋骨骨折主要见于女性
- 儿童肋骨骨折表示严重创伤
- 治疗
- 对症止痛治疗
- 连枷胸插管治疗和机械通气

诊断要点
- 气胸和挫伤比肋骨骨折更严重
- 下肋骨骨折：腹腔内脏器损伤的标志
- 没有进行胸片检查的肋骨骨折可能会漏诊

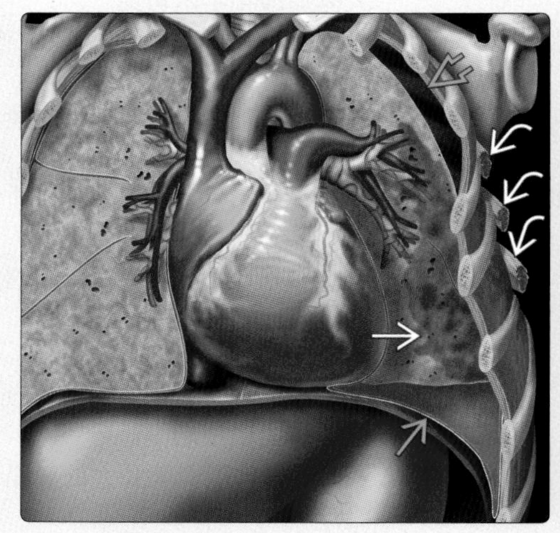

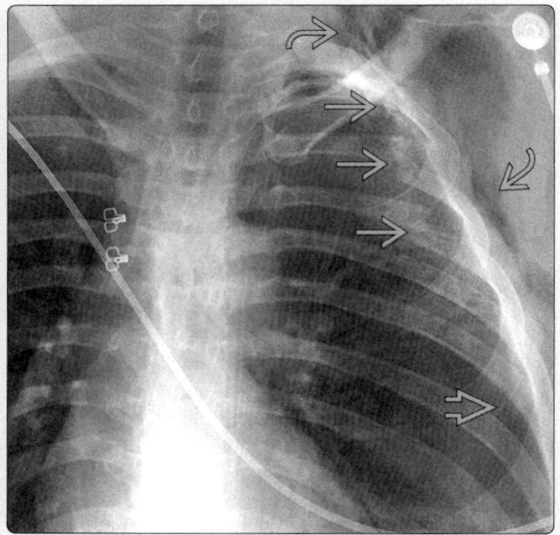

（左图）图示连枷胸的形态特征，左侧肋骨连续 3 处骨折➡，导致同侧气胸⇨、血胸→和肺挫伤➡。发现肋骨骨折时影像科医师应积极寻找病因。

（右图）一名左后方多处肋骨骨折患者前后位胸片示 3 处相邻肋骨骨折→，轻度左侧气胸⇨，左侧胸壁皮下气肿↗。

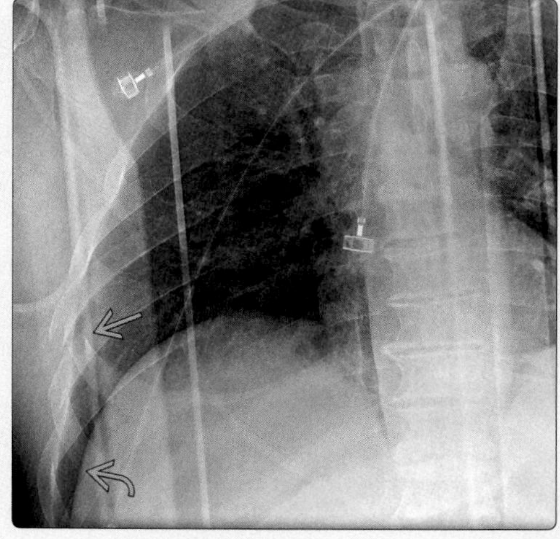

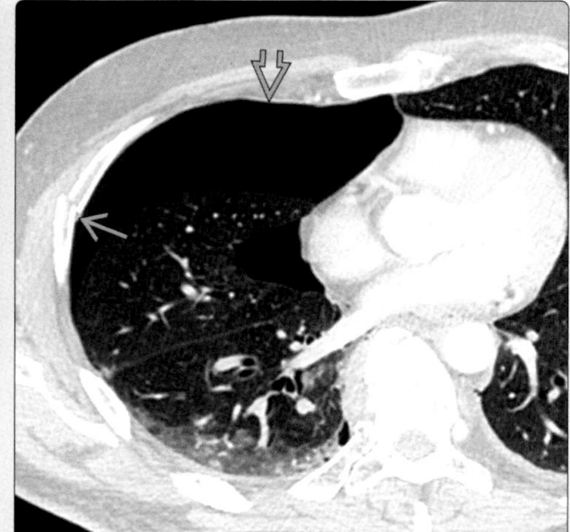

（左图）一名胸部钝伤的年轻患者前后位胸片示右侧中重度气胸、第 5 和第 6 肋骨骨折→和深沟征↗。气胸患者不显示离散的胸膜线是很常见的，因此需要找到一些如深沟征的特殊征象。

（右图）同一患者的横断位增强 CT 显示右侧气胸⇨及肋骨骨折→。

术语

定义

- 移位性或非移位性皮质骨折
- 连枷胸：≥3 个节段（同一肋骨骨折处≥2 处）或 >5 处相邻肋骨骨折
  - 连枷部分表现为与呼吸有关的反常运动

影像

基本表现

- 最佳诊断思路
  - 骨皮质断裂和脱落
- 部位
  - 取决于骨质吸收的位置
- 形态学
  - 创伤性肋骨骨折，通常为多发性且符合解剖结构
  - 相邻肋骨的多处骨折通常呈垂直排列

X 线表现

- 平片检查有特异性，但不敏感
  - 骨折通常是多发的
  - 第 4~9 肋是最常见的骨折部位
  - 胸片的作用是确定并发症：气胸、血性胸腔积液（即血胸）
    - 对非移位性骨折的敏感性为 30%（肋骨骨折常漏诊）
- 更为精细的肋骨三维重建检查，尤其是骨折程度较严重的情况
  - 司法鉴定
  - 不应替代胸片检查
- 骨折只有在愈合和形成骨痂时才会变得明显
  - 最初的平片通常不能显示非移位性骨折
  - 受伤后 4 天或 4 天以上重复行平片检查通常可发现骨折
  - 无并发症的肋骨骨折的早期治疗与肋骨挫伤的治疗相同，诊断延误对治疗没有影响
- 连枷胸（严重创伤患者多达 20%）
  - ≥3 根相邻肋骨或≥5 根相邻肋骨的节段性骨折
  - 肋钩征：象鼻状肋骨（节段性骨折碎片发生旋转）
- 第 1 肋骨骨折是高能胸部损伤的标志
  - 第 1 肋骨受锁骨和肩胛骨保护
  - 并发主动脉横断占 10%，支气管撕裂占 2%
    - 非创伤性第 1 肋骨骨折：大血管损伤发生率极低
- 儿童非意外创伤
  - 受虐儿童中 5%~25% 的骨骼损伤
  - 典型的骨折发生在肋骨和肋软骨的交界处
  - 摇晃婴儿：典型的骨折部位位于肋骨连接处
  - 第 1 肋骨骨折可提示儿童受到了虐待

CT 表现

- 比平片检查更敏感
  - 评估脏器损伤
- 常伴有胸膜外血肿
  - 肋骨骨折处和壁胸膜之前可出现新月形或梭形的软组织密度影
  - 与血胸的鉴别
    - 胸壁内的脂肪移位
- 肋骨软骨骨折
  - 标志着创伤的严重程度增加和死亡率增高
  - 在横断位图像上难以发现
  - 肋软骨交界处骨质脱落
  - MIP 重建图像有助于显示软骨处的透明线
  - 附带表现
    - 邻近软组织和脂肪组织残留
    - 胸膜外血肿

核医学发现

- 骨闪烁显像对鉴别应力性骨折、骨转移和疑似儿童虐待中的骨折具有敏感性

推荐的影像学检查方法

- 最佳影像学检查方法
  - 胸片通常可以满足临床需求
    - 排除气胸、胸腔积液、肺挫伤
- 推荐的检查序列与参数
  - 不建议对骨折患者进行常规平片检查随访
  - CT 成像显著减少了延迟诊断肋骨骨折的时间

鉴别诊断

病理性肋骨骨折

- 通常是不对称或彼此相邻的
- 连续性骨折比较少见
- 骨折部位骨骼损伤
- 可能由轻微创伤引起
- 不伴有并发症，如气胸

胸腔造瘘管

- 胸部造瘘管在 CT 上类似于肋骨和（或）移位的肋骨骨折

病理学表现

基本表现

- 病因
  - 肋骨稳定
    - 胸骨旋转 60° 时胸壁最薄弱，较平坦地支撑肋骨
    - 前后挤压：2 处易发生骨折的部位：与胸骨呈 60° 的肋骨及后部肋骨
  - 创伤：直接暴力如车祸、摔伤、殴打伤、运动损伤等
  - 严重咳嗽
  - 不常见的应力性骨折
    - 位置：第 1 肋骨前外侧、第 4~9 肋骨外侧、上肋骨后内侧

  - 高尔夫运动员（duffer's 骨折）、独木舟运动员、赛艇运动员、游泳运动员、举重运动员、芭蕾舞演员
- 孤立性第 1 肋骨骨折
  - 典型表现为撕脱伤，尤其是投掷、划船或与鞭打有关
  - 斜角肌附着处撕脱

大体病理和手术所见

- 连枷节段的矛盾运动（摆动呼吸）
  - 吸气时软化区胸壁内陷，呼气时相对外突

临床要点

基本表现

- 最常见的症状 / 体征
  - 体格检查敏感但无特异性
  - 深呼吸、打喷嚏或咳嗽引起胸痛
  - 严重的局部肋骨压痛、肿胀和（或）骨摩擦音
- 其他症状 / 体征
  - 连枷胸
    - 约 1/3 病例中临床表现不明显
    - 正压通气掩盖临床表现；诊断延迟
    - 外伤性肋间肺疝；罕见的特殊合并伤

人口统计学表现

- 年龄
  - 随年龄的增长更加常见
    - 疼痛持续时间更长
    - 老年患者入院观察和治疗孤立性肋骨骨折合理且有益
  - 多发性肋骨骨折老年患者的总体创伤相关死亡率高于年轻患者
- 流行病学
  - 钝性胸部创伤中最常见的胸部损伤（10%）
  - 儿童和老年人肋骨骨折更严重
    - 由于可塑性，儿童肋骨难以骨折；肋骨骨折意味着严重的创伤
    - 由于骨质疏松和肌肉减少，肋骨骨折在老年人中更常见；发病率和死亡率增加
  - 心肺复苏（cardiopulmonary resuscitation, CPR）后常见肋骨骨折；通常为前肋骨骨折
    - 报道较少，发生率高达 30%
  - 咳嗽导致的肋骨骨折主要发生在慢性咳嗽的女性中
    - 中间肋骨的侧肋最常受累
    - 百日咳感染，鼻后滴漏
  - 连枷胸：1 级创伤中心 1~2 例 / 月

自然病史和预后

- 通常伴有骨痂愈合
  - 罕见骨不连和假关节
- 酗酒者常见双侧多发性肋骨骨折愈合
- 死亡率和发病率随肋骨骨折数量和年龄（>65 岁）的增加而增加
- 部位
  - 第 8 肋骨以下的右侧肋骨骨折：肝损伤的概率为 20%~50%
  - 第 8 肋骨以下的左侧肋骨骨折：脾损伤的概率为 25%
  - 在没有其他主动脉横断表现的情况下，第 1、2 肋骨骨折不是检查主动脉损伤的指征
- 连枷胸
  - 急性，10%~20% 的死亡率
  - 慢性，25%~50% 的患者有长期残疾，包括慢性胸痛和劳力性呼吸困难

治疗

- 选择、风险、并发症
  - 肺不张：肋骨骨折的常见后遗症，易患肺炎
  - 常并发肺挫伤、裂伤、气胸、血胸
  - 极少数情况下，严重移位的肋骨骨折锋利的边缘可能刺穿或撕裂内脏
    - 横膈
    - 主动脉
    - 气道
    - 心脏
- 症状性疼痛管理
  - 口服镇痛
  - 硬膜外镇痛，尤其是连枷胸，可以减少医院获得性肺炎和缩短机械通气时间
- 观察迟发性血胸的发生发展
- 很少需要手术固定
- 插管和机械通气
  - 是否需要取决于基础心肺状况，而不是有没有连枷节

诊断要点

考虑的诊断

- 气胸和挫伤在临床上比肋骨骨折更严重

影像解读要点

- 下肋骨骨折：腹部内脏损伤的标志物
- 只有肋骨专用平片而无胸片可能会遗漏伴发的气胸

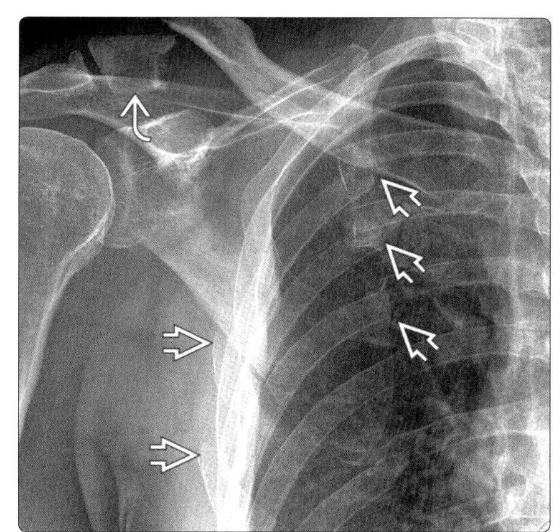

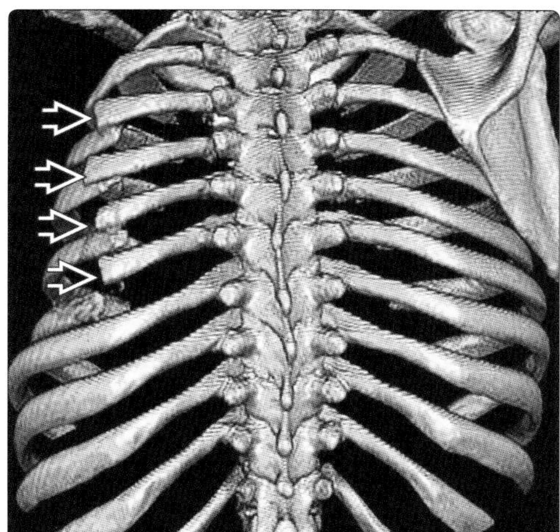

（左图）后前位胸片显示右侧肋骨多处节段性骨折➡提示连枷胸、右侧锁骨骨折↪和轻微右肺尖气胸。多灶性肋骨骨折常见于钝性胸部创伤，尤其是严重车祸。

（右图）平扫CT三维重建图像显示多发节段性肋骨骨折➡，考虑为连枷胸。根据胸壁局部反常运动的临床表现，可以诊断为连枷胸，影像上可怀疑。

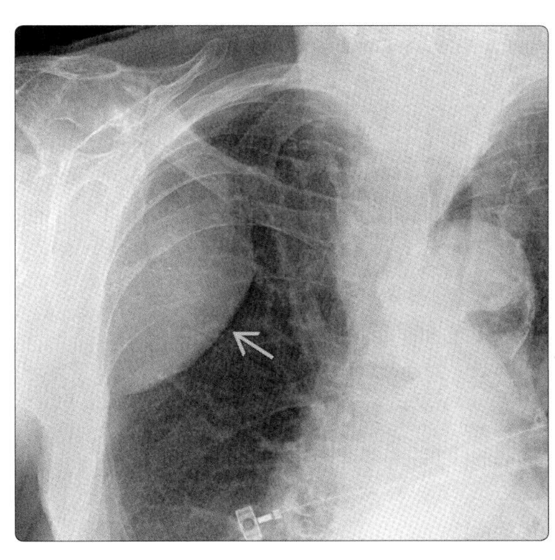

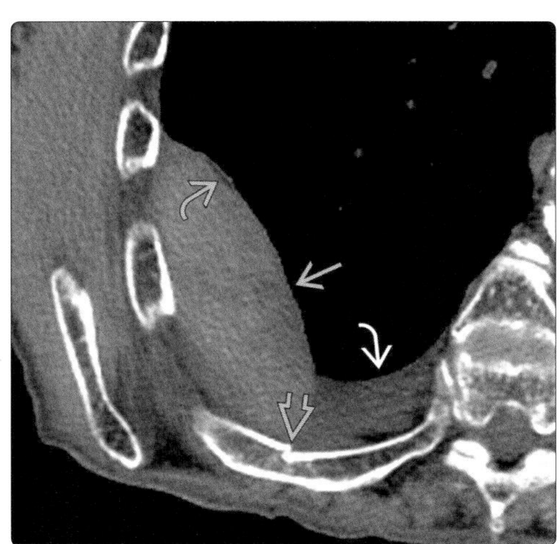

（左图）一名钝性胸部创伤患者的后前位胸片显示外侧右中上肺的片状阴影→，边界不完整。

（右图）同一患者的横断位平扫CT显示胸膜外血肿，表现为取代胸膜下脂肪↪的片状高密度影→，还可见少量右侧血胸↪和后肋骨骨折⇨。血胸与胸膜外血肿的鉴别很关键，因为后者很少需要处理。

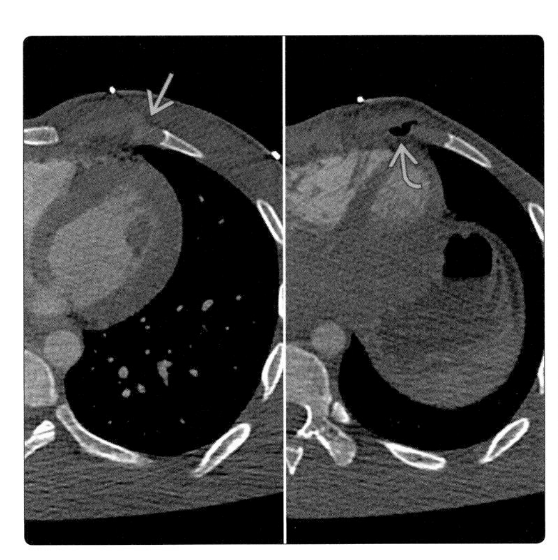

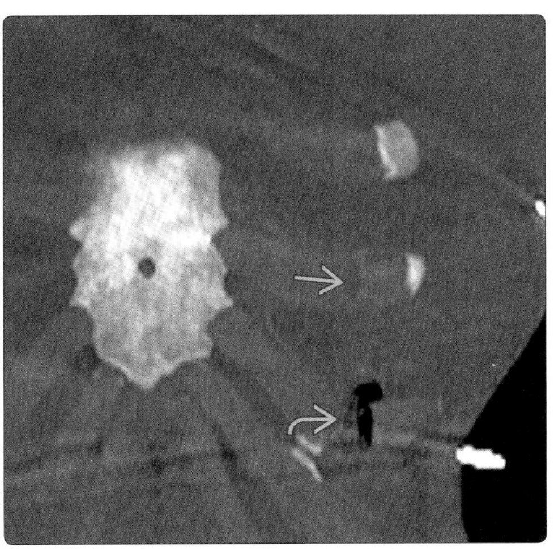

（左图）一名钝性胸部创伤患者的横断位平扫CT显示肋软骨骨折，表现为左侧2根肋软骨分离→和气胸相关的气体↪。

（右图）同一患者的冠状位增强CT MIP图像显示肋软骨骨折，表现为软骨不连续→和内在气体穿过移位的肋软骨↪。肋软骨骨折标志着死亡率的增加。

脊柱骨折

关键要点

影像学表现

- 压缩骨折
  - 多累及上终板
  - 骨密度正常时椎体高度丢失小于40%~50%；高度丢失越多提示屈曲牵张性（Chance）骨折
- 爆裂骨折
  - 侧位片椎体压缩
  - 正位片椎弓根间距增宽
- Chance 骨折
  - 椎体高度丢失大于40%~50%
  - 局灶性脊柱后凸；小关节分离和棘突间距增加
- 骨折－脱位
  - 严重移位
- CT 用于紧急评估骨骼损伤和骨折移位
- MR 用于评估软组织及脊髓的损伤
- CT 是初步评估骨骼损伤和骨折移位情况的首选影像检查方法

主要鉴别诊断

- 脊柱脓肿
- 脊柱转移

病理学表现

- Davis 的三柱理论
  - 前柱：椎体前2/3
  - 中柱：椎体后1/3
  - 后柱：脊椎附件
- 超过两柱损伤则脊柱不稳

临床要点

- 体征和症状
  - 低血压不伴心动过速；阴茎异常勃起

诊断要点

- 椎弓根间距增宽提示爆裂骨折和椎体不稳

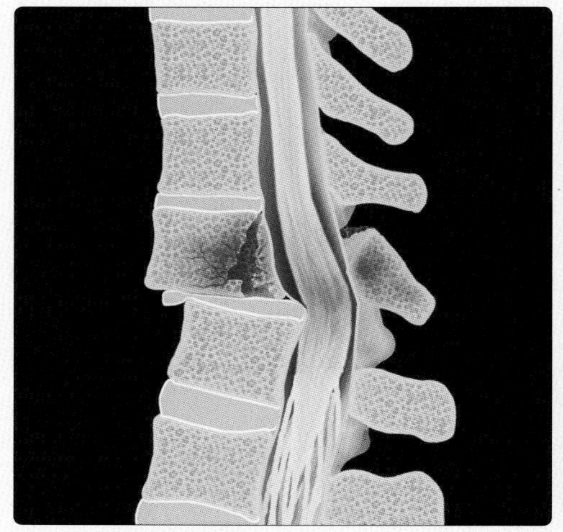

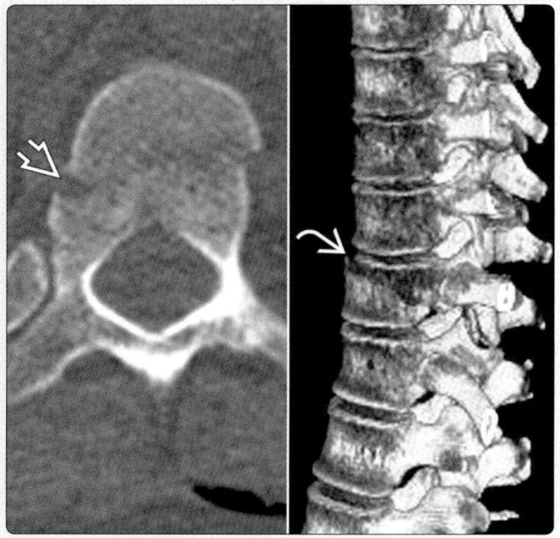

（左图）显示了胸腰椎骨折脱位，是钝性创伤中屈曲力导致脊柱骨折的常见位置。

（右图）横断位平扫CT（左）和矢状位三维重建容积再现（右）显示T12前柱骨折➡。矢状位图像显示T12上终板骨折↪，无胸腰椎对位不良。单柱受累可认为是稳定骨折，进行保守治疗。

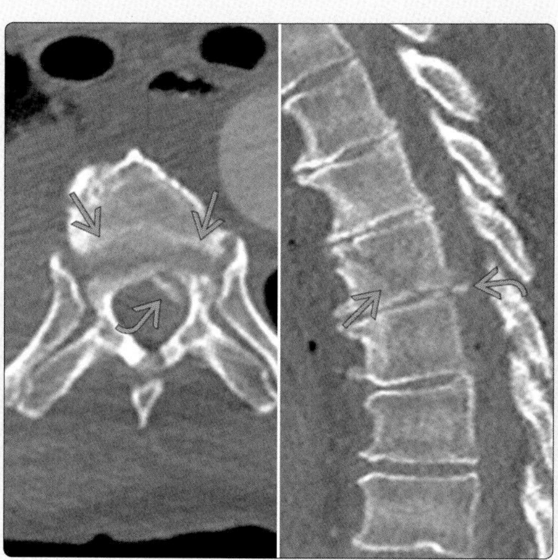

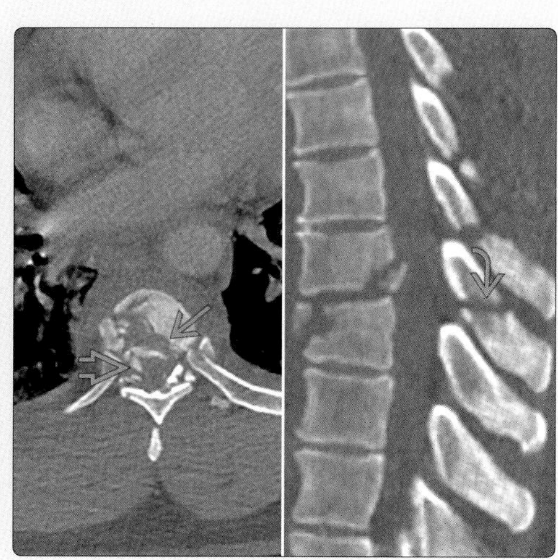

（左图）横断位（左）和矢状位（右）增强CT显示T5爆裂骨折➡，累及椎体后侧，可见一小碎片进入椎管内↪。爆裂骨折常不稳定，可合并脊髓损伤。

（右图）横断位（左）和矢状位（右）增强CT显示T7 Chance骨折➡，骨折碎片进入椎管➡和附件骨折↪。

影像学表现

基本表现

- 最佳诊断思路
  - 压缩骨折
    - 胸椎骨折最常见的原因是钝性创伤
    - 椎体呈楔形改变
  - 爆裂骨折：胸椎椎体压缩、终板断裂、椎弓根距离加宽
  - Chance 骨折：前柱压缩伴后柱分离
  - 骨折 – 脱位：严重椎体移位 + 骨折
- 部位
  - 常发生于胸腰段

X 线表现

- 椎体压缩骨折
  - 脊柱旁血肿和脊柱后凸
  - 多累及上终板
  - 骨密度正常时椎体高度丢失小于 40%～50%；高度丢失越多提示 Chance 骨折
- 爆裂骨折
  - 正位片椎弓根间距增宽；侧位片椎体楔形变
  - 椎体可能移位
- Chance 骨折
  - 椎体高度丢失大于 40%～50%
  - 局灶性脊柱后凸；小关节分离和棘突间距增加
- 骨折 – 脱位
  - 严重移位

CT 表现

- 骨 CT
  - 椎体压缩骨折
    - 椎体轻度楔形变伴骨折
    - 无附件皮质移位和骨折
  - 爆裂骨折
    - 粉碎骨折
  - Chance 骨折
    - 椎体呈粉碎骨折
    - 小关节分离和棘突间距增加
  - 骨折 – 脱位
    - 椎弓增宽、粉碎
    - 小关节骨折
    - 横断位图像上累及或未累及的关节突
    - 椎体粉碎；椎管内骨折片

MR 表现

- 爆裂骨折
  - 可合并骨髓挫伤
- Chance 骨折
  - T_2WI：后纵韧带、棘间韧带断裂
  - 前纵韧带通常完整，但可脱离骨折下方椎体
- 骨折 – 脱位
  - 脊髓水肿 / 压迫，骨分离

推荐的影像学检查方法

- 最佳影像检查方法
  - CT 是评估骨骼损伤和骨折移位的首选影像学方法
  - MR 用于评估软组织及脊髓损伤

鉴别诊断

脊柱脓肿

- MR 显示小关节突和相邻椎板骨髓水肿
- 周围软组织水肿 / 增强；脓肿直接显示

脊柱转移

- 更可能累及椎体皮质
- 累及附件和椎体

病理学表现

基本表现

- Davis 的三柱理论
  - 前柱：椎体前 2/3
  - 中柱：椎体后 1/3
  - 后柱：脊椎附件
- 超过两柱损伤则脊柱不稳

临床要点

临床表现

- 最常见的症状 / 体征
  - 疼痛、压痛点
  - 低血压不伴心动过速
  - 阴茎异常勃起

人口统计学表现

- 流行病学
  - 钝性胸部创伤发生率为 2%
  - 多节段骨折发生率为 15%

治疗

- 胸椎骨折手术固定 ± 椎管减压

诊断要点

影像解读要点

- 椎弓根间距增宽提示爆裂骨折和椎体不稳
- 骨密度正常患者的重度压缩性骨折提示 Chance 骨折
- 下终板压缩性骨折而上终板正常，疑似病理性骨折

胸骨骨折

关键要点

影像学表现

- 最佳诊断思路
  - 前胸壁外伤；胸骨压痛
  - 皮质不连续性
- 平片
  - 侧位片：直接显示骨折线
  - 正位片：不容易见到骨折
  - ± 正位片上纵隔异常：纵隔血肿
- CT
  - 直接显示胸骨骨折
  - 多平面成像增加灵敏度
  - 评价合并损伤
- MR
  - 用于诊断胸骨应力性骨折
  - T_1WI：中等信号
  - T_2WI 脂肪抑制：高信号

主要鉴别诊断

- 病理性骨折
- 骨髓炎
- 漏斗胸
- 骨化中心

临床要点

- 外伤史：车祸（68%）
- 症状
  - 局部胸痛 （98%）
  - 可触及肿块及压痛点
  - 瘀斑（50%）
- 死亡率（25%~45%）；与严重胸内损伤相关

诊断要点

- MDCT 是首选的影像方法
- 侧位平片有助于显示骨折和胸骨移位程度

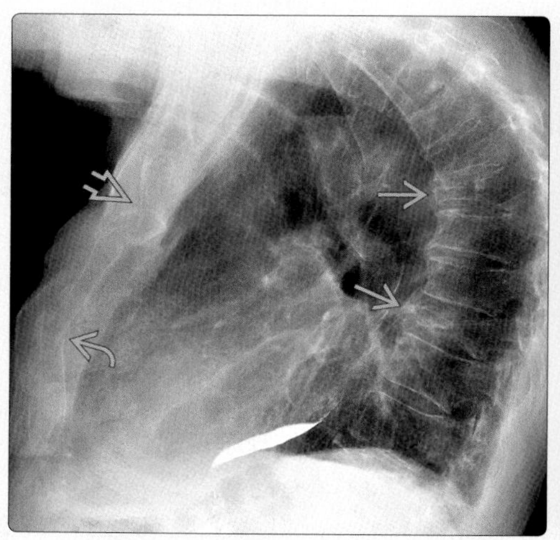

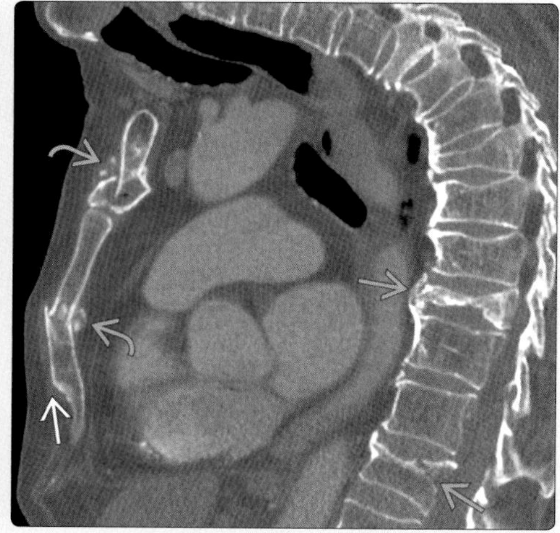

（左图）一名胸部外伤的老年患者侧位片显示胸骨、胸骨柄和胸椎粉碎性骨折移位。侧位片对胸骨骨折的诊断优于正位片。

（右图）同一患者的矢状位增强 CT 显示胸骨骨折伴骨痂形成和多发性胸椎骨折。增强 CT 可以排除胸骨后血肿和（或）外伤性主动脉损伤。

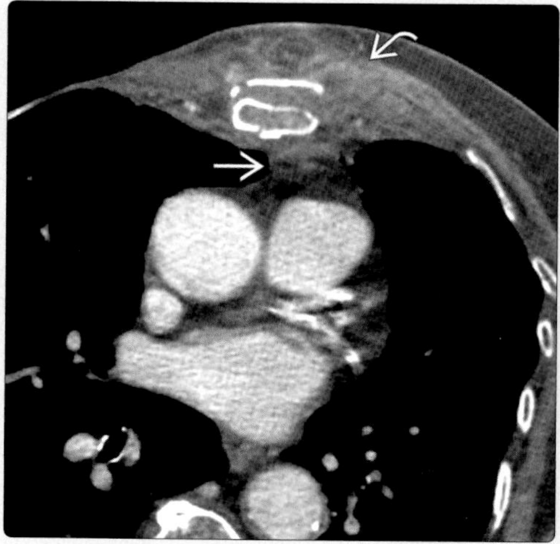

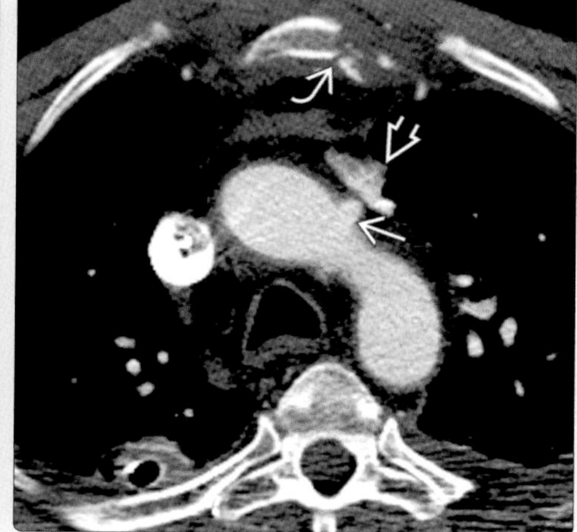

（左图）一名发生车祸的老年患者的横断位增强 CT 显示胸骨粉碎性骨折移位，伴有胸骨前、后的血肿。注意无纵隔出血或外伤性血管损伤。

（右图）横断位增强 CT 显示胸骨粉碎性骨折、血管前纵隔的小骨折碎片和外伤性假性动脉瘤。

影像学表现

基本表现

- 最佳诊断思路
  - 皮质不连续性
  - 前胸壁外伤；胸骨压痛
- 部位
  - 常发生于胸骨体中段
- 形态
  - 通常为横向并且无移位

X 线表现

- 平片
  - 侧位片
    - 直接显示胸骨骨折
      - 横向（60% 无移位）
    - 合并胸椎骨折
  - 正位片：一般无异常
    - 伴或不伴上纵隔异常

CT 表现

- 直观显示和评价胸骨骨折
- 合并损伤
  - 胸骨后血肿：光滑、细长或圆形软组织
  - 纵隔血肿：大量出血；不一定与血管损伤有关
  - 主动脉损伤：主动脉轮廓不规则、主动脉壁破坏 / 假性动脉瘤、纵隔血肿
  - 心肌挫伤、血气胸、肺挫伤 / 撕裂伤
  - 胸骨柄脱位（罕见）

MR 表现

- 用于诊断胸骨应力性骨折
  - T_1WI：中等信号
  - T_2WI 脂肪抑制：高信号

推荐的影像学检查方法

- 最佳影像检查方法
  - 侧位片；最佳影像方法
  - 多平面重组和 MIP 图像的 MDCT 提高了诊断灵敏度
- 推荐的检查序列与参数
  - 矢状位和冠状位重建图像和 3D 重建提高了诊断的准确性

鉴别诊断

病理性骨折

- 肿瘤病变伴骨破坏
- 恶行肿瘤病史

骨髓炎

- 合并软组织肿块
- 全身症状：发热、寒战、不适
- 骨骼核素显像用于早期诊断

漏斗胸

- 无骨皮质不连续

骨化中心

- 骨化中心不愈合可能会假性骨折

病理学表现

基本表现

- 病因
  - 减速损伤或直接前胸壁外伤
    - 车祸（安全带损伤）
    - 心肺复苏（CPR）
    - 应力性骨折：高尔夫球手；举重运动员；患有骨质疏松症、维生素 D 缺乏症、胸椎后凸的女性
- 并发症
  - 胸骨周围血肿、纵隔血肿
  - 胸主动脉 / 血管损伤
  - 肺或心肌挫伤
  - 椎体骨折占 1.4%；肋骨骨折

临床要点

临床表现

- 最常见的症状 / 体征
  - 局部胸骨疼痛（98%）
  - 可触及肿块及压痛点
  - 瘀斑（50%）
  - 呼吸困难（15%～20%）；呼吸疼痛

人口统计学表现

- 性别
  - 老年患者和女性常受累
- 流行病学
  - 最常见的损伤：车祸（68%）

自然病史和预后

- 死亡率（25%～45%）；严重胸内损伤
  - 心肌挫伤（8%），胸主动脉损伤（4%），心脏撕裂（2.5%）

治疗

- 针对有关损伤进行治疗并监测心脏损伤
- 使用适当的阿片类药物或非甾体抗炎药进行镇痛
- 手术固定：骨折不愈合、剧烈疼痛、呼吸道反流、胸骨不稳

诊断要点

考虑的诊断

- 评估胸骨骨折患者排除合并严重的胸内损伤

影像解读要点

- 胸骨骨折与心脏或主动脉损伤之间的关系尚未确定

膈肌破裂

关键要点

术语

- 创伤性膈肌撕裂
  - 可能导致腹腔器官向胸内疝

影像学表现

- 70%~90% 的病例出现左侧内脏疝
- 平片
  - 可能导致腹腔器官向胸内疝
  - 敏感性低：左侧撕裂为 50%，右侧撕裂为 20%
  - 膈肌轮廓异常
  - 胸腔内见充气胃 / 肠管
- CT
  - 直接显示膈肌的不连续性
  - 项圈征：膈肌边缘撕裂导致肠或肝脏局灶性收缩
  - 脏器依附征：疝出的腹内容物紧贴后肋骨

主要鉴别诊断

- 膈膨升
- 胸腹裂孔疝
- 膈麻痹
- 胸腔积液：肺下 / 包裹性

病理学表现

- 高能钝性胸腹联合伤
- 腹内压突然升高导致膈肌破裂
- 侧向撞击使胸壁变形及膈肌破裂

临床要点

- 非特异性体征和症状
- 潜伏期：可能在住院后期出现

诊断要点

- 诊断需要高度重视和仔细评估多平面重组图像

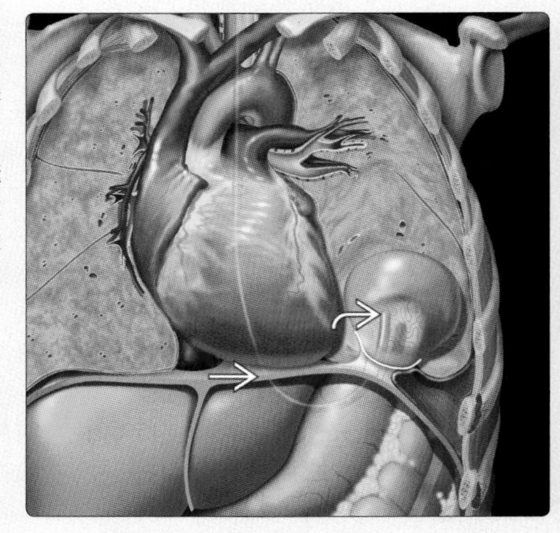

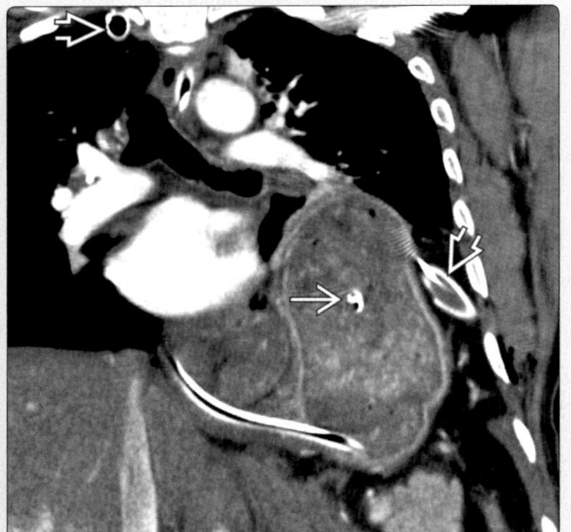

（左图）左侧膈肌破裂和胃底向胸内疝。鼻胃管正常通过食管胃交界处➡，但尖端↪位于胸腔内胃底。

（右图）左膈肌破裂患者冠状位增强 CT 显示胃疝通过破裂的左膈肌进入胸腔。注意胸腔内胃底和双腔➡的鼻胃管尖端➡。

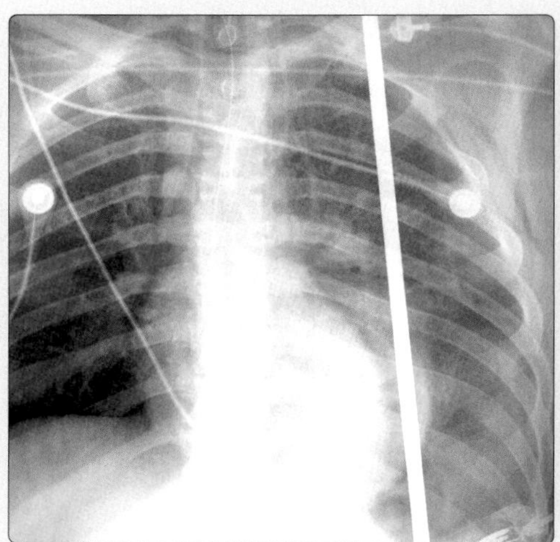

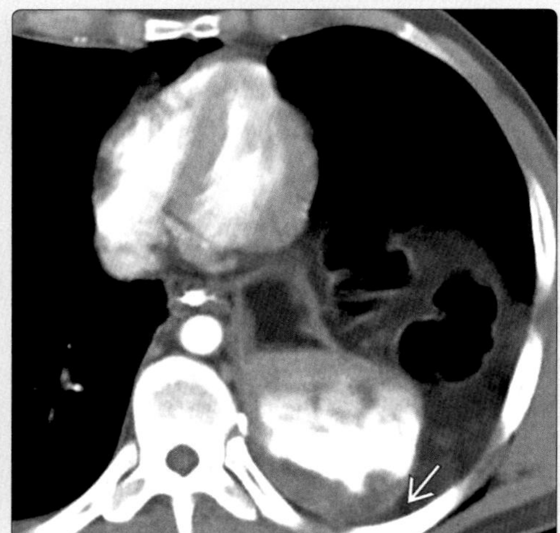

（左图）严重胸腹钝性创伤后患者前后位胸片可见左横膈显示较差和左下胸透过度减低。肺基底段病变和胸腔积液也能影响膈肌的显影。

（右图）横断位增强 CT 显示胃、大网膜和管位于胸腔内。胃紧贴左后肋➡（脏器依附征），证明左侧膈肌破裂。

术语

同义词

- 膈肌撕裂或裂伤

定义

- 创伤性膈肌撕裂
  - 钝性创伤比穿透性创伤更常见
  - 可能导致腹腔器官向胸内疝

影像学表现

基本表现

- 最佳诊断思路
  - 膈上充气肠管
    - 膈上肠管可提高诊断准确性
- 部位
  - 左侧和右侧都能受累
    - 内脏疝更常见于左侧（70%~90%）
    - 肝脏不太可能通过右侧撕裂伤疝出
- 大小
  - 可变
    - 穿透性创伤小
    - 钝性创伤大
      - 撕裂口越大，内脏疝的患病率越高
- 形态
  - 钝性：线状或放射状撕裂，常发生在肌腱最薄的横膈顶部
    - 最常见的是沿胸膜腹膜胚胎闭合处向后外侧延伸

X 线表现

- 90% 的病例异常；左侧撕裂敏感性为 50%，右侧撕裂敏感性为 20%
  - 由于合并下叶肺不张或挫伤，通常是非特异性的
- 膈肌轮廓异常
  - 横膈抬高 >7 cm
  - 横膈轮廓 / 形状的改变
- 胸腔内充气肠管
- 胸腔内肠管
  - 膈肌撕裂常保留食管裂孔
  - 肠管进入腹腔，然后再进入胸腔
- 对侧纵隔移位：内脏疝的占位效应
- 肠绞窄
  - 胸腔积液提示绞窄
  - 在开放情况下，胸腔内可能不会积聚液体
  - 网膜脂肪可能误认为胸腔积液；在卧位成像时遮盖

上消化道造影

- 直接显示肠疝
- 通过膈肌缺损处（项圈征、对吻鸟征）的输入 / 输出肠袢（挤压肢体）的靠近和变窄

CT 表现

- 脏器依附征：疝出的肠或内脏不再受膈肌支持
  - 右：肝脏上 1/3 与后肋接触
  - 左：胃或肠与后肋接触
    - 胃或肠在脾脏后方
- 直接显示膈肌不连续性
  - 膈肌节段性缺失
  - 潜在假阳性：5% 的病例存在正常后外侧膈肌缺损
    - 诊断不应仅根据该体征
- 项圈征：膈肌边缘撕裂导致肠或肝脏局灶性收缩
- 膈肌增厚
  - 肌肉回缩与肌肉血肿
  - 结果主观；假阳性率高
    - 正常厚度可随年龄和性别而变化
- 钝性创伤
  - 左侧膈肌撕裂：敏感性 71%~90%；特异性 98%~100%
  - 右侧膈肌撕裂：敏感性 70%~80%；特异性 100%
  - 冠状位和矢状位重组图像可增加诊断准确性
- 穿透伤
  - 与钝性创伤相同，但包括
    - “弹道”或穿透物轨迹（敏感性 35%，特异性 100%）
    - 造影剂外渗（敏感性 <10%）

MR 表现

- 类似于 CT；在急性创伤环境中难以进行

核医学表现

- 肝脾闪烁显像诊断右侧膈肌撕裂（闪烁项圈征）

推荐的影像学检查方法

- 最佳影像检查方法
  - 膈肌模糊 / 抬高应提高警惕
  - CT 是全面评估多发伤的首选影像方法
- 推荐的检查序列与参数
  - 重建图像增加了膈肌撕裂诊断的敏感性：矢状位 > 冠状位 > 横断位

鉴别诊断

膈膨升

- 膈肌完整
- 无合并损伤、脏器依赖征或肠袢靠近
- 如果在近期钝性创伤的情况下存在既往疾病，则难以评估

胸腹裂孔疝

- 腹腔内容物通过正常残留胸膜腹膜管疝出
- 后方；左侧更常见
- 正常老化过程，常见于肺气肿

膈麻痹

- 透视下膈的矛盾运动

胸腔积液：肺下 / 包裹性

- 类似膈肌抬高
- 无位置异常的充气肠管

- 完整膈肌和膈肌脚

食管旁疝

- 巨大的疝气可能优先延伸至右侧或左侧胸腔
- 膈肌轮廓通常完整

食管破裂

- 食管裂孔撕裂罕见

膈下脓肿

- 膈肌完整，与肠道分离
- 慢性感染的临床表现

Morgagni 疝

- 先天性前内侧膈肌缺损（胸肋三角）

病理学表现

基本表现

- 病因
  - 高能钝性胸腹联合伤
    - 腹内压突然升高导致膈肌破裂
    - 侧向撞击会扭曲胸壁并撕裂隔膜
  - 生理
    - 膈肌将腹腔（腹内正压）和胸腔（胸内负压）分开
    - 腹腔和胸腔之间 7~20 cmH_2O 压力梯度有利于胸内疝形成
- 合并损伤
  - 肋骨骨折 90%
  - 肝或脾撕裂伤 60%
  - 骨盆骨折 50%
  - 创伤性主动脉损伤 5%
  - 与颅脑损伤高度相关
- 动能吸收不符合解剖界限
  - 膈上下同时多发伤
- 自然愈合不常见；疝出的结构可防止撕裂边缘对合
- 最常见的器官疝
  - 左侧：胃 > 结肠 > 脾
  - 右侧：肝脏
- 穿透伤通常较小（直径 <1 cm）

大体病理和手术所见

- 钝性：放射状撕裂从中央肌腱向后延伸
  - 长度 >2 cm（最多 >10 cm）
- 穿透性：任何位置；通常长度 <1 cm

临床要点

临床表现

- 最常见的症状 / 体征
  - 非特异性；任何钝性胸腹联合伤患者均应考虑
    - 7%~66% 病例初诊时漏诊；漏诊病例中最常累及的是右侧膈肌
- 其他症状 / 体征
  - 伤后数年很少发生胸膜脾植入
  - 破裂合并心包内疝罕见
- 潜伏期：可能在住院后期出现，尤其是脱离呼吸机后
  - 正常呼吸过程中，压力梯度可加剧腹腔内容物疝出
  - 高怀疑指数的重要性
- 肠梗阻
  - 肠绞痛
    - 85% 的病例在 3 年内发生绞窄（可能延迟数十年出现症状）
    - 梗阻症状、发热、胸痛

人口统计学表现

- 年龄
  - 成人和儿童都受影响
  - 最常见于年轻人
- 流行病学
  - 钝性创伤为 0.8%~8%

自然病史和预后

- 25% 的病例诊断延迟
  - 最初体征非特异；不考虑损伤
  - 受压力变化的影响
    - 正压通气可延迟疝形成，直至恢复自主呼吸
- 绞窄的发病率和死亡率更高
  - 肠疝患者新发胸腔积液预示绞窄发作

治疗

- 立即手术修复危及生命的损伤，如创伤性血管损伤
- 膈肌撕裂的手术修复和疝复位术

诊断要点

考虑的诊断

- 诊断需要高度重视和仔细评估多平面重组图像

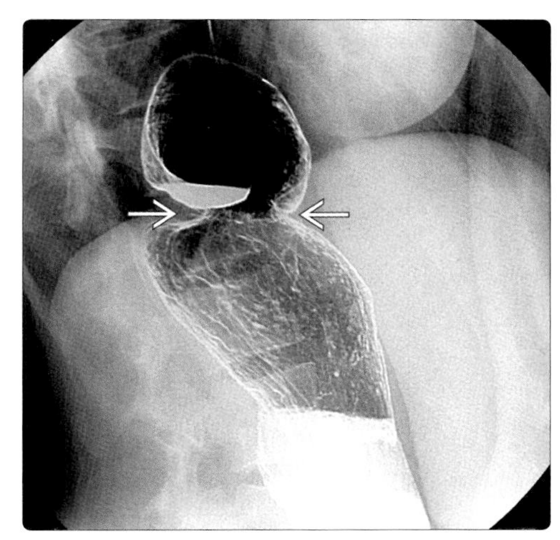

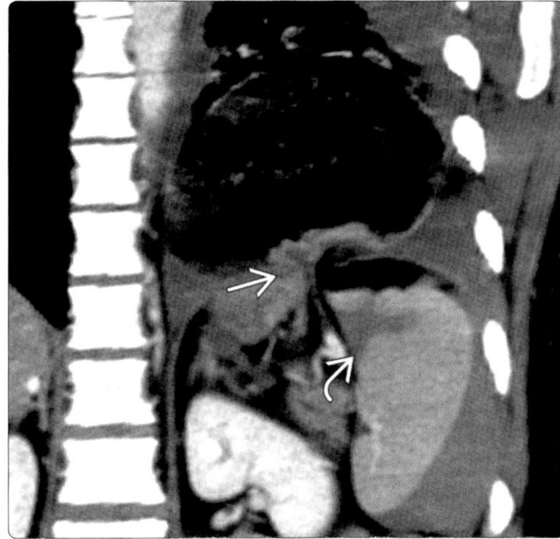

（左图）钝性创伤患者侧斜位上消化道摄影显示经破裂的左膈肌的胃疝。膈肌边缘撕裂→导致胃收缩（项圈征）。

（右图）冠状位增强 CT 显示左侧膈肌破裂伴胸内胃疝。胃嵌顿在膈肌撕裂处→，局部缩窄（项圈征）。还可见创伤后脾撕裂↷、腹腔积血和血胸。

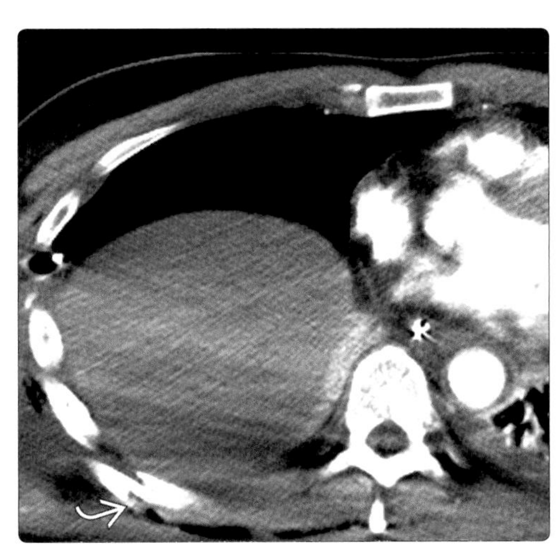

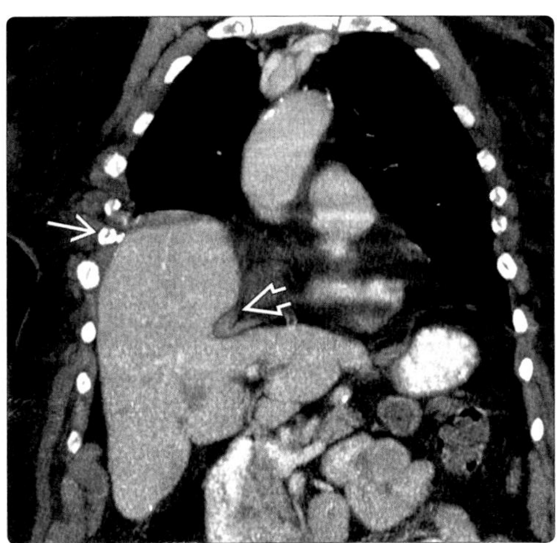

（左图）一名钝性胸腹联合伤患者的横断位增强 CT 显示肝脏紧贴右后肋（脏器依附征），其中一根肋骨骨折↷。可见右侧少量血胸和胸壁皮下气体。

（右图）同一患者的冠状位增强 CT 显示右侧膈肌破裂和胸内肝疝，膈肌边缘撕裂⇨导致肝脏局部缩窄（项圈征）。多处肋骨骨折→，这是钝性创伤的常见表现。

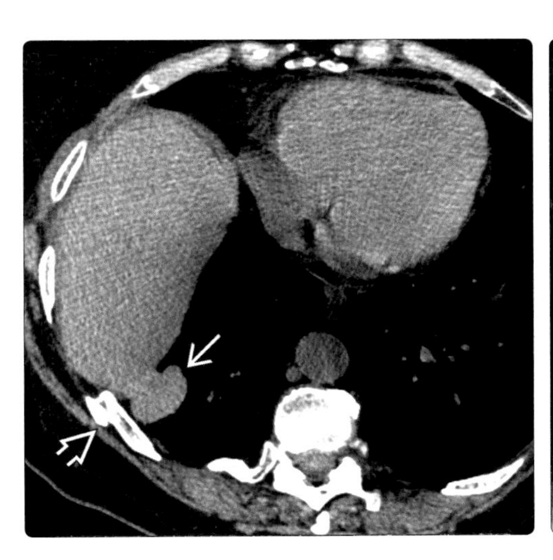

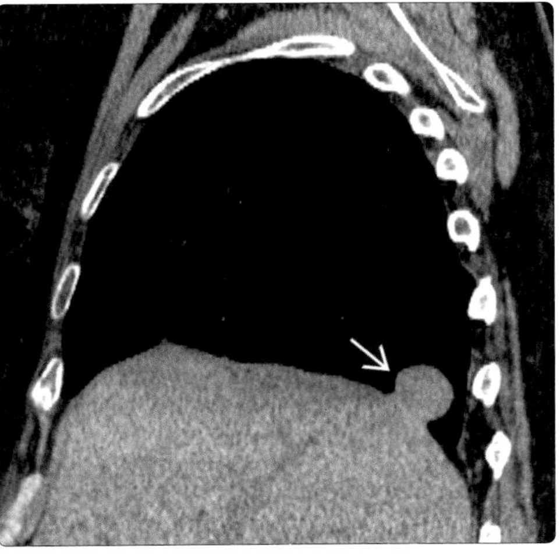

（左图）一名胸腹钝性外伤史的患者的横断位平扫 CT 显示右侧膈肌附近软组织肿块→和陈旧性右后肋骨骨折⇨。

（右图）同一患者的矢状位平扫 CT 显示小部分肝脏→疝入左侧胸腔，与右侧小的局灶性膈肌撕裂一致。由于膈肌缺损小且局灶，以及存在少量肝疝，因此不存在脏器依附征象。

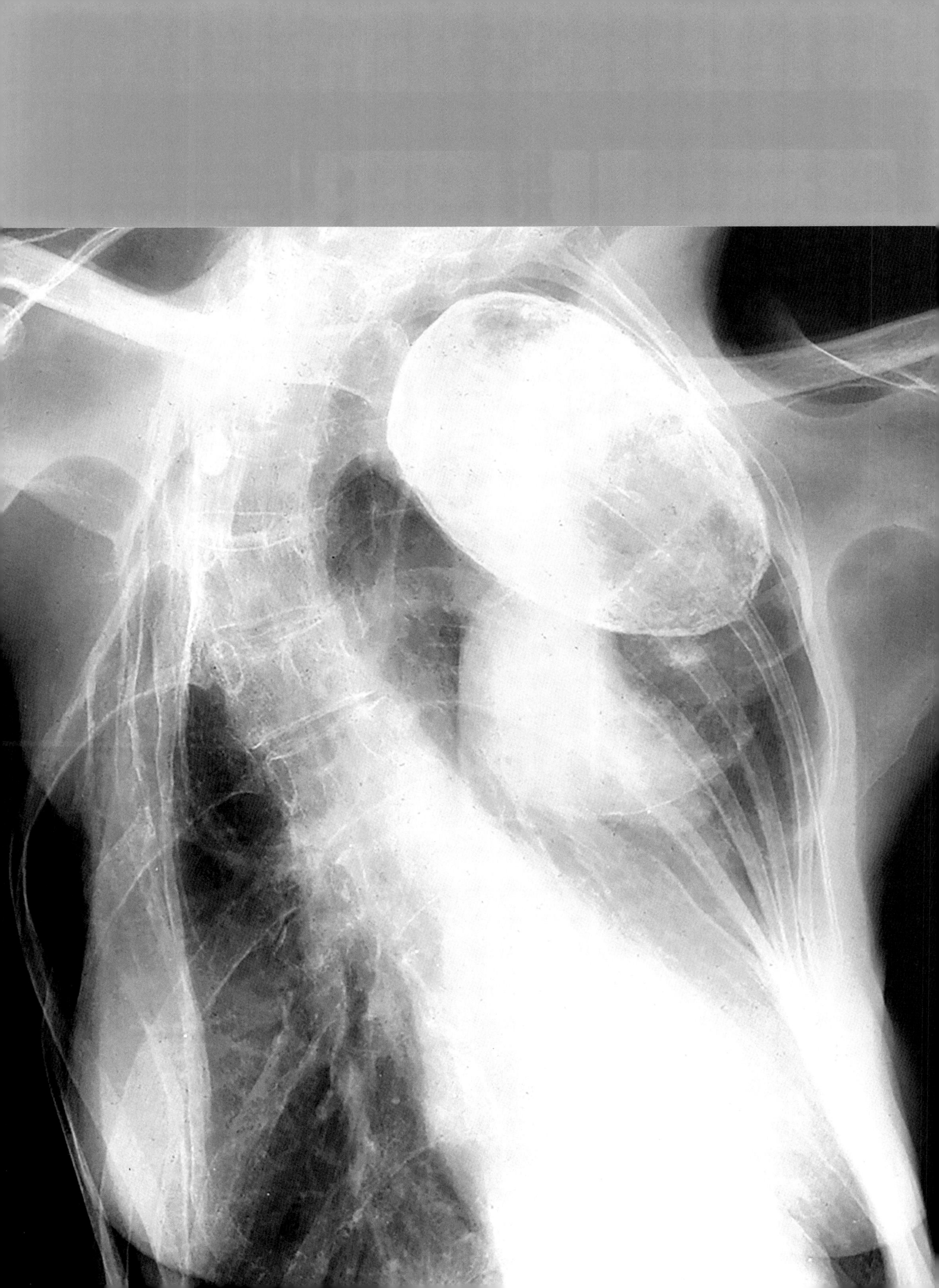

第十一部分

治疗后胸部改变

简介及概述

生命支持设备

外科操作和并发症

放疗、化疗、消融

简介

对正在或已接受胸部和全身性疾病治疗的患者进行胸部影像评估，是普通影像科医师及胸部影像科医师常面临的挑战。影像学检查结果通常不明确或无特异性，有时预期治疗后表现又与病理改变相似。治疗后对患者进行影像评估，一个重要步骤是理解疾病治疗的过程和所使用的一种或多种特殊治疗方法。包括：患者的来源（如重症监护病房、住院病房、门诊）、治疗方法（如外科手术、消融操作、胸膜固定术）和（或）所使用的治疗方案（如药物、化疗、免疫治疗、放疗）。

影像科报告医师得到的包括特殊影像检查适应证的临床信息通常有限。为此，通过与主管医师或其他知悉病情的人员直接沟通，或通过查看电子病历回顾，得到更多患者医疗记录是非常有帮助的。患者的病史和体格检查会列出既往治疗史和手术史、当前治疗和进一步的诊疗计划。

治疗后胸部评估包括通常在平片上显示的各种医疗和支持装置、评价既往外科或介入过程及其潜在并发症、监测治疗反应和识别治疗相关并发症。

插管和导线

住院患者大部分的平片判读包括使用便携式或床旁平片评估医疗装置。这些研究通常是记录支持装置的具体位置和放置后导致的潜在并发症；熟悉正常影像学解剖可使影像科医师评估装置的适当位置，并提醒临床团队装置错位和相关并发症。便携式 X 线平片的判读通常具有挑战性，因为与传统平片相比摄影技术有限，所得图像可能受到放大、运动、体位不当、体型过大和重叠外部不透光物体的影响。

常见支持装置常规使用便携式胸片评估，包括中心静脉导管、经外周置入中心静脉导管（peripherally inserted central catheters, PICC）、肺动脉导管、气管插管、肠导管、主动脉内球囊反搏（intra-aortic balloon pumps, IABP）、起搏器 / 植入式心律转复除颤器（implantable cardioverter-defibrillators, ICD）、心室辅助装置（ventricular assist devices, VAD）和体外膜肺氧合（extracorporeal membrane oxygenation, ECMO）装置。

用于记录医疗装置位置的便携式胸片必须仔细判读，高度怀疑潜在错位或并发症。例如，中心导管最初常在右侧放置。因此，当发现左侧中心静脉导管时，即使放置位置适当，也必须仔细检查整个胸腔，排除对侧气胸和（或）胸腔积液或血管损伤出血导致的纵隔间隙变宽。这种表现通常提示对侧导管置入引起的并发症。需要注意的是，平片异常在常规胸片上容易观察到，在便携式平片上可能更难识别。例如，仰卧位平片上的气胸可能表现为深沟征或单侧胸透亮增高，而不是直立后前位平片上的肺尖胸膜线。同样，胸腔积液也可能表现为肺背景模糊加重，而不是直立位平片上典型的半月征。

外科操作

胸部疾病的外科处理有各种各样的操作。包括肺亚叶切除术、肺叶切除术、肺切除术、胸骨切开术、心脏移植、单肺和双肺移植以及食管切除术。影像科医师必须熟悉这些操作的术后表现及其已知的并发症。

胸外科手术后患者的平片判读可能具有挑战性。通常重要的是，回顾临床图表或咨询临床团队，以确定所进行的外科手术的性质。这有助于避免对预期术后表现的错误解释。一个很好的例子是胸膜固定术后胸膜腔改变。这类患者的特征性表现为高密度结节样胸膜增厚，通常表现出氟脱氧葡萄糖（fluorodeoxyglucose, FDG）活性，但偶尔也会出现软组织密度的结节样胸膜增厚，类似实性胸膜转移。注意既往手术治疗的预期影像表现可防止不必要的额外影像学检查和（或）组织取样。

药物治疗

药物治疗也可能产生各种预期的影像学表现。医学文献证实，一些药物可产生肺毒性。与肺毒性相关的药物以及其引发的各种影像表现令人震惊。一个很好的资源来源，可通过互联网进行公众咨询。网络提供了一个广泛全面的循证依据的产生毒性的药物清单，以及此类药物反应的具体病理学和影像学表现。

在解读药物治疗患者的胸部影像学研究时，重要的是假设可能存在药物毒性。了解特异性表现、药物治疗的持续时间和时间轴、剂量可能是决定药物引起肺疾病可能性的关键因素。

放疗

胸部恶性肿瘤患者经常接受放射治疗。对影像科医师来说，熟悉放疗后胸部的变化非常重要。放疗改变包括各种类型，如放射性肺炎、纤维化和机化性肺炎。后一种类型相对常见，常被误诊为疾病进展，因为在 PET/CT 上，通常表现为新的多发阴影，且 FDG 摄取增加。

血管导管

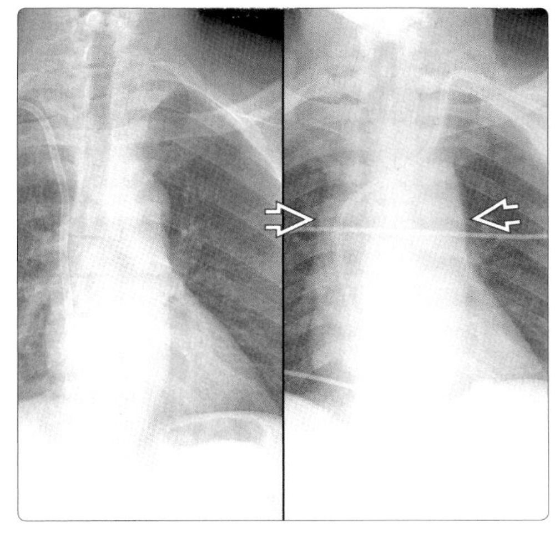

心脏传导装置

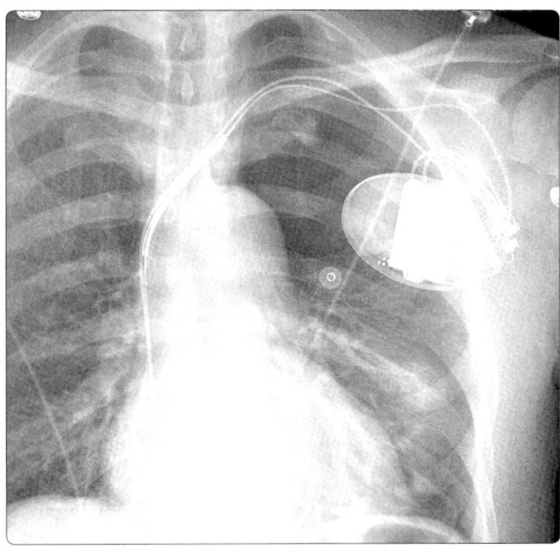

（左图）后前位胸片的组合图像显示因纵隔血肿导致纵隔增宽➡，为左侧颈内静脉导管置入后（右），术前胸片（左）显示纵隔正常。

（右图）后前位胸片显示放置左胸植入式心律转复除颤器后左侧中度气胸。这是锁骨下导管置入的已知并发症。

放射引起的肺损伤

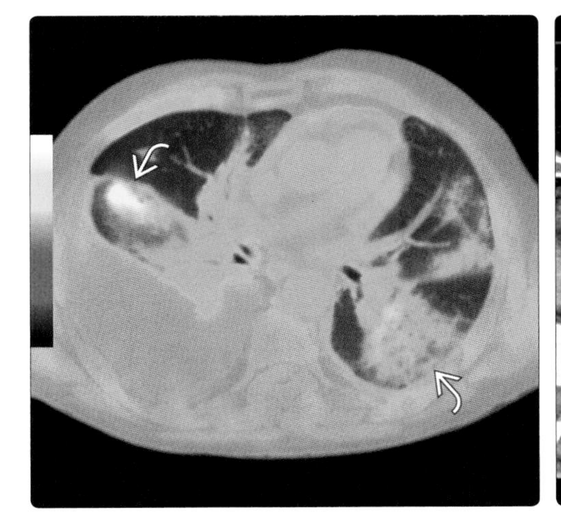

胸膜固定术

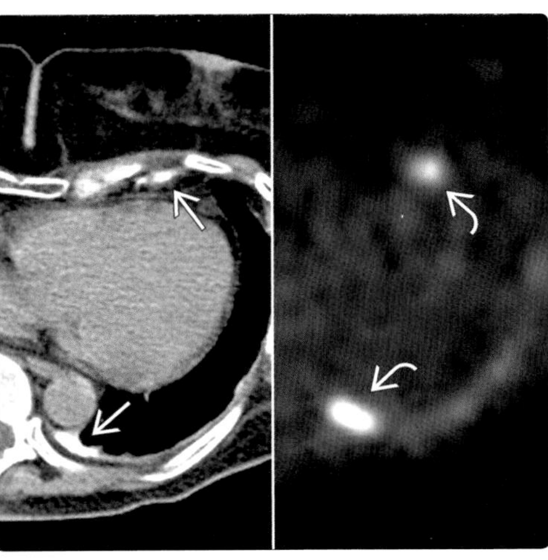

（左图）右肺放疗患者，横断位 FDG PET/CT 融合图像显示双侧 FDG- 摄取的实变↪。开胸肺活检为多发机化性肺炎。

（右图）患者既往恶性胸腔积液滑石粉胸膜固定术后，横断位平扫 CT 图像（左）和 FDG PET（右）组合图像显示左侧胸膜钙化结节➡。滑石粉可引起胸膜肉芽肿性反应，通常在 FDG 扫描中显示增高的代谢活性↪。

肺移植

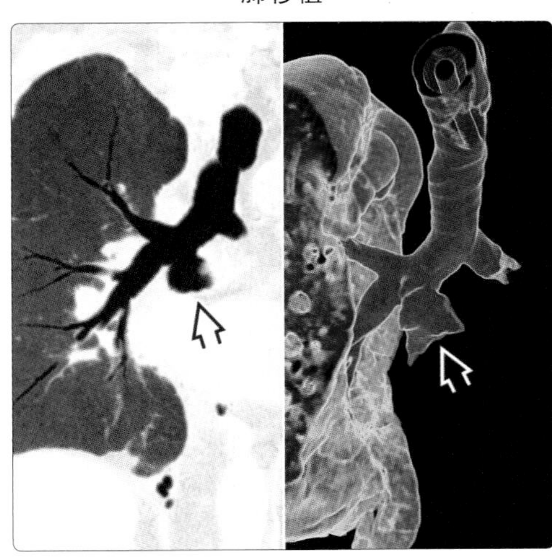

化疗

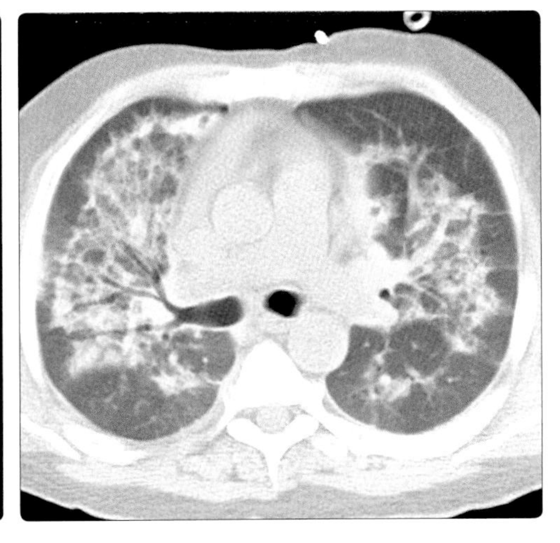

（左图）双侧肺移植患者，冠状位最小密度投影（左）和冠状位三维重建（右）组合图像显示吻合口裂开⇨，表现为右支气管吻合口处的充气囊袋➡，在三维重建图像上也能看到。

（右图）患者经白消安治疗后，横断位平扫 CT 图像显示双侧支气管血管周围广泛不均匀气腔病变，开胸肺活检证实为机化性肺炎。

气管插管和肠插管

关键要点

影像学表现

- 气管插管（endotracheal tube, ETT）
  - 中间位置：插管头端距隆突 5~7 cm
  - 插管头端随颈部屈曲向远端移动
  - 插管头端随颈部伸展向近端移动
  - 插管宽度：理想情况下至少为气管宽度的 2/3
  - 并发症：支气管插管、食管插管、呼吸机相关性肺炎、气管 / 声带损伤、气管狭窄、气压伤
- 气管切开插管（tracheostomy tube, TT）
  - 颈部制动无需屈伸
  - 并发症：气胸、纵隔气肿、纵隔出血、窦道形成
- 胃管（gastric tube, GT）
  - 仰卧位吸引出空气；管头在胃窦部
  - 仰卧位吸引出液体；管头在胃底部
  - 插管头端距胃食管交界处下方约 10 cm；侧孔在胃内
  - 并发症：盘曲、打结、气管支气管插管、穿孔
- 鼻饲管（feeding tube, FT）
  - 头端在十二指肠悬韧带处超过幽门
  - 并发症：在咽、食管及胃内盘曲；气管支气管插管；误吸
- 通常在置入 ETT、TT、GT 或 FT 后进行平片，以记录位置并识别并发症

临床要点

- 危重患者和术后患者
- 约 27% 的病例中初始 ETT 位置不当
- 缺点：外部装置、肠插管外部的重叠

诊断要点

- 注意正常和变异影像解剖知识的重要性，以及识别置管定位不当和相关并发症

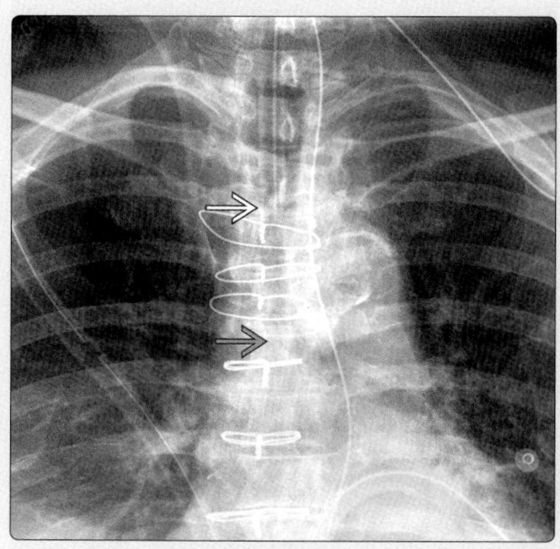

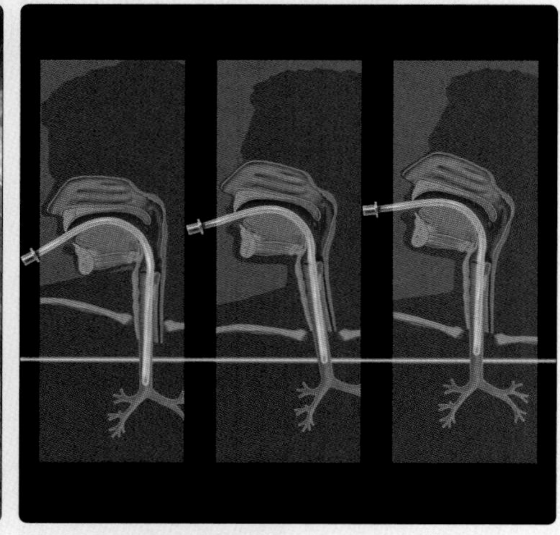

（左图）一名危重患者的前后位胸片，头部（未显示）处于中间位置，可见气管插管位置适当，其中导管头端➡近侧距隆突⇨约 5 cm。

（右图）示意图显示了气管插管头端位置随颈部屈曲和伸展而变化。插管头端随颈部屈曲下降（左），随颈部伸展上升（右）。评估气管插管位置时应考虑颈部屈曲或伸展的程度。

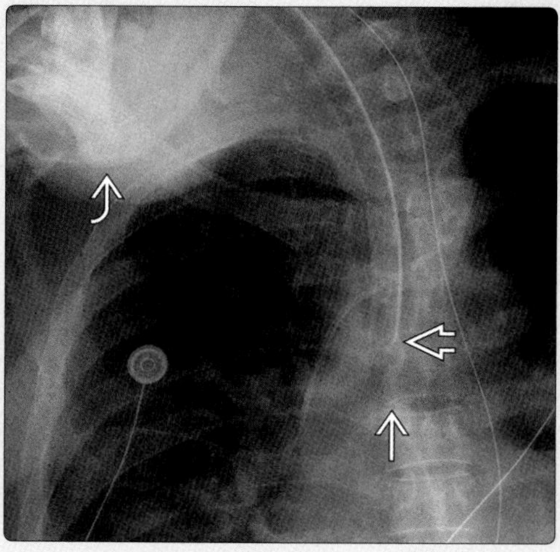

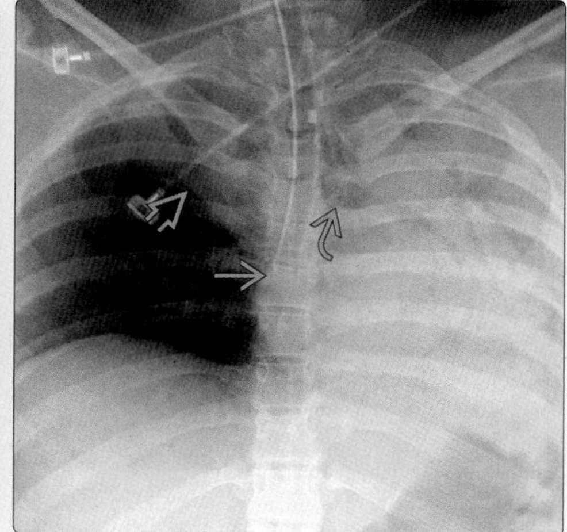

（左图）前后位胸片显示由于颈部屈曲气管插管头端⇨近侧距隆突➡近端约 2 cm，右锁骨上方的下颌骨位置↪提示颈部屈曲。插管头端在颈部屈曲时不应延伸到隆突或超过隆突。

（右图）前后位胸片显示气管插管位置不当，头端位于支气管中间段➡，阻塞右肺上叶和左主支气管↪分别导致右肺上叶⇨和左肺不张。

气管插管和肠插管

术语

定义

- 气管插管（ETT）：气道处理/保护（术中/术后、休克）、气道损伤风险（卒中、用药过量、昏迷）、机械通气/增氧、呼吸衰竭、上气道阻塞、危重患者复苏
  - 双腔气管插管：双肺通气不同
- 气管切开插管（TT）：长期机械通气
  - 气管前部手术造口
  - 在首次插管后通常放置1～3周
- 胃管（GT）：胃抽吸/减压、营养支持、给药
- 鼻饲管（FT）：肠内营养

影像学表现

基本表现

- 部位
  - 放置于鼻腔或口腔
- 形态学
  - 可见的薄的垂直不透射线线影
  - ETT中的充气套囊
  - 某些GT中的头端金属密度影；FT中的长而硬的金属头端

X线表现

- ETT
  - 隆突位于胸椎5～7水平
  - 头颈正中位置
    - 理想情况下插管头端近侧距离隆突3～7 cm
    - 在胸椎2～4水平
  - 颈部屈曲：气管插管可下降2 cm
    - 下颌骨尖端覆盖锁骨
    - 插管头端近侧距离隆突3～5 cm
  - 颈部伸展：气管插管可上升2 cm
    - 下颌骨尖端超出射线照相视野
    - 插管头端近侧距离隆突7～9 cm
  - 插管宽度：至少气管2/3宽度
  - 插管套囊：不可过度扩张气管
  - 选择性支气管插管：双腔气管插管可使每个肺独立通气
    - 可能被误认为是支气管插管
  - 并发症
    - 支气管插管，右侧 > 左侧
      - 右主支气管走行更垂直；右主支气管与气管夹角较小
      - 肺不张、同侧过度充气、气胸
    - 食管插管：胃过度膨胀
    - 呼吸机相关性肺炎
    - 高峰值通气压力所致气压伤
    - 气管/声带损伤
    - 继发性气管狭窄
- TT
  - 颈部固定无需颈部屈曲/伸展
  - 插管头端位于造口和隆突之间
  - 插管宽度为气管宽度的1/2～2/3
  - 套囊不应膨胀气管壁
  - 置入后立即发生小纵隔气肿
  - 并发症
    - 气胸、皮下积气、纵隔气肿、纵隔出血、窦道形成
- GT
  - 鼻（鼻胃）或口（口胃）放置
  - 仰卧位抽吸出液体；插管头端在胃底部
  - 仰卧位抽吸出气体；插管头端在胃窦部
  - 插管头端距胃食管交界处下方约10 cm；侧孔在胃内
  - 并发症
    - 咽部或食管内盘曲、误吸（侧孔在食管）
    - 打结：管径窄，胃内插管长度过长
    - 气管/支气管插管：肺炎、肺挫伤/撕裂伤、液气胸
    - 喉/咽/食管/气管穿孔
- FT
  - 鼻腔或口腔置入
  - 插管头端在屈氏韧带处超过幽门
  - 并发症：在咽、食管、胃内盘曲；气管支气管插管；误吸

推荐的影像学检查方法

- 最佳影像检查方法
  - 便携式前后位胸片用于初始评估
- 推荐的检查序列与参数
  - 通常在置入ETT、TT、GT或FT后进行平片检查，以记录位置并识别并发症
  - CT很少用于评估并发症

鉴别诊断

缺点

- 患者身上或身下的外部医疗装置
- 覆盖胸部的肠插管外部分可能被误读为置管不当

临床要点

并发症

- 约27%的病例初始ETT位置不当
- 1%～24%的病例食道插管

诊断要点

考虑的诊断

- 正常和变异影像解剖知识以及识别置管定位不当和相关并发症的重要性

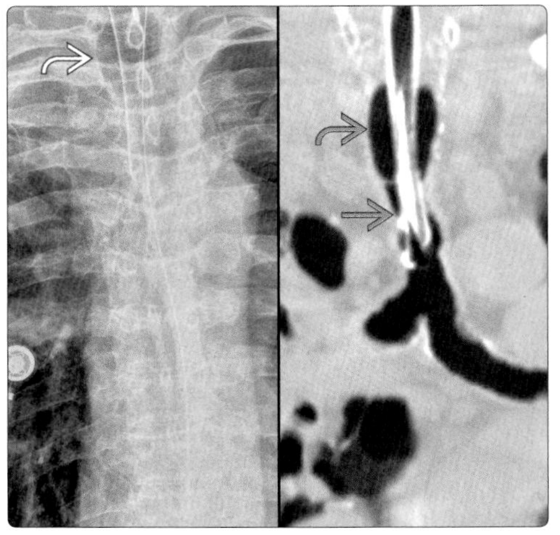

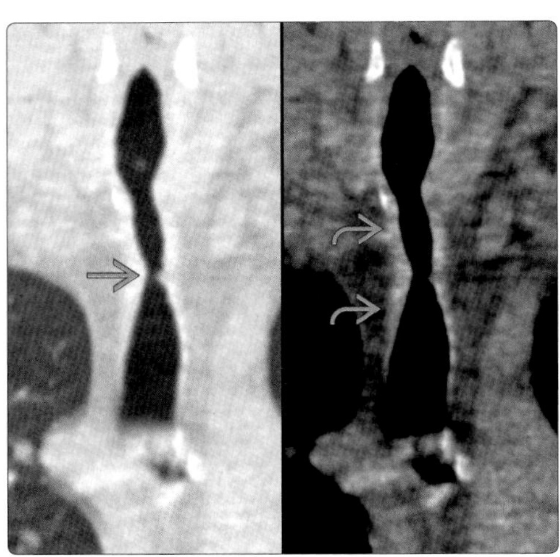

（左图）前后位胸片（左）和冠状位平扫CT（右）的组合图像显示，在胸廓入口处有一个卵圆形的透光影，为过度膨胀的气管插管套囊。CT显示了过度膨胀的套囊，大于气管直径。

（右图）冠状位平扫CT的肺窗（左）和软组织窗（右）的组合图像显示局灶性气管狭窄和壁增厚，继发于气管插管后狭窄。长期插管是后天性气管狭窄的常见原因。

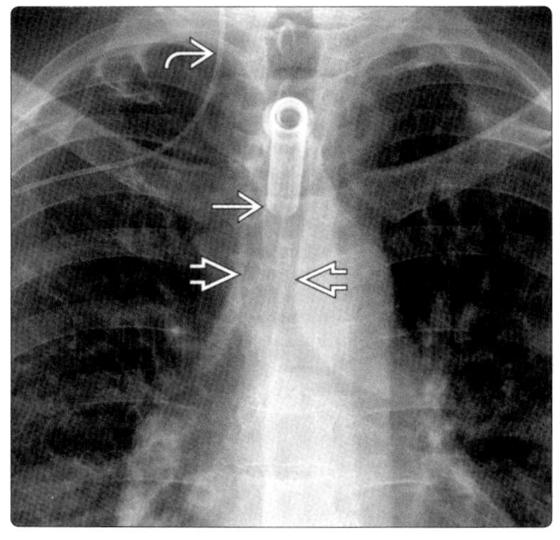

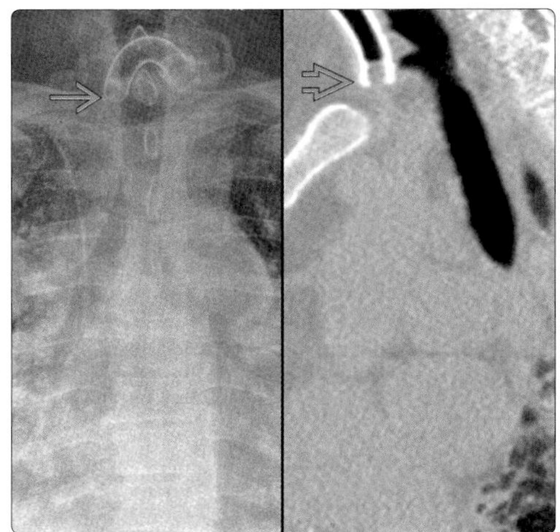

（左图）气管切开插管位置适当的患者，前后位胸片显示气管插管直径大于气管气柱直径的50%。注意右上肢位置不当的PICC管，向头侧超出观察视野。

（右图）前后位胸片（左）和矢状位平扫CT（右）的组合图像显示气管切开插管位置不当尖端在气管管腔外。CT显示气管切开插管尖端在气管前软组织中的位置。

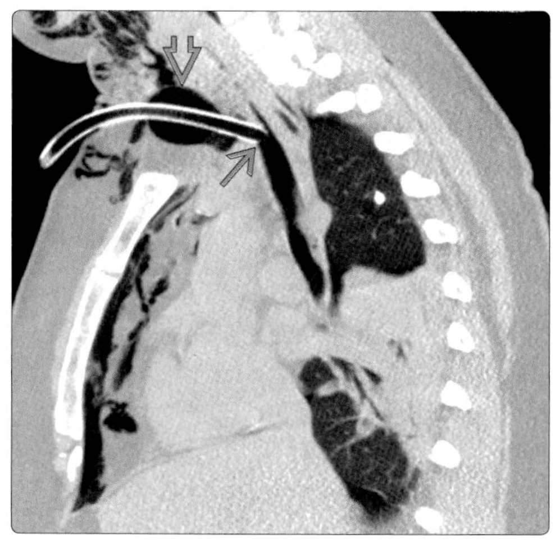

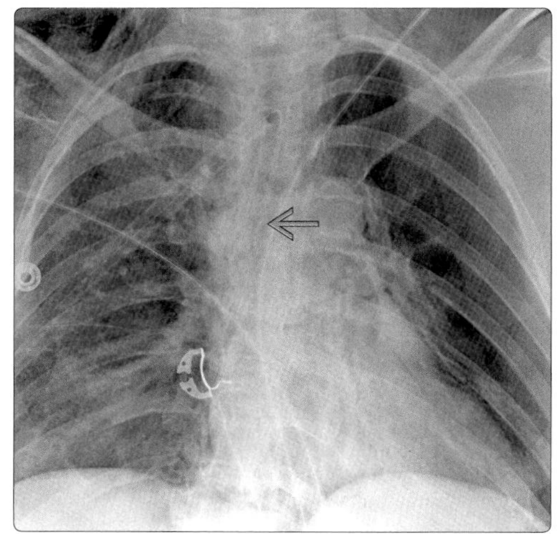

（左图）复杂的气管切开术后的矢状位增强CT图像显示气管切开插管尖端刚刚勉强位于气管管腔内，过度膨胀的套囊在气管前软组织中。

（右图）同一患者在重新放置气管切开插管后的前后位胸片显示，插管尖端与气管下段重合。注意皮下气体、纵隔气肿和左侧气胸，这些都是操作的并发症。

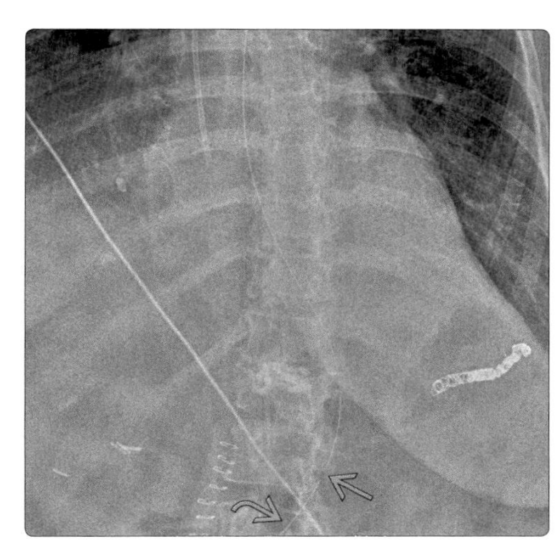

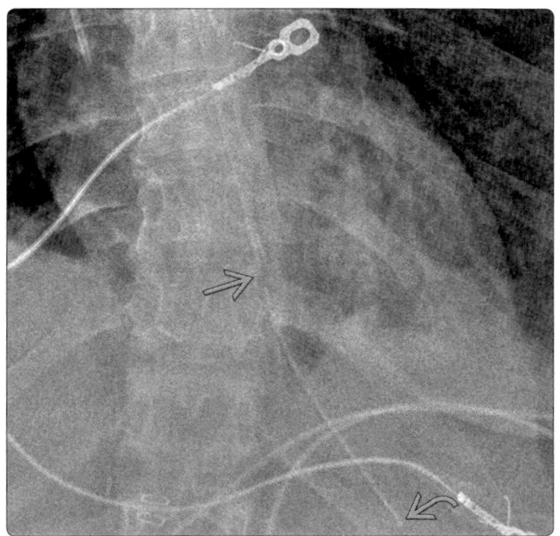

(左图)腹部手术后的低聚焦前后位胸片显示,胃插管位置适当,向尾侧离开下方观察视野➡。注意侧孔➡位于胃腔内。

(右图)一名危重患者胃插管后的低聚焦前后位胸片显示,插管尖端➡位于胃内,侧孔➡位于食管远端。这样的放置使患者容易发生误吸。建议插管再推进。

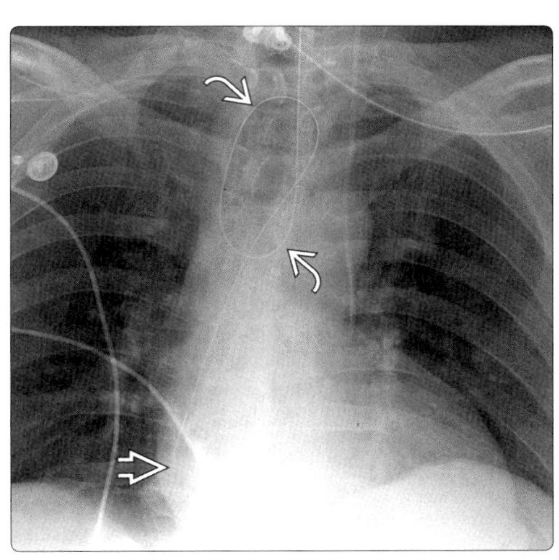

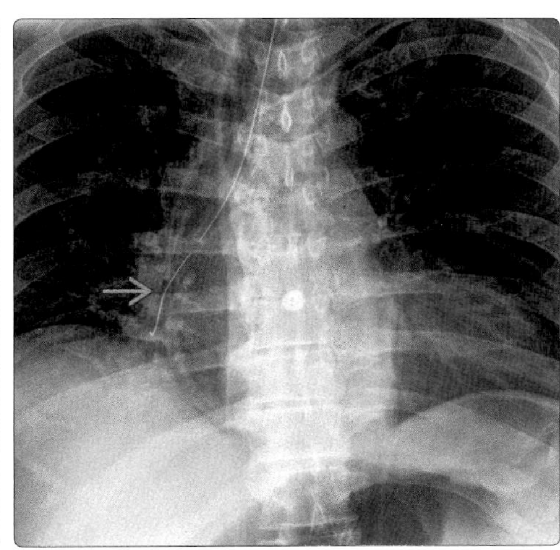

(左图)胃插管后即刻的前后位胸片显示,插管金属导丝➡在上胸段食管,走向尾侧止于食管远端➡。胃插管和气管插管放置后需要立即进行平片检查。

(右图)前后位胸片显示位于中间段支气管➡的错位的肠插管。右主支气管插管比左侧更常见,因为右主支气管的走向更垂直。

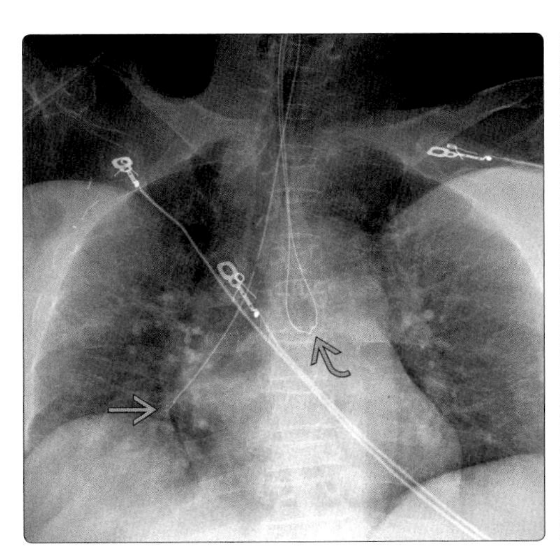

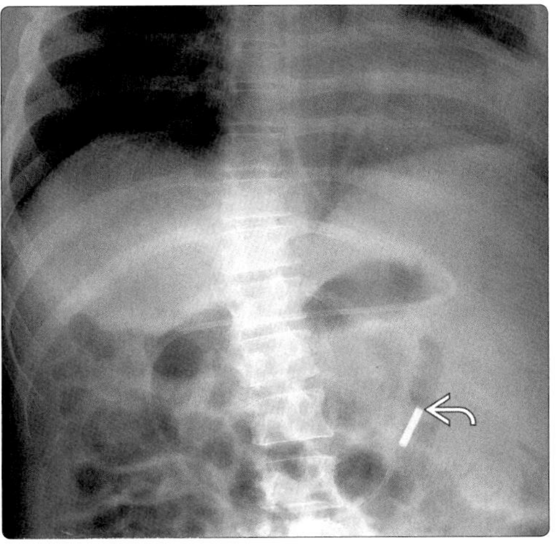

(左图)前后位胸片显示一根错位的胃插管,金属导丝➡在食管远端,向头侧走行离开视野,然后返回向尾侧进入右主支气管,尖端➡在右肺下叶支气管。

(右图)前后位胸片显示一个位置适当的营养管➡,终止于屈氏韧带。注意特征性的硬金属密度尖端,便于放置和可视化。

胸部导管和引流管

关键要点

术语
- 胸腔插管（胸管）
  - 胸膜引流用柔性空心管
- 纵隔引流
  - 纵隔聚集物的排空

影像学表现
- 胸腔插管
  - 直型、J 型、猪尾型
  - 全长不透射线条影；沿插入端被孔或开窗（侧口）间断
  - 仰卧位患者的气胸排空：导管沿前上方向；尖端在肺尖胸膜腔
  - 仰卧位患者的胸腔积液排空：导管沿后下方向；尖端在基底部胸膜腔
- 纵隔引流
  - 各种纵隔位置
    - 通常基于外科医师的偏好而不同
  - 心包积液引流
- 平片：通常用于胸腔插管和（或）纵隔引流管后以记录胸管 / 引流位置和识别并发症
- CT：很少用于评估插管 / 引流管位置；并发症的识别和评估
- 缺点
  - 患者身上或身下的体外不透射线装置
  - 胸腔插管 / 纵隔引流管的胸外部分可能被误认为位置不当
  - 胸管被端点成像可能类似折曲

临床要点
- 胸腔插管并发症
  - 胸管置入术后并发症发生率：5%~10%
  - 成角、移位、错位
  - 出血、感染、器官 / 血管损伤
  - 复张性肺水肿
- 纵隔引流并发症
  - 器官 / 血管损伤、感染

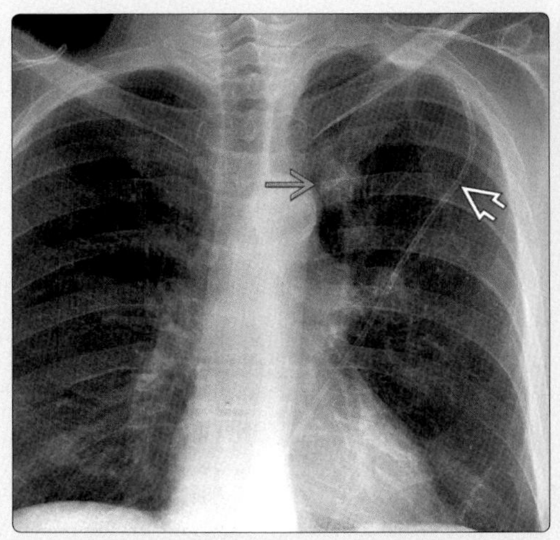

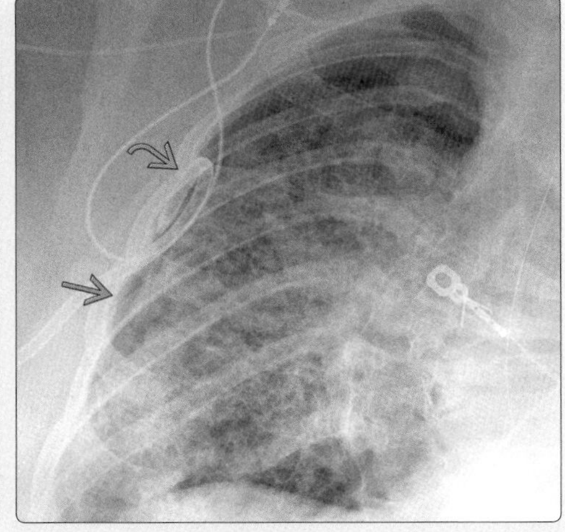

（左图）前后位胸片显示，左肺上叶结节➝经皮活检后发生的左侧气胸，放置了一根小孔径的左胸腔插管➡进行治疗。没有气胸残留。胸腔插管的最佳位置是前上胸膜腔。

（右图）一名急性呼吸窘迫综合征患者前后位胸片显示放置右胸膜腔猪尾型胸管↷治疗气压性损伤继发的右侧气胸➝。

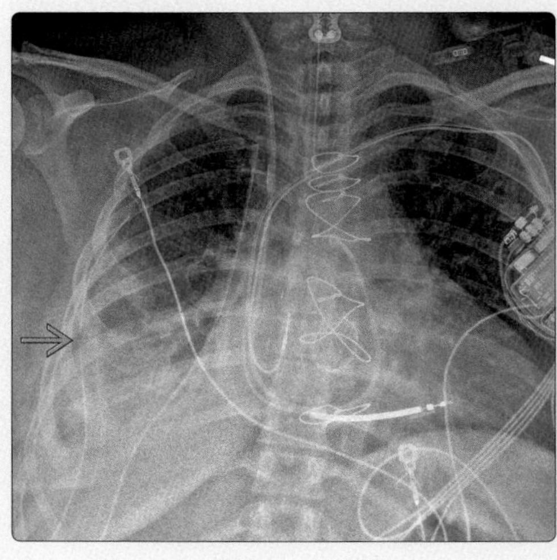

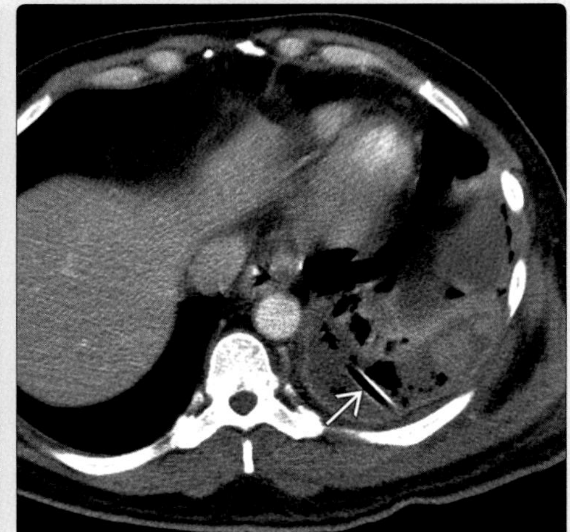

（左图）一名右侧开胸二尖瓣置换术后患者前后位胸片显示两根右侧胸腔插管和少许右侧胸腔积液。注意胸管侧口➝正好位于胸膜腔内。

（右图）一名左侧脓胸患者横断位胸部增强 CT 图像显示放置良好的左基底部胸导管➡位于左侧基底部包裹性胸腔积液内，其内见气泡。大孔径胸管可以专门放置在包裹性胸腔积液中。

术语

定义

- 胸腔插管（胸管）：胸膜腔内放置柔性空心管；引流感染聚集物以及影响呼吸和心血管功能的病灶
  - 气胸引流
  - 胸腔积液引流（单纯积液、血液、脓胸）
    - 脓胸和血胸：早期胸管引流
  - 药品应用：用于胸膜固定术的硬化剂、胸腔热灌注化疗
- 纵隔引流：纵隔和（或）心包积液引流
  - 心脏手术后：预防心脏压塞和继发心包炎
- 导管直径（F）：外径（相当于 0.333 mm）
- 孔径：内径（因制造商和管长而异）

影像学表现

基本表现

- 部位
  - 大孔径胸管：放置在腋中线
    - 通常通过手术或钝性分离放置
  - 小孔径胸管：在锁骨中线第二肋间间隙
    - 通常使用经皮穿刺（Seldinger 技术）放置
  - 胸管沿肋骨上缘放置，避免肋间血管损伤
  - 纵隔引流：
    - 通常经剑突下途径
- 大小
  - 范围：6～40 F
  - 大孔径：≥20 F；小孔径：<20 F
  - 小孔径胸管（≤14 F 和猪尾型）用于气胸引流和使患者更舒适
  - 尺寸选择取决于胸腔积液黏度
- 形态学
  - 直型、J 型、猪尾型
  - 全长的不透射线条影；沿插入端被孔或开窗孔（侧口）间断
    - Sentinel 侧口 = 多数为外围侧口

X 线表现

- 胸腔插管
  - 仰卧位患者的气胸排空：导管沿前上走行；尖端在肺尖胸膜腔
  - 仰卧位患者的胸腔积液排空：导管沿后走行；尖端在基底部胸膜腔
  - 胸腔插管直接进入包裹性液体或气体
  - 放置后评估
    - 排除残留积液 / 气胸
    - 识别错位 / 并发症
  - 移除后评估
    - 排除气胸、胸腔积液
    - 胸管通道：沿先前的胸管路径的管状透亮影；可能类似于气胸
  - 并发症
    - 成角或折曲；移位
    - 错位：叶间裂、肺、胸壁软组织、纵隔、腹部
    - 出血、堵塞、感染、器官 / 血管损伤
    - 复张性肺水肿
- 纵隔引流
  - 通常在心脏手术后放置；纵隔内位置依外科医师的喜好
  - 各种纵隔位置，包括心包
  - 放置后评估
    - 纵隔扩大 / 出血的评估
  - 移除后评估
    - 纵隔出血、残余心包积液、纵隔气肿的评估
  - 并发症：器官 / 血管损伤、感染
- 非引流胸管：堵塞、错位

透视表现

- 透视引导下插管 / 引流管的插入

CT 表现

- 复杂胸膜腔聚集物引流前的评估和规划
- 胸管腔内软组织的识别：血块和碎片可能会产生阻塞
- CT 引导下放置胸腔插管或纵隔引流管

超声检查表现

- 超声引导下插入胸腔插管和心包引流管

推荐的影像学检查方法

- 最佳影像检查方法
  - 胸片：正确放置插管 / 引流管的评估
  - CT：很少被用于评估插管 / 引流管的位置；用于并发症评估
- 推荐的检查序列与参数
  - 胸腔插管和（或）纵隔引流管插入后总要拍摄平片以记录位置并识别并发症
  - 通常每天拍摄平片用于胸腔插管 / 纵隔引流评估，但没有强有力的数据支持这种做法

鉴别诊断

缺点

- 患者身上或身下的体外不透射线装置
- 胸腔插管 / 纵隔引流管的胸外部分可能被误认为插管 / 引流管错位
- 胸管被端点成像可能类似折曲

临床要点

并发症

- 胸管置入术后并发症发生率：5%～10%

（左图）一名心脏移植患者的前后位胸片显示双侧胸腔插管↗，侧孔在胸膜腔，沿前纵隔垂直走行的纵隔引流管→。心脏手术后通常放置纵隔引流管。

（右图）一名出现心包压塞改变的患者，接受心包穿刺并插入导管后，前后位胸片显示一根小孔径心包引流导管→盘绕在心包腔。

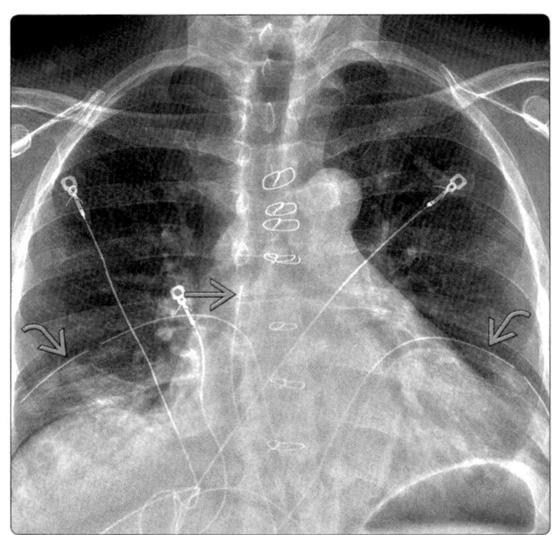

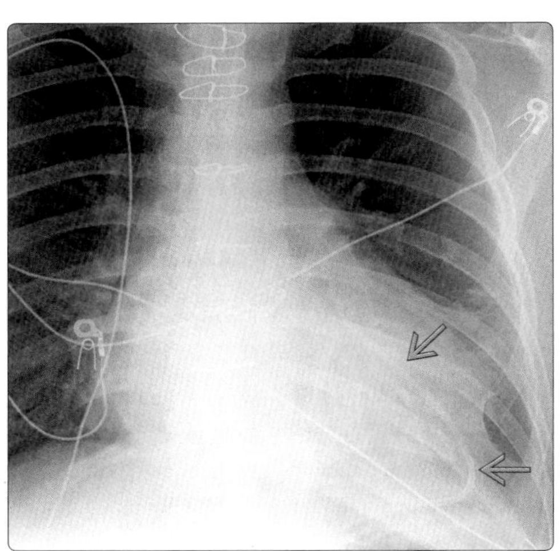

（左图）一名右肺上叶切除术后患者，前后位胸片显示右侧胸腔插管的尖端在右侧肺尖，侧孔↗正好位于右胸膜腔内。

（右图）同一患者右胸腔插管取出后，后前位胸片显示一斜向的外周管状透光影→，在形态上与取下的胸管路径和形状相同，代表胸管通道，不应与气胸混淆。

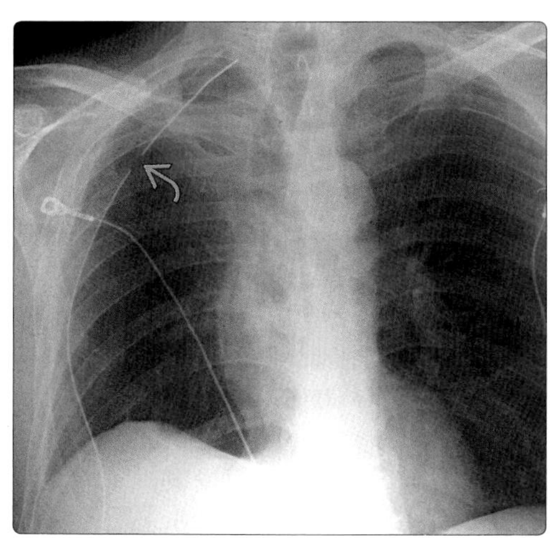

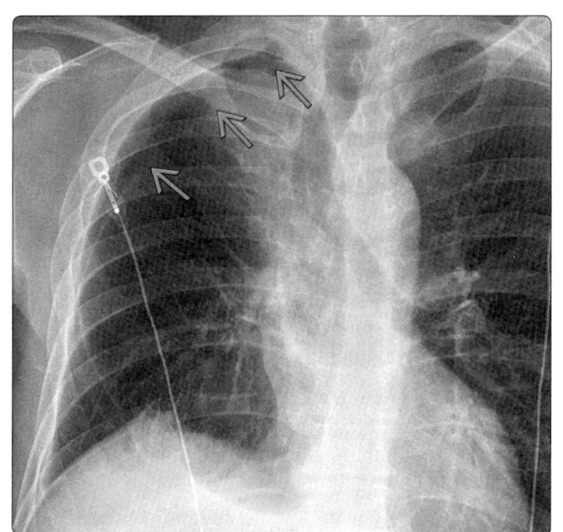

（左图）一名胸部创伤患者的前后位胸片显示右侧多根肋骨骨折并发右侧气胸。注意右胸管错位，其尖端→几乎不在胸膜腔内，其侧口↗位于右胸壁软组织中。

（右图）一名持续性右侧气胸患者，胸腔插管治疗，冠状位平扫CT图像显示右侧胸管错位，其尖端→嵌入右侧血管前纵隔脂肪内并被阻塞。

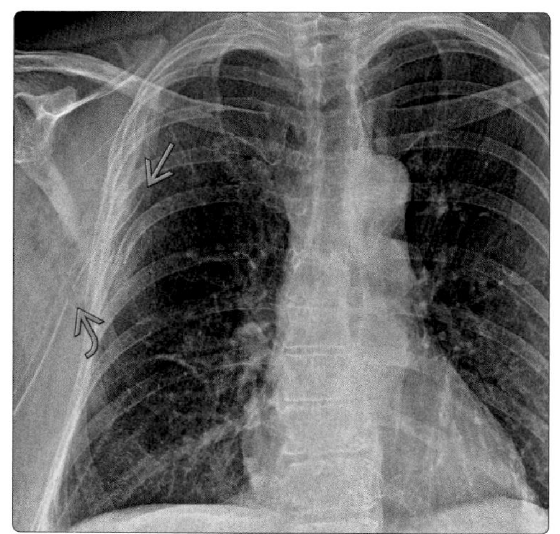

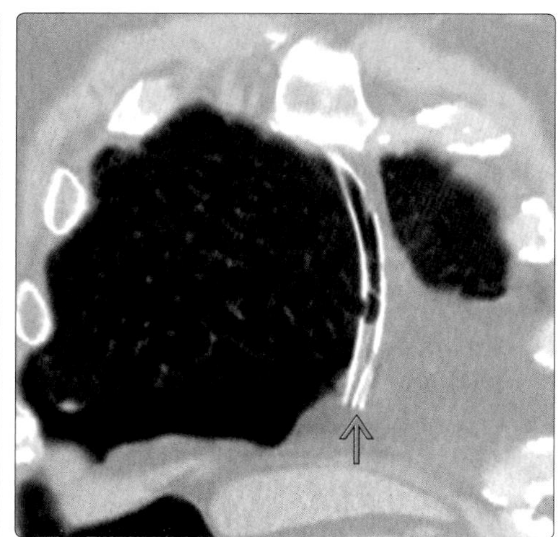

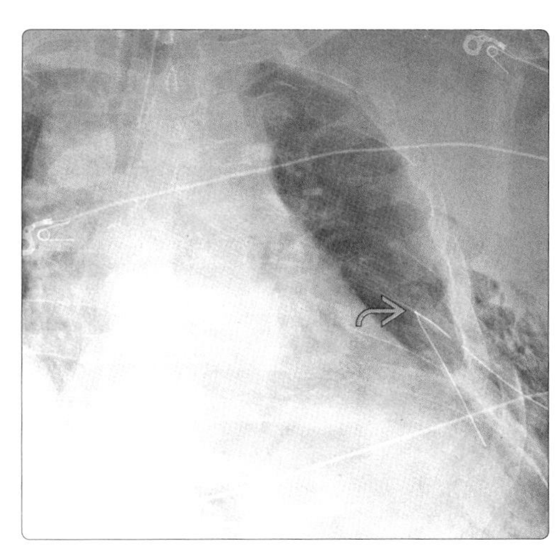

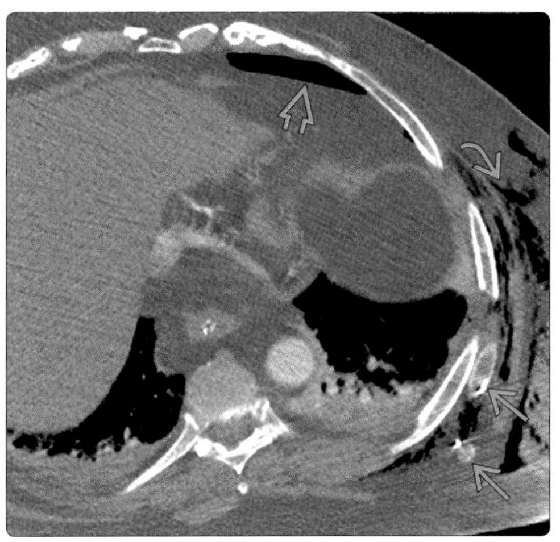

（左图）胸部创伤导致左侧多根肋骨骨折和左侧血气胸患者，评估左侧胸管功能，前后位胸片显示左侧胸管远端有一个急转的折曲➡。

（右图）同一患者的横断位增强 CT 显示，折曲的左胸管➡不在左侧胸膜腔内，而是位于左胸壁的软组织内。注意持续性的左侧气胸⇨和左胸壁皮下气体➡。

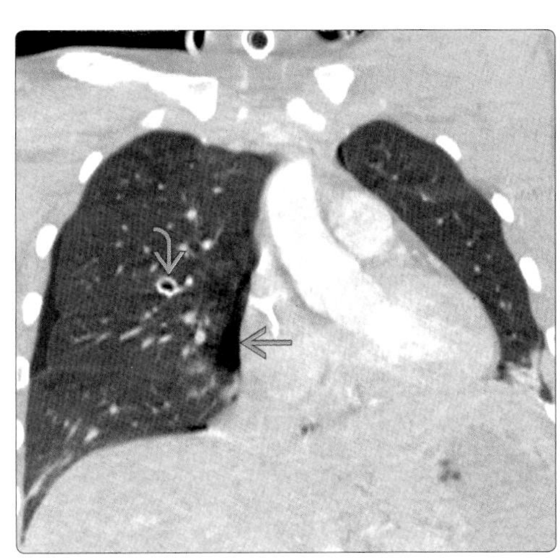

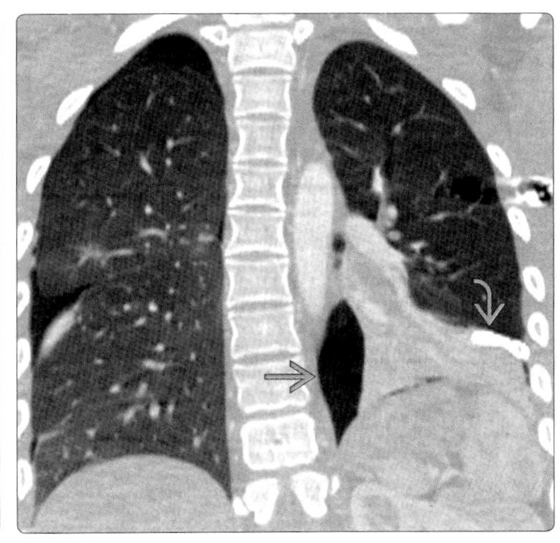

（左图）胸部枪伤女性，放置了双侧胸管，有持续的双侧气胸，冠状位增强 CT 显示右胸管➡位于水平裂内和持续的右侧气胸➡。

（右图）同一患者的冠状位增强 CT 显示，左胸管➡在左侧斜裂内走行，在充气的左肺上叶和不张的左肺下叶之间有少量左侧气胸➡。胸管放置于肺叶间裂是胸管无功能的一个已知病因。

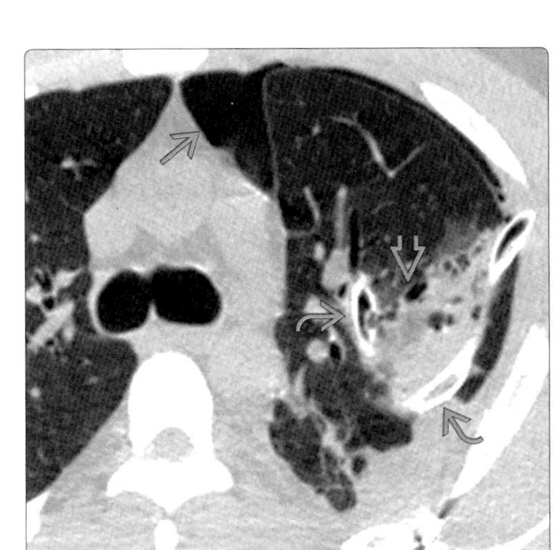

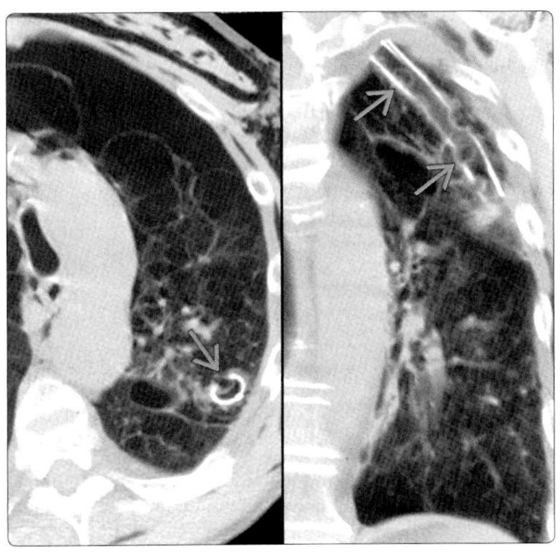

（左图）胸腔插管术后持续性左侧气胸患者，横断位平扫 CT 显示胸腔插管➡在肺实质内走行，导致肺部撕裂伤⇨和残余的左侧气胸➡。

（右图）左胸管无功能患者，横断位（左）和冠状位（右）平扫 CT 组合图像显示胸管管腔阻塞，这是由于相邻的气肿肺通过几个胸管侧孔疝入➡到胸管管腔中。

血管导管

关键要点

术语

- 血管导管和装置：用于药物、复苏液和营养进入循环；急诊静脉通路；获取血液样本；血液透析；血流动力学监测 / 支持

影像学表现

- 血管导管应沿插管的血管解剖路线；血管装置在预期解剖位置
- 中心静脉导管（central venous catheter, CVC）：尖端在上腔静脉与右心房交界处
- 经外周穿刺的中心静脉导管（PICC）：尖端在上腔静脉与右心房交界处
- 隧道式中心静脉导管：尖端位于上腔静脉远端 / 右心房
  - 输液港导管、隧道式 CVC
- 肺动脉导管：尖端在左或右肺动脉，有可放气气囊
- 介入式人工心脏（impella）：带导丝的尖端在左心室；远端部分在升主动脉
- 主动脉内球囊泵：标记于降主动脉近端
- 体外膜氧合器（extracorporeal membrane oxygenation, ECMO）
  - 静脉 – 静脉（veno-venous, VV）：腔静脉 / 右心房中的宽孔径的静脉导管
  - 静脉 – 动脉（veno-arterial, VA）：中央静脉和动脉 / 主动脉中的宽孔径静脉导管
- 植入式心脏传感器系统：不透射线的小型管状结构，两端有成对的金属点
- 总是在插入后拍摄平片记录位置并识别并发症

临床要点

- 并发症：错位、气胸、感染、出血、意外动脉穿刺、血管损伤 / 血栓形成 / 狭窄、心律失常、导管断裂

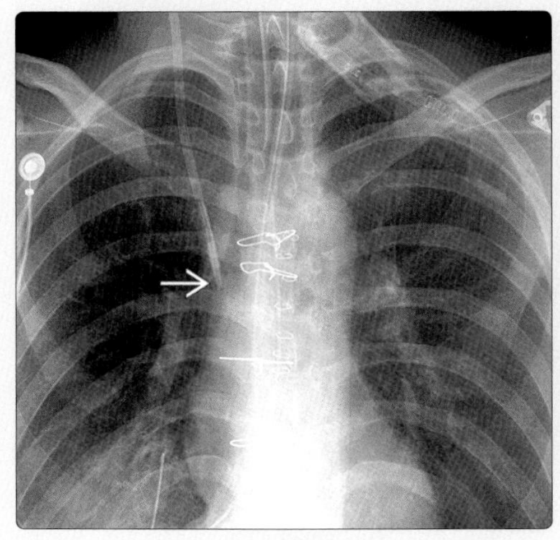

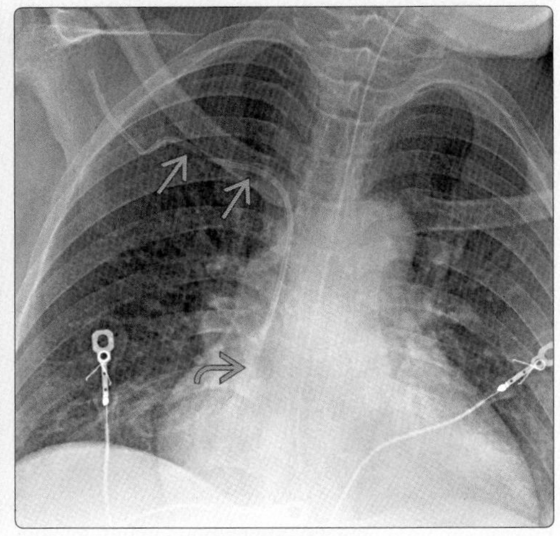

（左图）使用多个生命支持装置的危重症患者前后位胸片显示右颈内静脉中心静脉导管的尖端➡位于上腔静脉中部。颈内静脉中心导管从同侧锁骨上方向尾侧延伸。

（右图）危重症患者，前后位胸片显示右锁骨下中央导管位置良好，尖端↪位于上腔静脉与右心房的交界点。锁骨下中央导管沿着锁骨或锁骨下方➡走行。

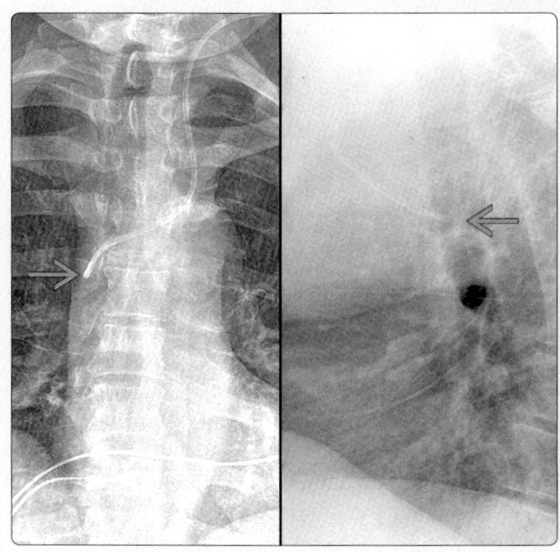

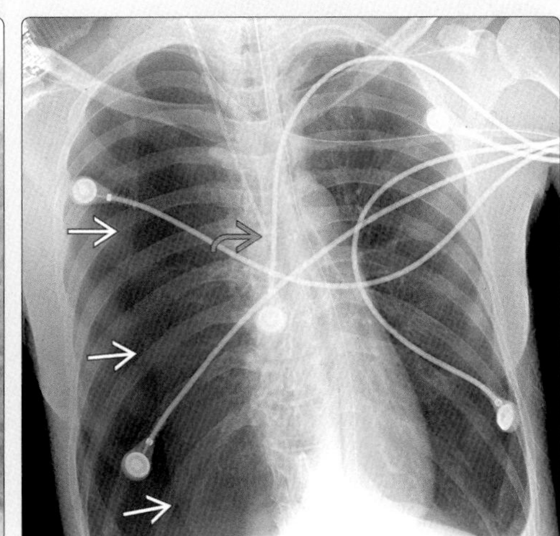

（左图）后前位（左）和侧位（右）胸片的组合图像显示左颈内静脉中央导管错位，尖端➡位于奇静脉弓中。

（右图）右颈内静脉导管↪放置后患者前后位胸片显示右侧大量张力性气胸，可见的胸膜线➡。错位和气胸分别是中心导管放置的第一和第二常见并发症。

术语

定义

- 血管导管和装置：用于药物、复苏液和营养进入循环；急诊静脉通路；获取血液样本；血液透析；血流动力学监测 / 支持
- 中心静脉导管（CVC）：短期药物 / 液体给药；静脉通路
- 经外周穿刺的中心静脉导管（PICC）：中长期中心静脉通路
- 隧道式中心静脉导管
  - 长期中心静脉通路：数周至数月
  - 输液港导管（PC）：药物（化疗）、营养、补液
  - 血液透析导管（HDC）：血液透析、营养、输血、给药
- 肺动脉导管（PAC）：测量中心静脉、心内、肺动脉和肺毛细血管楔压
  - 肺毛细血管楔压反映左心房和左心室舒张末期容积
- 主动脉内球囊泵（IAPB）
  - 对心源性休克患者应用反搏进行临时机械性血流动力学支持
  - 主动脉球囊在舒张期充气（增加冠状动脉和外周器官灌注）；收缩期放气（减少后负荷）
  - Impella 心脏泵：经导管心内心室辅助装置用于短期机械性循环支持（心源性休克；左心衰竭）
  - Impella RP：用于右心室或双心室心力衰竭
- 体外膜氧合器（ECMO）：改良肺 / 心肺循环旁路用于严重心脏 / 呼吸衰竭的心肺支持
  - 静脉 – 静脉（VV）：主要用于气体交换
  - 静脉 – 动脉（VA）：气体交换和血流动力学支持
- CardioMEMS：移动性心力衰竭监测
  - 肺动脉压和心率测量
    - 每日无线传输压力读数

影像学表现

基本表现

- 最佳诊断思路
  - 血管导管沿插管的血管解剖路径；血管装置位于预期解剖位置
- 部位
  - 导管沿插管的血管解剖路径；装置位于预期解剖位置
  - CVC：尖端在上腔静脉与右心房的交界点[上腔静脉（SVC）下部 / 右心房（RA）上部]
    - 上腔静脉与右心房的交界点位置的平片判定
      - 中间支气管的下面
      - 隆突下方 2 个椎体
      - SVC 接口与右上心缘的交叉点
      - 中间支气管与右上心缘的交叉点
    - 导管位于上腔静脉与右心房的交界点上方：血管损伤、毒性药物反流的风险
    - 导管位于上腔静脉与右心房的交界点下方：心律失常的风险
    - 右颈内（IJ）静脉
      - 垂直方向；导管在锁骨上方
      - SVC 和 RA 的直接路径；更宽、更表浅
    - 锁骨下静脉导管
      - 沿锁骨和（或）锁骨以下路径
      - 外伤时可及（颈椎损伤）
  - PICC：头静脉、贵要静脉或肱静脉；尖端在上腔静脉与右心房交界点
  - 隧道式中心静脉导管：外科放置的导管在皮下穿行，近端远离静脉穿刺点，尖端位于上腔静脉与右心房的交界点
    - 锁骨下或颈内静脉放置
    - PC；HDC
  - PAC
    - 通过股静脉、锁骨下静脉或颈内静脉放置
    - 尖端位于右或左肺动脉中央（通常为右侧）
  - IAPB
    - 通过股动脉或锁骨下动脉（通常为右侧）入路放置
    - 沿降主动脉 / 腹主动脉上段
      - 主动脉弓下方
      - 腹腔动脉、肠系膜动脉和肾动脉上方
  - Impella 心脏泵
    - 经股动脉或腋动脉放置
    - 从左心室延伸到主动脉
  - ECMO
    - VV：宽孔径静脉导管（套管）；引流套管乏氧血液，回流套管富氧血液
      - 引流套管插入股静脉，尖端位于膈肌，回流套管插入颈内静脉，尖端位于 SVC/RA 交界处
      - 颈内静脉插入单套管双腔（引流和回流），尖端位于下腔静脉（IVC）
    - VA（中央）：通过切开胸骨，引流套管在 RA；回流套管在升主动脉
  - CardioMEMS：左肺动脉远端分支
- 形态学
  - PC：单或双皮下输液港；单腔或双腔
  - HDC
    - 末端在皮肤；套鞘环绕导管
    - 各种直径 / 接入端口
    - 大孔径（和体积 / 流速）双腔
  - PAC
    - 颈内静脉或锁骨下放置：通过导管套
  - IAPB
    - 长的可充气气囊（23~28 cm）；两端的不透射线标记

- Impella 心脏泵
  - 猪尾型导管尖端
  - 血液入口抽取左心室血液
  - 血液出口将血液释放到升主动脉
- CardioMEMS：感应器线圈和压敏电容器（在管状保护套中）

X 线表现

- CVC
  - 大的中央静脉（颈内动脉或锁骨下）至上腔静脉与右心房交界点
    - 颈内静脉：导管投射在锁骨上方
    - 锁骨下静脉：导管沿锁骨 / 锁骨下的路径
- PICC
  - 细导管
  - 右上肢或左上肢放置
  - 导管走行沿上肢内侧、腋窝和沿锁骨至上腔静脉与右心房交界点
- 隧道式 CVC
  - 大孔径、单腔、多腔
  - 颈内静脉或锁骨下放置至上腔静脉与右心房交界点
  - PC
    - 可见上胸壁单或双皮下输液港
      - 在 PC 上标注 CT = 输液港可高压注射
    - 单腔或双腔
    - 输液港可针刺（针可见）
  - 血液透析
    - 大孔径导管
    - 双腔或多腔；伴或不伴分支尖端
- PAC
  - 锁骨下 / 颈内静脉入路：上腔静脉→右心房→右心室→肺动脉干→远端右或左肺动脉
  - 股静脉入路：下腔静脉→右心房→右心室→肺动脉干→远端右或左肺动脉
  - 尖端在右或左肺动脉（放气球囊）；不能延伸至同侧肺门以远 >2 cm
- IAPB
  - 常为股动脉或右锁骨下动脉（手术放置）入路
  - 胸降主动脉上部的不透射线标记物；主动脉弓顶部以下 2 cm
  - 可见充气气囊
- Impella
  - 左心放置
    - 猪尾型导管尖端在左心室尖：血液入口（从左心室抽取血液）
    - 血液出口（将血液输送至升主动脉）
  - 右心位置：Impella RP
    - 猪尾型导管尖端在肺动脉干：血液出口（将血液输送到肺动脉干）
    - 血液入口在下腔静脉（从下腔静脉中抽取血液）
- ECMO
  - VV：宽孔径静脉套管（e）；上腔静脉 / 右心房和下腔静脉，或单根套管从上腔静脉到下腔静脉
  - VA：宽孔径套管有静脉（右心房）和动脉（升主动脉）分支
- CardioMEMS
  - 左肺下叶肺动脉内的小的不透射线管状物
  - 两端成对的金属点
  - 由于体积小、不醒目，在便携式平片中很容易被遗漏

MR 表现

- MR 安全性
  - IABP 和 Impella：MR 不安全
  - CardioMEMS：1.5T 和 3.0T MR 为有条件的

超声检查表现

- 超声引导下插入血管导管

推荐的影像学检查方法

- 最佳影像检查方法
  - 平片评估导管 / 装置位置
  - 很少需要 CT 来评估位置或评估并发症
- 推荐的检查序列与参数
  - 平片总是在插管后拍摄以记录位置，并识别并发症

鉴别诊断

缺点

- 不能识别变异的血管解剖结构，如持续性左上腔静脉
- 导管和其他装置的体外部分
- 重叠体外的不透射线医疗装置

临床要点

并发症

- CVCs
  - 最常见的并发症：错位（包括打圈、折曲）
    - 奇静脉弓 / 系统、颈内静脉、乳内静脉、肋间上静脉、血管外
  - 第二常见并发症：气胸
    - 锁骨下静脉：与颈内静脉相比，发生气胸的风险更高
  - 其他：感染（通常为葡萄球菌）、出血、无意的动脉穿刺、血管损伤 / 血栓形成 / 狭窄 / 闭塞、纤维蛋白鞘形成、心律失常、导管断裂
    - 锁骨下静脉：感染率 / 血栓形成率低
- PAC：肺梗死，肺动脉假性动脉瘤
  - 争议：研究表明，使用 PAC 后，死亡率或住院时间没有变化
- IABP：血管壁损伤、血栓形成、肢体 / 内脏缺血
- Impella：心肌壁穿孔，二尖瓣组织破裂导致严重的二尖瓣反流
- ECMO：气体栓塞、脑缺血 / 卒中、出血
- CardioMEMS：原位血栓形成、肺动脉损伤

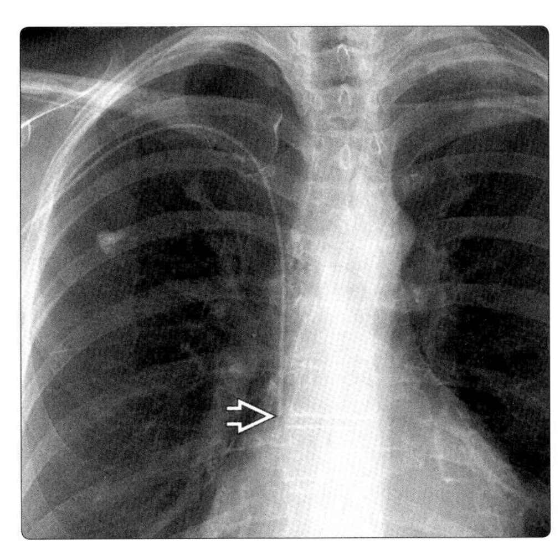

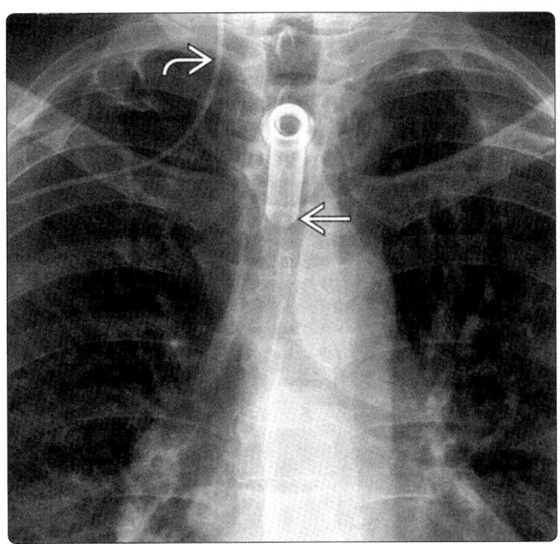

（左图）后前位胸片显示，右上肢外周插入中心静脉导管位置适当，尖端➡位于上腔静脉与右心房交界点。

（右图）前后位胸片显示，气管插管➡位置合适，右上肢外周插入中心静脉导管↪位置不当，该导管从右颈内静脉向头侧离开视野。位置不当是放置中心静脉导管最常见的并发症。

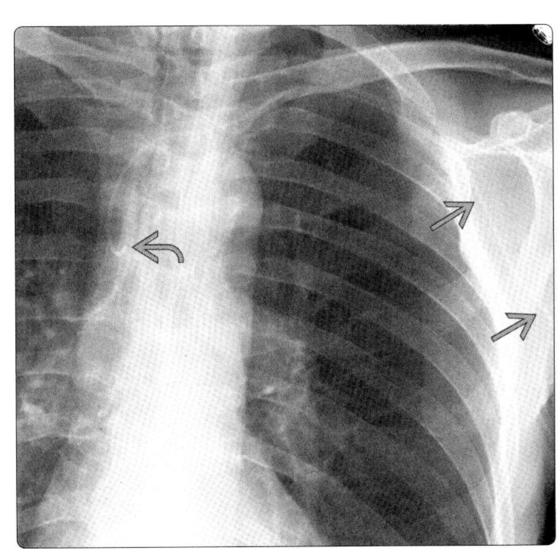

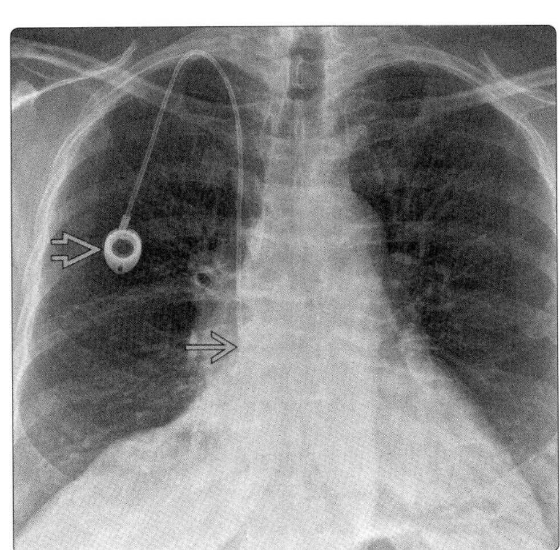

（左图）前后位胸片显示，左上肢外周插入中心静脉导管的位置不当，尖端↪盘绕在奇静脉弓中。注意导管路径→沿着左上肢内侧、在同侧锁骨下方进入上腔静脉。

（右图）后前位胸片显示隧道式右颈内静脉输液港导管位置适当，输液港➡位于右前中胸廓，尖端➡位于上腔静脉与右心房交界点。

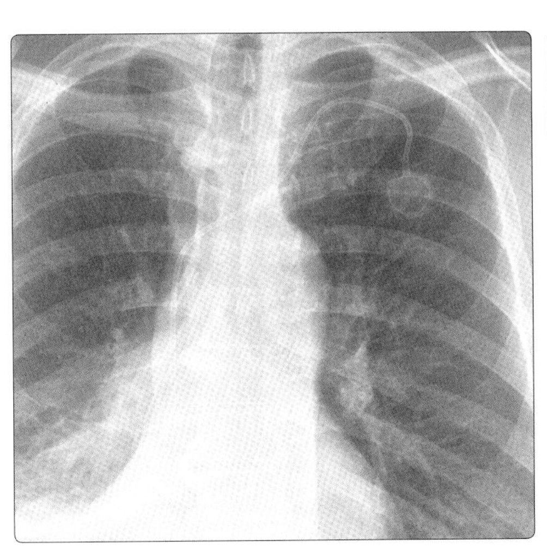

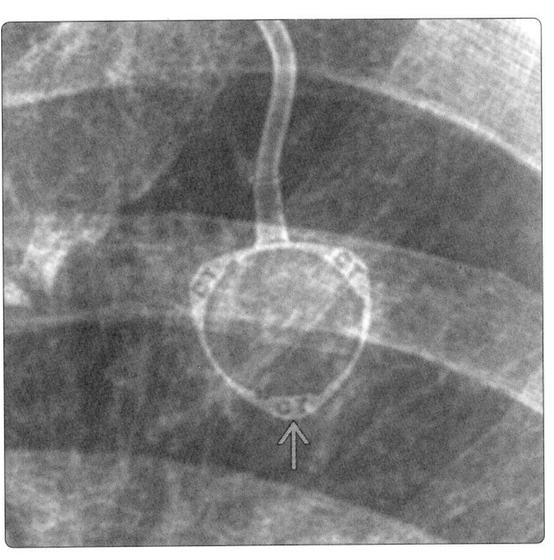

（左图）晚期肺癌患者后前位胸片显示左锁骨下隧道式输液港导管，输液港位于左前胸壁，尖端位于上腔静脉与右心房的交界点。导管用于全身化疗。

（右图）同一患者左胸输液港的低聚焦后前位胸片显示字母“CT”→，这意味着该输液港是可高压注射的，可用于胸部增强 CT 或 CT 血管造影时的对比剂注入。

(左图)终末期肾病患者后前位胸片显示,右颈内静脉隧道式双腔中心静脉导管,在本例中是一根尖端→位于右心房中部的血液透析导管。注意导管的外肢↗,连接到透析设备。

(右图)一名危重患者前后位胸片显示右颈内静脉-肺动脉导管通过血管鞘→放置适当,尖端↗位于右肺动脉远端。

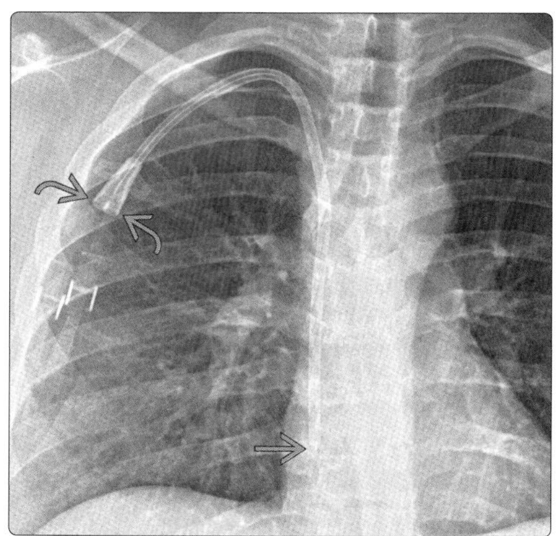

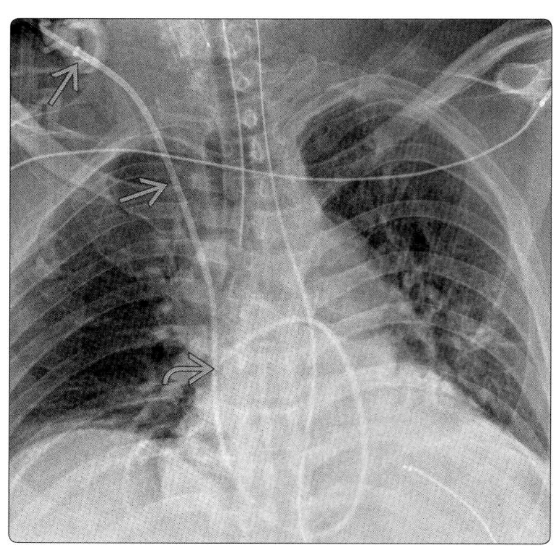

(左图)前后位胸片显示肺动脉导管通过下腔静脉→入路放置,尖端↗位于右肺动脉,主动脉内球囊泵标记物⇒理想情况下应位于降主动脉上部。

(右图)前后位胸片显示,肺动脉导管位置不当,尖端⇒位于右肺下叶肺动脉亚段,应拉回约10 cm,以避免创伤性肺动脉损伤和假性动脉瘤形成。

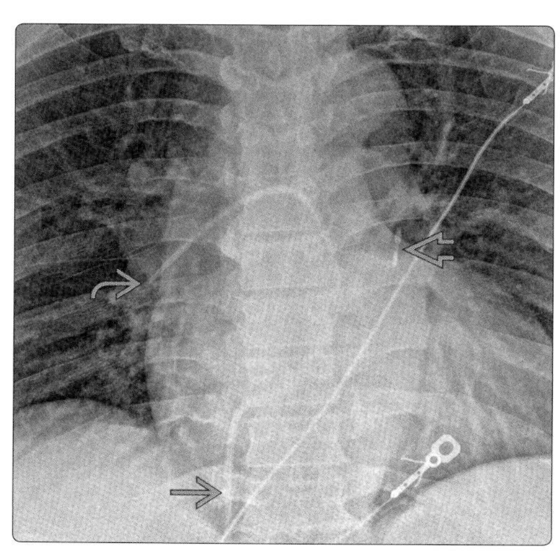

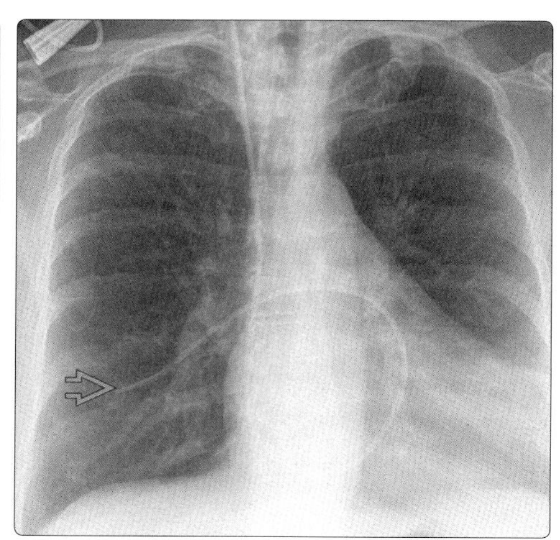

(左图)前后位胸片显示主动脉内球囊泵位置适当,标记物→位于降主动脉上部,主动脉弓顶部下方约2 cm处。

(右图)前后位胸片显示主动脉内球囊泵通过右锁骨下动脉入路放置,标记物→位于主动脉弓附近。注意垂直管状透光影↗,为充气气囊,它勾勒出了降主动脉走行。

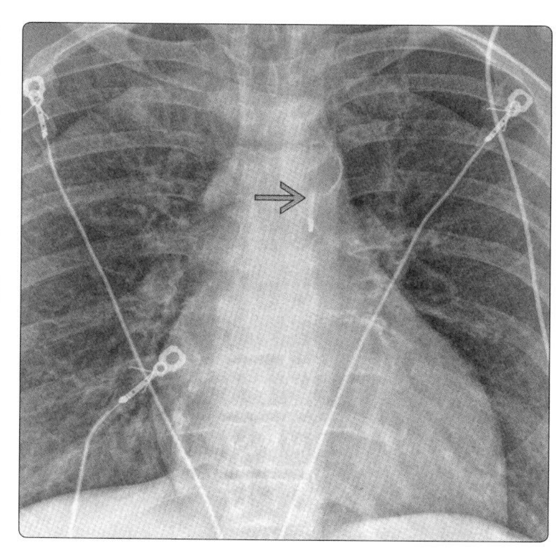

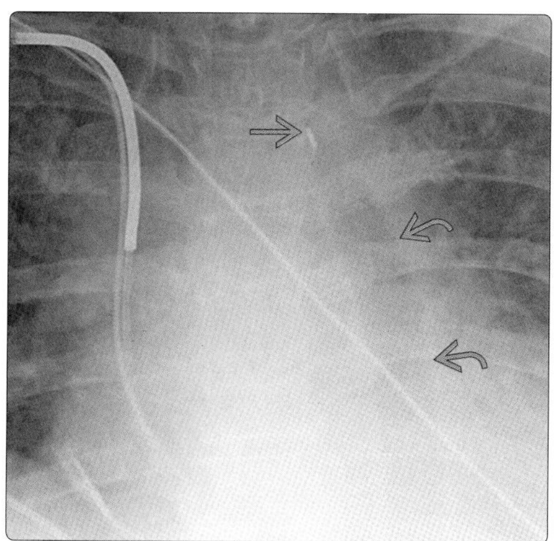

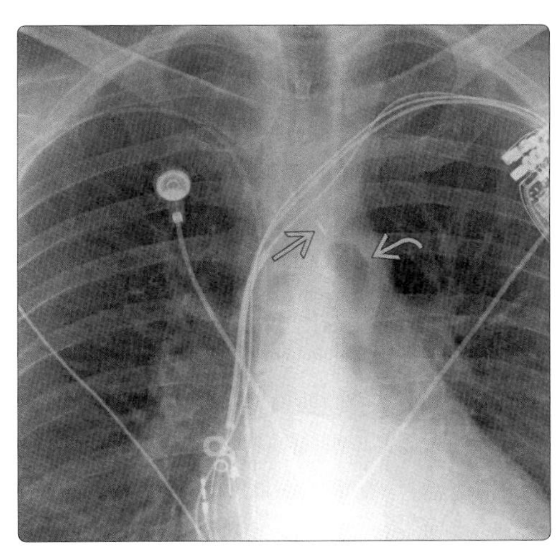

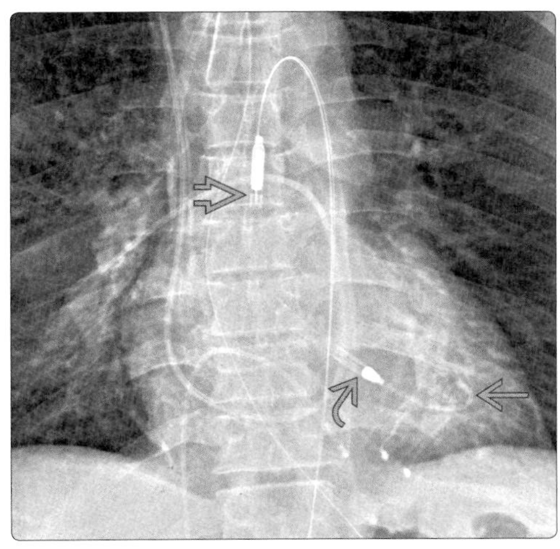

（左图）前后位胸片显示，右锁骨下动脉主动脉内球囊泵标记物➡在头臂干中错位。膨胀的球囊↪位于主动脉弓中，可能堵塞主动脉分支血管。

（右图）前后位胸片显示Impella心脏泵，其猪尾型尖端➡和血液入口↪位于左心室，血液出口⇨位于升主动脉远端。Impella装置用于心源性休克患者的短期机械性循环支持。

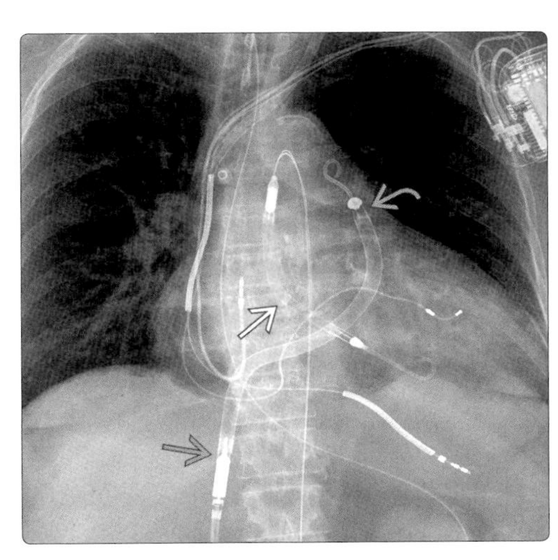

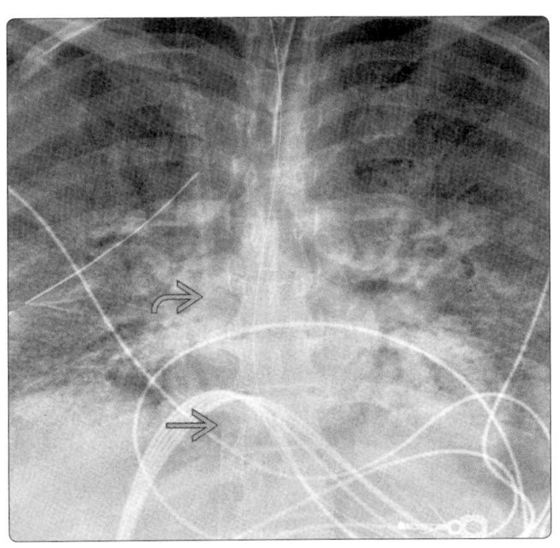

（左图）双心室衰竭患者，前后位胸片显示Impella RP，其尖端为猪尾型，血液出口↪在肺动脉干，血液入口在下腔静脉➡。注意左心辅助装置Impella➡的位置合适。

（右图）新冠肺炎所致急性呼吸窘迫综合征患者，前后位胸片显示静脉－静脉体外膜氧合器，引流套管➡在下腔静脉，回流套管↪在右心房。

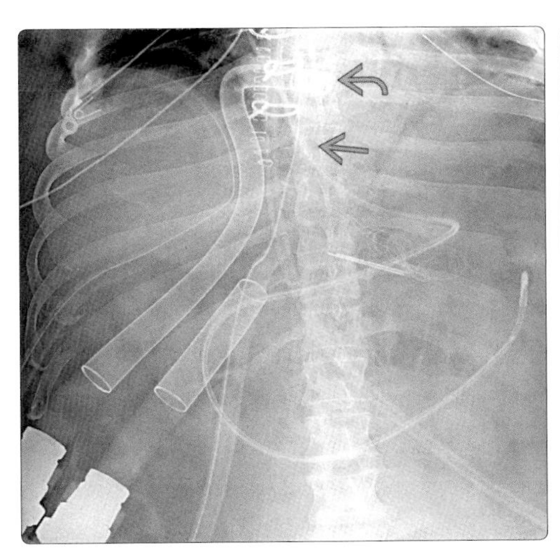

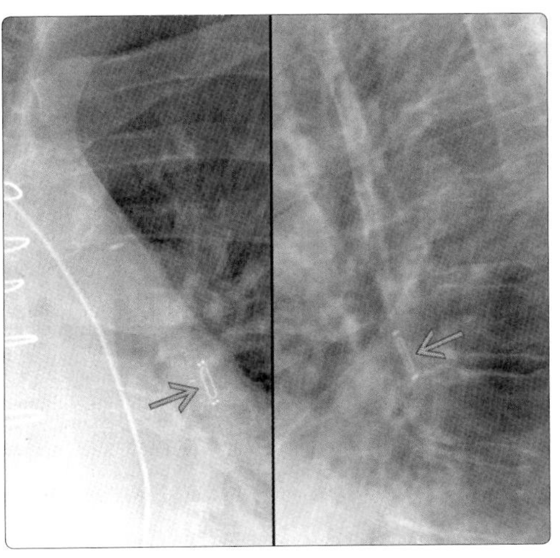

（左图）前后位腹部平片显示静脉－动脉体外膜氧合器，引流套管➡在右心房，回流套管↪在升主动脉。

（右图）后前位（左）和侧位（右）胸片的组合图像显示了左肺下叶肺动脉中CardioMEMS➡的典型管状形态和两端的成对不透射线点。CardioMEMS提供移动性心力衰竭监测。

心脏传导装置

关键要点

术语

- 植入式心律转复除颤器（implantable cardioverter defibrillator, ICD）
- 右心房（right atrium, RA）；右心室（right ventricle, RV）；左心房（left atrium, LA）；左心室（left ventricle, LV）

影像学表现

- 各种导线位置
- 临时起搏器：单根 RV 导线
- 临时心外膜起搏导线：RV 和 RA 表面的心外膜针状导线
- 单腔起搏器：单根 RA 或 RV 导线
- 双腔起搏器：RA 和 RV 导线
- 双心室起搏器：双腔 / 单腔导线；冠状窦导线
- 无导线起搏器：经皮经静脉放置在右心室
- ICD：经静脉，皮下
- Remede 系统（Respircardia 公司）：膈神经附近和奇静脉系统（膈肌附近）的导线

主要鉴别诊断

- 其他植入装置
    - 植入式循环记录仪
    - 迷走神经刺激器
    - 深部脑刺激器
    - 先前移除起搏器的废弃导线

临床要点

- Twiddler 综合征：不经意或故意旋转皮下囊袋中的起搏器
- 起搏器综合征：房室同步性丧失
- 与错位或功能障碍相关的传导紊乱导致的突发心脏骤停

诊断要点

- 后前位和侧位胸片用于初步评估导线放置和发现并发症
- 起搏器功能故障考虑导线断裂和（或）移位

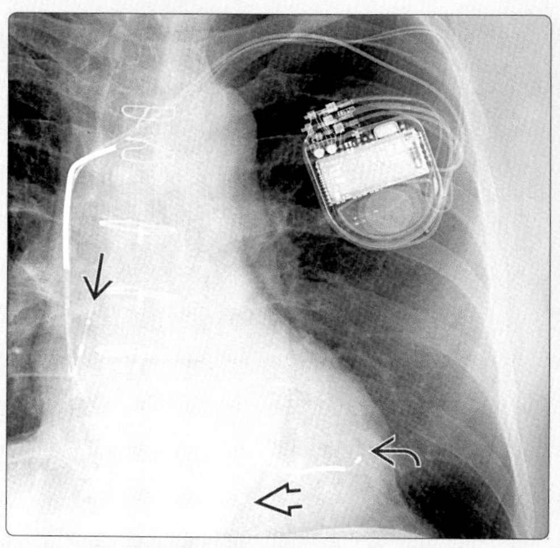

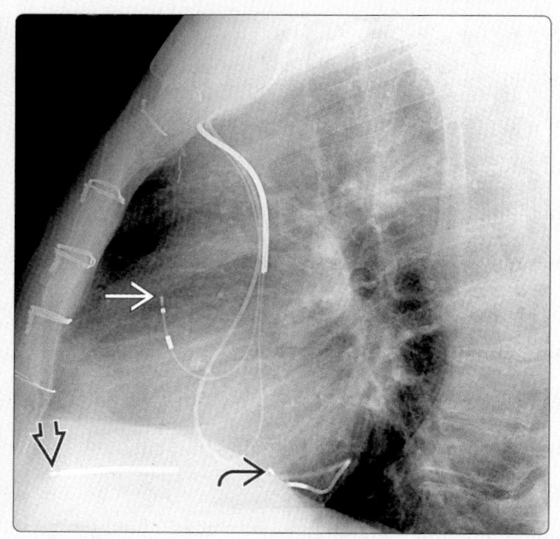

（左图）后前位胸片显示双腔双心室植入式心律转复除颤器（ICD）的正常位置，导线位于右心房➡、右心室⇨和冠状窦的一个分支↷。脉冲发生器位于左前胸壁，导线沿顺时针方向引出。

（右图）同一患者，侧位胸片显示导线位置适当，位于右心房➡、右心室⇨和冠状窦的一个分支↷。冠状窦导线走向后方。

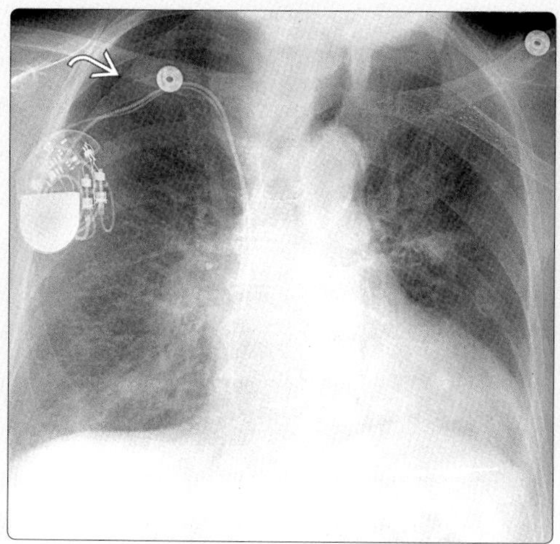

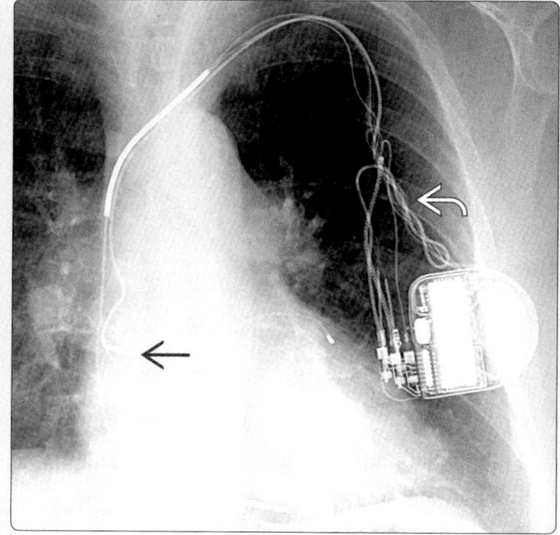

（左图）放置起搏器后即刻的后前位胸片显示右侧气胸↷。起搏器放置后即刻常规进行后前位和侧位胸片，以记录适当的导线位置并排除并发症。

（右图）Twiddler 综合征患者，后前位胸片显示近端导线↷在胸壁大范围缠绕。心房导线➡被缩回；尖端先前位于右心耳内，指向头侧。

术语

缩写

- 心脏植入式电子设备（cardiac implantable electronic devices, CIEDs）
  - 植入式心律转复除颤器（ICD）
  - 双心室起搏器：心脏再同步化治疗（cardiac resynchronization therapy, CRT）
- 右心房（RA）；右心室（RV）；左心房（LA）；左心室（LV）

影像学表现

基本表现

- 大小
  - 起搏器大小各异；导线厚 2～3 mm
- 形态学
  - 导线可以顺时针或逆时针引出起搏器
- 起搏器组成部分
  - 起搏器脉冲发生器
    - 左 / 右、前 / 侧胸壁软组织
  - 各种的导线位置：右心房、右心室、经冠状窦的冠状静脉
    - RA：心耳、窦房结、房室结
    - RV：右心室心尖部、右心室流出道
    - LV：各种的冠状窦分支
- 起搏器类型（缓慢性心律失常的治疗）
  - 临时
    - 完全性房室传导阻滞、窦房结功能障碍、生命体征不稳定时紧急放置
    - 经颈静脉或经股静脉入路
  - 临时心外膜起搏导线
    - 冠状动脉搭桥术或心脏外科手术后放置
    - RV 和 RA 表面的心外肌膜针状导线
    - 术后≤7 天移除；可以在皮肤表面剪短并留滞
  - 双腔
    - 右心室节律跟随每个感应到的右心房心电活动，达到程序性最大右心室率
  - 无导线
    - 脉冲发生器和电极在独立装置中
    - 经皮经静脉植入右心室
    - 适应证：上肢静脉通路不良，患有多种合并症的老年患者，不经常需要起搏
  - 希氏束起搏（His bundle pacing, HBP）：双心室的电激活，可避免不同步
    - 导联尖端在希氏束附近：选择性和非选择性希氏束捕获
    - 通过 LV 和 RV 的生理活动激活刺激固有的希氏束 – 浦肯野传导系统
    - 适应证：房室传导阻滞、起搏器诱导的心肌病、房室结消融、对 CRT 无反应
  - 左束支起搏
    - 导线置于 RV 间隔深部，进入左束支区域或间隔中远端：选择性和非选择性
- ICD
  - 适应证：原发性或继发性心源性猝死的预防
  - 组成部分：起搏 / 感应电极、除颤电极、脉冲发生器
  - 皮下 ICD
    - 解决经静脉 ICD 导线相关并发症
    - 单纯皮下脉冲发生器和除颤器导线
- 心力衰竭的处理
  - CRT
  - 心脏收缩力调节器（cardiac contractility modulation, CCM）
- 心血管合并症的处理
  - 中度 / 重度中枢性睡眠呼吸暂停的治疗
    - Remede 系统（Respircardia 公司）：胸壁皮下电池供电装置；膈神经附近的刺激导线，奇静脉系统中的可选感应导线

X 线表现

- 单腔起搏器：单导线：窦房结附近的右心房、右心室心尖部、右心室流出道
- 双腔起搏器：导线在右心耳和右心室尖部
- 双心室起搏器
  - 双腔或单腔起搏器导线 ± 进入冠状窦的额外导线
  - 左心室表面的冠状窦导线；外侧或后外侧心脏静脉；侧位片后部位置
- 心外膜起搏器
  - 脉冲发生器在腹壁内；导线在心脏表面，通常为右心室
  - 用于儿童和年轻患者，预防长期静脉损伤
- 无导线起搏器：固定在右心室尖部的小型装置
- 临时心外膜起搏导丝：导向心脏和上腹部的细长金属丝（术后）
- ICD
  - 通常有 2 条导线：上腔静脉（除颤器）和右心室尖部（除颤器和传感器）
  - 可以是双心室起搏器的组成部分
  - 大型号的导线；与起搏器导线相比，外观为密集螺旋线圈
  - 皮下 ICD：胸骨旁垂直的除颤器线圈
- Remede 系统（Respircardia 公司）
  - 膈神经附近的刺激导线，奇静脉系统中的感应导线（膈肌附近）
- 并发症
  - 早期并发症：4%～5%
    - 气胸：手术的 1.5%
    - 血胸

- 导线相关并发症：穿孔（可能导致心包压塞）、移位（2%～3%，通常在 24～48 小时内），膈肌刺激，错位
  - 晚期并发症：3%
    - Twiddler 综合征：潜意识、不经意或故意地旋转起搏器脉冲发生器
      - 脉冲发生器方向的变化
      - 起搏器引出导线方向的变化
      - 导线向起搏器缩回
      - 起搏器周围的导线圈数增加
    - 导线断裂：如果无移位，很难发现
      - 通常夹在锁骨和第 1 肋骨之间
      - 导线位置稳定起搏器仍无法捕获时应怀疑
    - 滞留的临时心外膜起搏器导丝：迁移、感染

CT 表现

- 增强 CT
  - 房室穿孔检出
    - 导线尖端伸出右心室心肌
    - 由于线束硬化伪影，精确定位可能困难
  - 静脉血栓 / 狭窄的检出
    - 纵隔和胸壁静脉侧支

MR 表现

- 起搏器患者 MR 相对禁忌证
  - 起搏器依赖性患者的绝对禁忌证
  - 按需型起搏器患者可以安全进行，特别是远离胸部（如大脑）的检查
    - 起搏器应在 MR 设备外进行预测试
    - 心科医师在检查过程中到场
    - 检查过程中监控；在序列之间与患者沟通
    - 起搏器在 MR 设备外检查后测试
    - 节律阈值的显著变化约为 10%

超声检查表现

- 超声用于评估静脉并发症或起搏器周围的液体
  - 有症状的静脉血栓约 5%；多个导线风险增加

推荐的影像学检查方法

- 最佳影像检查方法
  - 后前位和侧位胸片用于初步评估和检出并发症

鉴别诊断

其他植入装置

- 植入式循环记录器：晕厥患者的长期心脏监测
- 迷走神经刺激器：导线延伸至颈部，止于颈动脉区域
- 脑深部电刺激器：导线向头部延伸
- 先前移除起搏器的废弃导线
- 留滞的临时心外膜起搏器导丝

病理学表现

基本表现

- 病因
  - 起搏器放置适应证
    - 窦房结功能障碍
      - 起搏器植入的最常见适应证
    - 症状性心动过缓的长期治疗
    - 神经心源性晕厥
    - 肥厚型梗阻性心肌病
    - 心力衰竭；CRT

临床要点

临床表现

- 最常见的症状 / 体征
  - 无症状，起搏器功能正常
- 其他症状 / 体征
  - 起搏器综合征：继发于房室同步性丧失及由此产生的不良血流动力学
    - 常见症状：乏力、呼吸困难、呼吸暂停、咳嗽、头晕、胸部不适、喉咙发胀
    - 不常见的症状：晕厥、近于晕厥
    - 体检：低血压、啰音、颈静脉压升高
  - 单腔右心房起搏中的房室传导阻滞
  - 与错位或功能障碍相关的传导障碍导致的突发心脏骤停
  - 起搏器囊袋并发症：血肿、疼痛、感染

人口统计学表现

- 流行病学
  - 自 20 世纪中叶开始使用；不断发展的技术
  - 全球每年植入起搏器 >100 万个

自然病史和预后

- 起搏器预期寿命：5～10 年
- 菌血症患者：受感染的导线血栓和导致的脓毒性肺栓塞的风险
- 并发症：导线移位、导线断裂、功能失常、心内膜炎、静脉闭塞；脉冲发生器囊袋感染、血肿

治疗

- 更换断裂的导丝
- 穿孔：导线撤出并重新进入心肌
- 电池用尽时手术置换起搏器

诊断要点

考虑的诊断

- 起搏器功能障碍时考虑导线断裂 / 移位

影像解读要点

- 起搏器的评估应在移除多余的浅表导线的情况下进行
- 仔细评估起搏器单元，寻找方向的变化
- 比较导线离开起搏器单元的方向；放置后初始平片和前面的平片

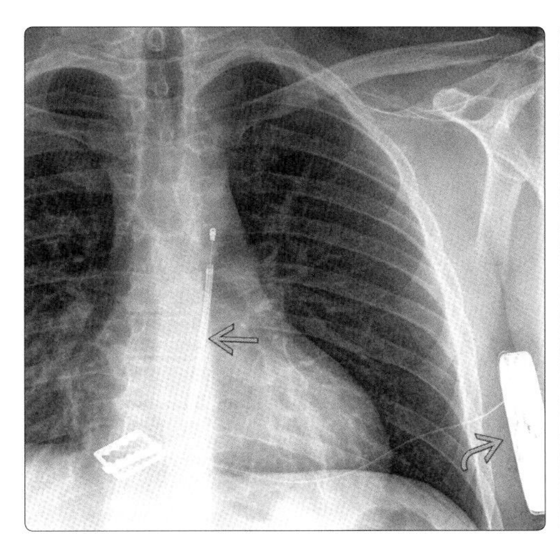

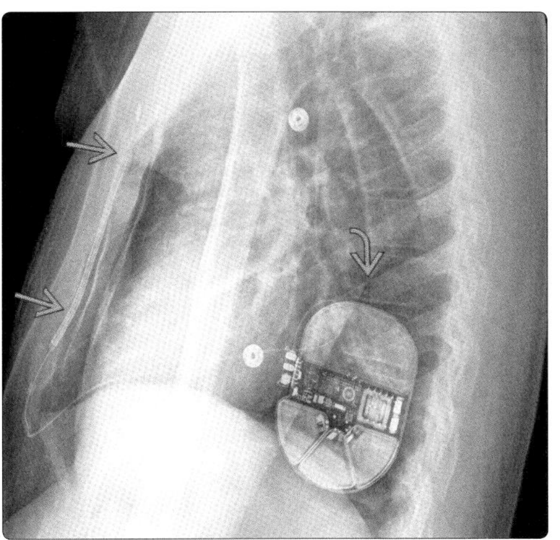

（左图）后前位胸片显示左胸皮下 ICD。脉冲发生器 ➡ 被植入到腋中线的外侧软组织中。胸骨旁皮下导线 ➡ 垂直走行，连同脉冲发生器形成一个横穿心脏的矢量。

（右图）同一患者侧位胸片显示脉冲发生器 ➡ 植入腋中线外侧皮下软组织，以及胸骨旁皮下导线 ➡，该导线垂直定向，连同脉冲发生器形成一个横穿心脏的矢量。

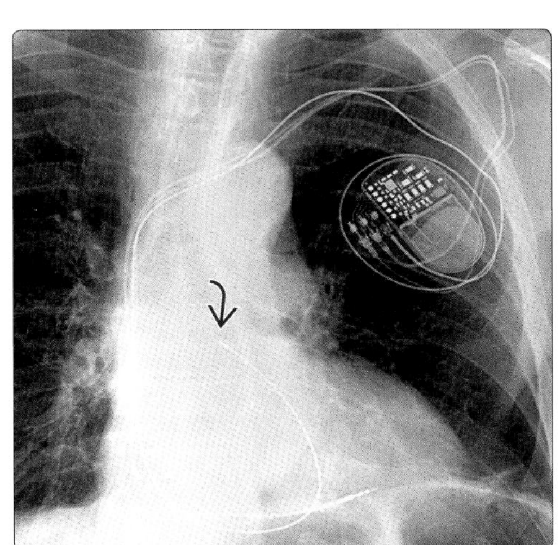

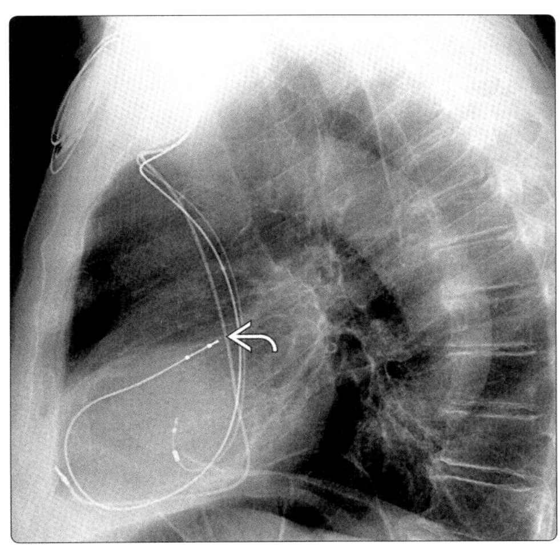

（左图）55 岁晕厥患者，以前记录双腔双心室起搏器位置正常，后前位胸片显示，冠状窦导线移位到右心室，导线尖端 ➡ 位于肺动脉流出道。

（右图）同一患者，侧位胸片显示移动的冠状窦导线尖端 ➡ 在右心室流出道内。必须积极使用胸片监测，以发现错位的导线。

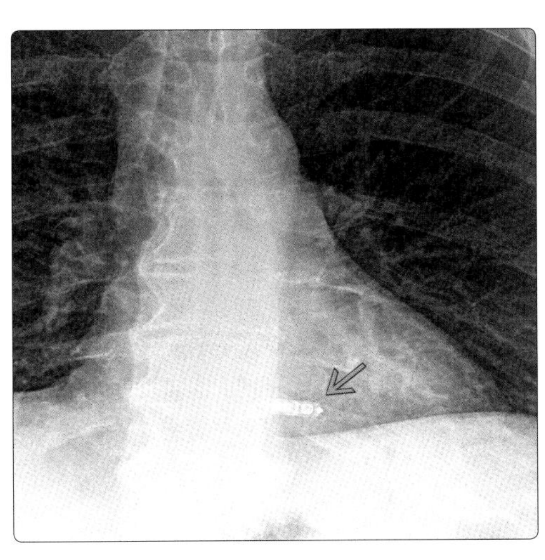

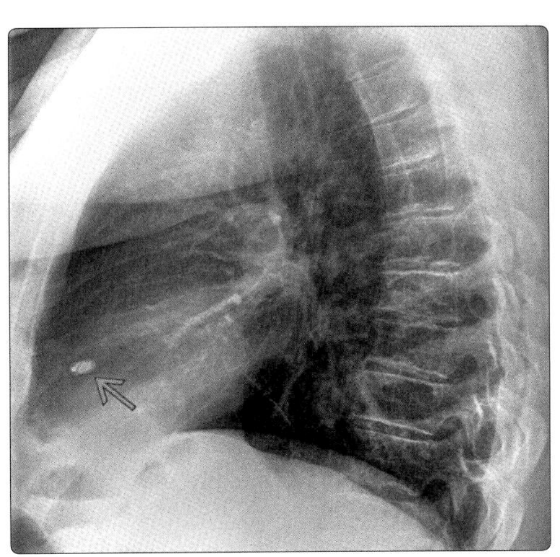

（左图）后前位胸片显示右心室心尖部有一个无导线心内起搏器 ➡。无导线心内起搏器消除了经静脉起搏器和导线相关的几种并发症（如囊袋感染、血肿、导线移位、导线断裂），但缺乏除颤能力。

（右图）同一患者，侧位胸片显示右心室心尖部有无导线心内起搏器 ➡。

胸膜固定术

关键要点

术语
- 定义：化学性胸膜固定术治疗顽固性恶性胸腔积液和复发性气胸
- 胸膜固定术试剂和方法
  - 纯滑石粉（水合硅酸镁）
  - 博莱霉素

影像学表现
- 平片
  - 局限性或多灶的弥漫性胸膜增厚
  - 光滑或结节状胸膜增厚
- CT
  - 单侧胸膜光滑或结节状增厚；多位于后部 / 基底部胸膜
  - 叶间胸膜的光滑或结节状增厚
  - 多为高密度影
  - 局限性胸腔积液
- FDG PET/CT
  - 滑石粉相关的胸膜增厚中出现 FDG 摄取

主要鉴别诊断
- 实性胸膜转移瘤
- 恶性胸膜间皮瘤
- 结核性胸膜炎
- 胸膜或胸膜外血肿
- 钙化胸膜斑块

临床要点
- 治疗的目标是改善呼吸系统状况
- 滑石粉是胸膜固定术最有效的硬化剂
- 症状 / 体征：疼痛和发热
- 整体成功率（50%~90%）
  - 胸腔积液被完全引流
  - 塌陷肺复张

诊断要点
- 介入治疗后高密度结节状胸膜增厚应提示胸膜固定术

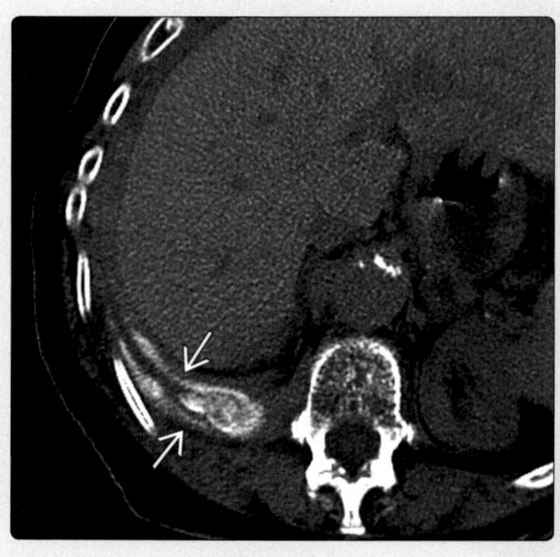

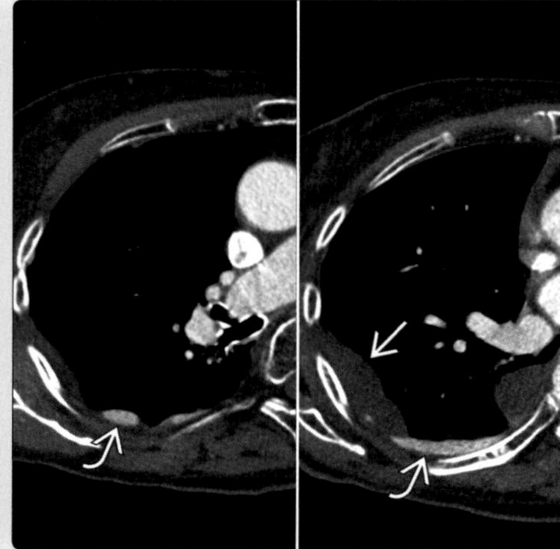

（左图）一名滑石粉胸膜固定术患者的横断位平扫 CT 图像显示，右侧基底胸膜密度不均匀，呈线状和梭形高密度影→。滑石粉是最有效的胸膜硬化剂之一，具有固有高密度特性，可表现为曲线或结节状高密度影。

（右图）一名胸膜固定术后肺癌患者（未显示）的横断位增强 CT 合成图像显示，右后胸膜高密度影↪和邻近右侧胸腔多灶性的包裹性积液→。

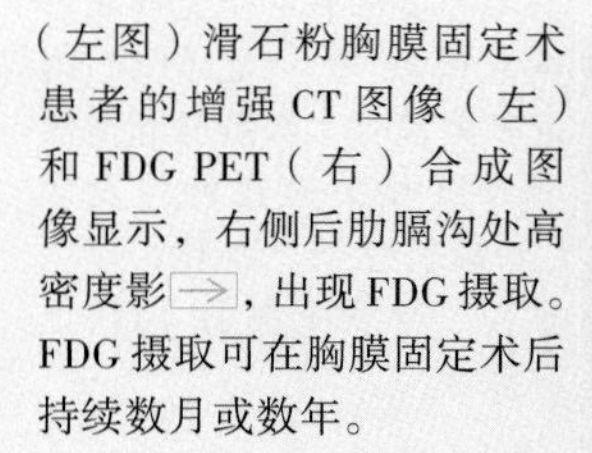

（左图）滑石粉胸膜固定术患者的增强 CT 图像（左）和 FDG PET（右）合成图像显示，右侧后肋膈沟处高密度影→，出现 FDG 摄取。FDG 摄取可在胸膜固定术后持续数月或数年。

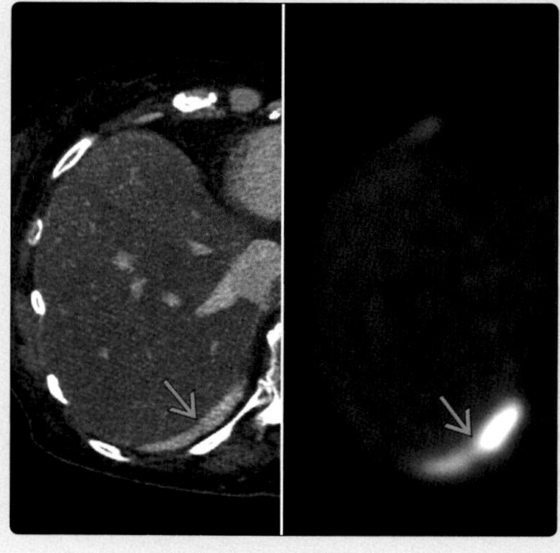

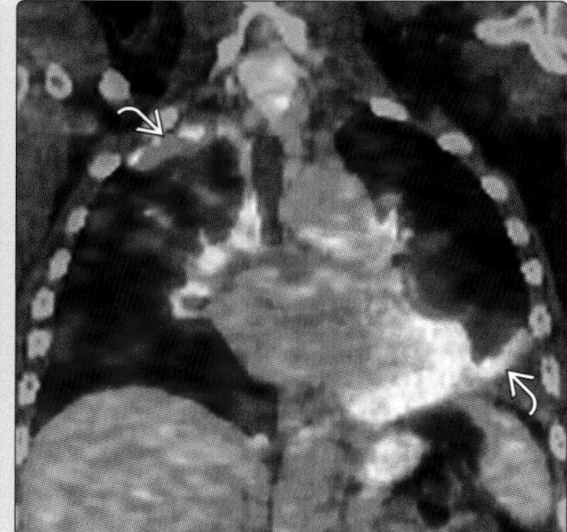

（右图）冠状位 FDG PET/CT 融合图像显示，双侧多灶性环周分布的胸膜结节和肿块的 FDG 摄取增高↪。滑石粉胸膜粘连可导致慢性结节状胸膜增厚，表现为 FDG 摄取增高。

胸膜固定术

术语

同义词

- 胸膜硬化
- 撒滑石粉胸膜固定

定义

- 化学性胸膜硬化术治疗顽固性恶性胸腔积液和复发性气胸
- 其他适应证
  - 复发性良性胸腔积液：心力衰竭，腹腔积液，系统性红斑狼疮
  - 复发性气胸：慢性阻塞性肺疾病，淋巴管肌瘤病，月经性
  - 乳糜胸：手术后，创伤后
- 禁忌证
  - 感染，晚期心脏病，凝血障碍，计划肺移植
- 胸膜固定术硬化剂及方法
  - 纯滑石粉（水合硅酸镁）
    - 最常用 / 最有效的硬化剂
    - 恶性胸腔积液治疗成功率最高
    - 接触滑石粉后发生呼吸衰竭的风险是 4%～8%
  - 博莱霉素
    - 容易获得
    - 更昂贵；必须立即使用
  - 物理性胸膜磨损

影像学表现

基本表现

- 最佳诊断思路
  - 高密度、常为结节状胸膜增厚
- 部位
  - 基底部（重力依赖性）胸膜，后肋膈角
- 形态
  - 梭形
  - 密度多样：软组织，液体，钙化

X 线表现

- 滑石粉胸膜固定术
  - 局限性或多灶的弥漫性胸膜增厚
  - 光滑或结节状胸膜增厚
  - 胸膜肿块，通常在手术后数年发生

CT 表现

- 单侧光滑或结节状胸膜增厚：后部 / 基底部胸膜
- 叶间胸膜增厚
- 通常为高密度
- 局限性胸腔积液

核医学表现

- PET-CT
  - 滑石粉相关性胸膜增厚中有 FDG 摄取

推荐的影像学检查方法

- 最佳影像检查方法
  - 胸部 CT 有助于胸膜异常的评价以及高密度影的鉴定和检出

鉴别诊断

实性胸膜转移瘤

- 环周分布的结节样增厚；单侧或双侧

恶性胸膜间皮瘤

- 单侧结节状增厚；通常为环周分布

脓胸

- 单侧非钙化局限性胸腔积液

胸膜结核

- 单侧，胸膜增厚；致密钙化

胸膜或胸膜外血肿

- 单侧胸膜增厚；钙化

钙化胸膜斑块

- 双侧、多灶性、不连续 ± 钙化

病理学表现

大体病理和手术所见

- 致密的胸膜纤维化；局限性积液

镜下表现

- 间皮损伤所致致密纤维化
- 偏光显微镜下的滑石晶体

临床要点

临床表现

- 最常见的症状 / 体征
  - 疼痛和发热；发热可能提示强烈的炎症反应和更高的成功率

人口统计学表现

- 年龄
  - >40 岁；恶性肿瘤患者
- 性别
  - 男性 = 女性

自然病史和预后

- 治疗目标是改善呼吸状况
- 总体成功率（50%～90%）
  - 最优结果
    - 胸腔积液完全引流
    - 塌陷肺复张
  - 较低成功率 / 失败
    - 肺阻塞或长期肺不张
    - 类固醇，非甾体抗炎药（nonsteroidal antiinflammatory drugs, NSAIDs）

诊断要点

影像解读要点

- 介入治疗后高密度结节状胸膜增厚提示胸膜固定术

亚肺叶切除术

关键要点

术语
- 解剖性亚肺叶切除（段切除术）：切除 1 个或多个肺段，剥离动脉，静脉和支气管
- 非解剖性亚肺叶切除（楔形）：非解剖性的肺外周切除术，不处理肺门处结构

影像学表现
- 平片
  - 吻合线：不透射线（金属）
  - 发现肺体积减小和（或）开胸手术
- CT
  - 吻合线：横断位成像上类似钙化肉芽肿；在多平面和最大密度投影（maximum intensity projection, MIP）重建上呈线样影
  - 邻近胸膜增厚（术后反应）
  - 吻合线附近的软组织影（常见）
    - 当呈结节状或团块状时，需要关注局部区域潜在复发的可能

主要鉴别诊断
- 钙化性肉芽肿

临床要点
- 亚肺叶切除术 vs. 肺叶切除术
  - 肺叶切除术是早期非小细胞肺癌的治疗金标准
  - 两种术式的短期死亡率类似
  - 亚肺叶切除术：发病率降低与住院时间缩短
  - 亚肺叶（解剖或非解剖）切除术和肺叶切除术的总存活率无统计学差异
- 亚肺叶切除术
  - 肺癌中具体的临床方案
    - 解剖性亚肺叶切除术
    - 非解剖性亚肺叶切除术
  - 周围型典型类癌
  - 转移瘤切除术

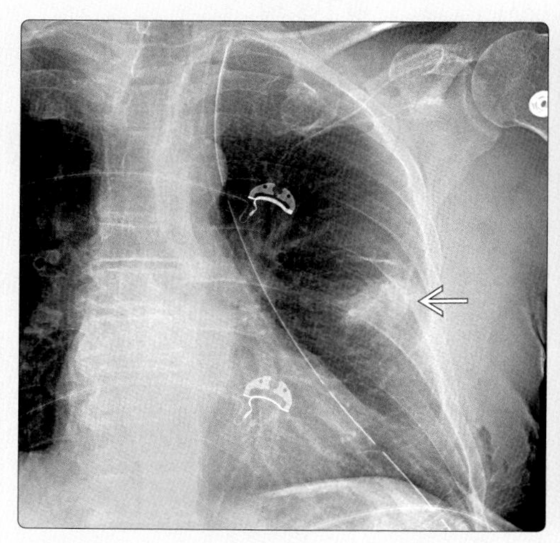

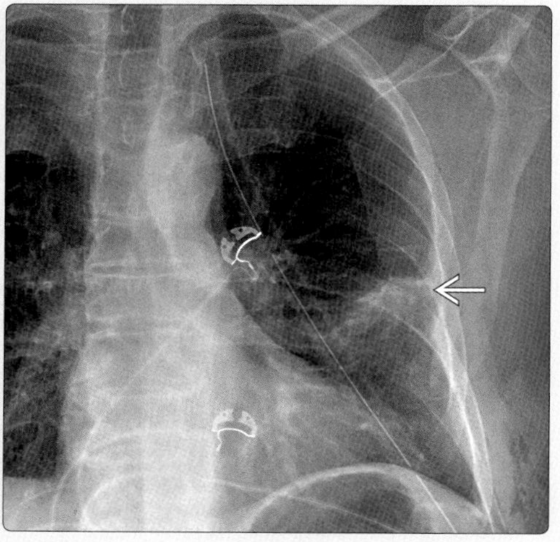

（左图）左舌叶亚肺叶切除术后第 1 天拍摄的前后位胸片显示，围绕于细线样金属吻合线的外周结节状模糊影 ➡。

（右图）同一患者 2 天后拍摄的前后位胸片显示，吻合线周围结节状影 ➡ 和残肺线状肺不张有明显改善，这些变化与肺实质血肿消退和肺不张缓解一致，这是非解剖性亚肺叶切除术后常见的影像学表现。

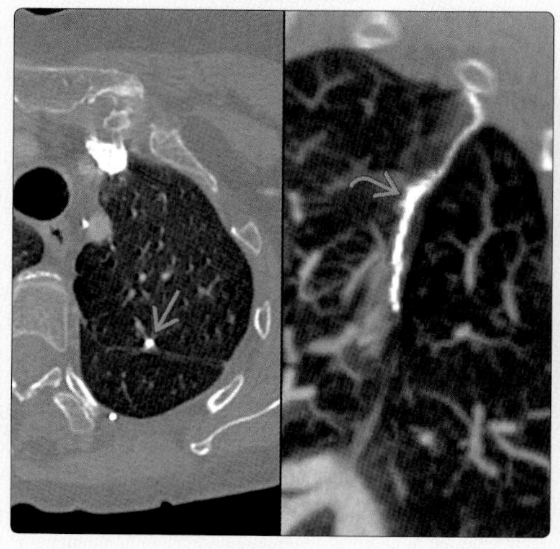

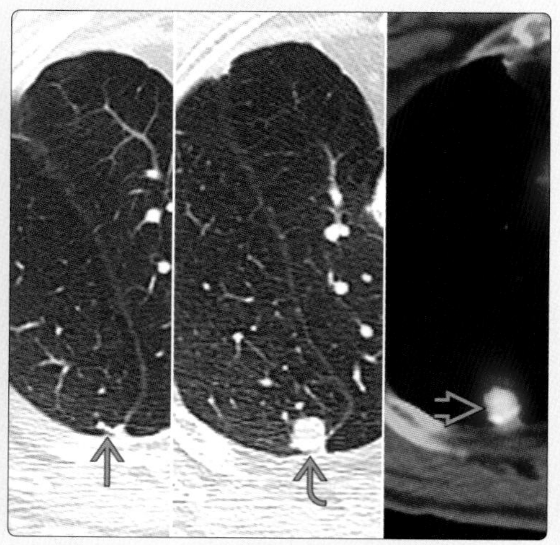

（左图）同一患者的横断位增强 CT（骨窗）（左）和斜矢状位 MIP 重建图像（右），在横断位图像上显示吻合线为小的致密结节 →，在 MIP 重建图像上显示为线状结构 ↗。

（右图）同一患者的右上叶肺癌复发前（左）、复发后（中）的横断位平扫 CT 和 FDG PET/CT（右）的合成图像显示，在亚肺叶切除的吻合线处 → 有一个新发的实性结节 ↗，表现 FDG 摄取增高 ⇨。

术语

同义词

- 楔形切除术（非解剖性亚肺叶切除术）
- 肺段切除术（解剖性亚肺叶切除术）

定义

- 解剖性亚肺叶切除术（肺段切除术）：切除一个或多个肺段和邻近伴发的淋巴结；需要剥离相应的动脉、静脉和支气管
  - 基底段切除：下叶各基底段
- 非解剖性亚肺叶切除（楔形）：边缘清楚的外周肺病灶的非解剖性切除术，不处理肺门处结构

影像学表现

X 线表现

- 平片
  - 吻合线：不透射线（如金属），似钙化肉芽肿
  - 体积减小（如横膈抬高，纵隔移位）
  - 开胸手术的表现（如肋骨骨折 / 畸形）
  - 术后即刻并发症
    - 气胸 ± 胸腔积液 / 积血
    - 肺实质出血 / 血肿 = 吻合线附近的不透明影，随时间推移逐渐吸收

CT 表现

- 吻合线
  - 横断位成像上可能类似钙化肉芽肿
  - 多平面重建图像上呈现线状影（如矢状位及冠状位）；最大密度投影（maximum intensity projection, MIP）重建能更加全面清晰地显示吻合线
  - 邻近胸膜增厚（术后反应）
- 术后即刻并发症的问题解决策略
  - 吻合线周围肺实质出血 / 血肿
  - 吻合线附近的围手术期感染
  - 支气管胸膜瘘：亚肺叶切除较更广泛范围的切除而言相对少见
- 吻合线附近的软组织影（常见）
  - 典型的肺不张和（或）局灶性纤维化 / 瘢痕形成
  - 关注结节或肿块样的局部复发：CT 上出现间隔生长，正电子发射断层成像（positron emission computed tomography, PET）上的氟代脱氧葡萄糖（fluorodeoxyglucose, FDG）摄取增高

鉴别诊断

钙化肉芽肿

- 横断位和多平面重建上的结节状影

临床要点

自然病史和预后

- 与更广泛范围的切除术相比，亚肺叶切除与发病率降低和住院时间缩短有关，亚肺叶切除术的适应证更多

治疗

- 选择，风险，并发症
  - 围手术期并发症：肺持续性漏气（术后 5 天以上），出血，脓胸，肺炎，房颤，疼痛
  - 消融或放射治疗是替代治疗方法
- 经开胸或视频辅助胸腔镜手术（video-assisted thoracoscopic surgery, VATS）行亚肺叶切除
  - 非恶性病变的亚肺叶切除术
    - 间质性肺病或其他弥漫性肺疾病的诊断
    - 复发性气胸的治疗（小肺大泡切除术）
    - 假定为良性肿瘤
    - 治疗晚期肺气肿的肺减容术（肺大泡切除术）
- 亚肺叶切除术与肺叶切除术
  - 肺叶切除术是早期非小细胞肺癌的治疗金标准，因为亚肺叶切除会增加局部复发和癌症相关死亡的风险
    - 高危患者越来越多地考虑亚肺叶切除术
    - 两种术式短期死亡率相似
    - 亚肺叶切除术和肺叶切除术的总生存率无统计学差异
      - 肺叶切除术与肿瘤通过气腔播散的肺腺癌的较好预后相关
- 解剖性亚肺叶切除术在肺癌中的适应证
  - 术中冰冻切片不能鉴别原发癌和转移癌的实体恶性肿瘤
  - 合并第二原发癌的肺切除术
  - 肺叶切除术的高危患者（如合并呼吸道疾病，高龄人群）
  - <2 cm 的早期周围型肺癌，或可疑浸润性黏液腺癌
- 非解剖性亚肺叶切除术在肺癌中的适应证
  - 需要强制性保留肺实质（如有限的肺储备容积）
  - 术前组织学未证实
  - 诊断困境（如由结核、结节病、类风湿关节炎引起的结节样肺疾病中，存在可疑肺癌的主要肺结节）
  - 存在需要加速手术进程和缩短全身麻醉时间的合并症
- 类癌：肺叶切除术是金标准
  - 越来越多的证据支持周围型典型类癌的亚肺叶切除术；相似的长期生存率
- 肺转移的转移瘤切除术
  - 切除可提高某些特定组织类型的生存率
  - 适用于技术上可行切除和原发肿瘤局部区域可控的患者；无广泛转移性疾病、肺储备功能差及其他手术禁忌证
  - 有利预后因素：无病间期长，转移少，优势病灶小

肺减容术

关键要点

术语

- 肺减容手术（lung volume reduction surgery, LVRS）
  - 通过从双侧肺切除20%~35%的外周、气肿的肺实质来治疗严重肺气肿
  - 减少肺容积并改善残余肺组织的弹性回缩力

影像学表现

- 平片
  - 肺尖体积减小
  - 肺尖金属吻合线
  - 术后并发症的评估
- LVRS术前CT
  - 用于患者选择和手术计划
    - 肺气肿分布及叶间胸膜完整性的评估
  - 确认肺气肿为过度充气膨胀的主要原因
- LVRS术后CT
  - 能够直观显示手术部位和吻合线
  - 可能表现为功能性的肺容积增加
- 核素显像
  - 评估区域血流量，反映肺气肿的分布，为手术规划提供依据
- CT和灌注显像联合在术前评估中优于任何一项研究

主要鉴别诊断

- 支气管镜肺减容术
- 亚肺叶切除术或活检

临床要点

- LVRS的最佳人群：药物治疗无效的、上叶为主的"致残性"肺气肿
- LVRS：在特定的患者中，总体生存优势优于最佳药物治疗

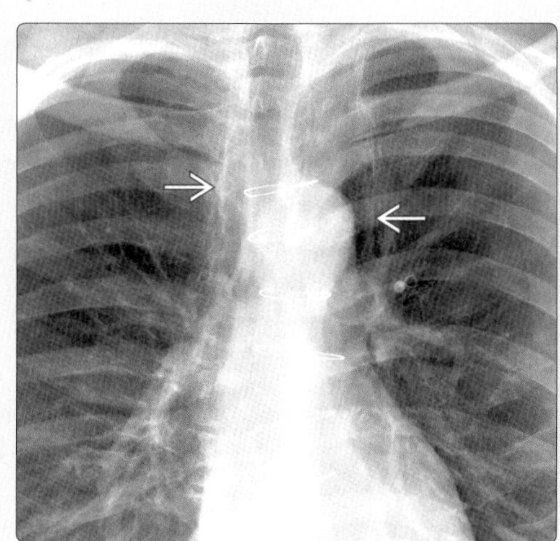

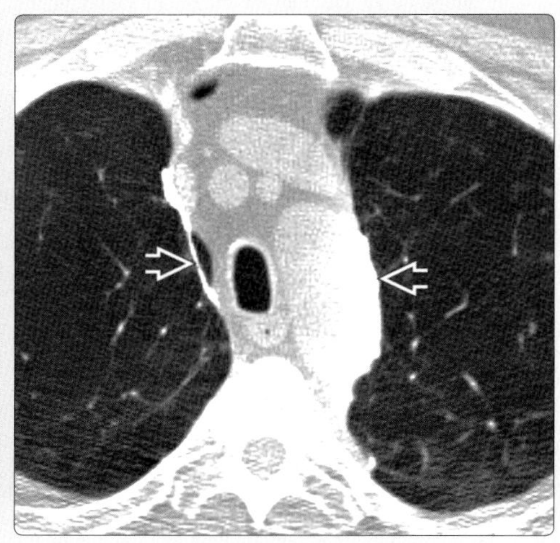

（左图）经胸骨正中切开行双侧肺减容术的患者的后前位胸片显示双肺尖模糊可见吻合线影➡。

（右图）肺减容术后患者的横断位平扫CT图像显示沿双肺上叶内侧走行的吻合线➡，以及上叶为主分布的、融合性的重度肺气肿。

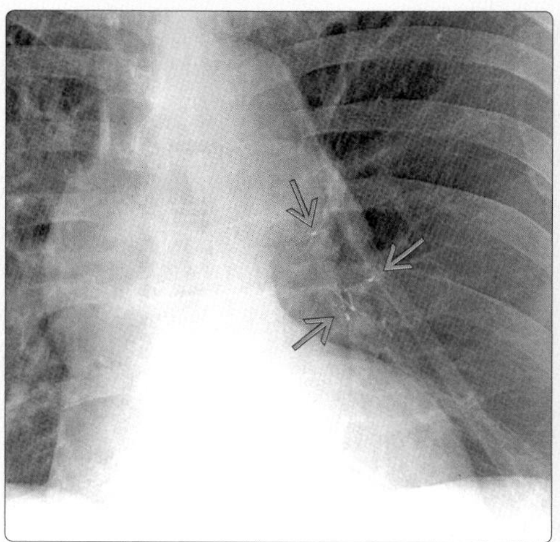

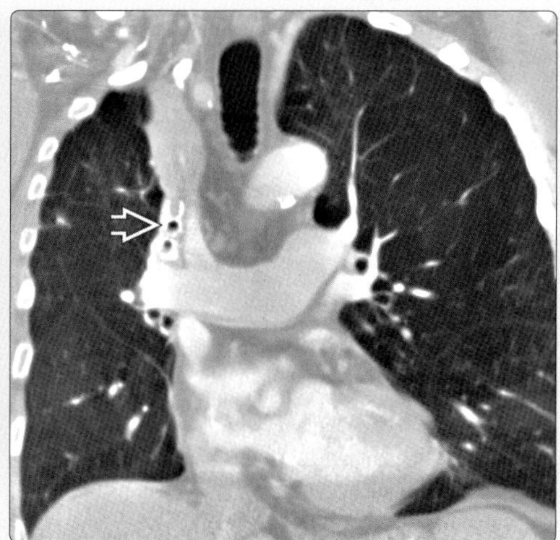

（左图）正位胸片显示左肺下叶段支气管内置入多个支气管内活瓣，表现为多个细分支样金属密度影➡。

（右图）一名接受肺减容手术的重度上叶肺气肿患者的冠状位增强CT图像显示，支气管镜下单向金属活瓣➡置于右上叶段支气管，伴右肺上叶容积减少和纵隔向右移位。

术语

缩写
- 肺减容术（LVRS）

定义
- 从双侧肺切除 20%～35% 的外周、气肿的肺实质治疗严重肺气肿
- 肺容量减少
- 改善残肺的弹性回缩力
- 改善膈肌和肋间肌的功能力学

影像学表现

基本表现
- 最佳诊断思路
  - 肺尖金属吻合线
- 部位
  - 肺尖

X 线表现
- LVRS 术前表现
  - 肺容量大，横膈变平
  - 胸廓前后径增大
  - 心脏后和胸骨后间隙增加
- LVRS 术后表现
  - 肺尖体积减小
  - 肺尖金属吻合线

CT 表现
- LVRS 术前表现
  - CT 用于患者选择和手术计划
    - 肺气肿分布和叶间胸膜完整性的评估
  - 确认肺气肿为肺过度充气膨胀的主要原因
  - 以肺上叶为主的异质性重度肺气肿最有可能从 LVRS 中获益
    - 重度肺气肿分布于外周或胸膜下时，更加适合 LVRS
    - 量化密度的定量分析比肺组织的定性评估具有更好的重复性；但是，未能证明可以更好地预测对 LVRS 的反应
      - 最常用的定性技术是“密度掩模”分析，可识别衰减在 −950 HU 至 −900 HU 之间的体素
  - 潜在的支气管扩张、间质性肺疾病、胸膜疾病、感染、癌症或心血管疾病可能导致无法进行 LVRS
    - 有时可在 LVRS 的同时切除小而不确定的肺结节
    - 3%～5% 的 LVRS 候选者患有未确诊的非小细胞肺癌
- LVRS 术后表现
  - 直接可视化手术部位和吻合线
  - CT 可表现功能性肺容积增加

MR 表现
- 正在研究超极化氦 -3 和其他药物（如氙气），用于 MR 评估肺气肿的范围和分布

核医学表现
- 通气灌注扫描（ventilation-perfusion scans, V/Q）
  - 区域性血流模式反映肺气肿的分布；有助于手术计划
  - CT 和灌注显像联合在术前评估中优于任何一项研究

推荐的影像学检查方法
- 最佳影像检查方法
  - CT 有助于术前评估肺气肿的严重程度和分布
  - 胸片有助于评估术后并发症
    - 气胸、肺炎、出血

鉴别诊断

支气管镜肺减容术
- 适用于器械性阻塞那些与过度充气膨胀的肺段或肺叶相关联的气道
- 支气管内单向活瓣的使用；CT 为高密度；支气管内活瓣远端肺萎陷

亚肺叶切除术
- 临床病史或术前 CT 最有帮助
- 更可能是单侧；LVRS 多为双侧

临床要点

人口统计学表现
- 药物治疗无效的“致残性”肺气肿
- 肺上叶为主的肺气肿和缺乏运动能力的患者最可能从 LVRS 受益

自然病史和预后
- LVRS
  - 呼吸力学恢复
  - 减少呼吸肌的氧气和能量消耗
  - 提升运动耐力和生活质量
- 肺下叶为主的肺气肿或 α1- 抗胰蛋白酶缺乏症患者不太可能从 LVRS 获益
- 约 50% 的患者出现肺持续性漏气（>7 天）
- 在特定的患者中，总体生存优于最佳药物治疗

治疗
- LVRS 目前最常通过视频辅助胸腔镜手术（VATS）在双肺进行
- 也可采用正中胸骨切开术或标准胸廓切开术

肺叶切除术

关键要点

术语
- 肺叶切除术：完全解剖性的肺叶切除
- 袖式肺叶切除术：切除肺叶和部分相连的气道

影像学表现
- 平片
  - 术后改变和同侧体积减小
  - 残余肺叶的过度膨胀
  - 分析肺门和新叶间裂，以确定肺叶切除术的类型
  - 同侧膈肌代偿性升高
- CT
  - 直接观察支气管残端和被切除的肺叶 / 支气管分支的缺失
  - 评估外科吻合线和术后改变
  - 同侧体积减小
  - 残余肺叶的过度膨胀

主要鉴别诊断
- 肺叶肺不张
- 亚肺叶切除术
- 全肺切除术

病理学表现
- 肺癌：是美国癌症相关死亡的主要原因（5 年生存率：19.4%）
- 转移性疾病
- 支气管扩张
- 肺脓肿

诊断要点
- 对于有术后改变和同侧肺体积减小的患者，应考虑先前做过肺叶切除术
- 评估放射解剖学，以确定肺叶切除的类型和范围
- CT 可以直接观察到支气管残端，以及被切除肺叶的缺失

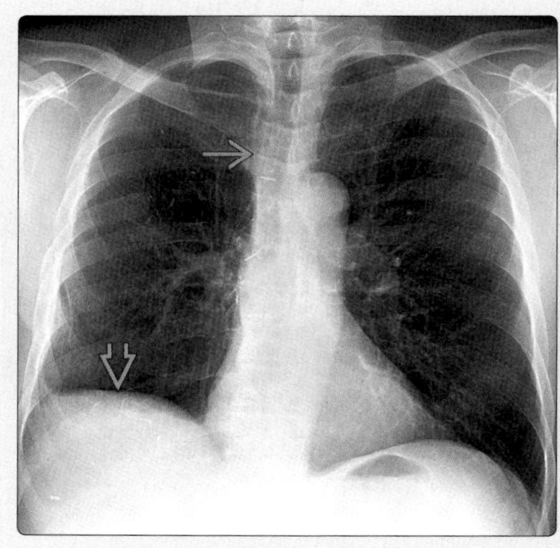
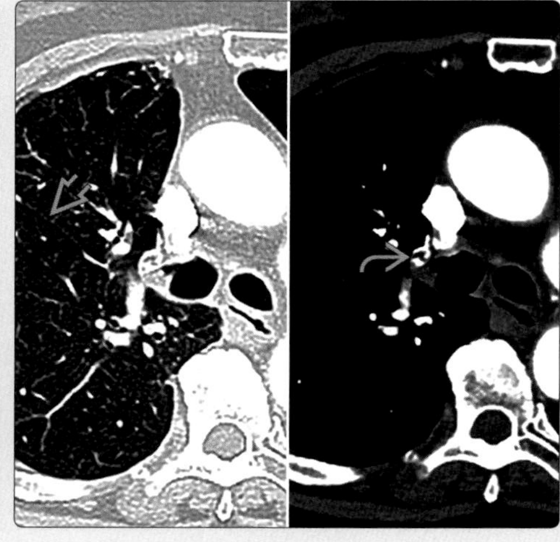

（左图）一名右肺上叶切除史患者，后前位胸片显示右肺体积减小，纵隔轻度右移➡，右侧膈肌升高⇨。

（右图）同一患者的横断位增强 CT 合成图像，肺窗（左）和纵隔窗（右）显示右侧胸廓体积减小，出现新的叶间裂⇨，在右肺上叶支气管切除或支气管残端处可见手术吻合线↗。

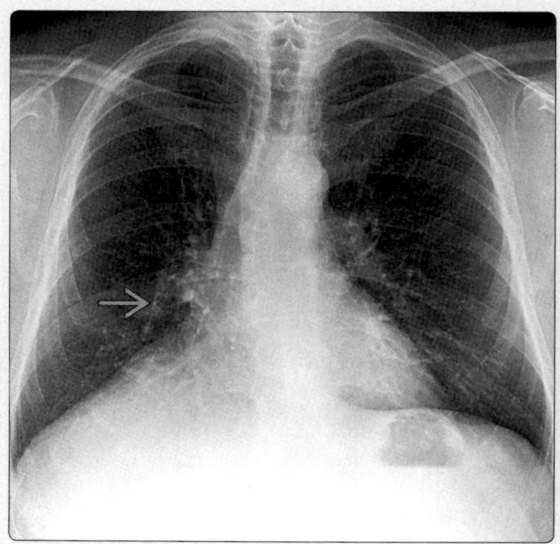
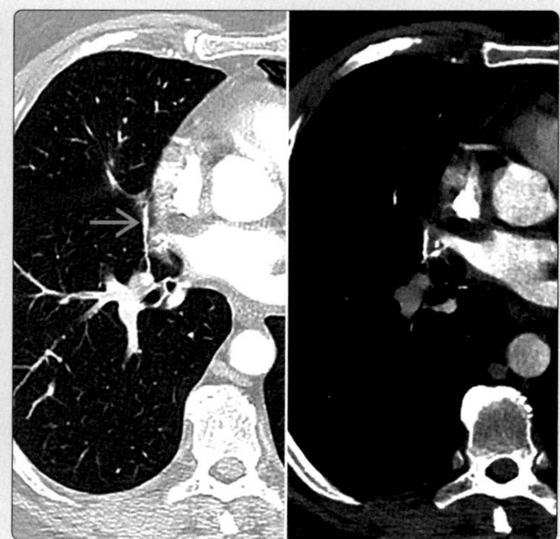

（左图）一名右肺中叶切除史患者，后前位胸片显示右侧胸廓体积减小和右下肺门区吻合线影➡。

（右图）同一患者的横断位增强 CT 合成图像，肺窗（左）和纵隔窗（右）显示右侧胸腔体积减小，沿新的叶间裂处手术吻合线影➡。肺叶切除后，剩余肺叶的脏层胸膜表面形成新的叶间裂。

术语

定义

- 肺叶切除术
  - 完全解剖性的单个肺叶切除
  - 通常包括区域淋巴结清扫
- 袖式肺叶切除术
  - 肺叶切除、主支气管和残余支气管的重建

影像学表现

基本表现

- 最佳诊断思路
  - CT 观察支气管残端（没有相应的肺叶 / 支气管、肺动脉和肺静脉）

X 线表现

- 平片
  - 基本表现
    - 肺叶体积缺失的征象
    - 残余肺叶的过度膨胀
    - 扭曲的残留叶间裂，"新的叶间裂"
  - 其他表现
    - 手术吻合线，开胸手术的改变，淋巴结切除夹
  - 右肺上叶切除术
    - 右肺体积减小
    - 右肺门升高
      - 右侧主支气管和中间段支气管（intermediate bronchus, BI）向上 / 侧方移位
      - 右肺下叶（right lower lobe, RLL）叶间 / 近端肺动脉向上 / 侧方移位
    - 右侧横膈抬高所致的膈上尖峰征
    - 气管分叉角度减小
    - 新的叶间裂
      - 残留的右肺中叶（right middle lobe, RML）和 RLL 脏层胸膜之间右肺斜裂向上延伸
      - 向上和向前移位
      - 侧位胸片上观察最佳
  - 右肺中叶切除术
    - 水平裂未显示，肺体积减小最不显著
    - 新的叶间裂
      - 右侧斜裂向下延伸并向前移位
      - 右肺上叶（right upper lobe, RUL）和 RLL 的脏层胸膜表面
      - 侧位胸片上观察最佳
    - 右主支气管和右肺叶间肺动脉轻度侧向移位
  - 右肺下叶切除术
    - 右肺体积减小
    - 右肺门下移
    - 1 型再定位
      - 新的叶间裂：拉长的水平裂（RUL 和 RML 的胸膜）
      - RUL 向下延伸，位于新的叶间裂的上方和前方，类似于左肺上叶（left upper lobe, LUL）
      - RML 向后和向上移位、延伸，在新的叶间裂后方，类似于 RLL
      - 右主支气管向下移位
      - 正位胸片：新的叶间裂斜形走行，外侧低于内侧
      - 新的叶间裂表现类似为左侧主要斜裂
    - 2 型再定位
      - 新的叶间裂：重新定位的水平裂，侧位片上显示典型的斜裂发生方向翻转
      - RML 在前方，并向上延伸
      - RUL 向后、向内下延伸
      - 新的叶间裂在正位胸片上显示最佳，略低于 1 型裂隙的前部高于后下部
  - 左肺上叶切除术
    - 左肺体积减小
    - 没有残留的叶间裂
    - 左肺门升高
    - 气管分叉角度减小
    - 前纵隔左移
    - 左侧横膈抬高所致的膈上尖峰征
    - 左肺下叶（left lower lobe, LLL）过度膨胀
  - 左肺下叶切除术
    - 左肺体积减小
    - 没有残留的叶间裂
    - 左肺门下移
    - 前纵隔左移
    - 左侧横膈抬高
    - LUL 过度膨胀

CT 表现

- 增强 CT
  - 基本表现
    - 直接观察到支气管残端，被切除的肺叶 / 支气管分支未见显示
      - 从隆突追踪支气管树，确定支气管残端，肺动脉 / 静脉的手术夹
    - 同侧肺体积减小
    - 残留肺叶的过度膨胀
    - 相应的同侧纵隔移位
    - 相应的同侧膈肌抬高
  - 其他表现：吻合线、开胸手术的改变
  - 右肺上叶切除术
    - RML 仍旧在前方，并向上延伸
      - RML 被认为是 BI 的前支
      - 后缘近邻延伸的斜裂
    - RLL 仍旧在后方，并向上和向前延伸
      - RLL 被认为是 BI 的后支
      - 斜裂向前和向上移位

- 右主支气管和 BI 向上方 / 侧方移位
- RLL 肺动脉近端向上方 / 侧方移位
- 右肺中叶切除术
  - RUL 仍旧在前方，并向下方延伸
    - CT 呈细线样或者带状裂隙
    - 各水平重建图像均呈冠状方向走行
    - 与左肺斜裂相比，纵向走行角度更小
    - 下面比上面的位置更靠前
    - 在下肺静脉水平，左肺斜裂的前面
  - RLL 位于后方并向前方延伸
  - 右侧叶间动脉向侧方移位
  - RUL 支气管向下移位
- 右肺下叶切除术
  - 1 型再定位
    - 新的叶间裂：CT 呈细线样或者带状
    - RLL 支气管和肺动脉缺失
    - RUL 支气管向下移位
  - 2 型再定位
    - 新的叶间裂：CT 呈细线样或者带状
    - 新的叶间裂前部位于隆突水平，下部位于后方
    - RLL 支气管和肺动脉缺失
    - RUL 支气管向后方 / 下方移位
    - RUL 过度膨胀
    - RML 的体积比 1 型的小
- 左肺上叶切除术
  - 没有新的叶间裂
  - LUL 动脉和支气管缺失
  - LLL 过度膨胀
- 左肺下叶切除术
  - 没有新的叶间裂
  - LLL 动脉和支气管缺失
  - LUL 过度膨胀

推荐的影像学检查方法

- 最佳影像检查方法
  - CT：识别支气管残端并记录被切除的肺叶 / 支气管分支

鉴别诊断

大叶性肺不张

- 没有新的叶间裂或手术后改变
- 保留裂隙的栓系作用限制肺组织空间的再分布
- 与肺叶切除术相比，肺体积减小更加轻微

亚肺叶切除术

- 肺段和楔形切除术
- 小的、周围的、非侵袭性的肿瘤
- 与肺叶切除术相比，肺体积减小更加轻微

全肺切除术

- 全肺切除；一侧胸腔密度增高
- 较大的、有局部侵袭的肿瘤
- 与肺叶切除术相比，肺体积减小更加显著

病理学表现

基本表现

- 病因
  - 肺癌：是美国癌症相关死亡的主要原因（5 年生存率：19.4%）
    - 生存率随着最初诊断时的不同分期阶段而有显著差异
  - 其他：转移性疾病、支气管扩张、肺脓肿

大体病理和手术所见

- 基本表现
  - 开胸手术
    - 首选后外侧切口开胸术
    - 前外侧和保留肌肉的侧切口开胸术
  - 视频辅助胸腔镜手术
    - 越来越多的应用
    - 并发症发生率较低
    - 与开胸手术的生存率相当
    - 住院时间较短
- 袖式肺叶切除术
  - 可替代全肺切除术
  - 累及主干支气管或叶支气管的病变
    - 良性和低级别恶性肿瘤
    - 气道狭窄
    - <10% 可手术的肺癌

临床要点

临床表现

- 最常见的症状 / 体征
  - 并发症
    - 早期（术后第 1~30 天）
      - 肺出血、肺炎、肺水肿、脓胸、支气管胸膜瘘、开裂、肺疝、肺叶扭转
    - 晚期（术后 >30 天）
      - 支气管胸膜瘘、肺水肿、肺炎、肿瘤复发、吻合口狭窄

自然病史和预后

- 肺叶切除术
  - 开胸手术：并发症发生率：49%；死亡率：2.9%
  - 视频辅助胸腔镜手术
    - 并发症发生率：31%；死亡率：0~2%
    - 复发率异质性较大
- 袖式肺叶切除术
  - 术后第 1~30 天：死亡率 5%
  - 局部复发率：4%~22%

治疗

- 支气管胸膜瘘
  - 全肺切除术
  - 用带血管蒂的软组织瓣覆盖支气管残端
- 吻合口狭窄：全肺切除术

诊断要点

影像解读要点

- 对于有术后改变和同侧肺体积减小的患者，应考虑先前做过肺叶切除术

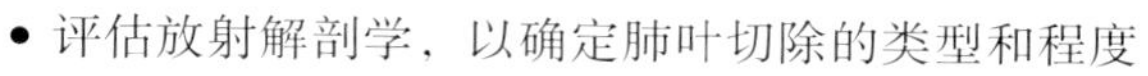

- 评估放射解剖学，以确定肺叶切除的类型和程度
- CT：直接观察支气管残端和被切除的肺叶

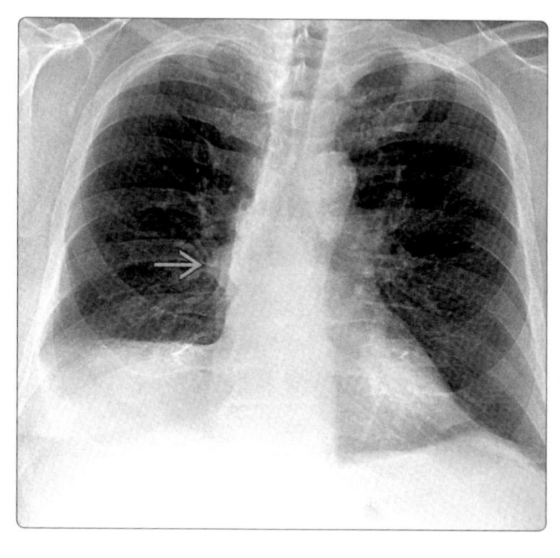

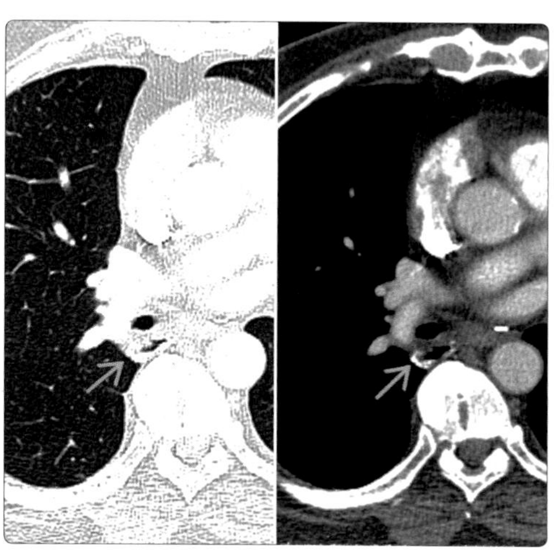

（左图）一名右肺下叶切除史患者，后前位胸片显示右侧胸腔体积减小和右肺门下移→。

（右图）同一患者的横断位增强CT合成图像，肺窗（左）和纵隔窗（右）显示右侧胸腔体积减小和切除部位的吻合线→。肺叶切除术的最佳影像学线索是识别支气管残端和被切除的肺叶。

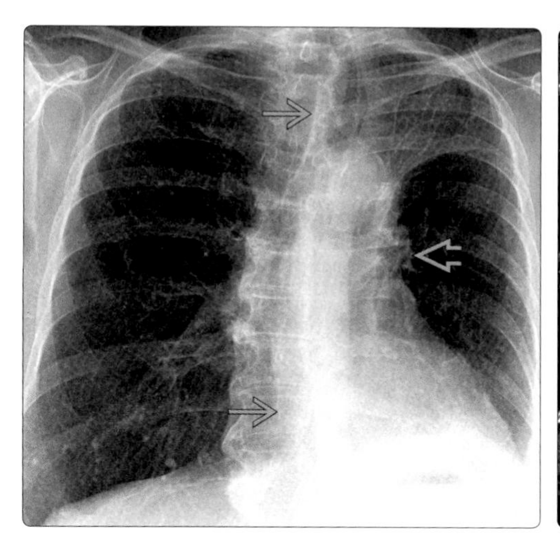

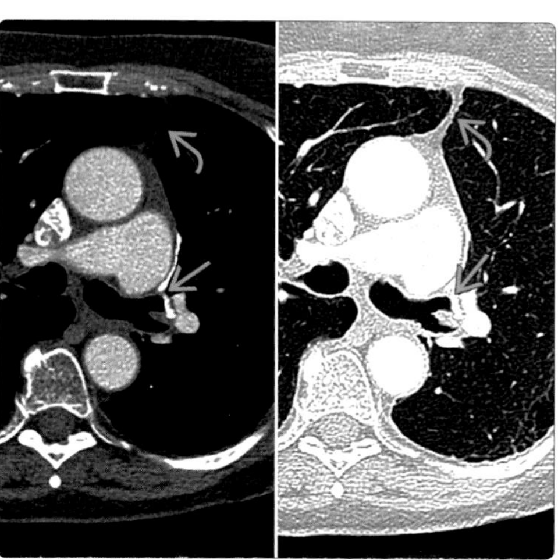

（左图）一名左肺上叶切除史患者，后前位胸片显示左侧胸腔体积减小，左肺门抬高，纵隔向左偏移⇒。

（右图）同一患者的横断位增强CT合成图像，纵隔窗（左）和肺窗（右）显示左侧胸腔体积减小，前交界线↱向左偏移，左上叶支气管切除部位的吻合线→。左侧肺叶切除术不产生新的叶间裂。

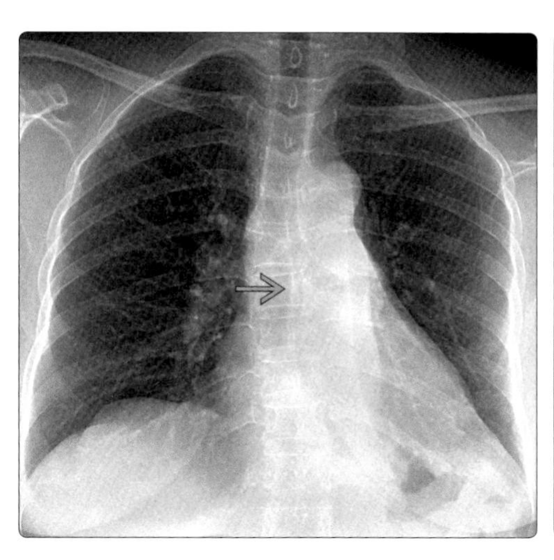

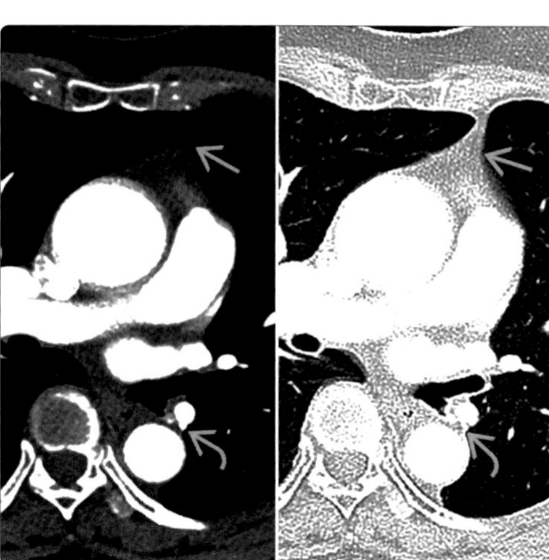

（左图）一名左肺下叶切除术后患者，后前位胸片显示左侧胸腔体积减小，奇静脉食道隐窝左移→。左肺上叶过度膨胀。

（右图）同一患者的横断位增强CT合成图像，纵隔窗（左）和肺窗（右）显示血管前纵隔脂肪→向左偏移和左肺下叶支气管切除部位的吻合线↱。

肺叶扭转

关键要点

术语

- 支气管血管蒂旋转导致气道阻塞、静脉损伤、缺血、梗死和坏疽

影像学表现

- 平片
  - 重新定位的斜裂可能延伸至肺门以下
  - 肺叶体积缩小，随后体积增加
  - 位置异常的“塌陷”叶
  - 纵隔可能偏离患侧肺
  - 基于胸片的异常通常可以提示诊断
- CT
  - 肺动脉和支气管的近端显示锥形闭塞
  - 肺动脉造影剂延迟充盈
  - 少见方向凸出的肺裂
  - 受累肺叶的异常移位

主要鉴别诊断

- 大叶性肺不张
- 肺炎
- 肺梗死

病理学表现

- 通常为术后并发症
- 70% 发生于右肺上叶切除术后，15% 发生于左肺上叶切除术后

临床要点

- 最常见的症状 / 体征
  - 术后迅速发展休克
  - 术后漏气突然中断
- 如不及时发现，死亡率很高（10%～20%）

诊断要点

- 有临床症状、术后影像表现类似肺叶肺不张的患者，需要考虑肺叶扭转

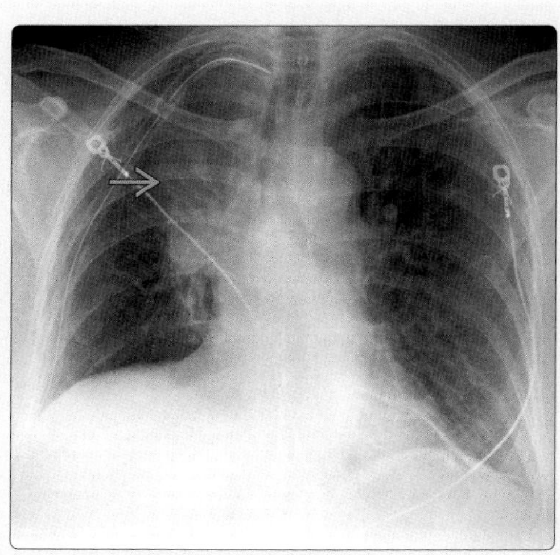

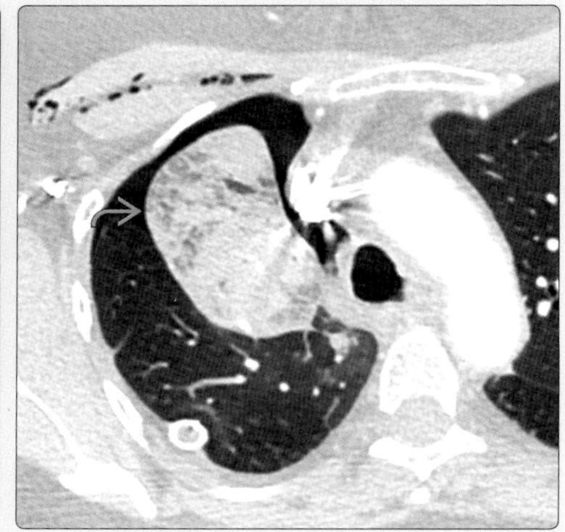

（左图）一名右肺上叶切除术后右肺中叶扭转的患者前后位胸片显示右上肺门周围实变➡。右肺中叶扭转是最常见的肺叶扭转，几乎总是发生在右肺上叶切除术中。

（右图）同一患者的横断位增强 CT 图像显示右肺中叶向上移位。注意右肺中叶实变↗，其内见固有透亮灶，提示中叶梗死。

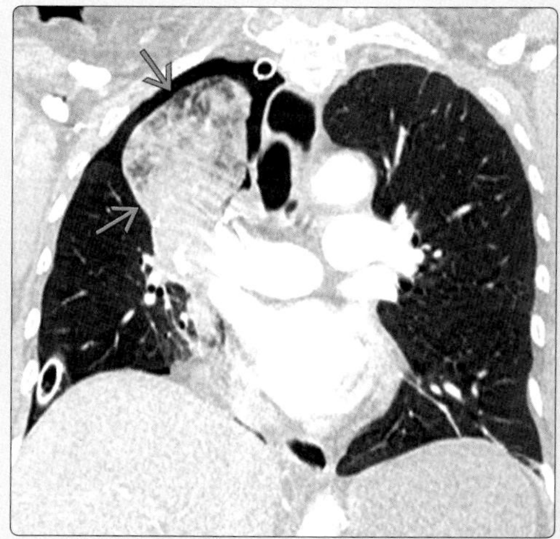

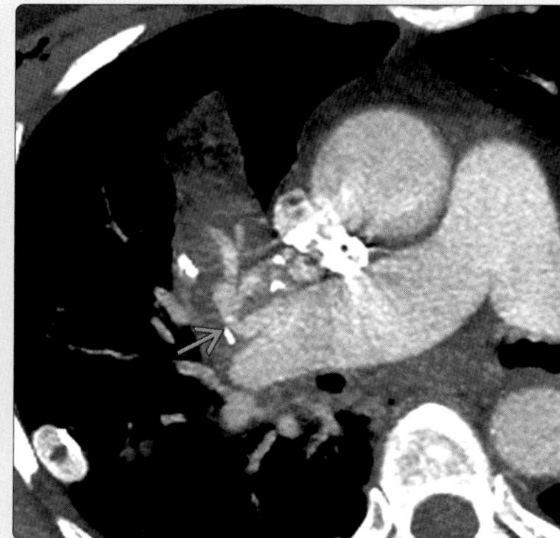

（左图）同一患者冠状位增强 CT 图像显示右肺中叶向上移位➡，这与扭转导致的中叶旋转有关，并导致邻近的血管损伤。肺实变病灶内的透亮影与肺梗死有关。

（右图）同一患者的横断位增强 CT 图像显示中叶肺动脉扭转成结➡，这会导致中叶血管受损。肺静脉也有扭转成结（未显示）。

术语

同义词

- 肺叶扭转

定义

- 支气管血管蒂旋转：气道阻塞、静脉损伤、缺血、梗死、坏疽

影像学表现

基本表现

- 最佳诊断思路
  - 受累肺叶术后快速实变
- 部位
  - 右肺上叶切除术后右肺中叶扭转
- 形态学
  - 最初肺叶体积减小，随后体积增大

X 线表现

- 肺裂
  - 右上叶切除术后斜裂方向的重新定位可能延伸到肺门以下
- 肺叶
  - 肺叶体积减小，随后体积增大
    - 术后肺叶快速实变
  - 位置异常的“塌陷”肺叶
    - 连续平片示肺叶的位置变化
  - 罕见的肺叶气体滞留——可能见于幼儿
- 肺门
  - 与“肺不张”相关的反常移位
  - 肺血管异常
    - 肺门血管侧上移位
  - 支气管截断或变形
- 纵隔
  - 可能偏离患侧
- 胸膜
  - 新发胸腔积液提示肺梗死
  - 可能由于同侧胸腔引流而显示模糊

CT 表现

- 肺门
  - 近端肺动脉和支气管锥形闭塞
  - 肺动脉造影剂延迟充盈
  - 肺动脉急性扭转
- 肺叶
  - 体积可能会增加而不是减少
  - 衰减程度从磨玻璃影到实变影
  - 静脉阻塞引起的小叶间隔增厚
  - 少见方向凸出的肺裂
  - 肺叶位置异常
  - 患叶肺梗死

推荐的影像学检查方法

- 最佳影像检查方法
  - 胸片通常足以提示诊断
    - 关键因素：对肺叶扭转影像学征象的认识
  - 增强 CT 在某些情况下可能有用
    - 肺门血管的识别
    - 肺实质受累的可视化

鉴别诊断

大叶性肺不张

- 常与肺叶扭转相似
  - 术后常见；分泌物残留，夹板固定
- 肺中叶扭转类似于肺不张

肺炎

- 通常发生于术后后期
- 发热，白细胞计数升高；也发生于肺叶扭转

肺梗死

- 亚急性
  - 术后后期；非肺叶性

病理学表现

基本表现

- 病因
  - 通常术后并发症
    - 右肺上叶切除术→右肺中叶扭转
    - 左肺上叶切除术→左肺下叶扭转
    - 右肺上叶切除术→右肺下叶扭转

大体病理和手术所见

- 经典的顺时针（或逆时针）旋转 180°（范围：90°～360°）
- 静脉阻塞可能导致肺梗死

临床要点

临床表现

- 最常见的症状 / 体征
  - 术后迅速发展休克
  - 术后漏气突然中断
- 其他症状 / 体征
  - 出血性胸腔积液

人口统计学表现

- 0.1% 的肺切除术后并发症
- 70% 发生于右肺上叶切除术后，15% 发生于左肺上叶切除术后

自然病史和预后

- 诊断：手术后平均 10 天
- 未被识别则呈现高死亡率（10%～20%）

治疗

- 预防性
  - 肺叶切除术后肺叶彼此相对固定

诊断要点

考虑的诊断

- 有临床症状、且术后影像表现类似肺叶肺不张的患者，需要考虑肺叶扭转

全肺切除术

关键要点

术语

- 胸膜内全肺切除术：肺和脏层胸膜切除
- 经心包内全肺切除术：胸膜内全肺切除术，合并切除心包或累及心包内血管
- 胸膜外心包切除术：切除整块肺、脏层和壁层胸膜、横膈膜、心包

影像学表现

- 平片
  - 早期：全肺切除术后胸腔内气体逐渐被液体、中线气管和纵隔取代
  - 晚期：不透明胸腔、同侧纵隔及气管移位
- CT：直接评估全肺切除术后胸腔状况、并发症和复发情况
- 正电子发射断层成像（positron emission computed tomography, PET）和正电子发射计算机体层显像仪（positron emission tomography/computed tomography, PET/CT）：再分期、检测异时性原发恶性肿瘤

主要鉴别诊断

- 脓胸伴或不伴支气管胸膜瘘
- 乳糜胸
- 血胸

临床要点

- 并发症
  - 肺水肿：死亡率 80%~100%
  - 支气管胸膜瘘：死亡率 16%~23%
  - 急性呼吸窘迫综合征：死亡率 >80%
  - 血胸 / 乳糜胸 / 脓胸
  - 全肺切除术后综合征

诊断要点

- 平片常用于术后随访
- 增强 CT 常用于并发症的评估和复发疾病或新的原发恶性肿瘤的监测
- PET 和 PET/CT 常用于肿瘤的分期和再分期

（左图）左全肺切除术后第1天的前后位胸片显示左全肺切除术后胸腔内见气体和液体，左胸壁软组织内积气。注意左胸腔造口管位于全肺切除术后胸腔。

（右图）同一患者术后第5天的前后位胸片显示左全肺切除术后胸腔内积液增多（约75%），气体减少，左胸壁软组织气体减少。以上都是在无并发症的情况下预期的术后征象。

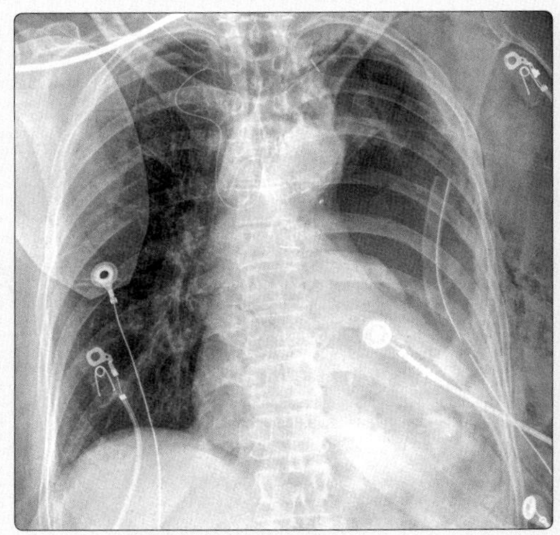

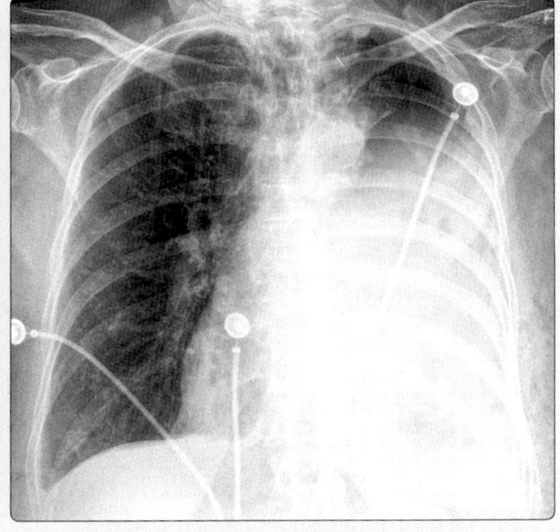

（左图）同一患者术后第15天后前位胸片显示全肺切除术后胸腔随着预期演变其内部有较小的内在气－液平面➡，最大气－液平面向头侧进行性移位➡，新出现气管左移➡和纵隔移位。

（右图）同一患者在术后第60天的后前位胸片显示全肺切除术后间隙内气体几乎完全消失➡，进一步气管左移➡和纵隔移位。

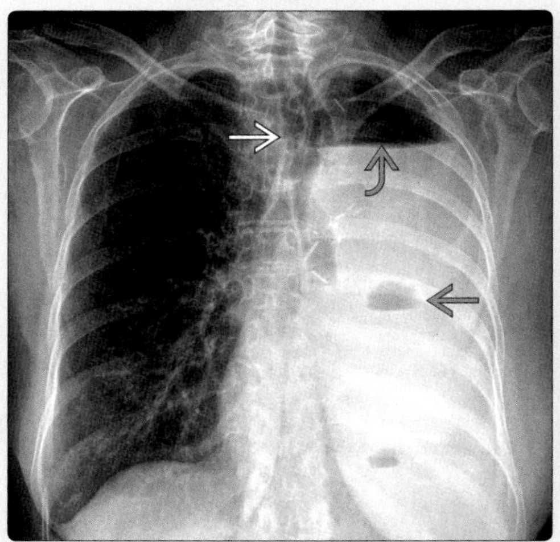

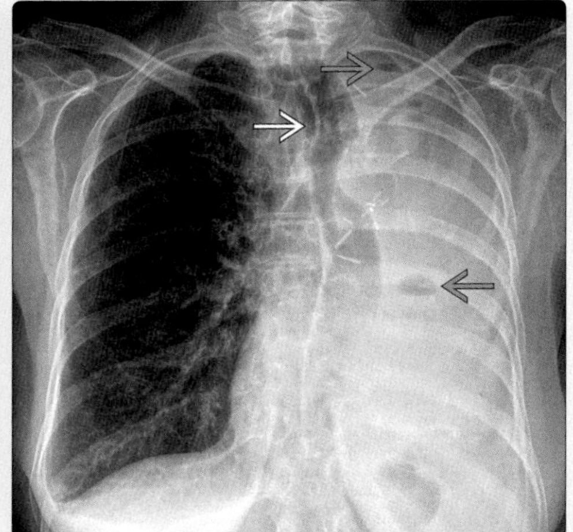

术语

缩写

- 胸膜内全肺切除术（intrapleural pneumonectomy, IPP）
- 胸膜外全肺切除术（extrapleural pneumonectomy, EPP）
- 支气管胸膜瘘（bronchopleural fistula, BPF）

同义词

- 胸膜内（经典）全肺切除术［intrapleural（classic）pneumonectomy, IPP］

定义

- 胸膜内（经典）全肺切除术（IPP）：肺及脏层胸膜切除
  - 用于治疗肺癌、肺结核、支气管扩张
- EPP：切除整块肺、脏层和壁层胸膜、横膈膜和心包
  - 用于有治疗意向的年轻患者且特定的恶性肿瘤：恶性胸膜间皮瘤、局部晚期肺癌、高危（侵袭性）胸腺瘤
- 经心包内全肺切除术：胸膜内（经典）全肺切除术，合并切除心包侵袭性病变或心包内部分肺血管
- 袖状肺叶切除术：中央型肺肿瘤切除；对侧主支气管与气管吻合

影像学表现

基本表现

- 最佳诊断思路
  - 不透明的半侧胸腔
  - 同侧的术后改变

X 线表现

- 早期
  - 全肺切除术后的胸腔内存在空气
  - 气管和纵隔处于中线
  - 全肺切除术后胸腔逐渐被液体填充
    - 直立成像上气－液平面逐步向头侧渐进性移位
  - 同侧气管和纵隔逐渐移位
  - 同侧肺门增大：应用带血管蒂皮瓣辅助支气管闭合术后可见
- 晚期
  - 不透明的半侧胸腔：数周至数月全肺切除术后腔内空气完全消除
  - 全肺切除术导致纵隔和气管患侧移位
    - 心脏向全肺切除术后的肺腔后方旋转
    - 对侧肺过度膨胀并占据患侧胸腔的前部
- 手术后并发症
  - 肺水肿、肺炎、急性呼吸窘迫综合征（acute respiratory distress syndrome, ARDS）
    - 对侧肺组织的间质和气腔病变
    - 伴或不伴对侧胸腔积液
  - 血胸／乳糜胸／脓胸
    - 液体迅速充满全肺切除术后的肺腔
    - 对侧纵隔移位
    - 同侧肋间间隙扩大
  - 支气管裂、支气管胸膜瘘或食管胸膜瘘
    - 全肺切除术后的肺腔间隙实变填充失败
    - 全肺切除术后肺腔内的液体减少和空气增加
      - 气－液平面下降≥1.5 cm
    - 对侧纵隔移位
    - 皮下积气增加（常见于 BPF）
  - 心脏疝
    - 心脏轮廓隆起或增宽
    - 心包积气
  - 全肺切除术后综合征
    - 右全肺切除术后更常见
    - 心脏和纵隔同侧移位和旋转，对侧肺过度膨胀
- 晚期并发症：放射性肺炎／纤维化、机化性肺炎、肿瘤复发

CT 表现

- 直接评价全肺切除术后肺腔
  - 约 2/3 全肺切除术后的胸腔存在液体
  - 约 1/3 全肺切除术后的胸腔存在少量液体和增厚的纤维组织
- 评估全肺切除术后并发症
  - 支气管胸膜瘘／食道胸膜瘘的定位
    - 直接征象：支气管残端可见缺损性改变，与食管相通的瘘管
    - 间接征象：邻近支气管残端存在气体
  - 脓胸
    - 全肺切除术后胸腔扩大
    - 壁层胸膜不规则增厚／强化
  - 血胸
    - 全肺切除术后肺腔内存在高密度液体
    - 红细胞压积效应，液体－血细胞比容水平
  - 乳糜胸：乳糜状的液体存在于全肺切除术后的肺腔内
  - 全肺切除术后综合征：位于肺动脉和主动脉／脊柱之间的对侧主支气管受压改变
  - 肺动脉残端血栓形成：残端肺动脉的远端出现充盈缺损样改变
- 复发性恶性肿瘤
  - 远处或对侧肺转移
  - 局部区域胸腔内复发
    - 纵隔或对侧门淋巴结肿大
    - 支气管残端复发：管壁增厚，支气管内病变
    - 胸膜结节
    - 肋骨或切口处病变
  - 新发异时性原发肺癌：每年存在 1%～2% 的风险

核医学表现

- PET
  - PET 或 PET/CT 可用于潜在可治愈的局部肿瘤复发的再分期，或异时性原发恶性肿瘤的检测

推荐的影像学检查方法

- 最佳影像学检查方法
  - 平片用于术后随访
  - 增强 CT 用于并发症的评估和复发疾病或新的原发恶性肿瘤的检出

鉴别诊断

脓胸伴或不伴支气管胸膜瘘

- 感染性液体填充全肺切除术后肺腔
- 气 – 液平面提示 BPF

乳糜胸

- 胸导管损伤致乳糜液渗出
- 全肺切除术后胸腔存在乳糜状液体

血胸

- CT 有助于识别全肺切除术后胸腔内的高密度液体和（或）凝块

临床要点

临床表现

- 最常见的症状 / 体征
  - 脓胸
    - 胸痛
    - 发热和白细胞增多症
- 其他症状 / 体征
  - 全肺切除术后综合征
    - 呼吸困难和喘鸣
    - 分泌物清除能力降低引起反复感染

自然病史和预后

- 全肺切除术后早期并发症
  - 肺水肿（患病率为 2.5%~5%）：死亡率 >80%
    - 右全肺切除术后更常见
    - 与残肺内的血流和静水压增加有关
    - 诱发因素
      - 体液过载，血清胶体渗透压低
      - 使用新鲜冷冻血浆
      - 心律不齐
      - 利尿
  - 肺炎（发病率为 2%~15%）：死亡率为 25%
    - 易感因素
      - 插管 / 机械通气，吸入性疾病
  - ARDS：5% 的发病率；死亡率 >80%
    - 诱发因素
      - 男性；年龄 >60 岁
  - 脓胸（发病率 <5%）：可发生在早期或晚期
    - 易感因素
      - 右全肺切除术、完全性肺切除术
      - 胸膜污染与脓毒症
      - 新辅助放射治疗
  - 支气管破裂 / 早期 BPF：在 EPP 中发生率为 5%~8%；在 IPP 中为 3%~6%；死亡率为 16%~23%
    - 通常发生在手术后 2 周内
    - 带血管蒂肌皮瓣或大网膜瓣常用于支撑支气管残端和促进愈合
    - 全肺切除术后肺腔内脓胸和术后对侧吸引术均增加了支气管破裂 / 早期 BPF 发生的风险
    - 诱因条件
      - 支气管残端封闭不充分 / 不完全
      - 围术期感染
      - 正压通气
      - 新辅助放射治疗
  - 心脏疝或扭转（罕见）
    - 疝穿过心包缺损或开裂的心包膜
    - 右心包内全肺切除术或 EPP 后更常见
    - 需要紧急手术：死亡率为 40%~50%
      - 心脏向右疝出通常会导致静脉回流减少
      - 心脏向左疝出通常会导致心室输出量受损
  - 心包膜片的限制：尺寸不当导致心包“紧缩”和填塞的生理现象
  - 膈肌膜片开裂（EPP）：腹腔内容物疝入胸腔内
  - 食道胸膜瘘（罕见）
- 全肺切除术后晚期并发症
  - BPF
    - 全肺切除术后数月至数年
    - 右侧更加常见
      - 推测病因：右主干支气管的直径相对较大，与支气管动脉供应有关的缺血
      - 易感风险因素
      - 切缘残留恶性肿瘤
      - 脓胸：残端破裂的发生率提高
      - 放射治疗
  - 肺动脉残端血栓形成（占全肺切除术的 12%）
    - 较长的肺动脉残端更有可能出现（右侧残端通常长于左侧）
      - 可能与血流动力学的改变有关
    - 栓塞的风险被认为很小
    - 抗凝治疗的作用尚不清楚
  - 全肺切除术后综合征
    - 儿童和年轻人通常在手术后 2 年内发生
    - 几乎完全在右全肺切除术后
    - 纵隔明显右移位→左主支气管受压→支气管软化
      - 吸气性喘鸣，反复感染
    - 治疗：通过在全肺切除术后胸腔内植入生理盐水，对纵隔进行中央复位
- 总体发病率为 30%~60%；死亡率为 3%~11%

○ 风险因素
  - 心血管病
  - 伴随较差第一秒用力呼气容积（forced expiratory volume in one second, FEV_1）的 COPD 患者
  - 高龄
  - 糖尿病

治疗

- 针对特定的肺切除术后并发症的管理

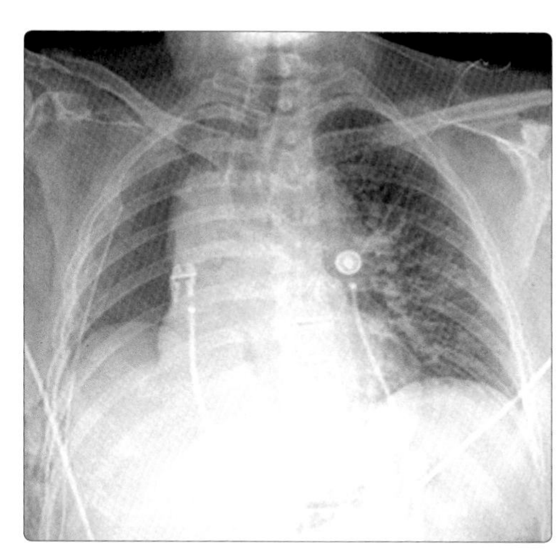

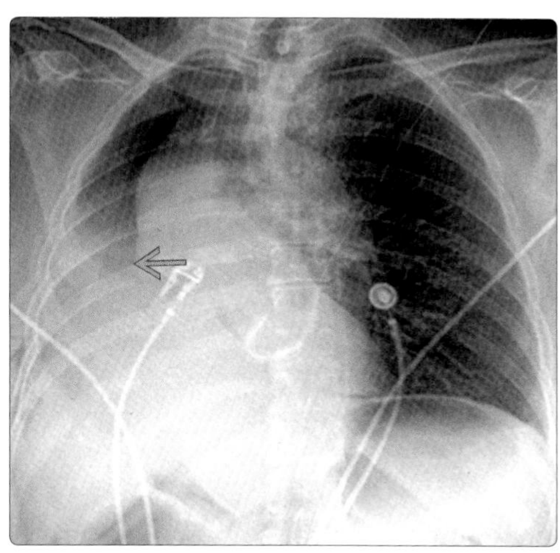

（左图）肺癌右全肺切除术后第 1 天的前后位胸片显示右全肺切除术后胸腔内有气体和少量液体。左肺内见中度网状影和血管模糊影，与肺水肿相一致。

（右图）同一患者的术后第 4 天前后位胸片显示全肺切除术后胸腔内液体增多➡，先前的左肺水肿消退。

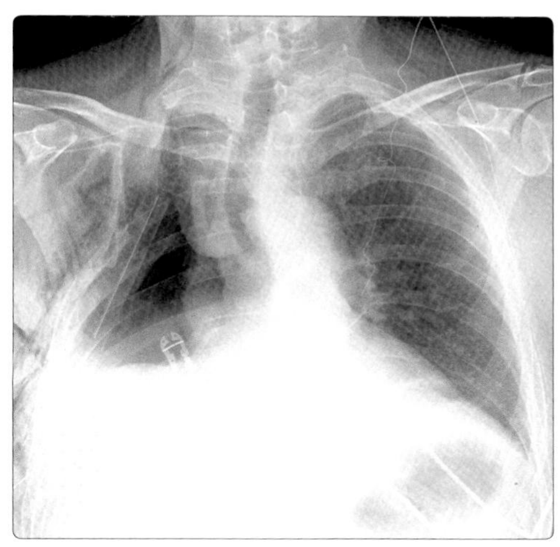

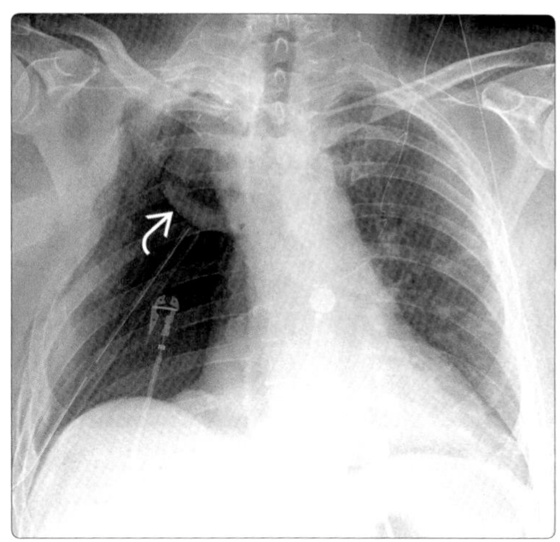

（左图）右全肺切除术后第 1 天的前后位胸片显示全肺切除术后胸腔内有少量液体和气体，并纵隔向右移位。

（右图）同一患者的术后第 3 天前后位胸片显示全肺切除术后胸腔内的气体意外增多。右上胸腔内曲线状影↪相当于肋间肌瓣。手术证实支气管闭合裂开。

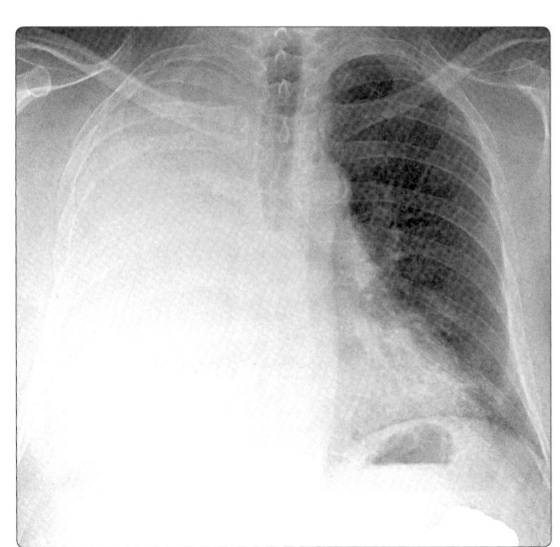

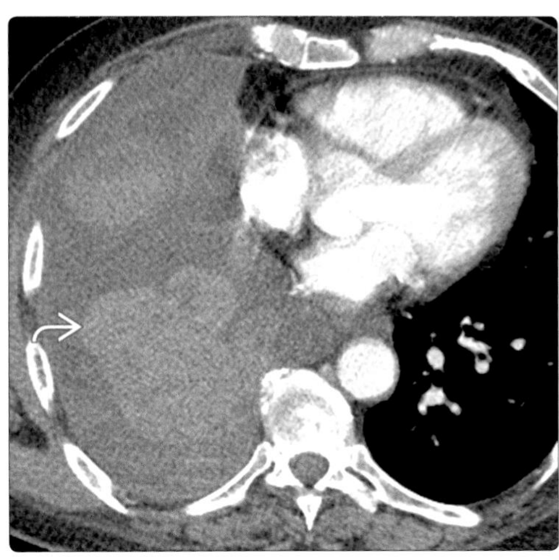

（左图）右全肺切除术后 1 个月的后前位胸片显示右全肺切除术后胸腔完全实变，气管位置居中，之前应该是右偏的。新发的对侧纵隔移位应警惕需要进一步检查。

（右图）同一患者的横断位增强 CT 图像显示全肺切除术后胸腔内有高密度阴影↪，与血胸形成的血凝块相一致。CT 有助于血胸与脓胸、乳糜胸的鉴别。

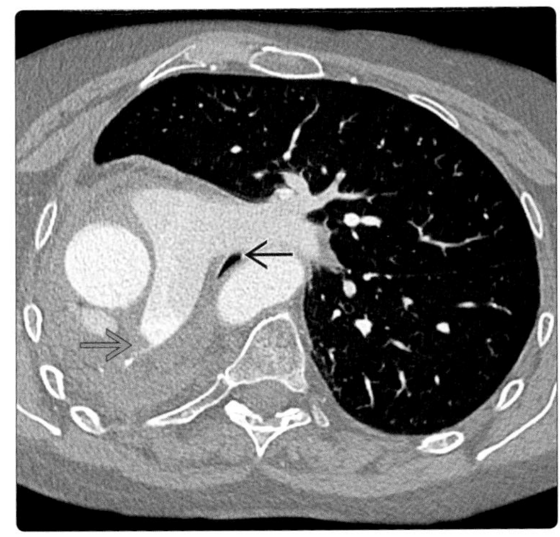

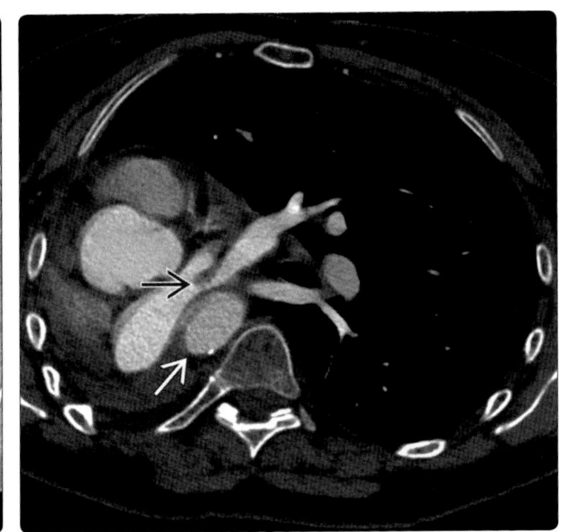

（左图）一名右全肺切除术后数年出现呼吸窘迫的患者，横断位增强CT图像显示由于纵隔右移导致左主支气管腔明显狭窄➔，与全肺切除术后综合征相一致。提示结扎的右肺动脉残端有细小的原位血栓➔。

（右图）同一患者的横断位增强CT图像显示由于左肺静脉悬浮于相邻降主动脉的上方➔，左肺静脉管腔明显变窄➔。

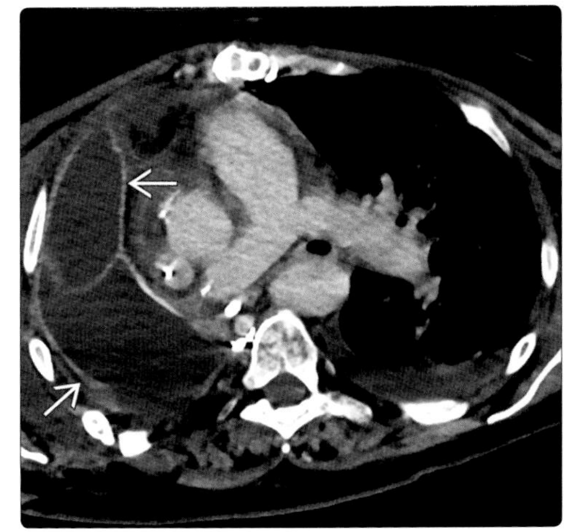

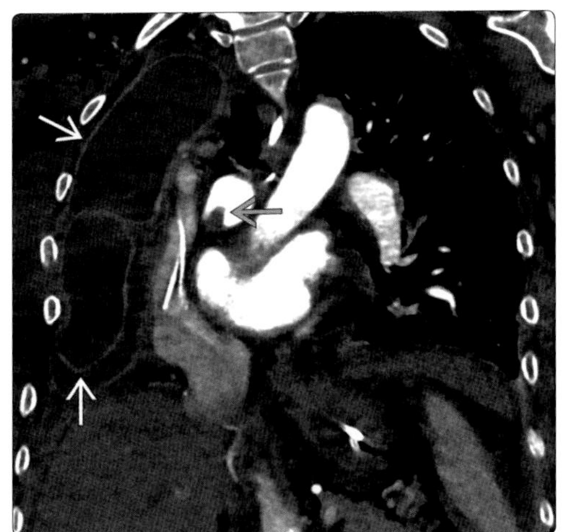

（左图）同一患者的横断位增强CT图像显示在右全肺切除术后胸腔内多次注入生理盐水后➔，纵隔位置处于更中心。

（右图）同一患者的冠状位增强CT图像显示右全肺切除术后胸腔植入生理盐水后纵隔复位的新位置➔。在结扎的右肺动脉残端可见原位血栓持续存在➔。

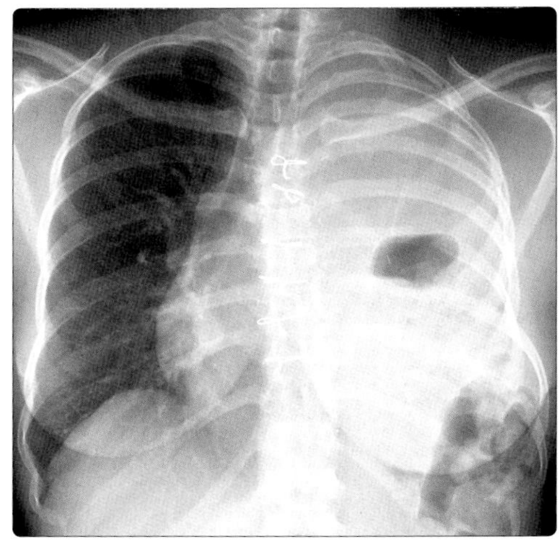

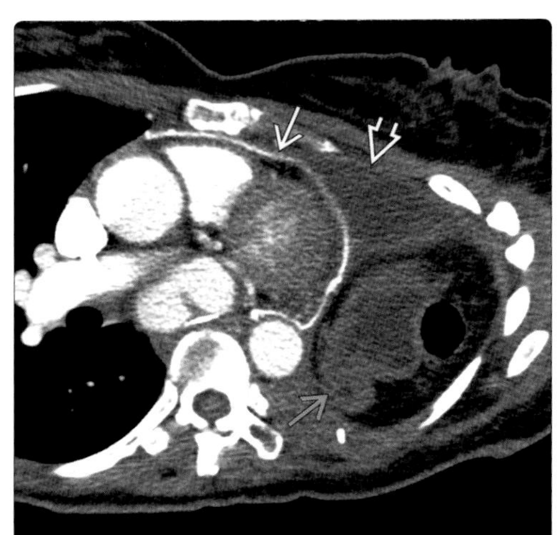

（左图）一名肺癌经左心包内全肺切除术后患者，后前位胸片显示由于全肺切除腔内积液，右半胸不透明模糊影。注意左侧横膈和下方肠道的上移。

（右图）同一患者的横断位增强CT图像显示心包重建材料➔，左侧肋骨辐辏，全肺切除术后胸腔内有少量液体➔。由于左侧横膈的抬高，左侧胸腔内出现结肠和腹部脂肪➔。

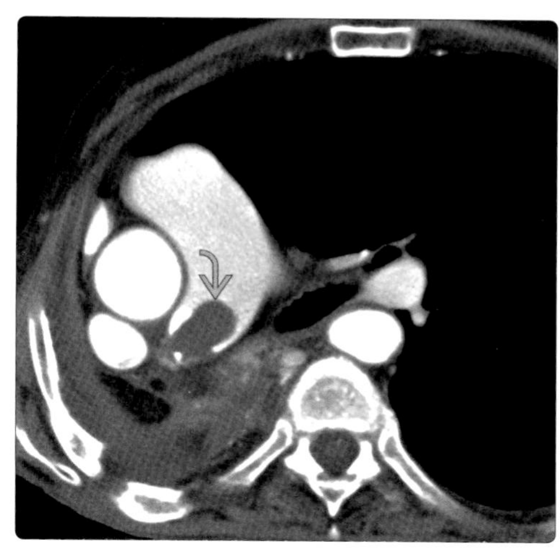

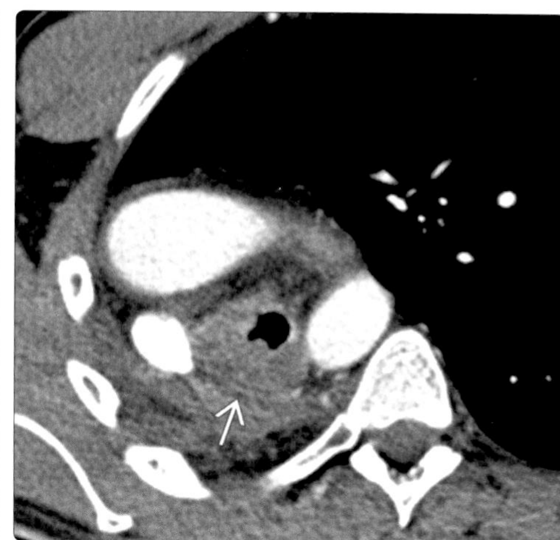

（左图）一名先前由于肺癌而行右全肺切除术患者，横断位增强 CT 图像显示右肺动脉残端有充盈缺陷➡，并且在之前的扫描中就持续稳定存在，与原位血栓相一致。

（右图）右全肺切除术后 2 年进行的横断位增强 CT 图像显示右支气管残端被周围软组织➡异常包裹并变窄，与局部肿瘤复发一致。

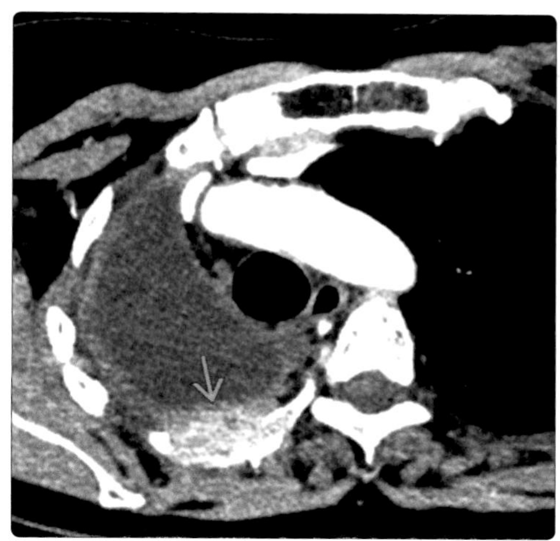

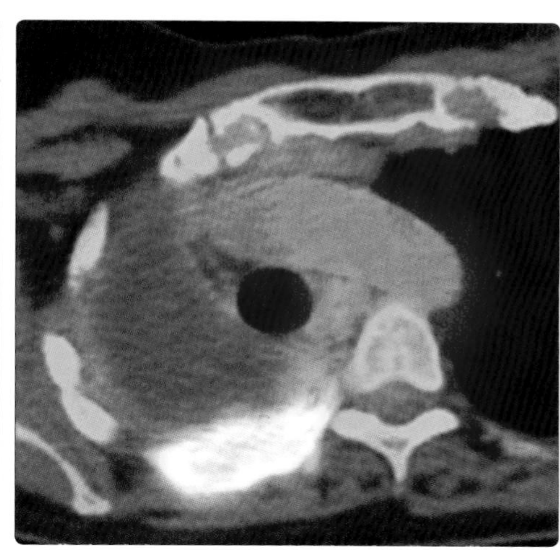

（左图）鳞状细胞肺癌右全肺切除术后 15 个月，横断位增强 CT 图像显示右后肋骨溶解性骨质破坏和邻近强化软组织肿块影➡。

（右图）同一患者的横断位融合 FDG PET/CT 图像证实右全肺切除术后的胸腔后方存在显著 FDG 摄取的肿块影，与肿瘤复发相一致。PET/CT 不常规用于全肺切除术后的监测，但适用于可疑复发疾病的再分期。

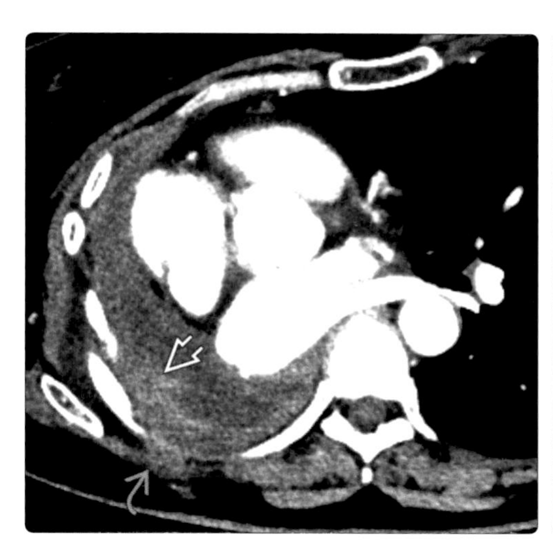

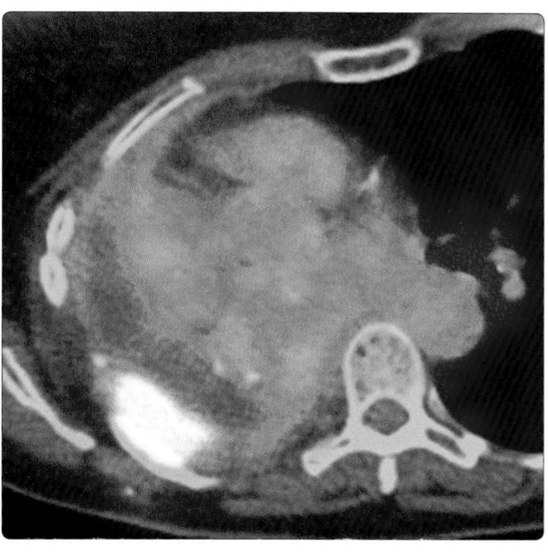

（左图）同一患者的横断位增强 CT 图像显示右全肺切除术后的胸腔后方出现异常不规则的软组织增厚➡，并直接累及相邻的右后胸壁➡。

（右图）同一患者的横断位融合 FDG PET/CT 图像显示 FDG 显著摄取与 CT 上所见的软组织异常相对应，与肿瘤复发相一致。PET/CT 特别有助于评估全肺切除术后胸腔内可疑的肿瘤复发。

胸廓成形术和肺尖萎陷术

关键要点

术语

- 胸膜外肺松解术：充填术、人工油胸术
- 胸膜外肺尖萎陷术：胸膜帐技术、壁胸膜溶解术
- 塌陷治疗：肺上叶塌陷外科术用于治疗空洞性结核

影像学表现

- 胸廓成形术
  - 节段性肋骨骨折（>2 处骨折 / 肋骨）和肋骨移位进入胸腔
  - 切除 6~7 根肋骨
- 胸膜外充填术
  - 用球形透明合成树脂或石蜡形成胸膜外间隙并扩大胸膜外间隙
- 肺
  - 肺容量损失，瘢痕性肺不张
  - 胸廓成形术 / 充填术邻近的胸膜增厚

主要鉴别诊断

- 胸廓成形术或胸膜外充填术
  - 结核性脓胸
  - 创伤后 / 术后胸壁畸形
  - 恶性胸膜间皮瘤
- 胸膜外肺尖萎陷术
  - 液气胸
  - 肺上沟瘤

临床要点

- 最常见的症状 / 体征
  - 胸廓成形术：慢性疼痛、脊柱侧弯、胸壁活动度降低
  - 充填术：罕见疼痛，血管损伤引起的咳血

诊断要点

- 既往肺结核病史有助于认识胸膜外充填术的影像学表现

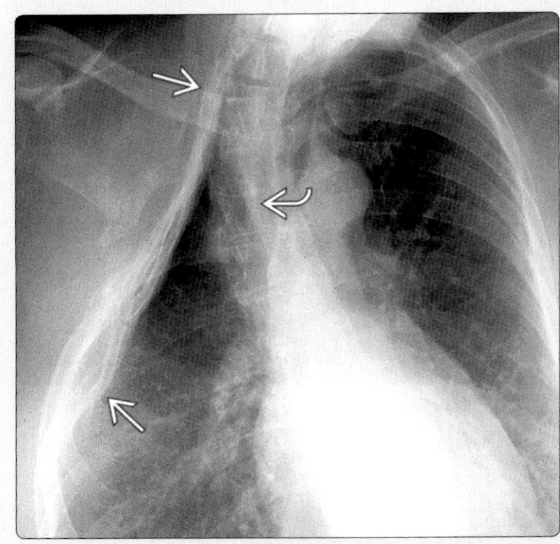

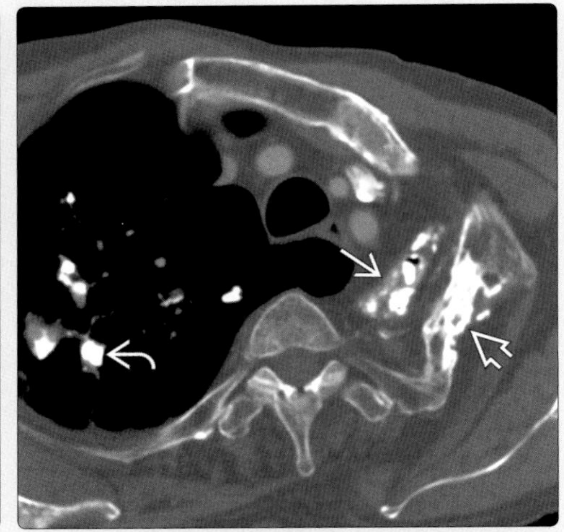

（左图）一名经手术治疗的肺结核患者的后前位胸片显示，右侧瀑布形胸廓成形术累及右侧 1~9 肋骨➡，右肺上叶体积损失，右上胸椎侧凸↷。

（右图）陈旧性胸膜肺结核患者，横断位增强 CT 图像显示，左胸成形术➡，钙化为主结核性脓胸➡和钙化性肺肉芽肿↷。在一些国家，胸廓成形术仍被用于治疗耐药空洞性结核病。

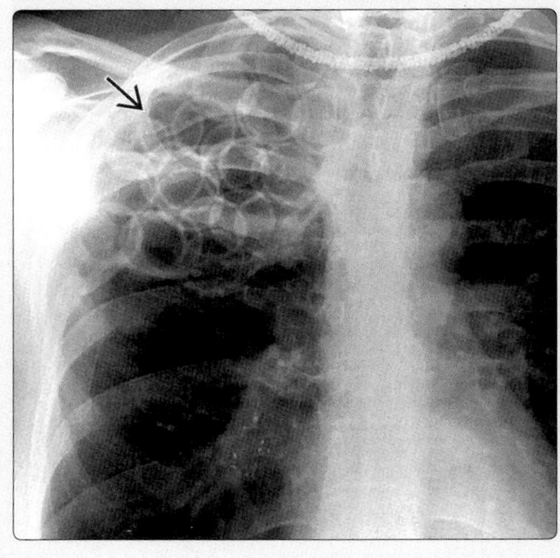

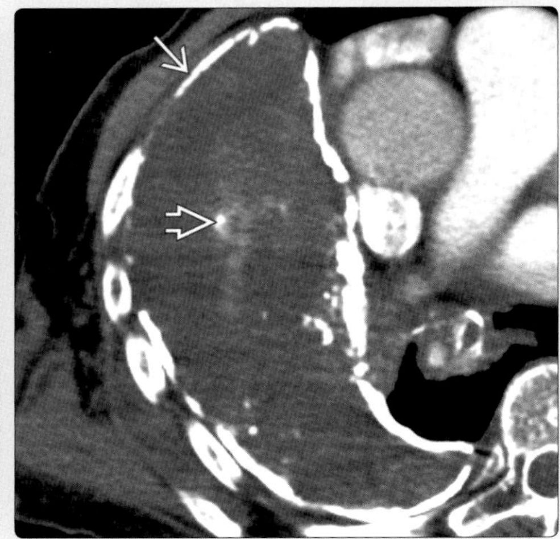

（左图）一名接受球形合成透明树脂充填术治疗的肺结核患者后前位胸片显示，右侧上半胸的多灶、薄壁、充气球体➡。

（右图）一名接受人工油胸塌陷治疗的肺结核患者，横断位增强 CT 图像显示，右胸膜外大量聚集的以中心低密度区为主的阴影，其内部钙化灶⇨，以及胸膜外周分布的环形钙化➡。慢性油胸通常不会在 CT 上表现出脂肪密度。

术语

同义词

- 胸膜外肺松解术：充填术、人工油胸术
- 胸膜外肺尖萎陷术：胸膜帐技术、壁胸膜溶解术

定义

- 塌陷疗法
  - 旨在治疗因空洞性肺结核至肺上叶塌陷的外科手术；在有效的抗结核药物治疗之前的 20 世纪中期使用
- 胸廓成形术：切除肋骨以接近胸壁、塌陷肺部或堵塞胸膜间隙的手术
- 胸膜外肺尖萎陷术：（胸膜帐技术）：用于减少肺上叶切除术后肺尖部的胸膜死区
  - 肺尖部壁胸膜脱离胸壁，形成胸膜外间隙，减小胸膜内间隙

影像学表现

X 线表现

- 胸廓成形术
  - 节段性肋骨骨折（>2 处骨折 / 肋骨）和肋骨移位进入胸腔
  - 切除 6~7 根肋骨
  - 顶端胸壁畸形；肋骨向脊柱内侧移位
- 胸膜外充填术
  - 用球形透明合成树脂或石蜡形成并扩大胸膜外间隙
    - 球体最初被空气包围，后来被液体包围
- 肺
  - 肺容量损失、钙化肉芽肿、瘢痕性肺不张
  - 胸廓成形术或充填术附近胸膜增厚
- 胸廓成形术并发症（围手术期）
  - 支气管胸膜瘘
  - 长期漏气
  - 出血
  - 脓胸
- 充填术并发症（15%）（急性与长期）
  - 先前稳定的填充物的大小、形状和外观发生变化
    - 填充物移位
    - 对主要血管或肋骨的损伤
    - 透明合成树脂球体的分散；扩大的胸膜外间隙
  - 急性或慢性局部感染
  - 胸膜外肿块压迫纵隔
  - 继发性恶性肿瘤：肉瘤、非霍奇金淋巴瘤、支气管癌
- 胸膜外肺尖萎陷术（胸膜帐技术）
  - 起始：含气腔隙与胸膜腔的气体不能分离
  - 第 2 天：肺尖端出现气 – 液平面，液体充满胸膜外间隙
  - >30 天：气体吸收、肺尖帽（液体和软组织），范围逐渐缩小

CT 表现

- 胸壁、胸膜外间隙、填充物的直接可视化；并发症评估

推荐的影像学检查方法

- 最佳影像检查方法
  - 胸片通常足以进行评估
  - CT：可作为解决问题的工具

鉴别诊断

胸廓成形术或胸膜外充填术

- 结核性脓胸
  - 局灶性胸膜肿块；多变的、较厚的外周钙化灶
  - 并发症：支气管胸膜瘘、自溃性脓胸
- 创伤后 / 术后胸壁畸形
- 恶性胸膜间皮瘤
  - 周围结节性胸膜增厚
  - 胸壁畸形；同侧体积缩小
  - 胸壁疼痛、体重减轻、不适

胸膜外肺尖萎陷术

- 液气胸
  - 常由于不充分的胸腔引流而导致的局限性液气胸
  - 可能导致脓胸
- 肺上沟瘤
  - 肺尖端胸膜增厚
  - 骨骼侵蚀
  - 疼痛、臂丛神经受累、霍纳综合征

临床要点

临床表现

- 最常见的症状 / 体征
  - 胸廓成形术：慢性疼痛、脊柱侧弯
- 其他症状 / 体征
  - 充填术：疼痛不常见，因血管损伤而咳血
  - 胸廓成形术
    - 胸壁活动能力下降，肺炎
    - 罕见的同侧肺贯通的左右分流
  - 慢性缺氧；肺动脉高压

人口统计学表现

- 年龄
  - 老年人；胸廓成形术于 20 世纪 40 年代至 50 年代常见
  - 仍在全球范围内年轻个体中进行

自然病史和预后

- 塌陷疗法治疗 75% 的肺结核
- 充填术的并发症可能在几十年后发生

诊断要点

影像解读要点

- 既往肺结核病史有助于认识胸膜外充填术的影像学表现

肺疝

关键要点

术语
- 肺组织突出延伸到胸腔范围以外

影像学表现
- 平片
  - 侧面成像时，充气肺位于胸腔外
  - 正面成像时，边缘清晰的局灶性胸部透光区
- CT
  - 直接显示疝出的肺组织；亚段疝
  - 直接显示胸壁的缺损；典型的肋间结构缺损
  - 邻近骨骼和软组织的评估
- 最佳影像检查方法
  - 正侧位胸片
  - 对于不确定病例行非增强的胸部 CT

鉴别诊断
- 胸壁感染
- 肋骨骨折和连枷胸
- 开胸术
- 肺尖疝

病理学表现
- 软组织闭合失败的胸部手术
- 创伤
- 自发的
- 长期皮质类固醇使用
- 先天性胸壁缺损

临床要点
- 大多数患者无症状；不需要治疗
- 有症状的肺疝可能需要治疗
  - 胸壁重建，缺损闭合
- 罕见肺绞窄

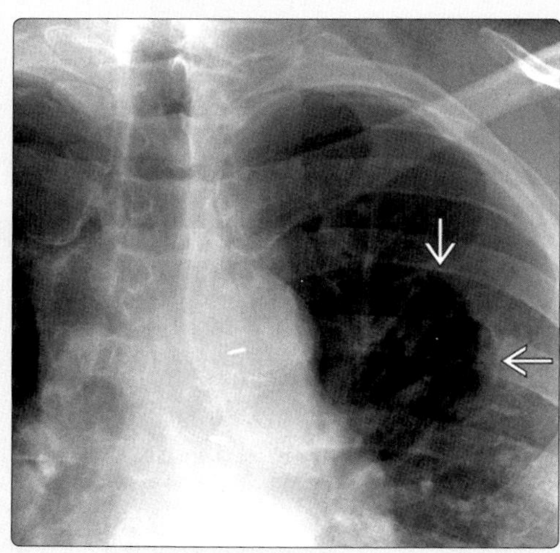

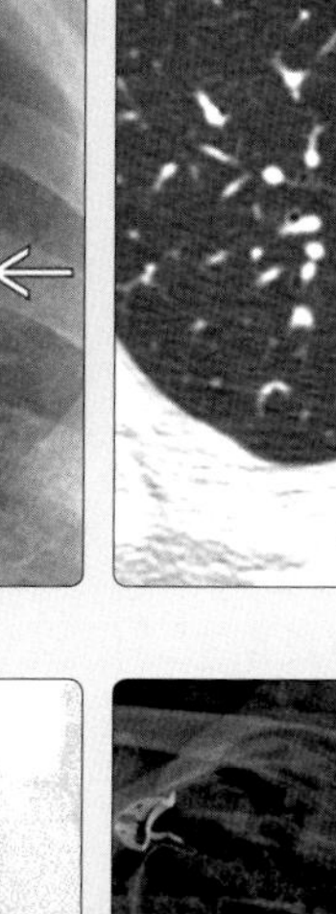

（左图）一名左开胸术后患者的局部放大后前位胸片显示：突向左上半胸的、具有清晰分叶状边缘的圆形透光区➡。

（右图）同一患者的横断位平扫 CT 图像显示：这种透光区代表局灶的疝出肺组织⇨，穿过胸前壁的缺损区域→。肺疝包含正常的支气管血管结构，并且与胸腔内的左肺上叶相连续。当胸片不明确时，CT 可以做出明确的诊断。

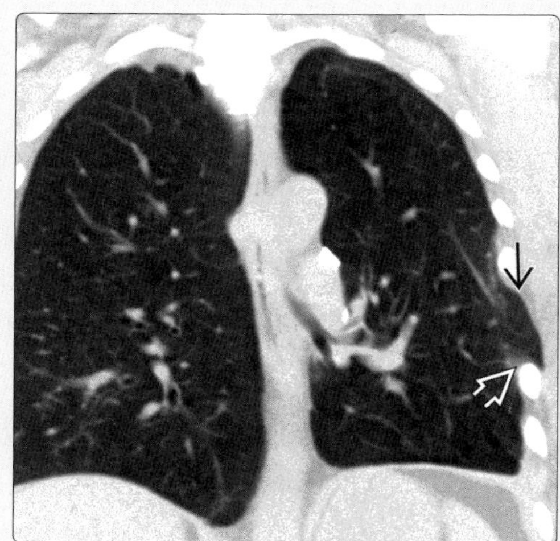

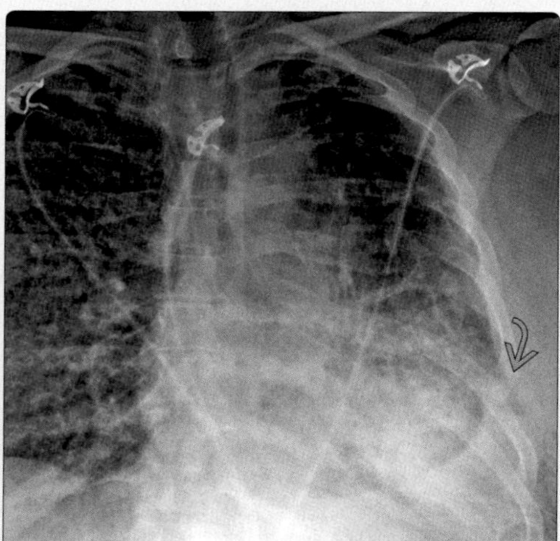

（左图）冠状位平扫 CT 图像显示：左肺上叶远端切除术后状态下，左侧侧胸壁缺损区域疝出的正常肺组织→。注意在左侧肋间间隙⇨。

（右图）左开胸术后即拍的同一患者的前后位胸片显示左侧胸壁肺疝，肺组织突出到胸腔范围之外。

术语

同义词
- 肺突出

定义
- 肺组织突出延伸到胸腔范围以外

影像学表现

基本表现
- 最佳诊断思路
  - 胸腔外的充气肺实质
- 部位
  - 肋间胸壁
- 大小
  - 通常为亚段大小
- 形态学
  - 由于胸膜上覆而形成清晰尖锐的边缘

X 线表现
- 侧位平片显示，突出于胸腔外的透光区（充气肺）
  - 疝出的肺组织与邻近胸内正常的肺实质相延续
- 正位片显示，边缘清晰的局灶的胸部透光区

CT 表现
- 直接显示疝出的肺组织
  - 突出至胸壁之外的肺实质
  - 疝的大小 / 程度的评估
  - 胸壁缺损状况的可视化
  - 邻近骨骼和软组织的评估

推荐的影像学检查方法
- 最佳影像检查方法
  - 正侧位胸片
  - 对于不确定病例行非增强的胸部 CT

鉴别诊断

胸壁感染
- 脓肿：小的分房样集聚的液体和气体
- 自溃性脓胸：脓胸延伸至胸壁

肋骨骨折和梿枷胸
- 急性肋骨骨折
  - 节段性或累及胸壁大部分
- 肺组织仍被局限在胸腔之内
- 与呼吸有关的反常运动

胸廓切开术
- 肋骨部分切除或截骨
- 肺组织仍被局限在胸腔之内
- 手术后皮下气肿

肺尖疝
- 先天性缺陷
- 肺尖位置

病理学表现

基本表现
- 病因
  - 大多数与手术有关
    - 软组织闭合失败
      - 肋间肌
      - 胸内筋膜
    - 手术：开胸术、胸管置入术、微创胸 / 心脏手术
  - 胸部创伤
  - 自发的
    - 罕见的
    - 剧烈咳嗽或打喷嚏
  - 长期皮质类固醇使用
    - 肌肉和结缔组织无力
  - 先天性胸壁缺损

临床要点

临床表现
- 最常见的症状 / 体征
  - 大多数患者无症状
  - 体格检查
    - 胸壁畸形
    - 可触及明显捻发感的肿块
      - 大小因呼吸、咳嗽、Valsalva 动作不同而变化
- 其他症状 / 体征
  - 深吸气状态下局部疼痛
  - 呼吸困难
  - 局部压痛
  - 发热

自然病史和预后
- 大多数不需要治疗
- 有症状的肺疝可能需要治疗
- 罕见的肺绞窄

治疗
- 胸壁重建
  - 原缺损部位的闭合
  - 网状假体的修补

诊断要点

考虑的诊断
- 疑似肺疝的情况下需要排除术后皮下正常积气或胸壁的脓肿

影像解读要点
- 疝出的肺组织与胸内正常肺保持延续，其内包含支气管血管结构

报告要点
- 疝的大小和位置、受影响的肺叶和缺损大小的描述

胸骨切开术

关键要点

术语

- 正中胸骨切开术（median sternotomy, MS）：经胸骨柄和胸骨的垂直切口
    - 进入心脏、心包和前纵隔
    - 接触肺门、肺、胸膜的机会有限
    - 用环扎术或“8”字形钢丝 / 钢板闭合
- 双侧前胸切开术（clamshell sternotomy, CS）：横跨胸骨和第 4 前肋间隙的宽大切口
    - 可以接触到两侧肺和纵隔
- 正中胸骨切开术的适应证
    - 冠状动脉旁路移植术（coronary artery bypass graft, CABG）、瓣膜和主动脉手术
    - 心脏移植、先天性心脏病
    - 放置心脏支持装置
    - 前纵隔肿块
- 双侧前胸切开术的适应证
    - 双肺和心肺移植
    - 大的纵隔或心脏肿块切除术
    - 双侧肺转移瘤切除术

影像学表现

- 平片
    - 胸骨线 / 板应对齐并完整
    - 截骨碎片应融合
- CT
    - 评估胸骨旁和纵隔积液 / 脓肿和胸骨裂开

临床要点

- 大多数患者表现良好，不需要干预
- 胸骨感染的症状 / 体征
    - 疼痛发热，切口引流，吱吱作响
    - 骨髓炎：骨质破坏
    - 胸腔积液、血胸、纤维胸
- 胸骨感染的治疗：抗生素、清创术

诊断要点

- 评价胸骨切开术的胸骨器械和胸骨融合的完整性

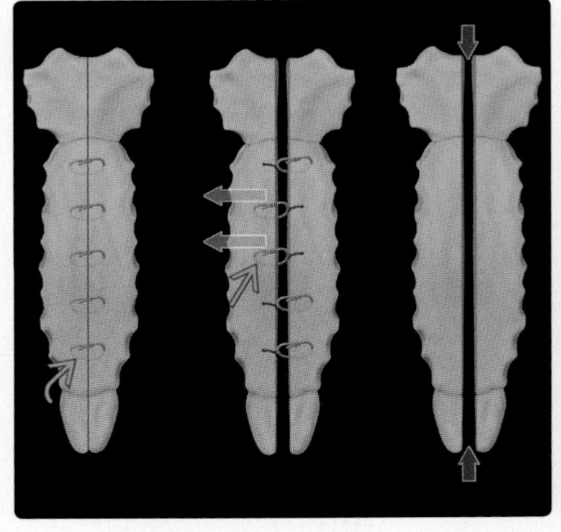

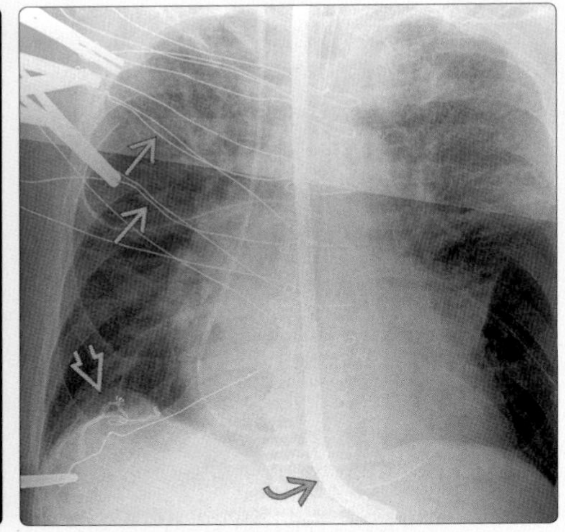

（左图）显示胸骨正中切开术的形态特征，通过胸骨的垂直切口用钢丝（或钢板）固定。由于感染、开裂、外伤或血行阻断，胸骨钢丝可能会移位。

（右图）术中仰卧位胸片显示，胸骨切开术正在进行中，在最后闭合前夹紧多根环扎钢丝。注意右侧膈肌的海绵条和经食道超声心动图的探针。

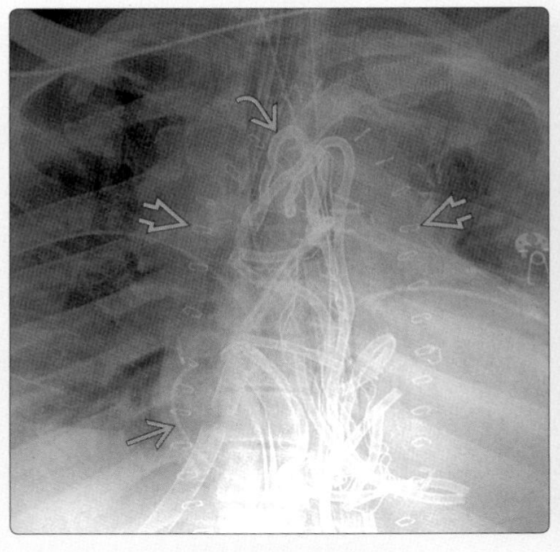

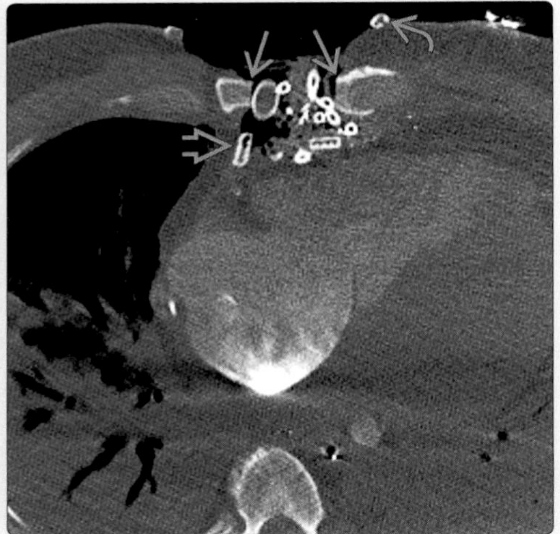

（左图）胸骨切开术后患者的前后位胸片显示：现在有一个敞开的胸骨，在胸骨切口的外围显示多个纵隔引流管和填料，皮钉以及纵隔气肿，这些都是判断胸骨打开的重要线索。

（右图）同一患者的横断位增强 CT 图像显示：胸骨切开术的缺损，用皮钉做的皮肤切口以及多根纵隔引流管。迟发性胸骨闭合中，所有保留的材料都应报告。

术语

缩写

- 正中胸骨切开术（MS）
- 双侧前胸切开术（CS）

同义词

- 双侧前胸切开术：胸骨横切术，弓形切口

定义

- 正中胸骨切开术：垂直切口，穿过胸骨柄和胸骨
  - 进入心脏和前纵隔 / 血管前纵隔
    - 接触肺门、肺、胸膜的机会有限
  - 适应证
    - 心脏和主动脉手术
      - 冠状动脉旁路移植（CABG）最为常见
      - 升主动脉瘤或夹层
      - 心脏瓣膜修复或更换
    - 胸部外伤探查
    - 肺栓塞切除术
    - 前纵隔 / 血管前纵隔内肿块的切除术
    - 某些情况下的双肺移植
  - 用钢丝环扎术或"8"字形钢丝缝合固定
    - 2~3 根钢丝在胸骨柄，4~5 根钢丝在胸骨体
    - 迅速愈合，稳定闭合，疼痛轻微
  - 不锈钢丝缝合线：单线、双线、"8"字形、编织法
  - 其他
    - 胸骨带
    - 尼龙扎带
    - 胸骨钢板固定法
      - 横向坚硬的胸骨板固定：可改善高风险患者的预后开裂情况，如病态的肥胖患者
- 双侧前胸切开术：横跨胸骨和第 4 肋间隙的宽大横向切口
  - 能很好地接触到心脏和两侧肺
    - 破坏胸骨心包附着
      - 胸膜腔可能与前方相通
      - 胸腔引流管可穿过中线向前
    - 适应证
      - 双肺或心肺移植
      - 大的纵隔或心脏肿块的切除
      - 双侧肺转移瘤的切除（罕见）
  - 用"8"字形钢丝闭合胸骨
    - 对胸壁肌肉组织的广泛破坏
    - 增加胸骨并发症的风险

影像学表现

基本表现

- 最佳诊断思路
  - 正中胸骨切开术：胸骨正中切开术用的钢丝、带、钢板
  - 双侧前胸切开术："8"字形或胸骨下的环扎钢丝

X 线表现

- 平片
  - 正中胸骨切开术：中线胸骨切开术的钢丝垂直排列对齐
    - 确定手术类型：如心脏手术
    - 评估支持设备和手术并发症
    - 胸骨钢丝移位表明有开裂现象
    - 钢丝缺失或不见提示进行清创术
    - 其他闭合方法的评估
  - 双侧前胸切开术：在胸骨底部使用"8"字形钢丝
    - 确定手术的类型，如双肺移植
    - 排除胸骨不稳或假关节

CT 表现

- 平扫 CT 表现
  - 正中胸骨切开术的钢丝应完好无损且垂直排列
    - 胸骨截骨的碎片应融合在一起
      - 排除胸骨不稳、过度偏向一侧、假关节等情况
      - 排除胸骨旁或纵隔脓肿

推荐的影像学检查方法

- 最佳影像检查方法
  - CT 是评估胸部手术并发症的最佳成像方式
- 推荐的检查序列与参数
  - 非增强的胸部 CT 用于评估截骨和软组织情况
  - 增强的胸部 CT 可提高纵隔脓肿的检出率

临床要点

临床表现

- 最常见的症状 / 体征
  - 胸骨感染、开裂、不融合
    - 疼痛 ± 发热，切口引流，吱吱作响
    - 骨髓炎：骨质破坏
- 其他症状 / 体征
  - 胸膜和心包积液，血胸、纤维胸，纵隔炎

自然病史和预后

- 大多数患者表现良好，不需要干预

治疗

- 胸骨感染
  - 保守治疗：抗生素
  - 在某些情况下进行手术清创
    - 拆除胸骨钢丝 / 器械
  - 难治性病例的胸骨切除术

诊断要点

考虑的诊断

- 评估胸骨切开术的胸骨硬件的完整性和胸骨融合情况
- 确定手术指征：例如冠状动脉旁路移植术、瓣膜修复、肿瘤复发
- 评估手术并发症和潜在疾病

影像解读要点

- 胸骨切开术的钢丝应该对齐

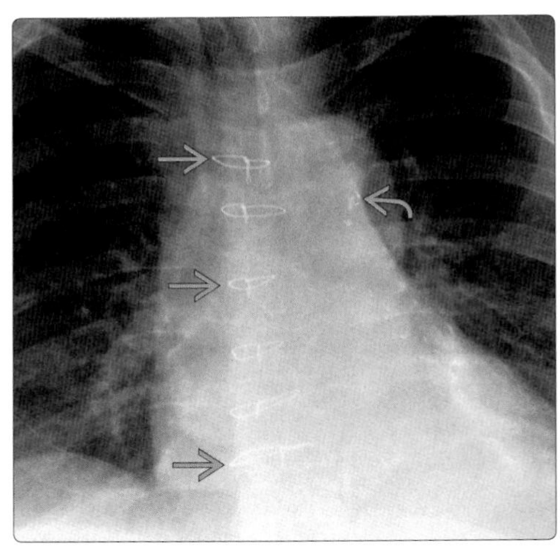

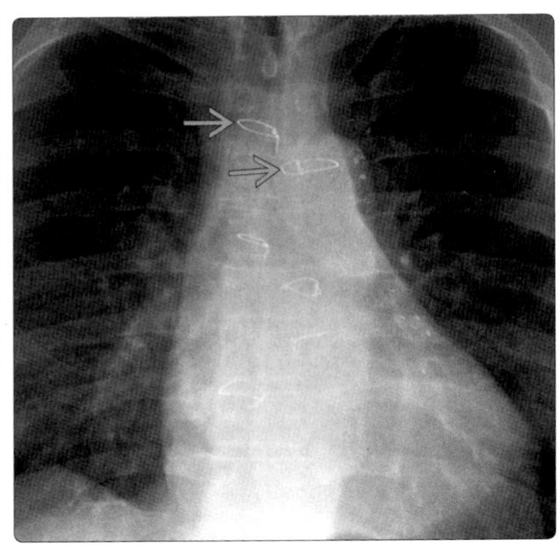

（左图）一名胸骨正中切开术后和冠状动脉旁路移植术后（胸骨切开术最常见指征）患者，局部放大前后位胸片显示：没有断裂的、正常排列的胸骨钢丝→，提示左乳内动脉移植的、左上纵隔旁的手术夹↷。

（右图）同一患者几天后的局部放大的前后位胸片显示多个胸骨钢丝→移位和旋转，这是一个术后胸骨开裂的重要标志。

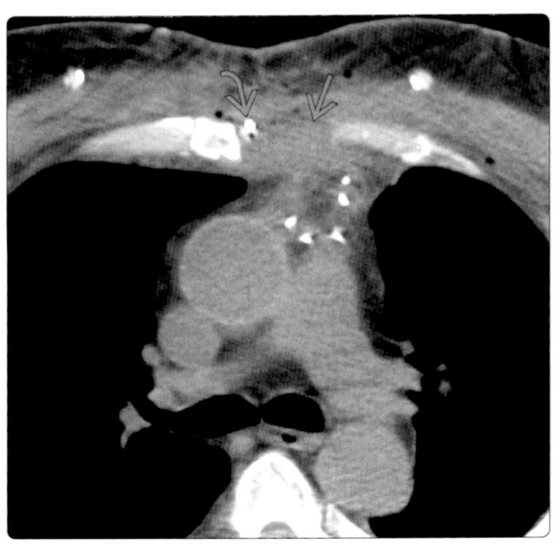

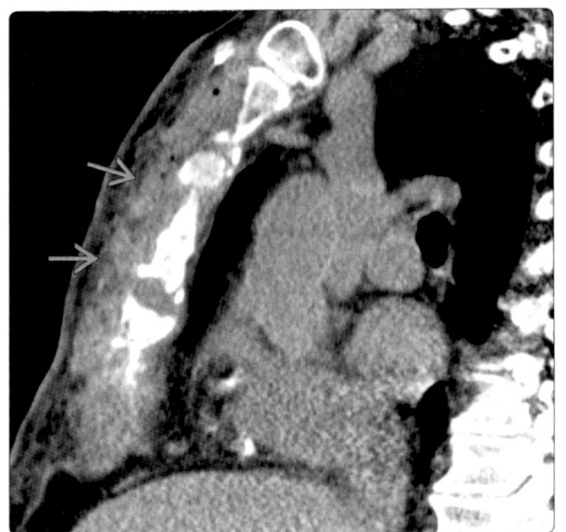

（左图）胸骨正中切开术后，由于胸骨裂开再行清创术，患者横断位平扫CT图像显示：胸骨左侧有一个大的缺损→，胸壁有一个引流管↷。

（右图）同一患者的矢状位平扫CT图像显示：胸骨切开术床与胸骨前软组织内广泛堆积的炎症组织→，与术后感染有关。胸骨感染是胸骨正中切开术的最常见的并发症，CT有助于评估纵隔积液。

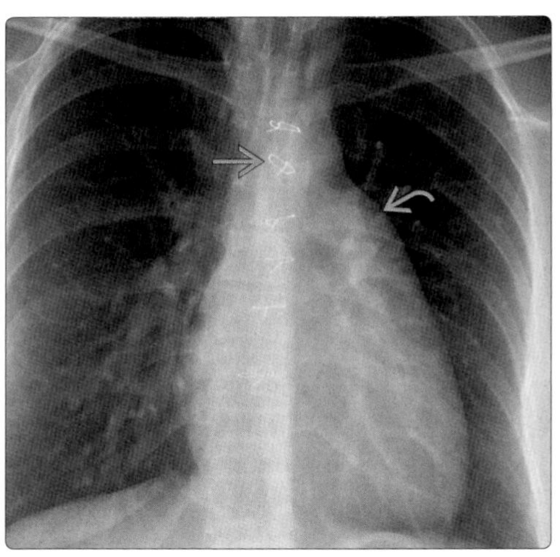

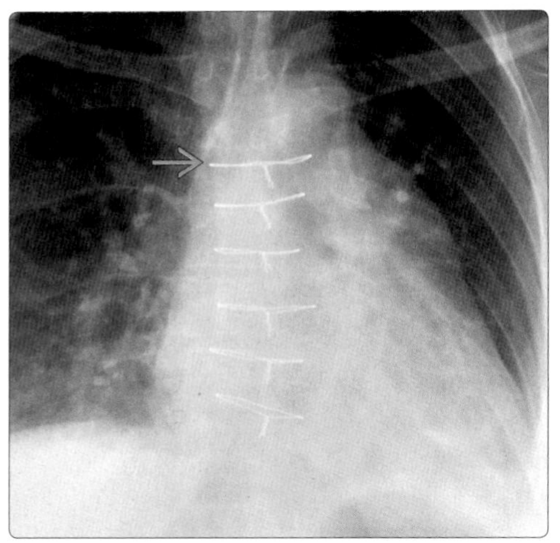

（左图）一名有法洛四联症修补术史的青年患者，后前位胸片显示：特征性的、小的胸骨正中切口钢丝→，与婴儿期或儿童期的曾经胸骨切开术一致。注意扩张的肺动脉干↷。

（右图）同一患者肺动脉瓣修复术后的前后位胸片显示，更大的胸骨切口钢丝→，这表明重新做了胸骨切开术。分阶段修复肺动脉狭窄在法洛四联症中是常见的，并且胸骨钢丝的形态可以作为一个线索。

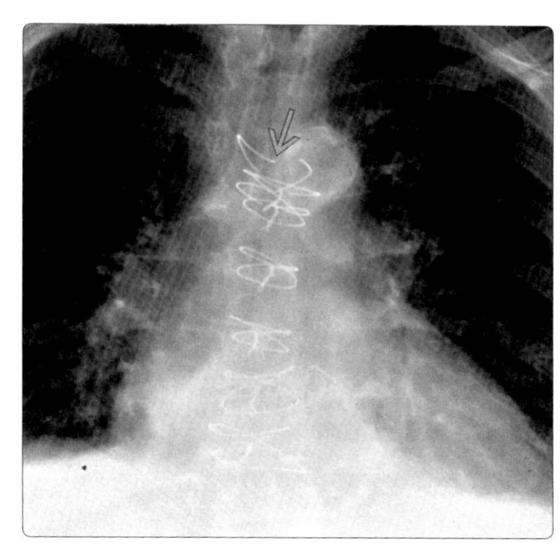

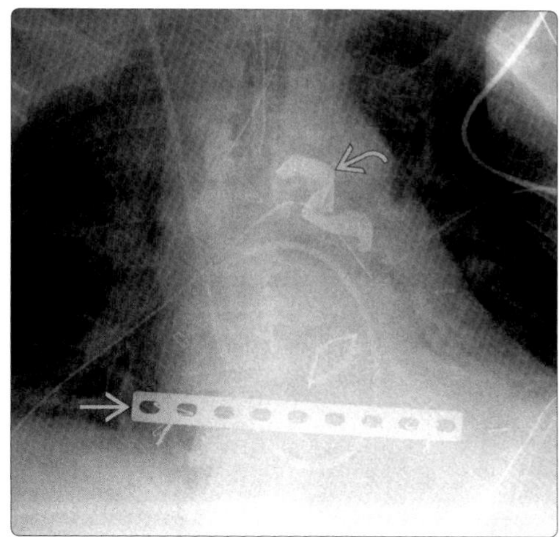

（左图）一名胸骨正中切开术和生物假体主动脉瓣更换后的患者，前后位胸片显示：胸骨钢丝断裂➡。胸骨切开术后钢丝断裂是判断术后近期并发症的重要指标，在手术远期的临床意义值得怀疑。

（右图）重做胸骨切除术并移除胸骨钢丝后的胸片显示暂时性的胸杆在位➡，并保留了海绵条➡。

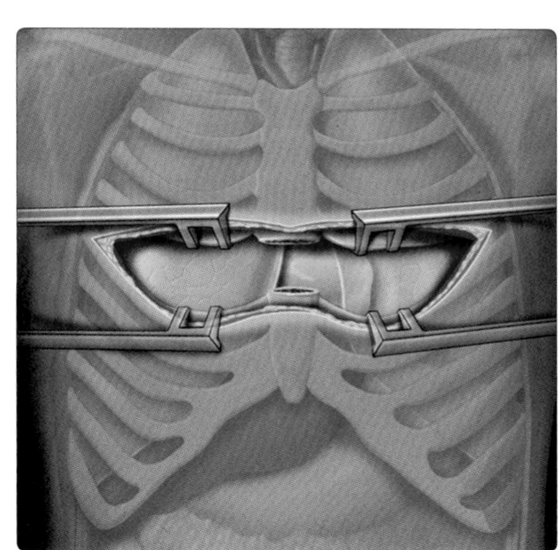

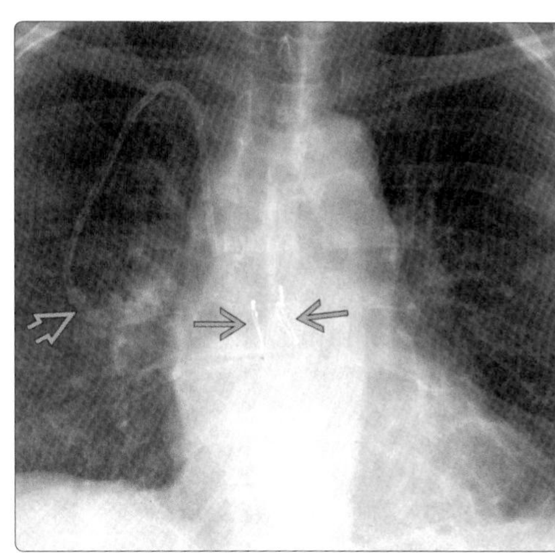

（左图）显示了双侧前胸切开术，这种术式横跨胸骨并延伸到两侧第4肋间隙，使胸部像一个“蚌”，以进入心脏和两侧肺。

（右图）双侧肺移植后的患者的前后位胸片显示双侧前胸切开术后的钢丝➡和右侧胸部的导管➡。双侧前胸切开术通常是在第4肋间进行，以利于进入双侧肺门。

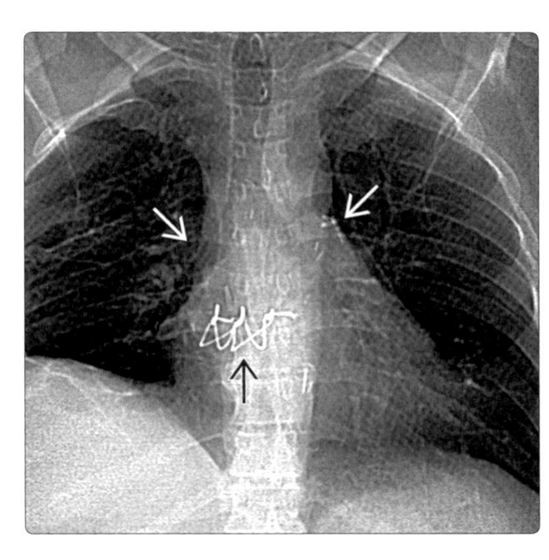

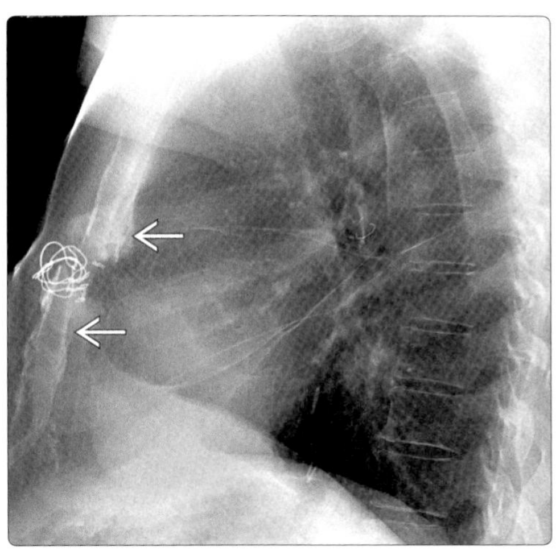

（左图）患者因双肺移植行双侧前胸切开术后一年，前后位胸片显示为固定胸骨下切口行的“8”字形钢丝环扎术➡。双侧肺门夹确定了支气管吻合口的位置➡。

（右图）同一患者侧位胸片显示：继发于胸骨不愈合和不稳定的、移位的胸骨截骨术后碎片➡。胸骨切开术的并发症可能难以在正位平片显示。

心脏移植

关键要点

术语
- 终末期心力衰竭的治疗方法

影像学表现
- 鉴别原位心脏移植与异位心脏移植
    - 最常见的是原位心脏移植
- 心脏 MR：识别排斥反应、左心衰竭、右心衰竭的最佳成像方式
- 冠状动脉计算机体层血管成像（computed tomography angiography, CTA）和血管内超声（intravascular ultrasonography, IVUS）：直接显示加速性冠状动脉粥样硬化的最佳方法
- CTA：鉴别同源异体心脏移植物血管病中冠状动脉壁增厚和内膜增生
- MR：在心肌坏死（排斥反应）或心内膜下心肌梗死（血管病变）区域的延迟强化
- 超声心动图：监测心功能

主要鉴别诊断
- 感染
- 同种异体急性排斥反应
- 心脏移植物血管病
- 肿瘤性疾病

临床要点
- 全世界每年有超过 5000 例心脏移植
- 急性排斥反应（12%）和感染（33%）是术后第一年死亡的主要原因

诊断要点
- 熟悉原位和异位心脏移植的影像特征
- 原位移植显示供体心脏与自体心房吻合所导致的心房扩大
- 心脏移植相关并发症的影像评估

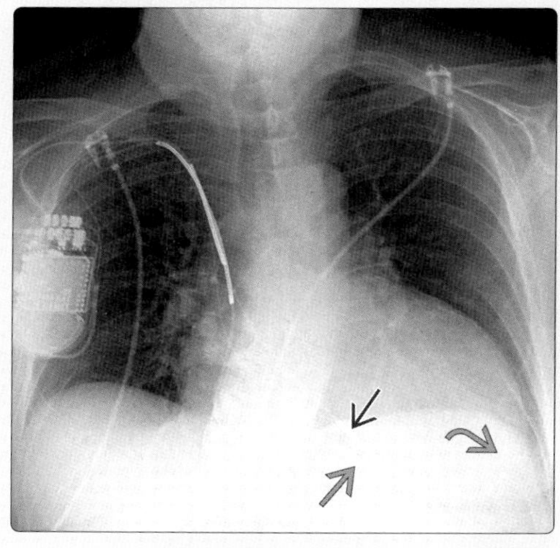
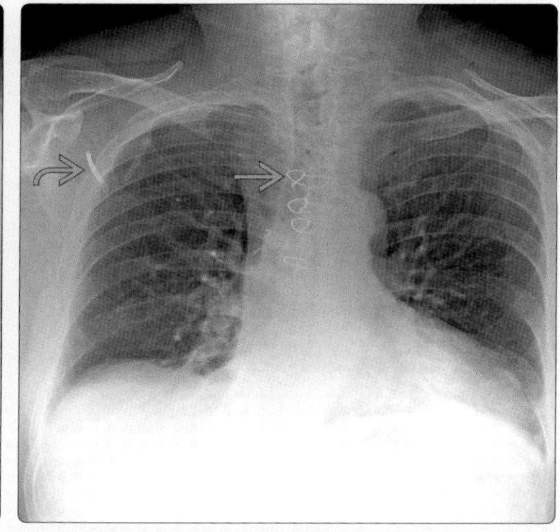

（左图）一名非缺血性扩张型心肌病患者，胸片显示心脏轮廓增大，右胸除颤器的一根导线→连入右心室和一根左心室起搏电极↗连入心脏静脉。同时可见废弃的除颤器导线➡。

（右图）同一患者原位心脏移植后的前后位胸片显示心脏体积变小。胸骨切开处的钢丝→和废弃的导联碎片↗是外科手术后的标志。

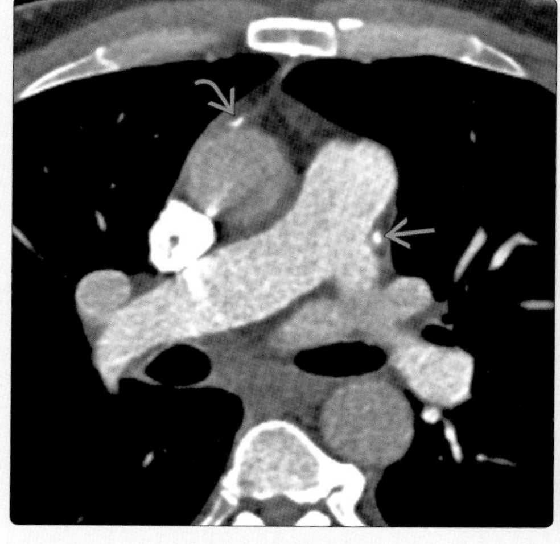
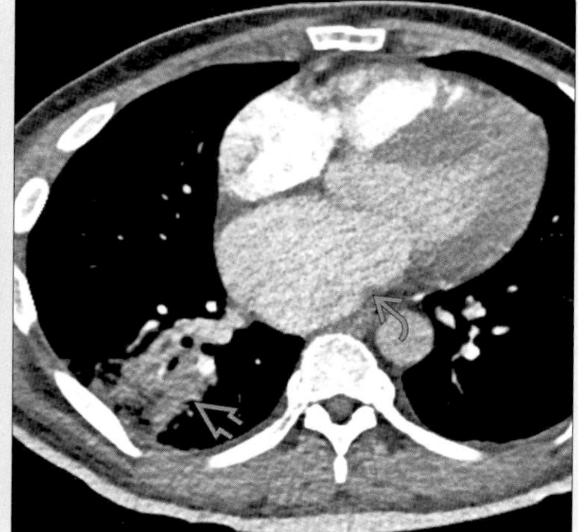

（左图）一名原位心脏移植术后的患者，横断位增强 CT 显示主动脉↗和肺动脉主干→的手术后改变。没有冠状动脉旁路或瓣膜手术证据的胸骨正中切开术患者，这些手术改变可能是诊断的唯一线索。

（右图）同一患者的横断位增强 CT 显示左心房在吻合口处↗延长、轮廓异常。注意肺炎引起的右肺下叶实变影⇨，这是一种常见的晚期并发症。

术语

定义

- 终末期心力衰竭最有效的治疗方法
- 常用于非缺血性心肌病，其次为缺血性心肌病
- 常见并发症
  - 感染
  - 同种异体急性排斥反应
  - 移植心脏血管病（cardiac allograft vasculopathy，CAV）
  - 移植后淋巴增生性疾病

影像学表现

基本表现

- 最佳诊断思路
  - 同种异体心脏移植物可置于原位或异位
  - 原位心脏移植是最常见的手术方式
    - 经胸骨正中切开摘除自体心脏
    - 供体心脏与原心房、主动脉和肺动脉干相连
  - 异位心脏移植比较少见
    - 供体心脏与自体心脏平行连接
    - 适用于重度肺动脉高压患者
    - 供体心脏对于受者来说太小时使用

推荐的影像学检查方法

- 最佳影像检查方法
  - 心脏 MR：鉴别移植排斥反应，左心室、右心室衰竭的最佳成像方式
  - 冠状动脉 CTA 和 IVUS：直接显示加速性冠状动脉粥样硬化的最佳方法
  - 连续的超声心动图用于评估左、右心室功能的变化
  - 中度、重度移植排斥反应患者镓 67 核素心肌摄取增高
- 推荐的检查序列与参数
  - 对疑似或已知的排斥反应同种异体移植物收缩功能的监测非常重要
  - 心脏 MR 检查方案应包括延迟强化和 T_2WI
  - 肾反流普遍：谨慎使用碘造影剂和钆（Gd）剂
  - 行冠状动脉 CTA 时，心率控制可能具有挑战性

X 线表现

- 术后即刻表现
  - 心包积液导致的心脏体积增大
  - 纵隔气肿、心包气肿
  - 纵隔积液
  - 胸腔积液、气胸
  - 皮下组织积气
- 双右房轮廓（原位心脏移植中，供体与自体右房重叠）
- 胸腔静脉内废弃的心脏起搏器导线碎片
- 胸骨切口处的吻合丝线

CT 表现

- 心脏门控 CTA
  - 评价 CAV 特征性的冠状动脉壁增厚和内膜增厚
  - 与 IVUS 作为参考标准相比，64 层多排螺旋 CT（multi-row spiral computed tomography，MDCT）对 CAV 的检测提供了中等到良好的测试特点
- 评价主动脉和肺动脉吻合情况
- 肺动脉主干升高而冗长
- SVC 与升主动脉之间的间隙；主动脉与肺动脉干之间的间隙增宽
- 心房腰部由右、左供体与自体心房吻合而形成
- 垂直房室沟

MR 表现

- 延迟图像显示延迟强化
  - 心肌坏死提示术后早期的排斥反应
  - 心内膜下心肌强化提示术后晚期的 CAV
- T_2WI 可显示心肌 T_2 延长，与心肌水肿一致
- 当临床也存在怀疑时，异常的 T_2 延长是明确排斥反应的强烈预测因子
- 空间分辨率可以精确测量射血分数
- 评价心肌质量的定量变化

超声表现

- 超声心动图是监测心功能主要无创的检查方法
- 心包积液多见
- 心肌水肿可表现为室壁厚度相对增加

核医学表现

- 锝（化学元素）标记的示踪剂用于 CAV 的诊断
  - 敏感度 86%，特异度 80%
- 考虑到正性肌力反应，多巴酚丁胺负荷试验可能更具优势
- 正常多巴酚丁胺负荷心肌灌注显像对 2 年主要不良心脏事件的阴性预测值为 96%~98%

鉴别诊断

感染

- 移植后 1 个月：铜绿假单胞菌、金黄色葡萄球菌、肠球菌、肠杆菌科细菌
- 后期感染多由病毒引起（巨细胞病毒）和机会性真菌（肺椰子菌、念珠菌、曲霉菌）
- 曲霉菌感染：孤立性肺结节，上叶好发，空洞
- 纵隔炎：纵隔积液 ± 积气，局灶性强化

同种异体急性排斥反应

- T 细胞介导的炎症反应导致心肌水肿和细胞损伤
- 左心室功能不全：呼吸困难、阵发性夜间呼吸困难、端坐呼吸、心悸、晕厥
- 心内膜心肌活检可用于监测或诊断
- 30% 的移植受者在移植后 1 年内发生排斥反应，一般发生在移植后 2 周至 3 个月
- 基于活检结果的分级系统

CAV

- 向心性内膜增生（与传统冠状动脉疾病中的离心性病变相比）
- 扩散过程：起始于远端小血管，蔓延至所有冠状动脉
- 发病率：1 年为 8%，5 年为 30%，10 年为 >50%
- 高死亡率：10% 的患者在确诊 CAV 后 12 个月内死亡
- 男性同种异体移植受者的风险增加；风险随供者年龄的增加而增加
- 血管疾病的加重与高脂血症、高血压、糖尿病、类固醇的使用有关
- 诊断困难；移植的心脏是去神经的
  - 受影响的患者胸痛少见
  - 心率对运动的反应迟钝会降低压力测试的敏感性
- 由于缺乏临床症状，监测冠状动脉评估需要每年进行（通常使用 IVUS 进行心导管检查）

肿瘤性疾病

- 恶性肿瘤发病率：10 年为 35%
- 最常见的肿瘤
  - 皮肤鳞状细胞癌和基底细胞癌
  - 肺癌
  - 淋巴增生性恶性肿瘤
  - 前列腺癌
  - 黑色素瘤

病理学表现

基本表现

- 病因
  - 需要移植的疾病
    - 非缺血性心肌病：46%
    - 缺血性心肌病：42%
    - 瓣膜疾病：3%
    - 成人先天性心脏病：2%
    - 其他：7%

临床要点

临床表现

- 常见的症状 / 体征
  - 术后早期并发症（<30 天）
    - 纵隔炎、裂开、肺水肿
    - 机会性感染
    - 移植物衰竭
      - 心力衰竭导致血流动力学障碍和心源性休克；右心室和左心室收缩功能降低，三尖瓣反流
  - 中期并发症（1~12 个月）
    - 亚急性同种异体排斥反应
    - 社区获得性肺炎
    - 瓣膜并发症：最常见三尖瓣反流
    - 缩窄性心包炎
    - 药物毒性
  - 晚期并发症（>1 年）
    - CAV：冠状动脉疾病（供体冠状动脉）
    - 恶性肿瘤：发病和死亡的首要原因
      - 肺癌最常见（仅次于皮肤恶性肿瘤）
      - 淋巴瘤 / 移植后淋巴增生性疾病

人口统计学表现

- 流行病学
  - 全世界每年有超过 5000 例心脏移植
    - 1967 年首次心脏移植成功
  - 全球报道的心脏移植超过 89 000 例

自然病史和预后

- 心脏移植受者 1 年生存率 >80%
- 10 年生存率接近 50%
- 成人和儿童心脏联合移植组的中位生存期（50% 受者存活的时间）目前为 10 年
- 急性排斥反应（12%）和感染（33%）是术后 1 年死亡的主要原因
- 早期生存统计的改善
  - 受体选择标准的建立
  - 心内膜心肌活检在诊断排斥反应中的应用
  - 免疫抑制技术的改进

治疗

- 2% 的病例需要再次移植
- 移植后常用免疫抑制包括他克莫司、吗替麦考酚酯和泼尼松

诊断要点

考虑的诊断

- 熟悉原位和异位移植的影像学表现
- 原位移植显示供体心脏与自体心房吻合导致的心房扩大
- 并发症的影像学评估
  - 心功能受损：超声心动图、心脏 MR、心脏门控 CT
  - 动脉粥样硬化斑块与冠状动脉狭窄：冠状动脉造影、冠状动脉 CTA、IVUS
  - 排斥反应：心脏 MR；延迟强化和 T_2WI 高信号提示心肌坏死 / 水肿
  - 胸片和 CT：评估肺部、纵隔感染和肿瘤

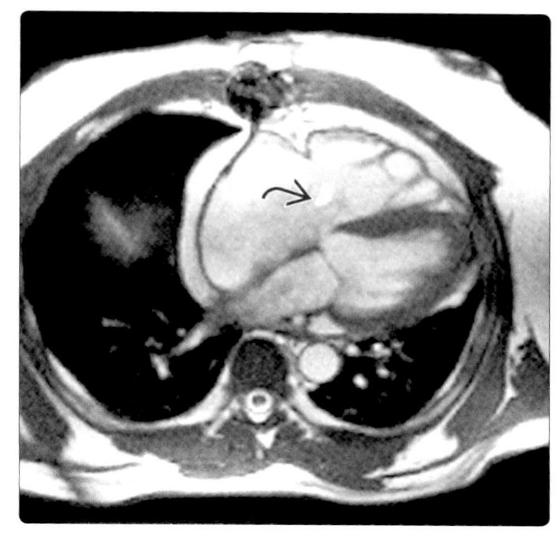

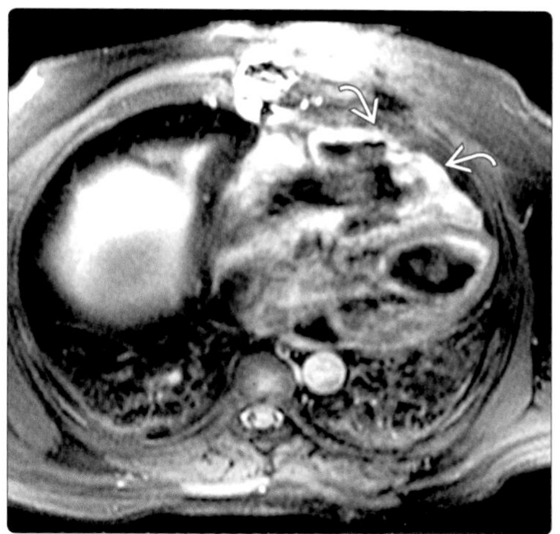

（左图）原位心脏移植术后患者心脏 MR 四腔心切面显示三尖瓣反流和右心扩大。三尖瓣反流是原发性移植失败的已知表现。

（右图）MR T_2WI FS 四腔心切面显示右心室游离壁弥漫性高信号，可疑心室壁水肿和移植排斥反应。心脏 MR 是目前用于评估同种异体移植排斥反应的主要成像方式。

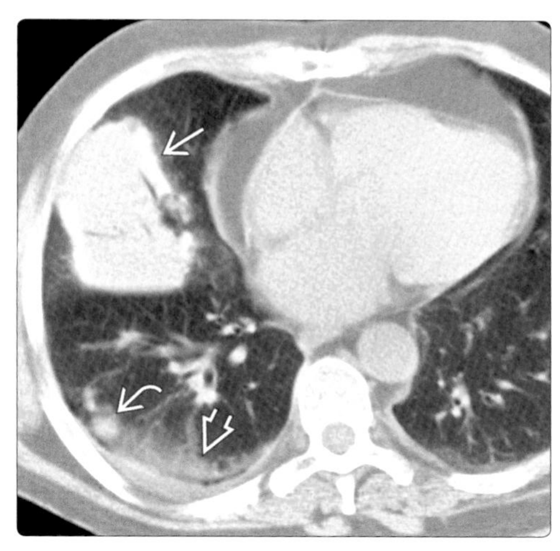

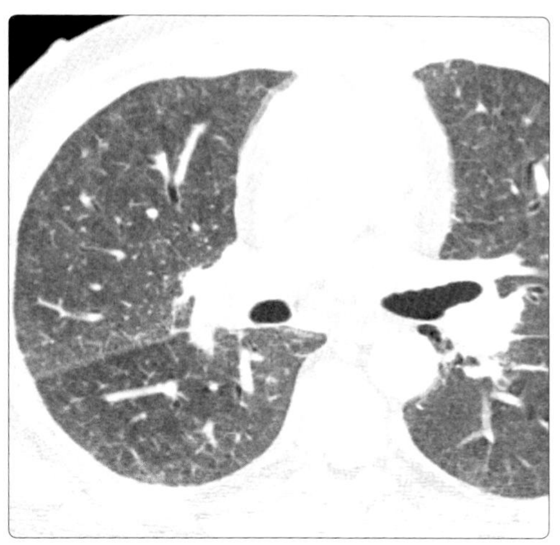

（左图）一名感染巨细胞病毒肺炎（cytomegalovirus, CMV）的心脏移植接受者，横断位平扫 CT 图像显示右肺中叶实变影、右肺下叶斑片状磨玻璃影和结节影。巨细胞病毒感染是导致心脏移植受者发病和死亡最主要的感染原因。

（右图）一名感染耶氏肺孢子菌肺炎的心脏移植接受者，横断位平扫 CT 图像显示双侧弥漫性斑片状磨玻璃影。耶氏肺孢子菌肺炎可与 CMV 肺炎重叠感染。

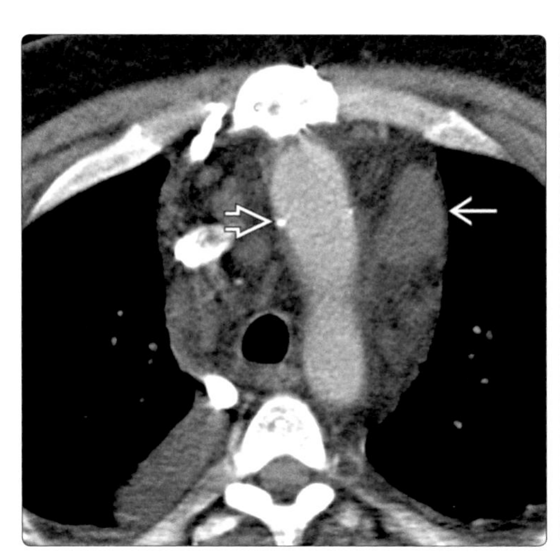

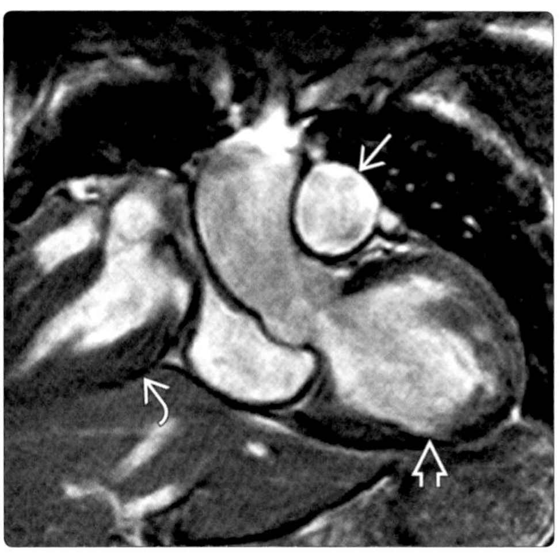

（左图）横断位增强 CT 显示心脏移植后淋巴瘤患者纵隔淋巴结肿大。在没有临床特征的情况下，主动脉吻合口处和胸骨切开术后的吻合线是既往心脏移植术的线索。

（右图）冠状位心脏电影 MR 显示异位心脏移植。自体的肺动脉扩张和左心室增大。注意邻近移植的心脏。

肺移植

关键要点

术语

- 同义词：同种异体肺
- 移植后淋巴增生性疾病（post-transplant lymphoproliferative disorder, PTLD）
- 慢性肺移植功能障碍（chronic lung allograft dysfunction, CLAD）
- 死亡供体单肺 / 双肺的外科替换

影像学表现

- 基本表现
  - 开胸（单开胸）或翻盖胸骨切开术（双开胸）
  - 单肺门或双肺门手术夹
  - 自体肺内的残留病灶
  - 不对称性肺
- 移植后即刻并发症（<1 个月）
  - 支气管裂开
  - 气胸 / 胸腔积液
  - 超急性 / 急性排斥反应
  - 再植反应
  - 感染
- 移植后晚期并发症（>1 个月）
  - 感染
  - 支气管狭窄和支气管软化
  - 血管吻合并发症
  - 慢性排斥反应
  - PTLD
  - 恶性肿瘤

诊断要点

- 新发肺部异常提示排斥反应或感染
- 早期同种异体移植物异常：考虑再植反应
- 持续性气胸或纵隔气肿：考虑支气管吻合并发症
- PTLD 通常发生在移植后的前 2 年内
- 呼气时相 CT 有助于评估慢性排斥反应所致的空气滞留
- 在吸烟者的原生肺中寻找肺癌

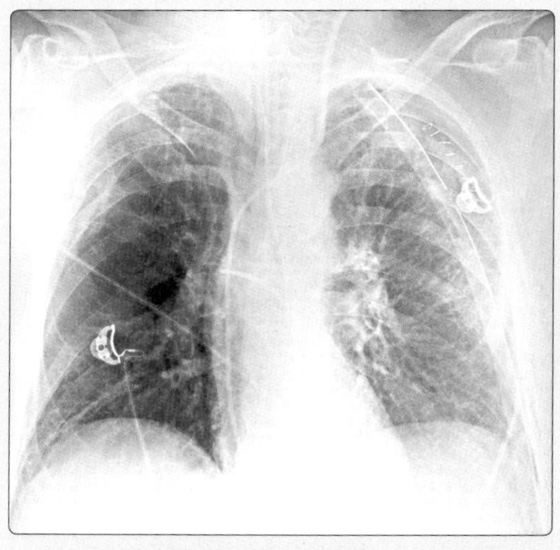

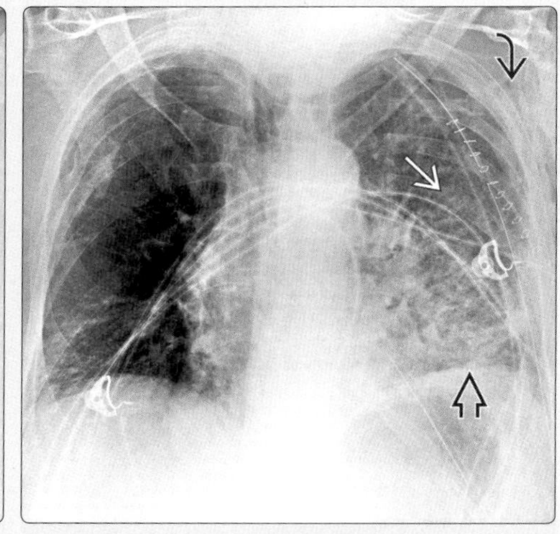

（左图）左肺移植后立即拍摄的前后位胸片显示移植肺充气正常。自体右肺表现为继发于肺气肿的透过度增强。

（右图）同一患者移植后 24 小时拍摄的前后位胸片，可见细线状阴影➡，代表再植反应所致的间质性水肿，左肺基底部肺膨胀不全⇨，轻度胸壁皮下气肿↪。再植反应通常在 4 天左右达到高峰，随后缓慢消退。

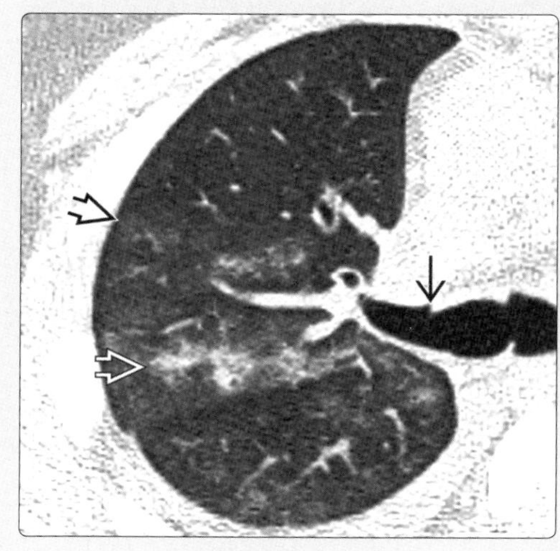

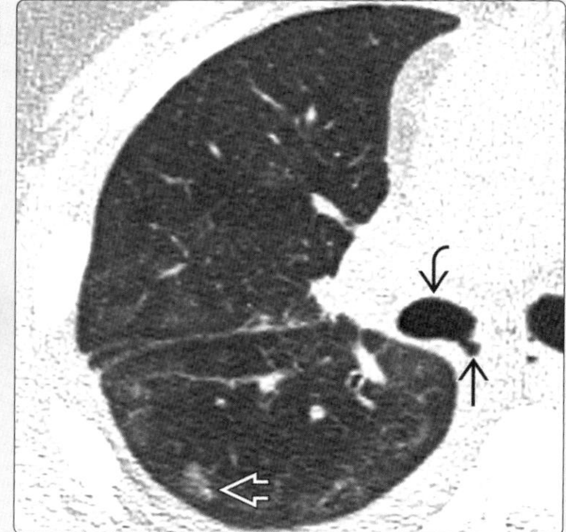

（左图）横断位高分辨率 CT 显示急性排斥反应导致的右侧移植肺内斑片状实变影➡和磨玻璃影⇨。提示套叠的支气管吻合口→的正常外观。

（右图）横断位 HRCT 显示支气管腔外、纵隔内的局限性积气→，与右主支气管↪直接相连，提示缺血性坏死引起的局灶性支气管裂开。肺内斑片状磨玻璃影➡继发于急性排斥反应。

术语

同义词

- 同种异体肺

定义

- 死亡供体单肺 / 双肺的外科替换

影像学表现

基本表现

- 最佳诊断思路
  - 开胸（单侧肺移植）或翻盖胸骨切开术（双侧肺移植）
  - 单肺门或双肺门手术夹
  - 自体肺内的残留病灶；不对称性肺实质
- 部位
  - 单侧或双侧肺

X 线表现

- 平片
  - 单侧肺移植
    - 单侧肺术后改变
    - 同侧肺门手术夹
    - 不对称性肺实质
      - 自体肺中的异常肺实质
  - 双侧肺移植
    - 双侧肺术后改变
    - 双侧肺门手术夹
    - 对称性肺实质
  - 支气管裂开
    - 广泛的纵隔气肿
    - 尽管有充分的胸腔引流，仍有气胸
- 肺移植术后并发症的平片表现
  - 术后早期并发症（<1 个月）
    - 气胸
      - 通常较少，由于充分的胸腔引流
      - 大量或持续存在时提示有气漏
    - 胸腔积液
      - 常见于移植后前 2 周
      - 持续性积液需要仔细评估
    - 超急性排斥反应
      - 移植肺即刻快速出现透过度减低、模糊
    - 急性排斥反应
      - 通常在移植后的前 3 个月内；典型的表现出现在几天内
      - 肺门周边的磨玻璃模糊影，间隔线影
      - 胸片可以正常
    - 再植反应
      - 形似间质水肿
      - 通常在术后 24~48 小时内发生；高峰出现在 96 小时左右，而后逐步吸收
    - 感染
      - 细菌、病毒、真菌
      - 医源性感染最常见
      - 局灶性 / 多灶性的实变 / 结节
  - 术后晚期并发症（>1 个月）
    - 感染（细菌、真菌、病毒）
      - 局灶性 / 多灶性的实变 / 结节
    - 支气管狭窄
      - 段性或叶性肺不张
    - 慢性肺移植功能障碍（chronic lung allograft dysfunction, CLAD）
      - 移植后 5 年内，几乎是不可避免地发生于 40%~50% 的患者
      - 闭塞性细支气管炎（bronchiolitis obliterans, BO）、限制性移植物综合征（restrictive allograft syndrome, RAS）、急性纤维素性机化性肺炎（acute fibrinous organizing pneumonia, AFOP）
      - BO：血管减少反映局部缺氧引起的反射性血管收缩；晚期肺过度充气
      - RAS：外周分布的实变和磨玻璃影，小叶间隔增宽和胸膜下小叶间隔增厚，支气管扩张，结构扭曲，上叶为主的体积缩小
      - AFOP：小叶间隔增厚和小叶内间隔线，广泛磨玻璃影，外周分布的实变影
    - 移植后淋巴增殖性疾病（posttransplant lymphoproliferative disorders, PTLD）
      - 从低度恶性淋巴组织增殖性疾病到淋巴瘤
      - 在爱泼斯坦 – 巴尔病毒（EB 病毒）抗体阴性的供者中更为常见
      - 多发肺结节及淋巴结肿大，最常见
    - 恶性肿瘤
      - 生长的肺结节
      - 最常累及原生肺

CT 表现

- 平扫 CT
  - 直接显示术后改变
    - 支气管吻合的评估
  - 直接显示肺部结构
    - 自体肺和移植肺的评价
- 增强 CT
  - 直接显示术后改变
    - 血管吻合的评估
- 移植后并发症的 CT/HRCT 表现
  - 移植术后早期并发症（<1 个月）
    - 支气管裂开
      - 吻合口附近的少量气体聚集，常于移植后即刻出现
      - 空气聚集范围增大或持续存在表明支气管裂开
    - 血管吻合并发症
      - 发生于不足 5% 的患者
      - 动脉吻合多于静脉吻合

- 增强 CT 容易显示血管狭窄或扭曲
- 患侧肺组织呈现低灌注
- 由于静脉狭窄所致的弥漫性肺水肿

– 感染
- 结节、实变、磨玻璃影
- 孤立性磨玻璃影多提示耶氏肺孢子菌肺炎，少数见于巨细胞病毒（cytomegalovirus，CMV）肺炎

○ 移植术后晚期并发症（>1 个月）

– 感染（细菌、真菌、病毒）
- 实变、结节、磨玻璃影
- 结节为主提示真菌感染
- 大叶性实变为主提示细菌感染

– 支气管狭窄与支气管软化
- 支气管狭窄患者高达 10%
- 可能导致阻塞性肺不张或阻塞性肺炎
- 支气管软化在呼气时相 CT 上评估最佳；超过 50%～70% 管腔塌陷

– 急性排斥反应
- 斑片状磨玻璃影和肺间隔线影；非特异性表现

– 慢性排斥反应
- 马赛克样衰减
- 持续的低密度或者呼气 CT 时加重；空气潴留
- 支气管扩张和支气管管壁增厚
- 外周和上叶为主的实变及磨玻璃影

– PTLD
- 肺结节和淋巴结肿大最为常见
- 间隔线、实变影、支气管内膜病变、胸腺增大
- 心包或胸膜病变较少见

推荐的影像学检查方法

- 最佳影像检查方法
  - 胸片用于监测
  - HRCT 用于明确问题所在或疑似肺部疾病
- 推荐的检查序列与参数
  - 呼气时相 HRCT 用于怀疑或已知的缩窄性细支气管炎

鉴别诊断

肺内转移瘤

- 可形似感染或 PTLD

肺叶不张

- 继发于支气管狭窄
- 中央型肺癌
- PTLD

膈肌膨出

- 可形似膈神经损伤

病理学表现

镜下表现

- 急性排斥反应
  - 血管周围及间质内单核细胞浸润
- 慢性排斥反应
  - 气管壁淋巴细胞浸润
  - 腔内肉芽组织样息肉
  - 晚期病变，由于纤维化所致的气道管腔闭塞
  - 胸膜肺弹力纤维增生

临床要点

临床表现

- 最常见的症状 / 体征
  - 急性排斥反应：发热、呼吸困难、移植肺功能障碍
  - BO 综合征
    – 进展性呼吸困难，气流阻塞
  - 感染
    – 发热、咳嗽、白细胞增多
  - 药物中毒
    – 发热、咳嗽、白细胞增多
  - PTLD 通常发生在前 2 年内，中位数为 6 个月
    – 病毒样疾病状态
    – 体重减轻、劳累、盗汗
  - 原生肺的肺癌；多见于与吸烟相关的肺部疾病或纤维化的患者
    – 体重减轻、劳累、咳嗽
    – 副肿瘤综合征

自然病史和预后

- 移植后 1 年平均生存率为 85%～90%
  - 早期死于急性移植肺衰竭或感染
- 移植后 5 年生存率约为 50%
  - 晚期死亡通常与慢性排斥反应有关

治疗

- 急性排斥反应
  - 糖皮质激素 / 免疫抑制剂治疗
- 慢性排斥反应
  - 选择适当患者进行再次移植
- 感染
  - 广谱抗菌药物
- 支气管吻合的并发症
  - 扩张术、支架置入术、手术修复
- PTLD
  - 降低免疫抑制
  - 抗病毒药物
- 肺癌
  - 手术切除、立体定向放射治疗、消融术

诊断要点

考虑的诊断

- 移植肺新发的任何影像学异常，均可能提示机会性感染和急性排斥反应
  - 多发结节和实变影倾向感染
- 尽管有充分的胸腔引流，持续性气胸或纵隔气肿均提示支气管吻合口并发症

影像解读要点

- 早期的移植肺改变通常是再植反应
  - 清除失败提示感染或排斥反应
- 支气管吻合口重合套叠的典型外观并不意味着支气管裂开
  - 支气管吻合周围小曲线形气囊
- 呼气时相CT有助于评估与慢性排斥反应相关的空气潴留

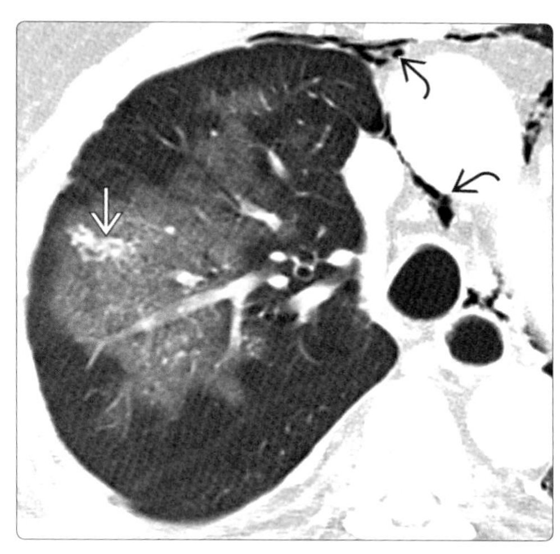

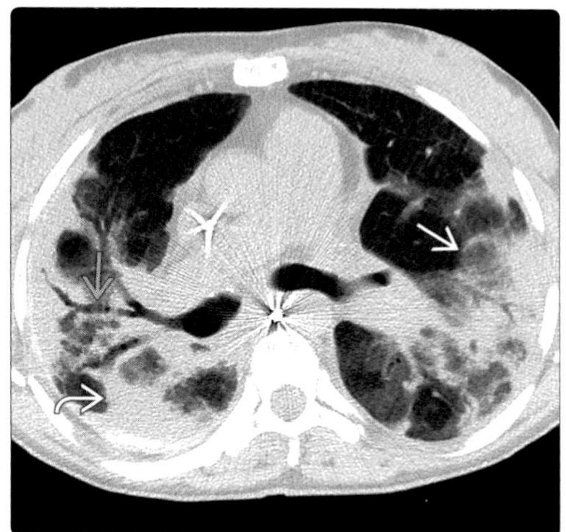

（左图）横断位平扫CT图像显示右侧移植肺，巨细胞病毒肺炎感染所致的大面积磨玻璃影和其内局灶性实变影➡。注意原生自体左肺的肺大疱破裂（未显示）引起广泛的纵隔气肿➦。

（右图）横断位平扫CT图像显示在限制性慢性移植肺功能障碍背景下，肺外周分布的磨玻璃影➡和实变影➦，合并牵拉所致的支气管扩张→。

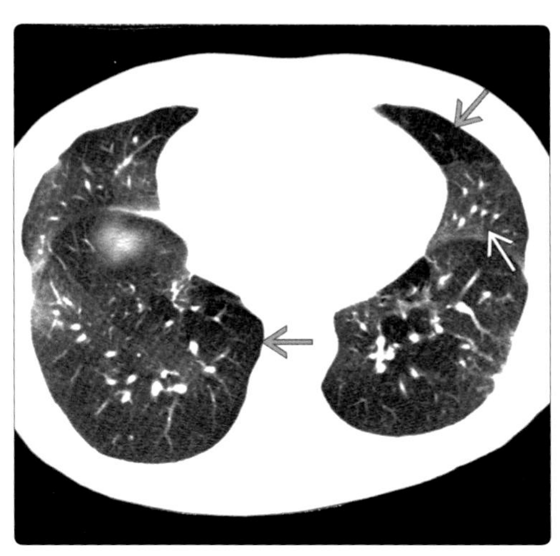

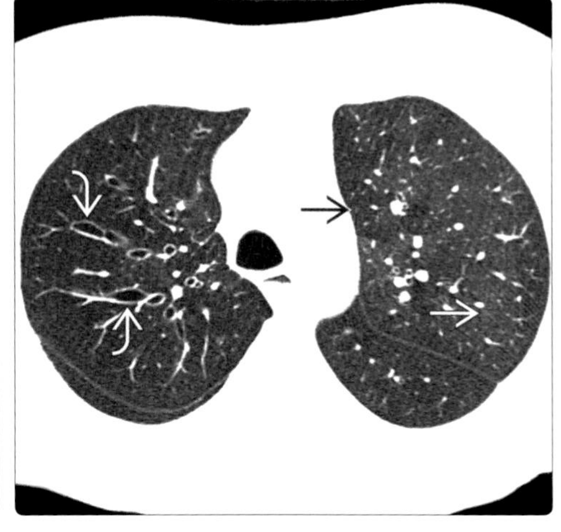

（左图）呼气时相横断位HRCT表现为肺马赛克样衰减→，与慢性移植排斥反应背景下闭塞性细支气管炎所致的空气潴留表现一致。注意未受影响稍高密度的肺实质➡。

（右图）横断位HRCT显示慢性排斥反应所致的肺弥漫性密度不均匀。明显存在磨玻璃影的区域➡代表未受累的肺组织，而低密度区域→则反映空气潴留。支气管扩张➦常伴随慢性排斥反应而进展。

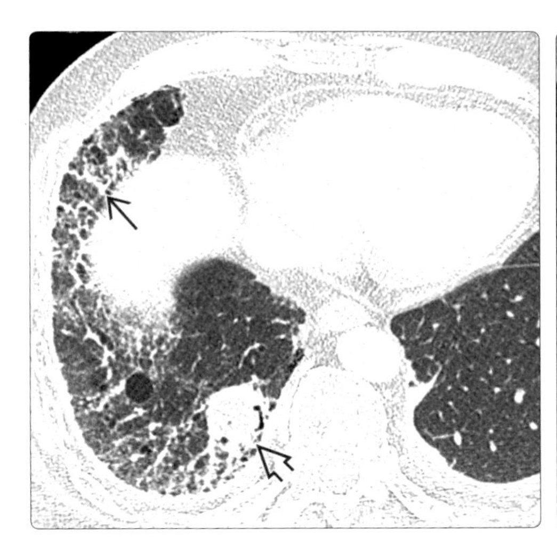

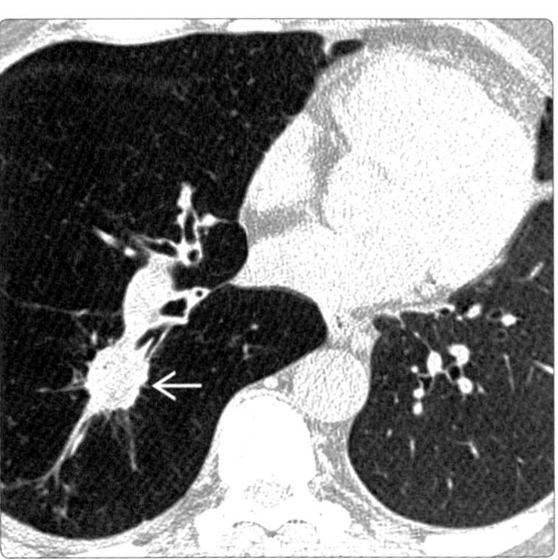

（左图）横断位HRCT显示在纤维化背景的原生自体右肺内→，于右肺下叶见一肿块影⇨伴空气支气管征。活检显示移植后淋巴组织增生，可影响纵隔、自体肺或同种异体移植肺。

（右图）横断位HRCT显示在肺气肿背景的原生自体肺内，于右肺下叶见一有毛刺的肿块影➡。有嗜烟和肺气肿病史的患者在自体肺内患有原发性肺癌的风险增加。原发性肺癌在同种异体移植肺中并不常见。

食管切除术

关键要点

术语
- 食管良性和恶性病变的多种手术方法
- 最常见的：上腹右胸食管次全切除胃食管胸内吻合术（Ivor Lewis）

影像学表现
- 平片
  - 术后初始评估
  - 术后并发症的评估
  - 胃导管引起的右纵隔轮廓异常
  - 胃肠道造影剂泛影葡胺：排除吻合口瘘
- CT
  - 术后并发症的评估
  - 肿瘤复发评估
- PET-CT：分期和治疗后的再分期

主要鉴别诊断
- 贲门失弛缓症
- 纵隔肿瘤

病理学表现
- 胃：最方便的食管替代部位
- 其他：胃管、结肠、空肠、吻合血管的游离移植术

临床要点
- 常见的发病原因：气胸、胸腔积液、肺炎、呼吸衰竭
- 纵隔炎和脓毒症：高发病率 / 死亡率

诊断要点
- 考虑用胃肠道造影剂泛影葡胺来评估吻合口瘘的位置和大小
- CT 是评估手术并发症和肿瘤复发的最佳成像方式

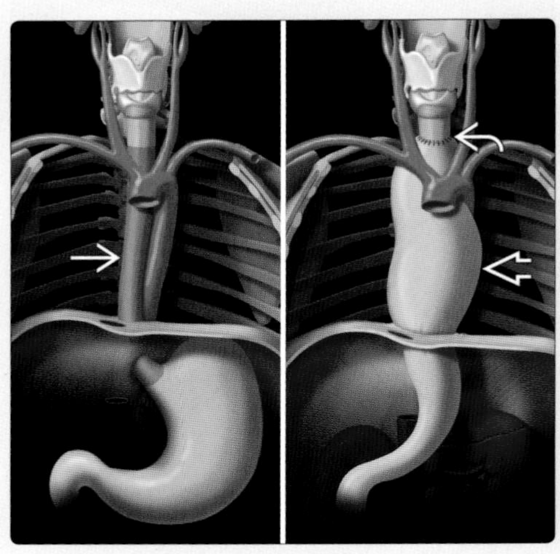

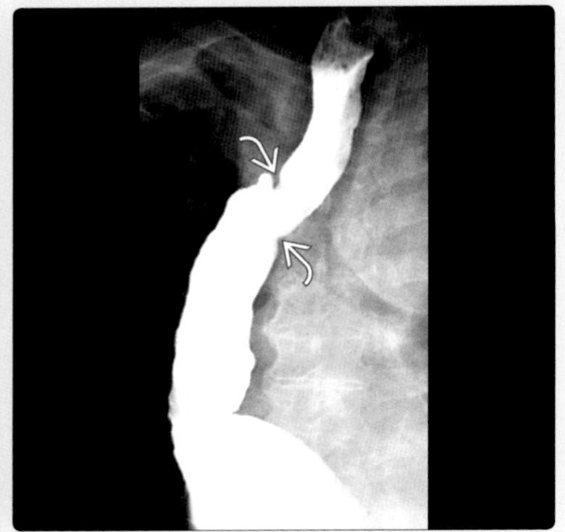

（左图）一名上腹右胸食管次全切除胃食管胸内吻合术后的患者。本身的食管➡被切除，然后胃➡被“拉”进胸腔并被吻合↪到食管近端。

（右图）斜位胃肠道造影显示经胸食管切除术后改变及正常的食管胃吻合术↪。这是位于食管中间 1/3 的可切除肿瘤的首选手术方法。

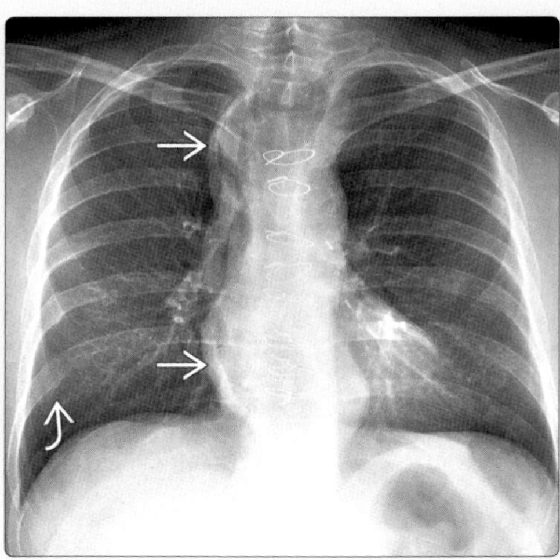

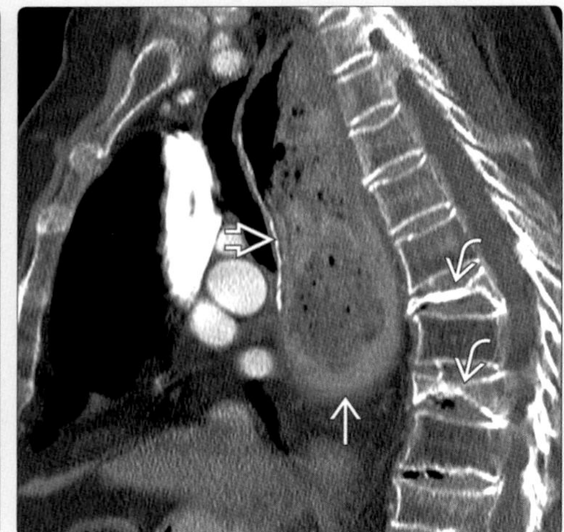

（左图）一名既往行上腹右胸食管次全切除胃食管胸内吻合术和冠状动脉旁路移植术的患者的后前位胸片显示，胃管轻度扩张积气➡，略突向中线右侧。注意手术后右侧胸壁的变化↪。

（右图）食管切除术后矢状位增强 CT 显示胃管轻度扩张➡，胃壁缝钉线➡，和椎体压缩性骨折↪。CT 是评估术后并发症和肿瘤复发的最佳影像学方式。

食管切除术

术语

定义

- 食道良性和恶性病变的手术方式
  - 上腹右胸食管次全切除胃食管胸内吻合术（Ivor Lewis）
    - 最常见的技术
    - 中段和下段 1/3 的食管癌
  - 非开胸术的食管切除术
    - 颈胸部食管癌
    - 贲门失弛缓症，腐蚀性损伤
  - 左胸腹食管胃切除术
    - 食管远端的良性和恶性病变
  - 根治性全食管切除术
    - 潜在可治愈的肿瘤（术前和术中分期）

影像学表现

X 线表现

- 胃管引起的右纵隔轮廓异常
- 术后初始评估
  - 纵隔增宽、纵隔积气、皮下气体、胸腔积液
- 术后并发症的评估
  - 纵隔增宽、纵隔积气
  - 胸腔积液
  - 管内有较大的气 – 液平面
- 胃肠造影剂泛影葡胺：排除吻合口瘘

CT 表现

- 评估吻合口和缝合线
- 纵隔炎：纵隔脂肪结构模糊，积液、管腔外气体
- 吻合口瘘：吻合口周围积液 / 积气；纵隔脓肿；可能不显示瘘口
- 延迟排空：扩张的管道，气 – 液平面
- 肿瘤复发：肿块、淋巴结肿大
- 吸入性细支气管炎：食管切除术后的常见并发症；“树芽”征 ± 支气管扩张

超声表现

- 内镜超声检查
  - 肿瘤侵袭，淋巴结肿大

核医学表现

- PET/CT
  - 评估远处转移情况
  - 新辅助治疗后的再分期

鉴别诊断

贲门失弛缓症

- 纵向轮廓异常 ± 气 – 液平面
- 相关手术史是至关重要的

纵隔肿块

- 淋巴结肿大
- 淋巴瘤
- 生殖细胞肿瘤
- 淋巴管瘤

病理学表现

基本表现

- 胃：最方便的食道替代物
- 其他：胃管、结肠、空肠、吻合血管的游离移植术
- 并发症
  - 外科手术
    - 吻合口瘘：主要并发症
      - 早期（2~3 天）或晚期（3~7 天）
      - 症状不明显（50%）
      - 瘘管通向邻近结构
    - 吻合口狭窄：术后晚期（排除复发）
    - 纵隔炎：威胁生命；与高发病率和死亡率有关
    - 排空延迟：较大的纵隔内气 – 液平面
      - 幽门引流不足，食管裂孔阻塞
      - 冗余的胸腔内食管替代物
    - 肺部
      - 肺炎、误吸、急性呼吸窘迫综合征、肺水肿、胸腔积液、气胸、肺栓塞
  - 术后肿瘤复发
    - 局部肿瘤复发
    - 食道替代物肿瘤：胃、结肠肿瘤

临床要点

临床表现

- 最常见的症状 / 体征
  - 常见的发病原因
    - 气胸、胸腔积液
    - 肺炎（吸入性）
    - 呼吸衰竭

自然病史和预后

- 纵隔炎和脓毒症：高发病率 / 死亡率

治疗

- 吻合口瘘：导管或胸部置管引流、手术治疗、暂时支架置入

诊断要点

考虑的诊断

- 胃肠造影泛影葡胺评估吻合口瘘的位置和大小
- CT 是评估手术并发症和肿瘤复发的最佳成像方式

放射性肺疾病

关键要点

术语
- 放射治疗（radiation therapy, RT）：辐射通过破坏癌组织 DNA 来控制细胞生长，导致细胞死亡
- 胸部肿瘤的治疗 / 姑息：肺癌、乳腺癌、食管癌；胸腺上皮肿瘤；淋巴瘤；恶性胸膜间皮瘤

影像学表现
- 平片
  - 剂量 >40 Gy 时可见阴影
- CT
  - 放疗照射野内边缘清晰的条索影
  - 位置和分布取决于肿瘤的位置、放疗技术、治疗计划和疾病程度
  - 放射性肺炎（治疗结束后 1~6 个月）
    - 磨玻璃密度影和（或）实变
    - 同侧少量胸腔积液
  - 放射性纤维化（治疗结束后 6~12 个月）
    - 肺部阴影减少；牵拉性支气管扩张加重，肺体积缩小，结构扭曲
    - 光滑的胸膜增厚、胸腔积液
- 氟代脱氧葡萄糖（fluorodeoxyglucose FDG）正电子发射计算机体层显像仪（positron emission tomography/computed tomography, PET/CT）
  - 放射性肺炎：弥漫性同质 FDG 摄取增高，并且随时间推移而逐步减低
  - 放射性纤维化：局灶性 FDG 摄取增高提示疾病复发

主要鉴别诊断
- 肺炎
- 癌性淋巴管炎
- 肺癌（复发）

诊断要点
- 接受放疗的患者出现新的肺部阴影应考虑放射性肺疾病；与放疗照射野及治疗时间有关

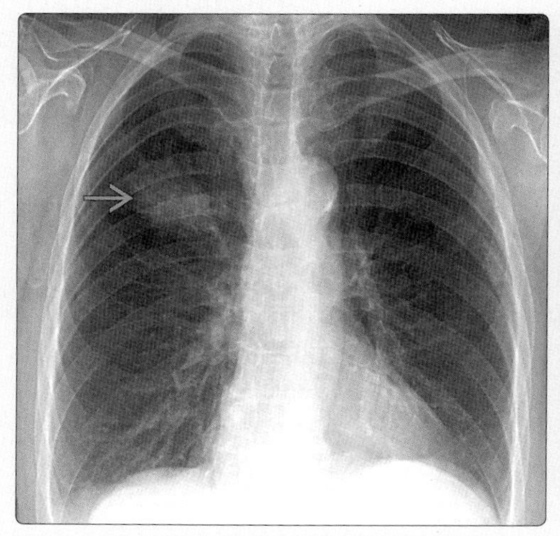

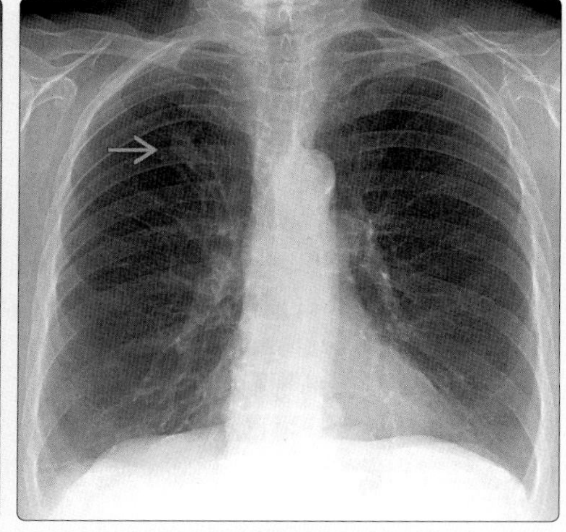

（左图）76 岁，女性，原发性鳞状细胞癌患者，后前位胸片显示右上叶团块样病变➡。

（右图）该患者放疗完成 12 周后的后前位胸片显示右上叶病变的大小减小➡。未见新的肺部阴影。原发肿瘤在新的肺部阴影出现之前发生体积缩小可能是放疗的最初表现。

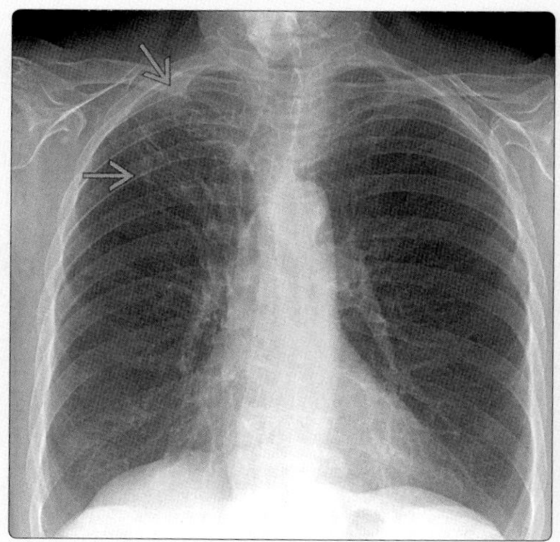

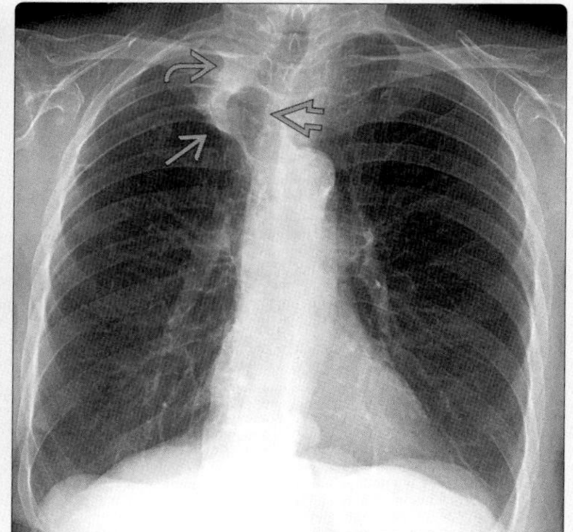

（左图）同一患者放疗完成 20 周后后前位胸片显示新的斑片状影➡，与放疗后肺炎表现一致。

（右图）该患者放疗完成 3 年后后前位胸片显示右上叶致密影➡，符合放射性纤维化表现。继发于右肺上叶体积缩小和少量包裹性胸腔积液↪的气管向右移位⇨是放疗后的常见表现，随着时间的推移应保持稳定或减轻。

术语

缩写
- 放射性肺病（radiation-induced lung disease, RILD）

同义词
- 放射性肺炎
- 放射性纤维化

定义
- 放射治疗使用电离辐射通过破坏肿瘤组织的 DNA 来控制细胞生长，导致细胞死亡
  - 胸部肿瘤的治疗 / 姑息治疗：肺癌、乳腺癌、食管癌、胸腺上皮肿瘤、淋巴瘤、恶性胸膜间皮瘤
- 常规 2DRT 使用两个方向相反的平行辐射束（前后和后前）
  - 目前保留用于姑息性治疗骨转移疼痛和咯血
- 新的 RT 技术发展致力于提高靶区剂量，同时使周围结构剂量减少
  - 根据 CT 数据重建的 3D 图像确定靶区体积；使用多个辐射束以符合靶区形态并向肿瘤提供最大辐射
    - 三维适形放疗（3D conformal RT, 3DCRT）：每个辐射束的形状符合靶区体积的轮廓（过去的放射治疗匹配靶区的高度和宽度）
      - 四维适形放疗采用呼吸门控
    - 调强放疗（intensity-modulated RT, IMRT）：新一代 3DCRT；通过调节多个小体积辐射束的强度，可以更精确地形成 3D 形状
    - 立体定向体部放疗（stereotactic body RT, SBRT）：少次分割（大分割）、高分次剂量治疗早期非小细胞肺癌
  - 质子治疗（proton therapy, PT）：使用质子作为放射源
    - 将辐射传递到一定深度且保证周围组织最小的辐射量；用于治疗复发性既往放疗的肿瘤、中央型肿瘤和接近关键结构的肿瘤

影像学表现

基本表现
- 最佳诊断思路
  - 照射野内的肺部阴影
- 部位
  - 肺部异常与被治疗肿瘤的位置有关
    - 非小细胞肺癌：邻近原发灶；如果照射野覆盖淋巴结病变，肺部异常位于纵隔旁；如果照射野覆盖原发肿瘤，肺部异常出现位置可扩展至肿瘤旁 2 cm，区域淋巴结旁 1 cm
    - 小细胞肺癌：照射野内包括原发肿瘤，可扩展至锁骨上、肺门、纵隔和上腹部淋巴结；肺内阴影可能发生在多个部位
    - 胸腺上皮肿瘤，食管癌，淋巴瘤：纵隔旁阴影；胸腺肿瘤：上叶；远端食管癌：下叶
    - 间皮瘤：邻近治疗部位的肺、纵隔和胸壁
    - 乳腺癌：上叶、中叶和舌叶；胸膜下前部分布
- 大小
  - 肺内阴影范围取决于技术
    - 传统 2DRT 的范围较广
    - 3DCRT、IMRT、SBRT 和 PT 的范围较小（局限于照射野）
- 形态
  - 早期：照射野内的肺部阴影

X 线表现
- 平片
  - 剂量 >40 Gy 时可见阴影
  - 放射性肺炎（放疗完成后 1~6 个月）：斑片状气腔阴影和（或）实变
  - 放射性纤维化（放疗完成后 6~12 个月，12~24 个月后稳定）：气腔阴影和（或）实变减少；牵拉性支气管扩张加重，肺体积缩小，结构扭曲
  - 机化性肺炎：斑片状或结节状实变；照射野外可影响对侧肺
    - 乳腺癌放疗后易出现（放射治疗完成后 1 年内）
    - 可能是乳腺癌的切线野放疗引起的；在其他胸部恶性肿瘤中不会发生
  - 肿瘤体积缩小可先于肺部阴影出现

CT 表现
- HRCT
  - 肿瘤体积缩小可先于肺部阴影出现
  - 放射性肺炎
    - 常规 2DRT：磨玻璃影、气腔阴影和（或）实变
    - 其他技术（3DCRT、IMRT、SBRT、PT）
      - 斑片状或弥漫性磨玻璃影和（或）实变
    - 被治疗的肿瘤位于放射性肺炎内
    - 阴影可能会在 6 个月内消失，也可能演变为纤维化
    - CT 异常出现的位置可能远离被治疗的恶性肿瘤所在的位置，但仍局限于照射野的范围内
    - 同侧少量胸腔积液
  - 放射性纤维化
    - 2DRT：致密实变影、牵拉性支气管扩张、肺体积减小、结构扭曲
    - 其他技术（3DCRT、IMRT、SBRT、PT）
      - 改良传统模式（新技术）：致密实变影、牵拉性支气管扩张、肺体积减小、结构扭曲（相比 2DRT 范围较小）
      - 类似团块样
      - 类似瘢痕样
    - 光滑的胸膜增厚 / 积液（伴或不伴包裹性胸腔积液）
      - 在放疗完成后 6 个月内

- 6 个月后积液量增多或进展情况应进一步调查
- 机化性肺炎
  - 磨玻璃影和（或）实变
    - 常见于双侧肺及外周带；多具有游走性
  - 反晕征
- 骨 CT
  - 肋骨硬化、骨折
  - 通常见于放疗完成后 1 年

核医学表现

- PET/CT
  - 用于检测远处转移、肿瘤复发（放疗完成后 3~6 个月）
  - 放射性肺炎：弥漫的、均匀的 FDG 摄取增高，随时间推移而逐步减低
  - 放射性纤维化：局灶性 FDG 摄取增高提示疾病复发

推荐的影像学检查方法

- 最佳影像检查方法
  - CT：评估放疗后肺部的异常变化
  - PET/CT：评估复发 / 转移
    - 放疗完成后 3~6 个月内的 PET/CT 用于检测远处转移或非区域淋巴结转移，而非评估原发肿瘤

鉴别诊断

肺炎

- 照射野外的急性异常
  - 气腔阴影、实变、小叶中心结节和（或）分支线状影

癌性淋巴管炎

- 已知原发胸内或胸外恶性肿瘤
- 结节样小叶间隔增厚；支气管血管周围间质和叶间裂增厚；胸膜下结节

肺癌（复发）

- 通常发生在治疗后的前 2 年内
- CT：先前稳定的放射性纤维化密度增高；新发分叶或结节，先前发生支气管扩张的呼吸道出现闭塞
  - 放射性纤维化内局灶性对比增强
  - 新发淋巴结肿大，新发胸膜增厚 / 积液

病理学表现

基本表现

- RT 引起弥漫性肺泡损伤：急性渗出期、增生期、慢性纤维化期

镜下表现

- 急性期
  - 血管充血，毛细血管通透性增加，肺泡内蛋白类物质、炎性细胞浸润
- 亚急性或增生期
  - 间质纤维化，Ⅱ型肺泡细胞增生，毛细血管功能紊乱（微血管血栓）；可能消退或进展为慢性或纤维化期
- 纤维化期
  - 成纤维细胞增生，进行性肺泡间隔增厚

临床要点

临床表现

- 最常见的症状 / 体征
  - 放射性肺炎：呼吸困难、咳嗽、低热
  - 放射性纤维化：无症状或慢性呼吸困难
- 其他症状 / 体征
  - 食管炎
  - 心包积液
  - 心肌病
  - 冠状动脉疾病
  - 放射性肝损伤（远端食管癌和恶性胸膜间皮瘤）

自然病史和预后

- 影响辐射组织损伤的因素
  - 放射剂量
  - 靶区体积
  - 分割（较少次数）
  - 同时化疗
  - 既往 RT
  - 既往肺部疾病（肺气肿、肺纤维化）
  - 年龄
  - 吸烟
- 放射剂量与肺损伤之间没有线性关系
- 肺损伤通常发生在接受 >40 Gy 的射线照射后，但偶尔也会发生在剂量 <20 Gy 时
- 第二原发恶性肿瘤的发生率：肺癌放化疗后每年 2.4/100

治疗

- 对有症状的患者使用皮质类固醇激素

诊断要点

考虑的诊断

- 接受放疗后出现新发肺部阴影的患者应考虑 RILD

影像解读要点

- 将影像学异常与放疗照射野及治疗时间联系起来

报告要点

- 照射野外出现的，或在 RT 完成后早期或之前出现的肺部阴影，提示除恶性肿瘤以外的病因

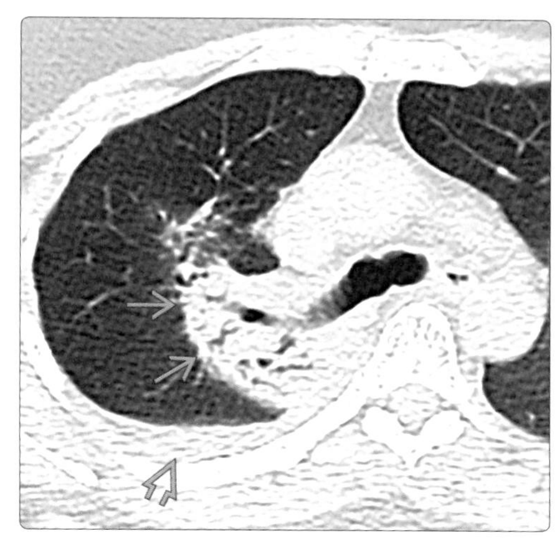

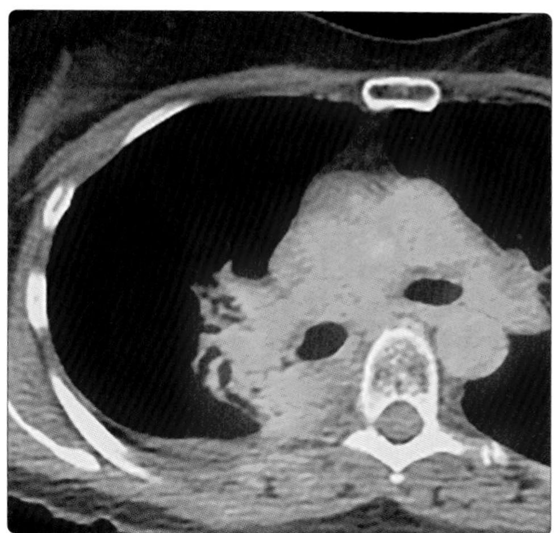

（左图）65 岁，女性，肺癌患者，在 12 个月前接受放射治疗，横断位平扫 CT 图像显示右上叶致密影→，伴有支气管扩张和肺体积减小，符合放射性纤维化表现。可见右侧少量胸腔积液⇨。

（右图）该患者的横断位融合 FDG PET/CT 图像显示右上叶代谢较低，与纵隔背景相似，符合放射性纤维化表现。FDG PET/CT 对放射性纤维化内肿瘤复发的诊断有重要价值。

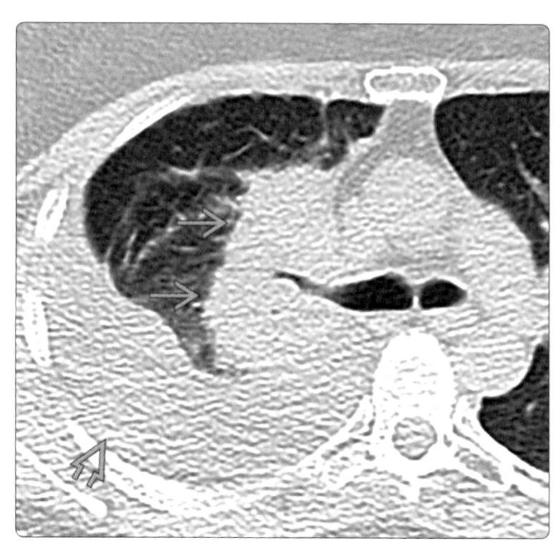

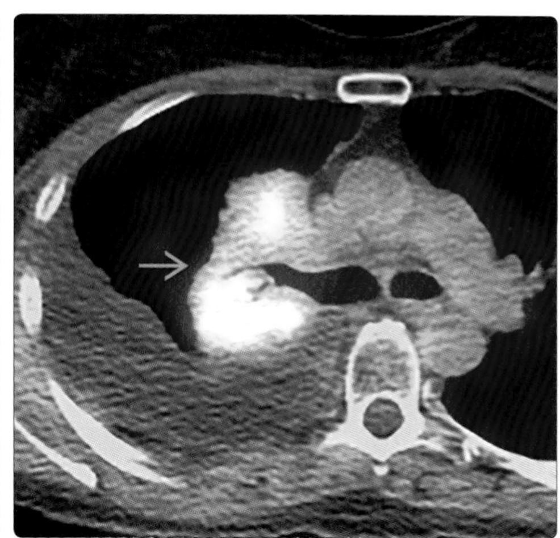

（左图）同一患者放疗完成 6 个月后，横断位平扫 CT 图像显示右上叶病变增大→，先前的内源性支气管扩张消失，右侧胸腔积液明显进展⇨，考虑恶性肿瘤复发。

（右图）该患者横断位融合 FDG PET/CT 图像显示与复发有关的右上叶病变 FDG 摄取增高→，并经活检证实。复发通常发生在治疗完成后的前 2 年内。

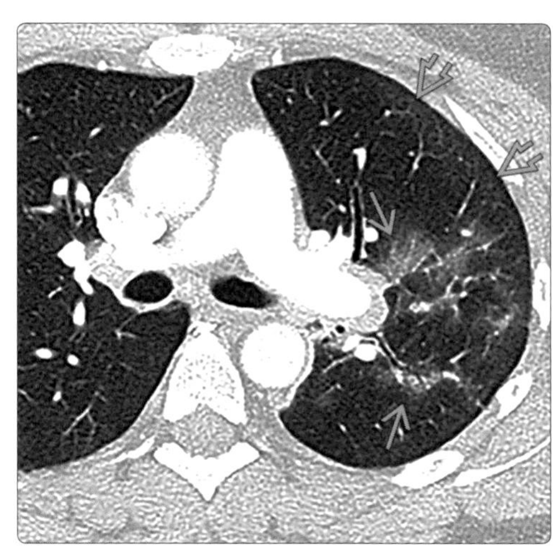

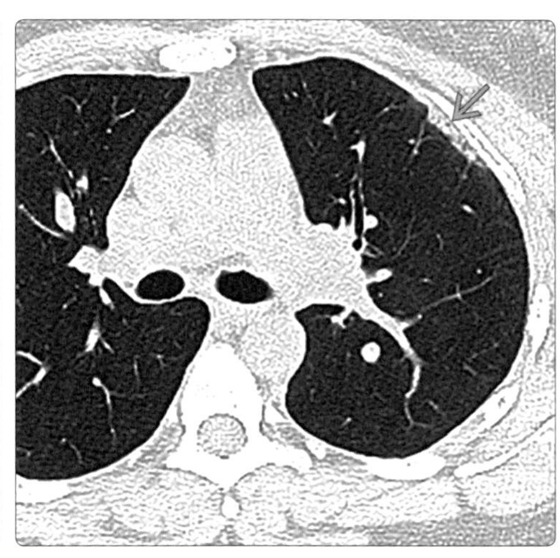

（左图）47 岁，女性，乳腺癌患者，在 6 周前接受放射治疗，其横断位增强 CT 图像显示左肺斑片状实变→，符合放射性肺炎表现，类似于感染。外周小磨玻璃影⇨是乳腺放疗的特征性表现。

（右图）该患者的横断位平扫 CT 图像显示左上叶胸膜下致密影→，符合放射性纤维化表现。纤维化通常发生在放疗结束后 6~12 个月。

（左图）一名接受恶性肿瘤放射治疗患者的横断位平扫CT图像显示，位于左肺外周浅淡的条带状磨玻璃影→，与未受累的正常肺组织形成一条跨越叶间裂的清晰界限。

（右图）一名经活检证实的原发性肺癌患者，横断位增强CT图像显示，在小叶中央型肺气肿的背景下，右上叶有一分叶状实性结节→。经评估该患者不适合手术，被转至放射肿瘤科进行最终治疗。

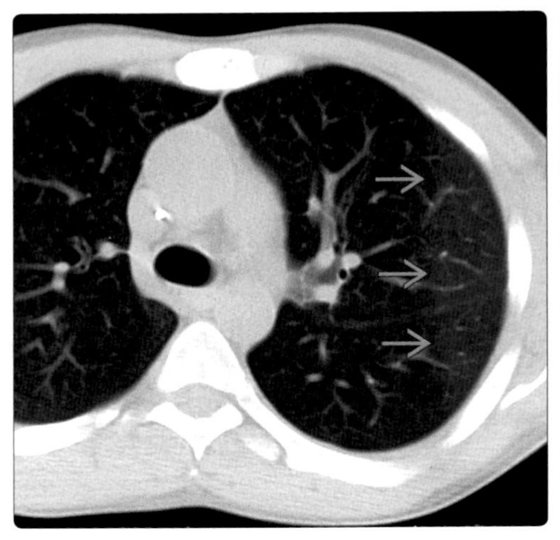

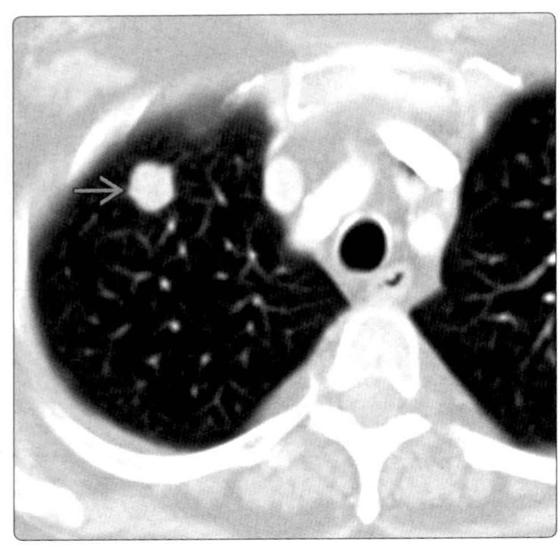

（左图）同一患者放疗结束2个月后的横断位增强CT图像显示，在肺气肿和右上叶结节遮盖的背景下有致密的不均匀实变，符合放射性肺炎表现。PET/CT图像上该肺部异常出现FDG摄取增高。

（右图）该患者在放疗完成10个月后的横断位平扫CT图像显示右上叶肺体积减小，并出现弧形带状影→，提示放射性纤维化。

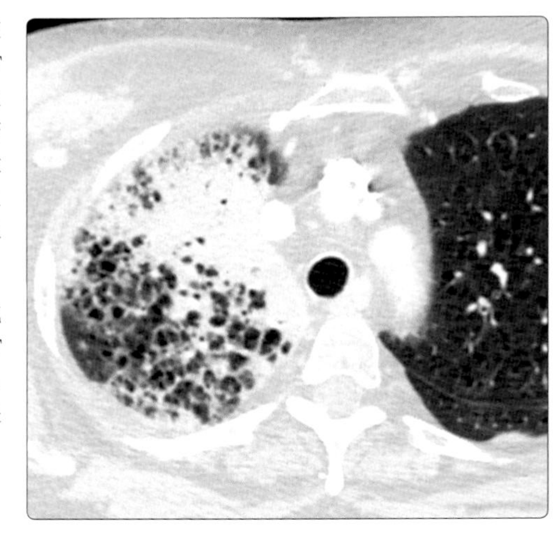

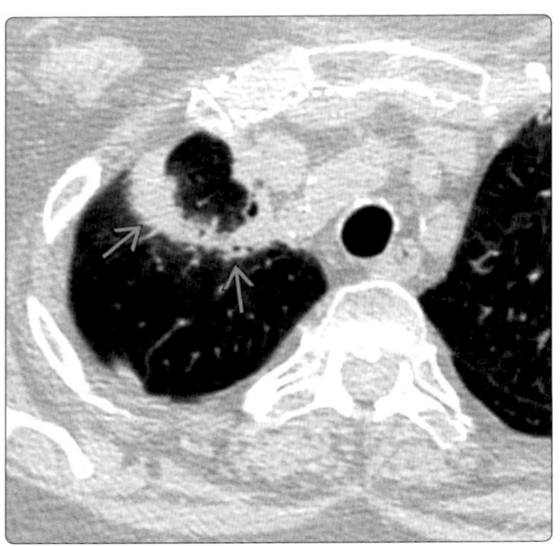

（左图）乳腺癌放疗患者的横断位平扫CT图像显示，右下叶外周带不均匀实变→。活检证实机化性肺炎。

（右图）转移性肺癌患者行姑息性脑放疗后发生机化性肺炎，横断位融合FDG PET/CT图像显示双侧外周带多灶性FDG高摄取性实变→。机化性肺炎是一种公认的放射性肺疾病表现，发生在照射野之外。

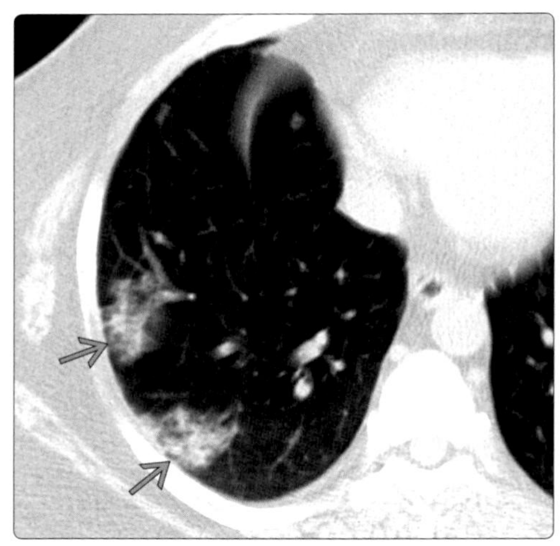

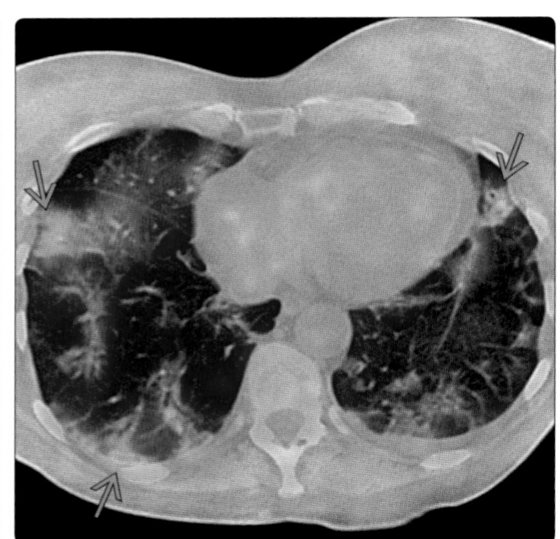

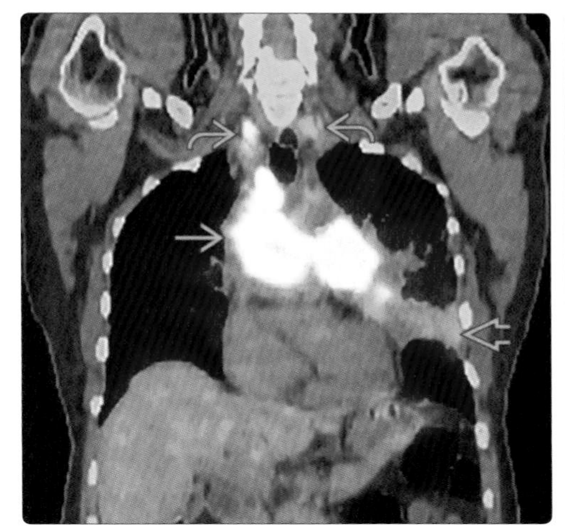

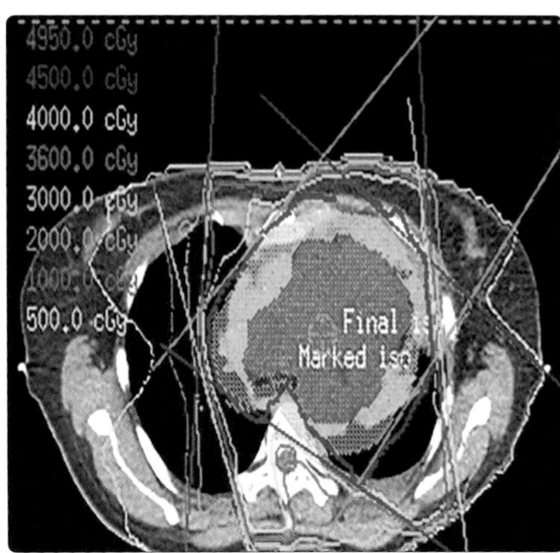

（左图）67岁，女性，小细胞肺癌患者，其冠状位融合FDG PET/CT显示，广泛的纵隔→、双侧锁骨上↪淋巴结肿大，FDG摄取增高，以及左侧阻塞性肺炎⇨。放射治疗用于细胞减灭。

（右图）为调强放疗计划而获得的同一患者的横断位CT显示，用于向受累的纵隔和左肺门淋巴结提供姑息性放射剂量的射束配置。

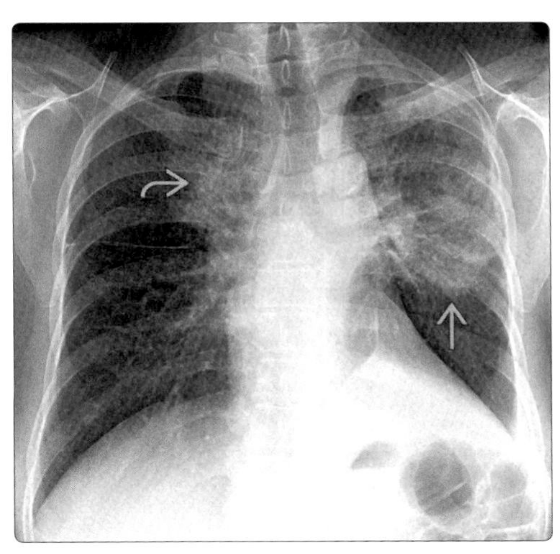

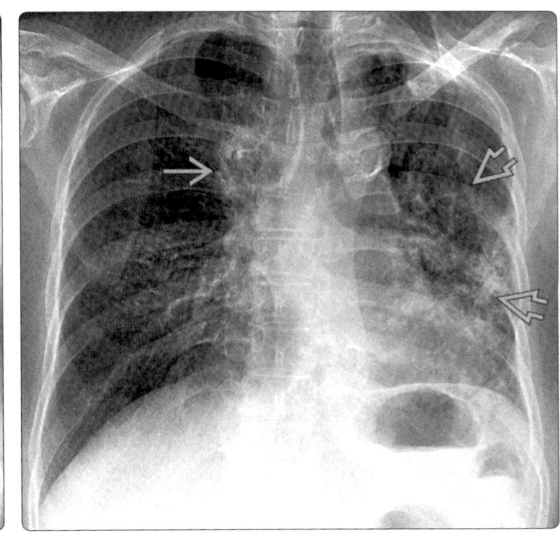

（左图）同一患者治疗后8周的后前位胸片显示，左肺上叶→和右肺上叶纵隔旁↪双侧密度不均匀的阴影，符合放射性肺炎。

（右图）同一患者治疗后13个月的后前位胸片显示，右肺上叶阴影内出现牵拉性支气管扩张→，左肺有残留的线样和不规则的阴影⇨，符合放射性纤维化。放射性纤维化通常在12~24个月后趋于稳定。

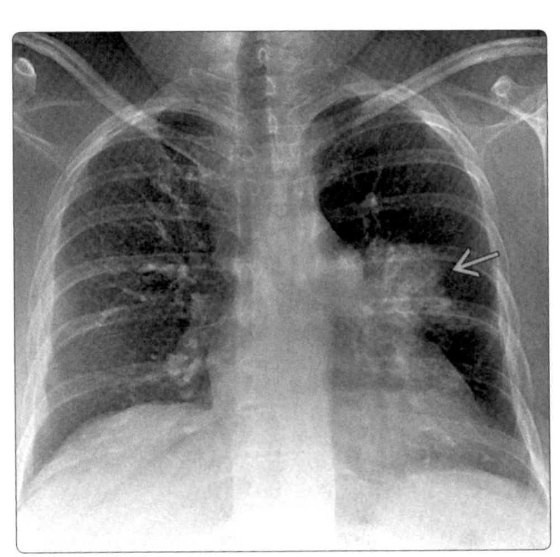

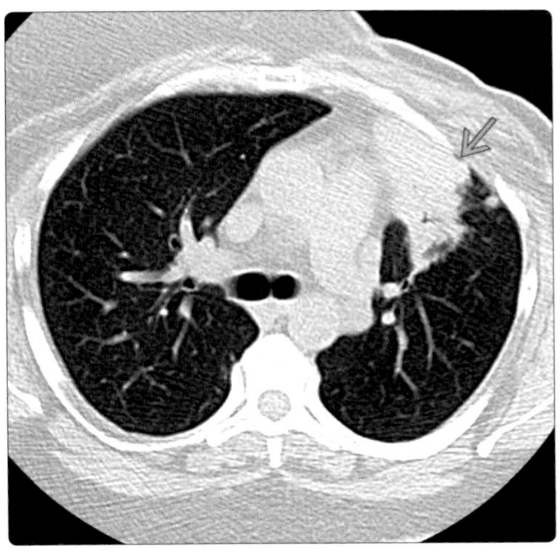

（左图）一名既往有左侧乳腺癌病史的女性患者，经乳房切除术和放射治疗后，发展为放疗诱发的原发性肺癌，其后前位胸片显示左肺门周围肿块→。

（右图）同一患者的横断位平扫CT图像显示，左肺上叶肿块样实变→，由原有的放射性纤维化发展而来，经病理证实为原发性肺腺癌。放射治疗可以导致放射区域内发生恶性肿瘤的风险增加。

胸内药物反应

关键要点

术语

- 药源性肺病（drug-induced lung disease, DILD）

影像学表现

- 高分辨率 CT（high resolution CT, HRCT）：各个疾病模式的主要特征
  - 机化性肺炎：支气管血管周围、胸膜下、小叶周围阴影；反晕征和环礁征
  - 非特异性间质性肺炎：基底部磨玻璃密度影和（或）网状影，牵拉性支气管扩张
  - 普通型间质性肺炎：基底部胸膜下蜂窝状影，牵拉性支气管扩张
  - 过敏性肺炎：磨玻璃密度影和（或）小叶中心结节，空气潴留
  - 嗜酸性粒细胞性肺炎：外周胸膜下阴影
  - 弥漫性肺泡损伤：重力依赖性实变，磨玻璃密度影
  - 弥漫性肺泡出血：磨玻璃密度影
  - 结节病样肉芽肿病：淋巴管周围结节，淋巴结肿大

主要鉴别诊断

- 肺炎
- 肺水肿
- 间质性肺疾病和结缔组织病
- 过敏性肺炎

临床要点

- 症状：呼吸困难、咳嗽、发热、嗜酸性粒细胞增多
- 药物毒性受以下因素影响：年龄增长、吸烟、原有肺部疾病、遗传易感性、既往或同时进行的放射治疗、联合使用抗癌药物
- 治疗：停止药物使用、皮质类固醇

诊断要点

- 对有药物治疗史并伴有新发和（或）进行性呼吸系统症状的患者考虑 DILD
- 了解用药史和特定的损伤模式后进行诊断

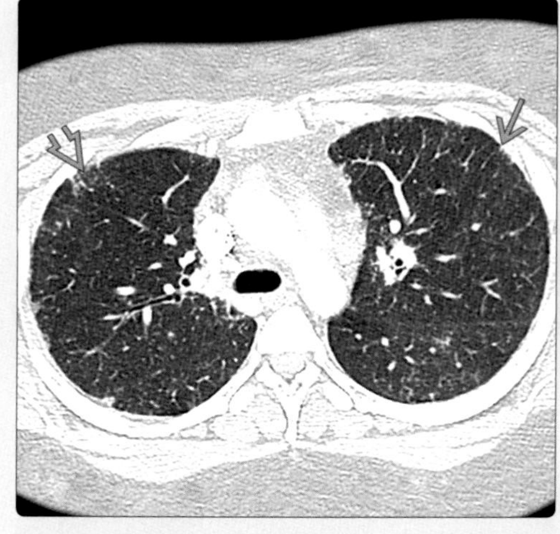

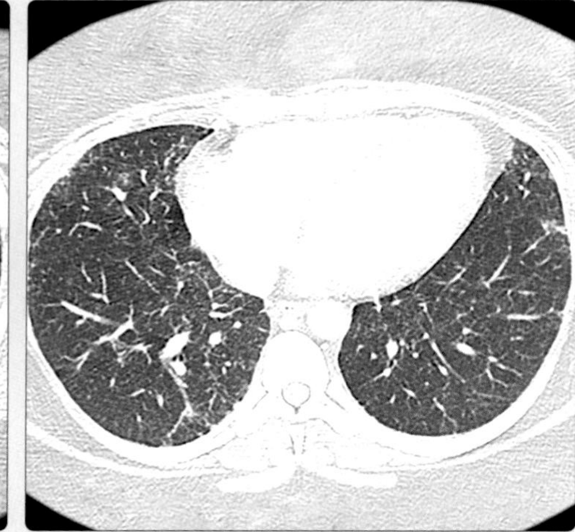

（左图）一名 61 岁女性膀胱癌患者，正在接受德瓦鲁单抗治疗，伴有发热和咳嗽症状，其横断位平扫 CT 图像显示双侧胸膜下细微的磨玻璃密度影⇨和线状影→。

（右图）同一患者的横断位平扫 CT 图像显示，胸膜下阴影不呈蜂窝状，符合非特异性间质性肺炎模式。停用德瓦鲁单抗后症状缓解。非特异性间质性肺炎是一种常见的损伤或药源性肺病。

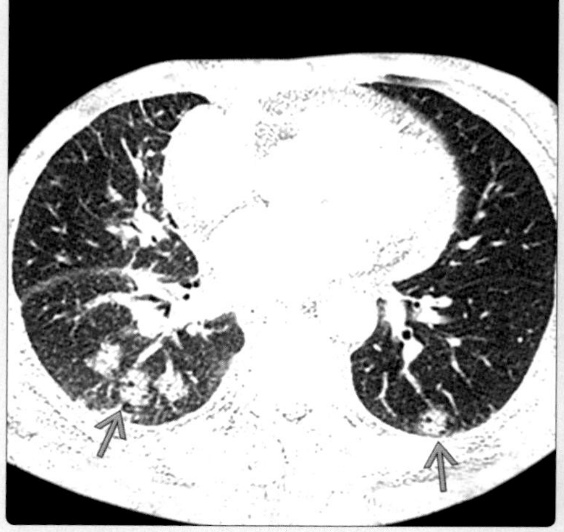

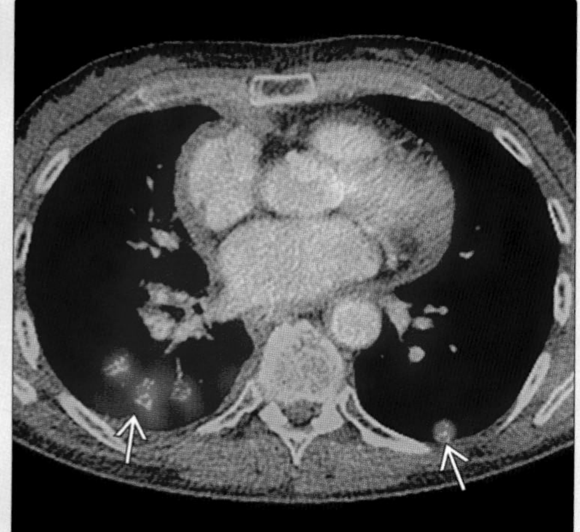

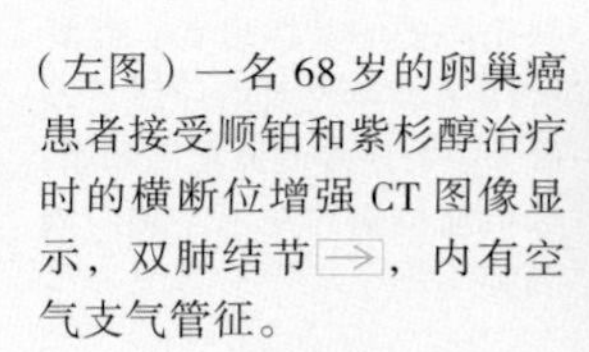

（左图）一名 68 岁的卵巢癌患者接受顺铂和紫杉醇治疗时的横断位增强 CT 图像显示，双肺结节→，内有空气支气管征。

（右图）同一患者的横断位融合 FDG PET/CT 显示结节内 FDG 摄取增高➡。为排除感染而对病灶进行活检，结果显示为机化性肺炎，其典型表现为外周和胸膜下的结节状影和（或）实变。

术语

缩写

- 药源性肺病（drug-induced lung disease, DILD）

同义词

- 药物性肺损伤

定义

- DILD：药物接触引起的炎症，可能会缓解或演变为纤维化。
  - 最常报道的药物：抗肿瘤药、抗炎药、心血管药物、抗生素

影像学表现

基本表现

- 最佳诊断思路
  - 排除性诊断
  - 出现肺部疾病后，可疑程度高
  - 停止治疗后，临床和（或）影像表现可能会有所改善

X 线表现

- 平片
  - 同一患者可能同时存在多种模式
- 特定疾病模式
  - 肺部异常
    - 机化性肺炎（organizing pneumonia, OP）
      - 单侧或双侧斑片状的实变；可能是游走性的
      - 支气管周围、小叶周围、胸膜下分布
    - 非特异性间质性肺炎（nonspecific interstitial pneumonia, NSIP）
      - 基底部分布的、网状和（或）斑片状的外周阴影
    - 过敏性肺炎（hypersensitivity pneumonitis, HP）
      - 不同阶段：非纤维化、纤维化
      - 磨玻璃密度影、实变、小叶中心磨玻璃结节、纤维化
    - 普通型间质性肺炎（usual interstitial pneumonia, UIP）
      - 肺容积减低
      - 基底部胸膜下网状、蜂窝状
    - 嗜酸性粒细胞性肺炎
      - 上叶外周阴影
      - 可能表现为弥漫性气腔病变
    - 弥漫性肺泡性损伤（diffuse alveolar damage, DAD）
      - 与其他原因引起的急性呼吸窘迫综合征（acute respiratory distress syndrome, ARDS）相同（全部四个肺象限）
    - 肺水肿
      - 难以区分非心源性或心源性水肿
      - 弥漫性双侧间质和肺泡阴影
    - 弥漫性肺泡出血（diffuse alveolar hemorrhage, DAH）
      - 斑片状或弥漫性肺泡阴影（咯血）
    - 血管炎
      - 斑片状的间质和（或）空腔影
      - 亚段、外周分布
      - 空洞
    - 结节病样肉芽肿病和淋巴结病
      - 双肺上叶阴影
      - 纵隔及肺门淋巴结肿大

CT 表现

- HRCT
  - 肺部阴影的典型特征：磨玻璃、肺泡、间质［网状和（或）结节状］
    - 最常见的模式：OP、NSIP 和 HP
  - 特定的肺部模式
    - OP
      - 支气管血管周围、外周和（或）胸膜下的阴影
      - 小叶周围阴影，反晕征或环礁征
    - NSIP
      - 基底部胸膜下磨玻璃密度影
      - 网状影、牵拉性支气管扩张和（或）细支气管扩张提示纤维化 NSIP
    - HP
      - 双侧磨玻璃密度影和（或）边界不清的小叶中心小结节，空气潴留
    - UIP
      - 下叶胸膜下为主的蜂窝状影，牵拉性支气管扩张，和（或）细支气管扩张
    - 嗜酸性粒细胞性肺炎
      - 上叶外周密度均匀的阴影
      - 弥漫性气腔病变
    - DAD
      - 重力依赖性肺实变
      - 斑片状的磨玻璃密度影，可能发展为弥漫性分布
    - 肺水肿
      - 小叶间隔增厚，磨玻璃密度影
      - 心脏增大、胸腔积液
    - DAH
      - 双侧斑片状或弥漫性的磨玻璃密度影
      - 可能出现“铺路石”征
    - 高密度阴影
      - 胺碘酮 DILD 的特点
      - 平扫 CT 为最佳显示
    - 结节病样肉芽肿病
      - 支气管血管周围结节及不规则影，上叶分布
      - 对称的胸内淋巴结肿大

核医学表现

- FDG PET/CT：有报道称，早期疾病即使没有症状，FDG 摄取也会升高

推荐的影像学检查方法

- 最佳影像检查方法
  - HRCT：用于 DILD 的检测和特征描述
  - 平扫 CT：用于胸膜 / 心包疾病、淋巴结肿大的评估
- 推荐的检查序列与参数
  - 薄层 CT（1～3 mm）
  - 仰卧位吸气和呼气成像

鉴别诊断

肺炎

- 病毒和（或）细菌感染
- 支气管肺泡灌洗术（bronohoalveolarlavage, BAL）检测和培养

肺水肿

- 心力衰竭
  - 小叶间隔增厚和胸腔积液
    间质性肺病和结缔组织病
- OP
  - 多发性肌炎：对称性无痛性肌无力
  - 炎症性肠病：支气管扩张
  - 环境因素，感染（病毒、细菌、真菌）
- NSIP
  - 硬皮病：扩张充气的食管
  - 类风湿关节炎：锁骨远端受侵，手、脚滑膜炎
  - 炎症性肠病：支气管扩张
- UIP
  - 类风湿关节炎：锁骨远端受侵，手、脚滑膜炎

病理学表现

基本表现

- 病因
  - DILD 的发病机制尚不清楚；与给药途径无关
    - 药物对肺泡和支气管上皮的损害
      - 大多数药物不会直接产生细胞毒性，但药物代谢物会导致细胞损伤
    - 可能的病因
      - 肺部的药物浓度高于其他器官
      - 特定的肺激活途径
      - 诱导免疫级联反应
  - 大多数组织学异常是非特异性的；很少能立即确定病因（如胺碘酮）
  - OP：胺碘酮、硝基呋喃妥因、卡马西平、博莱霉素、甲氨蝶呤、环磷酰胺
  - NSIP：胺碘酮、呋喃妥因、博莱霉素、甲氨蝶呤、多西他赛、伊立替康、吉非替尼、厄洛替尼
  - UIP：胺碘酮、硫唑嘌呤、氟卡奈、异环磷酰胺、美法兰、呋喃妥因、利妥昔单抗
  - HP：美沙拉明、氟西汀、阿米替林、环磷酰胺、紫杉醇
  - DAD/ 间质纤维化：环磷酰胺、甲氨蝶呤、吉西他滨、利妥昔单抗、白介素、干扰素
  - DAH：抗凝血药、卡马西平、贝伐单抗、阿糖胞苷
  - 心脏毒性所致肺水肿：罗格列酮、齐多夫定、阿霉素、道霉素、舒尼替尼、伊马替尼、环磷酰胺、可卡因、乙醇（ETOH）
  - 胸膜 / 心包积液：多西他赛
  - 肺门 / 纵隔淋巴结肿大：甲氨蝶呤、伊匹单抗
  - 血栓栓塞：吉西他滨、顺铂、贝伐单抗、舒尼替尼、索拉非尼
  - 结节病样肉芽肿病和淋巴结病：伊匹单抗、派姆单抗
  - 气胸：帕唑帕尼、贝伐单抗、索拉非尼、舒尼替尼

大体病理和手术所见

- 大多数肺部活检不能明确诊断；排除其他疾病并记录损伤模式

镜下表现

- OP
  - 不成熟的成纤维细胞堵塞呼吸性细支气管和肺泡管
- NSIP
  - 增生的Ⅱ型肺泡上皮细胞，单核细胞的间质浸润，轻度间质纤维化
- UIP
  - 致密间质纤维化；蜂窝肺
- HP
  - 非纤维化：间质淋巴细胞浸润、水肿、非干酪样肉芽肿、闭塞性细支气管炎
  - 纤维化：纤维化
- 嗜酸性粒细胞性肺炎
  - 肺泡间隔嗜酸性粒细胞、淋巴细胞和浆细胞浸润
- DAD
  - 急性渗出期：透明膜
  - 修复期：Ⅱ型肺泡上皮细胞增殖和纤维化
- 结节病样肉芽肿病和淋巴结病
  - 类似于结节病的肉芽肿性炎症

临床要点

临床表现

- 最常见的症状 / 体征
  - 易变性：呼吸困难、咳嗽、发热、从开始用药到用药数年内均可发病
    - 药物毒性作为病因常被忽视

自然病史和预后

- 药物毒性受年龄增长、吸烟、既往肺部疾病、遗传易感性、既往或同时进行的放射治疗以及联合使用抗癌药物的影响

- 停药后症状改善

治疗

- 停止药物使用是第一步也是最重要的一步
- 症状严重或即使停药仍有 DILD 进展的患者使用糖皮质激素

诊断要点

考虑的诊断

- 有药物治疗史的患者出现新的和(或)进行性呼吸系统症状

影像解读要点

- 诊断需要了解药物治疗史和肺部损伤模式

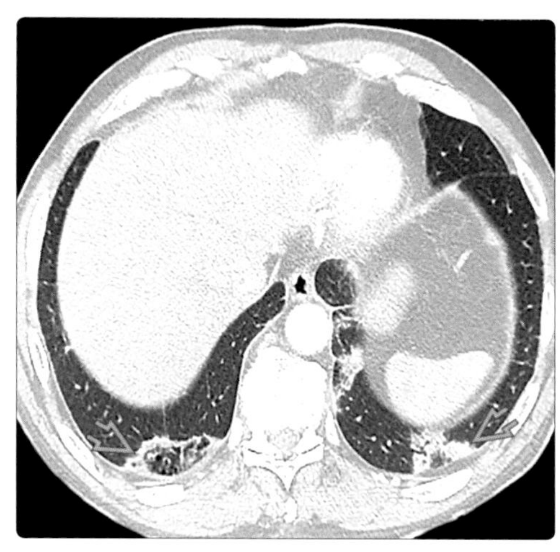

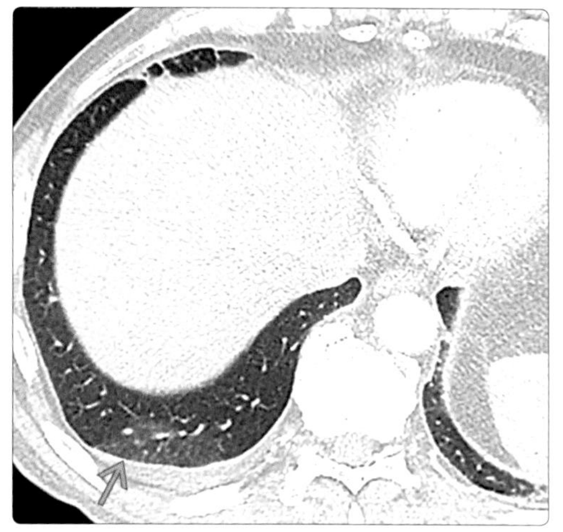

(左图)68 岁,女性,接受顺铂治疗的患者,横断位增强 CT 图像显示双侧胸膜下密度不均匀的阴影 ⇒,其特点是中央呈磨玻璃密度,周边实变(反晕征),符合机化性肺炎。

(右图)同一患者停止治疗 8 周后,横断位增强 CT 图像显示右肺基底部有残留的磨玻璃密度影 →。患者的不同预后取决于肺损伤的严重程度。

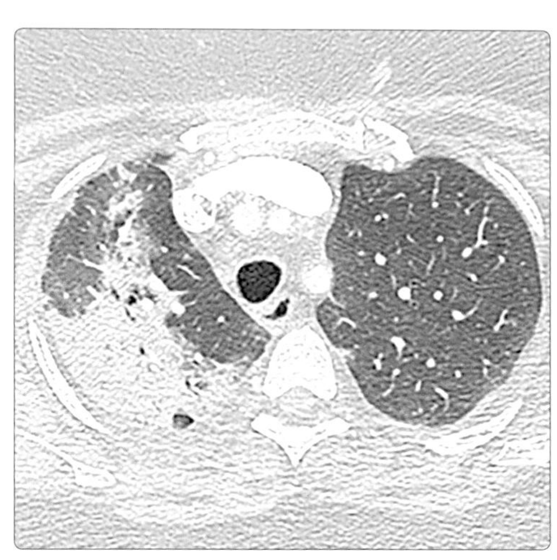

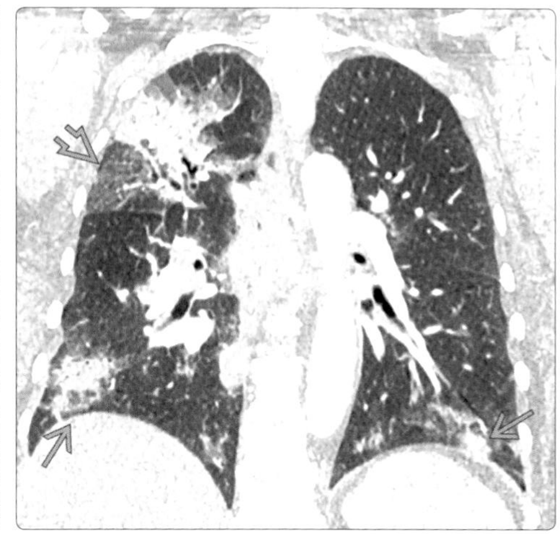

(左图)64 岁,女性,克罗恩病患者,在接受英夫利西单抗治疗时的横断位增强 CT 图像显示,右肺上叶外周气腔实变。

(右图)同一患者的冠状位 CT 显示,双肺的气腔实变 → 和磨玻璃密度影 ⇒。影像学表现提示嗜酸性粒细胞性肺炎,最终由活检证实。外周嗜酸性粒细胞增多以及与服用某种已知药物有关的肺实质阴影强烈提示这一诊断。

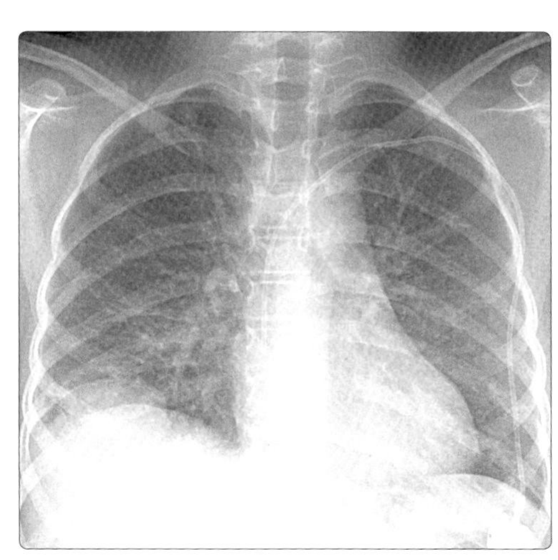

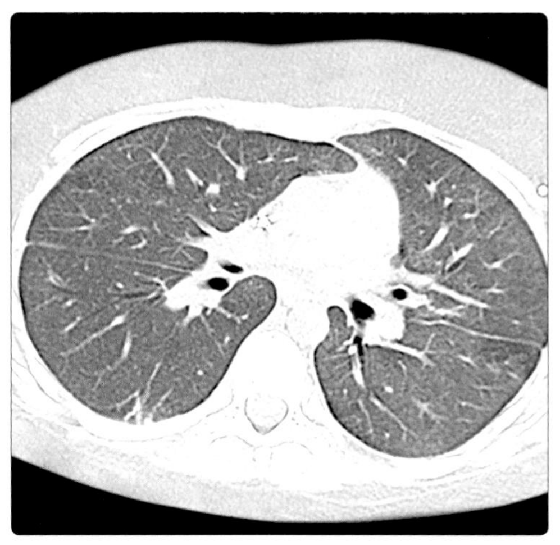

(左图)32 岁,女性,正在接受环磷酰胺治疗的淋巴瘤患者,后前位胸片显示双肺弥漫性浅淡阴影。

(右图)同一患者的横断位平扫 CT 显示双肺浅淡的磨玻璃密度影。支气管肺泡灌洗显示吞噬含铁血黄素的巨噬细胞 >20%,符合弥漫性肺泡出血。肺出血患者多表现为呼吸困难,35%~40% 的病例可能没有咯血症状。

消融操作

关键要点

术语

- 热消融：用于治疗无法耐受手术的患者的原发性或转移性肺部恶性肿瘤
  - 射频消融术（radiofrequencyablation, RFA）：使用电流
  - 微波消融（microwaveablation, MWA）：使用高频电磁波
- 冷冻消融（cryoablation, CA）：使用压缩氩气诱导细胞内结冰和细胞坏死

影像学表现

- 结节消融后可立即出现≥5 mm 的磨玻璃样晕影
- 消融后 1 个月，经常可以看到消融区空洞及邻近胸膜增厚
- 消融后 3 个月，局灶性结节出现强化或 FDG 摄取增高提示局部肿瘤进展

主要鉴别诊断

- 恶性肿瘤复发
- 肺部感染

临床要点

- 消融后最常见的并发症是气胸
- 胸痛和呼吸困难可能是由于迟发性气胸造成的
- 消融后综合征
  - 发热和乏力

诊断要点

- 影像科医师必须区分消融后的预期正常影像表现和肿瘤进展的表现
- 当怀疑肿瘤进展时，应考虑经皮穿刺活检

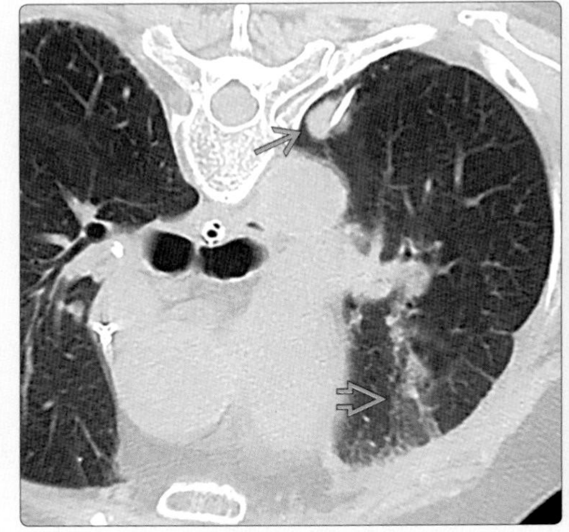

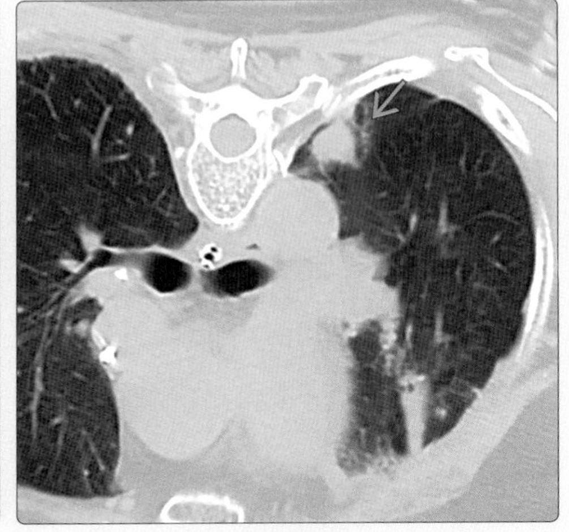

（左图）57 岁，女性，转移性肝癌患者，横断位平扫 CT 图像显示射频探针进入左下叶肺转移灶中→，以及之前治疗过的左肺上叶病变⇒。

（右图）消融后即刻横断位平扫 CT 图像显示，肿瘤周围出现磨玻璃样边缘→，表明治疗成功。大血管附近的热消融受到流动血液冷却作用的负面影响，可能会降低消融温度。这被称为“热沉没”效应。

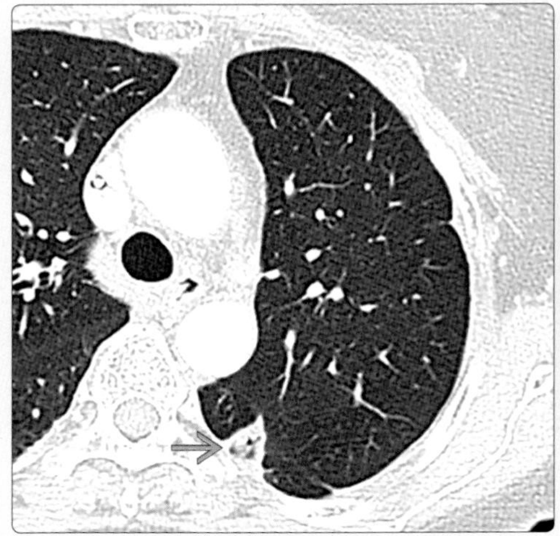

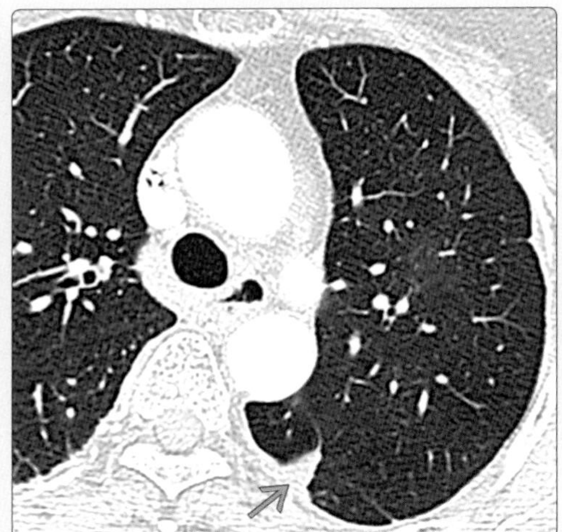

（左图）同一患者在消融术后 2 个月的横断位增强 CT 图像显示胸膜下三角形结节→，其内伴空洞影，这是消融区预期的正常表现。

（右图）治疗后 6 个月，同一患者的横断位增强 CT 图像显示残留的高密度结节→，之前显示的空洞消失。虽然目前尚无普遍共识，但病变≤3 cm 且 <5 个病灶的患者被认为是经皮消融的较好的人选。

术语

缩写

- 热消融（thermal ablation，TA）
  - 射频消融术（radiofrequency ablation，RFA）
  - 微波消融（microwave ablation，MWA）
- 冷冻消融（cryoablation，CA）

同义词

- 经皮肺消融术

定义

- TA：组织温度升高导致的组织损伤；用于治疗无法耐受手术的、局限期的肺部恶性肿瘤、少转移（<3～5 个）和放疗或手术后复发的恶性肿瘤；CT 和 CT 透视用于经皮探针的放置
  - 热沉没：灌注良好的肺内流动的血液和空气的冷却作用可能降低消融温度，损害对肿瘤的破坏效果
  - RFA
    - 使用电流系统
    - 电流频率：400～500 kHz
    - 单次治疗通常持续 10～12 分钟
    - 组织加热≥60℃→蛋白质变性→细胞死亡
    - 治疗时间 12～15 分钟
  - MWA
    - 使用电磁辐射
    - 频率：915 MHz 至 2.45 GHz；产生更高的温度
    - 单次治疗通常持续 10 分钟
    - 治疗时间 2～5 分钟
- CA：使用压缩氩气诱导细胞内结冰和细胞外结冰晶
  - 细胞外空间温度低至 -140℃→细胞脱水→细胞膜破裂→细胞死亡
  - 术中可通过 CT 观察冰球；可评估消融区域
  - 手术时间较长：冷冻——解冻循环

影像学表现

基本表现

- 部位
  - 肺或胸壁肿块可采用 TA 治疗
    - 周围型肿瘤优先
    - MWA 消融区更大，受热皮肤效应影响较小
    - 靠近大血管的肿瘤：MWA 优于 RFA
  - CA 保留了治疗区域的胶原基质组织和肺部结构；可在大的气道、血管、心包和（或）骨骼附近使用
- 大小
  - 结节≤ 3 cm；原发性肺恶性肿瘤或转移瘤
  - 较大的肿瘤需要多次治疗；可以用多种方法同时进行

CT 表现

- 早期：<24 小时至 1 个月
  - 消融区至少要比原肿瘤大 1 cm，以包括对微观病变的治疗
  - 消融后即刻：中央实变 + 同心磨玻璃环（Cockade 现象）
    - 中心区代表肿瘤和坏死的肺组织，中间层代表充满液体的肺泡，外层代表充血和出血
  - 消融后立即出现≥5 mm 的磨玻璃晕；表示治疗成功
  - CA 期间的冰球形成表现为低密度区周围环绕高密度出血影
- 中期：1～3 个月
  - 磨玻璃环吸收消失
  - 消融区为高密度实变，代表肉芽组织和纤维化
  - 中心空洞形成
  - 局部胸膜增厚，少量胸腔积液
  - 反应性局部淋巴结可能肿大
- 晚期：>3 个月
  - 残留圆形或线型影
- 消融后任何时间出现局灶性结节增强，均怀疑局部肿瘤进展
- TA 后使用 CT 和 PET/CT 的监测成像
  - 消融术后 1 个月和 3 个月时进行增强 CT 或平扫 CT，6 个月时进行 PET/CT，然后在消融术后的前 2 年内每 3 个月交替进行 CT 和 PET/CT
  - 2 年以后，每 6 个月进行 CT 和 PET/CT

MR 表现

- MR 不常用于肺部消融术后随访，但已被用于评估胸壁消融术
  - 局部增强怀疑是局部肿瘤复发

超声表现

- 超声可用于指导胸壁肿块的 TA

推荐的影像学检查方法

- 最佳影像检查方法
  - 用增强 CT 和 PET/CT 进行密切的影像学随访，对发现肿瘤进展至关重要
- 推荐的检查序列与参数
  - 建议随访平扫 CT 和增强 CT；增强 >15 HU 可疑肿瘤局部进展

核医学表现

- PET/CT
  - 早期：继发炎症时 FDG 摄取
  - 中期：第 2 个月时与血池相似
  - 晚期：与血池相似
  - 消融后 6 个月，消融区出现 FDG 摄取浓聚的病灶时，高度怀疑为恶性肿瘤；推荐完成组织活检

影像引导活检

- 通常在消融术前进行；在选定的患者中，这两种方法可以在一个疗程内进行，并进行一站式细胞学检查

鉴别诊断

恶性肿瘤复发

- 高达 43% 的消融病灶
- 通常发生于 >3 cm 病灶的消融后
- 在消融的组织中出现新的或增长的结节
- FDG 摄取增加和（或）对比强化

肺部感染

- 局灶性肺炎
- 发热、白细胞增多

病理学表现

基本特征

- 消融术通常用于治疗原发性肺癌和肺转移瘤

分期、分级和分类

- 修改后的实体瘤疗效评价标准（response evaluation criteria in solid tumors, RECIST）可用于识别疾病进展
  - 以下任何两项表明疾病进展
    - 肿瘤总直径增加 20%
    - 实性肿块并侵犯邻近结构
    - FDG 摄取增加

大体病理和手术所见

- 消融后立即出现磨玻璃样影，对应于 3 个组织分层
  - 外周层：含有活细胞的非坏死性和出血性碎片
  - 中间层：肺泡腔内液体
  - 中心层：细胞核染色质浓缩，提示细胞死亡

临床要点

临床表现

- 最常见的症状 / 体征
  - 胸痛和呼吸困难可能是由于迟发性气胸；少见的并发症
    - 大多数气胸发生在消融术后 2 小时内
  - 2 年内 22% 的病例在消融区附近可见肋骨骨折
- 其他症状 / 体征
  - 发热、乏力常见；称为消融后综合征

自然病史和预后

- RFA
  - 并发症
    - 气胸发生率高达 46%
      - 多见于肺气肿、中心位置的肿瘤、多发肿瘤的消融术
    - 胸腔积液发生率高达 50%
    - 消融后综合征（发热和类似流感的症状）
      - 常见于消融后
      - 对症治疗
    - 咯血率为 4%～9%
      - 可能需要血管造影 / 栓塞或手术
    - 支气管胸膜瘘：罕见并发症
      - 可能需要体血、支气管内活瓣或手术治疗
      - 与邻近脏层胸膜的肿瘤相关
    - 死亡 <1%
  - 30%～43% 接受治疗的肿瘤出现局部肿瘤进展；>3 cm 者多见
    - 复发的疾病可再次进行治疗；消融次数不限
  - IA 期非小细胞肺癌总生存率
    - 1 年为 91.7%，3 年为 58.3%

    接受消融治疗的患者住院时间更短
- MWA
  - 临床数据比 RFA 少
  - 并发症
    - 气胸：39%
    - 咯血：6%
  - IA 期非小细胞肺癌总生存率
    - 1 年为 100%，2 年为 92.6%，3 年为 50%
- CA
  - 临床数据少于 RFA 和 MWA
  - 并发症
    - 咯血：高达 62%
    - 气胸：12%
  - 长期局部肿瘤的进展和结局数据有限
  - IA 期非小细胞肺癌 5 年总生存率 67.8%

治疗

- 消融通常是一种门诊手术，需要局部麻醉和有意识的镇静（很少需要全身麻醉）
- 消融方式的选择取决于现有的技术、操作者的经验和当地的资源
- 在小样本研究中提倡消融和外照射相结合的多模态治疗方式；可能在增加成本的情况下提供生存收益
- CA 产生抗肿瘤免疫应答
  - CA+ 免疫检查点抑制剂目前正在临床研究中
- 不可逆电穿透技术：新的非 TA 模式，使用电脉冲诱导细胞死亡
  - 很少研究评估人类肺组织的电穿透情况

诊断要点

考虑的诊断

- 消融后立即复查，出现 5～10 mm 磨玻璃晕是比较理想的情况
- 当怀疑病变进展时，应考虑经皮穿刺活检

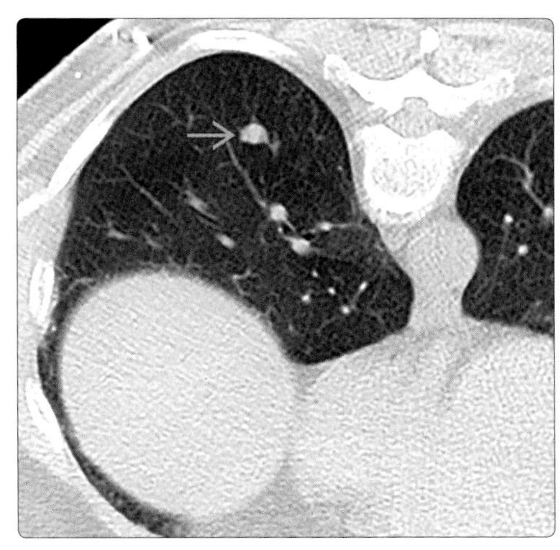

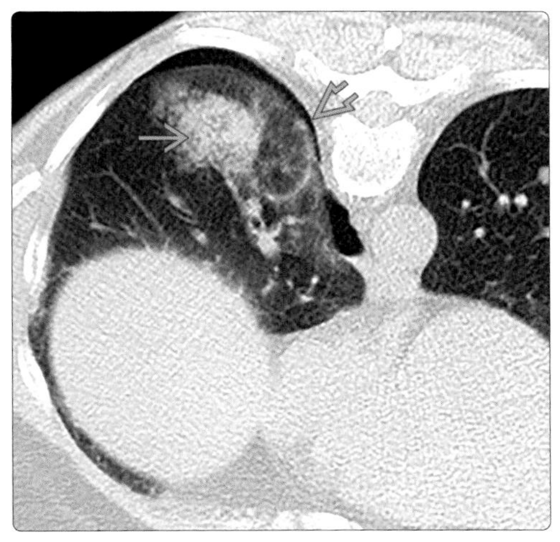

（左图）73 岁，女性，腹壁平滑肌肉瘤患者，横断位平扫 CT 图像显示右下叶转移 →。

（右图）同一患者微波消融后即刻的横断位增强 CT 图像显示，在接受治疗的结节周围出现了新的较大的阴影 →。注意右侧气胸 ⇒，是经皮肺消融术最常见的并发症。一般来说，经皮消融术的死亡率很低，对于不耐受手术的患者来说，是可以接受的选择。

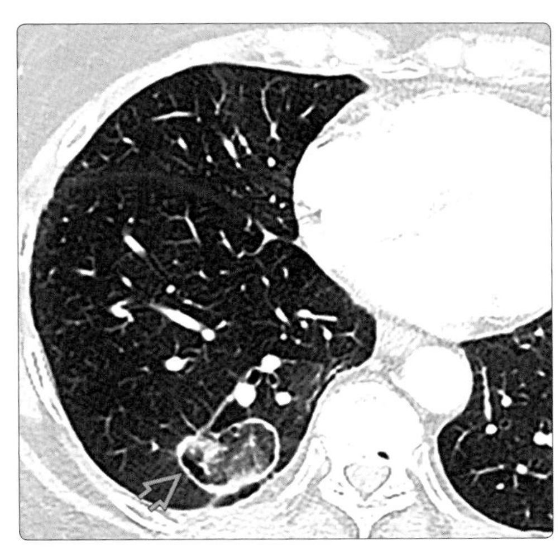

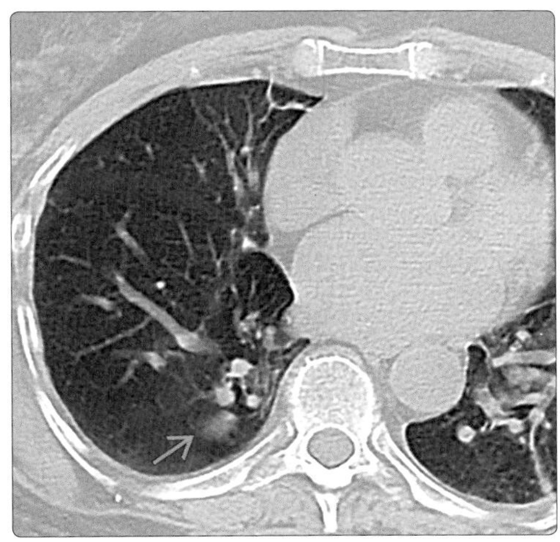

（左图）3 个月后，同一患者的横断位平扫 CT 显示，消融区中央磨玻璃阴影，周围有高密度软组织环 ⇒。消融区通常在 3 个月时比原始病灶大，但在 6 个月时逐渐缩小。

（右图）8 个月后，同一患者的横断位平扫 CT 图像显示，病变体积减小 →。消融区在 3 个月后扩大或 PET/CT 显示 FDG 摄取增加提示肿瘤复发。

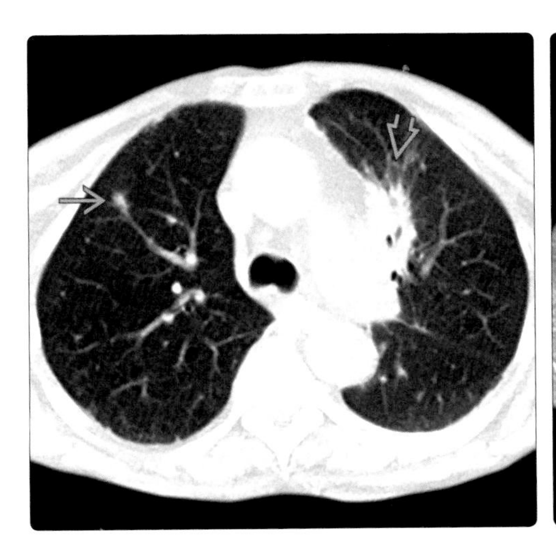

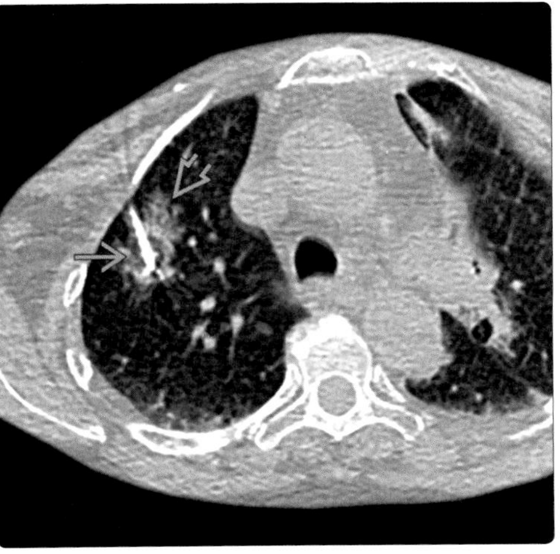

（左图）71 岁，女性，既往接受过左上叶大细胞神经内分泌癌的放射治疗 ⇒，横断位增强 CT 图像显示右上叶新发 1.2 cm 结节 →，经活检证实为腺癌。

（右图）冷冻消融时横断位平扫 CT 图像显示，低密度的冰球 → 和冰球周围高密度的出血边缘 ⇒。冷冻消融保留了胶原组织结构，因此可用于靠近气管、气道、主动脉和（或）骨的部位。

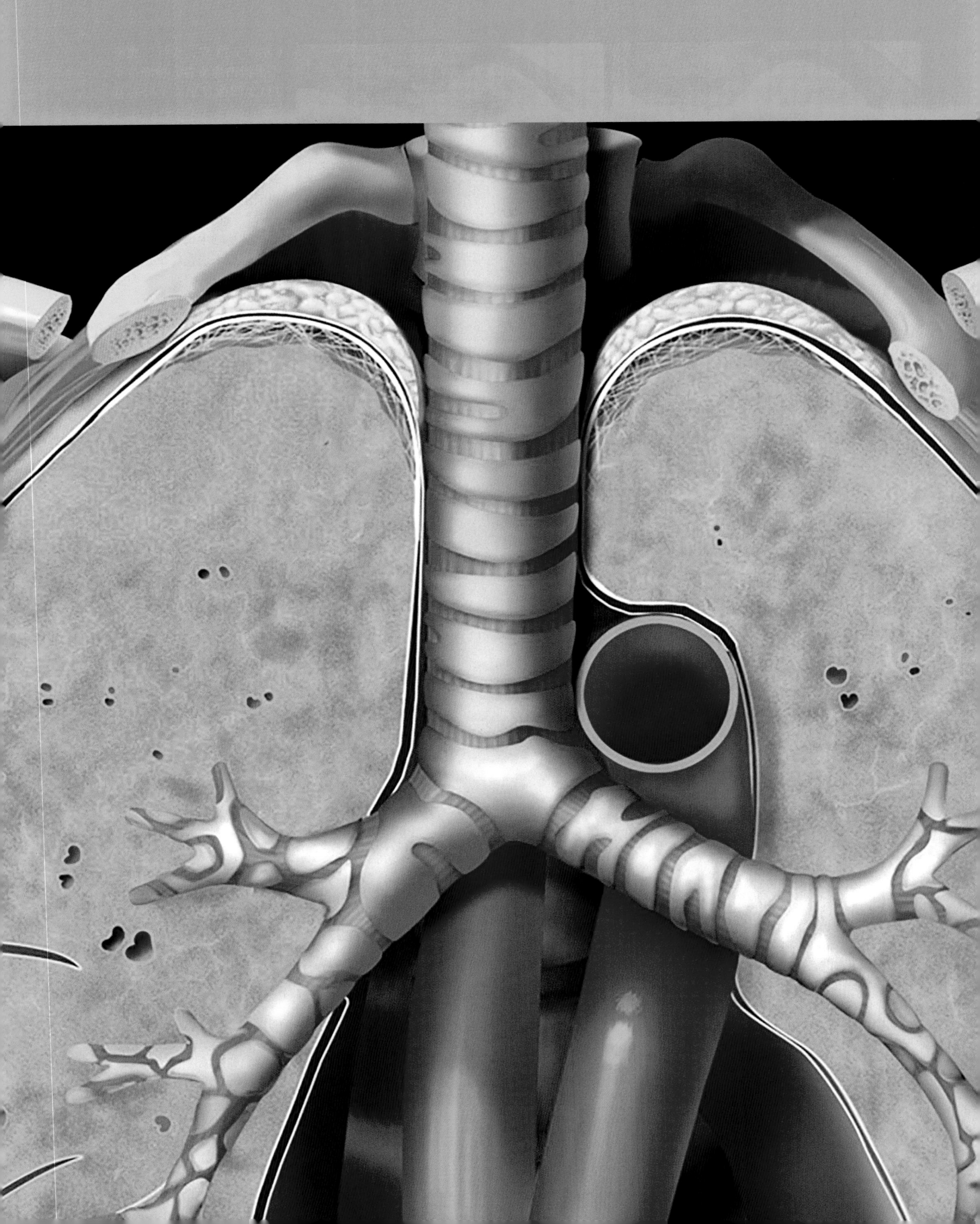

第十二部分
胸膜疾病

介绍

胸膜是一层连续的薄膜，覆盖着胸腔。它由脏层和壁层组成，覆盖肺实质和非实质胸腔表面。脏层胸膜和壁层胸膜之间的贴合形成了一个潜在的胸膜腔隙，其内含有少量的浆液，有助于呼吸过程中的肺运动。

正常胸膜呈薄而光滑的线性软组织结构，通常在平片上表现为叶间裂，或在计算机断层扫描（computed tomography, CT）上显示为沿着叶间裂或肋间区域1～2 mm的软组织密度薄线。

胸膜异常

各种异常情况和疾病都可能会影响胸膜，包括胸膜腔积气（气胸）、积液（胸腔积液）、增厚和（或）钙化以及肿瘤。

气胸

气胸是指气体进入胸膜腔，通常继发于侵入性医疗操作、气压创伤、钝性或穿透性胸部创伤的医源性疾病。气胸可能是自发的，分为原发性（无潜在肺部疾病）和继发性（潜在空腔性、空洞性、肿瘤性或弥漫性浸润性肺部疾病）。

气胸在影像学上表现为一条薄薄的胸膜线，由邻近肺部的肺泡内气体和胸膜腔内的气体包围。由于气胸往往是急性胸痛患者的意外发现，因此，其诊断应及时与临床团队沟通，以便对其进行监控和（或）气体引流。张力性气胸是一种紧急医疗情况，会导致纵隔移位，可能导致致命的血管损害。

胸腔积液

胸腔积液是指胸腔内液体的异常积聚。大多数胸腔积液是与心力衰竭有关的漏出液，通常通过药物治疗解决。渗出性胸腔积液的影响更为严重，通常与感染或恶性肿瘤有关。感染性胸腔积液可能会演变成局限性脓胸，当被感染的胸腔积液分别引流至气管支气管树或邻近胸壁时，可能会并发支气管胸膜瘘或脓胸。恶性胸腔积液常继发于肺癌或乳腺癌，预示着晚期Ⅳ期的肿瘤。

胸腔积液在影像学上通常表现为后肋膈角和（或）侧肋膈角变钝，并在这些区域形成半月形的水样密度的阴影，少量游离胸腔积液可通过卧位平片诊断，大量胸腔积液可能完全掩盖膈肌或完全遮盖一侧的胸廓，仰卧位患者的胸腔积液和肺底积液影像学表现可能不典型。CT可以全面评估胸膜，并对胸腔积液的监测具有很高的灵敏度，胸腔积液表现为水样密度的物质，分离或“分裂”正常贴壁的脏层胸膜和壁层胸膜。CT还可识别伴随的异常表现，包括肺实变、肿块和（或）结节以及胸内淋巴结病变。伴发有结节样胸膜增厚几乎是恶性肿瘤的特征性表现。高密度的胸腔积液可能会产生血胸特有的所谓红细胞压积效应。磁共振成像（magnetic resonance imaging, MR）对胸腔积液有很高的敏感性，但并不作为常规使用。氟代脱氧葡萄糖（fluorodeoxyglucose, FDG）正电子发射断层显像/X线计算机体层成像（positron emission tomography/computed tomography, PET/CT）可以识别与感染、炎症或恶性肿瘤相关的胸膜异常代谢活动。此外，超声对鉴别少量胸腔积液具有较高的敏感性，经常用于指导胸腔穿刺和（或）胸膜活检。

胸膜增厚

胸膜增厚可呈局限性、多灶性或弥漫性，也可表现为点状、结节状、不连续或弥漫性钙化。与石棉有关的胸膜疾病引起的胸膜斑通常表现为双侧不连续的胸膜增厚，并经常伴有钙化。单侧连续性胸膜钙化通常由既往的血胸或结核性脓胸引起，可能会导致胸膜表面融合、胸膜腔闭塞和纤维胸。尽管连续的、弥漫的、平滑的胸膜增厚常见于胸膜纤维化，但仍需要密切监测或进行组织取样以排除恶性肿瘤。

胸膜肿瘤

转移性疾病是最常见的胸膜肿瘤，其中原发性肺癌和乳腺癌是最常见的病因。胸膜转移通常导致恶性胸腔积液，并可能达到大面积和（或）结节性胸膜增厚、结节或肿块。恶性胸膜间皮瘤是最常见的原发性胸膜肿瘤，与石棉接触密切相关。它表现为外周分布的、结节样的胸膜增厚，包绕肺部，累及叶间裂，常侵犯邻近结构。局限性胸膜纤维瘤是第二常见的原发性胸膜肿瘤，通常表现为局限性非侵袭性胸膜结节或肿块。

局限性胸膜肿块在影像学上可表现为不完整的边界征，这证实了其在肺外的解剖定位。胸膜恶性肿瘤的影像学特征包括单侧大量甚至巨大量的胸腔积液、胸膜增厚、结节或肿块。恶性胸膜增厚的影像特征包括结节样胸膜增厚、周围胸膜受累、纵隔胸膜受累以及胸膜增厚 >1 cm。

总结

影像科医师在评估胸膜疾病方面具有独特的作用，应该熟悉常见胸膜异常和类似胸膜恶性肿瘤的影像表现，如胸腔脾种植和既往滑石粉胸膜固定术。影像科医师的重要职责之一是正确识别良性和恶性胸膜异常的特征，以便为恰当的后续成像和管理提供信息，从而影响患者的诊疗。

气胸

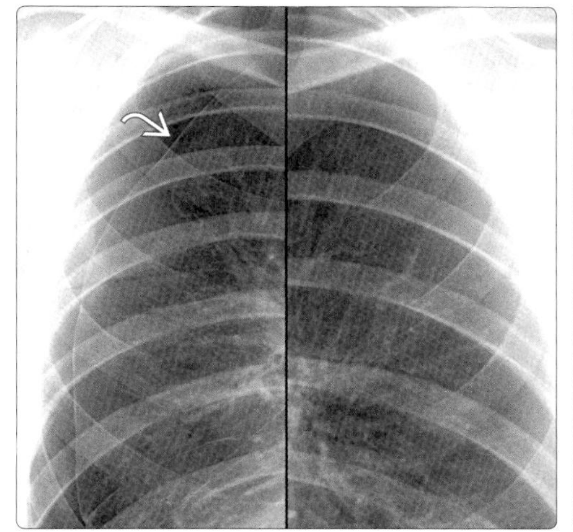

胸腔积液

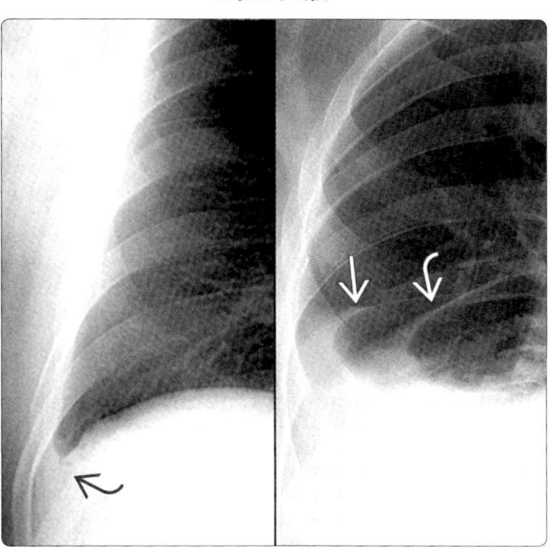

（左图）右肺和左肺的后前位胸片复合图像显示右侧气胸，表现为细的脏层胸膜线➡。平片上无法观察到左侧脏层和壁层胸膜的正常表面。

（右图）后前位胸片的复合图像显示，少量（左）和中量（右）胸腔积液在肋膈角形成半月形阴影➡，中量胸腔积液延伸至大➡、小➡叶间裂。

胸膜增厚

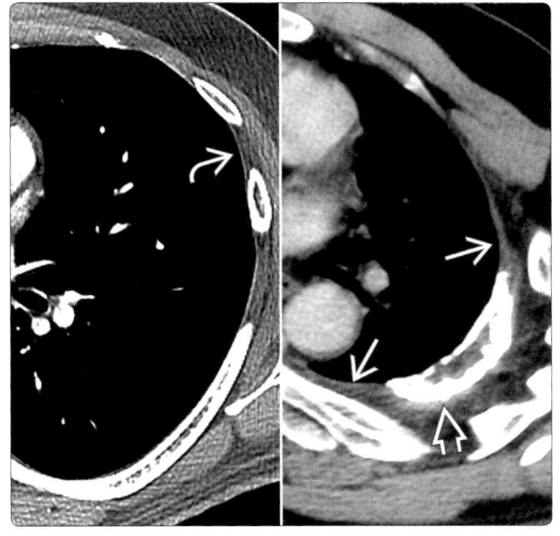

局限性胸膜肿块

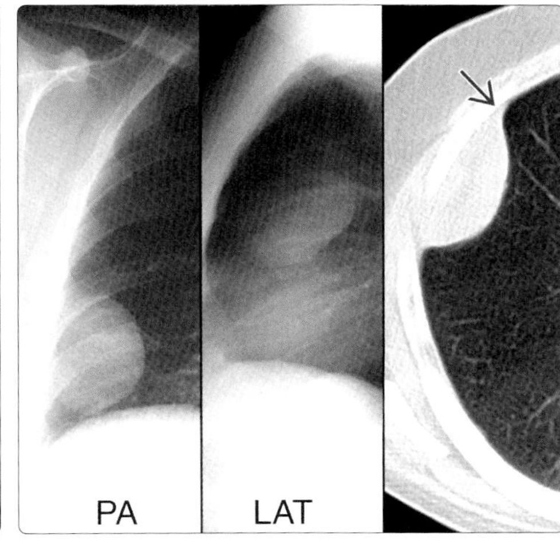

（左图）正常胸膜横断位增强CT复合图像（左）和胸膜增厚（右）显示，正常胸膜表现为1~2 mm的软组织线➡，胸膜增厚表现为较厚的软组织线/带➡并伴有广泛的胸膜钙化➡。

（右图）后前位胸片（左）、侧位胸片（中）和横断位平扫CT（右）的复合图像显示胸膜肿块，边界不清，与邻近胸膜呈钝角➡。

胸膜肿块

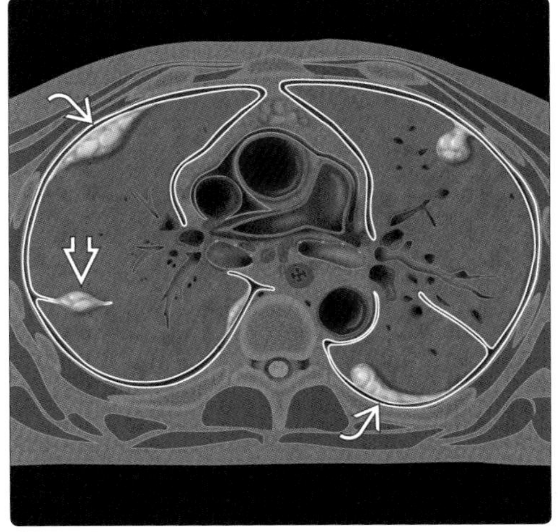

恶性胸膜疾病

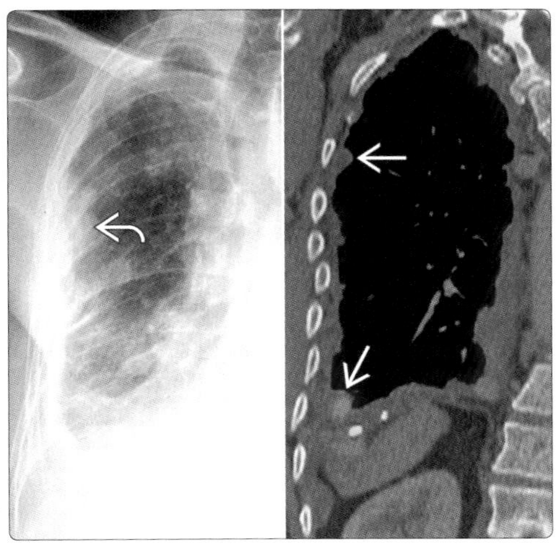

（左图）显示了不同形状的胸膜肿块。沿着叶间裂的胸膜肿块可呈梭形➡，而沿着外周胸膜的肿块可呈对称或不对称的凸透镜形➡，与相邻胸膜的交界处呈钝角或锐角。

（右图）后前位胸片（左）和冠状位FDG PET/CT融合显像（右）显示恶性间皮瘤➡，表现为FDG浓聚的、包裹肺部的、外周分布的、结节样的胸膜增厚➡。

漏出性胸腔积液

关键要点

术语
- 漏出液：细胞和蛋白质含量低的血浆超滤液

影像学表现
- 平片
  - 肋膈角变钝
  - 肺底积液
  - 仰卧位平片：对胸腔积液灵敏度低
  - 叶间裂积液：假肿瘤征
- CT
  - 对胸腔积液灵敏度高
  - 亨氏单位（Hounsfield unit, HU）测量不能区分渗出液和漏出液
  - 光滑、菲薄的胸膜面（无强化），胸膜外脂肪密度
- 超声
  - 无回声积液可能是渗出液或漏出液
  - 胸腔积液检测灵敏度高

主要鉴别诊断
- 渗出性胸腔积液
- 膈肌麻痹
- 膈膨升
- 慢性胸膜纤维化
- 胸膜肿块

病理学表现
- 胸膜完整
- Starling 力不平衡
- 并发症：心力衰竭、低蛋白血症（<1.5 g/dL）

临床要点
- 症状 / 体征
  - 呼吸困难，轻度干咳，胸痛
- 治疗
  - 基础疾病的管理
  - 胸腔穿刺术、胸腔引流、胸膜固定术

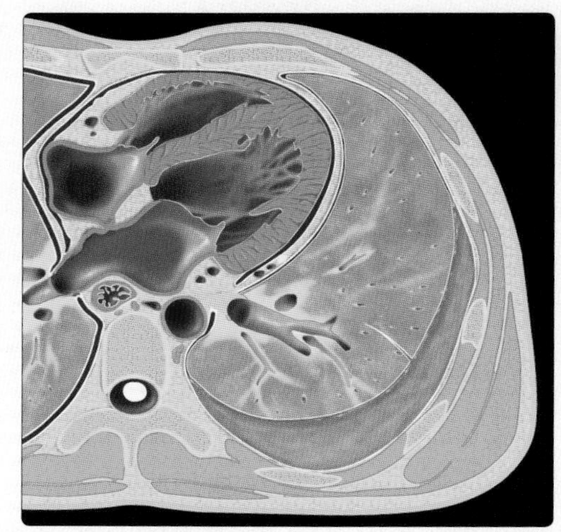

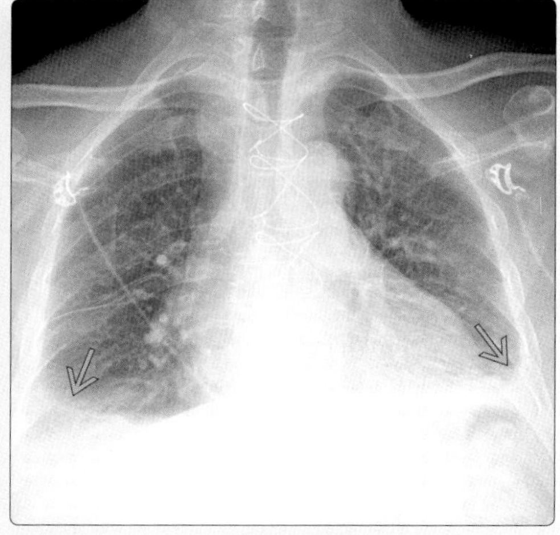

（左图）为漏出性胸膜积液的特征，通常为游离型，无相关胸膜增厚或结节。

（右图）一名慢性心力衰竭患者的前后位胸片显示，肋膈角变钝和半月征→，与双侧胸腔积液一致。注意相关心脏增大、支气管周围套袖征和叶间裂增厚，与间质性肺水肿一致。在心力衰竭的情况下，双侧胸腔积液很常见。

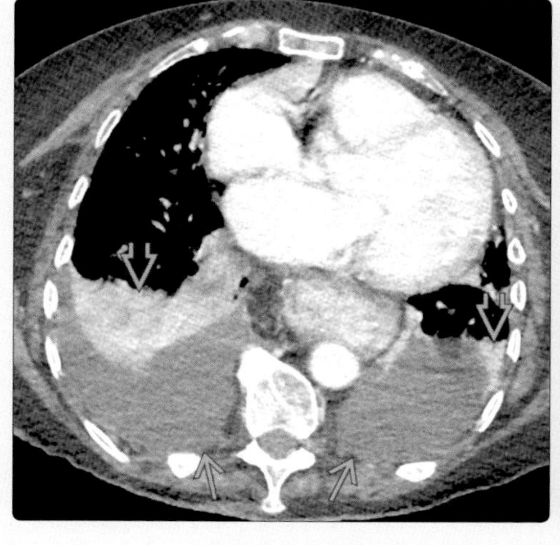

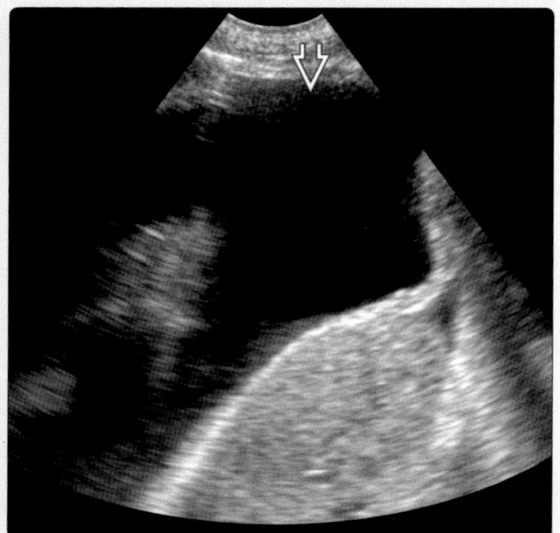

（左图）慢性心力衰竭患者，横断位增强 CT 图像显示少量至中量的双侧胸腔积液→，伴右侧大于左侧的压迫性肺不张⇨。注意心脏增大与此同时出现双侧胸腔积液，这是慢性心力衰竭患者的常见表现。

（右图）同一患者长轴超声示右侧大量无回声胸腔积液➡。超声有助于识别胸膜分隔，这样可以指示定位和指导胸膜腔介入治疗（例如，胸腔穿刺术和放置胸腔引流管）。

术语

定义

- 漏出液：细胞和蛋白质含量低的血浆超滤液
- 胸腔积液的产生速度超过了再吸收的速度
- 诊断标准
  - <1000 个细胞 /mm^3；淋巴细胞，间皮细胞
  - Light 标准
    - 胸腔积液比率：血清蛋白 <0.5
    - 胸腔积液比率：血清乳酸脱氢酶（lactic dehydrogenase, LDH）低于 0.6
    - 胸腔积液 LDH 低于正常血清值上限的 2/3

影像学表现

基本表现

- 最佳诊断思路
  - 肋膈角（costophrenic angle, CPA）变钝
- 部位
  - 胸膜腔（通常为双侧）
- 大小
  - 可变：少量到大量
- 形态
  - 可变

X 线表现

- 立位平片上的液体积聚顺序
  - 肺底→后部 CPA →侧部 CPA
- 肋膈角变钝
  - 肋膈后角变钝（侧位平片）；50 mL 胸腔积液
  - 肋膈侧角变钝（正位平片）；200 mL 胸腔积液
- 肺底积液
  - 肺底和积液的交界面：假横膈
  - 假横膈变平和抬高
  - 假横膈顶外侧移
  - 胃泡与假横膈间距增宽（正常 <1.5 cm）
  - 侧位平片上的“直布罗陀岩”征：受累的基底胸膜腔形态与地理标志相似
- 横膈反转
  - 大量胸腔积液：>2000 mL
  - 胃泡内侧移位
- 叶间积液
  - 慢性阻塞性肺部疾病中，优先积聚液体或空气
  - 假肿瘤征（肿块状叶间积液）
  - 凹陷的弧形边缘朝向肺门
  - 可能表现为边界不完整征象
- 背离积液一侧的纵隔移位：>1000 mL
- 仰卧位平片：对积液的检测灵敏度降低
  - 弥漫性胸腔密度增加，有明显的血管结构，看不到半月征
  - 敏感度 70%，最高达 500 mL 才能可靠检测
  - 肺尖胸膜帽：仰卧位时肺尖胸膜腔位于最低位
- 常见相关疾病
  - 心力衰竭
    - 双侧胸腔积液，积液量大致对等
    - 心脏肿大，肺门周围模糊，支气管周围“套袖”征，肺泡水肿引起的肺泡病变
  - 肝硬化
    - 右侧积液（70%）；左侧（15%）；双侧（15%）
    - 少量至大量（肝性胸腔积液）

CT 表现

- 检测胸腔积液灵敏度较高
  - 识别少至 10 mL 的积液
- HU 测量不能区分渗出液和漏出液
- 均匀的胸腔积液密度（水）
- 光滑、菲薄的胸膜面（无强化），胸膜外脂肪密度
- 胸腔积液与腹水
  - 胸腔积液在周边；腹水在中央
  - 胸腔积液推挤膈肌脚向前移位，到达肝裸区后方
  - 胸腔积液与肝脏或脾脏的界面不清晰，腹水与肝脏或脾脏之间的界限清晰
  - 胸腔积液从顶端到底部逐渐减少
  - 陷阱：如果横膈反转，检查结果相反

超声表现

- 检测胸腔积液的灵敏度较高
- 无回声积液可能是渗出液或漏出液（50%）

推荐的影像学检查方法

- 最佳影像检查方法
  - 侧卧位平片：检测少至 5 mL 的胸腔积液
    - 记录游离胸腔积液
- 增强 CT：识别胸腔积液、评估积液量、胸膜面和内侧的肺实质
- 超声可用于指导胸腔穿刺
  - 可在床边进行；用于放置胸腔引流管

鉴别诊断

渗出性胸腔积液

- 影像学上无可靠鉴别
- 渗出液中定位更常见
- 石榴征：液气胸，沿气 – 液平面的微小圆形气泡
- 密度不均或高于液体密度
- 结节状增厚的胸膜表面

膈肌麻痹

- CPA 锐利，顶点不侧移
- 超声检查时，呼吸时无膈肌运动
- X 线透视下的鼻吸试验：受影响的一侧膈肌无运动或反常运动

膈膨升

- 常见于老年女性；通常无症状
- CPA 锐利

- 最常见的是累及右侧膈肌的前部和内侧；可能是弥漫性的
- 鼻吸试验，用于区分（膈肌）麻痹

慢性胸膜纤维化
- CPA 变钝的常见原因
- 卧位成像时无游离液体
- 超声检查时无液体

胸膜肿块
- 可能类似包裹性积液
  - 往往需要增强 CT 来区分
- 与软组织密度 / 强化方式一致
- 超声显示实性病变

病理学表现

基本表现
- 病因
  - 心力衰竭（最常见的原因，通常是双侧）
  - 肝硬化：腹水随膈肌移动（肝性胸腔积液）
  - 肺不张：胸膜内负压增加
  - 腹膜透析：腹膜透析液随膈肌移动
  - 低蛋白血症：<1.5 g/dL（积液很少单独积聚在胸腔）
  - 肾病综合征：低蛋白血症、高血容量、静水压增加（通常位于肺底）
  - 尿胸：腹膜后尿液漏出，通过膈淋巴通道进入（胸腔）（医源性或创伤性）
  - 中心管置于胸膜腔中：输液胸

生理特征
- 胸腔积液是由壁层胸膜毛细血管形成的超滤液
  - 由下肋骨、纵隔和膈肌胸膜引流的淋巴管流出
  - 通过脏胸膜间皮的毛细血管流出
- Starling 力：力之间的平衡
  - 脏层和壁层血管的静水压和渗透压
  - 淋巴引流
- 胸腔积液是由于 Starling 力的不平衡造成的

大体病理和手术所见
- 正常胸腔液体量：约 5 mL（2.5 mL/ 一侧胸腔）
- 正常胸膜表面积：2000 cm^2，双侧胸膜腔无连通

镜下表现
- 脏胸膜和壁胸膜完整

临床要点

临床表现
- 最常见的症状 / 体征
  - 呼吸困难
  - 轻度干咳
  - 胸痛
  - 巨量的胸腔积液可使横膈反转，影响通气
  - 无症状的胸腔积液常见于心力衰竭、手术后和产后
- 其他症状 / 体征
  - 除非胸腔积液 >300 mL，否则通常临床症状不明显
  - 用利尿剂治疗心力衰竭；但相关的胸腔积液可能会被误诊为渗出性积液

人口统计学表现
- 年龄
  - 新生儿至老年人
- 性别
  - 男性：女性 = 1 ∶ 1
- 流行病学
  - 常见：每年每 10 万人中有 300 例胸腔积液
  - 心力衰竭是最常见的原因
    - 双侧（88%）
    - 单侧右侧（8%）
    - 单侧左侧（4%）

自然病史和预后
- 经治疗的心力衰竭：几天至几周内液体重新吸收
- 气胸积液：随着肺的复张而液体消退

治疗
- 心力衰竭：利尿剂、洋地黄，降低后负荷
- 胸腔穿刺术
  - 可缓解部分症状
  - 液体分析以区分渗出液和漏出液
- 胸腔穿刺术的相对禁忌证
  - 侧卧位平片上厚度 <1 cm 的积液，出血性疾病，全身抗凝
  - 机械通气；穿刺部位皮肤疾病
- 胸腔穿刺术并发症
  - 气胸、血胸、脓胸、胸壁血肿、复张性肺水肿
- 对有症状胸腔积液进行胸管引流
  - 对难治性大胸腔积液可考虑使用多西环素或滑石粉进行胸腔注射
  - 心力衰竭：可能导致对侧胸腔积液增加

诊断要点

影像解读要点
- 胸膜假瘤征通常发生在与心力衰竭有关的胸腔积液中

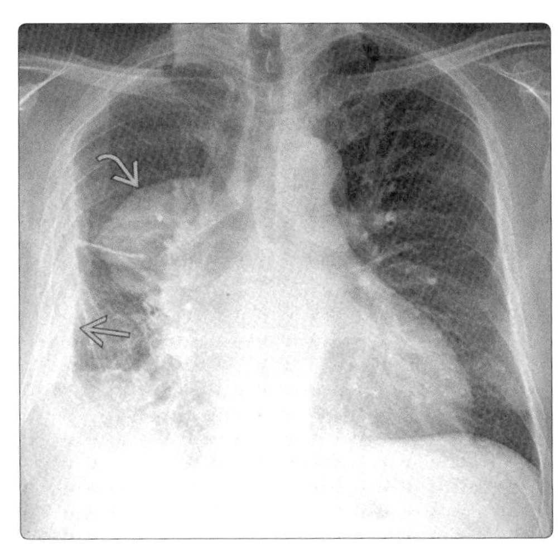

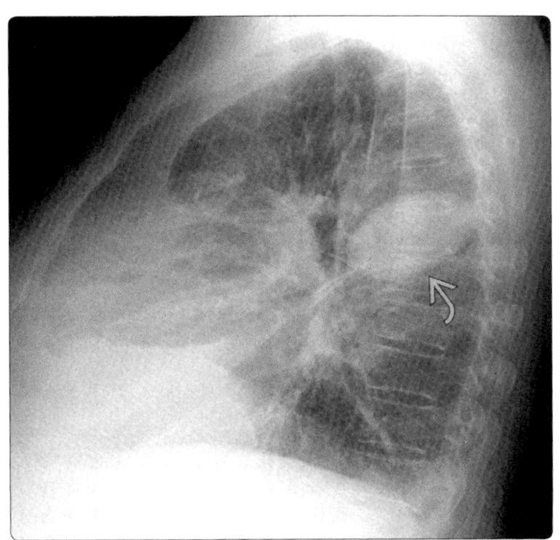

（左图）一名慢性心力衰竭合并右侧包裹性胸腔积液→患者的后前位胸片显示，沿外侧胸膜走行的、相当于中等量的右侧胸腔积液，并且右侧叶间裂内显示有一较大的肿块影↱。

（右图）同一患者的侧位胸片显示沿右侧叶间裂处有一个凸透镜状肿物↱，其通常被称为假肿瘤、消失肿瘤或幻影肿瘤，因为它可以随着心力衰竭的治疗而消失。

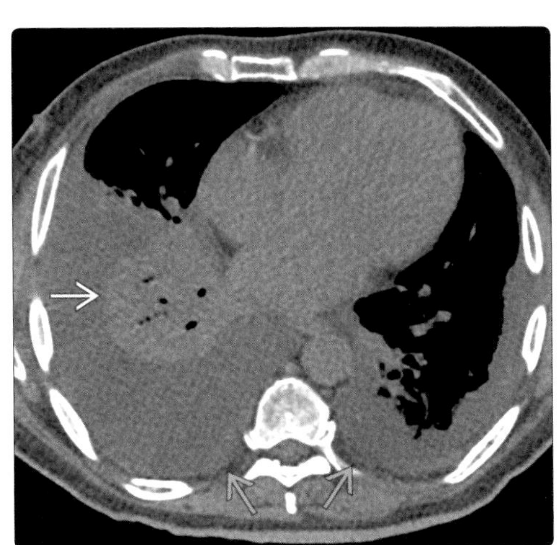

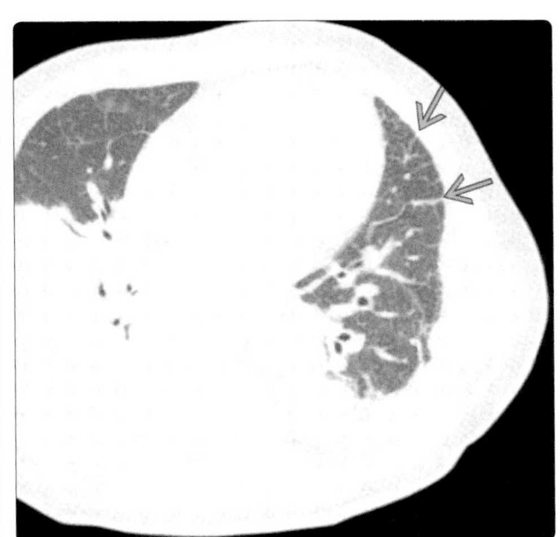

（左图）一名 75 岁男性出现呼吸困难和下肢水肿，横断位平扫 CT 显示双侧胸腔积液，右侧明显多余左侧→，伴压迫性肺不张➔，主要影响右肺下叶。

（右图）同一患者横断位平扫 CT 示小叶间隔平滑增厚→，符合间质性水肿。这是典型的肺水肿，简单定义为血管外肺水。

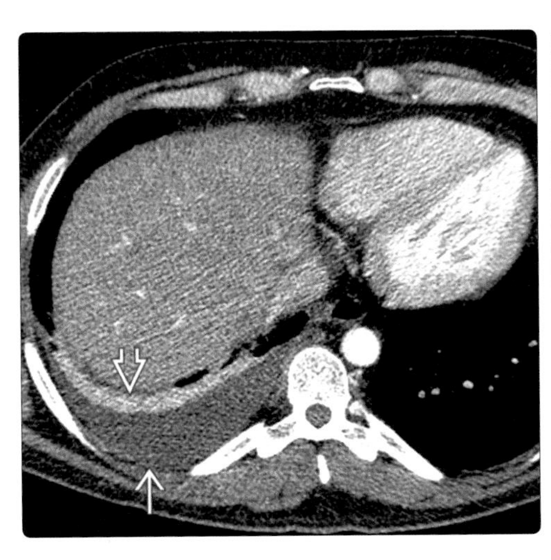

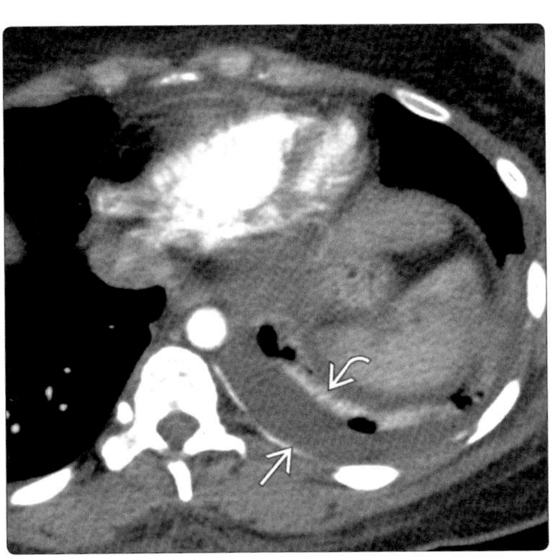

（左图）一名 45 岁黏液性水肿男性患者，横断位增强 CT 显示右侧漏出性胸腔积液➔，在接受甲状腺激素替代治疗 3 个月后消失。注意右基底段压迫性肺不张⇨。

（右图）一名 16 岁急性肾病综合征女孩，横断位增强 CT 显示左侧漏出性胸腔积液➔和左肺下叶压迫性肺不张↱。由于存在肝硬化和肾病综合征等疾病，患者的血浆渗透压通常会降低，从而导致漏出性胸腔积液。

渗出性胸腔积液

关键要点

术语
- 蛋白质含量高的胸腔积液
- 由于胸膜炎症和（或）淋巴阻塞，胸膜通透性增加

影像学表现
- 平片
  - 游离胸腔积液贴合胸膜腔的形态走行
  - 局限性积液不随位置变化而移位
  - 气－液平面：脓胸伴支气管胸膜瘘
- CT
  - 脓胸：双凸或多腔胸腔积液伴或不伴气－液平面
  - 胸膜转移：结节性胸膜增厚
- 超声：包裹性液体回声增强，有间隔，伴或不伴胸膜增厚提示有渗出
- MR：胸膜强化和结节的鉴别
- PET/CT：对恶性肿瘤高度敏感（95%），中度特异性（82%）

主要鉴别诊断
- 漏出性胸腔积液
- 胸膜肿块

病理学表现
- 感染
- 恶性肿瘤
- 反应性、栓塞性疾病
- 腹部 / 食管疾病
- 药物引起的胶原血管疾病
- 血胸，乳糜胸

临床要点
- 发热、胸痛、呼吸困难

诊断要点
- 诊断：胸腔穿刺，活检
- 治疗：基础疾病的处理，胸腔穿刺，胸腔置管，剥除

（左图）渗出性胸腔积液的形态特征，包括脏层和壁层胸膜表面平滑➡和结节状增厚➡。

（右图）70 岁男性，呼吸困难，前后位胸片显示右侧大量包裹性胸腔积液。与漏出性胸腔积液相反，渗出性胸腔积液往往表现为不依赖胸膜腔的局限性形态。

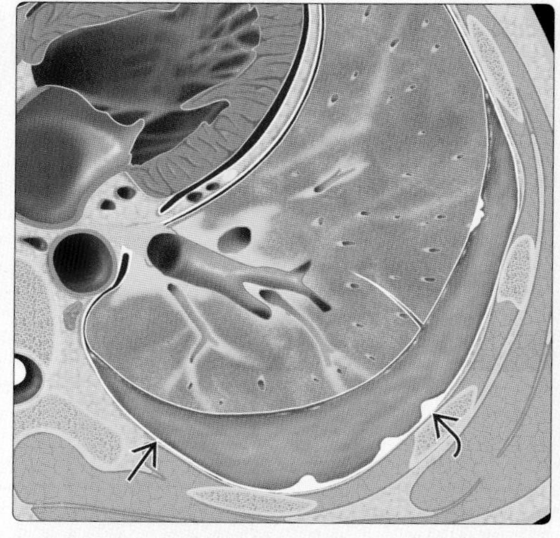

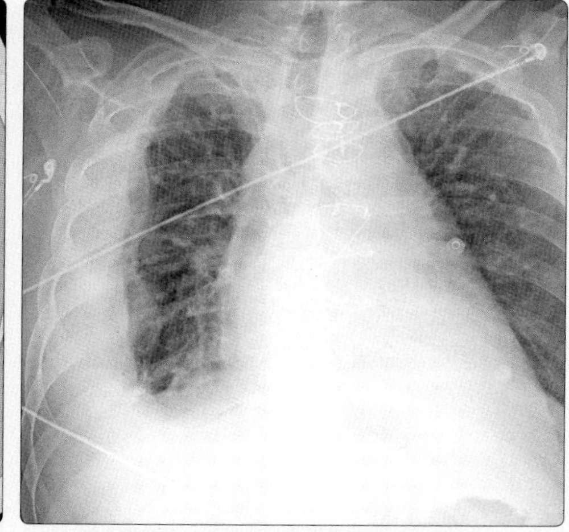

（左图）65 岁女性，转移性Ⅳ期乳腺癌横断位增强 CT 显示左侧大范围恶性渗出性胸腔积液，左膈倒置，同时观察到有多个胸膜强化结节和胸膜增厚➡。胸膜结节 CT 上可能不明显。静脉注射造影剂以及增加层厚可以更清晰的显示这些异常。

（右图）同一患者横断位 FDG PET/CT 显示左侧基底胸膜广泛结节增厚，FDG 代谢增高，与实性胸膜转移相符。

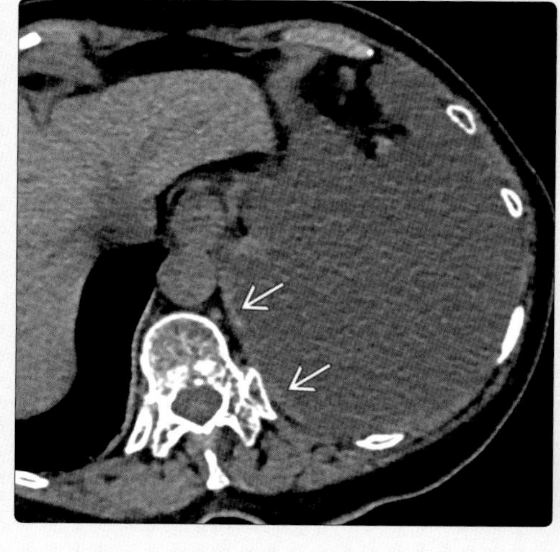

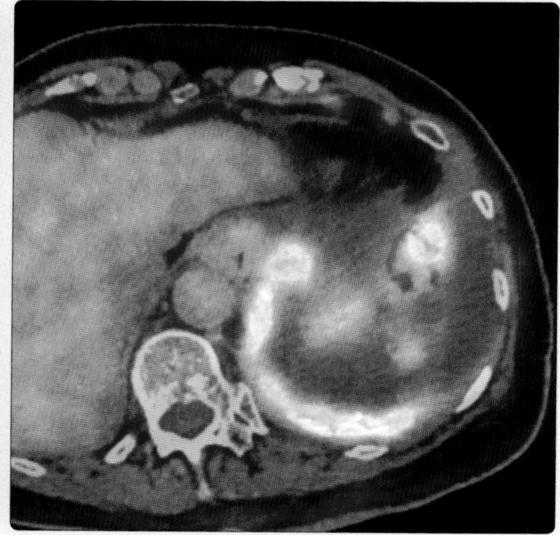

术语

定义
- 高蛋白含量的胸腔积液
- 由于胸膜炎症和（或）淋巴阻塞导致胸膜通透性增加
- 胸腔积液分析（Light 标准）
  - 胸膜液蛋白：血清蛋白 >0.5
  - 胸膜液乳酸脱氢酶（lactic dehydrogenase, LDH）：血清 LDH>0.6
  - 胸膜液 LDH> 血清 LDH 上限的 2/3
- 肺炎旁胸膜腔积液是指胸腔积液并发邻近肺部感染
  - 脓胸：pH<7.0；葡萄糖 pH<40 mg/dL

影像学表现

基本表现
- 形态
  - 包裹性胸腔积液表现为外周的凸透镜样或肿块样胸腔积液
    - 立位平片上无新月形态

X 线表现
- 游离或包裹性胸腔积液
  - 无论在立位、仰卧位或侧卧位平片中，游离胸腔积液都贴合胸膜腔的形态走行
- 气 - 液平面
  - 在脓胸的情况下几乎总是与支气管胸膜瘘对应
  - 胸腔积液中形成气体的细菌非常罕见
- 局限性胸腔积液不随体位改变而移位

CT 表现
- 平扫 CT
  - 脓胸
    - 单侧，合并实变（或胸壁感染）
    - 周围、双凸或多房性胸腔积液；肺部移位
    - 气 - 液平面指示支气管胸膜瘘
  - 乳糜胸
    - 低密度胸腔积液，通常为单侧（可为双侧）
  - 恶性胸膜疾病
    - 结节性胸膜增厚（>1 cm），环形，累及纵隔胸膜
  - 胸膜转移
    - 结节性胸膜增厚，可侵犯胸壁
    - 考虑：肺癌、乳腺癌、胃癌或结肠癌及黑色素瘤
- 增强 CT
  - 增厚的壁层胸膜和脏层胸膜强化（胸膜分裂征）、内部存在分隔和相邻组织实变提示脓胸

MR 表现
- 脂肪抑制 T_1 加权序列（T_1-weighted imaging fat suppression, T_1WI FS）
  - 血胸：T_1WI 上呈高信号（血制品）
  - 慢性血胸：不均匀，T_1WI 和 T_2WI 低信号（含铁血黄素沉积）
- 脂肪抑制 T_2 加权序列（T_2-weighted imaging fat suppression, T_2WI FS）
  - T_2WI 上的信号强度较低（与漏出液相比）；不均匀，胸膜可见强化，内有分隔
- T_1WI C+ FS
  - 对比前后序列可显示胸膜强化和结节

超声表现
- 区分渗出液和漏出液不可靠；需要抽取液体样本
- 渗出物可表现为有回声的局限性胸腔积液，有间隔伴或不伴有胸膜增厚

核医学
- PET
  - FDG PET：胸膜恶性肿瘤高敏感性（95%），中度特异性（82%）
  - 中度敏感性（81%）和特异性（74%）鉴别良恶性胸腔积液

推荐的影像学检查方法
- 最佳影像检查方法
  - 增强 CT：评估胸膜表面、肺部、淋巴结以及胸壁
    - 增加层数有利于识别较小的胸膜结节
  - US 可用于诊断或治疗

鉴别诊断

漏出性胸腔积液
- 游离性胸腔积液，胸膜表面光滑
- 鉴别依赖于抽取液体样本

胸膜肿块
- 平片上可有类似包裹性胸腔积液的表现
- 胸膜局限性纤维瘤、胸膜淋巴瘤等
- 在图像引导下进行诊断性组织采样

病理学表现

基本表现
- 病因
  - 传染性：细菌、病毒、真菌、寄生虫
  - 肿瘤性
    - 转移性疾病：肺癌、乳腺癌、卵巢癌、胃癌或胰腺癌、淋巴瘤、恶性黑色素瘤
    - 恶性胸膜间皮瘤
    - 胸膜局限性纤维瘤
  - 反应性：由肺炎引起的反应性胸膜炎（即肺炎旁胸腔积液）
  - 栓塞性疾病：肺血栓栓塞
  - 腹部 / 食管疾病：食管硬化治疗后的胰腺炎、胆囊炎、肝或脾脓肿、食管穿孔
  - 胶原血管病：类风湿关节炎、系统性红斑狼疮、斯耶格伦综合征（Sjögren-Larsson Syndrome）、肉芽肿伴多血管炎
  - 药物 / 诱导：硝基呋喃妥因、丹曲林、甲羟桂胺、

达沙替尼、胺碘酮、白介素-2、丙卡嗪、甲氨蝶呤、苯妥英钠、β 受体阻滞剂、麦角蛋白等药物
- ○ 血胸
- ○ 乳糜胸：最常见于外伤后或淋巴瘤患者
- ○ 妇科：卵巢过度刺激，Meigs 综合征，子宫内膜异位症，产后并发症
- ○ 其他原因
  - – 良性石棉相关胸腔积液
  - – 心脏手术或心肌梗死后（Dressler）
  - – 尿毒症胸膜炎
  - – 黄甲综合征
    - □ 鼻窦炎，胸腔积液，支气管扩张，淋巴水肿，黄指甲

大体病理和手术所见

- 胸腔积液
  - ○ 出血性：外伤，抗凝，医源性原因，转移性肿瘤以及尿毒症等
  - ○ 微带血性：转移性肿瘤、间皮瘤、石棉相关良性胸腔积液、肺栓塞、结核、胰腺炎
  - ○ 乳白色：乳糜性
  - ○ 褐色：阿米巴脓肿
  - ○ 黑色：曲霉菌
  - ○ 黄绿色：风湿性
  - ○ 金色，彩虹色：慢性乳糜胸，肺结核，类风湿
  - ○ 不透明：间皮瘤，慢性脓胸
  - ○ 腐臭：厌氧感染

镜下表现

- 肺炎旁胸腔积液、中性粒细胞和细菌；霉菌性胸膜炎和肉芽肿
- 乳糜胸
  - ○ 脂质含量高（中性脂肪、脂肪酸）；低胆固醇
  - ○ 嗜苏丹脂肪滴
  - ○ 甘油三酯 >110 mg/dL
- 胆固醇性胸腔积液：胆固醇结晶，胆固醇水平高达 1 g/dL；低中性脂肪和脂肪酸
- 利用免疫组织化学和电子显微镜来鉴别间皮瘤和腺癌

实验室检查

- 淀粉酶、红细胞计数、高乳酸脱氢酶水平、淋巴细胞、中性粒细胞、嗜酸性粒细胞及浆细胞升高
- 抗核抗体、类风湿因子滴度、胆固醇结晶升高
- 葡萄糖、pH、补体降低
- 渗出性胸腔积液特征
- 细菌性脓胸中降钙素原升高

临床要点

临床表现

- 最常见的症状 / 体征
  - ○ 发热
  - ○ 用力时呼吸困难
  - ○ 胸部疼痛
- 其他症状 / 体征
  - ○ 心脏损伤后综合征（Dressler 综合征）
    - – 心肌梗死后，心脏手术后，胸部创伤后，心脏起搏器植入后，血管成形术后
    - – 发热，心包炎，单侧/双侧少量至中等量胸腔积液，肺部阴影

人口统计学表现

- 年龄
  - ○ 成人
- 性别
  - ○ 男性：类风湿关节炎，胰腺炎

自然病史和预后

- 良性石棉相关性胸腔积液：暴露后 5 至 30 年以上
- 恶性胸腔积液：预期寿命 3~6 个月

诊断

- 胸腔穿刺术
  - ○ 化学、细菌学、细胞学液体分析
  - ○ 建议在超声引导下进行液体采样
- 活检
  - ○ CT/ 超声引导下胸膜活检
  - ○ 视频辅助胸腔镜手术（video-assisted thoracoscopic surgery, VATS）。
  - ○ 开放式活检

治疗

- 潜在异常的处理
  - ○ 抗生素，类固醇，化疗，手术
- 胸腔穿刺术
  - ○ 缓解呼吸困难
  - ○ 每次清除 <1000 mL 的液体
- 胸廓造口管
  - ○ 脓胸，血胸，大面积恶性胸腔积液
  - ○ 胸膜固定术或纤溶术
    - – 在注入硬化剂之前引流胸腔积液
- 纤维胸患者进行胸膜剥脱术

诊断要点

影像解读要点

- 胸膜分裂征并不代表脓胸，可能见于慢性胸腔积液
- 脓胸与肺脓肿的重要区别
  - ○ 脓胸早期胸腔引流 / 手术治疗；抗生素治疗肺脓肿
- 结核性胸腔积液不需要引流，结核性脓胸需要引流

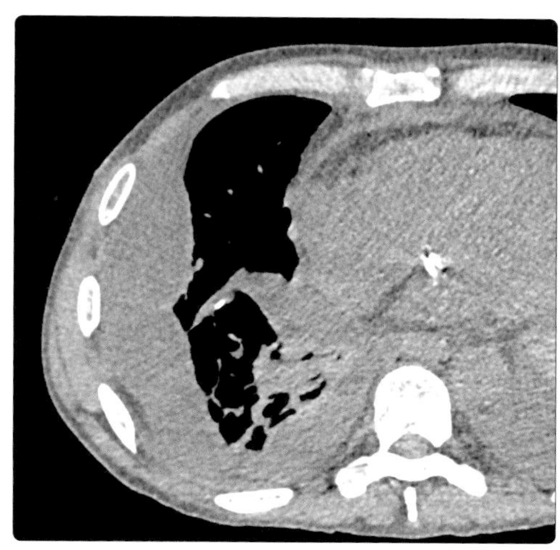

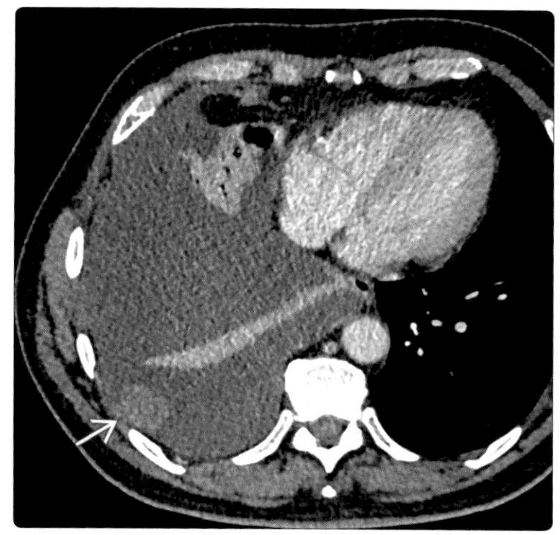

（左图）脓胸患者横断位平扫 CT 显示右侧多房性胸腔积液。这种表现应怀疑为渗出性胸腔积液，并应提示进一步胸腔积液分析排除胸膜感染。

（右图）转移性胃腺癌患者横断位增强 CT 显示右侧胸膜结节强化➡伴有大量胸腔积液。胸部穿刺发现恶性细胞。恶性渗出性胸腔积液可表现为结节性胸膜增厚。

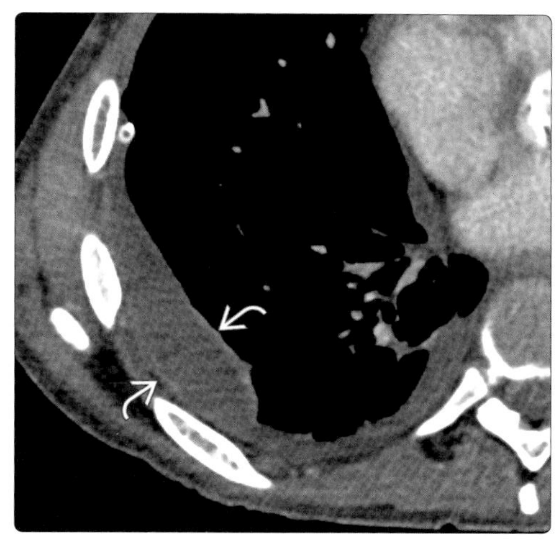

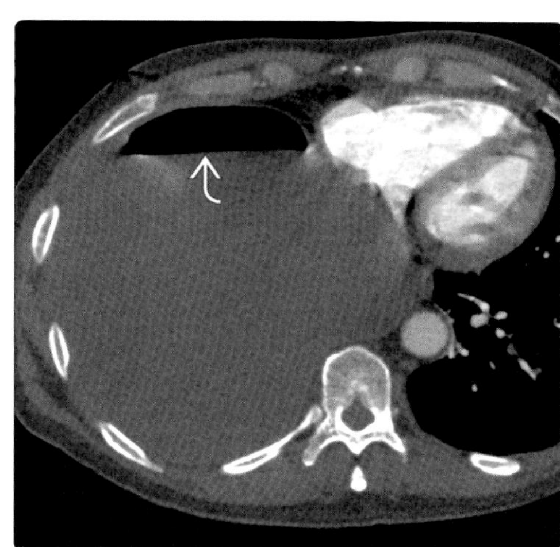

（左图）脓胸患者横断位增强 CT 显示右侧包裹性胸腔积液，胸膜表面强化↪，即胸膜分裂征。后者常见于脓胸，也常见于其他慢性胸腔积液。

（右图）60 岁男性，右肺门癌。横断位增强 CT 显示右侧大量渗出性胸腔积液，并可见气 - 液平面↪，与支气管胸膜瘘的存在一致。

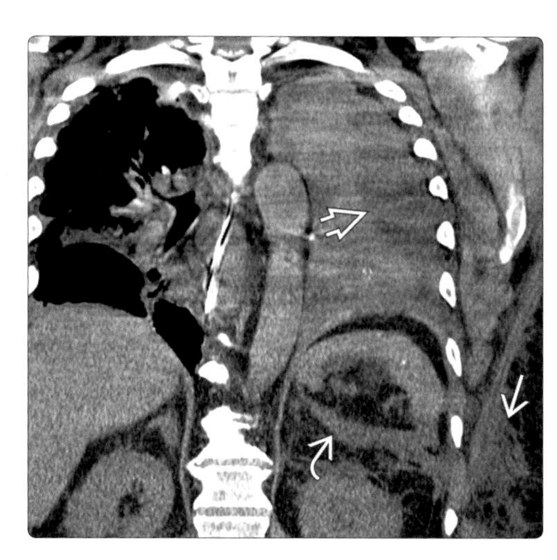

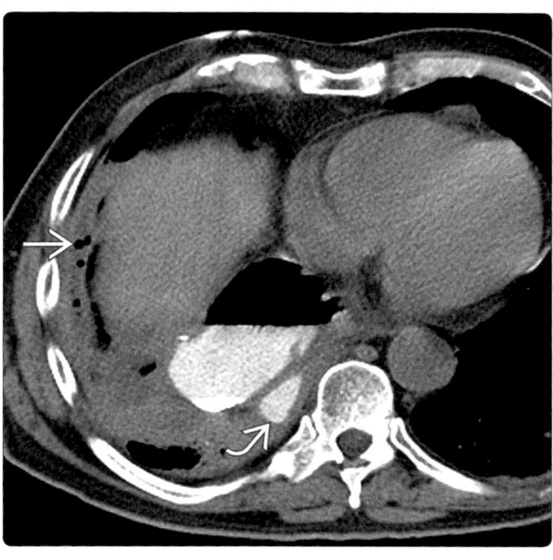

（左图）急性胰腺炎患者冠状位平扫 CT 显示左侧大量局限性渗出性胸腔积液⇨。提示存在腹膜后↪和左胸壁➡软组织内线条样阴影。

（右图）食管切除术和胃上提术后患者的横断位平扫 CT 显示右侧吻合口漏继发的渗出性胸腔积液 / 脓胸，内可见造影剂渗漏↪和气泡➡。渗出性胸腔积液可由创伤性或炎症性胃肠疾病引起。

血胸

关键要点

术语

- 胸腔积液 + 不同含量的血液成分

影像学表现

- 平片
  - 胸腔积液；常为多房
  - 肋骨骨折（创伤）
  - 后遗症：胸膜钙化、纤维胸、受限肺
- CT
  - 胸腔积液，局限性和（或）胸膜增厚
  - 肋骨骨折增加血胸的可能性
  - 平扫 CT：高密度胸腔积液
  - 增强 CT：动脉期对比剂强化表示活动性出血，需要干预
  - 鉴别胸膜钙化，评估纤维胸，受限肺
- 超声：快速评估创伤
  - 检测到胸腔积液的可能性高
  - 胸腔积液回声强，有包膜

主要鉴别诊断

- 漏出性胸腔积液
  - 心力衰竭；胸腔积液通常为 10～20 HU
- 渗出性胸腔积液
  - 脓胸；密度是可变的，通常是局限性积液
- 恶性胸腔积液
  - 高密度胸膜结节与血胸相似
  - 出血性胸腔积液
- 乳糜胸

临床要点

- 呼吸困难，胸痛，低血压，急性贫血
- 病因：外伤、抗凝、手术、急性主动脉破裂综合征、医源性、恶性肿瘤、肺血栓栓塞
- 治疗
  - 胸腔造瘘管：去除胸腔内血液及气体
  - 手术：胸腔积液引流，控制出血部位

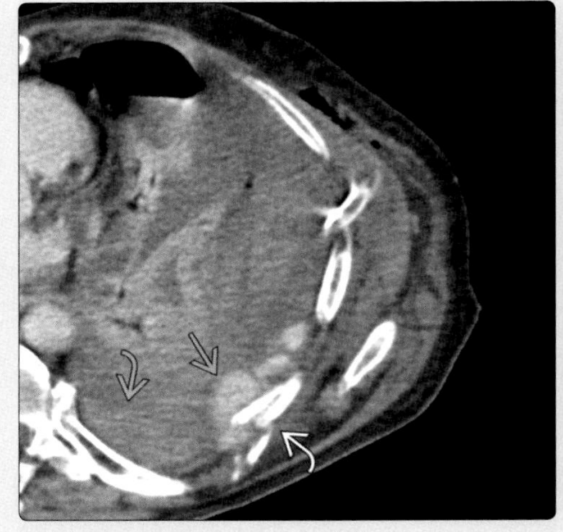

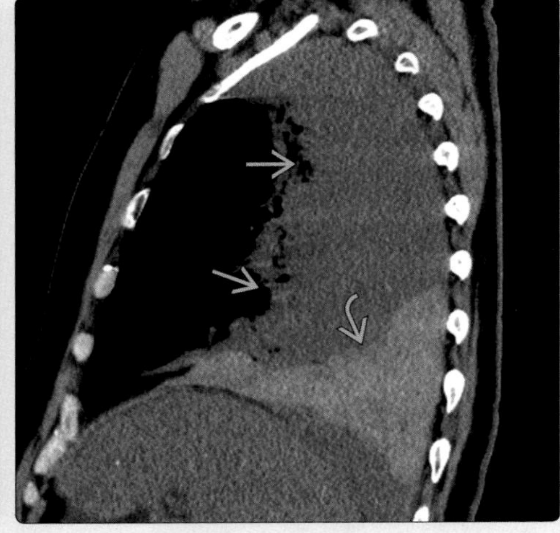

（左图）外伤性大血胸患者的横断位增强 CT 显示左侧后肋骨骨折，左侧大量血胸并且出现活动性出血，造影剂外渗至胸膜间隙。

（右图）抗凝继发血胸的患者矢状位平扫 CT 显示右侧大量血胸，表现为淤积血液的红细胞压积效应。抗凝是引起血胸最常见的原因之一。

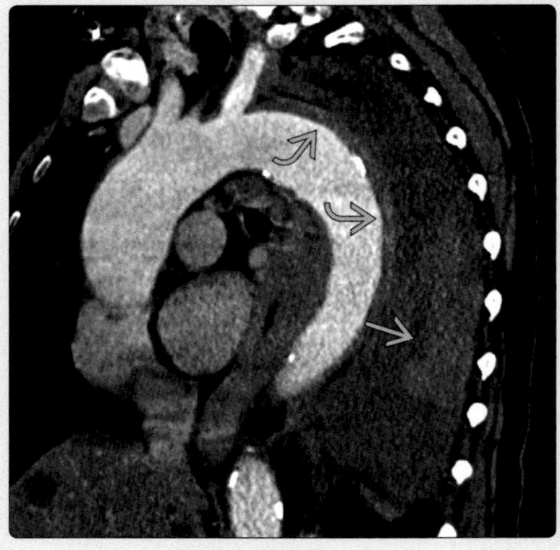

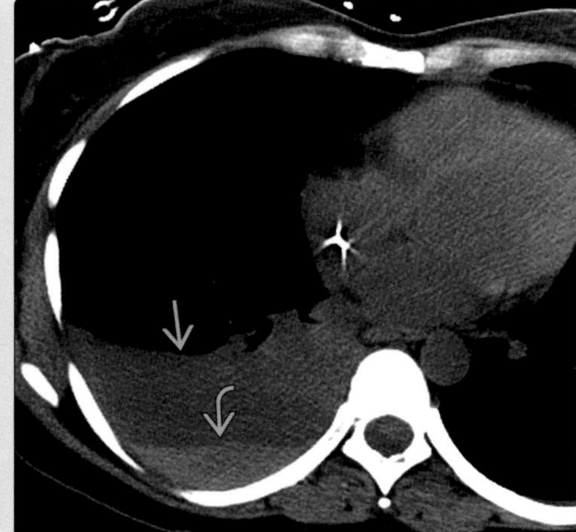

（左图）主动脉壁内血肿破裂患者的矢状位增强 CT 显示左侧大量胸腔积液，表现为红细胞压积效应。提示存在沿降主动脉走行的节段性壁内血肿。

（右图）放置肺动脉导管后出现血胸的患者横断位平扫 CT 显示右侧有中等量胸腔积液并伴红细胞压积效应。血胸和气胸是心脏起搏器和中心静脉置管的常见并发症。

术语

缩写

- 血胸（hemothorax, HTX）

定义

- 胸腔积液 + 不同含量的血液成分
- 胸腔积液红细胞压积 >50% 的外周血红细胞压积
- 大量 HTX：在休克和（或）灌注不足的临床情况下，容积 >1000 mL

影像学表现

基本表现

- 最佳诊断思路
  - 高密度胸腔积液
- 大小
  - 来自肺组织的低压性出血；胸腔积液的填塞效应
  - 来自体循环动脉或大纵隔血管的高压性出血，通常是持续性的
    - 患者可能会将血液流入胸膜腔

X 线表现

- 平片
  - 胸腔积液
    - 新月征，肋膈角变钝
    - 肺外侧缘从胸壁移位
    - 大小不一：>200 mL 肋膈角模糊
    - 肋骨骨折（创伤）
  - 常常形成多房
  - 后遗症（慢性未治疗 HTX）：胸膜钙化、纤维胸、肺塌陷

CT 表现

- 平扫 CT
  - 高密度胸腔积液
    - >35 HU：新鲜血液
    - >70 HU：凝固血液
    - 血清和沉降红细胞分层的红细胞压积效应
    - 贫血或长期 HTX 患者的低密度液体
  - 肋骨骨折增加 HTX 的可能性
  - 局限性和（或）胸膜增厚
  - 胸膜钙化的鉴别，纤维胸的评估，肺塌陷
- 增强 CT
  - 动脉期对比剂强化表示活动性出血，需要干预
  - 破裂的急性主动脉综合征（即主动脉夹层、壁内血肿、穿透性主动脉溃疡）或动脉瘤应排除在外

超声表现

- 创伤预案：检测出液体的可能性很高
- 胸腔积液的回声，局限性

推荐的影像学检查方法

- 最佳影像检查方法
  - CT：高密度胸腔积液
- 推荐的检查序列与参数
  - 平扫 CT 典型诊断
  - 增强 CT 诊断活动性出血

鉴别诊断

漏出性胸腔积液

- 心力衰竭；胸腔积液通常为 10～20 HU

渗出性胸腔积液

- 脓胸；密度是可变的，通常是局限性积液

恶性胸腔积液

- 胸膜积液伴结节性胸膜增厚
- 高密度胸膜结节与 HTX 相似
- 出血性胸腔积液

乳糜胸

- 多呈水样密度胸腔积液；脂肪密度罕见

临床要点

临床表现

- 最常见的症状 / 体征
  - 呼吸困难，胸痛，低血压，急性贫血
- 病因
  - 创伤（如肋骨骨折、急性外伤性主动脉损伤、横膈破裂等）
  - 抗凝
  - 术后
  - 破裂的急性主动脉综合征或动脉瘤
  - 恶性肿瘤（如肺癌、转移）
  - 医源性：中心静脉导管、心脏起搏器等
  - 肺血栓栓塞症（肺梗死）肺部子宫内膜异位症

自然病史和预后

- 未经治疗的 HTX：进展为纤维胸 / 肺塌陷
- 可能发生重叠感染

治疗

- 胸腔造瘘管：去除胸腔内血液及气体
- 手术：胸腔积液引流，控制出血部位
- 输血
- 选择性栓塞（如活动性出血）
- 腔内纤维蛋白溶解疗法

诊断要点

考虑的诊断

- 高密度胸腔积液患者的 HTX；出血点的识别

报告要点

- 将血液定位于胸腔内或胸腔外

关键要点

术语

- 定义：乳糜液外溢进入胸膜腔内

影像学表现

- 平片
  - 大量胸腔积液，通常为单侧
  - 通常发生在心胸部手术后或创伤后
- CT
  - 单侧大量低密度胸腔积液
- MR：由于含脂肪成分而引起高信号改变
  - 重加权 T_2WI 3D TSE + FS 序列：评估乳糜胸的范围
  - T_1 加权成像扰相回波梯度回波脂肪抑制序列（T_1 weighted imaging spoiled gradient recalled fat suppressed, T_1WISPGR FS）动态研究序列：识别胸导管瘘

主要鉴别诊断

- 渗出性胸腔积液
- 漏出性胸腔积液
- 脓胸
- 血胸

病理学表现

- 病因
  - 创伤 / 医源性致胸导管破裂
  - 淋巴结病引起的胸导管阻塞
  - 淋巴系统疾病
- 乳白色不透明胸腔积液：甘油三酯浓度 >110 mg/dL

临床要点

- 症状 / 体征
  - 胸腔积液；随着脂肪禁食而减少
- 治疗：对基础条件进行管理
  - 少量乳糜液：保守治疗
  - 大量乳糜液：手术治疗

诊断要点

- 大多数乳糜胸是医源性的或继发于创伤的
- 创伤或心胸外科手术后迅速出现大量的单侧胸腔积液应提示可能为乳糜胸

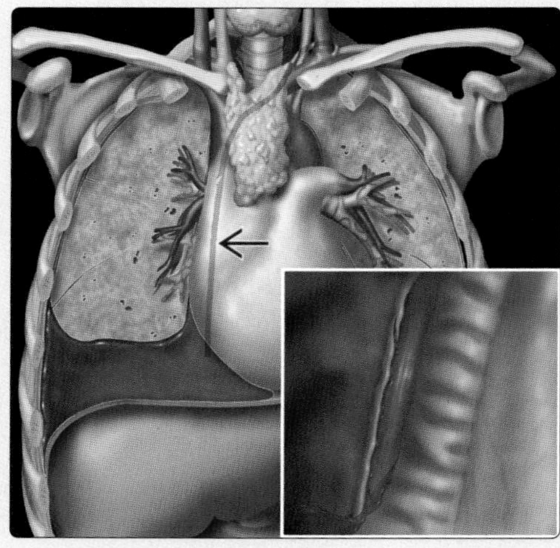

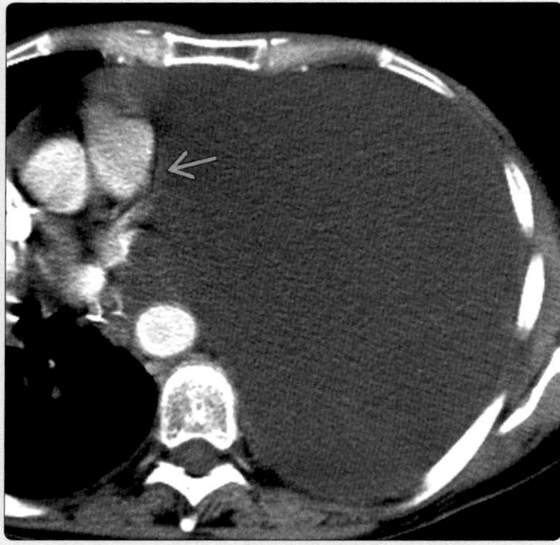

（左图）图片展示了一个右侧乳糜胸和胸导管的解剖部位→，胸导管起自 L2 椎体水平的乳糜池，沿着椎体右侧上行，在 T5 椎体水平绕行至左侧横突，进而汇入到左侧头臂静脉。胸导管的损伤可能会导致乳糜胸。

（右图）左肺切除术后行横断位增强 CT 检查存在左侧张力性的乳糜胸，表现为左侧大量水样密度的胸腔积液，并伴有纵隔向对侧移位→。

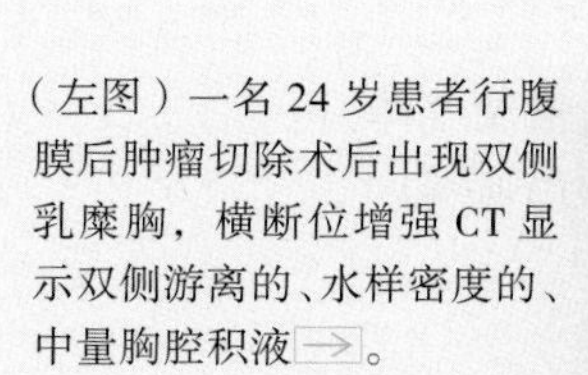

（左图）一名 24 岁患者行腹膜后肿瘤切除术后出现双侧乳糜胸，横断位增强 CT 显示双侧游离的、水样密度的、中量胸腔积液→。

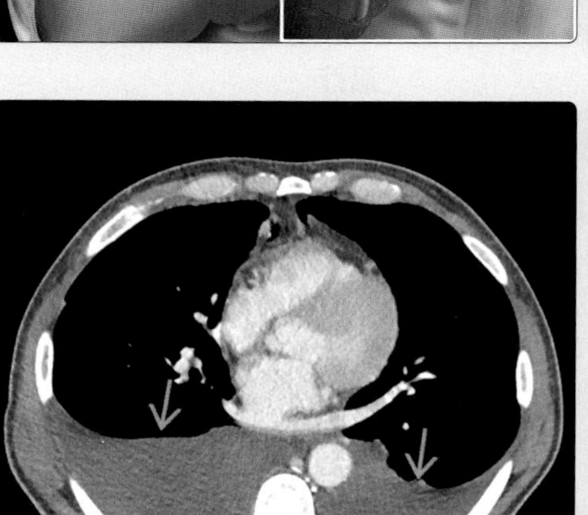

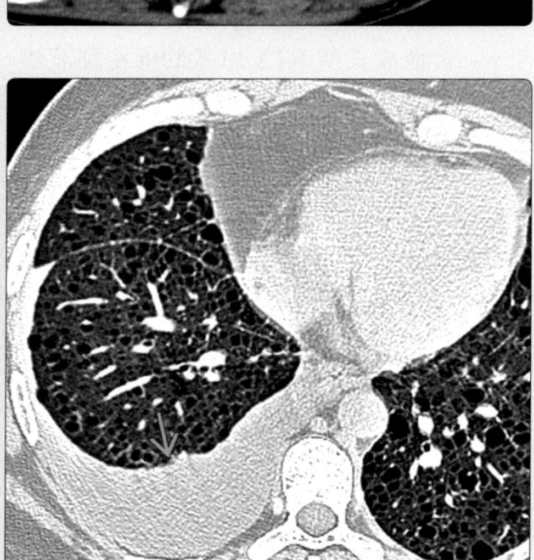

（右图）一名患有淋巴管肌瘤病的 40 岁女性患者，横断位平扫 CT 显示右侧中量的乳糜性胸腔积液→和双肺多发薄壁小囊肿。淋巴管肌瘤病是乳糜胸的一个罕见病因。

术语

同义词

- 乳糜性胸腔积液

定义

- 乳糜液外溢进入胸膜腔内

影像学表现

基本表现

- 最佳诊断思路
  - 大量胸腔积液，通常为单侧
- 部位
  - 84% 为单侧，其中 50%~60% 为右侧
  - 胸导管下 1/3 损伤：右侧乳糜胸
  - 胸导管上 2/3 损伤：左侧乳糜胸
  - 穿过中线处的胸导管损伤：双侧乳糜胸
- 大小
  - 通常为大量：每天产出超过 2 L 的乳糜液可能会导致张力性乳糜胸

X 线表现

- 胸腔积液：通常为大量且单侧出现

CT 表现

- 大量单侧水样密度胸腔积液
- 没有胸膜增厚、结节或肺卡压表现

MR 表现

- T_1WI
  - 因含脂质成分而表现为高信号
- T_2WI FS
  - 重加权 T_2WI 3DTSE + FS 序列：评估乳糜胸的范围
- MR 淋巴管造影动态增强
  - T_1WI SPGR FS 动态研究序列用于识别胸导管瘘

血管造影表现

- 使用碘对比剂或放射性核素的淋巴管造影
  - 可用于胸导管瘘点或阻塞的定位

推荐的影像学检查方法

- 最佳影像检查方法
  - 淋巴核素显像或 MR 淋巴管造影来评估胸导管瘘

鉴别诊断

渗出性胸腔积液

- 常见于恶性肿瘤、肺炎、肺栓塞、自身免疫疾病等
- 没有特异的影像学特征

漏出性胸腔积液

- 常见于慢性心衰
- 没有特异的影像学特征；通常为游离性

脓胸

- 为肺炎的并发症；通常有传染性症状
- 积液通常是局限性的，伴有强化的胸膜增厚
- 气 – 液平面的出现提示存在支气管胸膜瘘

血胸

- 创伤，医源性所致（中心静脉置管）
- 急性发作
- CT 显示为高密度液体；血细胞压积效应

病理学表现

基本表现

- 病因
  - 创伤 / 医源性致胸导管破裂
    - 迅速出现大量胸腔积液
  - 淋巴结病引起的胸导管阻塞
    - 淋巴瘤，肺癌，肺结核，结节病
  - 淋巴系统疾病
    - 淋巴管肌瘤病
    - 淋巴瘤
    - 弥漫性肺淋巴管肌瘤病
    - 戈勒姆病
    - 乳糜性腹腔积液

大体病理和手术所见

- 含有大量脂质成分的乳白色不透明胸腔积液
  - 甘油三酯浓度 >110 mg/dL
  - 胸腔积液内存在乳糜微粒能够证实诊断

临床要点

临床表现

- 最常见的症状 / 体征
  - 大量胸腔积液；随着脂肪禁食而减少

自然病史和预后

- 50% 自行消退
- 难治性乳糜胸的胸导管破裂结扎术的成功率为 90%

治疗

- 对基础疾病的管理
- 少量乳糜液（<1100 mL/ 天，<1000 mL/ 天 ×5 天）→保守治疗
  - 胸膜穿刺术
  - 改善膳食
  - 液体和电解质的替换
  - 生长抑素类似物
- 大量乳糜液（≥1100 mL/ 天，≥1000 mL/ 天 ×5 天）→外科手术治疗
  - 结扎胸导管及其分支
  - 胸导管栓塞术
  - 对难治性病例实行滑石粉胸膜固定术

诊断要点

考虑的诊断

- 大多数乳糜胸是医源性或继发于创伤的

影像解读要点

- 创伤或心胸外科手术后迅速出现大量的单侧胸腔积液应提示乳糜胸

脓胸

关键要点

术语

- 脓胸：胸膜腔感染；脓肿
  - 通常由肺炎旁的胸腔积液感染引起

影像学表现

- 最佳诊断思路
  - 发热患者出现局限性的胸腔积液
- 平片
  - 局限性胸腔积液
  - 在侧位或正位 X 线图像上出现新月形状影像
  - 界限不完整
  - 可能含有气体，气 – 液平面；提示存在支气管胸膜瘘
- CT：大部分表现都不是脓胸的特异征象
  - 局限性胸腔积液
  - 可能含有气体；提示存在支气管胸膜瘘
  - 胸膜分裂征，胸膜增厚
  - 胸膜外脂肪增多

主要鉴别诊断

- 恶性胸腔积液
- 恶性胸膜间皮瘤
- 医源性胸腔积液
- 腹部原因：月经性血胸，胰腺假性囊肿

病理学表现

- 通常为临近的肺炎导致胸膜受累

临床要点

- 症状：胸痛，发热，僵直
- 男性 > 女性，平均年龄：50 岁
- 早期诊断依赖于高度怀疑
- 抗生素和引流是治疗一线方案

诊断要点

- 发热患者伴随局限的胸腔积液或不明原因出现胸膜腔内气体应考虑脓胸

（左图）一名脓胸患者的横断位增强 CT 横断位图像显示右侧胸腔积液，伴随分叶状的边界、肺组织受压➡，以及邻近胸膜的强化➡。胸腔积液外周分布的征象代表了病变的局限性，这与单纯的渗出性胸腔积液不同。

（右图）一名患有脓胸的患者的冠状位增强 CT 图像显示右侧存在大量局限性的胸腔积液➡，胸膜强化➡，以及一个大基底的纤维蛋白球➡。

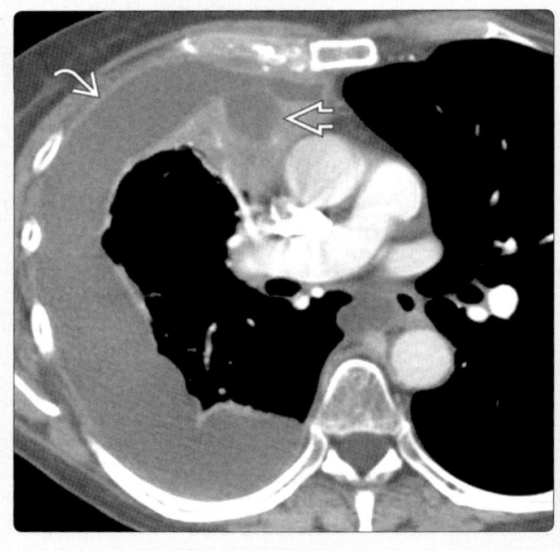

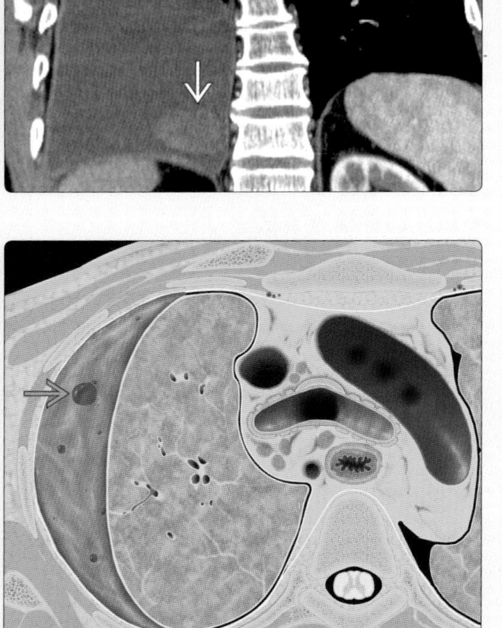

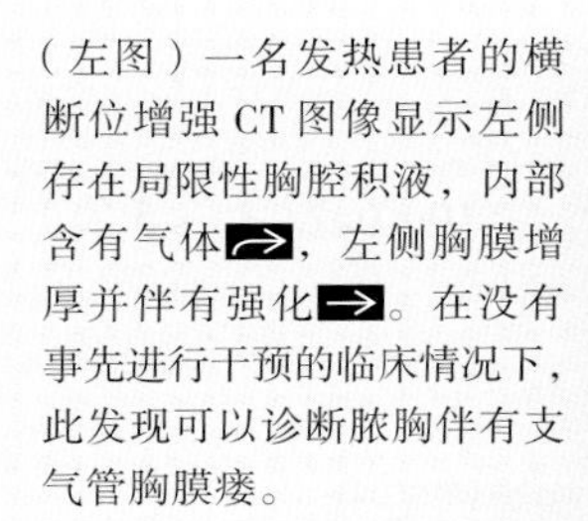

（左图）一名发热患者的横断位增强 CT 图像显示左侧存在局限性胸腔积液，内部含有气体➡，左侧胸膜增厚并伴有强化➡。在没有事先进行干预的临床情况下，此发现可以诊断脓胸伴有支气管胸膜瘘。

（右图）图像展示了脓胸的形态学特征，包括局限性的、对邻近肺实质的推挤和胸膜腔内气体的存在➡，该气体来源于邻近的支气管胸膜瘘。

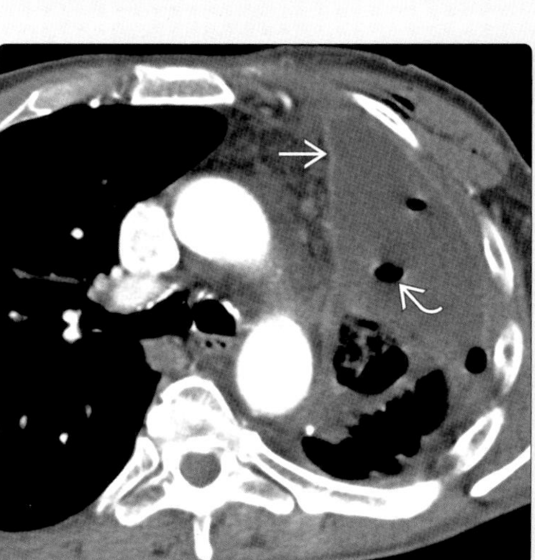

术语

定义

- 胸膜腔的感染；脓肿
  - 通常由胸腔积液毗邻的肺炎感染引起
  - 可能是由于细菌的血行播散所致
  - 是胸部外科手术、创伤、纵隔炎症及食管穿孔的少见但危险的并发症
  - 其他疾病发展过程的并发症，如：膈下脓肿
- 自溃性脓胸
  - 自发地引流到胸壁的脓胸；胸膜－皮瘘
  - 典型的病例：结核，霉菌感染，放线菌病
- 张力性脓胸
  - 迅速出现大量的胸腔积液，伴随肺压迫和纵隔移位
  - 罕见出现心脏骤停

影像学表现

基本表现

- 最佳诊断思路
  - 发热患者出现局限性胸腔积液
  - 胸腔积液内可能包含气体影像
    - 提示存在支气管胸膜瘘的出现
- 部位
  - 通常出现在后部和基底部
  - 可能会波及胸膜腔的非重力依赖的部位
- 大小
  - 多变
- 形态
  - 局限性：凸透镜样形态，包括叶间裂积液（类肿瘤样）

X 线表现

- 肋膈角变钝
- 局限性的胸腔积液
  - 形态与新月形不同，提示局限性
  - 在卧位片上没有变化
- 气－液平面表明可能存在支气管胸膜瘘
- 在侧位或前位片上表现为凸透镜样形态不完整的边界征象
  - 在切线方向成像时表现为锐利的边界
  - 在正位图上可以看到病灶的边界、形态、形状和大小
  - 表现为有局限性的积液，并不是脓胸的特异性表现
- 局限性叶间裂胸腔积液；类肿瘤样表现
  - 可能类似肺肿瘤
  - 不完整的边界征象
  - 与裂隙的解剖学形态相符

CT 表现

- 增强 CT
  - 局限性的胸腔积液
    - 与其他局限性的胸腔积液无明显区别
      - 恶性肿瘤的胸腔积液
      - 无菌性反应致胸腔积液
      - 腹源性胸腔积液
  - 胸膜腔内出现气－液平面
    - 在没有事先胸膜干预下出现支气管胸膜瘘
  - 胸膜分裂征象；不是脓胸的特异性表现，表示胸膜出现慢性感染
    - 脏层胸膜和壁层胸膜出现增厚和强化，“分离征”的出现是由于胸膜腔内出现液体
  - 胸膜增厚
    - 可能与非感染性胸腔积液有关
    - 脓胸患者通常胸膜较厚
    - 结核性胸膜炎可能出现增厚的胸膜伴钙化，肋骨增厚，邻近的肺组织塌陷
  - 胸膜外脂肪增厚
    - 可能与非感染性胸腔积液同时出现
    - 为结核性或真菌性胸腔积液的典型表现
    - 表明胸膜增厚通常是由慢性良性病因所致；在恶性肿瘤中较为少见
  - CT 征象对治疗计划的制订至关重要
    - 脓胸与肺脓肿的鉴别
    - 胸腔积液的位置和范围
    - 对位置和多个病灶的评估

MR 表现

- MR 不能提供优于 CT 的诊断优势
  - 脓胸的大部分 CT 特征与 MR 类同
- 提供脓胸界限的精细图像

超声表现

- 根据疾病分期，有不同的超声表现
  - 早期可能表现为单纯的、无回声或低回声的、无分隔的胸腔积液
  - 复杂的胸腔积液特点为带有内部高回声和分隔
    - 在非感染性胸腔积液中可能观察到回声物质和分隔
    - 识别对制订治疗方案重要的间隔成分
      - 增加可能需要进行手术干预的可能
  - 含气阴影的显示

推荐的影像学检查方法

- 最佳影像检查方法
  - 对于初步筛查：胸片是最佳首选检查；在制订干预计划时则选用 CT
  - 胸腔穿刺术中，推荐超声作为对针或导管的选择或放置的检查方式
- 推荐的检查序列与参数
  - 应用静脉造影剂能显示胸膜增强改变，但不是必要的

鉴别诊断

恶性胸腔积液
- 大部分常见肿瘤
  - 腺癌
    - 乳房，卵巢，肺
  - 侵袭性胸腺瘤
- 胸膜增厚或结节改变可能没有明显表现

恶性胸膜间皮瘤
- 单侧、外周分布的胸膜增厚，呈结节状
- 胸腔积液的液体量是变化的
- 与石棉相关的胸膜斑块占 25%

医源性局限性胸腔积液
- 胸膜融合术；常为恶性胸腔积液

腹部原因
- 血胸
- 胰腺炎

病理学表现

基本表现
- 病因
  - 典型者通常是由于邻近的肺炎传播所致
    - 肺炎旁胸腔积液可能是轻微的或是感染性的
      - 相同的影像表现
    - 总体来说，在糖尿病患者中更易出现与肺炎相关的胸腔积液
    - 结核
      - 非感染性胸腔积液来源于结核抗原的迟发性过敏反应
      - 反应性胸腔积液比脓胸更常见
  - 可能是医源性所致
    - 肺癌切除术后的总发生率小于 1%
    - 可能发生在早期或晚期
    - 晚期病例可能是由于无明显胸腔积液的种植转移
    - 小于 75% 的病例合并支气管胸膜瘘
    - 可能继发于支气管残端的破裂
    - 致病菌：葡萄球菌最常见，链球菌、厌氧菌、革兰阴性杆菌
  - 可能是由于与胃肠道或皮肤连接的瘘管所致
    - 胸壁感染、筋膜炎
    - 皮肤或食管肿瘤侵犯
- 相关异常
  - 支气管胸膜瘘
    - 可能与肺部感染坏死或肿瘤发生气道侵犯有关

分期、分级和分类
- 脓胸经历 3 个阶段，在影像上不易区分
  - 渗出阶段
    - 血糖与 pH 正常的无菌性液体
  - 纤维蛋白脓性阶段
    - 中性粒细胞、细菌、纤维蛋白的聚集
    - 血糖和 pH 减低
  - 慢性机化阶段
    - 胸膜持续剥落并包裹肺组织
    - 渗出物黏稠，呈脓状
- 演变需要经历几周或几天

大体病理和手术所见
- 增厚的胸膜
- 通常与肺底紧密相连
- 脓性胸腔积液
- 如果存在肺顺应性不良，胸腔积液引流后肺可能无法复张（“肺萎陷”）

镜下表现
- 纤维素性渗出物、有机微生物和相关出血

临床要点

临床表现
- 最常见的症状 / 体征
  - 胸痛，发热，僵直
- 其他症状 / 体征
  - 结核性脓胸引起的症状较少

人口统计学表现
- 年龄
  - 中位年龄在 50 岁
  - 可能会感染儿童，主要与肺炎有关
  - 老年人中，常常是伴随疾病的结果
- 性别
  - 男性 > 女性
  - 大部分已发表的结果都包括了更多的男性
- 高死亡率，高达 22%

自然病史和预后
- 早期诊断依赖高度可疑的临床与影像学线索
  - 早期胸腔穿刺术对诊断至关重要
  - 没有特异性的影像学特征和症状
- 中位住院时间为 <20 天
- 总死亡率 <22%
- MR 不能提供优于 CT 的诊断优势
  - 真菌感染或发热患者的结局更差（表明宿主反应应答不足）

治疗
- 一线治疗是抗生素和引流管置入
- 胸腔置管造瘘术
  - 影像引导以进入受累的不同区域
  - 胸膜腔内注入纤溶剂
- 电视辅助胸腔镜
- 开放引流
  - 对于复杂且治疗无反应的病例，需要评估基础肺功能
  - 肺切除术后的长期开放引流

- 克莱格特开胸术
- Eloesser 皮瓣手术

诊断要点

考虑的诊断

- 任何伴随局限胸腔积液和不明原因胸腔积液的发热患者均应考虑脓胸

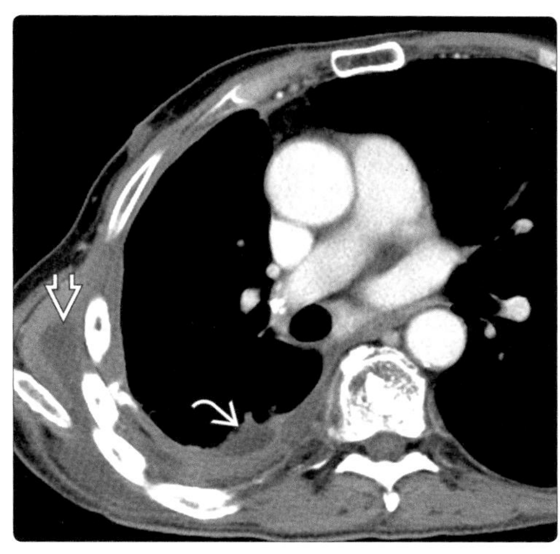

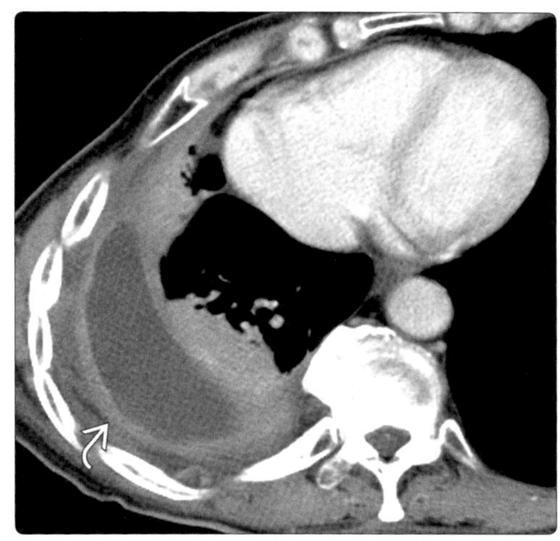

（左图）一名慢性右侧基底部脓胸患者，横断位增强CT图像显示右侧胸膜增厚以及少量胸腔积液➡，通过液体引流导致右侧胸壁受累➡，提示脓胸的存在。

（右图）同一患者的冠状位增强CT图像显示右侧胸廓变小和右侧局限性胸腔积液伴随周围胸膜增厚➡，提示邻近肺不张或实变的存在，常见于胸腔积液的伴发征象。

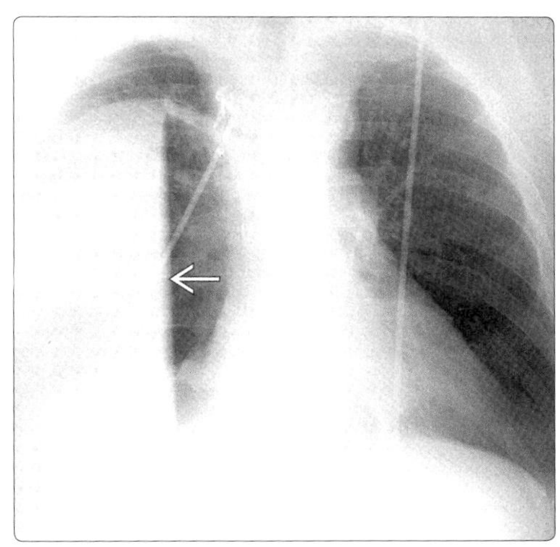

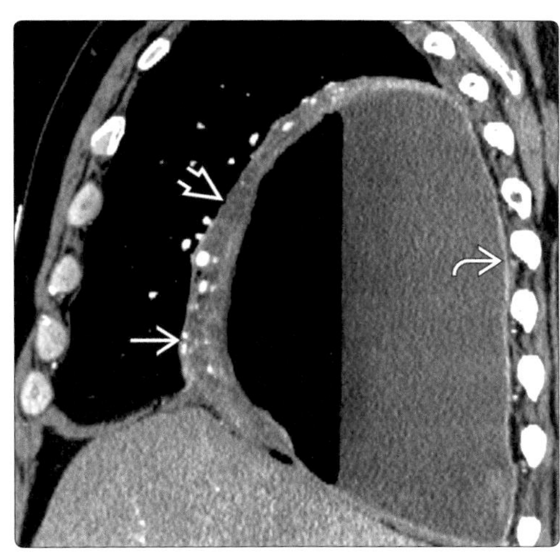

（左图）右侧卧位胸片显示右半胸有一个很大的气－液平面➡，气－液平面狭长的形态符合一个复杂的局限性胸腔积液，排除了肺脓肿的可能性。

（右图）同一患者的矢状位增强CT图像显示了一个较大的脓胸伴胸膜强化➡和对邻近肺组织的压迫➡。肺不张的不均匀弱强化➡提示存在肺炎。气－液平面的存在提示支气管胸膜瘘。

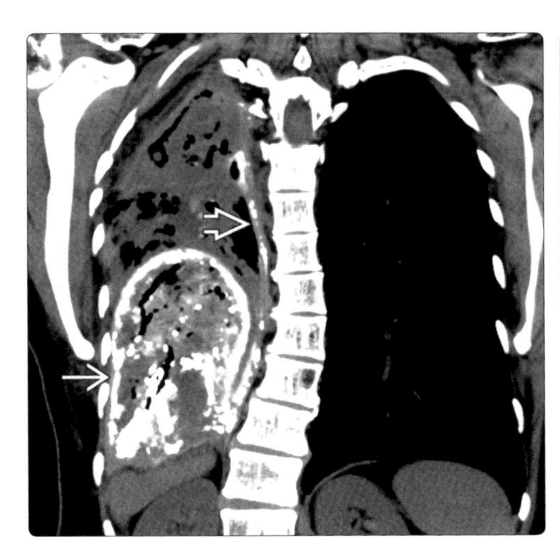

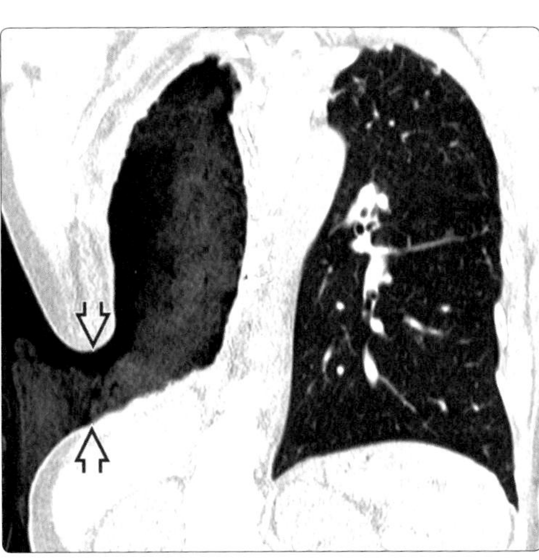

（左图）一名有慢性曲霉菌性肺炎、合并脓胸及支气管胸膜瘘患者，冠状位平扫CT图像显示右肺实变，右侧可见粗大钙化环绕的胸膜包裹性病变➡，其内伴有碎片和气体，邻近的胸膜增厚伴钙化形成➡。

（右图）同一名患者数日后的冠状位平扫CT图像显示右肺切除和Eloesser皮瓣➡，这是终末期肺部感染、慢性脓胸及支气管胸膜瘘的手术治疗。

医源性气胸

关键要点

术语

- 因医疗程序 / 治疗引起的气胸

影像学表现

- 平片
  - 立位：曲线状脏层胸膜的出现
  - 仰卧位：基底部气胸伴随纵隔 / 膈肌边缘锐利度增加
    - 深沟征，双膈征
- CT
  - 胸膜腔内气体的出现
  - 非依赖性胸膜腔内的气体

主要鉴别诊断

- 原发性自发性气胸
- 阻塞性肺不张后气胸
- 皮肤褶皱
- 肺大疱或囊肿

病理学表现

- 穿刺活检，胸腔穿刺术，锁骨下 / 颈内静脉穿刺
- 正压通气
- 开胸术，支气管镜检查，支气管瓣膜
- 导管、胸部 / 气管内 / 肠导管、起搏器电极的置入

临床要点

- 症状 / 体征
  - 胸痛，呼吸困难
  - 可能无症状
- 预后：一般良好
- 治疗：胸导管置入，辅助供氧

诊断要点

- 对伴有纵隔对侧移位和同侧膈肌凹陷的患者考虑张力性气胸的存在

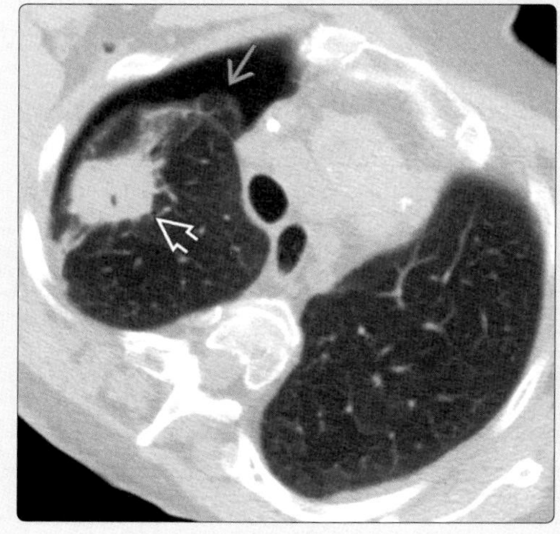

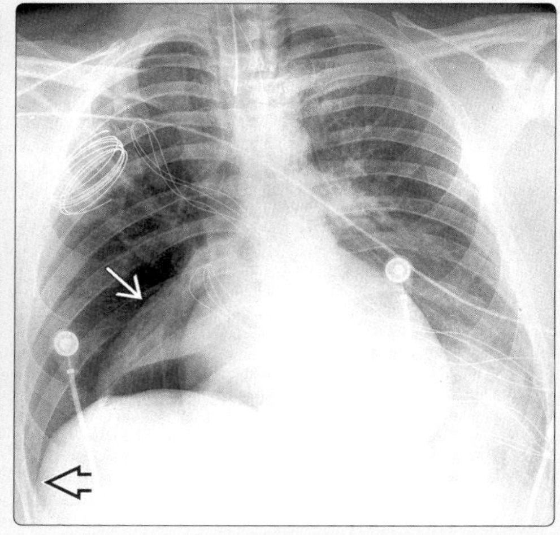

（左图）一名肺癌患者 CT 引导穿刺活检后的横断位平扫 CT 图像显示，右肺上叶胸膜下分叶状团块影➡和前部的少量气胸➡。

（右图）一名插管后危重症患者的仰卧前后位胸片显示继发于右侧气胸后的右侧基底部透明带、清晰的右半膈肌边缘和深沟征➡。注意到存在有肺中叶不张➡。医源性气胸可由胸腔医疗干预或气压损伤引起。

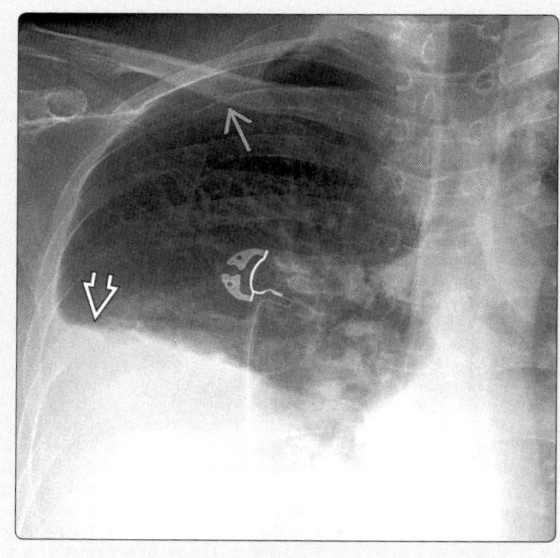

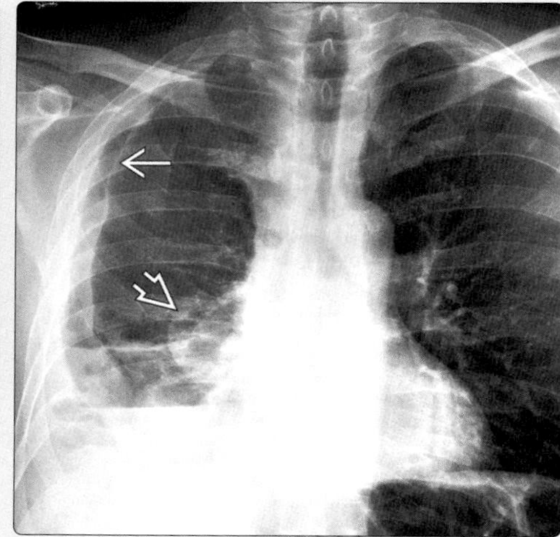

（左图）一名右侧胸腔穿刺术后患者的前后位胸片显示，右侧少量气胸，右肺顶端线样胸膜影➡和右侧中量胸腔积液➡。

（右图）一名患有恶性胸膜间皮瘤患者右侧胸腔穿刺术后的后前位胸片显示，由于脏层胸膜增厚导致肺复张失败，引起右侧气胸➡。注意存在右侧多发胸膜肿块➡和结节，这是间皮瘤的特征。

术语

定义

- 继医学干预或治疗后，胸膜腔内气体的积聚
- 是气胸的常见原因

影像学表现

X 线表现

- 立位片
  - 符合胸膜腔形状的顶端透明腔隙
  - 胸膜线
    - 脏胸膜呈曲线样显影，将含血管的肺组织和无血管的含气胸膜腔分离
- 仰卧位片
  - 纵隔及横膈肌边缘清晰、锐利度增加
  - 深沟征：与对侧沟相比，基底部胸膜腔会产生更大 / 更深的侧方肋膈沟
  - 双膈膜征：前侧肋膈沟和膈顶同时显示
  - 中叶内侧边缘回缩，伴相应肺组织边缘显示
    - 上叶和下叶的边缘保持与邻近侧胸壁接触
- 需要识别和评估支持设备与胸部医疗干预以及气压损失是否一致

CT 表现

- 胸膜腔内空气的出现
  - 非重力依赖的胸膜腔气体的聚集
  - 诊断气胸比平片具有更高的敏感度和特异度

超声表现

- 从胸膜线回声延伸到图像边缘的“彗星尾”伪影
- 胸膜线回声下正常肺组织缺失

推荐的影像学检查方法

- 最佳影像学检查方法
  - 立位胸片通常能够诊断
  - 对于较小和非典型气胸，CT 具有高度敏感性

鉴别诊断

原发性自发性气胸

- 没有经过事先干预或医疗治疗而自发出现

阻塞性肺不张后气胸

- 伴随胸腔引流后肺复张失败
  - 肺组织受压
  - 脏胸膜增厚或阻塞性中央型病变
- 通常无症状；胸导管放置不显示

皮肤皱褶

- 可能延伸到胸壁内侧缘以外
- 具有锐利外侧缘增厚的线样结构或不透明曲线样结构

肺大疱或囊肿

- 内侧缘凸起；与肺部形状不符
- 消失肺综合征（广泛肺气肿、大范围的肺纹理缺失表现）；与气胸鉴别困难

病理学表现

基本表现

- 病因
  - 经胸壁针刺抽吸 / 活检，胸腔穿刺术，锁骨下 / 颈内静脉穿刺
  - 正压通气
  - 开胸术，支气管镜检查，支气管瓣膜
  - 导管，胸导管，气管插管，肠管、起搏器电极的置入

临床要点

临床表现

- 最常见的症状 / 体征
  - 胸痛，呼吸困难
  - 可能无症状
- 其他症状 / 体征
  - 呼吸急促、心动过速、低血压伴张力性气胸

人口统计学表现

- 流行病学
  - 经胸针穿刺 / 活检：肺气肿，长针路径长，胸膜穿刺次数增加

自然病史和预后

- 一般预后良好
- 与机械通气相关的未识别出的张力性气胸可能是致命的

治疗

- 胸导管用于有症状的、进行性增大的或中度至重度的医源性气胸
  - 报告的医源性气胸的胸管治疗时间：平均 4.7 天
- 辅助供氧能够加快胸膜腔内空气吸收速度
- 针吸穿刺治疗继发于穿刺活检后的少量气胸是完全足够的

诊断要点

考虑的诊断

- 对伴有纵隔对侧移位和同侧膈肌凹陷的患者，应考虑张力性气胸的存在

影像解读要点

- 对有创胸外科手术的患者怀疑气胸时，要对胸廓整体进行仔细评估

原发性自发性气胸

关键要点

术语

- 定义：在没有潜在肺部疾病证据的情况下，发生在无突发事件的其他健康受试者中的气胸
- 大部分病例与肺尖部肺大疱有关

影像学表现

- 平片
  - 脏胸膜线的显示
  - 多达 15% 的病例可见胸膜下肺大疱
  - 仰卧位摄片出现深沟征
  - 类似：皮肤褶皱，胸膜下气体
- CT
  - 对气胸诊断的敏感度更高
  - 对肺组织进行评估

主要鉴别诊断

- 继发性自发性气胸
- 消失肺综合征

病理学表现

- 肺大疱破裂
- 邻近肺组织的胸膜下纤维化伴纤维灶

临床要点

- 症状 / 体征
  - 胸痛，呼吸困难，少数无症状
- 危险因素：瘦高体型，男性，吸烟者
- 年龄：20~40 岁
- 通常在冬季发病
- 治疗：供纯氧，放置胸导管，肺大疱切除术，滑石粉胸膜固定术

诊断要点

- 无肺纹理的胸膜线的出现时，可以诊断气胸
- 年轻、瘦高体型人群突发单侧胸痛时考虑原发性自发性气胸

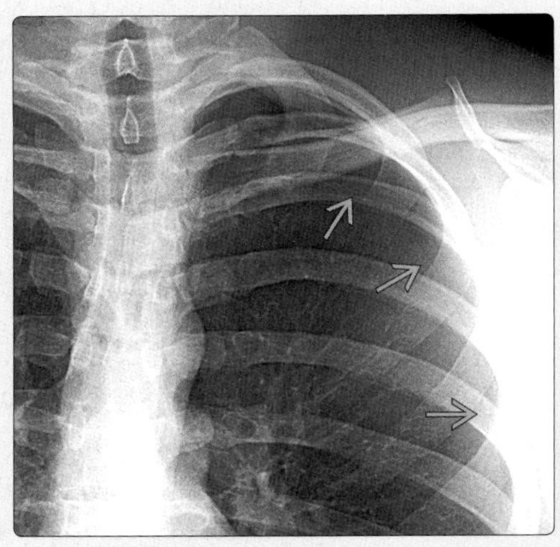

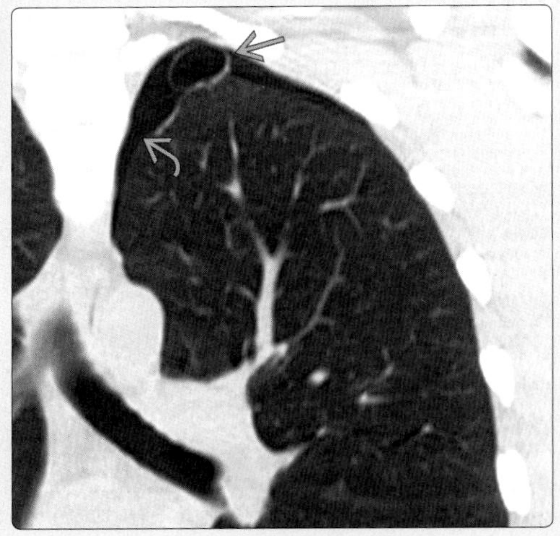

（左图）一名突发左侧胸痛患者的前后位胸片显示沿着左上侧和侧胸壁出现的胸膜线➡，与左侧气胸相符。

（右图）同一名患者的冠状位平扫 CT 图像显示左肺尖一处肺大疱➡和与之相关的左侧少量气胸的存在↪，未见肺气肿证据，除了肺大疱之外，肺组织显示正常。这些发现是原发性自发性气胸的特征表现。

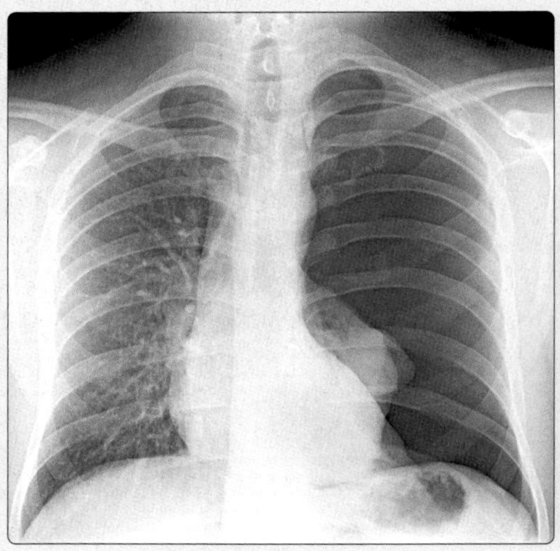

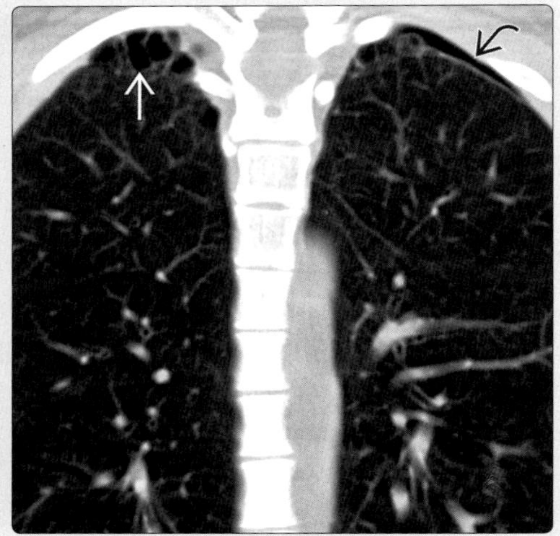

（左图）一名有既往气胸史的 20 岁患者，新发突发性左侧胸痛，行前后位胸片示左侧大量气胸，和左肺完全性肺不张。

（右图）同一名患者行左侧胸导管置入后的冠状位平扫 CT 图像显示左肺尖部残存少量气胸➡，尖部可见肺大疱和（或）肺气肿➡，未见小叶中央型肺气肿的显示。复发性原发性自发性气胸的患者在胸部 CT 上常表现为尖部肺大疱或肺气肿。

术语

缩写

- 气胸（pneumothorax, PTX）
- 原发性自发性气胸（primary spontaneous pneumothorax, PSP）

定义

- 在没有潜在肺部疾病依据的情况下，发生在无突发事件的其他健康受试者中的气胸
  - 大部分病例与肺尖部肺大疱有关

影像学表现

基本表现

- 最佳诊断思路
  - 脏胸膜线的显示；外周肺纹理消失
- 部位
  - 立位片：尖部胸膜腔
  - 仰卧位片：基底部胸膜腔，在肋膈角处或沿着纵隔边界
  - 右侧更常见
  - 很少见于双侧
- 大小
  - 少量：小于单侧胸腔容积的 20%
  - 大量：大于单侧胸腔容积的 20%
- 形态
  - 可为局限的
  - 可能与同侧胸腔积液有关（液 – 气胸）

X 线表现

- 脏胸膜线的显示
  - 在立位胸片上通常位于尖部
  - 侧边或基底部的原发性自发性气胸可能伴随尖部的胸膜粘连
- 高达 15% 的病例可见明显的尖部胸膜下肺大疱
  - 没有发生原发性自发性气胸时，尖部很少有肺大疱的存在
  - 通常肺组织表现正常
- 胸腔积液占 15%
- 呼气相片并不会增加诊断气胸的敏感性
- 张力性气胸：纵隔移位，气管偏倚，同侧膈肌受压变平，肋间隙增宽
- 深沟征：仰卧位片
  - 深肋膈角和同侧上腹部的透过度增高
  - 邻近膈肌边缘清晰锐利
  - 低估气胸的大小（即：通常要更大）
- 卧位片有助于气胸和尖部肺大疱的鉴别
- 胸膜分离度的测量用于随访评估
- 体积估算
  - 半侧胸廓和充气肺组织横截面直径的测量
    - （半侧胸廓直径 ^{3}– 充气肺组织直径 ^{3}）/ 半侧胸廓直径 ^{3}
    - 如：10 cm 半侧胸廓中气胸直径为 2 cm，$(10^3-8^3)/10^3=48.8\%$
  - 在临床实践中不常用

CT 表现

- 对气胸的敏感度较高
- 对邻近肺组织进行评估
- 常出现间隔旁和（或）小叶中心型肺气肿
- 胸腔内气体常与胸膜下肺气肿难以鉴别
- 对侧的疾病通常也能够辨认
  - 对手术计划的制订很重要

推荐的影像学检查方法

- 最佳影像检查方法
  - 立位片通常能够诊断
  - CT 对评估肺实质中气胸的继发性原因和对侧肺疾病的识别有很高的敏感度
  - CT 能够帮助解决问题；尤其是对重度的肺气肿
- 推荐的检查序列与参数
  - 卧位片可用于鉴别气胸和尖部肺大疱
  - 呼气相片并不会增加诊断气胸的敏感性
  - 增强扫描于原发性自发性气胸的 CT 评估没有帮助

鉴别诊断

继发性自发性气胸

- 气胸与易感的肺疾病有关
  - 肺气肿和肺大疱
    - 最常见的原因
    - 与吸烟相关的肺组织破坏
  - 感染
    - 坏死性肺炎，如金黄色葡萄球菌肺炎
    - 肺气囊，如卡氏肺囊虫病
    - 空洞性疾病，如肺结核
    - 脓毒性栓子
  - 血管炎
    - 肉芽肿性多血管炎
      - 多发性空洞性结节、肿块或实变
      - 可能与咯血和弥漫性肺透过度不均有关
  - 囊性肺疾病
    - 淋巴管肌瘤病
    - 肺朗格汉斯细胞组织细胞增生症
    - 伯特 – 霍格 – 杜布综合征（Birt-Hogg-Dube, BHD）
  - 恶性疾病
    - 肺癌
    - 间皮瘤
    - 转移瘤：通常为骨肉瘤转移
  - 胶原血管病
    - 马方综合征
    - 埃勒斯 – 当洛综合征

- 自身免疫性疾病
  - 类风湿关节炎
    - 胸膜下坏死性结节引起的支气管胸膜瘘
- 间质性肺疾病（即弥漫性肺间质纤维化）
- 月经性气胸；异位的子宫内膜组织
- 其他：哮喘，毛细血管支气管炎，囊性纤维化

消失肺综合征

- 严重的肺大疱疾病累及 1 个肺或肺的重要组成部分；可见类似大量气胸的临床表现
- 需要用 CT 与气胸鉴别
- 胸导管置入在肺大疱内可能会引起支气管胸膜瘘

类似表现

- 皮肤皱褶：可能会超出胸腔范围；卧位片时不显示
- 外部支持或检测设备：如果气胸诊断不明确，应移除设备并重复摄片
- 纵隔积气：可能与局限的内侧气胸难以鉴别，胸膜外的气体类似气胸

病理学表现

基本表现

- 病因
  - 肺大疱破裂
    - 通常是尖部和胸膜下
    - 肺气肿、肺大疱和胸膜腔隙的发展与各种因素有关
      - 远端气道感染
      - 遗传因素
      - 支气管树的解剖学异常
      - 胸膜腔内负压增多导致生理学异常
      - 肺尖部缺血
      - 体重指数较低
      - 热量限制
      - 结缔组织异常

大体病理和手术所见

- 胸膜下肺大疱和脏胸膜腔气泡
- 胸膜腔气泡周围常见嗜酸性粒细胞浸润
- 邻近肺组织胸膜下纤维化伴纤维灶形成
- 水牛胸
  - 左右胸腔之间沟通
    - 可能是先天的或医源性的
  - 双侧气胸的患者可以采用单侧胸导管置入治疗

临床要点

临床表现

- 最常见的症状 / 体征
  - 90% 胸痛
  - 80% 呼吸困难
  - 少数无症状
- 其他症状 / 体征
  - 张力性气胸（临床诊断）
    - 心率过速
    - 低血压
    - 发绀
- 临床特征
  - 危险因素
    - 高、瘦个体
    - 男性
    - 吸烟者
  - 可能由咳嗽或打喷嚏引起
  - 原发性自发性气胸多发生在冬季

人口统计学表现

- 年龄
  - 20～40 岁
- 性别
  - 男性的发病率是女性的 5 倍
    - 控制身高时，没有显著的性别差异
- 身体形态
  - 更常见于高、瘦个体

自然病史和预后

- 胸腔内气体每天在室内空气环境中吸收 1.5%
  - 完全吸收和肺完全复张；平均需要 3 周
  - 每天 X 线检查对稳定期患者没有益处
- 高达 50% 的患者出现复发性自发性气胸
  - 通常在 2 年内出现
  - 再次复发的风险高达 85%
  - 复发性气胸可以发生在原发性气胸的对侧

治疗

- 供纯氧
  - 少量气胸
  - 胸膜腔内气体吸收的速度比室内空气环境快 4 倍
- 胸导管
  - 对张力性气胸或有症状气胸要紧急进行胸导管放置
  - 治疗单纯气胸时，小胸导管与大胸导管一样有效
  - 根据气体泄漏情况，采用抽吸、水封或单向阀的方式进行胸导管管理
- 开胸手术或视频辅助胸腔镜手术
  - 肺大疱切除术
  - 滑石粉胸膜固定术
  - 两者都有
- 肺复张不完全可能是由于胸导管位置不当、支气管胸膜瘘或胸膜增厚引起的肺膨胀不良
- 原发性自发性气胸患者应在 6 周内避免航空旅行和终生避免潜水

诊断要点

考虑的诊断

- 年轻、瘦高体型人群出现突发单侧胸痛时考虑原发性自发性气胸

- 诊断不明的原发性自发性气胸可以进行卧位片或胸部 CT；特别是肺气肿患者

影像解读要点

- 外周无肺纹理显示、可见脏层胸膜线，可以诊断气胸

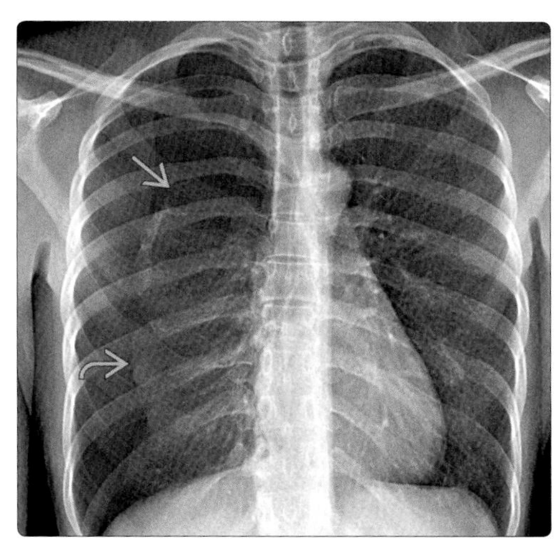

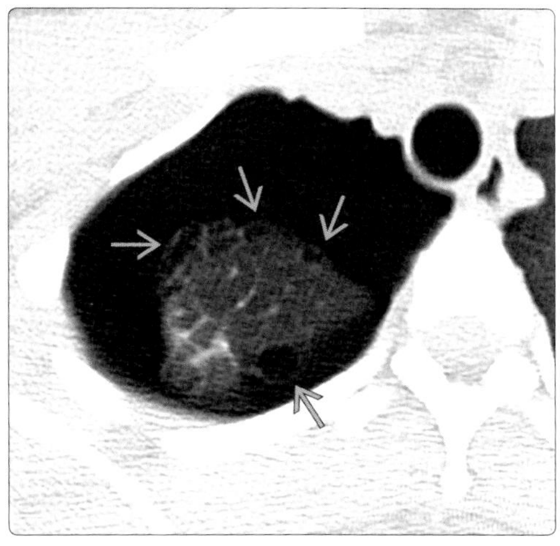

（左图）原发性自发性气胸患者，胸部后前位胸片显示右侧尖部、侧壁和基底部→的大量气胸↷。

（右图）同一名患者的横断位平扫 CT 图像显示右侧气胸和多发胸膜下小肺气肿→。尽管原发性自发性气胸的患者通常是吸烟者，但通常没有小叶中心型肺气肿的证据。

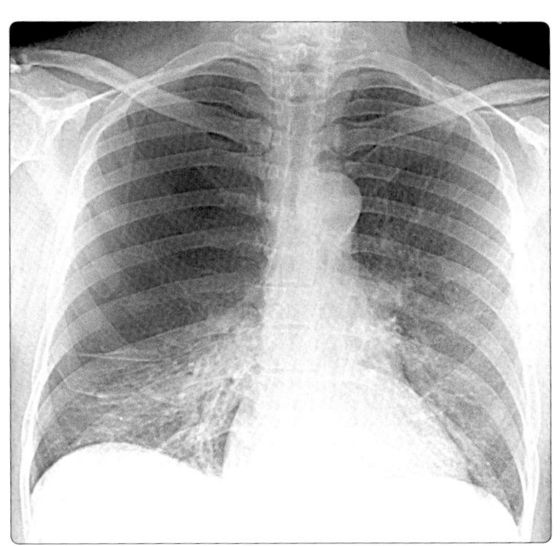

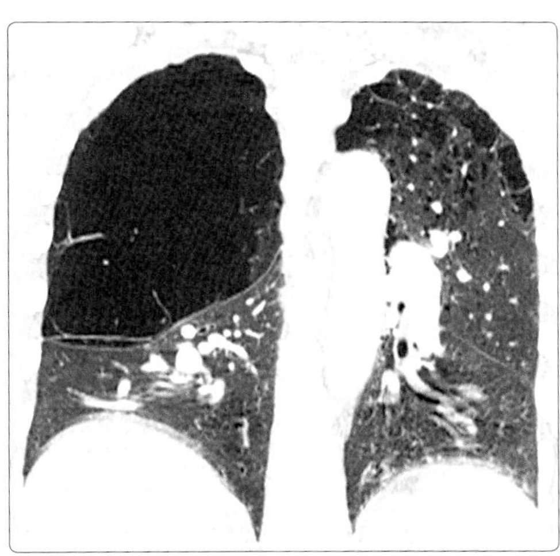

（左图）消失肺综合征患者，胸部后前位胸片显示右肺中上叶内无支气管和血管显示，类似右侧气胸。排除右侧气胸的诊断是由于胸膜线没有显示。

（右图）同一名患者的横断位增强 CT 图像显示右肺广泛的肺气肿和肺大疱，右肺上叶优先受累。这样的病例可能会被误诊为气胸，并进行不必要的胸廓造口导管置入。

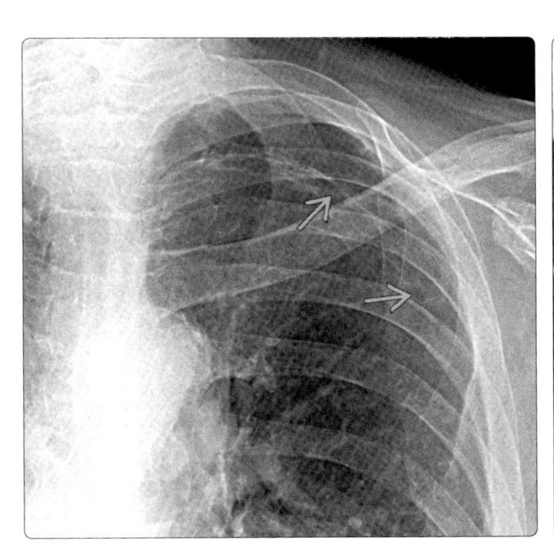

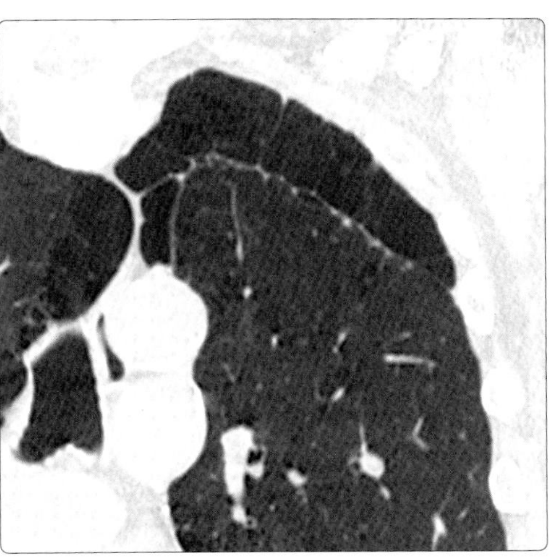

（左图）纵隔积气患者，后前位胸片显示左侧尖部明显的胸膜线影→，由胸膜外气体形成。这种表现类似气胸。

（右图）同一患者的冠状位平扫 CT 图像显示胸膜外左侧尖部胸膜下气体聚集。纵隔积气可能沿着胸膜下腔隙走形，类似气胸。纵隔积气沿着支气管血管结构走形被称为麦克林效应。

继发性自发性气胸

关键要点

术语
- 气胸与潜在的没有创伤或干预的肺疾病有关

影像学表现
- 平片
  - 与胸壁平行的薄的脏胸膜线
  - 外周肺纹理缺失
  - 局灶性、弥漫性或囊性/空洞性肺疾病
- CT
  - 胸腔内气体影
  - 提高诊断的敏感性和特异性
  - 对基础肺部疾病的最佳评估

主要鉴别诊断
- 原发性自发性气胸
- 容易误诊的“气胸”
  - 皮肤皱褶、外部监测装置所致积气、纵隔气肿、胸膜外气体

病理学表现
- 病因：局灶性或弥漫性浸润性、囊性或空洞性疾病
  - 肺气肿、肺大疱
  - 感染
  - 血管炎
  - 囊性肺疾病
  - 肿瘤
  - 间质性肺疾病

临床要点
- 临床表现
  - 胸痛、突发性呼吸困难
  - 发绀、出汗、心动过速
- 治疗
  - 少量、轻微症状的继发性自发性气胸（secondary spontaneous pneumothorax, SSP）观察
  - 大量、有症状的 SSP 需要胸腔引流术治疗
  - 基础肺疾病的治疗

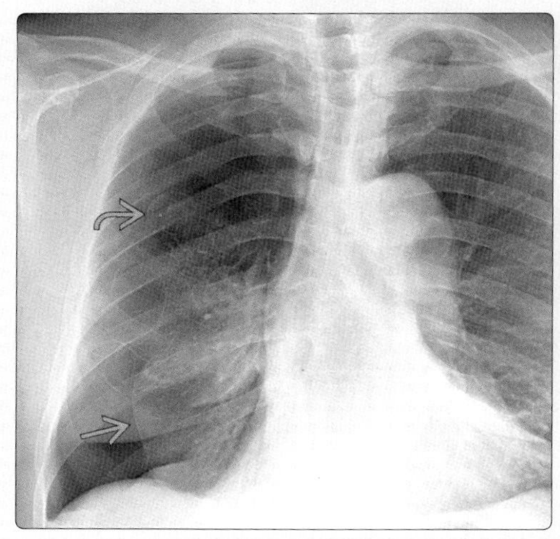

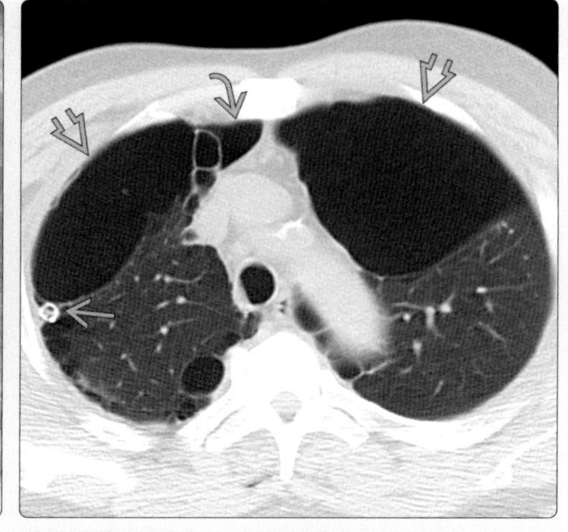

（左图）一名因肺气肿和肺大疱而继发性自发性气胸患者，后前位胸片显示右侧中重度气胸➡，累及肺尖段、外侧段、基底段，以及可见潜在的肺大疱➡。

（右图）同一患者胸腔置管术后，横断位平扫 CT 显示肺组织复张，右侧胸腔引流管➡，右侧轻度气胸➡和大肺大疱➡。肺气肿是继发性自发性气胸最常见的原因。

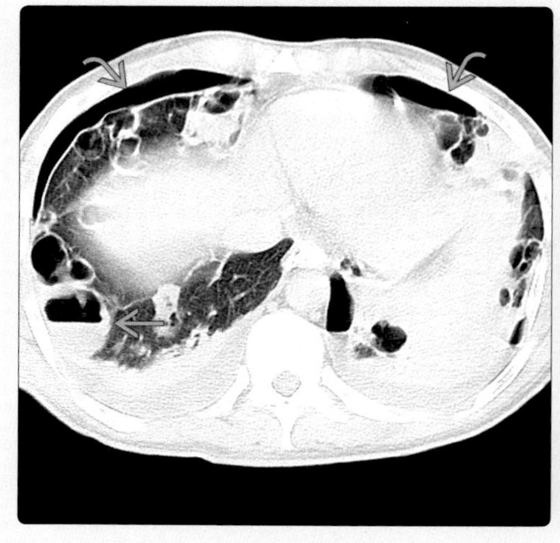

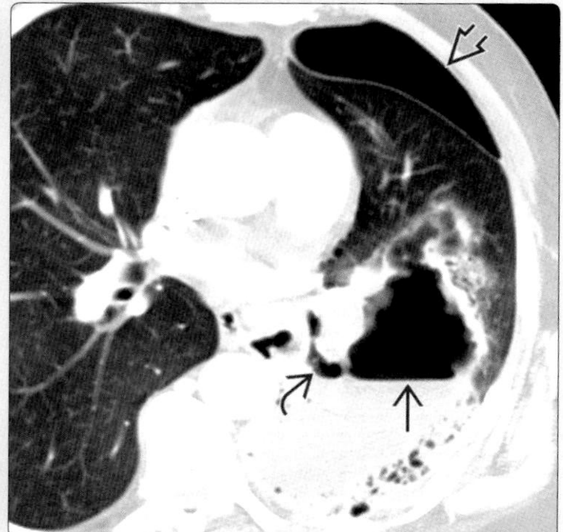

（左图）脓毒性栓塞和双侧自发性气胸➡患者的横断位平扫 CT，表现为双侧空洞性肺结节，有的可见气-液平面➡，可能导致支气管胸膜瘘进而引起的气胸。

（右图）横断位增强 CT 显示左肺下叶空洞性肺炎，可见气-液平面➡、支气管胸膜瘘➡和左侧气胸➡。原发性和继发性肺肿瘤以及空洞性肺病变可产生继发性自发性气胸。

继发性自发性气胸

术语

缩写

- 继发性自发性气胸（SSP）

定义

- 气胸与潜在的没有创伤或干预的肺疾病有关

影像学表现

基本表现

- 最佳诊断思路
  - 平片：与胸壁平行的、薄的脏层胸膜线，外周肺纹理缺失，存在基础肺疾病
  - CT：胸腔内气体影；对基础肺部疾病的最佳评估
- 部位
  - 非重力依赖性的胸膜间隙
    - 立位成像：肺尖胸膜间隙
    - 仰卧位成像：前基底胸膜间隙
    - 侧卧位成像：外侧非重力依赖性的胸膜间隙
- 大小
  - 量：少量，中等量，大量

X 线表现

- 与胸壁平行的薄的脏层胸膜线
- 外周肺纹理缺失
- 局灶性、弥漫性或囊性 / 空洞性肺疾病
- 敏感性取决于患者的体位
- 仰卧位片
  - 最不敏感，气胸量评估不准确
  - 深沟征
    - 前下胸膜腔内积气
    - 肋膈角和同侧上腹部透亮度增加
    - 同侧横膈边界清晰
    - 低估了气胸的量（实际更多）
- 侧卧位成像等于或优于立位成像

CT 表现

- 胸腔内气体影
- 提高诊断的敏感性和特异性
- 对基础肺部疾病的最佳评估

推荐的影像学检查方法

- 最佳影像检查方法
  - 立位片
  - 呼气相不会增加灵敏度
  - CT 对 SSP 诊断和肺部疾病评估最具敏感性和特异性

鉴别诊断

原发性自发性气胸

- 无明显病因的自发性气胸
- 伴有肺尖气肿或肺大疱
- 危险因素：身材瘦高、吸烟

容易误诊的“气胸”

- 皮肤皱褶：可能超出胸腔，卧位片上消失
- 外部监测装置所致积气：如对气胸的诊断有疑问，请取出装置再行 X 线检查
- 纵隔气肿与局限性内侧气胸难以鉴别
- 从纵隔气肿延伸出来的胸膜外气体

病理学表现

基本表现

- 病因
  - 慢性阻塞性肺疾病：肺气肿和肺大疱（最常见）
  - 感染（如肺炎、脓毒性栓塞、耶氏肺孢子菌感染、结核）
  - 血管炎（如肉芽肿性多血管炎）
  - 囊性肺疾病（如淋巴管平滑肌瘤病、肺朗格汉斯细胞组织细胞增生症、淋巴细胞性间质性肺炎、Birt-Hogg-Dube 综合征）
  - 肿瘤[如肺癌、转移性肿瘤（如转移性骨肉瘤 / 血管肉瘤）]
  - 间质性肺疾病（即弥漫性纤维化间质性肺疾病）
  - 胶原性血管病
    - 马方综合征：纤维蛋白异常，伴大疱性疾病患者中 4%~15% 发生气胸
    - 埃勒斯 - 当洛综合征：典型的Ⅳ型，伴有骨骼异常
  - 自身免疫
    - 类风湿关节炎：胸膜下坏死结节引起的支气管胸膜瘘
  - 月经性气胸
    - SSP 临近月经时间；通常发生于经产妇
    - 多数（90%）发生于右侧，少量，易复发
    - 膈肌缺孔时导致子宫内膜经过腹腔空气异位种植于胸膜
  - 肺梗死
    - 胸膜下肺内的支气管胸膜瘘
    - 通常来自肺栓塞

临床要点

临床表现

- 最常见的症状
  - 胸痛、突发性呼吸困难
- 其他症状 / 体征
  - 发绀、出汗、心动过速

治疗

- 少量、轻微症状的 SSP 观察
- 大量、有症状的 SSP 需要胸腔引流术治疗
- 基础肺疾病的治疗

（左图）一名肺朗格汉斯细胞组织细胞增生症并发继发性自发性气胸患者，横断位增强 CT 显示肺多发微小结节、小的囊腔影➡和右侧少量气胸→。

（右图）一名淋巴管平滑肌瘤病并发继发性自发性气胸患者，冠状位增强 CT 显示双侧多发边界清晰的薄壁囊腔影↷和右侧少量气胸→。

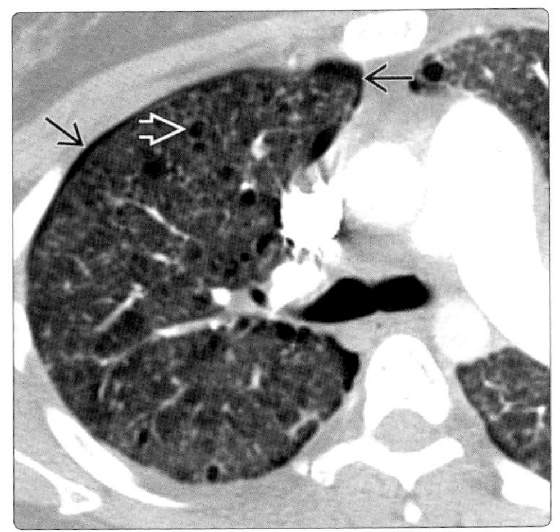

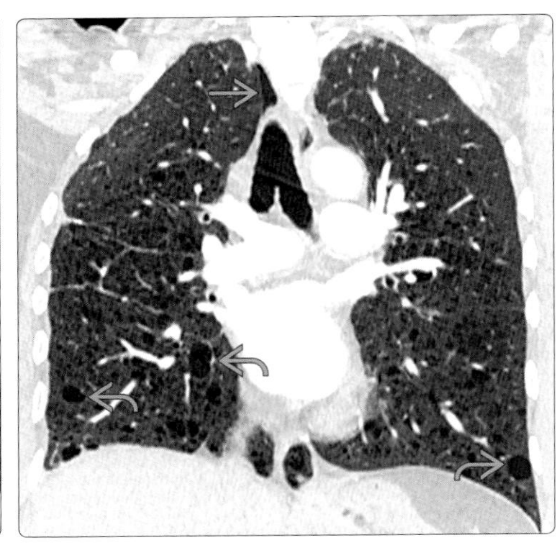

（左图）一名淋巴细胞性间质性肺炎继发自发性气胸患者，横断位平扫 CT 显示多发薄壁肺囊腔影➡、实性小结节↷、左侧气胸→。

（右图）一名肉芽肿性多血管炎伴左侧继发性自发性气胸→患者，冠状位平扫 CT 显示散在的肺瘢痕区↷伴肺容积丧失（上叶更明显），这是血管炎反复发作的典型后遗症。

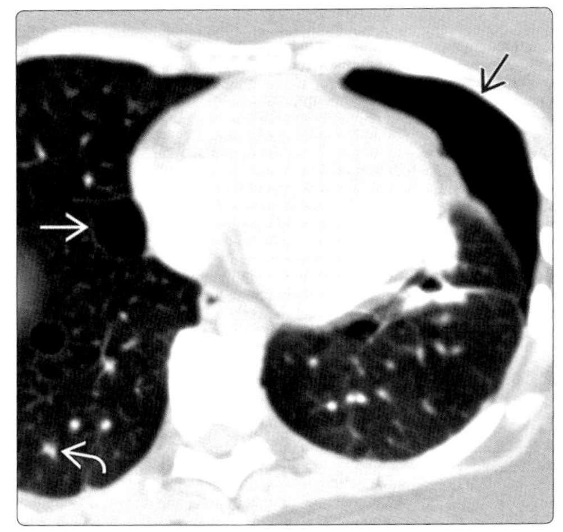

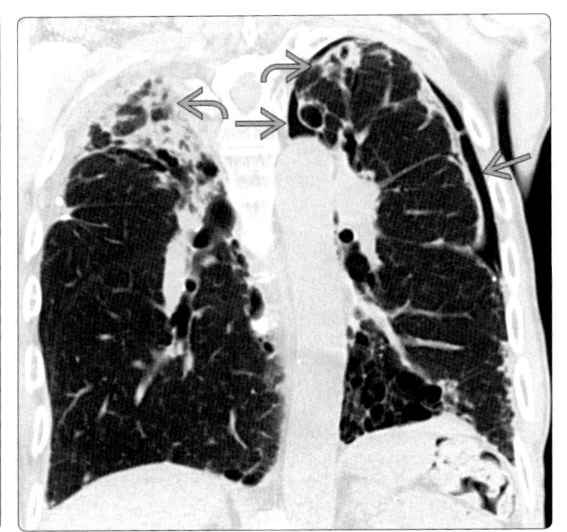

（左图）一名结节病患者，后前位胸片显示中等至大量的右侧继发性自发性液气胸→，双侧支气管血管束周围模糊，内可见透亮影↷，与空洞形成有关。

（右图）同一患者右侧胸腔置管引流术后⇨，冠状位平扫 CT 显示双侧支气管血管周围团块样病变→，部分伴空洞↷。虽然空洞于结节病中少见，但空洞可导致继发性自发性气胸。

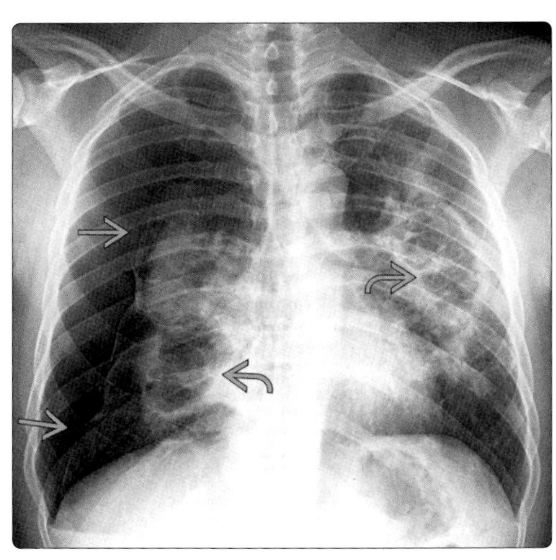

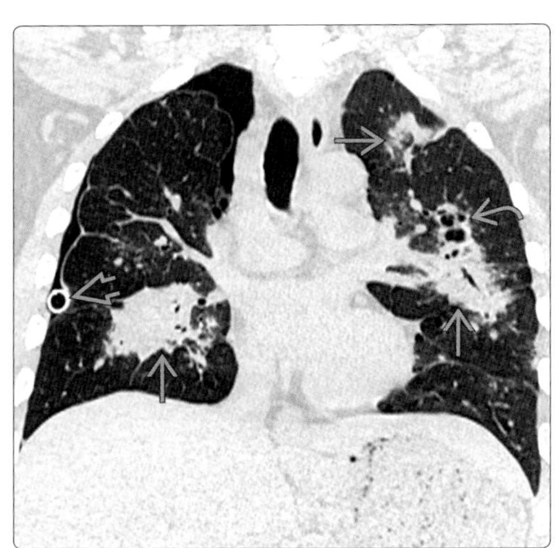

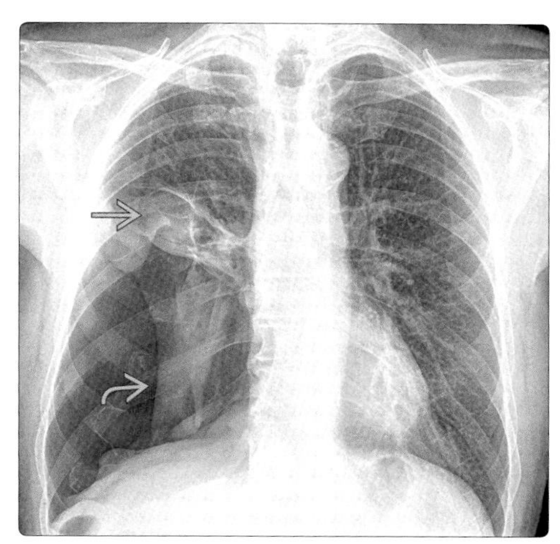

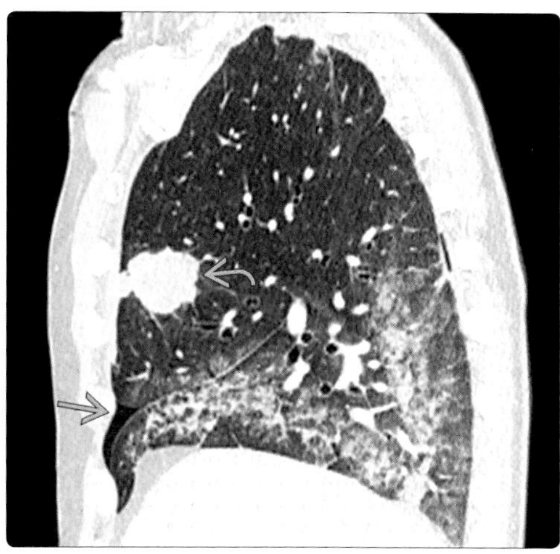

（左图）一名转移性未分化癌继发自发性气胸患者，后前位胸片显示右肺基底部大量气胸➝、右肺中叶转移灶➝。

（右图）同一患者的矢状位增强 CT 显示右肺上叶分叶状实性转移灶➝和右侧胸腔置管术入后残留的少量气胸➝。由于复张性肺水肿导致右肺下叶弥漫性模糊斑片影。

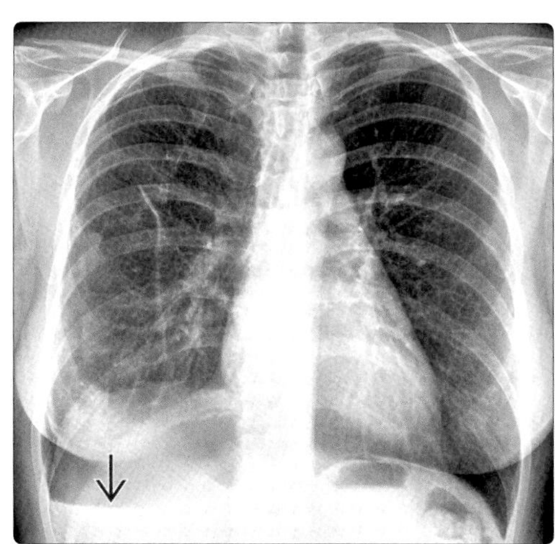

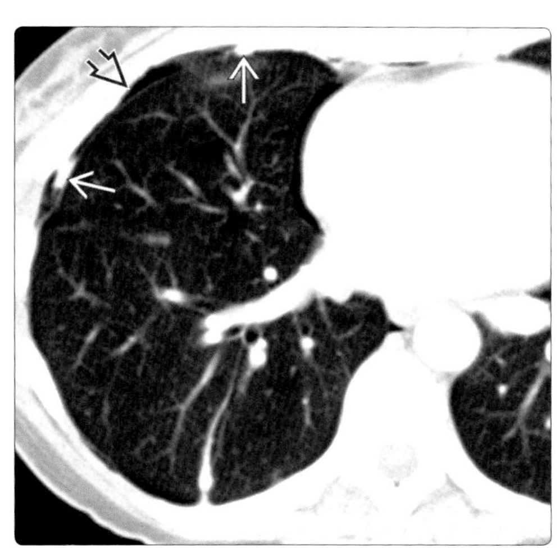

（左图）一名复发性气胸患者，后前位胸片显示右侧液气胸和右侧基底胸膜腔气－液平面➝。

（右图）同一患者的横断位增强 CT 显示右侧少量气胸➾，右侧胸膜软组织密度结节➔，提示子宫内膜异位于胸膜。月经性气胸是一种罕见的继发性自发性气胸。

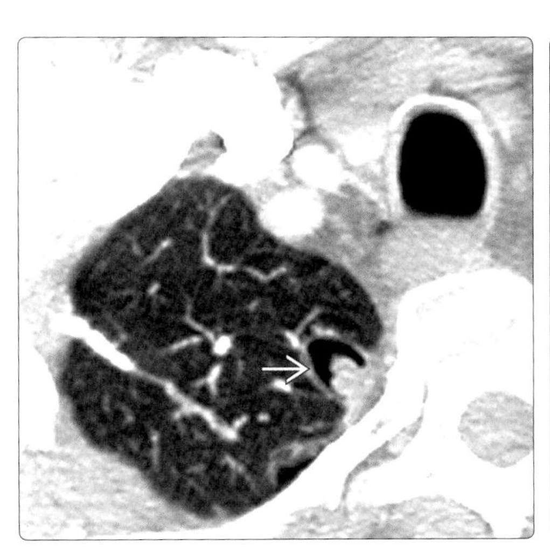

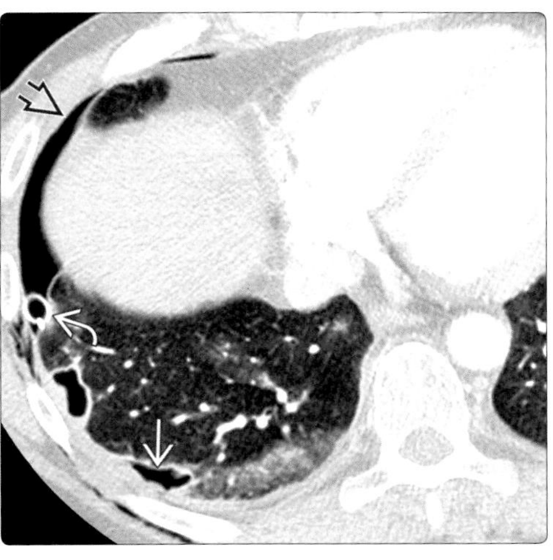

（左图）一名风湿性关节炎伴坏死性肺结节患者，横断位增强 CT 显示右肺上叶空洞性病变➔，其内可见偏心性软组织密度结节。

（右图）同一患者的横断位增强 CT 显示多发空洞性胸膜下坏死性结节➔，右侧胸腔置管↪引流术后残存的少量气胸➾。CT 可评估继发性自发性气胸患者的胸膜表面和潜在实质疾病。

肺尖帽

关键要点

术语
- 同义词
  - 肺尖帽、肺尖胸膜帽、肺尖瘢痕
- 定义
  - 肺尖胸膜增厚

影像学表现
- 新月形肺尖软组织厚度 <5 mm
- 边缘锐利、光滑或呈波浪状
- 双侧通常对称或厚度不超过对侧 5 mm
- CT 显示胸膜下肺尖软组织
- 胸膜外脂肪常增厚

主要鉴别诊断
- 肺上沟瘤
- 肺结核或其他炎症性疾病
- 纵隔出血
- 放射性纤维化
- 胸膜外脂肪

病理学表现
- 慢性肺尖缺血假说
- 胸膜纤维化
- 瘢痕旁瘢痕性肺气肿
- 外周肺细胞增生可能与瘢痕癌相似

临床要点
- 无症状的影像学异常
- 发病率随年龄的增长而增加
  - 40 岁发病率为 5%；70 岁发病率为 50%

诊断要点
- 老年患者肺尖规则或对称性增厚，且无症状，应考虑肺尖帽
- 良性的双侧肺尖帽厚度小于 5 mm
- 伴有骨质破坏的不对称的模糊的肺尖帽应排除恶性肿瘤可能

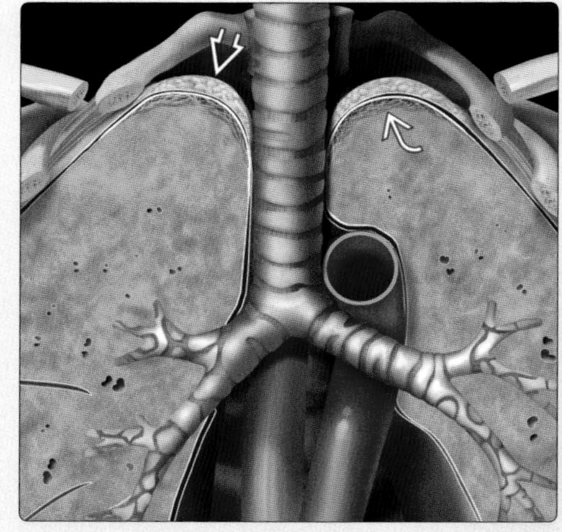
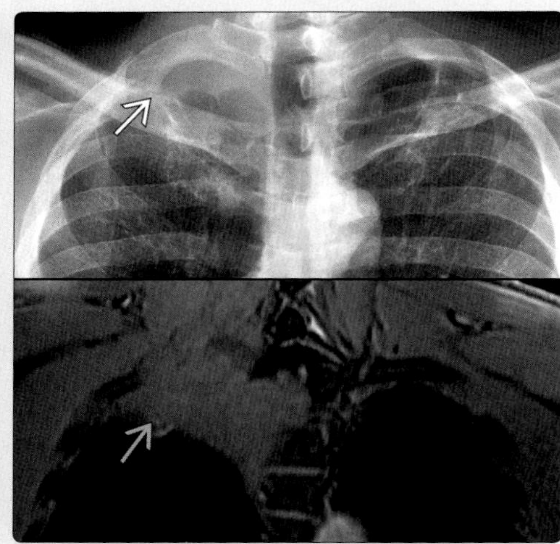

（左图）图示双侧肺尖胸膜下纤维化➡，胸膜外脂肪增厚➡，即平片显示的肺尖帽。

（右图）后前位胸片（上图）显示不规则的右肺尖阴影➡、邻近肋骨和椎体破坏。冠状位 T_2WI MR（下图）证实浸润性肺上沟瘤➡伴胸壁受侵。双侧肺尖厚度不对称性超过 5 mm 应引起重视，特别是在没有长期稳定性证据的情况下。

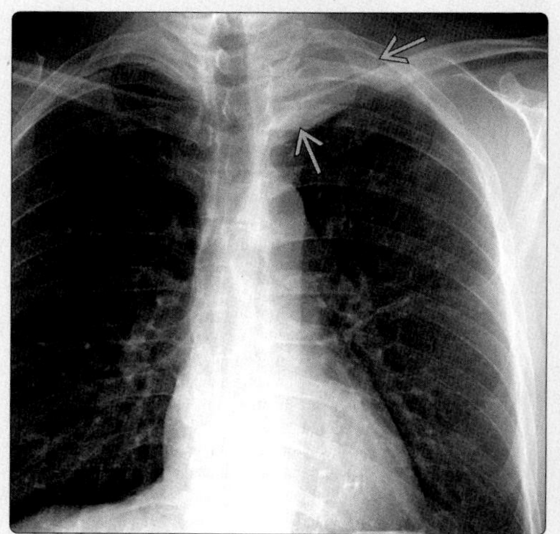
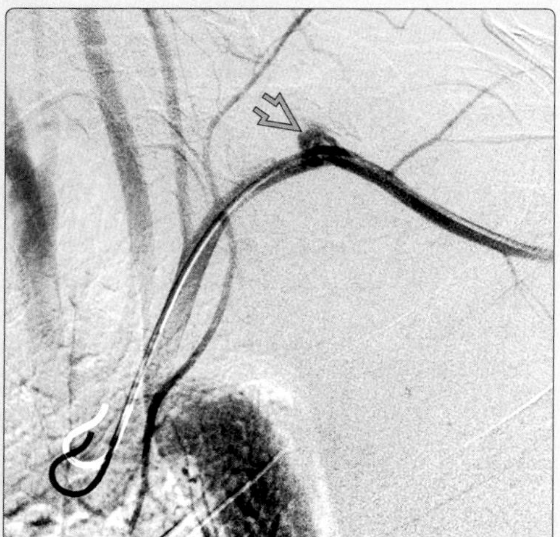

（左图）一名左肩疼痛患者，后前位胸片显示左侧肺尖部阴影➡，呈肺尖帽表现。急症患者，肺尖帽疑为沿肺上沟延伸的出血。

（右图）同一患者的 DSA 显示继发于血管病变的左锁骨下动脉假性动脉瘤➡。在创伤或置管的情况下新发肺尖帽应进一步评估。

肺尖帽

术语

同义词
- 肺尖帽、肺尖胸膜增厚、肺尖胸膜帽、肺尖瘢痕

定义
- X 线表现肺尖胸膜增厚

影像学表现

X 线表现
- 新月形肺尖阴影；厚度通常 <5 mm
- 边缘锐利、光滑或呈波浪状
- 双侧比单侧常见
  - 双侧，对称，与对侧相比，肺尖帽厚度在 5 mm 以内
  - 单侧者以右侧常见

CT 表现
- 靠近肺尖的胸膜下软组织密度影
- 胸膜外脂肪常增厚
- 邻近的瘢痕旁肺气肿

MR 表现
- 多平面成像有助于排除肺尖肿块

鉴别诊断

肺上沟瘤
- 肺尖癌
- 邻近肋骨或椎体破坏
- 下缘模糊不清
- 不对称增厚 >5 mm，怀疑恶性肿瘤

肺结核或其他炎症性疾病
- 肺尖瘢痕通常含小钙化结节，上叶肺体积减小伴肺门回缩
- CT 常表现为胸膜外脂肪间隙增厚
- 通常表现肺尖帽 >5 mm

纵隔出血
- 大血管损伤引起的胸膜外出血沿锁骨下动脉分布
- 罕见的孤立的影像学异常
- 多发生于左侧

放射性纤维化
- 肺尖是头颈部癌症、淋巴瘤、乳腺癌放射治疗的区域

外周上叶萎陷
- 肺上叶尖段和（或）后段肺不张

胸腔积液（仰卧位）
- 仰卧位时，肺尖是胸膜腔位置最靠下的部位

胸膜外脂肪
- 通常为双侧
  - 正常人也可见
  - 肥胖、糖皮质激素、库欣综合征
- CT 可见脂肪密度

恶性胸膜间皮瘤
- 典型的弥漫性不规则胸膜增厚

胸膜外肿瘤
- 侵袭性胸腺瘤合并胸膜外受累
- 肺上沟淋巴瘤沿周围血管播散
- 椎旁肿块、神经源性肿瘤

血管畸形
- 锁骨下血管扩张、膨隆
- 创伤后动脉瘤或动静脉瘘

病理学表现

基本表现
- 病因
  - 慢性肺尖缺血假说
    - 组织学上血管异常，类似肺梗死
    - 肺尖缺血导致胸膜纤维化

大体病理和手术所见
- 横截面呈三角形的肺尖凹陷斑块
- 表面胸膜增厚，边缘清晰

镜下表现
- 在 50% 的患者中，脏层胸膜玻璃样变性的纤维组织与胸膜斑相同
- 塌陷但完好的弹性框架，纤维组织增多
- 瘢痕旁瘢痕性肺气肿
- 周围肺细胞增生可能与瘢痕癌相似

临床要点

临床表现
- 最常见的症状
  - 无症状，影像学检查偶然发现

人口统计学表现
- 流行病学
  - 发病率随年龄的增长而增加
    - 40 岁发病率为 5%；70 岁发病率为 50%

自然病史和预后
- 正常老化过程

诊断要点

考虑的诊断
- 老年患者肺尖规则或对称性增厚，且无症状，应考虑肺尖帽
- 伴有骨质破坏的不对称的模糊的肺尖帽应排除恶性肿瘤可能
- 良性的双侧肺尖帽厚度小于 5 mm
- 在创伤或置管的情况下，应考虑沿肺上沟延伸的出血

胸膜斑

关键要点

术语

- 定义：为壁胸膜一种相对无细胞的纤维透明性病变

影像学表现

- 平片
  - 双侧，多灶性结节性不连续胸膜增厚，伴或不伴钙化
  - 沿着横膈胸膜，毗邻第 6~9 肋骨
  - 可呈现不完整的边界
  - 钙化性斑块；“冬青叶”征
- CT
  - 比 X 线更敏感
  - 双侧多灶性结节性不连续胸膜增厚
  - 10%~15% 的斑块发生钙化；随着时间的推移钙化增加
  - 伴发肺实质异常
  - 通常不累及肺尖及肋膈角

主要鉴别诊断

- 胸壁外伤
- 胸膜纤维化和纤维胸
- 胸膜转移
- 原发性胸膜肿瘤
  - 恶性胸膜间皮瘤
  - 胸膜局限性纤维瘤
- 滑石粉胸膜固定术
- 胸膜外脂肪

临床要点

- 病因：职业性石棉接触
- 症状：无症状
- 治疗：支持治疗

诊断要点

- 双侧钙化性胸膜斑块是石棉相关胸膜疾病的诊断依据

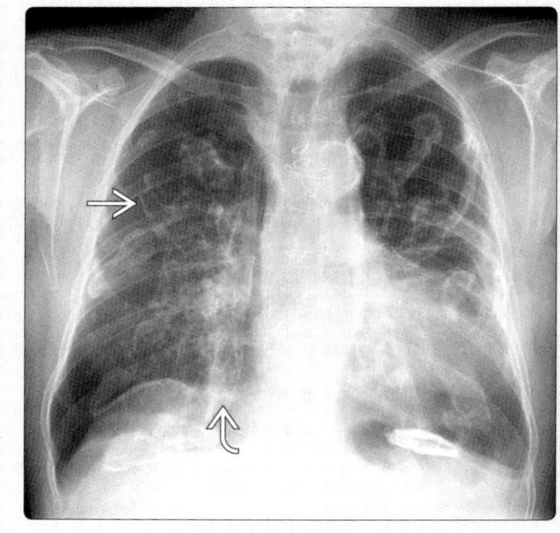

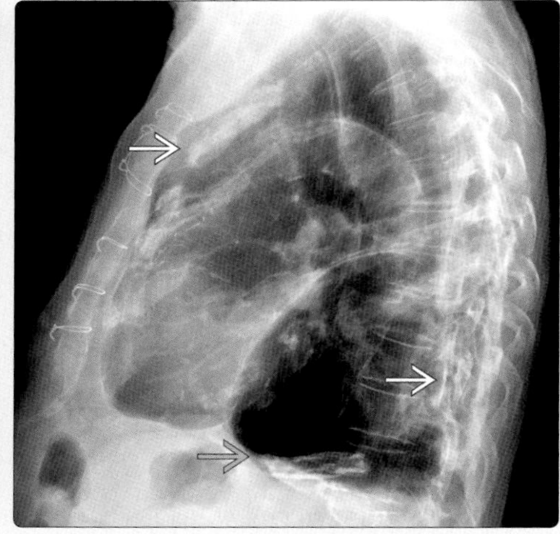

（左图）一名有石棉接触史的无症状患者，后前位胸片显示沿椎旁分布的双侧钙化性胸膜斑块➡和边缘明显的钙化斑块➡，这些钙化斑块不累及肺尖和肋膈角，并表现出“冬青叶”征。

（右图）同一患者的侧位胸片显示沿肋骨➡前后下表面和横膈膜中心腱部伴钙化的胸膜斑块➡。

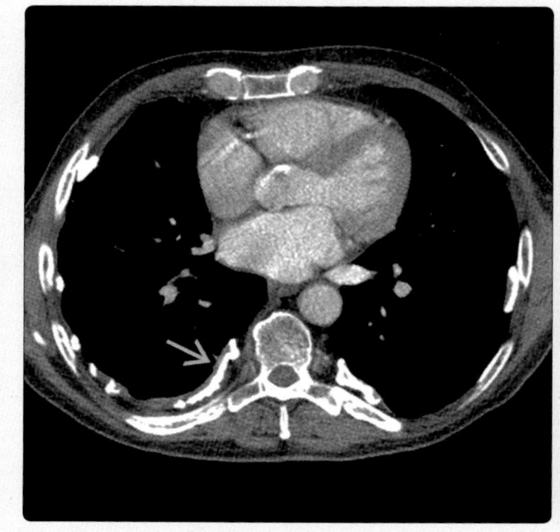

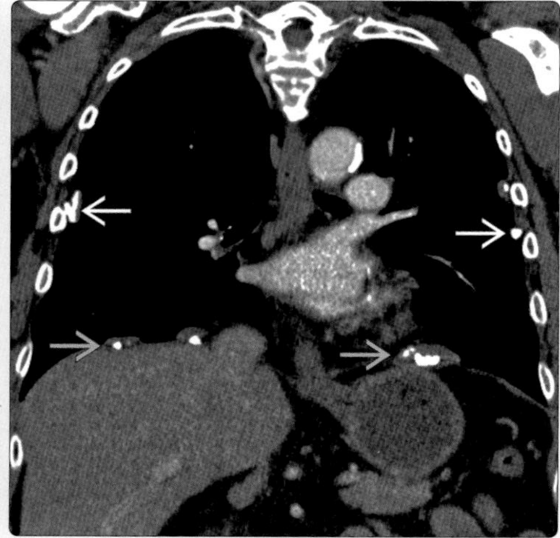

（左图）既往接触石棉的患者，横断位增强 CT 显示双侧钙化和非钙化性胸膜斑块，累及肋骨前后下表面以及椎旁胸膜➡。

（右图）一名既往有石棉接触史的患者，冠状位增强 CT 显示，胸膜钙化斑块更易累及肋骨下表面➡和横膈膜中心腱部的胸膜➡。

术语

定义

- 一种相对无细胞的纤维透明性病变，主要累及壁层胸膜
  - 通常沿着横膈胸膜和肋骨下表面分布

影像学表现

基本表现

- 最佳诊断思路
  - 双侧，多灶性胸膜病变，伴或不伴钙化
- 部位
  - 通常局限于壁层胸膜，偶尔也会累及脏层胸膜和叶间胸膜
    - 最常见的是沿横膈胸膜和后外侧胸膜分布；很少累及纵隔胸膜
  - 通常不累及肺尖及肋膈角
- 大小
  - 范围：2 mm 至 10 cm
- 形态
  - 扁平或结节状软组织病变，内部可伴有钙化

X 线表现

- 一般表现
  - X 线检查对胸膜斑的敏感性为 40%
  - 胸膜斑：石棉接触最常见的 X 线表现
- 双侧，多灶性结节性不连续胸膜增厚，伴或不伴钙化
  - 横膈胸膜处的斑块在侧位片上最易观察到
  - 后外侧胸膜处的斑块在斜位片上最易观察到
  - 前胸膜或后胸膜上的钙化斑块在正位平片上表现为“冬青叶”征
- 非钙化斑块可表现出光滑的边缘，并与邻近胸膜形成钝角：不完整的边界
  - 无法与其他胸膜病变区分
  - 与实性结节相似
- 很少累及超过 4 个肋间隙
- 合并症
  - 单侧或双侧少量胸腔积液
    - 石棉相关胸膜疾病的最早表现，先于斑块形成
    - 最常见的症状出现在接触后的前 20 年
  - 圆形肺不张
    - 圆形或卵圆形周围胸膜下肿块
    - 可与恶性肿瘤相似

CT 表现

- 诊断胸膜斑比 X 线敏感
  - 在椎旁或肋骨下的钙化很容易观察
  - 当非钙化胸膜斑块较小或邻近肋间肌时，可能会被忽略
- 双侧，多灶性结节性不连续胸膜增厚
  - 10%~15% 的患者发生钙化，钙化随着接触时间的增加而增加
  - 范围：2 mm 至 10 cm
  - 薄薄的一层胸膜外脂肪
  - 通常好发于横膈胸膜、邻近第 6~9 肋骨的胸膜
  - 冠状位重建图像对鉴别膈胸膜斑块非常重要
- 合并症
  - 单侧或双侧少量胸腔积液
  - 10% 的石棉相关胸膜疾病患者出现圆形肺不张
    - 圆形肺周围肿块，邻近胸膜增厚 / 斑块形成，受累肺叶容积减小，血管和支气管卷曲进入肿块，即“彗星尾”征
    - 非典型性表现应根据组织活检证实
  - 肺实质带、胸膜下网状组织、支气管扩张、从基底部逐渐向上发展的“蜂窝”肺常提示石棉肺
  - 弥漫性胸膜增厚
    - 约 20% 接触石棉的工人
    - 可与斑块同时发生或单独发生
      - □ 脏层胸膜和肋膈角
    - 胸膜增厚累及 25% 以上的胸膜表面
      - □ 厚度 >3 mm，横向宽度 >5 cm，纵向宽度 >8 cm

MR 表现

- 斑块在 T_1WI 和 T_2WI 有不同的信号强度
  - 钙化可产生磁敏感伪影
- 可能由于其他原因在 MR 检查时中偶然发现，如胸椎 MR 检查

超声表现

- 灰度超声
  - 胸膜积液与胸膜斑块的鉴别
  - 可疑胸膜结节 / 肿块或不典型胸膜斑块的引导活检
- 软组织胸膜结节，其内可伴钙化

推荐的影像学检查方法

- 最佳影像检查方法
  - CT 在发现和诊断胸膜斑块方面明显优于 X 线
  - 冠状位和矢状位重建图像有助于诊断横膈胸膜斑块
- 推荐的检查序列与参数
  - 静脉造影有助于确定胸膜病变的特征，特别是在有胸腔积液发生的情况下

鉴别诊断

胸壁外伤

- 肋骨骨折处胸膜增厚伴或不伴钙化
- 通常为单侧，好发于外侧胸壁或后侧胸壁
- 横膈胸膜通常不受累，除非合并血胸发生

胸膜纤维化和纤维胸

- 创伤或感染性肺旁胸腔积液 / 脓胸后的慢性胸膜增厚
  - 通常为单侧弥漫性胸膜增厚，伴或不伴钙化
- 常伴有邻近实质瘢痕形成或支气管扩张

胸膜转移

- 原发性肺或胸壁肿瘤侵犯胸膜
- 乳腺癌、肾癌、胃肠道恶性肿瘤、卵巢癌、甲状腺癌和前列腺癌血行转移
- 高危胸腺瘤可发生胸膜转移

原发性胸膜肿瘤

- 恶性胸膜间皮瘤
  - 周围胸膜结节性增厚，叶间胸膜及纵隔胸膜可受累
    - 胸腔积液、同侧肺容积减小
  - 可发生钙化，为局灶性而非弥漫性
  - 患者通常有症状
- 胸膜局限性纤维瘤
  - 边界清楚的局灶性软组织胸膜肿块，可有蒂，可活动
  - 病灶大时可有典型症状
  - 病灶小时常为偶然发现

滑石粉胸膜固定术

- 复发性胸腔积液或气胸的治疗性胸腔闭锁术
- 增厚的脏胸膜和壁胸膜之间呈现出高密度的胸膜结节 / 增厚
- 沿着基底部胸膜表面或叶间裂，偏后

胸膜外脂肪

- 双侧胸壁中部胸膜对称性增厚
  - 正位平片显示双侧胸膜增厚
  - CT 显示脂肪密度具有诊断意义

病理学表现

基本表现

- 病因
  - 职业性石棉接触：接触后 20~30 年
  - 假设机理：石棉纤维在肺泡内沉积，随后经间质和胸膜迁移，导致胸膜炎症和斑块形成
    - 石棉纤维的范围和成分决定了纤维化程度和致癌性
      - 温石棉纤维：更容易清除
      - 角闪石类石棉（铁石棉、青石棉、透闪石石棉）纤维：更耐用
      - 更易深入肺部
    - 同时接触其他有害物质（如吸烟）在纤维程度和致癌性中起附加作用
- 合并症
  - 胸腔积液
    - 石棉相关胸膜疾病的最早期表现，胸膜斑形成通常需 10 年以上时间

大体病理和手术所见

- 呈灰白色、质硬、边界清楚纤维组织病灶，累及壁层胸膜
- 非癌前病变

镜下表现

- 典型的斑块由编篮模式的、浓密的、几乎无细胞的胶原组成
- 营养不良性钙化
- 无恶性病变证据

临床要点

临床表现

- 最常见的症状
- 无症状患者；偶然发现

人口统计学表现

- 流行病学
  - 职业性接触石棉患者的发生率最高（50%~60%）
  - 发病率随接触强度和接触时间的增加而增加

自然病史和预后

- 斑块不会增加患肺癌的风险，也非癌前病变
  - 石棉接触是肺癌、间皮瘤和石棉肺的危险因素
- 斑块通常随时间的推移而增大或融合
- 营养不良性钙化会随着时间的推移而进展
  - 接触时间短（<30 年）的工人很少出现钙化表现
- 弥漫性胸膜增厚可导致限制性肺病

治疗

- 支持治疗

诊断要点

考虑的诊断

- 石棉相关的胸膜疾病是胸膜斑最常见的病因
- 其他病变可产生多灶性胸膜钙化，临床病史有助于鉴别诊断

影像解读要点

- 双侧横膈膜中心腱部胸膜钙化斑块是诊断石棉相关胸膜疾病的重要表现

报告要点

- 典型的胸膜斑可能是职业性石棉接触患者影像学表现的首个征象
  - 潜伏期延长的无症状患者接触史有时未知或被忽略
- 职业性石棉暴露接触：肺癌的危险因素，CT 可有助于发现早期恶性肿瘤

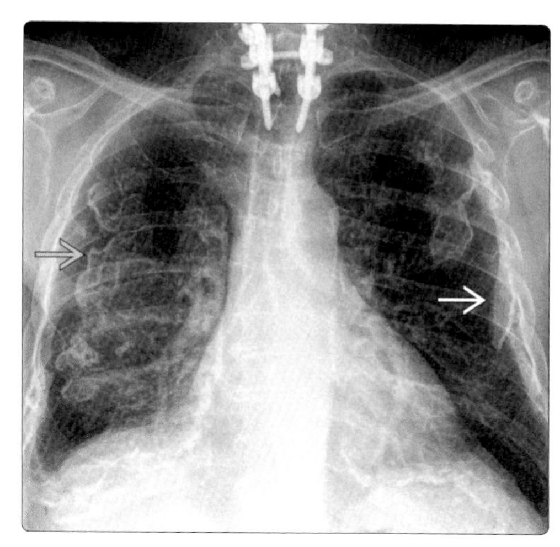

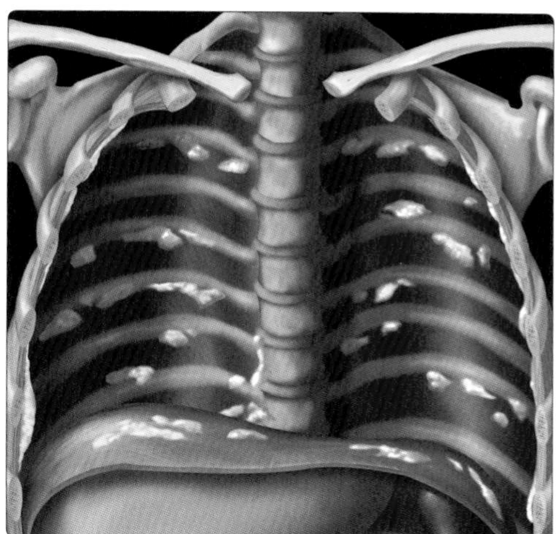

（左图）一名有职业性石棉接触史的患者，后前位胸片显示边缘锐利的胸膜斑，可见典型的“冬青叶”征→。与其他胸膜异常一样，胸膜斑在平片上表现为不完全边缘征→。

（右图）图示胸膜斑的典型分布，即壁层胸膜、横膈膜中心腱部、椎旁和肋骨下表面。

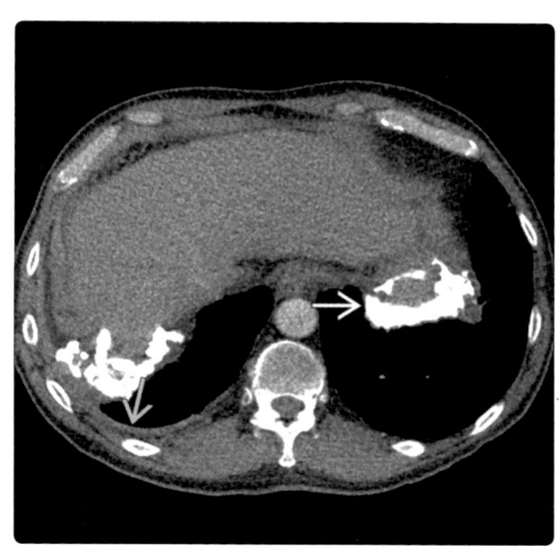

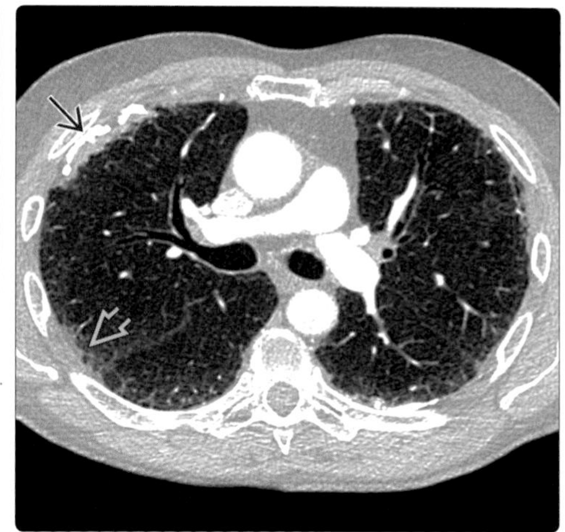

（左图）一名有石棉接触史的患者，横断位增强 CT 显示胸膜钙化斑块累及横膈膜中心腱部→，右侧基底胸膜增厚→。

（右图）一名有职业性石棉暴露史的患者，横断位增强 CT 显示双侧胸膜钙化斑块→，双侧胸膜下网状病灶⇨，提示石棉肺相关性纤维化。

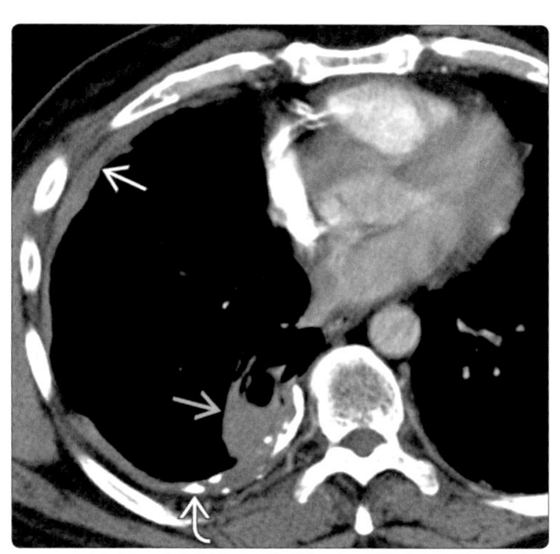

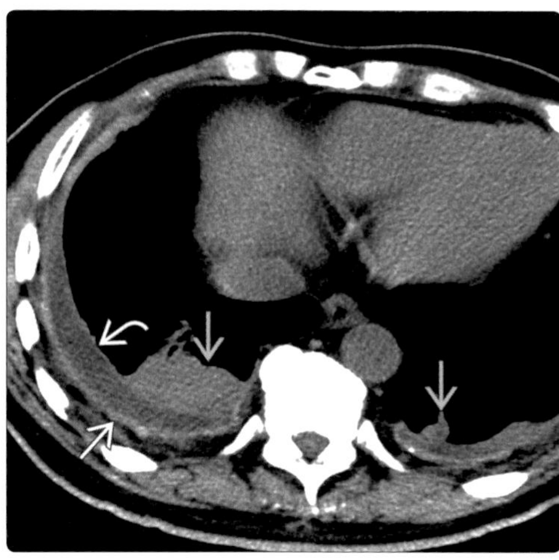

（左图）横断位增强 CT 显示右侧弥漫性胸膜增厚→、钙化胸膜斑↗、右肺下叶胸膜下肿块→，并可见圆形肺不张所致的肺血管和支气管卷曲进入肿块而形成的典型的“彗星尾”征。

（右图）一名既往有石棉接触史的患者，横断位平扫 CT 显示弥漫性双侧胸膜增厚→和少量胸腔积液↗。双侧胸膜下实性肿块→伴肺血管和支气管卷曲进入肿块，这与多灶性圆形肺不张相符。

胸膜纤维化和纤维胸

关键要点

术语
- 同义词
  - 胸膜纤维化
  - 纤维胸
- 定义
  - 脏层和壁层胸膜增厚、钙化，导致容积减小

影像学表现
- 平片
  - 多发外周胸膜钙化
  - 同侧容积减小、纵隔移位
  - 同侧肋间隙缩窄
- CT
  - 胸膜连续性增厚，伴或不伴粗大颗粒状钙化
  - 增厚 / 钙化的胸膜间可见少量胸腔积液
  - 同侧容积减小，肋间隙缩窄
  - 邻近胸膜外脂肪肥厚

主要鉴别诊断
- 胸膜转移
- 石棉相关性胸膜疾病
- 恶性胸膜间皮瘤

病理学表现
- 病因
  - 感染
  - 血胸
  - 医源性

临床要点
- 临床表现
  - 通常无症状，偶然发现
  - 呼吸困难，劳力性呼吸困难
  - 限制性肺疾病
- 治疗
  - 有症状患者可行胸膜剥脱术
  - 吸入液体无效、肺组织不会复张

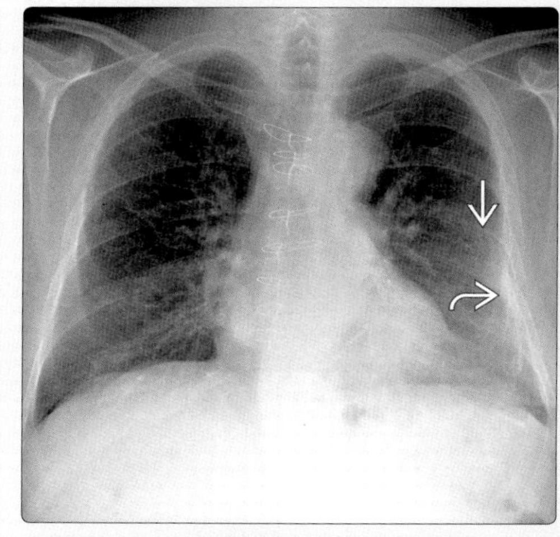
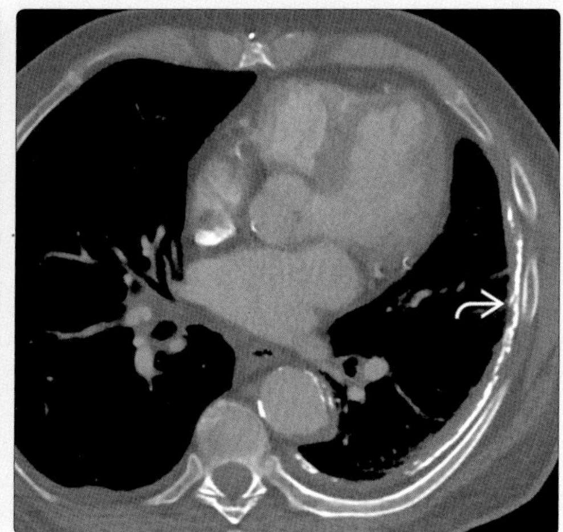

（左图）一名男性患者，胸骨正中切开术行冠状动脉搭桥术后出现左侧纤维胸，后前位胸片显示由于限制性左侧基底胸膜纤维化和钙化，左侧肋间隙不对称缩窄，左肺容积减小。

（右图）同一患者的横断位增强 CT（骨窗）显示左侧胸膜纤维化，表现为粗曲线状钙化，纵隔胸膜未受累，伴有左肺容积减小。

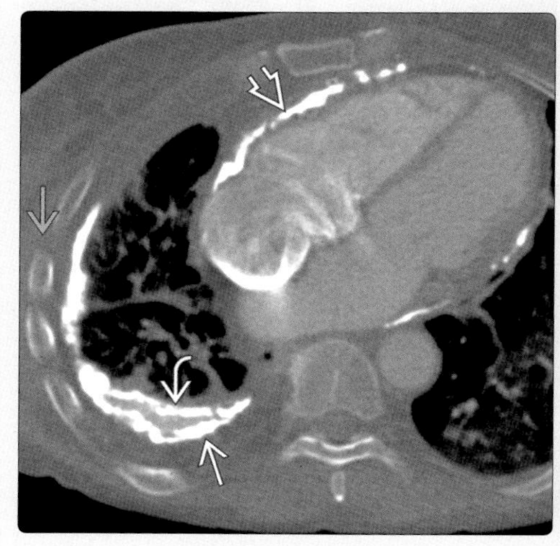
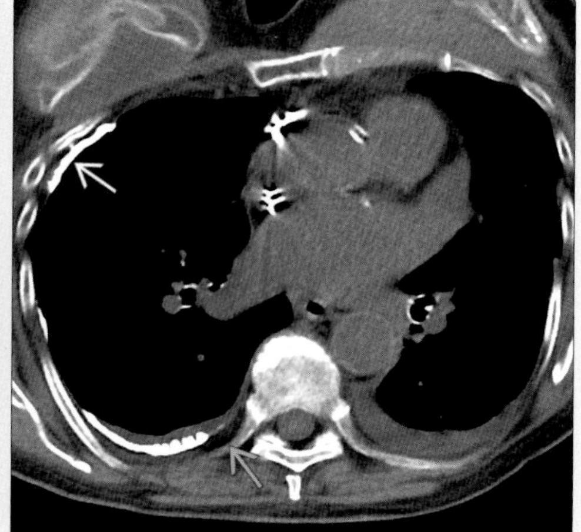

（左图）既往有结核性脓胸的患者，横断位增强 CT 显示右侧胸廓体积减小，可见右侧肋间隙缩窄，脏层胸膜和壁层胸膜可见多发钙化，胸腔内可见少量积液，同时伴发心包钙化。

（右图）既往有外伤性血胸的患者，横断位平扫 CT 显示右侧胸膜非连续性钙化，且邻近的胸膜外脂肪肥厚。

术语

同义词

- 胸膜纤维化
- 纤维胸

定义

- 异常胸膜增厚、钙化伴容积减小

影像学表现

基本表现

- 最佳诊断思路
  - 单侧胸膜增厚，伴或不伴钙化并有容积减小、纵隔移位、肋间隙缩窄
- 部位
  - 通常为单侧；也可为双侧
  - 通常累及整个胸膜；也可为局灶性

X 线表现

- 周围胸膜增厚伴或不伴钙化
- 同侧容积减小、纵隔移位
- 同侧肋间隙缩窄

CT 表现

- 胸膜连续性增厚伴或不伴粗大颗粒状钙化
  - 通常不累及纵隔胸膜
  - 通常累及 25% 以上的胸膜表面
- 钙化的胸膜间常可见胸腔积液
  - 不同密度：液性密度、软组织密度
- 同侧肺容积减小
- 邻近胸膜外脂肪肥厚

推荐的影像学检查方法

- 最佳影像检查方法
  - CT：评估胸膜和邻近肺组织的影像学检查方法
- 推荐的检查序列与参数
  - 静脉造影有助于排除恶性强化的软组织结节

鉴别诊断

胸膜转移

- 结节状胸膜增厚，可为圆形
  - 纵隔胸膜受累有助于鉴别良恶性
- 常见胸腔积液
- 有时可见钙化，如骨肉瘤、黏液性腺癌胸膜转移

石棉相关性胸膜疾病

- 弥漫性胸膜增厚
  - 连续性胸膜增厚，可累及肋膈角
  - 通常为双侧，可不对称，也可为单侧
- 胸膜斑
  - 双侧不连续性多灶性结节性胸膜增厚，常伴有钙化
  - 胸膜受累，通常不累及肺尖及肋膈角

恶性胸膜间皮瘤

- 外周分布、结节样胸膜增厚
  - 首先累及基底胸膜，可累及纵隔胸膜
- 伴或不伴钙化的胸膜斑块，但无直接相关性

病理学表现

基本表现

- 病因
  - 感染：细菌性脓毒症
    - 肺结核：最常见病因
  - 血胸
    - 创伤：穿透性或钝性损伤
  - 医源性
    - 常见于冠状动脉搭桥术后、血胸
    - 滑石粉胸膜固定术、治疗性胸腔闭锁术引起的纤维化反应
  - 免疫性疾病
    - 类风湿关节炎：高达 50% 的患者在尸检时发现胸膜改变
    - 系统性红斑狼疮
  - 尿毒症性胸膜炎
    - 可在多年的血液透析后发生
  - 药物反应
    - 酪氨酸激酶抑制剂：慢性粒细胞白血病免疫介导的并发症
    - 麦角衍生物、溴隐亭、环磷酰胺
- 发病机制
  - 间皮细胞释放炎性介质（细胞因子和生长因子）
  - 纤维蛋白转换紊乱、纤维化

临床要点

临床表现

- 最常见的症状
  - 通常无症状，偶然发现
  - 呼吸困难、劳力性呼吸困难
  - 限制性肺疾病

自然病史和预后

- 慢性、非进行性
- 无恶变

治疗

- 有症状患者可行胸膜剥脱术
- 吸入液体无效、“塌陷肺”不会复张

诊断要点

考虑的诊断

- 单侧弥漫性胸膜增厚伴或不伴钙化，同侧容积减小，考虑纤维胸

恶性胸腔积液

关键要点

术语
- 恶性胸腔积液（malignant pleural effusion, MPE）
- 渗出液；由胸膜恶性肿瘤产生的肿瘤细胞

影像学表现
- 平片
  - 单侧或双侧 MPE
  - 胸腔积液量
    - 少量：肋膈角变钝
    - 中量：半膈肌模糊
    - 中至大量：中至下半胸腔不透明阴影
    - 大量：一侧胸腔不透明阴影
  - 胸腔积液、平滑或结节性胸膜增厚
- CT
  - 鉴别胸膜增厚 / 结节性病变
  - 评估相邻结构
- PET/CT
  - 氟代脱氧葡萄糖（fluorodeoxyglucose, FDG）显示胸膜高摄取改变如胸膜增厚或结节

主要鉴别诊断
- 漏出性胸腔积液
- 渗出性胸腔积液
- 脓胸

病理学表现
- 转移性肺癌和乳腺癌：50%~65% 的 MPE
- 淋巴瘤，妇科恶性肿瘤，间皮瘤
- 诊断：胸腔积液 / 组织中检出恶性细胞

临床要点
- 患者平均就诊年龄：65 岁
- 呼吸困难，胸痛，全身症状
- 预后不良
- 姑息性液体引流以缓解症状

诊断要点
- 对存在大量胸腔积液或胸腔积液伴有胸膜增厚 / 结节的患者，应考虑 MPE

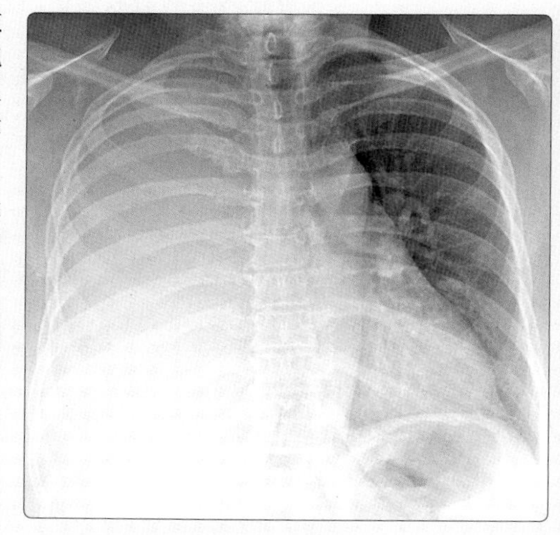

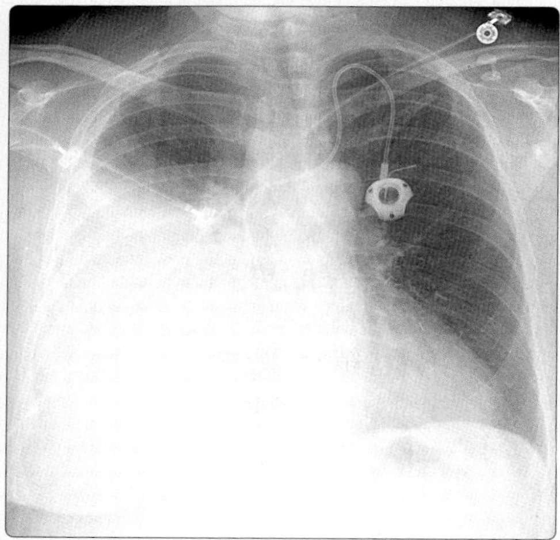

（左图）一名 58 岁的Ⅳ期原发性肺腺癌女性患者，表现为呼吸困难，后前位胸片显示右侧大量胸腔积液，注意纵隔向左移位。

（右图）一名 57 岁的原发性乳腺癌女性患者，后前位胸片显示右侧大量胸腔积液及相应的胸膜增厚，与Ⅳ期乳腺癌继发的恶性胸腔积液相一致。

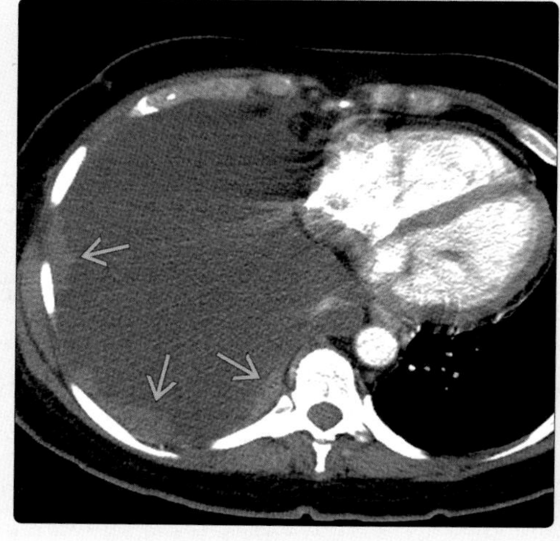

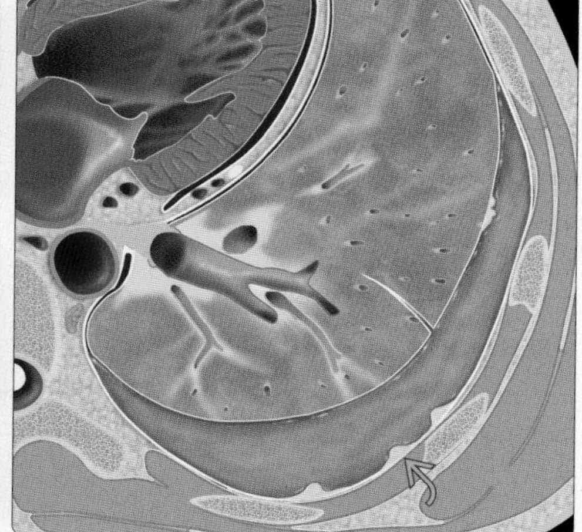

（左图）同一患者的横断位增强 CT 显示右侧大量胸腔积液和右侧壁层胸膜强化结节➡，与实性胸膜转移一致。该影像学特征可以诊断恶性胸膜疾病。

（右图）显示恶性胸腔积液的典型特征。这些是大小不等的渗出性胸腔积液。影像学对胸膜结节➡的识别与恶性胸腔积液和实性胸膜转移一致。

恶性胸腔积液

术语

缩写

- 恶性胸腔积液（MPE）

定义

- 渗出液，由胸膜恶性肿瘤产生的肿瘤细胞所致
- 恶性胸腔积液，恶性肿瘤所致的胸腔积液

影像学表现

基本表现

- 最佳诊断思路
  - 胸腔积液伴结节性胸膜增厚
- 部位
  - 单侧或双侧

X 线表现

- 少量胸腔积液：肋膈角变钝
- 中度胸腔积液：半膈肌模糊
- 中至大量胸腔积液：中到下半胸腔不透明阴影，同侧压迫性肺不张
- 大量胸腔积液：一侧胸腔不透明阴影；MPE 是最常见的原因
- 胸腔积液、平滑或结节性胸膜增厚

CT 表现

- 对胸腔积液的检测灵敏度较高
  - 不同积液量；游离的或局限的
- 液性密度不是恶性肿瘤的可靠指标
- 直接显示壁层和脏层胸膜
- 增强 CT
  - 增加了识别胸膜增厚/结节的敏感性
  - 对相邻结构的评估
    - 肺不张、结节、肿块
    - 淋巴结病变，转移

MR 表现

- 鉴别胸腔积液，胸膜增厚，结节

超声表现

- 检测胸腔积液、胸膜增厚/结节的高灵敏度
- 胸腔穿刺术的诊断/治疗性指南

核医学表现

- PET/CT
  - 恶性胸腔积液中胸膜增厚、结节和（或）肿块显示 FDG 高摄取

推荐的影像学检查方法

- 最佳影像检查方法
  - 增强 CT 检测胸膜增厚和结节

鉴别诊断

漏出性胸腔积液

- 可能与 MPE 难以鉴别
- 伴有心力衰竭和间质性水肿

渗出性胸腔积液

- 恶性肿瘤、感染、肺梗死
- 可能与胸膜增厚有关

脓胸

- 感染的体征和症状
- 单侧包裹性胸腔积液伴或不伴支气管胸膜瘘或脓胸

病理学表现

基本表现

- 转移性肺癌和乳腺癌：50%～65% 的 MPE
- 其他：淋巴瘤、妇科恶性肿瘤、恶性间皮瘤
- 诊断
  - 液体细胞学检查：敏感性 46%～49%，特异性 100%
  - 超声引导活检：敏感性 61%～90%，特异性 100%
  - CT 引导活检：敏感性 77%～87%，特异性 100%
  - 医学/外科胸腔镜检查：敏感性 89%～95%，特异性 100%

大体病理和手术所见

- 血性胸腔积液；渗出液
- 胸膜增厚或结节状改变

镜下表现

- 胸腔积液中脱落的恶性细胞
- 胸膜组织中有恶性细胞

临床要点

临床表现

- 最常见的症状/体征
  - 呼吸困难，胸痛，全身症状
  - 15%～25% 为无症状

人口统计学表现

- 患者平均年龄：65 岁

自然病史和预后

- 预后不良；中位生存期为 3～12 个月

治疗

- 预期管理：无症状患者
- 治疗性胸腔穿刺术；可以重复使用
- 化学胸膜固定术
- 留置胸膜导管：MPE 伴肺塌陷或胸膜固定术失败

诊断要点

考虑的诊断

- 大量胸腔积液或伴有胸膜增厚/结节的胸腔积液患者，应考虑诊断为恶性胸腔积液

影像解读要点

- 10% 的恶性胸腔积液是大量的
  - 70% 的大量胸腔积液是恶性的

实性胸膜转移

关键要点

术语
- 定义：继发性胸膜恶性肿瘤；增厚、结节、肿块

影像学表现
- 平片
  - 局灶性或多灶性胸膜增厚 / 结节 / 肿块
  - 常见胸腔积液；可能会掩盖实性转移病灶
- CT
  - 胸膜增厚，结节和（或）肿块
  - 恶性胸膜增厚的特征：外周分布（可累及肺裂），结节状，厚度 >1 cm，纵隔胸膜受累
  - 常见伴发胸腔积液
  - CT 可能会低估疾病的范围
- MR：胸膜增厚 / 结节 / 肿块有强化
  - 弥散加权成像；恶性胸膜疾病的鉴别
- PET/CT
  - 胸腔积液，结节，肿块氟代脱氧葡萄糖（fluorodeoxyglucose, FDG）高摄取

主要鉴别诊断
- 恶性胸膜间皮瘤
- 胸膜局限性纤维性肿瘤
- 胸膜纤维化和纤维胸
- 与石棉相关的胸膜纤维化

病理学表现
- 转移瘤是最常见的胸膜恶性肿瘤
- 脏层胸膜比壁层胸膜更常见
- 肺癌，乳腺癌，淋巴瘤，侵袭性胸腺瘤

临床要点
- 症状 / 体征：出现呼吸困难，胸痛和全身症状
- 预后不良；中位生存期为 3~12 个月
- 治疗：定期胸腔穿刺，滑石粉胸膜融合术

诊断要点
- 结节性胸膜增厚伴胸腔积液与恶性胸膜疾病密切相关

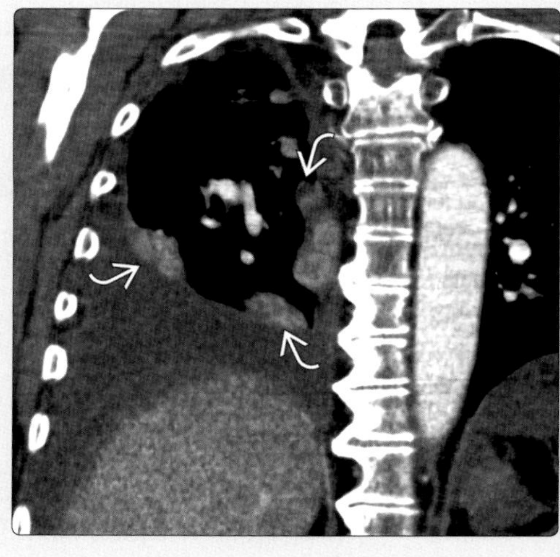

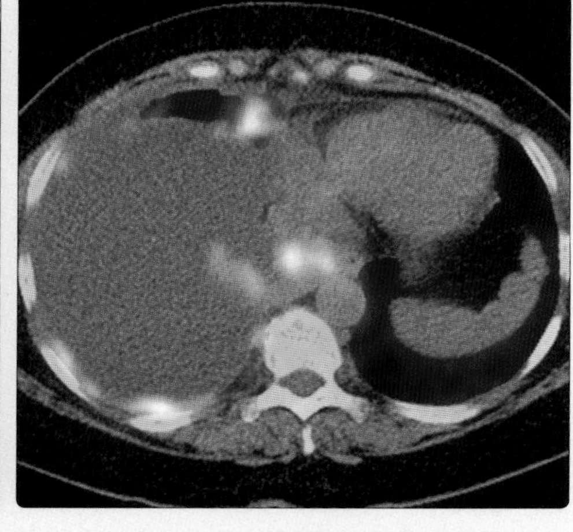

（左图）一名转移性肺癌患者冠状位增强 CT 显示，右侧多发强化的胸膜转移➡和胸腔积液。恶性胸膜增厚常为 >1 cm，累及纵隔胸膜是其特征表现。

（右图）一名Ⅳ期乳腺癌患者的横断位 FDG PET/CT 显示，右侧大量胸腔积液，FDG 浓聚的外周分布的、实性的胸膜转移。伴有胸腔积液的实性胸膜转移实际上是恶性胸膜疾病的一种有效诊断方式。

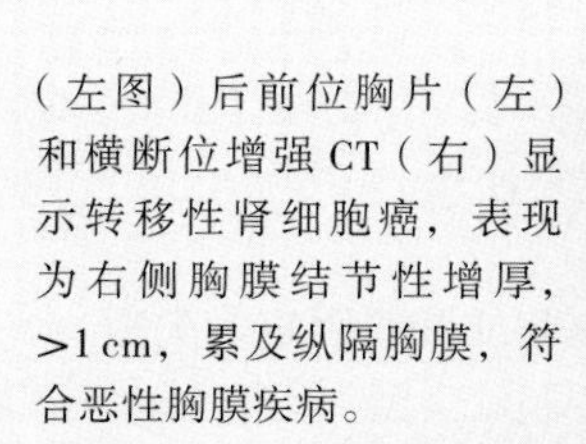

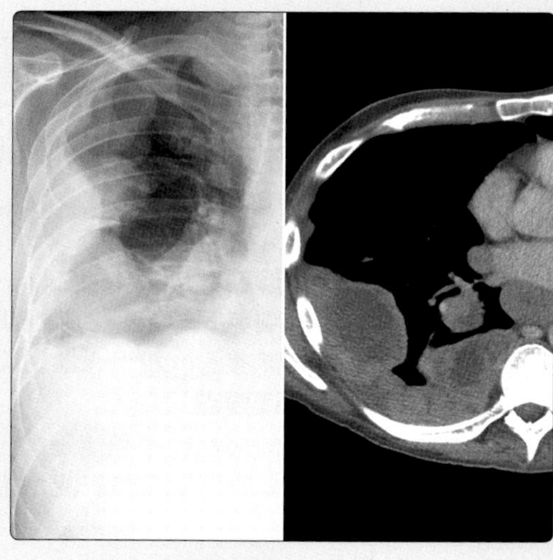

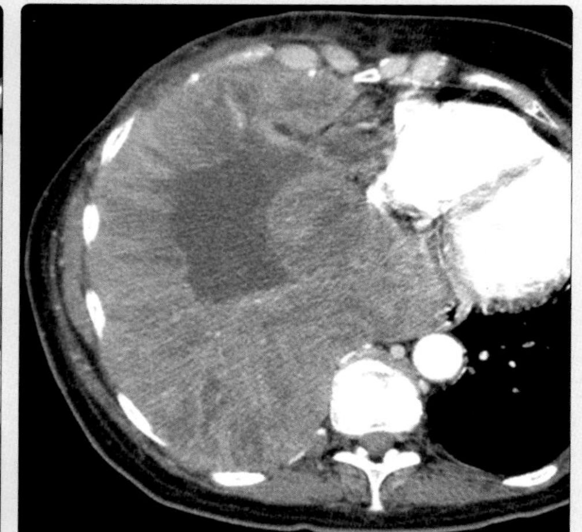

（左图）后前位胸片（左）和横断位增强 CT（右）显示转移性肾细胞癌，表现为右侧胸膜结节性增厚，>1 cm，累及纵隔胸膜，符合恶性胸膜疾病。

（右图）一名转移性黑色素瘤患者的横断位增强 CT 显示，右侧外周分布的、显著的胸膜增厚，呈较大、分叶状、密度混杂的胸膜转移，对纵隔产生挤压改变（占位效应）。

术语

定义
- 继发性胸膜恶性肿瘤；增厚、结节、肿块
- 恶性胸膜增厚是最常见的病因

影像学表现

基本表现
- 最佳诊断思路
  - 局灶性或多灶性胸膜结节 / 肿块

X 线表现
- 局灶性或多灶性胸膜增厚 / 结节 / 肿块
- 常见胸腔积液；可能会掩盖实性转移

CT 表现
- 胸膜增厚，结节和（或）肿块
  - 局灶性或多灶性，单侧或双侧
  - 可有强化
- 恶性胸膜增厚的特征：外周分布（可累及肺裂），结节状，厚度 >1 cm，纵隔胸膜受累
- 常见伴发胸腔积液

MR 表现
- T_1WI C+：胸膜增厚 / 结节 / 肿块有强化
- 弥散加权成像；恶性胸膜疾病的鉴别

核医学表现
- PET/CT
  - 恶性胸腔积液，结节，肿块 FDG 高摄取
  - 类似于恶性肿瘤的 FDG 高摄取

胸腔脾
- 单侧创伤后胸腔脾脏植入
- ^{99m}Tc 硫胶体或 ^{99m}Tc 损伤的红细胞闪烁成像

推荐的影像学检查方法
- 最佳影像检查方法
  - 胸部 CT 是首选的影像学方式
  - MR 和 PET 显示病变累及的范围

鉴别诊断

恶性胸膜间皮瘤
- 最常见的原发性胸膜肿瘤
- 可能与转移瘤难以鉴别

胸膜局限性纤维性肿瘤
- 局灶性胸膜结节或肿块
- 良性和恶性在影像学上难以鉴别

胸膜纤维化和纤维胸
- 胸膜腔的纤维性闭塞，通常为单侧
- 血胸、结核性脓胸
- 纵隔胸膜不受累；广泛的钙化

与石棉相关的胸膜纤维化
- 双侧或单侧
- 与恶性胸膜增厚难以鉴别

胸膜固定术
- 高密度的胸膜增厚

病理学表现

基本表现
- 病因
  - 转移瘤是最常见的胸膜恶性肿瘤
  - 胸膜受累机制：血行、直接浸润、淋巴播散、胸膜转移
- 由腹部原发恶性肿瘤引起的胸膜转移性疾病通常由肝转移引起
- 肺癌，乳腺癌，淋巴瘤，侵袭性胸腺瘤

分期、分级和分类
- 胸膜转移属疾病的Ⅳ期

大体病理和手术所见
- 脏层胸膜比壁层胸膜更易受累
- 伴发的胸腔积液被认为是继发于肿瘤引起的胸膜淋巴管阻塞
- 实性胸膜转移可能仅在术中可见

镜下表现
- 胸膜组织中的恶性肿瘤细胞

临床要点

临床表现
- 最常见的症状 / 体征
  - 呼吸困难，胸痛，全身症状

自然病史和预后
- 预后不良；中位生存期 3~12 个月

治疗
- 无症状患者的期待疗法
- 伴发胸腔积液的引流处理，胸膜固定术

诊断要点

考虑的诊断
- 电视胸腔镜外科手术（video-assisted thoracoscopic surgery，VATS）可显示胸腔间隙，进行性胸膜异常的诊断，并减少细胞转移
- 胸膜固定术可在 VATS 时进行
- 多学科联合进行术前规划的重要性

影像解读要点
- 结节性胸膜增厚伴胸腔积液与恶性胸膜疾病密切相关
- 恶性胸腔积液即使没有胸膜增厚或结节，也应怀疑胸膜转移
- CT 可能会低估疾病的范围

恶性胸膜间皮瘤

关键要点

术语

- 恶性胸膜间皮瘤（malignant pleural mesothelioma, MPM）
  - 最常见的原发性胸膜肿瘤

影像学表现

- 平片
  - 胸腔积液
  - 外周分布的、结节样的胸膜增厚
  - 患侧胸腔体积缩小
- CT
  - 胸腔积液
  - 结节状或分叶状胸膜增厚
  - 患侧胸腔体积缩小
  - 胸壁，纵隔，膈肌受侵
  - 纵隔 / 胸腔淋巴结肿大
  - 在 25% 的病例中，可见胸膜钙化斑块
- MR 和 FDG PET/CT 对局部侵袭的识别比 CT 更敏感
- FDG PET/CT 用于分期、再分期和监测

主要鉴别诊断

- 实性胸膜转移
- 侵袭性胸腺瘤
- 胸膜局限性纤维性肿瘤
- 胸膜纤维化和纤维胸
- 与石棉相关的弥漫性胸膜增厚

病理学表现

- 与石棉暴露密切相关

临床要点

- 主要为男性（85%~90%）；50~70 岁
- 症状：非胸膜性胸壁疼痛、呼吸困难
- 预后：平均生存时间为 12 个月

诊断要点

- 对于单侧外周分布、结节样胸膜增厚的患者，应考虑 MPM

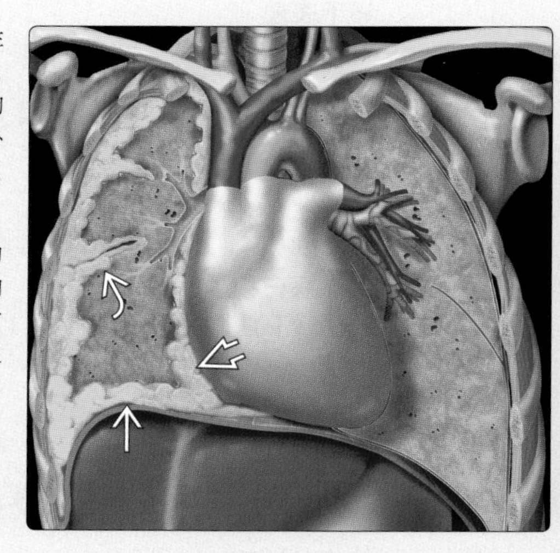

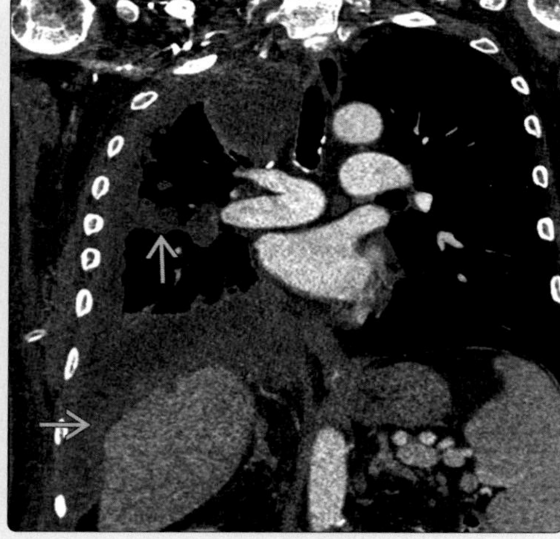

（左图）示意图显示了恶性胸膜间皮瘤的形态学特征，包括累及肺裂➡，纵隔胸膜➡和膈胸膜➡，以及外周分布的、结节状胸膜增厚，并包裹患侧胸廓。

（右图）一名间皮瘤患者的冠状位增强 CT 显示右侧胸腔多房性积液和右侧胸膜广泛性结节状增厚➡。累及纵隔胸膜。

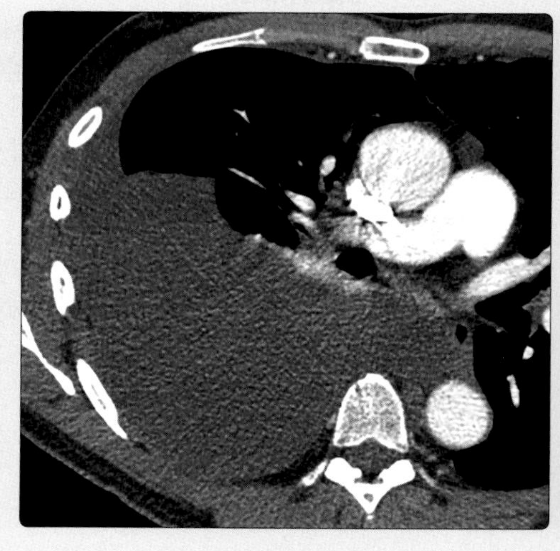

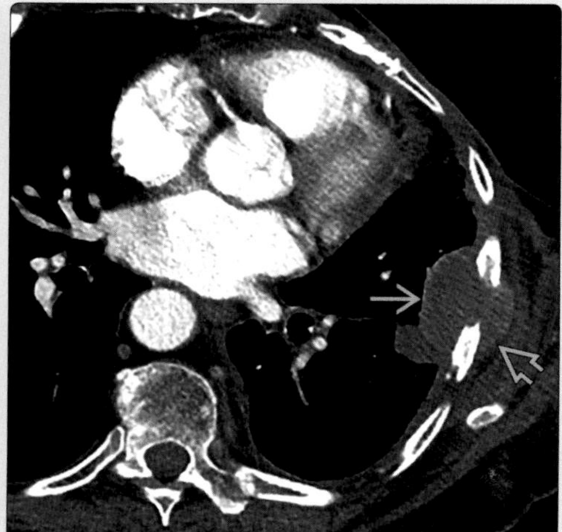

（左图）一名持续性胸痛的右侧胸膜炎患者的横断位增强 CT 显示右侧大量胸腔积液，但未见明显胸膜增厚或结节。随后的胸腔穿刺术发现存在符合恶性胸膜间皮瘤的恶性细胞。

（右图）一名先前接受治疗的左侧恶性胸膜间皮瘤的患者的横断位增强 CT 显示左侧存在一个新的胸膜肿块➡，并且该肿瘤直接侵犯邻近的左胸壁➡，符合肿瘤复发。

术语

缩写
- 恶性胸膜间皮瘤（malignant pleural mesothelioma，MPM）

定义
- 最常见的原发性胸膜肿瘤
- 与石棉暴露密切相关：暴露与 MPM 之间的潜伏期较长

影像学表现

基本表现
- 最佳诊断思路
  - 胸腔积液，伴或不伴有外周分布的、结节样胸膜增厚
- 部位
  - 壁层胸膜 > 脏层胸膜；基底胸膜

X 线表现
- 平片
  - 胸腔积液：单侧 > 双侧
  - 外周分布的、结节样胸膜增厚
    - 叶间胸膜增厚
  - 患侧胸腔体积缩小
  - 石棉相关胸膜疾病的证据

CT 表现
- 胸腔积液
- 结节状或分叶状胸膜增厚：外周分布；厚度 >1 cm
- 患侧胸腔体积缩小
- 胸壁，纵隔，膈肌受侵
- 纵隔 / 胸腔淋巴结肿大
- 在 25% 的病例中，可见胸膜钙化斑块

MR 表现
- T_1WI
  - 高于肌肉信号
- T_2WI
  - 接近于或高于肌肉信号
- T_1WI C+
  - 钆增强肿瘤强化
- MR 对局部侵袭的检测比 CT 更敏感

核医学表现
- PET/CT
  - 肿瘤和转移灶内 FDG 高摄取
  - 对局部侵袭和转移检测敏感

推荐的影像学检查方法
- 最佳影像检查方法
  - CT 是评估病情程度的最佳方式
  - MR 和 FDG PET/CT 对于评估胸壁、纵隔和膈肌受侵比 CT 更敏感
  - FDG PET/CT，用于分期、再分期和监测

鉴别诊断

实性胸膜转移
- 可能与 MPM 难以鉴别
- 与胸腔积液相关性较低
- 脏层胸膜受累更为常见

侵袭性胸腺瘤
- 血管前纵隔肿块
- 胸膜种植转移；多灶性胸膜结节，外周胸膜增厚

胸膜局限性纤维性肿瘤
- 小病灶：均匀，边缘钝圆
- 大病灶：不均匀，边缘尖锐

胸膜纤维化和纤维胸
- 胸膜腔纤维性闭塞
- 血性和结核性积液、脓胸
- 88% 的纵隔胸膜未累及
- 可能出现广泛的钙化

与石棉相关的弥漫性胸膜增厚
- 双侧胸膜增厚，累及胸部 25%
- 单侧胸膜增厚，累及胸部 50%
- 任何部位的胸膜增厚 >5 mm

胸膜固定术
- 壁层和脏层胸膜增厚
- 由于滑石粉沉积而导致 CT 上的高密度
- FDG 高摄取

病理学表现

基本表现
- 病因
  - 与石棉暴露密切相关
    - 石棉纤维的致癌性与纤维组织的长宽比（长度：宽度）和耐久性成正比
    - 长宽比越高，致癌性越大
  - 暴露持续时间和强度导致的 MPM 风险升高

分期、分级和分类
- TNM 分期
  - ⅠA：T1N0M0
  - ⅠB：T2~T3N0M0
  - Ⅱ：T1~T2N1M0
  - ⅢA：T3N1M0
  - ⅢB：T1~T3N2M0、T4N0~2M0
  - Ⅳ：任意 T4，任意 N，M1

大体病理和手术所见
- 壁层胸膜 > 脏层胸膜
- 右半胸 > 左半胸
- 融合成片状或胸膜肿块
- 诊断时 60% 有胸腔积液
- 尸检时转移率 > 50%
- 石棉相关的胸膜斑块；非癌前病变

第 8 届国际肺癌研究协会恶性胸膜间皮瘤 TNM 分期

TNM	定义
T	
TX	原发性肿瘤无法进行评估
T0	没有原发性肿瘤的证据
T1	肿瘤局限于同侧壁层和（或）脏层胸膜
T2	肿瘤累及同侧胸膜（壁层或脏层），至少累及以下情况之一： 膈肌 延伸至肺
T3	局部晚期、潜在可切除的肿瘤累及所有同侧胸膜（壁层和脏层），并至少累及以下情况之一： 胸内筋膜 纵隔脂肪 / 胸壁软组织 心包
T4	局部晚期、不可切除的肿瘤累及同侧胸膜（壁层和脏层），至少有以下一种： 胸壁（多灶性肿块伴或不伴肋骨破坏） 腹膜（经直接横膈膜延伸） 对侧胸膜、纵隔器官或脊柱 心包（透壁侵犯伴或不伴心包积液）或心肌
N	
NX	局部淋巴结无法评估
N0	无局部淋巴结转移
N1	转移至同侧胸内淋巴结（肺支气管、肺门、纵隔）
N2	转移到对侧纵隔、同侧或对侧锁骨上淋巴结
M	
M0	无远处转移
M1	远处转移

镜下表现

- 间皮瘤、转移性腺癌、石棉相关胸膜纤维化和反应性胸膜增生之间难以鉴别
- MPM：核异型性大于腺癌
- 胸腔积液细胞学诊断率低；首选影像引导和手术活检
  - 影像引导针芯活检：灵敏度（86%），针道种植播散（4%）
  - 胸腔镜 / 胸廓切开术和活检：敏感性（94% 和 100%）；针道种植播散（合计 22%）
- 3 种组织学类别
  - 上皮样（55%~65%）
    - 均匀的立方细胞，具有嗜酸性细胞质、中央细胞核和明显的核仁
    - 与肺腺癌和腺癌转移难以鉴别
  - 肉瘤样（10%~15%）
    - 核异型性梭形细胞
    - 很难与真正的肉瘤鉴别
  - 双相（20%~35%）
    - 上皮样细胞和肉瘤样细胞类型的成分
    - 中间过渡区常见
- 石棉主体：石棉暴露的标志

临床要点

临床表现

- 最常见的症状 / 体征
  - 非胸膜炎性胸壁疼痛，呼吸困难
- 其他症状 / 体征
  - 虚弱、疲劳、咳嗽、体重减轻；不常见
  - 叩诊浊音，呼吸音减弱

人口统计学表现

- 年龄
  - 50~70 岁
- 性别
  - 主要是男性（85%~90%）
- 流行病学
  - 80% 的 MPM 患者曾接触过石棉
  - 10% 接触石棉的患者会患上 MPM

自然病史和预后

- 平均生存时间：12 个月
- 存活时间更长：病变仅限于壁层胸膜
- 生存率降低：胸腔淋巴结和远处转移，晚期胸膜受累

治疗

- 姑息性胸膜切除术可缓解胸壁疼痛
- 胸膜切除术或胸膜固定术用于治疗复发性积液
- 无淋巴结和远处转移的根治性胸膜外全肺切除术
- 联合手术、化疗和放疗可延长生存期

诊断要点

考虑的诊断

- 对于有单侧、外周分布的、结节样胸膜增厚的患者，考虑 MPM

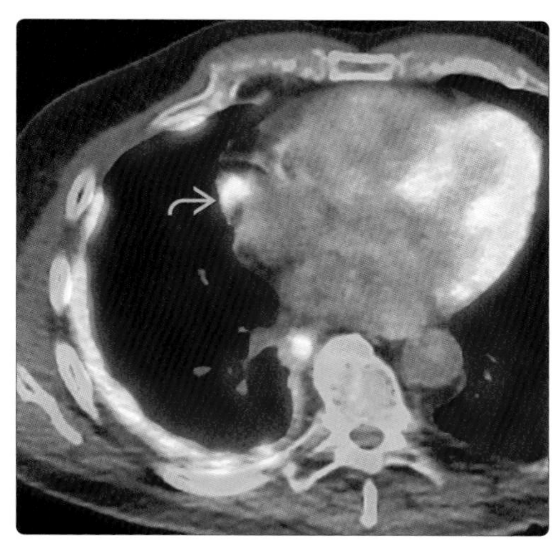

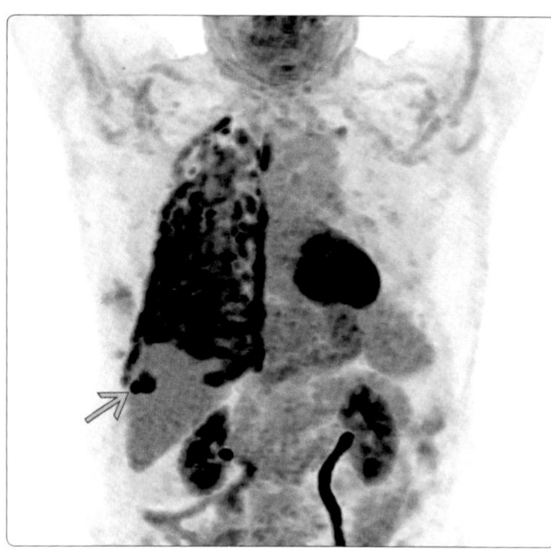

（左图）恶性胸膜间皮瘤患者的融合横断位 FDG PET/CT 显示右侧胸膜呈广泛的结节状增厚 FDG 高摄取改变，同时累及纵隔胸膜 并包裹右肺。

（右图）新诊断为恶性胸膜间皮瘤的患者，全身 FDG PET 显示右半胸广泛的 FDG 高摄取改变，且肿瘤延伸至上腹部 。FDG PET/CT 是间皮瘤分期、再分期和监测的影像学方法。

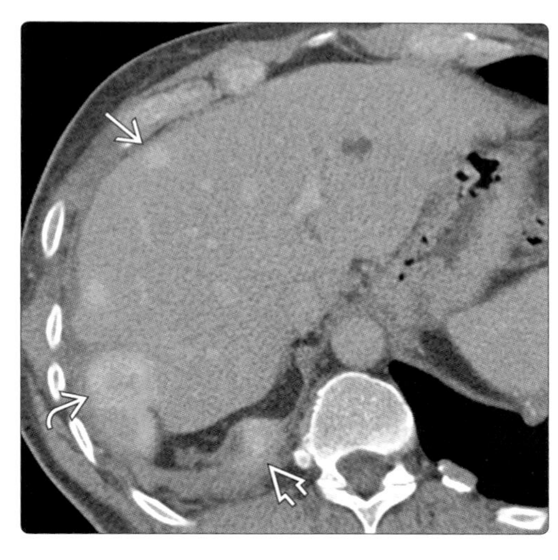

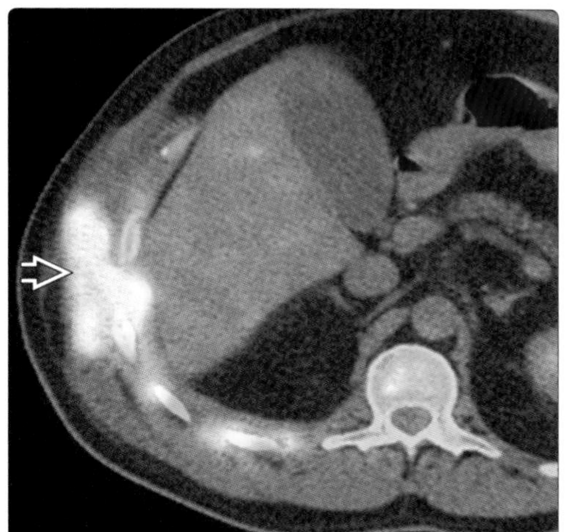

（左图）间皮瘤患者，横断位融合 FDG PET/CT 显示 FDG 高摄取的肿瘤 毗邻肝脏并侵犯右膈 ，肝内一个 FDG 高摄取转移灶 。PET/CT 可区分良恶性胸膜疾病，敏感性为 96.8%，特异性为 88.5%。

（右图）恶性胸膜间皮瘤患者，融合横断位 FDG PET/CT 显示右侧胸膜增厚且直接侵犯邻近右侧胸壁，并且呈现 FDG 高摄取改变 。

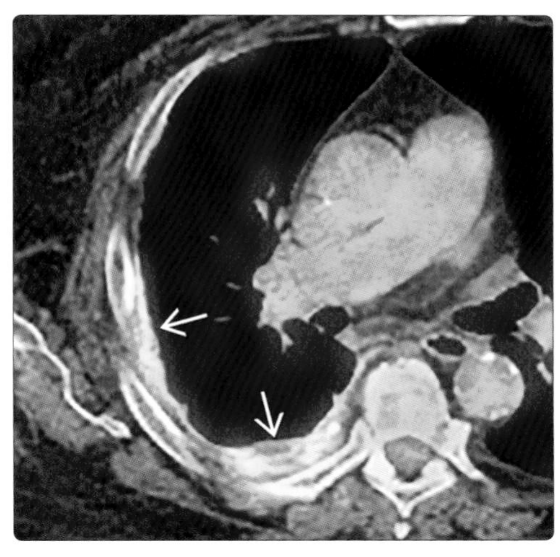

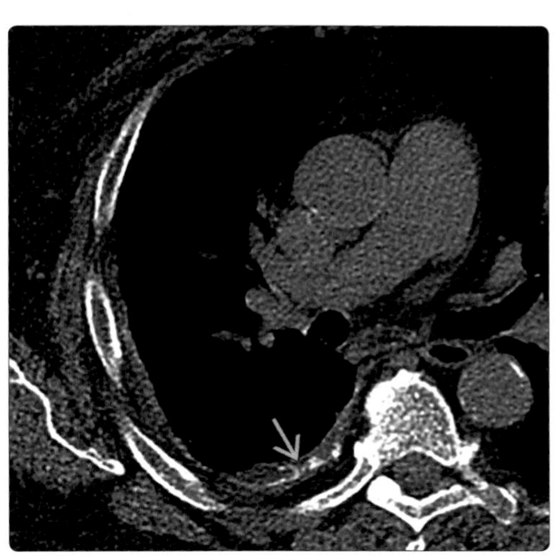

（左图）一名持续性右侧胸腔积液的恶性胸膜间皮瘤患者，接受滑石粉胸膜固定术治疗后，横断位融合 FDG PET/CT 显示 FDG 高摄取的线样胸膜增厚 。

（右图）同一患者的横断位平扫 CT 显示增厚胸膜内的高密度区域，代表滑石粉沉积。不应该将滑石粉胸膜固定术的后遗症误认为 FDG PET/CT 上的残留 / 复发恶性肿瘤。

局限性胸膜纤维性肿瘤

关键要点

术语

- 局限性胸膜纤维性肿瘤（localized fibrous tumor of pleura, LFTP）

影像学表现

- 平片
  - 胸膜结节或肿块，大小不同
  - 紧靠胸膜；不完整边界征
- CT
  - 边界清晰，分叶状改变
  - 密度不均的周围型肿块影，无局部受侵或淋巴结增大
  - 低密度灶：囊性改变、出血、坏死
- MR
  - 排除局部受侵
  - T_1WI 和 T_2WI 信号不均匀
  - T_2WI 低信号：纤维间隔，肿瘤包膜
  - T_2WI 高信号：囊性改变、出血、坏死

病理学表现

- 起源于间皮下结缔组织
- 大多数源于脏层胸膜
- 通常有蒂（50%）
- 肿块呈轮状纤维状外观，可见分叶状肿块影
- 低级别肿瘤；组织学表现多样

临床要点

- 年龄范围广泛；60~80 岁
- 50% 以上的患者无症状
- 较大 LFTP 的典型症状
  - 咳嗽、呼吸困难、胸痛 / 不适
  - 全身症状
  - 副肿瘤综合征
- 治疗和预后
  - 完全切除是经典的治疗方法
  - 预后良好
  - 建议进行长期的影像学随访

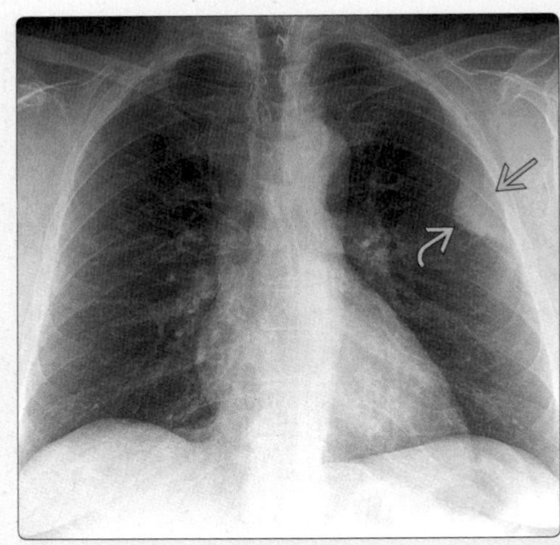

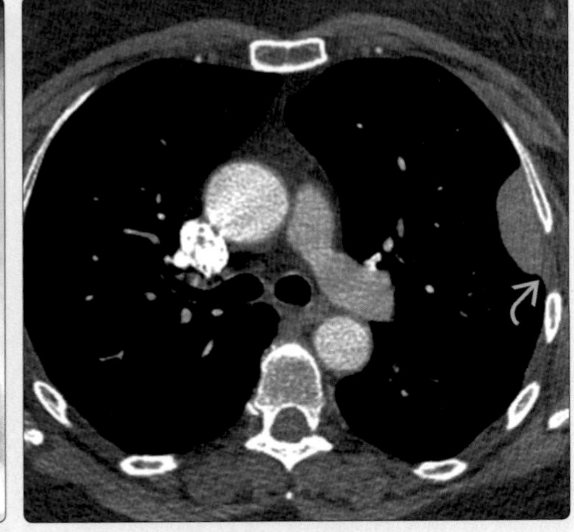

（左图）65 岁无症状女性患者，偶然发现局限性纤维性肿瘤，后前位胸片显示左肺外周、纵向生长的软组织肿块，表现为不完整边界征，内侧边界清晰➡，外侧边界不清➡，符合肺外病变的特点。

（右图）同一患者的横断位增强 CT 显示左侧胸膜软组织肿块呈均匀强化，与邻近胸膜形成钝角➡。

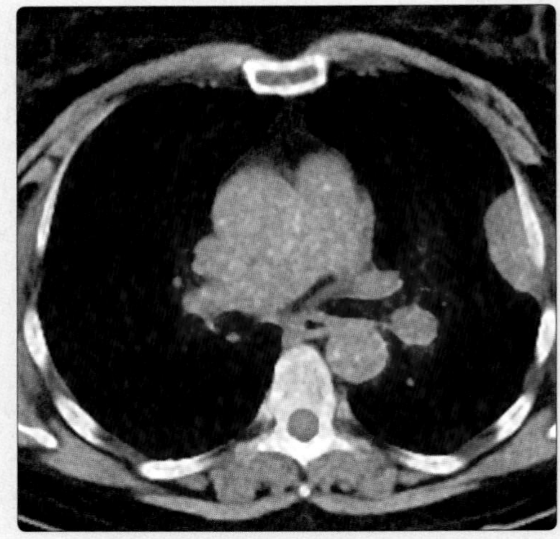

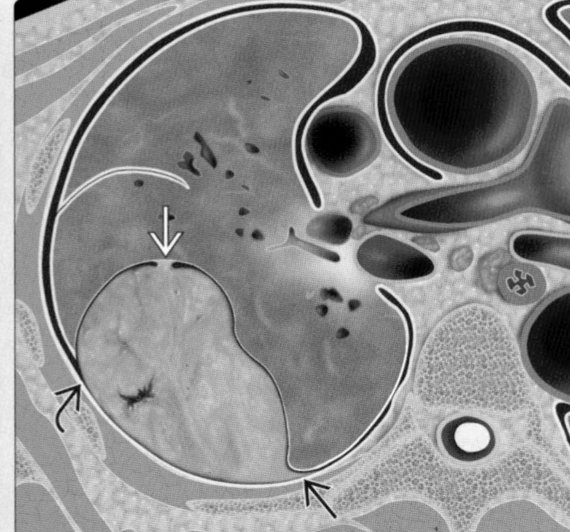

（左图）同一患者的横断位 FDG PET/CT 显示肿瘤未见明显的 FDG 高摄取，表现为与血池相似的 FDG 摄取。

（右图）示意图显示了局限性纤维性肿瘤的整体特征。肿块通过蒂附着于脏层胸膜➡，在切面上表现为螺旋状、结节状和灶状坏死灶。与邻近胸膜成钝角➡是特征表现，但较大的病灶在横断位成像上与邻近胸膜常形成锐角➡。

术语

缩写
- 局限性胸膜纤维性肿瘤（localized fibrous tumor of pleura, LFTP）

同义词
- 胸膜孤立性纤维性肿瘤
  - 术语“孤立性”不准确；多灶性病变很少报道

定义
- 第二大常见的原发性胸膜肿瘤
- <5% 的胸膜肿瘤
- 肺、纵隔、心包、乳腺、其他器官 / 部位有类似组织学的肿瘤
- 术语“局限性间皮瘤”不准确
  - LFTP 起源于间皮下结缔组织
- 术语“良性纤维性肿瘤”不准确
  - 10%~15% 的 LFTP 为恶性肿瘤

影像学表现

基本表现
- 最佳诊断思路
  - 周围型软组织结节 / 肿块；不完整边界征
  - 不伴有胸腔积液的肺裂软组织结节 / 肿块
  - 病变形状 / 位置随着位置变化而变化；意味着蒂的存在
  - 胸腔内巨大肿块，无局部受侵或淋巴结增大
  - 胸壁不受累
- 部位
  - 紧贴胸膜
  - 好发于胸腔的中 / 下部分
- 大小
  - 大小不等；缓慢增长

X 线表现
- 小 LFTP
  - 边缘清晰、结节或肿块
    - 紧贴胸膜
    - 可能会表现出不完整边界征
    - 可能出现在肺裂处
- 大 LFTP
  - 胸膜的定位可能不明确；可能类似肺部或纵隔肿块
  - 邻近结构产生占位效应
  - 可能占据患侧整个胸腔
- 带蒂 LFTP 可能会出现位置变化
- 好发于胸腔的中 / 下部分
  - 可能表现为膈肌抬高 / 隆起

CT 表现
- 软组织结节或肿块（多中心少见）
  - 大小不等、边界清晰、分叶状改变
  - 螺旋状纤维横截面表现
  - 低密度：囊性改变、出血、坏死
  - 钙化（高达 26%）：点状，线状，粗大
  - 无局部受侵的占位效应
  - 很少见到肿瘤蒂
  - 虽然与邻近胸膜呈钝角是典型表现，但锐角更常见
    - 与胸膜形成光滑变细边缘
    - 钝角常见于小 LFTP
    - 锐角常见于大 LFTP
  - 25% 伴有同侧胸腔积液；多见于恶性 LFTP
  - 邻近局灶性骨质硬化很罕见
- 平扫 CT
  - 小病灶通常表现为均匀低密度
  - 大 / 恶性 LFTP 通常表现为密度不均匀
- 增强 CT
  - 小病灶可能均匀强化
  - 不均匀强化是典型表现
  - 不均匀性和低密度区显示更加清晰
    - 地图样、圆形或线性
    - 更常见于恶性 LFTP
    - 囊性改变、出血、坏死、黏液样变性
  - 增强后可见肿瘤内部的血管影
  - 三维 CT 血管造影；评估供血血管

MR 表现
- 胸廓内横膈旁 LFTP 的显示
- 排除局部受侵（膈膜、胸壁）
- T_1WI 和 T_2WI 上的信号不均匀
  - T_1WI 的信号中等
  - T_2WI 不均匀低信号：富含胶原的低细胞纤维组织
  - 与 T_1WI 相比，T_2WI 信号高
- T_2WI 的高信号：囊性改变、出血、坏死、黏液样变性、细胞增生区
- 不均匀强化

FDG PET/CT
- 非 FDG 高摄取；FDG 高摄取提示其他诊断
- LFTP 与其他恶性胸膜肿瘤的鉴别

血管造影表现
- 术前血管造影，以确定来自主动脉、内乳、膈或支气管动脉的血管供应
- 术前栓塞可能对大的 LFTP 有价值

推荐的影像学检查方法
- 最佳影像检查方法
  - 增强 CT 是首选的影像学方式
  - 多平面 MR 排除局部受侵
- 推荐的检查序列与参数
  - 俯卧位成像可以记录肿瘤的移动性与蒂的存在
  - 增强 CT 用于评估中央坏死的程度和供应血管

鉴别诊断

胸壁脂肪瘤
- 周围型结节 / 肿块，不完整边界征
- CT/MR 诊断：脂肪密度 / 信号

胸膜转移
- 罕见胸膜孤立性结节或肿块
- 同时存在实性胸膜结节 / 肿块，胸腔积液

胸壁转移
- 周围型结节 / 肿块，不完整边界征
- 骨质破坏和（或）软组织受累

胸腺瘤
- 血管前纵隔定位
- 纵隔胸膜 LFT 可类似胸腺瘤

神经源性肿瘤
- 椎旁结节 / 肿块，伴有相邻肋骨 / 椎骨的良性受压
- 椎旁 LFT 可能类似神经源性肿瘤

肺癌
- 周围型肺癌可能类似 LFTP
- 局部浸润，淋巴结增大，转移

病理学表现

基本表现
- 病因
  - 不清楚
  - 与接触石棉、香烟或其他致癌物质无关

大体病理和手术所见
- 边界清楚的分叶状软组织肿块
- 大小不等，范围：1~39 cm
- 通常起源于脏层胸膜
- 常见纤维血管蒂（高达 50%）
- 灰白色螺纹状或结节状切面
- 坏死、出血、囊性变；尤其是大的或恶性的 LFTP

镜下表现
- 间皮下结缔组织
- 低级别肿瘤，组织学表现多样
  - 卵形或梭形细胞，细胞核从圆形到卵圆形
  - 细胞质模糊，细胞边界不清
  - 不同数量的胶原蛋白
- 随意排列的肿瘤细胞（无固定模式）
- 具有巨大鹿角状血管的超细胞区（血管外皮细胞瘤型）
- 恶性肿瘤标准
  - 高细胞性
  - 同质异形性
  - >4 个有丝分裂 /10 个高倍视野
- 与 CD34 和 Bcl-2 免疫反应

临床要点

临床表现
- 最常见的症状 / 体征
  - LFTP 较小时，高达 50% 的患者无症状
  - LFTP 较大时，典型症状是
    - 咳嗽、呼吸困难、胸痛 / 不适
- 其他症状 / 体征
  - 全身症状
    - 发冷，出汗
    - 虚弱
    - 体重减轻
  - 副肿瘤综合征，典型的是大的 LFTP
    - 低血糖（5%）
      - Doege-Potter 综合征：假定产生胰岛素样生长因子Ⅱ
    - 肥厚性骨关节病（20%）
      - Pierre Marie-Bamberger 综合征：假定产生生长激素样物质
    - 杵状指

人口统计学表现
- 年龄
  - 年龄范围广泛；60~80 岁
- 性别
  - 女性常见

自然病史和预后
- 预后良好；10 年生存率为 66.9%~97.5%
  - 完全切除是最佳预后指标
  - 有蒂 LFTP 极少复发
  - 12% 的患者死于复发性或不可切除的 LFTP
- 复发率为 23%~30%；恶性和无蒂 LFTP 可能性大
  - 大多数患者在切除后 24 个月内复发
  - 复发通常发生在同侧胸膜；很少发生在肺内
- 恶性 LFTP 可发生远处转移

治疗
- 完全切除通常是有效的
  - 无蒂 LFTP 可能需要整体广泛切除邻近的肺、胸膜、胸壁
  - 可视化胸腔镜手术治疗小 LFTP
  - 胸腔切开术治疗大 LFTP
- 复发性 LFTP 切除术
- 辅助治疗的作用尚未明确
  - 可能对于恶性无蒂 LFTP 有效

影像学随访
- 建议进行长期随访；前 24 个月内复发率最高
- 前 2 年每 6 个月进行一次 CT 随访，之后每年进行一次 CT 随访

诊断要点

考虑的诊断
- 局灶性病变、显示不完整边界征，考虑 LFTP
- 局灶的、周围的、较大的胸部肿块，无局部受侵或淋巴结增大时，考虑 LFTP

影像解读要点
- 支持恶性 LFTP 的特征：有症状的患者，肿瘤体积大，无蒂，坏死，囊性变，胸腔积液，多灶性

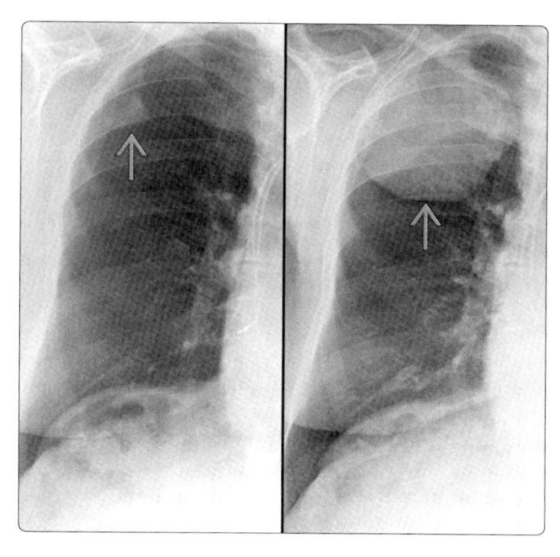

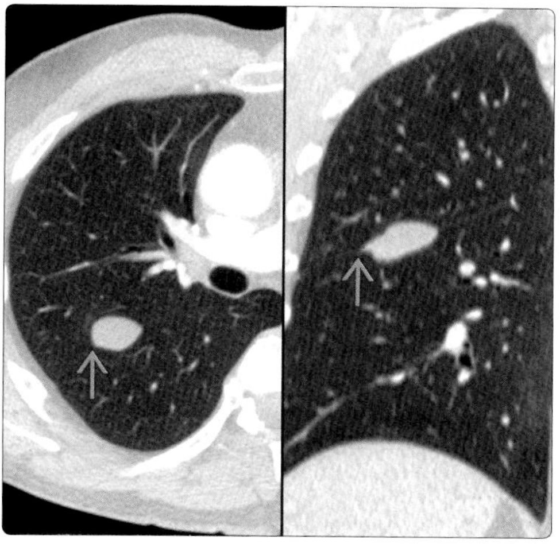

（左图）一名无症状的 89 岁男性患者，正位胸片合成图像显示右肺尖局限性纤维性肿瘤→，已生长超过 5 年。尽管病变体积很大，但在手术切除时，病变在组织学上是良性的。

（右图）一名 66 岁的良性局限性纤维性肿瘤的男性患者，其横断位（左）和冠状位（右）增强 CT 合成图像显示在右侧叶间裂软组织肿块。注意肿瘤沿邻近叶间裂形成鸟嘴状→形态。

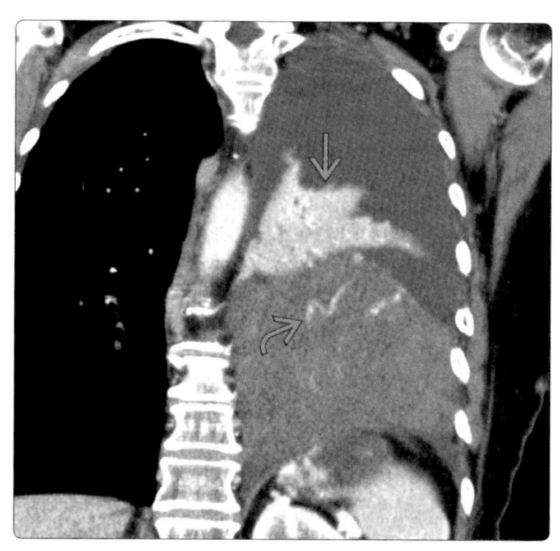

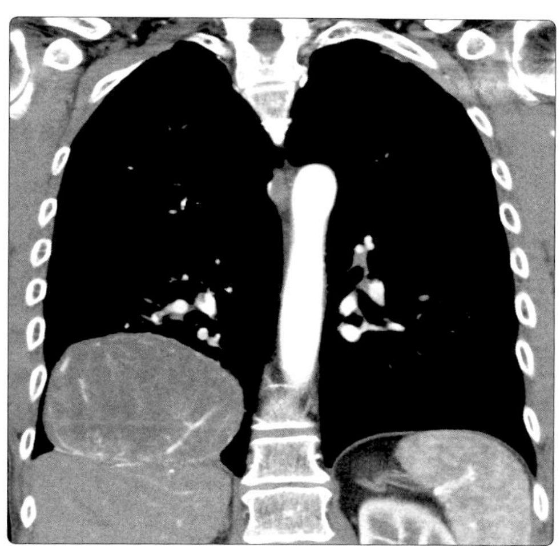

（左图）冠状位增强 CT 显示左侧胸腔基底部巨大的局限性纤维性肿瘤，内部可见强化血管↗，并伴有左侧胸腔积液和左肺肺不张→。较大病灶和胸腔积液是恶性肿瘤的特征。

（右图）61 岁男性右侧胸腔基底部局限性纤维性肿瘤患者，冠状位增强 CT 显示右半膈肌旁有一卵圆形分叶状肿块，伴有来自相邻膈动脉的强化血管。较大的胸腔基底部肿瘤在 X 线可能类似膈肌抬高。

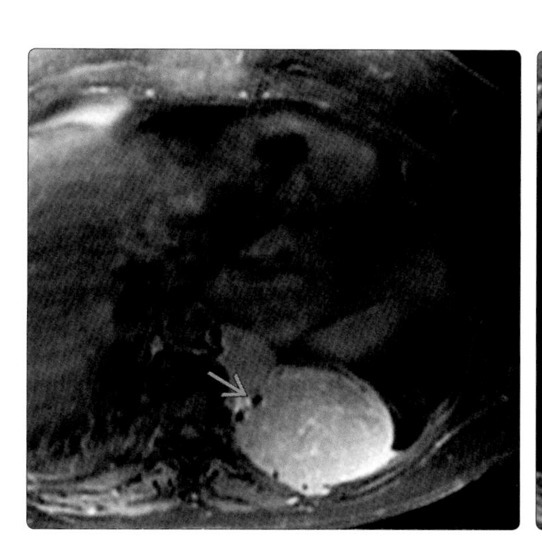

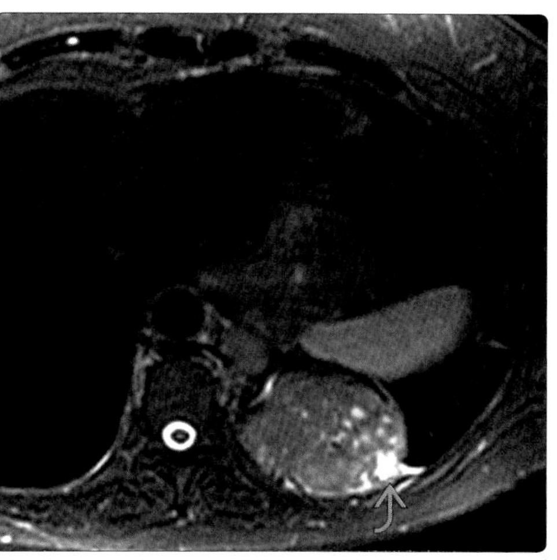

（左图）一名 Doege-Potter 综合征的 60 岁女性，横断位增强 T_1WI FS MR 显示，左侧胸腔基底部局限性纤维性肿瘤，表现为明显的强化。注意位于内侧的肿瘤供血血管→，通常穿过蒂。

（右图）同一患者的横断位 T_2WI FS MR 显示，肿瘤毗邻胸膜，信号不均匀。病变内高信号区域↗可代表囊性改变或坏死。

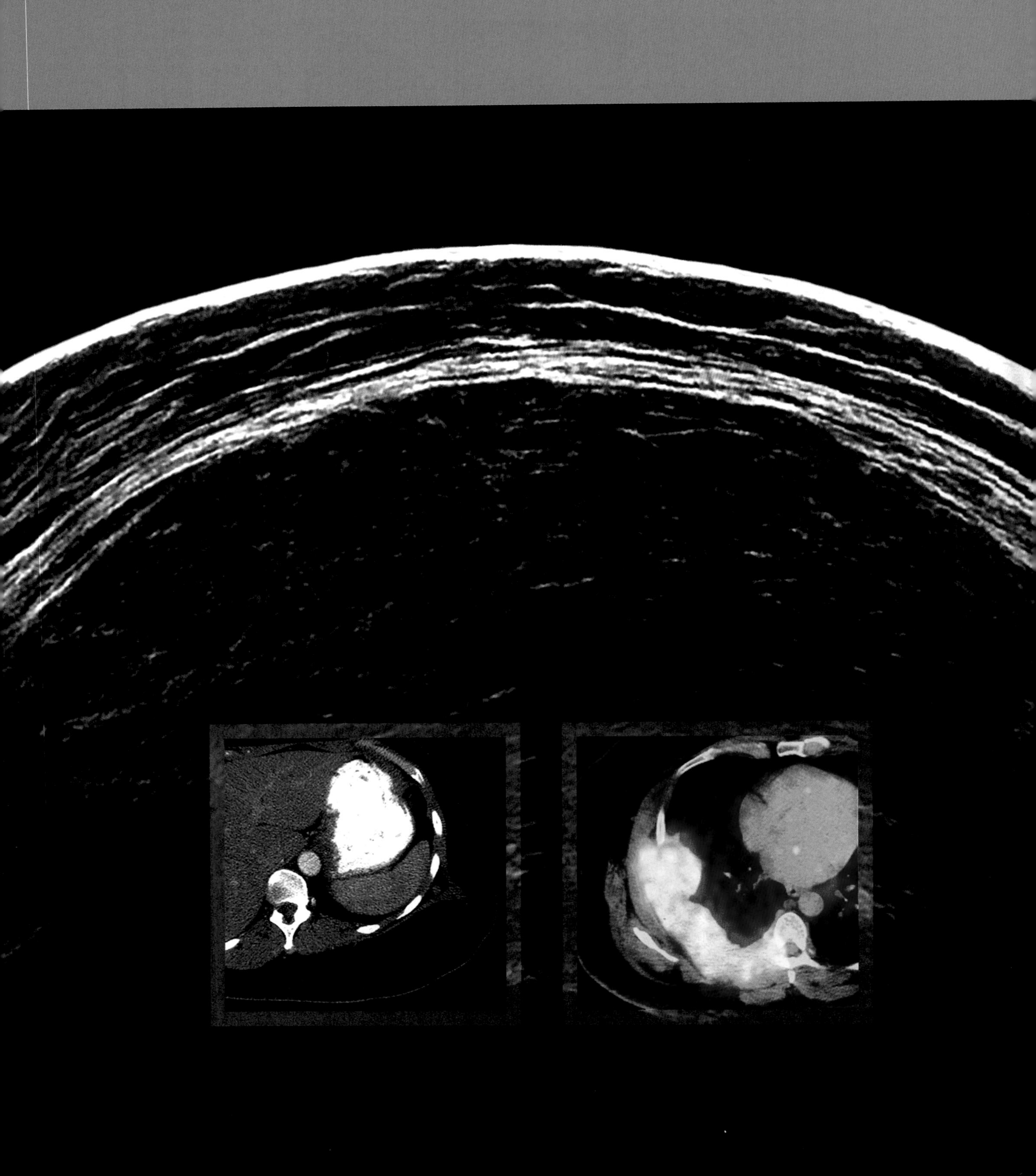

第十三部分

胸壁和膈肌

简介及概述

胸壁

膈肌

概述

胸壁

胸壁由多种成分（肌肉、神经、脂肪、骨、软骨和血管）组成，其围绕并保护肺和胸膜，表面覆盖皮肤。这些间质、血管、骨质和软骨组织可能受到各种疾病过程的影响，对它们的检测、定位和定性具有挑战性。胸部放射线检查对于初步评估胸壁畸形、骨软骨病变和胸壁肿瘤非常有用。胸壁肿瘤在放射学上表现不完全边界征，结合骨骼和（或）软组织受累影像学表现，可以对胸壁病变进行定位并进行鉴别诊断。通过CT和MR的横断位成像能够更精确地评估胸壁受累的程度、病变特征以及相邻结构的受累或侵袭情况。在某些情况下，胸部CT和（或）MR高级成像可获得明确诊断（如胸壁脂肪瘤）。CT和MR对胸壁疾病的成像具有互补作用。CT拥有更高的空间分辨率，比MR更容易显示钙化、骨质侵蚀与破坏。MR的优势包括多平面成像、较高的对比度分辨率及流体敏感脉冲序列。

膈肌

膈肌是胸腔和腹腔之间的肌肉区域，在呼吸过程中起着重要作用。膈肌的收缩和舒张会改变胸腔内的压力并促进呼吸。

影像表现

胸壁结构对称，在平片及横断位成像上任何不对称影像表现都应考虑先天性或后天性疾病。结合临床病史对于疾病鉴别诊断至关重要。例如，近期外伤史应提示急性异常（如骨折、脱臼），而慢性和进行性胸壁疼痛则提示亚急性病因（如肿瘤、感染、炎症过程）。在CT和MR图像中需注意观察的重要解剖区域包括锁骨上窝、腋窝、椎旁区和胸骨旁－内乳区。

膈肌轮廓在后前位胸片和侧位胸片上清晰可见。然而，由于膈肌水平方向和圆顶状结构，在横断位CT或MR上可能很难充分评估膈肌，但在冠状位和（或）矢状位图像上可很好地进行评估。

胸壁病变

胸壁可能受到多种疾病过程的影响，包括先天性、感染性、炎症性、创伤性和肿瘤性疾病。慢性胸壁疼痛的患者可能难以通过放射学或横断位成像检查进行诊断，这些检查结果往往显示正常。研究表明，这些患者可使用核素扫描对症状来源进行解剖学定位，然后根据核素异常位置进行横断位成像，以评估受累区域。

感染

感染可通过血液途径抵达胸壁，或通过肺、胸膜、腹腔疾病直接累及胸壁。这些病变可能表现为软组织和（或）液性病变，病灶内可能含有气体。相关表现包括邻近脂肪、软组织混杂，以骨膜炎和（或）骨质破坏为表现的骨质受累。影像学可对这些病变进行定性，并确定相关的肺部、纵隔或胸膜异常。

肿瘤和癌症

胸壁脂肪瘤是最常见的良性胸壁肿瘤，具有特征性和诊断性的CT和MR表现。病变中的软组织组成较多提示较高的恶性肿瘤可能性。其他良性间质瘤可能具有骨骼结构和（或）软组织成分。弹性纤维瘤是一种细胞形态学温和的纤维性病变，常发生于肩胛骨内侧附近，单侧或双侧发生，切除后可能复发。纤维发育不良、内生软骨瘤和动脉瘤样骨囊肿可表现为肋骨增宽。神经源性肿瘤可沿着肋骨和椎体边缘生长，并形成特征性外压性骨质改变。

转移性疾病是最常见的胸壁恶性肿瘤，通常继发于常见恶性肿瘤，如原发性肺癌、乳腺癌和前列腺癌。软骨肉瘤是最常见的原发性胸壁恶性肿瘤。其他原发性胸壁恶性肿瘤包括多发性骨髓瘤、未分化多形性肉瘤（也称为恶性纤维组织细胞瘤）和淋巴瘤。成人肋骨破坏和胸壁软组织肿块增大，应首先考虑继发性或原发性恶性肿瘤，而在年轻人和儿童中，应首先考虑尤因肉瘤家族肿瘤和转移性神经母细胞瘤。

膈肌异常

膈肌异常可能表现为轮廓异常（如凹陷）、运动异常（如瘫痪）及钝性或穿透性创伤。老年人、肥胖患者和肺气肿患者的膈肌裂孔可能扩大，引发各种疝气。后天性食管裂孔疝十分常见，特别是在老年人中，其表现为胃和其他腹腔内容物通过扩大的食管裂孔向胸腔内疝出。后部的Bochdalek疝（又称胸腹膜裂孔疝）和前部的Morgagni疝（又称胸骨旁裂孔疝）也很常见，主要疝内容物为腹部脂肪，也可见腹部器官和空腔脏器。

胸壁脂肪瘤

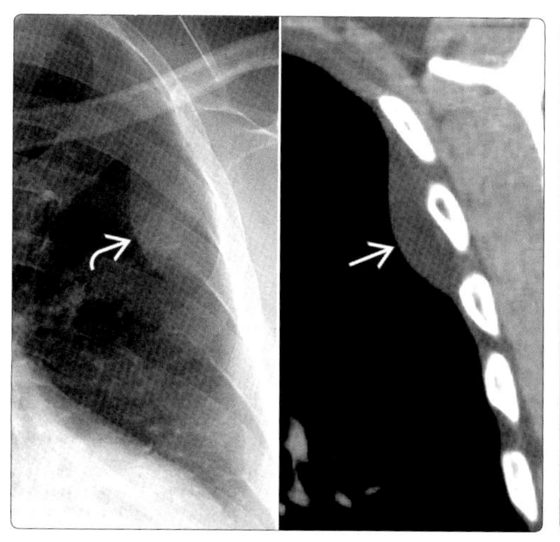

胸壁软骨肉瘤

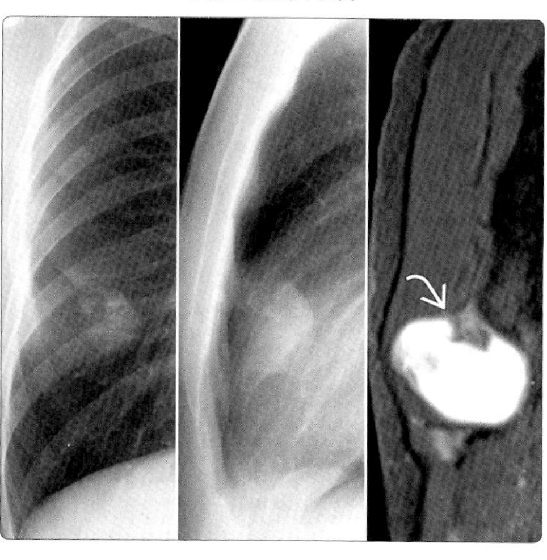

（左图）后前位胸片（左）和冠状位平扫CT（右）图像显示左胸壁脂肪瘤，平片上表现为边界不清的透镜状密度稍高影➡，CT图像上表现为均匀的脂肪密度肿块➡。

（右图）后前位胸片（左）、侧位胸片（中）和矢状位MR（右）图像显示右侧第6肋软骨交界处的软骨肉瘤。肿瘤的边界在两张相互垂直的平片上均表现为边界不完整➡。

淋巴瘤

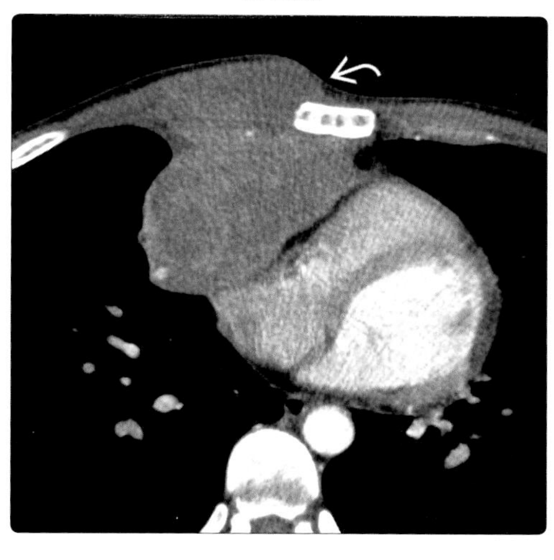

乳腺癌和转移性黑色素瘤

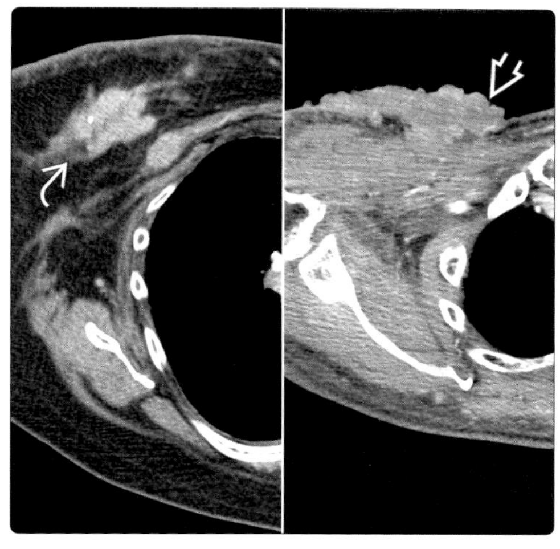

（左图）一名纵隔霍奇金淋巴瘤患者横断位增强CT图像显示纵隔血管前一异质性软组织肿块，直接侵犯邻近的右前胸壁➡。

（右图）横断位增强CT图像显示原发性乳腺癌（左）表现为右乳腺内分叶状肿块➡，转移性黑色素瘤（右）表现为右前胸壁内浸润性异质软组织肿块➡，累及锁骨上、胸骨下及腋下区域。

食管裂孔疝

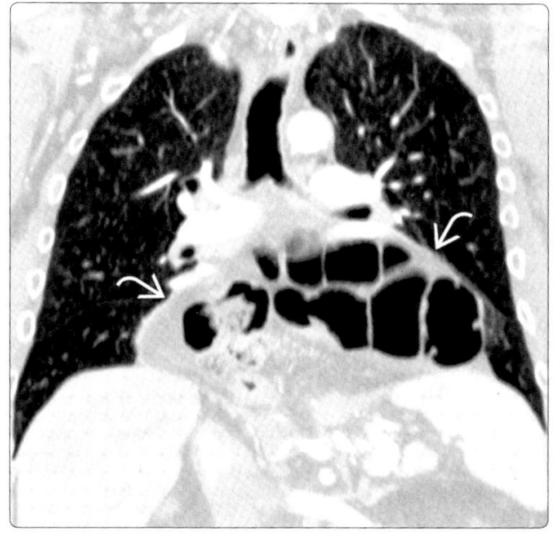

胸腹膜裂孔疝

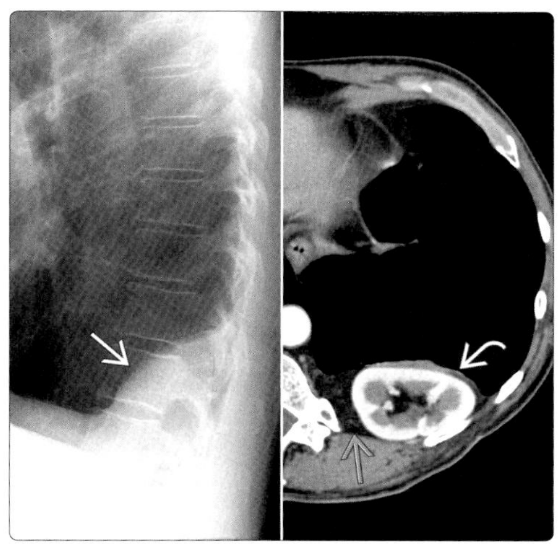

（左图）冠状位增强CT图像显示食管裂孔疝表现为结肠和肠系膜突入胸腔内➡。食管裂孔疝在平片上常表现为心后不透光的含气胃肠管影（通常为胃）➡。

（右图）侧位胸片（左）和横断位增强CT（右）图像显示胸腹膜裂孔疝，表现为左膈肌后部轮廓异常➡，包含疝内容物为左肾➡和腹膜后脂肪➡。

胸壁感染

关键要点

术语

- 定义：累及胸壁骨质和软组织的感染

影像学表现

- 平片
  - 骨质受累：骨质破坏、骨膜反应
  - 皮下气体：坏死性感染或瘘管
  - 胸骨线移位提示断裂
  - 有无肺实变、胸腔积液
- CT
  - 胸壁水肿、积液、软组织肿块、积气、骨破坏、骨膜炎、骨髓炎
  - 胸锁关节化脓性关节炎
  - 胸腔积液、脓胸
  - 胸骨切口是否感染
  - 有无肺实变 / 脓肿
- MR：对早期骨骼受累比 CT 更敏感
  - 骨骼、软组织和筋膜面水肿

主要鉴别诊断

- 放线菌病
- 结核病
- 胸骨切开术感染
- 坏死性软组织感染
- 胸壁恶性肿瘤

临床要点

- 病因
  - 血源性途径；肺部感染的直接受累
  - 外伤或手术并发症
- 症状 / 体征
  - 发热和胸壁疼痛
  - 可触及的胸壁病变；脓肿、水肿
  - 皮肤瘘管
- 治疗
  - 脓肿引流及抗菌治疗
  - 严重的感染进行手术清创

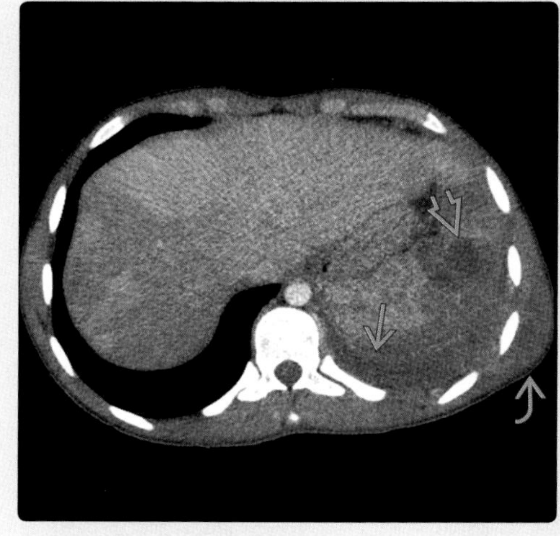

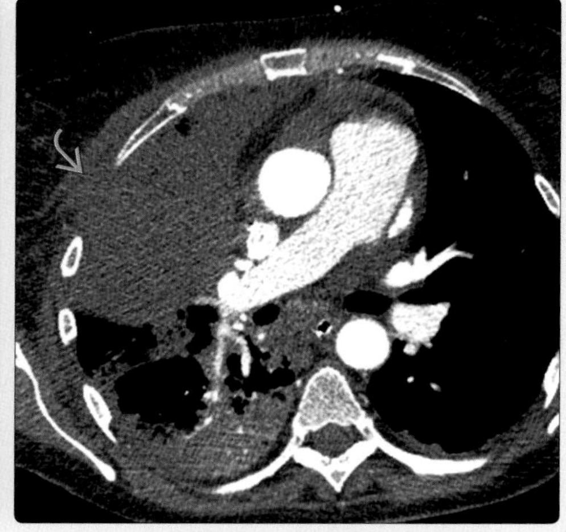

(左图)发热、左胸痛患者横断位 CT 图像显示左侧胸腔积液、胸膜增厚→及邻近胸壁受累↪，符合脓胸，累及膈肌及脾⇨，本病例继发于放线菌病。

(右图)一名免疫力低下感染侵袭性曲霉病患者出现发热，横断位增强 CT 图像显示右肺实变、邻近胸壁受累↪。胸壁不对称有助于诊断。

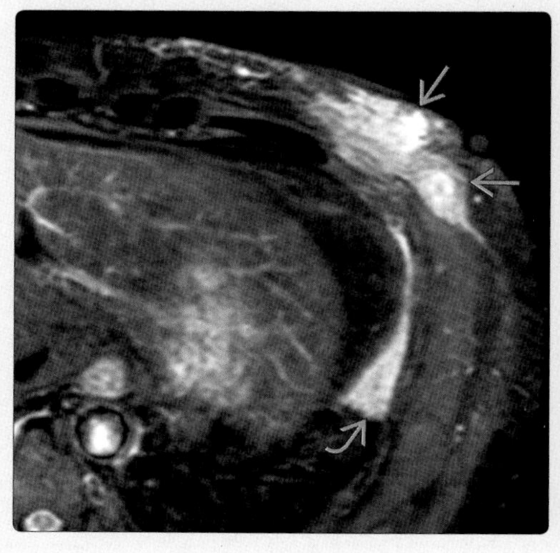

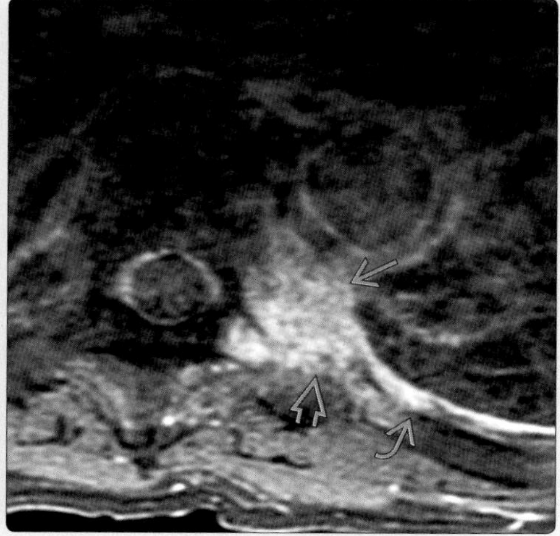

(左图)一名患有肺结核的男子的横断位 T_2WI MR 显示左前胸壁 T_2 高信号，左侧少量胸腔积液。MR 是评估胸壁感染程度的首选方式，尤其在评估骨髓受累程度方面优于 CT。

(右图)一名感染人类免疫缺陷病毒和隐球菌肺炎患者的横断位 T_1WI MR 增强图像显示左侧胸椎旁软组织肿胀、强化、→，累及后胸壁⇨和肋骨↪。

术语

定义

- 胸壁骨质结构及软组织感染

影像学表现

X 线表现

- 骨骼受累：骨破坏、骨膜反应
- 皮下积气；坏死性感染或瘘管
- 胸骨切开术钢丝移位提示断裂
- 有无肺实变、胸腔积液

CT 表现

- 胸壁：水肿、积液、软组织肿块、积气、骨破坏、骨膜炎、骨髓炎
- 胸锁关节化脓性关节炎：积液、侵蚀、骨质硬化；可能导致脓肿或纵隔炎
- 胸腔积液、脓胸
- 有无肺受累

MR 表现

- 对早期骨 / 关节受累比 CT 更敏感
- 骨骼、软组织和筋膜面水肿
- 用造影增强成像评估病变程度

核医学表现

- 骨骼显像：对检测骨髓炎敏感、特异

推荐的影像学检查方法

- 最佳影像检查方法
  - CT：评估胸壁（软组织和骨骼）受累和瘘道情况的最佳影像学检查

鉴别诊断

放线菌病

- 口腔菌群：牙科手术后或牙科疾病患者吸入所致
- 累及胸壁的肺实变 / 脓肿

诺卡菌病

- 免疫功能不全的患者；革兰阳性细菌感染
- 实变或空洞性结节；很少累及胸壁

肺结核

- 胸壁肿块或皮肤瘘管形成
- 静脉注射毒品者中更常见肋骨受累
- 结核性脊柱炎（Pott 病）；血源性感染
- 脓胸累及邻近胸壁

链球菌性肺炎

- 最常见的革兰阳性肺炎
- 胸壁受累罕见

胸骨切开术感染

- 0.3%~5% 的胸骨中段切开术患者发生
- 死亡率：14%~47%
- 危险因素：糖尿病、肥胖、慢性阻塞性肺疾病、吸烟
- 最常见病原体：金黄色葡萄球菌（29%）、表皮葡萄球菌（22%）和铜绿假单胞菌

坏死性软组织感染

- 术后最常见
- 好发疾病：胸壁恶性肿瘤
- 死亡率高，需要早期手术干预

胸壁恶性肿瘤

- 周围型浸润性肺癌可能类似胸壁感染
- 间皮瘤可侵犯胸壁
- 原发性胸壁肿瘤
  - 罕见：软骨肉瘤、骨肉瘤、淋巴瘤
- 继发性胸壁肿瘤
  - 肺癌、乳腺癌、前列腺癌、肾细胞癌和黑色素瘤

病理学表现

基本表现

- 病因
  - 血液传播感染
  - 邻近肺部感染的直接受累
  - 外伤或手术并发症

临床要点

临床表现

- 最常见的症状 / 体征
  - 发热，胸壁痛
  - 可触及胸壁病变：脓肿、水肿
- 其他症状 / 体征
  - 皮肤瘘管

人口统计学表现

- 流行病学
  - 心脏手术后纵隔和胸壁感染的发生率为 0.3%~5%

诊断

- 可通过活检排除胸壁恶性肿瘤

治疗

- 脓肿引流和特异性抗生素治疗
- 坏死性或严重的胸壁感染：早期积极的手术清创

诊断要点

考虑的诊断

- 发热患者胸壁感染，可触及胸壁肿块，伴或不伴邻近肺组织实变

影像解读要点

- 坏死性胸壁感染的情况下可不伴皮下气体

椎间盘炎

关键要点

术语
- 椎间隙感染的主要特点为累及相邻椎体

影像学表现
- 平片
  - 早期征象：椎间隙变窄
  - 8 周后出现终板硬化
- CT
  - 椎间盘间隙变窄
  - 椎体终板的不规则侵蚀或破坏
  - 椎间盘旁的炎性脂肪沉积、软组织影或积液
  - MR
    - 早期表现：椎间盘间隙变窄、终板轻度强化；影像表现与退行性椎间盘疾病相似
    - 病变椎间盘及邻近椎体 T_1WI 呈低信号、T_2WI 由于水肿而呈高信号
    - 椎间盘和邻近椎体强化、椎旁软组织 / 积液，硬膜外脓肿
    - MR 评估硬膜外受累程度效果最佳

主要鉴别诊断
- 椎间盘退行性病变
- 脊柱转移

病理学表现
- 病因
  - 细菌感染：金黄色葡萄球菌 >50%
  - 肉芽肿性感染
    - 肺结核、布鲁菌病、真菌感染

临床要点
- 不能通过休息缓解的局灶性背痛
- 发热、寒战、乏力
- 神经系统受损
- 静脉注射抗生素治疗至少 6 周

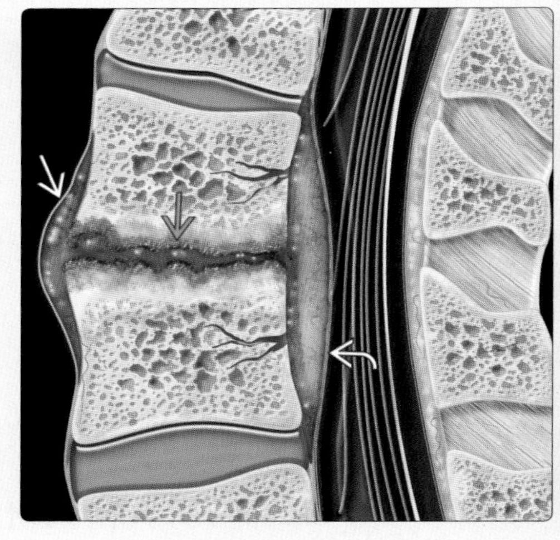

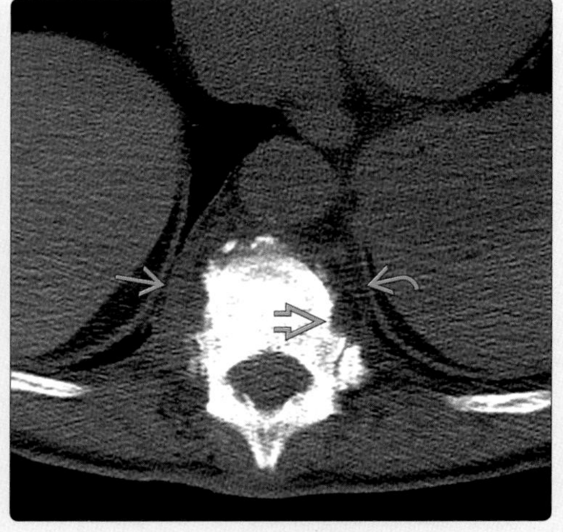

（左图）显示椎间盘炎表现包括椎间隙破坏和变窄、邻近椎体终板侵蚀➡，感染延伸至硬膜外间隙，形成硬膜外脓肿➡，导致椎管变窄，并累及椎旁组织➡。

（右图）金黄色葡萄球菌胸椎椎间盘炎患者横断位平扫 CT 图像显示炎症和邻近椎体终板侵蚀➡导致椎旁渗出➡、积液脂肪混杂↗改变。

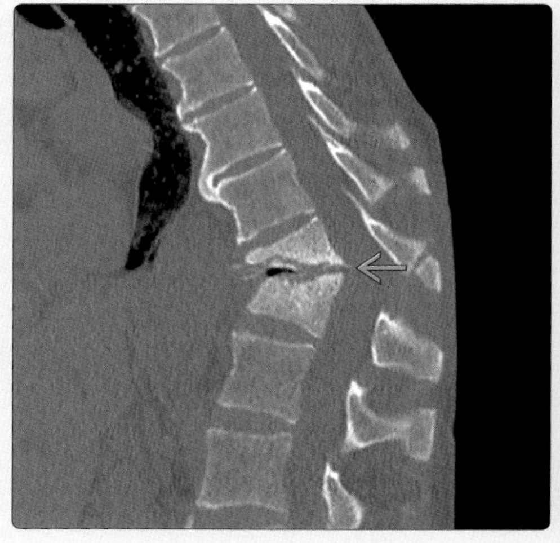

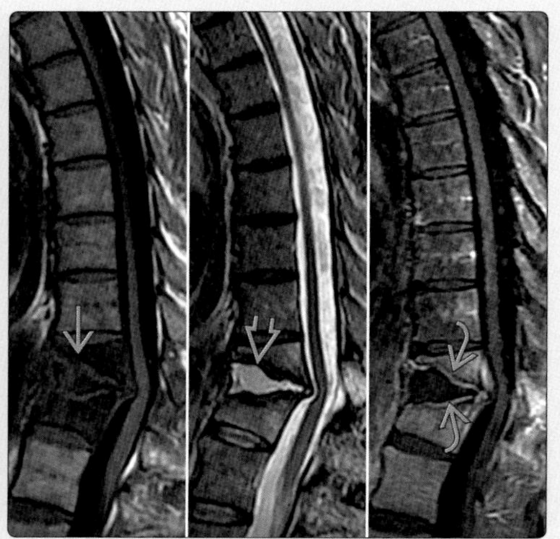

（左图）同一患者的矢状位平扫 CT 图像显示椎间盘破坏➡，并累及相邻的椎体、沿终板广泛侵蚀，导致胸椎后凸畸形。

（右图）同一患者矢状位 T_1WI（左）、T_2WI（中）和 T_1WI 增强（右）MR 图像显示椎间盘破坏➡和椎间盘积液➡，注意相邻椎体终板强化，符合椎间盘炎表现↗。

术语

同义词

- 椎间盘炎
- 关节盘炎

定义

- 主要累及相邻椎体的椎间隙感染

影像学表现

基本表现

- 最佳诊断表现
  - 椎间盘间隙变窄
  - 相邻椎体终板的不规则或虫蚀样破坏
- 部位
  - 腰椎 > 胸椎
  - 通常累及单个椎间盘

X 线表现

- 在发病后的前 2 周，放射线检查可能表现正常
- 椎间盘间隙变窄是最早的征象
- 相邻的椎体终板显示不清晰、不规则或破坏
- 8 周后出现终板硬化
- 相邻软组织感染导致椎旁结构向外侧移位
- 是否有肺实变；肺炎感染可能经由血源性传播

CT 表现

- 椎间盘间隙变窄
  - 在矢状位重建图像上评估最佳
- 椎体终板形态不规则或出现破坏
- 椎体终板硬化
- 椎间盘旁的炎症性脂肪沉积、软组织影或积液
- 用 MR 评估硬膜外受累情况

MR 表现

- 可选择的成像方式
- 早期表现：椎间盘间隙变窄、终板轻度强化；表现可能与退行性椎间盘疾病相似
- 受累椎间盘及邻近椎体 T_1WI 呈低信号，T_2WI 因水肿呈高信号
- 椎间盘和相邻受累椎体强化，椎旁软组织和（或）积液，硬膜外脓肿

推荐的影像学检查方法

- 最佳影像检查方法
  - MR 增强或平扫；高灵敏度（97%）和特异性（93%）
    - 对邻近的软组织和硬膜外受累评估效果最佳
- 推荐的检查序列与参数
  - T_1WI MR 脂肪抑制增强扫描
  - 矢状位成像对椎间盘改变显示效果最佳

鉴别诊断

退行性椎间盘疾病

- 椎间盘间隙变窄，不伴有终板破坏或椎间盘强化
- 典型的表现为多层累及，不像椎间盘炎为单层受累

脊柱转移

- 累及多个椎体
- 椎间盘形态及高度无变化

病理学表现

基本表现

- 病因
  - 细菌感染，金黄色葡萄球菌 > 50%
  - 肉芽肿性感染
    - 肺结核，布鲁菌病，真菌感染
    - 相邻椎旁软组织和（或）椎体受累
    - 椎间盘间隙变窄
  - 血液传播感染
    - 呼吸道、尿道
  - 直接感染
    - 外科手术、椎间盘造影、穿透性创伤
  - 邻近感染的局部扩散
    - 腹膜后、腹部、胸部
    - 咽后脓肿、主动脉移植手术感染

临床要点

临床表现

- 最常见的症状 / 体征
  - 不能通过休息得到缓解的局灶性背痛
  - 发热、发冷、不适
- 其他症状 / 体征
  - 神经系统受损
  - 红细胞沉降率升高（ESR）

人口统计学表现

- 流行病学
  - 危险因素：近期脊柱手术、菌血症、免疫抑制、糖尿病、静脉用药
  - 女性 > 男性

自然病史和预后

- 死亡率：2%~20%

治疗

- 静脉抗生素治疗至少 6 周

诊断要点

考虑的诊断

- 腰痛伴椎间盘炎的患者，同时有感染证据

影像解读要点

- 通过矢状位 CT 重建图像，评估椎间盘高度和邻近椎体终板异常表现

胸壁脂肪瘤和脂肪肉瘤

关键要点

术语
- 脂肪肉瘤（liposarcoma, LS）

影像学表现
- 脂肪瘤：边缘清楚，均匀的脂肪团块
  - 在所有的 MR 扫描序列上均表现为脂肪信号特征
  - 病灶内可出现薄的软组织分隔（<2 mm）
- 脂肪肉瘤（LS）：脂肪团，内见较厚的软组织分隔或软组织结节影
  - 软组织结节 >1 cm 可疑为侵袭性亚型
  - 钙化不能鉴别脂肪肉瘤与脂肪瘤
- MR 是评价脂肪肿物的首选方法
- 应用造影增强成像

主要鉴别诊断
- 胸膜脂肪瘤
- 脂肪母细胞瘤 / 脂肪母细胞瘤病
- 冬眠瘤（蛰伏脂肪瘤）

病理学表现
- 脂肪瘤：由成熟脂肪细胞组成
- LS：3 大类 5 个亚型

临床要点
- 脂肪瘤：最常见的软组织肿瘤
  - 很少有症状，可能生长缓慢
  - 多见于肥胖患者
  - 胸壁深部脂肪瘤：30~60 岁
- 只有 10% 的脂肪肉瘤（LS）发生在胸壁
  - 通常表现为疼痛的、快速增长的肿块
  - 好发年龄为 50~70 岁

诊断要点
- 均匀的、脂肪性胸壁肿块，伴或不伴薄壁、无强化的间隔，可诊断为脂肪瘤
- 厚壁间隔（>2 mm）和脂肪团中有软组织结节应怀疑脂肪肉瘤
- 对瘤体内非脂肪成分进行活检

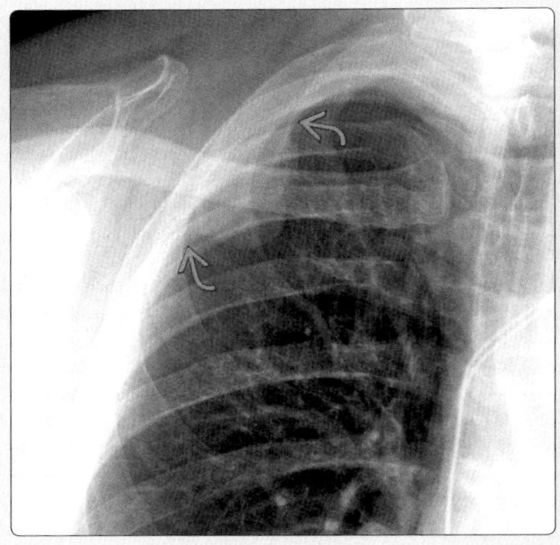

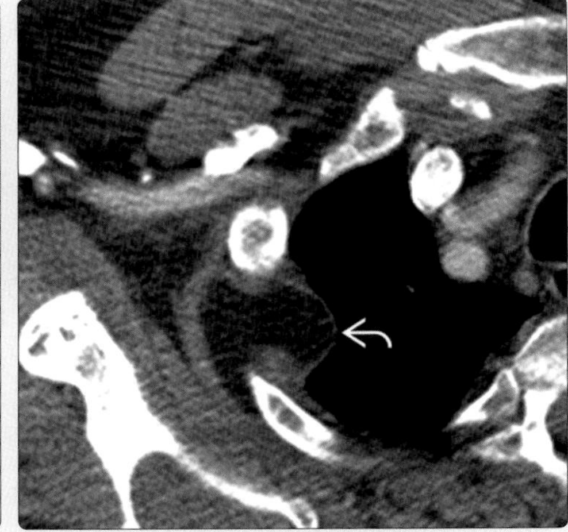

（左图）椎体后前位胸片显示右肺尖处有一个分叶状肿块影，与相邻胸膜呈钝角➦，提示肺外病变（胸膜或胸壁）。

（右图）同一患者的横断位平扫 CT 图像显示右胸壁脂肪瘤，表现为肋间隙的脂肪性胸壁肿块➦，并向胸腔内延伸。肿块为均质脂肪密度，无软组织间隔或实性成分，可诊断为脂肪瘤。

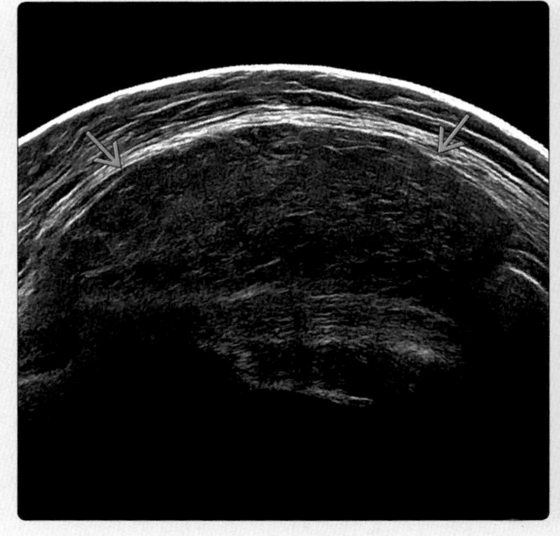

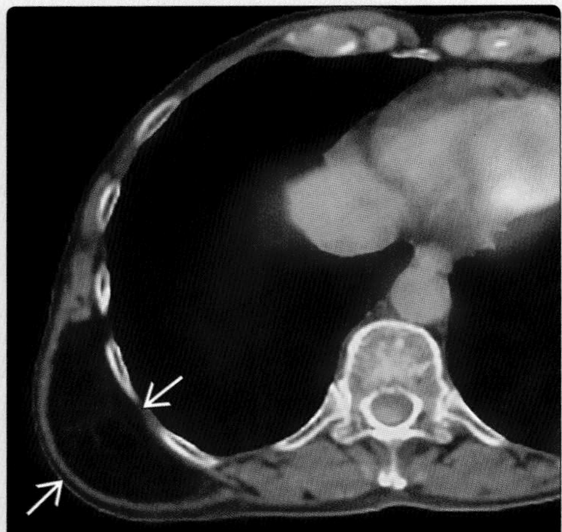

（左图）可触及胸壁肿块，超声显示为大的、均匀的高回声肿块➡，未穿透，内部无囊性或实性成分。后经活检证实为胸壁脂肪瘤。

（右图）胸壁脂肪瘤患者的横断位 FDG PET/CT 图像显示右后外侧胸壁一个脂肪成分肿块➡，内分隔薄，无 FDG 高摄取。脂肪肿物中 FDG 摄取增加的区域提示恶性肿瘤。

术语

缩写

- 脂肪肉瘤（LS）
  - 不典型脂肪瘤（atypical lipomatous tumor, ATL）
  - 高分化脂肪肉瘤（well-differentiated liposarcoma, WDL）
  - 去分化脂肪肉瘤（dedifferentiated liposarcoma, DDL）

定义

- 脂肪瘤：由脂肪组织组成的良性肿瘤
- LS：发生于脂肪细胞的罕见恶性肿瘤

影像学表现

基本表现

- 最佳诊断思路
  - 脂肪瘤：均质脂肪性肿块
    - 清晰明确的边缘
    - 可能会出现较薄的软组织分隔（<2 mm）和（或）薄壁
  - LS：脂肪性肿块，内有较厚的软组织分隔或软组织结节
    - 可能侵犯邻近的结构
- 部位
  - 脂肪瘤：浅表或深层（肌内或肌间）
- 大小
  - 脂肪瘤：80%<5 cm
    - <1% 的脂肪瘤 >10 cm
    - 深层脂肪瘤大于浅表脂肪瘤
- 形态
  - 脂肪瘤：可见薄纤维包膜
    - 肌内脂肪瘤可能未包膜，呈条纹状或浸润性

X 线表现

- 平片
  - 脂肪瘤
    - 较大时可见脂肪密度
    - 小的或深的脂肪瘤不易显示
    - 与邻近胸膜 / 胸壁夹角呈钝角，提示位于肺外
    - 软骨或骨质钙化不常见
  - LS
    - 密度不均匀
    - 可见骨质破坏

CT 表现

- 增强 CT
  - 脂肪瘤
    - 密度均匀，CT 值呈脂肪密度（-120~-60 HU），边界清晰
    - 可伴或不伴有薄的软组织间隔（<2 mm）
    - 肌内脂肪瘤可能界限不清
  - LS
    - 脂肪团块内伴厚软组织分隔（>2 mm）
    - >1 cm 的软组织结节提示去分化改变
    - 钙化不能鉴别脂肪肉瘤与脂肪瘤
    - 侵袭性亚型可有坏死和出血

MR 表现

- T_1WI 脂肪抑制
  - 脂肪在 T_1WI 呈高信号
    - 脂肪团块内伴厚软组织分隔（>2 mm）
- T_2WI
    - 黏液样脂肪肉瘤 T_2 可表现为较高信号
- T_1WI 脂肪抑制增强扫描
  - 脂肪瘤：薄包膜可强化，薄壁分隔通常不强化
  - LS：软组织成分强化
- 脂肪瘤：所有序列的 MR 信号特征与皮下脂肪相同
  - T_1WI、T_2WI 呈低信号，内可见薄分隔结构
  - 薄包膜在 T_1WI、T_2WI 呈低信号表现
  - 肌内脂肪瘤呈条纹状或指间交错状，有助于与 LS 鉴别

超声表现

- 脂肪瘤：高回声，后方无声影
- LS
  - 实性成分可能是血管扩张
  - 坏死性肿瘤可表现为囊性区
  - 可见出血和钙化

推荐的影像学检查方法

- 最佳影像检查方法
  - MR 成像是首选检查方法
    - T_1WI、T_1WI 脂肪抑制、T_1WI 脂肪抑制增强扫描序列是诊断脂肪瘤最重要的序列
  - CT 可显示病灶内钙化和评估肿瘤的范围
- 推荐的检查序列与参数
  - 增强扫描是评估最佳检查方法

鉴别诊断

胸膜脂肪瘤

- 可能代表脂肪瘤起源于胸膜壁层深处或邻近纵隔脂肪；非胸膜起源
- 胸膜、胸膜下或膈肌

脂肪母细胞瘤 / 脂肪母细胞瘤病

- 婴儿和儿童
- 与脂肪瘤 /LS 难以区分
- 可能会出现较厚的软组织分隔和局部浸润

冬眠瘤（蛰伏脂肪瘤）

- 由棕色脂肪组成的良性肿瘤
- 常伴有较多的血管
- 患者以 30~40 岁居多
- 好发于肩胛周围或锁骨上窝

脂肪过多症

- 成人罕见
- 浸润性脂肪过度生长，常分布在肩带、颈部和背部

肋骨、肩胛骨或锁骨旁的脂肪瘤

- 非常罕见的骨膜相关良性肿瘤
- 通常与底层骨的反应性改变有关

病理学表现

基本表现

- 病因
  - 30% 的病例为多发性家族性脂肪瘤
    - 通常为男性，脂肪瘤通常为浅表性
- 相关异常表现
  - 多发脂肪瘤与 Cowden 综合征、Frohlich 综合征和 Proteus 综合征相关
- 软组织成分占比高通常提示高级别肿瘤
- P16、CDK4 和 MDM2 有助于鉴别良性脂肪肿瘤和高分化脂肪肉瘤（WDL）

分期、分级和分类

- 几种良性脂肪瘤：软骨样脂肪瘤、骨软骨瘤、血管脂肪瘤、梗死性脂肪瘤
  - 梭形细胞脂肪瘤
    - 多分布于肩部和颈部
    - 女性 > 男性
- LS：根据分子 / 基因检测分为 3 大类 5 个亚型
  - 不典型脂肪瘤（ALT）/ 高分化脂肪肉瘤（WDL）和去分化脂肪肉瘤（DDL）
    - 多分布于肩部和颈部
    - 女性 > 男性
    - 可能代表同一疾病的形态和表现
    - WDL 亚型多见于胸壁
      - 分化良好的亚型硬化性变异更容易发生去分化
  - 黏液性和圆细胞肿瘤
    - 通常多见于年轻人
    - 可能是同一类型的肿瘤
      - 圆细胞组成比与分级成正比
  - 多形性肿瘤
    - 最不常见，高侵袭性
    - 常见于老年人

大体病理和手术所见

- 可有薄囊壁

镜下表现

- 脂肪瘤：由成熟脂肪细胞组成
  - 间隔内纤维结缔组织稀少

临床要点

临床表现

- 最常见的症状 / 体征
  - 脂肪瘤很少有症状
    - 有症状时，表现为柔软、易弯曲的肿块
    - 特征是不生长或非常缓慢地生长
  - LS 通常表现为疼痛、快速增长的肿块

人口统计学表现

- 年龄
  - 深胸壁脂肪瘤：30～60 岁
  - LS：50～70 岁
- 性别
  - 脂肪瘤：女性 > 男性
- 流行病学
  - 脂肪瘤：最常见的软组织肿瘤
    - 脂肪瘤多见于肥胖患者
  - LS：最常见的间质性恶性肿瘤
    - 只有 10% 的 LS 发生在胸壁

自然病史和预后

- LS：5 年生存率为 60%
  - 大多数亚型复发率高
  - 大多数亚型转移到肝脏和肺
  - 15%～20% 的 DDL 有转移
  - 黏液型可转移至椎旁组织、骨、腹膜后和对侧肢体

治疗

- 方法、风险、并发症
  - 脂肪瘤：对于有症状的病变，建议手术切除
    - 实现明确诊断
    - 局部复发占 4%～5%
      - 多见于深部或肌内脂肪瘤
    - 很少有恶变的病例报道
      - 引起争议的原因可能是抽样错误或初诊误诊
  - LS：多数病例行姑息性次全切除
    - ALT 可通过完全切除治愈
    - 辅助化疗 / 放疗存在争议
      - 对于切缘阳性的残余肿瘤，可考虑辅助放疗
      - 可能对大肿瘤（>5 cm）或非常侵袭性亚型有益
      - 黏液型 LS 可能对靶向 FUS-DDIT3（FUS-CHOP）融合癌基因的治疗敏感

诊断要点

考虑的诊断

- 均匀、脂肪性胸壁肿块，无分隔或间隔少且较薄、分隔无强化，可确定诊断为脂肪瘤
  - 年龄 >60 岁，大小 >10 cm：非典型脂肪瘤
    - 可能需要活检
- 脂肪瘤在所有 MR 序列上都表现为脂肪信号
- 具有厚间隔（>2 mm）和软组织结节成分应怀疑 LS
  - 钙化不能鉴别 LS 与脂肪瘤

影像解读要点

- 肌内脂肪瘤可呈横纹肌样或指状
- 在 LS 术后定期监测的影像中，仔细检查软组织成分的生长情况

- ○ 钙化不能鉴别 LS 与脂肪瘤
- ○ 大多数亚型可转移到肝脏和肺
- 侵袭性 LS 亚型可能很少或没有脂肪成分
- ○ 软组织结节 >1 cm 时应警惕 DDL 或更具侵袭性的亚型

报告要点

- 活检应以非脂肪成分样本为主

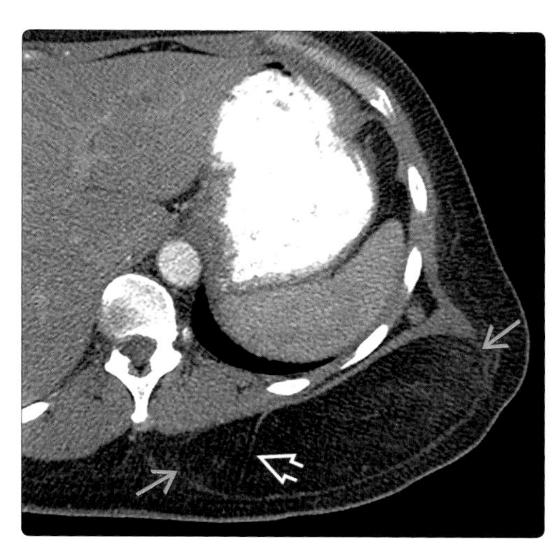

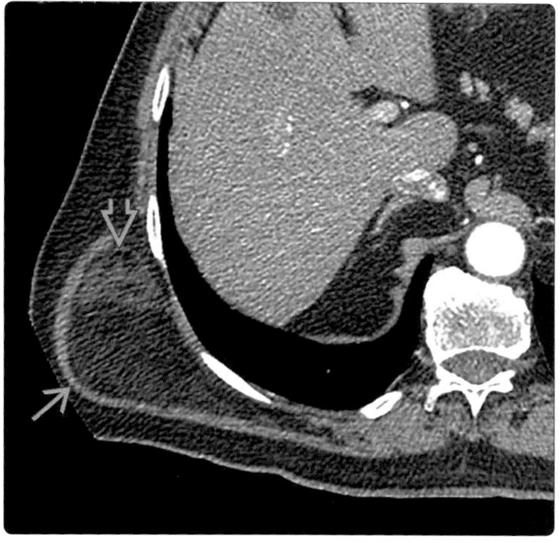

（左图）左后胸壁肿块患者的横断位增强 CT 图像显示一以脂肪成分为主的病变➡，可见散在薄壁软组织分隔➡，符合良性脂肪瘤。

（右图）一名右胸壁后外侧肿物增大的患者横断位增强 CT 图像显示边界清楚的肿块➡，以脂肪密度为主，肿块前部见边界不清的软组织成分➡，后经活检诊断为脂肪肉瘤。

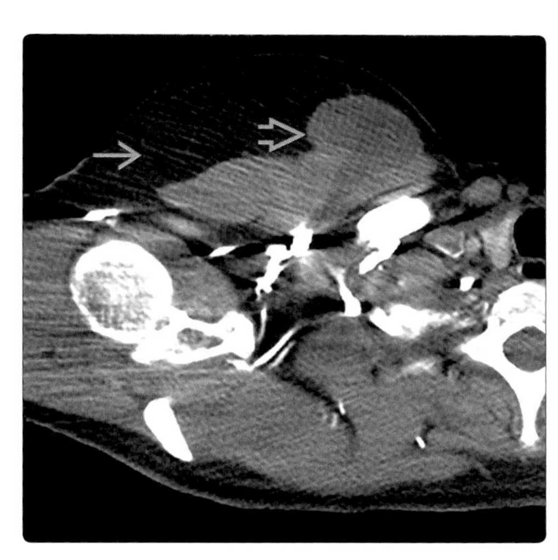

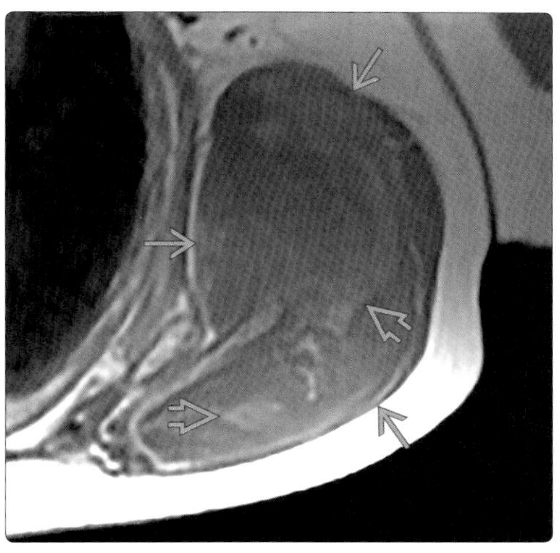

（左图）右前胸壁可触及肿块的患者横断位增强 CT 图像显示含有脂肪的肿块➡，内侧见囊性成分➡，手术活检诊断为黏液样脂肪肉瘤。

（右图）横断位 T_1WI MR 图像显示一个巨大的信号不均匀肿块➡，诊断为脂肪肉瘤，内部高信号区域➡为脂肪成分。

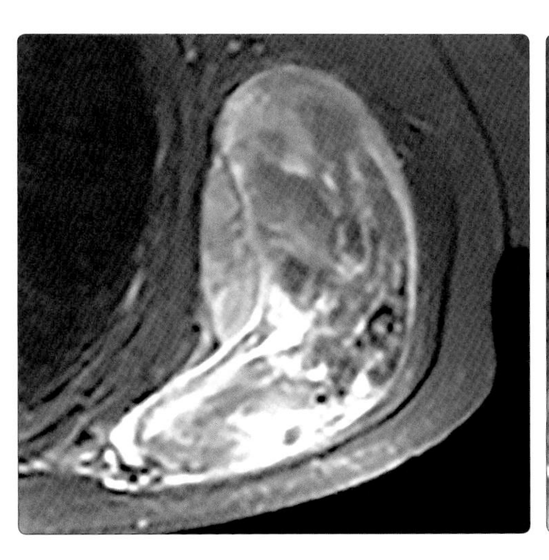

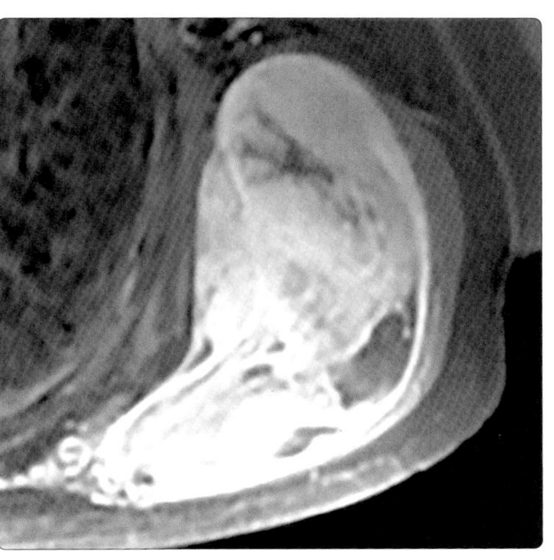

（左图）同一患者横断位 T_2WI 脂肪抑制 MR 图像显示肿块内呈不均匀高信号。

（右图）同一患者的横断位 T_1WI 脂肪抑制增强 MR 显示肿块实质性成分明显强化。当发现含脂肪的胸壁肿块内部有厚分隔、软组织成分，增强可见强化，应高度怀疑脂肪肉瘤。

弹性纤维瘤和纤维瘤病

关键要点

术语
- 弹性纤维瘤：老年人肩胛下区典型的弹性纤维假瘤
- 纤维瘤病：局部侵袭性结缔组织恶性肿瘤

影像学表现
- CT
  - 弹性纤维瘤：透镜形边界不清、密度不均匀的软组织肿块；特征是位于双侧肩胛下区
  - 纤维瘤病：边界不清的软组织肿块；低密度影、增强见强化
- MR
  - 弹性纤维瘤：为透镜状、中等信号、无包膜的肿块；内见条线状脂肪信号影，增强为不均匀强化
  - 纤维瘤病：信号不均匀、T_1WI 和 T_2WI 呈低信号、无强化的条状影

主要鉴别诊断
- 软组织肉瘤
- 尤因肉瘤家族肿瘤
- 胸壁转移瘤

临床要点
- 症状和体征
  - 弹性纤维瘤：>50% 无症状，伴有肩胛骨运动的疼痛或咔嗒声
  - 纤维瘤病：症状因部位而异，无痛性肿块或疼痛伴功能障碍
- 弹性纤维瘤：多见老年患者、女性：男性 =（5~13）：1，手术可治愈、复发罕见
- 纤维瘤病：好发于 15~60 岁、女性多见，有多种治疗方案

诊断要点
- 对于老年患者双侧肩胛下区无症状的软组织肿块应考虑弹力纤维瘤

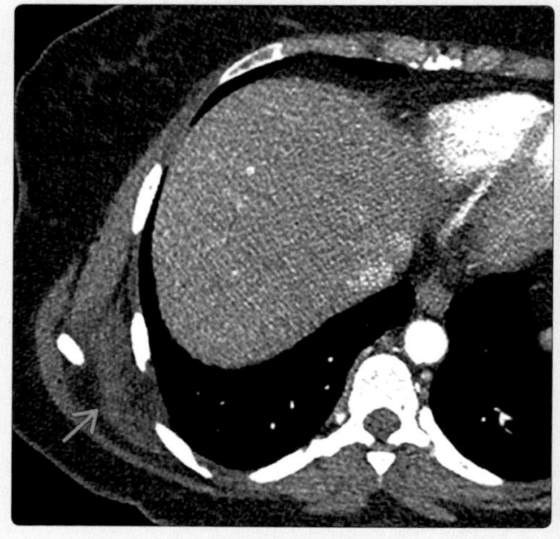

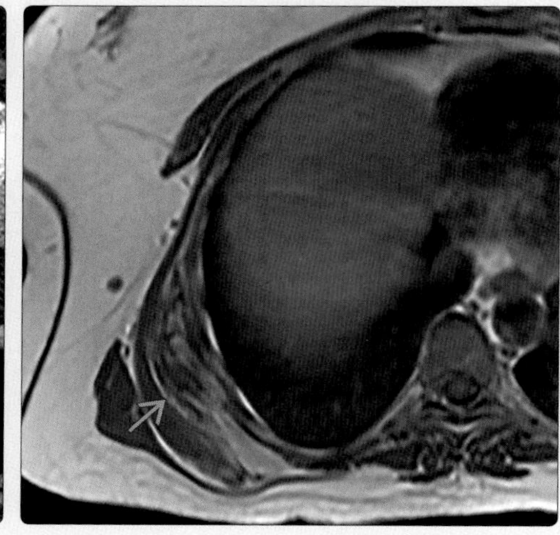

（左图）无症状患者的横断位增强 CT 图像显示右胸壁肿块为由软组织和脂肪组成的密度不均匀肿块→，符合弹性纤维瘤。这种良性病变最常见于肩胛下区，多为双侧发病。

（右图）同一患者的横断位 T_1WI MR 图像表现为信号不均匀，病灶大部分信号与邻近胸壁的骨骼肌信号相似，病灶内有线性脂肪高信号→。

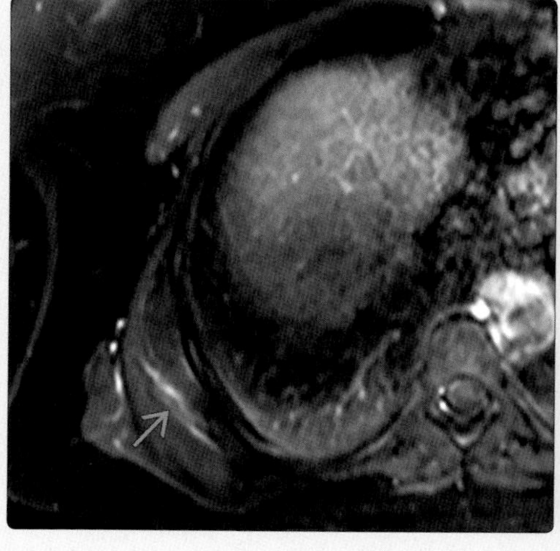

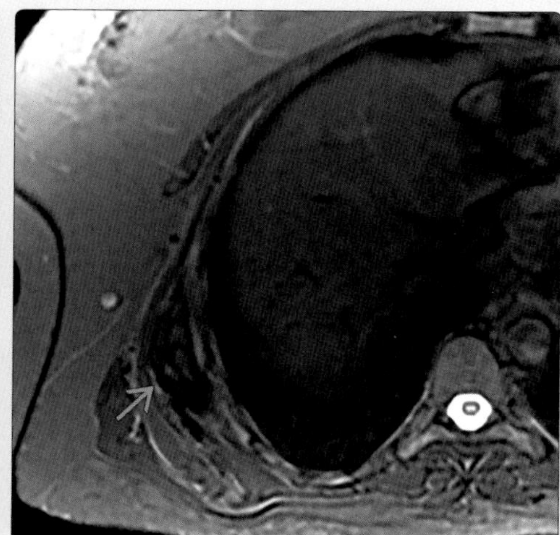

（左图）同一患者横断位 T_1WI 脂肪抑制增强 MR 图像显示病灶呈不均匀强化→，这是其特征性 MR 表现。

（右图）同一患者的横断位 T_2WI 脂肪抑制 MR 图像显示肿块内→散在线状高信号影，代表脂肪成分。需注意大多数病变的信号强度与骨骼肌相似，虽然病灶内部可能存在脂肪成分，但软组织成分通常呈与骨骼肌相似的表现。

术语

同义词

- 背阔肌纤维瘤
- 硬纤维瘤病或硬纤维瘤

定义

- 弹性纤维瘤：老年人肩胛下区典型的纤维弹性假瘤
- 纤维瘤病：局部侵袭性结缔组织恶性肿瘤

影像学表现

基本表现

- 最佳诊断思路
    - 弹力纤维瘤：是前锯肌深部的肩胛下肿块，99%位于肩胛下区，10%～66% 为双侧
    - 纤维瘤病：10%～28% 的病例源于胸壁

CT 表现

- 弹性纤维瘤
    - 透镜形边界不清、密度不均匀的软组织肿块
    - 有条线状脂肪信号影，呈多层状改变
    - 肿块大部分密度与肌肉相似
    - 特征性的位置和双侧发病可提示诊断
    - 很少有肋骨受累
- 纤维瘤病
    - 边界清楚或不清楚的软组织肿块
    - 密度不均匀减低、可见强化

MR 表现

- 弹性纤维瘤
    - 透镜状无包膜肿物，呈等信号（肿块大部分信号与骨骼肌相似）
    - T_1WI 和 T_2WI：内见与脂肪相似的条线状信号（T_1WI 和 T_2WI 呈高信号）
    - 不均匀强化
- 纤维瘤病
    - 信号强度不均匀
    - T_1 和 T_2 内见无强化的线状低信号影

超声表现

- 弹性纤维瘤
    - 不均匀强化
    - 肩胛下新月形肿块，位于背部肌肉和肋骨之间

影像引导下穿刺活检

- 弹性纤维瘤：大多数具有典型影像学表现和位置的病例无需活检

核医学表现

- PET/CT
    - 弹性纤维瘤：表现为不同程度的 FDG 摄取，从无摄取到显著摄取
        - 55% 摄取低于肝脏
        - 33% 与肝脏摄取相等

鉴别诊断

软组织肉瘤

- 纤维肉瘤，未分化多形性肉瘤
- CT 和 MR 表现相似
- 可侵犯邻近的骨结构

尤因肉瘤家族肿瘤

- 巨大胸壁肿块伴肋骨破坏，胸膜增厚 / 积液，侵犯肺部

胸壁转移瘤

- 直接侵入、血行或淋巴播散
- 常为多灶性受累

病理学表现

基本表现

- 病因
    - 弹性纤维瘤：反复微创伤引发的反应；肩胛骨和胸壁之间的摩擦
    - 纤维瘤病：罕见的单克隆局部侵袭性的散发或家族性肿瘤

临床要点

临床表现

- 最常见的症状 / 体征
    - 弹性纤维瘤：>50% 无症状
        - 疼痛，伴随着运动肩胛骨发出咔哒声
    - 纤维瘤病：症状因部位而异，表现为无痛性肿块或者疼痛、功能损伤

人口统计学表现

- 年龄
    - 弹性纤维瘤：老年多见（平均年龄：65～70 岁）
    - 纤维瘤病：15～60 岁
- 性别
    - 弹力纤维瘤：女性：男性 =（5～13）：1
    - 纤维瘤病：多见于女性
- 流行病学
    - 弹性纤维瘤
        - 在 258 例因其他原因进行 CT 检查的患者（年龄 > 60 岁）中发病率为 2%
    - 纤维瘤病：罕见，（2～4）/ 百万人口
    - 女性 > 男性

自然病史和预后

- 弹性纤维瘤：生长缓慢，无恶性变性报道
- 纤维瘤病：预后无法预测

治疗

- 弹性纤维瘤：手术治疗；罕见复发
- 纤维瘤病：监测，手术，放射疗法，系统性治疗

（左图）无症状患者横断位增强 CT 图像显示右胸壁见一由软组织和脂肪组成的不均匀密度肿块➡，符合弹性纤维瘤。

（右图）横断位平扫 CT 图像显示为典型的弹性纤维瘤影像表现，即双侧肩胛下区不均匀密度软组织肿块➡。注意在肿块内低密度影，代表脂肪成分。在 CT 上，纤维弹力瘤通常表现出与骨骼肌相似的密度，但也可表现为内部脂肪成分的低密度影。

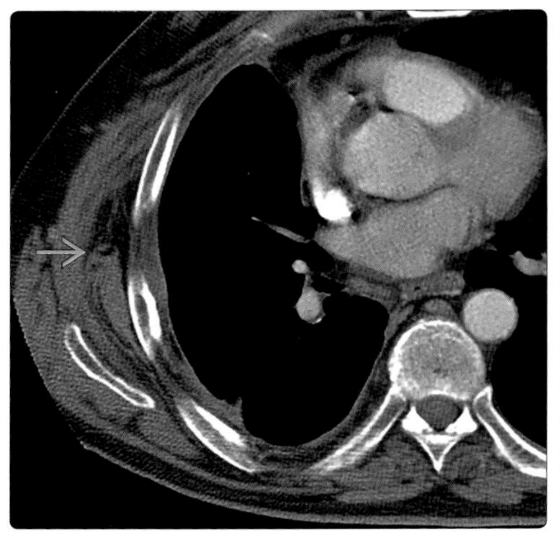

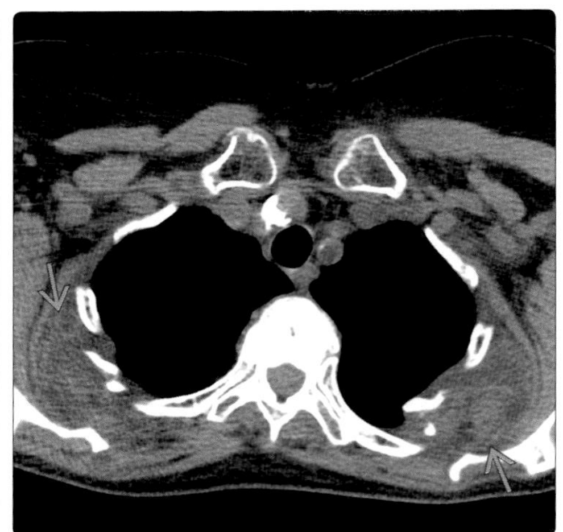

（左图）冠状位 T_2WI MR 图像显示弹性纤维瘤的纤维成分➡呈低信号，脂肪成分↷呈高信号。典型的 MR 表现为下肩胛骨与同侧肋缘之间的新月形肿块，同时含有纤维和脂肪信号。

（右图）双侧弹性纤维瘤患者的冠状位 T_2WI MR 图像显示肩胛下透镜状软组织肿块↷，边界清楚，呈不均匀的高低混杂信号。

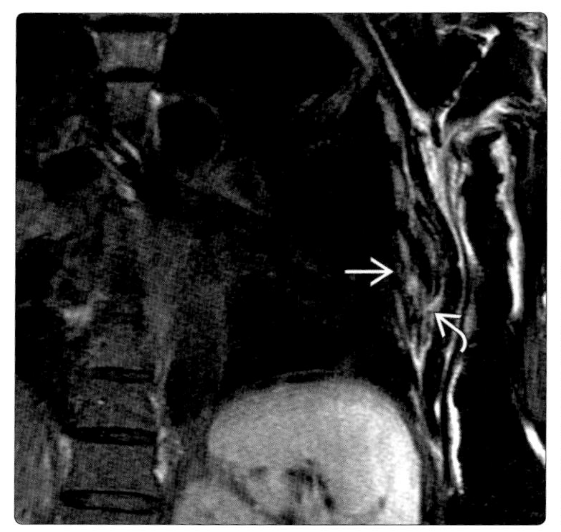

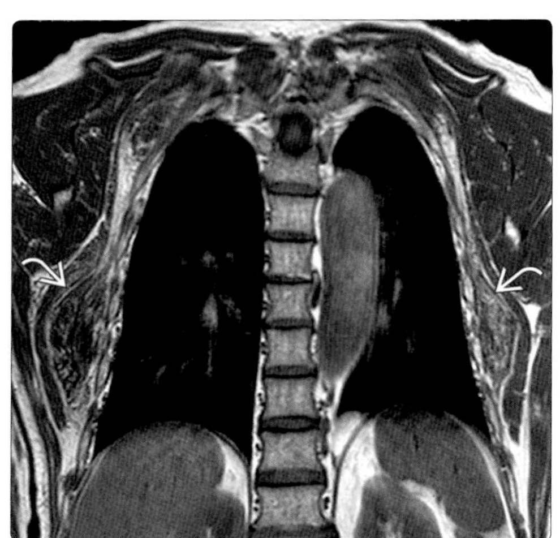

（左图）无症状患者的横断位增强 CT 图像显示右肩胛下区存在一由软组织和脂肪组成的不均匀密度肿块➡。

（右图）同一患者的横断位 FDG PET/CT 图像显示肿块呈 FDG 低摄取➡。弹性纤维瘤表现出不同的 FDG 摄取，范围从无到高摄取。

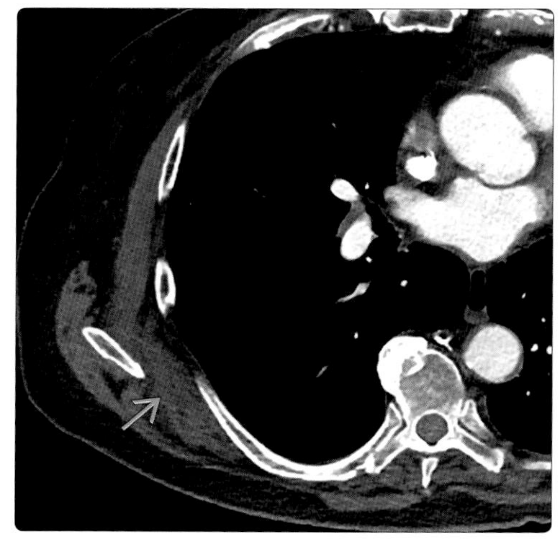

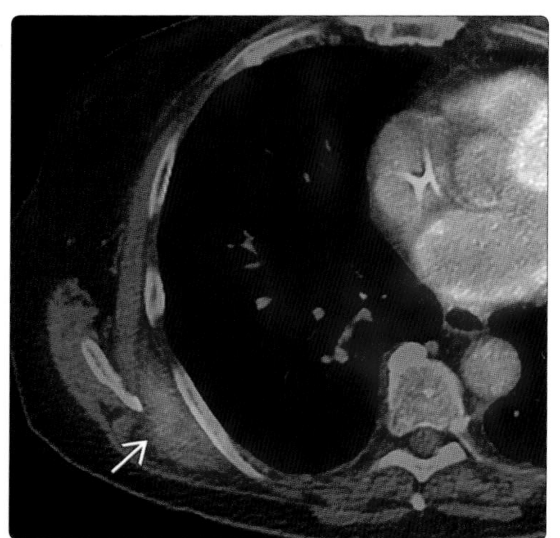

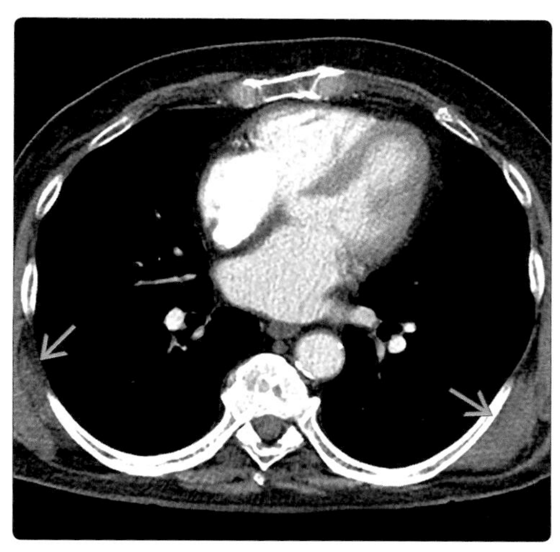

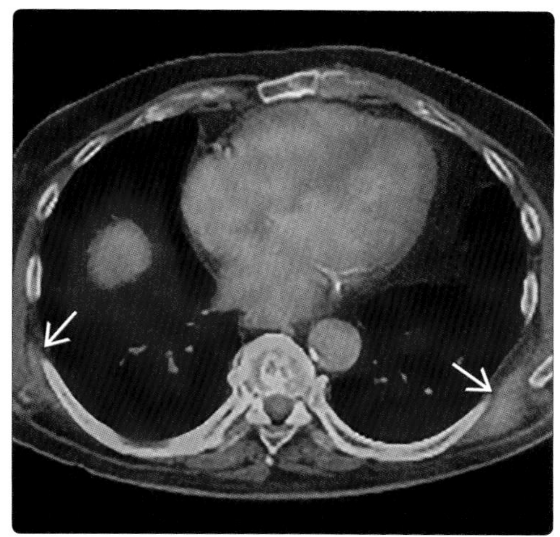

（左图）无症状患者的横断位增强 CT 图像显示双侧弹性纤维瘤→。

（右图）同一患者的横断位 FDG PET/CT 图像显示双侧肩胛下肿块内 FDG 呈低摄取→。最常见的表现是 FDG 摄取低于肝脏，其次是 FDG 摄取与肝脏相似。

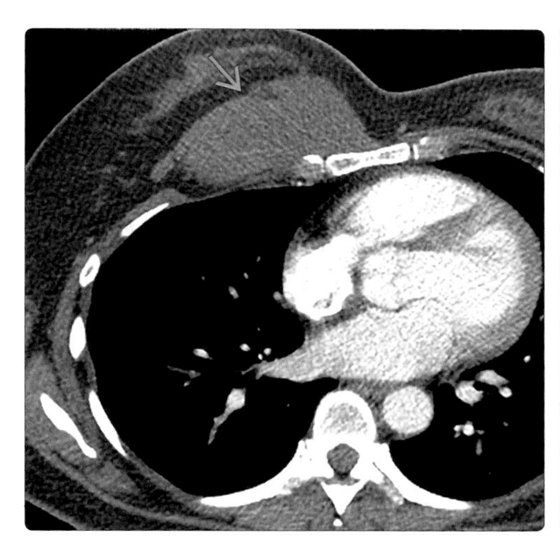

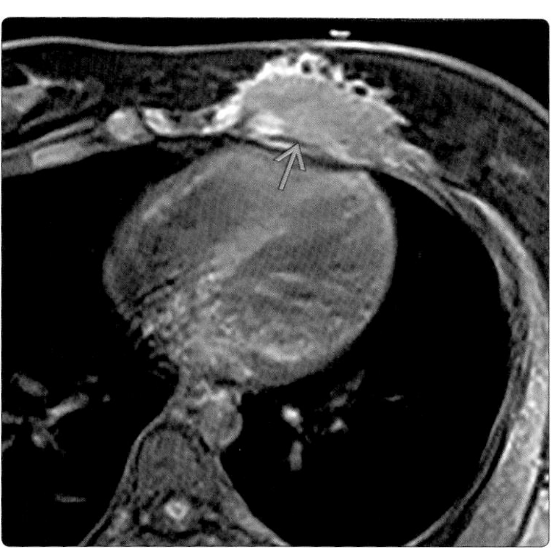

（左图）一名因右前胸壁疼痛和可触及肿块而就诊的患者横断位增强 CT 图像显示右前胸见一软组织肿块→，活检提示纤维瘤病。

（右图）一名纤维瘤病患者的横断位 T_1WI 脂肪抑制 MR 图像显示左前胸壁见一个信号均匀肿块→。纤维瘤病的典型 MR 表现为信号不均匀。

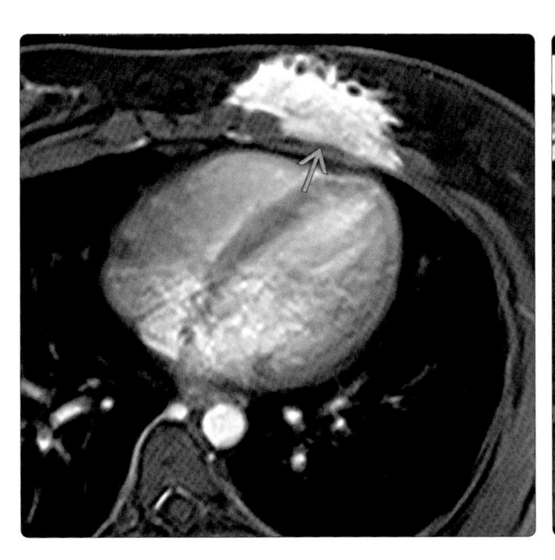

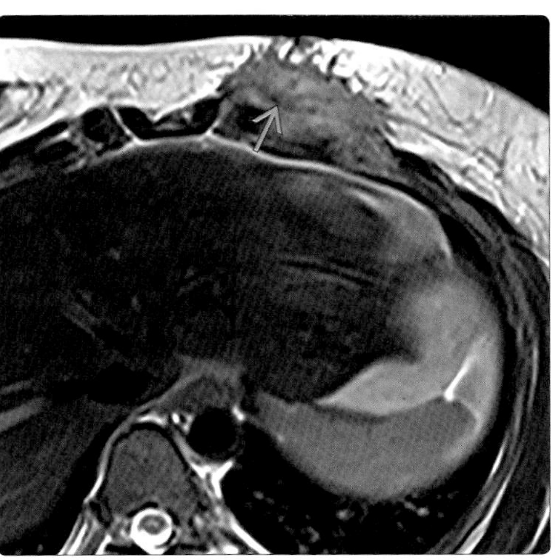

（左图）同一患者的横断位 T_1WI 脂肪抑制增强 MR 图像显示整个肿块均匀明显强化，有助于确定病灶的局部侵袭性→。

（右图）同一患者的横断位 T_2WI MR 图像显示肿块呈高信号（相较于邻近的骨骼肌）。注意病灶内部见低信号带→，增强后未见强化。

胸壁转移瘤

关键要点

术语
- 累及胸壁的转移性疾病
- 最常见的胸壁恶性肿瘤

影像学表现
- 平片
  - 不完全提示胸壁或胸膜病变
  - 骨性破坏是最明确的标志
- CT 表现直接评估胸壁转移瘤
- MR
  - 可用来评估胸壁受累程度
  - 典型表现为 T_1WI 呈低信号
  - 黑色素瘤 T_1WI 和 T_2WI 可表现为高信号
- 骨扫描对骨转移瘤具有高敏感性；全身成像
- PET/CT 恶性肿瘤分期

主要鉴别诊断
- 胸壁感染
- 创伤性骨折愈合
- 原发性胸壁肿瘤
- 神经纤维瘤病

病理学表现
- 转移瘤侵袭胸壁的方式
  - 直接侵袭
  - 血行 / 淋巴管播散
- 常见的原发性疾病：肺癌、乳腺癌、前列腺癌

临床要点
- 局部疼痛是最常见的症状
- 预后不良：肺癌，复发性乳腺癌

诊断要点
- CT 或超声引导活检用于明确和诊断未知的原发性恶性肿瘤转移

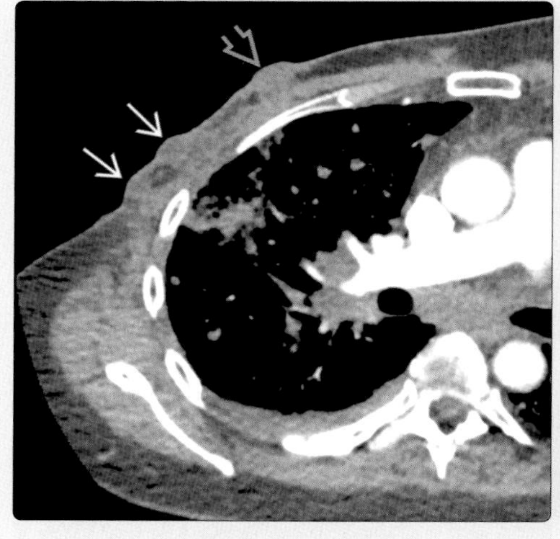
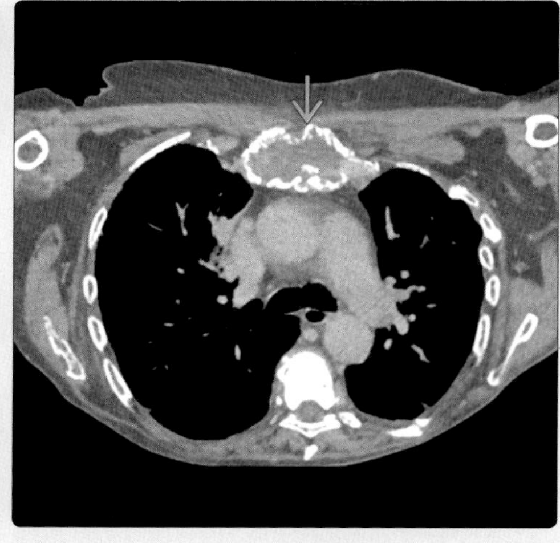

（左图）转移性黑色素瘤患者的横断位增强 CT 图像显示多处皮肤病变，沿着淋巴途径转移。在这个病例中，原发性黑色素瘤⇨出现右腋窝的转移性病变➡，还有肺、淋巴结和胸膜的转移。

（右图）多发性骨髓瘤和多发性溶解性和膨胀性肋骨及胸骨改变患者的横断位平扫 CT 图像显示大量溶解性和膨胀性转移改变，→胸骨体骨皮质不连续、边缘不规则。

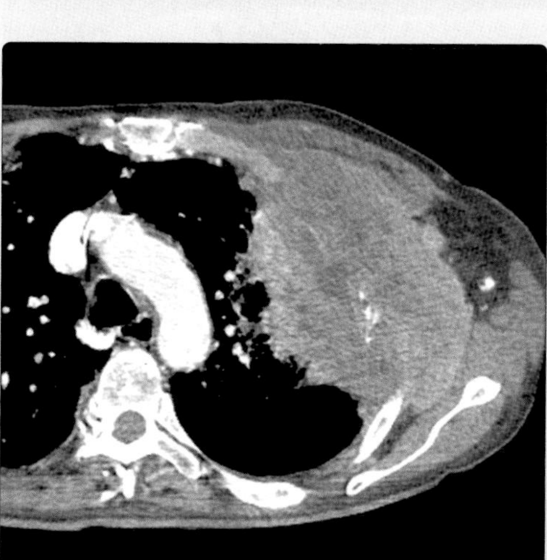
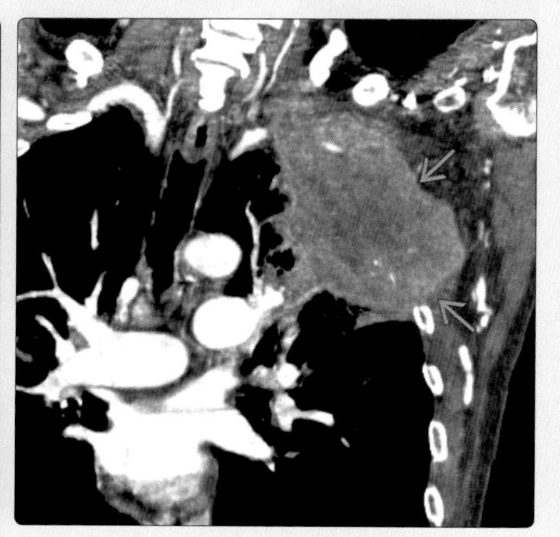

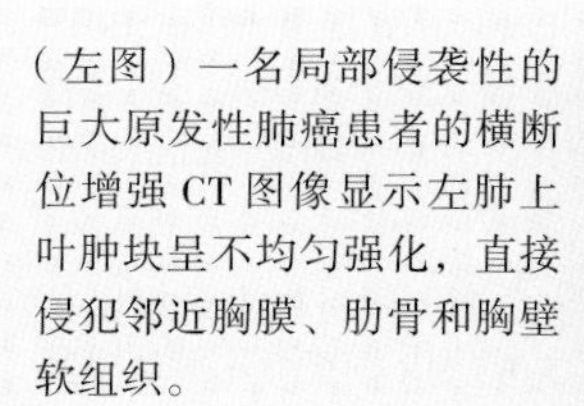

（左图）一名局部侵袭性的巨大原发性肺癌患者的横断位增强 CT 图像显示左肺上叶肿块呈不均匀强化，直接侵犯邻近胸膜、肋骨和胸壁软组织。

（右图）同一患者的冠状位动脉增强 CT 图像显示，肺上沟瘤直接侵袭肺尖胸壁→。肺上沟瘤是一种可直接累及邻近的肺尖胸壁（包括胸膜、胸壁肌肉、肋骨和臂丛下干）的肺癌。

术语

定义

- 累及胸壁的转移性疾病
- 最常见的胸壁恶性肿瘤
- 通常发生在恶性肿瘤的晚期

影像学表现

基本表现

- 最佳诊断思路
  - 肋骨 / 骨的破坏或膨胀是最具特征性的表现
  - 孤立性 / 多发性胸壁肿块，侵袭性特征（边界不清，浸润性，局部侵袭性）
- 部位
  - 锁骨上淋巴结
    - 乳腺癌和肺癌最常见
    - 腹部 / 盆腔恶性肿瘤的左侧转移比右侧转移多 5 倍
    - 高发于卵巢癌、胃癌、头颈部癌、甲状腺癌
  - 腋窝淋巴结：乳腺癌和淋巴瘤最常见
  - 皮肤和皮下组织
    - 胸部最常见的皮肤转移部位
    - 主要为肺癌、乳腺癌、结肠癌和黑色素瘤
  - 肌肉转移罕见；为黑色素瘤最常见
  - 骨骼转移：直接侵袭或
    - 血行转移，最常见于红骨髓：椎骨、近端肋骨
    - 胸骨：乳腺癌和黑色素瘤最常见；肾癌、甲状腺癌、胃癌较不常见
    - 肋骨（16% 的转移）：肺癌、乳腺癌、前列腺癌、甲状腺癌最常见
- 形态学
  - 影像学特征取决于原发性恶性肿瘤
    - 血行转移，最常见于红骨髓：椎骨、近端肋骨
      - 硬化性病变：乳腺癌和前列腺癌
      - 溶解 / 膨胀性：甲状腺癌和肾癌
      - 溶解 / 渗透性：骨髓瘤
    - 软组织影：标志广泛转移，预后不良
      - 增强 CT 图像呈明显强化：黑色素瘤、甲状腺癌和肾细胞癌、大多数的肉瘤、绒毛膜癌

X 线表现

- 可见 20% 的病变
- 软组织肿块
  - 不完整的边界标志：在垂直图像上可见边缘不整；提示胸壁或胸膜病变
  - 突破间隙边界
- 骨皮质破坏：最具特点的征象
  - 病理性骨折，软组织肿块
- 胸腔积液、钙化少见

CT 表现

- 直接观察胸壁；评估病变来源和疾病程度
- 对钙化和骨破坏评价效果最佳
- 增强扫描明显强化，特别是黑色素瘤和肉瘤

MR 表现

- T_1WI
  - 典型 T_1WI 呈低信号
  - 黑色素瘤 T_1WI 可呈高信号
  - 脂肪肉瘤转移瘤中的脂肪：T_1WI 呈高信号
- T_2WI
  - 典型 T_2WI 呈高信号（相对于骨骼肌）
- T_1WI 增强
  - 大多数胸壁转移灶都会强化
  - 治疗后：鉴别残留或复发性疾病
- 评估软组织受累程度和胸壁直接侵袭的最佳方式
- 多平面影像检查是对浸润性肺上沟瘤的最佳评价方式

核医学表现

- 骨扫描
  - 比放射学检测骨转移更敏感
  - 可显示广泛的骨转移
  - 广泛可获得的全身成像
- PET/CT
  - 原发恶性肿瘤分期

推荐的影像学检查方法

- 最佳影像检查方法
  - MR 和 CT 在评估胸壁受累情况具有互补作用
  - PET/CT 适用于恶性肿瘤的最佳分期
- 推荐的检查序列与参数
  - 增强扫描可以提高对小病变的检测能力

鉴别诊断

胸壁感染

- 由肺部感染的直接侵袭
  - 化脓性感染、放线菌病、诺卡菌病、结核、真菌性疾病
  - 脓胸（73% 来自肺结核）
- 原发性感染，术后 / 创伤后，血行性菌血症

骨性疾病

- 骨纤维性结构不良，骨纤维组织发育异常
- 代谢性骨病：甲状旁腺功能亢进、佝偻病、坏血病
- Paget 病：肋骨和锁骨为最不常见的受累部位
- 朗格汉斯细胞组织细胞增生症，累及骨

胸壁外伤

- 治疗性肋骨骨折和血肿可能类似于恶性肿瘤

背部弹性纤维瘤

- 良性病变，病因不明
- 带有线性脂肪条纹的软组织肿块
- 肩胛下，通常为双侧

原发性胸壁肿瘤
- 少见
- 多发性骨髓瘤（浆细胞瘤）、软骨肉瘤、内生软骨瘤
- 神经源性肿瘤：神经纤维瘤、神经鞘瘤、恶性周围神经鞘瘤、神经母细胞瘤、神经节神经母细胞瘤、神经节神经瘤
- 间质肿瘤：脂肪瘤、纤维瘤病、恶性纤维组织细胞瘤、纤维组织细胞瘤
- 尤因肉瘤家族肿瘤

神经纤维瘤病
- 沿着神经血管束的多发性神经源性肿瘤
- 肋骨 / 椎骨侵蚀（50%）
- 恶性周围神经鞘肿瘤（罕见）

血管疾病
- 动静脉畸形，动脉瘤，血管瘤

硬纤维瘤型纤维瘤病 / 侵袭性纤维瘤病
- 局部侵袭性软组织团块，侵犯周围结构
- 无转移可能，复发率高

病理

基本表现
- 钙化罕见：骨肉瘤，淋巴瘤治疗后
- 扩散转移方式
  - 直接转移
    - 肺癌（肺上沟瘤）、炎性假瘤、癌肉瘤
    - 乳腺癌
    - 恶性胸腺肿瘤，淋巴瘤，其他纵隔肿瘤
    - 恶性胸膜间皮瘤
  - 血行播散：黑色素瘤，甲状腺癌，肾癌，肝细胞癌
  - 淋巴播散：肺癌，乳腺癌，淋巴瘤

分期、分级和分类
- 肺癌
  - 直接侵犯胸壁：至少 T3
  - 鳞片状骨或锁骨上淋巴结转移： N3
  - 血行性胸壁转移：M1b
- 乳腺癌
  - 腋窝、胸下、锁骨上、胸内淋巴结转移
  - 直接侵犯肋骨、胸骨、胸壁
  - 血源性肋骨、胸骨、脊椎转移
  - 切除边缘或疤痕的局部复发
- 黑色素瘤
  - 区域淋巴结：70%
  - 皮肤，皮下脂肪，肌肉：70%
  - 骨：23%~49%
- 肺上沟瘤
  - 椎骨 > 胸骨 > 骨盆 > 肋骨

临床要点

临床表现
- 最常见的症状 / 体征
  - 局部疼痛，可触及肿块
    - 慢性感染或溃疡
  - 与原发性恶性肿瘤相关的症状
  - <25% 无症状
  - 淋巴瘤 B 症状

人口统计学表现
- 流行病学
  - 最常见的原发性肿瘤：肺癌、乳腺癌、前列腺癌、肾癌、结肠癌和黑色素瘤
    - 较少见的原发性肿瘤：卵巢癌、甲状腺癌
  - 5%~8% 的肺癌患者的胸壁受累
  - 肺癌和间皮瘤活检播散
  - 恶性胸腔积液胸膜引流道播散
  - 不明原发性转移：通常是黑色素瘤、乳腺癌和结肠癌

自然病史和预后
- 肺癌
  - N3 型疾病：5 年生存率约为 9%
  - M1 型疾病：5 年生存率约为 13%
- 乳腺癌胸壁复发率为 5%~20%；预后较差

治疗
- 化疗和放疗最常见
- 可以考虑手术切除
  - 孤立性转移瘤，局部复发性乳腺癌
  - 孤立的肋骨受累可以考虑切除
  - 缓解症状：疼痛，慢性溃疡，感染
  - 网膜皮瓣，肌肉皮瓣，重建用修复材料
  - 根据切除切缘，组织学，吸烟史
    - 肉瘤和黑色素瘤切除后预后较差

诊断检查要点

考虑的诊断
- CT 或超声引导下的活检明确诊断或用于诊断未知原发恶性肿瘤转移

影像解读要点
- 肋骨 / 骨破坏：胸壁转移最特异性的影像学表现
- 评估恶性肿瘤的直接转移应结合 CT 和 MR

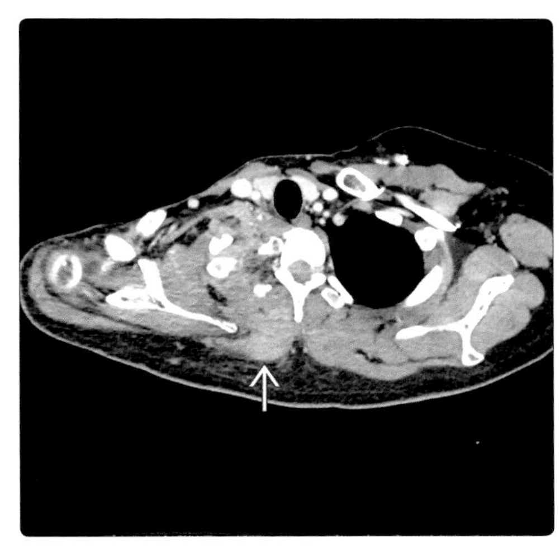

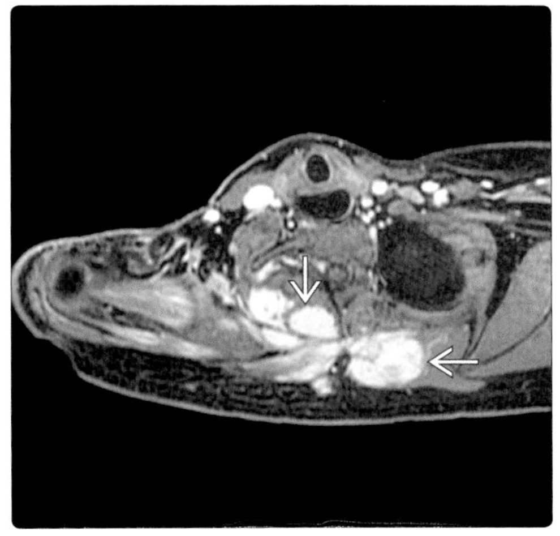

（左图）侵袭性纤维瘤病患者的横断位增强 CT 图像显示胸壁肌肉组织可见软组织浸润→，其在胸部 CT 图像上表现明显，除非正常组织明显结构扭曲（本例中不明显）。

（右图）同一患者的横断位 T_1WI 脂肪抑制增强 MR 图像显示多发明显强化的软组织病变。→ MR 成像可以显示软组织浸润和受累的程度。

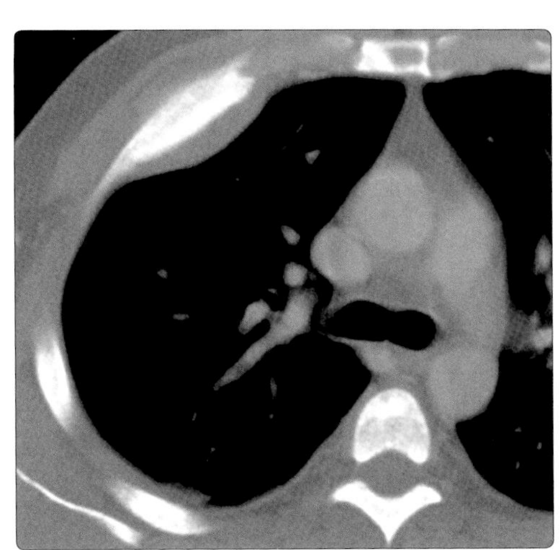

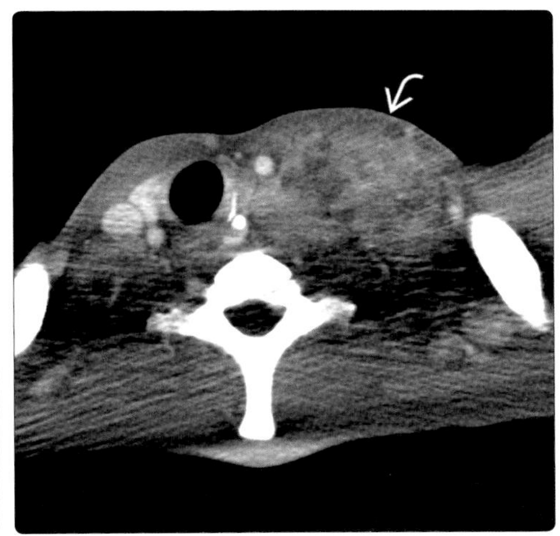

（左图）横断位增强 CT 图像显示多灶性成骨细胞转移，累及肋骨、椎骨和胸骨。注意右侧前肋转移呈软组织密度，在平片上可能表现为边界不整。肋骨和椎骨是前列腺癌骨转移最常见的部位。

（右图）一名肾细胞癌转移患者的横断位增强 CT 图像显示左侧锁骨上转移灶呈异常强化↗，即合并淋巴结转移。

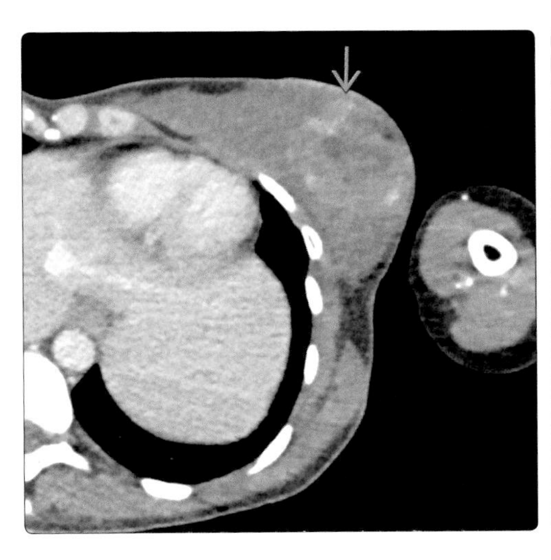

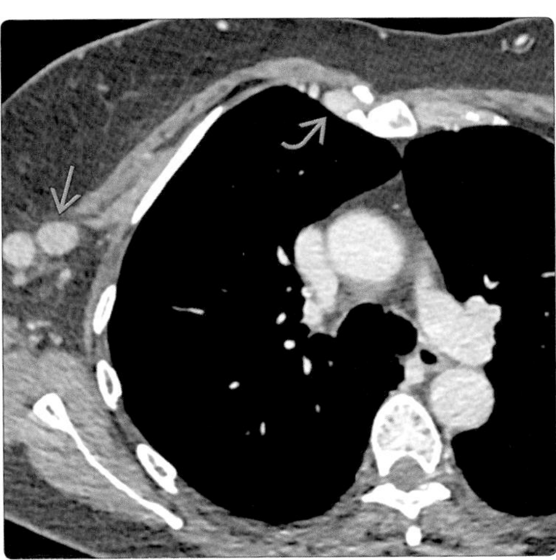

（左图）一名黑色素瘤左乳转移患者的横断位增强 CT 图像表现为弥漫性、浸润性的不均匀强化软组织肿块→，取代正常左乳软组织。这种病变表现可能类似于原发性乳腺癌。

（右图）一名晚期乳腺癌患者的横断位增强 CT 图像显示右侧腋窝→和右侧乳腺内淋巴结转移↗。

关键要点

术语

- 骨的恶性软骨来源肿瘤

影像学表现

- 平片
  - 前胸壁肿块
    - 胸骨与肋软骨交界处（前五根肋骨）
  - 边界标志不完整
  - 软组织软骨钙化物
  - 骨质破坏
- CT
  - 胸前壁肿块界限清楚
  - 软组织软骨钙化
  - 骨质破坏
- MR
  - T_2WI：呈高信号，低信号病灶代表钙化
- 骨扫描：>80% 显示活性增加
- PET/CT：高 SUV 与高级别肿瘤相关

主要鉴别诊断

- 胸壁转移瘤
- 尤因肉瘤家族肿瘤（Askin）
- 骨肉瘤
- 胸壁淋巴瘤

病理学表现

- 最常见的原发性胸壁恶性肿瘤

临床要点

- 可触及疼痛的前胸壁肿块
- 40～70 岁
- 男性 > 女性
- 治疗：宽切缘全切除术；化疗和放疗治疗效果差

诊断要点

- 成人前胸壁肿块伴软骨样钙化，考虑软骨肉瘤

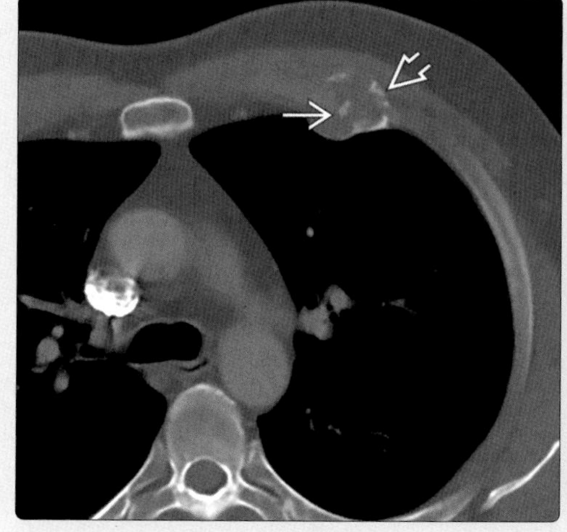

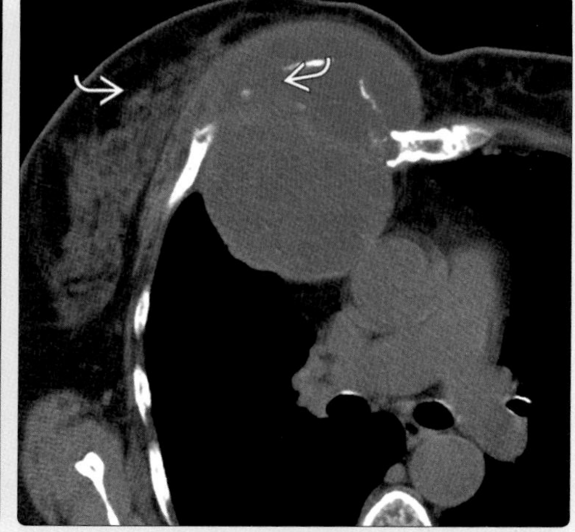

（左图）一名 52 岁男性的横断位增强 CT 图像（骨窗）显示分叶状部分钙化肿块➡，累及左前肋骨，见软骨样基质钙化➡，这是软骨肉瘤的典型特征。

（右图）一名 63 岁女性的横断位增强 CT 图像（软组织窗）显示右前胸壁见一弱强化肿块，内见散在钙化灶➡。高级别软骨肉瘤往往表现为大面积的非钙化肿瘤基质，如本病例所示。

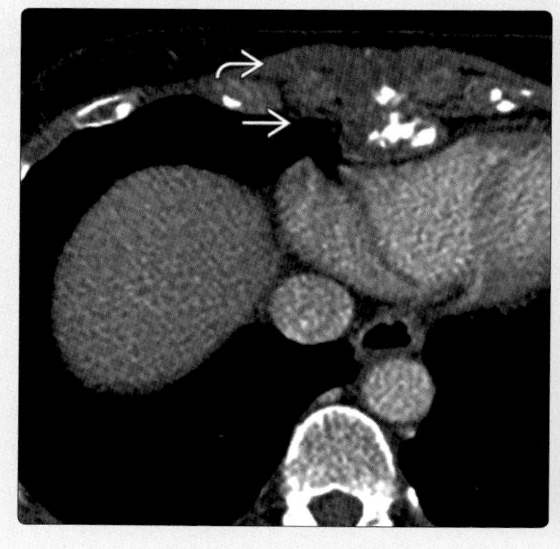

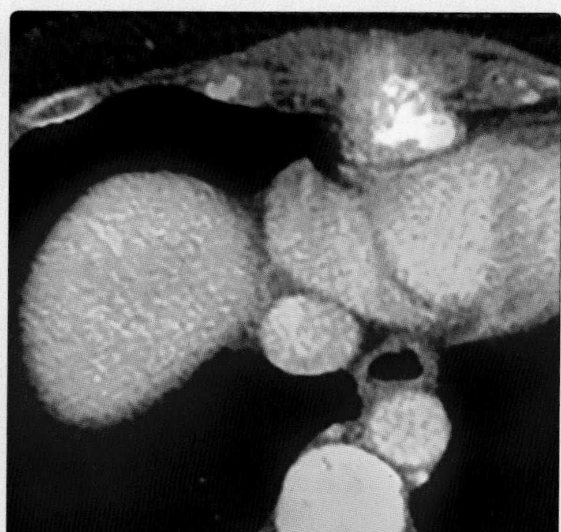

（左图）64 岁前胸壁疼痛女性的横断位增强 CT 图像（软组织窗）见一清晰肿块➡，伴明显软骨基质钙化，肿块突出于胸骨后➡，延伸至纵隔。

（右图）同一患者横断位 FDG PET/CT 图像显示肿块内见 FDG 异常摄取。PET/CT 上的高代谢活性与高级别肿瘤相关。10% 的患者在初诊分期时存在远处转移，可通过 PET/CT 进行识别。

软骨肉瘤

术语

定义

- 骨的恶性软骨来源肿瘤

影像学表现

基本表现

- 最佳诊断思路
  - 胸壁肿块 + 骨破坏 + 软骨样基质
- 部位
  - 胸骨和肋软骨交界处（前 5 根肋骨）
- 大小
  - 大小可变；经常可触及
- 形态学
  - 边界良好的分叶状软组织肿块

X 线表现

- 前胸壁肿块
  - 胸骨、肋骨软骨交界
- 边界不全征
- 软组织 ± 软骨钙化
- 骨内膜扇贝样改变，骨皮质破坏，骨破坏

CT 表现

- 平扫 CT
  - 边界清楚的前胸壁肿块
    - 软组织成分
    - 软骨样钙化；环状、弧状、点状
    - 侵袭性行为：骨内膜扇贝样改变，骨皮质破坏，骨破坏，软组织受累

MR 表现

- T_1WI：呈不同的信号表现
- T_2WI：呈高信号，低信号病灶代表钙化

推荐的影像学检查方法

- 最佳影像检查方法
  - CT 是最佳成像方式选择

核医学表现

- 骨扫描
  - >80% 的病变可见代谢活性增加
- PET/CT
  - FDG- 高摄取：高 SUV 提示高级别肿瘤
  - 可用于检测远处转移

鉴别诊断

胸壁转移瘤

- 最常见的恶性胸壁肿瘤
- 常见的原发性疾病：肺癌、乳腺癌和前列腺癌
- 多发性骨髓瘤；疼痛性溶解性的浆细胞瘤

尤因肉瘤家族肿瘤（Askin）

- 青壮年
- 溶骨性或成骨性骨骼受累
- 多发远处转移

骨肉瘤

- 骨样基质
- 多发远处转移

胸壁淋巴瘤

- 软组织肿块
- 环绕而不是破坏临近骨质

病理

基本表现

- 病因
  - 原发性软骨肉瘤
  - 继发性软骨肉瘤可发生在已存在的良性内生软骨瘤或骨软骨瘤中
  - 高达 10% 的软骨肉瘤是由辐射引起的
- 软骨肉瘤：最常见的原发性胸壁恶性肿瘤
- 中央性软骨肉瘤起于髓腔
- 周围性软骨肉瘤由先前存在的软骨瘤或骨软骨瘤引起

分期、分级和分类

- 根据有丝分裂活性、染色模式、细胞核大小、细胞数量，组织学分为 1~3 级

大体病理和手术所见

- 灰色分叶状肿块
- 内源性钙化和中央坏死
  - 低级别肿瘤伴有结构有序的钙化环

临床要点

临床表现

- 最常见的症状 / 体征
  - 可触及疼痛的前胸壁肿块

人口统计学表现

- 年龄
  - 40~70 岁
- 性别
  - 男性 > 女性

自然病史和预后

- 10% 的患者出现肺转移
- 高级别肿瘤和转移瘤的预后较差
- 病变的大小和位置并不能预测预后

治疗

- 宽切缘全切除术
- 化疗和放疗无效

诊断要点

- 成人软骨肉瘤：可触及的前胸壁肿块伴有软骨样钙化

浆细胞瘤和多发性骨髓瘤

关键要点

术语
- 骨浆细胞瘤（solitary plasmacytoma, SPB）
- 髓外浆细胞瘤（extramedullary plasmacytoma, EMP）
- 多发性骨髓瘤（multiple myeloma, MM）

影像学表现
- SPB 和 MM：中轴骨
- EMP：上呼吸道及上消化道
- 平片
  - 小的病变可能是隐匿性的
  - 骨性破坏；溶骨性改变
  - 软组织肿块，边界不清晰
- CT
  - SPB：溶骨性病变 ± 软组织肿块
  - MM：多发性溶解性病变
  - 对骨质破坏的显示 CT 优于 MR
  - 软组织变薄，类似肌肉
  - 软组织肿块强化程度不同
- MR
  - 未治疗：T_1WI 呈低信号，T_2WI/STIR 呈高信号，弥漫强化
  - 治疗后：表现各异
  - 非活动性疾病：T_1WI 呈高信号；T_2WI/STIR 呈低信号；无强化
- PET/CT
  - 评价疾病范围及治疗效果

主要鉴别诊断
- 胸壁转移瘤
- 软骨性和骨性肿瘤

临床要点
- 治疗
  - SPB：手术和放疗后复发率最低
  - MM：化疗，选择性移植
- 进展为 MM：50% SPB，15% EMP
- 生存率：EMP>SPB>MM；年轻人 > 老年人

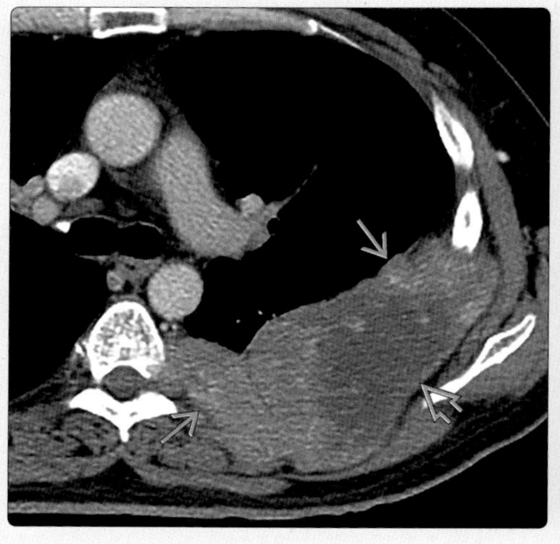

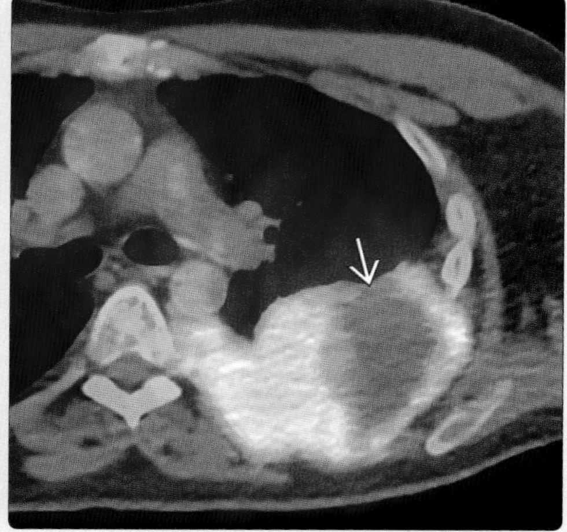

（左图）一名左后胸壁疼痛患者的横断位增强 CT 图像显示左后胸壁见一巨大异常肿块➡。内部低强化区域提示坏死➡，活检结果为孤立性骨浆细胞瘤。

（右图）同一患者的 FDG PET/CT 图像显示病变见大范围 FDG 异常摄取，坏死区域的 FDG 摄取减少➡。FDG PET/CT 可用于评估疾病严重程度、髓外受累和治疗效果。

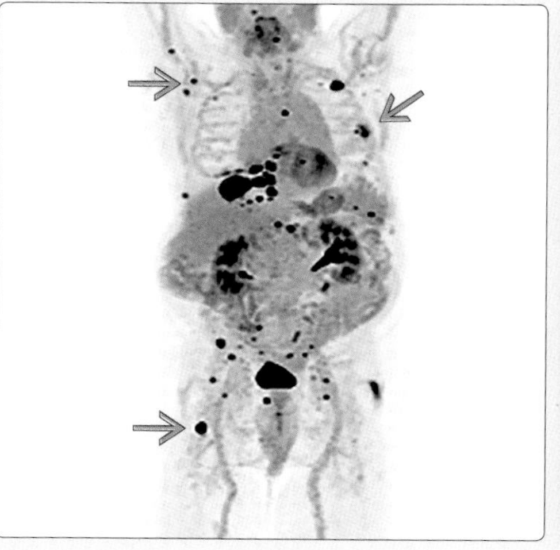

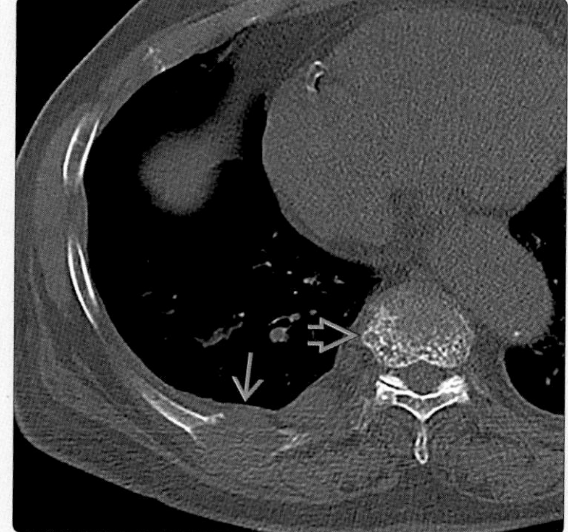

（左图）多发性骨髓瘤患者的全身 FDG PET 图像显示多发 FDG 摄取增加，提示骨髓瘤病变➡。

（右图）同一患者的横断位平扫 CT 图像（骨窗）显示右侧后肋➡和胸椎➡骨质破坏改变，全身低剂量 CT 在识别病变、评估病理骨折风险、评估髓外疾病方面优于骨扫描检查。

术语

缩写

- 骨浆细胞瘤（SPB）
- 髓外浆细胞瘤（EMP）
- 多发性骨髓瘤（MM）

定义

- SPB：骨的孤立性浆细胞瘤
- EMP：在软组织中出现的孤立性浆细胞瘤
- MM：浆细胞的肿瘤性增殖
  - 单克隆丙种球蛋白病；多发性骨损伤

影像学表现

基本表现

- 最佳诊断思路
  - 溶解性骨质破坏
  - 软组织肿块
- 分布
  - SPB 和 MM：具有活跃的造血功能的骨骼
    - 颅骨，胸骨，椎体
    - 骨盆，肱骨近端和股骨
  - EMP：上呼吸道、上消化道

X 线表现

- 病灶较小时显示欠清
- 胸壁软组织肿块，边界不清晰
- 骨破坏：溶骨性病变；可进行骨扫描检查

CT 表现

- 平扫 CT
  - SPB：膨胀性溶骨改变 ± 软组织肿块
  - EMP：呈软组织密度，类似肌肉
  - MM：多发性溶骨改变
  - 全身低剂量 CT 优于骨扫描检查
    - 更准确（敏感性 70%，特异性约 90%）
    - 能更好地评估病理性骨折、髓外疾病的风险
- 增强 CT
  - 软组织肿块强化程度不同

MR 表现

- T1WI
  - SPB：低到中等信号
  - MM：均匀低信号（未治疗）
    - 混杂信号（治疗后）
    - 高信号（无活动性）
- T_2WI
  - SPB：相较于肌肉呈高信号
  - MM：高信号（未治疗）
    - 信号混杂（治疗后）
    - 低信号（无活动性）
- T_1WI 增强
  - SPB：强化程度不同
  - MM：弥漫性强化（活动性疾病）；无强化（无活动性疾病）

核医学表现

- 骨扫描
  - 灵敏度低于骨髓检查
- PET/CT
  - 评估疾病严重程度，髓外受累程度，监测治疗治疗
  - 治疗成功：FDG 摄取减少或缺失

鉴别诊断

胸壁转移瘤

- 根据原发性恶性肿瘤具有不同的表现
  - 硬化性病变：前列腺癌，乳腺癌
  - 溶解性病变：肾细胞癌，甲状腺癌
- MR：T_1 低信号，T_2 高信号

软骨性和骨性肿瘤

- 软骨肉瘤：软组织肿块 ± 基质
  - MR：T_1WI 相较于肌肉呈等信号，T_2WI 相较于脂肪呈高信号
- 骨肉瘤：肿瘤性新生骨，杂乱无序的骨化
  - MR：T_1WI 呈高信号，T_2WI 相较于肌肉呈等或高信号

病理

分期、分级和分类

- Durie-SalmonPLUS 分期系统
  - 影像标准
    - ⅠA：局限性疾病或单个浆细胞瘤
    - ⅠB：<5 个局灶性病变；轻度弥漫性病变
    - ⅡA，ⅡB：5~20 个局灶性病变；中度弥漫性疾病
    - ⅢA，ⅢB：>20 局灶性病变；严重的弥漫性疾病
- 国际分期系统：无影像学标准

临床要点

临床表现

- 最常见的症状 / 体征
  - SPB：病变部位局部疼痛
  - EMP：鼻出血、流涕、鼻塞
  - MM：骨痛，肾功能衰竭，贫血

人口统计学表现

- 年龄
  - SPB，EMP：50 岁；MM：50~70 岁
- 性别
  - 2/3 为男性；1/3 为女性
- 流行病学
  - SPB，EMP：5%~10% 的恶性浆细胞肿瘤
  - MM：血液系统肿瘤的 10%；总体上占 1%

自然病史和预后

- 进展为 MM：50% SPB，15% EMP
- SPB：10 年无病率为 25%~40%
- MM：中位生存期为 44.8 个月
- 生存率：EMP>SPB>MM；年轻人 > 老年人

治疗

- SPB：手术和放疗的复发率最低
  - 使用单纯放疗，在 3 年内可发展为 MM
  - 辅助化疗延迟了向 MM 的转化
- MM：化疗，选择性移植

关键要点

术语

- 先天性非麻痹性膈肌功能减弱，半侧膈前部及穹顶变薄

影像学表现

- 平片
  - 正位相见膈肌抬高
  - 侧位相见前膈肌抬高（局灶性突出）
  - 保留前和（或）后肋膈角：HH：APD 比 >0.28
- X 线透视
  - 膈膨升：吸气延迟后向下运动的吸入试验呈阴性
- CT
  - 应用于平片诊断不确定或膈膨升形似肿块时

主要鉴别诊断

- 膈神经麻痹
- 膈肌撕裂
- 莫格尼膈疝
- 肺下胸腔积液

病理学表现

- 先天性胎儿横膈肌肌肉化异常
- 膈肌腱和膜肌薄弱，肌纤维减少
- 永久性横膈肌抬高
- 通常是单侧的，很少是双侧的

临床要点

- 60 岁以上的成人
- 好发于女性
- 良性病，预后良好

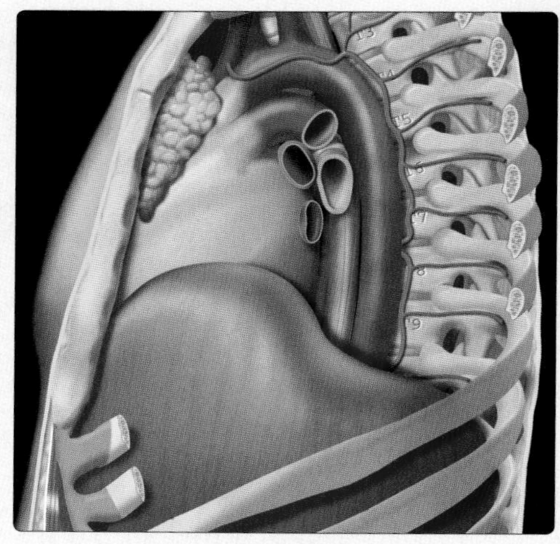

（左图）图显示膈膨升的特征性形态改变，即前半侧横膈呈驼峰状抬高，需注意后肋膈角的位置正常。

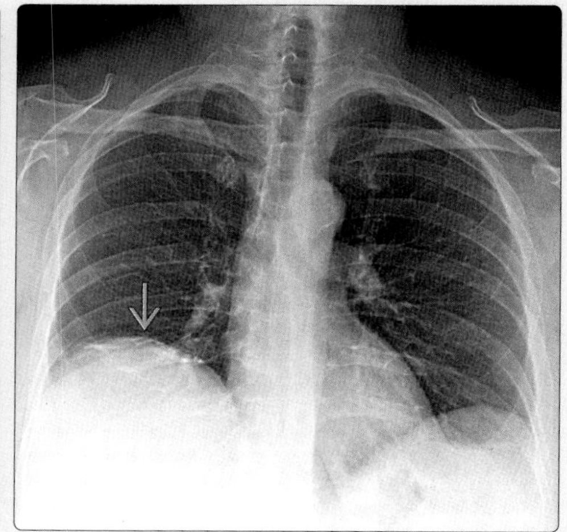

（右图）右侧膈膨升患者的前后位胸片显示右侧半膈→抬高及邻近亚节段性肺不张升高。肺不张更常见于膈肌麻痹，但也可能发生在严重的膈膨升的情况下。

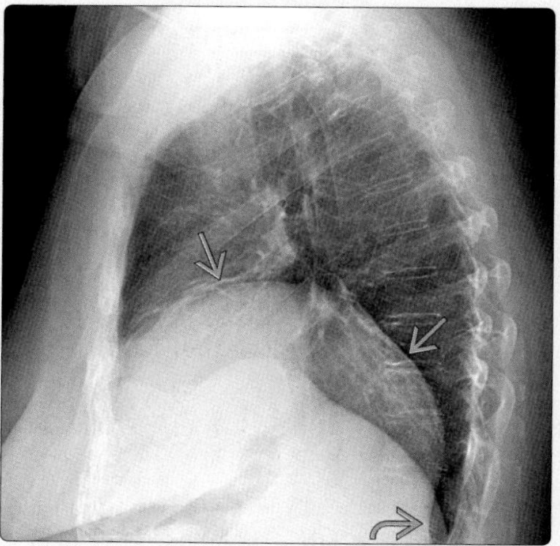

（左图）同一患者的侧位胸片显示右侧膈肌→明显升高，呈驼峰状改变。而右后肋膈角↪未见异常，与左侧相比处于相似的水平。这一特征有助于鉴别膈肌突出和膈肌麻痹。

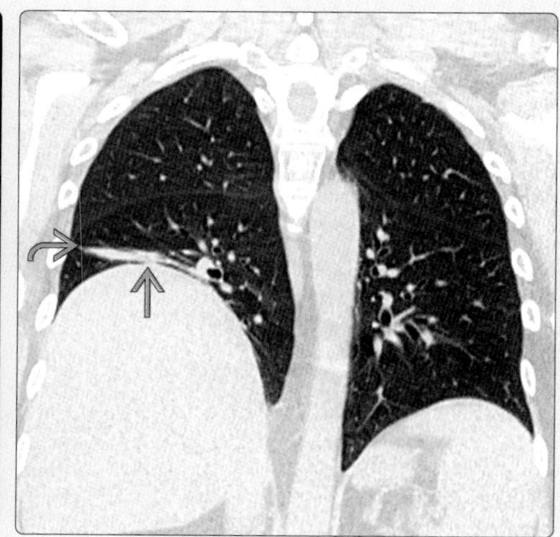

（右图）同一患者的冠状位平扫 CT 图像显示右半侧横膈抬高→，邻近右基底段肺不张↪。

术语

定义

- 先天性非麻痹性膈肌功能减弱，半侧膈前部及穹顶变薄影像学表现

基本表现

- 最佳诊断思路
  - 半侧膈肌前内侧部分分叶状抬高或光滑的驼峰状形态
  - 侧位胸片中肋膈后角保留
- 部位
  - 右半膈通常受影响
  - 常位于半侧膈肌的前内侧部分

X 线表现

- 平片
  - 胸部正位片上膈肌抬高
  - 胸部侧位片显示前膈肌抬高（局灶性突出）
  - 保留前和（或）后肋膈角：HH：APD>0.28
    - HH = 半侧膈肌高度
    - APD = 前后径
  - 可能与胸腔内肿块相似
- X 线透视
  - 吸入试验
    - 方法：闭嘴，通过鼻子快速强制吸入
    - 正常：两个半膈膜急剧短暂向下位移
    - 膨出：吸气延迟后向下运动的呼吸测试呈阴性
    - 完全膨出：可能与膈肌麻痹无法区分；吸入试验假阳性

CT 表现

- 当平片不能鉴别膈膨升或肿块时
- 膈肌和肌腱完整但变薄
  - 冠状位 / 矢状位重建图像有助于确认横膈肌的完整性

MR 表现

- 与 CT 表现相似
  - 膈肌和肌腱完整但变薄
- 呼吸门控或实时成像对准确诊断是必要的

超声表现

- 实时横膈肌运动的评估
- 可以在床旁进行

推荐的影像学检查方法

- 最佳影像检查方法
  - 胸片检查是典型诊断检查
  - X 线透视（吸入试验）和（或）CT 有助于可疑病例的诊断

鉴别诊断

膈神经麻痹

- 吸入试验阳性
- 前、后肋膈角常升高：HH：APD<0.28

膈膜撕裂

- 强力钝性或穿透性胸部外伤史
- 相关性骨折、血胸、气胸、肺挫伤
- 撕裂处腹部内脏和（或）肠道凹陷（衣领或腰征）

Morgagni 膈疝

- 右心膈角，模糊的右心边界
- 含有不同量的网膜和肠道脂肪

肺下胸腔积液

- 侧卧位平片显示有游离液体
- 超声显示肺下胸腔积液

病理

一般特征

- 病因
  - 先天性胎儿横膈肌肌肉化异常
- 相关异常
  - 通常是单侧的，很少是双侧的
  - 罕见与波兰综合征相关：身体单侧胸壁肌肉缺失，同侧手蹼、手指异常短

大体病理和手术所见

- 永久性横膈肌抬高
- 薄膈肌腱和膜肌；肌肉纤维减少
- 保留膈肌连续性和肋骨附着

临床要点

临床表现

- 最常见的症状 / 体征
  - 成人：常无症状
  - 儿童：心肺窘迫

人口统计学表现

- 年龄
  - 60 岁以上的成人
- 性别
  - 通常为女性

自然病史和预后

- 良性病，预后良好

治疗

- 无症状的成人不需要治疗
- 手术修复：极端病例，有症状的儿童

关键要点

术语
- 膈肌极度虚弱
- 膈肌组织强度减低

影像学表现
- 平片
  - 膈肌上抬
  - 半侧横膈高度（HH）/ 前后径（APD）<0.28
- 透视（吸入试验）
  - 诊断性研究的选择
  - 麻痹；不存在或反常的向上运动
- CT
  - 膈肌上抬
  - 瘫痪病因鉴定
- 超声
  - 吸气时无向下运动
  - 吸入试验中膈肌的矛盾运动

主要鉴别诊断
- 膈膨升
  - 先天性肌肉发育衰竭
  - 吸入试验阴性
- 肺下胸腔积液
  - 可以提高横膈肌的高度
  - 卧位平片显示游离胸腔积液

临床要点
- 症状 / 体征
  - 单侧瘫痪，无症状者占 50%
  - 呼吸暂停、呼吸急促、胸痛、咳嗽
  - 双侧瘫痪，症状更为严重
- 治疗
  - 单侧：通常不需要治疗
  - 双侧：机械通气、气管切开术
- 预后
  - 如果麻痹是双侧的或与肌病相关，则较差

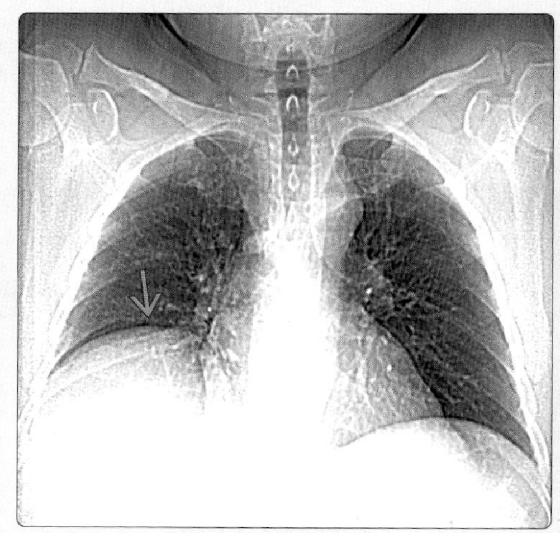

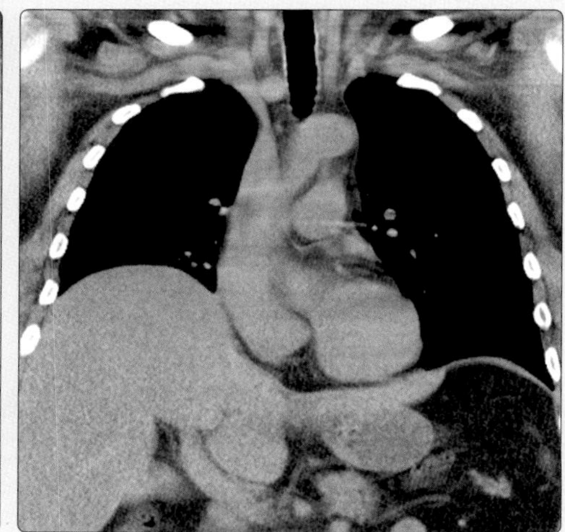

（左图）右侧膈麻痹患者的胸片显示右侧膈肌➡中度升高，左侧膈肌正常。膈肌抬高是一种非特异性征象，也可出现在渗出和肺下胸腔积液中。

（右图）同一患者的冠状位 CT 显示右侧膈肌非特异性抬高。CT 有助于描述可能导致膈肌麻痹的潜在结构异常（如肺上沟瘤）。

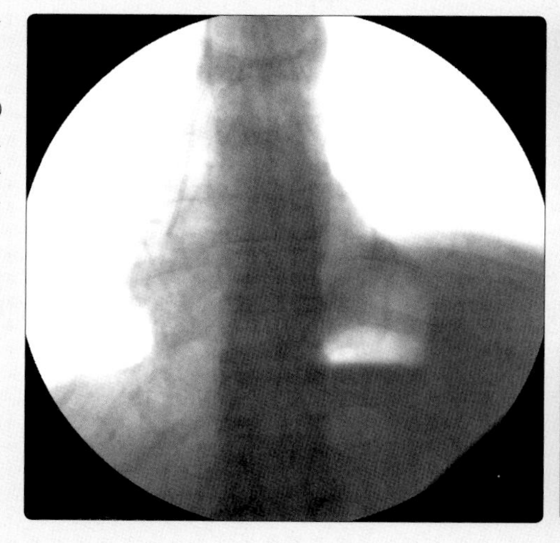

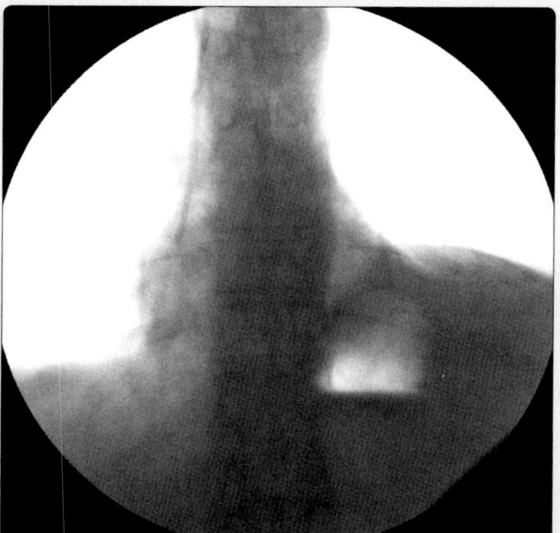

（左图）吸气时的透视胸片显示左半侧横膈抬高。

（右图）吸入试验（呼气）时的透视斑点胸片显示右半侧横膈正常运动，左半侧横膈无运动。荧光吸入试验可用于区分膈肌突出和瘫痪。假阳性吸入试验可能发生在 COPD 和虚弱、过度疲劳的患者中。

术语

同义词

- 膈肌麻痹
- 膈肌轻瘫
- 膈肌无力

定义

- 膈肌极度虚弱
- 膈肌组织强度减低

影像学表现

基本表现

- 最佳诊断思路
  - 胸部透视下无或异常膈肌运动（吸入试验）

X 线表现

- 正常表现
  - 右半膈通常高于左侧
  - 左右半侧横膈高度相同概率为 9%
  - 正常半侧横膈与瘫痪半侧横膈的活动范围重叠
- 膈肌抬高，无瘫痪
  - 低肺容积导致双侧膈肌抬高
    - 肺纤维化
  - 压迫性肺不张引起单侧抬高
- 膈神经麻痹
  - 膈肌抬高
  - 鉴别相关的胸部恶性肿瘤或感染
  - HH/APD = 半侧横膈高度（HH）与前后直径之比（APD）
    - APD = 侧位片上前膈到后膈肌脚的距离
    - HH = 从 APD 到膈肌顶部的垂直高度
    - HH/APD<0.28 提示膈肌麻痹

CT 表现

- 膈肌上抬
- 膈肌麻痹病因鉴定

MR 表现

- 实时膈肌成像；只有在其他方法诊断不确定时才会考虑
- 可能对治疗干预措施的长期随访和监测有用

超声表现

- 吸气时尾侧膈肌无运动
- M（运动）模式下吸入试验见膈肌矛盾运动

推荐的影像学检查方法

- 最佳影像检查方法
  - 胸部透视
    - 正常的横膈膜穹隆偏移：3~5 cm
    - 吸入试验
      - 技术：闭口快速强制吸入
      - 正常：两侧膈肌急剧短暂向下运动
      - 瘫痪：没有运动或存在向上的矛盾运动
      - 吸入试验假阳性：慢性阻塞性肺病、虚弱、疲劳过度的患者

鉴别诊断

膈膨升

- 先天性膈肌发育衰竭
  - 薄膜性半侧横膈
  - 肌纤维减少
- 成人无症状，婴儿出现呼吸窘迫
- 影像学依据
  - 吸入试验阴性
  - 没有压迫性肺不张
  - HH/APD>0.28

肺下胸膜积液

- 可能也存在膈肌膨升
- 侧卧片显示游离胸腔积液
- 超声可显示肺下积液

病理

一般特征

- 病因
  - 创伤，术后
  - 恶性肿瘤压迫或侵袭
  - 炎性
  - 神经性
  - 特发性、少数病例

临床要点

临床表现

- 最常见的症状 / 体征
  - 单侧瘫痪；比双侧瘫痪更常见
    - 50% 的病例无症状
    - 呼吸暂停、呼吸急促、胸痛、咳嗽
    - 吸气时腹部向内运动
  - 双侧瘫痪；症状更为严重
    - 运动性呼吸困难、端坐呼吸
    - 肺源性心脏病
    - 肺炎发病率增加
    - 仰卧位氧合和肺活量下降，双侧瘫痪则更严重
  - 肺功能测试受限制

自然病史和预后

- 如果瘫痪为双侧或伴有肌病、慢性脱髓鞘疾病，或同时存在 COPD 或肺纤维化，则预后不良

治疗

- 单侧：通常不需要治疗；部分病例需要外科折叠术和膈肌起搏治疗
- 双侧：机械通气和（或）气管切开术

参考文献详见：